Peter Altmeyer
Volker Paech

Enzyklopädie Dermatologie, Allergologie, Umweltmedizin
2. Auflage
Band 2: M – Z, Verzeichnisse

Peter Altmeyer
Volker Paech

Enzyklopädie Dermatologie, Allergologie, Umweltmedizin

2., vollständig überarbeitete Auflage

Band 2: M – Z, Verzeichnisse

Mit 1476 klinischen und histologischen Abbildungen in Farbe

Unter Mitarbeit von
M. Bacharach-Buhles · C. von Bormann-Altmeyer · N. Brockmeyer ·
H. Dickel · T. Gambichler · K. Hoffmann · A. Kreuter · H. Schulz ·
M. Stücker · G. Wolf

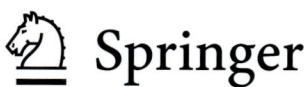

Prof. Dr. med. Peter Altmeyer
Universitätshautklinik Bochum
Gudrunstr. 56
44791 Bochum

Dr. Volker Paech
Universitätshautklinik Bochum
Gudrunstr. 56
44791 Bochum

ISBN   978-3-540-89542-8   2. Auflage   Springer-Verlag Berlin Heidelberg New York

Bibliografische Information der Deutschen Bibliothek
Die Deutsche Bibliothek verzeichnet diese Publikation in der Deutschen Nationalbibliografie; detaillierte bibliografische Daten sind im Internet über <http://dnb.d-nb.de> abrufbar.

Das Werk ist urheberrechtlich geschützt. Die dadurch begründeten Rechte, insbesondere die der Übersetzung, des Nachdrucks, des Vortrags, der Entnahme von Abbildungen und Tabellen, der Funksendung, der Mikroverfilmung oder der Vervielfältigung auf anderen Wegen und der Speicherung in Datenverarbeitungsanlagen, bleiben, auch bei nur auszugsweiser Verwertung, vorbehalten. Eine Vervielfältigung dieses Werkes oder von Teilen dieses Werkes ist auch im Einzelfall nur in den Grenzen der gesetzlichen Bestimmungen des Urheberrechtsgesetzes der Bundesrepublik Deutschland vom 9. September 1965 in der jeweils gültigen Fassung zulässig. Sie ist grundsätzlich vergütungspflichtig. Zuwiderhandlungen unterliegen den Strafbestimmungen des Urheberrechtsgesetzes.

Springer Medizin
Springer-Verlag GmbH
Ein Unternehmen von Springer Science+Business Media
springer.de
© Springer-Verlag Berlin Heidelberg 2011

Die Wiedergabe von Gebrauchsnamen, Handelsnamen, Warenbezeichnungen usw. in diesem Werk berechtigt auch ohne besondere Kennzeichnung nicht zu der Annahme, dass solche Namen im Sinne der Warenzeichen- und Markenschutz-Gesetzgebung als frei zu betrachten wären und daher von jedermann benutzt werden dürften.

Produkthaftung: Für Angaben über Dosierungsanweisungen und Applikationsformen kann vom Verlag keine Gewähr übernommen werden. Derartige Angaben müssen vom jeweiligen Anwender im Einzelfall anhand anderer Literaturstellen auf ihre Richtigkeit überprüft werden.

Planung: Dr. Fritz Kraemer, Dr. Sabine Ehlenbeck, Heidelberg
Projektmanagement: Hiltrud Wilbertz, Heidelberg
Einbandgestaltung: deblik, Berlin
Satz: wiskom e.K., Friedrichshafen

SPIN 10966365

Gedruckt auf säurefreiem Papier   106/2111 wi   5 4 3 2 1 0

*Gewidmet meinen Töchtern Lea und Leonie,
mit denen ich gern mehr Zeit verbringen würde*

Peter Altmeyer

Vorwort zur 2. Auflage

Die vorliegende Printversion der *Enzyklopädie Dermatologie, Allergologie und Umweltmedizin* ist die neu konzipierte und komplett überarbeitete Fortsetzung der sehr erfolgreichen 1. Auflage. Somit finden sich dieselben bewährten Strukturelemente sowie der lexikalische Aufbau wieder.

Auch die in der 2. Auflage verwendeten Abkürzungen entsprechen im Wesentlichen der Springer Enzyklopädie 1. Auflage. Sie sind in einem Glossar dem lexikalischen Text vorangestellt.

Die klinischen Beschreibungen der einzelnen Krankheitsbilder, Informationen zu Wirkstoffen, Medikamentengruppen, Therapiemodalitäten sowie allgemeine Informationen sind bewusst knapp gehalten und erfolgen dort ausführlicher, wo es abgestufte therapeutische Modalitäten notwendig machen. Wo erforderlich, haben wir im Interesse unserer Leser auf Darstellungen im Tabellenformat zurückgegriffen, um kompakte Informationen besser zu visualisieren bzw. transparent zu machen und das Aufsuchen von Inhalten im strukturierten Textgefüge zu erleichtern. Weitergehende Informationen, die eine knappe und lexikalische Systematik stören würden, können in den zahlreichen deutsch- und englischsprachigen dermatologischen Hand- und Lehrbüchern nachgelesen werden.

Das Prinzip Vollständigkeit in der 2. Auflage der Printversion der Enzyklopädie wurde dann aufgehoben, wenn eine Darstellung von Inhalten (z.B. Biographien, umfassende Abbildung von Wechselwirkungen von Arzneistoffen, Naturheilkunde, weiterführende Ausführungen zu Genetik, Pathologie, Molekularbiologie, Physiologie von Krankheitsbildern und Syndromen) ohne Relevanz für unsere sehr breit angesiedelten, interdisziplinär orientierten Leser geblieben wäre. Dies hätte den vorgegebenen Umfang des Druckumfanges zweifelsohne gesprengt.

Wir haben bei derartigen Sequenzen ggf. ein Übersichtskapitel (z.B. Psoriasis) mit Einteilungen in Untergruppen aufgeführt, die Leiterkrankung (z.B. Psoriasis vulgaris) hinsichtlich der Therapiemodalitäten sehr ausführlich dargestellt, bei den untergeordneten Krankheitsbildern die Therapie kürzer gefasst und verweisen bei den Minusvarianten oder bei seltenen Syndromen, soweit sie nicht einer spezifischen Behandlung bedürfen, auf die allgemein gültigen Regeln.

Die dermatologische Nomenklatur ist verwirrend und für den Nichtdermatologen häufig schwer verständlich, zumal zu allem Überfluss von unterschiedlichen Schulen auch heute noch unterschiedliche Synonyma für ein und dasselbe Krankheitsbild verwendet werden, z.T. unter namentlicher Berücksichtigung verschiedener Erstbeschreiber. Diese nomenklatorische Vielfalt wird noch dadurch vermehrt, dass zunehmend Anglizismen die dermatologische Sprache bereichern, die nicht selten zur Standard-Nomenklatur avanciert sind. Wir haben daher ein Synonymverzeichnis geschaffen, das gebräuchliche Synonyma, historische Begrifflichkeiten und Anglizismen gleichermaßen berücksichtigt, um das Aufsuchen weiterführender Literatur und die Zuordnung der Synonyme zu der in diesem Werk verwendeten Nomenklatur zu erleichtern. Im Unterschied zur 1. Auflage des Werkes sind daher die Verweise bzw. Synonyme nicht im fließenden Text eingeordnet, sondern wurden in einem separaten Synonymverzeichnis abgebildet. Dort finden sich z.T. auch die fremdsprachigen Synonyme, die weiterführende Literaturrecherchen in medizinischen Datenbanken und im Internet erleichtern sollen.

Ein Beispiel für das kaum übersehbare internationale babylonische Sprachgewirr mag das atopische Ekzem sein, das mit ca. 50 Synonyma, u.a. als Neurodermitis (der im allgemeinen deutschen Sprachgebrauch am häufigsten verwendete Begriff), im Synonymverzeichnis geführt wird. Wir haben uns zunehmend an die international akzeptierten Begriffe angelehnt und verzichten auf eigene Begriffsbewertungen und „ideologisierte" Nachbesserungen. Als Beispiel mag auch das Basaliom angeführt werden, das in der anglo-amerikanischen Literatur als Basalzellkarzinom geführt wird und dadurch den weithin gebräuchlichen Terminus Basaliom in der internationalen Literatur zunehmend verdrängt hat. In diesem Lexikon lautet der Hauptbegriff daher Basalzellkarzinom.

Die 2. Auflage der Enzyklopädie basiert bewusst auf 2 Prinzipien: 1. dem international gültigen Wissensstand und 2. den langjährigen klinischen und persönlichen Erfahrungen der Autoren. Neben den allgemein gültigen und anerkannten Therapiemodalitäten fließen in dieses Lexikon persönliche Wertungen der Autoren mit ein. Somit setzt dieses Lexikon sehr bewusst therapeutische Akzente und Schwerpunkte. Auf das nicht wertende Nebeneinander verschiedener Therapiemodalitäten wird im Allgemeinen zugunsten einer klaren Therapierichtlinie und -aussage verzichtet. Man möge uns nachsehen, wenn diese Therapierichtlinie nicht immer mit Ihrer eigenen (zweifelsohne auch erfolgreichen) übereinstimmt. Liebend gern stellen wir zukünftig andere, vorzugsweise (aber nicht immer) evidenzbasierte, durch Ergebnisse von kontrollierten klinischen Studien gesicherte oder empirische Therapiemodalitäten neben die eigene Leitlinie. Fühlen Sie sich also aufgefordert, uns zu schreiben; schreiben Sie uns über gute eigene Erfahrungen und erwähnen Sie auch die Misserfolge hochgelobter Therapiemodalitäten. Denn nichts ist so wichtig und lehrreich wie der praktische Therapieerfolg oder auch -misserfolg.

Einen immer noch breiten Raum in der dermatologischen Therapie nehmen magistrale Rezepturen ein; dies unter dem Gesichtspunkt einer weiten Verbreitung dieser Rezepturen in der täglichen Praxis. Insbesondere im magistralen Gebrauch fließen persönliche Erfahrungen und Wertungen in einem besonderen Maße mit ein. Schwerpunktmäßig wird auf Basisformulierungen des DAC, DAB, NRF und Ph. Eur. zurückgegriffen, da unseres Erachtens (abgesehen von Rezepturen auf der Basis von qualitätsgesicherten Fertigapplikationen) nur in diesen Rezepturen die notwendigen Aspekte der Qualitätssicherung und -kontrolle verwirklicht werden. Besonderen Wert haben wir auf die Berücksichtigung des aktuellen Standes der pharmazeutisch-technologischen Wissenschaft gelegt. Die Nomenklatur des Europäischen Arzneibuchs für die Vehikel-Systeme, Vorschriften des DAC und NRF wurden weitestgehend berücksichtigt. Einige ältere Magistralrezepturen, die nicht mehr Bestandteil des NRF sind, sich aber bis in die heutige Zeit hinein großer Beliebtheit erfreuen, haben wir entsprechend überarbeitet und ggf. auf Probleme bei der Herstellung und Anwendung verwiesen. Falls erforderlich, haben wir notwendige Ersatzstoffe oder Ersatzrezepturen aufgezeigt. Alternativen finden sich naturgemäß in den per Gesetz qualitätsgesicherten Fertigrezepturen bzw. in den handelsüblichen Basisformulierungen. Um die Übersichtlichkeit des Werkes nicht zu beeinträchtigen, haben wir sehr bewusst bei den einzelnen Krankheitsbildern auf Nennungen von magistralen Basisformulierungen im laufenden Text weitestgehend verzichtet, die einzelnen Magistralrezepturen in einem Rezepturverzeichnis numerisch angeordnet und die jeweils relevanten Rezepturen im Text dann mit der dazugehörigen Nummer zitiert.

Wir haben gemeinsam ein Buch gemacht; wir, die zahlreichen Mitarbeiter der Universitäts-Hautklinik der Ruhr-Universität Bochum. Es hat uns zweifelsohne über einen Zeitraum von 7-8 Jahren viel Mühe bereitet, das neue Werk im Vergleich zur Erstauflage zu konzipieren, zu überarbeiten, inhaltlich erheblich anzureichern und die aktuellen Einteilungen der dermatologischen Erkrankungen zu berücksichtigen, aber auch viel Freude. Vor allem jedoch haben wir gelernt; wir haben gelernt, den schier unübersehbaren Stoff des dermatologischen Fachgebietes übersichtlich nach Schwerpunkten bezüglich der vielen Änderungen seit der 1. Auflage des Werkes zu bewerten, zu gliedern und zu gewichten. Wir hoffen, dass uns dies im Interesse des Lesers gelungen ist.

Kein Buch ohne Verleger. Wir haben dem Springer-Verlag für den Mut zu danken, diese 2. Auflage auf dem begrenzten dermatologischen Markt zu platzieren. Wir haben für die logistische Hilfe, die uns stetig und fürsorglich begleitet hat, zu danken. Insbesondere Herr Dr. Kraemer und Frau Wilbertz haben uns stets ermutigt, den einmal eingeschlagenen Weg konsequent zu beschreiten.

Unseren Mitarbeitern, insbesondere den Oberärzten der dermatologischen Klinik der Ruhr-Universität Bochum haben wir zu danken.

Herrn Dr. Wolf, Apotheker für Offizinpharmazie, danken wir für seine überaus engagierte, hochkritische und akribische Evaluation der enthaltenen Magistralrezepturen.

Herrn Dr. Hans Schulz danken wir für seine kreative Mitarbeit unter besonderer Berücksichtigung der Auflichtmikroskopie und der operativen Verfahren.

Den Mitarbeitern der Fotoabteilung der Klinik für Dermatologie und Allergologie der Ruhr-Universität Bochum, Frau Greifenberg und Herrn Müller, danken wir für die hervorragenden klinischen Fotos und deren digitale Aufbereitung.

Aber auch unseren vielen Kollegen wollen wir danken, die uns Verbesserungen an der 1. Auflage zugeleitet haben.

Allen Mitarbeitern der Klinik für Dermatologie und Allergologie der Ruhr-Universität Bochum möchten wir an dieser Stelle unseren besonderen Dank aussprechen. Wir haben sehr viele Anregungen und Verbesserungsvorschläge aus diesem Kreise erhalten, die wir gerne aufgegriffen haben.

Unseren Familien danken wir für ihre Geduld, Nachsicht und den Freiraum, den sie uns zur Fertigstellung dieses Werkes geschenkt haben. Die Dermatologie und damit auch dieses Werk gedeihen weiter.

Die Autoren dieses Buches würden sich wünschen, dass die 2. Auflage der Enzyklopädie die Akzeptanz finden möge, die wir uns erhoffen.

Bochum im Herbst 2010

Peter Altmeyer
Volker Paech

Benutzerhinweise

Alphabetische Ordnung

Die Stichwörter sind alphabetisch geordnet. Dabei werden die Umlaute ä, ö und ü so behandelt wie die entsprechenden nicht umgelauteten Vokale a, o und u. Analog werden Akzente wie der zugrundeliegende Buchstabe behandelt, diesem jedoch nachsortiert (z. B. é = e, ç = c und ñ = n). ß wird wie ss behandelt. Zahlen, Indizes und Exponenten werden ggf. zur Feinsortierung herangezogen. Griechische Buchstaben werden in der Regel ausgeschrieben, wenn sie fester Bestandteil des Stichwortes sind (z.B. Betamethason oder Interferon alfa). Eine Ausnahme bilden solche Begriffe, für die eine festgelegte Nomenklatur zu berücksichtigen ist (z.B. β-Lactam-Antibiotika, das entsprechend unter B eingeordnet wird). Bei Eigennamen gelten Silben wie Mc, Da, Le usw. als untrennbare Bestandteile: so ist das McCune-Albright-Syndrom unter M zu finden; Adelsprädikate (z.B. von, de) sind in den Stichwortbezeichnungen fast immer erhalten (z.B. Armvenenthrombose Paget-von Schroetter).

Bei Stichwörtern, die aus einem Adjektiv und einem Substantiv bestehen, ist stets das Substantiv maßgeblich für die alphabetische Position (z.B. Melanom, malignes); von dieser Regel ausgenommen sind wenige feststehende Begriffe wie Airborn Contact Dermatitis, Deutsches Arzneimittelbuch, u.a.

Man findet daher:
- **β-Lactam-Antibiotika** unter Buchstabe **B**
- **Betamethason** unter Buchstabe **B**
- **McCune-Albright-Syndrom** unter Buchstabe **M**
- **Postthrombotisches Syndrom** unter Buchstabe **P**
- **Airborn Contact Dermatitis** unter Buchstabe **A**

Stichwörter, die mit Morbus (M.) beginnen, werden unter ihrem Eigennamen aufgeführt:
- **Morbus Behçet** als **Behçet, M.** unter Buchstabe **B**
- **Morbus Dowling-Degos** als **Dowling-Degos, M.** unter Buchstabe **D**

Schreibweise

Stichwörter sind groß geschrieben, lediglich Adjektive sind als Stichwörter klein geschrieben. Werden Adjektive mit Substantiven als untrennbare Einheit verstanden, ist auch das Adjektiv groß geschrieben. In lateinischen Wortfügungen wird das erste Wort groß, die weiteren klein geschrieben, es sei denn, bestimmte Nomenklaturen schreiben anderes vor:
- **Haare, dysplastische**
- **Deutsches Arzneibuch**
- **Verrucae vulgares**
- **De Bailey-Syndrom**

Bei Fachbegriffen, die aus nur einem Wort bestehen, wird i.A. die deutsche bzw. eingedeutschte Schreibweise verwendet (z.B. Ekzem anstatt Eczema). Diese Begriffe werden mit wenigen Ausnahmen wie deutsche Substantive flektiert und können mit deutschen Nomina Komposita bilden, z.B.:
- **Kontaktekzem**

Bei Erkrankungen mit lateinischer und deutscher Bezeichnung wurde entsprechend der Geläufigkeit eine Form gewählt, der andere Begriff oder weitere Synonyma sind im Synonymverzeichnis aufgeführt:
- **Karzinom, spinozelluläres** (geläufige Form) bzw. **Carcinoma spinocellulare** (im Synonymverzeichnis)

Bei Fachbegriffen, die aus mehreren Wörtern bestehen, wird entweder eine konsequent lateinische oder eine konsequent deutsche bzw. eingedeutschte Schreibweise angewendet:
- *entweder* **Plantarwarzen** *oder* **Verruca plantaris**

Die Unterscheidung zwischen deutscher und lateinisch-griechischer Schreibweise betrifft insbesondere die Schreibung k bzw. z statt c und ä oder ö statt ae oder oe, die Wortendungen sowie die Wortstellung:
- lateinisch/griechische Schreibweise:
  - **Ichthyosis congenita fetalis**
  - **Hypertrichosis lanuginosa et terminalis acquisita**
  - **Albinismus circumscriptus**
- eingedeutschte Schreibweise:
  - **Harlekinfötus**
  - **Hypertrichose, erworbene generalisierte**
  - **Albinismus, partieller**

Da die Transkription des griechischen ‚k' in das lateinische ‚c' zur (oft unzutreffenden) Aussprache als ‚z' Anlass geben könnte, ist in vielen Fällen dieses ‚k' in ansonsten konsequent lateinischen Fügungen beibehalten worden:
- **Keratosis follicularis.**

Bei Satzenden, die auf einer Abkürzung auslaufen, endet der Satz mit dem Abkürzungszeichen der verwendeten Abkürzung. Ein weiteres Satzzeichen, z.B. ein weiterer Punkt, wird dann nicht zusätzlich verwendet:
- **Die anzuwendende Dosierung beträgt 100 mg p.o.**

Abkürzungen

Allgemeine Abkürzungen sind im Abkürzungsverzeichnis aufgeführt und in jeweils nur einer Flexionsform aufgelöst. Adjektive auf -isch und -lich können grundsätzlich abgekürzt erscheinen:
- tox. für toxisch
- künstl. für künstlich

Stichwörter werden im erläuternden Text mit Anfangsbuchstaben abgekürzt. Bildet der erste Buchstabe mit den folgenden eine lautliche Einheit, wird mit diesen Buchstaben abgekürzt: Ch., Ph., Qu., Rh., Sch., Sp., St., Th.

Verweise

Eine Vielzahl von Verweisen erleichtert die Orientierung in der Enzyklopädie und vermeidet Doppelnennungen. Verweise mit s. (siehe), s.a. (siehe auch) s.u. (siehe unter) und s.a.u. (siehe auch unter) finden sich an der inhaltlich passenden Textstelle bzw. bei allgemeineren Bezügen am Ende des Eintrags.

Sonderzeichen

Im Wörterbuch verwendete mathematische Sonderzeichen entsprechen den üblichen Regeln. Zusätzlich verwendete Sonderzeichen werden im Abkürzungsverzeichnis erläutert.

Etiketten

Informationen, denen seitens der Autoren eine besondere Priorität oder Dringlichkeit beigemessen wird, sind am Satzanfang oder zu Beginn der relevanten Textpassage mit Etiketten gekennzeichnet. Mögliche Etiketten sind das Cave-Symbol (❶ **Cave**) oder das Merksatzsymbol (❷ **Merke**).

Rezeptursymbole

Vielen Stichwörtern sind Rezepturen beigefügt. Im Text wird an entsprechender Stelle anhand von Rezeptursymbolen auf diese Rezepturen verwiesen, die im Anhang unter Rezepturen nummeriert aufgeführt werden. So findet sich im Text z.B. die Referenz **R235**, die dann im Rezepturenverzeichnis entsprechend aufgesucht werden kann.

ICD-10

Die Klassifikationen für Diagnosen nach der „International Statistical Classification of Diseases and Related Health Problems" in der 10. Revision (ICD-10 GM) sind neben der Stichwortbezeichnung in serifenloser Schrift angegeben. Die Angabe der Lokalisation wurde zusammenfassend abgekürzt, entweder mit „x" für sonstige Lokalisation als Zusammenfassung für die möglichen Lokalisationen bzw. in der Bedeutung näher bezeichnet oder mit „L" für Angabe der Lokalisation. Bei der Kodierung lautet daher die ICD-10-Angabe im Buch z.B. C44.x oder C44.L. Bei der praktischen Verwendung muss dann durch den Anwender die Lokalisation exakt benannt werden, entsprechend den Lokalisationen des ICD-10 GM, z.B. C44.5 für Basalzellkarzinom des Rumpfes.

Rezepturen

Allgemeine Empfehlungen zu magistralen Rezepturen (DDG-Richtlinien)

1. Magistrale Rezepturen, die nach Vorschriften der verschiedenen Arzneibücher (z.B. DAB) oder Magistralformelsammlungen (z.B. NRF) hergestellt werden, sind bezüglich der Verträglichkeit eingearbeiteter Wirkstoffe mit der eingesetzten Grundlage geprüft. Industriell hergestellte Produkte sollten nur dann in Rezepturen verwendet werden, wenn sie aus Komponenten von pharmazeutischer Qualität hergestellt sind und wenn die Qualität dieser Rezepturen gesichert ist.
2. Rezepturen sollten nicht mehr als zwei, in begründeten Ausnahmefällen drei Wirkstoffe enthalten (z.B. sind Salicylsäure, Harnstoff oder Zinkoxid nicht in jedem Falle als Wirkstoff zu betrachten, sondern werden häufig als Hilfsstoffe in Rezepturen eingesetzt).
3. Über Richt- und Maximalkonzentrationen der Wirkstoffe in Externa gibt es vom ehemaligen Bundesgesundheitsamt (BGA) bzw. vom Bundesinstitut für Arzneimittel und Medizinprodukte (BfArM) im Bundesanzeiger bzw. in Fachzeitschriften bekannt gemachte Monographien und Stoffcharakteristika. Eine Konzentrationssteigerung eines Wirkstoffes nach oben sollte nur in begründeten Ausnahmefällen erfolgen. Diese Steigerung ist dann auf dem Rezept kenntlich zu machen (Ausrufezeichen hinter der Mengenangabe).
4. Wirkstoffe, die mit einer Negativmonographie versehen sind, sollten nur in begründeten Ausnahmefällen eingesetzt werden. Gegen die Rezeptur von Bituminosulfonat und Schwefel (Sulfur praecipitatum) bestehen keine Bedenken.
5. Bei Glukokortikoidrezepturen, bei denen für den Patienten der Glukokortikoidgehalt anhand des Namens nicht erkennbar ist, z.B. Triamcinolonacetonid, soll auf Verschreibung und Verpackung ein für den Patienten erkennbarer Vermerk angebracht werden, der das Externum als solches kennzeichnet, z.B. „Kortisonhaltige Salbe".
6. Rezepturen haben meist eine begrenzte und nicht nachgeprüfte Aufbrauchfrist. Ausnahmen sind die im NRF enthaltenen Rezepturen, deren Aufbrauchfristen ausführlich untersucht wurden. Bei der Verordnungsmenge muss die in manchen Fällen sehr begrenzte Haltbarkeit der Externa berücksichtigt werden. Die abgebende Apotheke muss bei Rezepturen auf der Verpackung eine konkrete Aufbrauchfrist (z.B. „Aufbrauchfrist: 4 Wochen!") angeben.

Regeln für die Konzeption von Individual-Rezepturen

Zur Vermeidung von Inkompatibilitäten und Instabilitäten in Individual-Rezepturen sollten folgende Voraussetzungen schon bei der Konzeption erfüllt werden:

1. Wirkstoffe mit weit auseinander liegenden pH-Stabilitätsoptima sollten nicht zusammen in einer Rezeptur verordnet werden. Dabei können pH-Unterschiede von 1,5–2 von Fall zu Fall noch toleriert werden. Siehe Angaben in:
   - Wolf G, Süverkrüp R (2002) Rezepturen – Probleme erkennen, lösen, vermeiden. Deutscher Apotheker Verlag, Stuttgart, S. 64-65
   - Häckh G, Schwarzmüller E (1992) Codex dermatologischer Wirkstoffe. In: Niedner R, Ziegenmeyer J (Hrsg.) Dermatika. Wissenschaftliche Verlagsgesellschaft mbH, Stuttgart, S. 309–473
2. Wirkstoffe mit einer sehr problematischen, chemischen Stabilität wie z.B. Tretinoin, Hydrochinon oder mit einem sehr extremen pH-Stabilitätsoptimum wie z.B. Erythromycin oder Betamethason-17-valerat dürfen möglichst nur allein und nicht mit anderen Wirkstoffen kombiniert verordnet werden.
3. Die oberen Richtkonzentrationen dermatologischer Wirkstoffe (siehe NRF, Allgemeine Hinweise I.6., Tab. I.-6.-1, S. 13) sind zu beachten.
4. Zur Vermeidung von Inkompatibilitäten zwischen Wirkstoffen untereinander, zwischen Wirkstoffen und Hilfsstoffen und zwischen Hilfsstoffen untereinander sollten folgende Regeln beachtet werden:
   - Kationische Wirkstoffe nicht mit anionischen Wirk- und Hilfsstoffen kombinieren
   - Phenolische oder grenzflächenaktive Wirk- und Hilfsstoffe nicht mit nichtionischen Polyethylenglykol- bzw. Macrogolhaltigen Hilfsstoffen wie Emulgatoren bzw. Tensiden kombinieren
   - Grenzflächenaktive Wirkstoffe nicht mit hydrophoben Cremes (= W/O-Cremes) kombinieren
   - Nur Salben oder Cremes des gleichen oder eines nahe verwandten Systemtyps mischen
   - Tabellen zu den entsprechenden Wirkstoffen und Salbengrundlagen sind in dem Werk von Wolf G et al., siehe oben, zu finden
5. Bei der Verordnung von Mono-Wirkstoff-Rezepturen sollten Kompatibilitätstabellen seriöser Herkunft zu Rate gezogen werden (bei Kombinations-Rezepturen sind diese Tabellen nicht anwendbar!). Empfehlenswerte Kompatibilitätstabellen:
   - Thoma K (2000) Apothekenrezeptur und -defektur. Deutscher Apotheker Verlag, Grundwerk mit 2. Erg.-Lfg. 2004, S. 3/78 – 3/81
   - Herzfeldt Cl-D (1987) Defektur – Leitfaden für die apothekengerechte Arzneimittelproduktion. Govi-Verlag, Eschborn, Grundwerk mit 4. Erg.-Lfg. (1992) Band 2, O-151, N-151
   - Geprüfte Kompatibilitätstabellen Dermatika-herstellender Firmen, z.B. von den Firmen Beiersdorf AG, Ichthyol- Gesellschaft, Hans Karrer GmbH, Spirig AG, Stiefel Lab. GmbH, Dr. August Wolff GmbH & Co.

Abkürzungsverzeichnis

A.	Arterie	i.d.R.	in der Regel
a.	auch	i.e.S.	im engeren Sinne
AB	Arzneibuch	i.m.	intramuskulär
Abb.	Abbildung	i.S.	im Serum
abs.	abends	i.U.	im Urin
Allg.	Allgemein, Allgemeine	i.v.	intravenös
Amp.	Ampullen	IE	Internationale Einheiten
Anm.	Anmerkung	IIF	indirekte Immunfluoreszenz
Appl.	Applikation	Ind.	Indikation
AS	Augensalbe	insbes.	insbesondere
AT	Augentropfen	Kdr.	Kinder
BB	Blutbild	kg	Kilogramm
BPC	British Pharmaceutical Codex	KG	Körpergewicht
Bem.	Bemerkung	KI	Kontraindikation
bes.	besonders	Kl.	Klasse
BSG	Blutkörperchensenkungsgeschwindigkeit	Klass.	Klassifikation
bzw.	beziehungsweise	Klin.	Klinik
C	Celsius	KO	Körperoberfläche
ca.	circa, zirka	Komp.	Komplikation
chron.	chronisch	Konz.	Konzentration
cm	Zentimeter	Kps.	Kapsula, Kapseln
d.	der, die, das	LA	Lokalanästhesie
d.F.	der Fälle	Lab.	Labor
d.h.	das heißt	LE	Lupus erythematodes
DAB	Deutsches Arznei-Buch	li.	links
DAC	Deutscher Arznei-Codex	LJ	Lebensjahr
DD	Differenzialdiagnose	Lok.	Lokalisation
Def.	Definition	Lsg.	Lösung
Deriv.	Derivate	M	Mega
Diag.	Diagnose	M.	Morbus
Dos.	Dosierung	m	Meter
Drg.	Dragees	m.	männlich
E	Einheit	Messl.	Messlöffel
ED	Einzeldosis	Man.	Manifestation
EI	eingeschränkte Indikation	max.	maximal
Eint.	Einteilung	mg	Milligramm
entspr.	entsprechend, entspricht	Min.	Minuten
Err.	Erreger	mind.	mindestens
Erw.	Erwachsene	mittl.	mittlerer, mittlere
evtl.	eventuell	ml	Milliliter
Extr.	Extraktion	mm	Millimeter
FA	Fixe Arzneimittelreaktion	mrgs.	morgens
FH	Formularium Helveticum	mtl.	monatlich
FN	Formularium Nationale Editio Quinta	NFA	Neues Formularium Austriacum
FNA	Formularium Nederlandse Apothekers	NK	Normkonzentration
g	Gramm	NN	Nebenniere
GD	Gesamtdosis	NNR	Nebennierenrinde
ggf.	gegebenenfalls	NRF	Neues Rezeptur Formularium
Gy	Gray	NW	Nebenwirkungen
Hinw.	Hinweis	o.g.	oben genannt
Hist.	Histologie	ÖAB	Österreichisches Arzneimittelbuch
HV	Hautveränderungen	Ol.	Oleum
HWZ	Halbwertszeit	Pat.	Patient, Patientin
i.A.	im Allgemeinen	Ph.Eur.	Europäisches Arzneibuch
i.c.	intrakutan	Ph.Helv.	Schweizer Arzneibuch

p.o.	peroral	Tbl.	Tablette
PM	Präscriptiones magistrales (Schweizer Apothekenverein)	Tct.	Tinctura
		TD	Tagesdosis
Präp.	Präparate	tgl.	täglich
Prog.	Prognose	Ther.	Therapie
Proph.	Prophylaxe, prophylaktisch	top.	topisch
re.	rechts	TM	Trademark
Rp.	Rezeptur	Trp.	Tropfen
RR	Blutdruck	u.	und
s.	siehe	u.a.	und andere
S.	Signatur	u.U.	unter Umständen
s.a.	siehe auch	UAW	Unerwünschte Arzneimittelwirkungen
s.a.u.	siehe auch unter	usw.	und so weiter
s.c.	subkutan	USP	Amerikanisches Arzneibuch
s.o.	siehe oben	V.	Vene
s.u.	siehe unter	v.a.	vor allem
Sek.	Sekunden	var.	varia
Sgl.	Säuglinge	Verw.	Verwendung
sog.	sogenannt	vgl.	vergleiche
Sol.	Solutio	Vork.	Vorkommen
stdl.	stündlich	w.	weiblich
Std.	Stunde	wchtl.	wöchentlich
Str.	Stratum	WW	Wechselwirkung
spp.	Spezies	z.B.	zum Beispiel
Supp.	Suppositorien	Z.n.	Zustand nach
Syn.	Synonyma	z.T.	zum Teil
syst.	systemisch	z.Z.	zurzeit

Mitarbeiterverzeichnis

Prof. Dr. Martina Bacharach-Buhles
Altstadtklinik Hattingen
Große Weilstraße 41
45525 Hattingen

Dr. Carolin von Bormann-Altmeyer
Hautarztpraxis-am-Stadtpark
Gudrunstraße 21
44791 Bochum

Prof. Dr. Norbert Brockmeyer
Klinik für Dermatologie und Allergologie
der Ruhr-Universität Bochum
Gudrunstraße 56
44791 Bochum

Dr. Heinrich Dickel
Klinik für Dermatologie und Allergologie
der Ruhr-Universität Bochum
Gudrunstraße 56
44791 Bochum

Priv.-Doz. Dr. Thilo Gambichler
Klinik für Dermatologie und Allergologie
der Ruhr-Universität Bochum
Gudrunstraße 56
44791 Bochum

Dr. Klaus Hoffmann
Klinik für Dermatologie und Allergologie
der Ruhr-Universität Bochum
Gudrunstraße 56
44791 Bochum

Prof. Dr. Alexander Kreuter
Klinik für Dermatologie und Allergologie
der Ruhr-Universität Bochum
Gudrunstraße 56
44791 Bochum

Dr. Hans Schulz
Im Alten Dorf 8
59192 Bergkamen

Prof. Dr. Markus Stücker
Klinik für Dermatologie und Allergologie
der Ruhr-Universität Bochum
Gudrunstraße 56
44791 Bochum

Dr. rer. nat. Gerd Wolf
Robert-Koch-Apotheke
Fauviller Ring 1
53501 Grafschaft-Ringen

Inhaltsverzeichnis

Vorwort vii

Benutzerhinweise ix

Rezepturen – Allgemeine Empfehlungen zu magistralen Rezepturen (DDG-Richtlinien) xi

Abkürzungsverzeichnis xiii

Mitarbeiterverzeichnis xv

Band 1

Enzyklopädischer Teil von A – L 1

Band 2

Enzyklopädischer Teil von M – Z. 1105

Rezepturen. 1953

Rezepturen-Verweisliste 1991

Synonymverzeichnis. 1995

Macrulia gravidarum K05.1

Definition
Seltene, vorübergehende Zahnfleischhypertrophie während der Gravidität. S.a. Gingivahyperplasie (Makrulie), s.a. Gingivitis hyperplastica.

Maculae atrophicae L90.8

Synonym(e)
Atrophia maculosa

Definition
Fleckförmige Atrophien der Haut bei narbig abheilenden Prozessen, z.B. nach Favus, Sklerodermie, Acrodermatitis chronica atrophicans, Lichen planus atrophicans, Syphilis.

Maculae coeruleae B85.31

Synonym(e)
Taches bleues

Definition
Verwaschene, bläuliche oder schieferfarbene, bis fingernagelgroße Flecken bei Pediculosis pubis.

Ätiologie
Wahrscheinlich grünliche Hämoglobinabbauprodukte nach kleinen Hämorrhagien unter dem Einfluss von Läusespeichel.

Lokalisation
Vor allem an Unterbauch und Oberschenkelinnenseiten.

Therapie
Entsprechend der Pediculosis pubis.

Madarosis H02.71

Definition
Wimpernverlust (Augenbrauen) infolge destruktiver Prozesse am Lidrand, z.B. bei Lepra lepromatosa.

Therapie
Behandlung der Grunderkrankung. Ggf. Versuch operativer plastischer Rekonstruktion in Spezialeinrichtungen.

Madelung-Fetthals D17.0

Erstbeschreiber
Madelung, 1888

Synonym(e)
Fetthals; zervikale Lipomatose; Fettkropf

Definition
Diffuse, massive, manchmal schmerzhafte Vermehrung des Unterhautfettgewebes im Hals- und Schulterbereich im Verlauf von Monaten bis Jahren. Isoliert vorkommendes Teilsymptom der benignen symmetrischen Lipomatose.

Ätiologie
Unbekannt.

Therapie
Keine kausale Therapie bekannt. Diätversuche zeigen in den betroffenen Bereichen nur wenig Wirkung. Operative Reduktion (insbes. bei Kompression wichtiger Strukturen) oder Liposuktion sind möglich, aber von hoher Rezidivrate (Aufklärung des Patienten!). Bei einigen Patienten werden Erfolge mit Salbutamol berichtet. Behandlung assoziierter Erkrankungen, z.B. Alkoholismus, ändert in der Regel nichts an den Fettgewebshyperplasien.

Madonnenfinger M34.8

Definition
Verjüngung der Fingerendglieder bei der Sklerodaktylie im Rahmen der progressiven systemischen Sklerodermie. Oft verbunden mit schmerzhaften Kuppennekrosen und Kalzinosen, sklerosiertem und schmerzempfindlichem Nagelhäutchen, Verkürzung der Finger durch Akroosteolysen.

Therapie
Behandlung der Grunderkrankung. Zudem Schutz vor Kälte (Handschuhe, Taschenöfen, Wärmepackungen (z.B. Lavatherm). Blande fettende Pflege der Hände (z.B. Eucerin W/O, Asche Basis Salbe). Rhagaden können mit Hydrokolloidverband (z.B. Varihesive extra dünn) abgeklebt werden. Erhaltung der manuellen Fähigkeiten z.B. durch Stricken, Spielen von Musikinstrumenten etc. sowie Krankengymnastik bzw. manuelle Bewegungstherapie.

> **Merke:** Kneten in geschälter erwärmter Hirse fördert die Beweglichkeit und führt zu anhaltender Erwärmung und Rückfettung der Hände!

Maffucci-Syndrom Q78.42

Erstbeschreiber
Maffucci, 1881

Synonym(e)
Kast'sches Syndrom; Maffucci-Kast-Syndrom; Chondrodysplasie-Hämangiom-Syndrom; Dyschondroplasia hämangiomatosa

Definition
Konstitutionelle, nicht-hereditäre mesodermale Dysplasie mit multiplen kavernösen Hämangiomen der Haut und progressiver, asymmetrischer Knochenchondromatose, vor allem im Hämangiombereich.

Ätiologie
Unbekannt.

Manifestation
>75% der Fälle manifestieren sich vor der Pubertät, 25% bereits im ersten Lebensjahr.

Klinisches Bild
Multiple Enchondrome überwiegend an Händen und Füßen (70-80%), weniger häufig an den langen Röhrenknochen (40-60%), Rippen, Becken und Schulterblättern (20-30%), selten an Wirbelkörpern, Schädel, Klavikeln und Sternum (2-10%). Multiple kapilläre oder kavernöse Hämangiome der Haut und inneren Organe. Sekundäre Verformung und Verkürzung der betroffenen Skelettteile, Kleinwuchs, häufig mit asymmetrischer Beinverkürzung.

Diagnose
Radiologisch.

Differenzialdiagnose
Bei gleichzeitigem Vorliegen anderer benigner Tumoren und von Gewebshyperplasien ist an ein Proteus-Syndrom zu denken.

Komplikation
Maligne Degeneration der Tumoren bei ca. 23% der publizierten Patienten (Chondrosarkome, Hämangiosarkome, Lymphangiosarkome, Fibrosarkome, Gliome u.a.).

Therapie
Im Vordergrund steht die Überwachung der Patienten auf Entwicklung von Sarkomen, insbesondere Chondrosarkomen (30%), aber auch Angiosarkomen, Fibrosarkomen und Osteosarkomen. Sarkomatös verändertes Gewebe wird operativ entfernt. Korrektur der Knochendeformitäten und Frakturen durch den Orthopäden. Überwachung und Behandlung der Hämangiome durch den Dermatologen. Krankheit kommt meist in der zweiten Lebensdekade zum Stillstand.

Prognose
In 20% Neigung zur Entwicklung maligner Tumoren, vor allem Angiosarkom, Chondrosarkom. Knochenfrakturen, s.a. Olliersches Syndrom.

Magic-Syndrom M35.2

Synonym(e)
Mund- und Genital-Ulzera mit Chondritis

Definition
Überlappung der klinischen Manifestation von M. Behçet und Polychondritis recidivans et atrophicans, wahrscheinlich bei immunologischer Anomalie mit Elastin als möglichem Zielantigen.

Therapie
Entsprechend M. Behçet und Polychondritis recidivans et atrophicans.

Magistralformeln

Definition
Rezepturen für erprobte ärztliche Vorschriften. Je nach Land waren bzw. sind unterschiedliche Vorschriften (Pharmakopoe) im Gebrauch, in den deutschsprachigen europäischen Ländern insbes.:
- Reichsformeln
- Deutsche Rezept-Formeln
- Neues Rezeptur-Formularium (NRF)
- Formulae magistrales Berolinenses
- Praescriptiones Magistrales
- Formularium Helveticum
- Formularium Austriacum (FA)
- Neues Formulariu Austriacum
- Formulariu Nationale
- Formularium Nederlandse Apothekers
- Pharmacopoea Europaea (Ph. Eur.).

Mahorner-Ochsner-Versuch

Definition
Methode zur Überprüfung der Suffizienz der transfaszialen Venen.

Durchführung
Zwei Staubinden werden in verschiedener Höhe an die ausgestrichene Extremität gelegt. Beim Umhergehen des Patienten füllen sich die Varizen im Falle einer Insuffizienz der Perforansvenen zwischen beiden Binden. S.a.u. Trendelenburg-Versuch. S.a.u. Perthes-Versuch.

Mais

Definition
Getreide aus der Familie der Süßgräser (Poaceae).

Allgemeine Information
- Mais wird bis 2,5 m hoch. Blühzeit: Juli bis September. Ursprüngliches Herkunftsland ist Mexiko. Es gibt ca. 50.000 verschiedene Maissorten. Selten treten Allergien auf. Die Pollen fliegen nicht weit. Die Konzentration der Pollen in der Nähe von Maisfeldern kann hoch sein. Größe der Pollen: 52-142 µm.
- Mais ist allergologisch bedeutsam wegen seiner Kreuzreaktion mit weiteren Gräsern. Allergische Reaktionen auf Mais treten jedoch nur in unmittelbarer Nähe der blühenden Felder auf. Weiterhin können auch transgene Maissorten allergologisch bedeutsam sein.

Makakus-Form des Ohres Q17.3

Definition
Anomalie der Ohrmuschel mit frei nach hinten gerichteter Spitze am hinteren oberen Ohrmuschelrand.

Therapie
Ggf. operative-plastische Korrektur des Ohres durch plastische Chirurgie.

Make-ups, dermatologische

Synonym(e)
Dekorative Kosmetik; Abdeckcremes

Definition
Abdeckende Kosmetika, die speziell für dermatologische Patienten geeignet sind.

Indikation
Atopisches Ekzem, kontaktallergische Reaktion gegen Konservierungs- und Duftstoffe, Acne vulgaris, Acne venenata, Rosazea, Naevus flammeus, Hypo- und Hyperpigmetierungen, Dyschromien unterschiedlicher Ätiologie.

Präparate
Akne, Rosazea: Unifiance (La Roche Posay), Lutsine Make-up Stift; Couvrance (Avène). Atopiker: Unifiance (La Roche Posay). Naevus flammeus: Dermacolor face and body. Dyschromien: Dermacolor face and body.

Makrocheilie K13.05

Definition
Vergrößerung der Lippen. Auftreten z.B. als idiopathisch-familiäre Makrocheilie oder als Bestandteil von Syndromen (z.B. Ascher-Syndrom). Oftmals auftretend als sekundäres Begleitsymptom im Rahmen von Cheilitiden (v.a. Cheilitis granulomatosa) unterschiedlicher Genese, z.B. bei Melkersson-Rosenthal-Syndrom, Tuberkulose, tertiärer Syphilis, Lepra, Herpes simplex recidivans, Sarkoidose, Angioödem, Lymphangiom, Hämangiom, Hämatom, Pseudolymphom.

Makroglossie K14.81

Synonym(e)
macroglossia

Definition
Vergrößerung der Zunge.

Einteilung
- Angeboren: Z.B. bei kavernösem Hämangiom, Lymphangiom, Down-Syndrom.

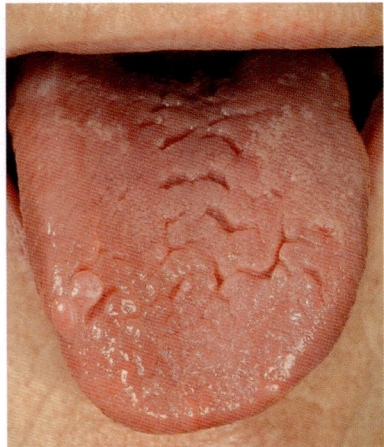

Makroglossie. 77 Jahre alte Patientin mit systemischer Amyloidose und extrakutanen Manifestationen. Neben Müdigkeit, Gewichtsverlust und Parästhesien an den Händen zeigt sich auch die deutlich vergrößerte Zunge mit ausgeprägter medialer Querfurchung (Lingua plicata).

- Erworben: Bei Melkersson-Rosenthal-Syndrom im Sinne einer Glossitis granulomatosa, Hyalinosis cutis et mucosae, Amyloidose, Syphilis im Sinne der Glossitis interstitialis profunda oder Glossitis gummosa, Zungenkarzinom, Urtikaria, Angioödem, Glossitis Möller-Hunter.

Therapie
S. unter der jeweiligen Dermatose.

Makroonychie R68.3

Definition
Zu große Nägel, z.B. bei pulmonaler oder kardialer Insuffizienz (Trommelschlegelfinger, Uhrglasnägel), bei Akromegalie.

Therapie
Behandlung der Grunderkrankung.

Makroprosopitis G51.2

Definition
Unförmige, ein- oder beidseitige, entzündliche Auftreibung des Gesichtes (Prosopitis). Unüblicher Begriff, der vorwiegend für Schwellungszustände des Gesichtes beim Melkersson-Rosenthal-Syndrom gebraucht wird.

Malakoplakie D84.8

Synonym(e)
malacoplakia

Definition
Sehr seltene granulomatöse Erkrankung aufgrund verminderter Phagozytosefähigkeit von Bakterien. Manifestation an zahlreichen inneren Organen, selten auch an der Haut.

Ätiologie
Erworbener Defekt der Makrophagen (Immunsuppression) bezüglich des intrazellulären, lysosomalen Abbaus phagozytierter Bakterien. Bakterien können nicht aus den Geweben eliminiert werden. Aus Malakoplakie-Herden können meist Escherichia coli, seltener Staphylococcus aureus oder andere Bakterien isoliert werden.

Manifestation
Vorwiegend bei immunsupprimierten Patienten, z.B. bei immunsuppressiver Therapie nach Organtransplantation.

Lokalisation
Hautveränderungen bevorzugt perianal, genital, im Glutaealbereich. Am häufigsten Befall des Urogenitaltraktes, gefolgt von Gastrointestinaltrakt, Lymphknoten, weiblichen Genitalorganen, Gehirn, Knochen, Lunge.

Klinisches Bild
Hautbefall: uncharakteristische, umschriebene, pyodermische Herde, Abszesse, ulzerierende Knoten, Aggregation schmerzhafter, solider, derber Papeln.

Histologie
Granulomatöse Infiltrate aus großen Histiozyten mit schaumigem, eosinophilem Zytoplasma (sog. von Hansemann Zellen). Teilweise enthalten sie basophile, PAS-positive zielscheibenartige Einschlüsse (sog. Michaelis-Gutmann-Körper-

chen). Elektronenmikroskopie: Nachweis intrazellulärer Bakterien in Makrophagen und Granulozyten.

Therapie
- Bei Hautbeteiligung: Wenn möglich großzügige operative Entfernung der Herde.
- Therapieversuch mit Clofazimin (initial 400 mg/Tag, langsam senken auf 100 mg/Tag).
- Alternativ Ciprofloxacin (z.B. Ciprobay) 500 mg/Tag p.o. ggf. in Kombination mit Trimethoprim-Sulfamethoxazol (z.B. Cotrimox-Wolff 2mal/Tag 2 Tbl. p.o.).
- In welcher Form (und ob überhaupt) Antibiotika den Verlauf verbessern, ist ungeklärt. Eine Reduktion der immunsupressiven Therapie ist soweit möglich in Betracht zu ziehen.
- Der Einsatz von Ascorbinsäure wurde beschrieben.

Malan-Syndrom I73.8

Definition
Seltene arterielle Zirkulationsstörung der Füße durch arteriovenöse Kurzschlüsse in den Fußsohlen.

Therapie
Gefäßchirurgische Intervention: Durchtrennung der multiplen subfaszialen arterio-venösen Kurzschlüsse an der Fußsohle.

Malassezia furfur

Synonym(e)
Microsporon furfur; Pityrosporon orbiculare; Pityrosporon ovale

Definition
Zu den Hefen zählender Pilz mit ovalen, häufig doppelt konturierten Sporen und kurzen Hyphen. Malassezia furfur, früher als einziger Erreger der Pityriasis versicolor und der Pityrosporumfollikulitis beschrieben, ist die myzelbildende Form der Hefe P. ovale. Neue Daten weisen daraufhin, dass M. furfur eher selten, M. globosa weitaus häufiger (>90%) als Erreger der Pityriasis versicolor in Frage kommt. S.a. Pityrosporum.

Malleus A24.0

Erstbeschreiber
Rayer, 1837; Loeffler u. Schütz, 1882

Synonym(e)
Rotz; glanders; Hautrotz

Definition
Infektionskrankheit durch Pseudomonas mallei bei Einhufern und anderen Haustieren, selten beim Mensch. Meldepflicht!

Erreger
Pseudomonas mallei (= Actinobazillus mallei, Bazillus mallei), gramnegatives Bakterium.

Ätiologie
Übertragung des Erregers vor allem durch Kontakt mit Nasen- und Geschwürsekret erkrankter Tiere.

Klinisches Bild
Inkubationszeit wenige Tage bis zu 2-3 Wochen. Je nach Verlauf werden vier Formen unterschieden:
- Akute fulminante Form: Plötzlicher Beginn mit Kopfschmerzen, Gliederschmerzen, Schüttelfrost, Übelkeit, Erbrechen.
- Akuter Hautrotz (Dermatitis malleosa): Entzündlich gerötete Schwellung; häufig zentrale Pustel an der Inokulationsstelle. Umwandlung in gezacktes, unterminiertes, eitrig belegtes Ulkus = Primäraffekt mit schmerzhafter regionaler Lymphangitis acuta und Lymphadenitis. Generalisierung mit schweren Allgemeinsymptomen. Schubweise Entwicklung makulöser, später bullöser oder pustulöser, geschwürig zerfallender Läsionen (Rotzgeschwüre). Schleimhautbefall. Letaler Ausgang in der 2. bis 3. Krankheitswoche bei Beteiligung innerer Organe.
- Chronische Form: Schleichende Entwicklung ulzerierender Knoten und schlecht heilender Ulzerationen. Begleitende Glieder- oder Gelenkschmerzen. Schleimhaut: Infiltration, Abszesse, Ulzerationen, Mutilationen = Malleus mutilans.
- Primärer Nasenrotz: Eintrittspforte: Nasenschleimhaut. Schwellung, Pusteln, Geschwüre, zähe, blutig-eitrige Sekretion. Deszendieren der Veränderungen, Erstickungsgefahr, Sepsis.

Diagnose
Erregernachweis: Abstrich, Kultur; positiver Agglutinations- und Komplementbindungstest ab dem 20. Tag.

Differenzialdiagnose
Tuberculosis cutis miliaris disseminata, Typhus, Syphilis, Sporotrichose, Erysipel, multiple Abszesse.

Therapie
Systemische Antibiotikatherapie nach Antibiogramm ist erforderlich, ggf. auch über lange Zeiträume. Zudem Anwendung von antiseptischen Externa, z.B. mit antiseptikahaltigen Aufschlägen und Verbänden.

Malum perforans L98.42

Synonym(e)
Anästhetische Ulzera; perforierende Ulzerationen; Mal perforant; neurotrophische Ulzerationen

Definition
Chronische, schmerzlose, areaktive, unterschiedlich tiefe (teilweise bis zum darunterliegenden Knochen reichende) Ulzerationen in anästhetischen Hautbereichen mit Druckbelastung oder ständiger Traumatisierung und fehlender Heilungstendenz.

Ätiologie
Auftreten ist beschrieben bei verschiedenen Grunderkrankungen, u.a. bei Syringomyelie, Polyneuropathie, peripheren Nervenläsionen, Diabetes mellitus, Lepra, Syphilis (Tabes dorsalis). S.a.u. trophoneurotisches Nasenflügelgeschwür; Acropathia ulcero-mutilans familiaris; Acropathia ulceromutilans non-familiaris.

Lokalisation
Vor allem Fußsohlen, Fersen, Kleinzehenballen, Großzehenballen.
- Das alles entscheidende Therapieregime ist nicht die symptomatische Wundbehandlung, sondern die Druck-

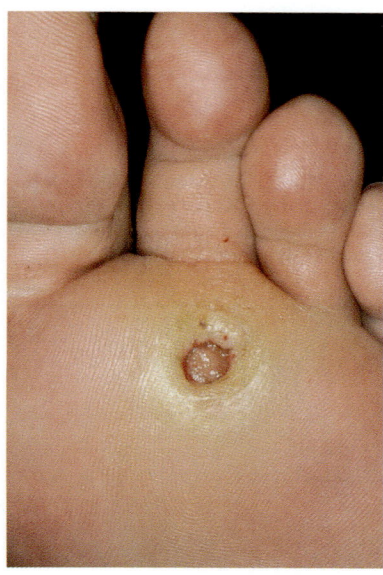

Malum perforans. Scharf begrenzte Ulzeration im Bereich der Fußsohle bei vorliegender Polyneuropathie und Mikroangiopathie bei langzeitig bekanntem Diabetes mellitus.

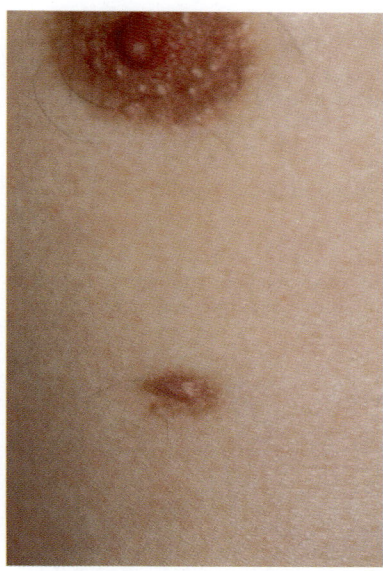

Mamille, akzessorische. Während der Pubertät deutlich gewachsene, symptomlose, im Bereich der sog. embryonalen Milchleiste lokalisierte, 0,6 cm große, braune, gefelderte Plaque mit zentraler, spitzkegeliger Papel. Auch bei akzessorischem Auftreten zeigt diese Papel den typischen Aufbau der Mamille mit Brustwarze und Warzenhof.

entlastung (aufgrund der Schmerzlosigkeit des Ulkus erfolgt keine unwillkürliche Druckentlastung).
- Reinigung des Ulkus durch Abtragen der Nekroseflächen mit dem scharfen Löffel oder/und enzymhaltigen Salben (z.B. Iruxol N Salbe) oder Intra Site Gel, Verband mit Hydrokolloidfolie (z.B. Varihesive extra dünn) bis 0,5 cm über den Rand, Wechsel ca. alle 2-3 Tage (spätestens bei Undichtigkeit der Folie), bis zur Epithelialisierung, s.a. Wundbehandlung. Plastische Deckung ist oft wenig erfolgreich. Häufig können derartige Ulzerationen nicht zur vollständigen Abheilung gebracht werden, z.T. wird eine Amputation unumgänglich. Bei Entzündungszeichen antibiotische Behandlung nach Antibiogramm, wobei systemisch verabreichte Arzneimittel in der Regel nur wenig erfolgreich sind.
- Für einen Erfolg ist die Behandlung ursächlicher Faktoren wichtig, d.h.:
  - Behandlung der Grunderkrankung (z.B. Diabetes mellitus, Alkoholismus).
  - Entlastung von Druckstellen durch adäquates Schuhwerk (orthopädische Schuhe), weiche Lagerung (z.B. Bett), vorsichtige nicht traumatisierende Fußpflege.
  - Aufklärung des Patienten; durch mangelndes Schmerzempfinden werden Druckbelastungen nicht wahrgenommen.

Mamille, akzessorische Q83.3

Synonym(e)
Aberrierte Brustwarze; Hyperthelie; Polythelie

Definition
Überzählige Brustwarzen im Bereich der sogenannten Milchleiste, s.a. Mamma, akzessorische.

Lokalisation
Im Bereich der sog. embryonalen Milchleiste auftretend, die von der Achsel zur Leistenregion verläuft. Meist unterhalb der Brustwarze lokalisiert, seltener in der Leiste und der Axilla.

Klinisches Bild
Weiche 1-2 cm große, braune gefelderte Plaque mit zentraler, spitzkegeliger Papel. Der beschriebene, dem Brustwarzenhof ähnelnde Aufbau kann vielgestaltig geändert sein. Ein Halo kann fehlen, ebenso die zentrale warzenartige Papel.

Histologie
Typisch sind dilatierte apokrine Schweißdrüsenendstücke. Das Oberflächenepithel ist unverändert oder unregelmäßig akanthotisch. Meist zeigt sich ein erweiterter Ausführungsgang mit angelagerten Talgdrüsenläppchen. Weiterhin sichtbar ist umgebendes, lockeres, teils auch fibröses Bindegewebe.

Therapie
Nicht erforderlich. Aus kosmetischen Gründen ggf. Exzision.

Mamillenadenom D24.x3

Erstbeschreiber
Collins, 1905; Warren, 1905

Synonym(e)
Erosive Adenomatose der Mamille; papilläres Adenom der Mamille; Milchgangsadenom; papilläres intraduktales Zystadenom; intra-duktales benignes Papillom; proliferierendes papilläres Adenom der Mamille; floride subareoläre Papillomatose

Definition
Seltener benigner Adnextumor mit apokriner Differenzierung.

Manifestation
Überwiegend bei Frauen in der 5. Lebensdekade auftretend.

Klinisches Bild
Rötliche bis erosive, schuppende, krustöse Plaque (pseudopagetoid!) im Mamillenbereich mit Vergrößerung, Blutung und Nässen der Brustwarze.

Histologie
In Kontinuität mit der Epidermis, Proliferation zystischer und tubulärer Strukturen mit zylindrischem Epithel. Nachweis papillärer Projektionen in das Lumen. Außen Myoepithelzellen.

Differenzialdiagnose
M. Paget der Brustwarze, intraduktales papilläres Milchgangskarzinom.

Therapie
Lokale Exzision des Tumors, wobei die Tumorfreiheit mittels mikroskopisch kontrollierter Chirurgie beobachtet werden sollte.

Prognose
Keine maligne Entartung.

Mamillenekzem   L30.85

Definition
Ätiologisch nicht näher definierter Begriff für ein Ekzem im Mamillenbereich, das häufig als „Minusvariante" im Rahmen eines atopischen Ekzems aber auch anderer Ekzemerkrankungen auftritt.

Klinisches Bild
Ein- oder doppelseitig auftretende, meist chronisch stationäre, auch rezidivierende, rote oder rot-braune, leicht oder stärker schuppende, zeitweise auch fokal oder flächig nässende, hoch empfindliche (gelegentlich wird der scheuernde Druck der Kleidung nicht toleriert), juckende oder schmerzende Plaque, die sich auf die Mamillenregion begrenzt.

Differenzialdiagnose
- Einseitiges Auftreten:
  - M. Paget
  - M. Bowen.
- Ein- oder doppelseitiges Auftreten:
  - Atopisches Ekzem
  - Scabies
  - Infolge mechanischer Dauerirritation (z.B. bei Langstreckenläufer: Jogger nipple)
  - Chronisches allergisches Kontaktekzem
- mikrobielles Ekzem
- Psoriasis vulgaris
- Keratosis areolae mammae naeviformis.

Therapie
Behandlung der Grunderkrankung.

> **Merke:** Bei einseitigem therapieresistentem Mamillenekzem sollte spätestens nach 3 Monaten eine Probebiopsie zum Ausschluss eines M. Paget oder eines M. Bowen der Brustwarze erfolgen!

Mamillenkarzinom   C50.0

Synonym(e)
Brustwarzenkarzinom

Definition
Vom Mamillenepithel ausgehendes spinozelluläres Karzinom.

Differenzialdiagnose
Mamillenadenom, Morbus Paget der Brustwarze.

Therapie
Exzision des Tumors mit Sicherheitsabstand, ggf. plastische Defektdeckung mit Mamillenaufbau. Weitere Therapie entsprechend dem Tumorstadium. Zusammenarbeit mit dem Gynäkologen.

Mamma, akzessorische   Q83.3

Definition
Überzählige Brustdrüsenrudimente im Bereich der von den Achselhöhlen zur Mitte der Oberschenkel verlaufenden Milchleiste. S.a. akzessorische Mamille.

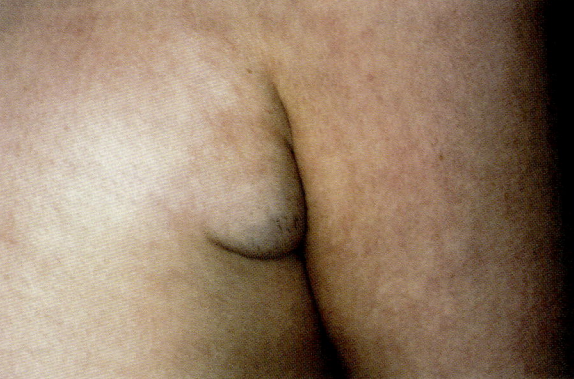

Mamma, akzessorische. Weiche, hautfarbene Knotenbildung im Axillarbereich bei einer jungen Patientin. Anschwellen und Spannungsgefühl bei Menstruation.

Therapie
Nicht erforderlich.

Mandel

Synonym(e)
Amygdalus communis

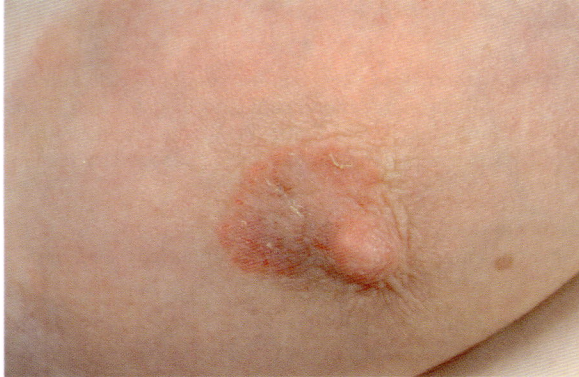

Mamillenekzem. Chronisch stationäre, seit 2-3 Monaten persistierende, 2,5 cm große, scharf begrenzte, deutlich elevierte, juckende, rote, raue, schuppige Plaque sowie kleine Rhagaden an der rechten Mamille einer 45-jährigen Atopikerin.

Definition
Früchte des gewöhnlichen Mandelbaums.

Allgemeine Information
Der Mandelbaum wird 6-7 m hoch und blüht bevor er Blätter bekommt. Die Frucht hat eine lederartige, mit einem grauen Filz bedeckte Hülle; die Fruchtschale ist entweder sehr hart und glänzend oder wie bei den sog. „Krachmandeln" leicht zerbrechlich. Mandeln können roh verzehrt werden. Sie dienen als würzende Zutat zu Kuchen, Konditoreiwaren und Küchenzwecken, sowie zur Herstellung des Mandelöles. Mandelöl ist blaßgelblich, dünnflüssig, ohne Geruch, schmeckt rein ölig, mild und angenehm.

Vorkommen
Asien, insbes. Persien, Arabien, China, auf Java. In Europa v.a. in den Mittelmeerländern heimisch.

Komplikation
Aus allergologischer Sicht spielen Mandelallergien nur eine geringe Rolle (s.u. Nuss).

Hinweis(e)
Mandelöl kann direkt als Hautöl oder zur Aufbereitung von Salben verwendet werden (s.u. Mandelölsalbe, weiße (FH)). Die bei der Mandelölbereitung abgepreßte Mandel-Masse bildet die sogenannte Mandelkleie, die als hautverschönerndes Waschmittel dient.

Mangodermatitis   L23.8

Definition
Nicht seltenes allergisches Kontaktekzem nach dem Kontakt mit Mangofrüchten. Das wirksame Agens befindet sich in Fruchtschale, Stängeln und Baumsaft.

Therapie
Entsprechend dem Ekzem, Kontaktekzem, allergisches.

Mantelom   D48.5

Synonym(e)
Mantleoma

Definition
Äußerst seltener, gutartiger, epithelialer Adnextumor der Haut, der von der sog. Mantelregion ("mantle") der Haarfollikel seinen Ausgang nimmt. Das Auftreten multipler Mantelome ist im Rahmen des Birt-Hogg-Dubé-Syndroms beschrieben worden.

Lokalisation
Gesicht, Halsregion.

Klinisches Bild
Solitäre oder in Mehrzahl auftretende (dann meist im Rahmen von Genodermatosen), kaum 1-2 mm große, hautfarbene, bis gelbliche Papeln, die an ein Basalzellkarzinom oder an dermale melanozytäre Naevi erinnern.

Histologie
Um den oberen Anteil des Haarfollikels gelegene kleinknotige Epithelproliferation aus miteinander vernetzten Epithelverbänden, die Sebozyten oder Talgdrüsenausführungsgänge mit einschließen können.

Differenzialdiagnose
Trichoepitheliom, Basalzellkarzinom.

Therapie
Bei solitären Tumoren Exzision. Da die Diagnose in den wenigsten Fällen klinisch gestellt werden dürfte, wird die Exzision aus differenzialdiagnostischen Gründen erfolgen. Multiple Mantelome können mit dem CO_2-Laser (alternativ Erbium-YAG-Laser) entfernt werden.

MAP-Kinasen

Synonym(e)
Mitogen-aktivierte Protein-Kinase

Definition
Wichtige Schüsselenzyme des Zellstoffwechsels. Chemisch handelt es sich um Proteinkinasen (Molare Masse 36-44 kDa), die andere Proteine an spezifischen Serin/Threonin Resten phosphorylieren (Serin-Threonin-Kinasen). Die MAP-Kinasen (MAP-K) werden durch Phosphorylierung direkt aktiviert und zwar an zwei Stellen: an einem Tyrosinrest und einem Threoninrest. Die Phosphorylierung erfolgt durch MAP-KK (MAP-Kinase-Kinase; s.u. MAP-Kinasen-Signalweg). Aktivierte MAP-K, akkumulieren im Zellkern und posphorylieren dort kerneigene Transkriptionsfaktoren. Hierdurch wird eine Vielzahl von Zielgenen und damit zahlreichen Schlüsselfunktionen der Zellen reguliert. Sobald die MAP-Kinasen dephosphoryliert und damit inaktiviert werden, verteilen sie sich wieder im Zytosol und stehen für weitere Aktivierungszyklen zur Verfügung.

Einteilung
Die MAP-Kinasen (MAP-K) werden nach Aktivierung unterteilt:
- „extracellular signal-related-Kinasen mit den Isoformen ERK-1 und ERK-2
- p38-mitogenaktivierte Proteinkinasen
- c-Jun-N-terminale Kinasen (JNK).

Hinweis(e)
Oral verfügbare, inzwischen zugelassene Multi-Kinase-Inhibitoren (z.B. Sorafenib), spielen inzwischen eine bedeutende Rolle in der Onkologie (s.u. malignes Melanom).

Maraviroc

Definition
Antiretroviral wirksamer CCR5-Corezeptor-Antagonist zur Therapie der HIV-Infektion. Der Wirkstoff greift an einer humanen Zielstruktur an und nicht, wie bei den anderen antiretroviral wirksamen Substanzen, an Schlüsselenzymen des HI-Virus. Ziel des Wirkstoffes ist die Verhinderung des Eintritts von HI-Viren in ihre Wirtszellen (s.u. Entry-Inhibitoren).

Wirkungen

 Cave: Maraviroc wirkt nur gegen eine gewisse Form der HI-Viren, die CCR5-tropen oder R5-Viren. Andere Stämme kommen auf anderen Wegen in die Zelle.

Indikation
Vorbehandelte erwachsene Patienten mit ausschließlich CCR5-tropen HIV-Stämmen.

> **Cave:** Nicht anwenden bei CXCR4-tropen oder dualtropen HIV-Stämmen.

Anzuwenden nur in Kombinationstherapien mit anderen antiretroviralen Wirkstoffen.

Dosierung und Art der Anwendung
2mal/Tag 150-600 mg p.o.

Unerwünschte Wirkungen
Sehr häufig: Diarrhoe, Übelkeit und Kopfschmerzen. Häufig: Erhöhung der Transaminasen, Gewichtsverlust. Schwindelgefühl, Parästhesie, Beeinträchtigung des Geschmackssinns (Dysästhesien), Schläfrigkeit, Reizhusten, Arzneimittelexantheme.

Kontraindikation
Überempfindlichkeit gegen Erdnüsse oder Soja.

Präparate
Celsentri

Hinweis(e)

> **Merke:** Vor Verordnung von Maraviroc ist immer eine Tropismus-Testung durchzuführen!

- Bei Aplaviroc, einem weiteren HIV-Entry-Inhibitor, wurden die Zulassungsstudien wegen möglicher Lebertoxizität gestoppt. Bei dem CCR5-Inhibitor Vicriviroc wurde vermehrtes Auftreten von Lymphomen beschrieben.

> **Cave:** Patienten, die mit Maraviroc behandelt werden, sind deutlich empfindlicher gegenüber Infektionen mit dem West-Nil-Virus.

Marburg-Virus-Krankheit B34.8

Erstbeschreiber
Martini et al., 1968

Definition
Zoonose mit hoch kontagiösem hämorrhagischem Fieber, die bei Affen (Uganda) endemisch auftritt. Sekundärinfektionen von Mensch zu Mensch sind möglich.

Erreger
Marburgvirus (Filoviren); das Virusgenom besteht aus unsegementierter, linearer, einzelsträngiger RNS. Marburgvirus und Ebolavirus bilden die Familie der Filoviridae.

Ätiologie
Infektion mit Marburg Viren nach Kontakt mit infizierten Affen oder deren Gewebe (Erstbeschreibung 1967: Laborinfektion durch aus Afrika importierte Affen (green monkeys), parallel in Marburg und Belgrad). Nach Infektion eines Menschen Sekundärtransmission von Mensch zu Mensch, insbes. nach Kontakt mit Blut, Sekret oder Gewebe möglich.

Klinisches Bild
Nach einer Inkubationszeit von 3-16 Tagen Ausbildung eines schweren hämorrhagischen Fiebers. Akuter, hoch fieberhafter Beginn mit Kopfschmerzen, Lichtscheu, Myalgie, Erbrechen und Diarrhoe. Makulopapulöses, purpurisches Exanthem, tiefrotes Enanthem. Blutungen in Haut und Schleimhäuten sind Vorboten des letalen Ausgangs.

Therapie
Symptomatisch. Meldepflicht und Isolierung des Patienten bei Verdacht.

Prognose
Letalität 25-50%.

Hinweis(e)
Meldepflicht bei Verdacht, Erkrankung und Tod.

Marfan-Syndrom Q87.40

Erstbeschreiber
Marfan, 1896; Achard, 1902

Synonym(e)
Dolichostenomelie; Marfan-Achard-Syndrom; Dystrophia mesodermalis congenita, Typus Marfan; Hyperchondroplasie; Akrochondrohyperplasie

Definition
Generalisierte Bindegewebserkrankung durch Degeneration der elastischen Fasern mit Beteiligung von Auge, Skelett, kardiovaskulärem System und Haut.

Vorkommen/Epidemiologie
Inzidenz: 5-10/100.000 Einwohner/Jahr.

Ätiologie
Überwiegend autosomal-dominanter Erbgang, in 15% sporadische Vererbung von Mutationen des FBN1 Gens (Fibrillin1 Gen; Genlokus: 15q15-21.1) mit konsekutiver Störung des Aufbaus von Mikrofibrillen im Binde- und Stützgewebe. Alterseffekt des Vaters wird diskutiert. In 70% der Fälle familiäre Häufung, in 30% Neumutationen bei durchschnittlich erhöhtem väterlichem Alter (36 versus 29 Jahre).

Klinisches Bild
Meist asthenischer großwüchsiger Habitus mit Madonnenfingern, Spinnenfingrigkeit (Arachnodaktylie), Linsenluxation u.a.

- Haut: Striae cutis distensae (24%) über Brust, Schulter, Oberschenkel (ohne Übergewicht!), Elastosis perforans serpiginosa.
- Augen: Linsenektopie (60% ab dem 4. Lebensjahr), evtl. mit Iridodonesis (= Irisschlottern, nicht etwa „Linsenschlottern"), Myopie (34%), Katarakt, Retinaablösung.
- Skelett: Arachnodaktylie, lange Extremitätenknochen, Olichostenomelie = Langschmalgliedrigkeit" (77%), langer, schmaler Kopf, Kyphoskoliose (44%), gotischer Gaumen (60%), lange Rippen, Pectus excavatum oder carinatum. Plattfüße, Genu recurvatum, Überstreckbarkeit der Gelenke (56%), Gelenkdislokationen.
- Kardiovaskuläres System (98%): Störungen entwickeln sich im Laufe der Zeit infolge der verminderten mechanischen Belastbarkeit: Aortenaneurysmen, vor allem in der aufsteigenden Aorta, Mitralklappeninsuffizienz (floppy valvae) (66%).
- Lunge: Apikale Lungenzysten, rezidivierender Pneumothorax (5%).
- Ektasie der lumbosakralen Dura (67% bei Erwachsenen im mittleren Alter von 36 Jahren).

Differenzialdiagnose
Beals-Hecht-Syndrom; Homozystinurie; kongenitale kontrakturelle Arachnodaktylie; Klinefelter-Syndrom; Syndrom des fragilen X-Chromosoms; Mosaik-Trisomie 8; MEN; Ehlers-Danlos-Syndrom; Osteogenesis imperfecta.

Therapie
Keine kausale Therapie bekannt.
- Primäre Prophylaxe: Genetische Beratung (50% Übertragungsrisiko); pränatale Diagnose ist molekularbiologisch möglich bei bekannter Mutation in der Familie.
- Sekundäre Prophylaxe und Behandlung: Regelmäßige echokardiographische Kontrollen, speziell wichtig während der Schwangerschaft; Endokarditisprophylaxe bei Aorten- und Mitralinsuffizienz; rechtzeitige herzchirurgische Korrektur, evtl. die noch experimentelle Prävention der Aortendilatation mit β-Blockern. Konservative und chirurgisch-orthopädische Maßnahmen; evtl. frühzeitige Pubertätseinleitung zur Wachstumsreduktion und besseren Behandlung der Kyphoskoliose. Augenkontrollen (Netzhautablösung). Angepasster Lebensstil: Keine körperliche Überforderung, kein Mannschaftssport mit Körperkontakt.

Prognose
Abhängig von den kardiovaskulären Komplikationen, beträgt die Mortalität 90% bei kardialem Befall. Die mittlere Lebenserwartung ohne entsprechende Behandlung beträgt ca. 32–35 Jahre.

Margerite

Synonym(e)
Leucanthemum vulgare; Field daisy

Vorkommen
Europa, Kaukasus, Südafrika, Neuseeland, Nordamerika. Familie: Asteraceae.

Anwendungsgebiet/Verwendung
Zierpflanze. Als Hausmittel eingesetzt wegen seiner spasmolytischen und diuretischen Wirkung bei Husten, Asthma u.a.

Unerwünschte Wirkungen
Allergologische Information: Die Allergene sind bis dato nicht identifiziert. Sensibilisierungspotenz: Stark. Sensibilisierungshäufigkeit: Gelegentlich.

Klinisches Bild
Kontaktdermatitiden, aerogene Kontaktekzeme, phototoxische Reaktionen.

> Merke: Bei Kompositenallergikern werden nicht selten Testreaktionen gegenüber Margerite beobachtet.

Marie-Bamberger-Syndrom M89.42

Synonym(e)
Bamberger-Syndrom; Ostéoarthropathie hypertrophiante; Akropachie

Definition
Osteoarthropathia hypertrophica als paraneoplastisches Syndrom bei malignen Lungentumoren oder im Rahmen chronischer Lungenerkrankungen. Symptomatische Pachydermoperiostose.

Manifestation
4. Lebensjahrzehnt.

Klinisches Bild
Schmerzhafte Polyarthritis, Gelenkverdickungen, Uhrglasnägel, Verdickung der Haut an Händen, Fingern, Füßen und Zehen sowie der Kopfschwarte.

Therapie
Behandlung der Grunderkrankung.

Marisken I84.60

Definition
Nicht reponierbare, solitäre oder multiple, indolente, sich beim Pressen nicht füllende, schlaffe Hautfalten am Anus.

Ätiologie
Entstehung primär ohne erkennbare Ursachen oder sekundär nach perianalen Thrombosen. Marisken können zur Unterhaltung eines Analekzems führen.

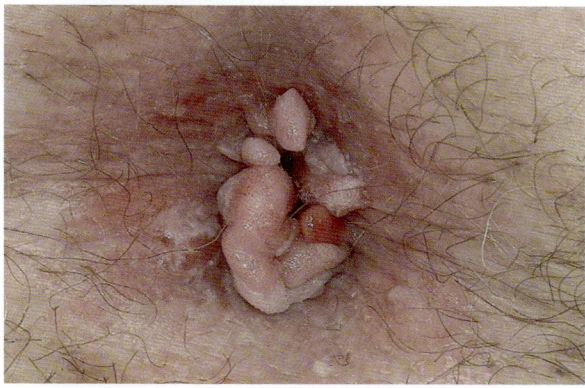

Marisken. Multiple, chronisch stationäre, indolente, sich beim Pressen nicht füllende, hautfarbene, weiche, glatte Knoten.

Therapie
- Kleine Marisken bedürfen in der Regel keiner Behandlung. Wichtig ist eine gründliche Reinigung mit lauwarmem Wasser (ohne Seife) nach Stuhlgang, um Entzündungen zu vermeiden.
- Größere oder häufig entzündliche Marisken sollten (in nicht-entzündlichen Intervallen) in Lokalanästhesie mittels Diathermieschlinge oder -messer entfernt werden. Nachbehandlung mit Polyvidon-Jod-haltiger Salbengaze (z.B. Braunovidon) und Sitzbädern mit antiseptischen Zusätzen wie Kaliumpermanganat (hellrosa) oder Chinolinol (1:1000) oder R042. Bis zur Abheilung (i.d.R. innerhalb einer Woche) milde Abführmittel wie Leinsamen, Weizenkleie, Plantago-ovata-Samen (z.B. Agiolax), indischer Flohsamen anwenden.

Maroteaux-Lamy, M. E76.2

Erstbeschreiber
Maroteaux u. Lamy, 1966

Definition
Hereditäre Mukopolysaccharidose mit Wachstumsstörung, Knochendysplasien, Gelenkkontrakturen, Hornhauttrübung, Hepatomegalie, Mukopolysaccharidurie.

Vorkommen/Epidemiologie
Panethnisch; keine Geschlechtsbevorzugung. Inzidenz (M. Maroteaux-Lamy): 1/ >200.000 Einwohner/Jahr.

Ätiologie
Genetisch bedingter Defekt des Enzyms N-Acetylgalaktosamin-4-Sulfat-Sulfatase (Arylsulfatase B), der auf dem Genlokus 5q11-q13 kartiert ist und zur lysosomalen Speicherung von Dermatansulfat in allen inneren Organen und der Haut führt.

Manifestation
2. bis 3. Lebensjahr.

Klinisches Bild
- Integument: Generalisierte, gelblich-weißliche, harte, mit der Unterlage verbackene Platten, meist bereits ab Geburt. Nachfolgend Atrophie und Sklerose der Haut und der Hautanhangsgebilde. Häufig Hyperhidrose oder Hypertrichose.
- Extrakutane Manifestationen: U.a. multiple Störungen des Knochenwachstums (Dysostosis multiplex), Dwarfismus, Korneaeintrübung, obstruktive Atemwegserkrankungen, kongenitale Herzfehler.

Masern
B05.99

Erstbeschreiber
ar-Razi (Rhazes), 900

Synonym(e)
Morbilli; Measles; Rosolia; Rougéole; Sarampion; 1. Infektionskrankheit

Definition
Hoch kontagiöse Viruserkrankung mit typischem Exanthem und Enanthem.

Erreger
Masernvirus. Übertragung durch Tröpfcheninfektion. Ansteckend während des katarrhalischen Stadiums und in den ersten Tagen des Exanthems.

Vorkommen/Epidemiologie
Weltweit erkranken jedes Jahr 50 Mio. Menschen an Masern, davon 1,5 Mio. mit tödlichem Verlauf.

Manifestation
Meist im Kindesalter auftretend.

Klinisches Bild
- Stadienhafter Verlauf.
  - Inkubationszeit: 9-11 Tage.
  - Katarrhalisches Prodromalstadium: Fieber bis 40 °C, Rhinitis, Konjunktivitis, Lichtscheu, Pharyngitis, Tracheitis.
  - Am 2. bis 3. Tag Koplik-Flecken, Temperaturabfall und rascher Wiederanstieg.
  - Exanthematisches Stadium: Am 3. Krankheitstag, Enanthem am Gaumen, Tonsillen, Uvula. Rote, runde oder ovale, zunächst blass- dann dunkelrote, evtl. hämorrhagische Flecken zunächst hinter den Ohren, dann an Hals und Rumpf, zuletzt an den Extremitäten. Vergrößerung und Konfluenz der Flecken. Nach 3-4 Tagen Temperaturabfall, Abblassen des Exanthems in genannter Reihenfolge. Häufig kleieförmige Abschilferung.
- Besondere Verlaufsformen:
  - Abortive Form: Morbilloid
  - Masernpemphigoid
  - Primär toxische Masern: Foudroyanter Verlauf mit Somnolenz, Hyperpyrexie, blutigen Stühlen, Zirkulationsstörungen, Krämpfen und letalem Ausgang ist möglich.

Labor
Prodromalstadium: Leukozytose. Exanthematisches Stadium: Leukopenie, Neutropenie.

Diagnose
Klinisches Bild, Titeranstieg um 2 Stufen beim Hämagglutinationshemmtest.

Differenzialdiagnose
Arzneimittelexanthem, Röteln, Scharlach, Fleckfieber.

Komplikation
Bronchopneumonie, Otitis media, Masernkrupp, Masernenzephalitis, subakut sklerosierende Panenzephalitis. Das Auftreten einer TEN nach Masern-Impfungen wurde in der Literatur beschrieben.

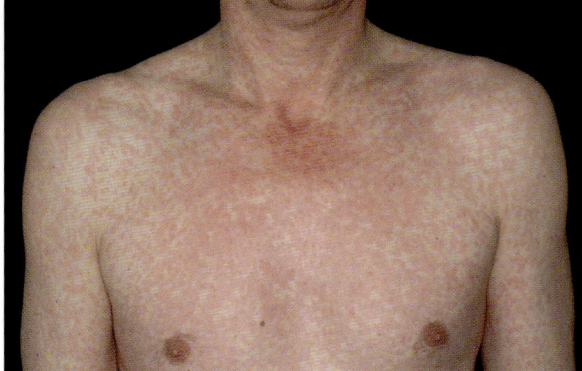

Masern. Exanthematisches Stadium: Generalisierte, disseminierte, z.T. konfluierende, blassrote Flecken am Thorax eines 39-jährigen Mannes.

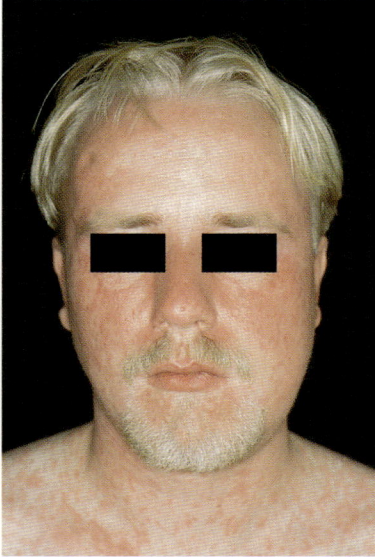

Masern. Fieber bis 40 °C, Rhinitis, Konjunktivitis, Lichtscheu, Pharyngitis. Am 3.-4. Krankheitstag Enanthem am Gaumen, an den Tonsillen und der Uvula. Rote, runde oder ovale, zunächst blassrote, dann dunkelrote, hämorrhagische Flecken zunächst hinter den Ohren, dann an Hals und Rumpf, zuletzt an den Extremitäten. Vergrößerung und Konfluenz der Flecken. Masernserologie ist diagnostisch.

Therapie allgemein
Isolierung Erkrankter für 4-5 Tage nach Exanthem-Beginn.

Externe Therapie
Im exanthematischen Stadium abtrocknende Externa wie Schüttelmixturen oder Lösungen mit antiseptischen Zusätzen, z.B. 2% Clioquinol-Lotio R050. Ggf. antiseptische Mundspülungen mit Chlorhexidin (z.B. R045, Hexoral).

Interne Therapie
- Bei gefährdeten bzw. immunsupprimierten Kindern IVIG-Therapie z.B. mit Gamma-Globulin (z.B. Beriglobin 0,2-0,5 ml/kg KG i.m.), wirksam bis zum 3. Tag nach Kontakt (zwischen 4. bis 7. Inkubationstag evtl. abgeschwächter Krankheitsverlauf).
- Sonst symptomatische Therapie: Im Prodromalstadium Bettruhe in abgedunkelten Räumen sowie ggf. fiebersenkende Maßnahmen wie Paracetamol (z.B. ben-u-ron Saft oder Supp.) 15 mg/kg KG als ED, bis zu 50 mg/kg KG/Tag. Schleimlösende Maßnahmen wie Acetylcystein (z.B. ACC Granulat): Kleinkinder 100 mg/Tag, Kinder 200-400 mg/Tag, Erwachsene und Jugendliche 600 mg/Tag. Flüssigkeits- und Elektrolytzufuhr.
- Bei bakterieller Superinfektion (z.B. Haut, Bronchopneumonie) ggf. stationäre Einweisung und antibiotische Behandlung, anfänglich mit Breitbandantibiotika wie Dicloxacillin (z.B. InfectoStaph), anschließend nach Antibiogramm. Entsprechend der Klinik ggf. intensivmedizinische Betreuung.
- Bei Laryngotracheitis mit Krupp (Erstickungsgefahr!) notfallmäßig Aufnahme in die Klinik.

Prophylaxe
Aktive Immunisierung mit abgeschwächten Lebendvakzinen gegen Ende des 1. Lebensjahres. Wiederholungsimpfung zwischen dem 3. und 6. Lebensjahr.

Masernpemphigoid B05.8

Synonym(e)
Morbilli vesiculosi; Morbilli bullosi

Definition
Sehr seltene, der Toxischen epidermalen Nekrolyse ähnliche Erkrankung mit Blasen und Bläschen, die bei Masern zeitgleich mit dem Exanthem oder kurze Zeit später in läsionalen Hautpartien auftreten.

Therapie
Aufgrund der Lebensbedrohlichkeit des Krankheitsbildes sofortige intensivmedizinische Betreuung mit Flüssigkeits- und Elektrolytkontrolle, Metalline-Folie, Vakuum-Matratze etc. Hoch dosiert Glukokortikoide wie Prednisolon (z.B. Solu-Decortin H) 1-1,5 mg/kg KG/Tag. Bei Superinfektion systemische Breitbandantibiose, z.B. Cephalosporine wie Ceftriaxon (z.B. Rocephin) 1mal/Tag 2 g i.v., sobald möglich Antibiose nach Antibiogramm.

Prognose
Die Letalität liegt bei ca. 50%.

Maskengesicht Q96.90

Synonym(e)
Sphinx-Gesicht

Definition
Maskenartiger Gesichtsausdruck, z.B. bei Turner-Syndrom durch Erschlaffung der Gesichtshaut oder bei Parkinson-Syndrom durch starre Mimik und erhöhte Talgproduktion.

Mastitis O91.1

Synonym(e)
Brust-Abszess

Definition
Bakterielle, abszedierende Mastitis. In 95% der Fälle Mastitis puerperalis.

Erreger
Meist Staphylococcus aureus.

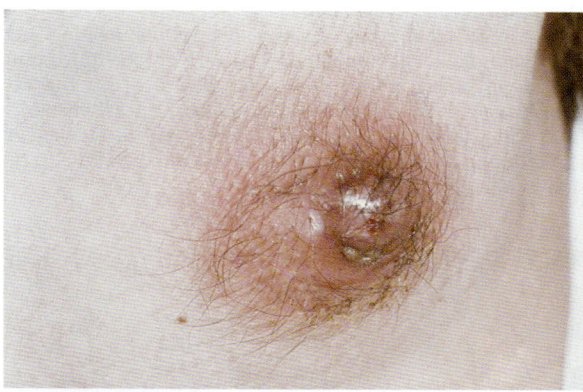

Mastitis. Solitärer, akuter, die Areola mamillae umfassender, ca. 3,0 cm großer, unscharf begrenzter, fester, im Zentrum fluktuierender, hoch schmerzhafter, roter, glatter Knoten. Massenhaft Staphylokokken im Abstrich aus Sekret.

Klinisches Bild
Subkutane, intramammäre, glanduläre, retromammäre oder subareoläre Abszesse. Schmerzen, Fieber, Schüttelfrost, Rötung und Fluktuation.

Therapie
Im anfänglichen entzündlichen Stadium: Kühlen, feuchte Umschläge, Kinder häufig anlegen. Permanentes Tragen eines gut sitzenden, straffen BHs. Wenn Entzündungszeichen nicht zurückgehen: Penicillinasefeste Penicilline wie Flucloxacillin (z.B. Staphylex Kps.) 3mal 1 g/Tag und ggf. Antiphlogistika. Bei Abszessbildung: Abstillen, Inzision und Drainage.

Mastozytom, isoliertes Q82.2

Erstbeschreiber
Fox, 1875

Synonym(e)
Mastzellennaevus; Xanthelasmoidea; solitary mastocytoma

Definition
Mastozytose mit lokalisierter kutaner Mastzellenvermehrung.

Manifestation
Ab Geburt oder in den ersten Lebensmonaten auftretend.

Klinisches Bild
Solitäre oder einige wenige, bis pflaumengroße, derbe, bräunlich-violette, unscharf begrenzte, makulopapulöse Herde. Nach Reiben der Herde urtikarielle oder bullöse Reaktion.

Histologie
Das Oberflächenepithel ist unauffällig. Meist ist die gesamte Dermis durch ein diffuses oder knotiges Infiltrat aus Mastzellen durchsetzt, das bis in die Subkutis hineinreichen kann. Der in Mastozytomen auftretende Zelltyp ist monomorph, oval oder polygonal mit einem schwach eosinophilem Zytoplasma und ovalen gleichförmigen Kernen. Eosinophile können in unterschiedlicher Dichte den Mastzellaggregaten beigemengt sein.

Differenzialdiagnose
Xanthogranulome; Granuloma glutaeale infantum.

Therapie
In der Regel nicht erforderlich, häufig Spontanheilung. Bei Juckreiz Glukokortikoide extern wie 1% Hydrocortison-Lotio (z.B. Hydrogalen, R123) oder 0,1% Hydrocortisonbutyrat (z.B. Alfason Creme) oder Versuch mit lokalen Antihistaminika wie Clemastin (z.B. Tavegil Gel). Bei ausbleibender Rückbildung oder ausgeprägter Symptomatik kann die Exzision in Betracht gezogen werden.

Prognose
Rückbildung innerhalb von Monaten bis Jahren möglich.

Mastozytose Q82.2

Erstbeschreiber
Nettleship, 1869

Synonym(e)
Mast cell disease

Definition
Oberbegriff für klinisch heterogene Krankheitsbilder, die durch Mastzellenanreicherungen in der Haut und in inneren Organen gekennzeichnet sind. Das Spektrum reicht von solitären Hautinfiltraten bis zu ausgedehnten systemischen Mastozytosen.

Einteilung
Je nach Klinik werden folgende Formen unterschieden (Klassifikation der Mastozytosen, modifiziert nach Golkar):
- Kutane Mastozytosen (85-90% der Fälle):
  - Isoliertes Mastozytom
  - Urticaria pigmentosa (= disseminierte Mastozytome), mit der Sonderform Teleangiectasia macularis eruptiva perstans
  - Diffuse Mastozytose der Haut
- Systemische Mastozytosen (5-10% der Fälle): Mastzellinfiltration mindestens eines inneren Organes, mit oder ohne Hautbeteiligung. Am häufigsten betroffen sind Skelettsystem (Osteolysen, Osteofibrose v.a. in Schädel, Achsenskelett), Knochenmark (Anämie, Leukozytose, Leukopenie, Eosinophilie), Lymphknoten, Gastrointestinaltrakt (Erbrechen, Krämpfe, Diarrhoen), Leber und Milz (Hepato-, Splenomegalie). Die Anwendung subtiler Untersuchungstechniken (mehrere Knochen-, Leberbiopsien) zeigt teilweise eine höhere Innenorganbeteiligung bei Hautmastozytosen als allgemein angenommen. Ob alle kutanen Mastozytosen Ausdruck einer evtl. klinisch latenten Systemerkrankung sind, wird diskutiert.

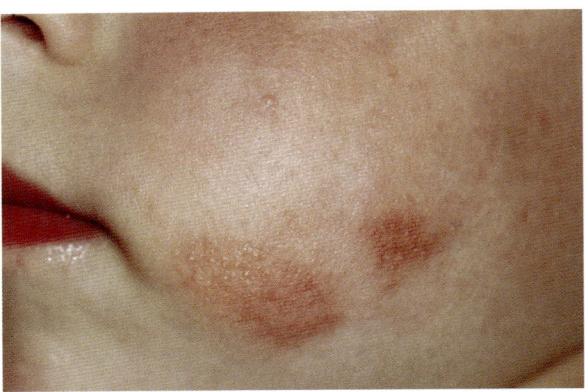

Mastozytom, isoliertes. Derbe, bräunlich-rötliche, unscharf begrenzte, makulopapulöse Plaques. Dariersches Zeichen ist positiv (Entwicklung einer Quaddel nach Reiben der Effloreszenz).

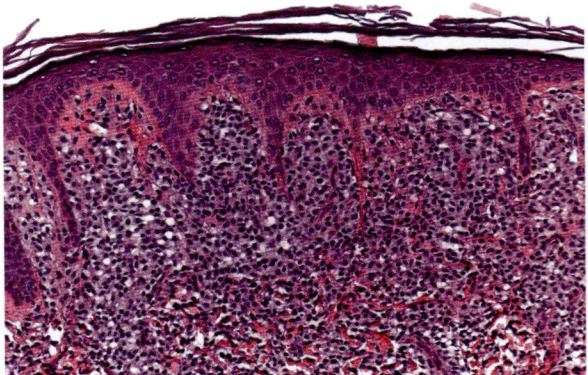

Mastozytom, isoliertes. Das Oberflächenepithel ist unverändert. Die gesamte Dermis ist von einem diffusen Infiltrat aus Mastzellen durchsetzt. Subepithelial zeigt sich ein freier Grenzstreifen.

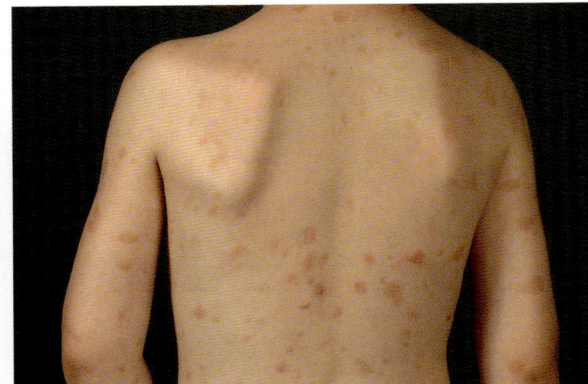

Mastozytose. Disseminierte, runde bis ovale, braune, glatte, juckende Urticae am Rücken. Die Eltern berichteten über Verhaltensauffälligkeiten (klopft beim Herumlaufen auf Tische, Stühle) und waren sehr besorgt über einen möglichen Zusammenhang mit den Hautveränderungen. Diese konnte nach eigenen Erfahrungen und Literaturangaben nicht bestätigt werden.

– Lymphadenopathische Mastozytose mit Eosinophilie (<1% der Fälle)
– Maligne Mastozytose (<1% der Fälle).

Vorkommen/Epidemiologie
Sehr selten; Inzidenz: ca. 0.3/100.000 Einwohner/Jahr.

Manifestation
Kleinkindesalter (<2 Jahre). Keine Geschlechtsbevorzugung.

Diagnose
Programm bei Mastozytosen des Erwachsenenalters (modifiziert nach Langer und Wolff):
– Basisprogramm: Hautbiopsie (Giemsa- oder Toluidinblau-Färbung), Blutbild mit Differenzialblutbild, Thrombozyten, Gerinnungsstatus, Blutsenkung, Elektrophorese, Gesamt-IgE, Skelettszintigraphie, Röntgen-Thorax, Abdomensonographie, Leber-Milz-Szintigraphie.
– Erweitertes Basisprogramm (bei begründetem Verdacht auf systemische Mastozytose): Knochenmarkausstrich (Beckenkammbiopsie), gezielte Knochenbiopsie, Leberbiopsie, Magen-Darm-Untersuchungen (Endoskopie, Röntgen), Neurologische Untersuchung.
– Bei gezielter differenzialdiagnostischer Fragestellung: Ausscheidung des Histamins und seiner Metaboliten im 24h-Harn, 5-Hydroxyindolessigsäure-Ausscheidung im 24h-Harn, Katecholaminausscheidung im 24h-Harn.

Komplikation
> **Merke:** Bei Mastozytose und Insektengiftallergie ist eine spezifische Immuntherapie (SIT) dringlich und lebenslang zu empfehlen.

Therapie
> **Cave:** Meiden von Histaminliberatoren (Koffein, Aspirin, Atropin, Morphin, Toxine, Kälte, Wärme, Nahrungsmittel).

Externe Therapie
Kortikoidtherapie unter Okklusion oder intraläsionale Injektionen sind bei isolierten Mastozytomen beschrieben.

Bestrahlungstherapie
UVA1-Bestrahlung (Kaltlicht) oder PUVA-Therapie, v.a. bei Urticaria pigmentosa und starker kutaner Beteiligung.

Interne Therapie
S.u. den jeweiligen Krankheitsbildern. Antihistaminika ggf. als Kombination von H_1-Antagonisten (z.B. 1mal/Tag 1 Tbl. Xusal) und H_2-Antagonisten (z.B. Tagamet 200-800 mg/Tag). Dinatriumcromoglicinsäure (z.B. Colimune 4mal 200 mg/Tag) besonders bei gastrointestinaler Symptomatik. Ketotifen (z.B. Zaditen, 1-4 mg/Tag nach Symptomatik) hemmt gleichzeitig die Mastzellendegranulation und ist ein H_1-Blocker. Nur in schweren Fällen Glukokortikoide.

Prognose
Je jünger der Patient und je geringer die Zahl der Hautläsionen, desto wahrscheinlicher ist eine Spontanremission. Solitäre Mastozytome im Säuglingsalter bilden sich praktisch immer spontan zurück. Bei Erkrankungsbeginn im Erwachsenenalter ist das Risiko einer klinisch manifesten Systembeteiligung und langer Persistenz größer.

Mastozytose, diffuse der Haut   Q82.2

Definition
Mastozytose mit großflächigem, massivem Hautbefall und dichter Mastzelleninfiltration des gesamten Koriums. Als Sonderform gilt die erythrodermische Mastozytose mit progredientem Verlauf und gehäufter Entwicklung einer Mastzellenleukämie.

Manifestation
Vor allem bei Säuglingen (auch angeboren) und Kleinkindern auftretend.

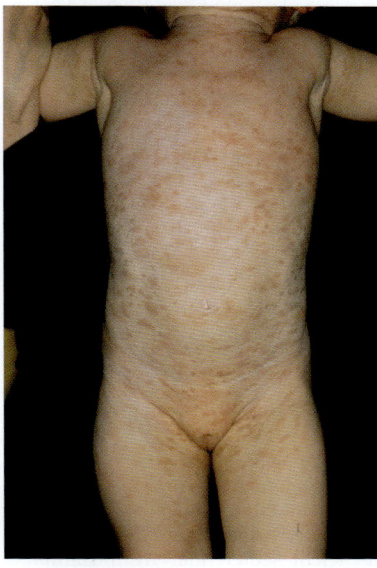

Mastozytose, diffuse der Haut. Disseminierte, 0,5-4,0 cm große, braungelbe, Flecken und diskrete Plaques. Durch Reiben stellt sich ein leicht juckendes, urtikarielles Erythem ein (urtikarieller Dermographismus; Juckreiz und Quaddelbildung nach Kratzen und Reiben [Dariersches Zeichen: positiv].

Klinisches Bild
Disseminierte, große, gelbliche, flache, lichenifiziert wirkende Flecken und Plaques. Unscharf begrenzte Hyperpigmentierung. Starker Juckreiz. Urtikarieller Dermographismus, großblasige Eruptionen nach Kratzen und Reiben. Bei erythrodermischer Mastozytose häufig innerliche Manifestationen mit Zeichen von Histaminliberation: Flush, Diarrhoe, spastische Bronchitis, Magenulkus, Blutdruckabfall, intensiver Juckreiz.

Histologie
S.u. Mastozytom, isoliertes.

Therapie allgemein
Keine kausale Therapie möglich. Wichtig ist die Aufklärung des Patienten: Vermeidung jeglicher mechanischer, thermischer oder chemischer Irritationen der Haut, die zur Mediatorenfreisetzung führen könnten. Histamin-arme Diät (Vermeiden von Fisch, Käsesorten, leicht verderblichen Nahrungsmitteln, Rotwein, Koffein u.a.). Natürliches Sonnenlicht kann zunächst Degranulation provozieren, führt aber in einigen Fällen auf Dauer zu einer Besserung.

Externe Therapie
In Abhängigkeit vom klinischen Ausprägungsgrad kann anfänglich ein Therapieversuch mit lokalen Antihistaminika (z.B. Tavegil Gel) oder kurzfristig mit schwach bis mittelstark wirksamen Glukokortikoiden wie 1% Hydrocortison-Lotio **R123** oder Triamcinolon-Creme **R259** erfolgen.

Mastozytose, diffuse der Haut. Tabelle 1. Unspezifische Mastzelldegranulatoren

Physikalische Stimuli	Hitze, Kälte, mechanische Reize
Nahrungsmittel	Alkohol, Polypeptide in Quallen, Hummer, Garnelen, diversen Fischen, fermentierte Gemüse (Sauerkraut), Spinat, Tomaten, grüne Bohnen, Erdbeeren, Bananen, Orangen, Nüsse
Medikamente	Acetylsalicylsäure, Morphin, Codein, Dextrane, Chymotrypsin, Polymyxin B, Röntgenkontrastmittel, nichtsteroidale Antiphlogistika, Muskelrelaxanzien (Curare)
Bakterielle Toxine	
Insektengifte, Schlangengifte	
Phopholipase A und C	
Komplement-Anaphylatoxine	C_{3a}, C_{5a}

Interne Therapie
- Antihistaminika, eventuell als Kombination von H_1-Antagonisten z.B. Levocetirizin (1mal/Tag 1Tbl. Xusal) und H_2-Antagonisten z.B. Cimetidin (Tagamet 200-800 mg/Tag), wirken positiv auf den Juckreiz und die Flush-Symptomatik, die Wahl leicht sedierender Antihistaminika wie Clemastin (z.B. Tavegil) kann in manchen Fällen, v.a. bei Kindern, von Nutzen sein. Bei ausbleibendem Erfolg Therapieversuch mit Ketotifen (z.B. Zaditen 2mal/Tag 1 mg). Dinatriumcromoglicinsäure (z.B. Colimune 4mal/Tag 200 mg p.o.) besonders bei gastrointestinaler Symptomatik.
- Glukokortikoide stellen wegen ihrer Nebenwirkungen keine Dauerlösung dar und sind schweren Fällen (z.B. bullösen Formen im Kindesalter) vorbehalten. Wenn erforderlich Prednisolon (z.B. Decortin H) in mittlerer Dosierung über 2-3 Wochen, anschließend absenken auf möglichst niedrige Erhaltungsdosis. S.a.u. Mastozytose, systemische.

Prognose
Günstig. Spontane Rückbildung innerhalb der ersten 5-10 Lebensjahre.

Mastozytose-Syndrom Q82.2

Definition
Mastozytose, die ausschließlich systemische Symptome ohne einen Hautbefall zeigt.

Klinisches Bild
Flush, generalisierter Pruritus, klopfende Kopfschmerzen, Bronchospasmus, vasovagale Synkope, schockähnliche Zustände und diffuse neuropsychiatrische Störungen.

Diagnose
Entsprechend Mastozytose.

Therapie
Entsprechend Mastozytose.

Prognose
Entsprechend Mastozytose.

Mastozytose, systemische Q82.2

Erstbeschreiber
Ellis, 1949

Definition
Mastozytoseform, bei der neben den typischen urtikariellen Hauterscheinungen auch systemische Reaktionen wie Flush, Schwindel, Brechreiz, Abdominalkrämpfe, Magenulzerationen, Tachykardie, Fieber, Atembeschwerden u.a. auftreten. Leber- und Milzvergrößerung, häufig auf dem Boden von fibrosierenden Veränderungen, finden sich in ca. 70% der Fälle. Häufig sind zudem Osteolysen und Infiltration des Knochenmarks. 5-10% der Mastozytosen zeigen eine systemische Beteiligung.

Klinisches Bild
- Juvenile Form: Disseminierte, ca. linsengroße rötlichbraune Flecken und flache Papeln, meist an Stamm und Extremitäten.
- Adulte Form: Linsengroße bräunlich-rote Herde mit Entwicklung von Teleangiektasien und Hyperpigmentierung; häufig extrakutane Manifestation mit Flush, Diarrhoe, Kreislaufkollaps, Knochenschmerzen und Juckreiz.

Diagnose
- Urtikarieller Dermographismus.
- Basisprogramm (s.a. Mastozytose): Hautbiopsie, BB, Gerinnung, BSG, Elekrophorese, Gesamt IgE, Skelettszinti, Rö-Thorax, Sono-Abdomen, Leber-Milz Szintigraphie.
- Ggf. Knochenmarksbiopsie, Magen-Darmspiegelung, neurologische Untersuchung.

Differenzialdiagnose
Histiozytosen, Karzinoidsyndrom.

Externe Therapie
Entsprechend der diffusen Mastozytose.

Interne Therapie
- Bei akuter Kreislaufsymptomatik mit drohendem Schock, s. Schock, anaphylaktischer. Ansonsten Therapie symptomatisch entsprechend dem klinischen Beschwerdebild. Antihistaminika eventuell als Kombination von H_1-Antagonisten z.B. Levocetirizin (1mal/Tag 1 Tbl. Xusal) und H_2-Antagonisten z.B. Cimetidin (Tagamet 200-800 mg/Tag), wirken positiv auf den Juckreiz und die Flush-Symptomatik. Die Wahl leicht sedierender Antihistaminika wie Clemastin (z.B. Tavegil) kann in manchen Fällen, insbes. bei Kindern, von Nutzen sein. Bei ausbleibendem Erfolg Therapieversuch mit Ketotifen (z.B. Zaditen 1-4 mg/Tag). Dinatriumcromoglicinsäure (z.B. Colimune 4mal/Tag 200 mg p.o.) bes. bei gastrointestinaler Symptomatik.
- Glukokortikoide stellen wegen ihrer Nebenwirkung keine Dauerlösung dar und sind schweren Fällen (z.B. bullösen Formen im Kindesalter) vorbehalten. Falls erforder-

Mastozytose, systemische. Tabelle 1. Therapie der systemischen Mastozytosen

Symptomatik	Therapie	Beispielpräparat	Dosierung für Erwachsene/ Dauer der Anwendung
Pruritus, Flush	H₁-Antihistaminika		
	sedierend	Clemastin (z.B. Tavegil Tbl., Sirup)	1-2 Eßl., 1 Tbl.
	Nicht sedierend	Levocetirizin (z.B. Xusal Tbl.), Desloratadin (z.B. Aerius Tbl.)	1 Tbl.
Pruritus; Flush, bei Nichtansprechen auf H₁-Antihistaminika; gastrointestinale Symptome	Mastzellstabilisatoren	Ketotifen (z.B. Zaditen Kps.)	2mal 1 mg/Tag
		Cromoglicinsäure (z.B. Colimune Kps., Granulat)	400-800 mg/Tag
Gastrointestinale Symptome	H₂-Antihistaminika (ggf. in Kombination mit H₁-Antihistaminika)	Cimetidin (z.B. Tagamet)	400-800 mg/Tag
Flush	Kalziumantagonisten	Nifedipin (z.B. Adalat)	
Schwere Fälle (z.B. Malabsorption oder bullöse Fälle im Kindesalter)	Glukokortikoide	Prednisolon (z.B. Decortin H)	40-60 mg/Tag über 2-3 Wochen; Erhaltungsdosis 15 mg jeden 2. Tag.
Ausgeprägte Hautbeteiligung	PUVA-Bad-Therapie oder systemische PUVA-Therapie	Meladinine Tbl.	3-4 mal/Woche für 2-3 Monate
Schwere progrediente Systembeteiligung, Splenomegalie	Splenektomie		

lich Prednisolon (z.B. Decortin H) in mittlerer Dosierung über 2-3 Wochen, anschließend absenken auf möglichst niedrige Erhaltungsdosis. Insbes. bei ausgedehnten systemischen Störungen (z.B. Resorptionsstörungen) können sie hilfreich sein. Bei systemischen, konnatalen Mastozytosen wurden gute Effekte mit Interferon alfa-2a (3mal/Woche Roferon A 1 Mio. IE s.c.) beschrieben.

Prognose
Juvenile Form: Oft Spontanremission. Bei Erwachsenen: Systembeteiligung und lange Persistenz.

Prophylaxe
Bei starker systemischer Symptomatik ständiges Mitführen eines Notfallsets, da es auch durch unspezifische Reize zur Mastzelldegranulation kommen kann. Notfallset: H₁-Antihistaminika, Glukokortikoide, bzw. Adrenalin-Autoinjektor (z.B. Fastjekt Injektionslösung).

Mastzellenleukämie — C94.3

Synonym(e)
Mastzellenretikulose

Definition
Mastozytose mit systemischer maligner Mastzellenvermehrung und Ausschwemmung atypischer Mastzellen ins periphere Blut.

Manifestation
Insbesondere Patienten mit systemischer Mastozytose ohne kutane Hautbeteiligung sind gefährdet (ca. 30%).

Klinisches Bild
Entsprechend der Mastozytose.

Diagnose
Entsprechend der Mastozytose.

Therapie
Zytostatika wie Cyclophosphamid, Chlorambucil u.a. können versucht werden. Die Erfolgsaussichten sind jedoch gering.

Prognose
Infaust, meist rasch progredienter Verlauf. Bei Mastozytosen mit Hautbeteiligung ist Malignitätsentwicklung sehr selten.

Matratzenphänomen — E66.8

Synonym(e)
Status protrusus cutis

Definition
Spontan oder im Kneiftest auftretende, der Fettgewebsarchitektur folgende Dellenbildung und Vorwölbungen im Bereich der Oberschenkelgesäßregion.

Manifestation
Vor allem bei übergewichtigen Frauen.

Therapie
Nicht möglich.

Prophylaxe
Gewichtskontrolle, Gymnastik.

Matrix-Metalloproteinasen

Synonym(e)
MMP

Definition
Gruppe von mehr als 20 zinkabhängigen Endopeptidasen mit hoher proteolytischer Aktivität und teilweise überlappender Substratspezifität für Proteinbausteine der extrazellulären Matrix.

Einteilung
Subfamilien:
- Kollagenasen
- Gelatinasen
- Stromelysine
- Membranassoziierte Matrix Metalloproteinasen (membrane-type; MT1-MMP, MT2-MMP)
- Weitere MMP's.

Allgemeine Information
MMP's haben physiologische Funktionen in Prozessen, bei denen die Neubildung von Basalmembranen stattfindet (z.B. fetales Wachstum von Haut- und Hautanhangsgebilden, Wundheilung, Angiogenese) und sind an pathologischen Prozessen mit unerwünschtem Abbau von extrazellulärer Matrix und von Basalmembranen beteiligt. Die Expression von MMP's wird durch ein komplexes Wechselspiel von Induktoren (u.a. IL-1, UVB-Strahlen, TNF-α, Wachstumsfaktoren) bzw. Suppressoren oder Inhibitoren (u.a. Retinoide, Heparin, Glukokortikoide, natürliche Gewebsinhibitoren (TIMP's), Tetracycline, Antracycline) reguliert. Matrix-Metalloproteinasen werden u.a. an der Oberfläche von Entzündungszellen exprimiert und unterstützen u.a. eosinophile Granulozyten, neutrophile Granulozyten, Lymphozyten, Histiozyten und andere Zellen bei Migrationen in entzündlichen Prozessen. Verminderte Expression von MMP's führt bei Fibrosierungsprozessen zur vermehrten Einlagerung extrazellulärer Matrixproteine in die Haut. Der Abbau von Basalmembranen und Aufbau tumoreigener Blutgefäße wird bei Karzinogenese-Prozessen durch MMP's unterstützt.
- Matrix-Metalloproteinasen sind u.a. beteiligt an pathologischen Prozessen bei:
    - Lichen planus
    - Sklerodermie
    - Keloiden
    - Epidermolysis bullosa dystrophica inversa
    - Wundheilung
    - Lipodermatosklerose
    - Ulcus cruris venosum
    - Hautalterung (Einfluss von UV-Licht)
    - Basalzellkarzinom
    - Malignes Melanom.

Maul- und Klauenseuche, echte B08.8

Erstbeschreiber
Frosch u. Löffler, 1897

Synonym(e)
Stomatitis epidemica; foot and mouth disease; aphthous fever; Aphthosis epizootica

Definition
Virale Zoonose, die durch direkten Kontakt, selten durch infizierte Gegenstände oder Milchprodukte, von Klauentieren (Rinder, Schweine, Schafe) auf den Menschen übertragen wird.

Erreger
Maul- und Klauenseuchen-Virus (MKS-Virus).

Lokalisation
Eintrittspforte: Vor allem Haut und Schleimhäute des oberen Respirations- und Verdauungstraktes.

Klinisches Bild
- Inkubationszeit: 2-6 Tage.
- Prodromalstadium mit Fieber, Kopfschmerz, Mattigkeit und Kreuzschmerz.
- Nach 2-3 Tagen: Blase an der Eintrittspforte des Erregers.
- Virämische Phase: Gerötete Mundschleimhaut, morbilliformes Exanthem. Bis linsengroße, aphthöse Läsionen an Mund-, Rachen-, Zungen- und Lippenschleimhaut sowie an Fußsohlen, Handflächen und Fingerspitzen.

Histologie
Intraepidermale Blase, eosinophile Zellpyknose, retikuläre Degeneration.

Diagnose
Virusisolierung (Gewebekulturen), Komplementbindungsreaktion.

Differenzialdiagnose
Hand-Fuß-Mund-Krankheit, Erythema exsudativum multiforme, Aphthoid Pospischill-Feyrter, Herpangina.

Komplikation
Bakterielle Sekundärinfektionen, Gastroenteritis, Orchitis, Nephritis, Myokardschädigung.

Therapie
Symptomatisch, z.B. 1% Clioquinol-Lotion oder Creme (z.B. R050, Linola-Sept).

> **Cave:** Benachrichtigung des zuständigen Tierarztes!

Keine Meldepflicht für erkrankte Menschen.

Prognose
Günstig, narbenloses Abheilen innerhalb von 14 Tagen.

Mäusedornwurzel

Synonym(e)
Ruscus aculeatus L; Rusci aculeati rhizoma; butcher's broom; butcher's broom root; butcher's broom rhizoma

Definition
Venenmittel, Hämorrhoidenmittel.

Wirkungen
In der Naturheilkunde als durchblutungsfördernd, entzündungshemmend, leicht duretisch und vitalisierend bekannt.

Indikation
Varizen, chronische Veneninsuffizienz, Beinödeme, Hämorrhoiden

Präparate
Duoform novo, Fagorutin Ruscus, Phlebodril mono, Venelbin ruscus FT

Hinweis(e)
In den Wurzeln des Mäusedorns befinden sich die Steroidsapogenine Ruscogenin und Neoruscogenin.

MdE

Definition
MdE = Akronym für „Minderung der Erwerbsfähigkeit". Einschränkung der Arbeitsmöglichkeiten auf dem allgemeinen Arbeitsmarkt unter Berücksichtigung der gesamten Kenntnisse und körperlichen wie geistigen Fähigkeiten des Betroffenen im gesamten Erwerbsleben. Bei Hautkrankheiten liegt die MdE meist in einem Bereich zwischen 0-30%. Die zwei MdE-Tabellen des Bamberger Merkblattes (Stand:12.06.2008) geben für die Berufskrankheiten nach Nr. 5101 und Nr. 5102 der Anlage zur Berufskrankheitenverordnung Hilfen bei der Einschätzung der Höhe der anzusetzenden MdE. Die Berufskrankheit Nr. 5101 ist definiert als „Schwere oder wiederholt rückfällige Hauterkrankungen, die zur Unterlassung aller Tätigkeiten gezwungen haben, die für die Entstehung, die Verschlimmerung oder das Wiederaufleben der Krankheit ursächlich waren oder sein können". Die Berufskrankheit Nr. 5102 ist definiert als „Hautkrebs oder zur Krebsbildung neigende Hautveränderungen durch Ruß, Rohparaffin, Teer, Anthrazen, Pech oder ähnliche Stoffe".

Siehe Tabelle 1 [Aktuell gültige MdE-Tabelle BK Nr. 5101 der ABD und des DGUV], Tabelle 2 [Aktuell gültige MdE-Tabelle BK Nr. 5102 der ABD und des DGUV] und Tabelle 3 [Bewertung einzelner Allergene hinsichtlich der Auswirkung einer Allergie auf die MdE].

M.D.S.

Synonym(e)
Misce, da, signa

Definition
Hinweis auf ärztlichen Rezepturen, dass in einer Rezeptur Arzneistoffe gemischt, abgegeben und signiert werden. Akronym für „Mische, und gib ab, signiere".

MdE. Tabelle 1. Aktuell gültige MdE-Tabelle BK Nr. 5101 der ABD und des DGUV

Auswirkung einer Allergie	Ausmaß der Hauterscheinungen (Punkte)			
	Keine	Leicht	Mittel	Schwer
Keine	0	10	20	25
Geringgradig	0	10	20	25
Mittelgradig	10	15	25	30
Schwer wiegend	20	20	30	>30

Leichte Hauterscheinungen:
- Krankhafte Hautveränderungen, die bis zu dreimal pro Jahr auftreten und bei adäquater dermatologischer Therapie und Mitwirkung des Patienten schnell wieder abheilen und/oder
- gering lichenifizierte oder gering atrophische Haut als Folgezustand eines langwierigen beruflichen Ekzems oder nach Kortikosteroid-Behandlung und/oder
- dokumentierte krankhafte Hautveränderungen nach intensiver (irritativer, toxischer etc.) Hautbelastung.

Mittlere Hauterscheinungen:
- Krankhafte Hautveränderungen, die mehr als dreimal pro Jahr auftreten und trotz adäquater dermatologischer Therapie und Mitwirkung des Patienten mehrere Wochen bestehen und/oder lichenifizierte oder dünne, leicht vulnerable Haut als Folgezustand eines langwierigen beruflichen Ekzems oder nach Kortikosteroid-Behandlung und/oder
- dokumentierte krankhafte Hautveränderungen nach mäßiger (irritativer, toxischer etc.) Hautbelastung.

Schwere Hauterscheinungen:
- Ausgedehnte dauerhafte oder chronisch rezidivierende Hautveränderungen von erheblichem Krankheitswert mit z. B. tiefen Rhagaden, ausgeprägter Lichenifikation und Infiltration und
- dokumentierte krankhafte Hautveränderungen schon nach geringer Hautbelastung.

Geringgradige Auswirkung einer Allergie:
- Einzelner Berufsstoff, wenig verbreitet auf dem allgemeinen Arbeitsmarkt.

Mittelgradige Auswirkung einer Allergie:
- Einzelner Berufsstoff, weit verbreitet, oder mehrere Berufsstoffe, gering verbreitet auf dem allgemeinen Arbeitsmarkt bzw. einzelner Berufsstoff wenig verbreitet, bei klinisch besonders intensiver Sensibilisierung.

Schwerwiegende Auswirkung einer Allergie:
- Mehrere Berufsstoffe, weit verbreitet, einzelner Berufsstoff, sehr weit verbreitet auf dem allgemeinen Arbeitsmarkt auch mit Berücksichtigung möglicher Kreuzallergien und/oder bei klinisch besonders intensiver Sensibilisierung.

MdE. Tabelle 2. Aktuell gültige MdE-Tabelle BK Nr. 5102 der ABD und des DGUV

Tumore	Krankheitsaktivität		
	keine/gering	mittelgradig	hochgradig
Basalzellkarzinom einzeln	0	10	10
Plattenepithelkarzinom einzeln	0	10	20
Mehrfachtumore (Basalzellkarzinome und/oder Plattenepithelkarzinome)	10	20	30

Keine/geringe Krankheitsaktivität:
— Keine Neubildung eines Basalzellkarzinoms innerhalb der letzten 2 Jahre und keine Neubildung eines Plattenepithelkarzinoms innerhalb der letzten 4 Jahre; evtl. Vorhandensein von leichten, nicht bösartigen Hautveränderungen, wie z. B. einzelnen aktinischen Keratosen oder geringe Ausprägung einer chronisch lichtgeschädigten Haut.

Mittelgradige Krankheitsaktivität:
— Neubildung von mehreren aktinischen Keratosen oder ausgeprägte chronisch lichtgeschädigte Haut.

Hochgradige Krankheitsaktivität:
— bei Erstdiagnose eines Basalzellkarzinoms oder Plattenepithelkarzinoms für die ersten 2 Jahre nach Diagnosestellung
— Entwicklung von bösartigen Hauttumoren in kurzen Zeitabständen (<2 Jahre) oder Entwicklung zahlreicher aktinischer Keratosen oder vergleichbarer Veränderungen (z. B. Morbus Bowen).

MdE. Tabelle 3. Bewertung einzelner Allergene hinsichtlich der Auswirkung einer Allergie auf die MdE

	Allergen	Auswirkung auf die MDE
Metallsalze	Dichromat	mittelgradig bis schwerwiegend
	Kobaltsalze	geringgradig, in begründeten Einzelfällen mittelgradig
	Nickel	gering- bis mittelgradig, in begründeten Einzelfällen schwerwiegend
Konservierungsmittel	Formaldehyd	mittelgradig bis schwerwiegend
	Chlormethylisothiazolone	gering- bis mittelgradig, in begründeten Einzelfällen schwerwiegend
Latex/Gummiinhaltsstoffe	Latex	geringgradig bis schwerwiegend
	Thiurame	geringgradig, in begründeten Einzelfällen mittelgradig
	Mercaptobenzothiazole	geringgradig, in begründeten Einzelfällen mittelgradig
	Dithiocarbamate	geringgradig, in begründeten Einzelfällen mittelgradig
	N-Isopropyl-N'-phenyl-p-phenylendiamin	geringgradig, in begründeten Einzelfällen mittelgradig
Diverse	Acrylate	gering- bis mittelgradig
	Methacrylate	geringgradig
	Epoxidharzsysteme	mittelgradig, in begründeten Einzelfällen schwerwiegend
	p-Phenylendiamin	gering- bis mittelgradig, in begründeten Einzelfällen schwerwiegend
	Kolophonium	gering- bis mittelgradig, in begründeten Einzelfällen schwerwiegend
	Duftstoffe	geringgradig, in begründeten Einzelfällen mittelgradig
	Kompositen-Mix und Sesquiterpenlactone-Mix	gering- bis mittelgradig, in begründeten Einzelfällen schwerwiegend
	Neomycinsulfat	geringgradig

Mebendazol

Definition
Anthelminthikum vom Benzimidazole-Typ.

Wirkungen
Hemmung der Polymerisation der Tubulinstrukturen des Zytoskeletts mit Hemmung der Glukoseaufnahme und der nachfolgenden Glykogenverarbeitung der Parasiten (Angriffspunkt: Fumaratreduktase im Darm).

Indikation
Inoperable bzw. nicht radikal operable Verlaufsformen von Echinococcus cysticus- (Hundebandwurm) und Echinococcus alveolaris- (Fuchsbandwurm) Infektionen, präoperative Unterstützung der chirurgischen Therapie, Trichinose, Behandlungsversuch bei Strongyloidose, kutane Larva migrans.

Eingeschränkte Indikation
Kinder <14 Jahre (hoch dosiert), Lebererkrankungen.

Dosierung und Art der Anwendung

Mebendazol. Tabelle 1. Dosierungen von Mebendazol

Indikation	Dosierung
Ancylostoma duodenale	2mal/Tag 100 mg über 3 Tage
Ascaris lumbricoides	2mal/Tag 100 mg über 3 Tage
Enterobius vermicularis	100 mg als ED, Wdh. nach 14 Tagen oder 2mal/Tag 100 mg über 3 Tage
Echinococcus cysticus und granulosus	2mal/Tag 500 mg über 3 Tage, dann 3mal/Tag 500 mg über 3 Tage, dann 3mal/Tag 13-20 mg/kg KG über 4-6 Wochen
Echinococcus alveolaris und multilocularis	s.o., Therapiedauer bis zu 2 Jahren
Necator americanus	2mal/Tag 100 mg über 3 Tage
Toxocara spp.	2mal/Tag 100-200 mg über 5 Tage
Trichinella spp.	Erwachsene: 4mal/Tag 20 mg/kg KG über 14 Tage (plus Glukokortikoide) Kinder: 3mal/Tag 200-400 mg über 3-6 Tage, dann 3mal/Tag 400-500 mg über 10 Tage
Trichostrongylus	2mal/Tag 100 mg über 5 Tage
Trichuris trichiura	600 mg/Tag über 1-3 Tage oder 2mal/Tag 100 mg über 3 Tage

Unerwünschte Wirkungen
Allergische Reaktionen, gastrointestinale Beschwerden (massiver Befall und Abgang von Parasiten), BB-Veränderungen, Fieberschübe, Leberfunktionsstörungen, Haarausfall.

Wechselwirkungen
Cimetidin erhöht den Mebendazol-Spiegel, die Insulin-Wirkung wird gesteigert, Phenytoin reduziert die Mebendazol-Wirkung.

Kontraindikation
Schwangerschaft (teratogen!), Stillzeit, Kinder <12 Monaten (Gefahr von Krampfanfällen).

Präparate
Vermox, Surfont

Patienteninformation

 Merke: Tabletten nach den Mahlzeiten einnehmen!

MED

Synonym(e)
Erythemdosis, minimale; minimale Erythemdosis

Definition
Die Erythemschwelle des Ultraviolett ist die schwächste, aber noch scharf gegen die nicht bestrahlte Umgebung begrenzte Hautrötung, die 7 bzw. 24 Std. nach der Testbestrahlung abzulesen ist.

Allgemeine Information
Von Wucherpfennig 1931 erstmals beschrieben.

Indikation
Lichtdermatosen bzw. bei UV-provozierbaren Dermatosen (persistierende Lichtreaktion, photoallergisches Ekzem bzw. phototoxische Dermatitis, Lichturtikaria, Lupus erythematodes, Protoporphyria erythropoetica, Hidroa vacciniformia, polymorphe Lichtdermatose u.a.) durch eine ggf. herabgesetzte MED-UVB bzw. MED-UVA. S.a. Photopatchtest und Photoprovokationstest.

Durchführung
Entsprechend der exponentiellen Progression der UV-Reaktion an der Haut werden zur Ermittlung der MED-UVB und

MED. Tabelle 1. Praktische Durchführungsanleitung der UV-A und UV-B-Lichttreppen (n. Hölzle)

Testort	Nicht-lichtexponierte Hautregion (Gesäß)
Testfelder	1,5 x 1,5 cm
Strahlenquellen	UV-A1: Metallhalogenidstrahler (340-400 nm)
	UV-B: Fluoreszenzstrahler (Philips TL12: 285-350 nm)
UV-Dosierungen	UV-A1: Hauttyp I/II: 5, 10, 15, 20, 25, 30 J/cm^2
	UV-A1: Hauttyp III/IV: 20, 25, 30, 40, 60, 80 J/cm^2
	UV-B: Hauttyp I/II: 25, 50, 75, 100, 125, 150 mJ/cm^2
	UV-B: Hauttyp III/IV: 75, 100, 125, 150, 175, 200 mJ/cm^2
Ablesung	sofort und nach 24 Std.

der MED-UVA eine Reihe von zuvor nicht UV-Licht exponierten Testfeldern (5-8 kleine Areale am Gesäß oder Rücken) geometrisch oder arithmetisch ansteigenden Bestrahlungszeiten bzw. Energiemengen ausgesetzt und nach der o.g. Definition abgelesen und bewertet. Angaben zu Normalwerten oder Referenzbereichen für MEDs müssen immer streng im Kontext der angewendeten Methoden gesehen werden; insbesondere sind die verwendeten Bestrahlungsspektren von entscheidender Bedeutung. Eine Vergleichbarkeit der MEDs, basierend auf verschiedenen Bestrahlungsquellen, gelingt durch die Umrechnung in die Standarderythemdosis (SED).

Meessche Querbänder L60.8

Definition
Mehrere Millimeter breite, transversal über die Nagelplatte führende weiße Bänder mit der Farbe der Lunula.

Vorkommen/Epidemiologie
Arsenvergiftung, Thalliumvergiftung, schweres Schädel-Hirn-Trauma, lokale Säureverätzung oder Maniküreschäden.

S.a. Leukopathia unguis toxica.

Megluminantimonat

Definition
Antimonsalz.

Indikation
Leishmaniose.

Dosierung und Art der Anwendung
 Merke: Maximaldosis 850 mg/Tag!

- Viszerale Leishmaniasis: 20 mg/kg KG/Tag über mindestens 20 Tage (bis keine Parasiten mehr nachweisbar sind).
- Kutane Leishmaniasis (außer L. aethiopica, brasiliensis, guyanamensis):
    - Lokaltherapie: Injektion von 1-3 ml unter das Ulkus, evtl. 1-2malige Wdh. im Abstand von 1-2 Tagen.
    - Systemisch: 10-20 mg/kg KG/Tag bis die Abstriche negativ sind und dann weitere 3 Tage.
- Kutane Leishmaniasis (L. brasiliensis): 20 mg/kg KG/Tag bis dis Läsion geheilt ist (max. 4 Wochen).
- Mukokutane Leishmaniasis: 20 mg/kg KG/Tag bis Abstriche negativ sind (max. 4 Wochen).
- Diffuse kutane Leishmaniasis: 20 mg/kg KG/Tag bis klinische Besserung eintritt (meist über Monate).

Präparate
Glucantime (über die internationale Apotheke erhältlich).

Mehlallergie T78.1

Definition
Allergie gegen das Mehl einzelner oder mehrerer Getreidearten. Man kennt Typ 1-Reaktionen mit Rhinoconjunctivitis allergica und Asthma sowie die Mehlprotein-Dermatitis.

Therapie
Meiden des Allergens, antiekzematöse Lokaltherapie entsprechend dem Ekzem. Vorbeugende Maßnahmen nach § 3 der Berufskrankheitenverordnung (s.u. Berufsdermatosen). S.a.u. Berufskrankheit der Haut.

Mehlprotein-Dermatitis L23.6

Definition
IgE-vermitteltes Kontaktekzem durch Mehlproteine, im Sinne einer Protein-Kontaktdermatitis, nachweisbar im Atopie-Patch-Test. S.u. Ekzem, Kontaktekzem.

Therapie
Meiden des auslösenden Allergens. Behandlung der Dermatitis, s.u. allergisches Kontaktekzem. Im Falle der Berufsdermatosen sind präventive Maßnahmen nach § 3 und ggf. eine Umschulung in Erwägung zu ziehen (s.a. Berufskrankheit der Haut).

Melanin

Definition
Melanine (von griech. melas = schwarz, düster) sind braune oder schwarze Pigmente (Farbstoffe), die durch die enzymatische Oxidation des Tyrosins entstehen (enzymatische Bräunung). Sie bewirken beim Menschen die Färbung der Haut, Haare oder Augen. Melanine kommen vor allem in Wirbeltieren und Insekten, als Farbstoff in der Tinte von Tintenfischen und sehr selten auch in Mikroorganismen und Pflanzen vor.

Allgemeine Information
- Gebildet wird Melanin bei Wirbeltieren in den Melanozyten der Haut und in der Netzhaut des Auges. Melanin tritt beim Menschen vor allem in zwei Varianten auf: Braun/schwärzlich (Eumelanin) und heller/gelblich (Phäomelanin). Es gibt jedoch auch andersfarbige Varianten.
- Die Tyrosinase ist das Schlüsselenzym bei der Melaninproduktion. Sie katalysiert zwei unterschiedliche Reaktionen. Zuerst wandelt sie Tyrosin in Dopa um und dann Dopa in Dopachinon. Die Melaninsyntheserate wird größtenteils von Systemen gesteuert, die die Produktion und Aktivität der Tyrosinase regeln. Der Syntheseprozess läuft im rauen endoplasmatischen Retikulum und im Golgi Apparat der Melanozyten ab. Nach der Synthese wird das Melanin in intrazellulären Granula gespeichert, den Melanosomen. Die Größe dieser Granula variiert abhängig vom Pigmentierungstyp. Sie sind umso größer, je dunkler die Haut pigmentiert ist.
- Melanin bildet sich in der Haut vermehrt bei Sonneneinstrahlung und dient als Lichtschutz vor dem schädlichen Einfluss der UV-Strahlung.
- Durch genetische Veranlagung bzw. durch im Laufe der Zeit erworbene genetische Schäden kann die Synthese des Melanins gestört sein. Ist die Produktion blockiert, so fehlen auch die Farbstoffe in Haut und Augen, wodurch sich eine sehr helle weiße Haut und rote Augen ergeben (Albinismus).

Melanoakanthom D23.L

Erstbeschreiber
Bloch, 1927; Mishima u. Pinkus, 1960

Definition
Mischtumor, in dem Melanozyten und Keratinozyten gleich-

mäßig proliferieren; Variante der pigmentierten akanthotischen Verruca seborrhoica.

Manifestation
Bei Erwachsenen, meist nach dem 40. Lebensjahr auftretend.

Klinisches Bild
Tief pigmentierter, langsam wachsender, warzenartiger Tumor, der von einer Verruca seborrhoica nicht zu unterscheiden ist.

Histologie
Proliferation basaloider Epithelzellen, über alle Lagen des Tumors verteilte Melanozyten sowie zahlreiche Melanophagen in der Dermis.

Differenzialdiagnose
Malignes Melanom.

Therapie
Das Melanoakanthom ist meist eine histologische Zufallsdiagnose. Da es entweder unter der Verdachtsdiagnose „malignes Melanom" oder „pigmentierte Verruca seborrhoica" in toto entfernt wurde, sind weitere chirurgische Maßnahmen dieses gutartigen Tumors nicht notwendig. Ggf. kann der Resttumor in LA kürettiert werden.

Prognose
Gutartig.

Melanodermatitis toxica L81.4

Erstbeschreiber
Habermann u. Hoffmann, 1918

Synonym(e)
Hoffmann-Habermannsche Pigmentanomalie; melanodermatitis toxica Habermann-Hoffmann; melanodermatitis toxica lichenoides; toxic lichenoid melanodermatitis

Definition
Exogen ausgelöste, chronisch-phototoxische, z.T. auch photoallergische Reaktion mit postinflammatorischer Pigmentinkontinenz. Die Identität mit der Melanose, Riehl-Melanose wird diskutiert. S.a. Melanosis perioralis et peribuccalis.

Ätiologie
- Verursacht durch Kontakt mit Schmieröl und seinen Derivaten, Teerdampf, ungereinigter Vaseline, phototoxischen und -sensibilisierenden Substanzen.
- Die Melanodermatitis toxica wie auch die Melanose und Riehl-Melanose sind Ausdruck einer meist subklinisch verlaufenden chronisch persistierenden, photosensiblen Reaktion. Die diskrete superfizielle Dermatitis führt zu einer melanozytären Hypertrophie und Hyperplasie. Im Gefolge dieser Prozesse treten vermehrte epidermale Pigmentierungen und eine lebhafte Pigmentinkontinenz auf. Die dermale Pigmentierung bestimmt im Wesentlichen den dunklen Farbton (braun bis schiefergrau) der Läsion.

Lokalisation
Vor allem belichtete Körperpartien: Gesicht, Hals, oberer Brustausschnitt.

Klinisches Bild
Schmutzig-braune Hyperpigmentierungen mit follikulären Keratosen, zarten Atrophien und Teleangiektasien.

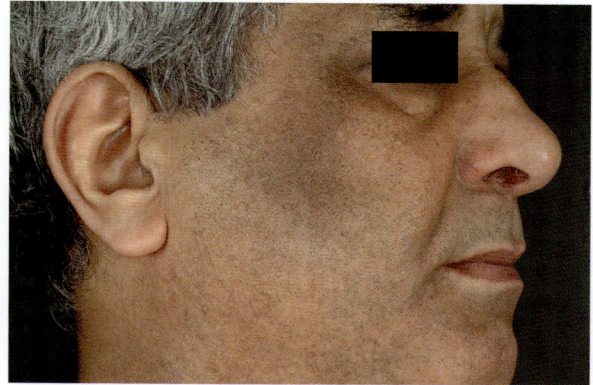

Melanodermatitis toxica. Solitärer, chronisch stationärer (keine Wachstumsdynamik), großflächiger, unscharf begrenzter, symptomloser (nur kosmetisch störend), brauner, glatter Fleck bei einem adipösen, 63-jährigen Patienten türkischer Herkunft. Zudem zeigen sich multiple follikuläre Keratosen in der Jochbeinregion und periorbital rechts.

Histologie
Schüttere perivaskuläre lymphoidzellige Infiltrate; Pigmentinkontinenz.

Therapie allgemein
Striktes Meiden der verursachenden Substanzen (meist Duftstoffe, Parfums oder Kosmetika).

Externe Therapie
In der Regel sind Überschminken störender Hyperpigmentierungen (z.B. Dermacolor) und Lichtschutzmittel (z.B. Contralum ultra, Anthelios) die sinnvollsten Lösungen. Depigmentierende Externa wie Hydrochinon-Creme (z.B. Pigmanorm) und die stärker wirksame Kombination von Hydrochinon-Hydrocortison-Vitamin A-Säure (z.B. Pigmanorm) sind wenig sinnvoll, da es sich um dermales Pigment handelt, das im Rahmen der chronisch entzündlichen Reaktion dorthin „abgetropft" ist.

Prognose
Rückbildung bei Meiden der Ursache ist möglich.

Melanodermia factitia L81.4

Synonym(e)
Flagellatartige Hyperpigmentierung; flagellate dermatosis

Definition
Streifige oder flächige, pigmentierte, juckende, entzündliche Hautveränderung nach Chemotherapie von Tumorpatienten mit Bleomycin, selten nach Cyclophosphamid oder Fluorouracil beschrieben. Die Hautveränderungen entstehen bei prädisponierten Personen im Sinne eines dosisabhängigen toxischen Effektes, sie sind reproduzierbar und substanzspezifisch.

Ätiologie
Dosisabhängiger toxischer Effekt des Bleomycins bei disponierten Patienten. Diskutiert werden auch postinflammatorische Hyperpigmentierung durch Tumorzerfallsbestandteile oder Allergie ausgelöste Reaktion, Stimulation der MSH-Sekretion und Strukturveränderung im ACTH-Molekül.

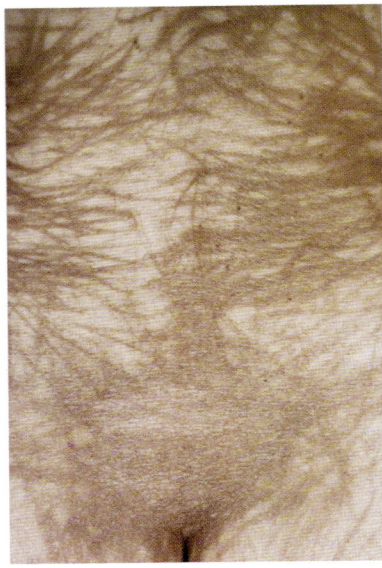

Melanodermia factitia. Auftreten von streifenförmig verlaufenden Flecken und Plaques mit nachfolgender Entwicklung von bizarren Pigmentierungen in den Regionen des Exanthems oder an mechanisch stark belasteten Stellen. Das farnartige Muster ist äußerst charakteristisch. Hier handelt es sich um Tumorpatienten mit vorausgegangener Chemotherapie mit Bleomycin.

Klinisches Bild
Innerhalb von Minuten bis Tagen nach der ersten Bleomycin-Infusion Auftreten von urtikariellen Exanthemen und Juckreiz. Nachfolgend (1-3 Wochen) Entwicklung von bizarren Pigmentierungen in den Regionen des Exanthems oder an mechanisch stark belasteten Stellen.

Histologie
Hyperpigmentierung der basalen Epithelschicht bei deutlicher Pigmentinkontinenz, wandverdickte Blutgefäße mit unregelmäßig konturierter Endothelschicht und deutlich eingeengtem Lumen, perivaskulär schüttere Rundzellinfiltrate. Elektronenmikroskopie: Wandverdickte Kapillare mit schmalem Restlumen, zottenartige Zytoplasmaausläufer des Endothels, zwiebelschalenartig proliferierende Perizyten, dazwischen feingranuläres, elektronendichtes Material; reichlich Kollagenfibrillen, stoffwechselaktive Melanozyten mit reichlich Melanosomen.

Therapie
- Nach Absetzen des Bleomycins gehen entzündliche Veränderungen innerhalb weniger Wochen zurück. Die postinflammatorischen Pigmentierungen verbleiben jedoch über Monate oder Jahre. Orale Antihistaminika gegen den Juckreiz wie Desloratadin (z.B. Aerius) 1-2 Tbl./Tag. Im noch floriden Zustand kurzfristig Glukokortikoide extern wie Betamethason Lotio R030.
- Verbleibende Hyperpigmentierungen können ggf. kosmetisch abgedeckt werden (Camouflage), z.B. mit Dermacolor.

Melanodermie, diffuse   L81.4

Definition
Flächenhafte Hyperpigmentierung durch diffuse Melanozytenanhäufungen im Korium, z.B. bei:
- Endokrinen Erkrankungen: M. Addison, ACTH- und/oder MSH-bildende Tumoren der Hypophyse, Akromegalie, Cushing-Syndrom, Hyperthyreose.
- Inneren Erkrankungen: Leberzirrhose, maligne Lymphogranulomatose, Hämochromatose, Enzephalitis, chronischen Infektionskrankheiten.
- Bei/nach verschiedenen Dermatosen: Z.B. systemische Sklerodermie, Dermatomyositis, nach Erythrodermie, selten bei metastasierendem malignen Melanom.
- Auslösung durch Medikamente: Arsen, Chlorpromazin, Chloroquin.

Therapie
S. unter der jeweiligen Dermatose.

Melanoerythrodermie   L81.4

Definition
Polyätiologische Variante bzw. Abheilungsphase einer Erythrodermie mit bronzefarbener Pigmentierung des gesamten Integuments.

Ätiologie
Häufig unbekannt. Kann als paraneoplastisches Syndrom in Erscheinung treten.

Klinisches Bild
Gleichmäßige, diffuse Braunverfärbung des gesamten Integuments. Häufig zeigt sich fein- oder groblamelläre Schuppung. Meist besteht starker Juckreiz.

Histologie
Unspezifisch.

Therapie
Behandlung der Grundkrankheit, ansonsten blande fettende Externa wie wasserhaltige Wollwachsalkoholsalbe (bzw. Eucerin cum aq.), Asche Basis Creme, Linola Fett oder andere.

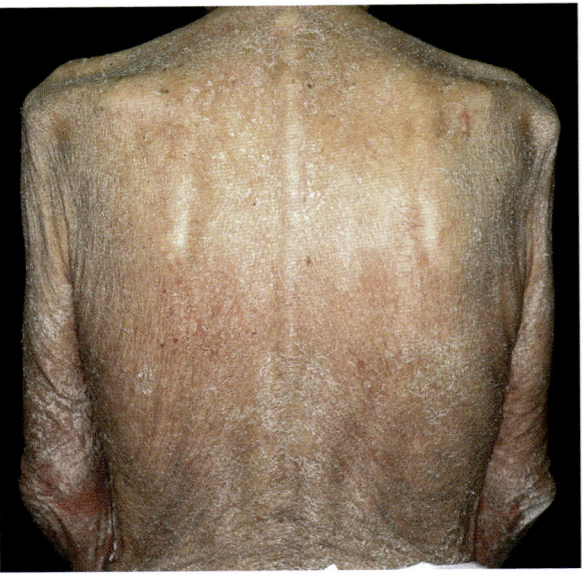

Melanoerythrodermie. Bronzefarbene Verfärbung des gesamten Integuments als polyätiologische Variante bzw. Abheilungsphase einer Erythrodermie. Es bestehen Juckreiz, Kachexie und Lymphadenopathie.

Melanom, malignes

C43.L

Synonym(e)
schwarzer Hautkrebs; melanoma; malignant melanoma

Definition
Bösartiger, invasiv wachsender, frühzeitig zur Metastasierung neigender Tumor der Melanozyten von Haut und Schleimhaut. Aufgrund klinischer und histologischer Kriterien werden 5 Melanomtypen der Haut unterschieden.

Einteilung
- Die malignen Melanome der Haut werden wie folgt klinisch-histologisch unterteilt:
  - Superfiziell spreitendes malignes Melanom (SSM)
  - Noduläres malignes Melanom (NM)
  - Akrolentiginöses malignes Melanom (ALM)
  - Lentigo-maligna-Melanom (LMM)
  - Unklassifizierbares malignes Melanom
  - Melanom mit unbekanntem Primärtumor.
- Klinische Melanomvarianten:
  - Amelanotisches malignes Melanom
  - Schleimhautmelanom.
- Histologische Melanomvarianten:
  - Naevoides malignes Melanom
    - Spitzoides malignes Melanom
    - Small cells melanoma.
  - Desmoplastisches (neurotropes) malignes Melanom
  - Animal-type melanoma
  - Blasenzellmelanom
  - Naevus bleu, maligner
- Klassifikationen/Stadieneinteilungen:
  - Nach EORTC
  - TNM nach UICC
  - pTNM nach UICC
  - Nach der Deutschen Dermatologischen Gesellschaft
  - TNM Klassifikation nach AJCC (2009)
  - Stadieneinteilung nach AJCC (2009).

Ätiologie
Unbekannt, UV-Licht scheint Initiatorfunktion oder, bei disponierten Menschen, Promotorfunktion auszuüben. Beim SSM und NM wird der Grundstein ihrer Entwicklung durch intensive UV-Belastung in der Kindheit und Adoleszenz gelegt. Beim LMM besteht kumulative karzinogene Wirkung der UV-Strahlung. Als Risikofaktoren für die Entwicklung von Melanomen gelten:
- Sonnenempfindlichkeit
- erhebliche, kumulative Sonnenbelastung
- hohe Anzahl an melanozytären Naevi / Lentigines
- „atypische" melanozytäre Naevi
- Immunsuppression
- Melanom in der Anamnese
- BK-Mole-Syndrom
- Xeroderma pigmentosum.

Bei 10-20% der Fälle: Entwicklung des malignen Melanoms auf bisher unveränderter Haut. Bei 10% der Fälle: Entwicklung auf dem Boden einer Lentigo maligna nach einer Latenz von durchschnittlich 14,5 Jahren (Lentigo-maligna-Melanom). Bei 30% der Fälle: Entwicklung aus einem seit Jahren bestehenden melanozytären Naevus. Sehr selten: Entwicklung aus einem Blauen Naevus. Wachstumsrichtung: LMM, SSM und ALM primär horizontales Wachstum, NM primär vertikale Wachstumsrichtung.

Manifestation
Vor allem bei Angehörigen der hellhäutigen Bevölkerung (Kaukasier) im mittleren Lebensalter. Frauen sind häufiger betroffen als Männer (Frauen: Männer = 1,5:1 bis 2:1). Altersgipfel mittleres Lebensalter (Durchschnittsalter Männer: 56,6 Jahre, Frauen: 54,9 Jahre. Nur 2% aller Melanome treten bei Patienten unter 20 Jahren auf, lediglich 0,3-0,4% bei Kindern vor Beginn der Pubertät.

Lokalisation
Auftreten ist am gesamten Integument mit unterschiedlicher Häufigkeit möglich. Bei Frauen am häufigsten am Unterschenkel, bei Männern in erster Linie am Rücken lokalisiert.
- Stamm: Männer: 46%, Frauen: 22%.
- Gesicht: Männer: 8%; Frauen: 8%.
- Arme und Schulter: Männer: 17%, Frauen: 22%.
- Bein und Hüfte: Männer: 17%, Frauen: 22%.

Auch an Schleimhäuten, Bindehaut des Auges und im Auge können Melanome auftreten. Akrolentiginöse Melanome (Leistenhaut) und Schleimhautmelanome werden auch bei Farbigen beobachtet.

Klinisches Bild
- Meist tiefbraune bis blau-schwärzliche, seltener aber auch braune oder braun-rote, oder völlig pigmentfreie (amelanotisches malignes Melanom) Knoten oder Plaques von erheblich differierendem klinischem Aspekt. Die von Clark angegebenen Subtypen (superfiziell spreitend, akrolentiginös, nodulär und Lentigo-maligna Melanom) werden unter eigenen Stichpunkten geführt. Seltene klinische Varianten sind das amelanotische maligne Melanom, das subunguale maligne Melanom, das verruköse und polypoide maligne Melanom sowie das maligne Melanom der Schleimhäute (Mundschleimhaut, Pharynx, Larynx, Genital- und Analschleimhaut; vermehrt bei Farbigen nachweisbar).
- Histologische Varianten wie das desmoplastische maligne Melanom (histologische Diagnose) sowie das sog. Ballonzellmelanom (histologische Diagnose) zeigen keine speziellen klinischen Besonderheiten, die sie klinisch diagnostizierbar machen.

Melanom, malignes. Tabelle 1. Subtypen des malignen Melanoms

Typ	Verteilung/Anteil an allen Melanomen [%]	Medianes Manifestationsalter [Jahre]
Superfiziell spreitendes Melanom	55-60	51
Noduläres Melanom	20	56
Lentigo-maligna-Melanom	5-10	68
Akrolentiginöses Melanom	5	63
Nicht klassifizierbares Melanom	5	54
Sonstige	5	54

Melanom, malignes. Tabelle 2. Tumoreindringtiefe des malignen Melanoms nach Clark (Invasionslevel I bis V)

Invasionslevel	Histologisches Korrelat
I	Tumorzellen streng intraepidermal, Basalmembran nicht durchbrochen (Melanoma in situ)
II	Tumorzellen dringen ins Stratum papillare ein, Basalmembran durchbrochen
III	Tumorzellen füllen das Stratum papillare aus / erreichen die Grenze zum Stratum retikulare
IV	Tumorzellen durchsetzen das Stratum retikulare, Grenze zur Subkutis ist nicht überschritten
V	Tumorzellen innerhalb der Subkutis

- Metastasierung: Sowohl lymphogene als auch hämatogene Metasierung möglich. Etwa 2/3 aller Erstmetastasierungen sind zunächst auf das regionäre Lymphabflussgebiet (lymphogen) begrenzt. Eine regionäre Metastasierung kann manifest werden:
    - Satellitenmetastasen: Bis 2 cm um den Primärtumor herum gruppiert
    - In-transit-Metastasen: Hautmetastasen zwischen Primärtumor und erster Lymphknotenstation
    - Lymphknotenmetastasen: Harte, indolente, später verbackene, im Lymphabstromgebiet liegende (regionäre) Lymphknoten.
- Später meist hämatogene Metastasierung, vor allem in Lungen, Leber, Herz, Gehirn, Haut oder Knochen.

Histologie

Die Melanomeinteilung nach Clark, die in erster Linie die anatomische Lokalisation und die Wachstumsart (SSM, knotiges malignes Melanom) der Tumoren berücksichtigt, kann weiterhin für die klinische Beschreibung der Tumoren Verwendung finden. Sie findet jedoch zunehmend in der histologischen Klassifikation keine Verwendung mehr. Grundsätzlich gelten nach Ackerman folgende histologische Kriterien zur Melanomdiagnose:

1. Asymmetrie des Tumors
2. Atypische Melanozyten
3. Nekrotische Melanozyten
4. Mitosen in Melanozyten über das gesamte Tumorparenchym, insbes. auch an der Tumorbasis
5. Invasives Wachstum in ortsständige Strukturen mit deren Zerstörung (z.B. Adnexstrukturen und/oder Oberflächenepithel mit Epithelverschmälerung)
6. Unscharfe Begrenzung der lateralen intraepidermalen melanozytären Komponente
7. Einzelformationen von Melanozyten überwiegen fokal im Vergleich zu Melanozytennestern
8. Intraepidermale Melanozytennester zeigen unregelmäßige Abstände voneinander
9. Melanozytennester in Epidermis und Dermis variieren in From und Größe. Sie zeigen Konfluenzneigung („Sheets" von Melanozyten in der Dermis)
10. Melanozyten (einzeln und in Nestern) werden in allen Schichten der Epiderms beobachtet. („Scattering" von Melanozyten)
11. Melanozytenausbreitung entlang der epithelialen Adnexstrukturen
12. Fehlende Reifung der Tumorzellen in der tiefen Dermis
13. Nester an der Basis sind oft größer als an der Oberfläche.

In der Routinediagnostik wichtige immunhistologische Marker (AK) sind S100 und Melan-A. Als wichtigster Marker in der immunhistologischen Melanomdiagnostik gilt derzeit der monoklonale AK Melan-A, der eine antigene Determinante eines melanosomalen Proteins erkennt und sensitiver als HMB45 und spezifischer als S100 ist. Als Proliferationsmarker hat sich Ki-67 bewährt. Progressionsassoziierte AK mit prognostischer Relevanz sind das Antikörper gegen das Tumorsuppressorgen p53. Zur Histologie s.u. den einzelnen Melanomvarianten.

Diagnose

- Klinische Kriterien der Melanomdiagnose
- Auflichtmikroskopie (hierdurch deutliche Verbesserung der diagnostischen Sicherheit)
- Histologie: Zur exakten Klassifikation des Primärtumors ist die histologische Bestimmung der Tiefenausdehnung (Tumordicke nach Breslow: Hierbei wird die größte Tiefenausdehnung des Tumors in mm gemessen), der Invasionslevel nach Clark sowie eine vorhandene Ulzeration oder eine hohe Mitoserate anzugeben.
- Hochauflösende Sonographie: Die sonographische Vermessung des Tumors liefert für das stadiengerechte operative Vorgehen wichtige präoperative Zusatzinformationen. Das Tumorgewebe stellt sich als homogene, echoarme Struktur dar, mit scharfen Grenzen zu den echoreichen Dermisstrukturen. Sehr gute Korrelationen ergeben sich für die sonographisch und histometrisch ermittelten Tumordicken.
- Sonographische Organ- und Lymphknotendiagnostik.
- Sentinel Lymph Node Dissection: Dieses Verfahren wird angewandt bei Tumordicken des Primärtumors n. Breslow > 1,0 mm oder > 0,75 wenn zusätzliche Risikofaktoren wie Clark-Level IV, Ulzeration, hohe Mitoserate, niedriges Lebensalter vorliegen.
- Röntgenverfahren: CT-Diagnostik, ggf. Kernspintomographie oder PET-CT-Diagnostik
- Serologische Tumormarker (S100; MIA = Melanom Inhibitory Activity).

Differenzialdiagnose

Melanozytärer Naevus; pigmentierte Verruca seborrhoica; pigmentiertes Basalzellkarzinom; thrombosiertes Hämangiom; pigmentiertes Dermatofibrom; Naevus Spitz; Naevus bleu; Verrucae vulgares; Klarzellenakanthom; ekkrines Hidrozystom; pigmentiertes spinozelluläres Karzinom; Angiokeratom; Kaposi-Sarkom; Glomustumor; isoliertes Mastozytom; Neurofibrom.

Therapie

- Primärtumor (klinisch und histologisch nicht gesichert): Bei Melanom-verdächtigen Läsionen erfolgt eine Exzisionsbiopsie, d.h. eine vollständige Exzision der Läsion mit geringem Sicherheitsabstand. Nach histologischer Beurteilung kann im Falle einer Melanomdiagnose innerhalb von maximal 4 Wochen das letztendliche Therapiemanagement nach den üblichen Richtlinien erfolgen. Inzisionsbiopsien werden bei malignen Melanomen üblicherweise nicht durchgeführt (es gibt allerdings keine gesi-

Melanom, malignes. Tabelle 3. Sicherheitsabstände bei operativer Therapie des primären malignen Melanoms (Deutsche Leitlinie der ADO**: Malignes Melanom 2005)

Tumordicke	Sicherheitsabstand
MM in situ	0,5 cm
Breslow <2,0 mm	1 cm
Breslow >2,0 mm	2 cm
Breslow >1,0 mm	WLKB (SLNB) *

* WLKB: Wächter-Lymphknoten-Biopsie; SLNB: Sentinel-Lymph-node-Biopsie
** Garbe C, Hauschild A, Volkenandt M, Schadendorf D, Stolz W, Reinhold U, Kortmann RD, Kettelhack C, Keilholz U, Dummer R, Sebastian G, Tilgen W, Schuler G, Mackensen A, Kaufmann R (2004) Deutsche Leitlinie: Malignes Melanom 2004

cherten Nachweise über eine Tumorverschleppung durch Inzisionsbiopsien; laut Studienlage gibt es ebenfalls keine Prognoseverschlechterung bei unvollständig erfolgter Primärexzision). Inzisionsbiopsien sind dann als lege artis zu betrachten, wenn es sich um großflächige Lentigo maligna-Melanome im Gesicht handelt. Hier kann eine diagnostische Inzisionsbiopsie notwendig werden, um das Ausmaß des endgültigen Eingriffes exakter zu umreißen.
- Primärtumor (klinisch und histologisch gesichert): Exzision des Primärtumors unter Einhaltung standardisierter Sicherheitsabstände. Defektverschluss entweder primär oder mittels Verschiebelappen, Spalt- oder Vollhauttransplantaten.

> **Merke:** Im Gegensatz zu den früher obligaten 3,0-5,0 cm Sicherheitsabständen werden heute Abstände von max. 2,0 cm gefordert.

- Bei Vorliegen von Prognose-verschlechternden Risikofaktoren (z.B. Ulzeration, Regression) wird die Wahl des nächsthöheren Sicherheitsabstandes empfohlen. Zur Tiefe wird bei high risk Melanomen die Läsion bis zur Muskelfaszie entfernt. Bei diffizilen anatomischen Lokalisationen (Gesicht, Handflächen, Fußsohlen) lassen sich die geforderten Sicherheitsabstände nicht immer einhalten; hier sollte versucht werden, den Sicherheitsabstand lymphabstromgerecht zu erreichen.
- Eine Sonderstellung nimmt das operative Vorgehen beim Lentigo maligna-Melanom des Gesichts ein. S.u. Melanom, malignes, Lentigo-maligna-Melanom.
- Bei akraler Lokalisation an den Fingern und Zehen können aus anatomischen Gründen die üblichen Sicherheitsabstände nicht eingehalten werden. Das operative Procedere wird man von Fall zu Fall entscheiden müssen. Insbesondere bei malignen Melanomen an den Händen sollte die operative Maßnahme durch einen Handchirurgen erfolgen, damit alle erhaltenden und rekonstruktiven Therapiemöglichkeiten optional einsetzbar sind. Eine Amputation von Fingern oder Zehen ist bei Infiltration der Weichteile oder bei großen Flächenausdehnungen durchzuführen. Derzeit ist es noch nicht geklärt, ob Amputationen gegenüber „erhaltenden 3T-Techniken" Vorteile hinsichtlich Rezidiven und Überlebenszeit erbringen.

- Lymphabfluss und Peritumorale interstitielle Lymphabflussszintigraphie (PIL) und Lymphknotendissektion:
  - Lymphknotensonographie (5-10 MHz-Sonographie): Eine sichere Differenzialdiagnose von pathologischen Lymphknotenschwellungen ist allein durch die Sonographie nicht möglich. Folgende sonomorphologischen Parameter werden zur Beurteilung herangezogen: Größe, Form, Begrenzung, Echomuster, Perfusionsmuster.
  - Peritumorale interstitielle Lymphabflussszintigraphie (PIL): Dieses seit vielen Jahren standardisierte Verfahren ist geeignet, die regionären Lymphknotengruppen zu identifizieren. Dies ist insbesondere bei Lokalisation der Melanome am Stamm notwendig, da dort der regionäre Lymphabfluss nicht voraussagbar ist und diese Melanome bidirektional oder multidirektional drainiert werden können. Verfahrenstechnisch kann die PIL zusammen mit der SNLD (Sentinel Lymph Node Dissection) durchgeführt werden.
  - Sentinel Lymph Node Dissection (SNLD): Die Darstellung des Schildwächter-Lymphknoten („sentinel node") mittels szintigraphischer und vitalfärberischer Identifikation hat sich als verfeinertes Lymphknotenstaging in allen großen Melanomzentren durchgesetzt. Die SNLD wird bei Tumordicken Breslow ≥1,0 mm durchgeführt. Bei Tumordicken Breslow <1,0 mm und dem Vorliegen weiterer ungünstiger Prognoseparameter (Clark-Level IV/V, Ulzeration des Primärtumors) kann auch bei geringeren Tumortiefen eine SNLD erwogen werden. Bei Patienten mit Tumordicken >4,0 mm erweist sich bei der SNLD ein positiver Lymphknotenbefall als hoch signifikanter prognostischer Indikator für ein kürzeres rezidivfreies Überlebensintervall. Der mittels SNLD identifizierte, primär drainierende Lymphknoten wird in Schnittserien histologisch und immunhistologisch aufgearbeitet. Der Wert einer molekularbiologischen Aufarbeitung ist noch Gegenstand der wissenschaftlichen Diskussion.
  - Elektive Lymph Node Dissection (ELND): Adjuvantes therapeutisch-diagnostisches Verfahren bei high-risk-Melanomen. Der therapeutische Nutzen der ELND wird kontrovers diskutiert und ist ohne vorheriges exaktes Lymphknotenstaging (s. Sentinel Lymph Node Dissection) nicht indiziert. Ein therapeutischer Vorteil ergab sich in größeren Studien bei Patienten mit einem malignen Melanom mittlerer Dicke (1,5-3 mm).
  - Therapeutische Lymph Node Dissection (TLND): Hierunter wird die Lymphadenektomie bei positivem SNLD verstanden. Größere kontrollierte Studien müssen einen Überlebensvorteil dieses therapeutischen Verfahrens insbes. auch bei Mikrometasierung darlegen.
- Melanommetastasen, regionär:
  - Isolierte Kutane Metastasen (Lokalrezidiv, Satelliten- und in-transit-Metastase). Hierbei ist die erneute Exzision mit Sicherheitsabstand anzustreben.
  - Multiple Satelliten- oder In-Transit-Metastasen: Exzision mit knappem Sicherheitsabstand. Falls technisch nicht möglich (Anzahl): Destruktion der Metastasen mittels Laser- oder Kauterchirurgie. Alternativ bei disseminierten Satelliten- oder in-transit-Metastasen einer einzigen Extremität: Isolierte hypertherme Extremitätenperfusion mit Melphalan oder Melphalan/TNF-alpha, wobei die Metaanalysen keine Unterschiede zwischen beiden Therapiemodalitäten zeigen

konnten. Alternativ bei disseminierten kutanen Metasen (experimentell): Imiquimod 5% Creme täglich über 4-8 Wochen + intraläsionale Applikation von IL-2 (3,6 MIU/pro Läsion/14 Tage).
- Regionäre Lymphknotenmetastase: Radikale Lymphadenektomie, bei nicht kurativer Resektion fraktionierte Strahlentherapie oder (Immun-) Chemotherapie (s. Abschnitt Fernmetastasen).
- Melanommetastase (Fernmetastase-Stadium IV):
  - Kutane/subkutane Metastasen: Exzision mit knappem Sicherheitsabstand, alternativ bei Inoperabilität: Hypertherme Extremitätenperfusion bei Lokalisation an Armen und Beinen; Strahlentherapie, Zytokine intraläsional.
- Melanommetastase, Lymphknotenmetastase überregionär:
  - Radikale Lymphadenektomie, bei nicht kurativer Resektion Strahlentherapie oder (Immun-) Chemotherapie.
- Melanommetastase, Organmetastase(n), isoliert oder limitiert:
  - Eine Operation ist sinnvoll, wenn singuläre oder wenige Metastasen vorliegen, ein vertretbares Operationsrisiko besteht (Verlaufsbeobachtung von ca. 4 Wochen, um weiteren Progress vor OP auszuschließen; besonders bei pulmonalen und zerebralen Filiae) und eine R0-Resektion möglich erscheint. Gfg. Nachbestrahlung.
- Melanommetastasen, Organmetastasierung, disseminiert: Operation nicht sinnvoll, Chemotherapie.
- Experimentelle Ansätze: In experimenteller Erprobung sind zahlreiche Medikamente wie Inhibitoren verschiedener Signaltransduktionswege (RAS-RAF-MEK-ERK (MAPK)-, RAS-MAPK-, PI3K/AKT-Signaltransduktionswege). Weitere Zielstrukturen sind das Bcl-2-Protein oder der CDKN1A-Inhibitor (cyclin dependent kinase inhibitor 1 A). Erfolgsversprechend scheinen Antiangiogenese-Antikörper zu sein. Der rekombinant humanisierte monoklonale Antikörper Bevacizumab (Avastin) ist gegen den vaskulären endothelialen Wachstumsfaktor VEGF gerichtet. Thalidomid hat ebenfalls antiangionetische Effekte. Cilengitide (Angiogenesehemmer in klinischer Erprobung) inhibiert verschiedene Integrine die für die Wechselwirkung der Tumorendothelien mit der extrazellulären Matrix zuständig sind. Vitaxin (humanisierter monoclonaler Antikörper gegen den Vitronectin Rezeptor) ist derzeit in klinischer Prüfung.
- In einer Übersichtsarbeit, die systematisch die adjuvante Therapie von sog. „high risk" Patienten (Tumordicke >4 mm, primäre Melanome mit Metastasen bzw. Lymphknotenmetastasen und Patienten im Stadium IIB, IIC und III) evaluierte, konnte bei keiner der therapeutischen Optionen eine Verbesserung des Langzeitüberlebens festgestellt werden. Es wurden Levamisol, Chemotherapien, Interferon und Vakzine gegenübergestellt.

Bestrahlungstherapie
- Strahlentherapie beim metastasierenden Melanom: Verbesserte Erfolge bei der Bestrahlung werden durch höher fraktionierte Einzeldosen (ED) erzielt, wenigstens 5 Gy sollten als ED gegeben werden (z.B. 3mal 9 Gy oder 8mal 5 Gy, Applikation 2mal/Woche) im Vergleich zur konventionellen Radiotherapie mit 2 Gy ED.
- Regionär ist eine adjuvante Radiotherapie bei Inoperabilität zu empfehlen. Mit ED von 4,0 Gy sind 48,0 Gy Ge-

Melanom, malignes. Tabelle 4. Bestrahlungsschema für Lentigo-maligna-Melanome (modifiziert nach Panizzon)

	Grenzstrahlen	Weichstrahlen
Tumordicke	<1 mm	>1 mm
kV	12	20, 30, 40, 50
Filter, mm	1,0 Cellon	0,4/0,5/1,0/2,0 Al
FDH, cm	12/20/28,3	12/20/28,3
GHWT, mm	0,25/1,0/1,0	2,5-22,5
Einzeldosis, Gy	10/20	5
Fraktionierung	10-12/5-6	7-9
Intervall, Tage	3-4	2-3

samtdosis, mit Einzeldosis 2,0 Gy sind 66,0 Gy erforderlich.
- Palliativer Einsatz bei Hirnmetastasen (bei solitären Metastasen auch einzeitige stereotaktische Konvergenzbestrahlung) und Skelettmetastasen (Schmerzen, drohende Osteolyse, Frakturgefahr). Einsatz auch bei Weichteil- und Lymphknotenmetastasen. Die Dosierung der Palliativbestrahlung erfolgt analog den adjuvanten Vorgaben, lediglich bei ZNS-Metastasen wird mit ED von 3,0 Gy bis GD 30,0 Gy bestrahlt.
- Die Kombination von Hyperthermie und Bestrahlung scheint eine sinnvolle Therapieoption darzustellen, bis jetzt liegen hierzu jedoch keine validen Daten vor.

Interne Therapie
- Adjuvante Therapien:
  - Interferone und Kombinationen: Interferone werden seit mehr als 2 Jahrzehnten in der systemischen Therapie des fortgeschrittenen malignen Melanoms eingesetzt. In mehreren prospektiv randomisierten Studien konnte mittels rekombinantem alfa-Interferon ein signifikanter Vorteil für die Behandelten nachgewiesen werden. Diese Therapie ist für das klinische Stadium IB bis IIC und III A-C (AJCC 2009) zugelassen und sollte daher allen Patienten mit erhöhtem Metastasierungsrisiko angeboten werden. Die zur Verfügung stehenden Interferone INF-alpha-2a und INF-alpha-2b unterscheiden sich in ihrer molekularen Struktur nur in 2 Aminosäuren; sie sind hinsichtlich ihrer Wirkung und ihrer Nebenwirkungen als äquivalent anzusehen.
    - Für das maligne Melanom mit Breslow >1,5 mm (ab Stadium IB nach AJCC 2009) liegen 2 große nationale Studien mit Interferon-alfa-2a vor (Grob 1998 und Pehamberger 1996). Grob konnte einen Überlebensvorteil bei Patienten mit Tumoren >1,5 mm zeigen (Dosierung: 3mal/Woche 9-12 Mio. IE s.c. über 18 Monate). Pehamberger bestätigte dieses Ergebnis mit einem gering abgewandelten Protokoll (Dosierung: 3 Mio. IE s.c. täglich über 3 Wochen, anschließend 3mal/Woche 3 Mio. IE s.c. über 12 Monate). Diese Therapie ist für das klinische Stadi-

Melanom, malignes. Tabelle 5. Schema der adjuvanten Interferon-Therapie beim malignen Melanom

Rekombinantes IFN alfa-2a		
Low-dose Schema	3 Mio. IE s.c.	3mal/Woche über 18 Monate
Rekombinantes IFN alfa-2b		
High-dose Schema (initial)	20 Mio. IE/m² KO i.v.	5mal/Woche über 4 Wochen
High-dose Schema (Erhaltung)	10 Mio. IE/m² KO s.c.	3mal/Woche über 48 Wochen

um II nach UICC 1992 (pT3a, Breslow >1,5-3,0 mm und pT3b Breslow 3,01-4,0 mm) zugelassen. Weitere adjuvante Therapieprotokolle (u.a. ADO; EORTC) mit alfa-Interferonen sind derzeit in klinischer Prüfung.

– Malignes Melanom mit einer Tumordicke >4 mm und/oder nach Entfernung regionaler Lymphknotenmetastasen Stadium IIB + IIC, III A-C (pT4, sowie jedes pT + N1-3, M0) (AJCC 2009): Nach den vielen erfolglosen adjuvanten Therapieansätzen der vergangenen Jahrzehnte (BCG, Levamisole, Deltimedac), liegen nun mehrere Ergebnisse adjuvanter Studien mit Interferon alfa-2b vor). Mit hohen Dosierungen von IFN alfa (20 Mio. IE/m²KO/Tag, 5 Tage/Woche für insg. 4 Wochen) konnte bei Hochrisiko-Patienten (Melanom >4 mm) und/oder nach Entfernung regionaler Lymphknotenmetastasen, signifikant sowohl eine Verlängerung der erkrankungsfreien Zeit als auch des Gesamtüberlebens nachgewiesen werden. Diese Therapiemodalität ist zugelassen. Sie gehört in die Hand des erfahrenen dermatologischen Onkologen.

- Chemotherapie und Chemoimmuntherapie in palliativer Indikation: prinzipielle Indikationen zur systemischen Chemotherapie/Chemoimmuntherapie sind inoperable Rezidivtumoren, inoperable regionäre Metastasen sowie Fernmetastasen (Stadium IV). Hierbei sind der palliative Ansatz und der Faktor Lebensqualität kritisch zu würdigen. Im Stadium IV wird ein limitiertes (limited disease: Patienten mit Metastasen in Haut, Weichteilen, Lymphknoten oder Lunge zeigen höhere Ansprechraten und bessere Verlaufsprognosen) von einem ausgedehnten (extensive disease: Patienten mit Metasen in Leber, Gehirn, oder generalisierte viszerale Metastasierung haben schlechtere Prognosen) Metastasierungsmuster unterschieden.
  – Immuntherapie:
    – Interleukin 2: Die Hochdosis Interleukin 2-Therapie (720.000 IE/kg KG i.v. als Bolustherapie alle 8 Std.) wurde aufgrund der Studienergebnisse von Rosenberg 1998 zugelassen. 16% der behandelten Patienten sprachen auf die Therapie an, 6% zeigten eine komplette Remission.
  – Chemo(Immun)therapie (Biochemotherapie) beim metastasierenden Melanom: Gegenstand zahlreicher Studienprotokolle ist die Kombination von Zytostatika mit Zytokinen (Legha et al., 1998), hier insbes. Interferon alfa-2a, Interferon alfa-2b und Interleukin 2. Bei Respondern konnte aber eine Verlängerung des Gesamtüberlebens nicht nachgewiesen werden.
  – Chemotherapie beim metastasierenden Melanom: Eingesetzt werden insbes. folgende Zytostatika: Dacarbazin, Nitrosurea-Derivate (Fotemustin ist liquorgängig), Vinca-Alkaloide (Vinblastin, Vincristin) und Cisplatin. Als Standardtherapeutikum gilt nach wie vor Dacarbazin (Deltimedac) mit einer Ansprechrate von 5,3-23% (je nach Dosierung). Dacarbazin ist nicht liquorgängig. Ein Ansprechen von Hirnmetastasen wurde unter Fotemustin (Muphoran) beobachtet. Mit Temozolomid, einem Alkylans mit vergleichbarer Ansprechrate wie Dacarbazin, jedoch geringerer Toxizität als Fotemustin, steht ein liquorgängiges Monochemotherapeutikum zur Auswahl, das aufgrund hervorragender Bioverfügbarkeit oral verabreicht werden kann. Die Ansprechraten sind mit denen bei Dacarbazin vergleichbar. Derzeit ist Temozolomid für die Indikation des Melanoms noch nicht zugelassen und kommt daher vorerst nur in kontrollierten Studien zum Einsatz. Kutane, subkutane, noduläre und pulmonale Metastasen sprechen besser an als Metastasen in anderen Organen. Komplette Responder in 2-5%, mediane Dauer der Response 5-7 Monate.

> **Merke:** Zwar konnte der Einsatz von derzeitigen Behandlungsschemata mit Biochemotherapeutika oder Polychemotherapeutika in einigen Protokollen ein verlängertes rezidivfreies Intervall und/oder erhöhte Ansprechraten (zum Preis der deutlich erhöhten Toxizität) gegenüber einer Monochemotherapie mit Dacarbazin zeigen, jedoch ist bislang in keiner dieser Studien eine signifikant verlängerte Überlebensrate belegt worden (Eigentler et al., 2003).

- Angesichts der geringen Therapieerfolge (ein Langzeitüberleben oder auch eine Heilung scheint bei etwa 10% aller fernmetastasierten Melanompatienten möglich) muss die Lebensqualität der Patienten unter der Therapie besonders berücksichtigt werden. Daher sollten Patienten mit metastasiertem malignem Melanom nach der derzeitigen Datenlage nur mit monotherapeutischem Ansatz (z.B. Dacarbazin/Temozolomid) therapiert werden; ggf. in Kombination mit alfa-Interferon. Biochemotherapeutika oder Polychemotherapeutika sollten nur in kontrollierten Studien durch spezialisierte onkologisch-dermatologische Zentren zum Einsatz kommen. Weitere Therapieoptionen mit Sorafenib, Carboplatin, Paclitaxel, Dacarbazin mit und ohne Oblimersen, Temozolomid, Elesclomol, Bcl2 Antisense Oligonukleotide (s.u. Oblimersen) werden derzeit in verschiedenen Studienprotokollen überprüft.
- Hyperthermie bei metastasiertem Melanom: Die eingeschränkten Erfolge der konventionellen Therapien des metastasierten Melanoms führten zur Untersuchung zunehmend komplementärer Behandlungsmöglichkeiten. Bei inoperablen Melanommetastasen ist ein lokales Ansprechen mit Oberflächenhyperthermie und tiefer regionärer Hyperthermie mit oder ohne Kombination von Strahlentherapie und/oder Chemotherapie publiziert. Die Hyperthermie ist eine nebenwirkungsarme Behandlungsform von malignen Neoplasien. Das betroffene Areal wird von außen durch einen Applikator mit Ultraschall (Radio- oder Mikrowellen) erwärmt. Werden größere Körperregionen behandelt geschieht dies häufig mit ei-

Melanom, malignes. Tabelle 6. Therapie des metastasierenden malignen Melanoms (Auszüge aus der Leitlinie der ADO, 2005)

	Wirkstoffe/ Schemata	Dosierungen/Therapiezyklen	Ansprechrate (laut klinischer Studien)
Monochemotherapien	Dacarbazin	250 mg/m² KO i.v., Tag 1-5; Wiederholung alle 3-4 Wochen	12,1%-17,6%
		alternativ	
		800-1200 mg/m² KO i.v., Tag 1; Wiederholung alle 3-4 Wochen	
	Temozolomid (derzeit noch nicht für die Indikation malignes Melanom zugelassen)	150-200 mg/m² KO p.o., Tag 1-5; Wiederholung alle 4 Wochen	laufende Studien: mit Dacarbazin vergleichbare Ansprechrate von 13,5-21%
	Fotemustin	100 mg/m² KO i.v. an den Behandlungstagen 1, 8, 15 dann 5 Wochen Pause; Wiederholung alle 3 Wochen	ca. 7,4-24,2%
	Vindesin	3 mg/m² KO i.v., Wiederholung alle 14 Tage	12-26%
	Interferon-alfa	9-18 Mio. IE/m² KO s.c., 3-wöchentlich, kontinuierliche Gabe	13-25%
	Interleukin-2	6 Mio. U/kg KG i.v. (als Kurzinfusion über 15 Minuten) alle 8 Std., Tag 1-5 (max. 14 ED); Wiederholungszyklus Tag 14	16-21,6%
Polychemotherapien und Chemoimmuntherapien	DTIC (Temozolomid) + IFN-α	DTIC 850 mg/m² KO i.v., Tag 1 (bzw. Temozolomid 150 mg/m² KO p.o., Tag 1-5)	14-27,7%
		IFN-a2a/b 3 Mio. IE/m² KO s.c., Tag 1-5	
		IFN-a2a/b 3mal/Woche 5 Mio. IE/m² KO s.c. in Woche 2-4; Wiederholung alle 4 Wochen	
	Vindesin + IFN-α	Vindesin 3 mg/m² KO i.v., Tag 1	24%
		IFN-a2a/b 3mal/Woche 5 Mio. IE/m² KO s.c.; Wiederholung alle 2 Wochen	
	BHD-Schema	BCNU 150 mg/m² KO i.v., Tag 1, nur jeden 2. Zyklus	12,7-30,4%
		Hydroxyurea 1500 mg/m² KO p.o., Tag 1-5	
		DTIC 150 mg/m² KO i.v., Tag 1-5; alle 4 Wochen	
	BOLD-Schema	Bleomycin 15 mg i.v., Tag 1 + 4	22-40%
		Vincristin 1 mg/m² KO i.v., Tag 1 + 5	
		CCNU 80 mg/m² KO i.v., Tag 1	
		DTIC 200 mg/m² KO i.v., Tag 1-5, alle 4-6 Wochen	
	DVP-Schema	DTIC 200 mg/m² KO i.v., Tag 1-5	31,4-45%
		Vindesin 3 mg/m² KO i.v. Tag 1	
		Cisplatin 50 mg/m² KO i.v., Tag 1, alle 3-4 Wochen	
	DVP-Schema	DTIC 450 mg/m² KO i.v., Tag 1 + 8	24%
		Vindesin 3 mg/m² KO i.v., Tag 1 + 8	
		Cisplatin 50 mg/m² KO i.v., Tag 1 + 8, alle 3-4 Wochen	
	DBCT-Schema	DTIC 220 mg/m² KO i.v., Tag 1-3	18,5-31,9%
		BCNU 150 mg/m² KO i.v., Tag 1, nur jeden 2. Zyklus	
		Cisplatin 25 mg/m² KO i.v., Tag 1-3	
		Tamoxifen 2mal/Tag 10 mg p.o., alle 3-4 Wochen	

B = Bleomycin; B* = BCNU (Carmustine); D = DTIC = Dacarbazine; H = Hydroxyurea; L = Lomustine (CCNU); O = Oncovin (Vincristine); P = Platinex (Cisplatin); V = Vindesine; CR = Complete Remission; PR = Partial Remission; OR = Overall Response

Melanom, malignes. Tabelle 7. T-Klassifikation (TNM-Klassifikation, AJCC*, 2009)

T	Tumordicke	Ulzerationsstatus
Tis	entfällt	entfällt
T1a	Tumordicke < 1,0 mm	ohne Ulzeration
T1b	Tumordicke < 1,0 mm	mit Ulzeration
T2a	Tumordicke 1,01–2,0 mm	ohne Ulzeration
T2b	Tumordicke 1,01–2,0 mm	mit Ulzeration
T3a	Tumordicke 2,01–4,0 mm	ohne Ulzeration
T3b	Tumordicke 2,01–4,0 mm	mit Ulzeration
T4a	Tumordicke > 4,0 mm	ohne Ulzeration
T4b	Tumordicke > 4,0 mm	mit Ulzeration

*American Joint Committee on Cancer

Melanom, malignes. Tabelle 8. N-Klassifikation (TNM-Klassifikation, AJCC, 2009)

N	Anzahl metastasierter Lymphknoten	Masse der Lymphknotenmetastasen
N0	0	entfällt
N1a	1 Knoten	Mikrometastase(n)*
N1b	1 Knoten	Makrometastase(n)**
N2a	2–3 Knoten	Mikrometastase(n)*
N2b	2–3 Knoten	Makrometastase(n)**
N2c	2–3 Knoten	In-Transit-Metastase(n) / Satelliten-Metastase(n) **ohne** metastasierte Knoten
N3	4 oder mehrere Knoten oder zusammengewachsene Knoten	oder In-Transit-Metastase(n) / Satelliten-Metastase(n) **mit** metastasierten Knoten

*Mikrometastase(n) diagnostiziert nach Schildwächter- oder elektiver Lymphadenektomie
** Makrometastase(n) definiert als klinisch festgestellte Lymphknoten-Metastasen durch therapeutische Lymphadenektomie bestätigt oder Lymphknoten-Metastasen mit großer extrakapsulärer Ausdehnung

Melanom, malignes. Tabelle 9. M-Klassifikation (TNM-Klassifikation, AJCC, 2009)

M	Lokalisation	Serum LDH
M0	0	entfällt
M1a	entfernte Hautlokalisation, subkutan oder knotige Metastase(n)	normal
M1b	Lungenmetastasen	normal
M1c	alle anderen viszeralen Metastasen	normal
	jede Fernmetastase	**erhöht**

nem Ringapplikator. Zytotoxische Eigenschaften der Chemotherapie und Strahlentherapie werden durch kontrollierte Überwärmungen additiv und teils supraadditiv verstärkt.
- Supportive Therapien: s.u. Zytostatika, supportive Therapie; s.a.u. Common toxicity criteria.

Prognose
- Als wichtigster Prognosefaktor beim malignen Melanom gelten das Tumorvolumen und die Tumorausbreitung. Hierzu gehören das Volumen des Primärtumors und ggf. der Metastasen. Im klinischen Stadium I und II kann die Prognose als günstig gesehen werden. Eine Metastasierung bedingt eine ungünstige Prognose.
- Die wichtigsten prognostischen Faktoren beim nichtmetastasierten malignen Melanom sind:
  - Vertikale Tumordicken nach Breslow
  - Vorhandensein einer (klinisch und/oder histologisch erkennbaren) Ulzeration
  - Geschlecht (für Männer signifikant schlechter)
  - Tumorlokalisation (ungünstige Prognose für Kapillitium, Hals, oberer Rumpf, Oberarme, Akren)
  - Invasionslevel nach Clark nur noch von Bedeutung innerhalb pT1 AJCC 2002 (Tumordicke <1,0 mm) für die Unterscheidung zwischen Level II/III (pT1a) oder Level IV/V (pT1b)
  - Status des Sentinel-Lymphknotens.
- Bei Lymphknotenbefall sind Mikrometastasierung und Makrometasierung prognostisch bedeutsam. Die Prognose verschlechtert sich dramatisch bei Auftreten von Metastasen. Patienten mit Makrometastasen (>2 mm) haben eine signifikant verkürzte Überlebenszeit. Selbst eine „In-Transit- Metastasierung" reduziert die 10 Jahresüberlebensrate auf 28%. Eine Fernmetastasierung überleben nur 3% zehn Jahre lang. Die mittlere Überlebenszeit beträgt bei diesen Patienten ohne Therapie nur etwa 4-6 Monate. Neuere Erkenntnisse haben gezeigt, dass neben der Tumordicke auch junges Alter, erhöhte Mitoserate (besonders bei jungen Patienten), angiolymphatische Invasion und die Lokalisation des Primärtumors am Rumpf oder an den unteren Extremitäten die Wahrscheinlichkeit eines positiven Sentinel-Lymphknotens erhöht.
- Regressionsphänomene: Die Regressionsrate wird in der Literatur mit 10-35% angegeben. Ansichten über die prognostische Bedeutung regressiver Veränderungen beim malignen Melanom sind kontrovers. In der Literatur dokumentierte Auffassungen und die eigene Erfahrung, dass ausgedehnte Regressionszeichen mit einer schlechten Prognose korrelieren, stehen statistischen Ergebnissen konträr gegenüber. Durch die zunehmende Sensibilisierung der Bevölkerung bzgl. der Risikofaktoren zur Entstehung des malignen Melanoms ist die Inzidenz von dünnen (<1 mm) Tumoren weltweit gestiegen. In Europa verringerte sich die durchschnittliche Tumordicke von 1,8 mm (1976) auf 0,5 mm (2000). Gleichzeitig stieg prozentual der Anteil dünner Tumoren von 39% (1976) auf 65,5% (2000). Darauf basierend sollte die Relevanz der

Melanom, malignes. Tabelle 10. Stadieneinteilung des Melanoms (AJCC, 2009)

Stadium	Klinisches Staging*					Pathologisches Staging**		
	T	Ulzeration	T	N	M	T	N	M
0	Tis	–		N0	M0	Tis	N0	M0
IA	T1a	Ø	< 1,0 mm	N0	M0	T1a	N0	M0
IB	T1b	+	< 1,0 mm	N0	M0	T1b	N0	M0
	T2a	Ø	1,01-2,0 mm	N0	M0	T2a	N0	M0
IIA	T2b	+	1,01-2,0 mm	N0	M0	T2b	N0	M0
	T3a	Ø	2,01-4,0 mm	N0	M0	T3a	N0	M0
IIB	T3b	+	2,01-4,0 mm	N0	M0	T3b	N0	M0
	T4a	Ø	> 4,0 mm	N0	M0	T4a	N0	M0
IIC	T4b	+	> 4,0 mm	N0	M0	T4b	N0	M0
III***	jedes T			N1-N3	M0			
IIIA						T1-4a	N1a	M0
						T1-4a	N2a	M0
IIIB						T1-4a	N1b	M0
						T1-4a	N2b	M0
						T1-4b	N1a	M0
						T1-4b	N2a	M0
						T1-4a/b	N2c	M0
IIIC						T1-4b	N1b	M0
						T1-4b	N2b	M0
						jedes T	N3	M0
IV			jedes T	jedes N	M1a-c	jedes T	jedes N	M1a-c

* Das klinische Staging schließt das histopathologische Staging des primären Melanoms und die klinisch/radiologische Metastasen-Diagnostik ein. Gemäß der Konvention soll das klinische Staging nach kompletter Exzision des primären Melanoms zusammen mit erfolgter klinisch/apparativer Suche nach regionären Lymphknoten- und Fernmetastasen zur Anwendung kommen.
** Das pathologische Staging schließt das histopathologische Staging des primären Melanoms einschließlich des Mitoseindex sowie den pathologischen Befund über die regionären Lymphknoten nach partieller oder kompletter Lymphadenektomie ein. Patienten mit pathologischem Stadium 0 oder 1A stellen eine Ausnahme dar. Sie benötigen keine pathologische Untersuchung ihrer regionären Lymphknoten.
*** für das klinische Staging gibt es keine Subgruppen für das Stadium III.

prognostischen Faktoren auf diese Subpopulation genau evaluiert werden. Nach gängiger Auffassung korrelieren sogenannte frühe Regressionszeichen (histologisch durch frühe lymphozytäre Infiltration gekennzeichnet) nicht mit einer schlechteren Prognose.
- Ein positiver Sentinel-Lymphknoten-Status (SLND) erwies sich (unabhängig von der Tumordicke) in multivariablen Analysen als belastbarer Prognosefaktor (Todesrate nach 42 Monaten 8% bei neg. SLNA vs. 44% bei pos. SLND).
- Der Einfluss einer Schwangerschaft auf die Prognose von Frauen mit Melanomen wird in der Literatur weiterhin kontrovers diskutiert. In mehreren große Studien konnte kein Unterschied hinsichtlich der Gesamtüberlebenszeit bzw. der erkrankungsfreien Überlebenszeit bei adäquater Therapie nachgewiesen werden. Derzeit existieren keine eindeutigen Richtlinien zur Behandlung solcher Fälle.
- Die Metallothionein-Überexpression im Primärtumor scheint ein prognostischer Faktor für Progression und Überleben von Melanom-Patienten darzustellen.

Nachsorge
- Derzeit ist ein Nachbeobachtungszeitraum von 10 Jahren üblich. 90% der Metastasen treten in den ersten 5 postoperativen Jahren auf. Empfehlenswert ist eine lebenslange Kontrolle. In den ersten 5 Jahren 1/4 bis 1/2 jährliche Untersuchungsintervalle, danach 1/2 jährlich. Bei Patienten mit einem Melanoma in situ ist eine jährliche auf-

Melanom, malignes. Tabelle 11. Prozentuale Überlebensraten des malignen Melanoms für TNM und Stadieneinteilung

Patholog. Stadium	TNM	Dicke [mm]	Ulzeration	LK-Zahl	LK-Größe	Fernmetastasierung	Patienten-Anzahl	5-Jahres-Überleben [%]	10-Jahres-Überleben [%]
IA	T1a	≤1	nein	0	–	–	4510	95,3	87,9
IB	T1b	≤1	ja oder Level IV/V	0	–	–	1380	90,9	83,1
	T2a	1,01-2,0	nein	0	–	–	3285	89,0	79,2
IIA	T2b	1,01-2,0	ja	0	–	–	958	77,4	64,4
	T3a	2,01-4,0	nein	0	–	–	1717	78,7	63,8
IIB	T3b	2,01-4,0	ja	0	–	–	1523	63,0	50,8
	T4a	>4,0	nein	0	–	–	563	67,4	53,9
IIC	T4b	>4,0	ja	0	–	–	978	45,1	32,3
IIIA	N1a	jede	nein	1	Micro	–	252	69,5	63,0
IIIA	N2a	jede	nein	2-3	Micro	–	130	63,3	56,9
IIIB	N1a	jede	ja	1	Micro	–	217	52,8	37,8
IIIB	N2a	jede	ja	2-3	Micro	–	111	49,6	35,9
IIIB	N1b	jede	nein	1	Macro	–	122	59,0	47,7
IIIB	N2b	jede	nein	2-3	Macro	–	93	46,3	39,2
IIIC	N1b	jede	ja	1	Macro	–	98	29,0	24,4
IIIC	N2b	jede	ja	2-3	Macro	–	109	24,0	15,0
IIIC	N3	jede	jede	4	Micro/Macro	–	396	26,7	18,4
IV	M1a	jede	jede	jede	jede	entfernte (sub)kutane	179	18,8	15,7
IV	M1b	jede	jede	jede	jede	Lunge	186	6,7	2,5
IV	M1c	jede	jede	jede	jede	viszeral; sonstige	793	9,5	6,0
total							17.600		

Quelle modifiziert und aktualisiert nach: Balch et al. (2001) Final Version of the American Joint Committee on Cancer Staging System for Cutaneous Melanoma. J Clin Oncol 19: 3635-3648

Melanom, malignes

Melanom, malignes. Tabelle 12. Übersicht von Palliativtherapien mit Dacarbacin-haltigen Polychemotherapien versus Dacarbacin-Monotherapien bei disseminiertem Melanom*

Studien und Therapieregime	Zyklusdauer (Tage)	Anzahl der Patienten	Vollständige Remission (%)	Partielle Remission (%)	p (wenn angegeben)	Mittlere Überlebensdauer (Monate)	Referenz
Dacarbazin 300 mg/m² KO; Tag 1-6	30	25	8	16,0	0,35	6	Moon et al. (1975)
Dacarbazin 100 mg/m² KO/8 Std.; Tag 1-6	30	21	4,8	23,8		6	
Dacarbazin 4,5 mg/kg KG; Tag 1-10	30	48	6,3	10,4	0,19	8	Carter et al. (1976)
Dacarbazin 2,7 mg/kg KG; Tag 1-5 Lomustin 1,5 mg/kg KG; Tag 2 Vincristin 0,027 mg/kg KG; Tag 1 und 5	42	67	3	13,4		7	
Dacarbazin 2,7 mg/kg KG; Tag 1-5 Camustin 2 mg/kg KG; Tag 2 Vincristin 0,027 mg/kg KG; Tag 1 und 5	42	65	0	23,1		7	
Dacarbazin 2,7 mg/kg KG; Tag 1-5 Camustin 2 mg/kg KG; Tag 2 Hydroxyharnstoff 30 mg/kg KG; Tag 2, 5, 9, 12, 16, 19	42	63	4,8	7,9		6	
Dacarbazin 250 mg/m² KO; Tag 1-4	21	26	0	15,4	0,18	5	Chauvergne et al. (1982)
Dacarbazin 250 mg/m² KO; Tag 1-4 Detorubicin 120 mg/m² KO; Tag 1-4	21	22	13,6	22,7		8	
Dacarbazin 250 mg/m² KO; Tag 1-5	28	51	7,8	9,8	>0,2	4,7	Ringborg et al. (1989)
Dacarbazin 250 mg/m² KO; Tag 1-5 Vindesin 3 mg/m² KO; Tag 1	28	59	13,6	11,9		5,8	
Dacarbazin 1000 mg/m² KO; Tag 1	21	118	0	10,2	0,09	6,3	Chapman et al. (1999)
Dacarbazin 220 mg/m² KO; Tag 1-3 Cisplatin 25 mg/m² KO; Tag 1-3 Carmustin 150 mg/m² KO; Tag 1/jeder 2. Zyklus Tamoxifen 2mal/Tag 10 mg; Tag -7 bis 0, dann kontinuierlich	28	108	0	18,5		7,7	
Dacarbazin 1200 mg/m² KO; Tag 1	21	19	0	5,3	0,15	7	Chiarion-Sileni et al. (2001)
Dacarbazin 220 mg/m² KO; Tag 1-3 Cisplatin 25 mg/m² KO; Tag 1-3 Carmustin 150 mg/m² KO; Tag 1/jeder 2. Zyklus Tamoxifen 160 mg; Tag -7 bis 0	28	41	2,4	22		9	

* modifiziert und aktualisiert nach: Eigentler TK et al. (2003) Palliative therapy of disseminated malignant melanoma: a systematic review of 41 randomised clinical trials. Lancet Oncol 4: 748-759

lichtmikroskopisch kontrollierte Nachuntersuchung ausreichend.

> **Cave:** Erhöhtes Risiko für Zweitmelanom!

Ganzkörperuntersuchung mit Inspektion und Palpation der Exzisionsstelle und Umgebung und peripherer Lymphknotenstatus, sind notwendig bei jeder Kontrolluntersuchung. Auch die psychosoziale Betreuung sollte nicht vernachlässigt werden.

> **Merke:** Etwa 60% der malignen Melanome werden vom Patienten selbst und etwa 10% vom Partner entdeckt. Rezidive werden in der Mehrzahl vom Erkrankten selbst oder einem Angehörigen (>70%) und nur zu etwa 25 % durch die Routine-Nachsorge entdeckt!

- Je nach Metastasierungsrisiko (ab 1,0 mm Tumordicke) im Stadium I und II AJCC 2009: Labor (ggf. mit S100 und MIA i.S.), apparative Diagnostik 2mal/Jahr (Sonographie der peripheren Lymphknotenstationen), ab Stadium III AJCC 2009 engmaschigere Kontrollen und zusätzliche Diagnostik alle 6 Monate (Röntgen-Thorax, Abd.-Sonographie, ggf. CT, bzw. MRT oder PET bei entsprechender klinischer Fragestellung).

Melanom, malignes. Tabelle 13. Stichwortartige Strategie zur Therapie des malignen Melanoms (Deutsche Leitlinie der ADO 2005: Malignes Melanom)

- Diagnosesicherung durch Exzisionsbiopsie (in sano)
- Exakte Diagnosestellung (TNM, AJCC, 2009)
- Definitive operative Versorgung mit 1 und 2 cm Sicherheitsabstand
- Wächterlymphknotenbiopsie bei MM ≥ 1,0 mm Tumordicke
- Umfassende Aufklärung (Risiken, Nachsorge, Arztbrief)
- Adjuvante Therapie mit IFN alfa bei MM ≥ 1,5 mm Tumordicke
- Exaktes Nachsorgeschema
- Bei disseminierter Metastasierung: Monotherapie (± IFN alfa), keine Poly- oder Biochemotherapie

Prophylaxe
Mit konsequenter Öffentlichkeitsarbeit kann die Prognose des malignen Melanoms deutlich verbessert werden. So ist die Melanom-Inzidenz in Australien deutlich höher als in UK, die Mortalität infolge der früheren Diagnosestellung jedoch deutlich geringer.

Naturheilkunde
Misteltherapie (z.B. Iscador M): In Deutschland sehr beliebte Zusatztherapie bei malignen Melanomen in unterschiedlichen Erkrankungsstadien. Belastbare Studienergebnisse sind rar. Die Ergebnisse einer größeren Multicenter-Studie (204 Patienten) zeigte bzgl. des Rezidiv-freien Intervalls wie auch hinsichtlich der Gesamtüberlebensdauer keine signifikanten Differenzen der mit Iscador M behandelten Gruppe gegenüber Placebo.

Hinweis(e)
- Zur Früherkennung von Rezidiven kommt der Anamnese und der klinischen Untersuchung die größte Bedeutung zu. Insbesondere bei dünnen Melanomen (<1,0 mm) sind apparative Diagnostiken zu vernachlässigen. Hierbei Gefahr falsch positiver Ergebnisse mit konsekutiver kostenintensiver Ausbreitungsdiagnostik. Eine relativ neue Option in der Behandlung von Hautmetastasen ist der topische Einsatz von Immunmodulatoren.
- Imiquimod: (3mal/Woche okklusiv über Nacht und 2mal/Tag 6-8 Std. okklusiv) soll in Fallbeispielen zu einer kompletten Remission von Metastasen geführt haben. Allerdings scheint die Anzahl der Therapieversager signifikant zu sein. Ebenso wurde die Entwicklung von Lentigo-maligna-Melanomen bei der Behandlung der Lentigo maligna mit Imiquimod beobachtet.
- Bei einem Teil der malignen Melanome wird in vitro wie auch in vivo ein Verlust der MTAP-Expression (Methylthioadenosin-Phosphorylase) nachgewiesen. Dieser Verlust scheint mit einem schlechteren Ansprechen auf eine Interferontherapie zu korrelieren.

Melanom, malignes. Tabelle 14. Empfehlungen für die Nachsorge kutaner Maligner Melanome (modifiziert nach Garbe u. Schadendorf)

Stadium	Tumordicke	Körperliche Untersuchung 1.-5. Jahr [Intervalle in Monaten]	Körperliche Untersuchung 6.-10. Jahr [Intervalle in Monaten]	Lymphknotensonographie 1.-5. Jahr [Intervalle in Monaten]	Blutuntersuchung 1.-5. Jahr ** [Intervalle in Monaten]	Bildgebende Untersuchung 1.-5. Jahr *** [Intervalle in Monaten]
I	<1 mm	6	12	Keine	Keine	Keine ****
I + II	>1 mm	3	6-12	6	6	Keine
III *		3	6	3-6	3-6	6
IV	individuell					

* Das AJCC-Stadium IIC (<4 mm Tumordicke plus Ulzeration) sollte wie Stadium III behandelt werden, da die Prognose vergleichbar ist
** Lactatdehydrogenase (LDH), alkalische Phosphatase (AP), und Protein S100ß
*** Abdomen-Sonographie und Röntgen-Thorax-Untersuchung, oder CT bzw. MRT oder PET
**** Bei Durchführung adjuvanter Therapien alle 6-12 Monate

Garbe C, Schadendorf D (2003) Malignes Melanom - neue Daten und Konzepte zur Nachsorge. Dtsch Ärztebl 100: A-1804, B-1501, C-1409

Melanom, malignes, akrolentiginöses

C43.L

Synonym(e)
acrolentiginous melanoma; plantar/palmar melanoma; ALM

Definition
Sich primär an Handinnenflächen und Fußsohlen oder auf einer Lentigo an den Phalangen entwickelndes malignes Melanom.

Vorkommen/Epidemiologie
Der Anteil am Gesamtmelanomaufkommen liegt bei ca. 4%.

Klinisches Bild
- Unterschiedlich große, braune bis schwarze, fleckige Hautveränderungen. Horizontal-radiales, später umschrieben vertikales Wachstum mit Infiltration und Ausbildung eines weichen, schwärzlichen oder nicht pigmentierten Knotens in den beschriebenen Herden. Oberflächliche Erosionen, Ulzerationen. Nässender, blutender, von einer verdickten Hornschicht umgebener Tumor. S.a.u. Melanom, malignes, subunguales als Variante des akrolentiginösen malignen Melanoms.
- Auflichtmikroskopie: Streifenförmige Pigmentierungen, unregelmäßige Pigmentierung, braune verwaschene Makeln in der Tumorumgebung.

Histologie
Zahlreiche atypische, die Epidermis nestförmig durchsetzende, in die Tiefe vordringende Melanozyten.

Therapie
S.u. Melanom, malignes.

Prognose
Die prognostischen Indikatoren sind bei weitem nicht so exakt bestimmbar wie bei malignen Melanomen anderer Lokalisationen, da der Breslow-Index bei akral lokalisierten Melanomen häufig unpräzise Werte vermittelt oder überhaupt nicht zu bewerten ist. Bei Nachuntersuchungen an metastasierten dünnen Melanomen (Tumordicke <0,75 mm) waren das ALM und das LMM signifkant überrepräsentiert. Akrolentiginöse Melanome tendieren zu einem superfiziellen

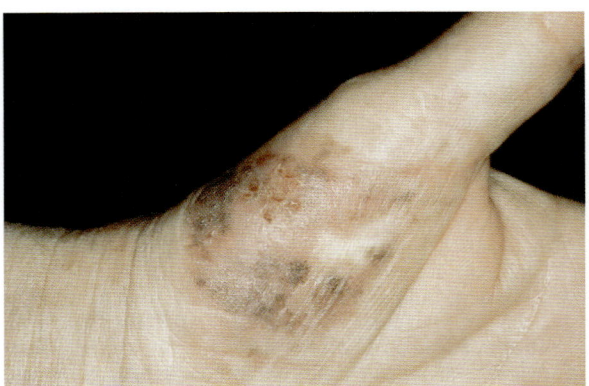

Melanom, malignes, akrolentiginöses. Bizarr konfigurierter, symptomloser Fleck des Handballens, der sich seit mehreren Jahren kontinuierlich vergrößerte. Z.n. Op des Daumengrundgelenkes. Die Schnittlinie wurde durch das Melanom geführt, s. Narbe im Zentrum.

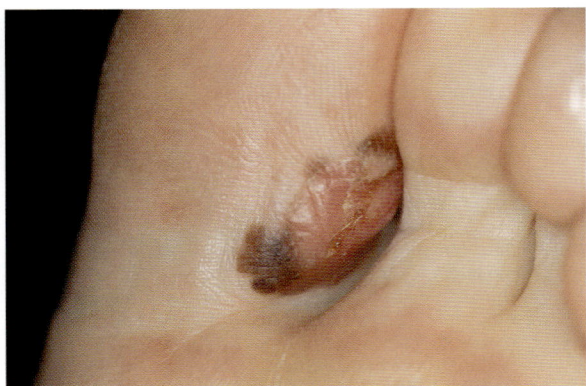

Melanom, malignes, akrolentiginöses. Zentral amelanotischer Tumor mit dunkelbraunem, unregelmäßigem Pigmentsaum.

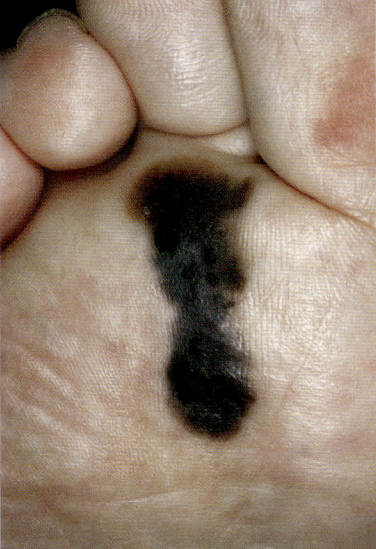

Melanom, malignes, akrolentiginöses. An der rechten Planta pedum lokalisierter, unregelmäßig begrenzter, braunschwarzer bis schwarzer Fleck. Laut Anamnese besteht die asymptomatische Hautveränderung seit mehreren Jahren. Z.T. bestehen Regressionszonen und noduläre Anteile.

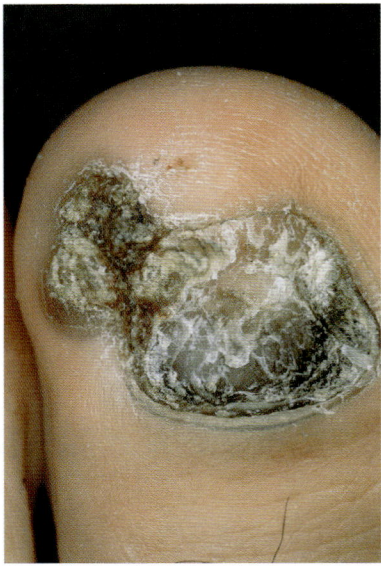

Melanom, malignes, akrolentiginöses. Subungual und paraungual lokalisierter, schwarz pigmentierter Tumor im Bereich des Fingernagels, fortgeschrittenes Stadium mit Destruktion des Nagels.

Wachstum. Sie werden, da klinisch oft spät diagnostiziert, oft erst in einem fortgeschrittenen Stadium operativ behandelt werden können.

Melanom, malignes, amelanotisches C43.L

Definition
Seltene (etwa 2-8% aller Melanome), pigmentarme oder pigmentfreie Form des malignen Melanoms, die v.a. bei Menschen des Hauttyp I beobachtet wird.

Lokalisation
Jede auch für andere Melanomtypen (s.u. Melanom, malignes) charakteristische Körperregion kann befallen sein.

Klinisches Bild
Wenig charakteristisches klinisches Bild. Meist klinisch asymptomatische, rote, rot-braune oder hautfarbene, 0,2-1,0 cm große Plaque/Knoten mit glatter oder krustiger Oberfläche.

Histologie
Melanin-Nachweis gelingt oft nur mit Spezialfärbungen (Versilberung).

Direkte Immunfluoreszenz
HMB 45- und S100-positive Zellen.

Diagnose
Auflichtmikroskopie: Rötliche oder hautfarbene Knötchen, evtl. Reste des Pigmentnetzes. Hochauflösende Sonographie (s. Sonographie, 20 MHz-Sonographie): s. malignes Melanom.

Differenzialdiagnose
Bowen, M.; Basalzellkarzinom; Naevus Spitz; Granuloma pyogenicum; Merkelzell-Karzinom.

Therapie
Entsprechend dem malignen Melanom.

Prognose
Ungünstiger als bei pigmentierten Melanomen, da amelanotische maligne Melanome klinisch erst spät symptomatisch werden oder auch nur zufallsdiagnostisch entdeckt werden.

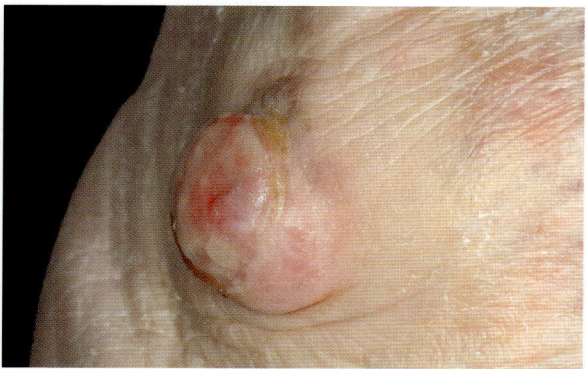

Melanom, malignes, amelanotisches. Primär noduläres amelanotisches Melanom am rechten rechten Fußaußenknöchel einer 83-jährigen Patientin (TD: 5 mm; Clark-Level IV, pT4b N0 M0; AJCC IIC). Vor 5 Monaten erstmals bemerkter, kirschgroßer, langsam größenprogredienter, oberflächlich vollständig erodierter, mäßig verschieblicher, scharf begrenzter Tumor mit rötlichem bis hautfarbenem Kolorit.

Melanom, malignes, animal-type C43.L

Synonym(e)
Melanom, malignes, Melanophagen-Typ; animal-type melanoma

Definition
Seltene Variante eines malignen Melanoms, mit einem distinkten histologischen Muster. Der Terminus „animal-type" wurde gewählt, weil dieser Melanomtyp bei Pferden (Schimmel) oder in tierexperimentell induzierten Melanomen auftritt.

Klinisches Bild
Umschriebener blau scharzer Knoten oder Plaque mit glatter Oberfläche, ohne die üblich in malignen Melanomen zu beobachtenden Braunverfärbungen der Tumoroberfläche. Das klinische Bild ähnelt dem blauen Naevus.

Histologie
Das histologische Bild ist von einer diffusen Ansammlung dichter Melanophagenrasen in der oberen und mittleren, ggf. auch tiefen Dermis gekennzeichnet. Bei genauerer Inspektion werden zwischen den Melanophagen auch große epitheloide Melanozyten mit polymorphen Kernen sowie einem dichten Pigmentbesatz gefunden. Mitosen sind über das gesamte Tumorparenchym verteilt. Fokal lympho-histiozytäre Infiltrate.

Prognose
Wegen der Seltenheit der Tumoren konnten bisher keine, von den epidemiologischen Daten konventioneller maligner Melanome abweichende, prognostische Daten erarbeitet werden. Metastasen wurden beobachtet.

Melanom, malignes, Blasenzellmelanom C43.L

Definition
Histologische Variante des malignen Melanoms, die weder durch ein spezifisches klinisches Bild noch durch einen besonderen klinischen Verlauf gekennzeichnet ist (s.a.u. Blasenzell-Naevus).

Histologie
Meist in einem melanozytären Naevus vom Compound-Typ entstehender blasenzelliger maligner Tumor. In der gesamten Dermis treten große „blasenartig" aufgetriebene, sehr polymorphe Zellen mit breitem hellem oder feingranuliertem Zytoplasma sowie unregelmäßig konfigurierten Kernen auf. Auch mehrkernige Riesenzellen mit Kernhyperchromasie und Mitosen treten auf.

Melanom, malignes, desmoplastisches C43.L

Erstbeschreiber
Conley, Lattes u. Orr, 1971

Synonym(e)
DMM, desmoplastic melanoma; desmoplastic malignant melanoma

Definition
Seltene Variante eines malignen Melanoms, das sich klinisch in 2/3 der Fälle als malignes amelanotisches Melanom darstellt. Es kann de novo entstehen, jedoch auch in Lentigo-

maligna-Melanomen oder in akrolentiginösen Melanomen oder in Schleimhautmelanomen auftreten.

Manifestation
Zu 60-70% bei Männern auftretend; alle Altersstufen; bevorzugt mittlere Lebensperioden (55-70 Jahre).

Lokalisation
Vor allem Kopf und Hals (50%), Extremitäten (25%), Stamm (20%) insbes. im Bereich lichtexponierter Areale, auch in malignen Melanomen der Schleimhäute.

Klinisches Bild
Plaqueförmige oder knotige, symptomlose, hautfarbene oder gerötete, selten braungefärbte, derbe Neubildung. Es kann auch lediglich eine unscheinbare plattenartige Induration der Haut vorliegen. Dieser Melanomtyp wird durch sein atypisches Wachstum (amelanotische Tendenz) häufig spät erkannt (Breslow-Index bei 40% der Patienten > 4,0 mm). Er neigt zu agressivem, infiltrativem Wachstum. Seine Metastasierungstendenz ist gering. Häufigste Metastasierungsart ist die lokoregionäre Metastasierung (etwa 25%; v.a. bei Nachweis von Neurotropismus), seltener sind die Lymphknotenmetastasierung (etwa 10%) sowie die systemische Metastasierung (etwa 20%; korreliert mit vorausgegangenen Lokalrezidiven).

Histologie
- Faszikuläre oder knotige Zellzüge aus atypischen, hyperchromatischen, spindeligen Zellen, die zwischen den fibrotisch verdichteten kollagenen Fasern liegen. Gelegentlich Mitosen. Fokale, perivaskuläre lymphohistiozytäre Infiltrate, Fibrosierungen. Proliferation von atypischen Melanozyten an der dermoepidermalen Junktionszone, wenig Pigment. Desmoplastische Melanome zeigen Neurotropie und folgen dem Verlauf der dermalen Nerven (desmoplastisch-neutropes Melanom).
- Immunhistologie: S-100-, HMB-45- und Vimentin-positiv; HMB-45 in den tiefen Anteilen nicht selten negativ. S-100 ist der verlässlichste Marker.

Differenzialdiagnose
- Klinisch: Lentigo maligna, spinozelluläres Karzinom, melanozytärer Naevus, Lymphocytic infiltration of the skin, Dermatofibrom, Dermatofibrosarcoma protuberans, Fibroxanthom.

- Histologisch: Dermatofibrosarcoma protuberans (zellreiche dichte Verbände monomorpher Tumorverbände mit chromatindichten Kernen, Expression von CD34), dermales Fibrosarkom (negativ für S-100), undifferenziertes, desmoplastisch wachsendes spinozelluläres Karzinom = Karzinom, spinozelluläres, desmoplastisches (Expression von Zytokeratin).

Therapie
Entsprechend dem malignen Melanom. Gute Erfolge wurden beim desmoplastischen malignen Melanom mit postoperativen Nachbestrahlungen erzielt. Hierunter erfolgt eine deutliche Reduktion der Rezidivrate.

Prognose
Ungünstig durch frühe tiefe Infiltration der Subkutis und einer durchschnittlichen Tumordicke (Breslow) von 4,5-5,7 mm bei Diagnosestellung. Großzügiges operatives Vorgehen mit breiter Tumorfreiheit zur Seite und Tiefe ist notwendig. Relativ späte Metastasierungstendenz; große Tendenz zu lokalen Rezidiven!

Melanom, malignes, Lentigo-maligna-Melanom
C43.L

Definition
Entwicklung eines malignen Melanoms auf einer Lentigo maligna.

Lokalisation
Vor allem Gesicht, Unterschenkel.

Klinisches Bild
Brauner oder braunschwarzer, 0,2-5 cm großer, meist bizarr begrenzter, brauner bis braun-schwarzer Fleck mit unterschiedlich großen, plaqueförmigen oder knotigen Erhabenheiten, die sich durch Konsistenz und Farbe (schwarz) von der Umgebung, meist einer jahrelang bestehenden Lentigo maligna, unterscheiden.

Histologie
Meist atrophisches Oberflächenepithel. Unterschiedlich ausgeprägte aktinische Elastose. Auffällig sind eine zunächst lineare basale Verdichtung und die später auftretende nestförmige Aggregation atypischer, pigmentierter Melanozyten. Einzelne atypische Melanozyten werden in höheren Epithellagen angetroffen. Regelmäßig wird eine dichte lineare Besiedlung des Haarfollikelepithels gefunden. In plaqueförmigen oder knotigen Arealen wird die Basalmembran von Melanozytennestern durchbrochen, sodass in der Dermis unterschiedlich dichte Tumoraggregate zu finden sind.

Diagnose
Auflichtmikroskopie: Irreguläres Pigmentnetz mit Pseudopodien und Regressionen. Die Oberflächentextur ist nicht mehr erhalten. Hochauflösende Sonographie: s.u. Melanom, malignes.

Therapie
Für die operative Therapie des Lentigo-maligna-Melanoms gelten andere Richtlinien als bei den sonstigen malignen Melanomen. Bei dieser Tumorspezies kann bei hohem Alter, Multimorbidität oder bei problematischer Lokalisation (Augenlider, Nase, Wange) bei Tumoren mit Tumordicke von Breslow >1,0 mm der bei den sonstigen malignen Melano-

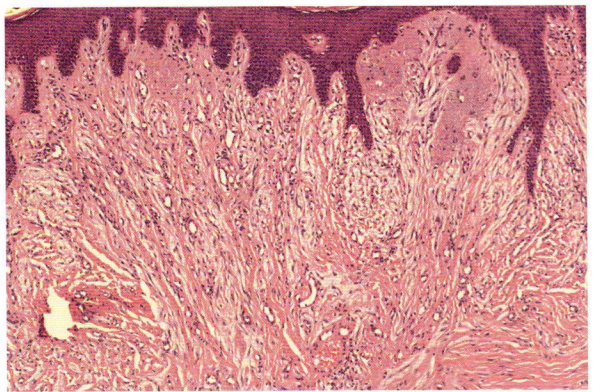

Melanom, malignes, desmoplastisches. Diffuse Infiltration der oberen und mittleren Dermis durch Zellzüge aus atypischen, hyperchromatischen, spindeligen Zellen. Breites, eosinophiles kollagenes Stroma.

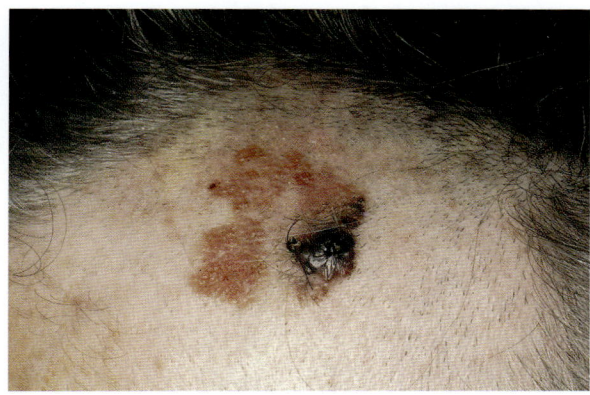

Melanom, malignes, Lentigo-maligna-Melanom. Asymmetrische, mehrfarbige, rötlich-bräunlich bis schwarze, unregelmäßige begrenzte Plaque mit knotigen Anteilen. Die Diagnosesicherung erfolgte histologisch aus dem knotigen schwarzen Anteil.

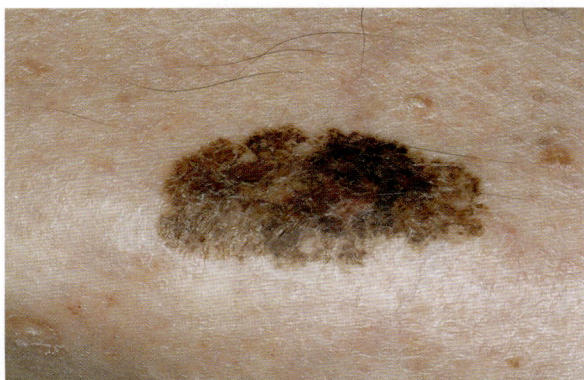

Melanom, malignes, Lentigo-maligna-Melanom. Seit Jahren bestehender, zunächst hell- dann dunkelbrauner Fleck mit kontinuierlichem Flächenwachstum auf dem Boden einer atypischen, entzündeten Lentigo maligna. Seit einigen Monaten deutlich tastbare Erhabenheit.

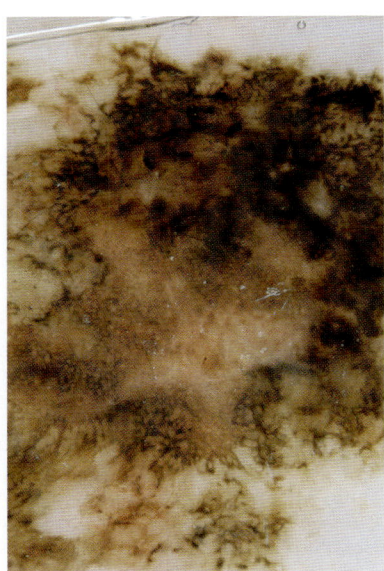

Melanom, malignes, Lentigo-maligna-Melanom. Auflichtmikroskopisches Bild: Bizarres Pigmentmuster dem jegliche organische Struktur fehlt. Im Zentrum Regressionszonen (helle Areale).

men empfohlene Sicherheitsabstand aus kosmetischen bzw. allgemeinmedizinischen Gründen meist nicht eingehalten werden. Das operative Maß wird sich auf vertretbare Sicherheitsabstände anpassen müssen. Empfohlen werden ein Sicherheitsabstand von 0,5 cm sowie eine lückenlose Schnittrandkontrolle.

Prognose
Infolge der späten Metastasierung günstiger als bei anderen Melanomtypen.

Melanom, malignes, naevoides   C43.L

Synonym(e)
nevoid melanoma; spitzoid melanoma; melanoma with small nevus-like cells; small cells melanoma

Definition
Histologische Variante eines malignen Melanoms, ohne eigene distinkte klinische Morphologie. Auch der klinische Verlauf ist von dem konventioneller maligner Melanome nicht unterschieden.

Einteilung
Zu unterscheiden sind:
- Malignes Melanom, spitzoides
- Malignes Melanom, „small cell type".

Histologie
- Naevoides, malignes Melanom, small cell type: In der Übersichtsvergrößerung zeigt sich das Bild eines häufig exophytischen „gutartigen" melanozytären Naevus. Strangförmig angeordnete Nester aus kleinen monomorphen Tumorzellen mit unterschiedlichem Pigmentbesatz. Insbesondere in der Tiefe des Tumors finden sich größere Tumorzellen, mit distinkter Zell- und Kernpolymorphie sowie prominenten Kernkörperchen. Das Zeichen der distalen Ausreifung der Melanozyten, wie in einem melanozytären Naevus zu erwarten, fehlt. Mitosen sind über das gesamte Tumorparenchym verteilt. Pagetoide Epithelinfiltration wird fokal beobachtet („man muss danach suchen"!).
- Naevoides, malignes Melanom, spitzoider Typ: In der Übersichtsvergrößerung Architektur des Spitz-Naevus mit symmetrischer, häufig scharf begrenzter melanozytärer Proliferation mit einzelnen Tumorzellen und wenigen oder fehlenden Nestern an der Junktionszone. Die meist diffus in der Dermis verteilten, polygonalen Tumorzellen besitzen große Kernen und breites Zytoplasma. Riesenzellen sind ebenso vertreten wie sog. Kamino-bodies. Zur Basis hin nimmt die zelluläre Dichte nicht ab. Hier zeigt sich ein deutlicher Verlust der zellulären Kohäsion. Eine Ausreifung zur Tiefe ist nicht zu beobachten. Mitosen sind über das gesamte Tumorparenchym verteilt.

Melanom, malignes, noduläres   C43.L

Synonym(e)
Primär knotiges Melanom; nodular melanoma (NM); nodöses Melanomalignom; knotiges malignes Melanom

Definition
Primär oder auf einem pigmentierten melanozytärem Naevus entstehende knotige Form eines malignen Melanoms.

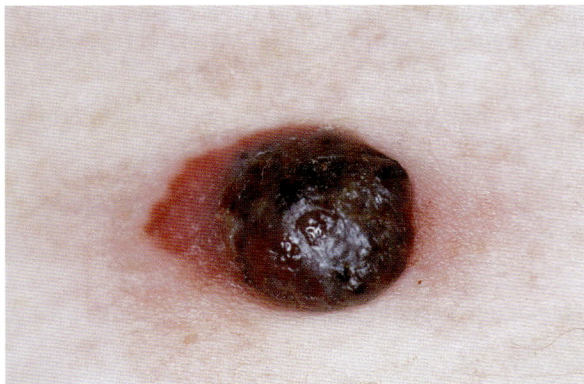

Melanom, malignes, noduläres. Dunkel pigmentierter, oberflächlich erodierter braun-schwarzer Knoten auf rötlicher scharf begrenzter Plaque.

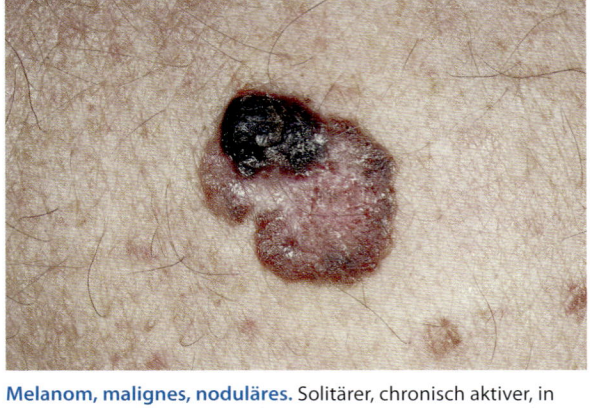

Melanom, malignes, noduläres. Solitärer, chronisch aktiver, in den letzten 4 Wochen schnell wachsender, gelegentlich leicht blutender, 0,7 cm großer, glatter, schwarzer Knoten auf brauner Plaque.

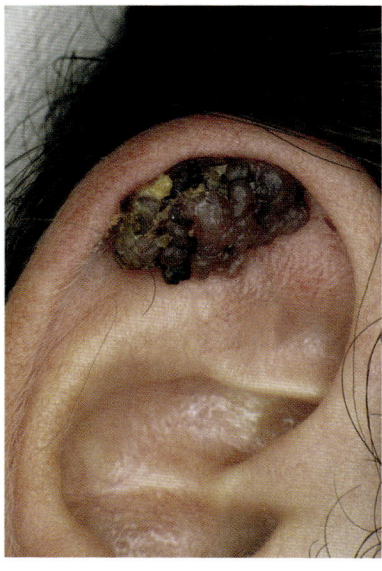

Melanom, malignes, noduläres. Blumenkohlartig wachsender Knoten mit „polypoider" und „verruköser" Oberfläche an der Ohrmuschel einer 82-jährigen Patientin.

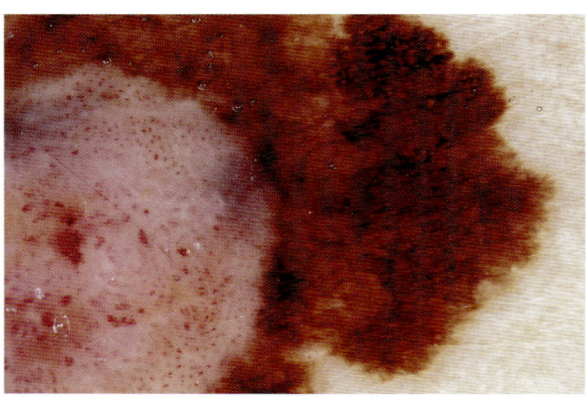

Melanom, malignes, noduläres. Auflichtmikroskopie: Pigmentfreier Knoten mit roten punktförmigen Pigmentierungen (Punkte entsprechen irregulären Gefäßknäueln). Sehr unruhige (nicht mehr organische) Pigmentstrukturen, bei flächenhafter Basispigmentierung. Darin zeigen sich Pseudopodien und Radiärstreifung (radial streaming).

Klinisches Bild
- Man unterscheidet zwei Formen:
  - Kleiner, schwarzer oder blauschwarzer, glatter, halbkugeliger Knoten.
  - Schwarzer, unregelmäßig konfigurierter Knoten mit horizontalem und vertikalem Wachstum. Die Oberfläche des Knotens zeigt eine verdünnte, pergamentartige Kante. Möglich sind Krustenbildungen oder zentrale Ulzeration.
- Auflichtmikroskopie: Eine diffuse Pigmentierung ist dominierend, das reguläre Pigmentnetz ist evtl. noch am Rand vorhanden.
- Hochauflösende Sonographie: Malignes Melanom.

Histologie
Spindelige, epitheloide und polymorphe Melanomzellen in der Epidermis und der Dermis, bis ins subkutane Fettgewebe hineinreichend. Starke entzündliche Stromareaktion.

Therapie
Entsprechend dem malignen Melanom.

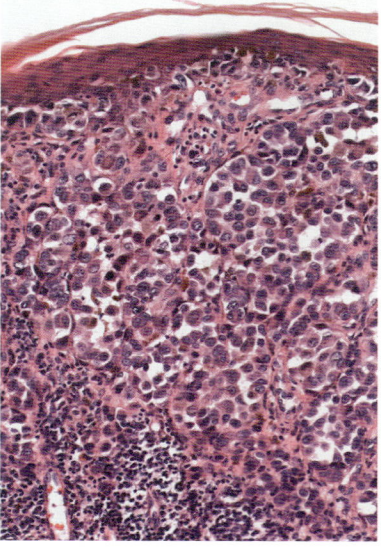

Melanom, malignes, noduläres. Atrophisches Epithel, Orthokeratose, Verbände atypischer, epitheloider Melanozyten in der oberen und mittleren Dermis. Auffällige Kernpolymorphie. Zur Basis keine „Ausreifung" der Melanoyzten.

Prognose
Ungünstig, frühes invasives Wachstum.

Melanom, malignes, Schleimhautmelanom C43.9

Synonym(e)
mucosal melanoma; Schleimhautmelanom

Definition
Malignes Melanom an der Mundschleimhaut, im Nasopharynx, Larynx, in der vaginalen oder analen Schleimhaut oder im Bereich der Glans penis.

Vorkommen/Epidemiologie
Seltenes Vorkommen. In den USA wurden Inzidenzen von 4/10 Mio. Einwohner/Jahr angegeben.

Manifestation
Bei Erwachsenen auftretend, Häufigkeitsgipfel in der 5.-8. Lebensdekade. Keine Geschlechtsbevorzugung.

Lokalisation
Etwa 55% der Schleimhautmelanome betreffen den Kopf-Hals-Bereich, 24% die Anorektalregion und 21% den Genitaltrakt.

Klinisches Bild
Bislang sind keine definitiven klinischen Vorstufen für das Schleimhautmelanom bekannt. Meist tritt es de novo als bizarr konfigurierter, initial bräunlicher, später schwarzer Fleck auf unveränderter Schleimhaut auf. Das über Jahre währende Wachstum führt zu einem Flächenwachstum und allmählichem Dickenwachstum, so dass sich dann eine tiefschwarze, deutlich palpable Plaque nachweisen lässt. Im fortgeschrittenen Stadium zeigt sich ein halbkugeliger, sich über das Schleimhautniveau vorwölbender, exophytischer, tiefschwarzer oder schwarzroter, prall elastischer Knoten, der bis zu 2 cm im Durchmesser erreichen kann. Die Oberfläche ist in diesem Stadium meist erodiert oder ulzeriert, so dass der Tumor durch Blutung symptomatisch wird. Bei den oralen Schleimhautmelanomen stellen sich rund 20% als amelanotische, auch desmoplastische oder neurotrop wachsende Melanome dar. Etwa 50% der oralen Schleimhautmelanome haben zum Zeitpunkt der Erstdiagnose bereits in die regionalen Lymphknoten metastasiert.

Therapie
Chirurgisches Vorgehen mit einem Stadium-angepassten Sicherheitsabstand (max. 2 cm) ist die Therapie der ersten Wahl. Nachbestrahlungen scheinen zumindestens für die Melanome der Kopf- und Halsschleimhaut von eher zweifelhaftem Wert hinsichtlich der Überlebenszeit zu sein. Eine Radiotherapie wird v.a. dann angewandt, wenn aufgrund der Lokalisation und Ausdehnung des Tumors eine R0-Resektion nicht zu erzielen ist.

Prognose
Schleimhautmelanome werden meist spät entdeckt, so dass ihre Prognose infolge von fortgeschrittenem Wachstum häufig schlechter ist als die der malignen Melanome der Haut. Die 5-Jahres-Überlebensrate aller Patienten mit Schleimhautmelanomen liegt bei 25%, nach dem Auftreten von Lymphknotenmetastasen sinkt sie auf 17%.

Melanom, malignes, subunguales C43.L

Synonym(e)
acral lentiginous melanoma

Definition
Seltene (1-2% aller malignen Melanome) Variante des Akrolentiginösen malignen Melanoms. Im asiatischen Raum liegt die Inzidenz jedoch bei 20-30%.

Manifestation
Alter bei Diagnosestellung 55-65 Jahre.

Lokalisation
Bevorzugt sind die Fingernägel (61%) und hier v.a. die Daumennägel betroffen.

Klinisches Bild
Erstes klinisches Zeichen ist die longitudinale streifenförmige Melanonychie (s.a. dort auch zur Differenzialdiagnose), häu-

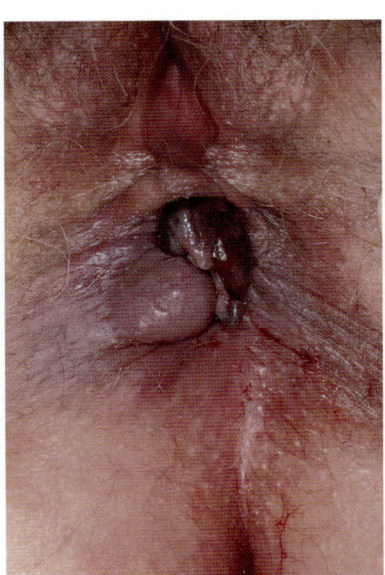

Melanom, malignes, Schleimhautmelanom. Zufallsbefund eines nodulären Schleimhautmelanoms bei einer 53 Jahre alten Patientin. Der breitbasig zwischen 11 und 3 Uhr aufsitzende, rot-braune Tumor (Mariske bei 8-10 Uhr) wurde bisher als Hämorrhoidalknoten verkannt.

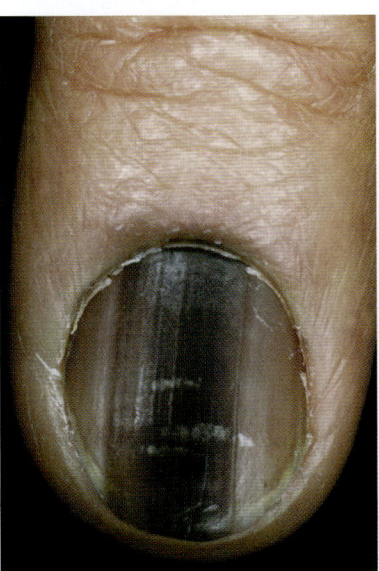

Melanom, malignes, subunguales.

Nagel mit streifiger und periungualer, brauner Zeichnung (Hutchinson-Zeichen) bei subungualem malignen Melanom.

fig begleitet durch eine periunguale Hyperpigmentierung (Hutchinson-Zeichen). Mit progredientem Wachstum des Pigmenttumors kommt es zu einer flächigen Grau-Schwarz-Verfärbung des Nagels und später zu einer plumpen Abhebung und Destruktion der Nagelplatte. In etwa 30% der Fälle entwickeln sich amelanotische Subungualmelanome. Diese imponieren als wenig schmerzhafte, rötliche Geschwülste mit destruierter oder abgehobener Nagelplatte. Auch fehlt hierbei die ansonsten obligatorische Longitudinalstreifung der Nagelplatte.

Diagnose
Diagnosesicherung, z.B. über histologischen Melaninnachweis in der Nagelplatte (Fontana-Masson Färbung).

Therapie
Bei melanozytärer Herkunft Nagelextraktion und Exzision des pigmentierten Anteils im Nagelbett mit ausreichendem Sicherheitsabstand, ggf. Amputation des befallenen Digitus.

Melanom, malignes, superfiziell spreitendes C43.L

Synonym(e)
Superficial spreading melanoma; pagetoides Melanom; oberflächlich spreitendes Melanom

Definition
Häufigste Form des malignen Melanoms (etwa 60% aller malignen Melanome), das durch primär horizontales Wachstum gekennzeichnet ist, in fortgeschrittenen Phasen der Erkrankung auch durch vertikales, invasives Wachstum.

Lokalisation
Vor allem am Stamm.

Klinisches Bild
0,5 cm bis zu 5,0 cm große, rundliche bis ovale, häufig auch bizarr konfigurierte, mit zungenförmigen Ausläufern versehene, scharf begrenzte, hellbraun- bis bräunliche, schwarze, graue oder weißliche, auch rosa bis rötlich gescheckte, zunächst flache Plaques mit leicht erhabenem Rand. Später höckrige Oberfläche, Ausbildung infiltrierter Papeln, Knötchen oder Knoten (vertikale Wachstumsrichtung). Auflicht-

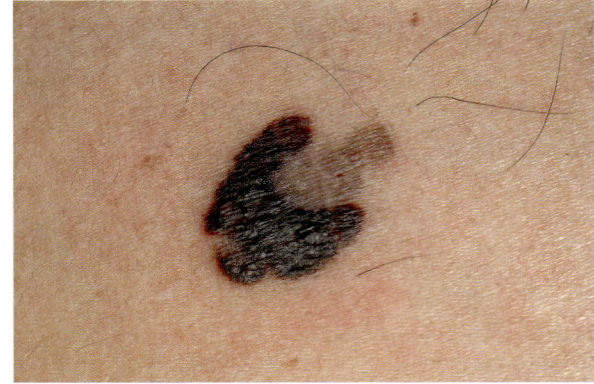

Melanom, malignes, superfiziell spreitendes. Seit 2 Jahren bestehende, langsam größenprogrediente, pectoral rechts lokalisierte, 1.7 x 1.3 cm messende, inhomogen pigmentierte, scharf aber unregelmäßig begrenzte, schwarzgraue bis bläuliche Macula, partiell mit Übergang in Plaqueform.

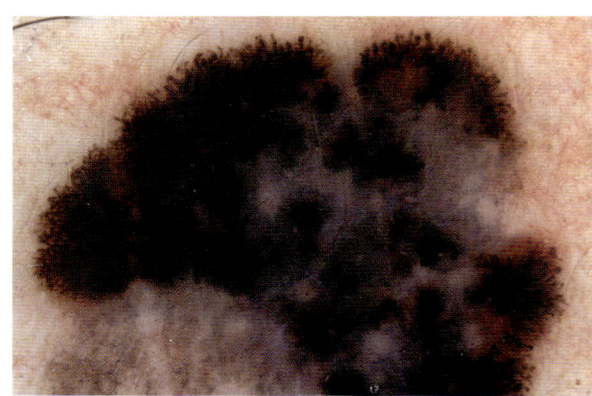

Melanom, malignes, superfiziell spreitendes. Auflichtmikroskopie: Distinktes, braun-schwarzes Pigmentnetz. Pseudopodien und radial streaming sind deutlich erkennbar.

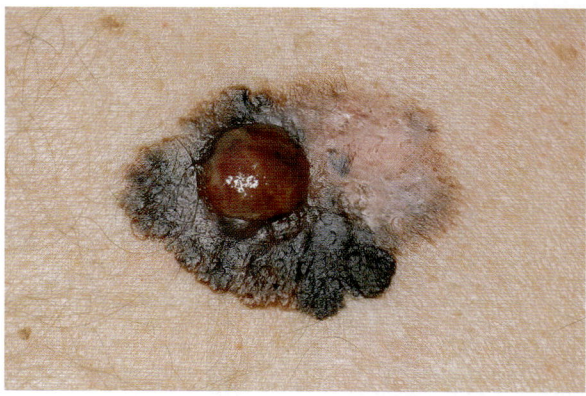

Melanom, malignes, superfiziell spreitendes. Unregelmäßig begrenzter und schwarz-braun verfärbter Pigmenttumor mit Regressionszone rechts (abgeblasster Anteil) und zentral gelegenem, Oberflächen-erodiertem, knotigem Anteil (Tumordicke: 4,2 mm).

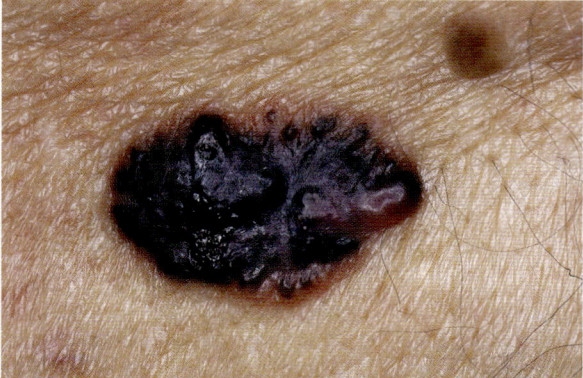

Melanom, malignes, superfiziell spreitendes. 2,0 x 1,4 cm große, braun-schwarze bis schwarze Plaque mit knotigen Anteilen und unregelmäßiger Berandung auf deutlich sonnengebräunter Haut. Innerhalb der Plaque imponieren auch zwei kleinere, rötlich-braune Areale. Anamnestisch hat die Läsion gelegentlich geblutet (Blutspur beim Abtrocknen).

mikroskopie: Stark irreguläres, weitmaschiges, grobtrabekuläres, prominentes Pigmentnetz, periphere Abbrüche, Pseudopodien, radial streaming, Depigmentierungen, Regressionen, black dots.

Histologie
Frühphase: Melanoma in situ. Die Epidermis ist von großen atypischen Melanozyten mit hellem Zytoplasma durchsetzt. Die Tumorzellen sind in Nestern und in Einzelformationen in allen Schichten der Epidermis, einschließlich des Str. corneums anzutreffen. Später: Durchbruch durch die Basalmembran, und breite Durchsetzung der Dermis durch atypische Melanozyten. Basales, unterschiedlich ausgeprägtes lymphozytäres Infiltrat. Mitosen findet man in unterschiedlicher Dichte in allen Abschnitten des Tumorparenchyms. Differenzialdiagnostisch wichtig ist die fehlende Ausreifung der Tumorzellen zur Tiefe.

Diagnose
Hochauflösende Sonographie (Sonographie, 20 MHz-Sonographie); Auflichtmikroskopie.

Therapie
Entsprechend dem malignen Melanom.

Prognose
Günstig in der Frühphase bei kleinen Herden. Entscheidend ist die Tumordicke in den knotigen Bereichen.

Melanom, malignes, unbekannter Primärtumor
C80

Definition
Bei etwa 3% aller Melanome lässt sich kein Primärtumor an der Haut auffinden.

Manifestation
Männer sind häufiger als Frauen betroffen.

Hinweis(e)
Etwa 90% aller malignen Melanome entstehen an der Haut. Von den übrigen entwickelt sich ein Großteil im Auge oder an den Schleimhäuten.

Melanom, malignes, unklassifizierbares
C43.L

Definition
Histologischer Begriff für ein nicht in die bekannten Melanomtypen einzuordnendes malignes Melanom.

Melanonychia striata longitudinalis
L60.8

Synonym(e)
Streifenförmige Nagelpigmentierung

Definition
Bei Kaukasiern selten auftretende, longitudinal über die Nagelplatte verlaufende, streifige Braun-/Schwarzverfärbung (Pigmentierung) unterschiedlicher Genese.

Vorkommen/Epidemiologie
Häufig als melanozytäre Pigmentierung bei dunklen Rassen (96% der über 50-jährigen!).

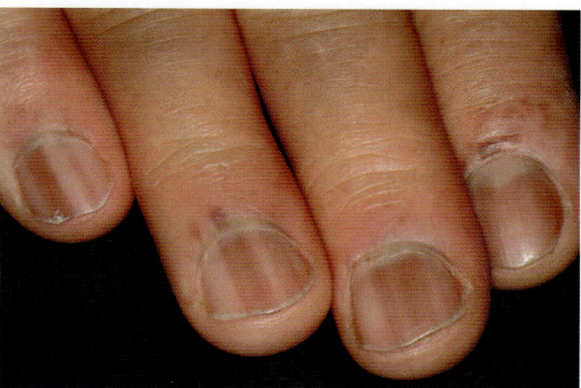

Melanonychia striata longitudinalis. Seit 4 Monaten persistierende, braune, longitudinale Streifen an den Fingern der rechten Hand bei einem 64-jährigen Türken. V.a. Laugier-Hunziker-Baran-Syndrom. Malignität wurde ausgeschlossen.

Ätiologie
Melanozytäre, mikrobiologische, tumoröse oder exogene Faktoren sind als Auslöser beschrieben:
- Melanozytäre Ursachen:
  - Physiologisch bei Farbigen
  - Melanozytärer Naevus der Nagelwurzel oder des Nagelbettes
  - Malignes Melanom der Nagelwurzel oder des Nagelbettes
  - Laugier-Hunziker-Syndrom.
- Exogene Ursachen:
  - Antibiotika (z.B Tetracycline)
  - Antimalariamittel (Chloroquin)
  - Antikonvulsiva (Phenytoin)
  - Zytostatika (Hydroxyurea, Cyclophosphamid)
  - Virustatika.
- Stoffwechselerkrankungen:
  - M. Addison
  - Hämosiderose
  - Vitamin B_{12}-Mangel
  - Porphyria cutanea tarda.
- Mikrobiologische Ursachen:
  - Pilzbesiedelungen:
    - Scopulariopsis brevicaulis
    - Trichophyton soudanense
    - Alternaria tenuissima
    - Fusarium oxysporum
    - Scytalidium dimidiatum.
  - Bakterielle Ursachen:
    - Pseudomonas aeruginosa
    - Proteus spp.

Lokalisation
Sowohl die physiologische Form bei Farbigen als auch die exogene Form tritt vom 1. bis 5. Finger in abnehmender Häufigkeit auf.

Diagnose
Klinik, Auflichtmikroskopie, Biopsie (aus Nagelwurzel oder Nagelbett). Diagnosesicherung (Art des Pigmentes) über histologischen oder mikrobiologischen Nachweis der Ursache.

Differenzialdiagnose
S.u. Melanonychie.

Therapie
Bei melanozytärer Herkunft Nagelextraktion und Exzision des pigmentierten Anteils im Nagelbett. S.u. Melanom, subunguales.

Melanonychie L60.8

Synonym(e)
Melonychie

Definition
Polyätiologische, meist schmerzlose, an einem oder mehreren Nagelorganen auftretende, lokalisierte - streifige oder rundliche -, aber auch diffus-homogene, Schwarz- oder Braunschwarz-Verfärbung der Nagelplatte, des subungualen Gewebes oder des Paro/Perinychiums (s.u. Nagel), die im Hinblick auf die Entwicklung eines malignen Melanoms eine hohe diagnostische Bedeutung hat. S.a. Melanonychia striata longitudinalis. Eine Melanonychie kann mit oder ohne Nageldystrophie einhergehen.

Ätiologie
Melanozytäre, mikrobiologische, traumatische, proliferative oder exogene Faktoren:
- Melanozytäre Ursachen:
  - Physiologisch bei Farbigen
  - Melanozytärer Naevus der Nagelwurzel oder des Nagelbettes
  - Malignes Melanom der Nagelwurzel oder des Nagelbettes
  - Laugier-Hunziker-Syndrom.
- Exogene Ursachen:
  - Antibiotika (z.B Tetracycline)
  - Antimalariamittel (Chloroquin, Cyclophosphamid)
  - Antikonvulsiva (Phenytoin)
  - Zytostatika (Hydroxyurea)
  - Virustatika
  - Dithranol
  - Silbernitrat
  - Kaliumpermanganat-Bäder (intensive Braunverfärbung).
- Stoffwechselerkrankungen:
  - M. Addison
  - Hämosiderose
  - Vitamin B_{12}-Mangel
  - Porphyria cutanea tarda.
- Mikrobiologische Ursachen:
  - Pilzbesiedelungen:
    - Trichophyton soudanense
    - Alternaria tenuissima
    - Fusarium oxysporum
    - Scytalidium dimidiatum
  - Bakterielle Ursachen:
    - Pseudomonas aeruginosa
    - Proteus spp.
  - Andere:
    - Hämatom (wichtige Abgrenzung zum subungualen malignen Melanom)
    - Lichen planus.

Differenzialdiagnose
Die wichtigste differenzialdiagnostische Entscheidung liegt in der Abgrenzung einer melanozytären oder einer nichtmelanozytären Pigmentierung. Bei melanozytärer Pigmentierung der Nagelmatrix ist stets ein durchgehendes streifiges Muster vorhanden. Dies ist bei einem subungualem Hämatom (häufigste Differenzialdiagnose) nie zu beobachten. Bei den mikrobiell verursachten Nagelverfärbungen finden sich im Allgemeinen dystrophische Veränderungen der Nagelmatrix (s. Tinea unguium).

Therapie
Nach differenzialdiagnostischer Abklärung Therapie entsprechend Ätiologie (z.B. Melanom, subunguales).

Melanophagen

Definition
Melaninspeichernde Makrophagen (s.u. Pigment).

Melanose L81.4

Synonym(e)
Melanosis; Melasma

Definition
Im allgemeinen dermatologischen Sprachgebrauch werden hierunter angeborene oder erworbene, lokalisierte oder generalisierte, umschriebene oder diffuse, melanotische Hyperpigmentierungen der Haut und/oder der Schleimhaut verstanden, bedingt durch vermehrte Ablagerungen von Melanin in der Epidermis/Mukosa oder der Dermis/Tunica propria. S.a.u. Dyschromie. Als Hypomelanose wird ein Pigmentmangel bezeichnet der durch einen Mangel an Melanin oder einen Mangel an Melanozyten bedingt sein kann. „Hypermelanosen" (melanotische Hyperpigmentierungen) entstehen demnach entweder durch numerische Vermehrung von Melanozyten (Lentigo simplex) oder ausschließlich durch Vermehrung von Melanin (Ephelide).

Einteilung
Grundsätzlich kann man unterscheiden zwischen lokalisierten und generalisierten Melanosen:

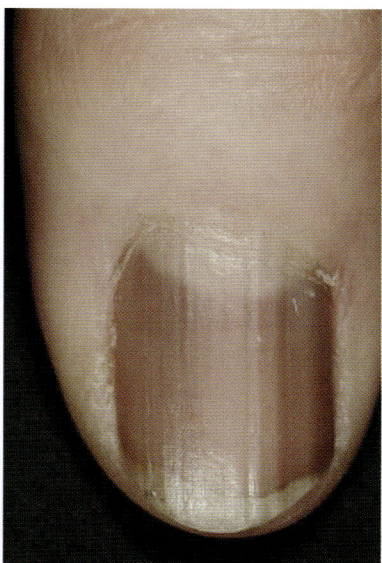

Melanonychie. Longitudinal über die Nagelplatte verlaufende Braunschwarzverfärbung (Pigmentierung).

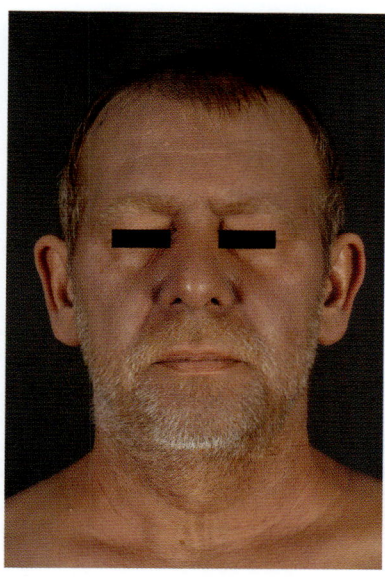

Melanose. Großflächige, gleichförmige, v.a. die gesamte Gesichtsfläche und Halspartien umfassende, grauschwarze Verfärbung der Haut bei einem 52-jährigen Patienten mit metastasiertem malignem Melanom.

- Melanose der Haut (Hyperpigmentierung im engeren Sinne)
- Melanose der Schleimhaut.
- Generalisierte Melanosen treten bei folgenden Grunderkrankungen/Ursachen auf:
  - Antibiotika-Therapie (Tetracycline)
  - M. Addison
  - Arsen-Intoxikationen
  - Basedow-Erkrankung
  - Cushing-Syndrom
  - Hepatolentikuläre Degeneration (M. Wilson)
  - Dyschromatosis universalis hereditaria
  - Fanconi-Syndrom
  - Karzinoidsyndrom
  - metastasiertes Malignes Melanom
  - Melanodermatitis toxica
  - Melanoerythrodermien
  - Melanosis diffusa congenita
  - Nelson-Syndrom
  - Zirrhose, biliäre (s.u. Lebererkrankungen, Hautveränderungen)
  - Acanthosis nigricans (Hyperpigmentierungen und flächige Akanthose)
  - Akropigmentation (sogenanntes Spitzenpigment)
  - Akropigmentation (symmetrische)
  - Chloasma
  - Melanosis perioralis et peribuccalis
  - Niereninsuffizienz, chronische terminale
  - Pellagra
  - Multiple endokrine Neoplasie (perianale Hyperpigmentierungen bei familiärer Dickdarmpolypose)
  - Porphyria cutanea tarda
  - Systemische Sklerodermie
  - Zirkumskripte Sklerodermie
  - Riehl-Melanose
  - Chloasma hepaticum (biliäre Zirrhose)
  - Zytostatika-Therapie (z.B. Bleomycin, Melanodermia factitia)
  - Transitorische neonatale pustulöse Melanose.

Ätiologie
Unterschiedliche Genese (Genstörung, hormonell oder Stoffwechsel-bedingt, paraneoplastisch, Arzneimittel, Phytoallergene).

Hinweis(e)
Eine umschriebene Hyperpigmentierung, auch der Schleimhaut, wird unter den Begriffen der Lentigo simplex oder der Lentigo solaris subsumiert werden, bzw. bei multiplem Auftreten unter Lentiginose. S.a.u. Melanose, genitale. Auch die umschriebenen Hyperpigmentierungen bei der peripheren Neurofibromatose werden nicht als Melanosen bezeichnet. Sie entsprechen histologisch der Lentigo simplex. Der Begriff Melanose wird auch in anderen Fachgebieten benutzt, auch hier in unterschiedlicher Interpretation (z.B. Melanose des Dickdarms; Melanose der Konjunktiven).

Melanose, fleckige des Gesichtes   L81.4

Definition
Fleckige, braune Pigmentierungen des Gesichtes mit unterschiedlicher Ätiologie. Hierzu gehören als wichtigste Formen: Chloasma, Melanose, Riehl-Melanose und Melanodermatitis toxica.

Therapie
S.u. Chloasma; Melanose; Riehl-Melanose; Melanodermatitis toxica.

Melanose, Riehl-Melanose   L81.4

Erstbeschreiber
Riehl, 1917; Civatte, 1923

Synonym(e)
Riehl-Syndrom; Civatte Krankheit; Kriegsmelanose; Melanosis toxica lichenoides; Poikilodermia réticulée pigmentaire du visage et du cou; Poikilodermie réticulée pigmentaire Civatte; Poikilodermia reticularis Civatte

Definition
Entzündliche fleckige Pigmentierung im Gesicht, die heute zunehmend als Variante der Melanodermatitis toxica gesehen wird.

Ätiologie
Ungeklärt, wahrscheinlich Photosensibilisierung vorgeschädigter Haut. In Betracht zu ziehende Noxen: Asphalt, Teere und Fette (in minderwertigen Kosmetika), Nahrungsmittel, Arzneimittel. Das gehäufte Auftreten der Melanose in Kriegszeiten mit Mangelernährung hat dem Krankheitsbild auch den Beinamen „Kriegsmelanose" eingetragen. Möglicherweise disponiert bei chronischer Unterernährung ein Defizit an Hautwirkstoffen und Vitaminen zur Pigmentstörung sowie endokrine Störungen.

Manifestation
Vor allem bei erwachsenen Frauen auftretend; auch bei Kindern.

Lokalisation
Vor allem Stirn, Schläfen, Wangen, seitliche Halspartien.

Klinisches Bild
Symmetrisch lokalisierte, unscharf begrenzte, juckende rote

Flecken. Umwandlung in schiefergraue bis tiefbraune, flächenhafte, auch retikulär gezeichnete Pigmentierungen. Entwicklung follikulärer oder perifollikulärer Keratosen und lichenoider Papeln möglich.

Histologie
Zellulär entzündliches Infiltrat im oberen Korium. Verflüssigungsdegeneration der Basalzellschicht der Epidermis. Pigmentinkontinenz im oberen Korium mit freiem oder in Melanophagen phagozytiertem Melanin.

Differenzialdiagnose
Chloasma; Freund-Syndrom; Melanosis perioralis et peribuccalis; Incontinentia pigmenti, Typ Bloch-Sulzberger; Incontinentia pigmenti, Typ Franceschetti-Jadassohn; Naevus fuscocoeruleus deltoideoacromialis.

Externe Therapie
- Kosmetische Abdeckung (z.B. Dermacolor) und textiler sowie physikalischer/chemischer Lichtschutz (z.B. Anthelios) sind nach Einschätzung der Autoren der sinnvollste Therapieansatz (ganzjährig, auch im Winterurlaub).
- Die Veränderungen zeigen zwar gutes Ansprechen auf Anwendung lokaler Bleichmittel wie kombinierte Anwendung von Hydrochinon mit Glukokortikoiden oder Retinoiden (Wirkung frühestens nach 4 Wochen, Höhepunkt nach 4 Monaten; z.B. Pigmanorm, R118), dennoch muss bei dieser Behandlung mit fleckigen Veränderungen der Haut sowie irreversiblen Hypopigmentierungen gerechnet werden. Ggf. vorherige Testung an kleinem Hautareal.

> **Merke:** Vorsicht bei Anwendung depigmentierender Externa im Gesicht! Es kann zu bleibenden Pigmentverschiebungen kommen!

- Auch Therapieversuche mit Azelainsäure (z.B. Skinoren) 1–2mal/Tag, über 3–12 Monate haben Erfolge gezeigt. Ggf. Behandlungsversuch mit Chemical-Peeling oder hochenergetischer Blitz- oder Kurzbogenlampen-Technik (IPL = Intense Pulsed Light).

Prognose
Quoad sanationem ungünstig.

Melanose, transitorische neonatale pustulöse L81.4

Erstbeschreiber
Ramamurthy, 1976

Synonym(e)
Transiente neonatale pustulöse Melanose

Definition
Bereits bei Geburt manifeste, seltene Säuglingsdermatose mit disseminierten, über den ganzen Körper verteilten, braunen Flecken, mit nicht-follikulären Vesikeln und Pusteln. Typisch ist der Befall von Palmae und Plantae. Die (postinflammatorischen) Flecken persistieren einige Monate, die Vesikel und Pusteln wenige Tage.

Ätiologie
Unbekannt.

Manifestation
Vermehrtes Auftreten bei Angehörigen der schwarzen Rasse.

Klinisches Bild
Diffuse verteilte Pusteln, Bläschen, braune Flecken mit oder ohne Collerette-artiger Schuppung.

Histologie
Intra- oder subkorneale Aggregation von neutrophilen Granulozyten, vereinzelt Eosinophile; im Korium lympho-histiozytäres entzündliches Infiltrat. Fokale basale Hyperpigmentierung in den Flecken.

Differenzialdiagnose
- Erythema toxicum neonatorum (erst 12-48 Stunden nach der Geburt auftretend; 3-4 Tage andauernd; extremitätenbetones Exanthem; kein Befall von Palmae und Plantae)
- Pyodermie (lokalisierter Befall; kein exanthematisches oder generalisiertes Bild; Erregernachweis)
- Skabies des Säuglings (Anamnese; Milbennachweis)
- Akropustulose, infantile (klinisch und histologisch große Analogien; bei der infantilen Akropustulose fehlen die Hyperpigmentierungen).

Therapie
Nicht erforderlich. Ggf. Lotio alba.

Prognose
Keine assoziierten Systemerkrankungen; Spontanheilung.

Melanosis bulbi H57.8

Definition
Melanose des Augapfels (Bindehaut und Sklera) als monosymptomatische Verlaufsform des Ota Naevus.

Melanosis diffusa congenita Q82.86

Erstbeschreiber
Van Bogaert, 1948; Suenaga, 1952

Synonym(e)
Dyschromatosis universalis hereditaria

Definition
Angeborene diffuse Hyperpigmentierung des gesamten Integuments ohne weitere Organsymptomatik. Irrtümlich z.T. auch als diffuse neurokutane Melanose bezeichnet.

Ätiologie
Unbekannt.

Lokalisation
Gesamtes Integument.

Klinisches Bild
Gleichmäßig schmutzig-graubraune Hyperpigmentierung, gescheckte Palmae und Plantae, fleckförmige Aufhellungen im Bereich großer Hautfalten, der Axillen und der Inguinalregion. Follikuläre Hyperkeratosen an den Streckseiten der Extremitäten. Leukonychie, Koilonychie, dünne Haare.

Histologie
Vermehrt Melaningranula in den Keratinozyten der Epidermis, Pigmentinkontinenz.

Differenzialdiagnose
M. Addison, M. Gaucher, Niemann-Pick-Krankheit, ACTH-

oder MSH-produzierende Thymustumoren, Erythema dyschromicum perstans, Xeroderma pigmentosum.

Therapie
Eine Kausaltherapie ist bislang nicht bekannt. Bei kosmetischer Beeinträchtigung Aufhellung durch Antioxidanzien (z.B. Vitamin C) oder topisch applizierte Retinoide (z.B. Isotretinoin; Isotrex-Gel).

Prognose
Aufhellung mit zunehmendem Alter.

Melanosis neurocutanea Q03.8

Erstbeschreiber
Virchow, 1859; Rokitanski, 1861

Synonym(e)
Neurokutane Melanose; Melanoblastose-Syndrom, neurokutanes; Mélanoblastose neurocutanée

Definition
Seltenes kongenitales Syndrom mit multiplen, großflächigen melanozytären Naevi der Haut und der Leptomeninx.

Vorkommen/Epidemiologie
Prävalenz: Ca. 1/20.000 Neugeborene.

Ätiologie
Neurokutane Phakomatose. Der Erbgang ist nicht gesichert. Pathogenetisch führen melanozytäre Naevi an der Leptomeninx durch Proliferation zum Hydrocephalus internus mit entsprechender neurologischer Symptomatik. Hohes Risiko für Entwicklung maligner Melanome.

Manifestation
Pigmentmäler ab Geburt. Neurologische Symptome werden meist bis zum 2. Lebensjahr ausgebildet.

Lokalisation
Melanozytäre Riesennaevi mit Verteilung an Kopf, Nacken, Rücken, Badehosenbereich. Kleinere melanozytäre Naevi sind häufig diffus über das gesamte Integument verteilt.

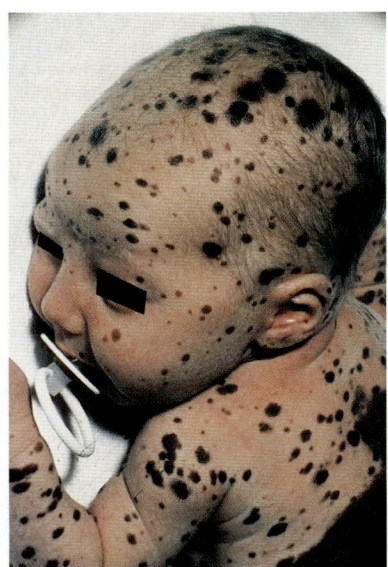

Melanosis neurocutanea. Multiple, scharf begrenzte, pigmentierte, schwarze Flecken, Plaques und Knoten an Kopf, oberen Extremitäten und oberem Stamm. Im Bereich des mittleren und unteren Stammes befindet sich ein großflächiger melanozytärer Naevus. Nachweis einer leptomeningealen Melanose.

Klinisches Bild
- Großflächige Pigmentnaevi (>20 cm bei Erwachsenen, bei Kindern 6-9 cm im größten Durchmesser) in 66% der Fälle, meist mehr als 3 kleinere, kongenitale melanozytäre Naevi. Melanozytäre Naevi der Leptomeninx.
- Die meisten Fälle mit neurokutaner Melanose bleiben asymptomatisch. Symptomatische Formen mit der Entwicklung von neurologischen Symptomen (Hydrozephalus mit Hirndrucksymptomatik, Rückenmarkkompression) treten in 10% der Fälle mit neurokutaner Melanose auf. Gefahr der Entwicklung eines leptomeningealen Melanoms! Auch bei den kutanen melanozytären Riesennaevi ist eine überdurchschnittliche Gefahr einer Melanomentwicklung gegeben.

Therapie
- Dermatologisch: Die Hauterscheinungen dienen in erster Linie als Leitsymptomatik. Bei Vorliegen von ausgedehnten oder multipen Pigmentnaevi ist die Abklärung einer neurologischen Beteiligung mittels MRT zu diskutieren. Ansonsten Exzision auffälliger Naevusbereiche, Therapieversuche mittels frühzeitiger Dermabrasio sind erfolgreich, kommen jedoch wegen der Multiplizität der großflächigen Naevi nicht infrage.
- Neurologisch: Bei akuter Symptomatik (im frühen Kindesalter, z.B. häufig Hydrocephalus internus) neurochirurgische Intervention. Wichtig (jedoch leider ohne Konsequenz) ist die lebenslängliche Überwachung und Abklärung der neurologischen Begleitsymptomatik mittels MRT oder CT.

Prognose
Ungünstig, Tod in der Mehrheit der Fälle innerhalb der ersten 3 Jahre nach Beginn der Symptomatik.

> **Merke:** Patienten mit großen kongenitalen melanozytären Naevi (10-20 cm) und melanozytären Riesennaevi (>20 cm) haben ein signifikant höheres Risiko für eine neurokutane Melanose. Das Risiko hierfür ist noch gesteigert, wenn multiple Satellitennaevi in der Umgebung eines melanozytären Riesennaevus vorkommen, die melanozytären Naevi disseminiert am gesamten Integument verteilt sind und sich in der sog. „posterioren Achsenlokalisation" (Kopf, Nacken, Rücken, Gesäß) befinden.

Melanosis perioralis et peribuccalis L81.4

Erstbeschreiber
Brocq, 1923

Synonym(e)
Peribukkale Pigmentierung; Erythrosis pigmentata faciei; erythrose péribuccale pigmentaire Brocq

Definition
Beschreibende Bezeichnung für Hyperpigmentierungen im Gesicht mit perioraler Betonung, evtl. identisch mit Melanodermatitis toxica, Riehl-Melanose oder Chloasma.

Ätiologie
Verwendung photodynamischer Substanzen und Vaselinebestandteilen in Kosmetika.

Manifestation
Vor allem bei Frauen im mittleren Lebensalter auftretend.

Klinisches Bild
Unscharf begrenzte, braun-rötliche, später grau-schwärzliche Pigmentierung.

Therapie
S.u. Hyperpigmentierungen, Melanodermatitis toxica, Chloasma.

Melanosomen

Definition
Tyrosinase-reiche, aus den Vesikeln des Golgi-Apparates entstandene Zellorganellen in Melanozyten, die zu Melaningranula werden. Sie enthalten das Melanin, das hier aus Tyrosin über Dopa durch die Tyrosinase gebildet wird.

Melanotischer Fleck der Zunge, kongenitaler D22.L

Definition
Angeborener in Ein- oder Mehrzahl auftretender Pigmentfleck der Zunge ohne genetischen Hintergrund. In der Anamnese keine Hinweise auf Traumata oder Einblutungen.

Klinisches Bild
Ein- oder mehrzähliger 2-5 mm großer, scharf umschriebener Pigmentfleck an der Zunge. Größenwachstum mit dem Zungenwachstum im Laufe der Entwicklung.

Histologie
Bild der Lentigo simplex mit verstärkter melanotischer Pigmentierung der basalen Epithelschicht. Subepitheliale Melanophagen.

Melanotrichie L81.4

Definition
Umschriebene Dunkelfärbung der Haare.

Melanozyt

Definition
Melaninbildende Zelle, die zwischen den Keratinozyten des Stratum basale der Epidermis liegt und in Haut, Auge und Gehirn vorkommt. Das Verhältnis Keratinozyten zu Melanozyten variiert in den verschiedenen Körperregionen. Melanozyten synthetisieren Melanin (Melanogenese) als Antwort auf physiologische und pathologische Stimuli und rufen damit eine Bräunung (Pigmentierung) der Haut hervor. Einer der stärksten Stimuli sind ultraviolette Strahlen. Stimulativ wirken ebenso Mediatoren der Entzündung (proinflammatorische Zytokine, Lipidmediatoren). Weitere Stimuli sind chronische Wärmeexposition (Hyperpigmentierung, kalorische), Hormone (Chloasma; M.Addison), mechanische Dauertraumen (hyperpigmentierte Schwielen) oder Medikamente (Hyperpigmentierung, mechanische), durch Bleomycin = Melanodermia factitia). Durch aktive Phagozytose werden Melanosomen von den Melanozyten auf Keratinozyten übertragen. Die ansonsten pigmentfreien Keratinozyten erhalten somit einen Pigmentschirm aus Melanin. Melanin selbst ist Polymerisationsprodukt der Aminosäure Tyrosin und wirkt als Absorber von Licht aller Wellenlängen.

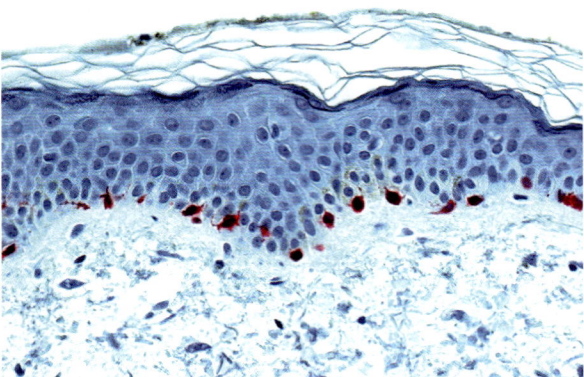

Melanozyt. Regiontypische Dichte von Melanozyten (Melan-A [MART]-Antikörper) im Stratum basale der Epidermis normaler Felderhaut.

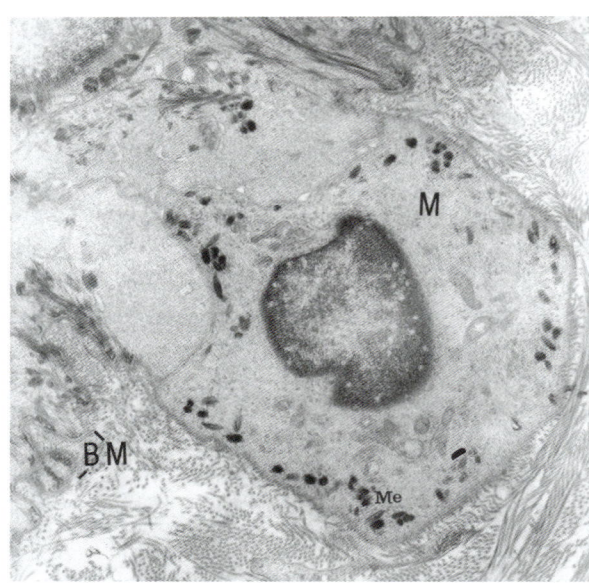

Melanozyt. Elektronenmikroskopie: Basal in der Epidermis liegender Melanozyt (M) mit Vorwölbung der dermoepidermalen Basalmembran (BM). Die an der Peripherie der Zelle platzierten, schwarz kontrastierten, Granula entsprechen Melanosomen (Me)

Melanozytose, dermale D22.L

Definition
Als Melanozytosen werden im Allgemeinen angeborene oder in den ersten Lebensmonaten manifest werdende, selten später erworbene, makulöse, blaue, bis blau-graue Flecken bezeichnet, die sich histologisch durch eine Proliferation dermal gelegener, pigmentierter, spindeliger und/oder dendritischer Zellen kennzeichnen.

Einteilung
Nach ihrem Verteilungsmuster lässt sich folgende Unterteilung vornehmen:
- Mongolenfleck
- Naevus fuscocoeruleus ophthalmomaxillaris (Naevus Ota)
- Naevus fuscocoeruleus deltoideoacromialis (Naevus Ito).

Komplikation
Kombination mit anderen Malformationen (s.u. den jeweiligen Krankheitsbildern).

Melanurie R82.9

Definition
Melanogenvermehrung (Vorstufe des Melanins) im Urin. Als diagnostisches Kriterium bei metastasierenden malignen Melanomen ungeeignet.

Meldepflicht

Definition
Gesetzliche Pflicht zur Meldung der anzeigepflichtigen Krankheiten in der Bundesrepublik Deutschland gemäß Infektionsschutzgesetz (IfSG), der Berufskrankheiten gemäß BVKO sowie bestimmter Geschlechtskrankheiten (BGBl 1953, I: 700). S.a. Gonorrhoe, Syphilis, Lymphogranuloma inguinale, Ulcus molle.

Allgemeine Information
- Meldepflichtige Krankheiten (Auszug aus § 6 IfSG) sind bei Krankheitsverdacht, bei Erkrankung sowie Tod:
    - Humane spongiforme Enzephalopathie, außer familiär-hereditäre Formen
    - Botulismus
    - Cholera
    - Diphtherie
    - Enteropathisches hämolytischurämisches Syndrom (HUS)
    - Akute Virushepatitis
    - Masern
    - Meningokokken-Meningitis oder -Sepsis (Waterhouse-Friderichsen-Syndrom)
    - Milzbrand
    - Tuberkulose, selbst wenn ein bakteriologischer Nachweis nicht vorliegt; hierbei besteht Meldepflicht wenn Behandlungsbedürftigkeit festgestellt wird. Gemäß § 6 Abs. 2 ist dem Gesundheitsamt vom behandelnden Arzt auch mitzuteilen, wenn Personen eine Tuberkulosebehandlung verweigern oder abbrechen.
    - Pest
    - Poliomyelitis einschließlich jeder nicht traumatischen akuten schlaffen Lähmung (= Verdacht)
    - Tollwut
    - Typhus abdominalis/Paratyphus
    - Virusbedingte hämorrhagische Fieber.
- Meldeinhalte der namentlichen Meldung von Krankheiten (Auszug aus § 9 Abs.1 IfSG):
    - Name und Vorname, Geschlecht, Alter
    - Adresse, Hauptwohnung/derzeitiger Aufenthaltsort
    - Ort der Tätigkeit
    - Diagnose bzw. Verdachtsdiagnose
    - Wahrscheinliche Infektionsquelle
    - Land in dem die Infektion wahrscheinlich erworben wurde; bei Tuberkulose Geburtsland und Staatsangehörigkeit
    - Name, Anschrift und Telefonnummer der mit der Erregerdiagnostik beauftragten Untersuchungssteller
    - Überweisung in ein Krankenhaus bzw. Aufnahme in einem Krankenhaus oder einer Einrichtung der stationären Pflege und Entlassung aus dieser Einrichtung
    - Name, Anschrift und Telefonnummer des Meldenden.

Melioidose A24.3

Erstbeschreiber
Whitmore u. Krishnaswami, 1912

Synonym(e)
Pseudomalleus; Pseudorotz; Whitmore-Krankheit; Stanton's disease; Melioidosis; Malleoidose

Definition
Bakterielle Infektionskrankheit bei Ratten, Katzen, Schweinen, selten auch beim Mensch.

Erreger
Pseudomonas pseudomallei.

Vorkommen/Epidemiologie
In tropischen Gebieten, insbes. Ceylon, Hinterindien, Indonesien, Australien, Madagaskar. Inzidenz in Endemiegebieten: 4-17/100.000 Einwohner/Jahr.

Ätiologie
Aerogene Übertragung des Erregers, selten durch Hautläsionen oder Nahrungsmittel.

Klinisches Bild
Akutes pleuro-pneumonisches Bild, Sepsis, eitrig einschmelzende Metastasen in Haut, inneren Organen, Muskeln. Petechiale Exantheme. In der zweiten Krankheitswoche möglicherweise Entwicklung linsengroßer Pusteln.

Diagnose
Kultureller Erregernachweis in Sputum, Eiter, Blut, Urin. KBR, Agglutinationstest, Intrakutantest.

Differenzialdiagnose
Malleus, Tuberkulose, Typhus, Cholera, Malaria, Syphilis, Mykosen.

Therapie
- Frühzeitige und ausreichend lange Therapie (mind. 8 Wochen) mit Ceftazidim (z.B. Fortum) 120 mg/kg KG/Tag i.v. ist Mittel der Wahl.
- Alternativ werden Kombinationstherapien z.B. mit Doxycyclin (z.B. Doxycyclin Heumann) 2mal/Tag 100 mg p.o., Trimethoprim/Sulfamethoxazol (z.B. Cotrimox-Wolff Tbl.) 10/50 mg/kg KG/Tag p.o. beschrieben.
- Alternativ: Imipenem (z.B. Zienam). Erwachsene: 3-4mal/Tag 0,5-1,0 g i.v., Säuglinge: 60 mg/kg KG/Tag verteilt auf 4 ED.

Melissenblätterextrakt

Definition
Topisches Antiherpetikum.

Anwendungsgebiet/Verwendung
Herpes simplex der Haut und Schleimhaut.

Dosierung
2-4mal/Tag 1-2 mm Cremestrang bzw. 10-20 mg Creme/cm^2 auf die infizierten und benachbarten Hautareale auftragen.

Melkergranulom

> **Merke:** Umstrittenes Therapieprinzip!

Unerwünschte Wirkungen
Allergische Hautreaktionen, Kreuzallergie mit Gewürzen.

Kontraindikation
Überempfindlichkeit gegen den Wirkstoff.

Präparate
Lomaherpan

Melkergranulom   L92.3

Synonym(e)
Melkergranulationsknoten

Definition
Fremdkörpergranulom infolge eines ins Korium eingedrungenen Kuhhaares, s.a. Friseurgranulom.

Lokalisation
Nagelfalz oder Hautfalte zwischen zwei Fingern.

Differenzialdiagnose
Ecthyma contagiosum.

Therapie
- Chirurgische Entfernung des Fremdkörpers bzw. Totalexzision der gesamten Läsion.
- Die entzündliche Begleitreaktion kann mit intraläsionalen Injektionen von Glukokortikoiden wie Triamcinolon (z.B. Volon A 10 Kristallsuspension verdünnt 1:4 mit Lokalanästhetika wie Mepivacain) angegangen werden.
- Bei Superinfektion zusätzlich feuchte Umschläge mit antiseptischen Zusätzen wie Kaliumpermanganat (hellrosa) oder Chinolinol (z.B. Chinosol 1:1000 oder R042).

Melkersson-Rosenthal-Syndrom   G51.20

Erstbeschreiber
Melkersson, 1928; Rosenthal, 1931

Definition
Komplexe Symptomenkombination im Rahmen einer granulomatösen Entzündung mit der klassischen Symptomentrias Cheilitis granulomatosa, Fazialisparese, Lingua plicata.

Ätiologie
Unbekannt, diskutiert werden: Konstitutionsanomalie, erbliche oder erworbene Störung des autonomen Abwehrsystems, entzündliche, ggf. infektionsallergische Reaktionen auf unterschiedliche Antigene.

Manifestation
Meist im jüngeren Erwachsenenalter.

Klinisches Bild
Mono- und oligosymptomatische Fälle kommen besonders bei Erstmanifestation häufig vor. Variabler Verlauf der Kardinalsymptome Gesichtsschwellung (anfangs rezidivierend, später persistierend, meist einseitig) und Fazialisparese. Die Veränderungen sind für den Patienten funktional und kosmetisch störend, zum Teil auch schmerzhaft.
- Gesichtsschwellung: Cheilitis granulomatosa, Beteiligung der Wangen, der Augenlider, der Stirn, des Gaumens, der Gingiva, der Zunge, (s.a. Makroprosopitis), des Gesäßes (Hetraitis granulomatosa).

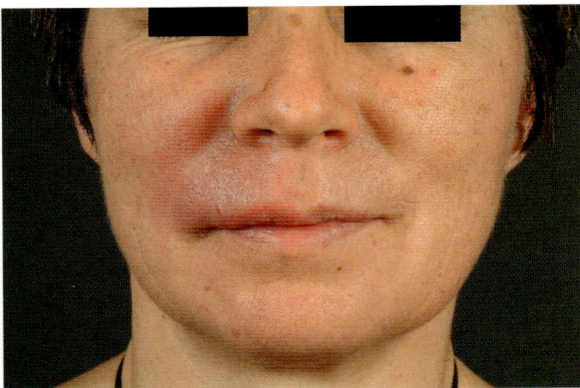

Melkersson-Rosenthal-Syndrom. Persistierende, einseitige, gerötete Gesichtschwellung im Bereich der rechten Wange und der rechten Oberlippe bei einer 50-jährigen Frau. Nebenbefundlich traten starke Kopfschmerzen auf.

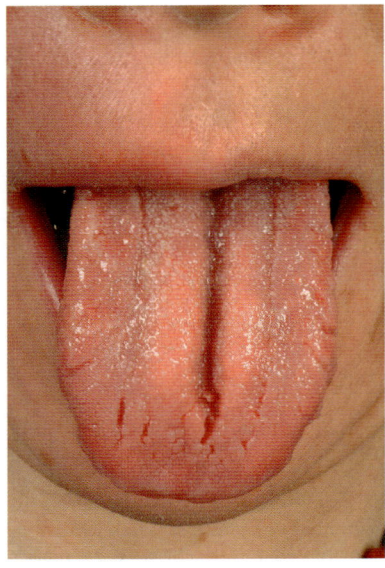

Melkersson-Rosenthal-Syndrom. Schwellung der rechten Gesichtshälfte sowie Lingua plicata bei einer 50-jährigen Frau.

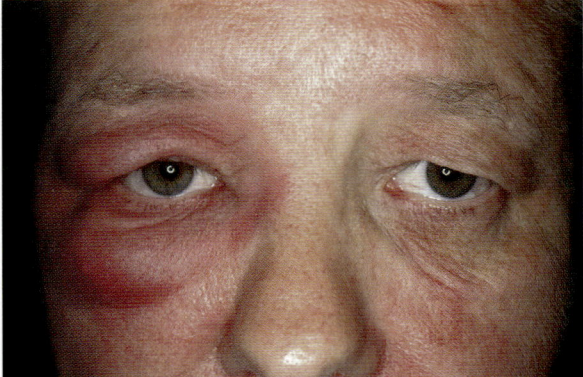

Melkersson-Rosenthal-Syndrom. Bei der 55-jährigen Patientin besteht eine einseitige Schwellung der gesamten rechten Periorbitalregion. Zusätzlich besteht eine Lingua plicata.

- Fazialisparese: Meist einseitig, in 25% der Fälle beidseitig, immer vom peripheren Typ.
- Lingua plicata in 54% der Fälle (Normalbevölkerung 13%). Zuordnung zu den Kardinalsymptomen wird in den letzten Jahren verlassen, hat nur noch Indikatorfunktion.
- Minorsymptome: Durch häufiges und konstantes Auftreten haben sie in der Diagnostik einen wichtigen Stellenwert erlangt. Man sieht mit absteigender Häufigkeit: Migränoide Kopfschmerzen, Parästhesien im Schwellungsbereich, Störungen der Tränensekretion, Rötung, Juckreiz, Übelkeit/Brechreiz, Sekretionsstörungen Speichel/Nase, Schwindel, Kribbeln, Schwitzanfälle im Gesicht, Akroparästhesien, Hitzegefühl, Globusgefühl im Hals, akustische Sensationen.

Differenzialdiagnose
Erysipelas recidivans, Herpes simplex recidivans, Makrocheilie anderer Ursache, Fazialisparesen anderer Ursache.

Therapie
Behandlung schwierig und häufig erfolglos.

Externe Therapie
- Im Stadium persistierender Schwellungen ist die operative Verkleinerung der Lippe häufig die einzige Möglichkeit eine dauerhafte Verbesserung zu erreichen.
- Der Einsatz von Glukokortikoiden intraläsional zeigt meist nur vorübergehenden Erfolg und kann zu Beginn eines Schubes sinnvoll sein. Dabei wird 1mal/Monat intradermal injiziert mit Triamcinolon-Kristallsuspension (z.B. Volon A verdünnt 1:1 mit Lokalanästhetika wie Scandicain).

Interne Therapie
- Verbesserungen lassen sich durch Clofazimin (z.B. Lamprene) erreichen. Insbesondere frühzeitiger Einsatz verbessert die Erfolgschancen, initial 100 mg/Tag p.o. über 10 Tage, anschließend alternierend 100 mg 3-4mal/Woche über 6 Monate, ggf. Wiederholung nach 3 Monaten Pause. Bei ausbleibendem Erfolg kann die Dosierung verdoppelt werden.
- Alternativ: Dauerhafte Einnahme nichtsteroidaler Antiphlogistika wie Ibuprofen (z.B. Ibuprofen Heumann 400-800 mg/Tag).
- Glukokortikoide werden häufig empfohlen, zeigen jedoch unserer Erfahrung nach nur mäßige Erfolge. Prednisolon (z.B. Decortin H) initial 40-60 mg/Tag über 2-4 Wochen, anschließend langsame Dosisreduktion.
- Immunsuppressiva haben sich nicht bewährt. Vielfältige Therapieversuche mit Chloroquin, Diuretika, DADPS, Acetylsalicylsäure, Nicotinsäureamid u.a. sind mit zweifelhaften Erfolgen beschrieben.

Prognose
Schubweiser, chronischer Verlauf. Quoad vitam gut, quoad sanationem schlecht. Spontanremission ist möglich.

Meningiom, kutanes D32.9

Definition
Extrem seltener, von den Meningen ausgehender, 2-10 cm großer dermaler oder subkutan gelegener Tumor. Man unterscheidet primäre, von Geburt an bestehende, und sekundäre, z.B. nach Zellverschleppung bei Verletzungen oder Operationen entstandene Meningiome.

Lokalisation
Stirn, Kapillitium oder Stamm (paravertebral).

Histologie
Scharf begrenzte Zellinseln in einem dichten hyalinen Stroma. Die Zellen haben große, ovale, vesikulöse Kerne. Kein invasives Wachstum.

Therapie
Exzision im Gesunden.

Prognose
Gutartig.

Meningoencephalitis herpetica B00.4

Definition
Seltene Form einer primären Herpes-simplex-Infektion, meist mit Befall des Temporallappens.

Klinisches Bild
Cephalaea, Vertigo, Tinnitus aurium, Meningismus.

Diagnose
Virusisolierung aus Blut oder Liquor.

Therapie
Bei Herpes simplex-Infektion mit Verdacht auf zentrale Beteiligung sofortige Hinzuziehung eines Neurologen. Dosierung von Aciclovir i.v. auf 10 (max. 30) mg/kg KG/Tag hochsetzen bzw. ansetzen. Alternativ Famciclovir p.o. (Famvir) 3mal 250 mg/Tag oder Valaciclovir (Valtrex). Bei Therapieversagen Foscarnet (Foscavir Astra) 3mal 40-60 mg/kg KG/Tag i.v. in 500 ml NaCl-Lsg. über 2 Std.

Menopausal areas

Definition
Bevorzugte Lokalisationen des Exsikkationsekzems bei älteren Frauen: Mons pubis, Vulva, Leistenbeuge, Oberschenkelinnenseite, Damm, Submammillarfalten.

Menstruationszyklus, Hautveränderungen

Definition
Hautveränderungen, die während der Menstruation einer geschlechtsreifen Frau de novo in Erscheinung treten oder verschlimmert werden. S.a.u. Schwangerschaft, Hautveränderungen.

Einteilung
- Angioödem, hereditäres: Inzidenzzunahme in der Lutealphase des Mentruationszyklus (positive Korrelation zwischen Anfallsphase und dem Serumprogesteronspiegel).
- Aphthen, rezidivierende: Verschlechterung in der prämenstruellen Phase ist möglich.
- Autoimmun-Progesteron-Dermatitis in der Schwangerschaft: Zyklische Eruptionen während der Lutealphase des Menstruationszyklus (Anstieg des Serumprogesteronspiegels).
- Autoimmun-Östrogen-Dermatitis: Zyklische Eruptionen während der Ovulation und prämenstruell.
- Dermatitis herpetiformis: Verschlechterung während der Menstruation ist möglich.

- Dyskeratosis follicularis: Verschlechterung während der Menstruation ist möglich.
- Kontaktekzem, allergisches und Hautreaktivität: Mögliche Verstärkung einer kontaktallergischen Reaktion in der prämenstruellen Phase (positiver Epikutantest auf Duftstoffe nur in der prämenstruellen Phase).
- Atopisches Ekzem: Verschlechterung in der prämenstruellen Phase ist möglich.
- Herpes simplex: Verschlechterung in der prämenstruellen Phase ist möglich.
- Systemischer Lupus erythematodes: 25% der Patientinnen berichteten über Verschlechterung in der prämenstruellen Phase.
- Kutaner Lupus erythematodes: 13-16% der Patientinnen berichteten über Verschlechterung in der prämenstruellen Phase.
- Psoriasis vulgaris: Verbesserungen während der Schwangerschaft sind bekannt.
- Porphyria cutanea tarda: Perimenstruelle Verbesserung werden durch die Menstruationsblutungen erklärt (analog zu einem therapeutischen Aderlass).
- Rosazea: Prämenstruelle Exazerbation ist möglich.

Menthol

Definition
Ätherisches Öl aus dem Minzöl der japanischen Pfefferminze.

Anwendungsgebiet/Verwendung
Pruritus.

Kontraindikation
Kleinkinder (Kehlkopfkrämpfe bis hin zum Erstickungstod).

Rezeptur(en)
R160 R159 R158 R157

Mepivacain

Definition
Lokalanästhetikum vom Amid-Typ.

Indikation
Infiltrations- und Leitungsanästhesie.

Präparate
Meaverin, Scandicain

Meralgia paraesthetica G57.1

Erstbeschreiber
Bernhardt, 1878; Roth, 1895

Synonym(e)
Bernhardt-Roth disease; paraesthetic meralgia

Definition
Periphere Irritation des Nervus cutaneus femoralis lateralis mit Hyperaesthesien an der Oberschenkelaußenseite. Gelegentlich pemphigoide, ekzemartige oder sklerodermiforme Veränderungen in diesem Bereich. Als Ausdruck der trophischen Störung kann sich auch eine Alopezie finden. S.a. Notalgia paresthetica.

Ätiologie
Reizung des Nerven beim Durchtritt durch das Leistenband, selten durch Traumen oder enge Kleidung.

Diagnose
Im EMG verzögerte Latenz und Amplitudenminderung des somatosensorisch evozierten Potentials des Nerven.

Therapie
Neurochirurgisch oder konservativ (Meiden mechanischer Auslöser).

Merbromin

Definition
Antiseptikum.

Indikation
Oberflächliche Wundinfektionen.

> **Merke:** Aufgrund des Quecksilbergehalts von 25% ist die Verwendung dieser Substanz als problematisch anzusehen!

> **Merke:** Färbt Haut, Kleidung und Gegenstände rot!

Unerwünschte Wirkungen
Kontaktallergie, Photosensibilisierung; bei großflächiger Anwendung evtl. Nierenschädigung durch Quecksilberresorption.

Präparate
2% Merbromin Rezepturgrundlage

Mercaptobenzothiazole

Synonym(e)
MBT

Allgemeine Information
Bewertung der Mercaptobenzothiazole hinsichtlich der Auswirkung einer Allergie auf die Minderung der Erwerbsfähigkeit:
- Mercaptobenzothiazol und dessen Derivate werden als Einheit betrachtet, da eine entsprechende Allergie sich in der Regel auf die Gesamtgruppe erstreckt. Sie finden Anwendung als Vulkanisationsbeschleuniger, als Korrosionsschutzmittel, als Flotationsmittel und als Fungizid. Als mögliche Allergenquellen sind in Betracht zu ziehen: synthetische Gummiprodukte, Kleber, Gefrierschutzmittel, Kühlschmiermittel, Fungizide, Bakterizide, Farben und fotografische Filme.
- Die Inzidenz positiver Testergebnisse liegt bei ca. 1-2%.
- Wichtige Allergenquellen: Schutzhandschuhe, synthetische Gummisohlen.
- In der Epikutantestung getestet werden Mercapto-Mix und Mercaptobenzothiazol, da der Mercapto-Mix-Test 30% der Fälle mit MBT-Allergien nicht aufdeckt. Andererseits reagieren 12% der Fälle gegen Mercapto-Mix, die gegen MBT negative Reaktionen gezeigt hatten. Der Anteil falsch-negativer Ergebnisse bei der alleinigen Testung von MBT oder Mercapto-Mix liegt bei ca. 30-40%. Daher erhöht die Kombination beider Testsubstanzen die Treffsicherheit auf 70-80%.

- Relevante berufliche Expositionen: Lederverarbeiter, Bauberufe, Gesundheitsdienst. Nicht meidbar ist die Exposition in der Schuh- und der Gummi-Industrie, besonders bei der Herstellung und dem Umgang mit Reifen und Gummi-Formartikeln. Arbeitsplätze in diesen Bereichen sind als verschlossen zu betrachten.
- Auswirkung einer Allergie: In der Regel „geringgradig", bei einer hochgradigen Sensibilisierung kann eine „mittelgradige" Auswirkung angenommen werden, sollte aber eigens begründet werden.

Mercuria lentis   T56.1

Definition
Braune irreversible Verfärbung der vorderen Linsenkapsel durch Quecksilber. S.a. Mercurosis.

Merkel-Zelle

Erstbeschreiber
Merkel, 1875

Definition
Neurogene Zelle, die im Bereich der basalen Epidermisschichten auftritt und lichtmikroskopisch von Langerhans-Zellen und Melanozyten nur schwer zu unterscheiden ist. Im Elektronenmikroskop finden sich typische argyrophile Granulae. Die Zelle dient nach heutigem Wissen als Mechanorezeptor (Merkel-Zell-Neuritenkomplex). Möglicherweise neurosekretorische Funktionen, Beziehungen zum APUD-Zellsystem.

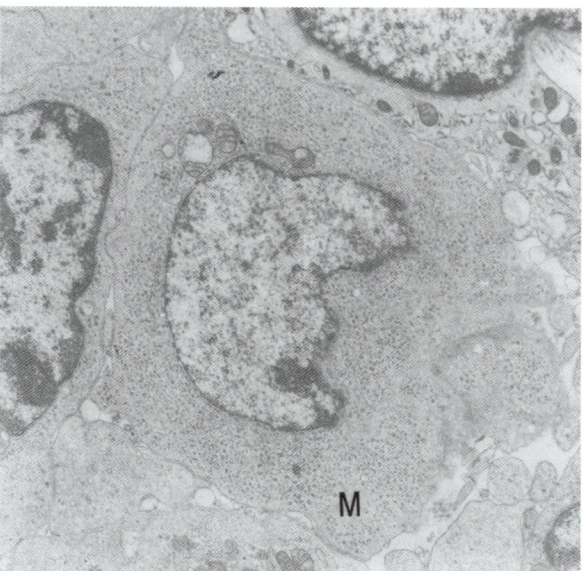

Merkel-Zelle. Elektronenmikroskopie: Helle, durch die argyrophile Granulae charakterisierte Merkelzelle (M).

Merkelzell-Karzinom   C44.L

Erstbeschreiber
Toker, 1972

Synonym(e)
Trabekuläres Karzinom; neuroendokrines (Merkelzell) Karzinom der Haut; Merkeliom; Merkelzell-Tumor

Definition
Seltener, hochmaligner, häufig schnell und aggressiv wachsender, neuroendokriner Tumor der Haut mit hoher lymphogener Metastasierungstendenz.

Einteilung

Merkelzell-Karzinom. Tabelle 1. Unterteilung nach histologischem Typ

Subtyp	Prognose
Trabekulärer Typ	günstig
Intermediärer Zelltyp	mittel
Kleinzelliger Typ	schlecht

Merkelzell-Karzinom. Tabelle 2. Stadieneinteilung (n. Yiengpruksawan et al.)

Stadium	Klinik
Stadium I A (Tumorgröße <2,0 cm) Stadium I A (Tumorgröße >2,0 cm)	Primärtumor
Stadium II	lokoregionäre Metastasen im Lymphabstromgebiet oder lokale Lymphknotenmetastasen
Stadium III	Fernmetastasen

Vorkommen/Epidemiologie
Inzidenz: 0,2-0,3/100.000 Einwohner/Jahr. In der Bundesrepublik Deutschland ist mit ca. 300 Neuerkrankungen pro Jahr bundesweit zu rechnen. Gehäuft auftretend bei Immunsuppression nach Organtransplantation (Risikofaktor bei Immunsuppression auf das 13-fache erhöht), bei B-Zell Lymphomen, HIV-Infektion.

Ätiologie
Ungeklärt. Als Risikofaktoren gilt eine hohe kumulative UV-Strahlenbelastung. Es gibt weiterhin Hinweise auf eine Auslösung durch ein Polyomavirus (Merkelzell-Polyomavirus).

Manifestation
V.a. bei älteren Menschen auftretend. Das mittlere Alter bei Diagnosestellung liegt bei 75 Jahren; keine Geschlechtsbevorzugung. Bei Kindern treten Merkelzell-Karzinome praktisch nicht auf.

Lokalisation
V.a. lichtexponierte Areale, insbes. Kopf-Hals-Bereich (49%); seltener Extremitäten (33%) und Stamm (27%).

Klinisches Bild
Meist solitärer, häufig schnell wachsender, derber, rötlicher oder violetter, schmerzloser, halbkugeliger, 1,0-4,0 cm großer Knoten oder entsprechend große Plaque im Bereich des Kopfes oder der Extremitäten. Die Oberfläche des Knotens ist glatt, selten auch krustig oder ulzeriert. In der Tiefe findet sich häufig eine eisbergartige Verbreiterung des Knotens. Seltener sind plaqueförmige Varianten. Es besteht große Neigung zu postoperativen Lokalrezidiven! Nicht selten besteht eine Koinzidenz mit anderen malignen epithelialen Geschwülsten (Plattenepithelkarzinom, Basalzellkarzinom, Malignome der Speicheldrüsen und Gallengänge).

Histologie
- Histologische Einteilung:
    - Intermediärer Zelltyp (häufigste Manifestationsform): In der Dermis lokalisierter Prozess. Uniformer, unreifer, meist unscharf begrenzter Tumor, der in Nestern oder Strängen die Dermis und meist auch die Subkutis infiltriert. Die Epidermis bleibt zunächst intakt. Epidermotropismus fehlt meist. Die Tumorzellen weisen große, monomorphe, blasse Zellkerne auf, die von einem schmalen Zytoplasmasaum umgeben sind. Mitosen sind zahlreich. Nekrosen selten.
    - Trabekulärer Typ (beste Prognose von allen 3 Typen): Mittelgroße, monomorphe Tumorzellen, die ein auffallend trabekuläres Wachstumsmuster zeigen.
    - Kleinzelliger Typ (eher aggressives Wachstumsverhalten): Bestehend aus kleinen Zellen mit auffallend hyperchromatischen Kernen. Häufig Nekrosen.
- Immunhistologie: Die Untersuchung mit Antikörpern gegen Intermediärfilamentproteine und gegen neuroendokrine Marker ist bei der Diagnostik des Merkelzell-Karzinoms heute unabdingbar. Neuroendokrine Marker: Chromogranin A, Synaptophysin, neuronenspezifische Enolase, Proteingenprodukt 9.5, Neuropeptide, neuronales Adhäsionsmolekül (NCAM), Peripherin. Zu den Intermediärfilamentproteinen gehören die niedermolekularen Zytokeratine: CK-8, -18, -20 und Neurofilament. Der Thyroidea-Transkriptionsfaktor (TFF-1) ist negativ (wichtiger Parameter in der Abgrenzung zum kleinzelligen Bronchialkarzinom). Bei der Diagnosesicherung kommt dem Nachweis von CK-20 die größte Bedeutung zu.

Diagnose
Klinik, Histologie, Lymphknotensonographie, Oberbauchsonographie.

Differenzialdiagnose
Basalzellkarzinom; Angiom; Hidradenom; B-Zell-Lymphom; Hautmetastasen. Aufgrund des schnellen Wachstums des Tumors lassen sich eine Reihe von Differenzialdiagnosen ausschließen.

Therapie
- Primärtumor und Lokalrezidiv: Exzision mit großzügigem Sicherheitsabstand (3 cm nach allen Seiten) unter Berücksichtigung funktioneller und kosmetischer Gesichtspunkte. Falls dieser Sicherheitsabstand nicht eingehalten werden kann ist eine mikrographische Chirurgie mit nachfolgender Strahlentherapie indiziert (das Verfahren ist der ausgedehnten Exzision gleichwertig: relevante Studienergebnisse fehlen für diese Konstellation hierzu). Die elektive Lymphknotenexzision wird heute nicht mehr empfohlen.

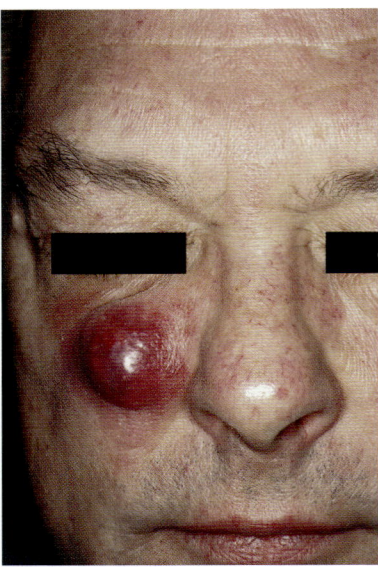

Merkelzell-Karzinom. Solitärer, schnell wachsender, asymptomatischer, hochroter, derber, verschieblicher, glatter Knoten mit atrophischer Oberfläche. Das Auftreten im Bereich UV-exponierter Stellen ist typisch.

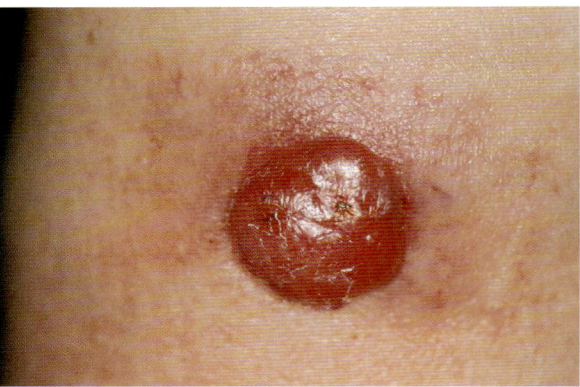

Merkelzell-Karzinom. In 2 Monaten schnell gewachsener, roter, schmerzloser Knoten mit glatter spiegelnder Oberfläche.

- Die Sentinel-LK-Biopsie ist zur Evaluierung des Lymphknotenstatus eine wichtige diagnostische Maßnahme.
- Lymphknotenmetastasen und Metastasen der Lymphabstrombahn: Radikale Lymphadenektomie mit adjuvanter Strahlentherapie.
- In Transit-Metastasen sollten ebenfalls operativ/strahlentherapeutisch behandelt werden.
- Fernmetastasen: Die Literatur belegt eindrucksvolle jedoch kurz anhaltende Erfolge. Therapieverfahren lehnen sich an die des kleinzelligen Bronchialkarzinoms an. Befriedigende Ergebnisse liegen für das CMF-Schema (Cyclophosphamid/Doxorubicin/5-Fluouracil) vor.
- Alternativ: Niedrigdosis-Schema mit Etoposid (100 mg/Tag p.o.).
- Alternativ: Octreotid (z.B. Sandostatin). Dieses Somatostatinanalogon führt zur Stimulation der Somatostatinrezeptoren und zum Wachstumsstillstand der Tumorzellen. Dosierung: 3mal/Tag 500-1000 µg/Tag s.c. bis zur Tumorregression.

Bestrahlungstherapie
Mehrere Studien zeigten, dass ein kombiniertes chirurgisch/

Merkelzell-Karzinom. Tabelle 1. Therapieschemata mit nachgewiesener kompletter Remission

Cyclophosphamid/Methotrexat/5-Fluorouracil		
Cyclophosphamid	600 mg/m² KO	i.v. Infusion, Tag 1 + 8
Methotrexat	40 mg/m² KO	i.v. Infusion, Tag 1 + 8
5-Fluorouracil	600 mg/m² KO	i.v. Infusion, Tag 1 + 8
Wiederholung am Tag 28		
VP-16/Cisplatin/Doxorubicin/Bleomycin		
VP-16	150 mg/m² KO	i.v. Bolus, Tag 1 + 2
Cisplatin	150 mg/m² KO	i.v. Infusion über 1-2 Std., Tag 1 + 2
Doxorubicin	150 mg/m² KO	i.v. Bolus, Tag 1
Bleomycin	150 mg/m² KO	i.v. Bolus, Tag 1
Wiederholung am Tag 22		

strahlentherapeutisches Vorgehen der alleinigen Exzision überlegen ist. Dabei sollten sowohl das Operationsfeld als auch das Lymphabstromgebiet miteinbezogen sein. Geeignet sind schnelle Elektronen (ED: 5mal/Woche 2,0 G; GD: 50 Gy adjuvant bzw. 60-66 Gy bei Nachweis von Tumor am Schnittrand bzw. 70 Gy bei inoperabeler Situation).

Prognose
5-Jahres-Überlebensrate: 30-75%. In 30% der Fälle Lokalrezidive oder in Transit-Metastasen, bei 55% der Fälle regionäre Lymphknotenmetastasen. Etwa 30% der Patienten zeigen im Verlauf der Erkrankung eine Fernmetastasierung. Eine ungünstige Konstellation stellt die Kombination: männlich, Kopf-Hals-Region sowie ein Alter < 60 Jahre dar.

Nachsorge
Bislang liegen keine Ergebnisse wissenschaftlich gesicherter Studien zur Nachsorge nach Merkelzell-Karzinomen vor. Aufgrund der großen Gefahr von Lokalrezidiven oder regionären Lymphknotenmetastasen sind engmaschige Nachsorgeuntersuchungen erforderlich.
- Nachsorgezeitraum von mindestens 5 Jahren:
  - Innerhalb des ersten Jahres nach Entfernung des Primärtumors engmaschige Nachsorge in etwa vier- bis sechswöchigen Abständen.
  - Nach 12 Monaten Nachsorge in 3-monatigen Intervallen; später halbjährlich.
- Diagnostik:
  - Klinische Untersuchung mit Lymphknotenpalpation und Lymphknotensonographie vor allem der regionären Lymphknotenstationen.
  - Serologische Kontrolle der neuronspezifischen Enolase und Chromogranin A.
  - Oberbauchsonographie und Röntgen-Thorax-Untersuchung jeweils 1mal/Jahr.

Hinweis(e)
In verschiedenen Studien konnte gezeigt werden, dass eine erhöhte Anzahl von Mastzellen im Tumorgewebe mit einer ungünstigen Prognose einhergeht.

Meropenem

Definition
Carbapenem-Antibiotikum.

Dosierung und Art der Anwendung
0,5-1 g/Tag i.v. in 3-4 ED (max. 6 g/Tag).

Präparate
Meronem

Hinweis(e)
Meropenem hat eine schwächere Enterokokkenwirksamkeit als Imipenem, aber eine stärkere Wirksamkeit im gramnegativen Bereich.

Meshgraft-Transplantate

Definition
Sonderform des Spalthaut-Transplantates zum Decken besonders großer Oberflächendefekte. Meshgraft-Transplantate werden durch künstliche gleichmäßige Schlitzung von Spalthauttransplantaten gewonnen. Hierbei wird ein maschenförmiges Gitter erzeugt. Es stehen Schablonen mit verschiedenen Rastern zur Verfügung. Die gemeshten Transplantate lassen sich auf unterschiedliche Größen aufdehnen (1:1; 1:3; 1:6). Fixierung auf dem zu deckenden Gebiet ggf. mittels Fibrinkleber, Naht oder Klammergerät.

Mesotheliom   D19.7

Definition
Geschwulstförmige Neubildung aus den Endothelzellen der serösen Häute an Pleura, Perikard und Peritoneum.

Metaanalyse

Definition
Häufig in der Medizin genutztes statistisches Verfahren, das auf der zusammenfassenden Wertung verschiedener Primäruntersuchungen basiert. Bei einer Metaanalyse werden die empirischen Einzelergebnisse inhaltlich homogener Primärstudien zu einem Gesamtresultat zusammengefasst mit dem Ziel herauszufinden ob überhaupt ein Effekt vorliegt und wie groß dieser ist. Im Gegensatz zur Methode der Metaanalyse stehen qualitative Verfahren, bei denen auf dem Wege subjektiver Einschätzung versucht wird, aus dem Inhalt der Primärstudien Schlüsse zu ziehen. Hierbei ist naturgemäß eine fehlerhafte Schlussfolgerung oder Auswertung des Ergebnis wesentlich häufiger als bei einem metaanalytischen Ansatz.

Metachromasie

Allgemeine Information
Bestimmte Gewebestrukturen färben sich mit einem anderen

Farbton als dem des Farbstoffes an. Mit dieser Methode werden Mastzellen, Amyloidablagerungen, fibrioide Degeneration u.a. Veränderungen dargestellt. Farstoffe mit metachromatischen Eigenschaften sind z.B. Kongorot, Toluidinblau, Methylviolett.

Metagerie E34.87

Erstbeschreiber
Gottron, 1940; Gilkes, Sharvill u. Wells, 1974

Definition
Wahrscheinlich autosomal-rezessiv vererbtes, prämatures Alterungssyndrom bei hochgeschossenen jugendlichen Diabetikern.

Klinisches Bild
Vogelgesicht, atrophische Haut und fleckförmiger Hyperpigmentierung und Teleangiektasien an den Extremitäten. Dünne, spärliche Haare, Verlust des subkutanen Fettgewebes, Canities praecox, Kataraktbildung.

Komplikation
Frühzeitig Arteriosklerose.

Therapie
Keine kausale Therapie bekannt.

Metamizol

Definition
Noramidopyrinmethansulfonat, Pyrazolderivat mit starker analgetischer, sowie antipyretischer, antiphlogistischer und spasmolytischer Wirkung.

Unerwünschte Wirkungen
Selten Knochenmarkschädigung mit Agranulozytose, schwere anaphylaktische Reaktionen, Blutdruckabfall, Hyperhidrose, ggf. Rotfärbung des Urins. Kutane NW sind beschrieben, incl. Urtikaria, Angioödem, Vaskulitis allergica, fixes Arzneimittelexanthem, Erythema exsudativum multiforme, Toxische epidermale Nekrolyse, Pustulosis acuta generalisata (AGEP).

Präparate
Novalgin, Analgin, Novaminsulfon

Metastase C79.8

Synonym(e)
Tochtergeschwulst

Definition
Lymphogene oder hämatogene Absiedelungen von Malignomen in andere Organe. Unterschieden werden Hautmetastase, Lymphknotenmetastase und Fernmetastase.

Meta-Syphilis A52.3

Synonym(e)
Metalues

Definition
Quartärstadium der Syphilis.

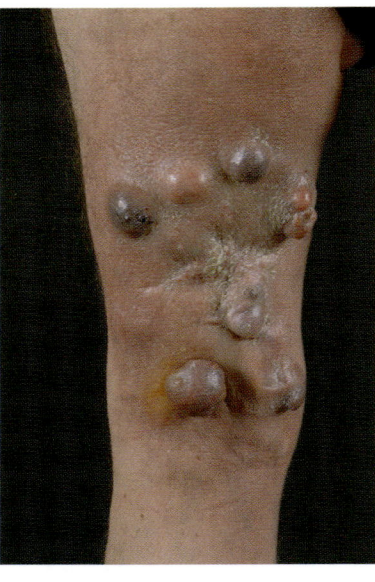

Metastase. Multiple, unterschiedlich große, z.T. rötliche, z.T. dunkel pigmentierte glatte Knoten am Oberschenkel bei Z.n. malignem Melanom.

Therapie
Entsprechend der Syphilis acquisita.

Methacrylate

Allgemeine Information
Bewertung der Methacrylate hinsichtlich der Auswirkung einer Allergie auf die Minderung der Erwerbsfähigkeit:
- In der Regel liegen Sensibilisierungen gegenüber mehreren Methacrylaten vor.
- Relevante berufliche Expositionen: Herstellung und Bearbeitung von Zahnprothesen (Zahntechniker), Herstellung von Farben, Lacken, Klebern und Kunststoffen, Herstellung und Verarbeitung von Druckplatten, Druckfarben, Herstellung und Verarbeitung von Knochenzement (Chirurgen) sowie Tätigkeiten, bei denen mit Methacrylat-Klebern umgegangen wird. Weitere Fälle von beruflich erworbener Methacrylat-Allergie betreffen daher Drucker, Maler und Lackierer sowie Sensibilisierungen bei Kosmetikerinnen durch Kleber in künstlichen Fingernägeln.
- Auswirkung einer Allergie: Trotz der Tatsache, dass in der Regel eine Sensibilisierung gegen mehrere Methacrylate vorliegt, ergibt sich nur eine „geringgradige" Auswirkung einer Allergie.

Methantheliniumbromid

Definition
Orales Anticholinergikum (quaternäres Ammoniumderivat) zur Behandlung der Hyperhidrosis.

Indikation
Hyperhidrosis, ansonsten auch bei Ulcus ventriculi, Ulcus duodeni, Gastritis, Reizmagen (bei Hyperacidität). Vermehrte Bewegungsvorgänge im Gastrointestinaltrakt, Reizkolon.

Schwangerschaft/Stillzeit
Stillzeit: kontraindiziert. Schwangerschaft: strenge Indikationsstellung im 3. Trimenon und unter der Geburt.

Komplikation
Auch bei bestimmungsgemäßem Gebrauch können Sehleistung, Reaktionsvermögen im Straßenverkehr oder die Bedienung von Maschinen beeinträchtigt sein.

Dosierung und Art der Anwendung
3mal/Tag 1 Tbl. p.o. unzerkaut 30 Min. vor den Mahlzeiten mit Flüssigkeit einnehmen.

Unerwünschte Wirkungen
Anticholinerge Wirkungen (z.B. Mundtrockenheit, Hautrötungen, Akkommodationsstörungen, Tachykardien, Miktionsstörungen), allergische Reaktionen.

Wechselwirkungen
Die anticholinerge Wirkung von Antihistaminika und Disopyramid kann verstärkt sein. Eine Tachykardie durch β-Sympathikomimetika kann verstärkt werden. Die Absorption gleichzeitig verabreichter Medikamente kann verzögert werden.

Kontraindikation
Harnverhalt (z.B. bei Prostataadenom), Myastenia gravis.

Präparate
Vagantin

Patienteninformation
Nach Herstellerangaben signifikante Reduktion der Schweißrate um bis zu 50%, Eintritt der Wirkung innerhalb von 30-60 Minuten, gut einsetzbar vor Präsentationen, Prüfungen. Auch für langfristige Behandlung dauerhaft einsetzbar. Erstattungsfähig.

Methotrexat

Synonym(e)
MTX

Definition
Immunsuppressiv wirksames Zytostatikum (Antimetabolit; Folsäureantagonist).

Wirkungen
Hemmung der Dihydrofolatreduktase-abhängigen Bildung von Dihydrofolat. Als Folge werden eine Vielzahl intrazellulärer Folsäure-abhängiger Reaktionen blockiert. Hemmung der Methylierung von verschiedenen Phospholipiden, Proteinen, Nukleinsäuren. Hemmung der Aktivität von Antigen-präsentierenden Langerhans-Zellen. Inhibitorischer Effekt auf die durch TNF-alpha induzierte Expression von ICAM-1 und VCAM-1 von Gefäßendothelien (Downregulierung der ICAM-1 Gen-Expression).

Indikation
- In erster Linie als Zytostatikum in der Chemotherapie von malignen hämatologischen Erkrankungen sowie bei metastasierten epithelialen Tumoren eingesetzt, auch als Immunsuppressivum bei rheumatischen Erkrankungen. In der Dermatologie kommt MTX v.a. bei der schweren therapieresistenten Psoriasis (chronisch aktive Psoriasis vulgaris, der lokalisierten wie auch generalisierten Psoriasis pustulosa, Psoriasis arthropathica) und der zirkumskripten Sklerodermie sowie beim Reiter-Syndrom zum Einsatz.
- Weitere Indikationen: Dermatomyositis/Polymyositis; Lupus erythematodes; Mycosis fungoides; Wegener-Granulomatose; Polyarteriitis nodosa; Granuloma gangraenescens nasi; Bullöses Pemphigoid; Pemphigus foliaceus; Pemphigus vegetans; Pemphigus vulgaris; Steroid-resistente Sarkoidose; atopisches Ekzem (Off-Label-Use).

Eingeschränkte Indikation
Alkoholismus, schlechte Compliance, Polymorbidität.

Dosierung und Art der Anwendung
„Low-dose"-MTX-Therapie (z.B. bei Psoriasis): 7,5-10 mg/Woche als Stoßtherapie (einmalig wöchentlich oral, i.v., im.) oder als Intervalltherapie 3 bzw. 4mal 2,5 mg p.o. in 12stündigen Abständen, z.B. jeweils montags und dienstags (sog. Weinstein-Frost-Schema).

> **Merke:** Ab einer Gesamtdosis von 1,5 g wird in der amerikanischen Literatur eine Leberpunktion empfohlen! Dies erscheint uns nicht notwendig. Empfohlen wird ab dieser Grenzdosis eine regelmäßige Überwachung der Leberfunktion per Labor und bildgebenden Verfahren (Sonographie).

Unerwünschte Wirkungen
- Pneumonie, Lungenfibrose, Blutbildstörungen, gastrointestinale Störungen, Magen-Darm-Ulzera, Leber- oder Nierenschäden, Pruritus, diffuse Alopezie, Purpura, Urtikaria, medikamentöses Lyell-Syndrom, Photosensibilisierung, Stomatitis, Vaskulitis, Hyperurikämie, Störung der Ovulation und Spermatogenese, Osteoporose.
- Zur Behandlung von Überdosierungen und akuten Toxizitäten empfiehlt sich die sofortige Gabe des Antidots Leukovorin (5-Formyl-Tetrahydrofolat). Dosis: 10 mg/m² KO i.v. oder oral.

> **Merke:** Gravierende NW (z.B. Leukopenie) können bei niedrigem endogenem Folsäuredepot (oft bei älteren Patienten) bereits bei einer Dosierung von 15-25 mg/Woche nach 1- bis 2-wöchiger Therapie auftreten, hier empfiehlt sich eine kontinuierliche Kontrolle der Serum-MTX-Spiegel! Gleichzeitige Gabe von Folinsäure (analoge Dosis wie MTX).

Wechselwirkungen
Erhöhung der Toxizität durch:
- Verminderte renale Ausscheidung bei gleichzeitiger Gabe von Aminoglykosiden, Sulfonamiden, Cephalosporinen, Ciclosporin A, Cisplatin, Penicillin, Amoxicillin, Mezlocillin, Antiphlogistika, Omeprazol, Probenecid, Colchicin.
- Additive synergistische Toxizität bei gleichzeitiger Gabe von Trimethoprim/Sulfmethoxazol, Pyrimethamin.
- Verdrängung des MTX aus der Plasmabindung bei gleichzeitiger Gabe von ASS, Ethanol, Barbituraten, Phenytoin, Retinoiden, Sulfonamiden, Tetracyclinen, Sulfonylharnstoffen.
- Gesteigerte Hepatoxizität bei gleichzeitiger Gabe von Ethanol, Retinoiden.

Kontraindikation
Schwangerschaft, Stillzeit, akute Infektionen, schwere Knochenmarksdepression, Leberfunktionsstörungen, Magen-Darm-Ulzera, Niereninsuffizienz.

Präparate
Methotrexat Lederle; MTX Hexal, Metex

Hinweis(e)
- Vor Therapiebeginn und in Abständen von 4 Wochen

- Kontrolle von Blut-, Leber-, und Nierenparametern (bei polymorbiden Patienten ggf. engmaschiger).
- Anamnese bzgl. Menge des gewöhnlichen Alkoholkonsums, vorbestehenden Lebererkrankungen, früherer oder gegenwärtiger Einnahme hepatotoxischer Arzneimittel, Drogenmissbrauch, Zugehörigkeit zu einer HIV-Risikogruppe. Familienanamnese bzgl. Lebererkrankungen, Diabetes, Übergewicht! Unter der Therapie und bis zu 3 Monaten nach Absetzen des Präparates ist von Männern und Frauen eine effektive Kontrazeption zu betreiben!
- Auf die Möglichkeit einer Kryokonservierung von Spermien aufmerksam machen! Eine schwere Oligozoospermie ist beim Menschen reversibel.
- Bei Psoriatikern, die sowohl PUVA als auch eine hochdosierte Methotrexat-Therapie erhalten haben, soll das Lymphomrisiko um ein 4faches steigen!
- Folsäuregabe während der MTX-Therapie: Die zusätzliche Gabe von Folsäure wird in Europa und Amerika unterschiedlich gehandhabt. In Europa wird die MTX-Therapie meist ohne Folsäuregabe durchgeführt. Eine zusätzliche Gabe von Folsäure wird nur bei MTX-Unverträglichkeit oder serologisch nachgewiesenem Folsäuremangel gegeben (Makrozytose, Hyperchromasie im Blutbild). Weitere Zeichen für Folsäuremangel sind Entzündungen der Schleimhäute (Mundschleimhaut). In diesen Fällen kann kurzfristig die MTX-Therapie unterbrochen und Folsäure bis zum Abklingen hochdosiert verabreicht werden (z.B. 3mal/Tag 1 Tbl. Folsan). Anschließend Fortführung der MTX-Therapie (jedoch gleichzeitig mit Folsäure). In den USA wird überwiegend nach jeder MTX-Einnahme oder MTX-Spritze Folsäure gegeben (meist 24 Std. nach der 1. Dosis). Hier gibt es jedoch unterschiedliche Dosierungsempfehlungen: Üblich sind 5 mg Folsäure (z.B. 1 Tablette Folsan) 24 Stunden nach MTX (unabhängig von der MTX-Dosis). Alternativ: Anpassung der Folsäuredosis an die MTX-Dosis (z.B. 15 mg MTX und äquivalent 15 mg Folsäure). Unterschiede gibt es auch bzgl. des Substitutionszeitpunktes: in Amerika 24 Std. nach der MTX-Gabe oder tägliche Einnahme (1 mg/Tag) (in Deutschland werden 5 mg Tabletten verwendet). In Europa (insbesondere in Deutschland) geben viele rheumatologische Zentren Folsäure erst nach 48 Stunden. Hintergrund: die Wirkung von MTX beruht wesentlich auf einer Blockade des Folsäure-Stoffwechsels, MTX und sein Metabolit verbleiben 48 Stunden bis zur Elimination im Körper. MTX selber verbleibt etwa 24 Stunden im Körper, der Metabolit auch weitere 24 Stunden. Zu frühe Folsäurereapplikationen sollen die Wirkung aufheben oder zu einer Abschwächung von MTX führen.

Methoxsalen

Synonym(e)
8-MOP; 8-Methoxypsoralen; Ammoidin; Psoralen

Definition
Phototoxisch wirksames Furocumarin, das seine therapeutische Anwendung sowohl systemisch als systemische PUVA-Therapie oder lokal als PUVA-Bad-Therapie oder PUVA-Creme-Therapie findet. Seltener wird eine 0,15% alkoholische Methoxsalen-Lösung (= Methoxsalen-Hautspiritus) auf die läsionale Haut aufgetragen.

Wirkungen
Therapeutisch nutzbare, phototoxisch wirkende Substanz: Interaktion zwischen Methoxsalen und langwelligem UV-Licht, Ausbildung von Photoadduktionsprodukten zwischen Methoxsalen-Molekül und dem Thyminanteil der DNA mit resultierender Verminderung der Zellteilung. UV_{max} 365 nm.

Indikation
Psoriasis, Vitiligo, zirkumskripte Sklerodermie, systemische Sklerodermie, kutanes T-Zell-Lymphom, schwerste Formen des atopischen Ekzems.

Eingeschränkte Indikation
Schwangerschaft, Stillzeit (großflächige Anwendung), Kinder <12 Jahren, schwere Leber- oder Nierenerkrankungen (Anwendung >1/3 der Körperoberfläche), orthostatische Dysregulation.

Dosierung und Art der Anwendung
- PUVA lokal: S.u. PUVA-Creme-Therapie oder PUVA-Bad-Therapie.
- PUVA systemisch: 20-40 mg 1 Std. vor der Bestrahlung einnehmen. S.u. PUVA-Therapie, systemische.

> **Merke:** Durch lokale Applikation werden insbesondere die gastrointestinalen Nebenwirkungen deutlich reduziert! Eine PUVA-Brille muss trotzdem getragen werden!

Kontraindikation
Z.n. Basalzellkarzinom; spinozelluläres Karzinom; malignes Melanom; M. Bowen; Kombination mit anderen Photosensibilisatoren, anderen phototoxischen (z.B. Tetracycline, Phenothiazine, Furanocumarine) oder photoallergischen Medikamenten (Photoallergen); bei Porphyria erythropoetica congenita; Porphyria cutanea tarda; bei Z.n. Radiatio, Überempfindlichkeit gegen den Wirkstoff, Anwendung am Auge oder Schleimhäuten; großflächige Anwendung beim Lupus erythematodes.

Rezeptur(en)
R162 R164 R163 R161

Präparate
Meladinine; Oxsoralen (über die internationale Apotheke erhältlich)

Hinweis(e)
- Psoralene gehören zu der Gruppe trizyklischer Aromate, bestehend aus einem Fumanring und einem Cumarin. Sie kommen natürlicherweise in sehr geringen Mengen in bestimmten Früchten und Gemüsen vor (z.B. Feigen, Limonen), aber auch in bestimmten Gräsern (z.B. Johanniskraut, Schafgarbe, Bärenklau).
- Psoralene sind eigentlich chemisch inerte Moleküle, die erst durch Absorption von UV-A für wenige Millionstel Sekunden aktiviert werden. Die optimal aktivierende Wellenlänge liegt bei 365 nm, daher werden zur PUVA-Therapie und extrakorporalen Photopherese UV-Lampen mit gefiltertem Spektrum verwandt. Unter dem 365-nm-Bestrahlungsoptimum geht das Methoxsalen (8-MOP) eine Verbindung mit dem DNA-Doppelstrang ein (sog. cross-linking zwischen 2 Pyrimidinbasen mit der Bildung von Photoaddukten).

Methylenblau

Definition
Farbstoff, Antiseptikum.

Indikation
Oberflächliche Wundinfektionen, Tinea.

 Merke: Färbt Haut, Kleidung und Gegenstände blau!

Methylenblaufärbung

Definition
Einfache mikrobiologische Färbetechnik zum Nachweis von Bakterien (z.B. Gonokokken).

Durchführung
- Nach erfolgtem Abstrich Sekret dünn auf Objektträger ausstreichen.
- Präparat lufttrocknen und fixieren (3mal durch die Flamme eines Bunsenbrenners ziehen).
- Färben: Löfflersche Methylenblau-Lösung (3 Tropfen genügen) auf den Objektträger auftropfen und 1-2 Min. einwirken lassen.
- Anschließend unter fließendem Leitungswasser abspülen.
- Objektträger sofort zwischen Filterpapier trocknen und an der Luft nachtrocknen lassen.
- Ergebnis: Gonokokken, Leukozyten, Zellmembranen, Granulae erscheinen blau gefärbt.

Methylprednisolon

Definition
Nichthalogenisiertes Glukokortikoid.

Indikation
Allergische Reaktionen, rheumatische Erkrankungen.

Dosierung und Art der Anwendung
Initial 12-80 mg/Tag p.o., Erhaltungsdosis: 4-12 mg/Tag p.o. Schock, anaphylaktischer: 30 mg/kg KG/Tag i.v.

Präparate
Urbason

Methylprednisolonaceponat

Definition
Stark wirksames, nichthalogenisiertes Glukokortikoid.

Indikation
Ekzeme, allergische Reaktionen, Psoriasis vulgaris.

Dosierung und Art der Anwendung
1mal/Tag dünn auf die betroffenen Stellen auftragen.

 Merke: Anwendungsdauer max. 2-3 Wochen.

Kontraindikation
Kinder <3 Jahren (Fettsalbe), Herpes simplex und Zoster.

Präparate
Advantan

Methylviolett

Definition
Desinfizienz, Farbstoff. Wegen der mangelnden Verfügbarkeit pharmazeutisch reiner Farbstoffgrundlagen am Markt hat die Bedeutung von Methylviolett als externes Therapeutikum stark abgenommen.

Unerwünschte Wirkungen
Allergien, bei Konzentration über 1% Gefahr von Hautnekrosen.

Rezeptur(en)

Präparate
Pyoktanin

Metoclopramid

Definition
Antiemetikum.

Wirkungen
Erregung muskarinischer Cholinrezeptoren durch Freisetzung von Acetylcholin; Dopamin-Antagonist.

Indikation
Übelkeit, Erbrechen, Prophylaxe Zytostatika-induzierter Übelkeit.

Eingeschränkte Indikation
Schwangerschaft (1. Trimenon), Stillzeit, Depression, Kinder <14 Jahre, Mammakarzinom in der Anamnese, Niereninsuffizienz.

Dosierung und Art der Anwendung
2 mg/kg KG i.v. als Kurzinfusion 30 Minuten vor Zytostatikagabe sowie 1,5/3,5/5,5 und 8,5 Stunden nach Zytostatikagabe. Alternativ 0,5-1 mg/kg KG/Std. i.v. beginnend 2 Std. vor Zytostatikagabe über 24 Std. als Dauerinfusion.

Unerwünschte Wirkungen
Malignes neuroleptisches Syndrom (extrapyramidale Symptome, subfebrile Temperaturen, Polypnoe, Tachykardie, Speichelfluss, Schweißausbruch, Bewusstseinsbeeinträchtigungen), ZNS-Störungen, Galaktorrhoe, Gynäkomastie, Hyperprolaktinämie, Menstruationsstörungen.

Kontraindikation
Prolaktinom, Darmverschluss, Epilepsie, extrapyramidale Symptome, Kinder <2 Jahre, Magen-Darm-Blutung, MAO-Hemmer-Einnahme, Phäochromozytom.

Präparate
Gastrosil, Paspertin

Metopitis granulomatosa   G51.2

Definition
Fakultatives Teilsymptom des Melkersson-Rosenthal-Syndroms mit chronischer granulomatöser Entzündung der Stirn.

Metronidazol

Definition
Nitroimidazol-Derivat, Chemotherapeutikum.

Wirkungen
Intrazelluläre Metabolisierung unter anaeroben Bedingun-

gen, Anlagerung der Metaboliten an die DNA und Fragmentierung. Bei der Wirksamkeit bei Rosazea wird angenommen, dass Metronidazol als Katalysator der Oxidation von Palmitoleinsäure zu Azelainsäure wirkt.

Wirkungsspektrum
Bacteroides spp., Balantidium coli, Chilomastix mesnii, Clostridium spp., Dientamoeba fragilis, Dracunculus medinensis, Entamoeba histolytica, Fusobacterium spp., Gardnerella vaginalis, Giardia lamblia, Prevotella spp., Trichomonas vaginalis.

Indikation
Infektionen der Schleimhäute durch Anaerobier und Gardnerella vaginalis; aerob-anaerobe Mischinfektionen; topisch bei Rosazea.

Eingeschränkte Indikation
Leberschäden, chron. Alkoholabusus, Störungen d. Hämatopoese, Erkrankungen des ZNS und peripheren Nervensystems.

Dosierung und Art der Anwendung
Topisch: Lösungen/Cremes: Bei Rosazea 1mal/Tag dünn auftragen. 10% Vaginaltabletten bei bakteriellen Scheidenentzündungen abends über 6 Tage einführen, 10% Vaginaltabletten zusätzlich zur oralen Therapie bei Trichomoniasis über 6 Tage einführen (Partnerbehandlung!). Systemische Anwendung: Dosierung von Metronidazol in Abhängigkeit von der Indikation.

Unerwünschte Wirkungen
Allergische Reaktionen, fixe Arzneimittelreaktionen, ZNS-Störungen, periphere Neuropathien, gastrointestinale Störungen, Leukopenie, vulvovaginale Candidose.

Wechselwirkungen
Alkohol (Antabus-Reaktion), Blutungsneigung bei Einnahme oraler Antikoagulanzien, Disulfiram (Psychose), Fluorouracil (Neutropenie), Phenobarbital (Metronidazol-Wirkung), Phenytoin (Metronidazol-Wirkung), Zalcitabin (periphere Neuropathie).

Kontraindikation
Schwangerschaft 1. Trimenon (Trichomoniasis), Stillzeit.

Rezeptur(en)
R171 R169 R170 R166 R167

Präparate
Metrogel, Clont, Flagyl

Hinweis(e)
- Metronidazol soll bei der HIV-assoziierten eosinophilen pustulösen Follikulitis im Gegensatz zu Indometacin effektiver sein.
- Behandlungsdauer: max. 10 Tage
- Unwirksam gegen Propionibakterien und Aktinomyzeten
- Zunehmende Resistenzprobleme bei Helicobacter pylori.

Metronidazol. Tabelle 1. Dosierung von Metronidazol in Abhängigkeit von der Indikation

Indikation	Therapieregime/Dosierung
Entamoeba histolytica	Intestinale Form: 750 mg/Tag p.o. über 5-10 Tage oder 2,4 g/Tag p.o. über 2-3 Tage, zusätzlich 15-100 mg/kg KG Paromomycin oder 500 mg Diloxanid-Furoat (Furamid)
	Leberabszess: 30 mg/kg KG/Tag i.v. in 3 Einzelgaben für 8-10 Tage oder 750 mg/Tag p.o. über 5-10 Tage, zusätzlich wie oben
Anaerobier-Infektionen	Erwachsene: 2-3mal/Tag 400-500 mg p.o.
	Kinder <12 Jahre: 2-3mal/Tag 7 mg/kg KG
Giardia lamblia	Erwachsene: 2 g/Tag für 3 Tage oder 750 mg/Tag über 5-7 Tage
	Kinder: 15 mg/kg KG über 5-10 Tage
Leishmanien	5 mg/kg KG/Tag für 30-60 Tage
Pseudomembranöse Colitis (bei KI gegen Vancomycin)	3mal 500 mg/Tag p.o. über 7-10 Tage
Trichomoniasis	2mal 1 g im Abstand von 6 Std., am nächsten Morgen 1 g als Einmaldosis, zusätzlich 1 Vaginalzäpfchen/Tag (Partnerbehandlung!). Alternativ 2mal/Tag 250-400 mg über 6 Tage, abends 1 Vaginalzäpfchen. Partnerbehandlung!
Trypanosomen	5 mg/kg KG/Tag für 30-60 Tage

M.f.

Synonym(e)
Misce, fiat; Misce fiant

Definition
Hinweis auf ärztlichen Rezepturen, dass in einer Rezeptur Arzneistoffe in einer bestimmten Art und Weise gemischt werden sollen. Akronym für „Mische, so dass entsteht".

Michelinreifen-Baby-Syndrom Q82.8

Synonym(e)
Generalized folded skin with underlying lipomatous nevus; folded skin with scarring; Michelin-tire-baby-Syndrom; Hautfalten, multiple, ringförmige; bébé Michelin; multiple benign circumferential skin creases of the limbs

Definition
Seit Geburt bestehende, „reifenförmig" gewulstete Hautoberfläche (an Symbolfigur der Michelinreifenreklame erinnernd), die durch eine Vermehrung des subkutanen Fettgewebes hervorgerufen wird. Verwandtschaft zum Naevus lipomatodes cutaneus superficialis wird diskutiert.

Ätiologie
Autosomal-dominanter Erbgang sowie Neumutationen.

Klinisches Bild
Multiple, ringförmige Hautfalten an allen Extremitäten und

auch am Rumpf. Seltener Befall des Kapillitiums, hier unter dem klinischen Bild der Cutis verticis gyrata. Keine bekannten Komplikationen.

Therapie
Nicht möglich.

Prognose
Gutartiger Verlauf; im Erwachsenenalter ist die Symptomatik nicht mehr nachweisbar.

Miconazol

Definition
Imidazol-Antimykotikum.

Wirkungen
Störung der Pilzmembransynthese von Dermatophyten, Hefe- und Schimmelpilzen.

Indikation
Infektionen mit humanpathogenen Pilzen sowie Trichomonaden.

Eingeschränkte Indikation
Schwangerschaft, Stillzeit.

Dosierung und Art der Anwendung
- Topisch: 1-2mal/Tag über 2-4 Wochen dünn auf die betroffenen Hautstellen auftragen, Schuhe und Strümpfe säubern und desinfizieren.
- Mykotische Balanitis: Glans penis 2mal/Tag mit 2% Creme einreiben und einen mit Creme getränkten Mullstreifen unter das Präputium legen (Partnerbehandlung!).
- Vaginalmykosen: Über 7-14 Tage jeweils abends ein 10% Vaginalovulum tief in die Scheide einführen bzw. eine Applikatorfüllung 2% Creme. Bei Vulvitis zusätzlich 2mal/Tag äußere Behandlung mit 2% Creme.

Kontraindikation
Paragruppen-Allergie, Azol-Überempfindlichkeit, Lebererkrankungen.

Rezeptur(en)
R172 R173

Präparate
Daktar, Micotar, Gyno-Daktar, Fungur, Vobamyk

Microsporum audouinii

Erstbeschreiber
Gruby, 1843

Allgemeine Information
- Anthropophiler Dermatophyt. In Europa hat M. audouinii seine Bedeutung verloren. Früher als Erreger der „Waisenhauskrankheit" bzw. „Mikrosporie der Kinderköpfe" klinisch und epidemiologisch bedeutungsvoll. Spontanremission mitunter erst in der Pubertät.
- Anzucht: Besonders gut aus befallenen Haaren.

Vorkommen/Epidemiologie
Vor allem bei Kindern, meist in kleineren Epidemien. Gehäuft in Afrika und Asien.

Manifestation
Prädilektionsstellen: Kapillitium bei Kindern.

Klinisches Bild
- S.u. Tinea capitis, Mikrosporie, Tinea. Mitbefall der Haare, meist retroaurikulär, im Nacken oder am Hinterkopf beginnend.
- Befall der Haare an der Follikelmündung, Abwärtswachsen des Myzels im Haar bis zur keratinogenen Zone und Bildung eines mosaikähnlichen Sporenmantels um das Haar. Elastizitätsverlust und Abbrechen der Haare.

Mikroskopie
- Kammhyphen, Tennisschlägerhyphen, Streichholzhyphen.
- Mikrokonidien: Selten, birnenförmig, einkammerig, lateral an den Hyphen stehend.
- Makrokonidien: Selten, gering entwickelt, dickwandig, glattwandig, unregelmäßig ausgeprägte Spindelform mit Einschnürungen und sichelförmigen Krümmungen, Länge: 30-90 μm, Breite: 8-20 μm, 2-8 Kammern.
- Chlamydosporen: Häufiger terminal stehend als interkaliert.

Microsporum canis

Erstbeschreiber
Bodin, 1902

Allgemeine Information
Weltweit führender zoophiler Dermatophyt.

Vorkommen/Epidemiologie
Weltweit verbreitet. Insbes. bei Haustieren wie Hund, Katze, Hamster, Pferd, Affe, Meerschweinchen.

Manifestation
Bei Kindern von 5-15 Jahren mit Kontakt zu Haustieren (insbes. Hunde, Katzen).

Klinisches Bild
S.u. Tinea capitis superficialis, Tinea corporis, Tinea inguinalis, Mikrosporie. Auf der glatten Haut mit einer juckenden Papel beginnend, um die sich ein pustulöser Herd in ringförmiger Zonierung bildet. Bei Befall des Kapillitiums meist Befall der Haarfollikel und Einwachsen des Myzels in die Epidermis bis zu einer Tiefe von ca. 0,2 mm. Umlagerung der Haare mit Myzel, so dass befallene Haare spröde werden und leicht abbrechen. Daher ist die mechanische Epilierung oft sehr schwierig. Kein Befall des Haarbulbus.

Mikroskopie
- Feine lange Hyphen, wenige Chlamydosporen und Rakethyphen.
- Mikrokonidien: Häufig rund oder oval, akladiumförmig entlang der Hyphen angeordnet, Länge: 4-7 μm; Breite: 2-5 μm.
- Makrokonidien: Häufig und reichlich, spindelförmig mit Einschnürungen unterhalb beider Pole, stachelige, rauwandige, knospenähnliche Hülle mit 3-18 Kammern (auf flaumiger Kultur sehr selten; in körnigen Arealen zahlreich), Länge: 60-120 μm, Breite: 10-20 μm.

Microsporum gypseum

Erstbeschreiber
Bodin, 1907; Guiart u. Grigorakis, 1928

Allgemeine Information
Geophiler Dermatophyt. Saprophyt im Kreislauf der keratinabbauenden Mikroflora des Erdbodens. Für den Menschen von geringer pathogenetischer Bedeutung und geringer Kontagiosität.

Vorkommen/Epidemiologie
Weltweit verbreitet. Selten in Europa oder Nordamerika; gehäuft in Südamerika. Meist pH-Wert unabhängig in Kulturerde angesiedelt. Gehäuft im Zusammenhang mit beruflicher Exposition, insbes. bei Gärtnern, Land- oder Waldarbeitern.

Klinisches Bild
S.u. Mikrosporie. Meist als Rötung, gerötete Papel oder gerötete Plaque beginnend. Sehr selten Befall von Haarschaft und Nägeln, gelegentlich aber von Lanugohaaren. Fast immer Solitärherde an nicht bedeckten Körperstellen, die unmittelbaren Kontakt zum Erdboden hatten.

Mikroskopie
- Hyphen zeigen sich nur in jungen Kolonien.
- Mikrokonidien: Selten, spindelförmig oder birnenförmig, Länge: 4-7 μm, Breite: 2-4 μm.
- Makrokonidien: Sehr häufig und oft bündelförmig zusammenstehend, dünnwandig, plump mit symmetrisch abgerundeten Enden und 4-6 Kammern, Länge: 20-70 μm, Breite: 7-20 μm, bei Anzucht in trockener Kulturumgebung häufig kollabiert mit bizarrem Aussehen.

Miescher-Syndrom Q87.27

Erstbeschreiber
Miescher, 1921

Synonym(e)
Bloch-Miescher Syndrom; Bloch-Miescher syndrome

Definition
Kombination von Acanthosis nigricans, geistiger Retardierung, Hypertrichose und Diabetes mellitus, Zahnanomalien und Cutis verticis gyrata. S.a.u. Kutaneo-ossales Syndrom, Cheilitis granulomatosa.

Therapie
Einstellung des Diabetes mellitus. Ansonsten symptomatische Therapie nach Klinik, s.a. Hypertrichose, Acanthosis nigricans, Cutis verticis gyrata, Cheilitis granulomatosa.

Mikroabszesse L02.9

Definition
Nur histologisch zu erkennende Abszesse, die bei bestimmten Erkrankungen in charakteristischer Weise ausgebildet sind. S.u. Munro-Mikroabszess bei Psoriasis, Pautriersche Mikroabszesse bei Mycosis fungoides, eosinophile Mikroabszesse im Stratum papillare bei Dermatitis herpetiformis.

Mikroangiopathie I73.91

Definition
Stenosierende bzw. obliterierende Veränderungen kleiner oder kleinster Gefäße der terminalen Strombahn im Rahmen verschiedener Krankheiten. S.a. Arterielle Verschlusskrankheit, Moschcowitz-Syndrom.

Mikrolivedo, akrale D68.8

Definition
Kutane Manifestation des genannten Phospholipid-Antikörper-Syndroms mit unscharf begrenzten, bizarr konfigurierten, lividen Hautveränderungen an den Akren, die ulzerieren und sehr schmerzhaft sein können; s.a. Livedo racemosa, Livedovaskulopathie.

Histologie
Vermehrung der kleinen und mittleren Gefäße der Dermis, zahlreiche thrombosierte Kapillaren und Venolen, keine Vaskulitis.

Diagnose
Klinik, Histologie, Labor (Erhöhung der Phospholipid-Antikörper-Werte).

Differenzialdiagnose
Kryoglobulinämie; Thrombozythämie; Cholesterinembolie.

Therapie
Entsprechend dem Phospholipid-Antikörper-Syndrom.

Mikroonychie L60.8

Definition
Normvariante mit extrem kleinen Nägeln (kleine Finger, schmales Nagelbett, schmale Matrix).

Mikrosilber

Definition
Hochporöses Silber mit antiinflammatorischen und pflegenden Eigenschaften zur supportiven Behandlung entzündlicher Hauterkrankungen (z.B. atopisches Ekzem).

Allgemeine Information
Die Oberfläche des reinen und sehr feinen Mikrosilbers ist hochporös, hat eine schwammartige Struktur und setzt in kleinen Mengen Silberionen frei. Dies soll die bakterielle Zellteilung hemmen und konsekutiv bakterielle Vermehrung verhindern. Durch Zusatzstoffe wie Provitamin B5 und Zink soll die reizlindernde Wirkung verstärkt werden. Juckreiz, Spannungsgefühl und Rötungen sollen dadurch minimiert werden, der Fett- und Feuchtigkeitsgehalt soll verbessert werden. Silbertextilien können zusätzlich bei der Behandlung des atopischen Ekzems eingesetzt werden.

Präparate
Antisept Silver, Jomax Silver

Hinweis(e)
- Produkte der Firma Medima (Medima Antisept Silbercreme) sind frei von Konservierungsstoffen, Farbstoffen und Parfüm.

- Produkte der Firma Taurus (Jomax Silber) sind frei von Parfum, Mineralölen und synthetischen Farbstoffen.
- Es existieren diverse Darreichungsformen, die in Apotheken erhätlich sind: Körperlotion, Handbalsam, Fußcreme.

Mikroskopisch kontrollierte Chirurgie

Definition
Modifikation der Moh-Technik, die sich in den europäischen Ländern zur Behandlung therapeutisch komplizierter Tumoren als Standardmethode durchgesetzt hat.

Indikation
Die MKC ist zu fordern bei:
- Sklerodermiformem Basalzellkarzinom des Gesichtsbereiches
- Basalzellkarzinom im medialen und lateralen Augenwinkel
- Basalzellkarzinom des Augenlides
- Basalzellkarzinom der Nase und Ohrmuschel
- Basalzellkarzinomrezidiv
- Carcinoma verrucosum
- Melanom, malignes
- Lentigo maligna.

Durchführung
- Exzision des Tumors mit bereits intraoperativ angelegter Fadenmarkierung zur topographischen Orientierung. Fixierung des Präparates mit Formalin und Anfertigung von Randschnitten zu allen Seiten sowie zur Tiefe entsprechend der Fadenmarkierung. Untersuchung am Paraffinschnitt (oder gelegentlich Kryostatschnitt).
- Es gelingt mit dieser Methode, ein lückenloses Histogramm der gesamten Exzisataußenseite (3-D-Histologie) und damit eine exakte Beurteilbarkeit des Präparates zu ermöglichen. Vorteile der Methode sind niedrige Rezidivraten und größtmögliche Schonung des Gewebes. Bei Tumorfreiheit der Randschnitte Defektdeckung mit regionaler Lappenplastik oder freien Hauttransplantaten.

Mikrosporid L30.2

Definition
Juckende Id-Reaktion bei Mikrosporie.

Manifestation
V.a. zu Beginn der antimykotischen Therapie.

Therapie
Die Hauterscheinungen bilden sich spätestens mit Abheilung der Mykose wieder zurück. Bis dahin symptomatische Behandlung nach Klinik z.B. mit externen Glukokortikoiden wie 0,1% Hydrocortisonbutyrat-Creme (z.B. Alfason Creme).

Mikrosporie B35.0

Erstbeschreiber
Gruby, 1841; Sabouraud, 1892

Synonym(e)
Grubysche Krankheit; Porrigo decalvans; Phytoalspecie; microsporosis

Definition
Hoch kontagiöse Sonderform der Tinea capitis durch Mikrosporumarten. Befall des gesamten Integuments möglich.

Erreger
M. canis, M. audouinii, M. gypseum, M. ferrugineum.

Vorkommen/Epidemiologie
Der zoophile M. canis breitet sich oft endemisch in Kindergärten und Schulen aus.

Ätiologie
Infektionsquelle: Infiziertes Tier (Katze, Hund).

Klinisches Bild
- Kapillitium: Zunächst multiple, kleine, pityriasiform schuppende, langsam wachsende, zu polyzyklisch begrenzten Arealen konfluierende Herde mit kurz über dem Haarboden abgebrochenen Haaren.
- Körper: Rundliche, hellrote bis sattrote, randbetonte, schuppende Flecken oder Plaques. Meist besteht deutlicher Juckreiz.

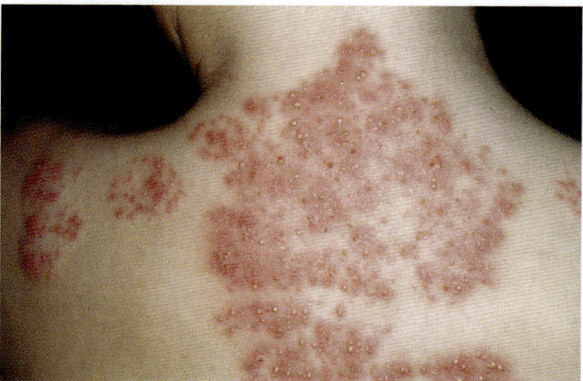

Mikrosporie. Multizentrische, akute, seit 4 Wochen bestehende, zunehmende, zunächst 0,2-0,3 cm große, später durch Größenzunahme und Konfluenz bis zu 10 cm große, unscharf begrenzte, stark juckende, rote, raue Plaques (Schuppung, Krusten). Hoch kontagiöse Sonderform der Tinea corporis durch Mikrosporumarten.

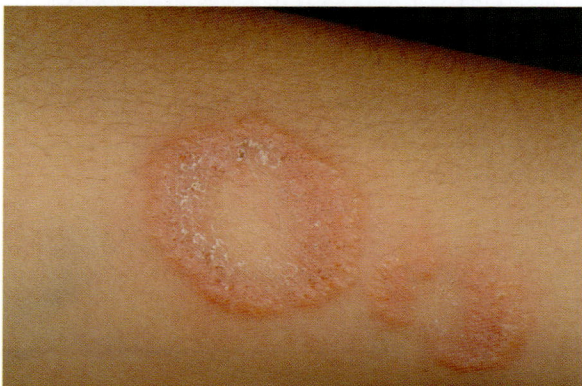

Mikrosporie. Seit 2 Wochen persistierende, größenprogrediente, juckende, 2,5 x 2,5 cm sowie 1,5 x 1 cm messende Plaques mit deutlicher Schuppung, Randbetonung und zentraler Abblassung bei einem 11-jährigen Jungen. Die Hautveränderungen entwickelten sich aus 2 kleinen Papeln, die etwa 2 Wochen zuvor erstmals aufgetreten sind.

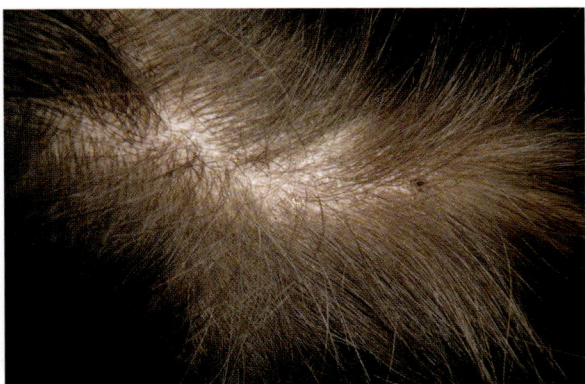

Mikrosporie. Schüppchenbelag und abbrechende Haare im Scheitelbereich bei einem 6-jährigen Mädchen. Pilzkultur: Massenhaft Microsporum canis.

Diagnose
Erregernachweis im Nativpräparat und in der Kultur, Grünfluoreszenz im Wood-Licht.

Differenzialdiagnose
Psoriasis, Pityriasis rosea, seborrhoisches Ekzem.

Externe Therapie
Breitbandantimykotika mit Imidazolderivaten wie Biconazol (z.B. Mycospor Creme).

Infektionsquelle: Infiziertes Tier (Katze, Hund) suchen und behandeln.

Interne Therapie
- Medikament der Wahl ist nach wie vor Griseofulvin (z.B. Likuden), Erwachsene 500-1000 mg/Tag, Kinder 6-7 mg/kg KG/Tag. Um Rezidiven vorzubeugen, sollte der Behandlungszeitraum über den Abheilungszeitpunkt hinausgehen und kann bei starker Ausprägung mehrere Monate in Anspruch nehmen.
- Neuere Antimykotika wie Imidazolderivate insbesondere Itraconazol (z.B. Sempera Kps.) 100 mg/Tag zeigen in Einzelfallberichten gute Erfolge, der Wirkstoff ist jedoch aufgrund mangelnder Erfahrung noch nicht für Kinder zugelassen. Ggf. kann Ketoconazol versucht werden.

Prognose
Nachwachsen der Haare nach der Abheilung.

Mikrosporum

Definition
Gattung imperfekter Pilze aus der Gruppe der Dermatophyten, Auslöser der Mikrosporie. Wichtigster Vertreter: Mikrosporum canis.

Mikrostomie Q18.5

Definition
Abnorme Kleinheit des Mundes, z.B. bei systemischer Sklerodermie.

Mikulicz-Syndrom K11.81

Erstbeschreiber
von Mikulicz-Radecki, 1892

Synonym(e)
V.-Mikulicz-Krankheit

Definition
Reaktive Schwellung der Tränen- und Speicheldrüsen bei verschiedenen Allgemein- und Systemkrankungen, z.B. bei Hodgkin- und Non-Hodgkin-Lymphomen, Leukämien und Sarkoidose; auch vereinzelt bei Tuberkulose, Lues, Sialose und Hyperthyreose beobachtet.

Ätiologie
Chronisch-lymphatische Leukämie, Syphilis oder Tuberkulose.

Therapie
Behandlung der Grunderkrankung.

Mikulicz-Zellen

Definition
Große, runde Histiozyten mit schleimigem Inhalt und zahlreichen Bazillen, exzentrisch gelegener Kern. Krankheitsspezifisch für das Rhinosklerom.

Milben

Definition
Zu der Klasse der Spinnentiere (Arachnida) gehörige Insekten mit ca. 10.000 Arten. Neben ihrer infektiologischen Bedeutung bei der Übertragung verschiedener Erreger (z.B. Rickettsiosen, Tsutsugamushifieber) können sie durch Bisse Hautläsionen hervorrufen. Milbenkot verursacht juckende Dermatosen und allergische Reaktionen der Atemwege.

Allgemeine Information
Für den Menschen pathogene Erscheinungen werden u.a. durch folgende Arten hervorgerufen:
- Sarcoptes scabiei var. hominis (Krätzenmilbe: Klinik: Scabies): Weltweites Vorkommen, meist direkt durch Körperkontakt, seltener auch indirekt, z.B. durch Bettwäsche in Hotels, übertragen.
- Allgemein: 400 x 300 µm große Krätzmilbe (Acarus siro var. Hominis oder Sarcoptes scabiei hominis) mit vier Beinpaaren und ausgeprägt kräftigen Kiefern. Einziger Wirt ist der Mensch. Die Überlebensfähigkeit der Milben außerhalb des Wirts (z.B. in Kleidungsstücken und Bettwäsche) beträgt 2-3 Tage. Im Durchschnitt beherbergt ein Patient nur 11,3 (!) erwachsene weibliche Milben. 3% der Patienten haben >als 50 Milben, wobei das Maximum bei etwa 500 liegt. Für die Infestation eines neuen Opfers genügt ein einziges begattetes Weibchen.
- Generationszyklus:
  - Mehrstufige Metamorphose. Die Gesamtentwicklungszeit für Männchen beträgt 9-14 Tage, für Weibchen 12-21 Tage.
  - Weibliche Milben können auf der Haut ca. 2,5 cm/Min. zurücklegen und bohren parallel zur Hautoberfläche verlaufende, blind endende Gänge in die Horn-

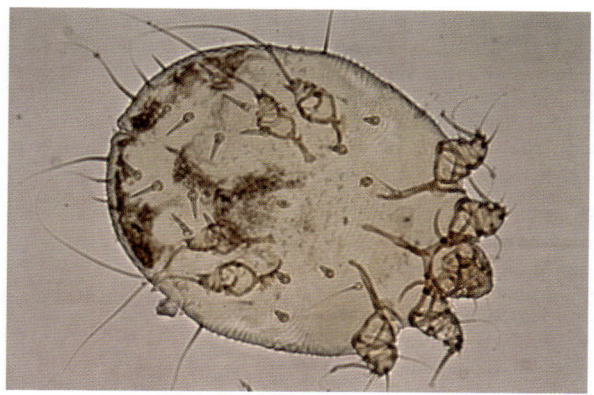

Milben. Krätzmilbe Sarcoptes scabiei. Der Körper ist ungegliedert, der hintere Teil ist stark verkürzt (Opisthosoma), die Pedipalpen (Taster) und Chelizeren (Mundwerkzeuge) bilden zusammen ein vom Vorderkörper (Prosoma) abgesetztes Gnathosoma bzw. Capitulum (Kopf). 4 Beinpaare kennzeichnen die adulte Krätzmilbe.

schicht. Da die Milben durch die Körperoberfläche atmen, können sie nur bis in das Stratum corneum eindringen und nicht tiefer. Je Gang lebt jeweils nur 1 Milbenweibchen. Sie ernähren sich von gebohrter Haut, verlängern den Gang täglich um ca. 0,5-5 mm und legen 2-3 Eier/Tag sowie Debritus und Faezes in dem Gang ab. 3-7 Tage später schlüpfen Larven aus den Eiern. Auf der Suche nach Nahrung verlassen Larven ihren Gang, häuten sich nach ca. 3 Tagen und erreichen das Protonymphenstadium. 3 Tage später häuten sich Protonymphen und differenzieren entweder zu erwachsenen männlichen Milben oder treten in ein zweites Nymphenstadium ein (Tritonymphen). Aus Tritonymphen entwickeln sich entweder adulte geschlechtsreife Männchen oder Weibchen. Adulte Milben paaren sich an der Hautoberfläche oder in kurzen (<1 mm) Gängen, die allein für die Paarung gebohrt wurden.

- Sarcoptes scabiei var. canis (Hundemilbe): Weltweites Vorkommen, an Hunden lebend und dort Räude hervorrufend. Geht bei engem Kontakt auf den Mensch über. Der Mensch ist Fehlwirt. Milben können sich nicht einnisten und gehen zugrunde (s.u. Räude).
- Dermanyssus avium (Vogelmilbe): Weltweites Vorkommen, insbes. an Hühnern, auch an Tauben und diversen Singvögeln schmarotzend, in Ställen und Nestern. Die Milben können unter Umständen durch Fenster der Ventilationssysteme in die Wohnung eindringen. Der Mensch ist Fehlwirt (s.u. Gamasidiose).
- Ornithonyssus bacoti (tropische Rattenmilbe): Vorkommen in tropischen Ländern, auch in Europa. Der Mensch ist Fehlwirt.
- Cheyletiella yasguri (Cheyletiellen): Weltweites Vorkommen bei Hunden, Kaninchen, Hasen, Katzen, selten Übergehen auf den Mensch bei engem Kontakt mit befallenen Tieren. S.u. Cheyletiellosis.
- Trombicula autumnalis (Erntemilbe): In Europa überwiegend im Herbst. Menschen werden beim Wandern in entsprechenden Gegenden (Alpen) durch die Larven befallen (Klinik: Trombidiose).
- Pyemotes ventricosus (Kornkäfermilbe): Vor allem in Mittelmeerländern und in Nordeuropa auftretend. Die Milbe nährt sich von Getreideschädlingen und kommt somit in Getreidelagern, Scheunen und auf Strohmatratzen vor. Auch Holzwürmer sind befallen.
- Weitere Milbenarten:
  - Dermatophagoides pteronyssinus, Dermatophagoides farinae (Hausstaubmilbe).
  - Acarus firo: Mehlmilbe.
  - Demodex folliculorum (Haarbalgmilbe; Erreger der Demodikose).
  - Käsemilben: S.u. Krämerkrätze.
  - Psoroptes equi: Pferdemilbe.

Klinisches Bild
- Krätzemilbe: S.u. Skabies.
- Hundemilbe: Makulopapulöse Effloreszenzen an den Stellen vergeblicher Bohrversuche.
- Vogelmilbe: Gamasidiosis oder Vogelmilben-Krätze. An unbedeckten Körperteilen stark juckende papulovesikulöse, z.T. urtikarielle Effloreszenzen. Kein Milbennachweis auf der Haut.
- Tropische Rattenmilbe: Kleinpapulöse, z.T. urtikarielle Herde, bevorzugt an Stellen mit eng sitzender Kleidung.
- Cheyletiellen: Prädilektionsstellen der Cheyletiellosis sind Arme und Stamm, makulopapulöse Herde, teils mit Vesikeln und Pusteln.
- Erntemilbe: Trombidiose; Stellen mit eng anliegender Kleidung sind bevorzugt.
- Kornkäfermilbe: (Getreidekrätze) kleinfleckiges, meist papulöses, gelegentlich urtikarielles Exanthem.

Milbengang   B86.x
Definition
Linearer Kanal, den die weibliche Krätzmilbe zur Eiablage in die Haut gräbt. Typisch bei Skabies.

Milben-Krustazeen-Mollusken-Syndrom   T78.1
Definition
Nahrungsmittelallergie bei primärer Sensibilisierung auf Aeroallergene (v.a. Hausstaubmilbenallergie).

Erreger
- Krustazeen (Crustacea): Krebstiere (z.B. Krabben, Garnelen)
- Mollusken (Mollusca): Weichtiere (z.B. Muscheln, Schnecken)

Vorkommen/Epidemiologie
In Deutschland (noch) selten. Aufgrund der lokalen Essgewohnheiten höhere Inzidenz in Frankreich oder Italien. Bei zunehmender, dynamischerer und exotischerer Esskultur in Deutschland sollte dieses Syndrom aus allergologischer Sicht stärker berücksichtigt werden!

Pathologie
S.u. Typ I-Allergie.

Klinisches Bild
U.a. können Diarrhö, Rhinorrhö, generalisierte Urtikaria und Atemnot auftreten (s. Schock, anaphylaktischer).

Labor
Erhöhtes Gesamt-IgE, Nachweis von spezifischen IgE (insbes. gegenüber Hausstaubmilben).

Diagnose
- Pricktestungen (mit Hausstaubmilben, Garnele, Miesmuscheln und zusätzliche, anamnesebezogene Allergene).
- Bei unklarer Anamnese Nachweis der klinischen Relevanz der Hausstaubmilbensensibilisierung mittels Provokationstestungen.
- Ggf. Lungenfunktionsdiagnostik
- RAST Klassen, Gesamt IgE.

Komplikation
S. Schock, anaphylaktischer.

Therapie
- Konsequente Milbensanierung im Wohnumfeld (s. Encasing).
- Spezifische Immuntherapie (s. SIT) gegen Hausstaubmilben.

Prophylaxe
Bei klinischer Indikation sollte auch das Ausstellen eines Notfallsets berücksichtigt werden.

Diät/Lebensgewohnheiten
Bei Kontraindikationenen bzgl. der SIT mit Hausstaubmilben ist die absolute Karenz des auslösenden Nahrungsmittels einzuhalten.

Milchsäure

Definition
Keratolytikum.

Indikation
Hyperkeratotische Genodermatosen, Psoriasis vulgaris.

Unerwünschte Wirkungen
In höherer Konzentration Verätzungen.

Präparate
Vagisan Vaginalzäpfchen, Lactisan Lösung, Episoft A

Milchtrinkerbelag der Zunge   B37.0

Definition
Einige Stunden anhaltender physiologischer weißlicher Zungenbelag bei Milchtrinkern.

Differenzialdiagnose
Stomatitis candidomycetica; Candidose der Mundschleimhaut.

Therapie
Nicht erforderlich, Aufklärung des Patienten.

Miliaria   L74.3

Synonym(e)
Schweißfrieseln; Hitzepickel; Hitzeblattern; Dermatitis hidrotica; Hidroa; Schweißbläschen; Schwitzbläschen; Roter Hund

Definition
Bei starkem Schwitzen entstehender, häufig juckender Hautausschlag mit hirsekorngroßen (Miliaria cristallina) oder geröteten Papeln (Miliaria rubra). Pathogenetisch liegt bei gesteigerter Schweißsekretion eine Verlegung des Schweißdrüsenausführungsganges vor. Je nach Lokalisation des Verschlusses werden verschiedene Formen unterschieden. Die Miliaria des Säuglings unterliegt einer eigenen Gesetzesmäßigkeit. Die Miliaria (rubra) ist eine häufige „Erkrankung" des reifen und frühgeborenen Säuglings jenseits der ersten Lebenswochen nach Hitzeexposition.

Einteilung
Man unterscheidet:
- Miliaria cristallina
- Miliaria rubra
- Miliaria profunda
- Miliaria pustulosa
- Miliaria des Säuglings.

Vorkommen/Epidemiologie
Vor allem in den Tropen auftretend; in gemäßigten Breiten v.a. bei eng anliegender, abschließender Kleidung.

Therapie
Bei Säuglingen und Erwachsenen: Meiden okkludierender Kleidung v.a. im heißen Klima. Bei Säuglingen auf eine ausreichende Klimatisierung achten.

Externe Therapie
Trockenpinselungen, z.B. mit ethanolischer Zinkoxidschüttelmixtur R292 oder Puder.

Interne Therapie
Bei Erwachsenenen: Bei Juckreiz Antihistaminika wie Desloratadin (z.B. Aerius) 5 mg/Tag p.o. oder Levocetirizin (z.B. Xusal) 5 mg/Tag p.o.
Bei Säuglingen ist keine interne Therapie notwendig.

Prophylaxe
Aufenthalt in klimatisierten Räumen, leichte Kleidung.

Miliaria alba   L74.82

Definition
Miliaria mit „milchigem" Bläscheninhalt. Der Begriff wird (selten) wahrscheinlich synonym zu Miliaria cristallina oder Miliaria pustulosa gebraucht. Er ist verzichtbar.

Therapie
Entsprechend der Miliaria.

Miliaria cristallina   L74.10

Erstbeschreiber
Robinson, 1884

Synonym(e)
Sudamina; Miliaria alba

Definition
Flüchtige Miliaria durch Verschluss der Schweißdrüsenausführungsgänge innerhalb der Hornschicht (Str. corneum).

Ätiologie
Zum Beispiel:
- Starkes Schwitzen.
- Parakeratotische Verhornung im Rahmen einer Dermatitis, z.B. Dermatitis solaris.
- Anwendung eiweißfällender Externa, z.B. Formalin, Trichloressigsäure.

Lokalisation
Vor allem Rumpf.

Klinisches Bild
Disseminiert stehende, kleinste bis stecknadelkopfgroße, wasserhelle, pralle, leicht platzende Bläschen mit dünner Decke. Dauer: Wenige Stunden. Nachfolgende Desquamation möglich.

Therapie
Entsprechend der Miliaria.

Miliaria pustulosa L74.8

Synonym(e)
Miliaria alba

Definition
Bei Erachsenen im Verlauf einer Miliaria rubra vorzugsweise in tropischem Klima auftretende pustulöse Erkrankung der ekkrinen Schweißdrüsen. Bei Säuglingen (s.u. Miliaria) kann eine pustulöse Miliaria jenseits der ersten Lebenswochen nach Hitzeexposition auftreten.

Ätiologie
Verlegung und Ruptur des Schweißdrüsenausführungsganges im Bereich der dermoepidermalen Junktionszone.

Klinisches Bild
Dichstehende, stecknadelkopf- bis kleinlinsengroße Pusteln, die sich in den Intertrigines noch verstärken.

Histologie
Perisyringiales Infiltrat aus Lymphozyten und neutrophilen Leukozyten.

Diagnose
Klinik und Anamnese sind diagnostisch führend.

Therapie
Beseitigung auslösender Okklusion (z.B. anliegende Kleider, fette okkludierende Externa wie Vaselinehaltige Salben). Kühlende, antiseptische, abtrocknende Externa wie Clioquinol-Schüttelmixtur oder Kaliumpermanganat-Lösungen (hellrosa). Ggf. sind Breitbandantibiotika wie Dicloxacillin (z.B. InfectoStaph Kps.), 2-3 g/Tag p.o. in 4-6 ED, nötig. S.u. Miliaria.

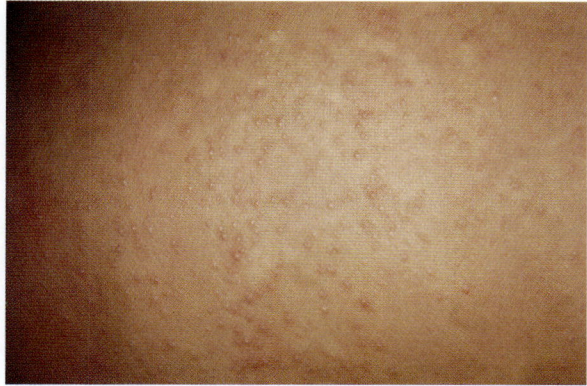

Miliaria pustulosa. Multiple Aussaat stecknadelkopfgroßer, rötlicher Papeln und gelblicher Bläschen mit rotem Hof im Rückenbereich (weiblich, 12 Jahre).

Hinweis(e)
Bei Vorliegen einer Miliaria pustulosa sollte nach einem Pseudohypoaldosteronimus (PHA Typ I) gefahndet werden (Hyponatriämie, hyperkaliämische metabolische Azidose, erhöhtes Plasma-Aldosteron).

Miliaria rubra und Miliaria profunda L74.0

Synonym(e)
Roter Hund; prickly heat; tropische Flechte

Definition
Akut auftretender, juckender, durch kleinste rote Papeln und Pusteln gekennzeichneter Hautausschlag der häufig nach Hitzeexposition (auch in feucht tropischem Klima) auftritt. Die Miliaria rubra entsteht durch Verschluss des Schweißdrüsenausführungsganges in der Epidermis (Stratum spinosum): Bei Miliaria profunda (wird bei Säugligen nur sehr selten beobachtet) kommt es zu einem Verschluss des dermalen Anteils des Schweißdrüsenausführungsganges oder am Übergang in die epidermalen Papillenzapfen (Stratum papillare). S.a.u. Anhidrosis, „thermogenic".

Vorkommen/Epidemiologie
Vor allem in den Tropen und bei Menschen, die in feuchtwarmer Umgebung arbeiten, bei Adipösen mit Belastungshyperhidrose. Entwicklung innerhalb von Wochen und Monaten nach Hitzeexposition. Auch bei Säuglingen nach den ersten Lebenswochen (s.u. Miliaria).

Ätiologie
Thermoregulatorische Probleme infolge von Schweißretention durch:
- Tropische Hitze, hohe Luftfeuchtigkeit, Quellung der Hornschicht, Sekretretention, Austritt von Schweiß in das Interstitium, evtl. Ruptur des Ausführungsganges.
- Bakterientoxine.
- Metallsalze, toxische Detergenzien, starker Ionenfluss bei Iontophorese.

Lokalisation
Erwachsenene: Bedeckte Körperareale, vor allem Rumpf. Gesicht, Handflächen und Fußsohlen sind stets frei.
Säuglinge: Intertrginöse Bereiche, am Kapillitium, im Gesicht und am Rumpf.

Klinisches Bild
Aussaat intensiv roter, juckender, punktförmiger, maximal 0,1-0,2 cm großer Flecken, Knötchen, Bläschen und auch Pusteln. In intertriginösen Bereichen sind Konfluenz und Ausbildung ausgedehnter nässender Flächen mit Pustulationen nach Impetiginisierung möglich.

Histologie
Intra- oder subepidermale Bläschen, entzündliches Infiltrat um die Schweißdrüsenausführungsgänge.

Differenzialdiagnose
Follikulitis unterschiedlicher Genese.

Therapie
S.u. Miliaria.

Prognose
Günstig.

Miliaria scarlatinosa L74.8

Synonym(e)
Scarlatina miliaris

Definition
Kleinste Bläschen im Scharlachexanthem bei ausgeprägter entzündlicher Follikelreaktion.

Milien L72.8

Synonym(e)
Hautgrieß; Milium

Definition
Bis stecknadelkopfgroße, mit weißlichen Hornperlen gefüllte Epithelzysten ohne offene Verbindung zur Hautoberfläche.

Ätiologie
- Primäre Milien: Entwicklung spontan aus interfollikulärer Epidermis, Vellushaarfollikeln oder in Ausführungsgängen ekkriner Schweißdrüsen (klassische Ätiologie bei Säuglingen).
- Sekundäre Milien: z.B. nach bullösen Dermatosen oder posttraumatisch durch Verlagerung verhornender Epithelabschnitte unter die Epidermis (z.B. nach Verbrennungen, Abschürfungen, u.a.).
- Pseudomilien: Klinisch als Milien imponierende weißliche Papeln, hervorgerufen durch Ablagerungen von Oxalaten in der Haut (s.u. Oxalose).

Manifestation
Bei jungen Erwachsenen auftretend, vor allem bei Frauen. Milien sind häufige, transiente Hauterscheinungen bei Neugeborenen (bei etwa 50%).

Lokalisation
- Primäre Milien: V.a. im Gesicht: seitliche Wangen, periorbital, an den Schläfen.
- Sekundäre Milien: häufig nach bullösen Dermatosen oder posttraumatisch. Damit ist die Lokalisation von dem Auftreten der Primärläsionen abhängig.

Klinisches Bild
0,1-0,3 cm große, zur Umgebung deutlich abgegrenzte, kugelige, gelblich-weiße, derbe Knötchen. Postläsionale oder posttraumatische Milien treten häufig als kleine weiße, derbe, gruppierte, symptomlose (häufig zufälliger Beobachtungsbefund) Knötchen in dem zuvor befallenen Areal auf.

Histologie
Horngefüllte, kleinste Epithelzysten die an einen Vellushaarfollikel oder an das Akrosyringium gebunden sind.

Differenzialdiagnose
- Xanthelasmen: Sie treten typischerweise im Bereich der Lider auf. Meist deutlich größer als 0,1-0,3 cm. Weiche Konsistenz!
- Miliaria: Meist akutes Auftreten nach Hitzeexposition; meist Juckreiz, der bei eruptiven Milien stets fehlt.
- Talgdrüsenhyperplasien bei Säuglingen: Typische Lokalisation sind Nasenrücken und Wangen (Milien eher an Stirn, Kinnregion evtl. Lidbereich).
- Acne neonatorum: Typisches Bild einer Akne mit geschlossenen und offenen Komedonen. Daneben auch entzündliche (Entzündungszeichen fehlen bei Milien stets!) Papeln und Pusteln.
- Kolloidmilium: Seltene Erkrankung, glasstecknadelkopfgroße, transparent anmutende, weiche, gruppiert stehende Papeln. Bei adulten Formen Auftreten in Kombination mit anderen aktinischen Veränderungen.

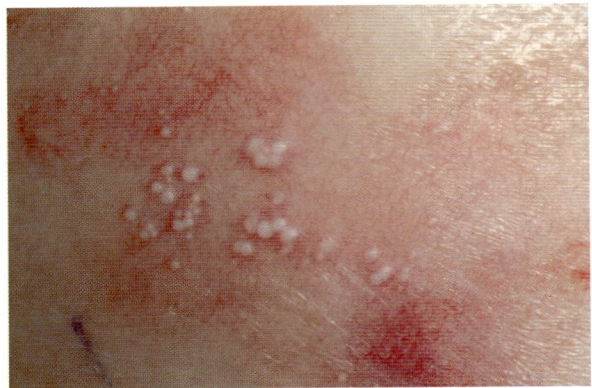

Milien. Sekundäre Milien bei blasenbildender Grunderkrankung: Multiple, chronisch stationäre, gruppierte, 0,1 cm große, feste, symptomlose, weiße, glatte Papeln bei einer 98-jährigen Patientin mit bullösem Pemphigoid.

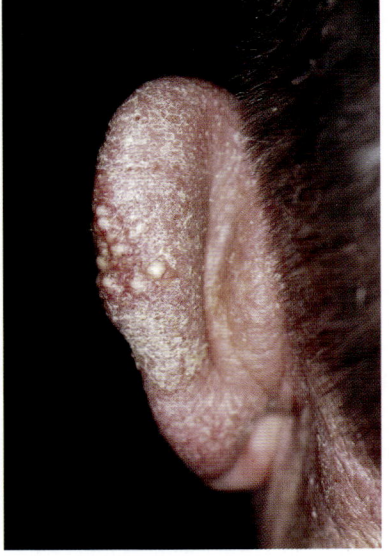

Milien. Multiple, chronisch stationäre, gruppierte, 0,1 cm große, feste, symptomlose, weiße, glatte Papeln, die in einer großflächigen, grauen, rauen Plaque lokalisiert sind. Bei dem 72-jährigen Patienten besteht seit einigen Monaten ein generalisiertes T-Zell-Lymphom.

Therapie
Anritzen mit dem Moncorps-Messer oder einer Kanüle, vorsichtiges Exprimieren des Inhaltes. Alternativ Therapieversuch mit lokalen Retinoiden wie 0,05% Tretinoin-Creme R256. Die Milien des Säuglings sind vorübergehender Natur, sie bilden sich bis zur 3.-6. Lebenswoche spontan zurück (Mütter über Harmlosigkeit aufklären).

Prognose
Sekundäre Milien: Spontane Rückbildung möglich.

Milien, eruptive L72.8

Definition
Plötzlich auftretende Milien in großer Anzahl, meist bei jungen Mädchen.

Therapie
Entsprechend Milien.

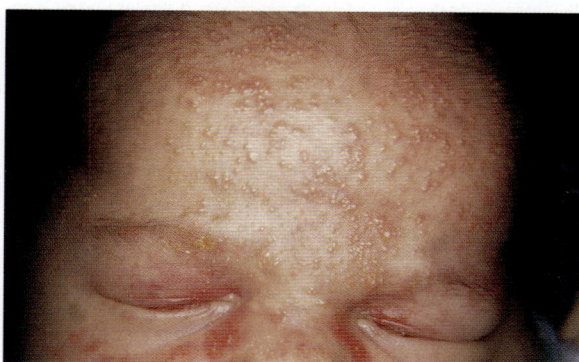

Milien, eruptive. Multiple, plötzlich aufgetretene, disseminierte oder gruppiert stehende Milien im Gesicht eines 4 Wochen alten Säuglings.

Miltefosin

Definition
Antiprotozoen-Mittel das nach der chemischen Struktur als Hexadecylphosphocholin bezeichnet werden kann. Miltefosin hat sich in Studien beim Menschen und auch beim Tier als wirksam gegen Leishmania donovani und L. infantum gezeigt. Miltefosin wurde am Göttinger Max-Planck Institut für biophysikalische Chemie entdeckt (H. Eibl und C. Unger) und wurde primär als Zytostatikum entwickelt.

Indikation
Als Systemtherapeutikum zugelassen für die viszerale Leishmaniose durch die L.-donovani-Gruppe und für die kutane Leishmaniose der Neuen Welt. Nach neueren Berichten auch wirksam bei der kutanen Leishmaniose der Alten Welt.

Dosierung und Art der Anwendung
- Impavido: Erwachsene und Kinder >3 Lebensjahre: 1,5-2,5 mg/kg KG/Tag p.o. über 28 Tage. Max. TD: 150 mg. Einnahme erfolgt auf 1-3 ED verteilt zu den Mahlzeiten.
- Miltex: 6% Lösung: Initial für 1 Woche 1mal/Tag auftragen, dann 2mal/Tag dünn auf die befallenen Hautstellen auftragen. Während der Therapie und bis zu 6 Monaten danach muss eine effektive Kontrazeption betrieben werden!

 Merke: Bei immungeschwächten Patienten ist evtl. eine längere Behandlung erforderlich.

Unerwünschte Wirkungen
- Lokaltherapie: Juckreiz, Hautrötung, Hauttrockenheit, Hautschuppung, Brennen im Bereich offener, nässender Stellen.
- Systemtherapie: Oral verabreichtes Miltefosin kann zu leichten bis mittelschweren gastrointestinale Beschwerden führen. Es kann zu einem reversiblen Anstieg der Transaminasen und des Kreatinins kommen. Zudem treten relativ häufig Durchfälle und Erbrechen auf.

Präparate
Impavido; Miltex-Lösung

Hinweis(e)

 Merke: Mit Miltefosin steht ein neues Präparat zur oralen Therapie der viszeralen Leishmaniasis zur Verfügung. Im Vergleich zu den bisher als Standardtherapeutika empfohlenen Substanzen weist das neue Präparat offenbar eine bessere Nutzen-Risiko-Relation auf.

Minocyclin

Definition
Langzeit-Tetracyclin.

Indikation
Acne vulgaris, Acne papulopustulosa, Acne cystica, Chlamydien-Konjunktivitis, Borreliose, Brucellosen, Bartonellosen, Listeriosen, Rickettsiosen.

Eingeschränkte Indikation
Minocyclin sollte nicht bei Kindern unter 8 Jahren appliziert werden (bleibende Zahnverfärbungen, Verzögerung des Knochenwachstums).

Schwangerschaft/Stillzeit
Keine Anwendung während Schwangerschaft und Stillzeit!

Dosierung und Art der Anwendung
Tag 1: 200 mg p.o., dann jeweils 100 mg/12 Std. p.o. für 7 Tage bis 6 Wochen, je nach Indikation.

Unerwünschte Wirkungen
Minocyclin-Hyperpigmentierung

Präparate
Aknosan, Klinomycin, Skid, Minocyclin-ratiopharm

Hinweis(e)
Auftreten eines Sweet-Syndroms nach Einnahme von Minocyclin wurde in der Literatur beschrieben.

Minocyclin-Hyperpigmentierung T88.7

Definition
Seltene, dosisunabhängige, postinflammatorische Hyperpigmentierung nach Einnahme von Minocyclin durch Speicherung von eisenhaltigem Pigment in Makrophagen bei entzündlich veränderter Haut, evtl. auch durch vermehrte Melaninproduktion. Drei Typen sind beschrieben:
- Typ I: Blau-schwarze Hyperpigmentierung v.a. in vorbestehenden Narben, insbesondere im Gesicht.
- Typ II: Makulöse oder diffuse Hyperpigmentierung auf normaler Haut.
- Typ III: Schmutzig-braune Hyperpigmentierung auf sonnenexponierter Haut.

Therapie
Die Verfärbungen blassen in der Regel nach Absetzen der Medikation langsam ab, können jedoch über Monate persistieren. Hydrochinon-haltige Bleichcremes werden nicht empfohlen, besser sind dermatologische Make-up's.

Minorscher Schwitzversuch

Definition
Prüfung der Schweißsekretion durch Auftragen einer wässrigen Jodlösung und anschließendem Überstäuben mit Stärkepuder. Die schwitzenden Areale färben sich blau-schwarz. Anwendung z.B. bei Hyperhidrosis axillaris vor Operation.

Durchführung
Areal trocknen, Lugol'sche Lösung auftragen R137 R138 R139. Speisestärke darüberstreuen. Durch Schweißabsonderung bedingte Farbreaktion abwarten.

Minoxidil

Definition
Haarwuchsmittel, Antihypertensivum. Der wirksame Metabolit ist Minoxidilsulfat. Die Substanz wurde ursprünglich als Antihypertensivum eingeführt, die ursprünglich als Nebenwirkung bekannte Hypertrichose wurde als Ansatz für die Indikation „androgenetische Alopezie" gewählt.

Wirkungen
Minoxidil führt zu signifikant erhöhtem Haarwachstum. Nachgewiesen sind:
- Stimulationseffekte auf epidermale und follikuläre Keratinozyten
- Prostaglandin PGH2 Anstieg
- Erhöhung von VEGF.

Indikation
Alopecia androgenetica (s. Alopecia androgenetica bei der Frau, Alopecia androgenetica beim Mann).

Dosierung und Art der Anwendung
2mal/Tag auf die befallenen Areale auftragen.

Unerwünschte Wirkungen
Lokale Irritationen, Juckreiz, kontaktallergisches Ekzem, Kopfschmerz, Tachykardie, sonstige Herz-Kreislauferscheinungen.

Rezeptur(en)
R174

Präparate
Regaine 5% Lösung; Regaine Frauen (2% Lösung)

Hinweis(e)
Therapieerfolge sind nur unter steter Anwendung des Präparates zu erwarten.

Mischtumor der Haut D23.L

Erstbeschreiber
Hirsch u. Helwig, 1961 (Chondroides Syringom)

Synonym(e)
Chondroides Hidradenom; chondroid syringoma; Mixed tumor of the skin; chondroides Syringom

Definition
Seltener Adnextumor der Haut mit apokriner Differenzierung, der sich aus einer epithelialen und einer mesenchymalen Komponente zusammensetzt. Es handelt sich um Schweiß-

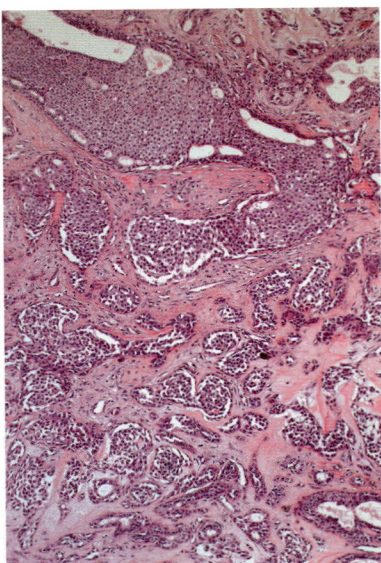

Mischtumor der Haut. Dermal gelegener Tumor aus epithelialen Zellsträngen mit duktaler und drüsenartiger Differenzierung, eingebettet in einem eosinophilen, chondroiden, strukturlosen Stroma. Im oberen Bildabschnitt überwiegend solide Anteile aus kleinen, basaloiden Zellen mit chromatindichten, rundlichen Kernen sowie einem schwach eosinophilem Zytoplasma.

drüsentumoren. Die Bezeichnung Mischtumor der Haut erscheint korrekter als die noch mehrheitlich im Schrifttum verwendete Bezeichnung „chondroides Syringom", da das Syringom den ekkrin differenzierten Adnextumoren vorbehalten ist.

Lokalisation
Vor allem im Bereich des behaarten Kopfes, des Nackens, zentrofazial (Nase). Selten subungual mit intraossärer Ausbreitung oder im Bereich des Skrotums.

Klinisches Bild
Derber, intra- oder subkutaner, gut gegen die Unterlage verschieblicher, hautfarbener Knoten von 0,5-3 cm Durchmesser. Äußerst selten sind großflächige Formen. Maligne Mischtumoren sind sehr selten, bei Auftreten meist Metastasierung in die regionalen Lymphknoten, aber auch Fernmetastasen.

Histologie
Eingebettet in myxoidem oder chondroidem Stroma, finden sich epithelial begrenzte Luminae. Je nach Form der Luminae unterscheidet man tubuläre und zystische, z.T. verzweigende Luminae von kleinen tubulären Luminae.

Therapie
Exzision.

Prognose
Günstig.

Mistelpräparate

Definition
Wässriger Auszug aus Viscum album.

Anwendungsgebiet/Verwendung
Immunstimulans bei malignen Erkrankungen, Anregung der Knochenmarkstätigkeit.

Dosierung
Nach entsprechendem Dosierungsschema.

Unerwünschte Wirkungen
Allergische Reaktionen bis zum anaphylaktischen Schock, lokal entzündliche Reaktionen an der Injektionsstelle, Fieber, regionale Lymphknotenschwellung, Aktivierung von Entzündungen.

Kontraindikation
Eiweiß-Überempfindlichkeit, akute und chronisch-progrediente Infektionen.

Präparate
Helixor, Iscador

Mittelmeerfieber, familiäres   R50.9

Erstbeschreiber
Osler, 1895; Janeway u. Mosenthal, 1908

Synonym(e)
Familial Mediterranean fever; FMF

Definition
Hereditäres Fiebersyndrom mit periodischem Fieber, anfallsartiger Serositis (Bauchhöhle, Pleura), Arthritis, Orchitis und ggf. flüchtigem, erysipelartigem Exanthem.

Vorkommen/Epidemiologie
- Weltweit sind mehr als 10.000 Patienten betroffen. Die Erkrankung tritt hauptsächlich im Mittelmeerraum auf (z.B. armenische, türkische, arabische und jüdische Bevölkerung). Aufgrund der Immigration ist dieses Krankheitsbild jedoch differenzialdiagnostisch auch in westlichen Ländern von Bedeutung.
- Je nach Studie und Kollektiv beträgt die Häufigkeit der heterozygoten Genträger 1:26 bis 1:52. Die Erkrankung manifestiert sich, wenn ein homozygoter (beide Allele tragen dieselbe Mutation) bzw. compound heterozygoter (beide Allele tragen unterschiedliche Mutationen) Status vorliegt. Dies bedeutet für heterozygote Eltern, dass das Risiko, ein homozygotes bzw. compound heterozygotes (erkranktes) Kind zu zeugen, 25% beträgt.

Ätiologie
Autosomal-rezessiv vererbte Mutationen des MEFV-Gens (Mediterranean fever Gen; Genlokus: 16p13.3). Das Gen, dessen Funktion bislang nicht abschließend geklärt ist, wurde Pyrin bzw. Marenostrin (lat.: mare nostrum für Mittelmeer) genannt. Mutationen in diesem Gen, die homozygot oder compound heterozygot auftreten, korrelieren mit dem klinischen Bild des FMFs. Diskutiert wird die Aufhebung der physiologischen Inaktivierung eines chemotaktisch wirksamen Enzymes (wahrscheinlich C_{5a}) und der dadurch bedingten Auslösung einer systemischen Entzündungsreaktion.

Manifestation
In den meisten Fällen bereits in der Kindheit und Jugend auftretend; bei etwa 90% der Patienten vor dem 20. Lebensjahr.

Klinisches Bild
Rezidivierende Fieberschübe (bei 96% der Patienten) unregelmäßiger Periodizität, meist begleitet von akuter Peritonitis (91%), häufig auch Pleuritis (57%), Arthritis oder Sacroiliitis (45%), sowie einem flüchtigen, erysipelartigen, 10-15 cm im Durchmesser betragenden, makulösen Exanthem mit Pruritus, das ein- oder beidseitig v.a. unterhalb des Knies auftritt (13%). 2% der Patienten entwickeln eine Amyloidose.

- Phänotyp 1: Beginn mit Fieberschüben.
- Phänotyp 2: Amyloidose als Erstmanifestation.

Labor
BSG erhöht, selten Leukozytose. Erhöhtes Amyloid A im Serum wird erst bei manifester Amyloidose beobachtet, die eine Komplikation des FMFs darstellt und nicht der primären Diagnose dient. Regelmäßige (Sammel-!) Urinuntersuchungen sollten daher ein fester Bestandteil der Patientenbetreuung sein.

Diagnose
Klinik (Hauptkriterien: Peritonitis, Pleuritis, Monarthritis, Fieber, Hauterscheinungen) ist diagnostisch; im Schub ausgeprägte Entzündungszeichen. Die Diagnosesicherung durch die molekulargenetische Analyse des MEFV-Gens, das auf dem kurzen Arm des Chromosoms 16 lokalisiert ist.

Differenzialdiagnose
Abgrenzung von anderen Formen des periodischen Fiebers wie PFAPA-Syndrom; Muckle-Wells-Syndrom; Tumor-Necrosis-Faktor-Rezeptor-assoziiertes periodisches Syndrom (TRAPS); Hyper-IgD-Syndrom (HID); Familiäre Kälteurtikaria

Komplikation
- Folgeschäden wie z.B. Nierenversagen infolge systemischer Amyloidose.
- Infertilität bei etwa 30% der erkrankten Frauen. 20-30% auftretender Schwangerschaften bei Patientinnen enden mit vorzeitigem Abort.

Therapie
Colchicin (z.B. Colchicum-Dispert) 0,03 ± 0,02 mg/kg KG/Tag in 2 ED p.o. bzw. bei Kindern unter 5 Jahren 0,07 mg/kg KG/Tag in 2 ED p.o. ist bei 70-90% der Patienten gut wirksam. Bei etwa 10% der Kinder lassen sich die Fieberschübe jedoch nicht durch Colchicin beeinflussen, wobei allerdings nicht selten eine mangelnde Compliance ursächlich ist. Lebenslange Colchicin-Einnahme führt zu einer günstigen Beeinflussung der Fieberschübe und verhindert ganz entscheidend Komplikationen.

Mixed connective tissue disease   M35.10

Erstbeschreiber
Sharp, 1972

Synonym(e)
Sharp-Syndrom; gemischte Bindegewebserkrankung; Mischkollagenose; MCTD; Overlap-Syndrom; Überlappungssyndrom

Definition
Autoimmunerkrankung mit Überlappungssymptomen von systemischer Sklerodermie, Dermatomyositis und systemischem Lupus erythematodes sowie dem Nachweis von Antikörpern gegen extrahierbare nukleäre Antigene. Je nach Autor sind verschiedene diagnostische Kriterien beschrieben.

Manifestation
Vor allem bei Frauen auftretend, vor allem 2.-4. Lebensjahrzehnt. Die Erkrankung ist auch bei Kindern beschrieben.

Klinisches Bild
- Integument: Beginn mit indurierten Schwellungen der Finger (Wurstfinger), Handrücken und Füße (88%). Es

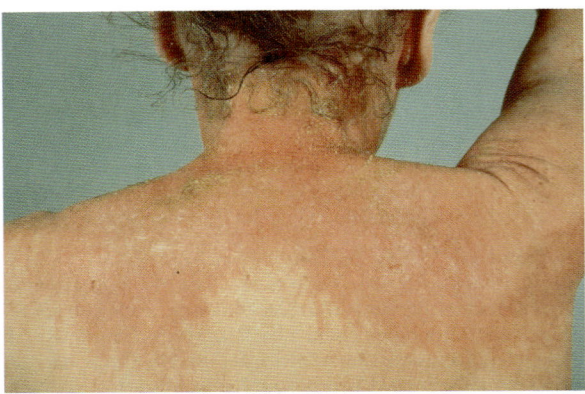

Mixed connective tissue disease. Flächiges und streifiges, rötlich-livides Erythem im Bereich der Schultern.

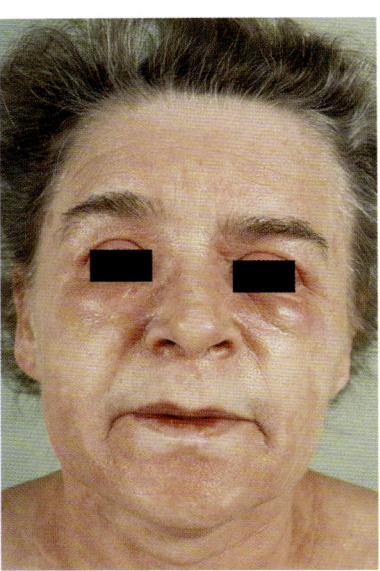

Mixed connective tissue disease. Fliederfarbene Erytheme um Augen, Mund, an Hals und Dekolleté, müder Gesichtsausdruck, Nachweis von U1-RNP-Antikörper.

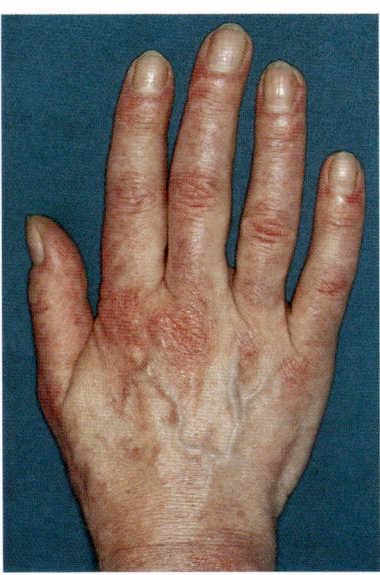

Mixed connective tissue disease. Streifiges livides Erythem im Bereich der Handrücken und Fingerrücken, Kollagenosehand.

bestehen Ödeme und Akrosklerose, Raynaud-Phänomen (84%), häufig Ösophagusbeteiligung wie bei systemischer Sklerodermie. Sehr charakteristisch sind die schweren Raynaud-Attacken z.T. mit Fingernekrosen. Hinzu kommen Merkmale des systemischen Lupus erythematodes.
- Allgemeine interne Symptome: Abgeschlagenheit, Fieber, Arthralgien, Myositis, Polyserositis, Hepatosplenomegalie, Lymphadenopathie, Lungenveränderungen (Fibrose, pulmonale Hypertonie = lebenslimitierender Faktor!). Arthralgien bzw. Arthritis (96%). Motilitätsstörungen des Ösophagus (72%). Myositiden (72%). Fieberschübe und Lymphadenopathie. Selten Beteiligung von Nieren, Herz und ZNS.

Labor
Serum: Meist hochtitrige antinukleäre Faktoren, gesprenkeltes Muster, (>1:160). In 100% der Fälle ebenso positiver Nachweis von U1-RNP-Antikörper, ENA. Fehlender Nachweis von Autoantikörpern gegen ds-DNA, Smith, Scl-70, PM-Scl, Ro, La und andere Kernantigene. Vermehrung der Gamma-Globuline, positive Rheumafaktoren in 60% der Fälle. Allgemeine Entzündungszeichen, Leukopenie, Neutropenie, Anämie, Thrombozytopenie.

> **Merke:** Der Nachweis von U1-RNP-Antikörper ist nicht auf die MCTD beschränkt sondern wurde auch beim SLE und bei der PSS beobachtet.

Therapie
- Es liegen keine systematischen Berichte über die Behandlung der Mixed connective tissue disease vor. Insbes. fehlen Placebo-kontrollierte Studien.
- Methode der Wahl ist die monotherapeutische (!) immunsuppressive Therapie mit systemischen Glukokortikoiden, zunächst in mittlerer Dosierung, z.B. 1mal/Tag 1 mg/kg KG Prednisolonäquivalent p.o., rasche Dosisreduktion auf 7,5 mg Prednisolonäquivalent/Tag.
- Falls unter dieser Therapie die Absenkung der steroidalen Medikation unter die Cushing-Schwelle nicht gelingt, Kombination mit Azathioprin (z.B. Imurek) 100 mg/Tag oder Ciclosporin A (z.B. Sandimmun) zunächst 5 mg/kg KG/Tag, später Reduktion.
- Therapieversuch mit Photopherese ist möglich.
- Einige positive Erfahrungsberichte liegen über den Einsatz von Mycophenolatmofetil vor. Ansonsten Therapie entsprechend der im Vordergrund stehenden Symptome, s.u. Lupus erythematodes, systemischer und Sklerodermie.

Prognose
Die klinische Nachbeobachtung der primär von Sharp beschriebenen Patienten ergab bei nahezu allen Patienten die Transformation des Krankheitsbildes in eine progressive systemische Sklerodermie.

Mizolastin

Definition
H_1-Antagonist.

Indikation
Symptomatische Behandlung der saisonalen und perennialen allergischen Rhinokonjunktivitis und Urtikaria.

Schwangerschaft/Stillzeit
Kontraindiziert im 1. Trimenon; Mizolastin sollte in Schwan-

gerschaft und Stillzeit nicht verordnet werden (ungenügende Datenlage).

Dosierung und Art der Anwendung
Erwachsene, Kinder >12 Jahre: 1mal/Tag 10 mg p.o.

Unerwünschte Wirkungen
Gastrointestinale Symptomatik (Diarrhoe, Bauchschmerzen, Dyspepsie, Mundtrockenheit, Übelkeit), Müdigkeit und Mattigkeit, Kopfschmerzen, Schwindel.

Wechselwirkungen
Ketoconazol und Erythromycin: Mäßige Erhöhung der Plasmakonzentration von Mizolastin. Starke Hemmstoffe oder Substrate der Leberoxidation (Cytochrom P 450 3A4), z.B. Cimetidin, Ciclosporin, Nifedipin: verlangsamte Biotransformation und somit verlängerte Wirkung von Mizolastin sind möglich.

Präparate
Mizollen, Zolim

Hinweis(e)
Diabetiker oder Patienten mit Elektrolytstörungen/Herzrhythmusstörungen sollten während der Therapie regelmäßig kontrolliert werden.

MMN-Syndrom D44.8

Erstbeschreiber
Sipple, 1961; Williams u. Pollock, 1966; Gorlin et al., 1968

Synonym(e)
MEN Typ IIb; multiple endocrine neoplasia type IIb; Williams-Pollock syndrome; Gorlin-Vickers syndrome; MEN type IIb; Williams-Pollock-Syndrom; Gorlin-Vickers-Syndrom; Multiple-Neurome-Syndrom

Definition
Variante der multiplen endokrinen Neoplasie mit multiplen Mukosaneuromen und endokriner Polyadenomatose.

Ätiologie
Autosomal-dominante Mutation in des RET-Gens. Das Gen ist auf Chromosom 10q11.2 kartiert und kodiert für den Wachstumsfaktorrezeptor RET. Die Mutation bewirkt eine autonome Wachstumstimulation (s.u. RET-Onkogen).

Klinisches Bild
Marfanoider Habitus, multiple Haut- und Schleimhaut-Neurome (100% der Fälle), medulläre Schilddrüsenkarzinome (85%) und Phäochromozytom (45%), Skelettanomalien, evtl. Störungen der Nebenschilddrüsenfunktion, Lentiginosis centrofacialis, neurologische Störungen, hyperplastische Kornealnerven.

Histologie
Das histologische Bild entspricht dem „palisaded and encapsulated neuroma". Gut umschriebene, kleinere und größere, knotige oder strangartige Tumorproliferate, die die gesamte Dermis durchsetzen können. Die Tumorkonvolute sind von einer zarten Bindegewebshülle eingekapselt. Das Tumorparenchym besteht aus miteinander verwobenen Strängen mit Spindelzellen, die in unterschiedlicher Richtung angeschnitten sind. Die Kerne zeigen ein wellenförmiges oder kommaförmiges Muster. Häufig sind perinukleäre Halobildungen

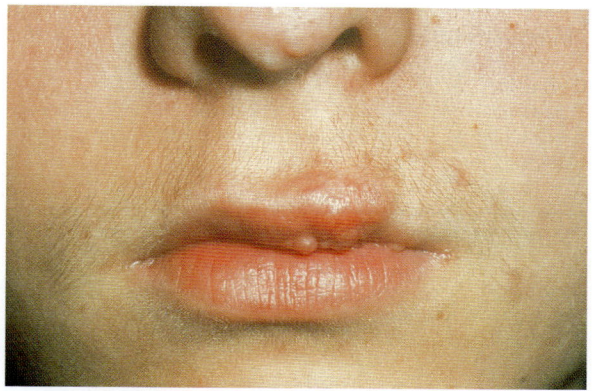

MMN-Syndrom. Knötchen- und plattenartige, derbe Tumorbildung an Oberlippe und Nase.

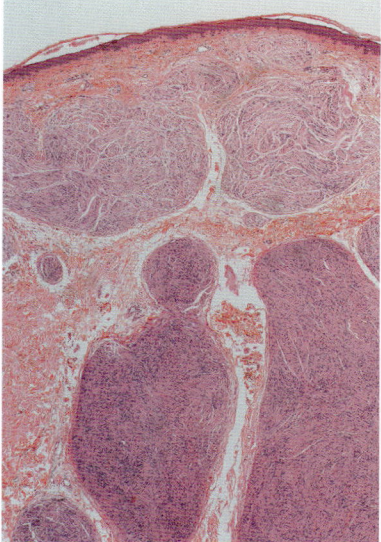

MMN-Syndrom. Palisadenförmiges, eingekapseltes Neurom mit umschriebenen, kleineren und größeren, knotigen wie auch strangartigen Tumorproliferaten, die die gesamte Dermis durchsetzen.

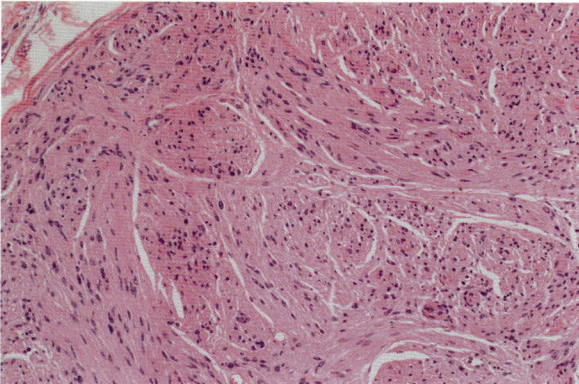

MMN-Syndrom. Palisadenförmiges, eingekapseltes Neurom. Die Kerne zeigen ein wellenförmiges oder kommaförmiges Muster. Häufig sind perinukleäre Halobildungen nachweisbar, so dass das Zytoplasma einen wabig aufgelockerten Aspekt annimmt.

nachweisbar, so dass das Zytoplasma einen wabig aufgelockerten Aspekt annimmt.

Mnemodermie — L98.8

Definition
Persistenz von nicht objektivierbarem Juckreiz (Gewöhnungseffekt, Mnemo = Gedächtnis) nach Abklingen einer juckenden Dermatose.

MOAHLFA-Index

Definition
Index zur Beschreibung von epidemiologischen Kriterien in verschiedenen Populationen; wird angewandt bei Kontaktallergenen.

Allgemeine Information
- Die Erfassung von Kontaktallergenen in mehreren Populationen unterscheidet sich maßgeblich in verschiedenen Kriterien. Wenn in einer Population A häufig Nickelsensibilisierungen auftreten, so ist das zumeist auf einen hohen weiblichen Probandenanteil in der befragten Population zurückzuführen. Duftstoffsensibilisierungen dagegen treten zumeist in Populationen mit hohem Alter auf. Je nach Zusammensetzung der befragten Population resultieren daraus Ergebnisse, die einen unmittelbaren Vergleich erschweren. Somit ist festzuhalten, dass es zwischen den befragten Kollektiven mind. 2 Faktoren gibt (Alter und Geschlecht), die die Sensibilisierungsrate beeinflussen. Zur besseren qualitativen Erfassung der Kontaktsensibilisierungen wurde deshalb der MOAHLFA-Index eingeführt, um eine systematische und einheitlichere Bewertung von Typ IV-Sensibilisierungen zu erfassen.
- Additiv zum Alter und Geschlecht werden im Index noch weitere Kriterien aufgeführt: M (men), O (occupational dermatitis), A (atopic dermatitis), H (hand dermatitis), L (leg dermatitis), F (face dermatitis) und A (Age >40).
- Der MOAHLFA-Index wird in den Studien des Informationsverbundes Dermatologischer Kliniken (IVDK) eingesetzt.

Möbius-Syndrom — Q87.0

Erstbeschreiber
Moebius, 1888

Synonym(e)
Moebius-Kernaplasie; infantiler Kernschwund; infantiler Augenmuskelschwund; angeborene Facialisparese; kongenitale Gesichtslähmung; congenital facial diplegia syndrome

Definition
Kongenitale Lähmung isolierter Nerven, bes. der Gesichtsnerven.

Ätiologie
Heterogener Entwicklungsfelddefekt. Autosomal-dominanter Erbgang ist beschrieben.

Therapie
Entfällt.

Moeller-Barlow-Cheadlesche-Krankheit — E64.2

Erstbeschreiber
Moeller, 1859; Cheadle, 1872; Barlow, 1883

Synonym(e)
Säuglingsskorbut; infantiler Skorbut; Avitaminose C; Vitamin C-Mangel; rachitischer Skorbut; vitamin C deficiency; ascorbic acid deficiency; scurvy, infantile; scorbut, infantile

Definition
Chronisches Vitamin C-Mangel-Syndrom bei Kindern mit Blutungsneigung.

Ätiologie
Vitamin C-Mangel durch Malabsorption oder einseitige Fehlernährung. Pathogenetisch von Bedeutung ist Ascorbinsäure als essentieller Aufbaustoff der normalen Bildung von Kollagen und Chondroitinsulfat. Vitamin C hat ein hohes Redoxpotential und befindet sich in hoher Konzentration in Linse, Nebennieren und ZNS; bei Mangel ist die enchondrale Knochenbildung gestört.

Manifestation
Bei Kindern, überwiegend in den ersten 2 Lebensjahren.

Klinisches Bild
- Haut/Schleimhaut: Petechiale Blutungen in Haut (Ohren, Hals) und Schleimhäuten (Zahnfleisch, Gaumen). Blaurötliche Verfärbung und Schwellung der Gingiva. Ödematöse Schwellung der Beine.
- Weitere Symptome: Anämie, Wundheilungsstörung, Gelenkschwellung Reizbarkeit, Unruhe, Gewichtsverlust und Tachypnoe; hochgradige Berührungsempfindlichkeit mit Pseudoparalyse und typischer Froschhaltung der Beine, Auftreibung der Knorpelknochengrenze der Rippen (skorbutische Stufenbrust); Hämaturie, Melaena. Schmerzhaftigkeit und Schwellung der unteren Gliedmaßen durch subperiostale Blutungen mit Zusammenzucken bei der leichtesten Berührung (Hampelmannphänomen).

Labor
Mikro- bzw. Makrohämaturie.

Diagnose
Röntgenologisch: Charakteristische Trümmerfeldzonen im Epiphysenbereich (am ausgeprägtesten im Kniebereich) und subperiostale Blutungen.

Differenzialdiagnose
Rachitis, Syphilis connata, Osteomyelitis, Poliomyelitis, septisch-eitrige Arthritis, Purpura Schoenlein-Hennoch, Akrodynie, rheumatisches Fieber, Caffey-Silverman-Syndrom, Ewing-Sarkom, Melorheostose.

Therapie
Ausreichende Zufuhr von Ascorbinsäure (500-1000 mg/Tag i.v. oder 150-2000 mg/Tag p.o.), adäquate Ernährung.

Moeller-Christensen-Syndrom — B92.x

Definition
Klinisch inapparente Knochendefekte der Nase bei fortgeschrittener Lepra.

Mohs Chemochirurgie

Definition
Mohs führte 1941 die klassische Chemochirurgie ein, die heute in der ursprünglichen Form nur noch selten angewandt wird. S.a.u. mikroskopisch kontrollierte Chirurgie.

Durchführung
- Gewebefixierung in situ mit Dichloressigsäure oder 50% Trichloressigsäure zur Permeabilitätssteigerung, anschließend Zinkchloridpaste als Fixativ. Nach 24 Stunden kann fixiertes Gewebe schmerzlos in horizontaler Schnittführung entfernt werden. Histologische Nachkontrolle und ggf. Nachexzision bis Randschnittfreiheit gegeben ist. Sekundärheilung wurde von Moh empfohlen, um bei Risikotumoren Rezidive nicht durch Lappenplastiken zu verdecken.
- Heute wird das Verfahren in der Regel als Frischgewebetechnik ohne die schmerzhafte Zinkchlorid-Fixierung angewandt.

Mohs Technik

Synonym(e)
Mohs Surgery

Definition
Histologisch kontrollierte Operationstechnik zur Sicherstellung der Entfernung des Tumors in sano, z.B. beim Basalzellkarzinom oder beim Dermatofibrosarcoma protuberans. Der entfernte Tumor wird segmentiert und eine Skizze zur topographischen Orientierung angefertigt. Die entsprechenden Segmente werden histologisch sorgfältig nach vorhandenen Tumornestern durchsucht (Schnellschnitt). Bei Tumorresten wird zu der betroffenen Seite hin nachoperiert, bis auch diese im Gesunden entfernt sind. S.a.u. mikroskopisch kontrollierte Chirurgie.

Mokassin-Mykose   B35.3

Definition
Squamös-hyperkeratotische Form der Tinea pedis. Beginn an den Fußsohlen und langsames Übergreifen auf die Fußkanten und den Fußrücken, daher auch die Namensgebung als „Mokassin-Mykose".

Erreger
T. rubrum, T. mentagrophytes var. interdigitale, seltener andere Dermatophyten.

Ätiologie
S. Tinea pedum. Hohe Prävalenz bei Diabetikern!

Klinisches Bild
Zunächst feine, trockene Schuppung auf einer leicht bis mäßig stark entzündeten Haut. Im weiteren Verlauf können sich dicke Hyperkeratosen und schmerzhafte Rhagaden ausbilden, insbes. an den besonders belasteten Fersen.

Diagnose
S.u. Tinea pedum.

Differenzialdiagnose
gramnegativer Fußinfekt, Psoriasis plantaris, Kontaktekzem, allergisches.

Therapie
S.u. Tinea pedum.

Hinweis(e)
Häufig wird diese Form nicht als Tinea pedum erkannt, sondern als trockene Haut interpretiert.

Molgramostim

Definition
Zytokin, Granulozyten-Makrophagenkolonie-stimulierender Faktor.

Wirkungen
Proliferation und Differenzierung von Progenitorzellen der Granulopoese, Monozyten und Makrophagen, Eosinophilen, Erythropoese und Megakaryopoese. Erhöhung der Produktionsrate von Neutrophilen um 50%, Verlängerung der Zirkulationshalbwertszeit der Neutrophilen von 4 auf 48 Std.

Indikation
Schwere Neutropenien bei Patienten, die mit myelotoxischen Chemotherapeutika behandelt werden.

Dosierung und Art der Anwendung
5-10 µg/kg KG/Tag s.c.

> **Merke:** Therapie nur unter Aufsicht onkologisch erfahrener Ärzte!

Unerwünschte Wirkungen
Fieber, Übelkeit, Erbrechen, Diarrhoe, Dyspnoe, Rigor, allergische Reaktionen, Müdigkeit, Anorexie, Knochenschmerzen, Asthenie, unspezifische thorakale Schmerzen, Stomatitis, Kopfschmerzen, Schwitzen, Pruritus, Schwindel, periphere Ödeme, Parästhesien, Myalgien.

Wechselwirkungen
Abfall des Serum-Albumin-Spiegels, ggf. Dosisanpassung von Arzneimitteln mit hoher Bindungsaffinität an Serumalbumin.

Kontraindikation
Schwangerschaft, Stillzeit, maligne myeloische Grunderkrankung (myelodysplastisches Syndrom, AML).

Präparate
Leucomax (über die internationale Apotheke erhältlich).

Molluscum contagiosum   B08.1

Erstbeschreiber
Bateman, 1817; Henderson, 1841; Juliusberg, 1905

Synonym(e)
Dellwarze; Epithelioma contagiosum; Epithelioma molluscum; Schwimmbadwarzen

Definition
Weltweit verbreitete, gutartige, chronische, nur selten (Immundefizienz) generalisierende Infektionskrankheit durch das Molluscipoxvirus der menschlichen Haut (s.u. Pockenviren). Auf MC treffen die Kriterien einer Lokalinfektion zu (Massenwirkung, Selbstlimitierung). Die Infektion mit MCV ist insbes. nicht zyklisch, Virämie tritt nicht auf.

Molluscum contagiosum

Erreger
Molluscum contagiosum Viren (MCV; Molluscipoxvirus) der Subtypen I-IV. Hierbei handels es sich um quaderförmige DNS-Viren aus der Gruppe der Pockenviren (Größe: 360 x 219 nm). MCV I in ca. 95% der Fälle, MCV II in 3-5% der Fälle, MCV III oder IV sehr selten intraläsional nachgewiesen.

Vorkommen/Epidemiologie
Weltweit verbreitet mit steigender Inzidenz (je nach Region 0,1-1,2% der Bevölkerung) und Endemien. Gehäuft in tropischen Gebieten.

Ätiologie
Überwiegend Übertragung von Mensch zu Mensch durch Schmierinfektion über kleine Epitheldefekte, über Kleidung, Handtücher oder Geschlechtsverkehr.

Manifestation
Vor allem bei Kleinkindern und Jugendlichen, auch bei immunsupprimierten Patienten (z.B. AIDS-Erkrankte) und Patienten mit atopischem Ekzem auftretend (hierbei ist disseminiertes Auftreten möglich = Eccema molluscatum).

Lokalisation
Vor allem Gesicht, Augenlider, Hals, Oberkörper, Oberarm, Axillarfalte, Perianal- und Perigenitalregion. Selten an Handflächen und Fußsohlen anzutreffen.

Klinisches Bild
Einzelne oder gruppierte, manchmal strichförmig angeordnete (Pseudo-Köbner-Phänomen), derbe, 0,1-0,4 cm große, meist breit aufsitzende, seltener gestielte (s. Molluscum contagiosum pediculatum), zentral gedellte, wachsartige, weißliche, gelbliche oder blassrosa Knötchen. Meist nur vereinzelt auftretend, können Mollusken aber auch disseminieren (bis zu einige hundert Mollusken). Auf Druck ist eine weißliche, fettige Masse exprimierbar. In seltenen Fällen erreichen Mollusken eine Größe bis zu 1,5 cm (s.u. Molluscum contagiosum giganteum). Bei Immunsupprimierten und Patienten mit atopischem Ekzem (s. Eccema molluscatum) können Mollusca contagiosa eruptiv exanthematisch auftreten (vergleichbar dem Eccema herpeticatum) oder auch zu großen (bis zu 10 cm Durchmesser) Plaques zusammenfließen.

Labor
Immunfluoreszenztest: In 90% Antikörper gegen das in den Epidermiszellen vorkommende Virusantigen.

Histologie
Aus mehreren Läppchen aufgebautes epitheliales Akanthom, das tief in die Dermis hineinreicht. Das Zentrum ist kraterartig eingesunken. Hier Zelldetritus und sog. Molluscumkörperchen („Henderson-Paterson Bodies"): Kernlose, homogene, dunkelrot-violett gefärbte, epithelzellähnliche, ovoide Gebilde = virusbefallene Epidermiszellen. In frühen Läsionen findet man bei mäßiger Akanthose in den aufgetriebenen, suprabasalen Keratinozyten, kleine eosinophile, intrazytoplasmatische Einschlusskörperchen. In der Dermis begleitendes lympho-histiozytäres Infiltrat.

Differenzialdiagnose
Xanthom; Xanthogranulome; Xanthelasma; Milien; Verrucae vulgares; Syringom.

Komplikation
Sekundäre Entzündung durch Kontamination mit pyogenen Keimen. Juckreiz mit Kratzeffekten und Inokulation weiterer Molluscum contagiosum-Viren, s.a. Eccema molluscatum.

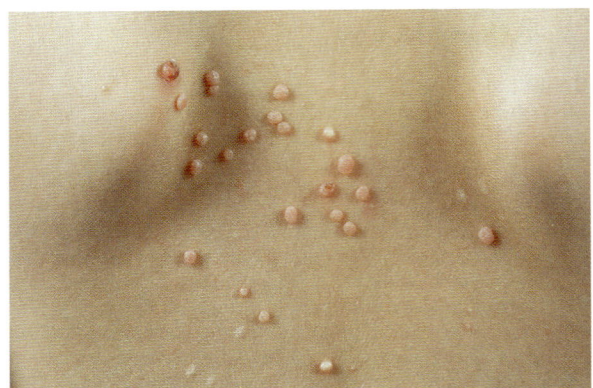

Molluscum contagiosum. Disseminierte, 0,1-0,3 cm große, feste, wachsartige, breit aufsitzende, glatte Papeln, die bei näherer Betrachtung zentral gedellt sind. Bei einer Kürettage sind die Mollusken leicht aus der Haut herauszuhebeln.

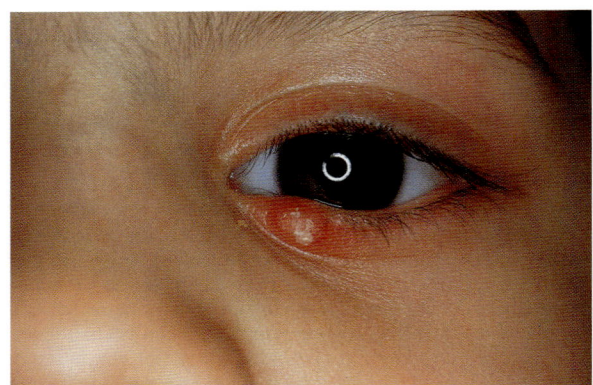

Molluscum contagiosum. Bakteriell superinfizierter kleiner Tumor am unteren Lidrand.

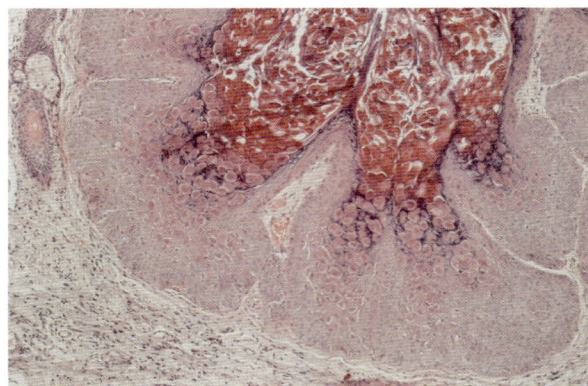

Molluscum contagiosum. Straßenförmig angeordnete Molluscumkörperchen, die in den suprabasalen Keratinozyten ihren Ausgang finden, zur Oberfläche hin an Farbintensität und Größe zunehmen. Im Lumen bräunlicher Zelldetritus. Die Dermis ist schütter rundzellig infiltriert.

Therapie
Therapie der Wahl ist bei isolierten Mollusca contagiosa die Kürettage in LA.
— Verfahren: Umgebende Haut mit zwei Fingern anspan-

nen, kleine nicht-schneidende Kürette hebelnd an der Basis des Molluscum ansetzen und gegen den Hautwiderstand auslöffeln. Ggf. können aufgeworfene Wundränder mit einer schneidenden Kürette (z.B. Stiefel Nr. 3 oder 4) noch geglättet werden. Präoperativ: Es empfiehlt sich, am Vortage der Operation jedes Molluscum einzuzeichnen (Durchführung vorzugsweise durch die Eltern).
- Anästhesie: Bei einzelnen Mollusken ist auch Kleinkindern die Behandlung ohne Allgemeinnarkose zuzumuten. Es wird empfohlen, die befallenen Stellen präoperativ eine 1/2 Stunde lang mit einer 5% Lidocain-Prilocain-Creme (z.B. EMLA Creme) okklusiv zu behandeln. Ggf. kann eine Kombination der lokalen Anästhesie mit systemischer Midazolam-Gabe (z.B. Dormicum) sinnvoll sein. Bei ausgedehntem Befall ist eine Allgemeinnarkose vorzuziehen.
- Komplikation: Einzelne Mollusken zeigen entzündliche Herdreaktionen (z.B. durch mechanische Irritation). In diesen Fällen ist die Lokalanästhesie nicht ausreichend. Nicht selten treten Mollusken bei Kindern mit atopischem Ekzem auf. In dieser Konstellation ist häufig eine überlagernde Pyodermie zu beobachten. Es empfiehlt sich, zunächst einige Tage konsequent die Pyodermie und das Ekzem zu behandeln, z.B. mit 1% Hydrocortison und 2% Clioquinol-haltiger Creme R052.
- Postoperativ: Wundzentren werden mit Verband mit Polyvidon-Jod (z.B. Betasisodona) versehen. Dieser wird am Folgetag vom Patienten erneuert. Die Wundstellen heilen im Allgemeinen komplikationslos und auch narbenlos ab. Bei ausgedehntem Befall oder Rezidiven Nachbehandlung mit Imiquimod (Aldara).
- Alternativ: Anritzen mit einer Kanüle und Exprimieren der einzelnen Herde. Bei lokal begrenztem Befall kann ein Versuch mit einer Vitamin A-Säure-Creme (z.B. Aknenormin oder Isotrex) erfolgen; Applikation 2mal täglich. Erfolge mit Lasertherapie (Erbium-YAG-Laser, CO_2-Laser, Farbstoff-Laser) und einer Lokalbehandlung mit 5%iger Imiquimod-Creme (3mal/Woche über mehrere Wochen) sind in kleineren Studien beschrieben.

Prophylaxe
Bei gefährdeten Kleinkindern ist gemeinsames „Babyschwimmen" zu vermeiden.

Molluscum contagiosum giganteum   B08.1

Definition
Riesenform (bis zu 1,0 cm im Durchmesser große) des Molluscum contagiosum durch Konfluenz der Knötchen oder auch isoliert auftretend; häufig im Genitalbereich. Bei Erwachsenen auch im Gesicht oder auf dem Kapillitium.

Therapie
Kürettage in Lokalanästhesie, s.u. Molluscum contagiosum.

Molluscum fibrosum   Q85.0

Definition
Im anglo-amerikanischen Schrifttum üblicher Begriff für die kutanen Neurofibrome bei der Neurofibromatose.

Mometasonfuroat

Synonym(e)
Mometason; Mometason-furoat

Definition
Stark wirksames halogenisiertes Glukokortikoid.

Indikation
Ekzeme; in Kombinationstherapien bei Psoriasis vulgaris.

Eingeschränkte Indikation
Kinder <6 Jahre, Schwangerschaft.

Dosierung und Art der Anwendung
Fettcreme/Salbe/Lösung: 1mal/Tag dünn auf die betroffenen Hautstellen auftragen.

> **Merke:** Anwendungsdauer max. 2-3 Wochen.

Kontraindikation
Anwendung am Auge.

Präparate
Ecural, Asmanex Twisthaler, Elosalic (Kombination mit Salicylsäure).

Monarthritis gonorrhoica   A54.42

Synonym(e)
Tripperrheumatismus

Definition
Fernkomplikation der Gonorrhoe durch hämatogene Aussaat der Gonokokken in ein Gelenk.

Lokalisation
Großes Gelenk, vor allem Kniegelenk, auch Sprung-, Hand-, Ellbogen- oder Hüftgelenk.

Klinisches Bild
Anfangs Bild einer beginnenden Polyarthritis. Spindelförmige Anschwellung des Gelenkes. Anschließend serofibrinöse Entzündung, Gelenkempyem. Rötung der bedeckenden Haut, Schmerzen, hohes Fieber, Einschränkung der Beweglichkeit. Selten Perforation nach außen. Zerstörung des Gelenkknorpels, produktive Überwucherung, Synechien im Gelenk, evtl. bleibende Bewegungseinschränkung.

Diagnose
Gonorrhoe.

Differenzialdiagnose
Rheumatisches Fieber.

Therapie
Behandlung der Gonorrhoe. Aktive und passive Bewegungstherapie.

> **Cave:** Langfristige Ruhigstellung.

Mondor-Krankheit   I80.8

Erstbeschreiber
Mondor, 1939

Synonym(e)
Mondor-Syndrom; phlébite en cordon de la paroi thoracique; sclerosing periphlebitis of the chestwall; phlébite en fil de fer; Eisendrahtphlebitis; Mondor-Phlebitis

Definition
Sonderform einer oberflächlichen, strangförmigen Phlebitis im Bereich der thorakoepigastrischen Venen, die auch in anderer Lokalisation, so im Bereich der Extremitäten und selten bei Männern am Dorsum penis vorkommen kann. S.a. Thrombophlebitis migrans.

Ätiologie
Trauma, Operation, Infektion, Anstrengung, Gerinnungsstörungen etc., in einigen Fällen aber auch Brusttumoren. Pathogenetisch handelt es sich um eine umschriebene Thrombophlebitis der subkutanen Thoraxvenen unbekannter Ursache.

Manifestation
Vor allem bei Frauen im Alter zwischen 30 und 60 Jahren auftretend.

Lokalisation
Seitliche Brustwand, vordere Axillarlinie. Auch in anderen Regionen kommen strangförmige oberflächliche Phlebitiden vor, z.B. am Oberlid, den Extremitäten und am Präputium.

Klinisches Bild
Gerade verlaufender, 2-3 mm dicker, mehrere Zentimeter langer, harter Strang an der Brustwand oder in der Achselhöhle. Meist nur geringfügige subjektive Beschwerden: Spannungsgefühl bei Bewegungen und geringe Empfindlichkeit des seitlichen Thorax und der vorderen Axillarlinie. Spontane Regression nach einigen Wochen. Nach Abheilung im Gebiet der vormaligen Strangbildung mitunter kausalgieartige Schmerzzustände.

Histologie
Sklerosierende Endophlebitis mit komplettem oder partiellem Verschluss der Gefäßlumina durch Thromben.

Differenzialdiagnose
Sklerosierende Lymphangitis.

Therapie
Abklärung und Sanierung eines ggf. zugrunde liegenden Tumors. Ansonsten Aufklärung der Patientin über die relative Harmlosigkeit des Befundes, der sich in der Regel innerhalb von wenigen Wochen zurückbildet. Unterstützend können antikoagulatorisch wirkende Salben wie Heparin- oder Hirudoid-Salbe angewandt werden.

Prognose
Spontane Abheilung nach Wochen bis Monaten.

Mongolenfalte

Definition
Hautfalte, die den inneren Augenwinkel vom Oberlid her überlagert. Merkmal der mongolischen Rasse.

Differenzialdiagnose
Epikanthus des Down-Syndrom.

Mongolenfleck   D22.50

Definition
Dermaler Pigmentzellnaevus mit graublauer Verfärbung der Haut, meist von Handtellergröße ohne weitere klinische Symptomatik. S.a. Naevus Yamamoto, Naevus fuscocoeruleus deltoideoacromialis, Naevus fuscocoeruleus ophthalmomaxillaris.

Vorkommen/Epidemiologie
Bei Asiaten, aber auch Schwarzafrikanern; selten bei Angehörigen der weißen Rasse.

Manifestation
Ab Geburt auftretend, vor allem beim männlichen Geschlecht.

Lokalisation
Distaler Rückenbereich, über dem Kreuzbein, selten ventral.

Klinisches Bild
Nicht immer auf den ersten Blick sichtbarer, grauer oder blaugrauer, 5,0-20,0 cm großer, vollständig reizloser Fleck mit unveränderter Oberfläche (keine Hypertrichose). Die Begrenzung zur gesunden Haut ist nicht immer deutlich nachweisbar.

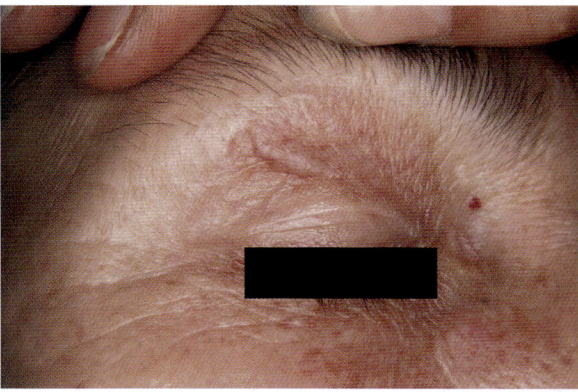

Mondor-Krankheit. Strangförmige oberflächliche Phlebitis (Mondor) am Oberlid.

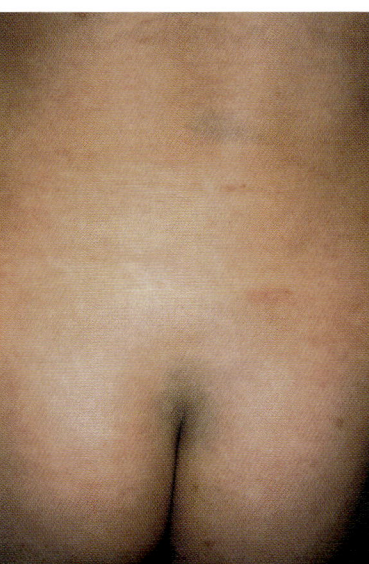

Mongolenfleck. 2-jähriges asiatisches Mädchen, bei der „zufälligerweise" vor kurzem dieser ansonsten asymptomatisch Fleck bemerkt wurde. Großflächiger, unscharf bgrenzter, braun-grauer, vollständig symptomloser Fleck an Gesäß und Steißbein. Die grau-braune (manchmal auch bläuliche) Farbe entsteht durch dermal lokalisierte Melanozyten (bzw. Melanin) deren schwarze Farbe durch den Milchglaseffekt der darüber liegenden Haut verändert wird.

Histologie
Spindelige oder sternförmige pigmentbeladene Melanozyten, vor allem in der mittleren Dermis.

Therapie
Nicht notwendig, ggf. kosmetisch überdecken (Camouflage).

Prognose
Gewöhnlich Rückbildung bis zur Pubertät, maligne Entartung wurde nicht beobachtet.

Monilethrix-Syndrom Q84.1

Erstbeschreiber
Smith, 1879

Synonym(e)
Aplasia pilorum intermittens; Moniletrichie; Aplasia moniliformis; beaded hairs; Saubouraud-Syndrom; Spindelhaare; Aplasia pilorum moniliformis

Definition
Seltene, hereditäre Wachstumsstörung der Haare mit periodischer Kaliberschwankung des Haarschaftes und Durchbruchstörungen.

Ätiologie
Autosomal-dominant vererbt, hohe Penetranz, wechselnde Expressivität, selten auch autosomal-rezessiver Erbgang. Nachgewiesen wurden Veränderungen der Haarkortex-Keratine 1 und 6. Die zugehörigen Gene KRT17 und KRT18 sind auf den Chromosomen 12q13 und 12q11-q13 kartiert.

Manifestation
Während der Kindheit, ab dem 2. Lebensmonat auftretend.

Klinisches Bild
- In den ersten Lebensmonaten Nachwachsen eines brüchigen, dünnen Haares mit Spindelbildung; Abbrechen der Haare meist nach wenigen Millimetern Wachstum. Fragile, perlschnurartig verdickte Kopfhaare, selten länger als 1 cm. Die dickeren Haarstellen werden in 24-48 stündigem Rhythmus gebildet. Die verdickten Haarteile sind pigmentiert, die verdünnten pigmentlos. Kleine, hautfarbene oder rote, follikuläre, hornige Papeln. Bild der Alopezie. Beteiligung von Augenbrauen-, Wimpern-, Achsel- und Schamhaaren möglich. Selten isoliertes Vorkommen = pilärer Typ.
- Meist Auftreten von Begleitsymptomen:
  - Keratosis follicularis, vor allem an Oberarmstreckseiten, Rumpf, Gesicht und Nacken (= pilokutaner Typ nach Heydt).
  - Zusätzlich Koilonychie (= pilo-cutano-ungualer Typ nach Heydt).
  - Fakultativ: Juvenile Katarakt, eingeengtes Gesichtsfeld, Zahnanomalien, Cutis hyperelastica, Syndaktylien, körperliche und geistige Retardierung, Epilepsie, Schizophrenie, erhöhte Argininobernsteinsäure-Ausscheidung.

Histologie
Hyperkeratose im Akroinfundibulum, alternierend eingeschnürter Haarschaft bei morphologisch unveränderter Haarpapille.

Diagnose
Lichtmikroskopisch finden sich charakteristische Spindelhaare, die aus spindelförmigen Auftreibungen der Haarschäfte („Nodi") resultieren, die durch internodale Einschnürungen („Internodi") voneinander getrennt sind. Diese Veränderungen sind pathognomonisch.

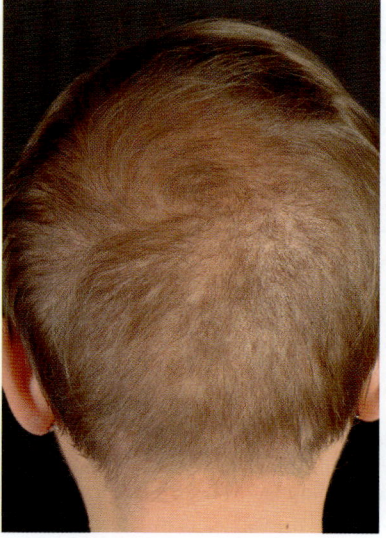

Monilethrix-Syndrom. Spärlicher Haarwuchs vor allem im Bereich des Hinterkopfes, z.T. mit Rarefizierung der Haarfollikel. Die Haare sind teilweise nur wenige Millimeter lang, dünn und brüchig mit sichtbaren perlschnurartigen Haarverdickungen und dazwischenliegenden Pigmentverlusten.

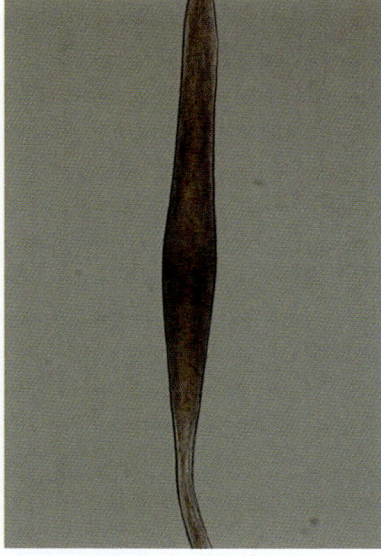

Monilethrix-Syndrom. Eigenartig schimmerndes (durch unterschiedliche Reflexionen des Lichts in den gedrehten Arealen), sprödes Haar mit Kaliberschwankungen.

Differenzialdiagnose
Pili torti, Trichorrhexis nodosa, Pili anulati, Keratosis follicularis (s.a.u. Haarschaftanomalien).

Therapie
Kausaltherapie ist nicht möglich, Haare kurz schneiden, ggf. Perücke.

Monoaminooxidase-Hemmer

Definition
Inhibitoren des Enzyms Monoaminooxidase (MAO), welches

diverse Hormone wie z.B. Serotonin abbaut. Durch Hemmung des Enzyms kommt es zu einer Anreicherung des Hormons in der Zelle.

Allgemeine Information
MAO-Hemmer werden zur Behandlung von Depressionen, Angststörungen (vor allem soziale Phobie, Panikstörungen) und Zwangsstörungen eingesetzt.

Monochloressigsäure

Definition
Keratolytikum.

Indikation
Verrucae vulgares

Unerwünschte Wirkungen
Brennen, Rötung der behandelten Areale, sehr selten Narbenhypertrophie oder Keloidbildung.

Kontraindikation
Anwendung im Gesichtsbereich, an Augen, Schleimhäuten, im Genitalbereich, an beschädigten Verrucae, bei Z.n. Exzision im Behandlungsgebiet, Z.n. Kryochirurgie, Z.n. Bleomycin-Unterspritzung, Z.n. Lasertherapie, bei Dorn- bzw. Stechwarzen der Fußsohlen, an Condylomata plana, Verrucae seborrhoicae, an Keloiden.

Präparate
Acetocaustin

Hinweis(e)

 Cave: Stark ätzende Lösung!

Monoklonale Antikörper

Definition
Antikörper, die von einem Zellklon produziert werden und somit eine einzige definierte Spezifität besitzen. Anwendung im Labor z.B. zur Differenzierung von Zelloberflächenantigenen (s.a. Flowzytometrie) bzw. für Immunoassays.

Mononukleose, infektiöse   B27.0

Erstbeschreiber
Filatov, 1887; Pfeiffer, 1889

Synonym(e)
Mononucleosis infectiosa; Monozytenangina; Pfeiffer-Drüsenfieber; Pfeiffersche Krankheit

Definition
Variante einer Viruserkrankung durch Epstein-Barr-Virus (HHV-4; s.u. Herpesviren, humane) mit nekrotisierender Angina, Lymphknotenschwellungen und makulopapulösem Exanthem.

Ätiologie
Übertragung durch Tröpfcheninfektion, Speichel, Sexualkontakte („kissing-disease") oder Körperkontakt.

Manifestation
Vor allem bei Jugendlichen oder jungen Erwachsenen auftre-

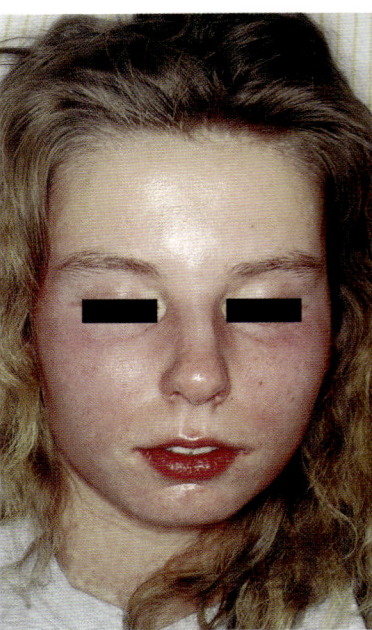

Mononukleose, infektiöse. Seit 5-6 Tagen Schluckbeschwerden; Fieber >39 °C. Seit 1 Tag generalisiertes, nicht juckendes Exanthem. Schmerzhafte regionale Lymphknoten (Hals, Nacken). Wenig juckendes, urtikarielles, kleinfleckiges, stellenweise konfluiertes Exanthem mit deutlicher Betonung des Gesichts. Kein Enanthem! Paul-Bunnel-Reaktion positiv. IgG-Antikörper gegen Epstein-Barr-Virus, vierfacher Titeranstieg in Abstand von 10-14 Tagen. Nachweis von Epstein-Barr-Virus DNA via PCR ist positiv.

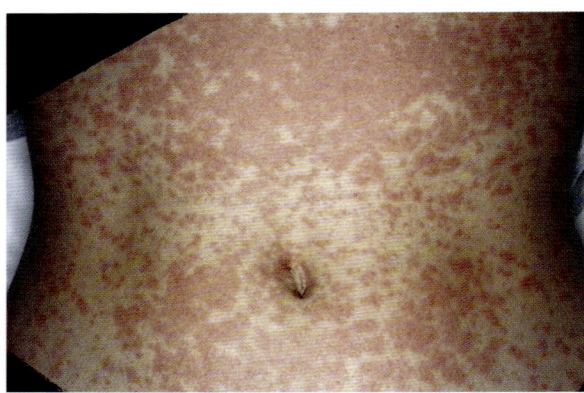

Mononukleose, infektiöse. Generalisiertes, nicht juckendes Exanthem bei einer 17-jährigen Frau. Schmerzhafte Lymphadenopathie (Hals, Nacken). Wenig juckendes, urtikarielles, kleinfleckiges, stellenweise konfluiertes Exanthem mit deutlicher Betonung von Gesicht und Stamm.

tend, bevorzugt im Frühjahr. Bei 90% der Kleinkinder meist inapparenter Verlauf.

Klinisches Bild
Die Inkubationszeit beträgt 4-50 Tage. Angina tonsillaris mit dicken, oberflächlichen, nekrotischen, pseudomembranösen Belägen. Fieber, meist >39 °C, in den ersten 14 Tagen. Generalisiertes, evtl. juckendes, urtikarielles, morbilliformes Exanthem oder rubeoliformes Exanthem am 4. bis 6. Krankheitstag bei einigen Patienten. Schmerzhafte regionale (Hals, Nacken, Achselhöhlen) oder generalisierte Lymphknotenschwellung; häufig deutlich palpable Leber- und Milzvergrößerung.

Labor
Leukozytose 10.000-40.000/µl, zahlreiche atypische monozytoide Zellen. Häufig Erhöhung der Transaminasen. Die Paul-Bunnel-Reaktion ist positiv, bei Kindern nur in 40-50% der

Fälle. IgG-Antikörper gegen Epstein-Barr-Virus, vierfacher Titeranstieg im Abstand von 10-14 Tagen. Nachweis von Epstein-Barr-Virus DNA via PCR.

Diagnose
Klinik, Labor, Oberbauchsonographie.

Therapie
- Symptomatische Therapie nach Klinik mit Bettruhe, Fiebersenkung durch Wadenwickel und/oder Paracetamol (z.B. Ben-u-ron) 3mal/Tag 500 mg p.o.
- Bei Juckreiz extern Tannolact Lotio, Lotio alba, auch mit Zusatz von 3-5% Polidocanol R200 oder ggf. Behandlung mit Antihistaminika wie Desloratadin (z.B. Aerius) 1-2 Tbl./Tag oder Levocetirizin (z.B. Xusal) 1-2 Tbl./Tag.
- Bei Befall der Mundschleimhaut antiphlogistische und adstringierende Mundspülung (z.B. Kamillosan, R255).
- Bei schwerem Verlauf sonographische Kontrollen von Leber und Milz

▶ **Merke:** Keine Applikation von Aminopenicillinen (z.B. Ampicillin, Amoxycillin, Bacampicillin) bei Mononukleose! Bei Einnahme von Aminopenicillinen in der akuten Phase kommt es in fast allen Fällen zum Auftreten eines makulopapulösen Exanthems! S.u. Arzneimittelreaktion, unerwünschte.

Montelukast

Definition
Antileukotrien (Leukotrien-Rezeptor-Antagonist).

Wirkungen
Montelukast bindet an den Cysteinyl-Leukotrien 1-Rezeptor, verhindert damit die Bindung von Leukotrien an diesen Rezeptor, unterbricht die Leukotrien-vermittelte Entzündungsreaktion (durch die Bindung von Leukotrien an den Cysteinyl-Leukotrien1-Rezeptor kommt es zu Ödembildung, zu Schäden des Bronchialepithels und zu einer Bronchokonstriktion, resultierend in einer Verengung der Luftwege durch Verkrampfung der Bronchialmuskulatur).

Indikation
- Zusatztherapie bei leicht- bis mittelgradigem chronischem Asthma bronchiale, das mit inhalativen Kortikoiden nicht ausreichend behandelt oder durch die bedarfsweise Anwendung von kurz wirksamen Beta-Sympathomimetika nicht ausreichen kontrolliert werden kann. Prophylaxe von Belastungsasthma (Asthma bei körperlicher Belastung).

▶ **Merke: Nicht zur Behandlung des akuten Asthmaanfalles zugelassen.**
- Off-Label-Use: In Fallstudien auch bei der Therapie der chronischen Urtikaria erfolgreich.

Schwangerschaft/Stillzeit
Strenge Nutzen-Risiko-Abwägung (ungenügende Datenlage)!

Dosierung und Art der Anwendung
- Erwachsene: 1mal/Tag 10 mg p.o. vor dem Schlafengehen.
- Kinder/Jugendliche 6-14 Jahre: 1mal/Tag 5 mg p.o. vor dem Schlafengehen.
- Kinder 2-5 Jahre: 1mal/Tag 4 mg p.o. vor dem Schlafengehen.

Unerwünschte Wirkungen
- Bei Kleinkindern: Gelegentlich: Diarrhoe, Hyperaktivität, Asthma, Hautveränderungen wie Dermatitis, Durst.
- Bei Jugendlichen/Erwachsenen: Kopfschmerz, Bauchschmerzen.

Wechselwirkungen
Medikamente die vermehrte Aktivität von Cytochrom P450 3A4 induzieren; insbes. Phenytoin, Rifampicin, Phenobarbital, bewirken Senkung der Bioverfügbarkeit von Montelukast.

Präparate
Singulair

Hinweis(e)
Wirkungseintritt bereits 1 Tag nach Therapiebeginn; Therapie sollte bei Beschwerdefreiheit und bei Verschlechterung des Zustandes fortgesetzt werden.

Montgomery-Drüsen

Definition
Knötchen im Bereich der weiblichen Areolae mammae, bestehend aus apokrinen Drüsen, den sog. Glandulae areolares. Die Montgomery Drüsen werden aufgrund ihres klinischen Aspektes fälschlicherweise zu den ektopen Talgdrüsen gerechnet (s.u. Talgdrüsen, ektope).

Montgomery-Syndrom Q87.8

Definition
Xanthoma disseminatum mit Diabetes insipidus, benigner normolipämischer Form der Histioxanthomatose die Haut und Schleimhäute befällt, Dyspnoe und Dysphagie, multiplem Myelom mit Paraproteinämie.

Manifestation
Vor dem 25. Lebensjahr auftretend. Männer sind häufiger als Frauen betroffen.

MOPP-Schema

Definition
Chemotherapieprotokoll.

Indikation
Fortgeschrittene Stadien des kutanen B-Zell- und T-Zell-Lymphoms mit viszeraler Beteiligung (Stadium V), meist höheren Malignitätsgrades, Re-Staging alle 3 Monate.

Durchführung
Zyklus mit:
- Chlormethin 6 mg/m^2 KO/Tag i.v., Tag 1 + 8.
- Vincristin 1,4 mg/m^2 KO/Tag i.v., Tag 1 + 8.
- Procarbazin 100 mg/m^2 KO/Tag p.o., Tag 1-14.
- Prednisolon 40 mg/m^2 KO/Tag p.o., Tag 1-14.

Wiederholung alle 28 Tage.

Morbidität

Synonym(e)
Erkrankungshäufigkeit

Definition
Anzahl an einer bestimmten Krankheit manifest Erkrankter, bezogen auf die Gesamtzahl der Bevölkerung (z.B. auf 100.000 Einwohner innerhalb eines Jahres).

Morbihan, M. L71.8

Synonym(e)
Rosacea ödematosa

Definition
Chronisch persistierendes Erythem oder Ödem der oberen Gesichtshälfte ungeklärter Ätiologie ohne weitere Einschränkung des Allgemeinbefindens. Wahrscheinlich ist dieses Krankheitsbild als eine seltene, „ödematöse Variante" der Rosazea einzuordnen.

Klinisches Bild
Flächige, zunächst inkonstante, später persistierende ödematöse Schwellungen und Rötungen des Gesichts mit Spannungsgefühl der Haut, seltener auch Juckreiz. Nicht selten führen die Gesichtsschwellungen zu persistierenden Lidschwellungen, die von den Patienten als das eigentliche Problem betrachtet werden.

Therapie
- Ausgesprochene Therapieresistenz. Erfolge werden beschrieben mit Isotretinoin (z.B. Isotretinoin-ratiopharm; Aknenormin) 0,2-0,5 mg/kg KG/Tag in Kombination mit dem Mastzellblocker Ketotifen (z.B. Zaditen 1-2 mg/Tag) über mehrere Monate, in anderen Fällen auch mit Clofazimin (z.B. Lamprene) 4mal/Woche 100 mg p.o. oder Thalidomid 100 mg/Tag (Off-Label-Use!). Der Nutzen von Lymphdrainagen ist unklar.
- Bei persistierenden Lidschwellungen bleibt letztlich nur eine korrektive, operative Lidplastik übrig.

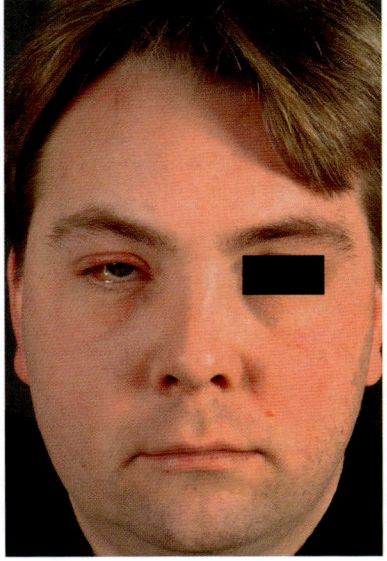

Morbihan, M. Chronisch persistierende, seit etwa 1,5 Jahren bestehende Schwellung der rechten Gesichtshälfte, insbes. des oberen Augenlids und der Periorbitalregion bei einem 30-jährigen Mann. Rötung der kaudalen Lidanteile.

Morbus haemorrhagicus neonatorum P53.x1

Synonym(e)
Hämorrhagische Diathese der Neugeborenen

Definition
Erkrankung mit schwersten Blutungen bei Neugeborenen durch Vitamin K-Mangel der Mutter.

Ätiologie
Verminderung des Prothrombinkomplexes durch Vitamin K-Mangel der Mutter; die darmeigene Vitamin K-Produktion setzt erst nach einigen Wochen ein.

Manifestation
Ab Geburt, vor allem bei Frühgeborenen.

Klinisches Bild
Schwere Blutungen in Haut, Nabelschnur und Muskeln, intrakranielle Blutungen, Hämatemesis und Meläna.

Therapie
Vitamin K (Konakion).

Morgagni-Steward-Morel-Syndrom M85.2

Erstbeschreiber
Morgagni, 1719; Morel, 1930; Stewart, 1928

Synonym(e)
Morgagni-Syndrom; Morel- (Moore)-Syndrom; Craniopathia metabolica; Craniopathia neuroendocrinica; diabetes of bearded women; hyperostose frontale interne; Hyperostosis frontalis interna; Stewart-(Greeg-)Morel-Syndrom

Definition
Symptomenkomplex mit Hyperostosis frontalis interna, Virilisierung und Adipositas bei Frauen im höheren Lebensalter mit Störungen des Kohlehydratstoffwechsels, evtl. Diabetes mellitus.

Ätiologie
Unbekannt, evtl. zufälliges Zusammentreffen von häufigen Veränderungen.

Klinisches Bild
Hyperostosis frontalis interna, Hypertrichose und Adipositas, psychische und neurologische Störungen.

Morquio, M. E76.2

Erstbeschreiber
Morquio, 1929; Brailsford, 1929

Synonym(e)
Morquio-Brailsford-Krankheit; Morquio-Syndrom; Morquio-Krankheit

Definition
Zu den hereditären Mukopolysaccharidosen gehörende Speicherkrankheit.

Vorkommen/Epidemiologie
- Inzidenz (M. Morquio): 1:40.000-200.000 Einwohner/Jahr.
- Inzidenz (alle Mucopolysaccharidosen): 3-4:100.000 Einwohner/Jahr.

Ätiologie
Autosomal-rezessiv vererbte Mutationen der Gene für Galaktosamin-6-sulfat-Sulfatase (M. Morquio Typ A; Genlokus; 16q24.3) oder beta-Galaktosidase (M. Morquio Typ B). Beide Enzymdefekte bedingen die lysosomale Speicherung von Keratansulfat bzw. Chondroitinsulfat z.B. in Bindegewebszellen, nicht aber im Gehirn.

Manifestation
Im Kleinkindesalter auftretend, keine Geschlechtsbevorzugung.

Klinisches Bild
Disproportionierter Minderwuchs, Kielbrust, X-Beine, feine Hornhauttrübung, Zahnschmelzdefekte, Skelettdysplasien mit Platyspondylie, Coxa valga, Verkürzung aller Röhrenknochen. Normale Intelligenz!

Labor
Vermehrte Ausscheidung von Keratansulfat bei Kindern.

Morsicatio buccarum K13.11

Definition
Schleimhautschwielen, v.a. an den Wangen, die durch gewohnheitsmäßiges Wangekauen (sog. Habits) entstehen, das sich bei Erwachsenenen zu einer habituellen Zwangsreaktion bei Stress oder sonstigem Unbehagen entwickeln kann. Kombination mit Cheilophagie (Lippenkauen) ist möglich, s.a. Artefakte.

Ätiologie
Bewusstes oder unbewusstes Einsaugen und Kauen der Wangenschleimhaut.

Klinisches Bild
Streifenförmig zerkaute, weißliche oder fleckförmig gerötete Plaques im Bereich der Wangenschleimhaut mit fetzenförmigen Läsionen im Bereich der Zahnschlussleiste. Daneben treten auch fokale Einblutungen und Erosionen auf. Besonders betroffen ist die vordere bukkale Interdentallinie, da der retroanguläre Bereich besonders leicht zwischen die Zähne eingesaugt werden kann.

Therapie
Vermeidung der mechanischen Irritation. Der Patient muss über den Entstehungsmechanismus der Hautveränderungen aufgeklärt werden, in schweren Fällen ist psychotherapeutische Hilfestellung zu empfehlen. Bei unklarer Diagnose: bioptische Sicherung und histologische Kontrolle.

Hinweis(e)
Häufig mit nächtlichem Zähneknirschen (Bruxismus) verbunden, erkennbar an den stark abgeschliffenen Mahlzähnen.

Mortalität

Definition
Anzahl Gestorbener, bezogen auf die Gesamtzahl der Bevölkerung innerhalb einer bestimmten Zeitspanne (z.B. auf 100.000 Einwohner innerhalb eines Jahres).

Mosaik, kutanes

Definition
Organismus aus genetisch verschiedenen Zellen, die aus einer homogenen Zygote hervorgegangen sind. Bei den kutanen Mosaiken lassen sich 2 Kategorien unterscheiden:
- Epigenetische Mosaike: Alle Zellen verfügen über dasselbe Genom. Durch den Einfluss von bestimmten Steuerungsgenen entstehen funktionell unterschiedliche Zellklone. Diese funktionellen Mosaike sind erblich.
- Genetische Mosaike: Zwei oder mehr Zellpopulationen verfügen über unterschiedliche Genome.

Erworbene Mosaikdermatosen: Einige erworbene, gewöhnlich diffus verteilte Hautkrankheiten können, in einer Phase der Exazerbation, „plötzlich" entlang der Blaschko-Linien auftreten (bei atopischem Ekzem, Psoriasis vulgaris, Dyskeratosis follicularis, Lichen planus u.a.). Ursache ist wahrscheinlich ein als „Locus minoris resistentiae" fungierender, mutierter Zellklon, in dem die zugrunde liegende Erkrankung realisiert wird.

Klinisches Bild
Mosaike lassen sich an der Haut besonders leicht erkennen, da sich die unterschiedlichen Zellsysteme häufig morphologisch sichtbar voneinander unterscheiden. Der Begriff Naevus bezeichnet beispielsweise ein kutanes Mosaik. Es lassen sich sehr vielfältige Mosaikmuster in der Haut unterscheiden:
- Typ I: Hauterscheinungen entlang der Blaschko-Linien (verschiedene epidermale Naevi, ILVEN, Incontinentia pigmenti achromians (Ito); Incontinentia pigmenti, Typ Bloch-Sulzberger).
- Typ II: Schachbrettmuster (Naevus spilus, Becker-Naevus).
- Typ III: Phylloides Muster (Phylloide Hypomelanose).
- Typ IV: Fleckförmiges Muster ohne Mittellinienbegrenzung (melanozytäre Riesennaevi).
- Typ V: Lateralisierungsmuster (CHILD-Syndrom).

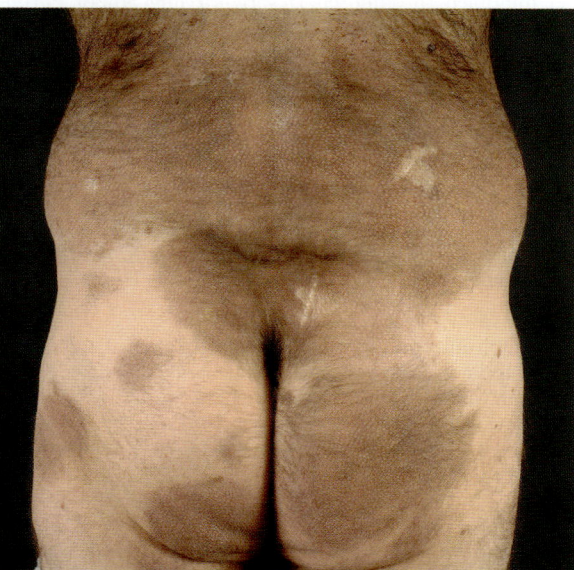

Mosaik, kutanes. Riesiger, nahezu den gesamten Rücken einnehmender, melanozytärer Riesennaevus vom Typ IV bei einem 37-jährigen Mann mit neurokutaner Melanose und zerebraler Beteiligung (Jackson-Anfälle).

Mosaikwarzen B07.x

Definition
Plantarwarzenbeete, die durch Konfluenz einzelner Verrucae plantares entstehen und evtl. mehrere Quadratzentimeter bedecken. Selten an den Palmae auftretend.

Therapie
S.u. Verrucae vulgares.

Moschcowitz-Syndrom M31.1

Erstbeschreiber
Moschcowitz, 1925

Synonym(e)
Purpura thrombotica; Purpura thrombotica thrombocytopenica; Purpura Moschcowitz; thrombotische Mikroangiopathie; thrombotisch-thrombozytopenische Purpura; Moschcowitz-Singer-Symmers-Syndrom

Definition
Form einer thrombotisch-thrombozytopenischen Purpura mit hämolytischer mikroangiopathischer Anämie und zentralnervösen Ausfallerscheinungen.

Ätiologie
Unbekannt, diskutiert werden Autoimmunkrankheit, Infektionskrankheiten und Medikamentenallergien. Ablagerung hyaliner Substanzen unter dem Endothel von Präkapillaren und Arteriolen. Thrombozyten- und Fibringerinnsel bleiben haften. Konsekutiv: Thrombopenie, Erythrozytenschädigung.

Manifestation
Überwiegend bei jungen Erwachsenen auftretend.

Klinisches Bild
Uncharakteristisches Vorstadium. Plötzlicher Beginn mit Fieber, multiplen Thrombosen, Desorientierung, Stupor. Purpura an Haut und Schleimhäuten: Petechien und Ekchymosen.

Labor
Thrombozytopenie, Schistozyten (formveränderte Erythrozyten), Erythroblasten, Coombs-Test negativ.

Differenzialdiagnose
Hämolytisch-urämisches Syndrom.

Therapie
Plasmainfusionen, Heparin. Versuch mit Thrombozytenaggregationshemmern, ggf. Prednison in hohen Dosen.

Prognose
Chronisch-intermittierende Verläufe, aber auch akute Verläufe mit Tod nach wenigen Tagen. Unbehandelt in 90% der Fälle wegen Multiorganversagen tödlich.

Moulage

Definition
Anatomisches Modell aus Wachs oder Plastik von Körperteilen oder Organen.

Moxifloxacin

Definition
Gyrasehemmer.

Indikation
Bakterielle Infektionen wie exazerbierte chronische Bronchitis, Pneumonie, Sinusitis.

Schwangerschaft/Stillzeit
Kontraindiziert in Schwangerschaft und Stillzeit.

Dosierung und Art der Anwendung
Erwachsene: 1mal/Tag 400 mg p.o.

 Merke: Nicht bei Kindern und Jugendlichen anwenden!

Unerwünschte Wirkungen
Gelegentlich Kopfschmerzen, Benommenheit (Einschränkung des Reaktionsvermögens!), gastrointestinale Beschwerden wie Übelkeit, Durchfall, Erbrechen, Dyspepsie.

Kontraindikation
Überempfindlichkeit gegen Chinolone.

Präparate
Avalox, Actimax

Hinweis(e)
UV-Bestrahlung und starkes Sonnenlicht während der Therapiedauer meiden.

MPD

Definition
Akronym für „minimale phototoxische Dosis". Der minimalen Erythemdosis (MED) entsprechender Wert bei PUVA-Therapie-Patienten. Die Bestimmung erfolgt nach oraler Gabe von Methoxsalen. Zwei Stunden nach der Gabe werden im Bereich UV-empfindlicher Hautareale (Gesäß) kleine Felder mit verschiedenen UVA-Dosen bestrahlt, um die Schwellendosis zu bestimmen, mit der „so eben" ein sichtbares Erythem mit scharfer Begrenzung erzeugt werden kann". Die Ablesung erfolgt nach 72 Stunden.

MRSA

Synonym(e)
Methicillin-resistenter Staph. aureus; Multi-resistenter Staph. aureus

Definition
Akronym für „Methicillin-resistente Staphyloccocus aureus"-Stämme. Staphylokokken-Stämme mit Resistenzen gegen beta-Lactamantibiotika infolge einer chromosomal vermittelten Bildung veränderter Penicillin-bindender Proteine und daraus resultierend niedrigerer Bindungsaffinität für alle beta-Lactamantibiotika. Häufig bestehen weitere Resistenzen, z.B. gegen Erythromycin, Tetracycline, Chloramphenicol, Clindamycin, Aminoglykoside, Gyrasehemmer (s. hierzu auch unter ESBL).

Vorkommen/Epidemiologie
Weltweit auftretend; auf Intensivstationen in den USA >50%, in Südeuropa und Frankreich >30%. In Deutschland: Inzi-

denz in Krankenhäusern zwischen 15-20%. Zunehmend auch bei Bewohnern von Alten- und Pflegeheimen (etwa 2,5%).

Klinisches Bild
MRSA verursachen keine speziellen Krankheitsbilder (s.u. Staphylokokken), sie kolonisieren jedoch zunehmend das Ulcus cruris und gewinnen dadurch zunehmende Bedeutung. MRSA kann ohne klinische Symptomatik als Besiedlungskeim auf der Nasen- und Rachenschleimhaut und der Haut vorkommen. Hierdurch entstehen Keimreservoirs, die immundefiziente Patienten infizieren können. Keimbesiedlungen bei Krankenhauspersonal sind bes. zu werten, da kontinuierliche Ansteckungsgefahr für Patienten mit Immuninsuffizienz, offenen Wunden, Dialyse, intravasalen Kathetern oder künstlicher Beatmung gegeben ist. Besiedelte Patienten müssen deshalb frühzeitig erkannt, isoliert und nach Möglichkeit saniert werden.

Therapie
Eine Antibiotikatherapie ist nur bei klinisch manifesten Erkrankungen indiziert. Besiedelungen werden lokal dekontaminiert (Haut: Waschungen z.B. mit Chlorhexidin, Polihexanid. Nase: Mupirocin-Salbe für 5-6 Tage. Bei klinisch relevanten Infektionen sind Glykopeptide (Vancomycin oder Teicoplanin), Linezolid, Tigecyclin und mit Einschränkung Reserveantibiotika wie Fusidinsäure (Fucidine), Fosfomycin (Infectofos) oder Rifampicin (Rifa) wirksam.

Prophylaxe
- Patienten isolieren: Einzelzimmer oder Kohortenisolierung, Zimmer kennzeichnen.
- Bei Betreten des Raumes Extra-Schutzkittel tragen, der im Raum verbleibt. Wechsel spätestens nach 24 Std.
- Schutzhandschuhe, Mundschutz tragen beim Umgang mit Patienten.
- Händedesinfektion vor Verlassen des Raumes.
- Personal: nach Möglichkeit patientengebundene Pflege
- Wache Patienten: aufklären, Händedesinfektion vor Verlassen des Zimmers.
- Transport des Patienten: möglichst auf Trage oder im Bett; Mundschutz; bei Wundinfektion Wunde mit Verband abdecken, bei Harnwegsinfektion feuchtigkeitsundurchlässige Windel anlegen.
- Bei Verlegung: Station bzw. Krankenhaus unterrichten.
- Mupirocin Nasensalbe (Turixin Salbe) bei Nachweis von MRSA im vorderen Nasenraum.
- Ganzkörperwaschungen (z.B. Chlorhexidin, Polihexanid) bei Nachweis von Staph. aureus Kolonisation der Haut (Patienten und Personal).

Hinweis(e)
Um eine Ausbreitung von MRSA zu verhindern, sind bei MRSA-Patienten strenge Hygiene- und Isolierungsmaßnahmen einzuhalten.

MSM

Definition
Akronym für „Männer, die Sex mit Männern haben".

Mucinosis follicularis L65.20

Erstbeschreiber
Kreibich, 1926; Pinkus, 1957

Synonym(e)
Alopecia mucinosa; Mucophanerosis intrafollicularis et seboglandularis; Pinkus Alopezie; verschleimende Follikeldegeneration (Korting)

Definition
Unspezifische Follikelreaktion bei adnexotroper entzündlicher oder tumoröser Infiltration des Koriums mit follikulärer Papelbildung, elevierten Erythemen und Alopezie; Nachweis von intraepithelialen „Muzinansammlungen" in degenerierten Talgdrüsen- und Follikelepithelzellen.

Ätiologie
Unbekannt, idiopathische und symptomatische Formen: Zusammenhang mit Mycosis fungoides und B-Zell-Lymphomen im Sinne eines uncharakteristischen Vorstadiums.

Lokalisation
Vor allem Kopf, obere Körperhälfte.

Klinisches Bild
Herdförmig auftretende, gruppierte, follikuläre, gut abgegrenzte, flach erhabene, infiltrierte, gerötete, gelegentlich juckende Papeln mit fest haftender Schuppung oder Hyperkeratose. Klinisches Bild einer „Reibeisenhaut". Alopezie im Herdbereich.

Histologie
Vakuoläre Epithelzelldegeneration mit Ausbildung von optisch leeren oder auch basophiles, granuläres Material enthaltenden Spalten und Hohlräumen in der äußeren Wurzelscheide des Haarfollikels oder dem supraseboglandulären Anteil des Follikels (auch in den Talgdrüsenläppchen). Stets Nachweis eines meist schütteren, perifollikulären, lymphoiden Infiltrates mit fokaler Epitheliotropie.

Differenzialdiagnose
Alopecia areata, Tinea capitis, Tinea barbae, seborrhoisches Ekzem, Lichen simplex chronicus, Lichen planus follicularis, Keratosis follicularis, lichenoide Id-Reaktion.

Therapie
- Idiopathische Form: Bei kleineren Herden, insbes. bei Kopfbefall, Versuch mit Glukokortikoiden extern wie 0,1% Betamethason-Lotio (z.B. Betagalen Lotio, **R030**) oder 0,1% Triamcinolon-Creme (z.B. Triamgalen, **R259**). Bei Therapieversagen oder schwerer Ausprägung systemische Glukokortikoide wie Prednison (z.B. Decortin) 40-60 mg/Tag p.o. mit langsamer Reduktion.
- Versuchsweise einzeln oder in Kombination mit Glukokortikoiden können DADPS (z.B. Dapson-Fatol) 100 mg/Tag p.o., PUVA-Therapie oder SUP eingesetzt werden.
- Behandlungserfolge mit Interferonen sind beschrieben. Die Erkrankung zeigt eine spontane Regressionstendenz, die die Beurteilung der letztendlichen Behandlungerfolges der genannten Methoden erschwert.
- Die früher eingesetzten Röntgenstrahlen werden heute durch oben genannte Therapiemethoden vollständig verdrängt.
- Symptomatische Form: Behandlung der Grunderkrankung, ggf. unterstützend wie oben.

Prognose
- Idiopathische Mucinosis follicularis:
    - Akute Verlaufsform mit spontaner Abheilung nach Wochen bis Monaten ohne bleibende Alopezie.
    - Chronische Form: Ausdehnung über das gesamte Integument ist möglich. Persistenz über mehrere Jahre.

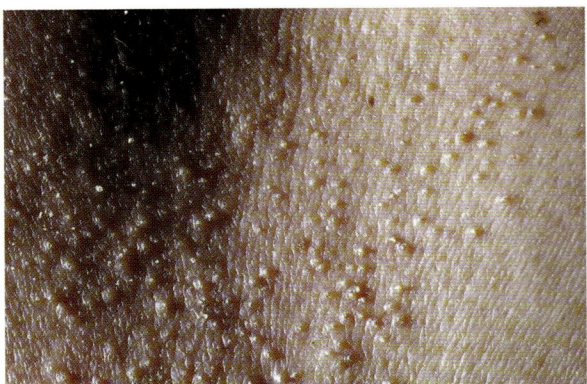

Mucinosis follicularis. Juckende, disseminierte, follikuläre, gut abgegrenzte, spitzkelige, hautfarbene Papeln mit fest haftender Hyperkeratose am Rücken und den seitlichen Thoraxpartien. Klinisches Bild einer „Reibeisenhaut".

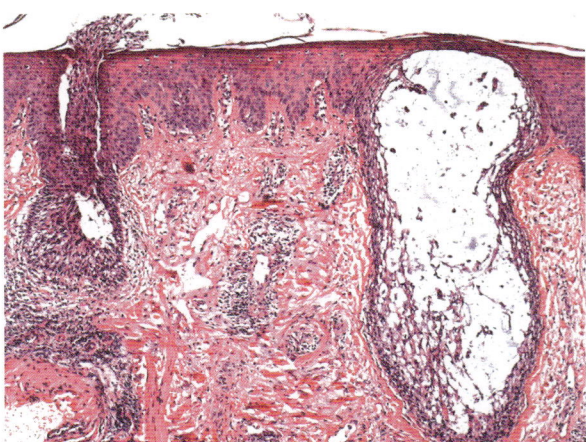

Mucinosis follicularis. Komplette vakuoläre Follikeldegeneration mit Ausbildung optisch leerer, zystischer Strukturen. Schütteres, perifollikuläres, lymphoides Infiltrat mit fokaler Epitheliotropie. Im linken Follikel werden nekrobiotische Follikelanteile aus dem Follikelostium ausgestoßen.

- Symptomatische Mucinosis follicularis: Keine Rückbildungstendenz, die Prognose ist abhängig von der Grunderkrankung.

Hinweis(e)
Es ist anzunehmen, dass eine Reihe von Patienten mit sog. „Mucinosis follicularis" tatsächlich als follikulotrope Mycosis fungoides zu werten sind.

Mücken

Definition
Mücken sind schlanke, dünn- und langbeinige Zweiflügler mit vielgliedrigen, zackenförmigen Fühlern, deren Mundwerkzeuge häufig zu Stechorganen umgewandelt sind. Von besonderer medizinischer Bedeutung ist die Familie der Stechmücken (Culicidae). Hierzu gehören die gemeinen Stechmücken, die Schnaken, die Fiebermücken (Anopheles) als Überträger der Malaria, die Gelbfiebermücken als Überträger des Gelbfiebers, Culex-Arten als Überträger multipler viraler Tropenerkrankungen, Phlebotomen als Überträger der Leishmaniose und des Pappataci-Fiebers.

Mückenstich T14.0

Definition
Stich durch Stechmücken.

Klinisches Bild
An der Stichstelle (unbedeckte Hautpartien) entsteht eine unterschiedlich große, stark juckende Quaddel mit punktförmiger, häufig hämorrhagischer Einstichstelle: Umwandlung in eine weiterhin juckende, stark gerötete Papel, evtl. Blasenbildung. Nur bei hochgradiger Sensibilisierung sind allergische Systemreaktionen (Urtikaria) zu erwarten. In seltenen Fällen kann es zu überschießenden Reaktionen mit Störungen des Allgemeinbefindens (ggf. Fieber) sowie heftigen Erythema exsudativum multiforme-artigen oder Erythema nodosum-artigen Lokalreaktionen kommen. Bei diesen Fällen muss eine EBV-Infektion mit einer NK-Zell Lymphozytose abgeklärt werden.

Diagnose
Klinik, bei v.a. Sensibilisierung RAST und Pricktest auf Stechmücke.

Komplikation
Sekundärinfektionen.

Externe Therapie
- Bei geringerer Symptomatik Applikation eines topischen Antihistaminikums (z.B. Fenistil-Gel, Soventol-Gel) oder von Mentholspiritus 1% **R160** oder von 1% Hydrocortison Lotio (Hydrogalen Lotio/Lsg.).
- Bei ausgeprägter Symptomatik kurzzeitige Applikation eines stark wirksamen Glukokortikoids z.B. Mometasonfuroat (Ecural) sowie kühlende feuchte Umschläge (z.B. Tannolact).

Interne Therapie
Bei einer Vielzahl von Stichen ggf. Antihistaminika intern wie Desloratadin (z.B. Aerius) 1 Tbl./Tag oder Levocetirizin (z.B. Xusal) 1 Tbl./Tag.

Prophylaxe
Einreibung mit Repellents (z.B. Autan).

Muckle-Wells-Syndrom Q84.89

Erstbeschreiber
Muckle u. Wells, 1962

Synonym(e)
Urtikaria-Taubheits-Syndrom; urticaria, deafness and amyloidosis

Definition
Sehr seltene, hereditäre Erkrankung gekennzeichnet durch:
- Rezidivierende urtikarielle Exantheme.
- Fieberschübe mit Gelenk- und Muskelschmerzen, allgemeines Schwächegefühl.
- Progrediente Innenohrschwerhörigkeit.
- Fakultativ: Sekundäre systemische Amyloidose der Niere.

Ätiologie
Hereditäre Erkrankung mit autosomal-dominantem Erbgang (mit unvollständiger Penetranz vererbte Mutation des CIAS1-Gens (Kälte-induziertes-autoinflammatorisches-Syndrom-1-Gen), das auf dem Gen-Lokus1q44 kartiert ist.

Manifestation
In der Kindheit oder Jugend auftretend.

Klinisches Bild
Klinische Symptome sind:
- Chronisch rezidivierende urtikarielle Exantheme (selten: Urtikariavaskulitis)
- Kältesensitivität insbes. bei feucht-kaltem Wetter und Wetterumschwüngen
- Fieberschübe mit Gelenk- und Muskelschmerzen (Polyarthralgien) seit der Kindheit
- Allgemeines Schwächegefühl und Unwohlsein
- Fakultativ: progrediente Innenohrschwerhörigkeit
- Fakultativ: renale Amyloidose.

Histologie
Bild der Urtikaria oder der leukozytoklastischen Vaskulitis, fakultativ Ablagerungen von Amyloid.

Differenzialdiagnose
Kälteurtikaria, chronische Urtikaria, hereditäre periodische Fiebersyndrome; sekundäre systemische Amyloidosen; Alport-Syndrom; Ohlsson-Syndrom

Therapie
Immunsuppressive Therapie zur Verhinderung weiterer amyloidaler Ablagerungen. Therapieversuche sind beschrieben mit Cyclophosphamid (z.B. Endoxan) 100 mg/Tag in Kombination mit Methylprednisolon (z.B. Urbason) 40 mg/Tag (Reduktion nach Klinik), mit DADPS (z.B. Dapson Fatol) initial 100 mg/Tag sowie mit Colchicin (z.B. Colchicum dispert). Neuere Arbeiten belegen gute Erfahrungen mit dem bei der rheumatoiden Arthritis zugelassenen Interleukin 1-Rezeptorantagonisten Anakinra (100 mg/Tag s.c. alle 2 Tage).

Prognose
Exitus letalis durch Urämie.

Mucormykose B46.3

Erstbeschreiber
Paltauf, 1885

Definition
Tiefe, nur selten kutane Mykose u.a. durch Erreger der Pilzgattung Mucor.

Erreger
Vor allem Absidia corymbifera, Absidia ramosa, Mucor hiemalis, Mucor pusillus, Mucor plumbeus, Mucor racemosus, Rhizopus stolonifer (Rhizopus nigricans), Rhizopus oryzea (Rhizopus arrhizus), Rhizopus microsporus (Rhizopus cohnii). S.a. Phykomykosen.

Vorkommen/Epidemiologie
Inzidenz: 1-10/100.000 Einwohner/Jahr.

Ätiologie
Inhalation der Pilze mit der Atemluft, über den Intestinaltrakt, selten über die Haut.

Manifestation
Im Allgemeinen Auftreten nur bei Patienten mit Diabetes mellitus, Verbrennungen, Immunsuppression, Malignomen, Urämie, Candidose und Aspergillose, HIV-Infektion.

Lokalisation
Vor allem kraniofazial, Gehirn, Lunge, Bauch- und Beckenbereich.

Klinisches Bild
Klinisch stumme oder manifeste Sinusitis. Thrombosen. Embolien durch die Fähigkeit der Pilze, Gefäßwände zu durchwandern sowie infarktoide Pneumonie, Lungenkavernen, Meningoenzephalitis, retroorbitale Prozesse, Orbitalphlegmone, Abszessbildungen in allen Organen und im Bereich der Haut. Meist schmerzhafte, papulöse oder knotige bis handtellergroße Vegetationen mit intakter oder ulzerierter Oberfläche.

Histologie
Intradermale Granulome mit Mikroabszessen. Myzelien sind teils frei, teils von mehrkernigen Riesenzellen phagozytiert. In nekrotischem Gewebe imponieren dünnwandige, in der Regel unseptierte, breite Hyphen, die an das Bild eines hohlen Baumstammes erinnern.

Diagnose
Kultur (Sabourand-Glukose-Agar).

Differenzialdiagnose
Aspergillose; Nocardiose; Anthrax der Haut; Aktinomykose der Haut; Coccidioidomycose.

Therapie
Behandlung der Grunderkrankung.

Externe Therapie
Ggf. chirurgische Sanierung, lokale Imidazolderivate wie Bifonazol (z.B. Mycospor Creme) oder Ketoconazol (z.B. Nizoral Creme).

Interne Therapie
- Frühzeitiger Einsatz von Amphotericin B (z.B. Amphotericin B Trockensubstanz) langsam über 8-10 Std. i.v. Initial: 0,1 mg/kg KG/Tag, Steigerung auf 0,8-1 mg/kg KG/Tag. Therapie bis zur Abheilung und 2-3 Wochen über die Krankheitsaktivität hinaus.
- Alternativ: Liposomales Amphotericin B (z.B. AmBisome) initial 1 mg/kg KG i.v.; bei Bedarf schrittweise Steigerung auf 3 mg/kg KG. Evtl. Kombination mit Flucytosin

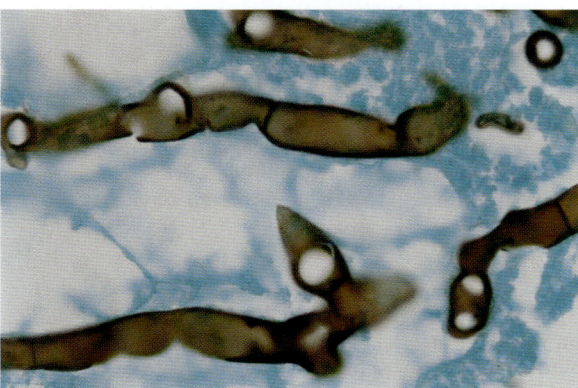

Mucormykose. Breite Hyphen, hier z.T. septiert; Grocott-Färbung.

i.v. (z.B. Ancotil) 150-200 mg/kg KG/Tag. Therapieerfolge mit Fluconazol (400 mg/Tag i.v.) sind beschrieben.
- Alternativ: Posaconazol: 2mal/Tag 400 mg p.o. (Tagesdosis 800 mg) oder 4 mal/Tag 200 mg p.o.

Prognose
Ungünstig, bes. bei rhinozerebraler und pulmonaler Form rasch letal (Mortalität >50%).

MUD

Synonym(e)
MWD; minimale urtikarielle Dosis

Definition
Akronym für „minimale urtikarielle Dosis". Photoprovokationstest bei Patienten mit Lichturtikaria.

Durchführung
Entsprechend dem individuellen Aktionsspektrum werden oft bereits nach Durchführung der Lichttreppe mit UVA und UVB charakteristische Quaddeln ausgelöst. Um das genaue Aktionsspektrum sowie die minimale Quaddeldosis zu bestimmen, sind zusätzliche Bestrahlungen möglichst zwischen 250 und 700 nm mit einem Monochromator sinnvoll (sie sind aber im klinischen Alltag nicht notwendig!). Die Ablesung der Testreaktionen erfolgt sofort und innerhalb einer Stunde nach der Bestrahlung.

Muehrcke-Bänder L60.8

Erstbeschreiber
Muehrcke, 1956

Definition
Paarweise, weißliche, parallel zur Lunula über die Nagelplatte verlaufende Querbänder.

Vorkommen/Epidemiologie
Z.B. bei Hypalbuminämie, zytostatischer Therapie.

Differenzialdiagnose
Meessche Querbänder.

Muir-Torre-Syndrom Q87.89

Erstbeschreiber
Muir, 1967; Torre, 1968

Synonym(e)
Torre-Syndrom; Torre-Muir-Syndrom

Definition
Seltenes, familiär und sporadisch auftretendes Tumorsyndrom, gekennzeichnet durch multiple Talgdrüsenneoplasien, Keratoakanthome und Karzinome innerer Organe (Gastrointestinaltrakt).

Ätiologie
Autosomal-dominantes Erbleiden. Mutation des Gens hMSH2, das auf dem Genlokus 3p21.3 kartiert ist, mit konsekutiver Störung der DNA-Mismatch-Reparatur. Denkbar sind auch Demaskierungen eines latenten TM-Syndroms unter langzeitiger immunsuppressiver Therapie mit Ciclosporin A.

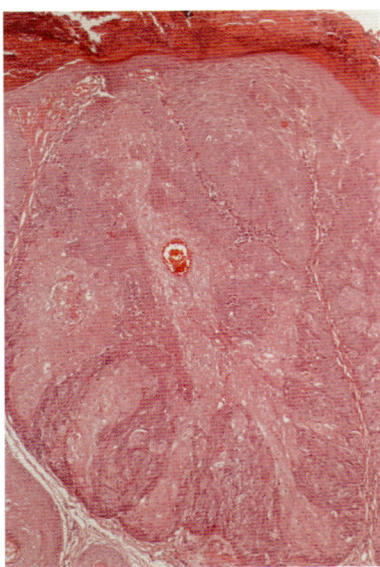

Muir-Torre-Syndrom. Scharf begrenzter, dermaler Adnextumor mit erhaltener lobärer Struktur der Talgdrüse. Im Zentrum der Läppchen zeigen sich ausgereifte Sebozyten. Peripher basaloide, weniger ausgereifte Seboblasten.

Manifestation
Hautveränderungen treten oft im frühen Erwachsenenalter auf, meist eine Dekade vor Auftreten des internen Tumors.

Klinisches Bild
Multiple, kutan oder extrakutan lokalisierte, primäre Karzinome (v.a. Adenokarzinome des Gastrointestinaltraktes, spinozelluläres Karzinom der Haut) sowie synchron oder metachron auftretende gut- und bösartige Talgdrüsentumoren und Basalzellkarzinome.

Differenzialdiagnose
Keratoakanthome vom Typ Ferguson-Smith, Keratoakanthome vom Typ Grzybowski und Witten/Zak.

Therapie allgemein
Die rechtzeitige Diagnose des Torre-Muir-Syndroms ist von entscheidender Bedeutung, um Vorsorgemaßnahmen zu veranlassen. Screening-Untersuchungen alle 3-6 Monate, Koloskopie alle 2 Jahre (Kolonkarzinome stellen die häufigste Tumorentität dar). Vermeiden einer immunsuppressiven Therapie (z.B. langzeitige hoch dosierte Gabe von Glukokortikoiden).

Externe Therapie
Lokale Immunmodulatoren können zu einer Reduktion der Tumorhäufigkeit führen. Bewährt hat sich hier der Einsatz von Imiquimod (z.B. Aldara) 3mal/Woche, großflächig aufgetragen auf die am häufigsten betroffenen, v.a. die frei getragenen Areale, z.B. das Gesicht.

Interne Therapie
Versuche mit Isotretinoin (z.B. Isotretinoin-ratiopharm; Aknenormin), die Talgdrüsenproliferationen zu hemmen, sind beschrieben.

Operative Therapie
Entfernung innerer Tumoren durch den Chirurgen. Exzision der auftretenden Keratoakanthome sowie der Talgdrüsentumoren mit histologischer Aufarbeitung.

Prognose
Die Metastasierungsneigung der im Rahmen dieses Syn-

droms auftretenden Karzinome ist geringer als bei solitärem Vorkommen.

Mukoepidermoidkarzinom der Haut/Schleimhaut

Definition
Seltener Tumor der kleinen und großen Speicheldrüsen. Das Mukoepidermoidkarzinom geht vom Gangsystem der Speicheldrüsen, von den in der Submukosa gelegenen Speicheldrüsen sowie vom pluripotenten odontogenen Epithel aus.

Einteilung
- „Low grade": Lokale Rezidive, vorwiegend lymphogene Metastasierung.
- „High grade": Häufigster bösartiger Parotistumor des Kindesalters. Kaum Lokalrezidive, selten Metastasierung.

Klinisches Bild
Neben Speicheldrüsen sind auch Bronchial- und Mundschleimhaut, Thymus, Leber, Konjunktiven, Tränendrüsen und die Haut befallen. Die Lokalisation im Bereich des Mundes und der Zunge gelten als prognostisch ungünstig.

Histologie
Schleim- und Pflasterepithelzellen sowie Plattenepithelverbände unterschiedlicher Differenzierung.

Differenzialdiagnose
Mukozele, Fibrom, Retentionszyste.

Bestrahlungstherapie
Postoperative Radiatio.

Operative Therapie
Chirurgische Entfernung des Tumors und Ausräumung der lokalen Lymphknotenstationen.

Prognose
Beim niedrig differenzierten Mukoepidermoidkarzinom liegt die 5-Jahres-Überlebensrate bei ca. 47%.

Mukoepidermoidtumor, infraumbilikaler   D30.3

Definition
Gutartiger Tumor, unterhalb des Nabels, streng in der Mittellinie liegend.

Ätiologie
Wahrscheinlich Urachusreste (Urachustumor).

Klinisches Bild
Halbkugelig vorgewölbter, ungleichmäßig weinroter, mit sagokornartigen Aufhellungen durchsetzter, glatter Tumor mit mehreren, stecknadelkopfgroßen Öffnungen, aus denen sich spontan oder auf Druck ein getrübtes, fadenziehendes Sekret entleert.

Histologie
Kapsel, Pflasterepithelzellen, Schleimzellen, Intermediärzellen, hypernephroide Zellkomplexe, Hohlräume.

Differenzialdiagnose
Kutane Endometriose, Carcinosis cutis.

Therapie
Exzision in toto (mit Kapsel).

Mukopolysaccharidosen, hereditäre   E76.2

Definition
Gruppe von seltenen, autosomal-rezessiv vererbten (Ausnahme Mukopolysaccharidose II = Hunter Syndrom mit X-chromosal-rezessiver Vererbung), lysosomalen Speicherkrankheiten (s.a. Sphingolipidosen), die durch Defizienzen verschiedener lysosomaler Enzyme hervorgerufen werden. Die Folge sind nicht abbaubare Ablagerung von Mukopolysacchariden in Geweben und Zellen sowie Ausscheidung größerer Mengen von Mukopolysacchariden im Urin.

Einteilung
Einteilung der Mukopolysaccharidosen (MPS) nach Enzymdefekt:
- MPS IH: Pfaundler-Hurler-Krankheit.
- MPS IS: Scheie-Krankheit.
- MPS IH/S: Scheie-Hurler-Krankheit.
- MPS II: M. Hunter.
- MPS III: Sanfilipposche Krankheit.
- MPS IV: M. Morquio.
- MPS V: Nicht definiert.
- MPS VI: M. Maroteaux-Lamy.
- MPS VII: Sly-Krankheit.

Ätiologie
Genetische Enzymdefekte im Stoffwechsel von Mukopolysaccharidproteinkomplexen mit intralysosomaler Anhäufung von nicht weiter abbaubaren Bruchstücken der Glykosaminoglykane (Thesaurismose).

Klinisches Bild
- Integument: Hauterscheinungen stehen völlig im Hintergrund der klinischen Symptomatik. Die Haut erscheint verdickt und sklerodermieartig. Es finden sich elfenbeinfarbene, evtl. konfluierende Knötchen oder symmetrische Leisten zwischen den Winkeln der Scapulae und im Bereich der hinteren Axillarfalte. Fehlen der Behaarung im Bereich von Mons pubis und Axillen möglich. Häufiger: Hypertrichose.
- U.a. Skelettveränderungen, Trübungen der Kornea, Hepatosplenomegalie, Gefäßveränderungen.

Diagnose
- Pränatal durch Amniozentese.
- Postpartal: Mukopolysaccharidbestimmung im Urin, Nachweis der Speicherung von Mukopolysacchariden in Blutzellen als Screeninguntersuchung, Enzymbestimmungen in Fibroblasten, Leukozyten oder Serum.

Therapie
Nicht möglich.

Multiresistenz

Definition
Form der Antibiotikum/Virostatikum-Resistenz, bei der Bakterien oder Viren gegen mehrere verschiedene Antibiotika bzw. Virostatika unempfindlich sind. Zu unterscheiden sind hierbei genetisch bedingte Antibiotikaresistenzen (z.B. Cephalosporinresistenzen bei Enterokokken) von erworbenen Antibiotikaresistenzen.

Allgemeine Information
Von Bedeutung sind:

- MRSA (Methicillin-resistente Staphyloccocus aureus-Stämme)
- VISA (Vancomycin-intermediär-sensible Staphylococcus aureus-Stämme)
- VRE, GRE (Vancomycin/Glykopeptid-resistente Enterokokken Penicillin-resistente Pneumokokken)
- Mehrfach-resistente gramnegative Bakterien.

Mumifikation   R02.x

Definition
Trockene Gangrän.

Münchhausen-Syndrom   F68.12

Erstbeschreiber
Miege, 1893; Menninger, 1934; Asher, 1951

Synonym(e)
Münchhausen-Neurose; Dermatitis autogenica; Pathomimicry

Definition
- Vortäuschung eines Krankheitsbildes mit demonstrativer, oft dramatischer Beschwerdeschilderung und falschen Angaben zur Anamnese auf dem Boden einer Persönlichkeitsstörung. Abzugrenzen ist das Syndrom von der Simulation (bewusste Absicht, einen erkennbaren Vorteil zu erlangen) und von der Hypochondrie (leiden an einer eingebildeten Krankheit ohne Selbstverletzung). Es wird davon ausgegangen, dass mangelnde Impulskontrolle, verminderte Angsttoleranz, Externalisierung von Konflikten und Fehlen differenzierter Abwehrmechanismen zur Bewältigung von Problemen bei der Erkrankung eine Rolle spielen können. Da die Erkrankung als Kompensation für Konflikte dient, wird die Abheilung vom Patienten selbst nicht unbedingt angestrebt.
- Die Haut als Grenzorgan zwischen Mensch und Umwelt ist vielfach das Zielorgan der Selbstverletzung, so dass der Dermatologe relativ häufig mit der Erkrankung konfrontiert wird. Es ist davon auszugehen, dass 0,05-0,5% des gesamten Krankengutes auf ein Münchhausen-Syndrom zurückzuführen sind. Die Art der Selbstschädigung kann erfolgen durch Anwendung von Chemikalien, mechanische Schädigung wie Reiben und Kratzen, thermische Methoden, Einnehmen von Pharmaka wie Schilddrüsenhormonen oder Laxanzien, Einführen oder Injektion kontaminierter Substanzen (z.B. in die Blase), Anwendung von Allergenen etc. Es zeigen sich i.d.R. unregelmäßige Hautveränderungen mit Ausläufern und regelmäßigem Grund, Fehlen typischer Primäreffloreszenzen, Narben am Rand oder anderen Stellen.

Ätiologie
Die Ursachen sind nicht eindeutig geklärt. Diskutiert werden psychodynamische, psychosoziale, hirnorganische Einflussfaktoren. Nicht selten bestehen Suchtproblematik, dissoziative Zustände, Borderline- und antisoziale Persönlichkeitsstörungen. Pathogenetisch bedeutsam sind frühkindliche Entwicklungen mit Hinweisen auf zahlreiche traumatisierende Realerfahrungen, Trennungs- und Verlusterlebnisse, sexuelle und seelische Misshandlungen. Häufig sind chronische Erkrankungen familienanamnestisch nachweisbar. Auch für

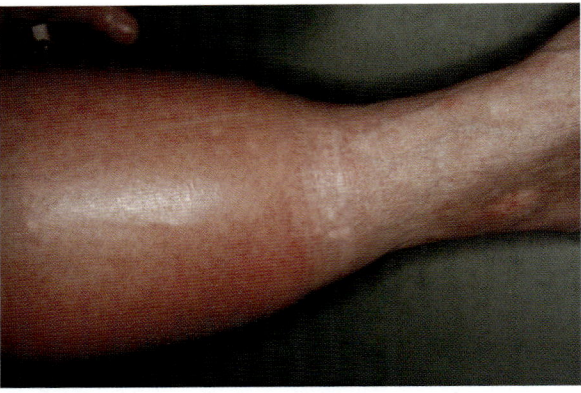

Münchhausen-Syndrom. Artefaktödem am Unterschenkel durch massive Bindenkomprimierung des Fußes bis zum Knöchel und Abschnüren oberhalb des Knies bei einem 55-jährigen Mann, der seine Beschwerden im ärztlichen Gespräch mehrfach demonstrativ und dramatisierend vorgetragen hat.

Pseudologia phantastica prädisponierende zerebrale Dysfunktionen können vorhanden sein.

Therapie
- Die Aufgabe des Dermatologen ist es, die artifizielle Komponente der Hautveränderung zu erkennen. Dies ist der erste Schritt, der den Kreislauf aus fortlaufender Diagnostik und Anwendung unterschiedlichster Therapieversuche beenden kann.
- Das Ansprechen des Patienten auf die Selbstschädigung ist häufig schwierig, aber i.d.R. unumgänglich, um den Patienten einer professionellen psychotherapeutischen Hilfe zuzuführen. Dieser Schritt kann zu einem Vertrauensbruch zwischen Patient und Arzt führen, da der Patient sich mit seinem körperlichen Leiden vom Arzt nicht mehr ernst genommen und verstanden fühlt. S.a. Dermatitis artefacta, s.a.u. Artefakte.

Mundfäule   B00.2

Definition
Volkstümliche Bezeichnung für aphthöse Veränderungen der Mundschleimhaut, z.B. Gingivostomatitis herpetica, habituelle Aphthen.

Therapie
S.u. Gingivostomatitis herpetica, s.a.u. habituelle Aphthen.

Munro-Mikroabszess   L02.9

Erstbeschreiber
Kopytowski, 1895; Munro 1898

Definition
Pathognomisch bedeutsame, abszessartige Ansammlungen neutrophiler Leukozyten innerhalb parakeratotischer Hornschichtareale an der Grenze zum Stratum spinosum bei der Psoriasis vulgaris. S.a.u. Mikroabszesse.

Hinweis(e)
Das Auftreten neutrophiler Granulozyten wurde 1895 erstmalig durch den Polen Kopytowski in polnischer Sprache pu-

bliziert (1900 in einer frz. Zeitschrift) und erst 3 Jahre später durch William J. Munro.

Mupirocin

Definition
Lokalantibiotikum aus Pseudomonas fluorescens.

Wirkungen
Hemmung der Proteinsynthese durch Hemmung der Isoleucyl-t-RNA-Synthetase.

Wirkungsspektrum
Haemophilus influenzae, Neisserien, Staphylococcus spp.

Indikation
Eliminierung von Staph. aureus (incl. methicillinresistenter Stämme) bei Staphylokokken-Trägern).

Dosierung und Art der Anwendung
Nasensalbe 2-3mal/Tag in jedes Nasenloch einbringen, durch Zusammendrücken der Nasenflügel wird die Salbe verteilt.

Unerwünschte Wirkungen
Leichte Reizerscheinungen sind möglich, wenn eine Anwendung im Bereich der Bindehaut erfolgt.

Kontraindikation
Schwangerschaft.

Präparate
Turixin Salbe, Infectopyoderm Salbe

Murchinsonsche Flecken   A75.0

Definition
Netzförmige Erythemfiguren im Roseolenexanthem beim endemischen Fleckfieber.

Musculus arrector pilorum

Definition
Glatter Haarmuskel, der im oberen Korium schräg zur Epidermis verläuft und im Bereich des Haarbalges unterhalb der Talgdrüse inseriert. Bei Kontraktur des Muskels kommt es zur „Gänsehaut".

Histologie
Glatte Muskelzellen mit fusiformen Kernen, Myofibrillen.

Mutterkraut

Synonym(e)
Tanacetum parthenium; Feverfew

Vorkommen
Kleinasien, Süd-Ost-Europa. Seit dem Mittelalter für medizinische Zwecke in Mitteleuropa kultiviert.

Anwendungsgebiet/Verwendung
In der Volksmedizin bis zum Ende des 19. Jahrhunderts als Heilpflanze, insbesondere bei Frauenleiden, eingesetzt, außerdem zur Linderung von Blähungen, Koliken, Schmerzen und Schwellungszuständen. Als Zierpflanze ist Mutterkraut unter der Bezeichnung „Knopfkamille" bekannt.

Unerwünschte Wirkungen
Wesentliches Kontaktallergen ist das Sesquiterpenlakton Parthenolid. Sensibilisierungspotenz: Stark. Sensibilisierungshäufigkeit: Gelegentlich. Kreuzreaktivität besteht zu verwandten Kompositenarten wie Chrysanthemen, Rainfarn, Margerite, Schafgarbe und Sonnenblume sowie Lorbeer und Frullania.

Klinisches Bild
Mutterkraut gilt als wesentlicher Verursacher des aerogenen Kontaktekzems. Reagiert bei routinemäßiger Testung von Kompositen-Mix am häufigsten von allen Arten beim Vorliegen einer Korbblütler-Allergie.

Muzinose(n)   L98.5

Synonym(e)
Myxodermien

Definition
- Ätiologisch und klinisch unterschiedliche Erkrankungen mit diffuser oder fokaler Anreicherung von Muzin, einem schleimartigen, auch normalerweise in der Haut vorkommenden Material im kutanen Bindegewebe oder der Epidermis und ihren Anhangsgebilden. Muzin besteht aus einer Mischung von Glykosaminoglykanen (v.a. Hyaluronsäure und Dermatansulfat) die entweder an Proteine gebunden (Proteoglykane) oder frei (Hyaluronsäure) auftreten. Glykosaminoglykane werden entweder in Fibroblasten oder in Keratinozyten gebildet. Bei Störungen des Glykosaminoglykanstoffwechsels (erhöhte Produktion/verminderter Abbau) kommt es zu einer qualitativen oder quantitativen Änderung des Gleichgewichtes.
- In der Literatur existieren verschiedene Einteilungen der Muzinosen, die entweder einen ätiopathogenetischen Ansatz (Muzinosen bei thyreotischen Störungen, Muzinosen bei Paraproteinämien) oder einen histologischen Ansatz (Lokalisation der Ablagerung, z.B. epidermal/der-

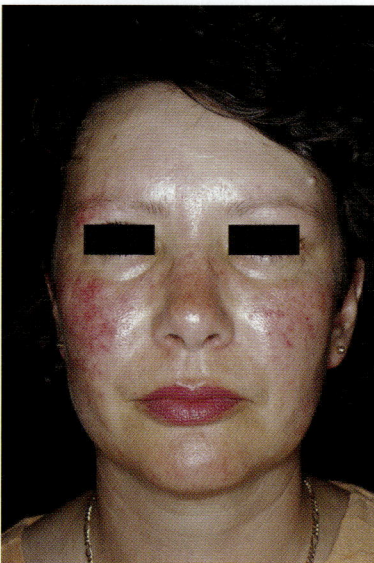

Muzinose(n). Plaqueförmige, idiopathische, kutane Muzinose. Rote, eher scharf begrenzte, polsterartige, glatte Plaques im Gesicht einer 42-jährigen Frau. Ähnliche Effloreszenzen zeigten sich im Brustbereich und am Rücken.

Muzinose(n). Tabelle 1. Einteilung der Muzinosen

Klassifikation	Krankheitsbild
Muzinose bei Hypothyreose	Diffuses Myxoedem
	Zirkumskriptes Myxoedem
Muzinose bei Hyperthyreose	Myxoedema circumscriptum symmetricum praetibiale
Muzinose bei Euthyreose	Lichen myxoedematosus
	Akrale persistierende papulöse Muzinose (Sonderform des Lichen myxoedematosus?)
	Skleromyxoedem (Arndt-Gottron)
	REM-Syndrom
	Plaque-like form of cutaneous mucinosis (Perry)
	Myxom (kutane fokale Muzinose)
	Scleroedema adultorum Buschke
	Mucinosis follicularis
Primäre Muzinose	Idiopathische Muzinosen (s. oben, bei Euthyreose)
Sekundäre Muzinose	Nach entzündlichen Erkrankungen, z.B. Ekzem, Psoriasis, auch bei Tumoren (Fibrom, Lipom, Liposarkom, Myxosarkom, Basaliom)
Muzinosen im engeren Sinne	Diffuses Myxoedem
	Zirkumskriptes Myxoedem
	Myxoedema circumscriptum symmetricum praetibiale
	Lichen myxoedematosus
	Skleromyxoedem (Arndt-Gottron)
	REM-Syndrom
	Plaque-like form of cutaneous mucinosis (Perry)
	Myxom (kutane fokale Muzinose)

Muzinose(n). Tabelle 1. (Fortsetzung)

Klassifikation	Krankheitsbild
Muzinose im weiteren Sinn	Scleroedema adultorum Buschke
	Mucinosis follicularis
Epitheliale Muzinose	Mucinosis follicularis
	Spongiotische Dermatitis
„Dermale Muzinosen" (Muzineinlagerungen als Epiphänomen)	Bei: Lupus erythematodes, Dermatomyositis, Sklerodermie, Granuloma anulare, Mycosis fungoides, Pseudolymphome, Papulosis maligna atrophicans, Muzinose bei Basaliom, Karzinom, neuralen Tumoren
Lokalisierte Muzinosen	Zirkumskriptes Myxoedem
	Myxoedema circumscriptum symmetricum praetibiale
	Myxom (kutane fokale Muzinose)
	Naevus mucinosus
	Dorsalzyste, mukoide
	Muzinose, kutane, infantile
	Schleimgranulom (Mukozele)
Diffuse Muzinosen	Lichen myxoedematosus
	Skleromyxoedem (Arndt-Gottron)
	REM-Syndrom
	Plaque-like form of cutaneous mucinosis (Perry)
	Diffuses Myxoedem
	Scleroedema adultorum Buschke
	Mucinosis follicularis

mal) verfolgen. Alle Einteilungen sind letztlich unbefriedigend.

Histologie
Nachweis von sauren Mukopolysacchariden mit der Hale-Reaktion oder der Alzianblaufärbung. Bei V.a. Muzinose sollte das Präperat in absolutem Alkohol mit 1% Formalin fixiert werden.

Therapie
S.u. den in der Tabelle [Einteilung der Muzinosen] aufgeführten Krankheitsbildern, unter dem jeweils relevanten Stichwort.

Muzinose, akrale persistierende papulöse   L98.5

Erstbeschreiber
Rongioletti, 1986

Definition
Papulöse Muzinose, wahrscheinlich durch die besondere Topographie geprägte Sonderform des Lichen myxoedematosus.

Lokalisation
Distale Unterarme, Handrücken

Klinisches Bild
1-4 mm große hautfarbene bis gelb-braune Papeln mit glatter Oberfläche. S.u. Lichen myxoedematosus.

Therapie
S.u. Lichen myxoedematosus.

Muzinose, kutane, infantile   L98.5

Erstbeschreiber
Lum, 1980

Synonym(e)
Cutaneous mucinosis of infancy

Definition
Sehr seltene, kongenitale oder sich in den ersten Lebensmonaten entwickelnde, offenbar dem Lichen myxoedematosus nahestehende (infantile Variante?) fokale dermale Muzinose. Die Entität ist zweifelhaft. Keine Assoziation zu Schilddrüsenstörungen.

Lokalisation
Extremitäten, Rumpf

Klinisches Bild
0,2 bis 3,0 cm große, asymptomatische, hautfarbene bis leicht bräunliche Papeln in gruppierter oder linearer Anordnung. Symmetrische Verteilungsmuster sind möglich.

Histologie
Fokale, meist deutlich gegen die normale Dermis abgegrenzte Ansammlung Alcianblau-positiver Proteoglykane in der oberen Dermis; mäßige Vermehrung von Fibroblasten. Hierdurch netziges Muster der Zellansammlungen.

Differenzialdiagnose
Naevus mucinosus; Lichen myxoedematosus

Prognose
Günstig, hohe Spontanrückbildungstendenz.

Mycobacterium avium

Definition
Atypisches Mykobakterium mit Vorkommen in Staub, Schmutz, Süß- und Salzwasser, bei Vögeln, Schweinen, Schafen, Rindern, in Milch und Eiern.

Klinisches Bild
Gelb-orange-farbene Papel oder multiple Hautulzerationen bei Patienten mit lang dauernder Kortikoid-Therapie und/oder Vogelzüchtern (Tauben).

Therapie
Ggf. operative Entfernung einzelner Läsionen. Kombinationstherapie nach Antibiogramm mit Streptomycin, Ethambutol und Cycloserin, auch Amikacin, Clofazimin und Ciprofloxacin. In vitro Resistenzen gegen Isoniazid, Aminosalicylsäure, Pyrazinamid und andere Antibiotika sind bekannt.

Mycobacterium chelonei

Definition
Atypisches Mykobakterium mit Vorkommen in Erde, Staub und Wasser.

Klinisches Bild
Inkubationszeit: Wochen bis Monate. Fluktuierende Knoten, Ulzerationen in indurierter, entzündeter Haut. Verkäsende Nekrosen.

Therapie
Rifampicin, Erythromycin und Cotrimoxazol.

Mycobacterium intracellulare

Definition
Atypisches Mykobakterium mit Vorkommen in Staub, Schmutz, Süß- und Salzwasser, bei Vögeln, Schweinen, Schafen, Rindern, in Milch und Eiern.

Klinisches Bild
Rote erhabene Papeln oder Plaques mit erythematösem Rand, zentraler Erosion oder Ulzeration.

Mycobacterium kansasii

Definition
Atypisches Mykobakterium mit Vorkommen in Erde, Staub und Wasser.

Klinisches Bild
Verrukös-granulomatöse Veränderungen. Ulzeröse, papulopustulöse und nekrotische Umwandlung durch immunsuppressive Therapie sind möglich.

Therapie
Kombinationstherapie nach Antibiogramm: Rifampicin mit Isoniazid und Ethambutol. Erfolg auch mit Kanamycinsulfat oder Minocyclin.

Mycobacterium marinum

Erstbeschreiber
Aronson, 1926

Synonym(e)
Mycobacterium balnei

Definition
Atypisches Mykobakterium mit Vorkommen in Salz- und Süßwasser.

Allgemeine Information
- Langsam wachsendes, aerobes, vor allem bei ca. 26-33 °C (Optimum 31-32 °C) in feuchter Umgebung gedeihendes, säurefestes Stäbchen. Infizierte Fische und Schnecken kontaminieren Süß- und Salzwasser. Vorkommen auch in nicht ausreichend chlorierten Schwimmbecken.
- Keine Übertragung von Mensch zu Mensch. Infektionen ereignen sich häufig bei Kontakt mit Aquarien, Fischzuchtbecken oder Fischtanks, beim Schwimmen in kontaminierten Gewässern, Schwimmbecken oder Whirlpools sowie beim Umgang mit infizierten Fischen oder Meeresfrüchten (Fischverarbeitung).

Vorkommen/Epidemiologie
Weltweit verbreitet.

Klinisches Bild
- Infektion meist über vorgeschädigte Haut. Am Verlet-

zungsort (z.B. Handrücken, Finger, Unterschenkel, Zehen) entstehen nach 2-4 Wochen Inkubationszeit einzelne, livide oder bräunlich-rote, indurierte, 0,5-3 cm große, nicht selten schmerzhafte Papeln oder Knoten mit verruköser Oberfläche. Nachfolgend oberflächliche Ulzeration und Krustenbildung. Selten sekundärer Befall der ableitenden Lymphwege (sporotrichoider Verlauf entlang der Lymphbahnen).
- Gehäuft bei Immunsupprimierten auftretend. S.a.u. Schwimmbadgranulom.

Prophylaxe
- Vermeiden von Badeaktivitäten bei Vorliegen von oberflächlichen Hautverletzungen, bzw. Abdecken mit sterilen und wasserfesten Verbänden vor Aufenthalten im Wasser.
- Tragen von wasserfesten Schutzhandschuhen bei Arbeiten in Aquarien, Fischbecken oder der Fischverarbeitung.
- Ausreichende Chlorierung von Schwimmbecken.

Mycobacterium scrofulaceum

Definition
Atypisches Mykobakterium mit Vorkommen in Milch, Austern, Erde und Wasser.

Manifestation
Vor allem im Kindesalter auftretend, nach dem Abstillen.

Klinisches Bild
Zervikale Lymphadenitis, kolliquative Hautveränderungen.

Mycophenolatmofetil

Definition
Immunsuppressivum, Ester der Mycophenolsäure.

Wirkungen
- Spezifischer, nichtkompetitiver, reversibler Inhibitor der Inosinmonophosphat-Dehydrogenase, die ein Schlüsselenzym der Guanosinnukleotid-Synthese in T- und B-Lymphozyten ist.
- Antiproliferative Wirkung auf Lymphozyten und immunsuppressive Wirkung durch Hemmung der Antikörperbildung. Hemmung der Mitogen- oder Antigen-stimulierten Proliferation von B- und T-Lymphozyten, der Antigen-induzierten Produktion von Antikörpern durch B-Lymphozyten, der Mastzelldegranulation und der Lipoxygenase. Der Einfluss auf die Zytokinproduktion ist noch unklar.

Indikation
Prophylaxe von Transplantatabstoßungsreaktionen nach Nierentransplantation. In klinischer Erprobung für die Therapie von Autoimmunerkrankungen, z.B. bei schweren Krankheitsverläufen der Psoriasis und Autoimmundermatosen.

Eingeschränkte Indikation
Frauen im gebärfähigen Alter, Niereninsuffizienz.

Dosierung und Art der Anwendung
- Psoriasis: Initial 2mal/Tag 1 g p.o. über 3 Wochen, anschließend 2mal/Tag 0,5 g p.o. über 3 Wochen.
- Psoriasis arthropathica: Kombination mit niedrig dosiertem Acitretin (0,1-0,2 mg/kg KG/Tag p.o.)
- Bullöses Pemphigoid: 2mal/Tag 1 g p.o. in Kombination mit Prednisolon 60 mg/Tag p.o. über 6 Wochen, anschließend Reduktion des Prednisolons über 4 Wochen. Weiterhin Mycophenolatmofetil Monotherapie mit 2mal/Tag 1 g p.o.
- Pemphigus vulgaris: 2mal/Tag 1 g p.o. in Kombination mit Prednisolon 2 mg/kg KG/Tag p.o. Anschließend Reduktion des Glukokortikoids.
- Systemische Vaskulitis: 2mal/Tag 1 g p.o. in Kombination mit Prednisolon.
- Pyoderma gangraenosum: Ggf. Kombination von Mycophenolatmofetil 2mal/Tag 1 g p.o., Ciclosporin A 50-100 mg/Tag Gesamtdosis und Prednisolon.
- Pfeifer-Weber-Christian-Syndrom: Bei schwerem Verlauf und schlechtem Ansprechen auf Therapie mit Prednisolon/Azathioprin bzw. Methotrexat. 2mal/Tag 1 g p.o. Mycophenolatmofetil in Kombination mit Prednisolon 2 mg/kg KG/Tag.
- Dyshidrotisches Ekzem: Initial 2mal/Tag 1,5 g p.o., nach 4 Wochen 2mal/Tag 1 g p.o.
- Dermatomyositis: 2mal/Tag 1 g p.o. Mycophenolatmofetil in Kombination mit Prednisolon.

> **Merke:** Bei Frauen im gebärfähigen Alter muss vor Therapie eine Schwangerschaft ausgeschlossen werden und unter der Therapie eine effektive Kontrazeption betrieben werden!

Wechselwirkungen
Anstieg des Aciclovir-Spiegels. Bei gleichzeitiger Gabe von Retinoiden kann es zu veränderten Wirkspiegeln kommen, da beide Medikamente zu 98% an Albumin gebunden werden.

Kontraindikation
Schwangerschaft, Stillzeit.

Präparate
CellCept

Hinweis(e)
Leider besteht keine sichere Korrelation zwischen MPA-Serumspiegel und Effizienz der Behandlung. Der Serumspiegel ist somit ein ungenügender prognostischer Faktor bezüglich der Effizienz oder zu erwartender Nebenwirkungen, aber eine Methode zur Überprüfung der Compliance.

Mycosis fungoides   C84.0

Erstbeschreiber
Alibert, 1806; Vidal, 1885

Synonym(e)
Granuloma fungoides; CTCL vom Typ der Mycosis fungoides; MF

Definition
Häufigstes (etwa 50% aller CTCL), chronisch-progressives, stadienhaft ablaufendes, primär kutanes T-Zell-Lymphom (niedrig malignes T-Zell-Lymphom), das von CD4-positiven, kleinen bis mittelgroßen T-Zellen (T-Helfer-Lymphozyten) ausgeht. Funktionell sind die neoplastischen T-Helfer-Zellen einem TH2-Muster zuzuordnen, das durch ein entsprechendes Zytokinprofil (IL-4, IL-5, IL-10) mit möglicher konsekuti-

ver Eosinophilie und einem Immunglobulinanstieg (IgE, IgA) gekennzeichnet ist.

Einteilung
S.u. klinisches Bild.
- Sonderformen und Varianten der Mycosis fungoides:
  - Elastolytisches T-Zell-Lymphom (wird als Entität unterschiedlich beurteilt)
  - MF mit follikulärer Muzinose (synonym: Follikuläre Mycosis fungoides)
  - Syringotrope Mycosis fungoides
  - Mycosis fungoides mit dermalen Muzinablagerungen
  - Bullöse/dyshidrotische Mycosis fungoides
  - Pustulöse Mycosis fungoides
  - Hyper- und hypopigmentierte (poikilodermatische) Mycosis fungoides
  - Ichthyosiforme Mycosis fungoides
  - Purpura pigmentosa-artige Mycosis fungoides
  - Periorale Dermatitis-artige Mycosis fungoides
  - Hyperkeratotisch-verruköse Mycosis fungoides
  - Vegetierende/papillomatöse Mycosis fungoides
  - Granulomatöse Mycosis fungoides
  - Erythrodermische Mycosis fungoides (synonym: Sézary-Syndrom).

Vorkommen/Epidemiologie
Inzidenz: 0,4-0,5/100.000/Einwohner/Jahr.

Ätiologie
Unbekannt. Übermäßige Proliferation meist von T-Helferzellen. Diskutiert werden auch infektiöse Entstehung (HHV-8 Virus), Antigenpersistenz mit Entgleisung des T-Immunsystems nach vorausgegangener Arzneireaktion und Kontaktallergie oder primär malignes Lymphom der Haut.

Manifestation
Beginn im 5.-7. Lebensjahrzehnt (mittleres Erkrankungsalter 55-60 Jahre), selten im Kindesalter. Verlauf über mehrere Jahre (Jahrzehnte). Männer sind 1,5-2mal häufiger als Frauen betroffen.

Lokalisation
Rumpf und beugeseitige Oberschenkel, beugeseitige Oberarme v.a. proximales Drittel. In Spätstadien Befall des gesamten Integuments.

Klinisches Bild
Klinisch vielgestaltiges und variables Bild (Zeitintervall von Erstsymptomatik bis zur Stellung der Diagnose: 4,2 Jahre!). Hauterscheinungen stehen im Vordergrund, Systembeteiligungen sind erst nach längerem klinischem Verlauf nachweisbar. Der klinische Verlauf des Lymphoms wird in 3 Stadien eingeteilt, die allgemein hintereinander, aber auch nebeneinander ablaufen können:
- Initialstadium (prämykosides Stadium) („patch-stage"):
  - Meist wenige (>10), selten solitäre, stationäre, an nicht-sonnenexponierten Stellen auftretende (Brust, Beugeseite der Oberarme und Oberschenkel, sonstige Rumpfpartien z.B. Flanken). Selten ist im Frühstadium das Gesicht betroffen.
  - Scharf begrenzte, großflächige (Länge >5,0 cm; Breite <3,0 cm), in den Spaltlinien der Haut ausgerichtete, entweder homogen rote oder rot-braune Flecken mit knittriger Oberfläche (wie Zigarettenpapier). Möglich auch buntes Oberflächenmuster (poikilodermatisch) mit intraläsionalen, wechselnden braunen und weißen Flecken sowie Teleangiektasien.

Mycosis fungoides. Tabelle 1. Stadieneinteilung der Mycosis fungoides

Prämykosides Stadium (patch-stage)	Pruritus oder uncharakteristische erythematöse, urtikarielle, psoriasiforme, ekzematoide Flecken. Dauer des prämykosiden Stadiums: 5 Jahre bis >20 Jahre. Rückbildungen und Rezidive sind möglich. 5-Jahres-Überlebensrate: 66,1%, 10-Jahres-Überlebensrate: 43,2%.
Infiltratives Stadium (plaque-stage)	Plattenförmig infiltrierte, scharf begrenzte, bizarr konfigurierte, leicht schuppende oder verkrustete, stark juckende, rote, rötlich-violette oder bräunlichrote Läsionen, die langsam an Größe zunehmen. Scharf begrenzte Inseln mit normaler Haut inmitten dieser Areale (Nappes claires). Im Kapillitiumbereich: Umschriebene Alopezien. Lymphknotenschwellungen.
Mykosides (tumoröses) Stadium (tumor-stage)	Tumorentwicklung im Bereich der infiltrierten Herde nach meist jahre- bis jahrzehntelanger Krankheitsdauer. Halbkugelige, eventuell gelappte, meist weiche, pilzförmige, blau- bis braunrote, an der Oberfläche erodierte, nässende und ulzerös zerfallende Tumoren. I.d.R. rasche Progredienz mit Exitus letalis.

- Klinisch wenig charakteristisches, ekzemartiges Bild, mäßiger oder fehlender Juckreiz. Geringe bis fehlende, meist kleinfleckige Schuppung. Unter Sonneneinstrahlung und lokaler Glukokortikoidtherapie deutliche Besserung jedoch keine Abheilung.
- Plaquestadium („plaque stage"):
  - Verdachtszeichen bevorstehender Tumorprogression ist eine zunehmende, stärkere „Inflammation" der Eryhteme und der teilweise poikilodermatische Aspekt mit zunehmender Konsistenzvermehrung und Übergang von Erythemen in Plaques.
  - Juckreiz zunehmend.
  - Schuppung zunehmend.
  - Großflächige, deutlich konsistenzvermehrte Plaques. Die zuvor ekzematösen Herde, die sich in ungebräunter Haut stärker abzeichnen und im Sommer gänzlich verschwinden können, verstärken bei steter Ortstreue zunehmend ihre klinische Präsenz. Sie breiten sich aus, mit Tendenz zur Konfluenz und zunehmender flächiger Konsistenzvermehrung.
  - Farbe: Kräftiges Rot.
  - Lymphadenopathie ist möglich und meist unspezifisch.

In diesem Krankheitsstadium wird die Mycosis fungoides vom Patienten zunehmend als Erkrankung wahrgenommen.
- Tumorstadium („tumor stage"):
  - Knoten in läsionaler Haut; Tendenz zur Ulzeration.
  - Juckreiz stark in befallener Haut.
  - Spezifischer Lymphknotenbefall.
  - Befall innerer Organe (Leber, Milz) ist möglich.
  - Zunehmende deutliche Störung des Allgemeinbefindens.
  - Lymphadenopathie ist möglich (häufig spezifisch).
  - Neigung zu septischen bakteriellen und viralen Infekten.

Mycosis fungoides. Tabelle 2. (Mycosis fungoides) Stadieneinteilung der kutanen T-Zell-Lymphome

T	(Haut)
T1	begrenzter Hautbefall mit Plaques (kleiner 10% KO)
T2	generalisierte Plaques
T3	kutane Tumoren
T4	generalisierte Erythrodermie
N	(Lymphknoten)
N0	keine Lymphknotenvergrößerung, histologisch ohne Befall
N1	Lymphknotenvergrößerungen, histologisch ohne Befall
N2	keine Lymphknotenvergrößerungen, aber histologisch befallen
N3	Lymphknotenvergrößerungen mit histologischem Befall
M	(Viszerale Organe)
M0	kein Organbefall
M1	Organbefall
B0	keine Leukämie (keine Sezary Zellen)
B1	Leukämie nachgewiesen (Sezary Zellen im peripheren Blut)
Stadium I	begrenzte (IA) oder generalisierte Plaques (IB) (T1 N0 M0 oder T2 N0 M0)
Stadium II	begrenzte oder generalisierte Plaques mit Lymphknotenvergrößerungen (IIA) oder kutane Tumoren mit/ohne Lymphknotenvergrößerungen (IIB), histologisch ohne Lymphknotenbefall oder Organbefall (T1-2 N1 M0 oder T3 N0-1 M0)
Stadium III	generalisierte Erythrodermie mit/ohne Lymphadenopathie, kein histologischer Befall von Lymphknoten oder Organen (T4 N0-1 M0)
Stadium IV	histologischer Befall von Lymphknoten (IVA) oder Organen (IVB) (T1-4 N2-3 M0 = IVA oder T1-4 N0-3 M1 = IVB)

Nachweis von Lymphomzellen im Blut nicht vorhanden (B0) oder vorhanden (B1), die Beurteilung geht aber in die endgültige Stadieneinteilung nicht ein.

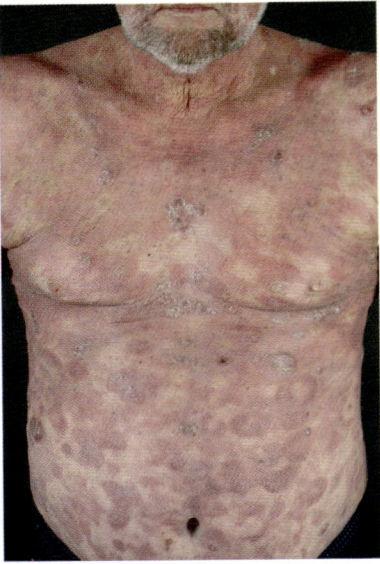

Mycosis fungoides. 52-jähriger Mann. In universell geröteter Haut zeigen sich multiple, disseminierte, 1,0-5,0 cm große, juckende und leicht schmerzende, deutlich konsistenzvermehrte, rote, raue Plaques und Knoten.

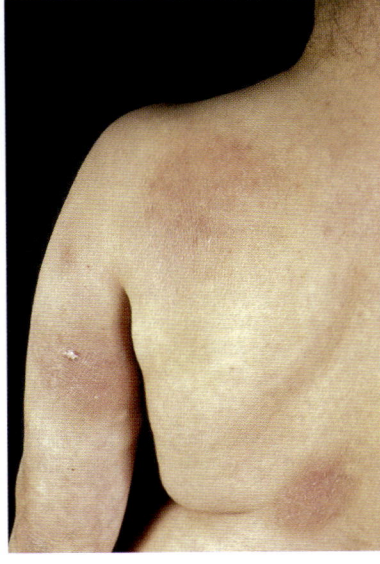

Mycosis fungoides. Patchstadium. Seit mehreren Jahren bestehende, scharf begrenzte, schuppende Erytheme. An der Schulter atrophische Fältelung der Haut. Keine wesentliche klinische Symptomatik, insbes. kein Juckreiz. Geringe funktionelle Livedo (Oberarm links). Behandlung in diesem Stadium blande pflegend und mit PUVA-Therapie.

- Begleitsymptome bei der Mycosis fungoides:
  - Schleimhautbeteiligung: In jeder Phase möglich; insbes. von Mundschleimhaut, Zunge, Tonsillen, Nasenhöhlen, Pharynx.
  - Organbeteiligung: Beteiligung von Milz, Leber, Lunge, Gastrointestinaltrakt oder ZNS in späteren Phasen der Erkrankung.
  - Lymphknotenschwellungen: Zunächst unspezifisch, später als Ausdruck der Entdifferenzierung in ein immunoblastisches oder pleomorphes T-Zell-Lymphom.

Labor
Blutbild: Lymphozytose, Eosinophilie, atypische T-Lymphozyten (= Lutzner-Zellen), gelegentlich IgE-Erhöhung.

Histologie
- Wichtig für eine histopathologische Beurteilung ist das Absetzen einer lokalen oder systemischen Glukokortikoidtherapie!

- Initial- oder Patchstadium: Unterschiedlich dichtes, bandförmiges oder lichenoides, subepidermales Infiltrat aus kleinen, epidermotropen, neoplastischen CD4+ Lymphozyten, einer Mischung aus nicht-neoplastischen CD4- und CD8+ Lymphozyten sowie aus dendritischen Zellen. Eosinophile Granulozyten und Histiozyten sind in unterschiedlicher Dichte vertreten. Plasmazellen fehlen meist! Typisch: Perlschnurartige Ansammlung von Lymphozyten an der dermoepidermalen Junktionszone (Lining-up-Phänomen). Mäßige Epidermotropie von atypischen lymphoiden und monozytoiden Zellen in die Epidermis. Die invadierten Zellen erscheinen in der Epidermis häufig vergrößert und sind von einem optisch leeren Hof (Halo-Zellen) umgeben. Eine typische Spongiose fehlt; ebenso eine ausgeprägte Parakeratose (Abgrenzung zum Ekzem). Pautriersche Mikroabszesse sind in diesem Stadium selten.
- Plaquestadium: Dichtes, dermales (papilläre und retiku-

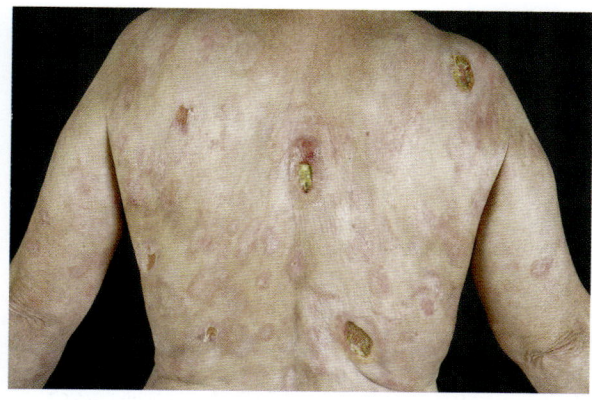

Mycosis fungoides. 59 Jahre alte Patientin mit foudroyant verlaufender Mycosis fungoides, jetzt Tumorstadium mit torpide zerfallenden Tumoren (kraterartige Ulzera). Daneben auch zahlreiche narbig abgeheilte Plaques und Tumoren. Zustand nach mehrfacher zytostatischer Therapie.

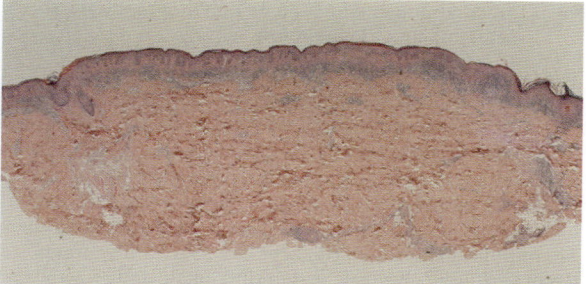

Mycosis fungoides. Plaquestadium. Diffuses, bandförmiges, subepidermales Infiltrat; unregelmäßige Akanthose und orthokeratotische Verhornung.

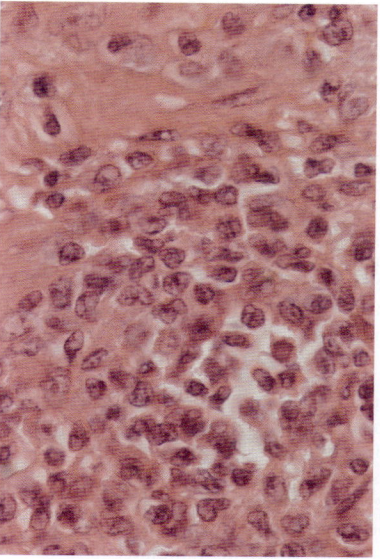

Mycosis fungoides. Tumorstadium. Mittelgroße Tumorzellen mit ausgeprägter, teils bizarrer Kernpolymorphie. Blasten sind im vorliegenden Bildausschnitt nicht nachweisbar.

läre Dermis) Infiltrat aus atypischen, kleinen aber auch mittelgroßen lymphozytären Zellen. Eosinophile Granulozyten und Histiozyten sind in unterschiedlicher Dichte vertreten. Deutliche Epidermotropie mit Ausbildung von Pautrierschen Mikroabszessen (charakteristisch für diese Phase). Die Epidermis ist nicht selten akanthotisch mit parakeratotischer Verhornung. Häufig Adnexotropie (Follikel und Schweißdrüsen).

- Tumorstadium: Dichtes, diffuses oder noduläres, dermales oder auch subkutanes Infiltrat aus atypischen, mittelgroßen, lymphozytären Zellen. Eosinophile Granulozyten und Histiozyten in unterschiedlicher Dichte. Hohe Mitoseaktivität (MIB 1). Vereinzelt auch Immunoblasten oder große anaplastische CD30+ Zellen. Meist weiterhin deutliche Epidermotropie. Pautriersche Mikroabszesse können auftreten, sind jedoch nie obligat. Epidermotropismus kann in diesem Entwicklungsstadium komplett fehlen! Die Epidermis ist akanthotisch aber auch atrophisch. Parakeratotische Verhornung. Die Follikel sind häufig zerstört. Im Infiltrat sind nicht selten Epithelregenerate der Follikel nachweisbar.
- Bei etwa 25% der Fälle erfolgt im Tumorstadium eine Transformation in ein diffuses großzelliges Lymphom, das entweder CD30- oder CD30+ sein kann. Die Prognose ist dann deutlich verschlechtert. Das histologische Bild ist dann mit den primären kutanen T-Zell-Lymphomen identisch, die ohne Vorläuferstadien auftreten.
- Neuere Studien zeigen, dass CD4-CD8-negative Lymphozyten immunhistochemisch auf eine Frühform der Mycosis fungoides hinweisen können.

Diagnose

Die Diagnose wird klinisch gestellt; für die Krankheitsdefinition ist ein exaktes Tumorstaging notwendig. S.u. Tab. 2 – [(Mycosis fungoides) Stadieneinteilung der kutanen T-Zell-Lymphome]. Neben der routinemäßig durchgeführten Labor- und Organanalyse erfolgen die Diagnosesicherung und das Tumorstaging durch histologische, immunhistologische, molekularbiologische und bildgebende radiologische und sonographische Untersuchungen.

- Immunphänotypisierung: Hiermit ist eine Differenzierung zwischen T- und B-Zellreihe möglich; außerdem Erfassung von T-Zell-Subpopulationen mittels CD4-, CD8- und CD30-Antikörpern. Antikörper gegen CD-45RO+ Memory T-Lymphozyten werden häufig bei der Frühform der Mycosis fungoides nachgewiesen.
- T-Zell-Rezeptor-Gen-Rearrangement: Diagnostisch wichtig (wenn auch nicht beweisend); Nachweis der Monoklonalität der T-Zell-Infiltrate mittels dieser Methode möglich.
- FACS-Analyse: Diagnostisch wichtig: Bei V.a. leukämischen Verlaufsformen (stets bei Sézary-Syndrom).
- Lymphknotendiagnostik: Sonographische Untersuchung hautnaher Lymphknoten; ggf. Lymphknotenbiopsie und feingewebliche Diagnostik.
- Knochenmarksbiopsie: Da ein Knochenmarksbefall bei den frühen Formen der CTCL (T1-3, N0-1, M0) selten ist, kann auf dieses diagnostische Verfahren im Allgemeinen verzichtet werden.

Differenzialdiagnose

- Initialstadium: Sézary-Syndrom (histologische Differenzialdiagnose), Parapsoriasis en plaques, Mikrobielles Ekzem, Psoriasis vulgaris, Pemphigus vulgaris, Lichen simplex chronicus.
- Plaquestadium 2: Pseudolymphome der Haut, leukämische Hautinfiltrate.

- Tumorstadium: andere kutane T-Zell-Lymphome, adulte T-Zell-Leukämie /Lymphom

Therapie
Die Therapie erfolgt in Abhängigkeit von den einzelnen Stadien (s.u. Lymphom, kutanes T-Zell-Lymphom). Therapeutische Routineprogramme liegen nicht vor. Agressive Therapiemodalitäten in den Anfangsstadien der Erkrankung haben sich nicht bewährt! Es besteht die Gefahr des Tumorenenhancements. Somit wird von den meisten dermatologischen Zentren das expektative Konzept des „watchful waitings" zu Recht verfolgt. Zu unterscheiden sind lokale und systemische Maßnahmen, die miteinander kombiniert werden können. Grundsätzlich kommen folgende Therapiemodalitäten in Betracht:
- Glukokortikoide, extern oder systemisch
- Klimatherapie
- Heliotherapie (UVB; SUP)
- PUVA-Therapie, systemisch oder als Bade-PUVA
- Interferon alfa als Monotherapie oder in Kombinationen
- Retinoide in Kombination mit PUVA-Therapie
- Chemotherapeutika extern oder systemisch
- Photopherese
- Radiologische Therapieverfahren (Röntgentherapie, Bestrahlung mit schnellen Elektronen)
- Interleukin-12: Experimentelle Studienansätze mit ersten positiven Ergebnissen beinhalten Therapiemodaliäten mit rekombinantem Interleukin-12 im klinischen Stadium 1A, 1B, IIA (2mal/Woche 300 ng/kg KG s.c., Erhaltungsdosis: 100 ng/kg KG s.c.).

Prognose
- „Indolenter Verlauf". Die Dauer des prämykosiden Stadiums kann 5 Jahre bis zu mehr als 20 Jahren betragen. Rückbildungen und Rezidive sind möglich.
- 5-Jahres-Überlebensrate: 66,1%
- 10-Jahres-Überlebensrate: 43,2%
- Mittlere Überlebensrate (alle Stadien): 11,4 Jahre
- Mittlere Überlebensrate (stadienabhängig):
  - T2-Patienten: 12,1 Jahre
  - T3/T4-Patienten: 3-4 Jahre
  - N0-Patienten: 17,5 Jahre
  - N1-Patienten: 6,5 Jahre
  - N2-Patienten: 1,7 Jahre
  - B0-Patienten: 12,3 Jahre
  - B1-Patienten: 3,0 Jahre.

Nachsorge
- Tumorstadium Ia und Ib: alle 6-12 Monate klinische Untersuchung und Palpation der Lymphknoten.
- In fortgeschritteneren Stadien engmaschigere Kontrolle mit bildgebender (LK-Sonographie, CT-Thorax/Abdomen) und laborchemischer (Differenzialblutbild, FACS-Analyse) Diagnostik.

Hinweis(e)
Der Terminus Mycosis fungoides sollte nur für den klassischen „Alibert-Bazin" Typ benutzt werden. Eine Frühform einer Mycosis fungoides kann nach einem von Pimpinelli et al. ausgearbeiteten Algorithmus evaluiert werden (>4 Punkte = MF wahrscheinlich):
- Klinik:
  - Persistierende oder progrediente Patches oder Plaques (1 Punkt)
  - Lokalisation nicht Sonnen-exponiert/großflächig, poikilodermisch (1 Punkt)
- Histologie:
  - Superfizielles lymphoides Infiltrat, Zell- und Kernatypien, Epidermotropismus (1 Punkt)
- Molekularbiologie:
  - Klonales T-Zell-Muster (1 Punkt)
- Immunhistologie:
  - <50% der T-Zellen exprimieren CD2, Cd3 und/oder CD5
  - <10% CD7 (1 Punkt)
  - Erhöhte Anzahl von Lymphozyten (CD2, CD3, CD5, CD7) in der Epidermis (disproportionaler Epidermotropismus) (1 Punkt).

Mycosis fungoides d'emblée   C84.0

Definition
Historischer Begriff für sich primär mit Knoten manifestierende maligne Lymphome der Haut, die im älteren Schrifttum als Variante der Mycosis fungoides angesehen wurden. Nach heutigen Erkenntnissen verbergen sich unter dieser historischen Begrifflichkeit auch andere kutane T-Zell-Lymphome wie auch seltener B-Zell-Lymphome.

Mycosis fungoides, follikulotrope   C84.0

Erstbeschreiber
Sarkany, 1969; Vakilzadeh, 1984

Synonym(e)
Syringotropic cutaneous T-cell-lymphoma; SLHA; FMF; Follikulotropes kutanes T-Zell-Lymphom

Definition
Seltene Variante eines CD4-positiven, kutanen T-Zell-Lymphoms vom Typ der Mycosis fungoides, die durch eine besondere Epitheliotropie (Adnexotropie) gekennzeichnet ist.

Ätiologie
S.u. Lymphom, kutanes T-Zell-Lymphom.

Manifestation
Vor allem bei Erwachsenen auftretend (mittleres Manifestationsalter liegt bei ca. 50 Jahren), seltener bei Kindern. Männer sind häufiger als Frauen betroffen.

Lokalisation
Stamm, Kapillitium, Gesicht. Seltener untere Extremität.

Klinisches Bild
An Hals, Nacken, Gesicht und Kapillitium lokalisierte, 2,0-10,0 cm große, meist unscharf begrenzte, leicht gerötete oder rot-braune oder grau-braune, deutlich juckende (seltener asymptomatische) wenig infiltrierte Plaques mit roten, follikulären, keratotischen (spitzkegeligen), rauen Papeln (klinisches Bild der sog. Mucinosis follicularis). Nicht selten Nachweis von Komedonen; gelegentlich auch „Akne-artige" Bilder. Am Kapillitium umschriebene Alopezie. Nicht selten kann im frühen Stadium eine Alopezie der Augenbrauen auftreten. Im fortgeschrittenen Stadium Entwicklung von Knoten.

Histologie
Follikelbetontes lymphozytäres Infiltrat aus klein- bis mittelgroßen Lymphozyten (bei diesen sind häufig zerebriforme Kerne nachweisbar). Diese Zellen sind wie bei der klassischen MF CD3 positiv, CD4 positiv und CD8 negativ. Eine Beimi-

schung von CD30+ Zellen ist zu beobachten. Eine Epidermotropie fehlt meist oder ist nur sehr fokal nachweisbar. Adnexepithelien erscheinen zunächst hyperplastisch und später dann zerstört. Manchmal sind nur noch epitheliale Einzelverbände nachweisbar. Einige Fälle kennzeichen sich durch eine bevorzugte Syringotropie (ältere Bezeichnung: syringotrope MF).

Therapie
- S.u. Mycosis fungoides.
- Stufenschema:
  - Initial strikte Lokaltherapie mit PUVA oder Schmalband-UVB sowie Glukokortikoidexterna.
  - Bei Fortschreiten der MF: PUVA in Kombination mit Retinoiden (Acitretin: Die wirksame Dosis liegt oberhalb von 10 mg/Tag. Das Wirkungsoptimum liegt in Abhängigkeit vom Körpergewicht bei etwa 50 mg/Tag).
  - Bei Fortschreiten der MF: Kombination von PUVA und Interferon alpha (Dosierung: 3,0-5,0 Mio IE, 3mal/ Woche s.c.); ergänzend: lokale Röntgenbestrahlungen (3,0-5,0 Gy) mittels Linearbeschleunigern oder konventionellen Röntgengeräten.
  - Im Stadium IIb (s. hierzu u. Lymphom, kutanes T-Zell-Lymphom): Chemotherapie (CHOP, Doxorubicin, Gemcitabine; s.u. Zytostatika): schlechtes Ansprechen.
  - Experimentell: Allogene Stammzelltransplantation.

Prognose
Etwa analoge Prognose im Vergleich zur „klassischen" Mycosis fungoides. Die 5-Jahresüberlebensrate im Stadium IIA beträgt 87%, im Stadium IIb 83%.

Hinweis(e)
Ähnliche Fälle wurden als „follikulozentrische oder pilotrope MF" beschrieben. Es ist wahrscheinlich, dass ein relevanter Teil der Patienten, die unter dem Krankheitsbild der Mucinosis follicularis eingeordnet wurden, tatsächlich als follikulotropes T-Zell-Lymphom gewertet werden müssen.

Myelosis cutis circumscripta basophilica   C92.7

Definition
Spezifische Hautveränderungen bei Basophilenleukämie.

Klinisches Bild
Hautveränderungen: Knoten- oder plattenartige, livide Infiltrate an Haut und Schleimhaut, sekundäre Ulzeration.

Histologie
Infiltrate aus unreifen, basophilen Granulozyten.

Differenzialdiagnose
Maligne Mastozytose, Hautinfiltrate bei Promyelozytenleukämie.

Therapie
Behandlung der Grunderkrankung, Zusammenarbeit mit dem Internisten.

Myelosis cutis circumscripta eosinophilica   C92.7

Definition
Hautveränderungen bei Eosinophilenleukämie mit hochgradiger Eosinophilenvermehrung und Ausschwemmung unreifer eosinophiler Granulozyten und Blasten in die Blutbahn.

Klinisches Bild
Hautveränderungen: Gyrierte Erytheme und Knoten oder juckende Exantheme.

Histologie
Spezifisches Infiltrat: Reife und unreife eosinophile Zellen.

Differenzialdiagnose
Hypereosinophilie-Syndrom.

Therapie
Behandlung der Grunderkrankung, Zusammenarbeit mit dem Internisten.

Myiasis   B87.9

Synonym(e)
Madenfraß; Fliegenmadenkrankheit

Definition
Parasitismus von Fliegenmaden (-larven) in der Haut oder in inneren Organen des Menschen (ca. 80 Fliegenarten sind als Erreger bekannt). Man unterscheidet kutane von viszeraler Myiasis. An der Haut manifestieren sich:
- Myiasis externa (Wundmyiasis)
- Myiasis linearis migrans
- Furunkuloide Myiasis.

V.a. in den Tropen finden sich aggressive Fliegenarten (Tumbufliege), die sich im Sand entwickeln und deren Larven sich in die Haut einbohren (Myiasis linearis migrans). In Südamerika muss mit Dermatobia hominis (Dasselfliege) gerechnet werden, die in feuchtwarmen Gebieten lebt und Weidetiere sowie seltener den Menschen befällt, s.u. Myiasis, furunkuloide. In Europa findet sich häufiger die externe Myiasis, bei der unterschiedliche Fliegenarten ihre Eier in offene Wunden legen.

Therapie
S.u. Myiasis externa, Myiasis linearis migrans, furunkuloide Myiasis.

Myiasis externa   B87.8

Synonym(e)
Wundmyiasis

Definition
Myiasis mit Entwicklung von Fliegenlarven in offenen Hautwunden, ulzerierten Hautveränderungen und nekrotisch zerfallenden Tumoren infolge der Eiablage unterschiedlicher Fliegenarten, z.B. Musca domestica, Calliphoriden u.a.

Vorkommen/Epidemiologie
Selten unter normalen hygienischen Verhältnissen in Deutschland, gelegentlich aber bei Migranten oder Fernreisenden anzutreffen. Gehäuft in Ländern der dritten Welt, insbes. bei schlechten hygienischen Verhältnissen oder Kontakt zu Tieren.

Therapie
- Bei oberflächlicher Myiasis wird in aller Regel einfache Reinigung der Wunde und Expulsion der Larven ausrei-

chend sein. In seltenen Fällen bei tieferen Gängen oder Unsicherheit, ob die Larven vollständig entfernt sind, ist es sinnvoll, dass die betroffenen Stellen für einige Stunden mit Fettsalben wie Vaselinum alb. oder Paraffin dick abgedeckt werden. Aufgrund des Sauerstoffmangels begeben sich die Larven aus ihren Krypten an die Oberfläche. Nach Entfernung des Fettes manuelle Expulsion der Larven mit der Pinzette oder Skalpell, ggf. in LA durch Umspritzung mit Scandicain bzw. Chlorethylspraybehandlung.

- Bei Nasenbefall Abtötung der Maden durch Verschluss des Nasenloches mit einem Wattebausch, getränkt in Choroform und Terpentin (1:4), anschließende Entfernung der Larven.
- Bei Sekundärinfektionen Breitbandantibiose, z.B. mit penicillinasefesten Penicillinen wie Dicloxacillin (z.B. InfectoStaph Kps.) 2-3 g/Tag p.o. über 10 Tage, wenn möglich nach Antibiogramm. Wundbehandlung.

Myiasis, furunkuloide   B87.8

Synonym(e)
Dasselbeule; Beulenmyiasis; Dermatobiasis

Definition
In Afrika und Südamerika vorkommende Myiasis durch einzelne, in die Subkutis penetrierte und sich dort stationär entwickelnde Fliegenlarven.

Erreger
Cordylobia anthropophaga (Tumbufliege) und Wohlfahrtia vigil (Vorkommen in Afrika), Dermatobia hominis (Dasselfliege: Vorkommen in Mittel- und Südamerika). Larven dringen unbemerkt in die Haut ein und entwickeln sich in der Subkutis.

Klinisches Bild
Einer oder mehrere, sich langsam vergrößernde, schmerzhafte furunkuloide Knoten, oft mit zentraler, kraterförmiger Ulzeration (Atemöffnung der Larve). Evtl. Schwellung der regionalen Lymphknoten, Muskelschmerzen. Die ausgereifte Larve verlässt die Haut. S.u. Myiasis.

Therapie
Inzision und vorsichtige Entfernung der Larve.

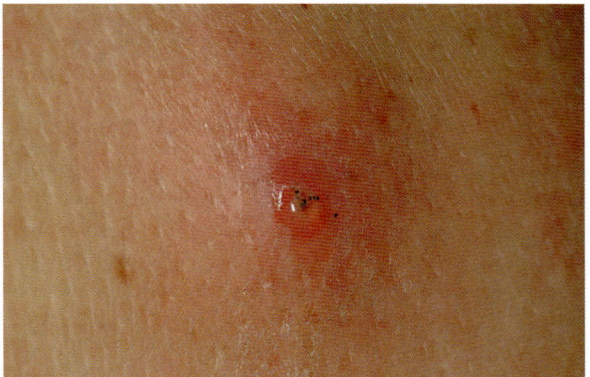

Myiasis, furunkuloide. Nach einem Tropenaufenthalt zeigte sich bei dem 25-jährigen Patienten ein nur mäßig schmerzender, furunkuloider Knoten am linken Oberschenkel mit zentralem Porus.

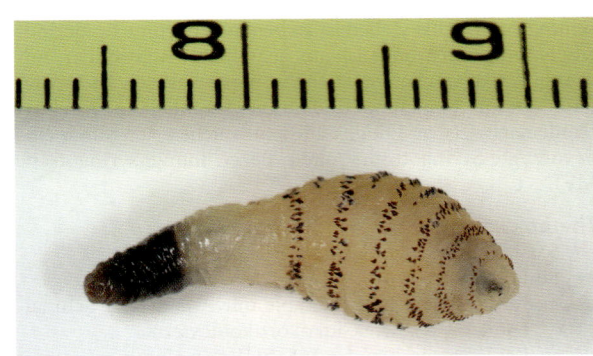

Myiasis, furunkuloide. Nach Verschluss des Oberflächenporus mit einem Vaselineverband konnte die oben dargestellte Larve (Dermatobia hominis: Dasselfliege), nach Schlitzung des Porus exprimiert werden. Anschließend problemlose Abheilung des furunkuloiden Knotens.

Cave: Weitere Eier müssen sorfältig mitausgeschält oder geschnitten werden!

Alternativ Verschluss der Atemöffnung mit Vaseline: Die Larve tritt dann innerhalb der nächsten 48 Std. spontan aus. In tropischen Gebieten existieren Selbstbehandlungstechniken unterschiedlicher Art, wie die luftdichte Befestigung eines Fleischstückchens (z.B. Speck) auf der Atemöffnung, in das sich die Larve innerhalb einiger Stunden hineinbohrt.

Myiasis linearis migrans   B87.0

Definition
Parasitismus von Fliegenlarven in der Haut. V.a. in den Tropen finden sich aggressive Fliegenarten (Tumbufliege), die sich im Sand entwickeln und deren Larven sich aktiv in die Haut einbohren (Myiasis linearis migrans). Das klinische Bild der Myiasis linearis migrans ist identisch mit dem Bild der Larva migrans (Erreger Fliegenlarven und Ancylostoma Arten), so dass bei einem weitgehend identischen klinischen Bild eine Differenzierung nicht notwendig ist, zumal der Erreger in den seltensten Fällen identifiziert wird.

Erreger
Fliegenlarven, Cordylobia anthropophaga.

Vorkommen/Epidemiologie
Tropen.

Mykid   L30.21

Definition
Hyperergische hämatogene Streureaktion (Id-Reaktion) bei Mykosen mit Ausbildung symmetrischer dyshidrosiformer Eruptionen an Händen und Füßen, nodöse und multiforme Eruptionen, v.a. an den Extremitäten, s.a. Id-Reaktion, Epidermophytid, Trichophytid.

Therapie
Behandlung der Grunderkrankung.

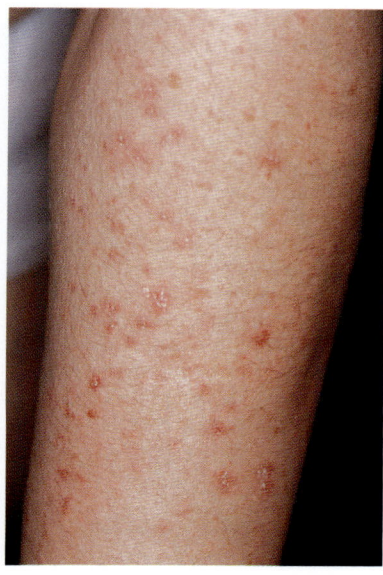

Mykid. Hämatogene Streureaktion (Id-Reaktion) bei einer mit einem Systemtherapeutikum behandelten, sehr ausgedehnten Tinea corporis. Akute Ausbildung eines juckenden, teils papulösen, teils auch vesikulösen Exanthems.

Mykobakterien

Definition
Aerobe, alkohol- und säurefeste, grampositive, unbewegliche Stäbchen. Die wichtigsten pathogenen Mykobakterien: Mycobacterium tuberculosis var. hominis und bovis, Mycobacterium avium, Mycobacterium leprosum, Mycobacterium leprae murium, Mycobacterium paratuberculosis Johne. S.a. Mykobakteriosen, atypische.

Mykobakterien, atypische

Synonym(e)
Mykobakterien, nichttuberkulöse; NTM; MOTT; nichtklassifizierbare Mykobakterien; Mycobacteria other than tubercle bacilli (MOTT); nichttuberkulöse Mykobakterien (NTM)

Definition
Mykobakterien, die nicht Tuberkulosebakterien oder Leprabakterien sind. Sie werden als atypische (ältere Bezeichnung) oder nichttuberkulöse Mykobakterien (NTM) oder MOTT (mycobacteria other than tubercule bacilli) bezeichnet.

Allgemeine Information
S.u. Mykobakteriosen, atypische. Übertragung von Mensch zu Mensch findet nicht statt. Vorkommen in Staub, Schmutz, Süß- und Salzwasser, bei Vögeln, Schweinen, Schafen, Rindern, in Milch und Eiern.

Erreger
S.u. Mykobakteriosen, atypische.

Mykobakterien, atypische. Tabelle 1. Ubiquitäre Mykobakterien, die beim Menschen Erkrankungen hervorrufen können

Potentiell pathogene Mykobakterien	Saprophyten, selten pathogene Mykobakterien
M. avium-Komplex M. kansasii M. fortuitum-chelonae-Komplex M. scrofulaceum M. xenopi M. szulgai M. malmoense M. simiae M. marinum M. ulcerans M. haemophilum	M. gordonae M. asiaticum M. terrae-trivale M. gastri M. nonchromogenicum M. paratuberculosis M. flavescens M. thermoresistibile M. smegmatis M. vaccae M. parafortuitum-Komplex M. phlei
Häufigste Erreger von kutanen und subkutanen Infektionen sowie von Weichteilinfektionen: M. ulcerans, M. marinum, M. fortuitum, M. chelonei.	
Häufigste Erreger von Lymphadenitiden: M. scrofulaceum.	
Häufigste Erreger von Infektionen innerer Organe sowie generalisierter Formen: M. avium Komplex, M. kansasii.	
M. = Mycobakterium	

Mykobakteriosen, atypische   A31.8

Definition
Durch atypische Mykobakterien verursachte Erkrankungen, die in den letzten Jahren zunehmend an Bedeutung gewonnen haben. Atypische Mykobakteriosen werden meistens als Synonym für Infektionen mit Mycobacterium avium complex (MAC) verstanden. Zwar ist MAC der bei weitem häufigste Erreger, doch gibt es eine Vielzahl anderer atypischer Mykobakterien, die ähnliche Krankheitsbilder verursachen. Bei Kindern <5 Jahre ist die zervikale Adenitis die häufigste atypische Mykobakteriose. Es zeigen sich lokalisierte, insbes. kutan auftretende sowie fast ausschließlich bei immunsupprimierten Patienten vorkommende, generalisierte Formen (insbes. Lunge, Gastrointestinaltrakt).

Erreger
Atypische Mykobakterien. Übertragung von Mensch zu Mensch findet nicht statt. Vorkommen in Staub, Schmutz, Süß- und Salzwasser, bei Vögeln, Schweinen, Schafen, Rindern, in Milch und Eiern.

Ätiologie
Während MAC im Sputum oder Stuhl asymptomatischer Personen nachweisbar sein kann (Kolonisation), erkranken fast nur Patienten mit massivem Immundefekt und weniger als <50 CD4-Zellen/µl. In der Prä-HAART-Ära waren dies immerhin bis zu 40% der AIDS-Patienten. Mittlerweile ist die Infektion eher selten geworden. MAC-Infektionen waren früher fast immer disseminiert. Im Zuge eines Immunrekonstitutionssyndroms unter HAART sind allerdings heutzutage lokalisierte, langwierig abheilende Lymphknoten-Abszesse fast häufiger geworden. Als lokalisierte Formen kommen

Mykobakteriosen, atypische. Tabelle 1. Unterscheidung der häufigen ubiquitären Mykobakterien nach ihrer Behandelbarkeit mit herkömmlichen Tuberkulostatika (nach Fätkenheuer/Diehl/Schrappe)

Relativ sensible Mykobakterien	Relativ resistente Mykobakterien
M. kansasii: RMP + INH + EMB oder SM (gutes Ansprechen)	M. avium-Komplex
M. marinum: RMP + EMB	M. scrofulaceum
M. szulgai: RMP + EMB + ETA oder SM (gutes Ansprechen)	M. fortuitum-chelonei
M. xenopi: INH + RMP + SM	M. simiae

M. = Mycobacterium; RMP = Rifampicin; INH = Isoniazid; EMB = Ethambutol; SM = Streptomycin; ETA = Ethionamid

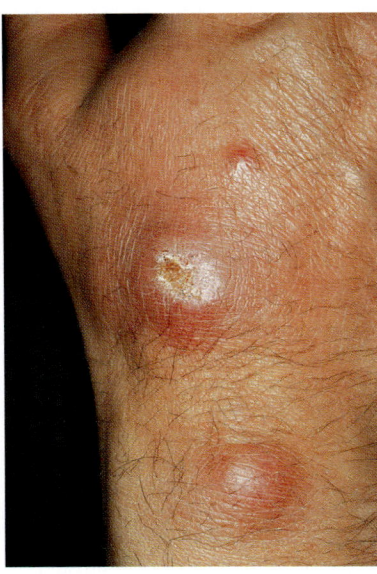

Mykobakteriosen, atypische. Entwicklung schmerzloser, z.T. ulzerierter Knoten längs der Lymphbahnen an Hand und Unterarm.

auch Osteomyelitiden (Wirbelsäule! Gelenke!) und Hautläsionen vor.

Klinisches Bild
Die Klinik kann abhängig vom jeweiligen Erreger sehr variabel sein. Für die Dermatologie ist das durch Mycobacterium marinum ausgelöste Schwimmbadgranulom am wichtigsten: 2-3 Wochen nach Kontakt zeigen sich umschriebene Hautveränderungen in Form eines solitären, asymptomatischen oder schmerzhaften, roten oder rotbraunen Knotens bzw. einer glatten oder verrukösen Plaque mit möglicher Tendenz zur Ulzeration. Stets treten die Läsionen an Fingern, Handrücken oder Unterarmen auf, also an „Arbeitskontaktstellen". Da die Diagnose häufig erst nach Monaten gestellt wird, können neben dem „Primärknoten" in der Richtung des Lymphbahnstroms weitere Knoten oder Plaques hinzutreten.

Labor
Die AP ist häufig erhöht. Bei einer neu auftretenden Anämie und konstitutionellen Symptomen ist eine Infektion mit atpischen Mykobakterien immer in Betracht zu ziehen.

Diagnose
Die Diagnose ist oft schwierig. Es sollten immer Blutkulturen (Heparin-Blut) an ein Referenzlabor geschickt werden (z.B. Nationales Referenzzentrum für Mykobakterien, Borstel). Obwohl atypische Mykobakterien meist schneller wachsen als TB-Bakterien, kann es Wochen dauern, bis die Kultivierung und schließlich die Differenzierung gegenüber Tuberkelbakterien gelingt. Bei Anämie ist oft eine Knochenmarkaspiration erfolgreich. Bei Nachweis im Stuhl, Sputum, aber auch in der BAL besteht oft Unsicherheit, ob es sich hier um behandelbare Infektionen oder nur um eine Kolonisation handelt. Bei fehlender Allgemeinsymptomatik sollte hier auf eine Therapie verzichtet werden. Sonographie: Leber und Milz vergrößert. Häufig Lymphknotenvergrößerungen.

Differenzialdiagnose
Tuberkulose, maligne Lymphome.

Therapie
- Einzelne Hautherde können exzidiert werden, bei unkompliziertem Lymphknotenbefall evtl. Lymphknotenexstirpation. Bei Ausbildung von tiefen Infektionen und Fistelgängen Inzision und Drainage, i.d.R. kombiniert mit Antibiose.
- Die einzelnen Mykobakterien sprechen unterschiedlich auf die tuberkulostatischen Medikamente (s. Tuberkulostatika) an, vorherige Resistenzbestimmung ist deshalb unumgänglich. Langfristige Behandlung (teilweise bis zu 2 Jahren) notwendig. Die Therapiedauer sollte auch nach klinischer Abheilung einige Zeit weitergeführt werden. Bei disseminiertem Befall antibiotische Kombinationsbehandlung. Da Patienten häufig immunsupprimiert sind, verlaufen diese Fälle meistens tödlich.

Siehe Tabelle 2 [Klinik und Therapie häufiger atypischer Mykobakterien].

Mykosen   B49.x

Definition
Infektionskrankheiten durch parasitäre Pilze.

Einteilung
Man unterscheidet nach Lokalisation:
- Dermatomykosen
- Tiefe Mykosen
- Systemmykosen.

Diagnose
- Kalilaugen-Nativpräparat: Hautschuppen werden in 20%iger Kalilauge aufgelöst. Im mikroskopischen Bild zeigen sich die Pilzfäden ohne spezielle Färbung. Hinweis auf Pilzinfektion, nicht aber Art- oder auch nur Gruppenzugehörigkeit (Dermatophyten, Hefen, Schimmel). Bei dringendem klinischem Verdacht kann durch Beifügen eines optischen Aufhellers zum mikroskopischen Präparat und der Inspektion mittels Fluoreszenzmikroskop die Diagnose deutlich erleichtert und verbessert werden.
- Perjodsäure-Schiff-Färbung (PAS) im histologischen Präparat: Pilzfäden und Sporen färben sich rot. Eine Unterscheidung von Schimmelpilz, Dermatophytenmyzel und Pseudomyzel pathogener Hefen ist nicht möglich.

Mykobakteriosen, atypische. Tabelle 2. Klinik und Therapie häufiger Infektionen mit atypischen Mykobakterien

Bakterium	Vorkommen	Klinik	Therapie
M. kansasii	Erde, Staub und Wasser, biosynthetische Oberflächen (z.B. Silikonschläuche, Venenverweilkanüle)	Überwiegend pulmonal, selten extrapulmonale Manifestationen.	Kombination mit RMP + INH + EMB + Levofloxacin oder SM über mehrere Monate bis 2 Jahre. Erfolge sind auch mit Kanamycin, Clarithromycin oder Minocyclin beschrieben.
		An der Haut variabel z.B. Abszessbildung; lokalisierte oropharyngeale Infektion u.a.; disseminierte Infektionen bei immunsuppressiven Patienten.	Bei umschriebenen Herden zusätzlich operatives Vorgehen.
M. marinum (Schwimmbadgranulom)	Meer, See, Flüsse, Schwimmbad, Brunnen, Aquarien	Kutane Manifestationen.	I.d.R. spontane Abheilung innerhalb von 1-2 Jahren. Ggf. Exzision oder Inzision mit Drainage, Kryochirurgie, elektrische Schlinge. Ggf. Cotrimoxazol, Tetracycline, Minocyclin. Bei Persistenz RMP + EMB.
		2-3 Wochen nach Kontakt Auftreten umschriebener Hautveränderungen in Form eines lividen Knotens, von Plaques oder von verrukösen Läsionen. Ulzerationen sind möglich. Asymptomatische oder schmerzhafte Hautveränderungen.	
M. ulcerans (Buruli-Geschwür)	Bagatellverletzungen z.B. Dornenstiche, Insektenstiche, hauptsächlich in wasserreichen subtropischen Gebieten.	Kutane Manifestationen.	Exzision und plastische Deckung. Therapieversuch mit Cotrimoxazol + SM. Ggf. zusätzlich lokale Hitzetherapie und hyperbare Therapie. Spontanheilung nach Jahren.
		Ca. 3 Monate nach Kontakt entsteht eine subkutane Schwellung, die sich ausdehnt und ggf. ulzeriert. Ausdehnung bis auf gesamte Extremität möglich (schmerzlos!), der Patient fühlt sich ansonsten wohl.	
M. chelonei (M. fortuitum-chelonei Komplex)	Wasser (auch Leitungswasser), Erde, Staub.	Pulmonal, selten kutane Manifestationen.	Therapie der Wahl bei umschriebenen Prozessen ist Exzision in toto. Auf Erythromycin spricht der Erreger gut an. Wirkstoffe wie Clarithromycin, Cefocitin, Amikacin, Doxycyclin, Sulfamethoxazol allein oder in Kombination werden z.T. als erfolgreich beschrieben. Im Zweifelsfall antituberkulöse medikamentöse Therapie. Kein spezielles Schema bekannt. Spontanheilung möglich.
	Übertragung häufig nach Bagatellverletzungen, Operationen, Punktionen, Venenverweilkanülen.	An der Haut als dermale tiefrote subkutane Knoten, evtl. mit Ulzeration oder Abszessbildung oder elevierte erythematöse keratotische Plaques. Bei Immunsuppression ggf. Dissemination.	
M. avium-intracellulare (M. avium-Komplex)	Vorkommen in Staub, Schmutz, Süß- und Salzwasser, bei Vögeln, Schweinen, Schafen, Rindern, in Milch und Eiern.	Pulmonal, selten extrapulmonal.	Umschriebene Läsionen werden exzidiert. Bei disseminiertem Befall: Clarithromycin + Rifabutin + EMB, Clofazimine.
		An der Haut granulomatöse Synovitis, Pannikulitis, subkutane Knoten. Bei immunsuppressiven Patienten evtl. Dissemination. Vereinzelt sind primäre Hauterkrankungen beschrieben.	
M. scrofulaceum	Milch, Austern, Erde und Wasser. Vorkommen bei Kindern (1-3 J.) und immunsupprimierten Patienten. Infektionsquellen sind häufig unklar.	Kutane Manifestationen, Lymphknotenbefall.	Lymphadenitis: Exzision der betroffenen Lymphknotenareale ist kurativ. Bei großer Ausdehnung Exzision, ggf. Inzision und Drainage kombiniert mit systemischer Behandlung. Clarithromycin + EMB + Rifabutin.
		Typische (cervicale) Lymphadenitis mit zudem lange bestehenden symptomlosen Plaques oder sporotrichoiden Knoten. Disseminierte Formen bei Immunsuppression.	
M. szulgai		Kutane Manifestationen, Lymphknotenbefall.	Bei umschriebenen Veränderungen werden Lymphknoten und befallene Haut operativ entfernt. Bei Persistenz RMP + EMB + ETA oder SM.
		Typisch ist die (cervicale) Lymphadenitis mit Auftreten von Knoten und Plaques an der Haut.	

M. = Mycobakterium; RMP = Rifampicin; INH = Isoniazid; EMB = Ethambutol; SM = Streptomycin; ETA = Ethionamid

Mykosen. Tabelle 1. Die wichtigsten Mykosen des Menschen

	Krankheit	Erreger	Bemerkungen
Primäre Systemmykosen	Coccidioidomycose	Coccidioides immitis	Lungenmykose; Inhalation von Sporen; Auftreten im Südwesten der USA und in Südamerika
	Histoplasmose	Histoplasma capsulatum	Lungenmykose; Inhalation von Sporen; Dissemination ins RES; Auftreten in Amerika, Afrika, Asien
	Nordamerikanische Blastomykose	Blastomyces dermatitidis	primäre Lungenmykose; sekundär Streuung (Haut); Auftreten in Nordamerika, Afrika
	Südamerikanische Blastomykose	Paracoccidioides brasiliensis	primäre Lungenmykose; sekundär Streuung (Haut, Mukosa)
Opportunistische Systemmykosen	Candidose (Soor)	Candida albicans; weitere Candida spp.	endogene Infektion; primär werden Schleimhäute und Haut befallen; sekundär Streuung in andere Organe
	Aspergillose	Aspergillus fumigatus (90%); andere Aspergillus-Arten	bronchopulmonale A., Aspergillom; Otitis externa; Endophthalmitis; septische Aspergillose
	Kryptokokkose	Cryprococcus neoformans	aerogene Infektion; Lungen-Kryptokokkose; sekundär Streuung ins ZNS und Meningoezephalitis
	Mucormykosen (Zygomykosen)	Mucor spp.; Rhizopus spp.; Absidia spp.; Cuninghamella spp. und andere	rhinozerebrale, pulmonale, gastrointestinale und/oder kutane Mukormykose
	Phaeohyphomykosen (Mykosen durch „dermatiöse" Pilze, auch „Schwärzepilze"; vor kurzem noch unbekannt)	Curvularia spp.; Bipolaris spp.; Alternaria spp. und weitere; schwarzbraune Pigmente	Infektionen verschiedener Organe bei immunsupprimierten Patienten, auch septische Krankheitsbilder sind beschrieben
	Hyalohyphomykosen (Mykosen durch hyaline Pilze); vor kurzem noch unbekannt	Fusarium spp.; Sopulariopsis spp.; Pseudoallescheria spp. und andere	Infektionen verschiedener Organe bei immunsupprimierten Patienten; auch septische Krankheitsbilder sind beschrieben
	Opportunistische Hefemykosen (außer Candidose); viele Erreger waren bis vor kurzem als Krankheitskeime noch nicht bekannt	Torulopsis glabrata; Trichosporon beigelii; Rhodotorula spp.; Malassezia spp.; Hansenula anomala; Saccharomyces spp. und andere	Infektionen verschiedener Organe bei immunsupprimierten Patienten; auch septische Krankheitsbilder sind beschrieben. Malassezia furfur bei Kathetersepsis von Neugeborenen und Intralipid-Therapie von Erwachsenen
Subkutane Mykosen	Sporotrichose	Sporothrix schenckii	dimorpher Pilz; ulzeröse Läsionen an Extremitäten
	Chromo(blasto)mykose	Phialophora verrucosa; Fonsecaea pedrosoi; Cladosporium carrionii et al.	schwarze Schimmelpilze; warzenartige, pigmentierte Läsionen an Extremitäten; Tropenkrankheit
	Maduramykose (Myzetom)	Madurella mycetomi; Scedosporium apiospermum et al.	subkutane Abszesse in Fuß- oder Handgegend; kann auch durch Bakterien verursacht werden; in Tropen und Subtropen
Kutane Mykosen	Pityriasis (oder Tinea) versicolor	Malassezia furfur	oberflächliche Infektion; harmlos; Erreger auf Fettsäuren angewiesen
	Dermatomykosen: Tinea pedis, T. cruris, T. capitis, T. barbae, T. unguinum, T. corporis	Trichophyton spp.; Microsporum spp.; Epidermophyton spp.	alle Dermatophyten sind Fadenpilze; antropophile, zoophile, geophile Arten; immer Kontaktinfektionen

- Wood-Licht-Lampe: Grünliche Fluoreszenz, besonders bei Mikrosporie, Favus, Tinea inguinalis eingesetzt.
- Kulturelle Erregeridentifizierung: Auf speziellen Nährböden (z.B. Sabouraud-Glukose- und Kimmig-Agar) wachsen innerhalb von 1-4 Wochen Dermatophyten, innerhalb 1-2 Wochen Schimmelpilze und innerhalb 3-4 Tagen Hefen. Durch Wuchsform und Farbe der Kultur ist eine Verdachtsdiagnose möglich.
- Mikrokultur: Genaue mikroskopische Unterscheidung durch Mikro- und Makrokonidien, Clamydosporen, Form und Anordung der Blastosporen und Pseudomyzelien.

Therapie
S.u. den jeweiligen Krankheitsbildern.

Mykosen, sekundäre B48.8

Synonym(e)
Sekundärmykose

Definition
Durch opportunistische, schwach pathogene Pilze hervorgerufene Infektionen bei lokaler oder systemischer Abwehrschwäche des Patienten. Fließende Übergänge zu den primären Mykosen bzw. obligat pathogenen Keimen.

Therapie
Behandlung der Grunderkrankung. Therapie der Mykose s. jeweils dort (z.B. Candidose, Aspergillose).

Mykosen, tiefe B35.8

Synonym(e)
Dermale Mykosen; subkutane Mykosen

Definition
Granulomatöse-entzündliche Mykosen der Haut und des subkutanen Gewebes nach traumatischer Pilzinokulation. Mögliche Infektion tiefer gelegener Gewebe per continuitatem, s.a. Candida-Granulom, Chromomykose, Sporotrichose, Myzetom.

Therapie
S.u. Candida-Granulom, Chromomykose, Sporotrichose, Myzetom.

Myofibrom D21.9

Definition
Seltener, von Myofibroblasten ausgehender Tumor mit histologisch wie auch immunhistologisch variabler Zusammensetzung aus Myofibroblasten und seinen Vorläuferzellen. Dies sind dermale Fibroblasten, glatte Muskelzellen der Gefäße und Perizyten. Somit zeigen die Geschwülste Überlappungen dieser Zellen mit unterschiedlicher Morphologie (s.u. Myofibrom, dermales (adultes)).

Einteilung
Nach Manifestationsalter unterscheidet man:
- Myofibrom, dermales (adultes)
- Myofibromatose, infantile.

Manifestation
Grundsätzlich treten Myofibrome sowohl im Erwachsenenalter als auch im Kindesalter auf. Im Erwachsenenalter Manifestation meist als solitäre Geschwülste, im Kindesalter als kongenitales oder innerhalb der beiden ersten Lebensjahre auftretendes, systemisches Geschwulstleiden das Haut und innere Organe betreffen kann, auftretend.

Myofibrom, dermales (adultes) D21.9

Definition
Seltener, von Myofibroblasten ausgehender Tumor mit größeren Mengen kollagener Fasern. S.a. Leiomyom. Das Myofibrom des Erwachsenen stellt das Analogon zur infantilen Myofibromatose dar.

Ätiologie
Unbekannt, z.T. als Hamartom oder sekundär postoperativ.

Manifestation
Bei jungen Erwachsenen zwischen 20 und 30 Jahren auftretend. Frauen und Männer sind im Verhältnis 8:1 betroffen.

Lokalisation
V.a. Schulterregion, seltener obere Extremität oder Rumpf; auch palmar und plantar.

Klinisches Bild
1-2 cm großer, rundlicher bis ovaler, hautfarbener oder rotbrauner plaquartiger oder auch kalottenförmig erhabener, meist unscharf begrenzter Tumor (evtl. mit zentraler Kruste) mit peripherem Randwall und umgebenden Teleangiektasien; an ein Basalzellkarzinom erinnernd.

Histologie
In der retikulären Dermis, von der Epidermis abgesetzte, unscharf begrenzte, meist biphasische Tumorkonvolute. Areale aus Bündeln spindelförmiger, zytoplasmareicher Zellen; daneben Areale aus regellos angeordneten, kleinen, zytoplasmaarmen Zellen mit hyperchromatischen Zellkernen. In wechselnder Menge sind kapilläre Gefäße angeschnitten. Histologische Subtypen:
- Leiomyomtyp (Vorherrschen faszikulärer Anteile)
- Zellreicher Spindelzelltyp (Faszikulär oder mattenartig durchflochtene kleine Spindelzellen)
- Hämangioperizytom- oder Glomustyp (Überwiegen kleiner myoider, perizytärer oder glomoider Zellen)
- Biphasischer Typ (s.o.)
- Immunhistologie: Tumorzellen sind Vimentin- und alpha-SMA positiv sowie Desmin- und FXIIIa negativ.

Differenzialdiagnose
- Klinisch: Narben; Keloide; Dermatofibrosarcoma protuberans (CD 34 positive Zellen).
- Histologisch: Dermatofibrosarcoma protuberans; Hämangioperizytom; Leiomyom.

Therapie
Exzision im Gesunden.

Prognose
Gutartig.

Hinweis(e)
Dermale Fibroblasten, glatte Muskelzellen der Gefäße und Perizyten stellen Vorläuferzellen der Myofibroblasten dar. So-

mit können diese Zellen in Tumoren Überlappungen aufweisen.

Myofibromatose, infantile D48.1

Synonym(e)
Congenital multicentric (generalized) fibromatoses; infantile Myofibromatosis; Hamartom, fibröses der Kindheit

Definition
Seltenes zu den kongenitalen Fibromatosen zu rechnendes, gutartiges Krankheitsbild mit guter Prognose sowie perizytischer, glomoider oder myoblastoider Differenzierung (s.a. Hämangioperizytom, infantiles). Prognostisch nur bedenklich, wenn innerhalb der ersten Lebensmonate Systembefall nachweisbar ist, da lebenswichtige Organe durch das Tumorwachstum verdrängt werden.

Vorkommen/Epidemiologie
Obwohl selten, so doch unter den kongenitalen Fibromatosen die häufigste Erkrankung. Familiäres Auftreten ist bekannt. Weibliche Säuglinge tendieren zu einem häufigeren systemischen Auftreten.

Ätiologie
Die häufig nachweisbare, perizytische oder glomoide Differenzierung in Myofibromen legt die Vermutung nahe, dass das infantile Hämangioperizytom und die infantile Myofibromatose eng verwandte Entitäten sind, deren Ätiologie noch nicht abschließend geklärt ist. Für beide Erkrankungen identisch sind auch der klinische Verlauf und das Befallsmuster.

Manifestation
Angeboren (50% der Fälle) oder in den ersten beiden Lebensjahren erworben.

Lokalisation
Kopf und Nacken, Schulterregion, Zunge sowie viszerale Organe (Mediastinum, Abdomen).

Klinisches Bild
Solitäre aber auch multiple, feste, 0,5-2 cm große oder größere, gelegentlich schmerzhafte, flache Knoten oder lediglich palpatorisch nachweisbare nodöse Gewebemassen mit Sitz in der tiefen Dermis und der Subkutis. Tumormassen können eine rote oder brot-braune Hautoberfläche haben. Skelettveränderungen werden bei mehr als 50% der Patienten in Form lytischer metaphysärer Läsionen angetroffen. Multizentrisches Auftreten darf nicht als Zeichen einer Metastasierung interpretiert werden.

Histologie
- In der tiefen Dermis oder subkutan lokalisierte knotige oder bandförmige meist (im Gegensatz zum HP des Erwachsenen) biphasische Tumorkonvolute. Neben dicht gedrängten Arealen spindeliger Zellen mit spindelförmigen chromatinreichen Kernen, finden sich weniger zellreiche Areale mit plumpen Myofibroblasten-artigen Elementen, die in einer hyalinisierten bindegewebigen Matrix eingeschlossen sind. Deutliche Mitoserate. Hinsichtlich der histologischen Unterteilung s.u. Myofibrom, dermales (adultes).
- Immunhistologie: Tumorzellen sind Vimentin- und alpha-SMA positiv sowie Desmin- und FXIIIa negativ.

Therapie
I.A. abwartendes Verhalten. Chirurgische Maßnahmen nur in Notfallsituationen. In besonders schweren Fällen wurde Polychemotherapie erfolgreich eingesetzt.

Prognose
Günstig. Tumorkonvolute neigen in den ersten Lebensmonaten zu rascher Progredienz (wie bei infantilen Hämangiomen! Sie sind im Wachstum wie diese selbstlimitiert und via Apoptose regredient! Patienten mit Organbefall haben in den ersten 4 Lebensmonaten eine höhere Mortalität (Kompression lebenswichtiger Organe) als die nicht affizierten Patienten.

Myomatosis cutis miliaris D21.9

Definition
Diffuse Aussaat von Leiomyomen über die Körperoberfläche.

Myopathie durch Kortikosteroide G73.7

Definition
Toxische Myopathie nach Einnahme von Glukokortikosteroiden.

Myositis, proliferative M60.8

Erstbeschreiber
Kern, 1960

Definition
Seltenes, benignes Pseudosarkom der Haut mit entzündlich veränderten subkutanen Knoten und reaktiven, fibroproliferativen Schäden der beteiligten Muskulatur.

Ätiologie
Ungeklärt. In ca. 20-30% der Fälle nach vorhergehenden Traumen auftretend.

Lokalisation
Vor allem Schulter, Hals, Arme, Unterschenkel, Stamm; seltener an der Zunge oder oral lokalisiert.

Klinisches Bild
Schnell wachsende, meist schmerzhafte, 1-5 cm große, entzündliche subkutane Knoten sowie derbe, mit der bedeckenden Haut und der Subkutis verbackene, schmerzhafte Infiltrate der Muskulatur.

Histologie
Im Korium zellreiche, polymorphe Infiltrate aus epitheloiden Zellen und einigen mehrkernigen bizarren, Riesenzellen, herdförmigen Lymphozyten, Leukozyten, Einblutungen und hämosiderotischem Pigment. Subepidermal freier Streifen, dichte, zellige Infiltration der quergestreiften Muskulatur, z.T. mit Sarkolyse.

Diagnose
Klinik, Histologie

Differenzialdiagnose
Sarkom, Fasciitis nodularis pseudosarcomatosa.

Therapie
Exzision im Gesunden.

Myotonia atrophicans G71.1

Synonym(e)
Dystrophia myotonica Curschmann-Steinert

Definition
Autosomal-dominante Systemerkrankung mit degenerativer Myotonie und myotonen Reaktionen.

Klinisches Bild
Hautveränderungen: Vorzeitige Glatzenbildung bis hin zur vollständigen Alopezie, Cataracta myotonica, Hodenatrophie, Akrozyanose.

Labor
Kreatinurie.

Myrtol

Definition
Ätherisches Öl der Myrtenpflanze, Mukolytikum, Expektorans.

Anwendungsgebiet/Verwendung
Expektorationsförderung bei bronchopulmonalen Erkrankungen.

Eingeschränkte Indikation
Cholelithiasis, Nephrolithiasis.

Dosierung
3-4mal/Tag 240-300 mg p.o., später 3mal 120-240 mg/Tag.

Unerwünschte Wirkungen
Allergische Reaktionen, Magen-Darm-Störungen.

Präparate
Gelomyrtol

Myxoedem, diffuses E03.8

Synonym(e)
Echtes Myxoedem; diffuse Myxodermie bei Hypothyreose

Definition
Diffuse Ansammlung von sauren Mukopolysacchariden und Flüssigkeit in der Haut bei Hypothyreose.

Ätiologie
Angeborene (primäres Myxoedem) oder erworbene (sekundäres Myxoedem) Störung der Synthese von Schilddrüsenhormonen (z.B. Entzündung, s.a. postoperatives Myxoedem).

Klinisches Bild
Fahle, trockene, gedunsene, oedematöse Haut. Keine Dellenbildung nach Fingerdruck. Gedunsenes Gesicht. Gelblichweißliche Hautfarbe, vor allem an Palmae und Plantae sowie im Nasolabialbereich. Stellenweise hyperkeratotische Haut, auch follikuläre Keratosen, allgemeine Sebostase.

Labor
Primäre Hypothyreose: T3- und T4-Erniedrigung, TSH-Erhöhung. Sekundäre Hypothyreose: T3-, T4- und TSH-Erniedrigung. Außerdem: Karotinämie.

Histologie
Grundsubstanzanreicherung vor allem im oberen Korium um Haarfollikel und Blutgefäße, histochemischer Muzinnachweis.

Therapie
Behandlung durch Internisten. Substitutionstherapie nach endokrinologischer Klärung der Genese. Mit der Hormonsubstitution gehen i.d.R. auch die Hautveränderungen zurück.

Prognose
Rückbildung unter Substitution.

Myxoedem, postoperatives E03.8

Definition
Diffuses Myxoedem nach subtotaler oder totaler Schilddrüsenexstirpation mit erworbener Hypothyreose.

Myxoedem, zirkumskriptes E03.8

Erstbeschreiber
Jadassohn u. Dossekker, 1916

Synonym(e)
Zirkumskripte Myxodermie bei Hypothyreose; Pseudophlegmone; Atypical tuberous myxedema Jadassohn-Dossekker; localized myxedema; circumscribed myxedema

Definition
Umschriebene, derbe, plattenartige Infiltrationen oder teigige, elephantiasis-ähnliche Schwellungen mit oder ohne diffusem Myxoedem, s.a. Myxoedema circumscriptum symmetricum praetibiale.

Ätiologie
Ausgeprägte Hypothyreose, vor allem primäre Hypothyreose.

Lokalisation
Extremitäten, Genitale, auch Gesicht.

Therapie
Entsprechend dem diffusen Myxoedem.

Myxoedema circumscriptum symmetricum praetibiale E03.8

Synonym(e)
Prätibiales Myxoedem; Myxodermia circumscripta symmetrica praetibiale; Myxoderma tuberosum praetibiale; zirkumskriptes prätibiales Myxoedem; Myxoederma circumscriptum thyreotoxicum

Definition
Prätibiale Muzinose bei Hyperthyreose.

Ätiologie
Hyperthyreose, auch nach der Thyreodektomie. Als auslösende Faktoren werden TSH (thyreotropes Hypophysenvorderlappenhormon) und ESF (Exophthalmus stimulierender Faktor) sowie vor allem LATS (long acting thyroid stimulating hormone) diskutiert. Ein „Insulin-like growth factor", Traumata oder lymphatische Abflussstörungen können ebenfalls eine Rolle spielen.

Manifestation
Patienten mit Hyperthyreose, Morbus Basedow, nach Thyreoidektomie oder mit Thyreostatikatherapie. 1-5% der Patienten mit M. Basedow erkranken an einem prätibialen Myxödem. Bis zu 25% der Patienten mit Exophthalmus, sehr selten bei Hashimoto Thyreoiditis.

Lokalisation
Symmetrisch an den Unterschenkelstreckseiten.

Klinisches Bild
Prätibiale Ödeme: Gelblich-rosafarbene oder weißlich-graue, derb infiltrierte, schwer oder nicht eindrückbare, teilweise massive, elephantiasis-ähnliche Anschwellungen mit apfelsinenschalenartiger Oberfläche und Hypertrichose.

Histologie
Die Epidermis ist leicht akanthotisch; orthokeratotische Verhornung. Massive Muzindepots in der mittleren und tiefen Dermis; diese erscheinen im HE-Schnitt als optisch leere Räume (Fixierungsartefakt), zwischen auseinander gedrängten kollagenen Faserbündeln. Fibroblasten nur gering vermehrt. Geringes diffuses lymphozytäres Infiltrat.

Therapie
Die Behandlung ist schwierig. Relativ gute Erfolge werden mit Kompressionstherapie (insbes. segmentale Kompression; s. Lymphdrainage) beschrieben. Bei mäßigem oder ausbleibendem Erfolg Glukokortikoidkristallsuspension wie Triamcinolon (z.B. Volon A verdünnt 1:1 mit LA wie Scandicain), externe potente Glukokortikoide unter Okklusion wie Clobetasol (z.B. Dermoxin Creme), ggf. operative Entfernung des störenden Gewebes. Nach Absetzen der Therapie kommt es häufig zu Rezidiven. Spontanheilungen können auftreten (durchschnittlich nach 3,5 Jahren). Von der Plasmapherese werden unterschiedliche Resultate berichtet.

Interne Therapie
Behandlung der Hyperthyreose durch Internisten. Bei ausbleibendem Erfolg lokaler Therapie ggf. Versuch mit systemischen Glukokortikoiden, wie Prednisolon (z.B. Decortin H) in mittlerer Dosierung.

Prognose
Teilweise Rückbildung bei Normalisierung der Schilddrüsen- bzw. Hypophysenfunktion, Rezidivneigung.

Myxoedema tuberosum E03.8

Definition
Unterschiedlich verwendeter und somit missverständlicher Begriff für die großknotige Variante eines zirkumskripten Myxoedems oder diffusen Myxoedems, sowie für das Myxoedema circumscriptum symmetricum praetibiale. Fälschlicherweise auch für Lichen myxoedematosus und Skleromyxödem verwendet.

Klinisches Bild
Tuberöse oder polsterartige, derbe, umschriebene, braungelbe, rötliche bis blaurötliche, teilweise konfluierende Knoten unterschiedlicher Größe an Stirn, Ohrläppchen, Ellenbogen, Handrücken und Hals.

Therapie
S.u. dem jeweiligen Krankheitsbild.

Myxoedema tuberosum praetibiale E03.8

Synonym(e)
Myxoedema nodosum; Myxoedema circumscriptum tuberosum praetibiale symmetricum

Definition
Tuberöse Form des Myxoedema circumscriptum symmetricum praetibiale.

Therapie
Entsprechend Myxoedema circumscriptum symmetricum praetibiale.

Myxofibrom D23.L

Synonym(e)
Fibromyxom; Fibroma areolare; Fibroma molluscum (Virchow); Fibroma mucinosum; Fibroma myxomatodes

Definition
Fibrom mit stärkerer Schleimablagerung.

Therapie
Exzision.

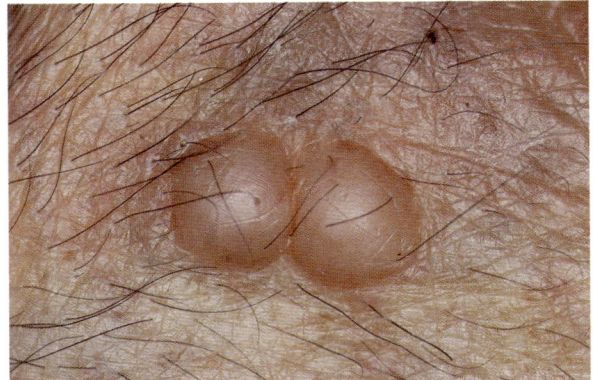

Myxofibrom. Hautfarbene, weiche Tumoren. Harmloser Zufallsbefund.

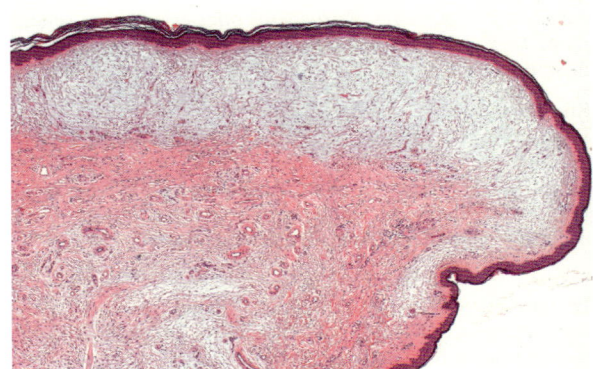

Myxofibrom. Polypöser Knoten mit deutlich abgesetzter, nicht-gekapselter Auflockerung des Bindegewebes.

Myxom, kutanes   D23.L

Synonym(e)
Angiomyxom

Definition
Seltene, gutartige, dermale oder subkutane, aus Schleimgewebe bestehende Neubildung, die isoliert oder auch multipel auftreten kann. Myxome können Teilsymptome syndromaler Entitäten (s.u. NAME-Syndrom bzw. LAMB-Syndrom) sein.

Ätiologie
Unklar, diskutiert werden dominanter Erbgang, exzessive Produktion von sauren Mukopolysacchariden der Fibroblasten unklarer Genese und Persistenz von embryonalem Bindegewebe.

Manifestation
Gehäuft zwischen 2. und 3. Lebensjahrzehnt, bei extrakutaner Lokalisation bevorzugt zwischen 6. und 7. Lebensjahrzehnt auftretend.

Klinisches Bild
Knotige, flache Vorwölbung bei subkutaner Lokalisation der Geschwulst, unveränderte bis leicht gerötete, bedeckende Haut. Von Zeit zu Zeit Entleerung des Schleimes. Gelegentlich Vorkommen mit Myxomen des Herzens (NAME-Syndrom).

Histologie
In der Dermis und Subkutis lokalisierter, meist multilobulärer Tumor, zum umgebenden Gewebe deutlich abgegrenzt, jedoch nicht eingekapselt. Es finden sich spindelige oder sternförmige, netzartig verbundene Zellen. Einlagerung von gallertartigen Substanzen in das Maschenwerk, ektatische Gefäße. S.a. Myxoma cavernosum. Kapilläre Gefäßanschnitte in unterschiedlicher Dichte. Bei deutlich in den Vordergrund tretenden, knotigen Kapillarproliferaten wird man ein kutanes Angiomyxom diagnostizieren.

Differenzialdiagnose
Fibrom, Lipom.

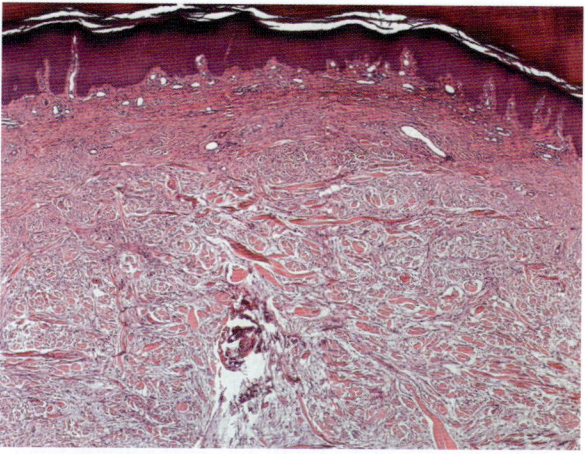

Myxom, kutanes. In der Dermis und Subkutis lokalisierte, unscharf zur Seite und Tiefe begrenzte, mäßig zellreiche Neubildung. Es finden sich diffus verteilte, spindelige oder sternförmige, netzartig verbundene Zellen sowie Einlagerungen von gallertartigen Substanzen in das Maschenwerk. Ektatische Gefäße imponieren insbes. in der oberen Dermis.

Therapie
Exzision.

Prognose
Die Neigung zur malignen Entartung wird unterschiedlich beurteilt, sehr rezidivfreudig.

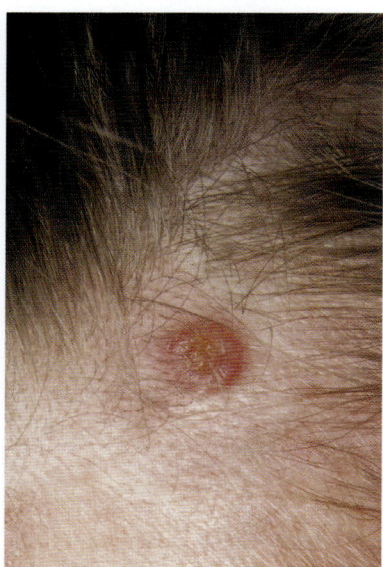

Myxom, kutanes. Rötliche Randbetonung einer Papel mit zentralem Krustenbelag nach Entleerung eines schleimigen Inhalts im Bereich des Stirn-Haaransatzes einer 36-jährigen Patientin.

Myzel

Synonym(e)
Thallus; Hyphen; Myzelfäden; Zellschläuche; Filamente

Definition
Unterschiedlich dichtes Knäuel von verzweigten, fadenförmigen Vegetationsorganen bei Pilzen; sie dienen entweder der Ernährung oder zur Fortpflanzung. Man kennt eumyzetisches Myzel, zönozystisches Myzel, vegetatives Myzel und Luftmyzel, sowie Pseudomyzel.

Myzel, Luftmyzel

Definition
Myzel, das sich an der Oberfläche des Nährmediums entwickelt und die Fruktifikationsorgane hervorbringen und tragen kann.

Myzel, vegetatives

Definition
Myzel, das sich in der Tiefe des Nährmediums entwickelt.

Myzel, zönozystisches

Definition
Myzel, dessen Fäden ohne Septen sind und in dessen Innerem die Kerne und das Zytoplasma frei zirkulieren.

Myzeten

Definition
Griechische Bezeichnung für Pilze. S.a.u. Mykosen.

Myzetom
B47.9

Erstbeschreiber
Gill, 1842; Carter, 1861

Synonym(e)
Madurafuß; Mycetoma; Maduramykose; Fungus indiano; Phykomyzetom

Definition
Indolente, chronisch-granulomatöse Infektion der Haut (Myzetome gibt es nur an der Haut!) mit umschriebenen tumorförmigen, manchmal monströsen Anschwellungen (Pseudotumor), meist mit Fisteln und charakteristischer Ausbildung von Granulae (Körner, Drusen), die durch Fistelgänge nach außen abgestoßen werden. Man unterscheidet je nach Erreger sowie differenziert nach der Farbe der Granulae:
- Eumyzetome (Pilze)
- Aktinomyzetome (Aktinomyzeten)
- Schizomyzetome oder „botromykotische Myzetome" (Staphylococcus spp., Escherichia coli, Proteus spp., u.a.)

Erreger
- Bei schwarzen Granula: Madurella mycetomi, Madurella grisei, Leptosphaeria senegalensis, Pyrenochaeta romeroi.
- Bei hellen Granula: Allescheria boydii, Cephalosporium falciforme oder recifei.
- Auch: Nocardia brasiliensis (Nocardiose); in seltenen Fällen Dermatophyten.

Vorkommen/Epidemiologie
Männer sind 5mal häufiger als Frauen befallen. Auftreten bevorzugt bei exponierter ländlicher Bevölkerung.

Ätiologie
Eindringen der Erreger durch kleine Hautverletzungen. Die durch Dermatophyten (z.B. Trichophyton mentagrophytes var. interdigitale) hervorgerufenen Myzetome entstehen meist unter Immunsuppression.

Lokalisation
V.a. an den Füßen (Madurafuß), seltener an anderen Körperstellen.

Klinisches Bild
Chronisch entzündlicher Prozess mit Ausbildung von Pseudotumoren an den Füßen und anderen Körperregionen. Fistelgänge mit Entleerung von hellen oder schwarzen Granulae (Drusen; s.u. Pilze). Die Hautveränderungen können sich (per continuitatem) auch in die Tiefe ausdehnen. Muskeln und Knochen können beteiligt sein. Innere Organe sind ansonsten nicht beteiligt!

Histologie
Ausbildung von kutanen und subkutanen Abszessen. Erreger sind nur in Drusenform nachweisbar, die aus dichten Haufen von Erregern bestehen. In älteren Herden kommt es zu granulomatösen epitheloidzelligen Reaktionen mit Riesenzellen.

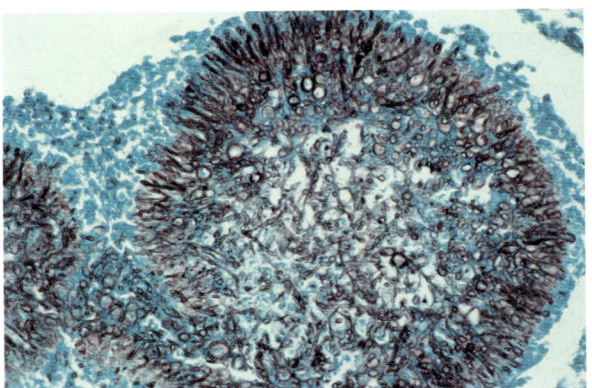

Myzetom. Druse von Madurella mycetomi; Subkutis; GMS-Färbung.

Diagnose
0,1-0,5 cm große Körnchen unterschiedlicher Farbe in der Fistelflüssigkeit. Mikroskopischer oder kultureller Erregernachweis (s.u. Mykosen).

Komplikation
Bakterielle Superinfektion, Knochendestruktion, Adenopathie, viszerale und zerebrale Metastasen.

Therapie
Frühzeitige Diagnosestellung und eine sofortige Behandlung sind wichtig, um Knochenbeteiligung und eine damit fast immer verbundene Amputation zu vermeiden.

Interne Therapie
- Aktinomyzetom: Antibiose nach Antibiogramm. Bakteriell ausgelöste Myzetome sind i.d.R. leichter beherrschbar als Eumyzetome.
- Eumyzetome: Die besten Resultate zeigt Ketoconazol (z.B. Nizoral 400 mg/Tag), insbes. bei Infektionen mit Madurella mycetomatis. Therapiedauer: Monate bis Jahre (über die Abheilung hinaus), in Abhängigkeit vom Erreger auch in Kombination mit Antibiotika. Resistenzen sind häufig bei Pseudoallescheria boydii oder Acremonium Arten. In ausgewählten Fällen sind Antimykotika wie Itraconazol (z.B. Sempera) oder Griseofulvin (z.B. Grivulvin) sinnvoll. Eumyzetome sind insgesamt schwierig zu behandeln und erfordern i.d.R. eine langfristige Therapie.
- Posaconazol: Bei Therapieresistenz oder Patienten mit Unverträglichkeiten gegen andere systemische Antimykotika: 2mal/Tag 400 mg (10 ml) p.o. (Tagesdosis: 800 mg) oder 4 mal/Tag 200 mg (5 ml) p.o. Die Therapiedauer richtet sich nach der Schwere der Erkrankung, ggf. der Erholung von einer Immunsuppression und dem klinischen Ansprechen.
- Schizomyzetome: Antibiotika je nach Resistenzlage.

Operative Therapie
Chirurgische Exzision, ggf. Ausräumung von Fistelgängen und Drainage. Bei Knochenbeteiligung sollte wegen starker Ausbreitungstendenz mit großzügiger Amputation nicht lange gewartet werden.

Prognose
Ungünstig. Invalidität; bei Befall innerer Organe Exitus letalis.

Hinweis(e)
Ursprünglich wurde unter „Myzetom" nur eine Pilzinfektion verstanden. Es ist aber üblich, die anatomisch ähnlichen Infektionen, die durch Bakterien hervorgerufen werden, ebenfalls unter diesem Begriff zu führen.

Nabelkonkrementbildung   L98.8

Synonym(e)
Nabelstein; Omphalith

Definition
Durch Haften und Aggregation von Keratin und Schmutz in der Nabelgrube entstandene, harte, dunkelbraune Konkremente, die sich mit der Pinzette entfernen lassen.

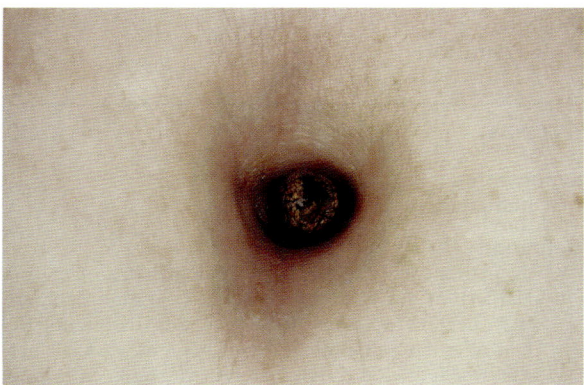

Nabelkonkrementbildung. Hartes, dunkelbraunes Konkrement in der Mitte des Bauchnabels bei einer 55-jährigen Frau.

Differenzialdiagnose
Malignes Melanom, Verruca seborrhoica, Nabelmetastase.

Therapie
Anweichen, z.B. mit 2% Salicylsäure-Salbe (z.B. Salicylvaseline Lichtenstein, R228), dann vorsichtig entfernen.

Nabelmetastase   C79.2

Erstbeschreiber
Mayo, 1928; Bailey, 1949

Synonym(e)
Sister Joseph's Nodule; umbilikale Metastase

Definition
Seltene Form einer Hautmetastase, meist ausgehend von internen Adenokarzinomen (Magen, Ovarien, Kolon/Rektum, Pankreas). Metastasierung per continuitatem bei Peritonealkarzinose, über Umbilikalgefäße oder über embryonale Strukturen (Urachus) möglich.

Klinisches Bild
Derber, geröteter, gelegentlich schmerzhafter, durchschnittlich 1-2 cm großer Knoten mit meist intakter, evtl. aber auch ulzerierter Oberfläche. Auftreten meist im Spätstadium der zugrunde liegenden Tumorerkrankung, teilweise aber auch als erstes klinisch fassbares Symptom.

Differenzialdiagnose
Nabelkonkrementbildung; melanozytärer Naevus; Lipom; Hämangiom; kutane Endometriose; Karzinom; Omphalomesenterische Gangzyste.

Therapie
Ziel der Behandlung ist die Erhaltung einer möglichst großen Lebensqualität bei infauster Prognose. Einzelne Hautmetastasen können exzidiert werden, bei flächenhaften Metastasen sind Radiotherapie oder Zytostase möglich. Behandlungsschema ist abhängig von der Ausbreitung der Metastasen. Bei Erstsymptomatik stehen Abklärung und Sanierung des Primärtumors im Vordergrund.

Prognose
Infaust.

Nabilone

Definition
Synthetisches Cannabinoid (Derivat von Tetrahydrocannabinol), dass in Amerika, Kanada und England als Antiemetikum bei Krebspatienten genutzt wird. Derzeit keine Zulassung in Deutschland.

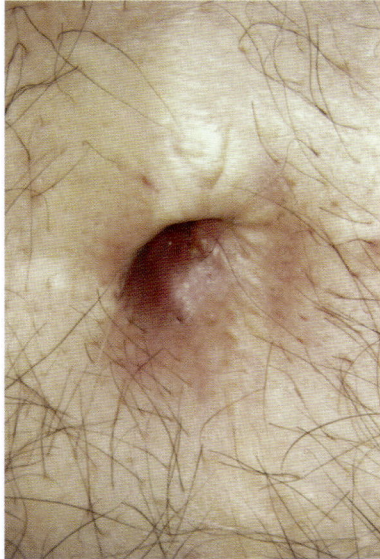

Nabelmetastase. Erbsgroßer, derber, rötlich-livider Knoten mit kleiner, randständiger Kruste in der Mitte des Bauchnabels bei einem Mann mit metastasierendem Prostatakarzinom (Sister Joseph's Nodule).

Nachtkerze

Synonym(e)
Gemeine Nachtkerze; Oenothera biennis

Definition
Pflanzenart aus der Familie der Nachtkerzengewächse (Onagraceae). Heimatland: Nordamerika. 1620 als Zierpflanze nach Europa eingeführt. Mittlerweile in Europa sehr weiträumig verbreitet. Zweijährige krautige Pflanze mit Blütezeit von Juni bis September. Sie produziert einen dunkelroten bis braunen etwa 0,1 cm langen Samen. Wurzeln und Blätter, Blüten und Samen sind essbar.

Anwendungsgebiet/Verwendung
In der Naturheilkunde hat heute vor allem das Nachtkerzenöl eine Bedeutung. Es wird aus den Samen der Nachtkerze gewonnen. Die im Nachtkerzenöl in einer Konzentration zwischen 8-14% enthaltene Gamma-Linolensäure ermöglicht die Entstehung des antiinflammatorisch wirksamen Prostaglandins E1 ohne eine durch die Delta-6-Desaturase-vermittelte Umwandlung der Cis-Linolsäure in die Gamma-Linolensäure.

Nachtkerzenöl

Synonym(e)
Nachtkerzensamenöl

Definition
Durch Pressung oder Extraktion aus den Samen von Oenothera-Arten gewonnenes fettes Öl (s.u. Nachtkerze). Zur Verwendung kommen insbesondere Samen von O. biennis L. und O. erythrosepala Borb. (O. lamarckiana de Vries non Ser.).

Anwendungsgebiet/Verwendung
Atopisches Ekzem.

Dosierung
Erwachsene 2mal/Tag 2 bis 3 g p.o., Kinder 2mal/Tag 1 bis 2 g p.o.

Inkompatibilität
Luft, Licht, Schwermetalle.

Rezeptur(en)
R177

Präparate
Epogam, Gammacur, Linola Gamma Creme, Unigamol

Hinweis(e)
Nachtkerzenöl ist vergleichsweise teuer, Ersatz durch Hanföl oder Borretschsamenöl.

Nadir

Definition
(arabisch: Fußpunkt). In der Medizin allgemein definiert als Tiefstwert von (Mess-)Werten, z.B. der Viruslast, des Blutdrucks oder des PSA-Wertes. Der Begriff Nadir hat seine besondere Bedeutung bei Chemotherapien, z.B. bei der Therapie-induzierten maximalen Verminderung der Leukozyten (Leukozyten-Nadir) oder der neutrophilen Granulozyten (Granulozyten-Nadir). Der Nadir ist in den meisten Fällen dosislimitierend für die Therapie.

Naevoides Bündelhaar   D23.L

Synonym(e)
nevoid bundle hairs

Definition
Aus einem gemeinsamen Infundibulum entspringende, gruppierte Haare. Seltene Haarschaftanomalie des humanen Terminalhaares im Sinne eines Atavismus des Behaarungsmusters. S.a. Haarfollikeltumor.

Histologie
Verschmelzung der äußeren Haarwurzelscheide in supraseboglandulären Follikelabschnitten.

Komplikation
Terrainfaktor für chronische Follikulitiden.

Therapie
Nicht erforderlich.

Naevus   D22.L

Synonym(e)
Mal; Muttermal

Definition
- Als pathogenetische Begrifflichkeit gleichzusetzen mit „Hamartom der Haut". Als Naevus wird eine sichtbare, scharf begrenzte, langfristig bestehende, Missbildung der Haut oder der Schleimhaut bezeichnet, die durch Überschuss, selten auch durch Unterentwicklung, eines oder mehrerer Haut- oder Schleimhautbestandteile gekennzeichnet ist und die ein kutanes Mosaik reflektiert.
- Ein Naevus entsteht z.B. durch abnorme Entwicklung der Epidermis mit verstärkter oder verminderter Pigmentierung und/oder der Hautanhangsgebilde, der Gefäße (Naevus flammeus) oder Nerven bzw. des Hautbindegewebes (Bindegewebsnaevus). Verschiedenartig kombinierte Fehlbildungen sind hierbei möglich (organoide Naevi). Sie werden nach dem vorherrschenden Gewebetyp benannt (z.B. systematisiert bezeichnet man Naevi, die über eine Körperregion verteilt sind. Sie folgen in ihrer Anordnung entweder einem Dermatom, häufiger jedoch den Blaschko-Linien.

Einteilung
Siehe Tabelle 1 [Einteilung der Naevi].

Manifestation
Bei Geburt oder aus angeborener Anlage postnatal. Die Entwicklung erfolgt unter zeitlicher Wachstumsbegrenzung.

Differenzialdiagnose
- Abzugrenzen ist der Begriff Naevus von der Bezeichnung Malformation als fehlerhafte Entwicklung aus einer embryonalen Anlage (z.B. Branchialreste bei lateralen Halszysten).
- In der klinischen Terminologie wird der Begriff „Naevus" synonym zu einem erworbenen Pigmenttumor benutzt (melanozytärer Naevus). Bei den meisten melanozytären Naevi handelt es sich jedoch nicht um Naevi im Sinne

Naevus. Tabelle 1. Einteilung der Naevi

Pigmentnaevi	Naevi ausgehend von den Melanozyten	Epidermal	Café-au-lait-Flecken
			Naevus spilus
		Dermal	Naevus bleu
			Mongolenfleck
			Naevus fuscocoeruleus ophthalmomaxillaris
			Naevus fuscocoeruleus deltoideoacromialis
	Melanozytäre Naevi	Epidermal/Dermal	Angeborene melanozytäre Naevi
			Melanosis neurocutanea
			BK-mole-Syndrom
Organoide Naevi	Epithelial (werden als „epidermale Naevi" bezeichnet)		Naevus verrucosus
			ILVEN
			Keratosis areolae mammae naeviformis
			Child-Naevus
			Naevus sebaceus
			Naevus, Schweißdrüsennaevus
			Kräuselhaarnaevus
			Haarnaevus
	Bindegewebe		Lumbosakraler Bindegewebsnaevus
			grobknotig-disseminierter Bindegewebsnaevus
			Naevus elasticus
	Blutgefäße		Naevus flammeus
			Angioma serpiginosum
			Naevus araneus
			Sturge-Weber-Krabbe-Syndrom
			Parkes-Weber-Syndrom
			Teleangiectasia hereditaria haemorrhagica
			Naevus anaemicus
	Fettgewebe		Naevus lipomatosus

eines „Hamartoms der Haut", sondern um echte, erworbene Pigmentzellgeschwülste.

Naevus anaemicus Q82.5

Erstbeschreiber
Vörner, 1906

Synonym(e)
Funktioneller Naevus; pharmakologischer Naevus

Definition
Kongenitaler, blasser Fleck durch dauerhafte Konstriktion der korialen Gefäße.

Ätiologie
Unbekannt, diskutiert wird eine gestörte Funktion motorischer Endplatten glatter Gefäßmuskulatur bzw. eine erhöhte endogene Empfindlichkeit der Hautgefäße gegen Katecholamine.

Lokalisation
Vor allem Thoraxbereich.

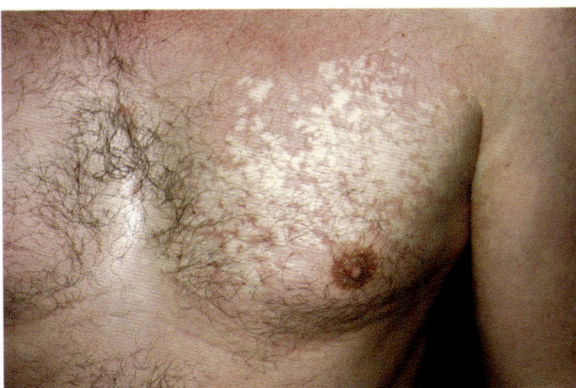

Naevus anaemicus. Etwa handflächengroßer, unregelmäßig begrenzter, weißer, glatter Fleck. Nach Reiben des Fleckes keine Rötung. Auf Glasspateldruck verschwinden die Grenzen zur Umgebung.

Klinisches Bild
Münz- bis handtellergroßer, geradezu zackig begrenzter, weißer Fleck. Dieser bizarre Fleck ist unterschiedlich deutlich erkennbar. Besonders auffällig tritt er bei Rötung der Umgebung als „Negativkontrast" hervor. Nach Reiben des Fleckes zeigt sich keine Rötung im Bereich der Effloreszenz. Auf Glasspateldruck verschwinden die Grenzen zur Umgebung.

Histologie
Keine Veränderungen der Gefäße.

Differenzialdiagnose
Incontinentia pigmenti achromians, Vitiligo, Naevus depigmentosus.

Therapie
Nicht möglich. Ggf. kosmetisch abdecken, z.B. Dermacolor.

Naevus angiomatosus D18.0

Definition
Im anglo-amerikanischen Schrifttum gebräuchliche Bezeichnung für das Hämangiom des Säuglings.

Naevus apocrinus D23.L

Definition
Seltene naevoide Hyperplasie apokriner Drüsen v.a. in Axillen und oberem Brustbereich mit Manifestation ab der Pubertät.

Differenzialdiagnose
Erworbene Schweißdrüsentumoren.

Therapie
Exzision.

Naevus araneus I78.11

Synonym(e)
Spidernaevus; Spinnennaevus; Sternchenangiom; Spinngewebsnaevus; Naevus arachnoides; Eppinger Sternchen; Spinnenangiom; Angioma stellatum

Definition
Stecknadelkopf- bis pfenniggroße netzartige Rötung. Dabei handelt es sich um Teleangiektasien mit zentralen arteriellen Gefäßknötchen und strahlenförmig davon ausgehenden Kapillarektasien. In großer Anzahl und dichter Aussaat sind Naevi aranei ein Hinweis auf schwere Lebererkrankungen oder Karzinoidsyndrom.

Lokalisation
Vor allem Gesicht und Oberkörper.

Klinisches Bild
0,2–1,5 cm großer, roter, strukturierter Fleck aus spinnennetzartigen Gefäßreisern, die von einem punktförmigen Zentrum ausgehen. Bei leichter Kompression mittels Glasspatel erkennt man arterielle Pulsationen im Zentrum bei abblassender Peripherie.

Therapie
Bei gehäuftem Vorkommen ist die Abklärung auf mögliche Grunderkrankungen erforderlich. Ansonsten ggf. aus kosmetischen Gründen Verödung des Zentralgefäßes mittels Diathermienadel oder Laser-Behandlung (Argon-Laser; gepulster Farbstoff-Laser), Exzision nur in Ausnahmefällen.

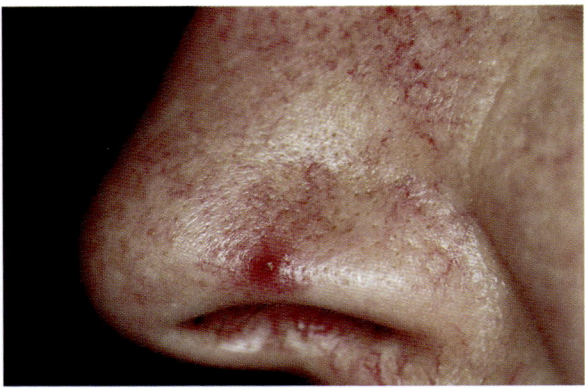

Naevus araneus. Bei dem 43-jährigen Mann bestehen vereinzelte, 0,1–0,2 cm große, rote Flecken und rote, glatte Papeln mit zentralen arteriellen Gefäßknötchen und strahlenförmig davon ausgehenden Kapillarektasien.

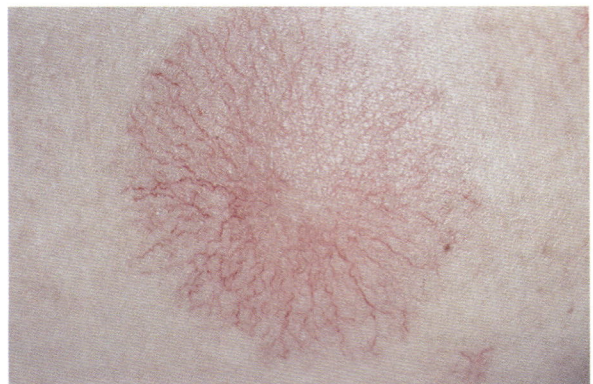

Naevus araneus. Strahlenförmig um zentrales Gefäßknötchen angeordnete Kapillaren.

Naevus atrophicus Q84.8

Synonym(e)
Atrophia cutis congenita circumscripta

Definition
Sehr seltene angeborene oder sich später manifestierende, isoliert bzw. multiple (gelegentlich zosteriform), potentiell ubiquitär auftretende Hauterkrankung mit linsengroßen, atrophisch eingesunkenen, meist teleangiektatischen Läsionen.

Therapie
Exzision und primärer Wundverschluss.

Naevus comedonicus D23.L8

Erstbeschreiber
Kofmann, 1895

Synonym(e)
Naevus comedo-follicularis; Naevus follicularis keratosus

Definition
Organoider epidermaler Naevus des Haarfollikels.

Vorkommen/Epidemiologie
Inzidenz: ca. 2-3/100.000 Einwohner/Jahr.

Ätiologie
Familiäre Häufung von Naevi comedonici ist in einigen Familien beschrieben.

Manifestation
Meist im Laufe der Kindheit, aber auch ab Geburt oder im Erwachsenenalter.

Lokalisation
Ubiquitär, am Rumpf oft segmental, an den Extremitäten linear, auch an haarlosen Körperregionen auftretend.

Klinisches Bild
Seltener, in den Blaschko-Linien manifestierter organoider epidermaler Naevus. Meist lineare, unilaterale Läsion aus gruppiert angeordneten, scharf begrenzten, flachen, oft spritzerartigen Vertiefungen. Auftreten von zahlreichen, bis 0,2 cm großen, dilatierten Poren, die einen schwarzen Hornpfropf enthalten.

Histologie
Follikelkeratose mit Erweiterung des mit lamellierten Korneozyten gefüllten Infundibulums, keine Talgdrüsenbeteiligung, keine Entzündungszeichen.

Differenzialdiagnose
Acne vulgaris, Ulerythema ophryogenes.

Therapie
Expression störender Komedonen; ggf. Exzision des gesamten Areals.

Hinweis(e)
In wenigen Fällen ist der organoide Naevus (monitorisches) Teilsymptom eines Epidermalnaevus-Syndroms (s.u. Naevus, epidermaler) mit ispilateraler Katarakt und Knochendefekten (Naevus-comedonicus-Syndrom).

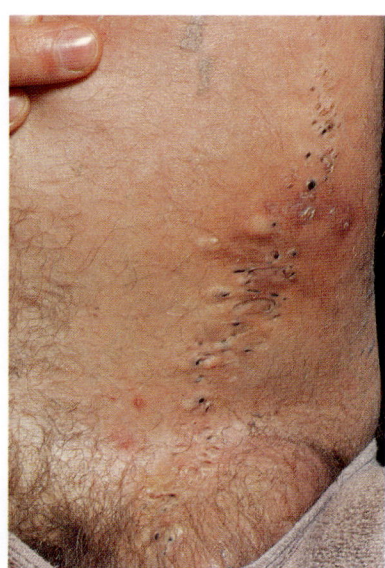

Naevus comedonicus. Streifige Anordnung von Komedonen, Zysten und Narben, im Zentrum Follikulitiden.

Naevus corniculatus D23.L

Erstbeschreiber
Happle, 1990

Definition
Systematisierter epidermaler Naevus mit stark hyperkeratotischen Hautveränderungen und histologisch ausgeprägter Akantholyse. Bislang sehr selten beschriebenes Krankheitsbild.

Klinisches Bild
Den Blaschko-Linien folgende, streifenförmige Plaque, bestehend aus filiformen, braunen bis braunschwarzen Hyperkeratosen, Cornua cutanea und an Riesenkomedonen erinnernde Hyperkeratosen. Bei der manuellen Entfernung bleiben rosafarbene, nicht blutende Mulden in der Haut zurück.

Histologie
Akanthose und ausgeprägte Orthohyperkeratose. Akantholytische Spaltbildung sowohl suprabasal als auch in den oberen Epidermisschichten.

Differenzialdiagnose
Pemphigus chronicus benignus familiaris, Dyskeratosis follicularis, rezidivierende lineare akantholytische Dermatose vom Typ Vakilzadeh-Kolde, akantholytischer dyskeratotischer Epidermalnaevus, familiäre dyskeratotische Komedonen.

Therapie
Ggf. Exzision.

Naevus depigmentosus D22.L

Synonym(e)
Naevus achromicus; hypomelanotischer Naevus; Naevus albus

Definition
Angeborener fleckförmiger Pigmentmangel, der durch eine verminderte Zahl funktionell gestörter Melanozyten hervorgerufen wird.

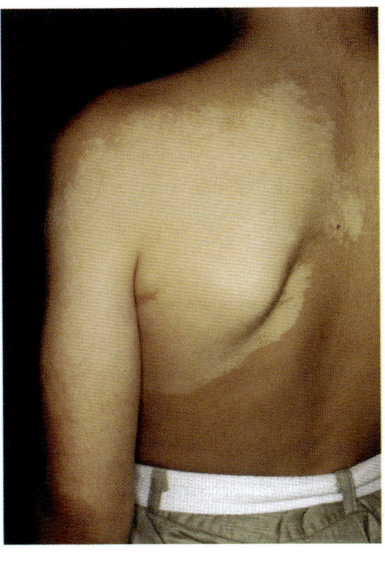

Naevus depigmentosus. Seit Geburt bestehender, segmentaler, heller, bei Sonnenexposition nicht bräunender Fleck in der Oberarm-Schulterregion eines 9-jährigen Knaben.

Lokalisation
Ubiquitär, gehäuft am Stamm.

Klinisches Bild
Man unterscheidet folgende Formen:
- Solitär: Rundlicher oder eckiger, heller oder weiß-gelber Fleck.
- Segmental: Einem Dermatom zugeordneter weißer Fleck.
- Systematisiert: Den Blaschko-Linien folgende, bizarr konfigurierte, weiße Fleckmuster. S.a. Incontinentia pigmenti achromians.

Differenzialdiagnose
Vitiligo, Naevus anaemicus.

Therapie
Nicht erforderlich.

Prognose
Keine Rückbildung, keine Progredienz.

Naevus elasticus D23.L

Erstbeschreiber
Lewandowsky, 1921; Weidman et al., 1933

Synonym(e)
Elastom; Elastoma; Nevus elasticus of Lewandowsky

Definition
Erworbener (seltener) oder angeborener (häufiger), meist disseminierter, elastotischer Bindegewebsnaevus (Elastom) mit Vermehrung der elastischen, selten der kollagenen Fasern. Primär von Weidmann et al. als disseminierte Form bei Kindern (= Elastoma juvenile) beschrieben, kann der Naevus elasticus auch isoliert bei älteren Erwachsenen auftreten (adult-onset elastoma), wobei ursächlich ein aktinischer Schaden (UV-Schädigung) diskutiert wird.

Manifestation
Ab Geburt oder in den ersten Lebensjahren auftretend, seltener im späten Erwachsenenalter.

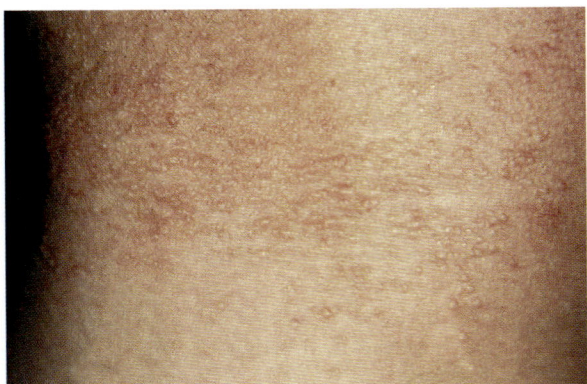

Naevus elasticus. Multiple, dicht gesäte, weißlich-gelbliche Papeln mit Umgebungsrötung im Nackenbereich bei einem 25-jährigen Mann. Das Vorliegen eines Pseudoxanthoma elasticum konnte klinisch und histologisch ausgeschlossen werden.

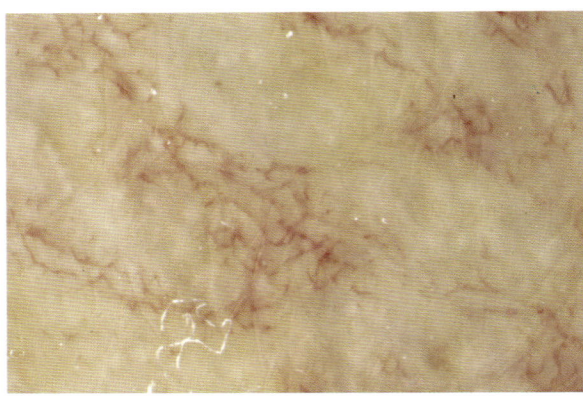

Naevus elasticus. Auflichtmikroskopie: Weißliche, wenig strukturierte Areale (Elastose) mit diskret angedeuteten Haar-Talgdrüsenfollikel-Ostien im Zentrum sind von netzartig verwobenen ektatischen Kapillaren des subepidermalen, horizontal verlaufenden Plexus umgeben.

Lokalisation
Meist multipel, vor allem oberer Thoraxbereich sowie Gesicht und Abdomen sind befallen.

Klinisches Bild
Dicht stehende, 0,2-0,4 cm große, weißlich-gelbliche Papeln oder flache, größere Plaques.

Histologie
Stellenweise Hyperpigmentierungen des Stratum basale, im Korium große Mengen ungeordnetes elastisches Material.

Therapie
Eine Therapie der Erkrankung ist nicht bekannt. Exzision bei kosmetisch störender Lokalisation.

Hinweis(e)
Die disseminierte noduläre Form (Dermatofibrosis lenticularis disseminata) kann familiär auftreten und mit Osteopoikilie (Buschke-Ollendorf-Syndrom) vergesellschaftet sein.

Naevus, epidermaler D23.L

Definition
Angeborene oder in den ersten Lebensjahren in Erscheinung tretende, als kutanes Mosaik zu interpretierende, entzündliche oder reaktionslose, rötlich-bräunliche oder schmutzigbraune, weich papillomatöse oder warzenartig harte Fehlbildungen der Oberhaut (häufig mit dermaler Komponente), die sich abgesehen vom Child-Naevus in den Blaschko-Linien manifestieren. Verschiedene epidermale Naevi sind als monitorische Zeichen für eindeutig definierte Syndrome zu werten.

Einteilung
Folgende Unterscheidungen können getroffen werden:
- Einfache epidermale Naevi (nur die Epidermis betreffend)
- Zusammengesetzte „organoide" epidermale Naevi (Epidermis und Hautanhangsgebilde betreffend)
- Epidermale Naevi als monitorische Zeichen für Syndrome.
  - Epidermale Naevi:
    - Papillomatöser (weicher), epidermaler Naevus
    - Verruköser (harter), epidermaler Naevus (Naevus verrucosus) Sonderform: Naevus verrucosus unius lateralis
    - ILVEN
    - Epidermolytischer epidermaler Naevus (Sonderform des epidermalen Naevus)
    - Child-Naevus
    - Naevus corniculatus
    - Segmentaler M. Darier
    - Segmentaler M. Hailey-Hailey (Pemphigus chronicus benignus familiaris)
    - Lineare Porokeratose
  - Organoide (zusammengesetzte) epidermale Naevi:
    - Naevus sebaceus
    - Naevus comedonicus
    - Porokeratotischer ekkriner Ostiumnaevus (PEODDN)
    - Hamartom, ekkrines
    - Becker-Naevus
    - Haarnaevus (s.a. Kräuselhaarnaevus)
    - Munro-Naevus.
  - Epidermale Naevi als monitorische Zeichen für Syndrome
    - Schimmelpenning-Feuerstein-Mims-Syndrom
    - Proteus-Syndrom
    - Child-Syndrom
    - Phakomatosis pigmentokeratotica
    - Naevus comedonicus-Syndrom
    - Angorahaarnaevus-Syndrom
    - Becker-Naevus-Syndrom.

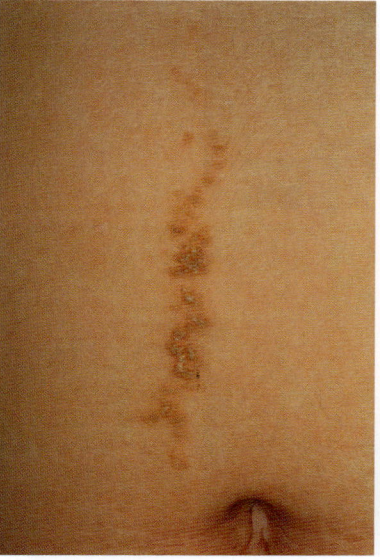

Naevus, epidermaler. Streifenförmige Aggregationen warzenartiger Papeln bei einer 14-jährigen Patientin.

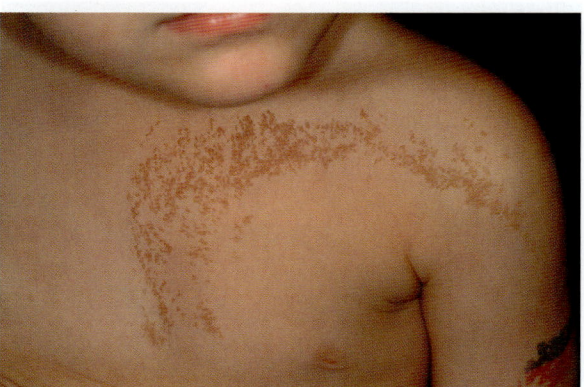

Naevus, epidermaler. Chronisch stationäre, 4 Wochen nach der Geburt aufgetretene, 0,1-0,3 cm große, bizarr konfigurierte, zu einem Linienmuster angeordnete, braune, teils konfluierende, symptomlose Maculae und Plaques mit rauer, warzenförmiger Oberfläche bei einem 4 Jahre alten Jungen.

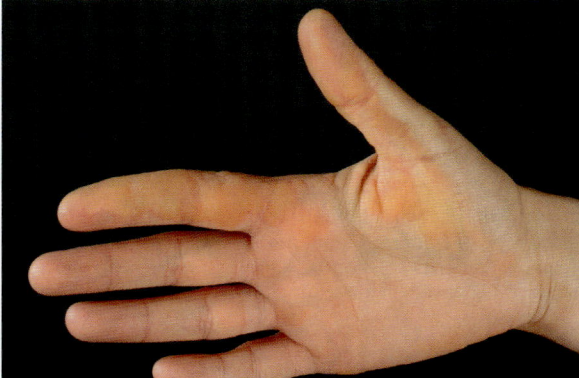

Naevus, epidermaler. Starke Verhornung im Bereich der rechten Hand (Daumen und Index volarseitig, ulnare Handkante) bei einer 20-jährigen Patientin als Teilsymptomatik eines systematisierten, linear verlaufenden, epidermalen Naevus.

Naevus flammeus Q82.51

Synonym(e)
Naevus vinosus; Naevus teleangiectaticus; Naevus hyperaemicus; Feuermal; Hämangioma planum; Portweinfleck; Hämangioma simplex

Definition
Angeborene oder sich später manifestierende, naevoide Fehl-

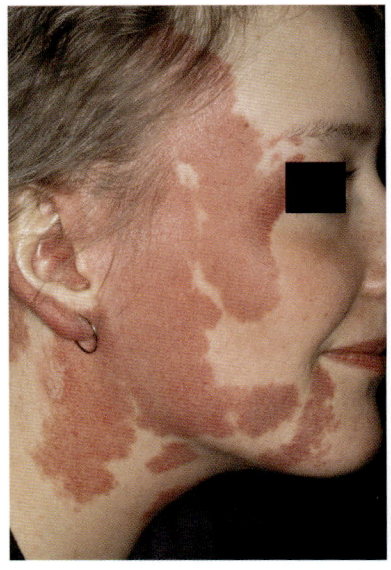

Naevus flammeus. Großflächiger halbseitiger planer Naevus flammeus.

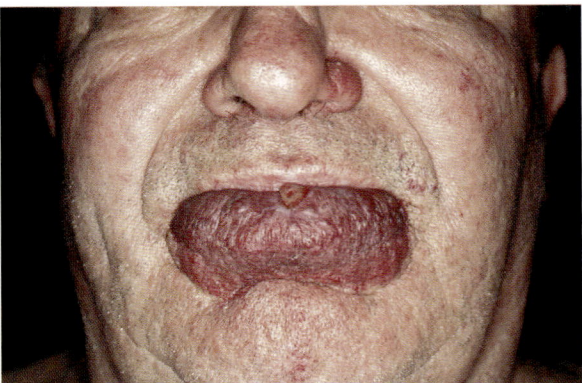

Naevus flammeus. Kontinuierliches, symptomloses „Anschwellen" der Unterlippe (nodöse Umwandlung). Es imponiert eine weiche, schwammige Verdickung, die auch im Schleimhautbereich nachweisbar ist. Das klinische Bild mit der Anamnese ist diagnostisch beweisend.

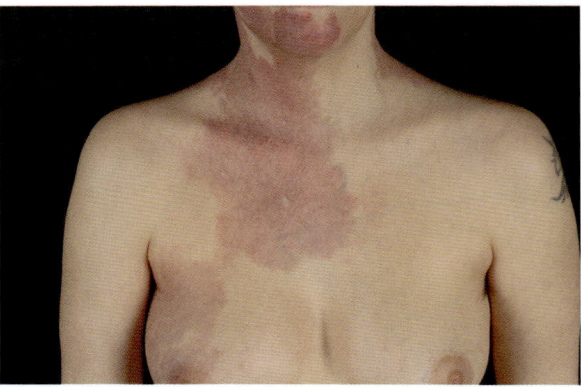

Naevus flammeus. Scharf begrenzter, asymmetrischer, dunkelroter Naevus im Bereich von Dekolleté, Brust und Gesicht bei einer 40-jährigen Frau.

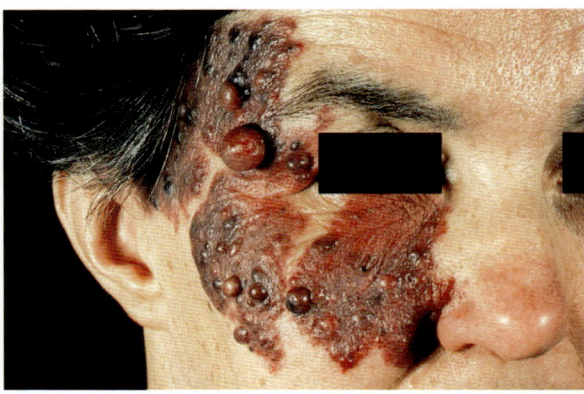

Naevus flammeus. Multiple, chronisch stationäre, asymmetrisch lokalisierte, symptomlose, rote Flecken mit multiplen, roten, weichen, breitbasig aufsitzenden, prallen Papeln und Knoten. Tuberonoduläre Umwandlung auf vorbestehendem planem Naevus flammeus.

bildung der dermalen Kapillaren. Je nach Klinik werden unterschieden:
- Naevus flammeus lateralis
- Naevus flammeus medialis.

S.a. posttraumatischer Naevus flammeus.

Klinisches Bild
S.u. Naevus flammeus lateralis.

Histologie
In den ersten Lebensjahren diskrete, später zunehmende, Dilatation postkapillärer Venulen im Stratum papillare, oft mit tiefer liegenden kavernösen Malformationen assoziiert. Im höheren Lebensalter Entstehung lobulärer kapillärer Hämangiome.

Therapie
S.u. Naevus flammeus lateralis.

Naevus flammeus lateralis   Q82.5

Synonym(e)
Asymmetrischer lateraler Naevus flammeus

Definition
Angeborene oder sich in frühester Kindheit entwickelnde, meist einseitig lokalisierte Missbildung der Gefäße.

Klinisches Bild
Meist bizarr konfigurierter, in den ersten Lebensjahren hellroter, später sattroter bis blauroter (rotweinfarbener) Fleck (durch Glasspateldruck vollständig komprimierbar). Die Größe reicht von 0,5 cm im Durchmesser bishin zu großflächigen Flecken, die sich über weite Körperpartien erstrecken. Ein Naevus flammeus zeigt kein spontanes Flächenwachstum, sondern vergrößert sich nur dem Körperwachstum entsprechend. Nach jahrzehntelangem Bestand bilden sich höckrige, blaurote Plaques, Papeln oder Knoten. Es besteht Blutungstendenz bei banalen Verletzungen. Klinisch bedeutsam ist die fakultative, syndromale Verknüpfung mit Missbildun-

gen anderer Organe (Weichteilhypertrophie, Knochenhypertrophie, Glaukome, Retinaschäden, verkalkende Schäden der Leptomeninx). Klinisch bedeutsam ist die fakultative, syndromale Verknüpfung mit Missbildungen anderer Organe, insbes.:
- Hippel-Lindau-Syndrom
- Klippel-Trénaunay-Syndrom
- Parkes-Weber-Syndrom
- Sturge-Weber-Krabbe-Syndrom
- Cobb-Syndrom
- Bonnet-Dechaume-Blanc-Syndrom.

Therapie
- Blasse Naevi (Säuglings- und Kindesalter): Die besten Erfolge zeigen sich mit dem gepulsten Farbstoff-Laser (585 nm bzw. 577 nm, s.a. Laser). Nachteil: Finanziell aufwändig, nur in spezialisierten Einrichtungen vorhanden. Aufhellungseffekte bei ca. 70% der Naevi. Narbenbildung tritt bei sachgerechter Anwendung nur sehr selten auf. Am besten sprechen Naevi an Kopf, Stamm oder Nacken an. Ausreichend sind i.d.R. 5-7 Sitzungen in Abständen von 6-8 Wochen mit Energiedichten von 5,5-8 J/cm², in Abhängigkeit der besten Aufhellung nach vorheriger Probelaserung (1 cm²). Vorbereitung: Insbes. bei Kindern wird wegen Schmerzhaftigkeit die vorherige Verabreichung von Lokalanästhesie (z.B. EMLA Creme) empfohlen, ggf. auch systemische Analgetika oder Allgemeinanästhesie anwenden. 10-Jahresergebnisse belegen allerdings, dass nahezu 60% der Laser-behandelten Naevi flammei wiederum nachdunkeln.
- Dunkle Naevi (Erwachsenenalter): Dunkle Naevi sprechen häufig relativ gut auf den Argon-Laser an. Eine langwierige Behandlung ist i.d.R. notwendig. Das Ansprechen kann häufig erst nach einigen Sitzungen beurteilt werden. Durch vorsichtige Dosierung lässt sich das Risiko der Narbenbildung und von Hypopigmentierungen stark vermindern. Bei ungenügendem Ansprechen kommen gepulste Farbstofflaser infrage. Auch hier sind i.d.R. 5 und mehr Sitzungen nötig. Noduläre Anteile sprechen nur wenig an, hier kann ggf. mit Photoderm VL (hochenergetische Blitzlampe mit breitem Wellenlängenspektrum) mehr erreicht werden.
- Vor Beginn einer Laserbehandlung: Aufklärung des Patienten über 1-2 Wochen anhaltende Verfärbungen, Vermeidung direkter Sonnenbestrahlung und Lichtschutz (z.B. Anthelios) über die gesamte Dauer der Laserbehandlung. Alternativ: Kosmetische Abdeckung z.B. mit Dermacolor. Kryochirurgie nur bei ausreichender Erfahrung anwenden.
- Abklärung und ggf. Behandlung von Begleitanomalien, s.u. jeweiligem Syndrom.

Prognose
Keine Spätrückbildung.

Hinweis(e)
> **Merke:** Ein Naevus flammeus im Bereich des Ausbreitungsgebietes des N. Trigeminus (V_2) stellt eine zwingende Indikation zur ophthalmologischen Abklärung dar (Glaukom, Retinaschäden). Die mit Laser behandelten Patienten sollten auf ein mögliches Nachdunkeln der Areale hingewiesen werden.

Naevus flammeus medialis Q82.5

Synonym(e)
Naevus flammeus fissurale

Definition
Meist angeborener medialer Naevus flammeus. Keine syndromale Verbindung mit anderen Organmissbildungen bekannt.

Lokalisation
Stirnmitte, Oberlider, Nasenflügel.

Klinisches Bild
Hellrote oder mattrote, 0,5-10,0 cm große Flecken. Rückbildungstendenz im Laufe des Lebens. Sonderformen sind der Unna-Politzer-Nackennaevus und der Lachsfleck der Stirnmitte.

Therapie
Meist ist eine Therapie nicht notwendig, da die Hautveränderungen kosmetisch wenig störend sind. In jedem Fall sollte ½ Jahr abgewartet werden, da es zum spontanen Abblassen des Naevus kommen kann. Bei Therapienotwendigkeit: s.u. Naevus flammeus lateralis.

Prognose
Günstig, keine Progression, keine tubero-nodöse Umwandlung.

Naevus flammeus, posttraumatischer D23.L

Erstbeschreiber
Fegeler, 1949

Synonym(e)
Fegeler-Syndrom; acquired port-wine stain; acquired naevus flammeus

Definition
Einseitige, plane, rote Flecken von unterschiedlicher Farbtiefe (je nach Durchblutung) nach traumatischer Schädigung. Der Pathomechanismus ist unklar, eine nervöse Schädigung scheint zumindest Mitverursacher zu sein, auch wenn sich die Naevi weder Segmenten noch dem Verlauf peripherer Nerven zuordnen lassen.

Therapie
Zunächst Beobachtung und kosmetische Abdeckung z.B. mit Dermacolor. Ggf. Versuch mit Laser-Behandlung (gepulster Farbstoff-, Argon-Laser).

Naevus fuscocoeruleus deltoideoacromialis D22.5

Erstbeschreiber
Ito, 1951

Synonym(e)
Naevus fuscocoeruleus acromiodeltoideus; Naevus Ito; deltoideo-akromiale Melanozytose

Definition
Dermaler melanozytärer Naevus, der meist mit genetischen Aberrationen assoziiert ist und als Marker für chromosomale Mosaike gilt. S.a. Naevus fuscocoeruleus ophthalmomaxillaris, s.u. Mongolenfleck.

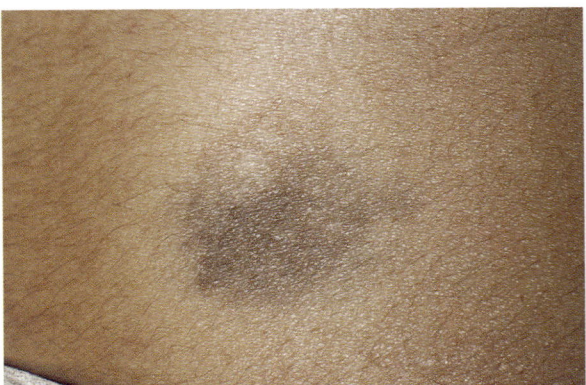

Naevus fuscocoeruleus deltoideoacromialis. Münzgroßer, schiefergrauer Fleck im Schulterbereich einer 33-jährigen Ostasiatin.

Vorkommen/Epidemiologie
Inzidenz: 10-20:100.000 Einwohner/Jahr.

Lokalisation
Schulter- und oberer Rumpfbereich.

Klinisches Bild
Entsprechend dem Naevus fuscocoeruleus ophthalmomaxillaris. Charakteristische streifenförmige Hypopigmentierung, meist entlang der Blaschko-Linien verlaufend.

Therapie
Ggf. kosmetische Abdeckung (z.B. Dermacolor).

Prognose
Unveränderte Persistenz, keine Melanomentwicklung.

Naevus fuscocoeruleus ophthalmomaxillaris D22.30

Erstbeschreiber
Ota, 1939

Synonym(e)
Naevus Ota; okulodermale Melanozytose; mesodermalmelanosis of the face and sclera

Definition
Meist kongenitaler, dermaler melanozytärer Naevus, der fast nur bei der mongolischen Rasse, besonders bei Frauen, vorkommt. Eine erworbene Variante ist beschrieben. S.a. Naevus fuscocoeruleus deltoideoacromialis.

Vorkommen/Epidemiologie
Meist bei Asiaten auftretend. Gehäuft in Japan.

Manifestation
Nicht immer bereits bei Geburt sichtbar. Erstmanifestationen sind bis zum 10. Lebensjahr beschrieben. Mädchen sind 3-5mal häufiger betroffen als Jungen.

Lokalisation
Versorgungsbereich des 1. und 2. Trigeminusastes.

Klinisches Bild
- Integument: Dem Mongolenfleck entsprechende unregelmäßige, hellrotbraune bis schwarzbläuliche Pigmentierung halbseitig im Wangenbereich entlang der N. Trigeminus-Innervation. Fakultativ Entwicklung papulöser oder kleinknotiger, erhabener Effloreszenzen. Beteiligung der Wangenschleimhaut ist möglich.
- Extrakutane Manifestation: Beteiligung des Auges und der Wangenschleimhaut ist möglich. Bis zu 26% der Patienten zeigen bilaterale Ausprägung. Beteiligung des Trommelfells (55%), der Augen (49%), Nasenschleimhaut (28%), Pharynx (24%) und des Gaumens (18%). Assoziierte Symptome: Glaukom, Katarakt, Taubheit, Occiputdeformität, Hemiatrophia facei.

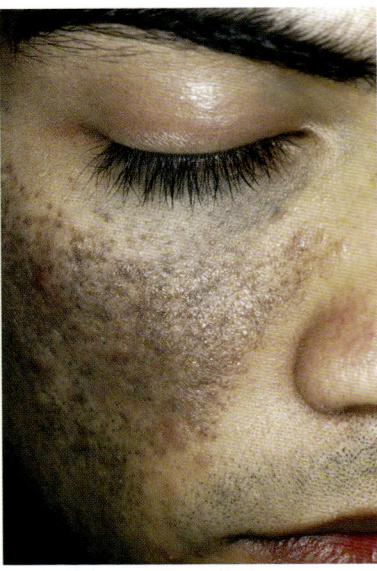

Naevus fuscocoeruleus ophthalmomaxillaris. Unregelmäßige, flächenhafte, braune bis schwarzbläuliche, halbseitige Pigmentierung. Halbseitige, im Wangenbereich entlang der N. Trigeminus-Innervation verlaufende Manifestation.

Histologie
Im mittleren und oberen Korium teils gruppiert liegende, bevorzugt periadnexielle, spindelförmige, mit Pigmentgranula gefüllte Melanozyten, keine Melanophagen.

Therapie
Ggf. kosmetische Abdeckung (z.B. Dermacolor). Laserbehandlung führt manchmal zur Aufhellung der Pigmentierung. Abklärung und Überwachung einer evtl. Begleitsymptomatik.

Prognose
Selten Entwicklung eines malignen Melanoms. Intrazerebrale melaninbildende Tumoren möglich.

Naevus, Kokardennaevus D22.L

Definition
Gutartiger, angeborener, pigmentierter, aus Naevuszellen bestehender Hauttumor, bei dem unterschiedliche Brauntönungen kokardenartig angeordnet sind.

Naevus lipomatodes cutaneus superficialis D23.L

Erstbeschreiber
Hoffmann u. Zurhelle, 1921

Synonym(e)
Nevus lipomatodes cutaneus superficialis (Hoffmann-Zurhelle); Hoffmann-Zurhelle's nevus lipomatosus cutaneus su-

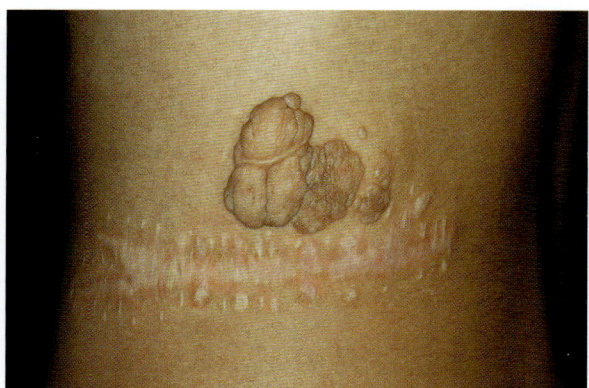

Naevus lipomatodes cutaneus superficialis. Solitäre, schwammartig weiche, zur Seite gut abgrenzbare, breitbasig aufsitzende, gelappte, knotige Erhabenheit oberhalb einer alten Narbe nach Teilexzision an der Flanke eines 25 Jahre alten Mannes. Die Läsion bestand bereits bei der Geburt, trat in den ersten Lebensjahren langsam hervor und hat seit der Pubertät deutlich erhabenen Charakter. Ein Flächenwachstum trat nur durch das zunehmende Körperwachstum ein. Vor 5 Jahren Erst-OP von etwa 2/3 der Läsion.

perficialis; Superficial cutaneous nevus lipomatosus of Hoffmann-Zurhelle; NLCS

Definition
Umschriebener Fettgewebsnaevus mit Entwicklung von Fettgewebsläppchen in der gesamten Dermis.

Manifestation
Ab Geburt.

Lokalisation
Lenden und Glutaealregion.

Klinisches Bild
Seit der Geburt bestehende, über eine Fläche von 1-10 cm gruppierte, weiche, hautfarbene bis gelbe oder gelb-rote, isolierte oder häufiger aggregierte Papeln sowie flache, weiche, glatte oder verruciforme Knoten, teils mit blumenkohlartigem Aspekt.

Histologie
Die Epidermis ist normal oder leicht akanthotisch. Bereits bei der Übersichtsvergrößerung sind Fettzellenheterotopien - kleine oder auch größere Läppchen normalen Fettgewebes - in der oberen Dermis auffällig. Diese Fettgewebsinseln in der Dermis zeigen keinen Zusammenhang mit dem subkutanen Fett oder mit den Hautanhangsgebilden. Die Schätzungen des Fettanteils in der Dermis variieren von 10-50%.

Therapie
Aus kosmetischen Gründen ggf. Exzision.

Naevus lipomatosus   D23.L

Synonym(e)
Naevus lipomatodes

Definition
Fettgewebsnaevus mit Entwicklung von Fettgewebsläppchen in der Dermis. Unterschieden wird eine umschriebene von einer generalisierten Form Naevus lipomatodes cutaneus superficialis, Naevus lipomatosus generalisatus.

Naevus lipomatosus generalisatus   Q82.8

Definition
Abnorme Hautfaltenbildung entsprechend der Cutis verticis gyrata über das gesamte Integument. S.a. Michelinreifen-Baby-Syndrom.

Therapie
Nicht möglich.

Naevus, melanozytärer   D22.L

Synonym(e)
Naevus naevocellularis; Naevozytennaevus; Naevus pigmentosus naevocellularis; Naevuszellnaevus

Definition
Gutartiger, angeborener oder erworbener, aus Melanozyten bestehender Hauttumor, der meistens in Mehrzahl auftritt. Melanozytäre Naevi können in der Epidermis (junktionaler melanozytärer Naevus), in Epidermis und Dermis (Compound-Typ des melanozytären Naevus) oder ausschließlich in der Dermis lokalisiert sein (dermaler melanozytärer Naevus).

Einteilung
Einteilung der kongenitalen und erworbenen melanozytären Naevi nach histologischen und klinischen Kriterien:
- Melanozytärer Naevus, erworbener:
  - Lentigo simplex
  - Lentigo solaris (senilis)
  - Lentigo, retikuläre
  - Lentigo der Schleimhaut (Melanose der Schleimhaut)
  - Naevus, melanozytärer, Halo-Naevus
  - Naevus, melanozytärer, akraler
  - Naevus, melanozytärer, Rezidivnaevus
  - Naevus, melanozytärer, dysplastischer (atypischer)
  - Naevus Spitz
  - Naevus, melanozytärer, Spindelzellnaevus, pigmentierter
  - Blasenzellnaevus (Ballonzellnaevus)
  - Naevus, melanozytärer, Meyerson-Naevus.
- Naevus, melanozytärer, kongenitaler:
  - Kleiner kongenitaler melanozytärer Naevus (<4 cm)
  - Großer kongenitaler melanozytärer Naevus (>4 cm)
  - Riesengroßer kongenitaler melanozytärer Naevus (z.B. Badehosentyp)
  - Melanosis neurocutanea
  - Naevus spilus.
- Blauer Naevus
- Dermale Melanozytose:
  - Mongolenfleck
  - Naevus fuscocoeruleus ophthalmomaxillaris (Naevus Ota)
  - Naevus fuscocoeruleus deltoideoacromialis (Naevus Ito).

Vorkommen/Epidemiologie
- Die Prävalenz melanozytärer Naevi ist abhängig von Alter, Ethnizität, genetischer Prädisposition und Umweltfaktoren.

- Wenige melanozytäre Naevi sind bei Geburt vorhanden. Es kommt zu einem Anstieg des Auftretens im Laufe der ersten 3 Lebensdekaden und zur Rückentwicklung mit zunehmendem Alter. Besonders schnell entwickeln sich melanozytäre Naevi bis zur Pubertät. Die größte Anzahl melanozytärer Naevi wird zwischen dem 20. und 30. Lebensjahr beobachtet.
- Hellhäutige Menschen (kaukasische Rasse) haben eine größere Anzahl melanozytärer Naevi als Angehörige dunkel pigmentierter Rassen, speziell Afroamerikaner und Asiaten. Melanozytäre Naevi an Handflächen und Fußsohlen sowie im Nagelbett sind häufiger bei Schwarzen und Asiaten als bei Weißen.
- Eine erhöhte Anzahl von melanozytären Naevi konnte in Familien gezeigt werden, in denen familiäre Melanome vorkommen.
- Eine verminderte Anzahl von melanozytären Naevi konnte bei Kindern mit atopischem Ekzem nachgewiesen werden. Ebenso vermindert ist die Zahl bei Patienten mit M. Recklinghausen.
- Umweltfaktoren wie Sonnenexposition beeinflussen eindeutig die Entwicklung melanozytärer Naevi. Es gibt deutliche Hinweise dafür, dass Individuen, die in sonnigen Klimazonen aufwachsen, eine größere Prävalenz von melanozytären Naevi haben, als solche, die in gemäßigten Temperaturzonen aufwachsen. Bei Untersuchungen an Kleinkindern konnte nachgewiesen werden, dass die Anzahl der Naevi mit der Urlaubsfrequenz korreliert.

Ätiologie
Es wurde postuliert, dass melanozytäre Naevi von Zellen herstammen, die von der Neuralleiste in die Epidermis migrieren. Wahrscheinlich repräsentieren Melanozyten und „Naevuszellen" identische Zellpopulationen, so dass auf den Begriff „Naevuszelle" im Zusammenhang mit melanozytären Naevi (alias Naevuszellnaevus) verzichtet werden kann.

Lokalisation
Am gesamten Integument, auch an oberflächlichen Schleimhäuten möglich.

Klinisches Bild
- Erworbene melanozytäre Naevi sind gut umschriebene, runde oder ovale, solitäre oder multiple, meist achsensymmetrische, gut abgegrenzte Läsionen mit regulären Rändern sowie einem Durchmesser von 2-6 mm.
    - Junktionaler Naevus: Fleckförmige oder plaqueartige, meist uniform mittel- bis dunkelbraun gefärbte Läsion.
    - Compound-Naevus: Unterschiedlich erhabene und im Allgemeinen hellere Läsion als junktionale Naevi.
    - Dermaler Naevus: Meist erhabener, auch papillomatöser und deutlich heller als Compound-Naevi. Die Farbe reicht von hellbraun bis hautfarben.
- Klinische Überlappungen zwischen allen 3 Naevus-Typen sind möglich. Dermale Naevi und auch Compound-Naevi können halbkugelig oder papillomatös geformt sein oder bei verrukösem Wachstum an seborrhoische Keratosen erinnern. Viele Naevi enthalten kräftige, meist dunkel pigmentierte Haare.
- Naevi an Handflächen und Fußsohlen sind gewöhnlich fleckförmig oder nur leicht erhaben. Sie haben reguläre und scharf definierte Grenzen und zeigen eine uniforme, braune Pigmentierung.
- Melanozytäre Naevi der Nagelbetten zeigen sich gewöhnlich als uniform pigmentierte, die gesamte Nagelplatte durchziehende, braun bis dunkelbraune, longitudinale scharf abgegrenzte Streifen.
- Verdächtige klinische Zeichen auf maligne Entartung sind (ABCD-Regel):
    - Asymmetrie
    - Größenzunahme
    - Erhabenheit
    - Zunahme der Pigmentierungsintensität
    - Haarverlust bei zuvor bestehender Behaarung
    - Pigmentierter Hof um einen leicht erhabenen Naevus
    - Entzündliche Reaktionen wie Juckreiz, Erosionen, Oberflächenblutungen.

Histologie
Histologisch können 3 Formen unterschieden werden:
- Junktionstyp (epidermales Anfangsstadium)
- Compoundtyp (epidermo-dermal)
- Dermaler Typ: Dermaler melanozytärer Naevus.

Melanozytäre Naevi zeigen intraepidermale und/oder dermale Ansammlungen von Melanozyten. Die Melanozyten innerhalb der Junktionszone haben rundes, ovales oder spindeliges Aussehen und liegen in zusammenhängenden Nestern. In der oberflächlichen Dermis haben die Zellen im Allgemeinen einen epitheloidzelligen Charakter mit mittelgroßen, meist zentral gelegenen Kernen sowie einem deutlich ausgeprägtem Zytoplasmasaum. Der Pigmentierungsgrad ist unterschiedlich, entweder fein granulär, aber auch schollig über das Zytoplasma verteilt. Die Kerne zeigen eine uniforme Chromatinverteilung mit einer leicht verklumpten Textur. Tiefer in der Dermis liegen die Melanozyten in Strängen. Oft zeigen die Zellen einen verminderten Zytoplasmagehalt. Sie ähneln dann Lymphozyten und sind häufig in linearen Strängen aber auch diffus angeordnet. Die Hautanhangsgebilde werden von den dermalen Melanozyten ummantelt, bleiben jedoch stets intakt.

Differenzialdiagnose
Malignes Melanom; Naevus bleu; Naevus Spitz; pigmentiertes Basalzellkarzinom; Dermatofibrom; thrombosiertes Hämangiom; pigmentierte Verruca seborrhoica.

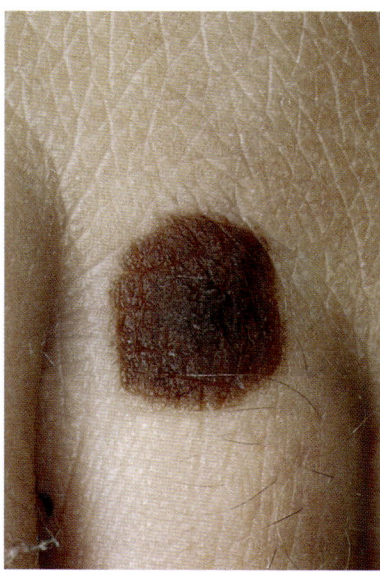

Naevus, melanozytärer. Angeborene, zunächst flache, später deutlich erhabene, scharf begrenzte, runde, weiche, braune Plaque mit leicht rauer Oberfläche.

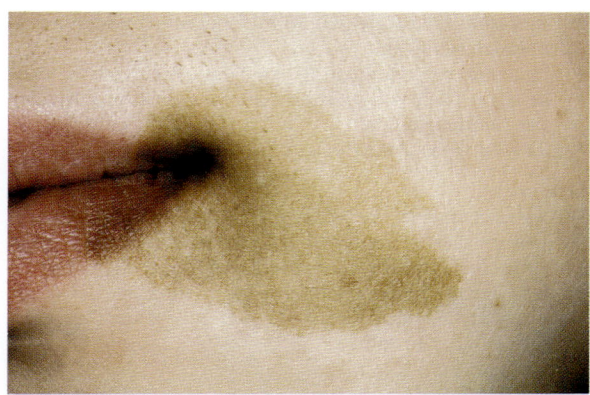

Naevus, melanozytärer. Hellbraun pigmentierter, ca. 4,0 x 3,0 cm großer, gut umschriebener, im Hautniveau gelegener Fleck.

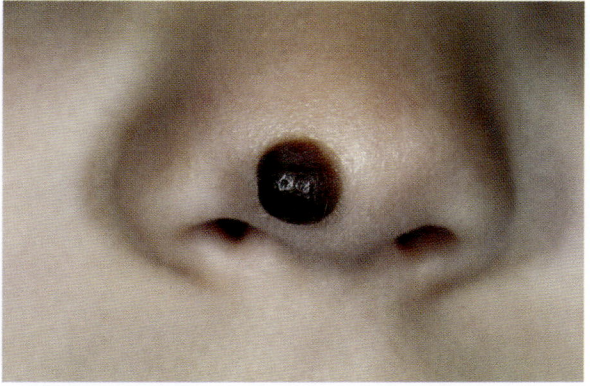

Naevus, melanozytärer. Solitärer, chronisch stationärer, seit 12 Monaten größenkonstanter, indolenter, scharf begrenzter, achsensymmetrischer, 0,6 cm durchmessender, dunkelbrauner, glatter Knoten.

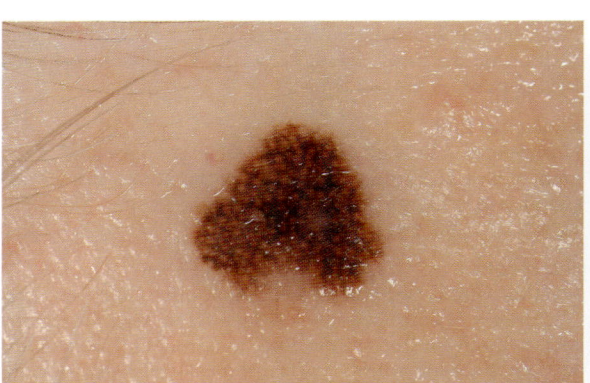

Naevus, melanozytärer. Solitärer, chronisch stationärer, ca. 0,7 cm großer, an der rechten Schläfe lokalisierter, lichtbetonter, wie ein Dreieck figurierter, glatter, retikulär mit unterschiedlich abgestuften Brauntönen zersetzter, unscharf begrenzter Fleck bei einer 50 Jahre alten Patientin.

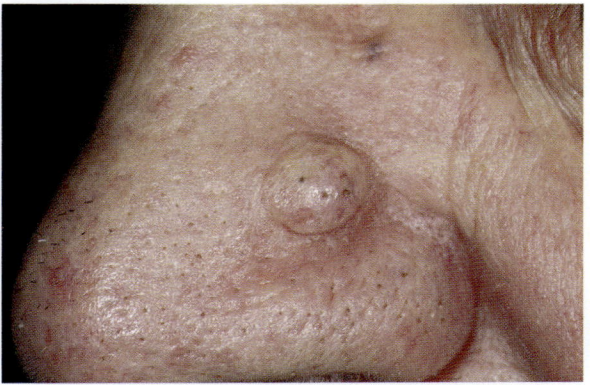

Naevus, melanozytärer. Dermaler Naevus. Solitäre, chronisch stationäre, 0,4 cm große, scharf begrenzte, weiche, symptomlose, hautfarbene, glatte Papel. Follikelöffnungen sind sichtbar.

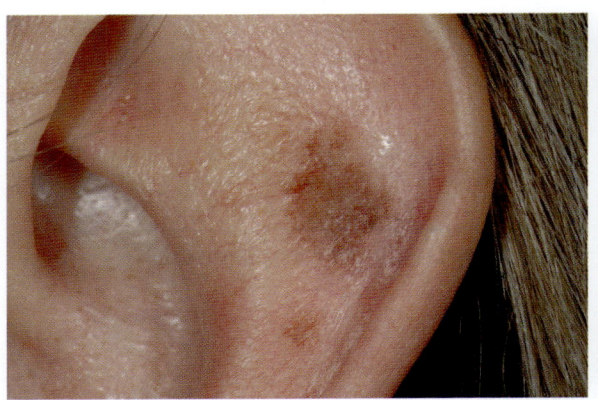

Naevus, melanozytärer. Chronisch stationärer, nicht mehr zunehmender, scharf begrenzter, symptomloser, achsensymmetrischer, 1,0 x 0,6 cm großer, brauner Fleck an der Ohrmuschel einer 36-jährigen Frau.

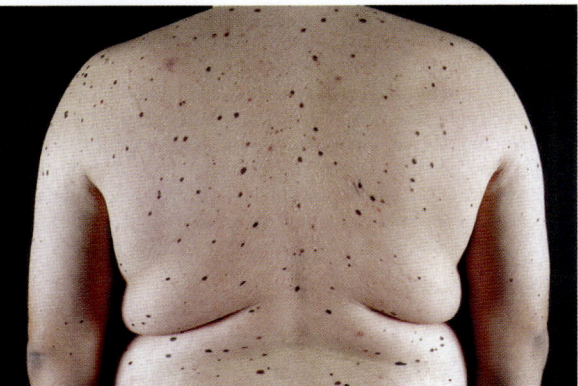

Naevus, melanozytärer. Multiple, bis 0,5 cm große, braune, weiche Papeln mit glatter Oberfläche in disseminierter Verteilung am gesamten Rumpf bei einem 29 Jahre alten Patienten. Seit frühester Kindheit starke Sonnenexposition bei regelmäßigen Badeurlauben an der Nordsee. Die Muttermale „habe er schon immer".

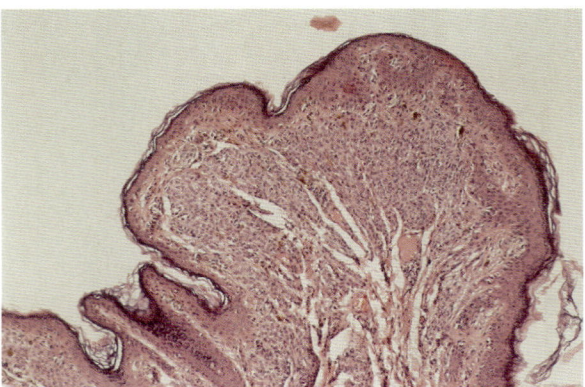

Naevus, melanozytärer. Dermaler melanozytärer Naevus. Kompakte Ansammlung monomorpher Melanozyten in diffuser Verteilung. Keine Melanozytenanhäufung im Epithel nachweisbar.

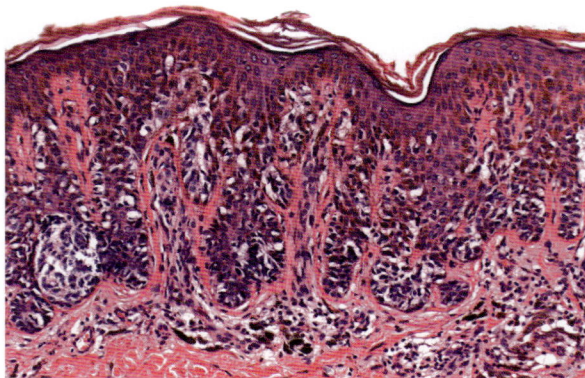

Naevus, melanozytärer. Junktionstyp. Unregelmäßige Elongation der Reteleisten mit diffuser Durchsetzung durch Melanozyten (helle Elemente). Im Bild links Nestbildung der Melanozyten am unteren Pol der Reteleiste. In der Dermis schütteres lymphozytäres Infiltrat; vereinzelte Melanophagen.

Komplikation
Ein wichtiger Aspekt des melanozytären Naevus ist seine Beziehung zum malignen Melanom. Viele Melanompatienten geben an, dass sich das Melanom auf einem zuvor lange bestandenem Naevus entwickelt habe. Histologische Studien zeigen, dass etwa ein Drittel der Melanome mit Anteilen eines melanozytären Naevus kombiniert sind. Eine vermehrte Anzahl von melanozytären Naevi ist Hinweis auf ein erhöhtes Melanom-Risiko.

Therapie
- Unauffällige melanozytäre Naevi sind nicht behandlungsbedürftig. Da bei Patienten mit vielen Naevi jedoch das Risiko der Entwicklung maligner Melanome erhöht ist, sollte immer der Risikostatus des Patienten mit Bestimmung von Hauttyp, Alter, familiärer Belastung, UV-Vorbelastung sowie Anzahl und Dysplasiegrad vorhandener Naevi dokumentiert werden.
- Regelmäßige, fachärztliche Hautbefundkontrollen, 1-2mal/Jahr.
- Auffällige Naevi sollten exzidiert oder ihre Größe per Fotodokumentation und Maßstab festgehalten und regelmäßig kontrolliert werden. Die Auflichtmikroskopie dient als diagnostisches Hilfsmittel.
- Insbesondere Kinder vor Strahlenbelastung und Sonnenbränden schützen.
- Patienten mit erhöhtem Risiko: Sonne meiden bzw. textiler sowie chemisch/physikalischer Sonnenschutz; Meiden von Sonnenstudios.
- Anleitung des Patienten zur Selbstkontrolle.

Prognose
Die Gesamtzahl der melanozytären Naevi und das Vorhandensein dysplastischer melanozytärer Naevi ist ein signifikanter Risikofaktor für die Entwicklung von malignen Melanomen. Bei großen kongenitalen pigmentierten, behaarten Naevi entwickeln sich Melanome bei 10-25% der Patienten, z.T. schon in der Kindheit.

Naevus, melanozytärer, akraler   D22.L

Definition
Palmoplantar lokalisierter Naevus. Es besteht eine Sonderstellung, da die Klinik häufig schwierig von einem malignen Melanom zu unterscheiden ist.

Klinisches Bild
Hellbraun bis dunkelbraun gefärbte, meist unscharf abgegrenzte, mit filiformen, in die Leistenstrukturen hinein reichenden Ausläufern versehene, Flecken, Plaques oder Papeln.

Histologie
Melanozytärer Naevus vom Junktions- oder Compoundtyp. Nachweis von einzelnen meist jedoch in Nestern formierten Melanozyten im Bereich der Junktionszone und des gesamten Oberflächenepithels. Typisch ist die Abgabe von Melanin und Melanoyzten in die höheren Epithellagen und in das Str. corneum. Die dermale Tumorbesiedlung ist i.A. gering. Melanozyten zeigen deutliche „Reifung" nach unten. Keine Mitosen!

Differenzialdiagnose
Malignes Melanom.

Therapie
Keine Therapie erforderlich; nur bei gravierendem Malignitätsverdacht ist eine Exzision angezeigt.

Prognose
Die Entartungsgefahr ist im Allgemeinen nicht größer als die der an anderen Stellen lokalisierten Naevi.

Naevus, melanozytärer, dysplastischer   D48.5

Synonym(e)
Atypischer Naevuszellnaevus; Clark-Naevus; Risikonaevus; dysplastic nevus

Definition
Umstrittene Bezeichnung für einen klinisch auffälligen melanozytären Naevus (s. ABCD-Regel) mit erhöhter Wahrscheinlichkeit der Umwandlung in ein malignes Melanom. S.a. BK-Mole-Syndrom, s.a. Naevussyndrom, nichthereditäres, dysplastisches. Bisher gibt es weder allgemein akzeptierte histologische noch auflichtmikroskopische oder klinische Merkmale, die eine exakte Definition von Melanompraekursoren erlauben. Sofern die entsprechende Kriterienpalette für eine Bewertung der Tumordignität nicht ausreicht oder zweifel-

haft erscheint, besteht der praktische Nutzen der Beibehaltung des Dysplasiebegriffes darin, dass entweder engmaschige Verlaufsuntersuchungen oder bei bereits exzidierten Läsionen histologische Revisionen zu fordern sind.

Einteilung
Je nach Entwicklungsgrad lassen sich unterteilen:
- Dysplastischer Naevus vom Junktionstyp
- Dysplastischer Naevus vom Compoundtyp

Vorkommen/Epidemiologie
Inzidenz: 100-150/100.000 Einwohner/Jahr. Die Prävalenz dysplastischer Naevi wird mit 1,8-4,6% der Bevölkerung angegeben.

Manifestation
Meist nach der Pubertät auftretend, bis zum 20.Lebensjahr.

Lokalisation
Gesamtes Integument; bevorzugt an Brust und Rücken, Armen und Kopf auftretend. Bei Farbigen treten dysplastische Naevi überwiegend an den Akren und der Schleimhaut auf.

Klinisches Bild
Meist 0,6-1,5 cm große, unscharf, häufig polyzyklisch begrenzte, rötlich-braun bis braun-schwarz gefärbte Flecken, Papeln oder Plaques mit unveränderter oder auch pergamentartiger, atrophischer Oberfläche.

Histologie
- Dysplastischer Naevus vom Junktionstyp: Das Oberflächenepithel ist meist akanthotisch. Reteleisten sind zipfelig oder breitbasig verbreitert. In der Junktionszone zeigen sich in unregelmäßigen Abständen angeordnete Nester, aber auch einzeln verteilte (epitheloide) Melanozyten. Seltener sind Nester oder Melanozyten auch suprabasal anzutreffen. Melanozytennester neigen zur Konfluenz (bridging). Vereinzelt Atypiezeichen. Vereinzelt rundzellige Infiltration der oberen Dermis. Pigmentinkontinenz kann vorhanden sein.
- Dysplastischer Naevus vom Compoundtyp: Meist symmetrischer melanozytärer Tumor mit epidermalem und dermalem Anteil. Stellenweise überragt die junktionale Aktivität den dermalen Tumoranteil (Schulterbildung). Die epidermalen Veränderungen entsprechen dem Junktionstyp. Bei den dermalen Anteilen ist eine Ausreifung der Melanozyten zur Tiefe hin nachweisbar. Zusätzlich treten Stromareaktionen wie konzentrische oder lamelläre Fibroplasie auf. Schüttere Rundzellinfiltrate.

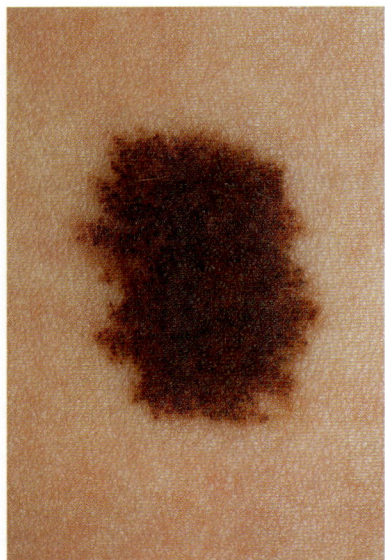

Naevus, melanozytärer, dysplastischer. Unregelmäßig begrenzter und pigmentierter melanozytärer Naevus am Stamm.

Naevus, melanozytärer, dysplastischer. Tabelle 1. Auflichtmikroskopisch-vitalhistologisches Bewertungsprotokoll für dysplastische melanozytäre Naevi (nach Schulz)

Merkmal	Punktwert
Multiple unstrukturierte graue Pigmentverdichtungen (>0,35 mm)	11
Graublaues/gelblichbraunes sakkuläres Muster	11
Weißlich- oder bläulich-opake Schleier	10
Melanophagen-Pseudotrabekel (im Gesicht)	10
Tief lokalisiertes graublaues/ -braunes Netzfragment	10
Blutaustritte aus Gefäßektasien	8
Graublaue Globulie und Stäbchen (>0,15 mm) oder Areale mit stark pigmentierten zentropapillären Globuli	7
Alabastergipsartige Lakunen	7
Regressionszonen mit randständigen Melanophagen	7
Angiektatisches Grundmuster mit punktförmigen oder polymorphen Gefäßen	7
Weißlich-opake Septen	5
Blue-in-pink area	5
Areal mit gleichmäßig verteilten Kapillaren	5
Pseudopodienartige Randzone	5
Radial straming (digitiforme Ausläufer)	5
Brown/black dot vor blaugrauem Hintergrund	5
Abrupter Pigmentabbruch in den Trabekeln	3
Graublaue dendritische Trabekel	3
Graublauer Schatten in pink	3
Mehrkomponentenaufbau (>2)	3

Diagnose
- Goldstandard ist die Histologie.
- Auflichtmikroskopie: Auflichtmikroskopische Merkmale, wie sie sonst nur bei malignen Melanomen vorkommen, erreichen in der Gruppe der dysplastischen Naevi einen Anteil von etwa 14%. Die überwiegende Zahl der als dysplastisch eingestuften melanozytären Naevi zeigen Auf-

Naevus, melanozytärer, dysplastischer. Tabelle 2. Auflichtmikroskopische Kriterien für die Unterscheidung zwischen Junktionsnaevus und dysplastischem Naevus (modifiziert nach Schulz)

	Junktionsnaevus	Dysplastischer Naevus
Grundmuster überwiegend aus einer Komponente	+	
Symmetrische Pigmentverteilung	++	
Mehrkomponentenaufbau		++
Grundmuster vorwiegend retikulär	++	+
Diffuses Grundmuster		+
Globuläres Grundmuster	+	
Graublaue/-schwarze zentropapilläre Globuli	+	
Areale unregelmäßig grau-blau bis schwarz pigmentierter Globuli		++
Zentropapilläres braunes Pigment	++	
Massive zentrale symmetrische Pigmentausschleusung		+
Bizarres Netzmuster		++
Zentrales unterlagertes graues/blaues bis grauschwarzes Pigment	+	++
Dendritische graublaue Trabekel		++
Abrupte Pigmentabbrüche in Trabekeln		++
Graublaue Melanophagentrabekel		+
Regressionsaraeale mit randständigen grauvioletten Melanophagenhaufen		++
Areal mit gleichmäßg angeordneten Kapillaren		+

+ häufig, ++ sehr häufig

lichtphänomene, wie sie auch bei gewöhnlichen Naevi vorkommen, oft allerdings in stärkerer Ausprägung, anderen Häufigkeiten und Mehrkomponentenstrukturen. Anhand eines Bewertungsprotokolles kann die Diagnostik standardisiert werden.

Therapie
Wichtig ist die Differenzierung zwischen einfachen und dysplastischen Naevi mittels Klinik und Auflichtmikroskopie. Dysplastisch eingestufte Naevi werden ohne Sicherheitsabstand exzidiert und histologisch kontrolliert. Bei Vorliegen eines malignen Melanoms weiteres Vorgehen s. dort. Bei Patienten mit dysplastischen Naevi in Familien mit BK-Mole-Syndrom oder FAMM-Syndrom besteht ein eminent hohes Risiko für die Entstehung eines malignen Melanoms (s.a. jeweils dort). Um das Risiko des Auftretens weiterer dysplastischer melanozytärer Naevi zu vermindern, sind präventive Maßnahmen wichtig, s.u. Naevus, melanozytärer.

Prognose
Wahrscheinlichkeit des Übergangs in ein malignes Melanom ist erhöht: Laut Studien ist das Melanomrisiko bei Vorliegen eines dysplastischen melanozytären Naevus etwa doppelt so hoch wie normal, bei 10 oder mehr dysplastischen Naevi etwa 12fach erhöht, bei >50 Naevi um 15-20fach höher als normal.

Naevus, melanozytärer, fibrosierter D22.L

Definition
Alter, ausgebrannter melanozytärer Naevus bei dem das bindegewebige Stroma die Melanozyten weitgehend verdrängt hat.

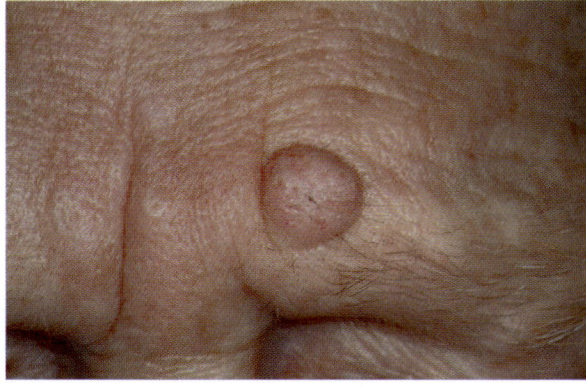

Naevus, melanozytärer, fibrosierter. Ca. 9 x 9 mm durchmessender, scharf begrenzter, weicher, hautfarbener Knoten an der Stirn einer 76-jährigen Patientin.

Differenzialdiagnose
Fibroma molle.

Naevus, melanozytärer, Halo-Naevus D22.L

Erstbeschreiber
Sutton, 1916

Synonym(e)
Halo-Naevus; Leucoderma centrifugum acquisitum; perinaevische Vitiligo; Vitiligo circumnaevalis

Definition
Inkomplett oder komplett depigmentierter melanozytärer Naevus mit unpigmentiertem Hof (Halo).

Vorkommen/Epidemiologie
Als Zufallsbefund bei Patienten mit zahlreichen melanozytären Naevi auftretend. Gehäuft bei Patienten mit Vitiligo und bei metastasierenden Melanomen.

Ätiologie
Vermutlich immunologische Reaktion mit Störung der Melanogenese und Untergang der Melanozyten. Familiäre Häufung ist beschrieben.

Manifestation
Meist bei Jugendlichen oder jungen Erwachsenen während der 2.-3. Lebensdekade auftretend.

Lokalisation
Meist am Stamm lokalisiert, vor allem Rücken.

Klinisches Bild
Ovaler oder kreisrunder, weißer Fleck von 0,5-1,0 cm (oder größer) Durchmesser, der eine, zentral gelegene, hell- bis dunkelbraune Papel (melanozytärer Naevus) umgibt. Rosaverfärbung und Depigmentierung des zentralen melanozytären Naevus sind ebenso möglich wie Repigmentierung des depigmentierten Hofs. In manchen Fällen imponiert nur noch der weiße, kreisrunde oder ovale Fleck.

Histologie
Zentraler melanozytärer Naevus, evtl. mit zellulär-entzündlicher Reaktion, umgeben von einem Halo ohne dopapositive Melanozyten, Melanin in Melanophagen.

Therapie
Eine Therapie ist nicht notwendig. Exzision nur bei klinischem Malignitätsverdacht, übliche Kriterien (ABCD-Regel) zur Exzisionsbedürftigkeit von melanozytären Naevi. Stets histologische Kontrolle des Exzidates!

> **Cave: Exakte klinische Angaben auf dem histologischen Begleitzettel, da Gefahr der Fehlinterpretation!**

Naevus, melanozytärer, kongenitaler   D22.L

Definition
Bereits bei der Geburt vorhandener melanozytärer Naevus unterschiedlicher Größe.

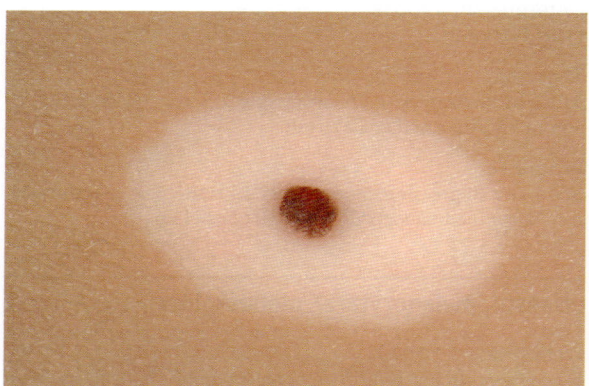

Naevus, melanozytärer, Halo-Naevus. Solitärer, 3,2 x 2,1 cm großer, scharf begrenzter weißer Fleck mit zentral lokalisierter, 0,5 cm großer, flach erhabener, weicher brauner Papel an der rechten Flanke einer 18-jährigen Patientin. Kein Juckreiz, keine sonstigen Beschwerden. Die Symptomatik wurde nach einem „Sonnenurlaub" vor 8 Wochen erstmals bemerkt.

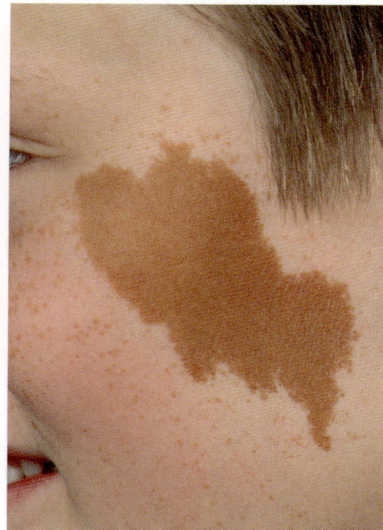

Naevus, melanozytärer, kongenitaler. Seit Geburt bestehender, gut umschriebener, bizarr konfigurierter, scharf begrenzter, hellbrauner (im kranialen Anteil) bis kräftig brauner (im mittleren und unteren Teil) Fleck im Gesicht eines 11-jährigen Jungen.

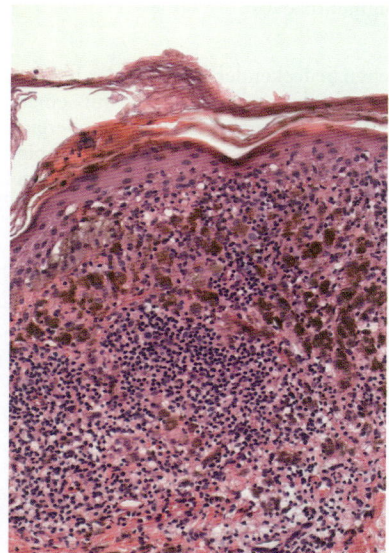

Naevus, melanozytärer, Halo-Naevus. Atrophisches Epithel, fokale Parakeratose, massenhaft unförmig konfigurierte, pigmenttragende Zellen in der oberen Dermis (teils Melanozyten, teils Melanophagen), vereinzelt auch in der mittleren Dermis. Dichtes, das gesamte Tumorparenchym durchsetzendes lymphozytäres Infiltrat.

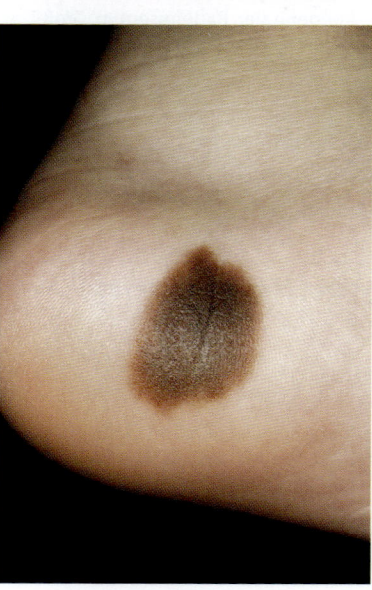

Naevus, melanozytärer, kongenitaler. Angeborene, schmerzlose, nicht aktiv wachsende, leicht erhabene, mäßig konsistenzvermehrte, scharf begrenzte, braune, glatte Plaque.

Vorkommen/Epidemiologie
Bei etwa 1% aller Neugeborenen.

Klinisches Bild
Bild des melanozytären Naevus.

Histologie
S.u. Naevus, melanozytärer.

Therapie
Exzision oder Dermabrasio ggf. in mehreren Sitzungen. Sehr gute Ergebnisse werden mit dem Erbium-YAG-Laser erzielt.

Prognose
Besonders beim Naevus giganteus gehäuft maligne Entartung schon in der Kindheit.

Naevus, melanozytärer, kongenitaler, Badehosentyp   D22.L

Synonym(e)
Bathing trunk naevus; Schwimmhosennaevus

Definition
Naevus giganteus im Gesäß- und Lendenbereich.

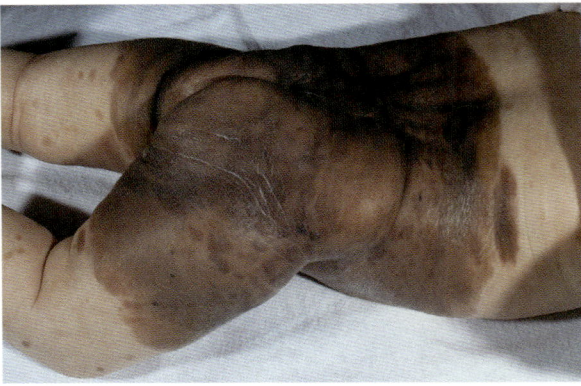

Naevus, melanozytärer, kongenitaler, Badehosentyp. Großflächiger, unregelmäßig pigmentierter Naevus über Gesäß und Rücken.

Therapie
Entsprechend dem Naevus giganteus.

Prognose
Gefahr der malignen Entartung.

Naevus, melanozytärer, Meyerson-Naevus   L30.8

Erstbeschreiber
Meyerson 1971

Synonym(e)
Halo-Ekzeme um Naevuszellnaevi; Halo-Dermatitis um Naevuszellnaevi; Naevuszellnaevus, Meyerson-Naevus

Definition
Spontan auftretende, haloförmig um einen melanozytären Naevus herum angeordnete, ekzematöse Reaktion, entsprechend dem pigmentfreien Hof beim Halo-Naevus.

Ätiologie
Ungeklärt, diskutiert wird Ekzematisation im Rahmen eines atopischen Ekzems oder Manifestation einer Pityriasis rosea.

Manifestation
Vorwiegend bei Männern im mittleren Erwachsenenalter auftretend.

Klinisches Bild
Plötzliche, haloförmige Rötung und Schuppung der meisten oder aller melanozytären Naevi eines Patienten in Form eines geröteten, leicht schuppenden, 1-2 mm breiten Saums. Auftreten meist im Sommer.

Histologie
Durchsetzung der Melanozytennester mit einem zahlreiche eosinophile Granulozyten enthaltenden Infiltrat. Im Randbereich epidermale Veränderungen in Form von Parakeratose, Spongiose, Akanthose sowie Epidermotropie von Leukozyten.

Differenzialdiagnose
Halo-Naevus.

Therapie
Milde antiekzematöse Lokaltherapie, z.B. mit 1% Hydrocortison in Vaseline. Später Exzision.

Prognose
Spontane Regressionstendenz der Ekzeme. Die melanozytären Naevi bleiben stets unverändert bestehen.

Naevus, melanozytärer, molluskoider   D22.L

Definition
Ungebräuchlicher Begriff für einen papillomatösen melanozytären Naevus.

Naevus, melanozytärer, Naevus giganteus   D22.L5

Synonym(e)
Kongenitaler Riesenpigmentnaevus

Definition
Große Körperoberflächen bedeckender, kongenitaler, behaarter oder unbehaarter melanozytärer Naevus mit einem Durchmesser >20 cm. Bei Sitz im Gesäß- oder Lendenbereich spricht man von einem Badehosennaevus. Ein Riesenpigmentnaevus kann als Teilsymptom der Melanosis neurocutanea auftreten.

Vorkommen/Epidemiologie
Häufigkeit des Auftretens: Ca. 1/20.000 Neugeborene.

Komplikation
Bei etwa 5% der Patienten mit melanozytären Riesennaevi werden maligne Entartungen entweder innerhalb des Naevus oder auch extrakutan gefunden. >50% aller beobachteten malignen Entartungen erfolgen innerhalb der ersten 5 Lebensjahre.

Therapie
- Bei mittelgroßen melanozytären Naevi ist nach Lage und Ausdehnung eine mehrzeitige streifenförmige Exzision in Vollnarkose zu empfehlen.

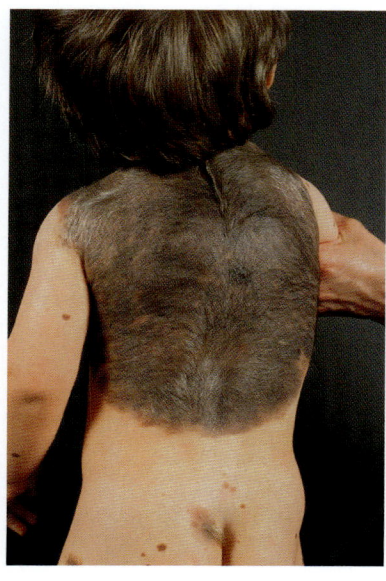

Naevus, melanozytärer, Naevus giganteus. Großer, den gesamten Rücken bedeckender, dunkel pigmentierter, behaarter Naevus neben kleineren behaarten Naevi am Gesäß beim Kleinkind.

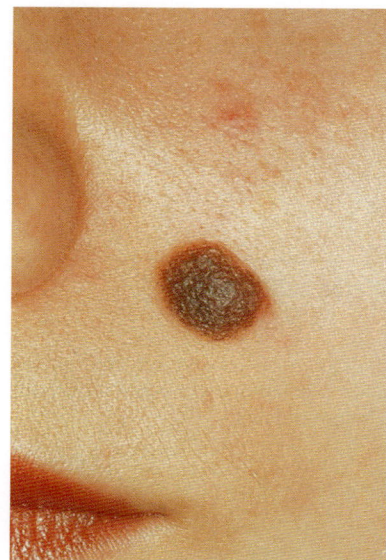

Naevus, melanozytärer, papillomatöser. Großer, deutlich über das Hautniveau erhabener Naevus im Gesicht, seit Jahren unverändert.

- Bei großflächigen Riesenanevi die u.U. mehrere Körperteile erfassen, sollte eine Dermabrasio in den ersten Lebenswochen erfolgen. Auch wenn Melanozyten in der mittleren und tiefen Dermis nicht miterfasst werden, kann das Melanomrisiko durch diesen operativen Eingriff nachweislich deutlich gesenkt werden.
- Statt der Dermabrasion kann (nur durch entsprechend versierte Kollegen) für diese operative Prozedur auch ein ablativer Laser (z.B. Erbium-YAG-Laser) eingesetzt werden. Die Endresultate sind offenbar vergleichbar.
- Sind beschriebene Verfahren nicht möglich, halbjährliche klinische Kontrolle (ggf. Fotodokumentation) und Exzision verdächtiger Areale.

Hinweis(e)
Großflächige Dermabrasionen bedürfen eines postoperativen Intensivmangements und können nur in dermatologischen Zentren mit entprechenden Einrichtungen durchgeführt werden.

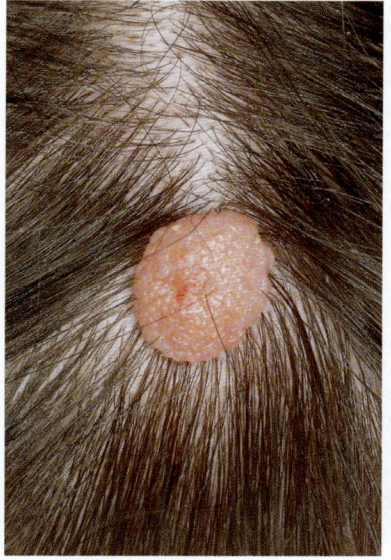

Naevus, melanozytärer, papillomatöser. Komplett entfärbter, papillomatöser Naevus am Kapillitium, seit Jahren unverändert.

Naevus, melanozytärer, papillomatöser D22.L

Synonym(e)
Molluskoider Naevuszellnaevus

Definition
Häufige Form des melanozytären Naevus mit exophytischem, papillomatösem Wachstum.

Klinisches Bild
Breitbasig aufsitzendes, weiches, erbsgroßes, meist gering pigmentiertes Knötchen.

Differenzialdiagnose
Fibroma molle.

Therapie
Exzision oder Dermabrasio ggf. in mehreren Sitzungen.

Naevus, melanozytärer, rezidivierender D22.L

Synonym(e)
Pseudomelanom

Definition
Nach oberflächlicher, unvollständiger Entfernung eines melanozytären Naevus auftretende Bildung von dunklen, zunächst punktförmigen, später flächigen, meist bizarr konfigurierten, dunkelbraunen Flecken und Streifen in der Narbe.

Klinisches Bild
Sich in einer Narbe ausbreitender, meist spritzerartiger oder streifenförmiger, scharf begrenzter, tief brauner bis schwarzer, bizarrer, asymmetrischer Pigmentfleck; meist innerhalb weniger Wochen entstehend.

Histologie
Bild des Junktionsnaevus in Kombination mit Narbenstrukturen in der Dermis.

Differenzialdiagnose
Malignes Melanom.

Therapie
Exzision.

Naevus, melanozytärer, subungualer D22.L

Definition
Unter dem Nagel lokalisierter melanozytärer Naevus mit dunkler bis schwärzlicher, streifenförmiger Nagelverfärbung (Melanonychia striata longitudinalis).

Histologie
S.u. Naevus, melanozytärer, akraler.

Therapie
- Ein subungualer melanozytärer Naevus an sich ist nicht behandlungsbedürftig. Wichtig ist die Abgrenzung bzw. der Ausschluss eines malignen Melanoms. Deshalb bei streifigen Veränderungen zunächst exakte Dokumentation des Befundes (Pigmentierungsgrad und Breite des Streifens). 3-monatige Befundkontrolle, bei Veränderung der Pigmentierungscharakteristik ist histologische Abklärung notwendig. In Leitungsanästhesie nach Oberst und Blutleere wird der Nagel extrahiert. Da der überwiegende Teil subungualer melanozytärer Naevi im Bereich der Nagelwurzel lokalisiert ist, spindelförmige Exzision aus diesem Bereich. Sorgfältige histologische Abklärung, ggf. Nachexzision im Gesunden. Wichtig: Patienten über die Folgen dieser Therapie aufklären! Schädigung des nachwachsenden Nagels ist unumgänglich!
- Bei dunkelhäutigen Rassen sind derartige Nagelveränderungen sehr häufig. Es handelt sich i.d.R. um einfache Pigmentierungen ohne Entartungsgefahr (Melanonychia striata longitudinalis) und ohne Behandlungsbedarf.

Naevus, melanozytärer, zerebriformer intradermaler D22.L

Definition
Melanozytärer Naevus mit zerebriformer Hautfaltenbildung, s.a. Pseudocutis verticis gyrata.

Therapie
Exzision, ggf. in mehreren Sitzungen.

Naevus mucinosus D48.1

Erstbeschreiber
Mc Grae, 1983

Synonym(e)
Mucinous naevus; Linear connective tissue naevus of the proteoglycan type

Definition
Seltener, angeborener, muzinöser Bindegewebsnaevus.

Klinisches Bild
Vereinzelte oder multiple, gelblich bräunliche oder hautfarbene, meist isolierte, weiche, elastische, symptomlose Papeln, die linear oder zosteriform angeordnet sind. Papeln können konfluieren; Entstehung von bis zu 5,0 cm großen Plaques mit glatter Oberfläche.

Histologie
Unter einer unveränderten oder leicht akanthotischen Epidermis zeigt sich ein im HE-Schnitt nahezu strukturloses ungefärbtes Areal, das nahezu das gesamte Korium einnehmen kann. In Alzianblau-Färbung stellt sich dieses Areal blass blau dar. Entzündliche Infiltrate fehlen komplett.

Diagnose
Klinik: Die Hamartom-Genese der Läsionen wird durch die zosteriforme oder lineare Anordnung der Papeln/Plaques (kutanes Mosaik) definiert.

Differenzialdiagnose
Muzinosen anderer Genese; andere Bindegewebsnaevi. S.a. Muzinose, kutane, infantile.

Therapie
Nicht notwendig. Operatives Herangehen, wenn Läsionen kosmetisch stören.

Naevus musculi arrector pili D23.L

Definition
Bindegewebsnaevus durch Vermehrung von Bündeln glatter Muskulatur (Musculus arrector pilorum), gehäuft innerhalb eines Becker-Naevus.

Naevus, papillomatöser, weicher epidermaler D23.L

Synonym(e)
Weicher epidermaler Naevus

Definition
Epidermaler Naevus, der klinisch hautfarben bis grau, weich und auf kleine Bezirke begrenzt erscheint.

Histologie
Akanthose, Papillomatose, Orthohyperkeratose.

Differenzialdiagnose
papillomatöser melanozytärer Naevus; Verruca seborrhoica.

Therapie
Ggf. Exzision in LA.

Naevus pigmentosus et pilosus D22.L6

Definition
Angeborener melanozytärer Naevus mit derben Terminalhaaren.

Therapie
Wenn möglich streifenförmige Exzision in mehreren Sitzungen, s.a. Naevus giganteus. Ansonsten jährliche klinische Kontrolle (ggf. Fotodokumentation) und Exzision verdächtiger Areale.

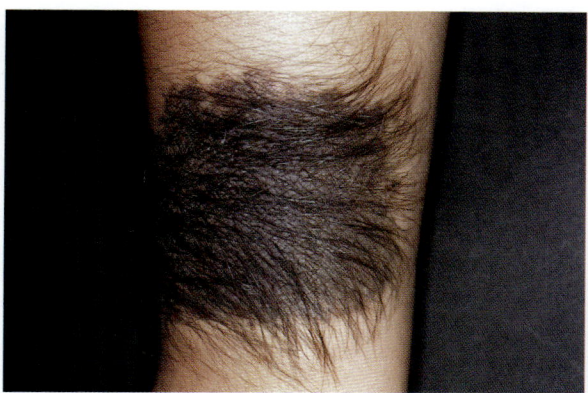

Naevus pigmentosus et pilosus. Seit Geburt bestehende, stark pigmentierte, in den letzten Jahren proportional zum Körperwachstum zunehmende, scharf begrenzte Plaque mit dichter Behaarung.

Naevus sebaceus Q82.5

Erstbeschreiber
Jadassohn, 1895; Robinson, 1932

Synonym(e)
Talgdrüsennaevus; Naevus epitheliomatosus sebaceus

Definition
Organoides Hamartom der Haut, das vor allem das Oberflächenepithel, die Haarfollikel sowie die Talg- und Schweißdrüsen betrifft.

Manifestation
Angeboren, meist isoliert auftretend. Selten familiäre Häufung.

Lokalisation
Vor allem Kapillitium, auch Gesicht, Nacken, selten am Rumpf. In Einzelfällen ist Auftreten im Schleimhautbereich beschrieben.

Klinisches Bild
Altersabhängiges klinisches Bild:
- Bereits bei Geburt zeigt sich je nach Lokalisation ein vollständig symptomloser, meist bizarr konfigurierter, leicht roter oder weißlich-gelblicher, wachsartiger, stets haarloser Fleck bzw. eine entsprechende Plaque, am Kapillitium durch umschriebene Haarlosigkeit (Alopezie) imponierend. Die Oberfläche ist glatt oder leicht verrukös. Im Laufe der Kindheit Flächenwachstum analog zum Körperwachstum.
- Postpubertär und bei älteren Erwachsenen Dickenwachstum. Entwicklung einer weiterhin symptomlosen, weiterhin unbehaarten beetartigen, warzigen Plaque von gelbbrauner oder braun-schwarzer Farbe und eher weicher Konsistenz.
- Anordnung: Meist solitär bizarr begrenzt; seltener lineare Anordnung. S.a. Schimmelpenning-Feuerstein-Mims-Syndrom.

Histologie
Konvolute fehlgebildeter Haarfollikel mit meist zahlreichen, reifen Talgdrüsenläppchen, die sich traubenartig um den meist erweiterten Ausführungsgang gruppieren. Häufig Vermehrung abortiver, apokrin oder auch ekkrin differenzierter Drüsen.
- Präpubertär: Das Oberflächenepithel ist leicht akanthotisch, in der oberen Dermis zeigen sich unreife Talgdrüsenkomplexe und Infundibulumstrukturen. Haarwurzeln und Terminalhaare fehlen vollständig.
- Postpubertär: Es zeigen sich verruköse Epidermishyperplasie sowie mächtige Talgdrüsenkomplexe mit unterschiedlich entwickelten apokrinen Drüsen. Haarfollikel fehlen.

Komplikation
Entwicklung verschiedener gutartiger aber auch maligner Adnextumoren, z.B. Syringozystadenom, Hidradenom, epitheliale Zysten, Trichoblastom, Spiradenom, Basalzellkarzinom, Talgdrüsenkarzinom.

Therapie
Exzision sollte in einem Alter angestrebt werden, in dem die Kinder eine (mögliche) Lokalanästhesie tolerieren. Teilexzi-

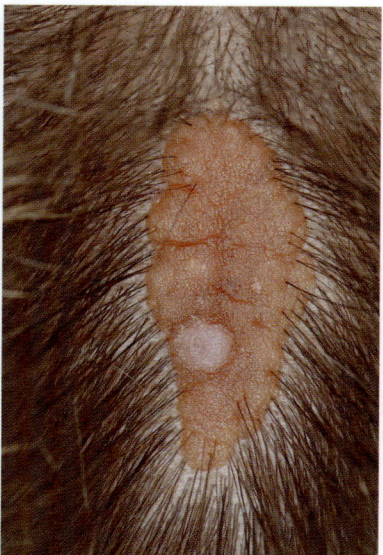

Naevus sebaceus. Seit mehreren Jahren bestehende, chronisch stationäre, solitäre, ca. 4,0 x 2,0 cm große, scharf begrenzte, fettig glänzende, verruköse, orangefarbene, konsistenzvermehrte, flach elevierte, symptomlose Plaque auf dem Kapillitium eines 35 Jahre alten Patienten. Der Naevus besteht seit der Geburt. Innerhalb der Hautveränderung, am rechten unteren Rand, zeigt sich eine solitäre helle runde Papel.

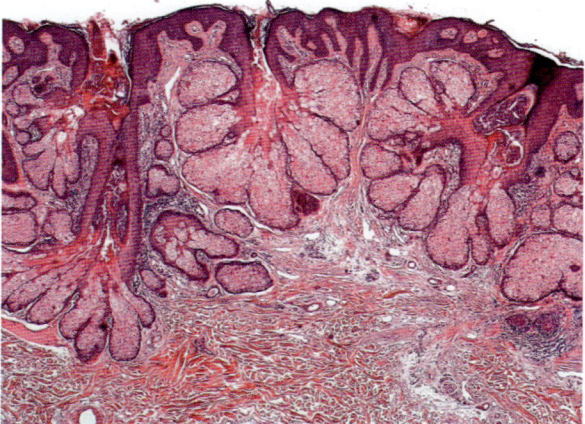

Naevus sebaceus. Konvolut von fehlgebildeten Haarfollikeln mit ampullenartig erweiterten Ausführungsgängen. Das Oberflächenepithel ist unregelmäßig akanthotisch.

sion möglich. Bei kleineren Hamartomen Exzision in toto. Hier ist auch dem kosmetischen Aspekt Rechnung zu tragen! Durchaus kann auch „kontrolliertes Zuwarten" akzeptiert werden. Bei Entwicklung von Zweittumoren (90% sind gutartig) ist auch deren isolierte Exzision (z.B. in sehr großen Hamartomen) gerechtfertigt.

Prognose
Günstig; bei einem Teil der Hamartome entwickeln sich gutartige Neubildungen der Adnexe wie Trichoblastome und Syringozystadenome. Seltener ist die Entwicklung maligner Geschwülste wie Basalzellkarzinome (ein Teil der publizierten Fälle ist als Trichoblastome anzusprechen), duktale (apokrine) Adenokarzinome, Porokarzinome, Talgdrüsenkarzinome, spinozelluläre Karzinome und Keratoakanthome.

> **Merke:** Benigne oder maligne Transformationen sind erst in mittlerem bis hohem Erwachsenenalter zu erwarten, nicht im Kindes- oder Jugendalter.

Naevus spilus L81.41

Synonym(e)
Speckled lentiginous nevus; Kiebitzeinaevus

Definition
Ab Geburt bestehender, scharf begrenzter, unregelmäßig geformter, meist linsen- bis handtellergroßer, milchkaffeebrauner Fleck mit kleinen braunen Einsprengungen, die sich häufig erst später entwickeln.

Klinisches Bild
Scharf begrenzter, unregelmäßig geformter, meist 0,4-10,0 cm großer, milchkaffeebrauner Fleck mit kleinen dunkelbraunen, spritzerartigen Flecken, die sich häufig erst später entwickeln. Im Laufe des Lebens können sich die initialen Einsprengungen zu schwarzbraunen Papeln umwandeln.

Histologie
Z.T. basale Hyperpigmentierung wie bei Lentigo simplex, im Bereich der dunklen Areale Nester aus Melanozyten wie bei melanozytären Naevi.

Therapie
Jährliche Kontrolle. Auffällige Naevi frühzeitig exzidieren, da Entartungsgefahr besteht. Ggf. kosmetische Abdeckung z.B. mit Dermacolor.

Naevus Spitz D22.L

Erstbeschreiber
Spitz, 1948

Synonym(e)
Spindelzellnaevus; Spitz Tumor; Allen Spitz Naevus; Spitz Naevus; Epitheloidzellnaevus; Melanom, benignes, juveniles; Spitz nevus

Definition
Benigner, histologisch an ein malignes Melanom erinnernder Tumor mit klinisch sehr variablem Bild.

Manifestation
Vor allem bei Kindern (3. bis 8. Lebensjahr) auftretend, selten bei Erwachsenen.

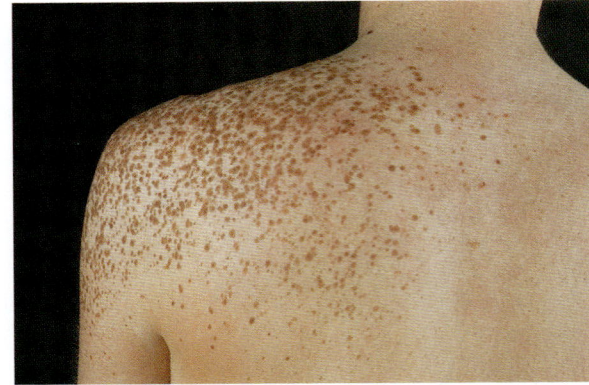

Naevus spilus. Großflächiger Naevus seit Geburt, zunehmende spritzerartige Pigmentfleckbildung in den folgenden Jahren.

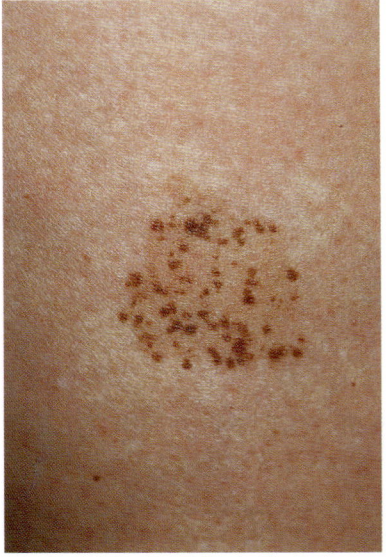

Naevus spilus. Seit Geburt bestehender Pigmentfleck, zunehmende spritzerartige Pigmentierung in den letzten Jahren.

Lokalisation
Vor allem im Gesicht auftretend, auch an Kapillitium, Nacken, Beinen.

Klinisches Bild
- Meist solitärer (vereinzelte Berichte über multiples Auftreten), scharf begrenzter, 0,5 mm bis zu 2,0 cm großer, halbkugelig vorgewölbter, runder oder ovaler, mit glatt glänzender Oberfläche versehener, hellbraun-rötlicher bis blauschwarzer Knoten (oder Papel), der von Teleangiektasien durchzogen wird. Die Konsistenz ist elastisch bis derb.
- Diaskopisch: Gelblich-bräunliches Eigeninfiltrat. Typisch ist die Angabe eines schnellen Wachstums (innerhalb weniger Wochen!).
- Auflichtmikroskopie: Zu den charakteristischen Auflichtmerkmalen der Spitz-Naevi gehören zonen-, kokardenartige oder radiär-striäre Basisarchitekturen, ringförmig oder zentroläsional angeordnete Areale mit grauschwarzen zentropapillären Globuli bzw. brown/black dots, vereinzelte oder kranzartige periphere graublaue Pseudopo-

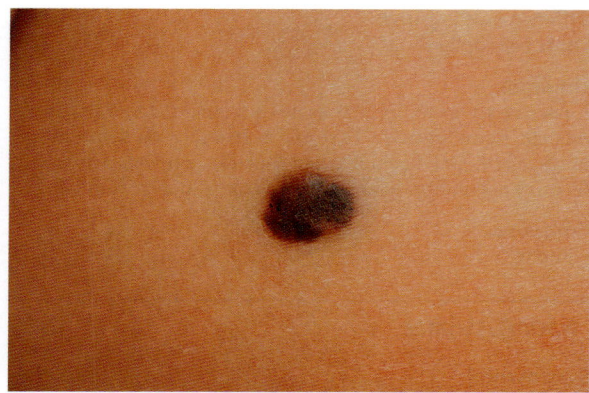

Naevus Spitz. Seit mehreren Monaten bestehender, leicht erhabener, scharf begrenzter, unregelmäßig pigmentierter Tumor.

Naevus Spitz. Tabelle 1. Auflichtmikroskopische Merkmale von Spindel-/Epitheloidzellnaevi zur Abgrenzung von malignen Melanomen (modifiziert nach Schulz)

Merkmal	Spezifität [%]	Sensitivität [%]
Radiärstriäre Basisstruktur	99	68
Zonen- oder kokardenartiger Aufbau	97	54
Vereinzelte oder ringförmig angeordnete periphere graublaue Pseudopodien	97	18
Ringförmige oder zentroläsionale Areale mit grauschwarzen zentropapillären Globuli	89	25
Symmetrische Struktur	80	88
Perivasale Melanophagen (vor allem Epitheloidzellnaevi)	k.A.	k.A.
Inverses Nezmuster (vor allem Epitheloidzellnaevi)	k.A.	k.A.

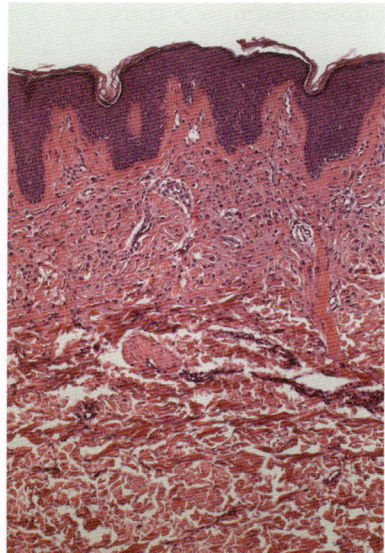

Naevus Spitz. Dermaler melanozytärer Naevus mit bizarr konfigurierten, epitheloiden Melanozyten. Deutliche dermale Fibrose. Keine junktionale Aktivität.

dien, perivasale Melanophagen sowie inverse Netzmuster vor allem bei Epitheloidzellnaevi. Im Gegensatz zu malignen Melanomen sind Gefäßpolymorphien, außer beim desmoplastischen Spitz-Naevus, aneurysmatische Gefäßaussackungen und starke Kaliberschwankungen sowie mikroskopische Blutseen äußerst selten. In einigen Fällen zeigen sich perivasale Melanophagenagglomerate und bläulichgraue Pigmentringe als innere Maschenbegrenzungen.

Histologie
- Melanozytärer Naevus mit 3 Entwicklungsphasen (wie bei anderen melanozytären Naevi auch):
  - Naevus Spitz - Junktionstyp
  - Naevus Spitz - Compoundtyp
  - Naevus Spitz - dermaler Typ.
- Hyperplastische Epidermis mit Orthokeratose, Hyperkeratose, Hypergranulose und Akanthose. Typische Spaltbildung zwischen Melanozytennestern und umgebenden Keratinozyten. Es zeigen sich Zellpolymorphien, Mitosen und fischzugartige Wirbel von Spindelzellen. Auch epitheloide Melanozyten mit breitem, homogenem, eosinophilem Zytoplasma sind nicht selten. Mehrkernige Riesenzellen können auftreten. Meist geringe Pigmentierung, in Einzelfällen aber massiv. Keine Zerstörung der kollagenen Fasern. Mitosen werden in den oberen Anteilen des Tumors, aber nicht in der Tiefe angetroffen (wichtiges Abgrenzungsmerkmal zum malignen Melanom). Ein typisches Merkmal sind homogene, PAS-positive, hellrote Globuli (nach dem Erstbeschreiber: Kamino-Körperchen). Wichtigstes Phänomen des Spitz Naevus in Abgrenzung zum malignen Melanom ist die Ausreifung der Melanozyten zur Tiefe hin (wie bei anderen melanozytären Naevi ebenfalls).
- Histologische Varianten:
  - Pigmentierter Spindelzellnaevus (Reed): Hierbei überwiegt eine uniforme, stark pigmentierte, spindelige Zellrasse.
  - Pigmentierter Epitheloidzellnaevus: Zusammengesetzt aus Nestern, stark pigmentierter, großer epitheloider Zellen.
  - Granulomatöser Spitz-Naevus: Überwiegend dermaler Typ. Bei Übersichtsvergrößerung wird der Untersucher an eine sarkoide Reaktion erinnert.
  - Plexiformer Spitz-Naevus: Plexiforme Anordnung überwiegend spindelzelliger und epitheloider Melanozyten.
  - Desmoplastischer Spitz-Naevus: Variante eines dermalen Spitz-Naevus, bei dem i.A. wenige epitheloide Melanozytennester in einer fibrosierten Dermis mit breiten, verplumpten kollagenen Faststrangen liegen.

Differenzialdiagnose
Malignes Melanom, Tuberculosis cutis luposa, Lymphadenosis cutis benigna, juveniles Xanthogranulom, Dermatofibrom, arteriovenöses Hämangiom, pigmentierter Spindelzelltumor.

Therapie
Exzision im Gesunden.

Prognose
Günstig.

Hinweis(e)
Der pigmentierte Spindelzellnaevus (Reed) wird als Variante des Spitz Naevus aufgefasst.

Naevus spongiosus albus mucosae   D10.31

Erstbeschreiber
Cannon, 1935

Synonym(e)
White sponge nevus; weißer Schleimhautnaevus; white folded gingivostomatosis

Definition
Harmlose Verhornungsstörung der Mund-, manchmal auch der Anal- und Vaginalschleimhaut.

Ätiologie
Autosomal-dominant vererbt; ursächlich liegen Mutationen der Gene KRT13 und KRT4 vor, die auf den Chromosomen 17q21-q22 bzw. 12p11.2-q11 kartiert sind (Nukleotid Substitution von G nach A in Position 1345 des KRT4 Gens). Bisher wurden 6 Mutationen nachgewiesen. Die Mutationen führen zur Bildung fehlerhafter Keratinproteine und damit zu einer Störung der Keratinfilamente.

Manifestation
Ab Geburt oder in früher Kindheit auftretend.

Lokalisation
Vor allem Mundschleimhaut, Gaumen, Zungenränder, auch Lippen, Anal- oder Vaginalschleimhaut.

Klinisches Bild
Flächige, leukoplakische, meist unscharf begrenzte, manchmal auch scharf begrenzte Weißfärbung, evtl. mit kleinen Erosionen der Schleimhaut.

Histologie
Akanthose, intra- und extrazelluläres Ödem, Parakeratose, entzündliches Infiltrat. Auch epidermolytische Hyperkeratose ist beschrieben.

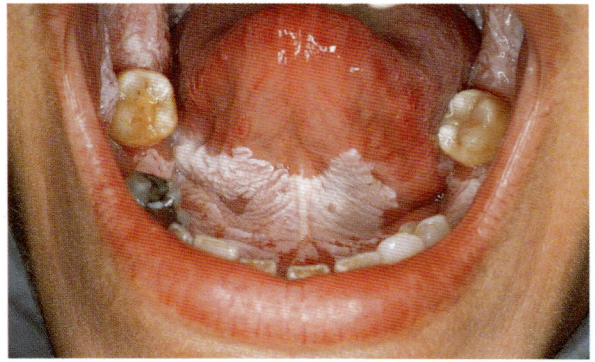

Naevus spongiosus albus mucosae. „Schon immer" bestehende flächige scharfbegrenzte Leukoplakie im Vestibulum oris, der Zungenunterfläche und Gingiva.

Differenzialdiagnose
Orale Leukoplakie.

Therapie
Ausschluss von Malignität (s.u. Leukoplakie) mittels Stanz-Biopsie. Keine invasive Therapie notwendig, da keine Entartungsgefahr. Bei kosmetischer Störung ggf. Kryochirurgie, Elektrokoagulation oder Lasertherapie mit ablativem Laser.

Prognose
Günstig.

Naevus, striärer   Q82.5

Synonym(e)
Naevus verrucosus linearis

Definition
Meist einseitig lokalisierter, streifenförmig angeordneter, papillomatöser oder verruköser epidermaler Naevus.

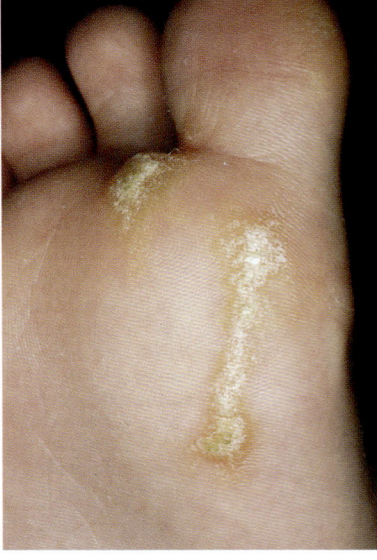

Naevus, striärer. Striärer, verruköser, epidermaler Naevus mit gelbweißen, seit Geburt bestehenden, rauen, streifenförmigen Hornplaques, die Beschwerden beim Laufen verursachen.

Externe Therapie
Retinoide, wie 0,05% Tretinoin-Salbe, über mehrere Wochen können versucht werden.

Interne Therapie
Bei ausgeweiteten Naevi kann alternativ eine systemische Therapie mit Acitretin (Neotigason) diskutiert werden.

Operative Therapie
Wenn möglich streifenförmige Exzision, ggf. in mehreren Sitzungen. Alternativ Dermabrasio, dabei ist eine Schleiftiefe bis ins mittlere Korium notwendig. Ggf. Versuch einer Laser-Therapie (z.B. Erbium-YAG-Laser).

Naevussyndrom, dysplastisches   D22.L

Definition
Durch multiple dysplastische Naevi (s. ABCD-Regel) und die Bildung immer neuer melanozytärer Naevi auch im Erwachsenenalter gekennzeichnetes Syndrom. Man unterscheidet

das hereditäre dysplastische Naevussyndrom (BK-Mole-Syndrom) und das nichthereditäre dysplastische Naevussyndrom.

Naevussyndrom, dysplastisches, nichthereditäres
D48.5

Erstbeschreiber
Elder, 1980

Definition
Durch multiple dysplastische melanozytäre Naevi (ABCD-Regel) und die Bildung immer neuer melanozytärer Naevi auch im Erwachsenenalter gekennzeichnetes Syndrom.

Therapie
Vierteljährliche Kontrolle durch Dermatologen und Anleitung des Patienten zur Selbstkontrolle! Photodokumentation auffälliger Naevi mit Maßstab und als Auflichtphotographie. Vermeiden jeglicher Sonnenexposition bzw. textiler und physikalisch/chemischer Lichtschutz. Bei suspekten Pigmentmalen Exzision. S.a. Naevus, melanozytärer, dysplastischer.

Naevus vascularis mixtus
Q82.5

Erstbeschreiber
Fischer, 1909; Happle, 1986

Definition
Kombiniertes Vorkommen eines Naevus anaemicus und eines Naevus flammeus, bei dem neben einzelnen Herden bis zu 20% der Körperoberfläche von teleangiektatischen und angiospastischen Anteilen übersät sein können.

Therapie
Kosmetische Abdeckung z.B. mit Dermacolor. Teleangiektatische Anteile können einem Behandlungsversuch mit gepulstem Farbstoff-Laser unterzogen werden, s. Naevus flammeus.

Naevus verrucosus
Q82.58

Synonym(e)
Hyperkeratotischer Naevus; harter Naevus; harter epidermaler Naevus; Naevus durus

Definition
Den Blaschko-Linien folgender, ggf. halbseitiger epidermaler Naevus.

Manifestation
Ab Geburt oder in der Kindheit auftretend.

Klinisches Bild
Bizarr konfigurierte, häufig einem verwirbelten Linienmuster (Springbrunnenmuster) folgende, linienförmige oder flächige, braune oder braunschwarze Plaque mit warzenförmiger Oberfläche. Die bizarre Konfiguration von Streifen und Flächen ist derart charakteristisch, dass die Diagnose relativ simpel ist. Allein diese linienförmige Anordnung weist die Hautveränderung als kutanes Mosaik aus.

Histologie
Orthohyperkeratose, breite Akanthose unter Umständen Aspekt einer Verruca seborrhoica.

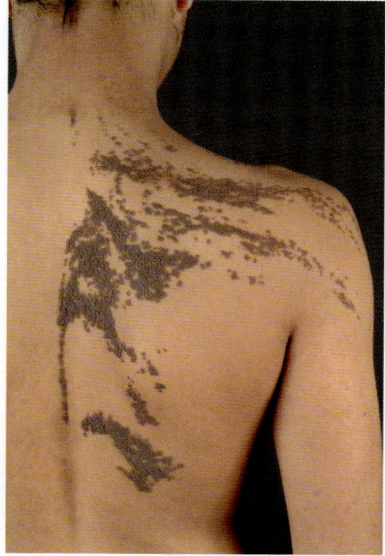

Naevus verrucosus. Multiple, chronisch stationäre, seit Geburt bestehende, in den letzten Jahren deutlich erhabene, großflächige, entlang der Blaschko-Linien verlaufende, an der rechten Rückenseite lokalisierte, scharf begrenzte, feste, symptomlose, grau-braune, raue, warzenartige Plaques bei einem 16-jährigen Jugendlichen mediterraner Ethnizität.

Differenzialdiagnose
ILVEN.

Therapie
Ggf. Exzision oder Dermabrasio kosmetisch störender Areale. Alternativ Therapieversuch mit 0,05% Vitamin A-Säure-Creme R256, ggf. Retinoide intern.

Hinweis(e)
Als Sonderform des epidermalen Naevus vom harten Typ (= Naevus verrucosus) ist der epidermolytische epidermale Naevus anzusehen. Seine histologische Besonderheit sind die granulöse Degeneration oder Akanthokeratolyse.

Naevus verrucosus unius lateralis
Q82.5

Definition
Organoider, epithelialer, fast immer einseitig angeordneter Naevus verrucosus. Beziehungen zur Erythrodermia congenitalis ichthyosiformis bullosa werden diskutiert.

Therapie
Entsprechend dem Naevus verrucosus.

Naevus Yamamoto
D22.5

Synonym(e)
Hellblauer Naevus Yamamoto

Definition
Dermaler, melanozytärer Naevus, Sonderform des Mongolenfleckes.

Lokalisation
An Stamm oder Extremitäten lokalisiert.

Klinisches Bild
Unregelmäßig begrenzte, hellblaue bis graublaue Flecken.

Differenzialdiagnose
Blauer Naevus.

Therapie
Nicht erforderlich, ggf. kosmetische Abdeckung z.B. mit Dermacolor.

Naftifin

Definition
Topisches Allylamin-Antimykotikum.

Indikation
Dermatophyteninfektionen der Haut.

Dosierung und Art der Anwendung
Creme/Gel/Lösung: 1mal/Tag abends über 4 Wochen dünn auftragen.

Unerwünschte Wirkungen
Hautbrennen, -trockenheit, -reizung, Kontaktdermatitis, Photosensibilisierung.

Kontraindikation
Überempfindlichkeit gegen den Wirkstoff, Anwendung an Augen und Schleimhäuten.

Präparate
Exoderil

Nagel

Synonym(e)
Unguis

Definition
Quer gewölbte Hornplatte aus Keratin mit längs gerichteter Linienstruktur an der Dorsalseite der Finger- und Zehenendphalangen. Die Nagelplatte ist mit dem epithelialen Nagelbett verwachsen und liegt distal dem verhornten Hyponychium auf. Das proximale Ende der Nagelplatte (Nagelwurzel) entspringt einer Epidermiseinstülpung (Sinus mit Nagelmatrix). Die Nagelmatrix erstreckt sich vom proximalen Ende der Einstülpung bis zu einer sichtbaren halbmondförmigen hellen Zone der Lunula und produziert die dorsale und mittlere Schicht der Nagelplatte. Die ventrale Schicht der Nagelplatte ist ein Verhornungsprodukt des Nagelbettes. Die Nagelplatte wird randständig vom Nagelwall (= Perinychium, Nagelfalz, Paronychium) erfasst. Von diesem schiebt sich ein feines, verhorntes Häutchen, das Eponychium (= Nagelhäutchen) auf die Nagelplatte vor. Das Nagelwachstum bei gesunden Menschen beträgt etwa 2 mm pro Woche. S.u. Nagelerkrankungen.

Nagelaufweichpasten

Definition
Zur Therapie der Onychomykose eingesetzte Pasten zum Aufweichen des Nagelkeratins.

Rezeptur(en)
R112 R111 R142 R141

Nageldyschromien   L60.8

Synonym(e)
Nagelverfärbungen

Definition
Verfärbungen der Nägel durch verschiedenste Ursachen. Man unterscheidet exogene (äußere Einwirkung farbgebender Substanzen) und endogene Dyschromien.

Differenzialdiagnose
Yellow-nail-Syndrom; s.a. Nagelpigmentierung.

Therapie
Kausal, Meiden der auslösenden Ursache.

Nageldyschromien. Tabelle 1. Exogene und endogene Ursachen von Dyschromien

Exogene Ursachen	Allgemein	Rauchen
	Medizinische Anwendungen	Rivanol, Silbernitrat, Kaliumpermanganat
	Kosmetika	Henna, Quecksilber in Bleichsalben, Bestandteile von Nagellacken, Bräunungscremes
	Berufsstoffe	Friseurstoffe, Holzpolituren, Lacke
Endogene Dyschromien	Gifte	Blei, Silber, Arsen
	Medikamente	Phenothiazine, Antimalariamittel, Tetracyclin, Ketoconazol, Gold, Zytostatika
	Bakterien/Pilze	Pseudomonas aeruginosa, Scopulariopsisarten
	Metabolische und kardiovaskuläre Krankheiten	M. Wilson, M. Addison, Anämie, Polyzythämie

Nagelerkrankungen (Übersicht und Einteilung)

Definition
Veränderung der Nagelplatte(n) im Rahmen integumentaler oder allgemeiner (systemischer) Erkrankungen auftretend bzw. als eigenständige, auf das Nagelorgan begrenzte Entität. S.u. dem jeweiligen Krankheitsbild.

Einteilung
Man unterscheidet:
- „Altersnagel"
- Nagelfurchen (Beau-Reilsche Querfurchen der Nägel)
- Ekzemnägel
- Erythronychie, lokalisierte longitudinale
- Glanznägel
- Halb- und Halbnägel
- Hapalonychie
- Löffelnagel (Koilonychie)
- Meessche Querbänder
- Melanonychie
- Nagelhämatom (Hämatom, Nagelhämatom)

- Nagelverfärbungen (Chromonychie)
- Nagelkauen (Onychophagie)
- Nagelschmerzen
- Ölfleck
- Onychoatrophie
- Onychodystrophie
- Onychogrypose
- Onycholyse
- Onycholysis semilunaris
- Onychomalazie
- Onychorrhexis
- Onychoschisis
- Onychotillomanie
- Paronychie
- Pterygium inversum unguis
- Rackettnägel
- Raue Nägel (Trachyonychie)
- Squashnägel
- Splitterblutung
- Uhrglasnägel
- Unguis incarnatus
- Weißverfärbung der Nagelplatte (Leukonychie)
- Yellow-nail-Syndrom.

Nagelfalzkapillaroskopie

Definition
Methode zur morphologischen Beurteilung der Nagelfalzkapillaren, z.B. für die Frühdiagnose der progressiven systemischen Sklerodermie.

Nagelfalzpsoriasis   L40.8

Definition
Scharf begrenzte, erythematosquamöse Veränderungen um den Nagel herum bei Psoriasis vulgaris. Sekundär Onychodystrophie mit Längsriffelung, Querwulsten usw. möglich.

Therapie
Externe Behandlung ist schwierig: Glukokortikoide unter Okklusion (z.B. Ecural, Dermatop), ggf. als Injektion in die Nagelmatrix (z.B. Volon A). Gutes Ansprechen auf interne Therapie, z.B. mit Fumaraten, Retinoiden, Methotrexat. S.u. Psoriasis.

Nagelkorrekturspange

Synonym(e)
Nagelspange; Orthonyxie-Nagelspange; Orthonyxie-Nagelkorrekturspange

Definition
Therapieverfahren (Metallspange) zur Behandlung von eingewachsenen oder eingerollten Zehennägeln. S.a.u. Unguis incarnatus.

Allgemeine Information
- Ziel der Behandlung ist die Wiederherstellung des natürlichen Wachstums des Nagels.
- Durch das Anbringen soll eine zügige Schmerzentlastung des Patienten erzielt werden.
- Die Spange stellt eine therapeutische Alternative zur Operation dar (s. Emmert-Plastik).
- Anwendung: 2 Spangenschenkel aus Federstahldraht werden mit kleinen Häkchen versehen und unter die Nagelränder eingehängt. Mittels einer Schlaufe werden die beiden Spangenschenkel verbunden und verdrillt. Hierdurch entsteht ein 3-Punktedruck, der zum Anheben der Nagelränder führt. Die Spange wird anschließend zum Schutz mit Kunstnagelmaterial versiegelt. Je nach Modell müssen einige Spangen alle 4-6 Wochen abgenommen, nachgespannt und wieder aufgesetzt werden, andere wachsen mit dem Nagel nach vorne heraus.
- Die Spangen werden individuell nach Gipsabdruck aus Edelstahl von 0,4-0,9 mm Materialdicke angefertigt.
- Die Behandlungsdauer beträgt ca. 2-3 Monate, aber z.T. auch deutlich länger.
- Im Vergleich zur Emmert-Plastik werden die Patienten in ihrer Arbeitsfähigkeit nicht eingeschränkt.

Hinweis(e)
Firmenadresse: 3TO GmbH, Birkenstr. 8, 82041 Deisenhofen.

Nagellacke, medizinische

Definition
Topisch applizierbares Therapieprinzip zum Aufbringen von medikamentösen Wirkstoffen (z.B. Antimykotika) oder Pflegestoffen in einer Lackgrundlage auf Finger- oder Fußnägel.

Allgemeine Information
- Es gibt derzeit nur wenige medizinische Nagellacke auf dem Markt, z.T. sind sie als Medikament zugelassen, z.T. fallen sie unter das Medizinproduktegesetz. In medizinischen Nagellacken sind verschiedene Lackgrundlagen gebräuchlich (v.a. Nitrozellulose, Collodium, Hydrolack). Als onychomykotische Nagellacke zugelassene Produkte verwenden z.T. auch Gantrezlack (Nagelbatrafen) oder Polyacrylatlack (Loceryl) als Filmbildner. Medizinische Lackformulierungen haften i.d.R. deutlich weniger lange bzw. weniger fest als kosmetische Nagellacke und können ohne Nagellackentferner bzw. andere aggressive Lösungsmittel entfernt werden.
- Neben den onychomykotischen Nagellacken (s.a. Ciclopirox, Amorolfin, Bifonazol, Clotrimazol), die entweder eine Zulassung als Fertigpräparat besitzen oder als Magistralrezeptur verfügbar sind, werden auch Nagellacke als Träger pflegender Inhaltsstoffe zunehmend populär. Ziel ihrer Anwendung sind Schutz der Nagelmatrix, Feuchteregulation und Remineralisierung. Hierbei stehen Präparate mit Harnstoff (Visurea) sowie Wirkstoffkombinationen mit Hydroxypropylchitosan, Schwefel und Schachtelhalm (Sililevo) sowie Octopirox und Hydroxypropylchitosan (Myfungar) zur Verfügung.

Indikation
S.u. Ekzemnägel, Onychogryposis, Onychodystrophie.

Präparate
- Visurea: 1mal/Tag mittels Pinsel dünn auftragen, bei Bedarf mehrmals täglich. Die Entfernung des Lackes erfolgt mittels einer weichen Bürste und unter warmen Wasser.
- Sililevo: 1mal/Tag, abends mittels Pinsel auftragen.
- Myfungar: 1mal/Tag, abends mittels Pinsel auftragen.

Nagellacke, onychomykotische

Definition
Zur Therapie der Tinea unguium eingesetzte Nagellacke.

Präparate
Nagel-Batrafen; Loceryl-Nagellack; Ciclopirox Winthrop Nagellack

Nagel-Patella-Syndrom   Q87.23

Erstbeschreiber
Chatelain, 1820; Little, 1897

Synonym(e)
Osteoonychodysplasia hereditaria; Beckenhörner-Syndrom; nail-patella-elbow-syndrome; nail-patella-syndrome; Turner-Kieser-Syndrom; Osteo-Arthro-Onycho-Dysplasie; Osteo-Onycho-Dysostosis; Osterreicher-Syndrom; Onycharthrose hereditaire; hereditary osteo-onychodysplasia; HOOD

Definition
Autosomal-dominant vererbte Osteo-Arthro-Onycho-Dystrophie mit typischer Beteiligung von Fingernägeln und Kniegelenken sowie weiteren Knochendeformitäten (Beckenhörner), Beteiligung des Urogenitalsystems und der Augen.

Vorkommen/Epidemiologie
Inzidenz: 1/50-250.000 Einwohner.

Ätiologie
Autosomal-dominant mit variabler Expression vererbte Mutationen des Nail-patella Syndrom 1 Gens (NPS1 Gen; Genlokus: 9q34.1) mit konsekutiven Defekten der Kollagensynthese.

Klinisches Bild
- Nägel: Anonychie, Hyponychie, Onychoschisis, dreieckige Lunula. Befallen sind vor allem Daumen- und Zeigefingernägel; Zehennägel sind fast immer normal.
- Knochen und Gelenke: Aplasie oder Hypoplasie mit Subluxation der Patella, Hypoplasie des Radiusköpfchens, Subluxation des Radius, exostosenartige Beckenhörner (Fong'sches Symptom), Skapulahypoplasie, Skoliose, Genu valgum, Pes equinovarus.
- Urogenitalsystem: Nierendysplasien, Ureterduplikation, Nierenversagen, nephrotisches Syndrom, Goodpasture-Syndrom, chronische Pyelonephritis.
- Augen: Heterochrome Iris, Glaukom, Mikrokornea.

Therapie
Nagelbefall dient als diagnostisches Zeichen. Therapeutisch erfolgt orthopädische, augenärztliche sowie nephrologische Abklärung und Behandlung des jeweiligen Symptomenkomplexes.

Prognose
Keine Änderung.

Nagelpigmentierung   L60.8

Definition
Nagelverfärbung durch verschiedenste Ursachen. S.a. Melanonychia striata longitudinalis.

Nagelpigmentierung. Tabelle 1. Ausgewählte Ursachen von dunklen Nagelpigmentierungen

Ätiologie	Beispiele
Fremdkörper	externe Therapeutika
	Kosmetika
	Arbeitsstoffe
Mikroorganismen	Bakterien
	Dermatophyten
	Hefen
	Schimmelpilze
	Medikamente
Melanozytische Pigmentierung	Lentigo
	melanozytärer Naevus
	malignes Melanom
Tumoren der Nagelmatrix	Basaliom
	M. Bowen
	Plattenepithelkarzinom
Subunguale Tumoren	Verruca vulgaris
	Ganglion
	Glomustumor
Hämoglobinogenes Pigment	Blutungen
Pigmentierung bei dermatologischen Erkrankungen	Lichen planus
	Röntgenbestrahlung
	Peutz-Jeghers-Syndrom
Pigmentierung bei inneren Erkrankungen	perniziöse Anämie
	M. Wilson
	M. Addison
	Porphyria cutanea tarda
Pigmentierung durch systemisch applizierte Medikamente	Tetracycline
	Zytostatika

Therapie
S.u. Melanonychia striata longitudinalis.

Nagel, schmerzhafter   L60.8

Definition
Häufiges und unspezifisches Symptom vieler Veränderungen des Nagelapparates.

Ätiologie
Einige Ursachen des schmerzhaften Nagels:
- Splitter und Fremdkörper
- Fingerquetschungen
- Verletzungen durch Sportschuhe
- Erfrierung
- Eingewachsene Zehennägel
- Nagelschiefstand in der Kindheit
- Üblicher Typ der eingewachsenen Zehennägel
- Entzündung bei:
  - Akuter (und chronischer) Paronychie
- Subkutaner Abszess, verursacht durch:
  - Subunguale Fremdkörper
  - Tuberculosis cutis verrucosa
  - Osteitis terminalis
  - Herpes simplex
  - Kryochirurgie (kann zu sehr lang anhaltenden Knochenschmerzen führen)
  - Pterygium inversum unguis
  - Dorsolaterale Fissuren
  - Röhrennagel, insbesondere schwere Formen, die den Knochen umschließen
  - Akroosteolyse
  - Implantationszyste
  - Sarkoidale Daktylitis.
- Tumoren des Weichteilgewebes und der Knochen:
  - Subungualer Glomustumor
  - Subunguale Warze (Verrucae perionychiales)
  - Subungualer Klavus
  - Subunguales Papillom bei Incontinentia pigmenti
  - Keratoakanthom
  - Bowen, M.
  - Plattenepithelkarzinom
  - Sekundärinfektion bei langsam wachsenden Tumoren
  - Leiomyom
  - Einige Neurome
  - Fibrom
  - Osteoma cutis
  - Exostose
  - Enchondrom (Maffucci-Syndrom)
  - Osteoid-Osteom
  - Aneurysmatische Knochenzyste
  - Myxoide Pseudozyste (mukoide Dorsalzyste).
- Vaskuläre Ursachen:
  - Chilblain-Lupus
  - Raynaud-Syndrom
  - Systemische Sklerose
- Rheumatische Vaskulitis.

Nageltumoren   L60.8

Definition
Missnomen für gutartige oder bösartige, von Nagelwall, Nagelbett oder der Nagelmatrix ausgehende Tumoren (s.a.u. Nagel). Die häufigsten gutartigen Tumoren sind:
- Verrucae vulgares
- Granuloma teleangiectaticum
- Mukoide Dorsalzysten
- Fibrome
- Fibrokeratome
- Koenen-Tumor
- Osteochondrome
- Glomustumore.

Bösartige Tumore im Nagelbereich sind äußerst selten:
- M. Bowen
- spinozelluläres Karzinom
- subunguales malignes Melanom.

Nahrungsmittelallergene

Definition
Wie bei anderen natürlichen Allergenen handelt es sich in der Regel um Gemische, in denen zahlreiche Substanzen mit unterschiedlicher Immunogenität vorhanden sind. Nur ein Teil kommt als Allergen infrage (s.u. Nahrungsmittelallergie).

Einteilung
Einteilung der Nahrungsmittelallergene (NMA) nach physiko-chemischen Eigenschaften:
- Klasse-1-NMA = stabile (hitze- und säurestabile NMA): Kuhmilch (s.u. Kuhmilchallergie), Hühnerei, Erdnuss. Sensibilisierungsweg: Gastrointestinal.
- Klasse-2-NMA = labile (meist hitzlabile oder chemolabile NMA): Birken-, Apfel-, Gewürzallergien. Sensibilisierungsweg: Oral oder inhalativ.

Allgemeine Information
- Auftrennung der Allergen-Gemische erfolgt mittels physikochemischer Methoden (Immunoblot). Eine Allergencharakterisierung erfolgt mittels chemischer oder gentechnischer Methoden.
- Nomenklatur (WHO/IUIS): Verwendet werden die 3 ersten Buchstaben des Genus, der erste Buchstabe der Spezies, eine Nummerierung mit arabischen Ziffern in der Reihenfolge ihrer Charakterisierung. So wird z.B. das Allergen Gallus domesticus (Huhn) als „Gal d 1" bezeichnet. Zur Charakteristik relevanter Allergene s.u. Tabelle 1 [Charakteristika relevanter Allergene (Pollen- und Nahrungsmittelallergene; modifiziert n. Wüthrich und Hausen/Vieluf)].

Vorkommen
- Sensibilisierungen werden vor allem nachgewiesen gegenüber (in abnehmender Häufigkeit): Nüssen (Haselnuss), Kern- und Steinobst (Apfel), pollenassoziierte Gemüsesorten (Karotte, Sellerie), Erdnuss, Weizen, Milch, Schweinefleisch, Hühnerei, Makrele, Soja und Krabbe.
- Beispiele für die Klasse-1-NMA: Die stabilen NMA sind in erster Linie für systemische Reaktionen wie Angioödem, akute Urtikaria oder für die Verschlechterung eines atopischen Ekzems verantwortlich.
- Beispiele für die Klasse-2-NMA:
  - Birkenpollen-Nuss-Kernobstsyndrom
  - Orales Allergiesyndrom
  - Sellerie-Karotten-Beifuß-Gewürz-Syndrom
  - Latex-Obst-Syndrom.

Siehe Tabelle 1 [Charakteristika relevanter Allergene].

Nahrungsmittelallergie   T78.1

Synonym(e)
food allergy; NMA

Definition
Durch spezifische Immunreaktionen vermittelte, abnormale, entzündliche IgE-vermittelte oder IgE-unabhängige, lokale

Nahrungsmittelallergene. Tabelle 1. Charakteristika relevanter Allergene (Pollen- und Nahrungsmittelallergene; modifiziert n. Wüthrich und Hausen/Vieluf)

Nahrungsmittelgruppe	Deutscher Name	Allergen (alte Bezeichnung)	M [kDa]
Apium graveolens	Sellerie		14
Arachis hypogaea	Erdnuss	Ara h 1	63
		Ara h 2	17
Artemisia vulgaris	Beifuß, gemeiner	Art v 1	27-47 *
		Art v 2	20-38 *
		Art v 3	25-30 *
		Art v 4	14
Bertholletia excelsa	Paranuss	Ber e 1	12
Betula pendula	Birke	Bet v 1	17
		Bet v 2	14
Brassica juncea	orientalischer Senf	Bra j 1 (2S Albumin)	14,6
Carpinus betulus	Hainbuche	Car b 1	17
Cocos nuciferus	Kokospalme		116-200
Corylus avellana	Hasel	Cor a 1 (Hla)	17
		Cor a 2 (Profilin)	14
Cucurbitaceae	Kürbis- und Gurkengewächse	noch nicht definiert	?
Fagopyrum esculentum	Buchweizen	Fag e 1	24
Gadus callarias	Kabeljau	Gad c 1 (Allergen M)	12
Gallus domesticus	Haushuhn	Gal d 1 (Ovomukoid)	28
		Gal d 2 (Ovalbumin)	44
		Gal d 3 (Conalbumin)	78
		Gal d 4 (Lysozym)	12
Glycine maxima	Soja (bohne)	Gly m 1	34
Hordeum vulgare	Gerste	Hor v 1	14,5
Penaeus aztecus	Garnele	Pen a 1 (Tropomyosin)	36
Penaeus indicus	Garnele	Pen i 1 (Tropomyosin)	34
Phoenix dactylifera	Dattelpalme	Pho d 1	65
		Pho d 2	57
		Pho d 3	40
		Pho d 4	30
		Pho d 5	14,4
		Pho d 6	12
Quercus alba	Eiche	Que a 1	17
Secale cereale	Roggen	Sec c 1 (α-Amylase/Trypsininhibitor)	13,5
Sinapsis alba	gelber Senf	Sin a 1 (2S Albumin)	14,2
Aspergillus oryzae		Asp o 1	53

* Angaben variieren je nach Literaturquelle

(gastrointestinale) oder systemische Reaktionen (z.B. Urtikaria, Asthma, Rhinitis u.a.), auf Nahrungsmittel selbst oder Nahrungsmittelzusätze. Hierzu im Gegensatz stehen die nicht-immunologischen Nahrungsmittelunverträglichkeiten (NMU), die Intoleranzen im engeren Sinne (z.B. Laktoseintoleranz, pseudoallergische Reaktionen auf Salyzylate, toxische oder infektiöse Ursachen, biogene Amine).

Einteilung
Nahrungsmittelallergien (NMA) werden nach pathogenetischen Gesichtspunkten in 4 Gruppen und einige Subgruppen eingeteilt:
- IgE-vermittelte NMA:
  – NMA Typ A
  – NMA Typ B
  – NMA Typ C
- Immunkomplex-bedingte NMA
- Zytotoxische NMA
- T-Zell-vermittelte NMA.

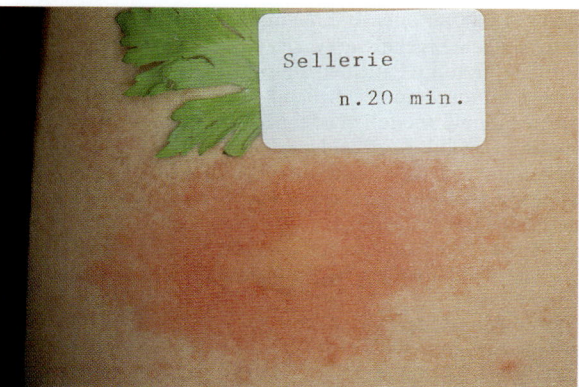

Nahrungsmittelallergie. Sofortreaktion auf Sellerie, Reibetest.

Die IgE-vermittelten NMA werden nach Pichler in 3 Typen untergliedert:
- Typ A (etwa 5-10% der Patienten): Im Säuglingsalter auftretend. Die Sensibilisierung erfolgt über den Gastrointestinaltrakt mit relativ stabilen Allergenen. Proteine aus Milch (s.u. Kuhmilchallergie), Ei, Fisch, Erdnuss, Haselnuss und Soja stellen die wichtigsten Allergene dar. Mit Reifung der oralen Toleranz bildet sich die Allergie (bei etwa 80% der Patienten) wieder zurück.
- Typ B (etwa 75%): Bei Jugendlichen und Erwachsenen auftretend. Sie ist in Mitteleuropa die häufigste Allergieform. Die Sensibilisierung erfolgt über den Respirationstrakt (gastrointestinale Toleranz ist in diesem Alter bereits stabiler!). Aerogene Allergene lösen die Bildung von IgE aus (z.B. Pollen, Latex), die mit ähnlichen Proteinen in den Nahrungsmitteln kreuzreagieren. Die Patienten weisen meist nur milde Beschwerden auf, z.B. ein orales Allergiesyndrom (s.u. Allergie-Syndrom, orales = OAS).
- Typ C (etwa 15% der Patienten): In erster Linie bei „nicht-atopischen" erwachsenen Frauen, die weder in der Kindheit an NMA litten, noch später respiratorisch sensibilisiert wurden. Die Sensibilisierung erfolgt im GI-Trakt gegen relativ verdauungsstabile Proteine (z.B. Hühnerfleisch, Krustentiere, Fisch, Ei und Milch sowie pflanzliche Allergene wie Erdnuss, Kiwi, Feige, Karotte und Curry).

Vorkommen/Epidemiologie
Die Angaben zu Inzidenzen schwanken je nach Quelle zwischen 5-33%. Die auf Testergebnissen basierende Prävalenzschätzung aus mehreren Studien reicht von 0,1-4,2% und liegt im Durchschnitt zwischen 2-3%. Personen mit Nahrungsmittelallergien finden sich häufiger unter der Stadtbevölkerung und sind häufiger weiblichen Geschlechts.

Manifestation
Häufig zeigt sich eine Hautmanifestation (50%), Gastrointestinaltrakt und Atemwege sind zu je 20% betroffen, kardiovaskuläre Symptome zeigen sich bei 10-15%.

Klinisches Bild
- Nach Nahrungsaufnahme werden am häufigsten Dysästhesien auf der Zunge berichtet (35%), gefolgt von gastrointestinalen Beschwerden (24%), Erythemen oder Pruritus (18%), Urtikaria (15%), Rhinokonjunktivitis (12%), Dyspnoe (9%), Ekzemen (6%), Kopfschmerzen (5%) und Anaphylaxie (0,3%).

Soforttypreaktionen durch Nahrungsmittel (nach Werfel):
- Mukokutane Symptome (am häufigsten):
- orales Allergie-Syndrom:
  - Urticaria
  - Angioödem
  - Flush
  - Pruritus
- Gastrointestinale Symptome:
  - Nausea
  - Erbrechen
  - Diarrhoe
- Respiratorische Symptome:
  - Rhinokonjunktivitis allergica
  - Asthma bronchiale allergicum
- Anaphylaktische Kreislaufreaktion.

Diagnose
- Eruierung der auslösenden Substanz durch spezifische, genaue Anamnese, ggf. Protokollführung.
- Prick- und Scratch-Test der verdächtigen Nahrungsmittel mit Fertigpräparaten oder nativ (s.a. Prick-zu-Pricktest).
- Bestimmung des spezifischen IgE im Blut mit CAP-System oder RAST. Hier werden neben dem Suchtest (z.B. fx5), die Einzellallergene getestet.
- Epikutantestungen mit nativen Nahrungsmitteln bei Säuglingen haben eine hohe Spezifität und Sensitivität, sind bei Erwachsenen jedoch bis jetzt kein Routinetest.
- Austestung mittels gezieltem oralem Provokationstest (Goldstandard: doppelblinde, placebokontrollierte orale Nahrungsmittelprovokation) unter stationären Bedingungen:
  - Oligo-allergene Diät (z.B. Kartoffel-Reis Diät bei Erwachsenen, extensiv hydrolysierte Eiweißpräparate bei Säuglingen).
  - Eliminationsdiät (gezieltes Weglassen verdächtiger Nahrungsmittel), mindestens über 7 Tage. Bei Besserung orale Provokation anschließen.

Austesten der Farbstoffe und Konservierungsstoffe per Kapsel, danach unter Notfallbereitschaft mit Originalnahrungsmittel provozieren. Kontraindikation der Provokationstestung sind lebensbedrohliche anaphylaktische Reaktionen in der Anamnese. Patienten sollten während der Provokation keine ß-Blocker oder ACE-Hemmer einnehmen. Im Kindesalter sind die Ergebnisse jeweils nur 12 Monate gültig, danach erneute Testung. Patienten müssen bei Austestung erscheinungsfrei sein und ausreichend zeitlichen Abstand zur Einnahme immunmodulierender Medikation aufweisen: bei systemischen Glukokortikoide: 3 Tage, bei systemischen Antihistaminika: 5 Tage. S.a.u. Tab. 3 [Häufige und seltene Nahrungsmittelallergien aufgrund von Kreuzreaktionen in Mitteleuropa (nach Werfel)].

- Prick-Test-Block, wenn kein gezielter Hinweis für mögliche Sensibilisierung bei V.a. Nahrungsmittelallergie besteht:
  - Apfel
  - Baumnüsse
  - Erdnuss
  - Fische (Kabeljau)
  - Hühnerei
  - Karotte
  - Krebstiere (Shrimps; nur bei Erwachsenen empfohlen)
  - Milch
  - Sellerie
  - Sesam
  - Soja
  - Weizen.

Differenzialdiagnose
- Pseudoallergische Reaktionen (Additiva, Histamin-Intoleranz)
- Stoffwechselkrankheiten (Enzymmangel z.B. Laktose-Intoleranz)
- Intoxikationen (bakterielle Toxine)
- Projektion, Aversion (häufigste Differenzialdiagnosen!).

Komplikation
Nahrungsmittelallergien manifestieren sich zum Teil erst bei Anstrengung, bzw. exazerbieren unter Anstrengung (s.a. Anstrengungsurtikaria). Die Anamnese gestaltet sich in solchen Fällen schwierig, da bis 6 Stunden zuvor eingenommene Nahrungsmittel für die allergische Reaktion verantwortlich sein können.

Therapie
Akut: Bei akuter Typ I-Symptomatik Therapie entsprechend der Stadien des anaphylaktischen Schocks. Bei Typ IV-Reaktionen mit Ausbruch oder Verschlechterung eines Ekzems: s.u. Ekzem.

Prophylaxe
- Lebenslängliches Meiden der auslösenden Substanz. Die gezielte Eliminationsdiät ist bei gesicherter Nahrungsmittelallergie die einzige Intervention, deren Effekt geprüft ist. In manchen Fällen wird nach mehrmonatiger Karenz das Nahrungsmittel zwar wieder toleriert, bei Typ I-Reaktionen sind erneute Provokationen jedoch immer mit einem Risiko verbunden. Die Erdnuss (i.d.R. lebenslängliches Allergen) ist die häufigste Ursache für schwer wiegende bis tödliche anaphylaktische Reaktionen. Auch Fischallergene besitzen eine ausgeprägte Allergenität (aerogene Übertragung!).
- Obstsensibilisierungen sind häufig mit Pollenallergien gekoppelt. Eine spezifische Immuntherapie gegen Pollenallergene geht in der Mehrzahl der Fälle mit einer Verbesserung der Nahrungsmittelverträglichkeit einher. Spezifische Immuntherapien direkt mit Nahrungsmitteln (z.B. Erdnüsse, Haselnüsse) sind bislang nebenwirkungsreich und müssen in kontrollierten Langzeitstudien erst noch weiter untersucht werden.

> **Merke:** In der gesetzlichen Richtlinie (Richtlinie 2003/89/EG zur Änderung der Richtlinie 2000/13/EG vom 25.11.2003 und der Aktualisierung vom 22.12.2006) sind deklarationspflichtige allergene Lebensmittel festgelegt.

- Angabepflicht besteht für:
  - Eier
  - Erdnuss
  - Fisch
  - Krebstiere
  - Lupine
  - Milch (einschl. Laktose)
  - Schalenfrüchte (Haselnuss, Mandel, u.a.)
  - Mollusken (Muscheln, Tintenfisch)
  - Sellerie
  - Senf
  - Sesamsamen
  - Soja
  - Schwefeldioxid und Sulfit ab 10 mg/kg
  - glutenhaltiges Getreide.
- Statt der bisher üblichen Klassennamen (z.B. pflanzliches Öl, Früchte, Gewürze, Gemüse oder natürliche Aromastoffe) müssen die Einzelbestandteile zukünftig aufgelistet werden, wenn die Lebensmittelklasse mehr als 2% des Produktes ausmacht oder wenn sie Bestandteile aus der o.g. Liste enthält. Für lose, unverpackte Produkte gelten diese Bestimmungen jedoch nicht.
- Bei Nahrungsmittelallergien, bei denen das Allergen nur schwer zu meiden ist (z.B. Milch, Weizen), prophylaktische Gabe von Dinatriumcromoglicinsäure (z.B. Colimune). Erwachsene und Jugendliche: 4mal/Tag 200 mg als Dauermedikation.
- Durch Erhitzen können einige Allergene ausgeschaltet werden. Allergene tierischen Ursprungs sind eher thermostabil, pflanzliche Allergene eher thermolabil.
- Patienten mit anaphylaktischen Reaktionen mit Atemwegs- und Kreislaufbeteiligung, solche mit klar definiertem nicht ganz zu meidendem Auslöser und solche mit stark erhöhter Gefahr zur Entwicklung einer Anaphylaxie (z.B. Erwachsene mit Mastozytose, Kind mit hoher Erdnuss-Sensibilisierung) sollten sicherheitshalber ein Notfall-Set bei sich führen, das ein Antihistaminikum (z.B. Fenistil Tropfen), ein Kortikosteroid (z.B. Celestamine 0,5 liquidum) und einen Adrenalinautoinjektor enthält.

Diät/Lebensgewohnheiten
Eine späte und langsame Gabe von Beikost trägt bei Kindern mit erhöhtem Allergierisiko wesentlich zur Allergieprävention bei. Empfohlen wird bei dieser Risikogruppe eine 6-monatige Stillzeit.

Hinweis(e)
Grundsätzlich besitzen nahezu alle Nahrungsmittel allergene Potenz. Die Aufnahme erfolgt oral, über direkten Hautkontakt, Schleimhautkontakt oder inhalativ. Ethnische, ernährungstechnische und topographische Besonderheiten spielen ebenso eine Rolle, z.B. häufige Fischallergien bei Küstenbewohnern oder das Auftreten von Kiwi- und Mangoallergien in den letzten 20 Jahren in Europa (vorher unbekannt!). Die Nahrungsmittelallergien variieren entsprechend der Ernährungsgewohnheiten in den unterschiedlichen Ländern. In den USA stehen z.B. Hühnerei und Erdnuss an erster Stelle, in Frankreich Fisch. Die häufigen Apfelsensibilisierungen zeigen i.d.R. eine rein orale Symptomatik. Als hochallergen erweisen sich z.B. Braeburn, Cox Orange, Golden Delicious, Granny

Nahrungsmittelallergie. Tabelle 1. Häufige Nahrungsmittelallergene in Deutschland

	Anteil (%)	Auftreten anaphylaktischer Reaktionen
Früchte	32	+
Gemüse	15	(+)
Milch	11	++
Nüsse (insbes. Erdnüsse)	8	+++
Ei	7	++
Fisch/Schalentier	7	++
Alkoholische Getränke	6	(+)
Weizen	5	(+)
Fleisch	4	(+)

Nahrungsmittelallergie. Tabelle 2. Lebensmittel-Zusatzstoffe und ihre E-Nummern (Nahrungsmittelallergie)

Farbstoffe	EWG-Nummer	Konservierungsmittel	EWG-Nummer
Lactoflavin (Riboflavin)	E 101	Sorbinsäure	E 200
Beta-Carotin	E 160a	Natriumsorbat	E 201
Zuckerkulör	E 150	Kaliumsorbat	E 202
Silber	E 174	Kalziumsorbat	E 203
Gold	E 175	Benzoesäure	E 210
Kurkumin	E 100	Natriumbenzoat	E 211
Tartrazin	E 102	Kaliumbenzoat	E 212
Chinolingelb	E 104	Kalziumbenzoat	E 213
Riboflavin-5-phoshat	E 106	para-Hydroxibenzoesäure-äthylester (PHB-Ethylester)	E 214
Gelborange S	E 110	Natriumsalz von PHB-Ethylester (E 214)	E 215
Echtes Karmin (Karminsäure, Cochenille)	E 120	para-Hydroxibenzoesäure-n-propylester	E 216
		para-Hydroxibenzoesäure-n-propylester-Natriumverbindung	E 217
Azorubin	E 122	para-Hydroxibenzoesäure-methylester	E 218
Amaranth	E 123	para-Hydroxibenzoesäure-methylester-Natriumverbindung	E 219
Cochenillerot A (Ponceau 4 R)	E 124	Schwefeldioxid, schwefelige Säure	E 220
Erythrosin	E 127	Natriumsulfit	E 221
Patentblau V	E 131		
Indigotin I (Indigo-Karmin)	E 132	Natriumhydrogensulfit	E 222
Chlorophylle	E 140		
Kupferhaltige Komplexe der Chlorophylle und Chlorophylline	E 141		
Brillantsäuregrün BS (Lisamingrün)	E 142		

Nahrungsmittelallergie. **Tabelle 2.** (Fortsetzung)

Antioxidanzien	EWG-Nummer	Trägerstoffe	EWG-Nummer
Brillantschwarz BN	E 151	Natriumbisulfit	E 222
Carbo medicinalis vegetabilis	E 153	Natriumdisulfit (Natriumpyrosulfit oder Natriummetabisulfit)	E 223
Carotin, Alpha-Carotin, Gamma-Carotin	E 160a	Kaliumdisulfit (Kaliumpyrosulfit oder Kaliummetabisulfit)	E 224
Bixin, Norbixin (Annatto, Orlean)	E 160b	Kalziumsulfit	E 226
Capsanthin, Capsorubin	E 160c	Kalziumhydrogensulfit	E 227
Lycopin	E 160d	Ameisensäure	E 236
Beta-Apo-8-Carotenal	E 160e	Natriumformiat	E 237
Beta-Apo-8-Caroten-säureäthylester	E 160f	Kalziumformiat	E 238
		Propionsäure	E 280
Xanthophylle	E 161	Natriumpropionat	E 281
Flavoxanthin	E 161a	Kalziumpropionat	E 282
Lutein	E 161b	Kaliumpropionat	E 283
Kryptoxanthin	E 161c	Biphenyl (Diphenyl)	E 230
Rubixanthin	E 161d	Orthophenylphenol oder Natrium-orthophenylphenolat	E 231
Violaxanthin	E 161e		
Rhodoxanthin	E 161f	Thiabendazol	E 232
Canthaxanthin	E 161g	2-(4-Thiazolyl)-Benzimidazol	E 233
Beetenrot, Betanin	E 162		
Anthocyane	E 163		
Aluminium	E 173		
Kalziumkarbonat	E 170		
Titandioxid	E 171		
Eisenoxide und -Hydroxide	E 172		
Propylgallat	E 310		
Octylgallat	E 311	Ammoniumalginat	E 403
Dodecylgallat	E 312	Kaliumalginat	E 402
Butylhydroxianisol (BHA)	E 320	Natriumalginat	E 401
Butylhydroxituluol (BHT)	E 321	Bienenwachs	-
Ascorbate (Salze der L-Ascorbinsäure)	E 300	Glyzerin	E 422
		Natriumkarbonat	-
Natrium-L-ascorbat	E 301	Natriumhydrogenkarbonat	-
Kalium-L-ascorbat	-	Natriumsulfat	-

Nahrungsmittelallergie. Tabelle 2. (Fortsetzung)

Antioxidanzien	EWG-Nummer	Trägerstoffe	EWG-Nummer
Kalzium-L-ascorbat	E 302	Pektine	E 440
Zitrate (Salze der Zitronensäure)		Sorbit	E 420
Zitronensäure	E 330	Hartparaffin	-
Natriumzitrate	E 331	Magnesiumstearat	-
Kaliumzitrate	E 332	Äthylcellulose	-
Kalziumzitrate	E 333	Benzylalkohol	-
Laktate (Salze der Milchsäure)		Kolophonium	-
Milchsäure	E 270	Kopal	-
Natriumlaktat	E 325	Milchsäure-Äthylester	-
Kaliumlaktat	E 326	Schellack	-
Kalziumlaktat	E 327	6-Palmitoyl-L-Ascorbinsäure	E 304
Lecithine	E 322	Carrageen	E 407
Mono- und Diglyzeride von Speisefettsäuren, verestert mit Zitronensäure	E 472c	Guar (Guarkernmehl)	E 412
Orthophosphate (Salze der Orthophosphorsäure)		Tragacanth (Traganth; Tragacanth gum)	E 413
Natriumorthophosphate	E 339	Gummi arabicum	E 414
Kaliumorthophosphate	E 340		
Kalziumorthophosphate	E 341		
6-Palmitoyl-L-ascorbinsäure	E 304		
Tartrate (Salze der L (+) Weinsäure)	E 334	**Unbeabsichtigte Inhaltsstoffe**	
Natriumtartrate	E 335	Reinigungs- und Desinfektionsmittel	
Kaliumtartrate	E 336	Formalin, Chloramin, p-Chlorbenzoesäure	
Kalium-Natriumtartrate	E 337	Reinigungs- und Desinfektionsmittel	
Tocopherole		Dichlorophen, Hexachlorophen	
gamma-Tocopherol, synthetisches	E 303	quarternäre Ammoniumverbindungen, Jodophore	
delta-Tocopherol, synthetisches	E 309		
Tocopherolacetat	-		
stark tocopherolhaltige Extrakte natürlichen Ursprungs	E 306		
alpha-Tocopherol, synthetisches	E 307		
beta-Tocopherol, synthetisches	-		

Nahrungsmittelallergie. Tabelle 3. Häufige und seltene Nahrungsmittelallergien aufgrund von Kreuzreaktionen in Mitteleuropa (nach Werfel)

Inhalationsallergen	Nahrungsmittelallerge	Vorkommen
Baumpollen	Apfel, Haselnuss, Karotte, Kartoffel, Kirsche, Kiwi, Nektarine, Pfirsich, Sellerie, Soja	Häufig
Beifusspollen	Gewürze, Karotte, Litschi, Mango, Sellerie, Sonnenblumensamen, Weintraube	Häufig
Naturlatex	Ananas, Avocado, Banane, Kartoffel, Kiwi, Tomate	Häufig
Ficus benjamina	Feige	Selten
Gräser- und Getreidepollen	Mehle, Kleie, Tomate, Hülsenfrüchte	Selten
Hausstaubmilbe	Krusten- und Weichtiere	Selten
Platane/Pfirsich	Aprikose, Pflaume, Apfel, Salat	Selten
Tierepidermis	Kuhmilch, Fleisch, Innereien	Selten
Traubenkrautpollen (Ragweedpollen, Ambrosia)	Melone, Zucchini, Gurke, Banane	Selten
Vogelallergen	Ei, Geflügelfleisch, Innereien	Selten

Smith, Jonagold. Geringer sensibilisierend wirken Boskop oder Jamba-Äpfel.

Nahrungsmittelunverträglichkeit   T78.19

Synonym(e)
NMU

Definition
Dosisabhängige, nicht-immunologische Intoleranzreaktion auf verschiedene Nahrungsmittelbestandteile mit unterschiedlicher Symptomatik. Klinische Symptome sind bereits bei Erstkontakt mit dem Auslöser möglich.

Vorkommen/Epidemiologie
Die Spannweite der Prävalenz von Nahrungsmittelunverträglichkeitsreaktionen unterschiedlicher Pathogenese, die aufgrund von Eigenangaben in Einzelstudien ermittelt wurde, reicht von 2,1% für Kinder in Frankreich bis zu 35% bei Berliner Erwachsenen. Frauen geben dabei häufiger Nahrungsmittelunverträglichkeitsreaktionen an.

Ätiologie
Ursächlich sind häufig Intoleranzen auf biogene Amine (s.a. Histamin-Intoleranz), z.B. nach Genuss von Fischen (z.B. Thunfisch, Makrele), bestimmten Käsesorten (z.B. Cheddar), Bier, Wein sowie Erkrankungen wie Lactose-Intoleranz (durch Mangel an dem Enzym Lactase), Fructose-Intoleranz, die Muttermilch- oder Kuhmilch-assoziierte Proktokolitis und die Protein-induzierte Enterokolitis (food protein-induced enterocolitis syndrome [FPIES]), die durch Soja- oder Kuhmilchprodukte (s.u. Kuhmilchallergie) ausgelöst wird.

Klinisches Bild
Intoleranzreaktionen treten gewöhnlich 30 Min. bis 3 Std. nach Zufuhr eines Agens auf (Latenzzeiten bis 24 Std. sind möglich). Im Vordergrund der klinischen Symptomatik stehen Typ I analoge Symptome, insbes. Urtikaria, Angioödem, Hautrötungen, Kopfschmerzen, bronchiale Symptome. S.a. Scombroid-Vergiftung. Atopische und dyshidrotische Ekzeme können sich verschlechtern. In nachfolgender Refraktärzeit (ca. 72 Std.) werden die Stoffe kurzfristig wieder vertragen. Relativ häufig ist auch eine Salicylatintoleranz oder Sulfit-Überempfindlichkeit.

Diagnose
Diagnostisch wichtig ist die Eruierung der auslösenden Substanz durch spezifische, genaue Anamnese, ggf. Protokollführung bei Rezidiven. Austestung mit diagnostischer Diät unter stationären Bedingungen: Allergenfreie Diät (Kartoffel-Reis-Diät), Austesten der Farbstoffe und Konservierungsstoffe per Kapsel, danach mit Originalnahrungsmittel provozieren (Notfallbereitschaft!). Patienten müssen bei Austestung erscheinungsfrei sein und ausreichend zeitlichen Abstand zur Einnahme immunmodulierender Medikation aufweisen (systemische Glukokortikoide: 3 Tage, systemische Antihistaminika: 5 Tage).

Therapie
- Akute Typ I Symptomatik wird entsprechend der einzelnen Stadien der anaphylaktischen Reaktion (s. Schock, anaphylaktischer) behandelt.
- Genaue Anamnese, ggf. Protokoll führen. Ausschluss einer Nahrungsmittelallergie durch Testung.
- Meiden des Agens über 6-12 Monate, dann Provokationstestung. Ausgeprägte Tendenz zur Spontanheilung. 30% der Patienten bleiben nach 1 Jahr Karenz auf erneute Exposition beschwerdefrei.

NAME-Syndrom   Q87.1

Erstbeschreiber
Ribbert, 1908; Carney, 1985

Synonym(e)
LAMB-Syndrom (Lentigines, Atriale Myxome, Mukokutane Myxome, Blaue Naevi); Carney-Syndrom; myxoma, spotty pigmentation and endocrine overactivity; myxoma-adrenocortical dysplasia syndrome; Cushing disease with atrial myxoma and pigmentation, mucocutaneous lentigines, cardiomucocutaneous myxomas and multiple blue nevi; various cutaneous pigmented lesions, myxoid neurofibromata and atrial myxoma

Definition
Erbleiden u.a. mit Assoziation von mukokutanen Lentigines, kardiomukokutanen Myxomen und endokriner Hyperaktivität.

Vorkommen/Epidemiologie
Inzidenz: 3-6/100.000 Einwohner/Jahr.

Ätiologie
Autosomal-dominant vererbte Defekte des CNC1 Gens (Carney complex Typ 1 Gen; Genlokus: 17q23-q24) beim Carney-Syndrom Typ I bzw. Defekte des CNC2 Gens (Carney complex Typ 2 Gen; Genlokus: 2p16) beim Carney-Syndrom Typ 2.

Manifestation
Jugend, frühes Erwachsenenalter.

Klinisches Bild
- Haut: Multiple Pigmentstörungen, v.a. Lentigines und blaue Naevi, bevorzugt in sonnenexponierten Arealen. Akral lokalisierte kutane Myxome.
- Extrakutane Manifestationen: Kardiale Myxome (75% der Fälle), pigmentierte noduläre Hyperplasie der NNR mit mehr oder weniger stark ausgeprägtem Cushing-Phänotyp. Bei 40% der Frauen bestehen meist asymptomatische bilaterale myxoide Fibroadenome der Mammae. Bei über der Hälfte der Männer entwickeln sich bilaterale Hodentumoren (großzellige kalzifizierende Sertoli-Zell-Tumoren und Leydig-Zell-Tumoren). Klinisch imponiert häufig sexuelle Frühreife. Selten entstehen Hypophysenadenome, assoziiert mit Akromegalie oder Gigantismus.

Differenzialdiagnose
Lentiginose, LEOPARD-Syndrom.

Therapie
Herzchirurgie. Frühe Diagnosestellung ist wichtig (akrales Myxom mit „Sommersprossen" im jungen Erwachsenenalter) um Begleiterscheinungen, insbes. Myxome am Herzen, abzuklären und ggf. zu behandeln.
Hauterscheinungen: Ggf. Entfernung kutaner Myxome und auffälliger Naevi. Bei kosmetisch störenden Lentigines Abdeckung, z.B. mit Dermacolor.

Napkinpsoriasis   L21.1

Synonym(e)
Windelpsoriasis

Definition
An Psoriasis vulgaris erinnernde Hauterscheinungen im Windelbereich bei seborrhoischem Ekzem des Säuglings. 20% dieser Säuglinge entwickeln später eine Psoriasis, s.a. Windeldermatitis.

Therapie
Häufig Wickeln, Trockenhalten, Candidaüberlagerung kontrollieren, ggf. Darmsanierung (s. Candidose) und lokale Antimykotika wie Nystatin-haltige Pasten (z.B. Multilind Heilpaste, Candio-Hermal Softpaste). S.a. Dermatitis seborrhoides infantum und Windeldermatitis.

Nappes claires   C84.4

Definition
Klinisch charakteristisches Phänomen, das bei Mycosis fungoides und der Pityriasis rubra pilaris auftreten kann. Nappes claires (oder auch „taches claires") können schon in der Frühphase einer Erkrankung diagnostisch wegweisend sein. Sie kennzeichnen sich als scharf abgesetzte Inseln unbefallener Haut inmitten läsionaler Haut.

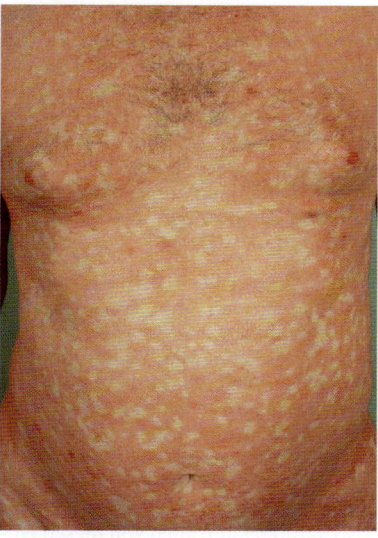

Nappes claires. Zahlreiche bizarre helle Aussparungen in Erythrodermie.

Naproxen

Definition
Antirheumatikum.

Indikation
Schmerztherapie u.a. bei akuten Arthritiden (einschließl. Gichtanfall), chron. Arthritiden (z.B. rheumatoide Arthritis, Spondylitis ankylans), Arthrosen, primärer Dysmenorrhoe.

Dosierung und Art der Anwendung
Je nach Symptomatik/Schwere der Erkrankung: 500-1250 mg/Tag, verteilt auf 2-3 ED p.o. oder als Suppositorium.

Unerwünschte Wirkungen
Arzneimittelexanthem, Tinnitus, Erregung, Reizbarkeit, Konzentrationsstörungen, Schlaflosigkeit, Alpträume, Depressionen, Unwohlsein, eosinophile Pneumonie, Vaskulitis, Photodermatitis, Krämpfe, Palpitationen, Hämaturie, Haarausfall, Leberfunktionsstörungen, Natrium- und Wasserretention mit Ödemneigung, Bronchospasmus.

Kontraindikation
Blutbildungsstörungen, Magen-Darm-Ulzera, Überempfindlichkeit.

Präparate
Aleve, Naproxen, Proxen

Narbe

L90.5

Synonym(e)
Cicatrix; scar

Definition
Bindegewebiger Ersatz eines Substanzverlustes (Ulkus). Endzustand einer Wundheilung.

Ätiologie
- Narben entstehen als Reparaturdefekt des kollagenen Netzwerkes der retikulären Dermis und ggf. auch des subkutanen Fettgewebes nach Trauma, durch eine nekrotisierende Entzündung oder (selten) durch eine Malformation.
- Vernarbungen werden beispielsweise beobachtet als Reaktion auf mechanische Einwirkung, insbesondere auf vorgeschädigter Haut (z.B. Schädigung durch Kortikosteroide [Steroidhaut] oder senile Involution). Narben können jedoch auch bei entzündlichen oder infektiösen Erkrankungen entstehen, wenn der Krankheitsprozess an sich zur Zerstörung des dermalen Bindegewebes und/oder zur Zerstörung der Hautanhangsgebilde führt. Hierfür typische Beispiele sind der chronisch diskoide Lupus erythematodes oder der Lupus vulgaris.

Klinisches Bild
Die Epidermis in einer Narbe zeigt sich verdünnt und zigarettenpapierartig gefältelt, die Hautoberfläche ist flach oder tief eingesenkt. Eine Vernarbung des Fettgewebes ist als muldenförmige Eindellung sichtbar. Narben sind mechanisch geringer belastbar und auch weniger reißfest. Sie sind meist heller als ihre Umgebung (Verlust an Melanozyten), seltener hyperpigmentiert (dunkelhäutige Menschen). Vereinzelt kann es zu spritzerartigen Pigmentierungen in einer Narbenoberfläche kommen. Diese gehen meist vom Rand der Narbe aus (bei persistierenden Follikelstrukturen kann auch von diesen eine Repigmentierung im Zentrum einer Narbe ausgehen) und sind als Versuch einer Repigmentierung der pigmentlosen Narbe zu werten. Hypertrophe Narben oder Narbenkeloide stellen sich als derbe exophytische Papeln, als Plaques oder derbe Knoten dar. Narben können auch als derbe Bindegewebsstränge auswachsen, die unter Umständen zu Bewegungseinschränkungen führen können.

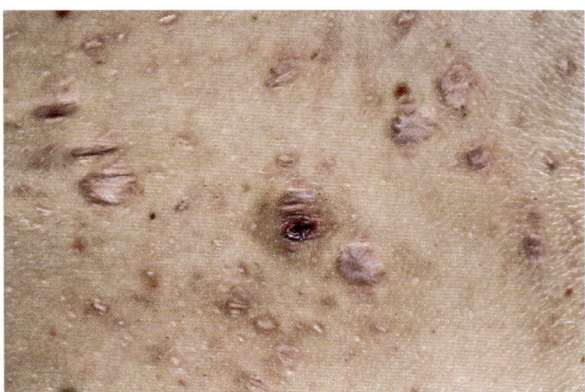

Narbe. Atrophische Narben bei Acne vulgaris. 16 Jahre alter Patient mit jetzt in Abheilung begriffener schwerer Acne vulgaris. Teils spritzerartige, teils bis 1 cm große, entweder unter das Hautniveau eingesunkene oder leicht vorgewölbte, schlaffe, helle Narben.

Histologie
Gefäße und Epidermisdicke sind im Bereich der Narbe vermindert. Hautfelderung, Follikeleinmündungen, Papillarrelief, elastische Fasern, Haare und Hautdrüsen fehlen.

Diagnose
Narben sind blickdiagnostisch und anamnestisch einfach zuzuordnen. Die Narbenstruktur und -form wird sich an dem vorbestehenden Ulkus (Konsistenzminderung) orientieren.

Narbe, atrophische

L90.5

Synonym(e)
Narbige Atrophie

Definition
Unzureichender bindegewebiger Ersatz eines Hautdefektes mit bleibender Epithelverdünnung.

Komplikation
Bei starker kosmetischer Störung ggf. operative Narbenkorrektur.

Narbe, hypertrophische

L91.0

Definition
Sich rasch ausbildende, den Narbenrand nicht überschreitende Bindegewebswucherung.

Therapie
Behandlung nur bei verzögerter Rückbildung. Verschiedene Ansätze sind möglich:
- Druckverband: Gute Erfolge werden mit okklusiven Verbänden mit Silikon-Gelfolien (Epi-Derm-Folie) beschrieben. Tägliches Tragen über mind. 12 Std. mit Gesamtdauer von ca. 8 Wochen. Ab 4 Wochen sind erste Erfolge zu erwarten.
- Kryochirurgie: Offenes Sprayverfahren mit 2 Zyklen. Wiederholung in vierwöchigen Abständen bis zur vollständigen Abflachung der Narben. Der Patient muss darauf vorbereitet werden, dass die Behandlung sich über einige Monate hinziehen wird (in 50% der Fälle >1 Jahr). Bei großen Narben fraktioniertes Vorgehen.
- Lokale Glukokortikoide: Unterspritzung mit Glukokorti-

Narbe, hypertrophische. Tabelle 1. Charakteristika der hypertrophischen Narben und Keloide (modifiziert nach Ernst und Hundeiker)

Hypertrophische Narben	Keloide
Beschränkung auf das Wundgebiet	Überschreitung des Wundgebietes
Keine Ausläufer	Scherenartige Ausläufer
Meist spontane Rückbildung	Meist Wachstumstendenz
Behandlung nur bei verzögerter Rückbildung	Möglichst frühzeitige Behandlung
Meist rasches Ansprechen auf Kryochirurgie	Meist langsames Ansprechen auf Kryochirurgie

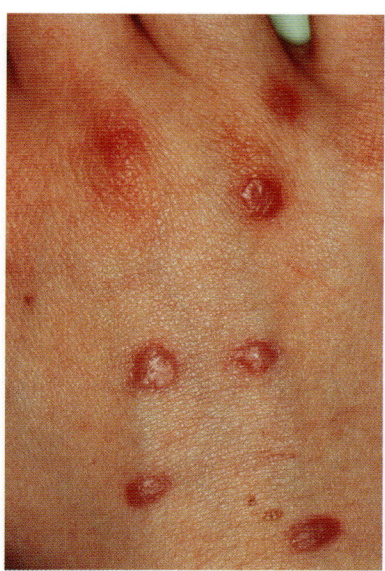

Narbe, hypertrophische. Deutlich das Hautniveau überragende, hellrote Narben im Bereich des Handrückens nach Varizellen.

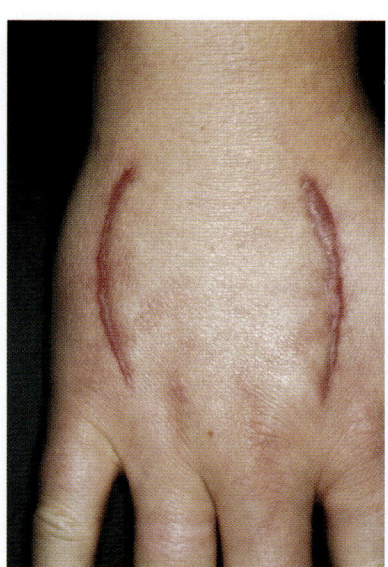

Narbe, hypertrophische. Chronische, lineare, scharf begrenzte, mäßig indurierte, rote, glatte, streifenförmige Plaques.

koiden (z.B. Volon A 10 1:1 mit Scandicain). 2-3malige Wiederholung im Abstand von 4-6 Wochen. Alternativ Glukokortikoid-Salben, ggf. unter Okklusion, z.B. 0,05% Clobetasol Creme (Dermoxin, R054). S.a. Keloid.
- Silikongele: Laut Verlaufsbeobachtungen (keine randomisierten Studienergebnisse!) ergeben sich z.T. gute Behandlungserfolge mit Silikongelen (z.B. Dermatix). Anwendung: 2mal/Tag dünn auf die Narben auftragen. Bei Anwendung im Gesicht Lichtschutz (z.B. Anthelios) anwenden.

Narben-Basalzellkarzinom C44.L

Definition
Basalzellkarzinom, das auf mechanisch irritierten Narben entstanden ist, s.a.u. Röntgen-Basalzellkarzinom.

Therapie
Entsprechend dem Basalzellkarzinom.

Narbenpterygium H11.8

Synonym(e)
Pseudopterygium

Definition
Narbige Stränge der Augenbindehaut nach Verbrennungen oder Verätzungen, auch bei Schleimhautpemphigoid.

Differenzialdiagnose
Pterygium conjunctivae (im Gegensatz zum Narbenpterygium progredient).

Therapie
Zusammenarbeit mit dem Augenarzt. In der Regel operative Therapie. Frühzeitige Behandlung ist wichtig, da die Entfernung wiederum mit Narbenbildung einhergehen kann. Häufig treten Rezidive auf.

Narbensarkoidose D86.33

Definition
Manifestation einer Sarkoidose in einer Narbe, die als Realisationsfaktor dient.

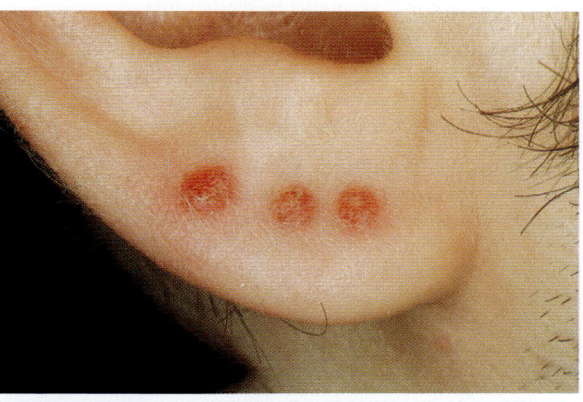

Narbensarkoidose. Braunrötliche Papeln in alten Stichkanälen von Ohrsteckern. Narben an der Ohrmuschel.

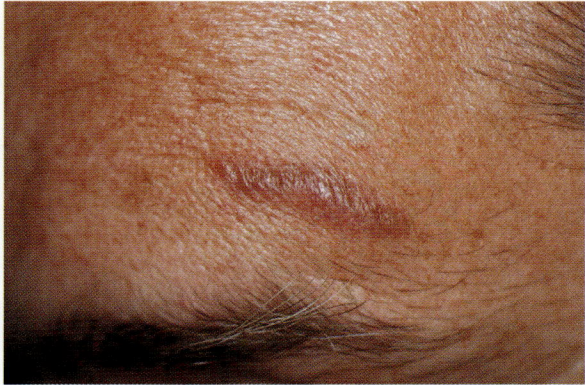

Narbensarkoidose. Streifiges braunrötliches Infiltrat in einer 5 Jahre alten Narbe. Entwicklung der Sarkoidose seit 6 Monaten.

Manifestation
Im frühen oder chronischen Stadium der Sarkoidose auftretend.

Klinisches Bild
Gelblich-rötliche, später bräunlich-rötliche Infiltrate innerhalb von alten Narben. Diaskopie: Lupoides Infiltrat, rehbraune Eigenfarbe.

Histologie
Entsprechend der Sarkoidose.

Therapie
Entsprechend der Sarkoidose.

Prognose
Rückbildung ist möglich.

Narzisse, gelbe

Synonym(e)
Narcissus pseudonarcissus; Osterglocke; Daffodil; Easter lily

Definition
15-40 cm hohes Zwiebelgewächs aus der Familie der Narzissengewächse (Amaryllidaceae) mit Blütezeit im Frühjahr (März-April).

Vorkommen
Als Zierpflanze weit verbreitet in Westeuropa.

Anwendungsgebiet/Verwendung
Im 19. Jahrhundert als Spasmolytikum und Sedativum eingesetzt, in der Homöopathie Anwendung bei Schnupfen, Bronchitis, Keuchhusten und Diarrhoen.

Unerwünschte Wirkungen
Die gelbe Narzisse enthält bis zu 0,15% Alkaloide mit z.T. irritativer bzw. toxischer Wirkung. Für Narcissus pseudonarcissus L. sind bis dato 15 verschiedene Alkaloide bekannt, darunter Hämanthamin, Gallanthamin, Galanthin, Lycorin, Lycorenin und Narcissamin. Galanthamin kann z.B. eine temporäre Spasmolyse bewirken, Lycorin wirkt schwach tumorinhibierend gegenüber Sarkomen.

Narzissendermatitis   L23.7

Synonym(e)
daffodil-itch; lily rash

Definition
Kontaktekzem meist beruflicher Natur, durch intensiven Kontakt mit Narzissensaft, s.a. Narzisse, gelbe. Neben der Chelidonsäure (bis zu 2%) haben vor allem die nadelförmigen Calciumoxalatkristalle einen mechanisch-irritativen Effekt an der Haut. Hierdurch bedingte Mikrotraumen und Hautverletzungen eröffnen den giftigen Alkaloiden eine Eintrittspforte. Die Narzissendermatitis tritt überwiegend bei beruflich exponierten Personen v.a. an Händen, Unterarmen sowie selten im Gesicht auf. Echte Kontaktallergien sind sehr selten.

Therapie
Meiden der auslösenden Noxe, stadiengerechte Behandlung des Ekzems, s.u. Ekzem.

Nasenfistel und -zyste, kongenitale   Q30.8

Definition
Seltene, brachiogene, meist kongenital auftretende Fisteln im Nasenrückenbereich, Mündung am inneren Lidwinkel.

Differenzialdiagnose
Talgdrüsenfollikulom, Trichofollikulom, Furunkel, Steatocystoma multiplex.

Therapie
Exzision durch den HNO- oder Augenarzt.

Nasenflügelgeschwür, trophoneurotisches   T88.8

Synonym(e)
Ulcus trophoneuroticum; neurotrophes Trigeminus-Syndrom

Definition
Seltene Komplikation nach iatrogener Schädigung des Nervus trigeminus (70%). Ausgelöst z.B. durch Eingriffe am Ganglion Gasseri oder neurologische Erkrankungen (10%) wie u.a. ischämische Kernläsionen mit charakteristischem Nasenflügeldefekt (ulcération en arc) sowie Anästhesie und Parästhesie im Innervationsgebiet des 2. Trigeminusastes. S.a. Malum perforans.

Therapie
- Durch Dysästhesien und Krustenbildung ausgelöste Manipulation am Nasenflügel bedingt bzw. unterstützt die Ulkusentwicklung. Aufklärung des Patienten über den Zusammenhang ist deshalb erste Maßnahme. Bei Vermeidung von Manipulation (ggf. auch durch schützende Verbände) kann es zur vollständigen Abheilung kommen. Da die Erkrankung häufig bei älteren, psychisch alterierten Menschen auftritt, kann die Manipulation nicht in allen Fällen ausgeschaltet werden.
- Therapieversuche mit Elektrostimulation, Vitamin B-Präparaten und Antidepressiva sind beschrieben.
- Bei ausgedehnten Befunden operative Rekonstruktion oder epithetische Versorgung.
- Bei Superinfektion lokale antiseptische Externa wie Betaisodona-Salbe. Wichtig ist der vorherige histologische Ausschluss von bösartigen Veränderungen.

Nasenpapel, fibröse   D23.3

Erstbeschreiber
Graham, 1965

Synonym(e)
Fibrosis nodularis nasi; nasal nodular fibrosis; fibrous papule of the nose

Definition
Harmlose, flache, bis linsengroße, meist an der Nasenspitze lokalisierte Papel.

Ätiologie
Wahrscheinlich regressiv veränderter melanozytärer Naevus, von einigen Autoren als Fibrom aufgefasst.

Lokalisation
Vor allem Nasenspitze und Nasenflügel.

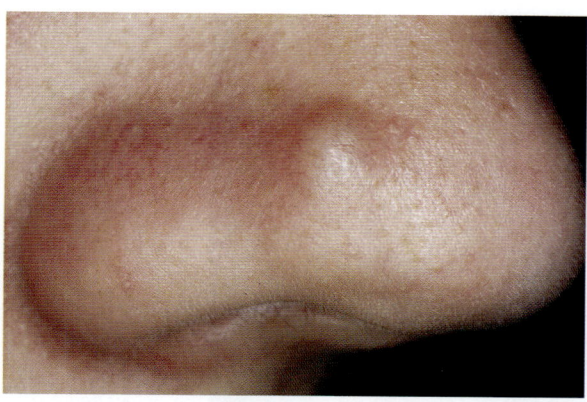

Nasenpapel, fibröse. Solitäre, chronisch stationäre, 0,4 cm durchmessende, scharf begrenzte, symptomlose, hautfarbene, glatte Papel.

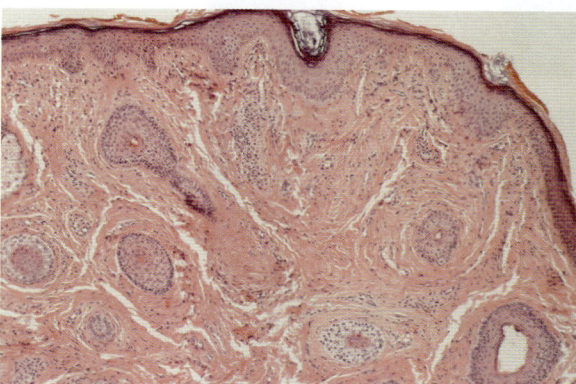

Nasenpapel, fibröse. Homogenisiertes, perifollikulär verdichtetes Bindegewebe. Schüttere Zellinfiltrate.

Klinisches Bild
Einzelne oder mehrere schmerzlose, bis linsengroße, meist derbe, halbkugelige, hautfarbene bis rotbraune, flache, unscheinbare Papeln mit glatter Oberfläche.

Histologie
Unregelmäßig pigmentiertes Epidermisband mit zahlreichen hellen Zellen im Stratum basale. Aus Epitheloidzellen und einzelnen bizarr konfigurierten Riesenzellen bestehendes Infiltrat im oberen Korium. Bindegewebsproliferation mit perifollikulärer Betonung.

Differenzialdiagnose
Basalzellkarzinom.

Therapie
Ggf. Exzision oder Kauterisation.

Natamycin

Definition
Polyen-Antimykotikum aus Streptomyces natalensis.

Indikation
Pilzinfektionen des Mund- und Rachenraumes, der Augen, Augenlider oder Tränenwege (insbes. bei Infektionen durch Hefepilze).

Schwangerschaft/Stillzeit
Strenge Indikationsstellung in der Schwangerschaft.

Dosierung und Art der Anwendung
Lutschpastillen: 4-6mal/Tag 1 Tbl. im Mund zergehen lassen. Augensalbe: 2stündlich 1 cm Salbe in den Bindehautsack applizieren.

Unerwünschte Wirkungen
Allergische Hautreaktionen, Diarrhoe.

Wechselwirkungen
Externes Clotrimazol oder Oxiconazol führt zu einer gegenseitigen Wirkungsverminderung.

Kontraindikation
Überempfindlichkeit gegen den Wirkstoff.

Präparate
Pimafucin, Pima-Biciron N Augensalbe

Natriumantimongluconat

Definition
Antimonsalz.

Indikation
Leishmaniose

Dosierung und Art der Anwendung
- Viszerale Leishmaniasis (L. donovani): 10-20 mg/kg KG/Tag i.v. (weniger schmerzhaft) oder i.m. für 20-30 Tage.
- Orientbeule (L. tropica): 20 mg/kg KG/Tag i.v. (weniger schmerzhaft) oder i.m. für 20-30 Tage.
- Mukokutane Leishmaniasis: 20 mg/kg KG/Tag i.v. oder i.m. über 20-30 Tage.

Unerwünschte Wirkungen
⚠ **Cave:** Der Wirkstoff ist bei systemischer Anwendung extrem kardiotoxisch!

Präparate
Pentostam (nur über die internationale Apotheke erhältlich)

Necrobiosis

Synonym(e)
Nekrobiose

Definition
Der Übergang der Zelle vom Leben zum Tod, als intermediäres Stadium der Nekrose, mit irreversiblen Kern- und Protoplasmaveränderungen.

Necrobiosis lipoidica   E14.6

Erstbeschreiber
Oppenheim, 1929; Urbach, 1932

Synonym(e)
Necrosis lipoidica diabeticorum; Oppenheim-Urbach-Syndrom; Urbach-Syndrom; Dermatitis atrophicans lipoides dia-

betica; Dyslipoidosis cutanea (Oppenheim-Urbach); Granulomatosis disciformis chronica et progressiva (?)

Definition
Zur Necrobiosis führende granulomatöse Entzündung unbekannter Ursache mit Anreicherung von Lipiden im mittleren Korium. Die Granulomatosis disciformis chronica et progressiva wird von einigen Autoren als Sonderform, von anderen als Differenzialdiagnose gesehen.

Vorkommen/Epidemiologie
Bei Diabetes mellitus-Patienten, aber auch in 35% der Fälle bei Nichtdiabetikern. Häufigkeit bei Diabetikern: 3/1.000 Patienten.

Ätiologie
Assoziationen mit Diabetes mellitus (65%), Hypertonie, Morbus Crohn, Colitis ulcerosa, Granuloma anulare oder kutaner Sarkoidose sind beschrieben. Diskutiert werden Gefäßveränderungen (Mikroangiopathie, Fibronektin- und Faktor 8 assoziierte Antigen-Erhöhung, Störungen in der Prostaglandinsynthese), Veränderungen der Schweißdrüsen, Kollagenstörungen, Immunmechanismen, gestörte Leukozytenfunktionen.

Manifestation
Vor allem im mittleren Lebensalter auftretend, Frauen sind 2-3mal häufiger als Männer betroffen.

Lokalisation
Vor allem Unterschenkelstreckseiten, Fußrücken, Fußgelenkregion, in 15% andere Körperregionen. Zunächst einseitig, dann oft auch symmetrische Manifestation.

Klinisches Bild
- Unregelmäßig konfigurierte, scharf begrenzte, plattenförmige, atrophische, von Teleangiektasien durchzogene Plaque mit einem gelben bis braungelben, sklerotisch harten Zentrum. Rötlich-violetter bis braunroter Randsaum. Konfluenz mehrerer Herde möglich. In etwa 30% der Fälle Entwicklung schlecht heilender Ulzera mit gelblich-speckigem, nekrotischem Grund; ggf. Begleitperiostitis. Abheilung mit Atrophie der Haut und Untergang der Hautanhangsgebilde. Im Bereich des behaarten Kopfes (seltene Lokalisation) Ausbildung einer Pseudopelade.
- Sonderformen: Necrobiosis lipoidica maculosa disseminata, Necrobiosis lipoidica an Stirn- und Kopfbereich.

Histologie
Epidermis ohne spezifische Veränderungen. In der mittleren und unteren Dermis, teils auch im subkutanen Fettgewebe finden sich knotige oder streifenförmige granulomatöse Entzündungszonen aus Histiozyten, Epitheloidzellen und mehrkernigen Riesenzellen in unterschiedlicher Zusammensetzung sowie fokal Nester aus Lymphozyten und Plasmazellen. Vereinzelt auch Ausbildung von Lymphfollikeln. In einigen Fällen können Plasmazellen das Bild dominieren. Neben dieser entzündlichen Komponente können flächenhafte degenerative Veränderungen des Kollagens auftreten (Kollagennekrobiose). Die Nekrobiosezonen können inmitten eines granulomatösen Knötchens auftreten, sich aber auch sandwichartig mit Granulomzonen abwechseln. Wandverdickte oder verschlossene Gefäße können immer wieder nachweisbar sein. Inwieweit die Granulomatosis disciformis chronica et progressiva eine eigenständige Entität darstellt bleibt zu diskutieren.

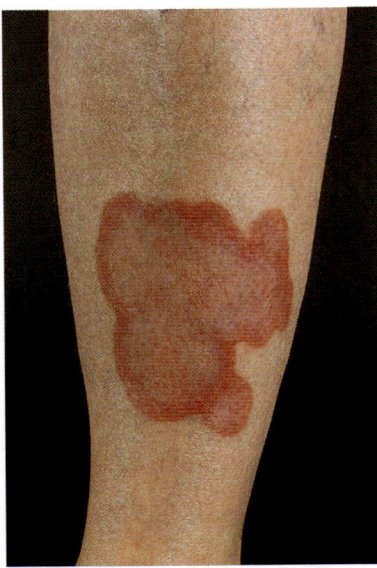

Necrobiosis lipoidica. Scharf begrenzte, konfluierte randbetonte, rötlich-bräunliche, zentral abgeblasste, atrophische Plaques, Konsistenzvermehrung im Randbereich.

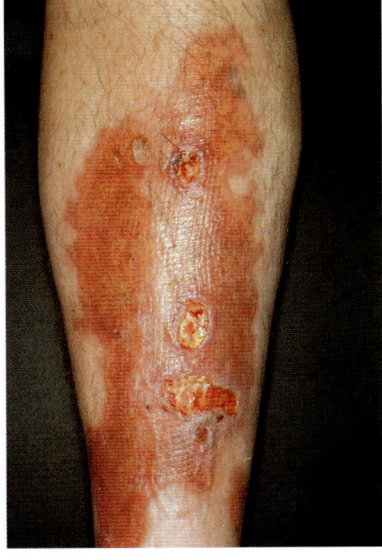

Necrobiosis lipoidica. Wachsartige rotbraune, glatt glänzende Infiltratplatten mit mehreren, ausgestanzt wirkenden Ulzera (nach banalen Traumata) bei Typ I Diabetes im Bereich des Schienbeines.

Diagnose
Klinik, Histologie, Glukose im Serum und Glukosebelastungstest.

Differenzialdiagnose
Granuloma anulare, Sarkoidose, zirkumskripte Sklerodermie, ulzeriertes tubero-serpiginöses Syphilid.

Therapie
- Behandlung der Grunderkrankung, z.B. Diabetes mellitus (Einstellen des Blutzuckers!), Hypertonie, M. Crohn (s. Enteritis regionalis), Colitis ulcerosa. In der Regel zeigt jedoch die Behandlung der Grunderkrankung keine Besserung der Necrobiosis. Bei Lokalisation an den Unterschenkeln therapiebegleitend immer Kompressionstherapie, da hierdurch relativ häufig ein Fortschreiten verhindert und die Abheilung gefördert wird.

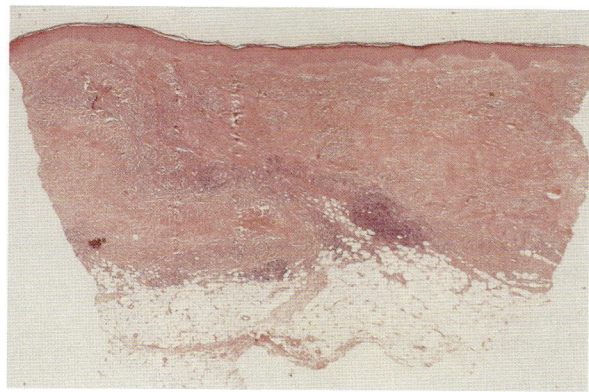

Necrobiosis lipoidica. Großflächige Nekrobioseherde mit umgebenden entzündlichen Infiltraten.

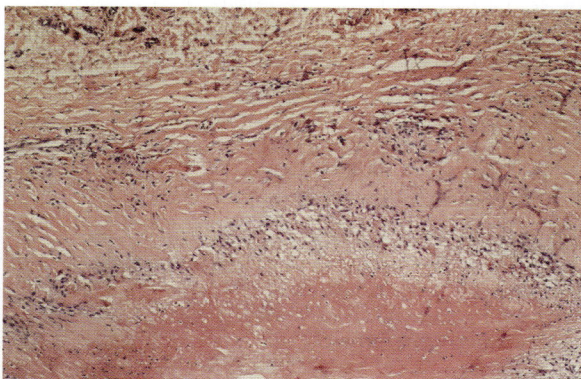

Necrobiosis lipoidica. Ovalär konfiguriertes Palisadengranulom aus Histiozyten, Epitheloidzellen und Lymphozyten mit flächenhafter zentraler (eosinophile Zone mit Zellschatten) Nekrobiosezone.

> **Cave:** Vor Kompressionstherapie immer arterielle Dopplersonographie durchführen.

- Nicht ulzerierte Herde: Therapie der Wahl sind topische Glukokortikoide, z.B. Mometasonfuroat (Ecural Fettsalbe) unter Okklusion. Permanentes Tragen, Wechsel 1mal/Tag über 14 Tage bis zu 4 Wochen. Alternativ Glukokortikoide intrafokal injizieren, 1mal/Monat über 2–3 Monate, z.B. Triamcinolonacetonid (z.B. Volon A 10 1:1 mit Scandicain). Gute Ergebnisse wurden von der PUVA-Therapie berichtet. Pentoxifyllin (z.B. Trental) 3mal/Tag 400 mg p.o. oder Nicotinamid (z.B. Nicobion 3mal/Tag 500 mg p.o. können unterstützend versucht werden. Bei hartnäckigen Fällen ggf. Acetylsalicylsäure 1,5-4,5 g/Tag p.o., Dipyridamol (Curantyl) 225 mg/Tag p.o. einzeln oder in Kombination (Aggrenox) zeigen in einigen Fällen gute Erfolge. Unter der Annahme, dass Hypoxie im Gewebe eine wesentliche Ursache für die Erkrankung darstellt, versuchen experimentelle Ansätze durch Oxygenierung des Blutes Besserungen zu erreichen und zeigen teilweise gute Erfolge.
- Ulzerierte Herde: Bei Ulzerationen oder stark entzündlicher Komponente Therapieversuch mit Glukokortikoiden in mittlerer Dosierung wie Prednisolon 60-80 mg/Tag (z.B. Decortin H) über eine Woche, dann 30 mg/Tag über einen Monat.

> **Cave: Überwachung des Blutzuckerspiegels!**

  Operative Sanierung und plastische Deckung kann in solchen Fällen hilfreich sein.
- In einem Off-Label-Ansatz können Therapieversuche mit Fumaraten gemacht werden. Die Therapiedauer muss über einen Zeitraum von >6 Monaten veranschlagt werden.
- Die UVA1-Phototherapie (68-76 mW/cm^2, 3-5mal/Woche) als adjuvante Therapie in Kombination mit topischen Steroiden oder als Second-line Therapie bei vorangegangenen Bestrahlungen zeigt laut Studien befriedigende klinische Resultate.

Prognose
Chronischer Verlauf. Mögliche Komplikationen durch Ulzerationen. Spontanheilung in 20% der Fälle mit narbiger Abheilung.

Necrobiosis lipoidica an Stirn- und Kopfbereich
E14.6

Definition
Sonderform der Necrobiosis lipoidica mit ringförmigen oder serpiginösen, zentral abheilenden Herden und Depigmentierung; v.a. im Haargrenzbereich.

Differenzialdiagnose
Anuläre Sarkoidose.

Therapie
S.u. Necrobiosis lipoidica.

Necrobiosis lipoidica granulomatosa
L92.1

Definition
Meist im angloamerikanischen Schrifttum gebrauchte Bezeichnung für Granulomatosis disciformis chronica et progressiva.

Necrobiosis lipoidica maculosa disseminata
E14.63

Erstbeschreiber
Miescher, 1948

Synonym(e)
Necrobiosis maculosa Miescher

Definition
Sonderform der Necrobiosis lipoidica mit disseminierten geröteten, gering infiltrierten, linsen- bis markstückgroßen Herden, vor allem an den Extremitäten.

Differenzialdiagnose
Granuloma anulare.

Therapie
S.u. Granuloma anulare.

Nedocromil

Definition
Antiallergikum, Mastzellstabilisator.

Indikation
Asthmaprophylaxe, Rhinitis allergica. S.a. Dinatriumcromoglicinsäure.

Eingeschränkte Indikation
Schwangerschaft 1. Trimenon, Kinder <12 Jahre.

Dosierung und Art der Anwendung
- Asthmaprophylaxe: Initial 2-4mal 2 Sprühstöße/Tag per inhalationem, bei gutem Ansprechen wird die Dosierung schrittweise auf 2mal/Tag 2 Hübe reduziert.
- Rhinitis allergica: 4mal/Tag 1 Sprühstoß in jedes Nasenloch.
- Rhinoconjunctivitis allergica: 2mal/Tag 1 Tropfen.

Wechselwirkungen
Interaktionen mit Nedocromil sind nicht bekannt.

Kontraindikation
Überempfindlichkeit gegen Wirk- und Hilfsstoffe.

Präparate
Tilade, Irtan

Negative Staining

Definition
Verfahren in der Elektronenmikroskopie zum Nachweis kleinster Partikel, insbesondere von Viren. Nach dem Aufbringen der Viren auf den Grid wird die Umgebung der Viren durch elektronendichte Substanzen kontrastiert. Die Viren zeichnen sich als helle Aussparungen ab und können so detektiert, ggf. auch differenziert werden.

Neidnägel   L03.5

Synonym(e)
Niednägel; Perionychitis exfoliativa

Definition
Teilweise angehobenes Nagelhäutchen mit schmerzhaftem Riss zwischen dem fest anliegenden und dem angehobenen Teil, der sich bis in den Nagelfalz fortsetzt.

Komplikation
Infektionen: Paronychie, Verrucae vulgares.

Therapie
Zurückschieben und Beschneiden des Nagelhäutchens mit spitzer scharfer Nagelschere an der Basis des Risses, um weiteres Einreißen zu verhindern. Vorheriges Aufweichen durch Salben (z.B. Vaselinum alb.) bzw. im Handbad mit antiseptischen Zusätzen, z.B. Kaliumpermanganat (hellrosa) ist sinnvoll. Anschließend regelmäßiges Einfetten mit Vaselinum album oder Dexpanthenol-Salbe (z.B. Bepanthen Salbe). Bei entzündlichen Veränderungen antiseptische Externa wie Polyvidon-Jod-Salben (z.B. Betaisodona-Salbe).

Neisseria gonorrhoeae

Synonym(e)
Gonokokken

Definition
Gramnegative, intrazelluläre Diplokokken. Erreger der Gonorrhoe.

Nelfinavir

Definition
Virustatikum. Inhibitor der HIV-Protease.

Indikation
Antiretrovirale Kombinationstherapie zur Behandlung der HIV-1-Infektion bei Patienten >3 Jahre.

> **Merke:** Berücksichtigung des viralen Resistenzmusters und der Vorbehandlung des Patienten insbes. mit anderen Proteasehemmern!

Dosierung und Art der Anwendung
- Patienten >13 Jahre: 3mal/Tag 750 mg oder 2mal/Tag 1250 mg p.o. (zu den Mahlzeiten einnehmen).
- Patienten 3-13 Jahre: 3mal/Tag 25-30 mg/kg KG oder 2mal/Tag 50-55 mg/kg KG p.o.

Unerwünschte Wirkungen
Gastrointestinale Symptome wie Übelkeit (5% der Patienten), Diarrhoe (20-30%), kutane NW (3-5% der Patienten) wie Erythem, Erythema exsudativum multiforme, Erythema nodosum. Selten Gynäkomastie.

Wechselwirkungen
Gleichzeitige Verabreichung von Nelfinavir und starken CYP 3A-Hemmern wie z.B. Ketoconazol, führt zu einem Anstieg des Wirkspiegels von Nelfinavir.

Kontraindikation
Patienten mit schweren Leber- und Nierenfunktionsstörungen (z.B. WHO-Gruppe III-IV), Kinder <3 Jahre. Komedikation mit Rifampicin oder CYP3A4-Substraten wie Terfenadin, Johanniskraut, Cisaprid, Pimozid, Antidepressiva (z.B. Diazepam, Midazolam, Flurazepam) Ergotaminderivate, Astemizol u.a.

Präparate
Viracept

Nelson-Syndrom   E24.1

Erstbeschreiber
Nelson, 1958

Synonym(e)
Nelson's syndrome; ACTH-secreting pituitary adenoma

Definition
Syndrom, u.a. gekennzeichnet durch Störungen der hypophysialen Hormonsekretion, Vergrößerung der Hypophyse, intensive hyperpigmentierende Dyschromie der Haut, Kopfschmerz, Sehstörungen, Menstruationsstörungen.

Vorkommen/Epidemiologie
Sehr selten. Bei 40% der Patienten mit bilateraler Adrenalektomie. Inzidenz rückläufig. Predominant bei jüngeren Frauen.

Ätiologie
Idiopathisch. Folge der Therapie von Hypophysentumoren durch bilaterale Adrenalektomie.

Manifestation
Langjährige Entwicklung (bis zu 20 Jahre) nach bilateraler Adrenalektomie.

Klinisches Bild
Ausgeprägte ubiquitäre melanotische Hyperpigmentierung der Haut und Schleimhäute (incl. Narben, Gingiva, Brustwarzen). Skleren sind meist nicht betroffen. Häufig bestehen Sehstörungen, Gewichtsverlust, Hypotonus, Anorexie, Erbrechen. Exzessive ACTH Sekretion, erhöhte α-MSH Sekretion.

Labor
Elektrolyte, ACTH, α-MSH, POMC, Hypophysenhormone, Hypothalamushormone, Schilddrüsenhormone.

Diagnose
Anamnese (fast immer M. Cushing), Blutdruck, Labor, MRT, CT, Schilddrüsenparameter.

Differenzialdiagnose
M. Addison, Hämochromatose, Neurofibromatose; Dyschromien.

Therapie
Therapie der Grunderkrankung (Hypophysektomie, Radiotherapie der Hypophyse). Hormonersatztherapie mit Glukokortikoiden, Mineralokortikoiden, Somatostatin-Analoga, wenn erforderlich.

Prognose
Gut, bei rechtzeitiger Therapie der Grunderkrankung.

Nematoden

Definition
Rund- oder Fadenwürmer; spindelförmige, unsegmentierte, wenige mm bis etwa 1 m lange, getrennt geschlechtliche Parasiten. Die Entwicklung verläuft vom Ei über 4 Larvenstadien zum adulten Wurm. Einige Arten bedürfen für ihre Entwicklung eines Zwischenwirtes. Aus klinischer Sicht lassen sich die Nematoden unterteilen in:
- Intestinale Nematoden:
  - Enterobius vermicularis (Madenwurm: Erreger der Oxyuriasis)
  - Ascaris lumbricoides (Spulwurm: Erreger der Askaridiasis)
  - Trichuris trichiuria (Peitschenwurm: Erreger der Trichuriose)
  - Ancylostoma duodenale und Ancylostoma brasiliense (Hakenwürmer: Erreger der Larva migrans)
  - Necator americanus und Strongyloides stercoralis (Zwergfadenwürmer: Erreger der Larva migrans)
- Filarien (Erreger lymphatischer Filiarosen):
  - Wucheria bancrofti und Brugia-Arten (Erreger der lymphatischen Filiarose)
  - Loa Loa (Erreger der Loiasis)
  - Onchocerca volvulus (Erreger der Onchozerkose = Flussblindheit)
  - Dracunculus medinensis (Medinawurm: Erreger der Drakunkulose).

Neodym-YAG-Laser

Synonym(e)
Nd-YAG-Laser; Nd:YAG-Laser

Definition
Festkörperlaser, bei dem innerhalb eines Kristalls (hier YAG = Yttrium-Aluminium-Granat) als aktives Medium Metallionen eingelagert sind. Die Emissionslinien liegen bei 1064 und 1320 nm (Infrarot). Geringe Absorption an der Hautoberfläche, große Streuwirkung, tief reichende thermische Wechselwirkungen (tiefe Koagulation [Koagulationsnekrosen] bis zu 5-6 mm), kontinuierliche und diskontinuierliche Betriebsarten.

Allgemeine Information
- Gütegeschaltete Nd:YAG-Laser (KTP-Nd:YAG-Laser) werden mit Pulsen im ns-Bereich bei 1064 nm Wellenlänge insbesondere zur Destruktion tief gelegener schwarzblauer Tätowierungen eingesetzt. Die Eindringtiefe ist bei dieser Wellenlänge bei gleichem Strahldurchmesser größer als die des Rubin- und Alexandritlasers. Frequenzverdoppelt bei 532 nm auch Eignung zur Photothermolyse roter Farbstoffe (Tätowierungen) und von Melanin.
- 1064 nm-Nd:YAG-Laser mit Pulsen im ms-Bereich werden zu Photothermolyse von Haarfollikeln und zur Gefäßbehandlung angewendet. Frequenzverdoppelte (532 nm), ms-gepulste Laser können zur Gefäßbehandlung verwendet werden, sind jedoch in der Regel weniger gut wirksam als der flashlamp-pumped pulsed-dye laser (FPDL) und haben eine höhere Nebenwirkungsrate (Pigmentverschiebungen, Gefahr epithelialer Schädigung mit Närbchen).

Indikation
Großknotige vaskuläre Fehl- und Neubildungen der Haut und Schleimhaut, gutartige melanozytäre Naevi, schwarze oder blaue Tätowierungen. Bei höherer Leistungsdichte kann der Neodym-YAG-Laser zur Vaporisation von Hauttumoren eingesetzt werden.

Durchführung
Standard: Laserung mit 3,0 J/cm^2, 10 Hz, ggf. abweichend je nach Indikation und Spezifikationen des verwendeten Gerätes. Oberflächenanästhesie mit Lokalanästhetika wie EMLA-Creme und Kühlung sind günstig, ggf. Infiltrationsanästhesie.

Unerwünschte Wirkungen
Temporäre Ablagerung von Hämosiderin. Postinterventionell nach Nd:YAG-LAserung (1064 nm) zeigen sich häufig Krusten und eine leichte Purpura. Nach KTP-Nd:YAG-Laserung bestehen häufig ein postinterventionelles Erythem, Hyper- und Hypopigmentierungen. Seltener: Narbenbildung, Keloid, Pigmentverschiebung.

Neomycin

Synonym(e)
Neomycinsulfat

Definition
Aminoglykosid-Antibiotikum.

Indikation
Topisch: Bakterielle Entzündungen im Bereich des Auges, Lokaltherapie infizierter Wunden, mikrobielles Ekzem, superinfizierte Dermatosen, Pyodermie, Impetigo contagiosa. Systemisch: Coma hepaticum, präoperative Darmdekontamination.

Dosierung und Art der Anwendung
- Salbe/Lsg.: Mehrfach/Tag auf die betroffenen Hautstellen auftragen.
- Augentropfen: Bis zu 6mal/Tag 1 Trp. in den Bindehautsack einträufeln.
- Augensalbe: 3-4mal/Tag eine kleine Menge in den Bindehautsack einstreichen.

> **Merke:** Um Aufflammen der Infektion vorzubeugen, die Behandlung auch nach dem Abklingen sämtlicher Krankheitszeichen noch mehrere Tage fortsetzen.

- Tbl.: Darmdekontamination: 6mal/Tag 1 g p.o. (für 1- max. 3 Tage). Bei Coma hepaticum: 4-max. 12 g/Tag auf 4-6 ED verteilt (Therapiedauer nicht länger als 7 Tage).

Unerwünschte Wirkungen
Oto-, Neuro-, Nephrotoxizität, BB-Veränderungen, allergische Hautreaktionen, Kontaktdermatitis, Verfärbungen.

Kontraindikation
Überempfindlichkeit gegenüber Aminoglykosid-Antibiotika.

Präparate
Myacyne Salbe, Neomycin, Jellin-Neomycin (Kombinationspräparat mit Fluocinolonacetonid), Isopto Max (Kombinationspräparat mit Dexamethason)

Hinweis(e)
Bewertung von Neomycinsulfat hinsichtlich der Auswirkung einer Allergie auf die Minderung der Erwerbsfähigkeit:
- Neomycinsulfat ist ein Aminoglykosidantibiotikum.
- Relevante berufliche Expositionen: Eine beruflich erworbene Sensibilisierung ist extrem selten. Eine berufliche Exposition ist in medizinischen Berufen (z.B. Lokaltherapeutika) gegeben, so auch in der Tiermedizin und im Laborbereich (z.B. Zellkulturen).
- Auswirkung einer Allergie: „Geringgradig" aufgrund der sehr geringen Verbreitung von Neomycinsulfat als Berufssubstanz.

> **Cave:** An die Möglichkeit einer Sensibilisierung durch die Therapie eines berufsbedingten Ekzems ist zu denken („mittelbare" Berufskrankheitenfolge)! Neomycinzubereitungen sind lichtempfindlich.

Neonatal toxic-shock-like exanthematous disease
L50.9

Erstbeschreiber
Takahashi, 1998

Synonym(e)
NTED

Definition
An das „toxic shock syndrome" erinnerndes Krankheitsbild, das durch Methicillin-resistente S. aureus-Stämme (MRSA) hervorgerufen wird, die das Superantigen „toxic shock syndrome toxin-1" bilden. Die überwiegende Anzahl der bisher beschriebenen Patienten wurde in Japan beobachtet.

Ätiologie
Ausgelöst durch TSST-1-bildende MRSA. Durch die massive Expansion bestimmter T-Zellen kommt es zur Freisetzung exzessiver Mengen an Zytokinen.

Manifestation
Bei Neugeborenen.

Klinisches Bild
Bereits in den ersten Lebenswochen Entwicklung einer Erythrodermie mit Thrombopenie.

Diagnose
Klinik, MRSA-Nachweis.

Therapie
Ggf. Antibiotika nach Antibiogramm.

Prognose
Meist innerhalb einer Woche Spontanremission. Maternale IgG-Anti-TSST-1 Antikörper scheinen eine Schutzwirkung zu haben.

Neoplasma
D48

Synonym(e)
Neoplasie

Definition
Gut- oder bösartige Neubildung von Körpergewebe i.S. des dysregulierten, enthemmten, autonomen Wachstums. Einteilung nach Dignität (maligne, benigne), Muttergewebe, Zelltyp, Organ und ggf. Form. Der Begriff Neoplasma wird häufig synonym mit „Tumor" gesetzt, wobei dieser Begriff allg. jegliche Schwellung unabhängig ihrer Genese (entzündlich, neoplastisch) bezeichnet.

Nesselfieber
L50.9

Definition
Akute Urtikaria mit Temperaturerhöhung.

Therapie
S.u. Urtikaria, akute.

Netherton-Syndrom
Q80.87

Erstbeschreiber
Comel, 1949; Netherton, 1958

Synonym(e)
Erythroderma ichthyosiforme congenitum; trichorrhexis syndrome; ichthyosis linearis circumflexa (Rille-Comèl) and trichorrhexis invaginata; Comèl-Netherton-Syndrom

Definition
Seltene hereditäre Genodermatose, die durch die Kombination aus Ichthyosis linearis circumflexa, Haarschaftanomalien (Bambus-Haare = Trichorrhexis invaginata), erhöhte IgE-Spiegel und Immundefizienz mit Gedeihstörungen gekennzeichnet ist. Fakultativ assoziiert sind u.a. Störungen im Ami-

nosäurestoffwechsel, evtl. Oligophrenie und zerebrale Krampfanfälle.

Ätiologie
Autosomal-rezessiver Erbgang. Nachgewiesen wurde eine Mutation des SPINK5 Gens (5q31-q32), das LEKTI kodiert, einen Serin Protease Inhibitor. Von diesem Protein wird angenommen, dass es eine Rolle in der Funktion der epidermalen Barriere spielt.

Manifestation
Meist bei Geburt oder kurz danach.

Klinisches Bild
- Integument: Häufig im Kindesalter mit einer kongenitalen ichthyotischen Erythrodermie beginnend, die sich im heranwachsenden Alter bei klinisch milden Fällen zu einer Ichthyosis linearis circumflexa entwickeln kann. Hierbei Ausbildung girlandenartiger, landkartenähnlicher, braunroter, von einer doppelten Schuppenleiste gesäumten Hyperkeratosen. Stark wechselnde Form der Herde. Lichenifikation der großen Gelenkbeugen. Zeitweilig Blasenbildung. Obligat sind begleitende Haarschaftanomalien (Bambus-Haare, Trichorrhexis nodosa, Pili torti), Alopezie, Rhagaden im Mundwinkelbereich sowie Papillome im Genitalbereich. Nachweis einer erhöhten Aktivität der sauren Phosphatasen, β-Glucuronidase, Transglutaminase in Hautschuppen.
- Extrakutane Manifestationen: Gefürchtet sind rezidivierende Superinfektionen mit Septikämien als Folge eines Immundefektes.

Labor
Erhöhung der Entzündungsparameter; teils deutliche Eosinophilie, fast immer deutliche Erhöhung des ECP und IgE (>1000 IU/ml). Seltener Nachweis einer Aminoazidurie.

Histologie
Psoriasiforme Epithelreaktion mit fehlendem Str. granulosum. Parakeratose. Intraepithelial sind einzelne Granulozyten. In der oberen Dermis zeigt sich ein unspezifisches, perivaskuläres, lympho-histiozytäres Infiltrat mit einzelnen neutrophilen und eosinophilen Granulozyten.

Therapie
Abklärung der Begleitsymptomatik.

Externe Therapie
- Bewährt haben sich Harnstoff/Milchsäure-haltige Salben, Cremes oder Lotionen sowie Ammoniumlaktat-haltige Externa (z.B. Kerapil, Episoft A, **R102**, **R104**, **R113**).
- Eine Anwendung von lokalen Retinoiden, z.B. Tazarotene, z.B. Zorac 0,05% oder 0,1% kann versucht werden. Therapielimitierend ist ihr irritierendes Potential. Ein Versuch mit Tacrolimus (Protopic) ist lohnenswert.

Interne Therapie
Retinoide wie Acitretin (Neotigason) wirken nicht nur positiv auf die Hautveränderungen, sondern bewirken zudem eine teilweise Normalisierung der Haarschaftveränderungen. Erwachsene anfänglich 25-30 mg/Tag, niedrige Erhaltungsdosis von 5-10 mg/Tag p.o.

> **Cave:** Es kann zu dosisabhängigen schweren Hautirritationen kommen!

Dosisreduktion ist in solchen Fällen teilweise ausreichend. Der Einsatz von Ciclosporin A wird unterschiedlich diskutiert. Da Dauertherapie notwendig ist, wird Zurückhaltung empfohlen.

Hinweis(e)
Die Erstbeschreibung des nach Netherton zu Unrecht benannten Krankheitsbildes geht auf den Italiener Comèl zurück, der im Jahre 1949 über das Krankheitsbild unter dem Namen „Ichthyosis linearis circumflexa" berichtete.

Neues Formularium Austriacum

Definition
Österreichische Sammlung von Magistralformeln.

Neues Rezeptur-Formularium

Definition
Sammlung deutscher Magistralformeln als Bestandteil des Deutschen Arzneimittel-Codex (DAC).

Allgemeine Information
Das NRF ist ein jährlich aktualisiertes Loseblattwerk von Rezepturvorschriften, das von der Bundesvereinigung Deutscher Apotheker (ABDA) unter fachlicher Beratung der Arzneimittelkommission der Deutschen Apotheker herausgegeben wird. Dem NRF kommt eine wichtige Funktion in der pharmazeutischen Qualitätssicherung solcher Arzneimittel zu, die in Ermangelung geeigneter Fertigarzneimittel im Rahmen der ärztlichen Therapiefreiheit rezepturmäßig verschrieben werden (s.u. Rezeptur). Hierdurch besteht auch ein Zusammenhang mit dem „Compassionate-use" und der „Orphan-drug"-Problematik. Entsprechende Nischen der Pharmakotherapie liegen vor allem bei der Lokalanwendung in der Dermatologie, der Hals-Nasen-Ohren-Heilkunde, der Zahnmedizin sowie bei speziellen pädiatrischen Dosierungen und bei von Konservierungsstoffen freien Zubereitungen. Neben wenigen Zubereitungen aus den in weiten Teilen obsoleten Deutschen Rezeptformeln (DRF; erschienen 1950) sind für das NRF zahlreiche Vorschriften der in der DDR amtlichen Formelsammlung, den Standardrezepturen 1990 (SR), adaptiert worden.

Neugeborene, Hautveränderungen

Definition
Die Haut des Neugeborenen unterscheidet sich vielfach von der des älteren Kindes. Der Übergang vom wässrigen intrauterinen Milieu zum postnatalen „Luftmilieu" erfordert anatomische und funktionelle Anpassungsvorgänge die mehrere Monate in Anspruch nehmen. Diese äußern sich als „transitorische Hauterscheinungen" ohne größeren pathologischen Wert. Sie klingen innerhalb weniger Tage ohne Behandlung wieder ab. Das Stratum corneum bei Frühgeborenen ist noch unreif, erkennbar an einem erhöhten transepidermalen Wasserverlust und einem erhöhten Gasaustausch für Kohlendioxid und Sauerstoff. Es besteht eine Unreife der ekkrinen Schweißdrüsen mit mangelhafter Funktion (Gefahr der Überwärmung in Brutkästen).

Einteilung
- Transiente (physiologische) Veränderungen bei Neugeborenen:
  - Vernix caseosa
  - Akrozyanose
  - Harlekinverfärbung
  - Erythema (toxicum) neonatorum
  - Transitorische neonatale pustulöse Melanose (Pustulose)
  - Talgdrüsenhyperplasie
  - Milien
  - Miliaria
  - Postnatale Desquamation
  - Saugblasen, lokalisierte
  - Mongolenfleck
  - Epstein-Perlen
  - Pityrosporumfollikulitis des Säuglings (Acne neonatorum)
  - Cutis marmorata.
- Erkrankungen des Fettgewebes:
  - Fettgewebsnekrose, subkutane des Neugeborenen
  - Skleroedema (Sclerema) neonatorum
  - Kältepannikulitis.
- Vesikulo-pustulöse Erkrankungen (nicht-infektiös/infektiös):
  - Nicht-infektiöse vesikulo-pustulöse Erkrankungen:
    - Akropustulose, infantile
    - Transiente neonatale Pustulose (pustulöse Melanose)
    - Eosinophile pustulöse Follikulitis
    - Transiente bullöse Dermolyse des Neugeborenen
    - Pemphigoid gestationis (Transfer der AK auf das Kind)
    - Dermatitis herpetiformis
    - Incontinentia pigmenti
    - Langerhanszell-Histiozytosen
    - Bullöse Mastozytose
    - Windeldermatitis
    - Granuloma gluteale infantum.
  - Infektiöse vesikulo-pustulöse Erkrankungen:
    - Impetigo contagiosa
    - Neonatal toxic-Shock-like exanthematous disease
    - Pityrosporumfollikulitis des Säuglings (Neonatale zephale Pustulose)
    - Konnatale und neonatale Candidose
    - Primär kutane neonatale Aspergillose
    - Neonatale Skabies
    - Herpes simplex neonatorum
    - Kongenitales und neonatales Varizellen-Syndrom.
- Makulopapulöse Exantheme:
  - Konnatale Infektionen mit exanthematischen HV (die klassischen kongenitalen Infektionen wurden mit dem Akronym STORCH belegt):
    - Syphilis connata
    - Toxoplasmose
    - „others": Listeriose, Enteroviren; Epstein-Barr-Virus u.a.
    - Röteln, konnatale
    - Zytomegalie-Virus-Infektion
    - Herpesviren.
  - Neonataler Lupus erythematodes
  - Autoinflammatorische Syndrome:
    - CINCA-Syndrom
    - Muckle-Wells-Syndrom
    - Familiäre Kälteurtikaria
  - Acrodermatitis enteropathica.
- Figurierte Erytheme:
  - Anuläres Erythem des Säuglingsalters
  - Familäres anuläres Erythem.
- Neonatale Erythrodermien.

Neuner Regel

Definition
Regel zur Einschätzung der Ausdehnung einer Verbrennung.

Einteilung
- Erwachsene:
  - Kopf: 9%.
  - Oberkörper: vorne: 9%, hinten: 9%.
  - Arme: Je 9%.
  - Unterkörper: vorne: 9%, hinten: 9%.
  - Bein: vorne: 9%, hinten: 9%.
- Kinder ab dem 5. Lebensjahr:
  - Kopf: 15%.
  - Arme: Je 9,5%.
  - Körper: vorne: 16%, hinten: 16%.
  - Beine: Je 17%.
- Neugeborene:
  - Kopf: 21%.
  - Arme: Je 9,5%.
  - Körper: vorne: 16%, hinten: 16%.
  - Beine: Je 14%.

Neurale Tumore — D36.1

Definition
Von den Nerven oder Nervenscheiden abstammende Tumoren.

Einteilung
Man unterscheidet:
- Tumoren der peripheren Nervenscheiden:
  - Neurom
  - Traumatisches Neurom (Amputationsneurom)
  - Palisadenformendes eingekapseltes Neurom (palisaded and encapsulated neuroma).
  - Neurofibrom:
    - Diffuses Neurofibrom
    - Plexiformes Neurofibrom
    - Myxoides Neurofibrom
    - Ancientes (bizarres) Neurofibrom.
  - Schwannom (Neurinom):
    - Zelluläres Schwannom
    - Myxoides Schwannom
    - Plexiformes Schwannom
    - Neurofibrosarkom (malignes Schwannom).
  - Sonstige:
    - Zelluläres Neurothekom
    - Perineuriom (Pacini Neurofibrom; Tastkörperchenneurinom)
    - Granularzelltumor (Abrikosoff-Tumor)
    - Maligner Granularzelltumor
    - Merkelzell-Karzinom.
- Neurale Heterotopien:
  - Peripheres Gliom
  - Meningiom, kutanes.

Neurofibrom D36.16

Definition
Häufigster neurogener Tumor, der solitär oder im Rahmen einer Neurofibromatose auftritt.

Einteilung
Man unterscheidet:
- Diffuses (oberflächlich gelegenes) Neurofibrom
- Plexiformes (eingekapseltes, meist tief dermal oder subkutan gelegenes) Neurofibrom
- Pigmentiertes Neurofibrom (diffus oder plexiform)
- Gemischtes Neurofibrom (diffus und plexiform).

Klinisches Bild
- Solitäre oder multiple, 0,2-0,5 cm große oder monströse, sackförmig-polyploide, hautfarbene bis bläuliche, breit oder gestielt aufsitzende, auffallend weiche Tumoren, evtl. mit Faltenbildung oder als wammenartiges Gebilde.
- Typisch ist das Klingelknopfphänomen: Die Haut protuberierende Tumoren lassen sich durch eine hernienartige dermale Lücke mit einem Finger wieder zurückschieben.

Die plexiformen (eingekapselten) Neurofibrome können als strangartige, derbe Strukturen in der Tiefe der Dermis oder der Subkutis getastet werden.

Histologie
Zellreiche, fast homogene Ansammlung aus myelinisierten und unmyelinisierten Nervenfasern, modifizierten Schwannschen-Zellen, Fibroblasten, Makrophagen, Mastzellen, kollagenen und elastischen Fasern sowie schwach basophiler mukoider Grundsubstanz ohne erkennbare Zellgrenzen.

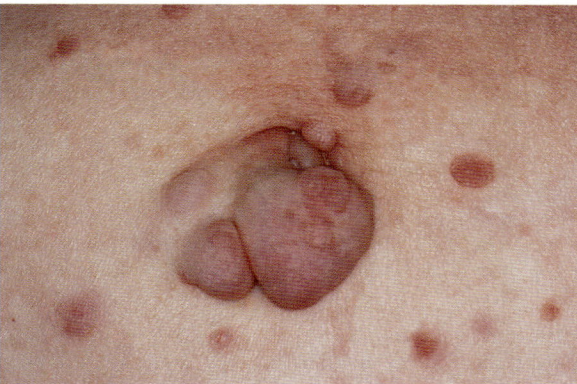

Neurofibrom. Mehrere schwammig weiche, gerötete bis hautfarbene, z.T. breitbasig aufsitzende, z.T. gestielte Tumoren in der Umgebung des Nabels.

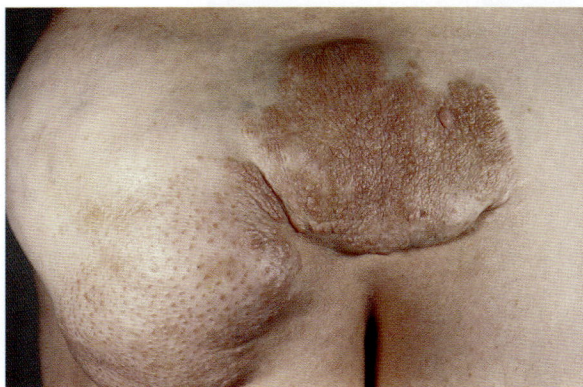

Neurofibrom. 53 Jahre alte Patientin, die am Integument diese große, in der Querachse etwa 25 cm durchmessende, flach vorgewölbte, gelappte, auffallend weiche, teils hautfarbene, teils hellbraune Geschwulst (Wamme) aufweist. Keinerlei subjektive Beschwerden. Keinerlei weitere Hinweise auf eine Neurofibromatose (keine weiteren Neurofibrome oder Café-au-lait-Flecken).

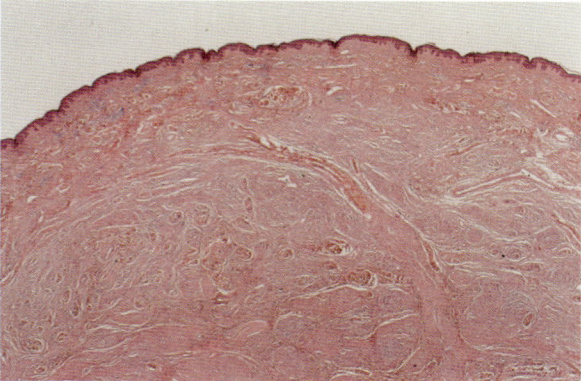

Neurofibrom. Gemischtes Neurofibrom mit diffusem Anteil im oberen und mittleren Teil der Dermis sowie einem plexiformen (eingekapselten) Anteil in den tiefen Bereichen der Dermis.

Differenzialdiagnose
Melanozytärer Naevus (wenig- oder depigmentiert); Schwannom; kutanes Neurom; Dermatofibrom.

Therapie
Bei funktionell oder kosmetisch störenden Tumoren ggf. Exzision.

Neurofibrom, pigmentiertes D31.6

Synonym(e)
plexiform neuroma; Rankenneurom, pigmentiertes

Definition
Histologische Variante eines eingekapselten Neurofibroms mit zahlreichen, das Tumorparenchym diffus durchsetzenden Melanozyten.

Klinisches Bild
Pastillenförmiger, blauschwarzer, derber Tumor.

Differenzialdiagnose
Malignes Melanom, Blauer Naevus.

Therapie
Exzision.

Neurofibrom, plexiformes (eingekapseltes) D36.13

Synonym(e)
Plexiform neurofibroma; Rankenneurom; Neurom; Rankenneurom; Schwannom, plexiformes

Definition
Heute uneinheitlich verwendete pathologisch-anatomische

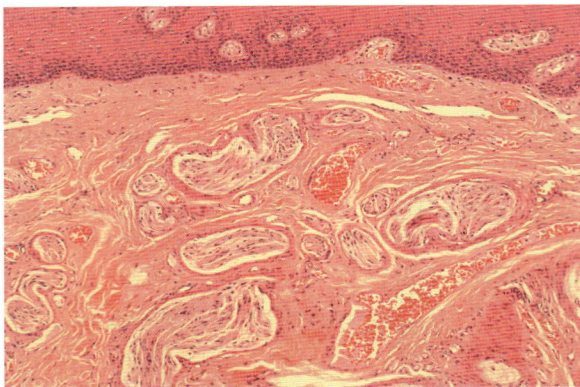

Neurofibrom, plexiformes (eingekapseltes). Aus mehreren Knoten aufgebaute Geschwulst. Locker umkapselte wulstige Stränge aus Nervenfaszikeln mit plexiformer Architektur.

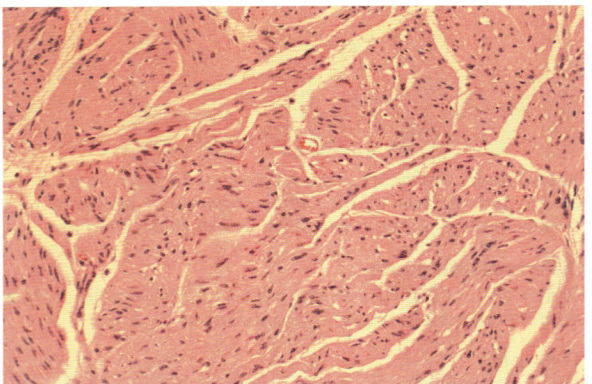

Neurofibrom, plexiformes (eingekapseltes). Miteinander verwobene, eosinophile Geschwulststränge mit parallelisierten spindeligen Kernformationen. Keine Polymorphie.

Bezeichnung für eine neurogene Geschwulst mit einem besonderen histomorphologischen Substrat.

Klinisches Bild
Uneinheitliches klinisches Bild mit länglichen dermalen oder subkutanen Knotenbildungen.

Neurofibromatose Q85.0

Erstbeschreiber
Akenside, 1768; Tilesius von Tilenau, 1793; Smith, 1849; von Recklinghausen, 1882

Synonym(e)
Neurofibromatose; M. Recklinghausen; NF; Neurofibromatosis generalisata

Definition
Hereditäre, autosomal-dominant vererbte, auch durch Spontanmutation hervorgerufene, neuroektodermale Systemerkrankung, bei der sich aus klinischer und genetischer Sicht z. Zt. 8 Typen abgrenzen lassen. S.a. Tab. 1 [Übersicht über die Subtypen der Neurofibromatose und ihre genetischen Korrelate].

Vorkommen/Epidemiologie
Inzidenz: 30-40 Erkrankte/100.000 Einwohner; etwa 1 betroffenes Kind/2.500-3.300 Geburten. Bei etwa 50% der Fälle ist eine Neumutation wahrscheinlich.

Manifestation
Pigmentflecken treten ab Geburt oder in der Kindheit auf, Tumoren vor allem in der Pubertät. Männer sind häufiger als Frauen betroffen.

Lokalisation
Gesamtes Integument, vor allem Rumpf.

Klinisches Bild
Das klinische Bild ist je nach Expressionstyp der Neurofibromatose unterschiedlich. S.a.u. Tab. 1 [Übersicht über die Subtypen der Neurofibromatose und ihre genetischen Korrelate] und Tab. 2 [Symptome der Neurofibromatose vom peripheren Typ (Typ I)].
- Pigmentflecken: Café-au-lait-Flecken, axillary freckling, Pigmentierungen der Mundschleimhaut.
- Naevi: Melanozytäre Naevi, Hämangiome und Lymphangiome, Lentigines, Naevi spili.
- Einzelne oder zahlreiche, erbsgroße oder monströse, hautfarbene bis bläuliche, breit oder gestielt aufsitzende Papeln oder Knoten (Neurofibrome), evtl. mit Faltenbildung oder als wammenartige Gebilde, Cutis laxa. Klingelknopfphänomen: Hernienartig durch die Haut hervorragende subkutane Tumoren lassen sich mit einem Finger zurückschieben.
- Skelett: Kyphoskoliose, Spitzfuß, zystische Erweiterungen, Verdickungen und Verlängerungen an den Röhrenknochen.
- Augen: Lisch-Knötchen, charakteristisch bei NF1, kommen bei NF2, NF3 und NF4 nicht vor. S.a.u. Tab. 2 [Symptome der Neurofibromatose vom peripheren Typ (Typ I)].

Histologie
Entsprechend dem Neurofibrom.

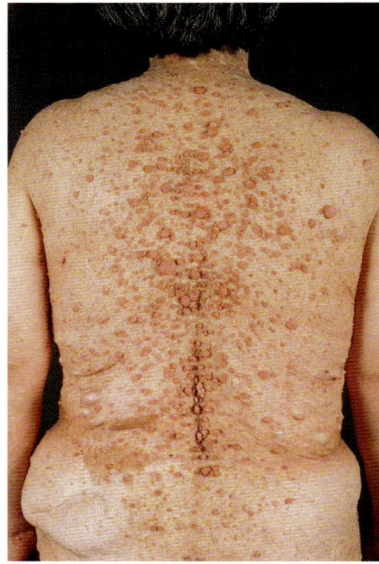

Neurofibromatose. Multiple hautfarbene bis hellbraune, weiche Knoten und Knötchen, z.T. auch gestielt sowie wulstige, weiche, hautfarbene Wammenbildung an der linken Hüfte.

Neurofibromatose. Tabelle 1. Übersicht über die Subtypen der Neurofibromatose und ihre genetischen Korrelate

Typ	Beschreibung	Sitz des Chromosomendefektes
1	Periphere Neurofibromatose, auch klassische oder kutane N. genannt, 85% aller Fälle	Autosomal-dominant vererbter Defekt des NFI Gens (Neurofibromatose I Gen; Genlokus: 17q11.2).
2	Zentrale Neurofibromatose, uni- oder bilaterale Akustikusneurinome (Hörverlust oft als Erstsymptom mit 20-30 Jahren); Café-au-lait Flecken nur in etwa 50% der Fälle, keine Lisch-Knötchen.	Autosomal-dominant vererbter Defekt des NFII Gens (Neurofibromatose 2 Gen; Genlokus: 22q12.2) mit konsekutiver Störung der Expression von Merlin-Protein.
3	Zentral-periphere Neurofibromatose (palmoplantare Neurofibromatose)	
4	Atypische Neurofibromatose (heterogene Gruppe)	Autosomal-dominant vererbte Inversionen auf Genlokus 12q21-12q24.2.
5	Segmentale Neurofibromatose	
6	Familiäre-intestinale Neurofibromatose (multiple Café-au-lait-Flecken ohne Neurofibrome)	
7	Neurofibromatose-Phäochromozytom-Duodenalkarzinoid-System (NPDC)	
8	Neurofibromatose-Noonan-Syndrom (syn. Watson-Syndrom), komplexe Form der peripheren Neurofibromatose (NF Typ I) mit dem klinischen Phänotyp des Noonan-Syndroms (Minderwuchs, Ptose, Mittelgesichts-Hypoplasie, Pterygium colli, Lernbehinderung und Muskelhypotonie).	Autosomal-dominant vererbter Defekt des NFNS Gens (Neurofibromatose Noonan Syndrom Gen; Genlokus: 17q11.2) mit konsekutivem Defekt von Neurofibromin.

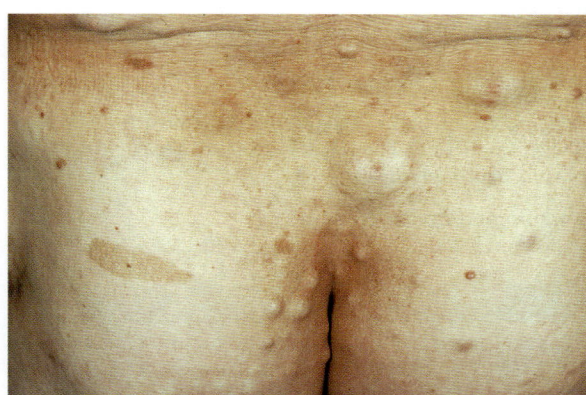

Neurofibromatose. Klinisches Bild der peripheren Neurofibromatose (Neurofibromatose Typ I) mit multiplen hautfarbenen, weichen, schmerzlosen Knoten und Knötchen. Typischer Café-au-lait-Fleck an der linken Gesäßhälfte.

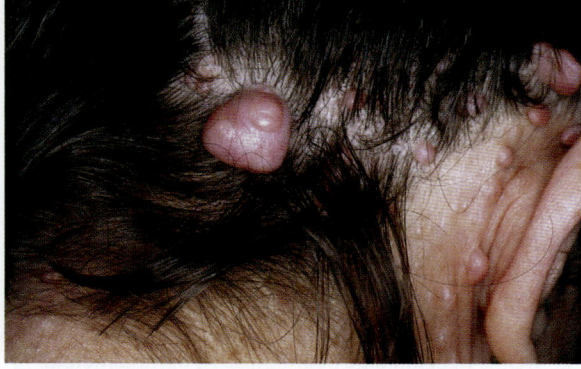

Neurofibromatose. Aussaat hautfarbener bis hellbrauner, vorgewölbter, z.T. gestielter, sehr weicher, schmerzloser, glatter Papeln und Knoten am Kapillitium. Am übrigen Integument treten zudem mehrere, bis 6 cm im Durchmesser große Café-au-lait-Flecken auf.

Diagnose
Diagnose ist wahrscheinlich bei 2 oder >2 zutreffenden Kriterien:
- Mindestens 6 Café-au-lait-Flecken (vor Pubertät: >0,5 cm Durchmesser, danach >1,5 cm Durchmesser).
- Axilläre oder inguinale Pigmentierung (axillary freckling)
- Mindestens 2 Neurofibrome oder 1 plexiformes Neurofibrom.
- Ein Verwandter ersten Grades mit peripherer Neurofibromatose.
- Mindestens 2 Lisch-Knötchen.
- Knochenläsionen.
- Symptome der Neurofibromatose vom peripheren Typ (Typ I).

Differenzialdiagnose
Lentiginosis profusa, Dystrophia pigmentosa, Naevus spilus, Albright-Syndrom.

Komplikation
Neurofibrome treten auch an inneren Organen, Spinal- und Hirnnervenwurzeln mit neurologischer Symptomatik auf.

Neurofibromatose. Tabelle 2. Symptome der Neurofibromatose vom peripheren Typ (Typ I)

Hauptsymptome	mindestens 6 Café-au-lait-Flecke >1,5cm (85%); Beginn: ab 1. Lebensjahr
	Neurofibrome (≤ 2) oder ein plexiformes Neurofibrom (100%); Beginn: Kindesalter/Pubertät
	Lisch-Knötchen = pigmentierte Irisharmartome; ≥ 2 (93%) (Spaltlampenuntersuchung!); Beginn: Kindesalter
	Sommersprossenartige Pigmentierung axillär (axillary freckling) oder inguinal (70%); Beginn: ab 3. Lebensjahr
Nebensymptome und Komplikationen	Lernbehinderung (29,8%)
	Geistige Behinderung (3,2%)
	Krampfanfälle (4,2%)
	Hydrozephalus (2,1%)
	Neurogene Malignome, ZNS oder peripher (4,4-5,2%)
	Optikusgliom (0,7%)
	Vorzeitiger oder verspäteter Pubertätsbeginn (2,1%) Skoliose (5,2%)
	Pseudoarthrosen (2,1%)
	Hemihypertrophie (4,7%)
	Gastrointestinale Neurofibrome (2,1%)
	Nierenarterienstenosen (2,1%)

Die Diagnose Neurofibromatose von Recklinghausen (NF1) kann gestellt werden, wenn 2 oder mehr der Hauptsymptome vorliegen

Therapie
- Dermatologisch relevant sind insbes. Café-au-lait-Flecken und Neurofibrome. Kosmetisch störende, bzw. schmerzhafte, rasch wachsende Tumoren werden exzidiert. Wichtig in der Behandlung ist die regelmäßige umfassende Untersuchung des Patienten und seiner Angehörigen mind. 1mal/Jahr, um die Entwicklung neuer Tumoren frühzeitig zu erkennen! Ansonsten genetische Beratung, eine pränatale Diagnostik ist für die periphere NF und die zentrale NF (Typ II) theoretisch möglich.

> **Merke:** Regelmäßige neurologische, ophthalmologische und HNO-ärztliche Untersuchungen sind erforderlich!

Prognose
Quoad vitam günstig. Zunahme der Tumoren während des Lebens an Zahl und Größe. In 5% sarkomatöse Entartung mit Metastasierung (Neurofibrosarkom).

Neurofibromatose-Noonan-Syndrom   Q87.1

Erstbeschreiber
Noonan u. Ehmcke, 1963; Watson, 1967

Synonym(e)
Watson-Syndrom

Definition
Seltenes Syndrom mit Pulmonalisklappenstenose, Café-au-lait-Flecken, mentaler Retardierung, Kleinwuchs, Makrocephalie, Lisch-Knötchen. Häufig klinische Zeichen der peripheren Neurofibromatose.

Vorkommen/Epidemiologie
Panethnisch, bei 1/2.500 Lebendgeburten.

Ätiologie
Umstritten. Vermutet wird eine Assoziation mit autosomal-dominant vererbten Mutationen des Watson-Syndrom Gens (WSS Gen, Genlokus: 17q11.2) mit konsekutiver Störung von Neurofibromin.

Manifestation
Kongenital. Je nach Phänotyp manifestieren sich die Symptome oft in der frühen Kindheit oder beim jungen Erwachsenen.

Klinisches Bild
Sehr heterogene Ausprägung an verschiedenen Organen.
- Integument: Lisch-Knötchen (s.a. periphere Neurofibromatose). Häufig Café-au-lait-Flecken und axillary freckling. Pigmentierungen der Mundschleimhaut. Naevi: Meist disseminierte melanozytäre Naevi, Hämangiome, zirkumskripte Lymphangiome, Lentigines und Naevi spili. Erbsgroße, hautfarbene bis bläuliche, breit oder gestielt aufsitzende Neurofibrome. Cutis laxa (insbes. im Säuglingsalter). Vorgewölbte Nagelbetten der oberen oder unteren Extremität. Keratosis follicularis des Gesichts oder an den Streckseiten der Extremitäten. Tiefer Haaransatz.

- Augen: Weit auseinander liegende, oft schräg stehende Augen, Ptosis, Sehfehler (u.a. Schielen, Myopie).
- Nase: Breite Nasenflügel, die gelegentlich im Säuglingsalter zu restriktiven Atmungsstörungen führen.
- Mund: Oberlippe meist deutlich verdickt, hoch gewölbter Gaumen, kleiner Kiefer (Malokklusion), oft verspätetes Zahnen und erhöhte Kariestendenz.
- Ohren: Tiefsitzende und nach dorsal verlagerte Ohren, verdickter Außenrand und verdickte Helix, Ohrläppchen nach oben gedreht, Hörminderung durch häufig verstopfte Ohren, gelegentlich sensorisch bedingter Hörverlust.
- Hals: Kurz, breit oder unten seitlich auslaufend (Kinder und Erwachsene).
- Brust: Trichterbrust, Brustwarzen weit auseinander liegend.
- Wirbelsäule: Häufig Skoliose.
- Muskulatur: Hypotonie (reduzierter Muskeltonus sowie Überdehnbarkeit mancher Gelenke).
- Herz: Pulmonalisklappenstenose bzw. -malformation.

Labor
Faktor XI ist oft erniedrigt. Molekulargenetische Analyse (Karyotyp).

Diagnose
Klinik, Labor.

Differenzialdiagnose
Lentiginosis profusa, Dystrophia pigmentosa, Naevus spilus, Albright-Syndrom, Turner-Syndrom.

Therapie
Keine kausale Therapie möglich. Ggf. chirurgische Behandlung entstellender und lebensbedrohlicher Symptome.

Neurofibromatose, periphere   Q85.0

Synonym(e)
NFI; Neurofibromatose Typ I

Definition
Hereditäre, autosomal-dominant vererbte, auch durch Spontanmutation hervorgerufene, neuroektodermale Systemerkrankung.

Vorkommen/Epidemiologie
S.u. Neurofibromatose.

Ätiologie
Autosomal-dominanter Erbgang. Mutation des Genlocus q11.2 auf dem Chromosom 17. Dieser NF1-Genlokus umfasst drei Gene: OMPG (codiert für ein membrangebundenes Glykoprotein des Oligodendrozyten-Myelins), EVI2A und EVI2B (kodieren für virale Insertionssequenzen). Das NF1-Peptid zeigt Sequenz-Homologien mit dem GTPase-aktivierenden Protein (GAP) und stimuliert die GTPase-Aktivität von Ras p21 (s.u. Ras). Wenn GTPasen aktiviert werden, hydrolysieren sie GTP zu GDP und sind als solche nicht mehr in der Lage, ihren Effektor zu stimulieren. Defekte GAPs können ein mitogenes Signal nicht mehr abschalten, die Zellen proliferieren unkontrolliert.

Manifestation
Männer sind häufiger als Frauen betroffen.

Klinisches Bild
- Pigmentflecken:
    - Café-au-lait-Flecken (>95% der Fälle): etwa 80% der Patienten weisen >6 Café-au-lait-Flecken auf; ebenfalls bei 10% der nicht betroffenen Bevölkerung auftretend.
    - Axillary freckling (etwa 90% der Patienten; = Crowe-Zeichen); Pigmentierungen der Mundschleimhaut.
    - Naevi: Melanozytäre Naevi (Vorkommen geringer als bei der durchschnittlichen Bevölkerung)
    - Weiterhin möglich ist das Auftreten von Hämangiomen, Lymphangiomen, Lentigines und Naevi spili.
- Einzelne oder zahlreiche, erbsgroße oder monströse, hautfarbene bis bläuliche, breit oder gestielt aufsitzende Papeln oder Knoten (Neurofibrome), evtl. mit Faltenbildung oder als wammenartige Gebilde, Cutis laxa.
    - Klingelknopfphänomen: Hernienartig durch die Haut hervorragende subkutane Tumoren lassen sich mit einem Finger zurückschieben.
    - Daneben finden sich auch tiefer gelegene, häufig druckdolente subkutane Neurofibrome als derb tastbare Knoten.
- Neurologie: Tumoren des ZNS und neurologische Symptome treten bei der NF-1 als ernstzunehmende Probleme auf. Vor allem Tumoren der Hirnnerven können chirurgische Interventionen notwendig machen. Akustikus- und Trigeminus-Neurinome verursachen besonders Hörverlust aber auch Schmerzen. Optikus-Gliome können einseitige Blindheit; Tumore der Spinalwurzeln können Lähmungen und Schmerzen verursachen.
- Augen: Meist Exophthalmus und Lisch-Knötchen.
    - Lisch-Knötchen (Irishamartome): Kleine, rundliche, scharf begrenzte und leicht erhabene Veränderungen in der Regenbogenhaut. Sie haben einen hellen, gelblich bis bräunlichen Farbton. Sie gelten als wichtiges diagnostisches Kriterium bei peripherer Neurofibromatose und treten nahezu allen Patienten mit Neurofibromatose Typ I (> 20 Jahre) auf. Bei NFII, NFIII und NFIV kommen sie nicht vor.
- Skelett: Veränderungen treten bei 1/3 der Patienten als Verdickungen und Verlängerungen an den Röhrenknochen, Kyphoskoliosen (Fehlentwicklung der Wirbelkörper), Knochenzysten, pathologische Frakturen und habituelle Luxationen auf. Weiterhin: Minderwuchs und Schädeldeformierungen.
- Alle anderen Tumoren (spinale und periphere Neurofibrome, Schwannome der peripheren Nerven etc.) finden sich bei weniger als 5% der Patienten. Etwa ein Drittel der Patienten hat darüber hinaus unspezifische Symptome wie Schulprobleme (30%), Minderwuchs (15%), Macrozephalie (25%) und Skoliosen (30%). Pseudoarthrosen und Epilepsien treten bei weniger als 5% der Patienten auf. Ein Teil der Patienten entwickelt ein Phäochromozytom.

> **Merke:** Zu den diagnostischen Kriterien zählen die Symptome, die der allergrößte Teil der Patienten im Laufe der Erkrankung bekommt. Es entwickeln aber nicht alle Patienten alle diese Symptome, sondern lediglich eine mehr oder weniger zufällige Kombinationen daraus. Ärzte treffen eine statistisch geschickte Auswahl von Durchschnittssymptomen und benutzen diese als diagnostische Kriterien, um vorherzusagen ob ein Mensch die jeweilige Krankheit hat.

Diagnose
S.u. Neurofibromatose.

Therapie allgemein
- Da es sich bei der peripheren Neurofibromatose (NF Typ I) um eine genetisch bedingte Erkrankung handelt, ist eine Therapie, die auf Heilung der zugrunde liegenden Störung abzielt, zur Zeit nicht möglich.
- Die einzige Behandlungsmöglichkeit besteht daher in der operativen Entfernung der Neurofibrome und Tumoren oder ausnahmsweise in deren Bestrahlung. Dabei sollte man allerdings sehr zurückhaltend vorgehen, denn die Operation eines Neurofibroms kann den Funktionsausfall des betreffenden Nervs mit bleibenden Lähmungen zur Folge haben.
- Tumoren des zentralen Nervensystems können derart lokalisiert sein, dass ein operatives Vorgehen ohne Veränderungen an gesundem Gewebe nicht möglich ist. Es besteht außerdem die Möglichkeit, dass Operation und Bestrahlung ein Wachstum der Tumore begünstigen können. Daher wird eine sehr genaue Risiko-Nutzen-Abwägung verlangt. Es werden üblicherweise nur solche Veränderungen entfernt, die das Risiko einer bösartigen Entwicklung besitzen. Auch eine schwere neurologische oder orthopädische Symptomatik, gravierende kosmetische Probleme sowie eine drohende Erblindung stellen Gründe für eine Operation dar.

Prognose
- Aufgrund der genetischen Mechanismen der Erkrankung entwickeln sich alle Symptome der Erkrankung erst im Laufe der Zeit. In diesem Sinne besteht auch eine Progredienz. Mit der Vielfalt der genetischen Befunde geht eine Vielfalt der Symptome und Verläufe der Erkrankung einher.
- Die Sterblichkeit der Patienten ist im Allgemeinen erhöht.
- Wegen des autosomal-dominanten Erbganges wird eine kritische Überprüfung des Kinderwunsches angeraten. Es scheinen Fertilitätsstörungen vorzukommen.

Neurofibromatose, segmentale   Q85.0

Synonym(e)
Neurofibromatose Typ IV

Definition
Atypische („variant") Form der Neurofibromatose. Die klinischen Merkmale der Neurofibromatosen Typ I, II oder III sind nicht erfüllt. Es liegt eine diffuse Verteilung der Café-au-lait-Flecken und Neurofibrome vor.

Ätiologie
Somatische, postzygotische Mutation mit dem Risiko des Keimbahnmosaiks (Vererbbarkeit).

Lokalisation
Unisegmentale Neurofibrome liegen v.a. in zervikalen bis sakralen Segmenten, bilateral oder ausschließlich thorakolumbal.

Klinisches Bild
Symptomatik entsprechend der peripheren Neurofibromatose (NF Typ I) mit atypischer Verteilung der klinischen Symptome. Ausschließlicher Befall eines oder mehrerer Dermatome oder Anordnung in einem Mosaikmuster.

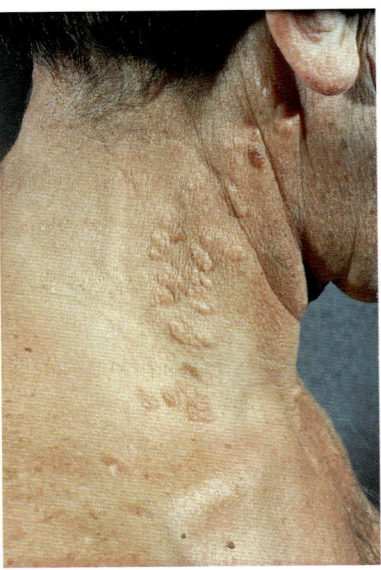

Neurofibromatose, segmentale. Segmental angeordnete hautfarbene, weiche, breitbasig aufsitzende Tumoren im Bereich des Halses.

Therapie
Entsprechend der peripheren Neurofibromatose.

Neurofibromatose, zentrale   Q85.0

Synonym(e)
Neurofibromatose Typ II

Definition
Führendes klinisches Zeichen sind uni- oder bilaterale Akustikusneurinome (Hörverlust oft als Erstsymptom mit 20-30 Jahren), die bei nahezu allen Genträger auftreten; Café-au-lait Flecken werden etwa bei 50% der Fälle gefunden, Neurofibrome bei etwa 20% der Fälle.

> **Merke:** Keine Lisch-Knötchen als wichtiges differenzialdiagnostisches Zeichen zur Abgrenzung der peripheren Neurofibromatose.

Neurofibrosarkom   C49.M4

Synonym(e)
malignes Schwannom

Definition
Maligne entartetes Neurofibrom. In ca. 5% bei der peripheren Neurofibromatose (NF Typ I) auftretend, wobei eine de novo Entstehung und eine maligne Umwandlung eines vorbestehenden Neurofibroms diskutiert werden.

Histologie
Ausgeprägte Zell- und Kernatypien, viele unreife Fibroblasten, feine argyrophile Neurofibrillen.

Therapie
Exzision im Gesunden mit ausreichendem Sicherheitsabstand und histologischer Randschnittkontrolle. Der Tumor ist nur wenig strahlen- oder chemosensibel.

Neurokutane Syndrome Q85.8

Synonym(e)
Phakomatosen

Definition
Heterogene Missbildungssyndrome mit Hautveränderungen und Missbildungen des ZNS sowie anderer Organe. Die kutanen Symptome sind häufig bereits bei der Geburt vorhanden und ermöglichen frühzeitig die Diagnose.

> Merke: Der noch immer verwendete Begriff „Phakomatosen" (Phakos = Linse, Mater = Mutter, hier für Mal) sollte zugunsten „neurokutane Syndrome" verlassen werden, da medizinhistorisch zu den Phakomatosen nur die Neurofibromatose und die Pringle-Bournevillesche Phakomatose zählen.

Einteilung
Zu den neurokutanen Syndromen werden gerechnet:
- Neurofibromatose
- Pringle-Bournevillesche Phakomatose
- Sturge-Weber-Krabbe-Syndrom
- Hippel-Lindau-Syndrom
- Peutz-Jeghers-Syndrom
- Phakomatosis pigmentokeratotica
- Incontinentia pigmenti, Typ Bloch-Sulzberger
- Incontinentia pigmenti achromians
- Hermansky-Pudlak-Syndrom
- Chédiak-Higashi-Syndrom.

Neurom D36.11

Definition
Gutartige, tumoröse Wucherung von Nerven, ausgehend von den kernlosen Axonen und ihren kernreichen Markhüllen. Je nach Klinik, Histologie und Ätiologie unterscheidet man unterschiedliche Neurome. S. u. Neurom, kutanes.

Neurom, Epithelscheidenneurom D36.1

Definition
Gutartige (reaktive?) neurogene Geschwulst mit distinktem histologischem, klinisch jedoch wenig charakteristischem Aspekt.

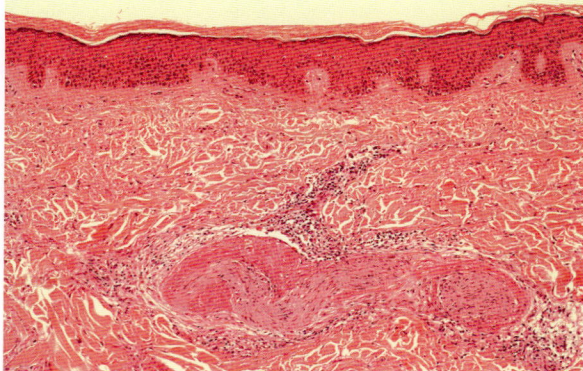

Neurom, Epithelscheidenneurom. In der mittleren Dermis gelegener, umkapselter, neurogener Geschwulststrang mit faszikulärem Aufbau.

Klinisches Bild
Meist unscheinbare 0,5-2,0 cm große, hautfarbene oder rote, symptomlose, juckende oder leicht schmerzende Plaque (ggf. auch Papel).

Histologie
Unter einem normalen Epithel finden sich in der oberen Dermis periphere Nervenbündel, die von epithelialen Manschetten umgeben sind. Diese bestehen aus verhornendem Plattenepithel und zeigen vermehrt Pyknosen. In der Umgebung zeigen sich fleckförmige lymphozytäre Infiltrate.

Hinweis(e)
> Merke: Es handelt sich um eine histomorphologisch distinkte Veränderung. Die Strukturen können an neurotropes Tumorwachstum erinnern, wie es bei Plattenepithelkarzinomen zu finden ist. Vergleichbare Veränderungen können auch in frischen Narben beobachtet werden. Angenommen wird eine gutartigen Metaplasie des Perineuriums.

Neurom, fibrilläres D36.1

Definition
Oberbegriff für ein aus Nervenfasern (Axone und Markhüllen) zusammengesetztes echtes kutanes Neurom im Gegensatz zu Ganglioneuromen. Beschrieben sind das Auftreten bei Xeroderma pigmentosum und als Teilsymptom des MMN-Syndroms.

Therapie
Bei Schmerzen, funktioneller oder kosmetischer Störung: Exzision.

Neurom, kutanes D36.1

Definition
Von gemischten, peripheren Nerven hergeleitete, gutartige, tumoröse Wucherung der kernlosen Axone und ihrer kernreichen Markhüllen. Je nach Klinik, Histologie und Ätiologie werden verschiedene Varianten gesehen. Nur bei dem in der Haut sehr seltenen Ganglioneurom findet man zusätzlich Ganglienzellen im Tumorparenchym.

Einteilung
Einteilung der echten kutanen Neurome:
- Ganglioneurom
- Fibrilläres Neurom:
  - Traumatisches Neurom (Narbenneurom, Amputationsneurom, Sonderform: Morton-Neurom)
  - Idiopathische solitäre oder multiple Neurome (s.a. Neurofibrom, plexiformes (eingekapseltes))
  - Multiple Haut- und Schleimhautneurome beim multiple-Neurome-Syndrom (MMN-Syndrom)
  - Neurom, umkapseltes
  - (Rudimentäre Polydaktylie).

Klinisches Bild
Hautfarbenes, solitär oder multipel auftretendes, gut verschiebliches, gelegentlich schmerzhaftes, linsen- bis erbsgroßes, subkutanes Knötchen mit weicher bis derbelastischer Konsistenz.

Differenzialdiagnose
Schwannom, Neurofibrom.

Neurom, Morton-Neurom   G57.6

Synonym(e)
Morton-Neurom; Morton-Metatarsalgie

Definition
Einklemmung von Nerven zwischen den Zehen bzw. Mittelfußköpfchen.

Manifestation
V.a. bei älteren Frauen auftretend, die früher häufig Stöckelschuhe trugen (Fehlbelastung).

Klinisches Bild
Punktförmiger Vorfußschmerz, v.a. beim Tragen enger Schuhe. Verschwinden der Schmerzen nach Ausziehen der Schuhe und massieren der Zehen. Gelegentlich auch Nachtschmerzen. Gefühllosigkeit in den Zehen. Die Schmerzen werden typischerweise als „einschiessend stechend" beschrieben, wie ein „elektrischer Strom".

Histologie
S.u. Neurom, traumatisches.

Diagnose
Eine Morton'sche Neuralgie, bzw. deren Schmerzmuster lässt sich provozieren durch einen gleichzeitigen Druck von ober- und unterhalb des Fußes, knapp hinter den Mittelfußköpfchen (bidigitale Kompression).

Therapie
Operative Entfernung des Morton-Neuroms (Amputationsneurom).

Neurom, traumatisches   D36.1

Synonym(e)
Amputationsneurom; Narbenneurom

Definition
Regeneratorische, geschwulstartige Wucherung durchtrennter peripherer Nervenenden, z.B. nach einer Operation oder Amputation.

Klinisches Bild
Meist klinisch wenig apparentes, druck- oder spontan schmerzendes, gut abgrenzbares Knötchen (seltener Ausbildung eines größeren Knotens), das in der tiefen Dermis oder auch subkutan zu tasten ist. Typisch sind ausstrahlende Schmerzen und Parästhesien. Nur in Ausnahmefällen kommt es zur Ausbildung organoider Gewebeformationen wie zwiebelschalenartiger, tastkörperchenähnlicher Strukturen.

Histologie
Es imponieren wirbelig aggregierte, sub- oder intrakutan gelagerte Bündel markhaltiger Nerven, dazwischen gewuchertes interstitielles Bindegewebe, das teils myxoid oder auch entzündlich verändert ist.

Therapie
Bei Schmerzen, funktioneller oder kosmetischer Störung: Exzision.

Neurom, umkapseltes   D36.1

Erstbeschreiber
Reed, 1972

Synonym(e)
Palisaded encapsulated Neuroma (Reed); eingekapseltes Neurofibrom; solitary encapsulated neuroma

Definition
Gutartiger neurogener Tumor mit knotiger Proliferation von Nervenfasern und typischer zumindest partieller Umkapselung, der klinisch und histologisch oft verkannt wird.

Manifestation
Meist bei älteren Menschen auftretend.

Lokalisation
V.a. Gesicht mit Betonung schleimhautnaher Regionen.

Klinisches Bild
Solitäres, hautfarbenes, prall-derbes, glänzendes, halbkugeliges Knötchen.

Histologie
Im oberen Korium gelegener, von einer schmalen Kapsel aus Schwann-Zellen umgebener, kernreicher Spindelzelltumor. Teilweise Palisadenstellung der Kerne, zahlreiche Schrumpfspalten. Oft kleine Randknötchen.

Direkte Immunfluoreszenz
S-100- und Vimentin-positive Zellen, Kapsel nur Vimentin-positiv.

Differenzialdiagnose
Klinisch: Basalzellkarzinom, Melanozytärer Naevus. Histologisch: Schwannom, Leiomyom.

Therapie
Bei Schmerzen, funktioneller oder kosmetischer Störung: Exzision.

Neuromyopathie, karzinomatöse   G13.0

Definition
Paraneoplastisches Syndrom mit Neuropathie und Dermatomyositis bei malignem Tumor.

Therapie
Entsprechend dem paraneoplastischen Syndrom, s.a. Dermatomyositis.

Neurothekom, zelluläres   D36.1

Synonym(e)
cellular neurothekeoma

Definition
Isoliert auftretender fester knotiger Tumor, dessen Diagnose sich als histologische Zufallsdiagnose erweist.

Ätiologie
Die Histogenese ist nicht mit letzter Sicherheit geklärt. Eine neurogene Herkunft erscheint weniger wahrscheinlich als eine bindegewebige, so dass der Tumor wahrscheinlich als architektonische Variante eines Dermatofibroms einzustufen ist.

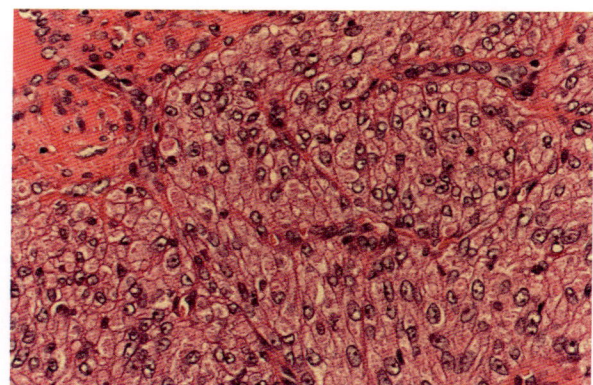

Neurothekom, zelluläres. Zur Seite und Tiefe hin unscharf abgegrenzte Geschwulst aus spindeligen und epitheloiden Zellen, die in dichten Faszikeln und Nestern angeordnet sind. Die Tumorzellen sind durch ein ausgeprägtes, breites feingranuläres Zytoplasma gekennzeichnet sowie durch epitheloide helle Zellkerne mit deutlichem Kernkörperchen. Mäßige Atypien. Immer wieder sind Mitosefiguren nachweisbar.

Lokalisation
Kopfbereich.

Klinisches Bild
0,5 bis 3,0 cm im Durchmesser großer, schmerzloser, kalottenförmig erhabener, fester, roter bis rot-brauner Knoten.

Histologie
- Multilobulärer oder faszikulärer Tumorknoten in der retikulären Dermis; selten Infiltration der Subkutis. Die Epidermis über dem Tumorareal ist akanthotisch. Vorherrschend ist ein epitheloider oder polygonaler Zelltyp mit reichlich ausgebildetem eosinophilem Zytoplasma, runden chromatinarmen Kernen und deutlich hervortretenden Nukleoli. Mitosen sind vorhanden.
- Immunhistologie: S100 negativ (DD: Nervenscheidenmyxome); Nachweis alpha-SMA exprimierender Myofibroblasten, CD57 pos. (neurale und neuroendokrine Zellen) und FXIIIa pos. (dermale dendritische Zellen) Zellen.

Differenzialdiagnose
Nervenscheidentumoren (z.B. Schwannom); Epitheloidzellhistiozytom; Melanom, malignes, amelanotisches.

Neutralisationstest

Definition
Serologisches Nachweisverfahren, basierend auf der Fähigkeit neutralisierender Antikörper zur Neutralisierung (Inaktivierung mikrobieller oder tierischer Antigene), so dass bei nachfolgender Testung in einem empfänglichen System (Versuchstier, Zellkultur mit dem Antigen-Antikörper) der toxische bzw. zytopathische Effekt ausbleibt.

Neutropenie   D70

Definition
Mangel an peripher zirkulierenden neutrophilen Granulozyten. Bei der milden Neutropenie liegt die absolute Neutrophilenzahl zwischen 1000 und 1500/µl, bei der mittelschweren zwischen 500 und 1000/µl und bei der schweren unter 500/µl Blut. Zur Berechnung der absoluten Zahl neutrophiler Granulozyten wird die Leukozytenzahl mit dem Ergebnis des Differenzialblutbilds (Prozentanteil der segmentkernigen und stabkernigen neutrophilen Granulozyten und deren unreifer Vorstufen) im peripheren Blut multipliziert.

Einteilung
- Milde Neutropenie: 1000-1500 Neutrophile/µl Blut.
- Mittelschwere Neutropenie: 500-1000 Neutrophile/µl Blut.
- Schwere Neutropenie: <500 Neutrophile/µl Blut.
- Unterscheidung zw. akuter (<3 Monate) und chronischer Neutropenie (>3 Monate).

Ätiologie
- Hämatologische Ursachen und Immundefekte:
  - Panmyelopathie (aplastische Anämie)
  - Graft-versus-host-reaction
  - Wiskott-Aldrich-Syndrom
  - Chédiak-Higashi-Syndrom
  - Dyskeratosis congenita
  - Knorpel-Haar-Hypoplasie
  - Hyper-IgM-Syndrom
  - Xanthogranulom, nekrobiotisches mit Paraproteinämie
  - WHIM-Syndrom
  - Zyklische Neutropenie.
- Autoimmunerkrankungen:
  - Systemischer Lupus erythematodes
  - Mixed connective tissue disease (Sharp-Syndrom)
  - Felty-Syndrom.
- Infektionen:
  - HIV-Infektion
  - Zytomegalie
  - Erythema infectiosum (Parvo B19 Infektion)
  - EBV
  - Akute Virushepatitis
  - Malaria
  - Masern.
- Metabolische Ursachen:
  - Vitamin B_{12}-Mangel
  - Folsäuremangel
  - M. Gaucher.
- Weitere Ursachen:
  - Toxine
  - Medikamente, u.a.:
    - Caspofungin
    - Ganciclovir
    - Goldpräparate
    - Griseofulvin
    - Infliximab
    - Interferone
    - Lamivudin
    - Metronidazol
    - Retinoide
    - Rifabutin
    - Ticlopidin
    - Zidovudin
    - Zahlreiche Zytostatika
  - Bestrahlung.

Klinisches Bild
Neutropenien >1000/µl sind meist asymptomatisch; Neutropenien <1000/µl kennzeichnen sich klinisch durch chroni-

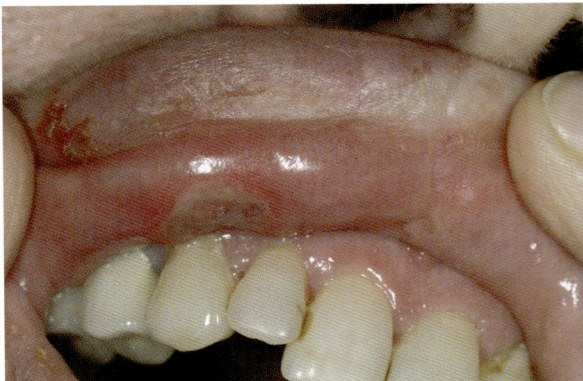

Neutropenie. Zyklische Neutropenie. Solitäres, chronisch rezidivierendes, seit 4 Wochen bestehendes, sehr schmerzhaftes, tiefes Ulkus mit ausgeprägtem kollateralem Lippenödem. 3. Rezidiv innerhalb eines halben Jahres. Bei Ulkusbildung bestand regelmäßig Neutropenie.

sche und rezidivierende Infektionen (meist bakterieller Art) wie aphthöse Stomatitis, Abszesse, Otitis media, Tonsillitis, Pneumonie. Fieberschübe, Sepsis. Entzündungszeichen sind abgeschwächt.

Diagnose
- Anamnese und Klinik, Bestimmung der absoluten Neutrophilenzahl, bei chronischer Neutropenie 2 Blutbildkontrollen/Woche über 6 Wochen.
- Bei klinischen Symptomen oder schweren Infektionen weiterführende Diagnostik zum Ausschluss von Immundefekten, malignen Erkrankungen, HIV-Infektion, SLE.
- Nachweis von Autoantikörpern gegen neutrophile Granulozyten bei gleichzeitiger Anämie u./od. Thrombopenie oder Blasten im peripheren Blutausstrich. Knochenmarksaspiration z.A. einer malignen Infiltration des KM.

Therapie
Absetzen verdächtiger Medikamente, Behandlung von Grunderkrankungen, Antibiotikatherapie (nach Abnahme von Blutkulturen und Abstrichen). Subkutane Applikation von Granulozytenkolonie-stimulierendem Faktor (G-CSF); bei schweren angeborenen Formen: Stammzell- bzw. KM-Transplantation.

Nevirapin

Definition
Virustatikum.

Wirkungen
Nichtnukleosidaler, kompetitiver Hemmer der reversen Transkriptase von HIV.

Indikation
Kombinationstherapie der HIV-Infektion, mit 2 NNRTI oder PI.

Dosierung und Art der Anwendung
Initial 200 mg/Tag für 2 Wochen, anschließend 2mal/Tag 400 mg/Tag p.o.

Unerwünschte Wirkungen
Allergische Exantheme, Fieber, Übelkeit, Schläfrigkeit, Kopfschmerzen, Muskelschmerzen, Transaminasenanstiege.

Präparate
Viramune

Nezelof-Syndrom   D81.4

Synonym(e)
Thymic aplasia; T-lymphocyte deficiency

Definition
Schwerer kombinierter Immundefekt mit rezidivierenden pulmonalen- und Hautinfektionen ab dem 6. Lebensmonat.

Ätiologie
Autosomal-rezessiver Erbgang, bes. T-Zell-Defekte.

Therapie
Behandlung durch Internisten. Erfolge mit Knochenmarktransplantation sind beschrieben.

NFA

Definition
Abkürzung für Neues Formularium Austriacum.

Nickel

Allgemeine Information
Bewertung von Nickel hinsichtlich der Auswirkung einer Allergie auf die Minderung der Erwerbsfähigkeit:
- Nickel kommt ubiquitär, in der Erde, im Wasser und in der Luft vor. Die berufliche Exposition gegenüber Nickelionen ist heutzutage häufig nicht ausreichend, um mit genügender Wahrscheinlichkeit eine berufsbedingte Nickelallergie zu induzieren. Dennoch muss in jedem Einzelfall sorgfältig abgeklärt werden, ob eine Typ IV-Allergie gegen Nickelionen berufsdermatologisch relevant ist. Für die hohe Prävalenz von Sensibilisierungen in der Bevölkerung ist die Freisetzung von Nickelionen aus vernickelten Gegenständen, bei denen ein intensiver und direkter Hautkontakt gegeben ist (Modeschmuck, Brillengestelle, Knöpfe, Verschlüsse usw.), verantwortlich. Inzwischen ist Nickel in Europa das häufigste Kontaktallergen, wobei sowohl die Induktion einer Sensibilisierung als auch die Auslösung eines allergischen Kontaktekzems bei bereits sensibilisierten Personen meistens außerberuflich verursacht ist.
- Relevante berufliche Expositionen: Bei beruflich erworbener Nickelsensibilisierung müssen Berufe als verschlossen angesehen werden, bei denen ein Hautkontakt mit nickelfreisetzenden Oberflächen besteht, wie z.B. in der Galvanik oder bei der Montage von vernickelten Teilen.
- Auswirkung einer Allergie: Normalerweise „geringgradig" bis „mittelgradig". Eine sehr niedrige Auslöseschwelle in Verbindung mit dem entsprechenden klinischen Bild kann ein Hinweis auf „schwerwiegende" Auswirkungen einer Allergie sein und es sind dann mehr Arbeitsplätze als verschlossen anzusehen; dies ist im Einzelfall zu begründen.

Nickelallergie

L23.0

Definition
Allergie auf Nickelsulfat, die sich als allergisches Kontaktekzem und als hämatogenes allergisches Kontaktekzem zeigen kann.

Vorkommen/Epidemiologie
- Nickel ist bei Frauen im Epikutantest mit einer Reaktionsfrequenz von 13,7% das häufigste Allergen, bei Männern zeigen 2,6% positive Reaktionen (s. MOAHLFA-Index). Nickel wird in der Legierung von Metallen verwendet und kann in allen metallenen Gegenständen, sofern es sich nicht um reine Edelmetalle handelt, enthalten sein, wie z.B. in Modeschmuck, Uhren, Brillengestellen, Jeansknöpfen, Reißverschlüssen. Auch Edelmetallen kann Nickel beigemengt sein. Zahnprothesen enthalten ebenso wie Gelenkprothesen, medizinische Klammern und Nägel Nickel. In der Kosmetikindustrie wird Nickel in Gesichts- und Rasierwasser und Haarpflegemitteln verwendet. In der Waschmittelindustrie werden nickelhaltige Katalysatoren benötigt. Auch 1- und 2-Euro-Münzen sind nickelhaltig. Außerdem kommt Nickel in Konservendosen, Staniolpapier und Flaschenverschlüssen vor und löst sich auch in der so verpackten Nahrung.
- Einen besonders hohen Nickelgehalt weisen die Nahrungsmittel Erdbeeren, Erbsen, Kleie und unbehandelter Reis auf.

Ätiologie
Allergie gegen Nickel, das u.a. in Modeschmuck, Hosenknöpfen, Büstenhaltern, Reißverschlüssen, Strumpfhaltern, Korsetts, Schuhschnallen und in geringen Mengen in Nahrungsmitteln enthalten ist.

> **Cave:** Ggf. Manifestation als Berufskrankheit der Haut (evtl. bei Friseuren, Metallarbeitern, häufigem Kontakt mit Münzen).

Diagnose
Epikutantest, Provokationstest mit nickelhaltigen Kapseln (2,5-5 mg), Eliminationsdiät.

Komplikation
Lokale oder systemische Reaktionen nach Implantation von nickelhaltigem Osteosynthesematerial.

Therapie
- Meiden des auslösenden Allergens. Behandlung der Hautveränderungen, s.u. allergisches Kontaktekzem. Nikotinkarenz (auch Passivrauchen!).
- In Fällen, in denen das Ekzem trotz Meidung von Nickelkontakt nicht vollständig abheilt und bei Relevanz für die Erkrankung im Sinne eines hämatogen streuenden allergischen Kontaktekzems sollte eine nickelarme Diät eingehalten werden. S.a. Tab. 1 [Nickelarme Diät (nach Bresser)].
- Eine vorherige orale Provokation mit 2,5 mg Nickel (Verum Kapsel: Nickel (II)-Sulfat 0,0025 g, Sacch. lactis ad 0,25 g) soll sich als nützlicher diagnostischer Test erweisen und durch Anschaulichkeit der Zusammenhänge die Motivation des Patienten zur Einhaltung einer Diät verbessern. Wenn innerhalb von 1-2 Monaten keine Besserung eintritt, soll die Diät abgebrochen werden. Bei Bes-

Nickelallergie. Tabelle 1. Nickelarme Diät (nach Bresser)

	Gegessen werden dürfen	Vermieden werden sollten
Fleisch, Fisch, usw.	Alle Fleischsorten, Geflügel, Fisch, Eier, tiefgefrorener Fisch	Größere Mengen Innereien, Heringe, Shrimps, Muscheln, Fischkonserven, u.a. Meeresfrüchte
Milchprodukte	Alle Milchprodukte wie Butter, Käse, Milch (in jeder Form), Joghurt	Größere Mengen Edamerkäse, strikt zu meiden ist Sojamilch
Gemüse	Rote Beete, Brokkoli, Rosenkohl, Weißkohl, Chinakohl, Dill, Pilze, Pfeffer (rot, grün), Gurken, Kartoffeln, Petersilie, Aubergine, Spargel	Sojaprodukte, Spinat, Hülsenfrüchte (Erbsen, Bohnen grün/weiß/braun), Linsen), Grünkohl, Lauch, Bohnensprossen, Kopfsalat
Getreide und Getreideprodukte	Alle Frühstücksfertigprodukte aus Cornflakes, Popkorn, weißer Reis, Spaghetti, Makkaroni, Weißmehlprodukte, Vollkornprodukte in geringeren Mengen	Haferflocken und andere Haferprodukte, Buchweizen, Hirse, Weizenkleie und andere Kleie- und faserreiche Lebensmittel wie z.B. Kleiebisquits, Weizenkleietabletten, Mehrkornbrote
Früchte und Beeren	Alle Beeren (außer Himbeeren), Pfirsiche, Birnen, Rosinen, Rhabarber	Feigen, Ananas, Himbeeren, Backpflaumen, Obstkonserven
Getränke	Kaffee und Tee (kurz ziehen lassen, nicht in größeren Mengen), Limonade, alkoholische Getränke (außer Wein und Bier)	Schokolade- und kakaohaltige Getränke, Tee aus Automaten
Verschiedenes	Margarine, Hefe	Schokolade, Marzipan, Kakao, Mandeln, Haselnüsse, Erdnüsse, Leinsamen, Soja und Sojaprodukte, Lakritze, Sonnenblumenkerne, Backpulver, Dosennahrung
	Nickelarme Nahrungsmittel, die die Ekzeme verschlimmern können (gekocht werden sie oft toleriert)	Bier, Wein (v.a. Rotwein), Heringe, Makrelen, Thunfisch, Tomaten, Zwiebeln, Karotten, viele Früchte (Äpfel, Zitrusfrüchte)

serung (ca. 50%) ggf. Umstellung sonstiger Nickelbelastung wie Ersatz von Edelstahltöpfen, Schneebesen usw. durch Aluminium, Emaille- und Teflongeschirr. Der erste Liter morgens aus der Wasserleitung sollte verworfen werden. Viele Waschmittel enthalten Nickelspuren. Diätfehler bei Festen und auf Reisen sollen i.d.R. problemlos toleriert werden. Die Nickeldiät ist insgesamt umstritten, der Erfolg ist auch aus unserer Sicht fraglich.

Diät/Lebensgewohnheiten
Eine nickelarme Diät kommt nur in sehr schweren und hartnäckigen Fällen einer Nickelallergie in Betracht. Dauerhaft sollte sie nur dann durchgeführt werden, wenn nach einer nickelfreien Ernährungsphase von ca. 4 Wochen eine deutliche Besserung des Hautbefundes eingetreten ist und es bei einer anschließenden nickelreichen Ernährung oder einer Provokationstestung mit Nickel zu einer Verschlimmerung gekommen ist. Eine nickelarme Diät wird sich nie vollständig verwirklichen lassen. Etwa 10% des mit der Nahrung verzehrten Nickels werden in das Blut aufgenommen und später vorwiegend über Urin und Schweiß ausgeschieden. Bevor eine nickelarme Diät angeregt wird, sollten alle metallhaltigen Gebrauchsgegenstände (z.B. Töpfe, Pfannen, Besteck etc.) gemieden werden. Bringt diese Maßnahme nicht den gewünschten Erfolg und liegt ansonsten keine Ursache für die Beschwerden des Patienten vor, so ist eine Diät in Erwägung zu ziehen.

Hinweis(e)
Laut Verordnung der Gesundheits- und Verbraucherschutzbehörde aus dem Jahr 2000 dürfen nickelhaltige Gegenstände, die mehr Nickelionen als 0,5 µg/cm^2/Woche freisetzen, nicht mehr verkauft werden. Diese Maßnahme hat bereits zu einem deutlichen Rückgang der Nickelallergien in der Bevölkerung geführt.

Nielsen-Syndrom   Q87.1

Erstbeschreiber
Nielsen, 1934

Synonym(e)
Dystrophia brevicollis congenita Nielsen

Definition
Kombination des Bonnevie-Ullrich-Syndroms mit Hemmungsmissbildung der Halswirbelsäule und konsekutiver Verkürzung und Bewegungseinschränkung des Halses (Klippel-Feil-Syndrom).

Therapie
Orthopädische Behandlung, s.a. Bonnevie-Ullrich-Syndrom.

Niemann-Pick-Krankheit   E75.2

Erstbeschreiber
Niemann, 1914; Pick, 1926

Synonym(e)
Sphingomyelinlipoidose; Sphingomyelinose

Definition
Hereditäre, degenerative Störung des Sphingomyelinstoffwechsels (Sphingolipidose) mit im Kindesalter beginnender Hepatosplenomegalie, Verzögerung der körperlichen und geistigen Entwicklung, ausgeprägter neurologischer Symptomatik und Vorkommen charakteristischer Speicherzellen im retikuloendothelialen System, insbes. in Lymphknoten, Milz, Thymus, Kupffer-Sternzellen und Gliazellen des Gehirns.

Einteilung
Es wird zwischen 2 Typen unterschieden:
- Typ I (Subtypen A und B): Mangel an saurer Sphingomyelinase.
- Typ II (Subtypen C1, C2 und D): Kein Defekt der sauren Sphingomyelinase.

Ätiologie
Diskutiert werden u.a. autosomal-rezessiv vererbte Mutationen des NPC1 Gens (Genlokus: 18q11-q12). Das 1278 Aminosäuren lange Gen für NPC1 enthält Bereiche für die Homöostase von Cholesterin; daher ist eine LDL-Cholesterin-Akkumulation bei diesen Patienten zu beobachten. Der enzymatische Abbau des Sphingomyelin-Moleküls ist extrem vermindert: 0,46 vs 6,6 µmol/Std. in der Leber, der Gehalt im Gewebe ist folglich stark erhöht (10- bis 100fach).

Klinisches Bild
- Hepatosplenomegalie, Lungeninfiltration, generalisierte Lymphknotenschwellung, ZNS-Beteiligung, z.B. epileptiforme Anfälle.
- Hauterscheinungen (unspezifisch): Bei fortgeschrittener Erkrankung oft gelbbraune Hyperpigmentierung der Haut und Schleimhäute.

Therapie
Kausal nicht möglich, bei Hypersplenismus erscheint eine Splenektomie sinnvoll.

Nierenerkrankungen, Hautveränderungen

Definition
Es sind im wesentlichen drei nephrologische Patientengruppen, für die der Dermatologe ein gesuchter Partner bei der Behandlung ihrer Hautprobleme ist. Es sind dies Patienten mit chronisch terminaler Niereninsuffizienz (meist Dialyse-Patienten), Nierentransplantationen, Systemvaskulitiden mit Nierenbeteiligungen.

Einteilung
- Nierentransplantationen: Die dermatologische Problematik bei Nierentransplantierten unterscheidet sich nicht wesentlich von der anderer Organ-Transplantierter, und sind damit nicht „Organ-spezifisch". Sie basieren auf der dauerhaften Immunsuppression und deren Folgen für den Organismus.
- Diabetische Nephropathie: Die perforierenden Erkrankungen wie die Elastosis perforans serpiginosa, die Folliculitis perforans, die Hyperkeratosis follicularis und parafollicularis in cutem penetrans (M. Kyrle) oder die perforierende Kollagenose treten fast ausschließlich bei Patienten mit einer diabetischen Nephropathie auf (s.u. Niereninsuffizienz, Hautveränderungen).
- Nierentumoren: Hautmetastasen bei Nierenkarzinomen treten bei 5% der Fälle auf und sind bei 1% monitorisch.
- Akute oder chronische Nephritiden im Rahmen von infektiösen, vaskulitischen, rheumatischen oder Stoffwechsel-induzierten Erkrankungen: Nicht selten treten Systemerkrankungen wie Vaskulitiden, Infektionen, Stoffwechselerkrankungen, Erkrankungen des rheumatischen

Formenkreises auf bei denen Hauterkrankungen mit Nierenaffektionen in unterschiedlicher Häufigkeit assoziiert sind. Hierbei sind verschiedene Varianten möglich, wie Auslösung einer Hautsymptomatik durch die nephrogene Erkrankung (Nierenkarzinom [Hautmetastasierung]; bakterielle Nephritis [Auslösung eines M. Reiter], bakterielle Hauterkrankung und konsekutive bakterielle Nephritis, Vaskulitiden die gleichzeitig Haut und Niere betreffen (z.B. Purpura Schönlein-Henoch).

- Amyloidose vom AA-Typ (chronische Glomerulonephritis)
- Coproporphyria hereditaria (interstitielle Nephritis)
- Dermatomyositis (akutes nephritisches Syndrom)
- Dermatose, akute febrile neutrophile (Nephritis)
- Ekthyma (akute Poststreptokokken-Glomerulonephritis ist möglich)
- Erysipel (infektiöse Glomerulonephritis ist möglich, insbes. bei älteren Menschen)
- Gicht (interstitielle Nephritis, Nephrolithiasis)
- Impetigo contagiosa, kleinblasige (akute Poststreptokokken-Glomerulonephritis ist möglich)
- Katzenkratzkrankheit (Glomerulonephritis)
- Kryofibrinogenämie (Glomerulonephritis)
- Lipodystrophie, progressive partielle (proliferative Glomerulonephritis)
- Lupus erythematodes, systemischer (akutes nephritisches Syndrom)
- M. Fabry (Entwicklung einer progredienten Niereninsuffizienz)
- Maul- und Klauenseuche (Nephritis)
- Nagel-Patella-Syndrom (unspezifische Glomerulonekrose)
- Polyarteriitis nodosa, mikroskopische (Glomerulonephritis)
- Polyarteriitis nodosa, systemische (Glomerulonephritis)
- Purpura abdominalis (hämorrhagische Nephritis)
- Purpura Schönlein-Henoch (IgA-Nephropathie: 30-90%)
- Reiter-Syndrom (bakterielle Pyelonephritis)
- Rheumatisches Fieber (Glomerulonephritis)
- Scharlach (akute Poststreptokokken-Glomerulonephritis)
- Sjögren-Syndrom (interstitielle Nephritis)
- Sklerodermie, systemische (akutes nephritisches Syndrom)
- Syphilis acquisita (Nephritis)
- Urtikaria vom Typ der Serumkrankheit (Nephritis)
- Varizellen (Nephritis)
- Vaskulitis bei essentieller Kryoglobulinämie (Glomerulonephritis)
- Vaskulitis, Hepatitis C-assoziierte (Glomerulonephritis)
- Wegener-Granulomatose (Glomerulonephritis)
- Weil, M. (Nephritis).

Niereninsuffizienz, Hautveränderungen

Definition
Unter lang dauernder Niereninsuffizienz (v.a. bei chronischer Dialyse-Situation) auftretende Hautveränderungen.

Einteilung
Hauterscheinungen, die bei terminaler Niereninsuffizienz auftreten können:
- Generalisierter Pruritus
- „Voralterung":
  - Elastosis actinica
  - Trocken schuppende Haut (Xerose)
  - Abnahme der Talg- und Schweißdrüsensekretion
  - Zunahme der Vulnerabilität der Haut, Wundheilungsstörungen.
- Pigmentstörungen:
  - Hellbräunliche Haut- und Schleimhautpigmentierung
  - Lokale oder diffuse Hyperpigmentierungen.
- Störungen des Kollagenmetabolismus:
  - Reaktive, perforierende Kollagenose
  - Hyperkeratosis follicularis et parafollicularis in cutem penetrans (M. Kyrle)
  - Follikulitis, perforierende
  - Karpaltunnelsyndrom, Dupuytrensche Kontraktur
  - Flächenhafte Fibrosierungen der Haut, Subkutis und Muskulatur
  - Nephrogene systemische Fibrose
- Sonstige, Hauterkrankungen:
  - Nagelveränderungen (Halb- und Halbnägel)
  - Kälteempfindlichkeit, Raynaud-Phänomen
  - Porphyria-cutanea-artige Hautveränderungen (Pseudoporphyrie)
  - Sekundäre Oxalose
  - Pseudo-Kaposi-Sarkom
  - Kutane Calciphylaxie (s.u. Calcinosis cutis)
  - Panniculitis calcificans.

Vorkommen/Epidemiologie
50-100% aller Patienten mit terminaler Niereninsuffizienz leiden oder litten unter urämischen Hautveränderungen. In Deutschland sind derzeit etwa 57.000 Patienten auf die Dialyse angewiesen. Ihre Zahl ist steigend. Bei den urämischen Hauterscheinungen steht die Trockenheit des Integuments mit ichthyosiformen Veränderungen sowie häufig ein permanenter, unterschiedlich stark ausgeprägter Pruritus im Vordergrund.

Klinisches Bild
Bei den urämischen Hauterscheinungen stehen die Trockenheit des Integuments mit ichthyosiformen Veränderungen sowie ein permanenter unterschiedlich stark ausgeprägter Pruritus im Vordergrund.

Therapie
Behandlung der Niereninsuffizienz durch Nephrologen.
- Der Dialyse-induzierte Pruritus ist äußerst quälend und von besonderer Therapieresistenz. In der Therapie des urämischen Pruritus bei dialysepflichtiger terminaler Niereninsuffizienz hat sich v.a. die Nierentransplantation bewährt. Nach erfolgreicher Transplantation sistiert der Pruritus meist schlagartig.
- Falls eine Transplantation zunächst nicht möglich ist, sind UV-Bestrahlungen (UVB oder hoch dosiert UVA1) die Therapie der 1. Wahl. Capsaicin (0,01-0,5% in einer Creme-Grundlage oder als Schüttelmixtur) ist in einigen Fällen zumindest zeitweise hilfreich.
- Die Hauttrockenheit lässt sich mit fettenden Cremes oder Salben (z.B. Ungt. emulsif. aq., Neribas Fettsalbe, Asche Basisfettsalbe) und Ölbädern (z.B. Balneum Hermal Ölbad, Ölbad Cordes) behandeln.

- Antihistaminika haben nur geringen Wert.
- Einzelberichte existieren über Thalidomid, Morphinantagonisten wie Naltrexon (50 mg/Tag p.o.) sowie über Erythropoetin. S.a. Pruritus, renaler.

Bzgl. der Behandlung der unter der Dialyse auftretenden speziellen Hauterscheinungen, s. jeweils dort.

Nikolski-Phänomen I

Definition
Abschiebbarkeit der oberen Epidermislagen bei festem, seitlich-schiebendem Druck, z.B. bei Pemphigus vulgaris, Dermatitis exfoliativa neonatorum, Lyell-Syndrom, staphylogenes, Lichen planus pemphigoides, Lyell-Syndrom.

Nikolski-Phänomen II

Definition
Bei Druck auf eine Blase bei Pemphigus vulgaris wandert der Blaseninhalt seitlich innerhalb der Epidermis weiter.

Nikotinnagel   L60.8

Synonym(e)
Nikotinverfärbung der Nägel

Definition
Gelbliche oder bräunliche Verfärbung der Fingernägel durch langfristige Einwirkung von Nikotin und andere im Tabakrauch enthaltene Substanzen.

Lokalisation
Vor allem Daumen, Zeige- und Mittelfinger.

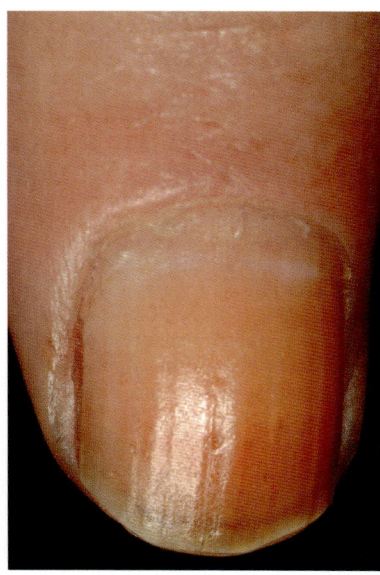

Nikotinnagel. Gelbbraune Verfärbung des Zeigefingernagels bei einer 61-jährigen Zigarettenraucherin. Nikotinabusus seit 41 Jahren; etwa 40 Zigaretten ohne Filter werden je Tag konsumiert. Einseitige Lokalisation. Beschränkung auf den 2. und 3. Finger an der Tabakwaren zum Mund führenden Hand.

N-Isopropyl-N'-phenyl-p-phenylendiamin

Synonym(e)
IPPD

Allgemeine Information
Bewertung von N-Isopropyl-N'-phenyl-p-phenylendiamin hinsichtlich der Auswirkung einer Allergie auf die Minderung der Erwerbsfähigkeit:

- N-Isopropyl-N'-phenyl-p-phenylendiamin (IPPD) gehört zu den Gummizusatzstoffen und wird als Antioxidations- und Antiozonmittel bei statisch und dynamisch hoch beanspruchten Vulkanisationsprodukten von Natur- oder Synthesekautschuk, überwiegend im industriellen Bereich, verwendet. Das Alterungs- bzw. Verwitterungsschutzmittel konzentriert sich vor allem an der Außenseite des Gummiproduktes und verhindert den oxidativen Abbau der dem Kautschuk zugesetzten Verbindungen, d.h. eine Rissbildung im Gummi. Zudem verleiht IPPD dem Gummiprodukt einen grauen bzw. schwärzlichen Farbton (Schwarzgummi).
- IPPD 0,1% V dient in der DKG-Standard- und Gummireihe als Nachweissubstanz einer Allergie auf Schwarzgummiprodukte.
- Relevante berufliche Expositionen: Bei Gummiherstellern und -verarbeitern sowie bei Vulkaniseuren. IPPD kann zusätzlich in persönlichen Gebrauchsgegenständen vorkommen (Taucheranzüge, Tauchermasken und -brillen, Schutzanzüge und -brillen, Atemschutzmasken, Handschuhe, Stiefel, Squashbälle, Motorradgriffe, Uhrarmbänder, Brillenketten, Augenwimpernformer), wobei hier das Kontaktallergen meistens austauschbar ist.
- Für eine Sensibilisierung ist laut Literatur bereits eine IPPD-Konzentration von 0,01% ausreichend. Häufig liegen die verarbeiteten IPPD-Konzentrationen von Gummiprodukten deutlich höher, bis zu 1,5%. Die Sensibilisierungshäufigkeit auf IPPD liegt bei ca. 1%. Von den Sensibilisierungen lassen sich erfahrungsgemäß ca. 50% auf eine beruflich bedingte Exposition zurückführen.

> **Merke:** Eine positive Epikutanreaktion sollte daher zunächst an eine berufliche Exposition denken lassen.

- Auswirkung einer Allergie: In der Regel „geringgradig", „mittelgradig" bei Kreuzreaktionen zwischen IPPD und anderen in Parastellung substituierten Aromaten. Letztere begründet sich dann mit dem höheren Sensibilisierungsumfang.

Nissen

Definition
Die an die Haare gekitteten Eier der Kopflaus.

Therapie
Nissen werden bei der Behandlung der Pediculosis nicht vollständig abgetötet. Deshalb ist mehrmalige Behandlung mit einer 3% Eisessiglösung (1 Teil Speiseessig/2 Teile Wasser) zur Lösung des Klebstoffs, mit dem die Nissen am Haarschaft anhaften, erforderlich. Das Haar wird mit der Essiglösung getränkt, ein Handtuch angefeuchtet und um den Kopf gewickelt. Nach einer Stunde das Handtuch entfernen und Nissen auskämmen.

Nitrazingelbtest

Definition
Orientierender Test zur Beurteilung des Alkaliresistenzvermögens der Haut v.a. bei toxisch-degenerativen Ekzemen (Störung des normalen Haut pH-Wertes).

Durchführung
1 Tropfen einer 1%igen Nitrazingelblösung wird auf ein Hautareal (meist Handrücken oder Unterarmbeugeseite) getropft. Die Ablesung erfolgt nach 30 Sekunden, wobei punkt- bzw. fleckförmige Farbumschläge nach blauschwarz Zonen verminderter Alkaliresistenz kennzeichnen. Bei mehr als 10 solcher Punkte bzw. Flecken wird der Test als positiv angesehen. S.a. Alkalineutralisationstest und Alkaliresistenztest.

Nocardiose A43.1

Erstbeschreiber
Nocard, 1888; Eppinger, 1890

Synonym(e)
Nokardiose

Definition
Seltene, chronisch-granulomatöse bakterielle Infektionskrankheit durch Erreger der Gattung Nocardia (Aeroaktinomyzeten).

Erreger
Grampositive, aerobe Stäbchen (wurden früher wie die Aktinomyzeten den Pilzen zugeordnet), die im Erdboden verbreitet sind. Vor allem Nocardia asteroides, auch Nocardia brasiliensis, Nocardia madurae und Nocardia pelletieri.

Vorkommen/Epidemiologie
Weltweit, sporadisch auftretend; in den USA häufiger, in Europa sehr selten.

Ätiologie
Inokulation des Erregers bei Vorliegen von Wunden (Hautnocardiose, meist Nocardia brasiliensis) oder durch Inhalation des Erregers (Lungennocardiose, meist Nocardia asteroides).

Manifestation
Meist bei immunsupprimierten Patienten (Z.n. Organtransplantation, HIV-Infektion) oder schweren Grunderkrankungen (z.B. Lupus erythematodes, systemischer) auftretend.

Klinisches Bild
- Superfizielle Form: Vor allem an Füßen und Händen finden sich abszedierende Knoten in kettenförmiger Anordnung entlang des Lymphabflussgebietes, gelegentlich Myzetom-Bildung.
- Lymphokutane Form durch Nocardia asteroides.
- Pulmonale und systemische Form vor allem bei immunologisch geschwächten Patienten.

Histologie
Unspezifisches Granulationsgewebe mit einschmelzenden leukozytären Abszessen. In älteren Abszessen randständig reichlich Schaumzellen. Nokardia läßt sich in HE- und Giemsa-Schnitten nicht anfärben, jedoch mittels Gram-und Grocott-Färbungen. Hierbei finden sich in den Abszessen verklumpte Bakterienhaufen, bei denen sich randständig dünne (etwa 1 µm dick) faserförmige Strukturen mit Verzweigungen darstellen, die an ein Spinnengewebe erinnern. Im Gegensatz zur Aktinomykose fehlen Drusen stets.

Diagnose
Erregernachweis im Eiter oder Sputum.

Differenzialdiagnose
Aktinomykose, Tuberkulose, Histoplasmose, Coccidioidomycose, Sarkoidose, maligne Lymphogranulomatose, Kollagenosen.

Therapie
Rasche Diagnosestellung und kombiniertes operatives und chemotherapeutisches Vorgehen ist entscheidend für die Überlebensrate!

Interne Therapie
- Antibiose nach Antibiogramm. 1. Wahl sind Sulfonamide wie Sulfadiazin (z.B. Sulfadiazin Heyl) 4-8 g/Tag bzw. Cotrimoxazol (z.B. Cotrimox Wolff). Wichtig ist langfristige Behandlung bis mehrere Wochen nach Abheilung zur Vermeidung von Rezidiven.
- Alternativ (zunehmend häufiger eingesetzt aufgrund zunehmender Resistenzen der Erreger) kommen Imipenem/Cilastatin (z.B. Zienam 4 g/Tag) in Kombination mit Amikacin (z.B. Biklin 1 g/Tag) in Höchstdosierungen in Betracht.
- Gute Erfolge werden auch von Minocyclin (z.B. Klinomycin 100 Filmtbl.) 2mal/Tag 100 mg p.o. als Monotherapie oder in Kombination mit Sulfonamiden beschrieben.
- Ggf. andere Antibiotika in Abhängigkeit von der Resistenzlage des Erregers.

Operative Therapie
Operative Sanierung und Drainage.

Prognose
Bei kutaner Form günstig. Bei pulmonaler und systemischer Form: In 50% der Fälle letaler Ausgang. Rezidivneigung.

Noma A69.00

Erstbeschreiber
Battus, 1595; Boot, 1649; van de Voorde, 1680; Lund, 1765; Coates, 1826; Richter, 1828

Synonym(e)
Chancrum oris; infektiöse Gangrän des Mundes; Wasserkrebs; Wangenbrand; Cancer aquaticus; Stomatitis gangraenosa

Definition
Mischinfektionen mit progressiven Ulzerationen im Mund-Wangen-Bereich bei Abwehrschwäche. Von einigen Autoren wird die Krankheit als Fusospirochätose aufgefasst.

Vorkommen/Epidemiologie
Weltweit 100.000-300.000 Erkrankungen/Jahr. In Endemiegebieten (Subsahara, Sahelzone) beträgt die Inzidenz 1-12/1.000 Einwohner/Jahr. In der Bundesrepublik Deutschland praktisch nur vereinzelt bei Migranten auftretend.

Ätiologie
Orale Mischinfektion (akute nekrotisierende Gingivitis), insbes. Besiedlung des cavum oris mit Fusobacterium necrophorum, F. nucleatum, Prevotella intermedia (>80% der Patien-

ten), Actinomyces spp. (40-80% der Patienten), Bacteroides, Streptokokken spp. und Staphylokokken spp. Prädisponierende Faktoren: Mangelernährung, Immunsupression (z.B. Masern, Varizellen, HIV-Infektion, CMV-Infektion, Herpes simplex), mangelhafte orale Hygiene, Wohnverhältnisse mit engem räumlichen Kontakt zu Haustieren.

Manifestation
Vor allem bei unterernährten Kleinkinder und Schulkindern (meist 2.-8. Lebensjahr) in Afrika, Südostasien, Südamerika.

Klinisches Bild
Stomatitis ulcerosa oder Schwellung der betreffenden Gesichtsregion, Zahnfleischbluten, Zahnverlust. Übergang der Entzündung auf den Knochen: Sequestrierende Osteitis, Ulzeration der Wangen, Nekrose der Wangengegend.

Therapie allgemein
Behandlung von Grunderkrankungen, Therapie von Mangelernährungszuständen mit proteinreicher Kost und Nahrungsmitteladditiven, insbes. hoch dosierten Vitamingaben und Spurenelementen (insbes. Zink).

Externe Therapie
Feuchte Umschläge mit Antiseptika wie Kaliumpermanganat (hellrosa), antibiotische Salben.

Interne Therapie
In Frühstadien sind Penicilline gut wirksam, besser Antibiose nach Antibiogramm (Mischinfektion). Ggf. Glukokortikoide wie Prednisolon (z.B. Decortin H) zur Glukokortikoidsubstitution.

Operative Therapie
Bei Vorliegen begrenzter Defekte im Lippen- und Wangenbereich Exzision und Deckung mit Lappenplastiken. Zusammenarbeit mit Mund- Kieferchirurgen und plastischen Chirurgen.

Prognose
Neben raschem tödlichem Verlauf (70-90% der unbehandelten Fälle) sind auch mildere Verläufe bekannt.

Hinweis(e)
„Noma" wurde vom griechischen Terminus „nomein" (verschlingen) abgeleitet.

Noonan-Syndrom Q87.1

Erstbeschreiber
Kobylinski, 1883; Noonan u. Ehmke, 1963

Definition
Hereditäres dysmorphes Syndrom mit Entwicklungsstörungen, die denen des Ullrich-Turner-Syndroms ähnlich sind aber ohne nachweisbare Chromosomenanomalien (weder in der Anzahl noch in der Struktur) auftreten.

Vorkommen/Epidemiologie
Panethnisch; weltweit verbreitet; Inzidenz: 1/1.000-2.500 Geburten.

Ätiologie
Bei 40-50% der Betroffenen sporadisch auftretende autosomal-dominant vererbte Defekte auf dem PTPN 11-Gen (Protein Tyrosinephosphatase Nonreceptor-type 11 Gen; Genlokus: 12q24). Das PTPN 11-Gen kodiert für das SHP-2 Protein (Rezeptor-Phosphotyrosin-Phosphorylase), das eine wichtige Regulationsfunktion bei der Signalübertragung von Wachstumsfaktoren besitzt.

Manifestation
Angeboren; betrifft beide Geschlechter etwa gleich häufig.

Klinisches Bild
Kleinwuchs, tiefer Haaransatz im Nacken, Café-au-lait-Flecken sowie gelegentlich Pterygium colli und Cutis verticis gyrata. Die häufigsten Fehlbildungen an inneren Organen betreffen das Herz, die Nieren sowie das Skelett. Zahnstellungsanomalien sind ebenfalls häufig. Zudem häufig Kryptorchismus oder Hodenaplasie. Bei Mädchen verläuft die Geschlechtsentwicklung bis auf eine zeitliche Verzögerung meist regelhaft. Die geistige Entwicklung ist bei ca. 20% der Kinder verzögert.

Diagnose
Die Diagnose wird anhand der Symptome der Erkrankung gestellt. Genetischer Test auf eine Mutation des PTPN 11-Gens möglich.

Therapie
Lediglich symptomatisch, wie z.B. eine operative Korrektur von Herzfehlern oder des Pterygium colli.

Prognose
Die Lebenserwartung der Betroffenen ist gegenüber der Durchschnittsbevölkerung vermindert.

Noradrenalin

Synonym(e)
Norepinephrin

Definition
Hormon des Nebennierenmarks, Neurotransmitter.

Anwendungsgebiet/Verwendung
Zusatz zu Lokalanästhetika zur Verminderung ihrer Resorption und Verlängerung ihrer Wirkung, zur Blustillung an Haut und Schleimhaut, bei verschiedenen Schockformen und Vergiftungen.

Indikation
Schock, anaphylaktischer.

Eingeschränkte Indikation
Schwangerschaft, Asthma bronchiale, Cor pulmonale, Diabetes mellitus, Hyperkalzämie, Hypokaliämie M. Parkinson (verstärkter Tremor), schwere Niereninsuffizienz.

Cave: Sulfitüberempfindlichkeit.

Dosierung und Art der Anwendung
0,1 µg/kg KG/Min. als Infusion, bzw. 0,3-0,8 mg s.c., bzw. 0,25 mg i.m.

Unerwünschte Wirkungen
Angina pectoris, Herzrhythmusstörungen, Anaphylaxie (Sulfitgehalt der Lösung), Angstgefühl, Schlaflosigkeit, Gefahr der Hirnblutung durch abrupten Blutdruckanstieg, Hyperglykämie, Hypokaliämie, Hyperhidrose.

Kontraindikation
Engwinkelglaukom, Phäochromozytom, Prostatahypertrophie, Hyperthyreose, Arteriosklerose, Koronarinsuffizienz,

Herzmuskelschäden, absolute Arrhythmie, schwere Hypertonie, Narkosen mit Inhalationsnarkotika (Cyclopan, Halothan), Lokalanästhesie der Akren (Finger, Hände, Füße, Nase, Kinn, Zunge, etc.).

Präparate
Arterenol

Norfloxacin

Definition
Chemotherapeutikum, Gyrasehemmer.

Indikation
Harnwegsinfektionen, chronische Prostatitis, Infektionen gegen Norfloxacin-sensible Erreger.

Schwangerschaft/Stillzeit
Kontraindiziert.

Dosierung und Art der Anwendung
2mal/Tag 400 mg p.o. über 7-10 Tage.

> **Merke:** Nicht bei Kindern/Jugendlichen im Wachstum anwenden!

Kontraindikation
Sehnenentzündungen und/oder Sehnenrupturen, die im Zusammenhang der Einnahme von Fluorochinolonen aufgetreten sind.

Präparate
Barazan, Norfloxazin-ratiopharm

Patienteninformation
Tabletten mit ausreichend Flüssigkeit mindestens 1 Std. vor oder 2 Std. nach einer Mahlzeit oder Zufuhr von Milch einnehmen, vorzugsweise morgens oder abends.

Normergie

Definition
Normale Reaktionsform des Organismus zwischen Allergie und Anergie auf einen Reiz.

Notalgia paresthetica   G58.8

Erstbeschreiber
Astwazaturow, 1934

Synonym(e)
Puzzling posterior pigmented pruritic patches; peculiar spotty pigmentation; hereditary localized pruritus

Definition
Neuropathie mit neuralgischen Parästhesien und Hypoästhesien, Pigmentierung und Juckreiz im betroffenen Segment sowie verminderter Schweißbildung. S.a. Meralgia paraesthetica, s.a.u. Pruritus, brachioradialer.

Ätiologie
Schädigung der primären Äste der Rami posteriores unbekannter Ursache. Diskutiert werden mechanische Irritationen und Schädigungen durch traumatische oder degenerative Veränderungen der betroffenen Wirbelsäulensegmente.

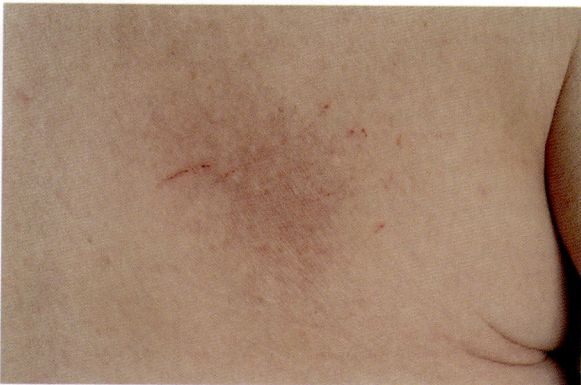

Notalgia paresthetica. Unspezifisches Bild: Seit 15 Jahren persistierende, handtellergroße, in unregelmäßigen Abständen (mehrere Monate) rezidivierende, juckende oder brennende, unscharf begrenzte Hyperpigmentierung an der rechten Skapula einer 78-jährigen Patientin. Leichte Schuppung und Xerosis cutis im beschriebenen Areal.

Lokalisation
Über oder zwischen den Schulterblättern (Segment C7-Th6) lokalisiert.

Klinisches Bild
- In Studien mit größeren Kollektiven werden die Symptome „unterschiedlich intensiver, lokalisierter Pruritus" sowie ein umschriebener, verwaschener, braun-grauer Fleck der Haut beschrieben (wahrscheinlich reaktiv entstanden durch Reiben und Scheuern der befallenen Areale). Weiterhin werden (seltener) intermittierende Schmerzen (30%), Parästhesien (28%) und Hyperästhesien (11%) angegeben.
- Radiologisch findet man in den Wirbelsäulenabschnitten der betreffenden Segmente (am häufigsten Th4 und C7) bei etwa 80% der Patienten degenerative Veränderungen und/oder Nucleus pulposus-Hernien.

Differenzialdiagnose
Postinflammatorische Hyperpigmentierung, Lichen simplex chronicus, Lichen amyloidosus, makulöse Amyloidose, REM-Syndrom, Lepra.

Therapie
Die besten Erfolge werden mit Capsaicin-Salbe (z.B. Dolenon, Capsamol) über einen Behandlungszeitraum von mehreren Monaten erreicht. Applikation von Capsaicin ist durch Brennen, Juckreiz u.a. in den ersten Tagen unangenehm (Aufklärung des Patienten!). Besserungen lassen sich auch über lokalanästhesierende Cremes erreichen (z.B. EMLA Creme). Behandlungen mit antipruriginösen Substanzen wie Kampher oder Menthol (z.B. **R160**, Puricalm) können versucht werden.

Prognose
Eminent chronischer Verlauf.

Notfallset

Definition
Notfallmedikamente zur Selbstverabreichung bei schweren allergischen Reaktionen.

Allgemeine Information
Das Notfallset besteht aus einem schnell resorbierbaren oralen Antihistaminikum, einem Glukokortikosteroid und einem Adrenalin-Präparat, in dessen Handhabung der Patient geschult werden muss.

Indikation
Insektengiftallergie; systemische Mastozytosen; Nahrungsmittelallergie; Medikamentenallergie.

Präparate
- H_1-Antagonisten: Z.B. Levocetirizin (Xusal akut) 2 Tbl.
- Glukokortikoide: Z.B. Prednisolon (Decortin H 50 mg) 2 Tbl.
- Adrenalin: 1 Fastjekt-Autoinjektor oder Anapen-Autoinjektor 150 µg oder Anapen-Autoinjektor 300 µg.

Notroedes cati

Definition
Erreger der Katzenräude. Übertragung der Milben auf den Menschen ist möglich, krätzeartiger Hautausschlag. S.a. Räude.

N-Palmitoylethanolamin

Synonym(e)
PEA

Definition
Endocannabinoid. Natürlicher Ligand der Cannabinoidrezeptoren. Körpereigene Substanz, die im Stratum granulosum aus Phospholipiden gebildet wird. S.u. Cannabinoide.

Wirkungen
- PEA werden antioxidative und antiinflammatorische Eigenschaften zugesprochen.
- Bindung am Cannabinoid-Rezeptor. Bei topischer Anwendung auf der Haut Linderung des chronischen Pruritus.

Präparate
Physiogel A.I.

Nukleinsäureamplifikationstest

Definition
Test zur Amplifikation von RNA oder DNA.

Allgemeine Information
- In der Chlamydiendiagnostik höchste Sensitivität (>95%) und Spezifität (fast 100%).
- Gleichzeitige Untersuchung auf Gonokokken möglich.
- Technischer Ablauf vergleichbar mit dem einer Polymerase-Kettenreaktion (PCR).
- Ca. 4-5 Stunden Zeitaufwand.

Indikation
Nachweis von Chlamydien.

Nuss

Definition
Essbare Bestandteile, die aus dem Inneren einer Pflanze stammen, werden teils aufgrund historischer, morphologischer bzw. botanischer Kriterien Nüsse, Samen und Kerne genannt. Konsumiert wird in der Regel der Samen, also der durch die Befruchtung entstandene Fortpflanzungskörper. Die als „Nuss" oder „Kern" oft willkürlich benannten Samen stammen aus Stein-, Nuss- oder Kapselfrüchten.

- Steinfrüchte: fleischige Früchte mit lederiger oder samtiger Aussenhaut, oft saftigem Fruchtfleisch und hartem Stein bzw. Kern.
- Nussfrüchte: Früchte, die nicht fleischig sind und deren Samen bei der Reifung nicht freigesetzt werden.
- Kapselfrüchte: Früchte, die bei der Reifung austrocknen, aufplatzen und ihre Samen freisetzen.

Aus allergologischer Sicht ist ihre botanische Zugehörigkeit von Bedeutung, da sich aus dieser mögliche Kreuzreaktionen ableiten lassen und damit für den Patienten relevante Informationen. Aus der Namensgebung (z.B. Haselnuss, Walnuss, Erdnuss) selbst lassen sich keine Rückschlüsse über die eigentliche botanische Zugehörigkeit ableiten.

Nussallergie

Definition
Häufige, meist nicht scharf definierte Nahrungsmittelallergie die sich auf Nüsse, Samen und Kerne (s.u. Nuss) bezieht und einer subtilen klinischen Abklärung bedarf. Bei der Diagnosesicherung stehen Anamnese und Hauttestungen im Vordergrund. Hinzu kommt der Nachweis von spezifischen IgE-Antikörpern im Serum. Die Testmethode mit der grössten Voraussagekraft ist der sehr aufwendige, letztlich häufig nicht verzichtbare, doppelblinde Placebo-kontrollierte orale Provokationstest.

Einteilung
Nussallergien können wie alle weiteren Nahrungsmittelallergien ebenfalls in 3 Untergruppen eingeteilt werden (Typ A-C):
- Typ A: tritt vor allem bei Kleinkindern auf, die sich über den Gastrointestinaltrakt sensibilisieren. Nach Monaten bis Jahren stellt sich häufig eine Toleranz gegen diese Nahrungsmittel ein.
- Typ B (ältere Kinder und Erwachsene): Primär aerogen sensibilisiert (z.B. gegen Pollen), kann es aufgrund einer Kreuzallergie (Strukturähnlichkeit der Allergene) zu Nahrungsmittelallergien kommen. Dieser Sensibilisierungsweg findet sich meist bei Allergien auf Nüsse, Samen und Kerne.
- Typ C: tritt vor allem bei nicht-atopischen Frauen auf. Die Sensibilisierung erfolgt über den Gastrointestinaltrakt. Diese Allergien sind häufig lebenslänglich vorhanden.

Prognose
Die strikte Karenz der Allergie-verursachenden Nahrungsmittel ist die wichtigste Prävention. Diese ist häufig schwierig, da Nahrungsmittel oft ungenügend deklariert werden.

Nylondermatitis   L23.5

Definition
Allergisches Kontaktekzem auf Nylon, z.B. bei Verwendung der Kunststofffaser zur Herstellung von Strümpfen und Unterwäsche. Verantwortlich für die Sensibilisierung sind Farben und Appreturen von Nylon. S.u. Ekzem, Kontaktekzem, allergisches.

Nystatin

Definition
Polyen-Antimykotikum aus Streptomyces noursei.

Wirkungen
Komplexbildung mit der Zytoplasmamembran von Hefepilzen und daraus resultierende Veränderung der Permeabilität.

Indikation
Infektionen durch Candida.

Dosierung und Art der Anwendung
- Systemisch: 3mal/Tag 1 Mio. IE p.o. für mindestens 2 Wochen. Prophylaxe: 3mal/Tag 500.000 IE p.o.
- Topisch: Salben/Pasten/Cremes: 2-3mal/Tag bei Candidosen der Haut und Schleimhäute sowie bei Candida-Paronychie auftragen (s. Besonderheiten der topischen Applikation).
- Mundsoor: 4mal/Tag 2-6 ml Suspension (zu 0,1 Mio. IE/ml) in den Mund tropfen und 10 Min. spülen. Säuglinge und Kleinkinder: 4mal/Tag 1 ml.
- Intestinale Candidose: 3mal/Tag 0,5-1,5 Mio. IE p.o. Säuglinge: 3mal/Tag 0,15-0,3 Mio. IE.

Unerwünschte Wirkungen
Paragruppen-Allergie bei flüssigen Zubereitungen, Erbrechen, Diarrhoe.

Wechselwirkungen
Externe Anwendung von Clotrimazol führt zu einer wechselseitigen Wirkungsminderung.

Rezeptur(en)
R184, R186

Präparate
Candio-Hermal, Candio Hernal Plus (Kombination mit Fluprednieden), Mykundex, Multilind Heilsalbe mit Nystatin

Hinweis(e)
Bei externer Anwendung gilt die übliche Dosierung von 100.000 IE/g. Da die Aktivität der getrockneten Substanz schwankt, ist es sinnvoller, die Dosierung in internationalen Einheiten (IE) und nicht in Gramm anzugeben. Nystatin ist empfindlich gegenüber Licht, Sauerstoff, Wärme und extremen pH-Werten. In wässriger Suspension ist es besonders instabil und hat bei Kühlschranktemperatur oft nur eine Haltbarkeit von 1 Woche!

ÖAB

Definition
Abkürzung für das Arzneibuch für Österreich.

Oberflächenanästhesie

Definition
Form der Lokalanästhesie.

Durchführung
Betäubung von Schleimhäuten im Nasen-, Rachen-, Mundbereich (z.B. Tetracain 2%, Lidocain 4%), genital (z.B. Xylocain 2% viskös) oder der verhornenden Haut (z.B. EMLA Creme). Andere gebräuchliche Lokalanästhetika sind Chlorethan, Quinisocain und Polidocanol.

Ochronose E70.23

Synonym(e)
Ockerfarbenkrankheit; Ochronosis

Definition
Dyschromie der Haut, die entweder auf einem angeborenen Stoffwechseldefekt (endogene Ochronose, s.u. Alkaptonurie) beruht oder exogen durch Anwendung Hydrochinon-haltiger Bleichmittel hervorgerufen wird.

Einteilung
Zu unterscheiden sind:
- Endogene Ochronose (s.u. Alkaptonurie)
- Exogen erworbene Ochronose (durch Bleichmittel hervorgerufene, kosmetische Ochronose-Variante).

Differenzialdiagnose
Dyschromien anderer Genese.

Therapie
- Endogene Ochronose: Keine kausale Therapie möglich, s.a.u. Alkaptonurie.
- Exogene Ochronose: Therapie ist nicht erforderlich. Meiden der Auslöser.

Ochronose, exogene erworbene E70.2

Definition
Exogen induzierte, durch Bleichmittel hervorgerufene, (kosmetische) Ochronose-Variante, die besonders häufig bei Farbigen auftritt.

Ätiologie
Nicht eindeutig bewiesen! Das in Bleich-Cremes enthaltene Hydrochinon blockiert die gewebeständige Homogentisinsäure-Oxydase. Insofern kommt es zu einer Ansammlung und Ablagerung von Homogentisinsäure-Polymerisaten.

Histologie
In der oberen Dermis gruppiert liegende, gräulich-basophil tingierte feinfiedrige kollagene Fasern. Im Papillarkörper leicht verklumpt erscheinende gelblich-bräunliche „ochronotische" Fasern. Vereinzelt Makrophagen.

Therapie
Vermeidung Hydrochinon-haltiger Bleichmittel.

Octenidin

Synonym(e)
Octenidinhydrochlorid

Definition
Desinfizienz, Antiseptikum.

Indikation
- Antiseptische Therapie bei Interdigitalmykosen und Wundbehandlung (Behandlungszeitraum max. 14 Tage).
- Präoperativ oder vor diagnostischen Eingriffen zur Desinfektion von Schleimhäuten (Mundhöhle) oder Haut (u.a. Ano-Genitalbereich, Vagina, Vulva, Glans penis).

Dosierung und Art der Anwendung
Das Präparat aufsprühen oder mit Tupfern auftragen oder Spülung der betroffenen Areale. Einwirkzeit auf der Haut mindestens 1 Minute, in der Mundhöhle mindestens 20 Sekunden.

Wechselwirkungen

> **Merke:** Nicht zeitgleich mit Antiseptika auf Polyvidon-Jod-Basis auf benachbarten Hautarealen verwenden (stark braune oder violette Farbreaktionen)!

Präparate
Octenisept (Kombination mit Phenoxyethanol)

Octreotid

Synonym(e)
Octreotidum; Minisomatostatin

Definition
Synthetisches langwirkendes Somatostatinanalogon.

Wirkungen
Inhibition der Sekretion von Insulin, Glucagon, Gastrin, GH, TSH, Prolactin und von vasoaktiven intestinalen Peptiden (VIP).

Indikation
- Zugelassen zur symptomatischen Behandlung von endokrin aktiven Tumoren des Gastrointestinaltraktes:
  - Metastasierende Karzinoide mit den Merkmalen des Karzinoid-Syndroms wie Flush und schweren Diarrhoen.
  - VIPome mit starken wässrigen Durchfällen.
  - Glukagonome mit entzündlicher Hautzerstörung durch das nekrolytische, migratorische Erythem.
  - Prophylaxe von postoperativen pankreatischen Komplikationen nach Pankreas-Chirurgie.
  - Zur Symptombehandlung und Senkung der Wachstumshormon (GH)- und Insulin-like-growthfactor-I-Plasmaspiegel bei Patienten mit Akromegalie, bei denen eine chirurgische Behandlung, Radiotherapie oder eine Behandlung mit einem Dopamin-Agonisten keinen Erfolg zeigte sowie bei Akromegalie-Patienten, die nicht bereit oder in der Lage sind, sich einem chirurgischen Eingriff zu unterziehen oder zur Überbrückung, bis eine Radiotherapie ihre volle Wirkung zeigt.
  - Als Antidot bei Hypoglykämie bei schweren Sulfonylharnstoffintoxikationen, als Begleitmaßnahme zur Verabreichung von Glukose.
- Laut Studien wirksam beim Merkelzell-Karzinom (OFF-LABEL-USE).

Schwangerschaft/Stillzeit
Kontraindiziert.

Dosierung und Art der Anwendung
- Merkelzell-Karzinom: 3mal/Tag 500-1000 µg/Tag s.c. bis zur Tumorregression.
- Antidot:
  - Erwachsene: 3 Applikationen mit je 50-100 µg s.c. (oder i.v.) alle 6-12 Std. bzw. 30 µg/kg/KG/Minute per infusionem.
  - Kinder: 3 Applikationen mit je 25-50 µg s.c. (oder i.v.) alle 6-12 Std. bzw. 15 µg/kg/KG/Minute per infusionem.
- Hormonbildende Tumoren des Gastrointestinal-Traktes: Initial 1-2-mal/Tag 50 µg Octreotid s.c. Anschließend Dosiseskalation auf 3mal/Tag 100-200 µg s.c. Ausnahmsweise höhere Dosierung bis zu 3mal/Tag 500 µg Octreotid s.c.
- Akromegalie: Initial 50-100 µg s.c. in Abständen von 8-12 Stunden. Dosierungsanpassung anhand der Bestimmung von Wachstumshormon-Spiegel und/oder Insulin-like-growth-factor-Plasmaspiegel.
- Prophylaxe von postoperativen pankreatischen Komplikationen nach Pankreas-Chirurgie: 100 µg/Tag s.c.

Unerwünschte Wirkungen
- Lokale Reaktionen bei s.c.-Applikation: Schmerzen, Stechen, Brennen, Kribbeln, Rötung, Schwellung an der Einstichstelle.
- Allgemein: Sehr häufig: Hyperglykämie, Diarrhoen, krampfartige Bauchschmerzen (Tenesmen), Übelkeit, Obstipation, Flatulenz. Weiterhin: Arzneimittelexanthem, anaphylaktische Reaktionen, Bradykardie.

Ödem   R60.9

Synonym(e)
Oedema; Gewebswassersucht

Definition
Vermehrte, umschriebene oder diffuse, interstitielle Flüssigkeitsansammlung in verschiedenen Organen durch Störungen im Gleichgewicht des Flüssigkeitsaustausches ins Gewebe hinein, der Resorption aus dem Interstitium und dem Lymphabfluss. Man unterscheidet akutes Ödem und chronisches Ödem.

Ätiologie
Verschiedenste Ursachen können zu Hyperämie, vermehrter Transsudation, Störungen der Barrierefunktion der Endothelien, Erhöhung des Kapillardruckes im venösen Schenkel, Verminderung des Gewebedruckes, Verringerung des kolloidosmotischen Druckes des Blutes und/oder Behinderung des Lymphabflusses führen. S.a.u. Anasarka.
- Gefäßbedingt: Chronische venöse Insuffizienz (Phlebödem, Phlebothrombose, Thrombophlebitis, Postthrombotisches Syndrom, Phlegmasia alba und rubra dolens, Phlegmasia coerulea dolens), Lymphödem (primär und sekundär), Stauungsödeme durch mechanische Kompression von Venen (venöses Bifurkationssyndrom, Crossing-Syndrom, Ormond-Syndrom u.a.).
- Allergien (angineurotisches Ödem)
- Infektionen (Erysipel, Furunkel, Filariose)
- Innere Krankheiten: Herzinsuffizienz, Hypoproteinämie (Nephrose, Nephritis), Lebererkrankungen, Marasmus, Hunger (Proteinmangel), Hypokaliämie (Laxanzien- und Diuretikaabusus), M. Cushing
- Kollagenosen
- Neurologische Erkrankungen (an gelähmten Extremitäten)
- Traumen (traumatische Handrücken- und Unterschenkelödeme)
- Artefakte durch Beklopfen oder Selbststau
- Weitere Ursachen: Idiopathisches Ödem, „essentielles" Ödem bei Frauen (zyklisch prämenstruell, Gravidität), hereditäres Angioödem.

Therapie
- Je nach Ätiologie: Diuretika, Steigerung der Herzleistung (Digitalis) und des arteriellen Perfusionsdrucks z.B. Etile-

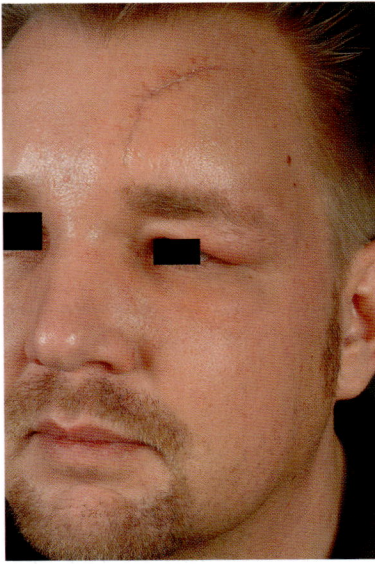

Ödem. Chronische, seit 8 Wochen bestehende, asymmetrische, auf die linke Gesichtshälfte begrenzte, nach chirurgischer Versorgung einer ca. 5 cm langen Schlag-Riss-Verletzung (Totschläger) aufgetretene, diffuse, blassrote, ödematöse, v.a. supra-, infra- und periorbital lokalisierte Schwellung bei einem 33-jährigen Patienten. Der linke Augeninnenwinkel und die Caruncula sind leicht eingeblutet. Fast keine konjunktivale Injektion. Weiterhin zeigt sich eine ca. 5 cm lange, frische, rote, asymmetrische Narbe im linken Stirnbereich.

frin (Adrenam mild), Dihydroergotamin (Angionorm) oder Kombinationspräparate (Effortil plus).
- Verbesserung der Mikrozirkulation z.B. mit Rutosid (Sklerovenol N) 600 mg/Tag oder Troxerutin (Troxeven) 900 mg/Tag). Kompressionstherapie, feuchte Umschläge, ggf. antibiotische oder antimykotische Therapie bei Superinfektionen.

Ödem, idiopathisches   R60.1

Synonym(e)
Flüssigkeitsretentionssyndrom; zyklisches idiopathisches Ödem

Definition
Episodisch vorkommende Schwellungen an Händen, Füßen, Brüsten, Bauchbereich und im Gesicht mit Gewichtszunahme >2 kg im Tagesverlauf, unabhängig vom Menstruationszyklus. Begünstigende Faktoren sind Übergewicht, heißes Wetter, längeres Stehen und lange Flugreisen.

Ätiologie
Unklar.

Manifestation
V.a. bei Frauen nach der Pubertät auftretend. Manifestationsgipfel 3.-4. Lebensdekade.

Diagnose
Ausschluss anderer Ödemursachen (s.u. Ödem).

Therapie
Ausschlussdiagnose! Ggf. Kompressionstherapie.

Ödem, infantiles, akutes, hämorrhagisches   D69.0

Erstbeschreiber
Snow, 1913; Finkelstein, 1938; Seidlmayer, 1940

Synonym(e)
Seidlmayersche Kokardenpurpura; hemorrhagic edema of childhood; acute hemorrhagic edema of childhood; cockade purpura

Definition
Seltenes, mit kokardenförmigen hämorrhagischen Plaques einhergehendes, Krankheitsbild im frühen Kleinkindalter. Diskutiert werden eine hämorrhagische Variante des Erythema exsudativum multiforme oder eine Variante der Purpura Schönlein-Henoch. Zunehmend geht man dazu über, diese Erkrankung nicht als hämorrhagische Variante der Purpura rheumatica, sondern als eigenständige Entität zu verstehen, auch wenn im Alter zwischen 2–4 Jahren Überlappungen zwischen beiden Krankheitsbildern festzustellen sind.

Ätiologie
Meist ist eine Infektion mit Mykoplasma pneumoniae nachweisbar, daher kann eine Interpretation des Krankheitsbildes als infektallergische Reaktion auf Mykoplasmeninfektion erfolgen. Seltener werden Rotaviren als auslösende Faktoren nachgewiesen.

Manifestation
Bei Säuglingen und Kleinkindern vor dem 2. Lebensjahr.

Lokalisation
Gesicht, Extremitätenstreckseiten, Gesäß.

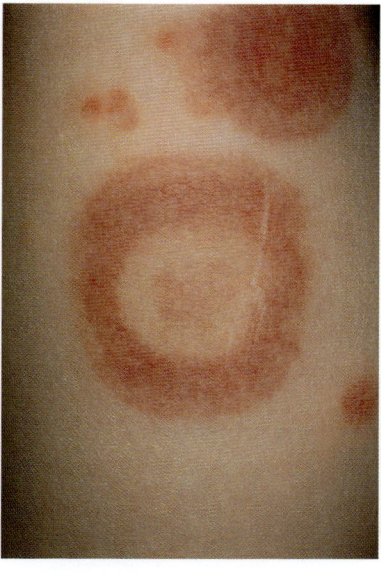

Ödem, infantiles, akutes, hämorrhagisches. Kleinere und größere, schießscheibenartig konfigurierte, hämorrhagische, wenig infiltrierte Plaques bei einem 15 Monate alten Kleinkind.

Klinisches Bild
Beginn der Symptomatik mit meist nur gering febrilen Temperaturen bei weitgehend ungestörtem Allgemeinzustand. Hautsymptome bestehen aus fazialen oder akralen, die Handrücken erfassenden Ödemen, gefolgt von einem petechialen, manchmal schmerzhaften Exanthem sowie weiteren, 1-3 cm großen, kreisrunden, teils schießscheibenartig konfigurierten (daher Namensgebung als „Kokardenpurpura"), tief- bis blauroten, urtikariellen Plaques; evtl. flächenhafte Ausbreitung. Seltener Blasenbildung oder läsionale Nekrosen. Bei etwa 8,5% der erkrankten Kinder zeigt sich Beteiligung innerer Organe (Niere, GI, Gelenke).

Labor
Routinediagnostik ist wenig hilfreich. Urinanalyse und Hämatologie sind meist ohne pathologische Befunde.

Histologie
Nachweis einer leukozytoklastischen Vaskulitis kleiner Gefäße mit Ablagerungen von IgA in den Gefäßwänden bei etwa 1/3 der Patienten. S.a. Leukozytoklastische Vaskulitis.

Indirekte Immunfluoreszenz
Bei etwa 25% der Erkrankten finden sich IgA-Ablagerungen in den Gefäßwänden.

Dfferentialdiagnose
Purpura Schönlein-Henoch (HSP); Arzneimittelexantheme, Erythema exsudativum multiforme, Urtikaria, akute.

Therapie
Extern symptomatisch, Abheilung in der Regel innerhalb von 1-3 Wochen, keine Rezidivneigung.

Prognose
Günstig, keine Rezidivneigung.

Ödem, kongenitales lymphangiektatisches   Q82.0

Definition
Teigige, eindrückbare Schwellungen bei Systemerkrankung der Lymphgefäße, möglicherweise Einbeziehung der inneren

Organe. Die Eigenständigkeit des Krankheitsbildes ist umstritten.

Oedema indurativum — A51.0

Definition
Syphilitischer Primäraffekt in Form einer walzenförmigen oder kugeligen Induration, evtl. elephantiasisartige Schwellungen. S.a. Ulcus durum.

Lokalisation
Labien, Präputium, selten Skrotum.

Therapie
Entsprechend Syphilis acquisita.

Oedema perstans faciei — R60.0

Definition
Hartnäckiges Gesichtsödem, z.B. bei Melkersson-Rosenthal-Syndrom.

Off-Label-Use

Definition
Erweiterung der Anwendungsgebiete eines Fertigarzneimittels ohne Zulassung im Verfahren nach § 135 Abs. 1 SGB V.

Allgemeine Information
- Vom ersten Screening bis zur offiziellen Zulassung eines neuen Medikamentes vergehen Jahre. Dazwischen liegen Substanzisolierung, Optimierung, die präklinische Toxikologie und die klinischen Prüfungen der Phase I-IV. Pharmazeutische Firmen können das Präparat für die Anwendung am Patienten erst anbieten, wenn es erfolgreich ein Zulassungsverfahren durchlaufen hat. Durch das Arzneimittelgesetz (AMG) und europäische Richtlinien wird geregelt, wie und wer Qualität, Unbedenklichkeit und Wirksamkeit von Arzneimitteln vor der allgemeinen Anwendung überprüft. Hohe Entwicklungskosten, begrenzte Patentlaufzeit (15 Jahre) sowie unterschiedliche Marktpotentiale führen dazu, dass die Zulassung bevorzugt bei großen Absatzmärkten und verbreiteten Indikationen angestrebt wird. Aus Kostengründen wird vom Hersteller nicht für jede mögliche Indikation ein Zulassungsverfahren durchgeführt. Die Einbeziehung einer neuen Indikation verlangt zudem nach dem Arzneimittelrecht eine vollständige Neuzulassung, die vom Hersteller beantragt werden muss. Zulassungsverfahren werden aus Kostengründen nicht für jede mögliche Indikation durch den Hersteller beantragt. Eine Zulassung umfasst u.a. Indikation (Erkrankung, Stadium), Dosis, Applikationsmodus, Anwendung in Mono- oder Kombinationstherapien und Patientengut.
- Der Arzt wird durch das Arzneimittelgesetz nicht daran gehindert, ein Medikament außerhalb der Zulassung (Off-Label) anzuwenden. Der Arzt muss sich daher an aktuellen fachlichen Standards orientieren. Es ist jedoch unklar, wer für eine Off-Label-Verwendung haftet und wer sie bezahlt.

Hinweis(e)
- Eine Leistungspflicht der Krankenkasse bei Off-Label-Use besteht nicht, weil für ein neues Anwendungsgebiet weder die Wirksamkeit noch etwaige Risiken nach dem Arzneimittelgesetz (AMG) geprüft worden sind. Andererseits existiert im medizinischen Alltag eine offenkundige Notwendigkeit, Arzneimittel auch zulassungsüberschreitend einzusetzen. Das Arzneimittelrecht enthält für solche Fälle kein generelles Anwendungsverbot für Fertigarzneimittel außerhalb des durch die Zulassung festgelegten Anwendungsgebietes. Unverzichtbare und erwiesenermaßen wirksame Therapien können dem Patienten nicht vorenthalten werden. Daher soll eine Leistungspflicht der Kassen beim Off-Label-Use unter sehr engen Voraussetzungen ausnahmsweise in Betracht kommen: Es handelt sich um eine schwer wiegende, d.h. lebensbedrohliche oder die Lebensqualität auf Dauer nachhaltig beeinträchtigende Erkrankung, bei der eine andere Therapie nicht verfügbar ist, und aufgrund der Datenlage die begründete Aussicht besteht, dass mit dem betreffenden Präparat ein Behandlungserfolg (kurativ oder palliativ) zu erzielen ist.
- Letzteres ist erfüllt, wenn die Erweiterung der Zulassung bereits beantragt ist und die Ergebnisse einer kontrollierten klinischen Prüfung der Phase III (gegenüber Standard oder Placebo) veröffentlicht sind und eine klinisch relevante Wirksamkeit bzw. klinisch relevanten Nutzen bei vertretbaren Risiken belegen oder außerhalb eines Zulassungsverfahrens gewonnene Erkenntnisse veröffentlicht sind, die über Qualität und Wirksamkeit des Arzneimittels in dem neuen Anwendungsgebiet zuverlässige, wissenschaftlich nachprüfbare Aussagen zulassen und aufgrund deren in den einschlägigen Fachkreisen Konsens über einen voraussichtlichen Nutzen in dem vorgenannten Sinne besteht.
- Sollten die o.g. Voraussetzungen vorliegen, liegt die Verordnung eines Arzneimittels nach § 15 Abs. 1 Bundesmantelvertrag Ärzte/Ersatzkassen allein in der Verantwortung des Vertragsarztes.
- Die Haftung eines Herstellers für ein Arzneimittel nach § 84 ff. AMG ist nicht auf die Anwendung bei zugelassenen Indikationen beschränkt, sondern orientiert sich am „bestimmungsgemäßen Gebrauch". Hierzu zählen auch Off-Label-Verordnungen, sofern sie z.B. in Leitlinien empfohlen werden und der Hersteller dem nicht ausdrücklich widerspricht. Ansonsten haftet der Arzt für Off-Label-Verordnungen, die zu nicht vorhersehbaren Nebenwirkungen führen können. Aufklärung des Patienten und gute Dokumentation sind daher für die Off-Label-Verordnung essentiell.
- Juristisch besonders problematisch ist die Verwendung von Off-Label-Verordnungen bei seltenen Erkrankungen (Orphan Disease).

Ofloxacin

Definition
Chemotherapeutikum, Gyrasehemmer.

Indikation
Atemwegsinfektionen, Otitis media, Sinusitis, Infektionen des Urogenitaltraktes, Typhus abdominalis, Haut-, Weichteil- und Gelenkinfektionen, Sepsis, lokale Infektionen am Auge.

Dosierung und Art der Anwendung
2mal/Tag 100–200 mg p.o. oder i.v.

> **Merke:** Elimination bei Patienten mit Leberzirrhose vermindert, Dosisreduktion!

Präparate
Tarivid, Floxal

Ohrekzem L30.8

Definition
Ekzematöse Hautveränderungen des äußeren Ohres (Ohrmuschel, äußerer Gehörgang).

Ohrfehlbildungen Q17.0

Definition
Kongenitale Fehlbildungen der Ohren. Hierzu gehören Wangenohr, Aurikularanhang, angeborene Ohrfistel und gespaltenes Ohrläppchen. Auch im Rahmen von Bonnevie-Ullrich-Syndrom, Dysostosis mandibulofacialis, Down-Syndrom, Turner-Syndrom, und Goldenhar-Syndrom auftretend.

Therapie
Ggf. operative Korrektur.

Ohrfistel und -zyste, kongenitale Q17.0

Synonym(e)
Fistula auris congenita

Definition
Meist angeborene, seltener sich im frühen Erwachsenenalter manifestierende, potentiell mit weiteren Anomalien kombinierte, branchiogene Fistelbildung im Bereich des äußeren Ohres. S.a. Zysten und Fisteln, branchiogene.

Klinisches Bild
Äußere Fistelöffnung oberhalb oder vor dem Tragus oder im Bereich der aufsteigenden Helix. Rötlich-bräunliches, an ein Fremdkörpergranulom erinnerndes Knötchen oder kleines

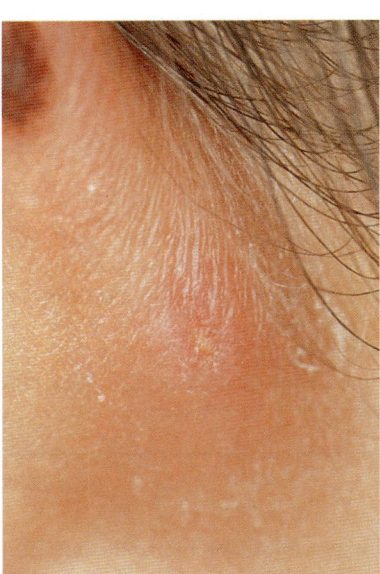

Ohrfistel und -zyste, kongenitale. Äußere Fistelöffnung imponiert als rötliches Knötchen mit zentralem Porus. Proximal: Melanozytärer Naevus.

Ulkus. Mitunter Verbindung zum Mittelohr oder dem Pharynx. Gehäuft hartnäckige Gehörgangsekzeme.

Diagnose
Röntgenologische Darstellung des Fistelganges nach Sondierung und Kontrastmittelinjektion.

Therapie
Exzision nach röntgenologischer Darstellung des Fistelganges nach Sondierung und Kontrastmittelinjektion.

Ohrknoten, elastotischer H61.8

Erstbeschreiber
Carter, 1969

Definition
Relativ häufiger, asymptomatischer gelblicher Knoten der Anthelix mit aktinischer Elastose nach chronischer Sonnenexposition.

Manifestation
Weißhäutige Menschen im mittleren bis höheren Lebensalter.

Klinisches Bild
Bilaterale, 4-6 mm große, gelbliche Knötchen an der Anthelix.

Differenzialdiagnose
Basalzellkarzinom, Chondrodermatitis nodularis chronica helicis, Gichttophi.

Therapie
Lichtschutzmaßnahmen, ggf. Exzision.

Ohrläppchen, akzessorisches Q17.0

Definition
Ausgeprägteste Form des gespaltenen Ohrläppchens mit Ausbildung von 2 Ohrläppchen.

Therapie
Plastisch-chirurgische Korrektur, wenn gewünscht.

Ohrläppchen, gespaltenes Q17.3

Definition
Unterschiedlich ausgeprägte Spaltung des Ohrläppchens.

Therapie
Plastisch-chirurgische Korrektur, wenn gewünscht.

Ohrläppchen-Symptom H61.8

Definition
Diagnostisches Zeichen bei koronarer Herzkrankheit.

Klinisches Bild
Tiefe, reizlose Hautfalte des Ohrläppchens, die diagonal (Diagonalfalte) von faziocranial nach dorsocaudal verläuft.

Öko-Syndrom T78.4

Synonym(e)
Klinisches Ökologie-Syndrom; clinical ecology-Syndrom; Eko-Syndrom; Total-Allergy-Syndrom; 20th century disease; Eco-syndrome

Definition
Polysymptomatischer Beschwerdekomplex mit vom Patienten vermuteter Allergie oder erhöhter Empfindlichkeit gegen Umweltstoffe, insbesondere Chemikalien (s.a.u. Formaldehyd). Die Auslöser werden in der Luft, im Wasser und in Medikamenten vermutet. Routineallergietests sind bei diesem Krankheitsbild negativ. Die Pathogenese ist als komplexe Interaktion psychogener Faktoren (s.u. somatoforme Störungen) vermischt mit atopischer Reaktionsweise zu verstehen.

Ätiologie
Hinter dem Etikett „Ökosyndrom" können sich verschiedene Erkrankungen verbergen: Allergien und Pseudoallergien, aber auch Hormonstörungen, Autoimmunerkrankungen oder psychische bzw. psychosomatische Störungen. Eine interdisziplinäre Diagnosestellung ist deshalb bei dieser unspezifischen Symptomatik unbedingt erforderlich.

Klinisches Bild
- Kopfschmerzen, Konzentrationsstörungen, Nervosität, Schlaflosigkeit und Abgeschlagenheit.
- Nach Cullen spricht man von Ökosyndrom, wenn der Patient über Symptome klagt, die durch nachweisbare Schadstoffexposition ausgelöst werden, mehr als ein Organsystem betreffen, bei vorhersehbaren Reizen auftreten, durch verschiedenste Chemikalien schon bei niedriger Konzentration ausgelöst werden, sich nicht durch die üblichen Organfunktionstests erfassen lassen.

Therapie allgemein
- Therapeutisch ist eine subtile allergologische Abklärung zum Ausschluss relevanter Allergien auch mittels Provokationstestung notwendig, weiterhin interdisziplinäre psychiatrische und allergologische Betreuung.
- Verhaltenstherapeutische Maßnahmen: hierzu zählen Desensibilisierung durch Reizkonfrontation in Kombination mit Entspannungsverfahren, Biofeedback, Aufbau alternativen Verhaltens sowie kognitive Umstrukturierung.

Olanzapin

Definition
Zu den atypischen Neuroleptika zählende Substanz, die strukturchemisch eng mit Clozapin verwandt ist. Im Gegensatz zu diesem kann es (besonders in hoher Dosierung) extrapyramidal-motorische Störungen (EPMS) verursachen. Das Risiko einer Agranulozytose ist unter Olanzapin jedoch geringer als unter Clozapin.

Indikation
Olanzapin ist zur Behandlung der Schizophrenie sowie für die Therapie bipolarer Störungen zugelassen, sofern eine manische Phase auf die Behandlung angesprochen hat. Dermatologisch konnten gute Effekte beim Dermatozoenwahn nachgewiesen werden.

Dosierung und Art der Anwendung
Die mittlere Dosis beträgt 5-20 mg/Tag. Zur Vermeidung belastender Nebenwirkungen wird eine einschleichende Dosierung mit anfangs 5 mg täglich empfohlen.

Wechselwirkungen
Die gleichzeitige Verabreichung von Olanzapin und anderen Arzneimitteln, die das QT-Intervall im EKG verlängern muss unterbleiben. Die Krampfschwelle senkende Medikamente sollen nicht oder nur mit größter Vorsicht zeitgleich verwendet werden, da Olanzapin ebenfalls epileptische Anfälle begünstigt.

Kontraindikation
Engwinkelglaukom; psychotische Zustände bei älteren demenzkranken Patienten.

Präparate
Zyprexa

Hinweis(e)
Die Compliance wird bei Olanzapin-Behandlung oft durch eine starke Gewichtszunahme sowie Schläfrigkeit beeinträchtigt. Als Ursache der Gewichtszunahme, die bei Clozapin und Olanzapin häufiger vorkommt als bei anderen Neuroleptika, wird ein Eingriff in die Insulin-Wirkung vermutet, so dass der Kohlehydrat-Stoffwechsel beeinträchtigt wird. Dies könnte auch das bei Olanzapin-Behandlung erhöhte Risiko einer Diabetes-Manifestation erklären.

Olaquindox

Definition
Zusatzmittel in Tierfutter. Potentes Photoallergen. Pathogene Bedeutung als möglicher Auslöser von photoallergischen Ekzemen, aktinischem Retikuloid und persistierender Lichtreaktion beim Menschen. Bei Landwirten werden Erkrankungen durch Olaquindox ggf. als Berufskrankheit der Haut anerkannt.

Diagnose
MED, Photopatchtest mit Olaquindox 1% in Vaseline (z.B. von Hermal).

OLEDAID-Syndrom Q82.9

Erstbeschreiber
Doffinger et al., 2001

Synonym(e)
X-linked anhidrotic ectodermal dysplasia with immunodeficiency

Definition
Seltenes Syndrom mit Osteopetrose, Lymphödemen, anhidrotischer ektodermaler Dysplasie, Immundefizienz. Weiterhin wurde ein Assoziation zur Incontinentia pigmenti beschrieben.

Ätiologie
X-chromosomal vererbte Mutationen im IKBKG- oder NEMO-Gen das auf dem Genlokus Xq28 kartiert ist.

Oleom L92.81

Synonym(e)
Oleogranulom; Ölgranulom; Oleosklerom; Paraffinom; Pannikulitis nach Injektionen; oleoma

Definition
Subkutane Knoten oder plattenartige Infiltrate an Injektionsstellen von ölhaltigen Medikamenten oder verschiedenen Ölen zu kosmetischen Zwecken.

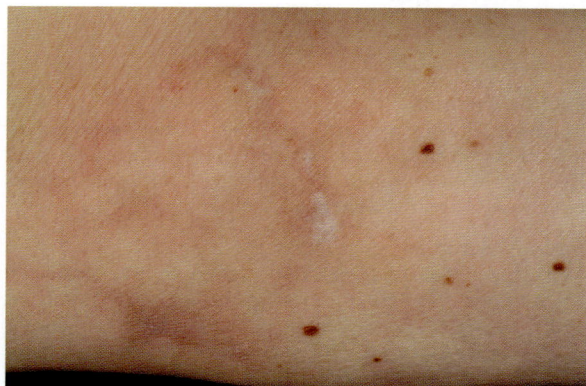

Oleom. Schmerzhafte und livide verfärbte, gewebsgeminderte Atrophie blanche-ähnliche Vernarbung bei einer 49-jährigen Frau, die vor etwa 2 Jahren mit einer Kombination gegen Hepatitis A und Typhus in den rechten Oberarm geimpft wurde.

Klinisches Bild
Derbe, meist schmerzende, subkutane Knoten und Platten. Darüberliegende Haut ist leicht bis deutlich gerötet.

Histologie
Traumatogenes Lipogranulom.

Differenzialdiagnose
Pannikulitiden anderer Genese; s.a.u. Silikonom; Lipogranulom, traumatogenes.

Therapie
Vollständige Exzision.

Prognose
Sarkomatöse Umwandlung ist beschrieben.

Olfield Krankheit Q87.8

Definition
Autosomal-dominant vererbte Kombination von Dickdarmpolyposis und multiplen Atheromen. Die Atherome können bereits bei Geburt vorhanden sein oder sich im frühen Kindesalter entwickeln. Die Darmpolypen manifestieren sich i.d.R. im 2. bis 3. Lebensjahrzehnt und beinhalten eine hohe Entartungspotenz. Wahrscheinlich Variante des Gardner-Syndroms.

Therapie
Regelmäßige Überwachung der Darmpolyposis im Hinblick auf Malignitätskriterien (Blutungen, Obstruktion) und ggf. Behandlung durch Gastroenterologen. Exzision der Atherome.

Ölfleck, psoriatischer L60.8

Definition
Psoriatische Nagelbettveränderung: Rötlicher bis gelbbrauner, durch die Nagelplatte durchschimmernder Psoriasisherd, der sich mit dem wachsenden Nagel nach vorn schiebt. S.a. Nagelveränderungen bei Psoriasis vulgaris.

Therapie
Keine spezielle Therapie erforderlich, s. Behandlung der Psoriasis vulgaris.

Oligohidrosis L74.4

Definition
Verminderung der Schweißdrüsensekretion, z.B. bei Ichthyose, auch bei Polyurie, Diarrhoe, renalem Ödem. S.a. Anhidrose.

Öl-in-Wasser-Emulgatoren

Definition
Emulgatoren, die zur Stabilisierung von Lotionen oder hydrophilen Cremes verwendet werden.

Einteilung
Man unterscheidet:
- Anionische Emulgatoren
- Kationische Emulgatoren
- Ionische Emulgatoren
- Nichtionische Emulgatoren.

Olive

Synonym(e)
Echter Ölbaum; Olivenbaum; Olea europaea

Definition
Die Olive (eigentlich Olivenbaum), ist ein bis zu 20 m hoher, im Alter oft knorriger, immergrüner Baum aus der Gattung der Ölbäume (Olea), die zur Familie der Ölbaumgewächse (Oleaceae) gehört. Der Olivenbaum kann mehrere hundert Jahre alt werden. Er wird schon seit dem 4. Jahrtausend v. Chr. als Nutzpflanze kultiviert. Dabei gilt die traditionelle Regel „je krummer und knorriger, desto besser der Ertrag".

Allgemeine Information
Abhängig vom Verbreitungsgebiet blühen Olivenbäume von Ende April bis Anfang Juni. An den Blütenständen stehen zwischen 10 und 40 Blüten. Die Blüte wird windbestäubt. Bei der Olivenfrucht handelt es sich um eine Kernfrucht, bei der ein harter Kern von weichem Fruchtfleisch umgeben ist. Die Farbe der unreifen Oliven ist grün, die der reifen schwarz oder violett/braun. Die durchschnittliche Zusammensetzung einer Olive ist Wasser 50%, Öl 22%, Zucker 19,1%, Zellulose 5,8%, Proteine 1,6%. 90% aller Oliven werden zu Olivenöl gepresst.

Vorkommen
Mittelmeergebiet, Naher Osten und Südafrika.

Komplikation
Sensibilisierungen gegen Olivenpollen sind in Deutschland nicht vorhanden, hingegen sind sie im Mittelmeerraum weit verbreitet (s.u. Baumpollen).

Naturheilkunde
- Naturheilkundlich wird Olivenöl als Nahrungsmittel wegen seines hohen Anteils an einfach ungesättigten Fettsäuren geschätzt. Es wirkt sich positiv auf das Herzkreis-

laufsystem und den Fettstoffwechsel aus und verringert die Gefahr von Diabetes mellitus oder Krebs.
- Olivenblättertee wird gegen Stress sowie fiebersenkend eingesetzt (20 g Olivenblätter auf 1 l Wasser, auf 250 ml einkochen und über den Tag verteilt während einer Woche trinken). Kaltauszug für Olivenblättertee (20-40 g Olivenblätter über Nacht in kaltem Wasser ziehen lassen. In der Frühe kurz erwärmen und abseihen. Über den Tag verteilt trinken. Dauer der Kur: 3 Wochen.

Hinweis(e)
Die Olivenfrucht findet als Lebensmittel breite Verwendung. Eingelegt in eine Salzlake, werden ihr die Bitterstoffe entzogen. Die Olive wird in der mediterranen Küche häufig in Brot, Ragouts, Salaten und Saucen verwendet. Olivenöl dient zum Braten und Kochen, findet darüberhinaus breite Anwendung in der kosmetischen Industrie.

Olliersches Syndrom Q78.4

Erstbeschreiber
Ollier, 1900

Synonym(e)
Enchondromatose Ollier; Dyschondroplasie; Hemichondrodystrophie; M. Ollier; enchondromatosis; Ollier disease; osteochondromatosis syndrome

Definition
Skelettdysplasie charakterisiert durch multiple Enchondrome, die überwiegend halbseitig auftreten und mit gestörtem Längenwachstum einhergehen. Von einigen Autoren wird die Erkrankung als Teil des Maffucci-Syndroms aufgefasst.

Vorkommen/Epidemiologie
Sehr selten. Inzidenz: 1/1 Mio. Einwohner/Jahr.

Ätiologie
Unklar.

Klinisches Bild
Halbseitig verkürzte Extremitäten. Häufig multiple Enchondrome und Hämangiome in den betroffenen Knochen.

Prognose
Gelegentlich Spontanfrakturen.

Olmsted-Syndrom Q82.8

Erstbeschreiber
Olmsted, 1927

Definition
Seltene Erythrokeratodermie mit scharf begrenzten Palmoplantarkeratosen, Onychodystrophie, periorifiziellen Hyperkeratosen und erythematösen hyperkeratotischen Plaques im Bereich des Integuments. Die palmoplantaren Keratosen bedingen eine Mutilationstendenz, die bis zur Spontanamputation von Zehen oder Fingern führen kann.

Ätiologie
Unklar. Zugehörigkeit zu den Genodermatosen wird diskutiert.

Manifestation
Vor allem im Kindesalter.

Differenzialdiagnose
Acrodermatitis enteropathica, Keratosis palmoplantaris transgrediens, Erythrokeratodermia progressiva symmetrica, Pachyonychia congenita, Keratosis palmoplantaris mutilans, Papillon-Lefèvre-Syndrom.

Therapie
Wenig beeinflussbar.

Externe Therapie
Keratolytische Therapie an Händen und Füßen sowie am Integument mit 3-5% Salicylsäure-, 5-10% Harnstoff- oder Kochsalz-haltigen Salben, ggf. unter Okklusion, s.u. Keratosis palmoplantaris diffusa circumscripta.

Interne Therapie
Versuch zur Reduktion der Hyperkeratosen mit Retinoiden wie Acitretin (Neotigason) in möglichst geringer Dosierung, evtl. < 10 mg/Tag, keinesfalls > 30 mg/Tag. Wenn entzündliche Veränderungen im Vordergrund stehen, können Glukokortikoide wie Prednisolon (z.B. Decortin Tbl.) hilfreich sein, initial 60 mg/Tag, Reduktion auf eine Erhaltungsdosis von 3-6 mg/Tag.

Operative Therapie
Ggf. Amputation von Fingern oder Zehen.

Olympierstirn M85.2

Definition
Stirnhöcker infolge periostaler Hyperostosen bei der Syphilis connata.

Therapie
S.u. Syphilis connata.

Ölzyste L92.8

Definition
Mit flüssigem Fett angefüllte Zyste im subkutanen Fettgewebe.

Ätiologie
- Trophisch bedingte zystische Degeneration eines Lipoms.
- Nach traumatischer oder iatrogener Injektion öliger Substanzen.

S.a.u. Oleom.

Therapie
Exzision einschließlich der kompletten Zystenwand.

Omalizumab

Definition
Omalizumab ist ein „humanisierter" Mäuseantikörper, der ca. 5% Mäuseaminosäuren enthält und speziell dafür hergestellt wurde, Immunglobulin E-Antikörper (IgE) im Blut von Menschen abzufangen und zu neutralisieren.

Wirkungen
Der Wirkstoff bindet freies Immunglobulin E im Blut und blockiert die Rezeptorstellen. In klinischen Tests hat sich

Omalizumab als wirksam und bisher recht gut verträglich erwiesen. Untersucht wurde die Anwendung bisher vor allem beim Asthma bronchiale und der allergischen Rhinitis. Aber auch die Therapie anderer allergischer Erkrankungen, wie des atopischen Ekzems, ist denkbar. Omalizumab wirkt nur dann, wenn ein Absinken des IgE-Spiegels auf sehr niedrige Werte erreicht wird. Patienten mit sehr hohen IgE-Spiegeln sind von der Therapie fast ausgeschlossen, da hierfür keine ausreichende Mengen Omalizumab zur Verfügung stehen. Auch Patienten mit sehr niedrigen IgE-Spiegeln werden von einer Omalizumab Behandlung kaum profitieren, da sie trotz niedriger IgE-Spiegel Symptome haben.

Indikation
Seit Oktober 2005 in Deutschland zugelassen zur Behandlung von Patienten (ab 12 Jahre) mit mittelschwerem bis schwerem Asthma und Allergien gegen ganzjährig bedeutsame Allergene (z.B. Hausstaubmilben) und zusätzlich unzureichender Beschwerdefreiheit unter stadiengerechter medikamentöser Behandlung. Kasuistische Beiträge existieren über Effekte bei idiopathischer Kälteurtikaria, Urticaria pigmentosa sowie bei Latex-Allergie.

Dosierung und Art der Anwendung
- Die geeignete Dosierung und Behandlungsfrequenz wird anhand des vor Behandlungsbeginn gemessenen IgE-Basiswertes (IE/ml) und des Körpergewichtes bestimmt. Zur Dosisfestlegung ist es erforderlich vor der ersten Anwendung den IgE-Wert des Patienten mit einem handelsüblichen Serum-Gesamt-IgE-Test zu bestimmen. Ausgehend von diesen Messungen können pro Verabreichung 75-375 mg Xolair in Form von 1-3 Injektionen benötigt werden. Maximaldosis: 1mal/2 Wochen 375 mg Omalizumab s.c.
- Die Therapie muss in regelmäßigen Abständen wiederholt werden (ca. alle 2-4 Wochen), da die gespritzten Antikörper wieder abgebaut werden und die Wirkung somit nachlässt (je höher die IgE-Spiegel zu Beginn waren um so schneller). Ein Problembereich sind die zu erwartenden sehr hohen Behandlungskosten (Schätzung aus den USA: ca. 10.000 Dollar/ Jahr).

Präparate
Xolair

Omenn-Syndrom   D81.2

Erstbeschreiber
Omenn, 1965

Synonym(e)
Omenn's syndrome; Omenn syndrome

Definition
Kongenitale Erkrankung mit exfoliativer Erythrodermie und kombiniertem T-zellulärem Immundefekt. S.u. Immundefekte, T-zelluläre, primäre.

Ätiologie
Autosomal-rezessiver Erbgang.

Klinisches Bild
Diffuse, ekzematöse, exfoliative Eruptionen, rezidivierende Infektionen, diffuse Alopezie, Hepatosplenomegalie, Lymphadenopathie, Diarrhoe.

Labor
Eosinophilie, Lymphozytose, IgE-Erhöhung, T-Lymphozyten-Abnormitäten.

Differenzialdiagnose
Erythrodermia desquamativa, Psoriasis vulgaris, atopisches Ekzem, Graft-versus-host-reaction.

Therapie
Mitbehandlung durch Pädiater, Internisten.

Prognose
Ungünstig.

Omphalomesenterische Gangzyste   K66.8

Synonym(e)
Vitelline cyst; Omphalomesenteric duct cyst

Definition
Seltene, angeborene omphalomesenterische Malformation.

Lokalisation
Nabel.

Klinisches Bild
1,0 bis 2,0 cm großer, weicher, rot-brauner, symptomloser Knoten im Bereich des Nabels.

Histologie
Zystisches Gebilde mit ektoper grastointestinaler Schleimhaut.

Differenzialdiagnose
Gastrointestinale Karzinommetastasen (Sister Joseph's Nodule - s.u. Nabelmetastase), die meist von Adenokarzinomen (Magen, Ovarien, Kolon/Rektum, Pankreas) ausgehen.

Onchozerkose   B73.x0

Erstbeschreiber
O'Neill, 1875

Synonym(e)
Onchocerciasis; Knotenfilariose; Flussblindheit

Definition
Form der Filariose. Nematodeninfektion mit Haut- und Augenbefall und Ausbildung subkutaner Knoten (Onchozerkome, Onchozerkose-Knoten, Onchocercomata).

Erreger
Onchocerca volvulus (Knäuelfilarie).

Einteilung
- Lokalisierte Form: Sowda.
- Generalisierte Form: Onchodermatitis, Augenveränderungen (Flussblindheit).

Vorkommen/Epidemiologie
- In 30 Ländern des tropischen Afrikas südlich der Sahara endemisch verbreitet („afrikanischer Onchozerkosegürtel" zwischen Senegal und Äthiopien), seltener in Zentral- und Südamerika, Jemen und Saudi-Arabien. In den Endemiegebieten leben weltweit ca. 85 Mio. Menschen.
- Prävalenz (weltweit): 18 Millionen Menschen; mit Hautbeteiligung: 4 Mio. Menschen; mit Augenbeteiligung (z.B.

Photophobie, Erblindung, Visusminderung): 2 Mio. Menschen.

Ätiologie
- Infektion mit Nematoden im Larvenstadium L3. Übertragung durch die fliegenähnlichen Kriebelmücken der Gattung Simulium (Lebensraum: fließende Gewässer). Im Laufe von 12-20 Monaten entwickeln sich getrenntgeschlechtliche Adulte, die bis zu 15 Jahre alt werden können und sich in subkutanen Knoten (Onchozerkomen; Onchocercomata) sammeln.
- Adulte Würmer werden bis 2-8 cm (männliche Formen) bzw. 15-20 cm (weibliche Formen) lang. Weibliche Filarien können bis zu 15 Jahre leben und täglich 500-700 Mikrofilarien (ca. 0,3 mm lang) produzieren.
- Jedes Weibchen kann tgl. bis zu 1000 Nachkommen prouieren, die Mikrofilarien. Sie wandern aus den Knoten aus und leben 6-18 Monate in der Haut und Subkutis.
- Die Mikrofilarien werden von einer Mücke aufgenommen und entwickeln sich in der Thoraxmuskulatur des Insekts in 6-10 Tagen zur infektiösen Larve.

Manifestation
Meist Erstinfestation in der Kindheit, dann lange asymptomatischer Verlauf.

Lokalisation
- Onchozerkome (Onchozerkose-Knoten; Onchocercomata): In Afrika: vorwiegend über dem Beckenkamm, am Femurtrochanter oder am Sakrum, seltener in der Thoraxwand auftretend. In Mittelamerika sind > 50% der Knoten an Kopf oder am Thorax lokalisiert.
- Onchodermatitis: Das gesamte Integument kann befallen sein. Leopardenhaut tritt vorwiegend an den Schienbeinen auf. Erisepala de la costa (in Mittelamerika): Erythem und Ödem (mit Fieber) im Bereich der Gesichtshaut lokalisiert.

Klinisches Bild
- Integument:
  - Onchozerkome (Onchozerkose-Knoten; Onchocercomata): Parasitenhaltige, schmerzlose, verschiebliche, feste, ca. 0,5-10 cm im Durchmesser große Knoten, zum Teil zu Konglomeraten verbacken.
  - Onchodermatitis: Auftreten können u.a. Pruritus, Pigmentverschiebungen, juckende Papeln (Craw craw; Gale filarienne), Peau d´orange (Schwellung), Echsenhaut (trockene, schuppende Dermatitis in mosaikförmiger Anordnung), Leopardenhaut (fleckförmige Depigmentierung), hängende Leisten (Elastizitätsverlust), Erisepala de la costa (Mittelamerika: Erythem und Ödem der Gesichtshaut mit Fieber), gelegentlich auch Elephantiasis und Hydrozele.
  - Sowda (chronisch-hyperreaktive Onchodermatitis): lokalisierte makulo-papulöse Dermatitis mit regionaler Lymphknotenschwellung.
- Augenbeteiligung:
  - Keratitis, Iritis, Retinitis, Optikusatrophie, Hornhauttrübung mit Erblindung durch Einwandern der Mikrofilarien ins Auge.

Labor
Eosinophilie im Blut.

Diagnose
Nachweis der Mikrofilarien in Haut oder Augen.
- Oberflächliche Kürettage von Hautläsionen (skin snip): Proben werden in Kochsalz unter dem Mikroskop auf Mikrofilarien untersucht Nachteil: Bei früher oder latenter Erkrankung negatives Ergebnis (Nachweis frühestens 10 Monate nach Infektion).
- Immundiagnostik: Keine Unterscheidung zwischen durchgemachter oder akuter Infektion möglich. Hohe Sensitivität, aber niedrige Spezifität (Kreuzreaktionen mit anderen Helminthenantigenen)
- PCR: Detektion der repetitiven DNA-Sequenz 0-150, die nur bei O. volvulus vorkommt (hohe Sensitivität).
- Mazotti-Patch-Test: Kontaktallergische Hautreaktion nach topischer Applikation von Diethylcarbamazin (1,6%ige Lösung) bei Anwesenheit von Mikrofilarien (hohe Sensitivität u. hohe Spezifität). Alternativ Therapieversuch mit 50 mg Diethylcarbamazin (Hetrazan): ergibt nach 24 Std. juckende Papeln (unzuverlässig wegen fehlender Identifizierbarkeit von Patienten mit leichter Manifestation).
- Eosinophilen-Kinetik: Kombination mit Mazotti-Reaktion: Verminderung der Eosinophilen nach DEC-Gabe, im Verlauf nach 2-14 Tagen erneut signifikante Zunahme
- Außerdem: Spaltlampenuntersuchung des Auges (bei Befall des Auges sind Mikrofilarien mittels Spaltlampe zu sehen).

Differenzialdiagnose
Lipome; Fibrome; Dermoidzysten; Zystizerkose; sukutane Knoten bei Mycobacterium ulcerans-Infektion; Buruli-Ulkus; Lepra; Vitiligo; Pityriasis versicolor; Ekzem, seborrhoisches; Skabies; endemische Treponematosen.

Therapie allgemein
Die Behandlung ist in der Regel langwierig, da adulte Würmer medikamentös nur schwer erreichbar sind. Mikrofilarien werden auf diese Weise innerhalb weniger Monate nach Therapie wieder reproduziert. Überwachung der Augen, um Erblindung zu vermeiden.

Interne Therapie
- Ivermectin: (Therapie der 1. Wahl; [z.B. Mectizan, nur über die internationale Apotheke erhältlich]): 1mal 400 µg/kg KG p.o. zu Beginn und im Monat 5 oder 6 nach Erstdosis (Blutbild- und Transaminasenkontrolle erforderlich!). Anschließend Doxycyclin 100 mg/Tag über 6 Wochen. Der Wirkstoff ist wesentlich besser verträglich als die alternativen Präparate Diethylcarbamazin oder

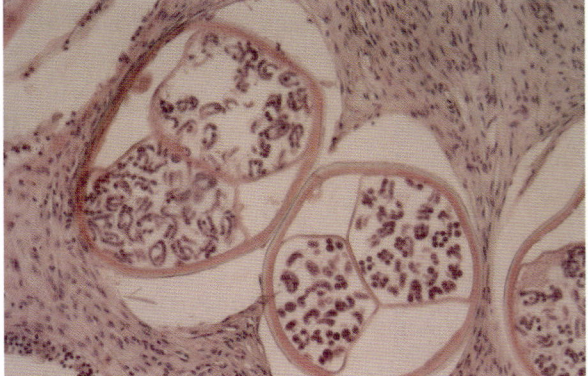

Onchozerkose. Onchocerca volvulus. Mehrere Querschnitte durch den adulten Wurm. Die dicke Cuticula (Haut), die Muskelzellen sowie die Amphide (Sinnesorgane) sind erkennbar.

Suramin. Mit einmaliger Dosis von 150-200 µg/kg KG sinkt die Mikrofilarienkonzentration in der Haut schnell ab. Behandlung über Jahre in angegebener Dosis in Abständen von einigen Monaten bis zu einmal jährlich (in Abhängigkeit vom Wiederanstieg der Mikrofilarienanzahl) sind i.d.R. notwendig, bis die Makrofilarien endgültig vernichtet sind. Die Ansprechrate auf adulte Würmer ist weniger gut. Regelmäßige Kontrolle der Vitalität der adulten Würmer ist deshalb wichtig. Wenn möglich Exzision, bei Erblindungsgefahr Einsatz von Suramin.
- Diethylcarbamazin (z.B. Hetrazan) wirkt ebenso vorwiegend auf Mikrofilarien und zeigt bei erheblich höherer Nebenwirkungsrate keine Vorteile in der Wirksamkeit gegenüber Ivermectin. Einschleichende Dosierung: 0,5 mg/kg KG p.o. an Tag 1, steigern an Tag 2 und 3 auf 2,0 mg/kg KG, dann 2mal 2,0-2,5 mg/kg KG/Tag an den darauf folgenden Tagen. Übliche Dauerdosierung: 3mal/Tag 2,0 mg/kg KG über 3-4 Wochen. Die NW können durch prophylaktische Gabe von Glukokortikoiden wie Prednison (z.B. Decortin) 60-80 mg/Tag 2 Tage vor DEC-Therapie reduziert werden; rasch ausschleichen. Sind im Anschluss noch lebende, operativ nicht entfernbare, adulte Würmer vorhanden oder besteht Erblindungsgefahr, erfolgt eine 6-wöchige Behandlung mit Suramin.
- Suramin: (z.B. Germanin, Naphoride) wird aufgrund seiner toxischen NW heute nur noch bei akuter Erblindungsgefahr durch Makrofilarien eingesetzt. Bei Patienten mit Vorerkrankungen wie Nierenschäden oder schlechtem Allgemeinzustand sollte das Präparat vermieden werden. Initial Injektion von 2 mg/kg KG (max. 100 mg) Suramin langsam i.v. zum Ausschluss einer seltenen Idiosynkrasie. Anschließend Dosierung über 6 Wochen wie folgt:
  - 1. Woche: 3,3 mg/kg KG/Woche.
  - 2. Woche: 6,7 mg/kg KG/Woche.
  - 3. Woche: 10,0 mg/kg KG/Woche.
  - 4. Woche: 13,3 mg/kg KG/Woche.
  - 5. Woche: 16,7 mg/kg KG/Woche.
  - 6. Woche: 16,7 mg/kg KG/Woche.

> **Merke:** Erwachsene >60 kg KG max. 4 g, auf Toxizität ist zu achten.

Operative Therapie
Chirurgische Exzision umschriebener Knoten (bes. am Kopf) ist die einfachste Methode, um die medikamentös schwierig zu erreichenden adulten Würmer zu entfernen und im Augenbereich einer Erblindung vorzubeugen.

Prophylaxe
Bekämpfung der Kriebelmücke (Insektizide in den Brutstätten), Schutz vor Mückenstichen, evtl. Ivermectin alle 6 Monate 150 µg mit prophylaktischer Wirkung.

Hinweis(e)
Diagnose und Therapie sollte erfahrenen Tropenmedizinern überlassen werden.

Ondansetron

Definition
5-HT$_3$-Antagonist, Antiemetikum.

Wirkungen
Selektive, kompetitive Bindung an 5-HT$_3$-Rezeptoren u.a. im Gehirn. Dadurch kann Serotonin nicht mehr an seinen Bindungsstellen an den 5-HT$_3$-Rezeptoren gebunden werden und seine Wirkung entfalten. So wird u.a. direkt die Entstehung von Übelkeit und Erbrechen unterbunden.

Indikation
Zytostatika-induziertes Erbrechen, nephrogener Pruritus.

Eingeschränkte Indikation
Schwangerschaft, Stillzeit, Darmstenose, Leberfunktionsstörungen.

Schwangerschaft/Stillzeit
Nicht in der Schwangerschaft anwenden (ungenügende Datenlage). Nicht in der Stillzeit anwenden bzw. vor Therapiebeginn abstillen, da das Präparat in die Muttermilch übergeht.

Dosierung und Art der Anwendung
- Chemotherapie: 8 mg langsam i.v. oder als Kurzinfusion 15 Min. vor Gabe des Chemotherapeutikums, danach Dauerinfusion von 1 mg/Std. über 24 Std. oder 3mal/Tag 8 mg p.o.
- Nephrogener Pruritus: 2-3mal/Tag 8 mg p.o.
- Kinder >2 Jahre: Unmittelbar vor Chemotherapie 5 mg/m^2 KO langsam i.v. über 15 Minuten. Anschließend orale Gabe von 4 mg alle 12 Stunden (morgens und abends) über 5 Tage.

Unerwünschte Wirkungen
- Kutane UAWs: Selten Überempfindlichkeitsreaktionen, gelegentlich anaphylaktoide Reaktionen. Leichte exanthematische Hautveränderungen. Lokale Reaktionen an der Infusionsstelle. Bei Urtikaria-Patienten kann durch Applikation des Wirkstoffes ein Schub ausgelöst werden.
- Extrakutane UAWs: Geringgradige bis mittelstarke Kopfschmerzen, Obstipation von geringem bzw. mittlerem Schweregrad, Augentrockenheit. Gelegentlich grippeartige Symptome mit Fieber und Schüttelfrost.

Kontraindikation
Kinder <2 Jahre, Hypersensitivitätsreaktionen gegen andere 5-HT$_3$-Antagonisten.

Präparate
Zofran

Onkogene

Definition
DNS-Sequenzen im Genom der Zelle mit krebserzeugender Aktivität. Sie entstehen durch Mutationen aus sog. Protoonkogenen (z.B. durch Punktmutation, Translokation, Amplifikation aufgrund chemischer oder physikalischer Einflüsse, sekundär auch durch virale Einflüsse). Protoonkogene sind normale Gene, die in jeder Zelle vorkommen und Proteine kodieren, die Wachstum, Teilung und Differenzierung einer Zelle kontrollieren und steuern. Mutiert ein solches Gen, kommt es im häufigsten Fall zu einem Funktionsverlust, die Zellteilung wird nicht mehr gefördert und die Zelle kann sich nicht mehr teilen. Meist zieht das den programmierten Zelltod (Apoptose) nach sich. Grundsätzlich besteht jedoch die Möglichkeit, dass durch die Mutation des Protoonkogens die Zellteilung aktiviert wird.

Onychia L60.8

Synonym(e)
Onychie; Onychitis

Definition
Entzündung des Nagelorgans. Dazu gehören die Entzündung des Nagelbettes (z.B. pyogene Onychie) und die Zerstörung des Nagels durch mikrobiellen Befall (z.B. Onychia candidosa).

Therapie
Behandlung der Grunderkrankung.

Onychia candidosa L60.8

Definition
Candidose der Nagelplatte ohne Zerstörung des Keratins. Typisch sind grauschwarze Verfärbungen der seitlichen Nagelplatte durch Diffusion von mikrobiellen Farbstoffen.

Therapie
Entsprechend der Tinea unguium.

Onychitis erosiva luica A51.3

Definition
Spezifische Entzündung des Nagelorgans nach syphilitischem Primäraffekt am Perionychium.

Differenzialdiagnose
Nagelveränderungen im Tertiärstadium der Syphilis.

Therapie
Entsprechend der Syphilis acquisita.

Prognose
Restitutio ad integrum.

Onychoatrophia congenita Q84.6

Definition
Angeborene Onychoatrophie, v.a. an den Fingernägeln.

Therapie
Keine kausale Therapie möglich.

Onychoatrophie L60.33

Synonym(e)
Nagelatrophie

Definition
Nagelmissbildung durch gestörte Entwicklung der Nagelplatte, s.a. Atrophie.

Ätiologie
Verschiedenste Ursachen sind möglich, z.B. Arterielle Verschlusskrankheit, Hyperthyreose, M. Raynaud, Endangiitis obliterans, Kachexie, Vinylchlorid.

Klinisches Bild
Kleine, dünne, teilweise missgebildete Nägel.

Therapie
Behandlung der Grunderkrankung, s.u. Arterielle Verschlusskrankheit, Hyperthyreose, M. Raynaud, Endangiitis obliterans, Hyperthyreose, M. Raynaud.

Onychodysplasie, kongenitale der Zeigefinger

Q84.6

Erstbeschreiber
Iso, 1969; Kikuchi, 1974

Synonym(e)
Iso-Kikuchi-Syndrom; kongenitale ischämische Onychodystrophie; Congenital onychodysplasia

Definition
Seltene, kongenitale, sehr variabel ausgeprägte Nageldysplasie vorwiegend der Zeigefinger, häufig mit knöchernen Veränderungen der Endphalanx assoziiert.

Ätiologie
Ungeklärt. Diskutiert werden autosomal-dominanter Erbgang, Medikamenteneinnahme während der Schwangerschaft, Atavismus.

Lokalisation
Überwiegend am Zeigefinger auftretend. Lokalisation an anderen Fingern ist möglich. Selten sind Zehen betroffen. Ein- oder beidseitiger Befall ist möglich.

Klinisches Bild
Meist Mikroonychie oder Polyonychie, seltener Anonychie, Onychogrypose. Radiologisch Verschmälerung der Endphalanx, dorsale Spornbildung am Fingerendglied.

Differenzialdiagnose
Aplasia cutis congenita, Syndaktylie und Polydaktylie, Nagel-Patella-Syndrom, anhidrotische ektodermale Dysplasie, Dyskeratosis congenita, Epidermolysis bullosa-Gruppe.

Therapie
Kausale Therapie nicht bekannt.

Onychodystrophia mediana canaliformis L60.38

Erstbeschreiber
Heller, 1928

Synonym(e)
Dystrophia ungium mediana canaliformis; Nagelspalte

Definition
Longitudinal verlaufende Grube, Kerbe oder rohrartiger Kanal von der Matrix bis zum Nagelrand.

Ätiologie
Traumen, Entzündungen, angeborene Defekte im Matrixbereich.

Lokalisation
Meistens am Daumen lokalisiert. Ein Nagel oder mehrere Nägel können betroffen sein.

Therapie
Keine kausale Therapie bekannt.

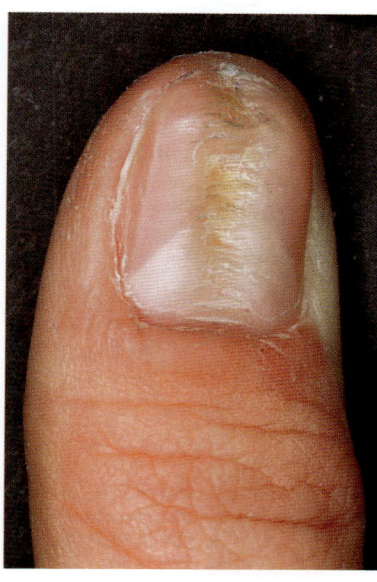

Onychodystrophia mediana canaliformis. Wahrscheinlich traumatisch bedingte, (manipulativ) zentrale Nageldystrophie.

Onychodystrophia psoriatica   L60.8

Definition
Onychodystrophie bei Psoriasis vulgaris, z.T. ausgeprägte Nagelveränderungen bis zum Krümelnagel.

Klinisches Bild
Es lassen sich 3 klinische Erscheinungsformen beobachten:
- Feine, bei seitlicher Betrachtung besonders hervortretende, punktförmige Einsenkungen der Nagelplatte (Grübchen).
- Subunguale 0,2–0,5 cm große, gelbe bis braune Flecken (Ölflecken)
- Kompletter Befall des Nagels mit unförmiger Verdickung der gelblichen Nagelplatte und krümeliger Matrix.

Therapie
Entsprechend der Psoriasis vulgaris.

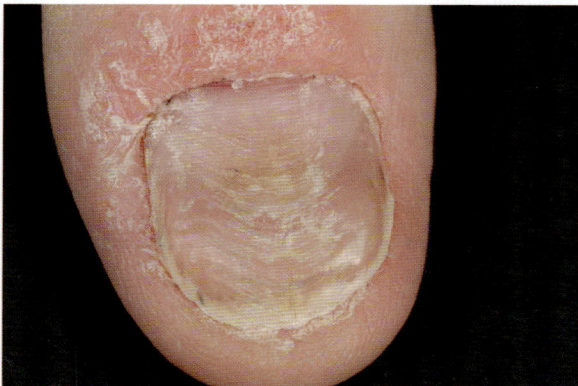

Onychodystrophia psoriatica. Mittelgradige Onychodystrophie des Zeigefingernagels eines 30-jährigen Mannes. Die Nagelmatrix ist distal krümelig und abgesplittert. Vereinzelt sind Splitterhämorrhagien sichtbar. Fast zentral schimmert ein kleinerer gelblicher Ölfleck durch. Hyperkeratotischer Nagelfalz.

Onychodystrophie   L60.32

Definition
Sammelbegriff für Nagelwachstumsstörungen unterschiedlicher Ätiologie. S.u. Nagelveränderungen.

Vorkommen/Epidemiologie
- Im Rahmen verschiedener Grunderkrankungen:
  - Acrodermatitis continua suppurativa
  - Ekzemnägel
  - Tinea unguium
  - Erythrodermie
  - Paronychie
  - Psoriasis vulgaris
  - Pustulosis palmaris et plantaris
  - Subunguale oder periunguale Tumoren:
    – Glomustumor
    – Koenen-Tumor
    – Exostose
    – Fibrokeratom
    – Melanom, malignes, akrolentiginöses
    – Karzinom, spinozelluläres
    – Verrucae vulgares
  - systemische Sklerodermie.
- Bei verschiedenen Syndromen:
  - Anhidrotische ektodermale Dysplasie
  - Cronkhite-Canada-Syndrom
  - Dyskeratosis congenita
  - Nagel-Patella-Syndrom
  - Pachyonychia congenita.
- Als Medikamentennebenwirkung nach Einnahme von:
  - Captopril
  - Chlorpromazin
  - Cotrimoxazol
  - Diflunisal
  - Doxorubicin
  - 5-Fluorouracil
  - Isoniazid
  - Isotretinoin
  - Cumarine, systemische
  - Tetracycline.
- Traumatisch:
  - Chronische Traumen (bei Squash-, Tennis- oder Fußballspielern)
  - im Rahmen von Tics, z.B. durch Nagelkauen oder Nagelreiben (vgl. Artefakte)
  - durch sonstige traumatisierenden Manipulationen z.B. durch exzessives Beschneiden oder Zurückschieben der Nagelhäutchen.
- Idiopathisch:
  - Zwanzig-Nägel-Dystrophie.

Therapie
S.u. den o.g. Krankheitsbildern. Ggf. Absetzen des auslösenden Medikamentes.

Externe Therapie
Selbstklebende, arzneistofffreie Gelfolie (z.B. Zalain-Nagelpflaster) für 6–12 Monate (1mal/Woche erneuern). Durch den okkludierenden Effekt unterdrückt das Pflaster den Wasserverlust, kontrolliert das Nagelwachstum, bietet mechanischen Schutz und verbessert die Regeneration der Nagelstruktur.

Onychogrypose   L60.2

Synonym(e)
Onychogryposis; Krummnagel; Krallnagel; Krallennagel

Definition
Stark gewölbte, verdickte, häufig verfärbte, krallenartige, harte Nagelplatte. Ausbildung großer, missgebildeter, in die „falsche Richtung" gewachsener Nägel.

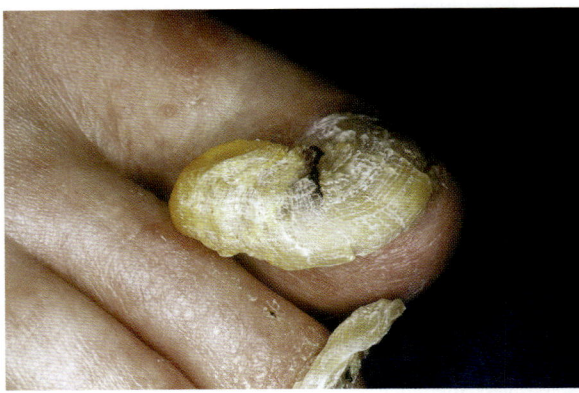

Onychogrypose. Stark gewölbte, verdickte, verfärbte, krallenartige, harte Nagelplatten mit Ausbildung großer, missgebildeter, in die „falsche Richtung" wachsender Nägel. Das klinische Bild mit der exzessiven unförmigen Nageldystrophie ist beweisend.

Ätiologie
Reizung der Zehennägel durch unpassendes Schuhwerk. Chronische, wiederholt einwirkende Traumen (z.B. durch Fußballspielen). Prädisponierend wirken periphere Durchblutungsstörungen, chronisch venöse Insuffizienz, Fehlstellungen des Fußes (Hallux valgus). Bei der autosomal-dominanten Onychogrypose können alle Zehen- und Fingernägel von Geburt an betroffen sein.

Manifestation
V.a. bei älteren Menschen auftretend, insbes. bei Grunderkrankungen wie Psoriasis, Syphilis, Lepra, Ichthyosis, Diphtherie, Mykosen, Erfrierung. Frauen sind häufiger als Männer betroffen.

Lokalisation
In erster Linie an Großzehennägeln; selten sind andere Zehennägel befallen.

Therapie
Beseitigung der Ursache (z.B. chronische Druckeinwirkung), Abschleifen und Glätten der Nageloberfläche mit rotierender Fräse. Der abgeflachte Nagel kann zusätzlich mit einem Okklusivpflaster abgedeckt werden (z.B. Zalain-Nagelpflaster), das wöchentlich gewechselt wird.

Onycholyse   L60.1

Definition
Ablösung der Nagelplatte vom Nagelbett unterschiedlicher Ursache.

Man unterscheidet die relativ häufige partielle Ablösung und die seltene totale Ablösung.

Onycholyse, medikamentöse bzw. lichtinduzierte
T88.7

Definition
Teilweise oder komplette, nach Einnahme von Tetracyclinen (Dimethyl-Chlor-Tetracyclin) phototoxisch induzierte partielle oder totale Ablösung eines oder mehrerer Nägel, auch nach Einnahme von Methoxsalen. Häufig kommt es zugleich zu einer gelb-braun-Verfärbung der Nagelplatten (s.u. Chromonychie).

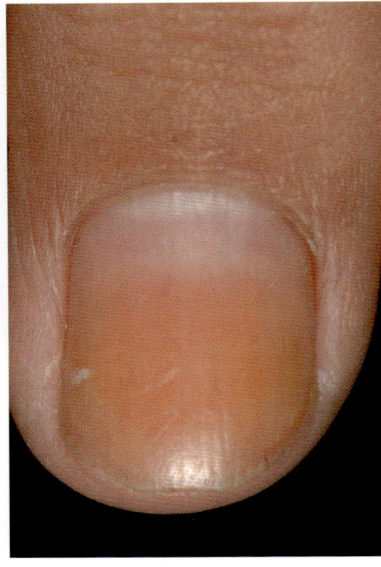

Onycholyse, medikamentöse bzw. lichtinduzierte. Seit 14 Tagen bestehende, nach Doxycyclin-Therapie aufgetretene, rötlich-braune Verfärbungen des Mittelfingers der rechten Hand eines 12-jährigen Mädchens. Ähnliche Verfärbungen traten an allen Hand- und Fußnägeln auf. Die Nagelmatrix ist abgehoben.

Therapie
Auslösendes Medikament bzw. Phototherapie absetzen.

Onycholysis psoriatica   L60.8

Definition
Durch subunguales parakeratotisches Schuppenmaterial (Ölfleck, psoriatischer) wird der Nagel bei Psoriasis vulgaris vom Nagelbett abgehoben. Nach Entleerung der Hornmasse nach außen beim Weiterwachsen des Nagels entsteht ein lufthaltiger Spalt und somit eine Onycholysis semilunaris.

Therapie allgemein
Betroffene Nägel kurz schneiden, onycholytische Anteile der Nagelplatte möglichst entfernen. Ansonsten s.u. Onychodystrophia psoriatica.

Onycholysis semilunaris   L60.1

Synonym(e)
Partielle Onycholyse; Onycholysis partialis

Definition
Halbmondförmige unvollständige Onycholyse mit Ablösung der Nagelplatte vom freien Rand her.

Ätiologie
Häufig bei langfristiger Einwirkung von Wasser, Seife und

Detergenslösungen. Ebenfalls möglich bei Quetschung mit Bluterguss, pyogener Onychie, Onycholysis semilunaris mycotica und Onycholysis psoriatica.

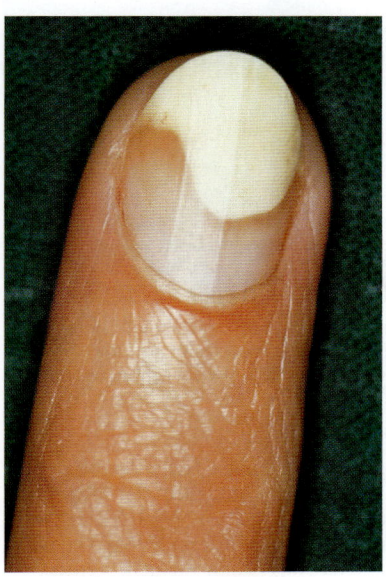

Onycholysis semilunaris. Bogenförmige, traumatogen bedingte Ablösung des Nagels. Einsaugen von Flüssigkeit unter die abgelöste Nagelplatte (Kapillarwirkung) bewirkt eine subunguale Mazeration und Vergrößerung der Ablösung.

Klinisches Bild
Der abgelöste Teil der Nagelplatte erscheint weiß. Einsaugen von Flüssigkeit unter die abgelöste Nagelplatte (Kapillarwirkung) mit subungualer Mazeration und Vergrößerung der Ablösung.

Therapie
Behandlung der Grunderkrankung, s. jeweils dort. Betroffene Nägel kurz schneiden, onycholytische Anteile der Nagelplatte möglichst entfernen. Keine längeren Arbeiten im feuchten Milieu, Nägel schützen durch Tragen von Baumwollhandschuhen. Auf das Auftreten von Infekten (mykotisch, bakteriell, viral) achten und ggf. gezielt therapieren.

Onycholysis semilunaris mycotica   B36.8

Definition
Halbmondförmige Onycholyse mit Ablösung der Nagelplatte vom Rand her bei Tinea unguium.

Therapie
Entsprechend Tinea unguium.

Onycholysis totalis   L60.13

Synonym(e)
Onychomadose; Onychomadesis

Definition
Onycholyse mit Ablösung der ganzen Nagelplatte, z.B. nach Scharlach, anderen Infektionskrankheiten, nach Traumatisation, Paronychie, bei Alopecia areata, Lichen planus, Erythrodermie, beim Lyell-Syndrom.

Therapie
S.u. dem jeweiligen Krankheitsbild, s.a. Onycholysis semilunaris.

Onychomalazie   L60.3

Definition
Erweichung der Nagelplatte.

Vorkommen/Epidemiologie
Z.B. bei Laugenkontakt der Nägel.

Therapie
Beseitigung der Ursachen.

Onychomycosis nigricans   B36.8

Definition
Braunschwarze, meist fleckige Farbveränderungen des Nagels durch mykotischen oder bakteriellen Infekt.

Therapie
S.u. Tinea unguium.

Onychophagie   F98.81

Synonym(e)
Nagelkauen; Nägelkauen; Nägelbeißen

Definition
Neurotisch bedingtes Abbeißen der Nägel mit Zerstörung des Nagelrandes und der Nagelecken.

Therapie
Aufklärung, ggf. Psychotherapie.

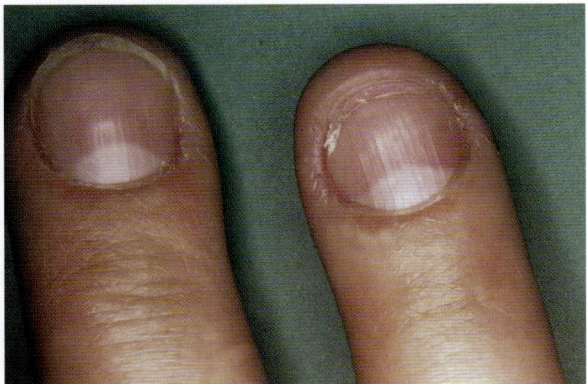

Onychophagie. Fehlen der distalen Nagelplatte am Zeigefinger durch Abbeißen bei einer 33-jährigen, drogenabhängigen Frau.

Onychorrhexis   L60.35

Synonym(e)
brittle nails

Definition
Dystrophische Störung des Nagelwachstums mit abnormer Brüchigkeit und längsfaserigem Aufsplittern der Nägel.

Vorkommen/Epidemiologie
Bei etwa 10-20% der Bevölkerung auftretend.

Ätiologie
- Meist ungeklärt, selten kongenital oder familiär.

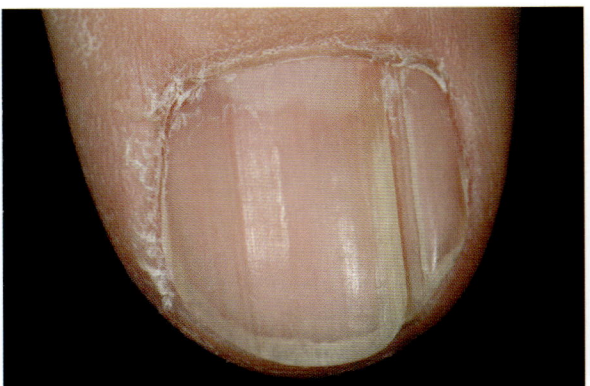

Onychorrhexis. Seit 2 Jahren persistierendes, längsfaseriges Aufsplittern des Nagels von Digitus III der rechten Hand bei einem 28-jährigen Patienten. Longitudinale Rinnenbildung der Nagelplatte an einer Stelle an der vor Jahren eine stumpfe Verletzung der Nagelmatrix aufgetreten war.

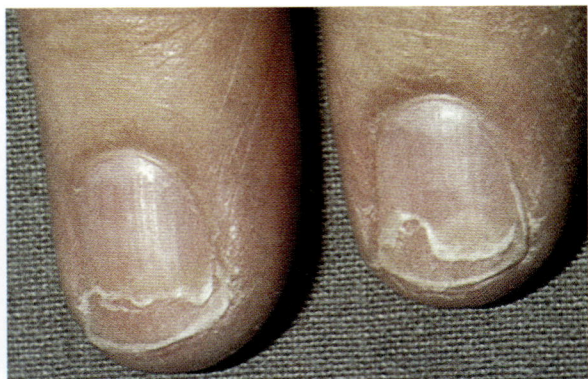

Onychoschisis. Vertikale Aufsplitterung der Nagelplatte von distal bei zu häufigem Wasserkontakt und häufiger Exposition gegenüber chemischen Lösungen (z.B. Haushaltsreiniger) bei einer 42-jährigen Putzfrau.

- Mögliche exogene Ursachen: Lange intensive Wasser- und Detergenzieneinwirkung, Kontakt mit alkoholischen und fettlösenden Flüssigkeiten, intensive Maniküre.
- Mögliche interne Ursachen: Hyperthyreose und Hypothyreose, Vitamin A- und B-Mangel, Unterernährung, Eisenmangel, Kalziummangel.

Manifestation
Frauen sind häufiger betroffen als Männer.

Klinisches Bild
Einreißen, Splittern, Spalten der Nagelplatte.

Therapie
Behandlung der Grunderkrankung.

Externe Therapie
Rückfettende Pflege, z.B. Ammoniumlaktat-haltige Externa (z.B. Kerapil), ggf. Abkleben der brüchigen Nagelplatte (z.B. Zalain Nagelpflaster).

Interne Therapie
1. Versuch mit gelatine- oder biotinhaltigen Mitteln (z.B. Gelacet) 1mal/Tag 9 Kps. p.o. über 3 Wochen.
2. Zwei Wochen Pause.
3. Wiederholung mit 1mal/Tag 9 Kps. p.o. über 3 Wochen.
4. Erhaltungsdosis über mehrere Wochen oder Monate: 3 Kps./Tag. Alternativ z.B. Bio-H-Tin 2,5 mg/Tag, oder z.B. Pantovigar 3mal 1 Kps./Tag über 3-6 Monate.

Onychoschisis L60.85

Synonym(e)
Onychoschizia

Definition
Aufspaltung der Nagelplatte vom freien Rand her in zwei horizontal geschichtete Lamellen.

Ätiologie
Unbekannt, diskutiert werden Traumata, zu häufiges Waschen, Nagelhautentferner, Eisen- und Kalziummangel. Häufig bei Atopikern.

Therapie
Ggf. Ursachenbeseitigung, horizontales Feilen der Nägel, um die Spaltbildung zu verringern. Abkleben der Nägel mit selbstklebenden Materialien (z.B. Zalain Nagelpflaster), auch Nagelhärter wurden mit unterschiedlichem Erfolg eingesetzt. Das Aufbringen künstlicher Nägel kann versucht werden.

Interne Therapie
- Versuch mit gelatine- oder biotinhaltigen Mitteln (z.B. Gelacet N) 1mal/Tag 9 Kps. p.o. über 3 Wochen. Anschließend zwei Wochen Pause.
- Wiederholung mit 1mal/Tag 9 Kps. p.o. über 3 Wochen.
- Erhaltungsdosis über mehrere Wochen oder Monate: 3 Kps./Tag. Alternativ z.B. Bio-H-Tin 2,5 mg/Tag, oder z.B. Pantovigar 3mal/Tag 1 Kps. über 3-6 Monate.

Onychotillomanie F98.82

Erstbeschreiber
Alkiewicz, 1934

Definition
Artifizielle Extraktion von Nagelteilen, meist in Verbindung mit Parasitophobie.

Therapie
Psychiatrische Behandlung.

Ophiasis L63.20

Definition
Besondere Verlaufsform der Alopecia areata mit Lokalisation des Herdes in Nacken und Hinterhaupt, an den Schläfen oder der Stirn. Durch Fortschreiten der Alopezie bleibt letztlich ein Haarrest im Scheitelbereich.

Therapie
Entsprechend der Alopecia areata.

Prognose
Ungünstig, Tendenz zur Progression.

Opioide. Tabelle 1. Übersicht häufig verordneter schwacher Opioid-Analgetika

	Substanz	Beispielpräparat	Dosis [mg]	Dosisintervall in Stunden	Empfohlene maximale Tagesdosis [mg]
Nicht retardiert	Tramadol	Tramal	50-100	4	600
	Tilidin + Naloxon	Valoron N	50-100	4	600
	Codein	Tryasol	30-50	4	300
Retardiert	Tramadol	Tramal long	100-300	8-12	400
	Tilidin + Naloxon	Valoron N retard	100-300	8-12	600
	Dihydrocodein	DHC Mundipharma	60-120	8-12	360

Opioide. Tabelle 2. Übersicht häufig verordneter starker Opioid-Analgetika

	Substanz	Beispielpräparat	Dosis [mg]	Dosisintervall in Stunden
Nicht retardiert	Morphin	Sevredol Mundipharma	10-*	4
	Buprenorphin	Temgesic	0,2-*	6-8
	Fentanyl TTS	Durogesic	25-*	(48-)72
	Pethidin	Dolantin	25-*	3-4
	Piritramid	Dipidolor	7,5*	4-6
Retardiert	Morphin	MST retard Mundipharma	10-*	8-12
	Oxycodon	Oxygesic	10-*	8-12
	Hydromorphon	Palladon	4-*	12

* Die Dosis kann entsprechend Wirksamkeit, Verträglichkeit, Schmerzintensität und Therapieziel gesteigert werden

Ophthalmika

Definition
Arzneistoffe und Zubereitungen zur lokalen oder systemischen Behandlung von Augenkrankheiten, wobei die lokale Applikation der systemischen vorzuziehen ist.

Rezeptur(en)
R023 R202 R297 R021 R022

Opioide

Definition
Synthetische oder halbsynthetische Wirkstoffe mit einer dem natürlichen Opium entsprechenden Wirkung. Hier handelt es sich meist um Medikamente gegen schwere und schwerste Schmerzen, des Weiteren gegen Husten (Codein) oder gegen Diarrhoe (Loperamid). Antagonistisch wirken Naloxon, Naltrexon.

Unerwünschte Wirkungen
Übelkeit, Verstopfung, Benommenheit, Pupillenverengung, Lungenödem, Suchtgefahr.

Opioide. Tabelle 3. Übersicht von Anhaltswerten für die Umrechnung verschiedener Opioid-Dosierungen bezogen auf Morphin (orale Applikation/Transdermale Systeme)

Wirkstoff	Dosis/Tag [mg]	Faktor bezogen auf Morphin
Morphin	60	1
Hydromorphon	8	0,133
Oxycodon	30	0,5 *
Buprenorphin	0,8	0,013
Fentanyl	0,6 (= 25 µg/Std.)	0,01

* Der Faktor 0,5 gilt beim Umsetzen von Morphin auf Oxycodon. Beim Umsetzen von Oxycodon auf Morphin gilt der Faktor 1.

Kontraindikation
Atemstörung, Koliken.

Präparate
Fortral, Dolantin, Dipidolor, Valoron N, Tramal, MST, Capros, Temgesic

Opioidrezeptoren

Definition
V.a. im ZNS, aber auch in vielen anderen Geweben (beispielsweise im Darm oder der Haut) vorkommende Transmembranrezeptoren, die der Familie der Endorphin-Rezeptoren zuzurechnen sind.

Einteilung
Opioidrezeptoren lassen sich in 4 Gruppen klassifizieren:
- μ-Rezeptoren (Mü-Rezeptoren): Stimulation dieser Rezeptoren bewirkt supraspinale Analgesie, Atemdepression, Miosis, Bradykardie und Euphorie. Die antitussiven Effekte und die spastische Lähmung des Darmes, die durch μ-Rezeptoren vermittelt werden, gehören zu den häufigsten Effekten, die man durch die therapeutische Gabe von Opiatderivaten (Codein, Loperamid) erreichen will. Die regelmäßige Stimulation der μ-Rezeptoren führt zu Toleranzentwicklung und Abhängigkeit.
- κ-Rezeptoren (kappa-Rezeptoren): Stimulation bewirkt spinale Analgesie, Sedierung, ebenfalls Miosis und unter Umständen auch Dysphorie.
- σ-Rezeptoren (Sigma-Rezeptoren): Bei Reizung erfolgen Kreislaufstimulation und Mydriasis. Es treten Toleranz und Dysphorie/Haluzinationen auf.
- δ-Rezeptoren (Delta-Rezeptoren): Reizung ruft eine stressinduzierte und spinale Analgesie sowie Atemdepression, Hypotonie und Toleranzentwicklung hervor.

Allgemeine Information
Opioide unterscheiden sich in ihren klinischen Effekten durch unterschiedliche Affinität zu den einzelnen Rezeptortypen. Die Wirkung von Opiumderivaten an ihren Rezeptoren kann durch die Gabe von Rezeptorantagonisten (z.B. durch die Medikamente Naloxon oder Naltrexon) aufgehoben werden.

Opipramol

Definition
Trizyklisches Antidepressivum mit relativ gering ausgeprägter antriebssteigernder und antidepressiver Wirkung.

Indikation
Angst, Spannung, Unruhe, Schlaflosigkeit, depressive Verstimmung, Konzentrationsschwäche, nervöse Erschöpfung, auch vegetativ-funktionelle Organbeschwerden. Klimakterische Beschwerden.

Kontraindikation
Kombination mit MAO-Hemmer, akutes Delirium, Engwinkelglaukom, Intoxikation mit zentraldämpfend wirkenden Medikamenten, schwere Überleitungsstörungen.

Präparate
Insidon

Orangenhautphänomen   L98.8

Synonym(e)
Apfelsinenhautphänomen; Peau d'orange

Definition
An eine Orangenschale erinnernde Veränderungen der Hautoberfläche: Erweiterung und Einziehungen der Follikelöffnungen, teilweise follikuläre Hyperkeratosen. Auftreten bei Zellulitis, beim Mammakarzinom (Spätzeichen bei Infiltration der Subkutis) oder als großporige, entzündlich verdickte Haut bei der Rosazea, Stadium III.

Therapie
Keine kausale Therapie möglich.

Ornithose   A70.x1

Synonym(e)
Psittakose; Papageienkrankheit

Definition
Meldepflichtige, von Vögeln auf Menschen durch Tröpfcheninfektion übertragbare Chlamydienerkrankung.

Erreger
Chlamydia psittaci.

Vorkommen/Epidemiologie
Bundesweit etwa 80-100 Erkrankungen/Jahr.

Ätiologie
Infektion des Menschen durch Kontakt mit befallenen Vögeln (Sekrete, Federn, Kot), vor allem von Tierfarmen (Enten, Truthühner) oder Tauben. Seltener treten tropische Vögel oder Zugvögel als Reservoir in Erscheinung.

Klinisches Bild
- Extrakutane Manifestationen: Inkubationszeit: 10-14 Tage. Schwerere Formen gehen mit Fieber, Schüttelfrost, schweren Allgemeinsymptomen, Lichtempfindlichkeit und atypischer, interstitieller Pneumonie (Husten und mäßiger, oft hämorrhagischer Auswurf) einher.
- Hautveränderungen: Blässe, ikterische Haut, kleine rotbräunliche, unter Glasspateldruck verschwindende Makulae. Selten papulöse, multiforme oder nodöse Erytheme.

Diagnose
Chlamydia-psittaci-Antikörper-Nachweis mit monoklonalen Antikörpern (z.B. ELISA) in Blut und Sputum. Alternativ: Mikroimmunfluoreszenztest (MIF). Erregerisolierung (kulturell) auf angebrütetem Ei oder ggf. in Zellkultur. PCR-Nachweis des MOMP1-Gens aus Sputum oder Blut.

Therapie
Doxycyclin (z.B. Supracyclin) 2mal/Tag 100 mg p.o. über 14-21 Tage. Alternativ Erythromycin (z.B. Erythrocin) 4mal/Tag 500 mg p.o.

Prognose
Letalität bei antibiotischer Therapie: 0,5–5%.

Prophylaxe
Quarantäne der importierten Vögel und eingewanderter Menschen.

Oro-fazio-digitales Syndrom   Q87.0

Erstbeschreiber
Papillon-Leage u. Psaume, 1954

Synonym(e)
Papillon-Leage-Psaume-Syndrom; Dysplasia linguofacialis; linguofaziale Dysplasie; OFD-Syndrom Typ 1

Definition
Sehr seltenes hereditäres Syndrom mit fazialen und akralen Fehlbildungen sowie Hautbeteiligung.

Ätiologie
X-chromosomal-dominante oder X-chromosomal-rezessive Vererbung von Mutationen des OFD-1 Gens, die auf dem Genlokus Xp22.2-p22.3 kartiert sind und zur Expression von funktionsunfähigem OFD-1 Protein führen. OFD-1 Protein wird während der Embryonalentwicklung und postpartal ubiquitär exprimiert. XY-Kombinationen sind meist letal.

Klinisches Bild
- Integument: Im Gesichtsbereich zeigen sich multiple Milien. Weiterhin möglich sind sprödes, schütteres Haar sowie zirkumskripte Alopezien.
- Extrakutane Manifestationen: Kombination fazialer und akraler Fehlbildungen mit hyperplastischen multiplen Frenula der Mundhöhle, Zahnaplasien, Lappungen und Kerbungen der Zunge, Zungenfibromen und medianer Oberlippen-Gaumen-Spalte. Hypoplasie des Nasenspitzenknorpels. Weiterhin können Polydaktylie, Syndaktylie sowie Brachydaktylie ausgeprägt sein.

Orphan-Arzneimittel

Synonym(e)
Orphan drugs

Definition
Arzneimittel zur Behandlung seltener Krankheiten (Orphan Diseases). Bisher wurden mehr als 5000 solcher Erkrankungen identifiziert. Die EG-Verordnung über Arzneimittel für seltene Krankheiten trat am 22.01.2000 in Kraft. Diese Verordnung enthält unter anderem folgende Regelungen:
- Zuerkennung des Status „Arzneimittel gegen eine seltene Krankheit".
- Der Status „seltene Erkrankung" kann sich sowohl auf epidemiologische (<5 Patienten unter 10.000 Personen in der EU) als auch auf wirtschaftliche Kriterien (keine Chance, die Entwicklungskosten einzuspielen) stützen.
- Der Antrag auf Zuerkennung des Orphan-Status kann zu jedem Zeitpunkt der Entwicklung eines solchen Arzneimittels vor Beantragung der Zulassung gestellt werden.

Die EMEA (European Medicines Agency = europäische Zulassungsagentur) wird mit der Verordnung verpflichtet, die Firmen bei der Entwicklung, insbesondere bei Design und Durchführung klinischer Studien für solche Arzneimittel (protocol assistance) zu unterstützen.

Allgemeine Information
- Weiterhin ist mit der Zuerkennung des „Orphan"-Status auch eine vollständige oder teilweise Befreiung von Gebühren der EMEA, z.B. für die Beratung bei der Entwicklung und für die Bearbeitung von Zulassungs- und Änderungsanträgen verbunden (gilt seit 2006 nur noch für kleine und mittelständische Firmen).
- Ein speziell dafür eingesetzter Ausschuss, das Committee for Orphan Medicinal Products (COMP), erstellt innerhalb von 90 Tagen ein Gutachten zu eingereichten Anträgen für die Zuerkennung des „Orphan"-Status, über das die Kommission spätestens 30 Tage nach Erhalt entscheidet.
- Die spätere Zulassung mit Prüfung der Qualität, Wirksamkeit und Unbedenklichkeit erfolgt später, wie bei anderen Arzneimitteln auch, im zentralisierten Verfahren durch den Ausschuss für Arzneimittel zur Anwendung am Menschen (CHMP) bei der EMEA mit anschließender Bestätigung durch die Europäische Kommission.
- Seit September 2005 gibt es jetzt auch eine Rechtsgrundlage für „Compassionate use"-Programme in Deutschland (AMG). Hierdurch wird Patienten, die nicht in klinische Studien einbezogen werden können, ein Zugang zu noch nicht zugelassenen Arzneimitteln ermöglicht. Voraussetzung hierfür: das Vorliegen von Verträglichkeits- und Wirksamkeitsstudien.

Orphan Diseases

Definition
Bezeichnung für eine Gruppe seltener Krankheiten („Orphan" = Waise). Im Allgemeinen ist die Zugehörigkeit zur Gruppe der orphan diseases erfüllt, wenn die Inzidenz nicht höher anzusiedeln ist als 0,5/100.000 Einwohner/Jahr. Bisher wurden mehr als 5000 solcher Erkrankungen identifiziert. Der Status „seltene Erkrankung" kann sich sowohl auf epidemiologische (<5 Patienten unter 10.000 Personen laut EU-Definition) als auch auf wirtschaftliche Kriterien (keine Möglichkeit, die Entwicklungskosten für krankheitsspezifische Pharmaka zu amortisieren) stützen. Für seltene Erkrankungen stehen im Allgemeinen keine zugelassenen Medikamente zur Verfügung, sodass auf eine „Off-Label-Use" Medikation zurückgegriffen werden muss. Mit einer neuen Regelung für „Orphan-Arzneimittel" versucht der Gesetzgeber dieses insbesondere auch für die Dermatologie wichtige Problem zu lösen.

Orthohyperkeratose L85.8

Definition
Reaktiv oder idiopathisch einsetzende, signifikante Verdickung des Stratum corneum mit erhöhter Proliferation bei normaler Ausdifferenzierung der Keratinozyten; s.a.u. Parahyperkeratose. Man unterscheidet Retentionshyperkeratose (z.B. bei den vulgären Ichthyosen), Proliferationshyperkeratose (z.B. bei Psoriasis vulgaris, Ichthyosis congenita) und akanthokeratolytische Hyperkeratosen (z.B. bei Dyskeratosis follicularis).

Orthokeratose

Definition
Regelrechte Verhornung der Haut. Das Orthokeratosemuster wird unterteilt in korbgeflechtartige Orthokeratose (z.B. bei normaler Haut, abgesehen von Leistenhaut), kompakte Orthokeratose (z.B. bei Lichen planus oder Lichen simplex chronicus Vidal) oder lamelläre Orthokeratose (z.B. bei Ichthyosis vulgaris, autosomal-dominante). Die infundibuläre (orthokeratotische) Hyperkeratose wird charakteristischerweise bei der Keratosis follicularis angetroffen. Die ekkrine (orthokeratotische) Hyperkeratose ist z.B. beim Lichen sclerosus et atrophicus Lichen sclerosus et atrophicus oder bei Milien nachweisbar.

Osler-Knoten I33.0

Definition
Durch Mikroembolien entstandene Knötchen bei subakuter Endokarditis durch Streptococcus viridans.

Lokalisation
Vor allem Finger- und Zehenkuppen sowie Thenar- und Hypothenargebiet sind betroffen, seltener Arme und Beine.

Klinisches Bild
Häufig zeigen sich hunderte von kleinen, hämorrhagischen, geröteten, schmerzhaften, wenige Tage bestehenden, gruppierten Knötchen mit weißlichem Zentrum.

Therapie
Behandlung der Endokarditis. Zusammenarbeit mit dem Internisten.

Osteochondritis syphilitica A50.0

Definition
Osteochondritis mit Epiphysenablösung bei der Syphilis connata.

Therapie
Frühzeitige Behandlung der Syphilis connata. Zusammenarbeit mit Orthopäden.

Prognose
Ausbildung der Parrotschen Pseudoparalyse.

Osteodystrophia hereditaria Q78.1

Erstbeschreiber
Albright et al., 1942

Synonym(e)
Martin-Albright-Syndrom; Seabright-Bantam-Syndrom; Albright-Bantam-Syndrom; Pseudohypoparathyreoidismus; familiärer Pseudohypoparathyreoidismus; konstitutionelle chronische Hypokalzämie; hypoparathyreotischer Kretinismus; Pseudohypoparathyreoidismus; hereditäre Albright-Osteodystrophie; pseudohypoparathyroidism

Definition
Symptomenkomplex mit oder ohne Parathormonresistenz (Pseudohypoparathyreoidismus).

Ätiologie
Meist autosomal-dominant vererbt. Auch rezessiver Erbgang und nicht erbliche Formen sind bekannt.

Klinisches Bild
Multiple Osteome in Haut und subkutanem Gewebe. Pachydermie, hypokalzämische Tetanie, Kleinwuchs, Adipositas, Oligophrenie, Verkalkung der Basalganglien und multiple Skelettanomalien. Assoziation mit Hypothyreose und Hypogonadismus.

Labor
Pseudopseudohyperparathyreoidismus (keine Veränderungen des Kalziumstoffwechsels) oder Pseudohypoparathyreoidismus Typ Ia (Kalzium normwertig oder erniedrigt, Phosphat normwertig oder erhöht, PTH erhöht, G-Protein Mangel, cAMP-Antwort erniedrigt).

Therapie
Überwachung des Calcium- und Phosphat-Haushalts durch Endokrinologen. Orthopädische Versorgung von Skelettanomalien und ggf. Exzision von Osteomen in der Haut und im subkutanen Fettgewebe.

Osteogenesis imperfecta Q78.0

Erstbeschreiber
Ekman, 1788; Sartorius, 1826; Lobstein, 1849; Vrolik, 1849

Synonym(e)
Vrolik-Syndrom; Fragilitas ossium; fetale Osteoporose; hereditäre mesenchymale Dysplasie; kongenitale periostale Dystrophie; Osteopsathyrosis idiopathica (Lobstein); van-der-Hoeve-Trias; Maladie de Porak et Durante; Glasknochenkrankheit

Definition
Sehr variable, erbliche Bindegewebskrankheit durch verschiedene Defekte des Typ 1-Kollagens, die durch brüchige Knochen, blaue Skleren und Taubheit charakterisiert ist.

Einteilung
Man unterscheidet:
- Osteogenesis imperfecta congenita = Typ Vrolik. Frakturen bereits in utero.
- Osteogenesis imperfecta tarda = Typ Lobstein. Manifestation im Säuglings- bis Kleinkindesalter. Andere Einteilungen gehen von 4 Typen aus:
  - Typ 1: Frakturen und blaue Skleren, milde Verlaufsform, dominant erblich.
  - Typ 2: Tod in utero oder kurz nach der Geburt, rezessiver Erbgang.
  - Typ 3: Frakturen in der frühen Kindheit, dominant oder rezessiv erblich.
  - Typ 4: Weiße Skleren, sonst wie Typ 1, dominant erblich.

Ätiologie
Autosomal-dominanter, seltener autosomal-rezessiver Erbgang.

Manifestation
Angeboren oder in der frühen Kindheit auftretend.

Klinisches Bild
Blaue Skleren, brüchige Knochen mit Frakturen, häufig überstreckbare Gelenke, dünne, überdehnbare Haut, makulöse Hautatrophien, breit ausgezogene Narben, Taubheit.

Labor
Hydroxyprolin-Erhöhung im Urin.

Therapie
Nicht möglich.

Osteoma cutis D23.L7

Synonym(e)
Echte Osteome der Haut

Definition
Seltene, gutartige, angeborene oder sich später manifestierende, meist multipel auftretende Hauttumoren durch desmale Ossifikation. Man unterscheidet primäre (neoplastische) und

sekundäre (metaplastische) Osteome. Die Klassifikation der Osteome ist nicht einheitlich, einige Autoren gebrauchen den Begriff „Osteoma cutis" nur für primäre Ossifikationen, die nicht im Rahmen einer Osteodystrophia hereditaria auftreten. S.a. Osteosis cutis multiplex.

Ätiologie
Bei primären Osteomen ist die Ursache unklar, diskutiert werden eine Umwandlung von omnipotenten Bindegewebszellen in Osteoblasten, eine Versprengung von Knochenkeimzentren, die Auffassung des Osteoms als Hamartom und eine erbliche Prädisposition. Bei sekundären Osteomen bilden Entzündungsvorgänge, besonders bei Acne vulgaris und Traumata, die Grundlage zur Ossifikation.

Lokalisation
Vor allem an Kapillitium (Osteome der Kopfhaut), bzw. Gesicht (Osteosis multiplex faciei) auftretend.

Klinisches Bild
Stecknadelkopfgroße, derbe Knötchen und/oder umfangreiche harte, höckrige Infiltrate.

Histologie
Im Korium befinden sich unregelmäßig geformte Knochenbälkchen, in den Randbereichen stellenweise Osteoblasten und Osteoklasten in Howshipschen Lakunen. Osteoid ist nachweisbar.

Diagnose
Histologie. Röntgen: Glatt begrenzte, knochendichte Verschattungen.

Differenzialdiagnose
Basalzellkarzinom, Keloid, Calcinosis cutis, Fibrom, kalzifizierte Tricholemmalzyste.

Therapie
Kosmetisch oder funktionell störende Herde können operativ angegangen werden. Kleine Osteome werden mittels Inzision oder Stichelung behandelt, größere Herde werden exzidiert. Versuche mit Dermabrasio und Tretinoin sind z.T. erfolgreich. Anschließendes verstärktes Auftreten von Osteomen ist in einigen Fällen beschrieben! Therapie mit Diphosphonaten wie Etidronsäure (z.B. Diphos) wurde bei einigen Patienten bisher ohne nennenswerte Wirkung versucht.

Prognose
Günstig.

Osteom, metatraumatisches D23.L

Definition
Durch traumatisch verlagerte Periostteilchen entstandene Osteome.

Therapie
Operatives Vorgehen bei kosmetisch oder funktionell störenden Herden. Bei kleinen Osteomen Entfernung per Stichelung oder Inzision, größere Herde werden exzidiert.

Osteomyelitis, chronisch rekurrierende, multifokale M86.3

Definition
Seltene, erworbene, entzündliche Skeletterkrankung, bislang überwiegend bei Kindern und Jugendlichen beschrieben, die in 20-30% der Fälle „dermato-ossär" mit Pustulosis palmoplantaris sowie mit Akne pustulosa assoziiert ist. S.a. SAPHO-Syndrom.

Ätiologie
Ätiopathologisch liegen subakut, bis chronisch-rezidivierend verlaufende, nicht eitrige, postinfektiös getriggerte Knochenmarksentzündungen vor.

Manifestation
Bei Kindern, Adoleszenten und jungen Erwachsenen auftretend, insbes. beim weiblichen Geschlecht.

Klinisches Bild
Subakut, bis chronisch-rezidivierend verlaufende, nicht eitrige Knochenmarksentzündungen der Clavicula, des Sternums, des Beckens und der Wirbelsäule. Assoziationen mit Pustulosis palmoplantaris, Acne conglobata und Acne fulminans.

Osteoporose, Kortikoid-induzierte M81.4

Definition
Steroid-induzierte sekundäre Skeletterkrankung, charakterisiert durch Verminderung der Knochenmasse und Verschlechterung der Mikroarchitektur des Knochengewebes mit entsprechend reduzierter Festigkeit und erhöhter Frakturneigung.

Ätiologie
- Knochenbildung scheint durch Kortikosteroide unterdrückt zu werden. Hemmung von Proliferation und Knochenmatrixsynthese der Osteoblasten sowie Förderung der Knochenresorption durch Osteoklasten. Direkte, steroid-induzierte Erniedrigung von IGF I und II (Insulin-Like-Growth-Factor) und TGF-ß. Zusätzlich Wachstumshormon- und Testosteroninhibition. Glukokortikoide hemmen aktive Resorption von Kalziumionen im Darm und fördern Kalziumausscheidung durch die Niere. Parathormon wird aktiviert.
- Risikofaktoren: Vorhergehende Wirbelkörperfrakturen, postmenopausale Frauen ohne Hormonersatztherapie, Hypogonadismus oder frühe Menopause (<45 Jahre), Alter <65 Jahre, bestehende oder geplante über 6 Monate dauernde Kortikosteroidgabe, BMI <20 kg m², Alkoholabusus, Rheumatoide Arthritis, Hyperparathyreoidismus.

Manifestation
Größter Verlust der Knochenmasse erfolgt in den ersten 6 Monaten der Steroidbehandlung. Meist haben die Patienten mit z.B. langjähriger rheumatoider Arthritis bereits eine reduzierte Knochendichte, die durch steroidale Therapie oft weiter reduziert wird.

Lokalisation
LWS, Femurhals, Calcaneus, Radius.

Labor
Blutbild und Ausschluss myeloproliferativer Erkrankungen. Ausschluss von Hyperparathyreoidismus und Osteomalazie durch Bestimmung von Calcium, Phophat, AP u. Albumin im Blutserum. Ausschluss von Hyperthyreoidismus durch Bestimmung der Schilddrüsen-Parameter. Ausschluss von Hypogonadismus durch Bestimmung von Testosteron. Bei Frauen zusätzlich Bestimmung von FSH, LH, Östrogen.

Histologie
Die Knochenarchitektur ist besser erhalten als bei der postmenopausalen Osteoporose. Generelle Ausdünnung der Trabekel.

Diagnose
Knochensonographie, Labor, Medikamentenanamnese, Osteodensitometrie (wenn eine steroidale interne Therapie über 7,5 mg/Tag oder für länger als sechs Monate geplant ist); ggf. Röntgen-Thorax, LWS-Röntgen.

Differenzialdiagnose
Postmenopausale Osteoporose.

Therapie allgemein
Reduzierung des Zigaretten- und Alkoholkonsums. Absetzen oder Meiden von Sedativa oder Benzodiazipinen. Reduzierung der Gefahren zu stolpern oder zu fallen. Reduzierung des Steroids auf die minimal nötigste Dosierung. Versuch auf inhalative oder rektale Steroidgabe. Hormonersatztherapie bei allen postmenopausalen Frauen.

Interne Therapie
- Hormonersatztherapie ggf. unter Einbeziehung eines Gynäkologen.
- Oft hilfreich sind Bisphosphonate, z.B. Alendronat Tbl. (Fosamax) 10 mg/Tag p.o. oder Risedronat Tbl. (Actonel) 5 mg/Tag peroral.
- Unterstützend Fluoride (Ossin Tbl.) 50 mg/Tag p.o., Calcium 1000 mg/Tag (z.B. Calzium Sandoz forte) in Kombination mit Vitamin D3 500 IU/Tag oral (z.B. Merck Vigantoletten 500). Unterstützend Calcitonin 50-100 IE s.c. (z.B. Calcitonin Stada Ampullen).

Prognose
Bedingt reversibel.

Osteosis cutis circumscripta D23.L

Definition
Multiple, auf umschriebene Hautbezirke begrenzte Osteome.

Therapie
Entsprechend Osteoma cutis.

Osteosis cutis multiplex D23.L

Definition
Über große Teile der Körperoberfläche verstreute multiple primäre kutane Osteome.

Ätiologie
Ungeklärt. Wahrscheinlich primäre Ossifikation. Diskutiert wird auch eine sekundäre metaplastische Ossifikation, z.B. nach Acne vulgaris.

Lokalisation
Vor allem an Stirn, Wangen und Kinn lokalisiert, seltener an Thorax oder Extremitäten.

Klinisches Bild
Multiple, hautfarbene, harte Knötchen von meist nur 5 mm Durchmesser.

Diagnose
Histologie entsprechend Osteoma cutis.

Differenzialdiagnose
Milien, Komedo, Hidradenom.

Therapie
Kosmetisch oder funktionell störende Herde können operativ angegangen werden. Kleine Osteome mittels Inzision oder Stichelung angehen, größere Herde werden exzidiert.

Ostiofollikulitis L01.0

Erstbeschreiber
Bockhart, 1887

Synonym(e)
Impetigo Bockhart; Impetigo follicularis Bockhart; Folliculitis staphylogenes superficialis; Folliculitis pustulosa; Ostiofolliculitis Bockhart; Staphylodermia Bockhart

Definition
Sehr oberflächlich lokalisierte, epidermale Staphylokokkeninfektion der Haarfollikel.

Ätiologie
Infektion mit Staphylococcus aureus. Voraussetzungen:
- Feuchte Mazeration, feuchtwarme intertriginöse Bereiche, Schwitzen, zu fette oder zu feuchte Behandlung bestimmter Hautareale, Plastikokklusionsverband.
- Abwehrschwäche.
- Juckende Dermatosen.
- Zyanotische Bereiche.

Manifestation
Auftreten ist in jedem Lebensalter möglich, keine Geschlechtsbevorzugung.

Lokalisation
Vor allem Gesicht, Kapillitium, Extremitäten, Achselhöhlen. Auftreten ist am gesamten Integument möglich.

Klinisches Bild
Plötzlich auftretende, follikulär gebundene, oft gruppiert angeordnete, 0,1-0,2 cm große, flache, weiß-gelbe Pusteln mit

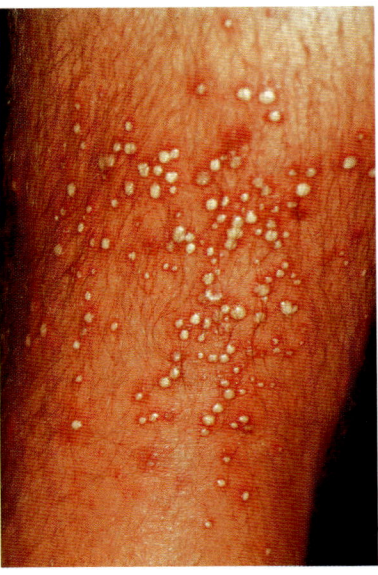

Ostiofollikulitis. Multiple follikuläre Pusteln. Nachweis von Staph. aureus.

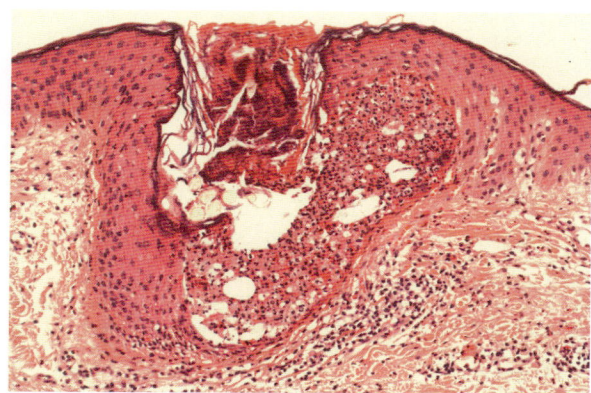

Ostiofollikulitis. Follikulär gebundenes, im Follikelepithel gelegenes, entzündliches Infiltrat aus neutrophilen Leukozyten, das in das aufgeweitete Infudibulum einbricht. Hier befinden sich auch locker geschichtetes Hornmaterial und Zelldetritus. Im seitlichen Abschnitt des Follikels zeigt sich ein mehrfach angeschnittenes (offenbar aufgedrehtes) Haar.

rotem Entzündungshof. Keine Konfluenz, nach ca. 5 Tagen Eintrocknung und Ausbildung einer gelb-braunen Kruste. Restitutio ad integrum. Rezidive sind häufig.

Histologie
Follikulär gebundene, subkorneale Pustel. Entzündliches Infiltrat im Follikelinfundibulum.

Differenzialdiagnose
Folliculitis barbae candidamycetica, follikuläre Trichophytie, akneiforme Exantheme, Acne vulgaris, Ölakne (Akne, Öl-Akne), Teer-Akne, pustulöses Syphilid.

Externe Therapie
Nach initialer Desinfektion mit alkoholischen Lösungen (70% Isopropanol), Polihexanid (Serasept, Prontoderm), Octenidin (Octenisept) oder Polyvidon-Jod-Lösungen (z.B. Betaisodona Lösung) mechanische Eröffnung der Pusteln. Anschließend mehrfach tgl. feuchte Umschläge mit antiseptischen Zusätzen wie Polihexanid, Kaliumpermanganat (hellrosa) oder Chinolinol (z.B. Chinosol 1:1000 oder R042). Alternativ desinfizierende Lotios oder Cremes wie 0,5-2,0% Clioquinol-Lotio R050, Linola-Sept.

Interne Therapie
Bei ausgedehnten Infektionen Dicloxacillin (z.B. Infecto-Staph) 3-4mal/Tag 2 Kps. p.o.

Östrogene

Definition
Weibliche Geschlechtshormone.

Wirkungen
Antiseborrhoisch; Größenzunahme der Epidermiszellen; Erhöhung der Zellteilungsrate. Bei atropischer Haut: Wiederauftreten des normalen Reteleistenmusters. Weiterhin: Hyperämisierend; proliferationssteigernd; antipruriginös (im Klimakterium); verstärktes Haarwachstum und Ausbildung von Follikelanlagen im Tierversuch.

Indikation
Klimakterische Beschwerden, Kraurosis vulvae.

Eingeschränkte Indikation
Stillzeit, Diabetes mellitus mit Gefäßschädigung, periphere Durchblutungsstörungen, Endometriose, Fettstoffwechselstörung, Leberfunktionsstörung, Niereninsuffizienz, Ödem, Uterus myomatosus.

> **Merke:** 6 Wochen vor einer geplanten großen Operation absetzen!

Unerwünschte Wirkungen
Menstruationsstörungen, Gewichtszunahme, Libidoverlust oder -steigerung, Magen-Darm-Störungen, Hepatitis, Ikterus, Leberadenome, Alopezie, Chloasma, allergische Reaktionen, Photosensibilisierung, Hirsutismus, vulvovaginale Candidose, Blutdruckanstieg, Phlebitis, Thrombembolie, Depression, Krampfanfälle, Sehstörungen, Kontaktlinsen-Unverträglichkeit, Hörsturz, Beinkrämpfe.

> **Merke:** Die Gefahr des Endometriumkarzinoms bei Frauen in der Postmenopause ist um das 5-14fache erhöht, daher nicht bei hysterektomierten Frauen als Monotherapie! Therapie nur gleichzeitig mit Gestagenen!

Kontraindikation
Schwangerschaft, unklare vaginale Blutung, intrahepatische Cholestase, östrogenabhängiges Korpuskarzinom, Gallenblasenerkrankungen, schwer einstellbare Hypertonie, therapeutisch schwer beeinflussbare Hypertriglyzeridämie, hormonabhängiger Mammatumor, Migräne, Otosklerose, Pankreatitis, Sichelzellanämie, Z.n. Thrombose.

Östrogene, konjugierte

Definition
Synthetische Östrogenderivate.

Indikation
Klimakterische Beschwerden, Kraurosis vulvae.

Dosierung und Art der Anwendung
0,3-1,25 mg/Tag p.o., nach 3 Wochen jeweils 1 Woche Pause.

> **Merke:** Wegen der Gefahr eines Endometriumkarzinoms nur in Kombination mit Gestagenen, z.B. Medroxyprogesteronacetat (2,5-10 mg) oder Chlormadinonacetat (5-10 mg).

Präparate
Presomen

Östrogen-Gestagen-Kombinationen

Definition
Hormonpräparate weiblicher Sexualhormone.

Indikation
Hormonelle Kontrazeption, schwere Akne, Seborrhoe, Alopecia androgenetica (s. Alopecia androgenetica bei der Frau, Alopecia androgenetica beim Mann), Hirsutismus bei Frauen.

Eingeschränkte Indikation
Stillzeit, 6 Wochen vor geplanten Operationen, Raucherinnen >30 Jahre, Lebererkrankungen, Gallenblasenerkrankungen, Niereninsuffizienz, Herzinsuffizienz, Fettstoffwechselstörungen.

Unerwünschte Wirkungen

Sehstörungen, Gewichtszunahme, Menstruationsstörungen, Hirsutismus, Thrombose, gastrointestinale Störungen, Lebertumoren, Cholestase, Ikterus, allergische Reaktionen, Chloasma, Akne, rez. vulvovaginale Candidose, Blutdruckanstieg, Schwindel, Kopfschmerzen, Epilepsie, Depressionen, Hörstörungen.

Kontraindikation

Schwangerschaft, akute und progrediente Lebererkrankungen, intrahepatische Cholestase, Lebertumoren, hormonabhängige maligne Tumoren, Z.n. Thrombose, Thromboseneigung, Sichelzellanämie, schwer einstellbare Hypertriglyzeridämie, Otosklerose, schwerer Diabetes mellitus, ungeklärte uterine Blutungen, schwer einstellbare Hypertonie, Migräne.

Östrogen-Gestagen-Kombinationen. Tabelle 1. Medizinische Indikationen für Östrogen-Gestagen-Kombinationen

Symptomatik	Präparate-Typ
Dysfunktionelle Blutungen	gestagenbetont
Hypermenorrhoen	gestagenbetont
Dysmenorrhoen	niedrig dosiert
Ovarielle Funktionszysten	monophasisch
Prämenstruelles Syndrom	niedrig dosiert
Mastopathie I°	gestagenbetont
Endometriose	gestagenbetont
Hirsutismus	antiandrogen

Östrogen-Gestagen-Kombinationen. Tabelle 2. Übersicht über die gebräuchlichsten Östrogen-Gestagen-Kombinationen

Östrogen	Einzeldosis [µg]	Gestagen	Einzeldosis [mg]	Fertigpräparate
Ein-Phasen-Präparate				
Ethinylestradiol	30	Norethisteronacetat	0,5	Conceplan M
	30	Levonorgestrel	0,15	Microgynon
	30	Levonorgestrel	0,05	NovaStep
	30	Levonorgestrel	0,125	Minisiston
	50	Lynestrenol	0,125	Gravistat
	50	Lynestrenol	0,25	Neogynon
	37,5	Lynestrenol	0,75	Ovoresta
	30	Desogestrel	0,15	Marvelon
	30	Gestoden	0,075	Femovan
	30	Norethisteron	0,5	Conceplan M
	20	Norethisteron	0,5	Eve 20
	30	Chlormadinonacetat	2	Belara
Mestranol	50	Chlormadinonacetat	2	Gestamestrol N
Zwei-Phasen-Präparate				
Ethinylestradiol	50	Norethisteronacetat	0 / 1	Sequostat
	50	Levonorgestrel	0,05 / 0,125	Sequilar
	50	Lynestrenol	0,05 / 2,5	Lyn-ratiopharm Sequenz
	50	Chlormadinonacetat	1 / 2	Neo-Eunomin
	50	Desogestrel	0 / 0,125	Oviol
Drei-Phasen-Präparate				
Ethinylestradiol	30/40/30	Levonorgestrel	0,05 / 0,075 / 0,125	Triquilar
	30/50/40	Norethisteron	0,05 / 0,05 / 0,125	TriStep
	35	Norethisteron	0,5 / 0,75 / 1	TriNovum

OTC

Definition
Akronym für „Over The Counter"-Präparate die nicht auf Rezept verordnet werden können.

Präparate
Ausnahmeregelungen bei apothekenpflichtigen nicht verschreibungsfähigen Arzneimitteln für die Dermatologie:
- Nystatin: Nur zur Behandlung von Mykosen bei immunsupprimierten Patienten.
- Salicylsäure- und Harnstoff-haltige Externa (Harnstoff ≥ 5%): In der Dermatotherapie als Teil der Behandlung von hyperkeratotischen Erkrankungen.
- Basistherapeutika: Als Bestandteil einer Intervalltherapie nur zur Behandlung bei atopischem Ekzem, Psoriasis und nach Strahlentherapie.
- Jod-Verbindungen: Nur zur Behandlung von Ulzera und Dekubitalgeschwüren.
- Antihistaminika:
  - Nur in Notfällen zur Behandlung bei Bienen-, Wespen-, Hornissengift-Allergien.
  - Nur zur Behandlung schwerer rezidivierender Urtikaria.
  - Nur bei schwer wiegendem, anhaltendem Pruritus.

Bei der Verschreibung dieser Präparate muss der therapeutische Nutzen zur Behandlung der schwer wiegenden Erkrankung dem allgemeinen Stand der medizinischen Erkenntnisse entsprechen.

Hinweis(e)
- Die Veränderungen in der Arzneimittel-Versorgung zum 1. Januar 2004 betrafen nicht nur die Zuzahlungen zu verschreibungspflichtigen Medikamenten. Nicht-rezeptpflichtige Präparate und Life-Style-Medikamente müssen die Patienten seither vollständig selbst bezahlen. Ausgenommen von dieser Regelung sind Kinder bis zum vollendeten 12. Lebensjahr sowie Jugendliche mit Entwicklungsstörungen bis zum vollendeten 18. Lebensjahr. Ausnahmen gibt es auch bei der Behandlung schwerwiegender Erkrankungen, wenn die OTC-Präparate als Standardtherapeutika gelten, wie beispielsweise ASS oder Jodid. Auch die sogenannten Lifestyle-Medikamente, wie Haarwuchsmittel, Appetit-Zügler, potenzsteigernde Mittel und Mittel zur Raucherentwöhnung, müssen selbst bezahlt werden.
- Neben den Zuzahlungen für Arzneimittel tragen die Patienten auch 10% der Kosten für Verbände und Hilfsmittel. Befreit werden nur diejenigen, deren Ausgaben die Belastungsgrenze von 2% des Bruttoeinkommens überschreiten. Für chronisch kranke Menschen liegt die Belastungsgrenze bei 1% der jährlichen Bruttoeinnahmen.

OTC. Tabelle 2. Auswahl von Life style Arzneimitteln mit dermatologischer Relevanz, die nach § 34 Abs. 1 n.F. SGB V nicht verordnungsfähig sind

Indikation	Wirkstoff	Präparate (alle Wirkstärken)
Erektile Dysfunktion	Alprostadil	Caverject, Viridal
	Papaverin	
	Sildenafil	Viagra
	Apomorphin	Ixense, Uprima
	Tadalafil	Cialis
	Vardenafil	Levitra
Verbesserung des Haarwuchses	Minoxidil	Regaine
	Finasterid	Propecia
	Fluprednidenacetat/Estradiol	Criniohermal fem
	Prednisolon/Salicylsäure	Alpicort
	Prednisolon/Salicylsäure/Estradiolbenzoat	Alpicort F
	Alfatradiol *	Ell Cranell alpha, Pantostin

* nicht verschreibungspflichtig

OTC. Tabelle 1. Häufigste OTC-Verordnungen der Hautärzte

- Alfason (nur Basiscreme)
- Anaesthesulf-Lotio
- Antifungol Creme etc. (außer Antifungol 6)
- Basodexan
- Benzaknen
- Betaisodona Salbe etc.
- Bifon
- CetiLich
- Cetirizin Stada
- Cetirizin-ratiopharm
- Cloderm
- Clotrigalen
- Clotrimazol AL Creme etc. (außer Vaginaltabletten 100, Packung mit 6 Vag.-Tbl.)
- Collomack
- Cordes BPO
- Cromohexal Nasenspray
- Delagil
- Duofilm
- Elacutan
- Ell-Cranell alpha
- Epi-Pevaryl Creme etc.
- Fenistil/-retard
- Fungizid-ratiopharm Creme etc. (außer 1% Vaginalcreme und außer Vaginaltabletten 100, Packung mit 6 Vag.-Tbl.)
- Guttaplast
- Labin N/plus
- Linola/-fett (außer Linola H/H Fett)
- Loraderm
- Loragalen
- Lora-Lich
- Lorano
- Lora-Puren
- Loratadin-ratiopharm
- Myko Cordes Creme
- Nagel Batrafen
- Nizoral
- Nubral
- Nystaderm Creme etc. (außer Nystaderm comp.)
- Optiderm/-F
- PanOxyl
- Pantostatin
- Parfenac
- Polysept Lösung/Salbe
- Sanoxit/MT
- Tannolact
- Tannosynt
- Tavegil
- Verrucid
- Zetir
- Zyrtec

Othämatom S00.4

Definition
Bluterguss zwischen Perichondrium und Knorpel der Ohrmuschel, meist durch äußere Gewalteinwirkung entstanden.

Lokalisation
Vor allem an der Vorderfläche der Ohrmuschel.

Klinisches Bild
Meist schmerzlose, blaurote, rundliche, prall fluktuierende Schwellung.

Therapie
- Kleine Ergüsse: Bei fehlender spontaner Rückbildung durch Resorption abpunktieren und anschließender Druckverband.
- Große Ergüsse und infiltrierte Ergüsse: Operation mit Schnitt an der Rückfläche der Ohrmuschel, Knorpelfensterung, Drainage und Druckverband.

Prognose
Spontane Rückbildungstendenz ist gering, kaum Beschleunigung durch Inzision oder Punktion.

Otitis H60.9

Definition
Entzündung des Ohres oder von Teilen des Ohres. Zu den dermatologisch relevanten Erkrankungen gehören: Otitis externa, Gehörgangsfurunkel, Erysipel des Ohres, Zoster oticus, Otomykose, Otophym, Perichondritis der Ohrmuschel, Chondrodermatitis nodularis chronica helicis, Polychondritis recidivans et atrophicans.

Therapie
S.u. dem jeweiligen Krankheitsbild.

Otitis externa H60.91

Definition
Entzündung von Gehörgang und Ohrmuschel.

Einteilung
Man unterscheidet nach Verlauf und Ursache:
- Otitis externa acuta:
  - Allergisches Kontaktekzem
  - Bakterielle Infektionen (überwiegend Staphylococcus aureus; bei immunsupprimierten Patienten, sowie bei Patienten mit Diabetes mellitus auch Pseudomonas aeruginosa).
- Otitis externa chronica:
  - Atopisches Ekzem
  - Exsikkationsekzem
  - Seborrhoisches Ekzem

Klinisches Bild
Rötung, Schwellung und oft auch Juckreiz im Bereich des äußeren Gehörganges. Bei Exazerbation plötzliches Nässen (Ohrlaufen), ggf. mit Druckempfindlichkeit oder spontanem Schmerz einhergehend.

Therapie allgemein
Abklärung und Behandlung der Ursachen. Zusammenarbeit mit HNO-Arzt.

Externe Therapie
- An erster Stelle steht die atraumatische Reinigung des Gehörganges, soweit es der Schwellungszustand zulässt. Anschließend desinfizierende Ohrentropfen auf alkoholischer Basis R059. Diese fördern die Abschwellung und erreichen tiefere Gehörgangsbereiche. Einlage von Gaze-Streifen erleichtert die Applikation (alle 1-2 Std. mit wenigen Trp. befeuchten). Bei nässenden Formen Abtrocknung durch Wattetupfer mit antiseptischen Lösungen. Wenn alkoholische Grundlagen an offenen Hautstellen zu schmerzhaft sind, ggf. desinfizierende bzw. antibiotische Externa in wässriger Lösung wie Kaliumpermanganat (hellrosa), R060 oder als Salben/Cremes wie 1% Oxytetracyclin (z.B. Oxytetracyclin-Augensalbe Jenapharm) oder 0,5% Oxytetracyclin/Polymyxin B (z.B. Terramycin Augensalbe).
- Bei nichtinfektiösen Entzündungen ggf. kurzfristig Glukokortikoid-haltige Lösungen wie Betamethason (z.B. Diprosone Lösung) 2mal/Tag. In Ausnahmefällen Kombinationspräparate aus Antibiotikum und Glukokortikoid wie Betamethason/Gentamicin (z.B. Diprogenta Salbe/Creme). Therapie mit wässrigen desinfizierenden Lösungen und Gaze-Streifen wird 2 Wochen über Abheilung belassen, um Rezidivierung vorzubeugen. 3-4mal tgl. befeuchten.

 Cave: Vor der Behandlung Abklärung einer Trommelfellperforation!

Interne Therapie
Bei schwerer Lymphknotenschwellung oder gestörter Abwehr (z.B. Diabetes mellitus) ggf. systemische Antibiotika nach Antibiogramm. Initial Breitbandantibiotika wie Dicloxacillin (z.B. InfectoStaph) 3-4mal/Tag 2 Kps. oder Ciprofloxacin (z.B. Ciprobay 2mal/Tag 100-200 mg).

Otobiosis H60.3

Definition
Befall durch die ektoparasitische „Ohrzecke" Otobius. Überwiegend bei Haus- und Wildtieren; seltener beim Menschen.

Vorkommen/Epidemiologie
Mittelamerika.

Otologika

Definition
Arzneimittel zur lokalen Therapie von Ohrenkrankheiten.

Rezeptur(en)
R059 R060 R178

Otomykose B36.92

Definition
Mykose des äußeren Gehörganges, meist sekundär auf dem Boden einer Otitis externa anderer Genese.

Ätiologie
Vor allem durch Schimmelpilze (Aspergillusarten), Dermatophyten und Hefen.

Diagnose
Nativer oder kultureller Nachweis der Pilzelemente (s. Mykose).

Therapie
Externe antimykotische Behandlung mit Breitband-Antimykotika wie Bifonazol (z.B. Mycospor Creme). S.a. Otitis externa.

Otophym L71.8

Definition
Schwellungen mit Talgdrüsenhypertrophie und periglandulärer Fibrose am Ohr, entsprechend dem Rhinophym. Verdickung und Vergrößerung der Ohrläppchen, teilweise Verschluss des äußeren Gehörganges.

Therapie
Entsprechend Rhinophym.

Ovarialtumor, virilisierender D39.1

Definition
Androgenproduzierender Ovarialtumor; z.B. Hiluszelltumor, Arrhenoblastom mit dem klinischen Bild des Virilismus.

Overlap-Syndrom M35.10

Definition
- Antikörper-assoziierte, klinisch sich überlappende Autoimmunerkrankungen, die die Klassifikationskriterien von zwei oder mehr klinisch-phänomenologisch definierten Autoimmunerkrankungen erfüllen oder Hauptsymptome dieser Krankheiten aufweisen. Die Mehrzahl dieser Krankheitsbilder ist mit charakteristischen Autoantikörpern gegen nichtorganspezifische nukleäre oder zytoplasmatische Autoantikörper assoziiert, deren Bildung mit bestimmten immungenetischen Merkmalen in Beziehung stehen. Von Overlap-Syndromen spricht man dann, wenn mindestens 2 der nachfolgenden Erkrankungen erfüllt sind: Systemischer Lupus erythematodes (SLE); systemische Sklerodermie; idiopathische Myositis (IM); Sjögren Syndrom (SS); rheumatoide Arthritis (RA).
- Serologisch durch distinkte ANA-Muster charakterisierte Overlap-Syndrome:
    - MCTD = Mixed connetive tissue disease, Nachweis von U1-RNP-Antikörpern.
    - PM-Scl-Syndrom = Overlap-Syndrom mit Zeichen der PSS, der Dermatomyositis und der chronischen Polyarthritis (rheumatoide Arthritis); Nachweis von PM-Scl-Antikörpern.
    - Antisynthetase-Syndrom oder Jo1-Syndrom = Overlap-Syndrom mit Myositis, fibrosierender Alveolitis, Polyarthritis; seltenere Assoziation mit Sicca-Symptomatik, Raynaud-Phänomen, PSS. Bei über 80% der Fälle Nachweis von Antikörpern gegen AminoacyltRNA-Synthetasen bzw. Jo-1-Antikörpern.
    - Overlap-Syndrom mit Ku-Antikörpern = Krankheitsbild mit Symptomen der systemischen Sklerodermie, einer Myositis und eines SLE.

Oxacillin

Definition
Isoxazolylpenicillin.

Dosierung und Art der Anwendung
- Erwachsene und Kinder ab 6 Jahre: 2-4 g/Tag i.v. oder i.m. in 4-6 ED.
- Kinder 1-6 Jahre: 1-2 g/Tag i.v.
- Säuglinge >3 Monate: 4mal/Tag 20 mg/kg KG i.v.
- Neu- und Frühgeborene: 2mal/Tag 20 mg/kg KG i.v.

Präparate
InfectoStaph

Oxalose E74.8

Definition
Durch Hyperoxalurie und Ablagerung von Oxalatsalzen in der Haut und anderen Organen charakterisierte Erkrankung.

Einteilung
- Man unterscheidet:
    - Primäre Oxalose Typ I
    - Primäre Oxalose Typ II
    - Sekundäre enterale Oxalose
    - Sekundäre idiopathische Oxalose

Ätiologie
- Primäre Oxalose Typ I und Typ II: Diskutiert werden autosomal-rezessiv vererbte Funktionsstörungen im Oxalsäure-Stoffwechsel. Bei Typ I wird das leberspezifische peroxysomale Enzym „Glyoxalattransferase" vermindert exprimiert bzw. fehlt, bei Typ II das Enzym „D-Glycerindehydrogenase". Bei beiden Störungen tritt vermehrt Glyoxalat auf, das nicht weiter zu CO_2 abgebaut, sondern zu Oxalat oxidiert wird. Bei normaler Nierenfunktion und reichlicher Wasserzufuhr kann die Oxalsäure über den Harn ausgeschieden werden (Oxalurie). Meist kommt es jedoch zur Bindung an Kalzium und zur Bildung von Nieren- und Blasensteinen aus Kalziumoxalat sowie zur Ablagerung von Kalziumoxalat u.a. in Knochen oder der Haut.
- Sekundäre enterale Oxalose: Meist Kalziummangel als Folge chronischer Diarrhoen oder von Darmoperationen. Überschüssige Oxalsäure kann nicht an Kalzium gebunden werden und wird daher renal eliminiert. Auslösende Faktoren sind u.a. Enteritis regionalis, Pankreasinsuffizienz, Leberzirrhose, chirurgische Eingriffe.
- Sekundäre idiopathische Oxalose: Passagere oder permanente Hyperoxalurie bzw. Bildung von Kalziumoxalatablagerungen aufgrund der Ernährung mit oxalsäureüberschüssigen Nahrungsmitteln (z.B. Spinat).

Klinisches Bild
Integument: Vereinzelte oder multiple, teilweise milienartige, derbe, weißliche Papeln im akralen Bereich der oberen Extremität. Vereinzelt auch Livedo-Muster der Haut (durch Ablagerungen der Kristalle in den Gefäßwänden) oder umschriebene Hautnekrosen.

Histologie
Nachweis von doppelbrechenden Oxalatkristallen im Korium (seltener in der Subkutis) in stern- oder rhombenförmiger

Anordnung. Im HE-Präparat färben sich die Ablagerungen gelb bis braun-gelb. Kossa-Färbung deutlich positiv.

Differenzialdiagnose
Primäre und sekundäre Kalzinosen der Haut.

Therapie
Eine Behandlung der erblichen Oxalose ist nicht möglich. Durch vermehrte Gabe von Pyridoxol (Vitamin B_6) oder Pyridoxalphosphat kann die Oxalatbildung reduziert werden. In schweren Fällen (z.B. bei terminaler Niereninsuffizienz) Hämodialyse.

Oxiconazol

Definition
Topisches Imidazol-Antimykotikum.

Indikation
Infektionen durch Dermatophyten, Hefe- und Schimmelpilze.

Eingeschränkte Indikation
Stillzeit.

Dosierung und Art der Anwendung
Creme/Lsg./Puder/Spray: 2mal/Tag über mind. 3 Wochen dünn auftragen.

Unerwünschte Wirkungen
Hautreizung, Hautbrennen, allergische Reaktionen.

Wechselwirkungen
Bei externer gleichzeitiger Anwendung von Amphotericin B, Natamycin oder Nystatin wird deren Wirkung abgeschwächt.

Kontraindikation
Azol-Überempfindlichkeit, Schwangerschaft 1. Trimenon, Anwendung am Auge.

Präparate
Myfungar

Oxymetazolin

Definition
Sympathomimetikum.

Indikation
Rhinitis allergica. S.a. β-Sympathomimetika, inhalative.

Dosierung und Art der Anwendung
Nasentropfen/Nasenspray/Dosieraerosol: Bis zu 3mal/Tag 1 Sprühstoß in jedes Nasenloch.

> **Merke:** Anwendungsdauer max. 14 Tage!

Unerwünschte Wirkungen
Bei längerem oder häufigem Gebrauch, insbes. über den empfohlenen Anwendungszeitraum hinaus, gelegentlich Brennen der Nasenschleimhaut nach der Applikation, trockene Nasenschleimhaut, Rhinitis sicca oder Niesen. Bei Überdosierung kommt es selten auch zu Tachykardie, Blutdruckanstieg und Hyperhidrose. Sehr selten Unruhe bis hin zur Schlaflosigkeit, Müdigkeit oder Kopfschmerzen. Vereinzelt Übelkeit oder Schwindel.

Präparate
Nasivin

Oxytetracyclin

Definition
Kurzzeit-Tetracyclin.

Dosierung und Art der Anwendung
Augensalbe: 6mal/Tag 1 cm Salbenstrang in den unteren Bindehautsack auftragen.

Präparate
Oxytetracyclinsalbe 1%, Oxytetracyclin Augensalbe

Oxyuriasis B80.x0

Synonym(e)
Enterobiasis vermicularis

Definition
Häufigste Wurminfektion beim Menschen in Mitteleuropa.

Erreger
Oxyuris vermicularis, Enterobius vermicularis.

Ätiologie
Infektion durch Wurmeier auf kopfgedüngten Salaten und Gemüsen. Erneute Übertragung der Eier vom After zum Mund durch Schmutz- und Schmierinfektion.

Manifestation
Vor allem Kinder.

Klinisches Bild
Pruritus analis, Kratzen mit Erosionen. Auch Bild des nässenden Analekzems. Ekzematisation. Evtl. Sekundärinfektion: Pyodermie, Condylomata acuminata, Mollusca contagiosa im Analbereich. Bei Mädchen evtl. Vulvovaginitis. Selten: Chronisch rezidivierende Urtikaria.

Diagnose
Erregernachweis: Makroskopisch. Oxyuren oder Wurmeier in der Aftergegend oder im Stuhl. Zum Nachweis der Wurmeier durchsichtiges Klebeband morgens an den Analrand drücken.

Komplikation
Blepharitis oder Augenmuskelerkrankungen sind möglich.

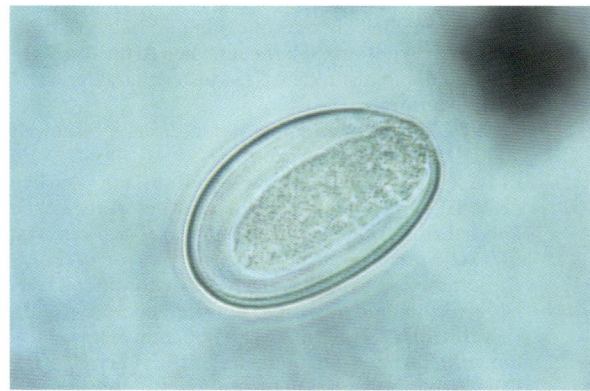

Oxyuriasis. Ei von Enterobius vermicularis. Die Eier sind asymmetrisch und dünnschalig. Ihre klebrige Oberfläche sorgt für das Haften der Eier an der Haut und an Gegenständen. Die Eier sind ca. 50-60 x 20-30 μm groß.

Therapie allgemein
Hygiene: Fingernägel kurz halten, nach dem Stuhlgang Hände mit Seife und Nagelbürste waschen. Bett- und Leibwäsche 8 Tage lang häufig wechseln und auskochen.

Externe Therapie
Bei Superinfektion oder ausgeprägter Ekzemreaktion desinfizierende Sitzbäder mit Kaliumpermanganat (hellrosa) oder Chinolinol (z.B. Chinosol 1:1000 oder R042).

> **Merke:** Untersuchung des Umfelds auf weitere Infektionsträger (z.B. Familie, Kindergarten, Schule)!

Interne Therapie
Einmalgabe von Pyrantel (z.B. Helmex) 10 mg/kg KG (max. 1 g) oder Mebendazol (z.B. Vermox) 100 mg p.o. Nachkontrollen in 2-wöchigen Abständen und ggf. Wiederholen der Therapie, s.a. Wurminfektion.

Ozaena J31.0

Synonym(e)
Stinknase

Definition
Chron. Rhinitis unklarer Ätiologie mit typischem Gestank, den die Patienten wegen einer Anosmie nicht wahrnehmen.

Klinisches Bild
Grün-gelbliche Borkenbildung perinasal, Behinderung der Nasenatmung, Kopfdruck, Schluckbeschwerden.

Pachydermie   L91.91

Definition
- Oberbegriff für eine Verdickung und Verhärtung des Koriums infolge interstitieller Bindegewebshypertrophie.
- Auftreten u.a. bei nachstehenden Grunderkrankungen:
  - Cutis verticis gyrata
  - Pachydermoperiostose, primäre
  - Pachydermoperiostose, symptomatische
  - Lichen myxoedematosus.
- Sekundär bei chronischem Ödem, Elephantiasis.

Therapie
S.u. Cutis verticis gyrata, Pachydermoperiostose, Lichen myxoedematosus

Pachydermodaktylie   L91.8

Erstbeschreiber
Verbov, 1975

Definition
Erworbene, symptomlose, spindelförmige Verdickung der seitlichen Interphalangealgelenke durch benigne Fibromatose, zum Teil auch epidermale Beteiligung mit Hyperkeratose oder entzündlichen Veränderungen. Als ursächlich wird lang dauernde mechanische Manipulation wie Reiben, Drücken, Saugen und Kauen z.B. im Rahmen einer Zwangsneurose angesehen.

Therapie
Vermeiden der mechanischen Irritationen, ggf. psychotherapeutische Betreuung.

Pachydermoperiostose, primäre   M89.4

Erstbeschreiber
Friedreich, 1868; Golé, Solente u. Touraine, 1935

Synonym(e)
Touraine-Solente-Golé-Syndrom; Hyperostosis generalisata mit Pachydermie; familiäre Pachydermoperiostose, idiopathische Trommelschlegelfinger und Periostosis; idiopathische hypertrophische Osteoarthropathie; Akropachydermie mit Pachydermoperiostose, hypertrophischer Haut und langen Röhrenknochen; Uehlinger-Syndrom

Definition
Durch Hyperostosen des Skelettes, Pachydermien und Trommelschlegelfinger gekennzeichnetes Krankheitsbild.

Ätiologie
Unregelmäßig autosomal-dominant vererbt, selten sporadisch.

Manifestation
Überwiegend bei Jugendlichen, vor allem männlichen Geschlechts; seltener in der Kindheit oder bei Erwachsenen. Gehäuft bei Angehörigen der schwarzen Rasse.

Klinisches Bild
Symmetrische periostale Verdickungen, bes. distal an den langen Röhrenknochen, Weichteilverdickungen im Gesicht im Sinne der Cutis verticis et frontis gyrata, an Armen und Beinen, Keratosis palmoplantaris und Hyperhidrose, trommelschlegelähnliche Finger und Zehen, Akrozyanose sowie Seborrhoe.

Differenzialdiagnose
Cutis verticis gyrata, EMO-Syndrom, symptomatische Pachydermoperiostose.

Therapie
Operative Versorgung der Skelettveränderungen und plastische Operationen der pachydermischen Hautareale. Zur Verringerung der Talgdrüsenproduktion kann Isotretinoin (z.B. Isotretinoin-ratiopharm; Aknenormin) 0,5-1,0 mg/kg KG/Tag p.o. eingesetzt werden, Erhaltungstherapie 0,2-0,5 mg/kg KG/Tag oder weniger, je nach Klinik. Iontophorese zur Behandlung der Hyperhidrose. Ausschluss einer sekundären Pachydermoperiostose (Tumorsuche!).

Pachydermoperiostose, symptomatische   M89.4

Synonym(e)
Sekundäre Pachydermoperiostose

Definition
Erworbene Pachydermoperiostose, besonders bei malignen Tumoren (meist Bronchialkarzinom), pulmonalen Erkrankungen (Tuberkulose, Bronchiektasen, Marie-Bamberger-Syndrom), chronisch entzündlichen Erkrankungen, aber auch bei Schilddrüsenerkrankungen (Thyroid acropachy). Im Gegensatz zur primären Form sind die Epiphysen frei von Periostossifikationen.

Therapie
Abklärung und Behandlung der Grunderkrankung (z.B. Tumorsanierung bei Bronchialkarzinom).

Pachyonychia congenita   Q84.5

Erstbeschreiber
Jadassohn u. Lewandowsky, 1906

Synonym(e)
Pachyonychia ichtyosiformis; Polykeratosis congenita; Jadassohn-Lewandowsky-Syndrom; Keratosis disseminata circumscripta; Keratosis congenita multiplex; Pachyonychie-Syndrom

Pachyonychie

Definition
Hereditäre Verhornungsstörung der Haut (Keratosis palmoplantaris) und Schleimhäute mit Nageldystrophien.

Einteilung
- Typ I: Jadassohn-Lewandowsky Typ (PC-1)
- Typ II: Jackson-Lawler Typ (PC-2).

Vorkommen/Epidemiologie
Inzidenz: 0,5-1/100.000 Einwohner/Jahr.

Ätiologie
- Überwiegend autosomal-dominant vererbte Mutationen in den Keratingenen 6a, 6b (Genlokus: 12q13) und 16, 17 (Genlokus: 17q12-q21); seltener autosomal-rezessive Vererbung und Spontanmutationen.
- Die beschriebenen Mutationen der Keratingene 16 und 17 betreffen das Helixinitiationsmotiv, ein funktionell bedeutsamer Abschnitt am Beginn der helikalen Struktur der Keratinmonomere. Diese sind für eine ungestörte Bildung von Keratinfilamenten von entscheidender Bedeutung. Hierdurch entstehen Funktionsdefizite der Keratinozyten, z.B. auf normale mechanische Belastung.

Manifestation
Meist kongenital. Spätmanifestationen zwischen 10.-30. Lebensjahr sind laut Kasuistiken beschrieben.

Klinisches Bild
Angeborene krallenförmige, verdickte Finger- und Zehennägel. Inselförmige oder streifige Palmar-, seltener Plantarkeratosen, häufig Hyperhidrose. Umschriebene Keratosen an Zehen, Fußsohlen, Ferse, Ellenbogen und Knien. Sebostase und Blasenbildung sind möglich.
- Schleimhautveränderungen: Weißliche, streifige Plaques an Zunge, Mundwinkeln, Mundschleimhaut und Kehlkopf (Leukoplakie, orale).
- Augenveränderungen: Verdickung und Trübung der Hornhaut, Katarakt.
- Begleitsymptome: Spina bifida occulta, Divertikulitis, Herzanomalien, Dentes connati.

Externe Therapie
Umschriebene Keratosen, insbes. palmar und plantar mit Salicylsäure-haltigem Pflaster (z.B. Guttaplast Pflaster) in Kombination mit Hornhauthobel oder Salicylsäure-haltigen oder Harnstoff-haltigen Rezepturen wie R215 oder R105 behandeln. Zur Onycholyse hoch konzentriert Harnstoff-haltige Externa anwenden (z.B. 40% Harnstoff-Paste, Onychomal Creme, R110). Orthopädisches Schuhwerk verwenden (ggf. nach Hilfsmittelverordnung).

Interne Therapie
Unter Acitretin (Neotigason) werden gute Resultate beschrieben, initial 0,5-1 mg/kg KG/Tag, Erhaltungsdosis 0,2-0,5 mg/kg KG/Tag. Relativ hohe Dosierung scheint erforderlich. Hyperkeratosen an der Haut sind hierunter besser rückläufig als Nagelveränderungen.

Operative Therapie
Abschleifen der Nägel, ggf. operative Entfernung der Nägel einschließlich des Nagelbettes.

Hinweis(e)
Assoziationen mit eruptiven Vellushaar-Zysten sowie mit Steatocystoma multiplex wurden beobachtet (ebenfalls Mutationen des K17 Gens).

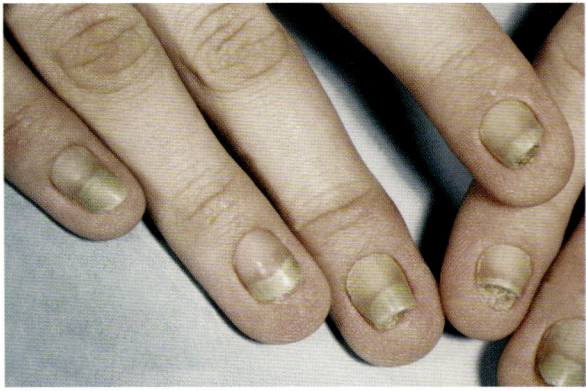

Pachyonychia congenita. Alle Finger- und Zehennägel betreffende, angeborene Nageldystrophie mit Palmarkeratosen. Krallenförmige, verdickte Finger- und Zehennägel.

Pachyonychie L60.2

Synonym(e)
Skleronychie; Onychauxis; Pachionyxie

Definition
Verdickung der Nagelplatte, ggf. mit Vergrößerung und Deformierung (Onychogrypose) infolge eines vermehrten und gestörten Nagelwachstums.

Ätiologie
Angeboren (Pachyonychia congenita) oder erworben, z.B. mechanisch, infektiös, hypothyreotisch, Durchblutungsstörungen. S.a. Altersnagel.

Paclitaxel

Definition
Zytostatikum (aus der Gruppe der Taxane) das in der Pazifischen Eibe (Taxus brevifolia) vorkommt.

Wirkungen
Paclitaxel inhibiert den Abbau von Mikrotubuli und stört damit die Zellteilung. Mikrotubuli sind bei der Mitose Bestandteil der essenziellen Mitosespindel. Im Gegensatz zu Colchicin, Vinblastin, die direkt den Aufbau der Mikrotubuli hemmen, inhibiert Paclitaxel deren Abbau.

Anwendungsgebiet/Verwendung
Beim metastasierten malignen Melanom wurde Paclitaxel mit mäßigem Erfolg in mehreren Studien meist in Kombination mit Carboplatin eingesetzt.

Indikation
Zugelassen zur Therapie des HIV-assoziierten Kaposi-Sarkoms sowie in der Therapie von Ovarialkarzinomen (in Kombination mit Cisplatin), Mammakarzinomen (ggf. in Kombination mit Trastuzumab), von nicht-kleinzelligen Bronchialkarzinomen (in Kombination mit Cisplatin) und Prostatakarzinomen.

Dosierung und Art der Anwendung
AIDS-assoziiertes Kaposi-Sarkom: 100 mg/m² KO i.v., als dreistündige Infusion. Wiederholung in zweiwöchigem Ab-

stand. Die Folgedosierung von TAXOL sollte auf die individuelle Verträglichkeit abgestimmt werden.

Unerwünschte Wirkungen
Knochenmarksuppression mit Blutbildveränderungen (Thrombozytopenie, Neutropenie, Anämie), Neuropathien (insbesondere Parästhesien), Myalgien, Haarausfall, gastrointestinale Nebenwirkungen (z.B. Übelkeit, Erbrechen, Durchfall).

Präparate
Taxol

PAF

Definition
Thrombozyten aktivierendes Phospholipid, das bei IgE-vermittelten allergischen Reaktionen freigesetzt wird.

Page-Syndrom I15.8

Definition
Zentral induzierter Hypertonus mit Tachykardie, wechselndem Gesichts- und Brusterythem sowie fakultativer Hyperhidrose.

Paget, M. der Brustwarze C50.0

Erstbeschreiber
Paget, 1874

Synonym(e)
Paget's disease of the nipple; Krebsekzem

Definition
Intraepidermal wachsendes, wahrscheinlich intraduktales Adenokarzinom mit ekzemähnlichen, meist einseitigen Veränderungen im Bereich der Brustwarze und des Warzenhofes. S.a. extramammärer M. Paget.

Manifestation
Vor allem bei Frauen nach dem 4. Lebensjahrzehnt auftretend.

Klinisches Bild
Initial kleine, langsam wachsende, meist unscharf begrenzte, gerötete und schuppende Plaque an der Brustwarze oder in deren Nähe. Entzündliche Rötung, Nässen, Desquamation oder Schuppenkrusten können das klinische Bild komplizieren. Bei invasivem Wachstum Entwicklung von Papeln oder Knoten. Auch Ulkusbildung kann eintreten.

Histologie
In einer meist hyperplastischen und parakeratotischen Epidermis, in älteren Läsionen auch an den Hautanhangsgebilden nach unten wachsend, finden sich einzelne und regellos zerstreute, große, helle Zellen mit großen pleomorphen Kernen (Paget-Zellen). Diese sind CEA-positiv und färben sich ebenfalls mit niedermolekularen Zytokeratinen.

Differenzialdiagnose
Mamillenadenom (Erosive Adenomatose der Mamille); Keratosis areolae mammae naeviformis; Mamillenekzem; M. Bowen; Skabies; Psoriasis vulgaris.

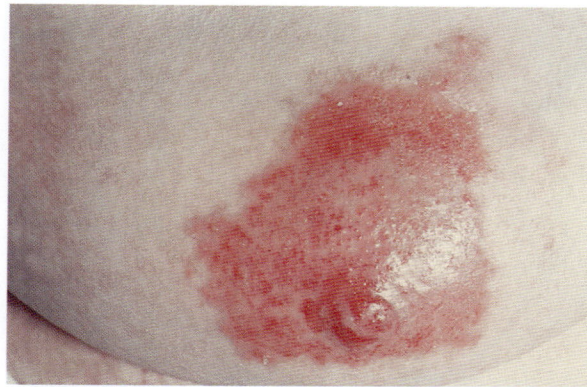

Paget, M. der Brustwarze. Seit mehreren Monaten bestehende, einseitige, symptomlose, therapieresistente, rote, schmerzlose, langsam wachsende Plaque der Brustwarze. Mittlerweile über den Warzenhof hinausgehende flächige Infiltration der Haut. Zuvor bestand ein Brustwarzenerythem, das unter einer antiekzematösen Therapie nicht abheilte.

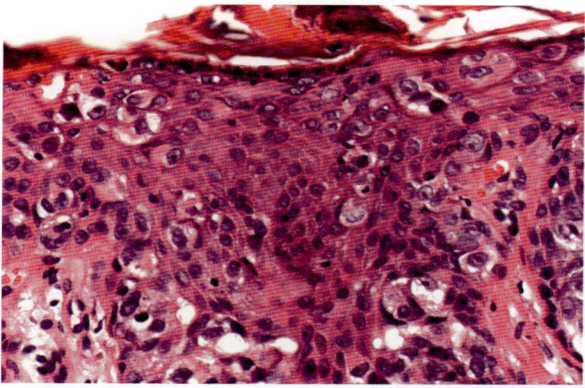

Paget, M. der Brustwarze. Intraepithelial lokalisierte, solitäre oder in Gruppen gelegene, atypische Zellen mit großen bläschenförmigen Kernen und deutlich ausgeprägtem Zytoplasmasaum. Die Zellen heben sich von den ortsständigen Keratinozyten deutlich ab.

Therapie
Operative Entfernung durch Chirurgen oder Gynäkologen. Dem Tumorstadium angepasste, limitierte oder radikale Mastektomie, ggf. mit Ausräumung der axillären Lymphknoten, Bestrahlung des Lymphabflussgebietes und Chemotherapie.

> **Merke:** Bei chronischem, therapieresistentem „Mamillenekzem" stets an M. Paget der Brustwarze denken! Spätestens nach 3-monatiger Behandlung ohne Therapieerfolg histologische Sicherung!

Paget, M., extramammärer C44.L

Erstbeschreiber
Crocker, 1889

Synonym(e)
Adenocarcinoma apocrinocellulare epidermotropicum; Paget carcinoma

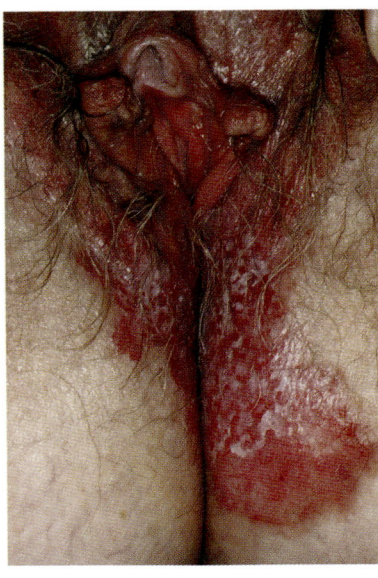

Paget, M., extramammärer. Solitäre, chronisch dynamische, seit 3 Jahren kontinuierlich wachsende, scharf begrenzte, großflächige, mazerierte, fokal ulzerierte, livid-rötliche, nicht juckende Plaque.

Definition
Seltene Form des M. Paget in Körperregionen mit apokrinen Schweißdrüsen, z.B. Anogenitalregion, Achselhöhlen, Nabelregion.

Manifestation
Frauen sind 3mal häufiger als Männer betroffen.

Klinisches Bild
Typisch ist eine scharf begrenzte, asymmetrische, 1,0-10,0 cm große, mit zungenförmigen Ausläufern versehene, ggf. randbetonte, flächige, häufig erosive oder nässende Plaque. Evtl. treten Juckreiz oder leichte Schmerzen auf.

Histologie
In einer meist hyperplastischen und parakeratotischen Epidermis, in älteren Läsionen auch an den Hautanhangsgebilden nach unten wachsend, finden sich meist einzelne und regellos zerstreute, große, helle Zellen mit großen pleomorphen Kernen (Paget-Zellen). Dieses „Schweizer-Käse-Muster" ist diagnostisch sehr kennzeichnend (s.a. Pagetoid). Abschnittsweise können sich die Zellen im Epithel auch nestartig verdichten. Die Paget-Zellen sind CEA-positiv und färben sich ebenfalls mit niedermolekularen Zytokeratinen.

Diagnose
Histologische Abklärung, Stanzbiopsie am Zentrum der Läsion.

Differenzialdiagnose
Ekzem, Intertrigo, M. Bowen.

Komplikation
In 25% der Fälle adnexielles Adenokarzinom. Fortleitung der Tumorzellen per continuitatem! In 15% Karzinom innerer Organe (Rektum, Blase, Prostata, Zervix oder Urethra). Hier muss ein metastatischer Prozess angenommen werden.

Therapie
Exzision weit im Gesunden mit Sicherheitsabstand von 1-2 cm, da Paget-Zellen auch außerhalb der klinisch gesunden Zone beobachtet werden. Bei ausgedehnten Tumoren oder bei Tumoren in schwieriger Lokalisation Defekt offen lassen. Randschnitt- und Tiefen-(Stufen)schnitt-Kontrolle! Deckung des Defektes mit Spalt- oder Vollhaut.

Pagetoid

Definition
Histologische Bezeichnung für ein dem Paget der Brustwarze vergleichbares histologisches Bild mit Ausbreitung der Tumorzellen im Epithelband; z.B. pagetoides Melanom.

Palisadengranulom L92.8

Synonym(e)
Palisading granuloma

Definition
Granulom mit radiär wallartig angeordneten Histiozyten nach nekrobiotischen Bindegewebsveränderungen, z.B. bei Granuloma anulare, Necrobiosis lipoidica, Rheumaknoten.

Pallida-Reaktion

Definition
Komplementbindungsreaktion mit einem aus Reiter-Spirochäten gewonnenen Antigen (Pallida Antigen) zur Syphilisdiagnostik. Heute weitgehend verlassen. S.a. Syphilisserologie.

Palmar- und Plantarsyphilide A51.3

Definition
Syphilid mit symmetrischer Manifestation einer Syphilis acquisita im Sekundärstadium an Handtellern und Fußsohlen.

Therapie
Entsprechend der Syphilis acquisita.

Palmenrute Q55.8

Definition
Kongenitale flügelfellartige Verwachsungen zwischen Penis und Skrotum. Kombinationen mit Hypospadie sind möglich.

Palmoplantarerythem L53.8

Definition
Erythem im Bereich der Handflächen und Fußsohlen unterschiedlicher Ätiologie. Neben Virusinfektionen (Kawasaki-Syndrom) sind chronische Lebererkrankungen und Chemotherapien abzuklären.

Palmoplantarfibromatose, juvenile M72.8

Synonym(e)
Aponeurotisches Fibrom; juveniles aponeurotisches Fibrom

Definition
Angeborene oder bis zum 20. Lebensjahr auftretende Verhär-

tungen oder Knotenbildungen der Subkutis und angrenzender Schichten. Die Entität ist umstritten.

Histologie
Diffus infiltrierend wachsender bindegewebiger Tumor.

Therapie
Stadienabhängige Therapie, s.u. Dupuytrensche Kontraktur und Plantarfibromatose.

Prognose
Rezidiv nach Exzision, auch Spontanrezidive sind möglich. Keine Metastasierung.

PAMPs

Synonym(e)
pathogen associated molecular patterns

Definition
Akronym für „pathogen associated molecular patterns". PAMPs steht für das eminent wichtige Prinzip der angeborenen Immunität nicht jedes mögliche Antigen zu erkennen, sondern nur wenige, hoch konservierte molekulare Muster bzw. Antigenstrukturen (pathogenassoziierte molekulare Muster" oder „pathogen associated molecular patterns").

Einteilung
Bei den PAMPs handelt es sich um chemisch sehr unterschiedliche Substanzen, z.B.:
- Lipopolysaccharid Bindendes Protein (LPS)
- Peptidoglykane (Bestandteile der Bakterienzellmembrane)
- Lipoteichonsäuren (Bestandteile der Bakterienzellmembrane)
- bakterielle DNS
- bakterielle doppelsträngige RNS

Allgemeine Information
PAMPs weisen bestimmte Gemeinsamkeiten auf und sind essentiell für die Pathogenität des Mikroorganismus. Die Zellen des angeborenen Immunsystems, erkennen diese Strukturen und reagieren sofort ohne vorherige Proliferation. Die Rezeptoren, die gemeinsam auf einer Zelle exprimiert werden können (s.u. Immunität, erworbene), werden als mustererkennende Rezeptoren bezeichnet („pattern recognition receptors" = PPRs).

Panangitis M30.8

Definition
Alle Wandschichten betreffende Gefäßentzündung (Panarteriitis, Panphlebitis). S.a. Vaskulitis.

Panaritium L03.01

Definition
Sammelbegriff für alle eitrigen Infektionen der Finger und Zehen.

Einteilung
Je nach Lokalisation, Ausdehnung und Tiefe der Infektion unterscheidet man:
- Paronychie (Entzündung des Nagelbettes)

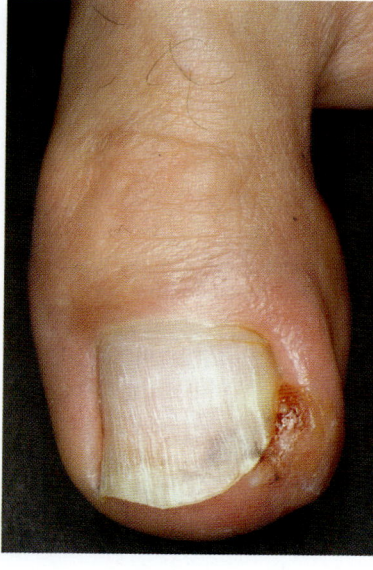

Panaritium. Panaritium, das sich bei einem HIV-Infizierten Patienten ca. 3 Monate nach einer bis dato erfolgreichen antiretroviralen Therapie durch den Protease-Inhibitor Indinavir entwickelt hat.

- Akute Paronychie (Sonderfall: Bulla repens)
- Chronische Paronychie.
- Panaritium subcutaneum, tendinosum, articulare, periostale.

Klinisches Bild
Meist nach Bagatellverletzungen mit sekundärer bakterieller Infektion. Schmerzhafter, ödematös geschwollener Bezirk, klopfendes Gefühl, Abszedierung. Die zunächst oberflächliche Entzündung kann in die Tiefe fortschreiten.

Diagnose
Bakteriologische Untersuchung, Resistogramm.

Therapie
- In der Regel operative Sanierung mit Inzision, ggf. Ausräumung und Drainage. Anschließend Ruhigstellung mittels Böhler Schiene, offene Wundbehandlung, Wundspülung mit Chinolinol (z.B. Chinosol 1:1000 oder **R042**), desinfizierende Wundverbände mit Polyvidon-Jod (z.B. Braunovidon Salbe).
- Bei tiefen Panaritiden systemische Antibiotika nach Antibiogramm. Initial penicillinasefeste Penicilline wie Dicloxacillin (z.B. InfectoStaph) p.o. 2-4 g/Tag in 4-6 ED.

Panatrophia localisata L90.8

Erstbeschreiber
Gowers, 1886

Synonym(e)
Panatrophia cutis localisata; Panatrophy of Gowers; Local panatrophy (Gowers); Morbus Gowers

Definition
Meist umschriebener, partieller oder totaler Verlust des subkutanen Fettgewebes. Atrophie der darunterliegenden Muskeln und Knochen innerhalb von wenigen Monaten.

Ätiologie
Ungeklärt, in einigen Fällen werden Kortikoidkristallsuspen-

sionen angeschuldigt. Zusammenhang mit der zirkumskripten Sklerodermie wird diskutiert.

Manifestation
Vor allem bei Frauen zwischen dem 2. und 4. Lebensjahrzehnt auftretend.

Lokalisation
Vor allem Rücken, Gesäß, Extremitäten.

Klinisches Bild
Scharf begrenzter, atrophischer, muldenförmig eingesunkener, hyper- oder depigmentierter Hautbereich.

Histologie
Korium und Epidermis sind verschmälert. Schwund des subkutanen Fettgewebes.

Differenzialdiagnose
Lipoatrophia semicircularis, lokalisierte Lipoatrophie, sklerotische Panatrophie.

Therapie
- Keine allgemeine kausale Therapie bekannt. Soweit möglich, Behandlung der Ursache.
- Als Folgezustand einer zirkumskripten Sklerodermie: die Therapie richtet sich nach dem kosmetischen Bedarf. Vorzugsweise plastisch-chirurgische Korrekturen. Versuch einer Fettgewebsaugmentation.

Prognose
Keine Rekonstitution möglich. Sistieren des atrophischen Prozesses innerhalb weniger Monate.

Panatrophie, sklerotische   L94.0

Definition
Panatrophia localisata im Gefolge einer typischen zirkumskripten Sklerodermie.

Pancoast-Tumor   C34.1

Synonym(e)
Sulkus-Tumor; Pancoast-Syndrom; Lungenspitzen-Syndrom

Definition
Peripher lokalisiertes Bronchialkarzinom mit Alteration des Halssympathikus. Hierdurch kommt es zu Schweißsekretionsstörungen wie Anhidrose der seitengleichen Gesichtshälfte, Hals, Schulter, Arm, Hand. Untere Grenze der Schweißsekretionsstörungen: 4. bis 8. zervikales Dermatom. Häufig Horner-Syndrom.

Panmyelopathie   D61.9

Synonym(e)
Panmyelophthise; aplastische Anämie; Panzytopenie

Definition
Knochenmarksinsuffizienz mit Ersatz des blutbildenden Markes durch Fettmark. Durch die Panzytopenie kommt es zu folgenden Hautveränderungen: Purpura, teilweise massive Blutungen aus allen Körperöffnungen, Schleimhautulzerationen, blasse Schleimhäute (Anämie).

Ätiologie
Idiopathisch und sekundär (Medikamente, Strahlentherapie, Chemikalien, Infektionskrankheiten, neoplastische und immunologische Erkrankungen).

Therapie
Glukokortikoide, Substitution von Erythrozyten, Thrombozyten und Granulozyten, ggf. Knochenmarkstransplantation.

Panniculitis nodularis nonsuppurativa febrilis et recidivans   M35.6

Erstbeschreiber
Pfeiffer, 1892; Weber, 1925; Christian, 1928

Synonym(e)
Rezidivierende, fieberhafte, nicht eitrige Pannikulitis; Weber-Christian-Syndrom; Idiopathic nodular panniculitis (Mac Donald); idiopathische lobuläre Pannikulitis

Definition
Bei exakter Diagnosestellung eher seltene, über Jahre in Schüben verlaufende, herdförmige, nicht eitrige Entzündung des subkutanen Fettgewebes mit Fieber und Ausbildung symmetrisch angeordneter, subkutaner Knoten oder Platten. Wahrscheinlich ist das klassische Pfeiffer-Weber-Christian-Syndrom eine gemeinsame pathophysiologische Endstrecke auf unterschiedliche ätiologische Faktoren. Heute trennt man die pankreatische Pannikulitis, Pannikulitis bei Lupus erythematodes und die AAT-Mangel assoziierte Pannikulitis ab, so dass die ätiologisch ungeklärten, idiopathischen lobulären Pannikulitiden mit Allgemeinsymptomatik das Pfeiffer-Weber-Christian-Syndrom darstellen. Hierzu im Gegensatz stehen die idiopathischen Pannikulitiden ohne Allgemeinsymptomatik = Lipogranulomatosis subcutanea.

Ätiologie
Ungeklärt, diskutiert werden: Allergische Vaskulitis, Infekte, Autoimmunvorgänge und Alpha-1-Antitrypsin-Mangel. Eine noduläre Pannikulitis als hypererge Reaktion bei Lyme-Borreliose ist beschrieben.

Manifestation
Ca. 70% Frauen, Durchschnittsmanifestationsalter bei 40 Jahren.

Lokalisation
Vor allem an Oberschenkeln und Gesäß lokalisiert, seltener an Stamm und Armen.

Klinisches Bild
Plötzlicher Beginn mit Schwächegefühl, Erbrechen, Müdigkeit, rheumatoiden Beschwerden und Fieber. Multiple kleine oder größere, druckschmerzhafte, weiche subkutane Knoten mit Rötung und Schwellung der bedeckenden Haut. Abheilen der Knoten nach Wochen bis Monaten unter Hinterlassung einer dellenartigen Hauteinziehung infolge Vernarbung im subkutanen Fettgewebe. Selten Spontanperforation durch die Haut (= liquefying nodular panniculitis, Pannikulitis mit Liquefaktion).

Labor
BSG-Beschleunigung, Leukopenie, seltener Leukozytose.

Histologie
Lobuläre Pannikulitis: Initial zwischen den Fettzellen neutro-

phile Granulozyten, Lymphozyten, Histiozyten, später lipophages Granulationsgewebe mit Makrophagen und Schaumzellen, fibrotisches Narbenstadium. Selten Induktion einer histiozytären Proliferation (zytophagische Pannikulitis).

Differenzialdiagnose
Andere Formen der Pannikulitis (s.u. Pannikulitis); Aktinomykose; Sporotrichose; Myzetom; Kryptokokkose; Borreliose; nekrotisierende Fasziitis; traumatogenes Lipogranulom; Embolia cutis medicamentosa; Granuloma anulare subcutaneum; Lipogranulomatosis subcutanea; Sarkoidose; Lipomatosis dolorosa; Rheumaknoten; eosinophile Fasziitis; Lipodermatosklerose; Erythema nodosum; Thrombophlebitis migrans; Erythema induratum; Polyarteriitis nodosa, kutane.

Therapie allgemein
Die Schübe der Erkrankung sind selbstlimitierend. Eine abwartende Haltung ist deshalb vertretbar.

Externe Therapie
Nicht-steroidale Antiphlogistika wie Indometacin (z.B. Amuno-Gel), Ibuprofen (z.B. Dolgit Creme) oder Piroxicam (z.B. Felden-top-Creme) in dicker Schicht auf läsionale Haut auftragen, darüber stundenweise Umschläge mit 0,9% Kochsalzlösung oder 2-5% Ethanol. Alternativ potente Glukokortikoide wie 0,1% Mometason-Creme (z.B. Ecural) in dicker Schicht auftragen, zusätzlich stundenweise verdünnte Alkohol-Umschläge. Abheilen der Knoten nach Wochen bis Monaten unter Hinterlassung einer dellenartigen Hauteinziehung infolge Vernarbung im subkutanen Fettgewebe.

Interne Therapie
- Nichtsteroidale Antiphlogistika wie z.B. Acetylsalicylsäure (z.B. Aspirin; 1,5–2,0 g/Tag p.o.) oder Diclofenac (z.B. Voltaren Tbl./Supp.; initial 150 mg, als Erhaltungsdosis 100 mg/Tag).
- Bei schwerem Krankheitsbild mit erheblichen Allgemeinerscheinungen Glukokortikoide wie Prednison (z.B. Decortin) 80-100 mg/Tag, Ausschleichen je nach Klinik über 3-5 Wochen.
- Bei schwerem rezidivierendem Verlauf wurden bisher folgende Medikamente mit unterschiedlichem Erfolg versucht:
  - Ciclosporin A (z.B. Sandimmun) 2-3 mg/kg KG/Tag p.o.
  - Dapson (z.B. Dapson Fatol Tbl.) 1,0-2,0 mg/kg KG/Tag p.o.
  - Kombination von Hydroxychloroquin 4 mg/kg KG/Tag p.o. und Colchicin 0,025 mg/kg KG/Tag p.o.

Prognose
Schubweiser Verlauf, häufig mit jahrelangen erscheinungsfreien Intervallen.

Pannikulitis M79.3

Synonym(e)
Fettgewebsentzündung

Definition
- Polyätiologische, heterogene Gruppe entzündlicher Erkrankungen des Fettgewebes, bei denen ein phasenhafter, sich selbst perpetuierender reaktiver Entzündungsprozess abläuft, der entweder in einer Restituio ad integrum oder in einer narbigen Defektheilung endet, erkennbar an eingezogenen Fettgewebsdefekten.
- Eine allgemein akzeptierte Klassifikation der Pannikulitiden ist nicht vorhanden, so dass allen klassifikatorischen Ansätzen stets eine Vorläufigkeit beschieden war. So werden beispielsweise von Klinikern und Pathologen für ein und dasselbe Krankheitsbild unterschiedliche Namen benutzt (Erythema induratum - Nodularvaskulitis). Auch haben sich ältere Begrifflichkeiten als überholt erwiesen, so z.B. die „Pannikulitis nodularis nonsuppurativa febrilis et recidivans". Aufgrund neuer Erkenntnisse kann man davon ausgehen, dass sich unter dieser Begrifflichkeit mehrere distinkte Krankheitsbilder verbergen, wie die AAT-Mangel-assoziierte Pannikulitis, die pankreatische Pannikulitis oder die Lupus-Pannikulitis. Die vorliegende Klassifikation basiert in erster Linie auf histologischen Kriterien (septal vs. lobulär; mit Vaskulitis vs. ohne Vaskulitis), in zweiter Linie auf ätiologischen (traumatisch, Infekt-bedingt, artifiziell) Kriterien. Es muss verdeutlicht werden, dass die Unterteilung in septale und lobuläre Pannikulitis häufig schwierig ist, da reine Formen eher selten sind und Mischbilder die Regel sind.

Einteilung
Lobuläre Pannikulitis*:
- Ohne Vaskulitis:
  - Panniculitis nodularis nonsuppurativa febrilis et recidivans (Pfeiffer-Weber-Christian-Syndrom)
  - Lipogranulomatosis subcutanea
  - Pannikulitis, pankreatische.
  - Physikalische/traumatische/artifizielle Pannikulitis:
    – Pannikulitis, Kältepannikulitis
    – Pannikulitis, Druckpannikulitis
    – Pannikulitis nach Injektionen
    – Pannikulitis durch Artefakte.
  - Pannikulitis, mit „needle shaped clefts" in Lipozyten:
    – Sclerema adiposum neonatorum
    – Adiponecrosis subcutanea neonatorum
    – Pannikulitis, poststeroidale.
  - Lobuläre Pannikulitiden bei Kollagenosen:
    – Lupus-Pannikulitis
    – Systemische Sklerodermie
    – Morphea
    – Pannikulitis bei Dermatomyositis.
  - Lobuläre Pannikulitis bei sonstigen Erkrankungen:
    – Sarkoidose
    – Granuloma anulare
    – Necrobiosis lipoidica
    – Pannikulitis bei chronischer Polyarthritis (rheumatoide Arthritis)
    – Pannikulitis calcificans (Niereninsuffizienz).
  - Pannikulitis bei malignen Systemerkrankungen:
    – Pannikulitisches, kutanes T-Zell-Lymphom
    – Leukämien der Haut
    – Pannikulitis, histiozytäre, zytophagische.
  - Pannikulitis durch Infektionen:
    – Pannikulitis, bakterielle
    – Pannikulitis, mykotische.
- Mit Vaskulitis:
  - Erythema induratum Bazin (Nodularvaskulitis).

Septale Pannikulitis*:
- Ohne Vaskulitis:
  - Erythema nodosum
  - Necrobiosis lipoidica
  - Eosinophile Fasziitis

- AAT-Mangel-assoziierte Pannikulitis
- Lipodermatosklerose.
- Mit Vaskulitis:
  - Polyarteriitis nodosa, systemische
  - Polyarteriitis nodosa, kutane
  - Thrombophlebitis migrans.

* Ausschließlich lobuläre oder septale Pannikulitiden werden nicht beobachtet. Somit sind beide Begriffe als „überwiegend septal" oder „überwiegend lobulär" zu verstehen.

Ätiologie
Je nach auslösender Grunderkrankung.

Lokalisation
Untere Extremität, Gesäß, Hüfte, seltener ist das Abdomen betroffen. Nur die Lupus-Pannikulitis betrifft auch die oberen Partien des Rumpfes, die Arme und das Gesicht.

Klinisches Bild
Rot bis rot-blaue, feste, meist schmerzhafte, subkutan gelegene, 1,0-10,0 cm große, entzündliche Knoten. Die überlappende Haut ist häufig gerötet und eingesunken, seltener bildet sich ein putrides Ulkus aus.

Histologie
Siehe hierzu unter den einzelnen Krankheitsbildern! Die Biopsie einer älteren Pannikulitis ist wertlos. Um repräsentatives Material zu erhalten, bedarf es der tiefen Biopsie einer frischen Läsion (erste klinische Erscheinungen). Bei länger bestehender Pannikulitis überlagern resorptive, entzündliche Reparationsprozesse den initiierenden Prozess. Diese Reparationsvorgänge sind für alle Formen der Pannikulitiden histomorphologisch weitgehend identisch und damit ätiopathogenetisch nicht aussagefähig. Die Biopsie muss als breite Exzisionsbiopsie möglichst „atraumatisch" durchgeführt werden und bis zur Muskelfaszie reichen. Stanzbiopsien sind wegen mangelnder Tiefe der Exzision nicht indiziert.

Diagnose
Tiefe Hautbiopsie, Sonographie (7,5 MHz).

Therapie
Hierbei gilt es, zwei Grundprinzipien zu beachten: Symptomatische und pragmatische Behandlung des Entzündungsprozesses sowie Erkennung der Ursache und Behandlung der Grunderkrankung.

Pannikulitis, AAT-Mangel-assoziierte M35.6

Erstbeschreiber
Warter, 1972

Definition
Sehr schmerzhaftes, oftmals rezidivierendes, noduläres und nekrotisierendes Pannikulitissyndrom, das auf α-1-Antitrypsinmangel (AAT-Mangel) zurückzuführen ist.

Vorkommen/Epidemiologie
Selten. In Deutschland sind ca. 10.000-25.000 Erkrankungen bekannt.

Ätiologie
Meist hereditär (autosomal-rezessiver Erbgang; Chromosom 14 assoziiert; Proteinpolymorphismus)

Manifestation
Alle Altersgruppen vom Kindesalter bis hin zur 8. Lebensdekade sind betroffen. Vor allem bei Kindern und Jugendlichen auftretend. Keine Geschlechterbevorzugung.

Lokalisation
Überwiegend an Extremitätenstreckseiten und am Stamm.

Klinisches Bild
Einzeln oder disseminiert auftretende, schmerzhafte, indurierte, subkutane Knoten. Häufig spontane Entleerung der Knoten mit Sekretion von öliger blutig-tingierter Flüssigkeit. Indolente tiefe Ulzera. Nicht selten Arthralgien und Fieber. Häufige Begleitsymptome:
- Icterus prolongatus des Neugeborenen
- Hepatitis unklarer Genese im Säuglings- oder Kindesalter
- Lungenemphysem des Erwachsenen
- Hepatitis oder Leberzirrhose unklarer Genese beim Erwachsenen.

Labor
Serumtiter von Alpha-1-Antitrypsin (Referenzbereich: 0.9-2.0 g/l), Alpha-1-Antitrypsin Genotypisierung, ggf. pränatale Diagnostik.

Histologie
Akute neutrophile lobuläre, später auch septale Pannikulitis ohne Vaskulitis und mit Liquidationsnekrosen.

Therapie
Alkohol- und Nikotinkarenz! Initial oder bei weniger schweren Verläufen kann Dapson (z.B. Sulfone Tabletten) 50-150 mg/Tag p.o. versucht werden. Substitution von α-1-Antitrypsin (z.B. Prolastin HS) mit mindestens 60 mg/Woche zur Erhaltung des minimalen Referenzwertes im Blut.

Pannikulitis calcificans M79.3

Definition
Schmerzhafte sekundäre Pannikultitis des subkutanen Fettgewebes mit Calciumablagerungen, die auf eine Calciphylaxie zurückzuführen ist.

Vorkommen/Epidemiologie
Selten und fast ausnahmslos bei Dialysepatienten (Prävalenz ca. 1%); in Einzelfällen bei chronischem Alkoholabusus.

Ätiologie
Terminale Niereninsuffizienz, sekundärer oder tertiärer Hyperparathyreodismus; insuffiziente Hämodialyse (Überschreiten der Löslichkeitsgrenze für Kalzium und Phosphat im Blut).

Lokalisation
Vorwiegend am Bauch oder der Vorderseite der Oberschenkel auftretend.

Klinisches Bild
Livedo, erythematöse Knoten, nicht selten nekrotisierend und progredient bis zur Entwicklung von torpiden Ulzera; oftmals Superinfektionen; gelegentlich Varikose und Akrozyanose.

Labor
Elektrolyte, Parathormon, Calcitonin, Vitamin D_3 Hormon.

Histologie
Nachweis von Kalkblagerungen in den Fettgewebsläppchen als auch in den Septen des Fettgewebes. Häufig Einzelzellne-

krosen, teilweise zu größeren Fettzysten mit basophilem Debris konfluierend sowie einliegenden Kalzifizierungen. Mediaverkalkung und Intimahyperplasie der kleinen arteriellen Gefäße.

Diagnose
Schwierig, da häufig durch andere Krankheitsbilder überlagert. Labor, Histologie.

Differenzialdiagnose
Sklerodermie; CREST-Syndrom; Kryoglobulinämie; Lupus erythematodes; diabetische Angiopathie.

Therapie
Behandlung der Grunderkrankung, Hämodialyse, ggf. Nekrosenabtragung und Hautrekonstruktion

Prognose
Schlecht, trotz Behandlung (Mortalität ca. 80%).

Diät/Lebensgewohnheiten
Phosphatarme Diät.

Pannikulitis, Druckpannikulitis M79.8

Definition
Entzündung des subkutanen Fettgewebes 2-12 Std. nach einem druck- oder schlagbedingten Trauma.

Klinisches Bild
An den Stellen der Einwirkung umschriebene, 1-10 cm große, schmerzhafte, derbe, rote, gelb-braune oder blaue subkutane Knoten oder Plaques.

Histologie
Im frischen Stadium massive Hämorrhagien, rupturierte Adipozyten und Pseudofettzysten. Nach wenigen Tagen Entwicklung eines lipophagen Granulationsgewebes mit Histiozyten, Riesenzellen und Fibroblasten. Später Ausbildung einer Fibrose.

Externe Therapie
Nichtsteroidale Antiphlogistika wie Indometacin (z.B. Amuno-Gel), Ibuprofen (z.B. Dolgit Creme) oder Piroxicam (z.B. Felden-top-Creme) in dicker Schicht auf läsionale Haut auftragen, stundenweise Umschläge mit 0,9% Kochsalzlösung oder 2-5% Ethanol.

Interne Therapie
Nichtsteroidale Antiphlogistika, z.B. Acetylsalicylsäure (z.B. Aspirin) 1,5-2,0 g/Tag p.o. oder Diclofenac (z.B. Voltaren Tbl.) initial 150 mg/Tag peroral.

Prognose
Abklingen der Entzündung nach 1-8 Tagen.

Pannikulitis, histiozytäre, zytophagische M35.6

Erstbeschreiber
Winkelmann u. Bowie, 1980

Definition
Sehr seltene, rezidivierende, lobuläre Pannikulitis mit häufig fulminantem klinischem Verlauf, mit Fieber, schwerem Krankheitsgefühl, Hepatosplenomegalie, Schleimhautulzera, histiozytärer Proliferation oder Hämophagozytose. Diskutiert werden Varianten der Panniculitis nodularis nonsuppurativa febrilis et recidivans, einer Langerhanszell-Histiozytose oder eines T-Zell-Lymphoms.

Ätiologie
Unklar. Diskutiert werden α-1-Antitrypsinmangel, erworbenes Angioödem oder Paraproteinämie. In den letzten Jahren zunehmend Beobachtungen über das Zusammentreffen mit T-Zell-Lymphomen, insbes. dem Pannikulitis-artigen T-Zell-Lymphom.

Manifestation
Im frühen bis mittleren Erwachsenenalter, seltener bei Jugendlichen oder Kindern auftretend. Keine Geschlechterbevorzugung.

Klinisches Bild
Pannikulitis im Bereich des Rumpfes und der Extremitäten, Anämie, Fieber, Hepatosplenomegalie, Thrombozytopenie; Serositis, aphthöse Läsionen, periphere Lymphknotenschwellungen, Schleimhautulzerationen, Ekchymosen, Gerinnungsdefekte.

Labor
Panzytopenie als schwere Komplikation.

Histologie
Bild der gemischten septal/lobulären Pannikulitis. Geprägt wird das Bild von Lymphozyten, daneben Makrophagen, neutrophilen Granulozyten und Plasmazellen. Typisch sind Makrophagen, die Lymphozyten, Erythrozyten und Thrombozyten phagozytiert haben (Bohnensäckchen - bean bag cells). Atypische Zellen können bei Fällen nachgewiesen werden, die mit T-Zell-Lymphomen assoziiert sind.

Therapie
Zusammenarbeit mit Internisten. Polychemotherapie ist erforderlich, eine Standardtherapie ist jedoch nicht bekannt. Unterschiedliche Zytostatika sind bisher versucht worden, z.B. CHOP-Schema, Ciclosporin A.

Prognose
Ungünstig, tödliche generalisierte Hämorrhagie, Leberinsuffizienz.

Pannikulitis, infektiöse M79.3

Definition
Erreger-induzierte entzündliche Reaktion des subkutanen Fettgewebes.

Erreger
- Bakterien: Staphylokokken, Streptokokken, Pseudomonas, Klebsiellen, Yersinien, Tropheryma whippelii, Nokardien, Fusarien, Borrelien, Mykobakterien.
- Pilze: Candia-Spezies, Schimmelpilze, Histoplasmen, Kryptokokken, Sporotrichien.

Ätiologie
Infektion durch direkte Inokulation kontaminierten Materials oder durch septische Absiedlungen.

Klinisches Bild
Meist schmerzhafte, tief liegende, entzündliche Knoten mit darüberliegender roter Haut. Neigung zur Abszedierung und Fistelbildung.

Histologie
Septolobuläre, neutrophile Pannikulitis im akuten Stadium.

Später sehr unterschiedliche Infiltrate je nach Erregerspektrum.

Diagnose
Erregernachweis durch Abstrich, Kultur, PCR.

Differenzialdiagnose
Pannikulitiden anderer Genese.

Therapie
Je nach Erregerspektrum.

Pannikulitis, Kältepannikulitis M79.86

Erstbeschreiber
Haxthausen, 1941

Synonym(e)
Adiponecrosis subcutanea e frigore (Haxthausen); Popsicle-Panniculitis

Definition
2 bis 3 Tage nach Unterkühlung vor allem bei Kleinkindern und adipösen Frauen auftretende, tief kutan gelegene, sukkulente, schmerzhafte Knoten im Fettgewebe.

Lokalisation
Vor allem Kinnregion (Doppelkinn), Mammae, Nates, äußere Oberschenkelpartien (Reiterpannikulitis).

Klinisches Bild
1-3 Tage nach Abkühlung flächiges oder retikuläres rotes bis blau-rotes Erythem mit umschriebenen 1-5 cm großen, leicht schmerzenden Knoten und/oder Plaques. Haut ist kühl. Spontane Rückbildung innerhalb von 2-5 Wochen.

Histologie
Septolobuläre Pannikulits mit gemischten Infiltraten in der tiefen Dermis sowie dem unterlagernden Fettgewebe. Hier wandverdickte, dilatierte mit Erythrozyten prall gefüllte Gefäße, dichte Infiltrathülsen aus Lymphozyten und eosinophilen Granulozyten. Neutrophile Granulozyten und Histiozyten können begleitend vorhanden sein. Infiltrate zeigen sich auch periadnexiell um Schweißdrüsen und perineural. Adipozyten sind rupturiert. Nachweis von Schaumzellen und Mikropseudofettzysten.

Diagnose
2-3 minütiges Auflegen von Eisstückchen auf fettgewebsunterlagerte Haut führt zur Knotenbildung.

Differenzialdiagnose
- Klinisch: Perniones, Lupus-Pannikulitis,
- Histologisch: Erythema nodosum; Adiponecrosis subcutanea neonatorum

Externe Therapie
Nichtsteroidale Antiphlogistika wie Indometacin (z.B. Amuno-Gel), Ibuprofen (z.B. Dolgit Creme) oder Piroxicam (z.B. Felden-top-Creme) in dicker Schicht auf läsionale Haut auftragen.

Interne Therapie
Bei starken Beschwerden und kaltem Wetter nichtsteroidale Antiphlogistika, z.B. Acetylsalicylsäure (z.B. Aspirin) 1,5-2,0 g/Tag p.o. oder Diclofenac (z.B. Voltaren Tbl./Supp.) initial 150 mg, als Erhaltungsdosis 100 mg/Tag p.o.

Prophylaxe
Ausreichender Kälteschutz!

Pannikulitis, neutrophile, lobuläre M79.3

Definition
Pannikulitis bei bestehender rheumatoider Arthritis.

Manifestation
Vorwiegend bei Frauen mittleren Alters auftretend.

Lokalisation
Am Unterschenkel.

Klinisches Bild
Schmerzhafte Knoten und Platten in der Subkutis mit roter, überlagernder Haut.

Histologie
Diffuse lobuläre Fettgewebsnekrose mit basophiler Nekrose, dichten Infiltraten mit neutrophilen Granulozyten, Schaumzellen. Perivaskulär zeigen sich auch einige Lymphozyteninfiltrate. In der Läppchenperipherie bestehen auch lipomembranöse Fettzellnekrosen und Mikropseudofettzysten.

Therapie
Behandlung der Grunderkrankung. Schnelles Ansprechen auf systemische Glukokortikoide. Symptomatische Lokaltherapie.

Pannikulitis, pankreatische M79.8

Synonym(e)
Pannikulitis bei bestehendem myelodysplastischen Syndrom oder rheumatoider Arthritis.

Definition
Sehr selten im Rahmen von Entzündungen des Pankreas oder bei Lipase-bildenden Tumoren (Adenokarzinome des Pankreas), auftretende Nekrosen des subkutanen Fettgewebes. S.a. Pannikulitis.

Ätiologie
Unklar. Diskutiert werden fokale enzymatische Wirkungen der vom Pankreas freigesetzten Lipase (Pankreaslipase, Phospholipase-A2) oder alpha-Amylase sowie von freien hydrolysierten Fettsäuren, v.a. bei akuter Pankreatitis (2/3 der Patienten), seltener bei Pankreaskarzinom (1/3 der Patienten), Pankreaspseudozysten oder als Frühzeichen eines Leberkarzinoms. Die pannikulitischen Veränderungen gehen der Diagnose der auslösenden Grunderkrankung in etwa der Hälfte der Fälle voraus.

Manifestation
Meist Männer, häufig Alkoholanamnese.

Lokalisation
Untere Extremitäten, v.a. prätibial, seltener Rumpf. Die Läsionen zeigen eine Prädilektion für gelenknahe Stellen.

Klinisches Bild
- Integument: Schubweise auftretende, schmerzhafte, meist symmetrische, 5-7 cm große, deutlich indurierte, gerötete, subkutane, gelegentlich ulzerierte Knoten und Plaques.
- Extrakutane Manifestationen: Assoziation mit Monoarthritis, Polyarthritis und/oder Polyserositis. Die Arthritis

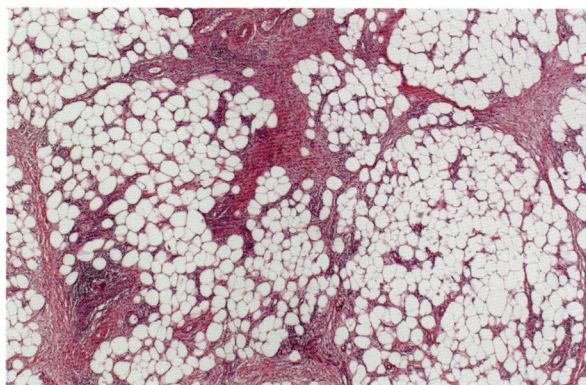

Pannikulitis, pankreatische. Lobuläre Pannikulitis mit dichtem, überwiegend lymphozytärem Infiltrat. Destruierte Fettzellen sind zu Mikropseudozyten zusammengeflossen.

kann sehr schwer verlaufen und zur Zerstörung des Gelenkes führen. Abdominelle Beschwerden können durch eine Beteiligung des viszeralen Fettgewebes (Omentum) sowie des Peritoneums assoziiert sein.

Labor
Erhöhung von Lipase, Serum- und Urinamylase, evtl. Gamma-GT und AP, Leukozytose, Eosinophilie; Hypokalzämie.

Histologie
Lobuläre Fettgewebsnekrose mit basophilen Kalziumablagerungen und kernlosen Fettzellen. Gemischtes entzündliches Infiltrat. Destruierte Fettzellen sind abszessartig von dichten Infiltraten aus neutrophilen Granulozyten umgeben, dazwischen Schaumzellen und Mikropseudozyten.

Differenzialdiagnose
Erythema nodosum.

Therapie
Behandlung der Grunderkrankung durch Internisten. Externe Behandlung mit antiphlogistischen Salben oder Gelen wie Indometacin (z.B. Amuno-Gel) oder Ibuprofen (z.B. Dolgit Creme).

Pannikulitis, poststeroidale   T88.7

Erstbeschreiber
Smith u. Good, 1956

Synonym(e)
Post-Steroid-Pannikulitis; Poststeroidpannikulitis

Definition
Seltene Komplikation nach Absetzen einer hoch dosierten internen Kortikosteroidbehandlung. Knotige Pannikulitis. Auftreten 1-35 Tage nach Absetzen.

Manifestation
Vor allem bei Kindern auftretend, meist 20. Lebensmonat bis zum 14. Lebensjahr.

Lokalisation
Vor allem an Wangen, Kinn, Armen oder Stamm lokalisiert.

Klinisches Bild
Bis zu 4 cm große, feste, subkutane Knoten und Platten. Die Haut ist rot bis hautfarben. Leichte Hyperthermie. Gelegentlich leichter Juckreiz. Meist keine weiteren Symptome.

Histologie
Lobuläre Pannikulitis, mit kräftiger entzündlicher Reaktion durch Lymphozyten, Makrophagen und mehrkernige Riesenzellen. Nadelförmige, radiär angeordnete Aussparungen (needle shaved clefts) in den Fettzellen.

Differenzialdiagnose
Panniculitis nodularis nonsuppurativa febrilis et recidivans, Erythema nodosum.

Therapie
Keine kausale Therapie bekannt und notwendig. Rückbildung in Wochen bis Monaten, somit ist abwartende Haltung (insbes. in leichten Fällen) vertretbar.

Externe Therapie
Nichtsteroidale Antiphlogistika wie Indometacin (z.B. Amuno-Gel), Ibuprofen (z.B. Dolgit Creme) oder Piroxicam (z.B. Felden-top-Creme) in dicker Schicht auf läsionale Haut auftragen, zusätzlich stundenweise Umschläge mit 0,9% Kochsalzlösung oder 2-5% Ethanol.

Interne Therapie
Soweit möglich, meiden systemischer Glukokortikoide.

Prognose
Günstig: Rückbildung in Wochen bis Monaten.

Papel

Synonym(e)
Knötchen; Papula; Blatter

Definition
Flache, kugelige oder spitzkegelige die Haut überragende, bis zu 0,5 cm durchmessende (größere papulöse Effloreszenzen werden als Plaque bezeichnet) Effloreszenz unterschiedlicher Farbe, Konsistenz und Konfiguration. Ihre Konsistenz reicht von weich, fest bis derb. Ihre Oberfläche kann glatt, rau oder schuppig sein. In einem Schnittmuster stellen sich Papeln als flache, flach-ovale, halbkugelige oder spitzkegelige Erhabenheiten dar.

Allgemeine Information
Zu unterscheiden ist bei der differenzialdiagnostischen Einordnung einer Hauterkrankung zwischen einer solitären Papel oder zwischen multiplen Papeln als Teilsymptom einer lokalisierten oder generalisierten Erkrankung (z.B. papulösem Exanthem bei einer unerwünschten Arzneimittelreaktion oder bei einer klassischen Infektionskrankheit). Diese Unterscheidung ist in den meisten Fällen blickdiagnostisch möglich. Sie ist für den weiteren Untersuchungsgang (ausschließlich regionale Untersuchung oder Ganzkörperuntersuchung) von entscheidender Bedeutung. Andere wegweisende, blickdiagnostisch zu erfassende Aspekte sind das Verteilungsmuster eines papulösen oder makulo-papulösen Exanthems, dessen Dynamik sowie die Beurteilung des Allgemeinzustandes.

Diagnose
Grundsätzlich sind bei der differenzialdiagnostischen Beurteilung einer Dermatose die sich durch Papeln definiert, zahlreiche verschiedene klinische Aspekte zu berücksichtigen und zu bewerten. Hierzu gehören:

- Größe
- Anzahl und Verteilung (solitär, multipel, gruppiert, disseminiert, exanthematisch)
- Anordnung und Form (gyriert, herpetiform, serpiginös, in Blaschko-Linien, segmental, anulär, polygonal, netzartig
- Strukturelle und funktionelle Zuordnung (follikulär, Schweißdrüsen, Talgdrüsen, Kontaktstellen bzw. durch exogenen Auslöser definiert (z.B. Kontaktstelle, heliotrop, zufällig, textilbedeckt)
- Topographische Zuordnung (verschiedene Körperregionen, Felderhaut, Leistenhaut, Gesicht, Nase, Ohrmuschel, Kapillitium, intertriginös)
- Begrenzung (scharfrandig, unscharf, bogig, zackig, zufällig)
- Farbe (mattrot, hellrot, sattrot, hämorrhagisch, Übergang zur Purpura, blaurot)
- Temperatur (hypo-, normo-, hypertherm)
- Konsistenz (unverändert, leicht bis mäßig erhöht [palpables Erythem]/ Übergang zur Papel)
- Symptomatik (milder Juckreiz, starker Juckreiz, brennender Juckreiz, Schmerz)
- Vergesellschaftung mit Fieber und/oder sonstigen Allgemeinsymptomen (Arthralgien, intestinale Symptome, Abgeschlagenheit)
- Vergesellschaftung mit Stoffwechselerkrankungen, Schwangerschaft, malignen Tumoren, Autoimmunerkrankungen
- Dynamik (statisch, akut flüchtig, akut persistierend, chronisch persistierend, Crescendoreaktion mit ansteigender Dynamik, Wellendynamik, mit ansteigender Phase-Plateauphase und Decrescendophase)
- Auslösung: Exogene Auslösung: Physikalisch: Kälte, Wärme, Druck, UV, Licht), biochemisch (Anstrengung; Wasser; Irritanzien), allergisch (Kontaktallergene)
- Auslösung: Endogene Auslösung: bakterielle, virale, mykotische Infekte, UAW (Arzneimittelreaktionen), Nahrungsmittelallergien.

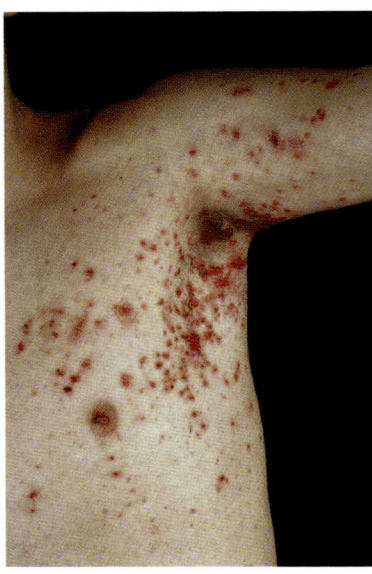

Papeln, persistierende postskabiöse. Klinisches Bild nach ungenügender Behandlung einer Skabies. Multiple, chronisch aktive, seit 8 Wochen bestehende, ständig juckende, 0,2–0,4 cm große, raue, rote Papeln in der Axillarregion bei einem 8-jährigen Jungen.

Papeln, persistierende postskabiöse   L30.8

Definition
Braunrote, bis linsengroße, stark juckende Papeln vor allem in der Inguinal-, Perigenital- und Axillarregion trotz ausreichender Behandlung einer Skabies. S.a. postskabiöses Ekzem.

Ätiologie
Wahrscheinlich hyperge Hautreaktion auf die Krätzmilbe und ihre Produkte.

Manifestation
Vor allem bei Kindern, aber auch bei Erwachsenen auftretend.

Histologie
Pseudo-lymphomartiges, histiozytär-eosinophiles Infiltrat.

Therapie
Glukokortikoidcreme, ggf. vorsichtige intraläsionale Glukokortikoidkristallsuspension-Injektion.

Papilionitis   T63.4

Definition
Teils irritative, teils urtikarielle Haut- und Schleimhauterkrankung, hervorgerufen durch Giftschuppen der Motte Hylesia metabus nach Kontakt mit dem Menschen.

Vorkommen/Epidemiologie
Mittelamerika.

Klinisches Bild
Stark juckende, dicht stehende, auch konfluierende, bis pfenniggroße, unscharf begrenzte, erythematöse, urtikarielle Hautveränderungen. Vereinzelt Exkoriationen. Nach Inhalation kann es auch zu Atembeschwerden kommen.

Differenzialdiagnose
Raupendermatitis.

Therapie
Je nach Ausprägung des Befundes kurzfristig orale Antihistaminika (z.B. 1mal/Tag 1 Tbl. Aerius p.o.) und externe potente Glukokortikoide wie 0,05% Clobetasol-Creme (z.B. Dermoxin Creme), 0,1% Mometason-Salbe (z.B. Ecural Salbe), 0,25% Prednicarbat-Creme (z.B. Dermatop Creme) anwenden.

Papillitis, eruptive, linguale   H46

Erstbeschreiber
Lacour, 1997

Synonym(e)
Eruptive lingual papillitis

Definition
Akute, v.a. bei Kindern auftretende Stomatitis ungeklärter Ätiologie (virale Erkrankung?).

Vorkommen/Epidemiologie
Inzidenz: 0,8/1.000 Kinder.

Manifestation
Überwiegend bei Kleinkindern, selten bei Erwachsenen auftretend.

Klinisches Bild
Plötzliches Auftreten (ohne Prodromi) meist stark brennender, entzündlicher, hypertropher Papillen an der Zungenspitze oder den Seitenränder der Zunge. Keine Vesikel oder Erosionen. Meist keine Veränderung des Allgemeinzustandes. Einige Patienten leiden unter kurzzeitigem (maximal 2 Tage) Fieber bis 39 °C. Die Inzidenz ist im Frühjahr (April) und Herbst (Oktober) erhöht. Submaxilläre und zervikale Lymphknoten sind häufig indolent vergrößert (bei 40% der Erkrankten). Spontane Remission nach 2-15 Tagen.

Histologie
Hypertrophe fungiforme Papille, dermale Infiltrate bevorzugt aus neutrophilen Granulozyten; minimale Spongiose, dilatierte Kapillaren.

Differenzialdiagnose
Hand-Fuß-Mund-Krankheit; hypertrophe Papillen bei Nahrungsmittelallergien; Psoriasis vulgaris; Ciclosporin A-Behandlungen

Therapie
Da eine harmlose Erkrankung vorliegt, ist nur symptomatische Therapie notwendig.

Papillom D23.L

Definition
Gutartige, über das Hautniveau herausragende (warzenartige) Geschwulst der Haut- oder Schleimhaut infolge Verlängerung der dermalen Papillen (Papillomatose), die von einem meist hyperplastischen Epithel überzogen sind. Papillome entstehen als Reiz-Antwort auf infektiöse, chemische oder mechanische Noxen. Der Begriff Papillom wird z.T. synonym mit Akanthom verwendet.

Papillomatose D23.L

Synonym(e)
Papillomatosis

Definition
Multiple Papillome der Haut- und/oder Schleimhaut..

Papillomatose, floride orale C06.9

Erstbeschreiber
Kren, 1934; Ackerman, 1948; Rock u. Fisher, 1960

Synonym(e)
Papillomatosis mucosae carcinoides

Definition
Papillomatös-verruciforme, sich progredient ausdehnende weißliche Proliferationen der Mundschleimhaut mit lokal invasivem Wachstum von atypischen Keratinozyten, jedoch gewöhnlich ohne Metastasierung. Die Eigenständigkeit als Entität ist fraglich; das Krankheitsbild wird oft dem Carcinoma verrucosum zugerechnet (niedrig malignes spinozelluläres Karzinom).

Ätiologie
Möglicherweise viral bedingt.

Manifestation
Vor allem Männer im Alter von 60-80 Jahren, häufig Raucher.

Lokalisation
Mundhöhle (Gaumen, Wangen-, Lippenschleimhaut) und Kehlkopf.

Klinisches Bild
Zunächst entwickeln sich flache Leukoplakien aus denen sich breit aufsitzende, beetartige, papillomatöse Vegetationen mit grauweißer, tief eingekerbter Oberfläche, entwickeln. Große Ausbreitungstendenz und Konfluenz einzelner Herde sind charakteristisch, bis hin zur Ausbildung blumenkohlartiger, leicht verletzlicher Tumormassen.

Histologie
Stark hyperplastische Epithelproliferation. Tiefe Einfaltungen des Epithels, das aus gut differenziertem verhornendem Plattenepithel mit erhaltener Schichtung und nur wenigen Mitosen besteht. Verdrängung des Koriums, evtl. invasives Wachstum. Der histologische Malignitätsgrad wird unterschiedlich beurteilt.

Differenzialdiagnose
Fokale epitheliale Hyperplasie; spinozelluläres Karzinom; Leukoplakie, orale.

Therapie
- Operative Tumorentfernung mit 3-5 mm Sicherheitsabstand mittels mikroskopisch kontrollierter Chirurgie (s.a. Karzinom, spinozelluläres). Bei verbleibenden Tumorresten droht langfristig die Gefahr eines invasiv wachsenden Plattenepithelkarzinoms!
- Im Rahmen der operativen Dermatologie können kleinere Läsionen problemlos entfernt werden. Größere Herde gehören in das Fachgebiet der Mund-Kiefer-Gesicht-Chirurgie.

> **Merke:** Nicht schneidende Verfahren wie Kryochirurgie, CO_2-Laser, Elektrokauterisierung sind u.E. bei der floriden oralen Papillomatose nicht angezeigt!

Prognose
Langsames, lokal destruierendes Wachstum. Sehr selten Metastasierung in die regionalen Lymphknoten. Übergang in ein spinozelluläres Karzinom ist möglich.

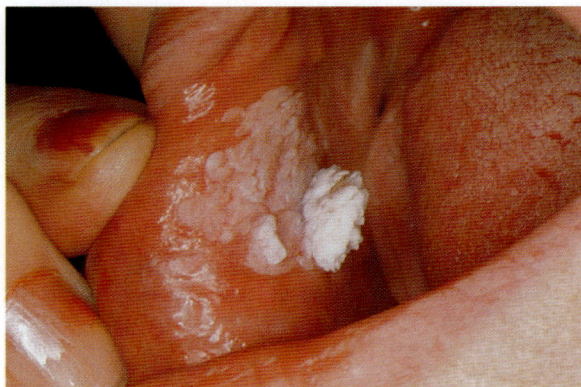

Papillomatose, floride orale. Seit mehreren Monaten bestehende, teils flächige und teils verruköse Leukoplakie an der Wangenschleimhaut.

Papillomatose, orale   D10.3

Synonym(e)
Disseminierte Schleimhautwarzen

Definition
Wenig gebräuchliche Diagnose ohne klare Zuordnung. Klinisch definiert durch zahlreiche, weiße, warzenähnliche, unterschiedlich lange persistierende Papeln im gesamten Mundschleimhautbereich.

Therapie
Abwarten, ggf. Exzision.

Prognose
Spontanheilung möglich.

Papillomatosis confluens et reticularis   L83.x

Erstbeschreiber
Gougerot u. Carteaud, 1927

Synonym(e)
Gougerot-Carteaud-Syndrom; papillomatose confluente et réticulée; konfluierende retikuläre Papillomatose

Definition
Acanthosis nigricans-ähnliche Erkrankung mit persistierenden Hyperpigmentierungen und verrukösen Keratosen, deren Entität umstritten ist. Vielfach als klinische Variante der Pityriasis versicolor angesehen.

Ätiologie
Ungeklärt. Diskutiert werden genetisch bedingte (familiäres Auftreten ist beschrieben) Störungen der Verhornung mit Assoziation zur Acanthosis nigricans. Weiterhin beschrieben sind reaktive Epidermisproliferationen durch Malazessia spp. oder Bakterien (Dietziaceae spp. aus der Ordnung der Actinomycetales), Assoziationen mit Diabetes mellitus, Adipositas sowie hormonelle Störungen.

Manifestation
Gynäkotropie wird diskutiert! Manifestationsalter: 10.-36. Lebensjahr. Häufigkeitsgipfel kurz nach der Pubertät.

Lokalisation
Vor allem sternoepigastrischer Bereich, intermammäre Region, auch Ausbreitung über Bauch, Hals, Schulter, Rücken.

Klinisches Bild
Multiple, flache, graue bis braune, chronisch persistierende, bis zu 0,5 cm große, unscharf begrenzte, gering schuppende Papeln, die zu größeren (bis zu 10 cm), flächigen Plaques konfluieren können oder auch netzartige bzw. streifige Muster bilden und in den intertriginösen Arealen zu schmutzigbraunen Flächen konfluieren können.

Histologie
Akanthose mit deutlicher Papillomatose. Kräftige korbgeflechtartige Orthohyperkeratose. Schütteres perivaskulär orientiertes lymphozytäres Infiltrat in der oberen Dermis. Die PAS-Färbung ist negativ (kein Nachweis von Pityrosporon spp.).

Diagnose
Klinisches Bild bei negativem Pilznachweis; Histologie ist wenig spezifisch.

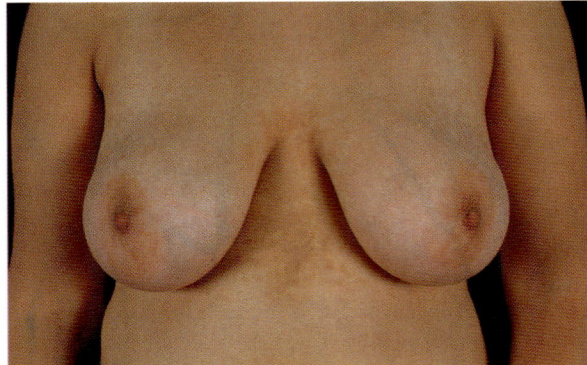

Papillomatosis confluens et reticularis. Fleckige und flächenhafte, samtartige gelbbraune Hyperpigmentierung (harmloser Befund) im Bereich des oberen Abdomens und intermammär.

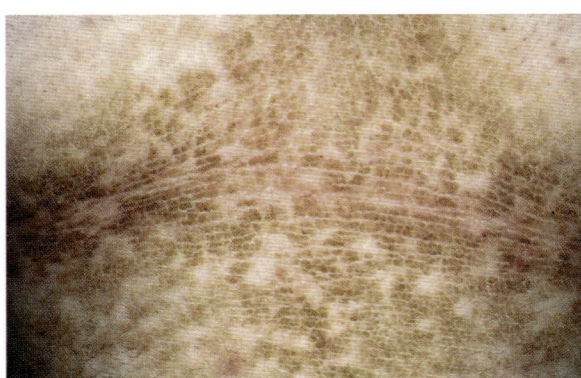

Papillomatosis confluens et reticularis. Seit 2 Jahren zunehmende Verfärbung und Verdickung der Haut des sternoepigastrischen Bereiches. Ab und zu leichter Juckreiz. Fleckige und flächenhafte, samtartige, gelbbraune, hyperpigmentierte, unscharf begrenzte Papeln und Plaques, die zu größeren, schmutzig-braunen Flächen konfluieren.

Differenzialdiagnose
Acanthosis nigricans benigna, Pseudoacanthosis nigricans, Pseudoatrophoderma colli; Pityriasis versicolor.

Externe Therapie
Milde keratolytische Maßnahmen mit Harnstoff-haltigen Externa, z.B. einer 5-10% anionischen Harnstoff-Creme **R102** oder -Emulsion **R104**. Bei Nachweis von Pityrosporon-Spezies ergänzende antimykotische Therapie mit einer Clotrimazol-haltigen Lösung (z.B. Canesten-Lösung, Cutistad, **R055**) oder Ketoconazol-Creme (z.B. Nizoral) bzw. Bifonazol-Creme (z.B. Mycospor).

Interne Therapie
Z.T. gute Therapieerfolge wurden für Azithromycin 500 mg/Tag p.o. für drei Tage und für Minocyclin 2mal/Tag 50-100 mg p.o. beschrieben. Therapiedauer 4-6 Wochen. Rezidive nach Absetzen sind möglich.

Papillomatosis cutis carcinoides   D48.5

Erstbeschreiber
Gottron, 1932

Synonym(e)
Carcinoma verrucosum; verruköses Karzinom

Definition
Niedrig-malignes, langsam exophytisch wachsendes, hochdifferenziertes, verhornendes spinozelluläres Karzinom mit nur sehr geringer Metastasierungstendenz. S.u. Karzinom, verruköses.

Ätiologie
Variante des verrukösen Karzinoms.

Manifestation
Vor allem im höheren Lebensalter und nur bei Patienten mit Lymphostase und venösen Abflussstörungen auftretend.

Lokalisation
Vor allem an den Unterschenkeln, einseitig oder beidseitig, lokalisiert.

Klinisches Bild
Langjährige chronische Dermatitis, z.B. Lichen planus oder chronische venöse Insuffizienz mit konsekutivem Ulcus cruris venosum oder chronisches Lymphödem. Große, blumenkohlartige, von schmierigem Sekret bedeckte Wucherungen; ggf. inselförmige Hyperkeratosen bzw. leicht blutende Granulationen.

Histologie
Exophytisch und endophytisch wachsender epithelialer Tumor mit ausgeprägter Akanthose und Papillomatose. Überlagert wird die Oberfläche von ortho- und parakeratotischem Hornmaterial. Im Tumorparenchym selbst gangartige oder zystische, mit Horn gefüllte Strukturen, teils auch gefüllt mit Zelldebritus. Das Epithel im oberen Anteil des Tumors besteht aus gut differenzierten Keratinozyten mit erhaltener Schichtung und nur wenigen Mitosen. An der Tumorbasis zeigen sich plumpe Epithelstränge aus zunehmend polymorpher werdenden Keratinozyten. Auch Dyskeratosen und Mitosen sind vorhanden. Verdrängung des ortsständigen Bindegewebes als Zeichen der Invasivität ist vorhanden. Vereinzelt zeigen sich auch solitäre Epithelinseln inmitten des ortsständigen Bindegewebes. Weiterhin ist moderates periläsionales lymphozytäres Infiltrat vorhanden.

Differenzialdiagnose
spinozelluläres Karzinom, Pyodermia vegetans.

Therapie
Exzision im Gesunden mit einem seitlichen Sicherheitsabstand von 1 cm. Zur Tiefe ist sichere Tumorfreiheit durch histologische Schnittrandkontrollen erforderlich. Terrainsanierung (z.B. bei chronischer venöser Insuffizienz) und konsekutive Defektdeckung mit Spalthaut oder Nahlappenplastik ist erforderlich. Da in seltenen Fällen (bei langer Bestanddauer) mit einer Metastasierung zu rechnen ist, empfiehlt sich eine Sentinel-Lymphkontenbiopsie.
Kryochirurgie und Laser-Therapie sind als Primärtherapie nicht indiziert.

Prognose
Über Jahre chronischer Verlauf.

Papillomatosis cutis lymphostatica   I89.0

Synonym(e)
Stauungspapillomatose; Elephantiasis verrucosa; Pachydermia vegetans; Elephantiasis crurum papillaris et verrucosa; Lymphostatic verrucosa; Elephantiasis nostras verrucosa

Definition
Ausbildung von hautfarbenen bis schmutzigbraunen, papillomatösen Hautveränderungen im Bereich der distalen Unterschenkel, der Füße oder an Amputationsstümpfen, die selten tumorartig imponieren können.

Ätiologie
Zirkumskripte kutane Lymphostase infolge regionaler subkutaner Lymphabflussstörungen z.B. bei der chronischen venösen Insuffizienz, Lymphödem oder bei chronischer kardialer Dekompensation.

Therapie
Im Vordergrund jeder konservativen Therapie steht die konsequente Behandlung der Grunderkrankung:
- Therapie der CVI
- Therapie des Lymphödems mittels Kompressionstherapie und manueller sowie ggf. auch apparativer intermittierender Lymphdrainage.

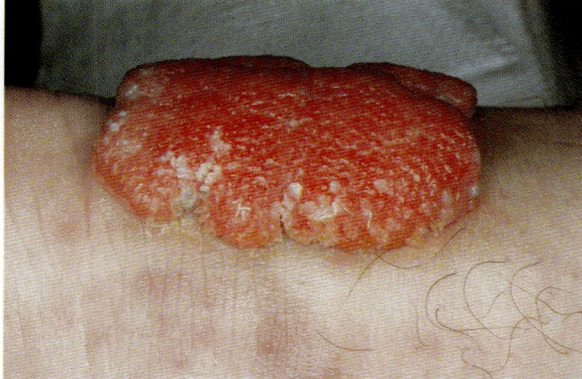

Papillomatosis cutis carcinoides. Hellrote, nackte, exophytische, blumenkohlartige Vegetationen auf unveränderter Haut.

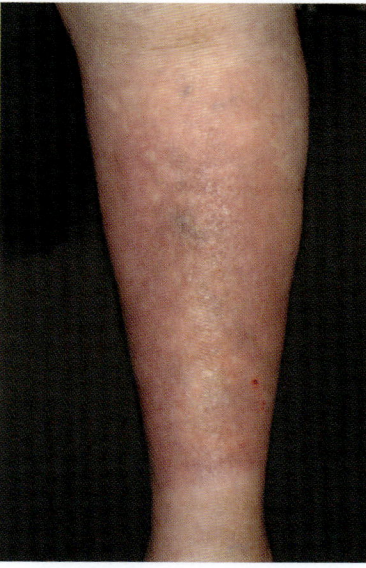

Papillomatosis cutis lymphostatica. Nach distal scharf, nach proximal unscharf begrenzte, flächenhaft konfluierte, gelblich-bräunliche, teils auch rote, sehr feste Papeln und Plaques. 83-jährige Frau mit chronisch venöser Insuffizienz.

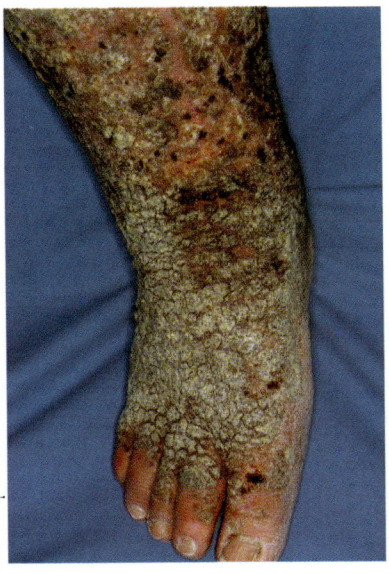

Papillomatosis cutis lymphostatica. Fortgeschrittener Befund mit grauen bis grauschwarzen, verrukösen Plaques und Knoten mit krustigen Auflagerungen. Vereinzelt nässende Areale. Langzeitig bekanntes chronisches Lymphödem.

Umstellung der Lebensweise auf gezielte sportliche Betätigung (Radfahren, Wandern, Schwimmen) und ggf. Beseitigung einer Adipositas. Konsequente Infektprophylaxe bei sekundären Lymphödemen.

Papillomaviren, humane

Synonym(e)
HPV

Definition
- Epidermotrope Doppelstrang-DNA-Viren der Papova-Gruppe mit einer Größe von 55 nm. Z.Zt. sind mehr als 100 verschiedene Typen bekannt. Einige verursachen bei Menschen und Tieren benigne epitheliale Tumoren (z.B. Verrucae planae juveniles, Verrucae vulgares, Verrucae plantares, Condylomata acuminata), andere sind mit genitalen oder extragenitalen Karzinomen (Zervixkarzinom) assoziiert. HPV's werden aufgrund ihrer Sequenz-Verwandtschaft 5 Supergruppen (A-E) zugeordnet. Hierbei bilden HPV's, die die Schleimhaut infizieren, die Gruppe A, während HPV's, die die Haut befallen, zu den Gruppen B und E gehören.
- Unterschieden werden die manifeste-, die subklinische- und die latente Infektion (Viruspersistenz in basalen Keratinozyten).

Allgemeine Information
- Das zirkuläre Genom umfasst 7.500-8.000 Basenpaare. Alle Protein-kodierenden Sequenzen liegen auf einem DNA-Strang.
- Ursprungsort der Replikation des viralen Genoms in der befallenen Wirtszelle ist die 400-1.000 Basenpaare umfassende LCR-Region (LCR = long control region). Stromabwärts folgen die Translationsleserahmen E1-E7 (E = early), die für Proteine kodieren, die für die virale DNA-Replikation, Transkription und Zelltransformation benötigt werden. Es folgen 2 Leserahmen, die für die Strukturproteine L1 und L2 (L = late) benötigt werden. Die viralen Genome werden ausgehend von mehreren Promotoren in zahlreiche, unterschiedliche mRNA-Moleküle transkribiert. Die Promotorenaktivität wird von mehreren viralen und zellulären Faktoren kontrolliert.

Erreger
- Viren der Papova-Gruppe (HPV). HPV 16, 18, 31, 45 wird ein hohes Karzinomrisiko (Nachweis bei 5% invasiv wachsender Zervixkarzinome), HPV 33, 35, 39 ein mittleres Risiko (Nachweis bei 1-5% invasiv wachsender Zervixkarzinome) und HPV 6, 11, 42, 43, 44 ein geringeres Risiko (nur seltener Nachweis bei invasiv wachsenden

Papillomaviren, humane. Tabelle 1. HPV-Typen in benignen Geschwülsten von Haut und Schleimhaut (modifiziert nach U.R. Hengge)

	Geschwulsttyp*	HPV-Typen
Benigne Hautwarzen	Tiefe Plantarwarzen	1, 2 ,4, 63
	Mosaikwarzen	2
	Verrucae vulgares	**2, 4, 27**, 26-29, 41, 49, 57, 75-77
	Metzgerwarzen	7
	Pigmentierte Warzen	**4, 60, 65**
	Verrucae planae juveniles	**3, 10, 28**, 29, 49
	Epidermodysplasia verruciformis-spezifische HV	5, 8, 9, 12, 14, 15, 17, 19, **20**, 21-25, 36, 38, 47, 50
	Flache Warzen von Epidermodysplasia verruciformis-Patienten	**3, 10**
	Warzen bei Nierentransplantierten	**1-6, 8, 10**, 12, 15, 17, 25, 27-29, 41, **49**, 57, 75-77 u.a.
Benigne Geschwülste des Kopf- und Halsbereiches	Orale Papillome und Leukoplakien	2, **6, 7, 11, 16**, 32, 57, 72, 73
	Fokale epitheliale Hyperplasie	**13, 32**
	Larynxpapillome	**6, 11**
	Konjunktivalpapillome	**6, 11**
	Nasalpapillome	**6, 11**, 57
Anogenitale Läsionen	Condylomata acuminata	2, **6, 11**, 16, 27, 30, 40-42, 44, 45, 54, 55, 57, 61, 90
	CIN, VAIN, VIN, AIN, PIN	6, 11, **16, 18**, 26-27, 30-31, 33-35, 39, 40-42, 51-59, 61-62, 64, 66-69, 71-74, 82-84, 86, 87, 89, 91, u.a.

„fett gedruckte HPV-Typen" = vorherrschende Typen; „u.a." = unklassifizierbare HPV-Typen

Papillomaviren, humane. Tabelle 2. HPV-Typen in malignen Geschwülsten von Haut und Schleimhaut (modifiziert nach U.R. Hengge)

Tumor	HPV-Typen
Zervixkarzinom	6, 11, **16**, **18**, **31**, **45**, 26, 33, 35, 39, 51, 52, 55, 56, 58, 59, 66, 68, 73, u.a
Vulva-, Vagina-, Penis-, Perianalkarzinome	6, 11, **16**, **18**, 31, 33
Condylomata gigantea (Buschke-Löwenstein-Tumor)	**6**, **11**
Plattenepithelkarzinom von EV-Patienten	**5**, **8**, 14, 17, 20, 47
M. Bowen	1, 2, 4, **5**, **6**, 11, 15, 16, 20, 25, 34, 35, 38, u.a.
Digitales Plattenepithelkarzinom	**16**
Larynxkarzinom	**6**, **11**, **16**, **18**, 30, 35
Orale und Pharynxkarzinome	2, 3, **6**, 11, **16**, **18**, 57
Tonsillenkarzinom	5, **16**, 33
Nasalkarzinom	16, 57
Konjunktival-, Lid-, Tränensackkarzinom	6, 11, 16, 18

„fett gedruckte HPV-Typen" = vorherrschende Typen; „u.a." = unklassifizierbare HPV-Typen

Zervixkarzinomen) beigemessen. HPV 16 wird zu nahezu 100% bei der bowenoiden Papulose gefunden. HPV 6 und 11 sind Erreger der Larynxpapillome und meist auch der Condylomata acuminata, HPV 19-25 der Epidermodysplasia verruciformis.

- Die HPV-Infektion von Basalzellen erfolgt über kleinere Verletzungen des Epithels, stimuliert die Zellproliferation und führt zur lateralen wie auch vertikalen Expansion. Frühe Funktionen des Virus verzögern die physiologische Differenzierung der Keratinozyten. Die Gene E5 und E6/E7 sind für diese Zelltransformationen notwendig. Die dort kodierten onkogenen Proteine bilden Komplexe mit zellulären Proteinen, die an der Kontrolle des Zellzyklus und der Apoptose beteiligt sind. E6 interagiert mit dem Tumorsuppressorgenen p53 und bak und hemmt so die Apoptose. E7 induziert die (unkontrollierte) Synthese der zellulären (Wirts-)DNA. Nur weitgehend differenzierte Epithelzellen sind permissiv für HPV-Replikation, zeigen zytophagische Effekte (Koilozyt) und Viruspartikel im Zellkern.

Vorkommen/Epidemiologie
Weltweit verbreitet. Hautwarzen sind bei Kindern und Jugendlichen weit verbreitet. Bei 4% der jungen Erwachsenen lässt sich eine subklinische ano-genitale HPV-Infektion nachweisen; 10% sind wahrscheinlich latent infiziert. Aufgrund des Nachweises spezifischer HPV-AK wird die Durchseuchungsrate mit HPV auf 60% geschätzt. Von den etwa 40 HPV-Typen werden 14-16 für die Entwicklung von Karzinomen verantwortlich gemacht. HPV 16 und 18 sind weltweit zu 70% verantwortlich für das Zervixkarzinom.

Prophylaxe
- Erste Therapieansätze (Phase II oder Phase III-Studien) zur prophylaktischen Behandlung mit einer HPV 16- und HPV 16/-18 Vaccine (Vakzinierung mit HPV-16/18 L1 viruslike particle) waren bei Frauen erfolgreich. Mittlerweile konnte in einer Multicenterstudie durch eine quadrivalente HPV-Vakzine bei jungen Frauen im Alter von 16-26 Jahren ein deutlicher Rückgang HPV 6, 11, 16 und 18 induzierter Infektionen erzielt werden. Präkanzeröse Dysplasien bzw. genitale Warzen wurden nicht beobachtet. Die Zulassung in der EU für den Impfstoff Gardasil (MSD) wurde Ende 2006 gegeben. Die Zulassung für eine bivalente HPV-16/18 Vakzine (GlaxoSmithKline) ist 2008 erfolgt. Derzeit übernehmen in Deutschland einige gesetzliche Krankenkassen die Kosten für die Behandlung junger Frauen im Alter von 9-15 Jahren.
- Allgemeine Hygienemaßnahmen (z.B. Oberflächendesinfektion in öffentlichen Bädern).

Hinweis(e)
Frühe sexuelle Aktivität und viele Partner erhöhen bei Frauen das Risiko für eine HPV-Infektion der Zervix. Immunkomprimierte, z.B. Transplantatempfänger und HIV-Infizierte, entwickeln vermehrt persistierende HPV-induzierte Tumoren, die rascher maligne entarten. HPV 13 und 32 induzieren eine fokale epitheliale Hyperplasie häufiger in bestimmten ethnischen Gruppen (Indianer; Eskimos).

Papillon-Lefèvre-Syndrom Q87.84

Erstbeschreiber
Papillon u. Lefèvre, 1924

Synonym(e)
Keratosis palmoplantaris mit Parodontose; Keratosis palmoplantaris mit Periodontose; Keratosis palmoplantaris diffusa non circumscripta; Hyperkeratosis palmoplantaris with periodontosis; Keratodermie type Papillon-Lefèvre; Keratodermia palmoplantaris diffusa Papillon

Definition
Autosomal-rezessiv vererbte Verhornungsstörung mit diffusen transgredienten Palmoplantarkeratosen, Zahnanomalien und Infektanfälligkeit.

Ätiologie
Mutationen des Papillon-Lefèvre-Syndrom Gens (PLS Gen; Genlokus: 11q14.1-q14.3). Die Mutationen haben eine Defizienz einer lysosomalen Protease (Cathepsin C) zur Folge. Cathepsin C spielt eine wichtige Rolle in der Aktivierung bestimmter Proteasen, die für die Phagozytose von Bakterien eine Rolle spielen.

Manifestation
Entwicklung der palmoplantaren Keratosen innerhalb der ersten 3 Lebensjahre; Parodontitis entwickelt sich i.A. im Alter von 5 Jahren.

Klinisches Bild
- Integument: Transgrediente palmoplantare Keratose, scharf begrenzte Rötung von Palmae und Plantae, die auf Hand-

und Fußrücken übergreifen, psoriasiforme Hyperkeratosen an Ellbogen und Knien, Hyperhidrose.
- Extrakutane Manifestationen: Frühzeitig Karies, Gingivitis, Periodontopathie, Alveolaratrophie, Zahnausfall an Milchzähnen und bleibendem Gebiss, teilweise Debilität.

Differenzialdiagnose
Keratosis extremitatum hereditaria transgrediens et progrediens, Psoriasis inversa, Keratosis palmoplantaris diffusa circumscripta, Schuppli-Syndrom, Keratosis palmaris et plantaris cum surditate congenita et leuconychia totalis unguium.

Therapie
Erfolge mit systemischer Retinoid-Therapie (Acitretin) wurden berichtet. Darunter tritt Verbesserung der palmoplantaren Hyperkeratosen sowie der chronisch rezidivierenden Parodontitis ein, so dass Zahnverlust vermieden werden kann. Unbehandelt verläuft die Erkrankung schubweise; keine Progredienz, sondern eher Rückbildung im höheren Alter. Nach vollständigem Zahnverlust Sistieren der Entzündungsvorgänge.

Pappataci-Fieber A93.1

Synonym(e)
Phlebotomusfieber; Sandfly-Fever; Hundskrankheit; Sommerfieber; Drittetags-Fieber

Definition
Grippeähnliche Viruserkrankung durch Bunyaviren (Arboviren), die von Phlebotomus papatasii übertragen werden. S.a. Phlebotomen.

Erreger
- Bunyaviren („Phleboviren") verschiedener Serotypen. Von pathogenetischer Bedeutung sind insbes. die Erreger des sizilianischen Typs des Sandfliegen-Fiebers (Sicilian SF, SFS), des Toscana-Typs (SF-Toscana, TOS) und des Neapel-Typs (SF-Naples, SFN).
- Natürliche Wirte sind Nutztiere wie Hunde, Schafe und Rinder oder wildlebende Kleintiere wie z.B. Waldmäuse.
- SFS und SFN sind weit verbreitet im Mittelmeerraum und arabischen Ländern.
- TOS wurde bisher nur in einigen Regionen Italiens, Portugals, Spaniens und Zyperns nachgewiesen.

Vorkommen/Epidemiologie
Auftreten in den Sommer- und Herbstmonaten in Endemiegebieten des Mittelmeeres, des Balkans, des Nahen Ostens und des Mittleren Ostens, Zentralasien und Ostafrika.

Klinisches Bild
- Allgemein: 2-4-tägiges, akut einsetzendes Fieber, Kopfschmerzen, retrobulbäre Augenschmerzen, Konjunktivitis, gerötetes Gesicht.
- Integument: Heiße, trockene Haut. Haut- und Schleimhautblutungen kommen vor, selten morbilliforme Exantheme, roseoläre Exantheme, scarlatiniforme Exantheme oder urtikarielle Exantheme. Fleckige oder streifenförmige, düsterrote Enantheme, vor allem am weichen Gaumen. Gelegentlich schleimige Gastroenteritiden, Bradykardie.

Labor
Leukopenie.

Differenzialdiagnose
Dengue-Fieber, Typhus abdominalis, Malaria, Grippe.

Komplikation
Aseptische Meningitis, Lähmungen, Zephalgien bei Infektionen mit TOS (meist ca. 2 Wochen nach Abklingen der febrilen Symptomatik auftretend).

Therapie
Symptomatische Therapie mit fiebersenkenden und schmerzlindernden Mitteln wie Paracetamol (z.B. Ben-u-ron Tbl.) 3mal/Tag 500 mg p.o. Abklingen der Beschwerden i.d.R. innerhalb weniger Tage.

Prognose
Günstig.

Papuloerythroderma L30.8

Erstbeschreiber
Ofuji et al., 1984

Definition
Seltene, großflächige, makulopapulöse, deutlich juckende, exanthematische Hauterscheinung mit Neigung zur Konfluenz und ggf. Erythrodermie, mit Bluteosinophilie, Leukopenie und IgE-Erhöhung. Entität des Krankheitsbildes derzeit noch umstritten.

Ätiologie
Unbekannt. Formenkreis der eosinophilen Dermatitiden sowie Assoziationen mit malignen Grunderkrankungen wie kutanes T-Zell-Lymphom und Leukämien sowie Infektionen (Strongyloidose) sind beschrieben.

Manifestation
Vor allem bei Asiaten auftretend, selten bei Kaukasiern. V.a. bei Erwachsenen ausgeprägt, bevorzugt bei älteren Männern (mittleres Erkrankungsalter: ca. 72 Jahre).

Lokalisation
Vor allem an seitlichen Partien des Stammes und den Extremitäten lokalisiert. Gesicht, Palmae und Plantae sind frei.

Klinisches Bild
Aussaat von stark juckenden, flachen, glatten (typischerweise nicht-schuppenden), hochroten bis braun-roten Papeln, die zu großen nummulären Plaques konfluieren. Im Verlauf der Erkrankung ist die Ausbildung einer Erythrodermie typisch. Als diagnostisch wegweisend für das Krankheitsbild werden bei einem nahezu erythrodermischen Krankheitsbild die Aussparungen der transversalen Hautfalten am Abdomen beschrieben („deck-chair-sign").

> **Merke:** Dieses Zeichen soll an eine Dermatitis solaris am Abdomen erinnern, wie sie bei typischer Liegestuhl-Haltung entsteht.

Histologie
Superfizielle perivaskuläre Dermatitis mit Akanthose, Spongiose, Parakeratose; deutliche Histoeosinophilie.

Differenzialdiagnose
Hypereosinophile Dermatitis.

Therapie
Ggf. Therapie der Grunderkrankung. Versuch mit PUVA-Therapie. Ansonsten pflegende externe Maßnahmen.

Papulosis maligna atrophicans   I77.8

Erstbeschreiber
Köhlmeier, 1941; Degos, 1942

Synonym(e)
Köhlmeier-Degos-Syndrom; tödliches kutaneointestinales Syndrom; Thrombangitis cutanea-intestinalis disseminata; Degos-Delort-Tricot-Syndrom; Papulosis atrophicans maligna; malignant atrophic papulosis

Definition
Sehr seltene (thrombotisch-embolische), potenziell letale, systemische Vaskulopathie kleiner Arterien, die dermatologisch durch typische Papeln mit nachfolgender zentraler Atrophie gekennzeichnet ist. Es besteht eine häufige Beteiligung des Magen-Darm-Traktes und des Zentralnervensystems. Man unterscheidet sporadische und familiäre Formen, foudroyante oder milde protrahierte Verlaufsformen.

Ätiologie
Unbekannt. Diskutiert werden primäre Störung des endothelialen Lipidmetabolismus, Störungen der systemischen und lokalen Rheologie, allergische Vaskulitis, Virusinfektion, Autoimmunvorgänge, genetische Disposition. Für familiäre Formen ist ein autosomal-dominanter Erbgang beschrieben. Neuerdings wird die Nähe zu dem systemischen Lupus erythematodes diskutiert.

Manifestation
Auftreten ist in jedem Lebensalter möglich. Manifestationsgipfel 20.-50. Lebensjahr im Verhältnis Männer zu Frauen von 3:2.

Lokalisation
Vor allem am mittleren Rumpf lokalisiert.

Klinisches Bild
- Hautveränderungen (rein kutane Formen bei 37% der Fälle): Schubweise auftretende, disseminierte, entzündliche Papeln. Nach wenigen Tagen zentral porzellanweiße Färbung und Dellung. Abstoßung der Nekrose, Ausbildung von Ulzera und zentral depigmentierten, peripher hyperpigmentierten, atrophischen, kleinen Narben. Ggf. pustulöse und pustulös-nekrotische Veränderungen.
- Interne Symptome (60% der Fälle): Evtl. erst Monate bis Jahre nach den Hauterscheinungen: Bauchschmerzen, Koliken, Hämatemesis, Fieber. Tod durch Darminfarkt mit Perforation und Peritonitis. Beteiligungen von Nervensystem, Augen, Herz, Niere, Lunge, Leber oder Pankreas sind möglich.

Labor
Keine spezifischen Parameter zur zielführenden Diagnostik! Möglicher Nachweis von Paraproteinämie, Anämie oder Phospholipid-Antikörpern. Entzündungsparameter sind stark erhöht.

Histologie
- Infiltration der Arteriolenwand mit Neutrophilen und Rundzellen, thrombotischer Verschluss, keilförmige Bindegewebsnekrose, Narbenbildung.
- Immunhistologie: IgM und C3 Immunkomplexablagerungen in frühen Läsionen sind gelegentlich nachweisbar.

Diagnose
Fachübergeifende interdisziplinäre Zusammenarbeit.

Differenzialdiagnose
Lichen myxoedematosus, leukozytoklastische Vaskulitis, papulonekrotisches Tuberkulid, Endangiitis obliterans; Lupus erythematodes, systemischer; extragenenitaler Lichen sclerosus et atrophicus, kleinfleckige Form der zirkumskripten Sklerodermie.

Therapie allgemein
Keine spezifische Therapie bekannt. Zusammenarbeit mit Ärzten anderer Fachgebiete entsprechend der Klinik. Der Hautbefund dient i.d.R. als diagnostisches Kriterium.

Interne Therapie
- Einen günstigen Einfluss zeigen Acetylsalicylsäure-Präparate (z.B. Aspirin) 3mal/Tag 500 mg p.o. ggf. in Kombinationen z.B. mit Dipyridamol (z.B. Curantyl) 3-5mal/Tag 1 Drg. p.o., anderen Antikoagulanzien oder Phenylbutazon (z.B. Ambene) 200-400 mg/Tag.
- Positive Resultate werden zudem von der Behandlung mit Ticlopidin (z.B. Tiklyd) 2mal/Tag 250 mg oder Pentoxifyllin (z.B. Trental) 3mal/Tag 400 mg p.o. berichtet.
- Die Wirksamkeit von Glukokortikoiden wird kontrovers diskutiert (evtl. erhöhte Rate an Darmperforationen).

Prognose
Die rein kutante Variante hat eine günstige Prognose. Bei Systembeteiligung ist die Prognose als ungünstig einzustufen. Letalität über 50%, Spontanremissionen auch bei systemischer Beteiligung möglich.

Hinweis(e)
> **Merke:** Die Entität dieser Erkrankung wird von vielen Autoren bestritten!

Paraartefakte   L98.1

Definition
Ticartige Selbstbeschädigung ohne Täuschungsabsicht. Hierzu gehören: Trichotillomanie, Onychophagie, Trichotemnomanie. S.a.u. Artefakte.

Paracetamol

Definition
Sehr häufig verwendetes Analgetikum und Antipyretikum. Paracetamol zählt zu den schwachen peripheren Analgetika.

Wirkungen
Wirksamer Metabolit ist Acetaminophen. Fiebersenkende und schmerzhemmende Wirkung, vermutlich über Hemmung der Prostaglandin-Synthese. Diskutiert wird auch die Verstärkung der Wirkung von Coumarinen (Mechanismus ist noch nicht vollständig bekannt).

Indikation
Leichte bis mäßig starke Schmerzen, Fieber.

Dosierung und Art der Anwendung
Abhängig von Alter und Körpergewicht, in der Regel 10-15 mg/kg KG als Einzeldosis, bis 50 mg/kg KG als Tagesgesamtdosis.

Unerwünschte Wirkungen
Selten Arzneimittelexantheme, angioneurotisches Ödem.

Muskelschmerzen, Kopfschmerzen, Hyperhidrose, Übelkeit, Bronchospasmus bei prädisponierten Patienten, selten Blutdruckabfall, Thombo- oder Leukopenie. Bei akuter Überdosierung (>10 g beim Erwachsenen) kann es zur schweren Leberschädigung kommen. Chronische Einnahme führt ggf. zu Nierenschäden.

Kontraindikation
Bekannter genetisch bedingter Glukose-6-Phosphat-Dehydrogenase-Mangel, Paragruppenallergie: Überempfindlichkeit gegen Para-Hydroxy-Benzoesäureester.

Präparate
ben-u-ron, Captin, Mono Praecimed, Paedialgon, Paracetamol-ratiopharm

Hinweis(e)
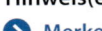 Merke: Antidot bei Überdosierung/Vergiftung ist Acetylcystein in hohen Dosen.

Paraffinom   L92.8

Definition
Traumatogenes Lipogranulom nach Injektion von Paraffin. S.a. Oleom, s.a.u. Silikonom.

Therapie
Vollständige Exzision.

Paragruppen-Allergie   L23.8

Definition
Kontaktallergie im Sinne einer Gruppenallergie gegen in Parastellung substituierte aromatische Aminoverbindungen, z.B. Sulfonamide, Lokalanästhetika, Farbstoffe.

Parahämophilie   D68.2

Erstbeschreiber
Owren, 1947

Synonym(e)
Owrensche Krankheit; kongenitaler Faktor-V-Mangel; Hypoproakzelerinämie

Definition
Autosomal-rezessiv vererbter Faktor-V-Mangel mit Blutungsneigung.

Manifestation
Frühes Kindesalter.

Klinisches Bild
Nasen-, Zahnfleischbluten, Ekchymosen, Suffusionen, Menorrhagien, Magen-Darm-Blutungen, zerebrale Blutungen, Kombination mit anderen Missbildungen möglich.

Labor
Verlängerte Prothrombinzeit.

Diagnose
Nachweis des Faktor-V-Mangels.

Therapie
Frischvollblut, Frischplasma.

Prognose
Ungünstig.

Parahyperkeratose

Synonym(e)
Hyperparakeratose

Definition
Vermehrung der Zelllagen und Parakeratose des Stratum corneum.

Parakeratose   L60.8

Definition
Zirkumskripte oder diffuse Verhornungsstörung der Epidermis mit Zellkernresten im Stratum corneum. Eine Parakeratose resultiert aus einer Akzeleration der Epidermopoese (z.B. Psoriasis vulgaris) oder aus einer fehlerhaften Reifung der Keratinozyten (z.B. M. Bowen). Die zirkumskripte Parakeratose erfolgt hügelartig (z.B. bei Psoriasis guttata oder mikrobiellem Ekzem, hier mit inkludierten Serumresten), schlotartig (z.B. bei der Porokeratosis Mibelli) oder diffus (z.B. bei Psoriasis vulgaris oder bei neoplastischen Epithelprozessen).

Parakeratose, granuläre   R23.4

Erstbeschreiber
Northcutt, 1991

Synonym(e)
granular parakeratosis; granular verrucosis

Definition
In intertriginösen Zonen auftretende, umschriebene, verruköse, juckende Verhornungsanomalie mit charakteristischem histologischen Aspekt.

Vorkommen/Epidemiologie
Bislang wurden seit der Erstbeschreibung weniger als 100 Fälle weltweit beschrieben.

Ätiologie
Unbekannt; eine Dermatophyten-induzierte Form wurde beschrieben.

Manifestation
Primär ausschließlich bei farbigen Frauen beschrieben. Vereinzelte Berichte existieren auch bei Adoleszenten sowie Kindern (inguinale Lokalisation).

Lokalisation
Bevorzugt Axillen. Auftreten ist auch in anderen intertriginösen Zonen beschrieben (submammär, inguinal, überlappende Bauchfalten).

Klinisches Bild
Die Primärveränderungen sind juckende, ovaläre, hyperkeratotische, braune Papeln. Später finden sich auf die intertriginöse Zone begrenzte, einseitig oder symmetrisch auftretende, scharf abgesetzte, juckende, braun-schwarze, 2-7 cm große verruköse Plaques. Die Vegetationen neigen zur Mazeration mit einem entsprechenden Fötor. Ausbildung von Erosionen

und Rhagaden. Spontane Abheilungen nach 2-3 Monaten wurden ebenso beobachtet wie rezidivierende Verläufe.

Histologie
Vordergründig imponiert ein mächtig verdicktes, kompaktes Stratum corneum, mit abgeflachten Kernfragmenten. Ein hervortretendes histologisches Phänomen sind Retentionen basophiler Keratohyalingranula, die in den parakeratotischen Hornmassen inkludiert sind.

Diagnose
Klinik, Histologie.

Differenzialdiagnose
Acanthosis nigricans; Pemphigus chronicus benignus familiaris (M. Hailey-Hailey); intertriginöse Candidose

Externe Therapie
Topische Glukokortikoide ggf. im Wechsel mit Antimykotika.

Hinweis(e)
> **Merke:** Die Entität dieser 1991 erstmals beschriebenen Erkrankung ist strittig!

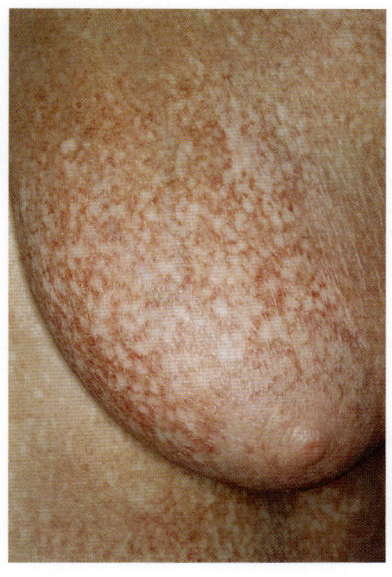

Parakeratosis variegata. Poikilodermatische Veränderungen der Haut im Bereich der Mamma.

Parakeratosis variegata   L41.81

Erstbeschreiber
Politzer, Santi u. Unna, 1890; 1902 erfolgte durch Brocq die Zuordnung des Krankheitsbildes zur Parapsoriasisgruppe.

Synonym(e)
Parapsoriasis variegata; Lichen variegatus; Parapsoriasis lichenoides; Paralichen (Brocq); retiform parapsoriasis; poikilodermatische Parapsoriasis; atrophic Parapsoriasis; Poikilodermia vascularis atrophicans (Jacobi)

Definition
Seltene, eminent chronisch verlaufende, entzündliche Hauterkrankung mit striärer oder netzförmiger Anordnung lichenoider und atropischer, wenig schuppender Papeln und Plaques.

Vorkommen/Epidemiologie
Sehr selten.

Ätiologie
Ungeklärt. Das Krankheitsbild wird heute in der Regel als großherdig poikilodermatische Variante der Parapsoriasis en plaques angesehen oder sogar als eigene Entität gesehen (als Entität eher unwahrscheinlich).

Manifestation
Meist im mittleren Lebensalter, seltener auch im Jugendalter oder im hohen Lebensalter auftretend.

Lokalisation
Prinzipiell an allen Körperstellen bis auf Handflächen und Fußsohlen möglich. V.a. jedoch an Rumpf, Abdomen, Glutäen und rumpfnahen Extremitäten.

Klinisches Bild
Anulär, striär oder netzförmig angeordnete, lichenoide Papeln und Plaques. Diese sind stellenweise in den Spaltlinien der Haut ausgerichtet. Bei Ausbildung netziger Formationen scheinen diese dem tiefen Gefäßplexus der Haut zu folgen (Fehldeutung als Livedo). Plaques konfluieren (zufällige Konfluenzmuster) zu größeren inhomogen gemusterten Flächen in denen flächige Erhabenheiten mit Atrophien wechseln. Randständig werden auch flächenhafte bräunliche Flecken (Pigmentierungen) und Teleangiektasien gefunden. Bei Befall des Kapillitiums kann es zur fokalen oder auch diffusen (vernarbenden) Alopezie kommen.

Histologie
- Teils atrophisches aber leicht akanthotisches Epithel zumeist mit kompakter Orthokeratose oder Orthohyperkeratose. Nur selten besteht fleckförmige Parakeratose. Schütteres, diffuses, wenig pleomorphes lymphoidzelliges Infiltrat in bandförmiger subepithelialer Anordnung. Die obere Dermis ist aufgelockert mit zahlreichen weitgestellten Gefäßen. Fokale Epidermotropie mit geringer Spongiose der Epidermis. Vereinzelt finden sich zytoide Körperchen. Pautriersche Mikroabszesse sind möglich. Pigmentinkontinenz.
- Elektronenmikroskopie: Lutzner-Zellen in der Epidermis.

Differenzialdiagnose
- Pityriasis lichenoides chronica, Lichen planus atrophicans, poikilodermatische Dermatomyositis oder auch Lupus erythematodes.
- Histologisch: Lichen planus atrophicans, Ekzemmuster, bereits realisiertes kutanes T-Zell-Lymphom, aphlegmasische Form der Tinea corporis.

Therapie
In leichten Fällen blande pflegende Therapie. Bei schweren Formen versuchsweise UVA-Bestrahlungen, PUVA-Therapie oder Helio-Klimatherapie. Wichtig sind halbjährliche klinische und ggf. histologische Kontrolluntersuchungen. Bei histologischer Sicherung eines kutanes T-Zell-Lymphoms entsprechende Therapiemaßnahmen.

Prognose
Chronischer Verlauf über Jahre bis Jahrzehnte. Übergang in ein kutanes T-Zell-Lymphom in ca. 10% der Fälle (je nach Literatur 5-45%).

Paralyse, progressive   A52.1

Synonym(e)
Paralysis progressiva

Definition
Zur Metasyphilis, Spätsyphilis, Syphilis IV gehörende Erkrankung mit hirnorganischen und psychischen Veränderungen sowie Krämpfen und apoplektischen Insulten.

Diagnose
Seroreaktionen.

Differenzialdiagnose
Tabes dorsalis.

Therapie
Entsprechend der Syphilis acquisita.

Paramyxoviren

Definition
Gruppe der RNS-Viren (Größe 150-250 nm). Erreger von Parainfluenza, Masern und Parotitis epidemica.

Paraneoplasie, kutane   L83.x

Synonym(e)
Paraneoplastische Dermatose

Definition
Sich an der Haut manifestierendes paraneoplastisches Syndrom. Man unterscheidet obligate Paraneoplasien (Vorliegen eines malignen Tumors in 100% der Fälle) und fakultative Paraneoplasien, d.h. Hauterscheinungen, bei denen häufiger eine Assoziation mit internen Malignomen beobachtet wurde (s.u. Paraneoplastisches Syndrom).

Therapie
Tumorsuche und Sanierung. I.d.R. heilen die Hautveränderungen mit Sanierung des Tumors ab.

Prognose
Rückgang der Symptome nach Tumorentfernung.

Paraneoplastisches Syndrom   L83.x

Erstbeschreiber
Denny-Brown, 1948

Definition
Nichtmetastatische, auf humoraler Fernwirkung viszeraler Malignome beruhende Symptome, die nach Tumorentfernung abklingen können. Frühere und inzwischen überholte Definitionen legten eine Spezifität der Hauterscheinungen für einen bestimmten Tumor nahe. Diese These trifft nicht zu. Zwischen Hauterscheinungen und Tumor besteht insofern Parallelität, als sich bei Behandlung oder Entfernung des Tumors die Hauterscheinungen bessern oder gänzlich verschwinden können. Bekannt sind 5 obligate Paraneoplasien und zahlreiche fakultative Paraneoplasien. Letztere spielen im klinischen Alltag eine wesentlich größere Rolle als die seltenen obligaten Paraneoplasien.

Ätiologie
Zu den möglichen Ursachen gehören:
- Ektopisch gebildete Hormone und hormonartig wirkende Polypeptide.
- Tumorspezifische humorale oder zellvermittelte immunologische Reaktionen.
- Tumorinduzierte unspezifische Immunreaktionen.
- Produktion von Wachstumsfaktoren durch den Tumor.
- Prostaglandine u.a.

Paraneoplastisches Syndrom. Tabelle 1. Hautkrankheiten bei malignen Tumoren. Paraneoplastische Dermatosen

	Tumorhäufigkeit	Tumorart
Obligat paraneoplastische Dermatosen		
Acanthosis nigricans maligna	80-100%	zu 85% Tumoren des Gastrointestinaltraktes (Apudome?)
Birt-Hogg-Dube-Syndrom	?	Nierenzellkarzinom, Kolonkarzinom
Cowden-Syndrom	?	Schilddrüsenkarzinom, Kolonkarzinom
Erythema gyratum repens Gammel	~100%	alle Tumoren
Erythema necroticans migrans	100%	Glukagonom
Akrokeratose, paraneoplastische (Bazex)	100%	Karzinome im Nasen-Rachen-Raum und in der oberen Trachea
Hypertrichosis lanuginosa acquisita	60-80%	alle Tumoren
Fakultativ paraneoplastische Dermatosen		
Dermatomyositis	10-50%	Ovarial-, Mamma-, Bronchial- und andere Karzinome, Sarkome
Erythrodermie	10-20%	maligne Lymphome u.a.
Thrombophlebitis migrans	2-10%	Karzinom des ekkrinen Pankreas, andere Malignome
Pachydermoperiostose (Marie-Bamberger-Syndrom)	5-10%	Lungenkarzinom
Pankreatische Paraneoplasie	5%	ekkrines Pankreaskarzinom
Lupus erythematodes subacutus		Lymphome, Plasmozytom, Karzinome
Pyoderma gangraenosum		Leukämien, Plasmozytom

Paraneoplastisches Syndrom. Tabelle 1. (Fortsetzung)

Pemphigus		Thymom, Lymphom, andere Tumoren
Bullöses Pemphigoid, Dermatitis herpetiformis, Pustulosis subcornealis	1–2 %	verschiedene Tumoren
Lichen planus pemphigoides		Hypophysen-, Nebennierentumoren, Sympathikoblastome
Papulöse dissipierte (disseminierte) Palmoplantarkeratosen	~ 20–40 %	Lungen-, Blasenkarzinom
Filiforme disseminierte Palmoplantarkeratose	?	Lungen-, Rektum-Nierenkarzinom; malignes Melanom

Hauterscheinungen durch bekannte Tumorprodukte

	Substanz	auslösende Tumorart
Porphyria cutanea tarda paraneoplastica (verschiedene biochemische Typen)	Porphyrine	Leberkarzinome, Hepatom (Prostatakarzinom)
Karzinoid-Syndrom	Prostaglandine, Kinine (?), Serotonin (?)	Karzinoid
Cushing-Syndrom mit Hyperpigmentierung, Mundschleimhautpigmentierung	ACTH, MSH (?)	kleinzellige Bronchialkarzinome, andere Tumoren
(Pseudo-)Pubertas praecox, Gynäkomastie	Gonadotropine	Bronchial-, Leber-, andere Karzinome, NNR-Tumoren
Amyloidosis paraneoplastica	Paraprotein	Plasmozytom, Retikulosen, Mycosis fungoides
Skleromyxödem	Paraprotein	Plasmozytom

Hauterscheinungen, bei denen öfter innere Karzinome beobachtet wurden

Hautkrankheit	Tumorart
Figurierte Erytheme (Erythema gyratum perstans, Erythema anulare centrifugum Darier)	alle Tumoren
Epidermolysis bullosa acquisita	Karzinome
Panniculitis mit Polyarthritis und Eosinophilie	ekkrines Pankreaskarzinom

Paraneoplastisches Syndrom. Tabelle 1. (Fortsetzung)

Diffuse plane Xanthomatose	Plasmozytom, Mycosis fungoides
Ichthyosis acquisita (Pseudoichthyosen)	Lymphome, Karzinome
Eczéma craquelé	Lymphome, Hodgkin
Keratosis palmoplantaris acquisita	Karzinome
Pseudosklerodermie	Plasmozytom
Calciphylaxie	Mammakarzinom
Pruritus	Lymphome, andere Tumoren
Atypische Pyodermie, Herpes zoster generalisatus, Tinea generalisata, Candidosis generalisata	Lymphome, Leukämien, metastasierende Karzinome
Hämatome	Leukämien
Purpura	Hypernephrom, andere Tumoren
Vaskulitiden	alle Tumoren
Fibrinogenmangel-Syndrom	Prostatakarzinom
Periarteriitis nodosa	Karzinome
Vitiligo	Karzinome, Melanome
Toxische Epidermolyse Lyell	Lymphome
Urticaria pigmentosa	Genitalkarzinome bei Frauen
Onycholyse	Bronchialkarzinom (?)
Akute febrile neutrophile Dermatose (Sweet-Syndrom)	akute Leukämie
Multizentrische Retikulohistiozytose	Karzinome
Multiple seborrhoische Warzen (Leser-Trelat-Syndrom)	Karzinome
Multiple Keratoakanthome (Torre-Syndrom)	Karzinome
Multiple Talgdrüsenadenome (Bakker-Joe-Syndrom)	Karzinome
Lymphadenosis cutis benigna Bäfverstedt	Karzinome, Leukosen
Hypereosinophilie-Syndrom	Malignes Melanom

Paraphimose   N47.x3

Synonym(e)
Spanischer Kragen

Definition
Strangulierende Abschnürung der Glans penis durch Kompression der Dorsalvene und der Lymphgefäße bei zurückgestreiftem, nicht reponierbarem Präputium.

Ätiologie
Forcierte Reposition des Präputiums bei relativer Phimose, entzündliche Paraphimose bei venerischer Infektion.

Klinisches Bild
Blaurote, geschwollene und schmerzende Eichel (Stau des Blutrückflusses aus der Glans penis), gerötete, ödematöse, aufgetriebene, ringförmige Vorhaut. Zu Beginn starke Schmerzen.

Therapie
- Bei kurzzeitigem Bestehen über wenige Stunden zuerst Versuch der Kompression des Penis von distal nach proximal bis zum Ödemschwund, Rückschieben der Eichel unter die Vorhaut mit dem Klingelknopfgriff.
- Bei mehrtägigem Bestehen operative Durchtrennung des Schnürringes über einer Sonde. Nach Abklingen der Schwellung und Entzündung Zirkumzision.

Prognose
Nekrosegefahr.

Parapoxvirus

Definition
Gruppe von Viren, die Krankheitssymptome bei Mensch und Tier hervorrufen. Beim Menschen Erreger des Melkerknotens.

Paraproteinämie, Hautveränderungen

Definition
- Paraproteinämien (monoklonale Gammmopathie) sind gekennzeichnet durch das Auftreten eines homogenen Immunglobulins im Blut. Eine Paraproteinämie ohne gleichzeitiges Vorliegen eines multiplen Myeloms (Plasmozytom) oder einer anderen klonalen lymphoproliferativen Erkrankung wurde früher als „benigne Gammopathie" oder „benigne Paraproteinämie" bezeichnet. In den letzten Jahren ist hierfür die Bezeichnung „monoklonale Gammopathie unbestimmter Signifikanz" (MGUS) gebräuchlich.
- Die MGUS wird als „Erkrankung" definiert, bei der Patienten über einen längere Zeit im Serum oder Urin ein monoklonales Immunglobulin in konstanter Konzentration aufweisen und dabei asymptomatisch sind. Das monoklonale Immunglobulin wird von sehr langsam proliferierenden, sich nicht maligne verhaltenden Plasmazellen im Knochenmark gebildet. Die Diagnose kann in vielen Fällen erst durch eine längere Verlaufsbeobachtung gestellt werden.

Einteilung
Hautveränderungen bei Paraproteinämie (monoklonale Gammopathie) lassen sich nach Daoud MS et al. in 3 Gruppen einteilen:
- Gruppe I (spezifische Hautinfiltrate durch Grunderkrankungen):
  - Lymphom, kutanes B-Zell-Lymphom, Plasmozytom
  - Lymphom, kutanes B-Zell-Lymphom, M. Waldenström
  - Amyloidose vom AL-Typ
  - Kryoglobulinämie
  - POEMS-Syndrom.
- Gruppe II (Hautveränderungen mit überhäufiger Assoziation zu Paraproteinämien):
  - Enge Assoziation:
    – Skleromyxödem
    – Scleroedema adultorum (Buschke)
    – Xanthogranulom, nekrobiotisches
    – Xanthome, plane
    – Schnitzler-Syndrom.
  - Mittlere Assoziation:
    – Pyoderma gangraenosum
    – Sweet-Syndrom
    – Vaskulitis, leukozytoklastische
    – Pemphigus, IgA-Pemphigus.
  - Zusammenhang bekannt aber inkonstant:
    – Erythema elevatum et diutinum
    – Lupus erythematodes
    – Malum perforans (bei paraproteinämisch induzierter Polyneuropathie)
    – Pustulose, subkorneale
    – Verrucosis paraproteinämica der Füße
    – Autoimmunologische blasenbildende Hauterkrankungen (Pemphigus- und Pemphigoidgruppe)
- Gruppe III (publizierte Assoziationen ohne gesicherten Nachweis):
  - Alopecia atrophicans (Pseudopélade)
  - Anetodermie
  - Angioma serpiginosum
  - Angioendotheliomatose, reaktive (benigne)
  - Calcinosis metastatica (bei Knochendestruktion durch multiples Myelom)
  - Cutis laxa
  - Epidermolysis bullosa acquisita
  - Erythema exsudativum multiforme
  - Gangraena acuta genitalium (Fournier'sche Gangrän)
  - Hyalinosis cutis et mucosae
  - Lichen myxoedematosus
  - Mycosis fungoides (zufälliges Zusammentreffen?)
  - Pannikulitis, histiozytäre, zytophagische
  - Papulosis maligna atrophicans
  - Pityriasis rotunda
  - Prurigo simplex subacuta (paraneoplastica)
  - Purpura, dysproteinämische
  - Purpura, thrombozytopenische
  - REM-Syndrom
  - Rosazea-artige Hautveränderungen
  - Teleangiectasia macularis eruptiva perstans
  - Ulcus cruris bei multiplem Myelom
  - Xanthoma disseminatum.

Diagnose
- Diagnostik: Jede erstmals entdeckte Paraproteinämie hat bis zur Widerlegung als Verdacht auf multiples Myelom/Plasmozytom zu gelten! Dies fordert die Bestimmung der Immunglobuline quantitativ in Serum und Urin sowie Immunfixation in Serum und Urin. Weiterhin Bestim-

mung von Blutbild sowie Kreatinin und Kalzium im Serum.
- Röntgen: Schädel, Wirbelsäule, Becken und alle dolenten Partien; evtl. MRT der Wirbelsäule.
- Knochenmark: Biopsie mit Aspirationszytologie und Zytogenetik.
- Kontrollprogramm: Die Intensität der klinischen Kontrollen richtet sich nach Patientenalter, Komorbiditäten, bisherigem Verlauf. Eine Kontrolle der Immunglobulinfraktionen IgG, IgA und IgM ist in viertel- bis halbjährlichen Abständen zu empfehlen; hier genügt die quantitative Messung, die Immunfixation braucht nicht wiederholt zu werden. Bei jüngeren Patienten ist auch die Kontrolle des Knochenmarksbefundes in etwa jährlichen Abständen ratsam. Schmerzen im Bewegungsapparat müssen bildgebend abgeklärt werden.

Therapie
Eine Behandlung bringt für Patienten mit MGUS keinen Vorteil und ist deshalb nicht indiziert. Von immenser Bedeutung ist aber die Überwachung dieser Patienten mit dem nur scheinbar harmlosen Laborphänomen.

Therapie allgemein
Vorsichtsmaßregeln: Keine NSAR, insbes. kein Diclofenac, für Patienten mit manifester Paraproteinämie! Die Nephrotoxizität des Medikaments ist in diesen Fällen potenziert.

Prognose
- Die Indikation zur invasiven Untersuchung wird individuell in Abhängigkeit von Patientenalter und Risikofaktoren gestellt. Die Wahrscheinlichkeit des Auftretens für ein multiples Myelom steigt, wenn die beiden anderen polyklonalen Immunglobulinfraktionen erniedrigt sind (z.B. bei IgG-Paraprotein: Erniedrigung der Konzentrationen für IgA und IgM), ebenso ist Paraproteinnachweis im Urin ein Alarmzeichen (meist Bence-Jones-Protein = nierengängiger Leichtketten-Anteil des Immunglobulins). Ein weiterer prognostisch ungünstiger Aspekt ist ein Ansteigen der Paraproteinmenge im Laufe der Zeit. Bei Patienten im Senium mit unauffälliger Röntgendiagnostik und stabilen humoralen Werten wird man auf eine Untersuchung des Knochenmarks verzichten können.
- Langzeitbeobachtungen haben ergeben, dass die meisten Patienten mit MGUS symptomlos bleiben, jedoch 10-15% nach einer Beobachtungszeit von 5 Jahren eine maligne B-Zellerkrankung und davon mehr als die Hälfte ein multiples Myelom entwickeln.
- Im Verlauf von 10 Jahren gehen 16%, nach 20 Jahren bereits 33% der MGUS-Fälle in eine maligne lymphoproliferative Erkrankung über! Meist handelt es sich dabei um multiple Myelome. Seltener entwickeln sich ein M. Waldenström (bei Paraproteinämie vom IgM-Typ), eine Amyloidose oder ein malignes Non-Hodgkin-Lymphom.

Parapsoriasis L41.8

Erstbeschreiber
Brocq, 1902

Synonym(e)
Pseudopsoriasis

Definition
Von Brocq 1902 als Provisorium eingeführte Bezeichnung für verschiedene, seltene, nicht klassifizierbare, erythematosquamöse, chronisch verlaufende, äußerst therapieresistente Hauterkrankungen. Die Erkrankungen der Parapsoriasisgruppe besitzen keine nosologische Verwandtschaft zur Psoriasis und auch untereinander existieren keine pathogenetischen Gemeinsamkeiten. Die großherdig-entzündliche Parapsoriasis en plaques ist ebenso wie die Parakeratosis variegata als initiales kutanes T-Zell-Lymphom anzusehen (einige Autoren bezweifeln die absolute „Benignität" der kleinherdigen Parapsoriasis; s. hierzu unter Parapsoriasis en plaques, benigne kleinherdige Form).

Einteilung
Man unterscheidet:
- Pityriasis lichenoides (Parapsoriasis guttata)
- Parapsoriasis en plaques
  - Parapsoriasis en plaques, benigne kleinherdige Form
  - Parapsoriasis en plaques, großherdig-entzündliche Form
- Parakeratosis variegata (Parapsoriasis variegata).

Therapie
S.u. Parapsoriasis guttata; Parapsoriasis en plaques; Parapsoriasis en plaques, benigne kleinherdige Form; Parapsoriasis en plaques, großherdig-entzündliche Form; Parapsoriasis lichenoides.

Parapsoriasis en plaques L41.91

Erstbeschreiber
Broqc, 1897

Synonym(e)
Erythrodermie pityriasique en plaques disséminées; M. Brocq; Xanthoerythrodermia perstans; Erythroderma squamosum; Chronic superficial dermatitis; chronische superfizielle Dermatitis

Definition
Chronische Dermatose (Parapsoriasis) mit geröteten, pityriasiform schuppenden, pseudo-atrophischen, disseminierten Herden und unterschiedlichem Verlauf. Je nach Klinik und Prognose unterscheidet man:
- Parapsoriasis en plaques, benigne kleinherdige Form
- Parapsoriasis en plaques, großherdig-entzündliche Form
- Parapsoriasis en plaques, großherdig-poikilodermatische Form.

In den letzten Jahren setzt sich zunehmend die Ansicht durch, dass die benigne kleinherdige Form und die großherdige Form der Parapsoriasis en plaques keine pathogenetische Verwandtschaft besitzt.

Therapie
S.u. Parapsoriasis en plaques, benigne kleinherdige Form; Parapsoriasis en plaques, großherdig-entzündliche Form; Parapsoriasis en plaques, großherdig-poikilodermatische Form.

Parapsoriasis en plaques, benigne kleinherdige Form L41.3

Synonym(e)
M. Brocq im engeren Sinne; Parapsoriasis en plaques, kleinherdiger Typ; Parapsoriasis digitiformis; small plaque parapsoriasis

Definition
Kleinfleckige, in den Spaltlinien angeordnete Parapsoriasis. S.a. Parapsoriasis en plaques.

Ätiologie
Unbekannt, familiäres Vorkommen ist beschrieben.

Manifestation
Bei Erwachsenen auftretend, bevorzugt bei Männern.

Lokalisation
Vor allem seitliche Partien des Stammes, Extremitäten. Gesicht, Palmae und Plantae sind frei.

Klinisches Bild
Zahlreiche (meist mehr als 20), überwiegend die Größe von 2,0-6,0 cm nicht überschreitende, gelb-rote oder auch hellgelbe, pityriasiform abschilfernde, ovale oder rundliche, meist jedoch fingerförmige Flecken oder auch leicht infiltrierte (kaum elevierte) Plaques. Ausbildung größerer Herde durch Konfluenz. Scheinbare Vergröberung der Hautfelderung durch feinste Verwerfungen der Hornschicht, hierdurch Bild der Pseudoatrophie der Haut: Zigarettenpapierähnlich fältelbare Haut ohne Zeichen der Atrophie im histologischen Substrat. In seltenen Fällen zeigt sich ein „Psoriasis-like"-artiger Aspekt mit nummulären, deutlich konsistenzvermehrten und elevierten Plaques.

Histologie
Geringe Akanthose, spottartige, meist geringe Spongiose, nur fokal ausgeprägte, diskrete Epidermotropie ohne Parakeratose, perivaskuläres, lymphohistiozytäres Infiltrat.

Differenzialdiagnose
Seborrhoisches Ekzem; Exsikkationsekzematid; Parapsoriasis en plaques, großherdig-entzündliche Form.

Therapie
- Phototherapie oder Balneo-Phototherapie mit UVA1- oder UVB-Strahlen. Alternativ PUVA-Therapie (PUVA eher zurückhaltend anwenden wegen möglicher Dauerschäden). Dermatologische Klimatherapie (maritimes Klima), dadurch i.A. deutliche Besserung. Bei UV-resistenten Herden Versuch mit externen Steroiden (z.B. Ecural Fettcreme). Ansonsten pflegende externe Maßnahmen wie fettende Lotionen (z.B. Lipoderm Lipolotio) oder Kochsalz-haltige Cremes R146 bzw. Harnstoff-haltige Cremes und Salben. Sparsame Verwendung von Reinigungsmitteln wie Syndets oder Seifen. Stattdessen Verwendung von hydrophilen Körperölen als Waschersatz, die i.A. als Ölbäder Verwendung finden (z.B. Ölbad Cordes, Linola Fett N Ölbad, Balneum Hermal Ölbad). Alternativ möglich sind auch Öl/Tensid-Kombinationen (z.B. Eucerin Duschöl).

Prognose
Gutartiger, eminent chronischer Verlauf, deutliche Besserung unter Sonnen- oder UV-Bestrahlung. Selten Abheilung.

Hinweis(e)
Einzelne Studien bezweifeln die absolute „Benignität" dieser kleinherdigen Form der Parapsoriasis, die bisher kontrapunktisch zur eher malignen großherdigen Variante (Vorstufe zur Mycosis fungoides) gesehen wurde.

Parapsoriasis en plaques, großherdig-entzündliche Form L41.4

Synonym(e)
Prämaligne Form der Parapsoriasis en plaques; Parapsoriasis en plaques simples; Parapsoriasis en grandes plaques Brocq

Definition
Großherdige Parapsoriasis en plaques, die z.T. als prämykoside Phase der Mycosis fungoides angesehen wird.

Lokalisation
Brustbereich, Glutaealregion, Oberschenkel.

Klinisches Bild
Wenige (im Mittel bis 6) entzündliche, infiltrierte, größere (meist über 10 cm Durchmesser), bizarr konfigurierte, scharf abgegrenzte, pityriasiform schilfernde, rote, häufig juckende Plaques, deren Längsachsen meist nach den Spaltlinien ausgerichtet sind.

Histologie
Meist wenig verändertes Oberflächenepithel mit korbgeflechtartiger Orthokeratose. Dichtes lymphohistiozytäres, fokal epitheliotropes Infiltrat in der oberen Dermis; evtl. Pautriersche Mikroabszesse wie bei der Mycosis fungoides. In ca. 10-20% der Fälle uncharakteristisches ekzematoides Bild.

Therapie allgemein
Die Therapie der Parapsoriasis en grandes plaques ist rein symptomatisch und nicht kurativ. Aggressive externe wie auch systemische Therapiemaßnahmen sind kontraindiziert.

Externe Therapie
- Vorsichtige Phototherapiezyklen mit UV-Strahlen, v.a. UVB, ggf. auch UVA1, auf Therapiepausen achten. Alternativ ambulante Balneo-Phototherapie mit UVB oder PUVA-Therapie (als systemische PUVA-Therapie oder als PUVA-Bad-Therapie).
- Dermatologische Klimatherapie (maritimes Klima), dadurch i.A. deutliche Besserung.
- Pflegende externe Maßnahmen. Fettende O/W-Lotionen oder Kochsalz- bzw. Harnstoff-haltige Cremes/Salben (z.B. Basodexan, Nubral, Calmurid).

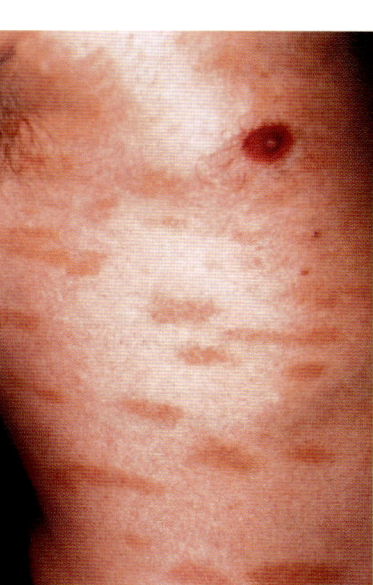

Parapsoriasis en plaques, benigne kleinherdige Form. 55 Jahre alter Patient mit kleinfleckiger Parapsoriasis en plaques (auch als „chronic superficial dermatitis" bezeichnet). Das Verteilungsmuster (Fingerprint dermatosis) in Längsrichtung der Spaltlinien der Haut ist nahezu diagnostisch. Gelegentlich leichter Juckreiz (meist in den Wintermonaten). Im Sommer (nach Seeurlaub) nahezu abgeheilt. Die Histologie ist häufig nicht beweisend.

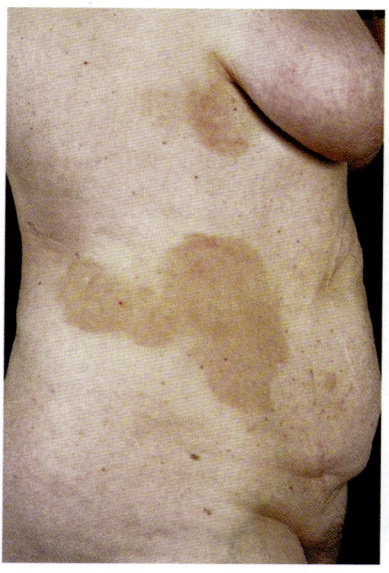

Parapsoriasis en plaques, großherdig-entzündliche Form. Parapsoriasis en grandes plaques. Vollständig symptomlose, gelb-braune (Purpura pigmentosa-artige), scharf begrenzte Flecken. Erst beim Falten der Haut ist eine Zigarettenpapierartige pseudoatrophische Architektur der Hautoberfläche erkennbar (wichtiges diagnostisches Zeichen!).

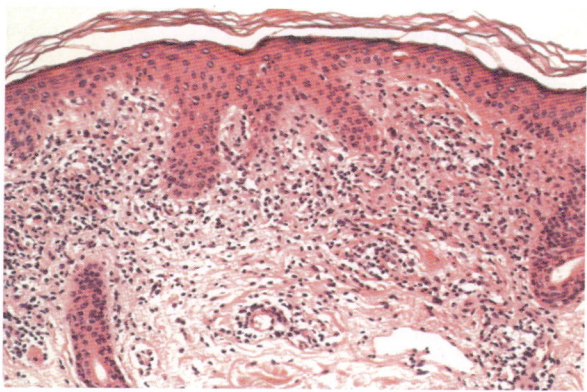

Parapsoriasis en plaques, großherdig-entzündliche Form. Weitgehend unverändertes Oberflächenepithel. Korbgeflechtartige Orthokeratose, dichtes lymphohistiozytäres Infiltrat in der oberen Dermis, fokale Epidermotropie, einzelne pyknotische Keratinozyten.

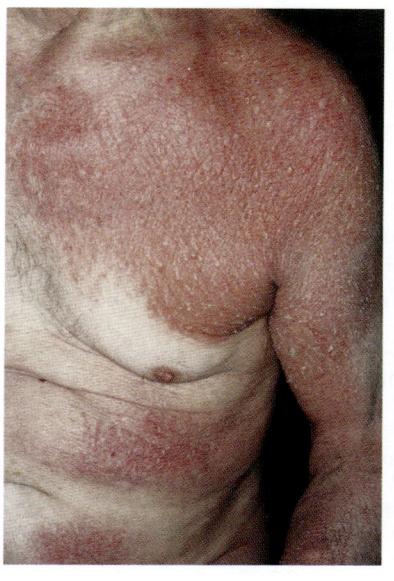

Parapsoriasis en plaques, großherdig-entzündliche Form. Einige wenige, größere, rote, raue (pityriasiform abschilfernde), großflächige, leicht erhabene Plaques, Teleangiektasien sowie retikuläre Hyperpigmentierungen und Depigmentierungen. Oft Juckreiz oder Schmerzen.

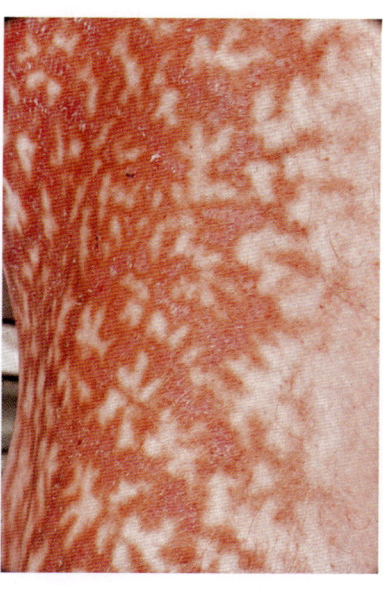

Parapsoriasis en plaques, großherdig-poikilodermatische Form. Großherdig-poikilodermische Form der Parapsoriasis mit netzigen Pigmentierungen und streifigen Atrophien.

- Bei deutlichem Juckreiz Glukokortikoid-haltige Cremes oder Lotionen. Sparsames Verwenden von Reinigungsmitteln wie Syndets oder Seifen. Stattdessen Verwendung von hydrophilen Körperölen als Waschersatz (z.B. Fertigpräparate, die i.A. als Ölbäder Verwendung finden wie Ölbad Cordes, Balneum Hermal Ölbad, Linola Fett-Ölbad).

Prognose
Chronischer Verlauf, Größenzunahme der Herde. Ein Übergang in das Stadium infiltrativum der Mycosis fungoides ist bei einem Drittel der Patienten zu erwarten. Keine Rückbildungstendenz.

Parapsoriasis en plaques, großherdig-poikilodermatische Form L41.5

Synonym(e)
Parapsoriasis en grandes plaques poikilodermiques; atrophische Parapsoriasis; Parapsoriasis lichenoides; Parakeratosis variegata

Definition
Klinisch und histologisch gut gesicherte Variante der großherdig-entzündlichen Parapsoriasis en plaques mit Ausbildung eines poikilodermatischen Zustandes. Das Krankheitsbild ist wahrscheinlich identisch mit der von Unna, Santi und Politzer (1890) beschriebenen Parakeratosis variegata.

Klinisches Bild
S.u. Parakeratosis variegata.

Parasitosen der Haut   B88.9

Definition
Als Parasit (Mitesser, Schmarotzer) bezeichnet man ein Lebewesen, das zu seinem Wirt in einer mehr oder weniger engen Beziehung steht und auf dessen Kosten lebt. Im medizinischen Sinne wird er auf Erreger aus dem Tierreich beschränkt. Parasitosen der Haut sind in Mitteleuropa selten, in tropischen und subtropischen Regionen häufig. Sie treten zunehmend als Fernreiserkrankungen in Erscheinung.

Erreger
Parasiten, die für Menschen potentielle Krankheitserreger sind, insbes.
- Protozoen (u.a.: Trichomonaden, Leishmanien, Toxoplasmen, Amöben)
- Würmer s.u. Nematoden (u.a.: Zerkarien, Schistosoma-Arten, Ancylostoma-Arten, Medinawurm, Filarien)
- Arthropoden (Milben, Zecken, Läuse, Flöhe, Wanzen).

Therapie
Behandlungen s.u. den jeweiligen Diagnosen; Behandlungen von Haustieren.

Parasitosen der Haut. Tabelle 1. Übersicht über medikamentöse Behandlungsoptionen bei Parasitosen von Haustieren

Wirkstoff	Parasit	Handelspräparat
Dichlorvos	Milben, Insekten, auch für Räume	Nuvan Top
Diazinon	Milben, Insekten	Neocidol
Imidacloprid	Flöhe, Hunde und Katzen	Advantage
Malathion	Milben, Insekten, Räume	Organoderm
Propoxur	Milben, Insekten, Räume	Blattanex
Pyrethrum-Extrakt	Milben, Insekten, Räume	Goldgeist forte
Pyriproxyfen	Flöhe, Raumbehandlung	Bolfo

Paratyphus   A01.4

Definition
Meldepflichtige Salmonelleninfektion mit typhusähnlichem Verlauf.

Erreger
Salmonella paratyphi.

Vorkommen/Epidemiologie
Inzidenz (Deutschland): 0,1-0,2/100.000 Einwohner/Jahr. Überwiegend treten die Erkrankungen bei Migranten auf (Indien, Türkei, Pakistan, Nepal, asiatische Republiken der früheren Sowjetunion).

Klinisches Bild
- Extrakutane Manifestationen: Die Inkubationszeit beträgt je nach Schwere der Infektion 1-10 Tage. Gastrointestinale Symptome mit Durchfällen, Übelkeit, Erbrechen, Bauchschmerzen und Fieber bis 40 °C können unterschiedlich stark ausgeprägt auftreten. Meist besteht leichter Ikterus.
- Integument: Nach 10-14 Tagen entwickelt sich ein zunächst stammbetontes Exanthem mit zahlreichen, monomorphen, roten Flecken (Roseolen). Im weiteren Verlauf greift das Exanthem auch auf die Extremitäten über, Hände und Füße sind hingegen frei. Häufig bestehen Assoziationen mit rezidivierendem Herpes simplex labialis.

Therapie
Die antibiotische Systemtherapie mit Gyrasehemmern wie Ciprofloxacin 2mal/Tag 500 mg p.o. oder einem Breitspektrum-Cephalosporin (z.B. Ceftriaxon) steht im Vordergrund. Therapiedauer: 2 Wochen. Alternativ: Trimethoprim-Sulfamethoxazol oder β-Lactamantibiotika wie Ampicillin. Zur Sanierung von Dauerausscheidern wird die Gabe von Ciprofloxacin über einen Zeitraum von 4 Wochen, bzw. von Ceftriaxon für 2 Wochen, empfohlen.

Prognose
In frühen Krankheitsstadien meist vollständige Abheilung unter antibiotischer Systemtherapie. Etwa 1-5% der Patienten entwickeln sich zu Dauerausscheidern. Eine überstandene Typhuserkrankung hinterlässt eine etwa ein Jahr anhaltende Immunität, die jedoch mit einer hohen Infektionsdosis jederzeit durchbrochen werden kann.

Prophylaxe
Impfung vor Reisen in Endemiegebiete.

Pareiitis granulomatosa   G51.2

Definition
Zunächst reversible, später persistierende Schwellungen der Wangenschleimhaut als Teilmanifestation eines Melkersson-Rosenthal-Syndroms.

Therapie
S.u. Melkersson-Rosenthal-Syndrom.

Paromomycin

Definition
Aminoglykosid-Antibiotikum aus Streptomyces rimosus forma paromycinus.

Indikation
- Systemisch: Infektionen mit grampositiven Keimen, E. coli, Enterobacter, Klebsiellen, Salmonellen, Shigellen, Proteus.
- Topisch: Leishmaniose, kutane.

Dosierung und Art der Anwendung
- Systemisch: 25-30 mg/kg KG/Tag p.o. in 3 ED über 5-10 Tage.
- Topisch: 10-20% in Salben oder Cremes 1-2mal/Tag unter Okklusion auf die betroffenen Hautstellen auftragen.

Unerwünschte Wirkungen
Oto- und Nephrotoxizität.

Präparate
Humatin; Leshcutan (erhältlich über die internationale Apotheke, zugelassen in Israel)

Hinweis(e)
> **Merke: In Salbenform wirksam bei kutaner Leishmaniose.**

Paronychia candidamycetica   B37.23

Definition
Langwierige chronische Paronychie meist durch Candida albicans.

Manifestation
- Vorzugsweise bei Erwachsenen auftretend. Frauen sind dreimal häufiger betroffen als Männer.
- Prädisponierend sind das Arbeiten im feuchten Milieu sowie das Arbeiten mit Kohlenhydraten, aber auch Hyperhidrose, Akrozyanose und Diabetes mellitus sind wichtige, prädisponierende Faktoren. Durch eine Verletzung der Cuticula können die Hefen unter den proximalen Nagelwall gelangen und sich hier vermehren.

Lokalisation
Etwa 3/4 der Fälle treten an Zeige- oder Mittelfinger auf.

Klinisches Bild
Chronische, meist wenig schmerzhafte Rötung und Schwellung des Nagelfalzes. Das Eponychium verliert seine Haftung an der Nagelplatte, so dass Fremdkörper eindringen können. Nicht selten treten Superinfektionen auf. S.a.u. Onychia candidosa, s.u. Candidose.

Therapie allgemein
Prädisponierende Faktoren nach Möglichkeit ausschalten (z.B. Immundefekte, Diabetes mellitus, Akrozyanose, Hyperhidrose, ggf. Berufswechsel bei Bäckereiberufen, Krankenpflege u.a.).

Externe Therapie
- Bei mykotischem Befall von Nagel, Nagelbett und Nagelwall ist die operative Entfernung des Nagels empfehlenswert, die Infektion heilt hierunter prompt ab. Ein Behandlungsversuch mit einem antimykotischen Nagellack (z.B. Loceryl Nagellack; Amorolfin) kann sinnvoll sein. Bei nicht komplizierter Paronychie (Nagel und Nagelbett sind frei) sorgfältige antimykotische Lokaltherapie mit einem Breitbandantimykotikum wie Amorolfin-Nagellack/Creme (z.B. Loceryl) oder Bifonazol (z.B. Mycospor) als Lösung auftragen, anschließend Creme oder Salbe in dicker Schicht. Verband anlegen, ggf. stundenweise Okklusion mit Gummifingerling.
- Regelmäßige prophylaktische Händedesinfektion (z.B. Desinfektionsspiritus R062). Kein Schneiden des Nagelhäutchens. Bei Verletzungen des Nagelwalls konsequente antiseptische Lokaltherapie (z.B. mit Polyvidon-Jod-Salbe R204). Bewährt haben sich handwarme Seifenbäder, 5–10 Min., am besten mit Kernseife, aber auch Flüssigseifen. Das Badewasser sollte milchig trüb erscheinen.

Interne Therapie
- Bei komplizierter Paronychie (Nagel mykotisch befallen) hat sich Itraconazol (z.B. Sempera) bewährt. Dosierung 100 mg/Tag p.o. bis zur Heilung oder als Intervalltherapie 2mal/Tag 200 mg über 7 Tage, 3 Wochen Pause und Wiederholung des Zyklus noch 2mal.
- Alternativ: Fluconazol (z.B. Diflucan Derm) 50 mg/Tag p.o. bis zur Heilung.

Paronychie   L03.02

Synonym(e)
Nagelfalzentzündung; Umlauf; Fingerumlauf; Panaritium paraunguale; Panaritium subunguale

Definition
Eitrige Nagelfalzentzündung mit gerötetem, geschwollenem, schmerzhaftem Nagelfalz. Akuter oder chronischer Verlauf, äußerst rezidivfreudig.

Erreger
Staphylococcus aureus, Streptokokken, Pseudomonas aeruginosa, Proteus mirabilis, Hefen (Candida albicans).

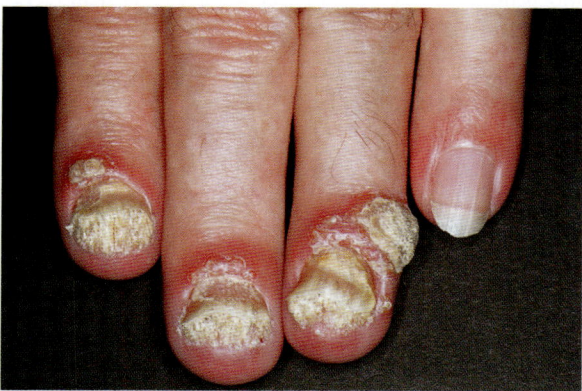

Paronychia candidamycetica. Seit Jahren bestehende chronische Paronychie mit schwerer (Candida-)Onychodystrophie bei begleitendem Raynaud-Syndrom. Auf Druck entleert sich gelblicher Eiter aus dem Paronychium.

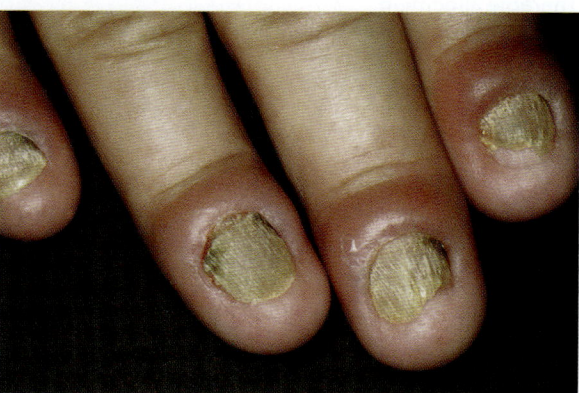

Paronychie. Entzündlich gerötete, geschwollene, schmerzhafte Nagelwälle mit dystrophischen Nägeln. Auslöser ist Pseudomonas aeruginosa.

Ätiologie
Infektiös verursacht (selten als syphilitische Paronychie). Auch bei peripheren Durchblutungsstörungen oder als Folge medikamentöser Therapien (z.B. nach Einsatz von Retinoiden und EGFR-Inhibitoren z.B. Cetuximab) auftretend. Nicht selten durch aggressive Nagelpflege bedingt. S.a.u. Unguis incarnatus.

Klinisches Bild
Entzündlich geröteter, geschwollener, schmerzhafter Nagelfalz mit Entleerung von Eitertröpfchen auf Druck.

Diagnose
Klinik, kultureller Erregernachweis. Bei C. albicans-Nachweis klinischer Ausschluss eines Diabetes mellitus!

> **Merke:** Bei chronischen Paronychien an Unguis incarnatus denken!

Therapie
- Bei eitriger Paronychie: Seifenbäder, handwarm 5-10 Min., am besten mit Kernseife, aber auch Flüssigseifen (Badewasser sollte milchig trüb erscheinen). Ansonsten lauwarme Bäder mit desinfizierenden Zusätzen wie Chinolinol (z.B. Chinosol 1:1000 oder R042) oder Kaliumpermanganat (hellrosa). Antisepsis mit Polyvidon-Jod Salbenverbänden (z.B. R204, Braunovidon-Jod Salbe) oder Verbände mit Natriumbituminosulfonat (z.B. Ichtholan spezial Salbe, Ichtoseptal Creme). Ruhigstellen des Fingers mittels Böhler Schiene. Bei Therapieresistenz ist eine Nagelextraktion in LA empfehlenswert. Die Infektion heilt hierunter prompt ab.
- Bei ausgedehnten Befunden und/oder Fortschreiten der Entzündung unter der externen Therapie antibiotische Systemtherapie nach Antibiogramm. Initial Cephalosporine wie Cefuroxim (z.B. Elobact) 2mal/Tag 500 mg p.o. oder Gyrasehemmer wie Ofloxacin (z.B. Tavanic 200 mg/Tag p.o.).
- Anschließend Hautpflege: Exsikkierte Nagelwälle sollten regelmäßig mit einer O/W-Emulsion gepflegt werden (z.B. Atrix Hand- und Nagelbalsam). Regelmäßige prophylaktische Händedesinfektion R062. Kein Schneiden des Nagelhäutchens, Nägel kurz halten, Fußnägel nicht rund schneiden, bei Verletzungen des Nagelwalls konsequente antiseptische Lokaltherapie z.B. mit Polyvidon-Jod-Salbe R204.

Therapie allgemein
Prädisponierende Faktoren nach Möglichkeit ausschalten oder verändern, wie z.B. Sicca-Symptomatik bei atopischem Ekzem, Diabetes mellitus, Akrozyanose, Hyperhidrose. Verursachende Medikamente absetzen, z.B. Retinoide. Ggf. Berufswechsel bei Bäckereiberufen, Krankenpflege u.a.

Paronychie, syphilitische A51.3

Definition
Blasige oder pustulöse Hautveränderungen mit Befall des Paronychium und Nagelablösung bei Syphilis connata.

Paronychose L60.8

Definition
Das dem „psoriatischen Nagel" zugrunde liegende pathologische Substrat. Der Parakeratose der Haut vergleichbarer fehlerhafter Verhornungsprozess des Nagels.

Parotitis epidemica B26.9

Synonym(e)
Mumps; Ziegenpeter

Definition
Infektiöse Virusinfektion mit überwiegender Beteiligung der Ohrspeicheldrüse und des zentralen Nervensystems.

Erreger
Mumps-Virus (Familie der Paromyxom-Viren).

Ätiologie
Tröpfcheninfektion.

Manifestation
Vor allem im Schulalter auftretend.

Klinisches Bild
Inkubationszeit 14-21 Tage; Kopf- und Gliederschmerzen, Fieber, zunächst einseitige, schmerzhafte Schwellung der Ohrspeicheldrüse. Häufig entzündete Mundschleimhaut, gerötete Mündungsstelle des Parotisausführungsganges.

Differenzialdiagnose
Infektionen mit Influenza A, Coxsackie B, Adenoviren, EBV.

Komplikation
- Beteiligung anderer Drüsen: z.B. Glandula submandibularis, Glandula submaxillaris, Pankreas, Tränendrüsen, Testes.
- Orchitis; bei Männern postpubertär Gefahr der Impotentia gestandi.
- Mumps-Meningoenzephalitis.
- Das Auftreten einer TEN nach Mumps Impfungen wurde in der Literatur beschrieben.

Therapie
Symptomatisch.

Prognose
Günstig.

Prophylaxe
Möglichkeit der Impfung mit Lebendimpfstoff ab dem 12. Lebensmonat. Wiederholung zwischen dem 3. und 6. Lebensjahr.

Parrotsche Furchen A50.5

Definition
Periorale, bis ins Lippenrot reichende, narbige Einkerbungen bei der Syphilis connata tarda. Vorkommen auch perianal. S.a.u. Hochsingersche Infiltrate.

Differenzialdiagnose
Narben anderer Genese, Perlèche, atopisches Ekzem, Altersrunzeln; Mikrostomie = „Tabaksbeutelmund" bei progressiver systemischer Sklerodermie.

Parrotsche Pseudoparalyse A50.5

Definition
Charakteristisches Stigma der Syphilis connata praecox mit

einwärts gedrehtem, aktiv nicht bewegbarem, schlaff hängendem Unterarm infolge Osteochondritis syphilitica mit Epiphysenlösung im Ulnarbereich.

PASI

Erstbeschreiber
Fredriksson u. Petterson, 1978

Synonym(e)
Psoriasis Area and Severity Index

Definition
Bekannteste, gut standardisierte Indexskala (Scoring-System) zur Diagnostik und Schweregradbestimmung der Psoriasis. Häufig verwendet zur Endpunktkontrolle in klinischen Studien und Zulassungsstudien.

Allgemeine Information
- Ursprünglich wurde der PASI als Zielgröße für Wirksamkeitsstudien von Retinoiden bei Patienten mit chronischer Plaque-Psoriasis entwickelt. In den letzten Jahren hat sich die Methode zum Goldstandard für Zielgrößen bei klinischen Studien zur Psoriasis entwickelt.
- Ziel des PASI ist die Dokumentation der Fläche und des Schweregrades der Hautläsionen. Der PASI setzt sich aus einem Flächen- und einem dermatologischen Bestandteil zusammen.
- Die betroffene Fläche (A) wird getrennt für Kopf, Stamm, obere und untere Extremitäten bestimmt. Dabei wird eine numerische Skala verwendet (0 = keine Beteiligung, 1 = <10%, 2 = 10 bis <30%, 3 = 30 bis <50%, 4 = 50 bis <70%, 5 = 70 bis <90% und 6 = 90-100%).
- Im dermatologischen Teil werden Erythem (E = erythema), Infiltration (I = infiltration) und Schuppung (D = desquamation) mit einer Skala von 0 bis 4 bewertet. Der Kopf (K = Kopf; h = head) wird mit 0,1, der Stamm (R = Rumpf; t = trunc) mit 0,3, die obere Extremität (A = Arme; u = upper limb) mit 0,2 und die untere Extremität (B = Beine; l = lower limb) mit 0,4 gewichtet.

PASI. Tabelle 1. Schema zur Ermittlung des PASI

Der PASI kann Werte von 0 bis 72 annehmen und berechnet sich wie folgt:

Berechnung der Indizes für die einzelnen Körperabschnitte	K = 0,1 x (EK + IK + DK) x AK
	A = 0,2 x (EA + IA + DA) x AA
	R = 0,3 x (ER + IR + DR) x AR
	B = 0,4 x (EB + IB + DB) x AB
PASI = K + A + R + B	0,1 x (EK + IK + DK) x AK
	+ 0,2 x (EA + IA + DA) x AA
	+ 0,3 x (ER + IR + DR) x AR
	+ 0,4 x (EB + IB + DB) x AB

> **Merke:** Wiederholte Bestimmung des PASI bzw. der Indizes der einzelnen Körperabschnitte können für die Dokumentation des intraindividuellen Krankheitsverlaufs genauso herangezogen werden, wie für den Vergleich mit anderen Patienten.

PAS-Reaktion

Synonym(e)
Perjodsäure-Schiffreaktion

Definition
Histochemischer Nachweis von Mukopolysachariden, Muko- und Glykoproteinen, Glyko- und Pospholipiden. Funktionsprinzip: Die nicht substituierten Glykolgruppen der Polysaccharide werden mit wässriger Perjodsäure zu Aldehyden oxidiert, die dann mit der Fuchsin-schwefeligen Säure (Schiff-Reagens) durch Bildung eines roten basischen Farbstoffes nachgewiesen werden.

Paste

Synonym(e)
Pasta

Definition
Hoch konzentrierte, formbare Suspension fester Teilchen (Pulver) in einem flüssigen bis salbenartigen (z.B. Vaseline) Medium, s.a. Zinkpasten. Man unterscheidet:
- Harte Pasten: Puderanteil und Lipidanteil sind etwa gleich.
- Weiche Pasten: Der Puderanteil beträgt etwa 30%, der Lipidanteil beträgt etwa 70%.
- Zinköl: Puderanteil und Ölanteil sind etwa gleich.
- Emulgatorhaltige Paste: Enthält etwa 30% Puder, 50% Lipide und 20% Emulgator.
- Emulgatorhaltige hydrophile Paste: Enthält Polyethylenglykol anstelle von Lipiden, sonst wie emulgatorhaltige Paste.

Siehe Tabelle 1 [Übersicht über die Zusammensetzung verschiedener Pasten aus Arzneimitteln und Formularien].

Pasteurellose   A28.0

Erstbeschreiber
Lehmann u. Neumann, 1899

Definition
Bakterielle Infektion, die vorwiegend durch Tierbisse übertragen wird und Weichteilinfektionen im Wundbereich auslöst.

Erreger
- Pasteurella multocida, seltener P. dagmatis, P. canis, P. haemolyticus.
- Pasteurellen sind gramnegative, unbewegliche, kokkoide oder ovoide Stäbchenbakterien, die weltweit vorwiegend im Nasopharynx- und Gastrointestinalbereich von wilden und domestizierten Säugetieren und Vögeln vorkommen.
- Menschen infizieren sich von Tieren durch Biss- und Kratzverletzungen, durch Schmierinfektion oder aerogene Übertragung.

Vorkommen/Epidemiologie
Weltweit verbreitet. Nur in 5-15% der Fälle kann ein Tierkontakt eruiert werden.

Paste. Tabelle 1. Übersicht über die Zusammensetzung verschiedener Pasten aus Arzneimitteln und Formularien

	Puderanteil [%]	Lipide [%]	Pigment [%]	Cetylalkohol [%]	Polyethylenglykol [%]
Pasta zinci DAB	50	50	–	–	–
Zinkoxidpaste mit Bismutgallat (NRF 11.112.)	60	40	–	–	–
Weiche Zinkpaste DAB	30	70	–	–	–
Lipophile Zinkoxidpaste 30% (NRF 11.111.)	30	70	–	–	–
Zinköl NRF (11.20.)	50	50	–	–	–
Zinkoxid Neutralöl 50% NRF (11.113.)	55,5	44,5	–	–	–
Hydrophobe hautfarbene Abdeckpaste (NRF 11.58.)	30	48	2	20	–
Hydrophile hautfarbene Abdeckpaste (NRF 11.59.)	30		2	20	48

Manifestation
Besonders gefährdet sind Halter von Haustieren oder beruflich Exponierte.

Klinisches Bild
- Nach einer Inkubationszeit von 2-14 Tagen (je nach Eintrittspforte des Erregers), zum Teil auch nach wenigen Stunden, treten ein Erythem sowie Schmerzen im Bereich der Wunde auf. Phlegmonöse und abszedierende Entzündungen können hinzukommen sowie eine regionale Lymphadenitis. Durch fortschreitende Infektion können Sehnen, Knochen und Gelenke mitbetroffen sein. Des Weiteren kann Befall der Nasennebenhöhlen sowie des gesamten Respirationstraktes (chronische Bronchitis, Pneumonie) auftreten.
- Bei Immunsuppression sind septische Verläufe möglich.
- In Einzelfällen Konjunktivitis, Stomatitis, Enteritis, Peritonitis, Harnwegsinfektionen und Myositis.
- Bakteriämie und/oder metastatische Verbreitung von Läsionen können auftreten.

Diagnose
Mikroskopie und Kultur des Biopsats oder anderer Proben.

Differenzialdiagnose
Gasbrand; Staphylokokken-, Streptokokken-, Capnocytophaga-Infektion; Rattenbisskrankheit; Katzenkratzkrankheit, Tularämie.

Therapie
- Penicillin V (z.B. Megacillin) 3mal/Tag 1,5 Mio. IE p.o. oder Doxycyclin 2mal/Tag 100 mg p.o. für 10-14 Tage.
- Alternativ: Levofloxacin 2mal/Tag 500 mg p.o. für 7-14 Tage.
- Chirurgische Maßnahmen.

Hinweis(e)
Hygienische Maßnahmen beim Umgang mit Tieren.

Pathergie-Phänomen

Definition
Begriff für die Auslösung einer krankheitsspezifischen Läsion durch einen unspezifischen Stimulus. Dem Köbner-Phänomen entsprechendes Phänomen bei M. Behçet. Hierbei kommt es nach intrakutaner Injektion von Kochsalzlösung zur Ausbildung einer Papel nach ca. 48 Stunden. Im weiteren Sinne wird der Begriff auch bei Auslösung spezifischer Krankheitserscheinungen durch lokale Traumen benutzt (z.B. bei Pyoderma gangraenosum oder der leukozytoklastischen Vaskulitis).

Paul-Bunnel-Reaktion

Definition
Nachweis heterophiler Antikörper gegen Hammelbluterythrozyten zur Diagnostik der infektiösen Mononukleose.

Pautriersche Mikroabszesse C84.0

Definition
Nestförmige oder mikroabszessartige Ansammlungen atypischer Lymphozyten in der Epidermis als Ausdruck der Epidermotropie und des „Homing in" der Zellen (s.a. Mikroabszesse).

Ätiologie
Kutanes T-Zell-Lymphom.

Pechhaut L57.8

Definition
Chronische Hauterkrankung, die als Summationseffekt nach Einwirken von Teerprodukten und UV-Strahlen auftritt.

Lokalisation
Überwiegend belichtete Hautpartien.

Klinisches Bild
Zunächst juckende oder brennende Erytheme, gefolgt von schmutzigbraunen Pigmentierungen. Später Elastose, Komedonen, Präkanzerosen, Basalzellkarzinome und Karzinome.

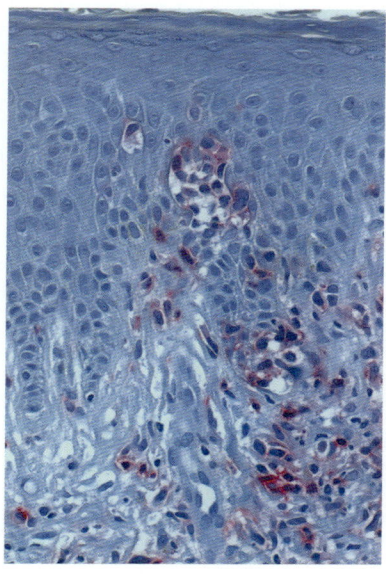

Pautriersche Mikroabszesse. Kutanes T-Zell-Lymphom, „Abszessartige" Verdichtung epitheliotroper Lymphozyten in der Epidermis (s. Bildmitte oben).

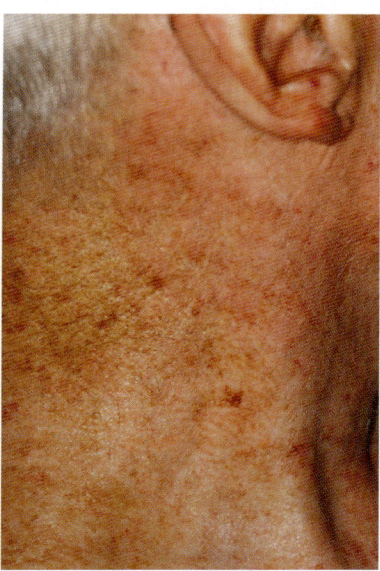

Pechhaut. Unregelmäßige Pigmentierungen, flächige aktinische Elastose im Bereich des Halses.

Therapie
Vermeidung der auslösenden Agenzien (Sonne und Teer als Lichtsensibilisator). Chemischer und physikalischer Lichtschutz durch entsprechende Kleidung und Lichtschutzmittel (z.B. Anthelios). Kontrolle und Behandlung von präkanzerösen und kanzerösen Hautveränderungen.

Pediculoides ventricosus

Synonym(e)
Pyemotes ventricosus

Definition
Erreger der Getreidekrätze.

Pediculosis B85.2

Synonym(e)
Verlausung

Definition
In Deutschland die häufigste parasitäre Infektionskrankeit bei Kindern und Jugendlichen, hervorgerufen durch Läuse. Läuse sind streng wirtsspezifische Ektoparasiten. Je nach Erreger und Klinik unterscheidet man u.a. den Befall durch Kopflaus, Kleiderlaus und Filzlaus.

Vorkommen/Epidemiologie
Jährliche Erkrankungszahlen für Deutschland: 1,0-1,5 Millionen Menschen. Etwa 6,0 Millionen Erkrankungsfälle/Jahr in Europa.

Therapie
S.u. Pediculosis capitis, Pediculosis corporis, Pediculosis pubis.

Pediculosis capitis B85.00

Synonym(e)
Kopflausbefall

Definition
Infektion mit Kopfläusen.

Vorkommen/Epidemiologie
Der Befall mit Kopfläusen nimmt weltweit zu. In den Industrieländern wird die Prävalenz auf 1-3% geschätzt. Pro Jahr werden 16 von 100 Kindern mit Kopfläusen neu infiziert. Über kleine Endemien wird immer wieder berichtet.

Ätiologie
Übertragung meist direkt von Mensch zu Mensch, selten über Kämme oder andere Gebrauchsgegenstände, wie z.B. Mützen, Kämme, Bürsten.

Manifestation
Vor allem bei Kindern (v.a. im Alter von 5-11 Jahren) und Menschen mit langen Haaren auftretend. Kopfläuse werden v.a. in den Wintermonaten übertragen.

Lokalisation
Befallen sind Kopfhaar, Schläfenregion, Nacken, Retroaurikulärregion. Selten Befall von Bart- und Schamhaaren.

Klinisches Bild
Stunden bis Tage nach dem Biss der Kopfläuse treten hochrote, urtikarielle, stark juckende Papeln sowie Kratzeffekte mit nachfolgender Ekzematisation (Läuseekzem) und ggf. Impetiginisierung auf. Sekretaustritt bewirkt Verklebung und Verfilzung des Haares („Weichselzopf"). Schmerzhafte Lymphadenitis im Okzipital- und Halsbereich.

Diagnose
Nissennachweis per Inspektion und Nissenkamm. Nissen haften an den Haarschäften und sind mit bloßem Auge als feine, knospenartige, etwa 0,8 mm große Knötchen erkennbar. Dunkle Nissen enthalten noch Larven, helle Nissen sind leere Hüllen. Nissen sind im Gegensatz zu Kopfschuppen schwer abstreifbar. Die sich rasch bewegenden Läuse sind meist nicht sichtbar.

Differenzialdiagnose
Kopfekzem, Impetigo contagiosa, Pityriasis amiantacea.

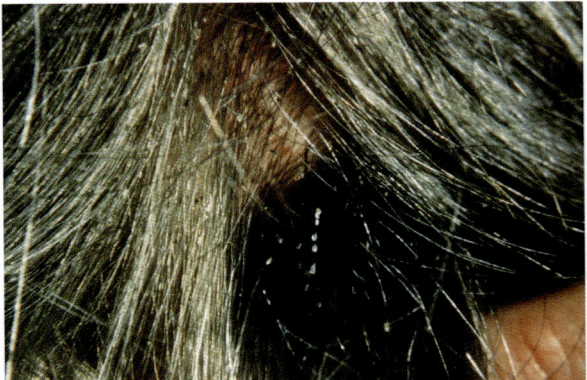

Pediculosis capitis. Zahlreiche Nissen, erkennbar als weiße Punkte am Haarschaft, bei einem 7-jährigen Mädchen. Mehrere Mitschüler sind ebenfalls befallen. Schmerzhafte Lymphadenitis im Okzipitalbereich durch Kratzeffekte mit nachfolgender Ekzematisation (Läuseekzem; hier nicht sichtbar) und Impetiginisation.

Therapie
Standardtherapie:
- Auskämmen der angefeuchteten mit einem Conditioner (oder besser zuvor mit Malathion [Organoderm; über die internationale Apotheke erhältlich]) behandelten Haare mit einem feinen Nissenkamm (Zahnabstand 0,2 mm).
- 1% Permethrin-Creme (z.B. Nix Creme; in Deutschland nicht zugelassen, Off-Label-Use!) bzw. 0,5% Permethrin-Spiritus (z.B. Infectopedicul) mit guter antiparasitärer aber auch relativ guter ovozider Wirkung. Einmalige Einreibung des Haares über 30-45 Min., anschließend Auskämmen der Nissen mit einem feinen Kamm.
- Alternativ: Pyrethrum-Extrakt (z.B. Goldgeist forte Lsg.), auf behaarten Kopf auftragen und verteilen. Einwirkzeit 30 Min., anschließend mit klarem Wasser ausspülen.

> **Cave:** Bei Säuglingen Prozedur nur unter ärztlicher Aufsicht durchführen!

Substanz wirkt auf die Kopfhaut reizend und kann beim Auftragen Brennen verursachen. Nicht auf Schleimhäute bringen, Augen schützen! Pyrethrum gehört zu den Pyrethroiden, einer chemisch nicht exakt definierten Mixtur aus verschiedenen Pyrethrinen, Cinerinen, Jasmolinen. Pyrethrine sind insektizide Inhaltsstoffe von Chrysanthemum cinerariifolium und anderen Chrysanthemenarten; chemisch handelt es sich um Ester aus der Chrysanthemumsäure oder der Pyrethrinsäure.

- Alternativ: Allethrin I, ein synthetisches Analogon des Pyrethrins (Pyrethroide, synthetische Strukturverwandte der natürlich vorkommenden Pyrethrine), z.B. Jacutin Pedicul Spray. Auf den behaarten Kopf aufsprühen, 10-30 Min. einwirken lassen, ausspülen. Achtung: Das Präparat ist Schleimhaut-reizend. Keine Anwendung bei Asthmatikern!
- Behandlung der Nissen: Vorbehandlung mit einer 3% Essiglösung (1 Teil 6% Speiseessig/2 Teile Wasser) zur Lösung des Klebstoffs, mit dem die Nissen am Haarschaft anhaften. Das Haar wird mit der Essiglösung getränkt, ein Handtuch angefeuchtet und um den Kopf gewickelt. Nach einer Stunde Handtuch entfernen, Nissen mit Läusekamm auskämmen.
- Schwangerschaft: Einsatz von pflanzlichen Pyrethrum-Extrakten (z.B. Goldgeist forte) oder Allethrin (z.B. Jacutin Pedicul Spray, Kontraindikation im 1. Trimenon), s.o.
- Verfilzung der Haare: Abschneiden der Haare ist dringend zu empfehlen!
- Pyodermisierung: Bei ausgeprägter pyodermisierter Dermatitis des Kapillitiums und des Nackens mit Lymphknotenschwellungen empfiehlt sich der interne Einsatz von Trimethoprim/Sulfamethoxazol (z.B. Cotrimox Wolff; Erwachsene und Kinder über 12 Jahre 2mal/Tag 2 Tbl.) oder eines Breitbandantibiotikums (z.B. Doxycyclin 100-200 mg/Tag p.o.) über 6 Tage. Trimethoprim/Sulfamethoxazol tötet lebende (blutsaugende) Kopfläuse ab.
- Nachbehandlung des entzündlich veränderten Kapillitiums mit einer Glukokortikoid-haltigen O/W-Emulsion (z.B. Hydro-Wolff, R123).

Therapie allgemein
Schulverbot, kein Besuch von Kindergärten. Sanierung der Umgebung (Kontaktpersonen, Perücken, Haarteile, Hüte, Kämme usw.). Kleidung und Bettzeug heiß waschen (Kochwäsche) oder chemisch reinigen.

Naturheilkunde
- Kokosölhaltige Präparate (z.B. Aesculo Gel L), Sojaöl, Dimeticon-Präparate (z.B. Etopril, Hedrin, Jacutin Pedicul Fluid) oder Kombinationen aus Silikon und Rhizinusöl (z.B. Itax) wirken durch das physikalische Prinzip der Ausbildung eines atmungsdichten Öl- oder Silikonfilms. Hierdurch sollen der Läusepanzer ausgetrocknet oder die Läuse erstickt werden (Aesculo Gel L mindestens 60 Minuten, Silikon/Rhizinusöl: mindestens 1-2 Stunden anwenden; Dimeticon: 10 Minuten Einwirkzeit, danach Auskämmen der Haare mit einem Nissenkamm, anschließend Haare mit Shampoo lauwarm waschen). Die Anwendung sollte 2mal im Abstand von 3-7 Tagen durchgeführt werden.

> **Merke:** Die Verlässlichkeit des Verfahrens ist inzwischen durch klinische Studien belegt (analoge Wirksamkeit im Vergleich zu einer 1% Permethrin-Lösung)!

- Weniger gut belegt ist die Wirksamkeit von Teebaumöl, Lavendelöl und Anis.

Hinweis(e)
- Kopfläuse können nur kriechen, nicht springen!
- Es besteht für Pediculosis capitis keine ärztliche Meldepflicht gemäß § 6 IfSG. Jedoch sind Leiter(innen) von Gemeinschaftseinrichtungen, gemäß §34 Abs. 6 IfSG verpflichtet, das zuständige Gesundheitsamt unverzüglich über einen festgestellten Kopflausbefall zu unterrichten und personenbezogene Angaben zu machen.
- Der Befall mit Kopfläusen ist nicht von hygienischen Bedingungen abhängig. Häufiges Haarwaschen führt höchstens zu „sauberen Läusen"!
- Lindan ist seit 2008 durch die WHO verboten!

Pediculosis corporis B85.10

Synonym(e)
Kleiderlausbefall; Pediculosis vestimentorum

Definition
Pediculosis durch Infektion mit Kleiderläusen. Die Laus ist

Überträger von Fleckfieber, Febris quintana, europäischem Rückfallfieber.

Erreger
4 mm lange Kleiderlaus, Pediculus vestimentorum.

Vorkommen/Epidemiologie
Die Pediculosis corporis ist unter den in Europa herrschenden sozialen Verhältnissen selten. Nur ausnahmsweise kommt es zur Infektion bei Übernachtungen in europäischen Hotels. Bei Menschen ohne festen Wohnsitz sollte der Befund „Cutis vagantium" immer an einen Befall mit Kleiderläusen denken lassen.

Ätiologie
Übertragung durch die Kleidung und direkt von Mensch zu Mensch. Eiablage in den Kleidern (Nähte), auch an Körperhaaren.

Lokalisation
Vor allem bedeckte Körperpartien, Nahtstellen.

Klinisches Bild
Rötung, stark juckende Quaddeln, Kratzspuren, evtl. mit Ekzematisation oder Impetiginisation. Ausbildung einer Cutis vagantium möglich.

Diagnose
Kleiderlaus- und Nissen-Nachweis in den Nähten der Kleider, vor allem der Unterwäsche.

Differenzialdiagnose
Dermatitis herpetiformis; Ekzem; Alterspruritus; mikrobielles Ekzem; Pyodermie; Tinea corporis; diabetischer Pruritus.

Komplikation
Übertragung von Krankheitserregern durch Kleiderläuse (nicht durch Kopfläuse):
- Rickettsia prowazekii: s.u. Fleckfieber, epidemisches.
- Rickettsia typhi (mooseri): s.u. Fleckfieber, endemisches.
- Bartonella quintana: s.u. Febris quintana.
- Borrelia recurrentis: s.u. Rückfallfieber.

Therapie
Standardtherapie: 1% Permethrin-Creme (z.B. Nix Creme; in Deutschland nicht zugelassen, Off-Label-Use!) bzw. 0,5% Permethrin-Spiritus (z.B. Infectopedicul) mit guter antiparasitärer aber auch relativ guter ovozider Wirkung. Einmalige Einreibung des Körpers und Einwirken über 30-45 Min. S.a.u. Pediculosis capitis.

Therapie allgemein
Mit Läusen befallene Kleidungsstücke (samt Bettwäsche, Schals u.a.) entweder entsorgen oder möglichst heiß waschen. Läuse können auch durch Aushungern vernichtet werden, indem die Kleidung über 4 Wochen in einem abgeschlossenen Plastikbeutel aufbewahrt wird. Einfacher ist das „Ausfrieren" der Läuse durch 2-tägiges Lagern der Kleider in einer Tiefkühltruhe. Spezielle antiparasitäre Therapie der Haut ist nicht notwendig, da Läuse nach dem Saugakt dort nicht verweilen, sondern in den Kleidungsstücken verbleiben. Stattdessen pflegende, ggf. antiekzematöse Behandlung mit schwach wirksamen Glukokortikoiden wie 1% Hydrocortison (z.B. Hydrogalen, R123).

Pediculosis corporis. Tabelle 1. Krankheitserreger, die durch humanpathogene Läusearten übertragen werden können (nach Mumcuoglu u. Rufli)

Überträger	Erreger	Erkrankung
Pediculus humanus humanus (seltener auch Pediculus humanus capitis)	Rickettsia prowazekii	Klassisches Fleckfieber
	Rickettsia mooseri	Murines Fleckfieber
	Rickettsia recurrentis	Europäisches Rückfallfieber
	Rickettsia quintana	Wohlhynisches Fieber
	Francisella tularensis	Tularämie
	Salmonellen	Salmonellosen
	Staphylokokken	Pyodermien

Pediculosis pubis B85.30

Synonym(e)
Phthiriasis; Phthiriase; Filzlausbefall

Definition
Pediculosis durch Infektion mit Filzläusen.

Erreger
Filzlaus, Pediculus pubis.

Ätiologie
Übertragung ist durch engen körperlichen Kontakt, Geschlechtsverkehr und offenbar auch über Kleidung, Bettwäsche und Handtücher möglich.

Lokalisation
Befallen sind v.a. Areale mit apokrinen Schweißdrüsen, Schambehaarung, Genitalbereich, Achselhaare, Behaarung in Brust- und Bauchregion. Selten, vor allem bei Kindern sind Augenbrauen und Wimpern befallen. S.a.u. Blepharitis pediculosa.

Klinisches Bild
Mäßiger, nachts starker Juckreiz, schieferblaue oder rote, linsengroße Flecken (Maculae coeruleae). Filzläuse und deren Nissen können bei genauer Suche leicht aufgefunden werden.

Therapie allgemein
Befallene Kleider entweder entsorgen oder wenn möglich heiß waschen. S.a. Pediculosis capitis.

Externe Therapie
- Befallene Areale gründlich mit einem flüssigen Syndet waschen; anschließend werden die befallenen Gebiete mit 1% Permethrin-Creme (z.B. Nix Creme; in Deutschland nicht zugelassen, Off-Label-Use!) bzw. 0,5% Permethrin-Spiritus (z.B. Infectopedicul) behandelt. Einmalige Einreibung der befallenen Areale über 30-45 Min., an-

1348 Pediculus capitis

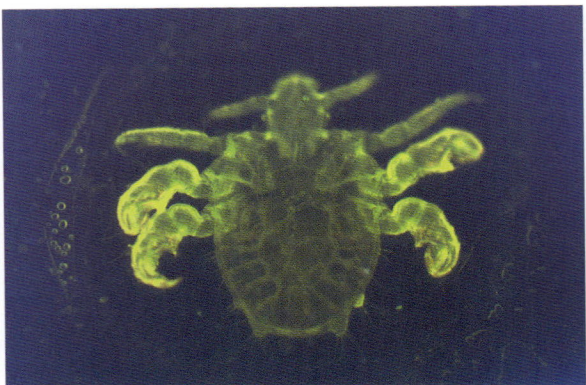

Pediculosis pubis. Filzlaus im polarisierten Licht.

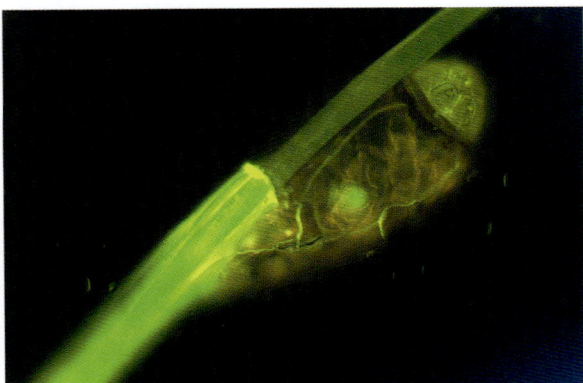

Pediculosis pubis. Nisse an einem Haarschaft.

schließend Auskämmen der Nissen mit einem feinen Kamm. S.a.u. Pediculosis capitis.
- Bei Augenbrauen- bzw. Wimpernbefall (nicht selten): Mehrmals tgl. Wimpern mit Olivenöl oder Vaselinum alb. betupfen. Die Läuse und Nissen können nach einigen Tagen mit der Pinzette von den Wimpern abgezogen werden.

> **Merke:** Behandlung der Kontaktpersonen!

Pediculus capitis

Synonym(e)
Kopflaus; Pediculus humanis capitis

Definition
0,2–0,35 cm langes, dorsoventral abgeplattetes, stechend-blutsaugendes, in behaarten Kopfregionen lebendes, flügelloses Insekt (stationärer Ektoparasit), das seine Eier (= Nissen) basisnahe an die Haare kittet. S.a.u. Pediculosis capitis.

Allgemeine Information
- Kopfläuse durchlaufen 3 Entwicklungsstadien: Befruchtete Weibchen legen bis zu 10 Eier/Tag. Eier werden wasserunlöslich an die Kopfhaare angeheftet. Kopfläuse leben etwa einen Monat. Aus den Eiern schlüpfen nach 7–10 Tagen junge Läuse, auch Larven oder Nymphen genannt. Nach mehreren Häutungen erreichen die Nymphen in-

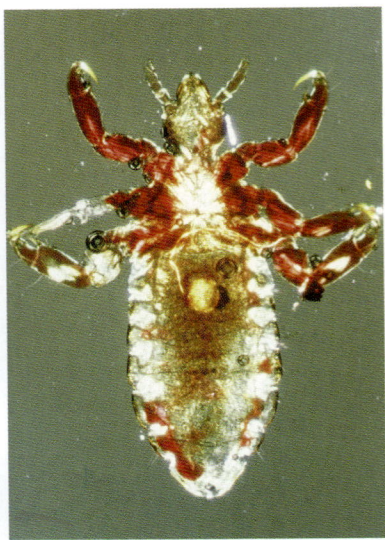

Pediculus capitis. Kopflaus im polarisierten Licht.

nerhalb von 8–10 Tagen die Geschlechtsreife. 2–3 Tage nach der Paarung legen die Weibchen bereits die ersten Eier. Der gesamte Zyklus dauert 14–28 Tage und ist temperaturabhängig.
- Kopfläuse sind alle 2–3 Stunden auf eine Blutmahlzeit angewiesen, da sie ansonsten austrocknen und spätestens nach 55 Stunden absterben. Sie erscheinen gelb-bräunlich und besitzen 6 Klammerbeine, mit denen sie sich an den Haaren festhalten. Sie sind daher nur schwer mit einem Kamm zu entfernen. Der Infektionsweg erfolgt von Mensch zu Mensch durch Überwandern der Parasiten (Läuse springen nicht! und legen auch keine größeren Strecken außerhalb des Wirtes zurück). Haustiere sind keine Überträger von Kopfläusen.

Vorkommen/Epidemiologie
Weltweit verbreitet. Enge zwischenmenschliche Kontakte, insbes. in Gemeinschaftseinrichtungen der Kinder (Schule, Kindergarten, Hort), begünstigen die Verbreitung.

Komplikation
Kopfläuse können durch die Exkremente übertragen:
- Rickettsien (Fleckfieber)
- Borrelien.

Hinweis(e)
Die Kopflaus gilt im Gegensatz zur Kleiderlaus nicht als Überträger von Infektionen.

Peeling Skin Syndrom   Q80.8

Synonym(e)
Congenital ichthyosiform erythroderma

Definition
Angeborene oder unmittelbar nach der Geburt auftretende Verhornungsanomalie, die meist zeitlebens besteht. Störungen des Aminosäuremetabolismus wurden berichtet (verminderter Plasma-Tryptophan-Spiegel).

Klinisches Bild
Generalisierte, juckende oder brennende, peripher migrie-

rende Erytheme mit Collerette-artigem Schuppensaum. Der Schuppensaum kann leicht pergamentartig abgezogen werden.

Histologie
Hyperkeratose, fokale Parakeratose, Akanthose, schüttere Rundzellinfiltrate im Korium, Seperation des Stratum corneum oberhalb der Epithelschicht. Elektronenmikroskopie: Fehlen des normalen Keratohyalins.

Pegfilgrastim

Definition
Zytokin. Mittels rekombinanter DNA-Technologie hergestellter, pegylierter Granulozytenkolonie-stimulierender Faktor.

Wirkungen
Reduktion der Neutropenie-Dauer und der Häufigkeit des neutropenischen Fiebers nach Chemotherapie. Innerhalb von 24 Stunden steigt die Anzahl neutrophiler Granulozyten im peripheren Blut an, Monozyten und Lymphozyten reagieren kaum.

Indikation
Verkürzung der Dauer von Neutropenien und Verminderung neutropenischen Fiebers bei Patienten, die wegen einer nichtmyeloischen Grunderkrankung mit myelosuppressiven Chemotherapien (z.B. mit Doxorubicin) behandelt werden. Langzeittherapie schwerer kongenitaler oder idiopathischer Neutropenien. Keine Beeinflussung Chemotherapie-bedingter Thrombopenie und Anämie.

> **Merke:** Vorsicht bei malignen und prämalignen Erkrankungen myeloischen Ursprungs. Anwendung nur unter Aufsicht onkologisch erfahrener Ärzte!

Schwangerschaft/Stillzeit
Kontraindiziert.

Dosierung und Art der Anwendung
Pro Chemotherapiezyklus: 6 mg s.c. ca. 24 Std. nach zytotoxischer Chemotherapieanwendung.

Unerwünschte Wirkungen
Passagere Knochenschmerzen, Schmerzen an der Einstichstelle.

Kontraindikation
Schwangerschaft, Stillzeit, myeloische Grunderkrankung, eingeschränkte Knochenmarksfunktion unklarer Ätiologie, Leber- und Niereninsuffizienz. Überempfindlichkeit gegen aus E. coli gewonnene Proteine.

Präparate
Neulasta

Peginterferon alfa-2a

Synonym(e)
Peginterferon alpha-2a; Peginterferon-alpha-2a; pegyliertes alfa-Interferon-2a; pegyliertes alpha-Interferon-2a; pegyliertes IFN-α-2a; pegyliertes IFN α-2a; Interferon, pegyliertes, alpha-2a; Interferon, pegyliertes, alfa-2a; Interferon, pegyliertes, α-2a

Definition
Synthetisches, rekombinantes Interferon alfa-Derivat. Durch Kopplung an Polyethylenglykol (PEG) besteht eine verzögerte Degradation und verlängerte Verweildauer im Organismus (s.a.u. Pegylierung).

Indikation
Chronische Hepatitis C bei erhöhten Transaminasen und nachweisbarer HCV-RNA im Serum, auch bei Patienten mit kompensierter Leberzirrhose.

Schwangerschaft/Stillzeit
Kontraindiziert.

Dosierung und Art der Anwendung
- Monotherapie: 180 µg 1mal/Woche s.c.
- Kombinationstherapie mit Ribavirin (Rebetol): 1000 mg p.o. für Patienten mit HCV-Genotyp 1 oder 4 <75 kg KG, 1200 mg für Patienten >75 kg KG. 800 mg s.c. für Patienten mit HCV-Genotyp 2 oder 3.

Unerwünschte Wirkungen
Häufig grippeähnliche Allgemeinsymptome (Fieber, Müdigkeit, Schüttelfrost, Kopfschmerzen, Myalgie, Schweißausbrüche), Reaktionen an der Einstichstelle (Erytheme).

Wechselwirkungen
Erhöhung des Plasmaspiegels von Theophyllin.

Kontraindikation
Allergien gegen Interferone, schwere Dysfunktionen der Leber, Autoimmunhepatitis, dekompensierte Leberzirrhose, schwere psychische Störungen (Depressionen), Kinder <3 Jahre.

Präparate
Pegasys Injektionslösung/Fertigspritze

Peginterferon alfa-2b

Synonym(e)
Peginterferon alpha-2b; Peginterferon-alpha-2b; pegyliertes alfa-Interferon-2b; pegyliertes alpha-Interferon-2b; pegyliertes IFN-α-2b; pegyliertes IFN α-2b; Interferon, pegyliertes, alpha-2b; Interferon, pegyliertes, alfa-2b; Interferon, pegyliertes, α-2b

Definition
Synthetisches, rekombinantes Interferon alfa-Derivat. Durch Kopplung an Polyethylenglykol (PEG) besteht eine verzögerte Degradation und verlängerte Verweildauer im Organismus (s.a.u. Pegylierung).

Indikation
Chronische Hepatitis C bei erhöhten Transaminasen und nachweisbarer HCV-RNA im Serum oder anti-HCV Positivität, nicht bei Patienten mit kompensierter Leberzirrhose.

Schwangerschaft/Stillzeit
Kontraindiziert.

Dosierung und Art der Anwendung
- Monotherapie (vorzugsweise bei Unverträglichkeit von Ribavirin): 0,5 oder 1,0 µg/kg KG/Woche s.c.
- Kombinationstherapie mit Ribavirin: 1,5 µg/kg KG/Woche s.c. in Kombination mit Ribavirin (z.B. Rebetol): 800 mg/Tag für Patienten <65 kg KG p.o., 1000 mg/Tag für Patienten 65-85 kg KG, 1200 mg/Tag für Patienten >85 kg KG.

> **Merke:** Bevorzugt Peginterferon/Ribavirin Kombinationstherapie bei naiven Patienten als auch bei Patienten, die auf eine Interferon alfa-Monotherapie angesprochen (mit Normalisierung der ALT-Werte am Behandlungsende) aber einen Rückfall erlitten haben.

Unerwünschte Wirkungen
Häufig grippeähnliche Allgemeinsymptome (Fieber, Müdigkeit, Schüttelfrost, Kopfschmerzen, Myalgie, Schweißausbrüche), Reaktionen an der Einstichstelle (Erytheme). Seltener makulopapulöse Arzneimittelexantheme.

Wechselwirkungen
Erhöhung des Plasmaspiegels von Theophyllin.

Präparate
Pegintron

Pekanuss

Synonym(e)
Carya illinoensis

Definition
Der Pekanussbaum gehört wie die Walnuss zur Familie Juglandaceae (s.u. Nuss). Er ist die wirtschaftlich wichtigste von etwa 20 Arten der Gattung Carya. Abgesehen von der Pekanuss werden alle anderen Früchte dieser Gattung als Hickorynüsse bezeichnet.

Allgemeine Information
Pekanüsse haben eine fleischige Schale (Mesokap), die bei der Reife eintrocknen und aufspringen, so dass die Nüsse mit der Schale auf den Boden fallen. Bei der Aufbereitung werden die Kerne von der Nussschale befreit und anschließend für Backwaren, Konfitüren, Eiscreme und andere Produkte weiterverarbeitet.

Vorkommen
Der Pekannussbaum stammt aus den südöstlichen Staaten der USA und Mexiko und wächst heute kultiviert in ganz Amerika. Er ist verwandt mit dem Hickory-Baum.

Hinweis(e)
Die Nüsse sind oft sehr potente Allergene und können bedrohliche allergische Reaktionen bis hin zum anaphylaktischen Schock auslösen. Der Nachweis eines Neoantigens (ca. 15 kDa), welches erst durch den Röstprozess entsteht und zu einer anaphylaktischen Reaktion führte, ist gelungen.

Pellagra E52.x0

Erstbeschreiber
Casál, 1762

Definition
Avitaminose durch Mangel an Nikotinsäure oder anderen Faktoren des B-Komplexes mit Haut-, Darm- und ZNS-Störungen. Pellagra tritt auf, wenn die Nahrung hauptsächlich aus Mais oder Sorghumhirse besteht. Die dort vorliegende gebundene Form des Niacins (Niacytin) kann vom Körper nicht verwertet werden. Somit war die Erkrankung vor Kenntnis der Zusammenhänge in armen Regionen Südeuropas und Amerikas weit verbreitet.

Vorkommen/Epidemiologie
Bei bevorzugter Maisernährung, vor allem in Italien, Balkan, Südstaaten der USA, bei Fehlernährung (Alkoholismus), Resorptionsstörungen und Einnahme von Medikamenten (Isoniazid, Hydantoine).

Manifestation
In älteren Schriften wird das Maximum der Erkrankung zwischen dem 30.-50. Lebensjahr angegeben. Zeitpunkt der Manifestationen (Zeit der Frühjahrs-Äquinoktien) etwa Ende März.

Lokalisation
Vor allem unbedeckte (UV-bestrahlte) Körperareale: Finger- und Handrücken, Schienbein, Gesicht, Brustausschnitt, Nacken, Hals (S.a. Casalsches Halsband).

Klinisches Bild
- Akute „photoprovozierte" Dermatitis, kombiniert mit Veränderungen des Darmtraktes und des Nervensystems, gekennzeichnet durch 4 „D": Diarrhoe, Dermatitis, Dementia, Death.

> **Merke:** Häufig stehen die internistischen oder neurologischen Symptome im Vordergrund des Krankheitsgeschehens!

- Hauterscheinungen: Meist symmetrische, großflächige (5,0-10,0 cm) scharf begrenzte, initial rote, später rotbraune, Flecken die in Plaques übergehen sowie feinlamellöse Schuppung. Blasenbildung oder gangränöse Ulzerationen sind möglich, aber eher selten. Typisch ist die Saisongebundenheit! Auslösung durch Sonnenlicht und mechanische Belastung. Bei längerer Dauer: Verdickung der Haut, schmerzhafte Fissuren oder Rhagaden, diffuse Palmarkeratosen. Typisch ist (bei Nichtbehandlung) ein rezidivierender Verlauf der Symptomatik mit zunehmender Atrophie der läsionalen Haut.
- Schleimhautveränderungen: Stomatitis, Glossitis, Vulvitis, trockene, spröde, gerötete Lippen. Starke Sialorrhoe.
- Gastrointestinale Erscheinungen: Leibschmerzen, Diarrhoen, in 50% der Fälle verminderte Salzsäureproduktion des Magens.
- Neurologische Erscheinungen: Depression, Apathie, periphere Polyneuritis, Myelitis, Psychosen.
- S.a. Pellagroid, Pyridoxinmangel, Perniziöse Anämie, Avitaminose-Folsäure, Pantothensäure-Mangel.

Diagnose
Hautveränderungen im Bereich Sonnelicht-exponierter Areale! Meist in Kombination mit diversen systemischen Erscheinungen.

Differenzialdiagnose
Die wichtigste Differenzialdiagnose ist eine phototoxische oder photoallergische Dermatitis! Hautveränderungen treten überwiegend im Bereich der belichteten Areale auf! Zeitpunkt der Manifestationen. Weiterhin: Porphyria cutanea tarda, Porphyria variegata, Arzneimittelreaktionen, Kwashiorkor.

Therapie
Nicotinamid (z.B. Nicobion Tbl.) in therapeutischer Dosierung, z.B. 100-300 mg/Tag p.o. Intravenöse Substitution nur bei sehr schweren Fällen (50-250 mg/Tag), proteinreiche Diät. Als Prophylaxe: 15-30 mg/Tag p.o.

Hinweis(e)
Namensgebung: abgeleitet von „Pelle agra" (= raue Haut).

Pellagra, symptomatische   E52.x

Synonym(e)
Sekundäre Pellagra

Definition
Pellagra infolge einer schweren Resorptionsstörung z.B. bei chronischem Alkoholismus („Wohlstandspellagra"), schwerer Enteritis, im Rahmen eines Karzinoidsyndroms), Malabsorption oder bei medikamentöser Behandlung.

Ätiologie
Medikamentös induziert u.a. durch Medikamente wie 5-Fluorouracil, 6-Mercaptopurin, Azathioprin, Diphenylhydantoin (u.a. Antikonvulsiva), Benzodiazepine (Diazepam), Ethenzamid, Ethionamid (u.a. synthetische Tuberkulostatika), Isoniazid, Paracetamol, Phenobarbital, Salicylamid.

Therapie
Behandlung der Grunderkrankung (z.B. Alkoholismus, Enteritis), ggf. Absetzen des auslösenden Medikamentes. Substitutionstherapie mit Nikotinamid, s.u. Pellagra.

Pellagroid   E52.x1

Definition
Abortive Pellagra ohne schwere innerliche oder neurologische Symptome.

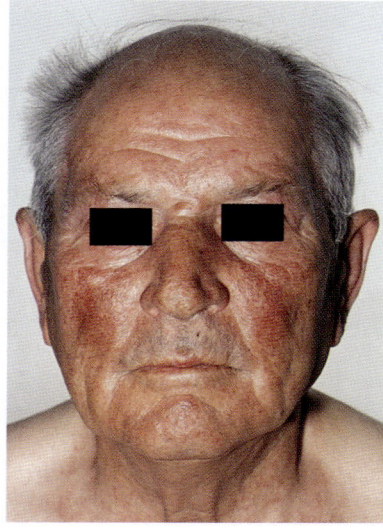

Pellagroid. Chronisch dynamische (nach UV-Exposition Juckreiz und Brennen), nur in belichteten Arealen lokalisierte, flächenhafte, mäßig konsistenzvermehrte, rote bis rot-braune, raue Plaque.

Therapie
S.u. Pellagra.

Prognose
Rasche Abheilung.

Pemphigoid   L12.8

Definition
Autoimmunkrankheit mit subepidermaler Blasenbildung. Zu dieser Krankheitsgruppe gehört als häufigster Vertreter das bullöse Pemphigoid.

Einteilung
Unterschieden werden je nach Klinik und Zielantigen:
- Bullöses Pemphigoid
- Pemphigoid, anti-p200-Pemphigoid
- Pemphigoid gestationis
- Juveniles Pemphigoid
- Seborrhoisches Pemphigoid
- Epidermolysis bullosa acquisita
- Vernarbendes Pemphigoid
- Paraneoplastisches Pemphigoid.

Direkte Immunfluoreszenz
S.u. Pemphigoidantikörper.

Indirekte Immunfluoreszenz
S.u. Pemphigoidantikörper. Die sog. Salt-Split-Skin-Untersuchung erleichtert die Differenzialdiagnose blasenbildender Dermatosen.

Differenzialdiagnose
Pemphigus vulgaris; andere blasenbildende Dermatosen.

Pemphigoid-Antikörper

Synonym(e)
Basalmembranantikörper

Definition
Gegen Bestandteile der Basalmembran gerichtete Antikörper, die mittels direkter Immunfluoreszenz (DIF) im Gewebe oder indirekter Immunfluoreszenz (IIF) im Serum der Patienten nachgewiesen werden können. Der Nachweis dieser Antikörper (überwiegend Antikörper der IgG-Klasse) ist diagnostisch wegweisend bei Erkrankungen der Pemphigoid-Klasse.

Vorkommen
Bei etwa 70% aller Patienten mit bullösem Pemphigoid nachweisbar.

Siehe Tabelle 1 [Autoantigene bei subepidermalen bullösen Dermatosen].

Pemphigoid, anti-p200-Pemphigoid   L12.8

Erstbeschreiber
Zillikens, 1996; Chen, 1996

Synonym(e)
anti-p200 pemphigoid

Definition
Seltene, chronische, bullöse Autoimmunerkrankung der Haut mit subepithelialer Spaltbildung und neutrophiler (eosinophiler) Infiltration der dermoepidermalen Junktionszone.

Vorkommen/Epidemiologie
Sehr selten. Bislang sind weniger als 50 Fallbeschreibungen weltweit publiziert worden.

Ätiologie
Autoimmunerkrankung; Zielantigen ist ein 200 kDa schweres Protein (p200), das unter der Lamina lucida lokalisiert ist. Wahrscheinlich handelt es sich um ein neues Adhäsionsmolekül der kutanen Basalmemebran. Einige Patienten weisen darüber hinaus eine Reaktivität gegen BP230 und BP180 auf.

Pemphigoid-Antikörper. Tabelle 1. Autoantigene bei subepidermalen bullösen Dermatosen

Erkrankung	Zielantigen	Morphologische Struktur	Molekulargewicht [kDa]
Bullöses Pemphigoid	BP 180/ BPAG2	Hemidesmosomen/anchoring fibrils	180
	BP 230/ BPAG1	Hemidesmosomen	230
Pemphigoid gestationes	BP 180/ BPAG2	Hemidesmosomen/anchoring fibrils	180
	BP 230/ BPAG1	Hemidesmosomen	23
Vernarbendes Pemphigoid	BP 180/ BPAG2	Hemidesmosomen/anchoring fibrils	180
	BP 230/ BPAG1	Hemidesmosomen	230
	Laminin 5	anchoring fibrils	105, 140, 165
	Laminin 6	anchoring fibrils/extrazelluläre Matrix	165, 200, 220
	Integrin ß 4 subunit	Hemidesmosomen	200
IgA-lineare Dermatose	LAD-Antigen	anchoring filaments	97/120
	BP 180/ BPAG2	Hemidesmosomen/anchoring filaments	180
	BP230/ BPAG1	Hemidesmosomen	230
	Typ VII Kollagen	anchoring filaments	145/290
Anti-p200-Pemphigoid	p 200	Adhäsionsmolekül der Basalmembran?	200
Epidermolysis bullosa acquisita	Typ VII Kollagen	anchoring filaments	145/290
Bullöser systemischer Lupus erythematodes	Typ VII Kollagen	anchoring filaments	145/290

Manifestation
Überwiegend 5.-6. Lebensjahrzehnt. Männer sind häufiger als Frauen betroffen.

Klinisches Bild
Stark juckende erythematöse Plaques und große pralle Blasen am Stamm und den Extremitäten. Seltener vesikulöses Krankheitsbild. Schleimhautbeteiligung (orale und genitale Schleimhaut) in 20% der Patienten. Abheilung ohne Vernarbungen.

Histologie
Subepidermale Spaltbildung mit diffusem, neutrophilem, seltener eosinophilem Entzündungsinfiltrat an der dermoepidermalen Junktionszone. Seltener sind Mikroabszesse in den Papillenspitzen.

Direkte Immunfluoreszenz
Lineare Ablagerungen von IgG und C3 entlang der dermoepidermalen Junktionszone.

Therapie
Eine Standardtherapie des Anti-p200-Pemphigoids kann bislang nicht vorgeschlagen werden. Rasches Ansprechen auf eine immunsuppressive Therapie, z.B. Azathioprin 1,0-1,5 mg/kg KG/Tag p.o. kombiniert mit systemischen Glukokortikoiden wie Prednison, initial 1,0-1,5 mg/kg KG/Tag, später Reduktion auf 20-10 mg/Tag, ist beschrieben. Alternativen zu Azathioprin sind Dapson 100 mg/Tag p.o., Tetracyclin 1,5 g/Tag sowie Ciclosporin A 250 mg/Tag p.o.

Prognose
Variabler Verlauf; komplette Abheilung nach Ausschleichen der immunsuppressiven Therapie ist möglich, ebenso ein rezidivierender Verlauf.

Pemphigoid, bullöses L12.0

Erstbeschreiber
Lever, 1953

Synonym(e)
Parapemphigus; Alterspemphigus; Pemphigus mit subepidermaler Blasenbildung; Dermatitis herpetiformis senilis; Erythema bullosum chronicum

Definition
Lokalisierte oder exanthematische, blasenbildende Autoimmundermatose der Haut (Schleimhautbefall kommt in der Regel nicht vor) des älteren Menschen mit subepidermaler Blasenbildung.

Vorkommen/Epidemiologie
Häufigste blasenbildende Autoimmundermatose. Inzidenz: 5-7/1 Mio. Einwohner/Jahr. Mit zunehmendem Alter Ansteigen der Inzidenz von ca. 1/1 Mio. Einwohner/Jahr bei 60-jährigen auf über 400/1 Mio. Einwohner/Jahr bei 90-jährigen. Es gibt Hinweise dafür, dass sich die Inzidenzen in den letzten Jahren deutlich gesteigert haben. Gehäuft finden sich bullöse

Pemphigoide bei Autoimmunerkrankungen, z.B. Polymyositis, Colitis ulcerosa, chronischer Polyarthritis (rheumatoide Arthritis).

Ätiologie
- Bildung von IgG-Autoantikörpern: Ziele sind hemidesmosomale Antigene, das Bullöse Pemphigoid Antigen 1 (BP230; Bullöses Pemphigoid 230-kDa Protein) sowie das Bullöse Pemphigoid Antigen 2 (BP180; Bullöses Pemphigoid 180-kDa Protein).
- Offenbar spielen auch IgE-Autoantikörper gegen das NC16A-Epitop des BP 180-Protein eine pathogenetische Rolle (diese treten offenbar nur zusammen mit IgG-AK auf). Die Ausbildung der Antigen-Antikörperkomplexe führt zur komplementvermittelten chemotaktischen Attraktion von Entzündungszellen bzw. zur Freisetzung von Proteasen, die hemidesmosomale Strukturen zerstören, wodurch Blasenbildung initiiert werden kann. Eine Sonderform des bullösen Pemphigoids scheint das anti-p200 Pemphigoid darzustellen.
- Seltener tritt die Erkrankung als paraneoplastisches Syndrom (z.B. bei Prostatakarzinom, Bronchialkarzinom) auf oder wird durch Medikamente wie Salazosulfapyridin, Penicillin V, Furosemid, lokal angewandtes 5-Fluorouracil, ACE-Hemmer (z.B. Captopril), NSA (z.B. Ibuprofen), Goldpräparate, Diuretika (z.B. Furosemid!), Sulfonamide und Derivate, Penicillamin oder INH, ausgelöst.
- Auslösung durch UV-Strahlen (UVB, UVA/PUVA) ist beschrieben.
- Eine genetische Prädisposition für die Erkrankung ist mit dem Haplotyp HLA-DQB1*0301 assoziiert.

Manifestation
Im höheren Lebensalter auftretend, meist nach Beginn der 6. Dekade. Selten Beginn in der Kindheit.

Lokalisation
Vor allem seitliche Halspartien, Achselhöhlen, Beugeseiten der Oberarme, Nabelregion und Oberschenkelinnenseiten sind befallen. Seltener besteht Beteiligung der Schleimhäute (20–30% der Fälle).

Klinisches Bild
- Schubweise auftretende, zu Beginn juckende, pralle, große, oft hämorrhagische Blasen, die meist auf roten, flächigen Erythemen oder Plaques lokalisiert sind. Nach Platzen der Blasen entwickeln sich Erosionen bzw. Krusten auf erythematöser Haut. Abheilung ohne Narben- oder Milienbildung.
- Das Nikolski-Phänomen I ist höchstens in Umgebung der Herde positiv, das Nikolski-Phänomen II ist positiv.
- Mundschleimhautveränderungen (20-30% der Fälle): Kleine Blasen mit scharf begrenzten Erosionen; Blasen können komplett fehlen! Geringe Heilungstendenz der Erosionen.
- In seltenen Fällen erfolgt keine Ausbildung der klinisch wegweisenden Blasen. Damit entfällt das klinische Leitsymptom „pralle (feste) Blase" und die klare klinische Zuordnung zu den blasenbildenden Erkrankungen. Stattdessen imponiert ein klinisches Bild mit Ekzem, Urtikaria oder Prurigo simplex subacuta (Papeln und Knoten).
- Weitere Sonderformen des bullösen Pemphigoids:
  - Bullöses lokalisiertes Pemphigoid
  - Bullöses vegetierendes Pemphigoid
  - Vernarbendes Pemphigoid
  - Pemphigoid gestationis.

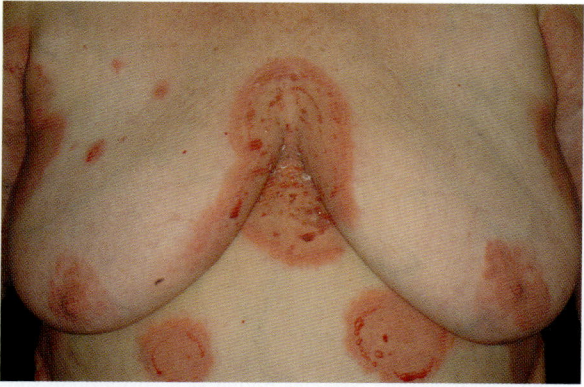

Pemphigoid, bullöses. Maximal exazerbiertes Krankheitsbild an Stamm und Extremitäten einer 66-jährigen Patientin. Es zeigen sich multiple, akute, seit 3 Wochen bestehende, generalisierte, symmetrische, beugeseitig betonte, 0,3-1,0 cm große, isolierte und gruppierte, z.T. hämorrhagische, pralle Blasen auf flächigen Erythemen und Plaques. Ältere, in Abheilung befindliche Blasen sind z.T. aufgeplatzt, erodiert bzw. verkrustet.

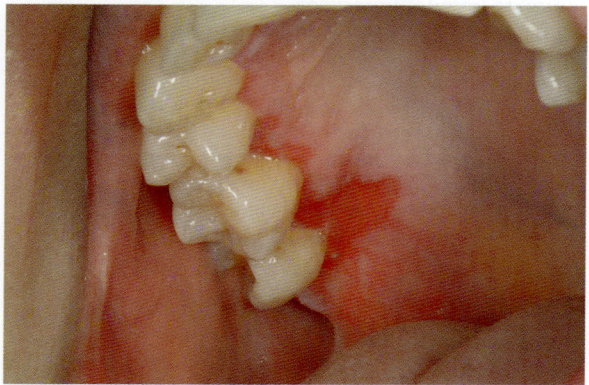

Pemphigoid, bullöses. Chronisch aktive, schubweise verlaufende, enorale, am Palatinum durum lokalisierte, flächige Erosionen bei einer 36-jährigen Frau.

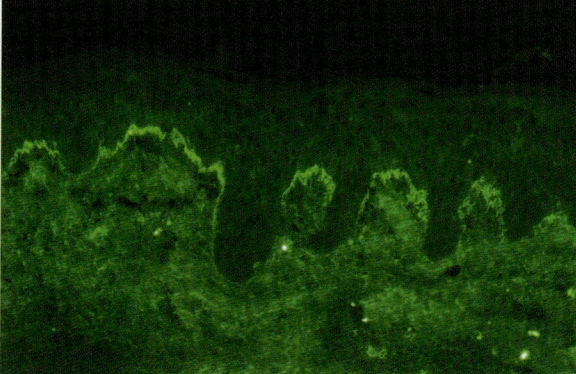

Pemphigoid, bullöses. Lineare Ablagerung von Immunglobulinen der Klasse IgG an der dermoepidermalen Junktionszone.

Histologie
Histologisch werden 2 Varianten des bullösen Pemphigoids unterschieden:
- Zellreiche Variante: Subepidermale Blasenbildung mit

ausgeprägtem entzündlichem Infiltrat am ödematösen Blasenboden und im Blasenlumen, bestehend aus zahlreichen eosinophilen Leukozyten, Lymphozyten und neutrophilen Leukozyten.
- Zellarme Variante: Subepidermale Blasenbildung mit intakten Papillen und geringem bis fehlendem Entzündungsinfiltrat.

Bei Biopsie eines prä-Blasenstadiums (urtikarielles Infiltrat) findet sich, bei ödematösem Papillarkörper und weitgestellten Blut- und Lymphgefäßen, ein fokales, gemischtzelliges, epidermotropes Infiltrat aus Lymphozyten, zahlreichen eosinophilen und vereinzelten neutrophilen Leukozyten. Ein diagnostisch wertvolles Zeichen ist die lineare Anordnung von Leukozyten und auch Kerntrümmern an der dermoepidermalen Junktionszone. Seltener finden sich eosinophile subkorneale Mikroabszesse.

Direkte Immunfluoreszenz
In periläsionaler Haut, in absteigender Häufigkeit, Nachweis von C_3 (94% der Patienten), IgG (79%), IgM und IgA (jeweils <20%) linear an der dermoepidermalen Junktionszone.

Indirekte Immunfluoreszenz
Pemphigoid-Antikörper: zirkulierende Antibasalmembranantikörper der IgG-Klasse bei 80-90% der Patienten. Hierbei ist das sensitivste Substrat humane Spalthaut. Mittels Immunpräzipitation und im Immuno-Blot binden die Autoantikörper v.a. an die Autoantigene BP 180 und BP230. Ein 125 kDa schweres dermales Protein bedarf der weiteren Charakterisierung. Bei der sog. Salt-Split-Skin-Untersuchung kommt es zu einer Reaktion von Antibasalmembranantikörpern mit dem epidermalen Anteil der Blase (Blasendecke).

Differenzialdiagnose
Pemphigus vulgaris, Blasenbildende Dermatosen.

Therapie allgemein
Die Therapie ist nach verschiedenen klinischen Kriterien auszurichten:
- Alter und Grunderkrankungen (z.B. sehr hohes Alter, Diabetes mellitus) des Patienten.
- Art und Auslösung des Pemphigoids (z.B. medikamentös, UV-Bestrahlungen oder paraneoplastisch).
- Akuität und Ausdehnung der Erkrankung (generalisiert oder lokalisiert, Sonderform vernarbendes Pemphigoid): Bei fraglich medikamentös-induziertem bullösem Pemphigoid sind die betreffenden Medikamente ab- oder umzusetzen. Die neoplastische Auslösung ist strittig, zumal die Assoziation mit solchen Tumoren beschrieben wird, die in der hohen Pemphigoid-Altersgruppe per se gehäuft auftreten.

> **Merke:** „Kleine Tumorsuche".

Externe Therapie
Die Lokaltherapie sollte symptomatisch erfolgen, z.B. mit milden Antiseptika wie 0,5-2% Clioquinol-Creme (z.B. Linola-Sept, R049). Alternativ: Cadexomer-Jod (Iodosorb Salbe). Alternativ: 1% Ethacridinlactat-Salbe (NRF 11.63.) R094. Die Blasen sind steril zu eröffnen.

Interne Therapie
- Grundsätzlich benötigen Patienten mit bullösem Pemphigoid, mit Ausnahme des lokalisierten bullösen Pemphigoids, interne Glukokortikoide wie Prednisolon (z.B. Decortin H) initial 80-100 mg/Tag kombiniert mit potenten steroidsparenden Immunsuppressiva wie Azathioprin (z.B. Imurek Filmtbl.) 100-150 mg/Tag.
- Beim bullösen Pemphigoid mittleren Schweregrades liegen die Initialdosierungen des Glukokortikoids bei 1,5-2,0 mg/kg KG/Tag Prednison-Äquivalent i.v. Als begleitendes Immunsuppressivum ist Azathioprin Mittel der 1. Wahl. Dosierung: 1,5-2,0 mg/kg KG/Tag. Zuvor Ausschluss eines Thiopurinmethyltransferase-Mangels zur Vermeidung einer Myelosuppression. Präventiver Magenschutz mit einem Aluminium-haltigen Antazidum wie Magaldrat (z.B. Riopan 2-4 Tbl. oder 2-3 Beutel). Allgemeine Richtlinien zur Intensivpflege bei schwerer Ausprägung entsprechen denen des Pemphigus vulgaris. Nach Stabilisierung des Zustandes kann bei unveränderter Azathioprindosierung die Glukokortikoiddosis stufenweise reduziert werden. Das Glukokortikoid wird ab einer Dosis von <50 mg Prednison-Äquivalenten peroral appliziert (Magenschutz mit Antazidum) und tgl. um 5 mg reduziert. Ziel ist eine Glukokortikoiddosis um oder unterhalb der Cushingschwelle (für 16-alpha-Methylprednisolon <8 mg/Tag p.o.). Statt auf nichthalogeniertes Prednison/Prednisolon kann auch auf ein chloriertes Glukokortikoid zurückgegriffen werden, z.B. Cloprednol (Syntestan) in einer Dauerdosierung von 1,25-2,5 mg/Tag.
- Weiterer Verlauf: Nach 5-7 Monaten kann unter engmaschiger klinischer Kontrolle ein Auslassversuch bei der immunsuppressiven Therapie gemacht werden (zunächst Azathioprin absetzen, dann das Glukokortikoid). Bei Rezidiv mit mittelhoher Immunsuppression erneut einsteigen (Prednison-Äquivalent 0,5-1,0 mg/kg KG/Tag p.o. und Azathioprin 1,0-1,5 mg/kg KG/Tag p.o.). Mycophenolsäure (Myfortic) kann ebenfalls in Erwägung gezogen werden, wenngleich die Datenlage beim bullösen Pemphigoid noch recht dünn ist.
- Bei Therapieresistenz: Nur bei wenigen Patienten (max. 10%) verhält sich das bullöse Pemphigoid diesem Therapieschema gegenüber resistent. In diesen Fällen sind folgende Vorgehensweisen angezeigt:
  - Austausch von Azathioprin durch Cyclophosphamid (Endoxan) 1,5-2,0 mg/kg KG/Tag p.o.
  - Ciclosporin A (Sandimmun): Reservetherapeutikum der weiteren Wahl. Dosierung: 5 mg/kg KG/Tag p.o.
  - Stoßtherapie mit Glukokortikoiden in hoher Dosierung, z.B. Prednison 500-1000 mg/Tag i.v.
  - IVIG: In kleineren Studien wurden gute Erfahrungen unter hoch dosierter i.v. Immunglobulintherapie (z.B. Intratect als Monotherapie) berichtet. Dosierung: 2,0 g/kg KG/Tag über 3 Tage verteilt, monatliche Therapiezyklen (hohe Therapiekosten!). Nach eigenen Erfahrungen sind Kombinationen mit Glukokortikoiden oder Immunadsorption meist notwendig.
- Andere Therapiemodalitäten wie Dapson oder Tetracycline werden ebenfalls zunehmend empfohlen.

Prognose
Chronischer, schubweiser Verlauf. Die Mortalität ohne Therapie liegt im ersten Jahr bei ca. 20% (!) und ist mehr als doppelt so hoch (meist sekundäre Infektionen) wie in der vergleichbaren Altersgruppe. Hierbei ist weniger das Ausmaß der Hauterscheinungen als die Multimorbidität der Patienten entscheidend.

Pemphigoid, bullöses lokalisiertes   L12.0

Definition
Vor allem bei älteren Menschen vorkommendes, lokalisiertes, bullöses Pemphigoid.

Lokalisation
Vor allem an Unterschenkeln, aber auch im Halsbereich auftretend. Oft liegt symmetrischer Befall vor.

Histologie
Subepidermale, suprabasale Blase.

Direkte Immunfluoreszenz
C_3, IgM und Fibrin an der dermoepidermalen Grenze.

Indirekte Immunfluoreszenz
Meist sind keine Pemphigoidantikörper nachweisbar.

Differenzialdiagnose
Epidermolysis bullosa acquisita.

Therapie
Systemische Therapie ist i.d.R. nicht notwendig. Kurzfristig externe Therapie mit potenten Glukokortikoiden wie 0,05% Clobetasol-Salbe (z.B. Dermoxin Salbe) oder 0,1% Diflucortolon-Salbe (z.B. Nerisona Salbe). Abdecken mit Salbengittern und sterilen Mullverbänden. Zur Vermeidung von Superinfektionen ggf. auch feuchte Umschläge mit antiseptischen Zusätzen wie Chinolinol (z.B. Chinosol 1:1000 oder R042) oder Kaliumpermanganat (hellrosa) anwenden.

Pemphigoid, bullöses vegetierendes   L12.0

Synonym(e)
Pemphigoid vegetans

Definition
Vegetierende Veränderungen in den intertriginösen Räumen beim bullösen Pemphigoid, wahrscheinlich infolge von Sekundärinfektionen.

Lokalisation
Große Gelenkbeugen, Intertrigines.

Klinisches Bild
Eiternde, verruciforme Vegetationen neben bullösen, verkrusteten oder schuppenden Herden.

Histologie
Entsprechend Pemphigoid, bullöses.

Differenzialdiagnose
Entsprechend Pemphigoid, bullöses.

Therapie
Entsprechend Pemphigoid, bullöses.

Pemphigoid, bullöses vesikulöses   L12.0

Definition
Seltenes, sich ausschließlich mit juckenden oder brennenden Blasen manifestierendes bullöses Pemphigoid.

Lokalisation
Vor allem am Rumpf, auch an den Extremitäten auftretend.

Differenzialdiagnose
Bullöses Pemphigoid.

Pemphigoid gestationis   O26.40

Erstbeschreiber
Bunes, 1811; Milton 1872

Synonym(e)
Pemphigus gravidarum; Dermatitis multiformis gestationis; Hidroa gestationis; Herpes gestationis

Definition
Möglicherweise dem bullösen Pemphigoid nahestehende, durch Ausbildung großer Blasen gekennzeichnete, meist erheblich juckende, autoimmunologische Schwangerschaftsdermatose.

Vorkommen/Epidemiologie
Inzidenz: 1/1500-50.000 Geburten/Jahr.

Ätiologie
- Autoimmunologische Blasenbildung durch Bildung von Antikörpern gegen die dermoepidermale Junktionszone. Es besteht eine Korrelation mit den Haplotypen HLA-DR3 und DR4. Zielantigen ist in erster Linie das 180-kDa (BP 180) „bullous pemphigoid antigen". Diese Reaktivität läßt sich im Blut der Patientinnen und der Neugeborenen nachweisen. Die Ursache der mütterlichen Autoantikörperproduktion ist unklar.
- Möglicherweise ist eine Erkrankung der Plazenta ursächlich für den autoimmunologischen Mechanismus. Hierfür sprechen insbes.:
  - Erkrankung tritt nur in der Schwangerschaft sowie bei Choroinkarzinom und Blasenmole auf.
  - Zirkulierenden Antikörper binden auch an die Basalmembran des Chorion- und Amnionepithels.
  - Im 2. Trimenon kann BP180 im Amnionepithel nachgewiesen werden.

Manifestation
Meist mittleres Trimenon oder unmittelbar post partum.

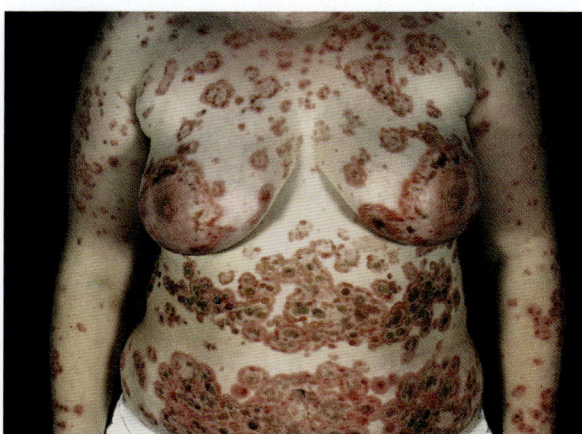

Pemphigoid gestationis. Multiple, akute, seit 4 Wochen bestehende, generalisierte, symmetrische, stammbetonte, 0,3-2,0 cm große, rote, pralle Blasen.

Lokalisation
Vor allem an Bauch, Periumbilikalregion und Extremitäten lokalisiert. In 20% der Fälle Schleimhautbefall.

Klinisches Bild
Meist geht dem Exanthem einige Tage oder Wochen ein generalisierter Juckreiz voraus. Hautveränderungen beginnen bevorzugt periumbilikal mit gruppierten oder disseminierten, 0,2-4,0 cm großen, intensiv roten, urtikariellen Papeln und Plaques. Vereinzelt bilden sich kokardenförmige Formationen. Meist erst nach einigen Wochen Ausbildung von gruppierten (manchmal in herpetiformer Anordnung: s. Namensgebung!) Bläschen und prallen Blasen (Blasenbildung nicht obligat). Entsprechende Hautveränderungen sind beim Neugeborenen möglich.

Labor
Bluteosinophilie.

Histologie
Subepidermale Blasenbildung, zellulär entzündliche Reaktion im oberen Korium. Histoeosinophilie.

Direkte Immunfluoreszenz
Stets lineare Komplementablagerungen (C3) an der dermoepidermalen Junktionszone. In etwa 1/3 der Fälle sind analoge IgG-, seltener IgA- und IgM-Ablagerungen nachweisbar.

Indirekte Immunfluoreszenz
Nachweis von zirkulierenden Antikörpern (sog. Herpes-gestationis-Faktor) mit komplementfixierenden Eigenschaften.

Differenzialdiagnose
PUPPP (betrifft fast immer Erstgebärende; kein Rezidiv in weiteren Schwangerschaften; kein Antikörpernachweis; Periumbilikalregion ist klinisch nicht betroffen); Erythema exsudativum multiforme; Dermatitis herpetiformis; bullöses Pemphigoid; Dermatose, IgA-lineare.

Komplikation
Antikörper sind diaplazentar übertragbar. 5-10% der Säuglinge können an einer passageren Blasenbildung leiden.

Therapie
Therapieziel ist die Unterdrückung des Juckreizes. Einsatz von oralen Antihistaminika (z.B. Clemastin 1 Tbl./Tag oder Ceterizin 2 Tbl./Tag). Falls nicht ausreichend, systemische Glukokortikoide (Prednisolon) in einer Dosierung von 0,3 mg/kg KG per os. S.u. „Schwangerschaft, Arzneiverordnungen".

Externe Therapie
Zunächst Versuch mit blanden, wirkstofffreien Schüttelmixturen, Emulsionen oder Gelen. Kühles Abduschen. Wenn dies nicht ausreicht, Glukokortikoid-haltige Emulsionen wie 0,5-1% Hydrocortison-Emulsion (z.B. Hydrogalen, R123).

Interne Therapie
- Bei starkem Eruptionsdruck mit erheblicher Tendenz zur Blasenbildung sowie intolerablem Juckreiz mit Schlafstörungen, Glukokortikoide z.B. Prednisolon (Decortin H) 20-40 mg/Tag. In sehr schweren Fällen zusätzliche Gabe von Diphenhydramin-HCl (z.B. Sedopretten) 50 mg/Tag.
- Erfolge mit Minocyclin (z.B. Minocyclin-ratiopharm) bzw. Doxycyclin (z.B. Doxycyclin-ratiopharm) 200 mg/Tag und Nicotinamid (z.B. Multibionta) 500 mg/Tag sind beschrieben. Der Einsatz von Tetracyclinen in der Schwangerschaft ist allerdings eher weniger zu empfehlen.
- Andere Alternativen, wie z.B. die intravenöse Stoßtherapie mit Cyclophosphamid, Plasmapherese oder Dapson sollen bei therapierefraktärem Verlauf sehr wirksam sein.
- In äußerst schwer verlaufenden, therapieresistenten Fällen wurde IVIG erfolgreich eingesetzt.

Prognose
Spontane Abheilung 2-3 Wochen nach der Entbindung. Rezidive sind in den folgenden Graviditäten, unter hormoneller Kontrazeption oder mit Beginn der Menses möglich. Vorsicht mit gestagenhaltigen Kontrazeptiva post partem. Keine Häufung von Früh- oder Totgeburten.

Hinweis(e)
Der Herpes gestationis begünstigt die Entwicklung einer Plazentainsuffizienz und führt zu untergewichtigen Neugeborenen (small-for-date-Babies). Auch besteht erhöhte Frühgeburtenrate. Wichtig ist sorgfältige Schwangerschaftsüberwachung. Ambulante gynäkologische Mitbehandlung sowie Einbindung in eine Klinik mit Säuglingsintensiveinheit sind zu empfehlen.

Pemphigoid, juveniles   L12.2

Definition
Bullöses Pemphigoid im Kindesalter als ausgesprochene Rarität. Die Entität wird von einigen Autoren angezweifelt, dort synonym mit der benignen chronischen bullösen Dermatose bei Kindern.

Histologie
Subepidermale Blase.

Direkte Immunfluoreszenz
Lineare Ablagerungen von IgG und C_3 an der Basalmembran.

Differenzialdiagnose
Benigne chronische bullöse Dermatose bei Kindern.

Therapie
Entsprechend der Dermatose, benigne chronische bullöse bei Kindern.

Pemphigoid, polymorphes   L12.8

Definition
Heute unüblicher Begriff, der für eine klinische Variante des bullösen Pemphigoides benutzt wurde. Nach heutiger Kenntnis gehören diese Patienten in verschiedene Gruppen: IgA-lineare Dermatose, bullöses Pemphigoid, gemischte subepidermale bullöse Dermatosen.

Therapie
S.u. Pemphigoid, bullöses.

Pemphigoid, seborrhoisches   L12.8

Erstbeschreiber
Schnyder, 1969

Synonym(e)
Seborrheic pemphigoid

Definition
Seltene Sonderform des bullösen Pemphigoids mit Lokalisation im Bereich der seborrhoischen Zonen des Stammes.

Manifestation
Vor allem im 7. und 8. Lebensjahrzehnt auftretend. Frauen sind 3mal häufiger betroffen als Männer.

Direkte Immunfluoreszenz
S.u. Pemphigoid, bullöses.

Indirekte Immunfluoreszenz
S.u. Pemphigoid, bullöses.

Therapie
S.u. Pemphigoid, bullöses.

Pemphigoid, staphylogenes des Neugeborenen
L12.8

Synonym(e)
Pemphigus acutus neonatorum; Schälblasen; Schälblattern; Pemphigus contagiosus; Exanthema bullosa neonatorum

Definition
Kaum mehr gebräuchliche Bezeichnung für eine ausgedehnte Form der großblasigen Impetigo contagiosa beim Neugeborenen.

Pemphigoid, vernarbendes
L12.1

Erstbeschreiber
Lortat-Jakob, 1958; erste Erwähnung durch Wichmann, 1793

Synonym(e)
Cicatrical Pemphigoid, benignes Schleimhautpemphigoid; vernarbendes Schleimhautpemphigoid; dermatite bulleuse mucosynéchiante; cicatricial pemphigoid; scarring pemphigoid; okulärer Pemphigus; Dermatitis pemphigoides mucocutanea chronica; Syndrome muco-oculo-épithélial; Pemphigus conjunctivae; Pemphigus oculaire

Definition
Chronische, zur Vernarbung führende, blasenbildende Erkrankung der Schleimhäute von Konjunktiven, Mund, Pharynx, Ösophagus, Genitalien und Anus, die immunhistologisch identische Befunde mit dem bullösen Pemphigoid aufweist und wahrscheinlich eine Variante davon ist.

Einteilung
Immunhistologisch lassen sich 4 Gruppen unterscheiden:
- Anti-Epileprin Cicatrical Pemphigoid: Patienten mit Autoantikörpern gegen Laminin 5. Klinisch lässt sich dieser Typ nicht von den anderen unterscheiden.
- Okuläres vernarbendes Pemphigoid: Patienten mit Autoantikörpern gegen β4-Integrin sowie α6β4-Integrin (s.u. Integrine).
- Patienten mit Autoantikörpern gegen BP 180 (entsprechend dem bullösen Pemphigoid) sowie Schleimhaut- und Hautläsionen.
- Heterogene Gruppe, überwiegend mit Schleimhautbefall: Pathogenese bzgl. der Autoantikörper ist noch unklar.

Vorkommen/Epidemiologie
Selten. Inzidenz (Westeuropa): 0,8-1,0/1 Mio. Einwohner/Jahr.

Manifestation
Vor allem bei älteren Menschen auftretend, insbes. bei Frauen zwischen dem 60.-80. Lebensjahr. Selten Beginn im Kindesalter.

Lokalisation
Befallshäufigkeit nach Lokalisationen:
- Mundschleimhaut: 85%
- Konjunktiven: 64%
- Pharynx: 19%
- äußeres Genitale: 17%
- Nasenschleimhaut: 15%
- Larynx: 8%
- Analregion 4%
- Ösophagus: 4%.

Klinisches Bild
Herdförmige, in loco rezidivierende Blasenbildung. Abheilung unter Narben-, Strikturen- und Synechien-Bildung.
- Integument: In 30-50% Hautbefall (Gesicht, Nabel, Mons pubis). Derbe, in loco rezidivierende Blasen auf erythematösem Grund, Ausbildung atrophischer Narben, eventuell narbige Alopezie.
- Sonderformen: Vernarbendes Pemphigoid Typ Brunsting-Perry sowie vernarbendes disseminiertes Pemphigoid.
- Augen: Die Symptomatik beginnt meist einseitig, nach 1–2 Jahren besteht meist beidseitiger Befall. Es besteht eine vielgestaltige klinische Ausprägung. Auftreten können u.a. katarrhalische Konjunktivitis, klare, rasch platzende Blasen, narbige Schrumpfung, Entropium und Trichiasis, Synechien zwischen bulbärer und palpebraler Konjunktiva, Einschränkung der Augenbewegungen, Verlegung des Tränenausführungsganges mit Xerophthalmie. Der Lidschluss ist häufig unmöglich.
- Mundschleimhaut: Rezidivierende, rasch platzende, narbig abheilende Blasen. Erosive Gingivitis. Je nach Lokalisation: Bewegungseinschränkung der Zunge, mukosogene Kieferklemme, Zahnverlust. Nach Abheilung ggf. lichenoide Leukoplakie.
- Nasopharynx, ggf. auch oberer Magen-Darmtrakt: Verkrustete Ulzerationen, fibröse Verklebungen bis hin zur Obstruktion der Atmung, Dysphagie, lebensbedrohliche Stenosen des Ösophagus oder der Trachea.
- Genitoanalschleimhaut: Blasenbildung, Synechien, einengende Vernarbungen.

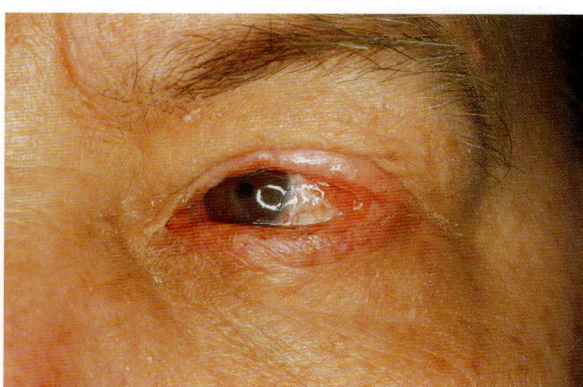

Pemphigoid, vernarbendes. Befall der Konjunktiven mit Synechien und Entropium des Oberlides.

Histologie
Subepidermale Blasenbildung, entzündliche Infiltrate im oberen Korium; später Fibrose.

Direkte Immunfluoreszenz
- Lineare IgG (seltener IgA oder IgM) und Komplementablagerungen (C3). In der Salt-Split-Technik (s.u. Salt-Split-Skin-Untersuchung) werden die Antikörper sowohl an der epidermalen als auch der dermalen Basalmembran nachgewiesen. Bei den IgG-Ablagerungen handelt es sich überwiegend um IgG4 und IgG1-Subklassen.
- Immunelektronenmikroskopisch sind die Immunglobulinablagerungen in der unteren Lamina lucida und über der Lamina densa, aber auch an den Hemidesmosomen zu finden.

Indirekte Immunfluoreszenz
- Zirkulierende Anti-Basalmembran-Antikörper sind nur selten nachweisbar.
- Dagegen sind IgA-Autoantikörper, die gegen BP 180 (BP230) gerichtet sind, häufiger nachweisbar. Ebenso sind Antikörper gegen das nur in der Wangenschleimhaut vorkommende 168 kDa Antigen zu finden, bei Patienten mit ausschließlichem Augenbefall auch Antikörper gegen das 45 kDa-Antigen.

Differenzialdiagnose
Bei Augenbefall: Sekundäre narbige Veränderungen nach membranöser Konjunktivitis, nach Traumata oder Epidermolysis bullosa, IgA-linearer Dermatose. S.a.u. blasenbildende Dermatosen.

Therapie allgemein
Die Therapie gestaltet sich schwierig, da die Erkrankung äußerst chronisch verläuft. Sie bedarf eminenter Geduld von Seiten des Patienten wie auch des Arztes.

Externe Therapie
- Die topische Therapie mit Glukokortikoiden ist bei dem lokalisierten Typ des vernarbenden Pemphigoids die Therapie der 1. Wahl.
- Bei mildem Befall genügen lokale Glukokortikoidapplikationen wie Dexamethason- oder Hydrocortison-haltige Augensalben (z.B. Dexamethason-Augensalbe Jenapharm, Ficortril Augensalbe) ggf. im Wechsel mit kortikoidfreien indifferenten (z.B. Zinksulfat-Augentropfen R297 R022) oder vasokonstriktiven Ophthalmika wie 0,05% Naphazolin-Augentropfen (z.B. Proculin) in Kombination mit Augenspülungen.
- Bei mittlerem bis starkem Befall der Konjunktiven empfiehlt sich die lokale Anwendung von 1-2% Ciclosporin A-Augentropfen. Bei Anhalt für bakterielle Superinfektion antibiotikahaltige Augentropfen.
- Analoges Vorgehen bei stomatologischen Symptomen mit überwiegend buccal, im Bereich der Zahnschlusslinie lokalisierten, häufig schmerzhaften, flächigen Erosionen oder Ulzerationen. Hier empfiehlt sich die Applikation milder Schleimhauttherapeutika wie Dexpanthenol-Lösung R066 oder von Adstringenzien wie Tormentillae Lösung R255. Therapie der 1. Wahl ist eine Lokaltherapie mit Glukokortikoiden, die als haftende Mundgel, z.B. Betamethason Mundgel R032, appliziert werden. Alternativ: Nichtalkoholische O/W-Emulsion (z.B. Topisolon Lotio) oder Betamethason-Lösung (z.B. Celestamine N 0,5 liquidum) anwenden. In therapieresistenten Fällen eignet sich auch Ciclosporin A-haltige Haftpaste R046. Hierzu alternativ kann eine 0,1% Tacrolimus-Salbe (z.B. Protopic) eingesetzt werden (Applikation 2mal/Tag, 15 Min. belassen, dann ausspülen).

Interne Therapie
- In vielen Fällen genügt die alleinige Glukokortikoid-haltige Lokaltherapie nicht. In diesen Fällen erfolgt kombinierte Immunsuppression mit Glukokortikoiden und Azathioprin (bei okulärer Beteiligung), s.a. Pemphigoid, bullöses. Die Anfangstagesdosen sollten für Prednison (z.B. Decortin) bei 2,0 mg/kg KG p.o. und für Azathioprin (z.B. Imurek) bei 2,0 mg/kg KG p.o. liegen. Kontraindikationen beachten! Laborkontrollen! Alternativen zu Azathioprin sind z.B. Cyclophosphamid (Endoxan) und Ciclosporin A (Sandimmun), s.u. Pemphigoid, bullöses.
- In Studien erfolgreich: Therapieversuch mit Etanercept.
- Eigene Erfahrungen mit DADPS (z.B. Dapson Fatol) sind enttäuschend und deshalb wenig empfehlenswert.

> **Merke:** Das vernarbende Schleimhautpemphigoid ist häufig therapieresistent und bedarf konsequenter, lang dauernder und hoch dosierter Immunsuppression!

Operative Therapie
Die medikamentösen Lokalmaßnahmen müssen durch sorgfältige (symptomorientierte) operative Maßnahmen ergänzt werden. Hierzu gehören insbes. an den Augen:
- Lösen von Verwachsungssträngen zwischen bulbärer und tarsaler Konjunktiva (Symblepharon).
- Beseitigung narbiger Lidschrumpfungen, insbes. das Lösen von Entropien, um sekundären Verletzungen der Kornea durch Trichiasis vorzubeugen.
- Bei besonderer Hartnäckigkeit eines entropialen Zustandes komplette Exstirpation der Zilien.
- Dilatation oder Operation ösophagealer Strukturen.

Prognose
Wellenförmiger, jahrelanger Verlauf, Erblindung in 20% der Fälle. Das Malignomrisiko beim vernarbenden Pemphigoid wird kontrovers diskutiert. Laut Studienlage besteht ein erhöhtes Malignomrisiko beim Anti-Laminin-5-Pemphigoid.

Diät/Lebensgewohnheiten
Begleitend säure- und gewürzarme Diät (in akuten Phasen passierte Kost). Ausreichende und ausgewogene Ernährung (Vitamine und Mineralstoffe), ggf. Ernährungsplan.

> **Merke:** Schmerzhaftigkeit im Mundbereich führt zu eingeschränkter Nahrungsaufnahme!

Pemphigoid, vernarbendes disseminiertes L12.1

Erstbeschreiber
Provost, 1979

Definition
Extrem seltene Sonderform des vernarbenden Pemphigoids mit ausschließlicher Hautmanifestation.

Lokalisation
Vor allem Rumpf, auch Extremitäten.

Klinisches Bild
Münzgroße, rötliche oder weißliche, atrophische, evtl. stark juckende Herde mit Ausbildung hämorrhagischer Blasen.

Histologie
S.u. Pemphigoid, bullöses.

Differenzialdiagnose
Artefakte, Prurigo. S.u. blasenbildende Dermatosen.

Therapie
Entsprechend dem vernarbenden Pemphigoid.

Pemphigoid, vernarbendes, Typ Brunsting-Perry L12.1

Erstbeschreiber
Brunsting u. Perry, 1957

Definition
Seltene Variante des vernarbenden Pemphigoids mit solitärem Befall von Kopf, Stirn und Nacken.

Vorkommen/Epidemiologie
Prävalenz (Mitteleuropa): 1/1 Million Einwohner.

Ätiologie
- Diskutiert wird die Bildung von IgG-Autoantikörpern gegen das Bullöse Pemphigoid Antigen 2 (BP180; Bullöses Pemphigoid 180 kDa Protein) sowie seltener auch gegen Laminin 5. Die Ausbildung der Antigen-Antikörperkomplexe führt zur komplementvermittelten chemotaktischen Attraktion von Entzündungszellen bzw. zur Freisetzung von Proteasen, die hemidesmosomale Strukturen zerstören.
- Eine genetische Prädisposition für die Erkrankung ist bei Kaukasiern mit dem Haplotyp HLA-DQB1*0301 assoziiert.

Manifestation
Bei Männern im höheren Lebensalter auftretend.

Klinisches Bild
Narbige Alopezie. S.u. vernarbendes Pemphigoid.

Diagnose
Klinik, Histologie, Immunofluoreszenz.

Therapie
Entsprechend dem vernarbenden Pemphigoid.

Pemphigus L10.9

Synonym(e)
Blasensucht

Definition
Gruppe chronisch verlaufender blasenbildender Autoimmunerkrankungen mit intraepidermaler Blasenbildung der Haut und Schleimhaut, die wie folgt charakterisiert ist:
- Klinisch durch schlaffe, leicht verletzbare Blasen sowie durch einen eminent chronischen Verlauf.
- Histologisch durch intraepidermale, akantholytische Blasenbildung bedingt durch den Verlust der Zell-zu-Zell-Adhäsion der Keratinozyten.
- Immunhistopathologisch durch Gewebe-gebundene und zirkulierende Autoantikörper der IgG (und IgA)-Klasse gegen Oberflächenepitope von Keratinozyten.
- Die funktionelle Hemmung von Desmoglein durch Antikörper führt zu einem Adhäsionsverlust der Keratinozyten und zur intraepidermalen Blasenbildung.

Pemphigus. Tabelle 1. Autoantigene bei Pemphiguserkrankungen

Erkrankung	Autoantikörper	Autoantigen
Pemphigus vulgaris (Mukosa-Typ und mukokutaner Typ)	IgG	Desmoglein 3
		Desmoglein 1
		Desmocolline
		Plakoglobin
		Cholinerger Rezeptor von Keratinozyten
Pemphigus foliaceus	IgG	Desmoglein 1
		Plakoglobin
		Desmoglein 3
		Desmoplakin 1
		Desmoplakin 2
		Cholinerger Rezeptor von Keratinozyten
Pemphigus vegetans	IgG	Desmoglein 3
		Desmoglein 1
		Desmocollin 1
		Desmocollin 2
Pemphigus herpetiformis	IgG	Desmoglein 1
		Desmoglein 3
Pemphigus erythematosus	IgG	Desmoglein 1
		Nukleäre Antigene
Paraneoplastischer Pemphigus	IgG	Desmoglein 3
		Envoplakin
		Periplakin
		Desmoplakin 1
		Desmoplakin 2
		170 kDa Antigen
		BP 230
		Plektin
		Desmoglein
Pemphigus durch Medikamente	IgG	Desmoglein 1
		Desmoglein 3
IgA-Pemphigus (Typ: Subkorneale pustuläre Dermatose)	IgA	Desmocollin 1
IgA-Pemphigus (Typ: Intraepidermale Neutrophile IgA Dermatose)	IgA	Desmoglein 3

Einteilung

Die Gruppe der Pemphiguserkrankungen lässt sich unterteilen in:
- Pemphigus vulgaris:
  - Mukosal-dominanter Typ
  - Mukokutaner Typ.
- Pemphigus vegetans:
  - Pemphigus vegetans, Typ Neumann
  - Pemphigus vegetans, Typ Hallopeau.
- Pemphigus foliaceus:
  - Pemphigus erythematosus (Senear-Usher-Syndrom)
  - Pemphigus foliaceus, brasilianischer (endemischer Typ/Fogo selvagem)
  - Pemphigus herpetiformis (selten P. vulgaris).
- Pemphigus, paraneoplastischer
- Pemphigus, IgA-Pemphigus:
  - IEN-Typ (Intraepidermale neutrophile IgA-Dermatose)
  - SPD-Typ (Subkorneale pustulöse Dermatose).
- Pemphigus, medikamenteninduzierter.

Ätiologie

Autoimmunerkrankung mit Bildung von zirkulierenden Autoantikörpern gegen desmosomale Adhäsionsmoleküle (Desmogleine) der Cadheringruppe (Kalzium-abhängige, transmembranöse Adhäsionsmoleküle), die für den interzellulären Zusammenhalt der Epithelien verantwortlich sind. Die Bindung der Autoantikörper an die extrazelluläre Domäne der Desmogleine führt ohne größere Entzündungssymptomatik (keine Beteiligung von Entzündungszellen oder Proteasen!) zur Dissoziation der Interzellularverbindungen (Desmosomen) und damit zur Akantholyse mit Degeneration der Keratinozyten (Tzanck-Zelle). Bei den Antigenen des Pemphigus vulgaris und foliaceus handelt es sich um Glykoproteine von 130 und 160 kDa. Das 160 kDa-Antigen entspricht dem Desmoglein 1 und charakterisiert den Pemphigus foliaceus.

Diagnose

Histologie, direkte Immunhistologie (DIF) aus periläsionaler Haut mit Nachweis der Keratinozyten-gebundenen Autoantikörper. Nachweis von zirkulierenden Autoantikörpern.

Differenzialdiagnose

Blasenbildende Erkrankungen anderer Genese.

Therapie

S.u. den jeweiligen klinischen Formen.

Therapie allgemein

S.u. den jeweiligen Krankheitsbildern.

Pemphigusantikörper

Allgemeine Information

Autoantikörper der Klasse IgG oder IgA gegen Strukturen interzellulärer Kontakte, insbes. desmosomale Bestandteile in der Haut. Bislang sind sowohl Cadherine (Kalzium-abhängige, transmembranöse Adhäsionsmoleküle) als auch intrazellulär gelegene Proteine desmosomaler Plaques als Autoantigene identifiziert worden. S.a.u. Pemphigus.

Pemphigus chronicus benignus familiaris Q82.8

Erstbeschreiber

Gougerot, 1933; Howard Hailey u. Hugh Hailey (Brüder), 1939

Synonym(e)

M. Hailey-Hailey; Pemphigus Gougerot-Hailey-Hailey; chronic recurrent acantholysis; recurrent herpetiform dermatitis repens; Dyskeratosis bullosa hereditaria; Gougerot-Hailey-Hailey-Krankheit; Dyskeratosis bullosa; Dyskeratoid dermatosis; Pemphigus chronicus; Familiärer gutartiger Pemphigus

Definition

Eminent chronisch verlaufende, rezidivierende Genodermatose, die durch entzündliche, nässende und mazerierte Areale in den großen Körperfalten gekennzeichnet ist. Häufig familiäres Auftreten. Keine nosologische Beziehung zum Pemphigus vulgaris. Provokation durch Sonne, Hitze, Scheuern und mikrobielle Infektionen ist möglich. Vermutlich Variante des M. Darier.

Ätiologie

Autosomal-dominanter Erbgang mit variabler Penetranz. Nachgewiesen wurden Mutationen auf den Genen BCPM und ATP2C1, die auf dem Chromosom 3q21-24 kartiert sind. Das ATP2C1 Gen kodiert eine Golgi-assoziierte Ca-ATPase (SERCA2), die für den Ca-Gehalt im Golgi-Apparat verantwortlich ist. Eine Verminderung des Ca-Spiegels führt zu fehlerhaftem Processing verschiedener Adhäsionsmoleküle (E-Cadherin), zu einer ungenügenden Zell-zu-Zell Adhäsion und zur Akantholyse. S.a. Dyskeratosis follicularis.

Manifestation

Nach der Pubertät auftretend.

Lokalisation

Halsbereich, Axillen und Inguinalregion.

Klinisches Bild

Initial solitäre oder gruppierte, längliche Bläschen oder Blasen, ausgeprägter Juckreiz oder Brennen. Durch Konfluenz Ausbildung juckender, geröteter, von schmierigen Schuppenkrusten bedeckter, rundlicher, ovaler oder zirzinärer, meist scharf begrenzter Plaques mit typischen quer verlaufenden Fissuren. Oft Sekundärinfektionen (z.B. mit Candida). Nikolski-Phänomen I und Nikolski-Phänomen II sind positiv.

Histologie

- Akanthose, Akantholyse des gesamten Str. Malpighi, Ausbildung intraepidermaler Spalt- und Blasenbildung, dyskeratotische Umwandlung der akantholytischen Zellen vor allem im Stratum granulosum, häufig corps ronds und grains, parakeratotische Zellen im Blasendach.
- Elektronenmikroskopie: Spärliche Desmosomen, Desmolyse.

Diagnose

Beim Straffen der Haut lassen sich feine quer verlaufende Haarrisse der Haut erkennen (Ziehharmonika-Phänomen)!

Differenzialdiagnose

- Intertrigo, Candidose, Tinea corporis, Pemphigus vegetans, Dyskeratosis follicularis, Tinea inguinalis.

> **Merke:** Bei nicht heilenden intertriginösen „Mykosen" stets an Pemphigus chronicus benignus familiaris denken!

Komplikation

Sekundärinfektionen.

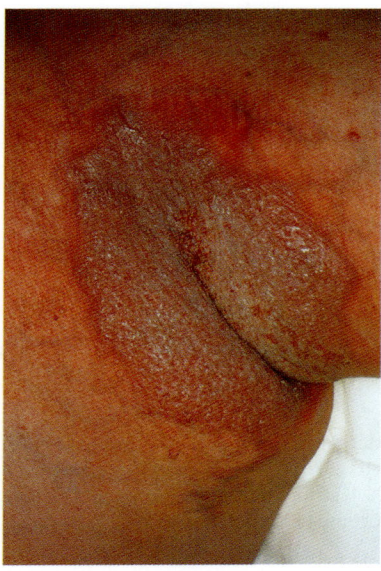

Pemphigus chronicus benignus familiaris. Schmierig belegte, scharf begrenzte, raue Plaque im Bereich der Achselhöhle, durchzogen von multiplen Fissuren. In der Umgebung zeigen sich Striae (chronische Glukokortikoidanwendung).

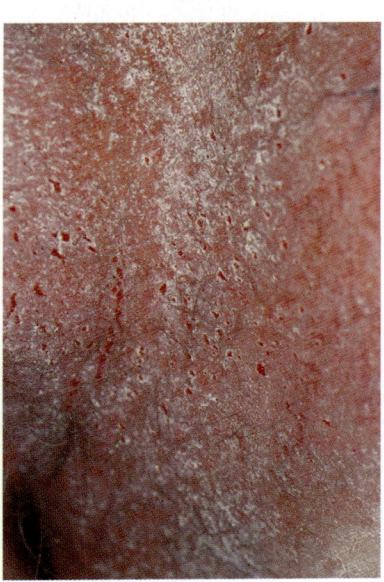

Pemphigus chronicus benignus familiaris. Diagnostisch wegweisende, strichförmige und punktuelle Erosionen beim Spannen der Haut innerhalb eines scharf begrenzten Herdes in den Intertrigines (Ziehharmonika-Phänomen).

Therapie allgemein
Meiden provozierender Faktoren wie enge Unterwäsche oder Jeanshosen.

Externe Therapie
- Therapie bei kleineren Herden mit schwachen bis mittelstarken topischen Glukokortikoiden wie 0,5% Hydrocortison-Cremes/Lotionen (z.B. Hydro-Wolff, R123), 0,1% Triamcinolonacetonid (z.B. Triamgalen), 0,25% Prednicarbat-Creme (z.B. Dermatop). Statt Glukokortikoidexterna können die Läsionen auch vorsichtig mit Glukokortikoidkristallsuspension unterspritzt werden, z.B. Triamcinolon (z.B. Volon A 10-20 mg verdünnt 1:2 mit LA wie 1% Scandicain Lsg.).
- Erfolgreiche Therapieversuche mit Tacrolimus (z.B. Protopic) sind kasuistisch beschrieben (Off-Label-Use!).
- Häufig sind die Herde bakteriell oder mykotisch superfiziert, daher sind alternierende Therapien mit lokalen Desinfizienzien empfehlenswert, z.B. Polihexanid (Serasept) oder Octenidin (Octenisept Wunddesinfektion). Farbstoffe sind im tgl. Gebrauch weniger praktisch (Verfärbung der Umgebung). Alternativ können glukokortikoidale/antiseptische oder glukokortikoidale/antiseptische/antimykotische Kombinationen angewandt werden, wie z.B. 0,5% Clioquinol/Hydrocortison Creme R051, Clioquinol/Flumethason Creme (Locacorten Vioform), Triclosan/Flumethason (Duogalen) oder Nystatin/Fluprednidenacetat-Paste (z.B. Candio-Hermal Plus Paste).

> **Cave:** In Intertrigines besteht erhöhte Gefahr lokaler glukokortikaler Nebenwirkungen!

Interne Therapie
- Die Therapie ist insgesamt nicht befriedigend. Über positive Behandlungsergebnisse mit DADPS (z.B. Dapson Fatol) 50-100-150 mg/Tag p.o. oder Acitretin (Neotigason) (nach eigenen Erfahrungen wenig wirksam) wurde in Einzelfällen berichtet.
- Systemische Immunsuppressiva wie Ciclosporin A (z.B. Sandimmun) oder Methotrexat (z.B. MTX) können wegen der Langzeitnebenwirkungen nicht empfohlen werden.

Operative Therapie
- Versuch mit Kryochirurgie. Offenes Sprayverfahren, läsionale Haut kurz eineisen, auftauen lassen und sofort 2. Zyklus anschließen. Falls diese Therapiemodalität nicht zu einem dauerhaften Erfolg führt, komplette Exzision und sekundäre Wundheilung oder plastische Deckung mit Meshgraft.
- Alternativ: Dermabrasio des epidermalen Anteils kann zur vollständigen Abheilung führen, ein- bis mehrmalige Wiederholung ist jedoch teilweise nötig. Alternativ: CO_2-Laser-Therapie zur Vaporisation der Oberfläche.

Prognose
Chronisch-rezidivierender Verlauf mit Remissionen. Bei ca. 50% der Patienten Leuconychia striata longitudinalis.

Pemphigus, Erythema anulare-ähnlicher   L10.8

Definition
Sonderform des Pemphigus vulgaris mit klinisch dem Erythema anulare centrifugum ähnelnden Bild.

Klinisches Bild
Anuläre und girlandenförmige Erytheme, selten Entwicklung von Blasen oder Bläschen.

Therapie
S.u. Pemphigus vulgaris.

Pemphigus erythematosus   L10.4

Erstbeschreiber
Senear u. Usher, 1926

Synonym(e)
Pemphigus seborrhoicus; Senear-Usher-Syndrom; pemphigoéde séborrhéique; Lupus erythematosus pemphigoides

Definition
Variante des Pemphigus foliaceus mit klinischen und immu-

nologischen Merkmalen eines subakuten kutanen Lupus erythematodes und erhöhter Lichtempfindlichkeit.

Manifestation
Meist nach dem 60. Lebensjahr auftretend.

Lokalisation
Seborrhoische Zonen von Gesicht, Kopf, Brust- und Rückenregion sind befallen. Überwiegend symmetrischer Befall. Selten sind Schleimhäute beteiligt.

Klinisches Bild
Schmetterlingsförmige, krustenbedeckte Plaques imponieren im Gesicht sowie an Brust und Rücken. Es zeigen sich fettigkrümelige Schuppung, Krusten, einzelne Blasen auf erythematöser oder unveränderter Haut sowie Erosionen. Das Nikolski-Phänomen I positiv. Exazerbation kann durch UV-Exposition getriggert werden.

Histologie
S.u. Pemphigus foliaceus. Leukozyten in der Dermis wie beim Lupus erythematodes.

Direkte Immunfluoreszenz
Nachweis von IgG-Antikörpern in der Interzellularsubstanz und an der Basalmembran, bis zu 60% positiver Lupusbandtest.

Indirekte Immunfluoreszenz
Pemphigusantikörper, gelegentlich antinukleäre Antikörper.

Diagnose
Lichttreppe (MED), DIF nach UV-Provokation.

Differenzialdiagnose
Seborrhoisches Ekzem, subakut kutaner Lupus erythematodes.

Therapie allgemein
Konsequenter textiler Lichtschutz, zusätzlich Lichtschutzmittel mit hohem Lichtschutzfaktor (LSF >15; z.B. Anthelios).

Externe Therapie
Bei mäßig starkem oder geringem Hautbefall genügen i.d.R. mittelstarke Glukokortikoide wie 0,25% Prednicarbat-Creme (z.B. Dermatop), 0,1% Hydrocortisonbuteprat (z.B. Pandel), 0,025% Fluocinolon-Creme (z.B. Jellin).

Interne Therapie
Bei ausgedehntem Befall interne Glukokortikoidtherapie (1,0-2,0 mg/kg KG/Tag Prednisonäquivalent). Monotherapie meist ausreichend. Je nach klinischer Symptomatik Reduktion auf 2,5-10 mg/Tag. Falls eine Glukokortikoiddosis unterhalb der Cushingschwelle ohne Rezidiv nicht erreicht werden kann, zusätzliche Gabe von Azathioprin (z.B. Imurek) 1,0-1,5 mg/kg KG/Tag. Alternativ zu Azathioprin (Mittel der ersten Wahl) kann auch ein Versuch mit DADPS gemacht werden (z.B. Dapson Fatol) 50-100 mg/Tag.

Prognose
Übergang in Pemphigus foliaceus ist möglich; selten Koexistenz mit Myasthenia gravis, Thymom oder systemischem Lupus erythematodes.

Pemphigus foliaceus L10.2

Erstbeschreiber
Cazenave, 1844

Synonym(e)
Cazenavesche Krankheit

Definition
Variante des Pemphigus vulgaris mit hoher intraepidermaler (subcornealer) Kontinuitätstrennung und dadurch sehr dünner, flüchtiger, leicht einreißender Blasendecke.

Einteilung
Man unterscheidet:
- Pemphigus erythematosus (Senear-Usher-Syndrom)
- Pemphigus foliaceus, brasilianischer (endemischer Typ/ Fogo selvagem)
- Pemphigus herpetiformis (selten P. vulgaris).

Vorkommen/Epidemiologie
Inzidenz: 0.5-1/1 Million Einwohner/Jahr.

Ätiologie
Autoimmunerkrankung mit Bildung von Autoantikörpern gegen Desmoglein 1. Provozierend wirken unspezifische Faktoren, u.a. Stress oder Sonnenlicht.

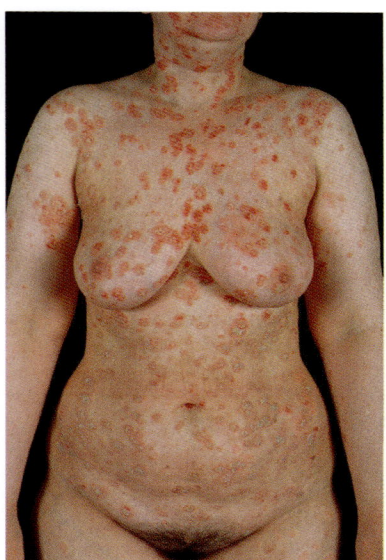

Pemphigus erythematosus. Multiple, chronische, seit 1 Jahr rezidivierende, symmetrische, stammbetonte, bevorzugt in seborrhoischen Arealen lokalisierte, rote, raue Plaques mit groblamellären Schuppen und Krusten. Wenig Juckreiz.

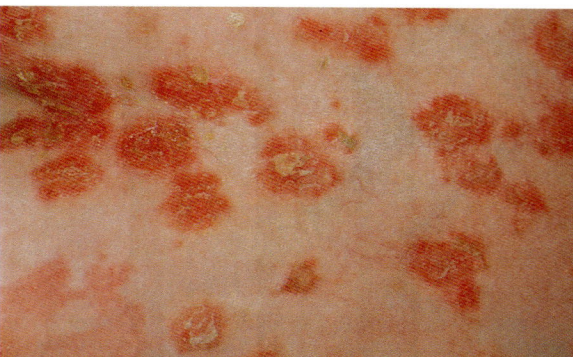

Pemphigus erythematosus. Nahaufnahme: gerötete Papeln und Plaques mit krustigen Schuppenauflagerungen.

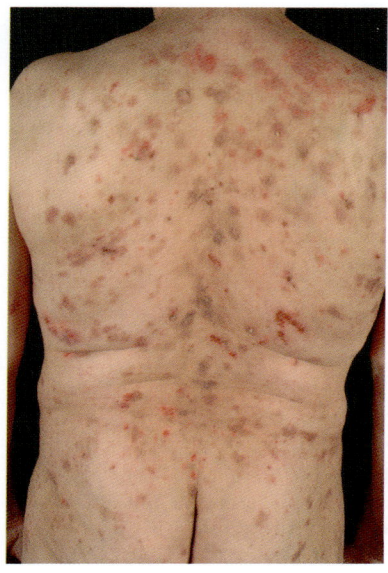

Pemphigus foliaceus. Seit 5 Jahren rezidivierend auftretende Blasen sowie multiple, scharf begrenzte Erytheme mit blätterteigartiger Schuppung sowie Erosionen und narbige Plaques am Stamm eines 65-jährigen Patienten. Die Hautveränderungen sind generalisiert verteilt, mit Betonung der hinteren Schweißrinne. Begleitend tritt starker Juckreiz auf.

Manifestation
Vor allem zwischen dem 30. und 60. Lebensjahr auftretend (auch bei Kindern möglich).

Klinisches Bild
- Zunächst umschriebener Beginn meist am Kopf (insbes. Gesicht) oder im Bereich der vorderen oder hinteren Schweißrinne. Flache, schlaffe, leicht platzende Blasen, blätterteigartige Schuppenkrusten, hyperkeratotische Schuppen, nässende, klebrig-feuchte Erosionen mit unangenehmem Foetor infolge bakterieller Zersetzung. Ausbreitung bis zur Erythrodermie ist möglich.
- Das Nikolski-Phänomen I ist positiv. Selten treten kleine oberflächliche Erosionen der Mundschleimhaut und auch eitrige Konjunktivitis auf. Häufig sind Alopezie und schmerzhafte Paronychie.

Histologie
Akantholytische Blasenbildung im oberen Stratum spinosum oder Stratum granulosum. Auch Akanthose, Papillomatose, Hyperkeratose oder dyskeratotische Veränderungen sind vorhanden.

Direkte Immunfluoreszenz
Antiepitheliale Antikörper sowie interzelluläre IgG-Ablagerungen sind beschrieben.

Differenzialdiagnose
Seborrhoisches Ekzem; Lupus erythematodes; Pemphigus erythematosus.

Komplikation
Sepsis bei Sekundärinfektion.

Externe Therapie
Konsequenter textiler Lichtschutz sowie Anwendung physikalischer oder chemischer (z.B. Anthelios) Lichtschutzmittel mit hohem Lichtschutzfaktor (LSF > 15). Desinfizierende oder antiphlogistische bzw. adstringierende Badezusätze mit synthetischen Gerbstoffen (z.B. Tannolact, Tannosynt) zur Behandlung von Sekundärinfektionen. Zudem Anwendung mittelstarke Glukokortikoide wie 0,1% Triamcinolon-Creme, 0,25% Desoximethason-Salbe (z.B. Topisolon) oder 0,25% Prednicarbat-Creme (z.B. Dermatop). S.u. Pemphigus vulgaris.

Interne Therapie
Bei ausgedehntem Befall immunsuppressive Therapie mit Glukokortikoiden wie Prednisolon (z.B. Decortin H) initial 1,0-2,0 mg/kg KG/Tag p.o. in Kombination mit Azathioprin (z.B. Imurek) 1,0-1,5 mg/kg KG/Tag p.o. Reduktion der Glukokortikoide entsprechend klinischer Symptomatik auf 2,5-10 mg/Tag.

Prognose
Günstiger als beim Pemphigus vulgaris. Beim Erwachsenen chronischer Verlauf. Bei Kindern gelegentlich Spontanheilung.

Pemphigus foliaceus, brasilianischer   L10.3

Erstbeschreiber
Paes-Leme, 1903; Vieira, 1940

Synonym(e)
Brasilianischer Pemphigus; Fogo Selvagem; Pemphigus brasiliensis; Endemic Pemphigus foliaceus

Definition
Variante des Pemphigus foliaceus, endemisch in Südamerika vorkommend.

Vorkommen/Epidemiologie
- Endemisch in einigen ländlichen Gegenden entlang von Flüssen, insbes. in Brasilien, Kolumbien, El Salvador, Paraguay, Peru, Argentinien und Tunesien.
- Prävalenz: bis zu 5% der Bevölkerung von Endemiegebieten.

Ätiologie
Autoimmunkrankheit mit Bildung von Autoantikörpern gegen Desmoglein 1. Diskutiert werden infektiöse (virale) Genese, Assoziationen mit häufig auftretenden Insektenstichen durch Simulium sp. („black fly"; Simulium nigrimanum) sowie Reaktionen gegen Umwelt-spezifische Antigene in Endemiegebieten.

Manifestation
Vor allem bei Kindern, Jugendlichen oder jungen Erwachsenen auftretend.

Lokalisation
Gesicht und Kopf, auch Brust und Rücken; keine Schleimhautbeteiligung. Überwiegend symmetrisches Verteilungsmuster.

Klinisches Bild
Flache, rasch platzende Blasen, geschichtete, schuppende Krusten auf gerötetem Grund. Brennen der Haut („wildes Feuer"), Übergang in sekundäre Erythrodermie nach Jahren möglich. Polymorphes Bild durch gleichzeitiges Vorkommen von bullösen, papillomatösen, verruciformen, pustulösen, erythrodermischen und hyperpigmentierten Hautveränderungen. Nikolski-Phänomen I positiv.

Histologie
S.u. Pemphigus foliaceus.

Direkte Immunfluoreszenz
Antiepitheliale Antikörper gegen Desmoglein 1.

Indirekte Immunfluoreszenz
Pemphigusantikörper sind positiv. Titerverlauf parallel zur Schwere der Erkrankung.

Therapie
Entsprechend dem Pemphigus foliaceus.

Prognose
Mortalität: 5%. Heilungsquote bei mehrjähriger Kortikoidtherapie: 55%.

Hinweis(e)
Die korrekte Entnahmestelle einer Biopsie wird weiterhin kontrovers diskutiert. Sowohl in läsionaler, periläsionaler als auch in gesunder Haut ließen sich in einer Studie bei 47 Patienten Antikörper in über 90% der Fälle nachweisen.

Pemphigus herpetiformis   L10.81

Erstbeschreiber
Floden u. Gentale, 1955

Synonym(e)
Akantholytische Dermatitis herpetiformis

Definition
Sonderform der Pemphiguserkrankung mit herpetiform angeordneten, juckenden oder brennenden, papulovesikulösen Hauterscheinungen auf erythematösem Grund, in der Regel bei klinisch manifestem Pemphigus foliaceus, selten bei Pemphigus vulgaris.

Vorkommen/Epidemiologie
Selten (5-8% aller Pemphiguserkrankungen), panethnisch, keine Geschlechtsprädilektion.

Manifestation
Bei Erwachsenen (30.-80. Lebensjahr) auftretend, gehäuft um das 60. Lebensjahr.

Klinisches Bild
Schubweiser Krankheitsverlauf mit dicht stehenden, gruppierten, clusterförmig angeordneten, straffen, klaren, 0,1-0,5 cm großen Blasen, die auf roten Flecken oder Plaques lokalisiert sind. Weiterhin zeigen sich brennende oder juckende, 1-6 mm große, rötlich-braune Papeln. Bei zunehmender Dauer des akuten Schubes imponieren erodierte und verkrustete Läsionen sowie Kratzexkoriationen. Nur selten tritt Beteiligung der Mundschleimhaut auf.

Histologie
Oberflächliche Blasenbildung: Akantholyse, eosinophile Spongiose. Intraepidermale und subkorneale Mikroabszesse mit Neutrophilen und Eosinophilen.

Direkte Immunfluoreszenz
IgG, u.a. gegen Desmoglein 1 und Desmocollin 3 im Interzellularraum der Epidermis.

Diagnose
Klinik, Histologie, Immunhistologie, ELISA (IgG gegen Desmoglein 1, IgG gegen Desmocollin 3 sowie IgA gegen Desmoglein 1 sind nachweisbar).

Differenzialdiagnose
Dermatitis herpetiformis.

Therapie
S.u. Pemphigus vulgaris. Systemische Glukokortikoide wie Prednisolon (z.B. Decortin H) initial 60-90 mg/Tag, dann Reduktion auf Erhaltungsdosis. Alternativ: DADPS (z.B. Dapson-Fatol) 50-150 mg/Tag p.o.

Prognose
Chronisch-rezidivierender Verlauf.

Pemphigus, IgA-Pemphigus   L10.9

Erstbeschreiber
Varigos, 1979

Synonym(e)
Subcorneal pustular dermatitis; Dermatose, subkorneale

Definition
Sehr seltene, juckende, blasen- und pustelbildende Autoimmunerkrankung aus der Pemphigusgruppe mit infiltrierten Plaques, Bläschen und Blasen sowie Pusteln.

Einteilung
Man unterscheidet 2 Formen des IgA-Pemphigus:
- Intraepidermale neutrophile IGA-Dermatose (IEN)
- Subkorneale pustulöse Dermatose (SPD).

Ätiologie
Funktionsstörung desmosomaler Adhäsionsmoleküle durch zirkulierende IgA-Auto AK:
- Intraepidermale neutrophile IGA-Dermatose (IEN): Suprabasale Akantholyse, IgA-Ablagerung in ges. Epidermis, 57% zirkulierende IgA-Auto-AK, Ziel-AG Desmoglein 1 und 3.
- Subkorneale pustulöse Dermatose (SPD): Veränderungen nur in oberer Dermisschicht, 48% zirkulierende IgA-Auto-AK, Ziel-Antigen Desmocollin 1. Bei 20% der SPD-Variante ist eine Assoziation mit monoklonaler IgA-Gammopathie (s.u. Paraproteinämie, Hautveränderungen) beschrieben.

In einzelnen Fällen Assoziation mit Morbus Crohn, Colitis ulcerosa, Sjögren-Syndrom, multiplem Myelom, rheumatoider Arthritis, B-Zell-Lymphomen.

Manifestation
Meist bei Erwachsenen auftretend, selten bei Kindern. Frauen sind häufiger als Männer betroffen.

Lokalisation
Leistenregion, Axillen, distaler Stamm und proximale Extremitäten.

Klinisches Bild
Am gesamten Integument mit Betonung von Unterbauch, proximalem Rücken und Unterschenkeln bis zu 3 cm große schlaffe Blasen mit klarem Inhalt sowie Pusteln, die rasch erodieren. Meist entwickeln sich auf scharf begrenzten Erythemen lokalisierte, flächige anulär oder zirzinär angeordnete Erosionen, die häufig von einem colleretteartigen Schuppensaum umgeben sind.

Histologie
Subkorneale (akantholytische) Blase mit akantholytischen Keratinozyten und neutrophilen Granulozyten. In der oberen Dermis zeigt sich perivaskuläres und interstitielles Infiltrat aus Lymphozyten, neutrophilen und eosinophilen Granulozyten.

Direkte Immunfluoreszenz
IgA-AK: Positive Immunfluoreszenz an der Keratinozytenoberfläche. Beide Subtypen unterscheiden sich in der Höhe der IgA-Ablagerungen. Bei dem IEN-Typ sind IgA-Ablagerungen in der gesamten Epidermis nachweisbar. Bei dem SPD-Typ sind IgA-Ablagerungen nur in den oberen Epithellagen nachweisbar.

Diagnose
Klinik, Histologie, DIF, Labor (Nachweis der Antikörper, monoklonale Gammopathie).

Differenzialdiagnose
Pustulose, subkorneale (Sneddon-Wilkinson); Pemphigus foliaceus; Dermatitis herpetiformis; Dermatose, IgA-lineare, Psoriasis pustulosa; Impetigo contagiosa.

Interne Therapie
- DADPS, ggf. in Kombination mit systemischen Glukokortikoiden.
- Alternativ: Systemische Verabreichungen von Colchicin oder Sulfapyridin können bei beiden Pemphigusvarianten Anwendung finden.
- Alternativ: Mycophenolatmofetil (Cell Cept) in einer Dosierung von 2,0 g/Tag p.o., ggf. in Kombination mit Prednisolon (initial 100 mg/Tag i.v.; Erhaltungsdosis <10 mg/Tag.).
- Einzelberichte über den Einsatz von Cyclophosphamid und Plasmapherese bei SPD-Typ (mit monoklonaler Gammopathie) liegen vor.

Pemphigus, medikamenteninduzierter   L10.5

Synonym(e)
Drug-induced pemphigus (e)

Definition
Pathogenetisch nicht eindeutig geklärte Erkrankung der Pemphigusgruppe, die durch Medikamente ausgelöst wurde.

Ätiologie
Verschiedene Medikamente (v.a. sulfhydrylgruppenhaltige Verbindungen wie Captopril, D-Penicillamin oder Goldverbindungen) können Veränderungen induzieren, die den unterschiedlichen Pemphigusformen entsprechen. Weiterhin auslösend beschrieben wurden nicht-sulfhydrylgruppenhaltige Medikamente wie Pyrazolon, Nifedipin, Propanolol, Piroxicam, Phenobarbital. Meist (in etwa 90% der Fälle) lassen sich spezifische Pemphigus-AK nachweisen. Bei Fehlen der AK wird möglicherweise die Akantholyse durch direkte Reaktion der Sulhydrylgruppen mit Disulfidbrücken der Pemphigus-Antigene diskutiert.

Klinisches Bild
Klinisch nicht unterscheidbar. Bild des Pemphigus vulgaris oder Pemphigus foliaceus.

Prognose
Nach Absetzen der Medikamente (v.a. der non-sulfhydrylgruppenhaltigen) kann es spontan zur Abheilung kommen. Die klinischen Erfahrungen zeigen jedoch, dass eine reguläre Behandlung der Pemphiguserkrankung notwendig ist.

Hinweis(e)
S.a. Lupus erythematodes, medikamenteninduzierter. Bei längerfristiger Einnahme von D-Penicillamin (>6 Monate) ist mit einer 6% Wahrscheinlichkeit einer Pemphigus-Induktion zu rechnen.

Pemphigus, paraneoplastischer   L10.8

Erstbeschreiber
Anhalt, 1990

Synonym(e)
Paraneoplastic pemphigus

Definition
Seltene, klinisch schwer verlaufende, autoimmunologische, obligate Paraneoplasie mit schmerzhaften Schleimhauterosionen von Konjunktiven, Mundschleimhaut, Ösophagus, Lunge (fibrosierende Alveolitis), Darm sowie polymorphen, vornehmlich mit Blasen und Erosionen einhergehenden, kutanen Veränderungen ähnlich dem Erythema exsudativum multiforme. Häufig assoziiert mit Non-Hodgkin-Lymphomen und chronisch lymphatischen Leukämien.

Histologie
Fokale subprabasale Akantholyse mit dichtem subepithelialem Infiltrat aus Lymphozyten, Monozyten und wenigen neutrophilen Leukozyten.

Direkte Immunfluoreszenz
IgG und IgA sowie meist Komplementkomponenten (C_3, C_4, C_1) im Interzellularraum der Epidermis/Mukosa. Häufig auch lineare Komplementablagerungen im Bereich der dermoepidermalen Junktionszone.

Indirekte Immunfluoreszenz
Nachweis von IgA und IgG Antikörpern gegen Desmocollin 3 sowie IgG Antikörpern gegen Desmocollin 2.

Differenzialdiagnose
Toxische epidermale Nekrolyse, Stevens-Johnson-Syndrom.

Therapie
Tumorsuche und Sanierung. Da die Hauterscheinungen häufig erst im fortgeschrittenen Stadium auftreten, steht die symptomatische palliative Therapie im Vordergrund. Externe Therapie s.u. Pemphigus vulgaris.

Pemphigus serpiginosus   L10.8

Definition
Pemphigus vulgaris mit zentral unter Pigmentierung abheilenden Blasen und peripher fortschreitenden, zu landkartenartigen Figuren konfluierenden Herden.

Pemphigus vegetans   L10.10

Definition
Sonderform des Pemphigus vulgaris mit Ausbildung von papillomatösen Wucherungen durch mächtige Proliferation des Epithels in läsionaler Haut.

Einteilung
Unterschieden werden Pemphigus vegetans, Typ Neumann und Pemphigus vegetans, Typ Hallopeau.

Pemphigus vegetans, Typ Hallopeau   L10.1

Erstbeschreiber
Hallopeau, 1898

Synonym(e)
Pyoderma vegetans; pyodermite végétante; Pyodermite végétante de Hallopeau; Hallopeau-type pemphigus vegetans; Pyodermites végétante Hallopeau-Feulard

Definition
Suppurative Variante des Pemphigus vulgaris mit Ausbildung von papillomatösen Wucherungen in den erodierten Arealen. S.a. Pemphigus vegetans, Typ Neumann. Von einigen Autoren wird die Pyostomatitis vegetans als Minimalvariante angenommen.

Ätiologie
Unbekannt. Autoimmungenese wird diskutiert (Autoantikörper gegen Desmoglein 1, 3), vereinzelt durch ACE-Hemmer ausgelöst. Auch im Rahmen maligner Grunderkrankungen beschrieben.

Lokalisation
Vor allem Intertrigines, Kapillitium, Stamm, Genitale, Mundschleimhaut.

Klinisches Bild
Initial zeigen sich gelblich-eitrige Pusteln sowie schlaffe Blasen, die nach Zerplatzen in fötide riechende Vegetationen auf erodiertem Grund übergehen. Häufig gerötete, hyperkeratotische, erosive oder verkrustete Plaques mit Wachstumstendenz und tiefem, faltenartigem Relief (insbes. am Kapillitium).

Differenzialdiagnose
Syphilis acquisita, Acanthosis nigricans, Acne inversa.

Komplikation
Bakterielle Superinfektion.

Therapie
- Glukokortikoide wie Prednison (z.B. Decortin) initial 60-120 mg/Tag und Azathioprin (z.B. Imurek) 50-150 mg/Tag. Glukokortikoid-Erhaltungsdosis unterhalb der Cushingschwelle. Erfolge unter Acitretin (Neotigason) wurden beschrieben. S.a. Pemphigus vulgaris.
- Alternativ kommen Röntgenweichstrahlentherapie oder die intraläsionale Injektion von Glukokortikoiden wie Triamcinolon (z.B. Volon A/Scandicain 1:2) infrage. Bei Erosionen Bäder mit desinfizierenden Zusätzen wie Kaliumpermanganat (hellrosa), austrocknende Lokaltherapie mit Lotio alba, ggf. mit 2-5% Clioquinol **R050**. Auch antibiotische oder ggf. antimykotische Zusätze kommen in der äußerlichen Behandlung infrage, ggf. in Kombination mit Glukokortikoid-haltigen Cremes oder Emulsionen mit Hydrocortison (Hydro-Wolff, Hydrogalen, **R120**) oder Triamcinolonacetonid (Triamgalen).

Operative Therapie
Die papillomatösen Wucherungen können chirurgisch abgetragen werden.

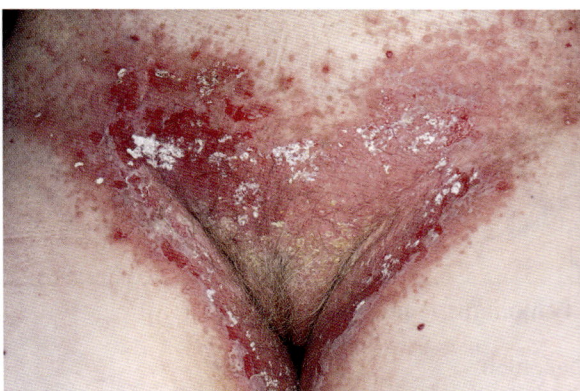

Pemphigus vegetans, Typ Hallopeau. Multiple, chronisch dynamische (wechselnder Verlauf), scharf begrenzte, z.T. schuppende, z.T. erosive, z.T. nässende, z.T. krustig belegte, rote, raue Plaques. Initial waren gelblich-eitrige Pusteln sowie schlaffe Blasen vorhanden. Foetider Geruch. Schlaffe Blasen und Erosionen am übrigen Körper.

Pemphigus vegetans, Typ Neumann   L10.1

Erstbeschreiber
Neumann, 1886

Synonym(e)
Erythema bullosum vegetans; Neumann-Krankheit

Definition
Pemphigus vegetans mit initial schlaffen, weißlichen Bläschen.

Lokalisation
Intertriginöse Räume: Lippenkommissuren, Nasolabialfalten, Vulva- und Analbereich, axillär und inguinal.

Klinisches Bild
Schlaffe, rasch einreißende Blasen. Entwicklung von papillomatösen Wucherungen auf den entstandenen Erosionen. Im Randbereich Epithelreste. Verruköse und hyperkeratotische Umwandlung der Läsionen. Rückbildung unter Hinterlassung rot-bräunlicher Pigmentierungen.

Histologie
Suprabasale Blase, Akantholyse, Akanthose, Papillomatose, intraepidermale Mikroabszesse aus eosinophilen Leukozyten.

Therapie
S.u. Pemphigus vegetans, Typ Hallopeau.

Pemphigus vulgaris   L10.0

Erstbeschreiber
Wichmann, 1793; Hebra, 1860

Definition
Chronische, mit akantholytischer Blasenbildung an Haut und Schleimhäuten einhergehende, ohne Therapie meist tödlich verlaufende Erkrankung. Häufigste Variante der Pemphigus-Gruppe.

Einteilung
- Pemphigus vulgaris:
    - Mukosal-dominanter Typ
    - Mukokutaner Typ.

Vorkommen/Epidemiologie
Inzidenz: 0.1-0.5/100.000 Einwohner/Jahr weltweit; gehäuft bei Ashkenazi Juden. Mortalität: 5-10% weltweit.

Ätiologie
- Autoimmunkrankheit. Bildung von Autoantikörpern gegen Desmoglein 3 (Dsg 3) oder Desmoglein 1 (Dsg 1). Desmogleine sind Adhäsionsmoleküle aus der Familie der Cadherine und werden auf der Oberfläche u.a. von Keratinozyten exprimiert. Weitere Autoantikörper, die beim Pemphigus vulgaris gebildet werden, richten sich gegen Desmocollin, Plakoglobin sowie den cholinergen Rezeptor von Keratinozyten. Da die verhornende Epidermis sowohl Dsg 1 wie auch Dsg 3 exprimiert, die Schleimhaut jedoch fast nur Dsg 3, verursacht eine Immunreaktivität gegen Dsg 3 überwiegend Schleimhautveränderungen. Bei Ausbildung von Antikörpern gegen Dsg 1 und 3 ist dagegen das Integument beteiligt.
- Assoziation mit Myasthenia gravis, Thymomen, Lupus erythematodes, Lymphomen und Karzinomen.
- Auslösung nach Einnahme von bestimmten Medikamenten ist u.a. beschrieben für:
  - Bucillamin
  - Captopril
  - Diclofenac
  - Enalapril
  - D-Penicillamin
  - Indometacin
  - Rifampicin.
- Auslösung durch Verbrennungen, UV-Bestrahlungen, Röntgenbestrahlung.

Manifestation
Vor allem zwischen dem 30. und 60. Lebensjahr auftretend, auch im Kindes- und Greisenalter möglich.

Lokalisation
Mundhöhle, Nabel, vor allem auch intertriginöse Bereiche können befallen sein, später auch das gesamte restliche Integument.

Klinisches Bild
In mehr als 50% der Fälle Beginn in der Mundhöhle oder der Vagina.
- Hautveränderungen: Klare, zuerst gespannte, dann schlaffe, rasch platzende Blasen, Erosionen, Verkrustung. Weiterwandern des Blasenrandes, Eruption neuer Blasen. Nikolski-Phänomen I und Nikolski-Phänomen II sind positiv. S.a. Pemphigus serpiginosus.
- Schleimhautveränderungen: Rasch platzende, dünne Blasen. Ausbildung schmerzhafter Erosionen. Die seltene Manifestation im Bereich des Ösophagus kann zur Notfallsituation werden. Sonderformen: Pemphigus herpetiformis, Erythema-anulare-ähnlicher Pemphigus, Intertrigo-ähnlicher Pemphigus, Pemphigus vegetans. Neben der Mundschleimhaut sind häufig die Schleimhäute von Nase, Vagina, Penis, Anus befallen.

Histologie
Suprabasale akantholytische Kontinuitätstrennung mit Blasenbildung. In älteren Blasen: Neutrophile und eosinophile Leukozyten. Elektronenmikroskopie: Desmolyse.

Direkte Immunfluoreszenz
IgG und meist Komplementkomponenten (C_3, C_4, C_1) im Interzellulärraum der Epidermis.

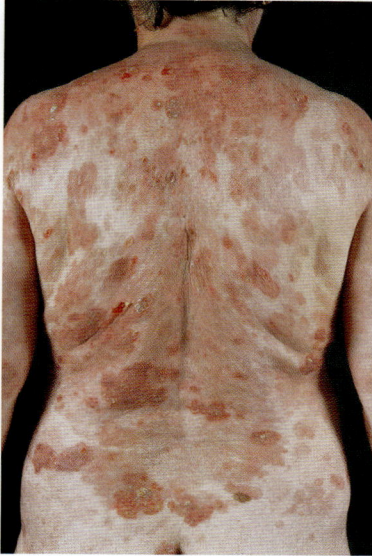

Pemphigus vulgaris. Multiple, chronische, seit 3 Jahren schubweise verlaufende, symmetrische, stammbetonte, leicht verletzbare, schlaffe, 0,2-3,0 cm große, rote Blasen, die sich zu feuchten Schuppen und Krusten transformieren. Befall der Mundschleimhaut.

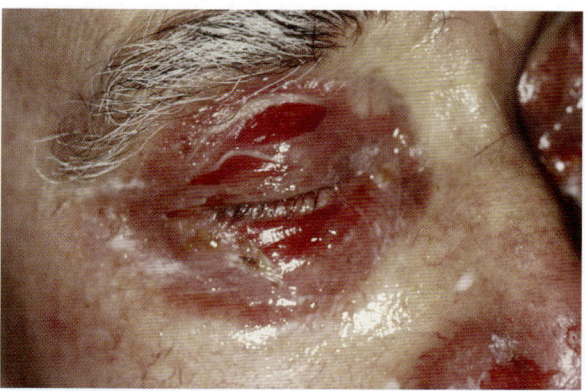

Pemphigus vulgaris. Multiple, chronisch dynamische, meist generalisierte, scharf begrenzte, brennende, schmerzende, rote, nässende Plaques sowie Blasen. Das bedeckende Epithel ist stellenweise abgehoben. Rezidivierender Verlauf.

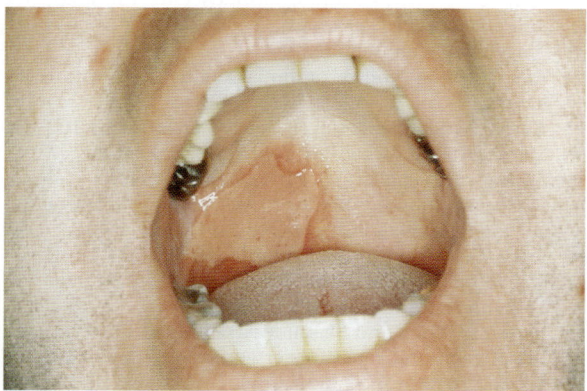

Pemphigus vulgaris. Seit 7 Jahren persistierender Pemphigus vulgaris mit überwiegendem Schleimhautbefall bei einem 64-jährigen Mann. Rezidivierender Verlauf. Nachweis von Desmoglein 3 Antikörpern. Klinisch: Flächenhafte sehr schmerzhafte Erosionen und Blasen im Bereich des harten und weichen Gaumens.

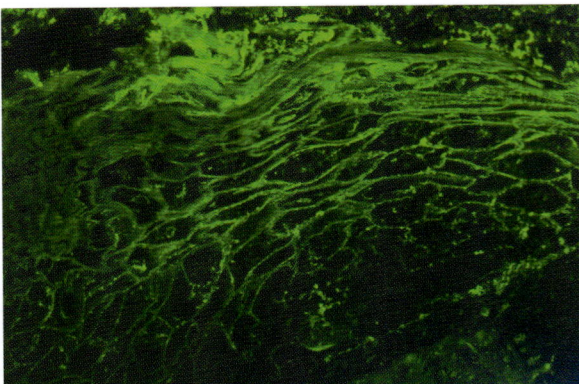

Pemphigus vulgaris. Immunfluoreszenzaufnahme mit Anti-IgG. Deutliche Fluoreszenz der Interzellularräume (ICR).

Indirekte Immunfluoreszenz
Pemphigusantikörper im Serum.

Diagnose
Klinik, Histologie, DIF, IIF. Zytologie des Blasengrundausstriches: Pemphiguszellen.

Differenzialdiagnose
Blasenbildende Dermatosen.

Komplikation
Sekundärinfektionen, Sepsis, Bronchopneumonie, Kachexie.

Therapie allgemein
Ausschluss provozierender Faktoren, insbes. Absetzen fraglicher provozierender Medikamente. Konsequenter textiler Lichtschutz.

> **Merke:** Regelmäßig intravenöse Zugänge kontrollieren (Kontaminationsgefahr ist hoch), ggf. tgl. wechseln!

Allgemeine Richtlinien bei schwerem, großflächigem Pemphigus vulgaris:
- Intensivpflege in entsprechend eingerichteten Therapieeinheiten.
- Isolierung des Patienten.
- Aseptische Schutzkleidung, Mundschutz für ärztliches und pflegerisches Personal.
- Tragen von Handschuhen.
- Ausreichende Wärmezufuhr (exakte Temperaturregelung).
- Ausreichender Feuchtigkeitsgehalt der Zimmerluft.
- Spezialbett zur Dekubitusprophylaxe verwenden.
- Flüssigkeitsbilanzierung, ggf. Blasenkatheter.
- Dokumentation der Befunde (Ausdehnung, Schweregrad auf Intensivbehandlungsbögen).
- Jeden Tag Abstriche der Wundflächen (Kultur mit Resistenzverhalten), Gefahr der Pseudomonasbesiedlung.
- Lagerung auf Metallinefolie.
- Blasen eröffnen und Blasendecke abtragen.
- Bei offenen und superinfizierten Stellen 1% Sulfadiazin-Silber-Creme (z.B. Flammazine).
- Augenhygiene mit desinfizierenden und adstringierenden Augentropfen (z.B. Solan Augentropfen).
- Schema mit tgl. Dosierung: Kolloidale Lösung (1 ml/kg x befallene KO), Elektrolytlösung (physiologische Kochsalzlösung 1 ml/kg x befallene KO).
- Bei Stabilisierung Übergang auf hochkalorische Flüssigkost (Meritene), später Diät mit passierter Nahrung; keine Gewürze, keine Fruchtsäuren.

Externe Therapie
- Symptomatische (nichtsteroidale) Therapie, z.B. mit milden Antiseptika wie 0,5% Clioquinol-Creme (z.B. R049, Linola-Sept). Alternativ 2% Clioquinol-Salbe. Die Blasen sind steril zu eröffnen. Vermeiden von Sekundärinfektionen. Bei Verdacht sofort Abstrich und Antibiogramm.
- Augen: Regelmäßige Kontrollen. Antiseptische Augentropfen wie Zinksulfat-Augentropfen R297.
- Schleimhautveränderungen: Glukokortikoidexterna als Haftpaste bzw. -gel (z.B. Betamethason-Haftpaste R032). Gute Effekte werden durch die Anwendung einer 0.03% Tacrolimus-Suspension (Applikation 3mal/Tag über 5 Min.) oder einer 2% Ciclosporin A-Haftpaste (2-3mal/Tag in dünner Schicht applizieren) erreicht R046. Begleitende Mundspülungen mit Dexpanthenol-Lösung oder Tormentillae Adstringens werden empfohlen R066 R255.

Interne Therapie
- Spezifische Therapiemaßnahmen:

> **Merke:** Der Pemphigus vulgaris ist therapieresistent!

- Die Erkrankung bedarf einer intensiven medikamentösen Immunsuppression, die langfristig (mit langem Atem) durchgehalten werden muss! Als Basistherapie gelten Glukokortikoide in Kombination mit Immunsuppressiva (Azathioprin [z.B. Imurek]) oder Mycophenolatmofetil oder Cyclophosphamid (Endoxan) oder Ciclosporin A (Sandimmun) oder seltener Methotrexat (MTX) (Reihenfolge nach Umfrageergebnissen unter klinischen Experten). Die steroidale Dauertherapie kann täglich oder alternierend jeden 2. Tag (Evidenzlevel IIA) appliziert werden. Die Dauer der „Steroid-sparenden" Immunsuppression beträgt zumeist >2 Jahre, ggf. lebenslang. Engmaschige Laborwertkontrollen sind unerlässlich! Auf opportunistische Infektionen achten!
- Bei den nachfolgend aufgeführten Therapieempfehlungen sind Evidenzlevel und Grad der Empfehlung, soweit vorhanden, mit aufgeführt:
  - Glukokortikoide (A; II) in Kombination mit Azathioprin (AZ): Einstieg mit 2,0-4,0 mg/kg KG/Tag Prednisonäquivalent (z.B. Decortin H) und 1,5-2,0 mg/kg KG/Tag Azathioprin (z.B. Imurek). Als Dauertherapie ist eine Behandlung mit Glukokortikoiddosen unterhalb der Cushingdosis anzustreben (<7-10 mg/Tag Prednisonäquivalent). Azathioprin-Dosis in den ersten Monaten unverändert belassen! Bei längerer klinischer Erscheinungsfreiheit (Abheilen der alten Blasen, kein weiteres Neuauftreten von Blasen) Reduktion des Azathioprins. Komplette Remissionen unter Glukokortikoid/Azathioprin-Kombination bei 28-44% der Patienten (Mortalitätsrate: 4-7%).
  - Glukokortikoid-Pulstherapie (C; IV): Bei Therapieresistenz nach mehreren Therapiewochen (etwa 10% der Fälle) empfehlen wir unter Belassung der Azathioprindosis eine Glukokortikoidpulstherapie: 1 g Prednisonäquivalent (z.B. Solu Decortin H) als Kurzinfusion an jeweils 3 aufeinander folgenden Tagen, dann absteigende Dosierung (750/500/250 mg/Tag). Azathioprin in obiger Dosierung belassen.

- Cyclophosphamid (B; III): Bei weiterer Therapieresistenz Azathioprin gegen Cyclophosphamid (z.B. Endoxan) austauschen. Orale Cyclophosphamid-Dosis: 1,0-2,0 mg/kg KG/Tag. Cyclophosphamid kann auch als Pulstherapie appliziert werden (500-1000 mg/alle 2-4 Wochen).

> **Merke:** Bei Einsatz von Cylophosphamid sind Blasenschutzmittel wie Mesna (z.B. Uromitexan) unumgänglich!

- Als Alternative zu der Prednisolon/Cyclophosphamid-Pulstherapie kann auch Dexamethason mit Cyclophosphamid kombiniert werden (Tag 1: Fortecortin mono 100 mg als Kurzinfusion/Cyclophosphamid 500 mg über Perfusor über 2 Std., Tag 2: Dexamethason 100 mg i.v.; Tag 3: Dexamethason 100 mg i.v.). Pulsschema dauerhaft nach 4 Wochen wiederholen.
- Ciclosporin A (C; I): Die Erfahrungen mit systemisch appliziertem Ciclosporin A sind als positiv zu werten. Bei Therapieresistenz kann das Immunsuppressivum in Kombination mit einem Glukokortikoid eingesetzt werden, Dosierung: 5,0-7,5 mg/kg KG/Tag p.o.
- Methotrexat (C; III): Als Alternativtherapie (zu AZ und Cyclophosphamid) in Kombination mit Prednisolon einzusetzen. Dosierung: 15 mg/Woche i.m. oder i.v. Am Folgetag ist Folsäure zu applizieren (analoge Dosis zum MTX).
- Mycophenolatmofetil (B; III): Bislang sind nur wenige Fallberichte bekannt, die Ergebnisse sind nicht eindeutig. Einsatz bei Kontraindikationen anderer Immunsuppressiva. Die Kombination von Mycophenolatmofetil (2 g/Tag) und Methylprednisolon (2 mg/kg KG) scheint nach einer Multizenterstudie gute klinische Resultate zu erzielen.

- IVIG (B; III): Gute Erfahrungen unter hoch dosierter i.v. Immunglobulintherapie (z.B. Intratect). In Studien meist als Monotherapie durchgeführt. Dosierung: 2,0 g/kg KG über 3 Tage verteilt, monatliche Therapiezyklen.

> **Cave:** Hohe Therapiekosten! Kombinationen mit Glukokortikoiden sind meist notwendig.

- Plasmapherese (C; I) (oder Immunadsorption): Bei Therapieresistenz gegen andere Verfahren initial als Zusatztherapie mit Zyklen im Abstand von 14 Tagen. Ziel der Behandlung ist die prompte Antikörperreduktion im Serum. Eine Studie mit 19 Patienten zeigte bei behandelten Patienten jedoch keinen Benefit gegenüber einer Kontrollgruppe. Als Therapiemodalität nur dann indiziert, wenn jegliche andere immunsuppressive Therapie kontraindiziert erscheint. Neuere Studien scheinen eine hohe Effektivität bezüglich einer schnellen klinischen Remission, jedoch ohne dauerhafte Heilung, zu zeigen.
- Rezidiv: Bei ausgeprägtem Rezidiv der Haut- oder Mundschleimhautveränderungen ist initial wiederum hohe Immunsuppression notwendig (Glukokortikoid-Pulstherapie)! Bei geringeren Rezidiven (wenige Erosionen) immunsuppressive Therapie nicht zwangsläufig steigern: Zunächst Versuch mit lokaler Glukokortikoidtherapie, potente Glukokortikoide wie 0,1% Mometason (z.B. Ecural Salbe).
- Rituximab (MabThera): Kasuistische Beiträge existieren über den Einsatz von Rituximab (Anti-CD20 AK) bei Therapieresistenz. Insbesondere die Kombination von Rituximab und IVIG zeigte in einer Studie bei 9/11 Patienten nach insgesamt 6 Rituximab Infusionen gute klinische Effekte (Rituximab Dosis: 375 mg/m^2 KO und IVIG-Dosis: 2 g/kg KG). Eine weitere multizentrische Studie zeigte nach einer Einmal-Infusion von Rituximab (Dosis: 375 mg/m^2 KO) bei 86% der Patienten nach 3 Monaten eine vollständige Remission.

> **Merke:** Rituximab scheint nach bisherigen erfahrungen eine ernstzunehmende second line Therapie (Therapieprinzip der B-Zelldepletion mit Abfall des Antikörperspiegels) bei schwerem, therapieresistentem Pemphigus vulgaris zu sein.

Pemphigus vulgaris. Tabelle 1. Stufentherapie bei schwerem Pemphigus vulgaris

Stufe	Therapieregime
Stufe I	Glukokortikoide in Kombination mit Azathioprin: Einstieg mit Prednisonäquivalent 2,0-4,0 mg/kg KG/Tag und Azathioprin 1,5-2,0 mg/kg KG/Tag.
Stufe II	Glukokortikoid-Pulstherapie: Prednisonäquivalent 1 g als Kurzinfusion an jeweils 3 aufeinander folgenden Tagen. Azathioprindosis belassen. Ggf. gleichzeitig Plasmapherese (Zyklen im Abstand von 14 Tagen).
Stufe III	Cyclophosphamid (statt Azathioprin) 1,0-2,0 mg/kg KG/Tag (auch als Pulstherapie; 500-1000 mg/Monat).
	Alternativ: Ciclosporin.
Stufe IV	Ciclosporin in Kombination mit Glukokortikoiden (5,0-7,5 mg/kg KG/Tag p.o.).
Experimentell	Immunglobuline hoch dosiert i.v. in Kombination mit immunsuppressiver Therapie (Glukokortikoide oder Methotrexat).

Prognose
Unterschiedlicher Verlauf. Ohne Therapie Tod meist in 1 bis 3 Jahren. Körperlicher Verfall durch Erschwerung der Nahrungsaufnahme.

Diät/Lebensgewohnheiten
Bei Schleimhautveränderungen im Mundbereich auf ausgewogene und ausreichende Ernährung achten (Vitamine, Mineralien), ggf. Ernährungsplan.

Pemphiguszelle

Synonym(e)
Tzanck-Zelle

Definition
Akantholytische Epidermiszellen. Im Blasengrundausstrich bei Pemphiguserkrankungen zu findende Epidermiszellen mit wenigen oder gar keinen interzellulären Verbindungen.

Penciclovir

Definition
Topisches Virustatikum.

Wirkungen
Nukleosidanalogon, Vorstufe von Famciclovir (Prodrug).

Indikation
Herpes simplex-Infektionen der Haut.

Dosierung und Art der Anwendung
3-4mal/Tag dünn auf die infizierten sowie benachbarten Hautareale auftragen.

Unerwünschte Wirkungen
Allergische Reaktionen.

Kontraindikation
Schwangerschaft, Stillzeit.

Präparate
Fenistil Pencivir

Penetranz

Synonym(e)
Manifestationswahrscheinlichkeit

Definition
Anzahl der an einer bestimmten Krankheit manifest Erkrankten, bezogen auf die Gesamtzahl gleichartig befallener aber sich gesund fühlender Individuen.

Penicillamin

Definition
Penicillin-Spaltprodukt.

Indikation
Rheumatoide Arthritis, systemische Sklerodermie, M. Wilson, Schwermetallvergiftungen (Blei, Quecksilber, Arsen, Kupfer, Zink).

Eingeschränkte Indikation
Alter >65 Jahre, schwere Infektionen (Therapie vorübergehend aussetzen).

Dosierung und Art der Anwendung

> **Merke:** Vor Einleitung der Therapie muss eine Schwangerschaft ausgeschlossen werden. Unter der Therapie muss von Frauen eine effektive Kontrazeption durchgeführt werden!

– Rheumatoide Arthritis, systemische Sklerodermie: Initial 150 mg/Tag p.o., Steigerung um 150 mg/Tag alle 14 Tage bis auf 600 mg/Tag, bei ausbleibender Wirkung weitere Steigerung bis auf max. 900-1200 mg/Tag. Bei Wirkungseintritt langsame Dosisreduktion auf eine Erhaltungsdosis von 300-600 mg/Tag. Klinische Besserung erfolgt in der Regel erst nach 2-3-monatiger Therapie. Therapieabbruch, wenn nach 3-4-monatiger Einnahme von 900-1200 mg/Tag keine deutliche Besserung eintritt.
– M. Wilson: 10-20 mg/kg KG/Tag p.o.
– Schwermetallvergiftung: Initial 4mal/Tag 250-500 mg p.o. mit langsamer Dosisreduktion.

Unerwünschte Wirkungen
S.u. Penicilline.

Kontraindikation
Schwangerschaft, Stillzeit, Penicillin-Überempfindlichkeit, schwere Störungen des hämatopoetischen Systems, systemischer Lupus erythematodes bzw. hochtitrige ANAs, gleichzeitige Gold- oder Chloroquin-Therapie, Leberparenchymschäden, Niereninsuffizienz.

Präparate
Metalcaptase

Patienteninformation

> **Merke:** Einnahme der Tabletten nüchtern und über den Tag verteilt!

Penicillin-Allergie   T88.7

Definition
Typ I-Allergie auf Penicillin mit Urtikaria oder Angioödem. Systembeteiligung bis zum anaphylaktischen Schock ist möglich.

Therapie
Initial hoch dosiert Glukokortikoide i.v. (z.B. 250 mg Solu Decortin H) und Antihistaminika i.v. (z.B. 1 Ampulle Tavegil). Stationäre Überwachung ist empfehlenswert.

Penicilline

Definition
β-Lactam-Antibiotika.

Wirkungen
Hemmung der Peptidglykansynthese und damit der Zellwandbiosynthese der Bakterien. Bakteriostatisch sowie bakterizid in der Proliferationsphase v.a. bei grampositiven Keimen.

Eingeschränkte Indikation
Stillzeit, virale Erkrankungen (v.a. HIV und infektiöse Mononukleose), lymphatische Leukämien, parenterale Applikation bei Patienten mit atopischer Diathese.

> **Merke:** In der Schwangerschaft ist eine Gabe jederzeit möglich.

Komplikation
Hoigné-Syndrom.

Unerwünschte Wirkungen
Bronchospasmus, BB-Veränderungen, Vaskulitis, Purpura, Mundtrockenheit, gastrointestinale Störungen, allergische Reaktionen, Kreuzallergie mit Cephalosporinen, RR-Abfall, CK-Erhöhung, Myokarditis, zentralnervöse Erregung, Hyperurikämie, Arthralgien, Myalgien, Hyperhidrose.

> **Merke:** Allergische Reaktionen in 0,5-2% (6-Aminopenicillansäure, Kreuzallergie bei allen Penicillinen). Herxheimer-Reaktion am Behandlungsbeginn der Syphilis.

Kontraindikation
Penicillin- oder Cephalosporin-Unverträglichkeit (Kreuzallergie!).

Penicillin V

Synonym(e)
Phenoxymethylpenicillin

Definition
Zu den Penicillinen gehörendes Antibiotikum.

Indikation
S.u. Benzylpenicillin.

Dosierung und Art der Anwendung
Eine Std. vor den Mahlzeiten:
- Erwachsene und Kinder ab 12 Jahre: 1,5-8 Mio. IE/Tag p.o. in 3 ED.
- Kinder 6-12 Jahre: 40-60.000 IE/kg KG 3mal/Tag p.o.
- Kinder 1-5 Jahre: 15-20.000 IE/kg KG 3mal/Tag.
- Säuglinge: 15-20.000 IE/kg KG 3mal/Tag.

Präparate
Isocillin, Megacillin, Jenacillin V

Hinweis(e)
Bei nachgewiesener Empfindlichkeit wirkt Penicillin V 10- bis 100fach stärker gegen Staphylokokken als Staphylokokkenpenicilline.

Penicillium camembertii

Erstbeschreiber
Thom, 1926

Allgemeine Information
Schimmelpilz (Fadenpilz) mit ausgeprägter Enzymtätigkeit beim Milcheiweißabbau und daher von großer wirtschaftlicher Bedeutung in der Käseindustrie. Als Inhalations-Allergen bedeutsam.

Vorkommen/Epidemiologie
Weltweit, ubiquitär verbreitet. Insbesondere im Erdboden, auf Pflanzen und Lebensmitteln auftretend. Oft als Kontamination in Pilzkulturen anzutreffen (insbes. bei Anzucht bei Raumtemperatur von 20-25 °C).

Mikroskopie
- Septierte hyaline Hyphen (Größe: 1.5-5 μm Ø).
- Einfache oder verzweigte Konidiophoren, sehr zahlreiche primäre und sekundäre Metulae mit kolbenförmigen Philiaden.
- Pinselförmig (unverzweigte Ketten) angeordnete, runde, einzellige Konidien (Größe: 2.5-5μm Ø).

Penicillium marneffei Mykose   B49; B48.4

Erstbeschreiber
Capponi et al., 1956; Di Salvo et al. (1973)

Definition
Systemische Mykose durch Infektion mit Penicillium marneffei.

Erreger
Penicillium marneffei (dimorpher Pilz), einziger human-pathogener Erreger der Gattung Penicillium. Natürliches Reservoir sind Bambusratten (insbes. Rhizomys pruinous senex, Cannomys badius, Rhizomys pruinosus, R. sumatrensis) und mit Rattenfäkalien kontaminierte bzw. von Ratten bewohnte Böden.

Vorkommen/Epidemiologie
Geographische Restriktion auf Endemiegebiete in Südost-Asien (v.a. Nord-Thailand, Hong Kong, Vietnam, Indonesien, Laos, China, Taiwan, Kambodscha, Malaysia, Singapur und Myanmar). Laut Fallstudien auch vereinzelt bei HIV-positiven Migranten- oder Patienten mit zeitnahen Reisen in Endemiegebiete in Australien, Japan, USA, Europa, Deuschland auftretend. Inzidenz bei HIV-Infizierten in Asien: 10-20%.

Ätiologie
Infektion mit dem Erreger per inhalationem. Die meisten Infektionen treten in Endemiegebieten während der Regenzeit auf, während der die Bambusratten sich intensiv vermehren. Für eine mögliche Infektion nach Verzehr infizierter Bambusratten gibt es bislang keine Hinweise.

Manifestation
Selten bei immunkompetenten Erwachsenen auftretend, gelegentlich bei Kindern oder Alten. Sehr häufig bei HIV-Infizierten mit fortgeschrittenem Immundefekt jeden Alters (in Asien gilt die Mykose als AIDS-definierende Erkrankung, auch wenn sie in den CDC-Klassifikationen bislang nicht aufgeführt wird). Keine Geschlechtsbevorzugung.

Klinisches Bild
- Die Inkubationszeit ist abhängig vom Immunstatus und variiert meist zwischen einigen Tagen oder wenigen Wochen. Bei Immunkompetenz klinisch inapparenter Verlauf.
- Insbes. bei Immunsuppression kann es zur Disseminationn mit Fieber, Hepatosplenomegalie, Anämie und Gewichtsverlust kommen. In 60-80% der klinisch apparenten Infektionen kommt es zur Hautmanifestation mit Molluscum contagiosum-ähnlichen, vereinzelten oder gruppierten, manchmal linear angeordneten stecknadelkopf- bis erbsgroßen, meist breit aufsitzenden, zentral gedellten, weißlichen, gelblichen, blassrosa oder rosa Knötchen von 2-5 mm Durchmesser. Disseminiertes Auftreten von vielen hunderten Tumoren ist bei AIDS nicht selten. Häufig sind auch kutane oder subkutane Abszesse.

Histologie
Intrazellulär hefeähnliche Zellen, die z.T. eine Querteilung erkennen lassen.

Diagnose
- In Abhängigkeit von der klinischen Symptomatik: kultureller Erregernachweis aus dem Respirationstrakt (Abstrich oder Lavage), aus Blutkulturen, Knochenmarksbiopsat, Hautbiopsien, Urin. P. marneffei ist auf herkömmlichen Pilznährböden (z.B. Kimmig Agar, Sabouroud Agar) innerhalb weniger Tage problemlos anzüchtbar. Empfohlen wird die parallele Anzucht bei 30 °C (Myzelphase) und 37 °C (Hefephase überwiegt).
- Serologie: Antikörpernachweis mittels Immundiffusion, ELISA oder Western-Blot ist möglich und auch bei HIV-Infektion u.U. positiv.

Therapie
- Behandlung der Grunderkrankung.
- Initial Amphotericin B 0.6 mg/kg KG/Tag für 2 Wochen p.o. oder i.v. Anschließend Itraconazol (z.B. Sempera)

2mal/Tag 200 mg p.o. für 10 Wochen bzw. bis zum Abheilen der Infektion. Anschließend lebenslange Sekundärprophylaxe mit Itraconazol 200 mg/Tag p.o.

Penicillium spp.

Erstbeschreiber
Fleming, 1928

Definition
Schimmelpilz (Fadenpilz) mit enzymatischer Aktivität zur Penicillinbildung. Als Inhalations-Allergen bedeutsam. Er erreicht seine höchste Sporenkonzentration im Winter bis ins Frühjahr.

Allgemeine Information
- Makromorphologie: die Oberfläche ist wollig-samtig, oft sind Wassertröpfchen auf der Kolonie anzutreffen. Die Farbe ist anfangs weiß, später gelb, grün, blau, am Rand bleibt die Kolonie weiß.
- Penicillium-Arten produzieren wichtige hochwirksame Antibiotika aber auch hochgiftige Mykotoxine.

Vorkommen/Epidemiologie
Weltweit, ubiquitär verbreitet. Insbesondere im Erdboden, auf Pflanzen und Lebensmitteln auftretend. Oft als Kontamination in Pilzkulturen anzutreffen (insbes. bei Anzucht in Raumtemperatur von 20-25 °C).

Mikroskopie
- Typische, pinselförmig (unverzweigte Ketten) angeordnete, runde, einzellige Konidien (Größe: 2-5 µm Ø).
- Septierte hyaline Hyphen (Größe: 1-5 µm Ø).
- Einfache oder verzweigte Konidiophoren.
- Sehr zahlreiche primäre und sekundäre Metulae mit kolbenförmigen Philiaden.

> **Merke:** Anhand der Konidien sind Penicillium spp. eindeutig von Dermatophyten zu unterscheiden!

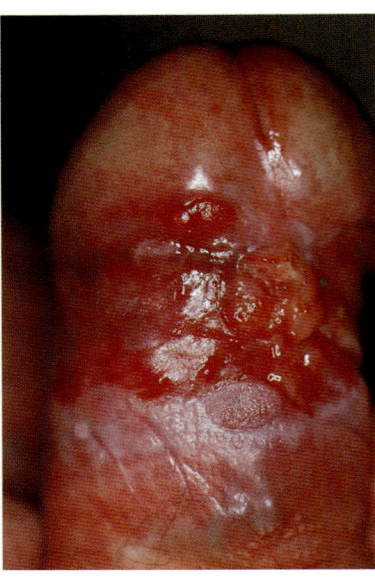

Peniskarzinom. Flächig infiltriertes gerötetes Areal im Bereich der Glans penis mit verruköser Vegetation im Zentrum.

Peniskarzinom   C60.91

Definition
Meist hochdifferenziertes spinozelluläres Karzinom des Penis mit unterschiedlicher Verhornungstendenz.

Ätiologie
Begünstigende Faktoren sind u.a. Phimose (Smegma-Einwirkung); frühe sexuelle Aktivität; langjährige HPV-Anamnese (rezidivierende Condylomata acuminata); Lichen sclerosus et atrophicus.

Manifestation
4. bis 7. Lebensjahrzehnt.

Lokalisation
Vor allem Dorsalseite der Glans penis, Sulcus coronarius, Präputium.

Klinisches Bild
Papillomatöse, exophytisch wachsende Epithelproliferate mit Neigung zum Zerfall oder infiltrierende Induration mit Ulzeration. Frühzeitige Metastasierung in die regionalen Lymphknoten.

Differenzialdiagnose
Syphilitischer Primäraffekt.

Therapie
- Kleine Tumore (bis etwa Linsengröße): Exzision mit kleinem Sicherheitsabstand, zusätzlich Zirkumzision zur Terrain-Sanierung.
- Größere Tumoren: Exzision des Tumors durch Urologen, ggf. Penisteilamputation. Ggf. zusätzlich Radiatio incl. der regionalen Lymphknotenstationen (s. Karzinom, spinozelluläres).
- Sehr große Tumoren mit bereits erfolgter Metastasierung in die regionären Lymphknoten: Penisamputation sowie Exstirpation der inguinalen und iliakalen Lymphknoten und Nachbestrahlung (s. Karzinom, spinozelluläres).
- Bei bereits erfolgter Fernmetastasierung: Größtmögliche operative Reduktion der Tumormasse und nachfolgende Chemotherapie, s.a. Karzinom, spinozelluläres.

Penisknötchen, artifizielles   N48.8

Synonym(e)
Tancho-Knötchen; Tancho-Knoten; Penisimplantat

Definition
Erbsgroßes, hartes, frei verschiebliches, subkutanes Knötchen am Penisschaft (meist dorsal gelegen) durch Implantation einer kleinen Kugel aus Glas, Plastik o.ä. zur Steigerung der sexuellen Erregung der Partnerin. Selten mehrere Implantate. In der Regel völlig reizlos.

Vorkommen/Epidemiologie
V.a. in Thailand und anderen südostasiatischen Ländern.

Pentamidindiisethionat

Definition
Chemotherapeutikum, Antiprotozoenmittel.

Wirkungen
Hemmung der Dihydrofolatreduktase, Hemmung der RNA- und Proteinsynthese.

Wirkungsspektrum
Leishmania spp., Trypanosoma brucei gambiense (außer zerebrales Stadium), Pneumocystis carinii.

Indikation
Prophylaxe der Pneumocystis carinii-Pneumonie bei HIV-Patienten mit <200 CD4-Zellen/µl, afrikanische Tryposomiasis, Leishmaniose.

Dosierung und Art der Anwendung
- Viszerale Leishmaniasis, die nicht auf Antimonverbindungen anspricht: 4 mg/kg KG/Tag über 2 Wochen oder 4 mg/kg KG 3mal/Woche (bis in 2 Milzbioptaten im Abstand von 2 Wochen keine Parasiten mehr nachgewiesen werden).
- Kutane Leishmaniasis (L. aethiopica, L. guyanensis): 3-4 mg/kg KG 1-2mal/Woche, bis die Ulzera verheilt sind.
- Mukokutane Leishmaniasis (L. brasiliensis, L. aethiopica): 4 mg/kg KG 3mal/Woche, bis die Ulzera verheilt sind, evtl. für einige Monate.
- Diffuse kutane Leishmaniasis (L. aethiopica): 3-4 mg/kg KG/Tag über Monate, mindestens noch 4 Monate, bis die Abstriche negativ geworden sind.
- Trypanosoma brucei spp.: 5 mg/kg KG/Tag jd. 2. Tag, insgesamt 10 Zyklen.
- Pneumocystis carinii-Pneumonie:
  - Prophylaxe: 200 mg/Tag über 4 Tage per inhalationem, dann 300 mg alle 28 Tage.
  - Therapie: 4 mg/kg KG/Tag i.v. (über 60 Min.) über 14 Tage, dann 300-600 mg/Tag.

Unerwünschte Wirkungen
Hypotonie, Hypertonie, Erbrechen, Nierenversagen, Hypo- und Hyperglykämie, Pankreasnekrosen, BB-Veränderungen, Leberschäden, Schock, selten Herxheimer-Reaktion, allergische Reaktionen, Kontaktekzem, Erythrodermie.

Kontraindikation
Schwangerschaft, Nierenfunktionsstörungen.

Präparate
Pentacarinat

Pentoxifyllin

Definition
Peripherer Vasodilatator.

Indikation
Claudicatio intermittens, periphere arterielle Durchblutungsstörungen.

Eingeschränkte Indikation
Schwangerschaft, Stillzeit, schwere Herzrhythmusstörungen, Koronarsklerose, Niereninsuffizienz, Zerebralsklerose.

Dosierung und Art der Anwendung
- Perorale Applikation: Initial 3mal/Tag 200-400 mg p.o., später ggf. 3mal/Tag 100 mg. Alternativ: Initial 2mal/Tag 600 mg Retardform p.o., später ggf. 2mal/Tag 400 mg.
- Intravenöse Applikation: Initial 100 mg in 300 ml 0,9% NaCl-Lsg. innerhalb 90-180 Min. i.v., steigern um 100 mg/Tag bis auf max. 1,2 g.

Unerwünschte Wirkungen
Dyspnoe, BB-Veränderungen, Magen-Darm-Störungen, Cholestase, Hepatitis, Mundtrockenheit, allergische Reaktionen, Vaskulitis, Herzrhythmusstörungen, Tachykardie, Kopfschmerzen, Verwirrtheitszustände, Schwindel, Seh- und Hörstörungen, Polydipsie, Schock.

Kontraindikation
Überempfindlichkeit gegen Methylxanthine, schwere Arteriosklerose, akute Blutung, frischer Myokardinfarkt, großflächige Netzhautblutung, Ulcus pepticum.

Präparate
Trental, Pentoxifyllin-ratiopharm

Perichondritis der Ohrmuschel H61.0

Definition
Entzündung des Ohrknorpels.

Ätiologie
Infektion eines Othämatoms oder im Gefolge eines Gehörgangfurunkels.

Klinisches Bild
Schmerzhaft fluktuierende Geschwulst, gerötete Haut, heiße, abstehende Ohrmuschel, Aussparung des Ohrläppchens.

Therapie
Zusammenarbeit mit den HNO-Ärzten.

Externe Therapie
Feuchte Umschläge mit antiseptischen Zusätzen wie Kaliumpermanganat (hellrosa) oder Chinolinol (z.B. Chinosol 1:1000 oder R042). Wenn die antibiotische Therapie nicht oder nicht ausreichend anschlägt, frühzeitige operative Sanierung mit Entfernung des gesamten nekrotischen Materials.

Interne Therapie
Initial Antibiose mit penicillasefesten Penicillinen wie Dicloxacillin (z.B. InfectoStaph), 2-4 g/Tag p.o. in 4 ED. Alternativ bzw. bei Verdacht auf gramnegative Erreger: Cephalosporine oder Ciprofloxacin (z.B. Ciprobay) 250-750 mg/Tag p.o.

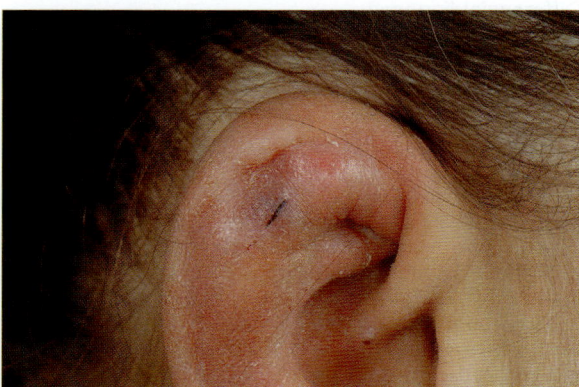

Perichondritis der Ohrmuschel. Im Bereich der Helix schmerzhafte, ödematöse, livide Schwellung bei Z.n. Exzision.

Perifolliculitis capitis abscedens et suffodiens L66.3

Erstbeschreiber
Spitzer, 1903; Hoffmann, 1908

Synonym(e)
Folliculitis et Perifolliculitis capitis abscedens et suffodiens; atrophisierende Erkrankung mit Büschelhaaren; profunde dekalvitierende Follikulitis; Pyoderma fistulans significa

Definition
Seltene, fast nur bei Männern vorkommende, abszedierende, fistelnde Haarbalgentzündung. Auftreten im Rahmen der Akne-Triade.

Vorkommen/Epidemiologie
Gehäuft insbes. bei Angehörigen der schwarzen Rasse.

Ätiologie
Unbekannt; begünstigend scheinen Büschelhaare mit weitem, für Infektionen anfälligem Akroinfundibulum und Irritation der Epidermis zu sein.

Manifestation
Bei Männern mit starker Seborrhoe ab dem 20. Lebensjahr auftretend.

Lokalisation
Kapillitium, behaarter Nacken, perianal, axillär, inguinal.

Klinisches Bild
Häufig zeigen sich mehrere follikuläre Papeln und Pusteln, schmerzlose und perforierende subkutane Knoten oder Granulome, Kolliquationsnekrosen sowie fuchsbauartig ausgebildete, epithelausgekleidete Untertunnelungen der Kopfhaut. Auf Druck Entleerung von Eiter oder eines hämorrhagischen Sekrets. Kleinfleckige Alopezie, Abheilung unter Ausbildung atrophisch spiegelnder Brücken (keine Follikel mehr nachweisbar) und hypertrophischer Zipfelnarben.

Histologie
Abszedierende, einschmelzende und granulomatöse Entzündung; Fremdkörperreaktionen. Hyperplasie des Talgdrüsenapparates.

Differenzialdiagnose
Folliculitis sclerotisans nuchae, Acne conglobata, Hidradenitis suppurativa, Tuberculosis cutis colliquativa, Aktinomykose der Haut, Blastomykose.

Therapie
Ausschluss eines Diabetes mellitus.

Externe Therapie
Glukokortikoide in Kombination mit internen Retinoiden scheinen die besten Erfolge zu bringen. Glukokortikoid-Tinkturen, ggf. mit Salicylsäure-Zusatz wie Triamcinolon-Spiritus mit Salicylsäure R262 im Bereich entzündlicher Veränderungen über mehrere Tage anwenden. Alternativ: Betamethason-Gel (z.B. Diprosis Gel). Zudem feuchte Umschläge mit antiseptischen Zusätzen wie Kaliumpermanganat (hellrosa) oder Chinolinol (z.B. Chinosol 1:1000 oder R042).

Interne Therapie
Antibiotika nach Antibiogramm. Retinoide wie Isotretinoin (z.B. Isotretinoin-ratiopharm; Aknenormin) 0,5 mg/kg KG/Tag sind als erfolgreich beschrieben. Mäßig gute Erfolge werden auch mit Hydroxychloroquin 150 mg/Tag p.o. gesehen.

Operative Therapie
Bei umschriebenen Herden ggf. Epilation betroffener Haare. Ansonsten Spalten der Fistelgänge. Nach Abheilung ggf. plastisch-chirurgische Therapie und Eigen-Haartransplantation.

Prognose
Chronischer Verlauf über Jahre bis Jahrzehnte, evtl. Entwicklung einer sekundären Amyloidose; nach radikaler chirurgischer Exzision keine Rezidive.

Perifollikulitis L73.8

Definition
Übergreifen einer Follikulitis auf das perifollikuläre Gewebe. Übergang in einen Furunkel ist möglich.

Klinisches Bild
Gerötetes, ödematös durchtränktes Gewebe um den Follikel herum. S.a. Fibromatosis cutis, perifollikuläre, mit Kolonpolypen.

Externe Therapie
Feuchte Umschläge zu Beginn mit antimikrobiell wirkenden Zusätzen wie Polihexanid (Serasept, Prontoderm), verdünnte Kaliumpermanganat-Lösung (hellrosa), Chinolinol (z.B. Chinosol 1:1000 oder R042), Polyvidon-Jod-Lösung (z.B. Betaisodona Lösung). Zudem 0,5% Clioquinol in Lotio alba, auch Umgebung mitbehandeln. Ggf. auch Zugsalbe wie 50% Ichthyol-Salbe oder Ichtholan-Spezialsalbe. Am Hals, im Gesicht und am Genital sollten Schieferölsulfonate allerdings nur bis zu 2% angewendet werden.

Interne Therapie
In ausgeprägten Fällen systemische Antibiose mit penicillinasefesten Penicillinen wie Dicloxacillin (z.B. InfectoStaph) 1-2 g/Tag in 4-6 ED. Bei schweren Infektionen ist eine Verdoppelung der Dosis möglich, s.a. Furunkel. Insbesondere Infektionen im Gesicht sind mit Vorsicht zu behandeln (Gefahr der aufsteigenden Infektion mit gefürchteter Sinusthrombose).

Perihepatitis gonorrhoica A54.8

Synonym(e)
Fitz-Hugh-Curtis-Syndrom; Perihepatitis acuta gonorrhoica

Definition
In der Leberregion lokalisierte Peritonitis bei Gonorrhoe.

Ätiologie
Genital-Gonorrhoe, Weiterwandern der Gonokokken durch die Eileiter in die freie Bauchhöhle, auch lymphogene und hämatogene Keimentwicklung ist möglich.

Klinisches Bild
Schmerzen im rechten Oberbauch mit Ausstrahlung in die rechte Schulter. Fieber, Kopfschmerzen, Brechreiz. Vergrößerte, druckempfindliche Leber.

Diagnose
Gonokokkennachweis.

Therapie
Behandlung der Gonorrhoe.

Perineuriom D36.1

Synonym(e)
Tastkörperchenneurinom; Pacini-Neurofibrom; perineurales Fibrom; Nervenscheidenmyxome; digitales Pacini-Neurom

Definition
Seltener, von den Perineuralzellen ausgehender Tumor. Perineuriome kommen einerseits intraneural in größeren Nerven vor, aber auch im Weichteilgewebe der Extremitäten, z.B. an den Endphalangen der Finger. Charakteristisch ist der Aufbau von Strukturen die an Vater-Pacini-Tastkörperchen erinnern.

Periostitis syphilitica A52.7

Definition
Schmerzhafte Knochenhautentzündung bei der Syphilis.

Therapie
Entsprechend der Syphilis acquisita. Ggf. zusätzlich nichtsteroidale Antiphlogistika wie Diclofenac (z.B. Voltaren Tbl./Supp.) initial 150 mg/Tag, Erhaltungsdosis 100 mg/Tag.

Periporitis des Säuglings L02.8

Synonym(e)
Multiple Schweißdrüsenabszesse des Säuglings; Staphylodermia sudoripara suppurativa; disseminierte Hidrosadenitis multiplex; Staphylodermia suppurativa disseminata

Definition
Akute Staphylokokkeninfektion der ekkrinen Schweißdrüsen.

Erreger
Staphylococcus aureus.

Ätiologie
Eindringen der Erreger über die Ostien der ekkrinen Schweißdrüsen, evtl. hämatogen.

Manifestation
Abwehrgeschwächte oder dystrophe Säuglinge.

Lokalisation
Vor allem Kopf, Rücken, Gesäß.

Klinisches Bild
Oberflächliche Pusteln (Periporitis) neben roten, haselnussbis kirschgroßen, tief sitzenden, fluktuierenden, lividroten Knoten mit zentralem Durchbruch einer Eiteransammlung.

Histologie
Leukozytäre Inhibierung der ekkrinen Schweißdrüsen. Intraepitheliale Pustel, Leukozyten, Staphylokokken.

Komplikation
Phlegmonenartige Prozesse, Fistelbildung.

Externe Therapie
Verbände mit desinfizierenden Cremes wie 0,5% Clioquinol-Creme/Salbe (Linola-Sept, **R049**).

Interne Therapie
Antibiotika nach Antibiogramm. Da ein Teil der Staphylokokken gegen Penicillin resistent ist, muss die Initialtherapie sorgsam ausgewählt werden. Infrage kommen penicillinasefeste Penicilline wie Dicloxacillin (z.B. InfectoStaph) oder Cephalosporine wie Cefotaxim (z.B. Claforan).

Operative Therapie
Ggf. ist chirurgisches Vorgehen notwendig (Abszessspaltung).

Periproktitis K62.8

Synonym(e)
Paraproktitis

Definition
Entzündung des Bindegewebes um Mastdarm und After.

Ätiologie
Meist Entwicklung aus einer Kryptitis; häufige Komplikation bei Thrombophlebitis eines inneren Hämorrhoidalknotens.

Klinisches Bild
Schmerzen bei der Defäkation, Fremdkörpergefühl. Chronische Prozesse führen zu Fissuren, Analstenosen und Analabszessen.

Therapie
Behandlung der zugrunde liegenden Erkrankung (z.B. Thrombektomie eines Hämorrhoidalknotens). Stuhlauflockernde Maßnahmen, z.B. auf Milchzuckerbasis oder mit pflanzlichen Quellstoffen wie Plantago ovata = indischer Flohsamen (DAB 9, Angiolax). Externe Behandlung mit antiseptischen Sitzbädern wie Kaliumpermanganat-Lösung (hellrosa) oder adstringierenden Zusätzen wie synthetischen Gerbstoffen (z.B. Tannolact, Tannosynt).

Peritonitis gonorrhoica A54.8

Definition
Gonorrhoe mit Infektion des Peritoneums durch die Gonokokken, die von den infizierten Tuben aus die freie Bauchhöhle erreichen. Teilweise Destruktion des Bauchfells, Ausbildung von Verklebungen und Verwachsungen. Großer Konglomerattumor bei Einbeziehung des Pelveoperitoneums. S.a. Perihepatitis gonorrhoica.

Perlèche K13.00

Synonym(e)
Cheilitis angularis; Faulecken; Angulus infectiosus oris; Mundwinkelcheilitis; Mundwinkelrhagaden; Stomatitis angularis

Definition
Polyätiologische, akute oder chronische, meist rhagadiforme Entzündung der Mundwinkel. Häufig mit mykotischer oder bakterieller Infektion auf dem Boden einer anatomischen Fehlstellung.

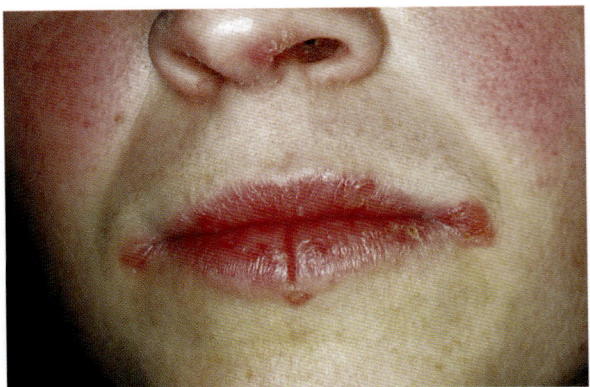

Perlèche. Diskret gerötete Plaques mit milden Erosionen und Schuppung (Cheilitis atopica). Zentrale Rhagadenbildung im Bereich der Unterlippe und beider Mundwinkel.

Ätiologie

Perlèche. Tabelle 1. Ursachen einer Perlèche

Infektionen	Candida-Arten (sog. Angulus infectiosus candidamyceticus, s.a. Candidose der Mundschleimhaut)
	Streptokokken, Staphylokokken (z.B. bei Impetigo contagiosa), häufig Mischflora
	Bei unilateraler Perlèche V.a. Syphilis (s.u. Syphilis acquisita)
Mechanische Faktoren	Speichelfluss bei fehlendem Mundschluss (ältere Menschen)
	Hypersalivation (z.B. bei Mongolismus)
	Prognathie
Im Rahmen eines Lippenekzems	Als Manifestation eines atopischen Ekzems
Stoffwechselstörungen	Diabetes mellitus
	Eisenmangel
	Vitamin-B$_{12}$-Mangel (perniziöse Anämie)
	Avitaminosen
	Plummer-Vinson-Syndrom

Klinisches Bild
Zunächst umschriebene Rötung im Mundwinkel, dann Rhagadenbildung und anschließend Ausbildung eines ovalen, linsen- bis erbsgroßen, erosiv-krustösen Herdes.

Diagnose
Abstrich mit Untersuchung auf Pilze und Bakterien, Stuhl auf Hefen, Syphilisserologie, Blutbild. Ausschluss einer diabetischen Stoffwechsellage, Ausschluss von Anämie, Avitaminose, Eisenmangel.

Therapie
Behandlung der Grundkrankheit z.B.:
- Lippeninvolution: Bei seniler Lippeninvolution mit überlappender Faltenbildung im Bereich der Mundwinkel konsequente Lippenpflege mit regelmäßiger Reinigung der Mundwinkel (z.B. mit Dexpanthenol-Salbe).
- Candidose der Mundschleimhaut: Konsequente antimykotische Therapie. S.u. Antimykotika.
- Bakterielle Besiedlung: Antibiotika-haltige Salben, z.B. Fucidine Salbe, mehrfach tgl. in die Mundwinkel applizieren. Alternativ: Applikation desinfizierender Salben oder Emulsionen wie 0,5% Clioquinol-Externa (z.B. Linola-Sept, R049). Bei stark entzündlicher Überlagerung kann kurzfristig die Anwendung von Kombinationspräraten (Glukokortikoid und Antibiotikum oder Antimykotikum) hilfreich sein (z.B. Decoderm tri Creme, Candio-Hermal Plus Paste, Lotricomb Creme). Glukokortikoidale Kombinationspräparate auf 10-tägige Anwendungsdauer begrenzen.

Permethrin

Definition
Synthetisches Langzeit-Pyrethroid.

Indikation
- Kopf-, Körper- und Kleiderläuse und ihre Nissen.
- Skabies: Von der WHO als first-line Therapie für die Skabiestherapie empfohlen. In Deutschland für die Skabiestherapie zugelassen.

Schwangerschaft/Stillzeit
Keine ausreichenden Daten über Anwendung in der Schwangerschaft und in der Stillzeit. Sollte während der Schwangerschaft und Stillzeit nicht verordnet oder nur unter ärztlicher Aufsicht verabreicht werden.

Dosierung und Art der Anwendung
- Lösung: 0,44% Lösung nach der Kopfwäsche gleichmäßig im Haar verteilen, 30 Min. einwirken lassen, danach gründlich ausspülen, Nachkontrolle nach 8–10 Tagen.
- 5% Salbe:
  - Jugendliche oder Erwachsene: Einmalige Anwendung für mindestens 8 Stunden, besser 12 Stunden, dann gündlich waschen; ggf. Wiederholung nach 7 Tagen.
  - Früh-, oder Neugeborene: Einmalige Anwendung für 6 Stunden.
  - Säugling oder Kleinkind: Einmalige Anwendung für 8–14 Stunden.

Unerwünschte Wirkungen
Allergische Hautreaktionen, Hautbrennen, potentielles Kanzerogen, Parästhesien, Dyspnoe.

Kontraindikation
Überempfindlichkeit gegen Pyrethroide, Schwangerschaft, Stillzeit, Kinder <3 Jahre.

Präparate
- Infectopedicul Lösung (zugelassen und in Deutschland erhältlich).
- InfectoScab 5,0% (zugelassen und in Deutschland erhältlich).
- Lyclear Cream 5% (nur über die internationale Apotheke erhältlich).

- Nix Creme 1% oder Shampoo (nur über die internationale Apotheke erhältlich).
- Elimite Creme (nur über die internationale Apotheke erhältlich).

Hinweis(e)
Darf nicht in die Hände von Kindern gelangen! Permethrin soll bei der HIV-assoziierten eosinophilen pustulösen Follikulitis im Gegensatz zu Indometacin effektiver sein.

Pernio T69.1

Synonym(e)
Frostbeule; Perniosis

Definition
Bei entsprechend disponierten Personen auftretende, reversible und sehr wechselhafte, entzündliche Hautveränderungen, die bei mäßiger Kälteeinwirkung in Erscheinung treten.

Ätiologie
Meist vegetativ gestörte Gefäßfunktion mit mangelnder Anpassung an äußere Temperaturbedingungen (Außentemperaturen wenig über 0 °C, insbes. bei nasskaltem Klima, auch bei kalten Feuchtarbeiten, z.B. in Fleischereiberufen), aber auch bei lokalen oder systemischen Infektionen (Tuberkulosekranke).

Manifestation
Vor allem bei weiblichen Jugendlichen oder Erwachsenen mit Akrozyanose auftretend. Häufig bestehen allgemeine Adipositas oder pastöser Habitus. Saisonale Häufung v.a. im Frühjahr und Herbst. Auftreten im Zusammenhang mit beruflicher Kälteexposition (Metzger, Kühlhausarbeiter, Soldaten) oder bei Obdachlosen ist nicht selten.

Lokalisation
Dorsalseiten der Finger und Zehen, Unterschenkel, Kniebereich.

Klinisches Bild
Im Intervall wenig auffällige, flächige, livide Rötungen, die sich bei Temperaturwechsel in blau-rötliche, evtl. blaue oder rotbraune (purpurische Komponente), teigige, manchmal schmerzlose aber auch deutlich schmerzhafte Plaques oder Knoten umwandeln. Die Dauer der Veränderungen ist unterschiedlich und beträgt Stunden aber auch mehrere Tage bis Wochen. Bei Erwärmung kann Juckreiz oder Brennen auftreten. Blasenbildung und Ulzeration sind möglich. S.a. Perniosis follicularis, Frühlingsperniosis, Herbstperniosis.

> **Merke:** Eine scheinbar gesunde rote Gesichtsfarbe kann Ausdruck eines chronischen Kälteschadens sein.

Histologie
Im Korium besteht Kapillardilatation. Im oberen Korium sind Ödeme nachweisbar. Größere Gefäße sind wandverdickt und mit Thromben gefüllt. Perivaskulär zeigen sich lymphohistiozytäre Infiltrate.

Differenzialdiagnose
Chilblain-Lupus, Erythema nodosum, Sarkoidose, Erythema exsudativum multiforme.

Komplikation
Sekundärinfektionen, Ulzerationen, Narben.

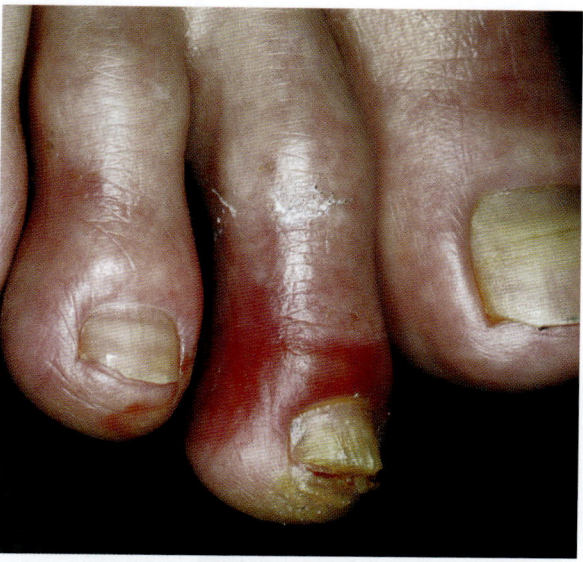

Pernio. Im symptomfreien Intervall wenig auffällige, rote Flecken und glatte, rote Plaques, die sich bei Kälteexposition in blaurötliche, evtl. blaue oder rotbraune (purpurische Komponente), teigige, plattenartige oder knotenförmige Hautveränderungen umwandeln. Bei Erwärmung reversibler Juckreiz oder Brennen, die bei Abkühlung wieder abklingen.

Externe Therapie
In der akuten Phase Zufuhr von Wärme und/oder hyperämisierende Salben. Bei starker Entzündungssymptomatik kurzzeitig potente Glukokortikoidexterna wie z.B. 0,05% Clobetasol-Creme (z.B. **R054**, Dermoxin), 0,1% Mometason-Creme (z.B. Ecural), ggf. unter Okklusion.

Interne Therapie
Systemische Therapie ist selten erfolgreich. Bei sehr kälteempfindlichen Patienten Versuch mit Pentoxifyllin (z.B. Trental) 2mal/Tag 400 mg p.o.

Prognose
Sehr wechselhafter Verlauf; Rezidive bei Kälteexposition. Besserung im höheren Alter ist möglich.

Prophylaxe
Insbes. in den Übergangsjahreszeiten, Schutz vor Kälte und Nässe durch Tragen geeigneter Kleidung, warmes Schuhwerk! Verwendung von Taschenöfchen! Aktives Gefäßtraining durch Sauna, Kneipp-Kuren, Unterwassermassagen, wechselwarme Fußbäder, Sport.

Hinweis(e)
Chronische Kälteschäden durch rezidivierende Pernionen können unter die BK-Ziffer 5101 der Anlage zur BVK fallen.

Perniosis follicularis T69.8

Synonym(e)
Pernio follicularis; Cyanosis follicularis crurum

Definition
Sonderform der Pernio mit follikulärer Anordnung und follikulärer Hyperkeratose. S.a. Erythrocyanosis crurum puellarum.

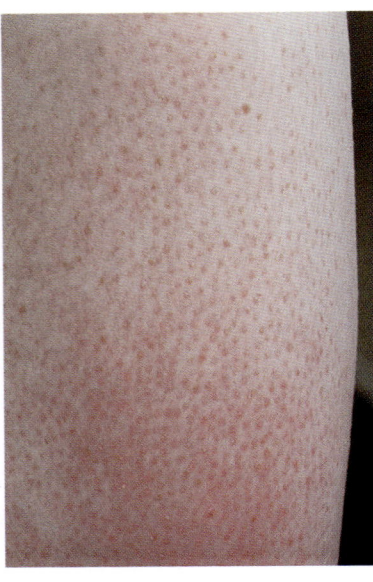

Perniosis follicularis. Stecknadelkopfgroße, follikuläre, gerötete Papeln (Typus rusticanus).

Lokalisation
Vor allem Unterschenkel, Oberschenkel, Glutaeen, Streckseiten der Arme sind betroffen.

Klinisches Bild
Zahlreiche, dicht stehende, stecknadelkopfgroße, lividrote perifollikuläre Papeln. Senkrecht stehende Haare (= Cutis anserina perpetua), Keratosis follicularis. Manchmal Juckreiz oder Brennen.

Therapie
Entsprechend Pernio. Da die Erkrankung als Prädispositionsfaktor für bakterielle und mykotische Follikulitiden gilt, ggf. antiseptische Behandlung z.B. mit 2% Clioquinol-Creme (z.B. Linola-Sept, R049).

Peromelie Q73.8

Erstbeschreiber
Portal, 1685

Synonym(e)
Gliedmaßeneinschnürung; amniotische Abschnürungen; amniotische Fehlbildungen

Definition
Angeborene Ein- oder Abschnürungen von Fingern, Zehen oder Extremitäten. Sonderform der Keratosis palmoplantaris mutilans.

Ätiologie
Letztlich unbekannt, man diskutiert Abschnürung durch Amnionstränge nach Amnionruptur oder Störung der frühembryonalen Extremitätenentwicklung. Familiäres Vorkommen ist extrem selten.

Klinisches Bild
Meist doppelseitige ringförmige Schnürfurchen, v.a. an Fingern und Unterarmen, seltener an den Unterschenkeln. Evtl. Amputationen von Fingern oder Zehen. Distale Syndaktylien.

Differenzialdiagnose
Andere Formen des Pseudo-Ainhum-Syndroms; Ainhum-Syndrom.

Therapie
Evtl. plastisch-chirurgische Versorgung.

Perthes-Versuch

Synonym(e)
Perthes-Test

Definition
Klinischer Venenfunktionstest zur Überprüfung der tiefen Beinvenen bei chronisch venöser Insuffizienz.

Durchführung
Stauschlauch unterhalb des Kniegelenkes am stehenden Patienten anlegen, danach den Patienten 5 Minuten gehen lassen. Bei einer Insuffizienz der tiefen Venen (Perforantes oder Leitvene) bleibt der Füllungszustand der Unterschenkelvarizen unverändert. S.a. Mahorner-Ochsner-Versuch, s.a. Trendelenburg-Versuch.

Pertussis A37.9

Synonym(e)
Keuchhusten

Definition
Akute bakterielle Infektionskrankheit bei Kindern mit bellendem, anfallweisem Husten und ggf. anschließendem Erbrechen. Als Hauterscheinungen sieht man ein traumatisches Schleimhautgeschwür am Zungenbändchen und Hämorrhagien. Außerdem: Subkonjunktivale Petechien, Nasen- und Zahnfleischblutungen, evtl. eine nekrotisierende, leukozytoklastische Vaskulitis.

Ätiologie
Tröpfcheninfektion mit Bordetella pertussis.

Prophylaxe
Aktive Immunisierung.

Perubalsam

Synonym(e)
Balsamum peruvianum; Balsam of Peru

Definition
Zähflüssiger, dunkelbrauner, schwach bitter, dann kratzend schmeckender, entfernt nach Vanille, Benzoe oder Zimt riechender Balsam aus den geschwelten Stämmen mindestens 10 Jahre alter Myroxylon balsamum Bäume. Der Balsam besteht aus mindestens 180 verschiedenen Einzelsubstanzen, insbes. aus Benzoesäureestern (Benzylbenzoat und Benzylcinnamat), aus Benzoesäure- und Zimtsäureester-haltigen Harzen, Zimtsäure, Vanillin und Cumarin. Perubalsam ist nicht klebrig oder fadenziehend und trocknet nicht ein.

Wirkungen
Wirkt häufig als Kontaktallergen. Kreuzallergien mit Holzteer, Propolis, Duftstoffen. Indikator für eine Gewürzallergie.

Wirkungsspektrum
Antibakteriell-antiseptisch, granulationsfördernd und antiparasitär (insbes. gegen Krätzmilben). Wirkung bei topischer Applikation u.a. bei infizierten und schlecht heilenden Wunden (Ulcus cruris), bei Verbrennungen, Frostbeulen und Hämorrhoidalleiden; in der Volksheilkunde ferner bei Ekzemen und Juckreiz eingesetzt.

Anwendungsgebiet/Verwendung
In Lebensmitteln (Geruchs- und Geschmacksstoff, Ersatz für Vanille), Zigaretten, Parfüms, Shampoos, Wund-, Heil-, Brand- u.a. Salben (s.u. Wundbehandlung), Mineral- und Schneideölen.

Patienteninformation
Bei Allergie: Meiden von Perubalsam als Kontaktallergen und ggf. perubalsamfreie Diät.

Petechien   R23.3

Definition
Kleinfleckige Einblutungen in die Haut (Purpura).

Peutz-Jeghers-Syndrom   Q85.82

Erstbeschreiber
Hutchinson, 1896; Peutz, 1921; Jeghers, 1949

Synonym(e)
Pigmentfleckenpolypose; Melanoplakie mit Darmpolypen; Lentigopolypose; periorifiziale Lentiginose; Polyposis intestinalis et Ephelides inversae; Hutchinson-Weber-Peutz-Syndrom; Peutz-Touraine-Jeghers-Syndrom

Definition
Hereditäres Syndrom mit Lentiginose und intestinalen Polypen. Assoziation mit Tumoren innerer Organe, 5-10% der Patientinnen entwickeln z.B. ein Ovarialkarzinom.

Vorkommen/Epidemiologie
Weltweites Auftreten bei zahlreichen ethnischen Gruppen, keine Geschlechtsbevorzugung. Inzidenz: 1/60.000-300.000 Einwohner.

Ätiologie
Autosomal-dominant vererbte Mutationen des Peutz-Jegher Syndrom Gens das auf dem Genlokus 19p13.3 kartiert ist, mit konsekutiver Störung der Serin-Threonin-Kinase 11.

Manifestation
Lentigines ab Geburt oder in der frühen Kindheit; Darmpolypen in der Adoleszenz.

Lokalisation
Vor allem perioraler und periorbitaler Bereich, Handrücken, Lippen, auch Mundschleimhaut und Konjunktiven sind betroffen. Die Polyposis betrifft v.a. den Dünndarm, seltener auch den Magen.

Klinisches Bild
Bizarre, dunkel- bis schwarzbraune, spritzerartige Flecken (Lentigo). Selten sind Nagelpigmentierungen (diffuse oder longitudinale Streifen). Abdominelle Beschwerden durch Dünndarmpolypose sind nicht selten.

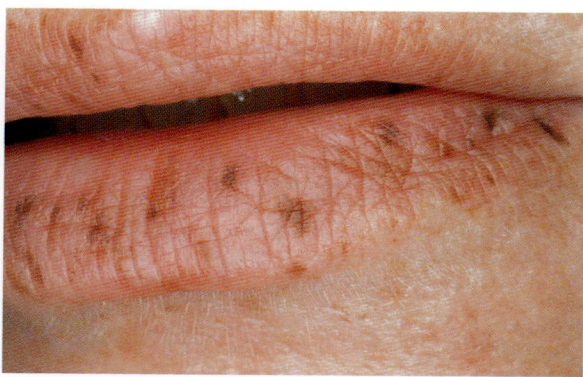

Peutz-Jeghers-Syndrom. Lentiginose der Lippe.

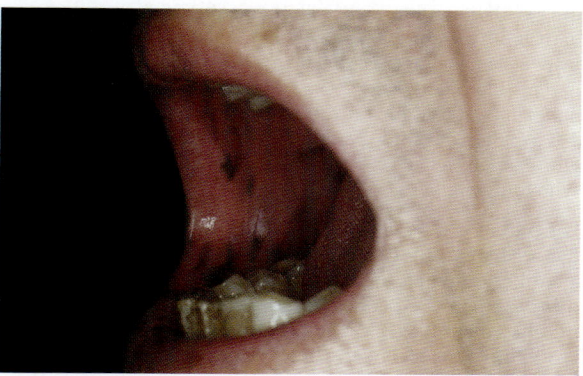

Peutz-Jeghers-Syndrom. Seit der frühen Kindheit bestehende, schwarzbraune, spritzerartige Flecken an den Lippen und im vorderen Mundschleimhautbereich. Im Rahmen einer Gastroduodenoskopie Feststellung von Dünndarmpolypen bei dem 46-jährigen Patienten.

Histologie
Pigmentflecken: Teilweise ephelidenartig (Epheliden), teilweise lentiginesartig (Lentigo).

Differenzialdiagnose
Cronkhite-Canada-Syndrom, Gardner-Syndrom I, Lentiginose, NAME-Syndrom.

Therapie
Die Lentigines können aus kosmetischen Gründen ggf. mit Camouflage (z.B. Dermacolor, Unifiance) abgedeckt werden. Wichtig ist die lebenslange regelmäßige Überwachung und ggf. Behandlung der Polyposis sowie von Tumoren anderer innerer Organe, durch Chirurgen oder Internisten!

Prognose
Pigmentflecke der Haut sind rückbildungsfähig. Orale Pigmentflecke bleiben konstant bestehen. Selten erfolgt maligne Entartung der Dünndarmpolypen. Assoziationen mit internen Neoplasien erfolgen in 90% der Fälle. Exitus letalis meist 50.-60. Lebensjahr.

Peyronellaeose   B36.8

Definition
Schimmelpilzinfektion mit entzündlichen Haut- und Schleimhautveränderungen durch Peyronellaea specifica.

PFAPA-Syndrom R50.9

Erstbeschreiber
Marshall, 1987

Definition
Häufigstes, nicht-erbliches oder nur sporadisch vererbtes, periodisches Fiebersyndrom bei Kindern in unseren Breiten. PFAPA bezeichnet ein Akronym, das die Leitsymptome der Erkrankung zusammenfasst: Periodisches Fieber, Aphthen mit Stomatitis, Pharyngitis und Lymphadenitis.

Ätiologie
Unklar, familiäre Disposition scheint nicht zu bestehen.

Klinisches Bild
Die Erkrankung beginnt typischerweise im Kleinkindesalter mit rezidivierenden Fieberschüben (oft >39 °C), nicht exsudativer Pharyngitis, zervikaler Lymphadenopathie, Aphthen (aspektmäßig den habituellen Aphthen gleichend). Die Fieberepisoden dauern im Mittel 3-6 Tage und rekurrieren mit nahezu fixer Periodizität von 2-6 Wochen (überwiegend etwa 3-4 Wochen). Häufig beschreiben die Eltern: „Ich kann die Uhr danach stellen". Zwischen den Fieberschüben besteht Erscheinungsfreiheit.

Labor
Laborchemisch finden sich während der Fieberepisoden die allen periodischen Fiebersyndromen gemeinsamen Entzündungszeichen wie Leukozytose, erhöhtes CRP (50-150 mg/l) und beschleunigte BSG (30-60 mm/Std.). Vereinzelt wurden erhöhte Serum-IgG-Werte beschrieben.

Diagnose
Zur Diagnostik des PFAPA gibt es keine spezifischen Parameter, es handelt sich also um eine reine Ausschlussdiagnose.

Differenzialdiagnose
- Abgrenzung von anderen Formen des periodischen Fiebers wie Familiäres Mittelmeerfieber; Muckle-Wells-Syndrom; Tumor-Necrosis-Faktor-Rezeptor-assoziiertes periodisches Syndrom (TRAPS); Hyper-IgD-Syndrom (HID); Familiäre Kälteurtikaria.
- Abgrenzung von anderen, mit aphthösen Veränderungen einhergehenden Erkrankungen, insbes. M. Behçet und habituellen Aphthen.

Therapie
Die Therapie ist symptomatisch und basiert auf der einmaligen Gabe von Kortison (Prednison 2 mg/kg KG) zu Beginn des Fieberschubs. Mittels dieser Therapie kann zwar die akute Attacke abgebrochen werden, Folge kann jedoch auch ein verkürztes fieberfreies Intervall sein. Eine langfristige, aber langsame Besserung kann in 30% der Fälle mit Cimetidin in therapeutischer Dosis (verabreicht für die Dauer von 6 bis 12 Monaten) erreicht werden. Bleibt Cimetidin wirkungslos, ist die Tonsillektomie mit gleichzeitiger Adenotomie eine weitere Therapieoption. Diesbezügliche Studien mit allerdings nur sehr kleinen Fallzahlen belegen hier bei ca. 72% der Patienten einen positiven kurativen Effekt.

Prognose
Günstig; Verlängerung der fieberfreien Intervalle, dann Remission.

Pfaundler-Hurler-Krankheit E76.0

Erstbeschreiber
Hurler, 1919; Pfaundler, 1920

Synonym(e)
M. Hurler; Mucopolysaccharidose Typ I-H; Iduronidasemangel

Definition
Hereditäre, durch einen Defekt des Enzyms α-Iduronidase vererbte Mukopolysaccharidose.

Vorkommen/Epidemiologie
- Inzidenz (alle Mucopolysaccharidosen): 3-4/100.000 Einwohner/Jahr.
- Inzidenz (Pfaundler-Hurler-Krankheit): ca. 1/100.000 Einwohner/Jahr.

Ätiologie
Autosomal-rezessiv vererbte Mutationen des α-Iduronidase Gens (Genlokus: 4p16.3). Durch den α-Iduronidase-Defekt bedingt lagern sich Dermatansulfat und Heparansulfat lysosomal in der Haut und in inneren Organen ab.

Manifestation
1. Lebensjahr.

Klinisches Bild
- Integument: Hypertrichose im Gesicht, tief ansetzendes Kopfhaar, buschig prominente Augenbrauen, gelegentlich Hirsutismus und Akne.
- Extrakutane Manifestationen: Wachstumsstörungen, Gelenkkontrakturen, Knochendysplasie, Gargoylismus, Hornhauttrübungen und Hepatomegalie.

Therapie
Symptomatische Therapie der kutanen Symptomatik. Ggf. Langzeitsubstitution mit Laronidase (z.B. Aldurazyme, über die internationale Apotheke erhältlich) zur Therapie der nicht-neurologischen Symptomatik.

Pferdekrätze B88.0

Synonym(e)
Horse scabies

Definition
Milbenerkrankung bei Pferden mit potentieller Infektion des Menschen. Für den hochspezialisierten Erreger wie auch für andere tierische Räudemilben (Hund, Katze, Schwein, Katze, Kaninchen u.a.) ist der Mensch ein Fehlwirt, d.h. Befall und Eingrabung in die Haut ist möglich, nicht jedoch Vermehrung und Gangbildung. Hieraus ergibt sich ein differentes Bild zur humanen Skabies. S.a.u. Räude.

Erreger
Acarus equi.

Lokalisation
Unterarme, Nacken, häufig eine Körperhälfte bevorzugt. Hände meist frei.

Klinisches Bild
Rasche Aussaat von 2-6 mm großen, intensiv juckenden, urtikariellen Papeln. Kratzeffekte. Spontane Abheilung nach einigen Tagen unter Hyperpigmentierung.

Therapie
Spontane Abheilung abwarten. Alternativ Lokaltherapie mit 10% Crotamiton-Lotio (z.B. Eraxil Lotio). Bei stark entzündlicher Reaktion ggf. kurzfristig potente Glukokortikoide wie 0,05% Clobetasol-Creme (z.B. R054, Dermoxin Creme). Infektionsträger ermitteln, Behandlung befallener Pferde durch Tierarzt z.B. mit Metrifonat (Neguvon) 3mal/Woche.

Pflanzendermatitis　　　　　　　　　　　　　L24.7

Definition
Entzündliche Reaktion der Haut auf Kontakt mit pflanzlichen Produkten; folgende Entzündungsmechanismen sind bekannt:
- Mechanisch
- Hautreizend, irritativ
- Phototoxisch
- Photoallergisch.

Therapie allgemein
Meiden des Agens.

Externe Therapie
Mittelstarke Glukokortikoid-Cremes wie 0,1% Triamcinolon Creme R259, 0,05% Betamethason-V Lotio R030, 0,25% Prednicarbat-Creme (z.B. Dermatop), Methylprednisolon-Creme (z.B. Advantan).

Interne Therapie
Nur in schweren Fällen initiale Therapie mit Acetylsalicylsäure und Vitamin C (z.B. Aspirin plus C, 2mal 1 Tbl.) oder systemische Glukokortikoide p.o. in mittlerer Dosierung wie Prednison 50-100 mg/Tag (z.B. Decortin i.v.).

Pflanzendermatitis, allergische　　　　　　　L23.7

Definition
Kontaktdermatitis nach Sensibilisierung durch Einwirkung von Pflanzen und deren Produkte auf die Haut.

Ätiologie
- Die allergische Pflanzendermatitis tritt bei entsprechend disponierten Personen auf (z.B. Floristen). Hier wird die Sensibilisierungsrate auf 5-10% geschätzt. In Mitteleuropa rangieren die Kompositen (= Asteraceae = Korbblütler) vor den Tulpen, Astromerien (= früher Liliaceae), Narzissen, Hyazinthen und Primeln. Eine stärkere Häufung der Primelallergie findet sich bei Hobbyzüchtern und Hausfrauen, da diesen das Allergiepotential dieser Pflanzen weniger bekannt ist.
- Geographische und lokale Gegebenheiten ändern das Allergenspektrum erheblich. In den Niederlanden ist z.B. die Tulpenallergie die am weitesten verbreitete Hauterkrankung bei beruflich disponierten Personen (Tulpenfinger). In England und Dänemark steht die Primelallergie an erster Stelle. In den USA sind 60-80% der Bevölkerung allergisch auf Giftefeu (Poison ivy; Rhus toxicodendron). In Ungarn überwiegt die Sonnenblumenallergie, in Frankreich die Allergie auf Artischocken.
- Nicht zu unterschätzen ist die zunehmende Verwendung von „Naturprodukten" in medizinischen Salben und Körperpflegeprodukten; sensibilisierte Personen müssen entsprechend aufgeklärt werden.

Klinisches Bild
- Meist streifenförmige oder bizarr konfigurierte, juckende, rote Flecken oder Plaques. Bei frischen Läsionen werden auch kleine Bläschen oder auch Blasen gefunden. Bei Floristen, Gärtnern und Pflanzenzüchtern treten die Veränderungen in erster Linie an den Kontaktstellen der Allergenexposition auf. Innerliche Zufuhr der Allergene kann zu einem Exanthem führen.
- Eine klinisch distinkte Form der allergischen Pflanzendermatitis stellt die Airborn Contact Dermatitis (ABCD) dar. Diese ist von einer polymorphen Lichtdermatose abzugrenzen.

> **Merke:** Der Kinnschatten ist bei der polymorphen Lichtermatose frei, bei ABCD befallen.

Therapie
Jeweils unter den genannten Krankheitsbildern aufgeführt. In der akuten Phase der Hautentzündung Entfernung von evtl. noch vorhandenen Pflanzenresten durch Abwaschen mit klarem Wasser. Die Hautveränderungen klingen innerhalb weniger Tage unter der Verwendung milder Kortikoidexterna ab.

Prophylaxe
- An erster Stelle steht die Aufklärung der Patienten und die zukünftige Vermeidung der auslösenden Noxe. Unter „Vermeidung" sind alle Maßnahmen zu verstehen, die schädliche Einflüsse von der Haut abhalten. Gebrauch von Schutzhandschuhen aus Leder, Kunststoff oder Gummi, die für die Allergene undurchlässig sein müssen (Problem: Praktische Durchführbarkeit bei der täglichen Arbeit!). Der Arbeit angepasste Kleidung (Schutz der Arme, Beine und des Halses). Regenerierende und konservierende Hautpflegemaßnahmen.
- Beim Vorliegen einer berufsbedingten Erkrankung ist die Anzeige einer Berufskrankheit (BK-Meldung) zu erstatten. Wichtig: Die Patienten müssen auf die möglicherweise weite Verbreitung des Allergens hingewiesen werden, z.B. werden Kräuterextrakte in Seifen, Shampoos, verschiedenen Kosmetika, „Naturheilsalben", Kräutertees, Kräuterlikören, Zäpfchen, Rheumamitteln und Pillen (Knoblauch) verwendet. Beispiele: Teebaumöl, Arnika, Kamille, Ringelblume, Schafgarbe, Eichenmoos, Lavendel, Perubalsam.

Pflanzendermatitis, irritative　　　　　　　　L24.7

Definition
Kontaktdermatitis durch irritative (hautreizende) Einwirkung von Pflanzen und deren Produkte auf die Haut.

Ätiologie
Die Kontaktdermatitis erfolgt lediglich irritativ (nicht-immunologisch) über irritativ-toxische Pflanzenbestandteile. Hierbei treten mit dem Pflanzensaft Inhaltsstoffe aus abgeschnittenen oder gequetschten Pflanzenteilen aus, und verursachen eine Hautirritation. Bekannt ist die hautreizende Wirkung der pharmakologisch wirksamen Substanzen aus der Brennessel (Acetylcholin; Histamin; Serotonin); auch bei der sog. Narzissendermatitis und der Hopfenpflückerdermatitis handelt es sich um toxisch-irritative Dermatitiden.

Therapie
Desinfizierende Maßnahmen; milde Kortikoidexterna.

Pflanzendermatitis, mechanische L24.7

Definition
Kontaktdermatitis durch mechanische Einwirkung von Pflanzen auf die Haut.

Ätiologie
Die mechanische Einwirkung erfolgt über Stacheln, Dornen, Haare und Härchen, z.B. von Rosen, Stechpalmen, Kakteen, Kletten oder Disteln. Hierbei dringen diese in die Haut ein und lösen entzündliche Lokalreaktionen aus. Spätfolgen können bakterielle Infektionen oder Fremdkörpergranulome sein.

Therapie
Desinfizierende Maßnahmen.

Phänomen des letzten Häutchens L40.8

Definition
Diagnostisches Phänomen bei der Psoriasis vulgaris. Nach Auslösen des Kerzenfleckphänomens (Entfernen der Schuppe) sieht man ein zusammenhängendes blattartiges, feucht wirkendes Häutchen. S.a. Auspitz-Zeichen.

Phäochromozytom C74.1

Definition
Tumor des Nebennierenmarks mit Ausschüttung von Noradrenalin mit typischem Flushphänomen. Möglicherweise besteht eine Vergesellschaftung mit der Neurofibromatose (Typ VII) und anderen neurokutanen Syndromen.

Therapie
Operative Entfernung des Tumors durch den Chirurgen. Bei Vorliegen von Metastasen Polychemotherapie durch Onkologen. Hypertone Krisen lassen sich behandeln mittels alpha-Rezeptorenblocker wie Urapidil (Ebrantil) initial 10-50 mg i.v. Bei Inoperabilität Einstellen auf alpha-Rezeptorenblocker wie Prazosin (z.B. Minipress).

Phäohyphomykose B43.9

Erstbeschreiber
Beurmann und Gougerot, 1907

Synonym(e)
Phäosporonose; Phäosporotrichose; Cladosporiose; Bantimykose

Definition
Seltene, überwiegend kutan und subkutan lokalisierte, meist opportunistisch auftretende Infektion durch unterschiedliche Schimmelpilze, deren Vertreter lediglich durch Hyphen gekennzeichnet sind, die eine dunkle, gelb- oder schwarzbraune Eigenfarbe (phaeo = dunkel/trüb) kennzeichnen. Die Erreger werden auch als Schwärzepilze (Dematiaceae) bezeichnet. S.u. Schimmelpilzerkrankungen; s.u. Alternariose, kutane.

Erreger
Es existieren zahlreiche Pilzarten, die als Erreger in Frage kommen. Sie verursachen verschiedene klinische Manifestationen. Somit handelt es sich nicht um eine klinische Einheit. Das einzige gemeinsame Merkmal dieser Mykose ist die bräunliche bis gelb-schwarze Eigenfarbe der Hyphen im Gewebe und auch meist in der Kultur.

- Vertreter der Dematiazeten (Schimmelpilze deren Hyphen eine Eigenfarbe aufweisen, von gelb bis braun und schwarz). Typisch sind schwarze Verfärbungen des betroffenen Gewebes durch das Wachstum der schwarz bis schwarzbraun gefärbten Hyphen der Schimmelpilze.
- Häufigste Erreger: Schimmelpilze der Gattungen Exophiala, Bipolaris, Phialophora, Aureobasidium, Cladosporium, Alternaria und Curvularia.

Vorkommen/Epidemiologie
Weltweites Vorkommen, hauptsächlich in den Tropen.

Klinisches Bild
Am häufigsten werden Manifestationen an der Haut beobachtet. Weitere Lokalisationen sind: Nasennebenhöhlen, Lungen, ZNS. An der Haut werden, je nach Dauer der Erkrankung, braune bis schwärzliche, glatte oder auch schuppende oder verruköse Papeln oder Plaques gefunden, die zu 20-30 cm großen, zirzinär begrenzten verrukösen Knotenkonglomeraten konfluieren können.

Histologie
Die akute Gewebereaktion besteht aus einer unspezifischen

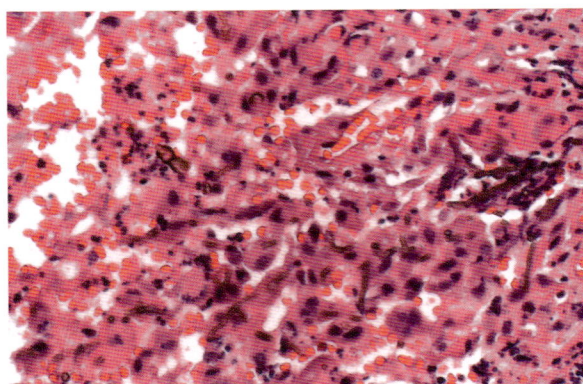

Phäohyphomykose. Dermaler Abszess mit zahlreichen bizarren Myzelien, die in diesem HE-Präparat durch ihre bräunliche Eigenfarbe zur Darstellung kommen.

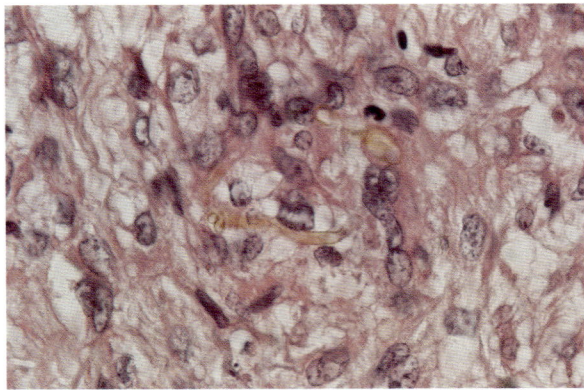

Phäohyphomykose. Granulom durchsetzt von Phialophora verrucosa mit bräunlicher Eigenfarbe (s. Bildmitte) sowie fadenförmigen Hyphen und Pseudohyphen.

gemischtzelligen Entzündung mit Bildung von Abszessen. Bei längerer Bestanddauer stellt sich ein zunehmend granulomatöser Charakter ein mit Histiozyten und mehrkernigen Riesenzellen. Auch im HE-Schnitt bereits auffällig sind fadenförmige, septierte, bräunliche Pilzelemente in unterschiedlicher Dichte, die sich in der PAS-oder Grocott-Färbung herausheben. Sie liegen zumeist extrazellulär vor aber auch innerhalb von mehrkernigen Riesenzellen.

Therapie
Abszesse können chirurgisch behandelt werden. Rezidive sind häufig. Die besten Resultate einer systemischen Therapie liefern Fluconazol (300 mg/Tag) oder Itraconazol (500-600 mg/Tag) über einen mehrmonatigen Zeitraum (1-48 Monate).

Hinweis(e)
Eine Mykose, die statt Hyphen, runde Pilzzellen mit Eigenfarbe im Gewebe aufweist wird Chromoblastomykose genannt.

Pharmacopoea Europaea

Definition
Europäisches Arzneibuch.

Pharmacopoea Helvetica

Definition
Schweizerisches Arzneibuch.

Phenobarbital

Definition
Lang wirkendes Barbiturat.

Indikation
Verschiedene Formen der Epilepsie.

Schwangerschaft/Stillzeit
Strenge Indikationsstellung in der Schwangerschaft, insbes. im 1. Trimenon!

> **Merke:** Zur Vermeidung Vitamin K abhängiger Gerinnungsstörungen Prophylaxe mit Vitamin K_1 während des letzten Schwangerschaftsmonats sowie Therapie des Neugeborenen mit Vitamin K_1 postpartal.

Dosierung und Art der Anwendung
Erwachsene 1-3 mg/kg KG, Kinder 3-4 mg/kg KG, aufgeteilt in 2 Tagesdosen.

Kontraindikation
Überempfindlichkeit gegen Phenobarbital; akute Vergiftung mit Schlafmitteln, Schmerzmitteln, Alkohol; Porphyrie.

Präparate
Luminal, Luminaletten

Hinweis(e)

> **Merke:** Gefahr der Atemdepression! Primäres Abhängigkeitspotential! Verminderte Reaktionsfähigkeit im Straßenverkehr und beim Bedienen von Maschinen!

Phenolum liquefactum DAC 86

Definition
Überholtes Therapieprinzip; früher als Antipruriginosum eingesetzt.

Hinweis(e)
Phenol war über Jahrzehnte Wirkstoff in einer Reihe von Hautarzneimitteln (Fertigpräparate) und magistralen Rezepturen. Beispielsweise war es Bestandteil der in den Deutschen Rezeptformeln (DRF) aufgeführten Solutio Castellani. Aufgrund einer ungünstigen Nutzen-Risiko-Bewertung ist sie dort nicht mehr aufgeführt (Negativmonographie!). Phenolum liquefactum ist nicht mehr verordnungsfähig.

Phenylketonurie   E70.00

Erstbeschreiber
Fölling, 1934; Jervis, 1953

Synonym(e)
Fölling-Krankheit; Oligophrenia phenylpyruvica; Brenztraubensäure-Oligophrenie; PKU

Definition
Hereditärer Enzymdefekt der Phenylalanin-Hydroxylase mit Oligophrenie und Pigmentarmut.

Vorkommen/Epidemiologie
Weltweit verbreitet. Häufigster genetischer Defekt des Aminosäurestoffwechsels. Inzidenz (Deutschland): 1/5000-10.000 Geburten. Gehäuft in der türkischstämmigen Bevölkerung (insbes. aufgrund des vermehrten Vorkommens consanguiner Ehen).

Ätiologie
Autososomal-rezessiv vererbter Enzymdefekt durch Mutationen des Phenylalanin-Hydroxylase Gens (PAH Gen; Genlokus: 12q24.1) mit konsekutiver Verminderung bzw. vollständigem Fehlen der Phenylanalin-Hydroxylase und dadurch bedingtem Tyrosinmangel im Blut und inneren Organen.

Klinisches Bild
- Integument: Helle Haut, hellblonde Haare, blaue Augen (Mangel an Tyrosin führt zu verminderter Melaninsynthese). Lichtempfindlichkeit, Hyperhidrose mit mäuseähnlichem Geruch. Trockene, pityriasiform schilfernde Haut. In 20-50% der Fälle Symptome des atopischen Ekzems.
- Extrakutane Manifestationen: U.a. Oligophrenie, Krampfanfälle.

Labor
Phenylalanin im Plasma >600 µmol/l (10 mg/dl). Nachweis von Phenylessigsäure, Phenylbrenztraubensäure und ihrer Metaboliten im Urin.

Diagnose
Frühe Kindheit: Grünfärbung des Urins mit 5% Eisen-III-Chloridlösung oder Phenistix-Streifen.

Therapie
- Hautveränderungen: Hautpflege mit fettenden Externa (z.B. Basiscreme (DAC), Asche Basis Salbe, Linola Creme). Ölbäder wie z.B. Balneum Hermal F, Linola Fett N Ölbad.

– Frühzeitiger Beginn mit phenylalaninarmer Diät! Bezug geeigneter Lebensmittel über Apotheken und Krankenanstalten. Hersteller: Z.B. SHS-Gesellschaft für klinische Ernährung mbH, Happenbacher Str. 5, 74074 Heilbronn, Postfach 3061.

Phenytoin

Definition
Barbiturat vom Carboxamid-Typ.

Indikation
Fokale Anfälle, neurogene Schmerzzustände, Epidermolysis bullosa dystrophica dominans.

Unerwünschte Wirkungen
Häufig (10-20% der Patienten) makulopapulöse Exantheme. Selten Stevens-Johnson-Syndrom, Lyell-Syndrom, Hirsutismus, exfoliative Dermatitis.

Präparate
Epanutin, Phenhydan, Phenytoin AWD, Zentropil

Phenytoinhypersensibilitätssyndrom T88.7

Definition
Kreuzreaktion zwischen Carbamazepin, Phenytoin, Phenobarbital. Obwohl keine chemische Verwandtschaft zwischen diesen Antikonvulsiva besteht, ist mit entsprechenden Kreuzreaktionen bei Unverträglichkeiten eines dieser Antikonvulsiva zu rechnen. Kreuzreaktionen mit Sulfonamiden sind ebenfalls möglich.

Ph. Eur.

Definition
Abkürzung für Pharmacopoea Europaea.

Ph. Helv.

Definition
Abkürzung für Pharmacopoea Helvetica.

Phimose N47.x0

Synonym(e)
Vorhautverengung

Definition
Angeborene oder erworbene Vorhautverengung mit konsekutivem Smegmastau, Smegmolithen und Balanitis. Man unterscheidet zwischen akuten und chronischen sowie zwischen vollständigen (Vorhaut nicht reponierbar) und unvollständigen (Vorhaut nur bei Erektion nicht reponierbar) Phimosen. Häufigste Ursache in der Dermatologie: Lichen sclerosus et atrophicus.

Therapie
Zirkumzision.

Phimose, adhäsive N47.x

Definition
Bestehen bleiben der physiologischen Phimose.

Therapie
Operative Korrektur im Kindesalter.

Phimose, physiologische N47.x

Definition
Verklebung von Präputialblatt und Glans penis beim Neugeborenen. Nur 4% aller Neugeborenen haben bei Geburt eine hinter den Sulcus coronarius retrahierbare Vorhaut.

Prognose
Lösung der Verklebung im Verlauf des 1. Lebensjahres (50%), nach 3 Jahren bei 80-90%, evtl. vollständige Lösung erst im Pubertätsalter. S.a. Phimose, Pseudophimose.

Phlebektasie I83.9

Definition
Diffuse, gleichmäßige Erweiterungen einer Vene, die zylindrisch, geschlängelt oder rankenförmig sein kann. Abzugrenzen ist die Phlebektasie von den Begriffen Varize und Varikose. Die Phlebektasie des Plexus pampiniformis wird als Varikozele bezeichnet.

Lokalisation
Unterlippe (s.a. Angiom, seniles der Lippen), Wangenschleimhaut, Wangen, Unterschenkel.

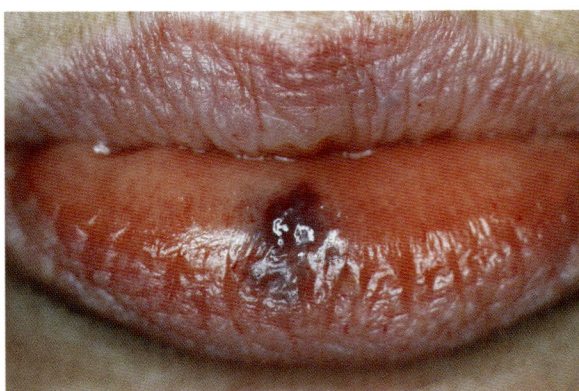

Phlebektasie. Sog. Lippenrandangiom. Harmloser, bläulicher, weicher und exprimierbarer Knoten der Unterlippe.

Histologie
Verdickung der Intima durch Fibroelastose und Hyperplasie der Media-Muskulatur.

Therapie
Im Unterlippenbereich, falls kosmetisch störend, knappe Exzision oder Laser-Therapie. Ohne Veneninsuffizienz ist keine Therapie erforderlich. S.a.u. chronische venöse Insuffizienz.

Phlebitis I80.91

Synonym(e)
Venenentzündung

Definition
Entzündung der Venenwand. Hierzu gehören die Thrombophlebitis, die Varikophlebitis und die Phlebothrombose.

Therapie
S.u. Thrombophlebitis, Varikophlebitis, Phlebothrombose.

Phleboarthrotischer Komplex I87.8

Definition
Assoziation eines chronisch venösen Stauungszustandes des Beins mit einer Arthrose (meist Kniearthrose).

Komplikation
Fußdeformitäten (pes equinovarus).

Phlebodynamometrie

Definition
Blutige, dynamische Venendruckmessung, apparative Venenfunktionsdiagnostik.

Phlebographie

Definition
Röntgenologische Darstellung von Venen nach Kontrastmittelinjektion in die Venen.

Phlebokalzinose I87.8

Definition
Sekundär verkalkte, oberflächliche Thrombophlebitis.

Therapie
Thrombophlebitis. Funktionell oder kosmetisch störende Verkalkungen können operativ entfernt werden.

Phlebolith I87.8

Synonym(e)
Venenstein

Definition
Konkrement in einer Vene, meist ohne Krankheitswert.

Ätiologie
Verkalkung oder Verknöcherung eines Thrombus.

Therapie
In der Regel nicht erforderlich. Wenn Symptome auftreten, ggf. Exzision durchführen.

Phlebosklerose I87.82

Definition
Diffuse oder herdförmige Intimaverdickungen mit Vermehrung der kollagenen bzw. der elastischen Fasern in der Media der Venenwand.

Ätiologie
Altersbedingte Wandveränderung oder Folge abnorm gesteigerten Venendrucks.

Therapie
Bei fehlender Symptomatik ist keine Behandlung erforderlich.

Phlebothrombose I80.92

Synonym(e)
Tiefe Thrombophlebitis; Thrombophlebitis profunda; tiefe Venenthrombose

Definition
Partielle oder vollständige Verlegung der tiefen Leit- und Muskelvenen durch Gerinnsel mit Neigung zum Wachstum sowie zur Embolisierung in die Lungen.

Vorkommen/Epidemiologie
Häufig (Inzidenz 1:1000). In Deutschland: 20.000-40.000 Todesfälle/Jahr durch Lungenembolie.

Ätiologie
- Strömungsverlangsamung des Blutes, Venenwandveränderungen, erhöhte Gerinnungsbereitschaft des Blutes (= Virchow-Trias).
- Weitere Risikofaktoren: Alter, frühere Thrombose, Varizen, Herzinsuffizienz, Übergewicht, Ovulationshemmer. Gerinnungsstörungen: Mangel von Antithrombin III, Protein C, Protein S; kongenitale Resistenz gegenüber aktiviertem Protein C (APC-Resistenz); Faktor-V (Leiden)-Defekt; erhöhte Spiegel des v. Willebrand-Faktors oder des Faktors VIII; Mutation im Gen des Faktor II (Polymorphismus von Prothrombin).
- Erworbene Störungen: Antiphospholipid-Antikörper-Syndrom und Lupus-Antikoagulans, die primär oder im Rahmen einer Grunderkrankung (Autoimmunerkrankung) vorkommen können.

Manifestation
Auftreten insbes. im höheren Alter, intra- und postoperativ, bei Bettlägrigkeit, nach Herzinfarkt, nach Traumen der unteren Extremitäten, Operationen, Überanstrengung (Thrombose par effort); Immobilisierung, langem Sitzen (z.B. Flugreisen), Einnahme von Ovulationshemmern (vor allem in Kombination mit Zigarettenrauchen), in der Gravidität, im Wochenbett.

Lokalisation
Vor allem tiefe Beinvenen, Beckenvenen. In 60% der Fälle linkes Bein, in 30% rechtes Bein, in 10% beide Beine. Primärmanifestation oft in den Muskelvenen der Wade.

Klinisches Bild
Akuter, subakuter bis chronischer Beginn. Frühsymptom: Schweregefühl der Beine, krampfartige Schmerzen in Fußsohle und Wade, subfebrile Temperaturen, Tachykardie, Beinödem, Zyanose beim Stehen, Schmerzen. Einseitige Konsistenzvermehrung der Muskulatur (subfasziales Ödem), oberflächliche Venenerweiterung = Warnvenen. Evtl. tastbarer, druckschmerzhafter Venenstrang in der Tiefe. Fieber, Schüttelfrost, Kletterpuls. S.a. Venendruckpunkte, Homan-Zeichen.

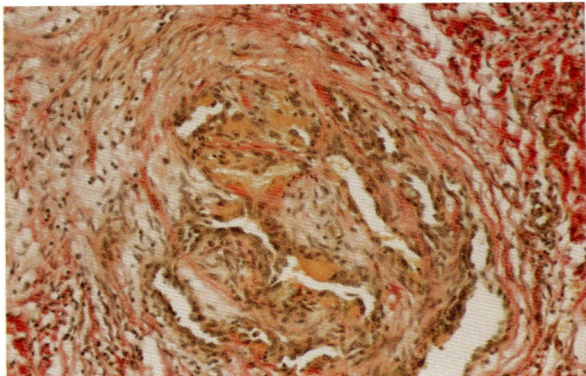

Phlebothrombose. Rekanalisiertes thrombosiertes Gefäß. Elastica van Gieson-Färbung.

Diagnose
- Duplex-Kompressionssonographie (Methode der ersten Wahl) unter Berücksichtigung der klinischen Wahrscheinlichkeit.
- Bei unsicherem oder negativem Befund in der Kompressionssonographie: Phlebographie oder D-Dimer-Testung.
- Thrombophiliediagnostik: Exakte Familienanamnese. Im Einzelfall Laborparameterbestimmung: Resistenz gegenüber aktiviertem Protein C (Faktor V Leiden Mutation), Mangel an Protein C, Protein S, Antithrombin III, Vorhandenseins eines Lupusantikoagulans, respektive Anti-Cardiolipinantikörpers, Störungen in der Fibrinolyse oder Hyperhomozysteinämie, evtl. Abklärung von Familienangehörigen, bei welchen eventuell auch eine Thromboseneigung bestehen könnte.

Differenzialdiagnose
Akutes Lymphödem (s.u. Lymphödem); akute belastungsinduzierte Rhabdomyolyse; akutes Erysipel.

Komplikation
- Frühkomplikationen (1-3 Tage): Lungenembolie (3%), Phlegmasia coerulea dolens.
- Spätkomplikationen: Postthrombotisches Syndrom.

Therapie
Initiale Antikoagulation: Vollheparinisierung in therapeutischer Dosierung: Gewichtsadaptiert mit niedermolekularem Heparin z.B. Nadroparin (Fraxiparin) 2mal/Tag 0.1 ml/10 kg KG s.c.; nur in Ausnahmefällen mit unfraktioniertem Heparin. S.u. Heparine, systemische. Bei Heparinallergie s.a.u. Lepirudin.

> **Merke:** Zu jedem Zeitpunkt muss eine ausreichende antikoagulatorische Wirkung gewährleistet sein, deshalb Heparin nach Einleitung der oralen Antikoagulation mit Marcumar erst absetzen, wenn der INR/Quick-Wert im therapeutischen Bereich ist bzw. Kontraindikationen ausgeschlossen sind.

Umstellung auf orale Antikoagulanzien:
- Bei unkomplizierter Unterschenkel-Thrombose: 3-6 Monate.
- Bei Lungenembolie: 6-12 Monate.
- Bei Auftreten der ersten Rezidivthrombose: mind. 12 Monate.
- Bei wiederholten Rezidivthrombosen, AT III-Mangel, Protein C- und S-Mangel oder anderen Thrombophiliefaktoren: 1 Jahr bis lebenslang.
- Präparate (s.u. Cumarine, systemische): Z.B. Phenprocoumon (z.B. Marcumar): HWZ 5-7 Tage oder Warfarin (z.B. Coumadin): HWZ 40 Tage.

> **Merke:** Kontrolle durch die Prothrombinzeit, die in INR-Einheiten angegeben wird. Der anzustrebene therapeutische INR-Bereich liegt zwischen 2,0 und 3,0.

> **Merke:** Wichtig ist die suffiziente Kompressionstherapie!

- Kompressionstherapie: Kurzzugbinden mind. bis Höhe des Thrombus, besser bis Leiste, bis zur vollständigen Rückbildung des Ödems anwenden; anschließend Rezeptieren eines Kompressionsstrumpfes Kl. II-III zunächst für 6 Monate. Bei unvollständiger Auflösung der Thromben sowie Defekten der Venenwand oder der Klappenfunktion ist eine lebenslange Kompressionstherapie zur Prophylaxe des postthrombotischen Syndroms indiziert.
- Mobilisierung: Eine sofortige Mobilisierung des Patienten mit einer isolierten Unterschenkel-Thrombose wird heute allgemein befürwortet, um ein weiteres Wachstum des Thrombus zu verhindern. In zahlreichen Beobachtungen konnte die allgemein verbreitete Annahme, dass eine frühzeitige Mobilisation das Entstehen einer Lungenembolie begünstigt, nicht bestätigt werden.
- Regionale hypertherme Fibrinolytika-Perfusion: Neues Verfahren, abgeleitet von der hyperthermen Extremitätenperfusion beim malignen Melanom. Vorteile: Keine KI, keine Altersbegrenzungen, keine systemischen NW. Auch Rekanalisation der Unterschenkel-Etage ist möglich. Perioperative Heparinisierung, anschließend orale Antikoagulation (1-1,5 Jahre) und Kompressionstherapie (s.o.).
- Phlebothrombose und Schwangerschaft: Vollheparinisierung (Heparin passiert die Plazentaschranke nicht) und anschließend Heparin low-dose bis zum Ende der Schwangerschaft und im Wochenbett. Cumarinderivate (teratogene Wirkung) und Fibrinolytika sind kontraindiziert. Kompressionstherapie s.o. Adjuvante Maßnahmen nach der akuten Behandlung: Eine Beratung bezüglich Lebensführung: Häufiges Gehen, Vermeiden von langem

Phlebothrombose. Tabelle 1. Dauer der Cumarintherapie

Erkrankung	Therapiedauer
Bei unkomplizierter Thrombose	3-6 Monate
Bei Lungenembolie	6-12 Monate
Bei 1. Rezidivthrombose	1 Jahr bis lebenslang
Bei wiederholten Rezidivthrombosen, AT III-Mangel, Protein C- und S-Mangel, Risikofaktoren (Neoplasien/Immobilisation)	Lebenslang
Bei Kontraindikationen gegen Cumarin-Therapie	Low-dose-halbtherapeutische Heparinisierung über analoge Zeiträume wie bei Heparintherapie

Phlebothrombose. Tabelle 2. Algorithmus zur Bestimmung der klinischen Wahrscheinlichkeit des Vorhandenseins einer TVT

Hauptkriterien	Nebenkriterien	Klinische Wahrscheinlichkeit einer Phlebothrombose	Einstufung laut Haupt- und Nebenkriterien
Aktives Malignom (aktuell oder bis vor 6 Monaten behandelt)	Trauma am symptomatischen Bein (<60 Tage zurückliegend)	hoch	≥ 3 Hauptkriterien und keine alternative Diagnose
Lähmung, Gipsimmobilisation eines Beines	Dellen bildendes Ödem ausschließlich auf der symptomatischen Seite		≥ 2 Hauptkriterien, 2 Nebenkriterien und keine alternative Diagnose
kürzliche Bettlägrigkeit (>3 Tage) und/oder größere Operation innerhalb der letzten 4 Wochen	dilatierte oberflächliche Venen	gering	1 Hauptkriterium, ≥ 2 Nebenkriterien, aber alternative Diagnose vorhanden
umschriebener Schmerz entlang der tieferen Venenstränge	Hospitalisation innerhalb der letzten 6 Monate		1 Hauptkriterium, ≥ 1 Nebenkriterium und keine alternative Diagnose
Unter- und Oberschenkelschwellung	Erythem		0 Hauptkriterien, ≥ 3 Nebenkriterien, aber keine alternative Diagnose
Unterschenkelschwellung >3 cm gegenüber gesunder Seite			0 Hauptkriterien, ≥ 2 Nebenkriterien und keine alternative Diagnose
familiäre Belastung (>2 Verwandte ersten Grades und TVT)		mittlere	alle anderen Kombinationen

Stehen und Sitzen, Schwimmen, kaltes Duschen, Gewichts- und Stuhlregulation.

Therapie allgemein
Schema zur Erstbehandlung bei Thromboseverdacht in der Arztpraxis (bei hochgradigem Verdacht auf eine Phlebothrombose zur Verhinderung des weiteren Appositionswachstums des Thrombus anzuwenden):
- Evtl. gewichtsadaptierte Heparinisierung mit niedermolekularem Heparin in therapeutischer Dosierung.
- Kompressionsverband bis zur Leiste.
- Kurzfristige Veranlassung einer Duplexsonographie.
- Bei mobilen Patienten ist keine Bettruhe erforderlich.

Operative Therapie
- Thrombolyse: Nur in Ausnahmefällen evtl. indiziert bei jungen Menschen mit ausgedehnter Erst-Thrombose, kurzer Anamnese, umspülten Thromben, akuter Bedrohung der Extremität und Ausschluss einer Thrombophilie. Kontraindikationen äußerst streng beachten! Eine Behandlung durch Thrombolyse oder Thromboektomie sollte spezialisierten Zentren mit ausreichender Erfahrung vorbehalten sein. Präparate: Streptokinase, Urokinase, Alteplase (rtPA, recombinant tissue-type plasminogen activator), Tenecteplase (TNK-t-PA).
- Thrombolyse-Verfahren: Systemische Lysetherapie (sehr hohe Nebenwirkungsrate), lokoregionale Lysetherapie.

Prognose
Meist spontan einsetzende Rekanalisation, valvuläre Insuffizienz. Bei Beckenvenenthrombosen häufiger persistierende Venenverschlüsse als an den anderen Venen.

> **Cave:** Je höher der Sitz der Thrombose, desto größer die Gefahr der Lungenembolie.

Die Phlebothrombosen verlaufen zu einem hohen Prozentsatz klinisch stumm oder ohne die bekannten „typischen" klinischen Symptome. Die Gefahr der Lungenembolie ist während der ersten 3 Tage der Thromboseentwicklung am höchsten. Unbehandelt hat die Beinvenenthrombose eine Letalität von 10% (Lungenembolie), 80% der Patienten entwickeln ein postthrombotisches Syndrom.

Phlebotomen

Definition
Kleine Schmetterlingsmücken, Überträger der Leishmaniose, und des Pappataci-Fiebers.

Phlegmasia alba dolens   I80.8

Synonym(e)
Leukophlegmasie; Milchbein

Definition
Hochgradig blasses, schmerzhaftes, wachsartig ödematöses Bein bei Oberschenkel- bzw. Beckenvenenthrombose.

Therapie
S.u. Phlebothrombose.

Phlegmasia coerulea dolens — I80.23

Synonym(e)
Pseudoembolie Nicole; akute massive Venenokklusion (Veal); Phlegmasia rubra dolens Saegesser

Definition
Massive Phlebothrombose, vor allem in der Vena iliaca oder Vena femoralis mit stasebedingter Ischämie der Mikrozirkulation (venöser Reflux blockiert). Selten arteriell-ischämisches Syndrom aufgepfropft.

Klinisches Bild
Akute schmerzhafte Anschwellung einer Extremität mit zunehmender zyanotischer Verfärbung (phlébite bleue), motorischer Schwäche und mäßiger Hypaesthesie. In der Folge rasche Weiterentwicklung des zyanotischen Ödems und Ausbildung einer Gangrän. Zeichen des hypovolämischen Schocks. Zunehmende Anämie.

Diagnose
Ultraschall-Doppler-Untersuchung.

Therapie
Intensivmedizinische Betreuung. Thrombektomie mit Fogarty-Katheter durch Chirurgen, Embolieschutz mit V. cava-clip. S.a. Phlebothrombose. Alternativ: Fibrinolysetherapie (s.u. Fibrinolytika). Postoperative Antikoagulation (Marcumar) für mindestens 6 Monate. Ultima ratio: Grenzzonenamputation.

Phlegmasia rubra dolens — I80.2

Definition
Plötzliche, schmerzhafte Schwellung einer Extremität mit Rotfärbung der Haut bei ausgedehnter Phlebothrombose. Übergang in Phlegmasia coerulea dolens möglich.

Phlegmone — L03.8

Definition
Diffus sich in Gewebsspalten ausbreitende, eitrige, bakterielle Entzündung (subkutan, subfaszial, intramuskulär) mit Gewebseinschmelzung, s.a. Glossitis phlegmonosa, Blepharitis phlegmonosa, nekrotisierende Fasziitis.

Ätiologie
Häufig Streptokokken- (Streptodermia phlegmonosa) oder Staphylokokkeninfektion (Staphylodermia phlegmonosa), auch gramnegative Keime und Mischflora. Nach Bagatellverletzungen, z.B. Panaritien, Erysipel, Thrombophlebitis, rascher Einbruch in Blutbahnen und Lymphwege.

Klinisches Bild
Heißes, gerötetes, schmerzhaftes, teigig-entzündliches, umschriebenes Ödem. Selten eitrige subkutane Abszesse, Durchbruch durch die Haut. Lymphangitis und Lymphadenitis, Fieber.

Labor
Leukozytose, BSG-Erhöhung.

Therapie
Ruhigstellung und wenn möglich betroffene Körperpartien hochlagern.

Externe Therapie
Feuchte Verbände mit antiseptischen Zusätzen wie Kaliumpermanganat (hellrosa) oder Chinolinol (z.B. Chinosol 1:1000 oder R042).

Interne Therapie
Antibiose nach Antibiogramm, initial Dicloxacillin (z.B. InfectoStaph) 2-4 g/Tag in 4-6 ED. Bei schweren und resistenten Fällen Klinikeinweisung und gezielte i.v.-Antibiose, initial z.B. Gentamicin (z.B. Refobacin) 1mal/Tag 240 mg p.o. und Ceftriaxon (z.B. Rocephin) 1mal/Tag 2 g i.v.

Operative Therapie
Bei Fluktuation breite Inzision, Spülung mit antiseptischen Lösungen wie Polyvidon-Jod Lösung (z.B. Betaisodona), Drainage/Lascheneinlage und anschließend antiseptische Verbände mit Polyvidon-Jod-Salbe (z.B. Braunovidon).

Phospholipid-Antikörper

Definition
Antikörper, die gegen Phospholipide gerichtet sind (Kardiolipin, Phosphaditylcholin, Phosphatidylethanolamin, Phosphaditylserin, Phospaditylinositol). Sie führen in vitro zu einer Verlängerung der PTT, aber auch des Quick-Wertes (Lupusantikoagulans!); in vivo jedoch kommt es zu einer beschleunigten Gerinnung und Thromboseneigung. S.u. Phospholipid-Antikörper-Syndrom.

Allgemeine Information
- Das sekundäre Auftreten von Phospholipidantikörpern (PLA) wurde mit verschiedenen Grunderkrankungen assoziiert, u.a. SLE (PLA pos. in 25-50% der Patienten), Sjögren-Syndrom (42%), Rheumatoide Arthritis (33%), Moschcowitz-Syndrom (30%), Psoriasisarthritis (28%), systemische Sklerodermie (25%), Mixed connective tissue disease (22%), Polymyalgia rheumatica (20%), M. Behçet (20%), Livedo racemosa, Sneddon-Syndrom, Phospholipid-Antikörper-Syndrom, Hashimoto-Thyreoiditis.
- Weiter sind Assoziationen des Auftretens von PLA mit Infektionen (Syphilis, Hepatitis C, HIV, Malaria, Parvovirus B19) und nach Medikamenteneinnahme (u.a. Interferon alfa, Amoxicillin, Phenytoin, Chlorpromazin) beschrieben.
- Phospholipidantikörper können aufgrund der Bindung an Phospholipiden mit der Thrombozytenmembran interagieren und so als Co-Faktoren in verschiedenen Stufen der Gerinnungskaskade eingreifen. In vivo resultiert hieraus eine stärkere Aktivierbarkeit des Gerinnungssystems mit Thromboseneigung.

> **Merke:** Der Begriff „Lupusantikoagulans" ist eigentlich eine Fehlbezeichnung.

- Klinisch können auch migrierende Thrombophlebitiden imponieren. Die Reaktion der Phospholipidantikörper mit zentralnervösen Membranbestandteilen kann zu einer ZNS-Symptomatik, z.B. Schwindel, partieller Störung des Kurz- und Langzeitgedächtnisses, Störung der Feinmotorik bis hin zu Hirninfarkten mit Hemiplegien und eventuellen zerebralen Krampfanfällen führen.

Phospholipid-Antikörper-Syndrom D89.8

Erstbeschreiber
Harris, 1983; Hughes, 1983

Synonym(e)
Antiphospholipid-Syndrom; Antikardiolipin-Syndrom; APLA-Syndrom

Definition
Autoimmunkrankheit mit Nachweis von Phospholipid-Antikörpern, Thromboseneigung, thromboembolischen Komplikationen, habituellen Aborten, zerebraler Symptomatik sowie verschiedensten Hauterscheinungen.

Ätiologie
- Autoimmunkrankheit mit Ausbildung erworbener Antikörper vom Typ IgG oder IgM mit Affinität für negativ geladene Phospholipide wie Phosphatidylserin, dem aktiven Phospholipid des endogenen Systems der Prothrombin-Aktivierung und/oder für Cardiolipin, dem bei der Lues-Serologie benutzten Antigen.
- Pathogenetisch interferiert das Lupus-Antikoagulans mit der in-vitro-Aktivierung von Prothrombin durch den Aktivatorkomplex (Faktor Xa, V, Phospholipid, Ca). Hierdurch kommt es zur Verlängerung der lipidabhängigen Gerinnungstests (Quickwert, partielle Thromboplastinzeit [PTT]) sowie Thrombose- und Abortneigung. Am Gefäßendothel hemmt der Antikörper die Freisetzung des Prostacyclins (Inhibitor der Plättchenaggregation). Fraglich als Ursachen sind thrombotische Plazentainfarzierung sowie Kreuzreagibilität der AK mit zerebralen Phospholipiden.

Manifestation
V.a. bei jungen Frauen auftretend, aber auch bei Kleinkindern und älteren Erwachsenen.

Klinisches Bild
- Integument: Livedo racemosa, Purpura, Ulzerationen, Raynaud-Syndrom, Nagelfalzteleangiektasien sowie Splitterblutungen der Nagelmatrix, Nekrosen.

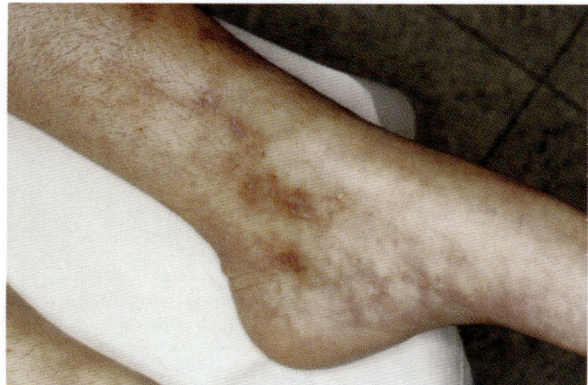

Phospholipid-Antikörper-Syndrom. Im Bereich des Unterschenkels und der Knöchelregion einer 35-jährigen Frau lokalisierte, ältere, streifig verlaufende, weißliche Narbenareale, die von einer gelblich-bräunlichen Färbung (postinflammatorische Hyperpigmentierung) umgeben sind. Im Übergangsbereich zur Fußsohle innen imponiert eine netzartige, rötlichbraune Gefäßzeichnung (Livedo racemosa). Nebenbefundlich besteht arterielle Hypertonie. Anamnestisch sind mehrere Aborte bekannt.

- Extrakutane Manifestationen: Tiefe Venenthrombosen, arterielle Thromben, transitorisch ischämische Attacken (TIA), apoplektische Insulte, ischämische Störungen der Zentralarterien des Auges, Nierenvenenthromben und thrombotische Verschlüsse der Glomeruluskapillaren, pulmonale Hypertonie, rezidivierende Aborte, arterielle Hypertonie, epileptische Anfälle, Thrombozytopenie, progressives Versagen von Herzklappen.

Labor
Nachweis von Antikardiolipin-AK im RIA oder ELISA (sensitiver als der Nachweis des Lupus-Antikoagulans): gelegentlich neben AK gegen Ro/SSA einziger serologischer Hinweis auf einen Lupus. Falsch positive Syphilisreaktionen (ca. 45%). Wechselnd ausgeprägte sonstige Hinweise auf Autoimmunopathie: ANA oder DNA-AK (70%), positiver Coombs-Test (55%), Rheumafaktoren.

Diagnose
Nachweis von Phospholipid-Antikörpern: stets Verlängerung der partiellen Thromboplastinzeit, seltener zusätzlich pathologischer Quick-Wert bei oft auffallend diskrepant normaler Vollblutgerinnungszeit (Lupus-Antikoagulans). Blutungsneigung ist selten und meist assoziiert mit Prothrombinmangel oder einer schweren Thrombozytopenie.

Therapie allgemein
- Die Behandlungsstrategie beim Nachweis von Anti-Phospholipid-Antikörpern im Blut richtet sich in erster Linie danach, ob „lediglich" die Antikörper im Blut nachweisbar sind, ob behandlungsbedürftige Symptome vorhanden sind (z.B. Infarkte oder venöse Thrombosen) oder ob eine unterliegende Grunderkrankung Behandlungsbedürftigkeit anzeigt.
- Bei ausschließlichem Nachweis von AK ohne klinische Symptomatik (in diesem Fall besteht kein Anti-Phospholipid-Syndrom im engeren Sinne) besteht kein Behandlungsbedarf.
- Bei manifestem Phospholipid-Antikörpersyndrom ist zu unterscheiden, ob eine primäre (ohne unterliegende Grunderkrankung) oder eine sekundäre Form (Grunderkrankung) vorliegt.
- Bei einem primären Phospholipid-Antikörpersyndrom richtet sich die Therapie allein auf die Verhinderung von weiteren Thrombosekomplikationen.
- Beim sekundären Phospholipid-Antikörpersyndrom im Gefolge einer Grunderkrankung verfolgt die Therapie zwei Ziele:
  - wirksame Behandlung der Grunderkrankung (z.B. Immunsuppressiva bei SLE oder einer Vaskulitis).
  - antikoagulierende Therapie (wie beim primären Phospholipid-Antikörpersyndrom), um der Bildung von Thromben vorzubeugen.
- Bei der Antikoagulation (Marcumar und Aspirin) ist eine INR zwischen 2.6 und 3.0 anzustreben. Hinsichtlich einer immunsuppressiven Therapie bei Patienten mit primärem Anti-Phospholipid-Syndrom ist die Datenlage unzureichend. Die Antikoagulation muss bei gesichertem komplikativen Anti-Phospholipid-Syndrom (z.B. tiefe Beinvenenthrombose) lebenslang durchgeführt werden. Die alleinige Gabe von Aspirin ist nicht ausreichend.

Hinweis(e)
Obligatorische Schwangerschaftsüberwachung ist erforderlich (Risikogeburt).

Photoallergen

Definition
Durch photochemische (kurzwelliges Licht, UV-Strahlung) Veränderung eines lichtempfindlichen Prohaptens zum Hapten und über dessen Verbindung mit einem Protein in der Haut entstandenes Antigen. Das Prohapten kann exogen oder endogen in die Haut gelangen. Medikamente, Kosmetika und Körperpflegemittel sind die bekanntesten Photoallergene.

Photoallergen. Tabelle 1. Photoallergisch wirksame Substanzen (Auswahl)

Hauptgruppen	Wirkstoffe/Wirkstoffklassen
Desinfizienzien	Bithionol
	Buclosamid
	Carbanilide
	Dibromsalicylanilid
	Dichlorophen
	Hexachlorophen
	Pentichlor
	Tetrabromsalicylanilid
	Tetrachlorsalicylanilid
	Tribromsalicylanilid
Antidiabetika	Tolbutamid
	Glibenclamid
	Chlorpropamid
	Carbutamid
Antiinfektiosa	Doxycyclin
	Sulfanilamid
	Sulfathiazol
	Sulfisoxazol
	Sulfamethoxypyridazin
	Sulfadimethoxin
Antihypertensiva/Diuretika	Chlorthalidon
	Chlorothiazid
	Hydrochlorothiazid
	Quinethazon

Photoallergie

L56.8

Definition
Immunologisch bedingte Reaktionslage nach Sensibilisierung durch ein Photoallergen. Je nach Klinik und Ätiologie unterscheidet man:
- Photokontaktallergie
- Hämatogene Photoallergie
- Persistierende Lichtreaktion
- Chronisch aktinische Dermatitis
- Lichturtikaria
- Polymorphe Lichtdermatose

S.u. Photoallergen.

Photoallergen. Tabelle 1. (Fortsetzung)

Hauptgruppen	Wirkstoffe/Wirkstoffklassen
Sonstige	Amantadin
	Amitriptylin
	Azathioprin
	Benzophenone
	Cadmiumsulfid
	Carbinoxamin
	Chloroquin
	Chlordiazepoxid
	Cyproheptadin
	Dexketoprofen
	Diclofenac
	Digalloyl-Triolat
	Diphenhydramin
	Duftstoffe (Musk ambrette, Sandelholzöl, 6-Methylcumarin)
	Gold
	Griseofulvin
	Hypericin (Johanniskraut)
	Imipramin
	Ketoprofen
	Lichtschutzmittel (PABA, Benzophenon, Digalloyltrioleat)
	NSAR
	Phenothiazine (Chlorpromazin, Promethazin)
	Östrogene
	Para-Aminobenzoesäure
	Prochlorperazin

Therapie
S.u. Photoallergie, hämatogene; s.a.u. Lichtreaktion, persistierende; s.a.u. Lichturtikaria.

Photoallergie, hämatogene L56.1

Definition
Photoallergisches Ekzem mit enteraler oder parenteraler Allergenzufuhr, z.B. als Phenothiazine, Sulfonamide.

Therapie
Entsprechend dem photoallergischen Ekzem.

Photodynamische Therapie

Definition
Geprägt von O. Raab im Jahre 1900. Form der Photochemotherapie, bei der ein Photosensibilisator (z.B. 5-Aminolävulinsäure, Porphyrinderivate) mit sichtbarem Licht reagiert und zyto- bzw. gewebetoxische Produkte entstehen. Grundvoraussetzung dieser Reaktion ist das Vorhandensein von Sauerstoff. Durch Redoxvorgänge und Radikalkettenreaktionen entsteht reaktiver Singulett-Sauerstoff, der zytotoxisch reagiert und Gewebestrukturen sowie Aminosäuren, Nukleinsäuren und Fettsäuren zerstören kann. Bei dem Verfahren wird die Affinität bestimmter Porphyrinderivate auf Tumorzellen genutzt. Tumorzellen, aber auch Makrophagen, nehmen LDL-gebundene Photosensibilisatoren durch Endozytose auf. Nachfolgende Bestrahlung mit polychromatischen Lichtquellen führt zur Zerstörung der Zellen unter Schonung des umliegenden Gewebes. Die Bestrahlungsdosen liegen zwischen 25 und 300 J/cm².

Indikation
Nch den internationalen Leitlinien zur photodynamischen Behandlung epithelialer Hauttumoren werden folgende Erkrankungen als Indikationen für eine „First-Line-Therapie" genannt:
- Dünne, nicht-hyperkeratotische, nicht-pigmentierte aktinische Keratosen
- M. Bowen
- superfizielle Basalzellkarzinome.

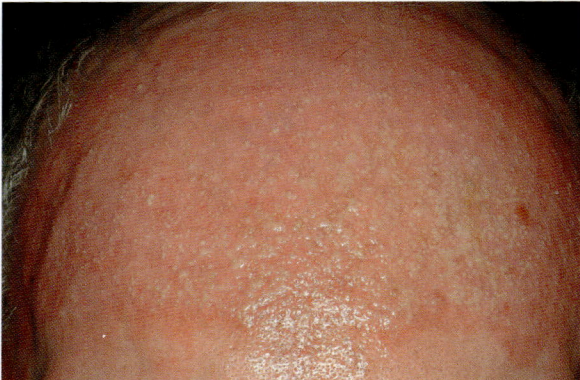

Photodynamische Therapie. Flächige, kräftige, schmerzhafte Rötung nach Durchführung einer PDT bei einem 76-jährigen Mann mit multiplen, flächigen aktinischen Keratosen im Bereich von Stirn und Kapilitium.

PDT mit Porphyrinderivaten (s.u. Temoporfin): Auch als Second-line Therapie bei Patienten mit fortgeschrittenen Plattenepithelkarzinomen des Kopf- oder Halsbereiches (nach Versagen von Vortherapien und Nichtdurchführbarkeit von Radiatio), chirurgischer Exzision und systemischer Chemotherapie.
- Über vorläufige Resultate, die weiterer klinischer Bestätigung bedürfen, wurde bei folgenden Erkrankungen berichtet:
  - Verrucae planae juveniles
  - Psoriasis vulgaris
  - kutane Sarkoidose
  - Lichen planus
  - Pseudolymphome
  - Acne vulgaris
  - Keloide
  - zirkumskripte Sklerodermie.

Durchführung
- Bei aktinischen Keratosen eine, bei Basalzellkarzinomen zwei (oder auch mehrere) Sitzungen im Abstand von einer Woche: Zunächst Entfernung von Schuppen und Krusten auf der zu behandelnden Läsion.
- Auftragen der photosensibilisierenden Salbe (1 mm dick) mittels Spatel auf die zu behandelnde Läsion und überlappend 1 cm auf die umgebende, klinisch gesunde Haut. Okkludierender und lichtdichter Verband. Bei Applikation des Methylesters der Aminolävulinsäure (Handelspräparat Metvix) Therapiedauer über 3 Stunden; bei der magistral verordneten ALA-Rezeptur (meist 20%) über 6 Std. Danach Entfernen der Creme und Reinigung mit physiologischer Kochsalzlösung. Anschließend geräteindividualiserte Bestrahlung (z.B. mit Rotlicht, Wellenlänge 570-670 nm in einer Dosis von 75 J/cm²).

Unerwünschte Wirkungen
Lokale Rötung, Brennen, Krustenbildung, Ödem (89%), Schmerzen (92%), Schuppung, Juckreiz (80%), seltener Blasenbildung, großflächige Pustulationen, Erosionen, Ulzeration, Hyper- oder Hypopigmentierung. Sehr selten Urtikaria. In Einzelfällen auch (offenbar reaktive) Migräne, Hautatrophie, Übelkeit, grippeähnliche Symptome.

Kontraindikation
Porphyrie; sklerodermiformes Basalzellkarzinom; Überempfindlichkeit gegen Bestandteile der photosensibilisierenden Salbe.

Präparate
- Photosensibilisatoren: Z.B. Metvix 160 mg/g Creme, diese Creme ist als Fertigpräparat zugelassen (Wirkstoff: Methyl-[5-amino-4-oxo-pentanoat] = MAOP).
- Als Magistralrezeptur kann verwendet werden R007 (Einwirkzeit 4 Stunden).
- Lampen: Z.B. Aktilite (v.a. bei Verwendung von Metvix); alternativ: Hydrosun.

Hinweis(e)
Die Behandlung kann nur durch in dieser Therapie ausreichend erfahrene Kollegen durchgeführt werden. Da es sich um sog. blinde Therapieverfahren handelt, ist die histologische Abklärung vor Therapie, wie auch eine engmaschige klinische Nachkontrolle, zwingend notwendig!

Photokarzinogenese

Definition
Die ultraviolette Strahlung ist das zentrale Karzinogen (s. Karzinogenese) bei der Entwicklung von epithelialen Hauttumoren. 60-100% aller Basal- und Plattenepithelkarzinome weisen Mutationen im p53-Gen (s.u. Tumorsuppressorgene) auf. Parallel damit geht die klinische Beobachtung, dass etwa 75-80% der Basalzellkarzinome meist an chronisch sonnenexponierten Hautarealen, insbesondere an Kopf und Nacken, auftreten.

Allgemeine Information
Die Wirkung von UV-Strahlen in der Haut auf zellbiologischer und molekularer Ebene ist mannigfaltig (s.u. Onkogene). Um eine maligne Transformation zu verhindern, haben sich verschiedene protektive Mechanismen in der Haut ausgebildet. Hierbei kommt dem p53-Gen (s.u. Tumorsuppressorgene) eine Schlüsselrolle zu. UV-spezifische Mutationen in p53, Ras und INK4a/ARF sowie UV-induzierbarer NF-kappaB und Cyclooxygenase 2 (s.u. Cyclooxygenasen) sind an der Photokarzinogenese maßgeblich beteiligt. Erhöhte COX-2- und PGE2-Konzentration werden in aktinischen Keratosen und spinozellulären Karzinomen nachgewiesen. COX-Hemmer wie Diclofenac können aktinische Keratosen nachweislich bessern. Im Gegensatz zu UVB wird UVA (s.u. UV-Strahlen) nicht direkt von der DNS absorbiert, sondern von anderen Photosensibilisatoren. Dies führt indirekt über Photooxidation und der Bildung von Sauerstoffradikalen zur DNS-Schädigung. Ein zweiter Mechanismus für die Photokarzinogenese stellt die UV-induzierte Immunsuppression dar. UV-Strahlung inhibiert die Präsentation von Antigenen und stimuliert die Freisetzung immunsuppressiver Zytokine.

Photopatchtest

Synonym(e)
Belichteter Epikutantest

Definition
Test zur Diagnostik einer Spättypreaktion vom Ekzemtyp durch photoallergisch und/oder phototoxisch wirksame Substanzen. Modifizierte Verfahren sind der Photoscratch- und der Photopricktest.

Durchführung
- 24 Std. nach okklusiver Applikation der Testsubstanzen am Rücken wird das Testareal mit einer UVA-Standarddosis von 5 J/cm² bestrahlt (Spektrum 320-400 nm). Die Beurteilung der Testreaktionen erfolgt unmittelbar sowie 24, 48, 72 und 96 Std. nach der Bestrahlung nach den Kriterien des Epikutantests. Zur Kontrolle wird ein unbelichteter Epikutantest mit den gleichen Substanzen parallel durchgeführt. Beispiel für eine Standardreihe von relevanten Testsubstanzen ist die Substanzliste der Arbeitsgemeinschaft Photopatchtest der DDG. S.a. Tab. 1 [Substanzliste Photopatchtest].
    - Phototoxische Reaktion: Erythem und Infiltrat sofort oder verzögert als Decrescendoreaktion.
    - Photoallergische Reaktion: Erythem und Infiltrat, Papulovesikel, Blasen oder Erosionen verzögert als Crescendoreaktion.
- Beim Photoscratch- bzw. Photopricktest wird das Stratum corneum mittels einer Lanzette zuerst perforiert und anschließend die Testsubstanz aufgetragen.
- Zum Ausschluss falscher Testergebnisse, die durch systemisch applizierte Pharmaka verursacht werden können, kann eine sog. systemische Photoprovokation (SPP) durchgeführt werden. Hierbei wird ein Hautareal mit 10 J/cm² UVA bestrahlt, anschließend erfolgt die systemische Applikation des entsprechenden Medikaments. Zum Zeitpunkt der höchsten Plasmakonzentration wird ein weiteres Areal mit 10 J/cm² bestrahlt.
- Wichtig ist nach dem Ablesen die Bewertung der klinischen Relevanz. Dies kann systematisch nach dem sog. COADEX-Index erfolgen.
    - C (current): derzeitige klinische Relevanz. Der Patient war dem Allergen exponiert und stellt sich nun mit einer klinischen Symptomatik vor, die sich bei Allergenkarenz jedoch bessern wird.
    - O (old): zurückliegende klinische Relevanz. Der Patient war in der Vergangenheit dem Allergen exponiert und entwickelte daraufhin eine klinische Symptomatik, die aber derzeit nicht vorliegt.
    - A (actively): aktive, aktuell vorliegende Sensibilisierung.
    - D (do not know): Relevanz bleibt unklar.
    - EX (exposed): anamnestisch vorliegende Allergenexposition ohne klinische Symptomatik oder keine anamnestische Allergenexposition bei positiver Typ IV-Sensibilisierung im Epikutantest.

Hinweis(e)
MED-Diagnostik vor dem Photopatchtest durchführen!

Photopatchtest. Tabelle 1. Substanzliste Photopatchtest

Substanzen
1. Tetrachlorsalicylanilid
2. Monobromsalicylchloranilid
3. Tribromsalicylanilid
4. Buclosamid
5. Fenticlor
6. Hexachlorophen
7. Bithionol
8. Triclosan
9. Sulfanilamid
10. Chlorpromazin
11. Promethazin
12. Carprofen
13. Tiaprofensäure
14. Chinidinsulfat
15. Moschus Ambrette
16. Moschus Mix
17. Parfüm Mix
18. 6-Methylcumarin
19. Paraaminobenzoesäure
20. Hydrochlorothiazid
21. Furosemid
22. 2-Hydroxy-4-Methoxybenzophenon
23. 2-(4-Methylbenzyliden)-Kampher
24. 4-Isopropyldibenzoylmethan
25. Zyklamat
26. Saccharin
27. Holzteer
28. Kolophonium
29. Perubalsam
30. Kompositen-Mix
31. Tolbutamid
32. Thiourea

Photopherese, extrakorporale

Definition
PUVA-Therapie der Leukozyten in einem extrakorporalen Kreislauf (Leukapherese-basierte immunmodulatorische Therapie). Direkte zytotoxische/zytostatische Wirkung von Methoxsalen mittels gezielter Bestrahlung insbesondere der im Blut zirkulierenden Lymphozyten mit UVA (365 nm; sog. Photoadduktion des Methoxsalen an die DNA-Helix). Man vermutet, dass es durch die Reinfusion der mit Methoxsalen oberflächenmarkierten Lymphozyten zu einer Stimulation des Immunsystems gegen Antigendeterminanten der autoreaktiven bzw. malignen Zellklone kommt.

Allgemeine Information
Behandlungsdauer einer extrakorporalen Photopherese (ECP) ca. 3-4 Std. Im extrakorporalen Kreislauf befinden sich 540 ml Leukozyten-reiches Blutplasma, kumulative GD UVA ca. 2 J/cm^2. Durchführung eines Zyklus an 2 aufeinander folgenden Tagen. Zyklusintervalle richten sich nach Erkrankung und Therapieerfolg.

Wirkungen
Der Wirkmechanismus der ECP ist bisher noch nicht vollständig aufgeklärt. Die ECP gilt als immunmodulatorische Therapieform mit Verschiebung des Zytokinexpressionsmuster von einem proinflammatorischen zu einem antiinflammatorischen Profil. Die ECP bewirkt eine Zunahme der peripheren CD3/NK-Population und eine Minderung des Granulozyten-Elastase-alpha 1-Proteaseinhibitor-Komplexes sowie einen Abfall der Sulfidoleukotriene und Stimulation der Synthese des TNF-α. Weiterhin nachgewiesen ist eine Apoptose mononukleärer Zellen, sowie eine Induktion von CD4/CD25-positiven T-regulatorischen Zellen.

Indikation
> **Merke:** Anerkannt ist die extrakorporale Photopherese bisher nur für das kutane T-Zell-Lymphom!

Siehe Tabelle 1 [Indikationen der extrakorporalen Photopherese].

Kontraindikation
Insuffizienter peripherer Zugang, so dass die minimale Flussrate von 7 ml/Min. nicht gewährt ist. Hier können permanente, subkutan implantierbare Hämodialysekatheter mit einer Länge von max. 48 cm (Fa. Covidien Healthcare Deutschland [früher Tyco Healthcare, Deutschland]) ausreichende Flussvolumina garantieren.

Photopherese, extrakorporale. Tabelle 1. Indikationen der extrakorporalen Photopherese

	Erkrankung	Therapiemodalität	Bemerkungen
Gesicherte Indikation	Leukämisches kutanes T-Zell-Lymphom (ohne Stadium III = Tumorstadium)	Zyklusintervalle 14-tägig über 6 Monate, anschließend Verlängerung auf monatliche Intervalle, Therapieende nach 2 Jahren (insgesamt 30 Zyklen á 2 Photopheresen)	Ideale Ansprechraten bei Erythrodermie und Sézary-Syndrom bis zu 70% (hier ggf. in Kombination mit Interferon alfa s.c.)
	Progressive systemische Sklerodermie (PSS)	Zyklusintervalle im monatlichen Abstand über 1 Jahr, bei positivem Effekt langsame Verlängerung der Intervalle auf 3-Monatsabstände, Erhaltungstherapie 2-4 Zyklen pro Jahr	Ideales Ansprechen insbes. beim akral aszendierenden Typ, ggf. in Kombination mit niedrig dosierten Glukokortikoiden (2,5-7,5 mg/Tag Prednisolonäquivalent)
	Pemphigus vulgaris	wie PSS	
	Schweres atopisches Ekzem	wie CTCL, u.U. Erhaltungstherapie	
	Dermatomyositis (nicht als Paraneoplasie)	wie PSS	
	Schwere Psoriasis vulgaris/arthopathica	wie PSS	
	Rheumatische Arthritis	wie PSS	
	Graft-vs-host disease	wie PSS	
Experimenteller Ansatz	Herztransplantation	individuell, u.U. mehrmals wöchentlich	Signifikante Senkung der Letalitätsrate bei Patienten mit allogener Stammzelltransplantation
	Multiple Sklerose		
	Skleromyxödem (Arndt-Gottron)		

Photopletysmographie

Definition
- Methode zur Bestimmung der Volumenschwankungen des subkutanen Venenplexus. Hierbei wird ein definiertes Hautareal einer Infrarotstrahlung definierter Wellenlänge ausgesetzt. Hämoglobin absorbiert die eingestrahlte Strahlung. Nimmt die Blutmenge im subkutanen Venenplexus ab, so wird die Absorption geringer, die Reflexion höher. Der reflektierte Anteil und damit die Füllungsschwankungen im subkutanen Venenplexus, z.B. während eines Bewegungsprogramms oder einer Lageveränderung des Beines, werden gemessen. Hieraus resultiert ein relativer Messwert (Verhältnis zum Ausgangswert).
- Verschiedene photopletysmographische Verfahren, die sich vom Prinzip her nur unwesentlich unterscheiden, stehen zur Verfügung:
  - Photopletysmographie (PPG)
  - Lichtreflexionsrheographie (LRR nach Blazek und Wienert)
  - Digitale Photopletysmographie (DPPG).

Photoprovokationstest

Definition
Kontrollierte Provokation bestimmter Dermatosen (s.u. Lichtdermatosen) mittels UVB-/A-Lichtexposition umschriebener Hautareale mit Suberythemdosen oder der MED, zu diagnostischen Zwecken.

Durchführung
Voraussetzung für provokative Lichttestungen ist die vorherige Durchführung der Lichttreppen im UV-A und UV-B-Bereich. S.u. MED. Dadurch können grob pathologische Reaktionen mit Schädigungen der Haut vermieden werden. Die Testungen werden in Abhängigkeit von der klinischen Symptomatik modifiziert (in-loco-Bestrahlung über mehrere Tage, Verwendung von UV-Spektren die als Auslöser vermutet werden, Testung an Stellen die zum Zeitpunkt der Testung erscheinungsfrei, nicht lichtgewöhnt, aber wie aus anamnestischen Daten bekannt als reaktiv eingeschätzt werden! Spezielles Procedere: s.u. Lichtdermatose, polymorphe.

Klinisches Bild
Diagnostische Bedeutung bei Lichtdermatosen bzw. UV-provozierbaren Dermatosen, wenn die Bestimmung der MED-UVB bzw. der MED-UVA normale Werte erbracht hat (polymorphe Lichtdermatose, Hidroa vacciniformia, Lupus erythematodes, phototoxische Dermatitis u.a). S.a. MED und Photopatchtest.

Photosensibilisatoren

Definition
- Substanzen, die die Empfindlichkeit gegenüber Licht steigern. Sie sind in der Natur weit verbreitet und finden sich u.a. in Teeren, Teerderivaten (z.B. Rivanol), Pflanzen (z.B. Furocumarine, die als Duftstoffe in Kosmetika vorkommen können) und Medikamenten.
- Durch Photosensibilatoren können Erkrankungen ausgelöst werden, wobei nahezu alle Auslöser photoallergischer Reaktionen auch phototoxisches Potential besitzen.

Photosoletherapie

Definition
Kombinationsbehandlung von Salzwasserbad mit anschließender UVB-Bestrahlung. Eingesetzt wird diese Therapieform v.a. bei Psoriasis vulgaris und atopischem Ekzem.

Phototherapie

Definition
Ganzkörper- oder Lokalbestrahlung mit UV-Strahlen (UVA-Breitband-, UVA1-, UVB- oder gemischten UVA/UVB-Strahlen). In Kombination mit lichtsensibilisierenden Substanzen als systemische oder lokale Photochemotherapie anwendbar, s.u. PUVA-Therapie und KUVA-Therapie.

Indikation
U.a. zur Behandlung von:
- Psoriasis
- Parapsoriasis en plaques
- Pruritus
- Prurigo simplex subacuta
- Mycosis fungoides (Erythem- und Plaquestadium)
- Vitiligo
- Pityriasis lichenoides chronica
- Seborrhoisches Ekzem
- HIV-assoziierte pruritische Eruptionen
- Pruritus bei chronisch terminaler Niereninsuffizienz
- Prophylaxe der polymorphen Lichtdermatose
- Atopisches Ekzem.

Durchführung
Dosis in Abhängigkeit vom Hauttyp, möglichst nach Bestimmung der MED mit dem entsprechenden UV-Spektrum:
- UVB Breitband (Initialdosis):
  - Hauttyp I: 20 mJ/cm^2
  - Typ II: 30 mJ/cm^2
  - Typ III: 50 mJ/cm^2
  - Typ IV: 60 mJ/cm^2.

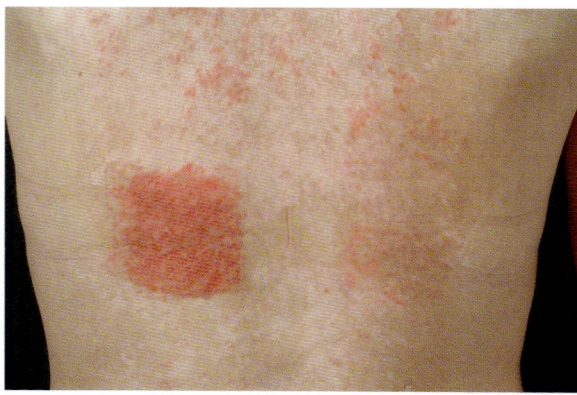

Photoprovokationstest. Seit 1999 krustenbedeckte Plaques und Schuppungen an lichtexponierten Arealen bei einer 40 Jahre alten Patientin. Diagnose: Pemphigus erythematosus. Nach Photoprovokation zur Bestimmung der MED am linken Rücken Ausbildung einer akuten, flächenhaften, unscharf begrenzten, rauen, roten konsistenzvermehren Plaque. Deutlich abgeschwächte Reaktion im rechten Testareal.

- UVB Schmalband (311 nm) (Initialdosis):
  - Hauttyp I: 200 mJ/cm²
  - Typ II: 300 mJ/cm²
  - Typ III: 500 mJ/cm²
  - Typ IV: 600 mJ/cm².
- UVA (Initialdosis):
  - Hauttyp I: 0,5 J/cm²
  - Typ II: 1,0 J/cm²
  - Typ III: 1,5 J/cm²
  - Typ IV: 2,0 J/cm².
- UVA1 (Dosis je Bestrahlung):
  - Niedrige Dosierung (low-dose): 20-≤50 J/cm² (initial 5 J/cm², Dosis nach jeweils 3 Sitzungen um 5 J/cm² steigern).
  - Mittlere Dosierung (medium-dose): 50-≤90 J/cm² je Behandlung.
  - Hohe Dosierung (high-dose): 90-130 J/cm² je Behandlung.

Unerwünschte Wirkungen
Dermatitis solaris, phototoxische Dermatitis; Konjunktivitis, Provokation von Photodermatosen; aktinische Elastose.

Kontraindikation
- Absolute KI: Infektionserkrankungen, akute Infekte, Geschlechtskrankheiten, Parasitosen.
- Relative KI: Akute Dermatosen, akute Schübe chronischer Dermatosen, chronische venöse Insuffizienz, Kollagenosen (außer zirkumskripte Sklerodermie), blasenbildende Dermatosen, fortgeschrittene Schwangerschaft.

Komplikation
Dermatitis solaris

Hinweis(e)
Allg. Richtlinien zur Durchführung einer Photo(chemo)therapie (Empfehlungen der DDG):
- Beachtung der Indikationen und Kontraindikationen. Absolute Kontraindikationen sind z.B. Gendefekte mit einer erhöhten Lichtempfindlichkeit oder einem erhöhten Hautkrebsrisiko (Xeroderma pigmentosum, Cockayne Syndrom, Bloom-Syndrom). Relative Kontraindikationen (ggf. modifizierte Behandlungsschemata) stellen Patienten mit Krampfleiden (Einnahme von photosensibilisierenden Medikamenten), anamnestisch bekannten malignen Hauttumoren oder mit dysplastischen melanozytären Naevi dar.
- Aufklärung des Patienten über Therapieablauf, Nebenwirkungen (Akut- und Langzeitnebenwirkungen). Schriftliches Einverständnis ist unumgänglich.
- Vor Beginn der Photo(chemo)therapie ist die Bestimmung der individuellen Lichtempfindlichkeit (MED) bzw. der minimalen phototoxischen Dosis (MPD) empfehlenswert.
- Die applizierten UV-Dosen sind in exakten strahlungsphysikalischen Einheiten (J/cm², mJ/cm²) anzugeben und aufzuzeichnen.
- Während der Therapie sind die Patienten in regelmäßigen Abständen (wöchentlich) vom Arzt zu überwachen. Therapieerfolg und NW sind schriftlich zu dokumentieren.
- Generell ist ein Augenschutz während der Therapie erforderlich. Bei Nichtbefall sind auch die chronisch-lichtexponierten Stellen (Gesicht, Nacken, Handrücken) zu schützen (Ausnahme: Mycosis fungoides).
- Eine Phototherapie bei Kindern ist in jedem Lebensalter möglich (Augenschutz). Strenge Indikationsstellung notwendig.

Staphylokokkus aureus wird u.a. für eine Exazerbation des atopischen Ekzems verantwortlich gemacht. Nach einer brasilianischen Studie soll eine Schmalband UVB-Therapie die Staphylokokkus aureus-Besiedelung auf der Haut deutlich reduzieren.

Phototoxizität L56

Definition
Nicht immunologische Reaktion, die bereits bei dem ersten Kontakt mit dem Photosensibilisator und bei jedem Menschen auftritt, wenn die Dosis der Substanz ausreichend ist und anschließend entspechende UV-Bestrahlung erfolgt. S.u. phototoxische Dermatitis.

Diagnose
S.u. Photoallergie.

Hinweis(e)
Die Eindringtiefe von Lichtstrahlen in menschliche Haut liegt je nach Wellenlänge und Hautareal zwischen 0,2 und 4 mm. Da das gefäßfreie Stratum corneum nur etwa 10-150 μm stark ist, können im Blut zirkulierende oder in der Haut befindliche Wirkstoffe Licht absorbieren. Den angeregten Wirkstoffmolekülen stehen zahlreiche Substrate für phototoxische Reaktionen zur Verfügung. Phototoxische Reaktionen treten in-vivo auf und sind von Hautveränderungen, die durch photoinstabile Wirk- oder Hilfsstoffe bedingt sein können, abzugrenzen. S.u. Wirkstoffe, photoinstabile.

Phrynoderm E50.83

Synonym(e)
Krötenhaut; Hyperkeratosis follicularis bei Avitaminose A; Hyperkeratosis follicularis metabolica; phrynoderma

Definition
Follikulär-lichenoide Keratosen beim Vitamin A-Mangel mit trockener, schlaffer, gefälteter und aschgrauer Haut. S.a. Avitaminose, Bitot-Flecke, Alkohol und Hautveränderungen.

Therapie
Substitution mit Vitamin A 3.000-10.000 IE/Tag p.o. Blande, fettende Pflege der Haut (z.B. Basiscreme (DAC), Linola Creme, Asche Basis Salbe, Eucerin cum aqua).

pH-Wert der menschlichen Haut

Definition
Die gesunde Hautoberfläche reagiert leicht sauer, wobei der pH-Wert in erster Linie von der Lokalisation, weniger von Lebensalter, Geschlecht oder Rasse abhängig ist. Unter dem normalen Haut-pH versteht man den oberflächlichen pH-Wert im Bereich des Unterarmes eines gesunden, erwachsenen weißen Mannes; dieser liegt im Bereich von 5,4 bis 5,9. Bestimmung v.a. mit der Flachelektrode nach Ingold. Einen höheren pH-Wert (zwischen 6 und 7) haben Axilla, Fußsohle, Interdigitalräume, Genitoanalbereich (physiologische Lücken des Säureschutzmantels).

Phykomykosen B46.9

Synonym(e)
Zygomykosen

Definition
Gruppe verschiedener tiefer Mykosen, die durch zahlreiche opportunistische Pilzarten hervorgerufen werden.

Erreger
Mucor, Rhizopus, Absidia, Mortierella, Cunninghamella u.a.

Therapie
S.u. Mucormykose.

PIBI(D)S-Syndrom Q87.8

Definition
Autosomal-rezessives Syndrom mit exzessiver Lichtempfindlichkeit, einem Defekt des DNA-Reparatur-Systems, Ichthyosis, brüchigen Haaren, neurologischen Störungen und Kleinwuchs. Das Krankheitsbild wird zur Gruppe D der Xeroderma pigmentosum-Erkrankung gezählt, zeigt aber in den ersten 20 Lebensjahren keine Hauttumoren.

Piebaldismus E70.35

Erstbeschreiber
Morgan, 1786

Synonym(e)
Angeborene Weißfleckung; partieller Albinismus; Albinismus circumscriptus

Definition
Angeborene, autosomal-dominant vererbte, umschriebene Weißfleckung der Haut. Der klassische Piebaldismus ist eine reine Hautanomalie, entsprechende Veränderungen sind aber bei verschiedenen Syndromen (s. unten) beschrieben. S.a. Albinismus.

Vorkommen/Epidemiologie
Prävalenz: 2-3/100.000 Einwohner.

Manifestation
Weiße Stirnlocke bei Geburt, übrige Herde nach einigen Monaten.

Lokalisation
Brust, Abdomen (ventral) und obere Extremitäten, Stirn.

Klinisches Bild
- Meist münzgroße, scharf begrenzte, amelanotische, isolierte, symmetrisch oder systematisiert auftretende Flecken, weiße Stirnlocke. Seltener auch Café-au-lait-Flecken.
- Sechsfelderkomplex (six field complex): Poliosis circumscripta und Pigmentmangel an Kinn, Nacken, Rumpfmitte und distalen Extremitätenanteilen.
- Teilsymptomatik folgender Syndrome: Klein-Waardenburg-Syndrom, Tietz-Syndrom, Chédiak-Higashi-Syndrom, fakultativ beim Stargardt-Syndrom.

Histologie
Melanozyten fehlen.

Differenzialdiagnose
Vitiligo.

Therapie
Konsequenter textiler und physikalisch/chemischer Lichtschutz. Ggf. kosmetische Abdeckung, z.B. Dermacolor.

Piedra B36.8

Synonym(e)
Piedra nostras; Trichomycosis nodularis oder nodosa; Trichosporia tropica; Trichosporie; Chignon fungus; Chignon disease; Beigel's disease

Definition
Pilzinfektion der Haarschäfte mit knotigen Auflagerungen. Man unterscheidet die weiße Piedra und die schwarze Piedra.

Therapie
Entsprechend der Piedra, weiße.

Piedra, schwarze B36.3

Synonym(e)
Trichomycosis nodosa nigra; Piedra nigra

Definition
Variante der weißen Piedra durch Piedraia hortae. Der Pilz wurde in einigen schwarzen Stämmen zum Färben der Haare benutzt.

Erreger
Piedraia hortae (Schwärzepilz), der in feuchtwarmen Gebieten auf Pflanzen und fakultativ in Affen- und Menschenhaaren lebt.

Vorkommen/Epidemiologie
Vor allem Tropen, Südamerika, Ferner Osten.

Klinisches Bild
Mit bloßem Auge erkennbare, meist in Mehrzahl auftretende, harte, braun-schwarze Knötchen am Haarschaft.

Therapie
Entsprechend der weißen Piedra.

Piedra, weiße B36.2

Erstbeschreiber
Beigel, 1869

Synonym(e)
Trichomycosis nodosa; Trichosporose; Piedra alba

Definition
Mykose des Haarschaftes durch Trichosporon beigelii mit charakteristischen weißen Knötchen. Bei inguinalem Befall sind die typischen Knötchen auch an Baumwollfasern der Unterwäsche nachgewiesen.

Erreger
Trichosporon spp. (saprophytäre Hefepilze), insbes. Trichosporon beigelii.

Vorkommen/Epidemiologie
Vor allem Subtropen, gemäßigte Zonen.

Lokalisation
V.a. Kopfhaar, Bart- und Achselhaar.

Klinisches Bild
Mehrere, perlschnurartig aufgereihte, steinharte, wenige Millimeter große, weiße Knötchen am Haarschaft. Brüchigwerden des Haares im Bereich der Knötchen.

Differenzialdiagnose
Haarschaftanomalien, s.u. Haarknötchen.

Externe Therapie
Abschneiden der befallenen Haare bei inguinalem Befall. Wenn möglich, Entsorgen der Unterwäsche, ansonsten Auskochen. Rezidive sind häufig, wichtig ist deshalb fortdauernde sorgfältige Hygiene.

Interne Therapie
Antimykotische Therapie mit Terbinafin (z.B. Lamisil Tbl.) 250 mg/Tag über 6 Wochen. Bei systemischem Befall Behandlung mit Amphotericin B, Initialdosis 0,1 mg/kg KG/Tag i.v., Steigerung bis auf 1 mg/kg KG/Tag. Alternativ Flucytosin (Ancotil): Erwachsene und Kinder 150-200 mg/kg KG/Tag i.v. als Infusion in 4 ED über 3-4 Wochen.

Piezogene Knötchen   M79.81

Erstbeschreiber
Rawnsley u. Shelley, 1968

Synonym(e)
Druckbedingte Handkantenknötchen und Fersenknötchen; piezogenic papules of the feet; painful piezogenic pedal papules

Definition
Multiple Fettgewebshernien, vorwiegend im medialen Bereich der Ferse bei Adipösen.

Ätiologie
Wahrscheinlich unzureichende Septierung des Fettgewebes.

Lokalisation
Medialer dorsaler oder lateraler Fußrand, etwa 2 cm oberhalb der Fußfläche.

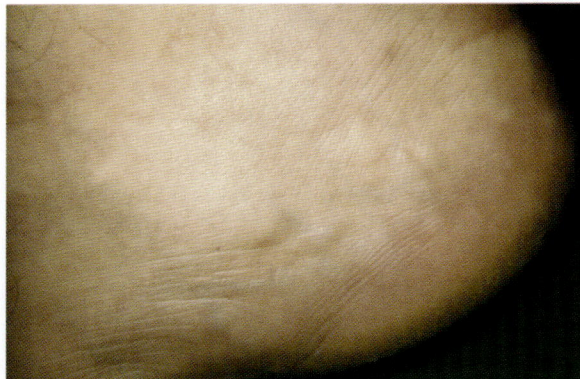

Piezogene Knötchen. Erbsgroße, hautfarbene, derbe Knötchen im Fersenbereich bei einer 36-jährigen Frau.

Klinisches Bild
Bis zu mehr als 20 hautfarbene, derbe Knötchen, die beim Stehen deutlicher hervortreten. Gelegentlich liegt Belastungsschmerz vor (durch Propulsion des plantaren Fettgewebes).

Histologie
Defekt in der Septierung des subkutanen Fettgewebes.

Therapie
In der Regel ist keine Therapie erforderlich. Aufklärung über Harmlosigkeit des Befundes. Bei funktionell störenden oder schmerzenden Knötchen Exzision mit primärem Wundverschluss und Subkutannaht.

Pigment

Definition
Man unterteilt die Farbstoffe im Körper in endogene und exogene. Exogenes Pigment: Kohlenstaub, Metallstaub, Carotinoide, Tusche. Endogenes Pigment: Melanin, Hämoglobin, Myoglobin, Lipofuscin, Biliverdin, Bilirubin und Hämosiderin. S.a.u. Hyperpigmentierung.

Pigmentär-vaskuläre Phakomatose   Q85.8

Erstbeschreiber
Ota, 1947

Synonym(e)
Phakomatosis pigmentovascularis (PPV)

Definition
Kombination eines ausgedehnten Gefäßnaevus mit einem großflächigen Pigmentmal, bei der das gemeinsame Auftreten kein Zufall sondern eine Entität ist.

Einteilung
- Typ I: Naevus flammeus kombiniert mit Naevus pigmentosus verrucosus
- Typ II: Naevus flammeus kombiniert mit Mongolenfleck (dermale Melanozytose)
- Typ III: Naevus flammeus kombiniert mit Naevus spilus
- Typ IV: Naevus flammeus kombiniert mit Naevus spilus und Mongolenfleck, evtl. auch Naevus anaemicus.

Bei den Typen II, III und IV kann ein Naevus anaemicus assoziiert sein. Eine weitere Einteilung der einzelnen Typen nach a) und b) erfolgt, je nachdem ob a) ausschließlich kutane oder b) auch zusätzliche systemische Beteiligungen, z.B. Dysplasien größerer Gefäße (z.B. V. cava), vorliegen.

Ätiologie
Genodermatose mit sporadischem Auftreten. Genetisch liegt dieser Phakomatose eine nichtallelische Didymosis (Zwillingsflecken) zugrunde.

Klinisches Bild
Interindividuell variable Kombination von Naevus spilus, Mongolenfleck, Naevus flammeus, evtl. assoziierte Defekte anderer Organe.

Pigmentflecken, palmoplantare   L98.8

Definition
Lentiginöse Pigmentation der Palmae und Plantae. Assozia-

tionen mit verschiedenen inneren Erkrankungen und Malignomen bestehen. S.a.u. Paraneoplastisches Syndrom.

Pigmentflecken, praetibiale E13.5

Synonym(e)
Prätibial pigmented patches

Definition
Vor allem bei Diabetikern vorkommende, ovale, nicht erhabene, braune Pigmenteinlagerungen im Bereich der Schienbeinkanten im Sinne einer diabetischen Mikroangiopathie. Entwicklung aus flachen, gering schuppenden Erythemen.

Histologie
Gefäßvermehrung mit perivaskulärem, dichtem lymphozytärem Infiltrat. Hämosiderinablagerungen.

Differenzialdiagnose
Purpura pigmentosa progressiva.

Therapie
Behandlung der Grunderkrankung, z.B. Einstellen des Diabetes mellitus. Vermeidung mechanischer Traumen.

Pigmentinkontinenz

Definition
Pathohistologischer Begriff für das Ausschleusen des basalen Melanins in das Korium und anschließender Phagozytose durch Makrophagen (Melanophagen). Ursache sind entzündliche Prozesse im Korium, die eine Schädigung der Melanozyten herbeiführen.

Vorkommen
Postinflammatorische Hyperpigmentierung, z.B. bei Lichen planus, Melanodermatitis toxica, Erythema dyschromicum perstans u.a.

Pilar sheath akanthoma D23.L

Synonym(e)
Haarscheidenakanthom

Definition
Zwischen Dilated pore und Trichofollikulom einzuordnendes folliculäres Neoplasma.

Manifestation
Im mittleren Lebensalter auftretend.

Lokalisation
Oberlippe.

Therapie
Histologischer Zufallsbefund. Bei kompletter Exzision ist keine weitere Therapie notwendig.

Pili anulati Q84.11

Erstbeschreiber
Karsch, 1846

Synonym(e)
Ringelhaare

Definition
Wahrscheinlich regelmäßig-dominant vererbte Verhornungsstörung mit in regelmäßigen Abständen in der Längsrichtung der Haare wechselnden, dunklen und hellen Banden. Die hellen Banden weisen einen abnormalen Luftgehalt des Haarmarkes oder der -rinde auf. In der Regel sind die Haare kräftig und gesund. Assoziationen mit Alopecia areata und Wollhaaren sind beschrieben.

Pathologie
Autosomal-dominant vererbte oder spontan aufgetretene Anomalie der kortikalen Keratinbildung.

Manifestation
Auftreten bei Geburt oder in den ersten Lebensjahren.

Klinisches Bild
Das Haar ist strukturell gesund und weist keine erhöhte Brüchigkeit auf. Erkennbar ist die Veränderung vornehmlich bei blondem oder schwächer pigmentiertem Haar. Geringe kosmetische Beeinträchtigung.

Differenzialdiagnose
S.u. Pili pseudoanulati; s.a. Haarschaftanomalien.

Therapie
Nicht erforderlich.

Pili bifurcati L67

Erstbeschreiber
Weary et al., 1973

Definition
Seltenes Krankheitsbild, bei dem sich lichtmikroskopisch Bifurkationen des Haarschaftes nachweisen lassen.

Klinisches Bild
Das klinische Bild imponiert durch eine fokale Alopezie, die an eine Trichotillomanie oder an Pili torti erinnert.

Diagnose
Lichtmikroskopisch sind die typischen Aufgabelungen des Haarschaftes nachweisbar.

Therapie
Eine spezielle Therapie existiert nicht.

Pili canaliculi Q84.1

Erstbeschreiber
Dupré, 1973

Synonym(e)
Unkämmbare Haare; Syndrom der unkämmbaren Haare; Pili trianguli et canaliculi; Glaswollhaare; Cheveux incoiffables

Definition
Durch sog. Furchenhaare gekennzeichnete Haaranomalie. Sporadisches und familiäres Auftreten ist möglich.

Ätiologie
Wahrscheinlich autosomal-dominant mit unterschiedlicher Penetranz vererbter, ektodermaler Defekt. Sporadisches Auftreten wurde ebenfalls beschrieben.

Manifestation
Im 1. Lebensjahr, z.T. bereits ab Geburt auftretend.

Klinisches Bild
Sich rau anfühlende, trockene, gekräuselte, harte, ungeordnet von der Kopfhaut abstehende, meist blonde Haare. Bürsten und Kämmen sind unmöglich. Augenbrauen, Wimpern, Körperhaare sind normal.

Diagnose
In der Lichtmikroskopie ist der Haarschaftquerschnitt eher dreieckig oder nierenförmig aufgebaut (normal: rund bzw. oval).

Differenzialdiagnose
Pili torti, Kinky hair disease, Hypotrichosis congenita hereditaria generalisata, Monilethrix-Syndrom, anhidrotische ektodermale Dysplasie und hidrotische ektodermale Dysplasie.

Therapie
Nicht bekannt, fettende Pflegeprodukte. Erfolgreiche Therapieversuche mit Biotin sind vereinzelt in Kasuistiken beschrieben. Klinisches Bild kann durch Einfettung oder Gelanwendungen verbessert werden.

Prognose
Meist Besserung oder sogar Normalisierung des Befundes im Laufe der Jahre, oft nach Eintritt in die Pubertät.

Pili planati   L67.8

Definition
Formvariante normaler Haare, wahrscheinlich identisch mit Pili pseudoanulati.

Pili pseudoanulati   L67.8

Synonym(e)
Pseudoringelhaare; Pseudopili anulati

Definition
Formvariante normaler Haare mit um etwa 90° hin und rückläufig gedrehten, elliptisch geformten Haaren. Die unregelmäßige Lichtreflexion ergibt ein Pili anulati-ähnliches Bild.

Therapie
Nicht bekannt.

Pili torti   Q84.12

Erstbeschreiber
Schulz, 1900

Synonym(e)
Trichokinesis; Trichotortosis; Twisted hair; Galewsky disease; Torsionshaare; gedrehte Haare

Definition
Häufig familiär auftretende Haarfehlbildung mit meist abgeflachten Haaren, die sich mit Winkeln von 90°, 180° oder 360° um ihre Längsachse drehen.

Ätiologie
Unbekannt; im Rahmen von ektodermalen Syndromen auftretend.

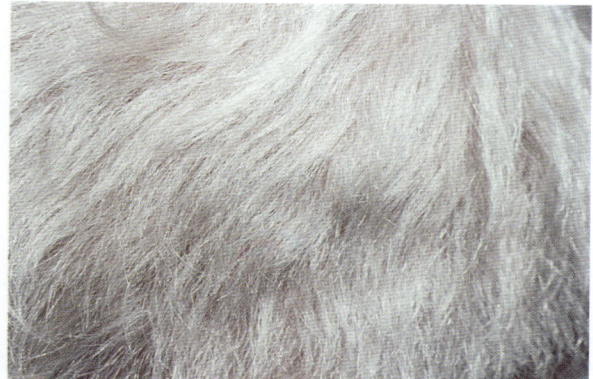

Pili torti. Seit Geburt bestehendes, kurzes, eigentümlich schimmerndes Kopfhaar.

Manifestation
Vor allem bei Mädchen mit feinem hellem Haar auftretend, 2. bis 5. Lebensjahr.

Lokalisation
In der Kindheit am gesamten Kopfhaar, später vor allem in der Okzipital- und Schläfengegend.

Klinisches Bild
- Umschriebene Herde mit eigenartig schimmernden (durch unterschiedliche Reflexionen des Lichts in den gedrehten Arealen), gedrehten, trockenen, spröden, dünnen Haaren, die selten länger als 4-6 cm werden. Aspekt der umschriebenen Hypotrichose. Häufig besteht begleitende Keratosis follicularis.
- In Einzelfällen kombiniert mit ektodermaler Dysplasie oder hereditärer Taubheit (Björnstad-Syndrom), bei Netherton-Syndrom und Monilethrix-Syndrom.

Diagnose
Mikroskopisch: Drehung der Haare um 90 oder 180° um ihre Längsachse im Abstand von 2-10 mm; bandartige Abplattung der Haare.

Therapie
Eine Kausaltherapie ist nicht bekannt. Weitgehende Rückbildung bis zum völligen Verschwinden der Haarfehlbildung nach der Pubertät ist möglich.

Hinweis(e)
Bei den meisten Menschen kommen vereinzelte Haardrehungen vor, meist als Folge haarkosmetischer Eingriffe. Physiologisch sind sie bei Achsel- und Genitalhaaren.

Pilomatrixkarzinom   C44.9

Erstbeschreiber
Gromiko, 1927

Definition
Sehr seltener maligner Tumor, ausgehend vom Haarfollikelapparat.

Manifestation
Meist zwischen 40. und 60. Lebensjahr erstmals auftretend. Männer sind etwa 4mal so häufig betroffen wie Frauen. Das

Alter bei Exzision liegt laut Studien meist zwischen dem 40. und 50. Lebensjahr.

Lokalisation
Kopf (präaurikulär), Hals, Rücken.

Klinisches Bild
Meist solitärer, 1-10 cm großer, derber, hautfarbener oder gelblicher, subkutan-kutaner, unscharf begrenzter, infiltrierend mit Tendenz zur Ulzeration wachsender Knoten.

Histologie
Massive, plumpe, unscharf begrenzte Tumorkonvolute aus atypischen, sehr pleomorphen Zellen mit hellem Zytoplasma und rundlichen Kernen. Zahlreiche Mitosen. Häufig nekrobiotische Zonen mit Schattenzellen und größeren Hornmassen. Dichte lymphozytäre Infiltrate.

Differenzialdiagnose
Pilomatrixom; Basalzellkarzinom; Tricholemmales Karzinom.

Therapie
Exzision mit großem Sicherheitsabstand sowohl zur Seite (1-2 cm) als auch zur Tiefe (Randschnittkontrollen).

Prognose
Lokalrezidive in 50-60% der Fälle. Metastasierung in 5-10% der Fälle.

Pilomatrixom   D23.L

Erstbeschreiber
Malherbe, 1880

Synonym(e)
Epithelioma calcificans; verkalktes Epitheliom; Pilomatricoma; Pilomatrikom

Definition
Gutartiger, von den Haarmatrixzellen ausgehender, frühzeitig verkalkender Adnextumor mit Haarfollikeldifferenzierung.

Vorkommen/Epidemiologie
Familiäre Häufungen sind im Rahmen von Gardner- und Rubinstein-Taybi-Syndrom sowie in Assoziation mit myotoner Dystrophie beschrieben worden.

Ätiologie
Umstritten. Assoziation mit bcl-2 Expression sowie Mutationen im CTNNB1 Gen und Dysregulationen in der Beta-Catenin/LEF Expression werden diskutiert.

Manifestation
Bei der Erstmanifestation sind >50% der Patienten <18 Jahre. Manifestationsgipfel: 2.-15. Lebensjahr sowie 45.-65. Lebensjahr.

Lokalisation
Gesicht, Hals, Rücken, präaurikulär.

Klinisches Bild
Solitärer, schmerzloser, derber bis knochenharter, scharf begrenzter, 0,5-3 cm durchmessender (selten größer), subkutaner, hautfarbener, geröteter oder rötlich-brauner Knoten. Häufig Kalzifikationen, seltener Ossifikationen. Sehr langsam progredient, meist über mehrere Jahre wachsend.

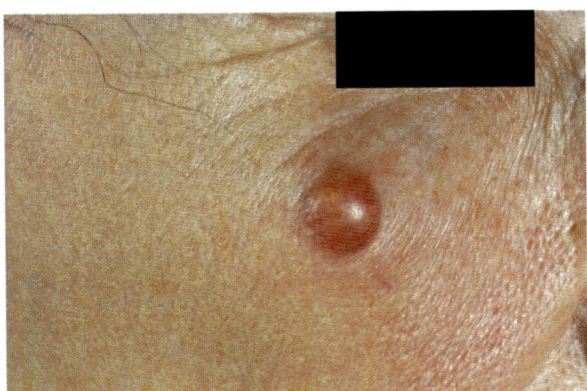

Pilomatrixom. Rötlich-brauner, kalottenförmiger, gegenüber der Unterlage verschieblicher, schmerzhafter, seit 2 Jahren langsam progredienter Knoten.

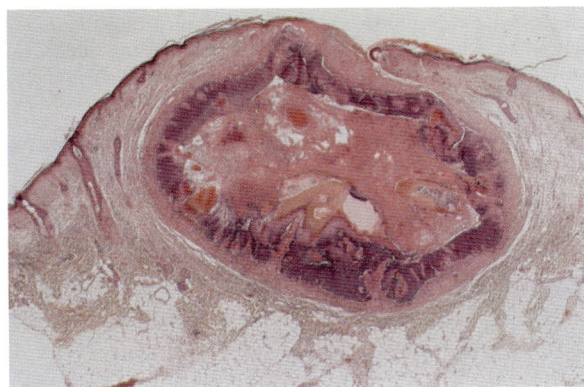

Pilomatrixom. Gut abgegrenzter zystischer Tumor im Korium mit breiter basaloider Epithelschicht. Zentral ist eosinophiles Hornmaterial sichtbar.

Histologie
Läppchenartig aufgebauter Tumor in der mittleren bis tiefen Dermis. Das Erscheinungsbild ist vom Alter abhängig (regressive Veränderungen). In der Außenschicht sind basophile Zellen mit hyperchromatischen Kernen und einigen (manchmal auch zahlreichen) Mitosen lokalisiert. Zentral befinden sich meist eosinophile Zellen (Schattenzellen). In älteren Tumoren zeigen sich ausgedehnte Nekrosezonen und metaplastische Verkalkungen. Regressive Tumoren sind von einem dichten Granulationsgewebe umgeben.

Diagnose
Klinik, Histologie.

Differenzialdiagnose
Lipom, Osteoma cutis, Fibrom, Epidermalzysten, Tricholemmalzyste.

Komplikation
In sehr seltenen Fällen ist maligne Entartung möglich (nicht im Kindesalter). S.u. Pilomatrixkarzinom.

Therapie
Exzision in toto.

Pilomatrixome, eruptive multizentrische   D23.L

Definition
Sonderform des Pilomatrixoms mit multizentrisch auftretenden Knoten.

Pilonidalsinus   L05.9

Erstbeschreiber
Mayo, 1833; Hodges, 1880

Synonym(e)
Steißbeinzyste; pilonidaler Abszess; Sinus pilonidalis; Pilonidalfistel; Kokzygealfistel; Fistula coccygealis; Haarnestfistel; Haarnestgrübchen; Pilonidalzyste; Jeep disease

Definition
Akute oder auch chronisch verlaufende Entzündung im subkutanen Fettgewebe, ausgehend von der Mittellinie der Kreuzbeinregion (pilus = Haar; nidus = Nest). Unterschieden werden asymptomatische, akut abszedierende und chronische Formen.

Vorkommen/Epidemiologie
Meist bei Kaukasiern auftretend; Asiaten sind praktisch nicht betroffen. Die Inzidenz liegt bei ca. 20/100.000 Einwohner.

Ätiologie
- Erworbene, multifaktorielle Erkrankung bei fraglicher genetischer Disposition. Wahrscheinlich führen Reibebewegungen der Nates zu einem Einspießen von Haaren in die gegenüberliegende Haut bis in das subkutane Fettgewebe mit nachfolgender Entwicklung eines chronischen, nicht abheilenden Fremdkörpergranuloms. Ein analoger Mechanismus wird beim sog. Friseurgranulom (Einspießen von Haaren) oder beim Melkergranulom gefunden.
- Eine andere ätiologische Bewertung erhalten Pilonidalsinuus bei chronisch entzündlichen Follikelprozessen, insbes. bei Acne inversa und Hidradenitis suppurativa.

Manifestation
Meist bei jungen, stark behaarten Männern mit überwiegend sitzender Tätigkeit (Auto-, Motorradfahrer) auftretend. Männer sind 2-4mal häufiger betroffen als Frauen. Vorkommen im Rahmen der Akne-Tetrade.

Lokalisation
Bevorzugt sakro-iliakal lokalisiert. Vergleichbare Krankheitsbilder werden bei Frisören interdigital gefunden. Auftreten ist auch an anderen Lokalisationen möglich (selten): Axillen, Nacken, Fingerzwischenräume, Nabel, am Penis.

Klinisches Bild
Im entzündungsfreien Stadium keine Beschwerden. In der Rima ani sieht man eine oder mehrere, evtl. winzig kleine Fistelöffnungen, oft mit eingewachsenen Haaren. Neigung zu ausgedehnten, hartnäckigen, abszedierenden Entzündungen durch chronische Reibung und Mazeration (Rötung, Fluktuation, starke Schmerzen, evtl. weitreichende, fuchsbauartige Fistulationen mit Sekundäröffnungen). Im chronischen Stadium leiden die Patienten unter serösen Absonderungen aus dem Sinus.

Histologie
Pseudoepitheliomatöse Epidermishyperplasie mit Ausbildung von Gängen. Evtl. Abszesse um Haarfragmente mit Fremdkörperriesenzellen.

Differenzialdiagnose
Analfistel, periproktitischer Abszess.

Externe Therapie
- Im akut entzündlichen Stadium antientzündliche Lokaltherapie, zumeist mit desinfizierenden Sitzbädern (z.B. Chinolinol 1:1000 oder R042, Kamillosan, Braunovidon Lsg.) und Salben-Verbänden (z.B. Furacin-Sol).

Operative Therapie
- Bei der akut abszedierenden Form ist die Inzision Methode der Wahl. Die radikale Exzision sollte wegen der hohen Rezidivquote in diesem Stadium nicht erfolgen. Nach Abklingen der Entzündung komplette Exzision des Herdes (en bloc Exzision) mit allen Seitengängen, notfalls bis zur Sakralfaszie. Anschließend Sekundärheilung. Die Granulations- und Epithelisationsphase dauert erfahrungsgemäß bis zu acht Wochen, kann aber in Abhängigkeit von der Größe auch länger andauern.
- Im entzündungsfreien Intervall operative Sanierung, ggf. nach vorheriger Fisteldarstellung. Großzügige Exzision des Pilonidalsinus und aller Fisteln bis zur Sakrokokzygealfaszie. Anschließend sekundäre Heilung der Wunde.
- Um die Granulation aus der Tiefe zu gewährleisten, hat sich die Anwendung eines speziellen Ausgussverfahrens, z.B. Cavi-Care, bewährt. Die tiefe Wunde wird mit dem Zweikomponentenkunststoff ausgegossen, der so entstandene Pfropf mit einer selbstklebenden Folie fixiert. Diese Tamponade ist täglich zu reinigen und erneut in die Kaverne einzulegen. Nach circa 8 Tagen muss die Tamponade erneut gegossen werden, da die Wundhöhle sich zügig verkleinert.
- Alternativ zur Sekundärheilung kann die Wunde primär mit Naht oder mittels plastisch rekonstruktivem Eingriff versorgt werden.
- Die geringste Rezidivquote von 0-13% wird bei Exzisionen mit sekundärer Wundheilung erzielt.

Prognose
Es gibt keine Spontanheilung. Ein asymptomatischer Pilonidalsinus persistiert lebenslang, kann aber auch akut in die abszedierende Form und dann in das chronische Stadium übergehen. Nach längerem Bestehen ist eine maligne Entartung möglich (überwiegend Plattenepithelkarzinome).

Prophylaxe
Nach Abheilen der Wunde empfiehlt sich neben der konsequenten ständigen Enthaarung eine verbesserte Körperhygiene. Es hat sich bewährt, die Behaarung der Anogenitalregion mittels Laser-Epilation zu beseitigen.

Naturheilkunde
Zur Desinfektion der tiefen Wundhöhle hat sich die Spülung mit verdünnter Calendula-Essenz bewährt. Diese führt auch bei multiresistenten Keimen zu einer ausreichenden Keimreduktion.

Hinweis(e)
Unzutreffende Synonyme für die Erkrankung sind die Bezeichnungen Steißbeindermoid, Sakraldermoid, Dermoidzyste, Steißbeinfistel und Raphefiste.

Pilze

Synonym(e)
Fungus

Allgemeine Information
Hauptsächliche Strukturen pathogener Pilze:
- Adiaspore: Dickwandige, chlamydosporenähnliche Pilzzelle im menschlichen und tierischen Gewebe.
- Aflatoxin: Toxisches Stoffwechselprodukt (Mykotoxin) von Aspergillusarten, insbesondere von Aspergillus flavus.
- Arthrospore: Separate Konidie, die durch Auseinanderfallen spezieller septierter Hyphen entsteht.
- Askospore: In einem Askus sexuell gebildete Spore.
- Askus: Sackähnliches Gebilde der geschlechtlichen Vermehrung, in dem Askosporen gebildet werden.
- Asteroidkörperchen: Struktur ähnlich einem Stern (Splendore-Hoeppli-Phaenomen).
- Basidien: Fruchtkörper von Basidiomyzeten.
- Basidiomyzeten: Klasse von Pilzen, deren sexuelle Vermehrung in Basidien abläuft.
- Biphasisch: Dimorphismus.
- Blastokonidie: Konidie, die durch Sprossung bei der ungeschlechtlichen Vermehrung gebildet wird.
- Botryomykose (Botryos = Weintraube): Bezeichnung für Erkrankung durch Bakterien, zum Beispiel Staphylokokken, die drusenartig angeordnet sind und mit Aktinomyzeten oder Pilzen verwechselt werden können.
- Chlamydospore: Dickwandige, aufgetriebene Pilzzelle in der Ruhephase.
- Dichotom: Symmetrische Verzweigung von Hyphen.
- Dimorphismus: Unterschiedliche Wachstumsformen von Pilzen, anhängig von der Umgebung (z.B. Wechsel zwischen Myzel- und Hefeform). Folgende pathogene Pilze weisen Dimorphismus auf:
    - Histoplasma capsulatum (s.u. Histoplasmose)
    - Coccidioides immitis (s.u. Coccidioidomycose)
    - Blastomyces dermatitidis (s.u. Blastomykose, nordamerikanische)
    - Paracoccidioides brasiliensis (s.u. Blastomykose, südamerikanische)
    - Sporotrix schenckii (s.u. Sporotrichose)
    - Penicillium marneffei (s.u. Penicillium marneffei Mykose).
- Druse: Konglomerat von Erregern (Bakterien oder Pilze), meist in Abszessen gelegen. Sie können in Fisteln als körnchen-ähnliche Gebilde austreten. Englisch „grain oder granule". S.u. Myzetom.
- Ektothrix: Pilze umscheiden den Haarschaft.
- Endospore: Konidie, die in einer (größeren) zystischen Pilzzelle entstanden ist.
- Endothrix: Pilzzellen innerhalb des Haarschaftes.
- Eukaryotisch: Mit einem echten Zellkern versehen.
- Eumyzetom: Myzetom, das durch echte Pilze verursacht ist.
- Hyphe: Fadenförmige, meist farblose, längliche, unverzweigte oder verzweigte Struktur. Hyphen können kreuz und quer angeordnet sein und Netzstrukturen (Myzel) bilden.
- Konidie (Syn. Konidiospore, Akrospore, Conidie): Bestimmte Form von ein- oder mehrzelligen Sporen der Pilze, die ungeschlechtlich (mitotisch) außerhalb des Sporangiums durch Umbildung von Hyphen oder an Konidienträgern gebildet werden. Konidien werden von vielen Hautpilzen (Dermatophyten) gebildet. In der medizinischen Mykologie unterscheidet man:
    - einzellige Mikrokonidie
    - mehrzellige Makrokonidie.
- Konidiophore: Spezialisierte Hyphe, die Konidien trägt oder bildet.
- Myzel: Netzig angeordnete Hyphen. Die Begriffe Myzel und Hyphen werden nicht selten synonym angewendet.
- Pseudomyzel (Pseudohyphen) Ketten, die sich aus hefeähnlichen, runden, kleinen Pilzzellen zusammensetzen.
- Schleimkapseln: Werden nur bei einer humanpathogenen Pilzart gebildet (Cryptococcus neoformans).
- Spezies: Unterste taxonomische Gruppe von Individuen mit gemeinsamen Charakteristika. Mehrere Arten oder Spezies bilden eine Gattung (Genus).
- Sporangium: Spezialisierte Pilzzelle, in der kleine Sporen (Konidien) durch fortlaufende Teilung entstehen.
- Sphärule: Pilzzelle von Coccidioides immitis im Gewebe, in der Endosporen gebildet werden, wenn sie ausgereift sind.
- Splendore-Hoeppli-Phaenomen: Ablagerung von roten (eosinophilen) Massen, die bei der HE-Färbung in der Umgebung von Fremdkörpern und Mikroorganismen, oft strahlenförmig sichtbar sind.
- Spore: Zelle, die bei der geschlechtlichen und ungeschlechtlichen Vermehrung entsteht.
- Sprossung: Ungeschlechtliche Vermehrung vor allem bei Hefen. Die Sprossung kann uni-, bi- oder multilokulär sein. Multiple Sprossung (Steuerradform) kommt nur bei Paracoccidioides brasiliensis vor
- Schwärzepilze: Pilzzellen mit Eigenfarbe (Dematiaceae). Sie sind bei der Chromomykose (Chromoblastomykose) rundlich (hefeartig), bei der Phäohyphomykose fadenförmig.
- Taxonomie: Wissenschaft der biologischen Klassifizierung von Organismen (Systematik der Mikroorganismen).
- Tinea: Oberflächliche Pilzinfektion der Haut und Hautanhangsgebilde.
- Trichophytie (Trichophytose): Dermatophytose durch Arten der Gattung Trichophyton verursacht. S.u. Tinea.

Pimecrolimus

Definition
Lipophiles, immunsuppressives Macrolactam-Derivat von Ascomycin aus der Gruppe der Calcineurininhibitoren (s.a.u. Ciclosporin A, Tacrolimus).

Wirkungen
Antiinflammatorische Wirkung. Zellselektiver Inhibitor der Produktion und Freisetzung von pro-inflammatorischen Zytokinen. Inhibition der Kalzium-abhängigen Phosphatase Calcineurin. Blockierung der Transkriptionsfaktoren für die Produktion proinflammatorischer Zytokine wie z.B. Interleukin 2, 4 und 10 sowie Interferon gamma. Des Weiteren Hemmung der Freisetzung von Tumornekrosefaktor durch die Mastzellen.

Indikation
Kurzzeitige- und intermittierende Langzeitbehandlung des leichten bis mittelschweren atopischen Ekzems. Zugelassen für Patienten ab dem 2. Lebensjahr.

Schwangerschaft/Stillzeit
Keine ausreichenden Daten über Anwendung in der Schwangerschaft. In Tierstudien kein Hinweis auf Schädigung der embryonalen Zellen bei externer Anwendung. Sollte während der Schwangerschaft nicht verordnet werden. Während der Stillzeit nur unter Vorbehalt und nicht im Bereich der Brust anwenden.

Dosierung und Art der Anwendung
2mal/Tag auf das betroffene Areal auftragen.

Unerwünschte Wirkungen
V.a. zu Beginn der Behandlung kann es zu schwachen bis mäßigen Irritationen im Bereich der Applikationsstelle kommen. Gelegentlich werden bakterielle oder virale Infekte, v.a. Impetigo, Furunkel, Herpes simplex beschrieben.

Kontraindikation
Überempfindlichkeit gegen Pimecrolimus, andere Makrolactame oder Hilfsstoffe des Präparates (Elidel). Infizierte Hautareale (Herpes, Varizellen, Pyodermie) dürfen nicht behandelt werden.

Präparate
Elidel; Douglan

Hinweis(e)
- **Cave:** Obgleich Pimecrolimus bislang als nicht genotoxisch gilt, wurde im März 2005 ein FDA-Warnschreiben publiziert: In tierexperimentellen Studien an Mäusen wurde gezeigt, dass die topische Applikation von Pimecrolimus potentiell zur Herabsetzung der lokalen Immunantwort führen kann. Weitere Studien („repeat dose studies") bei Mäusen zeigten eine dosis- und therapieabhängige Entwicklung von Lymphomen. Dosisabhängige Karzinogenitätstudien mit peroral appliziertem Pimecrolimus zeigten eine dosis- und therapieabhängige Entwicklung von Lymphomen und benignen Thymomen. Seit 2006 tragen die US-amerikanischen Produktinformationen einen besonders hervorgehobenen Warnhinweis (black box) in dem auf die fehlenden Kenntnisse zur langfristigen Sicherheit der Mittel hinsichtlich der Entwicklung von Hautkrebs und Lymphomen ausdrücklich hingewiesen wird.
- Es wird empfohlen:
  - Pimecrolimus nur zulassungsgemäß bei atopischem Ekzem einsetzen.
  - Pimecrolimus als second-line Therapie bei Ineffektivität oder Unverträglichkeit von first-line-Therapien anwenden.
  - Pimecrolimus nicht bei Kindern <2 Jahre anwenden.
  - Pimecrolimus nur kurzfristig (so kurz wie möglich) und intermittierend, nicht aber als Dauertherapie anwenden.
  - Pimecrolimus nicht in Kombination mit UV-Therapien anwenden.
- Nach Markteinführung der Medikamente wurde bei Patienten, die topisch mit Calcineurininhibitoren und Steroiden behandelt wurden, das Auftreten von Lymphomen beobachtet. Dies konnte in einer nachfolgenden Studie aber nicht bestätigt werden.
- Bei der Psoriasis inversa zeigten sich in Einzelfällen klinische Besserungen nach topischer Anwendung von Pimecrolimus (Off-Label-Use) (s. Calcineurininhibitoren).

PIN   D48.5

Synonym(e)
Penile intraepitheliale Neoplasie

Definition
Akronym für nicht invasive "penile intraepitheliale Neoplasie" (Carcinoma in situ) im Bereich des Penis (Glans penis, inneres Präputialblatt, Penisschaft).

Einteilung
Das Akronym umfasst 3 maligne, präinvasive, epitheliale Entitäten des Penis, die unter diesem Begriff zusammengefasst werden:
- Erythroplasie Queyrat
- peniler M. Bowen
- Bowenoide Papulose.

Mittlerweile wird zunehmend dazu übergegangen von peniler intraepithelialer Neoplasie zu sprechen.

Ätiologie
In den meisten detektierten Fällen liegt eine HPV-Infektion zugrunde, wobei „high-risk-alpha-HPV-Typen" v.a. HPV 16 u.18 dominieren. Low-risk HPV-Typen (HPV 6 u.11) werden nur in PIN mit niedrigem Dysplasiegrad gefunden. Prädisponierend sind HIV-Infektion, genitaler Lichen sclerosus et atrophicus, Lichen planus, mangelnde Genitalhygiene, Rauchen.

Manifestation
Patienten mit Erythroplasie Queyrat und penilem M. Bowen werden meist nach dem 50. Lebensjahr befallen. Patienten mit bowenoider Papulose erkranken meist zwischen 28-35 Jahren.

Therapie
Exzision des betroffenen Areals, elektrokaustische Ablation, Laserablation, topische Therapie mit 5-FU oder Imiquimod.

Prognose
Während Erythroplasie und Morbus Bowen des Penis so gut wie nie eine Spontanremission zeigen und langfristig in ein Peniskarzinom übergehen, zeigt die bowenoide Papulose oft Spontanremissionen mit kompletter Abheilung.

Pincer-nail-Syndrom   L60.3

Erstbeschreiber
Cornelius, 1968

Definition
Idiopathische schmerzhafte Nagelverformung der Großzehen und Daumennägel, evtl. auch weiterer Nägel.

Ätiologie
Unbekannt, fraglich genetisch bedingt.

Manifestation
Vor allem bei Frauen auftretend.

Differenzialdiagnose
Röhrennagel, s.a. schmerzhafter Nagel.

Therapie
Ziel der Therapie ist es, durch Abtragung des medianen Nagelteils die überhöhte konvexe Spannung zu durchbrechen

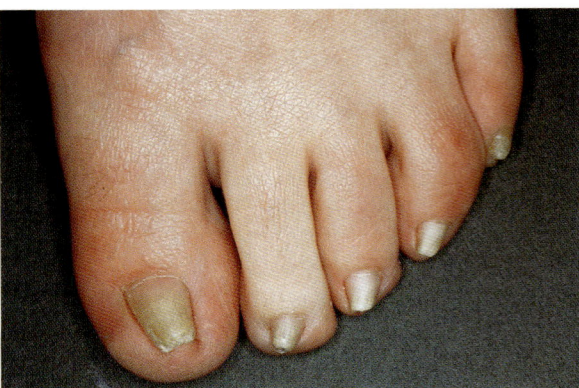
Pincer-nail-Syndrom. Zangenartige Verformung aller Zehennägel.

und damit eine Abflachung der Nagelplatte zu ermöglichen. Der regulierende Druck des Nagelbettes führt dauerhaft zu einer Abflachung und damit zu einer weitgehenden Normalisierung der Nagelplatte. Nägel wachsen bei sorgsamer kontrollierter Keratolyse weitgehend normal.

Externe Therapie
Kontrollierte Keratolyse mit Nagelaufweichpaste wie 40% Harnstoff-Paste R110 unter Okklusion. Jeden Tag den aufgeweichten Teil des Nagels entfernen, erneut einsalben und mit Pflaster abkleben. Bei rein konservativer Therapie löst sich die Nagelkrümmung innerhalb von 8-12 Wochen.

> Merke: 40% Harnstoffsalbe nur auf die Nägel auftragen und nicht auf das umliegende Gewebe bringen!

Operative Therapie
Alternativ Abfräsen der medianen Nagelplattenzonen bis fast auf das Nagelbett. Bei schweren Formen Entfernung des Nagels und Verödung des Nagelbettes.

Pingranliquose D17.1

Definition
Umschriebene multiple, derbe, kirsch- bis hühnereigroße Knoten an den großen Fettpolstern des Gesäßes und des Unterbauches. Bläuliche, geringfügig eingezogene, bedeckende Oberhaut. Kunstwort aus dem Lateinischen: pinguis = fett, granum = Korn, liquescere = sich verflüssigen.

Histologie
Bindegewebige Kapsel, dünnflüssiges Fett im Innern.

Therapie
Keine kausale Therapie bekannt.

Prognose
Keine spontane Rückbildung.

Pinguecula H11.11

Synonym(e)
Lidspaltenfleck

Definition
Harmlose gelbliche Einlagerungen in die Bindehaut des Auges bei älteren Menschen.

Manifestation
V.a. Menschen mit hoher UV-Belastung (z.B. Landwirte).

Klinisches Bild
Meist doppelseitig im Lidspaltenbereich bei 3 und 9 Uhr gelegene gelbliche Flecke.

Histologie
Hyaline Degeneration des Bindegewebes der Bindehaut.

Pinie

Synonym(e)
Pinus pinea; Schirmpinie; Mittelmeerkiefer

Definition
Immergrüner Nadelbaum, auch Schirmpinie bzw. Mittelmeerkiefer genannt. Sie gehört zur Gattung der Kiefern (Pinus) aus der Familie der Kieferngewächse (Pinaceae). Die Pinie wird 12-20 m hoch. Typisch ist die Schirm-Form der Krone.

Allgemeine Information
Die Samen brauchen etwa 3 Jahre bis zur Reife. Bei der Reife öffnen sich die Zapfen und geben die Samen frei. Ein Zapfen enthält etwa 120 Pinienkerne.

Vorkommen
Gesamter Mittelmeerraum; dort das Landschaftsbild prägend.

Komplikation
Allergische Reaktionen bis zu schweren Anaphylaxien nach der Einnahme von Pinienkernen sind bekannt, aber selten. Es besteht wahrscheinlich keine Kreuzreaktion zwischen Pinienpollen und den Pinienkernen. Ebensowenig besteht eine Kreuzreaktion zu Nüssen. Prick- und Scratchtestungen sind in der Regel positiv. Das Allergen selbst ist noch nicht klassifiziert, beschrieben wurden Reaktionen auf ein 50, 66-68 sowie ein 17-kDa Protein.

Hinweis(e)
Die Pinie wurde bereits in der Antike wegen ihrer Samen, der Pinienkerne, kultiviert, die kulinarischen Zwecken dienen.

Pinta A67.9

Synonym(e)
Azul; Lota; Piquite; Quiriqua; Tina; Tinta; Carate; Mal de Pinto; Cute; Cativa; Purú-purú

Definition
Über Jahr(zehnt)e auf die Haut und oberflächlichen Lymphknoten beschränkte, nicht venerische Treponematose, die durch Pigmentstörungen charakterisiert ist.

Erreger
Treponema carateum.

Vorkommen/Epidemiologie
Endemisch in Mittel- und Südamerika.

Ätiologie
Übertragung wahrscheinlich durch direkten, möglicherweise auch durch indirekten Kontakt.

Klinisches Bild
Inkubationszeit: 7-20 Tage.

- Stadium I (Primärläsion): Erythematöse Papel, die meist übersehen wird. Anschließend periphere Ausdehnung der Papel und Entwicklung einer scharfrandig begrenzten, schuppenbedeckten Papel/Plaque.
- Stadium II (lymphohämatogene Aussaat): Unter gleichzeitiger Lymphknotenschwellung, Krankheitsgefühl und Fieber entwickeln sich neben der Primärläsion teils schuppig-erythematöse, teils hyperkeratotische, weißliche oder schwarzgraue Plaques (Pintide).
- Stadium III (dyschromes Stadium): Weißliche oder schiefergrau-violette Areale, Alopezie und juxtaartikuläre Knoten können entstehen.

Diagnose
Erregernachweis im Dunkelfeld (Sekret aus Hautläsionen). Die Serologie ist nach 2 bis 4 Monaten positiv.

Differenzialdiagnose
Erythema dyschromicum perstans, Lepra tuberculoides, Pityriasis versicolor, Vitiligo, Syphilis, Frambösie.

Therapie
- Die Behandlung der nicht-venerischen Treponematosen erfolgt prinzipiell mit denselben Therapieansätzen und Dosierungen wie die venerischen Treponematosen (s.u. Syphilis).
- Die WHO empfiehlt 1,2-2,4 Mio. IE Benzathin-Benzylpenicillin (z.B. Pendysin, Tardocillin) i.m. als Einmaltherapie. Bei Kindern unter 10 Jahren 600.000-800.000 IE. Benzathin-Penicillin G i.m. Alternativ Doxycyclin 2mal/Tag 100 mg p.o. über 14 Tage. Bei Kindern kann im Falle einer Kontraindikation gegen Penicillin G auf Erythromycin 4mal/Tag 8-10 mg/kg KG p.o. ausgewichen werden. Kinder >8 Jahre: 4mal/Tag 250 mg Erythromycin p.o.).

Prognose
Chronischer Verlauf, keine Selbstheilungstendenz.

Piperonylbutoxid

Definition
Antiparasitosum, Synergist lichtempfindlicher Insektizide.

Indikation
Pediculosis capitis.

Eingeschränkte Indikation
Säuglinge, Asthma bronchiale.

Dosierung und Art der Anwendung
- 0,3% in Kombination mit Pyrethrinen als Shampoo. Haare mit dem Shampoo tränken und 30 Min. einwirken lassen, Haare ausspülen, Nachkontrolle nach 8-10 Tagen.
- **Merke:** Bei Kleinkindern höchstens 20 ml des Shampoos verwenden.

Unerwünschte Wirkungen
Allergische Reaktionen, Eritheme, Augen- und Schleimhautreizungen.

Kontraindikation
Überempfindlichkeit gegen Wirkstoffe.

Präparate
Als Wirkstoff in Kombinationspräparaten wie Goldgeist forte und Jacutin Pedicul Spray enthalten.

Piroxicam

Definition
Nichtsteroidales Antiphlogistikum aus der Gruppe der Piroxicame.

Indikation
Schmerzen bei Arthritiden u.a. bei Rheumatoider Arthritis, Spondylitis ankylosans, Schmerzen bei Arthrosen oder anderen Grunderkrankungen.

Dosierung und Art der Anwendung
- Topisch: Gel/Creme: 3-4mal/Tag ca. 1 g auftragen und einmassieren.
- Systemisch: Tbl./Injektionslsg.: Initial für 2 Tage: 20-40 mg in 1-2 ED p.o. bzw. 1mal/Tag 20 mg i.m. Anschließend (auch als Initialdosis für leichtere Fälle): 2mal/Tag 10 mg p.o. oder 1mal/Tag 20 mg p.o. bzw. 1mal/Tag 20 mg i.m.

Unerwünschte Wirkungen
- Häufig (10-20% der Patienten): Gastrointestinale Symptome wie Sodbrennen, Appetitlosigkeit, Übelkeit, Erbrechen, Bauchschmerzen.
- Gelegentlich (1-10% der Patienten): Kutane Nebenwirkungen wie makulopapulöse Exantheme, Urtikaria. Gelegentlich Transaminasenanstieg (in seltenen Fällen Hepatitis oder Pankreatitis).
- Selten (ca. 5% der Patienten: Müdigkeit, Parästhesien, Schwindel).

Kontraindikation
Kinder/Jugendliche <18 Jahre Überempfindlichkeit gegen die Substanz oder Kreuzreaktionen gegen andere nichtsteroidale Antiphlogistika (incl. Acetylsalicylsäure). Aktive Magen- oder Darmulzera, gastrointestinale Blutungen. Schwere Leber- oder Niereninsuffizienz.

Präparate
Felden, Piroxicam-ratiopharm, Felden top Creme, Felden top Gel

Hinweis(e)
- **Merke:** Das Reaktionsvermögen im Straßenverkehr und beim Bedienen von Maschinen kann beeinträchtigt sein!

Pits

Definition
Kaum 1 mm große, rundliche, auch bizarr konfigurierte Unterbrechungen des Reliefs der Leistenhaut, die für die Dyskeratosis follicularis typisch sind. Derartige Veränderungen sind auch bei abortiven Fällen von Dyskeratosis follicularis nachweisbar.

Pityriasis L30.8

Definition
Oberbegriff für Hautveränderungen verschiedenster Ätiologie mit kleinlamellöser, kleieförmiger Schuppung. Man kennt:
- Pityriasis alba
- Pityriasis lichenoides chronica

- Pityriasis rubra Hebra-Jadassohn
- Pityriasis rubra pilaris
- Pityriasis rosea
- Pityriasis rotunda
- Pityriasis simplex
- Pityriasis versicolor.

Therapie
S.u. dem jeweiligen Krankheitsbild.

Pityriasis alba L30.59

Definition
Minimalvariante eines atopischen Ekzems.

Manifestation
Vor allem Kindesalter.

Lokalisation
Meist an den Wangen, aber auch großflächig z.B. an Oberarmstreckseiten auftretend.

Klinisches Bild
Deutliche runde oder landkartenförmige, gering pityriasiform schuppende Pseudoleukoderme. Evtl. Juckreiz. S.a.u. Pseudoleucoderma atopicum, s.a.u. Pityriasis simplex faciei.

Therapie
Ausschließlich pflegende Lokalmaßnahmen z.B. mit einer milden Tagescreme. Möglichst wenig irritierende Waschmaßnahmen (Meiden von Seifen und Syndets). Reinigung des Gesichts mit einem hydrophilen Öl oder einer O/W-Emulsion.

Pityriasis amiantacea L21.0

Synonym(e)
Teigne amiantacé; Taenia amiantacea; Porrigo amiantacea; Keratosis follicularis amiantacea; Fausse teigne amiantacé; Asbestgrind; Impetigo scabida; Tinea amiantacea

Definition
Historisch begründete Fehldefinition für asbestartige, längliche, glimmerartige, grauweiß schimmernde, trockene Schuppen, die die Kopfhaare in verschiedener Länge umscheiden.

Ätiologie
Polyätiologisch, z.B. bei Seborrhoe, atopischem Ekzem, Pediculosis, Impetigo, Psoriasis vulgaris, auftretend.

Externe Therapie
- Abschuppende Therapie mit Salicylsäure-haltigen Externa wie 10% Salicylsäure-Öl/Salbe R222 R221 oder Salicylsäure-Öl 2/5 oder 10% mit Triamcinolonacetonid 0,1% R223. Das Salicylsäure-haltige Öl ist reichlich auf der Kopfhaut zu verteilen. Anschließend das gesamte Kapillitium mit einer Folie bedecken und mit einem Schlauchverband fixieren (es genügt auch eine Baumwollmütze, OP-Haube). Am kommenden Tag identische Prozedur wiederholen, nach 2-3 Tagen Kopfhaare gründlich auswaschen. Aufsitzende Schuppen können mit einem großen Kamm ausgekämmt werden.
- Bewährt hat sich nach dieser keratolytischen Primärbehandlung eine Okklusivbehandlung mit topischen Glukokortikoiden in O/W Grundlagen, wie z.B. Triamcino-

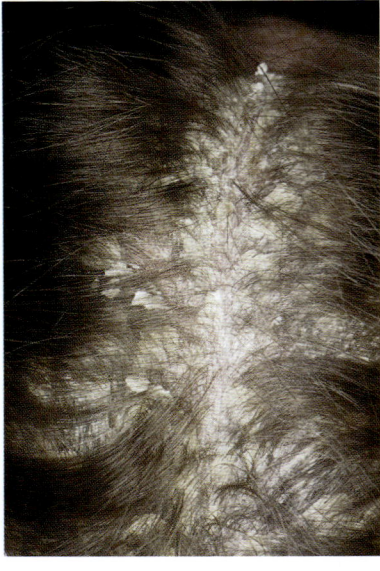

Pityriasis amiantacea. Solitäre, den gesamten behaarten Bereich des Kopfes betreffende, chronisch aktive, seit Monaten kontinuierlich wachsende, nicht juckende, unscharf begrenzte Plaque mit groblamellärer Schuppenauflagerung. Die Haare sind leicht und wenig schmerzhaft epilierbar.

lon-Creme (z.B. Triamgalen, R259) oder ein Glukokortikoid-haltiges Gel wie 0,05% Betamethason-Gel (z.B. Diprosis Gel). Anschließend erneut Schuppenplaques mechanisch ablösen. Wichtig ist es, die Patienten darauf aufmerksam zu machen, dass die Pityriasis amiantacea häufig mit einem schwachen (meist okzipitalen) Haarausfall einhergeht. In der Folgezeit ist über eine keratolytische Erhaltungstherapie (1mal/Woche, ggf. alle 2 Wochen) die Bildung von Schuppenplaques zu vermindern. Zusätzlich spezielle Antischuppenshampoos (z.B. Anatel, Ducray).

Pityriasis lichenoides L41.1

Erstbeschreiber
Juliusberg, 1899

Synonym(e)
Parapsoriasis guttata; Parapsoriasis en gouttes

Definition
Erythemato-squamöse Hauterkrankung ungeklärter Ätiologie und Pathogenese, die seit den Arbeiten von Brocq (1902) zur Gruppe der Parapsoriasis-Erkrankungen zählte. Diese Zuordnung kann nach den neueren Forschungsergebnissen nicht mehr aufrecht erhalten werden. Die verschiedenen klinischen Erscheinungsformen der Pityriasis lichenoides werden als Varianten des ein- und selben Krankheitsbildes mit unterschiedlicher Akuität angesehen.

Einteilung
Klinisch werden unterschieden:
- Pityriasis lichenoides et varioliformis acuta (PLEVA)
- Pityriasis lichenoides chronica (PLC)
- Pityriasis lichenoides et varioliformis acuta mit Vaskulitis (mit Nachweis einer leukozytoklastischen Vaskulitis)
- Pseudolymphomatöse Pityriasis lichenoides et varioliformis acuta (mit klinischer Verwandtschaft zur Lymphomatoiden Papulose).

Die Pityriasis lichenoides chronica kann entweder aus der akuten Variante hervorgehen, oder de novo entstehen.

Pityriasis lichenoides. Tabelle 1. Differenzialdiagnose der Pityriasis lichenoides-Gruppe

	Krankheitsbild	Klinische Kriterien	Diagnostik
PLEVA	Arthropodenreaktion	Unregelmäßig verteilte urtikarielle Papeln; heftiger Juckreiz; akut, meist über Nacht entstanden	Histologie
	Varizellen	Erkrankungen bei Kontaktpersonen; polymorphes Exanthem (Sternenhimmel); Mundschleimhaut und Kapillitium können befallen sein	VZV-IgM
	Small vessel vasculitis	Akuter Beginn, meist nach Infekt; immer hämorrhagisches Exanthem; wenig Schuppung; keine Bläschen	Histologie diagnostisch, Immunhistologie
	Gianotti-Crosti-Syndrom	Akral lokalisierte Papeln	ggf. Histologie
	Lymphomatoide Papulose	Meist nur vereinzelte Papeln; keine Vesikeln; weitgehend asymptomatischer Verlauf; überwiegend bei Erwachsenen auftretend	Typische Histologie (CD30-positives T-Zell-Muster)
PLC	Psoriasis vulgaris (guttata-Typ)	Gleichförmiges Exanthem; Psoriasisphänomene sind auslösbar; Familienanamnese	Infektausschluss
	Parapsoriasis en plaques, kleinherdiger Typ	Ruhiges, wenig symptomatisches Krankheitsbild; keine Schuppung; Zigarettenpapierfältelung der Haut (Pseudoatrophie)	Histologie
	Pityriasis rosea	Gleichförmiges Exanthem; Primärmedaillon; Dauer nur 6-8 Wochen	Ausschluss Mikrosporie
	Urtikaria pigmentosa	Disseminiertes Erscheinungsbild; keine Schuppung; Darier-Zeichen ist positiv; Juckreiz beim warmen Duschen	Histologie ist diagnostisch
	Lichen planus	Kleinpapulöses Exanthem; deutlicher Juckreiz; wachsartig glänzende Papeln; beugeseitig betont	Histologie ist diagnostisch
	Syphilis	Eher diskretes Exanthem; kein Juckreiz; Handteller und Fußsohlen können mitbetroffen sein	

Differenzialdiagnose
Varizellen, Lymphomatoide Papulose, Arthropodenreaktion; Erythema exsudativum multiforme, Pityriasis rosea, papulöses Syphilid, Psoriasis guttata, Urticaria pigmentosa.

Pityriasis lichenoides chronica   L41.1

Erstbeschreiber
Juliusberg, 1899

Synonym(e)
PLC

Definition
Wahrscheinlich infektallergische erythematosquamöse Erkrankung. Harmlose, aber chronische Verlaufsform der Pityriasis lichenoides.

Ätiologie
Unbekannt, vermutlich infektallergisch bedingte Dermatose.

Manifestation
Weltweit auftretend, v.a. bei Kindern oder jungen Erwachsenen, häufig nach Infekt.

Lokalisation
Vor allem an Rumpf und proximalen Extremitätenanteilen, typischerweise symmetrisch und in den Spaltlinien der Haut angeordnet, auftretend.

Klinisches Bild
Initial kleine, kalottenförmige, gerötete, derbe, oberflächlich stumpfe oder spiegelnde Papeln, die von einer feinen Schuppe bedeckt werden. Ausrichtung längs der Spannungslinien der Haut. Größenzunahme bis zu 0,5 cm. Abblassung bzw. Braunfärbung der Papeln, Ausbildung einer kompakten, bedeckenden, zentral haftenden Schuppe. Durch Regression nach 3-4 Wochen, Abflachung der Effloreszenzen und oblatenförmige Schuppen auf normaler Haut (Deckelschuppe). Evtl. sekundäre Depigmentierung. Phasenartiger Verlauf, polymorphes Bild durch unterschiedliche Phasenabschnitte der Einzeleffloreszenzen. Die Erkrankung verursacht bis auf einen leichten bis mäßigen Juckreiz keine Beschwerden.

Histologie
Interface-Dermatitis mit geringer Akuität. Im Gegensatz zur Pityriasis lichenoides acuta verhältnismäßig spärliches, perivaskuläres und interstitielles, aus Lymphozyten und Histiozyten bestehendes, epidermotropes Infiltrat in der oberen Dermis. Fokale vakuolige Degeneration an der dermoepidermalen Junktion mit nekrotischen Keratinozyten. Breite parakeratotische Verhornung.

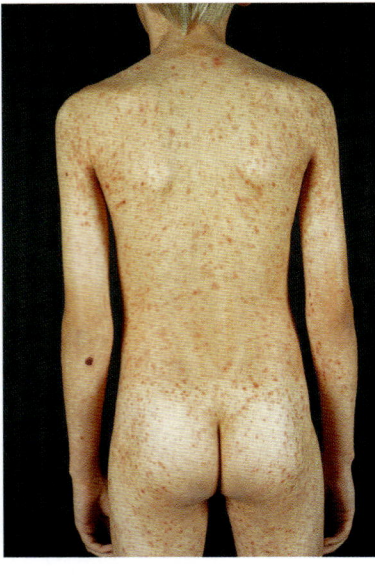

Pityriasis lichenoides chronica. Stammbetontes, seit 4 Wochen bestehendes, mit deutlichem Juckreiz einhergehendes makulopapulöses Exanthem bei einem Jugendlichen.

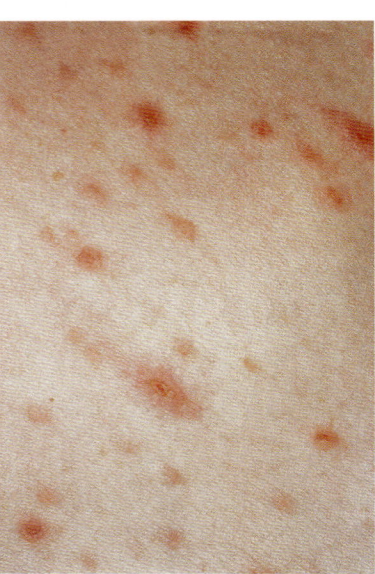

Pityriasis lichenoides chronica. Buntes Bild mit entzündlichen Papeln unterschiedlicher Größe. Zentrale Exkoriationen.

Direkte Immunfluoreszenz
Immunkomplexe in Basalmembranzone und Gefäßwänden.

Differenzialdiagnose
- Klinische Differenzialdiagnosen:
  - Psoriasis guttata: Meist akut auftretende 0,1-1,5 cm große, rote oder blassrote Papeln oder Plaques mit deutlicher Schuppung. Keine Spaltlinienausrichtung. Häufig Köbner-Phänomen nachweisbar! Das Auspitz-Phänomen ist stets auslösbar und stellt ein wichtiges differenzialdiagnostisches Zeichen dar. Psoriatische Familienbelastung nachfragen!
  - Pityriasis rosea: Klinischer Verlauf mit schubartigen, 1-2 Wochen andauernden, stammbetonten Exanthemschüben. Die Effloreszenzen sind sehr typisch in Spaltlinien ausgerichtet. Sog. Primärmedaillon suchen! Es fehlen immer die kompakten, bedeckenden, zentral haftenden Deckelschuppen der Pityriasis lichenoides chronica.
  - Varizellen: Klinische Morphologie kann sehr ähnlich sein. Anderes Befallmuster mit Beteiligung der Mundschleimhaut und des Kapillitiums. Bei der PLC fehlten meist Bläschen! Auf Infektzeichen achten!
  - Lichenoide Virusexantheme: Meist oberflächenglatte Effloreszenzen. Exanthematischer Verlauf. Infektzeichen abklären. AZ beachten!
  - Lichen planus (exanthematicus): Papulöses, meist eher monomorphes, beugeseitiges, extremitätenbetontes Exanthem mit oberflächenglatten (die typische Deckelschuppe fehlt immer!) etwa 0,1-0,5 cm großen roten, festen Papeln, die zu größeren Plaques aggregieren können. Juckreiz ist unterschiedlich stark. Typisch sind streifige Anordnung der Effloreszenzen in Kratz- oder Reibespuren (s.u. Köbner-Phänomen). Fast immer Schleimhautbefall! Histologie ist beweisend!
  - Arzneimittelexanthem, makulopapulöses: Die Hauterscheinungen treten meistens zwischen dem 7. und 12. Tag nach Therapiebeginn auf, aber auch erst nach mehreren Wochen oder nach Absetzen des Medikamentes. Generalisiertes, stamm- und extremitätenbetontes, unterschiedlich dichtes Exanthem, meist mit Juckreiz kombiniert (Juckreiz kann auch komplett fehlen).
  - Syphilid, papulosquamöses: Syphilide sind meist von LK-Schwellungen begleitet, das Erscheinungsbild eher monomorph; kein Juckreiz! Häufig Befall von Handflächen und Gesicht. Serologie ist beweisend! Histologie ist wegweisend (plasmazellige Dermatitis).
  - Tuberkulid, papulonekrotisches: Chronizität, Nachweis einer aktiven Tuberkulose. Histologie ist wegweisend (epitheloidzellige Dermatitis).
- Histologische Differenzialdiagnosen:
  - Akutes und subakutes Ekzem: Spongiose, flächige Parakeratose, keine Keratinozytennekrosen. Keine Interface-Dermatitis beim atopischen Ekzem. Mögliche Eosinophilie.
  - Fixe Arzneimittelreaktion: Apoptotische Keratinozyten, vakuolisierte Junktionszone, Satellitennekrosen, perivaskuläres lymphozytäres Infiltrat.
  - Psoriasis guttata: Akanthose, Hyper- und Parakeratose mit Neutrophilen-Einschlüssen, keine Keratinozytennekrosen; diffuses, auch perivaskulär verdichtetes lymphozytäres Infiltrat mit neutrophilen Granulozyten, keine Erythrozytenextravasate; meist kräftiger Epidermotropismus.
  - Pityriasis rosea: Ödem des Papillarkörpers, fokale Spongiose, keine apoptotischen Keratinozyten, superfizielles perivaskuläres Lymphozyteninfiltrat. Keine Interface-Dermatitis.
  - Lichen planus: Klassische Interface-Dermatitis. Parakeratose fehlt.
  - Frühsyphilis: Interface-Dermatitis mit psoriasiformer Epidermisreaktion. Dichtes, bandförmiges Infiltrat in der oberen und mittleren Dermis (Lymphozyten, Histiozyten und Plasmazellen; auch epitheloidzellige Komponente). Plasmazellen fehlen bei der PLC.

Therapie allgemein
Eine wirksame Therapie ist bisher nicht bekannt. Ein kleinerer Teil der Pityriasis lichenoides chronica-Erkrankungen ist infektallergischer Genese. Daher Fokussuche z.B. auf chronische Tonsillitis oder Zahngranulome und ggf. Sanierung der Foci.

Externe Therapie

- Blande pflegende Präparate sind angezeigt, z.B. Eucerinum O/W oder W/O, Asche Basis Creme, Linola Milch.
- Gute Erfolge werden bei chronischen, über Jahre persistierenden Formen auch mit dermatologischer Klimatherapie erzielt.

Bestrahlungstherapie

Falls kein Infektgeschehen nachweisbar ist oder die antibiotische Therapie erfolglos bleibt, ist bei Erwachsenen eine Bestrahlungstherapie angezeigt. UVB in üblicher Dosierung, 311 nm-UVB (Narrowband) oder PUVA-Bad-Therapie bzw. systemische PUVA-Therapie.

Interne Therapie

Bei Juckreiz Versuch mit nicht sedierendem Antihistaminikum wie Desloratadin (z.B. Aerius) 1 Tbl./Tag. Bei Infekten Breitspektrumantibiose (z.B. Tetracycline oder Cephalosporine). Nur bei schweren Verlaufsformen und bei absoluter Therapieresistenz gegenüber den externen Therapieansätzen und Bestrahlungstherapie kann der Einsatz von immunsuppressiven Therapien diskutiert werden wie z.B. Methotrexat 2,5-5,0 mg/Woche p.o.

Prognose

Chronischer, wochen- bis evtl. jahrelanger Verlauf. Übergang in Pityriasis lichenoides et varioliformis acuta, aber auch Neigung zu spontaner Rückbildung. Kein Übergang in malignes Lymphom (in der Literatur jedoch vereinzelte Berichte!).

Pityriasis lichenoides et varioliformis acuta L41.0

Erstbeschreiber
Mucha, 1916; Habermann, 1925

Synonym(e)
Mucha-Habermann-Syndrom; PLEVA

Definition
Wahrscheinlich infektallergische, inflammatorische Erkrankung mit akutem Verlauf. Von vielen Autoren als akute Verlaufsform der Pityriasis lichenoides angesehen. Übergangsformen zwischen Pityriasis lichenoides et varioliformis acuta (PLEVA) und der Pityriasis lichenoides chronica (PLC) sind möglich.

Ätiologie
Unbekannt. Vermutet werden infektallergische, medikamentös-allergische oder virale Ursachen. Nähe zu kutanen T-Zell-Lymphomen wird diskutiert (Nachweis eines monoklonalen Rearrangement des T-Zell-Rezeptors bei >50% der Fälle!).

Manifestation
Gehäuft in den ersten Lebensdekaden auftretend (vereinzelt nur bei Säuglingen und Kleinkindern, bevorzugt bei älteren Kindern und jüngeren Erwachsenen); v.a. beim männlichen Geschlecht.

Lokalisation
Vor allem am Rumpf lokalisiert.

Klinisches Bild
Wie bei der „Heubner'schen Sternkarte" (s.u. Varizellen) sehr polymorphes, juckendes oder auch brennendes Exanthem. Akuter Beginn. Aufschießen polymorpher, 0,2-0,4 cm großer Erytheme, Papeln, Erosionen, Ulzera und selten auch von hämorrhagischen Bläschen. Abheilung unter Ausbildung vario-

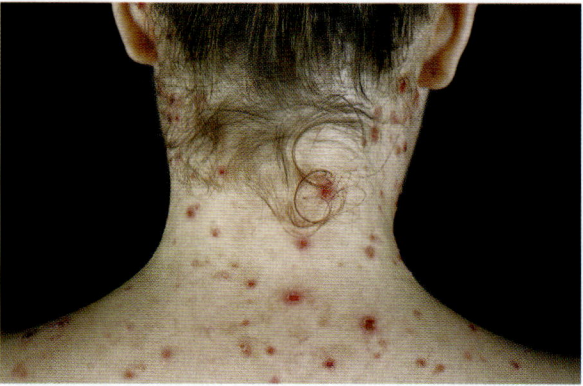

Pityriasis lichenoides et varioliformis acuta. Multiple, akute, disseminierte, 0,2-0,4 cm große, mäßig konsistenzvermehrte, juckende, rote, raue Hautveränderungen. Neben Papeln zeigen sich auch Flecken, Bläschen, Erosionen und krustig bedeckte Ulzera. Vereinzelt Fieberschübe mit Krankheitsgefühl.

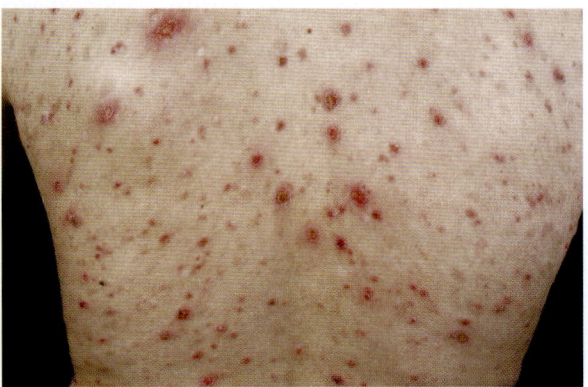

Pityriasis lichenoides et varioliformis acuta. Nach fieberhaftem Infekt akut auftretendes Exanthem mit unterschiedlich großen, 0,2-0,8 cm messenden Papeln, Papulovesikeln, Erosionen, und verkrusteten Ulzera. Abheilung unter Ausbildung varioliformer Narben.

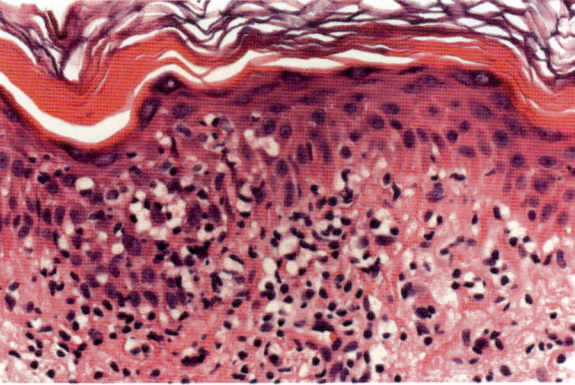

Pityriasis lichenoides et varioliformis acuta. Korbgeflechtartige Orthokeratose. Ausgeprägtes inter- und intrazelluläres Ödem in der Epidermis bis hin zur intraepidermalen Vesikulation. Perivaskuläres oder auch interstitielles Infiltrat aus Lymphozyten und wenigen neutrophilen Granulozyten in der Dermis.

liformer Narben. Passagere Pigmentierung oder Leukoderm. In seltenen Fällen kann die Erkrankung hoch fieberhaft mit schweren Allgemeinsymptomen sowie plötzlich auftretenden disseminierten, krustigen Ulzerationen verlaufen. Insbesondere im Erwachsenenalter kann diese komplikative Verlaufsform (wenn auch äußerst selten!) auch letal enden. Als äußerst seltene Variante der PLEVA (bisher 30 Fälle in der Literatur) wird die hochfebrile ulzeronekrotische Verlaufsform angesehen (Pityriasis lichenoides mit Ulzera und Hyperthermie = PLUH), die mit schwerem Krankheitsgefühl einhergeht.

Histologie
- Interface-Dermatitis mit unregelmäßiger Akanthose, zweischichtigem Aufbau des Str. corneums mit korbgeflechtartiger Orthokeratose über durchgehender Parakeratosezone. Unterschiedlich ausgeprägtes inter- und intrazelluläres Ödem in der Epidermis bis hin zur intraepidermalen Vesikulation; fokale Nekrose der Epidermis.
- In der Dermis keilförmiges, perivaskuläres oder auch interstitielles Infiltrat aus Lymphozyten (vereinzelt auch untermischt mit großen lymphozytären Reizformen) und wenigen neutrophilen Granulozyten. Fokale Erythrozytenextravasate. Schwellung der Endothelien, umschriebene Erythrozyten-Diapedese.
- Immunhistologie: Meist C3 und/oder IgM in den Gefäßwänden des oberen dermalen Plexus.

Direkte Immunfluoreszenz
Unspezifisch.

Differenzialdiagnose
- Klinische Differenzialdiagnosen:
  - Varizellen: Klinische Morphologie kann sehr ähnlich sein. Anderes Befallmuster mit Beteiligung der Mundschleimhaut und des Kapillitiums.
  - Arzneimittelexanthem: Keine asynchrone Polymorphie sondern eher monomorphes Exanthem.
  - Syphilis: Syphilide sind meist von LK-Schwellungen begleitet, das Erscheinungsbild eher monomorph, häufig Befall von Handflächen und Gesicht. Serologie ist beweisend! Histologie ist wegweisend (plasmazellige Dermatitis).
  - Tuberkulid, papulonekrotisches: Chronizität, Nachweis einer aktiven Tuberkulose.
- Histologische Differenzialdiagnosen:
  - Akutes und subakutes Ekzem: Spongiose, flächige Parakeratose, keine Keratinozytennekrosen, beim atopischen Ekzem mögliche Eosinophilie.
  - Fixe Arzneimittelreaktion: Apoptotische Keratinozyten, vakuolisierte Junktionszone, Satellitennekrosen, perivaskuläres lymphozytäres Infiltrat.
  - Psoriasis guttata: Akanthose, Hyper- und Parakeratose mit Neutrophilen-Einschlüssen, keine Keratinozytennekrosen; diffuses, auch perivaskulär verdichtetes lymphozytäres Infiltrat mit neutrophilen Granulozyten, keine Erythrozytenextravasate, kräftiger Epidermotropismus.
  - Pityriasis rosea: Ödem des Papillarkörpers, fokale Spongiose, keine apoptotischen Keratinozyten, superfizielles perivaskuläres Lymphozyteninfiltrat, wenige Eosinophile.
  - Frühsyphilis: Interface-Dermatitis mit psoriasiformer Epidermisreaktion. Dichtes, bandförmiges Infiltrat in der oberen und mittleren Dermis (Lymphozyten, Histiozyten und Plasmazellen; auch epitheloidzellige Komponente. Ausdehnung des Infiltrates auf den tiefen Gefäßplexus.

Therapie
Fokussuche und Sanierung.

Externe Therapie
Lotio alba, auch Glukokortikoidcremes oder -lotionen, z.B. Triamgalen Creme/Lotion, Betagalen Creme/Lotion, **R123**.

Bestrahlungstherapie
Phototherapien können erfolgreich eingesetzt werden. Sowohl UVB- als auch UVA1-Therapie und PUVA-Therapie haben sich bewährt. Rezidive nach Absetzen der Bestrahlungstherapie sind möglich.

Interne Therapie
Bei bakterieller Infektion Breitbandantibiotika (Erythromycin, Tetracyclin) in Kombination mit Glukokortikoiden wie Prednisolon (z.B. Decortin H) 100 mg/Tag initial, dann rasche Reduktion. Bei starkem Juckreiz systemisches Antihistaminikum wie Clemastin (z.B. Tavegil) 1-2 mg/Tag oder Desloratadin (z.B. Aerius) 5-10 mg/Tag p.o. Bei der ulzeronekrotischen, fieberhaften Verlaufsform wird Methotrexat (7,5-10,0 mg/m² KO/Woche p.o. empfohlen, evtl. in Kombination mit oralen Glukokortikoiden (Methylprednisolon 1-2 mg/kg KG/Tag).

Prognose
Häufige Abheilung nach einem Schub oder nach einigen Wochen. Übergang in Pityriasis lichenoides chronica ist möglich. Nur in den seltenen Fällen der febrilen ulzeronekrotischen Verlaufsform können sich lebensbedrohliche Komplikationen einstellen.

Hinweis(e)
Die PLEVA erhielt ihren Namen wegen der klinischen Ähnlichkeit mit den Varizellen

Pityriasis rosea L42.x

Erstbeschreiber
Gibert, 1860

Synonym(e)
Röschenflechte; Gibertsche Krankheit; Pityriasis maculata circinata; Schuppenröschen; Roseola anulata; Erythema anulatum; Lichen anulatus; Herpes tonsurans maculosus; Pseudoexanthème desquamatif (Besnier); Pityriasis marginé et circiné de Vidal

Definition
Exanthematische, selbstlimitierende Erkrankung unbekannter Ätiologie mit typisch zweiphasigem Verlauf.

Ätiologie
Unbekannt, diskutiert werden Virusinfekte (HHV-6, HHV-7), andere Infektionen, Stress, Medikamente, seborrhoisches Ekzem, Schwangerschaft, imprägnierte Kleidungsstücke.

Manifestation
Bei gesunden Menschen im Alter von 10-35 Jahren auftretend; Frauen scheinen bevorzugt befallen zu sein (m:w = 1:2). Weltweit und bei allen Rassen gleichermaßen auftretend. Auftreten v.a. in Frühjahr und Herbst.

Lokalisation
Stamm und proximale Extremitäten. Eine inverse Form (Pi-

tyriasis rosea inversa) befällt die Axillen und die Leistenregion.

Klinisches Bild
Gelegentlich gehen Prodromi wie Übelkeit, Mattigkeit, Fieber und Kopfschmerzen den ersten Hautveränderungen voraus. Initial zeigt sich eine 0,4-4,0 cm große, ovale, rote, meist schuppende (Collerette-Schuppung), randbetonte Plaque („Primärmedaillon"). Das Primärmedaillon ist ein regelmäßig auftretendes Symptom in >50% der Fälle und tritt oftmals am Stamm auf. Im weiteren Verlauf schubartige, über 1-2 Wochen andauernde, exanthematische Ausbreitung (stammbetont) von nach den Spaltlinien ausgerichteten, 0,2-1,0 cm großen, ovalen oder länglichen, wenig erhabenen, schuppigen Plaques. Gesicht und distale Extremitätenhälften bleiben meist frei. Als Sonderformen sind follikuläre Exantheme, Hämorrhagien, urtikarielle Formen, zirzinäre, vesikulöse, squamöse oder psoriasiforme Varianten in Betracht zu ziehen. Enantheme der Mundschleimhaut sind selten. Eine inverse Form wird bevorzugt bei Kindern sowie Afro-Amerikanern beobachtet (Pityriasis rosea inversa).

> **Merke:** Bei Farbigen erscheint das Exanthem stärker papulös als bei Kaukasiern mit deutlicher Tendenz zur Hyperpigmentierung!

Histologie
Unspezifische superfizielle Dermatitis mit mäßiger Akanthose, Papillenödem, perivaskulärem und interstitiellem lymphozytärem Infiltrat; gelegentlich Beimengungen von eosinophilen Granulozyten. Deutliche Epidermotropie mit fokaler spongiotischer Auflockerung des Epithels und fokaler Parakeratose. Selten Erythrozytenextravasate.

Diagnose
Typische Klinik mit charakteristischem Verlauf (zuerst isoliertes, oväläres Primärmedaillon; später Exanthem) und typischem Verteilungsmuster (Rumpf, Ausrichtung in den Spaltlinien). Ein Primärmedaillon ist ein regelmäßig auftretendes Symptom in >50% der Fälle.

> **Merke:** Die Pityriasis rosea befällt (fast) nie das Gesicht und die Schleimhäute; nur selten die Extremitäten! Patienten haben kein gestörtes Allgemeinbefinden!

Differenzialdiagnose
- Klinische Differenzialdiagnosen:
  - Tinea corporis: nie exanthematisch sondern chronisch kontinuierlicher Verlauf (seltene Ausnahme: Mikrosporie - hier besteht Eigenfluoreszenz unter Wood-Licht); beweisend sind Erregernachweis mittels Nativuntersuchung und Kultur.
  - Psoriasis vulgaris: Erstmanifestation einer akuten, exanthematischen Psoriasis als wichtige DD. Das Auspitz-Phänomen ist bei Pityriasis rosea stets negativ!
  - Arzneimittelexanthem: Akutes monomorphes Exanthem; selten ekzematös oder psoriasiform. Medikamentenanamnese mit zeitnaher Neuverordnung eines Medikamentes.
  - Pityriasis lichenoides: Vom Verteilungsmuster ähnlich. PLEVA und PLC zeigen jedoch eine wegweisende Polymorphie (buntes Bild) der Effloreszenzen.
  - Frühsyphilis: Syphilide sind meist von LK-Schwellungen begleitet. Verteilungsmuster: häufig Befall von Handflächen und Gesicht. Serologie ist beweisend! Histologie ist wegweisend (plasmazellige Dermatitis).

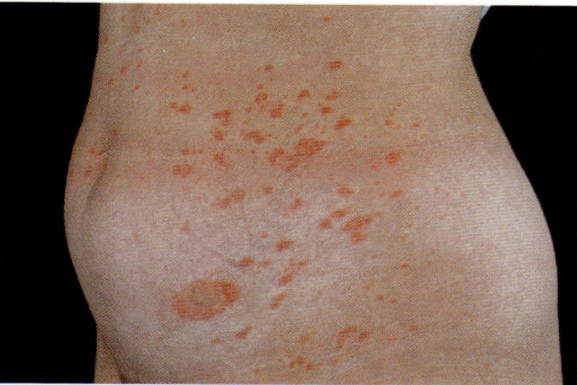

Pityriasis rosea. „Plaque mère" (größere gerötete Plaque nur am Unterbauch) und disseminierte schuppende Papeln und Plaques. Geringer Juckreiz.

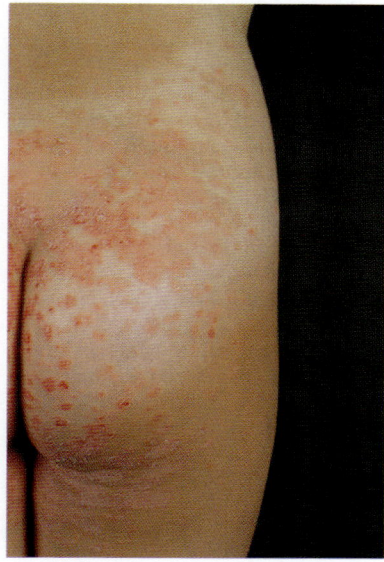

Pityriasis rosea. Gereizte, „irritierte" Form mit deutlichem Juckreiz.

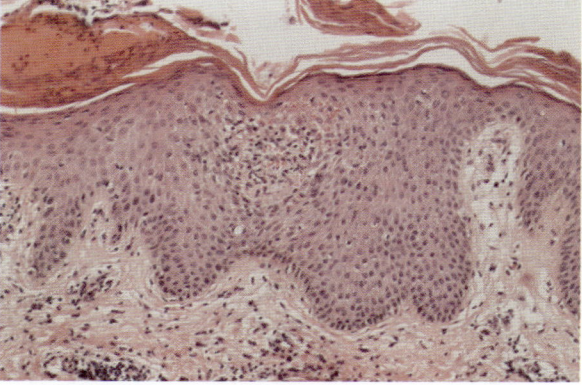

Pityriasis rosea. Deutliche Akanthose. Fokale Spongiose und Parakeratose. Schütteres, perivaskuläres und interstitielles, rundzelliges Infiltrat in der oberen Dermis.

- Histologische Differenzialdiagnosen:
    - Akutes und subakutes Ekzem: Spongiose, flächige Parakeratose, beim atopischen Ekzem mögliche markante Eosinophilie. Häufig nicht zu unterscheiden.
    - Psoriasis guttata: Akanthose, flächige Hyper- und Parakeratose mit Neutrophilen-Einschlüssen, diffuses, auch perivaskulär verdichtetes lymphozytäres Infiltrat mit neutrophilen Granulozyten, keine Erythrozytenextravasate, kräftiger Epidermotropismus.
    - Parapsoriasis en plaques: Fibrose des Stratum papillare; Oberflächenepithel eher atrophisch, Epidermotropie vorhanden, kaum Spongiose, keine Parakeratose!
    - Allergisches Kontaktekzem: Klinisch deutlich zu unterscheiden! Markante, flächige Spongiose, Oberflächenepithel akanthotisch, lange Parakeratosehügel. Histologisch nur im Zusammenhang mit klinischen Angaben sicher zu differenzieren.
    - Tinea corporis: Vielgestaltiges histologisches Muster, das von der Akuität der Infektion geprägt ist. In frühen Stadien geringes superfizielles perivaskuläres Lymphozyteninfiltrat, fokale Spongiose; späteres Stadium mit Neutrophilenkomponente. Kompakte Ortho- und Parakeratose. Im PAS-Präparat Nachweis von Hyphen (dann sichere DD); ansonsten ist eine sichere DD nur im Zusammenhang mit klinischen Angaben möglich.
    - Erythema anulare centrifugum: Klinisch deutlich zu unterscheiden; histologisch nur im Zusammenhang mit klinischen Angaben sicher zu differenzieren! Meist dichte perivaskuläre Infiltrathülsen.
    - Arzneimittelexanthem: Spongiotische Arzneimittelexantheme sind selten! Meist kombiniert mit einer Interface-Dermatitis.
    - Frühsyphilis: Interface-Dermatitis mit psoriasiformer Epidermisreaktion dichtes, bandförmiges Infiltrat in der oberen und mittleren Dermis (Lymphozyten, Histiozyten und Plasmazellen. Ausdehnung des Infiltrates auf den tiefen Gefäßplexus.

Therapie
Kausale Therapie nicht bekannt. Die Hautveränderungen heilen innerhalb von 3-8 Wochen spontan ab.

Therapie allgemein
Meiden von Hitzestau, okklusiver Kleidung, Sport, Sauna und rückfettenden Externa. Keine übermäßig heißen und langen Bäder, kein Sonnenbaden!

Externe Therapie
 Cave: Irritation durch aggressive Externa.

Keine fetten Cremes oder Salben. Behandlung z.B. mit Tannolact Lotio, Tannosynt Lotio (Schüttelmixtur), Optiderm Lotio. Blande Hautpflege mit O/W-Emulsion (z.B. Eucerin O/W). Empfehlenswert insbes. bei Juckreiz sind 5% Polidocanol-haltige Creme oder Schüttelmixtur R200 oder schwach wirksame Glukokortikoide wie 0,5% Hydrocortison-Emulsion R123.

Interne Therapie
Ggf. orale Antihistaminika wie Levocetirizin (z.B. Xusal Tbl.) 1mal/Tag 5 mg p.o. oder Desloratadin (z.B. Aerius Tbl.) 1mal/Tag 5 mg p.o.

Prognose
Abheilung in 3-8 Wochen, allgemein ohne bleibende Hautveränderungen. Hyperpigmentierung, Leukoderm-Bildung, Narbenbildung möglich.

Pityriasis rosea inversa L42.x

Definition
Seltene Form der Pityriasis rosea mit ausschließlicher Manifestation im Bereich der Axillen, der Leisten- und Genitalregion sowie in seltenen Fällen im Gesicht.

Pityriasis rotunda L85.01

Erstbeschreiber
Vidal, 1886; Toyama, 1906

Synonym(e)
Pityriasis circinata (Toyama)

Definition
Seltene, chronische Dermatose mit ichthyosiformem Krankheitsbild, das in Japan unter der Bezeichnung „Pityriasis circinata" beschrieben wurde.

Vorkommen/Epidemiologie
Selten; weltweit sind nur wenige hundert Patienten beschrieben.

Ätiologie
Unbekannt; wahrscheinlich Pseudoichthyose. Im Nahen Osten, im Karibikraum und in Japan häufiger beobachtet.

Lokalisation
Stamm und Streckseiten der Extremitäten.

Klinisches Bild
Einzeln oder in Gruppen auftretende, 3-10 cm große, vollkommen runde oder ovale, braune bis braun-schwarze, scharf umschriebene, trocken schuppende, ansonsten symptomlose Flecken.

Histologie
- Diskrete Veränderungen des Oberflächenepithels mit moderater Ortho-Hyperkeratose und follikulärer Hyperkeratose. Keine Ausbildung einer Keratohyalinschicht.
- Immunhistologie: Verminderung der Fillagrin und Loricrin Expression in läsionaler Epidermis (= Hinweis auf Störung der Keratinozyten-Differenzierung).

Therapie
Blande, fettende Externa (z.B. Linola Fett, Asche Basis Creme, Linola Fett N Ölbad).

Prognose
Günstig, im Sommer Symptomfreiheit.

 Merke: Berichtet wurde von einer erhöhten Inzidenz an Karzinomen und Lymphomen.

Pityriasis rubra pilaris L44.0

Erstbeschreiber
Tarral, 1835; Devergie, 1856; Besnier, 1889

Synonym(e)
Devergiesche Krankheit; Besnier-Krankheit; Besnier-Flechte; Stachelflechte

Definition
Seltene, idiopathische, überwiegend erworbene (s.u. Einteilung), chronisch entzündliche, papulosquamöse, durch follikuläre Keratosen gekennzeichnete Dermatose.

Einteilung
Nach Griffith werden 5 Typen unterschieden, denen neuerdings eine HIV-assoziierte Form hinzugefügt wird:
1. Klassischer Erwachsenentyp (ca. 50%): 80% Abheilung nach 3 Jahren.
2. Atypischer Erwachsenentyp (ca. 5%): Eminent chronischer Verlauf.
3. Klassischer juveniler Typ (ca. 10%): Abheilung meist nach 1 Jahr.
4. Umschriebener juveniler Typ (ca. 25%): Unterschiedliche Abheilungsraten (1/3 in 3 Jahren).
5. Atypischer juveniler Typ (ca. 5%): Chronischer Verlauf.
6. HIV-assoziierte Form (<5%).

Vorkommen/Epidemiologie
Prävalenz: 1/500.000 Einwohner.

Ätiologie
Unbekannt. Es handelt sich um eine hyperproliferative Keratinisierungsstörung mit erhöhten Umsatzraten. Meist sporadisch auftretend. Typ 5 (hereditäre, atypische juvenile Form) wird autosomal-rezessiv vererbt. Hormonelle Störungen werden diskutiert. Ein Mangel an Retinol-bindendem Protein und Störungen im Vitamin-A-Stoffwechsel wurden beschrieben.

Manifestation
Beginn ist in jedem Alter möglich. Erkrankungsgipfel sind bei Kindern in der 1. Lebensdekade sowie bei Erwachsenen in der 5. Lebensdekade. Häufiger nach schweren Krankheiten oder Unfällen und bei Patienten mit HIV-Infektion auftretend (s.u. Immunrekonstruktionssyndrom).

Lokalisation
- Typ 1-3: Vor allem lokalisiert an Finger- und Handrücken sowie Extremitätenstreckseiten (z.B. Oberarmrückseiten, Fingerstreckseiten), am Kapillitium, im Gesicht (vor allem Augenbrauen, Nasolabialfalten), seltener auch am Rumpf.
- Typ 4: V.a. an Knien und Ellenbogen.
- Typ 5: V.a. an Händen und Füßen.

Klinisches Bild
- Initialsymptome: Dicht stehende, follikuläre, keratotische, rote bis rot-bräunliche (orange-rote), stecknadelkopfgroße, spitze Papeln mit zentraler, konischer oder kraterförmig abfallender Keratose. Vor allem an Finger- und Handrücken sowie Extremitätenstreckseiten ausgeprägt.
- Typ 1 (klassische Form): Flächenhaft pityriasiform schilfernde, häufig randbetonte, scharf begrenzte, follikelbetonte (Muskatnussreibe) lichenifizierte Eytheme bzw. Plaques am Kapillitium, im Gesicht (vor allem Augenbrauen, Nasolabialfalten), auch am Rumpf. Durch Konfluenz Ausbildung großflächiger, über ganze Körperareale hinwegziehender, rötlich-bräunlicher, samtartiger Erytheme und Plaques, bei denen der initial vorhandene follikuläre Charakter verlorengeht. Typisch sind eingeschlossene Inseln normaler Haut (Nappes claires). Rote, diffuse Hyperkeratosen an Palmae und Plantae sowie an Handrücken und Streckseiten der Finger. Bildung schmerzhafter Rhagaden. Die Nägel können longitudinal gefurcht

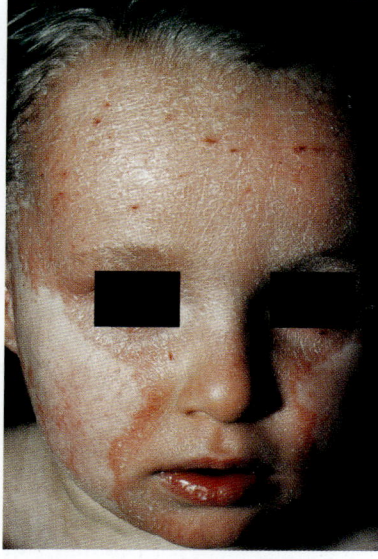

Pityriasis rubra pilaris. Flächiges, scharf begrenztes, äußerst therapieresistentes, deutlich infiltriertes und lichenifiziertes, „harlekinartiges" Erythem im Gesicht.

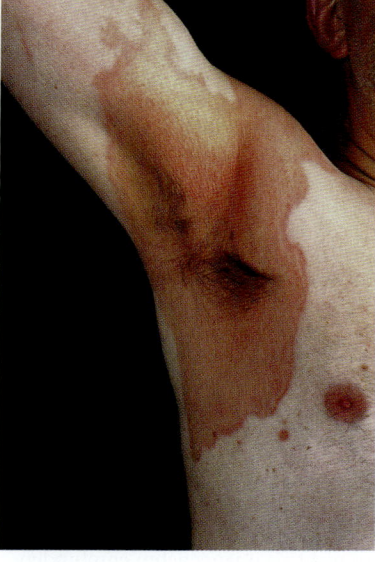

Pityriasis rubra pilaris. Multiple, chronisch dynamische (wechselnder Verlauf; Verschlechterung im Sommer), zirzinäre, scharf begrenzte, leicht elevierte, rote, raue Plaques.

und auch verdickt sein. Haarausfall im späteren Stadium sowie meist sehr starke, gipsartige Kopfschuppung. Ektropium. Die klassischen Formen schreiten nicht selten in eine Erythrodermie fort. Häufig Verschlechterung im Sommer (wichtige DD zur Psoriasis vulgaris) und deutliche Besserung (bis Abheilung) in den kalten Jahreszeiten.
- Typ 2 und 3: Die Typen 2 und 3 sind morphologisch nicht unterschiedlich zum klassischen adulten Typ.
- Typ 4 (zirkumskripte juvenile Form): Scharf begrenzte Plaques an Knie und Ellenbogen sowie follikuläre Hyperkeratosen mit perifollikulärem Erythem.
- Typ 5 (atypische juvenile Form): Diese Form zeichnet sich durch frühen Beginn und lange Krankheitsdauer aus. Besonders hervorgehoben werden sklerodermatische Veränderungen der Hände und Füße.

Histologie
Unregelmäßige Akanthose ohne Verdünnung der Epidermis über den Papillen. Kräftige Hyperkeratose mit Parakeratose-Inseln. Die Follikel sind häufig ampullenartig erweitert und mit Hornmassen angefüllt. In der Dermis leichtes bis mäßig dichtes lympho-histiozytäres Infiltrat. Fokale Exozytose mit Spongiose ist möglich.

Differenzialdiagnose
Psoriasis vulgaris, seborrhoisches Ekzem, Erythrokeratodermie, Lichen planus follicularis.

Therapie
Gute bis hervorragende Erfolge können mit thalassotherapeutischen Heilverfahren erzielt werden. Empfehlenswert sind dermatologische Kliniken an Nord- und Ostsee.

Therapie allgemein
Kausale Therapie ist nicht möglich. Therapiemaßnahmen sollten darauf ausgerichtet sein, die Lebensqualität der Betroffenen zu verbessern.

Externe Therapie
- Pflegende Salbentherapie: Bei ekzematisierter oder gereizter Haut bringen kurzfristig milde Glukokortikoide wie 0,5-1,0% Hydrocortison Creme oder Lotio (z.B. Hydrogalen, R123) gute Erfolge. Ansonsten pflegende, keratolytische oder antientzündliche Salben entsprechend dem klinischen Bild unmittelbar nach Badetherapie und anderen Waschvorgängen auf die noch feuchte Haut auftragen. Dies ermöglicht anhaltende Speicherung der Feuchtigkeit. Gute Effekte werden mit Kochsalz-haltigen oder Propylenglykol-haltigen Salben erzielt R105. Die richtige Behandlung muss im Einzelfall ausgetestet werden.
- Hautpflege und -reinigung: Grundprinzip: Möglichst geringe Entfettung der Haut! Möglichst wenig irritative Reinigungsstoffe, d.h. sparsame Verwendung von Seifen oder Syndets. Keine Verwendung von Flüssigseifen; milde Reinigung der Körperhaut mit hydrophilen (mit Wasser mischbaren) Körperölen. Hiermit werden ein ausreichender Reinigungseffekt und gleichzeitig eine rückfettende Pflege erreicht. Statt hydrophilen Ölen können auch O/W-Emulsionen verwendet werden (z.B. Abitima Lotion, Excipial U Hydrolotio, Sebamed Lotion). Haut kurz abduschen, Emulsion auf die feuchte Haut auftragen und verteilen, erneut kurz abduschen, der verbleibende Emulsionsfilm wird nicht als unangenehm empfunden.
- Bäder: Bäder sind für die Hautpflege wichtig und empfehlenswert. Unterschiedliche Badezusätze je nach Hautzustand. S.u. Pityriasis rubra pilaris. Der Patient sollte mit den Therapiemodalitäten vertraut gemacht werden und die Bäder selbst herstellen können, z.B. Ölbäder als „Kleopatra-Bad" R145 oder Kleiebäder.
- In Phasen der klinischen Besserung sind lediglich pflegende externe Maßnahmen notwendig, wie z.B. Ungt. emulsif. aq., Linola Milch, Asche Basis Creme.
- Kleidung: Tragen nicht hautreizender Körperwäsche, am günstigsten glatt gewebte Stoffe aus Baumwolle oder Leinen. Ungeeignet sind Gewebe aus Tierwolle. Ebenso ungeeignet sind Kunststoffgewebe, hingegen werden Materialien aus Viskose i.A. vertragen.

Bestrahlungstherapie
UV-Bestrahlungen erweisen sich i.A. als günstig. UVB-Behandlung oder PUVA-Therapie sind bei Erwachsenen zu empfehlen.

Pityriasis rubra pilaris. Tabelle 1. Balneotherapie bei Pityriasis rubra pilaris

Hautzustand	Bad	Beispielpräparate	Häufigkeit
Trocken	3% Salz-Bad	300 mg Kochsalz auf 1 Vollbad	2-4mal wöchentlich 10-20 Min.
	Ölbäder	Balneum Hermal F, Ölbad Cordes, Linola Fett N Ölbad	
	Kleopatra-Bad	1(-2) Tassen Milch + 1(-2) Eßl. Olivenöl auf 1 Vollbad	
Ekzematös, entzündlich	Kleie-Bad	Töpfer Kleiebad	
	Baldrian-Bad	Silvapin Baldrian Ölbad	
	Polidocanol-Ölbäder	Balneum Hermal plus	
	Melisse-Bad	Kneipp Gute Nacht Bad	

Interne Therapie
- Retinoide (First-line Therapie): Isotretinoin (z.B. Isotretinoin-ratiopharm; Aknenormin) 0,5-1,0 mg/kg KG p.o. Alternativ: Acitretin (Neotigason), initial 0,5-0,7 mg/kg KG/Tag; als Erhaltungsdosis 10 mg/Tag anstreben.
- Vitamin A: Wird heute i.d.R. nicht mehr durchgeführt. Dosierung: 50.000-300.000 IE/Tag, Versuch über max. 3 Monate.
- Bei Therapieresistenz und schweren Verlaufsformen: Erfolge werden mit Methotrexat 10-25 mg/Woche p.o. beschrieben. Effekte können nach 4-6 Monaten erwartet werden. Erhaltungstherapie: 2,5-5,0 mg/Woche p.o. In sehr schweren Fällen kann eine Kombination von Acitretin 0,5-0,7 mg/kg KG/Tag p.o. mit Methotrexat 5,0-30,0 mg/Woche p.o. versucht werden.
- Alternativ wurde Ciclosporin bei Erwachsenen und Kindern (3,0 mg/kg KG/Tag) eingesetzt. Die Ergebnisse sind kontrovers. Andere Immunsuppressiva wie Azathioprin (z.B. Imurek) waren wenig erfolgreich.
- Eigene, inzwischen von anderen Arbeitsgruppen bestätigte, positive Erfahrungen bestehen mit Fumaraten!
- Sporadische Erfolge wurden mit der extrakorporalen Photopherese beschrieben.

Prognose
Unberechenbar, meist chronischer Verlauf. Spontanremissionen sind möglich.

Pityriasis simplex
L30.80

Synonym(e)
Pityriasis sicca

Definition
Konstitutionelle oder artifizielle (durch stark entfettende Seifen oder alkoholische Lösungen) kleieförmig schuppende, meist symptomlose, gelegentlich auch juckende Hautveränderungen, die insbesondere in der kalten Jahreszeit auftreten. Nach der Lokalisation werden unterschieden: Pityriasis simplex capillitii, Pityriasis simplex faciei, Pityriasis simplex corporis.

Manifestation
Vor allem bei Patienten mit Sebostase, atopischer Diathese, atopischem Ekzem, Säuglingen, Kleinkindern und alten Menschen (Ichthyosis senilis) auftretend.

Therapie
S.u. Sebostase, Pityriasis simplex faciei, Pityriasis simplex corporis.

Pityriasis simplex capillitii L21.0

Synonym(e)
Pityriasis capitis; Kopfschuppung

Definition
Häufiges dermatologisches Problem v.a. im Herbst und Winter, das durch eine meist trockene Kopfschuppung (Pityriasis simplex) gekennzeichnet ist. Auftreten ist als Minusvariante einer Psoriasis vulgaris, eines atopischen Ekzems oder eines seborrhoischen Ekzems möglich. Ohne weitere Hautveränderungen ist eine ätiologische Bestimmung häufig nicht möglich.

Vorkommen/Epidemiologie
30% der Frauen und etwa 20% der Männer leiden zumindestens zeitweise an Kopfschuppung.

Ätiologie
Als Provokationsfaktor gilt die Irritation durch Pflegemittel. Es gibt deutliche Hinweise, dass Malassezia spp. bei der Pathogenese der Kopfschuppung eine entscheidende Rolle spielen. Bei Personen mit Kopfschuppung ist die Besiedlungsdichte mit Malassezia stark erhöht. Die Stärke der Schuppenbildung korreliert mit der Keimdichte.

Klinisches Bild
Umschriebene, schuppende, evtl. juckende Herde am Kapillitium.

Differenzialdiagnose
Tinea capitis, Pityriasis amiantacea.

Therapie
Bei der Pityriasis simplex capillitii (PSC) handelt es sich um ein konstitutionelles Problem. Sie bedarf einer Dauerbehandlung! Compliance unabdingbar! Vom therapeutischen Ansatz ist die PSC mit Seborrhoe von der PSC ohne Seborrhoe zu trennen.
- Mit Seborrhoe: Behandlung mit einem Teer-Präparat ist i.d.R. ausreichend. Pyrithion-Zink-, Selendisulfid-, Ichthyol- oder Salicylsäure-haltige Shampoos können alternativ versucht werden. Diese hemmen in unterschiedlichem Maße die Schuppenbildung, die mikrobielle Besiedlung der Kopfhaut und Seborrhoe. Zudem empfiehlt es sich, 1-2mal/Woche die Kopfhaut mit einer O/W-Emulsion einzureiben: Abends sparsam in die Kopfhaut zart einmassieren, am nächsten Morgen mit mildem Kopfwaschmittel auswaschen.
- Mit Seborrhoe und Juckreiz: Wie oben, Versuch mit Menthol-haltiger oder Polidocanol-haltiger Rezeptur R159 R198, zusätzlich 1mal/Woche eine niedrig potente Glukokortikoid-haltige alkoholische Lösung auftragen (z.B. Lygal Kopftinktur, Alpicort-N, R263).
- Ohne Seborrhoe (mit und ohne Juckreiz): Häufig übertriebene Hygiene der Kopfhaut, v.a. Männer waschen den behaarten Kopf häufig täglich, meist unter Verwendung unnötig großer Mengen eines Flüssigshampoos. Hieraus resultiert eine latente, toxisch-irritative Reizung der Kopfhaut mit einer vermehrten Abschilferung von Schuppen. Durch die Kopfwaschungen werden Schuppung und Pruritus nur stundenweise gestoppt.

> **Merke:** Pityriasis simplex capillitii ohne Seborrhoe wird häufig hervorgerufen durch „ein zu viel und zu häufig" an irritativen Pflegemitteln (z.B. flüssige Syndets oder Seifen). Circulus vitiosus! Durchbrechen des Circulus vitiosus durch Umstellung der Pflegeautomatismen!

- Dies ist häufig ein erstaunlich schwieriges Problem. Zunächst auf Flüssigshampoos gänzlich verzichten. 1mal/Woche mit Seife (z.B. Nivea Babyseife) die Kopfhaut reinigen. Tgl. Pflege mit einer O/W-Lotion (z.B. Abitima Lotion, Excipial U Lipolotio). Unter der Dusche Lotion auf das bereits angefeuchtete Kapillitium auftragen, verteilen und kurz abspülen. Normales Frisieren ohne Residuen von Fett auf dem Haar ist möglich. Bei starkem Juckreiz zusätzlich 1mal/Woche eine niedrig potente Glukokortikoid-haltige alkoholische Lösung auftragen wie 0,2% Prednisolon-Tinktur ggf. in Kombination mit Salicylsäure (z.B. Lygal Kopftinktur, Alpicort-N). Wichtig ist der Ausschluss einer Pityrosporon ovale-Besiedlung (Wood-Licht). Falls positiv, tägliche Behandlung (über 1 Woche) mit einer 2% Clotrimazol-Lösung R057. Alternativ Anwendung einer Ketoconazol-haltigen Lösung (z.B. Terzolin) über 1 Woche.

Pityriasis simplex capillitii. Tabelle 1. Topische Externa bei Pityriasis simplex capillitii mit Seborrhoe

	Generikum	Beispielpräparate
Bei trockener Kopfhaut	Wirkstofffrei	Physiogel Stiefel, pH5 Eucerin
	Teerderivate	Tarmed Shampoo
	Selensulfid	Ellsurex
	Schwefel	Diasporal
	Sonstige	Ducray Selegel Shampoo, Normaker Shampoo
Bei starker Schuppung	Salicylsäure	Squamasol Gel
	Zinkpyrithion	De-squaman Hermal
	Sonstiges	Ducray Kertyol oder Selegel Shampoo; Crinohermal Anti-Schuppenshampoo intensiv; Pityker; Stieprox intensiv Shampoo

Pityriasis simplex corporis   L30.8

Definition
Pityriasis simplex am Körper, vor allem an den distalen Extremitätenabschnitten.

Manifestation
Bei Kleinkindern und älteren Menschen und bei übertriebener Körperreinigung auftretend.

Klinisches Bild
Meist großherdige pityriasiform schuppende, mäßig bis stark juckende, weißgraue Herde, die nach Besonnung durch mangelnde Pigmentierung als helle Flecken klinisch manifest werden.

Externe Therapie
- Hautpflege und -reinigung. Grundprinzip: Möglichst geringe Entfettung der Haut! Möglichst wenig irritative Reinigungsstoffe, d.h. sparsame Verwendung von Seifen oder Syndets. Keine Verwendung von Flüssigseifen, da die Gefahr des überreichlichen und damit unnützen Gebrauchs gegeben ist, stattdessen Verwendung von Seifenstücken oder Syndet-haltigen Waschstücken. I.A. genügt das Einseifen der Achselhöhlen, Leisten und Geschlechtsteile, der Afterregion, der Füße und bei Fettleibigen der Bauchfalten. Gründliches Abspülen, damit keine reizenden „Seifenreste" zurückbleiben. Milde Reinigung der Körperhaut mit hydrophilen (mit Wasser mischbaren) Körperölen. Hiermit wird ein ausreichender Reinigungseffekt und gleichzeitig rückfettende Pflege erreicht. Statt hydrophilen Ölen können auch O/W-Emulsionen verwendet werden (z.B. Abitima Lotion, Excipial U Hydrolotio, Sebamed Lotion). Haut kurz abduschen, Emulsion auf die feuchte Haut auftragen und verteilen, erneut kurz abduschen, der verbleibende Emulsionsfilm wird nicht als unangenehm empfunden.
- Bäder: Bäder sind für die Hautpflege wichtig und empfehlenswert. Unterschiedliche Badezusätze je nach Hautzustand (s. unter Pityriasis rubra pilaris). Bei ekzematisierter und gereizter Haut sind Öl- bzw. Kleie-Bäder R144 hilfreich. Der Patient sollte mit den Therapiemodalitäten vertraut gemacht werden und die Bäder selbst herstellen können, z.B. Ölbäder als „Kleopatra-Bad" R145 oder Kleiebäder. In Kneipp-Büchern werden Milch-Molke oder Kamillenölbäder empfohlen. Unmittelbar nach der Badetherapie und anderen Waschvorgängen werden die Salben auf die noch feuchte Haut aufgetragen. Dies ermöglicht der Haut eine anhaltende Speicherung der Feuchtigkeit. Der Fettgehalt der Salben richtet sich nach dem individuellen „Hautempfinden" der Patienten. Hier sind alle Varianten möglich. Gute Effekte werden mit Kochsalz-, Harnstoff-, oder Propylenglykol-haltigen Salben erzielt R146.

Pityriasis simplex faciei   L30.8

Synonym(e)
Pityriasis sicca faciei; fliegende Flechte; Dartre volante

Definition
Pityriasis simplex im Bereich des Gesichtes.

Ätiologie
Häufiges Waschen der Mund- und Wangenpartie.

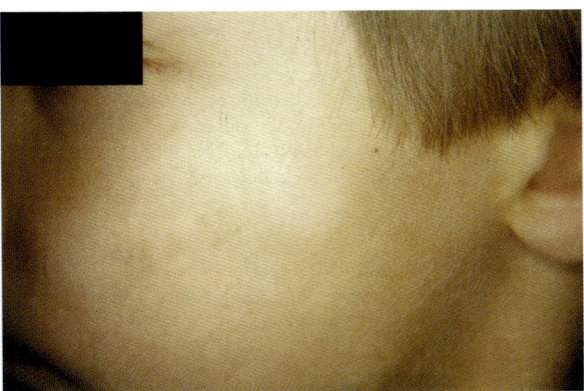

Pityriasis simplex faciei. Etwa münzgroße, diskrete, chronisch dynamische, symptomlose, raue, kleieförmig schuppende, hellgraue oder weiße Flecken über dem Jochbogen bei einem 5-jährigen Knaben.

Manifestation
Vor allem bei Säuglingen und Kleinkindern auftretend, häufig bei atopischem Ekzem. Auch bei Männern, die alkoholische Gesichtswasser benutzen, auftretend.

Klinisches Bild
Etwa münzgroße, meist diskrete, kleieförmig schuppende Herde, die häufig erst nach Besonnung durch mangelnde Pigmentierung klinisch manifest werden (= Pityriasis simplex faciei).

Therapie
Blande Lokaltherapie mit W/O-Emulsionen (z.B. Linola Creme, Eucerinum W/O).

 Merke: Keine Glukokortikoide bei Pityriasis simplex faciei anwenden!

Pityriasis versicolor   B36.00

Erstbeschreiber
Eichstedt, 1846

Synonym(e)
Pityriasis versicolor flava; Tinea versicolor

Definition
Häufige, oberflächliche Mykose durch Malassezia-Spezies.

Erreger
Malazessia-Spezies, bevorzugt Malazessia globosa (>90%), gefolgt von Malazessia sympodialis.

Ätiologie
Prädisponierend wirken Hyperhidrosis oleosa, Seborrhoe und behinderte Hautabdunstung. Entwicklung von Malassezia-Spezies im feuchtwarmen, lipidreichen Milieu. Individuelle Faktoren werden diskutiert.

Manifestation
Bei Jugendlichen, postpubertär sowie Erwachsenen (im höheren Alter eher selten) auftretend.

Lokalisation
Vor allem Brust- und Rückenmitte, Übergreifen auf seitliche

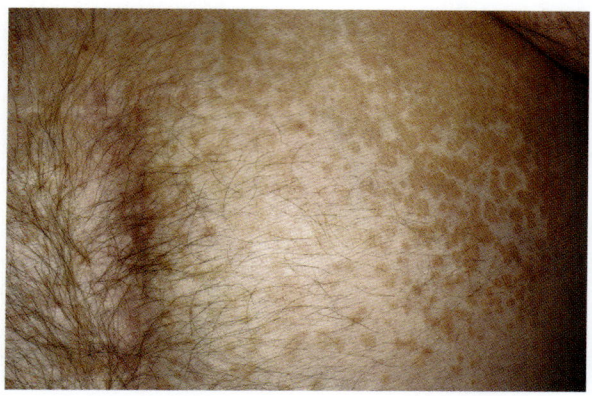

Pityriasis versicolor. Multiple, v.a. am Rumpf lokalisierte, teils isoliert stehende, teils disseminierte, teils konfluierte, unregelmäßig konfigurierte, gering juckende, schuppende, raue, rot-braune (auch gelb-braune) Flecken.

Interne Therapie
Nur bei häufigen Rezidiven oder Therapieresistenz gegenüber den lokalen Antimykotika sollte auf eine interne Therapie zurückgegriffen werden, z.B. Ketoconazol (z.B. Nizoral) 1mal/Tag 200 mg p.o. über 10 Tage oder 1mal/Monat 400 mg p.o. Alternativ: Itraconazol (z.B. Sempera) 200 mg/Tag p.o. über 5-7 Tage oder 1mal/Monat 400 mg p.o.

Prognose
Chronischer Verlauf. Exazerbation und Remission sind jederzeit möglich.

Pityriasis versicolor alba   B36.0

Synonym(e)
Pityriasis versicolor achromians

Definition
Depigmentierung persistierender oder bereits abgeheil-

Rumpfanteile, auch: Nabelregion, Oberschenkelinnenseiten, Oberarminnenseiten.

Klinisches Bild
Insgesamt variables Bild. Im Sommer erscheinen die Herde im Vergleich zur umgebenden gebräunten Haut heller (Pityriasis versicolor alba), im Winter dunkler. Meist hyperpigmentierte Form: Umschriebene bis pfenniggroße, später konfluierende, schmutziggelbe bis bräunliche, kleieförmig schuppende Herde. Selten Juckreiz. S.a. Hobelspanphänomen. Besondere Formen:
- Follikuläre Form: Pityriasis versicolor punctata.
- Erythematöse Form: Pityriasis versicolor mit entzündlicher Komponente, an Tinea corporis superficialis erinnernd.
- Pityriasis versicolor flava.
- Pityriasis versicolor nigra: Unter Besonnung evtl. Rückbildung der Herde.

Histologie
In der PAS-Färbung intrakornealer Nachweis von Sporen und Hyphen.

Diagnose
Pilznachweis im Nativpräparat oder Klebestreifenpräparat. Wood-Licht: Rötliche oder (grünlich-)gelbe Fluoreszenz.

Differenzialdiagnose
Vitiligo, Pseudoleukoderm, Erythrasma, seborrhoisches Ekzematid.

Externe Therapie
Bei unkomplizierten Fällen antimykotische alkoholische Lösungen. Als Fertigarzneimittel hat sich beispielsweise eine Econazol-haltige Lösung bewährt (Epi-Pevaryl P.v. Lösung), die an 3 aufeinander folgenden Abenden nach dem Duschen auf dem nassen Körper 3-5 Min. verrieben wird. Nach Einwirken über Nacht am nächsten Morgen abspülen. Gleichzeitig empfiehlt sich eine antimykotische Therapie des Kapillitiums: Besonders geeignet ist ein Ketoconazol-haltiges Shampoo (z.B. Terzolin); Shamponieren für 5 Min. Alternativ zum Duschen kann SD-Hermal-Minuten-Creme angewandt werden.

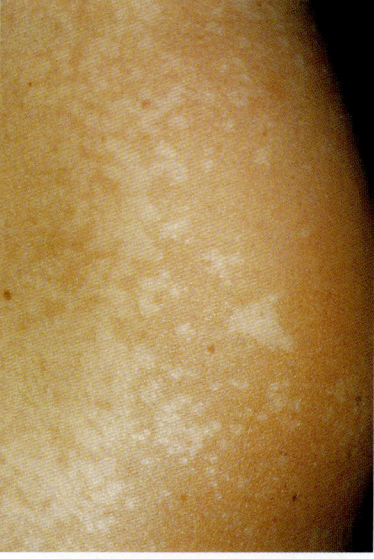

Pityriasis versicolor alba. Nahaufnahme, spritzerartige und feinfleckige Depigmentierungen mit feiner Oberflächenschuppung.

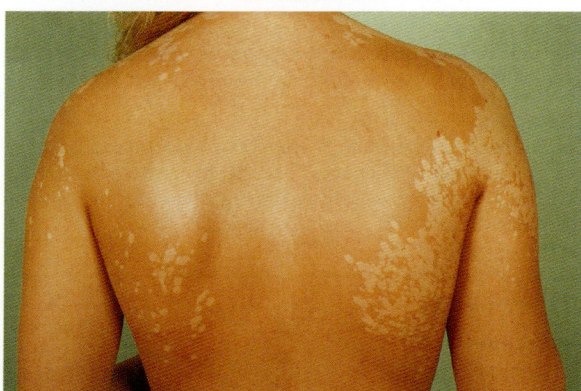

Pityriasis versicolor alba. 17-jährige Patientin, die nach einem Sommerurlaub diese weißen Flecken bemerkte, die sich bei zunehmender Bräunung verstärkten. Disseminiert verteilte (nicht symmetrische), 0,2-0,4 cm große, rundliche, weiße Flecken, die zu größeren Arealen konfluieren (rechte Thoraxseite). Das spritzerartige Verteilungsmuster ist typisch für die Pityriasis versicolor.

ter Herde der Pityriasis versicolor, die in sonnengebräunter Haut besonders hervortreten. S.a. Pityriasis versicolor alba punctata.

Ätiologie
Wahrscheinlich Hemmung der Melanogenese durch Stoffwechselprodukte (Azelainsäure?) des Erregers.

Therapie
Entsprechend Pityriasis versicolor.

Pityriasis versicolor alba punctata   B36.0

Definition
Negativbild der Pityriasis versicolor punctata im Sinne der Pityriasis versicolor alba.

Therapie
Entsprechend Pityriasis versicolor.

Pityriasis versicolor flava   B36.0

Definition
Variante der Pityriasis versicolor, wahrscheinlich durch Malassezia tropica hervorgerufen.

Therapie
Entsprechend Pityriasis versicolor.

Pityriasis versicolor nigra   B36.0

Definition
Seltene schwarze Form der Pityriasis versicolor mit stecknadelkopfgroßen, meist follikulär angeordneten, braunen bis schwarzen Knötchen.

Therapie
Entsprechend Pityriasis versicolor.

Pityriasis versicolor punctata   B36.0

Definition
Auf miliare follikuläre Effloreszenzen beschränkte Pityriasis versicolor ohne Ausdehnung und Konfluenz der Herde.

Therapie
Bei Follikelbefall perorale Therapie mit Ketoconazol (z.B. Nizoral) 1mal/Tag 200 mg über 7-10-14 Tage. Alternativ Itraconazol (z.B. Sempera) 2mal/Tag 100 mg über 7-10-14 Tage. S.a. Pityriasis versicolor.

Pityrosporum

Definition
Schwer kultivierbarer lipophiler Hefepilz, der sich nur in einem mit Öl, Glycerin oder Glycerinmonostearat angereicherten Milieu entwickelt.

Erreger
Hefepilz, der vorwiegend als Kommensale auf talgdrüsenreicher Haut auftritt. Aufgrund der unterschiedlichen Morphologie dieser Hefe wurden bis vor kurzem Pityrosporum ovale,

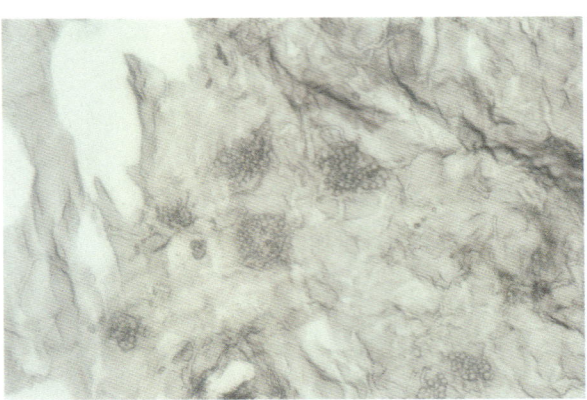

Pityrosporum. Mikroskopie nativ („Tesa-Abriss"): Pityrosporon spp. ist die einzige humanpathogene Hefespezies, welche bereits in der Nativ-Mikroskopie diagnostiziert werden kann. Zwischen den Keratinschuppen des Stratum corneum zeigt sich das typische dimorphe Bild von „Spaghetti und Fleischklößchen" (Spaghetti and Meatballs). In dem Geflecht aus zahlreichen Hyphenbruchstücken (myzeliale Phase) finden sich froschlaichähnliche Konglomerate aus kugeligen (Pityrosporon orbiculare) Sporenansammlungen (Hefe-Phase).

Pityrosporum orbiculare und Malassezia als drei verschiedene Organismen angesehen. Pityrosporum bezeichnet die myzelbildende Form von Malassezia furfur, früher als der Erreger der Pityriasis versicolor beschrieben. Inzwischen wurde in größeren Studien nachgewiesen, dass zu >90% Malassezia globosa ursächlicher Erreger der Pityriasis versicolor ist. Wie bei den Candida-Arten, lässt sich auch bei Malassezia-Spezies ein Übergang von der Hefephase zur myzelbildenden Phase beobachten.

- Krankheitsbilder, die durch Malazessia-Spezies verursacht werden:
  - Pityriasis versicolor
  - Pityrosporumfollikulitis.
- Krankheitsbilder, bei denen eine mitverursachende Rolle von Malssezia-Spezies vermutet wird:
  - Seborrhoisches Ekzem
  - Pityriasis capitis
  - Atopisches Ekzem.

Pityrosporumfollikulitis   B36.8

Erstbeschreiber
Weary, 1969; Potter, 1973

Synonym(e)
Malasseziafollikulitis

Definition
Chronische Follikulitis durch Malassezia spp. (v.a. Malassezia globosa; s.a. Malassezia furfur; s.a.u. Pityrosporum).

Manifestation
Meist im Erwachsenenalter auftretend, vielfach bei Patienten mit langfristiger Glukokortikoid-, Antibiotika- oder immunsuppressiver Therapie.

Lokalisation
Vor allem am Rücken und in seborrhoischen Zonen lokalisiert.

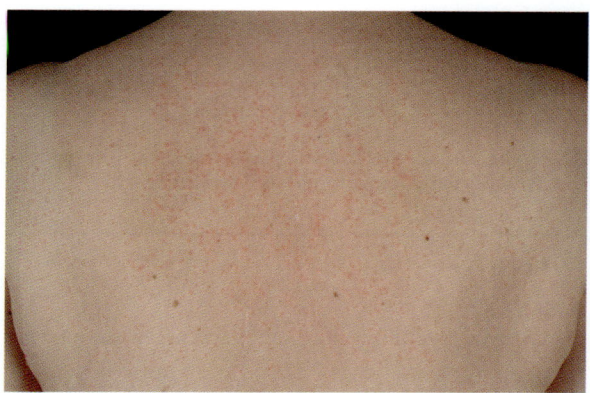

Pityrosporumfollikulitis. Disseminierte, follikelgebundene, entzündliche Papeln und Papulopusteln entlang der dorsalen Schweißrinne am Rücken einer 66-jährigen Patientin.

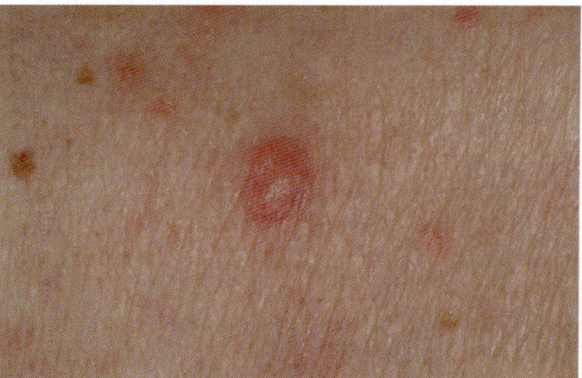

Pityrosporumfollikulitis. Im Bild fast zentral gelegen imponiert eine follikelgebundene, ca. 6 x 4 mm große, entzündliche Papel.

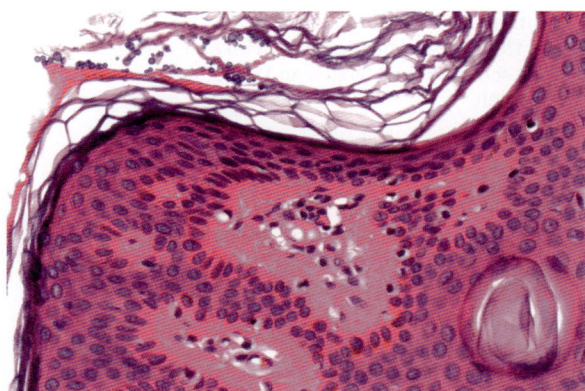

Pityrosporumfollikulitis. Randbereich eines Follikelostiums mit lamellärer Keratose; zahlreiche, teils linear angeordnete Pilzsporen; HE-Schnitt.

Klinisches Bild
Starke Seborrhoe, gehäuft Zustand nach Acne vulgaris. Follikelgebundene entzündliche Papeln, auch Papulopusteln. Abheilung unter Krustenbildung.

Diagnose
Erregernachweis im Direktpräparat, in der Kultur oder im histologischen Schnitt (PAS-Färbung).

Differenzialdiagnose
Akneiforme Exantheme, akneiformes Syphilid, Acne vulgaris.

Externe Therapie
Ablösen der Krusten mit 2-5% Salicylsäure-Salbe (z.B. Salicylvaseline Lichtenstein, R228) oder fett-feuchten Verbänden. Umschläge mit Chinolinol (z.B. Chinosol 1:1000 oder R042). Antimykotische Behandlung mit Breitbandantimykotikum als Lösung/Spray z.B. 1% Clotrimazol-Lösung (Fungizid-ratiopharm Pumpspray, R055). Stets gleichzeitig antimykotische Therapie des Kapillitiums mit Econazol-Lösung (z.B. Epi-Pevaryl P.v. Lösung) oder Ketoconazol Shampoo (z.B. Terzolin) für 3 Tage.

Interne Therapie
Ketoconazol (z.B. Nizoral) 1mal/Tag 200 mg p.o. über 7-14 Tage. Alternativ Itraconazol (z.B. Sempera) 1mal/Tag 200 mg p.o. über 7-14 Tage.

> **Merke:** In vielen Fällen chronischer Verlauf, so dass das Therapieschema erneut durchgeführt werden muss!

Prognose
Chronischer Verlauf.

Pityrosporumfollikulitis des Säuglings   B36.8

Synonym(e)
Acne neonatorum; Pustulose, neonatale zephale; Neonatal Malazessia furfur pustulosis

Definition
Auftreten von Papulopusteln bei Neugeborenen im Bereich von Gesicht, Nacken und Kapillitium, ausgelöst durch Malassezia furfur. Der Nachweis erfolgt durch Pustelabstriche, die nativ beurteilt werden können (s.u. Pityriasis versicolor).

Vorkommen/Epidemiologie
Häufiges Vorkommen. Malassezia furfur lässt sich bei Geburt bei 11% der Neugeborenen bzw. im Alter von 3 Wochen bei 52% der Neugeborenen nachweisen. Bis zu 2/3 der besiedelten Neugeborenen entwickeln Pusteln.

Ätiologie
Pityrosporum ovale ist eine lipophile Hefe, die in talgdrüsenreichen Arealen des Säuglings saprophytär lebt. Die Erreger

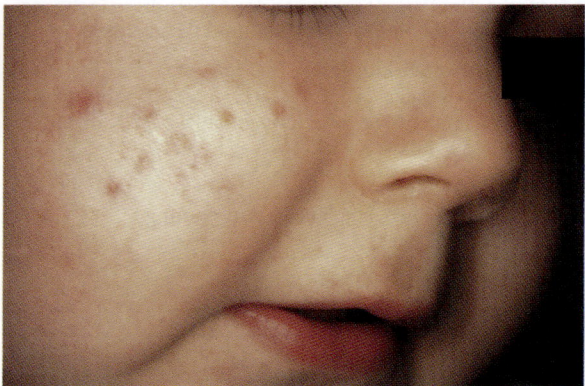

Pityrosporumfollikulitis des Säuglings. Akneiforme Papeln im Wangenbereich bei einem 10-Monate alten Säugling.

werden unter und nach der Geburt von der Mutter auf das Kind übertragen.

Klinisches Bild
Nach einer Latenzzeit von 2-3 Wochen kommt es beim, ansonsten klinisch unauffälligem Neugeborenen im Bereich des Kapillitiums, an Nacken und im Bereich der seborrhoischen Zonen des Gesichts zu einer akuten, „akneiformen Pustulose" mit kleinsten gelblichen Pusteln sowie geröteten Papeln.

Diagnose
Nachweis der Erreger im Pustelausstrich.

Therapie
Eine Therapie ist nicht erforderlich, da die Erkrankung selbstlimtierend verläuft. Bei dringendem Behandlungswunsch: 2% Ketoconazol-Creme (Nizoral Creme) 2mal/Tag über 2 Wochen auf die befallenen Areale auftragen. Alternativ Ciclopiroxolamin (z.B Batrafen Gel). Die Mutter sollte mit Ketoconazol-Lösung mehrfach Kopf und Haare waschen.

Prognose
Die spontane Abheilung erfolgt innerhalb weniger Wochen; längere Verläufe sind selten.

Hinweis(e)
Die Erscheinungen wurden früher als „Acne neonatorum" bezeichnet und damit ätiologisch verkannt. Die Erkrankung tritt bei älteren Säuglingen trotz zunehmender Besiedelung mit Malazessia furfur nicht mehr auf.

Pix

Definition
Variables Gemisch verschiedener Substanzen, v.a. aromatischer Kohlenwasserstoffe. Es werden unterschieden:
— Holzteere: Pix betulina, Pix fagi, Pix juniperi, Pix pinaceae
— Steinkohlenteere: Pix lithanthracis, Liquor carbonis detergens.

Wirkungen
Phenolische Substanzen: Anästhesierend, juckreizstillend, antimykotisch. Schwefel: Heilende Wirkung.

Indikation
Psoriasis vulgaris, Ekzeme.

> **Merke:** Der Patient muss vor der Anwendung insbesondere über die Phototoxizität aufgeklärt werden!

Unerwünschte Wirkungen
Teer-Akne, Allergien (v.a. Liq. carb. deterg.); phototoxische Reaktionen; potentielle Karzinogenität; bei perkutaner Resorption nephrotoxisch wirksam.

Kontraindikation
Nierenerkrankungen, langjährige Anwendung.

Inkompatibilität
Alginate, Emulsionen.

Pix betulina

Definition
Duch trockene Destillation der Rinde und der Zweige der Hängebirke (v.a. in Schweden, Finnland, Russland) gewonnener Teer.

Indikation
Ekzeme, seborrhoisches Ekzem der Kopfhaut.

> **Merke:** Enthält 6% Phenole (Guajakol, Cresol, Kreosol, Xylenol), wirkt kanzerogen und phototoxisch!

Pix fagi

Definition
Durch trockene Destillation von Buchenholz gewonnener Teer.

Indikation
Ekzem

> **Merke:** Enthält Phenole, Cresole, Kreosot, Guajakol, Paraffine, Fettsäuren, Fettsäureester, wirkt kanzerogen und phototoxisch!

Pix juniperi

Definition
Durch trockene Destillation aus dem Holz und den Zweigen des Wachholders gewonnener Teer.

Indikation
Ekzeme.

> **Merke:** Enthält Guajakol, Cresol, Phenole, Harze; wirkt kanzerogen und phototoxisch!

Pix lithanthracis

Definition
Durch trockene Destillation der Steinkohle gewonnener Teer, der nur sehr geringe Mengen an Wasser und freiem Kohlenstoff enthält.

Indikation
Psoriasis vulgaris, Ekzem, Pruritus.

> **Merke:** Enthält Verbindungen der Benzolreihe, Anilin-, Chinolin-, Pyridinbasen und Phenol, wirkt kanzerogen und phototoxisch und sollte nur unter engmaschiger Kontrolle des Arztes eingesetzt werden!

Rezeptur(en)
R240 R239 R237 R241 R242

Präparate
Lorinden Teersalbe

Pix pinaceae

Definition
Durch trockene Destillation der Stämme, Zweige und Wurzeln verschiedener Pinus-, Picea- und Larixarten gewonnener Teer.

Indikation
Ekzem, Skabies, Psoriasis.

> **Merke:** Enthält Kohlenwasserstoffe (Benzol, Xylol, etc.), Essigsäure, andere org. Säuren, aliphatische Alkohole (Methanol!), Aldehyde, Ketone, Phenole, Terpene, Harze, wirkt kanzerogen und phototoxisch!

Plantarfibromatose   M72.2

Erstbeschreiber
Ledderhose, 1894

Synonym(e)
M. Ledderhose; Aponeurosis fibrosa plantaris; Fußsohlenfaszienkontraktur; plantar fibromatosis

Definition
Der Dupuytrenschen Kontraktur entsprechende, aber deutlich seltener auftretende Erkrankung an der Fußsohle durch fibröse Proliferation (kutane Fibromatose) der Aponeurose, evtl. genetisch bedingt.

Manifestation
Überwiegend bei Männern (30.-60. Lebensjahr) auftretend. Manifestation bei Kindern oder Jugendlichen ist selten.

Lokalisation
Mittlerer Bereich der Planta (Arcus plantaris).

Klinisches Bild
Solitärer, derber, subkutaner, seltener subkutan/dermal gelegener Knoten (in 30-40% der Fälle bilaterale Beteiligung) der Fascia plantaris. Gehbehinderung ist möglich.

Histologie
- Meist subkutan lokalisierter, scharf begrenzter, gefäßarmer, knotiger Tumor aus monomorphen, spindelförmigen bis ovalen Zellen mit hellen Kernen und kleinen prominenten Nukleolen. Die Zellen sind zu miteinander verwobenen Strängen zusammengefasst.
- Immunhistologie: Vimentin und Desmin positiv; fleckförmige Aktivität gegenüber Alpha-Aktin; MIB-1 vereinzelt positiv.

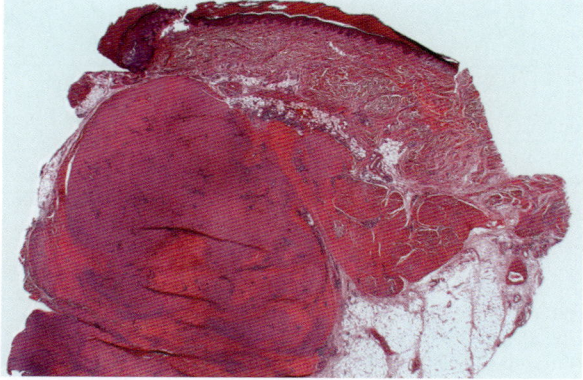

Plantarfibromatose. Knolliger, gegenüber den umgebenden Strukturen scharf abgesetzter, eosinophiler Tumor, der die tiefe Dermis sowie das subkutane Fettgewebe komplett ersetzt. Eine Beteiligung der Epidermis fehlt.

Therapie
Behandlung in Abhängigkeit vom Ausprägungsgrad entsprechend der Therapie der Dupuytrenschen Kontraktur (s.u. Dupuytrensche Kontraktur). Die empfohlene Therapie ist die Fasziektomie. Rezidivgefahr (bis zu 60%) bei isolierter Entfernung des Knotens. Operatives Vorgehen nur durch erfahrenen Chirurgen!

Plaque

Definition
Umschriebene, >0,5 cm im Durchmesser ausgedehnte, polyätiologische (exogen- oder endogen induziert, entzündlich oder neoplastisch) mono- oder polytope, sich über das Hautniveau erhebende, scharf oder auch unscharf begrenzte, normo- oder hypertherme plattenartige Erhabenheit der Haut unterschiedlicher Farbe, Konsistenz und Konfiguration.

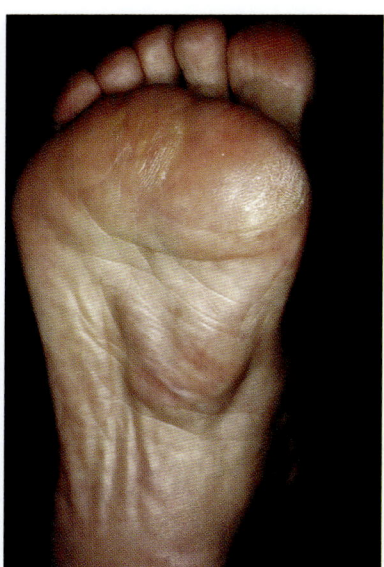

Plantarfibromatose. Chronisch stationärer, subkutan gelegener, hautfarben bis brauner, ca. 5 x 4 cm großer, derber, am Arcus plantaris lokalisierter Knoten eines 60-jährigen Mannes. Seit 10 Jahren bestehen Druckschmerzhaftigkeit und Schwierigkeiten beim Abrollen.

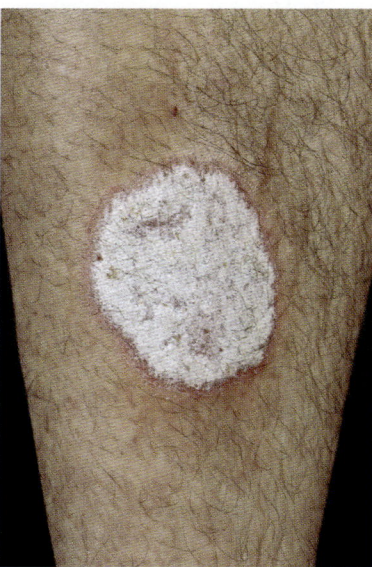

Plaque. Vollständig unbehandelte psoriatische Plaque. 24 Jahre alter Patient mit bekannter Psoriasis vulgaris. Der hier vorliegende Befund besteht bei langsamer Größenzunahme seit 2 Jahren. 5 cm im Durchmesser große, derbe, weiße, groblamellär schuppende Plaque mit rötlichem Saum.

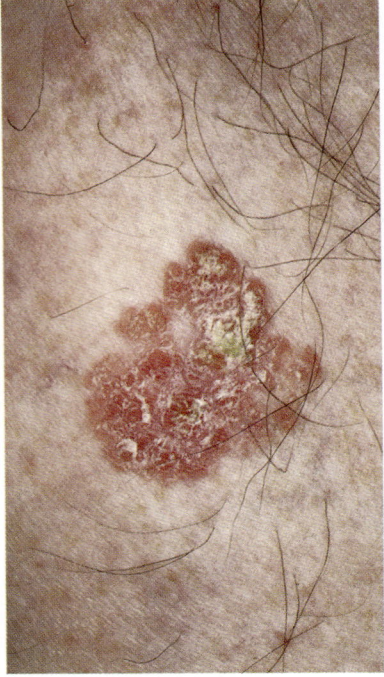

Plaque. Rote, stellenweise rot-braune, unregelmäßig (zungenförmig) begrenzte Plaque mit schuppiger und krustiger Oberfläche (M. Bowen) bei einem 67 Jahre alten sonnenexponierten Hobbygärtner. Die abgebildete Hautveränderung hat sich innerhalb von drei Jahren mit kontinuierlichem Flächenwachstum und geringem Dickenwachstum entwickelt. Leichte Berührungsempfindlichkeit.

Allgemeine Information

- Plaques werden zur exakten klinischen Beschreibung meist mit einem zusätzlichen Adjektiv bezeichnet, z.B. psoriatische Plaque oder ekzematöse Plaque, mycoside Plaque (bei Mycosis fungoides). Sie entwickeln sich im Allgemeinen aus Papeln, so dass in der differenzialdiagnostischen Wertung alle jene papulösen Erkrankungen in Frage kommen, die zur Konfluenz neigen.
- Grundsätzlich gelten bei der klinischen Beurteilung die selben Kriterien wie bei einer Papel.
    - Konsistenz (weich, fest, derb)
    - Oberfläche (glatt, rau, schuppig)
    - Verteilung (isoliert, gruppiert, konfluierend)
    - Anordnungsmuster (gyriert, anulär, serpiginös, in Blaschko-Linien, segmental, zufällig)
    - strukturelle, funktionelle und topographische Zuordnung (Kontaktstellen, textilbedeckt, lichtexponiert, zufällig, Felderhaut, Leistenhaut, seborrhoische Zonen, intertriginös)
    - Färbungen (hautfarben, gelb, rot bis blaurot) und Symptomatik (milder Juckreiz, starker Juckreiz, Schmerz).

Plaque-like form of cutaneous mucinosis L98.5

Erstbeschreiber
Perry, 1960

Synonym(e)
Plaqueartige Form der kutanen Mucinosis; PCM; plaque-like mucinosis

Definition
Kutane Muzinose mit dicht stehenden, gelegentlich urtikariellen, asymptomatischen Papeln im Rücken- und Brustbereich.

Therapie
S.u. REM-Syndrom.

Plaques lisses A51.3

Definition
Mundschleimhautveränderungen bei der sekundären Syphilis (Syphilis acquisita): Linsengroße glatte Papeln am Zungenrücken.

Therapie
Entsprechend Syphilis acquisita.

Plaques muqueuses A51.32

Synonym(e)
Schleimhautplaques

Definition
Linsengroße rote Flecken am harten und weichen Gaumen sowie an der Wangenschleimhaut bei der sekundären Syphilis, s.a. Plaques opalines, s.a.u. spezifische Angina.

Therapie
Entsprechend Syphilis acquisita.

Plaques opalines A51.3

Definition
Mundschleimhautveränderungen bei der sekundären Syphilis. Entwicklung aus den Plaques muqueuses. Entzündung, Ödembildung, Infiltration der Plaques muqueuses, Mazeration mit Ausbildung eines hauchartigen, grauen Schleiers.

Therapie
Entsprechend Syphilis acquisita.

Plasmapherese

Definition

- Verfahren zur Auftrennung korpuskulärer und plasmatischer Bestandteile des Blutes durch Differenzialzentrifugation oder Membranseparation. Die Blutkomponenten werden aufgrund unterschiedlicher Dichte voneinander getrennt. Zelluläre Anteile werden vom Plasma sowohl kontinuierlich (z.B. Thrombozytenpräparation) als auch intermittierend abgetrennt. Membranen zur Plasmaseparation haben eine obere Ausschlussgrenze, die bei etwa 3.000-4.000 kDa liegt (Durchtritt aller Plasmaproteine ist möglich; zelluläre Blutbestandteile können nicht hindurch). Das Filtrat wird i.d.R. verworfen.
- Zusätze: Heparin, zu Beginn Bolus von 2.000-5.000 IE, Einstellung der PTT auf das 1,5fache der Norm, Substitution des Eiweißverlustes durch Gabe einer physiologischen Kochsalzlösung mit Humanalbumin in einer Konzentration von 4-5%. Evtl. Gabe von 7S-Immunglobulin nach erfolgter Plasmapherese. Eine zusätzliche Gabe von Glukokortikoiden oder Immunsuppressiva ist nicht erforderlich, da ein Rebound-Phänomen in <0,1% der Fälle auftritt.
- Austauschmenge: 1,5-2,5 l des Plasmavolumens.
- Behandlungshäufigkeit: I.d.R. 2-3-tägige Plasmapherese-

Zyklen in 4-wöchigen Abständen zunächst über 6 Monate, danach Überprüfung des Therapieerfolges.

Indikation
Systemischer Lupus erythematodes, v.a. bei Nieren- und ZNS-Beteiligung; Kryoglobulinämie; Pemphigus vulgaris; bullöses Pemphigoid; Hyperviskositätssyndrom; Purpura, thrombotisch-thrombozytopenische; Vaskulitiden, systemische.

Komplikation
Allergische Reaktionen, meist in Zusammenhang mit der verwendeten eiweißhaltigen Substitutionslösung (Fieber, Urtikaria, Schüttelfrost, Blutdruckabfälle, Hypokalzämien, toxisches Lungenödem, anaphylaktischer Schock). Bei gleichzeitiger Gabe von hoch dosierten Glukokortikoiden oder anderen Immunsuppressiva besteht Gefahr lebensgefährlicher Infektionen.

Plasmazelle

Definition
Ausdifferenzierte Form von B-Lymphozyten und Ort der Synthese von Immunglobulinen; wichtigste Zellpopulation für die humorale Abwehr.

Allgemeine Information
- Plasmazellen befinden sich überwiegend im Bindegewebe und nur sehr selten im Blut. Mit füßchenförmigen Zellfortsätzen (Pseudopodien) können sie sich als freie Bindegewebszellen durch das Bindegewebe und durch Blutgefäßwände bewegen (Diapedese). Plasmazellen haben meist Durchmesser von 10-20 μm und eine länglich ovale oder runde Form.
- Plasmazellen produzieren in ihrem sehr ausgeprägten und erweitertem Retikulären Endoplasmatischen Retikulum (RER) Immunglobuline (Antikörper), die durch das Zytoplasma transportiert und über elektronenmikroskopisch erkennbare membranständige Transportproteine aus der Zelle ausgeschleust werden.
- Morphologisch imponiert insbes. der zentrale große Nucleolus mit von dort zu den Kernporen radspeichenartig angeordnetem Euchromatin und am Rand der Kernmembran angeheftetem Heterochromatin („Radspeichenkern").

Plasmozytom, primär kutanes   C90.2

Definition
Äußerst seltenes, sich primär an der Haut manifestierendes plasmozytisches Lymphom. Ob es sich um das Frühstadium eines vom Knochenmark ausgehenden plasmozytischen Lymphoms oder um eine eigenständige Entität handelt, ist umstritten.

Therapie
S.u. Lymphom, kutanes B-Zell-Lymphom.

Platonychie   L60.84

Synonym(e)
Plattnagel

Definition
Flache, nicht gebogene Nagelplatte. Häufig Hyperkeratose unter dem zentralen Teil der Nagelplatte.

Ätiologie
Vorstufe der Koilonychie, auch bei Nagelbeißern und Patienten mit Erkrankungen des Magen-Darm-Traktes beobachtet. Ferner Auftreten bei Vitamin C-Mangel, Eisenmangel, Basedow-Krankheit, Turner-Syndrom. Auch eine hereditäre Form ist bekannt.

Therapie
Behandlung der Grunderkrankung.

Plummer-Vinson-Syndrom   D50.11

Erstbeschreiber
Plummer, 1912; Kelly 1919; Paterson, 1919; Vinson, 1919

Synonym(e)
Sideropenische Dysphagie; Eisenmangeldysphagie; Kelly-Paterson-Syndrom; Paterson-Kelly-Syndrom

Definition
Dysphagie bei Schleimhautatrophie von Mund, Rachen und Ösophagus mit Eisenmangelanämie.

Ätiologie
Eisenmangel (durch verschiedenste Erkrankungen sind der Bedarf erhöht oder die Resorption erniedrigt). Diskutiert wird auch ein komplexer Vitaminmangel.

Klinisches Bild
Hautveränderungen: Seborrhoisches Ekzem im Gesicht, Hyperkeratose am übrigen Integument. Nageldystrophie und brüchige Haare, Mundwinkelrhagaden, Glossitis superficialis, Zungenbrennen, atrophische Schleimhautveränderungen an Mund, Rachen und Ösophagus.

Therapie
Eisen-Substitution (z.B. Ferro sanol duodenal) 2(-3)mal 50 mg/Tag, später 2(-3)mal 100 mg/Tag über 3 Monate. Kontrolle von Hb und Retikulozyten nach 1 Woche.

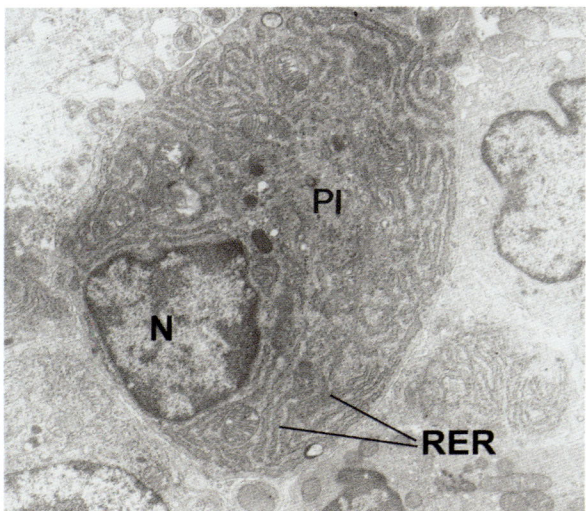

Plasmazelle. Elektronenmikroskopie: Plasmazelle (Pl) im Korium. Ausgeprägtes raues endoplasmatisches Retikulum (RER) im Zytoplasma neben dem randständig gelegenen Zellkern (N).

Parenterale Substitution nur, wenn orale Therapie nicht möglich ist, dann 20-40 mg Eisen-III (z.B. Ferrlecit) langsam injizieren.

 Cave: Keine gleichzeitigen Vitamin C-Gaben!

PM

Definition
Abkürzung für Praescriptiones Magistrales.

PM-SCL-Antikörper

Definition
Antikörper gegen ein nukleoläres Antigen mit Molekulargewichten von 96, 80 und 75 kDa.

Vorkommen
Sklerodermie, Dermatomyositis, Arthritis, Arthralgien. Nachweis von PM-SCl-Antikörpern ist charakteristisch für ein Overlap-Syndrom mit Überlappung von Dermatomyositis und progressiver systemischer Sklerodermie, s.a.u. Autoantikörper.

Podagra   M10.9

Definition
Akuter Gichtanfall im Großzehengrundgelenk.

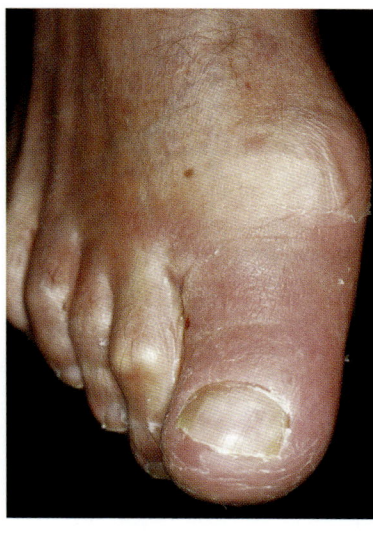

Podagra. Im Bereich des Großzehengelenks akut aufgetretene, sehr schmerzhafte, rote Schwellung bei Hyperurikämie. Am Großzehengrundgelenk (Prädilektionsstelle) zeigt sich eine akute Arthritis.

Therapie
Entsprechend Gicht.

Podophyllin

Definition
Alkoholischer Extrakt aus den Rhizomen von Podophyllum peltatum.

Indikation
Mittel der Reserve zur Therapie von Condylomata acuminata.

Dosierung und Art der Anwendung
5%ige Lösung 2mal/Tag an 3 aufeinander folgenden Tagen über max. 4 Wochen vom Arzt mit dem Wattestäbchen auf die Kondylome auftragen lassen.

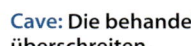 **Cave:** Die behandelte Hautfläche darf 25 cm^2 nicht überschreiten.

Sorgfältige Abdeckung der umgebenden Haut z.B. mit Pasta zinci mollis. Die behandelte Stelle mind. 1 Min. abtrocknen lassen, bevor sie mit Kleidung in Kontakt kommt.

Unerwünschte Wirkungen
Erythem, Dermatitis, Brennen, trophische Störungen, Nekrosen und Pigmentierungen, Teratogenität möglich, Vorhautverengung (durch Schwellung).

> **Merke:** Frauen im gebärfähigen Alter sollten unter der Therapie und bis zu 3 Monaten danach eine effektive Kontrazeption betreiben!

Wechselwirkungen
Alkohol führt zu einer Steigerung der Podophyllin-Toxizität.

Kontraindikation
Schwangerschaft (teratogen!), Stillzeit, Anwendung am Auge, Herpes simplex recidivans, Kinder und Jugendliche <18 Jahre, M. Bowen (Neigung zur Zelldysplasie), Immunschwäche, entzündete oder blutende Kondylome, gleichzeitige Behandlung mit anderen Lokaltherapeutika, positive Syphilisserologie.

Podophyllotoxin

Definition
Alkoholischer Extrakt aus den Rhizomen von Podophyllum peltatum, s.a. Podophyllin.

Indikation
Mittel der Reserve zur Therapie von Condylomata acuminata.

Dosierung und Art der Anwendung
Lsg. 2mal/Tag an 3 aufeinander folgenden Tagen mit dem Wattestäbchen auf die Kondylome auftragen lassen. Zur Eigentherapie zugelassen.

> **Merke:** Die behandelte Hautfläche darf insgesamt 150 mm^2 nicht überschreiten. Sorgfältige Abdeckung der umgebenden Haut z.B. mit Pasta zinci mollis. Die behandelte Stelle mind. 1 Min. abtrocknen lassen, bevor sie mit Kleidung in Kontakt kommt.

Unerwünschte Wirkungen
Erythem, Dermatitis, Brennen, trophische Störungen, Nekrosen und Pigmentierungen, Teratogenität möglich, Vorhautverengung (durch Schwellung).

> **Merke:** Frauen im gebärfähigen Alter sollten unter der Therapie und bis zu 3 Monaten danach eine effektive Kontrazeption betreiben!

Wechselwirkungen
Alkohol führt zu einer Steigerung der Podophyllotoxin-Toxizität.

Kontraindikation
Schwangerschaft (teratogen!), Stillzeit, Anwendung am Auge, Herpes simplex recidivans, Kinder und Jugendliche <18 Jah-

re, M. Bowen (Neigung zur Zelldysplasie), Immunschwäche, entzündete oder blutende Kondylome, gleichzeitige Behandlung mit anderen Lokaltherapeutika, positive Syphilisserologie.

Präparate
Condylox Lösung; Wartec Creme (0,15%)

Podopompholyx L30.14

Definition
Großblasige Sonderform der Dyshidrose an den Füßen.

Therapie
Entsprechend dem Cheiropodopompholyx.

POEMS-Syndrom C90.2

Synonym(e)
Crow-Fukase-Syndrom; PEP-Syndrom; Schimpo-Syndrom; Takatsuti-Syndrom

Definition
Akronym für: Polyneuropathie, Organomegalie, Endokrinopathie, M-Protein und Haut (skin)-Veränderungen. Das herausragende klinische Bild zeigt ein mäßig aktives osteosklerotisches Myelom mit monoklonaler Gammopathie, das mit einer chronisch demyelinisierenden PNP einhergeht.

Manifestation
Vorwiegend bei Patienten im mittleren Lebensalter (40-50 Jahre) auftretend.

Klinisches Bild
Diffuse Hyperpigmentierungen, umschriebene Hypopigmentierungen, Hämangiome, Hautverdickungen, Sklerodaktylie, Hypertrichose und selten auch Nagelveränderungen.

Histologie
Die Hämangiome kennzeichnen sich durch eine charakteristische histologische Struktur als glomeruloide Hämangiome (an Glomerula der Niere erinnernd).

Therapie
Behandlung der Grundkrankheit, Radiotherapie, Chemotherapie. Zusammenarbeit mit Internisten und Neurologen.

Poikilodermatomyositis L94.5

Synonym(e)
Petges-Cléjat-Syndrom; Poikilodermia vascularis atrophicans

Definition
Sehr seltene, symptomatische Poikilodermie. Einige Autoren benutzen den Begriff nur im Zusammenhang mit der Dermatomyositis, andere subsumieren hierunter verschiedene symptomatische Poikilodermien. Wahrscheinlich besteht keine eigenständige Entität, sondern die klinische Beschreibung verschiedener Erkrankungen.

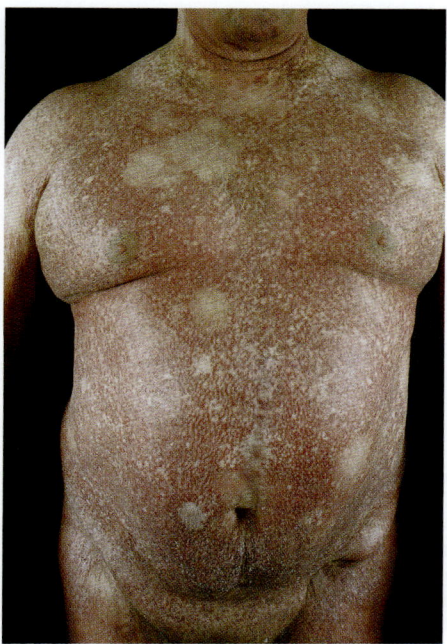

Poikilodermia vascularis atrophicans. 63 Jahre alter Patient mit seit 20 Jahren bestehendem, langsam progredientem, buntscheckigem Krankheitsbild der Haut. Die Buntscheckigkeit der Haut wird durch netz- oder streifenförmige Erytheme bedingt. Insbesondere im Hals- und Decolletébereich gesellen sich hierzu netzförmige oder flächige Braunverfärbungen (Hyperpigmentierung). Die Buntscheckigkeit wird durch einen scheinbar normalen Hautzustand, der an mehreren Stellen hervortritt (an Brust- und Halsbereich sowie am Ober- und Mittelbauch) noch verstärkt.

Poikilodermia vascularis atrophicans L94.5

Erstbeschreiber
Jacobi, 1906

Synonym(e)
Dermatitis atrophicans reticularis Glück

Definition
Heute nicht mehr gebräuliche Bezeichnung sowohl für die großherdig-poikilodermatische Form der Parapsoriasis en plaques (frühes Stadium der Mycosis fungoides) als auch für Hauterscheinungen im Rahmen kongenitaler Poikilodermien (Bloom-Syndrom, Rothmund-Syndrom, Dyskeratosis congenita) sowie poikilodermatische Hautveränderungen bei Dermatomyositis oder Lupus erythematodes (spätes Stadium der Erkrankung, Poikilodermatomyositis).

Poikilodermie L81.89

Definition
Buntscheckige Haut mit diffusen Atrophien, kleinfleckigen bis netzförmigen Hyper- und Depigmentierungen, Teleangiektasien und Erythemen unterschiedlicher Genese.

Einteilung
Nach Herkunft bzw. Assoziation mit Syndromen unterscheidet man:

- Kongenitale (primäre) Poikilodermien (Zuordnung im engeren Sinne, Poikilodermie steht klinisch im Vordergrund):
  - Rothmund-Syndrom
  - Thomson-Syndrom
  - Dyskeratosis congenita (Zinsser)
  - Poikilodermie, kongenitale mit warzigen Hyperkeratosen (Dowling)
  - Kindler-Syndrom (Poikilodermie, kongenitale mit Blasenbildung; Marghescu-Braun-Falco-Syndrom; Brain-Syndrom)
  - Dysplasie, kongenitale ektodermale mit Katarakt.
- Poikilodermien im Rahmen anderer kongenitaler Syndrome:
  - Progeria adultorum (Werner-Syndrom)
  - Hartnup-Syndrom (Stoffwechselstörung)
  - Goltz-Gorlin-Syndrom (Dysplasiesyndrom)
  - Bloom-Syndrom
  - Amyloidose, familiäre poikilodermatische
  - Incontinentia pigmenti, Typ Bloch-Sulzberger.
- Symptomatische (sekundäre) Poikilodermien (im Rahmen chronisch-entzündlicher oder neoplastischer Grunderkrankungen):
  - Dermatomyositis
  - Systemische Sklerodermie
  - Systemischer Lupus erythematodes
  - Parakeratosis variegata
  - Mycosis fungoides
  - Lichen planus
  - Acrodermatitis chronica atrophicans
  - Urticaria pigmentosa
  - Riehl-Melanose
  - Poikilodermie, aktinische
  - Poikilodermie, thermische.
  - Facies ethylica.

Poikilodermie, aktinische L81.8

Definition
Lichtbedingte Poikilodermie, v.a. im Gesicht und Nacken, auch an Händen und Unterarmen lokalisiert.

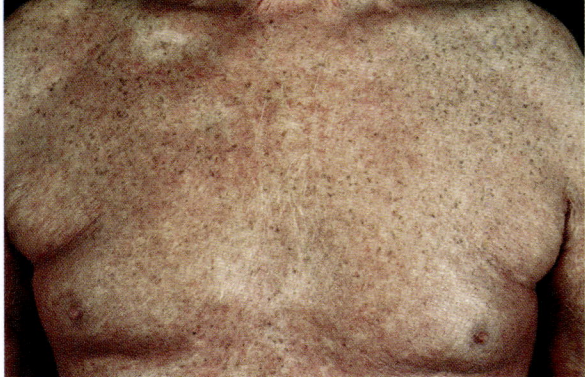

Poikilodermie, aktinische. 72 Jahre alter Patient. Frühere Berufstätigkeit als Dachdecker sowie regelmäßige Strandurlaube im Süden Europas. Buntscheckiges Hautbild mit zahlreichen unregelmäßigen Pigmentflecken (Lentigines), punktförmigen oder länglichen roten Flecken (Teleangiektasien), gemischt mit weißlichen Sprenkelungen.

Therapie
Symptomatisch. Textiler und chemisch/physikalischer Lichtschutz (z.B. Anthelios, Eucerin Sun, s.a. Lichtschutzmittel).

Poikilodermie, kongenitale mit warzigen Hyperkeratosen Q87.1

Erstbeschreiber
Dowling, 1936; Greither, 1958

Synonym(e)
Dowling-Syndrom; congenital development malformation; Typ verrucosus des Thomson-Syndrom

Definition
Kongenitale Poikilodermie mit Hyperkeratosen, die von einigen Autoren als Sonderform des Thomson-Syndroms betrachtet wird.

Ätiologie
Wahrscheinlich autosomal-rezessiv vererbt.

Manifestation
Poikilodermie: Zwischen 6. und 12. Lebensmonat. Hyperkeratosen: Zwischen 7. und 10. Lebensjahr.

Klinisches Bild
Poikilodermie, vor allem im Gesicht, warzige Hyperkeratosen über Knochenvorsprüngen. Proportionierter Kleinwuchs. Assoziierte Symptome: Palmoplantarkeratosen.

Therapie allgemein
Regelmäßige Hautbefundkontrolle, zum Ausschluss maligner Neoplasien.

Externe Therapie
Vitamin A-Säure niedrig konzentriert R256, oder 3-10% Salicylsäure (z.B. Salicylvaseline Lichtenstein, R228, R227), 5-10% Harnstoff oder Milchsäure ggf. in Kombination R108 R105 zur Keratolyse, ggf. unter Okklusion.

Interne Therapie
Versuch mit Acitretin (Neotigason) Dosierung 0,5-1,0 mg/kg KG/Tag über längere Zeit als Tumorprophylaxe.

Prognose
Auftreten von spinozellulären Karzinomen.

Poikilodermie, thermische L81.8

Definition
Poikilodermie nach lang dauernden Überwärmungen. S.a.u. Hyperpigmentierung, kalorische.

Therapie
Meiden der Wärmeeinwirkung. Blande pflegende Therapie der Haut.

Poland-Syndrom Q79.8

Definition
Syndrom mit einseitiger Syndaktylie und Brachydaktylie, Hypo- oder Aplasie des Musculus pectoralis major, evtl. ipsilateral Mammahypo- oder -aplasie. Einseitiges umschriebenes Fehlen der Achselhaare.

Policresulen

Definition
Antiseptikum. Kondensationsprodukt aus Metakresolsulfonsäure und Formaldehyd in wässriger Lösung.

Wirkungen
Bakterizid, fungizid, adstringierend, koagulierend, demarkierend, hyperämisierend, epithelisierungsfördernd.

Indikation
Condylomata acuminata, Blutstillung bei Sickerblutung (z.B. nach Kürettage von Verrucae, Nasenbluten) zur beschleunigten Abstoßung abgestorbenen Gewebes nach Verbrennungen, Reinigung und Anregung der Heilung (z.B. nach kleinflächigen Verbrennungen, Ulcus cruris venosum, Dekubitus sowie Entzündungen der Mundschleimhaut und des Zahnfleisches sowie bei Bläschen der Mundschleimhaut.

Schwangerschaft/Stillzeit
Strenge Indikationsstellung (ungenügende Datenlage).

Dosierung und Art der Anwendung
U.a. Blutstillung, kleinflächige Verbrennungen, Ulcus cruris und Dekubitus: Einen mit Lösung getränkten Mulltupfer 1-2 Minuten auf die betroffene Stelle pressen. Touchierung: Unverdünnt 1-2mal/Woche. Schleimhautbehandlung: Verdünnung 1:5.

Wechselwirkungen
Auf die Anwendung anderer topischer Arzneimittel an der gleichen Behandlungsstelle sollte verzichtet werden.

Präparate
Albothyl; Faktu

Hinweis(e)
> **Merke:** Zur Vermeidung von Ösophagus-Verätzungen ist darauf zu achten, dass die Lösung bzw. Vaginalkugeln nicht verschluckt wird!

Polidocanol

Definition
Oberflächenanästhetikum, Antipruriginosum, Venenverödungsmittel.

Indikation
Pruritus, Varizen.

Unerwünschte Wirkungen
Selten Kontaktallergien.

Rezeptur(en)
R198 R199 R196 R200

Präparate
Thesit, Aethoxysklerol, Recessan, Balneum Hermal plus, Optiderm

Polihexanid

Definition
Desinfizienz, Antiseptikum.

Wirkungsspektrum
Breite bakterizide und fungizide Wirkung, auch wirksam gegen Staph. aureus (incl. MRSA) und gegen Pseudomonas aeruginosa. Inaktivierung von HBV, HIV, Rotaviren.

Indikation
Antiinfektive Therapie bei akuten und chronischen Wunden, Spül-Saug-Drainage, antiinfektiver Lavage von Körperhöhlen, Verbrennungen 1. und 2. Grades, Phlegmonen, Osteomyelitiden.

Rezeptur(en)
R201

Präparate
Serasept 1 (0,02% Polihexanid), Serasept 2 (0,04% Polihexanid), Prontoderm (Kombination mit Undecylenamidopropyl-Betain), Prontosan, Prontosan W (Kombination mit Undecylenamidopropyl-Betain)

Hinweis(e)
> **Merke:** Hohe Gewebeverträglichkeit, geringe systemische Toxizität!

Poliose   L67.1

Synonym(e)
Poliosis circumscripta; Poliosis

Definition
Angeborene oder erworbene, herdförmige Weißverfärbung der Haare (weiße Haarlocke).

Ätiologie
- Genetische Ursachen:
  - Piebaldismus
  - Klein-Waardenburg-Syndrom
  - Uveomeningoenzephales Syndrom
  - Tuberöse Sklerose
  - Periphere Neurofibromatose
  - Isolierte Poliose (Form fruste des Piebaldismus?)
  - Isolierte okzipitale Poliose (X-chromosomal-rezessiv)
  - Poliose mit Osteopathia striata (autosomal- oder X-chromosomal-dominant)
  - Poliose mit multiplen Malformationen (autosomal- oder X-chromosomal-rezessiv)
- Entzündliche bzw. autoimmunologische Ursachen:
  - Vitiligo
  - Halo-Naevus
  - posttraumatisch
  - postinflammatorisch (nach Lupus erythematodes chronicus discoides)
  - Alopecia areata (Erstbehaarung)
  - Zoster
  - Röntgenbestrahlung.

Therapie
Aus kosmetischen Gründen ggf. Färben der Haare.

Pollen

Definition
Pollen sind männliche Gametophyten von Pflanzen. Sie werden von Samenpflanzen zur geschlechtlichen Fortpflanzung

produziert. Die Größe der Pollenkörner beträgt je nach Art 10-150 µm je Pollenkorn. Ein Pollenkorn (ovale oder runde Form) enthält den haploiden Teil des Erbguts einer Blütenpflanze. Der Pollen einer jeden Pflanzenart zeigt eine charakteristische Oberflächenstruktur der Pollenwand, die eine Zuordnung zu Familien und teilweise auch bis zur Art erlaubt. S.a.u. Baumpollen, Kräuterpollen, Gräserpollen, Getreidepollen.

Einteilung
Je nach Art der Bestäubung unterscheidet man:
- Pollen von anemogamen Pflanzen (Windbestäubung)
- Pollen von entomogamen Pflanzen (Insektenbestäubung)
- Pollen von autogamen Pflanzen (Selbstbestäubung).

Allgemeine Information
- Der vom Wind verbreitete Pollen ist für viele Menschen mit Allergien problematisch. Die Pollenkörner setzen nach Kontakt mit einer wässrigen Phase eine Reihe von Proteinen, Lipiden und Zuckern frei. Auf einige Proteine und Lipide entsteht eine spezifische Immunreaktion, die eine allergische Reaktion auslöst. Auf dem Land sind morgens die Pollenkonzentrationen hoch, in der Stadt abends. Man sollte daher die Wohnung in ländlichen Gebieten abends zwischen 19 und 24 Uhr, in der Stadt morgens zwischen 6 und 8 Uhr lüften. S.u. Pollinose.
- Für die Auslösung einer allergischen Reaktion ist nicht unbedingt eine hohe Pollenkonzentration erforderlich, sondern die Konzentration bestimmter aus Pollen freigesetzter Partikel, die als Subpollen-Partikel (SPP) bezeichnet werden. Diese sind aufgrund ihrer geringen Größe gut lungengängig. SPP von Ragweed-Pollen haben eine Größe zwischen 0,45-4,5 µm.

Klinisches Bild
S.u. Pollinose.

Pollen, Baumpollen

Definition
Der Pollen wird von Samenpflanzen zur geschlechtlichen Fortpflanzung produziert. Ein Pollenkorn enthält den haploiden Teil des Erbguts einer Blütenpflanze. Pollen der nachfolgend angeführten Bäume oder Sträucher sind aus allergologischer Sicht von Bedeutung (s.a. Kreuzreaktion).

Allgemeine Information
- Birke: Besonders aggressive Allergene. Häufigste Baumpollen-Sensibilisierung in Deutschland. Die Pollen fliegen von April bis Mai. Größe: 16-31 µm. Das wichtigste Allergen der Birken ist Bet v1. Kreuzallergien: gegen Pollen von Erle, Hasel, Eiche, Rotbuche, Hainbuche und Edelkastanie aber auch zu Äpfeln, Anis, Aprikosen, Avocados, Bananen, Basilikum, Birnen, Chilipfeffer, Cashewnüssen, Dill, Fenchel, Haselnüssen, Karotten, Kartoffeln, Kirschen, Kiwis, Koriander, Kümmel, Liebstöckel, Litschis, Mandeln, Majoran, Mangos, Oregano, Pfirsichen, Pfefferminz, Pflaumen, Pistazien, Sellerie, Tomaten und Thymian.
- Buche: Allergien sind selten. Die Pollen fliegen von April bis Mai und werden 45-50 µm groß. Kreuzallergien: gegen Pollen von Birke, Eiche, Erle und Hasel.
- Eiche: Allergien sind selten. Die Pollen fliegen von April bis Mai. Die Pollenkörner sind 16-37 µm groß. Hauptallergen der Eichenpollen ist das Eiweiß Que a 1. Kreuzallergien: gegen Pollen von Birke, Buche, Erle und Hasel.
- Erle: Häufig Sensibilisierungen. Die Pollen gelten als sehr aggressiv. Sie fliegen von Februar bis April. Größe: 14-35 µm. Das Hauptallergen der Erlenpollen ist das Eiweiß Aln g 1. Kreuzallergien: gegen Pollen von Birke, Buche, Eiche, Hasel.
- Esche, gemeine: Selten Allergien; wenn Sensibilisierungen bestehen, dann meist als heftige Allergie-Reaktionen. Die Pollen fliegen im März und April. Größe: 18-26 µm. Kreuzallergien: gegen Pollen von Olivenbaum, Flieder, Liguster und Forsythien.
- Hainbuche: Selten Allergien; die Pollen fliegen im April und Mai. Größe: 22-36 µm. Das Hauptallergen der Hainbuchenpollen ist das Protein Car b 1. Kreuzallergien: gegen Pollen von Birke, Hasel und Erle.
- Haselnuss: Zweithäufigste Allergieauslöser unter den Baumpollen. Haselpollen-Allergie macht sich mitunter schon im Januar bemerkbar. Die Pollen fliegen von Januar bis März. Größe: 8-32 µm. Das Hauptallergen der Haselpollen ist das Protein Cor a 1. Kreuzallergien: gegen Pollen von Birke, Erle, Rotbuche.
- Kastanie (Rosskastanie): Insektenbestäubte Pflanzen; Pollen werden nicht Wind-übertragen. Allergien gegen Kastanienblüten sind selten. Kastanienblüte zwischen April und Juni. Pollengröße: 15-35 µm. Kreuzallergien sind nicht bekannt.

Pollen. Tabelle 1. Pollenflugkalender (abhängig von der regional vorherrschenden Witterung)

Monat	Pollenarten
Januar	Hasel
Februar	Erle, Hasel
März	Hasel, Erle, Pappel, Ulme, Weide
April	Birke, Eiche, Erle, Esche, Flieder, Gräser, Hainbuche, Hasel, Pappel, Raps, Rotbuche, Ulme, Weide, Wiesen-Fuchsschwanz
Mai	Birke, Eiche, Flieder, Gerste, Gräser, Hafer, Hainbuche, schwarzer Holunder, Hopfen, Kiefer, Linde, Platane, Robinie, Roggen, Raps, Rotbuche, Spitzwegerich, Wiesen-Fuchsschwanz
Juni	Brennnessel, Gänsefuß, Gräser, Hainbuche, schwarzer Holunder, Liguster, Linde, Mais, Raps, Roggen, Robinie, Spitzwegerich
Juli	Beifuß, Brennnessel, Gänsefuß, Glaskraut, Gräser, Liguster, Mais, Traubenkraut, Raps, Roggen, Spitzwegerich
August	Beifuß, Brennnessel, Gänsefuß, Glaskraut, Gräser, Mais, Traubenkraut, Roggen, Spitzwegerich, Wiesenschwingel
September	Beifuß, Brennnessel, Gänsefuß, Glaskraut, Glatthafer, Gräser, Mais, Traubenkraut, Spitzwegerich, Wiesenschwingel
Oktober	Brennnessel, Gänsefuß, Glaskraut, Gräser, Traubenkraut

- Kiefer: Häufigstes Allergen unter allen Nadelbaum-Pollen. Sensibilisierungen sind eher selten. Pollenflugzeit: Mai und Juni. Allergien gegen Kieferpollen treten nur in Kombination mit anderen Sensibilisierungen auf.
- Linde: Insekten- und windbestäubte Pflanzen. Die Pollen kommen nur in geringer Konzentration vor. Selten Allergien. Blühzeit: Juni und Juli. Pollengröße: 18-37 μm. Kreuzallergien sind nicht bekannt.
- Olive: Pollensensibilisierung in Deutschland nicht vorhanden. Allergie im Mittelmeerraum weit verbreitet. Die Pollen fliegen zwischen April und Juni. Größe: 17-24 μm. Hauptallergene: Ole e 1 bis e 6. Kreuzallergien: gegen Pollen von Esche, Liguster, Flieder sowie Ananas und Meerrettich.
- Schwarzpappel: Pollensensibilisierungen sind selten. Blühzeit: März und April. Größe: 25-32 μm. Kreuzallergien sind nicht bekannt.
- Ulme: Allergien sind sehr selten; meist nur als Begleiterscheinung mit anderen Sensibilisierungen. Die Pollen fliegen im März und April. Größe: 28-38 μm.
- Weide: Insektenbestäubte Pflanzen. Selten Allergien. Blühzeit: März bis April. Größe der Pollen: 16-28 μm. Kreuzallergien sind nicht bekannt.

Pollen, Gräserpollen und Getreidepollen

Definition
Im vorliegenden Text werden Gräser und Getreidesorten aufgeführt, deren Pollen von allergierelevanter Bedeutung sind (s.a. Baumpollen, s.a. Kreuzreaktion).

Allgemeine Information
- Flughafer (Windhafer): Die Pollen lösen sehr häufig Allergien aus. Flugzeit: Juni bis August. Größe: 36-44 μm. Kreuzallergien sind mit allen übrigen Gräserpollen möglich.
- Gerste: Geringer Pollenflug. Blühzeit: Juli bis September. Allergien sind sehr selten. Die Pollen sind 34-55 μm groß. Einige Gräser-Pollen-Allergiker reagieren auch auf Gerste.
- Glaskraut (Wandkraut): Allergien sind in Deutschland selten, in Mittelmeerländern hingegen häufig. Die Pollen fliegen zwischen Juni und September. Größe: 12-17 μm. Mögliche Kreuzallergie mit Brennnessel-Pollen.
- Glatthafer (auch: falscher Hafer, Wiesenhafer): Intensiver Pollenflug zwischen Juni und Juli. Allergien sind sehr häufig. Die Pollen sind 27-44 μm groß. Es gibt Kreuzallergien mit allen anderen Gräser-Pollen.
- Hafer: Selbstbestäuber. Kein wesentlicher Pollenflug. Blühzeit: Juli und August. Kreuzallergien bestehen gegen Gräserpollen.
- Honiggras: Pollen sind stark sensibilisierend. Flugzeit: Juni und Juli. Größe: 25-34 μm. Allergene der Honiggraspollen sind die Proteine Hol l 1 und l 5. Kreuzallergien: gegen Pollen aller anderen Gräser.
- Hundszahngras (Bermudagras): Pollen sind stark sensibilisierend. Flugzeit: Mai bis August. Größe: 18-32 μm.
- Knäulgras (Wiesenknäuelgras): Die Pollen gehören zu den häufigsten Allergieauslösern unter den Gräsern. Blühzeit: Mai bis August. Größe der Pollen: 23-42 μm. Allergene der Knäulgras-Pollen sind die Eiweiße Dac g 1 bis g 3 und g 5. Kreuzallergien: gegen Pollen aller anderen Gräser.
- Lolch (Raygras): Allergien gegen Lolchpollen sind häufig. Die Pollen fliegen zwischen Mai und Juli.
- Mais: Selten Allergien. Die Pollen fliegen nicht weit. Mais blüht zwischen Juli und September. Größe der Pollen: 52-142 μm. Kreuzallergien mit den Pollen aller anderen Gräser sind möglich.
- Rispengras: Pollen gehören zu den häufigsten Gräser-Allergenen. Die Pollen fliegen von Mai bis Juli. Pollengröße: 20-26 μm. Das Hauptallergen ist das Protein Poa p1. Kreuzallergien kommen mit den Pollen aller anderen Gräser vor.
- Roggen: Gehört zu den häufigsten und aggressivsten Allergieauslösern. Die Pollen fliegen im Mai und Juni. Kreuzallergien mit allen anderen Gräserpollen sind möglich.
- Ruchgras (Goldgras, Lavendelgras): Allergien sind sehr häufig. Die Pollen fliegen zwischen April und Juni. Größe: 23-39 μm. Kreuzallergien sind mit allen anderen Gräserpollen möglich.
- Schwingel: Pollen lösen sehr oft allergische Reaktionen aus. Blühzeit: Juni und Juli. Größe der Pollen: 25-35 μm. Kreuzallergien mit den Pollen aller anderen Gräser sind möglich.
- Straußgras (Windhalm): Pollen lösen häufig allergische Reaktionen aus. Flugzeit: Juni und Juli. Größe: 25-35 μm.
- Weizen: Nur geringer Pollenflug (Weizen bestäuben ihre Blüten meist selbst). Allergien sind sehr selten. Blühzeit: Juli und August.
- Wiesenlieschgras (Timotheusgras, Löschgras): Häufige Allergien. Die Pollen fliegen zwischen Mai und September. Größe: 30-45 μm. Allergene der Wiesenlieschgras-Pollen sind die Proteine Phl p 1 bis p 13. Kreuzallergien mit allen anderen Gräserpollen sind möglich.

Pollen, Kräuterpollen

Definition
Im vorliegenden Text werden Kräutersorten aufgeführt, deren Pollen von allergierelevanter Bedeutung sind (s.a. Baumpollen, Gräserpollen und Getreidepollen; s.a. Kreuzreaktion).

Einteilung
- Beifuß: Häufigster Allergieauslöser unter den Kräutern. Sie fliegen von Juli bis September; Pollengröße: 18 bis 26 μm.
- Gänsefuß: Verursacht verhältnismäßig selten Allergien. Die Pollen fliegen zwischen Juli und September. Größe: 19-30 μm. Kreuzallergien mit andern Kräutern sind selten.
- Traubenkraut (Ragweed): Ragweedpollen sind aggressive Allergene, die in Nordamerika zu den wichtigsten Allergie-Auslösern überhaupt gehören. Die Pollen fliegen zwischen August und Oktober. Größe: 18-20 μm.
- Sauerampfer: Häufiger Auslöser allergischer Reaktionen. Die Pollen fliegen zwischen Mai und August. Größe: 21-33 μm. Keine bekannten Kreuzallergien.
- Wegerich: Häufiger Allergieauslöser. Wegerich blüht zwischen Mai und Oktober. Pollengröße: 29-40 μm. Kreuzallergien nicht bekannt.

Pollinose   J30.12

Synonym(e)
Pollenallergie; Heufieber

Definition
Die bei bestehender Pollenallergie durch die Inhalation von

Pollen (vor allem blühende Gräser, Baumpollen, Getreide, Kräuter- und Blumenpollen) ausgelösten Krankheitserscheinungen. S.a. Allergie, Rhinitis allergica.

Vorkommen/Epidemiologie
Etwa 15-20% der deutschen Bevölkerung leiden unter Pollensensibilisierungen.

Ätiologie
Bei entsprechender Sensibilisierung führt die Inhalation von Aeroallergenen zur Quervernetzung juxtaponierter IgE-Moleküle auf gewebsständigen Mastzellen mit konsekutiver Liberation präformierter (Histamin, Serotonin) und neu generierter Mediatoren (Leukotriene, Prostaglandine, PAF). Folglich kommt es zur Zunahme der Gefäßpermeabilität mit Ausbildung eines Schleimhautödems, zur verstärkten Durchblutung durch Stimulation der Schleimdrüsen, zur Schleimsekretion. An den Bronchien entsprechende Ausbildung von Bronchospasmus, Schleimhautödem, Sezernierung eines zähen Schleimes. Die gleichzeitige Freisetzung eosinophiler und neutrophiler chemotaktischer Faktoren führt über den Einstrom von weiteren Entzündungszellen eventuell zur Ausbildung einer late phase reaction (Late Phase Reaction) mit Perpetuation der Entzündung. Die gleichfalls von den Mastzellen freigesetzten Zytokine, insbesondere Interleukin 4, fördern die Allergisierung. Zur Auslösung klinischer Symptome genügen 10-50 Pollen/m^3 Atemluft.

Manifestation
Vor allem zwischen dem 2. und 3. Lebensjahrzehnt auftretend, vor allem bei der Stadtbevölkerung.

Lokalisation
Vor allem betroffen sind obere Luftwege und Bindehäute der Augen.

Klinisches Bild
- Wenige Minuten nach Allergenkontakt entwickelt sich Niesreiz, innerhalb weniger Minuten Sekretion, parallel kommt es zur Schwellung der Nasenschleimhaut mit maximaler Intensität nach 30 Minuten. Gleichzeitig besteht Juckreiz, Beeinträchtigung des Geruchs- und Geschmacksempfindens.
- Fakultativ: Konjunktivitis mit Juckreiz und Rötung der Augen sowie Entwicklung eines Asthma bronchiale. Auftreten je nach Sensibilisierungsspektrum im Frühjahr bei Allergie gegen Baumpollen (Birke, Erle, Hasel). Beschwerdesymptomatik im Frühjahr/Sommer besteht bei Gräserpollen- und Getreidepollensensibilisierung. Eine Sensibilisierung gegen Kräuterpollen (Beifuß, Nessel, Wegerich) führt zur Beschwerdesymptomatik im Spätsommer bis Herbst.
- Die Symptomatik ist vielgestaltig:
  - Pollenrhinitis: Rhinitis allergica.
  - Pollenkonjunktivitis: allergische Konjunktivitis, starke konjunktivale Injektion.
  - Pharyngitis: Kratzendes Gefühl, evtl. petechiale Blutungen.
  - Pollenvulvitis: Juckreiz und Entzündung der Vulva nach Pollenkontakt im Vulvabereich bei Kleinkindern.
  - Enteritis, Tracheobronchitis, allergisches Pollenasthma, Sinusitis, Sinubronchitis.
  - Pollendermatitis: S.u. Atopisches Ekzem.

Diagnose
Anamnese, Vergleich mit Pollenflugkalender, Hauttestung (Pricktest, Intrakutantest, Atopie-Patch-Test), IgE-Bestimmung, RAST, ggf. Provokationstest (s. Methacholin-Provokationstest).

Therapie
Entsprechend der Beschwerdesymptomatik:
- Pollenrhinokonjunktivitis: S.u. Rhinoconjunctivitis allergica (s.a. Rhinitis allergica).
- Pollendermatitis: S.u. atopisches Ekzem.
- Pollenvulvitis: S.u. Genitalekzem.
- Pharyngitis, Enteritis, Tracheobronchitis, allergisches Pollenasthma, Sinusitis, Sinusbronchitis: Meiden des auslösenden Allergens, Behandlung durch jeweilige Fachdisziplin.

Therapie allgemein
Grundsätzlich stellt die vollständige Karenz des verursachenden Allergens die effizienteste Behandlungsform dar.

Diät/Lebensgewohnheiten
Ratschläge für Patienten mit Pollinose:
- Austestung der Allergie mit klarer Definition der Allergene!
- Sportliche Aktivitäten und Spaziergänge in Wiesen und Feldern während der Blütezeit „Ihrer Allergie-Pflanze" meiden!
- Fenster tagsüber geschlossen halten. Dies gilt auch nachts! Pollenflug setzt zwischen 3.00 und 5.00 Uhr morgens ein. In dieser Zeit ist die Pollendichte am größten!
- Abendliches Haarewaschen, um die Pollen zu entfernen, die sich tagsüber im Haar festgesetzt haben!
- Für Brillenträger: Regelmäßige Reinigung von Brillengläsern und Gestell!
- Tagsüber getragene Kleidung nicht in das Schlafzimmer legen (Pollen setzen sich in Ihrer Kleidung fest!)
- Tägliches Staubsaugen (möglichst nicht selbst) mit einem Staubsauger mit Pollen- oder Feinstaubfiltern hilft Pollen auf Teppichen und Möbeln zu entfernen!
- Kein Verzehr von Honig, da pollenhaltig!
- Beim Autofahren Fenster schließen und Lüftung ausstellen!
- Vielautofahrer sollten den Einbau einer Klimaanlage mit Pollenfilter in Erwägung ziehen!
- Urlaub in pollenarmen „Reinluft-Gegenden" wie Hochgebirge und Küste verbringen!
- Achten Sie auf die Pollenflughinweise (lokale Radiosender).

Hinweis(e)
Die Möglichkeit eines Etagenwechsels oder eines oralen Allergiesyndroms müssen miteinbezogen werden.

Polyarteriitis nodosa M30.0

Erstbeschreiber
Rokitanski, 1852; Kussmaul u. Maier, 1866

Synonym(e)
PAN

Definition
Seltene, meist schwer verlaufende, systemische oder rein kutane, nekrotisierende Vaskulitis kleiner und mittlerer Arterien und Arteriolen.

Einteilung
Folgende Unterteilung der Polyarteriitis nodosa (PAN) wird vorgenommen:

- Polyarteriitis nodosa, systemische (klassische Form)
- Polyarteriitis nodosa, mikroskopische
- Polyarteriitis nodosa, kutane.

Polyarteriitis nodosa, kutane M30.02

Erstbeschreiber
Lindberg, 1931

Synonym(e)
Apoplexia cutanea Freund; Livedo with nodules; Polyarteriitis nodosa cutanea

Definition
Monoorganische, dermale Minusvariante der Polyarteriitis nodosa.

Ätiologie
Unklar, evtl. Fokalinfekte und/oder allergische Reaktion.

Lokalisation
Vor allem an den Streckseiten der unteren Extremitäten lokalisiert.

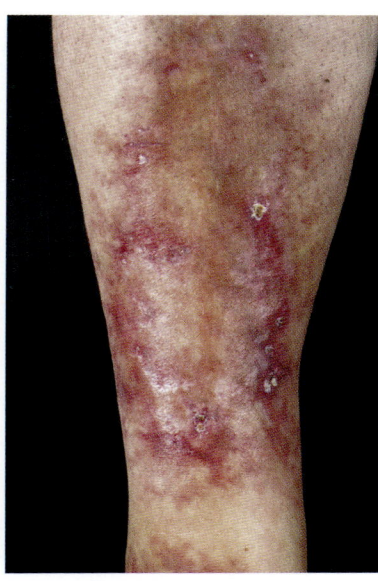

Polyarteriitis nodosa, kutane. Kutane, subkutane oder in der Muskulatur entlang des Arterienverlaufs tastbare, z.T. ulzerierte, schmerzhafte Papeln und Knötchen. Livedo racemosa (Leitsymptom!).

Klinisches Bild
Bis pflaumengroße, zunächst derbe, häufig druckdolente, rötlich bis livide gefärbte Knoten. Ulzeration, Ausbildung flacher, teilweise hyperpigmentierter Narben. Livedo racemosa, vor allem im Knöchelbereich, petechiale Blutungen, Nekrosen, auch Apoplexia cutis mit bizarren Ulzera.

Differenzialdiagnose
Polyarteriitis nodosa, systemische (klassische Form); Livedo racemosa; Sneddon-Syndrom; Erythema nodosum.

Externe Therapie
In sehr leichten Fällen können externe Glukokortikoide im Okklusivverband wie 0,1% Betamethason-Creme, 0,1% Mometason-Salbe (z.B. Ecural) ausreichend sein. Bei Herden an den Unterschenkeln Kompressionstherapie.

Interne Therapie
- Leichte Fälle sprechen gut auf Antiphlogistika wie Diclofenac (z.B. Voltaren Drg.) 50-150 mg/Tag p.o. oder Glukokortikoide wie Prednisolon (z.B. Decortin H) in niedriger Dosierung an, initial 20 mg/Tag p.o., Erhaltungsdosis nach Klinik.
- In schweren Fällen Glukokortikoide in mittlerer Dosierung, z.B. Prednisolon (z.B. Decortin H) 40-60 mg/Tag. Bei Therapieresistenz Immunsuppressiva wie Azathioprin (z.B. Imurek) 100 mg/Tag, ggf. in Kombination mit niedrig dosierten Glukokortikoiden. Auch bei anderen Präparaten wie Methotrexat (z.B. MTX) 7,5-15 mg/Woche oder Cyclophosphamid (z.B. Endoxan), DADPS (z.B. Dapson-Fatol) und Sulfapyridin werden Erfolge beschrieben. Da die Erkrankung i.d.R. innerhalb von Monaten bis Jahren abheilt, sollte die Medikation hinsichtlich Nutzen/Nebenwirkung sorgfältig ausgewählt werden.

> **Merke:** Langfristige Kontrolle des Patienten, da in einzelnen Fällen Übergang in systemische Polyarteriitis nodosa bekannt ist.

Prognose
Günstig, schubweiser Verlauf. Abklingen innerhalb von Jahren.

Polyarteriitis nodosa, mikroskopische D69.0

Erstbeschreiber
Wohlwill, 1923; Arkin, 1930

Synonym(e)
nekrotisierende nichtgranulomatöse Angiitis; MPA

Definition
Seltene, p-ANCA- oder c-ANCA positive (60% der Patienten), nekrotisierende „small vessel" Vaskulitis als (Minus-)Variante der klassischen Polyarteriitis nodosa ohne Befall mittelgroßer oder großer Arterien. MPA geht meist einher mit nekrotisierender Glomerulonephritis und pulmonaler Kapillaritis. Diagnostisch oft schwer abzugrenzen von Churg-Strauss-Syndrom und Wegener-Granulomatose.

Ätiologie
S.u. Polyarteriitis nodosa.

Manifestation
Männer sind häufiger betroffen als Frauen; die Mehrzahl der Patienten ist zu Beginn der Erkrankung >50 Jahre.

Lokalisation
Untere Extremitäten und Stamm sind befallen.

Klinisches Bild
- Integument: Klinisch im Einzelfall nur schwer abgrenzbar. Palpable Purpura, seltener Livedo, urtikarielle Exantheme, subkutane Knoten, Pyoderma gangraenosum-artige Ulzerationen. Deutliche Variabilität, abhängig von den betroffenen Organsystemen; häufig pulmo-renales Syndrom.
- Extrakutane Manifestationen: Prodromalstadium mit Adynamie, subfebrile Temperaturen, Nachtschweiß und Gewichtsverlust. 50% der Patienten entwickeln rheumatische Beschwerden (Myalgien, Arthralgien); im weiteren Verlauf nekrotisierende Glomerulonephritis (80%), pulmonale Kapillaritis (25%), Hämoptysen, Pleuritiden, Pneumonien. Beteiligungen von Herz-Kreislaufsystem, Gastro-Intestinal-Trakt und des peripheren Nervensystems sind möglich.

Labor
S.u. Polyarteriitis nodosa. Positive p-ANCA und C-ANCA bei etwa 60% der Patienten.

Histologie
Unauffällige Epidermis, weitgehende Ausfüllung des Koriums durch dichte, perivaskulär betonte Infiltration lymphozytärer Zellen mit zahlreichen neutrophilen Granulozyten und Kernstaub. Ausgeprägte Erythrozytenextravasate. Deutlich geschwollene Gefäßendothelien und ausgeprägte Fibrinablagerungen innerhalb der Gefäßwände. Leukozytoklastische Vaskulitis ohne Immunkomplexablagerungen.

Diagnose
Dermatologische und internistische Symptomatik (Variabilität), Histologie.

Differenzialdiagnose
Leukozytoklastische Vaskulitis; Arzneimittel- und Virusexantheme; Pyoderma gangraenosum; Wegener-Granulomatose; Churg-Strauss-Syndrom.

Therapie
Identisch mit der Therapie der Polyarteriitis nodosa, s. dort.

Prognose
5-Jahresüberlebensraten: ca. 70%; ANCA- und CRP- Erhöhung deuten auf eine Rezidiventwicklung.

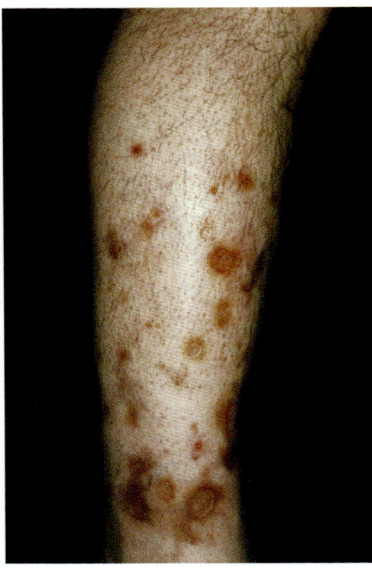

Polyarteriitis nodosa, systemische. Multiple, chronisch dynamische, seit 2 Jahren stetig zunehmende, größenprogrediente, an der Streckseite der Unterschenkel lokalisierte, disseminierte, 0,5-4,0 cm große, stark schmerzhafte, flach elevierte, rote und braune Plaques, Knoten (Eisbergphänomen) sowie stark schmerzhafte Ulzera. Vereinzelt traten zudem rheumatoide Allgemeinsymptome, Abdominalschmerzen sowie Zeichen einer PAVK auf.

Polyarteriitis nodosa, systemische — M30.0

Erstbeschreiber
Rokitanski, 1852; Kussmaul u. Maier, 1866

Synonym(e)
Panarteriitis nodosa; Periarteriitis nodosa; nekrotisierende Polyarteriitis; Kussmaul-Maier-Syndrom

Definition
Seltene, meist schwer verlaufende, systemische, nekrotisierende Vaskulitis kleiner und mittlerer Arterien und Arteriolen mit rheumatoiden Allgemeinsymptomen, Abdominalschmerzen, verschiedenen Hautsymptomen sowie Zeichen einer arteriellen Verschlusskrankheit (pAVK). Im Kindesalter ist die Polyarteriitis nodosa (PAN) nicht vom Kawasaki-Syndrom zu unterscheiden.

Vorkommen/Epidemiologie
Inzidenz: 0,7-1,8/100.000 Einwohner/Jahr; häufiger bei HBsAg (Hepatitis B Surface Antigen) Positivität.

Ätiologie
Letztlich ungeklärt. In 30% der Fälle ist HbS-Antigen i.S. nachweisbar, teils auch in den betroffenen Gefäßabschnitten in Form von Immunkomplexen. Es wird angenommen dass bei einem kleineren Teil der Patienten ANCA eine induzierende Rolle bei der Auslöung der Erkrankung spielen.

Manifestation
Meist im mittleren Lebensalter auftretend, die Mehrzahl der Patienten ist bei Beginn >50 Jahre alt. Erkrankungsgipfel: 65.-74. Lebensjahr. Männer sind 3mal häufiger als Frauen betroffen.

Klinisches Bild
- Hauterscheinungen (40% der Fälle): Kutane oder subkutane, plötzlich auftretende Papeln und Knötchen, Livedo racemosa (Leitsymptom!), Ulzeration, nodöse und multiforme Erytheme, flächenhafte oder petechiale Blutungen, Gangrän. Subkutane oder in der Muskulatur tastbare Knötchen entlang des Arterienverlaufs. Ischämische Fingerkuppennekrosen durch Digitalarterienverschlüsse.
- Extrakutane Manifestationen: Nierenbeteiligung (70%): Z.T. glomeruläre Herdnephritis (Proteinurie), Gefahr der Urämie. Myalgien (50%), Arthralgien (50%). Gastrointestinale Symptome (50%): Magendarmulzerationen mit Koliken (Befall der Mesenterialgefäße). Kardiale Symptome (70%): Angina pectoris, Perikarditis, Myokardinfarkt. ZNS-Symptomatik (50%): Polyneuropathie Krämpfe, Apoplex (jugendlicher Schlaganfall). Augensymptome: Fundus hypertonicus, Vaskulitis. Hodenschmerz.

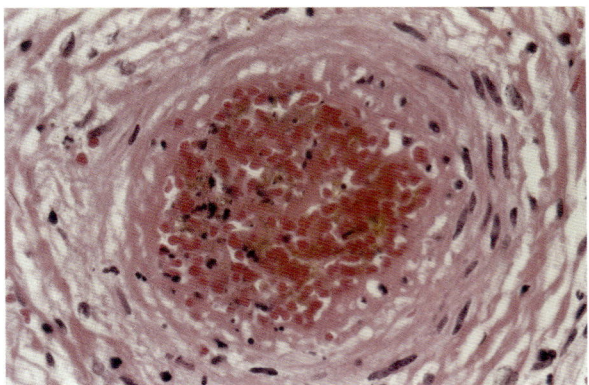

Polyarteriitis nodosa, systemische. Mittelkalibrige Arterie mit frischem zentralem Thrombus. Die Gefäßwand ist aufgelockert mit schütteren entzündlichen Infiltraten aus Lymphozyten und neutrophilen Granulozyten.

Labor
Erhöhung der Akut-Phase-Werte mit hoher BSG und erhöhtem CRP, Leukozytose (Neutrophilie). Zu suchen ist nach Hepatitis-B-Oberflächenantigenen, Komplementverbrauch sowie nach antineutrophilen Antikörpern (pANCA).

> **Merke:** pANCA sind nur bei einem kleineren Teil der Patienten positiv. Somit ist die Immunpathogenese der PAN heterogen.

Histologie
- Degeneratives Stadium: Fibrinoide Nekrose aller Wandschichten der befallenen mittleren Arterie.
- Entzündliches Stadium: Infiltration mit Neutrophilen, Eosinophilen, Rundzellen, evtl. Thrombosierung.
- Granulomatöses Stadium: Granulationsgewebe.
- Fibrotisches Stadium: Vernarbung.

Diagnose
Kriterien des American College of Rheumatology (ARA) zur Diagnostik der PAN. Die Diagnose PAN wird gestellt, wenn mindestens 3 der Kriterien zutreffen. Die Sensitivität der Methode beträgt ca. 82%, die Spezifität ca. 86%.
1. Gewichtsverlust >4 kg KG seit Krankheitsbeginn.
2. Livedo reticularis an den Extremitäten oder am Stamm.
3. Hodenschmerz, der nicht auf Infektionen, Traumen oder andere fassbare Ursachen zurückgeht.
4. Diffuse Myalgien oder Muskelschwäche außerhalb von Schulter- oder Becken oder Atrophie der Beinmuskulatur.
5. Hypertonie mit Diastole >90 mm Hg.
6. Mononeuropathie, multiple Mononeuropathien oder Polyneuropathie.
7. Anstieg des Blutharnstoffs >40 mg/dl oder des Kreatinins >1.5 mg/dl.
8. Nachweisbarkeit von HBsAg- oder Antikörpern.
9. Aneurysmen oder Verschlüsse von Baucharterien, die nicht auf Arteriosklerose, fibromuskuläre Dysplasie oder nichtentzündliche Ursachen zurückzuführen sind.
10. Biopsie: granulozytäres- oder mononukleäres Infiltrat in den Arterienwänden kleiner oder mittlerer Arterien.

Therapie
- Allgemein gültige Therapieschemata können bei dieser (sicherlich sehr heterogenen) Erkrankung nicht gegeben werden. Die Therapie wird Organ- und Aktivitäts-adaptiert eingesetzt.
- Die kontinuierliche Glukokortikoid- (100-150 mg Prednison-Äquivalent) und Cyclophosphamid-Therapie (Endoxan) (Fauci-Schema) wird nur noch bei schwer verlaufenden systemischen Vaskulitiden so lange eingesetzt, bis eine stabile Teilremission eingetreten ist. Anschließend Cyclophosphamid-sparende Intervalltherapie. Alternativ: Niedrigdosistherapie mit 25-30 mg Methotrexat (z.B. MTX), 1mal/Woche i.v.

> **Cave:** Die Cyclophosphamiddosis ist stets der Nierenfunktion anzupassen; Leukozyten: >3000-3500/µl!

- Liegt eine chronische Hepatitis B-Virusinfektion vor (HBsAd pos., HBeAg pos., HBV neg., PCR pos.), kann auch mit Interferon alfa und/oder Lamivudin behandelt werden.

Prognose
Schubweise intermittierender Verlauf. Fulminanter Verlauf mit Exitus letalis innerhalb von 1-2 Jahren in 20-30% der Fälle möglich. Mögliche Abheilung unter Glukokortikoidtherapie. 5-Jahres-Überlebenszeit ohne Therapie ca. 10-15%, mit Therapie 80%.

Polyarthritis, chronische (rheumatoide Arthritis)

M06.9

Synonym(e)
Progredient-chronische Polyarthritis; chronische Polyarthritis des Erwachsenenalters; PCP; rheumatoide Arthritis; rheumatoid arthritis

Definition
Entzündliche Gelenkerkrankung unbekannter Ätiologie, die zur Destruktion der befallenen Gelenke führt. Starke Variabilität der Verlaufsformen, Allgemeinsymptome und extraartikuläre Manifestationen (Hauterscheinungen). S.a. Still-Syndrom, Felty-Syndrom, Chauffard-Ramond-Syndrom.

Polyarteriitis nodosa, systemische. Tabelle 1. Therapeutisches Procedere bei Polyarteriitis nodosa (modifiziert nach Gross)

	Therapieschema[1]	Klinik/Verlauf	Substanz	Dosierung
Induktion	Fauci-Schema	aktiv	CP	2 mg/kg KG/Tag p.o.
	(NIH-Standard[2] intensiviert[3])	rapid-progressiv	CP	3-4 mg/kg KG/Tag p.o.
Intervalltherapie	Austin-Schema (Bolus-Verfahren[4])	aktiv	CP	15-20 mg/kg KG i.v. über 21 Tage
Erhaltung	MTX-Bolus	T-Remission	MTX	30 mg/Woche i.v.
	Azathioprin	T-Remission	Azathioprin	2-3 mg/kg KG/Tag p.o.
	Ciclosporin A	T-Remission	CyA	3-4 mg/kg KG/Tag p.o.

[1] immer in Kombination mit systemischer Glukokortikoidgabe;
[2] Cyclophosphamiddosis wird bis 1 Jahr nach Erreichen der Remission beibehalten, dann in 6-8 wöchentlichen Abständen um 25 mg/Tag reduziert (= NIH-Protokoll);
[3] Cyclophosphamiddosis orientiert sich am Gesamtleukozytenwert (meist nur wenige Tage!);
[4] Cyclophosphamiddosis orientiert sich an der Leukozytenzahl (8.-12. Tag nach Bolus: >3000/µl;
CP = Cyclophosphamid; MTX = Methotrexat; CyA = Ciclosporin A

Vorkommen/Epidemiologie
Häufigste rheumatische Erkrankung. Prävalenz: ca. 0.5-1% der Bevölkerung.

Manifestation
Überwiegend bei Erwachsenen auftretend (Inzidenzgipfel: 4.-5. Dekade). Frauen sind 3mal häufiger als Männer betroffen.

Klinisches Bild
- Polyarthritis beginnend an Händen und Füßen sowie später an den großen stammnahen Gelenken. Angedeutete zentripetale Ausbreitung. Befallmuster der Hände mit regelhafter und hoher Bevorzugung der Grund- und Mittelgelenke. Ausbreitungstendenz an den Vorfüßen von lateral nach medial.
- Hauterscheinungen: Selten sind flüchtig auftretende Erytheme, glatte, gespannte, atrophische Haut über den geschwollenen Handgelenken. Sklerodaktylie-ähnliche Veränderungen, ggf. schmutzig-bräunliche Pigmentierung über den proximalen Interphalangealgelenken. Brüchige, glanzlose Fingernägel mit Querfurchenbildung und Aufsplitterung; Uhrglasnägel sind möglich. Raynaud-Symptome, ischämische Finger- und Zehennekrosen.
- Rheumaknoten in ca. 40% der Fälle. Bei Patienten mit positivem Rheumafaktor können Rheumaknoten aber bei bis zu 90% der Fälle auftreten. Plötzliches schubweises Auftreten schmerzhafter Knoten unter Betonung der Hände v.a. der Metakarpophalngealgelenke- und PIP`s wird als „akzelerierte rheumatische Nodulosis" bezeichnet.
- Weitere (seltenere) spezifische Manifestationen sind:
  - Rheumatoide Vaskulitis
  - Rheumatoide, neutrophile Dermatitis (sehr seltene Erkrankung).

Differenzialdiagnose
Systemische Sklerodermie; systemischer Lupus erythematodes.

Therapie
Basistherapeutika (DMARD), nichtsteroidale Antiphlogistika, Kortikoide. Bei Therapieresistenz ggf. Immunmodulatoren wie Infliximab, Leflunomid, Etanercept, Anakinra, Adalimumab, Abatacept. Unterstützend physikalische Therapie, ggf. operative Maßnahmen.

Hinweis(e)
Als assoziierte dermatologische Erkrankungen wurden beschrieben:
- Pyoderma gangraenosum
- Akute febrile neutrophile Dermatose (Sweet Syndrom)
- Sjögren Syndrom.

Polychondritis recidivans et atrophicans M94.10

Erstbeschreiber
Jaksch-Wartenhorst, 1923; Altherr u. Meyenburg, 1936

Synonym(e)
Relapsing Polychondritis; rezidivierende Polychondritis; systematisierte Chondromalazie; von Meyenburg-Altherr-Uehlinger-Syndrom; Polychondritis chronica atrophicans; Askanazy-Syndrom; Rheumatismus des Knorpelsystems; Panchondritis; generalisierte chondrolytische Perichondritis

Definition
Seltene, entzündlich-rheumatische Systemerkrankung von artikulärem und nicht artikulärem Knorpel mit Chondrolyse, Dystrophie und Atrophie. Leitsymptome sind die Ohrmuschelchondritis und die nasale Chondritis sowie Arthralgien und Arthritiden (bei 1/3 der Patienten als Initialsymptome). Weiterhin besteht möglicher Befall des hyalinen Gelenkknorpels sowie des Faserknorpels von Zwischenwirbelscheiben.

Ätiologie
Unbekannt, vermutlich Autoimmunkrankheit mit Autosensibilisierung gegen Knorpelgewebe (Kollagen Typ 2?).

Manifestation
Vor allem 3. bis 5. Lebensjahrzehnt auftretend. In jedem Alter möglich.

Klinisches Bild
- Häufig Beginn mit Entzündung der Ohrknorpel (>80%): Rezidivierend auftretende, Tage bis Wochen dauernde Entzündungen der Ohrmuscheln; diese sind hochrot und schmerzhaft. Spätfolgen sind „Blumenkohl- oder Waschlappenohren".
- Katarrh der oberen Luftwege, grippale Infekte, Abgeschlagenheit, Atemnot (Erweichung des Knorpels in Kehlkopf und Luftröhre).
- Häufig Nasenbeteiligung: Entzündungen des Nasenknorpels sind oft mit Epistaxis und Rhinorrhoe verbunden. Später Ausbildung einer „Sattelnase".
- Polyarthritis (Rheumafaktor negativ!) in 80% der Fälle mit charakteristischen rheumatoiden Beschwerden. Die Arthritis verläuft asymmetrisch, schubförmig, wandernd und zeigt keine einheitliche Korrelation zu den extraartikulären Beschwerden.
- Augenbefall in 50% der Fälle: Konjunktivitis, Skleritis, Iritis.
- Gefäßbeteiligung: Aortenaneurysma und -insuffizienz.

Labor
BSG-Erhöhung, Leukozytose, reaktives Protein positiv. Urin: Saure Mukopolysaccharide erhöht, Proteinurie.

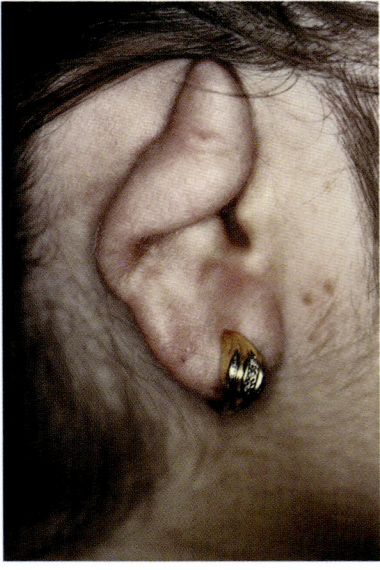

Polychondritis recidivans et atrophicans. Seit 1 Jahr bestehende „Waschlappenohren", kombiniert mit Sattelnase bei einer 32-jährigen Patientin. Seit dem 18. Lebensjahr traten rezidivierende, schmerzhafte Entzündungen der Ohrmuschel mit schubweiser Arthritis auf.

Histologie
Verlust der Basophilie des Knorpels, entzündliche lymphozytäre Infiltrate, Knorpelfragmentation, Fibrosierung. Die Epidermis ist unauffällig.

Diagnose
Diagnostische Kriterien (zitiert n. Krumbholz et al.):
1. Rezidivierende Chondritis des Ohrknorpels
2. Nichterosive seronegative Polyarthritis
3. Chondritis des Nasenknorpels
4. Augenbefall (Skleritis, Iritis)
5. Chondritis des Respirationstraktes
6. Befall des audiovestibulären Systems.

Nach McAdam: Für die Diagnose müssen 3 der 6 Kriterien erfüllt sein. Nach Damiani: 3 der 6 Kriterien müssen erfüllt sein. Alternativ: 1 Kriterium muss erfüllt sein + histologischer Nachweis der Chondritis oder 2 Kriterien müssen erfüllt sein + Ansprechen auf Glukokortikoide oder Dapson.

Differenzialdiagnose
Primär-chronische Polyarthritis (rheumatoide Arthritis), Reiter-Syndrom, akute Polyarthritis, Wegener-Granulomatose, Syphilis connata, Polyarteriitis nodosa, Chondrodermatitis nodularis chronica helicis, Granuloma anulare, Gicht.

Komplikation
- Knorpeldestruktionen z.B. des Bronchialsystems.
- Kombinationen mit anderen Erkrankungen (ca. 1/3 der Fälle): Systemische Vaskulitiden, chronische Polyarthritis, juvenile rheumatoide Arthritis, systemischer Lupus erythematodes, Sjögren Syndrom, Morbus Reiter, Arthritis psoriatica, progressive systemische Sklerodermie, Schilddrüsenerkrankungen (Hashimoto-Thyreoiditis), Colitis ulcerosa, primäre biliäre Zirrhose.

Interne Therapie
- Glukokortikoide: Mittel der ersten Wahl. Initial Glukokortikoide wie Prednison (z.B. Decortin) 40-60 mg/Tag p.o., Reduktion nach Klinik auf 5-25 mg/Tag p.o.

    Cave: Magenschutz, z.B. mit Riopan Gel.

Als Alternativen bzw. ergänzend sind folgende Medikamente mit unterschiedlichem Erfolg beschrieben:
- Sulfone wie DADPS (z.B. Dapson-Fatol): 50-250 mg/Tag p.o.
- Azathioprin (z.B. Imurek): 100-150 mg/Tag p.o.
- Cyclophosphamid bei schwerer Systembeteiligung.
- Colchicin (z.B. Colchicum-Dispert): 1 mg/Tag für 3 Wochen.
- Acetylsalicylsäure (z.B. Aspirin): 500-1000 mg/Tag.
- Indometacin (z.B. Amuno): 50-75 mg/Tag.

Prognose
Chronischer Verlauf über 3-5 Jahre. Die Prognose ist abhängig von der Beteiligung der Atemwege und des Herzens.

Polycythämia vera   D45.x

Definition
Myeloproliferative Erkrankung mit Vermehrung von Erythrozyten, Leukozyten und Thrombozyten.

Klinisches Bild
Hautveränderungen: Rote Verfärbung von Haut und Schleimhäuten, Ekchymosen, Ekzeme, urtikarielle Effloreszenzen.

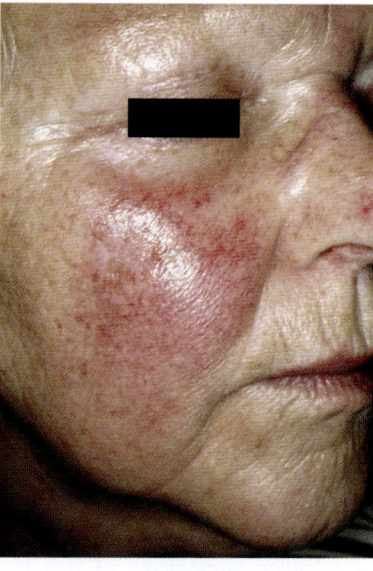

Polycythämia vera. Multiple, chronisch stationäre (keine Flushsymptomatik), symmetrische, unscharf begrenzte, symptomlose, rote, glatte Flecken im Gesicht einer 58-jährigen Frau.

Knotenförmige, blaurote, schmerzhafte Infiltrate. Pruritus nach warmem Wasserbad.

Diagnose
Blutbild.

Polydaktylie, rudimentäre   Q69.9

Synonym(e)
Fingerrudiment; akzessorischer Finger; rudimentärer Finger

Definition
Minusvariante einer Polydaktylie in Form eines meist ulnar an der Basis des Kleinfingers lokalisierten, hautfarbenen, kongenitalen Knötchens. Aufgrund ihres histologischen Reichtums an Nervenfasern wird die Erkrankung teilweise auch den echten kutanen Neuromen zugerechnet.

Lokalisation
Basis oder Mitte der Grundphalanx des kleinen Fingers, meist beidseits.

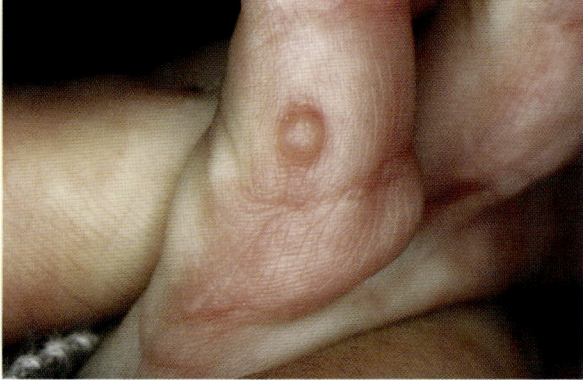

Polydaktylie, rudimentäre. Chronisch stationärer, angeborener, erbsgroßer, harter, hautfarben bis rötlicher Knoten am seitlichen Daumen eines 2-jährigen Mädchens. Hierbei handelt es sich um eine rudimentäre Verdoppelung eines Fingerstrahls.

Klinisches Bild
Erbs- bis bohnengroßer Tumor, eigenes Papillarleistenmuster, manchmal überzählige Nagelanlagen.

Histologie
Zahlreiche Nervenfasern, Tastkörperchen, manchmal Knorpelgewebe.

Differenzialdiagnose
Digitale infantile Fibromatose, juveniles Xanthogranulom, Dermatofibrom, Neurom.

Polyethylenglykol

Synonym(e)
PEG

Definition
Wasserlösliche und untoxische chemische Verbindung, die je nach Kettenlänge flüssig oder fest sein kann.

Allgemeine Information
PEG besteht aus linear gebauten Monomeren ($-CH_2-CH_2-O-$) mit einer Molmasse von 44 kDa. Neben der Pegylierung von Therapeutika wird PEG ubiquitär zur Herstellung von Kosmetika eingesetzt, z.B. in Parfum, Deodorants, Insekten-Repellents, Lippenstiften, Zahnpasten, Haarpflegemitteln. Weiterhin Anwendung in Nahrungsmitteln, pharmazeutischen Zubereitungen, flüssigen Zubereitungen (Herstellung von Injektionspräparaten), Salbengrundlagen, Suppositorien, Tabletten und Dragees. Polyethylenglykol wird in der Liste der Inhaltsstoffe meist mit einer Zahl aufgeführt (z.B. PEG-8 in Autan). Aufgrund des vielfältigen Einsatzbereiches können Kontaktallergien auftreten.

Polymerase-Kettenreaktion

Synonym(e)
PCR; Polymerase chain reaction

Definition
Methode zur in-vitro-Amplifikation (Vermehrung) eines definierten DNA-Fragments. Mit Hilfe der PCR kann aus einer sehr geringen Menge heterogener DNA innerhalb weniger Stunden ein spezifisches DNA-Fragment millionenfach angereichert werden.

Durchführung
DNA wird mittels Hitze in ihre Einzelstränge zerlegt. Zwei chemisch synthetisierte Oligonucleotide (Primer) werden an die denaturierte DNA anhybridisiert (Hybridisierung). Die Sequenz dieser Primer ist so gewählt, dass sie komplementär zu jeweils einem dieser Bereiche ist, die die zu vermehrende DNA begleiten. Die so entstehenden kurzen doppelsträngigen DNA-Regionen mit den in Richtung der zu amplifizierenden DNA weisenden 3'OH-Enden der Primer sind Substrat für eine DNA-Polymerase. Unter für das Enzym günstigen Temperaturbedingungen werden die Primer mit 2-Desoxyribonucleosid-5-Phosphaten verlängert. Die entstehenden DNA-Stränge können nun als Matrize für den jeweils anderen Primer dienen. Wiederholte Hitzedenaturierungen der DNA-Doppelstränge, Anhybridisierung der Primer und Verlängerung durch DNA-Polymerase (dies wird als ein Temperaturzyklus bezeichnet) führt zu einer enormen Anreicherung eines doppelsträngigen (ds-)DNA-Fragments. Nach 20 Zyklen erhält man, von einem DNA-Molekül ausgehend, etwa 1 Million Kopien.

Polymyalgia rheumatica   M35.30

Erstbeschreiber
Bruce, 1888

Definition
- Ätiologisch unklare entzündliche Erkrankung des Bindegewebes und der Muskulatur mit starker Schmerzhaftigkeit der Muskulatur, insbesondere Becken- und Schultergürtel-Schmerzen wie Muskelkater, Krankheitsgefühl und Gewichtsabnahme.
- Zu 50-80% Assoziation mit Arteriitis temporalis. Kann paraneoplastisch auftreten.

Vorkommen/Epidemiologie
Inzidenz (Bundesrepublik Deutschland): 300-700/100.000 Einwohner/Jahr.

Manifestation
Meist nach dem 50. Lebensjahr und überwiegend bei Frauen auftretend. Zu 50-80% Assoziation mit Arteriitis temporalis. Paraneoplastische Manifestationen sind beschrieben.

Klinisches Bild

 Merke: Charakteristische Trias: Muskelschmerzen, Sturzsenkung (mindestens 40 mm/Std.), Anämie.

Persistierende Schmerzen für mindestens 4 Wochen mit Morgensteifigkeit im Halsbereich, Schultergürtel (70-95%) oder Beckengürtel (50-70%), der meist wenigstens 30 Minuten anhält. Häufig bestehen Ödeme an den Streckseiten der Extremitäten (Handrücken, Fußrücken).

Labor
Typisch sind ausgeprägte akute Phase-Veränderungen: Erhöhung von C-reaktivem Protein (sensitivster Parameter; in >80% der Fälle erhöht), alpha 1- und alpha 2-Globulinen und BSG. Charakteristischerweise sind die Muskelenzyme im Serum meist normal.

Differenzialdiagnose
Dermatomyositis, primär-chronische Polyarthritis (rheumatoide Arthritis).

Therapie
- Frühzeitig Glukokortikoide wie Prednison (z.B. Decortin) initial 40-60 mg/Tag p.o. Nach 14 Tagen schrittweise Reduktion, Erhaltungsdosis über 1-2 Jahre bei 5-10 mg/Tag p.o. (Faustregel: Therapie mind. 1 Jahr über Beschwerdefreiheit hinaus). Bei Versagen einer Glukokortikoidmonotherapie Versuch mit zusätzlicher Gabe von Methotrexat (10 bis 20 mg/Woche). Nichtsteroidale Antiphlogistika sind nur gering schmerzlindernd.
- Osteoporoseprophylaxe: Östrogen-Gestagen-Substitution, z.B. Estraderm TTS = 17-β-Östradiol mit einer tgl. Wirkstoffabgabe von 0,05 mg kombiniert mit Gestagen (z.B. Kliogest N). Kontinuierliche Anwendung nach der Menopause.
- Ausreichende Kalzium- und Vitamin D-Versorgung (z.B. Frubiase Calcium forte, Ossofortin).
- Bei bioptisch nachgewiesener Arteriitis temporalis im

Komplikationsfall (Visusverschlechterung) höhere Glukokortikoiddosen (initial 100-500 mg/Tag i.v. mit schrittweiser Reduktion).

Hinweis(e)
 Merke: Stets Tumorsuche!

Polymyxin B

Definition
Schmalspektrum-Antibiotikum (Polypeptid-Antibiotikum). In Kombinationspräparaten zur topischen Therapie eingesetzt.

Indikation
Lokaltherapie bei Infektionen durch gramnegative Stäbchen im Bereich der Haut und am Auge.

Dosierung und Art der Anwendung
- Salben 3-5mal/Tag in das erkrankte Auge, Ohr oder Nase einbringen.
- Tropfen: 3-5mal/Tag 1 Trp. in das erkrankte Auge bzw. 2-3 Trp. in das erkrankte Ohr einbringen.

Präparate
Kombinationspräparate: Dexa-Polyspectran, Isopto-Max, Polyspectran

Polyonychie   Q84.6

Definition
Meist im Rahmen einer Polydaktylie bedingte Mehranlage von Zehen- und/oder Fingernägeln. Auch als Heterotopie mit rudimentärem Nagel am lateralen Fußrand beschieben.

Polypen, kongenitale, umbilikale   Q43.0

Definition
Breitbasig oder gestielt aufsitzende, feste, hellrötliche Polypen in der Nabelregion als Rest des Ductus omphalomesentericus. Ekzematöse Veränderung der Umgebung.

Histologie
Inseln mit intestinaler Schleimhaut oder Pankreasgewebe.

Therapie
Operative Entfernung durch HNO-Arzt.

Polypodium leucotomos

Definition
Polypodium leucotomos (PLE) ist eine epiphytische Farnart die ursprünglich in Zentralamerika beheimatet war und dort auch als „calaguala" bezeichnet wird. Die Mayas verwendeten Polypodium leucotomos als „Blutreinigungstees". Polypodium leucotomos wächst nur selten am Boden. Die Pflanze besitzt ein dickes, hochverzweigtes Rhizom, das von roten Schuppen bedeckt ist. Die Stengel sind lang und mit dem Rhizom über kleine Polypodien verbunden. Die Blätter sind 30-150 cm lang, 18-50 cm breit, mit 10-40 cm langen Blattstielen und einem stumpfen, scharfen oder abgerundeten Ende. Sie können fest, krautartig, papierartig oder membranös-lederartig sein, meistens sind sie glatt. Mittlerweile erfolgt der Anbau in Plantagen in verschiedenen Ländern Latein- und Südamerikas.

Wirkungen
Antioxidans, Fänger freier Radikale und freier Sauerstoffgruppen. Daher photoprotektive Eigenschaften gegen die Effekte von UV-Strahlen.
- Hemmung des Verlustes von Langerhanszellen
- Hemmung der Bildung von Cyclobutan-Pyrimidin-Dimeren durch UVB-Strahlen
- Hemmung von Kollagenproteinasen
- Hemmung der Migration von Mastzellen in die Haut.

Anwendungsgebiet/Verwendung
Verwendung als perorales Lichtschutzmittel. Als experimentelles Verfahren bei Vitiligo, Psoriasis vulgaris.

Dosierung
Heliocare: 2-3 Kps./Tag p.o.

Präparate
Heliocare oral (Kombinationspräparat mit Betacarotin und grünem Tee).

Polyskleradenitis   A51.4

Synonym(e)
Scleradenitis multiplex

Definition
Harte Lymphknotenschwellungen vieler Lymphknoten im ganzen Körper, z.B. bei Polyscleradenitis syphilitica.

Polyvidon-Jod

Definition
Desinfizienz.

Indikation
Oberflächliche Haut- und Schleimhautinfektionen, Verbrennungen.

Eingeschränkte Indikation
Schwangerschaft, Säuglinge <6 Monaten, Schilddrüsenerkrankungen.

Dosierung und Art der Anwendung
- Lösung/Creme/Salbe/Gel: 1mal/Tag auf die betroffenen Stellen auftragen.
- Bei Infektionen im Vaginalbereich: 1 Vaginalzäpfchen à 200 mg oder eine Applikatorfüllung (5 g) des 10% Gels tief in die Scheide einführen.

Unerwünschte Wirkungen
Allergische Reaktionen (Kontaktallergie), Schmerzen beim Auftragen auf die Wunden, metabolische Azidose, Elektrolytstörungen, Hyperthyreose, Thyreotoxikose (bei latenter Schilddrüsenfunktionsstörung), Niereninsuffizienz, verzögerte Wundheilung.

Wechselwirkungen
Topisch IFN (Denaturierung von IFN), stark lokaltoxische Reaktionen und Verätzungen durch Quecksilberverbindungen.

Kontraindikation
Stillzeit, Jodallergie, Dermatitis herpetiformis, Radiojodtherapie, Acne vulgaris.

Rezeptur(en)
R203 R204 R205

Präparate
Betaisodona, Traumasept

Polyvinylchlorid-Krankheit   L94.4

Synonym(e)
Vinylchlorid-Krankheit

Definition
Polysymptomatische Erkrankung bei Arbeitern mit Kontakt zu Polyvinylchlorid. Die Hautveränderungen sind an den Extremitätenakren lokalisiert und ähneln der progressiven systemischen Sklerodermie, s.a. Pseudosklerodermien.

Ätiologie
Toxische Wirkung von PVC per inhalationem und perkutan.

Klinisches Bild
- Akute Vinylchloridgasvergiftung: Pränarkotischer Zustand mit Benommenheit, Übelkeit, Schwindel und asthmaähnlicher Atemnot.
- Chronische Intoxikation (nach unterschiedlich langer Exposition): Akrodystrophie mit sklerodermieartigen Veränderungen an Fingern und Zehen, Osteolyse der Fingerendglieder mit plumper Fingerverdickung und Uhrglasnägeln, Raynaud-Syndrom, Hepatosplenomegalie mit pathologischen Leberfunktionsproben und Leberumbauprozessen.
- In den Spätstadien sind Ösophagusvarizen, maligne Lebertumoren (v.a. Hämangioendotheliome) sowie Malignome des Verdauungstraktes und der Lungen möglich. Weiterhin vorhanden sind Thrombozytopenie mit Retikulozytose und Leukopenie, zentralnervöse Störungen u.a. mit Fazialisparese, Paresen der oberen Extremitäten mit Muskelatrophie, Parästhesien, Abschwächung der Arm- und Beineigenreflexe, Hyperhidrosis, neurasthenisches oder organisches Psychosyndrom mit überwiegend depressiver Verstimmung und Antriebsstörung sowie ggf. Potenzstörungen.

Komplikation
Hepatozelluläre Karzinome.

Therapie
Meiden von Polyvinylchlorid, ein Versuch mit UVA1-Strahlen ist angezeigt.

Prognose
Günstig. Regression ist möglich.

Hinweis(e)
Handschuhe aus PVC enthalten häufig Benzisothiazolinon, das eine Kontaktallergie auslösen kann. Die Konzentration des Allergens liegt zwischen 9-32 ppm. Bei klinischem Verdacht sollte ein Epikutantest durchgeführt werden.

Pomadenkruste   R23.81

Definition
Pflegebedingte parakeratotische Hornschichtverdickung, vor allem bei Säuglingen.

Ätiologie
Übermäßiger Gebrauch von Hautpflegepräparaten.

Lokalisation
Symmetrische Verteilung in Inguinalgegend, Glutaealfalten, auch im Gesicht beschrieben.

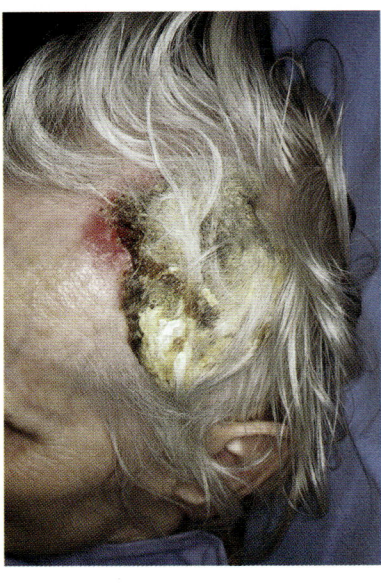

Pomadenkruste. Parakeratotische Hornschichtverdickung bei einer älteren, pflegebedürftigen Patientin. Es bestehen grau-bräunliche bis gelb-bräunliche, gepflastert wirkende, schwer oder gar nicht ablösbare Auflagerungen temporoparietal links.

Klinisches Bild
Grau-bräunliche bis gelb-bräunliche, gepflastert wirkende, schwer oder gar nicht ablösbare Auflagerungen.

Histologie
Parakeratotische Hornschichtverdickung, Salbenreste.

Therapie
Absetzen von Ölen und Cremes. Lediglich Benutzung von Puder (z.B. Zinkoxid-Talkum-Puder R294).

Popliteales Flügelfell-Syndrom   Q87.1

Definition
Seltenes, autosomal-dominantes Leiden mit Gaumen- und Lippenspalte, Lippengrübchen, poplitealen Flügelfellen und Zehennageldysplasien. Seltener Syndaktylie, Haaranomalien.

Porocephalose   B88.8

Definition
Helmintheninfektion von Schlangen, wobei der Mensch akzidentell infiziert wird.

Erreger
Porocephalus- und Armillifer-Arten (zum Beispiel P. crotali, A. grandi, A. moniliformis, A. armillatus); zu den Pentastomiden gehörend.

Vorkommen/Epidemiologie
- In schlangenreichen Regionen von Asien, Nord- und Südamerika sowie in Afrika.
- Reptilienpfleger und -besitzer sind besonders gefährdet.

Klinisches Bild
- Nach einer Inkubationszeit von mehreren Monaten perforieren die aus den oral aufgenommenen Eiern geschlüpften Larven die Darmwand und können in verschiedene Gewebe parasitieren, wobei es nicht zur Ausbildung eines adulten Wurmes im Menschen kommt.
- Organspezifische Symptome, selten auch Augenbefall.
- Massiver Parasitenbefall kann zum Tode führen.

Labor
Eosinophilie, Leukozytose. Bei schweren Infektionen Dysproteinämie.

Diagnose
Histologischer Larvennachweis in Biopsien, radiologischer Zufallsbefund.

Therapie
Keine Therapie verfügbar.

Prophylaxe
Meiden von Schlangenkontakten, Hygiene bei der Pflege von Reptilien.

Poroepitheliom, ekkrines   D23.L

Erstbeschreiber
Mishima, 1969

Synonym(e)
Dermal duct tumor; dermaler Gangtumor

Definition
Seltener, gutartiger, vom intraepidermalen Ausführungsgang ekkriner Schweißdrüsen ausgehender Tumor, der sich über die oberen und mittleren Anteile des Koriums ausdehnt. Im Vergleich zum ekkrinen Porom deutliche Zell- und Kernpolymorphie, erhöhte Mitoserate. Übergang zum Porokarzinom möglich.

Therapie
Exzision mit Sicherheitsabstand (3-5 mm).

Porokarzinom   C44.L

Erstbeschreiber
Pinkus u. Mehregan, 1963

Synonym(e)
Epidermotropes ekkrines Karzinom; Hidroacanthoma simplex maligna; malignes ekkrines Porom; malignes Syringoacanthom; dysplastisches Porom

Definition
Seltener, maligner, vom intraepidermalen Teil des ekkrinen Schweißdrüsenausführungsganges ausgehender, infiltrierend wachsender Tumor. Charakteristisch ist das retrograde Einwachsen in die Epidermis.

Vorkommen/Epidemiologie
Inzidenz: 0,01-0,005%.

Manifestation
Meist im höheren Lebensalter jenseits des 50. Lebensjahr (Durchschnittsalter bei Manifestation 60-70 Jahre).

Lokalisation
Ohren, Hände, Gesicht und Kapillitium; seltener im Genitalbereich.

Klinisches Bild
- Langsam wachsende, plattenartige oder knotige Tumoren mit Ulzerationen. Hinsichtlich Aussehen, Größe und Lokalisation sind die Tumoren sehr variabel. Häufig entstehen sie auf dem Boden eines jahrelang existierenden Poroms. Klinisches Malignitätskriterium ist ein plötzliches rasches Wachstum des vorbestehenden Tumors. Porokarzinome können sich auch in einem Naevus sebaceus entwickeln.
- Lymphogene Metastasierung ist möglich (12% der Fälle), ebenso Aussaat epidermotroper Metastasen. Selten entstehen viszerale Metastasen.

Histologie
Häufig auf dem Boden eines Poroms entstehendes, asymmetrisches Karzinom, das die tieferen Anteile der Dermis (und der Subkutis) breitbasig infiltriert. Charakteristisch sind Tumorformationen mit netzartig verzweigten, bandförmigen Strukturen, die breitflächig mit dem Oberflächenepithel kontaktieren. Wie beim Porom ist die Ausbildung duktaler wie auch hellzelliger Strukturen möglich. Es zeigen sich Zellformationen aus kleinen basaloiden Zellen mit chromatinreichen Kernen. Reichlich Mitosen. Nachweis von Massennekrosen (s. hierzu auch unter Porom).

Differenzialdiagnose
Porom, seborrhoische Keratose, spinozelluläre Karzinome, Merkelzell-Karzinome, kutane Lymphome, amelanotische Melanome.

Therapie
Vorgehen wie beim spinozellulären Karzinom. Radikale Exzision mit histologischer Randschnittkontrolle. Sicherheitsabstand von mind. 1 cm. Bei Vorliegen von Lymphknoten- oder Organmetastasen: Vorgehen wie beim spinozellulären Karzinom.

Prognose
Langsames Wachstum. Letaler Ausgang ist möglich, bei Vorliegen von Lymphknotenmetastasen liegt die Letalität über 65%.

Porokeratose   Q82.8

Synonym(e)
Parakeratosis anularis; Porokeratosis

Definition
Übergeordnetes pathogenetisches Prinzip für unterschiedliche Krankheitsbilder mit punktuell beginnender, zentrifugal fortschreitender Hyperkeratose und der Ausbildung einer ringförmigen, parakeratotischen Hornleiste mit zentraler Atrophie. Typisch ist das histologische Phänomen der „kornoiden Lamelle".

Einteilung
Je nach Autor werden 4 oder mehr Varianten beschrieben:
- Porokeratosis Mibelli
- Porokeratosis plantaris, palmaris et disseminata

Porokeratose. Tabelle 1. Unter dem Begriff „Porokeratosis" zusammengefasste Krankheitsbilder mit wichtigen Unterscheidungskriterien

	P. Mibelli	P. palmaris, plantaris et disseminata	P. superficialis disseminata	P. linearis unilateralis
Vorkommen	hereditär; familiäre Häufung	hereditär	hereditär	wahrscheinlich hereditär; Einzelfälle
Beginn	1. Lebensmonat bis 10. Lebensjahr	ab 10. Lebensjahr	nach der Pubertät auftretend; meist 3.-4. Lebensjahr	Kindheit
Typische Effloreszenz	rund bis polyzyklisch; atrophisches Zentrum mit hyperkeratotischem Randwall	rund mit diskreter zentraler Atrophie, niedrigem hyperkeratotischen Randwall	kleinere (ca. 1 cm), runde, zentral diskret atrophische Herde mit angedeutetem hyperkeratotischem Randsaum	verruköse hyperkeratotische Areale in linearer oder streifenförmiger Anordnung
Lokalisation	distale Extremitäten, aber auch übriges Integument einschließlich der Schleimhäute	Handteller und Fußsohlen; spätere Ausbreitung mit Schleimhautbefall ist möglich	lichtexponierte Hautareale, kein Befall von Handtellern, Fußsohlen und Schleimhäuten	distale Extremitäten, auch Fingerrücken
Verlauf	langsames Wachstum und spontane Remission mit atrophischer Narbe sind möglich	keine spontane Rückbildung	Größenzunahme; Auftreten neuer Herde	häufig Persistenz
Entartungsmöglichkeit	Karzinomentwicklung in 17% der Fälle ab ca. 30. Lebensjahr	Karzinomentwicklung	aktinische Keratose, Karzinom	Karzinomentwicklung
Provozierbarkeit	isomorpher Reizeffekt	gelegentlich im Sommer	im Sommer unter Lichteinwirkung; experimentell mit UV-B-Licht	

- Porokeratosis superficialis disseminata actinica
- Porokeratosis linearis unilateralis
- Porokeratosis punctata
- Porokeratosis punctata palmaris et plantaris
- Porokeratosis plantaris discreta
- Porokeratosis perforans

Therapie
S.u. dem jeweiligen Krankheitsbild.

Porokeratosis linearis unilateralis   Q82.8

Synonym(e)
Porokeratosis naeviformis; Porokeratosis Mibelli zosteriformis; Porokeratosis zosteriformis

Definition
Variante der Porokeratosis Mibelli in linearer oder zosteriformer, einseitiger Anordnung.

Manifestation
Kindheit.

Klinisches Bild
Zosteriform angeordnete, bis walnussgroße, bräunliche, scharf begrenzte, zirzinär oder girlandenförmig konfigurierte, pityriasiform schuppende Herde mit atrophischem Zentrum und leistenartigem Randwall. Keine subjektiven Beschwerden.

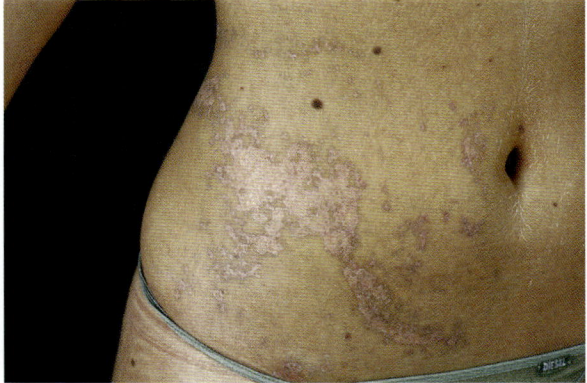

Porokeratosis linearis unilateralis. Multiple, chronisch stationäre, vor 2 Jahren erstmals aufgetretene, seitdem persistierende, am Unterbauch halbseitig lokalisierte, streifig angeordnete, 0,2-4,0 cm große, teils isolierte, teils zu größeren Flächen konfluierte, braune, raue Papeln und Plaques.

Histologie
Hyperkeratotische epidermale Papel mit parakeratotischer Hornlamelle. Akanthose, Hyperkeratose, fahnenartige Parakeratose (kornoide Lamelle). Es zeigen sich Keratinozyten an der Parakeratosebasis mit pyknotischen Atypien und perinukleärem Ödem.

Differenzialdiagnose
ILVEN, Lichen planus.

Externe Therapie
Milde Keratolytika anwenden, z.B. Vitamin A-Säure niedrig dosiert R256.

Operative Therapie
Ggf. Kryochirurgie, Exzision oder CO_2- bzw. Erbium-Yag-Laser.

Prognose
Chronischer Verlauf, maligne Entartung ist möglich.

Porokeratosis Mibelli   Q82.89

Erstbeschreiber
Mibelli, 1893

Synonym(e)
Parakeratosis Mibelli; Parakeratosis centrifugata atrophicans; Keratoatrophodermie; Mibellische Krankheit; Hyperkeratosis concentrica; Hyperkeratosis figurata centrifugata atrophicans; Keratodermia excentrica; Keratoatrophodermia hereditaria chronica et progressiva; Naevus keratoatrophicans

Definition
Zu den Porokeratosen (Namensgebung: poros = Öffnung; keras = Horn; fehlerhafte Bezeichnung, da die Verhornungsanomalie werden vom Follikelepithel noch von dem Akrosyringium ihren Ausgang nimmt) gehörende, unregelmäßig autosomal-dominant vererbte, auch spontan auftretende, multifokale Differenzierungsstörung der Epidermis mit Parakeratose inmitten einer Hyperkeratose.

Manifestation
Vor allem während Kindheit und Jugend auftretend, jedoch auch im höheren Erwachsenenalter. Männer sind doppelt so häufig betroffen wie Frauen.

Lokalisation
Extremitäten (v.a. Unterarme, Unterschenkel und Handrücken) sind befallen, selten auch Stamm, Gesicht, oder Glans penis. Schleimhautbefall und selten auch Beteiligung der Kornea sind möglich.

Klinisches Bild
Meist einzelne oder wenige, rasch wachsende Herde. Initial: 0,1-0,2 cm große, meist solitäre, gelblich oder gelb- oder rotbraune, symptomarme Papeln mit festhaftendem, nicht ablösbarem, zentralem Hornstachel. Bei seitlichem Dauerdruck (z.B. durch Schuhwerk) können die Hornpapeln schmerzhaft werden. Durch allmähliches Flächen- und Dickenwachstum (zufällige) Konfluenz der Einzelpapeln. Hierdurch entstehen rundliche, zirzinäre oder girlandenförmige, bis 0,5-10,0 cm große (oder auch größere) Plaques mit verruköser oder auch leicht atrophischer Oberfläche. Begleitsymptome: Nageldeformitäten.

Histologie
Schlotförmige Parakeratose, kornoide Lamelle, atypische Basalzellen. Lymphohistiozytäres Infiltrat besteht im oberen Korium.

Differenzialdiagnose
Alopecia areata, Keratosis actinica, Lupus erythematodes chronicus discoides, Granuloma anulare, Keratosis follicularis, Lichen planus anularis, Psoriasis vulgaris, Tinea corporis, Tuberculosis cutis verrucosa, Elastosis perforans serpiginosa.

Therapie allgemein
Halbjährliche Kontrollen der Haut zum Ausschluss von Tumoren.

Externe Therapie
Versuchsweise Vitamin A-Säure in niedriger Konzentration R256. Alternativ Harnstoff-haltige und/oder Salicylsäure-haltige Externa (z.B. Salicylvaseline Lichtenstein, R228, R227, R108, R105). Therapieerfolge mit 5% Imiquimod Creme (Aldara) sind anhand von Kasuistiken beschrieben.

Interne Therapie
Versuch mit Acitretin (Neotigason) 0,5 mg/kg KG/Tag.

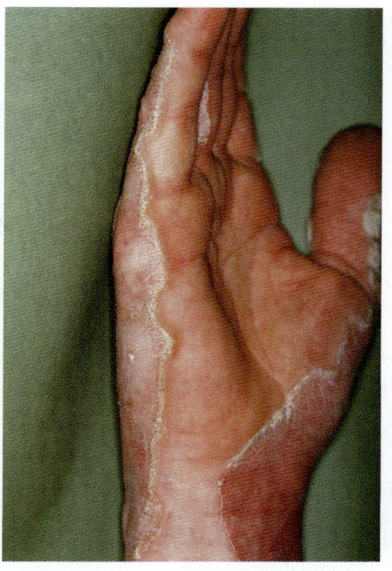

Porokeratosis Mibelli. Landkartenartige Verhornungszonen im Randbereich einer Porokeratosis Mibelli gigantea an der Hand.

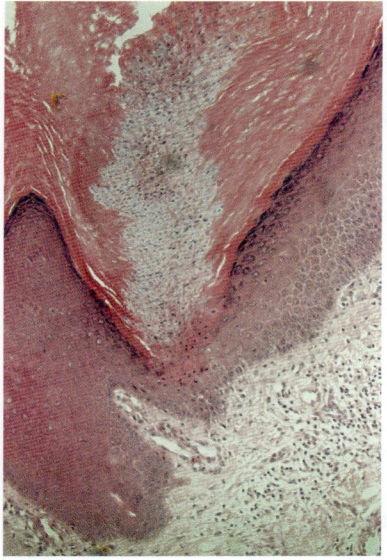

Porokeratosis Mibelli. Schlotförmige Parakeratosekegel in Orthohyperkeratose (kornoide Lamelle).

Operative Therapie
Abtragen mit Hilfe der Kryochirurgie (offenes Sprayverfahren), Elektrokoagulation, CO_2- oder Erbium-YAG-Laser. Therapieerfolge sind nicht befriedigend.

Prognose
Progredienz. Spontane Regression unter Ausbildung atrophischer Narben und späterer Karzinomentwicklung (bei 17% der Fälle) möglich.

Hinweis(e)
Bei multiplen Herden sollte in erster Linie an die Porokeratosis superficialis disseminata actinica gedacht werden.

Porokeratosis papillomatosa palmaris et plantaris

Q82.8

Definition
Ätiologisch ungeklärte, symptomatische Palmoplantarkeratose mit innerhalb von 24 Stunden auftretenden, asymmetrischen, etwa stecknadelkopfgroßen, symptomlosen Knötchen mit komedonenartigem Zentrum.

Prognose
Abheilung mit grübchenartigen Dellen nach wenigen Wochen.

Porokeratosis plantaris, palmaris et disseminata

Q82.8

Erstbeschreiber
Guss, Osbourn u. Lutzner, 1971

Definition
Seltene exanthematische Genodermatose mit Primärmanifestation an Palmae und Plantae und spätere Disseminierung, die zu den Porokeratosen zählt.

Ätiologie
Autosomal-dominanter Erbgang mit unvollständiger Penetranz. Der Gendefekt ist auf der 6.9-cM Region des Chromosoms 12q24.1-24.3 lokalisiert.

Lokalisation
An Stamm und Extremitäten lokalisiert, besonders palmoplantar.

Klinisches Bild
Symmetrisch verteilte, etwa linsengroße, keratotische Papeln mit Tendenz zur polyzyklischen Konfluenz.

Histologie
Hyperkeratose, Akanthose, säulenförmige Parahyperkeratose (kornoide Lamelle).

Differenzialdiagnose
Porokeratosis Mibelli, Porokeratosis superficialis disseminata actinica.

Externe Therapie
Keratolytische Salben mit 2-5% Salicylsäure (z.B. Salicylvaseline Lichtenstein, R228, R227), 5-10% Harnstoff, 3% NaCl R105 oder 5% Milchsäure R108. Überwachung der Haut auf maligne Veränderungen.

Interne Therapie
Versuch mit Acitretin (Neotigason) 0,5-1,0 mg/kg KG/Tag.

Prognose
Entwicklung von Karzinomen ist möglich.

Porokeratosis punctata

Q82.8

Definition
Wahrscheinlich Sonderform der Porokeratosis Mibelli mit punktförmigen Hornpapeln.

Differenzialdiagnose
Arsenkeratosen, Dyskeratosis follicularis, palmoplantarer Lichen nitidus, Keratoma sulcatum.

Therapie
Wie bei der Porokeratosis Mibelli.

Porokeratosis punctata palmaris et plantaris Q82.8

Definition
Sonderform der Porokeratose, die wahrscheinlich nicht hereditär und nicht mit der Porokeratosis plantaris, palmaris et disseminata identisch ist.

Therapie
Die Behandlung der Hornpapeln erfolgt mit keratolytischen Externa z.B. 2-5% Salicylsäure-Salbe (z.B. Salicylvaseline Lichtenstein, R228). An druckexponierten Stellen ggf. chirurgisches Vorgehen, entweder durch Kürettage oder Laser-Behandlung (Erbium-YAG- bzw. CO_2-Laser). Die interne Therapie mit Acitretin ist nach eigenen Erfahrungen wenig Erfolg versprechend.

Prognose
Kein Hinweis für maligne Entartung.

Porokeratosis superficialis disseminata actinica

Q82.8

Erstbeschreiber
Chernosky u. Freeman, 1967

Synonym(e)
Porokeratosis disseminata; disseminated superficial actinic porokeratosis; disseminierte superfizielle aktinische Porokeratosis

Definition
Disseminierte Form der Porokeratose in lichtexponierten Arealen. Als Sonderform ist die disseminierte superfizielle eosinophile Porokeratose mit eosinophiler Spongiose und intraepidermalen Mikroabszessen beschrieben.

Ätiologie
Unregelmäßig autosomal-dominant vererbt. Provokation durch UV-Licht. Die disseminierte superfizielle eosinophile Porokeratose kann medikamentös induziert sein (Thiazide) oder spontan auftreten.

Manifestation
Vor allem bei Erwachsenen auftretend, meist 16.-40. Lebensjahr, keine Geschlechtsbevorzugung.

Lokalisation
Handrücken, Unterarmstreckseiten, Unterschenkel, Gesicht, keine Schleimhautbeteiligung.

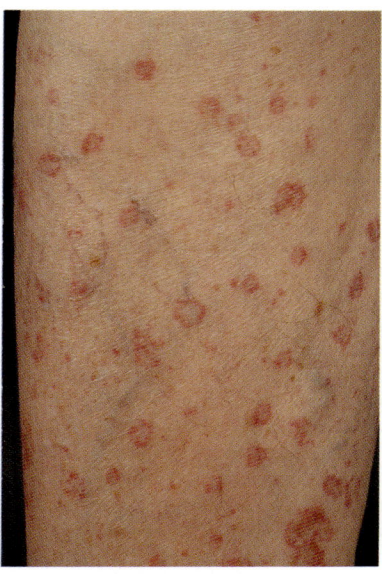

Porokeratosis superficialis disseminata actinica. An den Streckseiten lokalisierte, chronisch aktive, multiple, disseminierte, teils konfluierende, erythematöse, anuläre Plaques mit scharf abgesetztem, hyperkeratotischem Randwall.

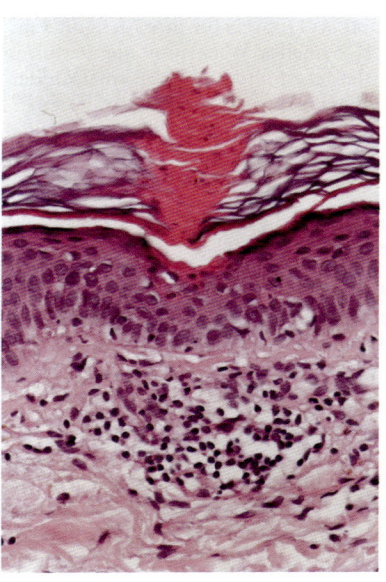

Porokeratosis superficialis disseminata actinica. Orthohyperkeratose mit fokaler (fahnenartiger) Parakeratosezone unterlegt mit mehreren dyskaratotischen Zellen (eosinophile Keratinozyten). Fokale lymphozytäre Infiltration der oberen Dermis.

Klinisches Bild
Runde bis ovale, etwa linsengroße, hautfarbene oder bräunlichrote, leicht eingesunkene Plaques mit scharf abgesetztem, hyperkeratotischem Randwall.

Histologie
Porokeratosis Mibelli.

Differenzialdiagnose
Keratosis follicularis, Keratosis actinica, Psoriasis vulgaris, Verrucae planae juveniles, Akrokeratosis verruciformis.

Therapie
Entsprechend der Porokeratosis Mibelli, außerdem Lichtschutz (z.B. Anthelios), s.a.u. Lichtschutzmittel.

Prognose
Progredienz mit steigendem Lebensalter, vor allem in den Sommermonaten. Ausbildung einer aktinischen Keratose und Karzinomentwicklung sind möglich.

> **Merke:** Provokation durch UV-Strahlen und Medikamente (Thiazide)!

Porokeratotischer ekkriner Ostiumnaevus D22.9

Erstbeschreiber
Marsden, 1979

Synonym(e)
PEODDN; Porokeratotic eccrine and ostial dermal duct naevus

Definition
Seltenes Hamartom mit ekkriner Differenzierung. S.a.u. Hamartom, ekkrines.

Manifestation
Männliches und weibliches Geschlecht sind zu gleichen Teilen betroffen.

Lokalisation
V.a. untere Extremität, Handflächen und Fußsohlen sind befallen. Selten am Rumpf lokalisiert.

Klinisches Bild
In den Blaschko-Linien angeordnete, asymptomatische, gelbliche oder gelb-braune, hyperkeratotische Papeln und Plaques. Häufig eingestreut sind fest haftende „Komedonenartige" Keratosen.

Histologie
Bei Übersichtsvergrößerung zeigen sich deutliche epidermale Invaginationen mit prominenter Hyperkeratose, Akanthose und Parakeratose. Stellenweise ampullenartige Erweiterung der Akrosyringien mit fokaler Parakeratose. Der glanduläre Anteil des ekkrinen Apparates ist nicht betroffen.

Therapie
Falls erforderlich Exzision.

Porom, ekkrines D23.L

Erstbeschreiber
Pinkus, 1956

Synonym(e)
Poroakanthom; dermal duct tumor; Borst-Jadasson-Epitheliom

Definition
Der Begriff „Porom" ist missverständlich, historisch überfrachtet und wird auch heute noch unterschiedlich interpretiert. Allgemein akzeptiert ist die Definition: Gutartiger Adnextumor mit „ekkriner" (und apokriner) Differenzierung, der seinen Ausgang wahrscheinlich von einer pluripotenten Stammzelle am Übergang des dermalen in den intraepidermalen Abschnitt des Drüsenausführungsganges nimmt.

Einteilung
- Ekkrine Porome können sich intraepidermal entwickeln (intraepidermales Porom - historische Bezeichnung: Hidroakanthoma simplex, s.a. Borst-Jadassohn-Phänomen).
- Ein zweiter Typ wächst in breiter Anlehnung an das

Oberflächenepithel, breitbasig solide oder netzig in die papilläre Epidermis ein (juxtapidermales ekkrines Porom).
- Ein dritter Typ ist das dermale, ekkrine Porom, das sich ganz überwiegend in der Dermis ausbreitet, ohne breite Beziehung zum Oberflächenepithel. Für das dermale ekkrine Porom war auch die Bezeichnung „dermal duct tumor" üblich.

Vorkommen/Epidemiologie
Der Anteil an allen Schweißdrüsentumoren beträgt ca. 10%.

Manifestation
40. bis 60. Lebensjahr, vor allem bei Männern auftretend.

Lokalisation
Vor allem lokalisiert an Fußsohle, Handteller, seltener Kopf und Hals, auch am übrigen Integument. Außergewöhnlich ist das multiple Auftreten (ekkrine Poromatosis).

Klinisches Bild
Wenig charakteristisches klinisches Bild. Solitäres, asymptomatisches, scharf begrenztes, erhabenes, 1-4 mm bis 3 cm großes, manchmal gestieltes, evtl. gering gerötetes, unpigmentiertes, breitbasig aufsitzendes Knötchen oder Knoten bzw. eine entsprechende Plaque. Der meist unpigmentierte Tumor ist hautfarben bis bräunlich-rot getönt. Insbesondere bei zystischen Formen kann es infolge von Einblutungen zu einer blauschwarzen Verfärbung kommen. Ekkrine Porome können zusammen mit einem Naevus sebaceus auftreten oder sich sekundär in einem N. sebaceus entwickeln.

Histologie
- Abgegrenzte kompakte oder netzige, uniforme Zellproliferation aus kuboidalen Keratinozyten mit kleinen, hyperchromatischen Kernen und einem gleichförmigen eosinophilen, glykogenreichen (PAS-positiv) Zytoplasma. Abschnittsweise werden auch hellzellige Komplexe gefunden. Das Porom kann tubuläre Strukturen (seltener duktale) exprimieren. Im Falle der duktalen Differenzierung ist das karzinoembryogene Antigen (CEA) nachweisbar. Bei tubulären Strukturen können vielfach Dekapitationsphänomene nachgewiesen werden (Hinweis auf eine apokrine Genese dieses Poroms). Das Tumorparenchym wird von einem hyalinisierten Stroma umgeben.
- Umschriebene beetartige Zellnekrosen bei malignen (nicht beim ekkrinen Porom!) Tumoren sind häufig (necrosis en masse) und als Hinweis für ihre Malignität anzusehen, da durch schnelles Wachstum die Perfusion nicht mehr gewährleistet ist und hierdurch eine Minderversorgung mit Zellnekrosen eintritt. Fokal differenzieren sich duktale Strukturen. Selten sind sebozytäre Differenzierungen an der Basis des Tumors.

Differenzialdiagnose
Fibrom, Verrucae vulgares, malignes, amelanotisches Melanom, Granuloma teleangiectaticum.

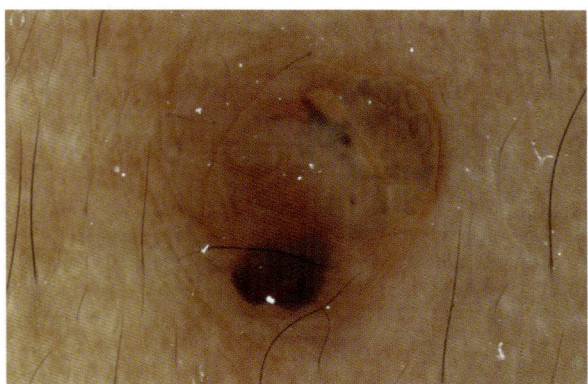

Porom, ekkrines. Auflichtmikroskopie: Überwiegend hautfarbenes ekkrines Porom mit pflastersteinartiger Struktur, durchsetzt von schmalen Keratinfurchen, hellen graubräunlichen Streifen- und Ringformationen des Papillarkörpers. Teilweise sind graubläuliche Einblutungen sichtbar.

Therapie
Es handelt sich um eine histologische Zufallsdiagnose. Exzision mit Sicherheitsabstand von 1-2 mm ist kurativ.

Prognose
Günstig.

Hinweis(e)
Die Zusatzbezeichnung „ekkrin" wird in der derzeitigen Literatur weit verbreitet geführt und in Abgrenzung zum follikulären Porom auch hier noch verwendet. Der Zusatz „ekkrin" ist jedoch unrichtig, da nur etwa die Hälfte der „ekkrinen" Porome ekkriner Abstammung ist. Der Rest ist apokrin. Einige Autoren benutzen den Begriff Akrospirom (acrospiroma) als Dachbegriff für das Hidroakanthoma simplex und das ekkrine Porom. Auch diese Bezeichnung ist entbehrlich.

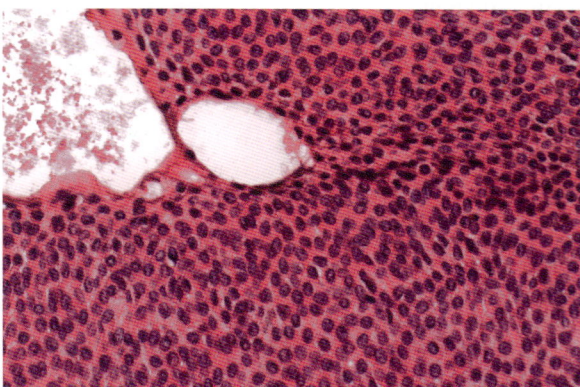

Porom, ekkrines. Ekkrines Porom in einem Naevus sebaceus. Gleichförmige epitheliale Zellverbände aus dicht gelagerten Zellen mit homogenem, eosinophilem (und PAS-positivem) Zytoplasma sowie rundlichen bis ovalen Kernen. Mitosen fehlen.

Porom, folliküläres   D23.L

Erstbeschreiber
Helwig, 1955

Synonym(e)
Akrotrichom; invertierte follikuläre Keratose; Keratosis follicularis inversa; inverted follicular keratosis

Definition
Vom infundibulären Anteil der äußeren Haarscheide ausgehender, benigner, seltener, bei alten Menschen im Gesicht auftretender Tumor. S.a. Haarfollikeltumor.

Ätiologie
Diskutiert wird u.a. die Assoziation mit HPV-Virusinfektionen.

Manifestation
Meist nach dem 50. Lebensjahr auftretend.

Lokalisation
Im Gesicht, bevorzugt an Oberlippe und Wangen lokalisiert, sehr selten in unbelichteten Arealen.

Klinisches Bild
Einzelnes, derbes, bis zu 0,3-1,0 cm großes, hautfarbenes oder graubraunes, erhabenes, oft krustig belegtes, asymptomatisches Knötchen.

Histologie
Gut umschriebener, papillomatöser, epithelialer Tumor aus fingerförmig in die obere Dermis hineinreichenden Tumorformationen, bestehend aus basaloiden und squamösen Zellen. Im Zentrum überwiegen Stachelzellen mit eosinophilem Zytoplasma, die fokal zwiebelschalenförmig angeordnet sind. Keine Zellatypien.

Differenzialdiagnose
Verruca seborrhoica; Keratoakanthom; Basalzellkarzinom; dermaler melanozytärer Naevus; Verrucae vulgares.

Therapie
Es handelt sich um eine histologische Zufallsdiagnose. Sicherheitsabstand von 1-2 mm ist ausreichend.

Porphobilinogen

Definition
Porphobilinogen (PBG) ist ein Stoffwechselprodukt der Hämbiosynthese. Hauptstätten der Synthese sind Leber und das Knochenmark. PBG wird aus δ-Aminolävulinsäure durch die cytosolische ALS-Dehydratase (PBG-Synthase) gebildet.

Labor
- Lichtgeschützte Lagerung in braunen Sammelbehältern ohne Zusatz für 24 Stundensammelurin.
- Normwert: 0,5 -7,5 µmol/24 Std.
- Erhöhte Werte sind u.a. bei chronischem Leberschaden, Alkoholismus, oralen Kontrazeptiva und durch arzneimittelbedingte Leberschädigung nachweisbar.
- Störfaktoren: Phenothiazine: falsch erhöhte Werte.

Diagnose
Diagnose oder Ausschluss einer akuten hepatischen Porphyrie und differenzialdiagnostische Bewertung anderer Porphyrieformen in einem Befundprofil, insbes. von akuter intermittierender Porphyrie [AIP], hereditärer Koproporphyrie [HK] und Porphyria variegata [PV].

Hinweis(e)
- Das bei den akuten hepatischen Porphyrien im Harn ausgeschiedene PBG stammt aus der Leber. Der Porphobilinogen-Nachweis wird im Rahmen der Sofortdiagnostik für den Nachweis oder den Ausschluss einer akuten hepatischen Porphyrie eingesetzt (sog. Hösch-Test; s.a. Porphyrine). Die Bewertung der PBG-Ausscheidung kann nur im Rahmen eines Befundprofils der Metabolite der Hämsynthese erfolgen (s.u. Porphyrie).
- Einflussfaktoren: Anstiege sind bei chronischem Leberschaden, Alkoholismus, oralen Kontrazeptiva und durch arzneimittelbedingte Leberschädigung möglich.

Porphyria acuta intermittens E80.2

Erstbeschreiber
Stokvis, 1889; Waldenström, 1937

Synonym(e)
Akute intermittierende Porphyrie; Porphyria hepatica acuta, schwedischer Typ; acute intermittent porphyria

Definition
Form der hepatischen Porphyrie mit akuten Oberbauchbeschwerden und sehr selten mit Hauterscheinungen.

Vorkommen/Epidemiologie
In den meisten Ländern die häufigste Form der Porphyrien. Inzidenz: 5-10/100.000 Einwohner/Jahr.

Ätiologie
Autosomal-dominant vererbte Defekte der Porphobilinogen-Deaminase (PBG-D; Genlokus: 11q23.3). Während asymptomatischer Phasen genügt die Enzymaktivität für die Porphyrinsynthese. Akute Porphyrieattacken treten auf, wenn die Hämsynthese durch Triggerfaktoren gesteigert wird und die vorhandene Enzymaktivität nicht mehr ausreicht, entstandene Metaboliten umzusetzen, so dass Porphobilinogen in der Leber akkumuliert (Enzyme overproduction syndrome) wird.
- Triggerfaktoren (anamnestisch nachweisbar in >90% der Fälle):
  - Kohlenhydratarme Ernährung
  - Medikamente: Barbiturate, Ergotamin, Chlordiazepoxid, Analgetika, Antihypertensiva, Antikonvulsiva, Antibiotika, Antimykotika (z.B. Griseofulvin), Narkotika, Steroidhormone, Sulfonamide, Sulfonylharnstoffe, Tranquilizer
  - Stress
  - Alkoholabusus
  - Infektionen
  - Chirurgische Eingriffe.

Manifestation
Vor allem 20. bis 40. Lebensjahr, selten präpubertär, vor allem bei Frauen auftretend.

Klinisches Bild
Kolikartige Schmerzanfälle, evtl. Erbrechen und Obstipation, Rotfärbung des Urins. Tachykardie, Hypertonie, Paresen an Extremitäten, Atemmuskeln, Larynx oder Kopfnerven. Polyneuritis. Hauterscheinungen sind selten, an lichtexponierten Arealen sind Hyperpigmentierungen möglich.

Labor
Braunfärbung des Urins während akuter Attacken. Erhöhte ALA und PBG im Blut. Oft Hypercholesterinämie. Nachweis der verminderten Aktivität der PBG-Deaminase in Erythrozyten.

Diagnose
Anamnese, Labor, Klinik.

Komplikation
Erhöhte Inzidenz an hepatozellulären Karzinomen.

Therapie
Spezifische Therapien sind nicht bekannt. Identifikation und

Vermeidung auslösender Noxen. Therapie der Akutsymptomatik (s.u. Porphyriesyndrom, akutes).

Porphyria cutanea tarda E80.1

Erstbeschreiber
Waldenström, 1937

Synonym(e)
Porphyria hepatica chronica; chronisches Porphyriesyndrom; chronische hepatische Porphyrie; aktinisch-traumatisch-bullöse Porphyrindermatose; Porphyria bullosa et erosiva; Epidermolysis bullosa traumatica bei Porphyrie

Definition
Häufigste Porphyrie. Form der hepatischen Porphyrie mit verminderter Aktivität der Uroporphyrinogen-1-Decarboxylase.

Einteilung
- Sporadische oder erworbene Porphyria cutanea tarda (erworbener Uroporphyrinogen-1-Decarboxylase-Mangel, z.B. Porphyria turcica (Hexachlorobenzol), digoxin- oder östrogeninduzierte Formen (s.a. Pseudoporphyrie).
- Familiäre, autosomal-dominante Porphyria cutanea tarda (heterozygot; Mutation im URO-D-Gen).
- Sporadische oder erworbene Porphyria cutanea tarda mit familiärer Häufung.
- Porphyria hepatoerythropoetica (schwere mutilierende Porphyrie mit Erstmanifestation in der Kindheit; autosomal-rezessiv, homozygot).

Vorkommen/Epidemiologie
Inzidenz: 1/1.000 - 1/30.000 Einwohner/Jahr. Anteil an allen Porphyrien: 30-40%.

Ätiologie
- Bei hereditären Formen: Autosomal-dominante oder autosomal-rezessive Vererbung von Mutationen der Uroporphyrinogen-Decarboxylase (URO-D), die auf dem Genlokus 1p34 kartiert sind. Die Enzymaktivität in den Erythrozyten ist bei homozygotem Defekt auf 5% des normalen Wertes herabgesetzt, bei Heterozygoten auf 50%.
- Bei erworbenen Formen: Ein Gendefekt der URO-D allein führt nicht zur Manifestation des Krankheitsbildes. Die katalytische Hemmung der URO-D in der Leber wird über Triggerfaktoren bewirkt. Triggerfaktoren: Alkoholismus, Lebererkrankungen (Hepatitis C), HIV-Infektion, Arzneimittel (Barbiturate, Arsen, Androgene, Griseofulvin, Hydantoin, Nalidixinsäure, Phenytoin, Rifampicin, Sulfonamide, Tetrazykline, Steroide, orale Kontrazeptiva, Östrogene), Hexachlorbenzol, Dioxin, Vinylchlorid, Eisen.
- Bei ca. der Hälfte der sogenannten sporadischen oder erworbenen PCT-Fälle (Famillienanamnese negativ) kann aufgrund einer verminderten Enzymaktivität in den Erythrozyten eine genetische Anlage vermutet und durch Familienuntersuchungen verifiziert werden.

Manifestation
Auftreten v.a. 40. bis 70. Lebensjahr, häufiger bei Männern als bei Frauen.

Lokalisation
Hautveränderungen in den lichtexponierten Arealen, vor allem an den Handrücken und im Gesicht.

Klinisches Bild
Saisongebunden (Frühjahr, Sommer), auch durch geringe mechanische Belastung getriggerte Hautveränderungen.
- Blasenbildung: Vor allem an Hand- und Fingerrücken unterschiedlich große, pralle Blasen mit derber Decke und serösem oder hämorrhagischem Inhalt. Nikolski-Phänomen II ist positiv. Hämorraghische Krusten, Erosionen, atrophische Narben, Hyperpigmentierung und Hypopigmentierungen, postbullöse Milien.
- Hyperpigmentierung: Diffuse Melanose im Gesicht und Nacken (Melanodermie-Porphyrie Brugsch).
- Hypertrichose der Jochbeingegend und der Wangen, dichte Augenbrauen.
- Elastose: Ausgeprägte Faltenbildung, Teleangiektasien, Komedonen (ähnlich der Elastoidosis cutanea nodularis et cystica), Cutis rhomboidalis nuchae, Keratosis actinica bei chronischen Verläufen.
- Pseudosklerodermien, Skleroporphyrie.
- Sklerovitiligo.
- Zyanose, Lidödem, Konjunktivitis. Außerdem: Leberstoffwechselstörungen, Porphyrinurie (bierbrauner Urin).

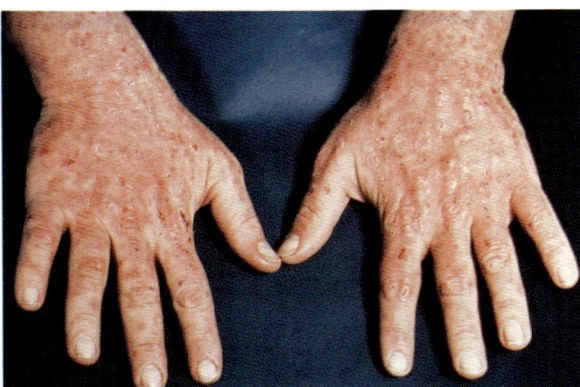

Porphyria cutanea tarda. Schuppende und krustige Veränderungen an Handrücken und Unterarm, flächige Ulzerationen, zeitweise Blasenbildung.

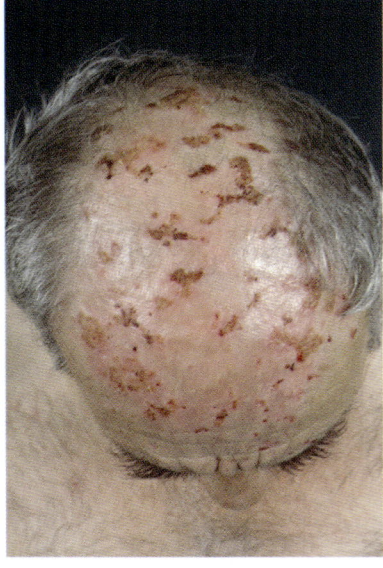

Porphyria cutanea tarda. Flächenhafte Erosionen und Krusten mit „normaler" Heilungstendenz bei 60-jährigem Patienten mit bekannter chronischer Hepatopathie. Deutliche Zeichen von aktinischer Schädigung am Kapillitium. Gleichartige HV fanden sich an Unterarmen und Handrücken.

Labor
- Urin: Uroporphyrin(III)-Ausscheidung ist 10-20fach erhöht, Rotfluoreszenz. Koproporphyrin III ist erhöht.
- Stuhl: Koproporphyrin III.
- Serum: Uroporphyrin I ist erhöht, Hypersiderinämie; im akuten Schub erhöhte Transaminasen; meist erhöhte Eisenspiegel.

Histologie
Hyperkeratosen, Akanthose, verdickte Gefäßwände, ggf. subepidermale Blase mit charakteristischem, zottenartig aufgebautem Blasenboden.

Direkte Immunfluoreszenz
Ablagerungen verschiedener Immunglobuline sowie von Fibrinogen an der dermoepidermalen Junktionszone (homogenes lineares Muster) sowie v.a. in den papillären Gefäßwänden (geringer auch in retikulären Gefäßwänden). Derartige Fluoreszenzmuster werden auch bei Patienten mit chronischer Dialyse gefunden.

Diagnose
Klinik, Labor, Oberbauchsonographie, ggf. Leberbiopsie.

Differenzialdiagnose
Morbus Addison, Hämochromatose, Epidermolysis bullosa-Gruppe oder Epidermolysis bullosa acquisita, Erythema elevatum et diutinum, Lepra lepromatosa, Porphyria cutanea tarda bei Hämodialyse-Patienten (Pseudoporphyrie).

Therapie allgemein
Strikte Alkoholkarenz, da häufigster Auslöser! Bei Frauen Absetzen der hormonellen Kontrazeption. Behandlung von Grunderkrankungen.

Externe Therapie
Symptomatisch: Textiler Lichtschutz (Tragen geeigneter Kopfbedeckungen), zusätzlich geeignete Lichtschutzmittel. Vermeidung traumatisierender Belastungen.

Interne Therapie
- Chloroquin (z.B. Resochin) verursacht Mobilisierung der Prophyrine im Gewebe mit nachfolgender Ausscheidung durch Urin. Chloroquin initial 2mal/Woche 250 mg über 1 Monat, anschließend Reduktion auf 2mal/Woche 125 mg. Dauer der Therapie: Mehrere Monate.
- Aderlass erfolgt unter der Vorstellung, dass Siderose und Siderämie pathogenetisch relevante Faktoren darstellen. Aderlass initial: 1mal/Woche 500 ml. Erhaltungsdosis nach 4 Wochen: 500 ml 1mal/Monat (Hb 10-12 g/dl). Bei schweren kutanen Symptomen und Gesamtporphyrinausscheidung >8 µmol/Tag: Beginn mit Aderlass-Therapie 1mal/Woche 500 ml. Nach 4 Wochen 1mal monatlich 500 ml (Hb auf 10-12 g/dl einstellen). In Kombination niedrig dosierte Chloroquin-Therapie (125-250 mg 1mal/Woche) über 8-12 Monate. Unter dieser Therapie gehen Hautsymptome nach 3 und die Porphyrinurie nach 6 Monaten zurück.
- Deferoxamin (z.B. Desferal) 1-4 g/Tag i.v. zur Reduktion der Eisenmenge.

Porphyria erythropoetica congenita   E80.0

Erstbeschreiber
Schultz, 1874; Günther, 1911

Synonym(e)
Porphyria congenita Günther; Morbus Günther; congenital erythropoetic porphyria (CEP); kongenitale erythropoetische Porphyrie; CEP

Definition
Seltene Form der erythropoetischen Porphyrie mit exzessiver Lichtempfindlichkeit.

Ätiologie
Autosomal-rezessive Vererbung von Mutationen des Uro-Synthase-Gens, (Genlokus: 10q25.3-q26.3) die zu erniedrigter Aktivität des Enzyms Uroporphyrinogen-III-Synthase im erythropoetischen System des Knochenmarks führen. Daraus resultiert eine Anreicherung von Uroporphyrin-I und Coproporphyrin I in Erythrozyten, die zur Hämolyse führen.

Manifestation
Meist gleich nach der Geburt bei Sonnenexposition im Sommer des 1. Lebensjahres; selten bei Erwachsenen.

Klinisches Bild
Kurze Zeit nach Sonnenexposition:
- Juckreiz, Brennen, ödematöse Eryhteme, Bläschen, evtl. hämorrhagische Ulzerationen. Ausbildung varioliformer Narben, schwere Mutilationen, Hyper- und Depigmentierungen, narbige Alopezie, Sklerosierungen.
- Hypertrichose.
- Keratokonjunktivitis, Ektropium der Lider, Symblepharon.
- Erythrodontie: Rotfluoreszenz der Zähne im Wood-Licht.
- Chronische hämolytische Anämie, Splenomegalie.
- Roter Urin.

Labor
- Urin: rot gefärbt, Rotfluoreszenz, Uroporphyrin I ist stark erhöht, Coproporphyrin I ist weniger stark erhöht.
- Stuhl: Coproporphyrin I ist stärker als Uroporphyrin I erhöht. Erythrozyten: Rotfluoreszenz, Uroporphyrin I ist erhöht.
- Blutbild: Hämolytische Anämie.

Histologie
Subepidermale Blasen, Vernarbung, Hyalinisierung.

Differenzialdiagnose
Epidermolysis bullosa-Gruppe, Xeroderma pigmentosum, Hidroa vacciniformia.

Therapie allgemein
Kausale Therapie nicht bekannt. Einige Patienten wurden erfolgreich mit Knochenmarktransplantationen behandelt.

Externe Therapie
Textiler und chemisch/physikalischer Lichtschutz, s.a. Lichtschutzmittel. Striktes Meiden von Sonnenlicht, Umkehr des Tag/Nacht-Rhythmus, Verhindern von Sekundärinfektionen.

Interne Therapie
Bei schwerer Anämie Behandlung mit Bluttransfusionen. Bei Hypersplenismus evtl. Splenektomie. Versuch mit Betacaroten (100-200 mg/Tag). Keine hohe Erfolgsrate! Wichtig: Genetische Beratung!

Prognose
Mutilation, Verlust von Fingernägeln, Verlust von Fingerendgliedern, Nasen- und Ohrknorpel, Tod häufig vor dem 50. Lebensjahr.

Porphyria hepatoerythropoetica E80.2

Erstbeschreiber
Günther, 1967; Pinol Aguade, 1969

Definition
Homozygote Form der Porphyria cutanea tarda mit obligaten Hauterscheinungen.

Ätiologie
Autosomal-rezessiv vererbter Defekt der Uroporphyrinogen-1-Decarboxylase der zu stark verminderter Enzymaktivität führt (5-10%).

Manifestation
Kindheit.

Klinisches Bild
Beginn der ersten Hauterscheinungen in der Kindheit mit phototoxischer Dermatitis innerhalb von Minuten bis Stunden nach der Sonnenexposition. S.a. Porphyria cutanea tarda.

Labor
Erhöhte Konzentrationen von freiem Protoporphyrin in Erythrozyten, Plasma und Stuhl. Prävalenz von Gallensteinen ist erhöht!

Histologie
Wie Porphyria cutanea tarda.

Therapie allgemein
Symptomatisch. Textiler und chemischer Lichtschutz (s.a. Lichtschutzmittel). Engmaschige internistische Kontrolle (Gefahr der protoporphyrininduzierten Leberinsuffizienz).

Interne Therapie
Dauergabe von Karotinoiden (z.B. Carotaben 50-150 mg/Tag).

Porphyria variegata E80.2

Erstbeschreiber
van der Bergh u. Grotepass, 1937; Barnes, 1945

Synonym(e)
Hereditäre Protokoproporphyrie; gemischte hepatische Porphyrie; gemischte Porphyrie; mixed porphyria; Porphyria hepatica mixta; südafrikanische genetische Porphyrie; Proto-Koproporphyrie; variegate porphyria

Definition
Hereditäre Porphyrie mit Symptomen der Porphyria acuta intermittens und der Porphyria cutanea tarda. Häufig latentes Vorkommen, Manifestation erst bei zusätzlichen exogenen Faktoren.

Vorkommen/Epidemiologie
Prävalenz (Europa): 1-3/100.000 Einwohner/Jahr. Gehäuft in Südafrika.

Ätiologie
- Autosomal-dominant vererbte Enzymdefekte der Protoporphyrinogenoxidase (PPOX; Schlüsselenzym der Häm-Biosynthese; Genlokus: 1q22) die zu einem Aktivitätsverlust der PPOX führen und sekundär die Anreicherung von Protoporphyrin und Coproporphyrin verursachen. Während akuter Episoden sind darüber hinaus auch Porphobilinogen und Aminolävulinsäure vermehrt.
- Assoziationen mit Defekten des Hämtochromatose Gens (Genlokus: 6p21.3) sind ebenfalls beschrieben.

Manifestation
Mittleres Lebensalter. Auslösende Faktoren: Medikamente, vor allem Barbiturate, Sulfonamide, Sulfonylharnstoffderivate, Östrogene, orale Kontrazeptiva.

Klinisches Bild
- Hautveränderungen: In lichtexponierten Arealen wie bei der Porphyria cutanea tarda.
- Akute Attacken: Abdominelle Krisen, Störungen des Nervensystems und psychische Veränderungen der Porphyria acuta intermittens entsprechend.

Labor
- Urin: dunkel. Nachdunkeln beim Stehen, Rotfluoreszenz, Delta-Aminolävulinsäure ist stark erhöht, Porphobilinogen ist stark erhöht. Porphyrine, vor allem Coproporphyrine, sind erhöht.
- Stuhl: Coproporphyrin III ist während akuter Attacken erhöht.
- Remissionsphase: Coproporphyrin III und vor allem Protoporphyrin III sind erhöht.

Therapie allgemein
Vermeiden auslösender Medikamente. Meiden von Sonnenexposition und mechanischer Hautreizung.

Externe Therapie
Textiler und chemisch/physikalischer Lichtschutz (s.a. Lichtschutzmittel)! Therapie der Akutsymptome: S.u. Porphyriesyndrom, akutes. Genetische Beratung durchführen.

Porphyrie E80.29

Synonym(e)
porphyria

Definition
Gruppe von Erkrankungen mit hereditären oder erworbenen Enzymdefekten in der Häm-Biosynthese. Infolge der spezifischen Enzymdefizienz kommt es nachfolgend zur Akkumulation eines oder mehrerer Intermediärprodukte vor dem jeweiligen Syntheseschritt und zu einem Mangel am Endprodukt Häm. Die sich in verschiedenen Organen anhäufenden Metaboliten entfalten zyto- und gewebetoxische Effekte, die das jeweilige Krankheitsbild definieren.

Einteilung
Derzeit werden 7 Porphyrieformen unterschieden, die grundsätzlich nach verschiedenen Kriterien eingeteilt werden können:
- Je nach Hauptsitz der Stoffwechselstörung kann man erythropoetische und hepatische Porphyrien unterscheiden.
- Auf der Basis der bei einigen Formen auftretenden akuten neurologischen Porphyrieattacken unterteilt man in akute und nicht-akute Formen.
    - Akute Porphyrien:
        - Porphyria variegata
        - Coproporphyria hereditaria
        - Porphyria acuta intermittens
        - Delta-Aminolävulinsäuredehydratase-Defizienz-Porphyrie.

Porphyrie. Tabelle 1. Einteilung der primären Porphyrien

Porphyrine/Porphobilinogen	Bezeichnung	Synonym	Erbgang	Enzymdefekt	Erhöhte Ausscheidung im Urin	Erhöhte Ausscheidung im Stuhl	Photodermatosen	Koliken Neurol.-psychiatr. Symptome
Erythropoetische Porphyrien	Kongenitale erythropoetische Porphyrie	Morbus Günther	autosomal-rezessiv	Uroporphyrinogen-I-Synthase ↓ und III-Cosynthase ↓	URO I	KOPRO	+++	–
	Erythropoetische Protoporphyrie	Protoporphyria erythropoetica	autosomal-dominant	Ferrochelatase ↓	– (in Erythrozyten PROTO ↓)	PROTO	++	–
Hepatische Porphyrien	Akute intermittierende Porphyrie	Pyrolporphyrie, schwedische Porphyrie	autosomal-dominant	Uroporphyrinogen-I-Synthase* ↓	ALA, PBG, URO, KOPRO	–	–	+++
	Porphyria variegata	südafrikanische Porphyrie, gemischte Porphyrie, Protokoproporphyrie	autosomal-dominant	Ferrochelatase oder Protoporphyrinogen-Oxidase* ↓	ALA, URO, KOPRO	KOPRO PROTO	++	++
	Hereditäre Coproporphyrie		autosomal-dominant	Coproporphyrinogen-Oxidase* ↓	ALA, PBG	KOPRO III	–	+
	Porphyria cutanea tarda	symptomatische Porphyrie, Urokoproporphyrie	autosomal-dominant oder erworben	Uroporphyrinogen-Decarboxylase ↓	URO I	KOPRO	++	–

*„Kompensatorische Erhöhung" der δ-Aminolävulinsäure-Synthase. Dadurch wird der partielle Block der Hämsynthese überwunden, zum Teil überkompensiert, wodurch die Porphyrinsynthese stark ansteigt. S.a.u. Porphyrine, Porphobilinogen

- Nicht-akute Porphyrien:
  - Porphyria cutanea tarda
  - Protoporphyria erythropoetica
  - Porphyria erythropoetica congenita.
- Aus differenzialdiagnostischen dermatologischen Erwägungen kann auch eine Einteilung in kutane und nichtkutane Porphyrien erfolgen.
- Kutane Porphyrien:
  - Porphyria cutanea tarda
  - Protoporphyria erythropoetica
  - Porphyria erythropoetica congenita
  - Porphyria variegata
  - Coproporphyria hereditaria.
- Nicht-kutane Porphyrien:
  - Porphyria acuta intermittens
  - Delta-Aminolävulinsäuredehydratase-Defizienz-Porphyrie.

Diagnose
- Klinischer Befund mit Erhebung der Familienanamnese (kutane und/oder neuroviszerale Symptome)
- Biochemische Untersuchungen in Urin, Stuhl, Erythrozyten und Plasma
- Enzymatische Untersuchungen
- Molekulargenetische Untersuchungen

Therapie
S.u. Porphyria acuta intermittens, Porphyria variegata, Coproporphyria hereditaria.

Porphyrie, hepatische   E80.2

Definition
Gruppe von Porphyrinerkrankungen, denen eine Störung der Leberzellfunktion zugrunde liegt (Mehr- oder Fehlbildung von Porphyrinen). Mit dem Begriff „akute hepatische Porphyrie" wird die potentiell intermittierend auftretende akute Verlaufsform bezeichnet. Die akute hepatische Porphyrie kann sich aktuell in einer klinisch manifesten Phase befinden, s.a. Porphyriesyndrom, akutes. Nach Spontanremission oder Therapie befindet sich der Porphyrieprozess in einer subklinischen Phase (Latenzphase). Die Stabilität der Latenzphase hängt von prophylaktischen Maßnahmen, insbesondere vom Meiden porphyrinogener Provokationsfaktoren ab.

Einteilung
- Akute hepatische Porphyrien:
  - Porphyria acuta intermittens (PAI)
  - Porphyria variegata (PV)
  - Coproporphyria hereditaria (HC).
- Chronische hepatische Porphyrien:
  - Porphyria cutanea tarda (PCT).

Diagnose
Die Diagnose der akuten hepatischen Porphyrie wird abgesichert durch:
- Bestimmung der beiden Porphyrinvorläufer: Delta-Aminolävulinsäure, Porphobilinogen.
- Bestimmung der Porphyrine im Urin.

Hinweis(e)
Wichtigste verbotene und erlaubte Medikamente und Wirkstoffe bei akuten hepatischen Porphyrien:
- Verboten (als Porphyrie-Auslöser bekannt):
  - Antidiabetika, Antihypertensiva (Clonidin, Hydralazin, Sprinolocaton, Methyldopa), Antiphlogistika (v.a. Phenylbutazon, Pyrazolonderivate, Ibuprofen), Antikonvulsiva (Carbamazepin, Hydantoine, Primidon), Antirheumatika (Diclofenac)
  - Barbiturate, Chloroquin und Derivate, Griseofulvin, Dapson, Diazepam, Diazeptika (Halothan), Nitrofurantoin, Ranitidin, Steroidhormone (Östrogene und Progesteron), Sulfonamide, Theophyllin, Alkohol.
- Erlaubt (angeblich keine Porphyrie-auslösende Potenz):
  - Acetylsalicylsäure, Narkotika (Halothan), Salicylsäure, Cephalosporine, Dexamethason, Cimetidin, Digitalispräparate, Fentanyl, Flunitrazepam, Heparin, Penicilline, Prednisolon, Procain, Promethazin, Reserpin, Tetracycline.

Porphyrie, paraneoplastische   E80.2

Definition
Koinzidenz von internen Tumoren mit einer Porphyria cutanea tarda. Es ist derzeit noch offen, ob es sich hierbei um ein zufälliges Zusammentreffen oder um ein echtes paraneoplastisches Syndrom handelt.

Therapie
Entsprechend der Porphyria cutanea tarda.

Porphyrine

Definition
Physiologisch vorkommende Substanzgruppe mit einheitlichem Grundgerüst (4 Pyrolringe). In reduzierter Form (= Porphyrinogene) sind sie für die Normsynthese verwendbar. Die oxydierten Derivate sind nicht verwertbare Abfallprodukte.

Labor
- Die Bestimmung der Porphyrine erfolgt aus dem Urin: 20 ml aus 24 Std.-Sammelurin, lichtgeschützt aufbewahren, Urinvolumen des 24 Std.-Urins stets angeben. Bestimmung mittels HPLC.
- Normwerte:
  - Uroporphyrin: <33 µg/24 Std.
  - Pentaporphyrin: <5 µg/24 Std.
  - Hexaporphyrin: <7 µg/24 Std.
  - Heptaporphyrin: <10 µg/24 Std.
  - Koproporphyrin: <120 µg/24 Std.
  - Porphobilinogen: 0,5-7,5 µmol/24 Std. (Methode ITC).

Porus sudoriferus

Definition
Mündung eines Schweißdrüsenausführungsganges auf der Hautoberfläche.

Posaconazol

Definition
Antimykotikum aus der Gruppe der Azole (Triazolderivat). Hemmer der Ergosterolbiosynthese.

Wirkungen
Hemmung der 14α-Demethylase, eines pilzspezifischen Cytochrom-P450-Isoenzyms (CYP51A1), das für die Umwandlung von Lanosterol in Ergosterol verantwortlich ist.

Indikation
- Invasive Aspergillose bei Patienten, deren Erkrankung therapieresistent ist gegenüber Amphotericin B oder Itraconazol bzw. bei Unverträglichkeit dieser Arzneimittel.
- Fusariose bei Patienten, deren Erkrankung therapieresistent ist gegenüber Amphotericin B bzw. bei Unverträglichkeit von Amphotericin B.
- Chromoblastomykose und Myzetom bei Patienten, deren Erkrankung therapieresistent ist gegenüber Itraconazol bzw. bei Unverträglichkeit von Itraconazol.
- Kokzidioidomykose bei Patienten, deren Erkrankung therapieresistent ist gegenüber Amphotericin B, Itraconazol oder Fluconazol bzw. bei Unverträglichkeit dieser Arzneimittel.
- Oropharyngeale Candidose.
- Prophylaxe invasiver Mykosen bei Risikopatienten (z.B. Immunsuppression).

Dosierung und Art der Anwendung
- Therapieresistente invasive Mykosen/Patienten mit Unverträglichkeiten gegen andere systemische Antimykotika: 2mal/Tag 400 mg (10 ml) p.o. (Tagesdosis 800 mg) oder 4 mal/Tag 200 mg (5 ml) p.o. Die Therapiedauer richtet sich nach der Schwere der Grunderkrankung, ggf. der Erholung von einer Immunsuppression und dem klinischen Ansprechen.
- Oropharyngeale Candidosen: Initial (Einleitungsdosis) 1mal/Tag 200 mg (5 ml) am ersten Tag, dann 1mal/Tag 100 mg (2,5 ml) p.o. für 13 Tage.
- Prophylaxe invasiver Mykosen: 3mal/Tag 200 mg (5 ml) p.o. Die Therapiedauer richtet sich bei Immunsupprimierten nach der Erholung von einer Neutropenie oder Immunsuppression.

> **Merke:** Einnahme zu den Mahlzeiten bzw. bei Patienten, die keine Mahlzeit zu sich nehmen können, mit einem Nahrungsergänzungsmittel, um die Resorption zu erhöhen und eine ausreichende Exposition zu gewährleisten. Engmaschige Kontrolle der Blutwerte (insbes. Leukozyten, Neutrophile, Leberwerte).

Unerwünschte Wirkungen
Hepatotoxizität: leichter bis mäßiger Anstieg der Werte für

ALT, AST, alkalische Phosphatase, Gesamtbilirubin und/oder toxische Hepatitis.

Kontraindikation
- Überempfindlichkeit gegen den Wirkstoff oder einen der sonstigen Bestandteile.
- Gleichzeitige Anwendung von Mutterkornalkaloiden, Terfenadin, Astemizol, Cisaprid, Pimozid, Halofantrin oder Chinidin (QTc-Verlängerung und in seltenen Fällen zum Auftreten von Torsades de Pointes), HMG-CoAReduktase-Inhibitoren wie Simvastatin, Lovastatin und Atorvastatin.

Präparate
Noxafil

Postgonorrhoischer Katarrh A54.8

Definition
Postgonorrhoische, unspezifische Irritation der Urethralschleimhaut beim Mann mit morgendlichen Sekretabsonderungen.

Therapie
Milde, über den Urin desinfizierend wirkende Mittel (Blasentee).

Posthitis N48.19

Definition
Entzündung des inneren Präputialblattes, meist in Zusammenhang mit Entzündungen der Glans penis auftretend.

Therapie
Entsprechend Balanitis.

Post-Kala-Azar-Dermatose B55.0

Synonym(e)
Post-Kala-Azar dermale Leishmaniose; Post-Kala-Azar dermale Leishmanoide; dermales Leishmanoid Post-Kala-Azar; Post-Kala-Azar-Hautleishmanid

Definition
Bei etwa 6% der Infizierten auftretende Spätkomplikation (überwiegend Männer zwischen dem 20. bis 30. Lebensjahr), 1-3 Jahre nach der viszeralen Leishmaniose mit hypopigmentierten und geröteten, Leishmanien-haltigen Makulae und Knoten bei hypererger Reaktionslage, daneben lichtprovozierbare Erytheme, u.U. lepraähnliches Bild.

Lokalisation
Bevorzugt Gesicht aber auch Rücken und Arme.

Labor
Bluteosinophilie.

Therapie
Behandlung der Grunderkrankung, s.u. Leishmaniose, kutane. Bei einzelnen Post-Kala-Azar-Knoten: Glukokortikoide wie Triamcinolonacetonid (z.B. Volon A 10) intraläsional.

Postthrombotisches Syndrom I87.00

Definition
Dekompensationserscheinungen nach abgelaufener Phlebothrombose mit Ausbildung sekundärer Varizen, erhöhtem peripherem Venendruck, Flüssigkeitsinfiltration in das Gewebe, Stauungsödem. Störung des Stoffaustausches sowie entzündliche und degenerative Reaktionen.

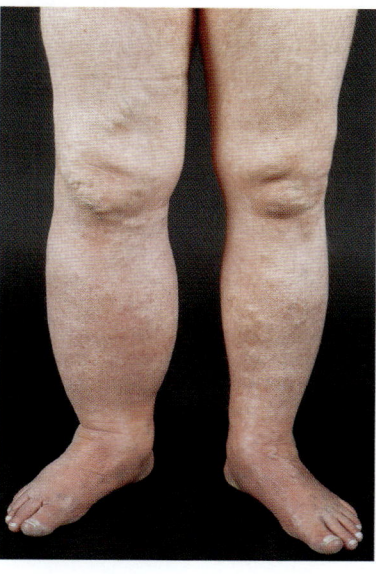

Postthrombotisches Syndrom. Deutliche Umfangsvermehrung, livide Verfärbung des rechten Beines, prominente Varizen.

Klinisches Bild
Unterschiedlicher Schweregrad: Im Laufe des Tages auftretende Schwellung des Fußes und des Unterschenkels. Schweregefühl und Schmerzen in den Beinen. Chronisch deformierendes Lymphödem, Zyanose, Induration, Atrophie, Pigmentierung im Sinne einer Purpura jaune d'ocre. Ekzematisation ist möglich, s. Stauungsekzem, s.a.u. Ulcus cruris postthromboticum.

Therapie
Symptomatische Therapie entsprechend der Klinik, s.u. Venöse Insuffizienz, chronische.

p-Phenylendiamin

Synonym(e)
para-Phenylendiamin; PPD

Allgemeine Information
Bewertung von p-Phenylendiamin hinsichtlich der Auswirkung einer Allergie auf die Minderung der Erwerbsfähigkeit:
- Para-Phenylendiamin zählt zu den parasubstituierten Aminoverbindungen. Berufsdermatologisch bedeutsam ist, dass verschiedene Kreuzreaktionen zu Verbindungen mit ähnlicher Struktur möglich sind.
- Relevante berufliche Expositionen: Das Allergen kommt in der Berufswelt vor allem in Oxidationshaarfärbemitteln vor und zählt daher im Friseurhandwerk zu den häufigen Auslösern eines allergischen Kontaktekzems. Hier finden sich neben isolierten Sensibilisierungen gegen p-

Phenylendiamin typischerweise Kreuzreaktionen zu p-Toluylendiamin, einer weiteren häufigen Oxidationsfarbe. Weitere Einsatzgebiete sind Farbstoffzubereitungen zur Pelz- und Lederfärbung, spezielle Fotokopiersysteme sowie Stempel- und Druckfarben. Eine weiterhin häufig kreuzreagierende Substanz ist p-Aminoazobenzol, das neben der Verwendung in der Textilfärbung auch in technischen Schmierfetten vermutet wird. Bei sehr ausgeprägtem Sensibilisierungsgrad mit vielfältigsten Kreuzreaktionen werden gelegentlich auch Reaktionen gegen Benzocain gefunden, die somit beim Einsatz von topischen Lokalanästhetika Probleme bereiten können.

- Auswirkung einer Allergie: „Geringgradig" bei isolierter Sensibilisierung gegen p-Phenylendiamin, da die Gefährdungen sich auf die oben genannten Berufsfelder beschränken. „Mittelgradig" bei Nachweis von typischen Kreuzreaktionen gegen die genannten Oxidationshaarfärbemittel und/oder nachweisbaren, aber nicht sicher klinisch relevanten Reaktionen gegen Azo- oder Anilinfarbstoffen. Dies begründet sich aus dem höheren Sensibilisierungsgrad und der steigenden Gefahr klinisch relevanter Kreuzreaktionen, insbesondere zu Textilfarben. „Schwerwiegend" in den begründeten Einzelfällen, wenn Patienten eine Vielzahl von Kreuzreaktionen aufweisen und außerhalb des aufgegebenen Berufs bereits durch den Kontakt zu geringen Mengen von p-Aminoverbindungen, z.B. in Leder, Schwarzgummi oder Resten von Azo-/Anilinfarbstoffen in Textilien, Rezidive eines allergischen Kontaktekzems entwickelt haben oder nachvollziehbar mit hoher Wahrscheinlichkeit entwickeln werden.

Prader-Willi-Syndrom Q87.18

Erstbeschreiber
Prader, Labhart u. Willi, 1956

Definition
Kombination von Acanthosis nigricans benigna, Adipositas, Kleinwuchs, Kryptorchismus (s. Maldescensus testis) und Oligophrenie. Im Neugeborenenalter Myotonie-artiger Zustand. 1% der betroffenen Patienten leiden an Tyrosinase-positivem okulokutanem Albinismus (OCA2: Genmutationen auf Chromosom 15q wie auch PWS).

Vorkommen/Epidemiologie
Die Angaben zur Häufigkeit schwanken zwischen 1/10.000 und 1/170.000 Einwohner. Männer sind häufiger betroffen als Frauen.

Ätiologie
Die Erkrankung wird auf eine fehlende Freisetzung des Gonadotropin-Releasing-Hormons (Gn-RH) im Hypothalamus zurückgeführt. Bei etwa der Hälfte der Patienten konnten Deletionsmutationen oder Translokationen auf dem langen Arm des Chromosoms 15 (Genlokus: 15q11) nachgewiesen werden.

Praescriptiones Magistrales

Definition
Sammlung von Magistralformeln.

Präkanzerosen D04.L

Definition
Klinisch und histomorphologisch definierbare Hautveränderungen, die sich mit einer gewissen Regelmäßigkeit zu spinozellulären Karzinomen entwickeln. Man unterscheidet: Präkanzerosen im weiteren Sinne und Präkanzerosen im engeren Sinne. Die Einteilung nach obligaten und fakultativen Präkanzerosen ist heute weitgehend verlassen worden.

Präputialadhäsionen N47.x

Definition
Meist entzündlich bedingte (chronische Balanitis) Verklebungen zwischen dem inneren Präputialblatt und der Glans penis.

Therapie
Behandlung der Grunderkrankung. Zudem vorsichtiges Lösen der Verklebungen, antiseptische Lokaltherapie z.B. Polyvidon-Jod-Salbe (z.B. Braunovidon Salbe).

Präputialstein N48.8

Synonym(e)
Smegmolith; Postholith; Balanolith; Vorhautstein

Definition
Aus Smegma und Harnsalzen bestehende Konkremente im Präputialraum bei Phimose.

Therapie
Beseitigung von Stein und Phimose durch Zirkumzision.

Präservativschanker A51.0

Definition
Syphilitischer Primäraffekt an der Peniswurzel bei Verwendung von Kondomen.

Prävalenz

Definition
Anzahl (Häufigkeit) aller Fälle einer bestimmten Erkrankung in einer Population (z.B. Gesamtbevölkerung) zum Zeitpunkt der Untersuchung.

Prävention

Definition
Vorbeugende Maßnahmen, die der Vermeidung und Entstehung von Krankheiten dienen.

Einteilung
- Primäre Prävention: Ausschaltung von als gesundheitsschädigend geltenden Faktoren vor Wirksamwerden.
- Sekundäre Prävention: Sicherstellung frühestmöglicher Diagnose und Therapie von Krankheiten durch Vorsorgeuntersuchungen.

- Tertiäre Prävention: Begrenzung bzw. Ausgleich von Krankheitsfolgen, z.B. als Rehabilitation.

Allgemeine Information
- Sekundärprävention: Ziel der Sekundärprävention ist die Früherkennung erster Hautsymptome oder Sensibilisierungen unter Nutzung aller Möglichkeiten einer geeigneten Frühintervention. In der Praxis hat für die Sekundärprävention von Berufsdermatosen das Hautarztverfahren eine zentrale Bedeutung. Dieses Verfahren ermöglicht dem Dermatologen, sogenannte §3 Maßnahmen zu empfehlen. Er kann konkret Verbesserungen der Arbeitsbedingungen vorschlagen oder den technischen Aufsichtsdienst der Berufsgenossenschaft auffordern, die Arbeitsplatzverhältnisse zu überprüfen und ggf. unter Arbeitsschutzaspekten zu optimieren. Daneben bestehen Möglichkeiten, konkrete Hautschutzmaßnahmen zu initiieren. Im Rahmen des Hautarztberichtes können ambulante, in besonders schweren Fällen stationäre Heilverfahren, vorgeschlagen werden. Die sekundäre Prävention erfordert eine gezielte dermatologische und häufig allergologische Diagnostik, eine ärztliche Sensibilität für die psychischen Implikationen von Ekzemen.
- Tertiäre Prävention: Die tertiäre Prävention zielt auf die Verbesserung des Krankheitsbildes bei bereits bestehender Berufsdermatose ab. Eine weitere Verschlechterung soll verhindert oder verzögert werden. Rezidive sollen vermieden werden. Maßnahmen zur tertiären Prävention können sowohl im Rahmen des Hautarztverfahrens initiiert werden, als auch nach Anerkennung einer Berufsdermatose als Berufskrankheit. Die tertiäre Prävention umfasst ambulante oder stationäre Heilmaßnahmen mit gesundheitspädagogischen Schulungen und psychosozialen Maßnahmen. Deren Ziel ist es, das Ausmaß der Hautveränderungen zu begrenzen und möglichst zu beseitigen.

Hinweis(e)
Präventionsmaßnahmen spielen eine entscheidende Rolle bei Allergien (s. Allergieprävention).

Prednicarbat

Definition
Mittelstark wirksames, nichthalogenisiertes Glukokortikoid.

Indikation
Ekzeme, Psoriasis.

Eingeschränkte Indikation
Säuglinge, Schwangerschaft.

Dosierung und Art der Anwendung
Creme/Fettsalbe/Salbe/Lösung: 1-2mal/Tag dünn auf die betroffenen Hautstellen auftragen.

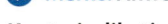 **Merke:** Anwendungsdauer max. 4 Wochen.

Kontraindikation
Anwendung am Auge.

Präparate
Dermatop

Prednisolon

Definition
Schwach wirksames, nichthalogenisiertes, synthetisches Glukokortikoid.

Indikation
Mittel der ersten Wahl bei systemischer Glukokortikoid-Therapie; externe Anwendung bei Ekzemen, Psoriasis.

Eingeschränkte Indikation
Strenge Indikationsstellung während der Schwangerschaft: Prednisolon 0,3 mg/kg KG, bei einer Therapiedauer <4 Wochen werden Nebenwirkungen nicht erwartet. Bei hoher Dosis oder langer Therapiedauer sollte das fetale Wachstum per Ultraschall evaluiert werden. Nebenniereninsuffizienzen sollten hierbei berücksichtigt werden. Ein um 3,4fach erhöhtes Risiko für Mundspalten wird in der Literatur angegeben. Zusammenfassend wird nach aktuellem Kenntnisstand die Verwendung von Prednisolon bei diversen maternalen Erkrankungen unterstützt, eine Aufklärung über die Risiken sollte vorab erfolgen.

Dosierung und Art der Anwendung
- Topisch: Salben/Cremes/Lsg.: 1-3mal/Tag dünn auf die betroffenen Hautstellen auftragen.
- Systemisch: Dosierung je nach Indikation. Bei ekzematösen Erkrankungen genügen i.A. Dosierungen zwischen 50 und 100 mg/Tag; bei blasenbildenden Immundermatosen sind höhere Dosierungen notwendig (initial: 100-200 mg/Tag). Üblicherweise wird in diesen Fällen eine Kombinationstherapie mit einem Immunsuppressivum (z.B. Azathioprin, Ciclosporin A oder Cyclophosphamid) durchgeführt (s.a. unter den jeweiligen Diagnosen). Bei Therapieresistenz kann eine Glukokortikoid-Pulstherapie angesetzt werden: Prednisonäquivalent 1 g als Kurzinfusion an jeweils 3 aufeinander folgenden Tagen. Anschließend Dosis stufenweise reduzieren (750-500-250 mg/Tag).

Unerwünschte Wirkungen
- Systemisch: Cushing-Syndrom bei Langzeitanwendung, periorale oder periokuläre Dermatitis, Steroidakne. Herpes-simplex- oder andere Infektionen, Wundheilungsstörungen.
- Bei Anwendung am Auge: Augenreizung, -brennen, Perforation der Kornea oder Sklera, hintere subkapsuläre Katarakt, Mydriasis, Ptosis.

Wechselwirkungen
Bei Anwendung am Auge: Idoxuridin-Augentropfen verstärken die Wundheilungsstörungen, Trifluridin-Augentropfen verstärken die Beeinträchtigung des Reaktionsvermögens.

Kontraindikation
Bei Anwendung am Auge: Überempfindlichkeit gegen den Wirkstoff, Glaukom, Augentuberkulose, Herpes corneae superficialis, Hornhautdefekt, bakterielle Augeninfektionen.

Rezeptur(en)
R206

Präparate
Decortin H, Inflanefran, Solu-Decortin H, Linola-H N, Ultracortenol Augentropfen

Prednison

Definition
Biologisch unwirksames Glukokortikoid, das in der Leber zu Prednisolon metabolisiert wird.

Indikation
Mittel der Wahl bei der systemischen Glukokortikoid-Therapie. S.a. Glukokortikoide, systemische.

Dosierung und Art der Anwendung
Initial 20-100 mg morgens p.o., rasche Reduktion auf eine Erhaltungstherapie um 5-10 mg/Tag.

Präparate
Decortin

Prednisonäquivalent

Definition
Entsprechend der Äquivalenzdosis, bezeichnet die Menge des Glukokortikoids mit Bezug auf das Prednison statt Dexamethason.

Pricktest

Definition
Test zur Diagnostik einer IgE-vermittelten allergischen Reaktion vom Soforttyp (Typ I-Allergie) mit Allergentestlösungen an der Haut; durchzuführen bei negativem oder zweifelhaftem Reibetest bzw. Scratchtest und vor Durchführung des Intrakutantests.

Durchführung
Nach dem Aufbringen der Allergentestlösungen auf die Haut an der Unterarmbeugeseite (seltener am Rücken) wird die Haut an diesen Stellen mit einer Blutlanzette bzw. Pricknadel leicht eingeritzt und etwas angehoben ohne eine Blutung hervorzurufen. Eine positive Kontrolle (0,1% Histaminlösung) und eine negative Kontrolle (0,9% NaCl-Lösung) sollten unbedingt mitgetestet werden, um falsch negative sowie falsch positive Testreaktionen sicher auszuschließen. Abgelesen wird die urtikarielle Reaktion nach 20 Minuten. Nach dem Durchmesser von Quaddel und Reflexerythem im Vergleich zur Positiv- und Negativkontrolle werden die jeweiligen Testreaktionen semiquantitativ von 0 bis ++++ bewertet.

Hinweis(e)
Lokale und systemische allergische Typ I-Reaktionen können in seltenen Fällen auftreten (v.a. bei unsachgemäßer Testung sowie bei hohem Sensibilisierungsgrad und konzentrierten Testlösungen, z.B. bei Arzneimitteln). S.a. Provokationstest.

Prick-zu-Pricktest

Definition
Test zur Diagnostik einer IgE-vermittelten allergischen Reaktion vom Soforttyp (Typ I-Allergie) mit nativen Allergenen (z.B. Nahrungsmittel) an der Haut.

Indikation
S.u. Nahrungsmittelallergien, s.u. Histamin-Intoleranz.

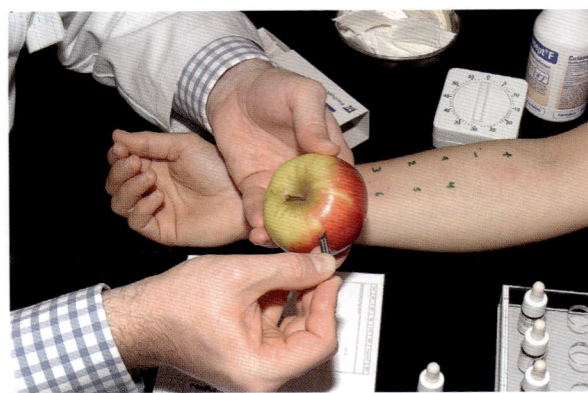

Prick-zu-Pricktest. Nach dem Einstich in den Apfel wird das native Allergen in die Haut des Patienten übertragen.

Durchführung
Mittels Pricknadel wird das native Allergen von der Frucht (oder einem anderen Allergenträger) in die Haut des Patienten übertragen. Das Ablesen der Reaktionen erfolgt wie in einem „üblichen" Pricktest nach 20 Minuten (Typ I-Allergie).

Prilocain

Definition
Lokalanästhetikum vom Amid-Typ. S.a.u. Articain.

Indikation
Infiltrations-, Leitungs- und Spinalanästhesie.

Dosierung und Art der Anwendung
0,5% zur Infiltrationsanästhesie, 2% zur Leitungsanästhesie, 5% zur Spinalanästhesie (max. 400 mg/Tag für Erwachsene bis 70 kg; Kinder und Erwachsene in reduziertem AZ nicht mehr als 57 mg/Tag).

> **Merke:** Geringste Toxizität aller Amid-LA!

Unerwünschte Wirkungen
Methämoglobinämie, Sensibilisierung.

Kontraindikation
Schwangerschaft, Anämie, Glukose-6-Phosphat-Dehydrogenase-Mangel.

Präparate
Xylonest, EMLA (Kombination mit Lidocain)

Primäraffekt

Definition
Ulzeröser Herd am Eindringort der Bakterien bei bestimmten Infektionskrankheiten wie z.B. Syphilis, Rattenbisskrankheit, Malleus, Tuberkulose, Tularämie.

Therapie
S.u. Syphilis acquisita, Tularämie, Tuberkulose.

Primeldermatitis L23.7

Definition
Akutes allergisches Kontaktekzem durch Primelkontakt vor allem im Gesicht, an den Händen, aber auch am gesamten Integument und sogar an der Mundschleimhaut möglich.

Ätiologie
Auslösung durch Kontakt mit Primeln, vor allem Becherprimel, chinesische Primel, auch Alpenveilchen, Schlüsselblume bei entsprechender Sensibilisierung. Die allergene Wirkung ist abhängig vom Gehalt an Primin. Eine Auslösung ist auch aerogen möglich.

Therapie
Meiden des Allergens (Primeln aus der Wohnung entfernen), stadiengerechte Behandlung des Ekzems, entsprechend dem allergischen Kontaktekzem.

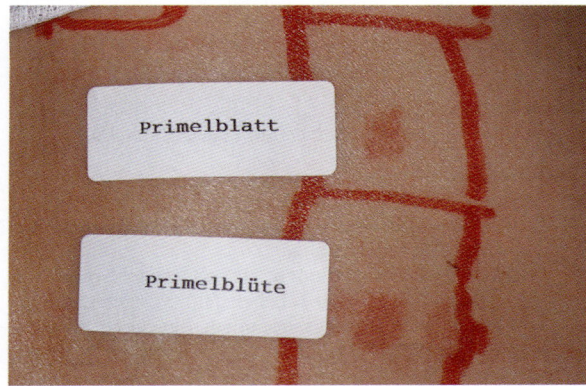

Primeldermatitis. Positive Epikutantestung auf Primelblatt und Primelblüte.

Pringle-Bournevillesche Phakomatose Q85.1

Erstbeschreiber
Bourneville, 1880; Pringle, 1890

Definition
Vollbild der von Bourneville im Jahre 1880 beschriebenen Phakomatose mit Adenoma sebaceum, lumbosakralen Bindegewebsnaevi, Eschenlaubflecken, Koenen-Tumor, tuberöser Hirnsklerose (s.u. Tuberöse Sklerose), Angioleiomyomen (s.a.u. Lipom), geistiger Retardierung und Anfallsleiden.

Therapie
Nicht bekannt. Symptomatische Behandlung nach Klinik, s. jeweils dort.

Pringle, M. Q85.1

Erstbeschreiber
Pringle, 1899

Definition
Im dermatologischen Schrifttum unterschiedlich verwendeter Begriff, z.T. synonym zum sogenannten Adenoma sebaceum oder zur Tuberösen Sklerose (Bourneville-Pringle).

Therapie
S. jeweils dort.

Procain

Definition
Lokalanästhetikum vom Ester-Typ.

Wirkungen
Nach Resorption Hydrolyse durch Cholinesterase in p-Aminobenzoesäure und 2-Diethylaminoethanol (wirkt gewebserweiternd, deshalb evtl. mit Zusatz von Adrenalin).

Indikation
Infiltrations- und Leitungsanästhesie, Lokalanästhesie am Auge.

Dosierung und Art der Anwendung
0,5% zur Infiltrationsanästhesie, 2% zur Leitungsanästhesie.

Unerwünschte Wirkungen
Allergische Reaktionen (Parastoffe).

Wechselwirkungen
Wirksamkeit von Sulfonamiden wird verringert.

Präparate
Novocain

Procain-Benzylpenicillin

Definition
Depotform von Benzylpenicillin-Natrium.

Indikation
Gonorrhoe, Syphilis sowie Infektionen durch Erreger mit nachgewiesener oder vermuteter hoher Empfindlichkeit gegenüber Benzylpenicillinen.

Dosierung und Art der Anwendung
– Erwachsene und Kinder >10 Jahre: 1,2 Mio. IE i.m. jeweils alle 4-7 Tage.
– Kinder 6-10 Jahre: 0,6-1,2 Mio. IE i.m. jeweils alle 4-7 Tage.
– Kinder 3-6 Jahre: 0,6-0,9 Mio. IE i.m. jeweils alle 4-7 Tage.
– Syphilistherapie: 1-3mal 2,4 Mio. IE im Abstand von 1 Woche i.m.

Unerwünschte Wirkungen
Embolia cutis medicamentosa, Hoigné-Syndrom, Herxheimer-Reaktion. S.a.u. Penicilline.

Kontraindikation
Überempfindlichkeit gegen Zusatzstoffe. S.a.u. Penicilline.

Präparate
Retacillin compositum (Kombinationspräparat mit Benzylpenicillin-Na)

Hinweis(e)
Cave: Keine versehentliche intraarterielle oder intravasale Injektion!

Progeria adultorum E34.81

Erstbeschreiber
Werner, 1904

Synonym(e)
Werner-Syndrom; Pangerie

Definition
Hereditäres segmentales Progerie-Syndrom des Erwachsenen mit vorzeitiger Regression verschiedener Organsysteme, jedoch erheblichen Unterschieden zum Alterungsprozess (z.B. ZNS ist nicht betroffen; anderes Tumorspektrum). Daher Bezeichnung als segmentales „Progerie-Syndrom" oder „Karikatur des Alterns".

Vorkommen/Epidemiologie
Inzidenz (weltweit): 1:1 Mio. Einwohner/Jahr. Gehäuft in Japan und Sardinien.

Ätiologie
Autosomal-rezessiv vererbter Gendefekt der DNA-Helikase (Genlokus 8p21) der mit exzessiver Synthese von Kollagen I und III verbunden ist.

Manifestation
Vor allem 20. bis 30. Lebensjahr auftretend; nicht vor dem 10. Lebensjahr.

Klinisches Bild
- Präpubertal völlig unauffällige Entwicklung, postpubertale Wachstumsverzögerung. In der Regel durchschnittliche Intelligenz und Fehlen von senilen Gehirnveränderungen.
- Integument: Atrophie der Haut mit zahlreichen Teleangiektasien, weitgehende Atrophie des subkutanen Fettgewebes im distalen Tibial- und im gesamten Fußbereich mit Hyperkeratosen und Neigung zu trophischer Ulzeration. An den Unterschenkeln mit straffer Atrophie von Haut und Muskulatur beginnend sowie Sklerose des Bindegewebes. Häufig plantare Hyperkeratosen und Nageldystrophie. Canities praecox (frühzeitiges Ergrauen der Haare) meist 20. bis 30. Lebensjahr. Prämature Alopecia areata diffusa, Poikilodermie, Striae cutis distensae, trophische Beinulzera. Symptome der Progeria adultorum.
- Extrakutane Manifestation: Beidseitige juvenile Katarakte bereits um das 30. Lebensjahr. Hypogonadismus, Hodenatrophie (s.a. Pseudo-Klinefelter-Syndrom), Azoospermie Neigung zu Typ II-Diabetes und Osteoporose, frühzeitiger Arteriosklerose und Koronarsklerose (Herzinfarkt). Krächzende hohe Stimme, Stimmbandleukoplakien, Kleinwuchs mit charakteristischem Habitus. Vogelgesicht, Verlust der Mimik.
- Erhöhtes Tumorrisiko (Sarkome, Meningiome, weniger Karzinome). Abnormer Glykosaminoglykan-Stoffwechsel mit erhöhter Ausscheidung von Hyaluronsäure im Urin. Häufig metastatische Verkalkungen.

Therapie
Symptomatisch, kausale Therapie nicht bekannt.

Prognose
Ungünstig, Tod infolge der Arteriosklerose häufig vor dem 50. Lebensjahr. In 10% Malignomentwicklung (vor allem Sarkome).

Progeria infantilis E34.86

Erstbeschreiber
Hutchinson 1886; Gilford, 1904

Synonym(e)
Progeria Hutchinson-Gilford; Progerie; Nanisme sénile; greisenhafter Zwergwuchs; Hutchinson-Gilford-Syndrom; Gilford-Syndrom

Definition
Progerie, die sich in den ersten Lebensjahren manifestiert.

Vorkommen/Epidemiologie
Sehr selten, fast ausschließlich bei Angehörigen der weißen Rasse. Inzidenz: 1/5-15 Millionen Geburten.

Ätiologie
Diskutiert werden autosomal-rezessiv vererbte oder spontane Mutationen des Hutchinson-Gilford-Progeria-Syndrom Gens (HGPS Gen; Genlokus: 1q21.2) sowie des Laminin A Gens (LMNA Gen; Genlokus: 1q21.2) mit konsekutiver Störung von Laminin A oder Prälaminin A.

Manifestation
Beginn der Symptome in den ersten Lebensmonaten.

Klinisches Bild
- Integument: Spärliches, früh ergrauendes und ausfallendes Kopfhaar, Unterentwicklung von Wimpern und Augenbrauen. Nageldystrophie.
- Extrakutane Manifestationen: Geburtsgewicht meist um 2500 g. Minderwuchs ab 1. Lebensjahr. Verzögerter Fontanellenschluss. Zahnungsanomalien. Beugekontrakturen großer Gelenke und Fingergelenke. Osteolyse von Endphalangen. Osteoporose mit Spontanfrakturen, doppelseitige Coxa valga, deformierende Arthritis. Atrophie des subkutanen Fettes und der Muskulatur; vorstehendes Abdomen. Erreichte Endlänge kaum über 115 cm, Endgewicht kaum über 15 kg. Fehlende oder unvollständige Sexualreifung. Hohe, piepsige Stimme. Hypogenitalismus. Hochgradige Vergreisung, atrophische Haut, verstärkte Venenzeichnung. Arteriosklerose, apoplektische Insulte, Koronarinsuffizienz.

Differenzialdiagnose
Mandibuloakrale Dysplasie.

Therapie
Symptomatisch, eine kausale Therapie ist nicht bekannt.

Prognose
Tod meist vor dem 20. Lebensjahr durch Folgen der Arteriosklerose.

Progeria like syndrome Q87.1

Erstbeschreiber
Cockayne, 1936

Synonym(e)
Cockayne-Syndrom; nanisme progéroide

Definition
Durch Homozygotie für einen bisher unbekannten Gendefekt bedingtes, frühkindlich progredientes Dystrophie-Syndrom mit Minderwuchs, Seh- und Hörstörungen, neurologischen Ausfällen und geistiger Retardierung.

Ätiologie
Autosomal-rezessives Erbleiden, pathogenetisch wird ein DNA-Reparatur-Defekt (Störung der DNA-Helikase) mit primärer Manifestation in postreplikativen, hochdifferenzierten Geweben (z.B. Sehzellen, Oligodendroglia) vermutet.

Manifestation
Im 2. Lebensjahr auftretend.

Klinisches Bild
- Integument: Trockene, faltige Haut, Hypersensitivität gegenüber UV-Strahlen, Photodermatitis mit Blasen- und Narbenbildung, jedoch ohne maligne Entartung. Lipatrophie.
- Extrakutane Manifestation: Dysplastische Ohrmuschel, tief liegende Augen, Prognathie, disproportionierter Zwergwuchs mit Mikrozephalie und relativ großen Extremitäten sowie progredienten Beugekontrakturen. Weiterhin treten Skelettveränderungen, Taubheit und Retinitis pigmentosa auf.

Diagnose
Pränatale Diagnostik durch UV-Überempfindlichkeit der Fruchtwasserzellen.

Differenzialdiagnose
Xeroderma pigmentosum

Therapie
Kausale Therapie nicht bekannt.

Progerie   E34.84

Synonym(e)
Vergreisungssyndrom

Definition
Seltene Syndrome mit extremer, vorzeitiger Alterung der Patienten. Nach Ätiologie und Klinik trennt man:
- Progeria adultorum
- Progeria infantilis
- Metagerie
- Acrogeria Gottron
- Progeria-like syndrome.

Therapie
Keine kausale Therapie bekannt. Pflegende Externa. Symptomatische Therapie entsprechend dem jeweiligen Erscheinungsbild, s.a. jeweils dort.

Progesteron

Definition
Corpus-Luteum-Hormon.

Indikation
Menstruationsstörungen, Amenorrhoe, Endometriose, Mastodynie.

Dosierung und Art der Anwendung
Nach 2-wöchiger Vorbehandlung mit Östrogenen 5-10 mg i.m. über 6 Tage.

Dosierung und Art der Anwendung
1% Gel vom 10. bis 25. Zyklustag 2mal/Tag auf jede Brust auftragen.

Rezeptur(en)
R207

Präparate
Progestogel, Crinone 8% Vaginalgel, Utrogest Kps.

Proktitis   K62.80

Synonym(e)
Mastdarmentzündung

Definition
Akute oder chronische, spezifische oder unspezifische Entzündung der Schleimhaut des Enddarmes.

Ätiologie
Traumata, Nahrungsmittel, Medikamente oder toxische Substanzen, Hämorrhoiden, Colitis ulcerosa, Enteritis, rektale Gonorrhoe, vegetative Dysregulation, Candidose, Wurmbefall, Radiatio, STD etc.

Klinisches Bild
Dumpfer Druck oder Schmerzen im Anal- und Rektumbereich, meist kombiniert mit Stuhldrang bis zu Tenesmen. Die Symptomatik ist i.A. vor dem Stuhlgang heftiger, nach dem Stuhlgang gebessert. Häufig seröse, eitrige oder eitrig-blutig Sekretion aus dem Anus.

Therapie
- Kryptitis und Papillitis: Bei leichteren Formen der Kryptitis und Papillitis zunächst konservatives Vorgehen. Hierdurch oft Ausheilung oder Besserung. Behandlung mit Wismut-haltigen (z.B. Eulatin N Zäpfchen) oder Bufexamac-Lidocain-Wismut-haltigen (Haemo-Exhirud Bufexamac Supp.) Zäpfchen.
- Bei Therapieresistenz: Touchieren der Krypten durch ein Spreizspekulum hindurch mit Hakensonden oder dünnen Watteträgern. Günstig wirkt ein mehrfaches Füllen der erkrankten Krypten mit antiphlogistischen Salben (z.B. Faktu Salbe). Die Salben können durch eine spazierstockartig gebogene, stumpfe Kanüle (nach Hein) in die im Spekulum eingestellten Krypten instilliert werden. Falls konservatives Vorgehen nicht zum Erfolg führt, ist operatives Vorgehen notwendig. Papillen mit Diathermieschlinge in LA abtragen, entzündete Krypten eröffnen. Nachbehandlung mit lauwarmen Kamille-Sitzbädern 1-3mal/Tag (15 Trp. Kamillenkonzentrat auf 2-3 l Wasser) für 4-10 Tage. Salbentherapie mit einer Lebertransalbe (z.B. Unguentolan).
- Unspezifische hämorrhagische Rektitis und Proktitis (Minusvariante der Colitis ulcerosa?): Lokaltherapie mit Sulfasalazin Supp. 2mal 1000 mg (Azulfidine 3mal 2 Supp.) und Salofalk Klysmen oder Rektalschaum (Claversal Rektalschaum). Alternativ 5-ASA z.B. Mesalazin (Claversal) 2mal/Tag 500 mg p.o.
- Bei schweren Formen zusätzlich Sulfasalazin 2-3 g/Tag (Azulfidine Drg. 2-3mal 2 Drg. über den Tag verteilt).
- Strahlenrektitis: Häufige Folge radiologischer Therapien der Blase, der Prostata, des Darms und des weiblichen Genitales. Rektitische Bezirke sind oft scharf begrenzt. Bewährt haben sich hierbei warme Verweileinläufe mit Rutin-Derivaten. Hierfür wird der Inhalt von 3 oder 4 aufgeschnittenen Kapseln (z.B. Sklerovenol oder Rutin Kps.) in 60-120 ml Wasser aufgelöst.

Prolidase-Mangel E77.8

Erstbeschreiber
Goodman, 1968

Definition
Seltene, hereditäre Störung des Enzyms Prolidase und dadurch hervorgerufene Störungen beim Kollagenabbau.

Ätiologie
Umstritten. Vermutet werden autosomal-rezessiv vererbte heterogene Mutationen im Prolidase-Gen am Genlocus 19q1-2-q13.2.

Manifestation
Meist in der Kindheit oder Pubertät auftretend.

Lokalisation
Untere Extremität.

Klinisches Bild
Initial meist solitäre, disseminierte, gerötete Papeln oder kleine Erosionen. Im weiteren Verlauf zunehmende, bizarr begrenzte, schmierig belegte Ulzerationen mit hyperpigmentierter Umgebung, die fast immer therapieresistent und sehr schmerzhaft sind. S.a. Ulcus cruris. Meist komplexe Begleitsymptomatik, u.a. bestehend aus Purpura, Poikilodermie, Wundheilungsstörungen, erhöhter Lichtempfindlichkeit, Canities, Keratosis follicularis, Intelligenzstörungen.

Labor
Die Prolidase-Aktivität in Erythrozyten, Fibroblasten und Plasma ist vermindert. Oft bestehen hypochrome Anämie und Hypergammaglobulinämie. Urinscreening: Gehalt an Prolin- bzw. Hydroxyprolinhaltigen Dipeptiden (Elektrophorese/Chromatographie) ist erhöht.

Diagnose
Klinik, Labor, Dopplersonographie der Beinarterien, Histologie.

Therapie
Versuch mit Vitamin C (z.B. Cebion N) 400-1000 mg/Tag p.o. Externe symptomatische Therapie. In Studien zeitweilig erfolgreich: Apherese von Erythrozyten.

Proliferationsakanthose L85.8

Definition
Akanthose bedingt durch erhöhte Zellproliferation in der basalen Epidermiszone, z.B. bei der Psoriasis vulgaris, nach Bestrahlung mit langwelligen UV-Strahlen.

Proliferationshyperkeratose L85.8

Definition
Vermehrte Proliferation der Epidermis mit Verbreiterung des Stratum corneum und Stratum granulosum.

Promethazin

Definition
Antihistaminikum, Antiallergikum, Sedativum.

Indikation
Urtikaria, starker Pruritus.

Dosierung und Art der Anwendung
- Erwachsene/Jugendliche/Kinder >10 Jahre: 1-3mal/Tag 25-50 mg p.o.
- Kinder 5-10 Jahre: 1-3mal/Tag 25 mg p.o.
- Kinder 2-5 Jahre: 1-2mal/Tag 25 mg p.o.
- Kinder 1-2 Jahre: 1mal/Tag 25 mg p.o.

Unerwünschte Wirkungen
Bei systemischer Applikation: Katarakt (Langzeiteinnahme), venöse Thrombosen, Gewichtszunahme, Asthma bronchiale, Quincke-Ödem (s. Angioödem), Erregungszustände, Koma, transitorische Myopie, verminderte Tränenproduktion.

Wechselwirkungen
Amikacin verstärkt die neuromuskuläre Blockade.

Kontraindikation
Überempfindlichkeit gegen Phenothiazine, Koma, Schock, intraarterielle und subkutane Injektion.

Präparate
Atosil, Proneurin 25

Propolis

Synonym(e)
bee glue

Vorkommen
Propolis ist das Kittharz der Bienen. Bienen sammeln das klebrige Exsudat von den Knospen verschiedener Bäume, vermischen es mit Speichel und Wachs und stellen daraus ein Harz her, mit denen sie Fugen und Risse in ihrem Bau abdichten. Es ist eine bräunlich bröcklig klebrige Masse, die würzig duftet. Sie besteht zu 80% aus Harzen und Wachsen, die ätherische Öle, Flavonoide, Pollen, Insektenbestandteile und Fremdkörper enthalten. Die enthaltenen Knospen stammen zum überwiegenden Teil aus Populus nigra L. (Schwarzpappel, Salicaceae) aber auch anderen Baumarten, je nach Standort des Bienenstocks.

Anwendungsgebiet/Verwendung
- In Ägypten bereits vor der christlichen Zeitrechnung zum Einbalsamieren verwendet, in Griechenland und im antiken Rom auch zum medizinischen Einsatz gebracht. Erst seit Beginn des 19. Jahrhunderts wurde es in Europa wiederentdeckt und hat eine weite Verbreitung in der Volksmedizin. Propolis werden bakterizide, antimykotische, adstringierende, choleretische, antiseptische, spasmolytische und entzündungshemmende sowie wundheilungsfördernde und anästhesierende Eigenschaften zugesprochen. Die antivirale Wirkung wird den darin enthaltenen Flavonoiden und Kaffeesäureestern zugeschrieben.
- Dermatologische Anwendung insbesondere bei Akne, Schuppenflechte, Neurodermitis, Unterschenkelgeschwüren, Verbrennungen, Wunden, Kontaktekzemen, Rosazea, Herpes u.a. Weite Verbreitung findet Propolis auch in Kosmetika und Toilettenartikeln. Homöopathische Zubereitungen können Propolis enthalten ebenso wie Kaugummi und Karamellbonbons. Propolis findet Einsatz in der Textilindustrie und wird zur Herstellung von Modelliermassen, Polituren und Firnissen, z.B. zur Oberflächenbehandlung von Violinen, eingesetzt.

Unerwünschte Wirkungen

Hauptallergene sind die aus den Pappelknospen isolierten Kaffeesäureester. Sensibilisierungspotenz: Mittelstark (Propolis) bzw. stark (Kaffeesäureester). Sensibilisierungshäufigkeit: Selten. Früher sensibilisierten sich im Wesentlichen Imker, heute meist Privatpersonen, die die äußerliche Anwendung von Propolis-haltigen Produkten betreiben (s.o.). Wegen antiseptischer, antimykotischer, antibakterieller, antiinflammatorischer, anästhetischer u.a. Wirkungen häufig in Lokaltherapeutika enthalten. Kreuzallergien mit Kolophonium, Bienenwachs, Perubalsam, Pix pinaceae, Pix betulina, Zimtaldehyd. Sensibilisierungsrate bei Patienten zwischen 1 und 2%.

Klinisches Bild

Kontaktallergie an Händen, Gesicht, Stamm, Unterschenkeln.

Proptosis buccalis K13.12

Synonym(e)
Proptosis labialis; Diapneusis buccalis

Definition
Hernienartige Vorwölbungen der Wangenschleimhaut, Lippen oder Zunge im Bereich einer Zahnlücke.

Ätiologie
Chronischer Reiz durch ständiges Saugen oder Ziehen an der Schleimhaut.

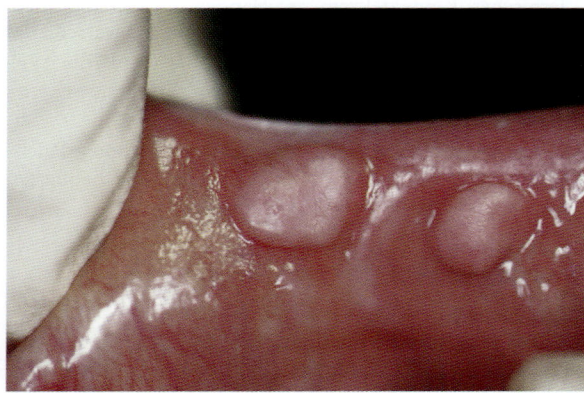

Proptosis buccalis. Chronisch stationäre, seit 1 Jahr bestehende, im Lippenwinkelbereich linksseitig lokalisierte, weiche, hernienartige, raue Knoten als Folge eines andauernden Saugens und Ziehens an der Schleimhaut.

Therapie
Schließen der Zahnlücke, ggf. Exzision der Überschussbildungen in Lokalanästhesie.

Prostaglandine

Allgemeine Information
Stoffwechselprodukte der Arachidonsäure, die in verschiedenen Körpergeweben gebildet werden. Prostaglandine spielen eine Rolle bei der lokalen Regulation der Durchblutung (Entzündungsreaktion), s.a. Analgetika, Antipyretika und Antiphlogistika. Darüber hinaus sind sie Mediatoren für Angiogenese und Plättchenaggregation. Besonders die Prostaglandine der E-Reihe sind an der Wundheilung beteiligt. Prostaglandin E2 wird hauptsächlich in der Haut von Keratinozyten produziert und reguliert die normale Keratinozytenproliferation und Differenzierung. Darüber hinaus ist die Kollagenaseaktivität stimulierter Monozyten und Makrophagen von der gleichzeitigen Prostaglandin E2-Synthese abhängig. Die normale Apoptose in Epidermis und dem Darm wird durch die Cyclooxygenase 2-abhängige Prostaglandin E2-Synthese reguliert. Durch UV-Bestrahlung der Haut wird die Prostaglandinproduktion induziert.

Prostatitis N41.0

Definition
Entzündung der Prostata, häufig bei Gonorrhoe entsprechend der Prostatitis gonorrhoica, auch bei nichtgonorrhoischen Urethritiden auftretend. S.a.u. unspezifische Urethritis.

Therapie
- Zusammenarbeit mit Urologen. Behandlung der Grunderkrankung, z.B. Gonorrhoe. Bei einer echten mikrobiellen Entzündung bis zum Eintreffen des Antibiogramms mit Cotrimoxazol (z.B. Eusaprim 2mal/Tag 2 Tbl.) behandeln. Bei einer chronischen Entzündung gezielte Langzeitantibiose. Unterstützend wirken Spasmoanalgetika, z.B. Metamizol (Novalgin), Stuhlregulierung durch milde Laxanzien und eine Balneotherapie. Bettruhe.
- Bei Mykoplasmen, Chlamydien: Doxycyclin (z.B. Doxy-Wolff) 2mal/Tag 100 mg i.v. über 10-14 Tage. Alternativ: Erythromycin (z.B. Erythrocin) 3-4mal/Tag 250-500 mg p.o. oder i.v. oder Ofloxacin (z.B. Tavanic) 2mal/Tag 200-400 mg p.o. oder i.v.
- Neisseria gonorrhoeae: S.u. Gonorrhoe. S.a.u. Prostatitis gonorrhoica.
- Candida: Amphotericin B und Nystatin 0,5% Instillation.
- Trichomonaden: Metronidazol (z.B. Clont) 2-3mal/Tag 400 mg p.o. oder 2-3mal/Tag 500 i.v.

Prostatitis gonorrhoica A54.23

Definition
Infektion der Prostata mit Gonokokken im Rahmen einer Gonorrhoe.

Einteilung
Siehe Tabelle 1 [Klinische Einteilung der gonorrhoischen Prostatitis].

Diagnose
Erregernachweis; Prostataexprimat/Ejakulat (Leukozytose, Methylenblau und Grampräparat/Kultur).

Therapie
- Ceftriaxon (z.B. Rocephin) 1,0–2,0 g/Tag i.v. oder Cefotaxim (z.B. Claforan) 2mal/Tag 2 g i.v.
- Alternativ: Gyrasehemmer wie Ofloxacin (z.B. Tavanic) 2mal/Tag 200 mg i.v. oder Doxycyclin (z.B. Vibravenös) 2mal/Tag 100 mg i.v.
- Therapie über mindestens 7 Tage, je nach Klinik länger.

Cave: Mitbehandlung des Sexualpartners oder wiederholte Kontrollen sind erforderlich!

Prostatitis gonorrhoica. Tabelle 1. Klinische Einteilung der gonorrhoischen Prostatitis

Form	Klinisches Bild/Symptomatik
Akute Form	Katarrhalische Prostatitis mit geringen entzündlichen Veränderungen, Druck oder Schmerz am Damm.
Follikuläre pseudo-abszessbildende Prostatitis	Verstopfung der Ausführungsgänge einzelner Drüsenläppchen, Behinderung des Eiterabflusses, Stauung (= Pseudoabszess). Auch echte Abszesse. Narbenbildung evtl. mit einseitigem bzw. beidseitigem Verschluss des Ductus ejaculatorius. Folge: Oligo- bzw. Aspermie.
Interstitielle und parenchymatöse Prostatitis	Starke Schwellung der Prostata, Harnabflussstörungen, starke Schmerzen am Damm, hohes Fieber. Schmerzminderung nach dem Durchbruch eines Abszesses in Richtung Harnröhre. Mastdarm, Darm oder Perineum. Komplikation: Rektumgonorrhoe, Ausbildung einer Urinfistel, periprostatische Phlegmone mit eitriger Beckenvenenthrombose, Sepsis.
Chronische Form	Unmerkliches Übergreifen einer Gonorrhoe der hinteren Harnröhre auf die Prostata, fast ohne subjektive Beschwerden: Leichte katarrhalische Entzündung der Ausführungsgänge.

Protease-Inhibitoren

Synonym(e)
PI

Definition
Gruppe von Arzneistoffen, die die virale Protease von HI-Viren hemmen und zur Behandlung von HIV-Infektionen eingesetzt werden.

Wirkungen
Bei der Protease handelt es sich um ein Enzym, welches in der Genese neuer HI-Viren eine essentielle Rolle spielt. Durch die Protease wird die Spaltung von Vorläufermolekülen katalysiert, was Voraussetzung für die Vermehrung und Ausbreitung des HI-Virus ist. Protease-Inhibitoren sind dem Enzym Protease nachempfunden und unterscheiden sich an bestimmten Aminosäuresequenzen nur minimal von ihren Vorbildern. Die Inhibitoren besetzen die Protease-Bindungsstelle am Substrat (Vorläuferprotein) und stören somit die weiteren Prozesse im Proteinaufbau. Folglich werden falsche Virusbausteine generiert, was konsekutiv zu einer Unterbrechung des Replikationszyklusses führt.

Indikation
Therapie von HIV-Infektionen; Präparate werden in Kombination mit anderen antiretroviralen Arzneimitteln verschrieben (s.a.u. HAART).

Unerwünschte Wirkungen
S.u. HAART.

Protease, virale

Definition
Virales Enzym, das Proteine spaltet und diese somit aktivieren oder abbauen kann.

Allgemeine Information
Bei der Bildung neuer Viren wird das Zerschneiden von Vorläuferproteinen durch die Protease katalysiert. Für die Ausbreitung und Genese des HI-Virus werden eine Reihe von Proteinen, die bei der Vermehrung zunächst in Form dieser Vorläuferproteine synthetisiert werden, benötigt. Erst aus diesen einzelnen Komponenten werden neue Viruspartikel generiert. Protease-Inhibitoren unterdrücken diesen Prozess. Die Vorläuferproteine werden an den falschen Stellen zertrennt, die Virusgenese wird dadurch inhibiert.

Protein-Kontaktdermatitis L23.6

Erstbeschreiber
Hjorth u. Roed-Petersen, 1975

Synonym(e)
Protein contact dermatitis; Kontaktekzem von Soforttyp

Definition
Allergisches Kontaktekzem an Händen und Unterarmen, hervorgerufen durch wiederholten Kontakt mit verschiedenen proteinhaltigen Produkten (z.B. Fleisch, Mehl). S.a.u. Mehlprotein-Dermatitis und Kontakturtikaria.

Ätiologie
Allergisches Kontaktekzem vom Soforttyp (Atopie-Patch-Test, Typ 4-Reaktion auf Typ 1-Allergene). Die häufigsten Auslöser sind Pflanzen- und Tierprodukte.

Lokalisation
Hände (Handrücken), Unterarme, Gesicht.

Klinisches Bild
Bei den sog. Kontaktreaktionen vom Soforttyp treten entzündliche Hautveränderungen (machmal auch begleitende Schleimhautreaktionen) meist innerhalb von wenigen Minuten auf. Das klinische Spektrum ist breit und reicht von lokalen Missempfindungen ohne sichtbares Korrelat, Juckreiz, Rötungen und Schwellung, im Extremfall auch zum anaphylaktischen Schock (s.u. Kontakturtikaria). Bei einem Teil der Fälle geht dieses als Kontakturtikaria zu beschreibende „nicht ekzematöse" Initialbild innerhalb weniger Wochen in eine ekzematöse Dermatitis über.

Histologie
Ekzematöse Dermatitis in unterschiedlicher Akuität.

Diagnose
- Epikutantest mit den infrage kommenden Allergenen.
- Epikutane Reexposition im Bereich der Hautläsionen der durch den Intrakutantest bekannten Allergene.
- Pricktest
- Reibetest
- Serologischer Nachweis von spez. IgE.

Differenzialdiagnose
Wichtige Differenzialdiagnose bei berufsdermatologischen Fragestellungen (s.u. Berufsdermatosen).

Therapie
Nach exakter Diagnosestellung Meidung der infrage kommenden Allergene. Stadiengerechte Ekzemtherapie, s.u. Ekzem, Kontaktekzem, allergisches. S.a. Ekzem, Handekzem.

Proteoglykane

Definition
Wesentliche Komponente der Grundsubstanz des Bindegewebes, bestehend aus Glykosaminoglykanen und Proteinen. Der Abbau erfolgt intrazellulär durch entsprechende Enzyme, deren Fehlen zur intrazellulären Speicherung der Substanzen führt, s.a. Mukopolysaccharidosen, hereditäre.

Proteus-Syndrom Q87.22

Erstbeschreiber
Cohen, 1979

Synonym(e)
Proteus syndrome

Definition
Sehr seltenes, vielgestaltiges (daher der Name „Proteus", nach einem griechischen Gott benannt, der seine Gestalt beliebig verändern konnte) kongenitales Krankheitsbild mit ossären Missbildungen und verschiedenen mesenchymalen und epidermalen Tumoren. Bisweilen schwierige Abgrenzung zum Klippel-Trénaunay-Syndrom.

Vorkommen/Epidemiologie
Ca. 100-200 weltweit in der Literatur beschriebene Fälle.

Ätiologie
Unbekannt; anzunehmen ist eine postzygotische Mutation des „Phosphatase and tensin Homolog" Gens (PTEN Gen; Genlokus: 10q23.31), eines letalen Gens, die in den ersten Wochen der Schwangerschaft auftritt und nur einzelne Zellen betrifft.

Klinisches Bild
- Klinisch im Vordergrund steht die Hypertrophie einzelner Strukturen, wie z.B. einzelner Finger oder Zehen, einer ganzen Extremität oder einer Körperhälfte. Auch tumorartige Verdickungen des Fettgewebes (Lipome) oder Bindegewebes. An der Haut können streifenförmige epidermale Naevi oder ein Naevus flammeus nachweisbar sein. Die Symptome können im Laufe des Lebens zu Funktionsstörungen der befallenen Organe führen.
- Majorsymptome: Hemihypertrophia corporis (91% der Patienten), Makrodaktylie (88% der Patienten), subkutane mesodermale Tumoren (76%), palmoplantare zerebriforme Naevi (65%), Exostosen (62%), epidermale Naevi (50%), Skoliose (50%).

Differenzialdiagnose
Da nicht immer alle typischen Symptome vorhanden sind, kommen differenzialdiagnostisch das Klippel-Trénaunay-Syndrom oder auch die Neurofibromatose infrage.

Therapie
Keine Kausaltherapie möglich.

Prothesenfibrom der Schleimhaut D23.L

Definition
Wulstig-knotige, breit aufsitzende Schleimhautwucherungen, evtl. mit kleinen Leukoplakieherden auf den Anlagestellen schlecht angepasster Zahnprothesen.

Lokalisation
Vor allem an Oberkiefer oder Gaumen auftretend.

Therapie
Korrektur der Prothese; Lokaltherapie mit anästhesierenden Haftgels (z.B. Dynexan A Gel).

Protonenpumpenhemmer

Definition
Arzneimittel, die über die Hemmung der Protonenpumpe im Magen zu einer Reduktion der Magensäurebildung führen.

Indikation
In der Dermatologie finden Protonenpumpenhemmer insbesondere bei Patienten mit metastasierendem malignem Melanom mit Metastasierung im Bereich des GIT sowie bei Patienten mit Lyell-Syndrom, Verbrennungen oder schwerstem Erythema exsudativum multiforme (Stevens-Johnson-Syndrom) zur Prophylaxe von Stress-Ulzera ihren Einsatz.

Eingeschränkte Indikation
Schwangerschaft, Stillzeit, Leberfunktionsstörungen, Niereninsuffizienz.

Unerwünschte Wirkungen
- Kutane Nebenwirkungen: Selten (0,3-1% der Patienten) Urtikaria, Ekzem, Kontaktekzem, allergisches, andere allergische Reaktionen.
- Extrakutane Nebenwirkungen: Kopfschmerzen, Sehstörungen, Blutbildungsstörungen, Thrombozytopenie, Eosinophilie, Magen-Darm-Störungen, Impotenz, Amenorrhoe, Proteinurie.

Kontraindikation
Kinder und Jugendliche <16 Jahre, schwere Leberfunktionsstörungen.

Protonenpumpenhemmer. Tabelle 1. Übersicht über die wichtigsten Protonenpumpenhemmer und ihre Dosierung

Substanz	Dosierung	Präparat
Lansoprazol	30-60 mg/Tag p.o.	Agopton, Lanzor
Omeprazol	20-40 mg/Tag p.o. oder 10-20 mg/Tag i.v.	Antra MUPS, Antra pro infusione, Ome TAD, Ome-Q
Pantoprazol	40-80 mg/Tag p.o.	Pantozol
Rabeprazol	10-20 mg p.o.	Pariet

Protoporphyria erythropoetica   E80.01

Erstbeschreiber
Kosenow u. Treibs, 1953; Magnus et al., 1961

Synonym(e)
Erythropoetische Protoporphyrie; erythrohepatische Protoporphyrie; protoporphyrinämische Lichtdermatose

Definition
Erythropoetische Porphyrie mit phototoxischen Hautreaktionen durch erhöhtes Protoporphyrin in Erythrozyten und pathologisch erhöhtem Plasmaprotoporphyrin im Serum. Auslösung durch kurzwelliges sichtbares und langwelliges UVA-Licht (Fensterglas bietet keinen Schutz).

Vorkommen/Epidemiologie
Panethnisch; Prävalenz: ca. 1/130.000 Einwohner.

Ätiologie
Autosomal-dominant oder autosomal-rezessiv vererbte Defekte der Ferrochelatase (Genlokus: 18q21.3), die zu einer Aktivitätsreduktion auf 10-25% des Normalwertes führen.

Manifestation
Im Säuglingsalter oder in der Kindheit vor dem 10. Lebensjahr auftretend, saisonal gehäuft, bevorzugt in der sonnenreichen Jahreszeit.

Lokalisation
Lichtexponierte Hautareale.

Klinisches Bild
- Dermatitistyp: Akut nach Sonnenbestrahlung Brennen und Jucken. Ausbildung einer heftigen Dermatitis solaris mit großflächigem scharf begrenztem Erythem und Ödem der Haut. Evtl. Bläschen- und Krustenausbildung, die mit kleinen, varioliformen Narben abheilen. Periorale Pseudorhagaden, lichenifizierte Haut.
- Pruritustyp: Kurz nach Sonnenbestrahlung Jucken und Brennen.
- Urtikariatyp: Gerötete, fleckig elevierte, juckende oder brennende Eryhteme und Urtikae.
- Quincke-Ödem-Typ: Teigige subkutane Schwellungen.
- Hidroa vacciniformia-Typ: Papulonekrotische, unter Ausbildung varioliformer Narben abheilende Hautveränderungen, vor allem am Nasenrücken, Ohrläppchen und Handrücken. Weitere Symptome: Temporale und zygomatische Hypertrichose, Pseudorhagaden der Lippen.

S.a.u. Lipoidproteinose bei Lichtempfindlichkeit.

Labor
- Urin: Normal gefärbt, Protoporphyrin ist erhöht.
- Stuhl: Protoporphyrin ist erhöht, Coproporphyrin ist erhöht.
- Erythrozyten: Orangerote Fluoreszenz im Fluoreszenzmikroskop, die nach 10-15 Sekunden erlischt.
- Protoporphyrin ist stark erhöht. Plasma: Protoporphyrin ist erhöht.

Histologie
Bei Blasenbildung: Subepidermale Blasen, Multiplikation der Basallamina der Kapillaren in Stratum papillare und reticulare mit Ablagerung PAS-reaktiver amorpher Massen.

Direkte Immunfluoreszenz
Vor allem in kleinen Gefäßen und lichtexponierten Arealen befinden sich Immunglobulinablagerungen.

Differenzialdiagnose
Photoallergisches Ekzem oder phototoxische Dermatitis, Angioödem, polymorphe Lichtdermatose, Lichturtikaria, Coprophorphyria congenita erythropoetica.

Therapie
- Kausale Therapien sind nicht bekannt. Geringe Erfolge sind mit antioxidativen Therapeutika wie Betacarotin (z.B. Carotaben 50-200 mg/Tag) oder Ascorbinsäure zu erzielen. Wichtig sind prophylaktische Maßnahmen: Konsequenter textiler und chemisch/physikalischer Lichtschutz (s.a. Lichtschutzmittel), abdeckende Make-ups mit breiter Filterwirkung im UVA- und UVB-Bereich (z.B. Anthelios, hydrophobe oder hydrophile getönte Abdeckpaste R025).
- Light-hardening mit Beginn vor der sonnenreichen Zeit kann versucht werden.

Prognose
Günstig, evtl. Verringern der Symptome im Erwachsenenalter. Cholelithiasis oder Cholezystitis sind möglich. Leberbeteiligung; evtl. Zirrhose.

Protothecosis   B88.83

Definition
Sehr seltene chronische Infektion der Haut und des Unterhautfettgewebes durch Algen (Prototheca zopfii bzw. P. wickerhamii). Auftreten als Dermatitis-Typ mit papulomakulösen, teils auch ulzerierten Läsionen bei immunsupprimierten Patienten oder als umschriebener Infektionstyp (Infektion der Bursa olecrani) bei immunkompetenten Patienten.

Therapie
Kaliumjodid über 6-8 Wochen: Initial 3-4mal/Tag 0,1-0,5 g, später steigern auf 3-4mal/Tag 0,5-1,0 g, Gesamtdosis 3-6 g/Tag. Gesamtdosis bei Kindern 1,5-2,0 g/Tag.

> **Cave:** Vor Therapiebeginn Ausschluss einer Hyperthyreose! Gefahr der jodinduzierten thyreotoxischen Krise!

Kombination mit Amphotericin B 0,1 mg/kg KG/Tag i.v., Steigerung bis auf 1 mg/kg KG/Tag ist möglich. Alternativ:

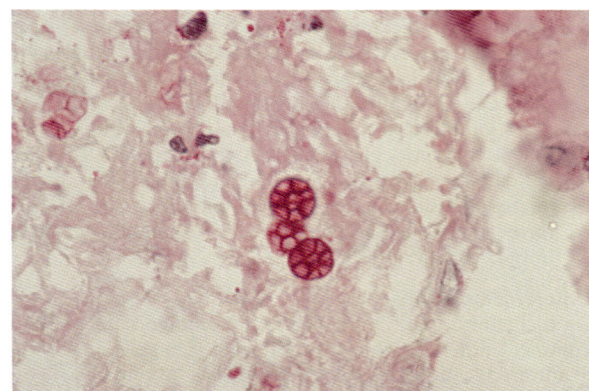

Protothecosis. Prototheca wickerhamii mit multiplen Kammern in der Subkutis; PAS-Färbung (PD Dr. Y. Koch).

liposomales Amphotericin B (z.B. AmBisome) initial 1 mg/Tag/kg KG i.v.; bei Bedarf schrittweise Steigerung auf 3 mg/Tag/kg KG i.v. bis zur vollständigen Abheilung.

Protozoen

Synonym(e)
Protozoa; Einzeller; Urtierchen

Definition
Gruppe unterschiedlicher einzelliger, eukaryonter Organismen (= Lebewesen mit Zellkern und Zellmembran). Protozoen bilden zusammen mit den einzelligen Algen und Pilzen das Unterreich der Protisten. Hierunter versteht man alle einzelligen Lebewesen mit einem echten Zellkern. Algen und Pilze werden dem Pflanzenreich zugeordnet. Protozoa zählen zu den Tieren (tierische Einzeller). Protozoen unterscheiden sich erheblich hinsichtlich ihrer Größe und Morphologie. Als heterotrophe Lebewesen benötigen sie für Ihren Stoffwechsel von anderen Organismen aufgebaute Substanzen. Man unterscheidet:
- kommensalische Formen
- mutualistische Formen
- parasitische Formen.

Die parasitischen Formen haben eine wichtige Bedeutung als Krankheitserreger bei Tieren und Menschen. Es sind etwa 40 humanpathogene Arten bekannt.

Erreger
Zu den wichtigsten Krankheitserregern gehören:
- Trypanosomen (Schlafkrankheit; Chagas-Krankheit)
- Leishmanien (Leishmaniose)
- Trichomonas vaginalis (Trichomoniasis)
- Giardia intestinalis (Lambliasis)
- Amöben (Amöbiasis)
- Toxoplasma gondii (Toxoplasmose)
- Isospora (Isosporiasis)
- Cryptosporidium (Kryptosporidiose)
- Plasmodium (Malaria)
- Microspora (Microsporidose)
- Pneumocystis carinii (Pneumozystose).

Einige dieser Erkrankungen zeigen teils primäre (s. Leishmaniose) dermatologische Erscheinungen, teils begleiten kutane Symptome das primäre Krankheitsgeschehen (s. Chagas-Krankheit); andere Erkrankungen sind hier lediglich als Hinweise geführt.

Provokationstest

Definition
Weitergehende Testmethode zur Diagnostik allergischer Reaktionen vom Frühtyp und von Intoleranzreaktionen (Pseudoallergien), wenn bei positiver Anamnese die Hauttestungen, Scratchtest, Pricktest und Intrakutantest negativ oder zweifelhaft geblieben sind (z.B. Milben-Krustazeen-Mollusken-Syndrom).

Allgemeine Information
> **Merke:** In Einzelfällen (z.B. vermutlich Reaktion auf Hilfsstoffe) kann ein Provokationstest zur Identifizierung eines therapeutisch dringlich benötigten Wirkstoffs auch bei Vorliegen von Kontraindikationen gerechtfertigt sein.

- Kontraindikationen für Provokationstestungen mit vermuteten Auslösern, bei anzunehmender Kreuzreaktivität und für Tests mit Ausweichpräparaten:
  - Eine individuelle Nutzen-/Risikoabwägung ist in jedem Falle erforderlich:
    - Schwangerschaft/Stillzeit
    - Nicht sicher medikamentös beherrschbare Überempfindlichkeitsreaktion (z.B. schweres Asthma bronchiale, Agranulozytose, toxische epidermale Nekrolyse, Hepatopathie).
    - Erkrankungen oder Medikamenteneinnahme des Patienten, die ein erhöhtes Risiko auch bei grundsätzlich beherrschbaren Reaktionen mit sich bringen.
  - Kontraindikationen bei Anaphylaxie:
    - U.a. schwere kardiovaskuläre Erkrankungen, schweres Asthma bronchiale, Anwendung von Betablockern.
    - Unzureichende Compliance, mangelndes Verständnis des Patienten für das Vorgehen.

Durchführung
- In Abhängigkeit von der klinischen Symptomatik wird die Testung entweder als Provokationstest (Allergennachweis, Negativliste) oder als Verträglichkeitstest (Positivliste) durchgeführt und das Ergebnis in einem Allergie- bzw. Warnpass dokumentiert. Die zu testende Substanz (Arzneimittel, Nahrungsmittel, standardisierte Provokationslösungen bei Pollenallergien u.a.) wird in einer aufsteigenden Verdünnungsreihe ggf. bis hin zur Volldosis oral, parenteral, konjunktival (konjunktivaler Provokationstest), nasal (nasaler Provokationstest) oder auch bronchial exponiert (Methacholin-Provokationstest).

> **Merke:** Provokations- und Verträglichkeitstestungen von Medikamenten, Nahrungsmitteln u.a. Allergenen sollten nur unter laufender ärztlicher Überwachung und Bereitstellung einer Notfallbehandlungseinheit durchgeführt werden, d.h. in der Regel unter stationären Bedingungen.

Hinweis(e)
Lokale und systemische allergische bzw. pseudoallergische Reaktionen bis hin zum anaphylaktischen Schock können in Abhängigkeit von der Anamnese auftreten und bedürfen entsprechender Vorkehrungen bei der Testung.

> **Merke:** Grundsätzlich ist die Durchführung von Provokationstestungen unter stationären Bedingungen zu empfehlen!

Provokationstest, konjunktivaler

Definition
Methode zur Erfassung einer klinisch aktuellen Sensibilisierung gegenüber inhalativen Allergenen an den Konjunktiven (s.a.u. Provokationstest).

Durchführung
- Applikation eines Tropfens einer wässrigen Allergenlösung in einen Bindehautsack und eines Tropfens der Verdünnungslösung in den Bindehautsack des anderen Auges.
- Positive Reaktion innerhalb von 10-20 Minuten durch Rötungen, Juckreiz, Tränenbildung.
- Symptome sind eher ein semiquantitatives Maß für die

spezifische allergische Reaktion, objektive Auswertung ist nur mit großem technischen Aufwand möglich (digitale Dokumentation konjunktivaler Reaktionen).
- Maximal Testung von 2 Allergenen während einer Sitzung.

Provokationstest, nasaler

Synonym(e)
NPT

Definition
Methode zur Erfassung einer klinisch aktuellen Sensibilisierung gegenüber inhalativen Allergenen (z.B. Hausstaubmilbenallergie). Dadurch wird die Unterscheidung gegenüber einer klinisch stummen Sensibilisierung möglich.

Durchführung
Applikation einer wässrigen Allergenlösung in ein Nasenloch, z.B. mittels Dosieraerosol oder als getränkter Wattebausch. Bei sensibilisierten Patienten treten Niesreiz und Rhinorrhoe innerhalb weniger Minuten auf (Sensibilisierung). Negativkontrolle mit der Verdünnungslösung vorher durchführen. Objektive Auswertung erfolgt durch Messung der produzierten Sekretmenge und der Strömungsbedingungen in der Nase (z.B. durch die aktive anteriore Rhinomanometrie).

Hinweis(e)
S.a.u. Provokationstest.

Prurigo L28.2

Synonym(e)
Juckblattersucht

Definition
Ätiologisch und morphologisch uneinheitliche Gruppe intensiv juckender, papulöser Hauterkrankungen mit akutem, subakutem oder chronischem Verlauf. Als Primärläsionen werden Papeln mit oder ohne Vesikeln oder auch urtikarielle Läsionen beschrieben.

Einteilung
Die Prurigoerkrankungen lassen sich wie folgt unterteilen:
- Primäre Prurigo:
  - Prurigo simplex acuta infantum
  - Prurigo simplex subacuta
  - Prurigo nodularis.
- Sekundäre Prurigo bei internistischen Erkrankungen, insbes. bedingt durch:
  - Diabetes mellitus (Prurigo diabetica)
  - Chronisch terminale Niereninsuffizienz (Prurigo uraemica)
  - Chronische Lebererkrankungen (Prurigo hepatica)
  - Gichterkrankung (Prurigo uratica)
  - Myeloproliferative Erkrankungen (z.B. Prurigo lymphogranulomatotica bei M. Hodgkin)
  - Prurigo paraneoplastica.
- Sonstige Prurigoerkrankungen (Erkrankungen die anderen Entitäten zugeordnet werden können):
  - Prurigo, aktinische
  - Prurigoform des atopischen Ekzems
  - Prurigo pigmentosa.

Therapie
S.u. Prurigo simplex acuta infantum, Prurigo simplex subacuta, Prurigo nodularis.

Prurigo, aktinische L56.4

Erstbeschreiber
Hutchinson, 1878; Fox, 1939; Escalona, 1959

Synonym(e)
Hereditäre polymorphe Lichtdermatose; familiäre aktinische Prurigo; Solar Prurigo; Hutchinson's prurigo

Definition
Seltene chronische Photodermatose mit Ausbildung Prurigo- und Ekzem-artiger Hautveränderungen besonders im Bereich der lichtexponierten Areale.

Einteilung
Zwei Formen werden von einigen Autoren unterschieden:
- Nicht-amerikanische aktinische Prurigo mit Teilsymptomen der atopischen Dermatitis, der polymorphen Lichtdermatose, der Hydroa vacciniformia und der persistierenden Lichtreaktion.
- Amerikanische (hereditäre) aktinische Prurigo bei Indianern in Nord- und Lateinamerika auftretend.

Vorkommen/Epidemiologie
Gehäuft bei Indianern (Prävalenz bei Mexikanern beträgt bis zu 5% der Bevölkerung), Mestizen und Eskimos; sporadisch auch in Europa auftretend.

Ätiologie
Die Erkrankung wird als Variante der polymorphen Lichtdermatose angesehen und somit als Überempfindlichkeitsreaktion vom verzögerten Typ auf ein photoinduziertes Antigen angesehen. Je nach ethnischer Zugehörigkeit wurden verschiedene HLA-restriktionen (z.B. HLA-A28, HLA-B39, HLA-DR4) beobachtet. Das Aktionsspektrum für die Provokation pathologischer Hautreaktionen liegt sowohl im UVB- als auch UVA-Bereich mit einem Überwiegen des UVA.

Manifestation
Überwiegend in der Kindheit oder im Jugendalter auftretend (Durchschnittsalter der Erstmanifestation: 10-18 Jahre), seltener bei Erwachsenen. 5-7mal häufiger bei Frauen als bei Männern auftretend.

Lokalisation
Besonders chronisch sonnenexponierte Areale: Gesicht (zentrofazial, insbesondere Lippen und Konjunktiven), Ohren, Nacken, Unterarme und Handrücken.

Klinisches Bild
Unmittelbar nach Strahlenexposition Entwicklung einer urtikariellen Frühphase. Diese wandelt sich langsam in eine persistierende ekzematöse Reaktion um. Anschließend bilden sich die typischen pruriginösen Hautveränderungen in den lichtexponierten Arealen sowie auch Streureaktionen. Meist ganzjähriger Verlauf mit Verschlechterung im Sommer.

Histologie
Papulöse Effloreszenz: Akanthose, fokale Spongiose; epidermotropes lympho-histiozytäres, perivaskuläres Infiltrat. Eosinophilie ist möglich.

Diagnose
Klinik. Photoprovokationstest: Auslösbarkeit der typischen Morphen insbes. nach Provokation mit UVA-Licht. Die MED kann erniedrigt sein.

Differenzialdiagnose
Polymorphe Lichtdermatose; Ekzem, atopisches; Porphyrie; Lupus erythematodes; Airborn Contact Dermatitis; photoallergisches Ekzem oder phototoxische Dermatitis; chronische aktinische Dermatitis.

Komplikation
Pseudopterygium

Externe Therapie
Physikalischer, insbes. textiler Lichtschutz. S.u. Lichtschutzmittel.

Bestrahlungstherapie
Photo(chemo)therapie ist nur in Einzelfällen wirksam.

Interne Therapie
Bei schweren, therapieresistenten Fällen immunsuppressive Behandlung mit Azathioprin 100 mg/Tag oder mit Glukokortikoiden wie Prednisolon (z.B. Solu-Decortin H) 40-60 mg/Tag. Thalidomid 200 mg/Tag (Off-Label-Use) scheint gut wirksam zu sein.

Prognose
Chronischer Verlauf mit anhaltenden Exazerbationen, anfangs saisonal, später perennial. Im Erwachsenenalter in 25% der Fälle spontane Besserung.

Prurigo chronica multiformis   L28.2

Synonym(e)
Prurigo multiforme Lutz

Definition
Besondere Verlaufsform der Prurigo simplex subacuta mit polymorphem klinischem Bild.

Klinisches Bild
Prurigoknötchen, Papeln, ekzematoide Plaques, Ekzematisation, Lichenifikation.

Prurigoform des atopischen Ekzems   L20.0

Definition
Sonderform des atopischen Ekzems mit Effloreszenzen wie bei Prurigo simplex subacuta, v.a. ab der Lebensmitte.

Therapie
S.u. Ekzem, atopisches.

Prurigo nodularis   L28.1

Erstbeschreiber
Hyde u. Montgomery, 1909

Synonym(e)
Lichen obtusus corneus; Urticaria perstans chronica papulosa; Urticaria perstans verrucosa; Lichenificatio maculopapulosa; Lichenificatio nodularis; Tuberosis cutis pruriginosa; Lichen corneus disseminatus; Neurodermitis nodosa; Eccema verrucosum callosum; Papulae obtusae; Eccema verrucosum callosum nodulare; Lichénifications circonscrits nodulaires chroniques; noduläre Prurigo

Definition
Eminent chronisch verlaufende, durch zahlreiche, große, heftig juckende Knoten gekennzeichnete Erkrankung, deren Zugehörigkeit zur Prurigogruppe umstritten ist (keine Ausbildung von Seropapeln als Primäreffloreszenz). Klinisch auszuschließen sind maligne Tumorerkrankungen (z.B. Lymphogranulomatose), renale und hepatische Insuffizienz, Diabetes mellitus. Hochchronischer Verlauf.

Ätiologie
Unbekannt. Diskutiert wird eine durch multiple Faktoren induzierte, häufig subklinisch verlaufende sensomotorische periphere Polyneuropathie.

Manifestation
Vor allem bei Frauen im mittleren und höheren Lebensalter auftretend.

Lokalisation
Extremitätenstreckseiten bilateral, Gesicht meist frei.

Klinisches Bild
Isoliert stehende, erhabene, kalottenartige, derbe, initial leicht gerötete, erbs- bis bohnengroße, graulivide bis schmutziggraue, stark juckende Knoten. Exkoriationen, Neigung zu keratotischen oder verruciformen Auflagerungen.

Histologie
Ausgeprägte, plumpe Akanthose mit unregelmäßiger Elongation der meist kolbig aufgetriebenen Reteleisten. Deutliche Proliferation der Adnexepithelien. Somit besteht insgesamt Aspekt einer pseudoepitheliomatösen Hyperplasie. Kräftige Orthohyperkeratose mit fokaler Parahyperkeratose. Weite Kapillaren zeigen sich im Stratum papillare sowie in der oberen Dermis. Zudem bestehen vorwiegend gefäßgebundene, aber auch diffuse, eher schüttere lymphohistiozytäre Infiltrate, die vereinzelt auch mit eosinophilen Leukozyten untermischt sind. Bei Erosionen bestehen auch Plasmazellen und neutrophile Leukozyten. Meist zeigt sich deutliche Fibrose der Dermis, mit senkrecht zur Epidermis verlaufenden Kollagenbündeln. Immer wieder Nachweis schwannomartiger neuraler Hyperplasien.

Differenzialdiagnose
Prurigo chronica multiformis, Prurigo simplex subacuta, atopisches Ekzem, Lichen planus verrucosus, Prurigoform des bullösen Pemphigoids.

Therapie allgemein
Therapeutische Ergebnisse aller bisher bekannten Therapiemaßnahmen sind unbefriedigend. Zusammenarbeit mit einem Psychologen oder einem Psychiater ist notwendig, um die depressiv verstimmte Grundhaltung der Patienten zu bessern. Therapieansatz mit trizyklischen Antidepressiva.

Externe Therapie
Kurzfristig hoch potente externe Glukokortikoide wie 0,1% Mometason-Salbe (z.B. Ecural) oder 0,05% Clobetason-Creme (z.B. Dermoxin) unter Okklusion. Falls ohne Effekt, mehrfache intraläsionale Applikation von Triamcinolon (10 mg Volon A zusammen mit 1-2 ml 1% Scandicain aufziehen, sich Zeit lassen beim Injizieren, dünne Nadel nehmen). Die subläsionale Applikation ist zwar einfacher aber sinnlos. Zudem besteht Gefahr der Fettgewebsatrophie bei Frauen!

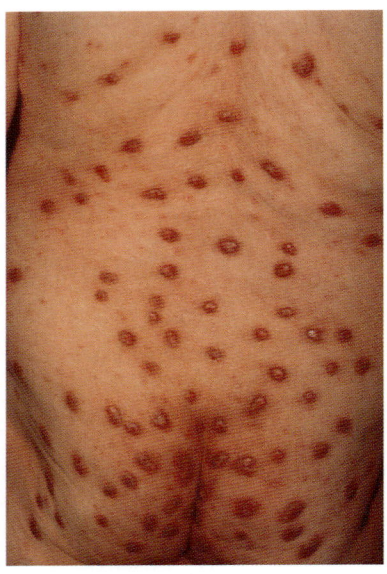

Prurigo nodularis. Disseminierte, bis 4,0 cm große, stark juckende Knoten, seit Jahren bestehend.

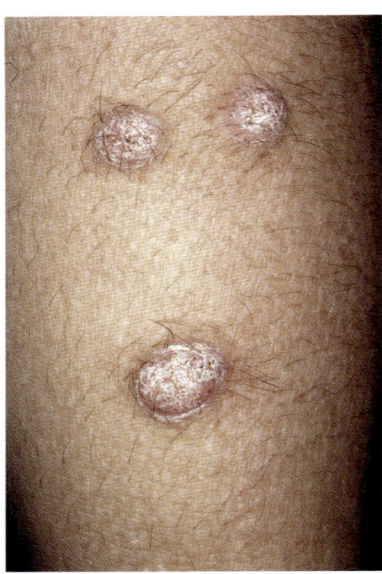

Prurigo nodularis. Multiple, chronisch stationäre, disseminierte, isolierte, scharf begrenzte, erhabene, runde, kalottenartige, derbe, graulivide bis schmutziggraue, stark juckende, raue Knoten mit verruciformer Oberfläche.

Bestrahlungstherapie
Bei atopisch überlagertem Krankheitsbild Versuch mit Photo-Therapie (UVB oder UVA1), Balneophototherapie, PUVA-Therapie, systemisch oder lokal (als Balneophotochemotherapie). Bei schwersten therapieresistenten Verläufen bei älteren Patienten: Dermopanbestrahlung mit 2 Serien a 100 Gy; max. 2mal (im Abstand von mehreren Monaten!) wiederholen.

Interne Therapie
- Sedierende Antihistaminika wie Hydroxyzin (z.B. Atarax) mit 1–3 Tbl./Tag p.o. Dimetinden (z.B. Fenistil) 2mal/Tag 1 Drg. p.o. oder Clemastin (z.B. Tavegil) 2mal/Tag 1Tbl. p.o.
- Bei extremer Therapieresistenz Versuch mit Thalidomid 200 mg/Tag (Off-Label-Use) oder Cyclosporin A (3-5 mg/kg KG/Tag).
- Weitere therapeutische Optionen sind Amitriptylin oder Gabapentin (= Antikonvulsivum; z.B. Gabapentin STADA) initial 1mal/Tag 300 mg, Steigerung auf 3mal/Tag 300 mg p.o.; weitere Dosiserhöhung wenn erforderlich, bei intakter Nierenfunktion (Kontrolle der Nierenparameter!), um jeweils 300 mg/Tag bis zu einer Höchstdosis von 3600 mg/Tag in 3 ED.

Operative Therapie
Kryochirurgie (2facher Kryozyklus im offenen Sprayverfahren), Elektrokoagulation oder Laser-Therapie (Farbstoff-Laser).

Prognose
Hochchronischer Verlauf.

Prurigo pigmentosa   L28.22

Erstbeschreiber
Nagashima, 1971

Definition
Seltene, vorwiegend in Japan beobachtete, chronisch rezidivierend verlaufende, entzündliche Dermatose ungeklärter Ätiologie.

Vorkommen/Epidemiologie
Überwiegend in Japan beschrieben; sehr selten in Europa auftretend. Weltweit sind etwa 300 Fälle publiziert.

Ätiologie
Unbekannt. Diskutiert werden Assoziationen mit dem Auftreten von Diabetes mellitus, Ernährungsstörungen (Anorexia nervosa) oder Mangelernährung.

Manifestation
Überwiegend im 2. oder 3. Lebensjahrzehnt auftretend. Frauen sind 2-3mal häufiger betroffen als Männer. Häufig im Frühjahr oder Sommer auftretend und schubweise verlaufend.

Lokalisation
Symmetrisches Verteilungsmuster; Befall des Rückens, Nackens und der Brust.

Klinisches Bild
Das erste Symptom ist ein starker Juckreiz. Es folgen rötliche, juckende, urtikarielle Papeln, Papulovesikel, Vesikeln und Exkoriationen. Meist retikuläre Anordnung. Abheilung unter Hyperpigmentierung in retikulärer Anordnung.

Histologie
Superfizielle perivaskuläre neutrophile Dermatitis mit Epidermotropie. Spongiose der Epidermis vereinzelt mit intraepidermaler Vesikulation. Auch subepidermale Blasenbildung ist möglich. Vereinzelt bestehen nekrobiotische Keratinozyten und neutrophile Epithelabszesse. In späteren Stadien Rückgang der Neutrophilie; stattdessen erfolgt vermehrtes Auftreten von eosinophilen Leukozyten und Lymphozyten. Die Epidermis zeigt Akanthose, Parakeratose und Hyperpigmentierung.

Differenzialdiagnose
Prurigo simplex subacuta; Dermatitis herpetiformis.

Therapie
Gutes Ansprechen auf DADPS (z.B. Dapson-Fatol) 25-

100 mg/Tag und Sulfamethoxazol 2 g/Tag p.o. Alternativ: Minocyclin (z.B. Klinomycin) initial 100-200 mg/Tag p.o. für 3-7 Tage, anschließend Dosisreduktion auf 50-100 mg/Tag p.o. Weiterführung der Therapie für 2-3 Wochen nach Abklingen der Symptome. In Einzelfällen wurde über gutes Ansprechen auf Isotretinoin (0,3 mg/kg KG) berichtet.

Prurigo simplex acuta infantum L28.22

Synonym(e)
Urticaria chronica infantum; Prurigo simplex acuta Brocq; Prurigo acuta des Kindes; Strophulus infantum; Urticaria papulosa infantum; Lichen urticatus infantum; Lichen simplex acutus

Definition
Mit Seropapeln einhergehende, schubweise verlaufende, heftig juckende Hauterkrankung des Kindesalters.

Ätiologie
Insektenstiche, vor allem von Arthropoden wie Milben und Flöhen, insgesamt gesteigerte Reaktivität gegenüber exogenen Faktoren. Früher wurde diskutiert: Überfütterung der Kinder (Schokolade, Konfitüren), Nahrungsmittelallergie, unerwünschte Arzneimittelreaktion, Zahndurchbruch, Stress.

Manifestation
Im frühen Kindesalter, vor allem im 1. bis 3. Lebensjahr auftretend; saisonal gehäuft vor allem in Sommer und Herbst.

Lokalisation
V.a. Extremitäten, Stamm und Gesicht sind befallen.

Klinisches Bild
Von einem roten, elevierten Hof umgebene, juckende, disseminiert oder gruppiert stehende Seropapeln, daneben bis fingernagelgroße Quaddeln. Ausbildung zentraler Bläschen, Erosionen und Verkrustungen. Selten große Blasen (Strophulus bullosus). Rückgang des roten Hofes, Infiltration der Seropapel, Entstehung einer harten, stark juckenden Papel. Zerkratzen der Papel, Krustenbildung. Abheilung unter Hinterlassung eines de- oder hyperpigmentierten Fleckes.

Histologie
Intraepidermales, häufig subkorneales Bläschen, Papillarkörperödem.

Differenzialdiagnose
Varizellen, Skabies, Trombidiose.

Komplikation
Sekundärinfektion.

Therapie allgemein
Wichtig ist die Behandlung der Haustiere, insbes. von Hunden, Katzen und Vögeln. Hunde und Katzen können gefahrlos mit Malathion (z.B. Organoderm Lösung), Pyrethroiden (z.B. Goldgeist forte) oder Pyrethrin (z.B. Spregal) behandelt werden. Therapie in wöchentlichen Abständen insgesamt 3mal wiederholen. Ivermectin (300 µg/kg KG s.c.) ist bei Tieren erfolgreich. Lager der Tiere entsorgen. Raumdesinfektion.

Externe Therapie
Lotio alba ggf. mit Zusatz von 1-5% Polidocanol R200 oder 0,5% Hydrocortison-Gel R124 1-2mal tgl. dünn auftragen. Bewährt haben sich ebenfalls Crotamiton-haltige Externa als Lotio oder Gel (z.B. Eraxil Lotio, Crotamitex Gel).

Interne Therapie
Bei starkem Juckreiz passagere Einstellung auf ein orales Antihistaminikum wie Desloratadin (z.B. Aerius Sirup): Kinder zw. 2 und 5 Jahre: 1mal/Tag 2,5 ml p.o.; Kinder zw. 6 und 11 Jahre: 1mal/Tag 5 ml; Erwachsene und Jugendliche >12 Jahre: 1mal/Tag 10 ml p.o. Alternativ: Dimetinden (z.B. Fenistil Tropfen) Kinder (1-8 Jahre) 3mal/Tag 10-15 Tropfen.

Prognose
Rezidivierender oder chronischer Verlauf sind möglich.

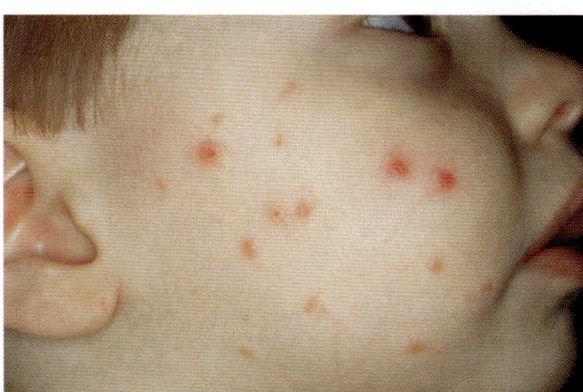

Prurigo simplex acuta infantum. Disseminierte, stark juckende, entzündliche Papeln und Papulovesikel im Gesicht bei einem Kind.

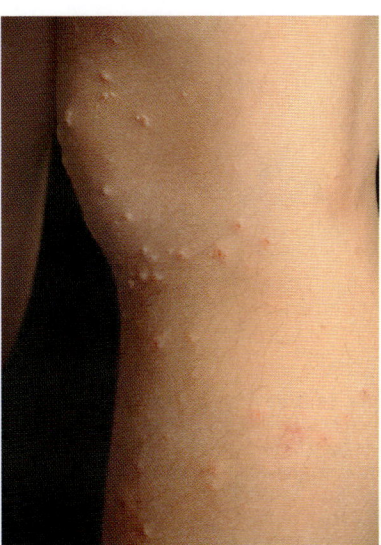

Prurigo simplex acuta infantum. Disseminierte, quälend juckende, generalisierte, exkoriierte, gläserne Papeln am rechten Bein eines 6-jährigen Jungen.

Prurigo simplex subacuta L28.22

Synonym(e)
Urticaria papulosa chronica; Prurigo simplex acuta et subacuta adultorum; Strophulus adultorum; Lichen urticatus; Lichen Vidal urticatus; Acne urticata; Urticaria perstans

Definition
Subakut bis chronisch verlaufende, endogen ausgelöste, pri-

märe oder sekundäre, heftig juckende, entzündliche, papulöse Hauterkrankung.

Ätiologie
- Wahrscheinlich polyätiologisch. Auslösefaktoren: Hormonelle Störungen, Magen-Darm-Störungen, Leberfunktionsstörungen, gynäkologische Störungen, Fokalinfektionen. Diskutiert werden auch eine allergische Reaktion und ein Zusammenhang mit dem atopischen Ekzem.
- S.a. Prurigo diabetica, Prurigo gestationis, Prurigo hepatica, Prurigo lymphatica, Prurigo chronica multiformis.

Manifestation
Vor allem bei Frauen zwischen dem 20. und 30. Lebensjahr auftretend, bei Männern meist nach dem 60. Lebensjahr.

Lokalisation
Meist sind Oberarmstreckseiten, obere Rückenpartie, Außenseite der Oberschenkel, Brustregion betroffen, seltener das Gesicht. Selten generalisiert auftretend.

Klinisches Bild
Ständig neu auftretende, isoliert stehende Effloreszenzen.
- Primäreffloreszenzen: Urtikarielle bis linsengroße, stark juckende, hellrote Papeln mit zentralen prallen Bläschen (Seropapel), die häufig sofort zerkratzt werden.
- Residualeffloreszenzen: Zentral de-, peripher hyperpigmentierte, atrophische bis linsengroße Narben. Typisch ist ein punktförmiger, stechender Juckreiz, der mit einer ebenso umschriebenen Exkoriation (Auslöffeln) beantwortet wird; danach schlagartiges Sistieren des Pruritus. Nicht selten entwickeln sich schwer zu unterbrechende Kratzautomatismen.

Histologie
Akanthose, Papillomatose, Spongiose. Seropapel: Kapillarerweiterung im Stratum papillare, Papillarkörperödem, lymphozytäre Reaktion. Bei sekundären Veränderungen finden sich sub- oder intrakorneales Bläschen mit neutro- bzw. eosinophilen Leukozyten, Epidermisdefekte, Krusten.

Differenzialdiagnose
Prurigoform des atopischen Ekzems, Dermatitis herpetiformis, polymorphe Lichtdermatose, Purigoform des bullösen Pemphigoids, Lymphomatoide Papulose.

Therapie allgemein
Bei ausgeprägten Kratzautomatismen Zusammenarbeit mit einem Psychotherapeuten oder einem Psychiater. Abgrenzung zum Dermatozoenwahn (Frage nach Parasiten der Haut) ist notwendig. Wichtig ist die subtile Durchuntersuchung mit Abklärung einer zugrunde liegenden internistischen Erkrankung.

> **Merke:** Bei Prurigo simplex subacuta stets interne Erkrankungen ausschließen!

Externe Therapie
- UVB; Balneo-Phototherapie, salinische Bäder oder Ölbäder mit Polidocanol-Zusatz, z.B. Balneum Hermal plus; PUVA-Therapie systemisch oder Balneophotochemotherapie (PUVA-Bad-Therapie) sind indiziert.
- Gute Erfolge werden mit einer dermatologischen Klimatherapie (insbes. Reizklima an der Nordsee und im Hochgebirge) erzielt.
- Pflegende Maßnahmen mit hydrophilen Cremes oder Lotionen evtl. mit einem 1-3% Polidocanol-Zusatz (z.B. Optiderm Lotion/Creme) sind notwendige Begleitmaßnahmen, bei geringerem Juckreiz genügt das Auftragen einer 1%igen Polidocanol Schüttelmixtur **R200**.
- Bei hartnäckigem Juckreiz können zeitweise Glukokortikoid-haltige Folienverbände (1-2 Std./Tag; Benutzung einer Haushalts-Klarsichtfolie, die mit einem Klebestreifen fixiert wird) angelegt werden, z.B. mit 0,1% Triamcinolonacetonid-Creme (Triamgalen, Volon A) oder 0,05-0,1% Betamethason (Betagalen, Betnesol, **R030, R029**). Sehr hartnäckige Stellen können mit einer Glukokortikoid-haltigen Kristallsuspension unterspritzt werden (10 mg Triamcinolonacetonid, z.B. Volon A, verdünnt 1:1-1:3 mit 1% Scandicain, mit dünner Nadel intrafokal, nicht subläsional! applizieren).

Interne Therapie
- Kurzfristig Glukokortikoide wie Prednison (z.B. Decortin) initial 40-60 mg, schrittweise Reduktion innerhalb von 14 Tagen. Dieser Therapieansatz ist i.A. nur morbostatisch und nicht dauerhaft erfolgreich.
- Orale, wenig oder nicht sedierende Antihistaminika wie Desloratadin (z.B. Aerius) 1-2 Tbl./Tag oder Levocetiri-

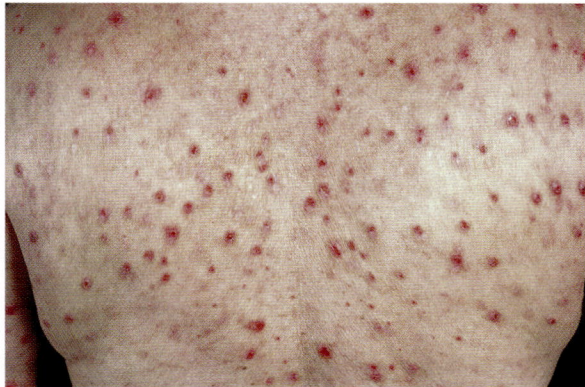

Prurigo simplex subacuta. Generalisiertes, permanentes Krankheitsbild mit disseminierten, 0,2-0,5 cm großen, heftig juckenden, festen, roten Papeln mit zentralen Erosionen oder Krusten. Keine Störung des Allgemeinzustandes.

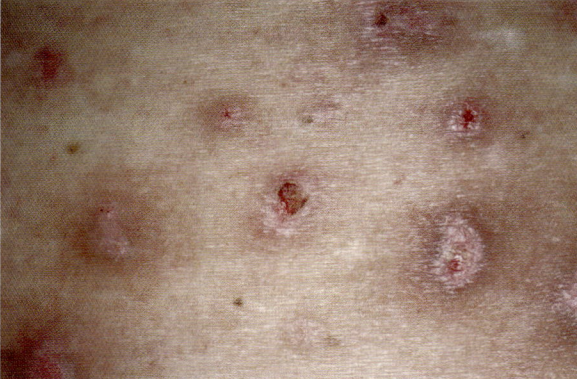

Prurigo simplex subacuta. 54 Jahre alte Patientin mit einem seit zwei Jahren progredienten Krankheitsbild. Heftiger, nicht beherrschbarer Juckreiz. Die bis 0,8 cm großen, derben Papeln mit randlicher Hyperpigmentierung sind zentral erodiert oder ulzeriert bzw. auch mit älteren Krusten bedeckt (Zentrum der Abbildung). Ein typisches Bild der juckenden Prurigo simplex subacuta sind die auf Prurigoläsionen begrenzten Kratzeffekte.

zin (z.B. Xusal) 1-2 Tbl./Tag. Bei erheblichem Juckreiz auch sedierende Antihistaminika wie Dimetinden (z.B. Fenistil) 3mal/Tag 1 mg oder anxiolytisch wirkende Antihistaminika wie Hydroxyzin 25-75 mg/Tag (z.B. Atarax).
- Der Einsatz von Chloroquin (z.B. Resochin) hat sich nicht bewährt
- Erfolge wurden mit dem Psychopharmakon Olanzapin (initial 5 mg; als Dauertherapie 10 mg/Tag p.o.) beschrieben.

> **Merke:** Aufgrund der Chronizität des Krankheitsbildes ist intensive und enge Patientenführung notwendig!

Prognose
Chronischer, oft jahrelanger Verlauf.

Pruritus L29.8

Synonym(e)
Juckreiz; Hautjucken

Definition
Häufig auftretendes, schwer therapierbares Symptom bei zahlreichen Hauterkrankungen oder bei Erkrankungen innerer Organe. Auftreten ist aber auch ohne sichtbare Ursache (Pruritus sine materia) oder als somatoforme Störung möglich. Zu unterscheiden sind der lokalisierte (manchmal auch punktförmige) oder diffuse, der akute oder chronische sowie der durch äußere oder innere Einflüsse entstehende Pruritus. Häufig wird Pruritus als unterschiedlich empfundene Sensation der Haut und/oder der Halbschleimhäute (prickelnd, stechend, brennend, beißend) empfunden, die je nach Qualität reflexartig mit quetschen, kratzen, reiben oder scheuern beantwortet wird.

Einteilung
Grundsätzlich sollte unterschieden werden, ob sich Pruritus in normaler oder entzündlich veränderter Haut entwickelt.
- Pruritus in nicht-entzündlicher Haut:
  - Endokrine und metabolische Störungen:
    - Chronische terminale Niereninsuffizienz
    - Hepathopathien mit Cholestase (Verschlussikterus, medikamentöse Cholestase, primär biliäreZirrhose, Hepatitis, primär sklerosierende Cholangitis)
    - Diabetes mellitus
    - Hyper-oder Hypothyreose
    - Hyperparathyreoidimus
  - Infekte:
    - Wurmerkrankungen
    - Epizoonosen
  - Hämatologische und lymphoproliferative Erkrankungen:
    - Eisenmangel
    - Hämochromatose
    - Polyzythämia vera
    - Myelodysplastisches Syndrom
    - M. Hodgkin
    - Kutane T-Zell-Lymphome
    - Plasmozytom
  - Solide Malignome:
    - Zervix,-Prostata-, Dickdarmkarzinom
  - Neurologische Erkrankungen:
    - Brachioradialer Pruritus
    - Notalgia parästhetica
    - Postzosterische Neuralgie
    - „small-fiber"- Neuropathien (Vulvodynie, Glossdynie, Restless-leg-Syndrom
    - Multiple Sklerose
    - Neuropathien unterschiedlicher Genese (Infarkte des ZNS)
  - Psychische Erkrankungen:
    - Somatoforme Störungen
    - Schizophrene Psychosen
    - Taktile Halluzinosen
    - Pseudojuckreiz bei Artefakten
- Pruritus in entzündlicher Haut:
  - Autoimmundermatosen:
    - Bullöse Autoimmundermatosen (Bullöses Pemphigoid, paraneoplastischer Pemphigus, Pemphigus vulgaris)
    - IgA-lineare Dermatose
    - Dermatitis herpetiformis
  - Neoplasien:
    - Kutanes T-Zell-Lymphom
    - Leukämische Infiltrate
  - Infektionen der Haut:
    - Mykosen der Haut
    - Zoster (auch postzosterisch)
    - Herpes simplex recidivans
    - Pyodermien
  - Epizoonosen:
    - Skabies
    - Cheyletiellosis
    - Trombiodiose
    - Loiasis
    - Getreidekrätze
    - Oyuriasis
    - Pedikulose
    - Pulicosis
    - Tungiasis
    - Insektenstiche
    - Zerkariendermatitis
- Durch relevanten Juckreiz gekennzeichnete entzündliche Hauterkrankungen unterschiedlicher Genese:
  - Atopisches Ekzem
  - Kontaktallergisches Ekzem
  - Exfoliative Dermatitiden (z.B. abheilende Dermatitis solaris)
  - Acanthosis nigricans
  - Epidermolysis bullosa-Erkrankungen
  - Erythrodermien unterschiedlicher Genese
  - Hämorrhoidalleiden
  - Hyper-IgE-Syndrom
  - Hypereosinophilie-Syndrom
  - Lichen amyloidosus
  - Lichen simplex chronicus Vidal
  - Lichen sclerosus et atrophicus
  - Polymorphe Lichtdermatose
  - Mastozytome (nach Irritation)
  - Pernionen
  - Pityriasis lichenoides chronica
  - Prurigoerkrankungen
  - Psoriasisgruppe
  - Schwangerschaftsdermatosen
  - Seborrhoisches Ekzem des Säuglings
  - Unerwünschte Arzneimittelreaktionen (v.a. urtikarielle oder lichenoide Arzneimittelexantheme; HAES-Infusionen)
  - Urticaria pigmentosa (nach Irritationen)
  - Urtikariagruppe.

Vorkommen/Epidemiologie
Die Häufigkeit von chronischem Pruritus im allgemeinmedizinischen Krankengut wird auf etwa 8% geschätzt.

Ätiologie
Bisher wurden zahlreiche potentielle chemische Mediatoren des Pruritus identifiziert:
- Histamin aus Mastzellen und Keratinozyten bindet an H 1- und H 2-Rezeptoren auf peripheren Nervenendigungen. Es resultiert daraus die Depolarisation des Nerven und Freisetzung des Neuropeptids Substanz P. Histamin kann die SP-Freisetzung über H3-Rezeptoren hemmen.
- Acetylcholin: Neurotransmitter des autonomen Nervensystems. Freisetzung ist aber u.a. auch aus Keratinozyten möglich. Bindung an muscarinerge (M1-M5) und nikotinerge Rezeptoren. Funktionell vermittelt es vor allem Schmerz (Nozizeption). Stimulation der M3-Rezeptoren und der nikotinergen Rezeptoren vermittelt Juckreiz, z.B. bei atopischem Ekzem.
- Bradykinin verursacht in der Haut vor allem Schmerz über den B2-Rezeptor, bewirkt aber auch eine Degranulation von Mastzellen und verstärkt z.B. die Histamin-Wirkung an der Nervenfaser, die Ausschüttung von Substanz P und Prostaglandin E.
- Serotonin wirkt über Serotonin 3-Rezeptoren juckreizfördernd. Serotonin 3-Rezeptor-Antagonisten zeigen jedoch keine Wirkung auf nephrogenen Juckreiz.
- Endothelin wird durch Endothelzellen produziert und verursacht über Stimulation von Nervenfasern und die Freisetzung von NO eine neurogene Entzündungsreaktion, die mit brennendem Juckreiz einhergeht.
- Vanilloid-Rezeptoren auf sensiblen Hautnerven sind Kationenkanäle, die Vanilloide binden und u.a. auch durch Capsaicin und Wärme aktiviert werden. Sie vermitteln brennende Schmerzen und Juckreiz. Wiederholte Capsaicin-Applikation führt zur Desensibilisierung der Nervenfaser und zur Unterdrückung von Juckreiz.
- Proteinasen wie Trypsin, Chymotrypsin und Papain scheinen ebenfalls Juckreiz auszulösen, der durch Antihistaminika-Gabe geblockt werden kann. Trypsin aus Mastzellen aktiviert PAR-2 (Proteinase activated receptor 2), der auf peripheren Nervenfasern exprimiert wird. Erhöhte Konzentrationen von Trypsin und PAR-2 wurden bei Patienten mit atopischer Dermatitis gefunden.
- Modulation der Sensibilität:
  - Prostaglandine potenzieren Histamin-induzierten Juckreiz und sind auch selber in der Lage, leichten Juckreiz auszulösen.
  - Interleukine: IL-2 verursacht Juckreiz durch Aktivierung von C-Nervenfasern. IL4 kann in Mäusen atopisches-Ekzem-artige Hautveränderungen auslösen. IL-6 und der IL-6-Rezeptor werden in Nervenzellen exprimiert und vermehrt z.B. in Prurigo-Papeln gefunden.
  - Neurotrophine und Nerve Growth Factor (NGF) bewirken Nervenwachstum. NGF und Neurotrophin-4 aus Keratinozyten werden bei Prurigo nodularis und bei der atopischen Dermatitis überexprimiert.
  - Opioide (z.B. β-Endorphin, Enkephaline und Endomorphine) scheinen über verschiedene Opioid-Rezeptoren die Sensibilität peripherer Nervenendigungen über Hemmung z.B. von Substanz P-Ausschüttung zu vermindern. Systemisch verabreichte Opioide können jedoch Juckreiz induzieren.
  - Cannabinoide vermindern über CB1- und CB2-Rezeptoren Histamin-induzierten Juckreiz. Zur Behandlung von chronischem Pruritus wurden in einer Studie topisch Cannabinoidagonisten eingesetzt. Bei 86,4% der Probanden erfolgte nach mehrwöchiger Therapie eine signifikante Juckreizlinderung.
  - Die Aktivierung der Kälterezeptoren CMR1 und ANKTM1 (Ionenkanäle) durch Abkühlung der Hautoberfläche führt zu einer Reduktion von Juckreiz.
- Mastzellen:
  - Vasoaktives intestinales Peptid, Neurotensin, Somatostatin, Sekretin sowie Substanz P und Corticotropin-releasing Hormone (CRH) induzieren Juckreiz, Quaddelbildung und Erythem durch Degranulation von Mastzellen.
  - Substanz P wirkt über Neurokinin-Rezeptoren auf Mastzellen und die Freisetzung von NO. Durch Stress kommt es zu erhöhten Substanz P- und CRH-Konzentrationen in der Haut und damit zur Mastzelldegranulation.
  - Gemeinsam mit Substanz P wird häufig das Neuropeptid Calcitonine-gene-related Peptide (CGRP) gefunden, welches möglicherweise einen inhibitorischen Effekt auf Substanz P bewirkt.
- Leukotriene:
  - Die Rolle von Leukotrienen (s.u. Eikosanoide) bei der Entstehung von Juckreiz ist unklar. Leukotrien-B4 verursacht bei Mäusen Juckreiz; die nächtliche Leukotrien-B4-Ausscheidung im Urin korreliert mit der Stärke des Juckreizes bei der atopischen Dermatitis. Substanz P, ein potenter Juckreizvermittler, setzt die Arachidonsäurekaskade zur Produktion von Prostaglandinen und Leukotrienen in Gang, Leukotrienantagonisten wirken u.a. daher antipruriginös.
- Haes:
  - Ablagerungen von HAES oder Polyvinylpyrrolidon in den peripheren Nervenendigungen können ebenfalls massiven Juckreiz auslösen.

Pathologie
Pruritus ist das am häufigsten beklagte Symptom in der Dermatologie und dennoch existieren bis heute nur wenige, verlässliche wissenschaftliche Untersuchungen zu Pathophysiologie, Inzidenz und Prävalenz des Pruritus. So weiß man mittlerweile, dass es sich bei den Nervenfasern, die den Juckreiz leiten, um freie unmyelinisierte Nervenendigungen handelt, die mit besonders dichten Verzweigungen in der Epidermis der Haut, den Schleimhäuten und der Cornea vorkommen. Die dort aufgenommenen Informationen werden mit den Signalen für Schmerz und thermische Empfindungen zunächst im ipsilateralen, nach synaptischer Verschaltung im kontralateralen Tractus spinothalamicus lateralis fortgeleitet. Über die Verarbeitung im Gehirn existieren aktuell divergierende Informationen. Es wurde sowohl Aktivität im motorischen als auch im sensorischen Bereich des Kortex gefunden. So scheinen Schmerz und Juckreiz zwar dieselben Wege zu benutzen, doch wurde beim Juckreiz im Gegensatz zum Schmerz bisher keine subkortikale Aktivierung gefunden.

Labor
- Laboruntersuchungen die zur Abklärung des Symptoms Prurigo führen können:
  - BSG, Differenzial-Blutbild, Harnsäure, Harnstoff, Kreatinin, Transaminasen, Alkalische Phosphatase, Bilirubin, Glukose, HbA1c Schilddrüsenfunktionstest

(TSH, T3, T4), Nebenschilddrüsenfunktion (Calcium, Phosphat), Serumeisen, Ferritin, Serumproteinelektrophorese, Serumimmunelektrophorese, Antinukleäre Antikörper (ANA), Extranukleäre Antikörper (ENA), HIV-Diagnostik (ELISA, PCR)
- Röntgenbild des Thorax
- Stuhluntersuchung auf Eier, Parasiten, okkultes Blut
- Allergiediagnostik: Gesamt IgE, Histamin, Serotonin, Pricktest (Hauptallergene), Epikutantest, Urindiagnostik (Sediment, 5-Hydroxyindolacetin-Säure, Mastzellmetaboliten).

Diagnose
- Der Pruritus ist ein subjektiv empfundenes Symptom, das nicht mit physikalischen oder biophysikalischen Methoden messbar ist. Daher sind verschiedenste Skalen (kategorielle Skalen, Intervall-Skalen, kontinuierliche Skalen) und Fragebögen (Worchester Itch Index, Eppendorf Itch Questionnaire) zur direkten oder indirekten (über das Kratzverhalten) Evaluation des Juckreizes entwickelt worden. Bei der indirekten Beurteilung des Juckreizes über das Kratzverhalten ist zu beachten, dass stark juckende Erkrankungen wie z.B. die Urtikaria und die Mastozytose nur selten zum Kratzen, sondern vielmehr zum Reiben und Drücken führen.
- Anamnestisch wichtige Faktoren die zur Abklärung des Symptoms führen können:
  - Beginn (z.B. abrupt, graduell, bereits vorausgehende Juckreizepisoden)
  - Zeitlicher Verlauf (z.B. kontinuierlich, intermittierend, zyklisch, nacht-betont)
  - Dauer (z.B. Tage, Wochen, Monate, Jahre)
  - Charakter des Juckreizes (z.B. prickelnd, brennend, stechend)
  - Schwere (z.B. beeinträchtigt das alltägliche Leben bzw. die Nachtruhe)
  - Lokalisation (z.B. generalisiert, lokal begrenzt, einseitig, beidseitig)
  - Beziehung zu bestimmten Aktivitäten (z.B. Beruf, Hobbies)
  - Provozierende Faktoren (z.B. Wasser, Hautkühlung, Luft, körperliche Anstrengung)
  - Theorie des Patienten zur Ursache des Pruritus (Dosierung, Dauer und Häufigkeit der Anwendung bzw. Einnahme topischer oder systemischer Medikamente
  - Gezieltes Befragen nach HAES-Infusionen (s.u. Pruritus nach HAES-Infusionen) oder Dialyse
  - Bekannte lokale oder systemische Allergien
  - Atopische Diathese (Ekzeme, allergische Rhinitis, allergisches Asthma)
  - Vorerkrankungen (Schilddrüsen-, Leber-, Nieren- oder andere systemische Erkrankungen)
  - Familienanamnese zur Atopie, Hauterkrankungen und Juckreiz
  - Berufliche Tätigkeit
  - Hobbies
  - Soziales Umfeld (häusliche Umgebung, Personenkontakte, Ernährung, Stressfaktoren)
  - Drogen (Nikotin, Alkohol, i.v.-Drogen)
  - Hautpflegegewohnheiten, Gebrauch von Kosmetika
  - Haustiere (Typ I Sensibilisierungen)
  - Sexualanamnese (bei Pruritus genitalis)
  - Reiseanamnese (Ausschluss von Epizoonosen oder Zoonosen)
  - Bereits gestellte Verdachtsdiagnosen.

Therapie
Bisher gibt es kein antipruriginöses Medikament, dessen Wirksamkeit mit dem Erfolg des Aspirins in der Schmerztherapie gleichzusetzen wäre. Daher muss die Therapie individuell in Abhängigkeit von Patient und Erkrankung zusammengestellt werden.
- Allgemein:
  - Tragen bequemer Kleidung (keine Wolle oder synthetische Fasern, stattdessen Baumwollkleidung)
  - Vermeiden exzessiver extrem temperierter Bäder; besser warmes Wasser oder kurzes Abduschen ohne austrocknende Detergenzien.
  - Regelmäßige Feuchtigkeitspflege der Haut mit Basispflegeprodukten (Basodexan, Optiderm) entsprechend der individuellen Verträglichkeit (reichhaltige Emmolients zur Nacht, Cremes für den Tag)
  - Ratschläge zur Unterbrechung des Juckreiz-Kratz-Kreislaufs befolgen (z.B. kalten Waschlappen auflegen, leichten Druck ausüben)
  - Maßvolle körperliche Aktivität
  - Meidung von Stress und Angst
  - Meidung von Kontakt mit Staub und Hausstaubmilben
  - Meiden von heißen Speisen, Getränken oder anderen heißen Flüssigkeiten
  - Teilnahme an einer Entspannungstherapie
- Topische Therapie:
  - Individuell adaptierte Hautpflege
  - Topische Glukokortikoide
  - Cannabinoid-Agonisten
  - Kühlende Agenzien: Schüttelmixturen (z.B. ethanolische Zinkoxidschüttelmixtur NRF)
  - Lokalanästhetika (z.B. Optiderm, Lidocain-Gel, Capsaicin)
  - Antihistaminika: z.B. Diphenhydramin, Dimetinden, Promethazin
  - Diverses: Kampfer, Menthol-Creme 1%, Tacrolimus, Pimecrolimus, Crotamiton, u.a.
- Systemtherapie:
  - Antihistaminika
  - Doxepin
  - Systemische Glukokortikoide
  - Ciclosporin A
  - Ondansetron
  - Paroxetin
  - Thalidomid
  - Opioide (z.B. Naloxon, Naltrexon, Nalmefen).
- Physikalische Therapie:
  - Kutane Feldstimulation
  - Akupunktur.
- UV-Bestrahlung:
  - Phototherapie
  - PUVA-Therapie.
- Psychotherapie:
  - Gruppentherapie
  - Verhaltenstherapie
  - Biofeedback
  - Selbsthilfegruppen.

Hinweis(e)
- Starker Pruritus führt meist zu Schlafstörungen, was beim psychogenen Pruritus seltener beobachtet wird.
- Psychiatrische Komorbidität mit chronischem Pruritus wurde in einer Studie mit 109 Probanden als signifikant hoch angesehen. Daher empfehlen die Autoren zusätzlich

Pruritus. Tabelle 1. Häufigkeit von Pruritus bei verschiedenen Erkrankungen (teilweise Schätzwerte)

Diagnose	Auftreten von Pruritus
Atopisches Ekzem	100%
Urtikaria	100%
Skabies	90-100%
Irritative und kontaktallergische Ekzeme	80-90%
Insektenstiche	80-90%
Exsikkationsekzeme	80%
Tinea (corporis)	80%
Lichen planus	80%
Lichen sclerosus et atrophicans	80%
Primäre biliäre Zirrhose	80-100%
Bullöse Autoimmunerkrankungen	70-80%
Kutanes T-Zell-Lymphom	70-80%
Arzneiexantheme	50-70%
Psoriasis	50-60%
Herpes Zoster / Postzosterische Neuralgie	58% / 30%
Polyzythämia vera	48%
HAES-induzierter Pruritus	40%
Renaler Pruritus, Dialyse	22-66%
Somatotrope Störungen	40-50%
M. Hodgkin	25-35%
Schwangerschaft	18%
Hyperthyreose	4-7,5%
Diabetes mellitus	3%
Solide Malignome	Selten
Eisenmangel	keine Prävalenz bekannt

Pruritus. Tabelle 2. Häufig verordnete Medikamente die Pruritus induzieren und erhalten können (n. S. Ständer)

Substanzklasse	Generika (Beispiele)
ACE-Hemmer	Captopril, Enalapril, Lisinopril
Antiarrythmika	Amiodaron
Antidiabetika	Glimipirid, Metformin, Tolbutamid
Antihypertensiva	Clonidin, Doxazosin, Hydralazin, Prazosin, Reserpin
AT-II-Antagonisten	Irbesatan, Telmisartan, Valsartan
Betablocker	Acebutolol, Atenolol, Bisoprolol, Metoprolol, Propanolol
Kalizium-Antagonisten	Amlodipin, Diltiazem, Felodipin, Nifedipin, Verapamil
Diuretika	Furosemid, Hydrochlorothiazid, Spironolacton
Lipidsenker	Clofibrat, Fenofibrat, Fluvastatin, Lovostatin, Pravastatin, Simvastatin
Tranquilizer	Oxazepam
Urikostatika	Allopurinol, Probenecid

- eine psychotherapeutische Betreuung (s.u. somatoformen Störungen).
- Nächtlicher, generalisierter Pruritus kann in Verbindung mit einer B-Symptomatik (Fieber, Nachtschweiß, Gewichtsverlust) auf das Vorliegen einer malignen Erkrankung hinweisen!

Pruritus, aquagener L29.8

Synonym(e)
Bath-time itch; aquagenic pruritus

Definition
Intensive Juckreizkrisen unmittelbar nach Wasserkontakt, die nach ca. einer Stunde wieder abklingen. Die Entität wird teilweise als Sonderform der aquagenen Urtikaria angesehen.

Ätiologie
Unbekannt, manchmal im Rahmen einer Polycythämia vera. Postuliert wird eine „Wasser-induzierte" Aktivierung von Mastzellen.

Lokalisation
Bevorzugt an Gesäß und Oberschenkeln (genau beschränkt auf die Kontaktstellen mit Wasser); Kopf, Hände und Füße sind ausgenommen.

Klinisches Bild
Starker, teils brennender Juckreiz ohne sichtbare Hautveränderungen, unabhängig von der Temperatur des Wassers regelmäßig auftretend.

Therapie
- Möglich ist ein Versuch zur Toleranzentwicklung durch regelmäßige, sich steigernde Kontaktzeiten mit Wasser.
- Die besten Erfolge werden durch eine PUVA-Bad-Therapie erzielt. Alternativ: UVB-Bestrahlungen, auch 311 nm-Schmalspektrum-UV-Therapie.
- Lokale Applikation einer 5% Polidocanol-Creme (1-2mal/Tag) oder von Capsaicin 0,01-1% als Creme, Schüttelmixtur oder Gel.

S.u. Urtikaria, aquagene.

Interne Therapie
Antihistaminika wie Desloratadin (Aerius) 1mal/Tag 1 Tbl. p.o. oder Levocetirizin (Xusal) 1mal/Tag 1 Tbl. p.o.

Pruritus bei Hyperurikämie   L29.8

Definition
Juckreiz bei Erhöhung der Serumharnsäure.

Therapie
Behandlung der Grunderkrankung.

Pruritus bei Neoplasien   L29.8

Definition
Generalisierter Juckreiz, häufig als Anfangssymptom bei viszeralen Neoplasien, z.B. Bronchialkarzinom. Lokalisierter Pruritus im Vulva- und Perianalbereich bei Genital- oder Rektumkarzinom. Eventuell Juckreizkrisen beim Plasmozytom.

Therapie
Tumorsuche und Behandlung. Ansonsten Therapieregime analog zum hepatischen Pruritus.

Pruritus, brachioradialer   L29.9

Definition
Chronischer, vorwiegend an den streckseitigen Unterarmen lokalisierter, meist beidseitiger, neuropathischer Juckreiz (evtl. kombiniert mit Parästhesien).

Ätiologie
Diskutiert werden Nervenkompressionen im Bereich der Halswirbelsäule (C5-C8). Inwieweit eine vermehrte UV-Exposition als zusätzlicher Triggerfaktor infrage kommt, ist noch strittig. Es werden jedoch Fälle von Exazerbationen unter UV-Bestrahlungen berichtet.

Manifestation
V.a. im höheren Erwachsenenalter auftretend.

Lokalisation
An Extremitäten, v.a. Händen und Füßen sowie an den Streckseiten der Unterarme (und Unterschenkel) auftretend.

Klinisches Bild
Sehr unangenehmer, eher stechender Juckreiz, der von den Betroffenen mit Reiben (nicht Kratzen oder Kneifen) beantwortet wird; häufig saisonal vermehrt (in den Sommermonaten verstärkt). Keine sichtbaren Veränderungen der Haut (vgl. Notalgia paresthetica).

Histologie
Das histologische Bild ist nicht wegweisend. Abgesehen von einer aktinischen Elastose stellt sich ein „Normalbefund" dar. Experimentell: Reduktion der intraepidermalen insbes. der Calcitonin-sensitiven Nervenfasern.

Diagnose
Abklärung von degenerativen Wirbelsäulenveränderungen per CT oder MRT.

Therapie
Behandlung der verursachenden spinalen Nervenkompression. Mäßig gute Erfolge wurden unter Gabe von Gabapentin oder Carbamazepin berichtet (alternativ: Lamotrigin).
- Gabapentin: Erwachsene: Aufdosierung innerhalb von 3 Tagen (Tag 1: 1mal/Tag 300 mg p.o., Tag 2: 2mal/Tag 300 mg, Tag 3: 3mal/Tag 300 mg p.o.). Alternativ: Anfangsdosierung 900 mg/Tag in 3 gleichen ED, maximale Gesamtdosis: 3600 mg.
- Carbamazepin: Erwachsene: Allgemeiner Tagesdosisbereich: 400-1200 mg. Gesamttagesdosis von 1600 mg i.d.R. nicht überschreiten. Therapeutischer Carbamazepin-Spiegel: erfahrungsgemäß zwischen 4 und 12 µg/ml.

Externe Therapie
Erfolge werden mit Capsaicin-Salbe (z.B. Dolenon, Capsamol) über einen Behandlungszeitraum von mehreren Monaten erreicht. Applikation von Capsaicin ist durch Brennen, Juckreiz u.a. in den ersten Tagen unangenehm (Aufklärung des Patienten!). Besserungen lassen sich auch über lokalanästhesierende Cremes erreichen (z.B. EMLA Creme). Behandlungen mit Physiogel AI-Creme oder antipruriginösen Substanzen wie Kampher oder Menthol (z.B. R160, Pruricalm) können versucht werden.

Pruritus cum materia   L29.8

Synonym(e)
Sekundärer Pruritus

Definition
Pruritus als Begleiterscheinung einer dermatologischen oder internen Grunderkrankung.

Einteilung
- Juckreiz mit Kratzeffekten (als Reflex): Z.B. Ekzem, v.a. atopisches Ekzem, Mykosen, Epizoonose, Skabies, Exsikkationsekzem. Ausbildung charakteristischer Kratzspuren und hämorrhagisch verkrusteter Effloreszenzen.
- Juckreiz mit Scheuern (als Reflex): Z.B. Lichen planus, Urtikaria. Charakteristische, spiegelnde Nagelplatten (= Glanznägel).
- Innere Krankheiten: Z.B. Diabetes mellitus (Pruritus diabeticorum), Lebererkrankungen (hepatischer Pruritus), Nierenerkrankungen (renaler Pruritus), Pruritus bei Hyperurikämie, Pruritus nach HAES-Infusionen, maligner Lymphogranulomatose (Pruritus lymphogranulomatosus) und Malignomen (Pruritus bei Neoplasien, Pruritus leucaemicus).
- Juckreiz als unerwünschte Arzneimittelreaktion nach Einnahme von Medikamenten: z.B. Morphine, Antiphlogistika, Antibiotika, Betablocker, ACE-Hemmer, Zytostatika, Retinoide, Chloroquin.

Therapie
S.u. dem jeweiligen Krankheitsbild, s.a. Pruritus senilis, Pruritus hiemalis, Dermographismus elevatus.

Pruritus diabeticorum   L29.8

Definition
Meist generalisierter, selten genitoperianaler Juckreiz beim Diabetiker. Persistenz des Juckreizes trotz Einstellung des Diabetes ist möglich.

Externe Therapie
Menthol- oder Polidocanol-haltige Externa 1-2mal/Tag können Linderung verschaffen R158 R200. Ebenso Polidocanol-haltige Schüttelmixturen oder Emulsionen R200. In jedem Falle ist ein Versuch mit UVB oder UVA1 angezeigt. Versuch mit Glukokortikoid-Salben oder -Emulsionen R123 R030.

Interne Therapie
Zusammenarbeit mit dem Internisten und strenge Einstellung des Diabetes.

Pruritus gravidarum O99.72

Erstbeschreiber
Kehrer, 1907

Synonym(e)
Recurrent cholestasis of pregnancy; Prurigo gravidarum; intrahepatische Cholestase der Schwangerschaft; intrahepatic cholestasis of pregnancy; ICP

Definition
Akute Erkrankung der Spätschwangerschaft mit Cholestase und begleitendem, massivem, nicht beherrschbarem Juckreiz ohne primäre Hauterscheinungen. Es bestehen lediglich Kratzexkoriationen.

Vorkommen/Epidemiologie
In Mitteleuropa bei 0,02-2,4% der Schwangerschaften auftretend; in Chile und Skandinavien liegt die Häufigkeit mit 3-7% wesentlich höher.

Ätiologie
Möglicherweise besteht eine hereditäre Beeinträchtigung der Gallebildung durch Mutation von Transportmechanismen an der gallenkapillären Membran. Es wird eine Verwandtschaft mit der progressiven familiären intrahepatischen Cholestase vermutet, bei der der Phospholipidtransfer von der Innen- auf die Außenseite der Membran gestört ist, mit der Folge einer gestörten Bildung gemischter Mizellen in der Galle. Es wurden Mutationen des MDR3-Gens (kodiert für die Phosphatidylcholin-Translokase) gefunden. Auch eine Beteiligung der Gallensäuren-Exportpumpe (BSEP) wird angenommen.

Manifestation
Meist im 3. Trimenon auftretend.

Klinisches Bild
Klinische Leitsymptome sind Juckreiz und Kratzexkoriationen; zuerst v.a. im Bereich der Handflächen und Fußsohlen, aber auch an den Extremitätenstreckseiten, am Abdomen und Gesäß. Später generalisierter, phasenhafter Juckreiz. Ein Ikterus tritt in circa 25% der Fälle auf, meist erst ein bis vier Wochen nach Erstmanifestation des Pruritus. Mitunter leiden die Patientinnen auch an Übelkeit, Erbrechen und Oberbauchschmerzen.

Labor
Leberwerte sind meist unauffällig. Erhöht sein können gamma-GT, alkalische Phosphatase (bei Schwangerschaft immer erhöht, daher allein nicht aussagekräftig), Bilirubin (direkt). Hyperbilirubinämie in ca. 10-20%.

Histologie
Unspezifisch.

Direkte Immunfluoreszenz
Stets negativ (s.u. Pemphigoid gestationis).

Komplikation
Erhöhung der Frühgeburtenrate (19-60%); erhöhtes kindliches Mortalitätsrisiko (1-2%).

Externe Therapie
Kaltes Abduschen bringt in vielen Fällen deutliche Erleichterung (ggf. mehrfach am Tage). Anschließend Auftragen Menthol- oder Polidocanol-haltiger Externa (z.B. R158 R200 R197, Optiderm). Zeitweise Linderung bringen Polidocanol-haltige Schüttelmixturen oder Polyacrylgele. Insbes. bei der Gelgrundlage besteht ein angenehmer kühlender und juckreizlindernder Begleiteffekt. Falls diese Therapieansätze nicht erfolgreich sind, können niedrig dosierte (0,5%) Hydrocortison-Emulsionen eingesetzt werden R123.

Bestrahlungstherapie
In jedem Falle ist ein Versuch mit UVB oder UVA1 angezeigt, wenn auch die Therapieerfolge nicht sehr groß sind.

Interne Therapie
- Bei sehr stark ausgeprägter Symptomatik ist nach dem 1. Trimenon unter strenger Indikationsstellung (Off-Label-Use) der Einsatz von Tranquilyzern wie Diazepam 5-10 mg/Tag (z.B. 2mal/Tag 1 Tbl. Valium 5) oder sedierenden Antihistaminika z.B. Hydroxyzin (Atarax) 25-75 mg/Tag zu erwägen.

> **Cave:** Während der Perinatalphase sind diese Medikamente grundsätzlich abzusetzen!

- Off-Label-Use: Ursodesoxycholsäure 15 mg/kg KG/Tag wird derzeit als Therapie der Wahl angesehen. Nur bei primär biliärer Zirrhose zugelassen.

Prognose
Schwinden des Juckreizes einige Tage nach der Entbindung, erneutes Auftreten in der nächsten Schwangerschaft ist möglich. Somit ist die Entbindung die kausale „Therapie" der Schwangerschaftscholestase. Das Rezidivrisiko für eine Schwangerschaftscholestase bei einer weiteren Schwangerschaft beträgt 45-70%. Das Gallensteinrisiko ist dreifach erhöht. Für den Fetus bestehen die Risiken der Frühgeburtlichkeit (20%) und des intrauterinen Fruchttodes (1-2%).

Hinweis(e)

Pruritus, hepatischer L29.8

Definition
Bei ikterischen und anikterischen Lebererkrankungen als Ausdruck einer Cholestase vorkommender Juckreiz mit Exkoriationen und Ekzematisation.

Therapie
Behandlung der Grunderkrankung.

Externe Therapie
Die externen Therapieansätze sind i.A. nicht sehr erfolgreich. Kühlende wasserhaltige Salben, Schüttelmixturen oder auch Gele mit Zusätzen von Menthol (z.B. R158) und Polidocanol (z.B. Thesit, Optiderm, R200 R197) sind in der Lage, den Juckreiz leicht zu mindern. Vereinzelt gute Erfolge können mit einer Capsaicin-haltigen Salbe erzielt werden. Capsaicin ist ein galenisch relativ unkomplizierter Extrakt aus Cayenne-

Pfeffer. Die Salbe wird mehrfach tgl. aufgetragen; Beginn mit einer 0,025% Konzentration, später allmähliche Steigerung bis auf 0,075% Capsaicin R036. In empfindlichen Bereichen wie dem Gesicht sollten nur niedrige Konzentrationen angewendet werden. Auch kaltes Abduschen wirkt juckreizlindernd.

Interne Therapie
Naloxon Infusionen (z.B. Naloxon-ratiopharm) können den Juckreiz lindern. Bei primär biliärer Zirrhose werden gute Effekte durch Codein (4-stündlich 20 mg p.o.) beschrieben (erhöhte Plasmaspiegel endogener Opioide spielen für den Pruritus bei primär biliärer Zirrhose eine Rolle; Codein hemmt diesen Mechanismus).

Pruritus hiemalis   L29.8

Synonym(e)
Winterjucken

Definition
Beim Eintreten in einen warmen Raum nach Kälteexposition vorkommender Juckreiz durch eine Exsikkation der Haut bei geringer Luftfeuchtigkeit in geheizten Räumen.

Manifestation
Vor allem im Winter auftretend.

Therapie
Pflege mit rückfettenden und ggf. Harnstoff-haltigen Externa R104, s. unter Ichthyosis acquisita (Pseudoichthyosen).

Pruritus nach HAES-Infusionen   L29.8

Synonym(e)
Pruritus nach Hydroxyäthylstärke-Infusionen

Definition
Schwerer und stetiger Pruritus, der 6-8 Wochen nach der Infusionstherapie mit Hydroxyäthylstärke beginnt. Dauer: bis zu 2 Jahre. Die Stärke des Juckreizes ist abhängig von der Dosis der applizierten Hydroxyäthylstärke. Meist fehlt ein Hautbefund.

Vorkommen/Epidemiologie
Bei bis zu 40% der Patienten, bes. bei atopischer Diathese.

Ätiologie
Unklar, diskutiert wird eine längerfristige Speicherung von HAES im Retikuloendothelialen System.

Externe Therapie
Kausale Therapien sind nicht bekannt. Die externen Therapieansätze sind i.A. nicht sehr erfolgreich. Kühlende wasserhaltige Salben, Schüttelmixturen, Cremes oder auch Gele mit Zusätzen von Menthol R158 und Polidocanol (R200, R197, Optiderm) sind in der Lage den Juckreiz leicht zu mindern. Auch kaltes Abduschen vermag den Juckreiz zeitweise zu reduzieren. Auch über die Wirksamkeit von Nicotinsäure-haltigen Cremes (z.B. Nicodan N, R208) wurde berichtet.

Interne Therapie
Kein Ansprechen auf Glukokortikoide und die meisten Antihistaminika! Erfolge mit Hydroxyzin (Atarax) 3mal/Tag 25 mg, Paracetamol 1-2 g/Tag in 3-4 ED, Naltrexon (Nemexin) 50 mg/Tag p.o. sind beschrieben.

Pruritus, postskabiöser   L29.8

Definition
Irritation der Haut mit Juckreiz nach der antiskabiösen Therapie bei Skabies. Bei Persistenz des Pruritus über 2-3 Wochen besteht Verdacht auf Reinfektion bzw. Relaps.

Therapie
S.u. Skabies.

Pruritus, renaler   L29.8

Definition
Schwerer, nicht unterdrückbarer Dauerjuckreiz bei chronischer Niereninsuffizienz (Stadium der kompensierten Retention) durch Retention harnpflichtiger Substanzen. Dialysepatienten leiden ebenfalls sehr häufig an ausgeprägtem Juckreiz. Der Juckreiz bei Dialyse-pflichtigen Patienten tritt als Dauerjuckreiz (infolge Retention harnpflichtiger Substanzen, wahrscheinlich Zeichen der urämischen Neuropathie) oder als intermittierender Dialysejuckreiz (wahrscheinlich Sensibilisierung gegen Stoffe des extrakorporalen Kreislaufes) auf. Ein Zusammenhang mit dem sekundären Hyperparathyreoidismus bei Urämie wird diskutiert (S.a. Niereninsuffizienz, Hautveränderungen).

Therapie
- Therapie der ersten Wahl sind UV-Bestrahlungen (UVB oder hoch dosiert UVA1).
- Capsaicin (0,01-0,5% in einer Creme-Grundlage oder als Schüttelmixtur) ist in einigen Fällen zumindestens zeitweise hilfreich.

  Cave: Therapiekosten!

  S.a. Niereninsuffizienz, Hautveränderungen.
- Thalidomid 100 mg/Tag zeigten in kontrollierten Studien einen lindernden Effekt (Off-label-Use).
- Weitere Optionen, die sich in Studien als erfolgreich erwiesen haben: Aktivkohle 6 g/Tag, Gabapentin 3mal/Woche 300 mg nach der Dialyse.
- Das Integument des niereninsuffizienten Patienten ist trocken und stark schuppend. Indiziert sind konsequente pflegende externe Maßnahmen wie fettende Lotionen 2mal/Tag (z.B. Excipial Lipolotio, Lipoderm Lotion). Externa mit Harnstoff-Zusatz werden i.d.R. gut vertragen (z.B. 2-5% Harnstoff-Creme, Nubral Creme oder Excipial Hydro- oder Lipolotio, R102, R104). Äußerst sparsames Verwenden von Reinigungsmitteln wie Syndets oder Seifen. Stattdessen Anwendung von hydrophilen Körperölen als Waschersatz (z.B. hydrophiles Körperöl oder Fertigpräparate, die i.A. als Ölbäder Verwendung finden wie z.B. Ölbad Cordes, Linola Fett N Ölbad, Balneum Hermal Ölbad).
- Neuerdings werden Erfolge mit Ondansetron (z.B. Zofran 4-8 mg/Tag) beschrieben. Erfolge mit niedrig dosiertem Erythropoetin sind beschrieben (18 U/kg KG/Tag, 3mal/Woche i.v.).

  Merke: Orale Antihistaminika sind wirkungslos.

- Versuch mit nichtsteroidalen Antiphlogistika wie Metamizol 1000-2000 mg/Tag (z.B. Novalgin 2-4 Tbl.) oder Opioid-Antagonisten z.B Naltrexon (50 mg/Tag). Die Studienergebnisse zu Naltrexon sind widersprüchlich. Zu beachten sind erhebliche Nebenwirkungen wie Übelkeit, Erbrechen, Schlafstörungen, Schwindel.

Pruritus senilis L29.84

Definition
Juckreiz beim älteren Menschen, v.a. an den talgdrüsenarmen Hautarealen (z.B. Unterschenkel), häufig infolge von Sebostase, seltener als paraneoplastisches Syndrom. Juckreiz v.a. im Winter, s.a. Pruritus hiemalis, s.a. Ekzem, Exsikkationsekzem.

Labor
Orientierende Blutuntersuchung mit Differenzialblutbild, BSG, Leber-, Nierenwerte, Schilddrüsenwerte, Bilirubin, Ferritin.

Diagnose
Ggf. Sonographien, radiologische Untersuchungen, konsiliarische Vorstellungen (Innere Medizin, Neurologie, Urologie, Gynäkologie, Psychosomatik).

Therapie
Allgemein: Ursachenbeseitigung, suffiziente Hautpflege bei ausgeprägter Xerosis cutis (z.B. Optiderm), rückfettende Substanzen beim Duschen und Baden (z.B. Balneum Hermal Ölbad), harnstoffhaltige Externa (z.B. Optiderm), ggf. UV-Phototherapie. Antihistaminika haben meist nur geringe Wirkung. S.u. Ichthyosis acquisita (Pseudoichthyosen) und Ichthyosis vulgaris, autosomal-dominante.

Diät/Lebensgewohnheiten
Konsequente Pflege der trockenen Haut im Alter!

Pruritus senilis. Tabelle 1. Ursachen des Pruritus senilis

Dermatosen	Exsikkationsdermatitis, Epizoonosen (Skabies), Infektionskrankheiten, Virusexantheme, T-Zell-Lymphome, Autoimmundermatosen, Seb. Ekzem, Atopisches Ekzem, Psoriasis vulgaris, Urtikaria
Systemische Erkrankungen	Renale Erkrankungen, Hepatische Erkrankungen, Hämatologische Erkrankungen, Neoplasien
Medikamenteneinnahme	Antiarrhythmika, Antihypertensiva, ACE-Hemmer, Antidepressiva, Plasmaexpander, durchblutungsfördernde Medikamente
Neurologische/psychogene Erkrankungen	Prurigo nodularis, Neuropathien, Tumore, Multiple Sklerose, Dermatozoenwahn, Depression, Schizophrenie, Zwangsneurose

Pruritus sine materia L29.89

Definition
Pruritus ohne eruierbare Grunderkrankung. In der Dermatologie auch fälschlicherweise als Bezeichnung für den Pruritus ohne erkennbare Hautveränderung bei zugrunde liegenden internen Erkrankungen verwendet. Tatsächlich handelt es sich um eine Ausschlussdiagnose, die nur dann gestellt werden sollte, wenn alle anderen Ursachen ausgeschlossen wurden. Der idiopathische Pruritus sine materia ist häufig psychogen bedingt (s. somatoforme Störungen). Er wird bei älteren, allein stehenden, depressiv gestimmten (meist weiblichen) Persönlichkeiten gefunden. Stets auszuschließen ist ein sebostatischer Juckreiz.

Therapie
Psychotherapie, Capsaicin-Salbe.

Pruritus vulvae L29.20

Definition
Juckreiz am äußeren weiblichen Genitale mit exogener oder endogener Ursache.

Ätiologie
- Exogen: Candidose, Trichomoniasis, Pediculosis, Oxyuriasis, allergisches Kontaktekzem und toxisches Kontaktekzem (häufig übertriebene Reinlichkeit).
- Endogen: Diabetes mellitus, Nieren- und Lebererkrankungen, Anämie, Hypovitaminosen (insbes. B6-Mangel), Östrogenmangelzustände, psychogene Faktoren (Abwehr- oder Wunsch-Symptom).
- Sonstige: Pruritus bei Involutionsvorgängen, Leukoplakie, Kraurosis vulvae.
- Pruritus vulvae ist nicht selten ein Zeichen einer somatoformen Störung.

Therapie
Behandlung der Grundkrankheit. Bei Verdacht auf eine somatoforme Störung s. die dort aufgeführten Behandlungsvorschläge.

Psammom D32.9

Definition
Vom Endothel atopischen Arachnoideagewebes ausgehende Geschwulst.

Manifestation
Ab Geburt oder in den ersten Lebensjahren.

Lokalisation
Ausschließlich am Kopf oder entlang der Wirbelsäule.

Klinisches Bild
Kutane oder subkutane, fest mit der Oberhaut verwachsene, derbe Knoten und Infiltrate. Keine oder borstenartige Haare auf der gelegentlich atrophischen bedeckenden Haut.

Histologie
Meningo-endotheliale Zellen, teilweise hyalinisiertes Stroma, Psammomkörperchen, unterschiedlich dicke, die Geschwulst durchsetzende Nerven, Naevuszellen.

Differenzialdiagnose
Naevus, Atherom, Epitheliom.

Therapie
Exzision weit im Gesunden.

Pseudoacanthosis nigricans L83.x

Definition
Symptomatische, der Acanthosis nigricans ähnliche Erkrankung.

Ätiologie
Adipositas, endokrine Störungen, genetische Disposition.

Manifestation
Vor allem zwischen dem 25. und 60. Lebensjahr auftretend, meist bei dunkelhaarigen, stärker pigmentierten, adipösen Patienten.

Lokalisation
Vor allem intertriginöse Bereiche (Axillen, Schenkelbeugen) und seitlicher Halsbereich sowie Nacken sind befallen.

Klinisches Bild
Unscharf begrenzte, graugelbliche bis schmutzig-graubräunliche, samtartig verdickte Haut mit flachen oder pendulierenden Fibromen.

Histologie
S.u. Acanthosis nigricans.

Differenzialdiagnose
Acanthosis nigricans; Ichthyosis vulgaris, autosomal-dominante; Ichthyosis vulgaris, X-chromosomal-rezessive

Therapie allgemein
Bei Normalisierung des Körpergewichts kommt es i.d.R. zur Rückbildung der Hautveränderungen. Konsequente Hygiene der intertriginösen Bereiche, Waschen mit Syndets. Erfahrungsgemäß ist die Compliance bei diesen Patienten nicht sonderlich groß.

Externe Therapie
- Lokaltherapie mit abdeckenden, ggf. zinkhaltigen, Pudern oder Cremes zur Austrocknung R294 sowie Deodoranzien.
- Ggf. keratolytische externe Therapie mit Salicylsäurehaltigen oder Harnstoff-haltigen Cremes (z.B. Salicylvaseline Lichtenstein, R102), ggf. niedrig dosiert Vitamin A-Säure R256.

Interne Therapie
Therapieversuche mit Acitretin (Neotigason) oder Isotretinoin (z.B. Isotretinoin-ratiopharm; Aknenormin) in niedriger Dosierung sind beschrieben.

Prognose
Rückbildung der Hautveränderungen bei Gewichtsreduktion und penibler Pflege der intertriginösen Räume.

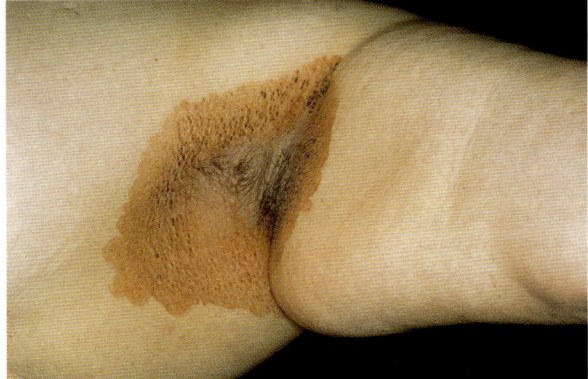

Pseudoacanthosis nigricans. Scharf begrenzte Hyperpigmentierung mit warziger Hautverdickung bei einem 18-jährigen adipösen Patienten.

Pseudoainhum-Syndrom L94.6

Erstbeschreiber
Neumann, 1953

Definition
Ein- bzw. Abschnürungen von Gliedmaßen (v.a. Fingern oder Zehen) durch fibrotische, narbige Stränge als seltenes Phänomen zahlreicher Grunderkrankungen (im Gegensatz zum idiopathischen Ainhum-Syndrom). Kann zur Spontanamputation führen.

Vorkommen/Epidemiologie
- Krankheiten mit vaskulären und Sensibilitätsstörungen:
    - Diabetes mellitus
    - Systemische Sklerodermie
    - Lepra
    - Syphilis III
    - Syringomyelie
- Narbenbildung durch Traumata (Verbrennung, Erfrierung)
- Mykosen (Dermatophyten, v.a. bei Kindern)
- Mit Hyperkeratosen einhergehende Erkrankungen:
    - Keratosis palmoplantaris mutilans
    - Sekundär- und Tertiärstadium der Framböise
    - Keratosis palmoplantaris transgrediens
- Kongenital (Peromelie)
- Durch Artefakte (mit Haaren, Fäden etc.).

Ätiologie
Unbekannt. Diskutiert werden exogene Einschnürungen.

Klinisches Bild
Keine einheitliche Konstellation. Bei Geburt können verschiedene Missbildungen vorhanden sein, z.B. Einschnürungen oder Amputationen von Fingern, Zehen oder ganzen Extremitäten. Weiterhin rudimentäre Finger und Zehen, Syndaktylien, Klumpfuß, Lippen-Kiefer-Spalten. Selten sind Thorax, Kopf, Weichteile oder Nabelschnur betroffen.

Differenzialdiagnose
Ainhum-Syndrom (nicht angeboren!)

Therapie
Wenn möglich plastisch rekonstruktive chirurgische Operationen.

Prophylaxe
Pränatale Diagnostik durch hochauflösenden Ultraschall.

Pseudo-Alopezien L65.8

Definition
Alopezie durch Epilation gesunder Haare aus gesunden Follikeln im Sinne der Traktionsalopezie. S.u. Alopecia marginalis; s.u. Trichotillomanie.

Therapie
Beseitigung der auslösenden Ursache.

Pseudoatrophie blanche   I87.2

Definition
Fakultatives Ausbleiben der Pigmentierung im Bereich über größeren Varizen.

Therapie
S.u. Atrophie blanche, s.a.u. Varikose.

Pseudobromhidrose   F22.8

Synonym(e)
falsche Bromhidrose

Definition
Monosymptomatische hypochondrische Psychose, bei der die Patienten überzeugt sind, an einem unerträglich stinkenden Körpergeruch zu leiden, der für die Umwelt nicht wahrnehmbar ist.

Therapie
Der Hinweis auf eine „Dysmorphophobie" mit Überweisung zu einem Psychiater oder Psychotherapeuten ist für die meisten Patienten nicht „annehmbar". Insofern empfiehlt sich eine behutsame Gesprächstherapie mit Einstellung auf ein Neuroleptikum (z.B. Fluspirilen 2,0-20,0 mg/Woche i.m.).

Hinweis(e)
Soziale Isolation und hoher Leidensdruck führen zu einem Circulus vitiosus und sozialer Isolation.

Pseudochromhidrose   L75.8

Synonym(e)
falsche Chromhidrose

Definition
Durch bakterielle Chromogene (z.B. Porphyrine) oder andere exogene Farbstoffe hervorgerufene, sekundäre Färbung des Schweißes. S.a. Chromhidrose.

Ätiologie
Bei Trichobacteriosis axillaris (Pigmentbildung durch Corynebacterium tenuis). Bei Anwendung von Chemikalien, Deodoranzien, Solutio castellani u.a.

Lokalisation
In den Achselhöhlen auftretend.

Differenzialdiagnose
Ekkrine Chromhidrose und apokrine Chromhidrose.

Therapie
Beseitigung der Ursachen.

Pseudocutis verticis gyrata   L98.8

Definition
Hautveränderungen, die an eine Cutis verticis gyrata erinnern (Naevus cerebriformis), z.B. zerebriformer dermaler melanozytärer Naevus, Naevus lipomatosus, Neurofibrom, Amyloidose.

Therapie
Behandlung der Grunderkrankung, s. jeweils dort.

Pseudoephedrin

Synonym(e)
Pseudoephedrinhydrochlorid

Definition
Sympathomimetikum.

Indikation
Rhinitis allergica, akute Rhinitis, vasomotorische Rhinitis.

Dosierung und Art der Anwendung
Erwachsene/Kinder >6 Jahre: 1-3mal/Tag 1 Tbl. p.o.

Unerwünschte Wirkungen
- Tabletten/Tropfen: Müdigkeit vor allem bei Behandlungsbeginn; Trockenheit der Schleimhäute; Arzneimittelreaktion, fixe; ggf. Hyperhidrose.
- Augentropfen: Akute Konjunktivitis, kontaktallergisches Lidekzem (s.u. Ekzem, Lidekzem).

Präparate
Rhinopront Kombi (Kombinationspräparat mit Triprolidinhydrochlorid)

Hinweis(e)

 Merke: Die aktive Teilnahme am Straßenverkehr oder beim Bedienen von Maschinen ist beeinträchtigt, insbes. in Verbindung mit Alkohol!

Pseudofolliculitis barbae   L73.10

Synonym(e)
Pili recurvati; Pili incarnati

Definition
Gekrümmte Haarschäfte im Bartbereich aber auch in anderen Regionen, die transfollikulär in die umgebende Haut einwachsen und dort Entzündungen verursachen können.

Ätiologie
Vor allem bei der Feuchtrasur, auch beim mechanischen und chemischen Epilieren entstehen scharfe Barthaarspitzen im Akroinfundibulum, die sich umbiegen und in das transfollikuläre Bindegewebe und die Epidermis eingraben. Die Epidermisoberfläche erreichende Haare können erneut in die Epidermis eindringen. Aufrollen des Haares. Perifolliculäre Fremdkörperreaktion.

Manifestation
Häufig bei Angehörigen von dunkelpigmentierten, mediterranen oder afrikanischen Rassen auftretend. Überwiegend sind Männer mit starkem Bartwuchs betroffen.

Lokalisation
Areale in denen Terminalhaarfollikel auftreten: Vor allem Bartbereich, seitliche Wangen, Submandibularregion. Auch Kapillitium, Schamhaarbereich, Leistenbeugen und Oberschenkel können betroffen sein.

Klinisches Bild
Derbe, entzündliche, gerötete, perifollikuläre Knötchen. Postinflammatorisch: Hyperpigmentierungen oder Komedonen.

Histologie
Fremdkörpergranulom.

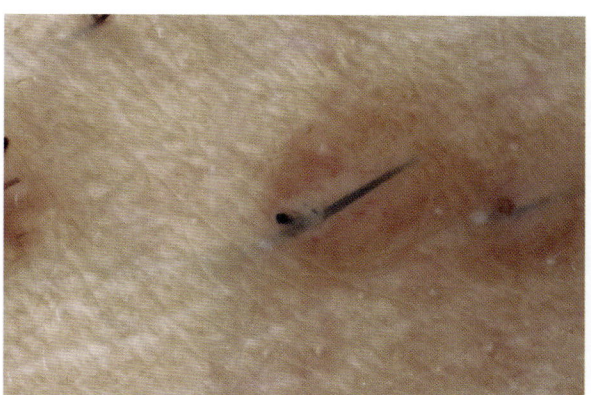

Pseudofolliculitis barbae. Auflichtmikroskopie: In die Haut der Leistenregion eingewachsenes Terminalhaar mit kleinen umgebenden ektatischen Gefäßen (geringe Entzündungsreaktion) und bräunlichem Hof.

Differenzialdiagnose
Follikulitis bei Candidose, tiefe Trichophytie, Acne vulgaris, gramnegative Follikulitis.

Therapie allgemein
- Stehenlassen des Bartes, damit wird das Wiedereinwachsen kurzer, gekräuselter Barthaare vermieden (einfachste Methode).
- Alternativ: Sehr sorgfältige Nassrasur ohne Druck auf die Haut auszuüben mit Thioglykolat-haltigen Haarentfernungs-Cremes; hierdurch keine Irritation des Haarfollikels. Haare werden im Hautniveau abgeschnitten und können damit nicht fehlerhaft in den Follikelkanal oder perifollikulär einwachsen.

> **Merke:** Keine Elektrorasur! Haare werden hiermit zu unregelmäßig und zu lang abgeschnitten; flach wachsende Haare werden nicht erfasst). Entweder Bart wachsen lassen oder sehr sorgfältige Nassrasur!

Externe Therapie
Freilegen der rekurvierten Haare mit der Pinzette. Alkoholische Lösungen mit antiseptischen und antibakteriellen Zusätzen zur Vermeidung von Sekundärinfektionen.

Prognose
Chronischer, oft lebenslanger Verlauf.

Pseudo-Fox-Fordycesche Krankheit L24.3

Definition
Durch Aluminiumsalze (Deo-Spray) ausgelöste, der Fox-Fordyce-Krankheit ähnelnde Erkrankung.

Therapie
Absetzen der Deodoranzien; Anwendung von austrocknendem Puder R294.

Pseudohaarleukoplakie K13.2

Definition
Klinisches Vorliegen einer oralen Haarleukoplakie, ohne dass serologisch oder läsional eine Epstein-Barr-Virus-Infektion nachgewiesen werden kann.

Vorkommen/Epidemiologie
Selten, bei Immunkompetenten.

Therapie
S.u. Leukoplakie, orale.

Pseudo-Kaposi-Sarkom I87.2

Synonym(e)
Akroangiodermatitis; Pseudoangiosarkomatose

Definition
Durch lokale Veränderungen der Zirkulation (veränderte Sauerstoff- und/oder Druckbelastung) hervorgerufene gutartige Gefäßproliferation, klinisch und histologisch an ein Kaposi-Sarkom erinnernd.

Ätiologie
- Bei chronischer venöser Insuffizienz: Akroangiodermatitis
- Seltener bei AV-Shunts (Klippel-Trénaunay-Weber-Syndrom), Hämodialysepatienten: Stewart-Bluefarb-Syndrom
- In Ausnahmefällen an paralytischen Extremitäten, Amputationsstümpfen
- Bei Adipositas (Ausschlussdiagnose).

Therapie
Behandlung der Grunderkrankung, s. jeweils dort.

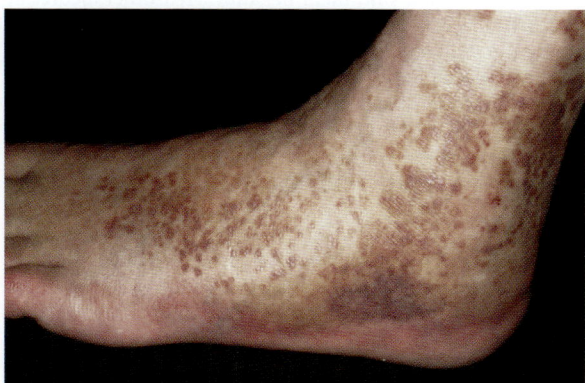

Pseudo-Kaposi-Sarkom. Durch lokale Veränderungen der Zirkulation (veränderte Sauerstoff- und/oder Druckbelastung) hervorgerufene, gutartige Gefäßproliferationen. Es zeigen sich unscharf begrenzte, sattrote bis rotbraune, wenig symptomatische Plaques mit glatter oder skarlatiniform schuppender Oberfläche, die sich aus kleinsten roten Papeln entwickelt haben.

Pseudo-Klinefelter-Syndrom E34.8

Definition
Hypergonadotroper Hypogonadismus mit Tubulussklerose, interstitieller Sklerose und Leydig-Zell-Adenom bei der Progeria adultorum (Werner-Syndrom). Der Begriff bezieht sich auf die hormonelle Situation und die Hodenhistologie, nicht auf den äußeren Habitus.

Therapie
Kausaltherapien sind nicht möglich. Symptomatische Therapie soweit möglich steht im Vordergrund.

Pseudo-LE-Phänomen

Definition
Auftreten von Pseudo-LE-Zellen, z.B. bei maligner Lymphogranulomatose oder malignen Tumoren.

Pseudoleucoderma angiospasticum   I73.1

Definition
Umschriebene Anämie der Haut durch Gefäßspasmen.

Ätiologie
Spasmus der oberflächlichen Arteriolen.

Manifestation
Vor allem bei vegetativ labilen Patienten auftretend, aber auch bei Gesunden.

Lokalisation
An Handinnenflächen, Unterarmen oder Glutaeen lokalisiert.

Klinisches Bild
Bizarre, weißliche Fleckung der Haut, ähnlich einem Leukoderm.

Therapie
Kausale Therapien sind nicht bekannt. Hydrotherapeutische Maßnahmen (kleine Hydrotherapie) mit Waschungen, Abreibungen und Trockenbürstungen, ansteigenden Teilbädern (Unterarm- und Fußbäder), wechselwarmen Fuß- und Handbädern, kalten Güssen, Wassertreten, stehen im Vordergrund.

Pseudoleucoderma atopicum   L81.5

Definition
Hellbleiben des schuppenden Herdes bei Kindern mit atopischem Ekzem infolge der Absorption von UV-Strahlen durch oberflächliche Schuppen und verstärkte Schuppung.

Lokalisation
Vor allem an Extremitäten und Gesicht lokalisiert. S.a. Pityriasis alba.

Therapie
Pflegende Maßnahmen im Rahmen der Grunderkrankung, s.a. Ekzem, atopisches, s.a. Pityriasis simplex.

Pseudoleucoderma psoriaticum   L81.5

Synonym(e)
Leucoderma psoriaticum spurium

Definition
Weißfärbung der Haut bei Cignolin-Therapie der Psoriasis vulgaris. Abschuppung des Psoriasisherdes führt zu mangelnder Haftung von Cignolin bzw. dessen braunen Oxidationsprodukten in der psoriatischen Läsion, so dass lediglich die gesunde Umgebung und nicht der Psoriasisherd braun verfärbt wird.

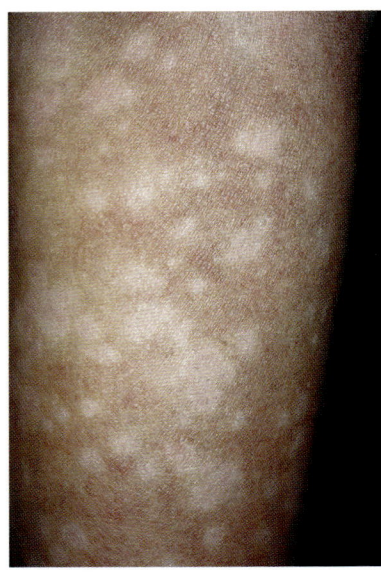

Pseudoleucoderma psoriaticum. Weißfärbung der Haut bei Cignolin-Therapie der Psoriasis vulgaris.

Therapie
Nicht notwendig; spontane Rückbildung innerhalb von 5-10 Tagen.

Pseudoleukoderm   L81.5

Definition
Nicht einheitlich verwendeter Begriff für Hautveränderungen, die sich als Negativabdruck der normal gefärbten gegen die umgebende dunklere Haut abzeichnen. Pathogenetisch liegt kein verminderter Melaningehalt vor, z.B. Pseudoleucoderma atopicum, Pseudoleucoderma psoriaticum, Pseudoleukoderm bei Pityriasis versicolor. Verschiedentlich wird der Begriff auch für Läsionen verwendet, deren helle Farbzeichnung duch einen verminderten Blutfluss bedingt ist, z.B. Pseudoleucoderma angiospasticum.

Einteilung
- Pseudoleucoderma angiospasticum
- Pseudoleucoderma atopicum
- Pseudoleucoderma psoriaticum
- Pityriasis versicolor
- Mycosis fungoides (Nappes claires)
- Pityriasis rubra pilaris (scharf abgesetzte, weiße Flecken unbefallener Haut, diagnostisches Zeichen)
- Naevus anaemicus.

Therapie
Behandlung der Grunderkrankung, s. jeweils dort.

Pseudolymphome der Haut   L98.8

Definition
Benigne, histologisch u.U. schwierig von malignen Lymphomen der Haut abgrenzbare, polyklonale, lymphoretikuläre Proliferationen der Haut unterschiedlicher Ätiologie.

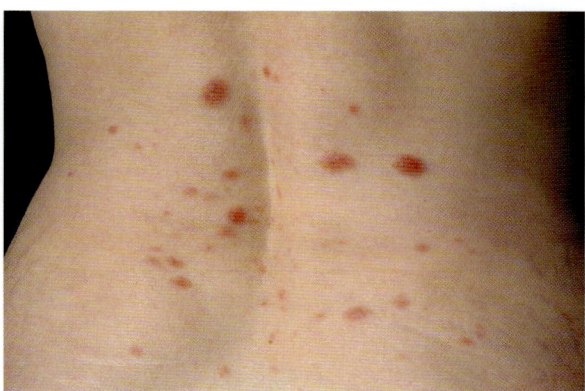

Pseudolymphome der Haut. Multiple, chronisch dynamische, seit einem Jahr bestehende, an Größe und Anzahl der Einzeleffloreszenzen zunehmende, 0,1-1,0 cm große, deutlich konsistenzvermehrte, symptomlose, rote, glatte Papeln und Plaques.

Einteilung
Nach Ätiologie unterteilt man:
- Arzneimittelreaktion:
  - Lymphozytäre Arzneimittelreaktion
- Arthropodenreaktion:
  - Lymphadenosis cutis benigna
- Kontaktallergie:
  - Lymphomatoide Kontaktallergie
- Ungeklärt:
  - Lymphocytic infiltration of the skin (Entität?)
  - Erythema migrans arciforme et palpabile
  - Lymphomatoide Papulose
  - Aktinisches Retikuloid
  - Angiolymphoide Hyperplasie mit Eosinophilie
  - Kutaner inflammatorischer Pseudotumor (sehr selten)
  - Angioimmunoblastisches kutanes T-Zell-Lymphom (selten)
  - Sonstige nicht klassifizierbare Pseudolymphome.

Histologie
Dichtes, streifenförmiges, lymphohistiozytäres Infiltrat, Zellpolymorphismus, epidermale und vaskuläre Beteiligungen. Pleomorphien, Hyperchromasien oder Mitosen können Anzeichen sein für ein malignes Geschehen, kommen jedoch selten vor.

Direkte Immunfluoreszenz
Reife B- und T-Zellen.

Diagnose
- Klinik, Histologie, PCR, Southern Blot, Immunohistochemie.
- Die Expression monoklonaler Kappa- oder Lambda-Leichtketten wird in Kontrast zur polyklonalen Expression bei reaktiver Hyperplasie (Pseudolymphom) als malignes Geschehen gewertet. Bei kutanen B-Zell-Lymphomen und kutanen T-Zell-Lymphomen kann das klonale Rearrangement der Ig-Ketten entweder durch immunhistochemische Analyse mit monoklonalen Antikörpern oder durch Immunogenotypisierung mittels Southern-Blot oder PCR nachgewiesen werden. Die immunhistochemische Technik hat den Vorteil der exakten Zuordnung des Antigens im Gewebe, ist aber weniger sensitiv (Hintergrundsanfärbung). Mittels Southern Blotting können klonale Zellen in mehr als 5% der Zellen der Läsion sichtbar gemacht werden; die PCR-Technik ist sensitiver mit Nachweis von <0,1% Anteil klonaler Zellen.

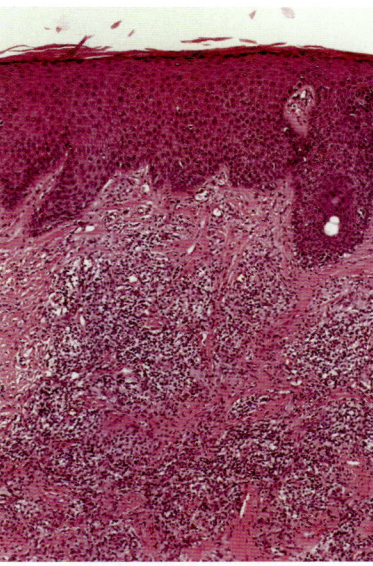

Pseudolymphome der Haut. Breite Akanthose der Epidermis; dichtes knotiges lymphozytäres Infiltrat in der gesamten hier angeschnitten Dermis.

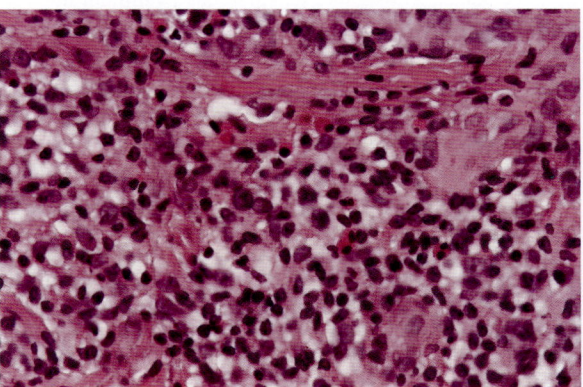

Pseudolymphome der Haut. Polymorphes Infiltrat aus reifen Lymphozyten, Histiozyten und eosinophilen Leukozyten. Wenige Plasmazellen.

Therapie
Behandlung der Grunderkrankung wenn bekannt, s. jeweils dort.

Prognose
Günstig (Monitoring des klinischen Verlaufes und Sicherstellen einer fehlenden Metastasierung).

Pseudomonas-Follikulitis L30.3

Synonym(e)
Hot tube dermatitis, Whirlpool-Dermatitis

Definition
8-48 Stunden nach einem Bad in mit Pseudomonas spp. verunreinigtem Wasser auftretende Infektionskrankheit.

Erreger
V.a. Pseudomonas aeruginosa. Pseudomonas spp. können als Wasserkeim in Wasserleitungen persistieren, insbes. auch in Warmwasserboilern oder in Whirlpools (Whirlpool-Dermatitis).

Ätiologie
Risikofaktoren sind hohe Wassertemperatur, Wasserturbulenzen mit Luftuntermischungen, niedriger Chlorgehalt bzw. Resistenz des Erregers gegen Chlor.

Klinisches Bild
Juckendes makulopapulöses Exanthem unter Betonung des lateralen Stamms mit follikulär gebundenen roten Papeln und z.T. Pusteln. Assoziation mit Fieber, Pharyngitis, Konjunktivitis, Mastitis und axillärer Lymphadenopathie (Bakterientoxinwirkung).

Differenzialdiagnose
Skabies, Prurigo simplex subacuta; Pyodermie; Varizellen und andere Virusexantheme.

Therapie allgemein
Spontane Abheilung nach 10-14 Tagen. Systemische Antibiotika und lokale Antiseptika scheinen das Exanthem nicht zu beeinflussen.

Externe Therapie
Über gute Effekte mit einer 0,2% Gentamicin Lotio (0,2% Gentamicin in Lotio alba aquosa) wurde berichtet. Alternativ 0,1% Gentamicin-Creme (Refobacin, **R096**).

Interne Therapie
- Wenn keine spontane Abheilung erfolgt bzw. wenn externe Maßnahmen nicht ausreichen Ciprofloxacin (z.B. Ciprobay) 2mal/Tag 250 mg p.o. anwenden.
- In schweren Fällen Ceftazidim (z.B. Fortum) 2-3mal/Tag 1-2 g i.v.
- Alternativ (z.B. bei Penicillin-Allergie): Tobramycin (z.B. Gernebcin) Erwachsene 3-5 mg/kg KG/Tag i.m. oder i.v. verteilt auf 3 ED (30-60 Min. Kurzinfusionen). Kinder: 5-7 mg/kg KG/Tag i.m. oder i.v., verteilt auf 3-4 ED.

Prognose
Spontane Abheilung nach 10-14 Tagen.

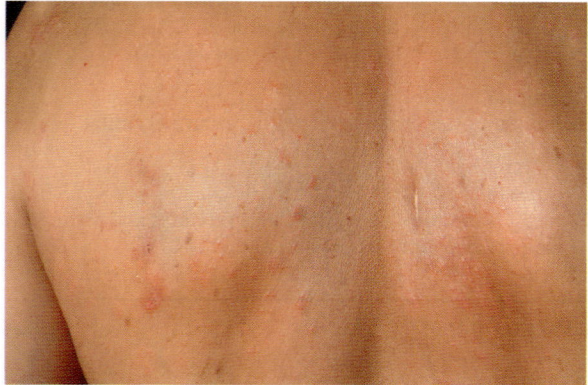

Pseudomonas-Follikulitis. Stammbetontes (insbes. lateral), juckendes, makulopapulöses Exanthem mit follikulär gebundenen, roten Papeln und z.T. Pusteln sowie Kratzexkoriationen bei einem 59-jährigen Patienten. Der Erreger wurde nachgewiesen, regelmäßige Hallenbadbenutzung ist anamnestisch bestätigt.

Pseudomyzel

Definition
An echtes Myzel erinnernde, aneinander gereihte, lang gestreckte Blastosporen von Hefen, die durch Sprossung entstanden sind. Trennung der Zellen durch eine vollständige Zellwand. Die Zellen haften aneinander, lösen sich aber mit Leichtigkeit aus dieser Verbindung.

Pseudonarben, depigmentierte — L90.8

Synonym(e)
Pseudocicatrices stellaires spontanées

Definition
Sternförmig zackige, depigmentierte, spontan entstehende, narbenähnliche Hautveränderung in atrophisch degenerierter Haut.

Ätiologie
Senile Involution des Bindegewebes oder Folge lang dauernder Glukokortikoidtherapie.

Lokalisation
Lichtexponierte Areale, vor allem Unterarmstreckseiten und seitliche Wangenanteile sind betroffen.

Therapie
Nicht möglich.

Pseudo-Parrot-Furchen — L20.8

Definition
Vermehrte Felderung der Lippen bei Jugendlichen und Erwachsenen mit atopischem Ekzem.

Therapie
Behandlung der Grunderkrankung.

Pseudopélade — L66.0

Erstbeschreiber
Brocq, 1884

Synonym(e)
Alopecia atrophicans; Alopecia areata atrophicans; Etat pseudopéladique

Definition
Aus historischen Gründen auch heute noch verwendeter, klinischer Sammelbegriff für eine meist herdförmige, mit Follikelzerstörung einhergehende, narbige Haarlosigkeit. Die Pseudopélade ist keine nosologische Entität, sondern bezeichnet den Endzustand nosologisch unterschiedlicher Vorgänge die ein gleichartiges klinisches Resultat nach sich ziehen: die mit Haarlosigkeit verbundene Vernarbung des Kapillitiums. Der Begriff Pseudopélade sollte nur dann noch verwendet werden, wenn eine Grunderkrankung nicht, oder nicht mehr zu eruieren ist.

Therapie
- Eine kausale Therapie (des nunmehr narbigen Endzustandes einer vorausgegangenen Erkrankung) ist nicht

bekannt, evtl. haartragende Vollhauttransplantate (s. Haartransplantation).
— Behandlung der Grunderkrankung, s. jeweils dort.

Pseudopéladezustand   L65.8

Synonym(e)
État pseudopéladique

Definition
Aus historischen Gründen auch heute noch (wenn auch zunehmend seltener) gebräuchlicher Sammelbegriff für das «Zustandsbild» einer vernarbenden Alopezie (s.u. Alopezie; s.u. Pseudopélade).

Hinweis(e)
Der von Degos 1951 geprägte Begriff „Etat pseudopéladique" sollte herausstellen, dass es sich bei der Pseudopélade (Brocq) nur um einen narbigen Endzustand und nicht etwa um eine nosologische Entität handelt.

Pseudoporphyrie   E80.25

Definition
Porphyria cutanea tarda-artige Hautveränderungen ohne pathologische Porphyrinchemie.

Vorkommen/Epidemiologie
Hämodialyse (bei ca. 16% der Patienten). Bei 10-12% aller mit Naproxen behandelten Kinder.

Ätiologie
Meist bei chronischer Niereninsuffizienz, Hämodialyse-Patienten oder Nierentransplantierten. Die Existenz der Pseudoporphyrie (bei Dialyse) ist angezweifelt worden, da es einigen Autoren gelang, eine Erhöhung der Plasmaporphyrine (Uroporphyrin) bei nahezu allen Dialysepatienten nachzuweisen. Auslösung durch Medikamente wie Amiodaron, Nalidixinsäure, Diuretika (v.a. Furosemid, Bumetanid, Thiazide) DADPS, Tetracycline, Isotretinoin, 5-Fluorouracil, Johanniskraut, Ciclosporin A, Naproxen (häufigster medikamentöser Auslöser, Manifestation oft erst mehrere Monate nach Therapiebeginn) ist beschrieben. Intensive UV-Exposition (Solarien) ist ebenfalls Gegenstand der Diskussion.

Klinisches Bild
Erhöhte Lichtempfindlichkeit mit Erythemen und Brennen im Bereich der belichteten Hautareale, erhöhte Vulnerabilität der Haut mit posttraumatischer Blasenbildung, Erosionen, Hyperkeratosen, Narben, Milien.

Histologie
Subepidermale Blasenbildung sowie perivaskuläres lymphohistiozytäres, eosinophilenreiches Infiltrat.

Differenzialdiagnose
Manifestation einer latenten, hereditären Porphyria cutanea tarda unter Dialyse (Akkumulation von Porphyrinen, Eisen als Realisationsfaktor).

Therapie
Hautpflegende Maßnahmen, Lichtschutz. Bei Medikamentinduzierter Pseudoporphyrie Absetzen der infrage kommenden Medikation.

Pseudorezidiv, epitheliales   L85.8

Definition
Reaktive Epidermisproliferation nach Röntgenbestrahlungen, Kryochirurgie oder Kauterisationseingriffen bei unterschiedlichen Hauttumoren.

Manifestation
Tage bis Wochen nach der Erosivreaktion.

Lokalisation
Im ehemaligen Tumorrandgebiet.

Klinisches Bild
Ringförmiger, peripher flacher, zentral steil abfallender Randwall. Keine Teleangiektasien.

Histologie
Epithelhyperplasie mit häufig netzig akanthotischen, reifzelligen Epithelformationen mit eingeschlossenen Horninseln; meist ausgeprägte Orthohyperkeratose.

Differenzialdiagnose
Randständiges Weiterwachsen des Tumors.

Therapie
Zuwarten, da spontane Rückbildung nach mehreren Wochen erfolgt. Ggf. vorsichtiges Abtragen mit dem scharfen Löffel.

Prognose
Rückbildung nach mehreren Wochen.

Pseudosarkome der Haut   L98.8

Definition
Bindegewebswucherungen mit malignem histologischem Aspekt, aber klinisch gutartigem Verlauf. Zu den Pseudosarkomen werden gerechnet: Fasciitis nodularis pseudosarcomatosa, Pseudo-Kaposi-Sarkom, Pseudosarkom nach Radiotherapie, atypisches Fibroxanthom, Retikulohistiozytom. S.a. Fibromatosen.

Pseudoskabies   B88.0

Synonym(e)
Trugkrätze; Trugräude

Definition
„Trugkrätze", hervorgerufen durch verschiedene, nicht mit Sarcoptes scabiei identische Milben-Arten, die wirtsspezifisch Haustiere befallen und bei diesen das Bild der Tierräude hervorrufen. Der Mensch ist Fehlwirt. Milben können von Haustieren auf den Menschen übergehen, sich in die Haut einbohren, dort aber nur wenige Tage überleben. S.a.u. Räude.

Erreger
Räudemilben, z.B. Sarcoptes scabiei var. canis.

Klinisches Bild
Wenige Stunden nach dem Befall Juckreiz, kleine Erythemflecken, Papeln und ggf. auch kleine Vesikel. Persistenz des Krankheitsbildes über wenige Tage.

Therapie
Symptomatische antientzündliche und antipruriginöse Therapie, z.B. 0,5% Crotamiton Lotio.

Prophylaxe
Behandlung der Haustiere z.B. mit 0,5% Malathion (Organoderm Lsg.).

Pseudosklerodermien L94.8

Definition
- Polyätiologische, chronisch entzündliche Erkrankungen unterschiedlicher Genese, die mit einer oberflächlichen oder tiefen Fibrose der Dermis und/oder Subkutis sowie auch innerer Organe einhergehen kann.
- Die Krankheitssymptome können klinisch-morphologisch Zeichen einer zirkumskripten Sklerodermie oder einer systemischen Sklerodermie zeigen und diese so imitieren.

Einteilung
Nach Ätiologie unterscheidet man:
- Infektiöse Ursachen:
  - Lyme-Borreliose.
- Medikamentös- oder toxisch induziert:
  - Toxic oil syndrome
  - Eosinophiles-Myalgie-Syndrom (L-Tryptophan).
  - Pseudosklerodermien durch Medikamente:
    - Bleomycin
    - Cisplatin
    - Pentazocin (zentral wirksames Analgetikum)
    - Kokain
    - Appetitzügler.
- Stoffwechsel-induziert:
  - Scleroedema adultorum
  - Skleromyxödem
  - Amyloidose
  - Porphyria cutanea tarda (Skleroporphyrie)
  - Phenylketonurie
  - Mukopolysaccharidosen
  - Sklerodermieartige Hautveränderungen bei Diabetes mellitus
  - Necrobiosis lipoidica.
- Durch Fremdmaterialien induziert:
  - Silikon- oder Paraffin-Implantate(?)
  - Polyvinylchlorid-Krankheit
  - Nephrogene systemische Fibrose
- Stauungs-Syndrome:
  - Lipodermatosklerose bei CVI
  - Dermatosklerose bei Lymphödem.
- Idiopathisch- oder immunologisch induziert:
  - Progeria adultorum
  - Progeria infantilis
  - Fasziitis, eosinophile
  - Sklerofaszie
  - Fibrose, orale submuköse
  - Graft-versus-host-reaction, chronische
  - Fibrose, nephrogene systemische (Nephrogenic fibrosing dermopathy).
- Paraneoplastisch induziert:
  - Bronchialkarzinom
  - Metastasierendes Karzinoid
  - Immunozytisches Lymphom.
- Physikalisch induziert:
  - Sklerodermie-artige Veränderungen bei Radiatio des Mammakarzinoms.
- Psychogen induziert:
  - S.u. Psychosomatik.

Therapie
Behandlung der Grunderkrankung.

Pseudo-SLE-Syndrom M32.0

Synonym(e)
Pseudo-LE-Syndrom; Lupus erythematodes-ähnliches Syndrom; Lupus erythematodes-visceralis-artiges Syndrom

Definition
An systemischen Lupus erythematodes erinnerndes Krankheitsbild nach Einnahme bestimmter Medikamente.

Ätiologie
Vor allem ausgelöst durch Hydralazin, Hydantoinverbindungen, Procainamid, Sulfonamide, auch Venopyronum.

Indirekte Immunfluoreszenz
ANA neg; Nachweis antimitochondrialer Antikörper.

Therapie allgemein
Sofortiges Absetzen der infrage kommenden Medikamente.

Interne Therapie
Kurzfristige hoch dosierte Behandlung mit einem Glukokortikoid wie Prednisolon (z.B. Solu Decortin 100) 150 mg/Tag i.v., je nach klinischem Zustand schrittweise Reduktion.

Pseudotumor, kutaner inflammatorischer D48.5

Erstbeschreiber
Bahadori u. Liebow, 1973

Synonym(e)
Plasmazellgranulom; plasma cell granuloma

Definition
Sehr seltenes, meist extrakutan lokalisiertes, gutartiges, plasmazellreiches Pseudolymphom.

Ätiologie
Unbekannt. Diskutiert werden eine ausschließlich entzündliche Genese sowie infektiöse Ursachen, z.B. EBV-Infektion.

Lokalisation
V.a. Lunge, Milz, Lymphknoten, Haut (selten) sind betroffen.

Klinisches Bild
Klinisch asymptomatische, rot-braune Plaques oder Knoten mit glatter Oberfläche.

Histologie
- Dermales knotenförmiges Infiltrat mit Lymphozyten, zahlreichen Plasmazellen und reaktiven Keimzentren. Vereinzelt eosinophile und neutrophile Granulozyten. Tendenz zur Fibrosierung.
- Immunhistologie: Polyklonalität des Infiltrates.

Differenzialdiagnose
Plasmozytom; extranodales B-Zell-Lymphom vom MALT-Typ.

Therapie
Exzision ist die Behandlung der Wahl.

Pseudoxanthoma elasticum
Q82.8

Erstbeschreiber
Darier, 1896; Grönblad, 1929; Strandberg, 1929

Synonym(e)
Systematische Elastorrhexis; Pseudoxanthoma elasticum mit Angioidstreifen; Grönblad-Strandberg-Syndrom; Darier-Groenblad-Strandberg-Syndrom; PXE

Definition
Metabolische Systemerkrankung mit konsekutiver Mineralisationsstörung des elastischen Bindegewebes, die sich an Haut, Augen und kardiovaskulärem System manifestiert. Sehr wenige Fälle sind auch von erworbenem PXE bekannt geworden.

Vorkommen/Epidemiologie
Inzidenz: Ca. 0,5-1/100.000 Einwohner/Jahr.

Ätiologie
Der Erbgang ist meist autosomal-rezessiv (90% der Fälle), selten autosomal-dominant. Ursächlich liegen Mutationen in dem ABCC6-Gen vor, das auf dem Chromosom 16p13.1 kartiert ist. Die Folge ist die Produktion von funktionsuntüchtigen ABCC6 (Transport-)Proteinen. ABC-Transporter sind integrale Membranproteine, die für eine Vielzahl physiologisch wichtiger Prozesse verantwortlich sind. Bei dem PXE können durch diese Funktionsstörung eine Kalzifikation, Fragmentierung und Degeneration der elastischen Fasern nicht mehr verhindert werden. Letztlich ist der genaue Mechanismus noch nicht aufgeklärt. Die Ursache der wenigen, weltweit bekanntgewordenen Fälle von erworbenem PXE ist bisher ungeklärt. Eine siginifikante Anzahl von Patienten mit Beta-Thalassämie entwickeln klinische Zeichen des PXE.

Manifestation
Meist vor dem 30. Lebensjahr auftretend.

Lokalisation
Vor allem seitlicher Halsbereich, Axillen, Gelenkbeugen, seitliche Rumpfpartien, Nabel sind betroffen. Beteiligungen der Mundschleimhaut sowie der Schleimhaut von Nase, Larynx, Magen, Rektum, Harnblase und Vagina sind möglich.

Klinisches Bild
- Haut: Runde oder ovale, symmetrisch angeordnete, streifenförmige Flecken oder herdförmig angeordnete, leicht erhabene, weiche, ggf. konfluierende Papeln. Farbe: Primär violett, später weiß bis gelblich.
- Augen: Sehstörungen im 3. bis 4. Lebensjahrzehnt, angioid streaks im Augenhintergrund. Durch Verkalkung elastischer Fasern kommt es zu Rissen der Lamina vitrea der Aderhaut und des Pigmentepithels sowie zur Makuladegeneration.
- Kardiovaskuläre und andere Symptome: Hypertonie, arteriosklerotische Veränderungen, Myokarditis, Aortitis, zerebrale Insulte, Blutungen des Gastrointestinaltraktes sowie der Nieren (hier auch Verkalkungen).
- Krankheitssymptome treten häufig erst in der zweiten Lebensdekade auf; langsame Entwicklung.

Histologie
- Stellenweise gequollene, gebrochene elastische Fasern, die reich an Kalziumsalzen und sauren Proteoglykanen sind.
- Elektronenmikroskopie: Vergrößerung, Kavernenbildung und Fragmentierung der elastischen Fasern. Vergrößerung eines variablen Anteils der Kollagenfibrillen mit blumenähnlicher Struktur im Querschnitt. Granulo-filamentäres Material und kleinkalibriges Kollagen.

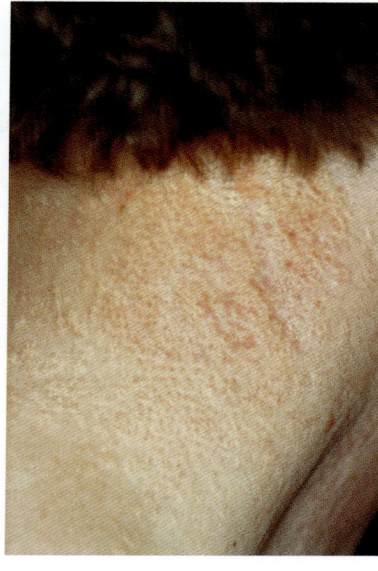

Pseudoxanthoma elasticum. Netzig und streifig angeordnete, leicht erhabene, gelbliche Papeln bei gestrecktem Hals.

Differenzialdiagnose
- Klinisch: Elastosis actinica, Cutis laxa, Kolloidmilium, Naevus elasticus, Buschke-Ollendorf-Syndrom; mediodermale Elastolyse
- Histologisch: Das histologische Bild ist im Zusammenhang mit der Klinik beweisend.

Therapie
Symptomatisch, ggf. Operation aus kosmetischer Indikation. Therapieversuche mit Vitamin E oder Chelatbildner (EDTA) werden ebenso wie kalziumarme Diäten beschrieben, sind aber ohne durchgreifenden Erfolg. Interdisziplinäre Zusammenarbeit mit dem Internisten und Ophthalmologen.

Prognose
Langsam-progredienter Verlauf, keine Rückbildung, Gefahr der Erblindung. Quoad vitam abhängig von der kardiovaskulären Beteiligung.

Pseudozyste
D21

Definition
Ein- oder mehrkammeriger Hohlraum, ohne Epithelauskleidung, der mit flüssigem, gallertartigem oder festem Inhalt gefüllt ist.

Einteilung
Man unterscheidet:
- Schleimzyste
- Mukoide Dorsalzyste
- Pseudozyste der Aurikula
- Ganglion (Synovialzyste).

Pseudozyste der Aurikula   Q18.1

Erstbeschreiber
Hartmann, 1846; Engel, 1966

Synonym(e)
Seroma of the auricle; Ohrmuschelzyste, traumatische

Definition
Bis zu kirschgroße, areaktive, fluktuierende Schwellung des kranialen Ohrmuschelbereiches, die auf eine degenerative Knorpelveränderung zurückgeführt wird. Bei Punktion entleert sich viskoses Material.

Ätiologie
Unbekannt. In einigen Fällen ist die Assoziation mit kleineren Traumen beschrieben.

Manifestation
Meist bei Männern zwischen 20.-50. Lebensjahr.

Lokalisation
An der Ohrmuschel lokalisiert.

Klinisches Bild
Unilaterale, meist unförmige, nicht schmerzhafte, protuberierende, fluktuierende, hautfarbene Schwellung der Ohrmuschelkavität.

Histologie
Unilokulärer Hohlraum inmitten des Ohrknorpels ohne jegliche epitheliale Wandauskleidung. Der den Hohlraum umgebende Wandknorpel ist zystisch degeneriert; keine entzündliche Begleitreaktion.

Differenzialdiagnose
- Klinisch: Polychondritis; Othämatom.
- Histologisch: Rezidivierende Polychondritis.

Therapie
Häufig genügt die Punktion der Pseudozyste mit einer großlumigen Kanüle. Anschließend intraläsionale Injektion einer Glukokortikoid-Kristallsuspension. Druckpelotte über 10-14 Tage. Falls Rezidiv: Operative Entfernung der gesamten Zyste, wobei der umgebende vitale Knorpel geschont werden sollte.

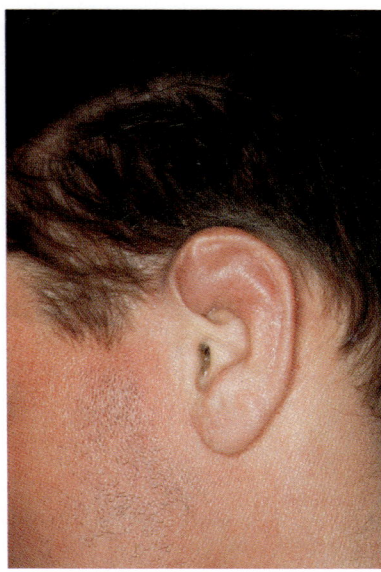

Pseudozyste der Aurikula. Solitäre, akute, seit 4 Wochen bestehende, nach stumpfer Verletzung aufgetretene, 2,5 cm große, unscharf begrenzte, prall fluktuierende, rote, glatte, flach gewölbte, mit Flüssigkeit gefüllte Erhabenheit (Zyste).

Psoriasis   L40.9

Erstbeschreiber
Hippocrates, 460-377 v. Chr.; Galen 129-99 v. Chr. (Galen benutzte erstmals den Begriff „Psora" für eine schuppende Erkrankung); Celsus, 30-60 n. Chr.; Willan, 1808; Hebra, 1841

Synonym(e)
Schuppenflechte

Definition
Häufige, durch exogene und endogene Stimuli provozierbare, chronisch-stationär oder chronisch-aktiv verlaufende Hauterkrankung mit genetischer Disposition, die in allen Lebensabschnitten auftritt und etwa 2% der Bevölkerung mit charakteristischen, streckseitig betonten, isoliert oder generalisiert auftretenden, meist symmetrischen, stark infiltrierten Schuppenherden auf scharf begrenzten, erythematösen Plaques befällt. Gelenkbeteiligung ist möglich.

Einteilung
Klinische Varianten der Psoriasis mit teilweise sehr unterschiedlichem Verlauf sind:
- Psoriasis vulgaris:
  - Psoriasis inversa
    - Psoriasis palmaris et plantaris
    - Psoriasis intertriginosa
  - Erythrodermia psoriatica (psoriatische Erythrodermie, als Maximalvariante der Psoriasis vulgaris).
- Psoriasis pustulosa:
  - Psoriasis pustulosa (generalisierter Typ):
    - Psoriasis pustulosa generalisata
    - Impetigo herpetiformis
    - Erythema-anulare-centrifugum-artige Psoriasis.
  - Psoriasis pustulosa (lokalisierter Typ):
    - Psoriasis pustulosa palmaris et plantaris (Typ Königsbeck-Barber)
    - Psoriasis pustulosa palmaris et plantaris (Typ Pustulöses Bakterid Andrews)
    - Acrodermatitis continua suppurativa (Hallopeau).
- Psoriasis arthropathica.

Ätiologie
S.u. Psoriasis vulgaris.

Diät/Lebensgewohnheiten
Patienten mit Psoriasis erfahren krankheitsbedingt eine vergleichbare Beeinträchtigung der psychischen und mentalen Komponenten ihrer gesundheitsbezogenen Lebensqualität (HRQL = health-related quality of life) wie Patienten mit Malignomen, Arthritis, Hypertonie, Herzerkrankungen, Diabetes mellitus und Depressionen.

Psoriasis anularis   L40.0

Definition
Psoriasis vulgaris mit Ausbildung ringförmiger Herde infolge zentraler Rückbildung und peripherer Progression.

Therapie
S.u. Psoriasis vulgaris.

Psoriasis arthropathica L40.50

Definition
Von der Psoriasis geprägte Form des chronischen Rheumafaktor-negativen polyarthritischen Syndroms mit Befall der DIP und PIP an Händen und Füßen. Die Psoriasisarthritis verläuft in 25% als destruierende Arthritis und verursacht bleibende Behinderung. Die Arthritis kann den Hauterscheinungen um Jahre vorausgehen und umgekehrt.

Vorkommen/Epidemiologie
- Psoriasis in der Bevölkerung: 1-3%
- Arthritis psoriatica bei Patienten mit Psoriasis: 5-15%
- Arthritis psoriatica in der gesamten Bevölkerung: 0,1-0,2%
- Männer und Frauen erkranken gleichhäufig.

Ätiologie
Assoziationen mit den HLA-Genen CW6, B13, B17, B27, DR7 sind bekannt. Die Wahrscheinlichkeit daran zu erkranken ist für erstgradige Verwandte um das 50-fache gesteigert. Möglicherweise sind auch Bakterien (Streptokokken) bei der Entstehung verantwortlich.

Manifestation
Bei Patienten mit Psoriasis vulgaris bzw. Psoriasis pustulosa generalisata auftretend.

Lokalisation
Häufig Befall des Kniegelenks, danach Finger-, Sprung- und Zehengelenke: sog. „Transversalbefall": Einbeziehung der Fingerendgelenke sowie auch der Zehengelenke oder „Befall im Strahl": Grund-, Mittel- und Endgelenke betroffen mit Schwellungen eines Fingers bzw. einer Zehe.

Klinisches Bild
5 Verläufe der Erkrankung sind bekannt:
- Bevorzugte Beteiligung der Fingerendgelenke und Nagelveränderungen
- Schwerer deformierender Verlauf mit Verknöcherungen/Gelenksteife und zur Verstümmelung führende Gelenkveränderungen.
- Symmetrischer Befall mehrerer Gelenke (vergleichbar der rheumatoiden Arthritis ohne Rheumafaktoren)
- Befall eines oder weniger Gelenke im Zuge einer Psoriasis (s.u. Psoriasis vulgaris).
- Psoriasis-Arthritis mit Wirbelsäulenmanifestation.

Labor
Harnsäure (starke Erhöhung der Harnsäure soll mit einem schweren Krankheitsverlauf korrelieren). Negative Rheumafaktoren. 10-15% der Patienten mit Psoriasisarthritis zeigen Antikörper gegen zyklische zitrullinierte Peptide (CCP-AK). Bei Wirbelsäulenentzündung meist pos. HLA-B27.

Diagnose
Radiologische Aufnahmen, Szintigraphien.

Therapie allgemein
Zusammenarbeit mit dem Rheumatologen. Schonen der Gelenke im Schub, Ausdauertraining zwischen den Schüben. Neben Bewegungsübungen, Bewegungsbädern (34 °C) und Bindegewebsmassagen ergänzend Ergotherapie (Gelenkschutz, Selbsthilfetraining, Funktionstraining).

> **Merke:** Keine Tablette ohne Krankengymnastik!

Als abschwellende Maßnahme im akuten Schub lindern Eisbeutel, in anderen Fällen Wärmepackungen mit Fango oder Schlick. Ergänzend Kurzwellenbehandlung, Interferenzstrombehandlung oder Ultraschall. Hilfreich sind Vitamin E in einer Dosierung von 400-800 mg/Tag, zusätzlich Selen und Zinksubstitution. Äußerst bewährt hat sich die Einnahme von Eicosanoiden, z.B. Omega-3-Fettsäuren (Epamax).

> **Merke:** Diese Medikamente heilen nicht, sondern ermöglichen dem Patienten, mit seiner Krankheit möglichst beschwerdefrei zu leben!

Externe Therapie
- Nichtsteroidale Antiphlogistika in Salben- oder Gelgrundlage (z.B. Target Gel, Voltaren Emulgel).
- Glukokortikoide: Intraartikuläre Glukokortikoid-Injektionen wie Triamcinolon-Kristallsuspension (z.B. Lederlon) unter den üblichen aseptischen Kautelen. Für Finger- und Zehengelenke genügen 1,5-3 mg, Hand- und Sprunggelenke 10-20 mg intraartikulär. Infiltration des peritendinösen Gewebes und schmerzhafter Sehnenansätze.

Interne Therapie
Stufentherapie: s.u. Tab. 2 [Stufentherapie bei Psoriasis arthropathica].

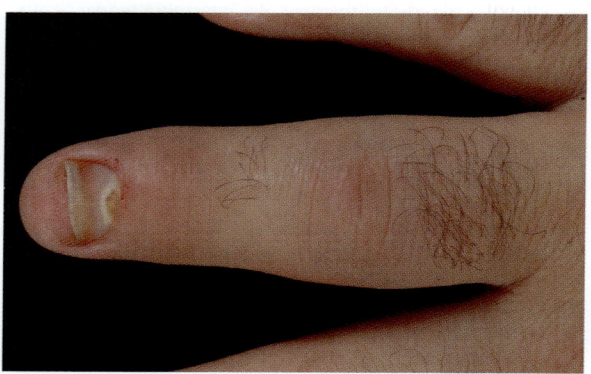

Psoriasis arthropathica. Seit ca. 10 Monaten bestehende, schmerzhafte Schwellung des linken Daumens, bei einem 51-jährigen Patienten mit seit 15 Jahren bestehender Psoriasis vulgaris. Betroffen ist v.a. der Bereich des Interphalangealgelenkes. Nebenbefundlich zeigt sich Onychodystrophia psoriatica.

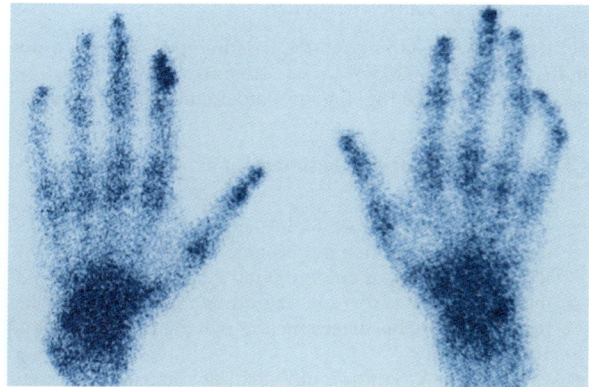

Psoriasis arthropathica. Skelettszintigramm, vermehrte Radionuklidanreicherung im Bereich mehrerer Endphalangen und Handwurzelknochen.

Psoriasis arthropathica. Tabelle 1. Formen der Psoriasisarthritis (nach Moll und Wright)

Klinische Formen	Häufigkeit der Manifestation (%)
DIP und PIP-Befall wie Heberden- und Bouchard-Polyarthrose	6
Deformierende mutilierende Polyarthritis	5
Symmetrische Polyarthritis	25
Asymmetrische Oligoarthritis	
Arthritis mit Achsenskelettbefall wie Sakroiliitis, Spondylitis, HLA-B27	20

Psoriasis arthropathica. Tabelle 2. Stufentherapie bei Psoriasis arthropathica

Stufe	Therapeutische Maßnahmen
I	Physiotherapeutische Maßnahmen
	Nichtsteroidale Antiphlogistika
	Glukokortikoid-Injektionen intraartikulär
II	Wie Stufe I, zudem Basistherapeutika wie Sulfasalazin oder Gold
	Alternativ: Fumarsäure
	Intermittierender Glukokortikoid-Stoß systemisch
III	Wie Stufe I, zudem Methotrexat
IV	Ciclosporin als Ultima ratio

Nichtsteroidale Antirheumatika: Infrage kommen Indometacin (z.B. Amuno) 100-150 mg/Tag, Diclofenac (z.B. Voltaren Drg.) 100-200 mg/Tag oder Ibuprofen (z.B. Ibuprofen Klinge Drg.) 800-1200 mg/Tag p.o.; diese Therapien bedarfsorientiert oder regelmäßig einsetzen.
- Glukokortikoid-Stoßtherapie: Bei intermittierender Schubaktivität Glukokortikoidstoß mit Prednisonäquivalent (z.B. Decortin) 40 mg/Tag p.o., alle 3 Tage um 5 mg reduzieren.

> **Cave:** Magenschutz mit z.B. Riopan Gel.

> **Merke:** Jede mittelschwer oder schwer verlaufende, klinisch aktive Psoriasisarthritis bedarf einer Basistherapie!

- Methotrexat: Bei schwerem Verlauf Methotrexat (z.B. Lantarel Tbl.) 10-20 mg/Woche p.o. oder i.m. (Gesamtdosis max. 1,5 g!).
- Fumarsäureester: Alternativ Versuch mit Fumaraten 1000-1200 mg/Tag p.o. (z.B. Fumaderm), einschleichend dosieren. Besserung der Symptomatik nach etwa 2-3 Monaten.
- Kombinationstherapie: Gerade beim akuten Schub hat sich die Kombination von MTX und Fumaraten bewährt. Nach circa 3-4 Monaten, nach Abfangen des akuten Schubes, kann MTX weggelassen werden, die Fumadermtherapie wird fortgeführt. Eine engmaschige Laborkontrolle ist selbstverständlich.

Bei therapierefraktärem Schub „Pulstherapie" mit hoch dosierten Glukokortikoiden i.v. wie Prednisolon (z.B. Solu Decortin H) 500-1000 mg/Tag an 3 aufeinander folgenden Tagen.

> **Merke:** Glukokortikoide sind nicht in allen Fällen erfolgreich!

- Basistherapie: Perorale Goldtherapie (z.B. Auranofin) 6 mg/Tag p.o. Falls nach 4-6 Monaten keine Besserung eintritt, kann die Dosis auf 9 mg/Tag p.o. erhöht werden. Alternativ: Sulfasalazin (z.B. Azulfidine): Initial 500 mg/Tag p.o., wöchentliche Steigerung um 500 mg bis max. 2-3mal 1000 mg/Tag.
- Ciclosporin A (Sandimmun): Sehr gut wirksam und indiziert bei schweren Formen (Dosierung: 2,5 mg/kg KG/Tag p.o.).
- Etanercept (z.B. Enbrel): Bei therapieresistenten Fällen.
- Leflunomid (z.B. Arava) initial 100 mg/Tag über 3 Tage, dann 20 mg/Tag. Im Vergleich mit Sulfasalazin bzgl. Wirksamkeit und Sicherheit existieren vergleichbare Resultate (TOPAS-Studie). Therapeutische Wirkung ist nach 4-6 Wochen zu erwarten.

> **Merke:** Wichtig: Bei Schwangerschaft und Kinderwunsch muss auf eine Basistherapie verzichtet werden. Antikonzeption ist bei allen Basistherapeutika angezeigt, bei zytotoxischen Substanzen auch beim Mann.

Operative Therapie
Bei rezidivierenden Gelenkergüssen sind ggf. Synovektomien, Sehnen- oder Arthroplastiken erforderlich.

Diät/Lebensgewohnheiten
Weglassen von tierischem Eiweiß im Sinne einer lactovegetabilen Kost. Fleisch, Fisch oder Eier sollten maximal 2mal/Woche gegessen werden. Ungesättigte Fettsäuren scheinen bei milderen Verlaufsformen Gelenkschmerzen, Juckreiz, Rötung und Schuppung zu lindern.

Hinweis(e)
Tumornekrosefaktor-α Inhibitoren (Infliximab, Etanercept) werden zur Behandlung der Psoriasis-Arthritis eingesetzt. Beschrieben wurde das Auftreten von psoriasiformen oder ekzemartigen Hautveränderungen unklarer Genese unter der Therapie mit diesen Inhibitoren. Dieses wurde in einer Studie mit 8 Probanden untersucht. Die Autoren postulieren, dass die psoriasiformen Hautveränderungen eher als Arzneimittelreaktionen zu interpretieren sind und nicht durch die Psoriasis kausal induziert werden.

Psoriasis capitis L40.8

Synonym(e)
Psoriasis capillitii

Definition
Sehr häufig vorkommende isolierte Psoriasis vulgaris am behaarten Kopf.

Lokalisation
Behaarter Kopf, insbes. im Bereich der Parietalia, mit Über-

Psoriasis capitis

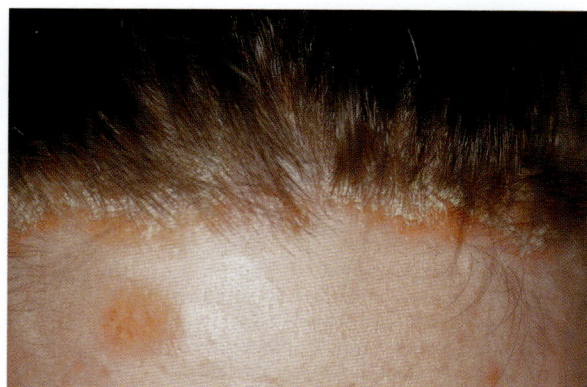

Psoriasis capitis. Disseminierte, chronisch stationäre, über den Haaransatz hinausreichende, rote Plaques mit kräftiger, weißlicher Schuppung. Zeitweise Juckreiz.

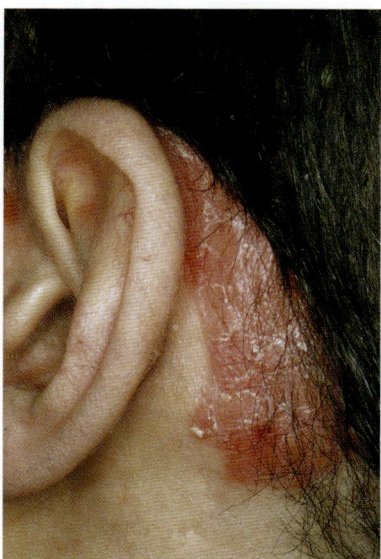

Psoriasis capitis. Solitäre, chronisch stationäre, scharf begrenzte, silbrig schuppende Plaque, die über den Haaransatz hinausgeht. Mitbefall von Prädilektionsstellen am übrigen Körper.

griff auf die Stirnhaargrenze, seitliche Haargrenzen und die unbehaarte Haut.

Klinisches Bild
Scharf begrenzte, stark schuppende, erythematosquamöse Herde. An Stirnhaargrenze und seitlichen Haargrenzen greifen die psoriatischen Veränderungen auf die unbehaarte Haut über, ggf. mit Haarausfall.

Differenzialdiagnose
Tinea capitis.

Komplikation
Bei stark ausgeprägter Schuppenbildung kann es zum Abbrechen der Haare kommen.

Therapie

> **Merke:** Wiederholte Pflege der Kopfhaut mit einer O/W-Emulsion!

Externe Therapie
Zunächst abschuppende Therapie, z.B. Behandlung mit 2-5% Salicylsäure-haltigen Gelen (z.B. Squamasol-Gel, Stieproxal Shampoo) oder Kopfkappe (z.B. Lygal Kopfsalbe N).

- Milder Befall: Behandlung mit 2-5% Salicylsäure-haltigem Gel (z.B. Squamasol-Gel) oder Shampoo (Stieproxal), das 2-3mal/Woche auf dem Kapillitium verteilt wird. 20-30 Min. belassen und anschließend mit klarem Wasser ausspülen. Nachpflege der befallenen Kopfhaut mit Liquor carbonis detergens-(LCD) haltiger O/W-Emulsion **R154**. Im Wechsel 2mal/Woche mit teerhaltiger Kopfhautpackung und -waschung (z.B. Tarmed-Shampoo). Stets darauf achten, dass durch die Therapie die Kopfhaut nicht zu stark irritiert wird (Juckreiz!).
    - Vitamin A- oder D-Derivate lokal: Tazarotene (Zorac 0,05-0,1%) 1mal/Tag oder lokale Vitamin D_3- Analoga. Hier sind Lösungen, z.B. Psorcutan Lösung 2mal/Tag oder Emulsionen, Curatoderm Emulsion, 1mal/Tag, zu bevorzugen.
    - Indikation bei Erwachsenen und Kindern >12 Jahre mit Befall der behaarten Kopfhaut.
- Mittlerer Befall: Kopfhaut mit Salicylsäure-haltigem Präparat (z.B. Lygal Kopfsalbe) 2-3mal/Woche über Nacht behandeln. Kopf mit TG-Schlauchverband abdecken (Verunreinigung des Kopfkissens). Am Morgen mit teerhaltigem Shampoo (z.B. Tarmed) oder Flüssigsyndet (z.B. Seba-med flüssig) auswaschen. Bei „Dithranol-erfahrenen" Patienten kann 1-2mal/Woche ein Dithranol-haltiges Präparat über 7-8 Std. oder als Kurzzeittherapie über 2-3 Std. (z.B. **R074**) angewendet werden.

> ⚠ **Cave:** Verfärbungen bei heller Haarfarbe!

- Starker Befall: Das Kapillitium zunächst mit mittelstarkem Glukokortikoid in Gelgrundlage wie 0,1% Dexamethason Gel **R063** mehrstündig (z.B. über Nacht) unter Folie okklusiv behandeln. Das Gel kann mit klarem Wasser ausgespült werden. Auch hierbei empfiehlt es sich immer wieder, die Kopfhaut mit einer O/W-Emulsion zu pflegen (z.B. nach dem Auswaschen des Dexamethason-Gels wenige ml einer Lotion [z.B. Abitima Lotion, Excipial U Hydrolotio, Sebamed Lotion] auf der Kopfhaut verteilen; Haar trocken föhnen). Alternativ Anwendung eines steroidhaltigen Shampoos (Clobex Shampoo) oder von Salicylsäure-Öl 2/5 oder 10% mit Triamcinolonacetonid 0,1% **R223**. Im Anschluss Therapie mit Tazarotene oder Calcipotriol-Lösung. Bei verständigen Patienten kann auch ambulant ein Versuch mit einer 0,25-2,0% auswaschbaren Dithranol-Salbe (**R073**) durchgeführt werden. Wichtig ist die Signatur mit den Hinweisen auf die Dithranol-Nebenwirkungen. Beginn mit einer 0,25% Salbe (initial ggf. auch geringere Dosierung), alle 2 Wochen auf die doppelte Konzentration steigern!
- Sehr starker Befall mit nässender Psoriasis: Initial Betamethason-haltiges Gel (z.B. Diprosis Gel) über mehrere Tage unter Folienokklusion. Zwischenzeitlich Haare mit Teershampoo (z.B. Tarmed) auswaschen. Alternativ Anwendung eines steroidhaltigen Shampoos (Clobex Shampoo) im täglichen Wechsel mit Teershampoo. Anschließend unter den standardisierten stationären Bedingungen Übergang auf eine auswaschbare Dithranol-Salbe s.o.

Bestrahlungstherapie
Zusätzlich zu der externen Behandlung hat sich der Einsatz lokaler UVB-Strahlen bewährt. Im Bereich des behaarten Kopfes bieten sich die sog. UV-Kämme an (z.B. Firma Hönle, Saalmann).

Interne Therapie
Bei Therapieresistenz ist eine Systemtherapie mit Fumarsäureester (Fumaderm) oder Acitretin (Neotigason) angezeigt.

Prognose
Häufig rezidivierender Verlauf.

Psoriasis der Nägel L40.8

Definition
An einem oder mehreren Nägeln auftretende psoriatische Nagelveränderungen.

Vorkommen/Epidemiologie
Bei etwa 30% aller Psoriasispatienten, bei 70% aller Patienten mit Psoriasisarthritis.

Klinisches Bild
- Akute Form: Intensive Entzündung der distalen Phalanx mit Deformierungen der Nagelplatte bis hin zum Verlust des Nagels.
- Chronische Formen:
  - Nagelmatrixpsoriasis:
    – Tüpfelnägel
    – Onychodystrophia psoriatica.
  - Nagelbettpsoriasis:
    – Psoriatischer Ölfleck
    – Onycholysis psoriatica.
  - Psoriatischer Krümelnagel (parakeratotisch krümeliger Nagel als Extremvariante eines psoriatischen Nagelbefalls) bei gleichzeitigem Auftreten von Nagelmatrix- und Nagelbettpsoriasis.
  - Nagelfalzpsoriasis.

Diagnose
Das klinische Bild ist im Zusammenhang mit weiteren psoriatischen Erscheinungen beweisend. Ausschluss einer Tinea unguium.

Therapie allgemein
Die Behandlung der Nagel-Psoriasis ist äußerst schwierig und langwierig und erfordert somit viel Geduld. Die Patienten müssen leider lernen mit der psoriatischen Onychodystrophie über eine längere Zeit zu leben. Die äußere Therapie verspricht nur bei leichteren Formen Erfolg.
- Meiden von Provokationsfaktoren (aggressive Maniküre oder Pediküre, Manipulationen am Nagelhäutchen).
- Nägel kurz schneiden, insbes. bei Patienten, die in Beruf/Haushalt/Hobby mit manuellen Tätigkeiten konfrontiert sind.
- Vor dem Schneiden die Nägel waschen und einfetten (z.B. Linola Fettsalbe), damit sie weniger splittern.
- Falls erforderlich, brüchige Nägel erst nach einem lauwarmen Öl- oder Teerbad (Linola Fett Ölbad, Balneum Hermal Ölbad, Ichtho Bad) schneiden.
- Quer-Rillen oder verdickte Nägel von erfahrenen Medizinischen Fußpflegern abfräsen lassen.
- Leichtes, weites Schuhwerk tragen, das nicht auf die betroffenen, verformten Fußnägel drückt.

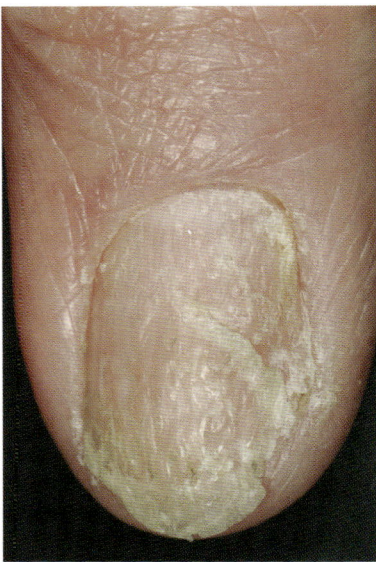

Psoriasis der Nägel. Aufhebung der Integrität der Nagelplatte, stattdessen bröckeliges Nagelmaterial. Stellenweise Verdickung der Nagelplatte sowie Aufsplitterung im distalen Bereich.

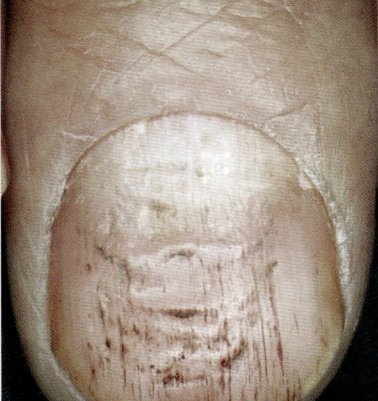

Psoriasis der Nägel. Tüpfel und subunguale Hyperkeratosen, auch Splitterhämorrhagien am freien Nagelende sowie Onycholysen. Entsprechende Psoriasisläsionen am Integument, insbes. den Prädilektionsstellen.

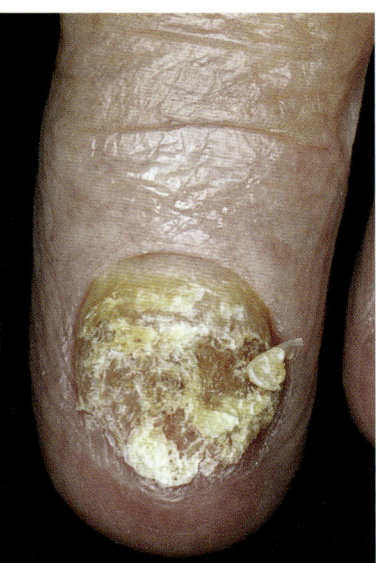

Psoriasis der Nägel. Krümelige Zerstörung der Nagelmatrix (fortgeschrittene Onychodystrophie) bei schwerem psoriatischem Befall des Integuments.

- Künstliche Fingernägel als optische Verschönerung sind möglich.
- Bei psoriatischen „Krümelnägeln" Okklusivbehandlung mit 40% Harnstoff-Paste, z.B. R110 für 10-14 Tage aufweichen und durch eine Fachkraft abfräsen lassen.

Externe Therapie
- Bei leichteren Formen Versuch mit Calcipotriol Lösung/Salbe (z.B. Daivonex, Psorcutan Lösung) 1mal/Tag, vorzugsweise abends anwenden, möglichst okklusiv (Fingerlinge, Handschuhe, Varihesive extra dünn) für mindestens 4-6 Monate.
- Alternativ Applikation topischer Glukokortikoide z.B. Ecural Lösung/Fettcreme in gleicher Weise. Alternativ Versuch mit Sertaconazol Nagelpflaster (Zalain Nagelpflaster; auf Nagelgröße zuschneiden und 1mal/Woche wechseln).
- Bei schwereren Formen empfiehlt sich der lokale Einsatz von 1% 5-Fluorouracil oder einer Lösung mit 1% 5-Fluorouracil + Salizylsäure oder Harnstoff (Off-Label-Use). Lösung einmal täglich auftragen, anschließend Okklusivverband. Mögliche Nebenwirkungen sind Rötung, Juckreiz und schmerzhaftes Brennen.
- Elektrotherapie: Die Interferenzstromtherapie wird auch bei Nagelpsoriasis als erfolgreich beschrieben (Fa. NEMECTRON; Fa. IONTO-COMED).
- Unterspritzung (medial und lateral unterhalb der Matrix und unterhalb der Nagelplatte ein Depot von jeweils 0,05-0,1 ml setzen) mit Triamcinolonacetonid (z.B. Volon A) in Leitungsanästhesie nach Oberst. Ggf. Wiederholung nach 3-6 Monaten.

Bestrahlungstherapie
PUVA-Creme-Therapie und systemische PUVA-Therapie sind oft gut wirksam. In Ausnahmefällen Radiatio mit Röntgenweichstrahlen (als Therapiemethode anerkannt, Dosierung 3-4,5 Gy, oft gut wirksam, nur von Ärzten anzuwenden, die mit dieser Methode Erfahrung haben).

Interne Therapie
Bei schwerer therapieresistenter Nagelpsoriasis ist eine systemische Therapie Methode der Wahl, da Externa oft nicht ausreichend erfolgreich sind. Gute Erfolge bis hin zur vollständigen Erscheinungsfreiheit im Rahmen einer (langfristig anzusetzende Therapie >8-12 Monate) internen Therapie der Psoriasis sind für Fumarsäureester, Ciclosporin A beschrieben. Auch unter der Therapie mit Biologika (z.B. Etanercept, Infliximab) konnten innerhalb einer Jahrefrist (!) bei etwa der Hälfte der Patienten eindrucksvolle Erfolge erzielt werden. Bei gleichzeitiger Psoriasisarthritis ist eine Kombination mit Methotrexat zu erwägen.

Hinweis(e)
Die psoriatische Onychodystrophie wird häufig als zu vernachlässigendes „sekundäres Problem" gesehen. Dabei kann die klinische Problematik durch Stigmatisierung, Einschränkungen alltäglicher Aktivitäten, Sekundärinfektionen und Schmerzen durchaus eine ernstzunehmende klinische Größe erreichen. Hinsichtlich einer isolierten Nagelpsoriasis ist das Nutzen-Risiko-Profil einer internen Therapie zu bedenken!

Psoriasis, Erythema-anulare-centrifugum-artige
L40.8

Synonym(e)
Erythema circinatum recidivans

Definition
Der Psoriasis pustulosa generalisata nahestehende Psoriasisform mit charakteristischen anulären Herden.

Lokalisation
Vor allem die Extremitäten sind befallen.

Klinisches Bild
Scharf begrenzte, unterschiedlich konfigurierte, sukkulente Erytheme mit dicht stehenden Papeln. Zentrale Abheilung, periphere Progredienz; nach innen gerichtete Schuppung (Collerette-Schuppung).

Differenzialdiagnose
Erythema necroticans migrans, Erythema anulare centrifugum.

Therapie
S.u. Psoriasis vulgaris.

Prognose
Chronisch rezidivierender Verlauf, Übergang in Psoriasis vulgaris möglich.

Psoriasis follicularis
L40.8

Synonym(e)
Psoriasis follicularis spinulosa

Definition
Psoriasis vulgaris mit kleinsten, follikulär gebundenen Psoriasisherden, meist akuter Schub einer Psoriasis vulgaris. S.a.u. Psoriasis lichenoide.

Manifestation
Selten, vor allem bei Kindern und nach Streptokokkeninfekten auftretend.

Differenzialdiagnose
Pityriasis rubra pilaris; Lichen planus follicularis.

Therapie
S.u. Psoriasis guttata.

Psoriasis geographica
L40.0

Definition
Form der Psoriasis vulgaris mit großen, landkartenartigen Herden.

Therapie
S.u. Psoriasis vulgaris.

Psoriasis guttata
L40.40

Definition
Form der Psoriasis vulgaris mit disseminierten, tropfengroßen Psoriasisherden. Bei Weiterwachsen der Herde Übergang in Psoriasis nummularis.

Ätiologie

Beschrieben ist die Assoziation mit dem high-risk PSORS1-Gen, das auf dem Genlokus 6p21.3 kartiert ist. Meist wird die Manifestation durch vorherige Streptokokkeninfektion ausgelöst (diskutiert werden streptogene Antigene mit Strukturähnlichkeiten zu Keratinozytenproteinen), seltener durch vorhergegangene virale Infektionen (z.B. Zoster) verursacht.

Manifestation

Bei Kindern, Jugendlichen und Erwachsenen auftretend.

Lokalisation

Meist an Stamm und den streckseitigen Extremitäten auftretend. Gesicht und Schleimhäute sind frei. Das Kapillitium kann mitbeteiligt sein.

Klinisches Bild

Akutes oder chronisch-rezidivierendes Exanthem mit 0,1-1,5 cm großen stamm- und extremitätenverteilten roten oder grau-roten Papeln die zu größeren Plaques auswachsen oder konfluieren. Typisch ist eine kräftige weißliche Schuppung, die sich auch bei punktförmigen Frühläsionen leicht auskratzen lässt. Das Auspitz-Phänomen als feste klinische Größe ist stets nachweisbar! Die Psoriasis guttata zeigt als instabile Psoriasis häufig einen isomorphen Reizeffekt (Köbner-Phänomen). Sie kann als Erstmanifestation oder im Rahmen einer bereits existierenden Psoriasis vulgaris auftreten. Klinisch sind Streptokokken-Infekte (Tonsillen) oder andere Akutinfekte (Harnwegsinfekte) auszuschließen.

Therapie allgemein

S.u. Psoriasis vulgaris. Wichtig ist die Suche und Sanierung eines evtl. Fokalgeschehens; ggf. Tonsillektomie.

Externe Therapie

Klassische Lokalbehandlung mit Dithranol-Schema, s.u. Psoriasis vulgaris. Die Guttata-Psoriasis zeigt ein gutes Ansprechen auf die Dithranol-Lokaltherapie, die als Therapie der ersten Wahl anzusehen ist.

Bestrahlungstherapie

Phototherapie mit UV-Strahlen, insbes. UVB Schmalband (z.B. 311 nm) über 2-3 Monate mit 3-5 Behandlungen/Woche. Alternativ: PUVA-Therapie über 2-3 Monate mit 3-4 Behandlungen/Woche.

Prognose

Chronischer Verlauf in 30-70% der Fälle.

Psoriasis gyrata L40.8

Definition

Form der Psoriasis vulgaris mit bogenförmigen, gyrierten Psoriasis-Herden, die durch Konfluenz einzelner Psoriasisherde entstanden sind.

Psoriasis intertriginosa L40.84

Definition

Ausschließlich die Intertrigines befallende Form der Psoriasis vulgaris.

Klinisches Bild

Scharf begrenzte, gehäuft juckende, erythematöse Hautveränderungen, häufig Mazeration, die typische Schuppung fehlt in der Regel.

Differenzialdiagnose

Analekzem, Candidose, Tinea pedum.

Therapie

Therapeutisch schwierig, unterschiedliche Therapiestrategien entsprechend der Akuität.

Externe Therapie

- Milde Form: Bei wenigen, kleineren, beschwerdelosen intertriginösen Plaques lediglich pflegende Externa. Bewährt hat sich die Anwendung von einfacher Zinksalbe R296. Reinigung der befallenen intertriginösen Areale mit Erdnuss- oder Rizinusöl. Bei mykotischer Überlagerung empfiehlt sich 1% Clotrimazol in Zinksalbe R058.
- Alternativ kann eine Calcipotriol-haltige Salbe (z.B. Daivonex, Psorcutan) angewendet werden (Reizpotential der Salben beachten!). Calcipotriol und Tazarotene reizen intertriginös in der Regel zu stark. Versuchsweise kann Tacalcitol (Curatoderm) 1mal/Tag eingesetzt werden.
- Alternativ ist der Einsatz der Calcineurininhibitoren Tacrolimus und Pimecrolimus zu erwägen (Off-Label-Use). Die klinischen Ergebnisse sind bemerkenswert gut.

  > **Cave:** Hohe Therapiekosten! Wegen der nicht bekannten Langzeitwirkungen von Calcineurininhibitoren und der im Tierversuch nachgewiesenen Kanzerogenität von Pimecrolimus ist die Indikation für die Therapie mit Calcineurininhibitoren aber äußerst streng zu stellen!

- Großflächige, wenig gereizte Form: Nichtaggressive Lokaltherapie. Initial Anwendung einer Zink-Salbe. Adstringierende Sitzbäder mit synthetischer Gerbsäure (z.B. Tannolact-Lösung, Tannosynt flüssig). Reinigung der Areale mit reinem Oliven-, Rizinus- oder Erdnussöl. Anlegen eines Verbandes (am besten Mullkompressen, TG-Schlauchverband oder Baumwollunterhose). Falls kein befriedigender Behandlungserfolg erzielt werden kann, ist die Anwendung einer weichen Dithranol-Zinkpaste zu empfehlen: Anwendung über Nacht; Beginn mit einer 0,05% weichen Dithranol-Zinkpaste R078 ggf. Steige-

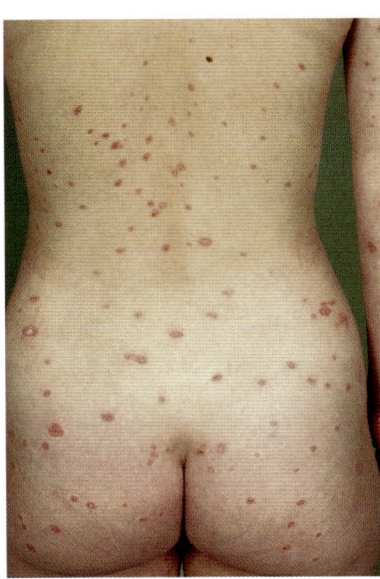

Psoriasis guttata. Akut auftretende, 1-15 mm große, rötliche, raue Papeln oder Plaques mit feinlamellöser Schuppung am Stamm und proximal an den Extremitäten einer 24-jährigen Frau. Langjähriger chronischer schubweiser Verlauf. Schubauslösung v.a. durch Infekte oder starken Stress.

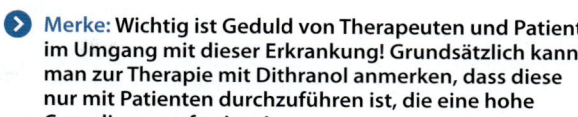

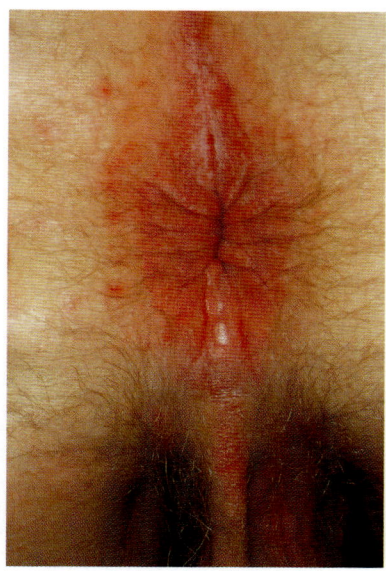

Psoriasis intertriginosa. Umschriebene, scharf begrenzte, rote, raue Plaque mit Erosionen und Mazeration sowie Ausbildung einer Rhagade im Bereich der Rima ani. Erhebliche Beschwerdeproblematik und Therapieresistenz.

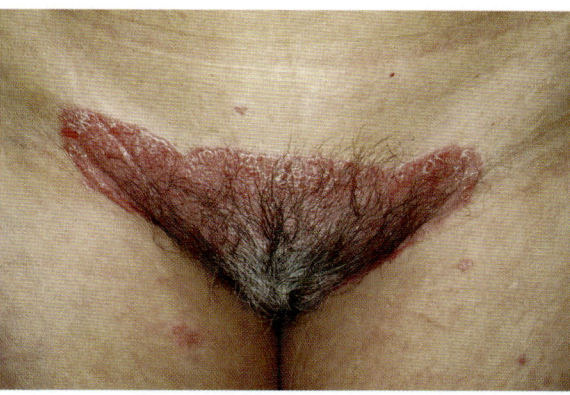

Psoriasis intertriginosa. Solitäre, chronisch stationäre, großflächige, scharf berandete, insbes. nach Schwitzen juckende, homogene, rote, raue, schuppende Plaque. Weitere, gleichartige Hautveränderungen an Ellenbogen und Knien. Bislang äußerste Therapieresistenz.

rung der Konzentration nach 1 Woche (z.B. auf 0,1% Dithranol).
- Großflächige, irritierte, ggf. nässende Form: Ausschluss überlagernder Mykosen durch Abstrich und Kultur! Bei Verdacht kurzfristig Kombinationspräparat Glukokortikoid/Azol-Antimykotikum (z.B. Vobaderm Creme). Nach Abklingen der akuten Phase Ausschleichen des Glukokortikoidexternums; wechselweise Behandlung mit reiner Grundlage, schließlich pflegende Therapie.

> **Merke:** Höherpotente Glukokortikoide sind in Langzeitanwendung im Genito-Analbereich zu vermeiden!

Okklusiveffekt durch die besondere Topographie mit großer Gefahr der Steroidatrophie! Nach Abklingen der Akutsituation ist die Anwendung einer weichen Dithranol-Zinkpaste zu empfehlen (Anwendung insbes. über Nacht). Auf die Gefahr der Wäscheverschmutzung ist hinzuweisen. Beginn mit einer 0,05% weichen Dithranol-Zinkpaste R078. Ggf. Steigerung der Konzentration nach 1 Woche, z.B. auf 0,1% Dithranol R078, R070. Therapieergänzend sind regelmäßige adstringierende Sitzbäder (z.B. mit Tannolact) oder Kleiebäder (z.B. Töpfer Kleiebad) gut geeignet.

> **Merke:** Wichtig ist Geduld von Therapeuten und Patient im Umgang mit dieser Erkrankung! Grundsätzlich kann man zur Therapie mit Dithranol anmerken, dass diese nur mit Patienten durchzuführen ist, die eine hohe Compliance aufweisen!

Interne Therapie
Falls diese Maßnahmen nicht ausreichen, kann bei hochirritierter, großflächiger und therapieresistenter, intertriginöser Psoriasis eine antipsoriatische Systemtherapie mit Fumaraten eingesetzt werden (Therapiemodalitäten s.u. Psoriasis vulgaris).

Psoriasis inversa · L40.83

Definition
Manifestationsform der Psoriasis mit überwiegendem oder ausschließlich beugeseitigem Befallmuster. Inverse Psoriasismanifestationen können sowohl bei der Psoriasis vulgaris als auch bei der Psoriasis pustulosa oder der Psoriasis arthropathica auftreten.

Einteilung
Folgende klinische Typen werden unter dem Begriff der Psoriasis inversa subsumiert:
- Psoriasis palmaris et plantaris
- Psoriasis intertriginosa
- Psoriasis pustulosa palmaris et plantaris (Typ Königsbeck-Barber)
- Psoriasis pustulosa palmaris et plantaris (Typ Pustulöses Bakterid Andrews).

Therapie
S.u. Psoriasis vulgaris; Psoriasis intertriginosa.

Externe Therapie
In Einzelfällen wurden Patienten topisch mit Tacrolimus bzw. Pimecrolimus erfolgreich behandelt (Off-Label-Use) (s. Calcineurininhibitoren).

Psoriasis palmaris et plantaris · L40.3

Synonym(e)
Psoriasis palmoplantaris

Definition
Klinische Variante der Psoriasis mit Manifestation an Handinnenflächen und/oder Fußsohlen.

Einteilung
Je nach klinischer Morphe unterscheidet man:
- Pustulöser Typ (Psoriasis pustulosa palmaris et plantaris)
- Keratotischer Typ
- Dyshidrotischer Typ (Psoriasis dyshidrotica).

Vorkommen/Epidemiologie
Etwa 10-15% der Psoriatiker weisen palmoplantaren Befall auf.

Ätiologie
Chronische mechanische Belastung scheint bei entsprechender Disposition ein mitauslösender Faktor zu sein.

Klinisches Bild
Scharf begrenzte, erythematöse Plaques an Palmae und Plantae. Die Effloreszenzen innerhalb dieser Plaques unterscheiden sich je nach Variante:
- Pustulöser Typ (Typ Königsbeck-Barber): Scharf begrenzte Erythemplaques mit zahlreichen weiß bis gelblich eingetrübten, sterilen Pusteln und klaren, sog. dyshidrotischen Bläschen. Das Leistenrelief geht im Herd verloren, die Haut erscheint glatt atrophisch. Die Herde finden sich in der Regel in der Hohlhand und im Bereich des Fußgewölbes an den nicht druckbelasteten Stellen.
- Keratotischer Typ: Inmitten der scharf begrenzten Erythemplaques imponiert eine kräftige Hyperkeratose. Bei längerem Bestand dieser Herde kommt es infolge des Elastizitätsverlustes bei mechanischer Belastung zu tiefen, schmerzhaften, blutenden Rhagaden. Die hyperkeratotischen Plaques finden sich insbesondere im Bereich des Thenars und Hypothenars, an den Fußsohlen im Bereich der druckbelasteten Areale.
- Dyshidrotischer Typ: Inmitten der Erythemplaques finden sich unzählige klare, im Hautniveau gelegene, sog. dyshidrotische Bläschen.

Histologie
S.u. Psoriasis vulgaris.

Diagnose
Klinisches Bild mit scharfer Begrenzung zum Handgelenk! Histologische Untersuchungen sind bei den wenig entzündlichen hyperkeratotischen Formen wenig aussagekräftig. Bei dyshidrotischer Komponente Schwierigkeit bei Abgrenzung zum dyshidrotischen Handekzem. Pustelbildung spricht für Psoriasis pustulosa.

Differenzialdiagnose
Je nach Variante: Pustulöses Bakterid Andrews, Impetiginisiertes dyshidrotisches Handekzem (s. Ekzem, dyshidrotisches), Hyperkeratotisch-rhagadiformes Ekzem, Schwielen (Druckschwielen), Keratosis palmoplantaris, Arsenkeratosen, Tinea manuum bzw. Tinea pedum, papulosquamöses Syphilid, Reiter-Syndrom, Lichen planus.

Komplikation
Schmerzhafte Rhagadenbildungen, Nagelbefall mit schmerzhaften Paronychien, psoriatische Arthritis der Finger- oder Handgelenke.

Therapie
- Keratotischer Typ:
  - Bei dieser eminent chronischen, wenig entzündlichen Plaquepsoriasis stehen keratolytische, chemische und physikalische Maßnahmen im Vordergrund. Initial können hoch konzentrierte (10-20%) reine Salicylsäure-Salben, Salicylsäure/Kochsalz und Harnstoff-Salbenkombinationen teils mit, teils ohne Okklusion gute Dienste leisten R227 R107. Hierbei sollten die Salben in einer dicken Schicht auf die Hand-/Fußflächen aufgetragen werden. Okklusion am besten mit Einmal-Plastikhandschuh (als Einmalware rezeptieren, Finger des Handschuhs abschneiden, Baumwollhandschuh darüberziehen) oder mit Okklusivfolie (Haushaltsfolie genügt). Okklusion zunächst über 2mal 2-4 Std./Tag anwenden, Steigerung der Okklusionszeit ist später möglich.
  - Eine Alternative zu Salicylsäure-Salben sind Salicylsäure-Gels, die von einigen Patienten als angenehm

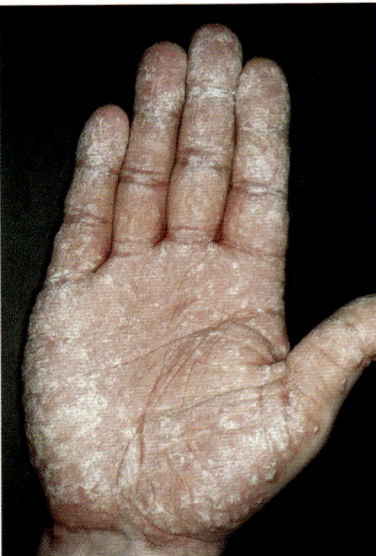

Psoriasis palmaris et plantaris. Chronische, scharf begrenzte (Handgelenk), flächenhafte, raue (schuppige) Plaques und Rhagaden. Bewegungseinschränkungen (Schmerzen beim Händewaschen). Es handelt sich um eine chronisch stationäre Variante der Psoriasis vulgaris mit Manifestation an Handinnenflächen und/oder Fußsohlen.

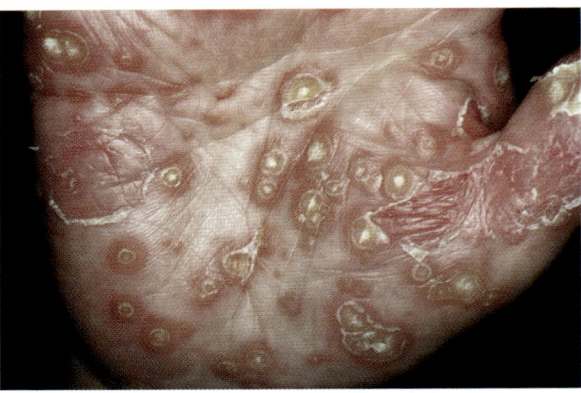

Psoriasis palmaris et plantaris. Akute, multiple, feste, rote, raue Papeln und Plaques mit fest haftender Schuppung. Bei dem Patienten war es 14 Tage zuvor zu einem massiven pustulösen Schub der vorbekannten Psoriasis gekommen.

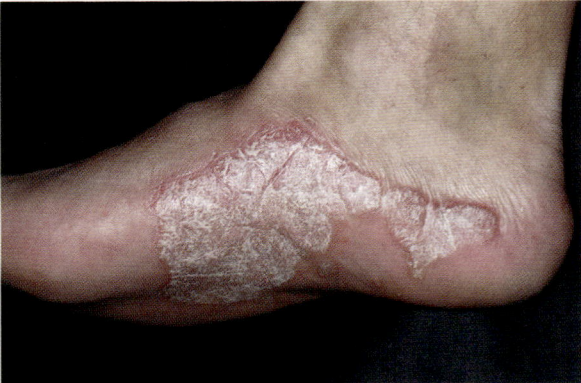

Psoriasis palmaris et plantaris. Scharf begrenzte, deutlich infiltrierte, raue Plaques mit Vergröberung der Hautfelderung. Im Randbereich akzentuierte Rötung. Flächige (parakeratotische) Schuppenauflagerung. Dieser Befund ist typisch für eine nicht vorbehandelte Psoriasis plantaris.

empfunden werden R216. Externe, ggf. okklusive Anwendung von Tazarotene (z.B. Zorac). Nach der Okklusivphase möglichst umgehend mechanisches Abtragen der angedauten Keratosen. Stationär kann dies mittels großer stumpfer Kürette durch erfahrenes Pflegepersonal erfolgen.

> **Cave:** Keine Verletzungen setzen!

Ambulant kann der Patient die vorbehandelten Keratosen mit einem Bimsstein abreiben, am besten nach vorausgegangenem 15 minütigem warmen Hand-Fußbad in einer Seifenlauge (zu empfehlen ist Kernseife). Die keratolytische Intensivtherapie kann durch wechselweise Okklusivmaßnahmen mit einer Glukokortikoidsalbe (z.B. Dermatop Fettsalbe, Ecural Salbe) noch verstärkt werden (initial 2mal/Tag); Okklusionsdauer jeweils 2-4 Std. Nach vollständiger Keratolyse verbleibt eine weitgehend normalkonfigurierte Haut mit läsionalem Erythem.
- Zur Stabilisierung und weiteren Besserung des Zustandes ggf. vorsichtige PUVA-Bad-Therapie (die Haut ist nach Keratolyse sehr UV-empfindlich; Verbrennungsgefahr!) anschließen. Lokaltherapie mit einer 10%igen Harnstoff-Kochsalzsalbe R107. Keratolysekuren müssen in Abständen von 7-10 Tagen wiederholt werden. Eine Kombination mit Calcipotriol oder Tazarotene ist möglich, allerdings sollten die Externa erst nach der UV-Bestrahlung aufgetragen werden.
- Rhagaden: Schmerzhafte, oftmals tiefe Rhagaden sind häufig. Auftreten in Spannungslinien der Handflächen durch Unflexibilität der hyperkeratotischen Haut (Haut bricht bei mechanischer Belastung wie trockenes Leder!). Behandlung durch Einstreichen mit Glukokortikoid-Salbe wie 0,25% Prednicarbat (z.B. Dermatop Fettsalbe). Überkleben mit Hydrokolloid-Folie (z.B. Varihesive extra dünn), 12 Std. belassen, schließlich Ablösen und hyperkeratotische Ränder vorsichtig mit scharfer Kürette (z.B. Fa. Stiefel) abflachen. Erneut glukokortikoidale Okklusivmaßnahme über 12 Std., Prozedur wiederholen. Anschließend Auftragen von Polyvidon-haltigen Wundsalben (z.B. Betaisodona Salbe). Unter dieser Therapie heilen auch bereits langzeitig persistierende Rhagaden ab. Der Patient wird schmerzfrei und kann Handflächen und Fußsohlen „normal" belasten. Analoges Vorgehen bei Rhagaden an den Fingerspitzen. Okklusivmaßnahmen (am besten mit Hydrokolloidfolien) sind unerlässlich.
- Pustulöser und/oder dyshidrotischer Typ:
  - Variable Schub- und Entzündungsaktivität. Externe Therapie im Akutstadium mit starken Glukokortikoidsalben wie 0,05% Clobetasol (z.B. Dermoxin Salbe) oder 0,1% Mometason (z.B. Ecural Salbe) unter stundenweiser Okklusion (s.o.). Okklusionsdauer 2mal 4 Std./Tag. Therapie über mehrere Tage.
  - Bei persistierender Schubaktivität ist die lokale Salbentherapie durch eine lokale PUVA-Therapie (als PUVA-Bad-Therapie) zu ergänzen. Eine Kombination mit Calcipotriol oder Tazarotene ist möglich, allerdings sollten die Externa erst nach der Photochemotherapie aufgetragen werden. Begleitend pflegende Lokalmaßnahmen (z.B. Asche Basis Salbe, Linola Fett). Unter dieser Therapie auftretende Schübe mit Glukokortikoidsalbe (z.B. Ecural Salbe) oder Glukokortikoidtinktur (z.B. Ecural Lösung, Dermatop Tinktur) abfangen.
  - Pustulöser und/oder dyshidrotischer Typ (Therapieresistenz):
    - Bei unzureichender Wirkung der Lokalmaßnahmen ist eine additive systemische Therapie anzusetzen. Hierbei richtet sich die Indikation zur Systemtherapie weniger nach dem absoluten Ausmaß oder der Akuität der Hauterscheinungen. Vielmehr muss in diese Entscheidung das Persönlichkeitsprofil sowie das berufsbedingte, persönliche Anforderungsprofil an intakte Hände und Füße mit eingehen (Beispiel: Zahnarzt, Handwerker, stehende Berufe u.a.).

Interne Therapie
- Parallel zu externen Maßnahmen Acitretin (Neotigason) 0,5 mg/kg KG/Tag p.o. Erhaltungsdosis individuell anpassen, möglichst jenseits stärkerer UAW. Dosierungen liegen erfahrungsgemäß bei 0,1 mg/kg KG/Tag p.o. Bei unzureichender Wirkung oder bei stärker exsudativen Formen hat sich die Behandlung mit Fumarsäureestern (Fumaderm) bewährt.
- Nur bei ausgeprägter Therapieresistenz und hoher Schubaktivität ist der Einsatz von Methotrexat (z.B. Lantarel) zu erwägen. Initale Dosierung bei 15 mg/Woche p.o., Erhaltungsdosis je nach Akuität der Symptomatik i.A. bei 2,5-5,0 mg/Woche p.o.
- Wird eine geringe Hautsymptomatik von klinisch relevanten und behindernden arthritischen Symptomen der Hand und/oder Fingergelenken begleitet, so ist der additive Einsatz von Methotrexat (15-25 mg/Woche p.o.) zu erwägen. Bei ungenügender Wirkung oder im Falle einer fatalen Therapiesituation (Überschreitung einer kumulativen Gesamtdosis, limitierende hepatoxische Nebenwirkungen, exzessive Vorschädigung der Leber) kann als Second-line Therapie Etanercept eingesetzt werden (Evidenzlevel D). Aufgrund der erheblichen Kosten und der nicht gesicherten Datenlage dieser Therapie empfiehlt es sich eine Zweitmeinung in einem ausgewiesen Klinikzentrum einzuholen!

Prognose
Chronisch rezidivierender Verlauf über Jahre oder Jahrzehnte.

Diät/Lebensgewohnheiten
Bei dyshidrotischer Begleitkomponente Nikotinabstinenz.

Psoriasisphänomene

Definition
Diagnostische Phänomene bei der Psoriasis vulgaris. S.u. Kerzenfleckphänomen, Phänomen des letzten Häutchens, Auspitz-Zeichen.

Psoriasis-Plaque-Test

Synonym(e)
Mikroplaque-Assay; PPT

Definition
Methode zur Testung der topischen, antipsoriatischen Potenz verschiedener Substanzen.

Indikation
S.u. Psoriasis vulgaris.

Durchführung

- Zunächst Auswahl chronisch-stationärer Plaques (vornehmlich an den Extremitäten) ohne entzündliche Randaktivität (Läsionen sollen vor Testung unbehandelt bleiben).
- Falls eine Vorbehandlung bestand, sollte bei topischen Applikationen eine 14-tägige, bei systemischer Behandlung eine 1-3-monatige Auswaschphase eingehalten werden (korrespondierend mit der Halbwertszeit).
- Dann separate Beurteilung der Schweregrade der Einzelsymptome (Rötung, Schuppung, Infiltration).
- Beurteilung nach folgendem Schema (0 = nicht vorhanden, 1 = leicht, 2 = mittel, 3 = schwer, 4 = sehr schwer).
- Addition jedes Punktewertes nach Einzelsymptomen.
- Summe entspricht der Ausgangsaktivität (100%).
- Anschließend tägliche Applikation der Prüfsubstanz (mit Positiv- und Negativkontrolle!), entweder offen oder okklusiv (z.B. mit Finn-Chambers).
- Tägliche vorsichtige Waschung der Testareale und bei okklusiver Durchführung Erneuerung der Finn-Chambers.
- Tägliche Bestimmung der Punktezahl für jedes Symptom.
- Wiederholung der Prozedur für insgesamt 5-15 Tage (abhängig von pharmakologischen Eigenschaften).
- Die finale Punktesumme entspricht der sog. Restaktivität (im Vergleich zur Ausgangsaktivität).

Hinweis(e)

- Modifikationen bestehen bzgl. der Anzahl der Testfelder, Größe der Areale, Applikationsform, Applikationsfrequenz, Gesamtdauer, Kombination mit systemischer Therapie etc.
- Aufgrund der Heterogenität der psoriatischen Hautveränderungen sollten die Prüfareale von Patient zu Patient rotieren. Topografische Einflüsse sollten damit minimiert werden.
- Die Evaluation der Testareale sollte nicht unmittelbar nach der Waschung erfolgen, sondern mit einer Latenz von einer Stunde. Schuppungen beispielsweise werden nach der Waschung nicht korrekt erfasst.
- Hautirritationen durch Pflaster sollten ausgeschlossen werden.

Psoriasis punctata   L40.8

Definition
Form der Psoriasis vulgaris mit disseminierten punktförmigen Psoriasisherden. Bei der Psoriasis punctata handelt es sich in der Regel um eine frisch schiebende Form der Psoriasis, ein Fokalgeschehen ist abzuklären. S.a. Psoriasis guttata.

Therapie
Entsprechend der Psoriasis vulgaris. Vor der Therapie sollte dringend eine komplette Fokussuche erfolgen.

Psoriasis pustulosa   L40.3

Definition
Pustulöse Form der Psoriasis.

Einteilung
Nach Lokalisation und Krankheitsbild unterscheidet man:
- Psoriasis pustulosa (generalisierter Typ):
    - Psoriasis pustulosa generalisata
    - Impetigo herpetiformis
    - Erythema-anulare-centrifugum-artige Psoriasis.
- Psoriasis pustulosa (lokalisierter Typ):
    - Psoriasis pustulosa palmaris et plantaris (Typ Königsbeck-Barber)
    - Psoriasis pustulosa palmaris et plantaris (Typ pustulöses Bakterid Andrews)
    - Acrodermatitis continua suppurativa (Hallopeau).

Psoriasis pustulosa generalisata   L40.1

Erstbeschreiber
von Zumbusch, 1910

Synonym(e)
Psoriasis pustulosa gravis Zumbusch; Psoriasis pustulosa vom Typ Zumbusch

Definition
Schwere exsudative Manifestation einer Psoriasis mit zahllosen, konfluierenden, sterilen Pusteln auf disseminierten Erythemen und stark gestörtem Allgemeinbefinden.

Vorkommen/Epidemiologie
Selten; gehäuft in Japan (Inzidenz: ca. 0,7/100.000 Einwohner).

Manifestation
Meist bei Erwachsenen nach dem 40. Lebensjahr auftretend.

Lokalisation
Das gesamte Integument, auch Palmae und Plantae, Mundschleimhaut, Schleimhäute der oberen Atemwege und Genitalschleimhäute können befallen sein.

Klinisches Bild
Konfluierende, stets sterile Pusteln auf erythematösem Grund. Periphere Ausbreitung der Herde mit pustulösem Randsaum. Im Bereich der Mundschleimhaut bestehen weißliche oder graue, umschriebene Herde, evtl. mit weißlichen Pusteln.

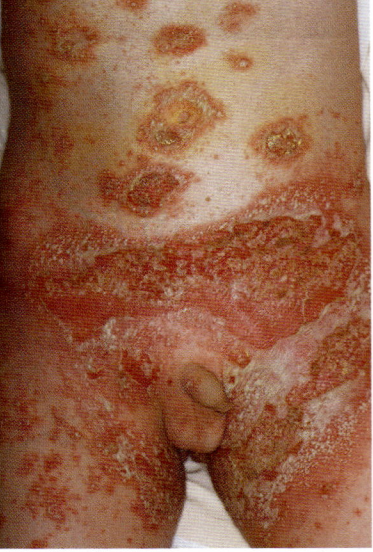

Psoriasis pustulosa generalisata. Eruption steriler Pusteln auf flächigen Erythemen im Bereich des Stammes. Multiple, z.T. großflächige Erosionen und weißliche Mazerationen. Nebenbefundlich bestehen hohe Temperaturen, reduzierter Allgemeinzustand, Leukozytose.

Histologie
Unilokuläre spongiforme Kogoj-Pusteln.

Differenzialdiagnose
Subkorneale Pustulose (Sneddon-Wilkinson), Pustulosis acuta generalisata, Toxisches Pustuloderm.

Komplikation
Bronchopneumonie, Leberstoffwechselstörungen, Eisenmangel.

Therapie allgemein
- Die Spannbreite des klinischen Erscheinungsbildes ist breit. Bei schwerer, ausgedehnter Pustulose gelten intensivmedizinische Kautelen in entsprechend eingerichteten Therapieeinheiten. Absetzen möglicher provozierender Medikamente, Fokussuche und -sanierung.
- Allgemeine Maßnahmen: Isolierung des Patienten, Schutzkleidung/Mundschutz für ärztliches/pflegerisches Personal, Monitoring, ausreichende Volumenzufuhr, Flüssigkeitsbilanzierung, Wärmezufuhr, exakte Temperaturregelung, Feuchtigkeitszufuhr in der Raumluft, Spezialbett zur Dekubitusprophylaxe/Lagerung auf Metalline Folie, Blasenkatheter, Dokumentation der Befunde.

> **Merke:** Regelmäßig intravenöse Zugänge kontrollieren und täglich wechseln (die Kontaminationsgefahr ist hoch)!

Externe Therapie
- Sulfadiazin-Silber-Creme (z.B. Flammazine) dünn auf befallene Areale (Erosionen) auftragen. Wunddebridement, nekrotische Hautpartien ablösen; Blasen steril punktieren und eröffnen. Gazegitter auf erosiven Wundflächen ggf. mit Antibiotikazusatz (z.B. Bactigras). Mundhygiene mit adstringierenden Flüssigkeiten (z.B. R255, Hexoral Lsg.). Mehrfach tgl. Augenhygiene mit desinfizierenden und adstringierenden Augentropfen (z.B. Solan Augentropfen). Zudem Dexpanthenol-haltige Augensalbe in dicker Schicht auftragen. Verklebungen mit Stieltupfer lösen.
- Pustulöse Haut kurzzeitig mit potentem Glukokortikoid behandeln wie 0,1% Betamethason R029 oder 0,05% Clobetasol Creme R054. In Leisten und Axillen 0,5% Hydrocortison-Zinkcreme R127. Nach Abklingen der pustulösen Schubaktivität Übergang auf blande Lokaltherapie mit hydrophilen Salben (z.B. Ungt. emulsif. aq.).

Bestrahlungstherapie
Nach Abklingen der Akutphase hat sich eine vorsichtige PUVA-Therapie bewährt, auch als PUVA-Bad-Therapie. Ggf. Versuch mit selektiver UVB-Schmalbandtherapie (z.B. 311 nm).

Interne Therapie
- Bei schweren Verläufen in den ersten Tagen voll bilanzierte parenterale Ernährung. Schema mit tgl. Applikation kolloidaler Lösung (1 ml/kg KG x befallene KO), Elektrolytlösung (physiologische Kochsalzlösung 1 ml/kg KG x befallene KO). Antibiose nach Antibiogramm.
- Bei stabiler Situation Übergang auf hochkalorische Flüssigkost (z.B. Meritene). Später Diät mit passierter Nahrung; keine Gewürze, keine Fruchtsäuren.
- Spezifische antipsoriatische Systemtherapie mit Acitretin (Neotigason) 0,5-1,0 mg/kg KG/Tag p.o., Reduktion auf niedrigst mögliche Erhaltungsdosis nach Klinik. Bei Therapieversagen Methotrexat (z.B. MTX) oder Fumarsäureester (Fumaderm). Priorität hat Methotrexat 25 mg/Woche i.v. wegen rascheren Wirkungseintritts!
- Ggf. ist eine Kombination aus Methotrexat und Fumarsäureestern möglich. Nach Abfangen des akuten Schubs kann die Therapie ggf. mit Fumarsäureestern alleine fortgeführt werden.
- Erfolge mit Infliximab (Off-Label-Use!) sind in einzelnen Kasuistiken beschrieben. S.a. Psoriasis vulgaris.

> **Merke:** Für diese Indikation ist Infliximab bereits in die Leitlinien der British Association of Dermatology aufgenommen!

- Begleitend sedierendes Antihistaminikum wie Promethazin 75-100 mg/Tag p.o. (z.B. Atosil Drg.) oder Dimetinden 2mal/Tag 4 mg i.v. (z.B. Fenistil).

> **Merke:** Keine Anwendung systemischer Glukokortikoide!

Psoriasis pustulosa palmaris et plantaris   L40.3

Erstbeschreiber
Königsbeck, 1917; Barber, 1936

Synonym(e)
Psoriasis pustulosa vom Typ Königsbeck-Barber

Definition
Pustulöse Variante der Psoriasis palmaris et plantaris.

Lokalisation
Handflächen und Fußsohlen, dort v.a. im Bereich des Fußgewölbes sind befallen.

Klinisches Bild
Im Bereich der Handflächen und Fußsohlen imponieren weißlich eingetrübte, sterile kleinste Pusteln auf den scharf begrenzten erythematösen Plaques.

Histologie
Unilokuläre Pusteln im Bereich des Epithels.

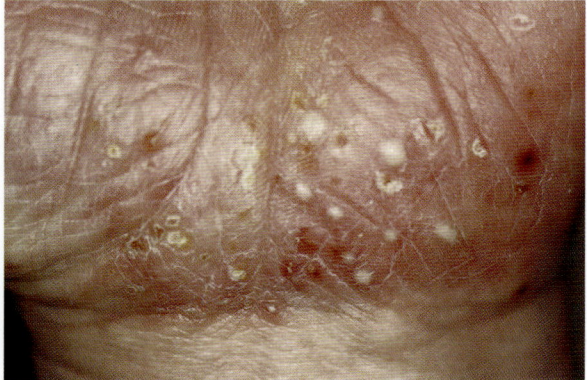

Psoriasis pustulosa palmaris et plantaris. Multiple, im Rahmen eines Psoriasisschubes aufgetretene Pusteln, die auf einer scharf begrenzten, roten Plaque an der linken Handinnenfläche lokalisiert sind. Keine Allgemeinsymptomatik. Ähnliche Hautveränderungen zeigten sich an den Fußsohlen.

Diagnose
Charakteristische Klinik: scharf begrenzte erythematöse Plaques an der Leistenhaut, zahlreiche kleinste sterile Pusteln, ggf. Histologie, weitere Psoriasisstellen an den Prädilektionsstellen.

Differenzialdiagnose
Pustulöses Bakterid Andrews.

Komplikation
Selten Infektion.

Therapie
S.u. Psoriasis palmaris et plantaris.

Therapie allgemein
Iontophorese-Behandlung ist erfolgreich. Die Hände oder Fußsohlen werden in Wannen mit Leitungswasser gebadet, ein Wechselstrom definierter Stärke durchgeleitet (Gerät: z.B. Pso-Ionto).

Bestrahlungstherapie
Bewährt haben sich lokal applizierbare PUVA-Therapien, insbes. PUVA-Creme-Therapie oder PUVA-Bad-Therapie.

Interne Therapie
Bei Therapieresistenz auf die externe Therapie und Bestrahlung hat sich v.a. die systemische Therapie mit Retinoiden, hier mit Neotigason, bewährt.

Prognose
Jahrelang rezidivierender Verlauf.

Naturheilkunde
In Ergänzung zu den schulmedizinischen Therapiemöglichkeiten kann eine austrocknende Therapie, z.B. Eichenrindenextrakte oder Hamamelis, eingesetzt werden. Vereinzelt wird eine deutliche Besserung unter Akupunktur-Behandlung beschrieben.

Psoriasis seborrhoides L40.8

Definition
Form der Psoriasis vulgaris mit schwacher, gelblicher Schuppung. Das Bild erinnert an ein seborrhoisches Ekzem. Von einzelnen Autoren wird dieses Mischbild als Seborrhiasis bezeichnet.

Psoriasis serpiginosa L40.8

Definition
Form der Psoriasis vulgaris mit gyrierten, 1-2 cm breiten, bandartigen Hautveränderungen infolge zentraler Rückbildung und peripheren Wachstums größerer Psoriasisherde. S.a. Psoriasis gyrata.

Psoriasis verrucosa L40.8

Definition
Form der Psoriasis vulgaris mit warzig zerklüfteten Psoriasisherden.

Therapie
S.u. Psoriasis vulgaris.

Psoriasis vulgaris L40.00

Synonym(e)
Schuppenflechte; Lepra Graecorum

Definition
Häufige, genetisch disponierte, durch exogene und endogene Stimuli provozierbare, chronisch-stationär oder chronisch-aktiv verlaufende Hauterkrankung, die in allen Lebensabschnitten auftritt und etwa 2% der Bevölkerung mit charakteristischen streckseitig betonten, meist symmetrischen, stark infiltrierten Schuppenherden auf scharf begrenzten roten Plaques befällt.

Vorkommen/Epidemiologie
Prävalenz der Psoriasis vulgaris in verschiedenen Ländern:
- Deutschland: 1-2% der Bevölkerung.
- Dänemark: 2,9% der Bevölkerung.
- Schweden: 2,3% der Bevölkerung.
- USA: 2,2% der Bevölkerung (in verschiedenen amerikanischen Studien wurden auch Prävalenzen zwischen 4,0-4,7% beschrieben).
- China: 1,7% der Bevölkerung.
- UK: 1,6% der Bevölkerung.
- Schweden: 1,4% der Bevölkerung.
- Norwegen: 1,4% der Bevölkerung.
- Spanien 1,4% der Bevölkerung.
- Indien: 0,7% der Bevölkerung.
- Afrika: 0,4-0,7% der Bevölkerung.
- Ostafrika: 0,7% der Bevölkerung.

Ätiologie
- Multifaktorielle Vererbung mit unvollständiger Penetranz.
- Nachweisbar sind bei der Psorasis Mutationen bzw. Polymorphismen bei einer Vielzahl von Genen wie z.B. PSORS1 (Genlokus: 6p21.3; Hauptprädispositionsfaktor für die Psoriasis in den frühen Lebensjahren Typ I Psoriasis) PSORS2 (Genlokus: 17q), PSORS3 (Genlokus: 4q) PSORS4 (Genlokus: 1cen-q21), PSORS5 (Genlokus: 3q21), PSORS6 (Genlokus: 19p), PSORS7 (Genlokus: 1p), PSORS8 (Genlokus: 4q31). Offenbar existiert ein genetisches Netzwerk mit einer „variablen, durch verschiedene Faktoren aktivierbaren, krankheitstypischen Gensignatur". Dieses Gennetzwerk wird bei der Psoriasis (s.u. atopisches Ekzem) durch inflammatorische (Th 1-) Zytokine (z.B. Interferon gamma/TNF alpha) beeinflusst.
- Ebenfalls beschrieben sind Assoziationen mit HLA-B13, HLA-Bw57, HLA-Cw6, HLA-B27, HLACw2, HLA-DR4 und HLA-DR7
- Es gibt begründete Hinweise, dass verschiedene Medikamente in der Lage sind eine Psoriasis zu unterhalten oder auszulösen. Hierzu gehören: Betablocker (z.B. Propanolol), Kalzium-Kanal-Blocker (z.B. Diltiazem), Glukokortikoide (inbes. nach Absetzen oder Reduktion einer Therapie), Lithium, Antimalariamittel (z.B. Chloroquin), NSAR (Naprofen, Diclofenac, Indometacin), verschiedene Antibiotika (z.B. Makrolide) und Gold.

Pathologie
- Homing-Signale/CD4+ T-Lymphozyten: Durch dermale dendritische Zellen und Makrophagen werden Interferon gamma produzierende CD4+ T-Lymphozyten aktiviert (Th1-Lymphozyten; keine IL-4 Produktion). Diese spielen eine zentrale Rolle in der Pathogenese der Psoriasis

(Blockade der CD4-T-Lymphozyten durch Anti-CD4-AK führt zu einer klinischen Verbesserung der Psoriasis). Die aktivierten T-Lymphozyten erhalten durch die Expression bestimmter Oberflächenmarker eine „Adresse", womit der Ort an dem sie benötigt werden, definiert ist. Diese sog. „Homing" Signale, die durch kutane Lymphozyten-assoziierte Antigene (CLA) vermittelt werden, befähigen die Lymphozyten, beide Kompartimente, Epidermis und Dermis, zu infiltrieren.

- Leukozytenmigration: Die Wanderung der Leukozyten im Gewebe und die dadurch entstehende Entzündungsreaktion ist von Interaktionen mit extrazellulären Matrixproteinen abhängig. Bei Psoriatikern konnte gezeigt werden, dass inflammatorische T-Zellen den gegen Kollagen IV (Kollagen der Basalmembran) gerichteten Rezeptor alpha-1-beta-1-Integrin (VLA-1) bilden. Dieses Integrin wird auf epidermalen Lymphozyten in läsionaler (nicht in unbefallener) Haut exprimiert. Dies deutet darauf hin, dass die epidermalen T-Zellen zentrale Effektoren in der Psoriasis sind. Die Blockade von VLA-1 inhibiert signifikant die Migration von humanen VLA-1 exprimierenden T-Zellen.
- Chemokine: Die infiltrierenden Th1-Lymphozyten interagieren mit verschiedenen dermalen und epidermalen Zellsystemen. Hierbei sind eine Reihe von Chemokinen, Chemokinrezeptoren, Integrinen und Adhäsionsmolekülen beteiligt (CCR5, CXCR3-Rezeptoren, E-Selektin, LFA-1, ICAM-1, VLA-4, VCAM-1 u.a). Diese fördern die Adhäsion von T-Lymphozyten und neutrophilen Granulozyten. Weiterhin IL-8 und RANTES, die die Migration bestimmter T-Lymphozyten induzieren.
- Entzündungsmediatoren (s.u. Zytokine): In der psoriatischen Entzündung werden zahlreiche Entzündungsmediatoren nachgewiesen: TNF-alpha, IL-8, IL-19. Periphere mononukleäre Zellen weisen erhöhte Titer von TNF-alpha, IL-1beta, IL-6 auf, Monozyten produzieren vermehrt IL-1alpha, IL-1beta, IL-8. Der Nachweis dieser proinflammatorischen Mediatoren belegt, dass die Psoriasis nicht nur als lokale Entzündung, sondern als Systemerkrankung zu gelten hat.
- Keratinozyten: Durch Keratinozyten stimulierende Mediatoren (TNF alfa, IL-8, Granulocyte macrophage colony-stimulating factor = GM-CSF) kommt es zu einem Proliferationsstimulus. Der Zellzyklus der Keratinozyten ist um mehr als das 8fache beschleunigt. Zellen der Basalzellschicht benötigen nur noch 4 Tage, um das Str. corneum zu erreichen. 25% der Keratinozyten (3fach erhöht) befinden sich in der proliferativen S-Zellzyklusphase. Derartige proliferationsfördernde Mediatoren werden auch von Keratinozyten selbst produziert (IL-1, IL-6, IL-8, Interferon gamma, TNF, Transforming growth factor alpha (TGF-alpha) und GM-CSF.
- Endothelzellen: Angiogenesefaktoren (ESAF = Endothelial cell stimulating angiogenesis factor; Vascular endothelial growth factor = VEGF) sind in der psoriatischen Läsion und im Serum stark erhöht. Sie verursachen eine Gefäßproliferation. ESAF wird hauptsächlich von Keratinozyten und Fibroblasten, VEGF von Keratinozyten gebildet. Die aktivierten dermalen Kapillaren exprimieren Adhäsionsmoleküle (ICAM-1, ELAM-1, VCAM-1), die es CD4+ T-Lymphozyten ermöglichen am Endothel anzudocken und durch die Gefäßwand zu penetrieren. Die Rolle von Stickoxiden (NO) (INF-gamma ist ein Induktor von NO), die gefäßdilatierend wirken, ist noch ungeklärt.

Manifestation
Auftreten ist in jedem Lebensalter möglich. Überwiegend im 2. bis 3. Lebensjahrzehnt, seltener im 5. Lebensjahrzehnt erstmals auftretend. Keine Geschlechtspräferenz. 2/3 der Psoriatiker leiden an einer milden Form. Etwa 80% weisen Nagelbefall auf.

- Nach Manifestationsalter und Assoziation mit HLA-Allelen unterscheidet man:
  - Typ I-Psoriasis (Manifestationsmaximum zwischen dem 20. und 30. Lebensjahr; Assoziation mit den Allelen Cw6, B13, B57, DRB1). Assoziation mit Streptokokkeninfekten nachweisbar.
  - Typ II-Psoriasis (Manifestationsmaximum zwischen dem 50. und 60. Lebensjahr; Assoziation mit den HLA-Allelen Cw2, B27).
  - HLA-Cw6-positive Psoriatiker besitzen ein 10fach erhöhtes Erkrankungsrisiko mit bevorzugtem Krankheitstypus: Jüngeres Manifestationsalter, häufig Psoriasis guttata-Typ, schwerer Krankheitsverlauf.
  - Für die Psoriasis arthropathica sind Assoziationen mit den HLA-Genen CW6, B13, B17, B27, DR7 bekannt.

Genetische Untersuchungen belegen, dass es sich bei Typ I- und Typ II-Psoriasis um unterschiedliche Erkrankungen handelt. Die mittlere Erkrankungsdauer beträgt bei Psoriatikern 21,8 Jahre (1,0-66 Jahre).

Lokalisation
Vor allem Extremitätenstreckseiten, Ellbogen, Knie, Lendengegend, behaarter Kopf sind betroffen.

Klinisches Bild
- Hautveränderungen: Unterschiedlich große, entzündlich gerötete, scharf begrenzte, von silbrigen Schuppen bedeckte Herde. Diagnostisch wichtig ist die Auslösbarkeit der Psoriasisphänomene innerhalb der Herde:
  - Kerzenfleckphänomen
  - Phänomen des letzten Häutchens
  - Auspitz-Zeichen
- Klinische Varianten:
  - Psoriasis anularis
  - Psoriasis capillitii
  - Erythema anulare-artige Psoriasis
  - Erythrodermia psoriatica
  - Psoriasis follicularis
  - Psoriasis guttata
  - Psoriasis intertriginosa
  - Psoriasis inversa
  - Pustulosis palmaris et plantaris
  - Psoriasis pustulosa palmaris et plantaris
  - Psoriasis seborrhoides
  - Psoriasis der Nägel.
- Mundschleimhautveränderungen: Im Allgemeinen nur bei Psoriasis pustulosa generalisata.
- Gelenk- und Skelettbeteiligung (bei 5-30% der Patienten mit Psoriasis vulgaris): Psoriasis arthropathica; Osteoarthropathia psoriatica.

Histologie
Hyper- und Parahyperkeratose, Akanthose und Papillomatose. Apikal kolbig aufgetriebene Papillarkörper, elongierte dilatierte Kapillarschlingen subepidermal. Munro-Mikroabszesse. Superfizielle, diffus verteilte lymphozytäre Entzün-

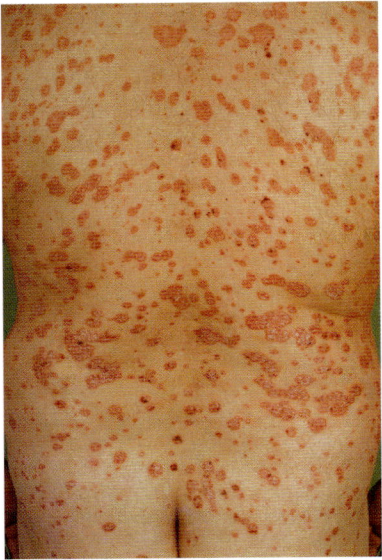

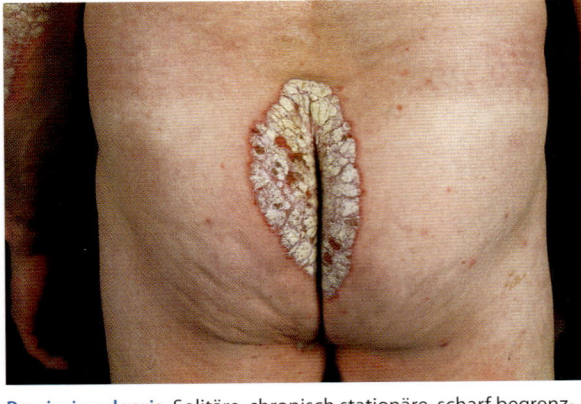

Psoriasis vulgaris. 48 Jahre alter Patient. Diskrete stationäre Psoriasis vulgaris (Ellenbogen, Kapillitium), seit etwa 10 Jahren bekannt. Nach Streptokokkeninfekt (Angina tonsillaris) akut aufgetretener exanthematischer Schub. Die Abbildung zeigt eine noch schubaktive (s. zahlreiche punktförmige Psoriasherde) exanthematische Psoriasis vulgaris mit kleinen, schuppenden, geröteten Papeln und münzgroßen Plaques.

Psoriasis vulgaris. Solitäre, chronisch stationäre, scharf begrenzte, derb konsistenzvermehrte, weiße, raue Plaque mit roter Berandung an der Rima ani. Die Oberfläche der Plaque ist mit deckelartigen Schuppen bedeckt. Ähnliche Plaques zeigten sich an den Ellenbogenstreckseiten. Das klinische Bild ist pathognomonisch.

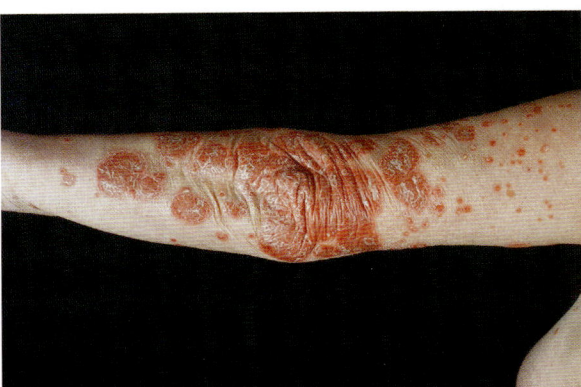

Psoriasis vulgaris. Nummuläre und großflächige, erythematosquamöse Plaques am Arm mit Betonung der Ellenbogen.

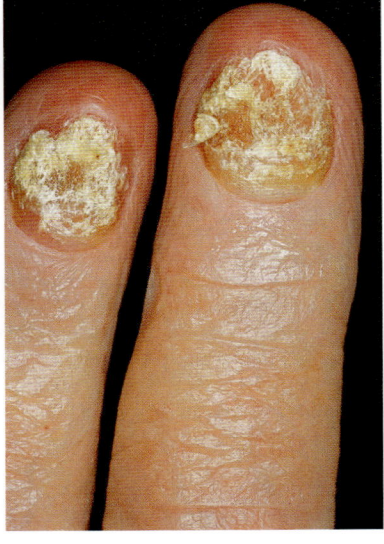

Psoriasis vulgaris. 53 Jahre alter Patient mit langjähriger Psoriasisanamnese. Seit mehreren Jahren zunehmender Befall der Finger- und Fußnägel. Die Abbildung zeigt eine schwere psoriatische Onychodystrophie (Krümelnagel).

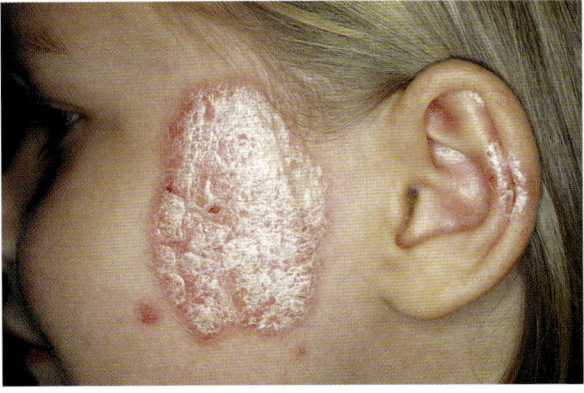

Psoriasis vulgaris. Solitäre, chronisch stationäre, schubweise auftretende, im Gesicht lokalisierte, scharf begrenzte, rötliche, silbrig schuppende Plaques bei einem 6-jährigen Mädchen. An den Streckseiten von Armen und Beinen zeigen sich ebenfalls erythrosquamöse Plaques. Symmetrischer Befall. Positive Familienanamnese.

dungsinfiltrate. Perivaskuläres entzündliches Infiltrat im Korium aus Histiozyten, Lymphozyten, polymorphkernigen neutrophilen Leukozyten; unterschiedlich stark ausgeprägte Epidermotropie. Elongierte schmale Reteleisten, suprapapilläre Epidermisverdünnung.

Diagnose
Charakteristische Klinik s.u. Psoriasisphänomene. Ggf. Erhärtung der Diagnose histologisch. Hier ist der Munro-Mikroabszess wegweisend.

Differenzialdiagnose
Ekzem; mikrobielles Ekzem; Pityriasis lichenoides chronica; Pityriasis rosea; papulosquamöses Syphilid.

Komplikation
Neuere Erkenntnisse weisen daraufhin, dass Psoriasis ein unabhängiger Risikofaktor für koronare Herzkrankheit ist. Nur 40% der Psoriatiker sind frei von Kalzifikationen der Koronarien im Vergleich zu 72% der Kontrollgruppe mit Nicht-

Psoriatikern. Zudem ist unter Psoriatikern der Anteil von schweren Kalzifikationen und Stenosen sowie an Myokardinfarkten wesentlich höher als bei Nicht-Psoriatikern. Ein analoges Risikospektrum, das sich unter Therapie mit TNF-alpha-Blockern reduziert, findet sich auch bei Patienten mit rheumatoider Arthritis. Patienten mit Psoriasis entwickeln häufiger eine Enteritis regionalis (M. Crohn).

Therapie allgemein
- Grundsätzliches: Durch die Erweiterung des Arzneispektrums stehen der Medizin in den letzten Jahren zunehmend potente Lokal- wie auch Systemantipsoriatika zur Verfügung. Das zunehmende Verständnis hinsichtlich der kutanen immunologischen Vorgänge eröffnet mehr Möglichkeiten des therapeutischen Eingreifens. Hierzu stehen eine Reihe von Immunsuppressiva und -modulatoren zu Verfügung, weitere sind in der Entwicklung. Sie lassen sich aufgrund ihres Wirkprinzipes in 5 Gruppen einteilen:
    - Hemmer der Effektorzytokine (v.a. TNF-alpha)
    - Hemmer der T-Zellproliferation
    - Hemmer der T-Zellaktivierung
    - Hemmer der T-Zellmigration
    - Modulatoren der Immunantwort
    - Hemmer der Keratinozytenproliferation.
- Allerdings sind die Systemtherapien oft mit nicht unerheblichen Nebenwirkungen vergesellschaftet. Ebenso müssen die dafür aufzubringenden Behandlungskosten beachtet werden, die je nach Therapeutikum zwischen 2.000-30.000 Euro jährlich liegen. Insofern sollte der Einsatz systemischer Antipsoriatika nur nach sehr sorgfältiger Indikationsstellung erfolgen. Die Therapie muss engmaschig durch den behandelnden Arzt überwacht werden. Dieser muss mit den Wirkungsmodalitäten und dem Nebenwirkungsprofil der Präparate eng vertraut sein. Die Dauer der Behandlung ist stets zu hinterfragen.
- Die durchschnittlichen Fallkosten (ambulante und stationäre Patienten) sind bei Psoriatikern durch die Fallschwere definiert. Sie schwanken zwischen 6.700 Euro und 53.000 Euro/Jahr. Stationäre Patienten verursachen Kosten von 2.300 € bis 32.000 €, ambulante Patienten (ohne Medikamente) Gesamtkosten von 204 € bis 770 €. Die indirekten Kosten liegen zwischen 1.300 € und 8.200 € pro Patient.
- Klimatherapie: Mehrwöchige Aufenthalte im Meeresklima oder Hochgebirgsklima sind oftmals für einige Wochen oder Monate sehr wirksam aber bezüglich ihrer Wirksamkeit nach Beendigung des Aufenthaltes zeitlich limitiert. Bewährt haben sich Kuren, z.B. an Nord- oder Ostsee sowie am Toten Meer (Deutsches Medizinisches Zentrum (DMZ) am Toten Meer in Ein Bokek, Israel bzw. Dead Sea Spa Medical Center in Jordanien).

Externe Therapie
Die klassischen externen Behandlungsmethoden sind: Dithranol, Retinoide, Salicylsäure, Harnstoff, Teer, Glukokortikoide, Vitamin D_3-Analoga, Phototherapie (UV-Therapie), Balneo-Phototherapie, Tacrolimus (strengste Indikationsstellung wegen unklarer Langzeitnebenwirkungen! Off-Label-Use!), Pimecrolimus (strengste Indikationsstellung wegen unklarer Langzeitnebenwirkungen! Off-Label-Use!).
- Vitamin D3-Analoga:
    - Calcipotriol: In 0,005% Salbengrundlage (z.B. Daivonex, Psorcutan) zur ambulanten Therapie gut geeignet.

❗ **Cave: Resorptive NW (Hyperkalzämie, Nephrokalzinose)!**

Begrenzung der Tagesmenge auf 10 g, der Wochenmenge auf 100 g. Behandelte Hautfläche <30% der KO. Anwendung 2mal/Tag, ggf. auch unter Okklusion. Ggf. Reizungen im Gesichtsbereich. Kombination mit Steroid initial möglich (z.B. Psorcutan Beta).
- Calcitriol: (Silkis 3 µg/g Salbe). Aufgrund der Passgenauigkeit am Vitamin D_3-Rezeptor Konzentration von 0,0003% ausreichend. Begrenzung der Tagesmenge auf 30 g (Wochendosis 210 g), behandelbare Hautfläche 35% KO, Anwendung 2mal/Tag. Auch in intertriginösen Hautarealen und mit Vorsicht im Gesicht.
- Tacalcitol (Curatoderm): Applikation 1mal/Tag. Eine Behandlung des Gesichtsbereiches und ggf. der Intertrigines ist möglich. In 0,0004% Salbengrundlage und Emulsion zur Anwendung 1mal/Tag, auch für empfindliche Areale geeignet. Zugelassen für Kinder ab 12 Jahre, Tageshöchstmenge 10 g.
- Bes. bewährt haben sich Vitamin D_3-Analoga im Rotationsprinzip mit Dithranol (Psoradexan). Ggf. in Kombination mit UVB-Bestrahlung.
- Retinoide:
    - Tazarotene: (Zorac 0,05% und 0,1% Gel) 1mal/Tag.

❗ **Cave: Irritative Wirkung!**

Präparat gut einziehen lassen, kein Nachcremen.
- Dithranol:
    - Stationäre Behandlung: Klassische Dithranol-Dauertherapie mit ansteigenden Konzentrationen (Psoradexan, Psoradexan mite/forte). Die Dithranol-Salbe (auf Vaselinebasis) wird aus Gründen der Konservierung mit einem 2% Salicylsäurezusatz versehen. Behandelt wird grundsätzlich 2mal/Tag. Beginn mit 0,05% Dithranol, Steigerung je nach Hautzustand auf 0,1%, 0,25%, 0,5%, 1%, 2% bis max. 3% R076 R074 R073. Bewährt hat sich ein Rotationsprinzip mit Dithranol im Wechsel mit mittelstarken Glukokortikoiden wie

Psoriasis vulgaris. Tabelle 1. Zeitschiene der klassischen Dithranol-Dauertherapie

Zeit	DT	GK	CP	UVB	Sole
8-10 Uhr				X	X
10 Uhr	X				
16 Uhr	X				

DT = Dithranol, GK = Glukokortikoid, CP = Calcipotriol

Psoriasis vulgaris. Tabelle 2. Zeitschiene der Dithranol-Rotationstherapie

Zeit	DT	GK	CP	UVB	Sole
8-10 Uhr				X	X
10 Uhr	X				
16 Uhr		X	(X)		

DT = Dithranol, GK = Glukokortikoid, CP = Calcipotriol

Psoriasis vulgari. Tabelle 3. Schema der Dithranol-Kurzzeittherapie (Zeiten gelten für Psoralon MT Hermal)

Dithranol-Konzentration	Phase I	Phase II
0,5%	10 Min. 3-4 Tage	20 Min. 3-4 Tage
1,0%	10 Min. 3-4 Tage	20 Min. 3-4 Tage
2,0%	10 Min. 3-4 Tage	20 Min. 3-4 Tage
3,0%	10 Min. 3-4 Tage	20 Min. 3-4 Tage

0,1% Betamethason-Creme (z.B. Betagalen, R029) oder 0,1% Triamcinolon-Creme (z.B. Triamgalen, R259) oder einer 0,05% Calcipotriol-Salbe (z.B. Daivonex Salbe, Psorcutan Salbe) oder auch Tacalcitol (Curaderm), s.a. Intervalltherapie, Tandemtherapie. Ergänzung durch Balneo-Phototherapie: Vor morgendlicher Salbentherapie Solebad in 1% NaCl-Lösung mit Badedauer von 25-20 Min. Haut kurz abtrocknen und UVB-Bestrahlung anschließen. Initialdosis 1/3 der individuellen MED. Alle 3 Tage um die Initialdosis steigern. Therapieresistenz: Einzelne Psoriasisplaques (Knie, Ellenbogen, Kreuzbeinregion) erweisen sich als sehr therapieresistent. An diesen Stellen Anwendung von Dithranol unter Okklusivfolie wie Hydrokolloidfolien (z.B. Varihesive Folie) oder einfacher Haushaltsfolie, ggf. alternierend mit Glukokortikoidsalben, über eine Dauer von 2 Std. jeweils 2mal/Tag.
- Ambulante Behandlung: Dithranol Minuten- oder Kurzzeittherapie. Verwendung von Dithranol in abwaschbarer Salbengrundlage R074 R073. Alternativ sind Fertigpräparate in unterschiedlichen Konzentrationen zur Kurzzeittherapie verfügbar (z.B. Psoradexan mite/forte, Micanol).
- Glukokortikoide:
  - Bei großflächiger Psoriasis als alleiniges Therapieprinzip kontraindiziert (Gefahr systemischer Nebenwirkungen durch Resorption der hoch potenten externen Glukokortikoide). Bei wenigen, chronisch stationären Herden ist die initiale Therapie mit Glukokortikoidsalben/Cremes akzeptabel, z.B. Mometason-furoat (Ecural Fettcreme), Betamethasonvalerat (Betnesol, Betagalen, R029), 0,1% Triamcinolonacetonid (Triamgalen, R260), Amcinonid (Amciderm Salbe/Fettsalbe).

> **Cave:** Glukokortikoide sind keine Antipsoriatika, sie unterdrücken die Entzündung für wenige Tage!

- Steinkohlenteer: Geringe Effektivität; mangelnde Compliance!
- Die topische Behandlung mit Calcineurininhibitoren ist derzeit aufgrund insuffizienter Galenik limitiert. Erfolge wurden für Tacrolimus und Pimecrolimus bei der Psoriasis inversa beschrieben.

Bestrahlungstherapie

- SUP: Günstige Wirkungen lassen sich durch die selektive ultraviolette Phototherapie (SUP) erreichen, bei der UVB-Strahlen mit einem Emissionsmaximum bei 305 und 325 nm verwendet werden. Insbes. in Kombination mit Dithranolsalben und Solebädern hat sich diese Therapieform bei der Behandlung der chronisch stationären Psoriasis bewährt. Nachteil: Hoher zeitlicher Aufwand, da meist ca. 30 Anwendungen zur Erzielung eines zufriedenstellenden Ergebnisses erforderlich sind. UVB 311 nm Schmalspektrum-Bestrahlung ist konventioneller UVB Breitbandtherapie aufgrund besserer oder wenigstens gleicher therapeutischer Wirksamkeit und gleichzeitig geringerer Erythemwirkung vorzuziehen. Es ist empfehlenswert, als erste therapeutische Dosis 70% der zuvor ermittelten MED anzuwenden.
- Bei mäßiger Ausprägung der Psoriasis ist die punktgenau lokalisierbare UVB-Bestrahlung wegen der deutlich geringeren UV-Belastung vorzuziehen, z.B. mit B-Clear (hohe Geräteanschaffungskosten!).
- Balneophototherapie: Mehrere größere Studien (Evidenzlevel Ib) belegen eine Überlegenheit einer Sole-UVB-Therapie gegenüber der reinen UVB-Therapie.

> **Merke:** In der ambulanten Durchführung dieser Behandlungsmethode erweisen sich geforderten Solekonzentrationen zwischen 4,5-12% als nur bedingt praktikabel!

- Grundsätzlich lassen sich Phototherapien mit Systemtherapien kombinieren. Erfahrungen liegen für MTX vor. Für Fumarate bestehen keine erkennbaren Kontraindikationen. Für Ciclosporin A ist die Kombination wegen der erhöhten Kanzerogenität abzulehnen. Rö-vorbestrahlte Hautareale sollten während der Phototherapie abgedeckt werden.
- Photochemotherapie (s.u. PUVA-Therapie): Die Kombination der PUVA-Therapie mit der internen Gabe von Retinoiden (RePUVA-Therapie = Retinoid + PUVA) kann die Gesamtstrahlenbelastung reduzieren.
- Balneophotochemotherapie (s.u. PUVA-Bad-Therapie): Hierbei erfolgt die externe Applikation des Methoxsalens über ein Ganzkörpervollbad, ein Teilbad oder eine Duschapplikation. Durch die höheren Wirkstoffkonzentration des Methoxypsoralens auf der Hautoberfläche kann im Vergleich zur systemischen PUVA-Therapie eine Reduktion der applizierten UVA-Gesamdosis erreicht werden. Behandlungsschema, s.u. PUVA-Bad-Therapie.

Interne Therapie

Die Indikation zur Systemtherapie der Psoriasis sollte besonders strengen Kautelen unterworfen werden. Die klassischen externen Behandlungsmethoden sollten ausreichend ausgeschöpft sein. Nur wenn durch die externen Therapieansätze kein akzeptabler Hautzustand zu erreichen ist, sollte eine Systemtherapie erfolgen. Somit sind Systemtherapien den schweren und schwersten Formen vorbehalten. Hierzu gehören die chronisch aktive, therapieresistente, großflächige Psoriasis vulgaris, Psoriasis pustulosa, die Erythrodermia psoriatica, alle Formen der Psoriasis arthropathica, die monotherapeutisch mit nichtsteroidalen Antiphlogistika nicht ausreichend behandelbar sind, die schwere therapieresistente Psoriasis capitis sowie die Psoriasis palmaris et plantaris.
- Voraussetzungen für die Systemtherapie der Psoriasis:
  - Die Psoriasis sollte mit den zur Verfügung stehenden Lokaltherapeutika nicht oder nicht mehr beherrschbar sein, so dass lange (mehr als zwei Monate pro Jahr) Krankheitsperioden mit erheblichem Leidensdruck bestehen.
  - Die Wirksamkeit des Systemtherapeutikums muss zweifelsfrei bewiesen sein.

- Das Systemtherapeutikum muss schnell (innerhalb von vier Wochen) wirken und langfristige, klinische Erscheinungsfreiheit herbeiführen.
- Auch bei langfristiger Applikation (mehrmonatig) des Präparates dürfen keine dauerhaften, therapieinduzierten Organschäden auftreten, die lebenslimitierend sind oder die individuelle Lebensqualität über die primär krankheitsbedingte hinaus einschränken.
- Mögliche akute Nebenwirkungen müssen durch die üblichen klinischen Untersuchungstechniken und Laborparameter erkennbar und mit einfachen Mitteln beherrschbar sein.
- Die Therapie muss ambulant durchführbar sein; die therapeutische Breite soll so angelegt sein, dass Kontrolltermine nicht häufiger als alle vier Wochen notwendig sind.

- Zulassungen:
  - Für die Psoriasis zugelassene Medikamente: Acitretin, Ciclosporin A, Methotrexat, Efalizumab (seit 2009 außer Handel), Ustekinumab, Infliximab, Etanercept, Fumarsäureester, Glukokortikoide, PUVA-Therapie (systemisch).
  - Für die Psoriasisarthritis zugelassene Medikamente: Etanercept, Infliximab, Leflunomid.
  - Off-Label-Use mit bekannter Wirksamkeit bei Psoriasis: Mycophenolatmofetil, Alefacept (in USA zugelassen).

- Therapeutika im Einzelnen:
  - Acitretin (Neotigason): Vitamin A-Derivat, das in Europa in der Psoriastherapie als Systemtherapeutikum eingesetzt wird. Die besten Effekte werden bei der pustulösen Psoriasis oder bei erythrodermischen Formen gefunden. Acitretin verursacht einen raschen Verlust der psoriatischen Schuppung. Klinische Erscheinungsfreiheit wird bei der Psoriasis vulgaris in nahezu 25% der Patienten erreicht. Dosierung: Initial 0.5-1.0 mg/kg KG; als Erhaltungsdosis sollten 0.1 (max. 0.2) mg/kg KG nicht überschritten werden. Acitretin zeichnet sich durch hohe Lipophilie aus, wodurch es bei Langzeittherapie zu einer Akkumulation des Präparates im Fettgewebe kommt. Aus der sehr verzögerten Freisetzung des Acitretins nach Absetzen des Präparates resultiert eine Halbwertszeit von 80-100 Tagen. Dies hat erhebliche Konsequenzen hinsichtlich der bekannten Teratogenität des Präparates und reduziert die Einsatzmöglichkeiten des Präparates bei Frauen im gebärfähigen Alter erheblich (Empfängnisverhütung bis 2 Jahre nach Absetzen des Präparates). Daneben sind weitere dosisabhängige Nebenwirkungen bekannt, die die Lebensqualität der betroffenen Patienten vermindern können, wie Cheilitis, Pruritus, Trockenheit des Integuments, Keratolyse an Handflächen und Fußsohlen mit Problemen bei normaler Belastung. Temporärer und dosisabhängiger Haarverlust sowie Hypertriglyceridämien sind limitierende Faktoren der Acitretin-Behandlung. Acitretin kann in Kombination mit Bestrahlungstherapien eingesetzt werden (ReSUP; RePUVA).
  - Ciclosporin A (Sandimmun): Hohe Ansprechrate; Nephrotoxizität und mögliche Kanzerogenität in der Langzeittherapie. Ciclosporin A (Cy A) stellt eine schnell wirksame, systemische Behandlungsstrategie dar. Die klinischen Erfolge treten innerhalb von Tagen bis wenigen Wochen ein. Seine besondere Wirksamkeit entfaltet Ciclosporin bei der schweren therapieresistenten Psoriasis arthropathica. Aber auch die generalisierte Plaque-Psoriasis, pustulöse Formen und die psoriatische Erythrodermie sprechen auf Ciclosporin an. Dosierung: 2.5 - max. 7.5 mg/kg KG p.o. Ciclosporin hat, obwohl therapeutisch gut wirksam, erhebliche Nebenwirkungen, die dosisabhängig auftreten. Insbesondere müssen seine Nephrotoxizität und Hepatotoxizität herausgestellt werden. Bedenklich sind bei Langzeitanwendung das Auftreten von Lymphomen und Karzinomen, wie sie in der Transplantationschirurgie beobachtet werden. Regelmäßige Laborkontrollen insbesondere des Blut-, Leber-, und Nierenstatus sind erforderlich.
  - Fumarsäureester (Fumaderm): Günstige Nutzen-Risiko-Relation, als Langzeittherapie geeignet, regelmäßige Laborwertekontrollen. Die pharmakologischen Effekte der Fumarsäureester sind bis heute noch weitgehend unbekannt. Wahrscheinlich sind ein antiproliferativer Effekt auf Lymphozyten sowie eine selektive immunmodulatorische antipsoriatische Wirkung auf aktivierte T-Lymphozyten. Besonders gute Effekte durch FAE werden bei der chronischen Plaque-Psoriasis beobachtet. Aber auch lokalisierte oder generalisierte exsudative Psoriasisformen wie die Psoriasis pustulosa generalisata oder die Pustulosis palmaris et plantaris sprechen gut auf Fumarate an. Gute Effekte werden auch bei Psoriasis capitis beobachtet. Signifikante Verbesserungen der psoriatischen Nagelbeteiligung wurden in mehreren Studien mitgeteilt, 30-40% der Fälle werden unter der Therapie mit FAE gebessert. Die Behandlung beginnt in der 1. Therapiewoche mit 1 Tbl. Fumaderm initial, wird in der 2. Woche um 1 Tbl. gesteigert; dann Übergang auf 1 Tbl. Fumaderm; weiterhin wöchentliche Steigerung um 1 Tbl./Tag Fumaderm. Max. Dosierung je nach klinischem Effekt 6 Tbl. Fumaderm/Tag. Die Erhaltungsdosis liegt zwischen 1 und 6 Tbl. Fumaderm. An Nebenwirkungen bestehen in erster Linie Flush-Symptome (1/2 Stunde bis 6 Stunden nach Einnahme); die Flush-Symptomatik persistiert Minuten bis zu einer halben Stunde. Mit zunehmender Dauer der Therapie deutliches Nachlassen der Flush Symptome. Magen-Darm-Probleme wie Übelkeit, Diarrhoen, Magen-Krämpfe können auftreten. Auch diese Symptome sind unter der Therapie rückläufig; leichte bis deutliche Lymphopenien sind regelmäßige Begleiterscheinungen der Therapie; seltener sind Eosinophilien. Eine Dosisanpassung sollte bei Leukopenie, Absinken der Lymphozytenzahl <500/μl, persistierender Eosinophilie >25%, Anstieg des Kreatinins >30% oder massiver tubulärer Proteinurie erfolgen. Kombinationen mit anderen systemischen Antipsoriatika wie MTX oder Ciclosporin oder Retinoiden sind derzeit aufgrund mangelnder Erfahrungen nicht zu empfehlen. Laboruntersuchungen mit Blutbildkontrollen, Kontrolle der Leber- und Nierenfunktion sowie Urinstatus sind 4-wöchentlich notwendig. Obwohl Teratogenität nicht erwiesen ist, dürfen FAE nicht in der Schwangerschaft gegeben werden.
  - Glukokortikoide: Nur sehr kurzfristig einsetzbar - systemische Langzeittherapie ist obsolet! Glukokortikoide sind als systemische Langzeit-Antipsoriatika abzulehnen. Ihr Einsatz führt im Allgemeinen zu

prompten Effekten. Insofern können sie in einer mittelhohen Dosierung (100-150 mg Prednisolon) bei hochexsudativen Formen der Psoriasis (z.B. bei einem akuten Schub einer Psoriasis pustulosa) kurzfristig (2-3 Tage) eingesetzt werden. Da Kortikoidsynthetika ausschließlich morbostatisch wirken, mündet ihr Einsatz häufig unkontrolliert in einer Dauertherapie, die sich bei dieser Erkrankung aufgrund der schweren Nebenwirkungen dieser Präparate verbietet (Fettsucht, Steroiddiabetes, Ulcus ventriculi, Osteoporose, aseptische Knochennekrosen, Glaukom, Katarakt). Darüber hinaus kommt es nach Absetzen von Glukokortikoiden häufig zu schweren Rebound-Phänomenen, das heißt zum verstärkten Auftreten der ursprünglichen Psoriasis. Durchaus nicht selten wird nach Absetzen der Kortikosteroide eine Umwandlung in eine pustulöse oder erythrodermische Psoriasis beobachtet.

- Methotrexat (MTX): Indikation besteht insbesondere bei Psoriasis arthropathica. MTX hat einen gesicherten, besonders guten klinischen Effekt bei schweren exsudativen Psoriasisformen wie der pustulösen Psoriasis vom Typ Zumbusch. Möglicherweise wird dieser Effekt durch die nachgewiesene hemmende Wirkung des MTX auf die neutrophilen Leukozyten des Psoriatikers erklärt. Dosierung: Testdosis: Um hämatologische Überempfindlichkeiten zu eruieren, initiale Applikation von 2.5 mg p.o. oder i.m.; nach 5-7 Tagen Kontrolle des Blutbildes; falls neutroph. Leukozyten unter Normwert Therapieabbruch. Mehrphasentherapie: Wöchentliche orale Applikation von 2.5-5.0 mg im Abstand von 12 Stunden. Einphasentherapie: Wöchentliche orale Applikation von 7.5-25 mg MTX; Alternativ: Wöchentlich 7.5-50.0 mg i.m. oder i.v. Die Dosierung sollte auf einen Zweiwochenrhythmus mit 2.5-5.0 mg eingestellt werden. Akute Toxizität ist selten (ältere Menschen mit eingeschränkter Nierenfunktion). Bei kritischem Abfall der Leukozyten unter einer durchschnittlichen Methotrexat-Dosierung sofortige Gabe von Leucovorin (3.0-6.0 mg Folinsäure = 1 oder 2 Amp. Leucovorin i.v. oder i.m.). Anschließend nochmals 4mal die gleiche Dosis in 3-6 stündlichem Abstand. Hingegen verursacht die Langzeitapplikation Leberschäden und Zirrhose. Eine Leberfibrose wird bei max. 10% und eine Leberzirrhose bei 5% der Patienten beobachtet. Regelmäßige Kontrollen der Blut-, Leber- und Nierenwerte (14-tägig) ist notwendig.
- Etanercept (Enbrel): Fusionsprotein (dimeres Protein) aus humanem Tumor-Nekrose-Faktor-Rezeptor und humanem IgG1, das spezifisch an TNF-α bindet, ihn biologisch inaktiviert und somit die Interaktion des Moleküls mit dessen Membranrezeptor verhindert. Das Präparat Enbrel ist zur Behandlung der Psoriasis vulgaris vom Plaque-Typ sowohl bei Kindern (ab dem 4. Lebensjahr) und Jugendlichen als auch bei Erwachsenen zugelassen. Die Wirkung des Präparates tritt zumeist bereits nach der ersten Injektion ein. Sollte während der Schwangerschaft und Stillzeit nicht verordnet werden (ungenügende Datenlage). Dosierung (Patienten >18 Jahre): 2mal/Woche 25 mg s.c. Alternativ: 2mal/Woche 50 mg s.c. für bis zu 12 Wochen, anschließend 2mal/Woche 25 mg s.c. Behandlung bis zur Remission, maximal für insgesamt 24 Wochen. Therapieabbruch bei Patienten, die nach 12 Wochen nicht angesprochen haben.
- Efalizumab (Raptiva: Zulassung des Präparates ruht inzwischen wegen erheblicher Nebenwirkungen!)
- Ustekinumab (Stelara): Humaner monoklonaler Antikörper der gegen die p40 Untereinheiten der Zytokine Interleukin-12 (IL-12) und -23 (IL-23) gerichtet ist. Zugelassen für die Behandlung der mittelschweren bis schweren Plaque-Psoriasis bei Erwachsenen, bei denen andere Basistherapien (z.B. MTX, Ciclosporin A, Fumarate, PUVA-Therapie) nicht oder ungenügend angesprochen haben oder bei denen Kontraindikationen oder Unverträglichkeiten vorlagen. Dosierung: Zu Therapiebeginn und nach 4 Wochen jeweils 45 mg s.c. Erhaltungsdosis: 45 mg s.c. alle 12 Wochen.
- Adalimumab (Humira): Der Wirkstoff neutralisiert die biologischen Funktionen von TNF-alpha durch hochspezifische Bindung an die TNF-alpha Moleküle und Hemmung der Interaktion mit den zellständigen p55 und p75-TNF-Rezeptoren. Sekundär werden die Produktion und Sezernierung von IL-1 und IL-6 sowie Leukozytenmigration und Expression von Adhäsionsmolekülen gehemmt. Die Kombination mit low-dose MTX wird empfohlen, um die Bildung von Autoantikörpern gegen Adalimumab zu vermeiden. Bei Unverträglichkeit von MTX auch als Monotherapie anwendbar. Dosierung: Erwachsene/Jugendliche >18 Jahre: 1mal/14 Tage 40 mg s.c. Neuere Studien weisen darauf hin, dass nicht nur die Arthritis, sondern auch die Hautsymptome durch Adalimumab gebessert werden können.
- Infliximab (Remicade): Chimärer monoklonaler Antikörper (Maus-Mensch), der durch Bindung von TNF-α die pro-inflammatorische Signaltransduktionskette unterbindet. Zugelassen für die Behandlung der rheumatoiden Arthritis und des M. Crohn, Psoriasis vulgaris und Psoriasis arthropatica. Dosierung: 5 mg/kg KG i.v. über ca. 2 Stunden. Gute, rasch eintretende Ergebnisse bereits nach einmaliger Applikation mit krankheitsfreien Intervallen bis zu 3-4 Monate. Bei Rezidiven sollte ein erneuter Behandlungszyklus innerhalb von 14 Wochen durchgeführt werden, um das Risiko von Überempfindlichkeitsreaktionen (Sensibilisierung auf chimären Antikörper) zu minimieren. Obwohl nur in seltenen Fällen beschrieben, sollten Notfallvorkehrungen (Anwesenheit eines Arztes während der Applikation, Adrenalin, Kortikosteroide und Antihistaminika) zur Therapie möglicher anaphylaktoider Zwischenfälle getroffen werden. Ein Ausschluss einer aktiven Tuberkulose muss erfolgen. Zu empfehlen ist ein Tb-Screening mit Quantiferon-TB-Gold-Test.
- Zugelassene Präparate für die Psoriasisarthritis:
- Etanercept (Enbrel): Siehe oben.
- Infliximab (Remicade): Siehe oben.
- Leflunomid (Arava): Der aktive Metabolit hemmt u.a. die Dihydrooratatdehydrogenase, ein Schlüsselenzym in der Pyrimidin- und damit Nukleinsäure-Biosynthese, u.a. in der de-novo-Synthese aktivierter Lymphozyten. Leflunomid verhindert die de-novo-Synthese von Pyrimidin und blockiert damit die Vermehrung der aktivierten Lymphozyten. Es stehen damit mit der Zeit nicht mehr genug aktivierte Lymphozyten zur Verfügung, um den chronischen Entzündungsprozess aufrechtzuerhalten. Ergebnisse klinischer Studien deuten darauf hin, dass Leflunomid eine gute Wirk-

Psoriasis vulgari. Tabelle 4. Behandlungsmöglichkeiten von Patienten mit schwerer Psoriasis

Therapie	UVB und Dithranol	PUVA	Methotrexat	Fumarate	Ciclosporin	Acitretin	Etanercept
Plaque Psoriasis	3	3	4	4	4	2	k.A.
Pustulosis palmaris et plantaris (trocken-hyperkeratotisch)	0	2	3	2	3	3	k.A.
Pustulosis palmaris et plantaris (dyshidrotisch-pustulös)	0	1-2	3	2	3	3	k.A.
Generalisierte pustulöse Psoriasis	0	2-3	4	3	3	2	k.A.
Erythrodermische Psoriasis	0	1	3	2	3	2	k.A.
Psoriasisarthritis	0	0	3	2	3	2	4
Langzeitsicherheit	++++	++	+	++	+	++	++
Verträglichkeit	++++	+++	+++	++	++	+	+++

0 = wirkungslos
1 = gering wirksam
2 = mäßig wirksam
3 = sehr wirksam
4 = äußerst wirksam
+ = geringe
++ = mäßige
+++ = hohe
++++ = sehr hohe Langzeitsicherheit/Verträglichkeit
k.A. = keine Angaben verfügbar

samkeit bei Patienten mit Psoriasisarthritis und bei seronegativen Spondylarthritiden zeigt. Dazu liegen allerdings noch keine größeren, systematischen Studien vor. Dosierung: Aufsättigung des Spiegels: 1mal/Tag 1 Tbl. (100 mg) p.o. Ab Tag 4: Täglich 1 Tablette mit nur 20 (10) mg p.o. Die verringerte Dosis von täglich 10 mg wird dann empfohlen, wenn es bei der höheren Dosis von täglich 20 mg zu Unverträglichkeiten kommt. Allerdings kommt es in diesen Fällen auch zu einer geringeren Wirksamkeit. Klinischer Effekt tritt im Mittel nach 14 Tagen ein. Es profitieren etwa 75% der Patienten nach 1-2 Monaten. Als Nebenwirkungen sind GI-Beschwerden, Kopfschmerzen, Hepatotoxizität und Exantheme zu erwarten.
- Adalimumab (Humira): Siehe oben.
- Nicht zugelassene Medikamente mit bekannter Wirksamkeit bei Psoriasis und/oder Psoriasisarthritis (Off-Label-Use):
  - Alefacept (Amevive): Immunsuppressiv wirksames Fusionsprotein (Dimer), das aus einer extrazellulären CD2-Bindungsstelle des Leukozyten-Funktions-Antigens 3 (LFA-3) und Anteilen von IgG1 besteht. Wirkungen: Hemmung der Lymphozytenaktivierung durch spezifische Bindung an CD2 und Hemmung der LFA-3/CD2 Interaktion. Indikation: Bei mittelschweren und schweren Formen der Psoriasis vulgaris, die systemisch behandelt werden müssen. Dosierung: 1mal/Woche 7.5 mg Alefacept i.v. oder 1mal/Woche 15 mg i.m. für 12 Wochen. Ggf. Wiederholung des Therapiezyklus nach einer 12-wöchigen Therapiepause. Kontraindikation: Lymphozytopenie bei geplantem Therapiebeginn. Wöchentliche Kontrolle der Lymphozytensubpopulationen, insbes. der CD4-Lymphozyten im Differenzialblutbild!
  - Tacrolimus (Prograf): Wirkstoff aus der Gruppe der immunmodulierenden Makrolactame. Tacrolimus hemmt die initiale T-Zell-Aktivierung, die Differenzierung und Proliferation zytotoxischer T-Zellen sowie spezifisch die Expression von E-Selectin (Adhäsionsmolekül auf Endothelzellen). Indikation: Schwere Formen der Psoriasis vulgaris und Osteoarthropathia psoriatica. Dosierung: 0,1-0,2 mg/Tag/kg KG p.o. verteilt auf 2 Einzeldosen. Unter der Immunsuppression mit Tacrolimus können sich Herzkammerwand und -septum verdicken, daher sind regelmäßige echokardiographische Untersuchungen erforderlich.
  - Mycophenolatmofetil (CellCept): Immunsuppressivum, Ester der Mycophenolsäure. Antiproliferative Wirkung auf Lymphozyten und immunsuppressive Wirkung durch Hemmung der Inosinmonophosphat-Dehydrogenase. Der Einfluss auf die Zytokinproduktion ist noch unklar. Indikation: In klinischer Erprobung für die Therapie von schweren Krankheitsverläufen der Psoriasis vulgaris und Psoriasis arthropathica. Dosierung: Psoriasis: Initial 2mal/Tag 1 g p.o. über 3 Wochen, anschließend 2mal/Tag 0,5 g p.o. über 3 Wochen. Psoriasis arthropathica: Kombination mit niedrig dosiertem Acitretin (0,1-0,2 mg/kg KG/Tag) p.o.

Prognose
Chronisch-rezidivierender Verlauf mit unterschiedlich langen erscheinungsfreien Intervallen.

Naturheilkunde
Alternativ haben sich Externa mit Mahonia-Extrakt bewährt (Fertigpräparat: Rubisan).

Diät/Lebensgewohnheiten
Der Erfolg von Diäten ist nicht belegt.

Hinweis(e)

- Es besteht ein begründeter Verdacht auf ein erhöhtes Risiko an lymphoproliferativen Erkrankungen bei Psoriasispatienten!
- Das individuelle Risiko für kardiovaskuläre Mortalität ist bei Patienten mit „schwerer" Psoriasis („schwer" = 1 oder >1 stationäre Behandlungen) um den Faktor 0,5 gegenüber der Normalbevölkerung erhöht. Bei schwerem und frühem Befall (20.-39. Lebensjahr) ist das Risiko um den Faktor 2,5 erhöht! In einer Kohortenstudie wurde bei Psoriatikern ein erhöhter Homocysteinspiegel nachgewiesen, der ein bekannter kardiovaskulärer Risikofaktor ist. Die Autoren der Studie empfahlen eine prophylaktische Folsäure-Diät.
- Der Psoriasis-Plaque-Test eignet sich zur Evaluation der antipsoriatischen Potenz diverser topischer Medikamente.
- Mittlerweile werden in der aktuellen S3-Leitlinie die Biologika Efalizumab (Zulassung ruht wegen erheblicher UAW), Etanercept und Infliximab als systemische Therapieoptionen berücksichtigt. Unter der Behandlung mit Biologika erfahren Patienten eine deutliche Verbesserung ihrer HRQL (health related quality of life; s.u. Lebensqualität) im Vergleich zu MTX oder Placebo.

Psoriasis vulgaris, chronisch-stationäre   L40.0

Definition
Chronische Verlaufsform der Psoriasis vulgaris.

Lokalisation
Vor allem Kapillitium, Ohren, Ellbogen, Knie, Kreuzbeingegend.

Klinisches Bild
Geringe Anzahl stark infiltrierter, silbrig schuppender Herde; geringer endogener Eruptionsdruck, meist negativer isomorpher Reizeffekt; kein Juckreiz.

Therapie
S.u. Psoriasis vulgaris.

Prognose
Chronischer Verlauf, keine spontane Rückbildungstendenz.

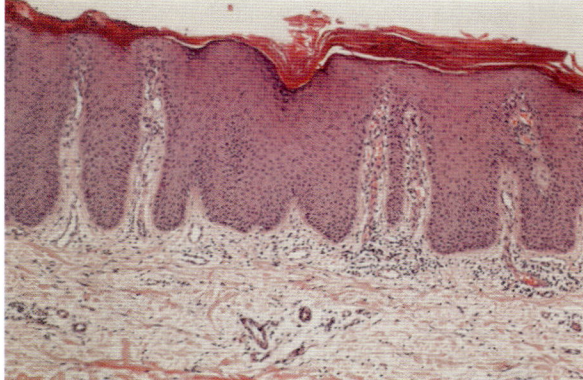

Psoriasis vulgaris, chronisch-stationäre. Chronisch-stationäre Psoriasis. Parakeratose. Akanthose mit gleichmäßiger Elongation der Reteleisten.

Psoriasis vulgaris cum pustulatione   L40.0

Definition
Auftreten eines meist zeitlich begrenzten Pustelschubes im Bereich bereits bestehender Herde bei der Psoriasis vulgaris.

Histologie
S.u. Psoriasis vulgaris. Zusätzlich spongiforme Pustel mit neutrophilen Leukozyten.

Externe Therapie
- Dithranol anfänglich nur in geringer Konzentration anwenden und nur sehr langsam die Konzentration steigern (s.a. Psoriasis vulgaris). Begleitend tgl. Solebäder, auch Teerbäder sind möglich (z.B. Balneum Hermal mit Teer). Ggf. in Kombination mit UVB anwenden. UV-Dosen sehr vorsichtig steigern. Dermatitis solaris unter allen Umständen vermeiden.
- Alternativ: Kurzfristig Glukokortikoide extern, insbesondere bei frischen Schüben. Verschwinden der Pusteln nach Stunden bis Tagen. Nach Sistieren des Pustelschubes Wechsel auf klassisch externes Therapieschema.

> **Merke:** Die Schubaktivität ist i.d.R. zeitlich begrenzt. Somit ist der Schwerpunkt der Therapie auf externe Maßnahmen zu legen!

Interne Therapie
Systemtherapie entsprechend der Psoriasis vulgaris. Bewährt haben sich neben den Retinoiden auch Fumarsäureester oder Methotrexat. Bei Therapieresistenz wäre eine Kombination von Methotrexat und Fumarsäureester unter strengster Kontrolle der Laborwerte und des Immunstatus möglich.

Prognose
Verschwinden der Pusteln nach Stunden bis Tagen.

Psoriasis vulgaris, eruptiv-exanthematische   L40.8

Synonym(e)
Psoriasis vulgaris, akut-eruptive Form

Definition
Akut exazerbierte Form der Psoriasis vulgaris.

Manifestation
Häufig nach Tonsillitis, Infektionen, im 2. oder 3. Lebensjahrzehnt.

Klinisches Bild
Aussaat kleiner Herde (Psoriasis guttata) über Stamm und Extremitäten, keine typischen Prädilektionsstellen. Großer endogener Eruptionsdruck, positiver isomorpher Reizeffekt, häufig Juckreiz.

Therapie
Fokussuche und -sanierung. Klassische Dithranol-Therapie, s.u. Psoriasis vulgaris.

Prognose
Häufig spontane Rückbildung. Übergang in die chronisch-stationäre Form der Psoriasis vulgaris ist möglich.

Psychosomatik

Definition
Lehre von den Zusammenhängen zwischen emotionalen

Prozessen und einer Reihe von Erkrankungen, bei denen der organische Befund alleine nicht ausreicht, um eine Erkrankung zu erklären. Im Vordergrund der klassischen Psychosomatik stehen Erkrankungen wie Asthma bronchiale, Duodenalulkus, Colitis ulcerosa und Bluthochdruck. In der neueren Zeit umfasst der Begriff Psychosomatik alle Erkrankungen, in denen ein Zusammenhang zwischen dem Erleben und Verhalten eines Menschen und einer Erkrankung zu erkennen ist oder für die psychologische Methoden eine Prävention der Erkrankung darstellen, z.B. atopisches Ekzem, chronische Rücken- oder Kopfschmerzen, Erkrankungen aus dem Formenkreis der Autoimmunerkrankungen. Zu bedenken ist, dass auch psychische Folgen aufgrund eines medizinischen Krankheitsfaktors zur Psychosomatik zählen.

Psychotherapie

Definition
Behandlung von Störungen im Verhalten oder Erleben eines Menschen mit psychologischen Methoden. Durchgeführt wird die Psychotherapie von Psychologen oder Ärzten mit der Zusatzbezeichnung Psychotherapie. Zu den Verfahren der Psychotherapie zählen u.a. die Verhaltenstherapie, die Gesprächstherapie und tiefenpsychologisch ausgerichtete Therapien wie die Psychoanalyse, ebenso wie Psychodrama, klinische Hypnose und Gestalttherapie. Man unterscheidet Einzelbehandlung und Gruppentherapie.

PTEN-Hamartom-Syndrom   Q87.5

Definition
Gruppe autosomal-dominant vererbter Syndrome mit Mutationen der Genloci 9q22.3 (PTCH Tumorsuppressorgen), 9q31 und 1p32. Das PTCH-Gen kodiert für ein transmembranes Protein (PTCH), das als Rezeptor für Signalmoleküle der Hedgehog-Familie fungiert. Über eine noch nicht endgültig geklärte Kaskade an Signalinformationen kommt es zu einer weiteren Aktivierung von Transkriptionsfaktoren (z.B Gli1) die ihrerseits im Zellkern Gene induzieren, die zur Zellzyklusprogression und Zellproliferation führen.

Einteilung
Zu dem PTEN-Hamartom-Syndrom werden gezählt:
- Cowden-Syndrom
- Gorlin-Goltz-Syndrom
- Bannayan-Riley-Ruvalcaba-Syndrom.

Pterygium   Q87.1

Erstbeschreiber
Ullrich, 1936

Synonym(e)
Flughaut; Schwimmhaut; Flügelfell

Definition
Flughautähnliche Haut- oder Schleimhautfalte. Ausprägungen sind vielgestaltig möglich, u.a. ausgeprägt als Pterygium der Haut, Pterygium inversum unguis, Pterygium conjunctivae.

Therapie
Plastisch-chirurgische Korrektur.

Pterygium colli   Q18.30

Synonym(e)
Faltenhals

Definition
Pterygium der Haut mit Lokalisation im Halsbereich.

Therapie
Plastisch-chirurgische Korrektur.

Pterygium conjunctivae   H11.0

Definition
Degenerative, im Lidspaltenbereich gelegene, meist bilaterale, bevorzugt nasale, dreieckig geformte, weißliche Bindehautduplikatur mit Überwachsen der Spitze auf die Hornhaut.

Differenzialdiagnose
Narbenpterygium.

Therapie
Operative Entfernung, bevor die Spitze den optischen Bereich der Hornhaut erreicht hat (Narbenbildung!).

Pterygium der Haut   Q82.8

Definition
Angeborene, an die Flug- oder Schwimmhaut von Tieren erinnernde, membranartige Faltenbildung der Haut.

Lokalisation
Am häufigsten im Halsbereich zwischen Warzenfortsatz und Akromion: Pterygium colli (Faltenhals). Seltener zwischen Finger- oder Zehenzwischenräumen oder in Gelenkbeugen.

Klinisches Bild
Isoliertes Vorkommen ist möglich; meist jedoch Auftreten im Rahmen von Missbildungssyndromen:
- Pterygium colli und evtl. Pterygien von Gelenkbeugen beim:
    - Bonnevie-Ullrich-Syndrom
    - Turner-Syndrom
    - Nielsen-Syndrom
    - sehr selten auch beim primären Lymphödem.
- Pterygien der Kniekehlen beim:
    - Fèvre-Languepin-Syndrom.

Therapie
Plastisch-chirurgische Korrektur.

Pterygium inversum unguis   L60.8

Erstbeschreiber
Caputo u. Prandi, 1973

Definition
Häufig schmerzhafte, gelegentlich familiär vorkommende Prominenz des hyponychialen Gewebes der Fingernägel, evtl. mit Übergreifen auf die Fingerkuppen.

Therapie
Plastisch-chirurgische Korrektur.

PTT

Definition
Akronym für partielle Thromboplastinzeit (PTT). Suchtest für Defekte des endogenen Gerinnungssystems (Faktoren XV, XIV, XII, XI, IX, VIII) und der gemeinsamen Endstrecke der Gerinnung (FX, V, II, I).

Allgemeine Information
- Norm: 20-38 Sekunden.
- PTT verlängert:
  - Hämophilie-A oder -B, Phospholipid-Antikörper-Syndrom
  - Mangel der Faktoren II, X, XI, XII, Präkallikrein; Heparin-Therapie
- PTT verkürzt:
  - Hyperkoagulabilität
  - Thrombozytosen (Erhöhung des Plättchenfaktors 4).

Indikation
- Verdacht auf hämorrhagische Diathese (Suchtest für endogenes System)
- Überwachung der Therapie mit Heparin
- Überwachung der Substitutionstherapie bei Hämophilie A und Hämophilie B
- präoperatives Screening.

Hinweis(e)
Bei Heparin-Low-dose-Therapie wird aus therapeutischen Gründen eine Verlängerung auf das 1,5-2,0-fache angestrebt! Niedermolekulare Heparine (NMH) verlängern aufgrund ihrer im Vordergrund stehenden Anti-Xa-Aktivität die PTT kaum!

Pubertätsmakromastie   N62.x

Definition
Physiologische Brustdrüsenschwellung bei etwa der Hälfte aller Knaben während der Pubertät. S.a.u. Gynäkomastie.

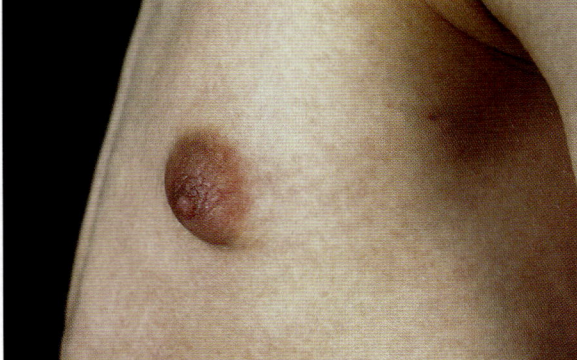

Pubertätsmakromastie. Beidseitige, physiologische Vergrößerung der Brustdrüsen; asymptomatisch.

Puder

Definition
Nicht abgeteilte Pulver, die ausschließlich zum äußeren Gebrauch bestimmt sind. Hergestellt werden reine Wirkstoffpulver oder Gemische mit zwei oder mehr Hilfsstoffen (z.B. Talkum, Zinkoxid, Titandioxid, weißer Ton) und, falls erforderlich, zugelassenen Farbstoffen (Eisenoxid, roter Ton). Sie sollen möglichst fein, sterilisierbar (Anwendung auf offenen Wunden oder gereizter Haut), völlig reizlos, chemisch indifferent und unzersetzlich sein, eine gute Haft- und Streufähigkeit sowie Absorptionsfähigkeit gegenüber Flüssigkeiten (Wasser und Öl) aufweisen.

Wirkungen
Je nach Zusammensetzung kühlend, trocknend, adsorbierend, adstringierend:
- Kühlwirkung: Stärken, Zn- oder Al-Stearat.
- Saugfähigkeit und Absorption: Aerosil, weißer Ton, Stärken, mikrokristalline Cellulose.
- Saugwirkung ohne Quellung: ANM, NAC und Nalcip.
- Gleitfähigkeit: Talkum, Zn-, Mg- oder Al-Stearat.
- Haftvermögen: Talkum, Aerosil, Stärken, Fette, Al-Hydroxid.
- Streufähigkeit: Aerosil und Talkum.
- Deckkraft: Titandioxid, Zinkoxid und Ca-Carbonat.
- Wirkstoff-Resorption: Lactose.

Indikation
Dermatosen in intertriginösen Arealen sowie bei Epithelverlusten.

Puder. Tabelle 1. Pudergrundstoffe und ihre Verwendung in Externa

Pudergrundstoff	Verwendung
Aluminiumstearat	Adstringens
Eisenoxide	Farbpigment für Abdeckpuder, Schüttelmixturen und Pasten
Lactose	Resorptionsverbesserer
Magnesiumcarbonat	Sekretaufsaugend
Magnesiumoxid	Sekretaufsaugend
Magnesiumstearat	Adstringens
Maisstärke	Verbesserung der Haft- und Streufähigkeit
Maisstärke, phosphatierte	Verbesserung der Haft- und Streufähigkeit
Siliciumdioxid, hochdisperses	Sekretaufsaugend, Verbesserung der Streufähigkeit
Talkum	Verbesserung der Haft- und Streufähigkeit
Titandioxid	Abdeckung, Lichtschutz
Ton, weißer	Sekretaufsaugend
Weizenstärke	Adstringens
Zinkoxid	Abdeckung, Verbesserung der Streufähigkeit
Zinkstearat	Adstringens

Pulicosis   T00.95

Definition
Befall des Menschen mit Flöhen der Gattung Pulex.

Therapie allgemein
Flöhe werden durch Insektizide abgetötet. Prophylaxe mit insektenabweisenden Repellents wird empfohlen. Ggf. ist eine Wohnungssanierung durch einen Fachmann für Insektenbekämpfung erforderlich bzw. der Einsatz von Verneblern (Fogger), die beim Tierarzt erhältlich sind.

Externe Therapie
Blande, austrocknende und kühlende Therapie mit Lotio alba. Bei Juckreiz Zusatz von 3-5% Polidocanol R200 R196 oder 1% Menthol R160. Wenn keine Besserung, kurzfristig Glukokortikoid-haltige Emulsion oder Creme R123 R120 R030.

Interne Therapie
Bei starkem Juckreiz passagere Einstellung auf orales Antihistaminikum wie Levocetirizin (z.B. Xusal) 1 Tbl./Tag, Desloratadin (z.B. Aerius) 1 Tbl./Tag oder Cetirizin (z.B. Zyrtec) 1mal/Tag 1 Tbl. p.o.

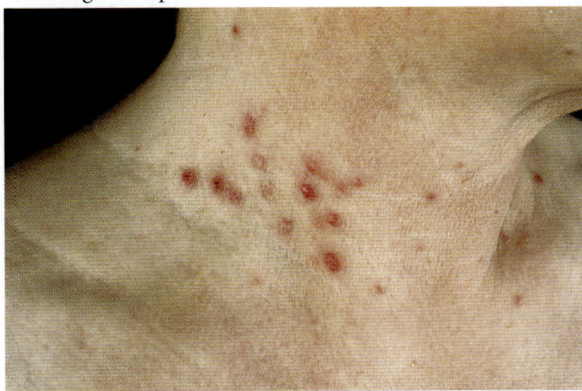

Pulicosis. Multiple, akute, seit einem Tag bestehende, an der rechten Halsseite (zufällig) lokalisierte, gruppierte, überwiegend einzeln stehende, heftig juckende, 0,2-0,4 cm große, rote, gemusterte, glatte Papeln. Im Zentrum jeder Papel befindet sich ein hämorrhagischer Punkt oder evtl. eine kleine Kruste.

Punch-Graft-Elevation

Synonym(e)
Punch-Elevation; Stanz-Elevation

Definition
Operative Methode, um kleine, unter dem Hautniveau gelegene Narben anzuheben. Bei überstehenden Einheilungen oder hypertrophen Narbenbildungen kann durch eine später ergänzende Dermabrasio planiert werden. Diese Technik kann mit anderen Skin-Resurfacing-Techniken kombiniert werden.

Indikation
Tiefe, scharf begrenzte Gesichtsnarben, z.B. nach Akne oder Varizellen.

Durchführung
Der Stanzendurchmesser sollte etwas über demjenigen der Narbe liegen. Unter Erhaltung der subkutanen Verbindung erfolgt eine Abtrennung der Narbenregion von der gesunden Hautumgebung und die ausgestanzte Narbe rutscht frei nach oben in das Hautniveau.

Pupillenstarre, reflektorische   A52.1

Erstbeschreiber
Robertson, 1869

Synonym(e)
Argyll-Robertsonsche Pupillenstarre; Pupillenstarre, tabische, reflektorische; Argyll-Robertson pupil

Definition
Fehlen der direkten und konsensuellen Lichtreaktion, enge Pupillen (Reizmiosis), überschießende Naheinstellungsreaktion (Pupillenverengung bei Konvergenz).

> **Merke:** Pathognomonisch für Tabes dorsalis bei Syphilis IV.

Ätiologie
Meist bei Syphilis cerebrospinalis, aber auch bei chronischem Alkoholismus, traumatischen Hirnläsionen und epidemischer Enzephalitis, ferner bei multipler Sklerose und anderen zerebralen Erkrankungen auftretend.

Klinisches Bild
Aufhebung des direkten und konsensuellen Lichtreflexes der Pupille bei erhaltenem Reflex auf Akkommodation und Konvergenz; Pupillenreaktion auf sensorische und psychische Reize fehlt oder ist herabgesetzt; Anisokorie, oft auch Entrundung der Pupille.

Therapie
S.u. Syphilis acquisita.

PUPPP   O99.74

Erstbeschreiber
Lawley, 1979

Synonym(e)
Pruritic urticarial papules and plaques of pregnancy; Polymorphic eruption of pregnancy; PEP; polymorphe Schwangerschaftsdermatose

Definition
Nicht rezidivierende Schwangerschaftsdermatose mit stark juckenden, urtikariellen Papeln, Plaques und Versikeln mit selbstlimitierendem Verlauf, die typischerweise in den letzten Schwangerschaftswochen auftritt.

Vorkommen/Epidemiologie
Die Häufigkeit wird auf 1/200 Schwangerschaften geschätzt. Somit ist PUPPP die weitaus häufigste Schwangerschaftsdermatose (s.u. Schwangerschaft, Hautveränderungen).

Kontraindikation
Nässende Dermatosen (Verklumpung und Sekretstau und dadurch bedingt Sekundärinfektionen). Talkum-Puder auf offenen Wunden (Silikat-Granulome).

Rezeptur(en)
R294

Ätiologie
Unbekannt.

Manifestation
Meist im letzten Trimenon auftretend.

Lokalisation
Abdomen (im Gegensatz zum Pemphigoid gestationis ist die Periumbilikalregion ausgespart), Gesäß, Oberschenkel, selten generalisiert.

Klinisches Bild
Beginn mit papulösem, heftig juckendem Exanthem am Abdomen, das sich rasch auf Oberschenkel, Gesäß, Arme und seitliche Rumpfpartien ausbreitet. Neben urtikariellen Papeln entwickeln sich Plaques, aber auch Bläschen (nie Blasen). Im Gegensatz zum Pemphigoid gestationis Aussparung der Periumbilikalregion.

Histologie
Perivaskuläre lymphohistiozytäre Infiltration. Kräftiges Ödem der Dermis. Wenig spezifisches Muster! Nur im Zusammenhang mit der Klinik auswertbar!

Direkte Immunfluoreszenz
Obligat negativ.

Differenzialdiagnose
Erythema exsudativum multiforme; multiformes Arzneimittelexanthem; Prurigo gestationis; atopisches Ekzem; Pemphigoid gestationis.

Externe Therapie
- Zunächst Versuch mit blander, wirkstofffreier Lotio alba, ethanolischer Zinkoxidschüttelmixtur R292, Emulsionen oder Gelen. Wirkstofffreie kühlende Gele lindern zeitweilig den Juckreiz R039. Lindernd wirken auch kühles Abduschen, „Cool-Packs" oder feuchte Umschläge, z.B. mit 0,9% NaCL-Lösung.
- Wenn nicht ausreichend, Auftragen von Tannin 3-5% in Lotio alba oder von Menthol- oder Polidocanol-haltigen Externa (z.B. R158, R200, R197, Optiderm). Nächste Stufe sind Glukokortikoid-haltige Emulsionen (z.B. Hydrogalen, R123) oder 0,5% Hydrocortisoncreme (z.B. Hydro-Wolff, R119).

Interne Therapie
- Bei starkem und intolerablem Juckreiz mit erheblichen Schlafstörungen sind Glukokortikoide, z.B. Prednison (z.B. Decortin) 20–40 mg/Tag indiziert. Schrittweise Dosisreduktion entsprechend dem klinischen Befund.
- In schweren Fällen und in den letzten Schwangerschaftswochen zusätzliche Gabe von Diphenhydramin-HCl (z.B. Vivinox 25 bis 50 mg/Tag) oder Benzodiazepine (z.B. Diazepam 2-5 mg/Tag).
- Die Gabe von Antihistaminika in der Schwangerschaft wird in der Literatur unterschiedlich beurteilt. Es kommen jedoch höchstens Präparate der 1. Generation wie Clemastin (z.B. Tavegil 2mal/Tag 1 Tbl. p.o. oder 2mal/Tag 1 Amp. i.v.) oder Hydroxyzin (z.B. Atarax 1-3 Tbl./Tag) infrage.

Prognose
Spontane Abheilung der Eruptionen nach der Entbindung innerhalb weniger Tage. Seltener protrahierter Verlauf mit Persistenz der Hautläsionen über Monate p.p. Keine Hautveränderungen bei den Neugeborenen.

Hinweis(e)
Es bestehen Assoziationen mit Mehrlingsschwangerschaften und exzessiver Gewichtszunahme der Mutter.

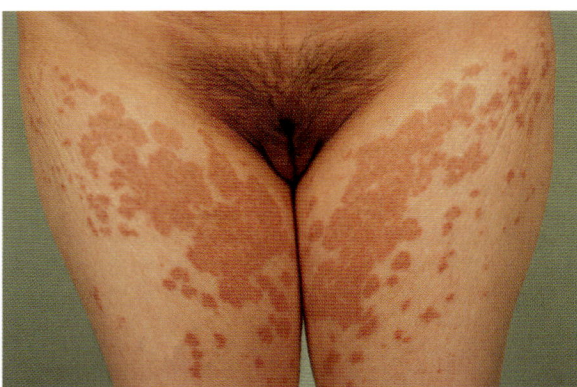

PUPPP. Stark juckende, isolierte und konfluierte urtikarielle Papeln und Plaques im letzten Trimenon.

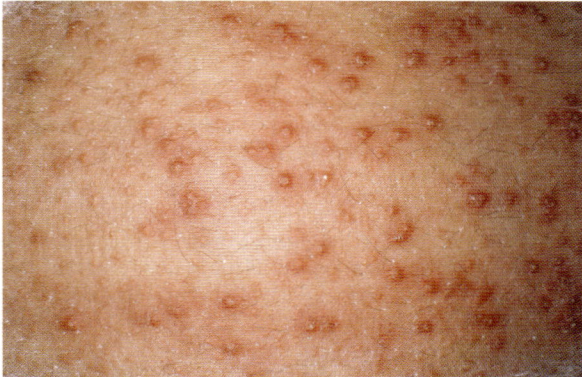

PUPPP. Stark juckende, rote Papeln am Rumpf einer 26-jährigen Schwangeren im 3. Trimenon.

Purpura D69.21

Synonym(e)
Hautblutung

Definition
Bezeichnung für ein polyätiologisches klinisches Bild, das akut oder chronisch schleichend einsetzt und durch lokalisierte oder disseminierte, kleinfleckige oder flächenhafte, rote, blaue, blau-grüne oder gelb-braune Flecken oder auch Papeln (Farbtöne durch Blutungen unterschiedlichen Alters) gekennzeichnet ist. Eine Purpuraläsion kann flach (Fleck) oder eleviert (Papel = palpable Purpura), entzündlich (Vaskulitis) oder nicht entzündlich (z.B. durch eine Vaskulopathie) sein. Im weiteren Sinne werden auch eigenständige Erkrankungen als „Purpura" bezeichnet, die mit Einblutungen in die Haut einhergehen (z.B. Purpura pigmentosa progressiva; Purpura Schönlein-Henoch).

Einteilung
Nach Form und Größe werden unterschieden:
- Petechien
- Ekchymosen

Purpura. Tabelle 1. Ursachen und Krankheitsbilder (Auswahl)

Auslösende Ursachen	Krankheitsbild
Immunologisch	Leukozytoklastische Vaskulitis
	Infantiles akutes hämorrhagisches Ödem
	Purpura Schönlein-Henoch
	Purpura pigmentosa progressiva
Vaskulopathie/ Atrophie	Amyloid-Purpura
	Purpura senilis
	Purpura durch Steroidmedikation
	Purpura solaris
Thrombopathie	Purpura, idiopathische thrombozytopenische
	Purpura, thrombozytopenische (symptomatische)
Störung der plasmatischen Gerinnung	Purpura bei Kryoglobulinämie oder bei Makroglobulie
Venöse Stase	Purpura jaune d'ocre
Protein C-Mangel	Purpura fulminans
Bakteriämie	Septische Purpura
	Purpura fulminans

- Sugillationen
- Hämatome
- Vibex (Vibices).

Ätiologie
Siehe Tabelle 1 [Ursachen und Krankheitsbilder (Auswahl)].

Klinisches Bild
Diaskopisch nicht wegdrückbare, zunächst rote, später bräunliche Flecken verschiedener Größe und Konfiguration, z.T. palpabel (Vaskulitis), z.T. mit pityriasiformer Schuppung. Pos. Raccoon-Sign bei bilateraler, symmetrischer Purpura der Lider.

Purpura abdominalis   D69.0

Synonym(e)
Henochsche Krankheit

Definition
Im Rahmen der Purpura Schönlein-Henoch auftretende Blutungen im Magen-Darm-Trakt mit kolikartigen Schmerzen, Hämatemesis und blutig-schleimigen Stühlen. In 20-30% der Fälle besteht zudem hämorrhagische Nephritis.

Therapie
S.u. Purpura Schönlein-Henoch.

Purpura, anaphylaktoide   D69.0

Definition
Im dermatologischen Schrifttum unterschiedlich verwendeter Begriff. Einerseits als fragliche Intoleranzreaktion auf Acetylsalicylsäure definiert, andererseits synonym zur leukozytoklastischen Vaskulitis.

Purpura anularis teleangiectodes   L81.7

Erstbeschreiber
Majocchi, 1896

Synonym(e)
Majocchische Krankheit; Purpura Majocchi; Purpura follicularis anulata; Purpura anularis teleangiectodes atrophicans; Teleangiectasia follicularis anulata

Definition
Heute unüblicher Begriff für eine klinische Variante der Purpura pigmentosa progressiva.

Ätiologie
Unbekannt, ggf. Auslösung durch Medikamente.

Manifestation
Vor allem bei Männern auftretend, vor allem 3. bis 5. Lebensjahrzehnt.

Lokalisation
Beginn meist an den Beinen, überwiegend mit symmetrischer Verteilung. Später auch Befall von Stamm und Armen.

Klinisches Bild
Feinfleckige Purpura. Zentrifugales Wachstum der punktförmigen, teleangiektatischen Flecken, rote anuläre oder serpiginöse Herde. Veränderung der Farbe von rot zu rotbraun bzw. gelblich-bräunlich. Konfluenz punktförmiger Petechien zu größeren Flecken. Evtl. zentrale Atrophie der Herde.

Prognose
Chronischer Verlauf über Wochen bis Jahre.

Purpura bei Ehlers-Danlos-Syndrom   Q79.6

Definition
Blutungen per rhexis infolge eines mangelhaften kollagenen Haltes der Blutgefäße beim Ehlers-Danlos-Syndrom.

Purpura bei Kryofibrinogenämie   D68.8

Definition
Purpura an kälteexponierten Körperpartien.

Ätiologie
Bildung von Kryofibrinogen (Kryofibrinogenämie) nach Infekt oder Einnahme bestimmter Medikamente.

Klinisches Bild
Neben einer kleinfleckigen oder großflächigen Purpura bestehen kleinherdige oder großflächige Nekrosen sowie Zeichen der profunden oder superfiziellen Vaskulitis.

Diagnose
Kryofibrinogennachweis im Serum.

Therapie
Behandlung des Grundleidens, s. Kryofibrinogenämie.

Purpura bei Makroglobulinämie   C88.0

Synonym(e)
Purpura macroglobulinaemica

Definition
Seltene Purpura bei der Makroglobulinämie Waldenström.

Ätiologie
Ungeklärt. Diskutiert werden eine Hemmung der Aktivität von Gerinnungsfaktoren und Thrombozyten sowie eine Schädigung der Gefäßfunktion durch die Makromoleküle.

Diagnose
Paraproteine.

Therapie
Behandlung der Grunderkrankung, s. Lymphom, kutanes B-Zell-Lymphom.

Purpura cachectica   D62.9

Definition
Der Purpura senilis entsprechendes Krankheitsbild bei Patienten mit konsumierenden Erkrankungen.

Therapie
S.u. Purpura senilis.

Purpura diabeticorum   E14.5

Definition
Fein disseminierte, dichte, petechiale Blutungen am Unterschenkel bei Diabetikern durch diabetische Mikroangiopathie.

Diagnose
Spiegeln des Augenhintergrundes.

Therapie
Behandlung des Diabetes mellitus.

Purpura, eczematid-like Purpura   L81.9

Erstbeschreiber
Doucas u. Kapetanakis, 1953

Synonym(e)
Ekzematidartige Purpura; epidemische purpurisch-lichenoide Dermatitis; Itching purpura; disseminierte pruriginöse Angiodermatitis

Definition
Wurde früher als klinische Variante der Purpura pigmentosa progressiva gesehen, heute synonym zur Purpura pigmentosa progressiva.

Therapie
S.u. Purpura pigmentosa progressiva.

Purpura factitia   R23.3

Definition
Durch Traumatisierung entstandene schmerzhafte Ekchymosen.

Therapie
Kontrolle der hämatoserologischen Parameter zum Ausschluss von Hämostasestörungen. Bei wiederholtem Auftreten ggf. begleitende psychologische-psychiatrische Mitbetreuung des Patienten.

Purpura factitia senilis   L57.8

Erstbeschreiber
Jadassohn, 1892

Definition
Phänomen bei der Landmannshaut: Leichte Verletzbarkeit der Haut, v.a. an Unterarmstreckseiten und Handrücken, mit fleck- oder streifenförmigen Rhexisblutungen nach banalen Traumata.

Therapie
Traumen und Verletzungen vermeiden. Textiler und physikalischer Lichtschutz (s. Lichtschutzmittel), Exzision malignitätsverdächtiger Herde. Hautpflege mit fettenden Externa (z.B. Asche Basis Salbe, Linola Fett, Exicipial Mandelölsalbe). S.a. Purpura senilis.

Purpura fulminans   D65.x

Erstbeschreiber
Henoch, 1874; Glanzmann, 1918

Synonym(e)
Purpura Henoch

Definition
Seltenes erworbenes Syndrom im Gefolge einer initialen infektiösen Episode mit Verbrauchskoagulopathie, Hämorrhagien in Haut und inneren Organen und nachfolgenden Nekrosen. S.a. Waterhouse-Friderichsen-Syndrom.

Ätiologie
Diskutiert werden 1-4 Wochen nach einer Infektion, z.B. mit

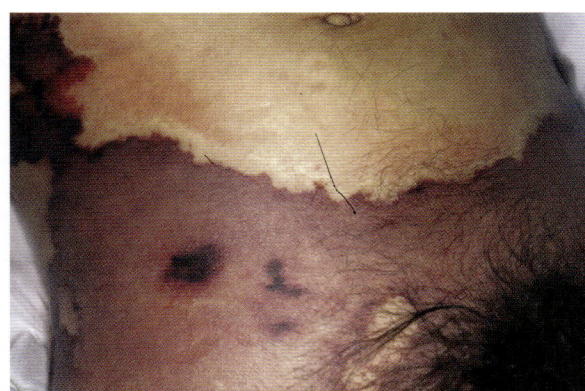

Purpura fulminans . Im Abdominalbereich beginnende Purpura fulminans im Rahmen einer E. coli-Sepsis bei einem 55-jährigen Mann (letaler Ausgang).

Streptokokken, Meningokokken, Haemophilus influenzae, Staphylokokken, Varizellen oder Virusinfekten des oberen Respirationstraktes auftretende, infektionsallergisch bedingte Gefäßwandveränderungen und ein durch die Infektion erworbener Protein-C-Mangel als Initiator für eine disseminierte intravasale Gerinnung.

Manifestation
Meist Kleinkinder, auch Erwachsene.

Klinisches Bild
Schwere Allgemeinsymptome. Flächenhafte und petechiale, rasch in Nekrosen übergehende Blutungen und Blasen symmetrisch an Extremitäten, Gesicht und Stamm.

Therapie
Intensiv-medizinische Betreuung mit Kreislaufstabilisierung, Flüssigkeits- und Elektrolytbilanzierung. Stadiengerechte Schockbehandlung. Bei manifester disseminierter intravasaler Gerinnung umgehende fibrinolytische Therapie und Heparinisierung. Zudem Behandlung der im Vordergrund stehenden, ursächlichen Infektion.

Prognose
Ungünstig. Hohe Letalität durch Blutung in innere Organe.

Purpura fulminans neonatalis   D68.8

Definition
In den ersten Lebensstunden oder -tagen auftretende ausgedehnte Haut-Ekchymosen mit Entwicklung zu Nekrosen neben viszeralen Thrombosen und Embolien. Bei heterozygotem Protein-C-Mangel sind die Patienten häufig klinisch asymptomatisch, evtl. rezidivierende Thrombophlebitiden, Thrombosen, Embolien oder Nekrosen nach Kumarinbehandlung.

Ätiologie
Homozygoter Protein-C-Mangel, autosomal-dominanter Erbgang mit inkompletter Penetrans.

Therapie
Behandlung durch den Pädiater. Frisches Gefrierplasma (FFP), Vitamin K-Antagonisten, Protein-C-Substitution.

Prognose
Unbehandelt: Letalität 100%. Auch bei Therapie ungewisse Langzeitprognose.

Purpura hyperglobulinaemica   D89.0

Erstbeschreiber
Waldenström, 1948

Definition
Sammelbezeichnung für hämorrhagische Diathese bei chronischen, mit unspezifischer Vermehrung der Gamma-Globuline einhergehenden Erkrankungen.

Therapie
Behandlung der Grunderkrankung, s. jeweils dort. Immunsuppressive Therapie mit Glukokortikoiden. Des Weiteren unterstützende symptomatische Therapie mit Kompressionsstrümpfen der Klasse I-II. Kälte meiden.

Purpura, idiopathische thrombozytopenische D69.3

Erstbeschreiber
Werlhof, 1735

Synonym(e)
Morbus maculosus haemorrhagicus Werlhof; Morbus maculosus Werlhof; Morbus Werlhof; essentielle Thrombozytopenie

Definition
Akut oder chronisch verlaufendes Blutungsleiden mit Verminderung der Thrombozytenzahl.

Ätiologie
Ungeklärt. Bei der chronischen Form sind bei 60–80% der Fälle Autoantikörper gegen Thrombozyten nachweisbar sowie beschleunigter Abbau der geschädigten Plättchen in der Milz. Bei der akuten Form sind oft Virusinfektionen (v.a. Kinder; z.B. Röteln) oder Arzneimittelallergien (Erwachsene) nachweisbar.

Manifestation
Akute Form: zu 85% bei Kindern auftretend. Chronische Form: Häufig bei Kindern und Jugendlichen (60%) auftretend. Bevorzugt sind Mädchen oder junge Frauen betroffen.

Klinisches Bild
- Akute Form: Hämorrhagien an Haut und Schleimhaut, Blutungen aus dem Mund bzw. Nasen-Rachen-Raum, Melaena, Hämaturie.
- Chronische Form: Meist schleichender Beginn. Nasen- und/oder Zahnfleischblutungen. Menorrhagien, Metrorrhagien, Petechien an den Unterschenkeln, petechiale und flächenhafte Hautblutungen.

Labor
- Akute Form: Stark erniedrigte Thrombozytenzahl, kurze Plättchenüberlebenszeit.
- Chronische Form: Anämie, Vermehrung der Megakaryozyten im Knochenmark, selten Verminderung infolge Erschöpfung. Verkürzte Plättchenüberlebenszeit. Zum Ausschluss einer EDTA-induzierten Pseudothrombozytopenie sollte eine Kontrolle mit Zitratblut erfolgen.

Differenzialdiagnose
Hereditäre Thrombozytopenie, medikamentös oder infektiös

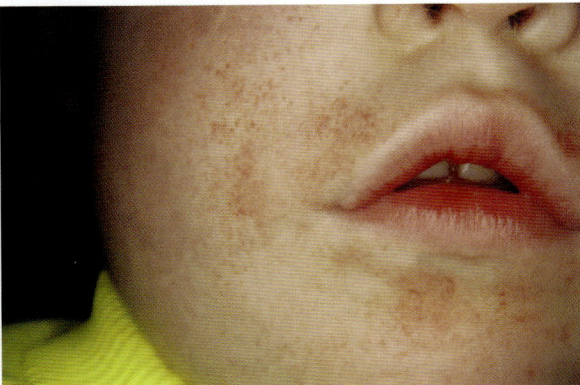

Purpura, idiopathische thrombozytopenische. Petechial-flächenhafte Blutungen in der Perioralregion bei einem 2-jährigen Mädchen mit idiopathischer thrombozytopenischer Purpura.

ausgelöste Thrombozytopenie, Bildungsstörungen im Knochenmark, hämolytisch-urämisches Syndrom, Hypersplenismus.

Therapie
- Akute Form: Fokussanierung, Ausschaltung auslösender Medikamente.
  - Kinder: Postinfektiös Gammaglobulin (z.B. Gamma-Venin) 0,4 mg/kg KG/Tag i.v. über 2-5 Tage. Bei Resistenz je nach Klinik und Thrombozytenwerten Prednison (z.B. Decortin) 2-3 mg/kg KG/Tag für max. 10-14 Tage.
  - Erwachsene: Ggf. auslösendes Medikament absetzen. Hoch dosierte Gabe von Immunglobulinen i.v. (z.B. Intratect) 0,5-1 g/kg KG/Tag i.v. über 5 Tage. Bei Resistenz Therapieversuch mit Glukokortikoiden wie Prednison 50-80 mg/Tag, Dosisreduktion nach Klinik, ggf. Thrombozytenkonzentrate.
- Chronische Form:
  - Kinder: Therapieversuch mit Immunglobulinen (z.B. Intratect) 0,2-0,5 g/kg KG/Tag über 5 Tage.
  - Erwachsene: Hochdosiert Gammaglobuline s. oben. Bei Therapieresistenz oder bei relevanter Blutungsneigung sind systemische Glukokortikoide, z.B. Prednison, indiziert. Einstellung auf möglichst niedrige Erhaltungsdosis, wenn möglich unter der Cushing-Schwelle.

> **Cave:** Bei Therapieresistenz bzw. Krankheitsdauer über 1 Jahr oder Dauerdosis von mehr als 50 mg/Tag Prednisolon ist ggf. eine Splenektomie (vorher aktive Immunisierung mit Pneumokokkenantigenen) erforderlich.

Alternative immunsuppressive Behandlung mit Azathioprin (z.B. Imurek) 50-150 mg/Tag p.o. oder Cyclophosphamid (z.B. Endoxan) 50-150 mg/Tag kommt in Ausnahmen v.a. bei älteren Patienten infrage. Gute Erfolge sollen bei ausgeprägter Therapieresistenz durch eine Dexamethason-Pulstherapie mit 40 mg/Tag p.o. über 4 Tage, jeweils alle 28 Tage, erzielt werden können.

Prognose
Akute Form: Ausheilung, Rezidive oder Übergang in eine chronische Form (10%) sind möglich. Chronische Form: Schubweise-rezidivierender Verlauf.

Purpura jaune d'ocre L81.9

Erstbeschreiber
Favre et al., 1924; Chaix, 1926

Synonym(e)
Purpura orthostatica; Ockerpurpura; Stasisblutung; Stauungsblutung; Favre-Chaix-Syndrom; ockerfarbige Dermatitis; dermite ocre Favre-Chaix; Stasis-Purpura (Favre-Chaix)

Definition
Stauungsblutungen bei chronisch venöser Insuffizienz. Es ist anzunehmen, dass dieses Krankheitsbild mit der Angiodermite purpurique et pigmentée identisch ist.

Ätiologie
Erhöhter hydrostatischer Druck (chronisch venöse Insuffizienz). Chronische Form: Anämie, Vermehrung der Megakary-

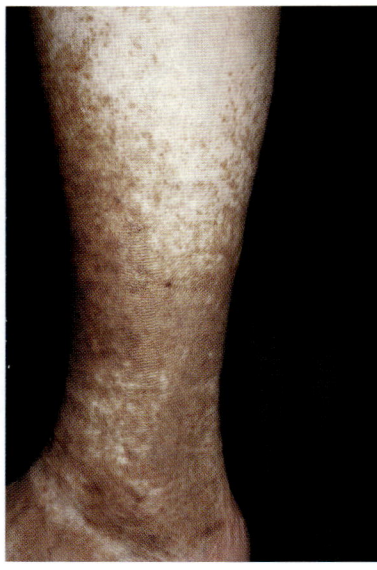

Purpura jaune d'ocre. Multiple, chronisch stationäre, an den distalen Unterschenkeln lokalisierte, proximal isolierte, distal konfluierte, unscharf begrenzte, symptomlose, hell- bis dunkelbraune, raue, unterschiedlich stark schuppende Flecken. Nachweisbare chronische venöse Insuffizienz (CVI).

ozyten im Knochenmark, selten Verminderung infolge Erschöpfung. Verkürzte Plättchenüberlebenszeit.

Manifestation
Im Erwachsenenalter auftretend, meist bei Personen mit einer chronischen venösen Insuffizienz (CVI).

Lokalisation
V.a. Streckseiten der Zehen, Fußrücken und Unterschenkel über Varizen sind befallen.

Klinisches Bild
Allmählich auftretende fleckförmige, teils rote, teils rotbraune oder ockerfarbige Purpura in der Umgebung venöser Gefäße der unteren Gliedmaßen.

Differenzialdiagnose
Purpura pigmentosa progressiva; hereditäre Thrombozytopenie, medikamentös oder infektiös ausgelöste Thrombozytopenie.

Therapie
Behandlung der Grunderkrankung. Begleitende Kompressionstherapie, s.u. venöse Insuffizienz, chronische.

Prognose
Akute Form: Ausheilung, Rezidive oder Übergang in eine chronische Form (10%) sind möglich. Chronische Form: Schubweise-rezidivierender Verlauf.

Purpura pigmentosa progressiva L81.9

Erstbeschreiber
Schamberg, 1901

Synonym(e)
Morbus Schamberg; Schamberg-Syndrom; Schamberg-Dermatitis; Purpura Schamberg; Dermatosis pigmentaria progressiva; progressive Pigmentpurpura; progressive pigmentöse Dermatose; Capillaritis haemorrhagica maculosa; Adalin-Purpura; ekzematidartige Purpura; eczematid-like Purpura; Carbromal-Ausschlag; Carbamid-Purpura; Karbamidpurpu-

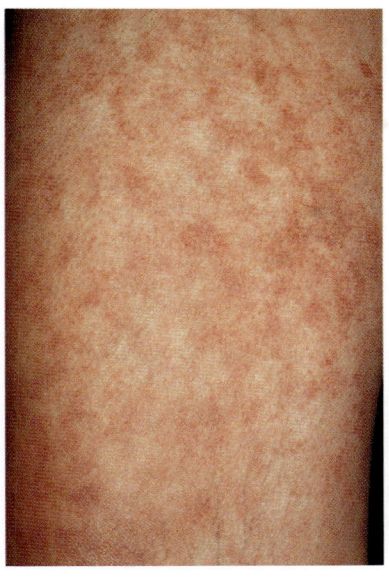

Purpura pigmentosa progressiva. Unregelmäßig konfigurierte, rot-bräunliche Flecken mit nicht wegdrückbaren Petechien (Cayenne-Pfeffer-Flecken).

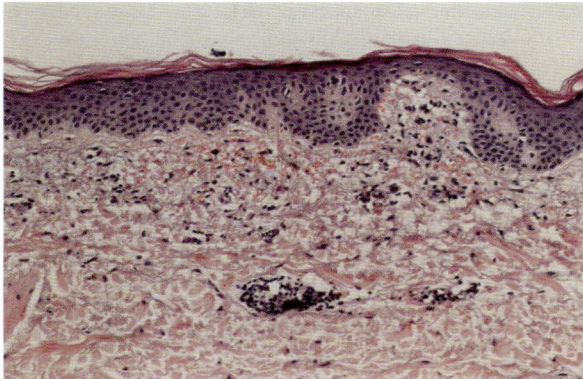

Purpura pigmentosa progressiva. Intaktes Epithel, schüttere, perivaskulär verdichtete Rundzellinfiltrate, Erythrozytenextravasate im oberen Korium.

ra; essentielle familiäre Teleangiektasie; essentielle Teleangiektasie; Majocchi-Krankheit; Majocchi-Purpura; Purpura anularis teleangiectodes

Definition
Spektrum von klinisch differenten, inflammatorischen, meist chronisch und schubweise verlaufenden, asymptomatischen, hämorrhagisch-pigmentären Erkrankungen der Haut (keine Systemerkrankung), die sich durch Petechien und Übergang in gelb-orange-bräunliche Herde kennzeichen. Bevorzugt sind die distalen Unterschenkel betroffen.

Ätiologie
Diskutiert werden Auslösung durch Arzneimittel und andere Faktoren, insbes.:
- Arzneimittel (z.B. Benzodiazepine; Meprobamat)
- Nahrungsmittelzusatzstoffe
- Hausstaub
- Kryoglobulinämie Typ III
- Färbe- oder Bleichmittel in Baumwolltextilien
- Chronische venöse Insuffizienz
- Artefakte.

Manifestation
Der Beginn ist in jedem Alter möglich. Vor allem bei Erwachsenen im höheren Lebensalter auftretend; gelegentlich auch bei Kindern <10. Lebensjahr. Bevorzugt beim männlichen Geschlecht.

Lokalisation
Bevorzugt an den Unterschenkeln auftretend. Befall von Oberschenkeln, Bauch, Armen ist möglich.

Klinisches Bild
Meist schubweise verlaufendes, klinisch variables Krankheitsbild, das von seiner Akuität und Schubhäufigkeit abhängt. Es imponieren unterschiedlich große (von 0,3 cm bis zu 10-20 cm messende), meist unscharf begrenzte, manchmal sehr diskrete, asymptomatische (kein Juckreiz) gelbe, gelbbraune oder rot-braune Flecken, die sich an den distalen Unterschenkeln im Verhältnis zu den proximalen Partien meist verstärkt darstellen. In diesen Arealen eingeschlossen, finden sich in unregelmäßiger Verteilung und Dichte 0,1-0,2 cm große, hell- oder braunrote, nicht anämisierbare Fleckverstärkungen. Die Oberfläche der Hautveränderungen ist meist glatt, auch atrophisch. Seltener ist eine feinlamelläre Schuppung nachweisbar; hieraus kann ein ekzematöser Eindruck resultieren (eczematid-like Purpura, auch als Blue Jeans Dermatitis bezeichnet). Auch lichenoide Aspekte können resultieren (Typ Gougerot-Blum; v.a. bei älteren Männern), ebenso wie scheinbar rein teleangiektatische Formen. In wie weit die von Majocchi beschriebene anulär-teleangiektatische Form (Purpura anularis teleangiectodes) einer Sonderstellung bedarf (v.a. bei jungen Frauen; spontane Abheilung), bleibt offen.

Histologie
Schütteres, bandförmiges, subepidermales, seltener perivaskulär akzentuiertes, lymphohistiozytäres Infiltrat. Bei der Variante „ekzematid-like Purpura" besteht geringe Akanthose mit diskreter fokaler Epidermotropie. Erythrozytendiapedese insbes. im Stratum papillare sowie Hämosiderinablagerungen in der Dermis. Bei der lichenoiden Variante (Typ Gougerot-Blum) kann auch histologisch ein lichenoides Muster mit vakuoliger Degeneration basaler Epithelzellen nachweisbar sein.

Diagnose
Klinik, Histologie.

Differenzialdiagnose
- Klinische Differenzialdiagnosen:
  - Leukozytoklastische Vaskulitis: Meist akutes Geschehen, kaum großflächige Verfärbungen der Haut; Histologie ist diagnostisch.
  - Urticaria pigmentosa: Permanent vorhanden; keine flächigen Verfärbungen; Darier-Zeichen ist positiv; Histologie ist diagnostisch.
- Histologische Differenzialdiagnosen: Lichenoide oder fixe Arzneireaktionen; Interface-Dermatitiden; pigmentiert-purpurische Form der Mycosis fungoides.

Therapie allgemein
Meiden der auslösenden Faktoren. Auslösende Medikamente ab- bzw. umsetzen. Effekte sind erst nach Wochen oder Monaten zu erwarten.

Externe Therapie
Symptomatische Therapie steht im Vordergrund. Sehr selten sind juckende oder brennende Missempfindungen. Bei die-

sen Fällen Therapieversuch mit kühlender Lotio alba oder ethanolischer Zinkoxidschüttelmixtur R292, ggf. unter Zusatz von 3–5% Polidocanol R200 R196 oder 1% Menthol R157.

Interne Therapie
- Nur bei ausgedehnten Fällen sind systemische Glukokortikoide wie Prednisolon (z.B. Solu Decortin H) 20-40 mg/Tag angezeigt; schrittweise Dosisreduktion entsprechend des klinischen Befundes.
- Versuchsweise gefäßabdichtende Medikamente wie Vitamin C 50-200 mg/Tag p.o. oder Rutosid (z.B. Rutinion 3mal/Tag 1-2 Tbl. p.o.). Über Erfolge mit PUVA-Therapie wurde berichtet.

Prognose
Unterschiedlich; häufig chronisch-rezidivierender, progredienter Verlauf. Bei medikamentöser Ursache Abheilung nach Absetzen des Medikamentes. Die Variante Majocchi neigt zu spontanem Abheilen. Die Purpura pigmentosa progressiva der älteren Männer, neigt zu ausgesprochener Chronizität (jahrelanger schubweiser Verlauf).

Purpura, posttransfusionelle D69.0

Erstbeschreiber
Shulman

Definition
Schwere hämorrhagische Diathese am 3. bis 8. Tag nach Bluttransfusion bei Nichtkompatibilität der Spenderthrombozyten.

Therapie
Behandlung durch Internisten. Glukokortikoide sind zumeist wirkungslos. Mittel der Wahl ist die Plasmapherese.

Purpura Schönlein-Henoch D69.0

Erstbeschreiber
Heberden, 1802; Schönlein, 1832; Henoch, 1868; Gougerot, 1932

Synonym(e)
Vasculitis allergica-hämorrhagischer Typ; Gougerot-Symptom; Gougerot-Krankheit; leukozytoklastische Vaskulitis; anaphylaktoide Purpura; athrombopenische Purpura; Peliosis rheumatica; Immunkomplexvaskulitis; Purpura Schönlein-Henoch; Gougerotsches Trisymptom; Maladie tri(penta)-symptomatique Gougerot; Henoch-Schönlein Purpura

Definition
Meist akut verlaufende, häufig Infekt-assoziierte, leukozytoklastische (Multiorgan-)Vaskulitis, die v.a. bei Kleinkindern und Jugendlichen auftritt und klinisch dermatologisch durch eine (palpable) Purpura gekennzeichnet ist. Die Erkrankung ist das häufigste vaskulitische Syndrom bei Kindern.

Vorkommen/Epidemiologie
Inzidenz: 10-15/100.000 Kinder/Jahr.

Ätiologie
Häufig mit Streptokokken-Infekten des oberen Respirationstraktes assoziiert. Bevorzugtes Auftreten in der kalten Jahreszeit. Auch andere Infektionen, z.B. virale Infekte oder Impfungen gegen virale Erkrankungen (Meningitis C) werden als Auslöser angeschuldigt, auch wenn die Zusammenhänge nicht immer klar eruierbar sind. In seltenen Fällen kann die Erkrankung bei Erwachsenen auch durch Alkohol induziert werden.

Manifestation
Vor allem (etwa 75%) bei Kindern zwischen dem 4. und 11. Lebensjahr auftretend, keine Geschlechterbevorzugung. Keine Bevorzugung ethnischer Gruppen. Seltenes Auftreten auch bei Erwachsenen (bis ins hohe Lebensalter hinein). Die Erkrankung tritt saisonal gehäuft in den Wintermonaten auf.

Lokalisation
Symmetrisch, vor allem an den Streckseiten der Beine auftretend.

Klinisches Bild
- Das klinische Bild entspricht einer akuten oder chronisch-entzündlichen Systemerkrankung mit differierenden Organbeteiligungen. Zu Beginn, während einer 14-21 Tagen dauernden Prodromalphase, entwickeln sich oft vage Allgemeinsymptome mit Fieber, uncharakteristischen rheumatischen Beschwerden mit Arthralgien, Arthritiden und Myalgien. Seltener sind Myositiden vorhanden.
- Das charakteristische klinisch-dermatologische Bild ist gekennzeichnet durch ein hämorrhagisches Exanthem, mit Betonung der unteren Extremität und des Gesäßes sowie selteneren Befall der oberen Extremität, des Gesichts und des Rumpfes. Effloreszenzentyp: Zunächst entstehen 1 mm bis zu 5 cm große hellrote Flecken. Später entwickeln sich makulo-papulöse, tief-rote, oder rotblaue, bis blau-schwarze Läsionen (palpable Purpura). Mit weiter zunehmender Dauer beginnt die braungelbe Verfärbung des Exanthems. Rückbildung nach 14-21 Tagen. Gesamtdauer 3-16 Wochen.
- Bei schwerer Erkrankungsform: Linsen- bis münzgroße, rosa- bis blaurote, später hämorrhagische, juckende, sich evtl. urtikariell umwandelnde Flecken. Übergang in blaurote Papeln und Plaques, Bläschen, hämorrhagische Blasen, Pusteln sowie evtl. Ulzerationen. 5-10% der Patienten

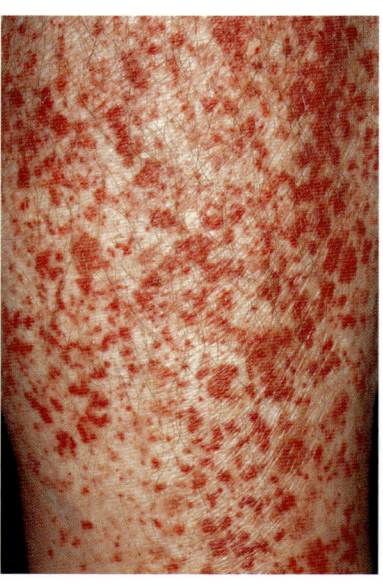

Purpura Schönlein-Henoch. Exanthematische Aussaat von punktförmigen Flecken und von 0,5-1,0 cm großen, konfluierten, bizarr konfigurierten, hämorrhagischen Läsionen.

Purpura Schönlein-Henoch. Tabelle 1. Kriterien des American College of Rheumatology (ACR) zur Klassifizierung der Purpura Schönlein-Henoch

ACR-1990-Kriterien für die Klassifizierung der Purpura Schönlein-Hennoch*	Patientenalter <20 Jahre
	Palpable Purpura
	Gastrointestinale Beschwerden (diffuse abdominelle Beschwerden) oder Zeichen einer Darmischämie (blutige Diarrhoe)
	Nachweis von Granulozyten und deren Kernfragmenten (Leukozytoklasie) in und um die Gefäßwände von Arteriolen oder Venolen
	Zusätzlich: Granuläre Ablagerungen von IgA in und um die Gefäßwände
ACR-1990-Kriterien für die Klassifizierung der kutanen leukozytoklastischen Angiitis	Patientenalter >16 Jahre
	Medikamenteneinnahme beim Auftreten von Erstsymptomen
	Palpable Purpura
	Makulopapulöses Exanthem
	Nachweis von Granulozyten und deren Kernfragmenten (Leukozytoklasie) in und um die Gefäßwände von Arteriolen oder Venolen

*der Nachweis von 2 der 4 ersten Diagnosekriterien ist diagnostisch (Spezifität >85%)

entwickeln ein chronisch persistierendes Krankheitsbild mit schubweisem Verlauf.
- Im Säuglings- und Kindesalter manifestiert sich die Erkrankung häufiger als „Infantiles, akutes, hämorrhagisches Ödem", insbes. im Gesichtsbereich (M. Finkelstein).
- Eine weitere für das Säuglings- und Kleinkindesalter typische Verlaufsform ist die Kokardenpurpura (M. Seidelmeier): S.u. Infantiles, akutes, hämorrhagisches Ödem.
- Extrakutane Manifestationen: Arthritis (75% der Patienten), GI-Manifestationen (50-75%), Nephritis (30-90%), neurologische Erscheinungen (10-30%).

Labor
Akut-Phase-Reaktionen (hohe BSG, CRP, Leuko- und Thrombozytose) gehen mit der Akuität der Vaskulitis parallel. Ggf. bestehen zirkulierende Immunkomplexe (erniedrigtes Komplement: CH50, C_3, C_{ed}, C_4), pathologisches Urinsediment oder Blut im Stuhl. Als Aktivitätsparameter gelten das lösliche sIL-2 und das Faktor VIII-assoziierte Antigen (Ausmaß der Endothelschädigung). Labortechnisch gibt es keinen diagnostisch beweisenden Parameter. Ergänzend sind immunologische und molekularbiologische Techniken zum Ausschluss einer Hepatitis C/B einzusetzen. Autoantikörper wie ANCA und ANA sind sowohl Aktivitäts- als auch Diagnoseassoziiert.

Histologie
In frühen Phasen zeigt sich ein Ödem der papillären Dermis. Die Epidermis ist meist unverändert; gelegentlich bestehen Exozytose von neutrophilen Granulozyten, Pustelbildung und Nekrose. Meist besteht nur mäßig dichtes, superfizielles, perivaskulär orientiertes entzündliches Infiltrat aus Lymphozyten, Histiozyten, neutrophilen Granulozyten und Kerntrümmern (Leukozytoklasie, Kernstaub). Endothelzellen sind epitheloid aufgequollen und in das Lumen hervorspringend. Fibrin findet sich in der Gefäßwand postkapillärer Venolen. Unterschiedlich dichte, perivaskuläre akzentuierte Erythrozytenextravasate sind nachweisbar. Die Exsudation kann bis zur subepidermalen Blasenbildung und konsekutiver Epithelnekrose führen, erkennbar an Spongiose und verblassenden Keratinozyten.

Direkte Immunfluoreszenz
Granuläre Ablagerungen von IgA in den Gefäßwänden. Den IgA-Ablagerungen wird eine wesentliche pathogenetische Bedeutung für das Krankheitsbild beigemessen.

Diagnose
- Labor: der Rumpel-Leede-Test ist positiv. Die Blutungszeit ist verlängert. Anämie, BSG-Erhöhung, Globulinvermehrung, ggf. Antistreptolysintitererhöhung können vorhanden sein.
- Organdiagnostik:
  - Nierenbeteiligung kann vorhanden sein (eine renale Beteiligung in Form einer Glomerulonephritis mit Hämaturie und Proteinurie haben 20-50% der Kinder).
  - Arthritiden (Sprunggelenke > Knie > Ellenbogen): ggf. Skelettszintigramm.
  - Darmbeteiligung: rund 2/3 der Kinder haben gastrointestinale Komplikationen mit rezidivierenden kolikartigen Bauchschmerzen. Abdomensonographie sowie ggf. radiologische Abklärung oder endoskopische Diagnostik sind zielführend.
  - Neurologische Symptome: ggf. sind Schädel-CT oder Cranio-MRT-Diagnostik erforderlich.

Therapie allgemein
Körperliche Schonung bzw. Bettruhe (Verminderung der statischen Wirkung) und ggf. eine begleitende milde Kompressionstherapie der unteren Extremität.

Externe Therapie
Leichte flüchtige Schübe oder lokalisierte Verlaufsformen sind i.A. nicht behandlungsbedürftig. Ggf. Glukokortikoidhaltige Externa, u.U. auch unter Okklusivverbänden, z.B. 0,25% Prednicarbat (z.B. Dermatop Salbe) oder 0,1% Mometason (z.B. Ecural Salbe) oder 0,5-1,0% Hydrocortison-Creme R120 oder 0,1% Betamethason Salbe R028 oder 0,1% Triamcinolon Salbe R264.

Interne Therapie
- Kindesalter: Bei Auftreten im Kindesalter ist die Prognose gut, selten ist eine immunsuppressive Therapie erforderlich. Zur Prophylaxe des nephrotischen Syndroms empfehlen einige Autoren den frühzeitigen Einsatz von Glukokortikoiden, in schweren Fällen z.B. Prednison 1-3 mg/kg KG/Tag. Es gibt keine objektivierbaren Daten über den klinischen Effekt (Dauer der Erkrankung, Rezidive) der Glukokortikoide bei PSH, sondern lediglich persönliche Erfahrungsberichte (Evidenzlevel D/E).
- Anekdotische Berichte (s.u. Vaskulitis) gibt es über Dapson und Colchicin (Evidenzlevel E).
- Bei Nachweis von Streptokokken im Rachenabstrich: Benzylpenicillin oder Penicillin V.

- Großflächiger Befall: Mittel- bis hoch dosierte Monotherapie mit Glukokortikoiden (z.B. 80-100 mg Prednisolonäquivalent). Innerhalb von 14-21 Tagen rasch ausschleichen.
- Schwere Purpura Schönlein-Henoch mit Systembeteiligung (insbes. Nierenbeteiligung) und ohne selbstlimitierenden Verlauf: Duale immunsuppressive Therapie mit Glukokortikoiden wie Prednisolon (z.B. Predni H, Decortin H) 80-200 mg/Tag und Cyclophosphamid als Mittel der 1. Wahl. Unter schrittweiser Dosisreduktion ist nach entsprechendem Hautbefund über ca. 3-4 Wochen eine möglichst niedrige Erhaltungsdosis des Glukokortikoids anzustreben. Die Kombination mit Cyclophosphamid zur rascheren Reduktion der Glukokortikoide ist bei ausgedehnten Befunden, die eine längere Therapiebedürftigkeit aufweisen, angebracht.

Prognose
Mit Ausnahme der Purpura fulminans günstige Prognose. Rezidive sind über Jahre möglich.

Purpura senilis   D69.26

Erstbeschreiber
Bateman, 1818

Synonym(e)
Bateman's Purpura; Actinic purpura

Definition
Im Alter auftretende Purpura an lichtexponierten Körperstellen, s.a. Purpura factitia senilis.

Ätiologie
Degenerative Schädigung der Gefäßwand, vor allem senile Elastose.

Manifestation
Bei 5-15% der älteren Erwachsenen auftretend, meist nach dem 60. Lebensjahr.

Lokalisation
Chronisch sonnenlichtexponierte Hautareale, vor allem Handrücken, Unterarmstreckseiten sind befallen.

Klinisches Bild
Stecknadelkopfgroße bis münzgroße, unterschiedlich konfigurierte, scharf begrenzte, rötliche bis blaurote, hämorrhagische Flecken in atrophisch dünner Haut. Später Übergang in bräunliche Pigmentierungen. S.a. Purpura cachectica, Purpura solaris.

Therapie
Hautpflege mit rückfettenden Externa (z.B. Asche Basis Salbe, Linola Fett, Exicipial U Lipolotio, Lipoderm). Vermeiden von Traumata. Bei Befall der Unterschenkel unterstützende leichte Kompressionstherapie (Kompressionsstrümpfe Klasse I-II). Ggf. Lichtschutz (z.B. Daylong 16 oder Anthelios).

Purpura simplex, hereditäre familiäre   Q87.8

Synonym(e)
Familiäre, hereditäre Purpura

Definition
Autosomal-dominant vererbte, gutartige Purpuraformen mit verminderter Kapillarresistenz, verlängerter Blutungszeit, positivem Rumpel-Leede-Test.

Manifestation
Vor allem bei Frauen, prämenstruell auftretend.

Klinisches Bild
Punkt- und fleckförmige Blutungen vor allem an Stamm und Extremitäten.

Therapie
Kausale Therapien sind nicht bekannt. Symptomatische Therapie mit Thrombozytentransfusionen oder Antifibrinolytika praemenstruell.

Purpura solaris   D69.2

Synonym(e)
Purpura actinica

Definition
Durch starke Sonnenexposition provozierte Purpura senilis.

Manifestation
Im mittleren Lebensalter auftretend.

Therapie
S.u. Purpura senilis.

Purpura, thrombozytopenische   D69.0

Erstbeschreiber
Moschcowitz, 1924

Definition
Purpura infolge hereditärer oder erworbener Thrombozytopenie.

Ätiologie
Ursachen der Thrombozytopenie sind:
- Bildungsstörungen:
  - Verminderte Megakaryozytopoese:
    - Angeboren
    - Erworben: Z.B. durch Medikamente, Strahlentherapie, Chemikalien, Viren, bakterielle Infektionen.
    - Verdrängung: Z.B. durch Knochenmarkskarzinose,

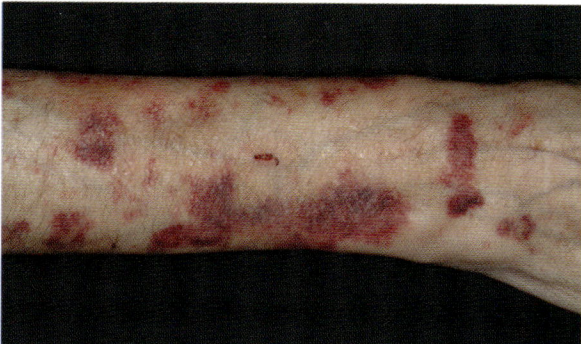

Purpura senilis. Multiple, flächige Einblutungen in die Haut am linken Unterarm eines 78-jährigen Mannes. Akute, teils isolierte, teils konfluierte, indolente, bizarr konfigurierte, rote, nicht anämisierbare, glatte Flecken.

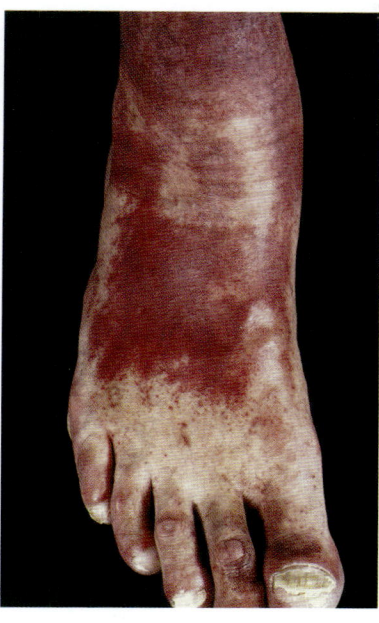

Purpura, thrombozytopenische. Akut aufgetretene, multiple, im Bereich des rechten Fußrückens lokalisierte, rote, nicht anämisierbare Flecken mit Tendenz zur Konfluenz. Plötzlicher Beginn mit Fieber, multiplen Thrombosen, Desorientierung, Stupor. Es handelt sich um eine Form einer thrombotisch-thrombozytopenischen Purpura mit hämolytischer mikroangiopathischer Anämie sowie zentralnervösen Ausfallerscheinungen auf dem Boden von Infektionskrankheiten und Medikamentenallergien.

  Leukämien, maligne Lymphome (z.B. Plasmozytom), Osteomyelofibrose.
- Ineffektive Thrombozytopoese: Z.B. Wiskott-Aldrich-Syndrom.
- Erhöhter Abbau bzw. Verbrauch:
  - Immunologisch:
    – Primäre Autoantikörperbildung: Z.B. idiopathische thrombozytopenische Purpura.
    – Sekundäre Autoantikörperbildung: Z.B. Medikamente, Kollagenosen, Immunkomplexerkrankungen, Antiphospholipid-Antikörper-Syndrom).
  - Nicht-immunologisch:
    – Z.B. disseminierte intravasale Gerinnung.
- Verteilungsstörungen:
  - Z.B. Thrombozytenpooling in der Milz bei Splenomegalie.

Klinisches Bild
Hämorrhagien, Ekchymosen, Sugillationen. Gehäuft besteht gleichzeitig auch Kapillarschädigung.

Therapie
- Meiden des auslösenden Medikamentes. Je nach Klinik und Thrombozytenzahl sind Glukokortikoide wie Prednison (z.B. Decortin) indiziert, initial 100 mg/Tag, schrittweise Reduktion nach Klinik.
- In schweren Fällen Peritoneal-Hämodialyse zur Normalisierung der Thrombozytenfunktion.
- Symptomatisch kommen Desmopressin (Minirin 0,4 μg/kg KG, 30 Min. i.v.) oder die Gabe von Faktor VIII zur Steigerung der Blutgerinnung infrage.

Pustel

Synonym(e)
Pustula; Eiterbläschen

Definition
Ein mit Granulozyten (Eiter) gefüllter, 0,2–0,5 cm großer intra- oder subepidermaler Hohlraum. Eine Pustel ist bei mittlerer oder tiefer, intraepithelialer Lokalisation, rund oder oval konfiguriert und in der Regel halbkugelig oder flach erhaben. Bei hoher intraepithelialer Lage (subkorneale Pustel) ist sie nicht abgerundet sondern bizarr, sternförmig konfiguriert, mit einem schlaffen Pusteldach, das nach Stunden bereits platzt.

Einteilung
S.u. Dermatosen, pustelbildende.

Allgemeine Information
- Follikuläre Pusteln sind punktförmig und durch die Follikelgebundenheit in regelmäßigen Abständen voneinander platziert. Pusteln sind häufig von einem entzündlichen Hof (Halo) umgeben. Bei Kleinkindern können Pusteln auch an die Schweißdrüsenausführungsgänge gebunden sein (z.B. Periporitis des Säuglings). Die Färbung der Pusteln ist gelb-weiß oder gelb-grün. Ihr Inhalt kann steril sein (sterile Pustel) oder enthält pathogene Keime.
- Eine Pustel kann primär entstehen oder sekundär durch Superinfektion eines vorher sterilen Bläschens (z.B. beim Herpes simplex).
- Pusteln bleiben nicht lange bestehen, sondern platzen. Ihr Inhalt trocknet zu einer gelblichen bis gelblich-braunen Kruste ein. Nach Entfernung der Krusten verbleiben nässende Erosionen oder Ulzera.

Diagnose
- Bei der Anamnese ist die Möglichkeit einer vorbestehenden Hauterkrankung zu eruieren. Bei der klinischen Untersuchung sind Lokalisation (Gesicht, Rumpf, mechanisch exponierte Stellen), das Verteilungsmuster (solitär, disseminiert, exanthematisch), ihre Anordnung (gruppiert, anulär, herpetiform), die Größe, die Form, die Wandbeschaffenheit und der Inhalt der Pustel selbst (steril, Bakterien- oder Pilzhaltig) sowie der Zustand der umgebenden Haut (entzündlich oder normal) zu bewerten. Differenzialdiagnostisch wichtig sind Begleitsymptome wie Juckreiz und Schmerz.
- Für die klinische Differenzialdiagnose ist es u.a. wichtig, zwischen follikulären und nicht follikulären Pusteln zu unterscheiden. Diese Unterscheidung ist einfach zu treffen und hat einen hohen diagnostischen Stellenwert, da

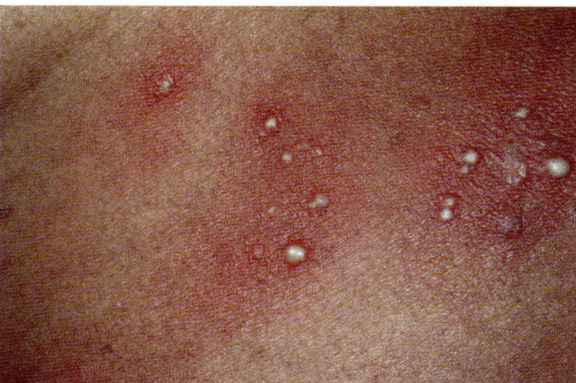

Pustel. Bei einem 62 Jahre alten Patienten mit bekannter CLL (chronischer lymphatischer Leukämie) erfolgte die plötzliche Eruption mehrerer, leicht schmerzender Pusteln. Befund: Auf erythematösem Grund bestehen gruppierte und solitäre, follikuläre Pusteln. Pustelabstrich: Massenhaft Staphylokokkus aureus.

eine Bindung einer Pustel an den Follikelapparat auf eine bakterielle Genese (Pyodermie) schließen läßt.
- Eine weitere Unterscheidung ergibt sich aus dem Verteilungsmuster einer pustelbildenden Erkrankung. Die Effloreszenzen können solitär (Follikulitis), lokal gruppiert (pustulöser Herpes simplex, pustulös durch bakterielle Superinfektion), an Handflächen und Fußsohlen lokalisiert (Pustulosis palmoplantaris) und generalisiert exanthematisch (akute generalisierte exanthematische Pustulose [= AGEP]; Psoriasis pustulosa generalisata; Candida-Sepsis) auftreten.
- Bei den exanthematischen Pustulosen kann die Generalisierung Folge einer Septikämie durch pyogene Keime (v.a Staphylokokken, Pseudomonas und Candidaarten) sein. Die septische Pustulose ist dann intermittierend hochfieberhaft (septische Temperaturen) und geht mit einer schweren Störung des AZ einher. Die Pusteln sind bei den septischern Pustulosen 0,2-0,3 cm im Durchmesser groß und haben in der Regel einen breiten erythematösen Hof. Jede pustulöse Läsion entspricht einem bakteriellen Embolus. Bei einer Candidasepsis in Verbindung mit einer schweren Immunstörung wird der Pustelgrund häufig nekrotisch und kann ulzerieren.
- Insbesondere in der Neugeborenenperiode sind disseminierte Pusteln stets auf eine bakterielle Sepsis verdächtig (Streptokokken, Staphylokokken, Pseudomonas).

> **Merke:** Pusteln in der Neugeborenenperiode sind stets auf eine septische Pustulose (bakterielle Sepsis) verdächtig (Streptokokken, Staphylokokken, Pseudomonas).

Pustuloderm, toxisches   T88.7

Definition
Durch foudroyant auftretende intensive Erytheme mit Pustelbildung gekennzeichnete unerwünschte Arzneimittelreaktion.

Pustulose, sterile eosinophile   L73.8

Erstbeschreiber
Ise u. Ofuji, 1965

Synonym(e)
Eosinophile pustulöse Follikulitis; eosinophile Pustulose; Eosinophilic pustular folliculitis; Ofuji-Syndrom

Definition
Seltene, bei Erwachsenen und bei Kindern auftretende, selbstlimitierende, in Schüben verlaufende, stark juckende, pustulöse Dermatose (ohne Systembeteiligung) mit intraepidermal gelegenen eosinophilen Pusteln.

Einteilung
Infantile und adulte Form.

Vorkommen/Epidemiologie
Selten, vor allem in Japan, in den letzten Jahren auch im europäischen Raum auftretend.

Ätiologie
Unbekannt. Bei der infantilen Form wurden vorangegangene Infestationen (Skabies, Larva migrans) und Infekte (Pseudomonas) beschrieben. Bei der adulten Form wurden Patienten mit Immundefizienz (Stammzelltransplantationen oder hämatologische Systemerkrankungen (T- und B-Zell-Lymphome) beschrieben. Etwa 10-20% der Fälle gehen mit HIV-Infektion einher. Auch Eosinophilie-induzierende Medikamente können das Krankheitsbild auslösen.

Manifestation
Sporadisches Auftreten bei Kindern; hierbei sind v.a. Knaben im Alter von 5-10 Monaten betroffen. Vereinzelt existieren auch neonatale Fälle. Bei der adulten Form erkranken v.a. junge Männer (3.-4. Lebensjahrzehnt). Männer sind 4-5mal häufiger betroffen als Frauen.

Lokalisation
- Infantile Form: Kapillitium, Gesicht, hier v.a. Stirnbereich.
- Adulte Form: Stamm und Extremitäten.

Klinisches Bild
Disseminierte, stark juckende und gerötete Papeln und Plaques mit Entwicklung steriler Pusteln. Konfluenz zu größeren Herden ist möglich, auch anuläre und polyzyklische Herde mit zentraler Regression und peripherer Progression können auftreten. Bei der infantilen Form werden stark juckende, folliculäre Bläschen und Pusteln von 0,2-0,3 cm im Durchmesser beobachtet. Die Kinder sind während einer Schubaktivität extrem reizbar. Klinische Bilder wie beim Erythema exsudativum multiforme sind v.a. bei Erwachsenen möglich. Am Kapillitium ist eine zirkumskripte atrophisierende Alopezie vom Pseudopélade-Typ möglich.

Labor
Gehäuft Blut-Eosinophilie (bei etwa 35% der Fälle), Erhöhung des Gesamt-IgE, Suppressor-Zellen im peripheren Blut vermindert, negative Reaktion auf Recall-Antigene.

Histologie
Intraepidermale Pusteln mit reichlich eosinophilen Leukozyten in den Pusteln. Entzündliches, eosinophiles Infiltrat auch perifollikulär sowie um Schweißdrüsen liegend. Spongiose der äußeren Haarwurzelscheide mit dichtem eosinophilen Infiltrat.

Diagnose
Klinik, Histologie, Labor (Eosinophilie).

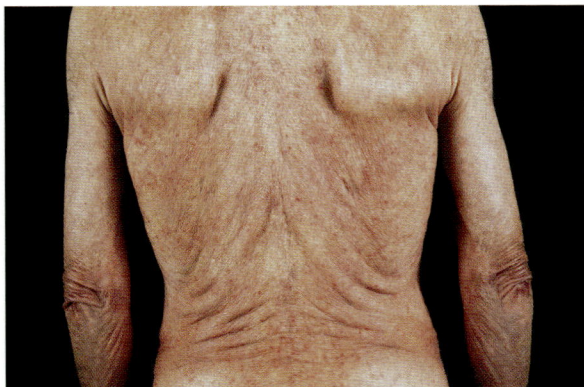

Pustulose, sterile eosinophile. Multiple, chronische, seit 6 Monaten rezidivierend verlaufende, auf flächigen Plaques auftretende, disseminierte, 0,1-0,2 cm große, stark juckende Pusteln. Bluteosinophilie und Histoeosinophilie sind nachweisbar.

Differenzialdiagnose
Dermatitis herpetiformis; Psoriasis vulgaris cum pustulatione; mikrobielles Ekzem mit Impetiginisation; Candidose; Pustulosis palmaris et plantaris; Tinea capitis; Skabies.

Therapie
Als Mittel der Wahl gelten topische (und/oder systemische) Glukokortikoide und/oder eine UV-B-Therapie über einen Zeitraum von mehreren Wochen. Unter den Topika finden auch Calcineurininhibitoren, z.B. Tacrolimus, Anwendung.

Externe Therapie
Austrocknende Maßnahmen mit Lotio alba und Zusatz von 3-5% Clioquinol **R050**, Zinkoxidschüttelmixtur **R292**, ggf. topische Glukokortikoide wie Betamethasonvalerat oder Hydrocortison in Lotio oder Creme (z.B. Betnesol-V, Hydrogalen, **R120 R030 R029 R259**).

Bestrahlungstherapie
Erfolgreiche Therapieversuche mit PUVA-Therapie sind beschrieben.

Interne Therapie
- Indometacin initial 75 mg/Tag, später Reduktion auf Erhaltungsdosis je nach Klinik. Rezidivrate nach Absetzen von Indometacin beträgt 80%, deshalb längerfristige Erhaltungstherapie mit 50 mg/Tag. Versuchsweise Sulfone wie DADPS (z.B. Dapson Fatol) 100-150 mg/Tag. Alternativ Glukokortikoid-Langzeitmedikation mit möglichst niedriger Erhaltungsdosis (unterhalb der Cushing-Schwelle) oder initial Kombinationstherapie DADPS mit Steroid.
- Symptomatische Therapie des Juckreizes mit H1-Antagonisten, z.B. Desloratadin (Aerius) 1 Tbl./Tag p.o. oder Levocetirizin (Xusal) 1 Tbl./Tag p.o.
- Darüber hinaus wurden in Einzelfällen Therapien mit Ciclosporin, Permethrin, Metronidazol beschrieben.

Prognose
Chronisch-rezidivierender Verlauf. Spontanheilung ist möglich, Abheilung unter Hyperpigmentierung, selten Narbenbildung.

Hinweis(e)
Es ist derzeit ungeklärt, ob die adulte und infantile Form Varianten des ein- und selben Krankheitsbildes darstellen oder ob es sich um unterschiedliche Entitäten handelt. Im Gegensatz zur klassischen eosinophilen pustulösen Follikulitis ist Indometacin bei HIV-assoziierten Varianten weniger wirksam. Alternativ wurde über Therapieerfolge mit Metronidazol, Itraconazol, topisches Permethrin und Lichttherapien berichtet.

Pustulose, subkorneale L13.1

Erstbeschreiber
Sneddon u. Wilkinson, 1956

Synonym(e)
Sneddon-Wilkinson-Syndrom; Pustulosis subcornealis

Definition
Chronisch rezidivierende Erkrankung mit Eruption streng subkorneal gelegener steriler Pusteln.

Ätiologie
Die Pathogenese ist unbekannt; kein Nachweis von Erregern in den Pusteln. Eine Assoziation mit IgA- oder IgG-Gammopathie wurde beobachtet. Koinzidenz mit Colitis ulcerosa oder Pyoderma gangraenosum ist möglich.

Manifestation
Gehäuft ab dem 50. Lebensjahr auftretend. Frauen sind 4mal häufiger als Männer betroffen. Selten bei Kindern.

Lokalisation
Vor allem Stamm, intertriginöse Bereiche und Kopf sind befallen. Fußsohlen und Handteller sowie Schleimhäute bleiben frei.

Klinisches Bild
Symmetrisch angeordnete, gruppierte, auch anulär angeordnete, zunächst straffe, bei Größerwerden schlaffe Pusteln, die von einem schmalen entzündlichen Saum umgeben sind. Da die Decke der Pusteln sehr verletzlich ist, platzen diese frühzeitig. Durch Konfluenz und Transformation bilden sich zirzinäre oder auch polyzyklische, nässende und krustenbedeckte Areale mit colleretteartigen Blasendeckenresten. Typisch ist auch das Abheilungsmuster mit flächigen Erythemen, die von einem randständigen, skarlatiniformen Schuppensaum umsäumt sind. Häufig kraniokaudaler Ablauf der Exanthemeruption. Bei frischem Pustelschub häufig steiler Fieberanstieg, der stets von einer neutrophilen Leukozytose begleitet wird.

Labor
- Pustelausstrich: Zahlreiche Neutrophile, selten Eosinophile.
- Serumprotein-Elektrophorese: Paraproteinämie in bis zu 40% der Fälle. Häufig monoklonale IgA-Gammopathie oder IgG-Gammopathie.

Histologie
Bei klinisch voll ausgeprägter Pustelbildung findet sich eine große, meist einkammerige, intraepithelial gelegene Makropustel, deren obere Abdeckung streckenweise oder ausschließlich durch das Stratum corneum (subkorneale Pustel) gebildet wird. Der Pustelinhalt besteht nahezu ausschließlich aus neutrophilen Granulozyten, gemischt mit wenigen apoptotischen Keratinozyten. Die epitheliale Pustelwand wird nur noch durch einen dünnen Epidermisaum gebildet, der schwammartig aufgelockert (spongiform) und von neutrophilen Granulozyten durchsetzt ist. Dichte entzündliche,

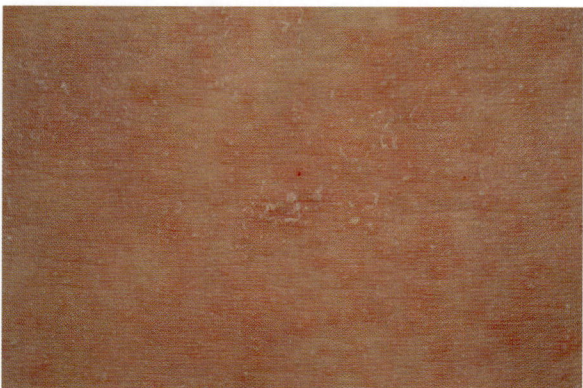

Pustulose, subkorneale. Flächige, flache Infiltrationen am Oberbauch beim 6-jährigen Jungen. Innerhalb der erythematösen Infiltrationen befinden sich multiple, dicht stehende, stecknadelkopfgroße Pusteln. Feinlamelläre Schuppung.

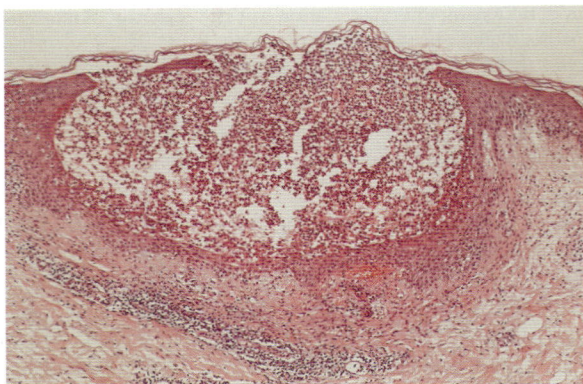

Pustulose, subkorneale. Große, intraepithelial gelegene, einkammerige Makropustel, deren obere Abdeckung abschnittsweise nur durch das Stratum corneum gebildet wird (rechte Hälfte der Pustel). Der Pustelinhalt besteht ausschließlich aus neutrophilen Granulozyten. Die Pustelwand wird nur noch durch einen dünnen Epidermisaum gebildet. Dichte entzündliche Infiltration der unterliegenden Dermisanteile.

überwiegend neutrophile Infiltration der unterliegenden Dermisanteile.

Differenzialdiagnose
Dermatitis herpetiformis, Impetigo contagiosa, Psoriasis pustulosa generalisata, Bullöses Pemphigoid, Pemphigus vulgaris, Pemphigus foliaceus, Pemphigus erythematosus, vulgäres Ekzem.

Externe Therapie
Austrocknende Maßnahmen mit Lotio alba und Zusatz von 3-5% Clioquinol R050, ggf. mit Glukokortikoiden wie Betamethason Emulsion/Creme R030 oder Triamcinolon-Creme R259.

Bestrahlungstherapie
Therapieerfolge mit lokaler PUVA-Therapie, auch in Kombination mit Acitretin (RePUVA) sind beschrieben.

Interne Therapie
- DADPS (z.B. Dapson-Fatol) 100-150 mg/Tag, allerdings kann nur morbostatische Wirkung erzielt werden. Versuchsweise aromatische Retinoide wie Acitretin (Neotigason) 0,5-1,0 mg/kg KG/Tag oder Isotretinoin (z.B. Isotretinoin-ratiopharm; Aknenormin) 20-40 mg/Tag.
- Bei therapieresistenten Fällen ist eine Methotrexat-Therapie (z.B. MTX) mit 5-15 mg/Woche zu erwägen. Alternativ kann ein Versuch mit Fumarsäureestern (Fumaderm) unternommen werden.

Pustulosis acuta generalisata L44.86

Erstbeschreiber
MacMillian, 1973; Tan, 1974

Synonym(e)
Akute generalisierte Pustulose; akutes generalisiertes pustulöses Bakterid; akute generalisierte exanthematische pustulöse Dermatitis; acute generalized exanthematous pustulosis (AGEP); pustular drug rash; toxic pustuloderm; toxisches Pustuloderm; AGEP

Definition
Im Zusammenhang mit Infekten und/oder Medikamenteneinnahme auftretendes, akutes, generalisiertes, häufig febriles, nicht-follikuläres, pustulöses Exanthem, das stets mit markanter Leukozytose und Neutrophilie einhergeht sowie eine Tendenz zur spontanen Abheilung aufweist.

Ätiologie
- Auftreten nach Streptokokkenerkrankungen oder viralen Infekten (Enteroviren).
- In >90% der Fälle nach Medikamenteneinnahme auftretend. Als Auslöser sind u.a. beschrieben:
  - Häufig:
    - Cephalosporine
    - Gyrasehemmer
    - Antimykotika wie v.a. Terbinafin
    - Kalziumkanalblocker (Diltiazem)
    - Sulfonamide.
  - Seltener:
    - Glukokortikoide
    - Makrolidantibiotika
    - Oxicame
    - Ibuprofen
    - Metamizol
    - Paracetamol
    - Antimalariamittel.
    - Carbamazepin
    - Doxorubicin
    - Nystatin
    - Pseudoephedrin (in Grippemitteln)
    - Metronidazol.

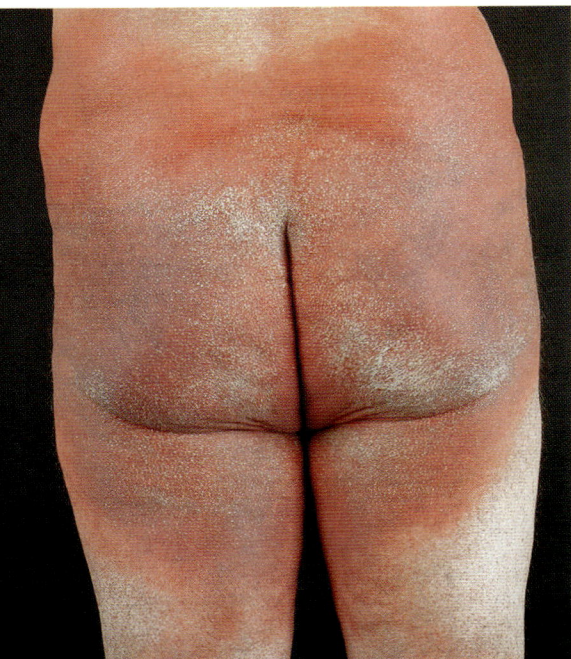

Pustulosis acuta generalisata. 3 Tage nach einem hoch fieberhaften Streptokokkeninfekt (Angina tonsillaris) aufgetretenes, foudroyantes Exanthem mit großflächigen Erythemen und roten Plaques sowie zahlreichen, dichten, 0,1-0,3 cm großen, bizarren, nicht an die Follikel gebundenen, flachen, weißen Pusteln, die rasch platzen (unter Hinterlassung von flächigen Erosionen). Verminderter AZ; Leukozytose (>15.000/µl); Neutrophilie.

- Eine Assoziation zu HLA-B5, -DR11 und -DQ3 wird beobachtet.

Manifestation
Die Zeitspanne zwischen der Applikation der auslösenden Medikamente und der Pusteleruption beträgt wenige Stunden bis zu 2 Tagen.

Lokalisation
V.a. an Hand- und Fußrücken und Extremitäten auftretend, aber auch an Stamm und Kapillitium.

Klinisches Bild
Beeinträchtigung des Allgemeinbefindens, häufig tritt Fieber auf. Disseminierte, sich synchron-schubhaft entwickelnde Pustulose mit bis 0,4 cm großen, weißen oder gelb-weißen, von einem roten Saum umgebenen sterilen, fragilen Pusteln. Das Exanthem geht mit Juckreiz oder auch stechenden oder brennenden Schmerzen (nadelstichartig) einher. Z.T. können sich Erythema exsudativum multiforme-artige Kokardenmuster ausbilden, bei denen die Pusteln meist randwärts teils disseminiert aber auch gruppiert angeordnet sind. Die Pusteln bestehen wenige Tage; ihre Abheilung erfolgt mit einer oberflächlichen aufgeworfenen, zarten, meist anulären (korneolytischen) Schuppenkrause.

> **Merke:** Die groblamelläre korneolytische Abschuppung ist diagnostisch wegweisend für eine subkorneal gelagerte Pustulation! Nicht immer ist die Pustelbildung klinisch evident, sondern zeigt sich nur im histologischen Präparat; aber auch in diesen Fällen findet sich eine läsionale korneolytische Schuppenkrause.

Labor
BSG-Erhöhung, stets deutliche Leukozytose (conditio sine qua non) mit markanter Neutrophilie, meist geringe bis deutliche relative Lymphopenie, ggf. Eosinophilie. Nicht obligat sind Erhöhungen der Transaminasen und alk. Phosphatase.

Histologie
- Exozytose mit intraepidermalen, häufig unmittelbar subkorneal gelegenen Ansammlungen von neutrophilen Granulozyten. Bildung von spongiformen bis einkammerigen Pusteln. Fokaler Verlust des Str. granulosum. Meist orthokeratotisches Epithel. Gelegentlich besteht auch Beimengung eosinophiler Granulozyten.
- Immunhistologie: Immunglobuline (IgG) und Komplementfaktoren (C3) in den Gefäßwänden der Kapillaren des Stratum papillare und in der Basalmembranzone.
- Im Gegensatz zur TEN (subepidermale Spaltbildung mit nekrotischer Epidermis) zeigt die Probebiopsie bei der Pustulosis acuta generalisata subkorneale Pusteln.

Diagnose
- Von positivem Epikutantest gegen verursachende Medikamente wurde berichtet (eigene Erfahrungen sind eher enttäuschend).
- Ein Pustelausstrich sollte durchgeführt werden, um die sterilen Pusteln von infektiösen Hauterkrankungen zu unterscheiden.

Differenzialdiagnose
- Klinische Differenzialdiagnosen:
  - Pyodermie (mikrobiologischer Nachweis der eitererregenden Kokken).
  - Psoriasis pustulosa generalisata (Anamnese; chronisch rezidivierender Verlauf)
  - Hand-Fuß-Mund-Krankheit (wenige akral lokalisierte schmerzhafte Bläschen)
  - Erythema exsudativum multiforme (nicht pustulös)
  - Lyell-Syndrom (großflächig exfoliativ, nicht pustulös)
  - Dermatose, akute febrile neutrophile (keine subkornealen, leicht verletzlichen Pusteln; meist sukkulente Papeln; identisches Labor)
  - subkorneale Pustulose (chronisch rezidivierender Verlauf; weitgehend identisches klinisches Erscheinungsbild!)
  - Impetigo herpetiformis (Auftreten im letzten Trimenon der Schwangerschaft)
  - Pityrosporumfollikulitis (stets follikuläre Papeln und Pusteln).
- Histologische Differenzialdiagnosen:
  - Psoriasis pustulosa generalisata (keine sichere Unterscheidung; Anamnese)
  - Pustulöse Tinea (subkorneale Pustelbildung ist möglich; Nachweis von Hyphen im PAS-Präparat; in der oberen Dermis dichtes diffuses, machmal perivasal akzentuiertes lymphozytäres Infiltrat mit wenigen Neutrophilen und eosinophilen Granulozyten)
  - Impetigo contagiosa (subkorneale Pustel; Nachweis von Bakterien)
  - Impetiginisiertes Ekzem (Ekzembild mit breitbasiger Akanthose und flächiger Parakeratose, breite Spongiose; fokale Durchsetzung des Epithels mit neutrophilen Granulozyten).

Therapie allgemein
Fokussuche und -sanierung bzw. Absetzen des auslösenden Medikamentes.

Externe Therapie
Abstrich z.A. bakterieller Sekundärinfektionen. Austrocknende Maßnahmen mit Lotio alba, bei Superinfektion ggf. Zusatz von 3-5% Clioquinol R050, Bäder mit Zusatz von Kaliumpermanganat (hellrosa), Betaisodona Wundgaze oder antibiotische Behandlung mit z.B. Clioquinol-Creme (Linola-Sept). Ggf. Lagerung auf Metalline-Folie. Bei ausgeprägter entzündlicher Note ggf. topische Glukokortikoide wie Beta-

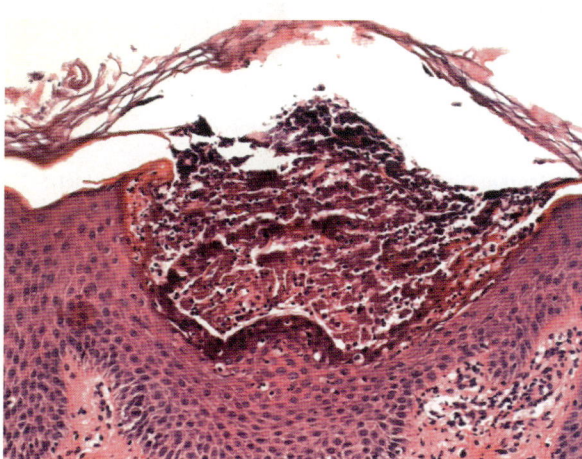

Pustulosis acuta generalisata. Große, intraepithelial gelegene, einkammerige Makropustel, deren obere Abdeckung ausschließlich durch das Stratum corneum gebildet wird (subkorneale Pustel). Der Pustelinhalt besteht ausschließlich aus Zelldetritus sowie neutrophilen Granulozyten. Entzündliche Infiltration der unterliegenden Dermisanteile.

methasonvalerat (z.B. Betnesol V, **R030, R029**) oder Triamcinolonacetonid (Triamgalen, **R259**).

Interne Therapie
- Bei Fokus: Adäquate antibiotische Therapie bzw. operative Sanierung des Fokus (z.B. Tonsillektomie). Eine Abheilung wird i.d.R. 10-14 Tage nach Sanierung des Triggermechanismus bzw. Absetzen des auslösenden Medikaments beschrieben. Bis dahin: Symptomatische Therapie, z.B. mit Dimetinden (Fenistil Drg.), ggf. Eiweiß- und Elektrolytbilanzierung.
- Eine interne Steroidmedikation kann in der Eruptionsphase der Erkrankung initiiert werden: Initial 250-150 mg Prednisolon/Tag i.v.; je nach Akuität täglich um 50 mg reduzieren, ab 50 mg oralisieren und in 5 mg-Schritten reduzieren.

Prognose
Spontane Abheilung nach 10 Tagen bis 4 Wochen.

Hinweis(e)
Die Erkrankung heilt nach Absetzen der auslösenden Medikamente auch spontan ab. Inwieweit eine Glukokortikoidtherapie nützlich ist bleibt derzeit offen.

Pustulosis palmaris et plantaris   L44.83

Erstbeschreiber
Andrews, 1934

Definition
Uneinheitlich gebrauchter Begriff entweder für das pustulöse Bakterid Andrews oder für die Psoriasis pustulosa palmaris et plantaris ohne Beteiligung des restlichen Integuments.

PUVA-Bad-Therapie

Definition
UVA-Bestrahlung nach lokaler Applikation von Methoxsalen (= Psoralen) als Photosensibilisator in Form eines Medikamentenbades oder einer Medikamentendusche. Vorteile sind die fehlenden systemischen NW bei externer Anwendung von Methoxsalen im Gegensatz zur peroralen Therapie. S.a.u. PUVA-Therapie, systemische).

Indikation
S.u. PUVA-Therapie.

Durchführung
- PUVA-Vollbad: Vollbad in 150 l Badewasser. Für den Zusatz werden 15 ml der 0,5% Methoxsalen (8-MOP-Lösung) abpipettiert, in ca. 50 °C heißem Wasser gelöst, anschließend Auffüllen des Bades auf 150 l. Die Methoxsalen-Badewasserkonzentration beträgt damit 0,5 mg/l.
- Alternativ: Vollbad mit Trimethylpsoralen 0,33 mg/l Badewasser: Badezeit 20 Min. bei Wassertemperatur von 37 °C. Kopf (und Hände) werden mit mitgebadet. Sofort nach dem Bad erfolgt die Bestrahlung mit UVA, denn schon nach 30 Min. ist die MPD wieder auf ca. 50% und nach 60 Min. auf 80% des Ausgangswertes angestiegen, d.h. rascher Abfall der Photosensibilisierung!
- Folienbad: Beschrieben ist die Anwendung von PUVA-Folienbädern. Der Patient badet in eine Folie eingehüllt in einer mit warmen Wasser gefüllten Badewanne. Auf die Innenseite der Folie werden 4 l der verdünnten Methoxsalen-Lösung gegeben. Unter dem Druck des Badewannenwassers legt sich die Folie eng an den Körper an und verteilt die Methoxsalen-Lösung gleichmäßig über die Körperoberfläche. Vorteil: Die Menge an Methoxsalen-Lösung pro Bad reduziert sich von 150 auf 4 l. Nachteil: Aufwendiges Verfahren.
- PUVA-Duschbad: 5-10 minütige Dusche mit einem rezirkulierenden Duschsystem (z.B. Balneoplus) und Trimethylpsoralen (0,20-0,30 mg/l Duschwasser).
- Bestrahlung nach Vollbad oder Dusche: Erste Dosis nach MPD, i.d.R. wird mit 0,2-0,3 J/cm2 (je nach Hauttyp) begonnen, immer gleichen zeitlichen Abstand in den einzelnen Sitzungen einhalten.

> **Merke:** Bestrahlung immer in gleichem zeitlichem Abstand zum Bad!

Steigerungen frühestens nach 72 Std. (verzögerte Phototoxizität); i.d.R. um 0,2-0,3 J/cm^2 nach jeder 3. Bestrahlung. Bestrahlungshäufigkeit 3-4mal/Woche. Schutzbrille und Alufolie/Tuch zum Abdecken des männlichen Genitale, des Gesichts und Kapillitiums.
- Lokale PUVA-Behandlung (Hand- oder Fußbad): 5 l Badewasser mit Zusatz von 1 ml der 0,5% Methoxsalen-Stammlösung **R161**. Badewasserkonzentration: 1 mg/l, Badezeit 20 Min. bei 37 °C.
- Bestrahlung der Hände oder Füße: Die Bestrahlung erfolgt direkt nach dem Bad mit UVA. Immer gleichen zeitlichen Abstand in den einzelnen Sitzungen einhalten! Lange Zwischenzeiten zwischen Bad und Bestrahlung vermeiden! 30 Min. nach dem Methoxsalen-Bad steigt die MPD wieder auf ca. 50%, nach 60 Min. auf 80% des Ausgangswertes an. Initiale Dosis nach Bestimmung der MPD, i.d.R. 0,5 J/cm2. UVA-Dosissteigerungen, i.d.R. um 0,3-0,5 J/cm2 nach jeder 3. Bestrahlung. Bestrahlungshäufigkeit 3-4mal/Woche. Nach Abheilung ggf. Erhaltungstherapie 2mal/Woche über max. 4 weitere Wochen.

> **Merke:** Wegen verzögerter Phototoxizität UVA Dosissteigerungen frühestens nach 72 Std.

Unerwünschte Wirkungen
S.u. PUVA-Therapie.

Kontraindikation
S.u. PUVA-Therapie.

> **Merke:** Die Patienten müssen über gesteigerte Lichtempfindlichkeit in den behandelten Arealen gut aufgeklärt werden! Am besten schriftliche Aufklärung und Einverständniserklärung.

PUVA-Creme-Therapie

Definition
UVA-Bestrahlung nach lokaler Applikation von Methoxsalen als Photosensibilisator in Form einer Creme. Vorteile sind die fehlenden systemischen NW bei externer Anwendung von Methoxsalen im Gegensatz zur peroralen Therapie (s.a. PUVA-Therapie, systemische).

Durchführung
Methoxsalen-Creme (**R162, R164, R163**) auf die befallenen Areale auftragen. Eine Stunde nach dem Eincremen erfolgt

die Bestrahlung mit UVA. Bestrahlt werden nur die betroffenen Areale. Erste Dosis nach MPD, i.d.R. wird mit 0,2-0,3 J/cm² (je nach Hauttyp) begonnen. Steigerungen der UVA-Dosis frühestens nach 72 Std. (verzögerte Phototoxizität); i.d.R. um 0,2-0,3 J/cm² nach jeder 3. Bestrahlung. Bestrahlungshäufigkeit 3-4mal/Woche.

Unerwünschte Wirkungen
Bei zu hoher Konzentration des Methoxsalen oder zu hoher Strahlendosis besteht Gefahr der Dermatitis solaris.

Präparate
R162, R164, R163

PUVA-Therapie

Definition
Lokale oder systemische Applikation von Methoxsalen (= Psoralen; trizyklisches Furocumarin) zur Photosensibilisierung mit nachfolgender UVA-Bestrahlung. Verwendet werden v.a. Methoxsalen (8-Methoxypsoralen; 8-MOP) oder Trimethylpsoralen (TMP). Diese lagern sich in die kutane DNS ein und bilden nicht-kovalente Bindungen (Interkalierung). Durch Bestrahlung mit langwelligem UV-Licht (UVA, 320-400 nm) bei einem Wirkungsmaximum bei ca. 355 nm gehen die Psoralene eine kovalente Bindung mit Pyrimidinbasen (v.a. Thymin) ein.

Wirkungen
- Verminderung allergischer Spättypreaktionen durch Reduktion der Anzahl der Langerhanszellen in der Epidermis und damit Reduktion von Kontaktsensibilisierungen.
- Reduzierung der Keratinozyten-Proliferation.
- Reduktion von Markern der epidermalen Aktivität wie z.B. Keratin 16 oder TGF-α.
- Reduktion immunologisch wirksamer, von Keratinozyten exprimierter Proteine (HLA-DR, ICAM-1, IP-10), die z.B. für die Interaktion mit T-Lymphozyten bei der Psoriasis verantwortlich gemacht werden.
- Supprimierung epidermaler und dermaler Lymphozytenzahl und Lymphozytenaktivität (CD3+, CD4+, CD8+, IL-2 Rezeptor+), auch in vivo.
- Wirkung auf Zytokine (TGF-α, IL-2, IL-6, IL-8, TNF-α, IFN gamma) und auf Moleküle, welche direkt die Hyperproliferation der Epidermis fördern können (z.B. EGF, IGF-1, IL1-Rezeptoren s.a.u. Wachstumsfaktoren).
- Hemmung der DNA-Synthese, Erhöhung der Rate an Sister-Chromatid-Exchange und Vermehrung von Chromosomen-Aberrationen.

Indikation
Mögliche Indikationen sind:
- Alopecia areata
- Ekzeme: Dermatitis, hypereosinophile; Ekzem, atopisches (außer photoaggraviertes atopisches Ekzem); Ekzem, kontaktallergisches (Hand- und Fußekzem); Ekzem, hyperkeratotisch-rhagadiformes Hand- und Fußekzem.
- Graft versus host disease (akute und chronische Formen)
- Granuloma anulare
- Lichen planus
- Mycosis fungoides bzw. kutanes T-Zell-Lymphom in den Stadien 1a, 1b und evtl. 2a
- Papulose, lymphomatoide
- Pityriasis lichenoides (akute und chronische Form), Pityriasis rubra pilaris
- Photodermatosen (Hardening mit systemischer PUVA-Therapie oder PUVA-Bad-Therapie) z.B.: Retikuloid, aktinisches; Lichtreaktion, persistierende; Lichtdermatose, polymorphe, Dermatitis, chronisch aktinische; Lichturtikaria, Hidroa vacciniformia
- Protoporphyrie, erythropoetische
- Prurigo-Formen
- Psoriasis vulgaris, Psoriasis (pustulosa) palmoplantaris
- Sklerodermie, zirkumskripte
- Skleromyxödem
- Urticaria pigmentosa
- Vitiligo.

Durchführung
Systemische Einnahme von Methoxsalen s. PUVA-Therapie, systemische. Lokale Applikation von Methoxsalen, s. PUVA-Bad-Therapie. Allgemein gilt (nach E. Hölzle: Leitlinien Phototherapie und Photochemotherapie):
- Erste Behandlungsdosis 50-70% der MPD oder Standardschema nach Hauttyp (s.u. den jeweiligen Behandlungsarten). Fortsetzung der Behandlung 2-4 mal/Woche.
- Kein Erythem und gutes Ansprechen: Steigerung der UVA-Dosis 2mal wöchentlich um jeweils 30%.
- Minimales Erythem: Keine Steigerung der UVA-Dosis.
- Persistierendes asymptomatisches Erythem: Keine Steigerung.
- Persistierendes symptomatisches Erythem (schmerzhaft mit oder ohne Ödem oder Blasenbildung): Keine weitere Behandlung bis zum Abklingen der Erscheinungen.
- Wiederaufnahme der Behandlung: Nach Abklingen der Symptome Reduktion der letzten Dosis um 50%, weitere Steigerungen um 10%.

Unerwünschte Wirkungen
- Akute Verbrennung 1. bis 2. Grades bei Überdosierung, Juckreiz, Übelkeit. Bei fehlendem Augenschutz Keratitis photoelectrica.
- Chronische Strahlenschäden der Haut: Wichtigste Langzeitnebenwirkung der PUVA-Therapie sind spinozelluläre Karzinome. Nach ca. 200-300 Behandlungen wird eine signifikante Erhöhung der Hauttumorrate (in erster Linie spinozelluläre Karzinome, kaum Basalzellkarzinome; keine malignen Melanome!) um ca. den Faktor 10-12 beschrieben. Weiterhin beschrieben sind Elastosis actinica, Lentigines; Melanom, malignes; Lentigo-maligna-Melanom, Basalzellkarzinom, Hodenkarzinom bei Männern (Gonadenschutz!), fragliche Kataraktbildung (Augenschutz!).

Kontraindikation
- Erhöhtes Karzinomrisiko: Arsen-Anamnese, Vorbehandlung mit ionisierenden Strahlen, maligne Hauttumore oder dysplastische Pigmentmale, Einnahme von Immunsuppressiva.
- Erhöhte Photosensibilität: Einnahme photosensibilisierender Medikamente wie z.B.: Tetracycline, Sulfonamide, Diuretika. Externe Anwendung photosensibilisierender Substanzen wie Tetracycline, Benzoylperoxid, Johanniskrautöl.
- Lichtempfindliche Dermatosen: Herpes-simplex Infektion, Dermatomyositis, Lupus erythematodes, photosensitive Genodermatosen, photoaggraviertes endogenes Ekzem.

- Speziell bei der peroralen PUVA-Behandlung: Schwere Leber- und Nierenschäden (ggf. Absprache mit Internisten).
- Speziell bei der PUVA-Bad/Dusche-Behandlung: Herz-Kreislauf-Probleme, offene Wunden.
- Sonstiges: Schwangerschaft, Stillzeit, Kinder unter 12 Jahre.

Hinweis(e)
- Die UVA-Erstdosis richtet sich nach der individuellen Empfindlichkeit für die phototoxische Reaktion, die durch die minimale phototoxische Dosis (MPD) definiert ist.
- Ein erhöhtes Lymphomrisiko bei Psoriatikern nach PUVA-Therapie scheint nicht vorzuliegen. Dagegen ist das Risiko erhöht bei Patienten, die zugleich eine hohe kumulierte Dosis Methotrexat erhalten haben.

PUVA-Therapie, systemische

Synonym(e)
orale PUVA-Therapie; perorale PUVA-Therapie; PUVA-Therapie, orale; PUVA-Therapie, perorale

Definition
UVA-Bestrahlung nach peroraler Applikation von Methoxsalen als Photosensibilisator. Der wesentliche Vorteil gegenüber der PUVA-Bad-Therapie liegt in der Möglichkeit, Gesicht und Kapillitium mitzubehandeln. Die perorale PUVA-Behandlung wird deshalb häufig als Light-hardening bei Photodermatosen eingesetzt.

Indikation
S.u. PUVA-Therapie.

Durchführung
Einnahme von Methoxsalen (Meladinine Tbl.) 0,5-0,8 mg/kg KG p.o. (Plasmaspiegel 50-250 ng/ml). Bestrahlung mit UVA im Abstand von 1-3 Std. Die initiale Dosis beträgt 50% der MPD bzw. 0,5-1 J/cm² (je nach Hauttyp). Steigerung der Dosis frühestens nach 72 Std. (verzögerte Phototoxizität! MPD erst nach 72 Std. am niedrigsten!). I.d.R. Steigerung um 0,3-0,5 J/cm² nach jeder 3. Bestrahlung. Bestrahlungshäufigkeit 3-4mal/Woche.
- Schutzmaßnahmen: Anpassen einer PUVA-Brille durch den Augenarzt ist unbedingt nötig (Kataraktprophylaxe!), z.B. Clairless, Fa. Zeiss. Alufolie/Tuch zum Abdecken des männlichen Genitales. Auch wenn kein Befall des Gesichts oder des Kapillitiums vorliegt, sollten diese Lokalisationen auch abgedeckt werden.
- Aufklärung: Die Patienten müssen über gesteigerte Lichtempfindlichkeit in den behandelten Arealen gut aufgeklärt werden! Schriftliche Aufklärung und Einverständniserklärung sind erforderlich.
- Begleitend: Regelmäßige augenärztliche Kontrollen vor Therapie und alle 6 Wochen unter der Therapie sind notwendig. Keine zusätzliche Sonnenbestrahlung bei laufender Photochemotherapie.

> **Cave:** Vorsicht bei immunsuppressiven Begleitmedikationen. Diese stehen im Verdacht die Karzinomentstehung zu begünstigen!

Unerwünschte Wirkungen
S.u. PUVA-Therapie.

Kontraindikation
S.u. PUVA-Therapie.

PUVA-Therapie, systemische. Tabelle 1. Vor- und Nachteile von systemischen und PUVA-Bad Therapien in der täglichen Praxis

	Systemische PUVA-Therapie	PUVA-Bad Therapie
Vorteile	Mitbehandlung des Kapillitiums und Gesichts ist möglich (Photodermatosen)	Keine systemische Resorption (keine systemischen NW)
		Deutlich geringere kumulative UVA-Dosis nötig als bei peroraler Therapie (vermutlich geringeres Karzinomrisiko!)
		Keine Schutzbrille nötig (keine Kataraktgefahr)
		Nur kurze Photosensibilisierung (max. 2-3 Std.)
		Anwendbar bei eingeschränkter Leber- und Nierenfunktion
		Anwendbar in Fällen, bei denen keine zusätzliche interne Medikation infrage kommt
Nachteile	Systemische NW wie Übelkeit, Erbrechen (bis zu 21%)	Hohe Wassertemperatur ist kardio-pulmonal nicht für alle Patienten verträglich
	Nicht anwendbar bei eingeschränkter Leber- und Nierenfunktion	Erhöhte Photosensitivität unmittelbar nach dem Psoralenbad (Vorsichtige UVA-Dosimetrie!)
	Permanentes Tragen einer UV-Schutzbrille ist nötig	Hoher organisatorischer und apparativer Aufwand
	Erhöhte generalisierte Photosensibilität über mind. 12 Std.	
	Auch Kopf und Hände müssen strikt vor Sonnenlicht geschützt werden	

Pyoderma faciale L71.8

Erstbeschreiber
O'Leary u. Kierland, 1940

Definition
Acne conglobata-artiges, perakut bis subakut verlaufendes Krankheitsbild bei jungen Frauen im Gesicht mit Pusteln und tiefen Abszessen. Die Entität dieses Krankheitsbildes ist umstritten.

Klinisches Bild
Schmerzhafte, nodulo-zystische Herde zentrofazial, keine Komedonen, keine Teleangiektasien.

Differenzialdiagnose
Acne conglobata, Rosacea conglobata.

Externe Therapie
- Meidung irritierender Substanzen, keine Seifen, Syndets oder alkoholische Tinkturen. Antibiotikahaltige Externa wie Erythromycin (z.B. Eryakven, R084, R085) oder Tetracyclin (Achromycin, R250) sind ebenso gut wirksam wie 2% Ketoconazol-Creme (Terzolin) oder Azelainsäure (z.B. Skinoren). Gut bewährt hat sich zudem die externe Anwendung von 1% Metronidazol-Creme (Metrocreme, R167).
- Zur Abdeckung eignen sich Präparate mit Natriumbituminosulfonat (z.B. Aknichtol Soft) oder Ichthyol Mischpaste zur Nacht R132.

Interne Therapie
- Gute Therapieerfolge werden mit Isotretinoin (z.B. Isotretinoin-ratiopharm; Aknenormin) 0,5-1,0 mg/kg KG/Tag erzielt. Langzeittherapieversuch mit Tetracyclinen p.o. (z.B. Tefilin) 1,0-1,5 g/Tag verteilt auf 3 ED oder Doxycyclin (z.B. Supracyclin) 2mal/Tag 100 mg p.o. Alternativ Minocyclin (z.B. Klinomycin) 50-100 mg/Tag. Therapiedauer i.d.R. über einige Wochen ist erforderlich. Bei ophthalmologischer Beteiligung sind Tetracycline das Mittel der ersten Wahl.
- Alternativ: Kurzfristig Versuche auch mit Glukokortikoiden in niedriger Dosierung wie Prednison (z.B. Decortin) 20-40 mg/Tag über 2-3 Wochen, schrittweise Dosisreduktion nach Klinik.

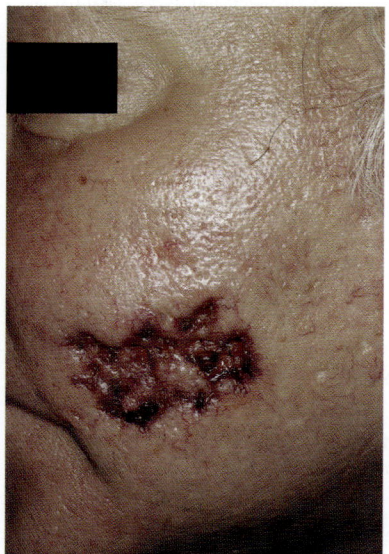

Pyoderma faciale. Schmerzhafte, primär knotige bis zystische, später ulzerierende, 4 x 5 cm große Läsion an der rechten Wange einer 57-jährigen Patientin.

Pyoderma gangraenosum L88.x0

Erstbeschreiber
Brunsting u. Goeckermann, 1930

Synonym(e)
Dermatitis ulcerosa; Meleney Geschwür; Pyodermia ulcerosa serpiginosa; Pyodermia chronica ulcerosa serpiginosa; Pyodermia vegetans et ulcerans gangraenosa; phagedänische Ulzera; pyoderma gangrenosum

Definition
Torpide, solitäre oder multiple, chronisch-progrediente, schmerzhafte, großflächige und häufig die Grenzen des Hautorgans zur Tiefe überschreitende, polyzyklische Ulzeration ungeklärter Genese.

Einteilung
Nach Klinik und Histologie werden unterschieden:
- Ulzeröse Form
- Pustulöse Form
- Bullöse Form
- Vegetierende Form.

Vorkommen/Epidemiologie
Die Inzidenz ist unsicher, Schätzungen liegen bei 0,3-1,0/100.000 Einwohnern.

Ätiologie
- 50-70% der Fälle sind assoziiert mit systemischen Erkrankungen, v.a.:
  - Colitis ulcerosa
  - Enteritis regionalis
  - Chronische Polyarthritis (rheumatoide Arthritis)
  - abszedierende Lungenerkrankungen
  - monoklonale Gammopathien
  - Plasmozytom (Lymphom, plasmozytisches)
  - IgA-Mangel, kongenitaler
  - myeloproliferative Erkrankungen (myeloische Leukämie, Haarzellleukämie, Myelofibrose, Hodgkin, M., Polyzythämie)
  - maligne solide Tumoren.
- Seltenere Assoziation:
  - HIV-Infektion
  - Diabetes mellitus
  - Chronisch aktive Hepatitis
  - Primär biliäre Zirrhose
  - Behçet, M.
  - SLE
  - Wegener-Granulomatose
  - Hidradenitis suppurativa.
- Die Assoziation mit Colitis ulcerosa hat im Laufe der Jahre in der Häufigkeit abgenommen (1957: 60%; 1981: 17%), die Assoziation mit hämatologischen Erkrankungen nimmt zu.

Manifestation
Auftreten ist in jedem Lebensalter möglich; Häufigkeitsgipfel im 25. und 54. Lebensjahr. Geringe Dominanz des weiblichen Geschlechts.

Lokalisation
Vor allem an den unteren Extremitäten auftretend, seltener an Stamm, Nacken und Kopf.

Klinisches Bild
Einzelne oder mehrere, primär aus Blasen, Pusteln, Papeln, flachen Knoten oder Plaques bestehende, bereits initial sehr schmerzhafte, hochentzündliche Läsionen. Innerhalb weniger Tage kommt es zur Ausbildung flächenhafter, zunächst flacher, im Laufe weniger Wochen tiefreichender, das Hautorgan überschreitender (Subkutis, evtl. Muskulatur und Sehnenlager betreffend) Ulzerationen; durch Apposition und randwärtiger Progredienz permanente Vergrößerung. Charakteristisch und damit von diagnostischer Bedeutung ist eine äußerst schmerzhafte Randzone mit wallartigem, düsterrotem oder auch grauem, unterminiertem Saum. Sonderform: Postoperative progressive Gangrän. Ein Pathergie-Phänomen ist nachweisbar nach Traumen.

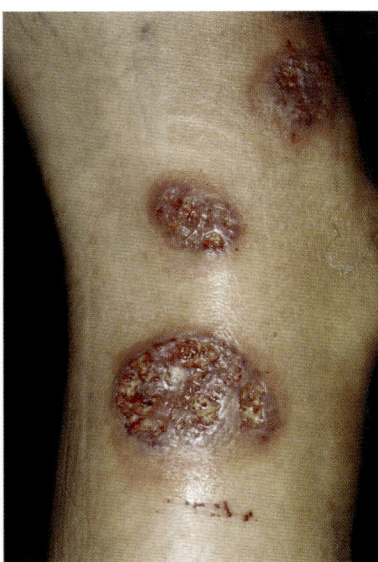

Pyoderma gangraenosum. Flächenhafte, randwärts progrediente, flache Ulzerationen mit schmerzhaften Randzonen und lividem Erythemsaum bei einem 61-jährigen Patienten.

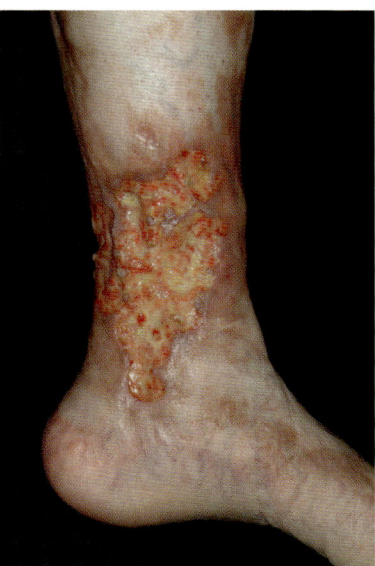

Pyoderma gangraenosum. Chronisch dynamische, flächenhafte, randwärts progrediente, flache Ulzeration mit hoch schmerzhafter Randzone und lividem Randsaum bei einem 71-jährigen Patienten mit Plasmozytom. Ausdehnung zur Tiefe hin über die Faszie hinaus. Zudem bestehen postinflammatorische Hyper- und Hypopigmentierungen, narbige Abheilungen und Erytheme.

Histologie
Ulkus. Seitlich angehobene Epidermis. Dichtes Infiltrat am Ulkusgrund, bestehend aus Neutrophilen, Lymphozyten, Plasmazellen, Histiozyten, Fremdkörperriesenzellen. Evtl. hyperergische Vaskulitis.

Differenzialdiagnose
Infektionen, Vaskulitis, Insektenstiche, Arzneimittelexanthem durch jodhaltige Medikamente (Halogenoderm), venöse und arterielle Insuffizienzen.

Therapie
Behandlung der Grunderkrankung.

Externe Therapie
Stadiengerechte Ulkustherapie, s.u. Wundbehandlung.

Interne Therapie
- Immunsuppressive Therapie mit Ciclosporin A (z.B. Sandimmun) 5 mg/Tag/kg KG oder Glukokortikoiden wie Prednison 100-150 mg/Tag. Bei Therapieresistenz in Kombinationen mit Azathioprin (z.B. Imurek) 50-150 mg/Tag anwenden. Bei Superinfektion Antibiotika nach Antibiogramm.
- Bei Therapieresistenz intravenöse Immunglobulingabe (IVIG). Über diesen Therapieansatz wurde in mehreren, größeren monozentrischen Studien berichtet.
- In Einzelfallberichten erfolgreich:
  - Etanercept 25-50 mg 2mal/Woche s.c.
  - Mycophenolatmofetil 2,0-2,5 g/Tag p.o. als Monotherapie oder in Kombination mit Ciclosporin A 50 mg/Tag p.o. und/ oder Prednisolon.
  - In einer retrospektiven Multicenterstudie wurden 13 Probanden mit Infliximab 5 mg/Tag/kg KG i.v. behandelt. Bei allen 13 Probanden kam es zu einer vollständigen Abheilung, die erste klinische Besserung zeigte sich nach durchschnittlich 11 Tagen.

Operative Therapie
Ggf. Exzision und plastische Deckung des Defektes nachdem die akute Progression des Prozesses durch die internen Therapiemodalitäten gestoppt werden konnten.

> **Cave:** Chirurgische Intervention im akuten Stadium ist kontraindiziert.

Prognose
Chronisch-progredienter Verlauf. Keine Spontanheilung. Gehäuft Rezidive.

Pyodermia vegetans L08.0

Erstbeschreiber
Hallopeau, 1898

Synonym(e)
Chronisch vegetierende Pyodermie; Pyodermites végétantes et verruqueuses; Pyodermia chronica papillaris et exulcerans

Definition
Chronisch vegetierende Pyodermie nach banalen Verletzungen, meist bei abwehrgeschwächten Patienten auftretend.

Erreger
Beta-hämolysierende Streptokokken der Gruppe A, Staphylococcus aureus, selten gramnegative Keime oder Mischflora.

Pyodermie

L08.00

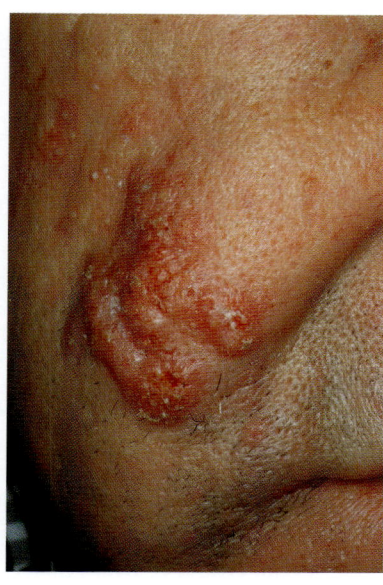

Pyodermia vegetans. Chronisch-vegetierende follikuläre Pyodermie mit furunkuloiden Infiltraten an der Wange.

Definition
Primär durch Eitererreger (v.a. Staphylo- und Streptokokken) hervorgerufene akute oder chronische Infektion der Oberhaut (Impetigo contagiosa) und ggf. auch der verschiedenen Hautanhangsgebilde (Infektion der Haarfollikel = Follikulitis; Infektion der Nagelorgane = Paronychie; Infektion der Schweißdrüsen = Hidradenitis). Dabei kommt es zu Eiterausschlägen und zur überlagernden Schuppen- und Krustenbildung.

Einteilung
- Nicht follikulär gebundene Pyodermien:
  - Impetigo contagiosa
    - Impetigo contagiosa, kleinblasige
    - Impetigo contagiosa, großblasige
  - Panaritium
    - Bulla repens
    - Paronychie (akute und chronische)
  - Phlegmone
  - Streptokokkendermatitis, perianale.
- Follikulär gebundene Pyodermien:
  - Ostiofollikulitis
  - Furunkel (Sonderfall: Furunkulose)
  - Karbunkel
  - Folliculitis decalvans.
- An Schweißdrüsen gebundene Pyodermien:
  - Hidradenitis suppurativa
  - Periporitis des Säuglings.

Ätiologie
Defekte der humoralen oder zellulären Immunität, prädisponierende Lokalfaktoren, virulente Erreger, Infektion einer zugrunde liegenden Hautverletzung.

Lokalisation
Vor allem an den Extremitäten, insbes. an den Handrücken, lokalisiert.

Klinisches Bild
Sich peripher ausdehnende, schwammige, lividrote Infiltrate mit zahlreichen Pusteln und Fisteln; siebartiger Aspekt. Tendenz zu verrukösen oder ulzerösen Hautwucherungen. Entleerung eines serös-eitrigen Sekrets auf Druck. Unregelmäßige Narbenbildung. Brücken- und Zipfelnarben.

Differenzialdiagnose
Pyoderma gangraenosum, Bromoderm, tiefe Mykosen, Aktinomykose, Sporotrichose, Nocardiose, Papillomatosis cutis carcinoides.

Externe Therapie
Feuchte Umschläge mit desinfizierenden Lösungen wie Polihexanid (Serasept, Prontoderm, Prontosan), Chinolinol (z.B. Chinosol 1:1000 oder R042). Salbenverbände mit desinfizierenden Zusätzen wie Polyvidon-Jod-Salbe (z.B. Betaisodona Salbe). Bei tieferen Defekten stadiengerechte Wundbehandlung.

Interne Therapie
Antibiotika nach Antibiogramm.
- Mittel der Wahl bei β-hämolysierenden Streptokokken ist Benzylpenicillin (Penicillin G) Dosierung 10 Mio. IE über 10 Tage. Alternativ Erythromycin (z.B. Erythrocin) 3mal/Tag 500 mg p.o., Doxycyclin (z.B. Doxy Wolff) 2mal/Tag 100 mg p.o.
- Bei Staphylokokkeninfektionen Cephalosporine wie Cefuroxim (z.B. Elobact 2mal/Tag 250 mg p.o. oder Flucloxacillin (z.B. Staphylex Kps.) 3-4mal/Tag 0,5-1,0 g p.o.

Prognose
Keine Spontanrückbildung.

Therapie
Systemische Antibiose nach Antibiogramm.
- Mittel der Wahl bei Infektion mit β-hämolysierenden Streptokokken ist Benzylpenicillin. Alternativ kommen Erythromycin, Tetracycline, Clindamycin oder Cephalosporine infrage.
- Bei Staphylokokken-Infektionen: Cephalosporine oder Flucloxacillin (z.B. Staphylex Kps.) 3mal/Tag 1 g in 3 ED. Alternativ: Vancomycin, Teicoplanin, Dicloxacillin, Clindamycin, Fosfomycin.

Therapie allgemein

> **Cave:** Schmierinfektionen durch Läsionen oder Verbände. Desinfektion der Gebrauchsgegenstände!

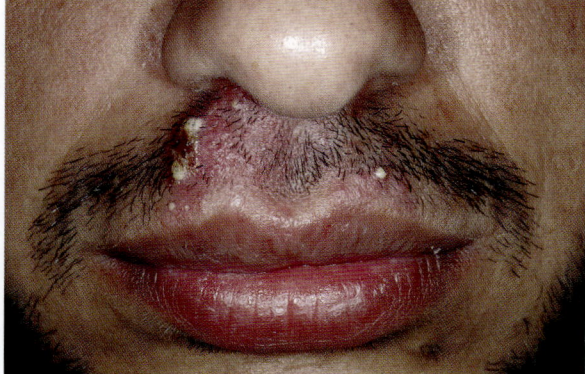

Pyodermie. Akute, schmerzhafte mit gelber Flüssigkeit gefüllte Erhabenheiten (Pusteln) mit zentralem Haar und umgebendem Erythem. Isolierte und aggregierte, follikuläre Pusteln bei Staphylokokken-Infektion der Haut (follikuläre Pyodermie).

Externe Therapie
Lokal antibiotische Salben, z.B. Infectopyoderm, Fucidine, Refobacin, desinfizierende Umschläge oder Bäder, z.B. mit Chinosol (z.B. R042), Octenidin, Betaisodona, ggf. auch gerbende Externa, z.B. Tannolact, Tannosynt. S.a.u. Wundbehandlung.

Hinweis(e)
Abzutrennen sind bakteriell superinfizierte Dermatosen. Hierfür ist der Begriff Impetiginisation vorbehalten.

Pyodermie, schankriforme L08.0

Synonym(e)
Pyodermia chancriformis

Definition
An den syphilitischen Primäraffekt (Schanker) erinnernde chronische Pyodermie.

Erreger
Vor allem Staphylococcus spp.

Lokalisation
Vor allem Augen, Bartgegend, Unterlippe, auch Wimpern, Wangen, Gesäß, Genitale sind befallen.

Klinisches Bild
Derbes, gut abgrenzbares, über das Hautniveau erhabenes, entzündliches, zunächst oberflächlich erodiertes, später ulzeriertes, verkrustetes Infiltrat. Regionale schmerzhafte Lymphknotenschwellung.

Differenzialdiagnose
Ulcus durum, Ulcus molle, Anthrax der Haut, Ecthyma contagiosum, kutane Leishmaniose, Keratoakanthom.

Externe Therapie
Feuchte Umschläge mit desinfizierenden Lösungen wie Polihexanid (Serasept, Prontoderm), Chinolinol (z.B. Chinosol 1:1000 oder R042) oder Kaliumpermanganat (hellrosa). Salbenverbände mit desinfizierenden Zusätzen wie Polyvidon-Jod-Salbe (z.B. Betaisodona Salbe). Zudem stadiengerechte Wundbehandlung.

Interne Therapie
Antibiose nach Antibiogramm. Initial Cephalosporine wie Ceftriaxon (z.B. Rocephin) 1mal 2 g/Tag i.v. oder Cefpodoxim (z.B. Orelox 200) 2mal/Tag 1 Tbl. p.o. oder Flucloxacillin (z.B. Staphylex) 3mal 1,0 g/Tag p.o.

Pyomyositis M60.0

Synonym(e)
tropische Pyomyositis; Myositis tropicans

Definition
Akute Entzündung der Skelettmuskulatur, vorwiegend in den Tropen und Subtropen auftretend.

Erreger
- Staphylococcus aureus, zum Teil MRSA.
- Streptococcus pyogenes.
- Mycobacterium tuberculosis.
- Parasiten wie Trypanosomen und Filarien.

Vorkommen/Epidemiologie
Bevorzugt in Tropen und Subtropen auftretend.

Ätiologie
- Hauptsächlich führen Verletzungen der Haut zur Invasion der Keime in die tieferen Hautschichten bis hin zur Muskelschicht.
- Virale oder parasitäre Infektion sowie Malnutrition können eine Pyomyositis prädisponieren.

Pathologie
- Abszessbildung bis hin zur Muskeldestruktion.

Manifestation
Vorwiegend bei Kindern und jungen, männlichen Erwachsenen auftretend.

Lokalisation
Vorwiegend sind Glutealmuskeln und M. quadriceps betroffen. Des Weiteren können M. erector spinae und die Schultergürtelmuskulatur betroffen sein.

Klinisches Bild
Derbe, rote, gelegentlich überwärmte oder fluktuierende, umschriebene Indurationen oder Weichteilschwellungen, die deutlich tiefere Gewebeschichten erreicht haben. Muskelschmerzen und Fieber.

Labor
Leukozytose, milde Eosinophilie, BSG- und CRP-Wert-Erhöhung.

Diagnose
- Ultraschall und andere bildgebende Verfahren.
- Aspiration oder Abstrich aus Abszessmaterial zur mikrobiologischen Untersuchung (Kultur, PCR).

Differenzialdiagnose
Osteomyelitis; Abszess; Phlegmone.

Komplikation
Muskeldestruktion; Sepsis.

Therapie
- Abszessinzision und -drainge bzw. großzügige Abtragung befallenen Gewebes, ggf. in Narkose. Ggf. Rekonstruktion von zerstörtem Muskelgewebe.
- Antibiotikatherapie mit einem Penicillinase-festen Penicillin, initial z.B. Flucloxacillin oder Amoxicillin/Clavulansäure oder mit einem Cephalosporin (z.B. Cefuroxim). Anschließend Antibiose nach Antibiogramm.
- Bei Nachweis von Mycobacterium tuberculosis tuberkulostatische Therapie.

Pyostomatitis vegetans K12.15

Erstbeschreiber
Hallopeau, 1889

Synonym(e)
Pyo-(Rhino-Blepharo-)Stomatitis vegetans; pluriorifiziell lokalisierte Stomatitis

Definition
Seltene, nichtinfektiöse, entzündliche Erkrankung der Mundschleimhaut, bei wenigen Fällen auch der Genito-Analregion. Häufig bestehen Assoziationen mit entzündlichen Darmer-

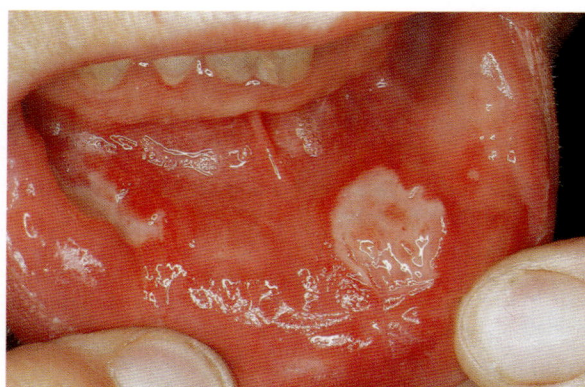

Pyostomatitis vegetans. Multiple, stecknadelkopfgroße bis kleinfingernagelgroße, schmerzhafte, stellenweise konfluierende flache Ulzerationen.

krankungen. Von einigen Autoren wird sie als Minimalvariante des Pemphigus vegetans, Typ Hallopeau betrachtet.

Ätiologie
Ungeklärt; zu nahezu 100% Assoziation mit Darmerkrankungen (Colitis ulcerosa, Enteritis regionalis), Immundefekten.

Manifestation
V.a. zwischen dem 20. und 60. Lebensjahr auftretend, deutliche Betonung des männlichen Geschlechtes.

Lokalisation
Im Bereich der gesamten Mundhöhle möglich, befallen sind v.a. die labiale und buccale Schleimhaut. Der Zungenrücken bleibt in der Regel ausgespart.

Klinisches Bild
- Beginn mit miliaren Pusteln, Konfluenz und Ulzeration auf erythematösem Grund. Häufig sind die Pusteln in Linien und Schlangenlinien angeordnet, später pflasterartiges Bild der gesamten Mundhöhle mit Auflagerung von schleimigen Membranen. Z.T. geringe Schmerzhaftigkeit, z.T. stark schmerzend.
- Sehr häufig ist das Krankheitsbild mit chronisch-entzündlichen Darmerkrankungen wie M. Crohn oder Colitis ulcerosa korreliert.

Histologie
Akanthose, Parakeratose, herdförmige Akantholyse; neutrophile, seltener eosinophile Mikroabszesse; gemischtzelliges Infiltrat in der Lamina propria. Keine Ausbildung von Granulomen.

Direkte Immunfluoreszenz
Keine oder unspezifische Ablagerungen.

Indirekte Immunfluoreszenz
Keine zirkulierenden Antikörper.

Differenzialdiagnose
Pemphigus vegetans, Typ Hallopeau.

Therapie
Therapie einer evtl. zugrunde liegenden entzündlichen Darmerkrankung. Häufig heilen die Schleimhautveränderungen nur unter systemischer, niedrig dosierter Steroidmedikation, ggf. auch unter Azathioprin ab.

Externe Therapie
Adstringierende Stomatologika wie Tormentillae-Adstringens, Chlorhexidin Lösung oder Dexpanthenol Lösung **R255 R045 R066**. Bei ausgeprägt schmerzhaften Erosionen eignen sich Lösungen mit anästhesierenden Zusätzen wie Dolo-Dobendan Lösung, Acoin Lösung, Parodontal Mundsalbe oder Dynexan Gel. Alternativ kann Ciclosporin A-Haftsalbe **R046** versucht werden.

Interne Therapie
Glukokortikoide wie Prednison (z.B. Decortin H) in mittelhoher Dosierung, initial 40-60 mg/Tag, schrittweise Dosisreduktion nach Klinik. Alternativ Therapieversuch mit Infliximab (z.B. Remicade) 5 mg/kg KG in Woche 1, 2 und 6 und Methotrexat 25 mg/Woche überlappend und als Erhaltungstherapie.

Pyrethrine

Synonym(e)
Pyrethrumextrakt

Definition
Aus Chrysanthemenblüten (z.B. Chrysanthemum cinerariaefolium) gewonnene Insektizide. S.u. Antiparasitosa. Verwendung in der Humanmedizin gegen Kopf-, Filz-, Kleiderläuse und Krätzmilben. Pyrethrumextrakte wurden früher zur Insektenvertilgung eingesetzt. S.u. Pyrethrum.

Indikation
Kopf-, Filz- und Kleiderläuse sowie deren Nissen.

Eingeschränkte Indikation
Asthma bronchiale, Säuglinge (höchstens 1/3 des Flascheninhalts verwenden).

Dosierung und Art der Anwendung
Haare der befallenen Körperteile durchtränken und 30-45 Min. einwirken lassen. Anschließend wie ein Shampoo mit Wasser ausspülen. Bei Kleinkindern höchstens 25 ml anwenden; nach 8-10 Tagen Anwendung ggf. wiederholen.

Unerwünschte Wirkungen
Augenreizung, Hautreizung, allergische Reaktionen; neurotoxisch bei Langzeitanwendung.

Wechselwirkungen
In Kombination mit Malathion gegenseitige Wirkungsverminderung.

Präparate
Goldgeist forte

Pyrethroide

Definition
Synthetische Strukturverwandte der natürlich vorkommenden Pyrethrine. Z.B. Allethrin I (Allylhomolog des Cinerin I), Permethrin.

Pyrethrum

Synonym(e)
Chrysanthemum cinerariaefolium; Pyrethrum cinerariifoli-

um; Tanacetum coccineum; Chrysanthemum coccineum; Pyrethrum roseum; Pyrethrum carneum

Definition
Aus den getrockneten Blüten von verschiedenen Chrysanthemen (Tanaceten) gewonnene Insektizide.

Anwendungsgebiet/Verwendung
Verwendung in der Humanmedizin gegen Kopf-, Filz-, Kleiderläuse und Krätzmilben oder als Anthelminthikum. Pyrethrumextrakte wurden früher zur Insektenvertilgung eingesetzt (heute meist synthetisch oder in Kombination mit Roh-Extrakt aus Blütenköpfen).

Unerwünschte Wirkungen
Pyrethrosin ist das Hauptallergen der Pyrethrumblüten. Sensibilisierungspotenz: Stark.

Sensibilisierungshäufigkeit: Heute selten. Bis Mitte des 20. Jahrhunderts war die Pyrethrumdermatitis eine bekannte, nicht seltene Hauterkrankung (Auslöser Sesquiterpenlaktone). Kreuzreaktivität besteht aufgrund der Sesquiterpenlakton-Inhaltsstoffe bei allen Kompositen und Lorbeer. Bei Arbeitern, die mit Pyrethrum beschäftigt waren, wurde Asthma (Pyrethrum-Asthma) beobachtet.

Pyrimethamin

Definition
Chemotherapeutikum, Antimalariamittel.

Wirkungen
Hemmung der Dihydrofolatreduktase.

Wirkungsspektrum
In Kombinationen mit Sulfonen oder Sulfonamiden wirksam gegen alle humanpathogenen Plasmodium spp., als Einzelwirkstoff gegen Toxoplasma gondii.

Indikation
In Kombinationspräparaten bei Malaria tertiana. Therapie der Toxoplasmose einschließlich okulärer und kongenitaler Manifestationen und bei Immunschwäche.

Eingeschränkte Indikation
Schwangerschaft, Folsäure-Mangel, Leberfunktionsstörung, Megaloblastenanämie, Niereninsuffizienz.

Dosierung und Art der Anwendung
- Kurative Malariatherapie (komplikationslose Malaria): Anwendung in Kombination mit Sulfadoxin (Kombinationspräparat: Fansidar enthält 500 mg Pyrimethamin und 25 mg Sulfadoxin): 1500 mg Pyrimethamin/75 mg Sulfadoxin p.o. als 1-Tages-Therapie. Dosisreduktion bei Kindern und Erwachsenen <45 kg KG.
- Toxoplasmose (in Kombination mit 4 g Sulfadiazin/Tag p.o.): Erwachsene und Kinder >6 Jahre: 100 mg/Tag über 3 Wochen in Kombination mit Folsäure 100 mg/Tag.
- Toxoplasmose-Enzephalitis bei AIDS: 100 mg/Tag in Kombination mit Sulfadiazin und Folinsäure, danach Rezidivprophlaxe mit 50 mg/Tag.

> **Merke:** Vor Therapie Bestimmung der Glukose-6-Phosphat-Dehydrogenase.

Unerwünschte Wirkungen
Blutbildveränderungen, allergische Reaktionen, Kopfschmerzen, Herzrhythmusstörungen, Magen-Darm-Beschwerden, Schlaflosigkeit, trockener Mund, Schock.

Kontraindikation
Schwere Blutbildungsstörungen, Stillzeit.

Präparate
Daraprim; Fansidar (Kombination mit Sulfadoxin)

Pyrithion-Zink

Definition
Antiekzematosum.

Indikation
Pityriasis simplex capillitii.

Dosierung und Art der Anwendung
Creme: 1mal/Woche, bei starker Schuppung häufiger, abends in die angefeuchtete Kopfhaut einreiben, am nächsten Morgen gründlich ausspülen.

Unerwünschte Wirkungen
Allergische Reaktionen, Dyspnoe, Verfärbungen der Haare bei blondem und grauem Haar.

Kontraindikation
Kinder <3 Jahre.

Präparate
De-Squaman N Hermal

Pyrogallolvergiftung T49.0

Definition
Nach Einreibung mit pyrogallolhaltiger Salbe (z.B. bei Psoriasis vulgaris) Vergiftung durch Methämoglobinbildung.

Therapie
Phenothiazinfarbstoffe wie Methylenblau 2% 10 ml i.v. 1-2mal wiederholen oder Thionin (Katalysin) 0,2% 10 ml i.v. Im Übrigen O_2-Atmung.

Q

Q-Fieber
A78.x

Erstbeschreiber
Holbroock, 1937

Definition
Weltweite, durch Rickettsia burneti (s.u. Rickettsiosen) ausgelöste Zoonose. Der Mensch infiziert sich insbes. über aerogene Inhalation infizierten Schafzeckenkots. Bes. gefährdet sind z.B. Landwirte, Schäfer und Schlachthofarbeiter durch infizierte Stalltiere, Heu, Wolle usw.

Erreger
Der Erreger kommt weltweit vor. Er ist extrem überlebensfähig und äußerst infektiös. Träger der Bakterien sind in Deutschland vor allem Schafe, die Übertragung auf Menschen erfolgt insbesondere durch Inhalation von Staub (Kot der Buntzecke) oder durch Kontakt mit kontaminierten Produkten wie Wolle, Milch oder Fleisch. Zecken können den Erreger auch auf andere Tiere übertragen. Eine Übertragung von Mensch zu Mensch scheint extrem selten zu sein.

Klinisches Bild
An der Stichstelle zeigt sich evtl. kleines Ulkus, ggf. mit schwärzlichen Krusten (Tache noir) und regionaler Lymphadenopathie. Plötzliches Fieber, schweres Krankheitsgefühl, Konjunktivitis, Husten, atypische Pneumonie können auftreten.

Therapie
Therapie der Wahl ist Doxycyclin (z.B. Doxycyclin Heumann). Dosierung: 2mal/Tag 100 mg p.o. bis nach Entfieberung. Wichtig sind die Sanierung der Infektionsquelle (Schafe, Rinder, Ziegen, Heu, Staub usw.) und aktive Immunisierung exponierter Personen.

Hinweis(e)
- Die Krankheit wurde zuerst 1937 von Edward Holbroock Derrick bei Schlachthausarbeitern in Brisbane, Queensland, Australien als Erkrankung unbekannter Ursache wissenschaftlich beschrieben, was zu dem Namen Q-Fieber (von „query" für „fraglich") führte.
- Im Jahr 2001 kam es im Lahn-Dill-Kreis, 2003 in Soest zu einer größeren Endemie. 2005 wurden im Stadtgebiet von Jena etwa 300 Personen mit der Diagnose Q-Fieber registriert. Auslöser war eine Schafherde, die im Bereich des Wohngebiets geweidet hatte.

QMS

Synonym(e)
Qualitäts-Management-System

Definition
Akronym für Qualitäts-Management-System. QMS definiert sich aus der Gesamtheit aller Tätigkeiten bzw. Abläufe, die zueinander in Beziehung stehen und die zum Erreichen der Unternehmensziele beitragen. Das QM-System nennt und beschreibt alle bereichs- oder abteilungsübergreifenden Detailregelungen. Gleichzeitig legt es dar, wie Abläufe organisiert und Schnittstellen definiert sind. QM-Systeme haben deshalb den Charakter von Spielregeln, Standards oder Schnittstellenvereinbarungen. Ein wesentlicher Teil des QMS in Krankenhaus und Praxis ist ein Risikomanagement einschließlich eines CIRS.

q.s.

Synonym(e)
Quantum satis

Definition
Hinweis auf ärztlichen Rezepturen. Akronym für „So viel wie notwendig ist".

Quadrantenversuch

Definition
Variante des offenen Epikutantests zur Testung der Verträglichkeit unterschiedlicher Grundlagen auf gesunder und befallener Haut.

Indikation
V.a. bei einem allergischen Kontaktekzem und bei der atopischen Dermatitis.

Durchführung
Großflächiges Eincremen erkrankter und gesunder Haut, wobei auf jede Extremität eine andere Grundlage aufgetragen wird. Die eingecremten Stellen werden offen getragen, nach 1-2 Tagen beurteilt der Arzt die Verträglichkeit, der Patient die subjektive Verträglichkeit und gleichzeitig auch die Akzeptanz (Geruch, Streichfähigkeit) des Präparates.

Quadratsäuredibutylester (SADBE)

Synonym(e)
Squaric acid dibutyl ester; SADBE

Definition
Obligat kontaktsensibilisierender, therapeutisch wirksamer Gefahrstoff ohne Zulassung als Arzneistoff (Orphan-drug).

Indikation
Topische Immuntherapie der Alopecia areata, insbes. schwer wiegender Formen einschließlich Alopecia areata totalis.

Schwangerschaft/Stillzeit
Nicht bei Schwangeren oder Müttern in der Stillzeit (kontraindiziert wegen formaler arzneimittelrechtlicher Gründe).

Dosierung und Art der Anwendung

⚠ Cave: Es existieren keine Handelspräparate. Der behandelnde Arzt trägt die volle Verantwortung für die Therapie und ihre NW!

- Alopecia areata:
  - Einmalig halbseitiges Auftragen am Kopf einer 2% SADBE-Lösung zur Erzeugung einer Kontaktsensibilisierung: 2-7 Tage post applicationem treten (erwünschtes) Brennen und Juckreiz sowie eine Ekzemreaktion ein. Patienten müssen angewiesen werden, die Haare mindestens 48 Std. nach der Anwendung nicht zu waschen und Lichtschutzmaßnahmen der behandelten Lokalisationen einzuhalten.
  - Nächste Applikation einer hochverdünnten SADBE-Lösung (0,001%) 14 Tage nach Sensibilisierung, danach 1mal/Woche. Langsame Steigerung der Konzentration. Titration an eine Dosierung (individuell sehr verschieden), die am nächsten Tag eine Entzündungsreaktion mit Rötung und Juckreiz hervorruft und mit Schuppung abheilt. Behandlung 1mal/Woche über zunächst 6-12 Monate, ggf. Jahre. Wirkungseintritt nach ca. 10 Applikationen. Begleitende Therapie mit steroidfreien Cremes (z.B. Dermatop Basiscreme etc.).

  ⚠ Cave: Die Behandlung sollte zunächst halbseitig erfolgen um eine Spontanremission auszuschließen.

- Verrucae vulgares:
  - Applikation einer 2% SADBE-Lösung auf ein 1 cm² großes Areal am inneren Unterarm zur Auslösung einer lokalen Entzündungsreaktion (ggf. einmal wiederholen; Versagen in 1-3% der Patienten).
  - Applikation einer 0.1% SADBE-Lösung auf zu behandelnde Warzen (Ausnahme: an den Fußsohlen 2% SADBE-Lösung!) und Abdecken mit Adhäsivverband für mindestens 48 Std. Nach Abklingen der Lokalreaktion Keratolyse (z.B. Guttaplast-Pflaster) und Kürettage. Wiederholung der Therapie alle 1-4 Wochen mit ansteigenden SADBE-Dosierungen, orientierend an der Stärke der Lokalreaktion: 0,25%; 0,5%; 1,0%; 2,0%; 3,0%; 4,0%; maximal 6%.

Unerwünschte Wirkungen
Schweres mitunter generalisiert streuendes kontaktallergisches Ekzem; Urtikaria; Erythema exsudativum multiforme; Depigmentierungen.

Kontraindikation
Kinder unter 10 Jahren (kontraindiziert wegen formaler arzneimittelrechtlicher Gründe; Studien an Kindern sind nicht bekannt).

Hinweis(e)
Quadratsäuredibutylester ist thermolabil und muss gefroren gelagert werden (<-20 °C).

Quality of life index for atopic dermatitis

Synonym(e)
QoLIAD

Definition
Instrument zur Einschätzung der Lebensqualität Erwachsener mit atopischem Ekzem (Quality of Life Index for Atopic Dermatitis = QoLIAD), basierend auf einer multizentrischen Studie die in UK, USA, Niederlande, Italien, Frankreich, Spanien und Deutschland durchgeführt wurde. S.a.u. Lebensqualität.

Allgemeine Information
Fragebogen mit 25 Fragen: Aussagen können mit „trifft zu" oder „trifft nicht zu" beantwortet werden. Der Score reicht von 0-25; hoher Score bedeutet niedrige Lebensqualität.

1. I worry about my appearance
2. I have no self-confidence
3. I avoid physical contact
4. I get embarrassed when I am with people I don't know very well
5. My life revolves around my condition
6. I feel tense all the time
7. I just want to shut myself away
8. I can't wear the clothes I want to wear
9. I feel that people don't want to touch me
10. It is always on my mind
11. I don't want people to see my skin
12. It affects my concentration
13. I sometimes feel like crying
14. I worry that people will not accept me
15. I hate seeing myself in the mirror
16. I find it hard to relax
17. I can't concentrate on anything else
18. I lose a lot of time to my eczema
19. I am embarrassed about my appearance
20. There is no release from it
21. I worry about meeting people
22. It stops me doing the things I want to do
23. I have to push myself to do things
24. The eczema affects everything I do
25. I can't bear anyone touching me

Quantiferon-TB-Gold-Test

Definition
Hochsensitiver immunologischer Test zum Tuberkulosescreening. Hierbei werden die Tuberkulose-spezifischen Antigene ESAT-6 (early secretory antigen target-6), CFP-10 (culture filtrate protein 10) und TB 7.7 (p4) verwandt, die nur bei M. tuberculosis und M. bovis vorkommen. Diese Antigene fehlen in allen für die BCG-Impfstoffe verwendeten Stämme sowie in den meisten nichttuberkulösen Mykobakterien (atypische Mykobakterien) mit Ausnahme von M. kansasii, M. marinum, M. szulgai und M. flavescens. Nachgewiesen wird die Interferon-γ-Bildung von T-Effektorzellen, die mit den oben genannten für M. tuberculosis spezifischen Antigenen stimuliert werden.

Allgemeine Information
Die Sensitivität dieses Testsystems wird mit etwa 90% angegeben (zum Vergleich Tuberkulin-Hauttest: <70%) bei einer Spezifität von 98%. Zusätzlich wird die generelle Stimulierbarkeit der T-lymphozytären IFN-γ-Bildung untersucht, um falsch negative Testergebnisse zu verhindern. Auf diese Weise ist zusätzlich auch eine Aussage hinsichtlich der T-Zell-vermittelten Immunitätslage möglich.

Indikation
- Umgebungsuntersuchung von Kontaktpersonen bei nachgewiesenen Fällen mit offener TB.

- Screening von Mitarbeitern im Gesundheitswesen auf frühere TB-Infektion.
- Nachweis einer aktiven Tuberkulose vor Start einer immunsuppressiven Therapie, z.B. bei Einsatz von TNF-hemmenden Substanzen zur Behandlung von Psoriasis und Erkrankungen des rheumatischen Formenkreises.
- Screening von immunsupprimierten Patienten unter Berücksichtigung der Anzahl der CD4-Zellen.

Hinweis(e)
- Die Teströhrchen sind mit einer Kombination dieser Antigene beschichtet, die die T-Zellen in der Vollblutprobe des Patienten stimulieren. Bei vorausgegangenem Kontakt mit M. tuberculosis schütten die T-Zellen Interferon-γ in das Plasma aus. Interferon gamma wird mittels ELISA-Tests gemessen. Hieraus wird die Wahrscheinlichkeit einer TB-Infektion beurteilt.

> **Merke:** Der Test wird durch eine frühere BCG-Impfung nicht beeinflusst.

- Unter Berücksichtigung der Kontrollen ist der Test auch bei Patienten mit Immunschwäche (z.B. HIV) einsetzbar.
- Für diesen Test sind spezielle Abnahmeröhrchen notwendig, die von den Laboratorien auf Anforderung kostenlos bereitgestellt werden. Die Proben nicht kühlen oder einfrieren; Lagerung und Probentransport erfolgt bei Raumtemperatur. Falls eine sachgemäße Inkubation vor Ort möglich ist, ist dies anzustreben, Informationen sind im Labor erhältlich. Kontaktadressen: Dr. A.-M. Fahr; Dr. A. Turnwald-Maschler; Dr. M. Holfelder: Tel.: 06221-3432-125/262/234.

Quecksilberallergie L23.0

Definition
Kontaktsensibilisierung auf Quecksilber als Typ IV-Reaktion. Relevanz besonders in der Zahnheilkunde (Amalgam-Füllungen).

Klinisches Bild
Allergisches Kontaktekzem, meist im Bereich des Mundes oder perioral.

Diagnose
Epikutantest: 0,1%iges Sublimat; 5% Quecksilberpräzipitat als Salbe.

> **Cave:** Mögliche Interaktionen mit Aluminium-Patches.

Therapie
Sanierung der Amalgamfüllungen durch den Zahnarzt mit quecksilberfreiem Material.

Quecksilber-II-amidchlorid

Synonym(e)
ammoniated mercury

Definition
Wasserunlösliche Verbindung, die mit Quecksilberchlorid eng verwandt, jedoch nicht synonym ist. Bestandteil von Augen- und Nasensalben. Relativ geringes Irritationspotenzial im Vergleich zu Quecksilberchlorid.

Allgemeine Information
- In der aktuellen Auflistung der Inhaltsstoffe der zugelassenen Medikamente kommt die Substanz vor. Die Verwendung als Bestandteil von Rezepturen ist ebenfalls von historischer Bedeutung und laut gültigem Verzeichnis der NRF-Rezepturen sind diese nicht mehr im Gebrauch. Die Verwendung von Quecksilber(II)-amidchlorid als Substanz im Standardblock (Zubereitung 1% in Vaselin) erklärt sich aus dem relativ geringen Irritationspotenzial im Vergleich zu Quecksilberchlorid und der allgemein akzeptierten Indikatorfunktion für eine Gruppenallergie gegen anorganische Quecksilberverbindungen.
- Bei Verdacht auf eine Sensibilisierung gegen Amalgam wird die zusätzliche Testung von Quecksilber-II-amidchlorid empfohlen. Kreuzreaktionen zwischen anorganischen und organischen Quecksilberverbindungen sind zwar möglich, jedoch nicht obligat. Bei Verdacht auf Sensibilisierung gegen organische Quecksilberverbindungen, wie z.B. Thiomersal, sollten diese daher ebenfalls getestet werden.
- Verschlossene Berufsfelder bei Sensibilisierung gegen Quecksilberverbindungen (s.a.u. Thiomersal): Zahnheilkunde (Kontakt zu metallischem Quecksilber; berufliche Sensibilisierung möglich). Das Berufsfeld ist aber nicht zwangsläufig verschlossen, da mit geeigneten Schutzmaßnahmen allergische Kontaktreaktionen in der Regel zu vermeiden sind.
- Die weitere Verwendung von Quecksilber und seinen Verbindungen ist daher in industriellen Bereichen nicht sicher auszuschließen, jedoch offenbar kein allergologisches Problem, aus dem konkret verschlossene Arbeitsmöglichkeiten abgeleitet werden können.
- Eine Sensibilisierung gegen Quecksilber(II)-amidchlorid hat keine Auswirkungen auf die Erwerbsfähigkeit auf dem allgemeinen Arbeitsmarkt. Bei Berücksichtigung der Indikatorfunktion dieser Substanz für eine Sensibilisierung gegen Quecksilberverbindungen sind die Auswirkungen geringgradig, da die gesamte Substanzgruppe auf dem allgemeinen Arbeitsmarkt in krankheitsauslösender, nicht meidbarer Form nur geringgradig verbreitet ist.

Quecksilberintoxikation T56.1

Synonym(e)
Mercurialismus; Quecksilbervergiftung; mercury poisoning

Definition
Quecksilbervergiftung durch Anreicherung von Quecksilber in verschiedenen Organen.

Klinisches Bild
Quecksilbersaum am Zahnfleisch (Gingivitis mercurialis), Hydrargyrose, Ptyalismus (Speichelfluss), Parotisschwellung, psychische Erregbarkeit (Erethismus mercurialis), Psychasthenie, Tremor mercurialis, Psellismus mercurialis (Sprachstörungen, Stammeln). S.a. Quecksilberallergie, Mercuria lentis.

Therapie allgemein
Meiden der Noxe. Giftentfernung.

Interne Therapie
- Für anorganische Quecksilber: Dimercaprol (z.B. Dimaval Kps.) erhöht die Ausscheidung des Metalls, bessert aber kaum die klinischen Symptome.

- Wirksamer ist N-Acetyl-D-L-Penicillamin (nicht Penicillamin!) 1,0 g/Tag p.o. über 10 Tage.
- Für organische Quecksilber: N-Acetylhomocystein. S.a.u. Gingivitis mercurialis.

Quick-Test

Synonym(e)
Thromboplastinzeit; TPZ

Definition
Methode zur Bestimmung der Prothrombin-Thromboplastin-Zeit, d.h. der Aktivität von Faktor II, V, VII und X im Citratplasma nach Zusatz von Gewebsthrombokinase und Calciumchlorid.

Allgemeine Information
Beim Quick-Test wird der im Plasma von Gesunden gefundene Vergleichswert (11 bis 16 Sek.) als 100% gesetzt, um von ihm in einer Standardverdünnungsreihe die 80-, 60-, 40-, 20- und 10%-Werte bzw. die entsprechende Zeiten abzuleiten.

Hinweis(e)
Werte <70% gelten als pathologisch. Leider ist der Quick-Test kein standardisiertes Testverfahren. Um die Quick-Werte dennoch annähernd vergleichen zu können, hat die WHO einen international anerkannten Referenzwert geschaffen, die International Normalized Ratio (INR) und empfiehlt diesen Verhältniswert anstelle des Quick-Wertes in Prozent als Blutgerinnungswert anzugeben.

Quinisocain

Definition
Lokalanästhetikum vom Amid-Typ.

Indikation
Oberflächenanästhesie, Hämorrhoiden.

Dosierung und Art der Anwendung
Salbe: Max. 4mal/Tag auftragen.

Unerwünschte Wirkungen
Allergische Reaktionen (Paragruppenallergie).

Kontraindikation
Stark blutende Hämorrhoiden, Anwendung am Auge, Paragruppenallergie.

Präparate
Haenal

Rabson-Mendenhall-Syndrom   Q87.8

Erstbeschreiber
Rabson u. Mendenhall, 1956

Definition
Rezeptorbedingte Insulinresistenz mit Hyperglykämie und Glukosurie, Macrogenitosomia praecox (Nebennierenrindenhyperplasie), Acanthosis nigricans benigna, Makroglossie, Dysplasie der Zähne und mukokutaner Papillomatose.

Raccoon-Sign

Synonym(e)
Waschbären-Zeichen; Brillenhämatom; Raccoon eyes; periorbital haematoma

Definition
Biorbitales ringförmiges Hämatom (Brillenhämatom) nach Verletzungen der Schädelbasis oder des Nasenbeins. Im übertragenen Sinne auch verwendet für eine bilaterale, symmetrische Purpura der Lider. Dieses Phänomen kann als Leitsymptom bei systemischer Amyloidose auftreten und hat insofern (nach Ausschluss eines posttraumatischen Ereignisses) eine hohe diagnostische Bedeutung.

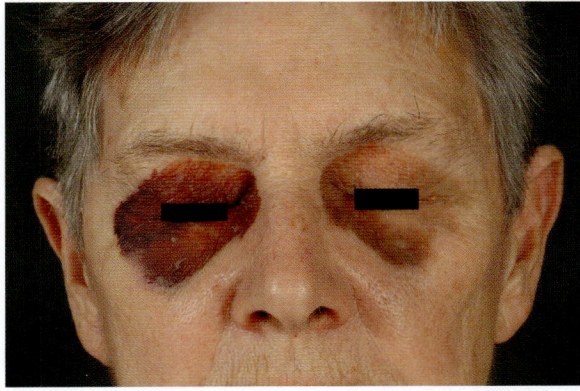

Raccoon-Sign. Mehrere, chronisch aktive, beidseits periorbital lokalisierte, symmetrische, scharf demarkierte, mit normaler Konsistenz einhergehende, bräunlich-rötliche, glatte, ohne Auflagerung behaftete Flecken bei einer 51 Jahre alten Patientin. Ausgeprägte Hämatombildung bei leichten Traumata am restlichen Integument.

Rad

Synonym(e)
Roentgen-absorbed dose

Definition
Einheit für die absorbierte Strahlendosis. Sie ist erforderlich, um die Wirkung verschiedener Strahlenarten miteinander vergleichen zu können und wird in erg/g ausgedrückt (1 rd = 100 erg/g), Einheit ist das Gray.

Radiatio

Synonym(e)
Strahlentherapie

Definition
Im engeren Sinne versteht man unter Radiatio die kurative oder palliative Anwendung ionisierender Strahlen. Eingesetzt werden neben der Röntgentherapie (bis 200 kV): Röntgenweichstrahlen, Telecurietherapie (Radiumkanonen, Cäsiumgeräte, Telekobaltgeräte) mit ^{137}Cs, ^{60}Co, radioaktive Isotope, γ-Strahler, Megavolttherapie mit schnellen Elektronen, Neutronen, Protonen, Pi-Mesonen; Röntgenweichteilstrahlen oder schnelle Elektronen in Form fraktionierter Bestrahlung.

Indikation
Inoperable Tumoren oder Metastasen.

Radiation Recall Dermatitis   L30.8

Synonym(e)
RRD

Definition
Lokale Dermatitis nach Einnahme von Medikamenten bei vorangegangener Bestrahlungstherapie.

Ätiologie
Trotz vieler Fallbeschreibungen bleibt die Ätiologie weiterhin unklar. Diverse Hypothesen von allergischen Reaktionen bis hin zu erniedrigten epithelialen Stammzellen werden propagiert.

Manifestation
Das Auftreten der RRD wurde in Fallbeispielen nach Einnahme von Chemotherapeutika beschrieben (z.B. Methotrexat, Doxorubicin, Gemcitabin, Tamoxifen und Bleomycin). Die Erkrankung kann binnen weniger Tage bis Jahre nach Beendigung der Radiotherapie auftreten. Bei intravenös applizierten Medikamenten wurden Intervalle von wenigen Minuten bis 14 Tagen beschrieben.

Lokalisation
Die Erkrankung tritt exklusiv in den bestrahlten Arealen auf.

Klinisches Bild
Chronisches, auf einem Strahlungsfeld lokalisiertes, flächiges, meist juckendes Erythem. Abheilung unter Schuppenbildung und fleckiger Hypo- bzw. Hyperpigmentierung. Schwere Ver-

läufe unter Ausbildung von Ulzerationen wurden beschrieben.

Therapie
Das Weglassen des kausal angeschuldigten Medikamentes wird empfohlen. Eine Behandlung mit Steroiden und/oder Antihistaminika wird in der Literatur kontrovers diskutiert.

Radiodermatitis acuta L58.00

Synonym(e)
Akute Röntgendermatitis

Definition
Radiodermatitis 6-12 Tage nach der Bestrahlung.

Klinisches Bild
Die klinischen Symptome sind auf das Bestrahlungsfeld beschränkt und lassen sich in 3 Grade einteilen.
- Grad I: Erythematöses Stadium mit düsterrotem Erythem. Nachfolgend diffuse oder fleckige Hyperpigmentierung. Vorübergehende Blockierung der Talgdrüsensekretion. Haarausfall 3 Wochen nach der Bestrahlung, Wiederwachsen der Haare 4-12 Wochen nach der Bestrahlung.
- Grad II: Bullöses Stadium mit entzündlicher Rötung, Ödem, Blasenbildung, Nässen. Irreversibler Verlust der Haare, Talgdrüsen, Nägel und Schweißdrüsen.
- Grad III: Ulzeröses Stadium mit primärer tiefer Gewebsnekrose, schmerzhafter Ulzeration, akutem Röntgenulkus, schlechter Heilungstendenz.

Therapie allgemein
Langfristige Kontrolluntersuchungen (Gefahr der Karzinomentstehung).

Externe Therapie
Symptomatische Therapie i.d.R. erst nach Abschluss der Bestrahlung. Ggf. kurzzeitige Unterbrechung der Bestrahlungstherapie. Bei Grad I kurzfristig Glukokortikoide wie 0,1% Mometason (z.B. Ecural Fettcreme), 0,25% Prednicarbat (z.B. Dermatop Creme) oder 0,05% Betamethason Lotio **R030**, adstringierende Puder z.B. Tannin-Puder (Tannolact). Bei nässenden Veränderungen und Blasenbildung feuchte Umschläge mit antiseptischen Zusätzen wie Chinolinol (z.B. Chinosol 1:1000 oder **R042**) oder Kaliumpermanganat (hellrosa). Bei Ausbildung von Ulzerationen stadiengerechte Wundbehandlung.

Interne Therapie
Schmerzstillende Medikamente wie Acetylsalicylsäure (z.B. ASS) 3mal/Tag 500 mg, Tramadol (z.B. Tramal Trp.) 20-40 Trp./Tag, Ibuprofen (z.B. Ibuprofen Stada) 200-400 mg/Tag können hilfreich sein.

Radiodermatitis chronica L58.10

Synonym(e)
Radioderm; Röntgenoderm; Radiodermie; chronische Röntgendermatitis

Definition
Dermatitis durch chronische Einwirkung von ionisierenden Strahlen auf die Haut. S.a. aktinische Dermatitis.

Ätiologie
Strahlendosen 12-15 Gy (1200-1500 Rd), nach Radiodermatitis acuta 2. und 3. Grades oder bei wiederholten kleinen Strahlendosen.

Klinisches Bild
Poikilodermatische, trockene, atrophische Haut, Verlust der Hautanhangsgebilde, fleckige Hyper- und/oder Depigmentierungen, Teleangiektasien. Rissige, dystrophe Nägel. S.a. Röntgenelastose.

Komplikation
Röntgenulkus, Röntgenkeratosen, Karzinomentwicklung.

Therapie allgemein
Engmaschige Kontrolle der Haut zum Ausschluss von epithelialen Neoplasien. Vermeidung von Traumata und mechanischen Reizen, da Verletzungen schlechte Abheilungstendenz zeigen und zum Röntgenulkus führen können.

Externe Therapie
Blande pflegende und rückfettende Externa (z.B. Asche Basis Salbe, Linola Fett, Excipial Fettcreme). Bei stark entzündlicher Reaktion kurzfristig Glukokortikoide wie 0,25% Prednicarbat (z.B. Dermatop Creme), 0,1% Mometason (z.B. Ecural Fettcreme). Bei Ulzeration konservative Behandlung mittels stadiengerechter Ulkustherapie mit Wundreinigung und gra-

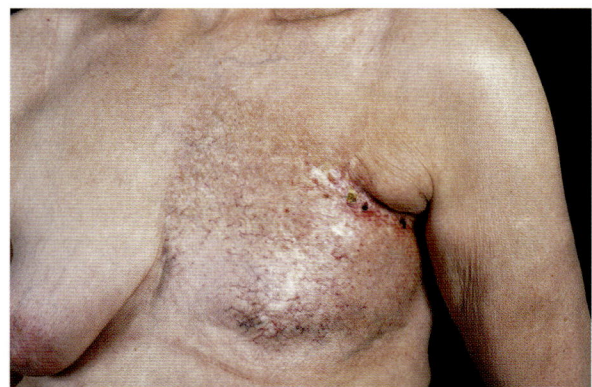

Radiodermatitis chronica. Unscharf begrenzte Hyperpigmentierungen auf straffer, atrophischer Haut mit einzelnen Ulzerationen. Z.n. Mamma-Ca und therapeutischer Bestrahlung.

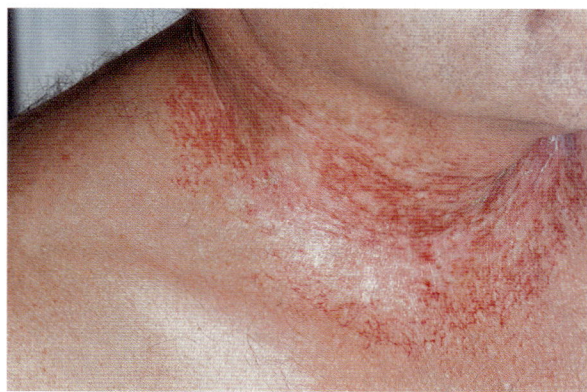

Radiodermatitis chronica. Retikuläre Gefäßektasien zwischen flächigen, weißlichen Atrophien im Bereich des Halses.

nulationsfördernden Externa bzw. Hydrokolloidfolie (z.B. Varihesive Extra dünn), s.u. Wundbehandlung.

Interne Therapie
Schmerzstillende Medikamente wie Acetylsalicylsäure (z.B. ASS) 3mal/Tag 500 mg p.o., Tramadol (z.B. Tramal Trp.) 20-40 Trp./Tag oder Ibuprofen (z.B. Ibuprofen Stada) 200-400 mg/Tag können hilfreich sein.

Operative Therapie
Wegen schlechter Heilungstendenz ist die Totalexzision häufig nicht zu umgehen (Berücksichtigung der anatomischen Verhältnisse). Bei Entwicklung von Keratosen ist operatives Vorgehen obligat! Weiteres Vorgehen entsprechend dem histologischen Resultat (s.a. Röntgenkarzinom).

Prognose
Abhängig von den Komplikationen. Bei rechtzeitiger Karzinomerkennung und -beherrschung günstig.

Radioimmunoassay

Synonym(e)
RIA

Definition
Radioimmunologisches Nachweisverfahren für Proteine, Mediatoren, Medikamente. Testprinzip: Durch die kompetitive Bindung des unbekannten Antigens gegenüber einer definierten Menge radioaktiv-markierten Antigens an mono- oder polyklonale spezifische Antikörper erfolgt nach entsprechenden Trennungsschritten die quantitative Bestimmung.

Ragweed-Bananen-Melonen-Syndrom   T78.1

Definition
Auftreten von IgE-Antikörpern gegen Wassermelone (50%), Zucchini (46%), Salat (35%) und gegen Banane (18%) bei Ragweed-Sensibilisierten (Kreuzreaktion).

Ragweed-Dermatitis   L23.7

Definition
Airborn Contact Dermatitis durch Pollen des Taubenkrautes (englisch: Ragweed), die aufgrund ihrer Kleinheit leicht durch den Wind verschleppt werden. Ragweed-Pollen haben auch als Pollinose-Auslöser eine Bedeutung.

Klinisches Bild
Subakut bis chronisches Ekzem an freigetragenen Hautpartien.

Differenzialdiagnose
Photoallergisches Ekzem.

Therapie allgemein
Meiden der Noxe. In gefährdenden Gebieten textiler Schutz.

Externe Therapie
Ggf. kurzfristig Glukokortikoid-haltige Externa, wie 0,5-1% Hydrocortison-Creme **R121** oder 0,1% Methylprednisolon-Creme (z.B. Advantan Creme).

Interne Therapie
Antihistaminika wie Desloratadin (z.B. Aerius) 1-2 Tbl./Tag oder Levocetirizin (z.B. Xusal) 1-2 Tbl./Tag.

Rainfarn

Synonym(e)
Tanacetum vulgare

Vorkommen
Europa, Nordasien, nach Amerika exportiert.

Anwendungsgebiet/Verwendung
In der Volksmedizin als Wurmmittel, Abortivum, Mittel gegen Zahnschmerzen und Neuralgien, Migräne, Magen-Darmbeschwerden, Blasenleiden und Dysmenorrhoe eingesetzt.

Unerwünschte Wirkungen
- Rainfarn enthält Sesquiterpenlaktone: Neben Parthenolid auch andere wie Crispolid, Tanacetin u.a.
- Sensibilisierungspotenz: Mittelstark. Sensibilisierungshäufigkeit: Selten. Bei Patienten mit nachgewiesener Kompositenallergie ist der Rainfarn mit über 60% an positiven Testreaktionen beteiligt. Kreuzreaktivität besteht besonders zu Chrysanthemen, Mutterkraut und Kamille.
- Aerogene Kontaktdermatitis ist möglich an Gesicht, Dekolleté, Handrücken, Hals.

Hinweis(e)
 Cave: Das ätherische Öl enthält größere Mengen des Giftes β-Thujon. Todesfälle nach Anwendung von Rainfarn als Wurmmittel und Abortivum sind beschrieben.

Raltegravir

Synonym(e)
MK-0518; RGV

Definition
Antiretroviral wirksamer Wirkstoff zur Behandlung der HIV-Infektion. Hemmer der HIV-Integrase (Strangtransfer-Inhibitor).

Indikation
HIV-Infektion bei vorbehandelten erwachsenen Patienten mit nachgewiesener HIV-1-Replikation trotz antiretroviraler Therapie.

Dosierung und Art der Anwendung
2mal/Tag 400 mg p.o.

Unerwünschte Wirkungen
Selten Übelkeit, Schwindel, Kopfschmerzen, Diarrhoen und Fieber. Aufgrund der Studienlage sind keine Langzeitdaten verfügbar.

Präparate
Isentress

Ranitidin

Definition
H_2-Rezeptorenblocker.

Indikation
Duodenalulzera, benigne Magenulzera, Refluxösophagitis, Zollinger-Ellison-Syndrom.

Dosierung und Art der Anwendung
Erwachsene mit normaler Nierenfunktion: Duodenal- und benigne Magenulzera: 300 mg nach dem Abendessen oder vor dem Schlafengehen oder 2mal 150 mg Ranitidin morgens und abends.

Unerwünschte Wirkungen
Überempfindlichkeitsreaktionen, Eosinophilie, Urtikaria, Pruritus, Fieber, Myalgien, Pankreatitis; Gelenkschmerzen, Kopfschmerzen, Müdigkeit, Depressionen, Verwirrtheitszustände, Halluzinationen, Transaminasen- und Kreatininerhöhung, Libidoverlust, Potenzstörungen, Herzrhythmusstörungen, Blutdruckabfall, Bronchospasmus, Panzytopenie, Leuko- und Thrombopenie, Agranulozytose, interstitielle Nephritis.

Kontraindikation
Kinder unter 10 Jahre; Porphyrie in der Anamnese.

Präparate
Ranitidin-ratiopharm, Sostril, Zantic

Ranula K11.6

Synonym(e)
Fröschleingeschwulst

Definition
Retentionszyste der Glandula sublingualis durch Verschluss des Speicheldrüsenausführungsgangs. S.a. Schleimgranulom (der Lippen).

Klinisches Bild
Klare, halbkugelige, fluktuierende Zyste neben dem Zungenbändchen.

Therapie
Operative Sanierung durch Ausschälen der Zyste mit Zystenwand (und ggf. der darunterliegenden sublingualen Speicheldrüse?). Die Op sollte durch einen erfahrenen HNO Arzt durchgeführt werden.

Raphezysten, mediane D29.4

Synonym(e)
Apocrine cystadenoma of the penis; Median raphe cyst

Definition
Kleinste, embryonale, zystische Malformationen in meist linearer Anordnung, die am Penis längs der median verlaufenden Raphe bis hin zum Anus auftreten.

Lokalisation
Ventraler Penisbereich, längs der medianen Raphe bis hin zum Anus reichend, nach vorne auf die Glans übergreifend.

Klinisches Bild
Kleinste, 0,1-0,3 mm große, symptomlose Zysten in linearer Anordnung.

Histologie
Epithel-ausgekleidete Zyste ohne Kontakt mit der darüberliegenden Epidermis, mit teils einschichtigem, abschnittsweise auch 1-4-schichtigem, hochprismatischem Epithel.

Therapie
Nicht notwendig.

Rashs R21.x

Definition
Englische Bezeichnung für flüchtige scarlatiniforme Exantheme, seltener morbilliforme Exantheme, dem eigentlichen Exanthem vorangehende Vorexantheme, z.B. bei Masern, Echo-Virus-Erkrankungen, Varizellen, Pocken, Typhus abdominalis, Poliomyelitis, Grippe, Parotitis epidemica, Meningitis, Sepsis.

Rasierseifendermatitis L24.3

Definition
Degenerativ-toxisches Kontaktekzem (s. Ekzem, Kontaktekzem, toxisches) auf Rasierseife.

Lokalisation
Wange, Kinn, Oberlippe.

Differenzialdiagnose
Bakterielle oder mykotische Infektionen.

Therapie
Umstellung der Rasiermethode.

RAST

Definition
Radio-Allergo-Sorbent-Test: Radioimmunologischer in-vitro-Test (vgl. RIA), der sowohl zum qualitativen Vergleich von Allergenen als auch zur quantitativen Bestimmung der allergenen Aktivität von Allergenextrakten benutzt wird. Dabei wird die Bindung von allergenspezifischen IgE-Antikörpern an ein fest phasengebundenes Allergen durch das gelöste Allergen gehemmt. Der Grad der Hemmung der IgE-Bindung hängt von der Konzentration des löslichen Allergens ab. Zum qualitativen Vergleich werden zur quantitativen Bestimmung der allergenen Aktivität die Hemmkurven der Messprobe mit der Hemmkurve eines Referenzpräparates verglichen. S.a. CAP, PRIST, RIST.

Indikation
V.a. Erkrankungen aus dem atopischen Formenkreis, z.B. Rhinitis allergica; Ekzem, atopisches; Asthma bronchiale sowie Insektengiftallergie.

Rattenbisskrankheit A25.90

Synonym(e)
Haverhill fever; Erythema arthriticum epidemicum; Bakterien-Rattenbisskrankheit; Sodoku

Definition
Meldepflichtige (etwa 50% aller Ratten sind befallen), durch Bissverletzung oder verunreinigte Nahrungsmittel auf den Menschen übertragene, seltene, bakterielle Infektionskrankheit. Häufigere und schwerer verlaufende Form des Rattenbissfiebers.

Erreger
Streptobacillus moniliformis oder Spirillum minus (Spirillen-Rattenbissfieber).

Vorkommen/Epidemiologie
In Asien häufig, in Europa selten.

Klinisches Bild
- Allgemein: Inkubationszeit 1-5 Tage. Fieber, Schüttelfrost, Kopfschmerzen, Myalgien, Polyarthralgien.
- Hautveränderungen: 2-3 Tage nach klinischer Manifestation morbilliformes, makulopapulöses Exanthem, Petechien, vor allem an Extremitäten, Palmae und Plantae.

Diagnose
Blutkultur.

Differenzialdiagnose
Meningokokkensepsis, Gonokokkensepsis, unterschiedliche Virusexantheme, Rocky Mountains spotted fever.

Externe Therapie
Symptomatische Therapie z.B. mit Lotio alba.

Interne Therapie
- Systemische antibiotische Therapie mit Benzylpenicillin (z.B. Penicillin Grünenthal 1 Mega) 2mal 0,6 Mio. IE/Tag i.m. über 10-14 Tage, bei Komplikationen wie Endokarditis 5-20 Mio. IE/Tag i.v. über 28 Tage.
- Alternativ bei Penicillin-Allergie: Erythromycin (z.B. Erythrocin 500 Neo Filmtbl.) 2 g/Tag p.o. in 2-4 ED oder Streptomycin 1 g/Tag i.m. (z.B. Streptomycin-Fatol).

Rattenmilbe, tropische

Synonym(e)
Ornithonyssus bacoti

Definition
Zu den Gamasidae gehörende, Ratten und Mäuse befallende Milbe. Der Mensch kann als Ersatzwirt dienen.

Klinisches Bild
Juckende, papulöse Hautveränderungen.

Externe Therapie
Ggf. Glukokortikoide.

Prophylaxe
Ratten- und Mäusebeseitigung.

Raubwanzen

Definition
In tropischem Klima, vor allem Südamerika, lebende Wanzen. Überträger der Chagas-Krankheit.

Raucherleukoplakie   K13.2

Definition
Orale Leukoplakie durch starkes Rauchen, z.B. an den Lippen bei Pfeifenrauchern. Sonderform: Leukokeratosis nicotinica palati.

Therapie allgemein
Sofortig und unbedingt Einstellen des Rauchens, halbjährliche Kontrolluntersuchungen zum Ausschluss von Malignomen.

Interne Therapie
Therapieversuch mit Isotretinoin (z.B. Isotretinoin-ratiopharm; Aknenormin) 0,2-0,5 mg/kg KG/Tag oder Acitretin (Neotigason) in mittlerer Dosierung von 30 mg/Tag ist möglich.

Operative Therapie
Exzision im Gesunden ist Therapie der 1. Wahl. Wenn maligne Veränderungen bioptisch ausgeschlossen sind, kommen alternativ CO_2 Laser-Therapie, Kryochirurgie (2facher Zyklus im offenen Sprayverfahren oder als Kontaktverfahren) oder Röntgenweichstrahltherapie (30-50 Gy, fraktioniert in 5 Gy-Dosen) in Betracht.

Prognose
Übergang in spinozelluläres Karzinom möglich.

Räude   B88.0

Synonym(e)
Tierräude; mange

Definition
Milbenbefall verschiedener Säugetierarten. Bei über 43 Tierarten aus 41 Familien und 8 Ordnungen sind bisher Sarcoptesräuden durch Varietäten von Sarcoptes scabiei oder nah verwandte Milben (Psoroptes, Notoedres) nachgewiesen. Übertragung der Milben auf den Menschen möglich, wobei die Milben sich in der menschlichen Haut nicht einnisten und vermehren können. Beim befallenen Tier bestehen meist Haarausfall und Erosionen, teils auch krustige Beläge. Typisch ist der starke Juckreiz.

Klinisches Bild
In der Regel bestehen keine Milbengänge. Juckende, urtikarielle Hauterscheinungen durch Einstiche und kurzfristiges oberflächliches Eindringen der Milben in die Haut (s.a. Pferdekrätze, Katzenräude, Hunderäude). Auf Menschen übertragbare Räude findet sich auch bei Rind, Schwein, Ziege, Schaf, Kaninchen.

Therapie
Symptomatisch, antipruriginös; Sanierung des Tieres.

Raupendermatitis   L24.82

Synonym(e)
Erukismus; Caterpillar dermatitis

Definition
Durch Kontakt mit nesselhaartragenden Lepidopteren Auslösung einer toxischen Dermatitis. Folgende Raupen spielen hierbei in Europa eine Rolle:
- Goldafterraupe
- Raupen von Prozessionsspinnern (Eichenprozessionsspinner, Pinienprozessionsspinner, Kieferprozessionsspinner)
- Bärenspinner und Fleckenfalter.

Vorkommen/Epidemiologie
In den warmen Jahreszeiten, von Mai bis August, auftretend.

Ätiologie
Direkter oder indirekter Kontakt mit Raupen und dem in ihnen enthaltenen Protein Thaumetopoein, das als Histaminliberator wirkt, bzw. selbst histaminartige Wirkung besitzt.

Klinisches Bild
Stark juckende Erytheme und urtikarielle Papeln oder Bläschen, häufig strichförmig, entsprechend der Kriechspur der Raupe angeordnet. Beim Verteilen der Raupenhaare durch Kratzen und Wischen entsteht auch an anderen Orten eine Raupendermatitis. Möglich ist auch eine Übertragung der Raupengifthaare durch die Luft, so dass eine sog. „Airborne Contact Dermatitis" entsteht. In seltenen Fällen kann es zu einem anaphylaktischen Schock kommen.

Histologie
Superfizielle, lymphoidzellige, perivaskuläre und interstitielle Dermatitis mit geringer fokaler Epidermotropie. Vereinzelt zeigen sich eosinophile Granulozyten (unspezifisches Entzündungsmuster).

Differenzialdiagnose
Schmetterlingsdermatitis, Arthropodenreaktion, Zerkariendermatitis, Cimikose (Wanzenbefall), Culicosis, Trombidiose, Skabies, Dermatitis bullosa pratensis, Urtikaria, Polymorphe Lichtdermatose, Strophulus infantum.

Therapie
Bei starkem Juckreiz Lotio alba, ggf. mit Zusatz von Polidocanol 2-5% **R200**. Alternativ kühlende Menthol-Lösung **R160** oder bei zudem entzündlichen Veränderungen Glukokortikoid-haltige Externa wie 0,1% Triamcinolon Creme **R259** oder 0,1% Mometason (z.B. Ecural Fettcreme). S.a. toxisches Kontaktekzem.

Prognose
Effloreszenzen heilen unter externer Therapie meist innerhalb einer Woche ab.

Hinweis(e)
Das Risiko an einer Raupendermatitis zu erkranken, hängt u.a. von der jährlichen Entwicklung der verschiedenen Raupenpopulationen ab. Insbesondere die Verbreitung des Eichenprozessionsspinners hat in den letzten Jahren weiter stark zugenommen.

Raupenkonjunktivitis H10.8

Definition
Toxische Konjunktivitis durch Kontakt mit den durch den Wind verbreiteten Raupenhärchen von Prozessionsspinnern, insbes. des Eichenprozessionsspinners und des in Südeuropa beheimateten Pinienspinners. S.u. Raupendermatitis.

Externe Therapie
Glukokortikoid-haltige Augentropfen wie 0,1% Dexamethason Trp. (z.B. Dexa-sine 2-4mal 1 Trp./Tag) oder Augensalben wie Hydrocortison-Salbe (z.B. Ficortril 0,5% Augensalbe) 1-2mal/Tag 1 cm Salbe in den Bindehautsack des erkrankten Auges.

Raynaud, M. I73.0

Erstbeschreiber
Raynaud, 1862

Synonym(e)
Raynaudsche Krankheit

Definition
Primäres Raynaud-Phänomen. Minusvariante: Digitus mortuus.

Ätiologie
Idiopathisch, auslösend wirken: Abkühlungsreiz, vor allem Temperaturen um 12-16 °C, endokrine Faktoren: Dysfunktion der Schilddrüse und der Hypophyse, gehäuft familiäres Auftreten.

Manifestation
Im frühen Erwachsenenalter; vor allem bei Frauen auftretend.

Lokalisation
Vor allem Zeige- und Mittelfinger sind befallen.

Klinisches Bild
In drei Phasen verlaufende, mit Parästhesien, Taubheit, Kribbeln und Brennen sowie Schmerzen beim Übergang von Zyanose zu Rötung einhergehende symmetrische Anfälle.
- Phase 1: Blässe eines oder mehrerer Finger.
- Phase 2: Zyanose.
- Phase 3: Rötung durch reaktive Hyperämie.

Wechselnde Ausprägung der einzelnen Phasen ist möglich. Dauer der Attacke: In leichten Fällen und Anfangsstadien ca. 10 Minuten, in schweren Fällen oder späteren Stadien: 30 bis 120 Minuten.
- Im chronischen Stadium dystrophe Haut der betroffenen Finger, Nageldystrophie, Wundheilungsstörungen. Die Ausbildung von auf die Fingerspitzen beschränkten, symmetrischen bis stecknadelkopfgroßen Nekrosen ist möglich.

Diagnose
Klinik, Nagelfalzkapillaroskopie, Pulsoszillographie mit Kälteprovokation.

Differenzialdiagnose
Raynaud-Syndrom, Akrozyanose.

Therapie
Entsprechend dem Raynaud-Phänomen.

Prognose
Rezidivierender Verlauf. Entwicklung einer Sklerodaktylie ist möglich.

Raynaud-Phänomen I73.0

Erstbeschreiber
Raynaud, 1862

Synonym(e)
Raynaud phenomenon

Definition
Anfallsartig auftretende, mit Taubheit (45% d. Patienten), Kribbelparästhesien (20% d. Patienten) und Schmerzen (60% d. Patienten) einhergehende, meist symmetrische, aber auch asymmetrische oder isolierte, funktionelle, digitale Gefäßspasmen, die idiopathisch (M. Raynaud) oder sekundär (Raynaud-Syndrom) bedingt sein können und sich durch Wärmeeinfluss oder Medikamente wieder lösen können.

Vorkommen/Epidemiologie
Die Prävalenz in der dt. Bevölkerung liegt bei 8-10%; in Schweden bei 20%, in der Schweiz bei 20-30%.

Ätiologie
Vasospasmen ausgelöst durch Kälte, emotionalen Stress, lokale Kompressionsphänomene.

Manifestation
Zwischen dem 20. und 50. Lebensjahr (durchschnittlich 36 Jahre) auftretend. Selten sind Erstmanifestationen bereits im Kindesalter oder nach dem 65. Lebensjahr. Frauen sind 5mal häufiger als Männer betroffen.

Lokalisation
V.a. sind die Digiti II-V der Hand betroffen, seltener auch die Zehen. Die Daumen sind meist ausgespart, ebenso Handrücken und Handflächen.

Klinisches Bild
Meist bilaterale Anfallssymptomatik mit initaler Zyanose gefolgt von anfallsartiger Weißfärbung, die in eine überschießende Rötung übergeht. Bei 1/3 der Patienten kommt es aber nur zu einer anfallsartigen Zyanose oder nur zu einer Weißverfärbung der Finger.

Differenzialdiagnose
Abzugrenzen sind dauerhafte akrale Ischämien ohne Anfallscharakter.

Therapie allgemein
- Abklärung und ggf. Behandlung einer Grunderkrankung (s. Raynaud-Syndrom). Ansonsten symptom- und phasenorientierte prophylaktische Maßnahmen: Schutz vor Kälteeinwirkung, Tragen warmer Kleidung, ggf. auch Taschenwärmer oder beheizbare Handschuhe.
- Rauchverbot (vasokonstriktorische Wirkung des Nikotins).
- Keine Verordnung von clonidin-, ergotamin- bzw. epinephrinhaltigen Pharmaka.
- Physiotherapie: Roborierende Maßnahmen wie wechselwarme Handbäder mit abwechselnd Zimmertemperatur (nicht zu kalt!) und 37 °C. Alternativ Fingerübungen, z.B. Fangokneten oder Kneten von angewärmter Hirse (ganze Körner!) mit einigen Tropfen Olivenöl.
- Bei manchen Patienten ist Erhöhung der Fingertemperatur auch durch Bio-Feedback Übungen oder Autogenes Training möglich.

> **Merke:** Physikalische Therapien wie wechselwarme Handbäder, Fangokneten, Kneten warmer Hirse sind bei Raynaud-Symptomatik hilfreich!

Externe Therapie
Isosorbiddinitrat-Salbe (z.B. Isoket Salbe) führt bei vielen Patienten zur Besserung der Symptomatik ohne orthostatische NW wie bei systemischer gefäßmodulierender Therapie. Anwendung als Monotherapeutikum oder zusätzlich zur internen Therapie. Bei Bagatellverletzungen frühzeitig desinfizierende Maßnahmen wie Polyvidon-Jod (z.B. Braunovidon Salbe).

Interne Therapie
- Einsatz von vasoaktiven Substanzen.
  - Calciumantagonisten (gelten als Goldstandard): Therapie der 1. Wahl ist Nifedipin (z.B. Adalat 5) 5-15 mg/Tag p.o. als Monotherapie oder in Kombination mit Pentoxifyllin (z.B. Trental) 600 mg/Tag p.o.; Steigerung der Nifedipin-Dosis auf bis zu 3-4mal/Tag 10 mg p.o.

    > **Cave:** Orthostatische Dysregulationen bei Nifedipin! Langfristige Gabe von Pentoxifyllin begünstigt Hautblutungen!

  - Alternativ Diltiazem (z.B. Dilzem Tbl.) 60-120 mg/Tag p.o. oder Verapamil (z.B. Isoptin 80) 240-320 mg/Tag p.o.
- Weitere mögliche Therapieschemata:
  - ACE-Hemmer und Angiotensin 1-Rezeptorantagonisten: Mehrere Studien mit den ACE-Hemmern Captopril (25 mg/Tag) und Enalapril (20 mg/Tag) zeigten teils gute, teils widersprüchliche Resultate. Losartan (Angiotensin 1-Rezeptorantagonist) besaß in einer randomisierten Studie einen vergleichbaren Effekt wie 40 mg Nifedipin/Tag.
  - Alpha 1-Rezeptorenblocker: Prazosin (z.B. Minipress) initial einschleichend 1 mg p.o. nachts, ggf. zusätzlich morgens, langsame Steigerung auf Erhaltungsdosis von 4 mg/Tag.
  - Prostacycline (Evidenzlevel A): z.B. Iloprost (Ilomedin) 0,5-2,0 ng/kg KG/Min. Die täglich empfohlene Infusiondauer beträgt 6-8 Std. Therapiedauer: 3-5 Tage. Therapiezyklen werden nach 3 Monaten wiederholt.
  - Prostavasin (Datenlage unklar): Bei manifester oder drohender Gangrän! Effektives aber aufwändiges Verfahren zur Besserung der akralen Durchblutung. Dosierung: Prostaglandin E1 (z.B. Prostavasin) 20 µg/Std. i.v. über 3 Std.
  - Östrogene: Bei Verschlechterung der Symptomatik während der Menses und in der Menopause perorale Gabe von Östrogenen (z.B. Trisequens) durch Gynäkologen.
  - Endothelin-Antagonisten (Bosentan): Hoffnungsvoller Ansatz, derzeit in Multizenter-Studie. Dosierung: Tracleer 2mal/Tag 125 mg p.o.
  - PDE-5-Hemmer: In schweren Fällen von therapierefraktären akralen Ulzerationen kommt eine Therapie mit dem oral zu verabreichenden Sildenafil (Viagra) in einer Dosierung von 20-80 mg/Tag in Betracht. In Einzelfällen kann Iloprost mit Sildenafil kombiniert werden.

Operative Therapie
Partielle Sympathektomie (früher Therapie der Wahl) wird nicht mehr angewendet, günstiger Effekt in 25% der Fälle.

Raynaud-Syndrom   I73.00

Erstbeschreiber
Raynaud, 1862

Synonym(e)
Raynaud-Symptomenkompex; symmetrische Extremitätengangrän; sekundäres Raynaud-Syndrom

Definition
Raynaud-Phänomen als Manifestation einer generalisierten Angiopathie bei verschiedensten Grunderkrankungen, die zum einen lokale Risiken (Ulzerationen an Fingern und Zehen, seltener Gangrän oder Akroosteolysen) signalisiert, zum anderen auch systemische Risiken.

Manifestation
Überwiegend bei Frauen auftretend (Gynäkotropie = 5:1), Altersgipfel 2. bis 5. Dezenium. Betroffen sind u.a. Patienten mit Erkrankungen wie systemischer Sklerodermie, Kryoglobulinämie, embolisch bedingten Fingerarterienverschlüssen (z.B. durch Cholesterinembolie), Stenosierung der A. subclavia,

Raynaud-Syndrom

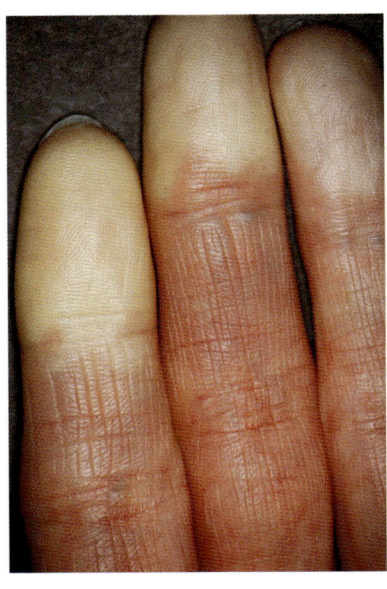

Raynaud-Syndrom. Anfallartiges, scharf abgegrenztes Weißwerden der Fingerkuppen.

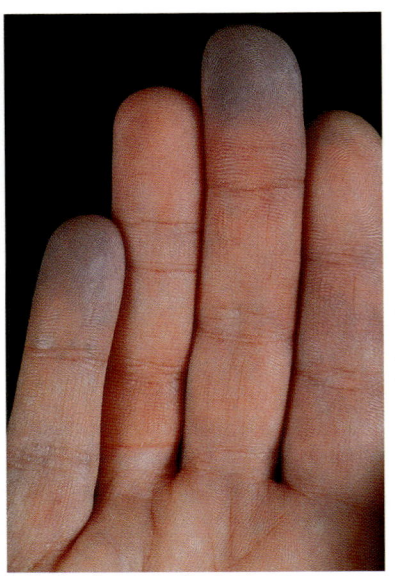

Raynaud-Syndrom. Scharf begrenzte, anfallartige Zyanose einzelner Fingerkuppen begleitet von Taubheitsgefühl und Schmerzen, die nach einer Weißverfärbung dieser Regionen auftrat. Keine Grunderkrankung eruierbar.

Raynaud-Syndrom. Tabelle 1. Differenzialdiagnosen und Ursachen des sekundären Raynaud-Phänomens

	Differenzialdiagnosen/Ursachen
Bindegewebserkrankungen	Progressive systemische Sklerodermie, Rheumatoide Arthritis, Systemischer Lupus erythematodes, Sjögren-Syndrom, Dermatomyositis/Polymyositis, Overlapping-Syndrom, Wegenersche Granulomatose, Progeria adultorum
Arterielle Verschlusskrankheiten	Arteriosklerose, Endangiitis obliterans, Polyarteriitis nodosa, Embolien, Thrombosen
Schultergürtel-Arm-Syndrome	Halsrippensyndrom, Syndrom der 1. Rippe, Skalenussyndrom, Kostoklavikularsyndrom, Hyperabduktionssyndrom, Pectoralis-minor-Syndrom, Malpositionssyndrom, Syndrom der engen oberen Thoraxapertur, Korakopektoralsyndrom, Klippel-Feil-Syndrom, Kombinationsformen
Hämatogene Erkrankungen	Kälteagglutinine, Kältehämolysine, Kryoglobulinämie, Makroglobulinämie (Waldenström), Paroxysmale Hämoglobinurie, Hyperviskositätssyndrom, Thrombozytose, Polyzythämie, Thrombotische Mikroangiopathie
Neurologische Erkrankungen	Neuritis, Poliomyelitis, multiple Sklerose, Syringomyelie, Nucleus-pulposus-Prolaps, spinale Tumoren, Postapoplexie; Karpaltunnelsyndrom, multiple Sklerose, Hemiplegie
Intoxikationen	Mutterkornalkaloide (Ergotismus), Schwermetalle (Arsen, Blei), Zyanidverbindungen z.B. nach Alkoholabusus, Serotonin, Pilzgift (Faltentintling), Vinylchloridderivate (Vinylchloridkrankheit), Trichlorethylen
Chronische Beschäftigungstraumen	Vibrationssyndrome bei Arbeiten mit Presslufthammern, Motorsägen, Anschlägern, Traktoren, Nähmaschinen, Schreibmaschinen, Gehen auf Krücken etc.
Traumata	Lokale Gefäßverletzungen, posttraumatisch, Kälteschaden
Medikamentös	Clonidin, Sympathikomimetika, ACE-Hemmer, hormonelle Antikonzeptiva, Betarezeptorenblocker, Sekalealkaloide (Ergotismus), Bleomycin, Vincristin, Ciclosporin
Endokrine Störungen	Hypophysen- und Schilddrüsenstörungen (Hypothyreose)
Sonstige Ursachen	Operationen, Sudecksche Atrophie, Dialyse, Embolia cutis medicamentosa (z.B. nach i.m. verabreichtem Penicillin), Paraproteinämie

Karpaltunnelsyndrom, Polyglobulinämie, Bandscheibenvorfall, Endangiitis obliterans, Bronchialkarzinom, Erythromelalgie, Hypothenar-Hammer-Syndrom und Ergotismus.

Histologie
Nicht entzündliche, proliferative Angiopathie kleiner und mittelgroßer Arterien, gekennzeichnet durch Intimaverbreiterung und Lumenobliteration.

Therapie
- Behandlung der Grunderkrankung.
- Bei mittelschwerem Raynaud-Syndrom können Kalzium-Antagonisten (z.B. Nifedipin 40 mg/Tag) angewendet werden.
- Alternativ können ACE-Hemmer (z.B. Captopril 25 mg/Tag) angewendet werden.
- Bei Patienten mit einer depressiven Komponente oder generalisierten Schmerzen kann nach neuerer Studienlage der Serotonin-Wiederaufnahmehemmer Fluoxetin hilfreich sein.

Red-Man-Syndrom   T88.7

Synonym(e)
Red-Neck-Syndrom; Red-child-Syndrom

Definition
Nach rascher intravenöser Injektion von Vancomycin u.a. Medikamenten auftretendes, nicht allergisch bedingtes Exanthem mit Blutdruckabfall. Häufige Nebenwirkung. Auch bei Kindern bei Überdosierung von Rifampicin beschrieben (Red-child-Syndrom).

Ätiologie
Diskutiert wird eine Vancomycin- oder durch andere Medikamente (z.B. Ampicillin und Infliximab) induzierte Histaminfreisetzung mit konsekutiver Gefäßdilatation. Die Schwere der Symptomatik ist abhängig von der Menge und insbesondere der Infusionsgeschwindigkeit des verabreichten Vancomycins.

Klinisches Bild
Während oder kurz nach Beendigung der Vancomycin-Infusion am Kopf beginnendes, sich langsam auf die obere Körperhälfte ausbreitendes makulöses oder urtikarielles Exanthem, evtl. Angioödem. Starker Juckreiz. Plötzlicher starker Blutdruckabfall bis hin zum Kreislaufkollaps. Rückbildung nach einigen Stunden.

Therapie allgemein
Wenn möglich Absetzen des auslösenden Agens.

Interne Therapie
Antihistaminika wie Clemastin (z.B. Tavegil) oder Dimetinden (z.B. Fenistil) 2mal/Tag 1 Amp. i.v., bei schwerer Reaktion Glukokortikoide wie Prednisolon Solu-Decortin H i.v. Ausreichende Flüssigkeitszufuhr.

Prophylaxe
Verteilung der Vancomycin-Dosis auf mehrere Infusionen tgl., langsame Infusionsgeschwindigkeit, vorherige Gabe eines H_1-Antagonisten wie Clemastin (z.B. Tavegil Injektionslösung) 2mal/Tag 1Amp. i.v. oder Dimetinden (z.B. Fenistil) 1-2mal/Tag 1 Amp. i.v.

Red sponge dermatitis   T63.6

Definition
Toxisches Kontaktekzem durch Kontakt mit der giftigen, tiefrot gefärbten Schwammart Microconia prolifera (englisch = „red sponge").

Klinisches Bild
An den Kontaktstellen heftig juckende, urtikarielle oder blasenbildende Dermatitis.

Komplikation
Superinfektion.

Therapie
Kurzfristig Glukokortikoid-haltige Externa wie 0,1% Triamcinolon-Creme R259, 0,25% Prednicarbat Creme (z.B. Dermatop), 0,1% Mometason (z.B. Ecural Fettcreme).

Interne Therapie
Bei Superinfektion antibiotische Abdeckung z.B. mit Benzylpenicillin (z.B. Penicillin G Jenapharm) 1-5 Mio. IE/Tag. S.a.u. Ekzem, Kontaktekzem, toxisches.

Reflexerythem   L50.8

Definition
Reflektorische Weitstellung der Hautgefäße in der Umgebung einer Quaddel.

Reflux, venöser   I87.2

Definition
Venöser Blutfluss in pathologischer Richtung, also von zentral nach peripher bei Insuffizienz der Venenklappen. S.a.u. chronisch venöse Insuffizienz.

Refsum-Syndrom   G60.10

Erstbeschreiber
Refsum, 1949

Synonym(e)
Heredopathia atactica polyneuritiformis; Phytansäurethesaurismose

Definition
Autosomal-rezessiv vererbte Erkrankung, bei der zwei Formen unterschieden werden: Infantile Form (ohne Hauterscheinungen - hier nicht näher erörtert) und die adulte Form. Ein Defekt der Phytansäureoxidase führt zu Phytansäureablagerung in Leber, Nieren, Gehirn und Haut.

Ätiologie
Krankheitsbild das zu den vulgären Ichthyosen mit weiteren Merkmalen gehört (s.u. Ichthyosen). Für adulte Formen beschrieben sind Mutationen des PHYH-Gens, das auf dem Chromosom 10pter-p11.2 kartiert ist und einen Defekt der Phytanoyl-CoA Hydroxylase bedingt sowie Mutationen des PEX7 Gens (Genlokus: 6q22-q24) mit konsekutivem Defekt des Peroxisomal biogenesis factor-7.

Manifestation
V.a. in der Kindheit auftretend, auch im Erwachsenenalter möglich.

Klinisches Bild
- Bei einigen Patienten klinisches Bild einer klassischen vulgären Ichthyose (s.u. Ichthyosen; s.a. Ichthyosis vulgaris, autosomal-dominante) mit Hautveränderungen der

Extremitäten unterschiedlicher Ausprägung, auch ichthyotische Erythrodermie.
- Extrakutane Manifestationen: Polyneuritis, Paresen vor allem im distalen Bereich der Beine und der Arme, Retinitis pigmentosa, Nachtblindheit, Papillenabblassung, zerebellare Ataxie, Anosmie.

Labor
Liquor-Eiweißvermehrung bei normaler Zellzahl.

Therapie
Unter Phytansäure-armer Diät (z.B. kein grünes Gemüse, Milchprodukte) Verbesserung der Symptomatik.

Prognose
Gute Beeinflussbarkeit durch Diät. Plötzliche Todesfälle wurden beobachtet.

Rehabilitation, dermatologische

Definition
Unter medizinischer (dermatologischer) Rehabilitation versteht man die Wiederherstellung von körperlichen Funktionen, Organfunktionen und gesellschaftlicher Teilhabe mit physiotherapeutischen- und ergotherapeutischen Maßnahmen sowie Mitteln der klinischen Psychologie und Anleitungen zur Selbstaktivierung. Diese Komplexmaßnahmen können sowohl ambulant als auch stationär durchgeführt werden.

Indikation
- Leistungen zur dermatologischen REHA können nach § 9 SGB VI gewährt werden, wenn die Erwerbsfähigkeit des Versicherten, wegen einer dermatologischen Erkrankung erheblich gefährdet oder gemindert ist und bei dem Versicherten, bei erheblicher Gefährdung der Erwerbsfähigkeit, eine Minderung der Erwerbsfähigkeit (MdE) durch die Leistungen abgewendet werden kann oder bei geminderter Erwerbsfähigkeit diese durch die Leistungen wesentlich gebessert oder wiederhergestellt oder deren wesentliche Verschlechterung abgewendet werden können (§ 10 Abs. 1 SGB VI; sog. persönliche Voraussetzungen).
- Die dermatologische REHA ist gemäß den geltenden Rehabilitationsrichtlinien und den „Leitlinien zur Rehabilitationsbedürftigkeit bei Krankheiten der Haut" weiterhin indiziert, wenn Rehabilitationsbedürftigkeit besteht. Diese liegt vor, wenn die bei einer gesundheitlich bedingten drohenden oder bereits manifesten Beeinträchtigung der Teilhabe eine für den einzelnen Rehabilitanden erforderliche, umfassende, kurative Behandlung durch den Arzt für Dermatologie/Venerologie nicht ausreicht, die Ausdehnung einer Hauterkrankung über eine größere Körperoberfläche und/oder Lokalisation im sichtbaren Körperbereich vorliegt, eine schwere Verlaufsform einer Hauterkrankung im zeitlichen Zusammenhang nach einer Krankenhausbehandlung vorliegt, für die eine besondere Rehabilitationsbedürftigkeit besteht, ein optimaler therapeutischer Effekt nur über das ganzheitlich ausgerichtete, interdisziplinäre Konzept der REHA erzielt werden kann sowie eine positive Rehabilitationsprognose besteht (z.B. langfristig rezidivfreies Intervall).
- Insbesondere sind Ausprägung der klinischen Erscheinungen, Rezidivhäufigkeit der chronischen Hauterkrankung trotz adäquater Therapie (z.B. mehrfache stationär behandlungspflichtige Exazerbationen) und das Vorliegen von Risikofaktoren zu berücksichtigen. Leistungen zur dermatologischen REHA werden vom Reha-Kostenträger nicht vor Ablauf von vier Jahren nach Durchführung solcher oder ähnlicher Leistungen zur REHA erbracht. Dies gilt aber nicht, wenn vorzeitige Leistungen aus gesundheitlichen Gründen dringend erforderlich sind (§ 12 Abs. 2 SGB VI). Die Indikation zur Rehabilitation ergibt sich z.B. für folgende dermatologisch/allergologische Erkrankungen:
  - Allergische Rhinokonjunktivitis
  - Allergisches Asthma bronchiale
  - Anschlussheilbehandlung bei malignen Hauttumoren (malignes Melanom, spinozelluläres Karzinom, Basalzellkarzinom u.a.)
  - Autoimmunologische blasenbildende Erkrankungen (z.B. Pemphigus vulgaris, Pemphigoid, bullöses)
  - chronisch juckende Dermatosen (z.B. Erkrankungen der Prurigogruppe)
  - Chronische Erkrankungen des Lymphsystems (Lymphödeme)
  - Chronische Kontaktekzeme
  - Chronische Urtikaria
  - chronische Wunden
  - Dematosen, die durch besondere Therapieresistenz gekennzeichnet sind und bereits längere Zeit erfolgos behandelt wurden
  - Dermatologische Manifestationen bei chronisch venöser Insuffizienz (CVI), arterieller Verschlusskrankheit (AVK)
  - Erythrodermien
  - genetisch bedingte großflächige Hauterkrankungen (z.B. Epidermolysis bullosa-Gruppe, Ichthyosen).
  - großflächige Narben z.B. als Folge von Verbrennungen oder Operationen
  - Psoriasis
  - Tuberculosis cutis
  - Kollagenosen
  - Steroidentzug
  - Lichen planus
  - Lichen simplex chronicus
  - Kutane T-/B-Zell-Lymphome
  - Parapsoriasis
  - Prävention bei Allergien.

Durchführung
- Aufgrund der Vielschichtigkeit der Problematik des „chronisch Hautkranken" ist ein sehr differenziertes und individualisiertes REHA-Konzept erforderlich. Die ambulant durchgeführte dermatologische Rehabilitation geht ebenso wie die stationäre Form von einem ganzheitlichen Rehabilitationskonzept einschließlich der sozialmedizinischen Beurteilung aus und beinhaltet ein umfassendes, rehabilitationsspezifisches, interdisziplinäres Therapieangebot. Dies besteht aus physischen, individuell abgestimmten physikalischen Maßnahmen wie z.B. Salbentherapie, UV-Bestrahlungen, Heilbädern u.a., krankheitszentrierter medikamentöser Therapie, psychischen, oekotrophologischen, sozialen und edukativen Komponenten.
- Die Entscheidung darüber, ob bei einem Rehabilitanden eine stationäre oder ambulante dermatologische REHA durchgeführt wird, ist abhängig von:
  - Ausmaß der Schädigungen
  - Beeinträchtigungen der Aktivitäten

- (drohenden) Beeinträchtigungen der Teilhabe
- Ausmaß des medizinischen Risikos
- sozialem Umfeld und den berechtigten Wünschen des Rehabilitanden (Rücksichtnahme auf persönliche/familiäre sowie religiöse/weltanschauliche Bedürfnisse und Gegebenheiten) sowie von dem Vorhandensein einer den Qualitätskriterien entsprechenden ambulanten oder stationären Einrichtung.
- Indikationsstellung/medizinische Voraussetzungen/Aktivitäten: infolge der o.g. Schädigungen und deren Auswirkungen können Beeinträchtigungen der Aktivitäten auftreten:
  - im Verhalten bei persönlichen und sozialen Aktivitäten (z.B. Akzeptanz der Erkrankungen, Selbstbild, Probleme der Stigmatisierung, Fertigkeiten im Umgang mit der Erkrankung, Kompensationsstrategien, Selbstgefährdung, Rolle in der Familie, Motivation und Antrieb im Beruf)
  - in der Selbstversorgung (z.B. Haushalt, Reinigung, Einkaufen, Ernährung, Körperpflege, Kleidung) in der Fortbewegung, Beweglichkeit und Geschicklichkeit (z.B. manuelle Fähigkeiten, längeres Gehen, Treppensteigen, schnelles Laufen, Benutzung öffentlicher Verkehrsmittel, Reisen)
  - situationsbedingt (z.B. körperliche Belastbarkeit in Beruf, Freizeit und Alltag hinsichtlich Schwere, Ausdauer, bestimmter Körperpositionen wie langes Stehen, feuchtes Milieu, extreme Kälte/Wärme, Sonnenlicht, Umweltnoxen).
- Teilhabe: Infolge der o.g. Schädigungen und Beeinträchtigungen der Aktivitäten können Beeinträchtigungen der Teilhabe in folgenden unterschiedlichen Bereichen auftreten:
  - körperlichen Unabhängigkeit (z.B. Notwendigkeit von Hilfsmitteln
  - Anpassung der Umgebung
  - Hilfebedürftigkeit durch andere Menschen
  - persönliche Assistenz oder Pflege
  - Abhängigkeit von Fremdhilfe
  - eingeschränkte Selbständigkeit oder Selbstversorgung im Alltag
  - Mobilität (z.B. Einschränkungen in der Bewegung im persönlichen Umfeld, in der Nachbarschaft, der Gemeinde, im Fernbereich, bei Reisen)
  - Beschäftigung im beruflichen Bereich im Hinblick auf den Weg von und zur Arbeit, den Arbeitsplatzbedingungen (z.B. bei beruflicher Exposition von Hautallergenen und Noxen), Arbeitsorganisation, Qualifikation (Aus-, Fort- und Weiterbildung)
  - Haushaltsführung in der Freizeit
  - psychischen Belastbarkeit
  - soziale Integration/Reintegration (z.B. Aufnahme und Aufrechterhaltung von sozialen Beziehungen)
  - wirtschaftliche Eigenständigkeit.
- Kontextfaktoren: Die sog. Kontextfaktoren stellen den gesamten Lebenshintergrund einer Person dar. Sie umfassen alle Umweltfaktoren und personenbezogene Faktoren, die für die Gesundheit einer Person von Bedeutung sind. Die Kontextfaktoren stehen in Wechselwirkung mit allen Komponenten der ICF (Körperfunktionen und Körperstrukturen, Aktivitäten und Teilhabe). Kontextfaktoren können einen positiven, fördernden Einfluss (Förderfaktoren) auf alle Komponenten der funktionalen Gesundheit und somit auf den Rehabilitationsverlauf haben. Daher gilt es, diese möglichst früh zu erkennen und ihre rehabilitationsfördernde Wirkung zu nutzen (Ressourcenkonzept der Rehabilitation).
- Rehabilitationsziele: Ziele der medizinischen Rehabilitation sind die drohenden oder bereits manifesten Beeinträchtigungen der Teilhabe am Arbeitsleben und am Leben in der Gesellschaft durch frühzeitige Einleitung der gebotenen Rehabilitationsmaßnahmen abzuwenden, zu beseitigen, zu mindern, ihre Verschlimmerung zu verhüten oder ihre Folgen zu mildern. Der Rehabilitand soll durch die Rehabilitation (wieder) befähigt werden, eine Erwerbstätigkeit und/oder bestimmte Aktivitäten des täglichen Lebens möglichst in der Art und in dem Ausmaß auszuüben, die für diesen Menschen als „normal" (für seinen persönlichen Lebenskontext typisch) erachtet werden.
  - Ziele in diesem Sinne sind für das Erwerbsleben z.B. Wiederherstellung und Erhaltung der Erwerbsfähigkeit Planung von Arbeitsplatzanpassung Erhalt des Arbeitsplatzes Planung und Einleitung von Maßnahmen zur (weiteren) Teilhabe am Arbeitsleben.
  - Ziele für die Aktivitäten des täglichen Lebens: z.B. Gestaltung der häuslichen Umgebung, Wohnraumanpassung, Hilfe bei der Findung von Bewältigungsstrategien, Anleitung zur gesundheitsbewussten Ernährung und Motivation zur Lebensstiländerung, einschl. Abbau von negativ wirkenden Kontextfaktoren, Einleitung von Anpassung an Sport- und Freizeitaktivitäten.
- Rehabilitationsziele bezogen auf Körperfunktionen und Körperstrukturen: Ziele sind die Abwendung, Beseitigung, Minderung, Verhütung der Verschlimmerung oder Milderung der Folgen von Schädigungen des gesamten Hautorgans unter Berücksichtigung der Diagnosen, insbesondere bezüglich des klinischen Erscheinungsbildes, Juckreiz, Infektionen, Bewegungseinschränkungen und Kontrakturen. Im Vordergrund steht hierbei die langfristige Besserung bzw. Stabilisierung des Hautbefundes und ggf. anderer Manifestationen.
- Rehabilitationsziele bezogen auf Aktivitäten: Ziele sind die Abwendung, Beseitigung, Minderung, Verhütung der Verschlimmerung oder Milderung der Folgen einer Zunahme der Beeinträchtigungen der Aktivitäten insbes. im Verhalten (z.B. in der Familie, im Beruf, in der Freizeit, in der Motivation und bei Krisen) in der Selbstversorgung (z.B. bei hygienischen Verrichtungen) in der Fortbewegung und Beweglichkeit in der Krankheitsbewältigung, z.B. Verminderung von Ängstlichkeit und Depressivität, Bewältigung von chronischen Schmerzzuständen, Juckreiz und Stress, Förderung der Compliance, bei der Optimierung der Krankheitsbewältigung (Coping).
- Rehabilitationsziele bezogen auf Teilhabe: Ziele sind drohende oder bereits manifeste Beeinträchtigungen der Teilhabe abzuwenden, zu beseitigen, zu mindern, deren Zunahme zu verhüten oder ihre Folgen zu mildern, insbesondere in der physischen Unabhängigkeit (in Bezug auf Selbstversorgung), Mobilität (Fortbewegung in der Umgebung), Beschäftigung (Ausbildung, Erwerbstätigkeit, Haushaltsführung, Freizeit), psychischen Stabilität, sozialen Integration und wirtschaftlichen Eigenständigkeit (in Bezug auf die Sicherung des Lebensunterhaltes). Rehabilitationsziele bezogen auf Kontextfaktoren Art und Ausmaß der funktionalen Problematik können durch

Kontextfaktoren (Umweltfaktoren und personenbezogene Faktoren) verstärkt oder vermindert werden, so dass diese bei der Bestimmung der Rehabilitationsziele zu berücksichtigen sind. Hierzu können u.a. Arbeitsplatzbegehungen, Wohnraumbesichtigungen und Gespräche mit dem Arbeitgeber bzw. den Bezugspersonen erforderlich sein, mit dem Ziel, die Umweltbedingungen an verbleibende Beeinträchtigungen der Aktivitäten des Rehabilitanden anzupassen (Adaptation).

Hinweis(e)
Anträge zur Einleitungen von Leistungen zur Rehabilitation erfolgen über Ausfüllen des Formulars 60 (bei den Krankenkassen erhältlich).

Reibetest

Definition
Hauttest zum Nachweis einer IgE-vermittelten Typ I-Reaktion. Hierbei wird das infrage kommende Allergen 8-10mal kräftig auf der Unterarmbeugeseite eingerieben. Eine positive Reaktion zeigt sich innerhalb weniger Minuten durch eine Quaddelbildung am Expositionsort. Verwendung insbesondere bei Nahrungsmittelallergie.

Reichsformeln

Definition
Sammlung von Magistralformeln.

Reifenstein-Syndrom   E34.5

Definition
Männlicher Pseudohermaphroditismus mit partieller Androgenresistenz und Infertilität.

Ätiologie
X-chromosomal-rezessiver Erbgang.

Klinisches Bild
Phänotyp und äußere Genitalien sind männlich. Weiterhin können Gynäkomastie, leicht eunuchoide Züge, Hypospadie auftreten.

Labor
Azoospermie bei hyalinisierten Tubuli seminiferi.

Differenzialdiagnose
Defekt der 17β-Hydroxy-Oxidoreduktase, Klinefelter-Syndrom.

Reisethrombose   I82.8

Synonym(e)
Coach class syndrome; Traveler's Thrombosis

Definition
Auftreten einer Phlebothrombose der unteren Extremität mit/ohne pulmonal-embolischen Komplikationen in zeitlichem Zusammenhang mit einer mehrstündigen Reise in vorwiegend sitzender Position bei Personen, die vor Reiseantritt keinen Hinweis auf eine akute venöse Thromboembolie aufwiesen.

Einteilung
Risikogruppen
- Risikogruppe 1 (niedriges Risiko): Jede mehrstündige Reise in vorwiegend sitzender Position.
- Risikogruppe 2 (mittleres Risiko): Zusätzlich zur mehrstündigen Reisedauer in sitzender Position sind gegeben: Schwangerschaft oder postpartale Phase.
- Alternativ: Vorliegen von mindestens 2 der folgenden Faktoren:
    - Alter >60 Jahre
    - Klinisch relevante Herzerkrankung
    - Nachgewiesene Thrombophilie oder familiäre Thrombosebelastung
    - Ovulationshemmer, postmenopausale Hormonersatztherapie
    - Adipositas (BMI >30)
    - Exsikkose.
- Risikogruppe 3 (hohes Risiko):
    - Anamnestisch bekannte Thrombophilie, auch länger zurückliegend
    - Manifeste maligne oder sonstige schwere Erkrankung
    - Gelenküberpreifende Ruhigstellung einer unteren Extremität
    - Kurz zurückliegender operativer Eingriff mit hohem Thromboserisiko.

Vorkommen/Epidemiologie
Häufigkeit (alle Altersgruppen): 0,0014%. Inzidenz: 1:27.600 Reisende/Jahr.

Prophylaxe
- Risikogruppe 1: Bewegungsübungen (Fußwippen, isometrische Übungen, wiederholtes Aufstehen, reichlich Flüssigkeitszufuhr (Reduzierung von diuretischen Genussmitteln: Kaffee, Alkohol, Tee), Vermeidung von Sedativa und Hypnotika während der Reise (!)
- Risikogruppe 2: Zusätzlich zu den Maßnahmen der Risikogruppe 1: Tragen von Unterschenkelstrümpfen der Kompressionsklasse 1 oder dem Grad der CVI angepasst. Im Einzelfall (z.B. Schwangerschaft oder Thrombophilie) Behandlung mit niedermolekularem Heparin s.c.
- Risikogruppe 3: Zu den Maßnahmen vorstehend unter Risikogruppe 1 oder 2: Medikamentöse Prophylaxe (s.c. Injektionen von niedermolekularem Heparin 2 Stunden vor Reiseantritt (bei Rundreisen 1mal/Tag).

Reiter-Syndrom   M02.3

Erstbeschreiber
Fiessinger u. Leroy, 1916; Reiter, 1916

Synonym(e)
Reitersche Erkrankung; Fiessinger-Leroy-Syndrom; Urethro-okulo-synoviales Syndrom; Reiter-Krankheit; Fiessinger-Leroy-Reiter-Krankheit; postdysenterisches Syndrom

Definition
Psoriasiforme Hauterkrankung mit der klassischen Symptom-Trias aus Urethritis, Konjunktivitis und Arthritis. Oligosymptomatische Verläufe sind nicht selten. Die Beziehung zur Psoriasis ist umstritten.

Vorkommen/Epidemiologie
Inzidenz: 3-5/100.000 Einwohner/Jahr. Die Inzidenz nach unspezifischer Urethritis oder Shigellenenteritis beträgt etwa

1%, bei Trägern des HLA-Antigens-B27 liegt sie jedoch über 20%.

Ätiologie
Ungeklärt. Diskutiert werden genetische Faktoren (familiäre Häufung) sowie Assoziation zu HLA-B27 (positiv in 70-90% der Patienten). Möglicherweise infektallergische Reaktion nach urethritischen oder enteritischen (etwa 25%) Infekten mit z.B. Mykoplasmen, Yersinien, Chlamydien, Neisseria gonorrhoeae, Viren.

Manifestation
Zu 90-98% bei jungen Männern auftretend.

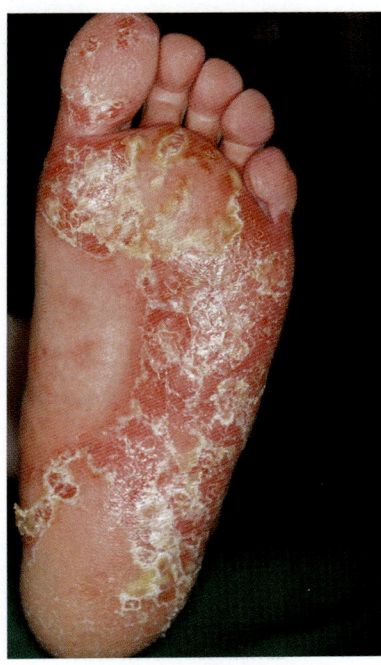

Reiter-Syndrom. Flächige gerötete Plaques mit großen Pusteln und grob lamellärer Schuppung im Bereich der Fußsohle.

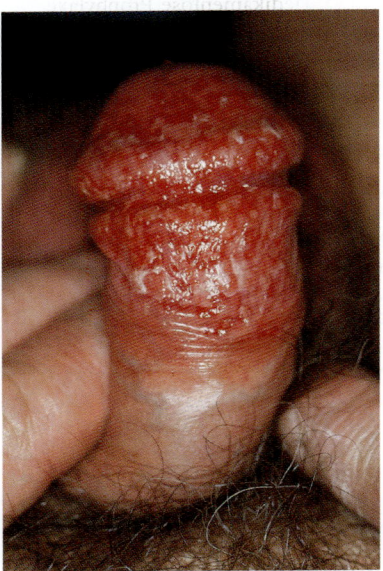

Reiter-Syndrom. Chronische, erosive Balanoposthitis.

Klinisches Bild
- Auftreten gewöhnlich 10-30 Tage nach enteritischer oder urethritischer Infektion.
- Klassische Symptomentrias („can't see, cant't pee, can't climb a tree"):
  - Urethritis: Meist Beginn mit akutem, unspezifischem, eitrigem bis blutig-eitrigem Ausfluss, Schmerzen beim Wasserlassen. Bei dysenterischer Form erst sekundäre Urethritis.
  - Konjunktivitis: Meist bilateral auftretend, unterschiedliche Ausprägung.
  - Arthritis: Oligoarthritis v.a. der unteren Extremitäten, z.B. der Knie- und Fußgelenke. Häufig symmetrischer, wechselnder Befall mit geschwollenen, warmen, bewegungsschmerzhaften Gelenken. Seltener sind auch die Kostosternalgelenke betroffen. Die Arthritis der Reiter-Erkrankung heilt nur recht zögerlich ab.
- Außerdem:
  - Integument (25% der Reiter Patienten haben Hautsymptome): Exsudative psoriasiforme Hautveränderungen, vor allem symmetrisch an Palmae und Plantae (Keratoderma blenorrhagicum). Nageldystrophien, Nagelverlust. Erythemato-squamöse Herde, vor allem an Kapillitium und in der Nabelregion.
  - Schleimhaut: Rötung, erythematöse Maculae und Papeln, Erosionen, Hämorrhagien.
  - Urogenital: Balanitis parakeratotica circinata, chronische Prostatitis, Zystitis, Pyelonephritis.
  - Augen: Lid- und Kornealödem, Keratitiden, Iritis, Iridozyklitis, Uveitis.
  - Gelenke: Tendinitis, Fasziitis, Synoviitis, Sakroileitis, ankylosierende Spondylitis.

Labor
BSG-Beschleunigung, Leukozytose; alpha 1- und alpha 2-Globulinvermehrung in der Serum-Elektrophorese; Leukozyturie; kultureller oder serologischer Nachweis von Chlamydien, Mykoplasmen (postvenerisch) bzw. Shigellen, Salmonellen, Yersinien oder Campylobacter (postdysenterisch). Rheumafaktoren und ANA sind stets negativ!

Differenzialdiagnose
Gonorrhoe; primär chronische Polyarthritis (rheumatoide Arthritis); Psoriasis arthropathica; rheumatisches Fieber; M. Bechterew.

Therapie allgemein
Während akuter Schübe und bei gestörtem Allgemeinbefinden Bettruhe, Analgetika, Paracetamol (z.B. Ben-u-ron Tbl.) 0,5-1 g/Tag und sorgfältige Lagerung zur Erhaltung der Gelenkbeweglichkeit.

Externe Therapie
- Balanitis: Therapie der Balanitis parakeratotica circinata mit austrocknenden Maßnahmen wie Lotio alba und Auflage von Mullkompressen. Zudem Applikation von Glukokortikoid-haltigen Cremes/Lotionen wie 0,25% Prednicarbat-Creme (z.B. Dermatop Creme), 0,1% Methylprednisolon Creme (z.B. Advantan) oder 0,5% Hydrocortison Creme **R121**.
- Keratoderma blenorrhagicum oder/und psoriasiforme Hautveränderungen: Mittelstarke Glukokortikoide wie 0,1% Triamcinolon Creme **R259** oder 0,1% Mometasonfuroat (z.B. Ecural Fettcreme/Salbe), in Kombination mit Calcipotriol-haltigen Externa (z.B. Psorcutan Salbe) 2mal/Tag.

Bestrahlungstherapie
Bei therapieresistentem Keratoderma blenorrhagicum selektive PUVA-Bad-Therapie von Palmae und/oder Plantae: 8-MOP-Konzentration im Badewasser 0,5-1,0 mg/l, Wassertemperatur 37 °C, Dauer des Medikamentenbades 20 Min., unmittelbar im Anschluss an das Bad UVA-Bestrahlung mit initial z.B. 0,2 J/cm² UVA, Steigerung der UVA Dosis bei jeder 3. Behandlung um etwa 0,2 J/cm².

Interne Therapie
- Darm- bzw. Urethrainfektion: Bei noch nachweisbarer Infektion von Urethra oder Darm antibiotische Therapie mit Doxycyclin (z.B. Doxy Wolff) 2mal 100 mg/Tag über 7 Tage.
- Arthritiden: Nichtsteroidale Antiphlogistika wie Acetylsalicylsäure 2-4 g/Tag (z.B. Aspirin Tbl.), insbes. auch Indometacin (z.B. Ammuno) 75-150 mg/Tag, Diclofenac (z.B. Voltaren) 75-150 mg/Tag, Ibuprofen (z.B. Ibuprofen-ratiopharm) 600-1200 mg/Tag. Ggf. auch systemische Glukokortikoide wie Prednisolon (z.B. Decortin H Tbl.) initial 100 mg/Tag, Reduktion auf niedrigste mögliche Erhaltungsdosis. Ggf. auch Kombination mit Azathioprin (z.B. Imurek 50), Beginn mit 100 mg/Tag. Reduktion in Abhängigkeit von Akuität und Verlauf der Erkrankung.

> **Merke:** Ausschluss einer HIV-Infektion vor Anwendung von Zytostatika oder Immunsuppressiva, da der M. Reiter Ausdruck eines späten Stadiums einer HIV-Infektion (0,5-11% der Patienten) sein kann!

- Nach Ausschöpfung dieser Möglichkeiten bei schwerem Krankheitsbild Methotrexat (z.B. Methotrexat Lederle) 7,5-15 mg 1mal/Woche p.o. (ist der langfristigen peroralen Gabe von Glukokortikoiden vorzuziehen). Ein Therapieversuch ist auch möglich mit Retinoiden wie Acitretin (Neotigason) 30-50 mg/Tag, bei Frauen nur unter strikter Antikonzeption!
- Bei schwersten Haut- und Schleimhautveränderungen auch Ciclosporin A (Sandimmun) anwenden. Dosierungen s.u. Systemtherapie der Psoriasis vulgaris, Psoriasis pustulosa generalisata oder Psoriasis arthropathica.
- Rheumatologisches und augenärztliches Konsil.

Prognose
Subakuter (2-6 Monate) bis chronischer (Monate, Jahre) Verlauf. Selten bleibende Defekte. Abklingen der Symptomatik unter Behandlung nach mehreren Monaten. Spontane oder durch Infektionen ausgelöste Rezidive sind häufig. Bei 80% der Patienten werden nach 5 Jahren noch krankheitsspezifische Symptome nachgewiesen.

Reithosenfettsucht   E66.8

Definition
Genetisch determinierte, umschriebene Adipositas im Oberschenkel- und Gesäßbereich meist bei Frauen.

Therapie
Therapie nur auf ausdrücklichen Wunsch des Patienten durch Lipektomie oder Liposuktion. Häufig Rezidive, die eine Wiederholung der Therapie erforderlich machen.

Reizakanthome   D23.L

Definition
Unterschiedlich große, papulöse, halbkugelig vorgewölbte, glatte, selten mazerierte, an breite Kondylome erinnernde Hautveränderungen.

Ätiologie
Durch chronische physikalische Reizung (z.B. Druck) verursacht, auch bei kontinuierlicher Urinbenetzung (Incontinentia urinae) unterschiedlicher Ursache auftretend. S.a.u. Akanthom.

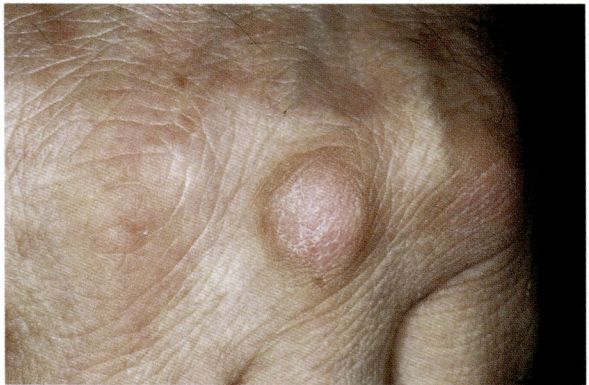

Reizakanthome. Durch chronische physikalische Reizung (hier Druck) induzierter, breitbasig aufsitzender, derber, nicht ulzerierter, gleichmäßig runder, indolenter, brauner, rauer Knoten.

Therapie allgemein
Ausschalten des auslösenden Reizes. Ggf. auch durch Abkleben der betroffenen Hautareale.

Externe Therapie
Alternativ Unterspritzung mit Glukokortikoid-haltiger Kristallsuspension wie Triamcinolon-Lsg. (z.B. Volon A verdünnt 1:3 mit LA, z.B. Scandicain). Ggf. Therapie mehrfach wiederholen.

Operative Therapie
Ggf. Exzision in toto oder Kürettage.

Rejuvination

Definition
Behandlung der Alterserscheinungen der Haut, also Hautauffrischung durch Reduktion der altersbedingten Veränderungen wie Pigmentflecken und Rötungen. Neben dem Einsatz der Lasertechnik (Skin-Resurfacing), des Lichtes (Photorejuvination) kommen unterschiedliche Externa, z.B. Chemical-Peeling oder Botulinumtoxin A zum Einsatz.

Rem

Synonym(e)
Roentgen-equivalent man

Definition
Dosiseinheit, die die biologische Wirksamkeit einer ionisierenden Strahlung berücksichtigt. In rem-Einheiten werden

somit Strahlendosen angegeben, die bei der Absorption im biologischen Gewebe die gleiche biologische Wirksamkeit entfalten wie bei der Absorption einer Röntgenstrahlung mit einer mittleren spezifischen Ionisationsdichte von 100 Ionenpaaren pro Mikroliter Wasser. Dosis in rem = f mal Dosis in rad, wobei f den Faktor angibt, durch den die „rem-Dosis" einer ionisierenden Strahlung dividiert werden muss, um die äquivalente absorbierte Röntgendosis (rad) zu erhalten. Der Faktor f ist als „relative biologische Wirksamkeit" definiert. Einheit für die Äquivalentdosis ist das Sievert, 1 Sv = 100 rem; für extreme Beta-, Gamma- und Röntgenstrahlung gilt: 1 rem = 1 rd.

REM-Syndrom L98.5

Synonym(e)
Retikuläre erythomatöse Muzinose; Mucinosis erythematosa reticularis; Rundzellerythematose; Reticulum-Erythema-Mucinosis

Definition
Zu den Muzinosen gehörendes Krankheitsbild mit Erythemen an Brust und Rücken. Diskutiert wird, ob das REM-Syndrom eng verwandt oder identisch ist mit der Plaque-like form of cutaneous mucinosis.

Ätiologie
Ungeklärt. Diskutiert werden gesteigerte Lichtempfindlichkeit, Virusauslösung und immunologische Faktoren.

Manifestation
Vor allem im Erwachsenenalter auftretend. Frauen sind doppelt so häufig betroffen wie Männer.

Lokalisation
V.a. Brust- und/oder Rückenmitte sind befallen, seltener auch oberes Abdomen, Ellbogen und Gesicht.

Klinisches Bild
Netzförmige bis flächenhafte, scharf begrenzte, unregelmäßig konfigurierte, hellrote, selten bräunliche, evtl. leicht urtikarielle Eytheme und Papeln. Gelegentlich Juckreiz. Ca. 30% der Patienten exazerbieren nach Sonnenexposition.

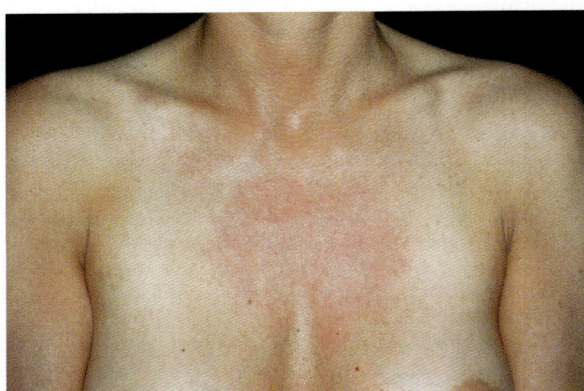

REM-Syndrom. Seit 1,5 Jahren bestehende, netzförmige bis flächenhafte, im Randbereich ausgefranste, hellrote, zeitweise juckende, urtikarielle Erytheme, Papeln und Plaques im Dekolletébereich bei einer 43-jährigen Patientin. Die Rotfärbung der Läsion ist wechselhaft stark ausgeprägt, darüber hinaus zeigt sich deutliche Verschlechterung nach Sonnenexposition.

Histologie
Die Epidermis ist bis auf geringe Spongiose unauffällig. Die Basalmembranzone ist unauffällig. Muzinablagerungen sind in der Dermis vorhanden. Perivaskuläres, z.T. perifolliküläres Rundzelleninfiltrat, vorwiegend aus Lymphozyten, ist im oberen Stratum reticulare lokalisiert. Weiterhin vorhanden sind Alzianblau- oder Hale-reaktive Niederschläge.

Direkte Immunfluoreszenz
Meist negativ, selten sind IgM, IgA, C_3-Niederschläge an der dermatoepidermalen Junktionszone lokalisiert.

Differenzialdiagnose
Seborrhoisches Ekzem, Lupus erythematodes, Muzinosen, Granuloma anulare, Lichtdermatosen.

Externe Therapie
Glukokortikoide wie 0,1% Mometason (z.B. Ecural Fettcreme) oder 0,1% Triamcinolon Creme (z.B. Triamgalen, R259) sind indiziert. Alternativ intraläsionale Glukokortikoide wie Triamcinolon-Kristallsuspension (z.B. Volon A verdünnt 1:3 mit LA, z.B. Scandicain) alle 2 Wochen injizieren. Neuerdings wurden erfolgreiche Therapieansätze mit einer 0,1% Tacrolimus-Salbe beschrieben (zunächst 2mal/Tag, später als Erhaltungsdosis 1mal/Tag; Off-Label-Use!).

Interne Therapie
Gute Erfolge durch Gabe von Chloroquin (z.B. Resochin) und Hydroxychloroquin (z.B. Quensyl) als Mono- oder Kombinationstherapie in durchschnittlicher Dosierung von ca. 250 mg/Tag sind beschrieben. Reduktion der Dosis nach 2-3 Wochen auf 125 mg/Tag. Durchschnittliche Therapiedauer bis zum Abheilen der Hautveränderungen 2-3 Monate. Maximale kumulative Gesamtdosis von 100 g!

Cave: Augenärztliche Kontrollen.

Prognose
Chronischer Verlauf. Spontanremission nach Jahren möglich.

Repeated open application test

Synonym(e)
Epikutantest, repeated open application test; ROAT

Definition
Epikutantestverfahren zur Abklärung einer unklaren oder fraglichen Testreaktion im Standard-Epikutantest, um die Frage einer klinischen Relevanz besser beurteilen zu können. Hierbei wird das Allergen täglich 1 Woche lang ohne Okklusion in einem markierten Feld an der Oberarminnenseite aufgetragen. Anschließend wird die Testreaktion analog den Bedingungen des Standard-Epikutantests beurteilt.

Hinweis(e)
Eine Modifikation stellte der Use-Gebrauchstest dar.

Repellents

Definition
Substanzen, die, in Salbengrundlagen eingearbeitet, der Abschreckung von Insekten (v.a. Mücken), Spinnen und Milben dienen. Als natürliches Repellent gilt Sebum (dem Schweiß wird eine gegenteilige Wirkung zugesprochen). Eine gewisse

Repellentwirkung besitzen auch einige ätherische Öle (z.B. Eukalyptusöl, Zedernöl) sowie andere Naturprodukte, z.B. Campheröl.

> **Merke:** Repellents dürfen die Haut nicht reizen und müssen für den Menschen möglichst geruchsneutral sein!

Wirkungen
Unklar, die Beeinflussung des Geruchssinns der Insekten scheint aber einen wesentlichen Faktor darzustellen. Grundsätzlich muss ein Repellent verdunsten und ist um so wirksamer, je flüchtiger es ist, wobei durch diese Eigenschaft allerdings die Wirkungsdauer reduziert ist. Für moderne R. wird eine zuverlässige Wirkungsdauer von mindestens 6 Std. nach dem Auftragen angegeben. Beispiele: Dibutylphthalat, Dimethylphthalat, N,N-Diethyl-m-toluamid, 2-Ethyl-1,3-hexandiol und 3-(N-n-Butyl-N-acetyl)-aminopropionsäure-ethylester.

Präparate
Zanzarin, Icaridin, Autan, Bayrepel

RePUVA-Therapie

Definition
PUVA-Bad-Therapie in Kombination mit systemischen Retinoiden (RePUVA = Retinoid + PUVA). Die Kombination kann die Gesamtstrahlenbelastung der PUVA-Therapie reduzieren, z.B. bei Psoriasis vulgaris, kutanem T-Zell-Lymphom, Acrodermatitis continua suppurativa, Keratosis lichenoides chronica u.a.

Durchführung
Behandlungsschema: Acitretin (Neotigason) initial 0,5 mg/kg KG/Tag p.o., danach Reduktion auf individuelle Erhaltungsdosis nach Klinik, anschließend PUVA-Therapie. KI und NW s.u. PUVA-Therapie und Retinoide.

Resorcin

Definition
Antiseptikum, Phenolderivat.

Indikation
Acne vulgaris, Psoriasis, Seborrhoe.

> **Merke:** Aufgrund der ungünstigen Nutzen-Risiko-Relation Negativ-Monographie!

> **Merke:** Bei Anwendung des Haarspiritus auf blondem oder grauem Haar kann es zur Rotfärbung kommen. Die Substanz färbt Haut und Gegenstände (Kleidung) rot!

Unerwünschte Wirkungen
Allergische Reaktionen, Struma.

Kontraindikation
Säuglinge (Vergiftungen!).

Inkompatibilität
Licht, Luft, Eisen, Polyethylenglykole, Antipyrin, Salicylsäure, Salipyrin, Pyramidon, Celluloseether, Jodsalze, Phenazon, Menthol, Kampher, Phenol, Acetanilid, Urethan.

Respiratory-Syncytial-Virus-Erkrankungen B97.4

Definition
Infektion meist in früher Kindheit mit Pharyngitis, Bronchitis, Bronchopneumonie u.a.; Hautveränderungen: Makulöse und makulopapulöse Exantheme sind möglich.

Restless-legs-Syndrom G25.8

Erstbeschreiber
Willis, 1672; Wittmaack, 1861; Ekbom, 1945

Synonym(e)
Anxietas tibiarum; Wittmaack-Ekbom-Syndrom; Syndrom der unruhigen Beine; Pes dolorus; prisoner's campfoot; unruhige Beine; restless legs syndrome; hereditary acromelalgia; RLS

Definition
Anfallsartig, vor allem nachts spontan auftretende Dysästhesien und Bewegungsunruhe der Beine.

Vorkommen/Epidemiologie
Häufig, 5-10% der Bevölkerung sind im höheren Lebensalter betroffen.

Ätiologie
Heterogene Ursachen werden in Betracht gezogen. Begünstigende Faktoren sind u.a. Gravidität, Kälte, Anämie. Auch psychische Faktoren können das Syndrom triggern. In manchen Fällen autosomal-dominante Vererbung. Überwiegend idiopathische Genese, u.a. bei Urämie, Magenresektion, Eisenmangel, Malabsorption, Hypovitaminosen und Thalidomid-Intoxikation.

Klinisches Bild
Im Liegen, selten auch im Sitzen, meist nachts beim Einschlafen auftretendes Unbehagen in den Beinen in Form von Parästhesien, Dysästhesie und Schmerzen in Muskeln oder Knochen der Unterschenkel. Als Folge davon kommt es zur Bewegungsunruhe der Beine. Besserung erfolgt manchmal durch Bauchlage. Die Paroxysmen treten in leichten Fällen kurz dauernd und selten, in schweren Fällen mit erheblicher Beeinträchtigung des Nachtschlafs und regelmäßig auf. Phasenweise Exazerbation und Spontanremissionen.

Differenzialdiagnose
Polyneuropathie.

Therapie
- Keine kausale Therapie möglich. Zusammenarbeit mit Neurologen. Behandlung des Grundleidens kann zu einer Beschwerdereduktion führen (z.B. Eisensubstitution bei Eisenmangel, Nierentransplantation bei urämischem RLS). Versuch mit Kombinationstherapie von L-DOPA in Kombination mit Benserazid (Restex). Gelegentlich Besserung durch Bauchlage.
- Bei unzureichendem Ansprechen auf Dopaminergika können Opioide versucht werden, z.B. Oxycodon (Oxygesic). Alternativ können Carbamazepin oder Gabapentin (Dosierung 400-1600 mg, wenn erforderlich evtl. mehr) verabreicht werden.

Retapamulin

Definition
Antibiotikum aus der Gruppe der Pleuromutiline.

Wirkungen
Inhibition der Proteinsynthese durch Bindung an die 50s-Untereinheit der 70s-Ribosomen von Bakterien.

Wirkungsspektrum
Insbes. wirksam gegen Staphylokokken (Staph. aureus) und Streptokokken (Streptococcus pyogenes). Wirksamkeit gegenüber gramnegativen Bakterien (z.B. Escherichia coli und Haemophilus influenzae) ist nicht nachgewiesen.

Indikation
Zugelassen zur topischen Behandlung der Impetigo und weiterer Hautinfektionen ab dem 9. Lebensmonat.

Dosierung und Art der Anwendung
Creme 1%: 2mal/Tag auftragen, 5 Tage anwenden.

Präparate
Altargo

Retentionsakanthose   L85.8

Definition
Akanthose, bedingt durch einen verlängerten Durchlauf der Keratinozyten vom Stratum basale bis zur Verhornung, somit verlängerter Verbleib der Keratinozyten im Epithelverband. Eine Retentionsakanthose kommt bei bradytropher Stoffwechsellage der Epidermis vor, z.B. beim verrukösen Lichen sclerosus et atrophicus.

Retentionshyperkeratose   L85.8

Definition
Verdickung des Stratum corneum durch vermehrte Adhäsion der Hornlamellen mit verminderter Abschilferung bei normaler bis verminderter Epidermisproliferation.

Histologie
Die Epidermis ist eher verschmälert, die Reteleisten sind verstrichen. Die mitotische Aktivität ist vermindert, das Stratum granulosum ist verdickt. Die Hornschicht ist homogen, unregelmäßig verbreitert und frei von Kerneinschlüssen. S.a.u. Proliferationshyperkeratose.

Retikulohistiozytose der Haut mit benignem Verlauf   P83.8

Erstbeschreiber
Hashimoto u. Pritzker, 1973

Synonym(e)
Kongenitale selbstheilende Retikulohistiozytose; Congenital self-healing Langerhans cell histiocytosis; self-healing Hashimoto-Pritzker histiocytosis

Definition
Seltene, angeborene, gutartig verlaufende Langerhanszell-Histiozytose, die durch angeborene knotenförmige Infiltration

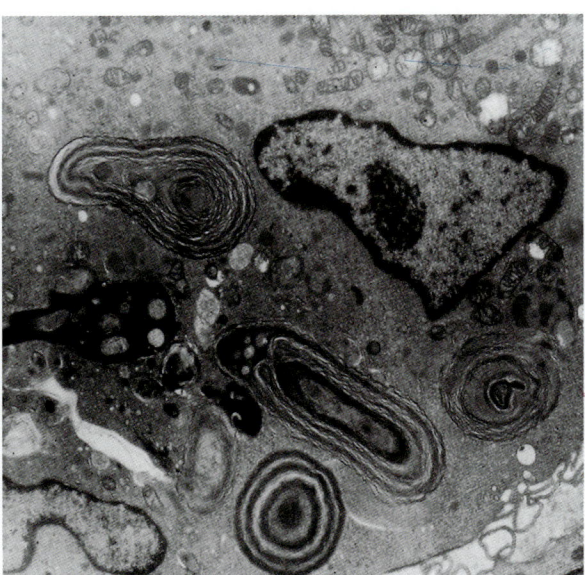

Retikulohistiozytose der Haut mit benignem Verlauf. Elektronenmikroskopie: Histiozyten mit lamellären, falschen und echten myelinfigurenartigen Einschlüssen.

der Haut und histopathologischen Nachweis von Langerhanszell-Infiltraten gekennzeichnet ist. Meist bei gesunden Kindern ohne Systeminvolution auftretend. Spontane Rückbildung innerhalb der ersten Lebensjahre.

Lokalisation
Vor allem Gesicht und behaarter Kopf sind befallen. Auftreten am gesamten Integument ist möglich.

Klinisches Bild
Disseminierte, blaue bis schwärzliche, weiche, prominente Knötchen und Knoten, mit meist intakter Oberfläche. Flächige Ulzerationen sind möglich.

Histologie
Dichtes dermales Infiltrat aus histiozytären Zellen (Immunhistologie: CD1a pos./S100 pos.) mit unregelmäßigen, großen Kernen und teilweise schaumigem Zytoplasma. Erythrozytendiapedese. Elektronenmikroskopie: Histiozyten mit lamellären, falschen und echten myelinfigurenartigen Einschlüssen. Keine Birbeck-Granulae („Tennisschläger").

Differenzialdiagnose
Abt-Letterer-Siwe-Krankheit; neonatale Hämangiomatose des Säuglings, juveniles Xanthogranulom, benigne zephalische Histiozytose.

Therapie allgemein
Keine kausale Therapie erforderlich. Spontanheilung in 2-3 Monaten.

Externe Therapie
Zur Vermeidung von Superinfektionen und Narben kann es sinnvoll sein, antiseptische Externa wie 0,5-2% Clioquinol-Creme/Lotio (z.B. R049, R050, Linola-Sept) oder desinfizierende Lösungen mit Kaliumpermanganat (hellrosa), Polihexanid (Serasept, Prontoderm) oder Chinolinol (z.B. Chinosol 1:1000 oder R042) einzusetzen.

Retikulohistiozytose, multinoduläre, speichernde, teils riesenzellige D76.3

Erstbeschreiber
Fanta u. Gebhart, 1972

Definition
Klinisch weitgehend mit der multizentrischen Retikulohistiozytose identisches Krankheitsbild mit histologischen und elektronenmikroskopischen Befunden des generalisierten eruptiven Histiozytoms. Als eigenständige Entität umstritten.

Retikulohistiozytose, multizentrische D76.3

Erstbeschreiber
Goltz u. Laymon, 1954

Synonym(e)
Lipoiddermatoarthritis; Histiocytosis giganto-cellularis; multiple Retikulohistiozytome; Reticulohistiocytosis disseminata; lipoid dermato-arthritis; multizentrische Retikulohistiozytose der Haut und Synovia; Lipoid-Rheumatismus; Riesenzellhistiozytose; benigne Retikulohistiozytose; multicentric reticulohistiocytosis

Definition
Seltene, polytop auftretende, systemische Non-Langerhanszell-Histiozytose mit Befall von Haut, Gelenken, Muskulatur, Herz und Lungen.

Ätiologie
Unbekannt. Assoziationen mit malignen Tumoren wie Kolonkarzinomen, Mammakarzinomen, Zervixkarzinomen bestehen in ca. 28% der Fälle. Bei Hypothyreose auftretend, auch nach Injektion von Röntgenkontrastmitteln. Assoziation mit Tuberkulose wird angenommen.

Manifestation
Im mittleren Lebensalter auftretend. Das Verhältnis Frauen zu Männer beträgt ca. 3:1. Bei Kindern bisher nur selten beschrieben.

Lokalisation
Auftreten von Hautveränderungen vor allem periartikulär an Fingern, Rücken und Handgelenken, Gesicht (vor allem Naseneingang und Lippen sowie Ohren). Häufig (>50%) Beteiligungen von Mundschleimhaut und Zunge sowie von Synovia, Knochen und seltener von inneren Organen (Muskulatur, Herz, Lungen).

Klinisches Bild
- Hautveränderungen: Symmetrisch verteilte, multiple, stecknadelkopf- bis erbsgroße, meist derb-konsistenzvermehrte, hautfarbene jedoch auch kupferbraune, teils langsam wachsende, teils auch eruptiv exanthematisch aufschießende, einzeln stehende, auch konfluierende Papeln und Knoten, evtl. mit atrophischer, ggf. auch exkoriierter, meist glatter Oberfläche. Nicht selten Juckreiz. In 25% der Fälle gleichzeitig Xanthelasmen.
- Arthropathie: Schwellung, schmerzhafte Immobilisierung, mutilierende Arthritis vom Typ der primär chronischen Polyarthritis (rheumatoide Arthritis), vor allem an Fingern und Mittelhand, auch an Vertebralgelenken und Ileosakralgelenken.

Histologie
In frühen Läsionen zeigen sich zellulär entzündliche Reaktionen von Histiozyten und Lymphozyten in der oberen und mittleren Dermis. In älteren Läsionen besteht das typische Substrat mit großen mononukleären und multinukleären Riesenzellen. Im Zytoplasma sind PAS-reaktive, Diastase-resistente und lipidlösliche Substanzen vorhanden. Im Endstadium besteht Fibrose. Granulomatöse Gewebereaktionen mit Anhäufungen großer, MS-I (high molecular weight protein) positiver Histiozyten, zytoplasmareicher Makrophagen sowie Riesenzellen mit PAS-reaktiven, lipidlöslichen Substanzen sind vorhanden. Stabilin-1: positiv, S100 und CD1a: negativ.

Differenzialdiagnose
Retikulohistiozytose der Haut mit benignem Verlauf, progressive noduläre Histiozytose, eruptive Xanthome, Lichen planus, Polyarthritis, chronische (rheumatoide Arthritis), Xanthogranuloma juvenile, disseminierte Lipogranulomatose.

Therapie
Tumorsuche und -sanierung.

Externe Therapie
Versuch mit intrafokaler Injektion von Triamcinolon-Kristallsuspension (z.B. Volon A verdünnt 1:4 mit LA, z.B. Mepivacain).

Interne Therapie
Zusammenarbeit mit Rheumatologen.
- Symptomatische antirheumatische Behandlung mit nichtsteroidalen Antiphlogistika wie Diclofenac (z.B. Voltaren) 2mal 50 mg/Tag. Die Erkrankung ist in den meisten Fällen selbstlimitiert (Abheilung nach durchschnittlich 8 Jahren).
- Wenige schwere Verläufe sind beschrieben mit starker Ausprägung der Hautsymptomatik, Fortdauern des Krankheitsbildes und Organbeteiligung. In diesen Fällen kann immunsuppressive Therapie notwendig werden. Versuch mit Glukokortikoiden initial 100 mg Prednisolonäquivalent/Tag (z.B. Decortin H), langsam ausschleichend.

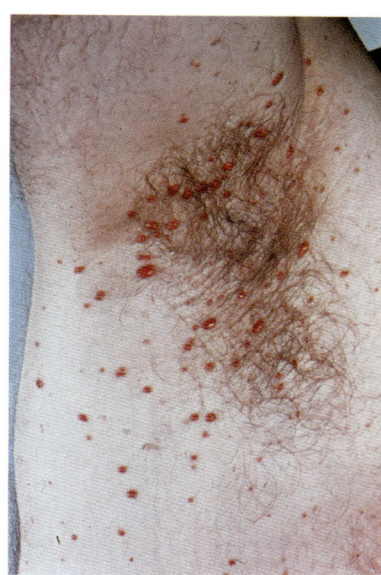

Retikulohistiozytose, multizentrische. Disseminierte bis linsengroße, rötlichbräunliche Papeln im Bereich der Achselhöhle, geringer Juckreiz, begleitend Arthropathie.

- Ansätze mit Zytostatika (Cyclophosphamid 50 mg/Tag p.o. oder Methotrexat bis 25 mg/Woche i.m. oder i.v.) sind in Einzelfällen mit mäßigen Erfolgen beschrieben. Bei der Verwendung von Zytostatika ist eine strenge Indikationsstellung notwendig, da Aggravationen des Krankheitsbildes möglich sind.

Operative Therapie
Umschriebene Herde können exzidiert, ggf. auch mit Laser entfernt werden.

Prognose
Chronischer Verlauf (in 8-10 Jahren inaktiv), evtl. Deformierungen.

Retikuloid, aktinisches L57.1

Erstbeschreiber
Ive, 1969

Synonym(e)
Actinic reticuloid

Definition
Chronische Hauterkrankung mit extrem erniedrigter Erythemschwelle (UVA und UVB), die als Subtyp der chronisch-aktinischen Dermatitis aufgefasst wird. Es zeigen sich chronisch-ekzematöse Hautveränderungen mit erheblicher Lichenifikation und Infiltration. Übergang in eine Erythrodermie ist möglich. Schwerer Pruritus. Sehr selten Übergang in malignes Lymphom.

Therapie
Stufenplan:
1. Lokale Glukokortikoide
2. Lichtschutzmittel
3. Light-hardening
4. Chloroquin (+ Prednisolon intern)
5. Azathioprin (+ Prednisolon intern).

Begleitend: Betacaroten oder Nicotinsäureamid.

Therapie allgemein
- Lichtschutz: Striktes Meiden von UV-Strahlung, ggf. auch von sichtbarem Licht (Ermittlung des Aktionsspektrums durch Photoprovokationstestungen). Konsequenter textiler und physikalisch/chemischer Lichtschutz (z.B. Anthelios, Eucerin Sun, s.a. Lichtschutzmittel), ggf. getönte Lotionen und/oder Make-up.
- Meiden von photosensibilisierenden Substanzen (Carbamazepin, Phenytoin, Phenothiazine, Hydrochlorothiazid, Tetracycline, Chinidin usw.).

Externe Therapie
Akute Behandlung der entzündlichen Stellen mit schwach wirksamen Glukokortikoiden, z.B. 0,5% Hydrocortison-Creme

Retikuloid, aktinisches. Tabelle 1. Photoallergisierende Substanzen

	Substanz	Vorkommen
Externe Applikation	Hexachlorophen	Desinfektionsmittel
	Bithionol	Desinfektionsmittel
	Moschus	Duftstoff
	Paraaminobenzoesäure	Sonnenschutzmittel (UVB Bereich)
	4-Isopropyldibenzoylmethan	Sonnenschutzmittel
	2-Hydroxy-4-Methoxybenzophenon	Sonnenschutzmittel
	p-Methoxyzimtsäure-Isoamylester	Sonnenschutzmittel
	Halogenierte Salicylanilide	Seifen, Desinfektionsmittel
	Tetracycline	Aknepräparate
Systemische Applikation	Tetracycline	Antibiotikum
	Tiaprofensäure	Antirheumatikum
	Chinidin	Antiarrhythmikum
	Promethazin	Psychopharmakum
	Hydrochlorothiazid	Diuretikum
	Carbamazepin	Antiepileptikum
	Phenytoin	Antiepileptikum/Antiarrhythmikum
	Sulfonamide	Antibiotikum

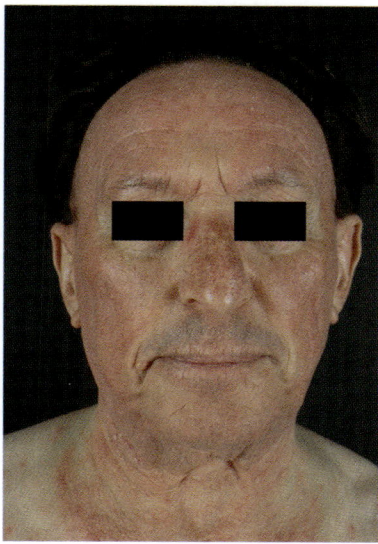

Retikuloid, aktinisches. Im Bereich der belichteten Areale des Gesichtes und Halses lokalisierte, infiltrierte Erytheme und Plaques. Chronisches Krankheitsbild, erheblicher Juckreiz bei älterem Patienten.

R121, 0,1% Hydrocortisonbutyrat (z.B. Alfason Creme), 0,1% Betamethason-Salbe.

Bestrahlungstherapie
Light-hardening: Wenn Lichtschutz nicht ausreichend ist, Light-hardening mit sehr vorsichtiger UVA-Dosierung wie 0,1 J/cm² als mittlere UVA-Dosis oder PUVA-Therapie. Bei PUVA-Therapie in den ersten beiden Wochen Kombination mit Glukokortikoiden in mittlerer Dosierung wie Prednisolon (z.B. Decortin H) 40-80 mg/Tag, anschließend rasch ausschleichen.

Interne Therapie
- Chloroquin: Falls Light-hardening erfolglos bleibt, Kurzzeittherapie mit Chloroquin (z.B. Resochin) 1mal/Tag 250 mg oder Hydroxychloroquin (z.B. Quensyl) 2mal/Tag 200 mg p.o.
- Azathioprin/Glukokortikoide: Ggf. auch Versuch einer immunsuppressiven Therapie mit Azathioprin 100 mg/kg KG/Tag p.o. in Kombination mit Glukokortikoiden wie Methylprednisolon (z.B. Urbason) 40-80 mg/Tag p.o. (Erhaltungsdosis 4-8 mg/Tag).
- Begleitende Therapie: Betacaroten (z.B. Carotaben Kps.) oder Nicotinsäureamid (z.B. Nicotinsäuramid 200 mg Jenapharm).

Retikulose, pagetoide   C84.4

Erstbeschreiber
Kolopp u. Woringer, 1939

Synonym(e)
Morbus Woringer-Kolopp; epidermotrope Retikulose; lokalisierte Mycosis fungoides mit Epidermotropismus; pagetoid reticulosis

Definition
Missnomen für niedrigmalignes kutanes T-Zell-Lymphom mit ungewöhnlich stark ausgeprägter Epidermotropie. Klinisch unterscheidet man einen lokalisierten und einen disseminierten Typ, dessen Entität von einigen Autoren allerdings angezweifelt wird.

Ätiologie
Indolentes (Überlebenszeit >10 Jahre), epidermotropes T-Zell-Lymphom.

Manifestation
Jede Altersgruppe, keine Geschlechtsprädilektion

Lokalisation
Distale untere Extremität, distale obere Extremität.

Klinisches Bild
- Lokalisierter Typ (Woringer-Kolopp): Zunächst umschriebenes, meist asymptomatisches, scharf begrenztes, mäßig intensives Erythem mit unterschiedlicher Schuppung und sehr langsamer Wachstumstendenz. Im Laufe von Jahren zunehmende Infiltration der Läsion mit Ausbildung einer scheibenförmigen, roten oder rot-braunen, langsam appositionell wachsenden, schuppenden, evtl. auch hyperkeratotischen Plaque. Ausbildung bogen- und ringförmiger Läsionen. Bei langer Bestanddauer flächige Erosionen und Ulkusbildung.
- Disseminierter Typ (Ketron und Goodman): Vor allem bei älteren Männern disseminierte, gerötete, rasch wachsende, schuppende Plaques. Neigung zur Generalisation.

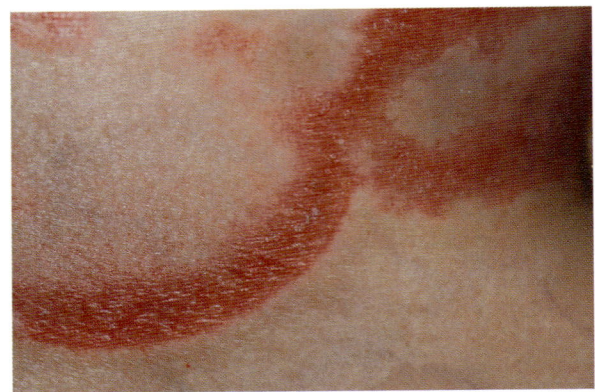

Retikulose, pagetoide. Seit mehreren Jahren langsam migrierende, teils anuläre, teils girlandenförmig begrenzte, wenig juckende, braun-rote, nur minimal elevierte, breitgeränderte Plaques mit pergamentartiger Oberfläche.

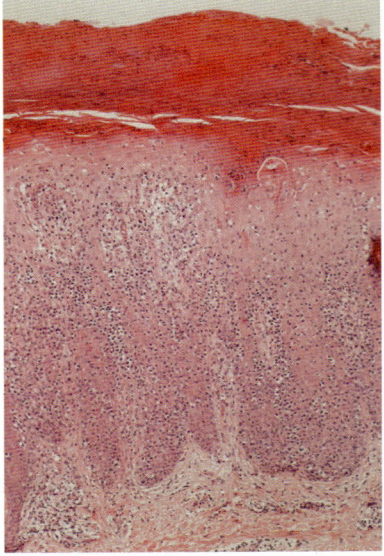

Retikulose, pagetoide. Akanthotisch verbreiterte Epidermis, Papillomatose, pagetoide Durchsetzung der Epithels mit mittelgroßen bis großen, atypischen lymphoiden Zellen. Diese zeigen prominente, chromatindichte, teilweise eingebuchtete Kerne. Typisch ist eine ausgeprägte „Halo-Reaktion" der exophytischen lymphoiden Zellen (im HE-Schnitt optisch leeres Zytoplasma um den Kern). Nur geringes dermales Infiltrat.

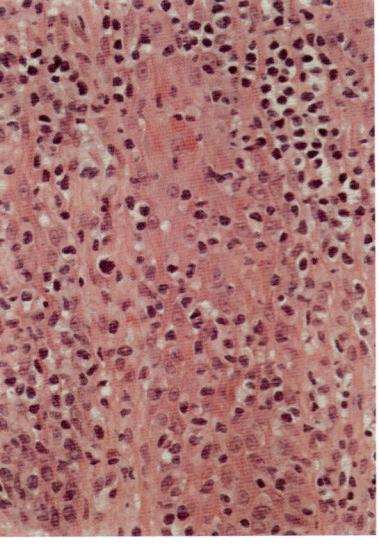

Retikulose, pagetoide. Dichte Durchsetzung des Epithels mit atypischen lymphoiden Zellen. In der Bildmitte zeigt sich eine lymphoide Riesenzelle mit hyperchromatischem Kern. Deutlich nachweisbar die ausgeprägte „Halo-Reaktion" der atypischen Lymphozyten. Hierdurch entsteht der stellenweise schwammartige Aspekt der Epidermis.

Im Gegensatz zur Mycosis fungoides fehlt eine Systembeteiligung. Die Lebenserwartung ist nicht eingeschränkt.

Histologie
- Akanthotisch verbreiterte Epidermis, Papillomatose, pagetoide Durchsetzung der Epidermis und der epidermalen Adnexe mit mittelgroßen bis großen, atypischen lymphoiden Zellen. Diese zeigen prominente, chromatindichte, teilweise eingebuchtete Kerne. Typisch ist eine ausgeprägte „Halo-Reaktion" der exophytischen lymphoiden Zellen (im HE-Schnitt optisch leeres Zytoplasma um den Kern, s.a.u. Mycosis fungoides). Hierdurch stellenweise schwammartiger Aspekt der Epidermis. Auffällig wenig Mitosen sind nachweisbar. Die Dermis zeigt geringe perivaskuläre Rundzell-Infiltrate (kleine Lymphozyten).
- Elektronenmikroskopie: Intraepidermal Lutzner-Zellen-artige und blastenartige Zellen.
- Immunhistologie: Tumorzellen CD3, CD4, CD5 pos.; selten CD30 pos.; einige Fälle mit CD4 neg. und CD8 pos. Tumorzellen wurden mitgeteilt (entsprechen nicht den klassischen Fällen von pagetoider Retikulose; Zuordnung zu den zytotoxischen kutanen T-Zell-Lymphomen).
- Molekularbiologisch: Nachweis von T-Zellrezeptoren des Alpha-beta- oder des Gamma-delta-Typs.

Differenzialdiagnose
Psoriasis vulgaris, follikuläreTinea cruris, Morbus Bowen, extramammärer Morbus Paget.

Therapie
Bei isolierten Herden großzügige Exzision, selektive PUVA-Bad-Therapie (4mal/Woche) oder Röntgen- bzw. Elektronenbestrahlung. Bei disseminierten Herden, s.u. kutanes T-Zell-Lymphom.

Prognose
Sehr günstig. Besonders bei lokalisiertem Typ. Übergang in eine „klassische" Mycosis fungoides ist möglich.

Retinoide

Definition
Vitamin A-Säure-Derivate die sowohl externe als auch interne Verwendung finden.

Wirkungen
- Der genaue Wirkmechanismus ist noch nicht vollständig aufgeklärt. Diskutiert wird die Aktivierung selektiver Retinoid-X-Rezeptoren (RXRs) bzw. RAR (Retiniod-Acid-Rezeptor), die eine Bedeutung im Zellstoffwechsel (Vitamin D3, Thyreoidea-Hormon-Rezeptor, proliferationsaktivierender Rezeptor in Peroxysomen) haben. Die durch das Retinoid aktivierten Retinoidrezeptoren formen Homo- bzw. Heterodimere, die an spezifische DNA-Sequenzen binden und als Transkriptionsfaktoren für Gene fungieren. RAR reguliert Zellwachstum und -differenzierung, RXR die Apoptose.
  - Retinoide wirken auf:
  - Zellteilung (antiproliferativ)
  - Stabilität der lysosomalen Membranen
  - Integrität von Zellmembranen
  - Arachidonsäuremetabolisierung
  - RNS-Synthese
  - Proteinsynthese
  - Glykosidierung von Proteinen.

Indikation
Die Indikationen für systemische Retinoide sind abhängig von den Präparaten unterschiedlich. Hinzu kommt für das Präparat Bexaroten die Indikation „kutane T-Zell-Lymphome". Zugelassene Wirkstoffe sind: Isotretinoin, Acitretin, Bexaroten, Tazarotene.

Unerwünschte Wirkungen
S.u. Tab. 2 [Nebenwirkungen von Retinoiden (modifiziert, aus Rote Liste)].

Kontraindikation
Schwangerschaft, Stillzeit, Blutspende, Leberfunktionsstörungen, vorbestehende Fettstoffwechselstörungen, Kontaktlinsenträger, manifester Diabetes mellitus, Niereninsuffizienz, Überempfindlichkeit gegen das Präp., Kombination mit Vitamin A oder anderen Retinoiden, Tetracyclinen, Methotrexat. S.u. Acitretin, Isotretinoin, Tazarotene, Tretinoin.

Präparate
Aknenormin, Isoderm, Isotrex, Isotrexin (Kombination mit Erythromycin), Neotigason, Bexaroten, Zorac, Isotretinoin, Tazarotene

Retinoide. Tabelle 1. Indikationen für systemische Retinoide

	Indikation	Isotretinoin	Acitretin
Keratinisierungsstörungen	Acne conglobata	++++	++
	Acne fulminans	++++	++
	M. Darier	+++	+++
	Ichthyosis vulgaris	+	++
	Palmoplantarkeratosen	+	+
	Disseminierte aktinische Porokeratose		++
Entzündliche Dermatosen	Psoriasis vulgaris	+	++
	Psoriasis pustulosa		+++
	Psoriatische Erythrodermie		+++
	Subkorneale Pustulose		++
	Lichen planus		++

Hinweis(e)
Das Risiko PUVA-behandelter Psoriatiker an einem spinozellulären Plattenepithelkarzinom zu erkranken ist bei gleichzeitiger Einnahme von Retinoiden vermindert!

 Merke: Aufgrund der ausgeprägten Teratogenität sind Retinoide zur Behandlung von Frauen im gebärfähigen Alter nicht zugelassen. Die zivil- und strafrechtlichen Folgen liegen ausschließlich beim verordnenden Arzt. Prinzipiell muss bei Frauen im gebärfähigen Alter vor Einleitung der Therapie ein negativer Schwanger-

Retinoide. Tabelle 2. Nebenwirkungen von Retinoiden (modifiziert, aus Rote Liste)

Organsystem	Unerwünschte Nebenwirkungen (UAW)
Atemwege	Trockenheit der Nasenschleimhaut, Nasenbluten, Heiserkeit, trockene Rachenschleimhaut
Augen	Augenbindehautreizung, -entzündung, passagere Hornhauttrübungen (selten), Linsentrübungen, Hornhautentzündungen
	Erhöhte Verletzlichkeit der Hornhaut, Hornhautgeschwüre (selten)
	Sehstörungen (Verminderung des Nachtsehens (Isotretinoin), vorübergehende Verminderung der Sehschärfe, Verschlechterung des Hell/Dunkel-Sehens, verminderte Blendempfindlichkeit)
Blut	Thrombozytopenie, Anämie, Thrombozytose, Neutropenie, BSG ↑, Leukopenie
Gefäße	Vaskulitis, Auslösung einer Wegenerschen Granulomatose
GIT	Trockenheit der Lippen oder Mundschleimhaut, Cheilitis
	Gastrointestinale Störungen (Bauchschmerzen, Durchfälle, Darmblutungen), Absetzen bei Auftreten von Kolitis/Ileitis (Isotretinoin)
	Übelkeit, Erbrechen, Magen-Darm-Geschwüre
	Leberfunktionsstörungen, Hepatitis (Einzelfälle)
Haut	Vermehrte Gewebsbildung (Granulationsgewebe)
	Hautabschuppung, Hautrötung, Hautverdünnung mit erhöhter Verletzlichkeit
	Hautabschälung an Handflächen und Fußsohlen, Rhagadenbildung
	Gefühl der „brennenden" bzw. „klebrigen" Haut, Juckreiz, Hautreizungen im Gesicht, Schwitzen
	Nagelwallentzündung, Nageldystrophie
	Veränderung der Haarwachstumsgeschwindigkeit, Pigmentverschiebung von Haut und Haaren, Haarausfall
	Erhöhte Lichtempfindlichkeit der heilenden Haut, Verstärkung der Krankheitszeichen bei Behandlungsbeginn
	Exantheme, Ekzem, Urtikaria, Purpura, Blasenbildung, Geschwüre der Haut, Staphylococcus aureus-Infektionen
Nervensystem	Erhöhung des Schädelinnendrucks, Pseudotumor cerebri (selten), Kopfschmerz
Ohren	Hörstörungen
Stoffwechsel, Endokrinum	Blutfettwerte ↑, HDL-Cholesterin ↓, Blutzucker ↑ (Zusammenhang fraglich), Diabetes bzw. Verschlechterung eines Diabetes, Durst, Frieren, Kreatinphosphokinase ↑, Prolaktin- und Harnsäurewerte ↑, Gynäkomastie, Ödeme
Stützapparat	Muskel- und Gelenkschmerzen, Knochenveränderungen, Skeletthyperostosen, vorzeitiger Schluss der Knochenwachstumsfugen (selten), Knochenschmerzen, Weichteilverkalkungen, funktionelle Bewegungseinschränkungen
Urogenitaltrakt	Unspezifische Urethritiden und Vulvitiden, Menstruationsstörungen, Hämaturie, Proteinurie
ZNS	Depressionen, Verhaltensstörungen, Krampfanfälle

Die mit „" gekennzeichneten, in Einzelfällen unter der Therapie mit Etretinat (Tigason) beschriebenen Nebenwirkungen können wegen der nahen Verwandtschaft der Wirkstoffe auch unter Acitretin (Neotigason) auftreten.

schaftstest vorliegen und bereits 4 Wochen vor Therapieeinleitung eine effektive Kontrazeption betrieben werden. Unter der Therapie müssen regelmäßig Schwangerschaftstests durchgeführt werden. Bis 12 Wochen nach Beendigung einer Therapie mit Isotretinoin (z.B. Isotretinoin-ratiopharm; Aknenormin) und 2 Jahre nach Acitretin (Neotigason) muss eine Schwangerschaft ausgeschlossen werden. Die Patienten dürfen unter der Therapie mit Retinoiden kein Blut spenden!

Reverse-Transkriptase-Inhibitoren, nicht nukleosidale

Synonym(e)
Non Nucleoside Reverse Transcriptase Inhibitor; nicht nukleosidale reverse Transkriptasehemmer

Definition
Pharmaka, die direkt an das Enzym Reverse Transkriptase von HI-Viren binden und somit die Umwandlung retroviraler RNA in DNA inhibieren.

Wirkungen
Erstmals wurden NNRTI 1990 beschrieben. Wie bei den Nukleosidanaloga (NRTI) ist auch hier die Reverse Transkriptase Angriffspunkt des Medikamentes. Die Bindung an das Enzym induziert die Blockierung einer katalytisch aktiven Bindungsstelle und führt zu einer Konformationsänderung. Konsekutiv können nun weniger Nukleoside an das Enzym binden, was in einer Verlangsamung der Polymerisation resultiert. Die Virusgenese wird durch diesen Prozess gestört. Im Gegensatz zu den Nukleosidanaloga kommt es hierbei nicht zu einer Generierung falscher Bausteine, sondern zu einer direkten und nicht-kompetitiven Inhibition der Reversen Transkriptase.

Indikation
Therapie von HIV-Infektionen; Präparate werden in Kombination mit anderen antiretroviralen Arzneimitteln verschrieben (s.a. HAART).

Dosierung und Art der Anwendung
S.u. HIV-Infektion.

Unerwünschte Wirkungen
Die wichtigsten unerwünschten Wirkungen der jeweiligen Medikamente sind tabellarisch unter HIV-Infektion einzusehen.

Präparate
S.u. HIV-Infektion.

Hinweis(e)
Resistenztest vor Therapiebeginn empfehlenswert. In Europa ist bei 10-20% aller therapienaiven HIV-positiven Patienten eine NNRTI-Resistenz nachzuweisen.

Reverse-Transkriptase-Inhibitoren, nukleosidale

Synonym(e)
NRTIs; Nukleosidanaloga

Definition
Artifizielle, chemische Verbindungen, die durch die Hemmung der nukleosidalen Reversen-Transkriptase den Aufbau von Nukleinsäuren (RNA und DNA) stören.

Wirkungen
Die Inhibiton der Reversen Transkriptase erfolgt durch den Einbau sog. fremder Nukleosidanaloga, die sich von den physiologischen Nukleosiden minimal am Zuckermolekül (Ribose) unterscheiden. Die Integration solcher Analoga führt zu einem Abbruch der DNS-Kette, da keine beständigen Phosphodiesterbrücken zur Doppelstrangstabilisierung aufgebaut werden können. Durch die Inhibition erfolgt in infizierten CD4-positiven T-Lymphozyten keine Translation der viralen mRNA, so dass folglich die viralen Gene nicht mehr exprimiert werden können. Durch diesen Prozess erfolgt jedoch keine Eradikation des Virus-Genoms.

Indikation
Nukleosidanaloga sind zur Behandlung der HIV-Infektion indiziert, zumeist in Kombination mit anderen antiretroviralen Medikamenten.

Dosierung und Art der Anwendung
S.u. HIV-Infektion.

Unerwünschte Wirkungen
Die wichtigsten unerwünschten Wirkungen der jeweiligen Medikamente sind tabellarisch unter HIV-Infektion einzusehen.

Präparate
S.u. HIV-Infektion.

Reverse-Transkriptase-Inhibitoren, nukleotidale

Synonym(e)
NtRTIs; Nukleotidanaloga

Definition
Artifizielle, chemische Verbindungen, die durch die Hemmung der Reversen-Transkriptase den Aufbau von Nukleinsäuren (RNA und DNA) stören. Sie blockieren das Enzym direkt, indem sie sich anlagern und so das Werkzeug, mit dem die Erbinformationen zusammengesetzt werden, funktionsunfähig machen.

Wirkungen
Nach Umwandlung in ein Triphosphat wirken NtRTI als Hemmstoff der reversen Transkriptase aufgrund ihrer strukturellen Ähnlichkeit mit dem physiologischen Substrat Deoxyadenosin-Triphosphat. Nach Einbau in die DNS verursachen sie einen Kettenabbruch, so dass folglich die viralen Gene nicht mehr exprimiert werden können. Durch diesen Prozess erfolgt jedoch keine Eradikation des Virus-Genoms.

Indikation
Verschiedene Nukleotidanaloga sind zugelassen zur Behandlung der HIV-Infektion (s.u. Tenofovir), Zytomegalie (s.u. Cidofovir) und Hepatitis B (s.u. Adefovir).

Rezept-Formeln, deutsche

Definition
Sammlung deutscher Magistralformeln.

Rezeptur

Definition
Ärztliche, zahnärztliche oder tierärztliche Anweisung zur Arzneifertigung an eine Apotheke. Der Arzt kann so die Grundlage (Puder, Lotionen, Emulsionen, Cremes, Salben, Paste, Flüssigkeit), die Zusatzstoffe (evtl. Konservierungsstoffe) und die Wirkstoffe (Antiseptika, Antibiotika, Antimykotika, Keratolytika, Glukokortikoide) der äußeren Therapie individuell wählen und kombinieren. S.a. Richtkonzentrationen dermatologischer Arzneistoffe. S.a. Rezeptur, dermatologische.

Allgemeine Information
Die Bestimmung des Begriffes Rezeptur ergibt sich in Übereinstimmung mit dem pharmazeutischen Sprachgebrauch aus dem Zusammenhang der §§ 7, 8 und 9 AMG (Arzneimittelgesetz). Ein wesentlicher Unterschied zur Defektur und zur Großherstellung liegt darin, dass der Apotheke ein konkreter Auftrag zur Herstellung des jeweiligen Rezepturarzneimittels zum Zeitpunkt der Anfertigung vorliegen muss. Dies kann z.B. durch Verschreibung erfolgen. Hieraus geht hervor, dass unter Rezeptur grundsätzlich nur die Einzelherstellung von Arzneimitteln zu verstehen ist. Im Arzneimittelgesetz kommt der Begriff Rezeptur nicht ausdrücklich vor. In Abgrenzung zu den in § 4 AMG definierten Fertigarzneimitteln wären unter Rezepturarzneimitteln solche Arzneimittel zu verstehen, die nicht im Voraus hergestellt und in den Verkehr gebracht werden.

> **Merke:** Die rezepturmäßige Herstellung von Arzneimitteln ist nur in den Apotheken zulässig.

Die Apotheke ist grundsätzlich zur eigenen Anfertigung von Rezepturmitteln verpflichtet. Dies folgt indirekt auch aus dem § 17.4 AMG, der vorschreibt, dass Verschreibungen unverzüglich auszuführen sind. Begründete Ausnahmen sollen in diesem Zusammenhang nicht weiter diskutiert werden. Grundsätzlich darf der Apotheker in einer Rezeptur nur Bestandteile verwenden, die verordnet wurden. Vom Apotheker wird erwartet, dass er die pharmazeutisch-technologischen Aspekte der Rezeptur kritisch prüft und durch sachverständige Wahl geeigneter Hilfsstoffe die Formulierung optimiert.

- Irrtümliche oder bedenkliche Verschreibungen: Die rezepturmäßige Herstellung von Arzneimitteln ist nicht zulässig, wenn die Verschreibung einen offensichtlichen Irrtum erkennen lässt, unleserlich ist oder sonstige Bedenken bestehen. Vom Apotheker kann erwartet werden, dass er die Zusammensetzung der Zubereitung kritisch würdigt, ohne dass von ihm eine Bewertung der therapeutischen Sicherheit der Rezeptur verlangt wird. Vom Apotheker wird weiterhin erwartet, dass er die gewählte Dosierung überprüft. Ein erkennbarer Irrtum liegt beispielsweise dann vor, wenn die oberen Richtkonzentrationen des NRF für bestimmte Arzneimittel überschritten werden, ohne dass dies in der betreffenden Verschreibung kenntlich gemacht worden ist. Häufig sind Bedenken gegen eine Zusammensetzung einer Rezeptur schwierig zu substantiieren. Eine schwierige Situation kann sich ergeben, wenn die Bedenken des Apothekers gegen die Verwendung bestimmter Stoffe oder Zubereitungen so schwer wiegend sind, dass er meint, das In-den-Verkehr-bringen nicht vertreten zu können. Dies träfe z.B. bei der Verordnung von Sackscher Lösung mit Benzol zu. Benzol ist durch das BAG bereits grundsätzlich als bedenklich eingestuft worden. Auch wenn sich grundsätzlich die Bedenklichkeit nur auf Fertigarzneimittel bezieht, muss die Bewertung des Amtes erst recht auf magistrale Rezepturen zutreffen. Dies hat zur Folge, dass diese dann trotz einer entsprechenden Verschreibung vom Apotheker nicht hergestellt und abgegeben werden dürfen.
- Sachgerechte Aufklärung: Ungelöst für Rezepturen ist die sachgerechte Aufklärung des Patienten (Problem des Beipackzettels!).
- Schwierigkeit der Qualitätssicherung: Die ApBetrO (Apothekenbetriebsordnung) geht von dem Grundsatz aus, dass der Apotheker uneingeschränkt für die ordnungsgemäße Qualität der von ihm hergestellten und abgegebenen Arzneimittel verantwortlich ist. Daraus leitet sich unmittelbar die generelle Verpflichtung zur umfassenden Qualitätssicherung bei den in der Apotheke hergestellten Arzneimitteln ab. Die besondere Sachlage bei der Herstellung einer Rezeptur jedoch erfordert den Verzicht auf eine umfassende Endproduktkontrolle. Eine solche wäre nämlich wegen der geringen Ansatzmengen sowie vor allen Dingen auch in Anbetracht der zu erwartenden Schwierigkeiten bei der Ausarbeitung eines geeigneten analytischen Verfahrens kaum realisierbar.
- Der freiwillige Verzicht des Arztes: Bei der Herstellung einer Rezeptur nach den Vorschriften des Arzneibuchs oder sonstiger zeitgemäßer Vorschriftensammlungen, z.B. Neues Rezepturformularium (NRF), kann davon ausgegangen werden, dass die Fertigungsschritte weitgehend validiert sind, so dass die Qualität des Produktes durch das Herstellungsverfahren gewährleistet wird.

Rezeptur, dermatologische

Synonym(e)
Rezeptur, magistrale

Definition
Dermatologische Rezeptur bedeutet Verordnung, Herstellung und Inverkehrbringen von Topika, die unter der Verantwortung eines Apothekers (in der Regel jeweils bei Bedarf) in einer öffentlichen Apotheke oder Krankenhausapotheke hergestellt werden. Die Rezeptur orientiert sich an den besonderen Gegebenheiten bei einzelnen Patienten. Im engeren Sinne werden als Rezeptur auch die Rezepturformel und das Rezepturarzneimittel bezeichnet. Von dermatologischen Magistralrezepturen wird häufig dann gesprochen, wenn sich Rezepturen durch Erfahrung bewährt haben oder wenn auf rational begründbare Empfehlungen in einschlägigen Veröffentlichungen, insbesondere Sammlungen von entsprechenden Empfehlungen, zurückgegriffen wird. Besondere Bedeutung im Zusammenhang mit der Standardisierung von Rezepturgrundlagen und Rezepturen kommt in Deutschland dem geltenden Arzneibuch zu, unter Umständen auch früheren Ausgaben einschließlich des Arzneibuchs der DDR sowie dem DAC und dem NRF. Soweit auf derartige Vorgaben nicht zurückgegriffen wird, handelt es sich um Individualrezepturen.

Allgemeine Information
- Was pharmazeutische Qualität und Nutzen/Risiko-Bewertung anbetrifft, werden Ärzte und Apotheker ihrer Verantwortung gegenüber den Patienten bei dermatologischen Magistralrezepturen in besonderer Weise gerecht, indem sie sich soweit wie möglich an aktuellen Prinzipien orientieren und diese in die berufliche Praxis umsetzen. Der Nutzen besteht in der Behandlung von Erkrankungen des Hautorgans mit dem Ziel ihrer Beseitigung, das

Risiko kann in örtlichen oder systemisch vermittelten unerwünschten Arzneimittelwirkungen beim behandelten Patienten bestehen und/oder einer Belastung der menschlichen Umwelt.

- Wesentliche Bedeutung kommt bei der dermatologischen Rezeptur dem Qualitätsmanagement zu. Hierfür tragen die einzelnen Ärzte und Apotheker ebenso Verantwortung wie Kammern, Fachgesellschaften, Berufsverbände und Arzneimittelhersteller, die Komponenten bereitstellen. Die Qualität der dermatologischen Rezeptur ist unter den Aspekten von Struktur-, Prozess- und Ergebnis-Qualität jeweils einzeln sowie gesamthaft zu betrachten. Maßnahmen der internen wie externen Qualitätskontrolle (Ringversuche) sind anzustreben.
- Zur Vermeidung von Verzögerungen und Fehlern sollen dermatologische Verschreibungen genau und eindeutig ausgestellt werden. Salze beziehungsweise Solvate oder Derivate von Bestandteilen müssen richtig benannt werden, um Fehldosierungen oder Unwirksamkeit zu vermeiden. Bei erkennbaren Irrtümern muss der Apotheker die Unklarheit durch Rücksprache mit dem Arzt vor der Herstellung beseitigen. Auch für den Fall, dass die eigentliche Absicht des Verordners hinreichend sicher erkennbar wird, soll zumindest eine nachträgliche Information zur Vermeidung von Wiederholungen erfolgen. Rücksprachen sind regelmäßig auch vor der Anfertigung von solchen Magistralrezepturen erforderlich, die umstrittene Arzneistoffe enthalten, die Bestandteile enthalten, deren Qualität sich nur bedingt sichern lässt, deren genaue Art der Anwendung unklar ist, die auf Grund von Wechselwirkungen der Bestandteile keine oder nur unzureichende Wirksamkeit erwarten lassen oder deren pharmazeutische Qualität ohne Veränderung der Rezepturformel aus verschiedenen Gründen unzureichend wäre.
- Die Beschränkung auf eine oder wenige Arzneistoffkonzentrationen bei Fertigarzneimittel-Externa ist ein wesentliches Motiv für die Verschreibung von Magistralrezepturen mit individuell abweichenden Konzentrationen. Abweichungen von der Normkonzentration können insofern beabsichtigt sein oder auf einem Irrtum beruhen. Da versehentlich zu hoch konzentrierte Arzneistoffe den Patienten erheblich gefährden können, sind auf Anregung der Kommission Magistralrezepturen der DDG ausgewählte Dermatika-Wirkstoffe mit sogenannten oberen therapeutischen Richtkonzentrationen im NRF (Tab. I.6.-1) gelistet. Bei Überschreitung dieser Konzentration in rezepturmäßiger Verordnung soll der Arzt seine Absicht durch ein Ausrufungszeichen kenntlich machen. Fehlt ein solcher Vermerk, muss die Apotheke die Unklarheit vor der Herstellung ausräumen.
- Die arzneimittelrechtlich erforderliche Qualität der Rezepturbestandteile muss vom Apotheker festgestellt und belegt werden. Grundsätzlich dürfen deshalb nur mit einem Prüfzertifikat gemäß §§ 6 und 11 ApBetrO oder mit vollständiger apothekeneigener Qualitätsdokumentation versehene Grundstoffe und Zubereitungen, verkehrsfähige Fertigarzneimittel oder in der Apotheke nach den anerkannten pharmazeutischen Regeln hergestellte Stoffe und Zubereitungen in Rezepturen verschrieben, verarbeitet und in Verkehr gebracht werden.
- Ärzte und Apotheker haben bei der Beurteilung der Bedenklichkeit den aktuellen Erkenntnisstand der medizinischen und pharmazeutischen Wissenschaften zu beachten, wie er unter anderem Stellungnahmen des BfArM beziehungsweise der AMK und der AKdÄ sowie wissenschaftlichen Beiträgen in Fachzeitschriften entnommen werden kann. Die im Rahmen der Nachzulassung von Fertigarzneimitteln durch Aufbereitung wissenschaftlichen Erkenntnismaterials amtlich bekannt gemachten Monographien sind bei der Beurteilung zu beachten. Im Zweifel sollen Informationen eingeholt werden, zum Beispiel bei Einrichtungen der Kammern, bei Fachgesellschaften, Berufsverbänden oder bei den zuständigen Behörden.
- Bedenkliche Rezepturen dürfen weder verschrieben, hergestellt noch abgegeben werden. Die Bedenklichkeit kann sich unter anderem unmittelbar aus den pharmakologisch-toxikologischen Eigenschaften bestimmter Arzneistoffe beziehungsweise sonstiger Rezepturbestandteile ergeben oder aus dem Zusammenwirken von Bestandteilen oder vor dem Hintergrund der beabsichtigten Dosis, Konzentration, Anwendungsart und Anwendungsdauer.
- Eine Nutzen-Risiko-Abschätzung bei pharmakologisch-toxikologisch umstrittenen Bestandteilen beziehungsweise Rezepturen ist vor dem Hintergrund therapeutischer Alternativen vorzunehmen. Bei Negativmonographien oder anderweitig überwiegend negativ beurteilten Bestandteilen (oder Rezepturen) muss die Nutzen/Risiko-Beurteilung jeweils im Einzelfall vorgenommen werden. Vor allem eine ausnahmsweise positive Beurteilung soll schriftlich dokumentiert werden, zum Beispiel mit Hilfe der Vorlage gemäß NRF, Abbildung I.5.-1. Wirtschaftliche Gesichtspunkte dürfen in diesem Zusammenhang keine Rolle spielen.
- Magistralrezepturen sollen unter rational nachvollziehbaren Gesichtspunkten zusammengesetzt sein und Arzneistoffe jeweils in therapeutisch wirksamen Konzentrationen enthalten. Zwei oder mehr arzneilich wirksame Bestandteile sollen nur in begründeten Ausnahmefällen in Externa kombiniert werden.
- Mehrfachkombinationen sind nicht nur mit steigender Zahl der Arzneistoffe zunehmend schwerer rational nachzuvollziehen, sondern auch kaum noch in ihrer pharmazeutischen Qualität zu überschauen und zu sichern. Dies gilt insbesondere bei der Verarbeitung von Fertigarzneimitteln in einer Rezeptur.
- Zur Verdünnung eines Fertigarzneimittels soll möglichst die identische Grundlage, zumindest aber eine Grundlage des gleichen Typs verwendet werden.
- Magistralrezepturen müssen so verpackt werden, dass die erforderliche Arzneimittelqualität im vorgesehenen Anwendungszeitraum gewährleistet ist und das Arzneimittel bestimmungsgemäß und sicher angewendet werden kann. Verpackungsempfehlungen der AMK, des NRF und des ZL sollen beachtet werden. Soweit erhältlich, sollen Primärpackmittel mit einer Zertifizierung nach zeitgemäßen spezifischen Normen verwendet werden, zum Beispiel gemäß der Anlage H des DAC oder den ZL-Verpackungsvorschriften.
- Dermatologische Magistralrezepturen müssen hygienisch einwandfrei hergestellt werden und während des Anwendungszeitraumes auch bleiben. Das bedeutet in bestimmten Fällen Sterilität, in der Regel eine Keimzahlbegrenzung auf nicht mehr als 100 Keime pro Gramm bzw. Milliliter unter Ausschluss bestimmter Leitkeime und Krankheitserreger. Zur Herstellung dürfen deshalb nur hygienisch unbedenkliche Ausgangsstoffe (einschließlich Wasser) und Packmittel verwendet werden und nur aner-

kannte Arbeitstechniken angewendet werden. Die GD-Hygienerichtlinie und die relevanten Leitlinien zur Qualitätssicherung der Bundesapothekerkammer sind zu beachten.
- Mikrobiell anfällige Magistralrezepturen sollen grundsätzlich durch Zusatz eines geeigneten Konservierungsmittels vor mikrobiellem Verderb geschützt werden. Wenn die Konservierung ausgeschlossen werden soll, hat der Arzt dies zu vermerken („Nicht konserviert!"). Enthaltene Konservierungsstoffe müssen gekennzeichnet werden.
- Mangelnde Langzeitstabilität kann für das Fehlen von Fertigarzneimitteln mit bestimmten Arzneistoffen oder auf der Basis bestimmter Dermatikagrundlagen verantwortlich sein, und hieraus kann sich ein wesentliches Motiv für die Verschreibung solcher Magistralrezepturen ergeben. Magistralrezepturen brauchen nur für den vorgesehenen Anwendungszeitraum stabil zu sein. Bei anwendungsfertigen Arzneimitteln sind die Haltbarkeitsfrist und die Aufbrauchsfrist beim Patienten zu unterscheiden. Für ad hoc hergestellte Rezepturen fallen jedoch Verordnung, Herstellung, Abgabe und Anbruch in der Regel zeitlich so eng zusammen, dass hier die Haltbarkeit vor Anbruch neben der Aufbrauchsfrist praktisch nur bei Sterilarzneiformen eine Rolle spielt. Rezepturen sollen bei Abgabe mit einem konkreten Enddatum der Aufbrauchsfrist (siehe NRF, Abschnitt I.4., Allgemeine Hinweise, insbesondere Tabellen I.4.-2 und I.4.-3) gekennzeichnet werden, zum Beispiel: „Nicht mehr anwenden nach dem …".
- In der Apotheke verwendete Arzneimittel-Stammzubereitungen und Dermatika-Grundlagen unterliegen einer anderen Systematik (siehe NRF). Die Verwendung angebrochener Packungen von Fertigarzneimitteln für Rezepturzwecke in Apotheken ist zeitlich sinnvoll zu begrenzen; zum Beispiel können hilfsweise die NRF-Richtwerte für Aufbrauchsfristen ab Anbruch herangezogen werden, ohne dass allerdings das Verfalldatum des Herstellers hierbei überschritten werden darf.
- Inkompatibilitäten zwischen Rezepturbestandteilen und zwischen Rezepturen und ihren Primärpackmitteln lassen sich bei der Beschränkung auf Fertigarzneimittel und auf standardisierte Vorschriften, zum Beispiel nach SR oder NRF, vermeiden. Soweit Fertigarzneimittel oder analoge NRF-Rezepturen zur Verfügung stehen, sollen individuell komponierte Rezepturen nur in speziell begründeten Fällen verschrieben werden.
- Bei Verarbeitung von Arzneistoffen in einfach zusammengesetzten Dermatika-Grundlagen aus anerkannten und allgemein zugänglichen Vorschriften (zum Beispiel aus DAB, DAC, SR oder NRF) lassen sich mögliche Inkompatibilitäten weitgehend voraussagen und durch Ausweichen auf Alternativen vermeiden.
- Rezepturen auf der Basis von Marken-Grundlagen oder Fertigarzneimitteln sollten nur dann verschrieben werden, wenn seitens des Pharmaherstellers experimentell gesicherte Daten zur physikalischen, chemischen und mikrobiologischen Qualität und Haltbarkeit über einen für die vorgesehene Behandlung angemessenen Zeitraum vorgelegt werden können.
- Soweit im gegebenen Zusammenhang möglich, ist grundsätzlich Rezepturen der Vorzug zu geben, die sich in anerkannten und allgemein zugänglichen Vorschriften finden (zum Beispiel im DAB, DAC, SR, NRF, Standardzulassungen oder ADKA-Vorschriften).
- Magistralrezepturen sind bei rezepturmäßiger Herstellung von der Apotheke gemäß ApBetrO zu kennzeichnen. In Präzisierung und Ergänzung der dort genannten Pflichtangaben wird empfohlen, die Kennzeichnung in deutscher Sprache vorzunehmen. Die Bezeichnung von Arzneistoffen darf nicht so abgekürzt oder so angegeben werden, dass der Patient beziehungsweise der Empfänger über den Inhalt getäuscht wird. Bei Glukokortikoid-haltigen Externa ist „Kortisonhaltig!" anzugeben.
- Ärzte und Apotheker sollen Beobachtungen über unerwünschte Arzneimittelwirkungen auch bei Magistralrezepturen dokumentieren und den Arzneimittelkommissionen melden. Es empfiehlt sich, eine Kopie in der Apotheke beziehungsweise Arztpraxis zu dokumentieren.

Rezeptur-Formularium, neues

Definition
Sammlung deutscher Magistralformeln, Bestandteil des Deutschen Arzneimittel-Codex (DAC).

Rezidivexantheme, syphilitische A51.3

Synonym(e)
Roséole en retour

Definition
Meist großflächiges Rezidiv eines syphilitischen Exanthems.

Manifestation
Bis zum 2. Jahr nach Abklingen des Exanthems im Stadium II der Syphilis. S.a. korymbiformes Syphilid, nodöses Syphilid, zirzinäres Syphilid, Acne syphilitica.

Rhabdomyosarkom C49.9

Erstbeschreiber
Weber, 1854

Definition
Insgesamt seltener maligner Tumor, der vor allen Dingen im Bereich des Urogenitaltraktes und der Kopf-Hals-Region (Orbita) auftritt und zu den häufigsten bösartigen Tumoren des Kindesalters zählt. Extrem selten primäres Auftreten in der Haut.

Klinisches Bild
Weicher oder auch derber, hautfarbener Tumor mit glatter Oberfläche.

Differenzialdiagnose
Leiomyosarkom.

Therapie
Wenn möglich Exzision, ggf. Radiotherapie und Polychemotherapie.

Prognose
Ungünstig.

Rhagade R23.4

Definition
Spaltförmiger, meist schmerzhafter Hauteinriss, der durch Biegung und Bruch spröder Hautstellen entsteht. S.a. Fissur.

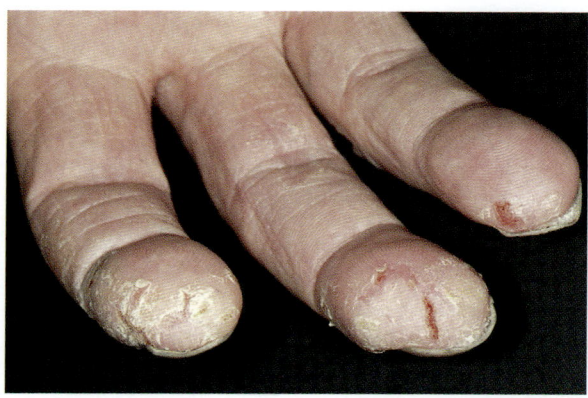

Rhagade. 75 Jahre alter Patient mit einem seit Jahren bestehenden „Fingerkuppenekzem". Schuppende, ekzematöse Veränderungen aller Fingerkuppen. Am Mittel- und Ringfinger tief eingerissene, schmerzhafte Rhagaden.

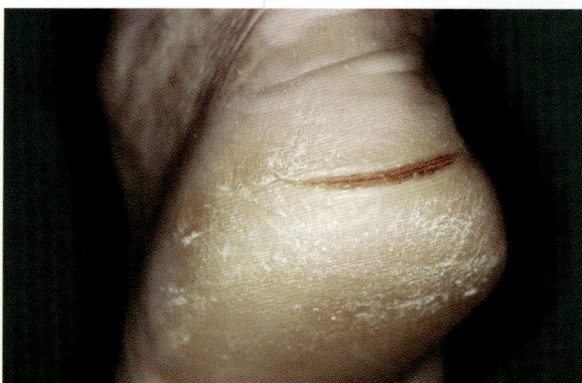

Rhagade. Insbesondere im Winterhalbjahr rezidivierend auftretender, schmerzhafter, tiefer Hautriss in ekzematös veränderter Haut an der Ferse bei zugrunde liegendem atopischem Ekzem.

Ätiologie
Überdehnung der Haut bei herabgesetzter Elastizität, z.B. bei verhornenden Prozessen wie bei hyperkeratotischen Handekzemen unterschiedlicher Ätiologie durch Exsikkation der Haut in kalter Jahreszeit oder bei Psoriasis palmoplantaris.

Lokalisation
Gelenkbeugen, Fingerkuppen, Mundwinkel, Philtrum, Fersen.

Therapie
Einstreichen einer Glukokortikoidsalbe in einer nicht alkoholischen Salbengrundlage (z.B. Dermatop-Fettsalbe), Überkleben der Rhagade mit einem Pflastersteifen oder einer Hydrokolloidfolie (z.B. Varihesive extra dünn). Entscheidend ist es die Elastizität des Gewebes wiederherzustellen, damit sich die Wundränder wieder aneinander adaptieren können.

Rheumafaktor

Synonym(e)
RF

Definition
Autoantikörper gegen den Fc-Teil von komplexiertem bzw. alteriertem IgG. Die Rheumafaktoren können allen Immunklassen angehören (IgG, IgM, IgA).

Vorkommen
- Primär-chronische Polyarthritis (rheumatoide Arthritis) (70%), subakute bakterielle Endokarditis (50-60%), Lupus erythematodes, systemischer, Sjögren-Syndrom, Sklerodermie, Polyarteriitis nodosa, Dermatomyositis circa 30%. Bei Psoriasis arthropathica negativ.
- Nachweis: Latex- oder Waaler-Rose-Test.

Rheumaknoten M06.3

Synonym(e)
Noduli rheumatici

Definition
Zum sogenannten Rheumatismus nodosus gehörende Knoten und Knötchen, die bei 20% der Patienten mit chronischer Polyarthritis (rheumatoide Arthritis), meist bei schweren Verlaufsformen, gelegentlich aber ohne Gelenkerscheinungen auftreten.

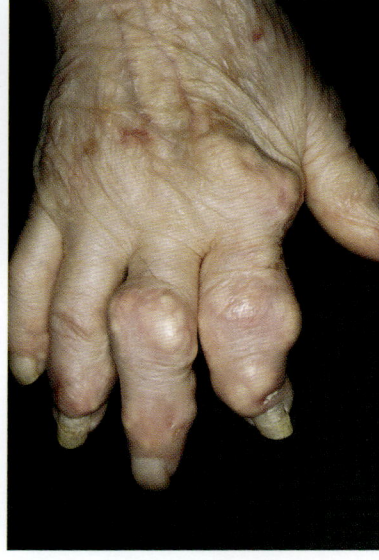

Rheumaknoten. Hautfarbene, glatte, nicht schmerzhafte, verschiebliche Knoten. Auftreten nicht nur an den distalen Interphalangealgelenken, sondern auch ulnar, an Ellenbogen oder über den Ohren.

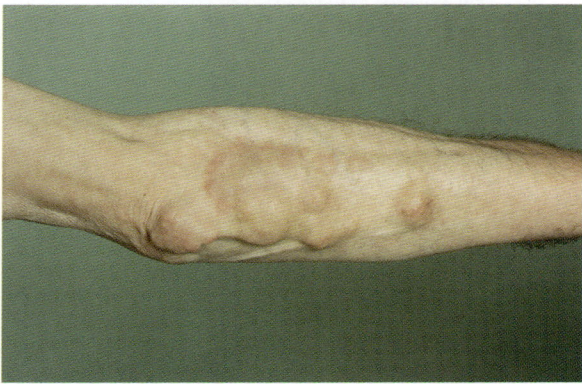

Rheumaknoten. Indolente derbe Knoten an der Unterarmstreckseite bei chronischer Polyarthritis.

Lokalisation
Vor allem Ulnarbereich, Ellbogen, Hände, Fingerrücken, Retroaurikularregion (auch über den Ohren) sind befallen.

Klinisches Bild
Indolente, hautfarbene, erhabene, harte, subkutan oder in den Weichteilen gelegene, bis über haselnussgroße, evtl. ulzerierte Knoten.

Labor
Häufig positive Rheumafaktoren oder positive antinukleäre Faktoren.

Histologie
In der tiefen Dermis und im angrenzenden subkutanen Fettgewebe imponieren landkartenartige Areale mit homogener, eosinophiler Degeneration des kollagenen Bindegewebes (fibrinoide Nekrose), gruppierten Kernresten, gelegentlich auch Kalkmaterial sowie die fibrinoide Nekrose umgebende, palisadenartig angeordneten Histiozyten und Riesenzellen.

Differenzialdiagnose
Heberdensche Knoten, Juxtaartikuläre Knoten, Xanthoma tendinosum et articulare, Gichttophi, rheumatisches Knötchen, Granuloma anulare subcutaneum.

Therapie
Behandlung der Grundkrankheit, ggf. Exzision oder Glukokortikoid-Kristallsuspension intrafokal mit Triamcinolonacetonid (z.B. Volon A 1:3 verdünnt mit Lokalanästhetika, z.B. Scandicain).

Prognose
Mögliche Perforation bei längerem Bestand.

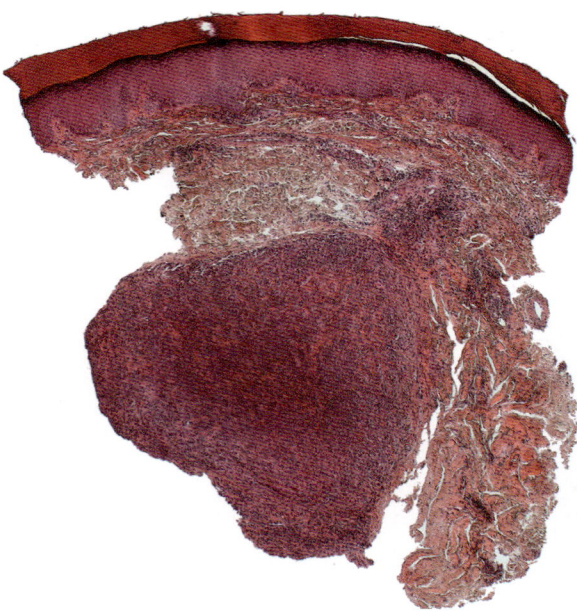

Rheumaknoten. In der tiefen Dermis und im angrenzenden subkutanen Fettgewebe gelegenes, scharf begrenztes „Palisadengranulom". Bei Übersicht imponieren landkartenartige Areale mit homogener, eosinophiler Degeneration (hellrote Areale) des kollagenen Bindegewebes (fibrinoide Nekrose. Periphere Abgrenzung des Granuloms durch verdichtetes Bindegewebe.

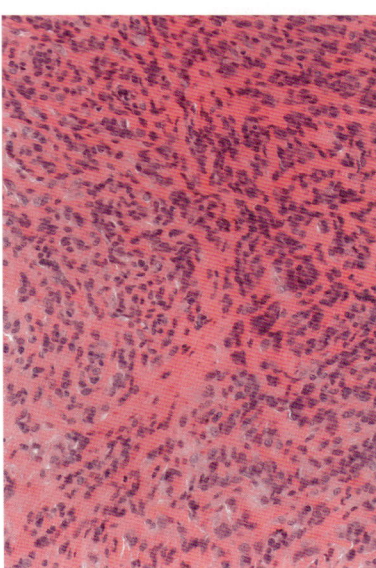

Rheumaknoten. Unregelmäßig konfigurierte Zonen mit homogener, eosinophiler Degeneration des kollagenen Bindegewebes (fibrinoide Nekrose), umgebende, palisadenartig angeordnete Histiozyten.

Rheumatisches Fieber I00.x1

Synonym(e)
Rheumatismus verus; Morbus rheumaticus

Definition
Selten gewordene, immunologisch ausgelöste Zweitkrankheit nach einem Racheninfekt mit ß-hämolysierenden Streptokokken.

Ätiologie
Durch beta-hämolysierende Streptokokken der Gruppe A ausgelöst. Diskutiert werden immunologische Reaktionen und eine genetische Disposition.

Manifestation
Überwiegend (jedoch nicht ausschließlich) auf das Kindesalter beschränkt.

Klinisches Bild
- Hauptsymptome: Karditis, Polyarthritis (migratorische), Chorea minor (Sydenham), Erythema anulare rheumaticum, rheumatische Knötchen.
- Nebenkriterien: Fieber, Arthralgien.
- Sonstiges: Myokarditis (bei Säuglingen), Pankarditis (bei Kleinkindern), Periendokarditis (bei Schulkindern). Ausbildung einer Mitralstenose oder Aorteninsuffizienz ist möglich. Gelegentlich Glomerulonephritis.

Rheumatisches Fieber ist sehr wahrscheinlich, wenn 2 Hauptkriterien oder 1 Hauptkriterium und 2 Nebenkriterien bei gesichertem vorausgegangenem Streptokokkeninfekt erfüllt sind. Die Oligo- oder Polyarthritis des rheumatischen Fiebers wird praktisch nie chronisch, d.h. es gibt keine „sekundäre chronische Polyarthritis".

Labor
Der Antistreptolysintiter ist erhöht.

Differenzialdiagnose
Erythema infectiosum, Erythema anulare centrifugum, syphilitische Rezidivexantheme.

Therapie allgemein
Bettruhe, insbes. bei Herzbeteiligung. Fokussanierung von Streptokokken-besiedelten Herden im Nasenrachenraum (z.B. Tonsillektomie).

Interne Therapie
- Behandlung der Streptokokkeninfektion mit Penicillin G i.v. (z.B. Penicillin Grünenthal) 3-5 Mio. IE über 10 Tage. Bei Penicillin-Allergie alternativ Erythromycin anwenden.
- Bei schwerer Symptomatik mit Arthritiden und Karditis zusätzlich Glukokortikoide wie Prednison (z.B. Decortin) 60-100 mg/Tag, schrittweise Dosisreduktion über einige Wochen, Erhaltungsdosis nach Klinik. Zudem kann antiphlogistische Behandlung mit Acetylsalicylsäure (z.B. ASS Tbl.) in hohen Dosen von 3mal/Tag 500-1000 mg eingesetzt werden (in leichteren Fällen ist auch Behandlung mit Acetylsalicylsäure allein möglich). Bei starken Schmerzen Etofenamat 1 g tief i.m. als ED.
- Kontinuierliche Chemoprophylaxe ist obligatorisch: 2-4mal/Tag 0,25 Mio. IE Penicillin V (z.B. Megacillin Filmtbl.) bei rheumatischem Fieber in der Kindheit bis zum 25. Lebensjahr, bei Erkrankung nach dem 15. Lebensjahr über 5-10 Jahre. Anschließend nur zwischenzeitliche Antibiose bei operativen Eingriffen.

Prognose
Abhängig von der Herzerkrankung.

Rhinitis allergica J30.1

Synonym(e)
Heuschnupfen; Heufieber; allergic rhinitis

Definition
Allergische Rhinopathie durch Typ I-Allergie, meist auf Pollen (Pollinose) von Gräsern, Getreide, Bäumen, Sträuchern und Kräutern. Häufigste klinische Manifestation einer atopischen Diathese.

Vorkommen/Epidemiologie
Prävalenz bei 13-jährigen Schulkindern: Knaben: 22-24%, Mädchen: 19-22%. Patienten mit einer Rhinitis allergica haben im Vergleich zur Normalbevölkerung das 3,2fache Risiko, an Asthma zu leiden.

Klinisches Bild
Schlagartig unter heftigen Niesattacken beginnende, meist wässrige Sekretion der Nasenschleimhaut.

Diagnose
Anamnese, klinisches Bild mit akuten Niesattacken, Prick- und RAST-Diagnostik, Messung der ECP-Konzentration im Nasensekret (Skeretgewinnung über einen Schaumstoffsammler im Nasenlumen).

Differenzialdiagnose
Akute bakterielle Rhinosinusitis, akute virale Rhinopharyngitis, adenoide Vegetationen, Veränderungen des Nasengerüsts (Sattelnase, Septumdeviation), idiopathische Rhinitis, toxische irritative Rhinitis (Umweltschadstoffe).

Therapie allgemein
Grundsätzlich stellt die vollständige Karenz des verursachenden Allergens die effizienteste Behandlungsform dar.

Externe Therapie
- Alpha-Mimetika: Im akuten Anfall Xylometazolin (z.B. Olynth, Otriven). Kein dauerhafter Einsatz wegen trophischer Schäden der Nasenschleimhaut!
- Antihistaminika: Alternativ zu alpha-Mimetika im akuten Anfall oder prophylaktisch in der Zeit des Pollenfluges Levocabastin (z.B. Livocab, Levophta Augentropfen). Kein Privinismus!
- Mastzellstabilisatoren: Bei leichterer Ausprägung prophylaktisch in der Zeit des Pollenfluges Natriumcromoglicat-Spray (z.B. Lomupren) 4mal (max. 8mal) tgl. 1 Sprühstoß in jedes Nasenloch.
- Glukokortikoide: Prophylaktisch bei ausgeprägter nasaler Obstruktion oder bronchialer Begleitreaktion in der Zeit des Pollenfluges Glukokortikoid-haltige Nasensprays wie Budesonid-Spray (z.B. Pulmicort Topinasal) morgens und abends jeweils ein Sprühstoß in jedes Nasenloch. Nur saisonal anwenden, kein dauerhafter Einsatz wegen trophischer Schäden der Nasenschleimhaut!

Interne Therapie
S.u. Rhinoconjunctivitis allergica.

Hinweis(e)
- Stillen erscheint sinnvoll, insbesondere bei atopischer Familienanamnese. Das Thema Allergenprävention wird kontrovers diskutiert (z.B. Haustierhaltung).
- Antihistaminika sollten mindestens 3 Tage vor den Hauttestungen abgesetzt sein. Einnahme oraler Kortikosteroide bis zu 30 mg/Tag Prednisolonäquivalent bis zu einer Woche vor den Testungen mindern die Hautreaktivität nicht, wenn sie fristgerecht abgesetzt werden. Topische Applikation von Steroiden im Testareal sollten gemieden werden. Im Zweifelsfall sollte die Reaktivität der Haut mittels Positivkontrolle vorab getestet werden.

> **Cave:** Vorsicht vor der Entstehung eines Etagenwechsels bei insuffizienter Therapie!

Rhinoconjunctivitis allergica H10.1

Definition
Gemeinsames Auftreten von Rhinitis allergica und Konjunktivitis durch Typ 1-Allergie meist auf Pollen (Pollinose) von Gräsern, Getreide, Bäumen, Sträuchern und Kräutern.

Therapie allgemein
Meiden auslösender Allergene, s. Tab. 1 [Allergenkarenz und Wirksamkeit bei Rhinitis allergica]. Eine vollständige Allergenkarenz gelingt bei aerogen übertragenen Allergenen nur selten, Allergenreduktion ist allerdings häufig schon ausreichend.

> **Merke:** Im Vordergrund der Behandlung steht neben der Beschwerdelinderung die Verhinderung des Etagenwechsels von der Rhinitis allergica zum Asthma bronchiale!

Bei Ausbildung eines allergischen Asthmas Behandlung durch den Internisten.

Externe Therapie
Nedocromil (z.B. Irtan Augentropfen) 2mal/Tag 1 Tropfen in beide Bindehautsäcke einträufeln.

Interne Therapie
- Antihistaminika: Wenn Lokaltherapie nicht ausreichend ist, im akuten Anfall oder prophylaktisch in der Zeit des Pollenfluges zusätzlich Antihistaminika wie Desloratadin

(z.B. Aerius) 1-2 Tbl./Tag, Levocetirizin (z.B. Xusal) 1-2 Tbl./Tag oder Cetirizin (Zyrtec) 1Tbl./Tag p.o.
- Glukokortikoide: Nur im Ausnahmefall anzuwenden ist die präsaisonale Glukokortikoid-Depot-Injektion i.m. wie Methylprednisolon (z.B.) 80-120 mg.
- Immuntherapie, spezifische: Neben der absoluten Allergenkarenz einziger Therapieansatz, der die Wahrscheinlichkeit eines Asthma bronchiale deutlich senken kann. Die Indikation zur spezifischen Immuntherapie wird gestellt bei ausgeprägter klinischer Symptomatik (Prick-Test und hohe RAST-Klasse sind nur hinweisende, keine ausschlaggebenden Kriterien). Indikationen können sein: Zunahme der Atembeschwerden von Jahr zu Jahr, positive Familienanamnese für obstruktive Atemwegserkrankungen, beginnende obstruktive Atemwegsbeschwerden während der letzten Pollenflugphase, geringes Lebensalter. Die Indikation ist auch bei mangelhaften Therapieeffekten durch Maßnahmen der Allergenkarenz bzw. symptomatischen medikamentösen Therapien sowie hoher Allergenexposition (insbes. beruflich bedingt) gegeben.

> **Merke:** Verschlechterung bzw. Provokation eines atopischen Ekzems durch spezifische Immuntherapie einer Rhinitis allergica ist möglich!

- Extrakte sind erhältlich für Hausstaubmilben, Pollen und Tierepithelien (Katze, Pferd). Die Wirksamkeit variiert für die verschiedenen Allergene: Gute Erfolgsaussichten bestehen bei spezifischer Immuntherapie gegen Hausstaubmilben (Beschwerdereduktion in etwa 90% der Fälle), mäßige bei Pollen- und zweifelhafte Erfolgsaussichten bei spezifischer Immuntherapie gegen Tierepithelien.

> **Cave:** Spezifische Immuntherapie bei Patienten mit unspezifischer bronchialer Hyperreagibilität!

Die Durchführung einer Immuntherapie ist bei unspezifischer bronchialer Hyperreagibilität mit dem Risiko schwerer asthmatischer Exazerbationen verbunden. In diesen Fällen stellt häufig die Beibehaltung der inhalativen Glukokortikoid-Therapie für den Patienten die sinnvollste Lösung dar. Auswahl des Allergens: Provokationstestung (nasal/konjuktival) ist i.A. zur Auswahl des Allergens empfehlenswert und bei spezifischer Immuntherapie gegenüber mehreren Pflanzengruppen zur Identifikation des Beschwerden verursachenden Allergens unverzichtbar. Mehr als 4 Allergene einer Pflanzengruppe sollten der Hyposensibilisierungslösung nicht gleichzeitig zugesetzt werden. I.d.R. bewirkt die spezifische Immunthera-

Rhinoconjunctivitis allergica. Tabelle 1. Allergenkarenz und Wirksamkeit bei Rhinitis allergica

Allergen	Allergenkarenz	Wirksamkeit
Pollen	Schlafen bei geschlossenen Fenstern	+
	Haarewaschen vor dem Schlafengehen	
	Kleidung nicht im Schlafzimmer ablegen	
	Pollenfilter, Pollenwarnung	
	Keine körperliche Anstrengung im Freien während des Pollenfluges	
Pilzsporen	Regelmäßiges Lüften v.a. während der Wintermonate	++
	Luftzirkulation auch in versteckten Winkeln der Wohnung	
	Wärmeisolierung an der Außenwand	
Hausstaubmilben	Encasing	++
	Reduzierung von Staubfängern	
	Senkung der Luftfeuchtigkeit	
	Feinfilter im Staubsauger	
	Akarizide	
Tierepithelien	Abschaffung der Tiere v.a. bei Katzenhaarallergie	+
	Bei Beibehaltung regelmäßiges Waschen des Tieres	
	Gründliche Reinigung v.a. der Polster	
Sonstige (Kaffee/Rhizinusbohnen, Latex, Metallsalze, Mehl, Proteine usw.)	Versuch der Allergenkarenz oder Reduzierung der Allergenkonzentration insbes. am Arbeitsplatz	(+)
	Innerbetriebliche Umsetzung	
	Ggf. nach Hautarztverfahren Berufswechsel	

pie gegenüber wenigen hauptverantwortlichen Allergenen auch eine Minderung der Symptomatik gegen andere Allergene, da diese durch Kreuzallergenität mitbehandelt werden.

Hinweis(e)
Orale und intramuskuläre Applikationen von Glukokortikosteroiden sollten bei Kindern zur Therapie der Rhinitis vermieden werden.

Rhinologika

Definition
Arzneimittel zur symptomatischen Therapie von Erkrankungen der Nase und Nasennebenhöhlen. Meist erfolgt lokale Anwendung in Form von Sprays, Tropfen, Gelen oder Salben.

Rezeptur(en)
R179 R234 R181

Rhinophym L71.10

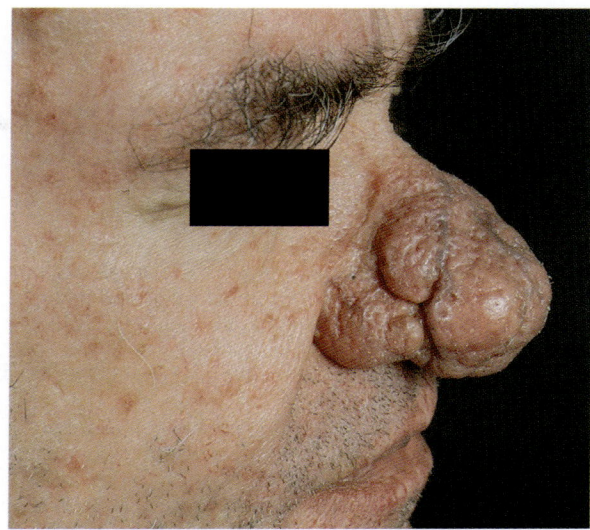

Rhinophym. Knotige und knollige Neubildung mit deutlicher Vergrößerung der Nase.

Synonym(e)
Knollennase; Pfundnase; Rhinophyma

Definition
Talgdrüsenhyperplasie der Nase mit allmählich zunehmender, unförmiger, fleischiger Auftreibung der Nase. Meist Teilsymptom einer Rosazea. Klinisch unterscheidet man eine glanduläre und eine fibroangiomatöse Form.

Manifestation
Vor allem ältere Männer im 4. bis 5. Lebensjahrzehnt sind betroffen.

Klinisches Bild
- Glanduläre Form (Rhinophyma hypertrophicum): Diffuse Bindegewebshyperplasie, Hyperplasie der Talgdrüsenfollikel, Gefäßerweiterungen. Hautveränderungen mit knollenartigen, tumorförmigen, irreversiblen Auftreibungen der Nase mit tief eingezogenen, erweiterten Follikeln. Vermehrte Talgsekretion. Auf Druck Entleerung eines weißen Sekretes aus den Talgdrüsenfollikeln.
- Fibroangiomatöse Form (Rhinophyma fibrosum teleangiectaticum): Fibrose (s. Sklerose), Angiektasien, entzündliche Läsionen. Hautveränderungen mit kupfer- bis dunkelroter, stark vergrößerter, ödematös durchsetzter Nase, zahlreiche Pusteln. Gehäuft andere Rosazeamanifestationen, s.a. Otophym, Metophym, Gnatophym.

Histologie
Hyperplastische Talgdrüsen, erweiterte Gefäße, perivasale Rundzellinfiltrate.

Differenzialdiagnose
Hautinfiltrate bei lymphatischer Leukämie und Mycosis fungoides.

Therapie
Stadienabhängige Therapie des Rhinophyms:
- Stadium I (ödematöse Veränderungen und Talgdrüsenhyperplasien): Tetracyclin oder Isotretinoin.
- Stadium II (Fibrosierung und Knötchenbildung): Dermabrasio, Laser-Therapie (CO_2-Laser). Prä- und postoperativ Tetracyclin oder Isotretinoin.
- Stadium III (derbe Fibrose, Knollenbildung, Zysten und Komedonen): Laser-Therapie (CO_2-Laser), Kryochirurgie, Elektrokauterisation. Prä- und postoperativ Tetracyclin oder Isotretinoin.

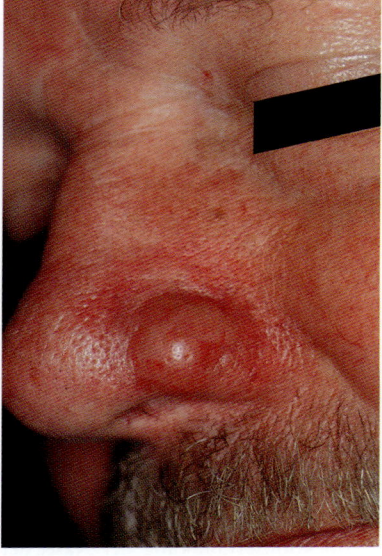

Rhinophym. Bei dem 45-jährigen Mann besteht eine Rosazea der Nase mit allmählich zunehmender, unförmiger, fleischiger Knotenbildung im Bereich des linken Nasenflügels (umschriebene Form des Rhinophyms).

Externe Therapie
S.u. Rosazea.

Interne Therapie
Im Stadium 1 systemische Therapie mit Tetracyclinen (z.B. Tetracylin Wolff Kps.) 3mal/Tag 500 mg. Alternativ: Isotretinoin (z.B. Isotretinoin-ratiopharm; Aknenormin, Isoderm) 0,1-0,5 mg/kg KG/Tag zur Talgdrüsenverkleinerung. Bewährt hat sich zudem die prä- und postoperative Gabe von Isotretinoin zur Verkleinerung des Operationsfeldes.

Operative Therapie
- Ab Stadium 2 ist die operative Abtragung des hypertrophierten Gewebes in LA oder in Vollnarkose sinnvoll.

Abgetragen wird das gesamte überschüssige Gewebe, tiefe Talgdrüsenanteile sind zu belassen. Sekundäre Wundbehandlung s. unten.

> **Merke:** Therapieverfahren mit definierter Tiefenwirkung (z.B. Dermabrasio) sind den weniger regulierbaren Verfahren (z.B. Elektrokauterisation, Kryochirurgie) vorzuziehen, da es seltener zur Narbenbildung kommt!

- Im Stadium 2 empfiehlt sich insbes. die Dermabrasio oder Laser-Therapie (Vaporisation durch CO_2-Laser). Der Vorteil von Laser-Verfahren liegt in der intra- und postoperativen Blutungsverminderung. Hinsichtlich Heilungsdauer und Narbenbildung zeigt der Laser-Einsatz vermutlich keine Vorteile gegenüber herkömmlichen Verfahren.
- Im Stadium 3 ist häufig das operative Abtragen mittels Skalpell oder fokussiertem CO_2-Laser nicht zu umgehen. Anschließende Feinmodulation mit Dermabrasio oder defokussierter CO_2-Laser-Behandlung verbessert die kosmetischen Resultate. Abgetragen wird das gesamte überschüssige Gewebe bis auf den Knorpel, wobei die tiefen Anteile der Talgdrüsen zu belassen sind. Von hier aus erfolgt bei sekundärer Wundbehandlung i.d.R. eine gute Granulation und Reepithelisation. Transplantate und Verschiebeplastiken zeigen keine guten Resultate. Bei „blinden" Verfahren zuvor Ausschluss eines malignen Geschehens.

> **Merke:** Histologische Kontrolle des abgetragenen Gewebes! Maligne oder semimaligne Tumoren imponieren nicht selten unter dem Bild eines Rhinophyms!

Prognose
Rasche Epithelisierung, meist keine Narbenbildung.

Rhinosklerom   A48.8

Erstbeschreiber
Hebra, 1870

Synonym(e)
Nasal scleroma; Rhinoscleroma

Definition
Chronische bakterielle Infektionserkrankung der Nase, der Mundschleimhaut und des oberen Respirationstraktes.

Erreger
Klebsiella rhinoscleromatis. Übertragung von Mensch zu Mensch.

Vorkommen/Epidemiologie
China, Indien, Zentralafrika, Zentral- und Südamerika.

Manifestation
Vor allem 20. bis 35. Lebensjahr auftretend.

Klinisches Bild
- Rhinitisches Vorstadium mit fötider Nasensekretion, Krusten, trockener Nasen- und Rachenschleimhaut.
- Später entstehen Krusten und entzündliche harte Infiltrate in Nasenschleimhaut, Oberlippe, Pharynx und Larynx.
- Entwicklung harter, rötlicher, schmerzloser, vegetierender Granulationen mit Verschmelzung zu unförmigen, knotigen Gebilden (Hebra- oder Tapirnase). Ungestörtes Allgemeinbefinden.

Histologie
Chronische Entzündung im mittleren Korium. Dichte Anhäufung von Plasmazellen, Russelkörperchen und Mikulicz-Zellen.

Diagnose
Kultureller Bakteriennachweis, ggf. Tierversuch (Mäuse).

Differenzialdiagnose
Mukokutane Leishmaniose, südamerikanische Blastomykose, Granuloma gangraenescens nasi, maligne Tumoren, Syphilis III, Lepra, Tuberculosis cutis luposa.

Externe Therapie
Glukokortikoid-haltige Sprays wie Nasonex, Budesonid-Nasenspray (z.B. Pulmicort Topinasal) morgens und abends jeweils 1 Sprühstoß in jedes Nasenloch. Feuchte Umschläge mit antiseptischen Zusätzen wie Chinolinol (z.B. Chinosol 1:1000 oder **R042**) oder Kaliumpermanganat (hellrosa) an äußerlich zugänglichen betroffenen Hautpartien.

Interne Therapie
Antibiose über mehrere Monate z.B. mit Streptomycin 1 g/Tag i.m. (z.B. Strepto-Fatol) über 6-8 Wochen. Alternativ Tetracycline (z.B. Tetracyclin 500 Wolff 2-4mal/Tag 1 Kps.) bzw. Minocyclin (z.B. Mino-Wolff) 2mal/Tag 100 mg p.o. über 6 Monate. In frühen Stadien auch Cotrimoxazol p.o. (z.B. Eusaprim forte 3mal/Tag 1 Tbl.). Alternativ Clofazimin (z.B. Lamprene) initial 50-100 mg/Tag p.o., Erhaltungstherapie mit 50 mg/Tag (unter Erhaltungsdosis von 50 mg praktisch keine NW).

Operative Therapie
Ausräumung aller sklerotischen Infiltrate bzw. Knoten ist Voraussetzung für anschließende medikamentöse Therapie. Evtl. auch Therapie mit dem CO_2-Laser nach Abschluss der antibiotischen Therapie, ggf. rekonstruktive Maßnahmen.

Rhinosporidiose   B48.10

Erstbeschreiber
Seeber, 1900

Synonym(e)
Blastomycosis rhinosporidiotica; Seebersche Krankheit; Psorospermose nasale (Localisee); Granuloma rhinosporidiosoque

Definition
Granulomatöse Pilzinfektion der Schleimhäute, vor allem der Nase.

Erreger
Rhinosporidium seeberi. Der Keim konnte bisher weder in Kulturen angezüchtet noch in Versuchstiere inokuliert werden.

Vorkommen/Epidemiologie
V.a. in tropischen und subtropischen Gebieten auftretend. Sporadisch weltweit verbreitet.

Ätiologie
Der Infektionsmodus ist noch unklar, wahrscheinlich ist eine Übertragung der Sporen beim Baden in Süßwasser.

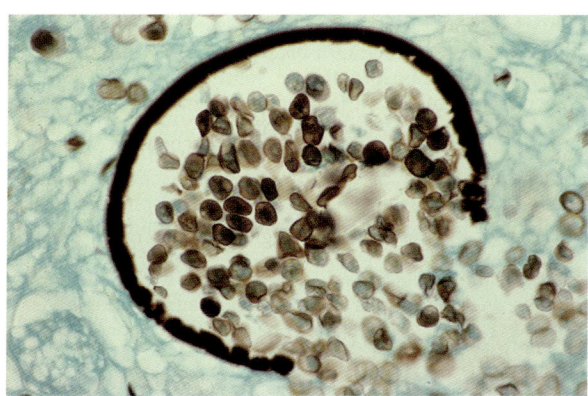

Rhinosporidiose. Reife Sphaerula mit zahlreichen Sporen bei Rhinosporidium seeberi; Nasenpolyp; GMS-Färbung (PD Dr. Y. Koch).

Manifestation
Vor allem bei Männern auftretend.

Lokalisation
Vor allem Nase (hintere Abschnitte, 70%), auch Konjunktiven (14%), Rachen, Gaumen, Bronchus, Kehlkopf, Genitalorgane sind befallen.

Klinisches Bild
Unregelmäßig geformte, brüchige, grau-rötliche, langsam wachsende, breitbasig aufsitzende, polypenartige, leicht blutende Wucherungen mit kleinen, gelblich-grauen Punkten an der Oberfläche (Sporangien). Disseminierte Formen sind möglich.

Histologie
Granulomatöse Entzündung mit Neutrophilen, Histiozyten, Plasmazellen, Mikroabszessen, Riesenzellen vom Langerhans-Typ. Zahlreiche runde, von Gitterhülle umgebene Zysten mit zahlreichen Kernen = Sporangien von Rhinosporidium seeberi mit Endosporen gefüllt.

Diagnose
Abstrichpräparat. Mikroskopische Untersuchung.

Differenzialdiagnose
Polypen, Condylomata lata, Angiom, Fibrom, Sarkom, Lepra, Tuberkulose, Blastomykose, Rhinosklerom, Granuloma teleangiectaticum, Leishmaniose.

Therapie
Elektrokaustik, operative Entfernung weit im Gesunden. Alle medikamentösen Therapien sind bisher unwirksam.

Rhodotorula rubra

Erstbeschreiber
Harrison, 1927

Allgemeine Information
Meist saprophytärer, pigmenthaltiger (Karotinoid) Hefepilz.

Vorkommen/Epidemiologie
Weltweit, ubiquitär verbreitet. Natürlicherweise im Erdboden, in Gewässern, an Bäumen und Blüten, in Nahrungsmitteln und in der Luft vorkommend. Im Haushalt gelegentlich auf Zahnbürsten, Bademetten oder Duschvorhängen nachweisbar. Als Kontaminant u.a. in Sputum, Urin, Blut nachgewiesen. Selten und meist als Folge invasiver Prozeduren (Venenkatheter, Verweilkanülen) als Opportunist fungämisch bei immunsupprimierten Patienten, Diabetikern, AIDS oder anderen schweren Grunderkrankungen, auftretend.

Klinisches Bild
Meist schwere systemische Infektionen, z.B. Septikämie, Meningitis, Ventrikulitis, Myokarditis oder Peritonitis.

Mikroskopie
- Keine Hyphen.
- Pseudohyphen fehlen meist oder sind nur rudimentär ausgeprägt.
- Unizelluläre, längliche oder kolbenförmige Blastokonidien (gelegentlich gekapselt).

Rhusdermatitis   L23.7

Definition
Allergisches Kontaktekzem auf Sumachgewächse, zu denen unter anderem Rhus radicans (Giftefeu, Poison ivy, Poison vine), Rhus diversiloba (Poison oak, Gifteiche), Rhus vernix (Poison sumach, Giftsumach u.a.) und Rhus quercifolium (Poison oak) gehören. In den Vereinigten Staaten sind bis zu 50% der Bevölkerung sensibilisiert.

Vorkommen/Epidemiologie
Nordamerika.

Manifestation
Meist 5 Stunden bis zu 10 Tagen nach dem Kontakt auftretend.

Klinisches Bild
Juckende Erytheme, hanfkorngroße Papeln, Blasenbildung, Nässen. Düster-rote, ödematöse Umgebung. Toxische Allgemeinerscheinungen sind möglich. Dauer: 2–6 Wochen. Chronische Formen mit jahrelangem Pruritus und Ekzem sind möglich.

Diagnose
Epikutantest.

Differenzialdiagnose
Zoster, Erysipel.

Externe Therapie
Kurzfristig Glukokortikoide wie 0,1% Triamcinolon Creme R259 oder 0,1% Mometason (z.B. Ecural Fettcreme) 1mal/Tag.

Interne Therapie
Bei schwerer Ausprägung Antihistaminika wie Desloratadin (z.B. Aerius) 5-10 mg/Tag oder Levocetirizin (z.B. Xusal) 5-10 mg/Tag.

Rickettsienpocken   A79.1

Erstbeschreiber
Shankmann, 1946

Definition
Seltene, durch Rickettsia acarii ausgelöste Rickettsiose, übertragen durch Mäuse- und Rattenmilben.

Erreger
Rickettsia acarii ist ein Mitglied der „spotted fever group", die ebenfalls Rickettsia rickettsii mit einschließt, den Erreger des Rocky Mountain spotted fever.

Vorkommen/Epidemiologie
Kleinere Endemien entwickelten sich in den letzten Jahren v.a. in New York. Insgesamt sind bis 2010 mehr als 800 Fälle bekannt geworden.

Lokalisation
V.a. Unterschenkel, Knöchelpartien, Unterarme und Rücken sind befallen.

Klinisches Bild
Beginn mit Kopfschmerzen (89% der Patienten), Myalgien (39%) sowie hohem Fieber (100%) zwischen 38 und 40 °C. An der Übertragungsstelle selbst entwickelt sich eine Papulovesikel. Zudem entwickelt sich eine regionale Lymphadenopathie, kurz darauf, am 3. bis 5. Fiebertag, ein makulopapulöses oder vesikulöses bzw. varizelliformes Exanthem. Seltener sind Lymphadenopathien, GI-Störungen (28%) sowie Arthralgien (28%).

Labor
Milde Leukopenie und Thrombopenie, seltener Leukozytose. Die BSG ist deutlich erhöht (1. Stunde >90). Selten sind Störungen des Leberstoffwechsels.

Histologie
Frühe Läsionen zeigen eine superfizielle und tiefe perivaskuläre Dermatitis, bestehend aus Lymphozyten, Makrophagen sowie vereinzelt auch neutrophilen Granulozyten. Unterschiedlich stark ausgeprägtes Ödem im Papillarkörper. Kein Hinweis auf leukozytoklastische Vaskulitis. Mit entsprechenden Anti-Rickettsien Antikörpern lassen sich Rickettsien in monukleären Zellen des Infiltrates nachweisen.

Differenzialdiagnose
Varizellen.

Komplikation
Narbenbildung bei ulzerierten Effloreszenzen.

Therapie
S.u. Rickettsiosen. Therapie mit Doxycyclin 100 mg/Tag p.o. über 7 Tage.

Prognose
Günstig; Temperaturen normalisieren sich innerhalb von 24-48 Std. nach Gabe des Antibiotikums.

Rickettsiosen A79.8

Definition
Durch Rickettsien (bakterienähnliche pleomorphe Kokken) verursachte, über diverse Arthropoden (z.B. Zecken, Läuse, Flöhe) übertragene Erkrankungen.

Ätiologie
Einige Rickettsiosen werden durch Zecken, Milben oder Milbenlarven, andere durch Läuse oder Flöhe übertragen. S.u. Tab. 1 [Übersicht über wichtige Rickettsiosen]. Bei den durch Zecken übertragenen Infektionen wird der Erreger mit dem Stich über die Speicheldrüsen auf den Menschen übertragen. Bei den durch Läusen oder Flöhen verursachten Rickettsiosen finden sich die Erreger im Kot der Tiere und gelangen, zum Beispiel über Kratzen, in Hautläsionen. Bei den Zecken oder durch Milben übertragenen Infektionen kommt es nach der Inokulation des Erregers zu einer Primärläsion (Eschar) und Lymphadenitis.

Klinisches Bild
Die Inkubationszeit beträgt 1 bis 2 Wochen. Bei einer entsprechenden Expositionsprophylaxe sollte beim Auftreten von Fieber, Eschar und Exanthem differenzialdiagnostisch an eine Rickettsiose gedacht werden. Klinisch äußern sich Rickettsiosen durch zum Teil hohes Fieber, Myalgien, Arthralgien, Exanthem und Lymphknotenschwellung. Typische Komplikationen sind Thrombosen und eine Thrombophilie, die sich durch Petechien sowie gastrointestinalen Blutungen zeigt. Weitere Komplikationen sind Enzephalitis, Myokarditis, Nephritis, Hämorrhagien und Gangrän. Eine Rickettsiose muss auch bei Fieber unklarer Genese (FUO) ausgeschlossen werden.

Diagnose
Klinisches Bild, Serologie (Material: EDTA Blut)

Therapie

> **Merke:** Therapie bereits bei klinischem Verdacht auf Rickettsiose einleiten (Serologie dauert 2 Wochen)!

Externe Therapie
Bekämpfung der Arthropoden, die die Erkrankung übertragen haben, wie Läuse, Zecken usw., s.a. Pediculosis.

Interne Therapie
- Medikament der 1. Wahl ist Tetracyclin p.o. (z.B. Tetracyclin Wolff 500) 250 mg alle 6 Std. (bzw. 25-50 mg/kg KG/Tag) über 8-12 Tage, ca. 5 Tage über Fieber- und Erscheinungsfreiheit hinaus. Gut wirksam ist auch Doxycyclin (z.B. Doxy-Wolff) 2mal/Tag 100 mg p.o. über 8-10 Tage. Alternativ: Ciprofloxacin 2mal/Tag 500-750 mg p.o. oder 2mal/Tag 100-200 mg i.v.
- Bei schwersten Fällen mit beginnender hämatogener Ausbreitung bzw. Generalisierung zudem Glukokortikoide i.v., um die durch den Zerfall der Bakterien ausgelöste toxische Nebensymptomatik aufzufangen. Prednisolon (z.B. Decortin H) 100-125 mg/Tag über 2-3 Tage. Die Letalität unter adäquater Behandlung liegt bei 1-2%.

> **Merke:** V.a. beim klassischen Fleckfieber sowie beim Rocky Mountains Spotted Fever kann es zu lebensbedrohlichen Situationen kommen, die eine intensivmedizinische Betreuung notwendig machen.

Hinweis(e)
Die Erreger wurden nach dem Pathologen Howard Taylor Ricketts (1871-1910) benannt, der u.a. das Rocky Mountain spotted fever (Rocky-Mountains-Fleckfieber) erforschte, dessen Erreger er im Blut infizierter Menschen nachweisen konnte (Vektor = Zeckenart). 1909 reiste er nach Mexiko-Stadt, mit dem Ziel den Typhus zu erforschen. Dabei infizierte er sich mit Rickettsien und verstarb 1910.

Riesenaphthen, solitäre K12.0

Definition
Sehr große Aphthen bei Patienten mit habituellen Aphthen. Abheilung unter Hinterlassung von Narben.

Differenzialdiagnose
Spinozelluläres Karzinom.

Therapie allgemein
Abklärung einer möglichen Ursache oder von krankheitsunterhaltenden Faktoren wie gastrointestinale Erkrankungen

Rickettsiosen. Tabelle 1. Übersicht über wichtige Rickettsiosen

Krankheit	Erreger	Überträger	Vorkommen	Hauterscheinungen und sonstige Symptomatik
Epidemisches Fleckfieber (klassisches Fleckfieber)	R. prowazekii	Läuse (Pediculosis corporis)	Epidemisch, ubiquitär	4.-6. Fiebertag Exanthem am Stamm (Axilla, Oberkörper), Ausbreitung mit Ekchymosen, Vaskulitis bis zur Gangrän. Hohes Fieber, Delirien, schwerer Krankheitsverlauf.
Endemisches Fleckfieber (Murines Fleckfieber, Rattentyphus)	R. typhi (mooseri)	Läuse, Rattenflöhe	Endemisch in Subtropen und Tropen; Mensch ist Fehlwirt (Ausweichwirt)	Eher diskretes Frühexanthem, Hauterscheinungen sonst wie oben. Konjunktivitis, trockener Husten, Fieber.
Rickettsienpocken	R. acarii	Mäuse- und Rattenmilben	Amerika, Südafrika, Russland, Korea	1-1,5 cm große Papulovesikel an der Stichstelle mit regionaler Lymphadenopathie, kurz darauf makulopapulöses und vesikulöses, varizelliformes Exanthem am 3.-5. Fiebertag.
Zeckenfieber (mediterranes, nordasiatisches, afrikanisches, australisches)	R. conorii, R. australis	Zecken	Europa, Afrika, Indien, Süd- u. Ostasien, Australien	An der Stichstelle evtl. kleines Ulkus, ggf. mit schwärzlichen Krusten (Tache noir) und regionaler Lymphadenopathie. Am 4. Fiebertag generalisiertes makulopapulöses Exanthem. Plötzliches Fieber.
Q-Fieber	R. burneti	Zecken (bei Wildtieren); von Mensch zu Mensch: aerogen	Ubiquitär	An der Stichstelle evtl. kleines Ulkus, ggf. mit schwärzlichen Krusten (Tache noir) und regionaler Lymphadenopathie. Plötzliches Fieber, schweres Krankheitsgefühl, Konjunktivitis, Husten, atypische Pneumonie.
Tsutsugamushi-Fieber (Buschfleckfieber)	R. tsutsugamushi	Laufmilben (Ratten, Feldmäuse, Wald- und Flurnager)	Süd- und Ostasien, Nordaustralien, Inseln im Indischen und Pazifischen Ozean	1-1,5 cm große Papulovesikel bzw. Ulkus an der Stichstelle mit regionaler Lymphadenopathie. Am 5.-8. Fiebertag generalisiertes makulopapulöses Exanthem. Konjunktivitis, plötzliches Fieber, generalisierte Lymphknotenschwellungen.
Rocky Mountain spotted fever (Zeckenfieber)	R. rickettsii	Zecken (Ixodes dammini)	Amerika	An der Stichstelle besteht evtl. ein kleines Ulkus, ggf. mit schwärzlichen Krusten (Tache noir) und regionaler Lymphadenopathie. An 4.-5. Fiebertag petechiales oder hämorrhagisches Exanthem (seltener auch Ulzerationen) an der Peripherie (Hände, Füße, Knöchel, Hals, Gesicht). Plötzliches Fieber, Schüttelfrost, Kopfschmerzen, Muskel-, Gelenkschmerzen. U.U. Delirium, Koma, schwerer Krankheitsverlauf.

(z.B. Magenulzera, chronische Gastritis), Eisenmangel, perniziöse Anämie, Immunsuppression, Arzneimittel u.a.

> **Merke: Insbesondere bei wiederholtem Auftreten und/oder mehrwöchiger Persistenz muss an einen M. Crohn gedacht und dieser endoskopisch abgeklärt werden!**

Externe Therapie
S.u. Aphthen, habituelle.

Interne Therapie
– Sulfasalazin (z.B. Azulfidine Tbl.): Therapie der 1. Wahl ist Sulfasalazin in mittlerer Dosierung 3-6 g/Tag p.o. Dieses Therapieregime sollte über 3-6 Wochen durchgeführt werden.
– Falls sich keine Besserung zeigt, kommen immunsuppressive Mittel infrage: Teilweise hilfreich können Glukokortikoide sein, z.B. Prednisolon (z.B. Decortin H) in mittlerer Dosierung.

- Thalidomid: Über verschiedene Studien abgesichert ist die positive Wirkung von Thalidomid (Off-Label-Use). Dosierung 100 mg/Tag p.o. über mehrere Monate (max. Dosis 30 g).
  > **Cave:** Strengste Indikationsstellung bei Frauen im gebärfähigen Alter!
- Colchicin: Nachgewiesenen positiven Einfluss zeigt auch Colchicin (z.B. Colchicum-Dispert) 0,5-1,5 mg/Tag über 4-6 Wochen. Rezidiv i.d.R. einige Wochen nach Absetzen.
- Diverse: Eine positive Wirkung wird zudem in Einzelfällen den folgenden Immunsuppressiva zugeschrieben: Azathioprin (z.B. Imurek), DADPS (z.B. Dapson-Fatol), Tetracycline (z.B. Tetracyclin 500 Wolff).
- Ggf. Substitutiontherapie mit Eisen, Folsäure, Vitaminen.

> **Merke:** Der Einsatz der Medikation muss hinsichtlich ihrer Nebenwirkungen im Verhältnis zur Schwere des Krankheitsbildes vertretbar sein. Bei Einsatz von Immunsuppressiva kommt es i.d.R. nach Absetzen der Medikation innerhalb von Tagen bis Wochen zum Rezidiv.

Riesenkomedo L73.8

Definition
Unterschiedlich angewendeter Begriff für einen monströsen Komedo.

Ätiologie
Riesenkomedonen entstehen häufig posttraumatisch durch unsachgemäße Bearbeitung einer Follikelentzündung. Ein Zusammenhang mit der Acne comedonica ist nicht gegeben.

Lokalisation
Aktinisch geschädigte Gesichtspartien, z.B. das Gesicht sowie die wirbelsäulennahe Haut am Rücken, sind vorrangig betroffen.

Klinisches Bild
- Riesenkomedonen treten u.a. in aktinisch extrem geschädigter Haut auf, z.B. in der Jochbeinregion bei der Elastoidosis cutanea nodularis et cystica. Zudem werden auch im Bereich der wirbelsäulennahen Rückenhaut teilweise monströse Retentionskomedonen gefunden.

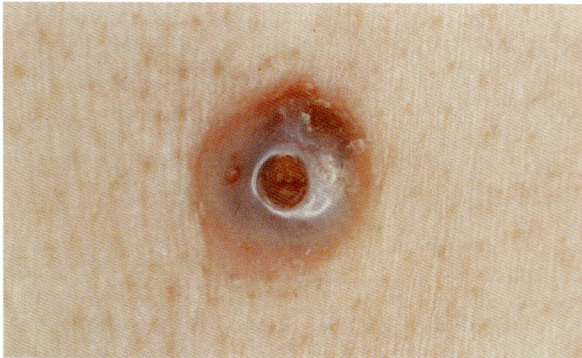

Riesenkomedo. Zufallsbefund bei einem 65-jährigen Patienten. Exakt über der Wirbelsäule gelegener, 0,6 cm im Durchmesser großer, knopfförmig vorspringender, blau-grauer Knoten mit zentralem, gelb-braunem Hornpfropf. Keinerlei subjektive Beschwerden.

- Im Allgemeinen zeigt sich eine 0,2-1,0 cm große, meist die Haut leicht überragende grau-blaue Papel, die im Zentrum einen schwarzen, festsitzenden Hornpfropf aufweist. Nicht immer überragt ein Riesenkomedo das Hautniveau. Er kann kann leicht bis deutlich unter das Hautniveau eingesunken sein. In diesen Fällen palpiert man um den zentralen Hornpfropf einen gut abgrenzbaren, über der Unterlage verschieblichen, festen Knoten. In wenigen Fällen können Retentionskomedonen die Größe von 3,0-5,0 cm erreichen.

Histologie
Offene, taschenförmige, zystische Hohlräume, Epithelinvagination, Hornzellmassen, fester, pigmentierter Pfropf.

Operative Therapie
Mechanische Entfernung durch Anritzen des Riesenkomedos mit Skalpell und Exprimieren der Hornmassen. Allerdings füllt sich ein derartiger Komedo mit großer Wahrscheinlichkeit wieder mit Hornmaterial. Somit ist die Exzision in toto mittels Stanze das Mittel der Wahl.

Riesenmelanosom

Synonym(e)
Giantmelanosome

Definition
Große Melaningranula, die bereits lichtmikroskopisch zu erkennen sind und sowohl in Melanozyten, Keratinozyten und Melanophagen vorkommen. Größe: 1-6 μm. Elektronenmikroskopisch uniforme, elektronendichte Gebilde.

Vorkommen
Lentigo simplex, Lentiginose, Naevus spilus u.a.

Riesenzellepulis K06.8

Synonym(e)
Epulis gigantocellularis

Definition
Während des Zahnwechsels auftretende, tumorähnliche, unspezifische, entzündlich-irritative Granulations- bzw. Resorptionsgeschwulst, die solitär im Bereich der Gingiva oder auch an der Alveolarschleimhaut auftritt.

Ätiologie
Wahrscheinlich durch chronische Reizung des Zahnfleisches (Zahnwechsel) bedingt.

Klinisches Bild
Breitbasig aufsitzende, erbs- bis kirschgroße, hochrote, zentral gelegentlich erodierte oder ulzerierte, leicht blutende, polypöse Geschwülste mit schnellem Wachstum. Übergreifen auf das Periost und mögliche Resorption des alveolären Knochens können auftreten. Keine wesentliche Schmerzhaftigkeit.

Histologie
Meist unspezifische Granulationsgeschwulst.

Differenzialdiagnose
Benigne oder maligne Geschwülste; Fibrome; Fisteln; Pulpapolypen.

Therapie
Exzision und histologische Kontrolle. Zusammenarbeit mit dem Zahnarzt.

Riesenzellfibroblastom C44.9

Definition
Juvenile Variante des Dermatofibrosarcoma protuberans, die während des ersten Lebensjahrzehnts auftritt.

Klinisches Bild
Langsam wachsender, bindegewebiger, hautfarbener, derber, schmerzloser Knoten, der dermal oder subkutan gelegen ist. Gegenüber dem DFSP des Erwachsenen treten keine klinischen Besonderheiten (Lokalisation, Geschlechterverteilung) auf.

Histologie
Bunte Mischung aus plump spindeligen Zellen und aus multinukleären Riesenzellen, die in einer kollagenen oder myxoiden Matrix eingebettet sind. Es besteht eine histologische Ähnlichkeit zum Riesenzellangiofibrom.

Riesenzellgranulom, anuläres elastolytisches L92.1

Erstbeschreiber
Dowling, 1967; Hanke, 1979

Definition
Seltene granulomatöse Hauterkrankung unklarer Genese, die der Necrobiosis lipoidica nahe steht.

Manifestation
Im mittleren Lebensalter auftretend, meist nach der 3. oder 4. Dekade.

Lokalisation
Licht-exponierte Areale: Vor allem Kopf oder Hals, sehr selten auch generalisiert.

Klinisches Bild
3 mm bis 5 cm große anuläre Herde mit erhabenem, erythematösem Rand sowie zentraler Atrophie und Abblassung.

Histologie
Granulomatöses Infiltrat im oberen und mittleren Korium aus vielen mehrkernigen Riesenzellen, Histiozyten, Lymphozyten und wenigen Epitheloidzellen. Verlust der elastischen Fasern durch Phagozytose durch die mehrkernigen Riesenzellen. Nachweis von fragmentierten Fasern in den Zellen.

Differenzialdiagnose
Sarkoidose, Necrobiosis lipoidica, Granuloma anulare, Tuberculosis cutis luposa, Lepra.

Externe Therapie
Glukokortikoide zunächst als Creme anwenden, z.B. 0,1% Triamcinolon Creme R259, 0,1% Mometason (z.B. Ecural Fettcreme), 0,25% Prednicarbat (z.B. Dermatop Creme). Bei Erfolglosigkeit intraläsionale Glukokortikoidinfiltration mit Triamcinolonkristallsuspension (z.B. Volon A 1:3 verdünnt mit LA, z.B. Scandicain). Nur mäßige Resultate sind hierunter beschrieben.

Interne Therapie
- Bei ausgeprägtem Leidensdruck Therapieversuch mit Chloroquin (z.B. Resochin, 125-250 mg/Tag über etwa 3 Monate.
- Alternativ DADPS (z.B. Dapson Fatol) 100 mg/Tag über mindestens 6-8 Wochen, später Erhaltungstherapie mit ca. 50 mg/Tag p.o.
- Alternativ Clofazimin (z.B. Lamprene) initial 50-100 mg/Tag, Erhaltungstherapie mit 50 mg/Tag. Bei TD von 50 mg praktisch frei von NW.
- In Einzelfallberichten erfolgreich: Versuch mit Fumarsäureestern.

Operative Therapie
Bei umschriebenen Läsionen Exzision oder Kryochirurgie (Kohlensäureschnee oder flüssiger Stickstoff).

Riesenzellsynovialom, benignes D21.M

Erstbeschreiber
Jaffe, 1941

Synonym(e)
Riesenzellgeschwulst oder Riesenzellsarkom der Sehnenscheide; noduläre Tendosynovitis; Riesenzellfibroangiom; Riesenzellhistiozytom; xanthomatöser Riesenzelltumor

Definition
Häufigster Sehnenscheidentumor, vor allem im Bereich der Fingergelenke und der Sehnenscheiden der Hände.

Manifestation
V.a. im mittleren Lebensalter auftretend. Frauen sind doppelt so häufig wie Männer betroffen.

Klinisches Bild
Einzelne, höckrige, langsam wachsende, nicht verschiebliche Knoten. Evtl. multinoduläres Auftreten.

Histologie
Histiozyten, Fibroblasten, spaltartige Hohlräume, umgeben von vielkernigen Riesenzellen. Hämosiderin- und Lipidspeicherung. Immunhistologie: Die histiozytären Zellen exprimieren CD 68, einzelne Zellen gelegentlich Aktin.

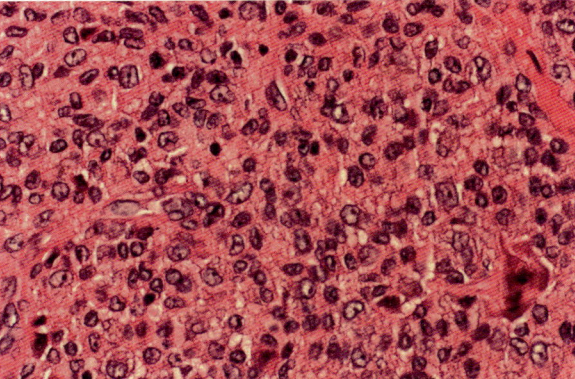

Riesenzellsynovialom, benignes. Dichte Verbände aus mononukleären, histiozytoiden Zellen, mehrkernigen Riesenzellen, xanthomatisierten Zellen und Siderophagen. Fokal finden sich schüttere lymphozytäre Infiltrate und Ablagerungen von Hämosiderin. Immer wieder sind Mitosefiguren zu identifizieren.

Ringelblume

Differenzialdiagnose
Ganglion, Glomustumor, Xanthom, Exostose, Knorpel-, Knochengeschwülste, malignes Synovialom.

Therapie
Exzision im Gesunden durch den Handchirurgen.

Prognose
Hohe Rezidivquote (bis 44%). Bei Lokalisation an den Füßen höhere maligne Entartungstendenz.

Ringelblume

Synonym(e)
Calendula officinalis; Garten-Ringelblume; Goldblume; Marigold

Vorkommen
Herkunft und Verbreitung: Süd- und Osteuropa, Vorderer Orient. Heimat ist wahrscheinlich das Mittelmeergebiet.

Anwendungsgebiet/Verwendung
Die Garten-Ringelblume ist eine alte Heilpflanze. Offizinell sind heute noch die Ringelblumenblüten (Flores Calendulae). Wegen der spasmolytischen, choretischen und diaphoretischen Wirkung werden diese noch in geringem Umfange innerlich angewandt. Fertigpräparate zum Gurgeln, Spülen und als Tee sowie Heilsalben, Wundtinkturen, Wundpuder, Hämorrhoidalsalben, Gingivitis- und Ulcus cruris-Präparate begründen ihre Verwendungsberechtigung wohl auf die entzündungshemmende und granulationsfördernde Wirkung. Neuerdings wird die Garten-Ringelblume wieder in vielen Bio- und Naturkosmetikbüchern angepriesen.

Unerwünschte Wirkungen
Allergologische Information: Allergene unbekannt. Möglicherweise spielt das in der Struktur noch nicht identifizierte Sesquiterpenlakton Calendin eine Rolle. Sensibilisierungspotenz: Schwach. Sensibilisierungshäufigkeit: Selten (neuerdings jedoch häufiger beobachtet).

Klinisches Bild
Klinische Manifestation: Das experimentell nachgewiesene schwache Sensibilisierungsvermögen der Garten-Ringelblume steht in guter Übereinstimmung mit dem eindeutigen Fallbeschreibungen von Kontaktdermatitiden in der Literatur. In der Pflanze wurde bisher nur ein Sesquiterpenlakton nachgewiesen, dessen Höchstgehalt mit 0,01% angegeben wird. Ob dieses allergologisch eine Rolle spielt oder vielleicht eine der vielen anderen nachgewiesenen Verbindungen, ist ungeklärt.

Präparate
Calendula, Calendumed, Ringelblume-Heilsalbe

Ringerohr   M95.10

Definition
Schädigung des Ohrknorpels mit verbleibender narbiger Deformierung durch ständige Traumatisierung der Ohrmuschel bei Ringern.

Therapie
Ggf. operative Korrektur durch plastischen Chirurgen.

Rispengras, einjähriges

Synonym(e)
Poa annua

Definition
Weit verbreitetes Süßgras mit hoher allergener Potenz.

Allgemeine Information
- Größe: 10-15 cm. Die Blätter sind 0,2-0,5 cm breit und grün, bei kurzer, kahnförmiger Spitze. Rispengras kommt im Tiefland und Hochgebirge an Wegrändern, Gärten, Äckern, Trittfluren vor.
- Die Blühzeit dauert von Mai bis Juli. Pollengröße: 20-26 µm.
- Das Hauptallergen ist das Protein Poa p1. Kreuzallergien kommen mit den Pollen aller anderen Gräser vor.

RIST

Definition
Methode zur Bestimmung des IgE-Spiegels im Blut (s.a. PRIST und RAST). Hierbei konkurrieren das IgE der zu untersuchenden Probe mit ^{125}J markiertem IgE um die Bindung mit dem an Sephadex-Partikel gebundenen Anti-IgE. Die an die Sephadex-Partikel gebundene Radioaktivität wird gemessen.

Ritonavir

Definition
Virustatikum. Inhibitor der HIV-Protease.

Indikation
Kombinationstherapie der HIV-Infektion.

> **Merke:** Komplette Kreuzresistenz zum Indinavir.

Eingeschränkte Indikation
Schwangerschaft, Kinder.

Dosierung und Art der Anwendung
300 mg/Tag p.o., bei gleichzeitiger Gabe von Indinavir 150 mg/Tag p.o.

Unerwünschte Wirkungen
Diarrhoe, Kopfschmerzen, periorale Parästhesien, Transaminasen- und Triglyzeridanstiege.

Wechselwirkungen
Clarithromycin und Erythromycin, Fluconazol und Ketoconazol erhöhen den Ritonavir-Spiegel, Indinavir sogar um 170%. Die Wirkung von oralen Kontrazeptiva wird unzuverlässig. Verminderung der Aktivität von vielen Medikamenten (Analgetika, Antikoagulanzien, Glukokortikoide, Betablocker).

Präparate
Norvir

Rituximab

Definition
Gentechnisch hergestellter, monoklonaler chimärer Antikörper gegen das humane Oberflächenmolekül CD20.

Wirkungen

Die Bindung des Fc-Anteils des CD20-Antikörpers an die CD20-Oberflächenmarker auf B-Zellen aktiviert die Komplementkaskade und bewirkt die Zytolyse dieser Zellen. Zudem bindet der Antikörper mit dem Fc-Anteil an Makrophagen, NK-Zellen und andere Effektorzellen, die nachfolgend eine zellvermittelte zytotoxische Reaktion mit Apoptose von CD20-positiven Zellen herbeiführen.

> **Merke:** Auch physiologische B-Zellen sind von der Zytolyse betroffen (Regeneration der Population ca. 6 Monate nach der letzten Anwendung).

Indikation

- Rituximab ist in Deutschland zugelassen für die Therapie des follikulären Lymphoms der Stadien III-IV, die gegen eine Chemotherapie resistent sind oder nach einer solchen einen zweiten oder neuerlichen Rückfall haben sowie zur Behandlung des CD20-positiven großzelligen diffusen B-Zell-Non-Hodgkin-Lymphoms in Verbindung mit einer CHOP-Chemotherapie.
- Zugelassen ist Rituximab auch für die Therapie der schweren aktiven rheumatoiden Arthritis bei Erwachsenen in Kombination mit Methotrexat. Die Zulassung ist limitiert auf Patienten, die ungenügend auf andere krankheitsmodifizierende Antirheumatika einschließlich einer oder mehrerer Therapien mit Tumornekrosefaktor-Hemmern angesprochen haben oder diese nicht vertragen haben.
- Therapieerfolge (Off-Label-Use) sind laut Studien für die Behandlung der thrombozytopenischen Purpura, von Multisystemerkrankungen und systemischem Lupus erythematodes beschrieben.
- Kasuistische Beiträge über Wirksamkeit (Off-Label-Use) wurden u.a. zu Marginalzonenlymphom, Pemphigus vulgaris und Epidermolysis acquisita veröffentlicht.

Schwangerschaft/Stillzeit

Es sind keine ausreichenden Daten über die Therapie während Schwangerschaft oder Stillzeit vorhanden, daher nicht bei Schwangeren oder stillenden Müttern anwenden.

Dosierung und Art der Anwendung

- Monotherapie: 375 mg/m^2 KO i.v. 4mal in wöchentlichem Abstand. Die Infusionsgeschwindigkeit sollte bei Erstanwendung einschleichend auf 50 ml/Std. für 30 Minuten eingestellt werden und kann nachfolgend auf 100 ml/Std., 200 ml/Std. und 300 ml/Std. gesteigert werden. Begleitmedikation: Urikostatika, z.B. 1mal/Tag 150 mg Allopurinol p.o. zur Kontrolle des Harnsäureanstiegs bei Tumorzerfall während des gesamten Therapiezeitraumes. Analgetika (z.B. Indometacin) und Antihistaminika sowie Volumengabe (1000 ml NaCl 0,9% i.v.) ca. 30-60 Minuten vor Infusionsbeginn, 4 Std. und 8 Std. nach Anwendung zur Vermeidung von Nebenwirkungen.
- Ob die intravenöse der intraläsionalen Applikation überlegen ist, wird weiterhin diskutiert.
- Kombination mit CHOP-Schema: 375 mg/m^2 KO i.v. am 1. Tag eines jeden Chemotherapie-Zyklus nach Applikation der Kortikosteroid-Komponente des Chemotherapiezyklus. Begleitmedikation wie oben.

Unerwünschte Wirkungen

U.a. Fieber, Schüttelfrost, Hypotonus, Urtikaria, Schleimhautschwellungen, Juckreiz, Bronchospasmen.

Kontraindikation

Überempfindlichkeit gegen Maus-Proteine.

Präparate

MabThera

Hinweis(e)

> **Merke:** Frauen im gebärfähigen Alter sollten während und 12 Monate nach der Behandlung mit MabThera wirksame kontrazeptive Maßnahmen anwenden!

> **Cave:** Die Therapie mit Rituximab hat in Einzelfällen zu einer progressiven multifokalen Leukoenzephalopathie (PML) mit tödlichem Ausgang geführt. Dies geht aus einem Health Professional Letter der Hersteller hervor, der auf den Seiten der US-amerikanischen Zulassungsbehörde FDA veröffentlicht wurde. Zudem gibt es in der Fachinformation der Hersteller diesbezüglich einen Warnhinweis.

RO-Antikörper

Synonym(e)

SSA-Antikörper

Definition

Heterogener Antikörperkomplex bestehend aus Autoantikörpern gegen ein 52 und 60 kDa großes nukleäres Protein.

Allgemeine Information

Anti-Ro/SSA gilt als relativ spezifischer Auto-Antikörper bei verschiedenen Autoimmunerkrankungen, insbes.:
- Lupus erythematodes, systemischer (SLE)
- Lupus erythematodes, subakut-kutaner (SCLE)
- Sjögren-Syndrom (SS)
- SLE overlap Syndrome.

Patienten mit C2- und C4-Defizienzen tendieren zur Bildung von Anti-Ro/SSA Antikörpern ohne Nachweis von Anti-La/SSB Antikörpern. Anti-Ro/SSA Antikörper werden unregelmäßig bei folgenden Erkrankungen gefunden:
- Polymositis/Dermatomyositis
- Nicht-erosive Arthropathie (Jaccoud-Arthropathie)
- Late-Onset-SLE
- Neonataler Lupus erythematodes.

Vorkommen

Nachweis in 30-40% der Fälle beim systemischen Lupus erythematodes und bei 60–70% der Fälle beim Sjögren-Syndrom. Bedeutung haben RO-Antikörper insbes. bei neonatalem Lupus erythematodes in Kombination mit einem kongenitalen Herzblock, bedingt durch Expression des FSA-Antigens im Erregungsleitungssystem. Bei 70–80% der Patienten mit subakut-kutanem Lupus erythematodes sind Ro/SS-A-Antikörper nachweisbar und gleichzeitig verbunden mit der gesteigerten Lichtempfindlichkeit. UV-Exposition führt zur Induktion von SS-A auf Keratinozyten.

Rocky Mountain spotted fever   A79.8

Synonym(e)

Amerikanisches Felsengebirgsfieber; Zeckenbissfieber der neuen Welt

Definition
Durch Zeckenstich übertragene Rickettsiose mit sich zentripedal ausbreitendem Exanthem.

Erreger
Rickettsia rickettsii.

Vorkommen/Epidemiologie
Weltweit verbreitet; gehäuft in Nord- oder Südamerika (insbes. während der Frühlings- oder Sommermonate).

Ätiologie
Durch Dermacentor variabilis (amerikanische Hundezecke), Waldzecken oder Rattenzecken übertragene Infektion mit R. rickettsii.

Manifestation
Meist bei Kindern vom 4.-10. Lebensjahr auftretend.

Klinisches Bild
Inkubationszeit 2-14 Tage nach Zeckenstich. An der Einstichstelle ist gelegentlich ein bis zu erbsgroßes, ulzeriertes Knötchen nachweisbar, das mit schwarzen Krusten (Tache noir) bedeckt sein kann. Morbilliformes, evtl. hämorrhagisch werdendes Exanthem. Beginn meist an Hand- und Fußgelenken. Hautnekrosen sind möglich. Nasenbluten, Splenohepatomegalie, Fieber.

Komplikation
Zerebrale Beteiligung, Schädigung von Niere und Leber.

Therapie
S.u. Rickettsiosen.

Prognose
Letalität ohne Antibiose 5-25%.

Rodnan skin score

Definition
Hautscore (s.u. Score) zur Beurteilung des klinischen Schweregrades der systemischen Sklerodermie. Hierbei werden 17 Körperareale durch klinische Palpation beurteilt. Der Untersucher beurteilt die Hautdicke anhand einer 4 Punkte-Skala:
- 0 = normale Dicke
- 1 = schwache Hautverdickung
- 2 = mäßige Hautverdickung
- 3 = schwerwiegende Hautverdickung

Allgemeine Information
Empfehlung für die körperliche Untersuchung:
- Gesicht: Beurteilung zwischen Arcus zygomaticus und Unterkiefer. Die Stirn wird nicht beurteilt.
- Finger: Fokussierung auf die Haut der Dorsalseite der Finger. Die Handfläche wird nicht beurteilt. Distal der DIP-Gelenke ist die Haut schwer beurteilbar. Bei Nichtbeurteilbarkeit sollte allein der Bereich zwischen PIP und MCP-Gelenken bewertet werden.
- Hände: nur Beurteilung des Handrückens (Haut zwischen MCP-Gelenken und Handgelenk).
- Unter- und Oberarme: Die Beugeseite kann bei der Untersuchung mit berücksichtigt werden. Die Bewertung sollte jedoch primär die Dorsalseite berücksichtigen.
- Thorax: Beurteilung von Manubrium sterni bis zum Xiphoid inklusive der Brüste (Patient in sitzender Position).
- Abdomen: Beurteilung von Xiphoid bis zum Beckenkamm (Patient in Rückenlage).
- Oberschenkel und Beine: der Patient befindet sich hierfür in Rückenlage und hat dabei Hüfte, Knie- und Sprunggelenke gebeugt.
- Füße: ausschließliche Beurteilung des Fußrückens. Die Füße sollten in Rückenlage bei Beugung der Hüft- und Kniegelenke untersucht werden.

Hinweis(e)
Es bedarf erheblicher Erfahrungen um die „normale" Unterschiedlichkeit von Hautdicke und Beschaffenheit der Haut zu beurteilen.

Roggen

Synonym(e)
Kulturroggen; Secale cereale

Definition
Anspruchlose, widerstandsfähige Getreideart; wichtigstes Brotgetreide. Außerdem Verwendung als Kaffeeersatz und zur Kornbranntweinherstellung. Die allergologische Relevanz ist hoch.

Allgemeine Information
Roggenpollen besitzen die höchste allergene Potenz unter den Gräsern. Sie sind wichtigster Auslöser einer Gräserpollenallergie (s.u. Gräserpollen und Getreidepollen) und damit die häufigsten Auslöser einer Pollinose. Die allergene Potenz des Roggenpollens ist etwa 5mal so hoch wie die der Wildgräserpollen. Roggen ist die einzige Getreideart, deren Pollen in großen Mengen in der Luft vorhanden sind (pro Pflanze werden bis zu 4 Mio. Pollen freigesetzt). Pollen fliegen im Mai und Juni. Größe: 52-65 µm. Zwischen Roggenpollen und Roggenmehl besteht eine deutliche Differenz in der allergenen Potenz.

Hinweis(e)
Roggenmehl besitzt eine geringere allergene Potenz etwa als Weizenmehl. Erst eine massive, langdauernde Exposition führt zu einer Sensibilisierung. Im Bäckergewerbe ist Roggenmehl das dritthäufigste Allergen. Bedeutendste Allergene sind wie beim Weizen die alpha-Amylase-Inhibitoren. Hierzu gehört das Hauptallergen des Roggens Sec c1 (ein weiteres Allergen ist Sec c5). Durch Sec c1 sind etwa 80% der Roggenmehlallergiker sensibilisiert. Nachgewiesene positive Hauttestungen auf Roggenmehl (z.B. bei Gräserpollenallergikern) sind ohne klinische Relevanz (erhitztes Roggenmehl wird meist reaktionslos vertragen). Kreuzreaktivität findet sich zwischen den Allergenen der Roggenpollen und des Roggenmehls. Häufig sind Kreuzreaktionen zu anderen Getreidemehlen, ebenso zwischen Roggenpollen und anderen Gräserarten.

Röhrennagel   L60.84

Synonym(e)
Turmnagel; Unguis in turriculo

Definition
Übermäßige Nagelkrümmung in der Längsachse mit röhrenförmiger Verformung der Nagelplatte und Eingraben des seitlichen Nagelrandes in das Nagelbett.

Ätiologie
Unklar, teilweise Sekundärentwicklung auf dem Boden von Exostosen, Osteoarthritiden oder zu engem Schuhwerk.

Therapie
Ziel der Therapie ist es, durch Abtragung des medianen Nagelteils die überhöhte konvexe Spannung zu durchbrechen und damit eine Abflachung der Nagelplatte zu ermöglichen. Der regulierende Druck des Nagelbettes führt dauerhaft zu einer Abflachung und damit zu einer weitgehenden Normalisierung der Nagelplatte. Die Nägel wachsen nach sorgsamer kontrollierter Keratolyse weitgehend normal.

Externe Therapie
Kontrollierte Keratolyse mit Nagelaufweichpaste wie 40% Harnstoff-Paste **R110 R109** unter Okklusion. Jeden Tag den aufgeweichten Teil des Nagels entfernen, erneut einsalben und mit Pflaster abkleben.

 Merke: 40% Harnstoffsalbe nur auf die Nägel auftragen und nicht auf das umliegende Gewebe bringen!

Operative Therapie
Alternativ Abfräsen der medianen Nagelplattenzonen bis fast auf das Nagelbett. Bei schweren Formen Entfernung des Nagels und Verödung des Nagelbettes.

Rollhaare Q84.11

Synonym(e)
Rollhaarzysten

Definition
Durch Hornpfröpfe verschlossene Follikelöffnungen mit darunterliegenden, feinspiralig aufgerollten Haaren. Begleitsymptom bei Keratosis follicularis, auch ohne Verhornungsstörungen.

Manifestation
Ältere, vor allem adipöse Männer sind betroffen.

Lokalisation
Vor allem Unterbauch, auch Rücken, Streckseiten der Extremitäten sind befallen.

Therapie
Bei gleichzeitigem Bestehen Therapie einer Keratosis follicularis oder einer vulgären Ichthyose, ansonsten ist keine Therapie notwendig.

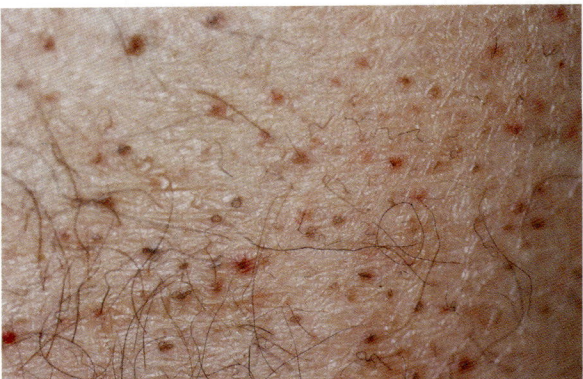

Rollhaare. Entzündliche und nicht entzündliche follikuläre Papeln sowie vereinzelt anulär gewundene Haare.

Rombo-Syndrom Q82.8

Erstbeschreiber
Michaelsson, Olsson, Westermark, 1981

Definition
Bei 12 Mitgliedern einer Familie beschriebene, wahrscheinlich autosomal-dominant vererbte Genodermatose, gekennzeichnet durch im Alter von 7-10 Jahren auftretende Akrozyanose und Keratosis follicularis, später Entwicklung zahlreicher Milien, Ausfall von Wimpern und Augenbrauen, Atrophodermia vermiculata, multiple Trichoepitheliome und Basalzellkarzinome im frühen Erwachsenenalter. Große Ähnlichkeit besteht mit dem Bazex-Dupré-Christol-Syndrom.

Lokalisation
Prädilektionsstellen sind die belichteten Areale, v.a. Gesicht.

Röntgenfibrose, kutane L59.8

Definition
Gewöhnlich auf das Bestrahlungsgebiet beschränkte, gelegentlich das Bestrahlungsgebiet überschreitende, selten generalisierte, schmerzhafte Fibrosen der Cutis im Sinne einer reversiblen Strahlenspätreaktion. S.a. Radiodermatitis chronica.

Lokalisation
Vor allem abdominale, lumbale oder paravertebrale Körperregionen.

Histologie
Anfänglich Vermehrung von alzianblaupositivem Material, interstitielle Fibroblastenproliferationen. Ausdehnung bis ins subkutane Fettgewebe ist möglich.

Differenzialdiagnose
Zirkumskripte Sklerodermie.

Therapie
Keine kausale Therapie möglich. Analgetika zur Schmerzlinderung, z.B. Paracetamol (z.B. Ben-u-ron) 4mal 500 mg/Tag oder Acetylsalicylsäure (z.B. Aspirin) 2-3mal 500 mg/Tag. S.a. Radiodermatitis chronica.

Röntgenkarzinom C44.L

Synonym(e)
Radiumcarcinom

Definition
Spinozelluläres Karzinom, das sich aus einem Röntgenulkus und/oder Röntgenkeratosen entwickelt hat.

Klinisches Bild
Wie Röntgenkeratosen mit hartem basalem Infiltrat.

Therapie
Entsprechend dem spinozellulären Karzinom.

Röntgenkeratosen L85.8

Definition
Präkanzerose im Bereich einer Radiodermatitis chronica.

Manifestation
Ab 20 Jahre nach therapeutischer Röntgenbestrahlung auftretend.

Klinisches Bild
Hornige, harte Exkreszenzen auf einer Radiodermatitis chronica.

Therapie
Bei ungünstiger Lokalisation und multiplen Herden Therapieversuch mit 5-Fluorouracil (z.B. Efudix) über mehrere Wochen. Ggf. Kombination mit Acitretin (Neotigason) 20 mg/Tag p.o. über 6-8 Wochen. Therapie 2 Wochen vor Anwendung von 5-Fluorouracil beginnen.

Operative Therapie
Vollständige chirurgische Entfernung mit kleinem (0,2-0,5 mm) Sicherheitsabstand, bei multiplen Herden auch Elektrodesikkation mit kombinierter Kürettage, Kryochirurgie oder Laser-Therapie (CO_2-Laser, Erbium-YAG-Laser).

Prognose
Ohne Therapie ist der Übergang in ein Röntgenkarzinom wahrscheinlich.

Röntgenkontrastmittel-Unverträglichkeit T88.7

Synonym(e)
Röntgenkontrastmittel-Intoleranz

Definition
Röntgenkontrastmittel-Intoleranz v.a. gegen jodhaltige Röntgenkontrastmittel.

Einteilung
Jodierte Röntgenkontrastmittel werden in eine ionische hochosmolare (z.B. Amidotrizoat, Meglumin, Ioxitalamat) und eine nicht-ionische niedrigosmolare Klasse (z.B. Iohexol, Iopamidol, Ioversol, Iopramid, Iomeprol, Iopentol, Iobitridol, Iodixanol) unterteilt.

Vorkommen/Epidemiologie
- Pro Jahr werden weltweit ca. 70 Millionen radiologische Untersuchungen mit jodierten Röntgenkontrastmitteln durchgeführt.
- Insgesamt treten nach Gabe von nicht-ionischen niedrigosmolaren Röntgenkontrastmitteln weniger schwere Komplikationen auf als nach Gabe von ionischen hochosmolaren Röntgenkontrastmitteln, die Todesraten sind jedoch ähnlich (1/100.000 Expositionen).
- Prävalenz der Überempfindlichkeitsreaktionen vom Spättyp: 0,5-23%.

Ätiologie
- Jodierte Röntgenkontrastmittel können anaphylaktoide Reaktionen innerhalb einer Stunde nach Gabe verursachen (Soforttypreaktionen). Ein IgE-getriggerter Mechanismus wird in diesen Fällen oftmals angenommen, jedoch ist der genaue pathophysiologische Mechanismus bislang noch nicht aufgeklärt. Obwohl angenommen wird, dass nicht-ionische niedrigosmolare Röntgenkontrastmittel weniger anaphylaktoide Reaktionen auslösen, werden in der Praxis weiterhin prophylaktisch Medikamente zur Prämedikation verabreicht.
- Verzögerte Reaktionen wurden in einem Zeitraum von über einer Stunde bis zu 7 Tagen nach Röntgenkontrastmittelgabe beschrieben (Spättypreaktionen). Pathophysiologisch werden sie durch T-Zellen vermittelt.

Klinisches Bild
- Überempfindlichkeitsreaktionen vom Soforttyp: Pruritus, Urtikaria, Angioödem, Flush, Übelkeit, Erbrechen, Durchfall, Rhinitis, Heiserkeit, Husten, Luftnot, Hypotonie, Tachykardie, Arrhythmie, Schock, Herzstillstand, Atemstillstand.
- Überempfindlichkeitsreaktionen vom Spättyp: Pruritus, Urtikaria, Angioödem, makulopapulöses Exanthem, Erythema multiforme minor, fixes Arzneimittelexanthem, Stevens-Johnson-Syndrom, Toxische epidermale Nekrolyse, Vaskulitis, Graft-versus-Host-Reaktion.

Diagnose
1. Pricktest mit dem angeschuldigten Röntgenkontrastmittel (unverdünnt) und alternativ mit nicht-ionischen niedrigosmolaren Röntgenkontrastmitteln (unverdünnt).
2. Intrakutantestung mit dem angeschuldigten Röntgenkontrastmittel (1:1000 bis 1:10 in 0,9%iger physiologischer Kochsalzlösung) und alternativ mit nicht-ionischen niedrigosmolaren Röntgenkontrastmitteln (1:1000 bis 1:10 in 0,9%iger physiologischer Kochsalzlösung).
3. Epikutantest mit dem angeschuldigtem Röntgenkontrastmittel (unverdünnt) und alternativ mit nicht-ionischen niedrigosmolaren Röntgenkontrastmitteln (unverdünnt).

Prophylaxe
Die Studienlage zum prophylaktischen Wirkeffekt verschiedener Prämedikationsschemata ist nur eingeschränkt aussagekräftig. Mit dem Auftreten anaphylaktoider bzw. anaphylaktischer Reaktionen bei erneuter Röntgenkontrastmittelgabe auch unter Prämedikation muss in Einzelfällen gerechnet werden!
- Bei Fehlen einer radiologischen Alternative und vorausgegangener Sofort- oder Spättypreaktion auf ein jodiertes Röntgenkontrastmittel wie auch Vorliegen eines Asthma bronchiale wird derzeit 12 Std. und 2 Std. vor erneuter Röntgenkontrastmittelgabe die Verabreichung von jeweils 32 mg Methylprednisolon p.o. empfohlen. Gegeben werden sollte ein nach Möglichkeit zuvor in den Hauttests (Prick-, Intrakutan-, Epikutantest) negativ ausgetestetes, nicht-ionisches niedrigosmolares Röntgenkontrastmittel.
- Bei Notwendigkeit einer unmittelbaren erneuten Röntgenkontrastmittelgabe kann derzeit die kombinierte Verabreichung von Prednisolon 250 mg i.v., 1 Amp. Dime-

Röntgenkontrastmittel-Unverträglichkeit. Tabelle 1. Prävalenz der Überempfindlichkeitsreaktionen vom Soforttyp

Schweregrad der Komplikationen	Ionische hochosmolare RKM	Nicht-ionische niedrigosmolare RKM
leicht	Prävalenz: 3,8-12,7%	Prävalenz: 0,7-3,1%
schwer	Prävalenz: 0,1-0,4%	Prävalenz: 0,02-0,04%

tinden (H$_1$-Rezeptor-Antagonist; 4 ml Inj.-Lsg.) langsam i.v. und 1 Amp. Cimetidin (H$_2$-Rezeptor-Antagonist; 4 ml Inj.-Lsg. mit 0,9%iger NaCl-Lsg. auf 10 ml verdünnen; bei Kindern und Jugendlichen strengste Indikationsstellung) langsam i.v. empfohlen werden.

Röntgenoberflächenbestrahlung

Definition
Behandlung der Hautoberfläche mit Röntgenstrahlen. In einzelnen dermatologischen Zentren ist bei bestimmten Indikationen die Therapie mit sog. Röntgenweichstrahlgeräten noch üblich. Bei dieser Bestrahlungstherapie ist die Eindringtiefe der Röntgenstrahlen in das Gewebe relativ gering, so dass das tiefere Gewebe geschont wird. Die noch betriebenen Weichstrahlgeräte (meist Dermopan/Fa. Siemens) erlauben Betriebsspannungen der Röntgenröhre zwischen 10 und 50 kV (bei 25 mA). Der Bereich bis einschließlich 10 kV wird als Grenzstrahltherapie (Bucky-Strahlen) bezeichnet. Die Dosis der Röntgenstrahlung wird in Gray (Gy) gemessen (früher: rad = radiation absorbed dose).

Wirkungen
- Am Ende der Bestrahlung tritt in der umgebenden gesunden Haut (und in der Haut über dem Tumor) eine akute Radiodermatitis auf, eine erosive Dermatitis (Erosivreaktion), die für viele Therapeuten die individuell ausreichende Bestrahlungsdosis anzeigt. Die Gesamtdosis (GD) wird in tägliche Einzeldosen (ED) von unterschiedlicher Stärke fraktioniert. Durch die Fraktionierung wird eine bessere Gewebeverträglichkeit erreicht.
- Spätfolgen der Röntgenbestrahlungen sind eine chronische Radiodermatitis mit Hyper- und Depigmentierungen, fibrotischem Umbau des Koriums, Strahlenulzera sowie maligne epitheliale und bindegewebige Tumoren in loco.

Indikation
Die Indikation für die Röntgentherapie wird in der Dermatologie zunehmend seltener gestellt, zumeist wegen ausreichender oder besserer Alternativmethoden ohne die bekannten Spätschäden der Röntgentherapie oder in Ermangelung an funktionstüchtigen Röntgengeräten (die Geräte werden nicht mehr hergestellt).
- Basalzellkarzinom: Häufigste Indikationsstellung, insbes. bei älteren Menschen. Für ein solides Basalzellkarzinom ist eine Gesamtdosierung (GD) von 50-70 Gy (43-50 kV/25 mA) notwendig. Einzeldosen (ED) von 4-5 Gy 5mal/Woche.
- M. Bowen: Häufige Indikationsstellung. Die Gesamtdosierung (GD) liegt bei 25-30 Gy (29 kV/25 mA). Die Gesamtdosis wird in Einzeldosen (ED) von 5 Gy in Abständen von 2 Tagen fraktioniert.
- Lentigo maligna: Häufige Indikationsstellung; insbes. bei älteren Menschen, denen eine größere Operation nur noch schwerlich zugemutet werden kann (beachte auch die besondere Lokalisation der Lentigo maligna!). Für eine Lentigo maligna ist nach Miescher eine Gesamtdosierung (GD) von 100 Gy (10 kV/25 mA = Weichstrahltechnik), notwendig. Die Gesamtdosis wird in ED von 20 Gy in Abständen von 3-4 Tagen fraktioniert
- Diffuse Melanommetastasen der Haut: Palliative Maßnahme bei ausgeschöpften sonstigen Therapiemaßnahmen; bei dieser Indikation sind andere Strahlenquellen (Elektronenbeschleuniger) zu bevorzugen. GD 90-10 Gy; ED 5 Gy.
- Lymphome der Haut: Häufige Indikationsstellung bei isolierten kutanen B- und T-Zell-Lymphomen der Haut. Für ein knotiges Lymphom ist eine Gesamtdosierung (GD) von 25-30 Gy (50 kV/25 mA) notwendig. Die GD wird in ED von 2-5 Gy in Abständen von 2 Tagen fraktioniert. Die Erfolge sind anfänglich sehr überzeugend. Bei wiederholter Röntgenbestrahlung stellt sich eine zunehmende Strahlenresistenz ein. Bei erythrodermischen T-Zell-Lymphomen ist, bei sonstiger Behandlungsresistenz, auch eine Röntgen-Fernbestrahlung des ganzen Körpers zu erwägen. Der Fokus-Haut-Abstand (FHA) beträgt 2 m; die GD liegt bei 10-15 Gy (50 kV/25 mA, ohne Aluminiumfilter), die ED beträgt 0,5-1,5 Gy täglich. Bestrahlung abwechselnd von vorne und von hinten.

Kontraindikation
Röntgenanwendungen bei Hämangiomen des Säuglings, Naevi flammei und chronisch entzündlichen Dermatosen.

Röntgenulkus L59.8

Synonym(e)
Radiumulkus

Definition
Tiefe Gewebsnekrose nach Röntgenbestrahlung. Man unterscheidet ein akutes Röntgenulkus 3. Grades aufgrund akuter toxischer Strahlenschädigung mit primärer Nekrose von einem chronischen Röntgenulkus, das sich durch geringfügiges Trauma oder durch ungenügende Sauerstoffversorgung des Gewebes im atrophischen Zentrum eines Röntgenoderms entwickelt.

Klinisches Bild
Chronisches Röntgenulkus: Scharf begrenzte Ulzeration im Zentrum eines Röntgenoderms mit gelbem, speckigem, fest haftendem, nekrotischem Belag = Röntgenspeck. Schlechte Heilungstendenz.

Externe Therapie
Stadiengerechte Ulkustherapie, s.u. Wundbehandlung. Konservative Therapie ist häufig langwierig oder frustran.

Interne Therapie
Schmerzstillende Medikamente wie Acetylsalicylsäure (z.B. ASS) 3mal/Tag 500 mg oder stärker wirksam Tramadol (z.B. Tramal Trp.) 20-40 Trp./Tag. Nichtsteroidale Antiphlogistika wie Ibuprofen (z.B. Ibuprofen Stada) 200-400 mg/Tag können hilfreich sein.

Operative Therapie
Ultima ratio ist die Exzision des ulzerösen Areals mit möglichst spannungsfreiem oder plastischem Wundabschluss.

Röntgenurtikaria L59.8

Definition
Sehr seltene, urtikarielle Reaktionen in Hautarealen, die kurz zuvor mit Röntgenstrahlen behandelt wurden. Wahrscheinlich pseudoallergische Reaktion vom Sofort-Typ. Die Hautveränderungen entwickeln sich innerhalb von wenigen Minuten nach der Bestrahlung.

Therapie allgemein
Absetzen der Röntgentherapie.

Externe Therapie
Symptomatische juckreizstillende Therapie mit Schüttelmixturen wie Lotio alba, Lotio alba spirit., evtl. mit Zusatz von 2-5% Polidocanol **R200** oder 1% Menthol-Lösung **R160**. Ist dies nicht ausreichend, können Glukokortikoid-haltige Cremes wie 0,25% Prednicarbat (z.B. Dermatop Creme), 0,1% Methylprednisolon (z.B. Advantan Creme) eingesetzt werden.

Interne Therapie
Antihistaminika wie z.B. Desloratadin (z.B. Aerius) 1-2 Tbl./Tag) oder Levocetirizin (z.B. Xusal) 1-2 Tbl./Tag). Bei schwerer Ausprägung kurzfristig Glukokortikoide in mittlerer Dosierung wie Prednisolon 40-80 mg/Tag (rasch ausschleichen).

Rosazea L71.9

Erstbeschreiber
de Chauliac, 14. Jahrhundert; Bateman, 1812; Piffard, 1891

Synonym(e)
Acne rosacea; Kupferfinne; Rotfinne

Definition
Häufige, chronische Erkrankung mit zentrofazialen persistierenden oder flushartig einsetzenden Erythemen und Teleangiektasien sowie entzündlichen Episoden mit Papeln, Papulopusteln und Pusteln. In schweren Fällen wird das Krankheitsbild durch Bindegewebs- und Talgdrüsenhyperplasien kompliziert. Charakteristisch ist schubweiser Verlauf.

Ätiologie
Nicht vollständig geklärt. Genetische Disposition mit begleitender vaskulärer Komponente wird als wahrscheinlichste Ursache angesehen. Die Rosazea ist eine primär dermale Erkrankung, die mit einer multifaktoriell bedingten Schädigung von Elastin und Kollagen einhergeht: Circulus vitiosus aus dermaler Schädigung, Gefäßerweiterung, Gefäßschädigung und entzündlicher Gewebsreaktion. Als mögliche Triggerfaktoren gelten UV-Strahlen, Röntgen-Strahlen, Hitze, Kälte, Erregung, Kaffee, Alkohol, Tee, scharfe Gewürze (Pfeffer, Curry), Temperaturschwankungen, externe (zu fette) Kosmetika und hormonelle Schwankungen (Menstruation, Schwangerschaft, Menopause). Kontrovers wird der Einfluss von Helicobacter pylori diskutiert. Inwieweit Demodex folliculorum, die in großer Menge bei der Rosazea gefunden wird, eine pathogenetische Rolle bei den entzündlichen Follikelreaktionen spielt, ist derzeit noch unklar.

Manifestation
Vor allem im 4. und 5. Lebensjahrzehnt auftretend. Frauen sind 1-2mal häufiger als Männer betroffen.

Lokalisation
Zentrofazial auftretend. Ausdehnung auf Hals, retroaurikuläre Region und Prästernalbereich.

Klinisches Bild
Man unterscheidet unterschiedliche Entwicklungsstadien:
- Funktionelle Erytheme: Flüchtige livide Gesichtserytheme.

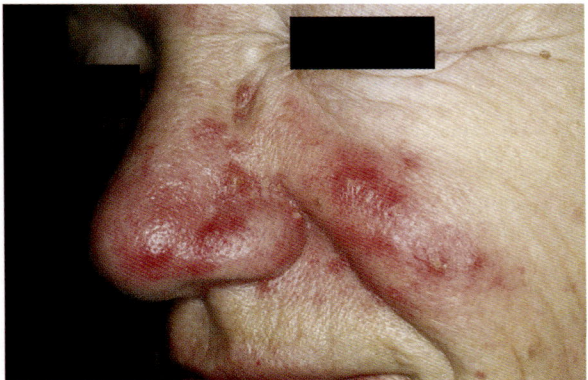

Rosazea. Multiple, chronisch aktive, seit 5 Jahren zunehmende, zentrofazial lokalisierte, unscharf begrenzte, isolierte aber auch konfluierte, mäßig konsistente, etwas schmerzende, rote, glatte (follikuläre) Papeln sowie wenige Pusteln. Keine Komedonen. Flächiges Erythem.

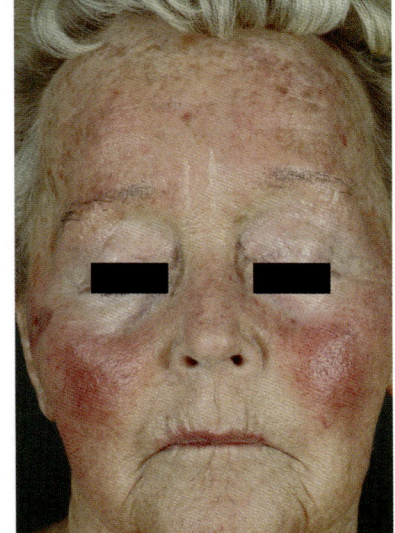

Rosazea. Großflächiger, chronisch aktiver, juckender, anämisierbarer, roter Fleck (Rosacea erythematosa). Monatelange Vorbehandlung mit einem Kortikoidexternum. Atrophie des Oberflächenepithels.

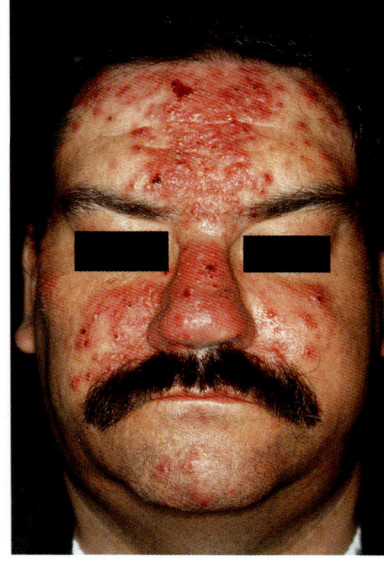

Rosazea. Stadium III der Rosazea mit konfluierenden, entzündlichen Granulomen, Follikulitiden (Kinn) sowie deutlich ausgebildetem Rhinophym.

- Stadium I (Rosacea erythematosa): Persistierende Erytheme über Stunden und Tage. Teleangiektasien vor allem nasolabial und im Wangenbereich.
- Stadium II (Rosacea papulopustulosa): Einzelne oder gruppierte, entzündliche, gerötete, über Tage bis Wochen bestehende, evtl. feinlamellös schuppende Papeln. Sterile oder normale Follikelflora enthaltende Papulopusteln und Pusteln. Narbenlose Abheilung der einzelnen Schübe, im Verlauf Häufung der Schübe.
- Stadium III (phymatöse Rosazea): Großflächige entzündliche Knoten und Infiltrate, diffuse Gewebshyperplasie (Phymbildung) vor allem an Wangen, Nase, Kinn, Stirn, Ohren. Dieses Stadium tritt nahezu ausschließlich bei Männern auf.
Komplikation (Okuläre Rosazea): Beteiligung der Augen: Blepharitis, Konjunktivitis, Iritis, Iridozyklitis, Hypopyoniritis, Keratitis mit Lichtscheu, Schmerzen, Gefahr der Erblindung.
- Sonderformen: Lupoide Rosazea, Rosacea conglobata, Steroidrosazea, Pyoderma faciale, Rhinophym, Otophym, Metophym, Gnatophym, Rosacea oedematosa (s.u. M. Morbihan).

Histologie
Ektatische Blut- und Lymphgefäße, perivaskuläre lymphohistiozytäre Infiltrate, vor allem in Talgdrüsenfollikelregionen, follikuläre Papeln und Pusteln.

Differenzialdiagnose
- Stadium I (Rosacea erythematosa):
  - Konstitutionelle Gesichtsrötung (Erythema perstans faciei)
  - Chronische Frostschädigung
  - Scharlach
  - Erysipel
  - Zirkulationsstörungen verschiedener Art (Hypertonie, Mitralvitium)
  - Flushphänomene (Karzinoidsyndrom, Medikamente, Erythema e pudore)
  - Lupus erythematodes, systemischer
  - Dermatomyositis
  - Arzneimittelexantheme
  - Langzeitige Vorbehandlung mit Glukokortikoid-Salben
  - Polycythämie (Polycythämia vera)
  - Seborrhoisches Ekzem
  - Akutes Kontaktekzem
  - Photodermatosen (aktinisches Retikuloid; chronisch aktinische Dermatitis)
- Stadium II (Rosacea papulosa seu pustulosa):
  - Acne vulgaris
  - Akneiforme Exantheme
  - Dermatitis perioralis
  - Lupus miliaris disseminatus faciei
  - Steroidhaut
  - Dermatitis perioralis
  - Follikulitis, gramnegative
  - Tinea faciei
  - Demodikose.
- Stadium III (Hautveränderungen sind diagnostisch):
  - Lupus pernio
  - Facies leonina.

Therapie allgemein
- Hautpflege: Die Haut der Rosazeapatienten reagiert bes. empfindlich auf chemische und physikalische Reize. Irritierend wirkende Anwendungen wie zu stark reizende Seifen, Syndets, alkoholische Tinkturen. Adstringenzien und Schälmittel sollten gemieden werden.
- Diät: Eine Rosazeadiät existiert nicht. Erythem-induzierende Faktoren wie heiße Getränke, stark gewürzte Speisen und Alkohol sollten jedoch gemieden werden. Der Patient sollte für sich herausfinden, welche Speisen vertragen werden.
- Sonnenlicht: Sonnenlicht wirkt häufig krankheitsverschlechternd. Lichtschutzmittel werden empfohlen. Gegenüber den weit verbreiteten chemischen Sonnenschutzmitteln empfehlen sich v.a. physikalische Lichtschutzfilter, die stark zerkleinerte, 20-50 nm große Partikel von Zinkoxid und/oder Titanoxid enthalten und auf der Haut und in den Augen nicht brennen (z.B. Micro sun 20, Eucerin Sun). Alternativ breit wirksame Sonnenschutzcremes mit LSF >15, wenn möglich mit Schutzwirkung gegen UVB und UVA sowie Infrarot (z.B. Anthelios) anwenden.
- Gesichtsmassage: Heute nur noch selten werden Massagebehandlungen nach Sobye durchgeführt, bei denen morgens und abends mit kreisenden Bewegungen über die Nase, die Wangen und die Stirn gefahren wird.

Externe Therapie
Bei leichter Ausprägung und in inaktiven Phasen ist die externe Therapie ausreichend. In aktiven Phasen sollten interne und externe Behandlung kombiniert werden. Regelmäßige Überwachung zur Einleitung einer adäquaten Therapie ist daher notwendig.

> **Merke:** Im Mittelpunkt der externen Therapie stehen antiphlogistische Wirkstoffe.

- Antiphlogistisch: Für erythematöse und papulopustulöse Veränderungen hat sich 1-2% Metronidazol Creme/Lotion/Gel (Metrogel, Metrocreme, R167, R169) bewährt. Metronidazol wirkt unter aeroben Bedingungen in der dermatologischen Externa-Therapie antiphlogistisch, antiproliferativ und immunmodulierend. Die antimikrobielle Wirkung (nur unter anaeroben Bedingungen) spielt bei der Therapie der Rosazea keine Rolle. Angenommen wird eine katalytische Wirkung bei der Oxidation von Palmitoleinsäure zu Azelainsäure, dem wirksamen Metaboliten. Im Anschluss an eine Behandlung der akuten Phase kann eine Erhaltungstherapie (Rezidivprophylaxe) mit externem Metronidazol (Metrocreme, Metrogel) durchgeführt werden. Alternativ Therapieversuch mit externen Antibiotika wie Erythromycin, Clindamycin oder Tetracyclin in 0,5-2% Konzentration.

> **Cave:** Externe Antibiotika sind nicht immer wirksam!

> **Merke:** Mit Ausnahme spezieller Pasten sind fettarme Grundlagen wie hydrophile Cremes, Lotionen, Gele bei der Behandlung der Rosazea vorzuziehen!

- Alternativ: Ammoniumbituminosulfonat-haltige Pasten (z.B. R134, R211) über Nacht oder auch Trockenbehandlung mit Lotio alba mit Zusatz von 3-5% Ammoniumbituminosulfonat beruhigen die Haut. Regelmäßige Anwendung wirkt sich positiv auf Entzündungsreaktionen, Erytheme, Pusteln aus und bessert das Brennen der Haut.
- Retinoide: Im Stadium II und III kann Isotretinoin (z.B. Isotrex Creme, Gel) eingesetzt werden. Es wirkt aufgrund seiner antiinflammatorischen Eigenschaften vor allem

gegen Papeln und Pusteln. Tretinoin (z.B. Cordes VAS) reizt die Haut stärker als Isotretinoin (Isotrex Creme/Gel) und führt evtl. zur Verstärkung der Teleangiektasien.
- Azelainsäure: Im Stadium I-III kann auch 20% Azelainsäure (Skinoren Gel) eingesetzt werden, der aufgrund ihrer antiinflammatorischen Eigenschaften eine Wirkung auf Papeln, Pusteln und Erythem zugesprochen wird.
- Glukokortikoide: Diese sind von beeindruckender, aber nur kurzfristiger Wirksamkeit. Sie führen zum Rebound und Verschlimmern auf lange Sicht die Hauterkrankung!
- Bei Verdacht auf Demodikose können lokal sowohl Metronidazol (s.o.) als auch Ivermectin (1,0-2,0% in einer Cremegrundlage) eingesetzt werden.
- Additiv kann auch der Einsatz von Blitzlampen in Betracht gezogen werden.

> **Merke:** Mit Ausnahme der Rosazea conglobata und der Rosazea fulminans sollten externe Glukokortikoide vermieden werden!

- Abdeckung: Bei starker Infiltration oder Pustulation kosmetische Abdeckung mit blanden, nicht hautreizenden Ammoniumbituminosulfonat-haltigen Lotionen (z.B. Aknichthol soft N). Kombination mit einem Lichtschutzmittel (z.B. Anthelios Gel). Teleangiektasien: Bei kosmetischer Störung im ruhigen Stadium Behandlung z.B. mit der Diathermienadel. Sehr gutes Ansprechen zeigt sich i.d.R. auch auf Laser-Therapie (Argon-, gepulster Farbstoff-Laser). Rückfälle innerhalb von Monaten bis Jahren sind häufig und können durch Nachfolgebehandlungen angegangen werden.

Interne Therapie
- Antibiotika: Insbesondere bei papulopustulösen Formen hervorragendes Ansprechen auf orale Antibiotika. Zudem werden funktionelle Erytheme verringert. Da die Patienten die Krankheitsaktivität häufig selber sehr gut einschätzen können, sollten die Vorschläge der Patienten bei der Dosierung mitberücksichtigt werden. Die Antibiose erfolgt i.d.R. über einige Wochen mit Tetracyclinen p.o. (z.B. Tetracyclin-Wolff Kps.) 1000-1500 mg/Tag in 2-3 ED, bei Besserung des klinischen Befundes Reduktion auf 500-250 mg/Tag. Genauso wirksam sind Minocyclin (z.B. Klinomycin, Mino-Wolff) 100 mg/Tag p.o., Reduktion nach Klinik auf 50 mg/Tag oder Doxycyclin (Doxy-Wolff).

> **Merke:** Minocyclin hat geringere phototoxische Wirkung als Tetracyclin!

- Bei Unverträglichkeit oder ausbleibendem Erfolg können Erythromycin (z.B. Erythro Hefa 500) 2-3mal/Tag 500 mg sowie andere Makrolidantibiotika wie Roxithromycin

Rosazea. Tabelle 1. Stadienabhängige externe und interne Therapie der Rosazea

	Ammonium-bituminosulfonat-Pasten	Azelainsäure	Metronidazol	Andere Antibiotika		Isotretinoin		Laser
	Extern	Extern	Extern	Extern	Intern	Extern	Intern	
Stadium I (Rosacea erythematosa)								
Persistierende Erytheme	++	+++	+++	–	+	–	–	–
Teleangiektasien	–	–	–	–	–	–	–	+++
Stadium II (Rosacea papulosa/pustulosa)								
Persistierende Erytheme	++	+++	+++	+	++	–	–	–
Teleangiektasien	–	–	–	–	–	–	–	+++
Papeln, Pusteln	+++	+++	+++	+	+++	(+)	+	–
Ödeme	++	+++	++	–	+	–	+	–
Stadium III								
Persistierende Erytheme	++	+++	+++	–	++	–	+	+
Teleangiektasien	–	–	–	–	–	–	–	+++
Papeln, Pusteln, Knoten	+++	+++	+++	+	+++	(+)	+++	–
Ödeme	++	++	++	–	+	–	++	–
Talgdrüsen- und Bindegewebshyperplasie	++	–	–	+	++	++	+++	

(z.B. Rulid) 2mal/Tag 150 mg oder Clarithromycin (z.B. Klacid) 2mal/Tag 250 mg eingesetzt werden.
- Retinoide: Isotretinoin (z.B. Isotretinoin-ratiopharm; Aknenormin): Bei besonders schweren und therapierefraktären Formen der Rosazea, die auf eine Antibiotikatherapie nicht ansprechen, wie die lupoide Rosazea, Rosazea Stadium III, Rosazea conglobata, gramnegative Rosazea und Rosazea fulminans, ist eine Monotherapie mit Isotretinoin indiziert. Die Standarddosis beträgt 0,5-1 mg/kg KG/Tag. Des Weiteren kann eine niedrig dosierte Therapie von 0,1-0,2 mg/kg KG/Tag auch bei schweren Formen der Rosazea ausreichen. Diese Dosen werden außerdem bei der Ophthalmorosazea angewendet. Bei leichten bis mittelschweren Formen der Rosazea können gute Erfolge mit 2,0-2,5 mg/Tag erzielt werden. Dauer der Therapie: mehrere Monate (4-6).

> **Cave:** Die Isotretinoin-Systemtherapie ist bei Frauen im gebärfähigen Alter nicht zugelassen. Zivilrechtliche und ggf. auch strafrechtliche Verantwortung liegen somit ausdrücklich beim behandelnden Arzt! Bei Frauen im gebärfähigen Alter sind daher kontrazeptive Maßnahmen zwingend erforderlich! Schwangerschaftstest vor Therapiebeginn, sichere Kontrazeption ein Monat vor Beginn der Therapie, über den gesamten Therapieverlauf und ein Monat nach Therapieende.

> **Merke:** Keine Kombination mit Tetracyclinen, da Gefahr der Hirndruckerhöhung und des Pseudotumor cerebri besteht!

- Glukokortikoid/Isotretinoin-Kombinationen: Bei ausgewählten schweren Formen wie der Rosazea fulminans kann es notwendig werden, Isotretinoin (Dosierung s.o.) mit Glukokortikoiden zu kombinieren. Dosierung: 20-40 mg Prednisolonäquivalent/Tag über 1-2 Wochen, anschließend rasch ausschleichen, um den Krankheitsverlauf abzukürzen. Die Behandlung mit Isotretinoin wird so lange durchgeführt, bis alle entzündlichen Veränderungen abgeheilt sind.
- Antiandrogen/Isotretinoin-Kombinationen: Bei Frauen kann eine Isotretinoin-Therapie mit antiandrogen wirkenden Substanzen verbunden werden. Zusätzlich zu Isotretinoin können Cyproteronacetat und Ethinylestradiol in Kombination gegeben werden, z.B. Diane 35 (2 mg Cyproteronacetat und 35 μg Ethinylestradiol) 1 Drg./Tag am 1. bis 21. Zyklustag, dann 7 Tage Pause, dann wieder 21 Tage 1 Drg./Tag, dann wieder 7 Tage Pause, usw.
- Antimalariamittel: Auch unter der Therapie mit Chloroquin (z.B. Resochin Tabletten) 2-3mal/Tag 250 mg p.o. über 10-20 Tage und anschließend 1mal/Tag 250 mg p.o. über 4 Wochen sind gute therapeutische Ergebnisse beschrieben worden. Die Therapie spielt heute allerdings kaum noch eine Rolle.

> **Merke:** Bei therapieresistenten rosazeaartigen Hautveränderungen ist an eine Demodikose zu denken, s.u. Demodikose.

Rosazeablepharitis H02.8

Definition
Blepharitis im Rahmen der Rosazea.

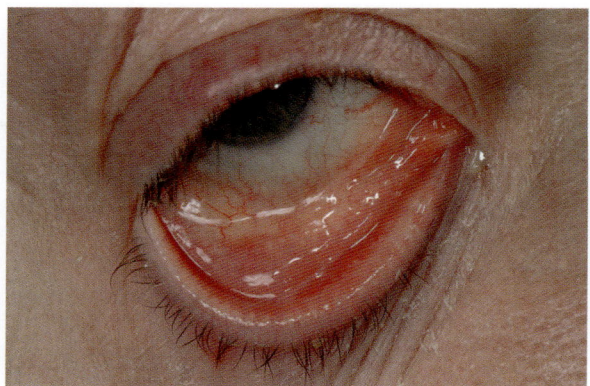

Rosazeablepharitis. Am rechten Augenunterlid befindet sich in der Wimpernreihe eine kleine Pustel mit Umgebungsrötung des gesamten Unterlids bei einer 67-jährigen Patientin mit Rosazea erythematosa (Rosazea Stadium I). Ausgeprägte konjunktivale Injektion.

Therapie allgemein
Behandlung in Zusammenarbeit mit dem Ophthalmologen.

Externe Therapie
Glukokortikoid-haltige Salben (z.B. Dexamethason-Augensalbe Jenapharm, Ficortril Augensalbe): 1 cm Salbe in den Bindehautsack einstreichen. Künstlicher Tränenersatz (z.B. Liquifilm): nach Bedarf 1-2 Trp. mehrmals tgl.

Interne Therapie
Tetracycline (z.B. Tetracyclin Wolff 500), während der ersten 5 Tage 2-4mal/Tag 500 mg, anschließend bis zu 3 Monaten 500 mg/Tag bis zum Abklingen der Erscheinungen. Alternativ Minocyclin (z.B. Klinomycin) 2mal/Tag 50 mg. S.u. Rosazea.

Rosazea, fulminante L71.8

Erstbeschreiber
Plewig u. Jansen, 1992

Definition
Perakute Maximalform der Rosazea mit Acne conglobata-artigem Verlauf.

Therapie
Entsprechend der Rosazea.

Rosazea, juvenile L71.8

Definition
Frühzeitiges Auftreten einer Rosazea im 2. Lebensjahrzehnt.

Therapie
S.u. Rosazea.

Rosazeakonjunktivitis H10.8

Definition
Konjunktivitis im Rahmen der Rosazea.

Therapie
Behandlung in Zusammenarbeit mit dem Ophthalmologen. S.u. Rosazeablepharitis und Rosazea.

Rosazea, lupoide L71.8

Erstbeschreiber
Lewandowsky, 1913

Synonym(e)
Rosacea granulomatosa; rosazeaartiges Tuberkulid von Lewandowsky; mikropapuläres Tuberkulid; micronodular tuberculoid

Definition
Sonderform der Rosazea mit Entwicklung therapieresistenter, follikulärer, braunrötlicher (lupoider) oder roter Knötchen. In der Diaskopie zeigt sich lupoides Infiltrat.

Lokalisation
Zentrofaziale Partien; auch an Ober- und Unterlidern auftretend.

Klinisches Bild
Disseminiertes, zentrofazial lokalisiertes, chronisches Krankheitsbild mit 0,2-0,3 cm großen follikulären und nicht-follikulären, roten oder braun-roten (lupoiden), glatten aber auch schuppenden oder schuppig-krustigen Papeln, die auch (unbehandelt) zu größeren (granulomatösen) Plaques und Knoten konfluieren können (könnte dann als Rosacea granulomatosa bezeichnet werden; s.a. Rosacea conglobata). Es gibt klinisch und histologisch fließende Übergänge zur „lupoiden" perioralen Dermatitis.

Histologie
Tuberkuloide Strukturen.

Differenzialdiagnose
Dermatitis perioralis, lupoide Steroidrosazea, kleinknotige Sarkoidose, Lupus miliaris disseminatus faciei.

Externe Therapie
S.u. Rosazea.

Interne Therapie
- Als First-Step-Therapie sind Tetracycline (z.B. Tetracyclin Kps.) in mittlerer Dosierung 500 mg/Tag p.o. oder Minocyclin (z.B. Klinomycin) 50 mg/Tag p.o. anzusetzen. Die Therapie sollte zunächst auf einen Zeitraum von 2-3 Monaten angelegt werden. Bei ausbleibendem Erfolg ggf. Umstellen auf INH (z.B. Isozid Tbl.) 5 mg/kg KG/Tag.
- S.u. Rosazea. Bei ausgeprägter bzw. therapieresistenter Form können Versuche mit Metronidazol (z.B. Clont) 1-1,5 g/Tag oder Isoniazid (z.B. Isozid Tbl.) 5 mg/kg KG/Tag unternommen werden.

Prognose
Chronischer Verlauf.

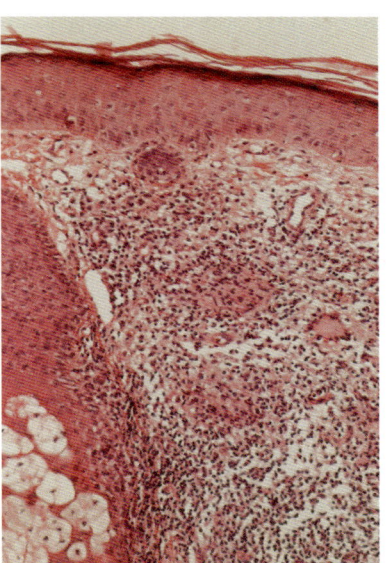

Rosazea, lupoide. Dichtes, buntes, perifollikuläres Infiltrat aus Lymphozyten, neutrophilen Granulozyten, Histiozyten und Riesenzellen. Deutliche Follikulotropie mit breiter Infiltration des Follikelepithels. Neben der mehrkernigen Riesenzelle (rechts mittig) finden sich 2 kleinere Epitheloidzellknötchen. Das Oberflächenepithel ist regelrecht.

Rosenthal-Kloepfer-Syndrom Q89.7

Erstbeschreiber
Rosenthal u. Kloepfer, 1962

Definition
Syndromale Assoziation von kornealen Leukomen, akromegaloiden Veränderungen von Gesicht, Händen und Füßen und Cutis verticis gyrata.

Manifestation
Auftreten in der 4. oder 5. Lebensdekade.

Roseola syphilitica A51.3

Synonym(e)
Makulöses Syphilid

Definition
Roseolen im Rahmen der sekundären Syphilis.

Therapie
Entsprechend der Syphilis acquisita.

Roseolen B09

Definition
Monomorphes makulöses Exanthem durch infektiös-toxische Gefäßdilatation bei der Syphilis II (Roseola syphilitica), auch bei Listeriose, Bruzellosen, Typhus abdominalis und Paratyphus.

Therapie
S.u. Syphilis acquisita, Listeriose, Bruzellosen, Typhus abdominalis, Paratyphus.

Rotationslappenplastik

Erstbeschreiber
Imre, 1924

Synonym(e)
Rotationsverschiebelappen; Rotation flap

Definition
Nahlappenplastik der Haut bei der ein kreissegmentartiger Hautlappen durch Rotationsverschiebung zur Deckung eines dreieckigen Defektes verwendet wird.

Allgemeine Information
- Im Bereich der kurzen Seite des dreieckigen Defektes erfolgt ein bogenförmiger Schnitt bis zur 1,5 bis 2-fachen

Länge des kurzen Exzidatschenkels nach lateral. Zur Vermeidung einer übermäßigen Spannung in der Lappenspitze empfiehlt sich die Methode nach Dzubow, wobei man zunächst durch Schnitt den inneren Schenkel des Defektdreiecks nach cranial verlängert und von den Endpunkt der Verlängerung die halbbogenartige Inzision vornimmt. Am Ende des Bogens kann nach Bedarf ein kontralaterales Entlastungsdreieck nach von Burow angelegt werden (s.a.u. Verschiebelappenplastik, transversale), das in seiner Größe etwa ein Drittel der Exzidatfläche beträgt. Zum Längenausgleich ist ein nach innen geführter Rückschnitt („back cut") vom Bogenende aus möglich. In diesem Fall wird auf das Anlegen eines Gegendreiecks verzichtet. Zur Vermeidung einer Lappennekrose darf der Lappenstiel nicht zu weit inzidiert sein. Der Rückschnitt sollte möglichst ein Viertel der Stiellänge nicht überschreiten.
- Indikationen: Exzisionsdefekte am Kapillitium, im Lid-, Präaurikular-, Wangen- und Halsbereich sowie an Stamm, Gesäß und den Extremitäten.

Röteln B06.99

Erstbeschreiber
Sennert, 1632

Synonym(e)
Rubeola; German measles; rubella; rubéole; epidemic roseola

Definition
Akute Viruserkrankung mit mildem Verlauf und typischem Exanthem.

Erreger
Rötelvirus (Rubella-Virus) aus der Familie der Togaviren.

Ätiologie
Übertragung durch Tröpfcheninfektion. Die Kontagiosität ist geringer als die von Masern. Diaplazentare Übertragung ist möglich.

Manifestation
Überwiegend im Kindesalter auftretend (Manifestationsgipfel 5-14 Jahre). 80-90% der Erwachsenen haben sich mit dem Virus auseinander gesetzt.

Klinisches Bild
Bei 40–50% der Fälle liegen klinisch stumme Infektionen vor. Inkubationszeit: 2-3 Wochen.
- Prodromi: Eventuell leichte Temperaturerhöhung und Katarrh. Häufig sind Lymphknotenschwellungen, vor allem zervikal und okzipital, gelegentlich ist eine Milzschwellung vorhanden.
- Integument: Rasche Entwicklung eines makulopapulösen Exanthems mit Beginn im Gesicht, Ausbreitung auf retroaurikuläre Regionen, Rumpf, Extremitäten. Hirsekorngroße, gerötete, leicht erhabene, von einem anämischen Hof umgebene Flecken. Abklingen des Exanthems nach 3-4 Tagen. Nicht-exanthematischer Verlauf ist möglich.
- Extrakutane Manifestationen: Bei 30-50% der Erkrankten (auch nach Impfung möglich bei Kindern in 3% der Fälle, bei Erwachsenen in etwa 13% der Fälle) kann sich Arthritis (meist Polyarthritis) entwickeln, die über Monate anhalten kann. Bei älteren Kindern kann die Arthritis von Fieberepisoden begleitet sein. Als STAR-Komplex (sore, throat, arthritis, rash) treten noch Halsschmerzen und Exantheme hinzu.

Labor
Leukopenie, relative Lymphozytose, Plasmazellen 5-20%.

Diagnose
Exanthem, nuchale und okzipitale Lymphknotenschwellungen. Serologie: Im Hämagglutinationshemmtest Titeranstieg um 2 Stufen, Nachweis rötelnspezifischer IgM-Antikörper (ELISA, Hämagglutinationstest). Blutbild.

Differenzialdiagnose
Masern, Scharlach, sekundäre Syphilis, infektiöse Mononukleose.

Komplikation
Schwere Missbildung der Feten bei einer Rötelninfektion der Mutter in den ersten Schwangerschaftsmonaten, in ca. 1/3 der Fälle bei Rötelkontakt in der Schwangerschaft und einem Titer <1:16. Das Auftreten einer TEN nach Röteln-Impfungen wurde in der Literatur beschrieben.

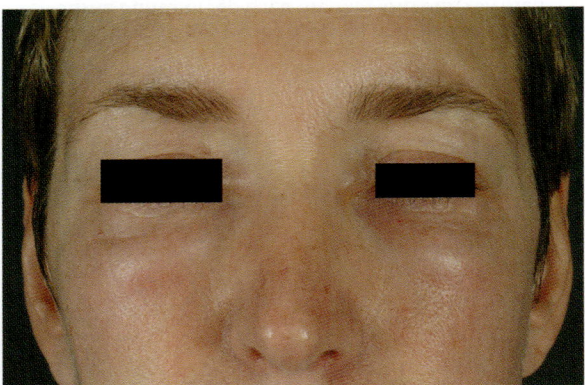

Röteln. Seit 5 Tagen bestehende, okzipitale und nuchale Lymphknotenschwellungen sowie leichte Temperaturerhöhung bei einer 53-jährigen Patientin. Diskretes makulöses Exanthem im Gesicht mit Schwellungen im Bereich der Augenlider.

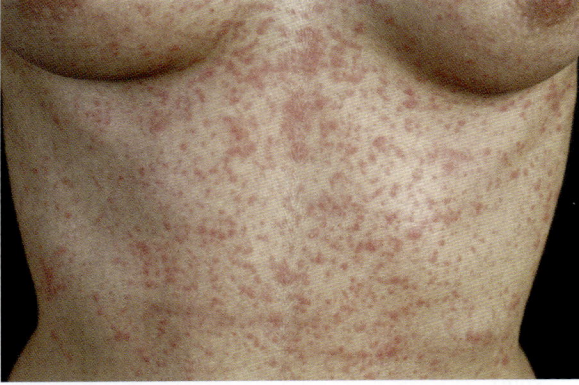

Röteln. Makulöses Exanthem mit Beginn im Gesicht, Ausbreitung auf die Retroaurikularregion, Rumpf und Extremitäten. Hirsekorngroße, gerötete, leicht erhabene, von einem anämischen Hof umgebene Flecken. Abklingen des Exanthems nach 3-4 Tagen. Zervikale Lymphadenopathie ist charakteristisch.

Externe Therapie
Allenfalls hautpflegende Maßnahmen mit z.B. Ungt. emulsif. aq., Lotio alba aq.

Interne Therapie
In der Regel nicht erforderlich. Falls erforderlich, fiebersenkende Maßnahmen z.B. mit Paracetamol (z.B. Ben-u-ron) 4mal/Tag 500 mg p.o. oder Acetylsalicylsäure (z.B. Aspirin 500) 2-3mal/Tag 500 mg p.o.

> **Merke:** Ausnahme: In der Frühschwangerschaft genetische Beratung. Evtl. Versuch mit Immunglobulinen, z.B. Einmaldosis von 20 ml Beriglobin (Off-Label-Use). Spezifisches Röteln Immunglobulin ist zur Zeit nicht verfügbar (früher Röteln Immunglobulin P Aventis). Gynäkologisches Konsil.

Prophylaxe
Impfung mit Rötelnlebendimpfstoff aller Kinder im 15. Lebensmonat (Wiederholungsimpfung zwischen dem 3. und 6. Lebensjahr) und aller Mädchen im 12. bis 14. Lebensjahr, postpubertär bei Frauen mit einem Titer kleiner 1:16 (Röteln-Impfstoff HDC Mérieux).

> **Merke:** Jedes Risiko einer Schwangerschaft muss 2 Monate vor und drei Monate nach der Impfung ausgeschlossen werden (Kontrazeptiva-Behandlung).

Rothmund-Syndrom   Q82.8

Erstbeschreiber
Rothmund, 1868

Definition
Familiär auftretende, autosomal-rezessiv vererbte Poikilodermie mit beidseitigen juvenilen Katarakten. Häufig Konsanguinität der Eltern.

Ätiologie
Mutation des Gens RECQL4, das auf dem Genlokus 8q24.3 kartiert ist, mit konsekutiver Störung der DNA-Helicase RECQL4.

Manifestation
Ab dem 6. Lebensmonat auftretend, vor allem beim weiblichen Geschlecht.

Lokalisation
V.a. Gesicht, Extremitäten und Gesäß sind befallen. Palmae und Plantae sind frei.

Klinisches Bild
- In atrophischer Haut zeigen sich streifige oder gitterartige Eryteme mit Teleangiektasien und Hypopigmentierungen.
- Assoziierte Symptome: Juvenile Katarakt, genitale Hypo- bzw. Aplasie, kleine Hände und Füße, plumpe Finger und Zehen. Hypo- bzw. Aplasie von Schweiß- und Talgdrüsen.
- Gehäuftes Auftreten von Neoplasien der Haut (z.B. spinozelluläres Karzinom) und des Skelettes (z.B. Osteosarkom).

Therapie
Laser: Laser-Behandlung (Argon-, gepulster Farbstoff-Laser) führt zu kosmetischen Verbesserungen bei Teleangiektasien im Gesicht.

Dermabrasio: Durch Schleifungen der Haut werden nur mäßige Erfolge erzielt.

Therapie allgemein
- Blande Hautpflege z.B. mit Asche Basis Creme, Linola Creme, Eucerin cum aq., ggf. mit Harnstoff-haltigen Präparaten (z.B. Linola Urea Creme, Nubral Creme, Basodexan Creme, Excipial U Lipolotio).
- Lichtschutz: Textiler bzw. chemisch/physikalischer Lichtschutz mit potenten Lichtschutzmitteln (LSF >30, z.B. Anthelios, Contralum ultra), da Sonnenexposition die Hautveränderungen auf Dauer vermutlich verstärkt.

Rothmund-Thomson-Syndrom   Q82.85

Definition
Im englischsprachigen Schrifttum werden das Rothmund-Syndrom und das Thomson-Syndrom unter diesem Begriff zusammengefasst. S.a.u. Poikilodermie.

Rowell's Syndrom   M32.8

Synonym(e)
Lupus erythematodes und Erythema multiforme artiges Syndrom

Definition
Auftreten anulärer, sukkulenter, ggf. bullöser Herde an Stamm, Gesicht und Nacken bei Patienten mit Lupus erythematodes integumentalis oder systemischem Lupus erythematodes.

Roxithromycin

Definition
Makrolidantibiotikum.

Wirkungsspektrum
Bacterioides ureolyticus, Bordetella spp., Borrelia burgdorferi, Chlamydien, Clostridium spp. (außer C. difficile), Corynebacterium diphtheriae, Entamoeba histolytica, Gardnerella vaginalis, Haemophilus ducreyi, Helicobacter pylori, Legionella pneumophilia, Listeria monocytogenes, Mobiluncus spp., Moraxella catarrhalis, Mycoplasma pneumoniae, Neisserien, Peptostreptococcus spp., Prevotella spp., Propionibacterium acnes, Staphylococcus spp., Streptococcus spp., Ureaplasma urealyticum.

Indikation
S.u. Erythromycin.

Eingeschränkte Indikation
Überempfindlichkeit gegen den Wirkstoff, Leberfunktionsstörungen.

Dosierung und Art der Anwendung
2mal/Tag 300 mg p.o. mindestens 15 Min. vor dem Essen einnehmen.

Unerwünschte Wirkungen
S.u. Erythromycin. Gastrointestinale NW sind weniger stark ausgeprägt.

Wechselwirkungen
Keine WW mit oralen Antikoagulanzien, Ciclosporin A und Carbamazepin, sonst s. Erythromycin.

Kontraindikation
Schwangerschaft.

Präparate
Rulid, Roxithromycin-ratiopharm

Rubefazienzien

Definition
Linimente oder andere Zubereitungen mit Ammoniak und/oder ätherischen Ölen (Rosmarinöl, Terpentinöl), Kampher und Scharfstoffen (Capsaicin), die zu einer verstärkten Hautdurchblutung oder einer Reizung der Hautnerven führen.

Indikation
Pruritus, Durchblutungsstörungen, Pernio.

Rubeosis diabeticorum E14.5

Definition
Hautrötung im Gesicht bei Patienten mit Diabetes mellitus.

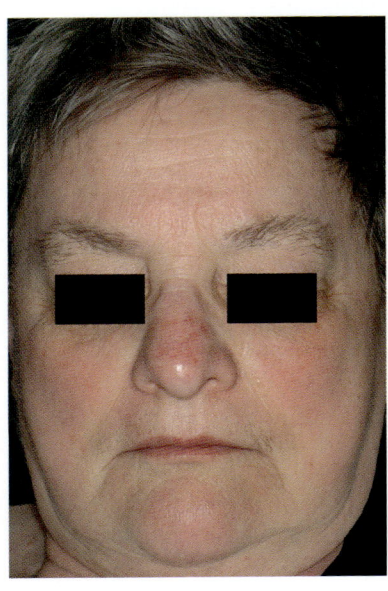

Rubeosis diabeticorum. Chronische, seit 12 Monaten persistierende, flächige Rötungen sowie multiple Teleangiektasien im Gesichtsbereich einer 68-jährigen Patientin mit seit langem entgleistem Diabetes mellitus Typ II.

Therapie
Einstellung des Diabetes mellitus durch den Internisten.

Rubeosis mammae R23.8

Definition
Harmlose, meist symmetrische, unscharf begrenzte inhomogene Fleckbildung der Brüste.

Ätiologie
Regulationsstörung des peripheren Gefäßtonus; vorausgehender Kälteschaden(?).

Manifestation
Frauen im mittleren und höheren Lebensalter mit adipöser Mamma sind betroffen.

Klinisches Bild
Großflächiges, symmetrisches, bei Kälte deutlich akzentuiertes, unscharf zur umgebenden Haut abgegrenztes, netzig bis inhomogenes, rot bis livides Erythem (bei Kälte zyanotischer Farbton!). Auflichtmikroskopisch sind auch Teleangiektasien nachweisbar. Beim Palpieren zeigt sich auffällig kühle Haut.

Diagnose
Diskrepanz zwischen deutlichem Erythem auf unauffällig kühler Haut sowie dem Fehlen jeglicher Entzündungssymptomatik. Häufig bestehen analoge Veränderungen auch an den Außenseiten der Oberschenkel (nie an den Innenseiten!) und Knie. Das klinische Bild ist bei Beachtung der vorgenannten Symptomatik diagnostisch!

Differenzialdiagnose
REM-Syndrom; Kältepannikulitis; Erysipel der Mammae (Symmetrie und fehlende Entzündungssymptomatik spricht dagegen!)

Therapie
Ausreichend wärmende, nicht zu eng anliegende Bekleidung ist anzuraten.

Interne Therapie
Durchblutungsfördernde Substanzen wie Nifedipin werden empfohlen, sind jedoch wenig erfolgversprechend.

Prophylaxe
Gewichtsreduktion, regelmäßige sportliche Aktivitäten.

Rubeosis steroidica T88.8

Definition
Multiple Teleangiektasien in atrophischer Haut nach langfristiger externer Glukokortikoideinwirkung, v.a. im Gesicht.

Therapie
Laser-Therapie (Argonlaser), Sticheln mit Diathermie-Nadel. S.a.u. Teleangiektasien. Alternativ oder bei unzureichendem Ansprechen der genannten Maßnahmen abdecken mit Camouflage (z.B. Dermacolor). S.a. Glukokortikoid-Nebenwirkungen.

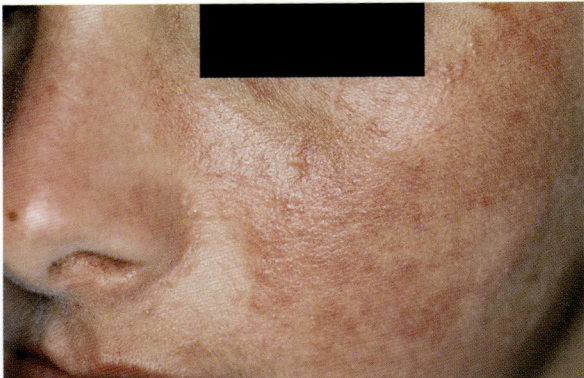

Rubeosis steroidica. Flächige Rötung der Wangen mit follikulären Papeln bei junger Patientin.

Rubin-Laser

Definition
Festkörperlaser mit Rubin-Einkristall. Emissionslinie bei 694 nm (wird von Melanin und von exogenen Pigmenten [Tätowierungen] absorbiert).

Indikation
Tätowierungen; Pigmentläsionen.

 Cave: Blindes Verfahren, besser Exzision durchführen wenn technisch möglich.

Vor der Laser-Therapie von Pigmentläsionen ist eine sorgfältige histologische Abklärung notwendig).

Rubinstein-Taybi-Syndrom Q87.1

Erstbeschreiber
Rubinstein u. Taybi, 1963

Synonym(e)
Rubinstein-Syndrom; broad thumb-mental syndrome; broad thumb-hallux syndrome

Definition
Vererbtes oder sporadisch auftretendes Missbildungssyndrom mit typischer scharfer Nase (langes Septum) und breiten, abstehenden distalen Phalangen der ersten Strahlen.

Ätiologie
Translokationen des CREBBP Gens (Genlokus: 16p13.3) mit konsekutiver Störung des „CREB binding proteins".

Klinisches Bild
Geistige Retardierung, Wachstumsstörungen, antimongoloide Lidfalte, Hypertelorismus, hoher gotischer Gaumen, Zahnanomalien, Deformierungen von Nase und Ohren. Verkürzung und Verplumpung der Finger- und Zehenphalangen. Hinzu kommt in über 50% der Fälle ein Naevus teleangiectaticus der Stirn oder des Nackens sowie eine Hypertrichose des Rückens. Assoziiert beschrieben wurden Pilomatrixome.

Differenzialdiagnose
Cornelia-de-Lange-Syndrom.

Ruchgras

Synonym(e)
Anthoxanthum odoratum; Goldgras; Lavendelgras

Definition
Ganzjährig immergrünes, mehrjähriges, krautiges, schwach giftiges Süßgras (Poaceae), mit Wuchshöhen bis zu 50 cm. Verbreitung: Ganz Europa bis West-Asien.

Allgemeine Information
Wachstum auf relativ trockenen und nährstoffarmen Wiesen. Den Namen (odoratum) erhielt es wegen seines charakteristischen Cumarin-Duftes. Ruchgras blüht im Mai und Juni. Größe der Pollen: 23-39 μm. Kreuzallergien sind mit allen anderen Gräserpollen möglich.

Rückfallfieber A68.9

Synonym(e)
Febris recurrens

Definition
Bakterielle Infektionskrankheit. Man unterscheidet das durch Läuse übertragene epidemische Rückfallfieber und das durch Zecken übertragene endemische Rückfallfieber.

Rückfallfieber, endemisches A68.1

Synonym(e)
Zeckenrückfallfieber; tickborne relapsing fever

Definition
Meldepflichtige, durch Borrelien ausgelöste, durch Lederzecken übertragene, schwere Infektionskrankheit mit plötzlichem Fieberanstieg über 40 °C und charakteristischen Fieberschüben.

Erreger
Borrelia spp., v.a. B. duttonii, Borrelia hermsii. Erreger-Reservoir: Mensch, Zecke, Nagetier, Geflügel, Wildschwein. Überträger: Lederzecke (Ornithodorus moubata).

Vorkommen/Epidemiologie
Tropisches Afrika, Spanien, Nordafrika, arabische Halbinsel, vorderer Orient, Süd- und Zentralasien, Nord- und Südamerika.

Klinisches Bild
Inkubationszeit 5-15 Tage. An der Einstichstelle ist gelegentlich ein bis zu erbsgroßes, ulzeriertes Knötchen nachweisbar, das mit schwarzen Krusten (Tache noir) bedeckt sein kann. Massive Bakteriämie und Befall von fast allen Organen. Die Fieberschübe dauern im Gegensatz zur Malaria 2-4 Tage und werden durch fieberfreie 3-6-tägige Intervalle unterbrochen. Die fieberfreien Intervalle nehmen im Verlauf der Erkrankung an Dauer zu. Rückfälle ca. 2-10mal, wobei der Schweregrad der Erkrankung abnimmt. Immunität bis zu 1 Jahr nach der Infektion. Häufigste Todesursache ist eine Myokarditis.

Diagnose
Erregernachweis im Blut (Ausstrich, Dicker Tropfen, Dunkelfeldmikroskopie). Serologie (ELISA, KBR, Agglutination). Ggf. Nachweis im Tierversuch.

Therapie
Doxycyclin (z.B. Doxycyclin Heumann) 2mal/Tag 100 mg p.o. oder Tetracyclin (z.B. Tetracyclin Wolff) 3-4mal/Tag 500 mg p.o. über 14 Tage. Kleinkinder sollten statt Tetracyclin Penicillin erhalten.

Prognose
Selbstheilung nach 2 bis 10 Rückfällen. Immunität bis zu 1 Jahr nach der Infektion. Letalität 2-10%.

Rückfallfieber, epidemisches A68.0

Synonym(e)
Läuserückfallfieber; louseborne relapsing fever

Definition
Meldepflichtige, durch Borrelien ausgelöste, durch Läuse (Pe-

diculosis corporis) von Mensch zu Mensch übertragene, schwere Infektionskrankheit mit typischen Fieberschüben wie beim endemischen Rückfallfieber. Rückfälle in 30% der Fälle.

Erreger
Borrelia recurrentis. Erregerreservoir: Mensch. Überträger: Kleiderlaus (Pediculus humanus corporis).

Vorkommen/Epidemiologie
Asien, Ostafrika, Äthiopien, Sudan, Nord- und Zentralafrika, Südamerika. In Deutschland gelegentlich, durch Migranten eingeschleppt, auftretend.

Klinisches Bild
Inkubationszeit 2-10 Tage. Akut einsetzendes, hohes Fieber (40-41 °C), Kopf-, Gelenk- und Muskelschmerzen, Bauchschmerzen, Nackensteife, Lichtscheu, Splenomegalie, Hepatomegalie, Ikterus, Exanthem. Die erste Fieberperiode dauert etwa 6 Tage gefolgt von einem fieberfreien Intervall von etwa 8-10 Tagen. Meist treten im weiteren Verlauf 2-6 weitere Fieberschübe auf. Massive Bakteriämie und Befall von fast allen Organen. Die Fieberschübe nehmen bei unkomplizierten Verläufen an Heftigkeit ab. Immunität bis zu 1 Jahr nach der Infektion.

Labor
Erregernachweis im Blut (Ausstrich, Dicker Tropfen, Dunkelfeldmikroskopie). Serologie (ELISA, KBR, Agglutination). Ggf. Nachweis im Tierversuch.

Komplikation
Myokarditis

Therapie
- Benzylpenicillin (z.B. Penicillin Grünenthal) 20 Mio. IE/Tag i.v. über 14 Tage.

  ❶ Cave: Herxheimer-Reaktion.

- Alternativ: Doxycyclin (z.B. Doxycyclin 100 Heumann) 2mal/Tag 100 mg oder Tetracyclin (z.B. Tetracyclin Wolff Kps.) 3-4mal/Tag 500 mg p.o. über 14 Tage.

Prognose
Unbehandelt oft letal verlaufend (ca. 50% der Fälle).

Prophylaxe
Läusebekämpfung, s.u. Pediculosis corporis.

Rud-Syndrom Q87.83

Definition
Autosomal- oder X-chromosomal-rezessiv vererbtes Krankheitsbild mit Hautveränderungen im Sinne einer Ichthyose in Kombination mit Acanthosis nigricans, Zwergwuchs, Oligophrenie, Polyneuritis, Hypogonadismus, Epilepsie. Die Eigenständigkeit des Krankheitsbildes ist noch umstritten.

Rumpel-Leede-Test

Definition
Kapillarresistenzprüfung.

Durchführung
Anlegen einer Blutdruckmanschette an den Oberarm. Bei erhöhter Kapillarfragilität treten bei einem Manschettendruck von 50 mm Hg mehr als 5 Petechien im Umkreis von 5 cm am Unterarm auf.

Rupia syphilitica A51.4

Definition
Dicke, austernschalenartig geschichtete Schuppung. Crusta auf den bei der Syphilis maligna vorkommenden ulzerösen Läsionen.

Externe Therapie
Abweichen und Abtragen der Krusten mit Salben wie Vaselin. alb. oder desinfizierenden Externa wie Polyvidon-Jod-Salbe (z.B. Braunovidon Salbe).

Interne Therapie
Entsprechend der Syphilis maligna.

Russell-Körperchen

Erstbeschreiber
Russell, 1890

Synonym(e)
Fuchsinkörperchen; morular cell; hyaline Kugeln

Definition
Azidophile Einschlüsse (Gammaglobuline) in degenerierten Plasmazellen.

Vorkommen
Plasmazelluläre Infiltrate bei spezifischen Erkrankungen wie Rhinosklerom, Syphilis, Tuberkulose, chronischen Entzündungen (z.B. Rosazea, Lupus erythematodes, Cheilitis und Balanoposthitis chronica circumscripta plasmacellularis) oder bei kutanen B-Zell-Lymphomen.

Rußkeratose D04.L

Synonym(e)
Rußwarze

Definition
Präkanzerose im Skrotalbereich bei Schornsteinfegern durch intensiven Rußkontakt.

Therapie allgemein
Bei Vorliegen einer beruflich bedingten Hauterkrankung ggf. Hautarztbericht und Einleitung eines Hautarztverfahrens. Nach § 3 BeKV (Berufskrankheitsverordnung) muss ein Patient mit einer Berufsdermatose zur Verhinderung einer Berufskrankheit der Haut „mit allen geeigneten Mitteln" zu Lasten des gesetzlichen Unfallversicherungsträgers vorbeugend behandelt werden.

Operative Therapie
Vollständige chirurgische Entfernung mit kleinem Sicherheitsabstand ist Therapie der Wahl, da Entartungen in spinozelluläre Karzinome häufiger als bei aktinischen Keratosen (s. Keratosis actinica) vorkommen. Bei multiplen Herden ggf. Elektrodesikkation mit Kürettage, Kryochirurgie, Laser (CO_2-Laser) oder Versuch einer externen Therapie mit 5-Fluorouracil (z.B. Efudix).

Rußkrebs

Prognose
Maligne Entartung möglich. S.u. Rußkrebs.

Rußkrebs C44.L

Definition
Spinozelluläres Karzinom, das sich auf einer Rußkeratose entwickelt.

Therapie allgemein

> **Merke:** Bei Vorliegen eines beruflich bedingten Karzinoms muss eine ärztliche Anzeige bei Verdacht auf Vorliegen einer Berufskrankheit nach BK-5102 der Anlage zur BKV (Berufskrankheitenverordnung) gestellt werden.

Externe Therapie
Exzision mit ausreichendem Sicherheitsabstand (je nach Größe 5-10 mm) und nachfolgender histologischer Kontrolle der Exzisionsränder. S.a. Karzinom, spinozelluläres.

Rutosid

Definition
Venenmittel. Flavonoid, enthalten z.B. in Weinrautenkraut und Weißdorn.

Indikation
Chronische venöse Insuffizienz, Ödeme.

Dosierung und Art der Anwendung
3mal/Tag 50-100 mg p.o.

Präparate
Cycloven forte N, Rutin-Kapseln

S

S.

Synonym(e)
Signa

Definition
Hinweis auf ärztlichen Rezepturen wie ein Medikament angewendet werden soll (Gebrauchsanweisung). Akronym für „Signatur".

S100-Proteine

Synonym(e)
S-100; S100; S100 Protein Familie; S100 protein family

Definition
Calcium-bindende Proteine mit einer Molekülmasse von 9-13 kDa, die eine Vielzahl unterschiedlicher zellulärer Prozesse beeinflussen. Zu den S100 Proteinen gehören mindestens 25 Mitglieder, die in unterschiedlichsten Zelltypen exprimiert werden:
- S100B: in Astrozyten, Adipozyten, Melanozyten und Chondrozyten.
- S100A1: in Kardiomyozyten, in Zellen der Speicheldrüsen, in Nieren- und Muskelzellen, in Nervenzellen des Hippocampus.
- S100A6: in Bindegewebszellen und Muskelzellen.
- S100A8 und S100A12: in erster Linie in Phagozyten. Die Serumkonzentration korreliert mit der Aktivität entzündlicher Erkrankungen.
- S100A9: Screeningparameter für das Prostatakarzinom.

Allgemeine Informationen
Normwert: <0,1 µg/l.

Hinweis(e)
In der Dermatohistologie werden S100-Antikörper häufig eingesetzt. Auf Grund der geringen Größe der S100-Proteine ist eine Formalinfixierung zur Darstellung im Gewebe notwendig. Aus Kryostatschnitten und unzureichend fixiertem Gewebe kann es heraus gewaschen werden. Bei malignen Melanomen findet sich häufig auch dann noch eine S100-Positivität, wenn andere melanozytäre Marker auf Grund einer fortschreitenden Entdifferenzierung nicht mehr gebildet werden. Speicheldrüsentumoren und Tumoren der ekkrinen Schweißdrüsen zeigen häufig ebenfalls eine Expression von S100.

> **Merke:** Für das Melanomscreening sind weniger die Absolutwerte als die Verlaufsschwankungen von Bedeutung.

Säbelscheidenform der Tibia   A50.5

Synonym(e)
Türkensäbel-Tibia

Definition
Säbelscheidenartig, nach vorne konvex verformte Tibia infolge umschriebener periostaler Auftreibungen. Auftreten v.a. bei der Syphilis connata, aber auch beim extramammären M. Paget und bei der Rachitis.

Sabin-Feldman-Test

Definition
In vitro Nachweissystem zur Detektion von Antikörpern gegen Toxoplasma gondii (Toxoplasmose).

Sackmoos

Synonym(e)
Frullania spp.; Frullania tamarisci L.

Definition
Dreizeilig beblätterte Moospflanze aus der Familie der Frullaniaceae (Übergattung: Lebermoose [Marchantiophyta]). Die Lebermoose wachsen auf der Rinde von Bäumen (z.B. Eichen und Kastanien), aber auch auf Felsen. In den Alpen findet man sie bis auf 2500 m Höhe. Mindestens sechs Sesquiterpenlaktone sind in Frullania-Arten bekannt. Verwendung: keine bekannt.

Allgemeine Information
- Mindestens 12 Arten und Unterarten dieser Lebermoose sind bekannt, die allergologisch in Erscheinung treten. Mindestens sechs Sesquiterpenlaktone sind in Frullania-Arten bekannt. Aus allergologischer Sicht spielen Frullanolid sowie Costunolid die wichtigste Rolle. Sensibilisierungspotenz: Stark.
- Sensibilisierungshäufigkeit: In der BRD noch nicht beschrieben. In Frankreich, Spanien, Kanada und dem Norden der USA: häufig.

Vorkommen
Europa, Asien, Nordamerika.

Klinisches Bild
Der Kontakt mit Frullania-Arten ist ausschließlich berufsbedingt. Er kommt beim Fällen und Entrinden von Bäumen zustande. Die an den exponierten Körperarealen, d.h. im Gesicht, V-Ausschnitt, Halsbereich, Händen und Unterarmen auftretenden Hautveränderungen entsprechen dem klinischen Bild einer aerogenen Kontaktdermatitis. Sie haben im englischen Sprachgebrauch die Bezeichnung woodcutter's di-

sease". Auch aus Tschechien u. der Slowakei sind hierzu Fälle bekannt.

Sahlischer Venenkranz I86.8

Synonym(e)
Sahlischer Gefäßbogen; Sahli-Venenkranz

Definition
Feine Gefäßerweiterungen im Verlauf der unteren Thoraxapertur bei chronischer intrathorakaler Drucksteigerung, im Rahmen der altersbedingten Hautinvolution, aber auch bei gesunden Männern über 50 Jahre.

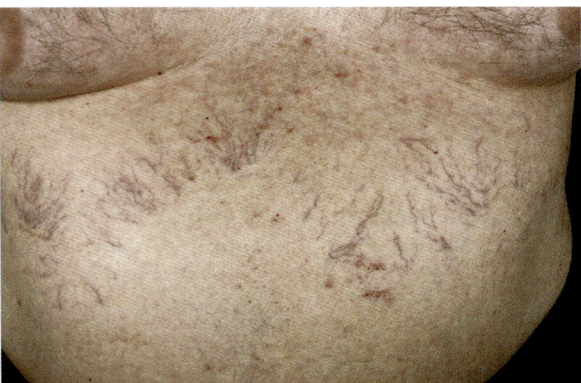

Sahlischer Venenkranz. Feine, rote oder rot-blaue, lineare, glatte Flecken (Gefäßerweiterungen) im Verlauf der unteren Thoraxapertur bei chronischer, intrathorakaler Drucksteigerung (meist bei chronisch obstruktiver Atemwegserkrankung) oder im Rahmen der altersbedingten Hautinvolution. Das klinische Bild ist diagnostisch beweisend.

Salben

Definition
Zweiphasensystem aus Fett und Wasser im Sinne einer Wasser-in-Öl-Emulsion. Streichfähige, zwischen 0 °C und 45 °C plastisch verformbare Arzneizubereitung.

Salbengesicht R23.8

Definition
Fettig glänzendes Aussehen der Gesichtshaut infolge ständiger Absonderung eines dünnflüssigen Talges z.B. bei M. Parkinson und bei Seborrhoe oleosa.

Salbengrundlagen

Definition
In der magistralen Rezeptur verwendete Grundlagen.

Präparate
R213
Siehe Tabelle 1 [Zusammensetzung der wichtigsten Salbengrundlagen] und Tabelle 2 [Übersicht über häufig angewendete Salbengrundlagen, die in DAB, NRF und Ph. Eur. enthalten sind und deren Zuordnung zu verschiedenen Grundlagentypen].

Salben, hydrophile

Definition
Salben, die aus einem Gemisch flüssiger, niedermolekularer und fester, höhermolekularer Makrogole (= Polyethylenglykole) bestehen und deren Konsistenz durch den Anteil höhermolekularer Polyethylenglykole bestimmt wird. I.d.R. wasserfrei (Wasseraufnahmevermögen ca. 15-20%, danach Verflüssigung); sie benötigen keine Konservierung.

Wirkungen
Nicht fettend, leicht von der Haut abwaschbar, hydrophil, osmotische Aktivität gegenüber Wundsekreten, entquellend mit gutem Diffusions- und Freisetzungsvermögen für inkorporierte, gelöste Wirkstoffe.

Anwendungsgebiet/Verwendung
Salbengrundlage für antiseptische und antimykotische Rezepturen.

Inkompatibilität
- Licht und Sauerstoff führen zur Peroxidbildung, die zu Aldehyden weiter umgebaut werden.
- Phenolische Substanzen werden chemisch gebunden, teilweise Inaktivierung des Wirkstoffes, bei höherer Konzentration Ausfällung.
- Anthrazol, Dithranol, Oleum Thymi, Oxytetracyclin-HCl, Pyrogallol, Resorcin, Silbernitrat, Sulfonamide und Tannin führen zu einer Verfärbung.
- Aluminiumchlorid und Anthrarobin können zur Verfestigung führen.
- Bacitracin und Penicillin werden inaktiviert.
- Quecksilber- und Silbersalze werden reduziert.
- Liq. alum. acet. und Terpinhydrat führt zu einer Verflüssigung.

Salben, hydrophobe

Definition
Wasserfreie Grundlagen, die nur kleine Mengen Wasser aufnehmen können.
- Kohlenwasserstoffgele: Z.B. Vaselinum album und flavum, Paraffine (Paraffinum solium und microcristallinum), flüssige Paraffine (Paraffinum subliquidum und perliquidum).
- Lipogele (aufgrund ihrer stärkeren Hautaffinität besonders gut verträglich), müssen im Gegensatz zu Kohlenwasserstoffgelen mit Hilfe von Antioxidanzien stabilisiert werden (Ausnahme: Pflanzliche Öle enthalten Tocopherol als Antioxidans). Beispiele: Pflanzliche Öle oder tierische Fette, synthetische Glyceride, Wachse (Cera alba, Cera flava, Cera liquida, Cetylpalmitat, Cetylalkohol), flüssige Polyalkylsiloxane (= Silikonöle, z.B. Dimeticon).

Wirkungen
Feuchtigkeitsundurchlässige Abdeckung behandelter Hautareale mit Mazeration des Stratum corneum und Penetration enthaltener Arzneistoffe auch in tiefere Hautschichten.

Inkompatibilität
Ohne Emulgatorzusatz ist eine Verarbeitung nicht bzw. nur in

Salbengrundlagen. Tabelle 1. Zusammensetzung der wichtigsten Salbengrundlagen

Grundlage	Wasser	Alkohol	Feststoff	Fett	Emulgator	Gelbildner	Feucht-haltemittel
Hydrophobe Salben				++++			
Wasseraufnehmende Salben			+	++++	W/O-Emulgator		
Hydrophile Salben		++++					
Hydrophobe Cremes	++			++	W/O-Emulgator		
Ambiphile Cremes	++			++	W/O-Emulgator, O/W-Emulgator		
Hydrophile Cremes	++			++	O/W-Emulgator, W/O-Stabilisator		+
Lotionen	+++			+	O/W-Emulgator, W/O-Stabilisator		+
Hydrophile Gele	++++					+	+
Wässrige Lösungen	++++						
Alkoholische Lösungen		++++					
Schüttelmixturen	++	(+)	++		(+)		+
Pasten			++	++			
Weiche Pasten			+	+++			
Puder			++++				

Salbengrundlagen. Tabelle 2. Übersicht über häufig angewendete Salbengrundlagen, die in DAB, NRF und Ph. Eur. enthalten sind und deren Zuordnung zu verschiedenen Grundlagentypen

	Salbengrundlage	Beispiele
Nichtionischer Typ	Kohlenwasserstoff-Gele	Vaseline, weiß Ph. Eur. 4.05
		Vaseline, gelb Ph. Eur. 4.00
		Hydrophobes Basisgel DAB
	W/O-Absorptionssalben	Wollwachsalkohol-Salbe DAB 2003
		Ungt. sorbitansesquioleati
		Emulgierende Augensalbe (NRF 15.20.)
	W/O-Cremes	Wasserhaltige Wollwachsalkohol-Salbe DAB 2003
		Hydrophobe Basiscreme DAC (NRF 11.104.)
		Cremor sorbitansesquioleati
		Cremor Vaselini MB 59
Anionischer Typ	O/W-Absorptionssalbe	Hydrophile Salbe DAB 2003 (Ungt. emulsific.)
	O/W-Cremes	Wasserhaltige hydrophile Salbe DAB 2003 (Ungt. emulsif. aq.)
		Anionische hydrophile Creme SR (NRF S.27.)
		Wasserhaltiges Liniment SR (NRF 11.93.)
	Hydro-Gele	Carmellose-Natrium-Gel DAB 2003
		Wasserhaltiges Carbomer-Gel DAB 2003
		2-Propanol Carbomer-Gel DAB 2003
Nichtionischer Typ	Ambiphile Creme	Basiscreme DAC
	O/W-Absorptionssalben	Ungt. Cordes
	O/W-Cremes	Nichtionische hydrophile Creme DAB 2003
		Nichtionische hydrophile Creme SR (NRF S.27.)
		Nichtionische wasserhaltiges Liniment (NRF 11.92.)
	O/W-Lotion	Hydrophile Hautemulsionsgrundlage (NRF S.25.)
	Hydro-Gel	Hydroxyethylcellulose-Gel DAB 2003

sehr geringem Maße in Wasser oder wässrigen Arzneistofflösungen möglich, ein Mischen mit hydrophilen Grundlagen (z.B. Hydrogelen, O/W-Emulsionen) ist ebenfalls nur begrenzt möglich. Peroxide (Schutz vor Licht, Luft und Wärme) können oxidative Veränderungen eingearbeiteter Wirkstoffe verursachen.

Rezeptur(en)
R273 R156 R082

Präparate
Beispiele für Fertigpräparate: Asche Basisfettsalbe, Dermatop Basisfettsalbe, Excipial Mandelölsalbe, Neribas Fettsalbe, Kerasal Basissalbe, Topisolon Basisfettsalbe.

Salben, wasseraufnehmende

Definition
Salben, die größere Mengen Wasser unter Emulsionsbildung aufnehmen können. Ihre Grundlagen sind wasserfreie hydrophobe Salben, in die eine oder mehrere Wasser-in-Öl-Emulgatoren eingearbeitet sind.

Anwendungsgebiet/Verwendung
Als Salbengrundlage bei chron. Dermatosen und zur Behandlung trockener Haut anwenden.

Inkompatibilität
- Peroxidbildung durch falsche Lagerung (Schutz vor Licht, Luft und Wärme) kann oxidative Veränderungen eingearbeiteter Wirkstoffe verursachen, die zu Reizwirkungen an der Haut führen können.
- Eine Einarbeitung wässriger Lösungen grenzflächenaktiver Wirkstoffe (Polidocanol, Liquor carbonis detergens) führt zum Brechen der W/O-Emulsion.
- Aluminiumchlorid, Pyrogallol und Silbernitrat verursachen eine Farbveränderung.
- Oxytetracyclin-HCl führt zu Inhomogenität und Farbveränderung.

Rezeptur(en)
R296 R271 R212 R274 R276 R283

Salicylsäure

Definition
Antiseptikum, Keratolytikum.

Indikation
Hyperkeratosen, Psoriasis vulgaris, Ichthyosen.

Dosierung und Art der Anwendung
- 1-10% in Schälsalben und Schälkollodien
- 40-60% in keratolytischen Pflastern
- 3-5% in antihydrotischen Pudern
- 2-10% in Ölen
- 0,5-1% in antiseptischen Pinselungen und Salben

> **Merke:** Vorsichtig anwenden bei großflächiger Applikation, insbesondere bei Kindern!

Unerwünschte Wirkungen
Allergische Reaktionen, Dermatitiden, Salicylismus (Nierenschädigung, Verwirrtheitszustände), v.a. durch Resorption bei großflächiger Applikation.

Rezeptur(en)
R228 R227 R216 R222 R219 R224 R225 R217 R230 R218 R220 R221 R214 R223

Präparate
Guttaplast, Lygal Kopfsalbe N, Psorimed Lsg., Squamasol Gel/Lsg., Verrucid, Collomack; Salicylvaseline Lichtenstein

Hinweis(e)
Salicylsäure ist in Olivenöl schlecht löslich! In der Kälte gehen in dieser fetten Grundlage max. 2,2% in Lösung. Anwendungstechnisch bedeutet dies bei höheren Konzentrationen, dass reine Salicylsäure-Kristalle auf die Haut eingerieben würden! Für Rizinusöl ist die Löslichkeit bedeutend höher und beträgt 16%. Das NRF 11.44 empfiehlt bis zu einer 5% Salicylsäurekonzentration Octyldodecanol (Eutanol G = Alkohol mit fettenden Eigenschaften); bei >5% eine Mischung von Rizinusöl und Octyldodecanol. Als standardisiertes abwaschbares Salicylsäure-Öl empfiehlt sich: NRF 11.85.

Salpingitis gonorrhoica   A54.24

Definition
Infektion der Tuben durch Gonokokken bei der Gonorrhoe der Frau mit Verklebung der Fimbrien, irreversibler Obliteration der Tuben und konsekutiver Sterilität.

Klinisches Bild
Fieber, Schmerzen, Unterbauchtumor.

Komplikation
Ausbildung einer Pyosalpinx. Durchbruch in Blase oder Mastdarm ist möglich.

Therapie
Entsprechend der Gonorrhoe.

Salt-Split-Skin-Untersuchung

Definition
Separierung humaner Haut mittels Inkubation in NaCl-Lösung zur anschließenden indirekten Immunfluoreszenz.

Allgemeine Information
Bei dieser Methode wird eine artifizielle Spaltbildung innerhalb der Lamina lucida der dermoepidermalen Junktionszone durch Inkubation mit 1 Molarer NaCl-Lösung induziert. Diese Untersuchung erleichtert die Differenzialdiagnose blasenbildender Dermatosen. Beim Pemphigoid zeigt sich mit Patientenseren eine Reaktion mit Antibasalmembranantikörpern mit dem epidermalen Anteil der Blase (Blasendecke), während es bei der Epidermolysis bullosa acquisita zu einer Reaktion mit dem dermalen Anteil (Blasenboden) kommt. Bei 60-70% der Patienten mit linearer IgA-Dermatose lassen sich IgA-Antikörper mit einer Reaktivität gegen Autoantigene im epidermalen Bereich der NaCL-Spalthaut nachweisen. Patienten mit Schleimhautpemphigoid, weisen bei den Laminin-5 (Epiligrin)-reaktiven Seren Aktivität gegen Autoantigene im epidermalen wie auch im dermalen Bereich auf.

Salvarsandermatitis   L27.0

Synonym(e)
Arsendermatitis; Eczéme arsénial

Definition
Arzneiexanthem nach Salvarsan-Therapie. Früher häufig, heute äußerst selten.

Lokalisation
Ausbreitung nach folgender Reihenfolge: Unterarme, Nacken, untere Extremitäten, Stamm.

Klinisches Bild
Juckreiz, regionale Erytheme, flächenhafte Vergrößerung unter Ausbildung von Vesikeln und Pusteln. Ausbildung eines ausgeprägten Ödems der Augenlider und des Gesichtes, flächenhaftes Nässen, Krustenbildung, starke Schuppung. Tendenz zur raschen Ausbildung einer Erythrodermie. Querfurchung und Verlust der Nägel, Alopezie. Zusätzlich: Toxische Schädigung innerer Organe. Krankheitsdauer: Einige Monate bis zu zwei Jahren.

Sanfilipposche Krankheit E76.2

Erstbeschreiber
Sanfilippo, 1963

Definition
Autosomal-rezessiv vererbte Mukopolysaccharidose mit unterschiedlichen Subtypen.

Vorkommen/Epidemiologie
- Inzidenz (alle Mucopolysaccharidosen): 3-4:100.000 Einwohner/Jahr.
- Inzidenz (Sanfilliposche Krankheit): 1-5:100.000 Einwohner/Jahr.

Ätiologie
Autosomal-rezessiv vererbte Defekte der Gene für die Enzyme Heparan-Sulfatase (MPS Typ IIIA; Genlokus 17q25.3), N-Acetylglucosaminidase (MPS Typ IIIB; Genlokus: 17q21), Acetyl-CoA-Glucosamin-Acetyltransferase (MPS Typ IIIC; Genlokus Chromosom 14) oder N-Acetylglucosamine-6-Sulfatase (MPS Typ IIID; Genlokus 12q14). Alle 4 Enzymdefekte verursachen die exzessive lysosomale Ablagerung von Heparansulfat in Bindegeweben und insbes. auch im ZNS.

Manifestation
Vor allem 2. bis 4. Lebensjahr auftretend.

Klinisches Bild
- Integument: Generalisierte, gelblich-weißliche, harte, mit der Unterlage verbackene Platten, meist bereits ab Geburt. Nachfolgend Atrophie und Sklerose der Haut und Hautanhangsgebilde. Häufig Hyperhidrose oder Hypertrichose.
- Extrakutane Manifestationen: Knochendysplasie, Hepatomegalie, Intelligenzdefekte, eventuell Wachstumsstörungen, Gelenkkontrakturen und Gargoylismus.

Labor
Mukopolysaccharidurie.

SAPHO-Syndrom M86.8

Erstbeschreiber
Sonozaki, 1981

Definition
Klinisch vielgestaltiges Syndrom mit Synovitis, Akne, Pustulose, Hyperostose und Osteitis.

Klinisches Bild
Die Kriterien dieses Dach-Syndroms sind als sterile Osteitis (blande Osteomyelitis) einschließlich Spondylitis und/oder Arthritis definiert, die mit oder ohne Hautveränderungen (Acne conglobata, Pustulosis palmaris et plantaris) auftreten können. SAPHO setzt sich demnach aus Syndromen und Krankheitseinheiten zusammen wie:
- Chronisch rekurrierende multifokalen Osteomyelitis (CRMO)
- Arthroosteitis, pustulöse
- ACW-Syndrom (ACW = anterior chest wall) der vorderen Thoraxwand
- Arthritis und Spondarthritis bei pustulöser Psoriasis
- Hyperostotische Spondarthritis
- Akne-Spondarthritis.

Innerhalb des Dach-Syndroms SAPHO sind verschiedene Verknüpfungen und Überlappungen möglich, wobei die kutan-ossäre Assoziation kein obligates, aber ein charakteristisches Phänomen darstellt. Ebenfalls beschrieben ist eine enteropathische Variante, die außer mit o.g. Symptomen zusätzlich mit M. Crohn oder Colitis ulcerosa assoziiert ist.

Saquinavir

Definition
Virustatikum.

Wirkungen
Inhibitor der HIV-Protease.

Indikation
Kombinationstherapie der HIV-Infektion.

Dosierung und Art der Anwendung
- Fortovase: Kombinationstherapie mit Nukleosidanaloga: 3mal/Tag 1200 mg (3mal 6 Weichkps.) p.o.
- Kombinationstherapie mit Ritonavir: 2mal/Tag 1000 mg Fortovase (2mal 5 Weichkps.) gleichzeitig mit jeweils 100 mg Ritonavir.
- Invirase: Erwachsene und Kinder >16 Jahre: 2mal/Tag 1000 mg (2mal 5 Hartkps.) plus Ritonavir 100 mg 2mal/Tag.

> **Merke:** Saquinavir muss in den ersten 2 Stunden nach einer Mahlzeit eingenommen werden. Grapefruitsaft steigert die Bioverfügbarkeit von Saquinavir um 40%, wenn zu Beginn einer Mahlzeit und eine Stunde danach jeweils 150 ml getrunken werden!

Unerwünschte Wirkungen
Übelkeit, abdominelle Schmerzen, Fieber, Kopfschmerzen, Kraftlosigkeit.

Präparate
Invirase, Fortovase

Sarcoptes scabiei

Synonym(e)
Krätzmilbe

Definition
Erreger der Skabies.

Sarkoidose D86.9

Erstbeschreiber
Jonathan Hutchinson 1875; Ernest Besnier 1889; Cäsar Boeck, 1899

Synonym(e)
Morbus Boeck; Morbus Besnier-Boeck-Schaumann; Boecksches Sarkoid; benignes Miliarlupoid; benigne Lymphogranulomatose; Lymphogranulomatosis benigna

Definition
Die Sarkoidose der Haut ist als integraler Teil der Systemerkrankung Sarkoidose mit charakteristischen histologischen Veränderungen zu sehen. Sie ist äußerlich sichtbar und kann vielfach aufgrund der wegweisenden Symptomatik aus dem klinischen Hautbild diagnostiziert werden. Die Schwere der Erkrankung wird nicht durch Funktionseinschränkungen, sondern durch Störungen im äußeren Erscheinungsbild des Patienten bestimmt.

Vorkommen/Epidemiologie
Weltweit variierende Inzidenzangaben. Die Inzidenz bei Kaukasiern (US-Daten) liegt bei 10-14/100.000 Einwohner/Jahr bzw. bei Amerikanern afrikanischer Abstammung bei 35-64/100.000 Einwohner/Jahr. Schweden: 64/100.000 Einwohner/Jahr; UK: 20/100.000 Einwohner/Jahr; Spanien und Japan: 1,4/100.000 Einwohner/Jahr.

Ätiologie
- Ungeklärt. Familiäre Häufung ist bekannt. Es besteht eine Assoziation zu HLA-q, HLA-B8, HLA-DR3. Polymorphismen des „Angiotensin-converting-enzyme" (ACE) kodierenden Gens wurden nachgewiesen. Diskutiert werden überschießende T-Zell-vermittelte Immunantworten auf ein bislang undefiniertes Agens sowie autoimmunologische oder infektiöse Genese.
- Bei der Sarkoidose kommt es zu einer Aktivierung von CD4+ Helferzellen des Th1-Subtyps. Bei der Bronchiallavage konnte eine Verschiebung der Lymphozytenpopulation des CD4/CD8 Verhältnisses zugunsten der CD4+ Zellen nachgewiesen werden (CD4/CD8 >3,5 ist hochspezifisch). Im Rahmen dieser inflammatorischen Reaktion werden eine Vielzahl von Th1-Zytokinen (IL-2, Interferon gamma) produziert, die einerseits die sarkoide Gewebereaktion initiieren, andererseits zu einer B-Zell-Stimulation und einer Hypergammaglobulinämie führen. Über die Produktion von „Monocyte chemotactic factor" (MCF) werden Monozyten aus dem peripheren Blut attrahiert.

Manifestation
Vor allem bei Frauen zwischen 20. und 40. Lebensjahr auftretend, seltener auch bei Kindern. Biphasischer Verlauf mit Maxima bei 25-35 und 45-65 Jahren.

Lokalisation
Prädilektionsstellen sind das Gesicht (Nase, Stirn, Wangen), Ohrläppchen sowie die Extremitätenstreckseiten. Das Freibleiben der Beugeseiten der Arme ist die Regel. Typisch ist das Auftreten der Läsionen in kühlen (verminderte Durchblutung) Hautarealen und in Narben, mediastinalen und peripheren Lymphknoten, Lunge, Leber, Milz, Augen, Parotis.

Klinisches Bild
- Nach Klinik trennt man akute Verlaufsform (Löfgren-Syndrom), subakute und chronische Verlaufsform.
- Chronische Verlaufsform: Beteiligung der Haut (15-35%), von Lungen (60% der Patienten), des lymphatischen Systems (20%), Leber (20%), Augen (18%), Parotis (5%), Tränendrüse (s.u. dem seltenen Heerfordt-Syndrom), Knochen (Ostitis multiplex cystoides Jüngling) und Gelenke (meist oligoartikuläre Arthritis, bevorzugt der Sprunggelenke)
- Nicht selten wird die akute systemische Sarkoidose durch ein Erythema nodosum kompliziert. Das Auftreten des Erythema nodosum kennzeichnet oft einen gutartigen Verlauf mit Tendenz zur spontanen Rückbildung der Sarkoidose innerhalb von 2 Jahren.
- Die Lungenveränderungen werden nach radiologischen Kriterien in 3 Stadien eingeteilt:
- Stadium I: Bihiläre Lymphknotenvergrößerung
- Stadium II: Parenchymbeteiligung
- Stadium III: Fibrose.
- Bei den Hauterscheinungen unterscheidet man:
  - Großknotige Form: Braun- oder blaurote, derbe, über pflaumengroße Knoten und Plattenbildungen vor allem an Nase, Wangen, Ohrläppchen, auch Extremitäten und Rumpf. Zentrale Rückbildung möglich. Zahlreiche Teleangiektasien. Diaskopisch kleinfleckiges lupoides Infiltrat, s.a. Lupus pernio.
  - Kleinknotig disseminierte Form: Dicht stehende, fleckenförmige, kleine, papulöse oder kleinknotige, evtl. lichenoide, rötlich-bräunliche oder blau-rötliche Läsionen vor allem im Gesicht, an den Streckseiten der Extremitäten, selten am Rumpf und anderen Schleimhäuten. Diaskopisch lupoides Infiltrat. Später Hyperpigmentierung und Ausbildung von Teleangiektasien.
  - Anuläre oder zirzinäre Form: Ringförmige Konfiguration der Knötchen mit zentralatrophischer Rückbildung.
  - Subkutan-knotige Form: Knotenförmige Infiltration unter normaler oder leicht livide verfärbter Haut tastbar.

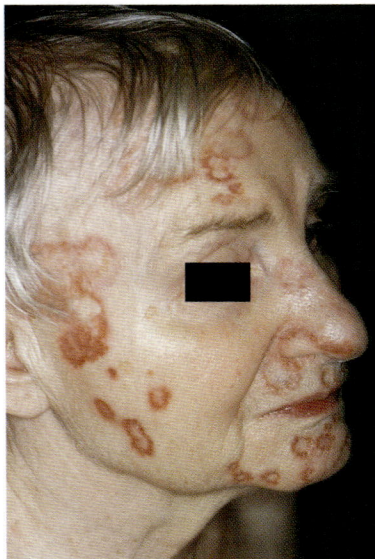

Sarkoidose. Anuläre oder zirzinäre Sarkoidose der Haut, seit etwa 5 Jahren bestehend, keine Systembeteiligung. Beginn mit stecknadelkopfgroßen Papeln (s. Wangenmitte) mit appositionellem Wachstum und zentraler Abheilung. Befund: Symptomlose, braune bis braunrote, randbetonte, zentral atrophische, wenig infiltrierte, an mehreren Stellen konfluierte Läsionen im Gesicht.

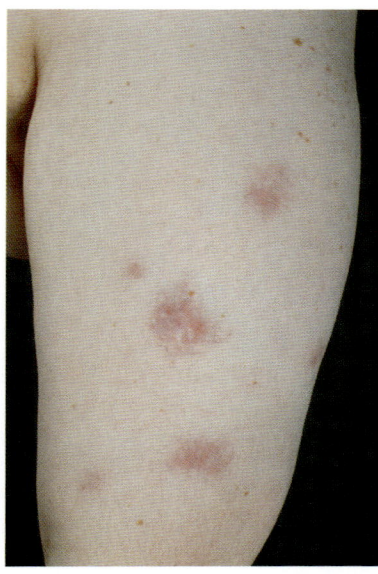

Sarkoidose. Subkutan-knotige Form der Sarkoidose. Rezidivierender Verlauf seit mehreren Jahren. Entstehung von leicht druckschmerzhaften Knoten im subkutanen Fettgewebe. Bekannte Lungensarkoidose Stadium II. Hautbefund: Subkutan gelegene, pralle, von der Umgebung gut abgrenzbare, auf der Unterlage verschiebliche Knoten und Platten. Die Haut darüber ist teils gerötet, teils auch unverändert.

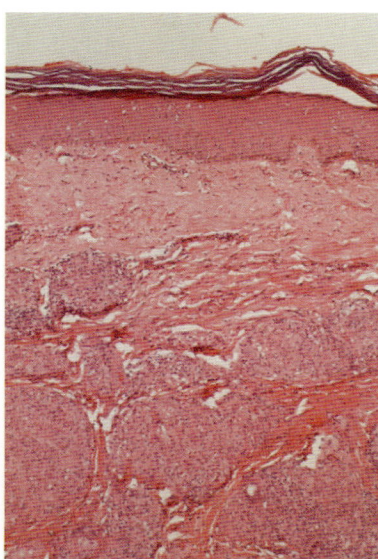

Sarkoidose. Dichte, noduläre Aggregate von „nackten" (ohne lymphozytäre Begleitreaktion) epitheloidzelligen Granulomen ohne zentrale Verkäsung, die die gesamte Dermis ausfüllen.

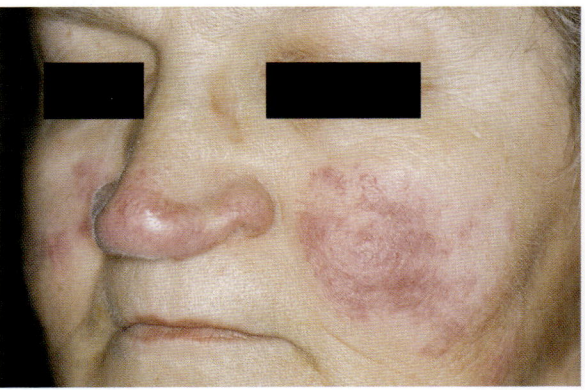

Sarkoidose. Bei einer 68-jährigen Patientin besteht eine großknotige Form der Sarkoidose. Die Hautveränderungen persistieren seit mehreren Jahren und sind langsam progredient. Es bestehen disseminierte, rötlich-livide (bei kalter Umgebungstemperatur bläulich-livide), symptomlose, glatte Plaques an Wangen und Nase (sog. Lupus pernio oder auch Angiolupoid).

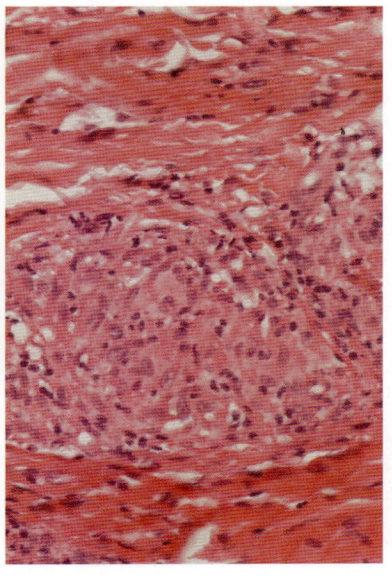

Sarkoidose. „Nackte" (ohne lymphozytäre Begleitreaktion) epitheloidzellige Granulome in der Dermis.

- Sonderformen: Narbensarkoidose, Angiolupoid (Brocq-Pautrier).

Labor
Die nachfolgend aufgeführten Labordaten beziehen sich v.a. auf die akute Sarkoidose und auf die Sarkoidose mit Systembeteiligungen:
- Eine isolierte Hautsarkoidose kann hinsichtlich der Laborparameter stumm verlaufen. BSG ist erhöht, Tuberkulin-Test ist meist negativ, IgG ist in 50% der Fälle erhöht; 1,25-OH-Vitamin D_3 oft erhöht. Das Angiotensin converting enzyme (ACE) (Enzym bei der Umwandlung von Angiotensin I in das gefäßverengende Angiotensin II) ist bei 60% der Fälle mit akuter Sarkoidose erhöht. Neopterin kann bei bis zu 70% der Fälle erhöht sein (Freisetzung durch Makrophagen).
- Löslicher Interleukin-2-Rezeptor (sIL-2-R spiegelt den Aktivierungsgrad der T-Lymphozyten wieder) ist bei etwa 80% der Erkrankungsfälle mit Systembeteiligungen erhöht; höchste Sensitivität der relevanten Laborparameter. Bei der Sarkoidose-Diagnostik ist der sIL-2R wegen der leichten Bestimmbarkeit, seiner Stabilität und der hohen Sensitivität zusätzlich zum ACE der Parameter der Wahl (erhöhte Werte auch bei allen T-Zell-vermittelten Erkrankungen, z.B. chronischen Infektionen; Hämoblastosen).

Histologie
- Zunächst lockere Knötchenbildung aus aktivierten Makrophagen und epitheloiden Zellen im Zentrum, umgeben von dendritischen Zellen. Um die epitheloiden Zellen gruppiert finden sich CD4 positive Lymphozyten, die von CD8 positiven Lymphozyten ummantelt werden. Selten bestehen zentrale Nekrobiose und fibrinoide Verquellung. Bei längerem Bestand der Granulome nimmt die Zahl und Dichte der epitheloiden Zellen zu. Mehrkernige Rie-

senzellen vom Langhans- und Fremdkörpertyp treten zunehmend auf. Ebenso eine Hyalinisation und Fibrose des Bindegewebes. Die Abheilung erfolgt unter Narbenbildung.
- Elektronenmikroskopie: Asteroide (sternförmige Einschlüsse in Riesenzellen) doppelt brechende Substanzen, Schaumann-Einschlüsse (konzentrisch lamellös geschichtete Einschlusskörper).

Diagnose
Die Diagnose Sarkoidose erfolgt über eine Exklusion sowie Summation verschiedener Symptome:
- Klinik mit Diaskopie (Nachweis des typischen Eigeninfiltrates)
- Hautbiopsie (wichtigstes diagnostisches Kriterium)
- Ophthalmologische Abklärung: Bestimmung des Gesichtsfeldes zum Ausschluss okulärer Beteiligung.
- Lymphopenie; CD4/CD8 Ratio vermindert.
- An- bzw. Hypergie bei Recall-Antigenen.
- ANA bei 30% der Patienten pos.
- BSG: erhöht.
- Eosinophilie: bei 25% der Patienten.
- ACE-Spiegelbestimmung: Marker der Granulomlast des Organismus und bei etwa 60% der Patienten mit Systembefall erhöht; falsch positive Resultate bei etwa 10% der Patienten.

> **Merke:** ACE ist als Monitoringfaktor geeignet, eine Progression festzustellen.

- Löslicher IL-2 Rezeptor-Spiegel: erhöht (Ausdruck aktivierter T-Lymphozyten).
- Hyperkalzämie (bzw. Hyperkalziurie): bei 10% der Patienten nachweisbar. Ursache ist eine Produktion von 1,25-Dihydroxy-Vitamin D in mononukleären Zellen der Granulome. Dies führt zu einer erhöhten intestinalen Ca-Resorption. Bestimmung des Kalziums im 24-Std.-Urin erforderlich.
- Röntgen-Thorax: Lymphknotenschwellung der mediastinalen bzw. interstitiellen Lymphknoten.
- Röntgenuntersuchung des Skeletts: Nachweis von Knochenzysten, insbes. in den Finger- bzw. Handknochen.
- CT-Thorax: Nachweis von Granulomen, ggf. Nachweis einer Lungenfibrose.
- Sonographie der Leber.

Siehe Tabelle 1 [Hautläsionen und systemische Beteiligung (modifiziert nach Trebing u. Göring].

Differenzialdiagnose
Tuberculosis cutis luposa; Syphilis III; Tuberkulose; Necrobiosis lipoidica (Oppenheim-Urbach); granulomatöse T-Zell-Lymphome vom Typ der Mycosis fungoides; granulomatöse Rosazea; M. Hodgkin; sarkoide Hautreaktionen bei Lymphomen; Fremdkörpergranulome (z.B. durch Silizium, Beryllium, Zirkonium, Lipide, Kaktus- oder Seeigelstacheln, Kunststofffasern); Lepra tuberculoides.

Externe Therapie
Glukokortikoide stehen im Vordergrund der Behandlung. Entweder als Unterspritzung mit Triamcinolon (z.B. Volon A 10 Kristallsuspension verdünnt 1:1 mit LA wie Scandicain 1%) oder als 0,05% Clobetasol-Salbe (z.B. Dermoxin) unter Okklusion.

Bestrahlungstherapie
PUVA-Therapie kann versucht werden.

Sarkoidose. Tabelle 1. Hautläsionen und systemische Beteiligung (modifiziert nach Trebing u. Göring)

Klinische Form	Systemische Beteiligung
Lupus pernio/grossknotige Form	+++
Subkutan-knotige Form	+++
Narbensarkoidose	+++
Erythema nodosum	+++
Plaqueform	++
Ulzerierende Form	++
Knotige Form	+
Kleinknotig-disseminierte Form	+

„+" = kaum; „++" = selten; „+++" = häufig

Interne Therapie
- Aufgrund insgesamt guter Prognose mit einer hohen Tendenz zur Spontanrückbildung (60% aller Lungensarkoidosen im Stadium I heilen spontan ab) sowie relativ schlechter Wirksamkeit vorhandener Systemtherapeutika wird die Indikation zur internen Therapie nur unter bestimmten Voraussetzungen gestellt.
- Die Systemtherapie sollte eingeleitet werden bei entstellenden- oder Hautmanifestationen, die unter externer Therapie nicht rückläufig sind sowie steroidresistenten Veränderungen des Augenhintergrundes. Systemisch angegangen werden auch symptomatische Lungenerkrankung, progressive oder parenchymatische Lungenerkrankung nach 2-jährigem Verlauf, persistierendes Fieber oder Gewichtsverlust, Leberfunktionsstörungen, Hepatosplenomegalie, Lymphadenopathie, ZNS-Beteiligung, Hyperkalzämie, Myokardbeteiligung, Myopathie oder Myositis sowie andere schwer wiegende Organbeteiligung (z.B. Niere).

> **Merke:** Randomisierte Therapiestudien zur Hautsarkoidose fehlen völlig. Somit gilt für alle Systemtherapeutika, auch für Glukokortikosteroide, ein Status als Off-Label-Use.

- Glukokortikoide (effektivste systemische Therapie): Prednisolon (z.B. Decortin H) initial 30-40 mg/Tag, langsam über ca. 6 Monate ausschleichen.
- Alternativ: Immunsuppressiva in Kombination mit Glukokortikoiden, selten auch allein, wenn Glukokortikoide kontraindiziert sind.
  - Azathioprin (z.B. Imurek): 100 mg/Tag p.o.
  - Methotrexat (z.B. Lantarel): 15 mg/Woche p.o. oder i.m., langsame Reduktion auf eine Erhaltungsdosis von etwa 7,5 mg/Woche.
  - Chloroquin: Kasuistische Erfolge zeigen sich unter Antimalariamitteln wie Chloroquin (z.B. Resochin). Initial 250 mg/Tag p.o., dann Reduktion auf Erhaltungstherapie mit 2mal/Woche 250 mg p.o. Alternativ: Hydroxychloroquin (z.B. Quensyl) 2-3 mg/kg KG/Tag p.o.
- Sonstige: Anekdotische Berichte existieren über Allopuri-

nol (z.B. Zyloric) 300 mg/Tag, Clofazimin (z.B. Lamprene) 200-400 mg/Woche, Ciclosporin A (z.B. Sandimmun) 5 mg/kg KG/Tag) oder Fumarsäureester (z.B. Fumaderm 3-6 Tbl. Fumaderm über den Tag verteilt)
- Biologika: Anekdotische Berichte und kleinere Studien mit außerordentlich guten Resultaten existieren über TNF-alpha-Inhibitoren (Etanercept, Infliximab, Adalimumab). In einer Einzelstudie zeigte sich nach 18-monatiger Durchführung einer Kombinationstherapie (Etanercept 2mal/Tag 25 mg, Prednisolon 1mal/Tag 30 mg, Hydroxychloroquin 2mal/Tag 200 mg und Methotrexat 1mal/Woche 15 mg) eine vollständige Abheilung.

Operative Therapie
Kryochirurgie kann bei frustranen Versuchen mit topischen Glukokortikoiden versucht werden.

Prognose
Knötchen- und knotenförmige Sarkoidoseherde heilen nach Monaten und Jahren eher ab als Plaques und der Lupus pernio (in 50% der Fälle mögliche Spontanheilung). Prognose quoad vitam abhängig vom Lungenbefund. Chronische Hautveränderungen: Quoad sanationem schlecht.

Hinweis(e)
Namensgebung: Boeck prägte den Begriff Sarkoidose im Jahre 1899 und definierte die Erkrankung als Entität.

Sarkom, epitheloides C49.M

Erstbeschreiber
Enzinger, 1970

Synonym(e)
Weichteiltumor Enzinger; Epitheloid sarcoma

Definition
Seltener, maligner, kutan-subkutan gelegener, langsam wachsender Weichteiltumor.

Manifestation
V.a im jungen Erwachsenenalter und bevorzugt beim männlichen Geschlecht auftretend.

Lokalisation
V.a. Fingerbeugeseiten, Handrücken, Fußsohlen, Streckseiten der Unterarme und -schenkel sind befallen.

Klinisches Bild
Derber, schmerzloser, kutan-subkutan gelegener Knoten, der sich langsam vergrößert. Später Ulzeration.

Histologie
Infiltrierend wachsender Tumor aus epitheloiden und spindelförmigen Zellen, zentrale Nekrosen, Gefäßinvasion, häufig Einbeziehung von Sehnen und Faszien.

Differenzialdiagnose
Klinisch: Lipom, Fibrom, Granuloma anulare, Muskeltrauma. Histologisch: Synovialsarkom, Angiosarkom, Rhabdomyosarkom, ulzeriertes spinozelluläres Karzinom.

Therapie
Exzision mit großzügigem Sicherheitsabstand und anschließender Radiatio bei kleinen Tumoren; En-bloc-Resektion und adjuvante Chemotherapie bei größeren Tumoren.

Prognose
Ausgeprägte lokale Rezidivneigung, späte Metastasierung in Lymphknoten und Lunge.

Sarkom, myofibroblastisches C49.M

Synonym(e)
myofibroblastic sarcoma, low-grade

Definition
Niedrig malignes Sarkom des tiefen Bindegewebes und der Subkutis.

Lokalisation
Bevorzugt an den Extremitäten lokalisiert.

Klinisches Bild
Unterschiedlich große subkutan lokalisierte schmerzlose Tumormassen.

Histologie
- Solider Tumor, dessen spindelige oder auch sternförmige Zellen faszikulär oder auch storiform angeordnet sind. Blass eosinophiles Zytoplasma. Oväläre Kerne mit fein verteiltem Chromatin. Mehrkernige Riesenzellen sind häufig nachweisbar, auch fokale muzinöse Degeneration.
- Immunhistologie: HHF35 pos., alpha-SMA pos., Desmin pos./neg., CD34 pos./neg., Kollagen Typ IV ist fokal nachweisbar.

Therapie
Exzision mit ausreichendem Sicherheitsabstand (Mohs Technik).

Hinweis(e)
Von einigen Autoren wird die Eigenständigkeit des Krankheitsbildes infrage gestellt. Eine fibroblastische/myofibroblastische Differenzierung kann bei verschiedenen kutanen Sarkomen gefunden werden. Anzunehmen ist eine enge histogenetische Verwandtschaft zwischen Fibrosarkomen, malignen fibrösen Histiozytomen und myofibroblastischen Sarkomen.

SASSAD

Definition
Akronym für: „Six Area, Six Sign, Atopic Dermatitis". SASSAD ist ein Skalensystem (severity score) zur Erfassung des klinischen Verlaufs und der Aktivität des atopischen Ekzems mittels Punktebewertung.

Allgemeine Information
In die Bewertung fließen folgende Parameter mit ein:
- Sechs klinische Symptome: Erythem, Exsudation, Exkoriation, Trockenheit, Hautrisse und Lichenifikation.
- Sechs Körperregionen: Arme, Beine, Füße, Kopf, Hals und Integument.
- Punkteskala: 0 (keine klinische Symptomatik), 1 (mild), 2 (moderat) und 3 (schwer).

Jedes der sechs klinischen Symptome wird jeweils an sechs Körperregionen evaluiert. Die Evaluation erfolgt durch die Vergabe von Punkten. Maximal können 108 Punkte dokumentiert werden.

Satoyoshi-Syndrom Q87.8

Erstbeschreiber
Satoyoshi u. Yamada, 1967

Definition
Seltene Erkrankung unbekannter Ätiologie mit progressiven, intermittierenden, schmerzhaften Muskelspasmen, Amenorrhoe, Skelettabnormitäten ggf. mit multiplen Frakturen, Malabsorption und (generaliserter) Alopezie.

Vorkommen/Epidemiologie
Sporadisch auftretend; die meisten Fälle wurden in Japan beschrieben.

Manifestation
Im frühes Kindesalter und bevorzugt beim weiblichen Geschlecht auftretend.

Klinisches Bild
- Dermatologisch relevant ist eine diffuse Alopezie, die das Kapillitium aber auch den ganzen Körper betreffen kann. Komplette Ausheilungen sind beschrieben.
- Im Vordergrund des klinischen Bildes stehen schwere, progrediente und schmerzhafte Muskelkrämpfe, die sich im Allgemeinen bereits im frühen Kindesalter manifestieren.
- Das Krankheitsbild ist weiterhin gekennzeichnet durch eine schwere Malabsorption mit (sekundären?) Skelettdeformitäten, die zu Störungen des Größenwachstums führen sowie endokrinologische Störungen.

Differenzialdiagnose
Dermatomyositis; sonstige Kollagenosen (das Satoyopshi Syndrom ist serologisch negativ! Keine Auto-AK).

Therapie
Durch Pädiater. Muskelkrämpfe scheinen sich unter mittelhohen Dosen von Glukokortikoiden (Prednisolon 60 mg/m² KO) zu bessern. Therapie der Muskelkrämpfe mit Amytriptilin (25 mg/Tag).

Sattelnase A50.5

Synonym(e)
Rhinolordose; Bulldognase

Definition
Eingesunkener Nasenrücken mit zurückgekippter, nach oben angehobener Nasenspitze, z.B. bei Syphilis connata und bei Polychondritis recidivans et atrophicans.

Ätiologie
Entzündliche Destruktion des Knorpel-Knochen-Gerüstes der Nase.

Satyrohr Q17.3

Definition
Kleines abstehendes Ohr mit Satyrspitze am oberen Helixrand, z.B. bei ektodermalen Dysplasien. S.a. Darwin-Ohr, Katzenohr, Wangenohr.

Säulenbein, zyanotisches I73.8

Definition
Bezeichnung für die Erythrocyanosis crurum puellarum.

Scabies B86.x0

Synonym(e)
Acariasis; Krätze; Skabies; Acarodermatitis

Definition
Häufige, weltweit verbreitete, stark juckende parasitäre Hautinfektion durch Sarcoptes scabiei hominis. Die durch die Infektion induzierte Dermatitis ist als immunologische Reaktion des Organismus auf die Milben-Bestandteile zu interpretieren. Die Hauterscheinungen variieren je nach Alter der Erkrankung, individueller Reaktionslage und Körperpflege.

Erreger
Acarus siro var. Hominis o. Sarcoptes scabiei hominis. S.u. Milben. Weibliche Skabiesmilben werden 0,3-0,5 mm groß (männliche 0,21-0,29 mm) und sind gerade noch als schwarzer Punkt sichtbar. Die Begattung findet an der Hautoberfläche statt. Männliche Milben sterben dann ab. Weibliche Milben graben tunnelförmige Gänge in das Stratum corneum und bleiben etwa 30-60 Tage lebensfähig. Sie legen pro Tag 2-3 Eier, aus denen nach 2-3 Tagen Larven entschlüpfen. Krätzemilben können außerhalb des Körpers nicht länger als 48 Stunden überleben. Bei immunkompetenten Patienten ist die gefundene Milbenzahl gering (10-12/Patient). Bei Immuninkompetenten Patienten kann die Zahl auf >1 Million Milben ansteigen (Bild der Scabies norvegica).

Vorkommen/Epidemiologie
Häufig; 200-400 Mio. Erkrankungen/Jahr weltweit. Die Infestationsprävalenz hängt wesentlich von der Bevölkerungsdichte sowie von hygienischen Bedingungen ab. Sie schwankt zwischen <1% und 30-40%.

Ätiologie
Übertragung des begatteten Weibchens durch engen körperlichen Kontakt, selten über Wäsche (Ausnahme: Scabies norvegica). Das Risiko, sich durch Bettwäsche zu infizieren, in denen ein Skabieskranker gelegen hatte, ist <1: 200.

Effloreszenz
Rötung, lineare (kommaförmige) Papeln, Schuppe, Bläschen, Juckreiz.

Lokalisation
- Vor allem Interdigitalfalten der Hände und Füße, Ellenbeugen, vordere Achselfalte, Brustwarzenhof, Nabel, Gürtelregion, Penis, Knöchelregion, Kontaktflächen der Glutaeen. Der Rücken ist selten befallen, Kopf und Nacken sind stets frei, ebenso die Fußsohlen und Handflächen (Ausnahme bei alten Menschen mit atrophischen Palmae und Plantae).
- Bei Säuglingen und Kleinkindern: prinzipiell ubiquitär aber auch Palmae und Plantae befallen; Finger- und Fußrücken, Gesicht.

Klinisches Bild
- Klinisch symptomatisch wird eine Skabies bei Ersterkrankung erst 3–6 Wochen nach der Infektion. Bei Reinfektion bildet sich die klinische Symptomatik bereits nach

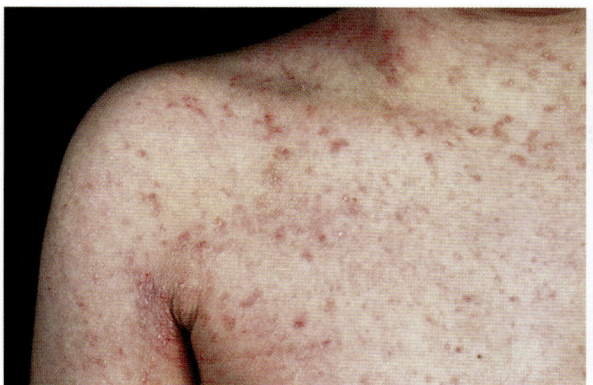

Scabies. Gangförmig konfigurierte, raue Papeln mit massivem, insbesondere nächtlichem Juckreiz. Größere Plaques nur bei Ekzematisierung. Prädilektionsstellen: Interdigitalfalten der Hände und Füße, Brustwarzenhöfe. Kopf und Nacken sind frei.

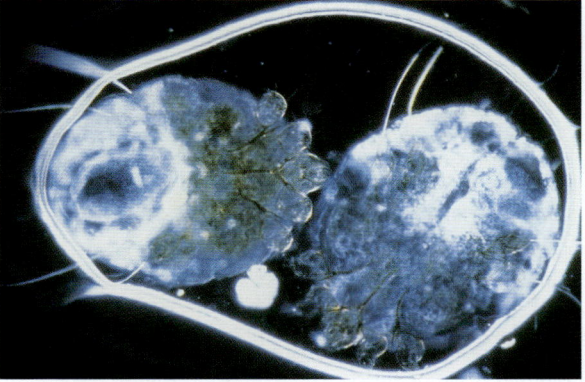

Scabies. Scabiesmilben im Stratum corneum bei Patienten mit Scabies norvegica (Dunkelfeldtechnik).

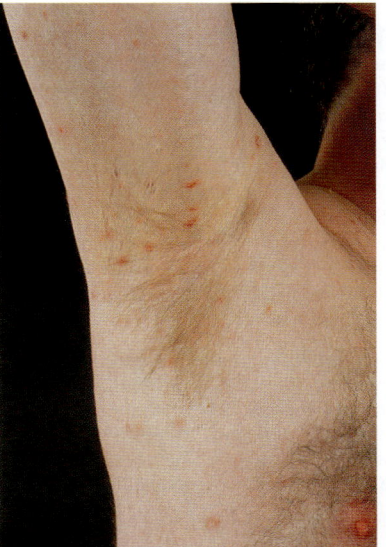

Scabies. Disseminierte Papeln, einzelne Gangstrukturen in der Achselhöhle.

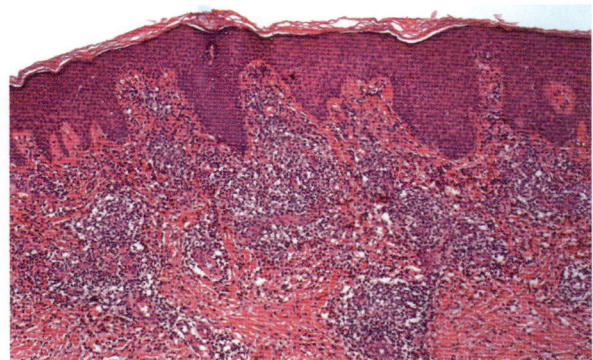

Scabies. Akanthose, Orthokeratose. Dichtes, die obere und mittlere Dermis durchsetzendes, diffuses und perivaskulär orientiertes, lymphohistiozytäres Infiltrat.

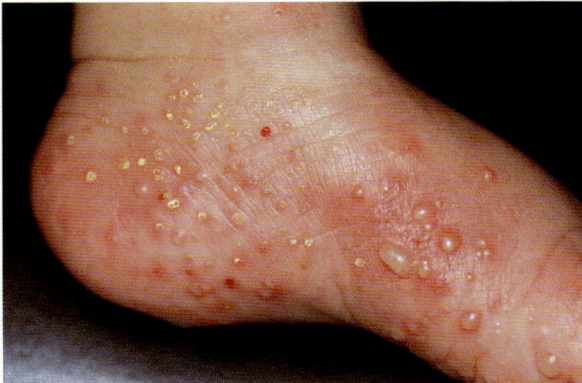

Scabies. Stark juckende Bläschen und Blasen im Bereich der Fußsohle bei einem Kleinkind.

24 Stunden aus. Dies führt dazu, dass die Milbe förmlich aus der Haut herausgekratzt wird.
- Führendes Symptom der Skabies ist ein starker, vor allem nächtlich einsetzender Juckreiz. Daneben finden sich gewundene, millimeterlange, deutlich tastbare Milbengänge mit der als dunkles Pünktchen erkennbaren Milbe am Gangende (Milbenhügel). Kratzeffekte, Ekzematisation und bakterielle Sekundärinfekte prägen meist das klinische Bild.
- Die makulopapulösen, z.T. urtikariellen und papulovesikulösen Hautveränderungen, sind meist Ausdruck einer Id-Reaktion (s.a. Scabies eczematosa, Scabies norvegica, Scabies granulomatosa, Scabies larvata, Räude, Scabid).
- Sonderformen:
  - Gepflegte Skabies: Klinisch nur vereinzelte Papeln; diagnostisch wichtig ist der Nachweis von Milbengängen, die man allerdings suchen muss. Wegweisend ist der starke nächtliche Juckreiz.
  - Persistierende Skabiesgranulome: Bei Kleinkindern und Erwachsenen können, selbst nach suffizienter antiskabiöser Therapie, heftig juckende, 2-4 mm große, meist zerkratzte Papeln persistieren, wahrscheinlich als hyperergische Reaktion auf das persistierende Skabiesallergen (Spättyp-Reaktion).
  - Postskabiöser Juckreiz: Mehrere Tage bis u.U. Wochen persistierender Juckreiz nach durchgeführter suffizienter Skabiesbehandlung.

- Scabies incognita: Durch Glukokortikoide, systemisch oder lokal appliziert, können die klinischen Symptome komplett verschleiert werden.
- Skabies bei Säuglingen und Kleinkindern: Gesicht, Kopf, Hals und häufig (teilweise ausschließlich) Palmae und Plantae sind befallen. Effloreszenzen bei Kindern sind häufig sehr sukkulent, es persistiert quälender Juckreiz. Bläschen und Pusteln können auftreten. Diese sind u.U. klinisch prägend.

Histologie
Akanthose, auch fokale Spongiose, Orthokeratose durchsetzt mit Parakeratosehügeln. Unterschiedlich ausgeprägtes dermales Ödem; dichtes, die obere und mittlere (nicht selten auch tiefe) Dermis durchsetzendes, diffuses und perivaskulär orientiertes lymphohistiozytäres Infiltrat. Häufig mehr oder weniger deutlich ausgeprägte Histoeosinophilie. Nicht selten kann man Milbenexkremente in Form runder oder ovaler Globuli (Skybala) im Str. corneum nachweisen. Der Nachweis von Milben gelingt in den meisten Fällen auch in Schnittserien nicht.

Diagnose
Klinisches Bild mit typischem nächtlichem Juckreiz.
- Nativnachweis der Milben: Eröffnung des Milbenganges mittels feiner Kanüle, Aufbringung des Inhaltes auf einen Objektträger, native Untersuchung unter dem Mikroskop.
- Möglich ist auch die Darstellung des Milbenganges durch Auftupfen eines Farbstoffes (Filzschreiber) und Applikation eines Alkoholtropfens (Farbe wird durch Kapillarkräfte in den Gang gesogen).
- Mikroskopischer Milbennachweis mittels auflichtmikroskopischer Verfahren (hohe Sensitivität) (bräunliche Dreieckskontur, gebildet durch den Vorderleib der Milbe!).
- Histologischer Nachweis der Milben (v.a. bei Scabies norwegica ist leicht möglich; ansonsten ist Milbennachweis nur in Stufenschnitten möglich).

Differenzialdiagnose
- Histologisch: Allergisches Kontaktekzem; atopisches Ekzem; andere Arthropodenreaktionen.
- Klinisch: Kontaktekzem; atopisches Ekzem; mikrobielles Ekzem; Impetigo contagiosa; Morbus Paget (Mamille).

Komplikation
Entwicklung eines postskabiösen Pruritus, von persistierenden postskabiösen Papeln oder eines postskabiösen Ekzems ist möglich. Vereinzelt Provokation anderer Dermatosen wie Psoriasis, Lichen planus oder perforierende, reaktive Kollagenose.

Therapie allgemein
Bei älteren Kindern und bei Erwachsenen wird der gesamte Körper lückenlos vom Unterkiefer abwärts mit dem Antiskabiosum behandelt. Bei Skabies norwegica ist der Kopf mitzubehandeln (Aussparung der Periokulär- und Perioralregion). Nach Abduschen oder Anwaschen des Mittels sollte jeweils neue Wäsche angelegt werden! Betten sind neu zu beziehen!

Externe Therapie
- Erwachsene und Jugendliche:
  - Permethrin 5% in einer Cremegrundlage (z.B. InfectoScab) ist Therapie der 1. Wahl. Einmalig für 8-12 Std. auftragen, ggf. nach 14 Tagen wiederholen. Bei schwerem Befall mit stationärer Behandlungsindikation empfehlen wir 3-tägige Lokalbehandlung.
  - Alternativ: Crotamiton (s.u.).
  - Alternativ: Benzylbenzoat (s.u.).
  - Alternativ: Allethrin I (z.B. Jacutin N, Spregal Spray (+ Piperonylbutoxid).

  > **Merke:** Zusätzlich tgl. Wechsel der Oberbekleidung und Bettwäsche.

  - Alternativ: 5% Teebaumöl.
  - Alternativ: 10% Präzipitatschwefel in Vaseline oder hydrophiler Grundlage (R232): 2mal/Tag für 3-7 Tage jeweils nach einem Seifenbad anwenden.
- Neugeborene und Säuglinge:
  - Permethrin 2,5% (R194), einmalig über 8-12 Std. einwirken lassen. Behandlung des gesamten Integuments einschließlich des Kopfes (Aussparung des Mund- und Augenbereiches).
  - Alternativ: Crotamitonsalbe an 3-5 aufeinanderfolgenden Tagen anwenden.
  - Benzylbenzoat ist nicht zu empfehlen; in den USA ist es wegen des sog. Gasping-Syndroms (schwere progressive Enzephalopathie mit metabolischer Azidose u.a. Symptomen) verboten. Dieses Syndrom trat bei Säuglingen auf, deren Katheter und Infusionssystemen mit Benzylalkohol gespült wurden.
- Kleinkinder oder ältere Kinder:
  - Permethrin: Bis 2. Lebensjahr 2,5% (R194), ab dem 2. Lebensjahr 5% (z.B. Infectoscab 5,0% Creme) einmalig über 8-12 Std. anwenden.
  - Alternativ: Benzylbenzoat 10% (z.B. Antiscabiosum Mago 10% für Kinder oder Benzylbenzoat-Emulsion 10 oder 25 % (R027) 1mal/Tag auftragen, über 3 Tage anwenden, danach abduschen.

  > **Merke:** Anwendung von Benzoylbenzoat ist bei Neugeborenen in den USA verboten (Todesfälle bei Anwendung von mit Benzylalkohol gereinigten Infusionssystemen [sog. Gasping-Syndrom = progressive Encephalopathie, metabolische Azidose, Knochenmarksdepression])!

  - Alternativ: 2,5% Präzipitatschwefel in Vaseline oder hydrophiler Grundlage (R232): 2mal/Tag für 3-7 Tage jeweils nach einem Seifenbad anwenden.

  > **Cave:** Geruchsbelästigungen.

- Schwangere:

  > **Merke:** Keines der genannten Mittel ist zur Anwendung in der Schwangerschaft zugelassen! Permethrin wird in der Roten Liste als Gruppe 4-Medikament geführt, d.h. es liegen keine ausreichenden Erfahrungen zur Anwendung beim Menschen vor, in Tierversuchen sind keine Hinweise auf embryotoxische/teratogene Wirkung gegeben.

  - Permethrin 5% in einer Cremegrundlage (z.B. InfectoScab) ist Therapie der 1. Wahl. Einmalig für 8-12 Std. auftragen, ggf. nach 14 Tagen wiederholen.
  - Benzylbenzoat (z.B. Antiscabiosum Mago 25% oder Benzylbenzoat-Emulsion 10 oder 25 % (R027)): 1mal/Tag auftragen, über 3 Tage anwenden, danach abduschen.
  - Alternativ: 10% Crotamitonsalbe an 3-5 aufeinanderfolgenden Tagen anwenden. Die Heilungsraten schwanken zwischen 50-70%.

- Stillende Mütter: Therapie wie bei Schwangeren.
  - In erster Linie Permethrin und Benzylbenzoat anwenden, s.o. (Pyrethroide gehen in die Muttermilch über; bei Benzylbenzoat ist hierüber nichts bekannt).
- Immunsupprimierte Patienten:
  - Permethrin 5% wie für Erwachsene empfohlen. Wiederholung nach 14 Tagen.
  - Bei Rezidiv zusätzlich zur Lokaltherapie perorale Anwendung von Ivermectin.
- Stark ekzematisierte Patienten:
  - 2-3 tägige Vorbehandlung mit einem Glukokortikoidexternum (z.B. 1% Hydrocortison-Creme); anschließend klassische antiskabiöse Therapie.

Interne Therapie
Bei Therapieresistenz (gehäuft bei Patienten mit HIV-Infektion) ist die systemische Therapie mit Ivermectin (z.B. Stromectol) empfehlenswert. Dosierung: 200 µg/kg KG p.o. (max. bis zu 400 µg/kg KG) als Einmaldosis. Behandlung ggf. nach 2-4 Wochen wiederholen.

Nachsorge
Vor- und Nachbehandlung: Zur Nachbehandlung und bei stark nässender, gereizter Haut vor der Therapie kommen Glukokortikoid-haltige Externa zum Einsatz, wie 0,25% Prednicarbat (z.B. Dermatop Creme). Da abgetötete Milben noch über Wochen in der Haut als Allergen wirken, bleibt der Juckreiz häufig nach der Behandlung eine Zeit lang erhalten. Bei offenen, nässenden Stellen feuchte Umschläge mit antiseptischen Zusätzen wie Kaliumpermanganat, s.a. Ekzem, postskabiöses.

> **Merke:** Persistierende juckende Ekzeme bei behandelter Skabies sind häufig durch Sensibilisierung gegen abgetötete Milben, gelegentlich jedoch durch Resistenzen gegenüber Antiskabiosa oder durch Reinfektionen bedingt! Skabiesgranulome sollten mittels topischen Glukokortikoiden (ggf. unter Okklusion) behandelt werden. In einigen Fällen sind lokale Unterspritzungen mit Glukokortikoid-Kristallsuspensionen notwendig.

Bei Kontaktpersonen: Untersuchung, Mitbehandlung bei Verdacht auf Erkrankung.

Naturheilkunde
Über den alternativen Einsatz von 5% Teebaumöl sind einige kleinere Studien publiziert, die den antiskabiösen Effekt dieser Behandlung belegen. Weitere Einzelheiten s.u. Teebaumöl.

Hinweis(e)
- Unbehandelt verläuft die Skabies chronisch, kann aber auch nach mehreren Jahren spontan abheilen.
- Resistenzen sind beschrieben worden für Permethrin, Crotamiton, Lindan und Benzoylbenzoat.
- Untersuchungen zu Evidenz und Effizienz topischer Antiskabiosa belegen die besten Erfolge mit Permethrin.
- Untersuchungen zu Evidenz und Effizienz topischer Antiskabiosa belegen die besten Erfolge mit Permethrin.
- Schulbesuch ist nach einmaliger Anwendung von Permethrin wieder möglich!

> **Merke:** Für Lindan endete am 31.12.2007 die Ausnahmegenehmigung zur Verordnung im öffentlichen Gesundheitswesen!

Scabies eczematosa B86.x

Definition
Sekundär ekzematisierte Skabies.

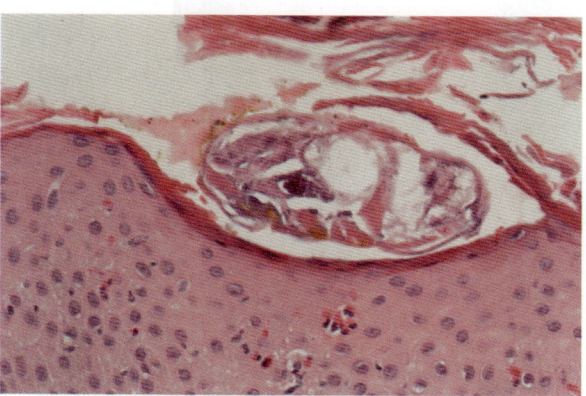

Scabies eczematosa. Scabiesmilbe. Typische intrakorneale Lage.

Therapie
Therapie der Skabies, s. dort. Zudem kurzfristig Glukokortikoid-haltige Externa wie 0,25% Prednicarbat (z.B. Dermatop Creme). Bei Superinfektion antiseptische Externa wie 2% Clioquinol-Creme (z.B. **R049**, Linola-Sept) oder Kombinationen mit Flumetasonpivalat (Locacorten-Vioform Creme) bzw. Kombinationen von Triclosan mit Flumetasonpivalat (Duogalencreme). Bei nässenden Formen feuchte Umschläge mit antiseptischen Zusätzen wie Polihexanid (Serasept, Prontoderm), Octenidin (Octenisept), Kaliumpermanganat (hellrosa) oder Chinolinol (z.B. Chinosol 1:1000 oder **R042**).

Scabies granulomatosa B86.x

Definition
Mit granulomatösen Infiltraten einhergehende Skabies infolge bakterieller Sekundärinfektionen und guter Abwehrreaktion.

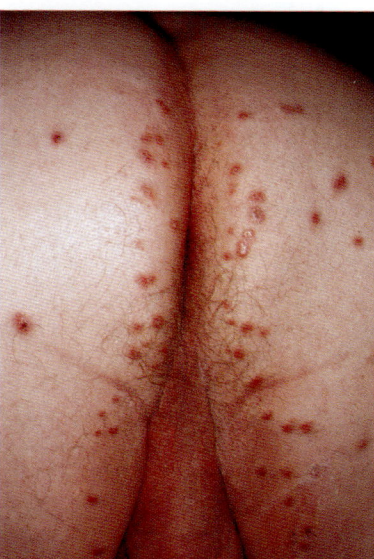

Scabies granulomatosa. Nach antiskabiöser Therapie persistierende, heftig juckende, gruppierte Papeln. Einzelne Knötchen zeigen streifige Ausläufer (s. rechts oben) oder sind in sich längs gerichtet.

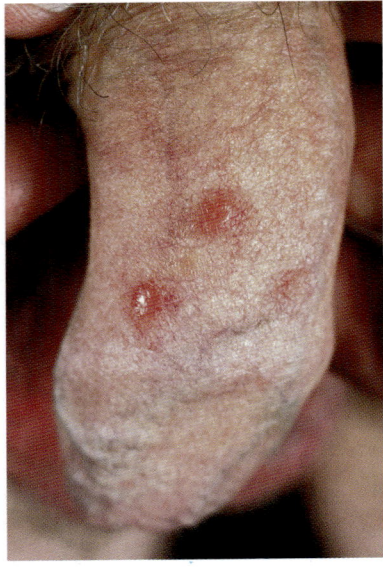

Scabies granulomatosa. Bei einem 55-jährigen Patienten bestehen seit einigen Wochen stark juckende (vor allem nachts), disseminierte, 0,2-0,4 cm große, zentral erodierte, rote, raue Papeln mit zentraler Schuppung, insbesondere an Penis und Skrotum, gluteal und in den Fingerzwischenräumen.

Therapie
Therapie der Skabies, s. dort. Zudem intraläsionale Injektionen mit Triamcinolonacetonid (z.B. Volon A verdünnt 1:2 mit LA wie Scandicain) alle 2 Wochen bis zum Abklingen der Hautveränderungen. Alternativ: Potente Glukokortikoid-Salbe unter Okklusion wie 0,05% Clobetasol (z.B. Dermoxin Salbe) über 1-2 Wochen. Bei hartnäckigen Herden evtl. Exzision.

Scabies larvata   B86.x

Definition
Schwer zu erkennen, häufig atypisch lokalisierte, larvierte Form der Skabies bei Patienten, die eine sorgfältige Körperpflege betreiben.

Therapie
S.u. Skabies. Die Behandlung sollte in diesen Fällen über 5 Tage durchgeführt werden.

Scabies norvegica   B86.x1

Synonym(e)
Borkenkrätze; Scabies crustosa; norwegische Skabies; Norwegian scabies

Definition
Seltene Variante der Skabies mit massiven, ichthyotischen Hautveränderungen und hoher Infektiosität. Massiver Milbenbefall (bis zu 2 kg Milben).

Manifestation
Vor allem bei Patienten mit gestörter Immunabwehr auftretend, z.B. bei Diabetes mellitus, Leukämie, AIDS, Kachexie, nach langfristiger Glukokortikoid- oder Zytostatikatherapie.

Lokalisation
Meist symmetrischer Befall. V.a. Hände, Ellbogen, Knie, Sprunggelenke, Gesicht und Kapillitium sind befallen.

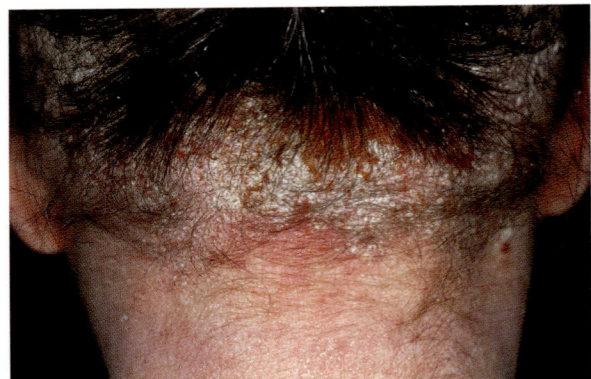

Scabies norvegica. Schwere, generalisierte, unbehandelte Skabies des gesamten Integumentes mit flächigen, psoriasiformen Schuppenkrusten am Hinterkopf; breites periläsionales Erythem.

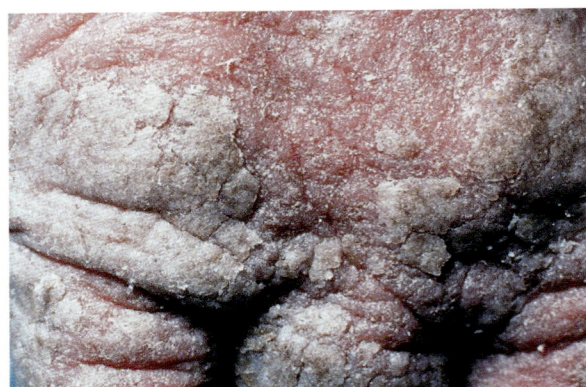

Scabies norvegica. Flächenhafte, verruköse Hautveränderungen im Bereich des Handrückens.

Klinisches Bild
Schmutzig-braune Keratosen, Borken, ggf. Rötung und Schuppung am gesamten Integument. Kaum Juckreiz. Ausgedehnte subunguale Hyperkeratosen, krallenartige Abhebung der distalen Nagelplatte. Milbengänge sind besonders an Palmae und Plantae nachweisbar.

Histologie
Massenhaft Skabiesmilben und -gänge im Stratum corneum.

Therapie allgemein
Zusätzlich empfehlen sich Ermittlung und Behandlung der Kontaktpersonen, stationäre Aufnahme, Isolierung des Patienten, Schutzmaßnahmen seitens des Pflegepersonals, täglicher Wechsel der Leib- und Bettwäsche, tägliche desinfizierende Reinigung des Zimmers und der Gebrauchsgegenstände.

Externe Therapie
Zur Therapie der Scabies norvegica liegen keine große Studien vor. Zunächst mehrtägige keratolytische Vorbehandlung mit 5-10% Salicylsäure-Salbe (z.B. Salicylvaseline Lichtenstein, R228). Zur antiskabiösen Therapie wird mehrheitlich Permethrin empfohlen, weil es in der Handhabung einfach und gut verträglich ist (hinsichtlich der praktischen Handhabung s.u. Skabies). Es empfiehlt sich die Prozedur nach 1 Woche und ggf. nach einer weiteren Woche zu wiederholen.

Interne Therapie
Der Einsatz von Ivermectin (Stromectol) 200-400 µg/kg KG p.o. als Einmaldosis, synchron zur externen Therapie, ist empfehlenswert. Wiederholung der Therapie nach 14 Tagen.

Prognose
Hohe Rezidivquote bei ungenügender Behandlung der subungualen Hyperkeratosen und der Nägel.

Hinweis(e)
> **Merke:** Vor Ivermectin-Gabe ist die schriftliche Aufklärung und Zustimmung des Patienten empfehlenswert!

Schäfer-Syndrom Q82.8

Definition
Wahrscheinlich mit der Pachyonychia congenita identisches Krankheitsbild mit schwielenartiger Palmoplantarkeratose, Hyperhidrose, Leukokeratose der Mundschleimhaut, disseminierter follikulärer Hyperkeratose der übrigen Körperhaut, Hypotrichosis areata und allgemeinen Entwicklungs- und Sehstörungen.

Therapie
Entsprechend der Pachyonychia congenita.

Schafgarbe, gewöhnliche

Synonym(e)
Achillea millefolium

Definition
Heilpflanze, die v.a. in der Wundbehandlung und bei gastrointestinalen Beschwerden eingesetzt wird. Familie: Asteraceae, Yarrow, Milfoi. Inhaltsstoffe sind v.a. ätherische Öle wie Chamazulen, Campher und Flavonoide.

Vorkommen
Europa, Westasien, Kaukasus, Nord-Iran. In Australien, Neuseeland und Nord-Amerika eingebürgert.

Wirkungsspektrum
Antiödematös, antiinflammatorisch, antibakteriell.

Anwendungsgebiet/Verwendung
In der Medizin sind das Kraut und die Blüten offizinell (Herba millefolii, Flores millefolii) verfügbar. Aufgrund der spasmolytischen Wirkung bei unspezifischen Magenbeschwerden, Dyspepsien und in Magen-, Leber-, Gallentees verwendet. Die Liste der Fertigpräparate verzeichnet mehr als 70 Positionen, in denen Schafgarbenextrakte enthalten sind. Eine weitere wichtige Verwendung ist der Gebrauch der Schafgarbe in Kräutershampoos, Badezusätzen etc.

Klinisches Bild
Allergene unbekannt. Es wurden zwar mehrere Sesquiterpenlaktone in der gewöhnlichen Schafgarbe gefunden, doch weist keines dieser STL eine exozyklische Methylengruppe am Laktonring oder eine andere Gruppierung auf, die auf ein Sensibilisierungsvermögen schließen lassen könnte. Sensibilisierungspotenz: Schwach bis mittelstark. Sensibilisierungshäufigkeit: Gelegentlich. Klinisch: Kontaktdermatitis; Kreuzreaktion auf die gewöhnliche Schafgarbe (im weiteren Sinn) sieht man häufig bei Kompositenallergikern, besonders wenn diese primär durch Chrysanthemen und Mutterkraut sensibilisiert sind.

Hinweis(e)
Personen mit einer Kompositenallergie sollten schafgarbehaltige Externa, wie Kräutershampoos, Kräuterkosmetika und Kräuterbonbons auf jeden Fall meiden.

Scharlach A38.x0

Erstbeschreiber
Sydenham, 1676

Synonym(e)
Scarlatina; Scarlet fever; Canker rash; Streptococcal sore throat with rash

Definition
Akute Streptokokken-Infektion durch Erythrotoxin bildende Erreger und fehlende Immunität des Patienten. Meldepflicht!

Erreger
β-hämolysierende Streptokokken der Gruppe A (über 60 verschiedene Serotypen, typenspezifische Immunität).

Ätiologie
Tröpfcheninfektion. Übertragungen, auch über eine Kontaktperson oder Nahrungsmittel, sind möglich. Eintrittspforten: Tonsillen, Nasen-Rachen-Raum, auch Wunden. Bei Auftreten lysogener Bakteriophagen in den Streptokokken: Bildung eines Erythrotoxins (4 verschieden Toxine mit jeweilig typenspezifischer Immunität bekannt).

Manifestation
Vor allem zwischen dem 3. und 10. Lebensjahr auftretend.

Klinisches Bild
- Allgemein: Inkubationszeit 2–5 Tage. Fieber, Kopf- und Halsschmerzen, Erbrechen. Pharyngotonsillitis. Druckdolente Halslymphknotenschwellung.
- Hautveränderungen: Exanthem, evtl. um Tage verzögert. Beginn meist in der Leistenbeuge, dem Schenkeldreieck oder den Beugeseiten der Arme. Meist Generalisation. Das Gesicht ist häufig frei. Charakteristisch ist die periorale freie Zone (Facies scarlatinosa). Stecknadelkopfgroße, blasse, später rote, leicht erhabene, dicht stehende Papeln (s.a. Miliaria scarlatinosa). Fleckiges Enanthem am weichen Gaumen, belegte Zunge sowie Abschilferung des Zungenbelages ca. am 3. Tag (= Himbeerzunge) sind typisch. Herabgesetzte Kapillarresistenz. Der Rumpel-Leede-Test ist positiv. Subikterus kann vorhanden sein. Abklingen des Exanthems und der Angina unter lytischer Temperatursenkung. Juckendes Abschilfern der Haut an Ohrmuscheln, Gesicht, Stamm und Extremitäten. Groblamellöse Abschuppung der Palmae und Plantae.

Labor
Leukozytose: 15.000-40.000 Leukozyten/µl, später Eosinophilie 5-10%.

Diagnose
Klinik, Erregernachweis, Antistreptolysintiter (AST)-Anstieg (frühestens 8-14 Tage nach einer frischen Infektion, Basis- und Kontrollwerte), Dick-Test, Auslöschphänomen.

Differenzialdiagnose
Masern, Röteln, skarlatiniformes Arzneimittelexanthem, in-

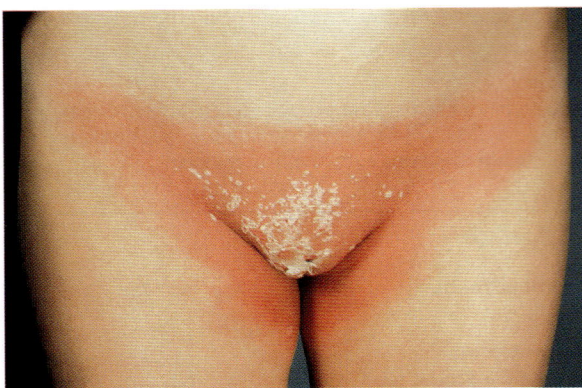

Scharlach. Flächenhaftes, sich über Leisten, Schamregion, Genitalbereich und proximale Oberschenkelinnenseiten erstreckendes, unscharf begrenztes Erythem mit groblamellärer Schuppung im Zentrum.

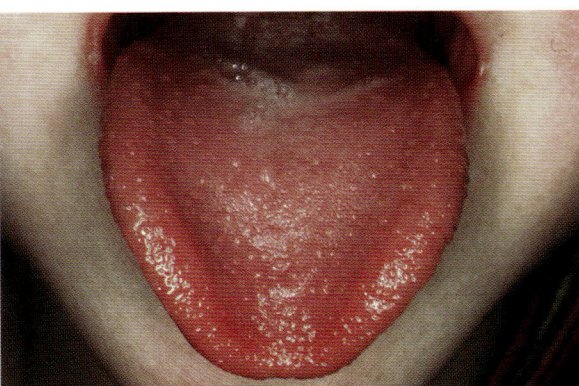

Scharlach. Rote, belagfreie Zunge mit geschwollenen Zungenpapillen (Scharlachzunge). Rötung und Schwellung der Tonsillen, bisweilen auch Rötung und ödematöse Auflockerung des Oropharynx.

fektiöse Mononukleose, Adeno- und Coxsackie-Virusinfektionen.

Komplikation
Fulminante Verläufe, s.u. toxischer Scharlach, septischer Scharlach. Otitis, Sinusitis, Myokarditis, Glomerulonephritis, Polyarthritis.

Therapie
- Penicillin: Möglichst frühzeitig Penicillin V (z.B. Isocillin) 3mal/Tag 0,4-1,2 Mio. IE p.o. (Kleinkinder: 0,2-0,6 Mio. IE/Tag) über mindestens 10 Tage. Ist keine zuverlässige Einnahme gewährleistet, Benzathin-Penicillin (z.B. Tardocillin) einmalig 0,6 Mio. IE bzw. 1,2 Mio. IE i.m. Bei schwerem Verlauf oder bei Komplikationen Penicillin G (z.B. Penicillin Grünenthal) 10-20 Mio. IE/Tag i.v.
- Bei Penicillin-Allergie: Erythromycin (z.B. Erythrocin) 3mal/Tag 500 mg p.o. (Kinder 40 mg/kg KG/Tag) oder Clindamycin (z.B. Sobelin) 4mal/Tag 150-450 mg p.o. Alternativ Cephalosporine wie Cefadroxil (z.B. Cedrox) 1mal/Tag 2 g oder Cefuroxim (z.B. Elobact) 2mal/Tag 250 mg p.o. über mind. 10 Tage.

> **Merke:** Eine Mitbehandlung anderer im Haushalt lebender Kinder ist aufgrund möglicher schwer wiegender Komplikationen (Endokarditis, Glomerulonephritis, Chorea minor, rheumatisches Fieber) sinnvoll!

Prognose
Bei frühzeitiger Therapie gut. Letalität <0,5%. Bildung antitoxischer Antikörper gegen das spezifische Erythrotoxin im Laufe der Scharlacherkrankung. Außerdem Bildung spezifischer antibakterieller Antikörper.
- Bei Vorliegen einer typenspezifischen antibakteriellen Immunität: Keine klinische Erkrankung nach Streptokokkenkontakt, unabhängig vom Vorliegen antitoxischer Antikörper.
- Bei Fehlen der typenspezifischen antibakteriellen Immunität und vorhandenen antitoxischen Antikörpern: Streptokokkenpharyngotonsillitis nach Streptokokkenkontakt.
- Bei Fehlen der typisch spezifischen antibakteriellen Immunität und der antitoxischen Antikörper: Angina, Streptokokken-Angina und Scharlach nach Streptokokkenkontakt.

Scharlach, puerperaler O86.8

Definition
Seltene Form des Wundscharlachs nach einer Entbindung.

Therapie
Wundscharlach.

Scharlach, septischer A38.x

Definition
Schwere Form des Scharlachs mit Sepsis, nekrotisierender Angina, Sinusitis, Hirnsinusthrombose und Meningitis.

Therapie
Kinderintensivstation: Initial Kombination von Amoxicillin 100 mg/kg KG/Tag, Flucloxacillin 100 mg/kg KG/Tag und Gentamicin 5 mg/kg KG/Tag (nach Erhalt des Antibiogramms evtl. umsetzen!), Flüssigkeits- und Elektrolytbilanzierung, Monitoring.

Scharlach, toxischer A38.x

Synonym(e)
Scarlatina fulminans

Definition
Maligne Form des Scharlachs mit Hyperpyrexie, Somnolenz, Delirium, Krämpfen, Purpura, Kreislaufkollaps und raschem letalem Verlauf.

Therapie
S.u. Scharlach, septischer.

Scharlachzunge A38.x

Synonym(e)
Himbeerzunge

Definition
Himbeerrote Zunge bei Scharlach infolge von Papillenschwellung auf Zungenspitze und -rändern.

Schattenregel

Synonym(e)
shadow rule

Definition
Empirische Regel zur Abschätzung der Intensität von Sonnenlicht-induzierten UV-Strahlen und der damit verbundenen Notwendigkeit von Lichtschutzmaßnahmen durch Patienten im Eigengebrauch. Sie beruht auf der Tatsache, dass hoch stehende Sonne kurze Schatten werfen lässt und tiefer stehende Sonne längere Schatten erzeugt. Das gilt für alle geographischen Regionen und alle Tages- und Jahreszeiten. Demnach gilt: langer Schatten = schwacher Sonnenschein bzw. kurzer Schatten = starker Sonnenschein. Ist der Schatten so lang wie die Körpergröße, entspricht dies einem Sonneneinfallswinkel von 45 ° bzw. einem UV-Index von 3.

Scheie-Hurler-Krankheit   E76.0

Definition
Hereditäre Mukopolysaccharidose. Variante der Pfaundler-Hurler-Krankheit und der Scheie-Krankheit mit klinisch erheblich milderem Verlauf, späterer Manifestation und langsamerer Progredienz als bei der Pfaundler-Hurler-Krankheit.

Manifestation
Meist 3-9. Lebensjahr.

Prognose
Meist Überleben bis in die 2. oder 3. Dekade.

Scheie-Krankheit   E76.0

Erstbeschreiber
Scheie, 1962

Synonym(e)
Mucopolysaccharidose Typ I-S

Definition
Hereditäre Mukopolysaccharidose. Milde Variante der Pfaundler-Hurler-Krankheit mit normaler Lebenserwartung.

Scheuerkomedonen   L73.8

Definition
Komedonen an Scheuerstellen, v.a. bei Jugendlichen.

Differenzialdiagnose
Folliculitis ulerythematosa reticulata, Ulerythema acneiforme.

Schieferöl

Definition
Destillationsprodukt aus bituminösem Schiefer, s.a. Ammoniumbituminsulfonat, hell und Ammoniumbituminsulfonat, dunkel, Ammonium, tumenolsulfoaures.

Rezeptur(en)
R131 R133 R130 R132 R211 R134 R013 R015 R008 R016 R010 R011 R009 R012 R018 R019 R017

Schilddrüsenerkrankungen, Hautveränderungen

Definition
Zu den aus dermatologischer Sicht wichtigsten Schilddrüsenerkrankungen gehören Hyper- und Hypothyreose. Die Hyperthyreose ist neben dem Diabetes mellitus die häufigste endokrine Erkrankung des Erwachsenen mit einer Gynäkotropie von 5:1. Im Kindesalter ist sie selten. Unter einer Hyperthyreose werden alle Erkrankungen zusammengefasst, die mit einem peripheren Überangebot an Schilddrüsenhormonen einhergehen. Die zwei häufigsten sind Autoimmunhyperthyreose (M. Basedow) und funktionelle Autonomie (autonomes Adenom oder multinodöse Struma).

Einteilung
Einteilung der häufigsten dermatologischen Symptome und Erkrankungen bei Schilddrüsenerkrankungen:
- Hautveränderungen bei Hyperthyreose:
    - Akropachie (unregelmäßige Periostproliferation an den Finger- und Zehenendgliedern I-III)
    - Alopecia areata
    - Alopezie, diffuse
    - Alopezie: entlang der Stirnhaargrenze mit Verschiebung der Stirnhaargrenze nach kranial. Fleckförmige, haarlose Stellen.
    - EMO-Syndrom (Exophthalmus-Myxödem-Osteoarthropathie-Syndrom)
    - Hyperhidrose
    - Hyperpigmentierungen (lokalisiert periorbital oder generalisiert)
    - Koilonychie
    - Muzinose, kutane, infantile (fragliche Assoziation)
    - Myxödem, prätibiales
    - Myxoedem, diffuses
    - Onycholyse
- Hautveränderungen bei Hypothyreose:
    - Akropachie
    - Eruptive Xanthome
    - Haar rau und struppig
    - Haut, trocken, kalt, rau
    - Kapillarfragilität
    - Langsames Haarwachstum
    - Makroglossie
    - Myxödem
    - Nägel dünn, streifig
    - Nagelwachstum, verzögert
    - Onycholyse (selten)
    - Pachydermoperiostose, symptomatische
    - Rarefizierung der lateralen Augenbrauen
    - Trommelschlegelfinger.
- Hautveränderungen bei Autoimmunthyreoiditis (Hashimoto):
    - Canities praecox (Perniziöse Anämie, Thyreoiditis)
    - Dermatitis herpetiformis (Hashimoto-Thyreoiditis)
    - Katzenkratzkrankheit (komplikative Thyreoiditis)
    - Lichen sclerosus et atrophicus
    - Myxoedema circumscriptum symmetricum praetibiale (Hashimoto-Thyreoiditis ist selten)
    - Polychondritis recidivans et atrophicans (Hashimoto-Thyreoiditis)
    - Pruritus sine materia
    - Sjögren-Syndrom (Hashimoto-Thyreoiditis; Anti-SS-A und/oder Anti-SSB AK)
    - Sklerodermie, systemische

- Urtikaria (immunologische)
- Vitiligo (Hashimoto Thyreoiditis)
- Hautveränderungen und Schilddrüsentumoren:
  - Acanthosis nigricans maligna bei Schilddrüsenkarzinom
  - Amyloidose (medulläres Schilddrüsenkarzinom)
  - Birt-Hogg-Dubé-Syndrom (Schilddrüsenkarzinom, Hypothyreose)
  - Cowden-Syndrom (Schilddrüsenkarzinom)
  - MMN-Syndrom
  - Sipple-Syndrom (zu den multiplen endokrinen Neoplasien zugehörendes Krankheitsbild: u.a. Schilddrüsenkarzinom)
  - Wermer-Syndrom.

Klinisches Bild

- Dermatologischen Leitsymptome der Hyperthyreose sind:
  - Hyperhidrose bei zarter samtartiger Haut
  - Wärmeintoleranz
  - brüchige Nägel
  - feines dünnes Haar.
- Beim Vollbild des M. Basedow sind neben dem Exophthalmus periorbitale Hyperpigmentierungen (halonierte Augen) ausgeprägt. Bei Verstärkung der Hyperpigmentierungen im inneren Augenwinkel spricht man von einem „Jellinekschen Zeichen".
- Bei der Hypothyrose werden die angeborenen und erworbenen Hypothyreosen unterschieden. Für die dermatologische Differenzialdiagnose sind insbesondere die Symptome der erworbenen Formen bedeutsam. Erworbene Formen der Hypothyreose werden ab dem 2. Lebensjahr beobachtet. Folgende dermatologische Symptome sind relevant:
  - Verstärkte Kälteempfindlichkeit
  - trockene, etwas verdickte, raue (Knie und Ellenbogen verstärkt) blasse Haut (mit gelblichem Unterton)
  - Myxödem mit teigigen, nicht eindrückbaren Schwellungen der Lider, des Gesichts, der Hände und Unterschenkel.

Schimmelpenning-Feuerstein-Mims-Syndrom

Q87.14

Erstbeschreiber
Jadassohn, 1895; Schimmelpenning, 1957; Feuerstein u. Mims, 1962

Synonym(e)
Naevus epidermicus Syndrom; Naevus sebaceus Jadassohn; Syndrom des linearen Naevus sebaceus; Neuroektodermales Syndrom; Haut-Auge-Hirn-Herz-Syndrom; HAHH-Syndrom; epidermal nevus syndrome Solomon; Solomon-Syndrom; skin-eye-brain syndrome; linear verrucous epidermal naevus; Feuerstein-Mims-Syndrom

Definition
Neuroektodermaler Symptomenkomplex mit Naevus sebaceus, Fehlbildungen und Dysplasien an Augen, Haut, Gehirn, Skelett und Herz. Nicht selten ist das Syndrom mit einer Hypophosphatämie kombiniert.

Ätiologie
Unbekannt. Angenommen wird eine frühembryonale somatische Mutation eines Genes, dessen Keimzellmutation letal wirkt.

Manifestation
Angeboren. Meistens nur an einer Körperhälfte ausgeprägt.

Klinisches Bild
- Die Hautveränderungen sind bei der Geburt vorhanden und das auffälligste und primär prägende Merkmal dieses Syndroms. Meist multiple, überwiegend lineare Naevi sebacei am gesamten Integument mit Bevorzugung von Kopf und Hals, auch die Mundschleimhaut kann betroffen sein.
- Im Laufe des Lebens Auftreten von multiplen melanozytären Naevi. Augenveränderungen (Dermoidzyste, Kolobome, Hornhauttrübung, Symblepharon) und zerebrale Symptomatik (Schädelasymmetrie, zerebrale Krampfanfälle, häufig geistige Retardierung) können vorhanden sein. Weitere Missbildungen sind beschrieben. Unterschiedlich starker Ausprägungsgrad aller Symptome. Aus der Literatur sind Fälle mit Hypophosphatämie ungeklärter Ätiologie bekannt. In diesen Fällen traten wiederholt Frakturen, Knochendeformitäten, Muskelschwäche und Schmerzen auf.

Labor
Calcium, Phosphat und alkalische Phosphatase im Serum. Phosphat im Urin.

Komplikation
Hypophosphatämie! Abklärung erforderlich!

Therapie
- Exzision der Naevi sebacei, da die Gefahr der Entwicklung kutaner Tumoren wie Basalzellkarzinome, spinozelluläre Karzinome, besteht. Zusammenarbeit u.a. mit Augenärzten und Neurologen.
- Bei Hypophosphatämie Substitution mit Phosphaten und Vitamin D.

Schimmelpilze

Definition
Überwiegend saprophytäre, seltener parasitäre Pilze. Hierzu gehören die Aspergillus-Arten, die Mukorazeen und die Geotrichen. Ihre Rolle bei der Entstehung von Infektionen wird z.T. unterschiedlich bewertet. Auftreten häufig in Gesellschaft von Dermatophyten und Hefen. Seltenere Erreger von Nagelmykosen und Interdigitalmykosen. Bei Typ I-Sensibilisierung auf Schimmelpilze kann es zu rhino-konjunktivalen Symptomen kommen.

> **Cave:** Genuss von Schimmelpilzkäse bei Penicillin-Allergie unterlassen.

S.a.u. Cephalosporiose, Verticilliose, Hemisporose, Peyronellaeose, Myzetom, Chromomykose, schwarze Piedra.

Schimmelpilzerkrankungen

B48.8

Definition
- Die pathogene Bedeutung der Schimmelpilze erstreckt sich hauptsächlich auf die Bereiche der sekundären und opportunistischen Infektionen und die Allergologie. An der Haut treten Schimmelpilzinfektionen meist als Nutz-

nießer einer schon bestehenden Dermatophyteninfektion auf, z.B. bei der Tinea unguium. Hier führen sie zu unterschiedlichen Farbveränderungen: Scopulariopsis brevicaulis führt zu einer braunen Farbe, Alternaria- und Cladosporiuminfektionen zu einem dunklen bis schwarzen Farbton.
- Zu den für Schimmelpilzsensibilisierungen relevanten Arten zählen Aspergillus, Penicillium und Cladosporium.
- Ferner spielen Schimmelpilze als Erreger opportunistischer Infektionen bei Patienten mit einer Immunsuppression und/oder unter Langzeitantibiotikatherapie eine bedeutende Rolle. Die häufigsten systemischen Schimmelpilzmykosen werden durch Arten der Gattung Aspergillus sowie durch Arten aus der Gruppe der Zygomyzeten (Mucor, Rhizopus, Absidia) verursacht, s.a. Cephalosporiose, Verticilliose, Hemisporose, Peyronellaeose, Myzetom, Chromomykose, schwarze Piedra, kutane Alternariose. Selten sind Infektionen durch Fusariumarten (s.u. Fusarium solani).

Therapie
S.u. dem jeweiligen Krankheitsbild.

Schirmer-Test

Definition
Ophthalmologische Untersuchungsmethode zur Prüfung der Tränensekretion durch Einlegen eines Lackmuspapierstreifens in den Konjunktivalsack und Messung der erfolgenden Durchnässung (normal: 2-3 mm/Min.). Von Bedeutung z.B. bei der Diagnose des Sjögren-Syndroms.

Schleimgranulom K11.6

Synonym(e)
Schleimspeichelgranulom; Schleimhautgranulom; Mukozele; traumatische Schleimretentionszyste; traumatische Schleimdrüsenzyste; traumatische Schleimzyste; Granulom der Mundschleimhaut

Definition
Nach Ruptur eines Speicheldrüsenausführungsganges entstehende, meist solitäre, nur im Ausnahmefall auch multipel auftretende, glasige, weiche, meist schmerzlose Pseudozyste mit nachfolgender Ausbildung eines Fremdkörpergranuloms. Schleimzysten des Mundbodens werden als Ranula bezeichnet.

Ätiologie
Verletzung einer Speicheldrüse bei Biss auf die Mundschleimhaut. Hierdurch Bildung einer Extravasationsmukozele mit einer pseudozystischen granulomatösen Reaktion auf die in das Gewebe ausgetretenen Schleimparavasate.

Lokalisation
Vor allem Lippenschleimhaut (meist Unterlippe), auch Wangenschleimhaut, Zungenrand sind befallen.

Klinisches Bild
Plötzlich auftretendes, rötlich-bläuliches, glasiges, weiches, kugeliges, etwa 0,3-1,0 cm großes, protuberierende Knötchen.

Histologie
Mit mukoider Substanz angefüllten, von einer bindegewebigen

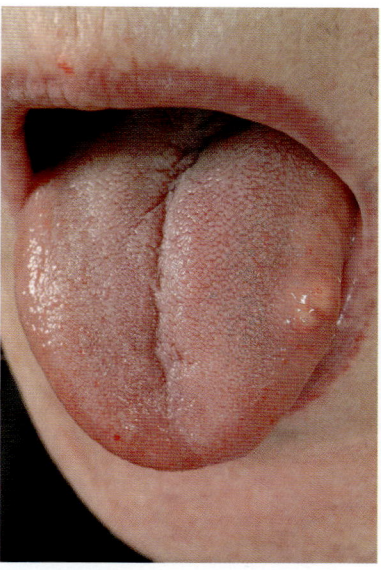

Schleimgranulom. Plötzlich aufgetretener, an der Zunge links lateral lokalisierter, glasig scheinender, ca. 0,8 mm durchmessender, praller, schmerzloser Knoten bei einer 44-jährigen Patientin.

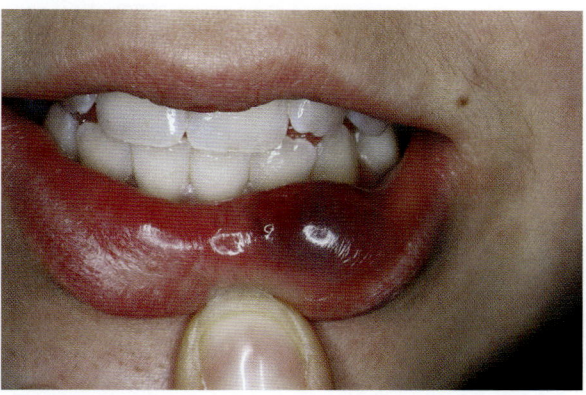

Schleimgranulom. Nach einer schmerzhaften Bissverletzung aufgetretener, rötlich-bläulicher, glasiger, weicher, kugeliger, etwa 1,0 cm großer, protuberierender blau-roter Knoten an der Unterlippe.

Pseudokapsel umgebene Zyste (Pseudozyste) mit peripherer Ausbildung eines Fremdkörpergranuloms mit muzinspeichernden PAS-positiven Makrophagen.

Therapie
Ggf. Exzision.

Schleimhautgeschwüre, traumatische K12.1

Definition
Verletzung der Schleimhaut mit Ulkusbildung z.B. als Druckulzera bei schlecht sitzenden Prothesen, bei Pertussis und als Bednar'sche Aphthe.

Schleimhautpigmentierungen L81.8

Definition
Pigmentierungen der Mundschleimhaut unterschiedlichster Ursachen.

Schleimhautpigmentierungen. Tabelle 1. Ätiologie von Schleimhautpigmentierungen

Ursache		Erkrankungen	Bemerkungen
Körpereigenes Pigment	Dermatosen	Streifenförmige oder fleckförmige Hyperpigmentierungen	V.a. bei dunkelhäutigen Menschen. Der marginale Gingivasaum bleibt ausgespart (ohne Krankheitswert)
		Melanozytärer Naevus	
		Malignes Melanom	
		Naevus bleu	
	Phakomatosen	Neurofibromatosis generalisata	Café-au-lait-artige Flecken
		Albright-Syndrom	Café-au-lait-artige Flecken
		Peutz-Jeghers-Syndrom	Kleinfleckige Pigmentierungen
	Endokrinopathien	M. Addison	Fleckige, streifenförmige oder diffuse Hyperpigmentierungen, v.a. an der Lippenschleimhaut
	Darmerkrankungen	M. Whipple	ähnlich dem M. Addison
		Sprue	
	Speicherkrankheiten	Hepatolentikuläre Degeneration	
		Hämochromatose	
Körperfremdes Pigment	Medikamentöse Zufuhr von Schwermetallen (Vergiftung)	Kaliumpermanganat	
		Blei	Blei-Pigmentierungen der Mundschleimhaut
		Wismut, Kupfer	
		Quecksilber	Mercurosis, Gingivitis mercuralis
		Amalgam-Bestandteile	Amalgman-Tätowierung

Schleimhautwarzen B07.x

Definition
An der Schleimhaut vorkommende Verrucae. Man unterscheidet:
- Isolierte Schleimhautwarzen: V.a. an Lippenrot, Zunge, Zungenbändchen, Wangenschleimhaut (fokale epitheliale Hyperplasie)
- Disseminierte Schleimhautwarzen: Orale Papillomatose
- Larynxpapillome
- Condylomata acuminata
- Condylomata lata.

Therapie
S.u. dem jeweiligen Krankheitsbild, s.u. fokale epitheliale Hyperplasie, orale Papillomatose, Condylomata lata, Condylomata acuminata.

Schlickkrankheit T69.8

Synonym(e)
Wattkrankheit

Definition
Wahrscheinlich mit der Frühlingsperniosis identische Erkrankung.

Therapie
S.u. Frühlingsperniosis.

Schmerzskala, WHO

Definition
Von der WHO verabschiedete Analogskala von 0-10 (kein Schmerz), Grad 1 (1-4 = mild bis moderat), Grad 2 (5-8 = stark bis schwer), Grad 3 (8-10 = unerträglich), mit deren Hilfe die Intensität der Schmerzen subjektiv vom Betroffenen selbst angegeben werden kann. Die jeweiligen Werte sollten in einem Schmerztagebuch über einen längeren Zeitraum dokumentiert werden. Das Führen eines Schmerztagebuches soll zeigen, wie und wann Schmerzen auftreten. So kann es helfen, die Schmerzauslöser herauszufinden und den Verlauf des Schmerzes zu dokumentieren. Ziel ist es, den Betroffenen auf eine für ihn optimale Schmerztherapie einzustellen. Um auslösende Faktoren beurteilen zu können, sollte das Tagebuch über einen Zeitraum von mindestens zwei Wochen geführt werden. Um Therapieerfolge zu bewerten, sind ggf. auch längerfristige Dokumentationen erforderlich.

Therapie
S.u. Schmerztherapie.

Schmerztherapie, medikamentöse

Definition
I.A. durch Erregung von Schmerzrezeptoren hervorgerufene, häufig unter Beteiligung weiterer Sinne (Druck-Temperatursinn) zustande kommende, komplexe Sinnesempfindung (mit starker seelischer Komponente = Schmerzerlebnis).

Allgemeine Information
Allgemeine Richtlinien zur Therapie von Schmerzen:
- Medikamentöse Therapie stufenweise aufbauen (nicht sofort „das Pulver verschießen").
- Einnahmeintervalle genau beachten.
- Tumorpatienten ausreichend therapieren (Lebensqualität sollte durch Schmerztherapie deutlich gebessert werden).
- Vor medikamentöser Therapie kurative oder palliative Therapiemöglichkeiten ausschöpfen.
- Kombinationspräparate vermeiden.
- Begleitmedikation berücksichtigen (z.B. Laxanzien bei Opioidtherapie).
- Ggf. erforderliche Kontrolluntersuchungen und Spiegeluntersuchungen (z.B. Carbamazepin) berücksichtigen.
- Opiate nicht nach Bedarf sondern nach der Uhr anwenden. Kontinuierliche Wirkspiegel sollen das Wiederauftreten des Schmerzes verhindern. Diese schmerzsuppressive Therapie kommt mit geringeren Dosen aus, weil nicht stets gegen den Schmerz anbehandelt wird.

Durchführung
Stufentherapie in Abhängigkeit von der Grunderkrankung.

> **Merke:** Nicht vor höher dosierter Therapie zurückschrecken, wenn der Patient starke Schmerzen hat. 50-80% der Tumorpatienten werden unzureichend behandelt!

- Opioide: Btm-Rezept zur Verschreibung von Opioiden erforderlich. Rezepte beim Bundesinstitut für Arzneimittel und Medizinprodukte Kurt-Georg-Kiesinger-Allee 3, 53175 Bonn, beantragen (Approbationsurkunde beifügen). Arzneimittelbezeichnung, Darreichungsform und Gewichtsmenge, Stückzahl und Einnahmeverordnung eintragen. Überschreitung der erlaubten Maximalmenge/Tag oder der Verschreibungszeiträume (>30 Tage) möglich, jedoch Rezept mit „A" markieren und Meldung an zuständigen Regierungspräsidenten.

> **Merke:** Bei Gabe von Opioiden immer Laxanzien mitverordnen (z.B. Laxoberal Trp.)!

- Adjuvante Analgetika: Primär nicht analgetisch wirkende Substanzen, die jedoch in Kombination mit anderen Analgetika einen adjuvanten analgetischen Effekt haben, insbes.:
  - Antidepressiva, z.B. Amitriptylin (Saroten) 25 mg/Tag p.o.
  - Antikonvulsiva, z.B. Carbamazepin (Tegretal) 400-800 mg/Tag p.o.
  - Neuroleptika, z.B. Haloperidol (Haldol) 1-5 mg/Tag p.o.
- Besondere Maßnahme: PCA (patient controlled anaesthesia)-Pumpe. Der Patient kann über einen Knopf die Analgetikagabe schmerzabhängig selbst kontrollieren. Vorher genaue Einweisung durch Schmerztherapeuten erforderlich.

Naturheilkundlich bietet sich als Antidepressivum Johanniskraut (Hypericum) an, anerkannt ist insbes. das Präparat „Jarsin". Schmerzen lassen sich mit Weidenrinde (Assalix) angehen. Schmerzen, v.a. Muskel- und Knochenschmerzen, sprechen auf Teufelskralle (Harpagophytum) an.

Siehe Tabelle 1 [Hauterkrankungen und Schmerzen], Tabelle 2 [Stufenschema der WHO bei schweren Schmerzen] und Tabelle 3 [Wirkungen häufig verordneter Nicht-Opioid-Analgetika bei äquipotenter Dosierung].

Schmetterlingsdermatitis L24.8

Synonym(e)
Butterfly itch

Definition
Auslösung eines toxischen Kontaktekzems durch direkten Kontakt mit den Brennhaaren von Schmetterlingen. Folgende Schmetterlinge bzw. deren Raupen können in Europa auslösend sein: Goldafterraupe, Raupen von Prozessionsspinnern, Bärenspinnern und Fleckenfaltern. S.a. Caripito-Jucken, Raupendermatitis.

Therapie
Bei starkem Juckreiz Lotio alba, ggf. mit Zusatz von Polidocanol 2-5% **R200**. Alternativ kühlender Mentholspiritus **R160** oder bei entzündlichen Veränderungen Glukokortikoid-haltige Externa wie 0,1% Triamcinolon Creme **R259** oder 0,1% Mometason (z.B. Ecural Fettcreme). S.a. toxisches Kontaktekzem.

Schmucktätowierung L81.8

Definition
Einbringen farbiger Pigmente mit Nadelstichen in die Haut. Bei professionellen Tätowierungen wird der Farbstoff ins obere bis mittlere Korium eingebracht. Bei Laientätowierungen ist das Pigment unregelmäßig verteilt und reicht bis ins untere Korium, u.U. bis ins subkutane Fettgewebe.

Vorkommen/Epidemiologie
Tätowierungen erfreuen sich zunehmender Popularität. In den USA sind bis zu 16% der Menschen tätowiert. Die Zahlen für Deutschland dürften ähnlich sein.

Ätiologie
Bis vor einigen Jahren wurden Metallsalze als Farbstoffe eingesetzt. Heute werden meist organische Pigmente verwendet. Eine offizielle Zulassungsregelung für Tätowierungsstoffe existiert in Deutschland nicht. Pigmente in Kosmetika, Textilfarbstoffen oder Lebensmittelfarben müssen nach den Gesetzesvorgaben genauestens definiert werden, während Pigmente für Tätowierungen diesen Regelungen nicht unterworfen sind. Daraus leitet sich ein hohes allergologisches Potential (s. Kontaktallergien) ab, da es jedem Tätowierungssalon selbst überlassen bleibt, Farbpaletten zu mischen und diese am Konsumenten anzuwenden. Nicht selten werden dementsprechend auch aufgrund des Konkurrenzdrucks exotische Mischungen angefertigt, teilweise werden hierbei Grundfarben aus der Automobilindustrie rekrutiert. Das beliebte Magentarot beispielsweise wurde wegen gehäufter Hautreaktionen inzwischen vom Markt genommen. Auch Tätowierungen mit Henna-Farbstoffen erfreuen sich wachsender Beliebtheit. Es mehren sich aber Berichte über Sensibilisierungen gegenüber p-Phenylendiamin (PPD).

Schmerztherapie, medikamentöse. Tabelle 1. Hauterkrankungen und Schmerzen

Schmerzform nach Ätiologie	Assoziierte Erkrankungen	Bemerkungen
Zosterschmerz	Nervenschmerzen (z.B. als postzosterischer Schmerz)	Im Erkrankungsareal plötzlich einschießender, „elektrisierender" Schmerz; auch als nahezu unerträglich dumpfer Dauerschmerz auftretend.
Wundschmerz	Schmerz, postoperativer	Heller, manchmal pochender Wundschmerz, auf das Operationsgebiet beschränkt.
	Schmerzen bei Ulcus cruris	Klopfender, aber auch brennender oder stechender Dauerschmerz, der auf das Wundareal begrenzt ist.
	Z.B. bullöses Pemphigoid, Pemphigus, Erythema exsudativum multiforme, Lyell-Syndrom	Schmerzen bei Wundflächen durch epidermolytische Prozesse.
Ischämische Schmerzen bei AVK	Ulcus cruris arteriosum	Dumpfer Tiefenschmerz infolge Mangeldurchblutung (Ischämie) durch Bewegung und Wärme verstärkt, durch Ruhe und Kälte gemindert.
Infektionsschmerz	Z.B. Erysipel, Furunkel, phlegmonöse Prozesse	Unterschiedlich intensiver, auf das Entzündungsareal begrenzter, selten fortgeleiteter, meist heller Berührungs- oder pulsierender Dauerschmerz.
Verbrennungsschmerz	Z.B. Dermatitis solaris	Unterschiedlich intensiver, auf das Entzündungsareal begrenzter, meist heller brennender Dauerschmerz, durch Berührung verstärkt.
Tumorschmerz	Bei metastasierenden Tumoren (z.B. malignes Melanom)	Knochenschmerz: Umschriebener Schmerz; oft unerträglich und lanzinierend. Zunächst bewegungsabhängig, später auch in Ruhe.
		Viszeraler Schmerz: Diffuser, nicht genau lokalisierbarer Schmerz, drückend, ggf. krampfartig, oft unerträglich. Oft Hyperalgesie von Hautbezirken.
		Weichteilschmerz: Dumpfer, bewegungsabhängiger Dauerschmerz, oft unerträglich.
	Bei gutartigen Hauttumoren (z.B. Amputationsneurome, Leiomyome, Glomustumor)	Umschriebener, meist nur bei gezielter Druckausübung auftretender, heller, stechender Schmerz.
Schmerzen bei aktinischen Keratosen	Keratosis actinica	Heller, stechender, auf das läsionale Areal scharf begrenzter Berührungsschmerz.
Schmerzen bei Dermatitis herpetiformis	Dermatitis herpetiformis	Brennender oder stechender, sehr heller, auf die Effloreszenz begrenzter Intervallschmerz.
Schmerzen bei Kollagenosen	SLE, PSS	Rheumatische Gelenkschmerzen: Bewegungsabhängig, später auch in Ruhe (Anlaufschmerz). Weichteilschmerz: Dumpfer, bewegungsabhängiger Dauerschmerz, oft unerträglich.
	CDLE	Heller, stechender, auf das läsionale Areal scharf begrenzter Berührungsschmerz.
Schmerzen bei granulomatösen Entzündungen	z.B. Erythema nodosum	Heller, auch stechender, auf das läsionale Areal begrenzter Druck- und Berührungsschmerz.
Schmerzen bei Vaskulitiden, auch bei vaskulitischen Ulzera	Vaskulitis, leukozytoklastische (non-IgA-assoziierte); Polyarteriitis nodosa	Heller, aber auch stechender, läsionaler Dauer- oder Berührungsschmerz.

Schmerztherapie, medikamentöse. Tabelle 2. Stufenschema der WHO bei schweren Schmerzen

Wirkstoff	Handelsnamen	Tagesdosierung [mg]	Wirkdauer [Std.]	Wichtige unerwünschte Wirkungen
Stufe I				
Paracetamol	Benuron	4-6mal 500-1000	4-6	pseudoallergische Reaktionen
Acetylsalicylsäure	Aspirin	4-6mal 500-1000	4-6	pseudoallergische Reaktionen, Magen-Darm-Ulzera
Ibuprofen retard	Exneural 800 retard	2mal 800	12	s. Acetylsalicylsäure
Naproxen	Proxen	2mal 500	12	s. Acetylsalicylsäure
Diclofenac retard	Voltaren retard	2mal 50-150	12	s. Acetylsalicylsäure
Metamizol	Novalgin (Tbl., Lsg., Trp., Injektions-Lsg.)	4-6mal 500-1000	4-6	RR-Abfall, Leukopenie, Agranulozytose, anaphylaktischer Schock
Stufe II				
Codein	Codipront (Kps., Trp., Saft)	6mal 50-100	4	Obstipation, Übelkeit, Sedierung, Atemdepression
Dihydrocodein retard	Paracodin N (Sirup, Trp., Kps.)	2-3mal 60-180	8-12	s. Codein
Tramadol retard	Tramal (Trp., Kps., Tbl., Injektions-Lsg.)	2-3mal 100-300	8-12	Übelkeit, Erbrechen, Müdigkeit, Schweißausbruch
Stufe III				
Morphin	MST (Tbl.)	6mal 5-500	4	Obstipation, Harnverhalt, Übelkeit, Erbrechen, Sedierung, Atemdepression
Levomethadon	L-Polamidon	0,1-0,2 mg/kg KG	initial: 4; nach 2-3 Dosen: 6-12	s. Morphin
Buprenorphin	Temgesic (Tbl., Injektions-Lsg.)	3-4mal 0,2-1,2	6-8	s. Morphin
Fentanyl	Fentanyl TTS transdermales Pflaster	0,6-12 (transdermal)	48-72	s. Morphin

Schmerztherapie, medikamentöse. Tabelle 3. Wirkungen häufig verordneter Nicht-Opioid-Analgetika bei äquipotenter Dosierung

	Analgetisch	Antiphlogistisch	Antipyretisch
Acetylsalicylsäure	+++	+	+++
Diclofenac	++	+++	+
Ibuprofen	++	+++	+
Paracetamol	+	–	+++
Metamizol	+++	+	+++
Celecoxib	++	+++	+
Flupirtin	++	–	–

„+++" = stark wirksam; „++" = gut wirksam; „+" = schwach wirksam; „–" = nicht wirksam

Therapie

— Exzision: Je nach Ausdehnung und Lokalisation tiefe Exzision, ggf. in mehreren Sitzungen.
— Laser: Gute Behandlungserfolge werden auch mit der Lasertherapie (CO_2-Laser, Neodym-YAG-Laser, Rubin-, Alexandrit- und Argon-Laser) erzielt. Zur Behandlung schwarzer Tätowierungen kommen v.a. der Neodym-YAG-Laser (1064 nm, gütegeschaltet) sowie der gütegeschaltete Rubin- und Alexandritlaser in Betracht. Rote Tätowierungen sprechen gut auf den gütegeschalteten Neodym-YAG-Laser (532 nm), blaue und grüne Tätowierungen auf den gütegeschalteten Rubin- und Alexandritlaser an. Auch mit dem blitzlampengepumpten Farbstofflaser werden gute Erfolge beschrieben.
— Kryochirurgie: Kryochirurgische Techniken können eine kosmetische Verbesserung insbes. von Laientätowierungen erbringen.
— Dermabrasio: Die Dermabrasio mit Hilfe hochtouriger Schleifgeräte muss bei Tätowierungen bis in die Dermis erfolgen und kann dadurch flächenhafte Narben, die nicht selten hypertroph werden, hinterlassen.

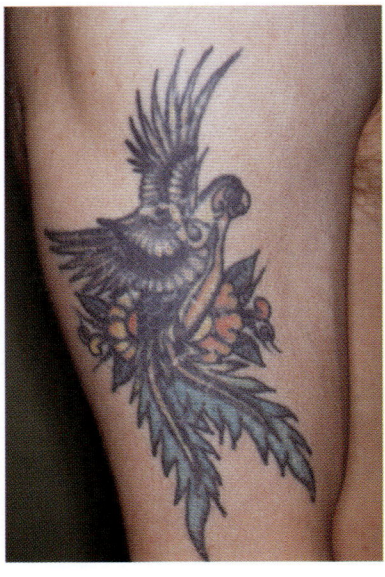

Schmucktätowierung. Vorstellung mit Wunsch zur Lasertherapie. Ca. 10 Jahre alte, sehr kräftige, flächige Tätowierung am Oberarm eines 40-jährigen Mannes. Beklagt wurden das Nachlassen der Pigmentstärke sowie seit kurzem die nachlassende Linientreue an einigen Grenzen der Tätowierung. Zudem bleiche die Farbkraft des blaugrünen Pigmentes stark aus.

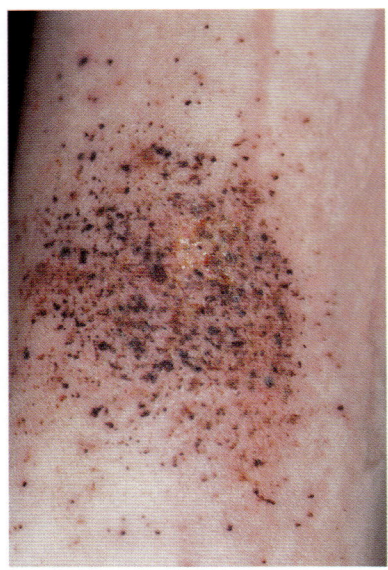

Schmutztätowierung. Pulvereinsprengung durch Kontakt mit einem explodierenden Feuerwerkskörper während einer Silvesterfeier.

Hinweis(e)
Die häufigsten verwendeten Elemente für farbige Metallsalze sind Quecksilber, Titan, Kupfer und Silizium. Groborientierend können folgende Angaben gemacht werden: Zinnober-Rot = Quecksilber, Grün = Chromoxid, Blau = Cobalt-Aluminat, Gelb = Cadmium-Salze.

Schmutztätowierung   L81.83

Definition
Eindringen von Schmutz- und Staubpartikeln in die Haut, v.a. bei Auto- und Motorradunfällen. Sonderformen sind die Kohlestaubtätowierung, bei der Kohleteilchen in Verletzungen, v.a. bei Bergleuten, eindringen und die Pulvertätowierung (Schwarzpulvertätowierung), bei der eine Pulvereinsprengung nach Schussverletzungen oder durch explodierende Feuerwerkskörper erfolgt.

Therapie
Sofortiges Entfernen der Fremdkörpereinsprengungen. Vor Therapie Röntgenaufnahmen der Weichteile, um Lokalisation von Metallsplittern zu identifizieren. Lokale Desinfektion mit der Sprühmethode. Behandlung unter Lokal-, Spinal- oder Allgemeinanästhesie, je nach Ausdehnung und Lokalisation der Hautveränderungen. Entfernung größerer, oberflächlich in der Haut liegender Partikel mittels Splitterpinzette. Entfernung von Pulverpartikeln durch längeres Bürsten mit Metall- bzw. harten Nylonbürsten bis zur oberflächlichen Exkoriation. Abdecken mit Gazewundauflagen (z.B. Braunovidon Gaze).

Schnitzler-Syndrom   L53.86

Erstbeschreiber
Schnitzler, 1974

Definition
Chronische Urtikaria assoziiert mit Fieberschüben, Abgeschlagenheit, Knochenschmerzen, Arthralgie der großen Gelenke, Lymphadenopathie sowie einer monoklonalen IgM-Gammopathie (IgG-Variante) unklarer Signifikanz (MGUS). Selten sind begleitende Angioödeme.

Ätiologie
Offenbar spielt IL-1 eine zentrale Rolle in der Pathogenese der Erkrankung. Autoantikörper gegen IL-1 wurden nachgewiesen. Möglicherweise verlängern diese AK die biologische Halbwertsleben und damit die Wirkung dieses Zytokins. Dies könnte den Effekt des IL-1-Rezeptor-Antagonisten Anakira erklären.

Manifestation
Das mittlere Erkrankungsalter liegt bei 52 Jahren. Männer und Frauen sind ähnlich häufig betroffen (m:f = 1,6:1).

Klinisches Bild
Erhebliches Krankheitsgefühl mit rezidivierenden Fieberschüben (bei etwa 90% der Patienten mit Temperaturen <40 °C), rezidivierender juckender oder auch schmerzender Urtikaria (Urtikariaschübe gehen mit dem periodischen Fieber parallel), Arthralgien und Knochenschmerzen (v.a. Tibia und Beckenknochen). Zusätzlich können Lymphknotenschwellungen und Hepatosplenomegalie auftreten.

Labor
Hohes CRP, hohe BSG, Anämie, Leukozytose und Thrombozytose.

Histologie
Polynukleäre Vaskulitis.

Differenzialdiagnose
adultes Still-Syndrom; systemischer Lupus erythematodes (SLE); lymphoproliferative Erkrankungen mit Paraproteinämie; erworbener C1-Esterase-Inhibitor-Mangel; POEMS-Syndrom (sehr selten), Kryopyrin-Syndrom (genetisches Fiebersyndrom); familiäre Kälteurtikaria; Muckle-Wells-Syndrom; CINCA-Syndrom (chronisches infantiles neurologisches kutanes und artikuläres Syndrom); Hepatitis B und C, chronische Urtikaria; hypokomplementämische Urtikaria; Kryoglobulinämie, Mastozytose.

Therapie
Behandlung der Makroglobulinämie durch Hämatologen. Ansonsten symptomatische Therapie nach Klinik, s.a. Vaskulitis, leukozytoklastische. Der Il-1 Antagonist Anakinra führte in mehreren Fällen zur kompletten Remission.

Prognose
In ca. 15% der Fälle entwickelt sich eine lymphoproliferative Erkrankung.

Schock, anaphylaktischer T78.2

Erstbeschreiber
Portier und Richet, 1902

Definition
Maximalform einer immunologischen Typ I-Reaktion (s.a. Tryptase) oder einer pseudoallergisch bedingten, akuten Allgemeinreaktion mit Freisetzung von vasoaktiven Substanzen (vasodilatativ) und Entzündungsmediatoren, Erhöhung der Gefäßpermeabilität (Flüssigkeitsextravasation) und generalisierter Vasodilatation mit konsekutivem Schock. Fakultativ Bronchokonstriktion, Exanthem, Angioödem (s.u. Anaphylaxie).

Ätiologie
Die häufigsten Auslöser eines anaphylaktischen Schocks sind:
- Nahrungsmittel (s.u. Nahrungsmittelallergie: Erdnüsse, verschiedene Nusssorten, Milch, Eier, Fisch, Schalentiere, verschiedene Lebensmittelzusätze).
- Insektengifte (s.u. Insektengiftallergie: Biene, Wepe, Hornisse)
- Medikamente (s.u. Arzneimittelreaktion, unerwünschte: Antibiotika, Antiphlogistika, nichtsteroidale, Narkotika, Antiepileptika, Muskelrelaxanzien, Rö.-Kontrastmittel [s.u. Kontrastmittel-Intoleranz])
- Latex
- Selten sind physikalische Auslöser (Kälte, UV-Strahlen) oder körperliche Anstrengung (= exercised induced anaphylaxis) als Maximalvariante der cholinergischen Urtikaria (s.u. Urtikaria, cholinergische).

Klinisches Bild
Einteilung in Stadien 0-IV. Neben den in Tab. 1 [Stadieneinteilung und Symptomatik anaphylaktischer Sofortreaktionen] aufgeführten Symptomen können, wenn auch seltener, eine reflektorische Bradykardie (Bezold-Jarisch-Reflex) oder eine Hypertonie auftreten.

Diagnose
Die Bestimmung der Serumtryptase ist ein hilfreicher Marker, um eine allergische Reaktion von einer nicht-allergischen zu unterscheiden. Erhöhte Spiegel von Tryptase nach einem anaphylaktischen Ereignis können normalerweise noch 3 bis 6 Stunden nach der Reaktion nachgewiesen werden. Die Spiegel normalisieren sich innerhalb von 12 bis 14 Stunden.

Differenzialdiagnose
Differenzialdiagnose des anaphylaktischen Schocks (var. n. Ludolph-Hauser et al.):
- Kardiovaskuläre Erkrankungen:
  - Vagovagale Synkopen
  - Non-anaphylaktischer Schock (z.B. kardiogen)
  - Hypertone Krise
  - Capillary-Leak-Syndrom
  - Neuropsychiatrische Erkrankungen
    - Hyperventilationstetanie
    - Panikattacke
    - Globus hystericus
    - Epilepsie
    - Apoplex
- Atemwegserkrankungen:
  - Asthma ohne Zusammenhang mit Anaphylaxie
  - Tracheale/bronchiale Obstruktion
- Intoxikationen
- Pathologische Mediatorfreisetzung:
  - Mastozytose
  - Karzinoidsyndrom
- Urtikariaerkrankungen
- Angioödem (hereditär/erworben).

Therapie
Spätestens ab Stadium II intensivmedizinische Betreuung.

Therapie allgemein
Venöser, möglichst großlumiger Zugang; Sauerstoff-Gabe, Atemwege freihalten, Blutdruckkontrolle. Wird der Schock durch lokale Injektionen oder Stiche an den Extremitäten ausgelöst, kann das vorübergehende Abbinden der jeweiligen Extremität die Reaktion abmildern.

Interne Therapie
- Volumensubstitution: I.v.-Gabe von Elektrolytlösungen im Stadium I-II, ab Stadium III Plasmaersatzmittel wie

Schock, anaphylaktischer. Tabelle 1. Stadieneinteilung und Symptomatik anaphylaktischer Sofortreaktionen

Stadium	Ausbreitung	Symptomatik
0	lokal	lokal begrenzte kutane Reaktion
I	leichte Allgemeinreaktion	disseminierte kutane Reaktionen (z.B. Flushphänomen, Urtikaria, Pruritus), Schleimhautreaktionen (z.B. Nase, Konjunktiven), Allgemeinreaktionen (z.B. Unruhe, Kopfschmerz)
II	ausgeprägte Allgemeinreaktion	Kreislaufdysregulation (Blutdruck-, Pulsveränderung), Atemnot (leichte Dyspnoe, beginnender Bronchospasmus), Stuhl- bzw. Urinabgang
III	bedrohliche Allgemeinreaktion	Schock (schwere Hypotension, Blässe), Bronchospasmus mit bedrohlicher Dyspnoe, Bewusstseinseintrübung, -verlust, ggf. mit Stuhl- und Urinabgang
IV	vitales Organversagen	Manifestes Versagen der Vitalfunktionen (Atem-, Kreislaufstillstand)

Schock, anaphylaktischer. Tabelle 2. Stadieneinteilung und Symptomatik anaphylaktischer Sofortreaktionen

Stadium 0	– Beobachtung – lokal Kühlen, ggf. lokale Antihistaminika (z.B. Fenistil Gel)
Stadium I	– venöser, möglichst großlumiger Zugang – ggf. Antihistaminika i.v. (z.B. Fenistil)

Stadium II	wie oben, zudem
	– Atemwege freihalten, Sauerstoffgabe
	– Volumensubstitution i.v. (Elektrolytlösungen oder Plasmaexpander)
	– interne Medikation:
	  – Glukokortikoide i.v. (z.B. Urbason) 500-1000 mg
	  – Antihistaminika i.v. (z.B. Fenistil) 1-2 Amp. i.v.
	  – β-Sympathomimetika (z.B. Bricanyl) 0,5 mg s.c. (bis max. 2 mg/Tag)

Stadium III + IV	wie oben, zudem – Volumensubstitution mit Plasmaexpandern – Theophyllin 0,12-0,24 g i.v. – Adrenalin 0,3-0,5 ml (bis 1 ml) i.v. – bei Kreislaufstillstand Intubation und kardiopulmonale Reanimation

Ringerlösung, in Ausnahmefällen Gelatinepräparate, niedrigmolekulare Dextran- und Hydroxyethylstärke-Lösungen.

Cave: Dextrane dürfen wegen des Risikos der Existenz präformierter Antikörper gegen Dextrane erst nach Vorbehandlung mit niedermolekularem Dextranhapten gegeben werden.

– Antihistaminika: Ab Stadium I-II Clemastin (z.B. Tavegil) oder Dimetinden (z.B. Fenistil) 1-2 Amp. i.v.
– Theophyllin (z.B. Euphyllin): Zur Bronchialerweiterung ab Stadium III 0,12-0,24 g i.v.
– Glukokortikoide: Ab Stadium II gleichzeitig hoch dosiert Glukokortikoide wie Methylprednisolon (z.B. Urbason) 500-1000 mg i.v., die Dosis kann nach Bedarf wiederholt werden.
– β₂-Sympathomimetika: Bei obstruktiven Atembeschwerden ergänzende Injektion eines β-Sympathomimetikums wie Terbutalinsulfat (z.B. Bricanyl) 0,5-1 Amp. à 0,5 mg s.c., bis zu max. 2 mg/Tag.
– Adrenalin: Ab Stadium III oder bei akuter Atemnot Adrenalin z.B. Suprarenin 1:1000 (1 ml enthält 1 mg Adrenalin = Epinephrin) 0,3-0,5 ml langsam i.v., bei Larynx- bzw. Glottisödem und akuter Atemnot eine Gesamtdosis bis zu 1 ml injizieren. In hochakuten Fällen werden nach Verdünnen von 1 ml der handelsüblichen Epinephrin-Lösung (1:1000) auf 10 ml oder unter Verwendung einer Epinephrin-Fertigspritze (z.B. Anapen 300 µg, Anapen 150 µg, Fastjekt) zunächst 0,5-1,0 ml (= 0,05-0,1 mg Epinephrin) unter Puls- und Blutdruckkontrolle langsam i.v. injiziert (0,1 mg/Min.); eine Maximaldosis von 1 mg Adrenalin sollte i.d.R. nicht überschritten werden.

Merke: Gefahr von Arrhythmien bis zum Kammerflimmern und myokardiale Ischämie!

– Bei unzureichender hämodynamischer Stabilisierung durch Volumengabe und Adrenalin ggf. Gabe von Vasopressoren wie Noradrenalin oder Dopamin 35 µg/kg/Min (= 2,5 mg/Min/70 kg KG).

Dosierungsempfehlungen bei Kindern:
– Adrenalin 0,005-0,01 mg/kg KG als Bolus; 0,05-0,5 µg/kg/Min. als Dauerinfusion (endotracheal 2-3fach höher).
– Dopamin 1,5-2,5 µg/kg/Min. als Dauerinfusion.
– Noradrenalin 0,05-1,0 µg/kg/Min. als Dauerinfusion.
– H_1 Antagonisten, z.B. Fenistil 0,1-0,5 mg/kg KG i.v. oder Tavegil 0,025-0,05 mg/kg KG i.v.
– H_2-Antagonisten, z.B. Tagamet 2,5-5,0 mg/kg KG i.v.
– Kristalloide Lösungen, z.B. Ringer-Laktat 20-30 ml/kg KG (Wiederholung evtl. alle 20-30 Minuten).
– Kolloide, z.B. HES 10-20 ml/kg KG.
– Prednisolon 2-5 mg/kg KG i.v. (max. 20 mg/kg KG).
– Theophyllin 5 mg/kg KG als langsamer Bolus; 0,5-1,0 mg/kg KG/Std. als Dauerinfusion.

Schock-Syndrom, toxisches   A48.3

Erstbeschreiber
Todd et al., 1978

Synonym(e)
Tamponkrankheit; Toxic-Shock-Syndrome; TSS

Definition
Durch das von bestimmten Staphylococcus aureus-Stämmen gebildete Exotoxin TSST-1 ausgelöstes Krankheitsbild mit scharlachähnlichen Hauterscheinungen, Schocksymptomatik und multiplen Organsymptomen. Ein analoges Krankheitsbild wird durch bestimmte, von Streptokokken gebildete, pyrogene Exotoxine ausgelöst (s.u. Streptococcal toxic shock syndrome). Vorausgehend schwere Weichteilinfektion. Krankheitsbild mit heftigen Schmerzen, hohem Fieber, Rötung und Erythem, gefolgt von Hypotension und Schocksymptomatik.

Manifestation
Überwiegend bei menstruierenden Frauen auftretend, die Vaginaltampons benutzen (Nachweis von Staphylococcus aureus aus Vaginalabstrichen; man vermutet eine verstärkte Produktion und/oder Absorption des Exotoxins). Selten im Zusammenhang mit Furunkeln, Abszessen, Osteomyelitis, nach Entbindung auftretend.

Klinisches Bild
– Allgemein: Temperaturen >39,6 °C, Blutdruckabfall, orthostatische Dysregulation, Befall von 3 oder mehr der folgenden Organsysteme: Gastrointestinaltrakt (Erbrechen, Diarrhoe), Skelettmuskulatur (Myalgie, CK-Erhöhung), Nieren (Harnstoff und Kreatininerhöhung, Leukozyturie), Leber (Enzym- und Bilirubinanstieg), Blut (Thrombozytopenie), ZNS (Desorientiertheit, Bewusstseinseinschränkung).
– Integument: Palmoplantares Erythem und generalisiertes scarlatiniformes Exanthem mit Neigung zur Erythrodermie. Desquamation 1-2 Wochen nach Krankheitsbeginn, vorwiegend an Handflächen und Fußsohlen. Hyperämie

der Schleimhäute. Bei menstruierenden Frauen außerdem initiale Vaginitis und Vulvitis mit eitrigem Fluor.

Labor
Negative Blutkultur, Rachenabstrich, Liquorpunktion, Thrombozytopenie, Erhöhung der Leber- und Nierenwerte.

Diagnose
Nachweis der Bakterien in den läsionalen Veränderungen.

Differenzialdiagnose
Kawasaki-Syndrom, Masern, Scharlach, Leptospirose, Rocky Mountains Spotted Fever, Lebensmittelintoxikation durch Staphylokokkenenterotoxine.

Komplikation
Nierenversagen; disseminierte intravasale Gerinnung.

Therapie
Zusammenarbeit mit Internisten. Stadienabhängige Schockbehandlung (s.u. Schock, anaphylaktischer). Zudem penicillinasefestes Penicillin wie Flucloxacillin (z.B. Staphylex Kps.) 4mal/Tag 1-2 g p.o. über 7 Tage. Bei Resistenzen Linezolid (Zyvoxid) 2mal/Tag 600 mg p.o. oder i.v.

Prognose
Unterschiedlich schwere Verläufe. Die Letalität beträgt ca. 6%. Bei rechtzeitiger Behandlung gute Prognose.

Schöpf-Syndrom   Q82.41

Erstbeschreiber
Schöpf, 1971

Definition
Genodermatose aus dem Formenkreis der ektodermalen Dysplasien mit Zylinderepithelzysten und apokrinen Drüsenzysten im Bereich der Augenlider, Fehlen von Wimpern und Augenbrauen, Hypotrichose sowie Hypodontie.

Ätiologie
Autosomal-rezessiver Erbgang.

Therapie
Exzision kosmetisch störender Zysten. Evtl. Laser-Behandlung (Erbium-YAG-Laser) bei flachen Zysten. Kieferorthopädische bzw. Mund-Kiefer-Gesichts-chirurgische Behandlung.

Schornsteinfegerkrebs   C44.7

Synonym(e)
Carcinoma asbolicum

Definition
Spinozelluläres Karzinom der Skrotalhaut bei Schornsteinfegern.

Ätiologie
Karzinogene Wirkung des Teeres, chronischer Reiz durch Ruß, s.a. Teerkeratosen.

Therapie
Teerkeratosen. Regelmäßige Überwachung der Haut zum Ausschluss weiterer Neoplasien.

Hinweis(e)

 Merke: Erstattung einer Ärztlichen Anzeige bei V.a. Vorliegen einer Berufskrankheit der Haut (BK 5102). S.a.u. Berufsdermatosen.

Schuppe

Synonym(e)
Squama

Definition
Verschieden große, teils fest haftende, teils der Haut lose aufliegende, para- bzw. orthokeratotische, unterschiedlich gefärbte Hornplättchen.

Klinisches Bild
- Man unterscheidet nach der Größe:
  - Pityriasiforme Schuppung: Kleie- oder mehlartige Schuppen
  - Kleinlamellöse Schuppung: Konfettigroße Schuppen
  - Großlamellöse Schuppung.
- Nach der Art der Schuppung:
  - Exfoliative Schuppung: Folienartig abblätternde Schuppen
  - Psoriasiforme Schuppung: Silbrig-weiße Schuppen
  - Ichthyosiforme Schuppung: Schwielig-plattenartige Schuppen.

Schüttelmixturen

Definition
Äußerlich anzuwendende, flüssig-wässrige oder wässrig-alkoholische Zubereitungen mit suspendierten oder emulgierten Wirk- und Hilfsstoffen. Feststoffanteil ca. 50% (z.B. Zinkoxid, Talk, Titandioxid), die mit dem Pinsel aufgetragen werden. Man unterscheidet:
- Gewöhnliche Schüttelmixturen: Bestandteile: Puder, Wasser und Glycerol.
- Ethanolhaltige Schüttelmixturen: Bestandteile: Puder, Wasser, Glycerol und Alkohol.
- Emulgatorhaltige Schüttelmixturen: Puder, Wasser, Glycerol, Emulgator (z.B. emulgierender Cetylstearylalkohol), evtl. Lipide. Emulgatoren bewirken eine bessere Abwaschbarkeit und eine teilweise Wasserbindung in lamellären Emulgatorstrukturen.

Schüttelmixturen unterscheiden sich durch den unterschiedlichen Pudergehalt, je nach Rezeptur. Bei geringerem Puderanteil bilden Schüttelmixturen weniger Krusten auf der Haut. Glycerol verhindert das Verdunsten von Wasser aus der Schüttelmixtur und durchfeuchtet die Haut, indem es Wasser in der Hornschicht bindet.

Wirkungen
Kühlend, austrocknend, entzündungshemmend und Sekret aufsaugend, bei Anwesenheit von Zinkoxid ferner adstringierend. Erhöhung des Kühleffektes durch Zusatz von Ethanol (z.B. ethanolische Zinkoxidschüttelmixtur NRF). Der Zusatz eines Feuchthaltemittels (Glycerol, Propylenglykol oder Sorbitollösung) verbessert die Haftung der Puderkomponente auf der Haut. Als sedimentationsbehindernde Stabilisatoren dienen Bentonit oder Carmellose.

Schüttelmixturen. Tabelle 1. Übersicht über die Zusammensetzung verschiedener Schüttelmixturen aus Arzneibüchern und Formularien

	Puderanteil [%]	Wasser [%]	Glycerol 85% [%]	Ethanol [%]	Emulgator	Lipide [%]
Zinkoxidschüttelmixtur DAC	40	30	30	–		
Ethanolhaltige Zinkschüttelmixtur (NRF 11.3.)	40	20	20	20 (90%ig)		
Ethanolhaltige Zinkoxidschüttelmixtur (NRF 11.110.)	25	45	5	25 (90%ig)		
Emulsionszinkschüttelmixtur NRF (11.49.)	36	25	18	18 (70%ig)	Anionisch	
Zinkschüttelmixtur 25% NRF (11.109.)	25	55	–		Nichtionisch	1,5

Indikation
Als Salbengrundlage bei großflächigen, entzündlichen, trockenen bis leicht nässenden Dermatosen, salbenempfindlicher, reizbarer Haut sowie beim Seborrhoiker.

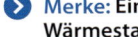 **Merke:** Ein zu dickes Auftragen bewirkt Okklusion und Wärmestau!

Rezeptur(en)
R251 R292 R291 R288

Schutzhandschuhe

Definition
Schutzhandschuhe bedecken die Hände und die Unterarme teilweise oder ganz, um den Träger vor Schädigungen der Haut, z.B. durch thermische, mechanische oder chemische Noxen, bzw. die Umwelt vor Schädigungen durch die Hände zu schützen.

Allgemeine Information
- Schutzhandschuhe sind nicht per se abhängig vom ausgeübten Berufsbild, sondern müssen dem Tätigkeitsfeld angepasst werden, ggf. nach Prüfung durch den Technischen Aufsichtsdienst (TAD) bzw. den Präventionsdienst des zuständigen Unfallversicherungsträgers vor Ort.
- Oftmals findet man bei den Internetauftritten der Hersteller detaillierte Informationen zu Namen, Einsatzbereich und Material der einzelnen Schutzhandschuhe.

Schutzhandschuhe. Tabelle 1. Beispiele von Schutzhandschuhherstellern

Hersteller	Internetpräsenz
Ansell	www.ansell.de
KCL	www.kcl.de
Mapa	www.mapa.de
MaxiMo Strickmoden	www.maximostrickmoden.de
Semperit	www.semperit.at

Schwangerschaft, Arzneiverordnungen

Definition
Bei einer Arzneimitteltherapie in der Schwangerschaft wird der Embryo grundsätzlich mitbehandelt. Dieser „zusätzliche" Patient zwingt zu besonders strenger Indikationsstellung. Oberster Grundsatz sollte sein, dass einerseits die Gesundheit der Mutter wiederhergestellt wird und dass andererseits die Entwicklungsbedingungen für den Embryo nicht beeinträchtigt werden. Die nachfolgenden Übersichten beziehen sich auf dermatologisch relevante Fragestellungen.

Hinweis(e)
Weiterführende Hinweise können auch unter www.embryotox.de eingesehen werden.

Siehe Tabellen 1 bis 3 [Übersicht über die Eignung von häufig verordneten Wirkstoffen zur Verordnung in der Schwangerschaft und Stillzeit (nach Schaefer u. Spielmann, alphabetische Anordnung)], Tabelle 4 [Übersicht über die Eignung von häufig verordneten topischen Wirkstoffen zur Verordnung in der Schwangerschaft (modifiziert nach Schaefer u. Spielmann)] und Tabelle 5 [Antibiotika in der Schwangerschaft und Stillperiode].

Schwangerschaft, Hautveränderungen

Synonym(e)
Schwangerschaftsdermatosen

Definition
Gruppe heterogener, meist mit erheblichem Juckreiz einhergehenden Hauterkrankungen, die während einer Schwangerschaft auftreten.

Einteilung
Man unterscheidet:
- Schwangerschaftsbedingte (physiologische) Hautveränderungen:
  - Hyperpigmentierung (melanotische Dyschromie):
    - Hyperpigmentierung (bis zu 90% der Schwangeren) v.a. der Mamillen, des Genitale, Linea fuscea (Linea nigra)

Schwangerschaft, Arzneiverordnungen. Tabelle 1. Übersicht über die Eignung von häufig verordneten Wirkstoffen zur Verordnung in der Schwangerschaft und Stillzeit (nach Schaefer u. Spielmann, alphabetische Anordnung A-C)

Arzneimittel	Embryonalperiode (1.-12. SSW)	Fetalperiode (ab 13. SSW)	Peripartalperiode	Laktationsperiode
ACE-Hemmer	2	T	T	2
Acetylcystein	1	1	1	1
Acetylsalicylsäure (Low-dose unbeschränkt)	2/E	2/E	2/E	2/E
Aciclovir	2	2	2	2
Acitretin	K	K	K	K
Ambroxol	1	1	1	1
Aminoglykoside	T	T	T	2
Amitryptilin	1	1	T	1
Amphotericin B	2	2	2	2
Antidiabetika, orale	K	K	K	K
Atropin	1/E	1/E	1/E	1/E
Benzylbenzoat (externe Anwendung)	1	1	1	1
β-Rezeptorenblocker	1	1	E	1/2
β-Sympathomimetika (zur Inhalation)	1	1	E	1
Biperidin	2	2	2	2
Bromhexin	1	1	1	1
Bromocriptin	2	T	T	T/E
Carbamazepin	T	2	T	T
Carbimazol	2	2	2	2
Cephalosporine	1	1	1	1
Cetirizin	2	2	2	1
Chloramphenicol	T	T	T	T
Chloroquin (Antimalariamittel)	1	1	1	1
Chlorphenoxamin (externe Anwendung)	1	1	1	1
Chlorpromazin	2	2	T	2
Cimetidin	2	2	2	2
Ciprofloxacin	2	2	2	2
Clarithromycin	2	2	2	2
Clemastin	1	1	1	2
Clofibrat	2	2	2	2
Clomethiazol	2	2	2	2
Clonidin	2	2	2	2
Clotrimazol	2	1	1	1
Codein	1/E	1/E	1/E	1/E
Cotrimoxazol	2	2	2	2

Schwangerschaft, Arzneiverordnungen. Tabelle 1. (Fortsetzung)

Arzneimittel	Embryonalperiode (1.-12. SSW)	Fetalperiode (ab 13. SSW)	Peripartal-periode	Laktations-periode
Cromoglicinsäure	1	1	1	1
Cumarinderivate	K	2	K	2
Cyproteronacetat	K	K	K	K

1 = Mittel der 1. Wahl: Im Allgemeinen gut verträglich in der Schwangerschaft und Laktationsperiode. Auch diese Arzneimittel nur verordnen, wenn ihre Anwendung einer nichtmedikamentösen Therapie überlegen ist.
2 = Mittel der 2. Wahl: Nur indiziert, wenn andere Therapiemöglichkeiten versagen. Oft unzureichende Erprobung während Schwangerschaft und Stillzeit.
E = Einzeldosis oder niedrige Dosierung für maximal 1-3 Tage.
K = Kontraindiziert: Wegen embryo-fetotoxischen Potentials, wegen möglicher Unverträglichkeit in der Stillzeit oder weil keine rationale Indikation während der Schwangerschaft besteht. Bei Anwendung ggf. erweiterte pränatale Diagnostik erforderlich.
T = Potentiell toxisch: Betrifft Embryo, Feten, Neugeborenes oder gestillten Säugling. Anwendung nur im begründeten Einzelfall. Bei Anwendung ggf. erweiterte pränatale Diagnostik.

Die Tabelle dient der groben Orientierung bei der Auswahl eines Medikamentes. Sie ersetzt keinesfalls die detaillierte Recherche in der Fachinformation des jeweiligen Wirkstoffes bzw. in der Fachliteratur und darf niemals als Grundlage für den Abbruch einer Schwangerschaft verwendet werden. Abstillen oder Stillpause sind selten erforderlich, fast immer lässt sich ein Medikament finden, das mit dem Stillen vereinbar ist. Soweit nicht anders vermerkt, beziehen sich die Klassifizierungen auf die systemische Anwendung (Ausnahme: Arzneimittel, die nur äußerlich angewendet werden)

Schwangerschaft, Arzneiverordnungen. Tabelle 2. Übersicht über die Eignung von häufig verordneten Wirkstoffen zur Verordnung in der Schwangerschaft und Stillzeit (nach Schaefer u. Spielmann, alphabetische Anordnung D-M)

Arzneimittel	Embryonalperiode (1.-12. SSW)	Fetalperiode (ab 13. SSW)	Peripartal-periode	Laktations-periode
Dextran	2	2	2	2
Diazepam	1	1/E	T	T
Diclofenac	1	T/E	T/E	E
Digoxin/Digitoxin	1	1	1	1
Dihydralazin	1	1	1	1
Dihydroergotamin	2	2	T	2
Dimenhydrinat	2	2	2	1
Dimetinden	1	1	1	1
Diphenhydramin	1	1	T	1/E
Doxycyclin	2	K	K	2
Doxylamin	1	1	1	1
Ergotamintartrat	T	T	T	T
Erythromycin	1	1	1	1
Ethambutol	1	1	1	1
Etilefrin	2	2	2	2
Fenbufen	1	T/E	T/E	1
Fentanyl	1	1	T	2
Fluconazol	2	2	2	2
Furosemid	2	2	2	2
Gestagene (in der Stillzeit als Kontazeptiva)	K	K	K	1
Glukokortikoide	2	2	2	2

Schwangerschaft, Arzneiverordnungen. Tabelle 2. (Fortsetzung)

Arzneimittel	Embryonalperiode (1.-12. SSW)	Fetalperiode (ab 13. SSW)	Peripartalperiode	Laktationsperiode
Glyceroltrinitrat	2	2	2	2
Goldverbindungen	2	2	2	2
Griseofulvin	2	2	2	2
Haloperidol	2	2	T	2
Heparine	1	1	T	1
Hydrochlorothiazid	2	2	2	2
Hydroxyethylstärke	1	1	1	1
Ibuprofen	1	T/E	T/E	1
Imipramin	1	1	T	1
Indometacin	1	T/E	T/E	E
Insulin (humanes)	1	1	1	1
Isoniazid + Vitamin B6	1	1	1	1
Isotretinoin	K	K	K	K
Itraconazol	2	2	2	2
Jodid (Jodsubstitution)	1	1	1	1
Ketoconazol	2	2	2	2
Lithiumsalze	T	T	T	T
Lokalanästhetika	1	1	1	1
Loratadin	2	2	2	1
Mebendazol	2	1	1	1
Meclozin	1	1	1	1
Mefloquin (Malariaprophylaxe und -therapie)	2	2	2	2
Metamizol	2	T	T	T
Methimazol	2	2	2	2
α-Methyldopa	1	1	1	1
Methylergometrin	K	K	T	T/E
Metoclopramid	2	2	2	2
Miconazol (lokal)	2	2	2	2

1 = Mittel der 1. Wahl: Im Allgemeinen gut verträglich in der Schwangerschaft und Laktationsperiode. Auch diese Arzneimittel nur verordnen, wenn ihre Anwendung einer nichtmedikamentösen Therapie überlegen ist.
2 = Mittel der 2. Wahl: Nur indiziert, wenn andere Therapiemöglichkeiten versagen. Oft unzureichende Erprobung während Schwangerschaft und Stillzeit.
E = Einzeldosis oder niedrige Dosierung für maximal 1-3 Tage.
K = Kontraindiziert: Wegen embryo-fetotoxischen Potentials, wegen möglicher Unverträglichkeit in der Stillzeit oder weil keine rationale Indikation während der Schwangerschaft besteht. Bei Anwendung ggf. erweiterte pränatale Diagnostik erforderlich.
T = Potentiell toxisch: Betrifft Embryo, Feten, Neugeborenes oder gestillten Säugling. Anwendung nur im begründeten Einzelfall. Bei Anwendung ggf. erweiterte pränatale Diagnostik.

Die Tabelle dient der groben Orientierung bei der Auswahl eines Medikamentes. Sie ersetzt keinesfalls die detaillierte Recherche in der Fachinformation des jeweiligen Wirkstoffes bzw. in der Fachliteratur und darf niemals als Grundlage für den Abbruch einer Schwangerschaft verwendet werden. Abstillen oder Stillpause sind selten erforderlich, fast immer lässt sich ein Medikament finden, das mit dem Stillen vereinbar ist. Soweit nicht anders vermerkt, beziehen sich die Klassifizierungen auf die systemische Anwendung (Ausnahme: Arzneimittel, die nur äußerlich angewendet werden).

Schwangerschaft, Arzneiverordnungen. Tabelle 3. Übersicht über die Eignung von häufig verordneten Wirkstoffen zur Verordnung in der Schwangerschaft und Stillzeit (nach Schaefer u. Spielmann, alphabetische Anordnung N-Z)

Arzneimittel	Embryonalperiode (1.-12. SSW)	Fetalperiode (ab 13. SSW)	Peripartalperiode	Laktationsperiode
Nifedipin	2	2	2	1
Nitrendipin	2	2	2	2
Nitrofurantoin	2	2	2	2
Norfenefrin	2	2	2	2
Norfloxacin	2	2	2	2
Nystatin	1	1	1	1
Östrogene	K	K	K	2
Ofloxacin	2	2	2	2
Opiumalkaloide	1/E	1/E	T/E	T/E
Oxytocin	K	K	1	1
Paracetamol	1	1	1	1
Penicillamin (außer M. Wilson)	K	K	K	K
Penicilline	1	1	1	1
Pentazocin	2	2	T	2
Pethidin	2	2	T	2
Phenobarbital (als Antikonvulsivum)	T	2	T	T
Phenylbutazon	2	T	T	2
Phenytoin	T	T	T	1
Polyvidon-Jod (außer kleine Flächen)	K	K	K	K
Prazosin	2	2	2	2
Primidon	T	2	T	T
Probenecid	1	1	1	1
Proguanil (Malaria-Prophylaxe)	1	1	1	1
Promethazin	2	2	T	2
Propylthiouracil	1	1	1	1
Prostaglandine	K	K	E	K
Pyrethrum (äußerlich)	1	1	1	1
Pyrimethamin	2	2	T	1
Pyrviniumemboat	1	1	1	1
Ranitidin	2	2	2	2
Radiopharmaka	K	K	K	K
Rifampicin	1	1	1	1
Spironolacton	2	2	2	2

Schwangerschaft, Arzneiverordnungen. Tabelle 3. (Fortsetzung)

Arzneimittel	Embryonalperiode (1.-12. SSW)	Fetalperiode (ab 13. SSW)	Peripartal-periode	Laktations-periode
Sulfonamide	2	2	T	2
Terfenadin	2	2	2/E	2/E
Testosteron	K	K	K	K
Tetracycline	2	K	K	2
Theophyllin	1	1	1	1
Thiamazol	2	2	2	2
Thyroxin (L-)	1	1	1	1
Tinidazol	2/E	2/E	2/E	2/E
Tramadol	2	2	T/E	2/E
Tretinoin (äußerlich)	K	K	K	2
Valproinsäure	T	T	T	1
Verapamil	2	2	2	1
Vitamin A (>10.000 IE/Tag)	K	K	K	K

1 = Mittel der 1. Wahl: Im Allgemeinen gut verträglich in der Schwangerschaft und Laktationsperiode. Auch diese Arzneimittel nur verordnen, wenn ihre Anwendung einer nichtmedikamentösen Therapie überlegen ist.
2 = Mittel der 2. Wahl: Nur indiziert, wenn andere Therapiemöglichkeiten versagen. Oft unzureichende Erprobung während Schwangerschaft und Stillzeit.
E = Einzeldosis oder niedrige Dosierung für maximal 1-3 Tage.
K = Kontraindiziert: wegen embryo-fetotoxischen Potentials, wegen möglicher Unverträglichkeit in der Stillzeit oder weil keine rationale Indikation während der Schwangerschaft besteht. Bei Anwendung ggf. erweiterte pränatale Diagnostik erforderlich.
T = Potentiell toxisch: Betrifft Embryo, Feten, Neugeborenes oder gestillten Säugling. Anwendung nur im begründeten Einzelfall. Bei Anwendung ggf. erweiterte pränatale Diagnostik.

Die Tabelle dient der groben Orientierung bei der Auswahl eines Medikamentes. Sie ersetzt keinesfalls die detaillierte Recherche in der Fachinformation des jeweiligen Wirkstoffes bzw. in der Fachliteratur und darf niemals als Grundlage für den Abbruch einer Schwangerschaft verwendet werden. Abstillen oder Stillpause sind selten erforderlich, fast immer lässt sich ein Medikament finden, das mit dem Stillen vereinbar ist. Soweit nicht anders vermerkt, beziehen sich die Klassifizierungen auf die systemische Anwendung (Ausnahme: Arzneimittel, die nur äußerlich angewendet werden).

Schwangerschaft, Arzneiverordnungen. Tabelle 4. Übersicht über die Eignung von häufig verordneten topischen Wirkstoffen zur Verordnung in der Schwangerschaft (modifiziert nach Schaefer u. Spielmann)

	Arzneimittel	Indikation in der Schwangerschaft
Antimykotika	Amorolfin	3
	Amphotericin B	1
	Bifonazol	2
	Ciclopirox	3
	Clotrimazol	1
	Croconazol	2
	Econazol	2
	Fenticonazol	2
	Fluconazol	2
	Isoconazol	2
	Ketoconazol	2
	Naftifin	3
	Nystatin	1
	Sertaconazol	2
	Terbinafin	3
	Tioconazol	2
	Tolciclat	3
	Tolnoftat	3
Glukokortikoide	Glukokortikoide (topische Applikationsformen verschiedener Wirkstoffklassen wie Salben/Cremes/Lsg./Gele)	Keine Einwände gegen zeitlich- und flächenmäßig begrenzte Lokaltherapie
Antiparasitosa	Allethrin I	2
	Benzylbenzoat	1
	Crotamiton	2
	Kokosöl	1
	Lindan	seit 2008 in Deutschland verboten!
	Pyrethrin	2
	Pyrethrumextrakt	1
Vitamin D$_3$-Analoga	Calcipotriol	Großflächige wiederholte Anwendungen, zumal bei resorptionsbegünstigender Wirkung, sollten unterbleiben
	Dithranol	Großflächige wiederholte Anwendungen, zumal bei resorptionsbegünstigender Wirkung, sollten unterbleiben

Schwangerschaft, Arzneiverordnungen. Tabelle 4. (Fortsetzung)

	Arzneimittel	Indikation in der Schwangerschaft
Sonstige	5-Fluorouracil	Kontraindiziert (Ausnahme: Therapie einzelner Verrucae. Grundsätzlich sollte aber versucht werden, die Therapie auf den Zeitraum nach der Entbindung zu verschieben)
	Aluminium aceticum	1
	Ammoniumbituminosulfonat	Keine Einwände gegen zeitlich- und flächenmäßig begrenzte Lokaltherapie
	Äthanol	1
	Benzoylperoxid	Darf zur Aknebehandlung begrenzter Areale eingesetzt werden (z.B. Gesicht)
	Bufexamac	Keine Einwände gegen zeitlich- und flächenmäßig begrenzte Lokaltherapie
	Chinolinol	Sollte nicht angewendet werden
	Clioquinol	Keine Einwände gegen zeitlich- und flächenmäßig begrenzte Lokaltherapie
	Diethyltoluamid (DEET, Autan)	Keine bedenkenlose großflächige Anwendung in der Schwangerschaft. In Malariagebieten ist das mit der Anwendung von DEET verbundene Risiko geringer einzuschätzen als das Risiko durch eine Malariainfektion
	Hämorrhoidenmittel	Unbedenklich. Die Applikation hat sich in der Schwangerschaft als sicher erwiesen
	Harnstoff	Keine Einwände gegen zeitlich- und flächenmäßig begrenzte Lokaltherapie
	Isopropylalkohol	1
	Kampfer	Erlaubt
	Kristallviolett	Kleinflächige und kurzfristige topische Applikationen sind möglich
	Menthol	Erlaubt
	Methylrosaniliniumchlorid (Gentianaviolett)	Kleinflächige und kurzfristige topische Applikationen sind möglich
	Pix lithanthracis	Möglichst nicht anwenden
	Polidocanol	Erlaubt
	PUVA-Therapie (PUVA Bad, Creme-PUVA)	Wegen möglicher mutagener Wirkungen nicht zu empfehlen
	Pyoktanin	Kleinflächige und kurzfristige topische Applikationen sind möglich
	Quecksilberverbindungen	Kontraindiziert
	Retinoide	Kontraindiziert
	Salicylate	Keine Einwände gegen zeitlich- und flächenmäßig begrenzte Lokaltherapie
	Tannin	1

1 = Mittel der 1. Wahl: Im Allgemeinen gut verträglich in der Schwangerschaft. Auch diese Arzneimittel nur verordnen, wenn ihre Anwendung einer nichtmedikamentösen Therapie überlegen ist.
2 = Mittel der 2. Wahl: Nur indiziert, wenn andere Therapiemöglichkeiten versagen. Oft unzureichende Erprobung während Schwangerschaft und Stillzeit.
3 = Mittel, die wegen nicht ausreichender Datenlage oder aus anderen Gründen nicht für die Applikation in der Schwangerschaft herangezogen werden sollten.

Schwangerschaft, Arzneiverordnungen. Tabelle 5. Antibiotika in der Schwangerschaft und Stillperiode

	Weitgehend unbedenklich	Nach Nutzen-Risiko-Abwägung	Kontraindiziert
Schwangerschaft	Penicilline, Cephalosporine, Erythromycin (außer Estolat), Fusidinsäure	Clavulansäure, Sulbactam, Tazobactam, Meropenem, Imipenem, Ertapenem, Azithromycin, Roxithromycin, Clindamycin, Vancomycin, Teicoplanin, Linezolid, Fosfomycin	Tetracycline, Chloramphenicol, Clarithromycin, TMP/Sulfonamide (1. Trimenon und ab 28. Woche), Metronidazol, Aminoglycoside, Fluorochinolone, Nitrofurantoin, Rifampicin, Telithromycin, Tigecyclin
Stillperiode	Penicilline, Cephalosporine	Clavulansäure, Sulbactam, Tazobactam, Meropenem, Imipenem, Ertapenem, Azithromycin, Roxithromycin, Clindamycin, Vancomycin, Teicoplanin, Linezolid, Aminoglycoside, Fosfomycin	Tetracycline, Chloramphenicol, TMP/Sulfonamide, Erythromycin, Metronidazol, Fluorochinolone, Nitrofurantoin, Rifampicin, Telithromycin, Ertapenem, Tigecyclin

- Chloasma gravidarum
- Hyperpigmentierung von melanozytären Naevi.
- Veränderungen des Bindegewebes:
  - Striae cutis distensae (bis zu 90% der Schwangeren).
- Gefäßveränderungen:
  - Palmarerythem (Erythema palmare et plantare symptomaticum)
  - Gingivahyperämie und -hyperplasie
  - Naevi aranei und sonstige Teleangiektasien
  - Granuloma pyogenicum
  - Lymphödem
  - Varizen
  - Hämorrhoiden.
- Veränderungen von Haaren:
  - evtl. Hypertrichose
  - Postpartales Effluvium
  - Postpartale androgenetische Alopezie.

  > **Merke:** Während der Schwangerschaft ist das Haar meist in bemerkenswert gutem Zustand. Probleme treten meist erst nach der Schwangerschaft auf!

- Nagelveränderungen (selten erhöhte Brüchigkeit, oder leichte Oberflächenriffelungen; ansonsten sind die Nägel meist unproblematisch).
- Veränderungen der Drüsenfunktionen:
  - Hyperfunktion der ekkrinen Drüsen ist möglich (Hyperhidrose)
  - Apokrine Drüsen sind funktionsgemindert.
- Durch die Schwangerschaft beeinflussbare Dermatosen:
  - Atopisches Ekzem
  - Psoriasis vulgaris
  - Impetigo herpetiformis
  - Lupus erythematodes.
- Schwangerschaftsspezifische Dermatosen:
  - Pruritus gravidarum (intrahepatische Cholestase der Schwangerschaft = ICP)
  - Pemphigoid gestationis
  - PUPPP
  - Papulöse Dermatitis in der Schwangerschaft
  - Schwangerschaftsdermatose, atopische
  - Autoimmun-Progesteron-Dermatitis in der Schwangerschaft.

Therapie
S.u. dem jeweiligen Krankheitsbild.

Schwangerschaftsdermatose, atopische   L30.8

Synonym(e)
Schwangerschaftsprurigo; Schwangerschaftsfollikulitis; AEP

Definition
Häufigste, mit starkem Pruritus einhergehende Dermatose in der Schwangerschaft bei Patientinnen mit atopischer Eigenanamnese bzw. atopischer Familienanamnese.

Ätiologie
In 20% der Fälle Exazerbation des vorbestehenden atopischen Ekzems. Bei allen anderen Patienten entweder Erstmanifestation oder Remanifestation eines früher bestandenen atopischen Ekzems (z.B. Beugenekzem in der Jugendzeit).

Manifestation
Häufig im 2. Trimenon auftretend.

Lokalisation
Gesicht, Hals, Dekolleté, Beugeseiten der Extremitäten.

Klinisches Bild
In der Mehrzahl der Fälle (70%) manifestiert sich die Erkrankung erstmalig oder nach jahrelanger Latenz mit starkem Juckreiz. Typischerweise können unterschiedliche Stadien eines Ekzems auftreten: von nässenden Erythemen bis hin zu multiplen, chronisch aktiven, beugeseitenbetonten, teils symmetrischen, disseminierten, trockenen, evtl. kleieförmig schuppenden, flächigen Hautveränderungen. Bei ca. 30% der Fälle finden sich juckende Knoten oder disseminierte, erythematöse Papeln an Stamm und Extremitäten. Die Patientinnen berichten über eine stark ausgeprägte Xerosis cutis.

Labor
Häufig erhöhtes Gesamt-IgE.

Histologie
Unspezifisch. Ekzemmuster sind nur im Zusammenhang mit der Klinik auswertbar.

Direkte Immunfluoreszenz
Negativ (vgl. Pemphigoid gestationis).

Differenzialdiagnose
Prurigo gestationis, Pemphigoid gestationis, Pruritus gravidarum (s.a. Schwangerschaft, Hautveränderungen).

Therapie allgemein
- Rückfettende Lokaltherapie mit harnstoffhaltigen Präparaten
- Zunächst Versuch mit blander, wirkstofffreier Lotio alba, ethanolischer Zinkoxidschüttelmixtur.
- Lindernd wirken auch kühles Abduschen, „Cool-Packs" oder feuchte Umschläge, z.B. mit 0,9% NaCL-Lösung.
- Linderung bringen Polidocanol-haltige Schüttelmixturen oder Gele. Insbes. bei der Gelgrundlage besteht ein angenehmer, kühlender und juckreizlindernder Begleiteffekt.
- Lichttherapie (UVB) kann ergänzend hilfreich sein.

Interne Therapie
- Bei starkem und intolerablem Juckreiz mit erheblichen Schlafstörungen Glukokortikoide wie Prednison (z.B. Decortin) als Kurzzeittherapie (4 Wochen). Initial: 0,5-2,0 mg/kg KG/Tag; fortführend: 0,1-0,5 mg/kg KG/Tag; schrittweise Dosisreduktion dem klinischen Befund entsprechend.
- Die Gabe von Antihistaminika in der Schwangerschaft wird in der Literatur unterschiedlich beurteilt. Es kommen jedoch höchstens Präparate der 1. Generation wie Clemastin (z.B. Tavegil 2mal/Tag 1 Tbl. p.o. oder 2mal/Tag 1 Amp. i.v.); Dimetinden (z.B. Fenistil) oder Hydroxyzin (z.B. Atarax 1-3 Tbl./Tag) infrage.

Prognose
Gute Prognose bei schnellem Ansprechen der Lokaltherapie. Deutliche Besserung noch während der Schwangerschaft. Keine Beeinträchtigung des Fetus bekannt.

Schwannom   D36.1

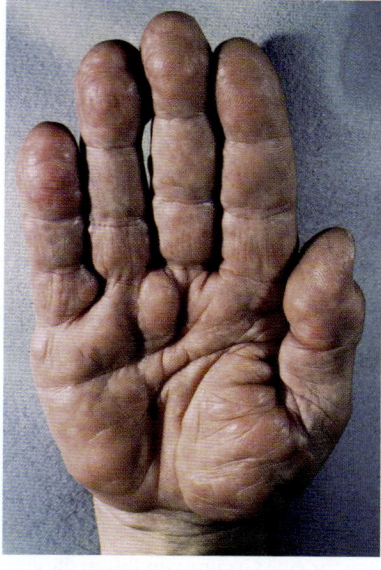

Schwannom. Multiple, im Verlauf der sensiblen Fingernerven angeordnete, 1-2 cm große, schmerzlose, derbe, überwiegend intradermal gelegene Knoten an der rechten Hand bei einem 77-jährigen Mann.

Synonym(e)
Neurinom; Neurilemmom

Definition
Benigner Tumor der Nervenscheide aus Schwannschen Zellen, überwiegend ohne Axone. Am häufigsten sind Akustikusneurinome (47%) und Spinalwurzelneurinome (29%) gefolgt von kutanen Neurinomen (14%).

Lokalisation
Ubiquitär, bes. Kopf, Extremitäten und Zunge sind betroffen.

Klinisches Bild
Solitäres, aber auch perlschnurartig angeordnete mehrzählige, meist im Verlauf eines sensiblen Nervs auftretende, 1-4 cm große, schmerzhafte oder unempfindliche, derbe Knötchen. In der Regel intradermal gelegen, Ausdehnung bis ins subkutane Fettgewebe ist möglich. Über segmentale Anordnung von Neurinomen wurde berichtet. Auch über handtellergroße, hypertrichotische, selten auch hyperpigmentierte (pigmentiertes Schwannom) flache Geschwülste wurde berichtet. Gelegentlich bei der peripheren Neurofibromatose auftretend.

Histologie
- Meist scharf umschriebene dermale, seltener subkutan gelegene Läsion mit einem biphysischen Gewebemuster (Mischung von Gewebeanteilen des Typs Antoni A und des Typs Antoni B).

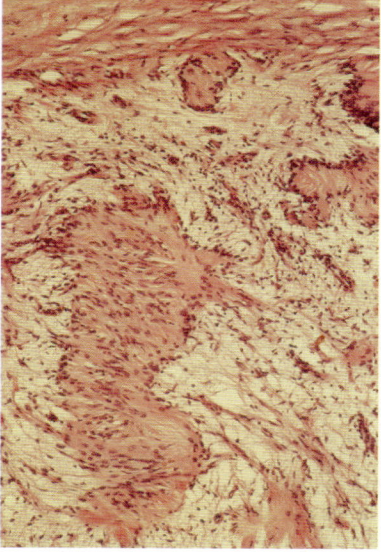

Schwannom. Kombination unterschiedlicher Gewebeanteile (Antoni Typ A und B). Zellreiche Strukturen (Typ A nach Antoni) mit zahlreichen Verocay'schen Körperchen wechseln mit zellarmen locker strukturierten Typ B Anteilen.

- Für den Typ Antoni A ist ein polarer, faseriger Aufbau mit dicht aneinander gereihten Kernpalisaden, die durch blass-eosinophile Zytoplasmabänder (Verocay-Körperchen) voneinander getrennt sind, typisch. Typ Antoni B zeigt ein zellarmes, myxoid aufgelockertes Gewebe, mit unregelmäßiger Anordnung der Schwannschen Zellen. Mäßige Größenunterschiede der stäbchenförmigen oder auch gewellten Kerne.
- Immunhistologie: S100-positive Zellen.
- Varianten:
  - Zelluläres Schwannom (storiformes Muster).
  - Ancient Schwannome: Schwannome mit ausgeprägten degenerativen Veränderungen wie Hyalinisation von Gefäßen, Einblutungen, Pseudozysten, Kalzifikationen und bizarren Riesenzellen.
  - Myxoide Schwannome: Ausgeprägte myxoide Degeneration des Tumorstromas.

- Plexiforme Schwannome: Gut abgegrenzter, eingekapselter Tumor mit Überwiegen des Typ A-Anteils nach Antoni.
- Pigmentiertes Schwannom: Typisches Schwannom mit epitheloiden pigmentierten (melanotischen) Anteilen.

Differenzialdiagnose
Neurofibrom; kutanes Neurom.

Therapie
Kutane und subkutane Neurinome: Bei Schmerzen oder kosmetischer Störung Exzision.

Prognose
Auftreten bei Neurofibromatose ist möglich. Selten entsteht maligne Entartung.

Schwärzepilze

Synonym(e)
Dematiaceae

Definition
Deskriptive Bezeichnung für eine Gruppe von Pilzen die eine Eigenfarbe von schwarz bis braun haben (Dematiaceae). Hierzu gehören insbes. auch Schimmelpilze. Bekannte, durch unterschiedliche Erreger hervorgerufene Erkrankungen, sind die schwarze Piedra, Chromomykose und Phäohyphomykose.

Allgemeine Information
S.a.u. Pilze.

Schweiß

Definition
Körpereigene Flüssigkeit, die wichtige thermoregulatorische Aufgaben erfüllt. Stoffwechselendprodukt, das dem Körper die Möglichkeit bietet, Stoffwechselvorgänge zu kontrollieren.

Allgemeine Information
- Beim Schwitzen (Perspiratio sensibilis, bis zu 1,5 l/Tag) kühlt durch Verdunstung nicht nur die Haut ab, sondern auch das Blut in den Hautkapillaren. Die Feuchtigkeitsabgabe erfolgt über die ekkrinen Schweißdrüsen.
- Perspiratio insensibilis: Kontinuierliche unsichtbare Schweißabgabe, 0,25-0,5 l/Tag. Der pH-Wert des Schweißes beträgt 7,2-7,3. Die Zusammensetzung des Schweißes ist beträchtlichen Schwankungen unterworfen. Der Gehalt an Feststoffen liegt unter 1%. Peroral oder perkutan dem Körper zugeführte Stoffe bzw. deren Metabolite lassen sich selbst in kleinen Mengen mit ausreichender Genauigkeit im Schweiß nachweisen.

Schweißdrüse

Synonym(e)
Glandula sudorifera

Definition
Exokrine, tubuläre Drüsen, die in apokrine und ekkrine Schweißdrüsen unterteilt werden. Die ekkrinen (freien) Schweißdrüsen produzieren Schweiß zur Thermoregulation. Ihre Zahl beträgt 2-3 Millionen, im Durchschnitt werden

Schweißdrüse. Tabelle 1. Apokrine und ekkrine Schweißdrüsen

	Apokrine Schweißdrüsen	**Ekkrine Schweißdrüsen**
Synonyma	Glandulae sudoriferae majores	Glandulae sudoriferae minores
Entwicklung	Sprossen seitlich aus dem Haarkeim in den supraseboglandulären Haarfollikel	Entstehung aus dem endokrinen Schweißdrüsenkeim
Mündung	In den supraseboglandulären Haarfollikel	An der Epidermisoberfläche
Lumen	Weit: 200 µm	Eng: 20 µm
Gesamtsekret	Wenig	Viel
Steuerung	Hormonell, ab Pubertät	Thermisch und emotionell
Geruch	Körpereigene Duftstoffe	Völlig geruchlos
Funktion	Tier: Steuerung des Sexualverhaltens und Territoriumsmarkierung.	Thermoregulation/ Exkretion
	Mensch: Atavistisch bzw. unbekannt.	
Lokalisation	Besonders Achselhöhlen, perimamillär, periumbilikal, Regio pubis, Regio anogenitalis. Nur vereinzelt an Kopf und Stamm.	Am ganzen Integument (ca. 2-3 Millionen). Besonders an Fußsohlen, Handflächen und Stirn.

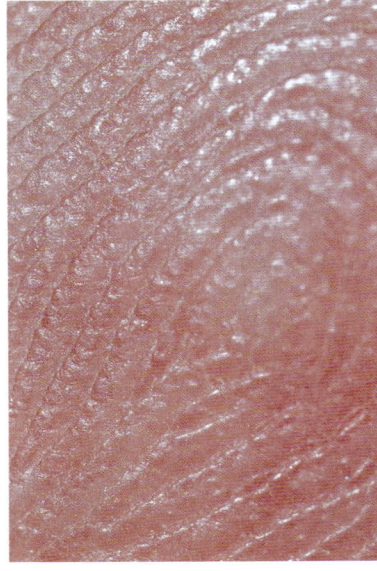

Schweißdrüse. Fingerbeere mit rundlichen Öffnungen der Schweißdrüsenausführungsgänge auf der Leistenhaut.

140-350/cm² nachgewiesen. In absteigender Reihenfolge ist die Dichte am höchsten in den Palmae und Plantae, an Kopf, Stamm und den Extremitäten. Die ekkrinen Schweißdrüsen reagieren auf thermale, emotionale und gustatorische Reize. In den beiden letzten Fällen bleibt das Schwitzen auf bestimmte Hautareale beschränkt. Die apokrinen (follikelgebundenen) Schweißdrüsen (Axillen, Inguinalgegend, zirkumanal, im Gesicht, besonders in den Nasolabialfalten) liefern einen lipidhaltigen, getrübten, schwach viskösen Schweiß mit körpereigenen Duftstoffen, s.a. Schweißdrüsenerkrankungen.

Schweißdrüsenkarzinome   C44.L4

Definition
Adenokarzinom der Schweißdrüsen. Die histologische Differenzierung in apokrine und ekkrine Karzinome ist schwierig und nicht immer durchführbar. Sie hat jedoch hinsichtlich des therapeutisch-klinischen Vorgehens keinerlei Konsequenzen. Bzgl. der einzelnen Tumoren siehe unter: Adnextumoren mit ekkriner und apokriner Differenzierung.

Schweißdrüsenödem, mukoides   L74.8

Definition
Ödem im perifokalen Bindegewebe ekkriner Schweißdrüsen, z.B. bei Tumoren, auch bei Psoriasis vulgaris.

Schwellung

Definition
Die Schwellung einer Körperregion ist keine Effloreszenz (s.u. Effloreszenzen) im klassischen Sinn. Unter einer Schwellung wird eine teigig konsistente, mit einem Finger eindrückbare („pitting edema"), häufig unscharf begrenzte Erhabenheit einer Region bezeichnet. Sie umfasst i.A. ein größeres Areal (>5 cm), kann auch universell auftreten und überragt das Hautniveau flach ansteigend, kissenartig, niemals halbkugelig. Ursächlich liegt der Schwellung ein Ödem der Subkutis zugrunde. Eine Schwellung ist i.A. zeitlich (24 Std. oder auch mehrere Tage) begrenzt, wenn die hierfür ursächlichen Faktoren beseitigt werden (z.B. Herzinsuffizienz, Eiweißmangel). Werden die Ursachen der Ödembildung (z.B. Störungen des Lymphabflusses nach Lymphadenektomie) nicht beseitigt, so kann es zu einer nicht reversiblen Schwellung, die durch eine Gewebsvermehrung bedingt ist, kommen. Derartige Schwellungen sind mittels Fingerdruck nicht mehr eindrückbar („non-pitting edema"). Schwellungen können von klinischen Symptomen wie Fieber und Schmerz (z.B. Erysipel), Spannungsgefühl (z.B. Angioödem), Erythem oder Juckreiz begleitet werden.

Schwenklappenplastik

Erstbeschreiber
Schrudde, 1963

Synonym(e)
Gestielter Transpositionslappen nach Schrudde; einfache Stiellappenplastik; Transposition flap; Lobed flap

Definition
Gestielter, an der Spitze abgerundeter Transpositions-Nahlappen zur Deckung runder bis ovaler Hautdefekte.

Allgemeine Information
- Aus der nahen Umgebung des runden bis ovalen Hautdefektes wird im Winkel von 60-90° ein an der Basis gestielter und an der Spitze abgerundeter Lappen inzidiert und präpariert. Zur Vermeidung eines über das Hautniveau angehobenen Lappenpolsters ist vor dem Einschwenken des Lappens in den Defekt die Fettschicht sorgfältig zu entfernen. Das Verhältnis der Lappenbreite zur Länge sollte je nach Blutversorgung 1:3 bis maximal 1:4 betragen.
- Indikationen: Kleinere Defekte, z.B. nach Tumorexzision, im Bereich der Augenlider, oberhalb des Nasenflügels sowie in der Prä- und Postaurikularregion, größere Defekte am Stamm und den Extremitäten.

Schwenklappenplastik, zentrofaciale

Erstbeschreiber
Schrudde, 1963

Synonym(e)
gestielter Transpositionslappen nach Schrudde; einfache Stiellappenplastik; facial transposition flap; facial lobed flap

Definition
Gestielter, an der Spitze abgerundeter Transpositions-Nahlappen zur Deckung runder bis ovaler Hautdefekte.

Allgemeine Information
S.u. Schwenklappenplastik. Eine Domäne kleinerer Schwenklappen stellt der zentrofaciale Bereich dar, z.B. Schwenklappen von der Glabella, vom Oberlid, aus der Nasolabialregion, aus der Präaurikularregion und der lateralen Regio mentalis.

Schwiele   L84.x0

Synonym(e)
Callus; Callositas; Tyloma; Tylosis; Tylositas

Definition
Umschriebene Verdickung der Epidermis (und Dermis) infolge reaktiver Hyperkeratose, bedingt durch mechanischen Druck oder Reibung, selten durch chemische oder thermische Noxen.

Lokalisation
Vor allem Handinnenflächen und Fußsohlen, Knie (bei knieender Tätigkeit, z.B. Fliesenleger) und Fußrücken (kniende Betweise mit untergeschobenen Füßen bei Muslimen) sind betroffen.

Klinisches Bild
Platte oder flach gewölbte, gelbliche oder bräunliche, harte Verdickungen der Hornschicht. Das Tastgefühl ist vermindert. Gereizte Schwiele: Schmerzhafte (gelegentlich auch juckende) Knotenbildung mit entzündlich gerötetem Saum. S.a.u. Clavus („Hühnerauge" durch drückendes Schuhwerk), Melkerschwielen, Lutschschwielen (bei Kleinkindern), Kauschwielen, Betknie oder Betknoten (bei Muslimen), Hausmädchenknie (analoger Mechanismus wie Betknie), unechte Fingerknöchelpolster.

Histologie
Proliferationshyperkeratose.

Therapie
S. jeweiliges, unter Klinik aufgeführtes Krankheitsbild.

Schwielenabszess L02.8

Definition
Sich unter einer Schwiele ausbreitender Abszess.

Therapie
Operative Abszesseröffnung und Drainage. Sekundäre Wundheilung ist häufig erforderlich. Meiden der mechanischen Irritation bzw. Tragen geeigneten Schuhwerks. Abtragung der Hornschichten nach Abheilung des Infektes, s.u. Clavus.

Schwimmbadgranulom A31.11

Synonym(e)
Fischtankgranulom; fish tank granuloma, swimming pool granuloma, fish fancier's finger; fish-handlers' nodules, surfers' nodules; Aquariumgranulom

Definition
Infektionserkrankung durch Mycobacterium marinum. Wegweisend für die Diagnose ist der Kontakt zu meist tropischen Zierfischen.

Erreger
Mycobacterium marinum (syn. Mycobacterium balnei), vor allem bei ca. 26-31 °C in feuchter Umgebung wachsender Organismus. Infizierte Fische und Schnecken kontaminieren Süß- und Salzwasser. S.a. atypische Mykobakterien.

Ätiologie
Inokulation von Mycobacterium marinum nach Bagatellverletzungen bei Zierfischzüchtern oder seltener beim Baden in Schwimmbädern, Flüssen, Baggerlöchern.

Lokalisation
Vor allem Hand- und Fußrücken, Ellbogen und Knie sind befallen.

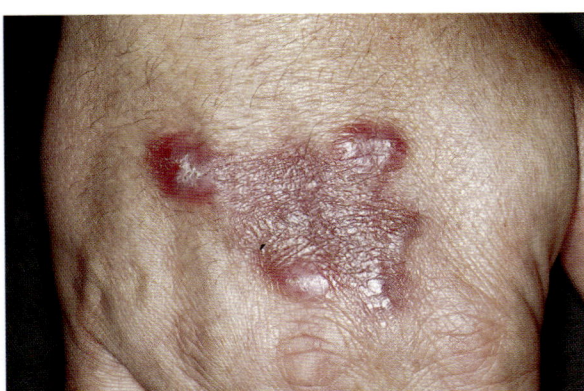

Schwimmbadgranulom. Seit 8 Monaten bestehende, gering zunehmende, am rechten Handrücken lokalisierte, scharf begrenzte, wenig schuppende, livid-rote, raue Erhabenheit (Papeln und Plaques) an der rechten Hand einer 33-jährigen Zierfischzüchterin. Der abgebildete Befund hat sich in den vergangenen Monaten aus einer kleinen Bagatellverletzung heraus entwickelt.

Klinisches Bild
Bläulichroter, entzündlicher, verruciformer, häufig ulzerierender Knoten von 1-2 cm Durchmesser. Ggf. entzündliche Granulome im Verlauf der ableitenden Lymphgefäße bzw. Lymphknoten.

Histologie
Tuberkuloide, zentral verkäsende Granulome im oberen Korium.

Diagnose
Klinik, Histologie, kultureller Erregernachweis mit Resistogramm.

Differenzialdiagnose
Tuberculosis cutis verrucosa, Sporotrichose, Syphilis III, Leishmaniose, Rheumaknoten.

Therapie
I.d.R. erfolgt spontane Abheilung innerhalb von 1-2 Jahren. Eine Therapie sollte dennoch durchgeführt werden, um eine Keimverschleppung zu vermeiden.

Interne Therapie
Bei Resistenz und ausgedehnten Herden: Immer Antibiogramm, da häufig Resistenzen gegen gebräuchliche Antibiotika vorliegen! Hilfreich sind Cotrimoxazol (z.B. Eusaprim forte 2mal/Tag Tbl.), ggf. in Kombination mit Doxycyclin (z.B. Supracyclin) 2mal/Tag 100 mg p.o.; Therapie über die klinische Abheilung hinaus. Bei Resistenz: Rifampicin (z.B. Rifa) 1mal/Tag 600 mg p.o. zusammen mit Ethambutol (z.B. EMB-Fatol) 15-25 mg/kg KG/Tag p.o., s.a. Mykobakteriose, atypische.

Operative Therapie
Bei kleineren Herden ggf. Exzision im Gesunden, Kryochirurgie, Kürettage, Elektrodesikkation.

Prognose
Spontan Abheilung in 1-2 Jahren, häufig Narbenbildung.

SCIT

Synonym(e)
subkutane Immuntherapie

Definition
- Akronym für „spezifische subkutane Immuntherapie". Wiederholte subkutane Applikation eines oder mehrerer, klinisch relevanter Allergenextrakte in steigenden Konzentrationen bis zum Erreichen einer sogenannten Erhaltungsdosis. Ziel dieser immunmodulierenden Therapie ist die Induktion einer Immuntoleranz des Körpers auf humoraler und zellulärer Ebene gegenüber Typ I-Allergenen (allergische Reaktion vom Soforttyp) unter standardisierten Bedingungen.
- Die Indikation zur spezifischen subkutanen Immuntherapie muss streng gestellt werden. Die Immuntherapie (Insektengifthyposensibilisierung) gegen Biene und/oder Wespe ist die Form der spezifischen Immuntherapie, die nachweislich die besten Erfolge zeigt. S.a.u. Immuntherapie, spezifische.

Allgemeine Information
- Die Therapie wird in Abhängigkeit von der klinischen Symptomatik durchgeführt.

- Kurzanamnese vor (!) jeder Injektion: Verträglichkeit der letzten Injektion, allergische Reaktionen seit letzter Behandlung (z.B. Insektenstich), allgemeines Befinden (Infekte, asthmatische Beschwerden, Überanstrengung), ggf. Verschieben der Injektion mit anschließender Dosisreduktion. Bei Asthmatikern: Peak-Flow-Messung; Kontrolle des Injektionsintervalls; bei Kontrolluntersuchungen ist Dosisreduktion notwendig, wenn erhebliche NW oder Intervallüberschreitung auftreten.

Indikation
S.u. Immuntherapie, spezifische.

Durchführung
- Injektionstechnik: Injektionsort ist der dorsale Oberarm an der Grenze mittleres bis distales Drittel. Die Injektion erfolgt subkutan mittig ins Fettgewebe. Die Haut über dem Muskel abheben, damit keine Injektion in die Muskulatur erfolgen kann. Streng extravasale Injektion unter mehrmaliger Aspiration mit einer Tuberkulinspritze (keine Luftblasen!) und dünner Kanüle (14er bis 18er Kanüle). Evtl. die Dosis auf beide Oberarme verteilen oder die Dosis sukzessive applizieren (Applikation von jeweils 1/2 Dosis 2mal im Abstand von 30 Min.). Proximal des Injektionsortes für mind. 30 Minuten Staubinde anlegen, um bei systemischen Reaktionen den Abstrom reduzieren zu können. Ein Wechsel des Armes bei jeder Injektion wird oft praktiziert, ist aber nicht obligat.
- Begleitmaßnahmen: Kühlkompresse! Durch prophylaktische Prämedikation mit Antihistaminika, z.B. Levocetirizin (Xusal) 1-2 Tbl. p.o. oder Desloratadin (Aerius) 1-2 Tbl. p.o. lässt sich die injektionsbezogene Nebenwirkungsquote senken (z.B. 7% auf 0,6% für Bienengift und 0,3% für Wespengift). Da kutane NW jedoch mögliche Indikatoren für das Risiko respiratorischer und kardiovaskulärer NW sind, wird die prophylaktische Antihistaminikagabe i.d.R. nicht empfohlen.
- Nachsorge: Der Patient muss nach der Injektion mindestens 30 Min. in der Praxis/Ambulanz verweilen und sollte keine schwere körperliche Anstrengung am selben Tag vornehmen.

Bei der spezifischen Immuntherapie von Pollen sollte in der Fortsetzungstherapie nach Erreichen der Erhaltungsdosis, je nach individueller Reaktionsbereitschaft, das verabreichte Allergen während der entsprechenden Pollensaison ggf. bis auf 0,2 µg reduziert werden.

Unerwünschte Wirkungen
Bei gesteigerter Lokalreaktion (40-65% der Patienten, >10 cm, über 12 Std. anhaltend): Behandlung mit feuchten Umschlägen, Kühlkompressen, potenten topischen Glukokortikoiden und systemischen Antihistaminika wie Levocetirizin (Xusal, 1-2 Tbl. p.o.) oder Desloratadin (Aerius, 1-2 Tbl. p.o.). Lokalreaktionen können nach 20-30 Minuten und später auftreten und ggf. eine Dosisanpassung erfordern. Große Lokalreaktionen lassen keine Vorhersage auf Systemreaktionen zu. Einheitliche Therapiestandards gibt es hierzu nicht. Die Hersteller selbst geben unterschiedliche Schemata an: Beispielsweise ALK Scherax (übermäßige Schwellung und Rötung an der Injektionsstelle - Stadium 0 nach Tryba) Empfehlungen für Erwachsene:
- Schwellung <8 cm: Wiederholung der letzten Injektion
- Schwellung 8-12 cm: Reduktion um 1 Schritt
- Schwellung 12-20 cm: Reduktion um 2 Schritte
- Bei systemischen Reaktionen: Stadiengerechte Behandlung des anaphylaktischen Schocks, s. dort.

Bei Insektengifthyposensibilisierung mit wässrigen Präparaten treten Lokalreaktionen bei bis zu 40% der Patienten in der Rush-Steigerungsphase auf. Lokalreaktionen sind häufiger bei Anwendung von Bienengift als von Wespengift, insbes. bei höherer Reaktivität im Hauttest auf Bienengift. Gehäuft sind Lokalreaktionen auch bei anamnestisch schweren Überempfindlichkeitsreaktionen und Verwendung höherer Dosen (v.a. zwischen 10 und 50 µg). Bei wiederholten schweren systemischen Reaktionen Ausschluss von Begleitsensibilisierungen, Fokalinfekten, Schilddrüsenerkrankungen, Mastozytose, Medikamenteneinnahme (z.B. Beta-Blocker). Akute Behandlung entsprechend den einzelnen Stadien des anaphylaktischen Schocks. Bei nachfolgender spezifischer Immuntherapie Dosisreduktion bzw. Verwendung der niedrigsten tolerierten Erhaltungsdosis, sofern mindestens 50 µg betragend. Evtl. Versuch, die langfristige Erhaltungsdosis auf 100 µg/4 Wochen zu erhöhen.

Kontraindikation
S.u. Immuntherapie, spezifische.

Komplikation
S.u. Immuntherapie, spezifische.

Hinweis(e)
> **Merke:** Die SCIT ist der Goldstandard der spezifischen Immuntherapie.

Sclerema adiposum neonatorum P83.0

Erstbeschreiber
Uzembenzius, 1772; Underwood, 1784

Synonym(e)
Fettsklerem der Neugeborenen; Sklerema; Underwoodsche Krankheit; Sclerema neonatorum

Definition
Seltene diffuse Verhärtung des subkutanen Fettgewebes, meist sekundär als Symptom einer lebensbedrohlichen Grunderkrankung auftretend.

Ätiologie
Ungeklärt. Diskutiert werden mangelhafte Ernährung, Infekte, Diarrhoe, Auskühlung.

Manifestation
Ab Geburt auftretend, vor allem zwischen dem 2. und 10. Lebenstag, bei schweren Grunderkrankungen auch bei älteren Kindern.

Lokalisation
Zunächst sind Oberschenkel und Gesäß befallen. Rasche Generalisierung. Palmae und Plantae sind frei.

Klinisches Bild
Lederartig verhärtete, wachsartig blasse, kalte, evtl. auch zyanotische, nicht abhebbare Haut und Unterhaut. Keine Dellen eindrückbar. Maskenartig starres Gesicht, Beeinträchtigung der Beweglichkeit der Gelenke, Einschränkung der Atemexkursion, herabgesetzte Körpertemperatur.

Histologie
Verbreiterte Bindegewebssepten, vergrößerte, unregelmäßige Fettzellen mit „needle shaped clefts", nadelförmigen, aus Triglyzeriden bestehenden Kristallen; typischerweise fehlt ein entzündliches Infiltrat, abgesehen von einigen neutrophilen

und eosinophilen Granulozyten, Makrophagen oder mehrkernigen Riesenzellen.

Differenzialdiagnose
Adiponecrosis subcutanea neonatorum.

Komplikation
Gefahr septischer Prozesse.

Therapie
In erster Linie Behandlung der Grunderkrankung durch Pädiater. Symptomatische intensivmedizinische Betreuung mit Kreislaufstabilisierung, Flüssigkeits- und Elektrolytstabilisierung, Regulation der Körperwärme (Inkubator), Sondenernährung.

Prognose
Ungünstig. Rascher letaler Verlauf ist möglich. Mortalität 50 bis 85%. Tod durch Septikämie.

Sclerema neonatorum P83.00

Definition
Zusammenfassende Bezeichnung für zwei klinisch differente Krankheitsbilder:
- Sclerema adiposum neonatorum
- Sclerema oedematosum neonatorum.

S.u. dem jeweiligen Krankheitsbild.

Sclerema oedematosum neonatorum P83.0

Erstbeschreiber
Soltmann, 1899

Synonym(e)
Soltmann-Skleroedem

Definition
Die Entität ist umstritten! Sie wird als eine vom Sclerema adiposum neonatorum abgrenzbare Erkrankung beschrieben, mit teigiger bis harter Schwellung der Haut bei geschwächten Neugeborenen. Wahrscheinlich eine Variante ohne die charakteristische Histologie (keine Triglyzerid-Kristalle).

Manifestation
Am 2. bis 4. Lebenstag auftretend. Vor allem bei Frühgeborenen und Neugeborenen mit Infektionskrankheiten.

Lokalisation
Zunächst an den Unterschenkeln auftretend, aufsteigend. Genitalregion und Fußknöchel sind meist frei.

Klinisches Bild
Teigig-ödematöse, diffuse, verhärtete Anschwellung von Cutis und Subkutis, lividrote bis gelblich-weiße Hautfarbe.

Histologie
Interfibrilläres mukoides Ödem im Korium.

Therapie
Sclerema adiposum neonatorum.

Prognose
Ohne Therapie: Krämpfe, Somnolenz, Exitus letalis.

Sclerodermia anularis L94.1

Definition
Zirkuläre bandförmige Sklerodermie mit konsekutiven trophischen Störungen und Stauungsphänomenen.

Therapie
Entsprechend der zirkumskripten Sklerodermie.

Sclérodermie en coup de sabre L94.12

Definition
Sonderform der bandförmigen zirkumskripten Sklerodermie im Bereich des Kopfes mit Wachstumshemmung des darunterliegenden Knochens.

Lokalisation
Frontoparietal, meist einseitig, paramedian der Augenbrauen bis in die behaarte Kopfhaut hinein verlaufend.

Klinisches Bild
Initial livides Erythem, danach Ausbildung einer weißlichen Sklerose im Zentrum. Mit zunehmendem Wachstum des Schädels Einsinken der sklerotischen Zone mit ausgeprägter Furchenbildung.

Histologie
S.u. zirkumskripte Sklerodermie.

Differenzialdiagnose
Bei seitlichem Sitz: Hemiatrophia faciei progressiva.

Therapie
S.u. Sklerodermie, zirkumskripte. Bei ausgebrannten Formen ist ein Aufbau mittels Lipoaugmentation möglich. Frühzeitiger Therapiebeginn, um bleibende ossäre Veränderungen zu verhindern.

Externe Therapie
- Im akut entzündlichen Stadium ggf. kurzfristig topische Glukokortikoide unter Okklusion. Alternativ können topische Calcineurininhibitoren (z.B. Tacrolimus, Pimecro-

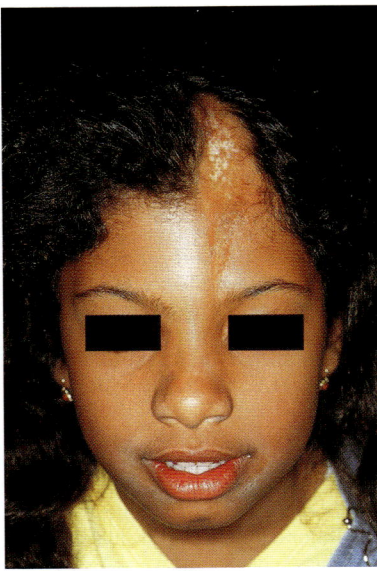

Sclérodermie en coup de sabre. Bandförmiger Skleroseherd von der Stirn bis weit in das behaarte Kapillitium hinein verlaufend mit Haarverlust und fokaler Einsenkung des Schädelknochens.

limus) eingesetzt werden (strengste Indikationsstellung wegen unklarer Langzeitnebenwirkungen!).
- Im sklerotischen Stadium kann die topische Therapie mit Vitamin D_3-Analoga eine zusätzliche Erweichung des Herdes induzieren. Ähnlich wie die UVA1-Therapie führen Vitamin D_3-Analoga zur Induktion von Kollagenase in den Fibroblasten.

Bestrahlungstherapie
Frühzeitige UVA1-Bestrahlung kann die entzündliche Komponente zurückdämmen. Bei bereits eingetretener Sklerosierung kann die Haut unter UVA1-Therapie erweichen. Vor operativer Sanierung der Skleroseplaques hat sich die UVA1-Bestrahlung bewährt.

Interne Therapie
Im akuten Schub kann ggf. zusätzlich zur externen Therapie und zur UVA1-Bestrahlung kurzfristig MTX in Kombination mit systemischen Glukokortikoiden eingesetzt werden. Die Indikation ist immer individuell zu stellen.

Operative Therapie
- Bei bereits eingetretener Sklerosierung mit Alopezie kann die Exzision des haarlosen Areales vorgenommen werden. Hier sollte nur der Sklerodermie-erfahrene Operateur tätig werden.
- Bei eingetretener ossärer Deformierung sind eine entsprechende Anhebung des Schädeldaches und ggf. Wiederaufbau der Stirn oder Augenhöhle in spezialisierten Zentren möglich.

Prognose
Bei frühzeitiger Therapie gute Prognose. Bei bereits eingetretener Sklerosierung kommt es in der Regel zu dauerhafter Kerbenbildung mit unterschiedlich ausgeprägter Entstellung des Gesichts.

Hinweis(e)
In einer Studie mit 54 Probanden lag bei ca. 30% gleichzeitig eine Hemiatrophia faciei progressiva und eine Sclérodermie en coup de sabre vor. Dies läßt vermuten, dass ein pathogenetischer Zusammenhang zwischen beiden Erkrankungen besteht.

Scleroedema adultorum   M34.8

Erstbeschreiber
Buschke, 1900

Synonym(e)
Scleroedema Buschke; sclérodermie oedémateuse; Buschke Sklerödem; Cellulitis sclerosiformis extensiva benigna

Definition
Potentiell reversible, kutan-subkutane Muzinose (s. Muzinosen) mit unklarer Ursache.

Ätiologie
Es werden nach Krankheitsauslöser bzw. assoziierten Grunderkrankungen drei verschiedene Formen unterschieden:
- Auftreten nach Infektionen, vor allem Streptokokkeninfekten. Diese Form ist oftmals selbstlimitierend und tritt im Kindesalter auf.
- Assoziation bei Patienten mit Diabetes mellitus und metabolischem Syndrom. Diese Patienten haben meist eine Adipositas per magna.

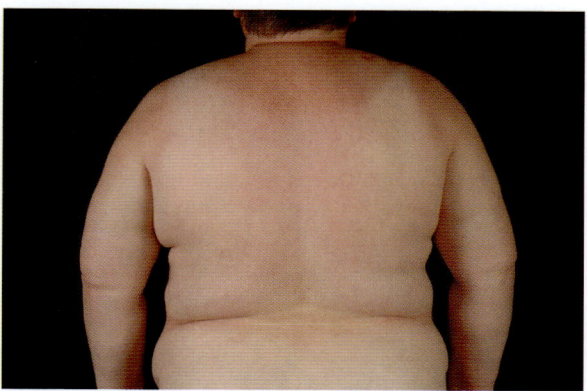

Scleroedema adultorum. Flächenhafte, bretthart Indurationen im Bereich des oberen Rückens, des Nackens und der Schultern bei einer 65-jährigen Patientin mit Diabetes mellitus. Nebenbefundlich bestehen Atemnot und Bewegungseinschränkungen der Arme.

- Auftreten bei Patienten mit monoklonalen Gammopathien.

Manifestation
Häufig bei jüngeren Erwachsenen auftretend, auch bei Kindern. Das weibliche Geschlecht ist bevorzugt befallen.

Lokalisation
Vor allem an Gesicht, Nacken, Stamm, Armen lokalisiert. Selten Befall des Pharynx.

Klinisches Bild
Flächenhafte, harte, ödematöse, oberflächlich knotig oder gewellt imponierende Schwellung. Die Haut lässt sich nicht in Falten abheben, ist nicht eindrückbar. Atemnot infolge der ballonartig aufgetriebenen Haut. Einschränkung der Beweglichkeit der Arme in Abduktions- und Flexionsstellung. Selten besteht Beteiligung innerer Organe (Ösophagus, Perikard, Gelenke, Pleura, Herzmuskel, Skelettmuskel).

Histologie
Durch Glykosaminoglykane auseinander gedrängte, ödematös verquollene Kollagenfasern in Dermis und in der Subkutis. Perivaskuläre Infiltrate mit Lymphozyten, Plasmazellen, Mastzellen. Metachromasie mit Toluidinblau und Alzian-Blau.

Differenzialdiagnose
Systemische Sklerodermie; eosinophile Fasziitis; Muzinosen.

Therapie
Keine allgemein anerkannte Therapie bekannt. Empfohlen wird hoch dosierte Penicillintherapie (z.B. Penicillin Grünenthal) 10 Mega i.v. über 10 Tage, evtl. 3-4 Zyklen alle 4 Wochen. Alternativ Penicillamin (Metalcaptase) 450-600 mg/Tag p.o. In schweren Fällen versuchsweise Glukokortikoide (z.B. Decortin) 40-80 mg/Tag, Dauertherapie um 5-20 mg/Tag nach Klinik. Physikalische Maßnahmen zur Erhaltung der Bewegungsfähigkeit, s.u. Sklerodermie.

Prognose
Restitutio ad integrum nach Monaten bis Jahren ist möglich.

Sclérolichen L94.0

Synonym(e)
Lichen-sclérodermie

Definition
Gleichzeitiges Vorkommen von zirkumskripter Sklerodermie, Lichen planus und Lichen sclerosus et atrophicus.

Therapie
Behandlung entsprechend der Klinik, s.u. zirkumskripte Sklerodermie, Lichen planus, Lichen sclerosus et atrophicus.

Sclerosing angioma D23.L

Definition
Sonderform des Dermatofibroms mit ausgeprägter Gefäßneubildung, daneben granulomatöse Veränderungen mit Riesenzellen vom Fremdkörper- oder Touton-Typ.

Therapie
Exzision.

Scombroid-Vergiftung T61.1

Synonym(e)
Skombroid-Syndrom

Definition
Durch Genuss von bestimmten Fischarten (Fische aus der Familie der Scombroidae wie Thunfisch und Makrelen) ausgelöste Vergiftungserscheinungen. Das Fischfleisch ist reich an freiem Histin, so dass im Rahmen von Verderbnis durch Decarboxylasen hohe Konzentrationen an Histamin entstehen, das für die Symptome verantwortlich ist. Der Verderb setzt häufig schon vor dem Eindosen der Fische ein.

Ätiologie
Histamin-Vergiftung (biogene Amine). Die toxikologische Schwellendosis des Fischfleisches beträgt 100-500 mg/kg.

Klinisches Bild
Innerhalb weniger Minuten bis 3 Stunden nach Genuss des Fisches Übelkeit, Brechreiz, Diarrhoe, Kopfschmerzen, Hautrötung, Urtikaria, Angioödem. Brennen der Lippen wird oft schon beim Essen bemerkt.

Therapie
Hoch dosierte Antihistaminika wie Dimetinden (z.B. Fenistil) 2mal/Tag 1 Amp. i.v. S.a.u. Nahrungsmittelunverträglichkeit.

Scopulariopsis brevicaulis

Erstbeschreiber
Bainier, 1907

Allgemeine Information
Schimmelpilz. Geringe pathogenetische Bedeutung und geringe Kontagiosität beim Menschen. Gehäuft bei Immunsupprimierten und HIV-Infektion. Anzucht: Am besten aus subungualem Detritus der befallenen Nägel. Optimale Wachstumstemperatur: 24-30 °C.

Vorkommen/Epidemiologie
Weltweit, ubiquitär auftretend, u.a. in Erdreich, Holz, Stroh, Getreide, Früchten (u.a. Soja, Erdnüsse, Nüsse), Dung, Papier, Fleisch, Milchprodukten (Käse, Milch, Butter).

Manifestation
Meist bei Jugendlichen oder jungen Erwachsenen im Zusammenhang mit posttraumatischer Disposition oder trophischen Störungen auftretend.

Klinisches Bild
S.u. Tinea unguium. Befall der Nagelbetten der Füße nach kleinen Traumen, bevorzugt am Großzeh, selten auch an den Fingern. Meist im Zusammenhang mit mykotisch veränderten, gelbstreifigen Nägeln ohne vorausgegangene Interdigitalmykose auftretend. Bei chronischen Verläufen dringt das Myzel in die Hohlräume der Nägel ein und breitet sich farnblattartig aus.

Mikroskopie
- Lange septierte Hyphen, Konidiophoren (Annellophoren).
- Konidien: Massenhaft, uniform, Größe: 5-10 μm Ø, Perlenkettenform mit rauen, stacheligen Außenwänden („Morgenstern"), meist im rechten Winkel versetzt zu den Hyphen stehend.

SCORAD

Synonym(e)
Severity Scoring of Atopic Dermatitis; scoring of atopic dermatitis

Definition
Akronym für „Severity Scoring of Atopic Dermatitis". Der SCORAD ist ein international akzeptierter Score zur standardisierten Beurteilung des Hautzustandes und Ausprägungsgrades des atopischen Ekzems.

Allgemeine Information
Unter Einbeziehung von sechs typischen morphologischen Veränderungen (Erythem, Infiltration, Krusten, Kratzartefakte, Lichenifikation, Trockenheit nicht befallener Haut) werden jeweils 0-3 Punkte je Kriterium anhand einer Intensitätsskala (0 = nicht vorhanden, 1 = mild, 2 = moderat, 3 = schwer) vergeben. Weiterhin werden der Anteil der betroffenen Hautfläche (Ausmaß in %) und die subjektive Einschätzung von Symptomen wie Juckreiz und Schlafverlust anhand einer visuellen Analogskala (0-10, max. 20 Punkte) einbezogen.

Score

Definition
„Score", engl. Zahlensystem, steht primär für das Zählen von Punkten, Parametern oder Messdaten. Im erweiterten Sinne wird es für analytisch statistische Verfahren benutzt, um aus wenigen, kennzeichnenden, angemessen gewichteten Parametern eine zutreffende Erkenntnis des Ganzen ermöglichen. S.a.u. Scoresysteme.

Allgemeine Information
Mittels eines „Scores" lässt sich trotz verschiedener Probleme und Einschränkungen innerhalb von Grenzen ein Kollektiv beschreiben. Dieses wird damit vergleichbar.

Scoresysteme

Synonym(e)
Scoringsysteme

Definition
In der Medizin steht der Begriff für Messverfahren um Krankheitsverläufe zu erfassen und zu dokumentieren. Scoresysteme sind unverzichtbare Instrumente zur Umsetzung einer Evidenz-basierten (s.u. Evidenzlevel) Medizin mit Hilfe anerkannter Nachweise, auf der Grundlage der gegenwärtig besten wissenschaftlichen, objektivierbaren und überprüfbaren Belege (s.u. Leitlinien, Evidenz-basierte).

Allgemeine Information
- Wie alle Messverfahren unterliegen auch Scoringsysteme verschiedenen Störeffekten und systematischen Fehlern, welche bekannt sein müssen. Hierzu gehören:
  - Reliabilität
  - Praktikabilität
  - Variabilität
  - spezielle Probleme die bei der Interpretation der Werte.
- Der praktische Nutzen von Scoresystemen im klinischen Alltag ist derzeit noch strittig. Sie stellen ein potentielles Hilfsmittel für die Klassifizierung einer Krankheitsakuität dar, für deren Verlaufsbeurteilung, für die Evaluierung von Therapieverfahren sowie für die Qualitätskontrolle und -sicherung. Scoresysteme eignen sich grundsätzlich als Instrumente zur Kontrolle einer Therapie und ihrer Nebenwirkungen, z.B. bei Zytostatika (s.u. Common Toxicity Criteria).

Vorkommen
- Speziell für dermatologische Fragestellungen genutzte Scoring-Systeme:
  - Autoimmune Bullous Skin Disorder Intensity Score (ABSIS)
  - severity-of-illness score for toxic epidermal necrolysis (SCORTEN)
  - Cutaneous Dermatomyositis Area And Severity Index (CDASI)
  - Common toxicity score (Common Toxicity Criteria; CTS)
  - Dermatology Index of Diseases (DIDS)
  - Eczema Area and Severity Score (EASI)
  - Lupus Activity Criteria Count (LACC)
  - Psoriasis Area and Severity Index (PASI)
  - Rodnan skin score (RSS) bei systemischer Sklerodermie
  - Systemic Lupus Erythematodes Disease Acitivity Index (SLEDAI)
  - Cutaneous Lupus Area And Severity Index (CLASI)
  - SCORAD

SCORTEN

Synonym(e)
severity-of-illness score for toxic epidermal necrolysis

Definition
Skala zur Ermittlung eines Scores für die zu erwartende Mortalitätsrate bei Patienten mit TEN (Toxische epidermale Nekrolyse) anhand prognostischer Faktoren.

Allgemeine Information
Prognostische Faktoren und Punkteskala:

Prognostische Faktoren	Punkte
Alter >40 Jahre	1
Puls >120/Min.	1
Karzinom (hämatologische Tumoren)	1
Betroffenes Körperteil am Tag 1 >10%	1
Serum Harnstoff (<10 mmol/l)	1
Serum Bikarbonat (<20 mmol/l)	1
Serum Glukose (<14 nmol/l	1
SCORTEN-Punkteskala	Mortalitätsrate [%]
0-1	3,2
2	12,1
3	35,8
4	58,3
>4	>90

Scratchtest

Synonym(e)
Skarifikationstest

Definition
Test zur Diagnostik einer IgE-vermittelten allergischen Reaktion vom Soforttyp (Typ I-Allergie) mit Nativallergenen (Medikamente, Nahrungsmittel, Berufsstoffe u.a.) an der Haut; durchzuführen bei negativem oder zweifelhaftem Reibetest und ggf. vor Durchführung des Pricktests bzw. Intrakutantests.

Durchführung
Methode: Die meist vom Patienten mitgebrachten Nativallergene werden zunächst zerkleinert und in einem Testvehikel (Wasser, Glycerin oder Alkohol) gelöst; nach dem Aufbringen dieser hergestellten Allergenlösungen auf die Haut an der Unterarmbeugeseite (seltener am Rücken) wird die Haut an diesen Stellen mit einer Blutlanzette bzw. Scratchnadel leicht strichförmig eingeritzt ohne eine Blutung hervorzurufen. Eine positive Kontrolle (0,1% Histamin-Lsg.) und eine negative Kontrolle (0,9% NaCl-Lsg.) sollten unbedingt mitgetestet werden, um falsch negative wie falsch positive Testreaktionen sicher auszuschließen. Abgelesen wird die urtikarielle Reaktion nach 20 Minuten. Nach dem Durchmesser von Quaddel und Reflexerythem im Vergleich zur Positiv- und Negativkontrolle werden die jeweiligen Testreaktionen analog zum Pricktest semiquantitativ von 0 bis ++++ bewertet.

> **Merke:** Der Scratchtest ist in der Regel negativ, da sich die Typ I-Sensibilisierung (IgE) meist gegen Metaboliten der getesteten Substanzen richtet; nur bei sehr hochgradigen Typ I-Sensibilisierungen (IgE) gegen die

Ausgangssubstanz fällt der Test positiv aus. Aus forensischen Gründen ist dennoch vor jeder weitergehenden Testung (Intrakutantest- und Provokationstest) der Scratchtest durchzuführen.

Hinweis(e)
Lokale und systemische allergische Typ I-Reaktionen sind in extrem seltenen Fällen beschrieben.

Seborrhiasis L44.88

Definition
Klinisches Mischbild mit gleichzeitigem Aspekt der Psoriasis vulgaris und des seborrhoischen Ekzems. Von einigen Autoren auch als diskrete Form der Psoriasis unter dem Bild des seborrhoischen Ekzems gesehen. Auftreten v.a. im Gesicht, am Hals und am Dekolleté.

Therapie
Gute Resultate werden mit 2% Metronidazol-Cremes R167 oder Ketoconazol-haltigen Cremes (z.B. Nizoral Creme) erzielt. Keine zu fetten Grundlagen! Ansonsten blande pflegende Therapie mit Harnstoff-haltigen Externa R102, s.a. Ekzem, seborrhoisches.

Seborrhoe R23.82

Synonym(e)
Status seborrhoicus, seborrhea

Definition
Durch verschiedene Faktoren bedingte, gesteigerte Talgproduktion, mit erhöhtem Talgfluss, grobporiger Haut, geringfügiger Akne und fettigem Kopfhaar.

Ätiologie
Wichtige Faktoren der Auslösung sind u.a. erbliche Disposition, Hormone (Stimulation der Talgdrüsenfunktion durch Testosteron, Hemmung durch Östrogene), emotionale Faktoren. Exzessive Seborrhoe tritt u.a. bei Morbus Parkinson und Encephalitis lethargica auf. S.a.u. Salbengesicht.

Klinisches Bild
Glänzende fettige und grobporige Haut, geringfügige Akne, fettiges Kopfhaar, häufig fettig schuppende Kopfhaut. S.a. Alopecia androgenetica bei der Frau, Alopecia androgenetica beim Mann.

Komplikation
Pyodermie, Mykosen, Seborrhoe als verursachender Faktor bei Acne vulgaris, Rosazea, gramnegative Follikulitis, seborrhoisches Ekzem.

Externe Therapie
Abreibungen mit alkoholischen Lösungen, Syndets, Puder.

Interne Therapie
Bei Frauen: Östrogen-betonte Kontrazeptiva oder Chlormadinonacetat- und Cyproteronacetat-haltige Kontrazeptiva (z.B. Eunomin, Diane 35). Männer und Frauen: In kleineren Kollektiven konnten gute Ergebnisse durch niedrig dosierte Isotretinoin-Therapie (z.B. Isotretinoin-ratiopharm; Aknenormin) erzielt werden. Initial: 2,5 mg/Tag, zur Fortführung der Therapie 3mal wöchentlich 2,5 mg/Tag p.o. Diese Ergebnisse entsprechen den eigenen Erfahrungen!

Prognose
Geringfügige Besserung im hohen Erwachsenenalter.

Sebostase L85.31

Synonym(e)
Xerosis

Definition
Trockene, kleieförmig schuppende Haut bei verminderter Talgsekretion oder verstärkte Entfettung der Haut unterschiedlicher Genese.

Ätiologie
- Verschiedene Ursachen und Prädispositionen müssen in Betracht gezogen werden:
    - höheres Alter
    - zu häufiges Duschen mit übermäßiger Seifenanwendung
    - atopische Diathese
    - Ichthyosen
    - ektodermale Dysplasie
    - Hypothyreose
    - Zinkmangel-Dermatosen
    - Medikamente (Lithium, Antidiuretika, Retinoide)
    - Vitamin A-Hypo- und Hypervitaminose.

S.a.u. Ekzem, Exsikkationsekzem, Pityriasis simplex corporis, Pityriasis simplex capillitii, Pityriasis simplex faciei.

Therapie
Einfetten der Haut, fettende Badezusätze (z.B. Balneum Hermal), Einschränkung der Waschungen.

Sebum

Synonym(e)
Talg

Definition
Durch holokrine Sekretion entstandenes Talgdrüsenprodukt, das aus Glyzeriden, Wachsestern, Squalenen, freien Fettsäuren, Paraffinen, Cholesterinestern und Cholesterin besteht. Funktion: Bildung des Hautoberflächenfilms. Pathogenetische Bedeutung hat der Talg bei Akne, Seborrhoe, Rosazea u.a.

Secalealkaloid

Synonym(e)
Secale cornutum; Mutterkorn

Definition
Alkaloidreiche Dauerform des Pilzes Claviceps purpurea, der parasitär v.a. auf Roggen und seinen Blüten vorkommt. Der gereinigte Auszug und die Reinalkaloide (z.B. Ergotamin, Ergometrin) dienen als Heilmittel. Vergiftungserscheinungen werden als Ergotismus bezeichnet.

Sehnenscheidenfibrom D21.9

Erstbeschreiber
Geschickter u. Copeland, 1949

Synonym(e)
Fibroma of the tendon sheat

Definition
Benigner, synovialer Tumor mit myofibroblastärer Differenzierung.

Ätiologie
Unbekannt. Diskutiert werden ein reaktiver, fibrosierender Prozess oder eine echte Neoplasie. Translokation t(2;11)(q31-32;12) weist auf ein neoplastisches Geschehen hin.

Manifestation
Bei Erwachsenen, im jüngeren bis mittleres Lebensalter (zwischen 20 und 50 Jahren) auftretend. Männer sind 2-3mal so häufig wie Frauen betroffen.

Lokalisation
Vor allem im Bereich der Finger und Zehen lokalisiert.

Klinisches Bild
Solitärer, sehr langsam wachsender, nur kosmetisch störender, 1-2 cm großer, gut abgrenzbarer, schmerzloser, derb-elastischer, subkutan-kutaner Tumor.

Histologie
- Primär subkutan gelegene hyalinisierte, esoinophile, ingewebige Tumormassen, die sich bis in die Dermis ausdehnen können. Das Tumorparenchym wechselt ständig zwischen zellreichen und teilweise myxoiden Anteilen. Zelluläre Anteile (nur geringe Polymorphie) bestehen aus spindelzelligen und sternförmigen, fibroblastären und myofibroblastären Zellen.
- Immunhistologie: Tumorzellen sind Vimentin- und alpha-SMA positiv.

Direkte Immunfluoreszenz
Vimentin-positiv.

Differenzialdiagnose
Dermatofibrom, Glomustumor, Fibrosarkom, benignes Riesenzellsynovialom, mukoide Dorsalzyste.

Therapie
Exzision im Gesunden durch Handchirurgen oder plastische Chirurgie.

Prognose
Günstig, in 24% Rezidive.

Selendisulfid

Definition
Keratolytikum.

Indikation
Kopfschuppung verschiedener Ursachen, Pityriasis versicolor (Chromophytose).

Unerwünschte Wirkungen
Knoblauchgeruch der Atemluft und des Schweißes, Dermatitis.

Präparate
Ellsurex, Selsun

Sellerie

Definition
Ein- oder zweijährige, krautige Pflanze aus der Familie der Doldenblütler (Apiaceae) mit etwa 20 Arten.

Allgemeine Information
- Vom echten Sellerie gibt es drei wichtige Varianten, bei denen jeweils vorwiegend Blätter, Stängel und Wurzelknollen verwertet werden. Das Pulver wird vielen Würzmitteln und Fertigprodukten beigesetzt. Sellerie kommt weltweit in gemäßigten Breiten vor (vorwiegend auf der Nordhalbkugel).
- Sellerie wird seit als Heil-, Würz- und Gemüsepflanze angebaut. Echter Sellerie hat ein typisches, kräftiges Aroma, das vor allem durch ätherische Öle hervorgerufen wird und erreicht eine Wuchshöhe bis zu einem Meter. Seine allergologische Bedeutung ist erheblich. Sellerie kann schon in geringen Mengen (0,1 g) heftige allergische Symptome auslösen. Ein wesentlicher Teil der Sellerie-Allergene ist hitzestabil. Bei Inhaltsangaben wird häufig auf Einzelangaben verzichtet (i.A. nur Angabe als „Gewürze"). Kreuzreaktionen gibt es mit Beifuß- und Birkenpollen (s.a. Baumpollen), mit Anis, Basilikum, Dill, Fenchel, Karotten, Kreuzkümmel, Koriander, Liebstöckel, Oregano (s.u. Sellerie-Karotten-Beifuß-Gewürz-Syndrom), Thymian sowie mit Latexprodukten (s.u. Latex-Obst-Syndrom).

Sellerie-Karotten-Beifuß-Gewürz-Syndrom T78.1

Definition
Relativ häufige Nahrungsmittelallergie auf bestimmte Gemüse und Kräuter als pollenassoziierte Kreuzallergie. Hauptallergen ist Beifuß. Als Kreuzallergene können Sellerie, Petersilie, Kamille, Karotte, Anis, Dill, Koriander, Fenchel, Kümmel und Sonnenblumenkerne in Erscheinung treten. 50% der Beifußallergien sind trotz Manifestation der Nahrungsmittelallergie subklinisch (keine Rhinitis!).

Klinisches Bild
S.u. Nahrungsmittelallergie.

Diagnose
S.u. Nahrungsmittelallergie.

Therapie
Eine spezifische Immuntherapie gegen Pollenallergene geht in der Mehrzahl der Fälle mit einer Verbesserung der Nahrungsmittelverträglichkeit einher. S.u. Nahrungsmittelallergie.

Sensibilisierung

Definition
Die Erzeugung einer Immunantwort durch ein Antigen und anschließender Antikörper-Bildung oder der Ausbildung spezifischer T-Lymphozyten im Sinne der Immunantwort (s.a.u. Epikutantest bei Typ IV-Sensibilisierung). Im Sprachgebrauch teilweise synonym mit Allergisierung verwendet. Aktive künstliche Sensibilisierung durch Antigenverabfolgung (z.B. Schutzimpfung). Typ IV-Sensibilisierungen spielen bei vielen ekzematösen Hauterkrankungen eine Rolle (s.u.

Ekzem, Kontaktekzem, allergisches). Ihre große sozio-ökonomische Bedeutung kommt bei beruflicher Verursachung in der Berufskrankheit Nr. 5101 der Anlage zur Berufskrankheitenverordnung zum Ausdruck. S.u. Berufskrankheit der Haut.

Sensibilisierung, klinisch stumme

Definition
Der Terminus Sensibilisierung setzt bei einer Kontaktallergie (Typ IV-Reaktion) einen positiven Epikutantest (ECT), d.h. eine papulovesikulöse Reaktion mit Crescendo-Charakter, voraus. Bei klinisch stummer Sensibilisierung fehlen trotz klinischer Exposition mit dem Kontaktallergen, bei zweifelsfrei beweisendem ECT, relevante klinische Symptome. Wird eine klinisch stumme Sensibilisierung nachgewiesen und ist dafür eine berufliche Verursachung anzunehmen, dann wird diese auch MdE-relevant, da von einer individuell erhöhten Gefährdung auszugehen ist.

Sensitivität, multiple, chemische   T78.4

Synonym(e)
MCS

Definition
Durch Chemikalienexposition bedingte Überempfindlichkeit, die sich durch rezidivierende Symptome an unterschiedlichen Organen kennzeichnet (s.a. Öko-Syndrom).

Ätiologie
Unbekannt. Auszuschließen ist eine somatoforme Störung.

Klinisches Bild
Unspezifische Symptome wie Juckreiz, Hautbrennen, Müdigkeit, Schlafstörungen, Reizbarkeit, Gedächtnisstörungen; Durchfall, Atemnot, Beklemmungsgefühle.

Diagnose
Nach einem MCS-Consensus werden folgende Parameter gefordert:
- Symptome sind durch wiederholte Exposition reproduzierbar
- Symptome werden durch geringe Konzentrationen (geringer als generell toleriert) unterschiedlicher Agenzien ausgelöst
- Expositionsmeidung führt zur Besserung bis zur vollständigen Genesung
- Reaktionen auf multiple chemisch nicht miteinander verwandte Substanzen
- Symptome betreffen multiple Substanzen (Nahrungsmitteladditiva, Pestizide, Arzneimittel, Innenraumluftschadstoffe, Lösungsmittel, Alkohole, Parfum, Kosmetika, Kleidung, Plastik, Chlor, Amalgam, Kfz-Abgase, Ozon u.a.).

Therapie
Vermeidung der auslösenden Agenzien.

Sentinel Lymph Node Dissection

Synonym(e)
SLND

Definition
Kombinierte szintigraphisch/operative Methode zur Detektion und Entfernung des primär drainierenden Lymphknotens im Einflussgebiet eines malignen Tumors.

Allgemeine Information
- Die Präsenz von Metastasen in den RLNs (regionären Lymphknoten) zeigt, dass der Tumor befähigt war, sich auszubreiten. Die SLND ist geeignet, eine subklinische Tumorprogression zu detektieren.
- Der Nachweis der metastasierten Tumorzellen erfolgt histologisch, meist durch den Einsatz entsprechender Antikörper.
- Die RLNs sollten nicht als passive mechanische Filter für eine systemische Aussaat des metastasierenden Tumors angesehen werden.
- So lange es keine effektive adjuvante Therapie für einen metastasierenden Tumor gibt, sind engmaschige klinische Kontrollen sowie eine therapeutische/elektive LK-Dissektion akzeptabel.
- Nach den derzeit vorliegenden Studien kann der SLN-Status bei dicken Melanomen (Tumordicke >4,0 mm) mit ausreichender Sicherheit als prognostischer Faktor gewertet werden (bei positivem LK-Befall signifikant geringere 5-Jahres-Überlebenszeit als bei negativem Status).
- SLND sollte der ELND (elektive lymph node dissection) vorgezogen werden, wenn es um prognostische Informationen geht.
- Bei Erfolg versprechenden adjuvanten Therapien kann die SLND als sicherer Prognosefaktor dienen.

Es gibt es keine fundierten wissenschaftlichen Hinweise, dass die SLND mit nachfolgender kompletter Lymphknotendissektion die Überlebensrate von Melanom Patienten (Breslow-Index 1,2-3,5 mm) verbessert.

Durchführung
- Der mittels dieser Methode identifizierte, primär drainierende Lymphknoten wird in Schnittserien histologisch, immunhistologisch und molekularbiologisch aufgearbeitet. Die Methode erweist sich nach den Ergebnissen klinischer Studien als ein wichtiger prädiktiver Parameter.
- Komplikationen nach LK-Dissektion können u.a. umfassen: Hämatome, Lymphödeme, Nervenverletzungen, Phlebothrombosen, Blutungen und allergische Hautreaktion (Indikatorfarbstoff).

Sepsis, Hautveränderungen

Definition
Seltene Hauterscheinungen bei vorwiegend durch Meningokokken, Gonokokken und Pseudomonas aeroginosa ausgelöster Sepsis, entweder durch hämatogene Erregeraussaat oder infektallergisch (Vaskulitis) bzw. toxisch (Bakterientoxine).

Einteilung
Erkrankungen, die eine Sepsis auslösen können:
- Agammaglobulinämie, kongenitale, Typ Bruton
- Angina, Streptokokken-Angina
- Anthrax der Haut
- Candida-Sepsis
- Coxsackie-Virus-Infektion
- Dekubitus
- Ecthyma gangraenosum

- Ekthyma
- Endocarditis gonorrhoica
- Epidermolysis bullosa dystrophica, Hallopeau-Siemens
- Epidermolysis bullosa junctionalis mit Pylorusatresie
- Epidermolysis bullosa junctionalis, Herlitz
- Epidermolysis bullosa junctionalis, non-Herlitz
- Furunkel
- Gonokokken-Sepsis
- Gonorrhoe, Endocarditis gonorrhoica
- Herpessepsis der Neugeborenen
- Hidradenitis suppurativa
- Histoplasmose
- Leishmaniose, südamerikanische
- Listeriose
- Myonekrose, klostridiale (Gasbrand)
- Pemphigus foliaceus
- Pemphigus vulgaris
- Pest
- Prostatitis gonorrhoica
- Scharlach, septischer
- Stevens-Johnson-Syndrom
- Toxische epidermale Nekrolyse
- Waterhouse-Friderichsen-Syndrom

Klinisches Bild
- 1-2 mm große Pusteln mit erythematösem Randsaum, evtl. Bläschen, Papeln, Ulzerationen (Ecthyma gangraenosum), in der Regel akral lokalisiert (Bakteriembolien).
- Infektallergisch/toxisch: Petechien, Ekchymosen, Purpura fulminans, Ulzerationen. S.a. Waterhouse-Friderichsen-Syndrom.

Therapie
Intensivmedizinische Betreuung mit stadiengerechter Schockbehandlung (s.u. Schock, anaphylaktischer). Antibiose entsprechend der Grunderkrankung (z.B. Gonorrhoe, Waterhouse-Friderichsen-Syndrom).

Seropapel

Definition
Kleine Quaddel mit zentralen derben Bläschen, charakteristisch für die Prurigo simplex subacuta und die Prurigo acuta.

Serotonin-Syndrom E34.9

Synonym(e)
serotoninerges Syndrom; serotonin syndrome

Definition
Erkrankung ausgelöst durch einen Serotonin-Überschuss im Gehirn, der in der Regel medikamentös ausgelöst wird.

Ätiologie
V.a. ausgelöst durch Kombinationen von Medikamenten, die den Abbau von Serotonin hemmen (z.B. MAO-Hemmer, SSRI).

Klinisches Bild
Symptome eines Serotonin-Syndroms:
- Autonom vegetative Symptome: z.B. Pulsanstieg, Schwitzen, Übelkeit, Durchfall, schnelle Atmung, Kopfschmerzen, Pupillenerweiterung.
- Symptome einer zentralnervösen Erregung: z.B. Unruhe, Halluzinationen, Störungen des Bewusstseins, Koordinationsstörungen.
- Neuromuskuläre Symptome: z.B. Krämpfe, Anfälle, gesteigerte Reflexe, Tremor.

Therapie
Die Therapie ist rein symptomatisch. Ein spezifisches Antidot ist bislang nicht bekannt.

Sertaconazol

Definition
Topisches Imidazol-Antimykotikum.

Indikation
Infektionen mit Dermatophyten, Hefen und Schimmelpilzen.

Dosierung und Art der Anwendung
2mal/Tag über 4 Wochen dünn auf die betroffenen Hautstellen auftragen. Nagelpflaster 1 mal/Woche auftragen bzw. wechseln.

Unerwünschte Wirkungen
Erythem, Hautreizung, Hautbrennen, Pruritus, allergische Reaktionen.

Kontraindikation
Azol-Überempfindlichkeit, Schwangerschaft.

Präparate
Zalain Creme, Zalain Nagelpflaster plus, Mykosert

Serumkrankheit T80.61

Erstbeschreiber
von Pirquet u. Schick, 1905

Synonym(e)
serum sickness

Definition
Krankheitsbild infolge der Ablagerung zirkulierender Immunkomplexe im Gewebe, z.B. in Form einer Glomerulonephritis, Arthritis oder makulopapulösem Exanthem.

Ätiologie
Typ III-Allergie. Durch Ablagerung von Antigen-Antikörper-haltigen Immunkomplexen kommt es zur Komplementfixierung und konsekutiver Granulozytenchemotaxis und Leukozytoklasie. Komplikation der Serumtherapie, z.B. bei wiederholter Verwendung von Antidiphtherieserum vom Pferd.

Klinisches Bild
7-14 Tage nach primärer und 2-4 Tage nach erneuter Exposition mit einem Fremdserum, auch nach Streptokinase oder nach Gabe von Immunglobulinen (s.u. IVIG), Auftreten von Fieber, Arthritis, Lymphknotenschwellungen sowie eines meist ausgedehnten, stark juckenden, makulopapulösen Exanthems.

Histologie
Bild der leukozytoklastischen Vaskulitis.

Diagnose
Klinisches Bild und Anamnese!

Therapie
Maßnahmen je nach Akuität der klinischen Symptomatik. Bei leichter bis mittlerer Ausprägung, systemische Glukokortikoide wie Prednisolon (z.B. Solu-Decortin H) 50-80 mg i.v., nach Abklingen der akuten Symptomatik perorale Glukokortikoidtherapie in langsam absteigender Dosierung. Zudem nicht-steroidale Antiphlogistika wie Diclofenac.

 Merke: Bei schwerer Symptomatik (ggf. Schocksymptomatik) besteht sofortige Intensivpflichtigkeit!

Servelle-Martorell-Syndrom   Q85.8

Erstbeschreiber
Gorham u. Stout, 1955; Martorell u. Monserrat, 1962; Servelle et al., 1976

Synonym(e)
Osteolytische Hämangiomatose; Gorhams disease; Angiomatosis osteolytica; peripheral vascular malformation (Servelle-Martorell)

Definition
Sehr seltene, kongenitale Angiodysplasie, charakterisiert durch ausgedehnte venöse, meist kavernöse Hämangiome und Skelethypoplasie, gelegentlich Knochendestruktion einer Extremität. Keine aktiven arteriovenösen Fisteln.

Differenzialdiagnose
Klippel-Trénaunay-Syndrom, Parkes-Weber-Syndrom, Cobb-Syndrom.

Therapie
Symptomatisch, insbes. mittels Kompressionstherapie in gestauten Arealen. Zudem orthopädische Versorgung soweit möglich.

Sesam

Synonym(e)
Sesamum indicum

Definition
0,5-1 m hohe krautige Pflanze mit fingerhutähnlichen Blüten und Kapselfrüchten. Diese beherbergen einen ölhaltigen Samen. Die Samen, das Öl und die Wurzel des Sesams werden heute besonders für therapeutische und kulinarische Zwecke verwendet.

Allgemeine Information
Das kaltgepresste Sesamöl liefert ein hochwertiges Speiseöl. Die Öle zweiter und dritter Pressung werden zu Seifen und Schmierölen verarbeitet.

Vorkommen
V.a. in Vorderindien, China, Türkei, Ägypten und im tropischen Ostafrika natürlich vorkommend oder angebaut.

Komplikation
Wegen des zunehmenden Konsums von Sesam, vor allem in verschiedensten asiatischen und orientalischen Gerichten, ist mit einer Zunahme allergischer Reaktionen auf Sesam in Zukunft zu rechnen (s.u. Nuss). Als verantwortliches Allergen konnte ein Protein mit einem Molekulargewicht von 25 kDa identifiziert werden. Allergische Reaktionen auf Sesamöl sind bekannt. Daneben wurde auch eine nicht IgE-vermittelte, anaphylaktoide Reaktion auf Sesam beschrieben.

Naturheilkunde
In der ayurvedischen Heilkunst wird Sesamöl bei Hautkrankheiten äußerlich angewendet.

Sesquiterpenlactone-Mix

Allgemeine Information
Bewertung des Sesquiterpenlactone-Mixes hinsichtlich der Auswirkung einer Allergie auf die Minderung der Erwerbsfähigkeit:
- Der Sesquiterpenlactone-Mix besteht zu gleichen Teilen aus den drei Pflanzeninhaltsstoffen Alantolacton, Costunolid und Dehydrocostunolid. Mit dem Kompositen-Mix dient er dem Nachweis einer Kontaktallergie auf Sesquiterpenlactone, die hauptsächlich in Wild- und Zierarten der Familie der Korbblütler vorkommen; darüber hinaus sind im Kompositen-Mix weitere pflanzliche Kontaktallergene enthalten, die nicht der Stoffgruppe der Sesquiterpenlactone angehören.
- Relevante berufliche Expositionen: S.u. Kompositen-Mix.
- Auswirkung einer Allergie: S.u. Kompositen-Mix.

Sézary-Syndrom   C84.1

Erstbeschreiber
Sézary u. Bouvrain, 1938

Synonym(e)
Reticulohistiocytosis cutanea hyperplastica benigna cum melanodermia; T-Zell-Erythrodermie; Sézary-Baccaredda-Syndrom; Reticulohistiocytosis cutanea hyperplastica maligna cum melanodermia

Definition
Aggressives, erythrodermisches (Erythrodermie >80% der Hautoberfläche) und leukämisches kutanes T-Zell-Lymphom mit generalisierter Lymphadenopathie sowie leukämischen Infiltraten in Haut und ggf. Knochenmark.

Ätiologie
Unbekannt. Diskutiert wird die erythrodermische Variante der Mycosis fungoides.

Manifestation
Überwiegend in der 5.-7. Lebensdekade auftretend. Männer sind häufiger als Frauen betroffen.

Lokalisation
Generalisiert.

Klinisches Bild
Zunächst großflächige, wenig charakteristische, schuppende und massiv juckende Eryheme. Rasche Entwicklung einer Erythrodermie (Homme rouge) mit lederartig infiltrierter, zur diffusen Hyperpigmentierung neigender, braun-roter (Melanoerythrodermie), zeitweise auch diffus nässender Haut. Hyperkeratosen an Palmae und Plantae (47% der Patienten), diffuse Alopezie (13%), Onychodystrophie, Pruritus. Obligat werden generalisiert auftretende, deutlich vergrößerte, hautnahe Lymphknoten (im Frühstadium der Erkrankung unspezifische Lymphadenopathie, später in einem hohen

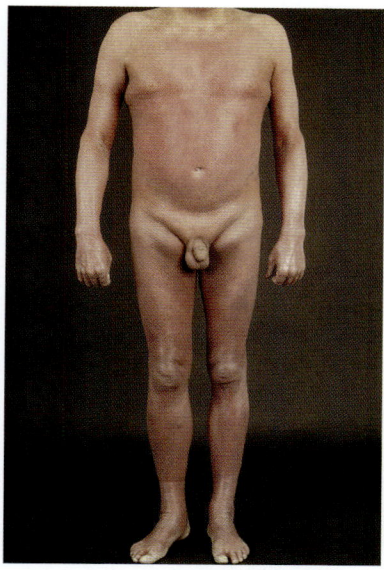

Sézary-Syndrom. 62 Jahre alter Patient. Erste Hautveränderungen vor 1 Jahr mit uncharakteristischen mäßig juckenden Erythemen am Stamm und den Extremitäten. Befund: Erythrodermie mit flächiger ödematöser Schwellung der Haut; massiver Pruritus; prall gespannte Unterschenkel; massive Lymphknotenpakete der Leisten.

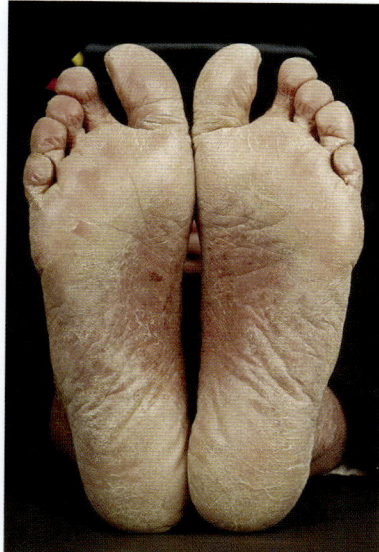

Sézary-Syndrom. Patient wie oben. Symmetrische, flächige, Hyperkeratosen zugleich mit Entwicklung der Erythrodermie.

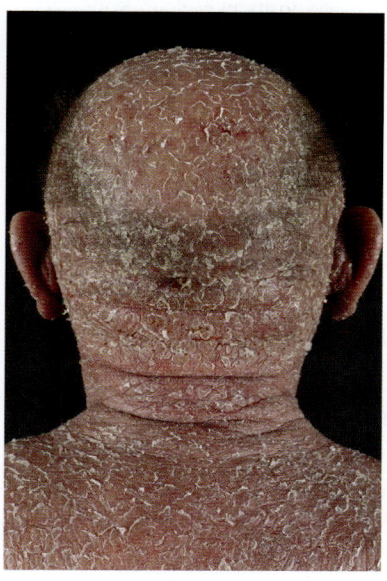

Sézary-Syndrom. Großflächige, wenig charakteristische, schuppende und massiv juckende Erytheme mit Entwicklung einer Erythrodermie bei einem 81-jährigen Patienten.

Prozentsatz spezifischer Befall) gefunden. Knochenmarkbefall (15%). Plaqueartige und tumoröse Hautinfiltrate können vorkommen. Klinisch charakteristisch sind scharf abgesetzte Bezirke gesunder Haut in erythrodermischer Umgebung (Nappes claires).

Labor

Leukämische Blutbildveränderungen, die sich morphologisch (Nachweis von Sézary Zellen im Blutausstrich oder im Buffy coat mittels Elektronenmikroskopie), immunphänotypisch (CD4/CD8 Ratio >10 oder CD4+/CD7- T-Zellen >40%) oder molekularbiologisch (Nachweis eines T-Zell-Klons mittels Southern-Blot oder PCR, chromosomale Alterationen) fassen lassen.

- Blutbild: Leukozytose, relative Lymphozytose, Lutzner-Zellen (oder Sézary-Zellen) >5% der Gesamtlymphozyten; Absolutzahlen: >1000 Zellen/ml.
- PCR: T-Zellrezeptor-Gen-Rearrangement (diagnostisch wichtig aber nicht beweisend; Nachweis der Monoklonalität der β oder γ Kette).
- FACS-Analyse: CD2 pos., CD3 pos., CD4 pos., CD5 pos., CD45 pos., RO pos.
- CD26 wird als spezifischer Marker für Sézary-Zellen diskutiert.
- Polyklonale Hypergammaglobulinämie bei 25% der Patienten
- Monoklonale Hypergammaglobulinämie bei 29% der Patienten
- LDH-Erhöhung bei 40% der Patienten
- Erhöhung der CD4/CD8 Ratio bei 20-25% der Patienten
- TCR-Rearrangement in der Haut bei 89% der Patienten
- TCR-Rearrangement im Blut bei 84% der Patienten.

Histologie

- Monomorphes, subepidermales Infiltrat atypischer Lymphozyten mit stark gelapptem Kern (Lutzner Zellen) und deutlicher Epidermotropie. Abszessartige Anhäufung der Tumorzellen im Epithel (Pautrier-Abszesse): vereinzelt sind Blasten nachweisbar und auch eosinophile Granulozyten und atypische Plasmazellen. Epidermis: Unregelmäßige Akanthose, fokale Parakeratose, Spongiose.
- Immunhistologisch: CD45 pos., R0 pos., CD4 pos. (80% der Fälle); CD7 neg. Große Blasten reaktiv für CD30.

Diagnose

Die Diagnose wird klinisch gestellt. Laut Studien und klinischer Erfahrung erfolgt die Diagnosestellung durchschnittlich 12 Monate (Min. 1 Monat; Max: 8 Jahre) nach Erstmanifestation. Neben der routinemäßig durchgeführten Labor- und Organanalyse erfolgt die Diagnosesicherung durch Histologie mit Immunphänotypisierung, molekularbiologische Methoden wie Bestimmung des T-Zell-Rezeptor-Gen-Rearrangements und Flowzytometrie, Lymphknotendiagnostik (sonographische Untersuchung hautnaher Lymphknoten) sowie ggf. Lymphknotenbiopsie und feingewebliche Diagnostik oder Knochenmarksbiopsie. S.u. Lymphom, kutanes T-Zell-Lymphom. Der diagnostische und prädiktive Wert der

Knochenmarksbiopsie wird von verschiedenen Autoren in Frage gestellt.

Differenzialdiagnose
Erythrodermie anderer Ursache.

Therapie
Viele retrospektive Studien zur Therapie beinhalten keine präzisen Angaben zur Diagnostik und Stadieneinteilung der Erkrankung, was einen Vergleich der therapeutischen Optionen unmöglich macht. Wir sehen die Rangfolge der angeführten Therapiemodalitäten beim Sézary Syndrom als eigene Empfehlung (Level of evidence IV):
- PUVA-Therapie + Interferon alfa-2a
- Photopherese
- HN2 (Mechlorethamin; ältere amerikanische Therapieempfehlungen, die bisher in Europa wenig Verbreitung fanden)
- Bexaroten (Second-line Therapie; relativ neues Therapieprinzip)
- Chlorambucil/Glukortikoide
- Low-dose Methotrexat
- Ganzkörperbestrahlungen mit schnellen Elektronen (über einen Zeitraum von 12-16 Wochen; GD 10-36Gy)
- CHOP-Schema-Polychemotherapie
- Denileukin Diftitox (das Präparat ist in Deutschland nicht zugelassen, Off-Label-Use)
- Alemtuzumab (MabCampath): gentechnologisch hergestellter, humanisierter monoklonaler IgG1-Kappa-Antikörper, der spezifisch an das 21- bis 28-kDa-Glykoprotein CD52 (wird von B-und T-Zellen exprimiert) auf der Zelloberfläche von Lymphozyten bindet. Das Präparat ist in Deutschland nicht für die Indikation Sézary-Syndrom zugelassen (Off-Label-Use).

Prognose
Durchschnittliche Überlebenszeit von 3-5 Jahren. 5-Jahresüberlebenszeit: <30%.

Hinweis(e)
Die Koexistenz von B-Zell-Leukämie und Sézary-Syndrom sind beschrieben.

Sézary-Zellen

Synonym(e)
Lutzner-Zellen

Definition
Atypische lymphozytoide Zellen mit T-Zellkennzeichen.

Vorkommen
U.a. auftretend bei kutanem T-Zell-Lymphom, Mycosis fungoides, Lupus erythematodes, Lichen planus, Psoriasis, unspezifischer chronischer Dermatitis und bei Arthritiden mit Synovialsekret.

Histologie
- Zellen mit großem, eingebuchtetem Kern von 6-10 μm Größe.
- Elektronenmikroskopie: Zerebriformer Kern, Glykogengranula im Zytoplasma.
- Blutausstrich: PAS-positiv.

Hinweis(e)
CD26 wird als spezifischer Marker für Sézary-Zellen diskutiert.

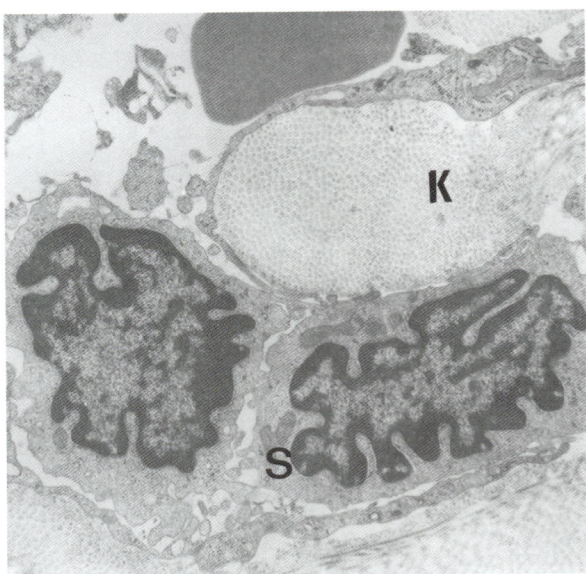

Sézary-Zellen. Elektronenmikroskopie: Charakteristische zerebriforme Einbuchtungen des Zellkerns bei Sezary Zellen (S) im Korium (K).

Shave-Exzision

Definition
Operative Methode zur Entfernung epidermaler, superfiziell gelegener Prozesse. Bei oberflächlichen, kleinen, kutanen und epidermalen Veränderungen bevorzugen einige Operateure anstelle der Exzision, die tangentiale Abtragung mit einer flach angesetzten Skalpellklinge, einer scharfen ringförmigen Kürette oder Rasierklinge.

Sheehan-Syndrom E23.01

Synonym(e)
Simmonds Krankheit; Simmonds Kachexie; Post partum Nekrose (Sheehan); Reye-Sheehan-Syndrom

Definition
Postpartale Hypophysenvorderlappeninsuffizienz durch Nekrosen.

Klinisches Bild
- Allgemein: Zunehmende Ermüdbarkeit, Appetitlosigkeit, Adynamie.
- Hautveränderungen: Alabasterartiges Hautkolorit, Pigmentschwund an den Brustwarzen und in der Genitalregion, Verlust von Achsel- und Pubesbehaarung sowie der lateralen Augenbrauen.

Shiitake-Dermatitis L30.9

Erstbeschreiber
Nakamura, 1977

Definition
Streifenförmige Dermatitis nach Genuss des Speisepilzes Shiitake (Lentinus edodes).

Vorkommen/Epidemiologie
Weltweit sind ca. 100 Fälle beschrieben, überwiegend in Japan. In Europa nur sehr selten auftretend.

Ätiologie
Als auslösenden Agens wird Lentinan, ein (thermolabiles!) Polysaccharid aus Lentinus edodes angenommen, das in Japan auch zur Tumortherapie verwendet wird. Auch hierbei sind Dermatitiden beschrieben worden.

Klinisches Bild
Stunden nach Genuss eines Shiitake-haltigen Gerichtes, Auftreten von flächigen, massiv juckenden Erythemen, die mit heftigen Kratzreaktionen beantwortet werden. In den Kratzspuren entwickeln sich, streifige, parallel angeordnete, persistierende Erytheme, die sich zu entsprechend angeordneten Papulovesikeln entwickeln. Die Hauterscheinungen persistieren über Wochen.

Histologie
Spongiotische Dermatitis mit dichten perivaskulären und interstitiellen lymphomonozytären Infiltraten mit Eosinophile in der oberen und mittleren Dermis.

Differenzialdiagnose
Melanodermia factitia (Hautveränderungen durch Bleomycin).

Externe Therapie
Topische Glukokortikoide, ggf. unter Okklusion.

Interne Therapie
Systemische Antihistaminika wie Desloratadin (Aerius) 1mal/Tag 5 mg p.o. oder Levocetirizin (Xusal) 1mal/Tag 5 mg p.o. Bei hoch akuten Verläufen kurzzeitig systemische Glukokortikoide wie Prednisolon (Decortin H) initial 100-150 mg/Tag p.o., Ausschleichen innerhalb einer Woche.

Hinweis(e)
Der Shiitake-Pilz ist der zweithäufigste Zuchtpilz in der Welt, ist geschmacklich dem Steinpilz ähnlich und wird in frischer Form gedünstet oder getrocknet, insbes. in der asiatischen Küche, verwendet. Sein Hut wird bis zu 20 cm breit und ist von braungrauer bis brauner Farbe mit angedrückten, dreieckigen Schuppen. Seine Lamellen sind weiß-bräunlich, die Sporen farblos.

Shwartzman-Reaktion   D69.8

Erstbeschreiber
Sanarelli, 1924 (Erstbeschreibung der generalisierten Form); Shwartzman, 1928 (Erstbeschreibung der lokalisierten Form)

Synonym(e)
Sanarelli-Shwartzman-Reaktion; Ebbi-Shwartzman-Phänomen; Shwartzman reaction; Shwartzman Phenomenon

Definition
Schock und Nebennierenrindennekrosen nach 2maliger, innerhalb 24 Stunden erfolgender Injektion gramnegativer Bakterien.

Ätiologie
Lipopolysaccharide (LPS der Bakterienmembran) führen zur Aktivierung von Monozyten und Freisetzung von Tumornekrosefaktoren und Interleukin-1.

Sialometaplasie, nekrotisierende   K11.8

Erstbeschreiber
Abrams et al., 1973

Synonym(e)
necrotizing sialometaplasia

Definition
Plötzlich auftretende, schmerzhafte, scharf begrenzte Ulkusbildung im Versorgungsgebiet der A. palatina maior (meist am Übergang vom harten zum weichen Gaumen).

Ätiologie
Thrombose einer Palatinalarterie mit schleichender Nekrose submuköser Speicheldrüsen und konsekutiver Nekrose des Oberflächenepithels. Ursächlich hierfür können Prothesendruck, medikamentöse Vasospasmen (z.B. nach Ganglion stellatum Blockade) oder Systemvaskulitiden (Endangiitis obliterans) sein. Auftreten gehäuft bei Rauchern.

Manifestation
Im mittleren Lebensalter (40-50 Jahre) auftretend.

Lokalisation
Die Mundschleimhaut (zentrale Lage) und insbes. auch der Übergang vom harten zum weichen Gaumen sind befallen.

Klinisches Bild
Plötzlich auftretende, ziehende Schmerzen im Bereich der zentralen Gaumenregion (typischerweise am Übergang vom weichen zum harten Gaumen). Nach wenigen Tagen umschriebenes Erythem mit nachfolgender scharf begrenzter, zunächst flacher, später möglicherweise auch tiefer, weit ausgestanzter Ulkusbildung. Abheilung innerhalb weniger Wochen unter Hinterlassung einer Narbe.

Histologie
Granulationsgewebe mit lobulär aggregierten (regenerativen) Plattenepithelnestern und Resten muköser Speicheldrüsen. Histologisch besteht die Gefahr der Fehldiagnose als Plattenepithelkarzinom, bedingt durch die regenerative Plattenepithelmetaplasie, die wahrscheinlich durch die nur langsam eintretende Nekrose des Oberflächenepithels verursacht wird.

Differenzialdiagnose
Plattenepithelkarzinome, ulzerierender Herpes simplex, syphilitischer Primäraffekt, Lues III, Wegener-Granulomatose, Tuberculosis ulcerosa mucosae et cutis, Leishmaniose.

Komplikation
Selten sind begleitende Parästhesien des Gesichts und intermittierende Sehstörungen.

Sicca-Symptomatik   M35.0

Definition
S.u. Xerostomie.

Vorkommen/Epidemiologie
Z.B. bei Kollagenosen.

Siderosis cutis   L81.85

Synonym(e)
Müller-Krankheit

Definition
Ockergelbe Flecken der Haut durch Fremdkörpereinsprengung: Bei der Bearbeitung von Steinen (z.B. Mühlsteine) mit dem Meißel springen kleine Stahlteilchen ab und dringen in die Haut ein.

Lokalisation
Vor allem Finger, Handrücken und Unterarmstreckseiten sind betroffen.

Siderosklerose I87.2

Definition
Dermatosklerose und bräunliche Pigmentierung auf dem Boden einer chronisch venösen Insuffizienz.

Ätiologie
Chronisch-venöse Stauung mit Einblutungen, Hämosiderinablagerung und Fibrosierung. Sekundär verstärkte Melaninbildung.

Therapie
Behandlung der chronisch venösen Insuffizienz. An der Haut blande rückfettende Externa (z.B. Linola Fett) anwenden.

Silbermoos

Synonym(e)
Cladonia stellaris; Rentierflechte; Cladonia impexa

Definition
Meist strauch- oder buschförmig vorkommende Symbiose aus Pilzen und einzelligen Algen.

Vorkommen
Silbermoos wächst im Gebirge und in kühleren Teilen Europas, Asiens, Nordamerikas und Tasmaniens.

Anwendungsgebiet/Verwendung
Extrakte finden in Deodoranzien, Parfums, Aftershave, Lotionen Verwendung (herb-männlicher Geruch!).

Unerwünschte Wirkungen
Als Allergene kommen Usninsäure, Perlatolsäure sowie andere Flechteninhaltsstoffe mit Depsin/Depsidoncharakter in Betracht. Sensibilisierungspotenz: Schwach bis mittelstark. Sensibilisierungshäufigkeit: Selten.

Klinisches Bild
Während in Skandinavien, besonders Nordfinnland, beim Sammeln der Flechten bis zu 10% der damit beschäftigten Sammler an Handekzemen erkranken, sieht man bei uns nur gelegentlich eine Silbermooskontaktallergie bei Friedhofsgärtnern oder auch Floristen. Der Kontakt mit Weihnachts- und Modelleisenbahndekorationsmaterial führt ebenfalls gelegentlich zu einer Sensibilisierung. Mehrfach wurde der Flechte ein phototoxischer bzw. sogar photoallergischer Effekt zugeschrieben. Fragliche schwache allergene Wirkung für Atranrin und Usninsäure.

Hinweis(e)
Silbermoos wird meist aus Skandinavien in nasser oder getrockneter Form importiert. Es wird zu Geschenkartikeln, Wandschmuck, Friedhofskränzen und -gestecken verarbeitet. Bevorzugte Verwendungszeiten sind Totensonntag, Buß- und Bettag, Weihnachten. Weiter dient es als Beigabe in Blumenarrangements und als Spielzeug, z.B. zur Herstellung von Bäumchen für Modelleisenbahnen. In Skandinavien verfüttert man die Flechte wegen des hohen Proteingehaltes an das Vieh, besonders an die Rentiere, daher die Bezeichnung Rentierflechte.

Silbernitrat

Definition
Ätzmittel mit desinfizierenden und antimikrobiellen Eigenschaften.

Indikation
Verrucae vulgares, Blennorrhoe-Prophylaxe Neugeborener (Credé'sche Prophylaxe)

Unerwünschte Wirkungen
Hautreizungen bis zur Verätzung.

Kontraindikation
Offene Wunden.

Präparate
Rephalgin, Mova Nitrat Pipette Lsg.

Silbertextilien

Definition
Mit Silber beschichtete Textilien zur supportiven Therapie eines atopischen Ekzems.

Allgemeine Information
- Die Textilien werden flächendeckend mit Silber beschichtet bzw. aus silberhaltigen Fasern hergestellt. Die Versilberung der Textilfasern soll die Vermehrung von Bakterien im Gewebe verhindern
- In einer Studie der Technischen Universität München wurde gezeigt, dass die Kolonisation von Staph. aureus auf der erkrankten Haut beim Tragen der versilberten Textilien minimiert wird.
- Juckreiz und Superinfektionen sollen durch das Tragen von Silbertextilien vermindert werden.
- Waschen/Trocknen: Waschbar im Schonwaschgang bei 30 °C oder per Handwäsche mit Feinwaschmittel, anschließend Luft trocknen. Im nassen Zustand nicht mit Metallteilen in Berührung bringen. Nicht in den Trockner geben, nur lauwarm und trocken bügeln.
- Verordnung: Silbertextilien sind keine Hilfsmittel und daher nicht per Heil- und Hilfsmittelverordnung rezeptierbar. Einige Krankenkassen erstatten die hohen Anschaffungskosten (ein T-Shirt kostet ca. 100-150 Euro) im Rahmen einer Einzelfallentscheidung. In jedem Fall muss die Kostenübernahme durch die Krankenkasse vorher eingeholt werden.
- Hersteller: z.B. Tex-A-Med/Gefrees (Produktname: Padycare), DC Pharma GmbH/Wolfen (Produktname: Neuro-Tex).

Hinweis(e)
Neben Silbertextilien sind mittlerweile auch Pflegeprodukte mit Mikrosilber auf dem Markt erhältlich. Diesen wird nach Herstellerangaben eine antiinflammatorische Wirkkomponente bei der supportiven Behandlung von entzündlichen Hauterkrankungen zugesprochen.

Silikonom L92.8

Synonym(e)
sclerosing lipogranuloma; siliconoma

Definition
Traumatogenes Lipogranulom nach Injektion von Silikon. S.a.u. Oleom, Paraffinom.

Ätiologie
Fremdkörperreaktion, mit Ausbildung eines sarkoiden Granuloms mit doppelbrechenden Kristallen (s.a. Tätowierung).

Manifestation
Silikone wurden zeitweise in großem Stil (v.a. USA) als Füller und Augmentationsmittel verwendet. Noch nach Jahren kann injiziertes Silikon granulomatöse Lokalreaktionen verursachen.

Klinisches Bild
Auf den Injektionsort beschränkte (selten darüber hinausgehende) in unterschiedlichen Etagen von Haut, Subkutis oder Muskulatur auftretende, plattenartige, meist schmerzlose Tumeneszenzen; seltener kommt es zur Ulzeration der Knoten. Darüberliegende Haut erscheint normal oder hyperpigmentiert.

Histologie
Meist in der Subkutis finden sich sklerotische Bindegewebsareale mit eingeschlossenen optisch leeren Vakuolen, die das Bild eines Schweizer-Käses vermitteln. Umschriebene Granulome mit Fremdkörperriesenzellen komplettieren das Bild.

Diagnose
Histologie und Anamnese sind diagnostisch.

Differenzialdiagnose
Oleom (Paraffinom); s.a.u. Lipogranulom, traumatogenes.

Therapie
Wenn möglich vollständige Exzision.

Siliziumgranulom L92.3

Definition
Granulomatöse Reaktion der Haut nach Eindringen siliziumhaltiger Partikel. S.a. Schmutztätowierung.

Therapie
Vollständige Exzision.

Silvestrinisches Zeichen N62.x

Definition
Gynäkomastie bei Leberdekompensation.

Sindbis-Fieber A93.8

Definition
Durch Arboviren hervorgerufene Infektionskrankheit.

Klinisches Bild
Fieber, Kopfschmerzen, Arthralgien, Myalgien. Am 3. bis 4. Tag fleckiges Exanthem an Stamm, Palmae und Plantae. Ausbildung von Papeln und Bläschen mit Neigung zur Konfluenz.

Therapie
Symptomatische Therapie. Fiebersenkend und schmerzlindernd mit Paracetamol (z.B. Ben-u-ron) 2-3mal 500 mg, Wadenwickel, viel trinken. Extern antiseptisch mit 2% Clioquinol-Lotion R050 oder feuchten Umschlägen mit Zusatz von Kaliumpermanganat (hellrosa).

Prognose
Eintrocknen der Bläschen nach etwa 10 Tagen.

Sinushistiozytose mit massiver Lymphadenopathie D76.3

Erstbeschreiber
Destombes, 1965; Dorfmann u. Rosai, 1969

Definition
Benigne, selbstlimitierte Non-Langerhanszell-Histiozytose mit kennzeichnender zervikaler Lymphadenopathie.

Vorkommen/Epidemiologie
Selten.

Manifestation
1. oder 2. Lebensdekade; keine Geschlechtsbetonung. In Einzelfallberichten mit zeitlichem Abstand vor Auftreten von malignen Lymphomen beschrieben. Bei Patienten mit rein kutaner Symptomatik scheinen ältere Frauen bevorzugt befallen zu sein.

Klinisches Bild
- Integument: Hautveränderungen bei etwa 20-30% der Patienten, damit ist die Haut am häufigsten betroffene extranodale Organ. Hier finden sich isolierte oder disseminierte, rot- oder gelb-braune, ansonsten symptomlose Papeln oder Knoten. Isolierter Hautbefall ist selten.
- Extrakutane Manifestationen: Fieber; massive Lymphadenopathie der zervikalen Lymphknoten, hohe BSG, Leukozytose mit Neutrophilie und Hypergammaglobulinämie. Beteiligung anderer Lymphknotenstationen ist möglich.

Histologie
- Dichtes, dermales, histiozytisches (Schaumzellen, Riesenzellen) Infiltrat vermischt mit Lymphozyten und Plasmazellen. Stellenweise nestartige Aggregation der Histiozyten, die Lymphsinus ähneln.
- Elektronenmikroskopie: In Histiozyten zeigen sich kommaförmige Einschlüsse.

Differenzialdiagnose
Andere Non-Langerhanszell-Histiozytosen.

Sjögren-Larsson-Syndrom Q87.13

Erstbeschreiber
Larsson u. Sjögren, 1957

Synonym(e)
Ichthyosis congenita mit Oligophrenie und spastischer Di/Tetraplegie; Oligophrenie-Ichthyose-Syndrom

Definition
Kombination von Oligophrenie, Ichthyose, zentraler Koordinationsstörung meist in Form spastischer Di-, seltener Tetraplegie.

Ätiologie
Autosomal-rezessiv vererbte Mutationen des ALDH3A2 Gens (Aldehyddehydrogenase 3 A2 Gen; Genlokus: 17p11.2) mit konsekutiver Aktivitätsminderung des Fettalkohol-NAD$^+$-oxidoreductase-Komplexes, insbesondere der Dehydrogenase.

Klinisches Bild
Variable Klinik mit Oligophrenie, generalisierter Ichthyose (bis hin zur Ausbildung einer Erythrodermie), progrediente, zerebrale Tonus- und Bewegungsstörung (Diplegie, Tetraplegie) und Sprachstörungen. In Einzelfällen Augenfundusanomalien, insbes. Retinitis pigmentosa und Makuladegeneration sowie schimmernde Flecken („glistening spots").

Diagnose
Heterozygoten-Nachweis und biochemische Pränataldiagnostik sind beschrieben.

Differenzialdiagnose
Rud-Syndrom.

Therapie allgemein
Diäten mit mittelkettigen Fettsäuren können zur Besserung des Hautbefundes führen.

Externe Therapie
Entsprechend den Ichthyosen (s.u. Ichthyosis vulgaris, autosomal-dominante).

Interne Therapie
Systemische Therapie mit Acitretin (Neotigason).

Prognose
Progredienter Verlauf, reduzierte Lebenserwartung.

Sjögren-Syndrom M35.00

Erstbeschreiber
Gougerot, 1925; Sjögren, 1933

Synonym(e)
Sicca-Syndrom

Definition
Seltene, durch zunehmende Trockenheit der Schleimhäute (Sicca-Syndrom) gekennzeichnete Erkrankung infolge progredienter chronischer Entzündung und Insuffizienz exokriner Drüsen. Das primäre Sjögren-Syndrom ist nicht mit Kollagenosen assoziiert, im Gegensatz zu dem sogenannten sekundären Sjögren-Syndrom, das mit Kollagenosen assoziiert ist.

Einteilung
- Primäres Sjögren-Syndrom (beim Erwachsenen): Assoziation in 1/3 der Fälle mit extraglandulären Symptomen, wie Arthralgien (selten nicht deformierende, rezidivierende Arthritis), Vaskulitis, Polyneuropathie, selten ZNS-Symptomatik (Krampfanfälle, Psychosen), interstitieller Nephritis, renal tubulärer Azidose, Serositis, Entwicklung eines B-Zell- oder Pseudolymphoms. In der Regel Nachweis antinukleärer Antikörper, Anti-SS-A und/oder Anti-SS-B sowie HLA-DR3.
- Primäres Sjögren-Syndrom (bei Kindern; selten): Assoziation mit Hashimoto-Thyreoiditis, Anti-SS-A und/oder Anti-SS-B-Antikörpern, sowie rezidivierenden anulären Erythemen.
- Sekundäres Sjögren-Syndrom: Im Rahmen entzündlicher Bindegewebserkrankungen (rheumatoide Arthritis, Kollagenosen, Lungenfibrose, primär-biliäre Zirrhose) mit nachweisbaren Antikörpern gegen Speicheldrüsenausführungsgänge.

Ätiologie
Vermutlich genetisch determinierte Autoimmunkrankheit. Assoziationen mit vermehrter Expression von ICAM1 und HLA-DR Antigen in konjunktivalen Epithelien sind beschrieben. Bildung von zirkulierenden Immunkomplexen führt zu Vaskulitiden.

Manifestation
Vor allem 4. bis 6. Lebensjahrzehnt; Frauen sind 9mal häufiger als Männer betroffen.

Klinisches Bild
- Schleichender Beginn. Rezidivierende druckdolente Speicheldrüsenschwellung. Xerostomie verbunden mit Dysphagie. Trockene, zur Verhornung neigende Schleimhäute im Genital- und Analtrakt. Austrocknung des Auges (Xerophthalmie) mit Keratokonjunktivitis sicca (Schirmer-Test). Trockene Nasenschleimhaut, ggf. mit Epistaxis, rezidivierende Parotisschwellung, Sebostase (Sicca-Syndrom), Keratitis filiformis sicca.
- Systemisch: Pankreatitis, primär biliäre Leberzirrhose, interstitielle Nephropathie, (Poly)Myositis, chronische Bronchitis können assoziiert sein.
- Dermatologisch: Hypohidrose, gerötete, schuppende Haut, z.T. anuläre, noduläre, Erythema exsudativum multiforme-artige oder Pernio-artige Läsionen. Sprödes, schütteres Haar und Nagelwachstumsstörungen können auftreten. Seltener sind pellagroide Veränderungen, Vitiligo oder Raynaud-Phänomen.
- Koinzidenz mit primär chronischer Polyarthritis (rheumatoide Arthritis), progressiver systemischer Sklerodermie, systemischem Lupus erythematodes oder Polyarteritis nodosa (ca. 50% der Fälle) können vorhanden sein.
- Als Sonderform muss das primäre Sjögren-Syndrom bei Kindern aufgefasst werden. Hier imponieren rezidivierende anuläre Erytheme im Gesicht und am Stamm begleitet von intermittierendem Fieber und einer Hashimoto-Thyreoiditis. Das Sicca-Syndrom fehlt initial.

Labor
IgG-, IgM-Erhöhung. ANA positiv (80% der Fälle), RO-Antikörper und LA-Antikörper-positiv (85% bzw. 35%), U1-RNP-Antikörper positiv (30%). Fakultativ nachweisbar: Antikörper gegen Schleimdrüsen; Antikörper gegen zytoplasmatische Antigene; ggf. Kryoglobulinämie; positiver Rheumafaktor. Seltener Nachweis von Schilddrüsenantikörpern.

Histologie
Schleimhäute, exokrine Drüsen: Ausgeprägtes lymphozytäres Infiltrat, Sklerose.

Diagnose
- Schirmer-Test (verminderte Tränensekretion), Rose-Bengal-Test (verminderte Anfärbung), Sialographie, Lippenbiopsie.

Fragenkatalog nach Vitali/Klassifikationskriterien. S.u. Tab. 1 [Fragenkatalog zur Erfassung von Augen- und Mundtrockenheit beim Sjögren-Syndrom (nach Vitali)] und Tab. 2 [Klassifikationskriterien des Sjögren-Syndroms (nach Vitali)].

Sjögren-Syndrom. Tabelle 1. Fragenkatalog zur Erfassung von Augen- und Mundtrockenheit beim Sjögren-Syndrom (nach Vitali)

1. Leiden Sie seit mehr als 3 Monaten unter täglicher, belastender Augen- und Mundtrockenheit?
2. Verspüren Sie häufig ein Fremdkörpergefühl (Sand) in den Augen?
3. Benutzen Sie Tränenersatzlösungen mehr als 3mal täglich?
4. Leiden Sie seit mehr als 3 Monaten unter täglicher Mundtrockenheit?
5. Litten Sie als Erwachsener unter wiederkehrenden oder dauernden Schwellungen von Mundspeicheldrüsen?
6. Sind Sie gezwungen, zum Schlucken trockener Speisen etwas zu trinken?

- Für das primäre Sjögren-Syndrom besteht eine >90%ige diagnostische Sensitivität und Spezifität, wenn 4 der 6 Kriterien zutreffen, wobei der Autoantikörper-Nachweis auf Anti-SS-A und -B beschränkt wird.
- Für das sekundäre Sjögren-Syndrom besteht eine >90%ige diagnostische Spezifität im Vergleich zu einer Kollagenose-Gruppe ohne Sicca-Syndrom, wenn das 1. oder 2. Kriterium plus 2 der Kriterien 3, 4 und 5 zutreffen (Kriterium 6 ist obligat positiv).
- Ausschluss-Kriterien: Vorbestehendes Lymphom, AIDS, Sarkoidose, Graft-versus-host-reaction.

Differenzialdiagnose

Mikulicz-Syndrom, Heerfordt-Syndrom.

Sjögren-Syndrom. Tabelle 2. Klassifikationskriterien des Sjögren-Syndroms (nach Vitali)

Okuläre Symptome	mind. eine positive Antwort auf die Fragen 1-3 im Fragenkatalog zur Erfassung von Augen- und Mundtrockenheit beim Sjögren-Syndrom nach Vitali
Orale Symptome	mind. eine positive Antwort auf die Fragen 4-6 im Fragenkatalog zur Erfassung von Augen- und Mundtrockenheit beim Sjögren-Syndrom nach Vitali
Okuläre Befunde	positiver Schirmer- oder Rose-Begal-Test
Histologische Befunde	mind. 1 Lymphoidzell-Fokus (>50 mononukleäre Zellen)/4 mm^2 Speicheldrüsengewebe (Lippenbiopsie)
Speicheldrüsenbeteiligung	mind. ein positives Ergebnis in Speicheldrüsenszintigraphie oder Parotis-Sialographie oder Messung des unstimulierten Speichelflusses (1,5 ml/15 Min.)
Autoantikörper-Nachweis	mind. ein positiver Befund im Antikörpernachweis: Anti-Ro/SS-A oder Anti-La/SS-B und/oder antinukleäre Antikörper und/oder Rheumafaktor

Sjögren-Syndrom. Tabelle 3. Übersicht der wichtigsten, zur Substitution von Tränenflüssigkeit geeigneten Fertigarzneimittel

Substanz	Konzentration	Applikationsform	Dosierung	Präparat
Hydroxyethylcellulose	2%	Tropfen	3-4mal 1 Trp./Tag	Lacrigel Augentropfen
Hypromellose	0,3%	Tropfen	3-6mal 1 Trp./Tag	Sicca-Stulln Augentropfen
				Artelac Augentropfen
				Sic-ophthal sine Augentropfen
Polyvinylalkohol	1,4%	Tropfen	3-6mal 1 Trp./Tag	Lacrimal OK Augentropfen
				Liquifilm N Augentropfen
Carbomer / Mannitol	0,3% / 5%	Gel	4-6mal 1 Trp./Tag	Thilo-Tears Gel
Polyacrylsäure / Sorbitol / Cetrimid	0,2% / 4% / 0,01%	Gel	4-8mal 1 Trp./Tag	Vidisic Gel
Hypromellose / Glyzerin / Polyvidon	0,2% / 1% / 2%	Tropfen	3-6mal 1 Trp./Tag	Lacrisic Augentropfen
Hypromellose / Dextran	0,3% / 0,1%	Tropfen	3-6mal 1 Trp./Tag	Isopto Naturale Augentropfen
Polyvinylalkohol / Dexpanthenol	1,4% / 3%	Tropfen	3-6mal 1 Trp./Tag	Siccaprotect Augentropfen

Komplikation
Entwicklung eines neonatalen Lupus erythematodes bei Neugeborenen von Müttern mit SSA/Ro- und SSB/La-Antikörpern.

Externe Therapie
Symptomatische Therapie der einzelnen Erscheinungen.
- Keratokonjunktivitis sicca: Substitution der Tränenflüssigkeit durch Augentropfen oder -gele.

> **Merke:** Regelmäßige augenärztliche Mitbetreuung, um Komplikationen wie Hornhautulzera, Bulbusperforation, Infektionen und Schrumpfung der Konjunktiven zu verhindern!

- Xerostomie: Künstliche Speichelpräparate, z.B. Glandosane aromatisiert und neutral oder **R236 R048 R066** bei Bedarf mehrmals tgl. auf Mund- und Rachenschleimhaut auftragen oder aufsprühen. Weiterhin sind Mundspülungen mit Glycerinwasser und Kaugummikauen empfehlenswert.
- Lubricatio deficiens: Die im Rahmen des Sjögren-Syndroms auftretende Trockenheit der Genitalschleimhäute kann insbesondere beim Geschlechtsverkehr Probleme bereiten. Zur Lokaltherapie stehen z.B. Gleitgele, Emulsionen oder Vaginalgel pH 5 **R277** zur Verfügung, die vor dem Geschlechtsverkehr dünn auf den Scheideneingang aufgetragen werden. Hierbei ist allerdings zu beachten, dass die Sicherheit von Kondomen beeinträchtigt werden kann.
- Trockene Nasenschleimhäute: Zur symptomatischen Therapie der Rhinitis sicca stehen verschiedene Tropfen und Salben (z.B. **R181**, Nisita Nasensalbe, Bepanthen), Emulsionen sowie Öle (z.B. Coldastop) zur Verfügung, die mehrmals tgl. in den Naseneingang eingebracht werden können.

Prognose
Chronischer, meist gutartiger Verlauf.

Skabiophobie F40.2

Synonym(e)
Akarophobie; Acarophobia

Definition
Zwanghafte Angst, von Skabiesmilben befallen zu sein. I.d.R. bestehen die Patienten auf ständige antiskabiöse Behandlung. Häufig konsekutive Hautreizung. Entwicklung eines Dermatozoenwahns ist möglich.

Therapie
S.u. Dermatozoenwahn.

Skelettszintigraphie

Synonym(e)
Knochenszintigraphie; bone scintigraphy; skeletal scintigraphy

Definition
Nuklearmedizinisches Verfahren zur Darstellung von Knochen und Gelenken. Zunächst Injektion von 10-20 ml Ci 99m-Technetium-Methylendiphosphonat, anschließend in definierten Zeitabständen Aufnahmen mit der Gamma-Kamera (Ziel- und Ganzkörperszintigramme möglich). Pathologische Anreicherung des Radiopharmakons z.B. bei Osteomyelitis, Frakturen, Knochentumoren, Arthritis, Arthrose. Hochsensitives Verfahren, geringe Spezifität. Anwendung in der Dermatologie z.B. bei der psoriatischen Arthritis.

Skin-Resurfacing

Definition
Entfernung oberflächlicher Hautschichten mit unterschiedlichen abrasiven Methoden.

Indikation
Gesichtsfalten, Aknenarben, fleckige Hautpigmentierungen, die durch Schwangerschaft, Kontrazeptiva oder chronische aktinische Einflüsse hervorgerufen werden.

Durchführung
Das Skin-Resurfacing kann mittels Chemical-Peeling, Dermabrasio oder Laser-Skin-Resurfacing durchgeführt werden.

Kontraindikation
Ausgeprägte Narbenbildung, Retinoidtherapie.

Hinweis(e)

> **Merke:** Dem Patienten muss erklärt werden, dass das Facelifting die sichtbaren Einwirkungen von schwerkraftbedingtem und strukturellem Altern verbessert, während Resurfacing-Verfahren feine Linien, Falten und Pigmentveränderungen der Gesichtshaut verbessern.

Sklerodaktylie L94.30

Synonym(e)
Acrosclerosis

Definition
Sklerose der Finger, v.a. bei progressiver systemischer Sklerodermie und als hereditäre Sklerodaktylie.

Therapie
Entsprechend der progressiven systemischen Sklerodermie.

Sklerodaktylie, hereditäre Q87.2

Definition
Seltene Sklerose der Finger (Zehen), die bereits im Kindesalter zur Beugekontraktur führt.

Ätiologie
Der Erbgang ist wahrscheinlich autosomal-dominant mit geringer Penetranz.

Manifestation
In der frühen Kindheit auftretend. Nach dem 20. Lebensjahr keine weitere Progredienz.

Klinisches Bild
Verdickung der Finger und evtl. der Zehen, sklerotische Haut. Im Endzustand Beugekontraktur der Finger (bzw. Zehen) II-V. Teilweise umschriebene Hyperkeratosen der Palmae. Kein Raynaud-Phänomen, keine Fingerkuppendefekte.

Differenzialdiagnose
Systemische Sklerodermie (Akrosklerodermie), Kamptodaktylie, Dupuytrensche Kontraktur.

Therapie
Evtl. operative Maßnahmen durch Handchirurgen.

Sklerodermie M34.9

Definition
Gruppe unterschiedlicher, seltener Systemerkrankungen deren führendes Symptom die Sklerose der Haut ist.

Einteilung
Grundsätzlich kann man unterscheiden:
- Zirkumskripte Sklerodermie als lokalisierte, überwiegend auf die Haut beschränkter Entzündung mit konsekutiver Sklerose.
- Systemische Sklerodermie als Multiorganerkrankung mit progredientem, potenziell tödlichem Verlauf, die neben der Haut zahlreiche innere Organe befällt (besonders Verdauungstrakt, Lungen, Herz und Nieren).

Aus differenzialdiagnostischen Gründen sind Krankheitsbilder mit Sklerodermie-artigem Aspekt oder Verlauf abzutrennen, die Pseudosklerodermien.

Therapie
S.u. Sklerodermie, zirkumskripte; s.a.u. Sklerodermie, systemische.

Sklerodermie, systemische M34.8

Synonym(e)
Progressive oder diffuse Sklerodermie; systemische Sklerodermie; SSc; Scleroderma; Sclerodermia diffusa seu progressiva; systemische Sklerose; Systemsklerose; PSS; progressive systemische Sklerodermie

Definition
Zu den sog. Kollagenosen gehörende Multiorganerkrankung mit Sklerosierung von Haut und Unterhaut sowie Beteiligung zahlreicher innerer Organe (Gefäße, Lunge, Darm, Skelett, Niere, Herz, Leber) unterschiedlicher Ausprägung.

Einteilung
- Man unterscheidet begrenzte (limited) und diffuse Verlaufsformen. Das sogenannte CREST-Syndrom (englisch: Calcinosis, Raynaud phenomenon, Esophageal hypomotility, Scleroderma, Teleangiectasis) ist eine Unterform der limitierten systemischen Sklerodermie und kennzeichnet ein häufiges Erkrankungsmuster.
- Einteilung der systemischen Sklerodermie nach Aktivität der Erkrankung:
  - Akut entzündliche (maligne) systemische Sklerodermie mit rascher Progression der Sklerose, mit oder ohne Organsymptomatik.
  - Chronisch-entzündliche (häufig vaskulär betonte) systemische Sklerodermie mit schubweisem Verlauf, mit oder ohne Organsymptomatik.
  - Aphlegmasische systemische Sklerodermie, mit oder ohne Organsymptomatik.
  - Ausgebrannte systemische Sklerodermie im sklerotischen Endzustand, ohne Aktivitätszeichen.
- Systemische Sklerodermie ohne Sklerodermie (ohne Sklerosezeichen der Haut).
- Klinisch werden nach der ADF drei Haupttypen unterschieden
  - Typ I: Akraler Typ (häufigste Form mit betont vaskulärer Komponente).
  - Typ II: Proximal aszendierender Typ mit aszendierender Sklerosierung von Unter- und Oberarmen. Beteiligung von Verdauungstrakt, Lunge, Nieren und Leber (primär biliäre Zirrhose).
  - Typ III: Stammsklerodermie (Stammtyp) mit zentrifugaler Ausbreitung. Raynaud-Phänomen kann fehlen. Beteiligung von Gelenken und inneren Organen (Herz, Niere, Verdauungstrakt). Febrile Temperaturen.
- Die American Rheumatism Association (ARA) unterscheidet:
  - Limitierte systemische Sklerodermie.
  - Diffuse systemische Sklerodermie.

Vorkommen/Epidemiologie
Weltweit, bei allen Rassen verbreitet. Bei Schwarzen und Hispaniern werden i.A. höhere Schweregrade beobachtet als bei Weißen.
- Inzidenz: 0,5-1,5/100.000 Einwohner/Jahr
- Prävalenz: 10-15/100.000 Einwohner/Jahr.

Ätiologie
Systemerkrankung mit humoralen und zellulären Immunphänomenen, z.B. Depression der T-Lymphozyten, Vorkommen klonaler T-Zellen (etwa 30% der Patienten), Nachweis von antinukleären Faktoren. Diskutiert werden genetische Disposition (Korrelation mit HLA-B8, HLA-DR5), Störung der Mikrozirkulation (initial funktionell, dann Läsionen der Endothelzellen), Dysregulation des Bindegewebsstoffwechsels (erhöhte Biosynthese von Proteoglykanen und Kollagen). Möglicherweise spielen stimulierende Antikörper gegen den PDGF-Rezeptor (= Rezeptor des „Platelet-Derived Growth Factor" s.u. Wachstumsfaktoren und Tyrosinkinasen) sowie eine abnorme TGF-beta Signaltransduktion eine Rolle; hieraus würde sich der klinische Effekt der Tyrosinkinaseinhibitoren erklären (s.u. Therapie).

Manifestation
Meist zwischen 30.-50. Lebensjahr auftretend. Frauen sind 10-15mal häufiger betroffen als Männer.

Klinisches Bild
- Prodrome: Uncharakteristische Störung des Allgemeinbefindens, Akrozyanose, Livedo racemosa, Kälteempfindlichkeit in der kalten Jahreszeit. In 60-90% der Fälle besteht ein Raynaud-Phänomen, häufig auch als Erstsymptom der PSS. Typ I wird auch als limitierte Form, die Typen II und III als diffuse Formen bezeichnet (im angloamerikanischen Schrifttum).
- Hauterscheinungen:
  - Akren: Raynaud-Syndrom (anamnestisch, evtl. Kälteprovokation), Akrosklerose (Sklerodaktylie), ödematöse Schwellung, Hyperpigmentierungen, spritzerartige Vernarbungen, sklerosiertes Nagelhäutchen, Teleangieektasien, Einblutungen. Im Spätstadium imponieren straffe Atrophie, Sklerose (= Hoick-Gottron-Zeichen), Beugekontrakturen mit Ausbildung einer Krallenhand, Nageldystrophien sowie äußerst therapieresistente digitale Ulzera (sog. Rattenbissnekrosen

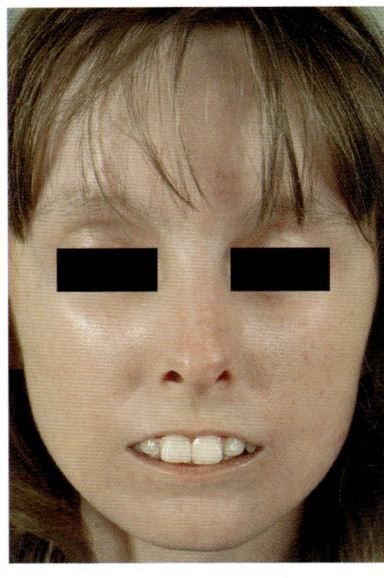

Sklerodermie, systemische. Glatt gespannte Gesichtshaut, deutliche Mikrostomie mit Retraktion der Oberlippe bei einer jungen Frau.

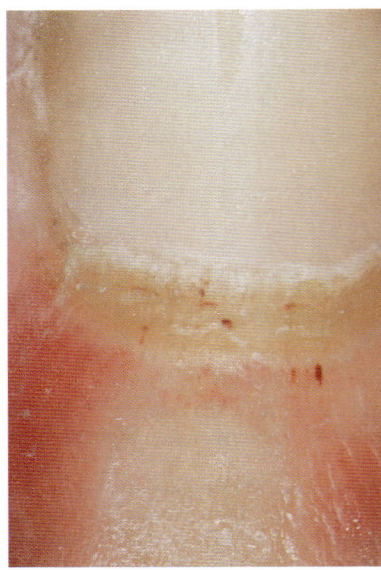

Sklerodermie, systemische. Hyperkeratotischer Nagelfalz, spritzerartige Hämorrhagien.

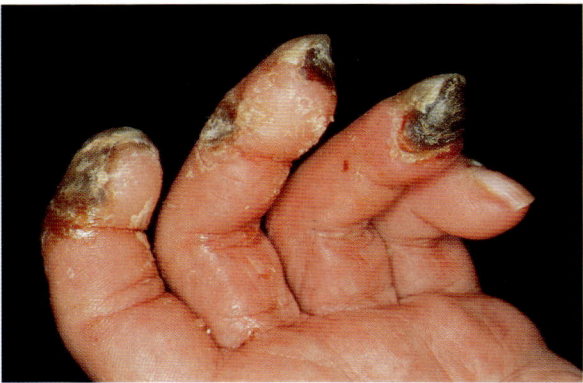

Sklerodermie, systemische. Scharf abgesetzte Fingerkuppennekrosen.

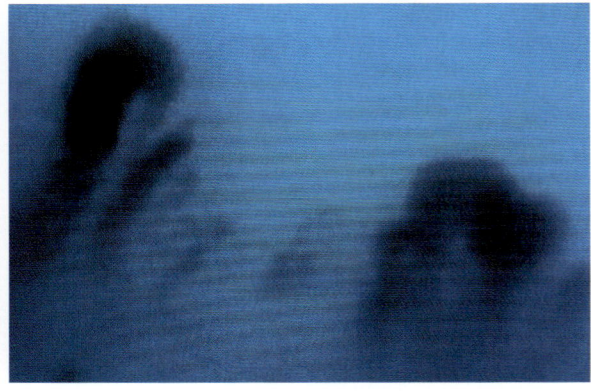

Sklerodermie, systemische. Auflichtmikroskopie: Megakapillaren im Nagelfalz.

treten bei ca. 50% der Patienten auf) und zirkumskripte Kalzinosen.
- Gesicht: Amimie, Gesichtsverkleinerung (Vergleich mit Voraufnahmen), spitze Nase, schmale Lippen (Mikrocheilie), Mikrostomie (Vermessung der Mundöffnung), radiäre Mundfältelung, Frenulumsklerose, atrophische glatte Zunge.
- Stamm: Sklerose, derbes Ödem, Teleangiektasien, Hypopigmentierungen und Hyperpigmentierungen.
- Sonstiges: Poikilodermie (Skleropoikilodermie), Ulzerationen, Alopezie, Kalzinose, Atrophie der Hautanhangsgebilde, Schleimhautveränderungen (Sklerosierung der Genitalschleimhaut).
- Pannikulitis: Wird selten diagnostiziert, ist jedoch bei subtiler Inspektion der Patienten relativ häufig.
- Beteiligung innerer Organe:
  - Verdauungstrakt (in 90%): vor allem Ösophagus, Magen, Dünn- und Dickdarm.
  - Lunge (in ca. 70%): Lungenfibrose, pulmonale Hypertonie mit klinischen Zeichen wie Dyspnoe, Husten, Zyanose. Die Trias mit Dyspnoe, quasi normalem Thorax-Röntgenbild und unauffälliger Lungenfunktion ist typisch. Wird über unspezifische Beschwerden wie rasche Abnahme der Leistungsfähigkeit, Thoraxschmerzen, Schwindel oder Synkopen geklagt, dann sollte diagnostisch sorgfältig abgeklärt werden: Die Echokardiographie ist die Screeningmethode der Wahl und schließt zudem linksventrikuläre Funktionsstörungen oder Herzvitien aus. Das EKG ist nur bei etwa zwei Dritteln der Betroffenen pathologisch. Radiologisch: Bei über 90% der Fälle sind ein erweitertes Pulmonalissegment und eine Verbreiterung der deszendierenden rechten Pulmonalarterie nachweisbar. Die peripheren Gefäße sind oft rarefiziert. Mit der Dopplerechokardiographie kann die pulmonale Hypertonie gesichert und relativ gut quantifiziert werden. Angiographie und Herzkatheter sollten zwecks Planung der optimalen Therapie spezialisierten Zentren vorbehalten sein.
- Kehlkopf: Heisere, raue Stimme.
- Herz: Kardiale Myopathie.
- Niere: Proteinurie, Nieren-Insuffizienz, Hypertonie.

Sklerodermie, systemische. Tabelle 1. Progressive systemische Sklerodermie - Organbefall

Klinik	Beteiligung
Hautveränderungen	>95%[1]
Mundschleimhaut und Zahnorgane	>90%
Durchblutungsstörungen	>90%
Immunsystem (Autoantikörper)	>90%
Ösophagusmotilitätsstörungen	70-80%
Arthritiden	40-60%
Lungenfibrose	40-60%
Herzbeteiligung	30-40%
Muskelbeteiligung	10-20%
Darmbeteiligung	<10%
Nierenbeteiligung	<10%
Leberbeteiligung (PBC)	>5%

[1] Ausnahmsweise kann eine PSS auch ohne Hautsymptome auftreten.

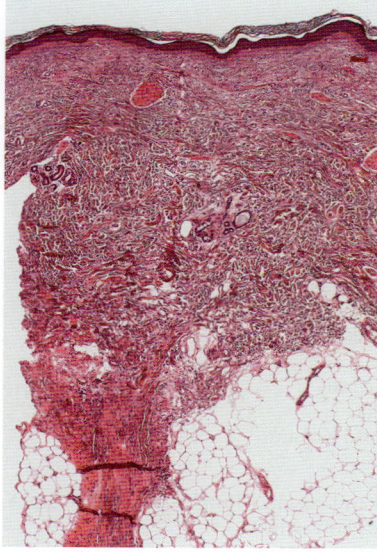

Sklerodermie, systemische. Unförmig verbreiterte sklerotische Dermis mit atrophischen ekkrinen Schweißdrüsen und wenigen glatten Muskelzellbündeln, die Reste des atrophischen Follikelapparates darstellen. Straßenförmige Fibrose des subkutanen Bindegewebes.

- Augen: Katarakt.
- Bewegungsapparat: Osteolyse, Osteoporose, zystische Aufhellungen, Arthralgien, Tendovaginitis.
- Muskeln: Schwäche, Schmerzen.
- Fettgewebe: Pannikulitis.
- S.a. Thibièrge-Weissenbach-Syndrom, CREST-Syndrom.

Labor
Unspezifische Entzündungszeichen sind vorhanden. Rheumafaktoren sind in 20 bis 30% der Fälle positiv. Bei 5% der Fälle ist die Syphilisserologie falsch-positiv. Kälteagglutinine sind in 25% der Fälle nachweisbar. Weiterhin können Leukozyturie, Erythrozyturie oder Proteinurie vorhanden sein.

Histologie
- Frühstadium: Diskrete perivaskuläre und periadnexielle (insbes. um die ekkrinen Schweißdrüsen) und diffuse Rundzellinfiltrate mit Lymphozyten, Plasmazellen und wenigen Makrophagen. Ödem der Dermis. Nur geringe dermale Fibrose. Die Epidermis und die Gefäße der Dermis sind unauffällig.
- Spätstadium: Die Dermis ist verbreitert, Gefäße sind rarefiziert. In der tiefen Dermis und der angrenzenden Subkutis sind perivaskuläre Rundzellinfiltrate sichtbar. Homogenisierte verbreiterte Kollagenfaserbündel verlaufen parallel zur Hautoberfläche. Die Adnexe sind atrophisch, die Gefäße schlitzförmig verengt. Ekkrine Schweißdrüsen sind eingemauert.
- Fettgewebe: Primär septale Pannikulitis, die sich in die Peripherie der Lobuli ausbreiten kann und so zu dem Bild einer gemischten septal/lobulären Pannikulitis führt. Die Septen sind ödematös aufgelockert, verbreitert und überwiegend lymphoidzellig infiltriert. Das subkutane Fettgewebe ist partiell zu Lasten des sich ausbreitenden Bindegewebes reduziert.

Indirekte Immunfluoreszenz
Antinukleäre Antikörper (ANA) sind in ca. 90% positiv. Autoantikörper können nachweisbar sein u.a. gegen Scl-70 (Topoisomerase I, zu 36–70% positiv), Zentromere (bis 23%), PM-Scl (ca. 3%), Fibrillarin, Ku (bis zu 50%, Hinweis auf Overlap-Syndrom), RNA-Polymerase I (8%) oder Einzelstrang-DNA (4%).

Diagnose
Klinik, IIF, Histologie, Röntgen-Thorax, Ösophagusmanometrie und -szintigraphie, Lungenfunktion, EKG, Herzecho, Oberbauchsonographie, EMG, Skelettszintigraphie.
- Im aktiven Stadium sind mindestens drei der nachfolgenden Kriterien positiv:
  - BSG >40 mm/Std.
  - Leukozyten >10.000/μl
  - ANA >1:160
  - gamma-Globuline >16,0 g/l
  - Waaler-Rose-Test: >1:20.
- Diagnostik zur Mikrozirkulation:
  - Kapillarmikroskopie, Nagelfalzkapillaroskopie.
  - Thermographie
  - Doppler-Microflowmetrie mit Laser-Technik
  - Messung des kutanen O_2-Partialdruckes.

Differenzialdiagnose
- Zirkumskripte Sklerodermie insbes. wenn diese als generalisierte zirkumskripte Sklerodermie in Erscheinung tritt (Fehlen von serologischen Autoimmunphänomenen).
- Generalisierter Lichen sclerosus et atrophicus (Histologie differeriert; keine serologischen Autoimmunphänomene; kein Systembefall).
- Autoimmunerkrankungen die mit Sklerosierungen der Haut einhergehen können. Hierzu gehören: Dermatomyositis; Lupus erythematodes, systemischer (stets serologische Autoimmunphänomene nachweisbar; wichtig sind histologische und immunhistologische Abgrenzung). Mit SLE und Dermatomyositis werden überlappende Krankheitsbilder beobachtet (Overlap-Syndrom).
- Von großer differenzialdiagnostischer Relevanz ist die

Gruppe „Sklerodermie-artigen Erkrankungen" die Pseudosklerodermien.

Komplikation
Risikofaktoren für Organbeteiligung (laut WHO):
- Pulmonale arterielle Hypertonie (PAH)
- HIV-Infektion
- Appetitzügler (Aminorex, Fenfluramin, Dexfenfluramin)
- Weibliches Geschlecht
- Portale Hypertonie bei Leberzirrhose
- Kongenitaler Links-Rechts-Shunt
- L-Tryptophaneinnahme
- Schilddrüsenerkrankungen
- Schwangerschaft
- Systemische Hypertonie
- Chemotherapeutika
- Metamphetamin und Kokain.

Therapie
- Entzündliche PSS mit rascher Progression (BSG, ANA, Rheumafaktor pos., Polyarthritis):
  - Basistherapie ist die immunsuppressive Kombinationstherapie mit Glukokortikoiden und Azathioprin. Prednison (z.B. Decortin), initial 75-100 mg/Tag i.v., Erhaltungsdosis 5,0-10,0 mg/Tag p.o., oder Cloprednol (z.B. Syntestan) Dauerdosierung von 1,25-2,5 mg/Tag p.o. werden mit Azathioprin (z.B. Imurek) 1-2 mg/kg KG/Tag kombiniert. Bei weiterer Krankheitsprogression Austausch von Azathioprin gegen Ciclosporin A (Sandimmun) 2,5-5,0 mg/kg KG/Tag.

    > **Cave:** Strenge Überwachung der Nierenfunktion!

    Als ergänzendes, nebenwirkungsarmes Verfahren kann die extrakorporale Photopherese eingesetzt werden (Methode wird nur an wenigen Zentren eingesetzt). Diese Therapie zeigt als immunmodulierendes Verfahren ermutigende Einzelergebnisse, ist derzeit allerdings noch als experimenteller Ansatz ohne abschließende Wertung anzusehen.
  - Plasmapherese: Kommt in erster Linie bei Nachweis zirkulierender Immunkomplexe oder hochtitriger Antikörper in Betracht.
  - Die Ergebnisse mit Interferon alfa (initial 50 μg/Woche s.c.; ab Woche 3: 2mal/Woche 50 μg) sind nach eigenen Erfahrungen wenig überzeugend.
  - Colchicin ist ohne sicheren Wert; ebenso Kaliumparaaminobenzoat (Potaba Glenwood). Auch Gestagene haben sich nicht bewährt.
- Ausgebrannte PSS im sklerotischen Endzustand: Bei dieser bereits über Jahre oder Jahrzehnte verlaufenden PSS können keine allgemein gültigen Therapiemodalitäten aufgeführt werden. Die Therapie richtet sich nach der jeweiligen Organsymptomatik und ist individuell hierauf abzustimmen.
- Arterielle Verschlusskrankheit: Frühzeitig Prostaglandin E (z.B. Prostavasin) intraarteriell (1-2mal/Tag 10 μg Alprostadil in 25 ml physiologischer Kochsalzlösung über 60-120 Min.) oder intravenös infundieren (40 μg Alprostadil in 50-250 ml physiologischer Kochsalzlösung über 2 Stunden 2mal/Tag). Alternativ kann Iloprost (Ilomedin) 0,5-2,0 ng/kg KG/Min. i.v. über 72 Std. verabreicht werden. Bei röntgenologisch nachgewiesenen, umschriebenen Stenosen der Aa. ulnaris und radialis kann eine Überbrückung oder ein Ersatz des verengten Gefäßabschnittes durch ein Venenstück oder ein Ersatzgefäß aus speziellem Kunststoff erfolgen.
- Fingerkuppennekrosen (FKN): Bei unkomplizierten FKN trockene Wundverbände; bei infizierten FKN Polyvidon-Jod Salbenverbände, ggf. interne Antibiose nach Antibiogramm.
  - In Einzelfällen bei ausgeprägter keratotischer Randwallbildung des Ulkus sind hydrokolloidale Wundverbände angezeigt (z.B. Varihesive extra dünn lässt sich sehr gut an Fingerkuppen adaptieren, ist selbsthaftend).
- Ergebnisse der RAPIDS-1-Studie (Evidenzlevel Ib) belegen unter Bosentan (Endothelin-Antagonist; Dosierung: 2mal 125 mg/Tag p.o.) positive Effekte auf digitale Ulzerationen (Abheilungsrate verbessert, geringere Rate neuer Nekrosen gegenüber der Placebo-Gruppe).

  > **Cave:** Off-Label-Use!

- Kalcinosen der Haut: Häufig im Bereich der Fingerkuppen oder über den Fingergelenken anzutreffen. Hirsekorngroße, schmerzhafte, derbe, hautfarbene oder gerötete Knötchen. Konservativer Ansatz: Etidronsäure, Cumarinderivate, Minocyclin (50-100 mg/Tag p.o.). Operativ: Entfernung in LA; bei oberflächlichem Sitz Kürettage, bei tiefer Lagerung gewebeschonende Exzision. Gute Erfolge können mit dem CO_2-Laser erzielt werden. Trockene Wundverbände. S.a.u. CREST-Syndrom.
- Raynaud-Symptomatik: Calciumantagonisten: Nifedipin (z.B. Adalat) 1-3mal/Tag 5-10 mg p.o. (niedrige Anfangsdosis, da häufig Kopfschmerzen in der adaptativen Phase auftreten); individuelle Erhaltungsdosis finden! Alternativ: Pentoxifyllin (z.B. Trental) 0,4-0,8 g/Tag i.v., später 0,4-0,6 g/Tag p.o., ggf. in Kombination mit Nifedipin.
- Einige Patienten profitieren deutlich von niedrig dosierter (0,1-0,3 g/Tag p.o.) Acetylsalicylsäure (z.B. Aspirin protect 100). Sinnvoll ist die lokale Anwendung Nitrat-haltiger Salben (z.B. Isoket-Salbe, 1-2 g auf beide Hände gleichmäßig verteilen).
- Karpaltunnelsyndrom (brennende Schmerzen u.U. bis in die Schulter ausstrahlend, v.a. bei Dorsalflexion, Hyp- und Parästhesien): Operative Spaltung des Ligamentum carpi transversum.
- Sicca-Symptomatik: s.u. Sjögren-Syndrom.
- Veränderungen des stomatognathen Systems: Konsequente Prophylaxe und Erhaltungstherapie; bei Zahnersatz in Form von Kronen- und Brückenprothetik exakte Analyse der paradontalen Situation der Pfeilerzähne. Veränderungen des Zahnhalteapparates bei PSS. Häufig bestehen Schwierigkeiten mit Saugprothesen durch ausgeprägte Atrophie der Kiefer. Anzustreben ist ein Zahnersatz durch Insertion von Implantaten.
- Mikrostomie: Bei erheblicher Erschwerung der Nahrungsaufnahme kann eine Mundwinkelerweiterungsplastik Erleichterung schaffen. Dieses aus der Verbrennungschirurgie bekannte Verfahren sieht einen Einschnitt von mehreren Millimetern an beiden Mundwinkeln vor. Durch eine Ausstülpung der Mundschleimhaut nach außen kann das Lippenrot rekonstruiert werden (Vermillon-Plastik).
- Hypertensive Kreislaufsituation: ACE-Hemmer (z.B. Captopril oder Tensobon) 25-75 mg/Tag p.o. Alternativ: α-Rezeptorenblocker z.B. Prazosin (Duramipress) 10-15 mg/Tag p.o.
- Schmerzen: Bei chronischen Schmerzen, v.a. bei Gelenk-

schmerzen, Gabe von NSA wie Acetylsalicylsäure (z.B. Aspirin), Metamizol (z.B. Novalgin) oder Paracetamol (z.B. Ben-u-ron). Falls bei ausgeprägter Schmerzsymptomatik nicht ausreichend, Wechsel auf schwache Opioide wie Tramadol (z.B. Tramal) oder Dihydrocodein (DHC).
- Pulmonale Hypertonie: Patienten mit einer pulmonalen Hypertonie bei Sklerodermie haben deutlich erhöhte Endothelinspiegel. Die bisherige Therapie mit konventionellen Vasodilatatoren und Antikoagulanzien war nur bei wenigen Patienten effektiv. Eine bessere Wirkung haben synthetische Prostacyclinanaloga, sowohl bei der primären pulmonalen Hypertonie als auch der sekundären pulmonalen Hypertonie infolge systemischer Sklerodermie.
- Lungenfibrose: bis jetzt durchgeführte Studien mit Cyclophosphamid (1-2 mg/kg KG/Tag) zeigten keine befriedigenden Ergebnisse. Subjektive Symptome wie Dyspnoe sollen sich darunter verbessert haben.

Therapie allgemein
Die Therapie der PSS richtet sich grundsätzlich nach der Akuität der Erkrankung und der Art des Organbefalls. Sie besteht aus einer Kombination von Systemtherapie, Lokaltherapie, Physiotherapie und Psychotherapie.

Bestrahlungstherapie
Bewährt hat sich die UVA1-Ganzkörperbestrahlung bei der entzündlich akzentuierten wie bei der fibrosierten Sklerodermie. Neben der antiinflammatorischen Wirkung kommt es durch die Induktion von Kollagenase zur Erweichung vorhandener Fibrosen. S.u. UV-Bestrahlung.

Prognose
Meist protrahierter, 5–20 Jahre dauernder Verlauf, keine Selbstheilungstendenz. Selten spontaner Stillstand. Typ III: ungünstige Prognose, der Tod tritt häufig innerhalb von 3–5 Jahren ein. Akute maligne Variante: Tod innerhalb weniger Monaten (maligne Sklerodermie).

Naturheilkunde
- Physiotherapie: Nur von Physiotherapeuten durchzuführen, die mit PSS vertraut sind!
- Reiz- bzw. Reflextherapie: Hat in den letzten Jahren zunehmend an Bedeutung gewonnen. Akupunktur ist als Zusatzmethode bei chronischem Schmerz angezeigt.
- BMS (biomechanische Stimulation): Die Methode der biomechanischen Stimulation führt neben einer Steigerung der peripheren Durchblutung zu einer Lockerung der Muskulatur und kann hier bei der Sklerodermie sinnvoll eingesetzt werden. Die Wirksamkeit dieser Therapie ist zurzeit noch nicht wissenschaftlich belegt und wird von den Krankenkassen nicht übernommen.
- TENS (transkutane elektrische Nervenstimulation): Erregung peripherer Nerven durch elektrische Hautreizung, zur Aktivierung verschiedener schmerzhemmender Mechanismen.
- Krankengymnastik: Ziel ist es, Kontrakturen und Schrumpfungsneigungen des Muskel- und Sehnenapparates entgegenzuwirken sowie Einsteifungen von Gelenken zu vermeiden.
  - Aktive Krankengymnastik: Eigene Aktivität und Initiative des Patienten erforderlich.
  - Passive Krankengymnastik: Passive Dehnungen, z.B. von Muskulatur und Gelenken.

> **Merke:** Schmerzhafte Übungen strikt vermeiden! Keine isometrischen (mit Kraftanstrengung verbundenen) Übungen!

- Massagen. Massagegrundsatz für PSS: Therapie sehr vorsichtig beginnen, Intensität langsam steigern, Therapie über langen Zeitraum regelmäßig beibehalten.
- Wärmetherapie.

Diät/Lebensgewohnheiten
- Praktische Verhaltensmaßnahmen für Sklerodermiepatienten:
  - Absolutes Verbot von Nikotin!
  - Kleidung: Warme und luftdichte Kleidung, bei Übergangswetter stets warme Handschuhe tragen, kein enges Schuhwerk (anhaltender Druck vermindert die Durchblutung; Gefahr der allgemeinen Minderdurchblutung der Füße und Geschwürbildung an Druckstellen).
  - Duschen/Pflege: Langes, warmes Abduschen morgens, kurzes kaltes Intervallduschen ist möglich (Gefäßtraining). Auf die feuchte Haut Öl/Wasser-Emulsion auftragen (Sebamed Lotion, Bepanthen Lotio u.a.).
  - Nagelpflege: Nägelschneiden kann sich durch eine einstellende Verhärtung der Finger- und Fußnägel schwierig gestalten; Hände und Füße vor dem Nägelschneiden mit warmer Seifenlauge 10 Minuten lang baden, dann vorsichtig schneiden. Verletzungen vermeiden.
  - Mundhygiene: Sorgfältige Zahnpflege, Zähne mit einer weichen Zahnbürste reinigen.
  - Gesicht: Teleangiektasien im Bereich des Gesichts können mit einem deckenden Make-up (z.B. wasserfestes Dermacolor, Firma Stiefel) abgedeckt werden; ggf. Laser-Therapie (z.B. mit gepulstem Farbstofflaser, Argon-Laser) oder Verödung.
  - Wohnräume: Ausreichend temperieren, mit Tendenz zu überheizen. Bett nicht an der Wetterseite aufstellen. Keine kalten Fußböden (Steinfußböden) legen, empfehlenswert sind Teppichfußböden. Benutzung von temperierbaren Wasserbetten. Nach Möglichkeit Parterrewohnungen oder Wohnungen beziehen, in denen Aufzüge vorhanden sind.
- Sport: Empfehlenswert sind Ausdauersportarten (leichtes Joggen) ohne akute Überlastung (keine einengende Sportbekleidung), Schwimmen in gut temperierten Bädern, Gymnastik in gut geheizten Räumen, Tanzen. Nicht empfehlenswert sind Sportarten, die zu Verletzungen führen können (Judo, Fußball, Handball und Volleyball) oder Sportarten, die zu unausweichlichen Abkühlungen der Haut führen (Reiten, Segeln u.a.).
- Eigentraining: Bei Mikrostomie mit den Fingern die Mundöffnung langsam dehnen, Pfeifen üben, Sprechtraining (lautes, deutliches Vorlesen), Gesichtsmuskulatur anspannen und entspannen (Grimassen schneiden). Bei motorischen Störungen der Finger feine Gartenarbeit, Unkraut zupfen, taktile Fähigkeiten trainieren (Handarbeiten, Knetmassen vorsichtig durchkneten).
- Urlaub: Empfehlenswert ist Urlaub in warmen südlichen Ländern (pralle Sonne meiden!), Urlaub in die hiesige Winterperiode legen (Prinzip: Kälteperiode im eigenen Land verkürzen), Aktivurlaub mit physiotherapeutischen Anwendungen (z.B. Thermalbäder). Nicht empfehlenswert sind Wintersportarten wegen der Gefahr der Abkühlung.
- Beruf: Nicht empfehlenswert (da Auslösung durch spezifisch berufliche Noxen nicht ausgeschlossen werden kann): Bergbau (Steinstaubbelastungen), Arbeiten in Steinbrüchen und Sandstrahlungen (Steinstaubbelastungen),

- Arbeiten mit Presslufthammer oder anderen Rüttelmaschinen (Aktivierung der Gefäßsymptomatik), Arbeiten in Berufen, die zur ständigen Hautabkühlung führen (u.a. Fleischereien, Floristinnen), Malerberufe (organische Lösungsmittel), Zahnlaboratorien (Belastungen durch Kunststoffstaub beim Abschleifen oder Polieren von Zahnprothesen), Umgang mit flüssigem PVC und ähnlichen Kunststoffen (PVC-Erkrankung).
- Sexualität: Für Menschen mit Sklerodermie ist Sexualität ein zu Unrecht vernachlässigtes Thema. Sklerodermieerkrankte neigen aufgrund ihres veränderten Erscheinungsbildes zu einem niedrigen Selbstachtungsgefühl. Sexuelle Beziehungen beginnen mit gesellschaftlichen Beziehungen. Um selbst interessant zu wirken, muss man sich für andere interessieren. Eine positive Beziehung zum eigenen Körper wird dem Erkrankten helfen, Beziehungen zu anderen aufzunehmen und zu unterhalten.
  - Sexualverkehr: Empfehlenswert ist mit verschiedenen Techniken und Methoden zu experimentieren; seitliche Lagen beim Geschlechtsverkehr bevorzugen.
  - Sklerodermiepatient(in) sollte aktiver Partner beim Sex sein.
  - Gelenkbeschwerden: Vor dem Geschlechtsverkehr Einnahme eines nichtsteroidalen Antiphlogistikums (z.B. 20 Trp. Novalgin), warmes Bad; wichtig sind ein warmes Bett und ein warmes Zimmer!
  - Frauen mit Sicca-Symptomatik: Benutzung wasserlöslicher Gleitmittel (z.B. R277) ist empfehlenswert.
- Ernährung:
  - Vielseitig, aber nicht zu viel essen (möglichst viele verschiedene Lebensmittel).
  - Würzig, aber nicht salzig essen.
  - Leicht verdauliche Nahrung; keine blähenden Nahrungsmittel (Kohl, Hülsenfrüchte).
  - Keine stopfenden Nahrungsmittel wie Schokolade oder Bananen.
  - Auf große Portionen verzichten; eher in kleinen Mengen und häufiger essen.
  - Stets reichlich trinken, mindestens 1,5-2 Liter/Tag (Mineralwasser, verdünnte Obst- oder Gemüsesäfte; Tee und Kaffee in geringen Mengen).
  - Vollkornprodukte sind zu empfehlen.

Sklerodermie, systemische. Tabelle 2. Praktische Hilfsmittel für Kollagenosepatienten

Artikel	zu beziehen bei
Wärmekissen für Körper, Schuhe, Handschuhe (Einmal-Artikel)	Frankonia Jagd, Randersackerer Straße 3-5, D-97064 Würzburg
Taschenofen (mit Feuerzeugbenzin)	
Patent-Taschenofen (mit Festbrennstoff)	
Beheizbare Thinsulate Handschuhe, Batteriebetrieb	
Beheizbare Socken, Batteriebetrieb	
Schuhwärmer, Einlage erwärmt Schuhe vor dem Anziehen	
Schuhheizsystem, Sohle mit Heizelementen, beheizt Schuhe während des Tragens, Akkubetrieb	
Wärme- und Kältepackungen (Lavatherm), beliebig oft verwendbar; unterschiedliche Größen. Lavatherm enthält flüssiges Natriumacetat, das durch Biegen eines Aktivator-Stäbchens in einen festen Zustand überführt wird. Hierbei erwärmt sich die Packung auf etwa 54 °C.	Helga Kandora, Bergschlagweg 38, D-46569 Hünxe
Ruhewohl-Wärmekissen, mehrfach zu verwenden	Fa. Sissel
Viscoped Fußeinlage, Silikon Fußeinlage zur Druckentlastung	Bauerfeind GmbH & Co., Arnoldstr. 15, D-47906 Kempen, Tel.: 02152-2080, Fax: 02152-52 36 3

Sklerodermie, systemische. Tabelle 3. Praktische Tips für den Sklerodermiepatienten im täglichen Leben

Artikel	zu beziehen bei
Schreibhilfe, dreieckige Grifferweiterung, die über Stift gestülpt wird, Standard und Übergröße	Lehrmittelhaus Riedel GmbH, Unter den Linden 15, D-72762 Reutlingen, Tel.: 07121-515350, Fax: 07121-370143
Universalöffner, zum Öffnen von Flaschen Gläsern und Kronen bei eingeschränkter Beweglichkeit der Hände	
Medikamentenbox, erleichtert Entnahme von kleinen Tabletten/Kapseln	
Flaschenöffner (speziell für Drehverschlüsse)	Fa. Merck, Frankfurter Str. 250, D-64293 Darmstadt

Sklerodermie, systemische. Tabelle 4. Was der Sklerodermiepatient beachten sollte

- Kalte Lenkradbezüge (z.B. aus Kunststoff oder Leder) vermeiden; stattdessen Woll- oder Fellbezüge
- Umgang mit Gefriergütern vermeiden (Kühltruhe); falls unumgänglich Haushaltshandschuhe überziehen
- Geschirr nicht mit ungeschützten Händen kalt abspülen; am besten Geschirrspüler
- Mit Arbeitgeber die Besonderheiten der Erkrankung besprechen; wenn möglich immer wieder Intervalle mit Ruhepause einlegen
- Möglichst alle Arbeiten mit erhöhtem Verletzungsrisiko vermeiden (z.B. Haushaltsarbeiten mit Messer und Schere, Bastelarbeiten, schwere handwerkliche Tätigkeiten)

Sklerodermie, systemische. Tabelle 5. Beispiele für krankengymnastische Übungen bei PSS

- Training der Gefäßregulation von Armen und Beinen (Übungen nach Ratschow)
- Dehnungsübungen der Hände (Hände spreizen, mit einem Bleistift Konturen aufzeichnen, Dehnung über die aufgezeichnete Kontur hinaus)
- Knetübungen der Hände (weichen Schwamm oder Gummiball mit den Händen ausdrücken)
- Dehnungsübungen der Handgelenke: Hände in Gebetsstellung zusammendrücken
- Ellenbogen hochnehmen, ein Buch in die Hand nehmen und Handgelenke so weit wie möglich drehen
- Atemtherapie mit Dehnlagerungen und Thoraxmassage

Sklerodermie, systemische. Tabelle 6. Wärmetherapie bei akralen Durchblutungsstörungen

- Schüssel mit etwa 50 g geschälter Hirse ca. 1 Min. in der Mikrowelle aufwärmen, mit den Händen die warme Hirse 5-10 Min. lang durchkneten.
- Schüssel mit warmem Sand im Backofen erwärmen. Im warmen Sand können Hände und Füße gebadet und bewegt werden.
- Moor- oder Schlickpackungen (Anwendungen zu Hause möglich). Medium in Handschuh- oder Stiefelform vorgefertigt.
- Paraffinbäder: Verwendung von angewärmtem Paraffin für Hand- und Fußbäder.
- Ganzkörperbehandlungen, z.B. Infrarot-Hyperthermie.

- Leicht kau- und schluckbare Nahrungsmittel, z.B. keine trockenen Brötchen oder trockenes Fleisch; vom Brot die Rinde entfernen.
- Hoher Eiweiß- und Vitamingehalt.
- Reichlich Kartoffeln, Obst und Gemüse.
- Alkohol ist in kleinen Mengen möglich (z.B. zum Abendessen 1 Glas Rotwein, Sekt oder Bier).

Hinweis(e)
- Das Bindegewebe der Lunge, der Nieren, der Speiseröhre und des Herzens gilt als besonders gefährdet. Die Lungenbeteiligung ist heute die häufigste Todesursache der systemischen Sklerodermie. Sklerodermie ist nicht heilbar, der Krankheitsverlauf kann aber mit Medikamenten und spezialisierter Rehabilitation verlangsamt oder gestoppt werden.

> **Merke:** Der frühere Name „Progressive systemische Sklerodermie" ist deshalb zugunsten des heutigen Namens Systemische Sklerodermie geändert worden.

- Diagnose und Therapie der Sklerodermien erfordern eine besondere ärztliche Erfahrung mit diesen Krankheiten. Das Ministerium für Forschung und Technologie (BMBF) hat deshalb im Rahmen eines Forschungsprogramms Kliniken und Zentren benannt, die in Deutschland über eine genügend große Expertise mit dieser Krankheit verfügen.

Sklerodermie, zirkumskripte L94.0

Synonym(e)
Sclerodermia circumscripta; lokalisierte Sklerodermie; Morphoea; Morphea; Morphea en plaques; ZS

Definition
- Chronische, in Schüben verlaufende, lokalisierte, disseminierte oder generalisierte, in der Regel auf die Haut beschränkte, entzündliche Bindegewebserkrankung unbekannter Ätiologie. Charakteristischer klinischer Verlauf mit initialer livider Rötung, zentrifugaler Ausdehnung, zentraler Abblassung und Ausbildung einer Sklerose mit umgebendem, entzündlichem Randsaum, Lilac-Ring.
- Einige klinische Sonderformen weichen von diesem klassischen Typus ab. Im Erwachsenenalter wie auch im Kindesalter kann es bei etwa 20% der Patienten zu einer extrakutanen Manifestation der Erkrankung kommen.

Einteilung
Man unterscheidet je nach Form, Größe und Sitz der sklerotischen Bindegewebsverhärtung 3 klinische Typen und verschiedene Sonderformen:
- Typ I Plaqueförmige zirkumskripte Sklerodermie (ca. 70% der Erwachsenen und bei ca. 30% der Kinder):
  - kleinfleckige, zirkumskripte Sklerodermie
  - generalisierte zirkumskripte Sklerodermie
  - unilaterale, generalisierte zirkumskripte Sklerodermie
  - bullöse zirkumskripte Sklerodermie
  - Atrophodermia idiopathica et progressiva.
- Typ II Lineare Sklerodermie (10-30% der Erwachsenen und ca. 65% der Kinder):
  - Sclérodermie en coup de sabre (zusammen mit dem Parry-Romberg-Syndrom ca. 14% der Kinder).
- Typ III Profunde Sklerodermie (ca.12% der Kinder):
  - Sklerofaszie
  - eosinophile Fasziitis (Typ Shulman).
- Sonderformen:
  - Pansclerotic disabling disease of children (foudroyant fortschreitende generalisierte zirkumskripte Sklerodermie)
  - Hemiatrophia faciei progressiva (Typ Romberg).

Vorkommen/Epidemiologie
Die Inzidenz wird mit 3/100.000 Einwohner/Jahr angegeben. Hinsichtlich der Frequenz des Auftretens der unterschiedlichen klinischen Formen unterscheiden sich Erwachsene deutlich von Kindern. Bei Kindern dominiert die lineare Sklerodermie deutlich vor dem Plaque-Typ.

Ätiologie
Unbekannt. Diskutiert werden genetische (Korrelation mit HLA-B8, DR1, DR5), immunologische, hormonelle, virale, toxische, traumatische, medikamentöse, neurogene oder vaskuläre Faktoren. Insbes. bei jungen Patienten können Borrelieninfektionen eine zirkumskripte Sklerodermie initiieren (Borrelia associated early-onset morphea) oder unter dem Bild einer zirkumskripten Sklerodermie verlaufen (Borrelien-spezifische Antigene wie OspA oder OspC haben ein hohes antigenes Potenzial und können autoreaktive Prozesse in Gang setzen). S.u. Borrelien.

Pathologie
Smad-Proteine scheinen auf Molekularebene eine Rolle bei Fibrosierungs-Prozessen zu spielen. Studien haben gezeigt,

dass nach UVA1-Phototherapie die Expression vom Smad7 mRNA in klinisch betroffenen Arealen erniedrigt ist. Des weiteren scheinen antimikrobielle Peptide und proinflammatorische Zytokine wie z.B. IL-6 und IL-8 pathogenetisch eine Rolle zu spielen. IL-6-mRNA, IL-8-mRNA und ß-Defensin-mRNA waren nach UVA1-Phototherapie ähnlich wie bei den Smad-Proteinen in klinisch betroffenen Arealen erniedrigt. Weitere Studien werden benötigt, um die pathogenetische Relevanz bzgl. der klinischen Manifestation aufzuklären.

Manifestation
Vor allem bei Frauen auftretend (w:m= 3:1; dieses Verhältnis trifft sowohl für Erwachsenene wie auch für Kinder zu), v.a. 20.-50. Lebensjahr. Bei Kindern v.a. um das 8. Lebensjahr, aber auch bereits ab dem 2. Lebensjahr beginnend. Gehäuft werden bei Familienangehörigen Autoimmunerkrankungen wie chronische Polyarthritis oder Lupus erythematodes gefunden.

Lokalisation
V.a. sind Stamm (58%), untere Extremitäten (24%), obere Extremitäten (12%) oder Kopf (6%) betroffen, die Schleimhäute nur sehr selten. Perimamilläre und genitoanale Regionen sind frei.

Klinisches Bild
- Meist schmerzlose, chronisch stationäre, an Stamm und Extremiäten lokalisierte, unterschiedlich große (0,5-30,0 cm oder größer) sich zentrifugal ausdehnende, scharf begrenzte, weiße, rote, oder braune Plaques. Im Zentrum der Plaques erfolgt häufig die Ausbildung einer weißen oder gelben, harten, mit der Unterlage verbackenen Platte in der die Follikelstruktur fehlt (Zerstörung der Haarfollikel). Häufig sind diese Plaques von dem ringförmigen, blauvioletten bis fliederfarbenen Erythemsaum umgeben = Lilac Ring (Zeichen der Progression). Als klinische Variante gilt eine großflächige, wenig indurierte Form mit rot-braunen oder roten, leicht eingesunkenen atrophischen Flächen, die Atrophodermia idiopathica et progressiva. Die Plaques der zirkumskripten Sklerodermie können rundlich bis oval, auch landkartenartig gegliedert sein. Streifenförmige oder bandartige Konfigurationen werden v.a. an den Extremitäten (bandförmige zirkumskripte Sklerodermie) oder am Kapillitium (häufig an der Stirn: Sklerodermie en coup de sabre) gefunden. Auch knotige Formationen werden angetroffen. Bei der profunden zirkumskripten Sklerodermie lassen sich plattenartige Indurationen im subkutanen Fettgewebe und den anliegenden Faszien (Sklerofaszie, eosinophile Fasziitis) palpieren. Dabei kann die überdeckende Haut unbeteiligt über der Induration verschieblich sein.
- Bei etwa 20% der Erwachsenen werden extrakutane Manifestationen beobachtet:
  - Skelett (25-44%): Polyarthritis, Osteoporose.
  - Magen-Darm-Trakt (ca. 12%): Dysphagie, gastroösophagealer Reflux, Diarrhoe, Obstipation.
  - Lunge (7%): Fibrose (Belastungs- und Ruhedyspnoe), Husten, Zyanose.
  - Muskel: Myopathie (Schwächegefühl), Schmerzen.
  - Herz: Rhythmusstörungen, Herzinsuffizienz, Perikarderguss.
  - Niere: Proteinurie, Insuffizienz, Hypertonie.
  - Leber: Primär-biliäre Zirrhose.

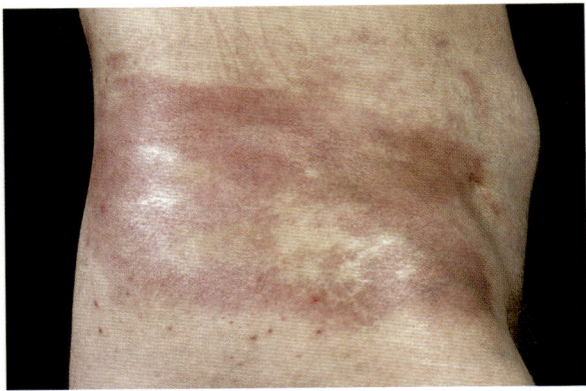

Sklerodermie, zirkumskripte. Großflächige, zirzinär begrenzte, rot-violette, glatte Plaque mit zentral eingelassenen, gelb-weißlichen Indurationen. Die Oberfläche hier ist pergamentartig glänzend. Es besteht Spannungsgefühl. Kein Schmerz.

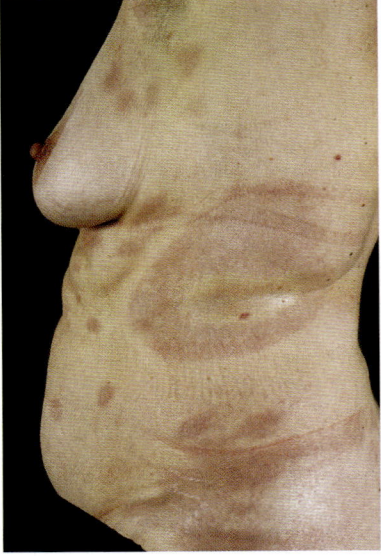

Sklerodermie, zirkumskripte. Großflächige, zirzinär begrenzte, rot-violette, glatte Plaque mit zentral eingelassenen, gelb-weißlichen Indurationen. Die Oberfläche hier ist pergamentartig glänzend. Es besteht Spannungsgefühl. Kein Schmerz.

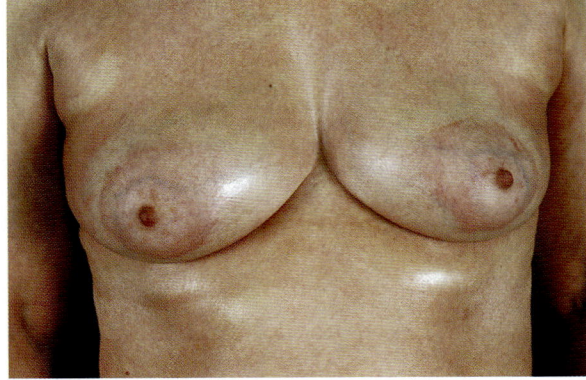

Sklerodermie, zirkumskripte. Unscharf begrenzte, deutlich indurierte, weißlich atrophische, gegen die Unterfläche nicht verschiebliche Plaques ohne jegliche Entzündungszeichen. Subjektiv besteht leichtes Spannungsgefühl. Der Körperstamm ist typische Prädilektionsstelle.

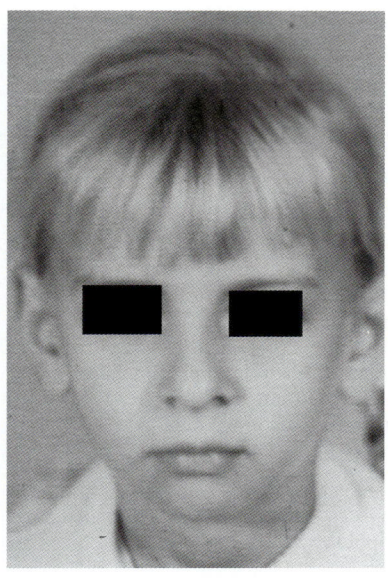

Sklerodermie, zirkumskripte. Verlaufsdokumentation: 5 jährige Patientin vor Beginn der Erkrankung.

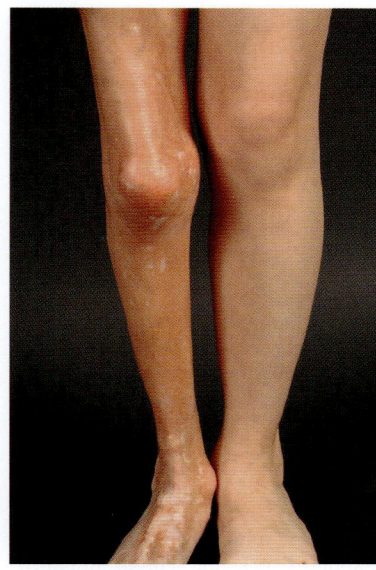

Sklerodermie, zirkumskripte. Seit mehreren Jahren bestehende Atrophie der Muskulatur des rechten Beines, Atrophie der Glutealmuskulatur rechts, Verkürzung des rechten Beines (Differenz 2,0 cm) mit konsekutivem, sekundärem Beckenschiefstand und Skoliose bei einer 19-jährigen Patientin. Am rechten Bein zeigen sich zudem multiple, weiße, indurierte Plaques an Oberschenkeln, Unterschenkeln und im Fußbereich.

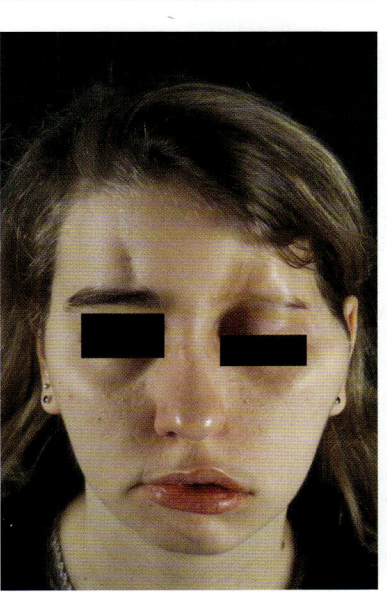

Sklerodermie, zirkumskripte. Verlaufsdokumentation: Neurologische (Fazialparese) und ophthalmologische (Okulomotoriusparese) Komplikationen im Rahmen der zirkumskripten Sklerodermie en coup de sabre im Alter von 16 Jahren.

- Etwa 20% der Kinder zeigen ebenfalls extrakutane Manifestationen:
  - Skelett (47%): Polyarthritis, Osteoporose.
  - Neurologische Veränderungen (17%): Epilepsie, Vaskulitiden, Kopfschmerz, periphere Neuropathien.
  - Opthalmologische Erkrankungen (8%): Episkleritis, Uveitis, Xerophthalmie, Glaukom.
  - Gefäße (10%).
  - Magen-Darm-Trakt (ca. 6%): gastroösophagealer Reflux.
  - Lunge (3%): Restriktive Lungenerkrankungen.
  - Herz (1%).
  - Niere (1%).
  - sonstige Autoimmunerkrankungen (7%).

Labor
Unspezifische Veränderungen. 75% der Kinder mit zirkumskripter Sklerodermie weisen positive antinukleäre Faktoren auf, ohne dass dies einen Hinweis auf eine systemische Beteiligung gibt. Im Erwachsenenalter ggf. Hinweis auf Systembeteiligung.

Histologie
- Entzündliches Stadium: Dichtes entzündliches Infiltrat, vor allem aus Lymphozyten. Ödematöse Verquellung der Kollagenfaserbündel. Septale Pannikulitis in den oberen Anteilen des Fettgewebes mit schütteren oder auch knotigen Rundzellinfiltraten an der dermo-subkutanen Grenze. Selten Bildung von Keimzentren. Umschließung von Fettgewebslobuli durch kollagene Bündel.
- Sklerotisches Stadium: Breite Vermehrung des dermalen Bindegewebes zu Lasten des subkutanen Fettgewebes. Homogenisierte verbreiterte Kollagenfaserbündel verlaufen parallel zur Hautoberfläche. Atrophische Adnexe, schlitzförmige verengte Gefäße. Eingemauerte ekkrine Schweißdrüsen. Eher schüttere perivaskuläre und diffuse lymphozytäre Infiltrate. Knotige Verdichtung der Infiltrate an der Grenze zur Subkutis. Breite, homogenisierte und auch ödematisierte Fettgewebssepten mit schütteren Rundzellinfiltraten.

Indirekte Immunfluoreszenz
Antinukleäre Antikörper sind (schwankend je nach Literatur und Typ) in 7-81% der Fälle positiv.

Diagnose
Charakteristisches klinisches Bild. Die histologische Untersuchung ist diagnosestützend aber selten beweisend.

Differenzialdiagnose
- Lichen sclerosus et atrophicus (wichtige DD zur kleinfleckigen zirkumskripten Sklerodermie; Histologie ist hilfreich jedoch nicht immer beweisend; zirkumskripte Sklerodermie befällt im Gegensatz zu Lichen sclerosus et atrophicus nie die Schleimhäute der Genitialien)
- systemische Sklerodermie (bei der zirkumskripten Sklerodermie fehlen ANA und der Organbefall)
- Vitiligo (wichtige Abgrenzung bei Befall der Genitoanalregion; Histologie ist hierbei diagnostisch)

- Necrobiosis lipoidica (Histologie ist in Zusammenhang mit dem klinischen Befund diagnostisch).

Die großflächige generalisierte zirkumskripte Sklerodermie ist von der nephrogenen systemischen Sklerose abzugrenzen (Leitsymptome: Niereninsuffizienz, rapider Verlauf, Gadolinium-Anwendung bei MRT-Untersuchungen).

Komplikation
Im Kindesalter kann es bei Typ II und III, v.a. bei gelenkübergreifenden Herden, zu Wachstumsstörungen in dem betroffenen Körperteil kommen.

Therapie
Physiotherapie: Lymphdrainage, Massage, Krankengymnastik. Insbes. bei linearen gelenkübergreifenden Formen muss die Gelenkbeweglichkeit durch physikalische Therapie erhalten werden. Die Biomechanische Stimulation (BMS) unterstützt die Förderung der Durchblutung und der tiefen Massage mit Lockerung des Gewebes.

Therapie allgemein
Lokaler Druck und Verletzungen sollten dringend vermieden werden, z.B. enger Hosenbund, drückende Schuhe am Fußrücken, da Druck bei vorhandener Sklerodermie zur Ausbildung neuer Herde führen kann.

Externe Therapie
Vitamin D_3-Analoga (Calcipotriol oder Tacalcitol) können einen Gewebe-erweichenden Effekt erwirken. Zur Pflege der trockenen, vulnerablen Haut eignen sich Cremes und Lotiones mit Harnstoff (Eucerin Urea Lotion, Lipoderm Urea) oder auch mit Nachtkerzensamenöl (Eucerin Omega 12% Lotion, Lipoderm Omega).

Bestrahlungstherapie
- Empfohlen wird die Bestrahlung mit UVA1 in einer aufsteigenden Dosierung, beginnend mit 5 J/cm² bis zu 20 J/cm². Die entzündliche Komponente lässt sich so bereits nach 10-15 Behandlungen beherrschen. Bei bereits eingetretener Sklerose sollte die UVA1-Bestrahlung in der genannten Dosis beibehalten werden, bis das Gewebe weicher geworden ist. Neben der antiinflammatorischen Wirkung kommt es unter der UVA1-Bestrahlung zur Freisetzung von Kollagenase mit entsprechender Erweichung des kollagenen Bindegewebes.
- Im Erwachsenenalter kann unter Berücksichtigung der Nebenwirkungen eine hoch dosierte UVA1-Therapie durchgeführt werden. Hierdurch lässt sich ggf. auch die Sklerose und Hypopigmentierung zurückbilden.
- In einer kontrollierten Studie zur Phototherapie bei der zirkumskripten Sklerodermie konnte gezeigt werden, dass UVA1 signifikant effektiver ist als Schmalband-UVB-Phototherapie.

Interne Therapie
- Verlassen ist inzwischen die früher häufig eingesetzte Systemtherapie mit Penicillin G 10 Mega IE/Tag i.v. über 10 Tage (3 Zyklen im Abstand von 4 Wo.). Ausnahme: V.a. Borrelieninfektion.
- D-Penicillamin: Behauptet im internationalen Schrifttum nach wie vor seinen Stellenwert (persönliche Erfahrungen sind diesbzgl. negativ).
- Nur bei Typ II oder III mit Gesichtsbefall oder Gelenkbeteiligung, bzw. Gefährdung des Längenwachstums bei Typ II, kann ggf. eine Therapie mit Methotrexat in Kombination mit systemischen Glukokortikoiden eingesetzt werden. Ermutigende Resultate wurden mit der Low-dose Methotrexat-Therapie (15 mg/Woche MTX p.o. über einen Zeitraum von 24 Wochen) erzielt.
- Bei generalisierter zirkumskripter Sklerodermie wurden Hochdosisprotokolle mit Steroidpulstherapie (1,0 g Prednisolon/Tag i.v. über 3 Tage) in Kombination mit einer MTX-Dauertherapie (15 mg/Woche MTX p.o.) mit gutem Erfolg eingesetzt.

Operative Therapie
- Bei sklerotisch bedingten Wachstumsstörungen, dermatogener Kontraktur, narbiger Alopezie, ist die rechtzeitige operative Intervention indiziert.
- Im Gesichtsbereich sollte ein spezialisiertes Zentrum der Mund-Kiefer-Gesichts-Chirurgie, bei Beteiligung der Gelenke und Extremitäten ein spezialisierter Kinderchirurg bzw. Orthopäde aufgesucht werden.

Prognose
Im Allgemeinen aktiver Verlauf über mehrere Jahre, danach brennt die Erkrankung aus, es bleiben die entstandenen Sklerosierungen bzw. Atrophien.

Naturheilkunde
Antiinflammatorische Wirkung zeigen v.a. Dulcamaris-Produkte, z.B. Cefabene Salbe oder auch Dermatodoron.

Sklerofaszie L94.0

Definition
Im Bindegewebe der Faszien lokalisierte, tiefe Form der zirkumskripten Sklerodermie.

Lokalisation
Vor allem Sehnenscheiden der Unterarmbeugeseite sind befallen.

Therapie
S.u. Zirkumskripte Sklerodermie.

Prognose
Dermatogene Fixierung der Gelenke. Auch ein Karpaltunnel-Syndrom kann auftreten.

Skleromyxödem L98.5

Erstbeschreiber
Arndt u. Gottron, 1954

Synonym(e)
Arndt-Gottron-Syndrom; Lichen myxoedematosus; papular mucinosis; scleromyxedema

Definition
Ausgeprägte, generalisierte Variante des Lichen myxoedematosus mit typischen lichenoiden Papeln, flächenhafter Verdickung und Verhärtung der Haut mit Einlagerung von Muzinen und massiv gesteigerter Fibrose der Dermis. Häufig monoklonale Paraproteinämie, meist vom IgG1-Lambda-Typ, seltener vom IgG-Kappa-Typ. S.a. Muzinosen. IgG1-Lambda ist ein 7S-, Papain-sensitives Globulin (Größe ca. 100 kDa), das auf Grund seines hohen Lysinanteils stark basisch ist.

Ätiologie
Unbekannt. Pathogenetisch scheint heute weitgehend gesi-

chert, dass Fibroblasten für die Produktion und Akkumulation saurer Mucopolysaccharide verantwortlich sind. Die Stimulierung der Fibroblasten erfolgt über einen vom Paraprotein unabhängigen Serumfaktor. Die Stellung der Paraproteinämie im Ablauf der Pathogenese der Erkrankung ist ungeklärt. Stimulation der Fibroblasten tritt auch nach Beseitigung der Paraproteinämie auf. Der Paraproteinlevel korreliert nicht mit der Schwere der Erkrankung!

Klinisches Bild
Hautveränderungen:
- Sklerodermieartiges Bild: Diffus verdickte Gesichtshaut mit mimischer Starre, verdickte Haut der distalen Extremitätenanteile.
- Verdickte, teigig konsistenzvermehrte, hyperpigmentierte, „zu weite", in großen Falten abhebbare Haut.
- Multiple, dicht stehende, in den Hautlinien angeordnete, stecknadelkopfgroße, häufig juckende, lichenoide Papeln vor allem an Stirn, seitlicher Gesichtsregion, retroaurikulär und im Nacken. Innere Organe: Sklerosierung von Nieren- und Koronararterien mit entsprechender Symptomatik, zerebrale Symptome, Lungenbeteiligung.

Labor
Monoklonale Gammopathie: IgG-Lambda-Typ, selten IgG-kappa-, IgA- oder IgM-Paraproteine; reaktive Plasmozytose (ca. 10% Plasmazellen im Knochenmark).

Histologie
Umschriebene Einlagerungen mukoider Substanzen. Zellreiche Fibrose, degenerierte Bindegewebsfasern, aufgequollen wirkende Kollagenfasern und Gefäßwände.

Differenzialdiagnose
Muzinosen.

Therapie
Keine kausale Therapie bekannt. Therapie der Hautveränderungen war in Einzelfällen mit folgenden Therapiemodalitäten erfolgreich:
- Bei rein kutanem, begrenztem Befallsmuster:
  - Retinoide: Isotretinoin (z.B. Isotretinoin-ratiopharm; Aknenormin) initial 0,5 mg/kg KG/Tag, Erhaltungstherapie nach Klinik.
  - Bestrahlung: Alternativ Versuch einer PUVA-Therapie bzw. RePUVA-Therapie.
- Bei ausgedehntem Befallsmuster u./o. Nachweis einer Gammopathie u./o. systemischem Befall:
  - Glukokortikoide in Kombination mit Zytostatika: Prednison (z.B. Decortin) 80-100 mg/Tag kombiniert mit Cyclophosphamid (z.B. Endoxan) 150-200 mg/Tag p.o., allmähliche Dosisreduktion. Erhaltungstherapie um 50 mg/Tag anstreben. Alternativ Stoßtherapie: Prednison 500-1000 mg i.v. alle 2-4 Wochen, anschließend Intervalle ausdehnen. Alternativ Dexamethason 40 mg p.o. über 4 Tage alle 4 Wochen.
  - Plasmapherese in Kombination mit Immunsuppressiva wie Cyclophosphamid: Hierbei handelt es sich um ein Therapieprinzip, bei dem gute Langzeiterfolge beschrieben worden sind. Frühzeitiger Therapiebeginn verbessert die Erfolge.
  - IVIG: Weltweit wurden etwa 15 Patienten mit bemerkenswert guten Resultaten (2mal komplette Abheilung) behandelt, v.a. im anglo-amerikanischen Raum. Die Dosierungen lagen im hohen Therapiebereich (2 g/kg KG! über mehrere Tage verteilt); Therapieintervalle von 4 Wochen. Therapiedauer 6 Monate bis zu 3 Jahren.

  > **Merke:** Wahrscheinlich das erfolgversprechenste Therapieprinzip (optimale Dosierungen noch unklar) bei leider sehr hohen Therapiekosten!

  - Melphalan (Alkeran): Relativ gutes Ansprechen bei relativ hoher Nebenwirkungsrate. Erhaltungstherapie bei 1-10 mg/Tag p.o.
  - Thalidomid: In Einzelfällen wurde der erfolgreiche Einsatz von Thalidomid 100 mg/Tag p.o. beschrieben. Therapie über 2 Jahre, Besserung ist nach etwa 6 Monaten zu erwarten.
  - Photopherese, extrakorporale: Versuch mit extrakorporaler Photopherese ist bei Therapieresistenz in Einzelfällen mit Erfolg beschrieben.
  - Radiotherapie mit schnellen Elektronen (für kutane Herde, Dosis: 7 MeV-Elektronen, mehrere Sitzungen bis zu einer GD von 16-28,5 Gy).
  - Chloroquin/Hydroxychloroquin (Resochin, Quensyl): In Kasuistiken kurzzeitig erfolgreich, insbesondere bei Gelenkimmobilität d. Extremitäten. Initial 600 mg/Tag p.o. für 10 Tage, dann 400 mg/Tag p.o. für 4 Wochen; anschließend 200 mg/Tag p.o. Der Therapieerfolg kann frühestens nach 6 Monaten beurteilt werden.

Prognose
Meist hochchronischer Verlauf über Jahre, keine spontane Rückbildung. Tod durch Bronchopneumonie, kardiovaskuläre oder zerebrovaskuläre Insulte. In der Regel keine Entwicklung eines Plasmozytoms.

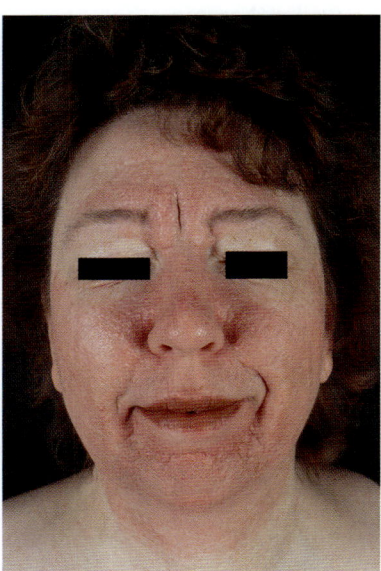

Skleromyxödem. Bei der 46jährigen Patientin zeigt sich eine diffus verdickte und diskret gerötete Gesichtshaut. Insbesondere im Bereich der Glabella besteht eine wulstige Verdickung der Hautfalten neben unzähligen lichenoiden Papeln.

Skleronychie   L60.83

Definition
Erhebliche Verdickung, Verhärtung und Gelbfärbung der Nagelplatte mit Onycholyse und besonders transversal konvex gekrümmter Nagelplatte. Man unterscheidet eine erworbene (Scleronychia acquisita) und eine vererbte (Scleronychia hereditaria) Form. S.a. Yellow-nail-Syndrom.

Skleroporphyrie

Differenzialdiagnose
Pachyonychia congenita, Uhrglasnägel.

Skleroporphyrie   E80.1

Definition
Sklerosen der Haut bei 2-4% der Patienten mit Porphyria cutanea tarda.

Lokalisation
Lichtexponierte Areale.

Klinisches Bild
Kleinherdige bis großflächig konfluierende Sklerose. Durch Verhärtung der Lider und Nasolabialfalten kann es zu einem maskenartigen Gesicht kommen. Auch an Hals, Stamm und proximalen Extremitäten zeigen sich einzelne derbe Plaques oder strangartige derbe Platten.

Therapie
Entsprechend der Porphyria cutanea tarda.

Sklerose   R23.4

Synonym(e)
Fibrose

Definition
- Reaktive, meist als Folge einer chronischen Entzündung auftretende Vermehrung kollagenen Bindegewebes, die zu einer klinisch nachweisbaren Gewebsverhärtung führt.
- Auftreten z.B. bei Sklerodermie, Skleromyxödem, Scleroedema adultorum, Hypodermitis, Narbe (s. Cicatrix).

Sklerosierung

Definition
Methode zur gezielten Ausschaltung von intra- und subkutanen Varizen durch das Einspritzen eines Verödungsmittels (in flüssiger Form oder als Schaum). Verödungsmittel führen zu einer ausgeprägten Schädigung des Endothels der Gefäße und ggf. auch der gesamten Gefäßwand. Konsekutiv kommt es zur Bildung einer Thrombose und später zur Umwandlung der Vene in einen bindegewebigen Strang. S.a.u. Sklerosierung, Schaumsklerosierung. Folgende Grundsätze sollten eingehalten werden:
- Der Kontakt des Sklerosierungmittels mit der Varizenintima sollte möglichst konzentriert erfolgen (blutarme Varize).
- Nach der Injektion des Sklerosierungsmittels muss lokal komprimiert werden; der entstehende Thrombus sollte möglichst klein sein.
- Das Sklerosierungsmittel sollte möglichst gewebefreundlich sein (Ungefährlichkeit bei paravasaler Injektion).
- Das Sklerosierungsmittel sollte möglichst geringes allergenes und kein teratogenes Potential haben.

Indikation
Intrakutane Varizen; Seitenastvarikose; insuffiziente Venae perforantes. Diskrepant diskutiert werden die Verödung der insuffizienten Krosse und der V. saphena magna und/oder parva. Periulzeröse Varizen oder Varizen im Bereich von trophischen Störungen. Bei strenger Indikation: Varizen in der Schwangerschaft (mittleres Trimenon der Schwangerschaft).

Kontraindikation
Bekannte Allergie auf das Verödungsmittel. Akute oberflächliche und tiefe Venenthrombose, fortgeschrittene PAVK, lokale oder generalisierte Infektionen, schwere Systemerkrankungen, Bettlägerigkeit. Schwangerschaft im 1. Trimenon und nach der 36. Schwangerschaftswoche.

Komplikation
Nekrosen; Hyperpigmentierungen; allergische Reaktionen; Nervenschädigungen; Matting (Auftreten von Teleangiektasien im Bereich der verödeten Venen); migräneartige Symptome; Flimmerskotome; Thromboembolie; arterielle Injektion mit Gewebenekrotisierung. Selten sind generalisierte Arzneiexantheme.

Präparate
Polidocanol (z.B. Aethoxysklerol: 0,25%, 0,5%, 1,0%, 2,0%, 3,0%, 4,0%); max. TD 2 mg/kg KG.

Sklerosierung. Tabelle 1. Richtwerte für Konzentration und Injektionsvolumen in der Gefäßgröße-adaptierten Sklerosierung mit Polidocanol (Aethoxysklerol)

Indikationen	Volumen je Injektion (ml)	Konzentration (%)
Besenreiservarizen	0,1-0,2	0,25-1,0
retikuläre Varizen	0,1-0,3	0,25-1,0
kleine Varizen	0,1-0,3	0,25-1,0
mittelgroße Varizen	0,5-1,0	2-3
große Varizen	1,0-2,0	3-4

Sklerosierung, Radiowellentherapie

Synonym(e)
Radiowellensklerosierung; radiofrequency endovenous occlusion; radiofrequency endovenous obliteration; endoluminale Radiowellentherapie

Definition
Minimalinvasives Verfahren zur Therapie von Varizen.

Allgemeine Information
- Mittels eines bipolaren Einmal-Katheters („Verschlusskatheter") wird durch Hochfrequenzwellen (Radiowellen) übertragene Energie direkt in die Gefäßwand des zu behandelnden Gefäßes eingebracht.
- Die Temperatur der Sondenspitze beträgt ca. 700 °C. Beim Zurückziehen des Einmal-Katheters kommt es durch den dabei entstehenden Widerstand zur resistiven Erwärmung und zur Kollagen-Kontraktion in der Venenwand, zum Schrumpfen des Gefäßes und Ausbildung eines thrombotischen Verschlusses.
- Die flexiblen Elektroden des Katheters führen zum Kollaps des Gefäßes rund um den Katheter. Die Vene wird

verschlossen und so der Rückfluss (Reflux) durch die durchlässigen Klappen gestoppt.
- Der Verschlusskatheter kann so schnell zurückgezogen werden, wie er die erforderliche Temperatur beibehalten kann. Wird der Verschlusskatheter jedoch schneller als 3 cm pro Minute zurückgezogen, ist das erforderliche Temperatur-Zeit-Verhältnis zur transmuralen Kollagenkontraktion nicht mehr gewährleistet, das zur maximalen Kontraktion und dem Beibehalten der empfohlenen Temperatur von 85-90 °C erforderlich ist.

Komplikation
Verbrennungen und Hypästhesien.

Hinweis(e)
- Systeme zur Radiowellentherapie: z.B. Closure der Firma VNUS.
- Alternativ zur endoluminalen Radiowellentherapie gilt die endoluminale Schaumsklerosierung und die endoluminale Lasertherapie.

Sklerosierung, Schaumsklerosierung

Synonym(e)
Varixfoaming; Schaumsklerosierung; foam sclerotherapy

Definition
Verfahren zur Sklerosierung von Varizen mit aufgeschäumten Sklerosierungsmitteln.

Allgemeine Information
Nach Injektion des Schaumes verbleibt das aufgeschäumte Sklerosierungsmittel für einen längeren Zeitraum lokal in dem zu verödenden Venenabschnitt und führt durch die Verdrängung des Blutes und der dadurch bedingten langsameren Verdünnung zu einer stärkeren Sklerosierungswirkung. Daher kann die Venensklerose mit geringer konzentrierten Sklerosierungsmitteln erreicht werden als bei der Flüssigsklerosierung. Vorteilhaft sind auch die geringere Anzahl von Injektionen pro Sitzung sowie die geringere Rezidivrate. Bei der Sklerosierung großer Venen genügt oft eine einzige Punktionsstelle zur Applikation.

Indikation
Varizen. V.a. zur Behandlung größerer oder großkalibriger Varizen und bei Rezidivvarikosen.

Durchführung
Verschiedene Injektionstechniken stehen zur Verfügung:
- Technik nach Monfreux (vergleichsweise selten angewendet): Durch Zurückziehen des Stempels in einer vorne dicht verschlossenen Glasspritze wird ein Unterdruck erzeugt, der zu einem Lufteinstrom führt, wodurch ein grobblasiger, eher flüssiger Schaum entsteht.
- Technik nach Tessari (häufig eingesetztes Verfahren): Durch turbulente Mischung von Flüssigkeit und Luft in zwei Spritzen, die über einen 3-Wege-Hahn verbunden sind, wird eine in niedrigen Konzentrationen des Sklerosierungsmittels flüssige, in höheren Konzentrationen eher viskose Schaumqualität erzeugt. Das Mischungsverhältnis Sklerosierungsmittel zu Luft beträgt 1:4-5.
- Doppel-Spritzen-System (DSS System; häufig eingesetztes Verfahren): Polidocanol wird mit Luft im Verhältnis Sklerosierungsmittel zu Luft von 1:5 durch turbulente Mischung in zwei Spritzen, die über einen Konnektor verbunden sind, vermischt. Als Produkt entsteht ein feinblasiger, eher viskoser Schaum.
- Besenreiser/kleinlumige Venen: Anwendung flüssiger Sklerosierungsmittel oder flüssiger Schäume, visköse Schäume sind hier hier nicht indiziert. Max. 0,5 ml Schaum pro Injektion.
- Bei großen Varizen wird die Hochlagerung des Beines bei der Behandlung empfohlen (der „leichtere" Schaum steigt nach „oben", die Hochlagerung der Extremität verhindert den raschen Übertritt ins tiefe Venensystem). Es sollte immer an der sichersten und am besten zugänglichen Stelle punktiert werden. Die Punktionsstelle bei der Stammvarikose sollte dabei mindestens 10 cm von der Krosse entfernt sein.
- Großkalibrige Venen: Anwendung visköser Schäume. Unabhängig von der Konzentration sollte eine Gesamtschaummenge von 6-8 ml/Sitzung (DSS- und Tessari-Methode) bzw. 4 ml/Sitzung (Monfreux-Methode) nicht überschritten werden. Im Allgemeinen werden aber geringere Mengen benötigt, für die Vena saphena parva maximal 3 ml (DSS, Tessari).
- Nach der Schaumsklerosierung großer Varizen kommt es in einem höheren Prozentsatz zu einem Vasospasmus der verödeten Vene (positiver Zusammenhang zwischen Spasmus und gutem Therapieergebnis).
- Vor Applikation der Kompression sollte einige Minuten gewartet werden, um den Sklerosierungsschaum nicht vorzeitig in andere Regionen zu verschieben.

Sklerosierung, Schaumsklerosierung. Tabelle 1. Polidocanol-Dosierungen zur Durchführung der Schaumsklerosierung (nach Partsch)

Indikation	Polidocanolkonzentration (%)	Mischungsverhältnis Polidocanol-Luft	Volumen (ml)
Stammvarizen und große Seitenastvarizen >5 mm	3-4	1:5 (1:4)	2-3 pro Injektion/ 6-8 pro Sitzung
Seitenastvarizen >5 mm	2-3	1:5 (1:4)	1-2 pro Injektion
Seitenastvarizen <5 mm	1-2	1:4 (1:3)	0,5-1 pro Injektion
Retikuläre Varizen <3 mm	0,5-1	1:3	<0,5 pro Injektion
Besenreiser	0,025-0,5	1:2 (1:3)	0,1-0,2 pro Injektion

Unerwünschte Wirkungen
S.u. Sklerosierung.
Offenbar häufiger bei der Schaumsklerosierung als bei der Flüssigkeitssklerosierung sind passagere Sehstörungen (insbes. Ausfälle des lateralen Gesichtsfeldes), z.B. bei Migränepatienten.

> **Merke:** Die Schaumsklerosierung gehört in die Hand von phlebologisch geschulten und in der Sklerosierungstherapie erfahrenen Ärzten.

> **Cave:** Gefahr des Aufsteigens von Sklerosierungsschaum und Übertritt ins tiefe Venensystem besteht bei unsachgemäßer Anwendung!

Skorbut   E54.x0

Erstbeschreiber
Echthius, 1541; Woodall, 1637; Lind, 1753

Synonym(e)
scurvy; vitamin C deficiency

Definition
Vitamin C-Mangelsyndrom mit Arthralgien, Verhornungsstörungen und Blutungsneigung bei Erwachsenen. Vitamin-C-Mangelerscheinungen sind bei eienm Spiegel von <1,0 mg/l zu erwarten. Bei Kindern äußert sich der Vitamin-C-Mangel als Moeller-Barlow-Cheadlesche-Krankheit mit Gingivaveränderungen, leicht blutendem Zahnfleisch und Störungen der Dentition.

Manifestation
Skorbut ist in den Industrienationen eine eher in Vergessenheit geratene Erkrankung. Gefährdet sind Patienten mit fortgeschrittener Niereninsuffizienz, chronisch entzündlichen Darmerkrankungen, Tumorpatienten unter Chemotherapie, sowie psychiatrische Patienten (Demenz, Anorexie, Alkoholabhängigkeit).

Lokalisation
Vor allem äußere Seite der Oberarme, Gesäßregion, Schienbeine sind befallen.

Klinisches Bild
- Hautveränderungen: Follikuläre Keratosen mit korkenzieherartig gewundenen Haaren, perifollikulär angeordneter hämorrhagischer Halo sowie hämorrhagische Papeln mit Hyperkeratosen (Folliculitis scorbutica haemorrhagica) v.a. an den Unterschenkeln und Armstreckseiten, können auftreten. Ebenfalls vorhanden sind verzögerte Wundheilung und subunguale Splitterblutungen.
- Schleimhautveränderungen: Typisch sind Gingivitis, Zahnfleischblutungen, Zahnausfall, nekrotische Ulzeration (Stomatitis scorbutica).
- Allgemeinsymptome: Müdigkeit, vermehrte Reizbarkeit, allg. Krankheitsgefühl, blutungsbedingte Arthropathien, Kardiomyopathie.

Therapie
Der tägliche Bedarf an Vitamin C beträgt beim gesunden Erwachsenen etwa 50-100 mg. Bei relevanten Mangelerscheinungen erfolgt die Substitution von Vitamin C in einer Dosierung von 400–1000 mg/Tag i.v., i.m. oder p.o. Ansonsten symptomatische Therapie entsprechend der Klinik.

Hinweis(e)
Der Begriff Skorbut leitet sich vermutlich von „Scharbock" ab; Scharbockskraut besitzt einen hohen Gehalt an Vitamin C und wurde früher zur Behandlung der Erkrankung eingesetzt.

Skrotalekzem   L30.86

Definition
Ekzem der Skrotalhaut unterschiedlicher Genese, meist kumulativ-toxisch bedingt, seltener kontaktallergisch ausgelöst oder bei atopischer Diathese auftretend.

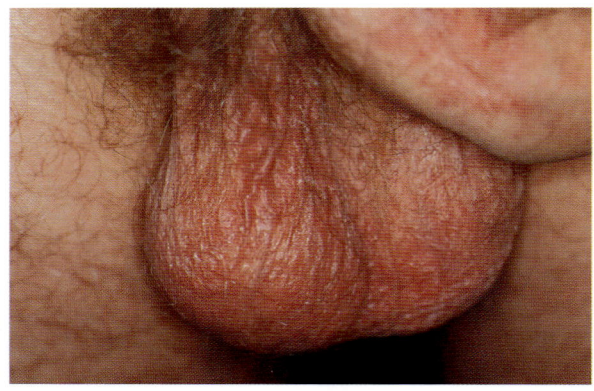

Skrotalekzem. Solitärer, chronisch dynamischer, großflächiger, unscharf begrenzter, immer wieder unangenehm juckender, roter, rauer, fein schuppender Fleck.

Differenzialdiagnose
Candidose, Hautveränderungen im Rahmen einer Psoriasis vulgaris oder bei Pruritus sine materia.

Therapie
Meiden bzw. Reduktion der einwirkenden Kontaktnoxen. Topische Glukokortikoide: keine hoch potenten topischen Glukokortikoide anwenden sowie keine langfristige Anwendung und keine Anwendung unter Okklusion! Seifen und Waschmittel weglassen, Reinigung mit Öl-haltigen Bädern (Balneum Hermal, Balmandol, Linola Fett Ölbad). Behandlung mit rückfettenden Externa in verträglicher Grundlage (Alfason repair, Linola Fett, Vaselinum alb., Excipial Mandelölsalbe), ggf. Zusatz von 2-10% Harnstoff (z.B. Eucerin Urea, Basodexan). Alternativ Dexpanthenol-Creme (z.B. Bepanthen Creme). In Deutschland zugelassen ist Zarzenda Creme (international bekannt als Atopiclair). Hierbei handelt es sich um eine steroidfreie Multikomponenten-Creme mit stark juckreizlindernder, antientzündlicher Wirkung (2mal/Tag auftragen). Physiogel AI Creme bei Juckreiz kann ebenfalls versucht werden.

Hinweis(e)
Tacrolimus zur antipruritischen Therapie wurde in vereinzelten Fallberichten erfolgreich eingesetzt.

SLIT

Synonym(e)
Sublinguale Immuntherapie; sublinguale Hyposensibilisierung

Definition
Fest etabliertes (nicht unumstrittenes) Verfahren der spezifischen Immuntherapie (s. hierzu Leitlinien zur praktischen Durchführung der spezifischen Immuntherapie der Deutschen Gesellschaft für Allergologie und Immunologie [DGAK]), bei dem Allergene in Tropfen- oder Tablettenform ausschließlich sublingual appliziert werden. Dabei wird die gewünschte Wirkung durch Aufnahme der Allergene durch die Mundschleimhaut erreicht.

Allgemeine Information
Die Resultate der SLIT reichen nicht an die Ergebnisse der subkutanen Immuntherapie heran. Langzeitstudien bei 60 Kindern zeigten signifikante Verminderung von Asthma und Medikamentenverbrauch auch 5 Jahre nach Beendigung der SLIT. Vergleichende Studien zwischen der sublingualen Immuntherapie und der subkutanen fehlen. Es bleiben Fragen nach der optimalen Allergendosis (effektive Allergenkonzentration zwischen dem 3-5fachen bis 375fachen (!) der Allergenkonzentration bei SCIT), dem Wirkmechanismus sowie der geeigneten Klientel offen.

Wirkungen
Der exakte immunologische Wirkmechanismus ist derzeit nicht bekannt. Ein Abfall des IgE sowie ein Anstieg des IgG1 und IgG4 wie bei SCIT scheint nicht einzutreten. Entscheidend für die Wirksamkeit ist wahrscheinlich der Kontakt des Allergens mit der oralen Mukosa.

Indikation
Entsprechend den Indikationen für eine spezifische Immuntherapie (Hyposensibilisierung):
- Patienten, die an Pollen (s.u. Pollinose) - oder Hausstaubmilbenallergie leiden.
- Patienten, die nicht ausreichend auf symptomatische Pharmaka ansprechen.
- Patienten mit systemischen Reaktionen auf die subkutane spezifische Immuntherapie.
- Patienten, die eine subkutane spezifische Immuntherapie strikt ablehnen.

Durchführung
- Der Allergenextrakt in Tropfenform wird in ansteigender Dosierung verabreicht. Er wird eine definierte Zeit im Mund behalten und anschließend ex ore ausgeworfen. Bei der Gräserallergentablette (z.B. GRAZAX) zerfällt das Lyophilisat unter der Zunge in wenigen Minuten rückstandslos. Dadurch werden lokal sehr hohe Allergenkonzentrationen erreicht - möglicherweise eine wichtige Voraussetzung zur Erzielung einer guten Wirkung.
- Beschrieben ist ein gut verträgliches Ultra-Rush-Verfahren, bei dem das Allergen über 2 Stunden in 30minütigem Abstand bis zum Erreichen der Erhaltungsdosis gesteigert wird. Diese Dosis wird anschließend als Erhaltungsdosis weitergenommen (z.B. während der gesamten Pollensaison).

Unerwünschte Wirkungen
Schwere UAW sind nicht bekannt. Leichte bis mäßige Lokalreaktionen. Sonstige UAW wie Kopfschmerzen oder Rhinorrhoe sind nicht häufiger nachweisbar als bei Placebo.

Kontraindikation
S.u. Immuntherapie, spezifische.

Komplikation
S.u. Immuntherapie, spezifische.

Präparate
Pangramin SLIT, TOL SL, Sublivac B.E.S.T., Staloral 300, Oralvac plus, GRAZAX (Gittertablette aus einem lyophilisierten Pollenextrakt vom Wiesenlieschgras; europaweit zugelassen), Oralair (Festtablette mit 5 Gräserallergenen).

Hinweis(e)
- Alternativ kann die sublinguale Immuntherapie mit einer oralen Immuntherapie kombiniert werden. Nach einer definierten Resorptionszeit im Mund wird das Allergen geschluckt.
- Hausstaubmilbenallergiker scheinen von der SLIT zu profitieren. Retrospektiv konnte eine klinische Besserung für 2-3 Jahre nach Beendigung der SLIT in einer Studie mit 53 Probanden festgehalten werden. Einen Einfluss der SLIT auf die bronchiale Hyperreagibilität bzw. Einsekundenausatemkapazität war nicht festzustellen.

Sly-Krankheit   E76.0

Erstbeschreiber
Sly, 1973

Definition
Hereditäre, durch einen Defekt des Enzyms β-Glucuronidase verursachte Mukopolysaccharidose.

Vorkommen/Epidemiologie
Inzidenz (Sly-Krankheit): 1:250.000 Einwohner/Jahr.

Ätiologie
Autosomal-dominant vererbter Defekt des β-Glucuronidase Gens, der auf dem Genlokus 7q21.11 kartiert ist und die fehlerhafte Expression des Enzyms β-Glucuronidase verursacht. Folge des Enzymdefektes ist der gestörte Abbau der Proteoglykane Dermatansulfat, Heparansulfat und Chondroitinsulfat, die exzessiv in inneren Organen (u.a. ZNS) gespeichert werden.

Manifestation
Kongenital oder bis zum 4. Lebensjahr auftretend.

Klinisches Bild
- Integument: Generalisierte, gelblich-weißliche, harte, mit der Unterlage verbackene Platten, meist bereits ab Geburt. Nachfolgend Atrophie und Sklerose der Haut und der Hautanhangsgebilde. Häufig bestehen Hyperhidrose oder Hypertrichose.
- Extrakutane Manifestationen: Hepatosplenomegalie, Inguinal- oder Umbilikalhernien, Korneaeintrübung, Makrozephalus, Wachstumsretardierung ab Geburt, mentale Retardierung meist ab dem 3. Lebensjahr, Dysostosen.

Prognose
Bei kongenitaler Manifestation besteht hohe Sterblichkeit (Hydrops fetalis). Bei milden Verläufen Überleben bis in die 2. Dekade.

Smith-Antikörper

Synonym(e)
SM-Antikörper

Definition
Autoantikörper gegen das Smith-Protein, das mit U1-6 RNS assoziiert ist.

Vorkommen
Krankheitsspezifischer Marker. Bei systemischem Lupus erythematodes in 25 bis 35% der Fälle auftretend.

Sneddon-Syndrom   M30.82

Erstbeschreiber
Champion u. Allison, 1965; Sneddon, 1965

Synonym(e)
Livedo racemosa generalisata mit zerebrovaskulären Störungen; livedo reticularis and cerebrovascular lesions; Livedo racemosa apoplectica

Definition
Livedo racemosa mit zebrovaskulären Insulten, neuropsychiatrischen Auffälligkeiten und einer labilen arteriellen Hypertonie. Es handelt sich um eine okklusive Arteriopathie kleiner bis mittlerer Gefäße an der Kutis-Subkutis-Grenze, wodurch ein gestörter Blutfluss mit „blitzfigurenartig" umschriebenen Hautläsionen und teils zentralen Nekrosen („Livedovaskulitis") entstehen. Eine Sonderform des Sneddon-Syndroms findet sich bei Patienten mit nachweisbaren Phospholipid-Antikörper. Hier ist das Krankheitsbild als Variante des systemischen Lupus erythematodes zu interpretieren, als sog. sekundäres Sneddon-Syndrom.

Ätiologie
Sowohl autosomal-dominanter als auch autosomal-rezessiver Erbgang sind beschrieben. Risikofaktoren sind Nikotinabusus, Hypertonie, Hyperlipidämie und Einnahme hormoneller Antikonzeptiva. Pathogenetisch kommt es zur Lumeneinengung von kleinen und mittleren Arteriolen durch Migration von Media-Myozyten, die den subendothelialen Intimaraum besiedeln.

Manifestation
Meist bei Frauen zwischen dem 27. und 45. Lebensjahr auftretend.

Klinisches Bild
Livedo racemosa. Neurologische Symptome: Schwindel, transitorische ischämische Attacke, Hirninfarkt, Epilepsie. Die Hautveränderungen gehen meist um Jahre voraus.

Labor
Anti-Phospholipid-Antikörper sind bei mehr als 50% der Patienten nachweisbar.

Diagnose
Angiographie der Handgefäße: Kalibervariationen und Verschlüsse vor allem der Digitalarterien. Zerebrale Angiographie: Pathologische Kalibervariationen und Verschlüsse mittelgroßer und kleiner intrakranieller Gefäße. EEG: je nach Ausmaß der zerebralen Durchblutungsstörungen Allgemeinveränderungen und/oder Herdbefunde. CT/MRT: Nachweis von Infarkten, eventuell Hirnatrophie.

Therapie
Eine kausale Therapie ist nicht bekannt, die symptomatische Therapie ist unbefriedigend.

Interne Therapie
- Acetylsalicylsäure (z.B. Aspirin): 100 mg/Tag p.o. ist prophylaktisch indiziert.
- Cumarinpräparate (z.B. Marcumar): Sollten bei Z.n. Thrombosen über einen Zeitraum von mind. 6 Monaten eingesetzt werden.

> **Merke:** Besonders wichtig sind die Einstellung des Nikotingenusses sowie das Absetzen einer oralen Kontrazeption bei Frauen!

- Immunsuppressiva: Eine immunsuppressive Therapie ist lediglich beim Nachweis von Antiphospholipid-Antikörpern indiziert, hier ist eine Kombination von Prednison mit Azathioprin bzw. Cyclophosphamid (s.u. Lupus erythematodes, systemischer) zu empfehlen.

Hinweis(e)
Bei Familienangehörigen mit Hautmanifestationen wie Livedo reticularis, Akrozyanose oder Raynaud-Phänomen sollte auch auf zerebrovaskuläre Störungen geachtet werden.

Sofortpigmentierung   L56.8

Synonym(e)
Immediate pigment darkening; Direktpigmentierung; IPD

Definition
Aschgraue bis bräunliche Pigmentierung unmittelbar nach Bestrahlung im UVA-Bereich. Schwinden der Pigmentierung Minuten bis Stunden nach der Bestrahlung.

Ätiologie
Bestrahlung im UVA-Bereich. Verschiebung der Melanosomenkomplexe in die Peripherie der Melanozyten bzw. Keratinozyten. Oxidation nicht gefärbter Melanin-Vorstufen. Die Schwellendosen liegen für den Hauttyp I und II zwischen 30 und 60 J/cm^2, für den Hauttyp II und IV zwischen 15 und 25 J/cm^2 (inverse Korrelation zum Hauttyp; s.a. MED).

Sojabohne

Synonym(e)
Glycine max (L.) Merr.; Soja

Definition
Nutzpflanze aus der Familie der Hülsenfrüchtler (Fabaceae oder Leguminosae), Unterfamilie Schmetterlingsblütler (Faboideae). Es besteht eine Verwandtschaft zur Gartenbohne.

Allgemeine Information
Die Sojabohne ist eine Ölpflanze mit einem hohen Gehalt an Eiweiß und Öl. Zumeist wird zuerst das Öl extrahiert, die Restmasse (Sojaextraktionsschrot oder Sojakuchen) wird als Futtermittel genutzt, findet aber auch als Fleischersatz und Milchersatz (Kuhmilchallergie) in Form von Sojamilch Verwendung. Sojaprodukte sind in vielen Nahrungsmitteln enthalten. Zur direkten menschlichen Ernährung dienen die frischen, grünen Hülsen („Schoten"), oder verschiedene Eiweißprodukte (Tofu und Sojasauce).

Komplikation
Allergien gegen Sojaprodukte sind zunehmend. Kreuzreaktionen werden mit Gräserpollen beobachtet. Nicht pollenassoziierte Kreuzreaktionen können mit anderen Nahrungsmitteln aus der Familie der Hülsenfrüchte auftreten (Bohnen, Erbsen, Linsen). Die häufigste Kreuzreaktion tritt mit Erdnüssen auf. Eine besondere Gefahr geht von nicht kenntlich gemachtem Sojaeiweiß, z.B. in Kaffeeweißer, Diabetikerge-

bäck oder Fleischersatz aus (hitzestabil). Laut Kennzeichnungsverordnung reicht es aus, den Begriff „Pflanzeneiweißerzeugnis" in einer Zutatenliste zu verwenden, auf Soja muss nicht speziell hingewiesen werden.

Hinweis(e)
Die Sojabohne wurde vor rund 5000 Jahren in China kultiviert und galt dort als eines der fünf heiligen Körner, neben Reis, Weizen, Gerste und Hirse. Die Verbreitung über China und Japan hinaus fand erst sehr spät statt. Für Europa wurde die Pflanze im 17. Jahrhundert entdeckt.

Solebäder

Definition
Künstliche und natürliche Natriumchlorid-Wasser, die einen Natriumionen-Gehalt über 5,5 g/kg und einen Chloridionen-Gehalt von mehr als 8,5 g/kg (entsprechend 240 mv/kg) aufweisen. Bei Sole-UV-Therapie 15minütiges Bad in einer gesättigten 27%igen Kochsalzlösung (Starksole), gefolgt von UVB- oder SUP-Bestrahlung. Bewährt hat sich insbes. die Anwendung von Badesalzen aus dem toten Meer.

Indikation
Psoriasis, atopisches Ekzem.

Sondenphänomen
A18.4

Synonym(e)
Mandrinphänomen

Definition
Einbrechen einer Sonde in die Haut schon bei geringem Druck beim lupoidem Infiltrat. Blutstropfen nach Entfernung der Sonde.

Sonnenallergie

Synonym(e)
Lichtallergie

Definition
Nicht-medizinischer Jargon für akute oder chronisch-rezidivierende (allergische) Hautkrankheiten, die durch das Sonnenlicht ausgelöst werden. Als medizinischer Terminus technicus für die umgangssprachliche Sonnenallergie gilt der Begriff „Lichtdermatose".

Sonnenblume

Synonym(e)
Helianthus annuus; Sunflower

Anwendungsgebiet/Verwendung
In der Medizin dienen die Blüten in Tees und Tropfen, zusammen mit anderen Pflanzen, der Behandlung von varikösen Symptomen und als Spasmolytikum. Fruchtbestandteile sind auch in Psoriasis-Salben enthalten.

Unerwünschte Wirkungen
Die in den Sonnenblumenblättern und Samen nachgewiesenen Sesquiterpenlaktone besitzen erhebliche antibakterielle, fungizide und zytotoxische Wirkung. Die im mitteleuropäischen Raum kultivierten Pflanzen enthalten vorwiegend Niveusin C und 15-Hydroxy-3-Dehydrodesoxy-Fruticin. Einige der Sesquiterpenlaktone sind als stark wirksame Kontaktallergene identifiziert worden. Sensibilisierungspotenz: Mittelstark. Sensibilisierungshäufigkeit: Gelegentlich.

Klinisches Bild
Allergische Kontaktdermatitiden bei der Ernte und beim Entschalen der Kerne sind vor allem aus Ungarn mitgeteilt worden. Kontaktdermatitiden können jedoch auch durch die Blumen hervorgerufen werden. Bei Kompositenallergikern (insbesondere Chrysanthemenallergie) werden häufig Reaktionen auf Sonnenblumenextrakte beobachtet.

Sonographie, 5-10 MHz-Sonographie

Definition
Nicht invasives, bildgebendes Verfahren, das geeignet ist, anhand morphologischer Parameter suspekte Tastbefunde und Weichteilschwellungen (insbesondere auch Lymphknotenschwellungen) explorativ zu beurteilen.

Indikation
- Basisdiagnostik des Primärtumors, Tumornachsorge, Therapiekontrolle, unklare Weichteilschwellungen, sonographisch gesteuerte Lymphknotenbiopsie. Besonders geeignet zum prä- und postoperativen Lymphknotenstaging beim malignen Melanom. Eine sichere Differenzialdiagnose von pathologischen Lymphknotenschwellungen ist allein durch die Sonographie nicht möglich.
- Folgende sonomorphologische Parameter werden zur Beurteilung von Lymphknotenstrukturen herangezogen: Größe (Quotient aus Länge- und Breitendurchmesser), Form (oval, rund, polyzyklisch, bizarr), Begrenzung (scharf, unscharf, kaum abgrenzbar, Kapselperforation), Echomuster (homogen, inhomogen, echoreich, dorsale Schallverstärkung, echoreicher Markreflex, echoarmer Randsaum), Perfusionsmuster (zentraler Gefäßbaum, exzentrisch verlagerte Gefäße, randständige Gefäße, Hypervaskularisation).

Sonographie, 20 MHz-Sonographie

Synonym(e)
20 MHz-Ultraschalldiagnostik

Definition
Nicht invasives, bildgebendes Verfahren mit einem Auflösungsvermögen von 100 µm und einer Eindringtiefe von maximal 5-7 mm.

Indikation
Besonders zur präoperativen Tumortiefendiagnostik und Verlaufsbeobachtung (Früherkennung lokaler, subkutaner und Lymphknotenmetastasen) des malignen Melanoms, Randbegrenzung des sklerodermiformen Basalzellkarzinoms, Dickenbestimmung des Basalzellkarzinoms vor Kryochirurgie, Hautdickenmessung (z.B. als Verlaufsbeobachtung bei zirkumskripter Sklerodermie). Eine sichere Differenzialdiagnose von pigmentierten Hauttumoren ist allein durch die Sonographie derzeit nicht möglich.

Sorafenib

Definition
Oral verfügbarer Tyrosinkinaseinhibitor, der Proliferation und Angiogenese durch die Inhibition von Raf-Kinasen, c-Kit, VEGFR-2 (s.u. VEGF) und -3 sowie PDGFR- und FLT-3 hemmt.

Indikation
- Zugelassen zur Therapie des Leberzellkarzinoms und zur Behandlung von Patienten mit fortgeschrittenem Nierenzellkarzinom, bei denen eine vorherige Interferon-α- oder Interleukin-2-basierte Therapie versagt hat oder die für solch eine Therapie nicht geeignet sind.
- Ergebnisse zum malignen Melanom (Off-Label-Use):
  - In einer randomisierten, Placebo- kontrollierten Phase II- Studie, in der Patienten im Stadium III (Patienten mit nicht resezierbaren Lymphknotenmetastasen) und IV (Fernmetastasierung) wurde die Wirksamkeit von Dacarbazin (DTIC) allein oder in Kombination mit Sorafenib untersucht. Das Patientenkollektiv umfasste 101 Patienten im Stadium III oder IV, die zuvor noch keine Chemotherapie erhalten hatten. Das mediane, progressionsfreie Überleben betrug 21,1 Wochen für die Patienten, die beide Substanzen erhielten, im Vergleich zu 11,7 Wochen bei Patienten der Gruppe, die mit Dacarbazin und einem oralen Placebo behandelt wurden (p = 0,07). Die progressionsfreie Überlebensrate nach 180 Tagen betrug bei Sorafenib + DTIC 41%, bei der Kontrollgruppe 18%. Die Remissionsrate betrug 12% bei DTIC + Placebo, im Vergleich zu 24% bei DTIC + Sorafenib. Die Gabe von Sorafenib zur Standardchemotherapie mit DTIC führte zu einer Verdopplung des progressionsfreien Überlebens sowie der Remissionsrate. Diese Ergebnisse müssen in einer Phase III-Studie verifiziert werden.
  - Die kombinierte Gabe von Sorafenib mit einer Carboplatin-/Paclitaxel-Chemotherapie verlängert weder das progressionsfreie Überleben noch das Gesamtüberleben.
  - Die Kombination von Temozolomid und Sorafenib zeigte in einer Phase II-Studie bei Melanompatienten im klinischen Stadium IV mit zerebraler Metastasierung gute Therapieresultate. Diese Phase II-Studie untersuchte in vier Armen bei Patienten mit und ohne Hirnmetastasen die Effektivität von Sorafenib (400 mg p.o. täglich) plus Temozolomid in unterschiedlicher Dosierung (Standarddosierung 150 mg/m^2 KO bzw. 75 mg/m^2 KO). Gesamtremissionsrate: 19%. Bei 35 Patienten, die noch nicht mit Temozolomid vorbehandelt waren, konnte bei 17% der Fälle eine partielle Remission und bei 50% der Fälle eine Stabilisierung der Erkrankung erreicht werden.

Dosierung und Art der Anwendung
2mal/Tag 400 mg p.o. Fortsetzung der Behandlung so lange, wie ein klinischer Nutzen beobachtet wird oder bis ein nicht mehr akzeptables Ausmaß an Toxizität auftritt.

Unerwünschte Wirkungen
- Kutane Symptome: Exantheme, Haarausfall (etwa 30% der Fälle), Hand-Fuß-Syndrom (30%), Pruritus (etwa 20%), Cheilits, Splitterblutungen der Nägel, Schmerzen und Hyperkeratosen der Brustwarzen, Milien, Epidermoidzysten, diffuse Xerodermie mit flächigen Hyperkeratosen.
- Extrakutane Nebenwirkungen: Durchfall, Lymphopenie, Blutungen, arterielle Hypertonie, Übelkeit, Erbrechen, Fatigue-Syndrom.

Präparate
Nexavar

Spalthauttransplantation

Definition
Freies Hauttransplantat aus Epidermis und oberer Koriumschicht.

Allgemeine Information
- Entnahmetechnik und Eigenschaften: Die Dicke der Spalthaut beträgt 0,2-0,8 mm. Entsprechend dem Dermisanteil können dünne, mittlere und dicke Spalthautlappen entnommen werden. Zur Entnahme dienen Elektrodermatome. Lappendicke und -breite sind variabel verstellbar. Manuelle Dermatome (z.B. Messer nach Thiersch, Padgett-Trommeldermatom, Blair-Humby-Dermatom) sind vor allem für größere Entnahmestellen wenig geeignet. Vor dem Eingriff besprüht man sowohl die Donorregion als auch das Dermatommesser mit einem Silikon-Gleitspray. Nach gleichmäßigem Anspannen des Spenderareals durch eine Assistenz erfolgt die Spalthautentnahme mit dem Dermatom. Im Anschluss an eine sorgfältige Blutstillung und dem Einpassen des Transplantats in den zu deckenden Defekt schneidet man das Donorgewebe passend und fixiert es dann im Empfängerbett mittels Naht, Klammern und/oder Fibrinkleber.
- Die unterschiedliche Dicke der Spalthaut ist entscheidend für die spätere Pigmentierungsstruktur und funktionelle Qualität. Dünne Transplantate, wie die sogenannten Thiersch-Lappen (0,2-0,4 mm) sind gegenüber dem Empfängerbett am anspruchslosesten und hinterlassen am Entnahmeort kaum Narben. Sie haben aber den Nachteil, am stärksten sekundären Schrumpfungen unterworfen zu sein. Deshalb verwendet man sie überwiegend an Orten geringer Beweglichkeit, z.B. Unterschenkel. Am häufigsten kommen mitteldicke (0,4-0,6 mm) Spalthauttransplantate zur Anwendung, da sie kaum sekundäre Schrumpfungen entwickeln. Sie können jedoch an der Entnahmestelle hypertrophe Narben und Keloidbildungen hinterlassen. Dreiviertellappen (0,6-0,8 mm) liefern das beste funktionelle und kosmetische Ergebnis, sie verhalten sich aber hinsichtlich der Blutversorgung im Empfängerareal am anspruchsvollsten. Ruhigstellung sowie eine Minimierung der dem Transplantat aufgezwungenen Spannung müssen gewährleistet sein.
- Als Kontrast zwischen dem eingeheilten Transplantat und der umgebenden Haut entsteht häufig ein sogenanntes Patch-Phänomen, bei dem ein Pigmentierungsunterschied zur Umgebung des Empfängerbettes vorliegt. Aus diesem kosmetisch relevanten Grund sollte das Spalthauttransplantat eher der funktionellen als der ästhetischen Wiederherstellung dienen.
- Bei Anwendung der Maschen- oder Netzlappen-Technik (Meshgraft-Transplantate) wird ein Spalthautlappen durch die Schneidewalze eines Meshgraft-Dermatoms mit einem Schnittmuster versehen. Auf diese Weise ist eine Lappenvergrößerung erzielbar und außerdem die Möglich-

keit der Drainage gegeben. Nach Spalthautentnahme verbleiben an der Donorstelle Talg- und Schweißdrüsen, die als Quelle der nachfolgenden Reepithelisierung fungieren.
- Spalthauttransplantate sind den Meshgrafts sowohl in funktioneller Hinsicht als auch kosmetologisch überlegen. Nur ausnahmsweise, insbesondere bei größeren Ulcera crurum und Verbrennungen, erscheint eine Meshgraft-Transplantation gerechtfertigt, z.B. in Bereichen nicht immobilisierbarer Körperregionen oder bei erhöhter Gefahr postoperativer Blutungen.
- Als Donorregionen eignen sich die ventrolateralen proximalen Oberschenkel, die Innen- und Außenseiten der Oberarme und die Regio glutaealis.
- Gewebe ohne oder mit minimaler nutritiver Versorgung, wie Knorpel, Sehnen, Knochen, die nur unter besonderen Bedingungen in der Lage sind, Granulationsgewebe zu bilden, eignen sich nicht für freie Hauttransplantationen. Auch traumatisch geschädigtes Gewebe und fibrös indurierte Schichten durch Strahlenschäden oder chronische Ulzerationen sind für Transplantationen ungeeignet und sollten bis in vitale Strukturen entfernt werden, um einen transplantationsfähigen Wundgrund aus Granulationsgewebe zu schaffen.
- Indikationen: Ulcus cruris; große Defekte an Stamm und Extremitäten, insbes. nach Wundkonditionierung.

Komplikation
- Frühkomplikationen: Nach freier Spalthauttransplantation kann sich infolge einer Hämatombildung das Transplantat von der Unterlage abheben und der Totalnekrose anheim fallen. Durch exakte Blutstillung, Kompression und Inzision der Spalthaut lässt sich das Risiko eines Hämatoms minimieren. Mit Seromen muss bei lymphknotennaher Lokalisation des zu deckenden Defektes gerechnet werden. Eine Lymphorrhoe, die unter Umständen wochenlang anhalten kann, ist gründlich zu drainieren und von außen zu komprimieren.
- Allgemein: Schrumpfung des Transplantates (bis 20% der Gesamtoberfläche); lang dauernde Schmerzen an der Entnahmestelle, Hyperpigmentierungen.

Spaltlinien

Definition
Spannungslinien der Haut, die sich aus der Textur der elastischen und der kollagenen Fasern ergeben. Die operative Schnittführung wird im Allgemeinen im Verlauf der Spaltlinien geführt.

Spaltnagel   L60.3

Definition
Im proximalen Teil der Nagelplatte beginnende, peripher fortschreitende, longitudinale Spalten des Nagels. Ausheilung von der Lunula her ist möglich.

Spanlang-Tappeiner-Syndrom   Q82.8

Definition
Erblich bedingte ektodermale Systemerkrankung, Sonderform der Keratosis palmoplantaris. Kombination von Keratosis palmoplantaris mit starker Hyperhidrose, partieller oder totaler Alopezie (Alopecia areata), bandförmiger Keratosis sowie kompletter oder inkompletter Vierfingerfurche.

Spätpigmentierung   L81.4

Synonym(e)
Indirekte Pigmentierung; verzögerte Pigmentierung; Sonnenbräune

Definition
Kupfer- bis kaffeebraune Pigmentierung 24–72 Stunden nach Einwirkung von UVB-Strahlung (Sonnenlicht oder therapeutische Bestrahlung). Die Pigmentierung persistiert über Tage bis Wochen. S.a.u. Hauttypen. S.a.u. Sofortpigmentierung.

Ätiologie
Bestrahlung mit UV-Strahlung aus dem UVB-Spektrum. Es resultieren eine vermehrte Bildung von Melanosomenkomplexen und Eindringen der Melanozytenzellausläufer in das Zytoplasma anliegender Keratinozyten mit periodischer Abgabe von Melanosomenkomplexen.

Sperma-Allergie   L25.9

Erstbeschreiber
Specken, 1958

Definition
In der Regel IgE-vermittelte Typ I-Reaktion auf Bestandteile des Spermas, meist basische Glykoproteine, die vermutlich aus der Prostata stammen (s.a. Burning-Semen-Syndrom).

Manifestation
Betroffen sind Frauen (meist Atopikerinnen) zwischen 20.-30. Lebensjahr.

Klinisches Bild
Meist lokale Symptome mit Erythem, Juckreiz, Kontakturtikaria. Weiterhin: chronische Vulvovaginitis, Vulvaekzeme sowie ein „Burning Semen-Syndrom". Generalisierte Symptome werden bei etwa 20% der Betroffenen nachgewiesen: Generaliserte, erhabene, scharf begrenzte, palpable, solitäre oder konfluierende, juckende, brennende, weißliche bis rote Urtikae. Die Größe der Effloreszenzen kann sehr variabel sein, von stecknadelkopfgroß bis großflächig.

Diagnose
Anamnese bzgl. der Symptomatik (Gebrauch von Kondomen erfragen!), Pricktestungen mit frischem, unverdünntem Sperma. Zentrifugation des Spermas (Aufteilung in Spermatozoen und Seminalplasma), dann evtl. Intrakutantestungen (Seminalplasmaverdünnungen wurden in Einzelfällen intrakutan positiv getestet).

Differenzialdiagnose
Latex-Allergie (Kondome), Allergien gegen Lubrikanzien oder spermizide Substanzen in vaginalen Kontrazeptiva.

Komplikation
Asthma bronchiale, anaphylaktischer Schock, Rhinitis allergica

Therapie
Vor dem Geschlechtsverkehr systemisch Antihistaminika bzw.

4-8% cromoglycinhaltige Cremes. Gebrauch von Kondomen. Eine weitere Option ist die Hyposensibilisierung.

Hinweis(e)
- Seltener können ins Sperma übergetretene Medikamente (z.B. Penizillin) oder Nahrungsmittel (z.B. Walnüsse) eine allergische Reaktion auslösen.
- Spermaallergie bedeutet nicht gleichzeitig Infertilität (s.a.u. intrauterine Insemination).

SPHA-Test

Definition
Testverfahren zum Nachweis erregerspezifischer Treponemenantikörper im Serum bei Syphilis acquisita. Zunächst Festphasenadsorption der spezifischen Antikörper an mit Antirheumaserum beschichteten Titerplatten; dann Antikörpernachweis durch Antigen-beschichtete Hammelerythrozyten. Durch entsprechende Trennungsverfahren des Serums können IgG- und IgM-Antikörper nachgewiesen werden. S.a. FTA-Test, Syphilisserologie.

Sphingolipide

Definition
Untergruppe von Lipiden, die Bestandteile der Zellmembran sind und zelluläre Funktionen ausüben. U.a. werden Ceramide und Sphingomyeline zu den Sphingolipiden gezählt.

Sphingolipidosen   E75.3

Definition
Sphingolip(o)idosen sind erbliche Lipidspeichererkrankungen (Enzymopathien) und gehören zu den seltenen Stoffwechselstörungen. Durch lysosomale Enzymdefekte oder -defizite oder auch durch Defekte der Transport- oder Aktivatorproteine kommt es zu einer pathologischen intrazellulären Akkumulierung von nicht mehr abbaubaren Lipoiden (Thesaurismose). Sphingolipide sind wichtige Bestandteile von Membranstrukturen und spielen eine Rolle bei Proliferation und Differenzierung von Zellen. Bei jeder einzelnen Enzymstörung finden sich mehrere klinische Varianten, fast alle befallen das ZNS und manifestieren sich oft im Kindesalter. Die Sphingolipidosen werden autosomal-rezessiv vererbt (außer Fabry: X-rezessiv). Ihre Pathogenese ist bisher nur teilweise erforscht.

Einteilung
Folgende Erkrankungen mit dermatologischer Relevanz werden zu den Sphingolipidosen gezählt:
- Fabry-Krankheit
- M. Gaucher
- Aspartylglucosaminurie
- Niemann-Pick-Krankheit
- M. Farber (disseminierte Lipogranulomatose)
- Beta-Mannosidose
- Fukosidose
- Kanzaki-Krankheit
- GM1-Gangliosidose
- Weitere Sphingolipidosen (ohne kutane Symptomatik):
  - Sulfatidlipoidose (metachromatische Leukodystrophie: Manifestation meistens vor dem 3. Lebensjahr, aber gelegentlich auch erst im Erwachsenenalter auftretend. Die Patienten sterben meist im 5. Lebensjahr. Das klinische Bild beginnt mit Gangstörungen und Entwicklungsstillstand gefolgt von Sprechbehinderung, Lähmungen sowie weiteren schweren neurologischen Ausfällen).
  - Krabbe-Erkrankung (Globoidzell-Leukodystrophie): Beginn im 4.-6. Lebensmonat mit Degenerierung der weißen Substanz; führt meist vor dem 2. Lebensjahr zum Tod).
  - Tay-Sachs-Erkrankung (GM_2-Gangliosidose): Beginn im frühen Kindesalter mit progressivem Verlust geistiger und körperlicher Funktionen (Paralyse, Demenz, Blindheit), charakteristische Augenhintergrundsveränderungen (grau-weiße Zone um die Fovea centralis: „cherry-red spot"). Tod meist im 2.-3. Lebensjahr. Histologie: Ballonartige Neurone im ZNS, Gliaproliferation, Demyelinisierung, Gangliosidanreicherung (GM_2: 90-95% vs 5% normal).

Klinisches Bild
Der Verlauf der Sphingolipidosen ist sehr variabel und reicht von sehr frühem Ausbrechen und Tod in den ersten Lebensjahren bis zu chronischen Formen andererseits. Auch eine auf wenige Prozent reduzierte Enzymaktivität kann ein Enzymdefizit kompensieren und den Ausbruch der Krankheit verhindern oder zu einer abgeschwächten Form führen. Bei kompletter Defizienz tritt die schwere Form auf. Meist ist das ZNS betroffen, oft auch die Haut. Die Krankheitsbilder zeichnen sich durch teils unspezifische (s.u. M. Gaucher), teils sehr charakteristische Symptome (Angiokeratome) aus.

Therapie
- Enzym-Ersatztherapie: Fehlende Enzyme, z.B. die ß-Glukozerebrosidase bei M. Gaucher, werden substituiert mit biotechnologisch hergestellten Enzymen. Wegen der Blut-Hirn-Schranke sind Enzymersatztherapien auf non-neurale Speicherkrankheiten beschränkt (M. Gaucher, M. Fabry).
- Substrat-Entzug: Lysosomaler Substratinflux wird durch Inhibierung des Sphingolipid-Anabolismus, also der Biosynthese, reduziert. Diese Therapieverfahren können zu

Sphingolipidosen. Tabelle 1. Einteilung nach Enzymdefekt

Erkrankung	Enzymdefekt
Fabry-Krankheit	alpha-Galaktosidase
M. Gaucher	beta-Glukosidase
Aspartylglucosaminurie	Aspartylglukosaminidase
Niemann-Pick-Krankheit	Sphingomyelinase
Beta-Mannosidose	beta-Mannosidase
Fukosidose	alpha-Fukosidase
GM1-Gangliosidose	beta-Galaktosidase
M. Farber (disseminierte Lipogranulomatose)	Ceramidase
Kanzaki-Krankheit	alpha-N-Acetylgalaktosaminidase

Immunsuppression und Bildung toxischer Metabolite führen.

Prophylaxe
Durch Amniozentese lassen sich hereditäre Sphingolipidosen bei Ungeborenen diagnostizieren.

Spindelzellentumor, pigmentierter   D22.L

Erstbeschreiber
Reed, 1975

Definition
Benigner, bei jungen Menschen auftretender Pigmenttumor der Haut, histologisch dem Naevus Spitz nahestehend.

Manifestation
Zwischen dem 10. und 40. Lebensjahr auftretend.

Lokalisation
Meist an den Extremitäten, v.a. den Beinen, lokalisiert.

Klinisches Bild
Makulöser bis plaqueförmiger, scharf begrenzter, homogen dunkel pigmentierter Tumor mit unregelmäßiger, meist schuppender Oberfläche. Durchmesser meist <6 mm. Oft rasches Wachstum.

Histologie
Junktionsnaevus, bestehend aus charakteristischen, deutlich pigmentierten, uniformen Spindelzellen, die nestförmig konfluierend im Epidermis-Dermis-Bereich liegen. Ausbildung faszikulärer Strukturen, die das koriale Bindegewebe knotig verdrängen.

Differenzialdiagnose
Malignes Melanom; Naevus Spitz; dysplastischer melanozytärer Naevus.

Therapie
S.u. Naevus Spitz.

Spindelzellipom   D17.9

Erstbeschreiber
Enzinger u. Harvey, 1975

Synonym(e)
Spindle cell lipoma

Definition
Schmerzloser, solitärer, langsam wachsender, gutartiger Fettgewebstumor.

Manifestation
Verhältnis Männer zu Frauen = 9:1. Meist im mittleren Lebensalter auftretend.

Lokalisation
Vor allem Nacken oder Schulterregion sind betroffen.

Klinisches Bild
Solitärer, prallelastischer, kutaner oder subkutaner, knotiger Tumor.

Histologie
Gut umschriebener Tumor, der neben reifen Fettzellen uniforme, längliche Spindelzellen innerhalb einer muzinösen Matrix enthält. In einigen Bereichen reine Spindelzellpopulationen ohne Fettzellen. Palisadenformation von Spindelzellen kann zur Fehlinterpretation mit neurogenen Tunoren führen. Wechselhafter Kollagen- und Muzingehalt, produziert durch die Spindelzellen. Muzin kann bei starker Vermehrung zu artifiziellen Hohlräumen (pseudovascular clefts) führen. Bisweilen zeigen sich zahlreiche Mastzellen innerhalb des Tumors.

Diagnose
Histologie ist diagnostisch.

Differenzialdiagnose
Liposarkom; Fibrosarkom; Schwannom

Therapie
Exstirpation falls klinisch störend.

Spinnenbiss   T63.3

Definition
Lokale oder systemische Reaktion auf den Biss von Spinnen. Mitteleuropäische Spinnen lösen i.A. nur lokale erythematöse, urtikarielle Reaktionen aus. Bei einigen tropischen Spinnen sind lokale und allgemeine Vergiftungen möglich. Die gefährlichsten Arten sind Latrodectus (u.a. Schwarze Witwe), Loxosceles, Phoeutria, Atrax, Harpacirella und Scaprococosa (Wolfsspinnen). Der Biss hinterlässt i.d.R. punktförmige Einstichstellen.

Externe Therapie
Sofort lokale Kühlung. Insbes. bei Biss durch tropische Spinnen anschließend kurzfristig Glukokortikoid-haltige Salben wie 0,25% Prednicarbat (z.B. Dermatop Salbe) oder 0,05% Clobetasol (z.B. Dermoxin Salbe). Bei Ausbildung von Nekrosen stadiengerechte Wundbehandlung.

Interne Therapie
Bei Bissen von tropischen Spinnen sind ggf. spezifisches Antivenom, Versuch mit Kalziumgluconat i.m. und Schmerzbehandlung (auch mit Lokalanästhetika) erforderlich. Bei Bissen der Latrodectus reclusa wird die Behandlung mit DADPS (z.B. Dapson-Fatol) 2mal/Tag 50 mg p.o. empfohlen.

Spiradenokarzinom   L74.8

Definition
Sehr seltener, undifferenzierter, maligner, auf dem Boden eines Spiradenoms entstehender Adnextumor.

Lokalisation
V.a. Kopf, Nacken, oberer Rumpfbereich oder Beugeseiten der Arme sind befallen.

Klinisches Bild
Meist solitärer, plötzlich wachsender Knoten, der auf dem Boden eines präexistenten Spiradenoms gewachsen ist. Das klinische Bild ist abgesehen von der möglichen Schmerzhaftigkeit wenig charakteristisch. Die Diagnose ist i.A. ein histologischer Zufallsbefund.

Histologie
Meist ist die sehr distinkte histologische Morphologie des Spiradenoms noch nachweisbar mit tief dermal gelegenem knotigem Tumorkomplex, teils aus einem oder mehreren

Knoten bestehend. Parenchym aus basaloiden wenig differenzierten polymorphen Zellkomplexen. Teils auch spindelzellige Differenzierung. Zahlreiche Mitosen, Massennekrosen. Oft deutliches lymphozytäres Begleitinfiltrat.

Komplikation
Metastasierung in 20% der Fälle.

Therapie
Exzision nach den Kriterien des spinozellulären Karzinoms, unbedingt mit Randschnittkontrollen und Lymphknoten-Mapping (Sentinel-Lymphknotendissektion).

Hinweis(e)
Das Spiradenokarzinom ist „häufig" mit Zylindromen assoziiert.

Spiradenom L74.8

Erstbeschreiber
Hellwig u. Kersting, 1956

Definition
Seltener, undifferenzierter oder gering differenzierter, benigner Adnextumor mit ekkriner Differenzierung (apokrine Differenzierung ist umstritten). Gegen die ekkrine Genese spricht die Beobachtung, dass Spiradenome sehr selten an Handflächen und Sohlen auftreten.

Manifestation
Meist bei 20- bis 40-jährigen Erwachsen auftretend.

Lokalisation
V.a. Kopf, Nacken, oberer Rumpfbereich, Beugeseiten der Arme sind befallen.

Klinisches Bild
Meist solitärer, runder, 0,5-3 cm großer, derber, hautfarbener bis lividroter, scharf begrenzter, häufig spontan und auf Druck schmerzhafter Tumor mit glatter Oberfläche. Selten sind multiple, disseminierte oder linear angeordnete Geschwülste. Das klinische Bild ist abgesehen von der möglichen Schmerzhaftigkeit wenig charakteristisch. Die Diagnose ist i.A. ein histologischer Zufallsbefund.

Histologie
Sehr distinkte, histologische Morphologie. In der tiefen Dermis gelegener, von einer fibrösen Bindegewebskapsel umgebener knotiger Tumorkomplex, teils aus einem oder mehreren Knoten bestehend. Das Parenchym besteht aus basaloiden wenig differenzierten Zellkomplexen. Nachweis von zentral gelegenen Zellen mit großen, blassen Kernen und leicht basophilem Zytoplasma und kleineren Zellen mit hyperchromatischen Kernen im Randbereich. Oft ist ein deutliches lymphozytäres Begleitinfiltrat vorhanden.

Differenzialdiagnose
Leiomyom, Glomustumor. S.u. ANGLES für andere druckschmerzhafte Tumoren der Haut.

Therapie
Exzision in toto ist kurativ.

Hinweis(e)
Spiradenome treten nicht selten zusammen mit Zylindromen auf, ggf. auch beide zusammen mit Trichoepitheliomen und Trichoblastomen (s.u. Brooke-Spiegler-Syndrom).

Splitterblutung

Definition
Subunguale, feine, longitudinal verlaufende, dunkelrote oder schwarze, schmerzlose oder leicht schmerzende Linienzeichnungen am Nagelrand der Finger und Fußnägel (Fußnägel sind seltener betroffen, werden allerdings auch seltener sorgfältig begutachtet). Sie entstehen im Epithel des Nagelbettes und bestehen aus Blut und Blutbestandteilen im Stratum spinosum, welches der Unterseite des Nagels angelagert ist. Sie wachsen mit dem Nagel mit und können am freien Rand des Nagels mechanisch entfernt werden. Verteilungs- und Farbmuster sowie Lokalisation variieren ebenso wie Schmerzlosigkeit oder Schmerzhaftigkeit.

Vorkommen/Epidemiologie
- Idiopathisch
- Akute und chronische Traumata (Quetschtrauma, Zugtrauma durch Abheben des Nagels)
- Systemische Sklerodermie
- Medikamentös (z.B. Zytostatika, Multikinase-Hemmer)
- Psoriasis vulgaris
- Onychomykose
- Mitralstenose
- Leberzirrhose
- Embolische Ereignisse bei Endokarditis lenta oder beim Phospholipid-Antikörper-Syndrom
- Skorbut.

Ätiologie
Als Ursache für die Splitterblutungen wurden bisher embolische Ereignisse angenommen, wie etwa bei der Endokarditis lenta oder bei Phospholipidantikörpersyndromen. Auch bei Gesunden kommt es zu Splitterblutungen, die aber üblicherweise auf einen Finger beschränkt bleiben und traumatischen Ursprungs sind. Eine toxische Ursache kann nicht zwingend angenommen werden. Splitterblutungen wurden selten bei Imatinib beobachtet und bei EGFR-Inhibitoren nicht berichtet. Eine elektive Blockade des VEGFR, welcher eine Zielstruk-

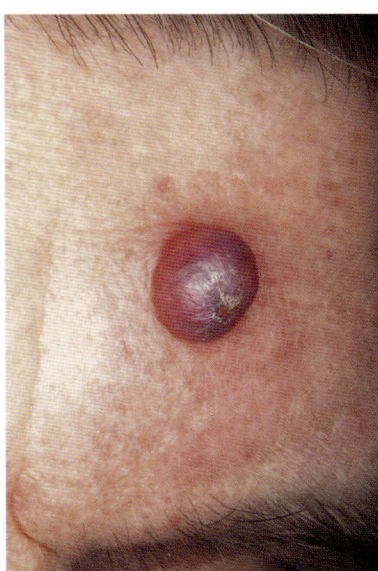

Spiradenom. Halbkugelig vorgewölbter, rötlich-livider Tumor mit glatter Oberfläche und kleiner zentraler Erosion an der Stirn bei einer 74-jährigen Frau.

tur sowohl für Sorafenib als auch für Sunitinib darstellt, könnte eine Ursache sein.

Spongia

Definition
Schwammtiere. Die giftigen Arten (Hornschwamm, Feuerschwamm, u.a.) verursachen bei Hautkontakt ein heftig juckendes, toxisches Kontaktekzem.

Komplikation
Superinfektion.

Therapie
Topische Glukokortikoide, ggf. Antibiotika. Prophylaktisch: Schutzkleidung (Taucheranzug, Schuhe).

Spongiose

Definition
Auseinanderweichen der Epidermis und der epithelialen Adnexstrukturen durch ein interzelluläres Ödem mit konsekutiver intraepithelialer Vesikelbildung. Spongiose wird in erster Linie bei entzündlichen Dermatosen beobachtet, z.B. bei Ekzemkrankheiten. Sie entsteht durch Einwanderung von Lymphozyten, aber auch durch eosinophile und neutrophile Granulozyten. Bei geringer Spongiose stehen benachbarte Keratinozyten noch über Interzellularbrücken miteinander in Verbindung. Bei stärkerer Ausbildung kommt es zur Ruptur dieser Verbindungen und zur Ausbildung eines größeren intraepidermalen Hohlraumes (spongiotisches Bläschen). Darüber weist die Hornschicht plasmatische Einschlüsse mit einem Parakeratosehügel auf. Spongiose kann auch im Bereich der Adnexe auftreten (Miliaria rubra, Fox-Fordycesche Krankheit, kontaktallergisches Ekzem, suppurative Follikulitis). Bei einigen Dermatitiden führen epidermotrope eosinophile oder neutrophile Infiltrate ebenfalls zur spongiotischen Reaktion.

In den allermeisten Fällen tritt Spongiose bei entzündlichen Prozessen der Haut auf, in seltensen Fällen können epidermotrope neoplastische Infiltrate spongiotische Reaktionen hervorrufen (z.B. bei kutanen T-Zell-Lymphomen).

Vorkommen
Spongiose findet man bei folgenden Erkrankungen:
- Ekzem, atopisches
- Ekzem, dyshidrotisches
- Ekzem, kontaktallergisches
- Ekzem, toxisches
- Ekzem, nummuläres
- Ekzem, seborrhoisches
- Pemphigoid gestationis
- Psoriasis vulgaris
- Psoriasis palmaris et plantaris
- Pityriasis rosea
- Erythema anulare centrifugum
- Lichen striatus
- Miliaria rubra und Miliaria profunda
- Mucinosis follicularis
- Fox-Fordycesche Krankheit
- Suppurative Follikulitis
- Demodex-Follikulitis
- Pityrosporon-Follikulitis
- Skabies
- Incontinentia pigmenti
- Erythema anulare centrifugum
- Acrodermatitis papulosa eruptiva infantilis (Gianotti-Crosti)
- Transitorische akantholytische Dermatose (Morbus Grover)
- PUPPP
- Lichtdermatose, polymorphe
- Pemphigus (urtikarielle Phase)
- Pemphigoid, bullöses
- Purpura pigmentosa progressiva
- Tinea
- Mycosis fungoides
- Kutane T-Zell-Lymphome (Non-Mycosis fungoides T-Zell-Lymphome).

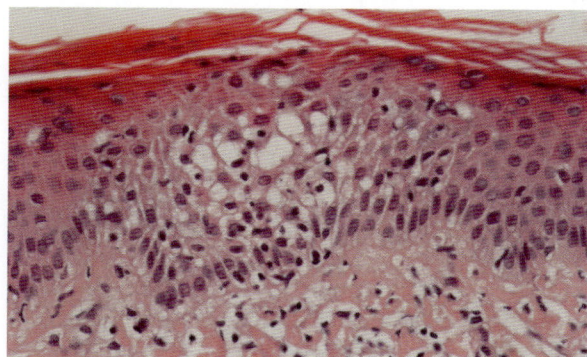

Spongiose. Spongiotische Bläschen intraepidermal. Spongiotische Auflockerung des Oberflächenepithels.

Spongiose, eosinophile

Definition
Histologischer Terminus für das Auftreten eosinophiler Leukozyten in spongiotischer Epidermis, meist verbunden mit der Anwesenheit von eosinophilen Leukozyten im Korium, hier entweder diffus oder perivaskulär angeordnet. S.a.u. Spongiose.

Vorkommen
Bullöses Pemphigoid, Pemphigoid gestationis, Pemphigus vulgaris, Pemphigus foliaceus, Dermatose, IgA-lineare; Insektenstich; Medikamentenreaktion, Ekzem, atopisches; Ekzem, Kontaktekzem; transitorische akantholytische Dermatose; Arthropodenreaktion (Pseudolymphome der Haut), Incontinentia pigmenti, sterile eosinophile Pustulose.

Spongiose, neutrophile

Definition
Histologischer Terminus für das Auftreten neutrophiler Leukozyten in spongiotischer Epidermis, meist verbunden mit der Anwesenheit von neutrophilen Leukozyten in der Dermis, hier entweder diffus oder perivaskulär angeordnet. S.a.u. Spongiose. Vorkommen: Tinea, Psoriasis vulgaris, Psoriasis pustulosa, Psoriasis palmaris et plantaris.

Spontankeloide L91.0

Definition
Meist parasternal lokalisierte Keloide ohne erkennbare Ursache, v.a. bei Jugendlichen.

Therapie
S.u. Keloide.

Sporotrichose B42.8

Erstbeschreiber
Schenck, 1898; Lutz u. Splendore, 1907

Synonym(e)
De Beurmann-Gougerotsche Krankheit

Definition
Weltweit auftretende, in Europa sehr selten gewordene, in Entwicklungsländern relativ häufige, subakute oder chronisch verlaufende, in der Regel auf Haut und Subkutis begrenzte Infektionskrankheit, hervorgerufen durch einen dimorphen Pilz, der in wenigen Tagen bei Zimmertemperatur kulturell nachweisbar ist.

Erreger
Sporotrix schenckii (Sporotrichon schenckii). Bodensaprophyt, der auf verfaulendem Holz und absterbenden Pflanzen lebt. Insofern tritt die Infektion v.a. bei der ländlichen Bevölkerung auf.

Einteilung
Man unterscheidet nach Form der Ausbreitung:
- Fixe kutane Form
- Lymphokutane Form
- Disseminierte kutane Form
- Extrakutane disseminierte Form.

Vorkommen/Epidemiologie
Weltweit, Nordamerika, Japan, v.a. Tropen und Subtropen, nur sporadisch in Europa. Die bisher einzige Epidemie trat Mitte des 20. Jahrhunderts in Südafrika bei Minenarbeitern auf, die sich an Grubenholz das von Sporotrix schenckii befallen war, infizierten.

Ätiologie
Inokulation des Erregers durch Hautwunden (z.B. Pflanzenstachel); nachfolgend meist Aszendenz auf dem Lymphweg. Auch Übertragungen durch Insektenstachel oder als Zoonose sind beschrieben.

Manifestation
Vor allem bei Gärtnern, Landwirten, Fischern auftretend. Gehäuft bei Immunsupprimierten.

Lokalisation
Vor allem Hände und Füße. Stamm und Rücken sind nur selten befallen.

Klinisches Bild
Inkubationszeit: Tage bis Monate. Meist wenig symptomatische, multiple, in Ketten längs der Lymphbahnen angeordnete (lymphogene Verbreitung), bläulichrote oder braune, 0,2-10,0 cm große, glatte oder schuppende, manchmal auch verruköse Papeln, Plaques und Knoten mit Tendenz zur Ulzeration oder mit Entleerung eitrigen Sekretes. Die Läsionen können zu flächigen Knotenkonglomeraten zusammenwachsen. Seltener sind isolierte, 1,0-6,0 cm große (oder auch größere), wenig symptomatische, verruköse Plaques, Knoten oder Ulzera mit peripher akzentuiertem Randwall. Befall der Lungen oder anderer Organe ist nur selten beschrieben worden.

Histologie
Gemischtzellige entzündliche Reaktion der Dermis mit Lymphozyten, Granulozyten, Histiozyten und Plasmazellen. Vereinzelt kleinere und größere Abszesse. Bei zunehmender Dauer der Infektion bildet sich ein zunehmender granulomatöser Entzündungscharakter heraus mit Histiozyten, Plasmazellen und Riesenzellen. In HE-Schnitten können in ca. 30% der Fälle sog. „asteroid bodies" nachgewiesen werden. Diese bestehen aus einer oder mehreren Pilzzellen im Zentrum, die von einem Kranz von stachelähnlichen, roten, eosinophilen Fortsätzen umgeben sind. Pilzzellen werden meist nur in der akuten Phase der Infektion gefunden. Die Zellen von S. schenckii sind im Gewebe 2-10 μm groß, sowohl hefeähnlich rund bis oval, auch länglich (die länglichen Elemente werden auch „cigar bodies genannt). Empfehlenswert ist der Nachweis mittels Grocott-Färbung.

Diagnose
Klinik mit lymphogener Anordnung der Läsionen; Histologie

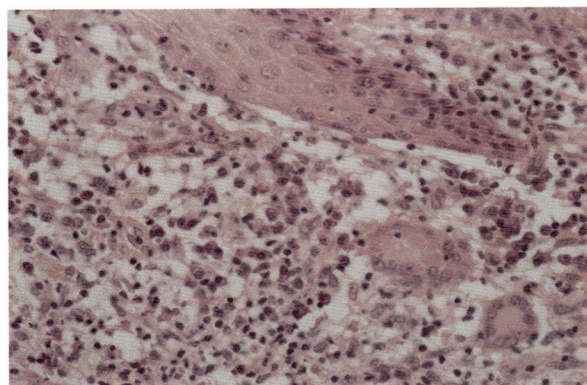

Sporotrichose. Sporotrix schenkii. Diffuse, gemischtzellige Entzündungsinfiltrate in der Dermis. Im rechten unteren Bildabschnitt zeigen sich 2 multinukleäre Riesenzellen.

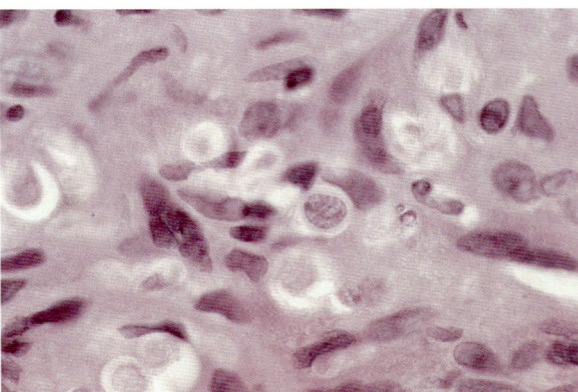

Sporotrichose. Hyphen und charakteristische zigarrenförmige Zellen von 1-2 μm Breite und 4-5 μm Länge bei Sporotrichose (Sporotrix schenkii). HE-Färbung, (PD. Dr. Y. Koch).

(oft sind mehrfache Probeentnahmen zum Nachweis der Erreger erforderlich). Leichte Anzucht des Erregers bei Zimmertemperatur aus Abstrich von Sekret oder aus Biopsat.

Differenzialdiagnose
Tuberculosis cutis luposa; Syphilis; kutane Leishmaniose; Chromomykose.

Interne Therapie
- Therapie der Wahl ist Kaliumjodid, das in Form einer gesättigten wässrigen Lösung angewendet wird. Die Initialdosis beträgt 0,5-1,0 ml 3mal/Tag p.o. und wird tropfenweise bis zu einer Gesamtdosis von 3-6 ml 3mal/Tag erhöht. Die Mixtur ist besser genießbar, wenn sie zusammen mit Milch gegeben wird. Die Therapie sollte einen Monat über die klinische Remission hinaus gegeben werden.
- Alternativ: Mit Itraconazol (z.B. Sempera) 400-600 mg/Tag über mind. 6 Wochen werden gute Erfolge beschrieben. Bei extrakutanen Formen: Amphotericin B 0,1 mg/kg KG/Tag, ansteigend auf 1,0 mg/kg KG als Infusion. Die Ergebnisse der Ketoconazol-Therapie waren insgesamt eher enttäuschend, nur einzelne Fälle zeigten ein Ansprechen.

Prognose
Günstig bei der lokalisierten und lymphangitischen Form. Keine Immunität. Nur selten erfolgen Spontanheilungen.

Sprosspilze

Definition
Hefen und hefeartige Pilze, die sich asexuell durch Aussprossung vermehren. Hierzu gehören: Candida, Cryptococcus, Histoplasma und Paracoccidioides unter bestimmten Umständen. Die Ausbildung von Hyphen (s. Myzel) oder Sprosszellen hängt von Milieubedingungen ab.

Diagnose
Nativpräparat, Primärkultur auf Standardnährboden, Differenzierung auf der Reisagarplatte und durch die „Bunte Reihe" (Prüfung der Zucker- und Nitratassimilation sowie der Zuckervergärung).

Sprue K90.0

Definition
Erkrankung mit Fettdiarrhoe, Anämie und Abmagerung als Hauptsymptomen. Charakteristischerweise liegt eine Dünndarmzottenatrophie vor.
Unterschieden werden die einheimische Sprue und die tropische Sprue.

Sprue, tropische K90.1

Synonym(e)
Tropische Aphthen; Psilosis linguae

Definition
Partielle oder subtotale Atrophie der Zotten, vor allem des proximalen Dünndarms.

Ätiologie
Unbekannt, wahrscheinlich viral oder bakteriell bedingt.

Klinisches Bild
Chronisch rezidivierend treten fettreiche Stühle und aphthöse Zungenveränderungen auf. M. Addison-ähnliche Pigmentierungen sind möglich.

Labor
Blutbildveränderungen im Sinne einer perniziösen Anämie.

Stachelzellen

Definition
Polygonale, basophile, durch Desmosomen verbundene Keratinozyten des Stratum spinosum.

Stammvarikose I83.9

Definition
Variköse Degeneration der Vena saphena magna oder der Vena saphena parva.
- V. saphena magna: Komplette Stammvarikose: Der proximale Insuffizienzpunkt liegt in der Krosse (Mündungsklappe der V. saphena magna) selbst. Je nachdem wie weit die Klappeninsuffizienz nach distal reicht, werden 4 Stadien unterschieden:
    - Grad 1: Distaler Insuffizienzpunkt (D.I.) liegt in der Leiste
    - Grad 2: D.I. am Oberschenkel
    - Grad 3: D.I. am Unterschenkel
    - Grad 4: D.I. am Fuß
- V. saphena magna: Inkomplette Stammvarikose: Der proximale Insuffizienzpunkt ist nicht mit der Krosse identisch. Hierbei werden je nach Insuffizienzpunkt verschiedene Typen unterschieden: Seitenasttyp, Dodd-Perforanstyp, dorsaler Typ.
- V. saphena parva: Komplette Stammvarikose: Der proximale Insuffizienzpunkt liegt in der Schleusenregion der Vena saphena parva. Je nach Insuffizienzstrecke werden 3 Stadien unterschieden:
    - Grad 1: Distaler Insuffizienzpunkt liegt in der Schleusenregion

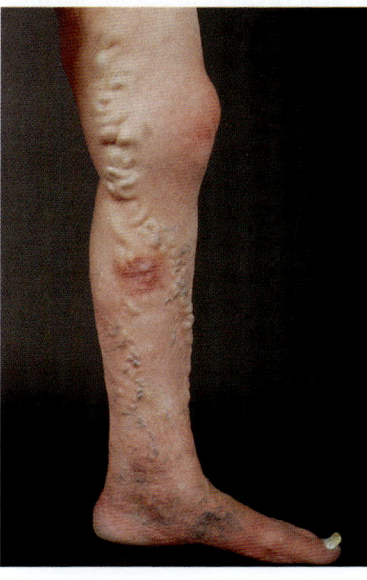

Stammvarikose. Deutlich hervortretende Varizen im Bereich des Ober- und Unterschenkels bei Stamm- und Seitenvarikosis.

- Grad 2: D.I. liegt im mittleren Unterschenkel
- Grad 3: D.I. liegt in der Region des Außenknöchels.

Diagnose
Klinisches Bild mit Erhebung des phlebologischen Status (farbkodierte Duplex-Sonographie).

Therapie
S.u. Varikose. Speziell bei der Stammvenenvarikose eignen sich endoluminale Katheter-gestützte Techniken zur Ausschaltung des venösen Refluxes (Radiowellentherapie, Schaumsklerosierung und endoluminale Lasertherapie).

Stammzelltransplantation

Synonym(e)
SZT; SCT

Definition
Übertragung von Blutstammzellen von einem Spender zu einem Empfänger. Bei der autologen SZT sind Spender und Empfänger ein- und dieselbe Person; bei der allogenen Transplantation handelt es sich um zwei verschiedene Personen.

Allgemeine Information
- Man unterscheidet:
  - autologe Stammzelltransplantation
  - allogene Stammzelltransplantation.
- Autologe Stammzelltransplantation: Hierbei werden die Stammzellen dem Patienten selbst entnommen und zu einem späteren Zeitpunkt reinfundiert. Der eigentlichen Transplantation der Stammzellen geht eine hochdosierte, in der Regel myeloablative Chemotherapie und/oder Strahlentherapie voraus, die sog. Konditionierungsphase. Die sich anschließende Stammzelltransplantation ersetzt das durch die myeloablative Konditionierungstherapie zerstörte Knochenmark und verkürzt die therapiebedingte Aplasiephase.
- Allogene Stammzelltransplantation: Hierbei werden dem Patienten die Stammzellen eines anderen, gesunden Stammzellspenders übertragen. Wie bei der autologen Stammzelltransplantation erfolgt auch hierbei eine myeloablative Konditionierungsbehandlung. Damit verfolgt man 2 Ziele: die Eradikation der malignen Zellen und die Immunsuppression des Empfängers, um eine Abstoßungsreaktion gegen das Transplantat zu vermeiden.

Komplikation
Akute und chronische „Graft-versus-Host-Disease" (GvHD) stellen eine der schwerwiegendsten Komplikationen der allogenen Stammzelltransplantation dar und können im fortgeschrittenen Stadium tödlich verlaufen. Die akute GvHD ist die Folge der Aktivierung von T-Zellen des Spenders durch Antigene des Empfängers und betrifft Haut, Darm und Leber. Sie tritt innerhalb der ersten 100 Tage auf. Später auftretende Symptome werden als chronische GvHD bezeichnet.

Stanozolol

Definition
Testosteron-Derivat, das als Anabolikum zum Einsatz kommt. Medizinische Indikation in therapieresistenten Fällen: Angioödem, erworbenes/C_1-Esteraseinhibitor-Mangel.

Stanz-Biopsie

Synonym(e)
Punch-Biopsie

Definition
Diagnostische oder therapeutische Gewebeentnahme mittels eines rundgeschliffenen Stanzzylinders.

Staphylokokken

Synonym(e)
Traubenkokken; Staphylococcus

Definition
Bakteriengattung der Familie Micrococcaceae: Grampositive, unregelmäßig-traubenförmige Haufen bildende, aerobe, unbewegliche, kugelförmige Kokken. Die häufigsten Staphylokokken sind Staphylococcus aureus, S. epidermidis und S. saprophyticus.

Vorkommen/Epidemiologie
Verbreitete Kolonisation der Haut und des vorderen Rachenraumes (bis zu 25%; bei Krankenhauspersonal noch häufiger!) und der genitalen Schleimhäute (Vagina bis zu 10% aller Frauen in der Prämenopause).

Klinisches Bild
- Lokalisierte Infektionen der Haut und Hautanhangsgebilde, z.B. Follikulitis, Furunkel, Karbunkel, Impetigo, Schweißdrüsenabszess, Hidradenitis suppurativa, Mastitis, Wundinfektionen.
- Überlagernde Kolonisation bei verschiedenen Erkrankungen (z.B. atopisches Ekzem). Hohe (>80%) Besiedlungsdichte in der Nasenschleimhaut und auf nässenden Arealen). Bildung von Antikörpern der Klasse IgG und IgE gegen exfoliative Toxine von Staphylokokkus aureus.
- Weiterhin Bakteriämie und Sepsis als Folge einer lokalen Infektion, Endokarditis (zweithäufigster Keim bei bakterieller Endokarditis), Pneumonie, Osteomyelitis.
- Staphylokokkentoxin vermittelte Krankheitsbilder:
  - Staphylogener Lyell: Infektion mit Staph. aureus, meist Phagentyp 71, dessen Exotoxin (Epidermolysin) die typischen exfoliativen Hautveränderungen auslöst.
  - Staphylokokken-Scharlach: Bei älteren Kindern verbleiben die exfoliativen Hautveränderungen des „staphylogenen Lyell" im Stadium des Exanthems. Möglicherweise ist dies auf eine Teilimmunität durch protektive Anti-Epidermolysin-Antikörper zurückzuführen.
  - Schock-Syndrom, toxisches: Durch das von bestimmten Staph. aureus-Stämmen gebildete Exotoxin TSST-1 ausgelöstes Krankheitsbild mit scharlachähnlichen Hauterscheinungen, Schocksymptomatik und multiplen Organsymptomen. Vor allem bei jungen Frauen auftretend, die Tampons benutzen.
  - Lebensmittelvergiftung: Erkrankung durch Bildung hitzelabiler Enterotoxine mit kurzer Inkubationszeit (4-6 Std.) mit Fieber, Übelkeit, Erbrechen und Diarrhoe. Zumeist selbstlimitierte Verläufe.

Therapie
- Penicillinasefeste Penicilline, z.B. Flucloxacillin (z.B. Stahylex); Beta-Lactamasehemmer (Ampicillin Sulbactam); Carbapeneme (Imipenem); Cephalosporine (Cefadroxil; Cefotaxim; Ceftriaxon).

- Schlechte Wirksamkeit: Penicillin G, Aminopenicilline, Tetracycline, zunehmend auch Erythromycin und Clindamycin.

Hinweis(e)
Zunehmendes Problem: MRSA und ORSA!
- Staphylokokkus aureus wird u.a. für eine Exazerbation eines atopischen Ekzems verantwortlich gemacht. Nach einer brasilianischen Studie soll eine Schmalband UVB-Therapie die Staphylokokkus aureus-Besiedelung auf der Haut deutlich reduzieren.
- Ein topisch zu applizierendes Antibiotikum mit Wirksamkeit gegen MRSA/ORSA ist Retapamulin (Altargo).

Staphylokokken-Scharlach B06.8

Erstbeschreiber
Filatov, 1883; Dukes, 1900

Synonym(e)
Vierte Krankheit; Fourth Disease; Dukes Disease; Parascarlatina; Dukes-Filatow Krankheit; Rubeola scarlatiniformia

Definition
Exanthematische Infektionskrankheit bei Kindern. Die Eigenständigkeit der Erkrankung ist noch nicht sicher erwiesen. Es wird diskutiert, ob eine besondere Verlaufsform der Röteln oder eine Abortivform des Scharlachs vorliegt.

Ätiologie
Infektion mit Staph. aureus, meist Phagentyp 71, dessen Exotoxin (Epidermolysin) die typischen exfoliativen Hautveränderungen auslöst. Beim Staphylokokken-Scharlach verbleiben bei älteren Kindern die exfoliativen Hautveränderungen des „staphylogenen Lyell" im Stadium des Exanthems. Möglicherweise ist dies auf eine Teilimmunität durch protektive Anti-Epidermolysin-Antikörper zurückzuführen.

Lokalisation
V.a. Intertrigines und Nackenregion sind befallen.

Klinisches Bild
Inkubationszeit: 9–20 Tage. Uncharakteristisches Prodromalstadium. Rubeoliformes oder kleinfleckiges, scarlatiniformes Exanthem. Kleieförmige Schuppung am 4. oder 5. Tag. Schwellung der zervikalen und nuchalen Lymphknoten. Pharyngitis.

Differenzialdiagnose
Masern; Scharlach; Echo-Virusexantheme; Röteln; Arzneimittelexanthem.

Therapie
Symptomatische Therapie, z.B. mit Lotio alba und zusätzlich hautpflegenden Maßnahmen (z.B. Excipial U Lipolotio), sind indiziert. In der Regel komplikationsloser Verlauf.

STAR-Komplex

Definition
Akronym für „sore, throat, arthritis, rash". Komplikativer Symptomenkomplex bei älteren Kindern nach verschiedenen Virusinfektionen mit monatelang rezidivierenden Arthritiden, Fieberschüben, Halsschmerzen und einem makulopapulösen Exanthem.

Einteilung
Mögliche Erreger des STAR-Komplexes sind:
- Röteln
- Parvovirus-B-19
- Hepatitis B
- Echo-Virus-Infektion
- Coxsackie-Virus-Infektion
- EBV-Infektion (Mononukleose, infektiöse).

Stauungsekzem I83.1

Synonym(e)
Stauungsdermatitis

Definition
Auftreten eines Ekzemes im Bereich der Unterschenkel bei chronischer venöser Insuffizienz. Patienten mit Stauungsekzemen sind aufgrund der langen Krankheitsdauer und zahlreicher Vorbehandlungen häufig kontaktsensibilisiert. Typische Allergene sind z.B. Neomycin, Wollwachs, Parabene, Glukokortikoide, Cetylstearylalkohol.

Therapie
In erster Linie Behandlung der chronischen venösen Insuffizienz. Zur Behandlung des akuten Stauungsekzems niedrig potentes Glukokortikoid in möglichst allergologisch indifferenter Grundlage (Vaselin. alb., Adeps suilus), z.B. 1% Hydrocortison-Salbe, anwenden.

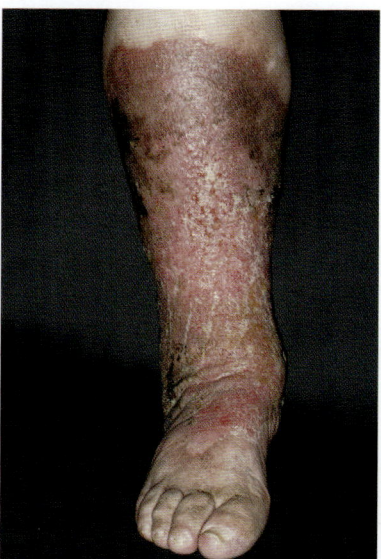

Stauungsekzem. Flächige, scharf begrenzte Plaque des gesamten rechten Unterschenkels. Lipofasziosklerose bei vorbekannter CVI mit beginnender Papillomatosis cutis lymphostatica. Zustand nach Ulcus cruris. Aktuell deutliche Exsudation, Lymphorrhoe sowie sekundäre bakterielle Besiedung.

Stavudin

Definition
Virustatikum.

Wirkungen
Nukleosidanalogon, kompetitiver Hemmer der reversen Transkriptase von HIV.

Indikation
Kombinationstherapie bei der HIV-Infektion. AZT und Sta-

vudin wirken antagonistisch und werden deshalb nicht gleichzeitig verabreicht.

> **Merke:** Die Liquorgängigkeit ist der von AZT vergleichbar.

Eingeschränkte Indikation
Periphere Neuropathien in der Anamnese.

Dosierung und Art der Anwendung
- KG >60 kg: 2mal 40 mg/Tag p.o.
- KG <60 kg: 2mal 30 mg/Tag.

Unerwünschte Wirkungen
Periphere Neuropathie, Pankreatitis, Übelkeit, Erbrechen, Diarrhoe, Kopfschmerzen, Schlafstörungen, allergische Exantheme, Transaminasenerhöhungen.

> **Merke:** Engmaschige Kontrolle der Patienten. Bei Auftreten einer peripheren Neuropathie sofortiges Absetzen des Präparats!

Wechselwirkungen
Isoniazid, Vincristin und Zalcitabin erhöhen das Risiko peripherer Neuropathien.

Präparate
Zerit

> **Merke:** Patienteninformation: Aufklärung über Symptome einer peripheren Neuropathie vor Therapiebeginn!

STD   A64

Synonym(e)
sexually transmitted diseases

Definition
Erkrankungen, die vorwiegend durch Geschlechtsverkehr übertragen werden. Dies betrifft in erster Linie die klassischen Geschlechtskrankheiten:
- Gonorrhoe
- Syphilis
- Ulcus molle
- Lymphogranuloma inguinale.

Zu den STD gehören jedoch auch weitere, vorwiegend durch Geschlechtsverkehr übertragene Krankheiten, z.B.
- HIV-Infektion
- Granuloma inguinale
- Trichomoniasis
- nichtgonorrhoische Urethritis
- Herpes genitalis
- Candidose
- Condylomata acuminata
- Pediculosis pubis.

Steatocystom   L72.1

Synonym(e)
Steatom; Sebozystom; Steatocystoma

Definition
In Einzahl oder in Mehrzahl (Steatocystoma multiplex) auftretender, gutartiger, naevoider, zystischer Adnextumor mit Talgdrüsendifferenzierung.

Einteilung
Zu unterscheiden ist das sehr seltene isolierte Auftreten als Steatocystoma simplex von dem autosomal-dominant vererbten Krankheitsbild des Steatocystoma multiplex.

Klinisches Bild
Zystischer, wenige Millimeter bis zu 1,0 cm großer, tief dermal gelegener, hautfarbener Tumor, der bei Punktion talgigen Inhalt entleeren kann.

Histologie
Wechselnd große, dermal und subkutan gelegene, epitheliale Zyste. Zystenwand mit sägezahnartiger kutikulärer Hornschicht. Kein Stratum granulosum. Einlagerung von Talgdrüsenzellen oder von Talgdrüsenazini. Im Lumen: Hornzellmassen, Talg, häufig Haare.

Therapie
Exzision ohne wesentlichen Sicherheitsabstand wenn kosmetisch störend.

Hinweis(e)
Klinisch und histologisch treten Überschneidungen mit dem Erscheinungsbild der eruptiven Vellushaar-Zysten auf (wahrscheinlich sind beide Krankheitsbilder identisch).

Steatocystoma multiplex   L72.20

Erstbeschreiber
Jamieson, 1873

Synonym(e)
Talgzysten; Sebocystomatosis Günther; Steatome

Definition
Naevoide, zystische Adnextumoren mit Talgdrüsendifferenzierung. SM kann in Assoziation mit multiplen Vellushaar-Zysten sowie der Pachyonychia congenita auftreten, die beide denselben Gendefekt aufweisen.

Ätiologie
Autosomal-dominant vererbte Mutation des Gens KRT17, das auf dem Genlokus 17q12-q21 kartiert ist, mit konsekutiver Störung des Keratins 17.

Pathologie
Pathogenetisch kommt es zu einer Erweiterung von Talgdrüsenfollikeln bei rudimentärem Talgdrüseninfundibulum ohne durchgängige Verbindung zur Hautoberfläche. Aus den darunterliegenden Talgdrüsenazini, -ausführungsgängen und Haaranlagen entwickelt sich eine geschlossene sterile Zyste, so dass es gewöhnlich zu keiner Entzündung kommt. Nur bei dem Krankheitsbild des Steatocystoma multiplex conglobatum werden chronische Entzündungsprozesse beobachtet.

Manifestation
Während der Pubertät auftretend.

Lokalisation
Vor allem Brust, Achselhöhlen und Rücken sind befallen. Selten auch auf der Stirn lokalisiert.

Klinisches Bild
Meist zahlreiche, disseminierte, 1-2 mm bis hin zu 1,0 cm große, tief dermal gelegene, hautfarbene, manchmal bläulich durchschimmernde Zysten.

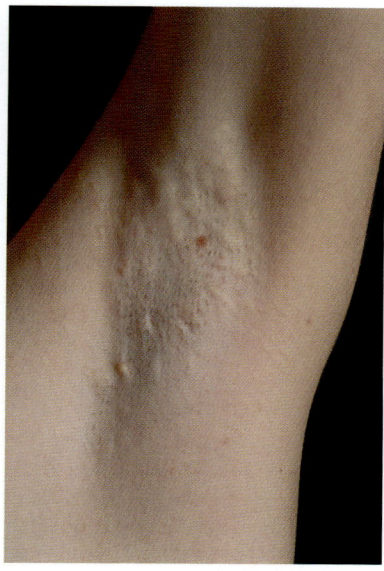

Steatocystoma multiplex. Multiple, seit ca. 6-7 Jahren persistierende, bis 6 mm große, weißliche Papeln in der rechten Axilla einer 25-jährigen Patientin.

Histologie
Wechselnd große, dermal und subkutan gelegene epitheliale Zyste. Zystenwand mit sägezahnartiger kutikulärer Hornschicht. Kein Stratum granulosum, Einlagerung von Talgdrüsenzellen oder von Talgdrüsenazini. Im Lumen: Hornzellmassen, Talg, häufig Haare.

Differenzialdiagnose
Geschlossene Komedonen, apokrine Schweißdrüsentumoren, Acne cystica, Tricholemmalzyste.

Komplikation
Steatocystoma multiplex conglobatum.

Therapie
Kosmetisch störende Zysten können exzidiert werden. Aufgrund der Vielzahl der Zysten ist vollständige Entfernung häufig nicht möglich. Isotretinoin (z.B. Isotretinoin-ratiopharm; Aknenormin) 0,5 mg/kg KG/Tag ist bei manchen Patienten hilfreich.

Hinweis(e)
Berichtet wurde über eine kongenitale lineare Form.

Steatocystoma multiplex conglobatum   L72.2

Erstbeschreiber
Plewig, 1979

Synonym(e)
Steatocystoma multiplex

Definition
Entzündung und narbige Abheilung zahlreicher Zysten bei Steatocystoma multiplex in der Rücken- und Brustrinne sowie den Achselhöhlen.

Differenzialdiagnose
Acne conglobata, Hidradenitis suppurativa.

Interne Therapie
Isotretinoin (Roaccutan; Aknenormin) p.o. 0,1-0,5 mg/kg KG/Tag führt bei einem Teil der Patienten vermutlich über die verminderte Talgproduktion zur Verminderung der Zysten. Antibiotika: Systemisch s.u. Acne vulgaris.

Operative Therapie
Soweit möglich operatives Vorgehen. Bei geringem Befall bzw. bei großen Zysten Exzision der befallenen Hautareale. Spaltung der Abszesse. Bei kleineren Zysten ggf. auch Elektrokauterisation.

Steatocystoma simplex   L72.1

Definition
Im Gegensatz zum Steatocystoma multiplex isolierter zystischer Adnextumor mit Talgdrüsendifferenzierung.

Manifestation
Während der Pubertät auftretend.

Klinisches Bild
Solitärer, 1-2 mm bis hin zu 1,0 cm großer, hautfarbener, tief dermal gelegener, manchmal bläulich durchschimmernder zystischer Tumor (Papel oder Knoten).

Histologie
Wechselnd große dermal und subkutan gelegene epitheliale Zyste. Zystenwand mit sägezahnartiger kutikulärer Hornschicht. Kein Stratum granulosum. Einlagerung von Talgdrüsenzellen oder von Talgdrüsenazini. Im Lumen: Hornzellmassen, Talg, häufig Haare.

Stemmersches Zeichen

Definition
Wichtiges diagnostisches Zeichen beim Lymphödem: Ödematöse Schwellung der Zehenrücken mit querer Hautfaltenbildung über den Zehengrundgelenken.
- Das Stemmersche Zeichen ist positiv, wenn die Hautfalte über den Zehen bzw. den Fingern verbreitert ist (>4), bzw. schwer oder überhaupt nicht abhebbar ist. Das Stemmersche Zeichen kann falsch-negativ sein, insbes. bei sekundären Lymphödemen, die sich von der Gliedmaßenwurzel von proximal nach distal ausdehnen.
- Vom Stemmerschen Zeichen kann bei Lymphödemen das klinische Phänomen abgegrenzt werden, dass die natürlichen Hautfalten am Übergang von den Zehen zum Fußrücken oder vom Fußrücken zum Unterschenkel vertieft sind.

Stenosesyndrom, pelvines   I82.8

Definition
Chronische venöse Insuffizienz bei partiellem oder totalem Verschluss der Vena cava inferior, Vena iliaca communis und/oder der Vena iliaca externa mit Ausbildung von Kollateralkreisläufen (suprapubische Varizen!). Häufig Kombination mit postthrombotischer Schädigung der tiefen Beinvenen.

Klinisches Bild
Entsprechend der chronischen venösen Insuffizienz.

Therapie
Entsprechend der chronischen venösen Insuffizienz. Ausnahmsweise Umgebungsoperation (nach Palma).

Steroidhaut   L90.8

Synonym(e)
Kortikoderm

Definition
Hautschädigung durch monate- oder jahrelangen Abusus von Kortikoidexterna.

Klinisches Bild
Hautatrophie mit diffuser, livider Rötung, Teleangiektasien, follikulären Papeln, Papulopusteln, Hypertrichose, Hyperpigmentierung und Depigmentierung, Blutungen, Striae cutis distensae.

Therapie
Absetzen der Glukokortikoidmedikation (ggf. Ausschleichen), blande Lokaltherapie bzw. nichtsteroidale antiphlogistische Therapie, z.B. 2-5% Liquor carbonis detergens-Creme R152. Teleangiektasien können mit Laser-Behandlung (Argon-, gepulster Farbstoff-Laser) angegangen werden.

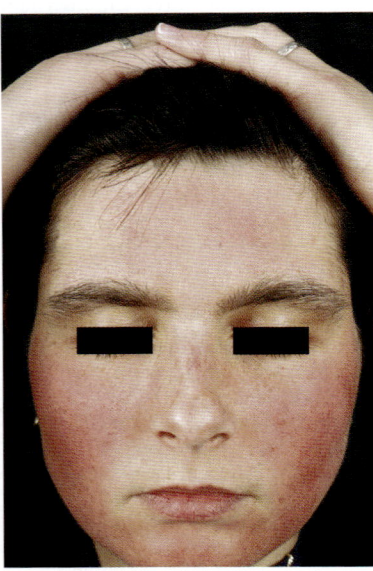

Steroidhaut. Durch langzeitige Behandlung einer (jetzt nicht mehr nachweisbaren) perioralen Dermatitis induzierte, flächige Gesichtsrötung, verbunden mit andauerndem Spannungsgefühl und Juckreiz.

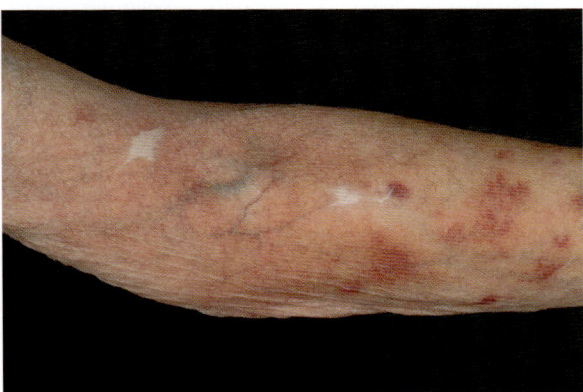

Steroidhaut. Generalisierte Hautatrophie mit diffuser, livider Rötung, Teleangiektasien, und z.T. follikulären Papeln am linken Arm eines 81-jährigen Patienten, der seit 28 Jahren wegen COPD mit systemischen Steroiden behandelt wird.

> **Merke:** Die Patienten müssen über zu erwartende Exazerbationen einer zugrunde liegenden Hauterkrankung nach Absetzen der Therapie gut aufgeklärt werden!

Steroidpurpura   D69.2

Synonym(e)
Kortisonpurpura; Corticosteroidpurpura

Definition
Blutungsbereitschaft in Form von Petechien oder flächenhaften Ekchymosen, v.a. an mechanisch belasteten Körperstellen.

Vorkommen/Epidemiologie
Bei Cushing-Syndrom und Hyperkortizismus anderer Genese (z.B. Nierentumor).

Therapie
Behandlung der Grunderkrankung. Bei iatrogenem Cushing-Syndrom Reduktion des Glukokortikoids langsam und unter Kontrolle von Blutzucker und Nierenparametern. Bei ausgeprägten Formen ggf. Gabe eines Anabolikums wie Metenolonacetat (z.B. Primobolan) 100 mg i.m. alle 14 Tage.

Steroidrosazea   L71.8

Definition
Steroidhaut bei lokal mit Glukokortikoiden behandelter Rosazea.

Therapie
S.u. Steroidhaut. Topische Applikation von 0,075% Tacrolimus-Salbe (2mal/Tag über 7-10 Tage) zeigte in einem Fallbericht ein gutes klinisches Ansprechen.

Stevens-Johnson-Syndrom   L51.1

Erstbeschreiber
Stevens u. Johnson, 1922

Synonym(e)
Erythema multiforme major; Stevens-Johnson syndrome; SJS

Definition
Je nach Expressivität und Lokalisation der Haut- und Schleimhautveränderungen wurden in der Vergangenheit unterschiedliche Begriffe verwendet, deren Eigenständigkeit heute bezweifelt wird:
- Erythema multiforme major
- Dermatostomatitis Baader
- Stevens-Johnson-Fuchs-Syndrom (Syndroma muco-cutaneo-oculare Fuchs)
- Fiessinger-Rendu-Syndrom (Ectodermose érosive pluriorificielle).

Sie werden heute zusammen mit dem Stevens-Johnson-Syndrom und der toxischen epidermalen Nekrolyse (TEN) als ein Krankheitsspektrum mit unterschiedlichen Schweregraden aufgefasst.

Ätiologie
Häufig unbekannt. Mögliche Auslöser sind:

- Medikamente (NSAR insbes. Ibuprofen und Naproxen, Sulfonamide, Antikonvulsiva, Penicilline, Doxycyclin, Tetracyclin)
- Bakterielle Infekte: Mycoplasmen, Yersinien, Chlamydien, verschiedene Kokkenarten)
- Virale Infekte: Enteroviren, Adenoviren, Masern, Mumps, Influenza-Viren
- Pilzinfektionen, Coccidien, Histoplasmen
- Tumoren
- Nach Impfungen (Masern, Mumps, Röteln).

Klinisches Bild
- Das SJS ist initial gekennzeichnet durch uncharakteristische, fieberhafte, katarrhalische Prodromalerscheinungen, ggf. mit eitrigem Schnupfen oder Konjunktivitis. Nach einer Latenz von wenigen Tagen (bis zu 14 Tagen) entwickelt sich ein akut auftretendes, schmerzendes Enanthem, das sich meist in mehr als einer Schleimhautregion ausbreitet. Rasche Ausbildung von flächigen, fibrinbedeckten Erosionen und Ulzera. An den Lippen treten flächige, fest haftende hämorrhagische Krusten auf. Gelenkbeschwerden und ggf. Augenbeteiligungen in Form einer purulenten Konjunktivitis können vorhanden sein. Außerdem können generalisierte Lymphadenopathie, Leber- und Milzbeteiligung auftreten.
- Parallel zu den Schleimhautveränderungen entwickeln sich Hauterscheinungen unterschiedlichen Ausmaßes, von wenigen schießscheibenartigen Einzelläsionen bis hin zu einem großflächigen, scarlatiniformen Exanthem (hierbei können fließende Übergänge zur toxischen epidermalen Nekrolyse auftreten). Positives Nikolski-Zeichen. Innerhalb von 1-2 Tagen Ausbildung großer, schlaffer, leicht rupturierender Blasen am ganzen Körper. Später Austrocknen der Blasendecken und Auftreten von groblamellöser Abschuppung.

Labor
Erhöhung der Akute-Phase-Indikatoren (BSG, CRP, Leukozytose). Inkonstant sind Eosinophilie (20%), Anämie (15%), erhöhte Leberwerte (15%), Proteinurie und Hämaturie (5%) vorhanden.

Histologie
Das histologische Bild des SJS entspricht dem der klassischen akuten zytotoxischen Interface-Dermatitis mit korbgeflechtartigem Stratum corneum, ausgeprägtem intra- und subepidermalem Ödem bis hin zur Blasenbildung. Später extensive epidermale Nekrose. Kräftiges lymphozytäres Infiltrat mit unterschiedlicher Beimengung von eosinophilen Granulozyten. Zahlreiche dyskeratotische Keratinozyten.

Differenzialdiagnose
Lyell-Syndrom, Graft-versus-host-reaction, paraneoplastischer Pemphigus.

Komplikation
Häufig treten bakterielle Sekundärinfektionen (Pneumonie, Pyodermien, Gefahr der Sepsis), Flüssigkeitsverluste und Elektrolytverschiebungen auf!

Therapie
- Bei leichten Formen: Mittelstarke bis starke topische Glukokortikoide wie 0,1% Triamcinolon-Creme (Triamgalen, Delphicort, R259), 0.05-1% Betamethason-Lotion/Salbe/Creme (Betnesol, Diprosone, R030) oder Clobetasolpropionat-Creme (Clobegalen, Dermoxin, R054).
- Bei schweren Verlaufsformen (s.a. Toxische epidermale Nekrolyse): Intensiv-medizinische Betreuung. Flüssigkeitsbilanzierung, ausreichend Volumenzufuhr, Isolierung des Patienten, sterile Bekleidung für ärztliches und Pflegepersonal. Lagerung auf Metalline Folie, ggf. Vakuummatratze. Bei nässenden Veränderungen Umschläge mit Polihexanid (Serasept, Prontoderm), Chinolinol-Lösung (z.B. Chinosol 1:1000 oder R042) oder 2%ige Kaliumpermanganat-Lösung, sonst antiseptische Salben/Cremes wie 2-5% Clioquinol-Vaseline/Salbe (Linola-Sept), Silber-Sulfadiazin (z.B. Flammazine) oder besser Gazeverbände mit Antibiotikazusätzen wie Chlorhexidin (Bactigras).
- Befall der Analregion: Antiseptische Sitzbäder z.B. mit Kaliumpermanganat (hellrosa) sowie Glukokortikoid-Cremes (s.o.). Passagere Gabe von milden Laxanzien zur Stuhlerweichung.
- Mundschleimhautbefall: Milde Spülungen bzw. anästhesierende Lösungen (z.B. Dolo-Dobendan Lösung, Acoin Lösung, Parodontal Mundsalbe, Bepanthen Lsg., Dexpanthenol Lösung R066).
- Ggf. Umstellung auf passierte- oder Flüssigkost, u.U. parenterale Ernährung.

> **Cave:** Augenbeteiligung: Behandlung durch Ophthalmologen. Symblepharon-Bildung ist möglich!

Therapie allgemein
Das SJS ist i.A. als schwere Erkrankung anzusehen, die intensivmedizinischer Betreuung bedarf. Insofern ist eine Verlegung auf eine chirurgische Intensivstation empfehlenswert um eine kontinuierliche Überwachung der Vitalparameter zu garantieren.

Interne Therapie
Glukokortikoide intern wie Prednisolon i.v. (z.B. Solu Decortin H) in hohen Dosen 80-150 mg/Tag, ausschleichen nach Klinik. Bei guter klinischer Besserung Übergang auf Glukokortikoide p.o. wie Prednison (z.B. Decortin Tbl.) 50-100 mg/Tag. Prophylaktische antibiotische Abdeckung mit Breitbandantibiotika wie Cefotaxim (z.B. Claforan) 2-3mal 2 g/Tag i.v. sowie Schmerzmedikation!

Prognose
Erkrankungsverläufe von 4-6 Wochen. Die Mortalität unbehandelter Patienten wird mit 5-15% angegeben.

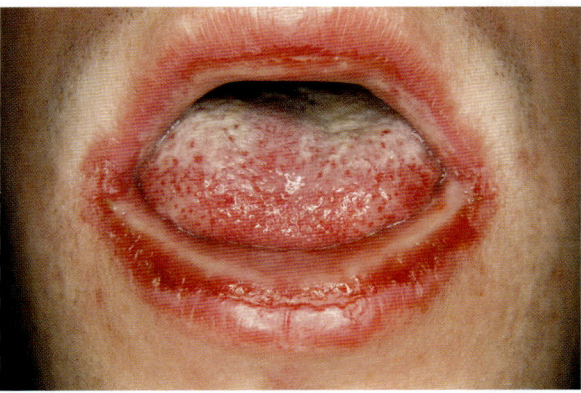

Stevens-Johnson-Syndrom. Akut aufgetretene, großflächige, schmerzhafte Erosionen an Lippenrot, Lippenschleimhaut und Zunge bei einem 22-jährigen Mann.

Stevens-Johnson-Syndrom. Tabelle 1. Mögliche auslösende Medikamente des Erythema exsudativum multiforme bzw. Stevens-Johnson-Syndroms

Substanzgruppe	Freiname	Handelsname
Sulfonamide	Acetazolamid	Diamox, Glaupax
	Sulfamethoxydiazin	Durenat
	Sulfacarbamid	Euvernil
	Sulfacetamid	Blephamide
	Sulfamethoxazol	Bactrim, Eusaprim
	Sulfamethyldiazin	Lidaprim
	Sulfisomidin	Aristamid
	Sulfamerazin	Berlocombin
	Sulfadiazin (Sulfanilamid)	Sulfadiazin-Heyl
Pyrazolon-Derivate	Phenylbutazon	Ambene, Butazolidin
	Oxyphenbutazon	Phlogont, Tanderil
	Metamizol	Novalgin, Novaminsulfon
Antibiotika	Tetracycline	Achromycin, Tefilin, Hostacyclin
	Doxycyclin	Supracyclin
	Streptomycin	Streptomycin-Heyl, Streptomycin-Hefa
	Spiramycin	Selectomycin, Rovamycine
	Procain-Penicillin G	Jenacillin
	Benzathin Penicillin G	Tardocillin, Pendysin
Antiepileptika	Diphenylhydantoin/Phenytoin	Zentropil, Epanutin
	Carbamazepin	Tegretal, Timonil
Phenothiazin-Derivate	Chlorpromazin	Propaphenin
	Fluphenazin	Lyogen, Dapotum
	Promethazin	Atosil, Eusedon

Stevens-Johnson-Syndrom. Tabelle 1. (Fortsetzung)

Substanzgruppe	Freiname	Handelsname
Barbiturate	Phenobarbital	Luminal
	Thiopental	Pentotal
	Hexobarbital	Evipan
	Pentobarbital	Neodrom
Antimalariamittel	Chinin	Limptar, Chininum
Desinfektionsmittel (Halogene)	Jod	Betaisodona, Braunovidon
	Chloramine	Chloramin T, Clorina
Belladonnaalkaloide	Atropa belladonna, Atropinsulfat	Atropin, Contramutan
H_1-Blocker	Olopatadin	Opatanol
NSAR	Acetylsalicylsäure	ASS
	Diclofenac	Voltaren
	Ibuprofen	Ibuprofen
	Naproxen	Naproxen
Weitere	Ophiopogonis tuber	Eberu

Stewart-Bluefarb-Syndrom

I87.2

Erstbeschreiber
Bluefarb u. Adams, 1967; Stewart, 1967

Synonym(e)
Bluefarb-Stewart-Syndrom; Pseudoangiosarkomatose

Definition
Sehr seltenes, bei arteriovenösen Shunts (z.B. beim Parkes-Weber-Syndrom) auftretendes Pseudo-Kaposi-Sarkom, d.h. klinisch an ein Kaposi-Sarkom erinnernde, gutartige Hautveränderungen.

Lokalisation
V.a. im Bereich der Zehen lokalisiert, meist einseitig auftretend.

Klinisches Bild
Scharf begrenzte, plaqueartige, rotbraune bis livide, infiltrierte Herde. Meist rasche Progredienz. Außerdem vorhanden sein können Schmerzen, Ödeme, Hypertrophie der Extremität, Varizen, Hyperthermie als Zeichen eines AV-Shunts.

Histologie
Proliferation von Fibroblasten und Gefäßen, Erythrozytenextravasate, Hämosiderinablagerungen Spindelzellen und Atypien. Z.T. bestehen histologisch sichtbare AV-Verbindungen.

Diagnose
Arteriovenöse Fistel.

Differenzialdiagnose
Akroangiodermatitis; Klippel-Trénaunay-Syndrom.

Therapie
Operative Beseitigung des Shunts durch Chirurgen.

Stiff-Skin-Syndrom   R23.4

Erstbeschreiber
Pichler, 1968; Esterly u. McKusick, 1971

Synonym(e)
Kongenitale Pseudosklerodermie; congenital fascial dystrophy; Easterly-McKusick syndrome; Stiff-man-Syndrom

Definition
Versteifung infolge einer Hautverhärtung, v.a. über den Gelenken. Langsam zunehmende Hautverhärtung mit nachfolgender Steifigkeit der Extremitäten und des Rumpfes.

Manifestation
Kongenital oder in den ersten Lebensjahren auftretend.

Lokalisation
V.a. Stamm und Extremitäten sind befallen.

Klinisches Bild
Sklerodermieartige, steinharte, kutane Induration und Verbacken der Haut mit darunterliegenden Bindegewebsschichten, insbes. an Regionen mit großen Faszien. Bewegungseinschränkung insbes. der Kniegelenke oder der Hüftgelenke. Anfallsweise tetaniforme, sehr schmerzhafte Muskelkrämpfe.

Histologie
Nichtentzündliche Vermehrungen der Kollagenfasern mit massiv verbreiteter Dermis und Faszie.

Diagnose
Keine immunologischen Abnormitäten. Diagnose nach Klinik, Histologie und Anamnese.

Differenzialdiagnose
Systemische Sklerodermie.

Komplikation
In Folge der Muskelkrämpfe: Frakturen, Luxationen, Kontrakturen.

Therapie
Versuch mit systemischen Glukokortikoiden und intensive Physiotherapie zur Gelenkmobilisierung.

Prognose
Selten Entwicklungsverzögerung, bedingt durch die Einschränkung der Lunge bei thorakalem Befall. Meistens nur milde Progression.

Still-Syndrom   M08.2

Erstbeschreiber
Cornil, 1864; Still, 1896; Chauffard, 1896

Synonym(e)
Chauffard-Still-Syndrom; Dreier-Syndrom; Arthritis leucocytotica (Bessau); atypische infantile rheumatoide Arthritis; Chauffard-Raymond-Syndrom; seronegative, juvenile, chronische Arthritis; systemische, juvenile, chronische Arthritis; Chauffard-Ramon-Syndrom

Definition
Besondere Verlaufsform der primär chronischen Polyarthritis (rheumatoide Arthritis) im Kindesalter mit Lymphadenopathie, re- und intermittierendem Fieber, Karditis, Leber- und Milzvergrößerung, Anämie und rezidivierenden polymorphen Exanthemen.

Vorkommen/Epidemiologie
Häufigste Erkrankung des rheumatischen Formenkreises im Kindesalter. Inzidenz: 5-20/100.000 Kinder/Jahr; Prävalenz: 30-200/100.000 Kinder.

Ätiologie
Unbekannt. Störungen der Immunregulation sowie virale und bakterielle Infektionen werden diskutiert.

Manifestation
Erkrankungsbeginn im 1.-4. Lebensjahr (Erkrankungsbeginn im Erwachsenenalter ist möglich).

Klinisches Bild
- Allgemein: Intermittierende Fieberschübe bis 40 °C mit 1-2 Spitzen/Tag, die über Wochen persistieren können.
- Integument: Flüchtiges, urtikarielles, morbilliformes oder skarlatiniformes Exanthem (hohe Rezidivfreudigkeit) an Extremitäten, Stamm und Gesicht.
- Extrakutane Organbeteiligung: Generalisierte, nicht schmerzhafte Lymphadenopathie (25%), Hepatosplenomegalie (10-15%), Pleuritis und Perikarditis (7-20%). Gefürchtet ist die Myokarditis, die zur Herzinsuffizienz führen kann.
- Arthritis/Polyarthritis: Arthralgien, Arthritiden mit bilateraler Schwellung der Hand-, Knie- und Fußgelenke und Myalgien. Sich langsam über Monate entwickelnde symmetrische Polyarthritis großer und kleiner Gelenke. Bei einem Teil der Patienten erfolgt eine Chronifizierung der Polyarthritis, die zu Funktionseinbußen und Gelenkdestruktionen führt.
- Augenveränderungen: Iridozyklitis, Hornhautdegeneration, später Katarakt.

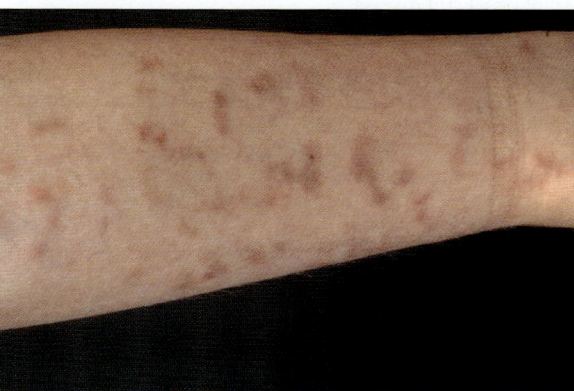

Still-Syndrom. Generalisiertes Exanthem mit bizarren erythematösen, gering erhabenen Papeln am rechten Unterarm eines 9-jährigen Jungen, der wochenlang an intermittierenden Fieberschüben bis 40 °C, Arthralgien, Arthritiden und Myalgien litt.

Labor
BSG-Beschleunigung; Rheumafaktor: negativ; Erhöhung von α1- und α2-Globulinen in der Serum-Elektrophorese; bei längerem Krankheitsverlauf IgG-Vermehrung; hypochrome Anämie; Leukozytose (Neutrophilie); Thrombozytose.

Diagnose
Röntgenologisch zeigen sich gelenknahe Osteoporosen und periostale Reaktionen als Frühveränderungen. Später Nachweis von randständigen Usuren und Gelenkspaltverschmälerungen. Frühzeitiger Schluss der Epiphysenfugen.

Komplikation
Wachstumsverzögerung. Eine schwere Komplikation der systemischen Form kann eine ausgeprägte Anämie sein. Eine der ernsthaftesten Langzeitkomplikationen ist die sekundäre Amyloidose (etwa 4%), die zur Niereninsuffizienz mit ausgeprägter Proteinurie führt und eine hohe Letalitätsrate zur Folge hat.

Therapie
Nichtsteroidale Antiphlogistika, evtl. Kortikoide oder Basistherapeutika, entsprechend der primär chronischen Polyarthritis. Physiotherapie.

Prognose
- Schubweiser Verlauf. Möglicher Wachstumsstillstand nach Erreichen des Erwachsenenalters.
- Mit schwer wiegenden Krankheitsverläufen assoziierte prognostische Faktoren:
  - Manifestation der systemischen Form vor oder bei Erreichen des 6. Lebensmonats
  - Weibliches Geschlecht
  - Rheumafaktor-Nachweis: positiv
  - Persistierende Morgensteifheit
  - Tendosynoviitis
  - Subkutane Knötchen
  - ANCA-Nachweis: positiv
  - Frühzeitiger Befall der kleinen Hand- und Fußgelenke
  - Plötzlich auftretende Hauterosionen.

Still-Syndrom, adultes (AOSD) — M06.1

Synonym(e)
Adult onset still disease

Definition
Besondere Verlaufsform der primär chronischen Polyarthritis im Erwachsenenalter mit rezidivierendem, urtikariellem Exanthem, Lymphadenopathie, re- und intermittierendem Fieber >39 °C, Karditis, Leber- und Milzvergrößerung, Perikarditis, seltener Myokarditis.

Manifestation
Männer und Frauen sind etwa gleich häufig betroffen.

Klinisches Bild
- Hauptkriterien (n. Yamaguchi et al.):
  - Integument: Flüchtiges, urtikarielles, morbilliformes oder skarlatiniformes Exanthem an Extremitäten, Stamm und Gesicht mit hoher Rezidivfreudigkeit. Verstärkung häufig abends (90%)
  - Intermittierende Fieberschübe bis 40 °C mit 1-2 Spitzen/Tag, über Wochen persistierend (>95%)
  - Arthralgien, Arthritiden >2 Wochen (90%)
  - Leukozytose (>10.000/μl) mit mindestens 80% Neutrophilen.
- Nebenkriterien:
  - Halsschmerzen
  - Viszerale Manifestationen: Generalisierte, nicht schmerzhafte Lymphadenopathie mit oder ohne Splenomegalie (45%)
  - Transaminasen erhöht
  - Perikarditis (25%)
  - Pleuritis (25%)
  - Rheumafaktor negativ, ANA negativ.

Die Diagnose „adultes Still-Syndrom" erfordert mindestens 5 Kriterien, davon 2 Hauptkriterien.

Labor
Unspezifische Entzündungszeichen mit Leukozytose und einem oft hohen Ferritinspiegel.

Diagnose
Röntgenologisch zeigen sich gelenknahe Osteoporosen und periostale Reaktionen als Frühveränderungen. Später Nachweis von randständigen Usuren und Gelenkspaltverschmälerungen. Frühzeitiger Schluss der Epiphysenfugen.

Differenzialdiagnose
Urtikaria; Schnitzler-Syndrom.

Therapie
Nichtsteroidale Antiphlogistika, evtl. Kortikoide oder Basistherapeutika, entsprechend der primär chronischen Polyarthritis. Physiotherapie. S.u. Polyarthritis, chronische.

Stippled skin — L90.8

Definition
V.a. im Halsbereich lokalisierte, weißliche Follikelprominenzen infolge Glukokortikoid-bedingter Bindegewebsveränderungen.

Differenzialdiagnose
Pseudoxanthoma elasticum.

Therapie
Entsprechend der Steroidhaut.

Stirnglatze — L64.8

Definition
Typisches Erscheinungsbild der Alopecia androgenetica (s. Alopecia androgenetica bei der Frau, Alopecia androgenetica beim Mann) mit Haarlichtung über den Stirnhöckern. Häufig Kombination mit vermehrter Kopfschuppung und öliger Seborrhoe.

Therapie
Nicht erforderlich.

Stomatitis, allergische — K12.1

Definition
Kontaktallergische Reaktion der Mundschleimhaut, z.B. auf Prothesenkunststoff oder Haftpasten für Prothesen, Zahnpasten oder Medikamente, Kaugummi. S.a. Gingivostomatitis acuta.

Diagnose
Epikutantest, ggf. in loco (Befestigung des Allergens unter dem Gaumen mittels einer Prothese).

Externe Therapie
Meiden des auslösenden Allergens. Glukokortikoid-haltige Pasten, z.B. Dontisolon D Mundheilpaste. Zusätzlich antiseptische bzw. adstringierende Mundwasser R045 R255. S.u. Stomatologika.

Stomatitis, medikamentöse — K12.1

Definition
Medikamentös induzierte Entzündung der Mundschleimhaut, s.a. Gingivostomatitis acuta.

Klinisches Bild
Scharf gezackte, hyperämisch umrandete, aphthöse Ulzerationen, vor allem in den Umschlagfalten nach Einnahme von Methotrexat, 5-Fluorouracil oder anderen Zytostatika. Großflächige Ulzerationen nach Gold- oder Aktinomycin-D-Therapie.

Therapie allgemein
Meiden der auslösenden Medikamente.

Externe Therapie
Mundhygiene, Spülungen mit antiseptischen und antientzündlichen Lösungen wie 0,1-0,2% Chlorhexidin-Lösung R045 oder Tormentill-Adstringens R255, Ratanhia-Myrrhe-Adstringens R210, Kamillen-, Salbei-, Myrrhe- oder anderen pflanzlichen Extrakten (z.B. Gingivitol, Kamillosan, Salus Salbei-Trp.). Evtl. anästhesierende Lösungen vor dem Essen (z.B. Acoin Lösung, Parodontal Mundsalbe). S.a.u. Stomatologika.

Stomatitis nicotinica — F17.1

Synonym(e)
Nicotine Stomatitis; Smoker's palate

Definition
Häufige Erkrankung bei Pfeifenrauchern.

Ätiologie
Vermutlich ausgelöst durch die Hitze der Pfeife im Bereich der Gaumenschleimhaut.

Klinisches Bild
Graue bis weißliche Verfärbung, genabelte Papeln mit geröteter zentraler Einsenkung.

Histologie
Akanthose, Hyperkeratose und Parakeratose.

Therapie
Keine spezifische Therapie erforderlich. Einstellung des Pfeifenrauchens.

Prognose
Spontanheilung innerhalb weniger Wochen.

Stomatitis Plaut-Vincenti — A69.1

Synonym(e)
Stomatitis ulceromembranacea; akute nekrotisierende ulzerierende Gingivitis; trench mouth

Definition
Schwere, ulzerierende Gingivostomatitis, hervorgerufen durch das Zusammenspiel verschiedener Bakterien, sog. Plaut-Vincent-Organismen (Borrelia vincenti, Fusobacterium plauti u.a. Spirochäten, Bacteroidesarten) bei lokaler oder generalisierter Abwehrschwäche. S.a. Angina, Plaut-Vincenti.

Manifestation
Bei mangelhafter Zahnpflege oder bei Unterernährung auftretend. Meist bei jungen Menschen. Epidemisches Auftreten in Militäreinheiten im 1. und 2. Weltkrieg.

Klinisches Bild
Fieber, schlechtes Allgemeinbefinden. Vermehrter Speichelfluss, Foetor ex ore. Entzündlich gerötete Schwellung von Zahnfleisch und Wangenschleimhaut. Vor allem um die Zähne herum bilden sich rundliche, konfluierende, unterschiedlich tiefe Ulzerationen mit breiigem, eitrigem oder nekrotischem abstreifbarem Belag. Schmerzhaft geschwollene regionale Lymphknoten.

Differenzialdiagnose
Gingivostomatitis herpetica.

Therapie
Entsprechend der Angina, Plaut-Vincenti.

Prognose
Bei adäquater Therapie rasche Abheilung. Selten Übergang in eine schwere Parodontitis. Sehr selten Entstehung ausgedehnter, mutilierender Nekrosen.

Stomatologika

Definition
Zur lokalen Anwendung im Mundbereich bestimmte Arzneimittel. S.u. Tab. 1 [Übersicht über die wichtigsten stomatologischen Fertigpräparate].

Rezeptur(en)
R045 R258 R031 R032 R048 R255 R209 R175 R043 R066 R236 R151 R185 R061

Stomatologika. Tabelle 1. Übersicht über die wichtigsten stomatologischen Fertigpräparate

Gruppe/Substanz	Normkonzentration	Indikation	Applikation	Fertigpräparat
Desinfizienzien				
Aluminiumchlorat	2,5%	Stomatitis	2mal/Tag mit 15-20 Trp. auf ein Glas Wasser den Mund spülen	Mallebrin Konzentrat
Aluminiumtriformiat	9%	Stomatitis, Zahnfleischbluten	Mehrmals täglich, nach Mahlzeiten/Zähneputzen mit 10-30 Trp. auf 1/2 Glas Wasser gurgeln, spülen oder betupfen	Dynexan Zahnfleischtropfen
Cetylpyridiniumchlorid	0,5%	Stomatitis	2mal/Tag mit 15 ml Lsg. den Mund spülen	Dobendan
Chlorhexidindigluconat	1%	Gingivitis, Stomatitis	1-2mal/Tag nach den Mahlzeiten auf die betroffenen Partien auftragen bzw. spülen.	Chlorhexamed Gel, Chlorhexidindigluconat Lösung, CHX Dental Gel
Dequaliniumchlorid	1%	Stomatitis	2mal/Tag nach dem Essen 15-30 Sek. mit unverdünnter Lsg. den Mund spülen/gurgeln bzw. aufsprühen	Maltyl Lsg., Gurgellösung-ratiopharm
Ethacridinlactat	2,5%	Stomatitis, Pharyngitis	2mal/Tag eine Tbl. in 100 ml Wasser lösen bzw. mit Fertiglösung den Mund spülen und gurgeln	Neo Chinosol, Rivanol Mundantiseptikum
Hexetidin	1%	Stomatitis	2mal/Tag nach den Mahlzeiten mit unverdünnter Lösung 1 Min. den Mund spülen bzw. einsprühen	Hexoral, Doreperol N Lsg./Spray
Glukokortikoide				
Prednisolonacetat	0,5%	Lichen planus, Pemphigus, Pemphigoid	3mal/Tag nach den Mahlzeiten dünn auf die betroffenen Stellen auftragen	Dontisolon D Mundheilpaste
Triamcinolonacetonid	0,1%	s.o.	s.o.	Volon A Haftsalbe
Sonstige				
Benzocain	0,75%	Schmerzhafte Schleimhautveränderungen wie Aphthen, Gingivitis, Stomatitis	3mal/Tag, ggf. öfter 10-20 Sek. gurgeln oder spülen	Dolo-Dobendan Lösung
Chlortetracyclin-HCl	3%	Gingivitis	mehrmals/Tag auf die erkrankten Zahnfleischpartien auftragen	Chlortetracyclin-HCl Rezepturgrundlage
Dexpanthenol	5%	Stomatitis	s.o.	Bepanthen Roche Lösung
Flurbiprofen	8,75%	Stomatitis/Gingivitis	alle 4-6 Std. 1 Lutschtablette	Dobendan direkt
Miconazol	5%	rez. Mundsoor	Einpinseln der Zahnprothese 1mal/Woche	Daktar Mundgel
Nystatin	100.000 IE/g	rez. Mundsoor	3-6mal/Tag (in schweren Fällen alle 2 Std.) 1 Meßlöffel für einige Minuten im Mund belassen, dann schlucken	Biofanal Suspensionsgel
Polidocanol	3%	Aphthosen	3mal/Tag dünn auf die schmerzhaften Stellen auftragen	Recessan Salbe

Stomatologika. Tabelle 1. (Fortsetzung)

Gruppe/Substanz	Normkonzentration	Indikation	Applikation	Fertigpräparat
Desinfizienz und/oder Anästhetika-Kombinationen				
Benzalkoniumchlorid Dequaliniumchlorid	0,035% 0,015%	Stomatitis, Soor	3mal/Tag nach den Mahlzeiten mit 1 EL unverdünnter Lösung 30 Sekunden gurgeln oder spülen bzw. 3-5mal/Tag in den Mund und Rachen sprühen	Dequonal Lsg./Spray
Cetalkoniumchlorid Cholinsalicylat Ethanol	0,01% 8,71% 43%	Stomatitis	alle 2-3 Std. dünn auf die betroffenen Stellen auftragen	Mundisal Gel
Cetylpyridiniumchlorid Benzocain	0,5% 4%	s.o.	s.o.	Dolo-Dobendan Lösung
Lidocain Benzalkoniumchlorid Ethanol	2% 0,1% 1%	s.o.	s.o.	Dynexan Mundgel
Dexpanthenol Cetylpyridiniumchlorid	5% 0,01%	Aphthen, Gingivitis, Stomatitis, Schleimhautreizungen durch Zahnprothesen, Zahnfleischbluten, Herpes labialis	Mehrmals/Tag auf Schmerz-, Druck- und Entzündungsstellen auftragen	Maludent Gel

Störungen, somatoforme   F45 x

Definition
Somatoforme Störungen (in der Dermatologie) bezeichnen körperliche Beschwerden, die sich nicht oder nicht hinreichend auf eine genuine dermatologische Erkrankung zurückführen lassen. Dabei stehen neben undefinierbaren Hautsymptomen, Allgemeinsymptome wie Müdigkeit und Erschöpfung, Schmerzsymptome, Herz-Kreislauf-Beschwerden, Magen-Darm-Beschwerden, sexuelle und pseudoneurologische Symptome im Vordergrund. Somatoforme Störungen sind insbes. abzugrenzen von psychischen Störungen (insbes. depressive Störungen, Angststörungen und Persönlichkeitsstörungen).

Vorkommen/Epidemiologie
Transiente somatoforme Störungen treten bei ca. 80% (!) der Bevölkerung auf. Bei 4-20% können sich diese Beschwerden chronifizieren. Somatoforme Störungen gehören zu den häufigen dermatologischen Störungsbildern (etwa bei 18% eines allgemeinen dermatologischen Klientels; im hausärztlichen Vergleich: etwa 20% der Patienten). Die Kosten für die Behandlung dieser Personengruppe sind erheblich und liegen bis zu 14mal höher als die durchschnittlichen Pro-Kopf-Behandlungsausgaben.

Ätiologie
Angenommen wird ein Wechselspiel verschiedener biologischer, seelischer und sozialer Faktoren. Genetische Faktoren werden diskutiert.

Klinisches Bild
- Bei der dermatologischen Klientel stehen Pruritus, somatoforme autonome Funktionsstörungen wie z.B. Erythrophobie oder auch Hyperhidrose, anogenitale Schmerzsyndrome oder Dysästhesien (z.B. Vulvodynie, Glossodynie), Entstellungsgefühle (Dysmorphophobie) mit deren Sonderform dem „Dorian-Gray-Syndrom" oder auch nicht objektivierbarer Haarverlust (s.u. Effluvium) im Vordergrund einer insistierenden, vom Patienten vehement oder larmoyant vorgetragenen Beschwerdesymptomatik.
- In den Vordergrund treten weiterhin hypochondrische Störungen wie Karzinophobien oder Infektionsphobien (z.B. Borrelienphobie oder Mykophobien).
- Früher standen eher die Geschlechtskrankheiten im Fokus der Beschwerdesymptomatik.
- Ebenso werden über eine nicht nachvollziehbare allergologische Symptomatik (z.B. Amalgam-Allergie, Allergien auf Waschmittel) oder über eine allgemeine Überempfindlichkeit (s.u. Sensitivität, multiple, chemische oder Ökosyndrom) geklagt. Ebenso berichtet werden Gefühle der Atemhemmung, Druckgefühl, Stiche, Beklemmungsgefühl in der Brust, Herzstolpern, Reizmagen und Reizdarm mit Übelkeit, Völlegefühl, Bauchschmerzen, Stuhlunregelmäßigkeiten, chronische Unterbauchschmerzen, Urethralsyndrom, Prostatadynie.

Diagnose
Durch Ausschluss einer organischen Verursachung der geklagten Beschwerden. Wichtig ist eine psychische Diagnostik

Störungen, somatoforme. Tabelle 1. Somatoforme Störungen in der Dermatologie (modifiziert nach W. Harth et al.)

ICD-Nr.	Somatoforme Störung	Dermatologische Krankheitsbilder
F45.0	Somatisierungsstörung	Umweltsyndrome (Öko-Syndrom; Sensitivität, multiple, chemische = MCS)
		Sonderformen: „Amalgamallergie", „Lichtallergie", Nahrungsmittelunverträglichkeiten, „Spermaallergie", „Waschmittelallergie"
F 45.2	Hypochondrische Störungen	Nosophobien (Karzinophobie, Infektionsphobie [z.B. Borrelienphobien])
		Körperdysmorphe Störungen (Hässlichkeitskomplex, Dorian-Gray-Syndrom)
F 45.3	Somatoforme autonome Funktionsstörungen	Erythrophobie, Hyperhidrose
F 45.4	Anhaltende somatoforme Schmerzstörungen	Kutane Dysästhesien (Glossodynie, Trichodynie, Vulvodynie)
F45.8	Sonstige somatoforme Störungen	Sensorische Beschwerden (Pruritus sine materia, Kribbeln, Stechen) Tanorexie

mit Berücksichtigung gegenwärtiger Affekte, psychischer Konflikte sowie der sozialen und kulturellen Faktoren.

Therapie
Aufbau eines tragfähigen Vertrauensverhältnis zwischen Arzt (Psychotherapeut) und Patienten. Die Beschwerden der Patienten müssen ernst genommen werden, sollen aber nicht durch eine Überdiagnostik, die neue Ängste auslösen kann, verstärkt werden. Ein Entspannungsverfahren wie Autogenes Training oder Progressive Muskelentspannung nach Jacobson kann sehr hilfreich sein. Physiotherapeutische und körpertherapeutische Maßnahmen wie Krankengymnastik, funktionelle Entspannung, Tanztherapie u.a. können die Beschwerden oft deutlich lindern. Bei anhaltenden, nicht selbst lösbaren Stress-Situationen bzw. seelischen Konflikten ist eine psychotherapeutische Behandlung notwendig.

Hinweis(e)
– Der Begriff „Somatoforme Störungen" wurde 1980 in die offiziellen Klassifikationssysteme eingeführt. In der Internationalen Klassifikation von Krankheiten (ICD-10) werden sie in der Kategorie F45 erfasst. Traditionelle Bezeichnungen für Krankheitsbilder aus diesen Kategorien sind z.B. psychogene Störungen, funktionelle Störungen, vegetative Dystonie, allgemeines psychosomatisches Syndrom, Konversionshysterie, Briquet-Hysterie, psychische Überlagerung, Neurasthenie, Nihilodermie, „dermatologic Non-disease".
– Die Beziehung zwischen Ärzten und Patienten mit somatoformen Störungen ist häufig äußerst schwierig: es bestehen Gefahr des Abbruchs der Arzt-Patienten-Beziehung und häufiger Arztwechsel („doctor-hopping" oder „doctor-shopping"). Der Patient nimmt, trotz umfassender ärztlicher Aufklärung, weiterhin organische Ursachen seiner Beschwerden an (nur diese bedeuten für ihn eine Legitimierung seiner Beschwerden) und fühlt sich vom Arzt nicht ernst genommen.

Stratum basale

Synonym(e)
Stratum germinativum; Basalzellschicht; Keimschicht

Definition
Aus Basalzellen (hohe zylindrische Zellen) und Melanozyten bestehende unterste Zellschicht der Epidermis. Sie dient zusammen mit dem Stratum spinosum der Zellvermehrung durch Mitose.

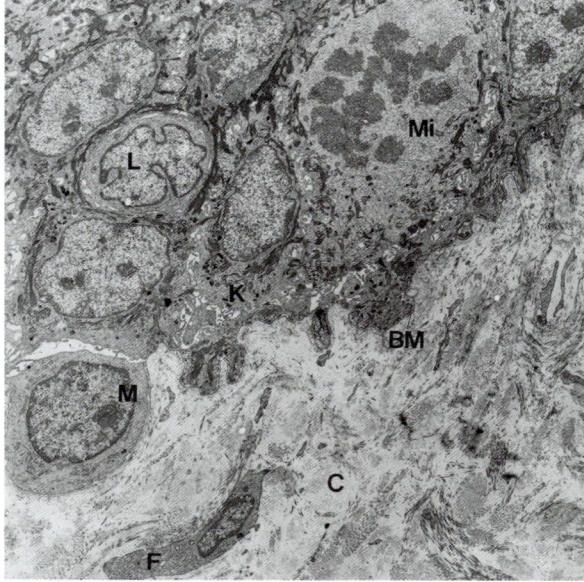

Stratum basale. Elektronenmikroskopie: L = Langerhans Zelle; K = Keratinozyt; Mi = Mitose; BM = Basalmembran; M = Melanozyt; F = Fibroblast; C = Collagen.

Stratum corneum

Synonym(e)
Hornschicht

Definition
Aus sog. Korneozyten bestehende, 0,02-0,5 mm dicke, oberste, abschuppende keratinhaltige (s.u. Keratin) Barriereschicht der Epidermis (s.a.u. Orthokeratose, Hyperkeratosen, Parakeratose).

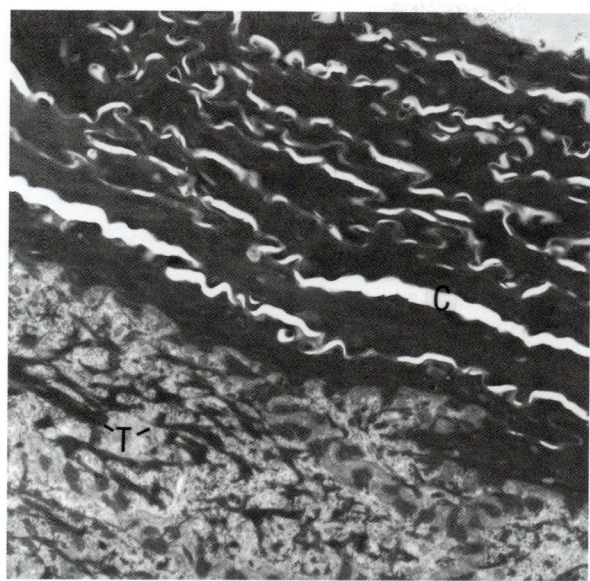

Stratum corneum. Elektronenmikroskopie: Corneozyten (C) im Str. corneum unmittelbar über dem lebende Keratinozyten enthaltenden Str. granulosum, T = Tonofilament.

Stratum granulosum

Synonym(e)
Keratohyalinschicht; Körnerschicht

Definition
Aus Körnerzellen (Keratohyalingranula enthaltene Keratinozyten) bestehende, zwischen Stratum spinosum und Stratum lucidum gelegene Epidermisschicht. Das in dieser Schicht synthetisierte Eleidin durchtränkt das Stratum lucidum und Stratum corneum und macht diese geschmeidig.

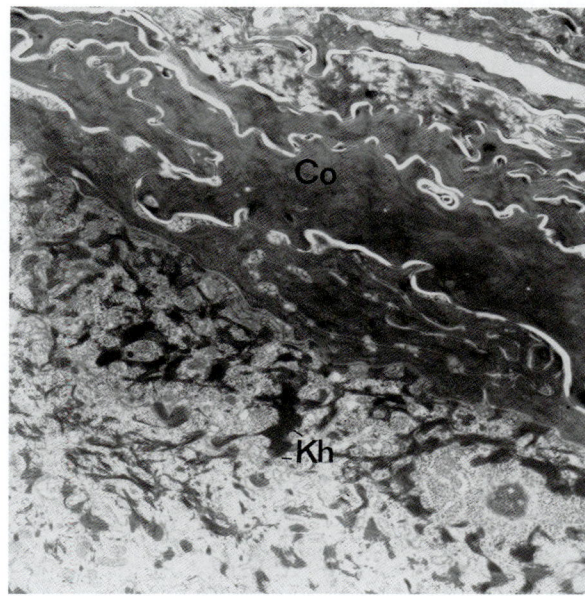

Stratum granulosum. Elektronenmikroskopie: Stratum granulosum mit den Keratohyalingranulae (Kh) und Stratum corneum (Co).

Stratum lucidum

Synonym(e)
Glanzschicht

Definition
Aus wenigen, stark abgeplatteten, kernlosen, eleidinenthaltenden Zellen bestehende Schicht der Epidermis unter dem Stratum corneum.

Stratum spinosum

Synonym(e)
Stachelzellschicht; akanthopapilläre Schicht; Rete Malpighii

Definition
Überwiegend aus Stachelzellen bestehende, 4- bis 8-lagige, zwischen Stratum basale und Stratum granulosum gelegene Zellschicht der Epidermis. Unterste Schichten dienen noch der Zellvermehrung. S.a. Dyskeratose und Akanthose.

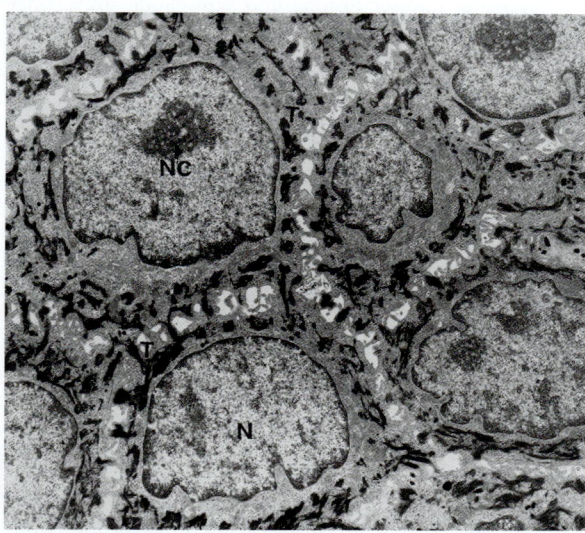

Stratum spinosum. Elektronenmikroskopie: Stratum spinosum mit Keratinozyten. N = Nucleus; Nc = Nucleolus.

Straußgras

Definition
Gattung in der Familie der Süßgräser (Poaceae), die sowohl auf feuchtem als auch auf relativ trockenen Untergrund wachsen.

Allgemeine Information
- Die Pollen des Straußgrases verursachen häufig allergische Reaktionen (s.u. Pollinose). Das weiße Straußgras hat eine Bedeutung als Sportrasen, da es einen Rückschnitt bis zu vier Millimeter verträgt.
- Straußgräser blühen zwischen Juni und Juli. Größe der Pollen: 25-35 µm. Hauptallergene sind die Proteine Agr a 1 bzw. Ant o 1 (je nach Art). Kreuzallergien mit anderen Gräserpollen (s.u. Gräser und Getreidepollen) sind häufig.

Streptococcal toxic shock syndrome A48.3

Synonym(e)
STSS

Erreger
Streptococcus pyogenes

Ätiologie
Infektion mit Toxin-bildenden Streptococcus pyogenes-Stämmen. Die Streptokokken-Toxine SPE-A und -B werden durch S. pyogenes-Stämme erzeugt, die die M-Proteine 1, 3, 12 und 28 bilden. Diese Proteine wirken als Proteasen und können zu diffusen Gewebezerstörungen führen.

Manifestation
Bei Kindern und Erwachsenen auftretend. Bei Kindern treten die STSS-Fälle meist im Zusammenhang mit Varizellen auf, die zu kutanen Streptokokken-Infektionen disponieren.

Klinisches Bild
Beginn als lokale Streptokokken-Infektion der Haut mit sehr schmerzhafter diffuser Rötung und Schwellung sowie einer regionären Lymphadenopathie. Unspezifische Allgemeinsymptome wie allg. Krankheitsgefühl mit subfebrilen Temperaturen, Myalgien und Arthralgien. Entwicklung einer fluktuierenden phlegmonösen Entzündung; Gefahr der Ausbildung einer nekrotisierenden Fasziitis. Häufiges Begleitsymptom: Skarlatiniformes Exanthem. Ggf. innerhalb weniger Stunden Hypotonie mit Nierenversagen und Atemnotsyndrom (respiratory distress syndrome).

Therapie
Intensivmedizinische Therapie. Frühzeitige chirurgische Intervention mit großzügiger Spaltung des phlegmonösen Areals. Parenterale Antibiotikatherapie nach Antibiogramm, initial z.B. mit einem Benzylpenicillin und Clindamycin.

Streptokokken

Erreger
Koagulasepositive, kettenförmig unter aeroben und (fakultativ) anaeroben Bedingungen wachsende Kokken. Die Gruppeneinteilung der beta-hämolisierenden Streptokokken nach Lancefield erfolgte aufgrund unterschiedlicher spezifischer Kohlenhydratantigene der Zellwand. Wichtige humanpathogener Vertreter sind Streptococcus pyogenes (Gruppe A) sowie Streptococcus agalactiae (Gruppe B). Gruppe A-Streptokokken sind häufige Kolonisationskeime des Rachenraumes (bei 15–20% der Kinder), Gruppe B-Streptokokken besiedeln häufig den unteren Gastrointestinaltrakt.

Klinisches Bild
- Infektbedingte klinische Syndrome:
  - Impetigo contagiosa, kleinblasige
  - Streptokokkendermatitis, perianale
  - Scharlach: Infektion durch S. pyogenes-Stämme, die ein pyrogenes („erythrogenes") Exotoxin produzieren.
  - Hautinfektionen: Typischer Vertreter ist das Erysipel (Gruppe A), daneben oberflächliche Hautinfektionen wie Pyodermien, z.B. Impetigo contagiosa.
  - Nekrotisierende Fasziitis: Infiltrierende, durch S. pyogenes alleine oder mit anderen Keimen zusammen hervorgerufene Entzündung mit rasch fortschreitender Nekrose von Haut, Subkutis, der angrenzenden Faszie und Muskulatur.
  - Streptococcal toxic shock syndrome s.a. (Toxisches Schock-Syndrom): Ausgelöst durch die von bestimmten Streptokokken gebildeten pyrogenen Exotoxine. Vorausgehend ist eine schwere Weichteilinfektion. Krankheitsbild mit heftigen Schmerzen, hohem Fieber und Erythem, gefolgt von Hypotension, Schocksymptomatik und multiplen Organsymptomen.
  - Pharyngitis, Angina, Tonsillitis
  - Urethritis, bakterielle
- Nichtinfektiöse Komplikationen:
  - Pustulosis acuta generalisata
  - Vaskulitis, leukozytoklastische (non-IgA-assoziierte)
  - Akutes rheumatisches Fieber, akute Poststreptokokken-Glomerulonephritis.
  - Arthritis und Osteomyelitis.

Therapie
Penicillin G ist Mittel der Wahl (z.B. Penicillin Grünenthal). Wirksam sind ebenso andere Penicilline, Carbapeneme, Cephalosporine, Makrolidantibiotika, Clindamycin und Glykopeptidantibiotika. Bei ausgedehnten Weichteilinfektionen kann auch durch hohe Penicillin-G-Gaben keine Erscheinungsfreiheit erreicht werden. In diesen Fällen ist eine parenterale Kombinationstherapie, z.B. mit Clindamycin, erforderlich.

Streptokokkendermatitis, perianale L30.3

Erstbeschreiber
Amren, 1966

Synonym(e)
Perianale streptogene Dermatitis

Definition
Lokale, auf die Perianalregion begrenzte, durch Streptokokken induzierte Infektion mit dem Bild eines Analekzems.

Erreger
Meist β-hämolysierende Streptokokken der Gruppe A; seltener Streptokokken der Gruppe B, C oder D.

Ätiologie
Infektion mit Streptokokken.
- Begünstigende Faktoren:
  - Traumata
  - Verletzungen der Haut
  - gemeinsam benutztes Badewasser.

Klinisches Bild
Selten Fieber. Meist nicht oder gering infiltrierte, gut abgrenzbare, perianale Erytheme von 0.5-3 cm Ø oder Papeln, die gelegentlich eitrig sezernieren. Starker, persistierender Juckreiz sowie Defäkationsschmerz. Bei 30-40% der Fälle blutige Stuhlauflagerungen. Häufig besteht Assoziation mit Impetigo an anderen Körperstellen. Seltener Bild der Balanitis bzw. Vulvovaginitis.

Diagnose
Klinik, Abstrich und Bakterienkultur.

Differenzialdiagnose
Zirkumskriptes atopisches Ekzem; Psoriasis inversa; Tinea; Candidose; M. Bowen; extramammärer M. Paget; kontaktal-

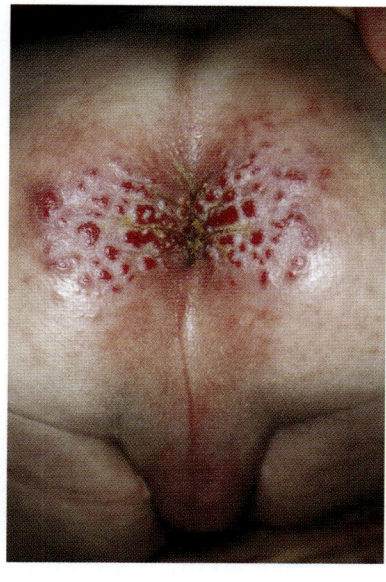

Streptokokkendermatitis, perianale. Gering infiltrierte, gut abgrenzbare, perianal lokalisierte, rote Plaques sowie teils erosive, raue Papeln. Vereinzelt blutige Stuhlauflagerungen. Kein Fieber. Starker, persistierender Juckreiz sowie Defäkationsschmerz. Weiterhin trat perinasale Impetigo auf.

lergisches Analekzem, kumulativ-toxisches Analekzem, atopisches Analekzem

Externe Therapie
Spülungen mit Polihexanid (Serasept) oder Octenidin (Octenisept) sowie lokale Anwendung von Clioquinol Creme 2-10% (z.B. Linola-Sept).

Interne Therapie
- Therapie der Wahl ist Penicillin (z.B. Megacillin oral). Erwachsene und Kinder >12 Jahre: 3mal/Tag 0,5 Mio. bis 1,5 Mio. IE p.o. Therapiedauer 10-14 Tage. Kinder 6.-12. Lebensjahr: 3mal/Tag 0,6 Mio. IE p.o. für 10-14 Tage. Kinder <6 Jahre: 3mal/Tag 0,3 Mio. IE p.o.
- Alternativ: Behandlung mit Erythromycin 3mal/Tag 500 mg p.o. für zwei Wochen.

Striae cutis distensae   L90.6

Synonym(e)
Striae atrophicae; Striae cutis atrophicae; Atrophia striata; Hautrisse; Maculae distensae; Striae distensae

Definition
Streifige Atrophie der Haut durch Bindegewebsveränderungen.

Ätiologie
Einfluss von Glukokortikosteroiden, Östrogenen und Überdehnung der Haut.

Manifestation
In Pubertät oder Schwangerschaft auftretend, nach Anwendung interner oder externer Glukokortikoide, bei rascher Gewichtszunahme, nach Infektionskrankheiten mit endokrinologischen Störungen (z.B. Morbus Cushing).

Klinisches Bild
Zunächst blau-rötliche (Striae rubrae), später weißliche, unterschiedlich lange und breite, zackig begrenzte, parallel oder divergierend verlaufende, atrophische Streifen mit leicht ein-

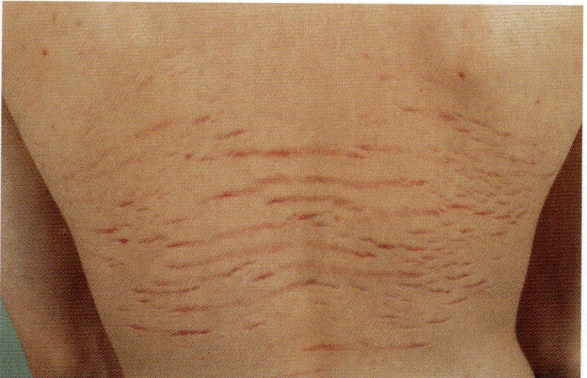

Striae cutis distensae. Frische, rote, quer über den Rücken verlaufende Striae bei schnell wachsendem jugendlichem Patienten.

gesunkener und verdünnter, quer gefälteter Haut. Man unterscheidet:
- Pubertätsstreifen (Striae adolescentium, Striae pubertalis): Vor allem lumbosakral sowie an Oberschenkel-, Trochanter- und Suprapatellarregion lokalisiert.
- Schwangerschaftsstreifen (Striae gravidarum): Vor allem seitliche Bauchpartien, Hüften, Oberschenkel oder Mammae sind befallen.
- Rasche Adipositas mit endokrinologischer Störung (Striae obesitatis, Striae rubrae): Bauch, Nates, Oberschenkel oder Achselfalten sind betroffen.
- Häufig nach länger dauernder (meist mehrmonatiger) interner oder externer Anwendung von systemischen Glukokortikoiden auftretend.
- Nach Infektionen wie Typhus abdominalis, Paratyphus, Grippe, Fleckfieber, Tuberkulose (Striae infectiosae) auftretend. Bei Pleuritis exsudativa auf der kontralateralen Seite des Ergusses lokalisiert.

Histologie
Atrophische Epidermis, homogenisiertes Kollagen, kaum elastische Fasern.

Therapie
Keine kausale Therapie bekannt. Für die Schwangerschaft werden verschiedene (teilweise umstrittene) Cremes und Salben unterschiedlicher Inhalte angeboten, die bei regelmäßiger vorsorglicher Anwendung die Bildung von Striae gravidarum abmildern bzw. verhindern sollen.

Stria migrans   L90.6

Erstbeschreiber
Cohen u. Shelley, 1964

Definition
Seltene, isolierte Striae cutis distensae mit langsam zunehmender Längenausdehnung, meist an der Oberschenkelinnenseite bei Jugendlichen.

Therapie
Nicht erforderlich.

Stria nasi transversa L98.8

Definition
In der Pubertät auftretende, rote, zwischen mittlerem und unterem Nasendrittel quer über die Nase verlaufende Stria unklarer Ätiologie.

Therapie
Keine kausale Therapie bekannt.

Strongyloidose B78.1

Erstbeschreiber
Leuckart, 1883; van Durme 1901; Looss, 1905; Fülleborn, 1914

Definition
Parasitäre Nematoden-Erkrankung durch Strongyloides spp.

Erreger
Strongyloides stercoralis, Strongyloides fuelleborni

Vorkommen/Epidemiologie
- Weltweit sind mehr als 70 Millionen Menschen infiziert; in Endemiegebieten sind bis zu 60% der Bevölkerung befallen.
- Meist in subtropischen oder tropischen Gegenden, insbes. Südostasien, Afrika und Südamerika verbreitet. Selten in Europa (insbes. in Bergwerken).
- Stark gehäuftes Auftreten bei Patienten mit HIV-Infektion.

Ätiologie
Die infektionstüchtigen filariformen Larven dringen in die Haut ein (meist beim Barfußgang) und gelangen via Blutkreislauf über Lunge und Trachea in den Gastrointestinaltrakt. Weibliche Zwergfadenwürmer legen in der Mukosa von Duodenum und Jejunum Eier ab, aus denen nicht infektionstüchtige Larven schlüpfen (3 Wochen nach Infektion im Stuhl nachweisbar). Im Rektum erfolgt die Weiterentwicklung zu infektionstüchtigen Larven. Diese durchdringen im Gesäßbereich wiederum die Haut (Autoinfektion).

Manifestation
Auftreten ist in jedem Alter möglich; in Endemiegebieten Befall meist während der Kindheit.

Klinisches Bild
- Am Eintrittsort der Erreger bilden sich kleinfleckige juckende Erytheme und Papeln, Petechien sowie ekzematöse Veränderungen (sog. Bodenkrätze).
- Larva currens, eine Sonderform der Larva migrans, kann als Symptom der äußeren Autoinfektion im Gesäßbereich oder an anderen Körperregionen auftreten. Hier imponieren einzelne oder mehrere, bandartige, lang gestreckte Urticae, die sich innerhalb von Stunden bis Tagen ausbilden, intervallweise verschwinden und wieder auftreten. Diese typischen Morphen entstehen durch die Larvenwanderung in Haut und Unterhaut.
- Außerdem sind unspezifische Hautreaktionen möglich, insbes. makulopapulöse oder urtikarielle Exantheme oder Prurigo.
- Gastrointestinale und pulmonale Symptome können auftreten.

Diagnose
Nachweis der mobilen Larven im frisch abgesetzten Stuhl (meist ist die Untersuchung mehrerer Stuhlproben erforderlich). Im Duodenalsekret können Eier und Larven nachweisbar sein. Nachweis von spezifischen Antikörpern (ELISA).

Komplikation
Gabe von Kortikosteroiden kann einen Übergang in eine disseminierte Strongyloidose verursachen.

Therapie
- Mebendazol (z.B. Vermox) 2mal/Tag 300 mg p.o. an 3 aufeinander folgenden Tagen; Wiederholung nach 2-4 Wochen.
- Alternativ: Tiabendazol (Mintezol) 2mal/Tag 2-3 Tbl. p.o. (= 25 mg/kg KG) für 2-3 Tage, max. Tagesdosis von 3 g. Stuhlkontrollen monatlich über mind. 3 Monate.
- In schweren Fällen: Ivermectin (z.B. Mectizan) 170-200 µg/kg KG als ED, ggf. Wiederholung alle 2 Wochen wenn Larven im Stuhl nachgewiesen werden.

Prognose
Symptomloser Verlauf bei immunkompetenten Patienten oft über Jahre; unter Therapie fast immer Ausheilung. Bei immunsupprimierten Patienten in bis zu 80% der Fälle letal.

Prophylaxe
Tragen fester Schuhe in Endemiegebieten.

Hinweis(e)
Anzeigepflichtige Berufskrankheit der Haut!

Strophulus bullosus L28.2

Definition
Großblasige Variante der Prurigo simplex acuta infantum.

Therapie
S.u. Prurigo simplex acuta infantum.

Stukkokeratosis L82.x

Erstbeschreiber
Unna, 1894; Kocsard u. Ofner, 1966

Synonym(e)
Stukkokeratose; Keratoelastoidosis verrucosa; Stuccokeratosis; Verrucae dorsi manus et pedis

Definition
Wenig pigmentierte Variante der Verruca seborrhoica.

Manifestation
Im höheren Lebensalter auftretend, vor allem bei Männern.

Lokalisation
Extremitäten, vor allem distale untere Extremitäten (Fußrücken und -knöckel) sowie Handrücken und Unterarmstreckseiten sind befallen.

Klinisches Bild
Meist zahlreiche, bis linsengroße, keratotische, flach erhabene, scharf begrenzte, weiße, graue oder hellbraune Papeln mit rauer, trockener, weiß bestäubt wirkender Oberfläche. Durch Kratzen lässt sich ein Schuppenblättchen ablösen.

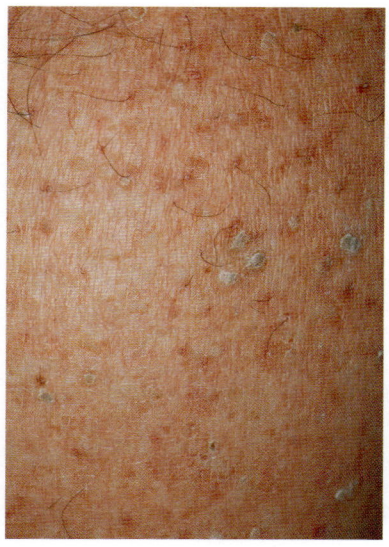

Stukkokeratosis. Disseminierte, bis 0,4 cm große, weiß-graue, symptomlose Papeln mit warzenartiger Oberfläche. Aktinisch geschädigter Unterschenkel.

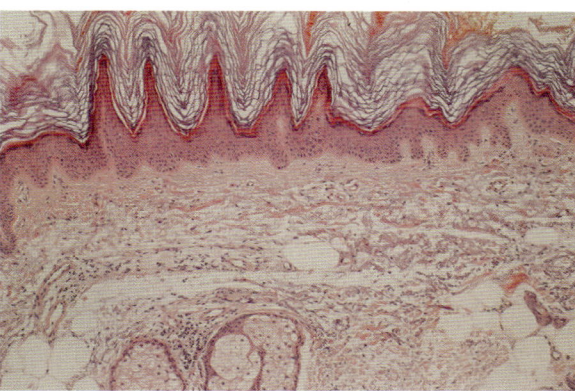

Stukkokeratosis. Sägezahnartige Akanthose mit enormer, lamellärer Orthohyperkeratose. Aufgelockerte Dermis mit schütterem lymphozytärem Infiltrat.

Histologie
Die feingewebliche Struktur ist identisch mit dem hyperkeratotischen Typ der Verruca seborrhoica mit sägezahnartiger Papillomatose und einer häufig massigen lamellären Hyperkeratose.

Differenzialdiagnose
Akrokeratosis verruciformis, Epidermodysplasia verruciformis, Hyperkeratosis lenticularis perstans.

Therapie
Bei kosmetischer Störung Entfernung mit Kürettage oder durch Desikkation. Ggf. auch Versuch mittels Vaporisation durch Laser (CO_2- oder Erbium-YAG-Laser).

Hinweis(e)
Der Begriff „Stukkokeratose" wurde bildmalerisch gewählt, weil die Keratosen wie Stuck der Haut aufsitzen.

Sturge-Weber-Krabbe-Syndrom Q85.8

Erstbeschreiber
Luschka, 1854; Sturge, 1879; Weber, 1922; Krabbe, 1934

Synonym(e)
Angiomatosis encephalo-oculo-cutanea; Angiomatosis encephalotrigeminalis; ektoneurodermales Hamartom (Wohlwill); Brushfield-Wyatt-Syndrom; Hirn-Trigeminus-Angiomatose-Syndrom; Weber-Dimitri-Syndrom; Sturge-Weber-Dimitri-Syndrom; Sturge-Krankheit; Kalischer-Syndrom; Krabbe-Syndrom III; kutaneo-zerebrales Angiom; Neuroangiomatosis encephalofacialis; enzephalotrigeminale Angiomatosis; fourth phacomatosis

Definition
Kongenitales neurokutanes Syndrom mit der Trias Naevus flammeus lateralis im Bereich des Trigeminus, Hämangiom der Uvea (Glaukomentwicklung), verkalkende Hämangiome der Leptomeninx mit pathologischen Veränderungen der darunterliegenden Hirnrinde (neurologische Symptomatik).

Vorkommen/Epidemiologie
Inzidenz: ca. 1-2/100.000 Einwohner.

Ätiologie
Ungeklärt. Sehr selten familiäres Vorkommen.

Klinisches Bild
- Naevus flammeus einer Gesichtshälfte, häufig nur im Ausbreitungsgebiet des 1. Trigeminusastes. Seltener sind die gesamte Kopfhälfte sowie die Mundschleimhaut (mit Gingivahyperplasie) betroffen.
- Entwicklung eines Glaukoms meist im frühen Kindesalter. Multiple neurologische Symptome sind möglich: Spastische Hemiparese, fokale epileptische Anfälle, homonyme Hemianopsie, Migräne.
- Volle Ausprägung des Syndroms erfolgt nur in etwa 50% der Fälle. Bei fehlender Augenbeteiligung spricht man auch von einer Angiomatosis encephalo-cutanea, bei fehlender ZNS-Beteiligung von einer Angiomatosis oculo-cutanea.

Diagnose
Neurologische und ophthalmologische Untersuchung (insbesondere Messung des Augeninnendrucks), Röntgenbild des Schädels (charakteristische, doppelt konturierte, geschlängelte Verkalkungen), Computertomogramm und evtl. Kernspintomogramm des Schädels.

Therapie
Behandlung der Hautveränderungen mit dem Laser (Argon-, gepulster Farbstoff-Laser).

Prognose
Im Alter Bildung von Gefäßknötchen im Bereich des Naevus flammeus.

Subkutis

Synonym(e)
Unterhaut; Hypodermis; Subcutis; Tela subcutanea

Definition
Zwischen tiefer Faszie und Haut lokalisierte, septierte, lockere

Bindegewebsschicht mit läppchenartig angeordnetem Fettgewebe, beinahe die ganze Körperoberfläche bedeckend.

Sudeck-Syndrom   M89.0

Erstbeschreiber
Sudeck, 1900

Synonym(e)
Sudeck-Dystrophie; Sudeck-Kienböck-Syndrom; Kienböck-Knochenatrophie; Sudeck-Leriche-Syndrom; Sudeck-Knochenatrophie; Sudeck-Porose; Sudeck-Krankheit; Leriche-Krankheit; Kienböck-Meisel-Krankheit; akute Knochenatrophie; Kienböck-Atrophie; reflex bone atrophy; Sudeck atrophy; reflex sympathetic dystrophy; CRPS Typ I; Complex Regional Pain Syndrome

Definition
Postoperativ aber auch idiopathisch auftretende, lokalisierte, schmerzhafte Erkrankung mit kissenförmigen Schwellungen, rötlich-livider Hautverfärbung, Steifigkeitsgefühl und stadienhaftem Verlauf.

Ätiologie
Unbekannt. Meist in zeitlichem und örtlichem Zusammenhang mit Trauma oder Operation auftretend. Individuelle Disposition besteht bei Personen mit „konstitutioneller Krankheitsbereitschaft" bzw. vegetativer Labilität. Pathogenetisch handelt es sich um eine vegetative Fehlreaktion mit Fehlsteuerung der Blutgefäße und vasomotorischer Kontraktion der Arteriolen. Neurale Fehlsteuerung, mechanische Stauung und Gewebsazidose erzeugen am Knochen eine negative ossäre Strukturbilanz. Als Berufskrankheit u.a. bei Strickerinnen, Stenotypistinnen und Pressluftarbeitern beobachtet. Ferner scheinen psychische Faktoren die Erkrankung zu fördern. Gehäuft wird über Depressionen, Ängstlichkeit und emotionale Labilität berichtet.

Manifestation
Bei Patienten >40 Jahre auftretend.

Klinisches Bild
Bezüglich Stadieneinteilung und Klinik s.u. Tab. 1 [Klinik und Therapie des Sudeck-Syndroms].
- Häufig treten Bewegungsstörungen auf, teilweise durch die Schmerzen bedingt, aber auch durch Versteifungen der Gelenke. Weitere Merkmale sind Muskelkrämpfe und Zittern. Bei schwerwiegenden Fällen ist auch eine gänzliche Versteifung von Fingern und Zehen möglich. Im weiteren Verlauf der Erkrankung kann eine Ausbreitung der Symptome über die gesamten Gliedmaßen eintreten. Dies kann kontinuierlich zum Beispiel von der Hand zur Schulter geschehen (daher auch die Bezeichnung „Schulter-Hand-Syndrom").
- Röntgenologisch: „Entschattung" durch Schwund der subchondralen Spongiosa (Glasknochen), typisch bei Sudeck II sowie Akroosteolysen.

Komplikation
Besonders gravierend ist eine Sudeck-Dystrophie im Bereich der Hand, weil er dort häufig zu einer Behinderung und damit zur Invalidität führt. Im Bereich der unteren Extremität tritt der M. Sudeck bevorzugt im Bereich des Fußes auf, seltener sind die Hüfte oder das Knie betroffen.

Sudeck-Syndrom. Tabelle 1. Klinik und Therapie des Sudeck-Syndroms

Stadium	Klinik	Therapie
I	Glänzende, ödematöse, überwärmte, livide Haut mit Hyperhidrose.	Ruhigstellung und Kühlung, Druckentlastung (z.B. kein Gips)
II	Abnahme der Schwellung und Färbung, Zunahme von trophischen Störungen.	Krankengymnastik, Massage, Eistauchbäder
III	Weitgehend eingesteifte, schmerzlose, atrophische, gebrauchsunfähige Extremität mit kühler, trockener Haut und Hypertrichose.	Plastisch-chirurgische Operation

Therapie
Kombination von medikamentöser Behandlung, physikalischer Behandlung, Ergotherapie, Psychotherapie sowie von ergänzenden Methoden. Ausschlaggebend für den Erfolg der Therapie ist ein möglichst früher Beginn, um ein Fortschreiten der Erkrankung zu verhindern. Die Therapie sollte ausschließlich durch geschultes ärztliches und pflegerisches Personal erfolgen. Im akuten Stadium sind Glukokortikoide indiziert, z.B. Methylprednisolon 1mal/Tag 80 mg/Tag über 4-5 Tage, dann über 2 Wochen wieder ausschleichen. Weiterhin gibt es eine Indikation für trizyklische Antidepressiva, z.B. Amitriptylin und Clomipramin bis zu 150 mg/Tag sowie für Antiepileptika, z.B. Gabapentin und Pregabalin.

Hinweis(e)
Die neue Bezeichnung der International Association for the Study of Pain für den M. Sudeck (Sudeck's atrophy oder Sudeck's dystrophy) lautet: CRPS Typ I = Complex Regional Pain Syndrome (Reflex Sympathetic Dystrophy Syndrome) bzw. komplexes regionales Schmerzsyndrom Typ I.

Sugillationen   R23.3

Definition
Münzgroße oder größere Blutaustritte ins Gewebe bei plasmatischen Gerinnungsstörungen.

Therapie
Behandlung der Grunderkrankung durch Internisten. Symptomatische Therapie der Hautveränderungen mit externen Heparin-haltigen Salben (z.B. Heparin-Natrium Salbe) mehrmals tgl. Ggf. Hochlagern der betroffenen Extremität.

Sulbactam/Ampicillin

Definition
Kombinationspräparat des β-Lactamase-Inhibitors Sulbactam mit Ampicillin.

Indikation
Infektionen durch Ampicillin-empfindliche und -resistente

Erreger, wenn die Resistenz auf der Bildung von β-Lactamasen beruht.

Eingeschränkte Indikation
Schwangerschaft, Stillzeit, Neugeborene und Säuglinge.

Dosierung und Art der Anwendung
- Erwachsene: 4-12 g/Tag i.v. oder i.m. in 3-4 ED.
- Kinder und Säuglinge ab der 2. Woche: 150 mg/kg KG/Tag i.v. in 3-4 ED i.v. oder i.m.

Wechselwirkungen
Abschwächung der Wirkung von Aminoglykosiden, Metronidazol, Noradrenalin, Prednisolon, Procain, Tetracyclinen und Thiopental, s.a. Benzylpenicillin.

Kontraindikation
Penicillin-Allergie, infektiöse Mononukleose und andere Virusinfektionen (erhöhtes Exanthemrisiko!), lymphatische Leukämien.

Präparate
Unacid

Sulfadiazin

Definition
Sulfonamid-Chemotherapeutikum.

Indikation
Akute und rezidivierende Toxoplasmose in Kombination mit Pyrimethamin.

Dosierung und Art der Anwendung
- Erwachsene: Initial 2-4 g, dann alle 4-6 Std. 1 g p.o.
- Kinder: 65-150 mg/kg KG/Tag p.o.

Unerwünschte Wirkungen
- Kutane UAWs (ca. 10-20% der Patienten): Makulöse oder papulöse Exantheme, Angioödeme, Erythema exsudativum multiforme, Photosensibilität.
- Außerdem: Blutbildveränderungen (Leukopenie, Thrombozytopenie), Arzneimittelfieber, Kopf- und Gelenkschmerzen, gastrointestinale Nebenwirkungen wie Übelkeit, Diarrhoe, Blähungen, Erbrechen. Selten cholestatische Hepatose. Hypoglykämie, Nieren- oder Leberschäden. Sehr selten transitorische Myopie.

Präparate
Sulfadiazin Heyl

Sulfadiazin-Silber

Definition
Sulfonamid-Silberkomplex-Chemotherapeutikum zur topischen Applikation.

Indikation
Prophylaxe von Wundinfektionen nach Verbrennungen, Verbrühungen und Verätzungen der Haut.

 Merke: Vor Therapiebeginn Bestimmung der Glukose-6-Phosphat-Dehydrogenase!

Eingeschränkte Indikation
Schwangerschaft 1. Trimenon, Schwangerschaft letzte Wochen (Kernikterus des Neugeborenen), Neugeborene, Schilddrüsenfunktionsstörungen.

Dosierung und Art der Anwendung
Creme: 1mal/Tag in dicker Schicht oder mittels steriler Gaze auftragen.

 Merke: Blasen müssen zuvor steril eröffnet werden und evtl. vorhandene Cremereste mittels Olivenöl entfernt werden!

Unerwünschte Wirkungen
Allergische Reaktionen, Kopfschmerzen, BB-Veränderungen bis hin zur Agranulozytose, Methämoglobinämie, Hypoglykämie, Leberschäden, Kristallurie, Arthralgien, Erytheme, Grauverfärbung der Haut (durch Oxidationsprodukte), Photosensibilisierung, Lichtdermatosen.

Kontraindikation
Überempfindlichkeit gegen Sulfonamide, Z.n. Erythema exsudativum multiforme, Dermatitis exfoliativa generalisata subacuta oder Lyell-Syndrom, Glukose-6-Phosphat-Dehydrogenase-Mangel, Hämoglobinanomalien, schwere Leber- und Nierenfunktionsstörungen, Leukopenie, akute hepatische Porphyrie.

Präparate
Brandiazin, Flammazine, Urgotül S. Ag Gitternetzverband

Sulfamethoxazol

Definition
Sulfonamid, das häufig in Kombination mit Trimethoprim verabreicht wird. Diese fixe Kombination wird als Cotrimoxazol bezeichnet.

Sulfasalazin

Definition
Sulfonamid-Derivat.

Indikation
M. Crohn (s. Enteritis regionalis), Colitis ulcerosa, rheumatoide Arthritis, seronegative Spondarthritiden (psoriatische Arthritis), Majoraphthen.

Eingeschränkte Indikation
Schwangerschaft, Stillzeit, Glukose-6-Phosphat-Dehydrogenase-Mangel, Kinder <2 Jahre, Schilddrüsenfunktionsstörungen.

Dosierung und Art der Anwendung
Einschleichend dosieren mit 2mal/Tag 500 mg p.o. oder rektal über 14 Tage, dann Steigerung auf 3mal/Tag 500 mg über 14 Tage, danach 2mal/Tag 1000 mg, Maximaldosis 3 g/Tag.

 Merke: Vorsicht bei Glukose-6-Phosphat-Dehydrogenase-Mangel. Während der ersten Therapiemonate alle 14 Tage Kontrolle von BB und Diff.-BB, Transaminasen, Kreatinin, später alle 4 Wochen bis 3 Monate. Zusätzlich alle 6 Monate Kontrolle der antinukleären Antikörper im Serum!

Unerwünschte Wirkungen
5-50% der Patienten haben Nebenwirkungen, meist dosisab-

hängig bei Dosierungen >4 g/Tag oder Serum-Wirkspiegeln >50 µg/ml.
- Kutane Nebenwirkungen: U.a. allergische Reaktionen, Photosensibilisierung, medikamentös-induzierter LE, Auslösung eines Pemphigus vulgaris.
- Extrakutane Nebenwirkungen: Alveolitis, Bronchospasmus, BB-Veränderungen, Methämoglobinämie, Magen-Darm-Störungen, Hepatitis, Cholestase, Exazerbation einer Colitis ulcerosa, Pankreatitis, Parotitis, Oligurie, Hämaturie, gelb-orange Verfärbung des Urins, nephrotisches Syndrom, Vaskulitis, Hypospermie, Hypertonie, Palpitationen, Myokarditis, Kopfschmerzen, Depression, Neuropathie, Parästhesien, gelb-orange Verfärbung von Kontaktlinsen, Seh-, Hör- und Geschmacksstörungen, Auslösung einer akuten Porphyrie.

Kontraindikation
Z.n. exfoliativer Dermatitis, Hämoglobinanomalien, hämolytischer Anämie, Ileus, schwerer Leber- oder Nierenschaden, Paragruppen-Allergie bei Kindern, akute hepatische Porphyrie, Überempfindlichkeit gegenüber Sulfonamiden oder Salicylaten.

Präparate
Azulfidine

Patienteninformation
Kontaktlinsenträger sollten auf die Möglichkeit der gelb-orangen Verfärbung der Kontaktlinsen aufgeklärt werden!

Sulfatasemangel, multipler   E77

Erstbeschreiber
Mossakowski et al., 1961; Austin et al., 1963

Synonym(e)
multiple sulfatase deficiency; mucosulfatidosis; mucosulfatidosis, juvenile, Austin type

Definition
Äußerst seltene neuropädiatrische Erkrankung mit meist diskreter Ichthyose. Klinisch im Vordergrund steht die Kombination von Merkmalen der metachromatischen Leukodystrophie und von hereditären Mukopolysaccharidosen.

Vorkommen/Epidemiologie
Eine der seltensten lysosomalen Speicherkrankheiten überhaupt. Häufigkeit des Auftretens: 1-1,4/1 Mio. Lebendgeburten.

Ätiologie
Autosomal-rezessiv vererbte Störung des SUMF1 Gens (Genlokus: 3p26) mit konsekutivem Defekt des FGE Sulfatase-modifying factor-1, der zu einem beschleunigten Abbau verschiedener Sulfatasen führt. Hierdurch werden 7 unterschiedliche Sulfatasen in Mitleidenschaft gezogen, wie z.B die Arylsulfatase A, die Arylsulfatase B und die Steroidsulfatase. Daher kommt es zur exzessiven Anreicherung von Mucopolysacchariden und -sulfatiden in verschiedenen Körpergeweben und im Urin.

Manifestation
Keine Geschlechtsbevorzugung.

Klinisches Bild
Schwere neuropädiatrische Erkrankung mit psychomotorischer Retardierung, Wachstumsretardierung mit knöchernen Veränderungen, wie sie für hereditäre Mukopolysaccharidosen typisch sind. Schwere metachromatische Degeneration des Myelins der peripheren Nerven. Nur diskrete Zeichen der Ichthyosis.

Therapie
Eine Kausaltherapie ist nicht möglich. Symptomatische Therapie der Ichthyose.

Sulfit-Überempfindlichkeit   T78.1

Definition
Pseudoallergische oder IgE-vermittelte Reaktion auf Schwefeldioxid, dessen wässrige Lösung, schweflige Säure bzw. abgeleitete Salze (= Sulfit, E-Nummern 220-227). Sulfit dient der Konservierung von Nahrungsmitteln. Deklarationpflicht besteht erst ab 50 mg/kg, bei Wein ab 400 mg/l. Bei Arzneimitteln besteht keine Deklarationspflicht.

Therapie
Meiden der auslösenden Substanz. Stadienabhängige Behandlung bei systemischen Reaktionen wie beim anaphylaktischen Schock. S.a.u. Nahrungsmittelunverträglichkeit.

Sulfonamide

Definition
Bakteriostatisch wirksame Chemotherapeutika, z.B. DADPS, Sulfadiazin oder Cotrimoxazol.

Eingeschränkte Indikation
Exsikkose, Neugeborene, Schilddrüsenfunktionsstörungen.

Unerwünschte Wirkungen
Grippeähnliche Symptomatik, Pneumonie, BB-Veränderungen, Oligospermie, Magen-Darm-Störungen, Ikterus, Hepatitis, Oligurie, nephrotisches Syndrom, allergische Reaktionen, Purpura, Photosensibilisierung, medikamentös-induzierter LE, Auslösung einer Panarteriitis nodosa, DDS-Syndrom, Kreuzallergie mit Sulfonylharnstoffen, Thiaziden und Carboanhydrasehemmern, Myokarditits, Zyanose, Müdigkeit, Kopfschmerzen, Neuropathie, Seh- und Hörstörungen, Schwindel, Arthralgien, Myopathien.

Kontraindikation
Schwangerschaft, Stillzeit, Überempfindlichkeit gegenüber Sulfonamiden, Glukose-6-Phosphat-Dehydrogenase-Mangel, Anämien, Z.n. Erythema exsudativum multiforme oder Toxischer epidermaler Nekrolyse, Hämoglobinanomalien, Ileus, schwere Leberschäden, Leukopenie, akute hepatische Porphyrie, Niereninsuffizienz.

Sulfone

Definition
Bezeichnung für Diaminodiphenylsulfon, DADPS und seine Derivate.

Indikation
Alle Formen der Lepra, bei unterschiedlichen, z.T. akantholytischen, z.T. pustulösen Erkrankungen wie Dermatitis herpetiformis, vernarbendes Pemphigoid oder auch Pustulosis subcornealis. S.a.u. DADPS.

Dosierung und Art der Anwendung
S.u. DADPS.

Präparate
Dapson-Fatol, DADPS

SUP

Definition
Selektive Breitband-UVB-Phototherapie (Emissionsbereich 290-320 nm) mit einem verbleibenden Emissionsmaximum bei 305-325 nm. Das SUP-Spektrum erweist sich besonders günstig zur Behandlung der Psoriasis vulgaris.

Supraklavikularpolster E65

Definition
Indolente teigige Weichteilvorwölbungen im Bereich der Fossa jugularis oder supraclavicularis.

Ätiologie
Z.B. Lungenemphysem, substernale Struma, Riesenzellarteriitis.

Differenzialdiagnose
Nackenfettpolster, Tumor.

Süßholzwurzel

Synonym(e)
Glycyrrhiza glabra Linné; Lakritzenkraut

Definition
Glycyrrhiza glabra ist eine zu den Schmetterlingsblütengewächsen gehörende Staude, die bis zu 2 m hoch wachsen kann. Die gelben, holzigen bis fingerdicken Wurzeln treiben mehrere Meter lange Ausläufer. Für die verschiedenen medizinischen Zubereitungen werden die ungeschälten, getrockneten Wurzeln und deren Ausläufer genutzt. Die Wurzel enthält Glycyrrhizin sowie eine Reihe von Flavonoiden, Phytosterolen und Cumarinen. Die blaßvioletten Blüten stehen in den Blattachsen in vielblütigen Trauben. Die bräunlichen Samen entwickeln sich in kahlen Hülsen. Herkunft: Mittelmeergebiet, Westasien; als Kulturpflanze in europäischen Ländern angebaut.

Wirkungen
Beschleunigt die Abheilung von Magengeschwüren, wirkt außerdem sekretolytisch, expektorierend, antiphlogistisch.

Anwendungsgebiet/Verwendung
Anwendungsgebiete: Bronchitis, Ulcus ventriculi/duodeni, Aphthen.

Dosierung und Art der Anwendung
Mittlere Tagesdosis: ca. 5-15 g Droge entsprechend 200-800 mg Glycyrrhizin; Succus Liquiritiae: 0,5-1 g bei katarrhalischen Erscheinungen der oberen Luftwege; 1,5-3 g bei Ulcus ventriculi/duodeni.

Kontraindikation
Schwere Lebererkrankungen, Hypertonie, terminale Niereninsuffizienz, Schwangerschaft.

Hinweis(e)
Der im Süßholz enthaltene Süßholzzucker ist zu ca. 20% in Lakritze enthalten.

Symblepharon H11.21

Definition
Verwachsung zwischen tarsaler und konjunktivaler Bindehaut.

Vorkommen/Epidemiologie
Z.B. bei Pemphigus vulgaris, vernarbendem Pemphigoid, Trachom, Verbrennung.

Therapie
Behandlung der Grunderkrankung, s. jeweils dort. Lokaltherapie in Zusammenarbeit mit den Ophthalmologen. Anzustreben ist die operative Beseitigung der Synechien im entzündungsfreien Stadium der Erkrankung.

Sympathektomie, endoskopisch transthorakale

Synonym(e)
ETS

Definition
Operative Durchtrennung von einzelnen Ganglien des sympathischen Nervensystems zur Behandlung von Hyperhidrosis axillaris, Erythrophobie, Hyperhidrosis pedum et manuum und Endangiitis obliterans.

Allgemeine Information
- Minimalinvasiver Eingriff über mehrere kleinere Einschnitte in der Achselhöhle.
- Die Operation wird in Vollnarkose durchgeführt.
- Hohe Rezidivrate postoperativ bei ca. 65% der behandelten Patienten.
- Kurze Liegezeiten im Krankenhaus: allgemein kann nach wenigen Tagen das Krankenhaus verlassen werden.

Komplikation
- Horner-Syndrom (nach Verletzung des obersten Ganglions).
- Recurrensparese (Stimmbandlähmung wegen Schädigung des Recurrensnerven zur Stimmlippe mit Heiserkeit).
- Pleuraerguss.

Hinweis(e)
Regelmäßig Auftreten des kompensatorischen Schwitzen (z.B. verstärktes Schwitzen am Integument bei Minderung des Schwitzens der Arme).

Syndrom der zystischen Augenlider, palmoplantare Keratosen, Hypodontie und Hypotrichose Q87.8

Erstbeschreiber
Schöpf, 1971

Definition
Sehr seltenes Syndrom mit zystischen Augenlidern, Palmoplantarkeratose, Hypotrichose und Hypodontie.

Differenzialdiagnose
Papillon-Lefèvre-Syndrom; beim Schöpf-Syndrom fehlt die Peridontopathie.

Therapie
Extern entsprechend der Keratosis palmoplantaris diffusa circumscripta.

Prognose
Entwicklung von Plattenepithelkarzinomen in der affizierten Haut wurde beschrieben.

Synophry L68.2

Definition
Über der Nasenwurzel zusammengewachsene Augenbrauen.

Therapie
Nicht erforderlich. Ggf. Rasur oder Epilation.

Synovialom D21.9

Definition
Von der Membrana synovialis, den Sehnenscheiden oder den Schleimbeuteln ausgehender benigner oder maligner Tumor.

Lokalisation
Vor allem an den Extremitäten lokalisiert.

Klinisches Bild
Langsam wachsender, gelenknaher, evtl. fluktuierender Tumor unter gut verschieblicher Haut. Schmerzen in Gelenknähe.

Histologie
Zellreiches Granulationsgewebe mit Spindelzellen, mehrkernigen Riesenzellen und lipidspeichernden Schaumzellen.

Diagnose
Histologie.

Differenzialdiagnose
Chronisch-entzündliche Gelenkerkrankungen, Ganglion, Chondrom, Exostose, Heberdensche Knoten, Fremdkörpergranulom.

Therapie
Exzision in toto durch Handchirurgen.

Prognose
Rezidivneigung ist bekannt. Häufig maligne Entartung (malignes Synovialom).

Syphilid A51.3

Definition
Haut- und Schleimhautveränderungen des Sekundär- und Tertiärstadiums der Syphilis. Für die Sekundärperiode sind schubweise auftretende, symptomarme, makulöse Exantheme charakteristisch, die eine sehr unterschiedliche klinische Morphologie aufweisen können (akneiform, anulär, bullös, lichenoid, pustulös, u.a.). Mit zunehmender Krankheitsdauer sind Asymmetrie und Papelbildung kennzeichnend. Die Veränderungen der Tertiärperiode haben ein nodöses oder tuberöses Erscheinungsbild.

Therapie
S.u. Syphilis acquisita.

Syphilid, akneiformes A51.3

Definition
Papulokrustöse Läsionen des Sekundärstadiums der Syphilis mit Papeln, Pusteln, Krusten und kleinen Ulzera im Bereich der seborrhoischen Zonen. Das klinische Bild ähnelt dem einer Acne vulgaris.

Syphilid, frambösiformes A51.3

Definition
Pustulo-ulzeröses Syphilid des Sekundärstadiums der Syphilis mit Ausbildung tiefer, borkig belegter, leicht blutender Geschwüre, die an eine sekundäre Frambösie erinnern.

Syphilid, impetiginöses A51.3

Definition
An die Impetigo contagiosa erinnerndes Bild bei papulokrustösem Syphilid, z.B. nach Verletzung der Papeln mit dem Kamm am Kapillitium im Sekundärstadium der Syphilis.

Syphilid, korymbiformes A51.3

Synonym(e)
Bombensyphilid

Definition
Rezidivexanthem im Stadium II der Syphilis mit korymbiform (blütentraubenartig) angeordneten Papeln: Zentral größere, peripher zerstreute, kleinere Papeln. Es entsteht ein gruppiertes papulosquamöses Syphilid.

Syphilid, makulopapulöses A51.3

Definition
Frühes Rezidivexanthem im Stadium II der Syphilis mit stärkerer Infiltration der Läsionen. Nebeneinander von makulösen und papulösen Syphiliden im Stadium II der Syphilis. S.a. Syphilid, papulöses.

Syphilid, nodöses A51.3

Definition
Rezidivexanthem im Stadium II der Syphilis mit leicht ulzerierenden, an das Erythema nodosum erinnernden Hautveränderungen.

Lokalisation
Vor allem die Unterschenkel sind befallen.

Syphilid, papulo-pustulo-krustöses A51.3

Synonym(e)
Herpes syphiliticus

Definition
Rezidivexanthem bei Syphilis II mit polymorphem Aspekt. Kennzeichnend ist das Nebeneinander papulöser und pustulöser Effloreszenzen.

Differenzialdiagnose
Pityriasis lichenoides et varioliformis acuta.

Syphilid, papulöses — A51.3

Definition
Übergang der Makulae des makulösen Syphilids in rötliche bis braunrötliche, kompakte, derbe, kalottenförmige Papeln. Schmerzhaftigkeit auf Knopfsondendruck. Im intertriginösen Bereich Entwicklung von Condylomata lata aus den Papeln. Die Symmetrie dieser nicht juckenden, papulösen Exanthemform ist kennzeichnend. Je nach Papelgröße werden folgende Syphilide unterschieden:
- Kleinpapulöses oder miliares bzw. lichenoides Syphilid
- Papulöses oder lentikuläres Syphilid
- Großpapulöses Syphilid.

Lokalisation
Symmetrisch am Stamm, an Handtellern, Fußsohlen, auch im Gesicht (seborrhoische Zonen) lokalisiert.

Differenzialdiagnose
Lichen planus, Tuberkulide, lupoide Rosazea, Pityriasis lichenoides, Arzneimittelexanthem.

Syphilid, papulosquamöses — A51.3

Synonym(e)
Psoriasiformes Syphilid

Definition
Entwicklung aus einem papulösen Syphilid mit deutlicher Schuppenbildung bei Syphilis II, s.a. Corona veneris.

Lokalisation
Häufig an der Haargrenze.

Differenzialdiagnose
Psoriasis vulgaris, seborrhoisches Ekzem, Pityriasis lichenoides chronica.

Syphilid, pustulöses — A51.3

Definition
Ausbildung von Pusteln auf den Papeln des papulösen Syphilides im Stadium II der Syphilis.

Klinisches Bild
Papulopustulöse, rein pustulöse oder papulokrustöse Effloreszenzen.

Syphilid, tubero-nodöses — A52.7

Definition
Granulomatöse Hautveränderungen im Tertiärstadium der Syphilis, s.a. Syphilis tuberosa.

Syphilid, tubero-serpiginöses — A52.7

Definition
Entwicklung aus dem tuberösen Syphilid im Stadium III der Syphilis durch zentrale Rückbildung und periphere Progredienz der Herde mit Ausbildung schlangenförmiger Figurationen.

Lokalisation
Vor allem Gesicht und Kapillitium sind befallen.

Syphilid, tuberöses — A52.7

Definition
Kutanes Syphilid bei der Syphilis III.

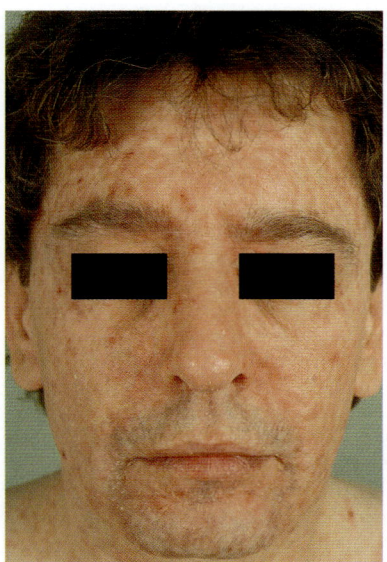

Syphilid, papulöses. Dichtes, makulopapulöses Exanthem im Gesichtsbereich bei einem jungen Mann.

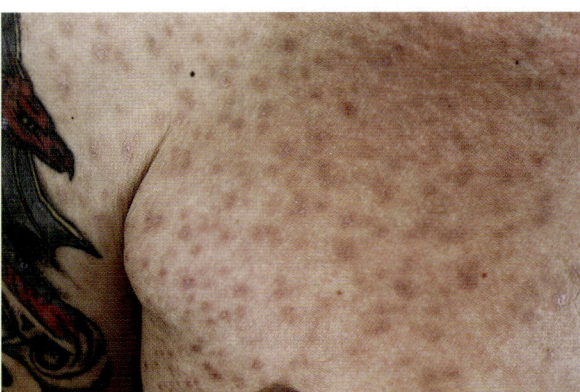

Syphilid, papulöses. Multiple, akute, seit 3 Wochen bestehende, noch zunehmende, generalisierte (Rumpf, Extremitäten, Handflächen, Fußsohlen betroffen), überwiegend isolierte, 0,1-0,3 cm große, stellenweise konfluierte (Brustregion), rote oder rot-bräunliche, raue, leicht schuppende Papeln oder Plaques. Weiterhin bestehen Abgeschlagenheit, generalisierte, nicht schmerzende Lymphadenopathie, positive Lues-Serologie. Typischerweise tritt Befall der Handflächen und Fußsohlen auf.

Klinisches Bild
Gruppiert stehende, teilweise konfluierende, rotbräunliche, derbe, bis erbsgroße, kalottenförmig erhabene Tubera, evtl. von einer Schuppe bedeckt. Rückbildung unter Entwicklung einer flachen, hyper- oder depigmentierten Atrophie.

Syphilid, tubero-ulzero-serpiginöses   A52.7

Definition
Tuberoserpiginöse Hautveränderungen der Syphilis III mit geschwürigem Zerfall der Einzelknoten.

Klinisches Bild
Serpiginöse, bis 5 mm breite, ausgestanzt wirkende, austernschalenartig verborkende Ulzerationen. Zentrale Vernarbung, periphere Progredienz.

Differenzialdiagnose
Tuberculosis cutis luposa, Sarkoidose, Mycosis fungoides.

Syphilid, ulzeröses   A51.3

Definition
Ulzeration einzelner syphilitischer Papeln im Stadium II der Syphilis. Abheilung unter Ausbildung von Narben.

Syphilid, zirzinäres   A51.3

Synonym(e)
Anuläres Syphilid

Definition
Bogig oder girlandenförmiges Syphilid als Rezidivexanthem bei der Syphilis II.

Syphilis   A51.9

Synonym(e)
Lues; Morbus Schaudinn

Definition
Weltweit verbreitete Infektionskrankheit (Geschlechtskrankheit), verursacht durch Treponema pallidum. Man unterscheidet je nach Infektionsmodus:
- Syphilis acquisita
- Syphilis connata.

Vorkommen/Epidemiologie
1495 trat die Syphilis zum ersten Mal bei der Belagerung Neapels durch den französischen König Karl VIII auf. Daraufhin überzog innerhalb von fünf Jahren eine Syphilis-Epidemie ganz Europa. Den Verlauf ihrer Ausbreitung kann man an den Namen erkennen, die die verschiedenen Völker ihr gaben, je nachdem, wo man die Quelle der Ansteckung vermutete:
- Italien: Französische oder keltische Krankheit
- Frankreich: Italienische oder neapolitanische Krankheit
- Spanien: Französische Krankheit
- England: Französische Krankheit
- Schottland: Englische Krankheit
- Deutschland: Französische Krankheit
- Polen: Deutsche Krankheit
- Ungarn: Französische Krankheit
- Russland: Polnische Krankheit
- Mongolei: Russische Krankheit
- Japan: Chinesisches Himmelsstrafengeschwür.

Nach der Kolumbus-Theorie wurde die Syphilis von Christoph Kolumbus bzw. seinen Matrosen eingeschleppt, als er 1495 nach der Entdeckung Amerikas nach Europa zurückkehrte. Inzwischen gilt die Kolumbus-Theorie als widerlegt. Es gibt Hinweise, dass die Syphilis in einer harmloseren Form, als Hautkrankheit, schon im alten Griechenland oder im präkolumbianischen Amerika existierte. Der Name Syphilis geht auf ein 1530 veröffentlichtes Gedicht des venezianischen Gelehrten Girolamo Fracastoro zurück. Die Reinzüchtung des Syphiliserregers gelang 1911 erstmals dem japanischen Bakteriologen Noguchi Hideyo.

Therapie
- S.u. Syphilis acquisita, Syphilis connata.
- Geschichte der Behandlungsmethoden: Die Syphilis wurde bis zum Anfang des 20. Jahrhunderts mit hochgiftigem Quecksilber behandelt, mit dem man den Körper des Erkrankten großflächig bestrich, was gewöhnlich zu einem vollständigen Ausfall der Körperbehaarung sowie sämtlicher Zähne führte und den rapiden Verfall sämtlicher Körperfunktionen einleitete. Die südamerikanischen Indianer verfügten über eine kombinierte Syphilistherapie, die ihnen in der Regel auch Heilung verschaffte, denn die Krankheit verlief bei ihnen weniger schwer als bei Europäern. Sie verwendeten Abkochungen aus dem Holz oder der Rinde des Guajakbaumes (Guaiacum officinale und G. sanctum) oder der Sarsaparillewurzeln (Smilax regelii u.a. Arten) in Kombination mit einem Schwitzbad und einer Fastenkur. Das Schwitzbad, dem sich die Indianer nach Einnahme von Guajak unterzogen, bestand in einer gezielten Heißbedampfung der äußeren Genitalien. Ulrich von Hutten hat diese Methode im Selbstversuch erprobt und in seinem 1519 erschienenen Werk ‚De guajaci medicina et morbo gallico liber unus' beschrieben. Tatsächlich trat durch die Behandlung zeitweilig eine Verbesserung ein. Um 1900 fand man heraus, dass Treponema pallidum Temperaturen von über 41 °C nicht überlebt. Daraufhin infizierte man Syphiliskranke mit Malaria. Häufig genügten die hohen Malariafieberschübe, den Syphiliserreger abzutöten (Malariatherapie). 1909 entwickelt Paul Ehrlich Salvarsan ein weniger giftiges, aber wirksames arsenhaltiges Mittel.

Prophylaxe
Durch die Anwendung von Kondomen beim Geschlechtsverkehr kann die Übertragungswahrscheinlichkeit der Syphilis und anderer Geschlechtskrankheit wesentlich verringert werden. Auch eine Übertragung der Syphilis beim Oralverkehr ist möglich. Insbesondere Menschen, die Verkehr mit wechselnden Partnern haben, sollten regelmäßig ihr Blut auf Syphiliserreger untersuchen lassen. Die Anzahl der Syphilisfälle steigt seit dem Jahr 2004 deutlich an.

Syphilis acquisita   A51.9

Erstbeschreiber
Leonicenus (Leonicus), 1497

Synonym(e)
Erworbene Lues; Franzosenkrankheit; harter Schanker; Lustseuche

Definition
Weltweit verbreitete, bakterielle Geschlechtskrankheit (Meldepflicht) mit typischem, chronischem, systemischem Verlauf.

Erreger
Treponema pallidum (Spirochaeta pallida).

Einteilung
Folgende Unterteilung ist heute üblich:
- Frühsyphilis (Syphilis I + II, s. unten)
- Spätsyphilis (Syphilis III + IV, ab dem Ende des 2. Jahres nach der Infektion, s. unten)
- Frühlatente Syphilis bzw. spätlatente Syphilis.

Vorkommen/Epidemiologie
- Weltweit verbreitet. Endemisch in einigen Gegenden Osteuropas (insbes. ehemalige GUS-Staaten).
- Inzidenz (Deutschland): 2.8/100.000 Einwohner/Jahr. Gehäuft in Städten.
- Bis zu 15% der Infizierten in Deutschland haben eine HIV-Infektion, bis zu 80% der HIV-infizierten sind TPHA-positiv.

Ätiologie
Unmittelbare Übertragung von Mensch zu Mensch durch Schmierinfektion, vor allem beim Geschlechtsverkehr, durch Bluttransfusion, selten über infizierte Gegenstände. Eindringen der Erreger durch mikroskopisch kleine Epitheldefekte.

Lokalisation
Frühsyphilis:
- Genitale: Beim Mann sind vor allem Glans, Sulcus coronarius, inneres Vorhautblatt (s.a. Präservativschanker) befallen. Bei der Frau sind v.a. große und kleine Labien, Klitoris und Urethralmündung betroffen.
- Extragenital (5%): Auftreten v.a. perianal, intrarektal, im Mund, in der Mundhöhle, an Tonsillen, Lippen, Wangenschleimhaut, weiblichen Brustwarzen. Jede Körperstelle kann befallen sein.

Klinisches Bild
- Frühsyphilis (Syphilis I u. II):
  - Syphilis I: Inkubationszeit 2–3 Wochen. Primäraffekt: Schmerzlose, meist solitäre (s.a. Abklatschschanker), verschieden große, indurierte Papel, die sehr rasch ulzeriert und in ein schmerzloses, derbes Ulkus (Ulcus durum) übergeht. Bei etwa 5% der Fälle tritt der Primäraffekt auch extragenital auf (v.a. oral; selten an Fingern oder Mamillen).
  - Sonderform: Oedema indurativum. Primärkomplex = indolente regionale Lymphadenitis (Bubo) + Primäraffekt.
  - Syphilis II: Nach etwa 2-3 Wochen spontane Remission des Primärkomplexes. Die Patienten erscheinen während der ersten Latenzphase von 4-6 Wochen erscheinungsfrei. Das Stadium der generalisierten Spirochätose beginnt etwa 7-8 Wochen nach der Infektion. Es kommt zu klinischen Allgemeinsymptomen wie Müdigkeit, Abgeschlagenheit, leichtem Fieber, Halsschmerzen, generalisierter Lymphadenopathie (indolent, verschiebbar, aus differenzialdiagnostischer Sicht wichtiges Zeichen [DD: lymphatische Systemerkrankungen!]), Muskel- und Gelenkschmerzen. Erste sichtbare Hauterscheinungen sind i.A. nicht juckende, häufig nur diskrete, rosafarbene, makulöse Exantheme mit narbenloser Abheilung (Roseolen). Im weiteren Verlauf treten deutlich sichtbare, zunehmend polymorphe Exantheme auf, die regelmäßig Hohlhand und Fußsohlen miteinbeziehen (palmoplantares Hohlhand/Hohlfuß-Syphilid = wichtiges differenzialdiagnostisches Zeichen dieser Exantheme). S.a.u. papulöses Syphilid; papulosquamöses Syphilid; pustulöses Syphilid; ulzeröses Syphilid; Plaques muqueuses; Plaques opalines.
  - Klinische Sonderformen: Syphilis maligna, Syphilis tertiaria praecox, Clavi syphilitici.
  - Depigmentierungen oder Hyperpigmentierungen können am Ort der abgeheilten Syphilide auftreten. S.a.u. Leucoderma syphiliticum, s.a.u. Halsband der Venus.
  - Alopezien: S.u. Alopecia areolaris syphilitica, Alopecia specifica diffusa.
  - Extrakutane Manifestationen/Allgemeinzustand: Abgeschlagenheit, Appetitlosigkeit, leichte Temperaturerhöhung, Myalgien, polyarthritische Schmerzen (Polyarthritis syphilitica, Periostitis syphilitica), meist nächtliche Knochenschmerzen (Osteocopi nocturni), vor allem an Femur, Tibia, Humerus, Schläfengegend, Sternum, Clavicula. Weiterhin: nächtliche Kopfschmerzen, Iritis, Nephritis, Phlebitiden, Periphlebitiden.

> **Merke:** Etwa 75% aller unbehandelten Syphilisfälle heilen nach der Sekundärsyphilis spontan ab!

- Spätsyphilis (Syphilis III u. IV):
  - Syphilis III: Beginn durchschnittlich 3–5 Jahre (aber auch bis zu 10 Jahre) nach der Infektion. Hyperergische Reaktionslage. Granulomatöse Veränderungen der Haut und Schleimhäute sowie der inneren Organe können auftreten. Charakteristisch sind asymmetrische, erregerarme, zur Einschmelzung neigende, narbig abheilende, kutane (tuberöses Syphilid, tuberoserpiginöses Syphilid, tubero-ulzero-serpiginöses Syphilid) und subkutane Syphilide (Gumma). S.a.u. tuberöse Zungensyphilis, Glossitis interstitialis, Glossitis interstitialis profunda. Organmanifestationen der Syphilis an Leber, Lunge, Auge, Gehirn, Knochen, Hoden (Orchitis fibrosa specifica) treten in unterschiedlicher Ausprägung auf.
  - Bei etwa 10% der unbehandelten Patienten kommt es zu einer kardiovaskulären Syphilis. Die Aortitis kann, meist in der Aorta ascendens, zu einem syphilitisches Aneurysma führen (Aneurysma dissecans),
  - Syphilis IV: 10–20 Jahre nach der Infektion (Metalues, Metasyphilis, Parenchymlues, Parenchymsyphilis). Neurosyphilis: Spätstadium der Syphilis mit erregerfreien, degenerativen Veränderungen im Gehirn und/oder Rückenmark (s.u. Paralyse, progressive, Tabes dorsalis).

Labor
S.u. Syphilisserologie. TPHA-Test u. VDRL-Test sind effektive Suchtests. Bestätigungsreaktion: FTA-Test, FTA-Abs-Test (Goldstandard der Bestätigungstestverfahren).

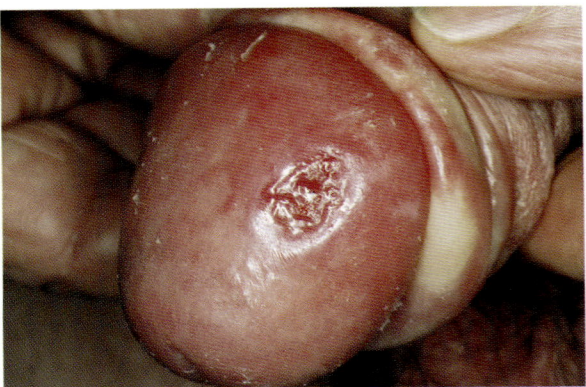

Syphilis acquisita. Solitäres, akutes, 0,4 x 0,9 cm großes, indolentes, derbes Ulkus bei einem 19-jährigen Jugendlichen, wenige Wochen nach ungeschütztem Geschlechtskontakt aufgetreten.

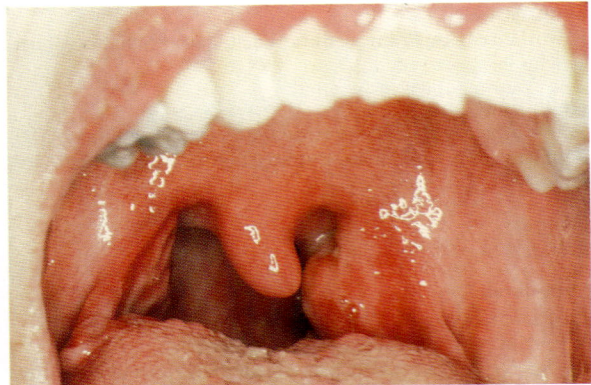

Syphilis acquisita. Angina specifica bei Lues II.

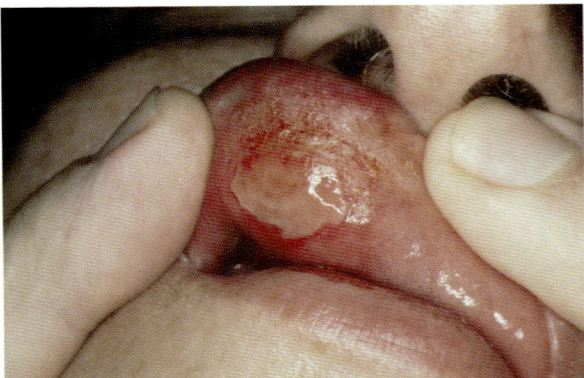

Syphilis acquisita. Schmerzloser, sehr derber Primäraffekt der Oberlippe, 3 Wochen nach suspektem Geschlechtskontakt. Erhebliche Schwellung der Oberlippe. Deutliche, nicht schmerzhafte Adenopathie der submandibulären Lymphknoten.

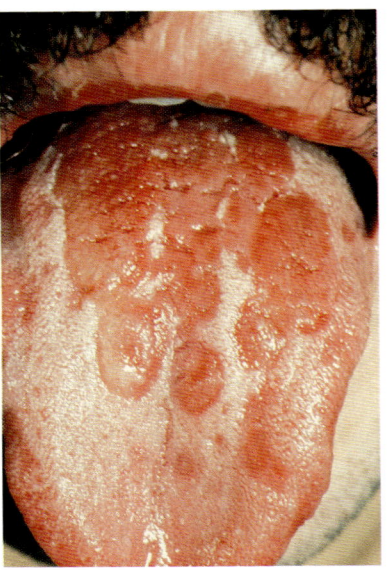

Syphilis acquisita. Plaques muqueuses auf der Zunge.

Histologie
- Frühsyphilis:
  - Primäraffekt: Dichtes, diffuses, histiozytenreiches gemischtes Infiltrat in allen Schichten der Dermis. Unterschiedliche Beimengung von eosinophilen Granulozyten und v.a. von Plasmazellen.
  - Syphilitische Exantheme: Das histologische Bild variiert je nach Klinik. Psoriasiforme Syphilide zeigen das Bild einer Interface-Dermatitis mit psoriasiformer Epidermisreaktion (unregelmäßige Akanthose, Spongiose, fokale Parakeratose, apoptotische Kerationozyten) und eines (ungewöhnlich) dichten, bandförmigen Infiltrates in der oberen und mittleren Dermis (Lymphozyten, Histiozyten und Plasmazellen (!)). Ausdehnung des Infiltrates auf den tiefen Gefäßplexus. Möglich sind epitheloidzellige Granulome, die sich in der späten Phase der Frühsyphilis verdichten.
- Spätsyphilis (Syphilis III + IV, ab dem Ende des 2. Jahres nach der Infektion): Oberflächliches und tiefes Infiltrat. Infiltratzusammensetzung wie zuvor, jedoch entstehen mit zunehmender Verdichtung epitheloidzellige (tuberkuloide) Granulome.

Diagnose
- Frühsyphilis: Klinik, Erregernachweis im Dunkelfeldverfahren, Syphilisserologie (positiv 2-3 Wochen nach Auftreten des Primäraffektes).
- Spätsyphilis: Ex juvantibus: Rückbildung der Veränderungen durch interne Jodkaligabe, vorher Ausschluss einer Tuberkulose.

Differenzialdiagnose
- Klinische Differenzialdiagnosen:
  - Genitaler Primäraffekt: Ulkus meist schmerzlos, fest, stets regionale Lymphadenopathie.
    - Balanoposthitis chronica circumscripta plasmacellularis: andere Altersgruppe: > 60 Jahre. Weiche Konsistenz. Mehrmonatiger Entstehungsverlauf, kein akutes Auftreten.
    - Erythroplasie: andere Altersgruppe (> 60Jahre). Weiche Konsistenz. Flache Erosion. Mehrmonatiger Entstehungsverlauf, kein akutes Auftreten.
  - Syphilitische Exantheme:
    - Arzneimittelexanthem, makulo-papulöses: Anamnese. Selten Befall der Handflächen und des Kapillitiums. Die Farbe ist meist hellrot, bei Syphilid braunrot. Keine Lymphadenopathie. Juckreiz kann vorhanden sein.

- Psoriasis vulgaris: Verteilungsmuster und typischer Ellbogenbefall schließen ein Syphilid aus. Keine oralen Läsionen. Keine Lymphadenopathie. Befall der Handflächen ist möglich.
- Infektiöse Exantheme (s.u. Exanthem (DD): Diese sind aufgrund der klinischen Gesamtsymptomatik (akuter Beginn, Allgemeinsymptome) und von zielgerichteten Laboruntersuchungen auszuschließen.
- Pityriasis rosea (wichtigste DD bei einem frühen syphilitischen Exanthem): Primärmedaillon. Kein Befall der Handflächen. Nie Schleimhautsymptomatik. Keine Lymphadenopathie.
- Scabies: meist prominenter Juckreiz mit Kratzexkoriationen (fehlt bei Syphilis immer!). Milbengangstrukturen. Befall der Handflächen bei v.a. jungen Patienten ist selten. Keine Lymphadenopathie.

= Histologische Differenzialdiagnosen:
- Lichen planus: markante Interface-Dermatitis mit ausgeprägter Vakuolisierung der basalen Keratinozyten. Keine Plasmazellen.
- Lichenoide Arzneireaktion: meist deutliches dermales Ödem. Häufig Eosinophilie. Keine Plasmazellen.
- Mycosis fungoides: typische Halobildung um polymorphe Lymphozyten. Kaum Plasmazellen. Markante Epidermotropie mit vakoulisierten Epidermiszellen. Eosinophilie ist möglich.
- PLEVA: keine Histiozyten. Keine Plasmazellen.
- Acrodermatitis chronica atrophicans: Atrophie der Epidermis und Verschmälerung der Dermis. Klaffende dermale Gefäße. Zahlreiche Plasmazellen.

Therapie

Therapie der 1. Wahl ist Benzylpenicillin. S.u. Tab. 1 [Therapie der Syphilis acquisita].

> **Merke:** Auftreten einer Jarisch-Herxheimer Reaktion einige Std. nach Penicillingabe möglich!

Syphilis acquisita. Tabelle 1. Therapie der Syphilis acquisita

	Wirkstoff	Beispielpräparat	Dosierung	Dauer
Frühsyphilis *[1]	Benzathin-Penicillin	Pendysin	2,4 Mio. IE i.m.	1-3mal (im Abstand von 1 Woche)
Bei Penicillinallergie *	Doxycyclin	DoxyHexal	2mal/Tag 100 mg p.o. oder i.v.	14 Tage
	Erythromycin	Erythrocin	4mal/Tag 500 mg p.o.	14 Tage
Spätsyphilis *[2]	Benzathin-Penicillin als Depotinjektion	Tardocillin 1200	1,2 Mio. IE i.m.	3mal im Abstand von 7 Tagen
Bei Penicillinallergie *	Doxycyclin	DoxyHexal	2mal/Tag 100 mg p.o. oder i.v.	30 Tage
	Erythromycin	Erythrocin	4mal/Tag 500 mg p.o.	30 Tage
Neurosyphilis *	Benzylpenicillin-Natrium	Penicillin G Jenapharm	4-6mal/Tag 2-4 Mio. IE i.v.	10-21 Tage
alternativ	Ceftriaxon	Rocephin	2,0 g/Tag i.m. oder i.v.	10-14 Tage
Bei epileptischen Anfällen durch hohe Penicillindosis	Benzylpenicillin-Procain/ Benzylpenicillin-Natrium	Retacillin compositum	1,2-2,4 Mio. IE/Woche i.m.	7-14 Tage
	anschließend: Benzathin-Penicillin		3mal/Woche 2,4 Mio. IE i.m.	3 Wochen
Bei Penicillinallergie	Doxycyclin	DoxyHexal	2mal/Tag 100-200 mg i.v.	30 Tage
Schwangerschaft	Benzathin-Penicillin	Pendysin	2,4 Mio. IE i.m.	1-3mal (im Abstand von 1 Woche)
Bei Penicillinallergie	Erythromycin[3]	Erythrocin	4mal/Tag 500 mg p.o.	30 Tage
	Azithromycin	Zitromax	1mal/Tag 500 mg p.o.	10 Tage
	Ceftriaxon	Rocephin	250-1000 mg/Tag i.v. oder i.m.	10 Tage

[1] Früh- und Spätstadium, Lues latens seropositiva, Infektionsdauer < 1 Jahr
[2] Lues II außer Neurolues, Lues latens seropositiva unbekannter Dauer
[3] bei ausgeschlossener Neurolues. Post partum: Wegen schlechter Plazentagängigkeit Behandlung des Kindes mit Penicillin entsprechend der Syphilis connata praecox
* Dosierungen gelten auch bei gleichzeitig bestehender HIV-Infektion!

Zur Prophylaxe können 25-50 mg Prednisolon eine Stunde vor oder während der Penicillin-Injektion appliziert werden. Therapiebesonderheiten ergeben sich bei Penicillinunverträglichkeiten, Epilepsie oder Schwangerschaft.

Prognose
- Frühsyphilis: Spontane Abheilung ist möglich. Unbehandelt oder ungenügend behandelt ist ein Übergang in die Syphilis III oder die Syphilis IV möglich.
- Spätsyphilis: Letalität bei Befall des Herzkreislaufsystems 80–90%. Defektheilung, in der Regel aber Progression bis zum Tod. Dauernde Invalidität oder Debilität.

Syphilis connata — A50.9

Synonym(e)
Lues connata; angeborene Syphilis; Syphilis congenita

Definition
Intrauterin übertragene Syphilis. Der Zeitpunkt der Übertragung, das Stadium der Erkrankung der Mutter und die Erregerzahl ist für die Klinik des Kindes entscheidend.

Ätiologie
- Floride frühe Syphilis bei der Mutter: Diaplazentarer Übertritt der Erreger auf die Frucht (4. bis 5. Schwangerschaftsmonat): Im 7. bis 8. Schwangerschaftsmonat kommt es in 80-90% der Fälle zur syphilitischen Totgeburt.
- Späte Syphilis acquisita II der Mutter: Lebendes Kind mit Syphilis connata.
- Spätsyphilis bei der Mutter: Geburt eines gesunden Kindes ist möglich. Infektion des Kindes durch den Geburtsvorgang ist möglich.

Klinisches Bild
- Syphilis connata praecox: Syphilitische Erscheinungen beim Neugeborenen bis zum 2. Lebensjahr: Atrophische, greisenhafte, schlecht gedeihende Kinder mit welker, gelblicher, schlaffer Haut, Anämie und Hepatosplenomegalie.
- Später Rhinitis syphilitica, Pneumonia alba, interstitielle Hepatitis, Osteochondritis syphilitica, Parrotsche Pseudoparalyse, Hydrocephalus communicans hypersecretorius. Haut- und Schleimhautveränderungen der Syphilis acquisita II, Polyscleradenitis syphilitica. Hochsingersche Infiltrate, Parrotsche Furchen, syphilitische Glanzhaut, Pemphigus syphiliticus.

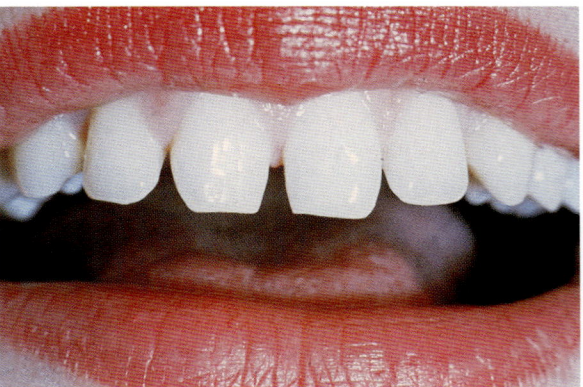

Syphilis connata. Tonnenzähne, Diastema.

Diagnose
Erregernachweis, positive Syphilisserologie.

Differenzialdiagnose
Windeldermatitis.

Therapie
- Syphilis congenita präcox: Benzylpenicillin (z.B. Penicillin Grünenthal) 2-3mal/Tag 50.000 IE/kg i.v. in 4-6 ED. Therapiedauer: 14 Tage. Bei ZNS-Beteiligung: Benzathin-Benzylpenicillin (z.B. Tardocillin 1200) 3 ED in wöchentlichem Abstand mit jeweils 20.000 IE/kg KG i.m. Alternativ Ceftriaxon (Rocephin): Säuglinge >2 Wochen/Kinder <12 Jahre: 1mal/Tag 20-100 mg/kg KG i.v.
- Syphilis congenita tarda: Ab dem 2. Lebensjahr wird wie bei erworbener Spätsyphilis des Erwachsenen ohne ZNS-Beteiligung behandelt, s.u. Syphilis acquisita.

Prognose
- Entwicklung einer Syphilis III, auch einer Syphilis IV, ist nach Jahren möglich.
- Syphilis connata tarda: Syphilitische Erscheinungen beim Jugendlichen, bzw. Erwachsenen nach intrauterin übertragener Syphilis sind z.B. syphilitische Sattelnase, Parrotsche Furchen, Hutchinsonsche Trias. Außerdem können Knochenanomalien nach Osteochondritis syphilitica, hyperplastische Osteochondritis und Periostitis, Caput natiforme, Olympierstirn, Säbelscheidenform der Tibia, Higoumenakis Zeichen, juvenile Tabes dorsalis und progressive Paralyse auftreten. S.a.u. Syphilis acquisita.

Syphilis, dekapitierte — A51.5

Definition
Durch geringe Dosen oder durch kurzfristige hoch dosierte Gaben eines Antiobiotikums können die charakteristischen Symptome des Primärstadiums der Syphilis verhindert werden. Die Infektion verläuft unter Umständen auch weiterhin asymptomatisch oder oligosymptomatisch. S.a. frühlatente Syphilis.

Syphilis, endemische — A65.x

Synonym(e)
Bejel

Definition
Treponematose. Endemische, nicht venerische Syphilis.

Vorkommen/Epidemiologie
Afrika, vorderer Orient.

Klinisches Bild
Die Primärläsion bleibt meist unerkannt. Sekundär- und Tertiärläsionen verlaufen wie bei der Syphilis acquisita, teilweise auch ähnlich wie bei der Frambösie. Selten Geburt eines Kindes mit Syphilis connata bei an endemischer Syphilis erkrankter Mutter.

Labor
Falschpositive Syphilisserologie.

Syphilis, frühlatente   A51.5

Definition
Klinisch asymptomatisch oder oligosymptomatisch verlaufende infektiöse Frühsyphilis, die durch reaktive Seroreaktionen diagnostiziert wird. Die Frühlatenz endet mit dem 2. Jahr nach der Infektion. S.a. Syphilis latens seropositiva.

Prognose
Spontanheilung in etwa 65% der Fälle, bei 35% Übergang in Spätsyphilis.

Syphilis latens seropositiva   A53.0

Definition
Klinisch asymptomatisch oder oligosymptomatisch verlaufende infektiöse Syphilis mit positiver Syphilisserologie. Man unterscheidet je nach Krankheitsdauer eine frühlatente Syphilis und eine spätlatente Syphilis.

Syphilis maligna   A51.41

Definition
Foudroyante Verlaufsform der Syphilis acquisita II bei geschwächter Abwehrlage.

Klinisches Bild
Ein Primäraffekt kann fehlen. Meist zeigt sich ein kleiner, regionaler Bubo. Im Sekundärstadium: Wenige, rasch wachsende, zentral ulzerierende Papeln. Schüsselförmige, von austernschalenartigen Borken (Rupia syphilitica) bedeckte Ulzera mit weichen Rändern. Pseudomembranös bedeckte Geschwüre an der Mundschleimhaut, diphtheroid belegte Ulzerationen an den Tonsillen, Mutilationen an Uvula, weichem Gaumen und Vulva sind möglich. Fehlende Polyscleradenitis syphilitica. Beeinträchtigung des Allgemeinbefindens: Fieber, Appetitlosigkeit, Blässe, Mattigkeit.

Labor
Treponema pallidum ist meist nicht nachweisbar. Die Syphilisserologie kann verspätet reaktiv werden.

Prognose
Ungünstig.

Syphilis miliaris ulcerosa mucosae   A52.7

Synonym(e)
Lues miliaris ulcerosa mucosae

Definition
Form der Syphilis acquisita III mit dem klinischen Bild der Tuberculosis cutis miliaris disseminata.

Lokalisation
Schleimhaut.

Differenzialdiagnose
Tuberculosis cutis miliaris disseminata.

Syphilisserologie

Definition
Nachweis von spezifischen Antikörpern im Serum bei Infektionen mit Treponema pallidum. Man unterscheidet: Unspezifische und spezifische Reaktionen.
- Such-, Bestätigungs- und Verlaufsreaktionen:
  - Suchreaktion: TPHA-Test, VDRL.
  - Bestätigungsreaktion: FTA-Test, FTA-Abs-Test (Goldstandard der Bestätigungstestverfahren).
  - Verlaufskontrolle, Beurteilung der Aktivität der Infektion und Titerbestimmung können mittels VDRL und Cardiolipin-KBR erfolgen. Der Nachweis von IgM-Antikörpern gegen Treponema pallidum kann zudem durch IgM FTA-Abs-Test oder mittels 19S IgM-FTA-Test erfolgen.
- Heutzutage in der Diagnostik von Bedeutung sind:
  - TPHA-Test (Treponema-Pallidum-Hämaglutinationstest): Suchtest mit hoher Spezifität (0,2% falsch reaktive Befunde). Nachweis von IgM- und IgG-Antikörpern. Reaktion in allen Phasen der Erkrankung. Positiv ab der 3. postinfektiösen Woche. Niedrige Titer persistieren lebenslang.
  - FTA-Test (Flureszenz-Treponema-Pallidum-Antikörper-Absorptions-Test): Hohe Spezifität und Sensitivität (falsch reaktive Befunde in 1%). Mit dem 19S IgM-FTA-Abs-Test können frische Infektionen ab der 2. postinfektiösen Woche diagnostiziert werden.
  - VDRL: Unspezifisch aber quantitativ auswertbar zur Aktivitäts- und Erfolgsbeurteilung. Titer über 1:10 sprechen für eine aktive Syphilis. Positiver Test ab der 5. Woche post infectionem. Zeitlicher Verlauf und Korrelation mit der Klinik: S.u. Syphilis acquisita.

> **Merke:** Grundsätzlich sollten bei der serologischen Diagnostik der Syphilis unspezifische mit spezifischen Testverfahren kombiniert werden, wie z.B. VDRL-Test oder/und der TPHA-Test als Suchtest in Kombination mit FTA-Abs-Test als Bestätigungstest.

Syphilis, spätlatente   A52.8

Definition
Klinisch oligo- oder asymptomatisch verlaufende Syphilis ab dem 3. Jahr nach der Infektion mit positiver Syphilisreaktion.

Diagnose
Folgende Untersuchungen sind notwendig:
- Neurologisch: Liquoruntersuchung.
- Kardiologisch: Echokardiographie und Röntgenaufnahme des Thorax (Aorta).
- Ophthalmologisch: S.a. Syphilis latens seropositiva.

Therapie
S.u. Syphilis acquisita.

Syphilis tertiaria praecox   A52.7

Synonym(e)
Lues tertiaria praecox

Syphilis tuberosa

Definition
Vorzeitiges Auftreten von Gummen im Sekundärstadium der Syphilis.

Klinisches Bild
Roseola mit ulzerös zerfallenden Knoten.

Syphilis tuberosa   A52.7

Definition
Granulomatöse Hauterscheinungen bei Syphilis III mit Einzelknoten. Neigung zum peripheren Fortschreiten mit geringer oder stärkerer Narbenbildung. Je nach klinischem Bild unterscheidet man tuberöses Syphilid, tubero-nodöses Syphilid, tubero-serpiginöses Syphilid, tubero-ulzero-serpiginöses Syphilid.

Syphilophobie   F40.8

Synonym(e)
Venerophobie

Definition
Neurotische Furcht, an Syphilis erkrankt zu sein bzw. vor Reaktivierung einer durchgemachten Syphilis.

Syringocystadenoma papilliferum   D23.L4

Erstbeschreiber
Elliot, 1893

Synonym(e)
Naevus syringoadenomatosus papilliferus; Hidradenoma verrucosum fistulovegetans (Darier); Naevus syringocystadenomatosus papilliferus

Definition
Benigner Adnextumor mit apokriner Differenzierung. Etwa 1/3 der Fälle sind mit einem Naevus sebaceus assoziiert. Selten erfolgt der Übergang in ein apokrines duktales Karzinom.

Lokalisation
Vor allem Kapillitium, Gesicht, Hals, Achselhöhlen, Leistenbeugen und Genitalregion sind befallen.

Klinisches Bild
Meist solitärer, selten mehrzähliger oder in linearer Anordnung auftretender, rötlich-brauner, 1,0-5,0 cm großer Tumor mit überwiegend verruköser, teils auch ulzerierter Oberfläche.

Histologie
Meistens mäßig gut abgegrenzter, vom Oberflächenepithel ausgehender, dermaler Tumor mit zottenförmigen, papillären Konvoluten. Diese sind im oberen Bereich von Plattenepithel, in den tieferen Anteilen von zweireihigem kuboidalem oder zylindrischem Epithel ausgekleidet. Apokrine Dekapitation. In der Tiefe zeigen sich zystisch erweiterte Gangsysteme. Das Zentrum der Papillen ist mit Lymphozyten und Plasmazellen dicht ausgefüllt. Die plasmazellige Infiltration ist zwar ein charakteristisches Merkmal dieses Adnextumors, ist jedoch nicht spezifisch und wird auch bei anderen apokrin differenzierten Tumoren gefunden.

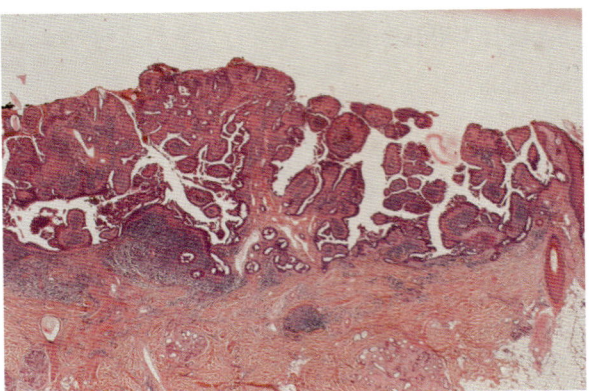

Syringocystadenoma papilliferum. Von der Epidermis ausgehender Tumor mit zottenförmigen, papillären Konvoluten. Auffällig sind die zystisch erweiterten Gangsysteme. Durchsetzendes Infiltrat aus Lymphozyten und Plasmazellen. Rechts außen ist ein ausgereifter Haarfollikel sichtbar.

Therapie
Exzision in toto ist kurativ.

Prognose
Günstig.

Syringofibroadenom   D23.L

Erstbeschreiber
Mascaro, 1963

Synonym(e)
Adenomatose, akrosyringeale; Syringofibroadenomatose, ekkrine; Naevus, akrosyringealer; Mascaro-Tumor

Definition
Sehr seltener, gutartiger, ekkriner Adnextumor mit akrosyringealer und duktaler Differenzierung.

Lokalisation
An Extremitäten, Stamm und Gesicht lokalisiert.

Klinisches Bild
Meist solitärer, hautfarbener oder brauer, fester Knoten, mit verruköser oder auch nässender Oberfläche. In seltenen Fällen multipel, gruppiert auftretend.

Histologie
Breitflächig vom Oberflächenepithel ausgehender Tumor, der durch netzige epitheliale Verzweigungen und ein breites, aufgelockertes, gefäßreiches Stroma gekennzeichnet ist. Die Tumorepithelien sind klein und kuboidal mit basophilen Kernen. Ausdifferenzierung von duktalen Strukturen mit luminaler (CEA-positiver) Zellschicht.

Differenzialdiagnose
- Klinisch: Granuloma teleangiectaticum; ekkrines Porom; spinozelluläres Karzinom; Basalzellkarzinom; Fibroepitheliom, prämalignes (Pinkus)
- Histologie: ekkrines Porom; pseudokarzinomatöse Epithelhyperplasien.

Therapie
Exzision knapp im Gesunden.

Syringom   D23.L4

Definition
Seltene, gutartige Tumoren der ekkrinen Schweißdrüsenausführungsgänge. S.a. disseminierte Syringome, Hidradenom.

Einteilung
- Disseminierte Syringome
- Klarzelliges Syringom mit Diabetes mellitus
- Malignes Syringom.

Lokalisation
Die weitaus häufigste Lokalisation sind die unteren Augenlider (Lidsyringom). Seltener sind Stirn, Hals, Nacken, Axillen, Abdomen betroffen. Sehr selten ist der Befall der Genitalregion (Vulva oder Penis).

Klinisches Bild
Meist in Mehrzahl auftretende, hautfarbene, 1-3 mm große, flache, feste, vollkommen symptomlose Papeln. Disseminierte Syringome werden in erster Linie am Rumpf gefunden. Auch einseitiges, in den Blaschko-Linien angeordnetes, naevoides Vorkommen ist möglich.

Histologie
- Dermale Tumorformationen mit zahlreichen rundlichen bis schlauchförmigen, soliden oder zystischen von zweireihigem Epithel gesäumten Strukturen, die bei zystischer Aufweitung homogenes, PAS-reaktives Material enthalten können. Dichtes fibröses Stroma. Das klarzellige Syringom zeigt große Epithelzellen mit hellem PAS-positivem Zytoplasma.
- Elektronenmikroskopie: Duktale Zellen mit zahlreichen kurzen Mikrovilli, Desmosomen, luminalen Tonofilamenten und Lysosomen.

Therapie
Ggf. Exzision, Dermabrasio, CO_2-Laser-Therapie.

Prognose
Günstig.

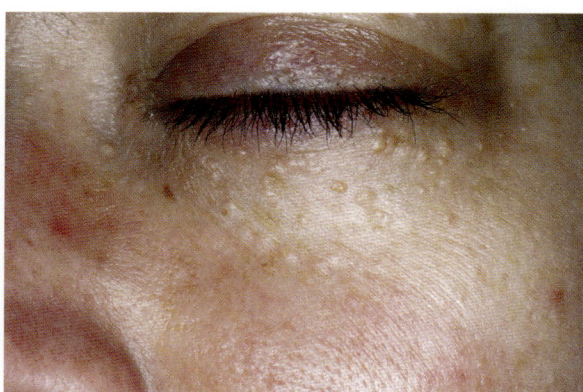

Syringom. Bei der 30-jährigen Patientin bestehen kleine, bis zu stecknadelkopfgroße, isolierte und aggregierte, symptomlose, feste, hautfarbene Papeln im Bereich des Unterlides und der Wange. Beim Vater bestehen ähnliche Hautveränderungen.

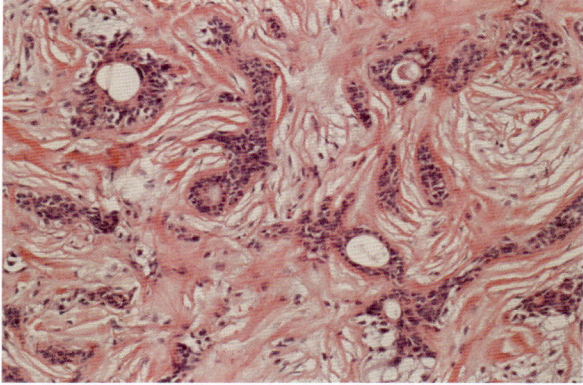

Syringom. Zahlreiche ekkrine, teils solide, teils zystische Gangstrukturen. Zystischer Gang rechts oben mit homogenem, eosinophilem Sekret.

Syringome, disseminierte   D23.L

Synonym(e)
Eruptive Syringome; eruptive Hidradenome

Definition
Naevoide Tumoren der Schweißdrüse mit ekkriner Differenzierung.

Manifestation
Vor allem Frauen im 2. bis 3. Lebensjahrzehnt sind betroffen.

Lokalisation
V.a. Hals, Brust, Achselfalten, Leistengegend, Unterlider können befallen sein.

Klinisches Bild
Segmental oder auch quadrantenförmig angeordnete, meist 2-3 mm große, derbe, hautfarbene oder rötlich-bräunliche, symptomfreie Papeln.

Histologie
Zahlreiche rundliche bis kommaförmige, zystische, von zweireihigem Epithel umgebene Hohlräume im oberen Korium, die homogenes, PAS-reaktives Material enthalten können.

Differenzialdiagnose
Papulöses Syphilid, Urticaria pigmentosa.

Therapie
Ggf. Exzision.

Prognose
Langsame Progredienz.

Syringom, malignes, chrondroides   C79.2

Synonym(e)
maligner Mischtumor der Haut

Definition
Seltene Form eines malignen Adnextumors (bisher wurden etwa 40 Fälle in der Literatur beschrieben) mit apokriner Differenzierung. Metastasierung in die regionalen Lymphknoten, aber auch Fernmetastasen können auftreten. Meist histologischer Zufallsbefund bei klinisch nicht eindeutig klassifizierbarem Tumor.

Lokalisation
V.a. Extremitäten (61%), Stamm (17%), Kopf und Nacken (22%) sind befallen.

Histologie
- Typisch sind wie bei der benignen Verlaufsfrom (s.u. Mischtumor der Haut) die myxoide Degeneration der Matrix sowie adenoide Tumornester und -stränge unterschiedlicher Größe. Das maligne chondroide Syringom zeigt bei einer deutlich ausgeprägten myxoiden Degeneration nur wenige Mitosefiguren; ebenso eine verhältnismäßig geringe Zell- und Kernpolymorphie.
- Immunhistologie: Unterschiedlich ausgeprägte Reaktivität für GFAP (glial fibrillary acidic proteins), Zytokeratin und S100 Protein.

Therapie
Exzision in toto. Bei histologischem Zufallsbefund Nachexzision mit Sicherheitsabstand von 2 cm nach allen Seiten. Offenbar sind Chemo- und Radiotherapie wirkungslos.

Prognose
Ungünstig.

Tabakekzem — L23.7

Definition
Allergisches Kontaktekzem durch Überempfindlichkeit gegen die Bestandteile der Tabakspflanze, vor allem bei Arbeitern auf Tabakplantagen.

Tabakkonsum, Hautveränderungen

Definition
Durch meist langjährigen Tabakkonsum induzierte kutane Veränderungen.

Einteilung
Folgende mögliche Auswirkungen hat ein chronischer Tabakkonsum auf die Haut:
- Allgemeine Auswirkungen:
  - Hautalterung wird beschleunigt
  - Wundheilung wird verzögert.
- Induktion von Entzündungsreaktionen mit negativem Einfluss auf folgende Erkrankungen:
  - Pustulosis palmaris et plantaris
  - Psoriasis vulgaris
  - Ekzem, atopisches
  - Ekzem, dyshidrotisches
  - Acne inversa
  - Pyoderma gangraenosum
  - Hidradenitis suppurativa
  - Typ IV-Sensibilisierungen
  - Lupus erythematodes.
- Chronische Gefäßerkrankungen:
  - Endangiitis obliterans
  - Arterielle Verschlusskrankheit.
- Induktion von malignen Tumoren der Haut und Schleimhäute:
  - Melanom, malignes
  - Plattenepithelkarzinome:
    - Lippenkarzinom (Tabakkondensat wirkt phototoxisch!)
    - Leukoplakie, orale
    - Karzinom der Mundschleimhaut
    - Anogenitale Karzinome
    - Vulvakarzinom
    - Analkarzinom
    - Peniskarzinom.
- Sonstiges:
  - Lingua nigra
  - Infektionen mit humanen Papillom-Viren (Verrucae vulgares).

Hinweis(e)
Ursprünglich kommt die Tabakpflanze vom amerikanischen Kontinent. Einführung in Europa im 16. Jahrhundert. Ihr Name: Tabacum nicotiana, erhielt die Pflanze zu Ehren von Jean Nicot, der sie in Frankreich einführte. Das Rauchen von Zigaretten kann die Entstehung von Karzinomen in Hals, Niere, Bauchspeicheldrüse, Speiseröhre, Blase, Magen begünstigen, sowie zu Aneurysmen der Bauchschlagader, zu granulozytärer Leukämie, Herzkrankheiten, Gefäßerkrankungen (Atherosklerose), grauem Star oder Einschränkungen der Lungenfunktion führen. Daten aus den USA verdeutlichen, dass jährlich 440.000 Amerikaner an Krankheiten sterben, die im Zusammenhang mit Zigarettenkonsum stehen. Raucher sterben durchschnittlich 13 oder 14 Jahre früher als Nichtraucher. Die Behandlung der Krankheiten kostet in den USA pro Jahr 75 Mrd. Dollar.

Tabaksbeutelmund — M34.8

Definition
Mikrostomie mit radiären Furchen und Falten, z.B. bei der systemischen Sklerodermie.

Tabes dorsalis — A52.13

Synonym(e)
Rückenmarksschwindsucht

Definition
Zum Quartärstadium der Syphilis gehörende neurologische Erkrankung mit Treponemen-bedingter Entzündung der Rückenmarkshinterwurzeln und sekundärer oder primär-zentripetaler Degeneration der Hinterstränge. Im Allgemeinen lumbal, selten auch zervikal oder thorakal beginnend.

Manifestation
Auftreten 4-30 Jahre nach Erstinfektion, auch als Spätstadium der Syphilis connata.

Klinisches Bild
- Hautveränderungen: Malum perforans, Pigmentverschiebungen, Sugillationen, Pruritus-Attacken.
- Extrakutane Manifestationen: Lanzierende Schmerzen, ggf. lokalisierter Verlust der Schmerzempfindung. Gefühl der gürtelartigen Einengung. Fehlender Patellar- und Achillessehnenreflex, spinale Ataxie, reflektorische Pupillenstarre, Blasenstörungen, Charcot-Arthropathie.

Therapie
S.u. Syphilis acquisita.

Taboparalyse — A52.1

Definition
Zur Neurosyphilis (Syphilis acquisita, Stadium IV) gehörende Kombination von Tabes dorsalis und progressiver Paralyse.

Tacalcitol

Definition
Vitamin D_3-Analogon.

Wirkungen
Umwandlung in der Haut durch UV-Licht in Cholecalciferol, nachfolgend im Organismus in Calcitriol: Hemmung der DNA-Synthese epidermaler Keratinozyten.

Indikation
Leichte bis mittelschwere Psoriasis vulgaris vom Plaque-Typ.

> **Merke:** Unter der Therapie regelmäßige Bestimmung des Plasma-Kalziumspiegels und/oder der Kalzium-Ausscheidung im Urin!

Dosierung und Art der Anwendung
Salbe: 1mal/Tag dünn auf die betroffenen Hautstellen auftragen (max. 15% der Körperoberfläche, max. 10 g Salbe/Tag; max. für 8 Wochen). Bei einer Anwendung bis zu maximal 18 Monaten: 2-3,5 g Salbe/Tag; max. 10% der Körperoberfläche.

Unerwünschte Wirkungen
Gute Verträglichkeit, häufig gut beherrschbare Hautirritationen. Selten: Hyperkalzämie, Kalkeinlagerungen ins Gewebe, fokale Kalzifizierung der Nierengefäße, Erythem, Exanthem, Hautabschälung, Pruritus, Verschlechterung der Psoriasis, Follikulitis, Hautatrophie, Hyperpigmentierung.

Wechselwirkungen
Kalziumpräparate, Salicylsäure, wirkstofffreie Cremegrundlagen.

Kontraindikation
Schwangerschaft, Stillzeit, Kinder und Jugendliche <18 Jahre, großflächige Anwendung (>10% KO), Psoriasis punctata, Psoriasis pustulosa generalisata, Erkrankungen des Kalziumstoffwechsels, schwere Leber-, Nieren- oder Herzerkrankungen, Anwendung in intertriginösen Bereichen (Okklusiveffekt).

Inkompatibilität
Salicylsäure-haltige Externa inaktivieren Tacalcitol bei gleichzeitigem Gebrauch und selbst bei zeitlich versetzter Anwendung einige Stunden vor Tacalcitol.

Präparate
Curatoderm

Patienteninformation
Nach der Anwendung die Hände waschen, um eine Übertragung auf nicht erkrankte Hautbezirke zu vermeiden!

Tacrolimus

Definition
Zur Gruppe der Calcineurininhibitoren gehörendes Makrolid, dass vom Pilz Streptomyces tsukubaensis produziert wird und als systemisches und topisches Immunsuppressivum Anwendung findet.

Wirkungen
- Tacrolimus hemmt die initiale T-Zell-Aktivierung, die Differenzierung und Proliferation zytotoxischer T-Zellen sowie spezifisch die Expression von E-Selectin (Adhäsionsmolekül auf Endothelzellen).
- Topisch eingesetzt bindet Tacrolimus an das zytoplasmatische FK 506 bindende Protein-12 an der T-Zelle und blockiert hierdurch die Aktivität der Phosphatase Calcineurin. Reduzierte Aktivität von Calcineurin inhibiert die Expression des Transkriptionsfaktors NFAT (nukleärer Faktor aktivierter T-Zellen), der proinflammatorischen Zytokine IL-2, -3, -4 und -5, des GM-CSF und von Interferon gamma.

Indikation
- Systemisch: Verhinderung von Abstoßungsreaktionen nach Organtransplantation; zur Therapie von Autoimmunkrankheiten, schweren Formen der Psoriasis vulgaris und psoriatischen Arthritis.
- Topisch: Mittelschweres bis schweres atopisches Ekzem, s. unter Ekzem, atopisches.
- Nicht zugelassene topische Indikationen (Off-Label-Use), über die inzwischen gut dokumentierte Erfahrungsberichte vorliegen, sind seborrhoisches Ekzem, disseminiertes Granuloma anulare, Lichen planus (insbes. Lichen planus mucosae), Pyoderma gangraenosum, Lupus erythematodes tumidus, REM-Syndrom, vernarbendes Pemphigoid, Steroidrosazea.

Eingeschränkte Indikation
Systemisch: Schwangerschaft (Gefahr der Spina bifida).

Dosierung und Art der Anwendung
- Systemisch: 0,1-0,2 mg/Tag/kg KG p.o. verteilt auf 2 Einzeldosen.

> **Merke:** Unter der Immunsuppression mit Tacrolimus können sich Herzkammerwand und -septum verdicken. Unter der Therapie sind regelmäßige echokardiographische Untersuchungen erforderlich. Bei Frauen im gebärfähigen Alter sollte vor Therapie eine Schwangerschaft ausgeschlossen sein und unter der Therapie eine effektive Kontrazeption betrieben werden!

- Topisch: 0,03% für Kinder im Alter von 2-16 Jahre. 0,1% für Erwachsene/Jugendliche ab 16 Jahren. Die ersten drei Wochen: 2mal/Tag dünn auf die betroffenen Areale applizieren. Ab der 4. Woche: 1mal/Tag dünn auf die Ekzemstellen auftragen.

Unerwünschte Wirkungen
Topisch: Lokale Irritation und Brennen, v.a. an den ersten beiden Behandlungstagen.

Kontraindikation
- Systemisch: Allergie gegen Tacrolimus, Schwangerschaft und Stillzeit.
- Topisch: Bekannte Allergie gegen Makrolide oder andere Inhaltsstoffe des Präparates Protopic. Schwangerschaft, Stillzeit, Netherton-Syndrom, Erythrodermie. Bakterielle, virale oder mykotische Infektionen der Haut (z.B. Pyodermie, Varizellen, Herpes simplex). Bei Lebererkrankungen Zurückhaltung bzgl. der Dosierung.

> **Cave:** UV-Exposition unter laufender Behandlung meiden.

Präparate
Prograf, Protopic 0,03% und 0,1%

Hinweis(e)

> **Merke:** Vorsicht ist geboten bei Langzeitapplikation, da tierexperimentell ein erhöhtes lokales Karzinomrisiko nachweisbar ist.

- Seit 2006 tragen die US-amerikanischen Produktinformationen einen besonders hervorgehobenen Warnhinweis (black box) in dem auf die fehlenden Kenntnisse zur langfristigen Sicherheit der Mittel hinsichtlich der Entwicklung von Hautkrebs und Lymphomen ausdrücklich hingewiesen wird. S.a.u. Pimecrolimus.
- Nach Markteinführung der Medikamente wurde bei Patienten, die topisch mit Calcineurininhibitoren und Steroiden behandelt wurden, das Auftreten von Lymphomen beobachtet. In einer nachfolgenden Studie konnte dieses aber nicht bestätigt werden.
- In mehreren Fallberichten wurde bereits über den erfolgreichen Einsatz von Tacrolimus zur antipruritischen Therapie bei Erkrankungen wie Lichen sclerosus et atrophicus, chronischem Handekzem, Skrotalekzem und Graft-versus-host-reaction berichtet.
- Auch bei der Psoriasis inversa zeigten sich in Einzelfällen klinische Besserungen nach topischer Anwendung von Tacrolimus (Off-Label-Use) (s. Calcineurininhibitoren).

Tada-Syndrom   E70.8

Definition
Angeborener Stoffwechseldefekt mit Tryptophanurie, Zwergwuchs, geistiger Retardierung, zerebellarer Ataxie, sowie pellagroiden Hauterscheinungen mit erhöhter Lichtempfindlichkeit.

Takayasu-Arteriitis   M31.4

Erstbeschreiber
Yamamoto, 1830; Takayasu, 1908

Synonym(e)
pulseless disease

Definition
Seltene, rezidivierende, entzündliche Gefäßerkrankung der Aorta und ihrer Äste („large vessel" Vaskulitis) mit variablen klinischen Symptomen.

Vorkommen/Epidemiologie
Weltweite Verteilung mit Schwerpunkt in Ostasien (Japan, China, Korea und auch Indien). Inzidenz: 2,6/1.000.000 Menschen.

Ätiologie
Unbekannt, Autoimmungenese? Assoziation mit rheumatoider Arthritis und anderen Autoimmunerkrankungen. Ungeklärt sind Assoziationen mit Sarkoidose und systemischer Sklerodermie.

Manifestation
Hauptsächlich bei Frauen im Alter von 15-35 Jahren auftretend; Frauen sind 3-4mal häufiger als Männer betroffen.

Klinisches Bild
- Beginn mit unspezifischen Allgemeinsymptomen wie Kopfschmerzen, rezidivierendem Fieber, Gewichtsverlust, Myalgien, Arthralgien oder Arthritiden. Zeichen der Durchblutungsstörungen im Bereich der oberen Körperhälfte (RR Differenzen zwischen rechts und links). Befall von Karotiden (40%), A. subclavia (85%), A. ophthalmica (Sehstörungen 50%), A. renalis (renovaskuläre Hypertonie) und Arterien der unteren Extremitäten (10%).
- Obwohl Manifestation als „large vessel" Vaskulitis, treten bei 15-20% der Fälle dermatologische Symptome einer „small vessel" Vaskulitis auf, die als Teilmanifestation der Erkrankung zu interpretieren sind.
- Im frühen Stadium der Erkrankung:
  - Erythema nodosum
  - Erythema induratum (Nodularvaskulitis)
  - Leukozytoklastische Vaskulitis.
- In späteren Stadien:
  - Pyoderma gangraenosum
  - uncharakteristische „granulomatöse" Vaskulitiden.

Labor
Unspezifische Entzündungskonstellation (Akut-Phase-Reaktion: erhöhte BSG >50, Erhöhung von CRP, Fibrinogen, gamma-Globuline) Thrombozytose, Anämie, Leukozytose. ANA und ANCA sind negativ!

Diagnose
Angiographie oder Gefäß-MRT

Therapie
- Therapieziel ist die Reduzierung der Gefäßwandentzündung. Als Indikatoren gelten die humoralen Entzündungssymptome.
- Glukokortikoide: Prednisonäquivalente in einer initialen Dosierung von 1,0-1,5 mg/kg KG für 7-14 Tage, dann Reduktion um 10 mg/Tag bis zu einer Dosierung von 25-40 mg/Tag (Dauer 4 Wochen). Weitere Reduktion um 5 mg/Woche bis zu einer Erhaltungsdosis von <10 mg/Tag p.o. Therapiedauer insgesamt: 1 Jahr. Anschließend Therapie je nach Klinik (Akute-Phase-Reaktion als Indikator der Entzündungssymptomatik).
- Nichtsteroidale Antiphlogistika: Ergänzend zur Therapie mit Glukokortikoiden NSAR in mittlerer Dosierung.
- Ist dieses Therapieregime nicht ausreichend (Rezidive unter der Behandlung) ist eine additive Therapie mit Cyclophosphamid (Endoxan) 2 mg/Tag/kg KG nach dem Standardschema von Fauci notwendig. Hierdurch können noch etwa 4% (!) der glukokortikoidresistenten Patienten profitieren.
- Alternativ: Intensiviertes Fauci-Schema: Prednisolon 1 mg/kg KG/Tag alle 8 Std. in Kombination Cyclophosphamid (Endoxan) 1-2 mg/kg KG/Tag.
- In schweren Fällen: Austin-Schema (Pulstherapie): 1 g Prednisolon i.v. und 15 mg Cyclophosphamid/kg KG i.v. alle 2 Wochen über einen Zeitraum von 6 Wochen, später alle 4 Wochen. Therapiezeitraum über 9-12 Monate.
- Ist das chronische Narbenstadium erreicht, muss die Frage der lumeneröffnenden Therapiemaßnahmen nach Maßgabe des Einzelfalles diskutiert werden.

Prognose
Quoad vitam ungünstig. Die Fünfjahresletalität beträgt etwa 50%. Häufigste Todesursachen: neurologische (Insult) oder kardiale (Klappeninsuffizienz) Komplikationen.

Talgdrüsen

Synonym(e)
Glandulae sebaceae

Definition
Holokrine, Sebum-sezernierende, überwiegend in Haarfollikel oder frei mündende (ektopische Talgdrüsen), azinöse Drüsen.

Talgdrüsenadenom D23.l

Synonym(e)
Adenoma seboparum

Definition
Benigner Adnextumor mit Talgdrüsendifferenzierung.

Lokalisation
Vor allem im Gesicht, am behaarten Kopf und im Nacken lokalisiert, seltener am oberen Rumpf. Auch im Bereich der Mundschleimhaut auftretend.

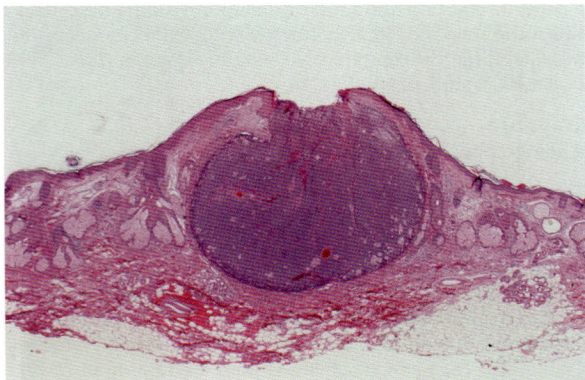

Talgdrüsenadenom. Gut abgegrenzter, solider, basaloider Geschwulstknoten in der oberen und mittleren Dermis mit porusartiger Öffnung zur Oberfläche. Keine Aufgliederung in Talgdrüsenläppchen. Es überwiegen undifferenzierte basaloide Sebozyten. Rechts und links von der Geschwulstformation zeigen sich ausgereifte Talgdrüsen.

Klinisches Bild
Meist solitärer, weicher, gut abgrenzbarer, hautfarbener oder leicht gelblicher Knoten von 0,5-1,0 cm Durchmesser. Der klinische Befund ist uncharakteristisch. Lediglich die etwas gelbliche Farbe kann auf die talgdrüsige Differenzierung hinweisen.

> **Merke:** Multiple Talgdrüsenadenome in Kombination mit Innenorgankarzinomen sind verdächtig auf Muir-Torre-Syndrom.

Histologie
Gut abgegrenztes, lobäres Adenom in der oberen und mittleren Dermis mit erkennbarer Ausdifferenzierung der Sebozyten. Neben Sebozyten finden sich basaloide, basophile seboblastische Zellen. Die Seboblasten verdichten sich an der Peripherie der Läppchen zu einem mehrlagigen Streifen. Es besteht flächiger Kontakt zum Oberflächenepithel.

Therapie
Exzision.

Talgdrüsen, ektopische D23.L

Erstbeschreiber
Fordyce, 1896

Synonym(e)
Freie Talgdrüsen; heterotope Talgdrüsen; Fordyce Zustand

Definition
Nicht an Haarfollikel gebundene, „unabhängige" Talgdrüsen im Bereich der Halbschleimhäute.

Vorkommen/Epidemiologie
Epidemiologische Angaben liegen für die ektopen Talgdrüsen des Lippenrots vor. Laut Studien treten sie bei 20% der 5-10-jährigen, 30% der 18-24-jährigen und 55% der 35-45-Jährigen auf. Sie kommen bei Atopikern seltener vor als bei Nicht-Atopikern.

Lokalisation
- An Rand des Lippenrotes, Analtrichter, Glans penis (Tyson-Drüsen), großen Labien, Augenlidern lokalisiert.
- Die zirkulär in den Areolae mammae angordneten Montgomery-Drüsen werden aufgrund ihres klinischen Aspektes fälschlicherweise zu den ektopen Talgdrüsen gerechnet, da sie histologisch einer akzessorischen Mamille vergleichbare Drüsen aufweisen.

Klinisches Bild
Meist mehrzählige, bis stecknadelkopfgroße, isolierte aber auch zu kleinen Beeten aggregierte, vollständig symptomlose, gelbe bis gelb-weiße, kaum tastbare Knötchen. An den Lippen sind die Talgdrüsen sehr häufig im hautnahen Bereich des Lippenrots, an den Kommissuren und innenseitig nachzuweisen.

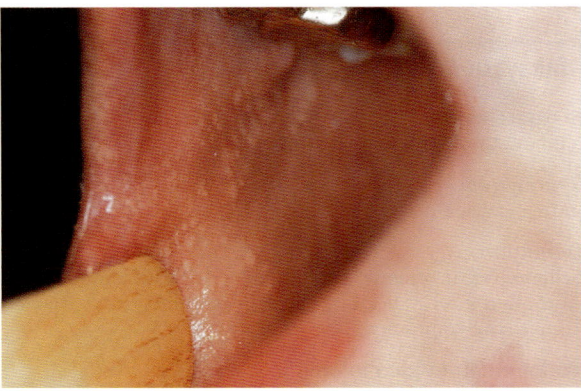

Talgdrüsen, ektopische. Bis stecknadelkopfgroße, weißliche Papeln der bukkalen Wangenschleimhaut.

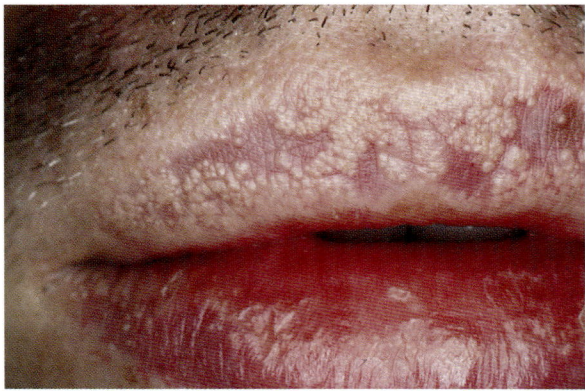

Talgdrüsen, ektopische. Chronisch stationäre, multiple, konfluierende, stecknadelkopfgroße, asymptomatische, nicht entzündliche, glatte, gelblich-weißliche Papeln im Lippenbereich.

Histologie
Subepithelial gelagerte, reifzellige und ausdifferenzierte Talgdrüsenläppchen, die über ein rudimentäres Follikelinfundibulum mit dem Deckepithel verbunden sind.

Differenzialdiagnose
Disseminierte Syringome; flache Verrucae vulgares; Hirsuties papillaris vulvae oder Hirsuties papillaris penis; Leukoplakie.

Therapie
Nicht notwendig, falls kosmetisch markant störend, Behandlung mit Laser (z.B. Erbium-YAG-Laser oder CO_2-Laser).

Talgdrüsenepitheliom D23.L2

Synonym(e)
Sebazeom; sebaceous epithelioma; sebaceoma

Definition
Umstrittener Terminus (insbes. im angloamerikanischen Sprachraum) für Adnextumoren mit Talgdrüsendifferenzierung, die nur einen mäßigen Differenzierungsgrad aufweisen. Nosologisch sind sie zwischen dem Talgdrüsenadenom und dem Talgdrüsenkarzinom angesiedelt. Talgdrüsenepitheliome treten nicht selten in einem Naevus sebaceus auf.

Manifestation
Überwiegend nach dem 50. Lebensjahr auftretend. Männer sind häufiger als Frauen betroffen.

Lokalisation
Vor allem an Gesicht und Ohrregion lokalisiert.

Klinisches Bild
Klinisch uncharakteristischer 0,5-12,0 cm großer, hautfarbener oder leicht gelblicher Knoten. Die Diagnose ergibt sich meist als histologischer Zufallsbefund.

Histologie
Gut abgegrenzter, zellreicher, dermaler Tumor mit kaum erkennbarer Ausdifferenzierung der Sebozyten. Es überwiegen basaloide, basophile seboblastische Zellen. Mitosen kommen vor. Im Parenchym finden sich unregelmäßig verteilte, teilweise zystisch aufgedehnte Gangstrukturen.

Differenzialdiagnose
Histologisch: Basalzellkarzinom, Talgdrüsenadenom, Zylindrom.

Therapie
Exzision im Gesunden mit geringem Sicherheitsabstand.

Talgdrüsenhamartom, follikuläres, zystisches D23.L

Erstbeschreiber
Plewig, 1980; Kimura, 1991

Definition
Isoliert auftretendes Hamartom mit Talgdrüsendifferenzierung. Die Eigenständigkeit als Entität ist umstritten. Möglicherweise Variante eines Trichofollikuloms.

Lokalisation
An Gesicht oder Nasenrücken lokalisiert.

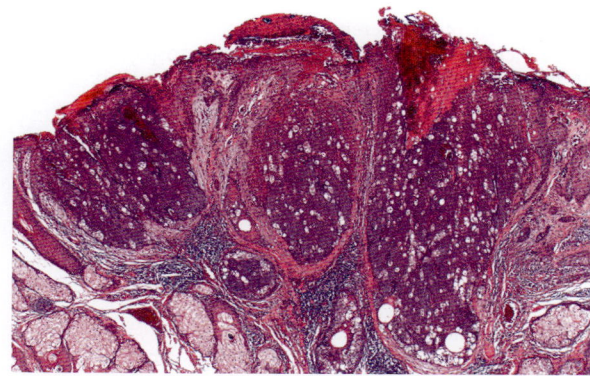

Talgdrüsenepitheliom. Sebazeom. Unterschiedlich große, gut abgegrenzte basaloide Zellverbände mit zahlreichen eingesprengten Talgdrüsenzellen. Keine Ausdifferenzierung zu Talgdrüsenläppchen. Rechts und links seitlich des Tumorparenchyms liegen normal strukturierte Talgdrüsen.

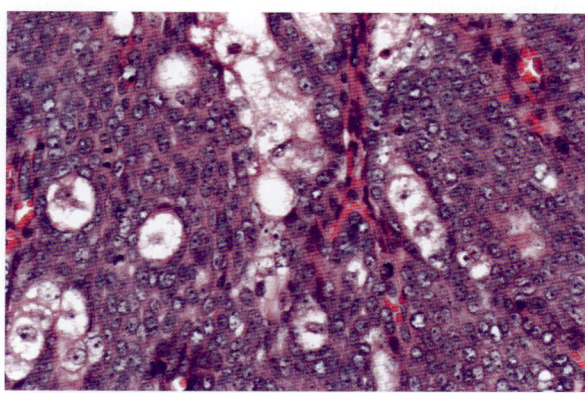

Talgdrüsenepitheliom. Neben basaloiden Zellen mit reichlich Mitosen, finden sich solitäre wie auch gruppierte, ausgereifte Talgdrüsenzellen.

Klinisches Bild
Umschriebenes Knötchen ggf. mit borstenähnlichen oder feinen Haaren aus einem zentralen Porus.

Histologie
Zystisches, follikuläres Infundibulum, evtl. mehrkammerig, umgeben von reifen Talgdrüsenkomplexen, die in den zentralen, zystischen Raum einmünden.

Differenzialdiagnose
Dermoidzyste, Trichofollikulom.

Therapie
Da histologischer Zufallsbefund, ist eine Vorausplanung nicht möglich. Exzision ohne Sicherheitsabstand ausreichend.

Talgdrüsenhyperplasie, diffuse, präsenile D23.L

Definition
Seboglanduläre Proliferationsstörung mit Bildung 2-5 mm großer, gelber Papeln und Seborrhoe.

Manifestation
Im jüngeren bis mittleren Lebensalter auftretend, fast ausschließlich bei Männern. Auch bei Organtransplantierten unter Immunsuppression mit Ciclosporin A auftretend.

Lokalisation
V.a. an Gesicht, Hals, oberem Thorax auftretend.

Klinisches Bild
Vereinzelt stehende oder disseminierte Aussaat dicht aggregierter, benigner, 2-5 mm großer, hautfarbener oder gelblich-rötlicher, zentral leicht eingedellter Papeln. Seborrhoea oleosa.

Differenzialdiagnose
Senile Talgdrüsenhyperplasie; funktionelle familiäre Talgdrüsenhyperplasie.

Externe Therapie
Langfristige Therapie mit tretinoinhaltigen Externa (z.B. Cordes VAS Creme oder Gel, z.B. Airol Lösung 0,05%).

Interne Therapie
In ausgedehnten Fällen ggf. Isotretinoin (z.B. Isotretinoin-ratiopharm; Aknenormin). Initial sebosuppressive Dosis von 0,5 mg/kg KG/Tag, später Reduktion auf 0,3-0,1 mg/kg KG/Tag. Erhaltungsdosis von 20 mg/Tag ist meist ausreichend.

 Cave: Antikonzeption bei Frauen im gebärfähigen Alter; regelmäßige Laborkontrollen!

Operative Therapie
Elektrokauterisierung mit spitzer Nadel, Laser-Therapie (Erbium-YAG-Laser, CO$_2$-Laser) oder Kryochirurgie.

Prophylaxe
Konsequenter Lichtschutz mit textilen sowie chemisch/physikalischen Lichtschutzmitteln (z.B. Anthelios).

Talgdrüsenhyperplasie, neonatale L73.9

Definition
Seboglanduläre Proliferationsstörung mit Bildung 2-5 mm großer, gelber Papeln und Seborrhoe.

Vorkommen/Epidemiologie
Bei mehr als 50% der Neugeborenen vorhanden. Die Prävalenz korreliert mit dem Reifegrad, somit bei Frühgeborenen seltener auftretend.

Ätiologie
Stimulation der Talgdrüsenfollikel durch maternale Androgene. Aufgrund anhaltener androgener Stimuli ist die Talgdrüsenhyperplasie bei gestillten Kindern häufiger und länger anhaltend. Sie klingt in der Regel nach 4-6 Monaten ab.

Lokalisation
Zentrofazial; bevorzugt an Nasenrücken, Stirn, Wangen auftretend.

Klinisches Bild
Vereinzelt stehende oder disseminierte Aussaat dicht aggregierter, 2-5 mm großer, hautfarbener oder gelblich-rötlicher, zentral leicht eingedellter Papeln. Seborrhoea oleosa.

Differenzialdiagnose
Milien, Acne infantum und Pityrosporumfollikulitis des Säuglings.

Therapie
Behandlung nicht erforderlich.

Talgdrüsenhyperplasie, senile D23.L

Synonym(e)
seniler Talgdrüsennaevus; zirkumskripte senile Talgdrüsenhyperplasie; Naevus sebaceus senilis; Adenoma sebaceum senile

Definition
Häufigster, gutartiger Adnextumor mit Talgdrüsendifferenzierung.

Ätiologie
Begünstigend ist eine Immunsuppression (z.B. nach Ciclosporin-Einnahme).

Manifestation
Nach dem 35. Lebensjahr auftretend, vor allem bei Seborrhoikern. Männer sind häufiger als Frauen betroffen.

Lokalisation
Gesicht, Stirn, seitliche Wangenpartien.

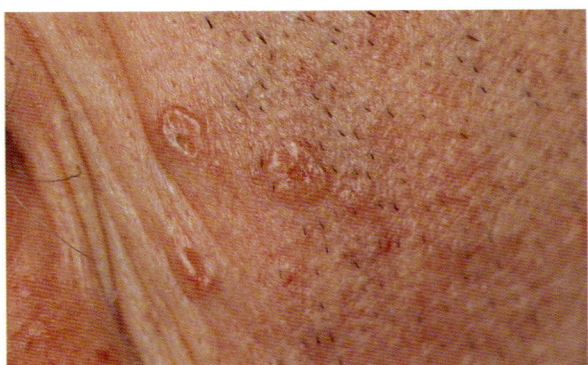

Talgdrüsenhyperplasie, senile. Hautfarbene reizlose Papeln mit zentralem Porus im Bereich der Wange bei älterem Patienten.

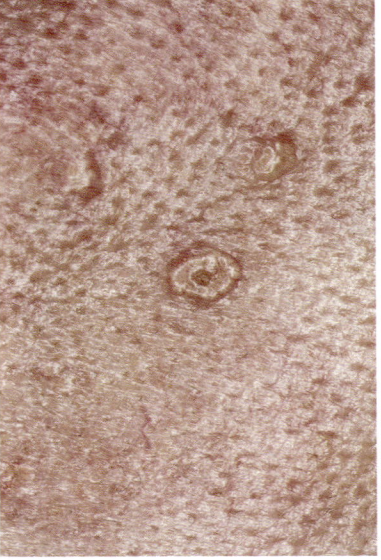

Talgdrüsenhyperplasie, senile. Der 74 Jahre alte Patient bemerkte diese vollständig asymptomatischen Hautveränderungen vor mehreren Jahren. In großporiger (seborrhoischer) Haut der Stirnregion befinden sich bis 0,4 cm große, wachsartige, leicht erhabene Papeln, die eine leicht gelappte Randstruktur aufweisen (s. Papel oben rechts). Die Diagnose Talgdrüsenhyperplasie wird an der zentralen Porusbildung festgemacht (s. Papel im Zentrum des Bildes).

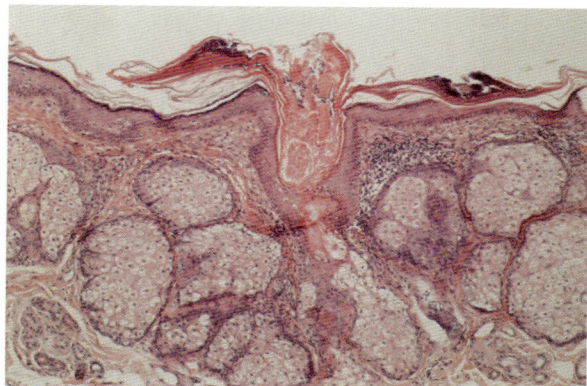

Talgdrüsenhyperplasie, senile. Zahlreiche Talgdrüsenläppchen um einen ektatischen Ausführungsgang.

Klinisches Bild
Vereinzelte oder disseminierte, 0,2-0,5 cm große, hautfarbene oder gelblich-rötliche, zentral stets genabelte (**Cave: klinisch wichtiges Zeichen; DD Basalzellkarzinom!**), flache oder kalottenförmige Papeln, die bei seitlicher Sicht eine läppchenartige Gliederung aufweisen. Meist deutliche, begleitende Seborrhoea oleosa. Seltener anzutreffen sind 0,5-1,0 cm große, isolierte Papeln oder Knoten mit meist höckeriger Oberflächenstruktur.

Histologie
Symmetrischer, die meist unveränderte Epidermis vorwölbender Tumor, bei dem sich ausgereifte, hyperplastische Talgdrüsenläppchen um ein zentrales, ausgeweitetes, mit Horn- und Talgmassen ausgefülltes Infundibulum gruppieren. In den retinierten Massen sind häufig Pityrosporon ovale oder Bakterienhaufen nachweisbar.

Differenzialdiagnose
- Klinik: Basalzellkarzinom, Molluscum contagiosum
- Histologie: Talgdrüsenadenom.

Therapie
Bei kosmetisch störenden Läsionen Behandlung mit Laser (Erbium-Yag-Laser oder CO$_2$-Laser) oder Exzision.

Hinweis(e)
Konfluierende Talgdrüsenadenome, die nahezu flächenhaft Hals- und Schlüsselbeinregion überziehen, sind als Malformation zu werten. Die nosologische Wertigkeit der diffusen präsenilen Talgdrüsenhyperplasien bleibt abzuwarten.

Talgdrüsenkarzinom C44.9

Definition
Seltenes Karzinom der Adnexe mit Talgdrüsendifferenzierung.

Einteilung
Nach Lokalisation werden unterschieden:
- Okulär lokalisierte Talgdrüsenkarzinome
- Extraokulär lokalisierte Talgdrüsenkarzinome

Manifestation
Meist bei Erwachsenen auftretend; seltenes Auftreten bei Kindern.

Lokalisation
Meist in der Periorbitalregion, aber auch am Nacken lokalisiert. Seltener am Rumpf auftretend. Beschrieben wurde auch das Auftreten an Mundschleimhaut, Vulva und Parotis.

Klinisches Bild
0,5-2,0 cm großer Knoten. Das klinische Bild ist uncharakteristisch und von anderen malignen Non-Melanom-Tumoren der Haut nicht zu unterscheiden. Meist als krustiger oder ulzerierter, rot- gelber Knoten oder entsprechend gefärbte Plaque auftretend. Einzelne Tumoren imponieren unter dem Bild eines Keratoakanthoms. Auftreten u.a. auch bei Muir-Torre-Syndrom und bei Naevus sebaceus beschrieben.

Histologie
Asymmetrischer, infiltrierend wachsender Tumor mit breitem morphologischem Differenzierungsspektrum von relativ reifzellig (durch Sebozyten dominiertes Muster) bis hin zu unreifzellig (basaloider Zelltyp, kaum ausgereifte Sebozyten; zahlreiche Mitosen). Die Tumorstränge stellen sich homogen, kompakt, aus basaloiden Zellen mit Zell- und Kernatypien und zahlreichen Mitosen dar. Daneben auch reifzellige Anteile mit adenoidem Strukturmuster. In diesen Arealen können auch Nester ausgereifter Sebozyten auftreten. Talgdrüsenkarzinome können die Epidermis pagetoid infiltrieren. Bei unklaren Tumoren gibt die EMA-Immunperoxydase-Technik (epitheliales Membranantigen) gute Hinweise auf die sebozytäre Differenzierung.

Differenzialdiagnose
- Klinisch: Basalzellkarzinom, Keratoakanthom.
- Histologisch: Talgdrüsenepitheliom (Sebazeom), Morbus Bowen, klarzellige Hidradenome.

Therapie
Die Behandlung der okulären Talgdrüsenkarzinome gehört in die Hand des erfahrenen Augenarztes. Ansonsten vollständige chirurgische Exzision (s.a. spinozelluläres Karzinom) des Primärtumors mit einem Sicherheitsabstand von mindestens 1 cm. Randschnittkontrollen erforderlich. Ebenso sollte eine Sentinel Lymph Node Dissection (SNLD) durchgeführt werden.

Prognose
Signifikante Metastasierungpotenz. Okuläre Talgdrüsenkarzinome metastasieren bzw. rezidivieren in etwa 30% der Fälle. Die Metastasierungsquote der extraokulären Tumoren ist nicht gesichert, aber geringer als die der okulären.

Talkum

Definition
Mattweiß schimmerndes, seifig oder sich fettig anfühlendes Mineral (Speckstein; Magnesiumsilikathydrat) mit der chemischen Zusammensetzung $Mg_3Si_4O_{10}(OH)_2$. Es ist mit einer Härte von 1 das weichste Mineral.

Anwendungsgebiet/Verwendung
Talkum ist vielseitig verwendbar. Er wird als fein gemahlener Füllstoff in der Papier- und Zellstoffindustrie, der Farben- und Lackindustrie sowie der Gummi-, Kunststoff- und Keramikindustrie verwendet. Außerdem wird Talkum als Pudergrundlage, als Gleitmittel (zur Verbesserung der Fließeigenschaften von Pulvern) verwendet. Es ist in der EU als Lebensmittelzusatzstoff mit der Nummer E553b zugelassen.

Hinweis(e)
Talkum darf nicht eingeatmet werden! In den peripheren Atemwegen können sich nach der Einatmung des feinen Pulvers Fremdkörpergranulome bilden. Fremdkörpergranulome der Haut (Talkumgranulom) sind nach Implementierung von Talkum ebenfalls möglich. Talkum wird hauptsächlich in Europa, den USA und der Volksrepublik China gewonnen.

Talkumgranulom L92.3

Definition
Durch Talkum (Pudergrundlage) verursachtes Fremdkörpergranulom. Früher gehäuft auftretend nach Implantation von Talkum in die OP-Wunde durch gepuderte OP-Handschuhe. Heute seltenes Ereignis.

Therapie
Bei Bedarf Exzision des Granulationsgewebes.

Tamoxifen

Definition
Zytostatikum, Antiöstrogen.

Indikation
Mamma-Karzinom in der Postmenopause, metastasierendes malignes Melanom (Off-Label-Use).

Dosierung und Art der Anwendung
20-40 mg/Tag p.o.

Unerwünschte Wirkungen
Ödem, vaginale Blutungen, Thrombo- und Leukopenie, Depressionen, allergische Hautreaktionen, Kopfschmerzen, Hitzewallungen, Hyperhidrose. Selten Blutbild-, Leber- oder Nierenstörungen. Die Gefahr des Endometriumkarzinoms ist um das 5fache erhöht.

Kontraindikation
Frauen im gebärfähigen Alter.

Präparate
Nolvadex, Tamoxifen-ratiopharm

Tanapocken B08.8

Synonym(e)
Yaba-like disease

Definition
Milde fieberhafte Erkrankung, ausgelöst durch das Tanapocken-Virus.

Erreger
Tanapox-Virus, zur Pockenviren-Familie gehörend. Keine Verwandtschaft zu den Orthopoxviridae. Biozyklus zwischen Affen und Mücken. Kontaktinfektion beim Menschen ist möglich.

Vorkommen/Epidemiologie
V.a. in Kenia, Kongo und Nigeria auftretend.

Klinisches Bild
- Allgemein: Inkubationszeit: 2-24 Tage. Anschließend Fieber für 2-4 Tage, Kopfschmerzen, Muskelschmerzen, Schweißausbrüche, Schüttelfrost, Husten, Lymphadenopathie.
- Integument: Meist 2-10 akut auftretende, vorwiegend an den Extremitäten lokalisierte, papulöse und/oder vesikulopustulöse Hautveränderungen. Zunächst wird eine kleine rote Macula sichtbar, die zentral zunehmend erhabener wird und in eine Plaque übergeht. Das Zentrum der Papel/Plaque wird nekrotisch. Ca. 1 Woche nach Sichtbarwerden der initialen Macula ist die Plaque ca. 10-15 mm groß. Es zeigen sich ein Umgebungserythem und Umgebungsödem. Mit zunehmender Dauer zerfallen die Plaques und beginnen zu ulzerieren (meist stimuliert durch Kratzartefakte) oder nehmen an Festigkeit und Konsistenz zu, bis ca. 20 mm durchmessende, rote Knoten entstanden sind. Narbige Spontanabheilung der Knoten über 6-8 Wochen unter Bildung typischer „Pockennarben". Bei Ulzeration häufig sekundäre Impetiginisation.

Therapie
Symptomatisch. Ggf. Therapie des Pruritus. Ggf. antibiotische Therapie von Sekundärinfektionen.

Tandemtherapie

Definition
Therapieoptimierung durch die Kombination zweier Therapie-Säulen, die gemeinsam bessere Ergebnisse als die jeweilige Monotherapie ergeben. Als Beispiel sei die Behandlung der Psoriasis vulgaris mit einem modernen Antipsoriatikum (Calcipotriol, Tacalcitol, Tazarotene) und einem externen Glukokortikoid genannt. Diese Behandlungskombination führt zu einem rascheren und effektiveren Therapieeffekt.

Tangier-Krankheit E78.6

Erstbeschreiber
Fredrickson et al., 1961

Synonym(e)
Familiäre Analphalipoproteinämie; Analphalipoproteinämie; familiärer HDL-Mangel

Definition
Seltene, hereditäre Lipidstoffwechselstörung mit erniedrigtem Serum-Cholesterin und Cholesterinablagerungen in verschiedenen Geweben sowie mit einem Mangel von „high density lipoprotein" (HDL), die klinisch das Bild einer Polyneuropathie bietet. Die Krankheit wurde erstmals bei Geschwistern von der Insel Tangier/USA beschrieben.

Ätiologie
Autosomal-rezessiv vererbte Defekte des ABC1 Gens (ATP-binding cassette Gen; Genlokus: 9q22-q31) mit konsekutiver intrazellulärer Anreicherung von Cholesterol. Heterozygote Merkmalsträger zeigen keine klinischen Symptome. Pathogenetisch kommt es im Gefolge der genetisch bedingten Störung im Lipoprotein- und Apolipoprotein-Metabolismus mit Erniedrigung des HDL-Anteils zu extremen Ablagerungen von Cholesterinestern vorwiegend im RES (z.B. in den Tonsillen). Hieraus resultiert sekundär eine Polyneuropathie.

Manifestation
Auftreten zwischen 4. bis 6. Lebensjahrzehnt.

Lokalisation
Vor allem Tonsillen, Lymphknoten, Thymus, Knochenmark, Leber, Milz, Schleimhaut, Haut sind befallen.

Klinisches Bild
- Hautveränderungen: Rotbraune, glasstecknadelkopfgroße Papeln.
- Extrakutane Manifestationen: Hyperplastisch vergrößerte, orangegelb imbibierte Tonsillen. Hepatosplenomegalie möglich. Polylymphadenopathie, Polyneuropathie, Korneatrübungen.
- Rektoskopie: Graugelb marmorierte Rektumschleimhaut.

Labor
Leukopenie, Thrombozytopenie, Anämie. Speicherzellen im Knochenmark. Erniedrigung des Serum-Cholesterins unter 125 mg/dl, normale bis erhöhte Triglyceride, Mangel von Alphalipoproteinen und HDL sowie weitere Störungen des Lipoprotein- und Apolipoprotein-Stoffwechsels.

Histologie
Cholesterinestereinlagerungen in kutanen, perivaskulären Schaumzellansammlungen.

Tannin

Definition
Synthetischer Gerbstoff, Adstringens.

Wirkungen
Gerbung der obersten Hautschicht durch Eiweißkoagulation, adstringierender Effekt.

Indikation
Ekzeme, Windeldermatitis, Intertrigo, Verbrennungen 1. Grades, genitaler Pruritus, Mykosen.

Dosierung und Art der Anwendung
- Puder bei Hyperhidrosis: 1-2mal/Tag aufstreuen.
- Voll-, Sitz- oder Teilbäder: Bei oberflächlichen Hautinfektionen 1mal/Tag baden.
- Cremes/Salben: Bei Ekzemen 1-2mal/Tag dünn auftragen.

Unerwünschte Wirkungen
Hautreizung, bei großflächiger Anwendung evtl. Leberschäden.

Kontraindikation
Anwendung am Auge, Überempfindlichkeit gegen den Wirkstoff, offene Wunden (Puder).

Inkompatibilität
Alkalisch reagierende Substanzen, Alkaloide, Oxidationsmittel, Eisen- und Schwermetallsalze, Eiweiße, Gelatine, Polyethylenglykole.

Rezeptur(en)
R245 R247 R246

Präparate
Tannolact, Tannosynt

Tanorexie F45.9

Synonym(e)
Solariumsucht

Definition
Tanorexie bezeichnet eine Körperschema- oder Körperwahrnehmungsstörung (s.u. somatoforme Störungen) die zu einer krankhaften Sucht nach künstlicher Bräunung der Haut führt. Die Namensgebung entspringt einem Kunstwort, zusammengesetzt aus dem englischsprachigen „tanning" und der psychischen Störung „Anorexie".

Therapie
Hautfachärztliche und psychotherapeutische Behandlung.

Hinweis(e)
Überdurchschnittlich häufig empfindet der Tanorektiker die eigene Haut „als zu blass". Hier besteht eine deutliche Analogie zum Anorektiker, der sich als „zu dick" empfindet. Aus dieser Wahrnehmungsstörung kann sich ein Suchtpotenzial entwickeln, das bereits bei Jugendlichen wahrzunehmen ist.

Tapeziernagelphänomen

Synonym(e)
Reißnagelphänomen

Definition
Charakteristisches Phänomen bei Lupus erythematodes chronicus discoides durch follikuläre Hyperkeratosen in den Herden. Hyperästhesie beim Bestreichen der Herde. Diagnostisches Zeichen.

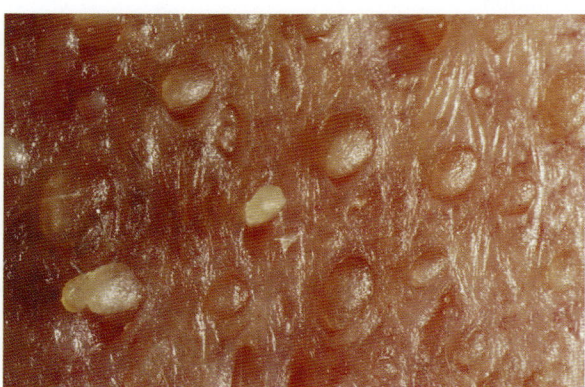

Tapeziernagelphänomen. Auflichtmikroskopie (ohne Kontaktmedium): Kegelförmige, teilweise aus dem Follikelzentrum herausgelöste Keratinpfröpfe (autoimmunogene Keratinozytolyse), sogen. Tapeziernagelphänomen bei einem Lupus erythematodes chronicus discoides der Wange.

Tapirschnauze K13.0

Synonym(e)
Tapirmund; Tapirlippe

Definition
Unförmige, rüsselartige Lippenschwellung.

Vorkommen/Epidemiologie
Bei Melkersson-Rosenthal-Syndrom, multipler endokriner Neoplasie (Typ II), als Pseudohypertrophie bei progredienter Muskelhypertrophie oder beim Angioödem.

Tätowierung L81.82

Definition
Exogen bedingte Einlagerung gefärbter Partikel in das Korium. Je nach Ätiologie unterscheidet man 2 Hauptgruppen:
- Schmucktätowierung
- Schmutztätowierung.

Therapie
S.u. Schmucktätowierung, s.u. Schmutztätowierung.

Hinweis(e)
Der Terminus „Tätowierung" leitet sich aus dem tahitischen „ta tatau" („schlagen") ab.

Taubenmilbenkrätze B88.0

Synonym(e)
Taubenmilbenurtikaria

Definition
Epizoonose durch Kontakt mit Milben-befallenen Tauben.

Therapie
S.u. Gamasidiosis.

Tazarotene

Definition
Rezeptorselektives Acetylen-Retinoid.

Wirkungen
Tazarotene bindet wie andere Retinoide an gewebespezifische Retinoidrezeptoren (RAR = retinoic acid receptor und RXR = retinoid X receptor). Hierdurch kommt es zu Modulierungen in den TIG-3 (Tazarotene induced gene 3) kodierenden Sequenzen.

Indikation
- Zugelassene Indikation: Leichte bis mittelschwere Psoriasis vulgaris vom Plaque-Typ, s.a.u. Isotretinoin.
- Neuere nicht zugelassene Indikationen sind aktinische Keratosen und Basalzellkarzinome vom superfiziellen Typ (Off-Label-Use).

Dosierung und Art der Anwendung
Gel 1mal/Tag auf die betroffenen Stellen auftragen.

Kontraindikation
Schwangerschaft.

Präparate
Zorac

Teakholz-Kontaktekzem D23.7

Definition
Allergisches Kontaktekzem durch Kontakt mit Teakholz (Chlorophora excelsa).

Therapie
S.u. Ekzem, Kontaktekzem, allergisches.

Teebaum

Synonym(e)
Melaleuca alternifolia; tea tree

Allgemeine Information
Der volkstümliche Begriff „Teebaum" bezeichnet eine Reihe von 150 Strauch- und Baumsorten, die zu den Myrtengewächsen gehören. Der Name „tea tree" wurde von dem englischen Botaniker Josef Banks geprägt, der 1770 Kapitän Cook auf seinen Entdeckungsreisen nach Australien begleitete. Die Pflanze ist außerordentlich widerstandsfähig und krankheitsresistent. Alle 15-18 Monate werden die Blätter geerntet und über Wasserdampf destilliert. Hierbei setzt sich eine wasserlösliche, hellgelbe, ölige Substanz ab. Diese findet zunehmend Einsatz in naturheilkundlichen Produkten und in der Komplementärmedizin. S.u. Teebaumöl.

Vorkommen
Natürliche Verbreitungsgebiete sind u.a. die Küste von New South Wales in Australien und Tasmanien. Seit Mitte der 70er Jahre Kultivierung auf Plantagen.

Teebaumöl

Synonym(e)
tea tree oil

Definition
Ätherisches Öl, das mittels Wasserdampfdestillation aus den Blättern des Teebaumes gewonnen wird. Das Stoffgemisch enthält etwa 100 derzeit bekannte Bestandteile, u.a. Eucalyptol und Terpinen-4-ol, Delta-Limonen, Alpha-Terpinen, Delta-Terpinen, Alpha-Pinen und zahlreiche andere.

Anwendungsgebiet/Verwendung
- Laut Studien gut wirksam bei Skabies (alternativer Therapieansatz bei Resistenz gegen gegen First-line Therapeutika wie Permethrin).
- Teebaumöl findet zunehmend Einsatz in naturheilkundlichen Produkten und in der Komplementärmedizin. Es wird u.a. empfohlen bei Wunden, Hautentzündungen, bei Pilzerkrankungen (z.B. Dermatomykosen), Akne, Schuppenflechte, Herpes labialis, Warzen, Zahnfleischentzündungen, Verbrennungen, Neurodermitis, Mundschleimhauterkrankungen, Hühneraugen, Insektenstichen, Pediculosis capitis, Skabies, Nasennebenhöhlenvereiterungen u.v.a. Der Einsatz beruht auf den antiseptischen, bakteriziden, fungiziden, akariziden und wundheilungsfördernden Wirkungen des Teebaumöls.

Unerwünschte Wirkungen
Allergische Kontaktdermatitiden wurden auf 1.8-Cineol (Eucalyptol) nachgewiesen. Sensibilisierungspotenz: Geringgradig. Sensibilisierungshäufigkeit: Selten.

> **Merke: Die im Teebaumöl enthaltenen Terpene kommen auch in vielen anderen Pflanzen und Pflanzenölen vor, so dass mit einer erheblichen Kreuzreaktivität zu rechnen ist.**

Hinweis(e)
Neben den im Handel erhältlichen Teebaumöl-haltigen Kosmetikprodukten ist 5% Teebaumöl in Vaseline ein preisgünstiges, pharmazeutisch stabiles Präparat. Im NRF oder anderen

gebräuchlichen Formelsammlungen sind keine Teebaumöl-rezepturen mehr enthalten.

> **Merke:** Von Teebaumölmischungen mit ätherischen pflanzlichen Ölen, z.B. Oleum origani cretici, wie es im Ergänzungsbuch zum Deutschen Arzneibuch 6. Ausgabe aus dem Jahr 1926 (!!) aufgeführt ist, wird abgeraten, da viele ätherische Öle nicht in pharmazeutisch einwandfreier Qualität verfügbar sind und daher in Apotheken nicht verwendet werden dürfen. Zur Herstellung von Teebaumölgemischen kommen in pharmazeutischer Qualität nur in Frage: Oleum amygdalae, Oleum olivarum, Oleum Avocado.

Teerfollikulitis L73.8

Definition
Follikulitis nach längerem Kontakt mit teerhaltigen Externa.

Therapie
Absetzen bzw. Meiden der auslösenden Noxe.

Externe Therapie
U.U. Therapie mit antiseptischen Externa wie 2% Clioquinol-Creme/Lotion (z.B. R050, Linola-Sept Creme), s.a.u. Follikulitis.

Teerhaut L85.8

Definition
Atrophie, Pigmentverschiebungen, Teleangiektasien und Elastose der Haut nach jahrelangem Umgang mit Teer, ggf. durch Kombination mit UV-Bestrahlung.

Komplikation
Ausbildung von Teerkeratosen, -präkanzerosen und Teerkarzinomen.

Therapie
Regelmäßige Untersuchung des gesamten Integuments, um Teerpräkanzerosen rechtzeitig zu diagnostizieren und chirurgisch zu entfernen: Kürettage, Kryochirurgie im offenen Sprayverfahren oder Laser. Rückfettende blande Pflege der Haut, z.B. mit Linola Creme, Asche Basis Creme, Ungt. emulsif. aq.
Teleangiektasien können ggf. mit Laser-Therapie (Argon-Laser) behandelt werden.

Teerkarzinom C44.L

Definition
Entwicklung eines spinozellulären Karzinoms auf dem Boden einer Teerhaut aus unbehandelten, aber auch behandelten Teerkeratosen. S.a. Schornsteinfegerkrebs.

Therapie
Entsprechend dem spinozellulären Karzinom.

Teerkeratosen L85.8

Synonym(e)
Teerwarzen; Pechwarzen; tar keratosis

Definition
Präkanzeröse Hautveränderungen (obligate Präkanzerose) mit keratotischen Papeln, warzenartigen Keratosen oder Keratoakanthomen nach jahrelanger Teerexposition. Anerkannte Berufskrankheit der Haut (BK-Nr. 5102) bei Teerarbeitern, Schornsteinfegern und Paraffinarbeitern. Kanzerogene Wirkung haben v.a. folgende im Teer vorkommende Verbindungen: 3,4-Benzpyren, 1,2,5,6-Dibenzanthrazen, Methylcholanthren u.a.

Lokalisation
Vor allem Gesicht, Nacken, Handrücken, Unterarme, Skrotalhaut. Sonnenlicht als Kofaktor ist bekannt, wird aber möglicherweise überbewertet.

Therapie
Möglichst Exzision oder elektrochirurgische Abtragung. Ggf. auch Ablation mit dem Erbium-YAG-Laser. Regelmäßige Überwachung der Haut zum Ausschluss maligner Tumoren.

Teermelanose L81.4

Definition
Scheckige oder diffuse, schmutzig-braune Hyperpigmentierung der Haut bei jahrelangem Teerkontakt mit gleichzeitiger Belichtung. S.a. Teerhaut, Teerkeratosen, Teerkarzinom.

Tee, schwarzer

Definition
Getrocknete Blätter des Teestrauchs (Camellia sinensis). Der bis zu 15 m hoch wachsende Strauch ist in der südlichen Hemisphäre beheimatet. Er wird v.a. in vielen Ländern Asiens, z.B. China, Indonesien und Sri Lanka als Kulturpflanze angebaut und auch aus diesen Ländern exportiert. Bedeutsam ist der Gehalt an Koffein und in geringen Mengen auch von Theobromin und Theophyllin, Stoffen, die zu den Methylxanthinen zählen und in verschiedenen Bereichen der Medizin als Arzneimittel eingesetzt werden.

Wirkungen
Am bedeutsamsten ist die Verwendung von Theophyllin als Mittel gegen Asthma. Koffein, identisch mit dem Thein, hat eine anregende und leicht harntreibende Wirkung. Lässt man den Tee nur 2 Minuten ziehen, enthält der fertige Tee in erster Linie die Methylxanthine und hat damit eine anregende Wirkung. Weitere Inhaltsstoffe von schwarzem Tee sind Gerbstoffe, die erst bei einem etwa zehnminütigen Teeaufguss aus den Blättern herausgelöst werden. Der so hergestellte Tee eignet sich dann aufgrund seines bitteren Geschmackes nicht mehr als Genussmittel, kann aber zu Umschlägen verwendet werden.

Anwendungsgebiet/Verwendung
- Schwarzteeauflagen oder -umschläge werden bei akuten bis chronischen Ekzemen additiv zu einer Salbentherapie empfohlen.
- Anleitung: 1 Essl. Schwarztee auf 0,5 l Wasser, 15 Min. kochen, abseihen, abkühlen lassen, dann mehrmals täglich als Auflage oder Umschlag anwenden. Keine aromatisierten Tees verwenden.

Hinweis(e)
Es gibt ernstzunehmende Hinweise, dass der mehrjährige re-

Teilbäder, ansteigende

Definition
Baden im zunächst körperwarmen Wasser (36 °C), in das im Laufe von 15–30 Minuten langsam heißes Wasser zugefügt wird, bis eine Endtemperatur von 40 °C erreicht ist. Ein ansteigendes Teilbad soll maximal 3mal/Woche durchgeführt werden.

Wirkungen
Verbesserung der Durchblutung in dem behandelten Körperteil und den zugehörigen Segmenten des Körpers.

Indikation
Durchblutungsstörungen, AVK, beginnende Infekte, Muskelverspannung, Sklerodermie.

Durchführung
Je nach Indikation wird ein ansteigendes Hand-, Arm-, Fuß-, Unterschenkel-, Bein- oder Sitzbad durchgeführt.

Kontraindikation
Herz-Kreislaufinsuffizienz, Herzinfarkt, pulmonale Hypertonie, Leberzirrhose, Thrombophlebitis, Aneurysmata.

Teleangiectasia hereditaria haemorrhagica   I78.0

Erstbeschreiber
Sutton, 1864; Babington, 1865; Legg, 1876; Osler, 1901; Rendu, 1896

Synonym(e)
Morbus Osler; Rendu-Osler-Syndrom; Rendu-Osler-Weber-Krankheit; Familiäre hämorrhagische Teleangiektasie; hereditary hemorrhagic telangiectasia

Definition
Hereditäre, im Verlauf des Lebens an Schwere zunehmende Vaskulopathie mit Teleangiektasien, arteriovenösen Aneurysmen in Haut, Schleimhaut und inneren Organen sowie rezidivierenden Blutungen. S.a. organoide Naevi.

Ätiologie
Typ 1: Autosomal-dominant vererbte Mutationen des Endoglin Gens (HHT 1 Gen bzw. ENG Gen; Genlokus: 9q34.1) mit konsekutiver Störung von Endoglin. Typ 2: Autosomal-dominant vererbte Mutationen des Activin A receptor, type II-like kinase 1 Gens (HHT2 Gen bzw. ACVRLK1 Gen; Genlokus: 12q13) mit konsekutiver Störung der Activin-A Rezeptor-ähnlichen Kinase 1.

Manifestation
Teleangiektasien sind bereits im Kindesalter möglich, stärkere Ausprägung und hämorrhagische Diathese im 2. oder 3. Lebensjahrzehnt.

Lokalisation
Vor allem im Gesicht (Wangen, Jochbein, Ohrmuschel, Lippen, Wangen- und Nasenschleimhaut), an Brust, Händen, Füßen, Gastrointestinaltrakt, Leptomeninx und Retina auftretend.

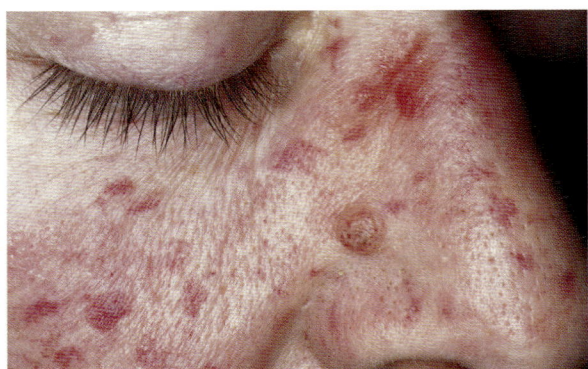

Teleangiectasia hereditaria haemorrhagica. Bei der 40-jährigen Patientin bestehen blaurote bis dunkelrote, stecknadelkopfgroße, das Hautniveau nur wenig überragende, mit dem Glasspatel wegdrückbare, rote, glatte Flecken und flache rote Papeln im Bereich der Wangen, Lippen und Ohren.

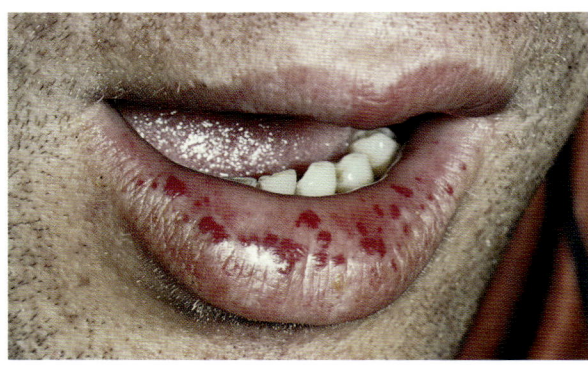

Teleangiectasia hereditaria haemorrhagica. Multiple, chronisch stationäre, seit Jahren unmerklich zunehmende, disseminierte, 0,1–0,2 cm große, symptomlose, rote, anämisierbare Flecken und weiche flache, rote Papeln (multiple Angiome). Außerdem bestehen arteriovenöse Aneurysmen in Haut, Schleimhaut und inneren Organen sowie rezidivierende Blutungen.

Klinisches Bild
Teleangiektasien und Angiom-Knötchen: Blaurote bis dunkelrote, glasstecknadelkopfgroße, das Hautniveau kalottenförmig überragende, mit dem Glasspatel wegdrückbare Effloreszenzen. Blutungen aus Nase (rezidivierende spontane Epistaxis bei 70–90% der Patienten), Mund, Lunge, Gastrointestinal- und Urogenitaltrakt sind typisch. Hepatosplenomegalie. Selten treten Parästhesien und Raynaud-artige Durchblutungsstörungen auf.

Labor
Hypochrome Anämie.

Histologie
Ektatische, dünnwandige Kapillaren, Kapillarneubildungen im oberen Korium, erweiterte Gefäße im tieferen Korium.

Diagnose
Angiome, Blutungsneigung, Heredität.

Differenzialdiagnose
Naevus araneus, senile Angiome, Angiokeratoma corporis diffusum, systemische Sklerodermie.

Therapie
Eine kausale Therapie ist nicht möglich. Ziel der Therapie ist die frühzeitige Erkennung und Stillung evtl. auftretender Blutungen. Kleinere Angiome bzw. evtl. vorhandene Naevi aranei können mit Laser-Behandlung (Argon-, gepulster Farbstoff-Laser) behandelt werden. Zusammenarbeit mit dem Internisten und HNO-Arzt.

Prognose
In 5% der Fälle letaler Ausgang durch Verbluten.

Teleangiectasia macularis eruptiva perstans Q82.29

Erstbeschreiber
Parkes Weber u. Hellenschmied, 1930

Synonym(e)
Teleangiectasia eruptiva perstans

Definition
Meist wenig symptomatische adulte Form der Urticaria pigmentosa, s.a. Urticaria pigmentosa adultorum. Ob eine Trennung beider adulten Formen gerechtfertigt ist, bleibt derzeit offen. Im Vordergrund stehen persistierende Teleangiektasien.

Ätiologie
Die Ursache der Mastzellproliferation ist unbekannt. Assoziationen mit myeloproliferativen Erkrankungen, akuten Leukämien sowie multiplen Myelomen (s.a.u. Paraproteinämie, Hautveränderungen) sind beschrieben.

Manifestation
Im Erwachsenenalter auftretend.

Lokalisation
Deutliche Bevorzugung des Rumpfes.

Klinisches Bild
Häufig diskretes, seltener massives klinisches Bild, bei dem Juckreiz im Vordergrund steht (s.a.u. Urticaria pigmentosa adultorum). In symmetrischer Anordnung finden sich 0,2-2,0 cm große, rundliche, rote oder rot-braune Flecken, die beim kräftigen Reiben einen urtikariellen Charakter erhalten. Ältere Effloreszenzen können eine gelb-braune Einfärbung erhalten. Auch sieht man Krankheitsbilder, bei denen der teleangiektatische Aspekt vollkommen dominiert.

Histologie
Im Gegensatz zu der juvenilen Form der Urticaria pigmentosa sind bei der teleangiektatischen Form die Mastzellinfiltrate in der Dermis häufig nur diskret. Sie können im HE-Schnitt vollkommen übersehen werden, so dass die Diagnose verfehlt wird. Erst in Spezialfärbungen (z.B. Giemsa) lassen sich die Mastzellen darstellen.

> **Cave:** Das Biopsat darf bei der Entnahme nicht gequetscht werden, da ansonsten die Mastzellen ihre für die Anfärbung wichtigen Granula verlieren!

Therapie
Behandlung der Teleangiektasien mit Laser (Argon-, gepulster Farbstoff-Laser). Ansonsten s.u. Urticaria pigmentosa.

Teleangiektasie I78.8

Definition
Mit bloßem Auge erkennbare, unter Glasspateldruck verschwindende Erweiterung von Kapillaren der Haut, die isoliert, disseminiert oder systematisiert auftreten können.

Einteilung
Fünf klinische Formen werden unterschieden:
- Lineare oder sinusartige Teleangiektasie
- Einfach verzweigte Teleangiektasie
- Netzförmig verzweigte Teleangiektasie
- Punktförmige Teleangiektasie
- Naevus araneus (Spider naevus) mit zentral pulsierendem Gefäß.

Ätiologie
Teleangiektasien treten im Rahmen kongenitaler Naevi (primäre Teleangiektasien) oder sekundär erworben bei Systemerkrankungen bzw. bei primär kutanen Erkrankungen auf.

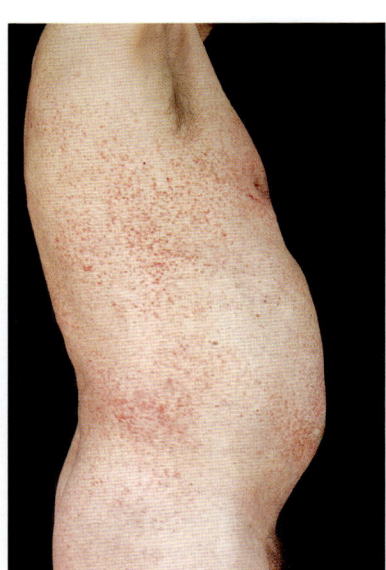

Teleangiectasia macularis eruptiva perstans. 53-jähriger Patient mit seit Jahren bestehendem exanthematischem, makulösem, vereinzelt auch urtikariellem Krankheitsbild, das eine langsame Progredienz zeigt. Deutliche Akzentuierung des Rottones im Bereich der mechanisch irritierten Stellen (Gürtelbereich seitlich und vorne).

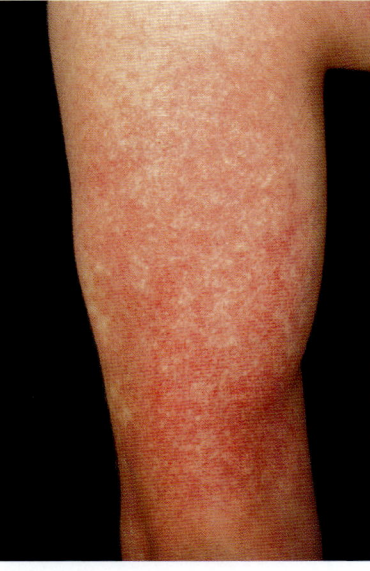

Teleangiectasia macularis eruptiva perstans. Patient wie zuvor. Proximal netzige nach distal nahezu flächige Erytheme aus dicht stehenden Teleangiektasien.

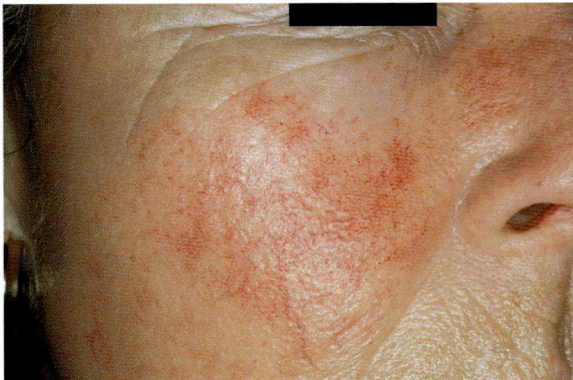

Teleangiektasie. Netzförmig verzweigte, unregelmäßige Gefäßerweiterungen im Wangenbereich.

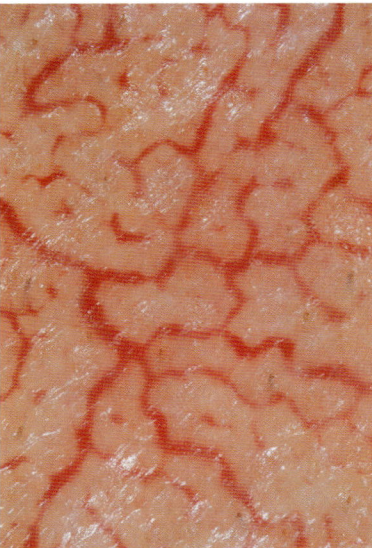

Teleangiektasie. Auflichtmikroskopie, lineare und sinusartig erweiterte Kapillarektasien.

Klinisches Bild
Erkrankungen die durch Teleangiektasien gekennzeichnet sind:
- Adnexkarzinom, zystisches
- Angiokeratoma corporis diffusum
- Angiokeratoma corporis diffusum, idiopathisches
- Angioma serpiginosum
- Ataxia teleangiectatica
- Senile Atrophie (Altershaut)
- Basalzellkarzinom
- Beta-Mannosidose
- Berlin-Syndrom
- Bloom-Syndrom
- Crest-Syndrom
- Cutis marmorata teleangiectatica congenita
- Dermatomyositis
- Dyskeratosis congenita
- Erysipelas carcinomatosum
- Erythrosis interfollicularis colli
- Fawcett-Plaques
- Goltz-Gorlin-Syndrom
- Granulomatosis disciformis chronica et progressiva
- Harber-Syndrom
- Karzinoidsyndrom
- Keloid
- Keratosis actinica
- Leberzirrhose
- Lipatrophie nach Glukokortikoidinjektionen
- Lupus erythematodes chronicus discoides
- Lupus erythematodes, systemischer
- Lymphadenosis cutis benigna
- Lichtschaden der Haut
- Mastozytose, systemische
- Metagerie
- Mycosis fungoides
- Myxoedem, diffuses
- Muzinosen, kutane
- Naevoides Teleangiektasie-Syndrom
- Naevus araneus
- Naevus teleangiectaticus
- Naevus flammeus
- Naevus Spitz
- Necrobiosis lipoidica
- Parakeratosis variegata
- Parapsoriasis en plaques, großherdiger Typus
- Poikilodermie
- Porphyria cutanea tarda
- Progerie
- Pyoderma faciale
- Radiodermatitis chronica
- REM-Syndrom
- Rosazea
- Rothmund-Syndrom
- Rubeosis steroidica
- Sahlischer Venenkranz
- Sarkoidose
- Schwangerschaft
- Sklerodermie, progressive systemische
- Scleroedema adultorum Buschke
- Pechhaut
- Teleangiectasia hereditaria haemorrhagica (M. Osler)
- Teleangiectasia macularis eruptiva perstans
- Teleangiektasie-Syndrom, naevoides
- Thomson-Syndrom
- Trichoepitheliom
- Varikose (Bildung von Besenreisern)
- Wangenteleangiektasien, familiäre
- Xeroderma pigmentosum
- Zylindrome.

Therapie
Bei kosmetischer Störung Laser-Behandlung mit Argon-Laser oder gepulstem Farbstoff-Laser. Alternativ Verödungstherapie mit Polidocanol-haltigen Sklerosierungsmitteln (s.u. Sklerosierung), Stichelung mit Diathermienadel. Ggf. auch abdeckende Maßnahmen (Camouflage wie z.B. mit Dermacolor). Wichtig ist ferner konsequenter Lichtschutz, s.a. Lichtschutzmittel (z.B. mit Anthelios, ROC Sonnenschutz, Contralum ultra).

Teleangiektasie-Syndrom, naevoides | I78.8

Synonym(e)
Unilaterale naevoide Teleangiektasien; unilateral dermatomal superficial teleangiectasia; unilaterale Teleangiektasie; unilaterale Spider Naevi

Definition
Flächenhafte, unilaterale, entweder angeborene oder erworbene Bezirke mit dicht stehenden Teleangiektasien.

Ätiologie
Unbekannt, häufig östrogeninduzierte Manifestation.

Manifestation
Vor allem während der Schwangerschaft, in der Pubertät und bei alkoholbedingten Lebererkrankungen auftretend, selten kongenital.

Lokalisation
Bevorzugt befallen sind Gesicht, Hals, Schulter-Arm-Region, Thorax. Die Anordnung der Läsionen folgt weitgehend den Dermatomen (Trigeminusbereich, C_3, C_4, thorakale Dermatome).

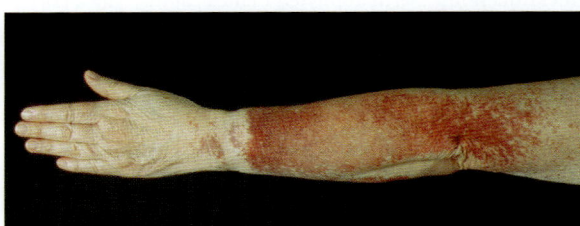

Teleangiektasie-Syndrom, naevoides. Seit ca. 20 Jahren bestehende, unscharf begrenzte Rötung aus feinsten Teleangiektasien am Unterarm einer 66-jährigen Frau.

Klinisches Bild
Diskrete oder ausgeprägte, meist scharf begrenzte Erytheme, die aus feinen und feinsten, häufig sternförmig verzweigten Teleangiektasien zusammengesetzt sind und unter Glasspateldruck weitgehend verschwinden. Keine Beteiligung innerer Organe bzw. des ZNS. Bei kongenitalen Formen keine Endokrinopathien.

Histologie
Dermale Gefäßektasien.

Differenzialdiagnose
Naevus flammeus, Bloom-Syndrom, Ataxia teleangiectatica, Teleangiectasia hereditaria haemorrhagica, Naevus anaemicus, Naevus teleangiectaticus, essentielle Teleangiektasien, Angioma serpiginosum, Teleangiectasia macularis eruptiva perstans.

Therapie
Laser-Behandlung mit Argon- oder gepulstem Farbstoff-Laser führt zur Besserung der klinischen Symptomatik.

Prognose
Intensität der Hautveränderungen nimmt meistens nach der Hormonumstellung ab. Knotige Umwandlung wie beim Naevus flammeus ist nicht beschrieben.

Telogenhaar

Synonym(e)
Kolbenhaar

Definition
Haar in der Telogenphase (Haarzyklus).

Telogen mania F63.8

Definition
Gewaltsames Bürsten der Haare bei Frauen mit konsekutiver Epilation der Telogenhaare.

Ätiologie
Verhaltensstörung.

Therapie
Psychotherapie.

Temoporfin

Synonym(e)
meta-Tetrahydroxyphenylchlorin; mTHPC

Definition
Temoporfin ist ein lichtsensibilisierendes Porphyrinderivat mit einem starken Absorptionsmaximum im Infrarotspektrum bei 652 nm.

Wirkungen
Bildung von Singulett-Sauerstoff in den bestrahlten Zellen, der zum Zelltod führt. Zwingend erforderlich ist eine Abschirmung der benachbarten Gewebe.

Indikation
Zugelassen für palliative Behandlung von Patienten mit fortgeschrittenen Plattenepithelkarzinomen des Kopf- oder Halsbereiches bei Versagen von Vortherapien sowie Unzugänglichkeit für Radiotherapie, chirurgische Exzision oder systemische Chemotherapie.

Schwangerschaft/Stillzeit
Keine ausreichenden Daten über Anwendung in der Schwangerschaft. Sollte während der Schwangerschaft nicht verordnet werden.

Dosierung und Art der Anwendung
Intravenöse Injektion von 0.15 mg/kg KG Temoporfin. 96 Std. post injektionem erfolgt Bestrahlung durch Laserlicht der Wellenlänge 652 nm mit einer Dosis von 20 J/cm^2. Bei einer Strahlungsleistung von 100 mW/cm^2 ergibt sich eine Bestrahlungsdauer von ca. 200 Sekunden.

Unerwünschte Wirkungen
Lokale Schmerzhaftigkeit; allergische Reaktionen auf Porphyrine.

Kontraindikation
- Porphyrie
- Lichtdermatosen
- Tumorerosion in große Blutgefäße hinein.
- Parallel durchgeführte Behandlung mit Photochemotherapie.
- Ophthalmologische Erkrankungen die Spaltlampenuntersuchungen innerhalb von 30 Tagen nach Applikation von Temoporfin erfordern.
- Allergische Reaktionen gegen Temoporfin oder andere Bestandteile des Präparates.

Präparate
Foscan Ampullen à 3.5 und 5 ml (1 ml entspricht 4 mg Temoporfin).

Temozolomid

Definition
Zytostatikum. Peroral applizierbares, liquorgängiges Alkylans.

Indikation
- Zugelassen zur Therapie bei erstmalig diagnostiziertem Glioblastoma multiforme begleitend zur Radiotherapie und anschließend als Monotherapie sowie bei nach Standardtherapie rezidivierendem oder progredientem malignem Gliom, z.B. Glioblastoma multiforme oder anaplastischen Astrozytom.
- Malignes Melanom (Off-Label-Use).

Schwangerschaft/Stillzeit
Kontraindiziert.

Dosierung und Art der Anwendung
Melanom, malignes (Off-Label-Use): 150-200 mg/m² KO/Tag p.o. für 5 Tage, alle 4 Wochen.

Unerwünschte Wirkungen
- Sehr häufig: Übelkeit, Erbrechen, Obstipation, Anorexie, Kopfschmerzen und Müdigkeit, Krampfanfälle (bei Hirntumoren).
- Häufig: Neutropenie, Thrombozytopenie, Lymphopenie, Leukopenie, Herpes simplex-Infektionen, Candida-Stomatitis, Infektionserkrankungen, Angst, emotionale Labilität, Schlaflosigkeit.

Kontraindikation
Überempfindlichkeit gegen Dacarbazin (DTIC), schwere Myelosuppression.

Präparate
Temodal

Tenofovir

Definition
Virustatikum (Nukleotid-Analogon). Nukleotidaler Hemmer der Reversen Transkriptase von HIV.

Indikation
Antiretrovirale Kombinationstherapie zur Behandlung der HIV-1-Infektion bei therapienaiven- oder vorbehandelten Patienten.

Schwangerschaft/Stillzeit
In der Schwangerschaft strenge Indikationsstellung (ungenügende Datenlage), in der Stillzeit kontraindiziert (Präparat geht in die Muttermilch über sowie ungenügende Datenlage).

Dosierung und Art der Anwendung
Erwachsene /Jugendliche >18 Jahre: 1mal/Tag 1 Tbl. p.o. zu einer Mahlzeit. Bei Schluckbeschwerden die Tablette in mindestens 100 ml Wasser, Orangen- oder Traubensaft aufgelöst einnehmen.

Unerwünschte Wirkungen
Sehr häufig leichte oder mäßige Magen-Darm-Beschwerden (Übelkeit, Durchfall, Erbrechen, Blähungen).

Wechselwirkungen
Pharmaka deren aktive Sekretion in der Niere über Anionentransporter erfolgt (z.B. Cidofovir), Lopinavir/Ritonavir, Didanosin.

Kontraindikation
Patienten <18 Jahre, Überempfindlichkeit gegen Tenofovir oder andere Bestandteile des Präparates.

Präparate
Viread

Terbinafin

Definition
Allylamin-Antimykotikum.

Indikation
Infektionen mit Dermatophyten (Tinea capitis, Tinea corporis, Onychomykose).

Dosierung und Art der Anwendung
250 mg/Tag p.o. über 4-6 Wochen bei Tinea corporis und über 3 Monate bei Tinea unguium. Häufig genügt bei Tinea unguium die Therapiedauer von 3 Monaten nicht. Zu empfehlen ist eine Intervalltherapie mit 4-wöchentlichen Pausen zwischen 4-wöchentlichen Therapiezyklen über 6-8 Monate.

Unerwünschte Wirkungen
Allergische Reaktionen, selten Quincke-Ödem und medikamentöses Lyell-Syndrom, akute generalisierte Pustulose, Störungen des Geschmackssinns, BB-Veränderungen, Magen-Darm-Störungen, Arthralgien, Myalgien, selten Leberzellschäden bis zur tödlichen Leberzellnekrose.

> 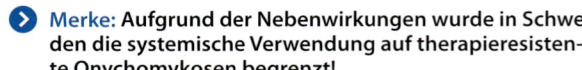 **Merke:** Aufgrund der Nebenwirkungen wurde in Schweden die systemische Verwendung auf therapieresistente Onychomykosen begrenzt!

Wechselwirkungen
Cimetidin erhöht den Terbinafin-Spiegel, Rifampicin erhöht die Terbinafin-Ausscheidung.

Kontraindikation
Unverträglichkeit gegen den Wirkstoff, Anwendung am Auge, Schwangerschaft, Stillzeit, Kinder <5 Jahre.

Präparate
- Topisch: z.B. Lamisil Pedisan Creme, DermGel und Spray.
- Systemisch: z.B. Lamisil, Terbiderm, Myconormin, Onymax.

Hinweis(e)
- In der Schweiz und in Österreich ist Terbinafin für die orale Anwendung bei Kindern zugelassen, in Deutschland hingegen noch nicht (Off-Label-Use). Eine sorgfältige Dokumentation und Aufklärung der Eltern über den Off-Label-Use und die Wirkung von Terbinafin in Studien sollte erfolgen. Als Dosierungsempfehlung gilt: Kinder mit 10-20 kg KG: 62,5 mg/Tag; 21-40 kg KG: 125 mg/Tag; >40 kg KG: 250 mg/Tag. 2 Wochen Therapiedauer sind normalerweise ausreichend.
- In einer randomisierten doppelblinden Studie konnte gezeigt werden, dass eine Therapie mit Terbinafin-Creme 1% über 7 Tage (1mal/Tag) ausreicht, um eine Tinea pedis interdigitalis zu heilen.

Terbutalinsulfat

Definition
β$_2$-Sympathomimetikum.

Indikation
Asthma bronchiale, Emphysem.

Eingeschränkte Indikation
Schwangerschaft letzte Wochen (Wehenhemmung!), Stillzeit, schwere KHK, Leber- und Niereninsuffizienz.

Dosierung und Art der Anwendung
- Peroral: 2-3mal/Tag 2,5-5 mg p.o. bzw. 2mal/Tag 7,5 mg Retardform p.o.
- Per injectionem: Erwachsene ½ Amp. (0,5 ml = 0,25 mg) s.c., in Notfällen bis zu 1 Amp. (1 ml = 0,5 mg) s.c.

Unerwünschte Wirkungen
Allergische Reaktionen, Hyperhidrose, Wehenhemmung, RR-Abfall, Angina pectoris, Hyperglykämie, paradoxe Bronchospasmen, Miktionsstörungen.

Wechselwirkungen
Halothan verstärkt Herzrhythmusstörungen, bei gleichzeitiger Theophyllineinnahme kann die antiobstruktive Wirkung von Theophyllin verstärkt werden.

Kontraindikation
Engwinkelglaukom, Phäochromozytom.

Präparate
Bricanyl

Terminalhaar

Definition
Aus dem Vellushaar entwickelte, große, kräftige Haare: Körperhaare. Borstenhaare: Augenbrauen, Wimpern; Langhaare. Kopf-, Bart, Achsel- und Schamregion.

Terpentindermatitis L23.5

Definition
Allergisches Kontaktekzem infolge Sensibilisierung vor allem durch die Oxidationsprodukte (Peroxide) in Terpentin. Mit einer toxischen Reaktion des Terpentins wird bei der Überschreitung einer 30%igen Konzentration gerechnet. MAK-Wert = 100 ppm = 560 mg/m^3.

Terry-Nagel L60.8

Definition
Undurchsichtige, trübe, weiße Nägel bei Patienten mit Leberzirrhose (s. Alkohol und Hautveränderungen). Die Lunula ist nicht zu erkennen; die Verfärbung hört 1 bis 2 mm vor dem distalen Nagelende plötzlich auf und lässt ein rosafarbenes Areal frei, das dem onychodermalen Band entspricht. Alle Nägel sind gleichermaßen betroffen.

Testosteronenantat

Definition
Androgen-Derivat.

Indikation
Mittel der Wahl bei nachgewiesenem Androgenmangel.

Dosierung und Art der Anwendung
200-250 mg i.m. alle 2-3 bzw. 4 Wochen.

Präparate
Testoviron

Testosteronpropionat

Definition
Androgen-Derivat.

Indikation
Substitutionstherapie bei Hypogonadismus und Eunuchismus, Impotentia coeundi, lokal bei Lichen sclerosus et atrophicus des Mannes und der Frau jenseits der Menopause.

Dosierung und Art der Anwendung
2-3mal/Woche 10-50 mg i.m.

Unerwünschte Wirkungen
Virilisierung (Klitorishypertrophie) bei Frauen, auch bei topischer Applikation.

Rezeptur(en)
R249 R248

Hinweis(e)
Der lokale Einsatz von Testosteronpropionat ist beim Lichen sclerosus et atrophicus seit Jahrzehnten üblich. Es bestehen allerdings erhebliche Zweifel an seiner Wirksamkeit. Ein Wirknachweis in kontrollierten Studien ist nie geführt worden.

Tetrachlorethylen

Synonym(e)
perchloroethylene; tetrachloroethylene; Perchloräthylen

Definition
Anthelminthikum. In der ersten Hälfte und frühen zweiten Hälfte des 20. Jahrhunderts sehr weit verbreitete Anwendung, mittlerweile wegen seiner Toxizität weitestgehend verdrängt. Die außerhalb der Medizin angesiedelte Verwendung erfolgt als chemisches Reinigungsmittel. In Deutschland nicht als Arzneimittel zugelassen (Off-Label-Use).

Indikation
U.a. Infektionen mit Ankylostoma spp., Necator americanus, bei Fasciolopsiasis, bei Heterophyiasis.

Dosierung und Art der Anwendung
0,1 mg/kg Kg p.o. als ED.

Tetracyclin

Definition
Kurzzeit-Tetracyclin.

Indikation
Topisch: Bakteriell infizierte Wunden, Pyodermien, Furunkulose, Ulcus cruris, Acne papulopustulosa. Systemisch: S.u. Tetracycline.

Dosierung und Art der Anwendung
Topisch: 1-2mal/Tag auf betroffenen Hautstellen auftragen.
Systemisch: Je nach Indikation 500-2.000 mg/Tag p.o.

> **Merke:** Wegen der Gefahr von Resistenzentwicklungen maximale Anwendungsdauer 10-12 Wochen. Nicht zusammen mit alkoholischen Benzoylperoxid-Lösungen anwenden. Es kann zu einer kosmetisch störenden Fluoreszenz im UV-Licht (Diskotheken) sowie bei hellhäutigen Personen ggf. zu gelblichen Hautverfärbungen kommen. Die systemische Gabe ist der topischen Applikation vorzuziehen!

Unerwünschte Wirkungen
Bei topischer Applikation Hautreizung, Hautbrennen, allergische Reaktionen.

Rezeptur(en)
R250 R251

Präparate
Achromycin, Tefilin, Imex, Tetracyclin-Wolff, Polcortolon TC Spray

Tetryzolin

Definition
Topisches Sympathomimetikum, Vasokonstringens.

Indikation
Rhinitis allergica, allergische Konjunktivitis. S.a.u. β-Sympathomimetika, inhalative.

> **Merke:** Anwendungsdauer auf max. 14 Tage beschränken.

Präparate
Tetrilin; Yxin

Thalassämie   D56.8

Erstbeschreiber
Cooley, 1925

Synonym(e)
Mittelmeerfieber

Definition
Zu den Hämoglobinopathien zählende, genetische Erkrankungen der Erythrozyten.

Einteilung
Man unterscheidet:
- Thalassaemia major: überwiegend homozygote β-Thalassämie (Cooley-Anämie) oder gemischt-heterozygote β-Thalassämie mit Transfusionsabhängigkeit.
- Thalassaemia minor: heterozygote β-Thalassämie.
- Thalassaemia intermedia: überwiegend homozygote oder gemischt-heterozygote β-Thalassämie mit zusätzlichen genetischen Veränderungen, die zu einer Abmilderung der für die Thalassaemia major typischen Symptome führen.

Vorkommen/Epidemiologie
- Mittelmeerraum (Malta, Sardinien, Sizilien, Griechenland, Zypern), im vorderen Orient und bei der afrikastämmigen Bevölkerung.
- Die β-Thalassämie ist die häufigste Form der Thalassämie. Von ihr sind über 4000 Mutationen bekannt.

Ätiologie
- Autosomal-rezessiv Vererbung.

> **Merke:** Als Besonderheit für ein rezessives Erbleiden gibt es eine definierte Heterozygotsymptomatik: Heterozygote Mutationsträger sind von einer klinisch meist milden Anämie betroffen (Thalassaemia minor), während Homozygote das schwere Vollbild der Thalassemia major mit Organkomplikationen zeigen.

- β-Thalassämie: kleinere Raster- oder Punktmutationen am β-Globin-Lokus; selten längere Deletionen. Dadurch Verminderung oder Fehlen der β-Globine. Bei der Cooley-Anämie wird kein normales HbA gebildet. Der starke Überschuss von γ- und δ-Globinen führt zu defekten, instabilen Erythrozyten mit ineffektiver Erythropoese.
- α-Thalassämie: fehlende α-Ketten, dadurch Überschuss an γ- und β-Globinen.

Manifestation
Thalassaemia major: meist im Verlauf des ersten Lebensjahres auftretend.

Klinisches Bild
- Thalassaemia minor (heterozygote β-Thalassämie): zumeist keine klinischen Symptome, eventuell leicht vergrößerte Milz, dystrophische Haare und Effluvium, Schwindelanfälle.
- Thalassaemia major (homozygote β-Thalassämie [Cooley-Anämie]): bereits wenige Monate post partum Ansätze der Hepato- oder Splenomegalie. Im Verlauf: Wachstums- und Gedeihstörungen, schwere Schäden innerer Organe und Knochenfehlbildungen. Schwerste Störungen der Erythrozytopoese mit schwerer Anämie und konsekutiver schwerer Hämosiderose. Lebenslange Transfusionsbedürftigkeit. Unbehandelt im Säuglingsalter oder frühen Kindesalter letal verlaufend.

Diagnose
- Blutbild mit hypochromer, mikrozytärer Anämie, Targetzellen.
- Serum: erhöhtes Serumeisen, erhöhtes Ferritin.
- Hb-Elektrophorese.
- Molekulargenetische Untersuchungen.

Komplikation
Hämosiderose, Herzinsuffizienz, Leberinsuffizienz, Diabetes mellitus, Wachstums- und Gedeihstörungen, Effluvium.

Therapie
- Thalassämia major: Symptomatische Therapie mit Bluttransfusionen (sogenanntes Hypertransfusionregime): alle 2-3 Wochen 1-3 Blutkonserven mit dem Ziel der Unterdrückung der eigenen, ineffektiven Erythropoese, ggf. Splenektomie (so spät wie möglich aufgrund des gesteigerten bakteriellen Infektionsrisikos). Aufgrund der Eisenüberladung ist eine Chelation mit Desferrioxamin oder

- Deferipron (Ferriprox) erforderlich. Ggf. Stammzell- oder Knochenmarkstransplantion.
- Thalassämia minor: keine Therapie erforderlich (Ausnahme: Schwangerschaft).

Thalassotherapie

Definition
Im engeren Sinn das freie Baden im Meer. Weitergefasst wird darunter die heilende Wirkung des Meeresküstenklimas und der Seebäder („Meeresheilkunde") gesehen. S.a. medizinische Klimatologie.

Thalidomid

Synonym(e)
Thalidomidum; Thalidomide; Talidomida

Definition
Thalidomid (N-Phtalimidoglutarimid) ist ein Glutamatderivat, das als Racemat in R- und S- Enantiomeren vorliegt. Die Plasmaproteinbindung beträgt 55% bzw. 65%. Über 90% des aus dem Gastrointestinaltrakt aufgenommen Wirkstoffes wird innerhalb von 48 Std. über Urin und Fäzes ausgeschieden. Der „first-pass" Effekt der Leber ist minimal, da es fast ausschließlich hydrolysiert und passiv über die Niere ausgeschieden wird. Die Maximalkonzentration liegt bei 1-2 mg/l und wird circa 3-4 Std. nach Administration erreicht. Unklar ist die Ausscheidung von Thalidomid über Muttermilch und Sperma.

Wirkungen
- Sedativ: Aktivierung des zentralnervösen Schlafzentrums.
- Wahrscheinlich antineoplastisch: Durch die Reduktion von CRP und IL-6 vermehrtes Ansprechen von Nierenzellkarzinomen auf IL-2.
- Antiangiogen: Verminderung der Produktion von FGF-2 und VEGF, Hemmung der Angioneogenese.
- Immunmodulatorisch: Inhibierung der Funktion verschiedener Entzündungszellen.
- Reduktion von Zellproliferationen.

Indikation
- Durch die EMA und in Deutschland zugelassen für die Behandlung des multiplen Myeloms und des Erythema nodosum leprosum.
- In den USA: Erythema nodosum leprosum; Leprareaktion bei Lepra lepromatosa, v.a. kutane und neuritische Manifestationen.
- In Australien: Multiples Myelom, Erythema nodosum leprosum; Leprareaktion bei Lepra lepromatosa, v.a. kutane und neuritische Manifestationen.
- Weitere Indikationen: s.u. Tab. 1 [Dosierung bei verschiedenen Indikationen].
- Off-Label-Use-Indikationen (laut Studien):
  - Sehr effektiv:
    - Stomatitis aphthosa
    - Behçet, M.
    - Lupus erythematodes, systemischer
    - Prurigo nodularis.
  - Mäßig effektiv:
    - Prurigo, aktinische
    - Pruritus, renaler
  - Langerhanszell-Histiozytosen
  - Sarkoidose
  - Erythema exsudativum multiforme
  - Graft-versus-host-reaction, chronische
  - Lymphocytic infiltration of the skin.
- Möglicherweise effektiv:
  - Kaposi-Sarkom
  - Lichen planus
  - Melanom, malignes
  - Pyoderma gangraenosum.

Dosierung und Art der Anwendung

Thalidomid. Tabelle 1. Dosierung bei verschiedenen Indikationen

Indikation	Dosierung
Erythema nodosum leprosum	100-400 mg/Tag p.o.
	Erhaltungsdosis 50-100 mg/Tag
Prurigo nodularis Hyde	200-400 mg/Tag p.o.
Aktinische Prurigo	100-300 mg/Tag p.o.
Chronisch-diskoider Lupus erythematodes	100-400 mg/Tag p.o.
Stomatitis aphthosa	100-400 mg/Tag p.o.
M. Behçet	200-400 mg/Tag p.o.
Graft-versus-Host-Erkrankung	100-800 mg/Tag p.o.
	Erhaltungsdosis 100-200 mg/Tag
Nephrogener Pruritus	100 mg/Tag p.o.
Post-Zoster-Neuralgie	100-300 mg/Tag p.o.

Unerwünschte Wirkungen
Teratogenität, Exantheme, Pruritus, Urtikaria, Obstipation, Müdigkeit, Verlangsamung des Reaktionsvermögens, Übelkeit, Schwindel, Kopfschmerzen. Bei längerer Einnahme: evtl. sensorische Neuropathie der oberen Extremitäten mit handschuhförmigem Verteilungsmuster, mit Par- und Hypästhesien (sofortiges Absetzen des Präp., regelmäßige neurologische Untersuchungen!).

 Merke: Treten unter der Therapie Pruritus, Erytheme oder Quaddeln auf, kann zunächst mit H_1-Antagonisten versucht werden, die Beschwerden zu unterdrücken!

Wechselwirkungen
Wirkungssteigerung ZNS-dämpfender Substanzen wie Sedativa, Barbiturate, Neuroleptika, trizyklischer Antidepressiva und Alkohol. Erhöhung des Wirkspiegels und der Toxizität von Acetaminophen.

Kontraindikation
- Schwangerschaft (Phokomelie, Schädigungen des inneren und äußeren Ohres, Atresien des Gastrointestinaltraktes, Missbildungen des Herzens und der großen Gefäße bereits bei einmaliger Einnahme des Präparates in der

Frühschwangerschaft), Stillzeit, Thalidomid-Überempfindlichkeit.
- Weiterhin: Nicht durch Lepra induzierte Polyneuritiden oder Polyneuropathien, z.B. verursacht durch Blei, Schwermetalle, Alkoholabusus, Vitaminmangel, Arzneimittel, Diabetes mellitus. Kein gesicherter Konzeptionsschutz.
- Toxische epidermale Nekrolyse.

Präparate
Thalidomide Celgene

Hinweis(e)

> **Merke:** Thalidomide Celgene für die Anwendung in Deutschland ist nur über Apotheken zu beziehen, die für das S.T.E.P.S-Programm der Fa. Celgene registriert sind.

> **Cave:** Frauen, die mit Thalidomid therapiert werden sollen, müssen eine effektive Antikonzeption betreiben, mit mindestens zwei Methoden. Hier schreibt das S.T.E.P.S-Programm eine hoch effektive Methode kombiniert mit einer effektiven Methode vor. Hocheffektiv wirksam sind Intrauterindevice [Spirale], Tubenligation, Vasektomie beim Partner, hormonelle Antikonzeption mit „Pille", Hormonspritze oder Hormonimplantat. Effektive Methoden sind Latex-Kondome, Diaphragma, Portiokappe. Zudem muss die Antikonzeption mindestens 4 Wochen vor Thalidomidtherapie beginnen. Männer, die mit Thalidomid behandelt werden sollen, müssen gemäß S.T.E.P.S-Programm ausnahmslos Latex-Kondome bei jedem sexuellen Kontakt mit Frauen mit Geburtspotenzial verwenden. Hocheffektive Antikonzeption bei der Partnerin ist ebenfalls zu empfehlen.

Patienteninformation
Aufmerksamkeit und das Reaktionsvermögen sind eingeschränkt. Die Fähigkeit zur aktiven Teilnahme am Straßenverkehr oder zum Bedienen von Maschinen wird erheblich beeinträchtigt. Das Führen von Fahrzeugen, die Bedienung von Maschinen oder sonstige gefährliche Tätigkeiten sollten während der Behandlung unterbleiben!

Thalliumvergiftung T60.4

Definition
Vergiftung mit Thallium, wobei es zu folgenden Hautveränderungen kommen kann: Seborrhoide Gesichtseryteme, diffuser Haarausfall etwa 2 Wochen nach akuter Vergiftung, Meessche Querbänder nach weiteren 2 Wochen, Ichthyosis acquisita. Wurzelnahe Pigmentverklumpungen in den Haaren (Zeichen von Widy).

Thermalbad

Definition
Natürliche Quelle, deren Austrittstemperatur über 20 °C liegt.

Thermanästhesie R20.8

Definition
Verlust der Temperaturempfindung.

Thibièrge-Weissenbach-Syndrom M34.8

Erstbeschreiber
Thibièrge u. Weissenbach, 1910/1911

Definition
Systemische Sklerodermie mit Calcinosis metabolica; s.a.u. CRST-Syndrom.

Thiethylperazin

Definition
Phenotiazinderivat, Antiemetikum.

Indikation
Übelkeit, Erbrechen.

Dosierung und Art der Anwendung
10-30 mg/Tag p.o., rektal oder i.m.

Unerwünschte Wirkungen
Selten Bauch-, Muskel-, Gelenkschmerzen, Benommenheit.

Präparate
Torecan (über die internationale Apotheke erhältlich)

Thiomersal

Definition
Organische Quecksilberverbindung, die weltweit zu den häufigsten Kontaktallergenen (Allergie) zählt.

Anwendungsgebiet/Verwendung
Konservierungsmittel in Impfstoffen, Augentropfen, Kontaktlinsenpflegelösungen, anderen Externa.

Unerwünschte Wirkungen
Kontaktallergie, akute Urtikaria, Gesichtsödeme, Larynxödem, Bronchospasmus.

Thiurame

Allgemeine Information
Bewertung der Thiurame hinsichtlich der Auswirkung einer Allergie auf die Minderung der Erwerbsfähigkeit:
- Thiurame werden als Vulkanisationsbeschleuniger bei der Herstellung von Gummiprodukten aus Natur- und Synthesekautschuk eingesetzt. Sie können mit anderen Vulkanisationsbeschleunigern, z.B. Dithiocarbamaten oder Mercaptobenzothiazol-Derivaten, kombiniert werden. Thiurame werden außerdem als Biozide in der Landwirtschaft und Pflanzenproduktion (Repellents, Fungizide, Wildschadenverhütungsmittel) verwendet und sind dafür nach der neuen Pflanzenschutzmittel-Verordnung weiterhin zugelassen. Tetraethyldiuramsulfid (TETD, Disulfiram) wird als Medikament in der Alkoholentwöhnung (Antabus) und als Chelatbildner bei Nickelintoxikationen eingesetzt.
- In der allergologischen Diagnostik wird mit einem Thiurammix getestet, der vier Thiurame enthält. Getestet werden die Thiurame Tetramethylthiuramsulfid (TMTS), Tetraethylthiuramsulfid (TETD), Tetramethylthiurammonosulfid (TMTM) und Dipentamethylenthiuramdisulfid (DPTD).

- Laut Studienlage treten in Europa 1,4-5,4% Sensibilisierungen gegen Thiurame auf; Frauen sind häufiger als Männer betroffen. Häufigste Ursache sind Sensibilisierungen gegen Gummihandschuhe. Z.T. lagen die Sensibilisierungsraten wegen Verwendung von Thiuramen als Reaktionsbeschleuniger in der Herstellung von Schutz- und Gummihandschuhen deutlich höher (bis zu 27% bei Angehörigen medizinischer Berufe mit Handekzemen). Nicht selten sind bei Angehörigen medizinischer Berufe mit Kontaktekzemen Sensibilisierungen gegen Thiurame mit Latex-Allergien gekoppelt.
- Auswirkung einer Allergie: In der Regel „geringgradig" wegen der vielfältigen Ersatzmöglichkeiten in den meisten Expositionsbereichen und der Tendenz, auf Thiurame in Gummischutzhandschuhen zu verzichten. „Mittelgradig" bei einer hochgradigen Sensibilisierung (z.B. Reaktion auf kleinste Mengen in Bekleidungsgummi oder in Gummiartikeln).
- Relevante berufliche Expositionen: Alle Berufe, in denen regelmäßig Schutzhandschuhe getragen werden (Gummihersteller/Vulkaniseur, Arzt/Zahnarzt, Krankenpfleger/Arzthelfer, Maurer/Bauarbeiter, Metallverformer, Textilhersteller/-verarbeiter, Reiniger, Altenpfleger), haben ein signifikant erhöhtes Risiko für eine Thiuramallergie, sind aber nicht verschlossen, da thiuramfreie Schutzhandschuhe zur Verfügung stehen. Tätigkeiten in der Pflanzenproduktion, Pflanzenschutzmittelproduktion, Floristik oder Landwirtschaft sind z.T. verschlossen, wenn Fungizide auf Thiurambasis nicht gemieden werden können.

> **Merke:** Thiurame zeigen die höchsten Sensibilisierungsraten aller Gummihilfsstoffe.

Thomson-Syndrom Q82.8

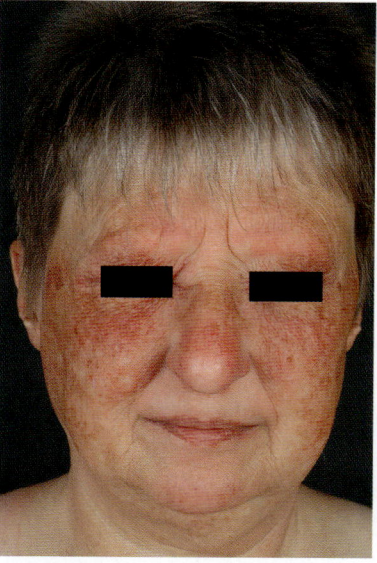

Thomson-Syndrom. Beidseitige Rarefizierung der Augenbrauen und Augenwimpern bei einer 59-jährigen Frau mit Thomson-Syndrom. Des Weiteren vernetzte Teleangiektasien, konfluierende Pigmentflecken und gut abgrenzbare Depigmentierungen auf beiden Wangen.

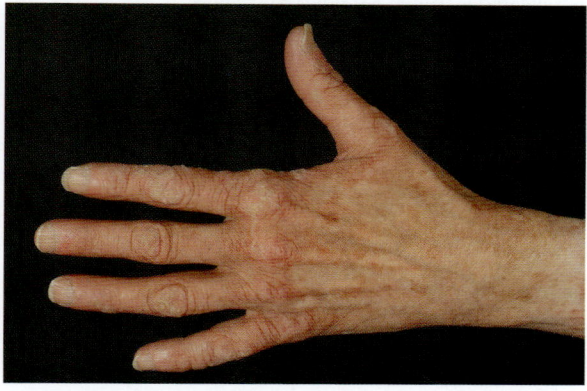

Thomson-Syndrom. Massive, chronisch stationäre, verruköse Hyperkeratosen auf dem linken Handrücken.

Erstbeschreiber
Thomson, 1936

Definition
Kongenitale Poikilodermie, die im Gegensatz zu den anderen kongenitalen Poikilodermien durch das Fehlen von Konsanguinität, Katarakt, Leukoplakien, Blasen und verrukösen Keratosen charakterisiert ist. Wegen der schlechten Prognose und der hohen Entartungswahrscheinlichkeit der kongenitalen Poikilodermie mit warzigen Hyperkeratosen wird diese heute von den meisten Autoren vom Thomson-Syndrom abgetrennt.

Ätiologie
Autosomal-rezessiv vererbte Mutationen des Rothmund-Thomson Syndrom Gens (RTS Gen; Genlokus: 8q24.3) mit konsekutivem Defekt der DNA-Helicase.

Manifestation
Meist im 1. Lebensjahr auftretend, vor allem beim weiblichen Geschlecht.

Klinisches Bild
- Integument: Blassrote, manchmal fleckige, geschwollene Haut. Entwicklung von vernetzten Teleangiektasien, konfluierenden Pigmentflecken und gut abgrenzbaren Depigmentierungen. Atrophische, trockene, feinlamellös schuppende Haut. Zum Teil lichenoide Papeln am Handrücken. Hypotrichose (Augenbrauen, Wimpern, Kopfhaut).
- Weitere Symptome: Deformierung oder Aplasie im Skelettsystem. Dreiecksgesicht, Zahnanomalien.

Differenzialdiagnose
Poikilodermie, kongenitale mit warzigen Hyperkeratosen; Kindler-Syndrom (Poikilodermie, kongenitale mit Blasenbildung)

Externe Therapie
Hautpflege (z.B. Ungt. emulsif. aq., Linola fett, Asche Basissalbe) oder Harnstoff-haltige Externa (z.B. Basodexan Creme, Linola Urea Creme, Excipial U Lipolotio). Zusätzlich konsequenter Lichtschutz mit potenten Lichtschutzmitteln (z.B. Anthelios, Contralum Ultra Creme).

Operative Therapie
Behandlung der Teleangiektasien mittels Laser-Therapie (Argon-, gepulster Farbstoff-Laser) möglich.

Thrombasthenie D69.1

Erstbeschreiber
Glanzmann, 1918; Naegeli, 1931

Synonym(e)
Glanzmann Thrombasthenie; Glanzmann-Naegeli-Syndrom; hereditäre Thrombasthenie; familiäre hämorrhagische Thrombasthenie; Glanzmann thrombasthenia; thrombasthenia

Definition
Hereditäre Erkrankung mit gestörter Aggregation der Blutplättchen bei normaler Thrombozytenzahl.

Ätiologie
Autosomal-rezessiv vererbte Mutationen des Integrin alpha-2b Gens (ITGA2B Gen; Genlokus: 17q21.32) und des Integrin beta-3 Gens (ITGB3 Gen; Genlokus: 17q21.32) mit konsekutivem Mangel der Thrombozytenmembran-Glykoproteine IIb und IIIa und schweren Gerinnungsstörungen.

Manifestation
Bereits in der frühen Kindheit auftretend.

Klinisches Bild
Blutungen und Einblutungen an verschiedenen Organen sind regelmäßig vorhanden. Es zeigen sich insbes. Hämorrhagien an Haut und Schleimhäuten, Petechien, z.T. flächige bis großflächige Purpura, Blutungen aus dem Mund bzw. Nasen-Rachen-Raum, Nasen- und/oder Zahnfleischblutungen, Melaena oder Hämaturie. S.a.u. Purpura, idiopathische thrombozytopenische.

Labor
Normale Thrombozytenzahl sowie verlängerte Blutungszeit und pathologische Thrombozytenaggregation. Die Gerinnungszeit ist normal. Verminderte bis aufgehobene Retraktion.

Differenzialdiagnose
Thrombozytopathien sowie Erkrankungen mit Mangel an Gerinnungsfaktoren, z.B. Willebrand v.-Jürgens-Krankheit; Immundefizienzerkrankungen, z.B. Wiskott-Aldrich-Syndrom.

Therapie
Behandlung durch Hämatologen. Sorgfältige Blutstillung bei Verletzung oder Operationen, ggf. Thrombozytenkonzentrate. Supportive Therapie. Da das Blutungsrisiko nicht vorhergesehen werden kann, sind prophylaktische Maßnahmen nicht indiziert. Hepatitis-Impfung.

Komplikation
Durch chronischen Blutverlust können Eisenmangelanämien auftreten. Bei Menorrhagien sind östrogenhaltige Antikonzeptiva erforderlich. Bei Blutungen ist zügige Blutstillung einzuleiten. Ggf. sind prophylaktische, Thrombozytenzahl-adaptierte Anwendungen (z.B. vor Operationen) von Thrombozytenkonzentraten erforderlich.

Thrombopathie, makrozytäre D68.0

Erstbeschreiber
Bernard, 1948

Synonym(e)
Bernard-Soulier-Syndrom

Definition
Hereditäre Thrombopathie durch Riesenplättchen mit verlängerter Blutungszeit.

Ätiologie
Autosomal-rezessiver Erbgang.

Therapie
Ggf. Thrombozytentransfusionen.

Thrombopenie D69.6

Synonym(e)
Thrombozytopenie

Definition
Verminderung der Plättchenzahl unter 150.000/µl im peripheren Blut. Je nach Ätiologie unterscheidet man die essentielle Thrombopenie und die symptomatische Thrombopenie.

Thrombopenie, essentielle D69.3

Synonym(e)
Idiopathische Thrombopenie

Definition
Thrombopenie mit Purpura ohne erkennbare Ursache, s.a. idiopathische thrombozytopenische Purpura.

Thrombophilie I82.9

Definition
Erworbene oder genetisch bedingte Neigung zur Bildung zu Thrombosen oder von Embolien infolge veränderter Eigenschaften von korpuskulären oder plasmatischen Anteilen des Blutes, von Blutströmung und/oder Gefäßwänden.

Einteilung
Man unterscheidet erworbene Thrombophilien von hereditären Thrombophilien.
- Primäre Thrombophilie bei genetischen Störungen:
  - APC-Resistenz (Faktor V Leiden)
  - Antithrombin-Mangel
  - Mutation des MTHFR-Gens
  - Prothrombinmutationen
  - Protein C-Mangel
  - Protein S-Mangel
  - ATIII-Mangel
  - Hyperhomozysteinämie
  - Gestörte Fibrinolyse.
- Sekundäre Thrombophilie bei erworbenen Risikofaktoren:
  - Übergewicht (Adipositas)
  - Rauchen
  - Bewegungsmangel
  - Östrogenhaltige Kontrazeptiva
  - Schwangerschaft
  - Immobilisierung durch Krankheiten, z.B. Operationen
  - Herzinsuffizienz

- Maligne Erkrankungen
- Lupus Antikoagulans.

Ätiologie
- Angeborene Thrombophilien bei:
    - APC-Resistenz bei Faktor-V-Leiden-Mutation: Häufigste Ursache einer Thrombophilie bei Patienten mit Thrombose. Der Faktor V ist ein Teil der Gerinnungskette, an dem das Gerinnungssystem von außen gebremst werden kann. Dies erfolgt durch das aktivierte Protein C (APC). Bei der Faktor-V-Leiden-Mutation, wird Faktor V durch die Mutation gegenüber dem Protein C resistent, das Gerinnungssystem kann an dieser Stelle nicht mehr gehemmt werden. Dadurch kann es zu einer überschießenden Gerinnung und somit zu Thrombosen kommen.
    - Protein C- und Protein S-Mangel: Das aktivierte Protein C hemmt die Gerinnungskette am Faktor V (siehe oben). Protein S verstärkt diese Hemmung. Ein Defekt oder ein Fehlen dieser Faktoren kann daher zu einer überschießenden Gerinnung führen.
    - ATIII-Mangel: Das Antithrombin (ATIII) gehört zu den wichtigsten Gerinnungssystem-Hemmern, es kann mehrere Teilschritte der Gerinnungskette gleichzeitig inhibieren.
    - Prothrombinmutation: Die Prothrombinmutation führt zu einem Anstieg bestimmter gerinnungsfördernder Faktoren und so zu einer Verschiebung des Gleichgewichtes in Richtung der Blutgerinnung.
    - Hyperhomozysteinämie: Die klinische Erfahrung hat gezeigt, dass es bei hohen Homozysteinwerten im Blut sehr viel häufiger zu Thrombosen kommt als bei normalen Werten.
    - Gestörte Fibrinolyse: Eine Störung des blutgerinnselauflösenden Systems (Fibrinolyse) ist durch unterschiedliche Faktoren möglich. Es resultiert eine Verschiebung des Gleichgewichtes in Richtung der Blutgerinnung.

> **Merke:** Eine Faktor V-Leiden-Mutation liegt in ca. 20-40% der Fälle vor (je jünger die Patienten, desto grösser die Wahrscheinlichkeit für eine Mutation), eine Hyperhomozysteinämie in 18-25% der Fälle, eine Prothrombinmutation bei 2-8% der Fälle, ein Protein-C- oder Protein-S-Mangel bei 1,5-3% der Fälle, ein ATIII-Mangel in 0,5-1% der Fälle, eine gestörte Fibrinolyse bei ca. 20% der Fälle.

- Erworbene Thrombophilien (Ursachen/Risikofaktoren):
    - Lupus-Antikoagulanz und Antiphospholipid-Antikörper bei Autoimmunerkrankungen
    - Malignome und Nephropathien
    - schwere Herzkrankheiten (Herzinsuffizienz)
    - hohes Alter
    - Östrogentherapie
    - längere Bettlägrigkeit (>7-10 Tage)
    - längere Flug- oder Busreisen (Reisethrombose)
    - schwere Verletzungen und Operationen
    - entzündliche Darmerkrankungen
    - Übergewicht, Krampfadern, frühere Thromboembolien
    - mangelnde Flüssigkeitszufuhr v.a. bei älteren Menschen
    - Schwangerschaft (eine normale Schwangerschaft erhöht das Thromboserisiko um etwa das 5-fache, kurz nach der Geburt ist dieses Risiko auf das 25-fache erhöht).

Therapie
- Bei mittlerem und höherem Risiko ist eine medikamentöse Prophylaxe erforderlich. Eine vorbeugende medikamentöse Behandlung wird in Risikosituationen wie z.B. Schwangerschaft, Wochenbett und Stillzeit, im Rahmen von Operationen, bei längerer Bettlägrigkeit und längeren Flugreisen empfohlen.
- Bei höherem Risiko, insbesondere bei Mehrfachthrombosen, ist eine lebenslange vorbeugende Behandlung mit Heparinen oder Marcumar erforderlich.

Prophylaxe
- Für alle Thrombophilie-Patienten ist eine Beratung und gegebenenfalls auch eine regelmässige Betreuung, am besten durch einen speziell geschulten Arzt oder eine Gerinnungsambulanz, wichtig. Das Ausmaß der vorbeugenden Maßnahmen ist von der Höhe des Risikos abhängig.
- Bei geringem Risiko ist eine physikalische Thromboembolieprophylaxe ausreichend. Diese sollte von allen Risikogruppen durchgeführt werden. Sie umfasst 3 Säulen:
    - Thromboseprophylaxestrümpfe
    - Venengymnastik
    - Risikoreduktion durch Vermeidungsstrategien.
- Risikoreduktion durch Vermeidungsstrategien:
    - Wärme über 28 °C meiden: keine Sonnenexposition bzw. keine Saunanutzung, keine Wärmflaschen bzw. Heizkissen, nicht heiß baden.
    - Meiden von stehenden und sitzenden Tätigkeiten von >1 Stunde.
    - Tägliches Messen der Beinumfänge an Knöchel und Wade (Ödeme).
    - Bei Beinödemen: Beine nachts hochlagern. Dabei soll das Fussende des Bettes hochgestellt werden.
    - Kaltes Abduschen der Beine, v.a. der Füße und Unterschenkel, wenn möglich 2mal/Tag. Wassertemperatur: 16-18 °C. Die Duschzeit sollte 5-10 Min. betragen.
    - Kein Heben von schweren Lasten; kein übermäßiges Pressen (z.B. Kraftsport oder Obstipation).
    - Leichte sportliche Tätigkeiten sind möglich z.B. Laufen, Schwimmen, Radfahren.
    - Meiden von Sportarten mit grossem Verletzungsrisiko (Fussball, Squash, Tennis).
    - Bei Ausdauerlauf ist auf eine ausreichende Trinkmenge zu achten: nie durstig laufen, ältere Menschen sollten unabhängig vom Durstgefühl 2 l trinken (Durstgefühl nimmt mit zunehmendem Alter ab).
    - Bei neu auftretenden Beschwerden, insbesondere langanhaltendem Muskelkater der Beine (>2-3 Tage), Husten, Atemnot, über mehrere Tage anhaltendem Schwindel aufsuchen des Hausarztes.
    - Ausreichend Trinken, vor allem während der warmen Jahreszeit, mindestens 2 l/Tag.
    - Tragen von geeignetem Schuhwerk mit flachen Absätzen.

Hinweis(e)
Namensgebung: Ableitung von „thrombos" (griechisch) (= Klumpen) und „philos" (griechisch) (= Freund).

Thrombophilie, hereditäre   D68.8

Definition
Angeborene Neigung zu venösen und arteriellen Thrombosen bzw. Embolien aufgrund von Enzymmangel bzw. gene-

tisch defekter Faktoren der Gerinnungskaskade. Hierzu zählen u.a.:
- Antithrombin III-Mangel (hereditäre Form)
- APC Resistenz (APCR)
- Prothrombin G20210A Mutation
- Protein C-Mangel
- Protein S-Mangel
- Hyperhomocysteinämie.

Vorkommen/Epidemiologie

Thrombophilie, hereditäre. Tabelle 1. Thrombembolieneigung bei hereditären Thrombophilie-Syndromen

Erkrankung	Prävalenz d. Erkrankung	Prävalenz v. Thrombosen	Erhöhung d. Thromboserisikos (x-fach)
APCR (heterozygote Faktor V Leiden Mutation)	3-8% bei Kaukasiern	20-25%	2-8x
APCR (homozygote Faktor V Leiden Mutation)	1-2% bei Kaukasiern	20-25%	25-80x
Prothrombin (heterozygote G20210A Mutation)	2-3% bei Kaukasiern	4-8%	2-6x
Antithrombin III Mangel (heterozygote Mutation am 1q23-q25.1 Genlocus)	1:2-5.000	1%	10-20x
Protein C-Mangel	1:300	2-10%	5-10x
Protein S-Mangel	1%	3%	2-12x

Ätiologie
Das Thromboembolierisiko ist u.a. erhöht bei:
- Prädisponierende Faktoren: Adipositas, Schwangerschaft, orale Kontrazeption, Operationen, Traumata, Rauchen.
- Grunderkrankungen: Lupus erythematodes, systemischer; Phospholipid-Antikörper-Syndrom; Leukämie, Herzinsuffizienz.
- Schwangerschaft: Bei Frauen ohne vorausgegangener Thrombose ist das Vorliegen von APCR mit heterozygotem Faktor V-Leiden oder einer heterozygoten G20210A-Mutation im Prothrombin-Gen mit einem Thromboserisiko in der Schwangerschaft von ca. 1:400 Schwangerschaften assoziiert. Bei kombiniertem Vorliegen beider heterozygoten Erkrankungen steigt das Thromboserisiko auf ca. 1:20 bei Schwangeren an.
- Frauen mit Protein C Mangel und insbes. Antithrombin III-Mangel haben erhöhtes Thromboserisiko (>10%).

Manifestation
Postnatal, im Kleinkindalter, bei Jugendlichen oder jungen Erwachsenen auftretend. Meist erstes Thrombembolieereignis vor dem 45. Lebensjahr.

Lokalisation
Bevorzugte Lokalisation der Thrombosen: tiefe Bein-/Beckenvenen, Mesenterialvenen, Pfortader.

Klinisches Bild
S.u. Phlebothrombose, s.u. arterielle Embolie.

Labor
- Standard: Thromboplastinzeit, APTT, Fibrinogen und Thrombozytenzahl.
- Je nach klinischem Bild:
  - APC-Ratio
  - APCR: Faktor V Leiden Mutationsanalyse
  - Lupus Anticoagulans
  - Anticardiolipin Antikörper
  - Antithrombin Aktivität
  - Homocystein Aktivität
  - Faktor VIII Aktivität
  - Protein C-Aktivität
  - Protein S-Aktivität
  - Prothrombin 20210 Mutationsanalyse.

Diagnose
Anamnese, Klinik, Labor. Ausschluss von arteriellen Embolien.

Differenzialdiagnose
Lupusantikoagulans-, Anticardiolipin-Antikörper-Syndrom, erworbene AT III-Mangelzustände (z.B. nephrotisches Syndrom, intestinaler Eiweißverlust, Proteinsynthesestörungen der Leber).

Therapie
Entsprechend Klinik und Labor, ggf. auch der Grunderkrankung. S.a. Antikoagulanzien.

Thrombophlebitis I80.92

Definition
Phlebitis mit nachfolgender Thrombenbildung. Man unterscheidet die tiefe (Phlebothrombose) von der oberflächlichen Thrombophlebitis.

Therapie
S.u. Phlebitis, s.a.u. Phlebothrombose.

Thrombophlebitis migrans I82.10

Synonym(e)
Phlebitis migrans; Thrombophlebitis saltans; Phlebitis saltans

Definition
Umschriebene oberflächliche Thrombophlebitis mit wechselnder Lokalisation. S.a. Mondor-Krankheit.

Ätiologie
Wahrscheinich allergisch-hyperergische Gefäßreaktion. Chronisch-bakterielle Herdinfektion, gehäuft bei Pankreaskarzinom, auch bei Karzinomen der Lunge und Prostata, Morbus Behçet, maligner Lymphogranulomatose und Leukosen.

Manifestation
Vor allem bei Männern auftretend.

Lokalisation
Vor allem Streckseiten der unteren Extremitäten sind betroffen.

Klinisches Bild
Schubweise über unterschiedliche Venenabschnitte springende, akute, oberflächliche Thrombophlebitis. Kurzfristige Temperaturerhöhung während des Schubes ist möglich.

Histologie
Thrombotischer Venenverschluss; perivenöse Infiltration mit Histiozyten.

Differenzialdiagnose
Pannikulitis.

Therapie
Ursachensuche und -sanierung, Rauchverbot, Tumorsuche.

Externe Therapie
Evtl. Kompressionsverbände, Heparinsalben.

Interne Therapie
Antiphlogistika (z.B. Acetylsalicylsäure 2-3 g/Tag), evtl. Kortikoide 50-100 mg/Tag.

Prognose
Abheilung der einzelnen Schübe in 2-3 Wochen unter Hinterlassung einer Hyperpigmentierung.

Thrombophlebitis, oberflächliche   I80.0

Definition
Thrombophlebitis der oberflächlichen Venen.

Ätiologie
Virchowsche Trias. Nach allgemeinen oder fokalen Infekten, Traumen und toxischen Schädigungen der Venenwand, Immobilisierung bei chronischer venöser Insuffizienz.

Lokalisation
Vor allem an den Beinen lokalisiert.

Klinisches Bild
Umschriebene, gerötete Anschwellung über einer derben, strangartig tastbaren, druckdolenten Vene. Je nach der Schwere des Krankheitsbildes unterscheidet man eine Phlebitis exsudativa simplex von einer Phlebitis suppurativa bzw. gangraenosa. Fieber, Störung des Allgemeinbefindens.

Histologie
Entzündliche Infiltration der Venenwand, vollständiger oder teilweiser Verschluss des Lumens durch einen Thrombus.

Komplikation
Septische Erscheinungen, postphlebitisches Ulcus cruris.

Therapie
Bei unkomplizierter frischer Thrombophlebitis kühlende Umschläge sowie Kompressionstherapie z.B. mit Kurzzugbinden nach Pütter oder mit Zinkleimverbänden.

 Cave: Der Patient soll sich konsequent bewegen, keine Bettruhe!

Interne Therapie
Nichtsteroidale Antiphlogistika, z.B. Acetylsalicylsäure (z.B. Aspirin) 1-3 g/Tag. Bei Progression der Thrombophlebitis Heparinisierung in therapeutischer Dosierung, z.B. mit Nadroparin (Fraxiparin) 2mal/Tag 0.1 ml/10 kg KG s.c.

 Cave: Prophylaxe-Dosierung ist nicht ausreichend!

> **Merke:** Bei aufsteigender Thrombophlebitis in Krossennähe Krossektomie (Thrombosegefahr) oder/und Antikoagulation zunächst mit niedermolekularem Heparin in therapeutischer Dosierung und überlappend evtl. orale Antikoagulanzien mit Marcumar über 6 Wochen!

Prognose
Abheilung innerhalb weniger Tage bei entsprechender Therapie.

Thrombozytenaggregationshemmer

Definition
Medikamente, die über die Hemmung der Prostaglandinsynthese die Thrombozytenaggregation hemmen und somit zur Thromboseprophylaxe eingesetzt werden. Wichtigste Thrombozytenaggregationshemmer sind Acetylsalicylsäure, Ticlopidin, Clopidogrel. Weitestgehend verlassen ist der Gebrauch von Sulfinpyrazon.

Indikation
U.a. bei Z.n. Herzinfarkt, Apoplex, arterieller Verschlusskrankheit, Herzrhythmusstörungen.

Thrombozythämie, essentielle haemorrhagische
D47.3

Definition
Erkrankung mit haemorrhagischer Diathese trotz erhöhter Thrombozytenzahl.

Ätiologie
Ungeklärt.

Klinisches Bild
Haemorrhagien. Starker Juckreiz. In einem Drittel der Fälle Thrombosen.

Labor
Thrombozytenzahl: erhöht (bis zu 5 Mio./ml). Leukozytose.

Therapie
Zytostatika. Antikoagulanzien.

Thrombo(zyto)pathie   D69.1

Definition
Störungen der Thrombozytenfunktion, wobei die Anzahl und/oder die Funktion der Thrombozyten gestört sein kann. Die Blutungszeit ist verlängert, klinisch kommt es zu petechialen Blutungen (Purpura).

Einteilung
Man unterscheidet kongenitale oder erworbene Formen:
- Angeborene Thrombozytopathien:
  - Thrombasthenie, Bernard-Soulier Syndrom, Willebrand v.-Jürgens-Krankheit, May-Hegglin-Anomalie. Eine Sonderform stellen Defekte mit verminderter Verfügbarkeit von Thrombozytenfaktor 3 (Thrombopathia haemophilica) dar.

– Erworbene oder sekundäre Thrombozytopathien:
  – Im Rahmen verschiedener Grunderkrankungen (Leukämie, Niereninsuffizienz, Paraproteinämie) oder infolge Einnahme von Thrombozytenaggregationshemmern (reversibel).

Thrombozytopenie, erworbene D69.5

Definition
Erworbener Mangel an Blutplättchen.

Einteilung
Je nach der Ätiologie unterscheidet man:
– Amegakaryozytäre Thrombozytopenie: Bildungsstörung der Thrombozyten, z.B. bei medikamentöser Knochenmarksinsuffizienz, Malignomen des Knochenmarks, Vitamin B12- oder Folsäuremangel, toxischer oder infektiöser Knochenmarkschädigung, Osteomyelosklerose.
– Megakaryozytäre Thrombozytopenie: Verkürzte Lebenszeit der Thrombozyten: Häufig allergisch (Arzneimittel!) bedingte Zerstörung der Thrombozyten.
– Essentielle Thrombozytopenie: Idiopathische thrombozytopenische Purpura.

Thrombozytopenie, familiäre amegakaryozytäre mit Radiusaplasie Q87.2

Definition
Autosomal-rezessiv vererbte Thrombozytopenie und Thrombozytenfunktionsstörung mit petechialen Blutungen und Ekchymosen in Haut und inneren Organen sowie beidseitiger Radius- ggf. auch Ulna- und Humerusaplasie. Assoziationen mit weiteren Missbildungen sind möglich.

Therapie
Thrombozyteninfusionen.

Prognose
Ungünstig im 1. Lebensjahr. Blutungsgefahr. Thrombozytenanstieg nach Überleben des 1. Jahres möglich.

Thrombozytopenie, heparininduzierte 69.52

Synonym(e)
HIT; HIT; heparin-induced thrombocytopenia; HaT; heparin-associated thrombocytopenia

Definition
Abfall der Anzahl der Blutplättchen (Thrombozyten) nach systemischer Applikation von Heparin.

Einteilung
– Heparininduzierte Thrombozytopenie Typ I (nicht immunologisch): Reduzierung der Thrombozytenzahl in der frühen Phase der Behandlung. Der Abfall ist deutlich geringer als 50%, jedoch ohne Fortschreiten trotz Fortführung der Behandlung mit Heparin.
– Heparininduzierte Thrombozytopenie Typ II (immunologisch).

Vorkommen/Epidemiologie
Auftreten bei bis zu 5% der Fälle bei Behandlungen mit unfraktioniertem Heparin. Bei der Behandlung mit niedermolekularem Heparin Auftreten bei weniger als 1%.

Ätiologie
– Bei HIT II bindet ein Heparin-induzierter Antikörper an den IgG-Fc-Rezeptor der Thrombozyten und führt zur Aktivierung von Thrombozyten. Konsekutiv werden prokoagulatorische Mikropartikel generiert. Zusätzlich werden Thrombozytenproteine (Plättchenfaktor 4) ausgeschüttet, die freies Heparin neutralisieren. Diese Thrombozytenproteine binden an das Heparansulfat, welches in der Endothelzellmembran vorkommt. Der Komplex lagert die Autoantikörper an und aktiviert dabei die Endothelzellen, was die Thrombinbildung verstärkt und schließlich in einer Thrombozytopenie resultiert. Es entsteht die Gefahr des Verlustes von Extremitäten durch solche thrombotischen Ereignisse, zudem besteht potenzielle Lebensgefahr für den Patienten!
– Das Auftreten einer HIT II ist abhängig von der Dauer und Dosis der Heparinbehandlung sowie von der Molekülgröße des Wirkstoffs. Längerkettiges, unfraktioniertes Heparin hat ein zwei- bis dreifach erhöhtes Risiko für eine HIT II als niedermolekulares Heparin.

Klinisches Bild
– Zunächst sukkulente, rot-blaue bis blau-schwarze, schmerzhafte Flecken, die sich zu großflächigen Plaques entwickeln können. Ausbildung hämorrhagischer Blasen ist möglich.
– In etwa 40% der Fälle kommt es zu arteriellen oder venösen Gefäßverschlüssen (auch White-Clot-Syndrom genannt).

Labor
– Nachweis von Antikörpern gegen den Plättchenfaktor 4-Heparin-Komplex mittels ELISA.
– Durchführung eines HIPA-Testes.
– Regelmäßige Laborkontrollen.

Histologie
Hämorrhagische Infarzierungen kleiner und mittlerer Gefäße der gesamten Dermis. Infarzierungen auch einzelner Gefäße der Subkutis.

Differenzialdiagnose
Verbrauchskoagulopathie, idiopathische thrombozytopenische Purpura, Cumarin-Nekrosen.

Komplikation
Entwicklung von meist großflächigen, rot-blau umrandeten, tiefen, dolenten Ulzera. Seltener sind makulopapulöse Exantheme.

Therapie
– Heparininduzierte Thrombozytopenie Typ I: unter Fortführung der Heparin-Therapie selbstlimitierender Verlauf; spontane Rückbildung der Thrombozytopenie innerhalb weniger Tage.
– Heparininduzierte Thrombozytopenie Typ II: sofortiges Absetzen des Heparins, alternativ sollte bei bestehender Indikation zur Antikoagulation die Behandlung entweder mit dem Heparinoid Danaparoid-Natrium (Orgaran) oder mit dem rekombinanten Hirudin-Präparat Lepirudin (Refludan; 0,4 mg/kg KG als Bolus, dann Dauerinfusion 0,15 mg/kg KG) fortgeführt werden.
– Ggf. Argatroban (synthetisch hergestellter direkter Throm-

bininhibitor) initial 0,5-2 µg/kg KG/Min. i.v.; regelmäßige Laborkontrollen!

Hinweis(e)

 Merke: Jeder Thrombozytenabfall auf weniger als 50% des Ausgangswertes bzw. auf absolute Werte <100.000 Thrombozyten/µl muss immer als heparininduzierte Thrombozytopenie Typ II angesehen werden, bis das Gegenteil bewiesen ist!

Thrombozytopenie, hereditäre — D69.4

Definition
Angeborener Mangel an Plättchenfaktor. Hierzu gehören: Wiskott-Aldrich-Syndrom, Fanconi-Anämie, familiäre amegakaryozytäre Thrombozytopenie mit Radiusaplasie, Chédiak-Higashi-Syndrom.

Thrombozytose — D75.9

Definition
Erhöhte Zahl von Blutplättchen im Blutbild.

Ätiologie
Ursache kann eine Erkrankung im blutbildenden System sein. Im Zusammenhang mit entzündlich-rheumatischen Erkrankungen sind Thrombozytosen Ausdruck der entzündlichen Aktivität.

Klinisches Bild
Auftreten z.B. bei hochentzündlicher chronischer Polyarthritis (Werte bis zu 1 Mio. Thrombozyten/µl). Dadurch besteht deutlich erhöhtes Thrombose-Risiko.

Therapie
Thromboseprophylaxe, z.B. mit systemischen Heparinen.

Tiabendazol

Definition
Anthelminthikum.

Wirkungsspektrum
Ancylostoma brasiliense, Angiostrongylus cantonensis und costaricensis, Capillaria philippinensis, Dracunculus medinensis, Stronyloides fuelleborni und stercoralis, Toxocara spp. Trichinella spp., Trichostrongylus spp.

Indikation
Systemische Anwendung: Infektionen mit Nematoden. Topische Anwendung: bei Larva migrans.

Dosierung und Art der Anwendung
Siehe Tabelle 1 [Dosierungen von Tiabendazol bei Infektionen mit verschiedenen Erregern].

Unerwünschte Wirkungen
Bei systemischer Applikation: Übelkeit, Erbrechen, Schwindel, Hypotonie, Leberfunktionsstörungen, Leukopenie, Kristallurie, allergische Reaktionen, Halluzinationen, Geruchsstörungen. Sehr selten Schock, Ohrensausen, Erythema exsudativum multiforme.

Tiabendazol. Tabelle 1. Dosierungen von Tiabendazol bei Infektionen mit verschiedenen Erregern

Indikation	Dosierung
Ancylostoma brasiliensis	2mal/Tag 25 mg/kg KG p.o. über 3 Tage
Angiostrongylus cantonensis	2mal/Tag 25 mg/kg KG über 7 Tage
Angiostrongylus costaricensis	3mal/Tag 75 mg/kg KG über 3 Tage
Capillaria philippensis	1mal/Tag 25 mg/kg KG über 4 Wochen
Dracunculus medinensis	2mal/Tag 25 mg/kg KG über 3 Tage
Strongyloides fuelleborni	2mal/Tag 25 mg/kg KG über 3-5 Tage
Strongyloides stercoralis	2mal/Tag 25 mg/kg KG über 3-5 Tage, ggf. bis zu 3 Wochen
Toxocara spp.	2mal/Tag 25 mg/kg KG über 5-7 Tage
Trichinella	2mal/Tag 25 mg/kg KG (max. 3 g/Tag) über 7 Tage
Trichostrongylus	2mal/Tag 25 mg/kg KG über 5 Tage

Wechselwirkungen
Bei gleichzeitiger Gabe von Allopurinol oder Theophyllin Anstieg der Xanthinmetaboliten bzw. des Theophyllinspiegels.

Kontraindikation
Schwangerschaft, Leber- und Niereninsuffizienz, Überempfindlichkeit.

Rezeptur(en)
R254 R253 R252

Präparate
Mintezol (über die internationale Apotheke erhältlich)

Tibialis-anterior-Syndrom — I74.3

Synonym(e)
Marschgangrän; vorderes Schienbein-Syndrom; Syndrom des vorderen Tibia-Abschnittes

Definition
Akute Durchblutungsstörung im Bereich der Arteria tibialis anterior mit konsekutiver ischämischer Nekrose der Fuß- und Zehenextensoren.

Ätiologie
Überbelastung der Fußheber, traumatische oder embolische Verlegung der Arterie.

Klinisches Bild
Einseitige, schmerzhafte, prätibiale Rötung und brettharte

Schwellung, abgeschwächter oder fehlender Tibialispuls. Ausfall des Nervus peronaeus profundus.

Therapie
Spaltung der Fascia cruris anterior innerhalb der ersten 24 bis 48 Stunden nach Auftreten.

Tietz-Syndrom
E70.35

Erstbeschreiber
Tietz, 1960

Synonym(e)
Albinismus-Taubheit

Definition
Autosomal-dominant vererbte Sonderform des totalen Albinismus mit Taubheit, Stummheit und Augenbrauen-Hypoplasie.

Ätiologie
Mutation des MITF-Gens, das auf Chromosom 3p14.1-p12.3 kartiert ist (MITF = Mikrophthalmie-assoziierter Transkriptionsfaktor).

Klinisches Bild
Genuiner Albinismus, hellblaue Iris, Hypoplasie der weißen Augenbrauen, Innenohrtaubheit, Taubstummheit.

Tigecyclin

Definition
Glycylclin-Antibiotikum (Tetracyclin-Derivat). Breitbandantibiotikum.

Wirkungen
- Bindung an die 30S-Untereinheit der bakteriellen Ribosomen. Hierdurch Hemmung der Translation der bakteriellen Proteinsynthese indem die Anlagerung der Aminoacyl-tRNA-Moleküle an die ribosomale Akzeptorstelle (A-Site) verhindert wird. Dadurch wird der Einbau von Aminosäureresten in wachsende Peptidketten verhindert.
- Glycylcycline umgehen die zwei wesentlichen Resistenzmechanismen von Bakterien (Effluxpumpen und ribosomale Schutzmechanismen). Effluxpumpen bewirken ein schnelles Herauspumpen des Antibiotikums aus den Bakterien, womit die Wirksamkeit des Antibiotikums erheblich herabgesetzt wird. Ribosomale Schutzmechanismen verhindern, dass Antibiotika in die Proteinsynthese der Bakterien eingreifen.

 Merke: Tigecyclin ist empfindlich gegen die chromosomale Multidrug-Efflux-Pumpen von Proteae (Proteus spp., insbes. P. mirabilis, P. vulgaris und P. myxofaciens sowie Morganella spp., insbes. M. morganii sowie auch Providencia spp., insbes. P. rettgeri, P. alcalifaciens und P. stuartii) sowie Pseudomonas aeruginosa (MexXYOprM-Efflux-System). Hier bestehen 2 Wirkungslücken.

Wirkungsspektrum
Besonders breites Wirkspektrum gegen grampositive und gramnegative, aerobe und anaerobe sowie atypische Erreger als auch gegen multiresistente Keime. U.a. wirksam gegen MRSA, ORSA, Vancomycin-resistente Enterokokken, Tetracyclin-resistente Erreger, Acinetobacter spp.

 Merke: Tigecyclin ist nicht gegen Pseudomonas aeruginosa wirksam.

Indikation
Komplizierte Haut- und Weichgewebsinfektionen. Komplizierte intraabdominelle Infektionen.

Schwangerschaft/Stillzeit
Keine hinreichenden Daten vorhanden sind für die Verwendung von Tigecyclin bei Schwangeren bzw. in der Stillzeit. Laut Tierstudien kann Tigecyclin während der Schwangerschaft zu einer Schädigung des Fetus führen. Wie auch Antibiotika der Tetracyclin-Gruppe kann Tigecyclin beim Fetus in der letzten Hälfte der Schwangerschaft und bei Kindern unter 8 Jahren zu dauerhaften Zahnschäden (Verfärbung und Verlust des Zahnschmelzes) und zu einer Verzögerung der Knochenbildung führen.

Dosierung und Art der Anwendung
Initial 100 mg i.v. gefolgt von 50 mg i.v. alle 12 Std. über einen Zeitraum von 5-14 Tagen.

Unerwünschte Wirkungen
Passagere Übelkeit und Erbrechen (meist zu Behandlungsbeginn).

Kontraindikation
Nicht bei Kindern anwenden, insbes. nicht bei Kindern unter 8 Jahren.

Präparate
Tygacil

Tinea
B35.9

Synonym(e)
Dermatophyteninfektion; Dermatophytosis; Dermatophytose; Dermatophytose phylois; Epidermophytie; Trichophythie; Fadenpilzerkrankung; Ringworm

Definition
Infektion des Stratum corneum der Epidermis, der Haare und/oder der Nägel durch Dermatophyten. Dermatophyten können Keratin durch Spaltung von Disulfitbrücken abbauen, daher erklärt sich die ausgesprochene Bevorzugung keratinhaltiger Substrate. Selbst bei Tinea profunda mit tiefem Befall der Haarfollikel dringen die Erreger nicht in die Dermis ein. Durch Zusatz der jeweiligen Körperregion erübrigen sich traditionell verankerte Begriffe wie Eccema marginatum, Tinea inguinalis, Tinea barbae, Kerion Celsi, Tinea capitis profunda u.a. Die Einheitlichkeit des „Tineabegriffes" wird durch Bezeichnungen wie Tinea amiantacea für Pityriasis amiantacea und Tinea versicolor für Pityriasis versicolor gefährdet. Die richtige Behandlung setzt eine exakte Diagnose durch den Nachweis im Nativpräparat und durch die Kultur voraus. Die Namensgebung ist dem Lateinischen entlehnt (Tinea = Motte, Holzwurm).

Erreger
Dermatophyten. Zu den Dermatophyten gehören die Gattungen Trichophyton, Epidermophyton und Mikrosporum. Eine Einteilung in geophile, zoophile und anthropophile Arten ist aus epidemiologischen aber auch aus klinischen Gründen

sinnvoll. Geophile und zoophile Dermatophyten verursachen beim Mensch deutlich stärker entzündliche Herde als anthropophile Dermatophyten, während sie beim Tier fast symptomlos vorhanden sein können. In der Dermatologie sind u.a. folgende Dermatophyten relevant:
- Anthropophile Arten: T. rubrum, Epidermophyton floccosum, M. audouinii, T. schönleinii, T. soudanense, T. violaceum.
- Zoophile Arten: T. mentagrophytes, M. canis, T. verrucosum.
- Geophile Arten: M. gypseum.

Einteilung
Das klinische Bild der Dermatophyteninfektion variiert und wird wesentlich durch die Topographie definiert:
- Tinea capitis:
  - Tinea capitis profunda
  - Tinea capitis superficialis
- Tinea faciei:
  - Tinea barbae
- Tinea corporis:
  - Tinea imbricata
- Tinea inguinalis
- Tinea manuum
- Tinea pedum
- Tinea unguium (Onychomykose)
- Tinea granulomatosa follicularis et nodularis cruris
- Tinea nigra
- Myzetom.

Klinisches Bild
Aufgrund klinischer, diagnostischer und therapeutischer Besonderheiten erfolgt eine Untergliederung je nach Lokalisation. Angesichts erheblicher, durch die jeweilige Topographie (Kopf, Leiste, Zehen, Nägel) geprägter Unterschiede ist eine allgemein gültige Aussage zur Klinik nicht möglich.

Diagnose
Wichtige die klinische Diagnose beeinflussende Begleitphänomene:
- Befall von Haarfollikeln und/oder Nägeln
- Persistierende Hyper- oder Hypopigmentierungen
- Sekundäre bakterielle Überlagerungen
- Sekundäre Kontaktallergie
- Chirurgische Vorbehandlungen (Inzisionen)
- Vorbehandlung mit Kortikosteroiden
- Intertriginöse Mazeration.

Siehe Tabelle 1 [Diagnostische Kriterien der Tinea].

Therapie allgemein
Vermeidung und Behandlung von Infektionsquellen, wie infizierte Tiere z.B. Katzen, Hunde, Kühe, Meerschweinchen.

Externe Therapie
Die externe Monotherapie ist für nachfolgende Typen der Dermatophytosen i.A. als ausreichend anzusehen: Nicht entzündliche Tinea corporis, Tinea faciei, Tinea manuum et pedum. Die nachfolgend aufgeführten externen Antimykotika haben bei vergleichbarer Qualität und Wirkung die größte Verbreitung gefunden:
- Imidazolderivate: Clotrimazol (z.B. R055 R056, Canesten Creme, Clotri OPT, Cutistad), Econazol (z.B. Epi-Pevaryl Creme), Ketoconazol (z.B. Nizoral Creme), Miconazol (z.B. R173, R172 Daktar Lösung, Vobamyk, Micotar), Bifonazol (z.B. Mycospor), Oxiconazol (z.B. Myfungar Creme), Tioconazol (z.B. Mykontral), Fenticonazol (z.B. Lomexin)
- Allylamine: Naftifin (z.B. Exoderil Creme), Terbinafin (z.B. Lamisil Creme)

Tinea. Tabelle 1. Diagnostische Kriterien der Tinea

Anamnese	Allg. Erkrankungen	Chronische Lebererkrankungen
		Chronische Nierenerkrankungen
		Endokrinologische Erkrankungen (z.B. Diabetes mellitus)
		Periphere Durchblutungsstörungen (Tinea unguium)
	Vorbehandlung	Externe Vortherapien (insbes. Vorbehandlung mit Glukokortikoiden)
		Systemtherapien
	andere Hauterkrankungen	insbes. Atopie oder Kontaktsensibilisierungen
	Beruf	Bademeister o.ä.
		Landwirtschaft
		Veterinärberufe
	Freizeitkontakte	Garten
		Sportliche Aktivitäten mit Benutzung gemeinsamer Reinigungszonen in Duschen oder Sauna
		Tierkontakte
Untersuchungen		Allg. körperliche Untersuchung
		Lokalisation der Hautveränderungen
		Ausmaß der Läsionen
	Art der Läsion	Nichtentzündlich, schuppend, chronisch
		Akut oder subakut, ekzematös, juckend
		Chronisch lichenifiziert
		Folliculäre Papeln oder Knoten (abszessartig)
		Vesikulös oder bullös (Id-Reaktion)
		Pustulös, einer Pyodermie ähnlich

- Morpholine: Amorolfin (Loceryl Creme)
- Ciclopiroxolamin (z.B. Batrafen Creme)
- Sertaconazolnitrat (z.B. Zalain, Mykosert)
- Verschiedene: Tolnaftat (z.B. Tonoftal Creme), Farbstoffe (z.B. Eosin oder Methylrosaniliniumchlorid).
- Kombinationspräparate mit Glukokortikoiden, Desinfizienzien oder Antibiotika. Diese Kombinationen werden als „Antidenkpräparate" zwar geschätzt, sollten jedoch nur ausnahmsweise eingesetzt werden. Bei entzündlich akzentuierten juckenden Dermatomykosen können Glukokortikoid-haltige Monotherapeutika passager eingesetzt werden.

Interne Therapie
Indikation für systemische Therapie ist bei folgenden Erkrankungen gegeben:
- Entzündlich akzentuierte Dermatomykosen
- Hyperkeratotische Tinea der Handflächen und Fußsohlen
- Großflächige Tinea
- Tinea capitis
- Granulomatöse oder noduläre Tinea
- Immunsupprimierte Patienten
- Tinea unguium mehrerer Zehen oder Finger
- Therapieresistenz oder Intoleranz gegenüber externen Antimykotika.

Die nachfolgend aufgeführten Präparate haben bei vergleichbarer Qualität und Wirkung die größte Verbreitung gefunden: Griseofulvin (z.B. Likuden M), Itraconazol (z.B. Sempera), Fluconazol (z.B. Diflucan), Terbinafin (z.B. Myconormin, Lamisil).

Operative Therapie
Chirurgische Maßnahmen sind bei Dermatomykosen nicht angezeigt. Selbst bei ausgedehnter granulomatöser nodulärer Tinea sind fluktuierende Abszedierungen (analog zu Staphylokokkenabszessen) eine absolute Rarität. Somit sind chirurgische Maßnahmen auf Eröffnungen der Blasen und Pusteln zu beschränken. Eine Ausnahme bildet eine auf den Nagel begrenzte, den Nagel komplett erfassende Onychomykose. Hier kann in seltenen Fällen eine Nagelextraktion des meist weitgehend vom Nagelbett abgehobenen Nagels überlegt werden (Alternative: Mycospor Nagelset, Harnstoff-Salbe 20%).

Prophylaxe
Tragen von Badeschuhen in öffentlichen Gemeinschaftsanlagen wie Umkleideraum, Duschen und Sauna. Benutzung von desinfizierenden Fußsprays in Schwimmbädern. Prophylaktisches Benutzen antimykotischer Lösungen/Sprays (z.B. Canesten Spray) 2-3mal/Woche im Zwischenzehenraum und an den Fußsohlen. Desinfektion von kontaminierten Gegenständen (z.B. Desinfektion von Schuhen mit Sagrotan Spray). Sauberes Abreiben der Füße mit einem Handtuch oder Waschungen der Füße mit Seife kann die Anzahl der Pilze an den Fußsohlen reduzieren. Vermeiden des Barfußgehens auf dem Teppichbelag von Hotelzimmern!

Tinea barbae B35.04

Synonym(e)
Sycosis parasitaria; Sycosis barbae parasitaria; Trichophytia profunda barbae; Bart-Trichophythie; Bartpilzflechte

Definition
Durch Dermatophyten bedingte tiefe Mykose im Bartbereich bei Männern. S.a.u. Tinea.

Erreger
Vor allem Triphophyton mentagrophytes, auch andere Trichophyton- und Mikrosporumarten (s. Trichophyton, Mikrosporum).

Ätiologie
Häufig von infizierten Tieren (Rinder, Nagetiere) auf den Menschen übertragen.

Klinisches Bild
Herdförmige, zunächst entzündliche, schuppende Rötung. Im weiteren Verlauf können umschriebene Follikulitiden, furunkuloide Knoten, zahlreiche follikuläre Pusteln und konfluierende Abszedierung auftreten. Erkrankte Haare lassen sich schmerzlos epilieren. Druckschmerzhafte regionale Lymphknotenschwellungen, evtl. Fieber.

Diagnose
Pilznachweis im oder am epilierten Haar, im Nativpräparat und in der Kultur.

Differenzialdiagnose
Bakterielle Follikulitis, Folliculitis simplex barbae, Folliculitis barbae candidamycetica, Tuberculosis cutis colliquativa, Aktinomykose, Folliculitis decalvans.

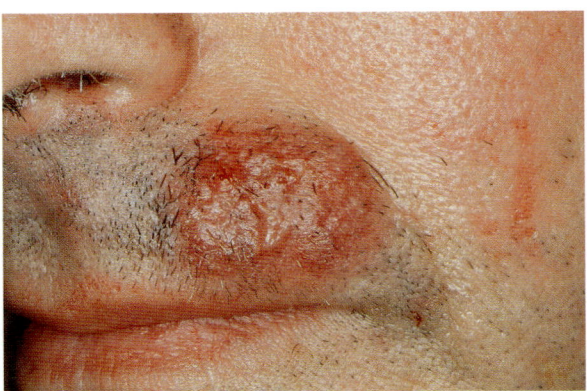

Tinea barbae. Solitärer, chronisch dynamischer, seit 10 Wochen ständig progredienter, scharf begrenzter, fester, juckender und schmerzender, mit Pusteln besetzter, roter, rauer Knoten. Die Haare sind schmerzlos epilierbar.

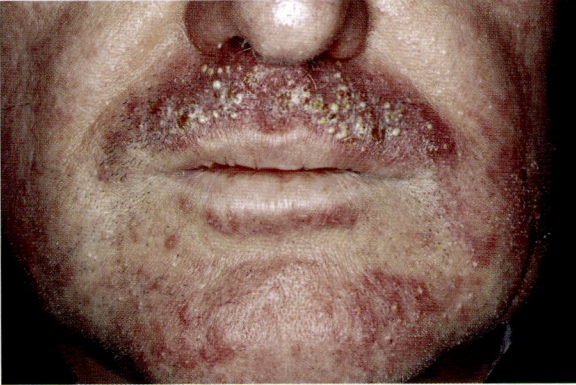

Tinea barbae. Seit mehreren Monaten bestehende, feste, mäßige Anschwellung der Lippen mit multiplen Pusteln auf livide gefärbter Plaque.

Therapie
Abnahme des Bartes. Stets interne antimykotische Therapie, s. Tinea. Extern eignen sich Azol-haltige Cremes und Lösungen wie Ketoconazol (z.B. Nizoral Creme) über Nacht okklusiv.

Prognose
Tendenz zur Spontanheilung, narbige Alopezie als Restzustand möglich.

Tinea capitis B35.00

Synonym(e)
Tinea capillitii; Trichophytia capillitii

Definition
Unter dem Begriff werden Erkrankungen des behaarten Kopfes, der Augenbrauen und Wimpern durch Erreger der Gattungen Trichophyton und Mikrosporum zusammengefasst.

Erreger
Dermatophyten, häufig Microsporum canis (>50%) seltener Trichophyton mentagrophytes (etwa 10-15%), Trichophyton verrucosum (10-22%), Trichophyton rubrum (etwa 10-15%), Trichophyton violaceum oder Trichophyton tonsurans.

Einteilung
Nach klinischen Gesichtspunkten werden 3 Formen unterschieden, deren Entstehung erregerabhängig ist:
- Oberflächliche oder aphlegmasische Form (meist antropophile Erreger), s.u. Tinea capitis superficialis
- Phlegmasische (chronisch-entzündlich-infiltrative) Form
- Akut infiltrative Form oder Kerion Celsi (immer zoophile Erreger), s.u. Tinea capitis profunda.

Aus historischen Gründen wird die Tinea capitis neben dem Infektionskriterium (oberflächliche oder tiefe Tinea) noch in Mikrosporie und den Spezialfall Favus unterschieden.

Pathologie
Je nach Infektionsart des Haares werden unterschieden:
- Ektotrixinfektion: der Pilz befindet sich überwiegend in Form von Arthrosporen an der Oberfläche des Haarschaftes (M. canis)
- Endotrixinfektion: der Erreger dringt in den Haarschaft ein (T. tonsurans, T. violaceum).

Diagnose
Mikroskopische Untersuchung von epilierten Haaren und Kopfschuppen. Anthrophile Erreger wachsen v.a. endotrich (in das Haar penetrierend). Ausnahme ist M. audouinii (s.u. Mikrosporie). Zoophile Erreger wachsen ektotrich (um das Haar herum) mit großen Sporenmanschetten. Deshalb ist eine hohe Kontagiosität von zoophilen Erregern gegeben. Kulturen müssen bis zu 5 Wochen beobachtet werden, weil einige Erreger (T. verrucosum, T. violaceum, T. soudanense) sehr langsam wachsen.

Differenzialdiagnose
Psoriasis capitis, allergisches Kontaktekzem, atopisches Ekzem, Lichen planus

Therapie
S.u. Tinea, Tinea capitis profunda, Tinea capitis superficialis, Mikrosporie, Favus.

Therapie allgemein
Grundsätzlich ergibt sich die Notwendigkeit, die Tinea capitis immer systemisch und lokal zu behandeln.
- Die Erregerspezifikation ist wichtig, da einige Antimykotika gegenüber bestimmten Erregern weniger empfindlich sind. Bei Trichophyton-Arten ist Terbinafin aufgrund seiner hohen Wirksamkeit und fehlender Erregerlücken Mittel der Wahl. Itraconazol und Griseofulvin besitzen eine verminderte Wirksamkeit. Fluconazol ist gegenüber Trichophyton mentagrophytes var. granulosum und Trichophyton verrucosum resistent.
- Erwachsene: Griseofulvin, Itraconazol, Terbinafin, Fluconazol.
- Kinder: Für die systemische Therapie ist nur Griseofulvin zugelassen, für Kinder >1 Jahr Fluconazol. Itraconazol oder Terbinafin können nur als individueller Heilversuch (Off-Label-Use) verordnet werden, nach entsprechender Aufklärung der Eltern.
- Itraconazol sollte aufgrund potentieller toxischer Effekte nur max. 3 Monate verschrieben werden. Dies gilt für Onychomykosis als auch für Tinea capitis.

Interne Therapie

Tinea capitis. Tabelle 1. Übersicht systemischer Therapeutika zur Behandlung der Tinea capitis

Wirkstoff	Dosierung	Therapiedauer
Grisefulvin (Griseo CT 125)	10 mg/kg KG/Tag (international 20 mg/kg KG/Tag empfohlen) 1mal/Tag als ED nach dem Essen	8 Wochen, ggf. auch deutlich länger, dem klinischen Bild angepasst
Itraconazol[1] (Sempera)	5 mg/kg KG/Tag (1mal/Tag zusammen mit dem Essen)	6-8 Wochen
Terbinafin[1] (Lamisil, Myconormin)	<20 kg KG: 62,5 mg/Tag	6-8 Wochen
	20-40 kg KG: 125 mg/Tag	
	>40 kg KG: 250 mg/Tag	
Fluconazol[2] (Diflucan)	6 mg/kg KG/Tag oder 1mal/Woche 8 mg/kg KG/Tag	6-8 Wochen

[1] Präparate für Kinder nicht zugelassen; [2] Für Kinder >1 Jahr bei Fehlen von Alternativen zugelassen

Hinweis(e)
Itraconazol ist bislang bei Kindern nicht zugelassen. Laut Studien liegen jedoch gute Therapieerfolge vor. In einer randomisierten Studie mit 34 Kindern (< 12 Jahren) erfolgte die Therapie der Tinea capitis mit 500 mg Griseofulvin und mit 100 mg Itraconazol täglich über insgesamt 6 Wochen. In beiden Gruppen zeigte sich ein identischer Behandlungserfolg mit 88% Heilung. Zudem traten in der mit Itraconazol behandelten Gruppe keine Nebenwirkungen auf.

Tinea capitis profunda B35.02

Synonym(e)
Kerion Celsi; Celsussches Kerion; Trichophytia profunda

Definition
Tiefe, mit furunkuloiden Granulomen einhergehende Tinea capitis, die in erster Linie durch tierpathogene (zoophile) Dermatophyten, s.a. Tinea, hervorgerufen wird. Die Erkrankung wird häufig fehldiagnostiziert, so dass die Klientel häufig aus insuffizient vorbehandelten Fällen besteht.

Erreger
Trichophyton mentagrophytes, Trichophyton verrucosum.

Manifestation
In erster Linie bei Kindern auftretend.

Klinisches Bild
Juckende oder mäßig schmerzhafte, 0,5-5,0 cm große, meist gut abgegrenzte, kissenartig erhabene, purulente, hochrote Plaques oder Knoten. Auf Druck kann sich Eiter entleeren. Haare fehlen in der Läsion; noch existierende Haare lassen sich leicht und meist schmerzlos extrahieren (Anfertigung eines Nativpräparates zum Pilznachweis).

Diagnose
Klinisches Bild, nativer und kultureller Pilznachweis. S.u. Mykosen.

Differenzialdiagnose
Furunkel, Karbunkel.

Externe Therapie
Als erster Schritt empfiehlt sich eine lokale Rasur sowie die konsequente Lokalbehandlung mit Griseofulvin-Creme (z.B. Gricin) oder topischen Breitbandantimykotika wie Amorolfin-Creme (Loceryl), Ketoconazol-Creme (z.B. Nizoral), Terbinafin-Creme (z.B. Lamisil), Ciclopirox-Salbe (z.B. Batrafen), Clotrimazol-Salbe (z.B. Canesten) oder Bifonazol-Creme (z.B. Mycospor). Die Externa sind messerrückendick auf die entzündliche Läsion aufzutragen. Anschließend Abdecken mit einer Mullkompresse und Fixieren mit Schlauchverband. Der Verband wird täglich gewechselt (ggf. 2mal/Tag). Die Salbenreste können vorsichtig mit Olivenöl aufgenommen werden. Haarwäsche mit einem milden Syndet (z.B. Dermowas) ist möglich.

Interne Therapie
Zwingend notwendig. Systemische Antimykotika empfehlen sich über einen Zeitraum von 8-12 Wochen, bestenfalls 10-14 Tage über den klinischen Abheilungszustand hinaus. S.u. Tinea capitis.

Prognose
Narbige Abheilung.

Hinweis(e)
Selten sieht man unvorbehandelte „klassische Krankheitsbilder". Entweder wurden bereits längerzeitig Glukokortikoidexterna appliziert, chirurgisch interveniert (Inzisionen) oder multipel antibiotisch oder kombiniert vorbehandelt.

Tinea capitis superficialis B35.01

Synonym(e)
Trichophytia superficialis

Definition
Hoch kontagiöse, gelegentlich endemisch auftretende Tinea capitis des Kindesalters.

Erreger
Trichophyton- und Mikrosporumarten; s.u. Tinea capitis.

Klinisches Bild
Meist multiple, seltener solitäre, 0,5-7,0 cm große, rundliche, meist aphlegmasische, leicht gerötete oder gräuliche, fein schuppende, flache Flecken oder Plaques, meist mit abgebrochenen Haaren. Häufig suchen die Patienten wegen der klinisch auffälligen Haarlosigkeit den Arzt auf. S.a.u. Mikrosporie, s.a.u. Favus.

Diagnose
Klinisches Bild; beim Vorliegen einer Mikrosporuminfektion gelb-grüne Fluoreszenz im Wood-Licht; mykologische Untersuchung (s.u. Mykosen).

Differenzialdiagnose
Alopecia areata, Pityriasis amiantacea, Psoriasis capillitii.

Therapie
Externe und interne antimykotische Therapie, s.u. Tinea capitis. Extern eignen sich Ciclopirox (z.B. Batrafen Creme), Azolhaltige Cremes und Lösungen wie Ketoconazol (z.B. Nizoral Creme) oder Clotrimazol (z.B. Canesten Salbe, Canesten Lösung) über Nacht okklusiv.

Tinea corporis B35.40

Synonym(e)
Trichophytia corporis superficialis; Herpes circinatus; Trichophytie der unbehaarten Haut; Impetigo figurata; Squarrus circumscriptum (Gruby); Dartre furfuracées arrondies (Alibert); Ringworm of the body

Definition
Oberflächliche, entzündliche oder nichtentzündliche Tinea der unbehaarten Haut mit zentrifugaler Ausbreitung.

Erreger
Vor allem Trichophyton rubrum, Trichophyton mentagrophytes, auch Epidermophyton floccosum, s.a. Dermatophy-

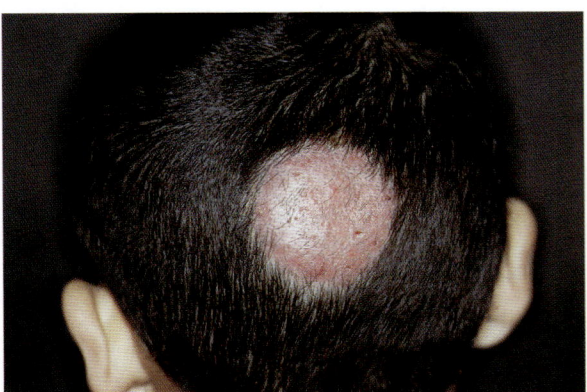

Tinea capitis profunda. Entzündlicher, mäßig juckender, leicht schmerzender, fluktuierender Knoten im Bereich des Kapillitiums beim Kind mit weitgehendem Verlust der Kopfhaare.

ten. Tinea corporis gladiatores wird zumeist durch T. tonsurans ausgelöst.

Ätiologie
Häufig Infektion durch Haustiere (Katze, Rind, Meerschwein, Hamster).

Pathologie
Zunächst umschriebene Follikulitis als Folge des Eindringens des Pilzes in das Follikelostium und in den Haarbalg. Die Ausbreitung der Infektion erfolgt ausschließlich im Stratum corneum unter Befall weiterer Haarfollikel. Klinisch zeigt sich eine entzündlich gerötete, gering schuppende Scheibe mit zentrifugaler Ausdehnung. Mit Fortschreiten der Infektion können mehrere solche Herde konfluieren und polyzyklische, großflächige, landkartenähnliche Figuren bilden.

Manifestation
Häufig bei Kindern, aber auch bei Erwachsenen auftretend.

Lokalisation
Gesicht (Tinea faciei), Hals (Tinea colli), Stamm, Extremitäten (Tinea corporis).

Klinisches Bild
Zunächst entwickelt sich eine umschriebene Follikulitis als Folge des Eindringens des Pilzes in das Follikelostium und in den Haarbalg (wird klinisch selten beobachtet). Die Ausbreitung der Infektion erfolgt ausschließlich im Stratum corneum unter Befall weiterer Haarfollikel. Im Allgemeinen zeigen sich bei der Erstbefundung eine oder mehrere entzündlich gerötete, gering schuppende, randbetonte Plaques mit zentrifugaler Ausdehnungstendenz. Mit Fortschreiten der Infektion können mehrere Herde konfluieren und polyzyklische, großflächige, landkartenähnliche Figuren mit zentraler Abheilung bilden. Fast immer besteht ein markanter Juckreiz, der häufig

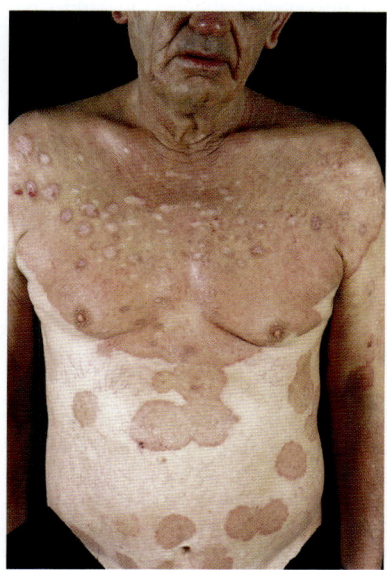

Tinea corporis. Chronisch dynamische, seit 16 Wochen bestehende, seit 8 Wochen progrediente, großflächige, z.T. konfluierende, scharf begrenzte, juckende, rote, schuppende, anuläre oder zirzinäre, randbetonte Plaques. Zentrifugale Progredienz, zentrale Abheilung.

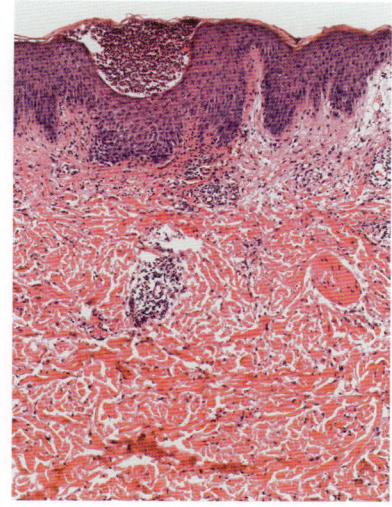

Tinea corporis. Perivaskulär akzentuierte, superfizielle Dermatitis mit subkornealer Pustelbildung.

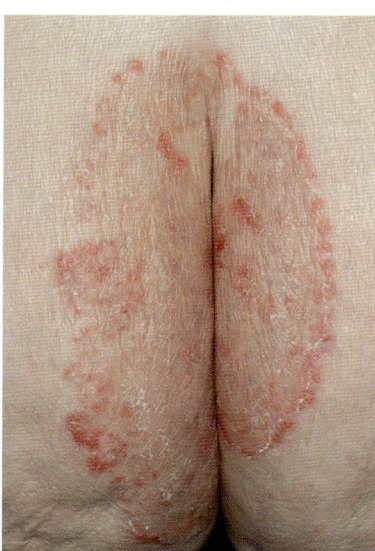

Tinea corporis. Akute, intergluteal lokalisierte, symmetrisch angeordnete, flächige, ovale, am Randsaum betonte, peripher fortschreitende, zum Zentrum hin abblassende, flach elevierte, rote, raue, unscharf begrenzte, schuppende Plaque bei einer 80 Jahre alten Frau.

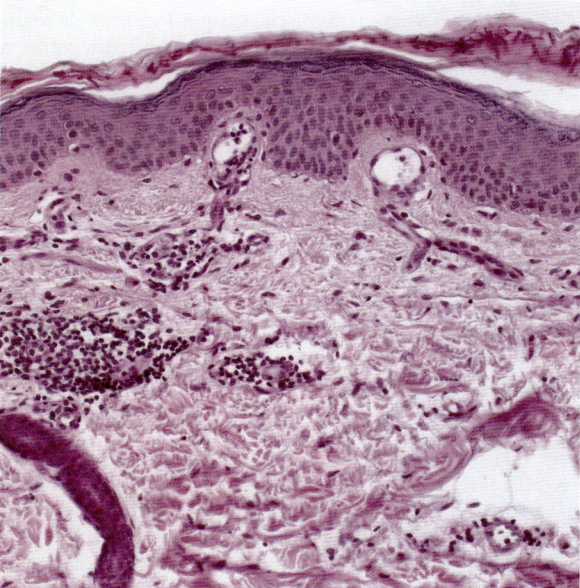

Tinea corporis. Massenhaft Pilzelemente im stratum corneum. PAS-Färbung.

zu einer Vorbehandlung mit Kortikoidexterna führt und damit das klinische Grundmuster der Tinea verschleiert.

Histologie
Leichte bis mäßige Akanthose des Oberflächenepithels mit fokaler Spongiose und Parakeratose. In frühen Phasen der Infektion findet sich ein eher schütteres perivaskuläres Lymphozyteninfiltrat mit fokaler Epitheliotropie und Spongiose bis hin zu spongiotischen Bläschen. Bei längerer Bestanddauer zunehmende Exozytose von neutrophilen Granulozyten, die sich sub- oder intrakorneal zu kleinen Neutrophilenabszessen verdichten können. In der oberen Dermis findet sich ein dichtes diffuses, machmal perivasal akzentuiertes lymphozytäres Infiltrat mit wenigen Neutrophilen und eosinophilen Granulozyten. Bei PAS-Färbung lassen sich (wenn keine antimykotische Vorbehandlung erfolgte) Myzelien in unterschiedlicher Dichte an der Grenze zwischen den geschichteten Ortho- und Parakeratosezonen nachweisen.

Diagnose
Pilznachweis (Mykosen). In Einzelfällen hat sich auch die Inspektion des gesamten Integuments mittels UV-Licht (Wood-Licht) zur Aufdeckung klinisch nur diskret befallener Areale mit bestimmten Dermatophyten oder Malasseziaarten als nützlich erwiesen.

Differenzialdiagnose
- Klinische Differenzialdiagnosen:
    - Mikrobielles Ekzem: Ekzematisierte Plaques ohne markante Randbetonung; meist disseminiert, keine Myzelien im PAS-Präparat.
    - Seborrhoisches Ekzem: Kein Juckreiz; bei marginierten Plaques sind diese differenzialdiagnostisch nicht von einer Tinea corporis zu unterscheiden! Typisch ist der rezidivierende Verlauf der Erkrankung mit Verstärkung in den Wintermonaten und u.U. kompletter Abheilung unter sommerlichem, maritimem Klima. Dieser Verlauf schließt eine Tinea komplett aus. Weder kulturell noch histologisch gelingt mykologischer Erregernachweis.
    - Psoriasis vulgaris: Typische Plaque-Psoriasis als wichtige DD. Das Auspitz-Phänomen ist bei Tinea corporis stets negativ!
    - Parapsoriasis en plaques: Keine Randbetonung, meist keine Schuppung. Pseudoatrophie! Kein Juckreiz!
    - Mycosis fungoides: Keine Randbetonung; anfänglich geringer oder fehlender Juckreiz; Histologie ist diagnostisch!
    - Erythema anulare centrifugum: Sehr markante anuläre Konfigurationen; meist schuppenfrei. Juckreiz fehlt oder ist nur sehr gering ausgeprägt. Die Randzone ist sehr deutlich induriert (nasser Wollfaden). Weder kulturell noch histologisch gelingt ein mykologischer Erregernachweis.
    - Frühsyphilis: Syphilide sind meist von LK-Schwellungen begleitet. Verteilungsmuster: häufig Befall von Handflächen und Gesicht. Serologie ist beweisend! Histologie ist wegweisend (plasmazellige Dermatitis).
- Histologische Differenzialdiagnosen (häufig schwierig von einer Tinea abzugrenzen und nur im Zusammenhang mit dem klinischen Bild endgültig zu bewerten; wichtig sind daher gute klinische Angaben):
    - Akutes und subakutes Ekzem: Spongiose, flächige Parakeratose, beim atopischen Ekzem mögliche markante Eosinophilie. Häufig nicht zu unterscheiden.
    - Psoriasis vulgaris: Die Akanthose ist meist markanter ausgeprägt als bei Tinea. Flächige Hyper- und Parakeratose mit Neutrophilen-Einschlüssen. Das histologische Bild ist sehr ähnlich. Kein Nachweis von Myzelien.
    - Parapsoriasis en plaques: Fibrose des Stratum papillare. Das Oberflächenepithel ist eher atrophisch. Epidermotropie ist vorhanden. Kaum Spongiose. Keine Parakeratose!
    - Impetigo contagiosa: Subkorneale Spaltbildung mit Ansammlung neutrophiler Granulozyten. Kein Myzelnachweis!
    - Pityriasis rosea: Unspezifische superfizielle Dermatitis mit mäßiger Akanthose. Manchmal zeigen sich Erythrozytenextravasate, die bei einer Tinea fehlen. Keine Myzelien.
    - Allergisches Kontaktekzem: Klinisch deutlich zu unterscheiden! Markante, flächige Spongiose; akanthotisches Oberflächenepithel; lange Parakeratosehügel. Histologisch nur im Zusammenhang mit klinischen Angaben sicher zu differenzieren.
    - Erythema anulare centrifugum: Histologisch nur im Zusammenhang mit klinischen Angaben sicher zu differenzieren! Meist dichte perivaskuläre Infiltrathülsen.
    - Frühsyphilis: Interface-Dermatitis mit psoriasiformer Epidermisreaktion. Dichtes, bandförmiges Infiltrat in der oberen und mittleren Dermis (Lymphozyten, Histiozyten und Plasmazellen. Ausdehnung des Infiltrates auf den tiefen Gefäßplexus.

Therapie
Antimykotische Therapie mit topischen Antimykotika. Bei ausgedehntem Befall oder Therapieresistenz zusätzlich antimykotische Systemtherapie, s.u. Tinea.

Therapie allgemein
In der Schweiz und in Österreich ist Terbinafin für die orale Anwendung bei Kindern zugelassen, in Deutschland hingegen noch nicht (Off-Label-Use). Eine sorgfältige Dokumentation und Aufklärung der Eltern über den Off-Label-Use und die Wirkung von Terbinafin in Studien sollte erfolgen. Als Dosierungsempfehlung gelten: Kinder mit 10-20 kg KG: 62,5 mg/Tag; 21-40 kg KG: 125 mg/Tag; >40 kg KG: 250 mg/Tag. 2-3 Wochen Therapiedauer sind normalerweise ausreichend.

Prognose
Stark entzündliche Formen haben eine Tendenz zur Spontanheilung. Unbehandelt im Allgemeinen hochchronischer Verlauf. Quoad vitam immer günstig.

Nachsorge
Um Rezidive zu vermeiden, sollte die Lokalbehandlung, vor allem der Tinea pedis, etwa 3-4 Wochen über die klinische Heilung hinaus fortgesetzt werden, bis die ruhenden Arthrosporen durch den physiologischen Erneuerungsprozeß der Haut mit den oberen Schichten des Stratum corneums eliminiert sind.

Naturheilkunde
In manchen naturheilkundlichen Ansätzen wird die Anwendung von Teebaumöl-Rezepturen unterstützend empfohlen. S.a. Teebaumöl.

Hinweis(e)
Vom Tier auf den Menschen übertragene Dermatophyten-

Infektionen können, sofern ein Kausalzusammenhang mit der beruflichen Tätigkeit nachweisbar ist, als Berufskrankheiten nach der Ziffer 3102 der Liste der Berufskrankheiten anerkannt und entschädigt werden (s. Berufskrankheit der Haut). Infektionskrankheiten, die von Mensch zu Mensch übertragen werden und Versicherte betreffen, die im Gesundheitswesen arbeiten oder durch eine andere Tätigkeit der Infektionsgefahr in ähnlichem Maße ausgesetzt sind, können nach BK-Ziffer 3101 entschädigt werden.

Tinea corporis profunda B35.0

Synonym(e)
Trichophytia corporis profunda

Definition
Tiefe, mit granulomatöser Herdreaktion einhergehende Tinea der Haut.

Lokalisation
Handrücken, Handgelenke, Unterarme, Hals.

Klinisches Bild
Meist solitärer, umschriebener, infiltrierter und erhabener Herd mit intakten oder zerplatzten Pusteln.

Diagnose
S.u. Mykosen.

Therapie
Interne und externe antimykotische Therapie.

Tinea, dyshidrosiforme B35.3

Definition
Akute Pilzerkrankung der Füße und/oder der Hände unter dem klinischen Bild der Dyshidrose, s.a. Tinea manuum, Tinea pedum.

Differenzialdiagnose
Mykid.

Therapie
S.u. Tinea.

Tinea faciei B35.06

Definition
Eher seltene Manifestationsform für eine entzündliche oder nichtentzündliche Dermatophytose des nicht behaarten Gesichts.

Erreger
Neben zoophilen Dermatophyten (v.a. T. mentagrophytes, M. canis) v.a. der anthropophile T. rubrum.

Klinisches Bild
Meist uncharakteristische (üblicherweise „steroidal" vorbehandelte), 0,5-5,0 cm große, rote aber auch rot-braune, schuppende, meist juckende, ggf. auch nässende, wenig elevierte, randbetonte Plaques. Diagnostisch wegweisend sind 0,2-0,4 cm große, rote follikulären Papeln oder auch Papulopusteln. Bei einzelnen Patienten können jedoch auch hoch rote, flächig elevierte Plaques imponieren, meist durchsetzt mit follikuläre Pusteln. Haare lassen sich in diesen Plaques leicht extrahieren. Häufig sind Mykosen an anderen Hautpartien nachweisbar.

Differenzialdiagnose
Rosazea, Granuloma faciale, kutaner Lupus erythematodes, atopisches Ekzem, Psoriasis vulgaris, Impetigo contagiosa.

Therapie
Entsprechend der Tinea corporis.

Hinweis(e)
Erfahrungsgemäß ist eine systemische Therapie notwendig (z.B. Terbinafin). Es empfiehlt sich nach Nagelmykosen zu suchen („Autoinokulation").

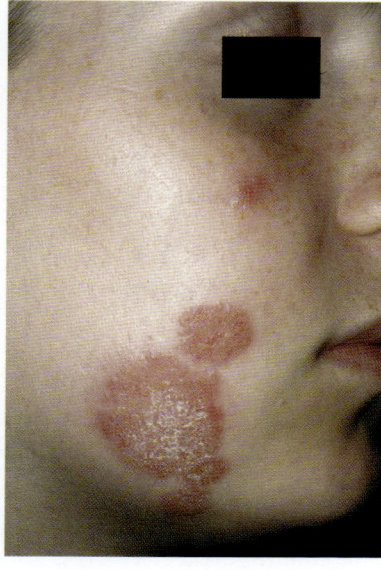

Tinea faciei. Multiple (wenige), chronisch aktive, seit 8 Wochen flächig wachsende, disseminierte, 0,5-3,0 cm große, unscharf begrenzte, initial homogene, später anuläre, juckende, rote, raue (Schuppung) Papeln und Plaques.

Tinea granulomatosa follicularis et nodularis cruris B35.8

Synonym(e)
Tinea cruris; chronische follikuläre Trichophytie der Unterschenkel; Tinea nodosa

Definition
Tinea der Unterschenkel. Im angloamerikanischen Sprachraum fälschlicherweise synonym zu Tinea inguinalis gebrauchte Bezeichnung.

Ätiologie
Autoinokulation durch Rasieren der Beinhaare bei vorbestehender Tinea unguium bzw. Tinea pedum.

Manifestation
Vor allem bei Frauen auftretend.

Lokalisation
Distale Unterschenkelaußenseiten.

Klinisches Bild
Bräunliche bis blaurötliche, erbsgroße, follikulär gebundene, juckende, evtl. konfluierende Knötchen mit Schuppenkrausenrand.

Histologie
Granulationsgewebe mit tuberkuloiden Strukturen. Evtl. zeigt sich eine zentrale Einschmelzung.

Diagnose
Pilznachweis in Nativpräparat oder Kultur.

Differenzialdiagnose
Bakterielle Follikulitis, Candidose, Psoriasis vulgaris, Erythema nodosum.

Therapie
In jedem Fall empfiehlt sich eine systemische antimykotische Therapie. S.a. Tinea.

Prognose
Hochchronischer Verlauf.

Tinea imbricata — B35.50

Erstbeschreiber
William Dampier, 1789 (Insel Mindanao/Philippinen)

Synonym(e)
Trichophytia corporis superficialis; orientalische Flechte; indische Flechte; chinesische Flechte; Tokelau; Tamana; Tinea circinata tropicalis; Gugo; Scaly Ringworm; Herpes farinosus

Definition
Sonderform der Tinea corporis superficialis mit typischen kokardenartigen Herden. „Imbricata" leitet sich von dem lateinischen Begriff „imbrex" = überlappende Dachziegel ab.

Erreger
Trichophyton concentricum (anthropophiler Pilz, der typischerweise Haare und Nägel ausspart).

Vorkommen/Epidemiologie
V.a. in tropischen Regionen vorkommend, insbes. in Afrika, Südamerika oder Asien (insbes. Vietnam).

Ätiologie
Vermutet wird v.a. eine genetisch bedingte gesteigerte Empfindlichkeit gegenüber T. concentricum (hereditärer Defekt der Zell-vermittelten Immunität).

Manifestation
Eine Infektion erfolgt häufig in der Kindheit. Bislang existieren keine Berichte über Fälle vor dem zweiten Lebensjahr.

Lokalisation
V.a. am Stamm lokalisiert. Palmae und Plantae bleiben meist frei.

Klinisches Bild
Bräunliche, peripher migrierende, sehr lockere, kaum anhaftende, schuppende, juckende, anuläre Hautveränderungen. Kaum oder kein Erythem. Ältere Läsionen zeigen Zeichen der Lichenifikation und jucken meist weniger stark als frische Läsionen.

Diagnose
Pilznachweis: Kalilaugen-Nativpräparat, Perjodsäure-Schiff-Färbung (PAS) im histologischen Präparat, kulturelle Erregeridentifizierung (weiß-gelbliche Kolonien mit puderartigem Randwall und brauner Unterseite).

Therapie
Griseofulvin 2mal/Tag 500 mg über 4 Wochen und Terbinafin 1mal/Tag 250 mg über 4 Wochen sind effektiv und sicher in der Therapie der T. imbricata. Der Therapieerfolg überdauert mindestens 8 Wochen. Mit Griseofulvin ist somit eine effektive und kostengünstige Therapie gegeben. Itraconazol 200 mg/Tag p.o. über 1 Woche kann als Alternative gesehen werden.

Prognose
Spontanremissionen sind selten.

Tinea incognita — B35.8

Definition
Klinisch asymptomatisch verlaufende Dermatomykose (s.u. Tinea).

Klinisches Bild
Diskrete, meist hautfarbene, peripher durch zarte Schuppen gekennzeichnete Hautveränderungen. Meist Zufallsbefund.

Therapie
S.u. Tinea.

Tinea inguinalis — B35.60

Synonym(e)
Eccema marginatum Hebra; Epidermophytia inguinalis; Ringworm of the groin; Jockey itch

Definition
Variante der Tinea corporis mit Sitz im Inguinalbereich.

Erreger
Meist T. rubrum, T. mentagrophytes und E. floccosum.

Vorkommen/Epidemiologie
Männer erkranken häufiger als Frauen.

Ätiologie
Direkte oder indirekte Übertragung von Mensch zu Mensch. Autoinokulation bei gleichzeitig bestehender Tinea pedum.

Manifestation
Vor allem Männer sind befallen.

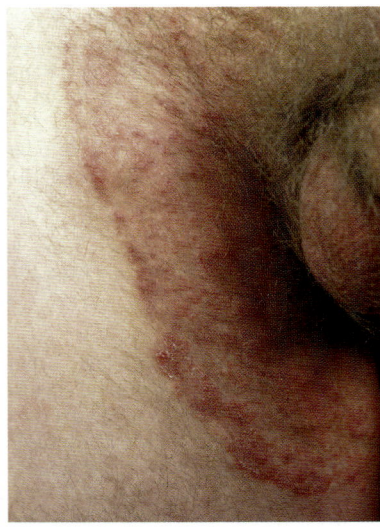

Tinea inguinalis. Solitäre, chronisch dynamische, seit 8 Wochen kontinuierlich wachsende, handtellergroße, rote, scharf begrenzte, juckende Plaque mit entzündlichen, follikulär gebundenen Papeln im Bereich der Leiste.

Lokalisation
V.a. Oberschenkelinnenseiten und Skrotum sind befallen, nicht selten folgt die Ausbreitung auf Damm und Gesäßregion.

Klinisches Bild
Tinea corporis und Tinea intertriginosa.

Diagnose
Pilznachweis im Nativpräparat und in der Kultur, s.a. Mykosen.

Differenzialdiagnose
Erythrasma, Intertrigo, Psoriasis, intertriginöse Candidose, Pemphigus chronicus benignus familiaris.

Therapie
Externe antimykotische Therapie, s.u. Tinea.

Tinea intertriginosa B35.6

Definition
Tinea im Bereich der Intertrigines, axillär, ferner submammär, in Ellenbeugen und Kniekehlen, inguinal. S.u. Tinea inguinalis.

Klinisches Bild
Flächige Eryzheme oder gering infiltrierte flächige Plaques, weißliche, groblamellös schuppende Mazeration der Epidermis. Gehäuft schmerzhafte Rhagaden. Selten Juckreiz, eher brennendes Gefühl.

Differenzialdiagnose
Candidose, allergisches Kontaktekzem.

Therapie
Antimykotische Lokaltherapie, s.u. Tinea.

Tinea manuum B35.2

Synonym(e)
Epidermophytia manus

Definition
Tinea der Hände.

Erreger
Vor allem Trichophyton rubrum (ca. 80%), Trichophyton mentagrophytes (ca. 10%), auch Epidermophyton floccosum (ca. 4%); seltener zoophile (z.B. Microsporum canis) oder geophile Pilze (Microsporum gypseum).

Ätiologie
Meist Autoinokulation bei gleichzeitig bestehender Tinea pedum und Tinea unguium.

Manifestation
Vor allem bei Erwachsenen auftretend.

Lokalisation
Einseitig, asymmetrisch. Erst bei längerem Bestand Übergreifen auf die andere Hand.

Klinisches Bild
- Hand- und Fingerrücken: Entsprechend der Tinea corporis. Interdigital: Tinea pedum, intertriginöser Typ.
- Palmae: Tinea manuum, dyshidrosiformer Typ (juckende, sagokornähnlicher Bläschen in den Palmae) bzw. hyperkeratotisch-rhagadiformer Typ (fest haftende Schuppung und schmerzhafte Rhagaden).

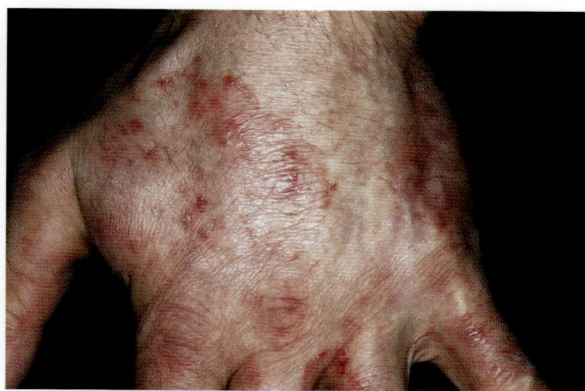

Tinea manuum. Flache, randbetonte, raue (wenig schuppende), gering prominente Papeln und Plaques mit einzelnen follikulären Papeln im Bereich des Handrückens. Geringer Juckreiz.

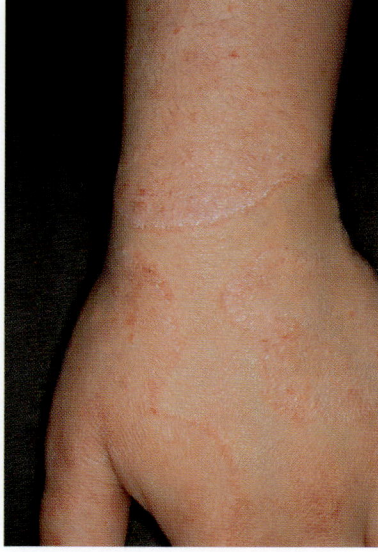

Tinea manuum. Flache, randbetonte, wenig schuppende Herde mit einzelnen follikulären Papeln im Bereich des Handrückens und Unterarms, geringer Juckreiz, seit mehreren Monaten progredient.

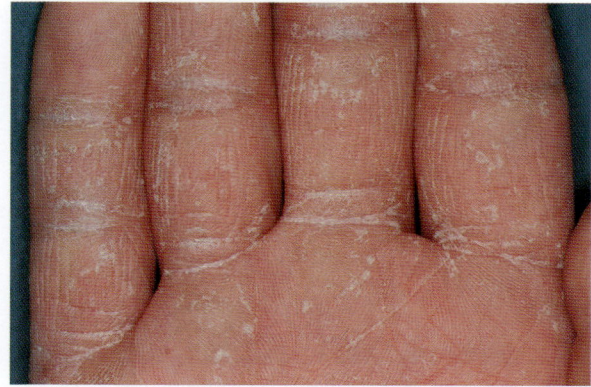

Tinea manuum. Groblamelläre Schuppung im Bereich der Handfläche und Fingerbeugeseiten ohne wesentliche Erythembildung.

Diagnose
Pilznachweis in Nativpräparat und Kultur. S.a.u. Mykosen.

Differenzialdiagnose
Atopisches Handekzem, Dyshidrose, Psoriasis, Candidose, allergisches Kontaktekzem.

Therapie
Externe, ggf. interne antimykotische Therapie, s.u. Tinea.

Tinea nigra palmaris et plantaris   B36.1

Erstbeschreiber
Cequeira, 1891; Montoya y Flores, 1893; Castellani, 1905; Parreiras-Horta, 1921

Synonym(e)
Keratomycosis nigricans palmaris; Cladosporiosis epidemica; Pityriasis nigra; Microsporosis nigra

Definition
Harmlose, meist tropische Schimmelpilzerkrankung, die bei Europäern bisher ausschließlich an Palmae und Plantae beobachtet wurde.

Erreger
Phaeoannellomyces werneckii (Cladosporium werneckii; Exophiala werneckii, Hortaea werneckii).

Vorkommen/Epidemiologie
V.a. in Süd- und Mittelamerika und Afrika auftretend. Selten in Nordamerika und Europa vorkommend.

Ätiologie
Die Pilze bilden aus Tyrosin über Dopa ein melanoides Pigment.

Manifestation
Handteller und Fußsohlen sind befallen. In den tropischen Regionen erfolgt auch Befall von Fingern, Zehen, Thorax, Hals und selten des Gesichts.

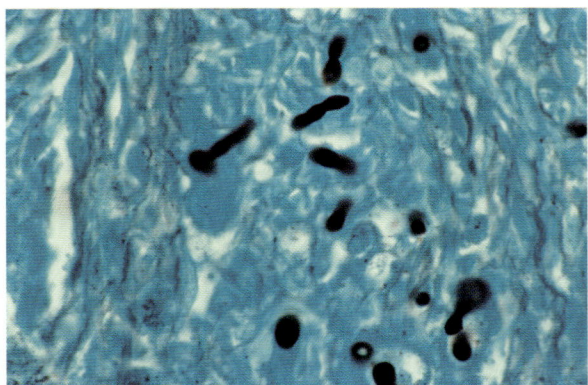

Tinea nigra palmaris et plantaris. Cladosporium spec.; GMS-Färbung.

Klinisches Bild
Einige Wochen Inkubationszeit. Häufig randbetonte, unregelmäßig begrenzte, dunkle, zum Teil flach erhabene Herde. Meist keine entzündliche Reaktion oder Schuppung.

Diagnose
Pilznachweis, s. unter Mykosen.

Differenzialdiagnose
Pityriasis versicolor, melanozytärer Naevus, malignes Melanom, Schmutzeinsprengungen.

Therapie
Breitband-Antimykotika in Kombination mit keratolytischer Therapie wie 10% Salicylsäure-Salbe (z.B. Salicylvaseline Lichtenstein, **R228**), s.a. Tinea.

Tinea pedum   B35.30

Synonym(e)
Athletenfuß; Sportlerfuß; Fußpilzerkrankung; Fußmykose; Epidermophytia pedis; Tinea pedis

Definition
Pilzerkrankung (Tinea) der Füße. Häufigste Pilzerkrankung mit einer Inzidenz von 20% bis zu 80% (Bergleute, Soldaten) je nach Kollektiv.

Erreger
Wie bei Tinea manuum.

Vorkommen/Epidemiologie
- In Deutschland leiden schätzungsweise 10 Mio. Menschen an einer Tinea pedis.
- Gewichtung der Risikofaktoren in absteigender Reihenfolge:
  - Familiäre Disposition
  - Fußfehlstellungen
  - Benutzung öffentlicher Badeeinrichtungen bzw. Benutzung öffentlicher Umkleideräume
  - Okklusiveffekt durch Tragen von engen Schuhen (Sportschuhe)
  - Männliches Geschlecht
  - Traumen
  - Periphere Neuropathie
  - Diabetes Mellitus
  - Durchblutungsstörungen.

Ätiologie
Ubiquitär vorkommende Pilze (T. rubrum, T. mentagrophytes). Mittelbare Infektion von Mensch zu Mensch durch Barfußgang in Schwimmbädern, Turnhallen etc. Begünstigende Faktoren: Luftundurchlässige Schuhe, Hyperhidrose, Akrozyanose, arterielle und venöse Durchblutungsstörungen.

Klinisches Bild
- Dyshidrotischer Typ (vesikulöse Form): Juckende, getrübte, unter Schuppenkrustenbildung abheilende Bläschen, vor allem im Fußgewölbe.
- Interdigitaler Typ (trockene oder mazerative Form): Trocken schuppende oder auch mazerierte, grau-weißliche, gequollene Haut, Erosionen, Rhagaden in den Interdigitalräumen.
- Mokassintyp: meist trocken schuppende, weiße oder leicht gerötete, meist nicht randbetonte Plaques an der Fußsohle in Form eines Mokassins (Mokassin-Mykose).
- Squamös-hyperkeratotischer Typ (hyperkeratotisch-rhagadiforme Tinea): Vor allem Fußränder, Zehenspitzen, Ferse sind befallen. Gut abgegrenzte, herdförmige, schuppende Hyperkeratosen, evtl. mit Rhagaden.
- Oligosymptomatischer Typ: Minimale Rötung der Zehenzwischenräume. Hyperkeratose mit feinlamellöser

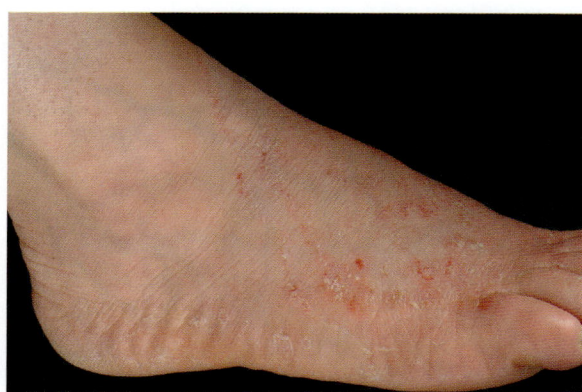

Tinea pedum. Seit ca. 13 Jahren nicht heilende Rötungen und Schuppung, teils mit schwerstgradigem Juckreiz, im Bereich des rechten Fußes bei einer 30-jährigen Patientin. Scharf begrenzte, randständig schuppende Erytheme, Pustelbildung, Schwellung des Fußes mit eingeschränkter Gehfähigkeit.

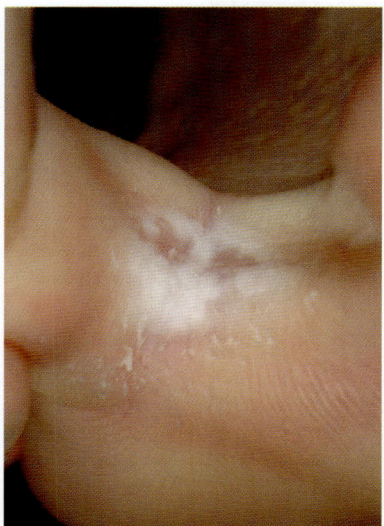

Tinea pedum. Mazerierte, weißliche, aufgequollene Haut sowie kleine Erosionen im 1. Zwischenzehenraum bei einer 42-jährigen Frau.

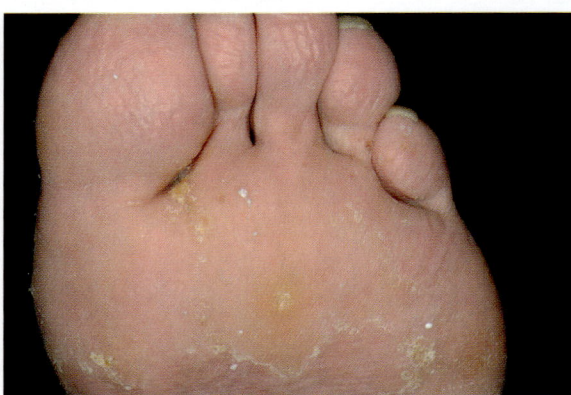

Tinea pedum. Seit etwa 12 Monaten bestehende, dyshidrosiforme Tinea pedum bei einem 48-jährigen Leichtathleten. Multiple, juckende, getrübte, unter Schuppenkrustenbildung abheilende Bläschen, vor allem im Fußgewölbe. Der erste Interdigitalraum zeigt kräftige Mazerationen, die hier nur ansatzweise sichtbar sind.

Schuppung an Fersen und Fußkanten. Häufig auch Tinea unguium.

Diagnose
Nativer und kultureller Pilznachweis, s. unter Mykosen.

Differenzialdiagnose
Intertrigo, Candidose; hyperkeratotisch-rhagadiformes Fußekzem, Psoriasis vulgaris, Lichen planus, Dyshidrose, allergisches Kontaktekzem.

Komplikation
Erysipel, therapiebedingte Kontaktallergie, Tinea unguium.

Therapie
Antimykotika extern, s.u. Tinea. Trocken föhnen der Zehenzwischenräume. Beseitigung von Terrainfaktoren (Tragen von Badeschuhen in Schwimmbädern und Sauna- und Wellnessbereichen), Desinfektion von Strümpfen und Schuhen (z.B. Cutasept Spray), tgl. Wechsel der Strümpfe. Waschen von Strümpfen und Handtüchern bei 60 °C oder unter Zusatz von Desinfektionsmitteln (Sagrotan Wäschelösung, Impressan Wäschelösung). Schuhe mindestens einen Tag trocknen lassen. Reinigung von Teppichböden, Fußbodenbelägen (v.a. in den Badezimmern) u.a.

Prognose
Meist hochchronischer Verlauf. Tinea pedis kann Ausgangspunkt für Mykosen anderer Lokalisationen, z.B. Nagelmykosen der Zehen und Finger, der Leistenbeugen oder anderer Körperregionen sein. Keine Selbstheilungstendenz!

Prophylaxe
Tragen von Badeschuhen in öffentlichen Gemeinschaftsanlagen wie Umkleideraum, Duschen und Sauna. Benutzung von desinfizierenden Fußsprays in Schwimmbädern. Prophylaktisches Benutzen antimykotischer Lösungen/Sprays (z.B. Canesten Spray) 2-3mal/Woche in Zwischenzehenräumen und an den Fußsohlen. Desinfektion von kontaminierten Gegenständen (z.B. Desinfektion von Schuhen mit Sagrotan Spray). Sauberes Abreiben der Füße mit einem Handtuch oder Wäsche der Füße mit Seife kann die Anzahl der Pilze an den Fußsohlen reduzieren. Vermeiden des Barfußgehens auf dem Teppichbelag von Hotelzimmern.

Naturheilkunde
- Alternativ zu den Desinfektionsmitteln kann Lavendelöl eingesetzt werden: 10 Tropfen/l. Die desinfizierende Wirkung ist 22fach stärker als jene der o.g. Desinfektionsmittel.
- Naturheilkundlich werden auch Essiganwendungen erwähnt. Betroffene Stellen mehrfach täglich sowie vor dem Schlafengehen mit unverdünntem Apfelessig betupfen. Empfohlen werden auch tägliche Apfelessigbäder.

Diät/Lebensgewohnheiten
T. pedum wird bei barfuß laufenden Naturvölkern praktisch nicht beobachtet.

Hinweis(e)
In einer randomisierten doppelblinden Studie konnte gezeigt werden, dass eine Therapie mit Terbinafin-Creme 1% über 7 Tage (1mal/Tag) ausreicht, um eine Tinea pedum interdigitalis zu heilen.

Tinea unguium
B35.10

Erstbeschreiber
Virchow, 1854

Synonym(e)
Onychomykose; Nagelmykose; onychomycosis

Definition
Meist chronische Infektion des Nagelorgans mit Pilzen, insbes. Dermatophyten. S.a.u. Mykosen.

Erreger
- Am häufigsten Befall durch Dermatophyten: Trichophyton rubrum, Trichophyton mentagrophytes, Epidermophyton floccosum.
- Hefepilze besitzen keine eigenen Keratinasen, können deshalb einen intakten Nagel nicht befallen. Sie finden sich entweder in Mischinfektionen bei der mykotischen Paronychie oder saprophytär im Spaltraum unter dem Nagel bei der mykotischen Onycholyse. Hefepilze werden am häufigsten von Fingernägeln isoliert.
- Schimmelpilze lassen sich praktisch nur von Fußnägeln isolieren. Die Rolle als primäres Pathogen für die meisten Schimmelpilze ist umstritten aber für bestimmte Arten (z.B. Aspergillus fumigatus, Aspergillus flavus, Scopulariopsis brevicaulis) anerkannt.
- Infektionen mit Hefen und Schimmelpilzen werden definitionsgemäß nicht als Tinea unguium bezeichnet. Mischinfektionen mit Dermatophyten, Schimmelpilzen und Hefen sind möglich.

Einteilung
Man unterscheidet:
- DSOM (distale subunguale Onychomykose)
- PSOM (proximale subunguale Onychomykose)
- WOOM (weiße oberflächliche Onychomykose)
- Paronychia candidamycetica
- Totale dystrophische Onychomykose
- Mykotische Onycholyse.

Vorkommen/Epidemiologie
20-25% der Einwohner in den westlichen Ländern sind befallen. 30-45% der >65-jährigen haben eine Onychomykose.

Ätiologie
Prädisponierende Faktoren: Trauma und wiederholte Mikrotraumen (z.B. falsches Schuhwerk), Fußdeformitäten, langsames Nagelwachstum, Immobilisation, unzureichende arterielle Blutversorgung, chronische venöse Insuffizienz, Lymphabflussstörungen, periphere Neuropathien, metabolische Störungen (z.B. Diabetes mellitus), herabgesetzte Immunabwehr (z.B. HIV-Infektion). Sehr häufig geht eine Tinea pedum voraus.

Lokalisation
V.a. Fußnägel, Groß- und Kleinzehen sind besonders häufig betroffen.

Klinisches Bild
Der Verlauf der Onychomykose ist gewöhnlich langsam und chronisch, wobei es oft über Jahre zum Stillstand kommen kann. Ungeklärt ist, warum einzelne Nägel befallen, andere frei sind. Es lassen sich 6 Typen unterscheiden:
- Distale subunguale Onychomykose (DSOM): Die Infektion, deren Erreger oft einer bereits vorliegenden Tinea pedum mit interdigitalem Befall entstammen, erfolgt

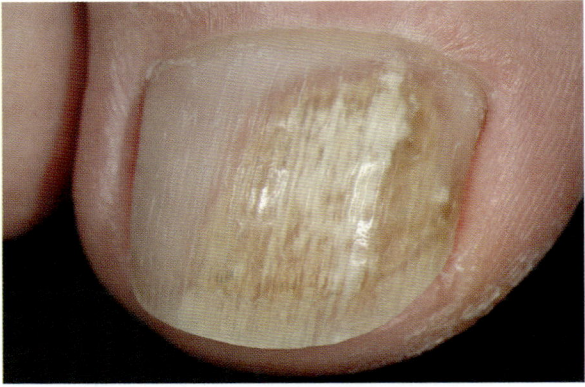

Tinea unguium. Kräftige, bräunlich-weiße Verfärbung der Nagelmatrix der linken Großzehe bei einem 57-jährigen Mann. Die Nagelmatrix ist zu etwa 70% befallen. Nebenbefundlich bestehen Interdigitalmykose sowie rezidivierende Erysipele des linken Fußes.

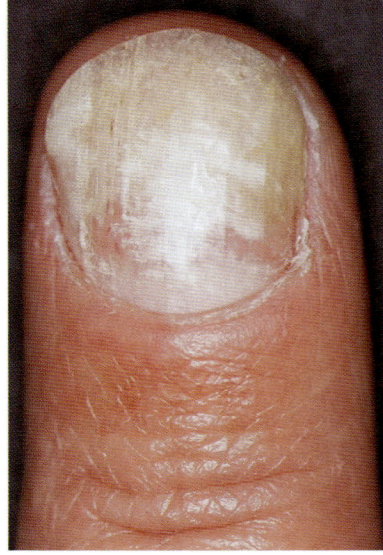

Tinea unguium. Distale subunguale Verfärbung bei Pilzinfektion. Die Nagelmatrix ist unter der Oberfläche krümelig verändert und lässt sich mit einem Reinigungsinstrument leicht herauslösen.

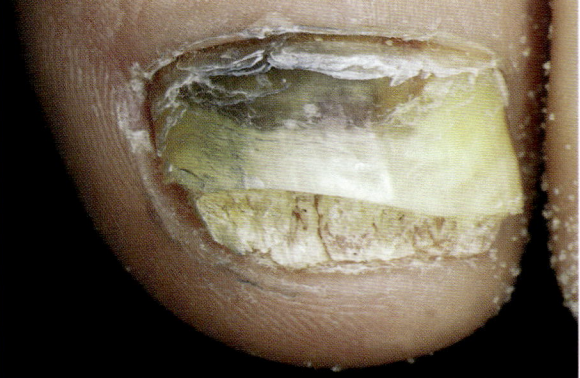

Tinea unguium. Im distalen Anteil der Nagelmatrix zeigt sich eine großflächige, bunte, nicht schmerzhafte Nagelverfärbung (gelb-blau-grün). Totale Dystrophie des Großzehennagels.

über das Hyponychium und den distalen Anteil des lateralen Nagelsulcus und dringt langsam in das Nagelbett zur Matrix vor. Die bedeckende Nagelplatte wird häufig durch sekundären Befall undurchsichtig, verfärbt sich und wird brüchig. Schließlich kommt es zu einer Nagelwachstumsstörung. Das gesamte Nagelorgan kann betroffen sein. Die DSOM ist die häufigste Manifestation der Tinea unguium.

- Weiße, superfizielle Onychomykose (WOOM): Auch als Leukonychia trichophytica oder Leuconychia mycotica (Jessner) bezeichnet. Auftreten fast ausschließlich an den Zehennägeln und in über 90% von Trichophyton mentagrophytes verursacht. Dieser Form liegt eine Vorschädigung der Nagelplatte zugrunde, die von keratinophilen Pilzen besiedelt wird. Aufgrund der Festigkeit des Keratins findet nur eine superfizielle Besiedlung statt, die Penetration in die Tiefe ist gering. Die befallenen Stellen zeigen sich im Frühstadium als punktförmige kleine weiße Flecken oder Plaques. Bei fortschreitendem Verlauf bilden sich weißliche, z.T. flächige Streifen in der Nagelmatrix aus. Das Nagelbett wird nicht befallen.
- Proximal subungualer Typ (PSOM): Insgesamt recht selten. Vermutlich von einer Infektion der Haut des proximalen Nagelwalles ausgehend, die bis zur Cuticula reichen kann. Die Erreger überwinden die Hautbarriere zwischen Nageloberfläche und Nagelhäutchen und verbreiten sich über die Kutikula entlang des Eponychiums nach distal zur Matrix. Typisch ist eine fleckförmige Verfärbung der Nagelplatte über der Lunula und im Nagelbett. Es kann relativ plötzlich zu ausgedehnten Onycholysen kommen. Seltenste Form der Onychomykose.
- Totale dystrophische Onychomykose: Einerseits bei der chronisch-mukokutanen Candidose, andererseits aber auch als Endstadium der distalen als auch der proximalen subungualen Onychomykose beobachtet. Hierbei findet man bröckelige Nagelplattenreste, meistens eines papillomatösen Nagelbettes mit ausgeprägter Hyperkeratose.
- Paronychia candidamycetica (Candida-Paronychie mit begleitenden Nagelveränderungen): zugrunde liegen entweder eine chronische mukokutane Candidose (führt im Verlauf einer unbehandelten Onychomykose meist zu vollständiger Destruktion der Nagelplatte) oder eine chronisch rezidivierende Paronychie (Pilze wandern ausgehend vom entzündeten Nagelwall her ein). Ein Befall der Nagelmatrix kann sowohl distal subungual, lateral, distolateral als auch proximal subungual erfolgen.
- Mykotische Onycholyse: Auftreten nahezu ausschließlich an den Fingernägeln. Auslösung durch Candida albicans und andere Candidaspezies. Nach Verletzung des Hyponychiums kommt es bei entsprechender Disposition und bei entsprechenden Arbeitsplatzbedingungen zu einer Ablösung der Nagelplatte vom Nagelbett. Die Invasion von Hefen wird hiermit gefördert. Eine zusätzliche bakterielle Kolonisation ist fast immer vorhanden. Häufig lässt sich eine grau-gelbliche, pastenartige, nicht selten übel riechende Masse unter dem Nagel herauskratzen. Superinfektionen mit Pseudomonas aeruginosa oder Proteusspezies führen zu einer zusätzlichen schwärzlich-grünen bis schwarzen Farbe.

Diagnose
Fachgerechte mykologische Untersuchung mit korrekter Materialabnahme (vorab Desinfektion mit 70%igem Alkohol: möglichst weit proximale Probeentnahme mittels Kurettagetechnik), Darstellung der Pilze im Nativpräparat, Indentifizierung des Erregers in der Pilzkultur. Unter Umständen ist eine histologische Untersuchung des Nagelmaterials notwendig (PAS-Darstellung).

Differenzialdiagnose
Angeborene oder erworbene Nageldystrophien (insbesondere bei älteren Menschen mit arteriellen Durchblutungsstörungen), Psoriasis vulgaris, Lichen planus, Nagelveränderungen beim Reiter-Syndrom.

Therapie
- Bzgl. der Erfolge der Systemtherapie bei Tinea unguium ergibt sich hinsichtlich des angestrebten Behandlungszieles „vollständig gesunde Nagelplatte", dass dieses Ziel auch mit modernen Antimykotika nur bei etwa 50% (!) der Patienten erreicht wird. Nachuntersuchungen 1-3 Jahre nach abgeschlossener Behandlung zeigen nach Therapie mit modernen Antimykotika Rezidivquoten zwischen 5% und 20%, nach Griseofulvinbehandlung sogar von 40%. Ursachen hierfür sind mangelnde Compliance, ruhende Arthrosporen in Hohlräumen des hyperkeratotischen Nagelorgans (sog. Gletschernagel), die von Antimykotika nicht angegriffen werden können, immunologische Störungen, periphere Durchblutungsstörungen, verlangsamtes Nagelwachstum (z.B. bei älteren Patienten).
- Gleichzeitig zur Systemtherapie ist die atraumatische Entfernung der erkrankten Nagelplatte zu empfehlen. Hierdurch sind die Therapieeffekte deutlich zu steigern. Bei sehr langsamem Wachstum des Nagels (Alter, AVK) ist die Indikation zur Systemtherapie streng zu stellen, da die Heilungsaussichten deutlich geringer sind.

Therapie allgemein
Durchblutungsverhältnisse verbessern, kein einengendes Schuhwerk, keine luftundurchlässigen Schuhe und/oder Strümpfe tragen, Desinfektion des Schuhwerkes, Feuchtigkeit meiden, Hände und Füße gründlich abtrocknen, häufiger Wäschewechsel, Socken möglichst bei 95 °C kochen. Patienten auf die langwierige, über mehrere Monate dauernde Behandlung hinweisen.

Externe Therapie
- Lokalisierter Befall (distale Onychomykose, max. 50% der Nagelplatte befallen): Nagelplatte aufrauen (Einmalnagelfeilen!) und Lokaltherapie mit modernen Breitband-Antimykotika (Azol-Antimykotika) wie Bifonazol, Ciclopirox (Batrafen) oder Amorolfin (Loceryl)-Lösung oder Creme 1-2mal/Tag auftragen, Nagellack (Loceryl) 1-2mal/Woche auf den befallenen Nagel auftragen. Nagel Batrafen im ersten Monat jeden 2. Tag in dünner Schicht auf den erkrankten Nagel auftragen, im zweiten Behandlungsmonat mind. 2mal/Woche, ab dem 3. Behandlungsmonat 1mal/Woche. Therapiedauer insgesamt über mehrere Monate.
- Ausgedehnter Befall: Zunächst betroffene Nagelpartien mittels chemischer Onycholyse, z.B. mit Bifonazol/Harnstoff-Kombination (Canesten extra Nagelset oder Mycospor Nagelset), Harnstoff-Nagelaufweichpaste (z.B. Onychomal-Creme, R112, R110, R109) oder Kaliumjodid-Nagelaufweichpaste, (z.B. R141) ablösen und dann weiter wie oben verfahren. Alternativ Salicylsäure-haltige Pflaster (Guttaplast). Die fachgerechte Sanierung der Nagelplatte hat den Vorteil der Reduktion der Pilzmasse sowie einer Verbesserung der Wirkstoffpenetration externer Antimykotika. Die Alternative der chemischen Onycho-

lyse stellt die mechanische Nagelsanierung mittels hochtouriger Fräse durch einen Podologen dar.

> **Merke:** Die externe Therapie ist i.d.R. bei lokalisiertem Befall (<50% der Nageloberfläche) ohne Matrixbefall erfolgreich! Bei Matrixbefall ist eine systemische Therapie abzuwägen. Durch Kombinationstherapie werden höhere Heilungsraten erreicht und die systemische Belastung durch Medikamente reduziert.

Interne Therapie
Bei proximalem Befall der Nagelmatrix, insbesondere bei Befall von mehr als 5 Nägeln, ist die Durchführung einer Systemtherapie notwendig.
- Itraconazol: Intervalltherapie mit Itraconazol (z.B. Sempera 7): 400 mg/Tag über 7 Tage gefolgt von einer 3-wöchigen Therapiepause. Bei alleiniger Infektion der Fingernägel muss dieses Schema i.d.R. 2mal und bei Zehennagel-Mykosen 3mal durchgeführt werden. Itraconazol wirkt sowohl bei Infektionen mit Dermatophyten, Hefen wie auch Schimmelpilzen. Itraconazol sollte aufgrund potentieller toxischer Effekte nur max. 3 Monate verschrieben werden.
- Alternativ bei Dermatophyteninfektionen: Terbinafin (Lamisil, Myconormin) 1mal/Tag 250 mg p.o.; Therapiedauer bis zu 6 Monaten. Auch mit Terbinafin sind Intervalltherapien erfolgreich (4 Wochen Therapie/4 Wochen Therapiepause; 3-4 Zyklen; alternativ Pulstherapie: 250 mg/Tag über 7 Tage = 1 Behandlungszyklus; mehrfache Wiederholung nach 3 Monaten).
- Alternativ: Fluconazol (Diflucan) 1mal/Woche 150 oder 300 mg p.o. bis zur Heilung (meist 6-12 Monate).
- Kombinationstherapie bei schwerer Onychomykose: Amorolfin 1-2mal/Woche über 6-15 Monate und Terbinafin 250 mg über 6-12 Wochen oder Itraconazol 200 mg 1mal/Tag über 6-12 Wochen.
- Griseofulvin (z.B. Likuden) mikronisiert oder ultramikronisiert 500 mg bis zu 1000 mg/Tag p.o. in 2 ED nach den Mahlzeiten; kontinuierliche Therapie bis alle Zehennägel gesund nachgewachsen sind. Therapiedauer: 6-12 Monate und mehr.

Naturheilkunde
Gute Erfolge werden von der Anwendung von Teebaumöl 2-3mal/Tag berichtet. S.a.u. Teebaumöl.

Hinweis(e)
- Zur sicheren Unterscheidung von Trichophyton rubrum und Trichophyton interdigitale können zusätzlich Spezialnährböden (z.B. Kartoffel-Glucose-Agar oder Harnstoff-Agar) zum Nachweis der Harnstoffspaltung von Trichophyton interdigitale erforderlich sein.
- Die konsequente Kooperation des Patienten ist bei der externen Behandlung Voraussetzung. Leider ergeben sich hier Grenzen bei Adipositas und altersbedingter Unbeweglichkeit des Patienten.

Tinea versicolor   B36.00

Definition
Bezeichnung im angloamerikanischen Schrifttum für die Pityriasis versicolor.

Tintenstiftgewebsnekrose   T65.3

Definition
Durch Eindringen des Tintenstiftes in die Haut verursachte, wenig schmerzhafte, u.U. fortschreitende Nekrose mit Übergriff auf Weichteile, Knorpel und Knochen. Schädliche Bestandteile der Tintenstifte sind vor allem die basischen Anilinfarbstoffe.

Therapie
Exzision des verfärbten Gewebes. Bei Kontraindikation: Pinselungen mit 5%iger Tanninlösung.

Tioconazol

Definition
Topisches Imidazol-Antimykotikum.

Indikation
Kutane Candidose, Erythrasma, Dermatophytosen, s.a.u. Tinea und Pityriasis versicolor.

Unerwünschte Wirkungen
Hautreizung und Hautbrennen, allergische Reaktionen, bei Vaginalzubereitungen Dyspareunie, Dysurie, Nykturie.

Kontraindikation
Azol-Überempfindlichkeit, Schwangerschaft 1. Trimenon, Anwendung am Auge.

Präparate
Mykontral

Tipranavir

Definition
Virustatikum. Inhibitor der HIV-Protease. Nicht-peptidischer-Protease-Inhibitor.

Wirkungen
Hemmung der HIV-1-Aspartyl-Protease und Unterdrückung der Reifung von Viruspartikeln in der Wirtszelle.

Indikation
In Kombination mit niedrig dosiertem Ritonavir zur antiretroviralen Kombinationstherapie der HIV-1-Infektion bei mehrfach vorbehandelten erwachsenen Patienten mit Viren, die gegen mehrere Protease-Inhibitoren resistent sind.

Dosierung und Art der Anwendung
2mal/Tag 500 mg p.o. jeweils in Kombination mit Ritonavir 100 mg p.o.

Unerwünschte Wirkungen
Sehr häufig: Diarrhoen, Übelkeit. Weiterhin: Kopfschmerzen, Bauchschmerzen, Hautveränderungen. Lebertoxizität (erhöhte Transaminasen).

Präparate
Aptivus

TNM-Klassifikation

Definition
Von der UICC (Union internationalis contra cancrum) vor-

geschlagene klinische Stadieneinteilung von malignen Tumoren (Staging).

Allgemeine Information
- T bezeichnet die Ausbreitung des Primärtumors:
  - Tx: Primärtumor nicht klassifiziert oder klassifizierbar
  - T0: Nicht vorhanden oder unbekannt
  - Tis: In-situ-Befund
  - T1-T4: Größenausdehnung und Umgebungsinfiltration des Primärtumors, wird für jede Tumorart gesondert definiert (Angabe in mm).
- N bezieht sich auf Metastasen im regionären Lymphabflussgebiet, inklusive In-Transit-Metastasen:
  - Nx: Regionale Lymphknoten nicht zu beurteilen oder regionales Lymphabflussgebiet nicht standardmäßig untersucht
  - N0: Negativer Befund
  - N1-N3: Zahl und Ausdehnung der Metastasen, Verwachsung mit der Umgebung, für jede Tumorart gesondert definiert.
- M bezeichnet Fernmetastasen, d.h. alle Absiedlungen außerhalb der dem Primärtumor zugeordneten Lymphabflussregion:
  - Mx: Fernmetastasen nicht beurteilbar oder nicht standardmäßig untersucht
  - M0: Keine Fernmetastasen nachweisbar
  - M1: Fernmetastasen vorhanden
- Für den Sitz der Fernmetastasen gelten folgende Abkürzungen:
  - Lunge = PUL
  - Knochen = OSS
  - Leber = HEP
  - Hirn = BRA
  - Lymphknoten = LYM
  - Knochenmark = MAR
  - Pleura = PLE
  - Peritoneum = PER
  - Haut = SKI
  - andere Organe = OTH
- Zusätzliche Kennzeichnungen:
  - C-Faktor: Zur Diagnosesicherung eingesetzte Untersuchungstechnik:
    - C1: Klassifiziert aufgrund von Standarduntersuchungen (klinischer Befund, Röntgen-Standarduntersuchung des Thorax)
    - C2: Klassifiziert aufgrund spezieller apparativer diagnostischer Verfahren, z.B. Tomogramm, Sonographie
    - C3: Klassifiziert nach chirurgischer Exploration bzw. Probebiopsie
    - C4: Postoperative histopathologische Klassifikation (entspricht dem p-Faktor)
    - C5: Autopsie.
  - p-Faktor: Postoperative histopathologische Klassifikation. Erfordert für die Beurteilung des Primärtumors (pT) eine vollständige Resektion und Untersuchung, für die Beurteilung der regionären Lymphknotenmetastasen (pN) die Entfernung in einem Ausmaß, das die Aussage über das Fehlen von Metastasen verlässlich macht und zur Bestimmung der höchsten pN-Kategorie ausreicht. Die pathologische Feststellung von Fernmetastasen erfordert die mikroskopische Untersuchung. TNM-Klassifikation der einzelnen Tumorformen s. unter den jeweiligen Stichworten.
- G: Histopathologisches Grading:
  - G1: Geringer Malignitätsgrad
  - G2: Mittlerer Malignitätsgrad
  - G3: Hoher Malignitätsgrad.

Tocopherolacetat

Definition
Vitamin E-Derivat.

Indikation
Lokaltherapie des Granuloma anulare.

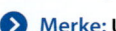 **Merke:** Umstrittenes Therapieprinzip!

Dosierung und Art der Anwendung
Salbe: 1-3mal/Tag auf die betroffenen Hautpartien auftragen und einmassieren.

Präparate
E-Vicotrat, Evit, Unguentacid Salbe (Kombination mit Retinolpalmitat)

Tollkrätze B00.8

Definition
„Pseudowut" der Haustiere durch Herpesvirus suis. Beim Menschen als Laboratoriumsinfektion auftretend mit Juckreiz und Myopathie.

Tolnaftat

Definition
Antimykotikum.

Indikation
Oberflächliche Infektionen mit Trichophyton, Mikrosporum, Epidermophyton, Aspergillus niger, Malassezia furfur, Nocardia minutissima, nicht geeignet für Infektionen der Haarfollikel oder Nägel.

Unerwünschte Wirkungen
Hautreizung, Hautjucken, allergische Reaktionen.

Kontraindikation
Überempfindlichkeit gegen den Wirkstoff, Anwendung am Auge.

Präparate
Tinatox, Tonoftal

Tonsillae linguae heterotopicae symmetricae Q38.8

Erstbeschreiber
Levinstein, 1912

Synonym(e)
Heterotope Zungenmandeln; heterotope Zungentonsillen

Definition
Kleinknotige, weiche, bis linsengroße, rosarote, aus lymphoepithelialem Gewebe bestehende Vorwölbungen am Zungengrund. Harmlose angeborene Sonderform der Tonsilla lingualis. Bei Entzündung: Angina tonsillae linguae heterotopicae.

Torus mandibularis K10.8

Erstbeschreiber
Parmentier, 1857

Synonym(e)
Exostose, mandibuläre

Definition
Erbliche (autosomal-dominant vererbt?) ein- oder beidseitige, an der lingualen Fläche des Alveolarfortsatzes bestehende, solitäre oder multiple, schmal- oder breitbasige Exostose.

Vorkommen/Epidemiologie
Etwa 7-8% (6-13,5%, je nach Quelle) der Bevölkerung in Deutschland sind betroffen. Gehäuft bei Angehörigen der asiatischen Bevölkerungsgruppe.

Manifestation
Männer sind häufiger als Frauen betroffen. Erstmanifestation am häufigsten zwischen dem 11.-30. Lebensjahr.

Klinisches Bild
Direkt über der Ansatzlinie des M. myelohyoideus in Höhe der Prämolaren lokalisierte, harte, schmerzlose Knochenleiste, die von normaler Schleimhaut überzogen ist. Die Mukosa erscheint heller als die Umgebung.

Histologie
Kompakter Knochen mit kräftiger Kortikalis und zentraler Spongiosa.

Differenzialdiagnose
Kieferhyperostosen; kalzifizierende Gingivafibrome; Osteo- oder Chondrosarkome. Osteome oder Osteofibrosen im Rahmen eines Gardner-Syndroms sind mit multiplen Hauttumoren vergesellschaftet.

Therapie
Im Allgemeinen nicht notwendig. Ggf. Abtragen durch Kieferchirurgen.

Prognose
Gutartig.

Hinweis(e)
Die Anomalie ist harmlos und wird vom Träger kaum wahrgenommen. Exostosen werden häufig erst dann auffällig, wenn eine Prothese die bedeckende Schleimhaut traumatisiert. Exostosen können sich auch in der Mittellinie des harten Gaumens entwickeln (Torus palatinus).

Torus palatinus K10.0

Erstbeschreiber
Parmentier, 1857

Synonym(e)
Exostose, palatinale

Definition
Erbliche, ein- oder beidseitige, an der lingualen Fläche des harten Gaumens bestehende, solitäre oder multiple, schmal- oder breitbasige Exostose.

Klinisches Bild
Am harten Gaumen lokalisierte, harte, schmerzlose Kno-

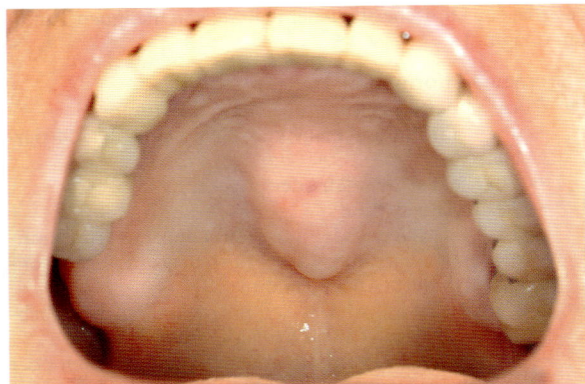

Torus palatinus. Seit Geburt bestehende, nach Erreichen des Erwachsenenalters nicht mehr progrediente, mit normaler Mundschleimhaut bedeckte, harte, nicht verschiebliche Vorwölbung bei einer 77-jährigen Frau.

chenleiste, die von normaler Schleimhaut überzogen wird. Die Mukosa erscheint heller als die Umgebung.

Histologie
Kompakter Knochen mit kräftiger Kortikalis und zentraler Spongiosa.

Diagnose
Gutartig.

Therapie
Im Allgemeinen nicht notwendig. Ggf. Abtragen durch Kieferchirurgen.

Hinweis(e)
Die Anomalie ist harmlos und wird vom Träger kaum wahrgenommen. Exostosen werden häufig erst dann auffällig, wenn eine Prothese die bedeckende Schleimhaut traumatisiert. Exostosen können sich auch an der Mandibula entwickeln (Torus mandibularis).

Toxikodermie L27

Definition
Heute weitgehend verlassener Sammelbegriff für lokale bzw. systemische toxische oder allergische Hauterkrankungen.

Toxische epidermale Nekrolyse L00.x

Erstbeschreiber
Lyell, 1956

Synonym(e)
Lyell-Syndrom, medikamentöses; Epidermolysis necroticans combustiformis; toxic epidermal necrolysis; Epidermolysis acuta toxica; Syndrom der verbrühten Haut; Epidermolysis necroticans combustiformis; TEN

Definition
Schwere Arzneimittelreaktion die durch eine großflächige Ablösung der Haut sowie der Schleimhäute, schwere systemische Begleiterscheinungen und durch eine hohe Mortalität (20-25%) gekennzeichnet ist. Das Risiko einer TEN ist zwi-

schem dem 4.und 28. Tag nach Initiierung einer medikamentösen Therapie am höchsten. Die Erkrankung wird als Maximalvariante des SJS-Syndroms (Stevens-Johnson-Syndrom) mit einem Mindestbefall von >30% der Körperoberfläche aufgefasst.

Vorkommen/Epidemiologie
- Inzidenz: Etwa 1-2 Fälle/1 Mio. Einwohner/Jahr.
- Vorwiegend sind Frauen betroffen (bis zu 10mal häufiger als Männer).
- Gehäuft bei Patienten mit manifestem AIDS.

Ätiologie
Die Pathogenese ist unbekannt. Klinische und histologische Ähnlichkeiten zu schweren kutanen Graft-versus-host-Reaktionen lassen eine gemeinsame Pathogenese vermuten. Nachweislich lösen verschiedene Medikamente (z.B. Cotrimoxazol und andere Sulfonamide), Antiepileptika, Allopurinol (wahrscheinlich häufigste Ursache!), das nichtsteroidale Antirheumatikum Oxicam, Psychopharmaka, Antikonvulsiva wie Phenytoid und Phenobarbital, Serotonin-Wiederaufnahmehemmer z.B. Fluoxetin) eine TEN aus. Für die breit angewandten Medikamente wie Beta-Blocker, ACE-Hemmer, Calcium-Kanalblocker, Thiazide, Furosemid, Sulfonylharnstoffe und Insulin konnte kein Beweis für ein erhöhtes Risiko nachgewiesen werden. Impfungen (Masern, Mumps, Röteln) wurden vereinzelt in der Literatur als Auslöser beschrieben. Für spezifische Begleiterkrankungen wie HIV, Kollagenosen, Tumorerkrankungen, Strahlentherapie und akute Infekte innerhalb der letzten 4 Wochen konnte ein signifikanten Risiko errechnet werden.

Lokalisation
V.a. Gesicht, Rumpf und Streckseiten der Extremitäten sind betroffen.

Klinisches Bild
- Zunächst feinfleckiges, später konfluiertes, großflächiges initial makulöses, in der Folgezeit makulopapulöses und schließlich vesikulöses Exanthem. Weiterhin: flächenhafte Epidermisablösung (epidermale Nekrolyse) mit handtuchartig abschiebbarer Haut. Frühe Beteiligung von Ober- und Unterlidern mit hämorrhagisch verkrustenden Erosionen. Konjunktivitis mit Neigung zu Symblepharon-Bildung.
- Mund- und Genitalschleimhaut: Entzündlich gerötet, Erosionen, Ulzerationen, hämorrhagische Verkrustung, evtl. Verwachsungen.
- Allgemein: Hohes Fieber, ggf. Somnolenz, Abgeschlagenheit
- Häufig besteht rasche Intensivpflichtigkeit!

Labor
Lymphopenische Leukozytose. Alpha- und Gamma-Globulinfraktion sind erhöht.

Histologie
- Flächenhafte Nekrolyse der Epidermis mit intra- und subepidermaler Blasenbildung. Blaseninhalt ist meist hämorrhagisch. Weiterhin zeigen sich ödematisierte Dermis, epitheliotrope rundzellige Infiltrate und Vasodilatation.
- Kryostatschnitt: Zur Schnelldiagnostik ist eine Biopsie mit einer frischen Blasendecke erforderlich, die von der gesamten Epidermis gebildet wird.

Differenzialdiagnose
- Staphylogenes Lyell-Syndrom: hier liegen intraepidermale Blasenbildung und daher deutlich geringere Blasendicke vor.
- Erythema exsudativum multiforme (Major-Formen)
- Paraneoplastischer Pemphigus.

Komplikation
- Haut: Vernarbungen, Pigmentstörung, Nagelwachstumsstörungen (Beau-Reilsche Querfurchen der Nägel, Nagelverlust). Diffuse toxische Alopezie (meist reversibel) (s. Alopezie). Bakterielle oder virale Infektionen der Haut. Gefahr der Sepsis mit Entwicklung eines Schocks und Multiorganversagen (häufigste Todesursache). Schleimhautveränderungen an Oropharynx, Genitale oder Analregion.
- Augen: Initial mukopurulente Entzündung, Konjunktiva-

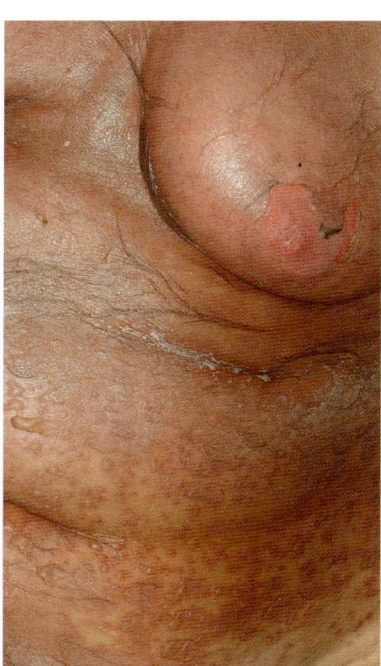

Toxische epidermale Nekrolyse. 2 Wochen nach Allopurinol Einnahme bei rezidivierenden Gichtanfällen erstmals Juckreiz und Rötungen auf dem Rücken, innerhalb weniger Tage dramatische Verschlechterung des Allgemeinbefindens mit mehreren, akuten, flächigen, generalisierten, regellos verteilten, scharf begrenzten, roten, nässenden, und schmerzhaften Erosionen. Nebenbefundlich zeigten sich am restlichen Integument multiple, akute, asymmetrisch angeordnete, disseminierte, hautfarbene Bläschen auf einem flächigen Erythem.

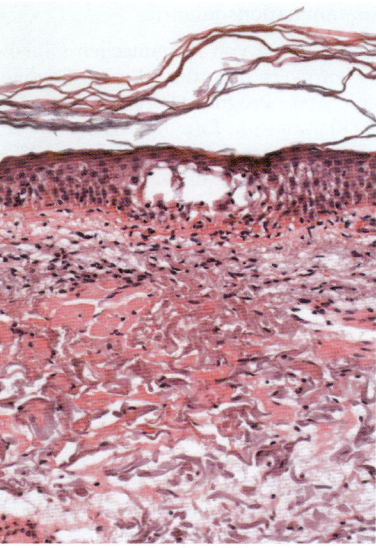

Toxische epidermale Nekrolyse. Frische Läsion mit beginnender intrapethelialer nekrobiotischer Blasenbildung (Bildmitte oben). Das Epithel ist mit orthokeratischem Keratin bedeckt. Die Dermis ist ödematös aufgelockert. Schütteres, an der dermoepidermalen Junktionszone verdichtetes, epidermotropes, lymphozytäres Infiltrat.

Nekrose (Becherzellzerstörung, Verhornung), Hornhautulzera. Spätfolgen sind Vernarbungen mit Trichiasis, Keratokonjunktivitis sicca oder Synechien.
- Nieren: Tubuläre Nekrose.
- Lungen: Respiratorisches Versagen.
- Magen-Darm-Trakt: Blutungen.
- Blut: Leukopenie
- Flüssigkeits-, Elektrolyt- und Proteinverluste.

Therapie allgemein
Allgemeine Richtlinien zur Therapie der TEN:
- Intensivpflege in entsprechend eingerichteten Therapieeinheiten.
- Absetzen der infrage kommenden Medikamente.
- Isolierung/Infektionsschutz (Schleuse einrichten).
- Aseptische Schutzkleidung: Schutzkittel, Mundschutz, Handschuhe für ärztliches und pflegerisches Personal.
- Ausreichende Wärmezufuhr (exakte Temperaturregelung).
- Auf ausreichenden Feuchtigkeitsgehalt der Zimmerluft achten.
- Spezialbett zur Dekubitusprophylaxe verwenden und Lagerung auf Metallinefolie.
- Ggf. Blasenkatheter legen, Urin- und Flüssigkeitsbilanzierung.
- Dokumentation der erhobenen Befunde (Ausdehnung, Schweregrad auf Intensivbehandlungsbögen).
- Tgl. Abstriche der Wundflächen vornehmen (Kultur mit Resistenzverhalten; Gefahr durch Pseudomonasbesiedlung und andere Superinfektionen).
- Therapie der Komplikationen (Sepsis, Blutungen).

Interne Therapie
- Flüssigkeitsbilanzierung: Bei schweren Verläufen Bilanzierung von Flüssigkeit und parenterale Ernährung einleiten. Dosierungsschema pro Tag:
  - Kolloidale Lösung 1 ml/kg KG x befallene KO.
  - Elektrolytlösung (physiologische Kochsalzlösung) 1 ml/kg mal befallene KO. Bei Stabilisierung: Übergang auf hochkalorische Flüssigkost (z.B. Meritene). Später Diät mit passierter Nahrung; keine Gewürze, keine Fruchtsäuren.

> **Merke:** Regelmäßig intravenöse Zugänge kontrollieren (hohe Kontaminationsgefahr)!

- Glukokortikoide: Der Einsatz von systemischen Glukokortikoiden wird kontrovers diskutiert. Einige Studien weisen auf eine schlechtere Prognose bei hoch dosierter Glukokortikoid-Medikation hin. Eine kurzfristige Stoßtherapie wird dennoch immer noch empfohlen (1000-250-100-20 mg Prednisolon am 1. bis 4. Tag i.v.). Ulkusprophylaxe mit Ranitidin (z.B. Zantic) 150 mg/Tag.

> **Merke:** Bei Glukokortikoid-Gabe muss eine bakterielle Ursache des Lyell-Syndroms (Staphylogenes Lyell-Syndrom) gänzlich ausgeschlossen sein!

- IVIG: Initial 1,0 g/kg KG für 4 Tage und Erhaltungstherapie von 0,5 g/kg KG (4-Wochenrhythmus) über mehrere Monate bei Therapieresistenz anderer Regime. Datenlage: Die Effizienz der IVIG-Therapie wird auf der Basis von Evidenzlevel IIA Studien kontrovers diskutiert.
- Antibiotika, nur bei Superinfektion: Antibiotische Abdeckung mit Cephalosporinen wie Cefotaxim (z.B. Claforan) 2mal/Tag 2 g i.v., ggf. in Kombination mit Gentamicin (z.B. Refobacin) 240 mg/Tag i.v. Tgl. Abstriche an den Wundflächen und ggf. Umstellung der Antibiose nach Antibiogramm.
- Schmerztherapie: Morphin (z.B. MST Tbl.) 10-30 mg alle 8 Std.

Prognose
Die Letalität beträgt 20-25%, in kleineren Studien bis zu 60%. Intensivmaßnahmen sind notwendig. Die Hauterscheinungen heilen ohne Narben ab. Durch Bastuji-Garin et al. wurde ein Score erarbeitet, der eine prädiktive Aussage zur Mortalität erlauben soll (SCORTEN).

Hinweis(e)
> **Merke:** Meldung an: Dokumentationszentrum schwerer Hautreaktionen, Universitäts-Hautklinik Freiburg, Hauptstr. 7, 79104 Freiburg. Web: http://www.ukl.uni-freiburg.de/haut/dzh/homede.htm

Toxisches-Öl-Syndrom T65.3

Synonym(e)
toxic oil syndrome; TOS

Definition
Durch vergiftetes Speiseöl ausgelöste Erkrankung mit phasenhaftem Verlauf und großer klinischer Ähnlichkeit mit chronischen Autoimmunerkrankungen des gefäßführenden Bindegewebes.

Vorkommen/Epidemiologie
Epidemie 1981 in Spanien.

Ätiologie
Genuss von mit Anilin denaturiertem Rapsöl.

Manifestation
Akute Phase: Frauen und Männer sind gleich häufig betroffen. Chronische Phase: Frauen sind 6 bis 10mal häufiger als Männer betroffen.

Klinisches Bild
- Akute Phase: 7-10 Tage nach dem Verzehr Fieber, Dyspnoe durch interstitielle Pneumonie und Lungenödem, gastrointestinale Beschwerden.
- Subakute Phase: Nach ca. 2 Monaten unspezifische pruriginöse Hautveränderungen, makulopapulöse oder urtikarielle Erytheme, Arthralgien, Myalgien.
- Chronische Phase: Ab dem 4. Monat, bei 10-15% der Patienten neuromuskuläres Syndrom mit Sklerodermie-artigen oder poikilodermatischen Hauterscheinungen. Weiterhin auftreten können Livedo reticularis, Raynaud-Syndrom, Sjögren-Syndrom, Karpaltunnel-Syndrom, Dysphagie, pulmonaler Hochdruck.

Labor
Eosinophilie, IgE-Erhöhung, in 35-80% der Fälle sind ANA positiv.

Differenzialdiagnose
Eosinophiles-Myalgie-Syndrom, Pseudosklerodermien

Therapie
- Symptomatische physikalische und externe Therapie (s.a. Sklerodermie, progressive systemische), kausale Therapie ist unbekannt. Bei ausschließlichem Vorliegen sklerotischer Hautveränderungen (ohne systemische Mitbeteili-

gung) Phototherapie mit UVA1 (20 J/cm², über 6-8 Wochen, 4mal/Woche) oder PUVA-Bad-Therapie.
- Bei systemischer Beteiligung Procedere wie bei progressiver systemischer Sklerodermie.

Prognose
Chronisches Stadium: Progredienz über Jahre. In der akuten Phase Tod durch pulmonale Komplikationen.

Toxoplasmose   B58.9

Erstbeschreiber
Darling, 1909; Splendore, 1909; Nicolle u. Manceaux, 1909; Janku, 1923

Definition
Häufig systemische, aber meist gutartige parasitäre Infektion mit Toxoplasma gondii.

Erreger
Toxoplasma gondii (überwiegend intrazelluläres Protozoon).

Ätiologie
Aufnahme infektiöser Oozysten oder Gewebszysten von T. gondii durch Genuss von infiziertem Fleisch (Gewebszysten) oder Kontakt mit Katzen (Oozysten). Selten intrauterine Infektion, Übertragung durch Bluttransfusionen oder bei/Z.n. Organtransplantation.

Manifestation
Auftreten ist in jedem Alter möglich. Stark gehäuft bei Immunsupprimierten, insbes. bei Vorliegen einer HIV-Infektion.

Klinisches Bild
- Postnatal erworbene Toxoplasmose: 1-3 Wochen nach der Infektion kommt es zu leichtem Fieber, Mattigkeit, Kopfschmerzen, Muskel- und Gelenkschmerzen sowie gelegentlich zu Durchfällen. Meist chronisch latenter Verlauf und Ausbildung isolierter Organzysten. Die häufigste Organmanifestation ist die Halslymphknoten-Toxoplasmose (s.u. Lymphadenopathie, dermatopathische). Hautveränderungen: Akute fieberhafte Exantheme und kutane Knotenbildung (s.a. Toxoplasmose, exanthematische Form).
- Konnatale Toxoplasmose: Bei Infektion im ersten Trimenon folgen oft schwere Schädigungen der Feten oder beim Neugeborenen, u.a. nekrotisierende Retinitis, ZNS-Verkalkungen, Hydrozephalus.

Diagnose
Sabin-Feldman-Test, Komplementbindungsreaktion, Nachweis von IgM-Antikörpern.

Therapie
- Beim immunkompetenten Patienten ist i.d.R. keine Behandlung notwendig, da häufig inapparente Verläufe vorliegen. Ggf. symptomatische Therapie.

  > **Merke:** Seronegative Schwangere und immunsupprimierte Patienten sollten Kontakt mit Katzen und den Genuss von rohem Fleisch meiden!

- Bei infizierten Schwangeren:
  - Infektion vor der 16. Schwangerschaftswoche: Spiramycin (z.B. Selektomycin) 3mal/Tag 1 g p.o. bis zur 16. SSW dann Umstellung auf Pyrimethamin (z.B. Daraprim) 50 mg p.o. (Tag 1) bzw. 25 mg/Tag (Tag 2-28) in Kombination mit Sulfadiazin (z.B. Sulfadiazin-Heyl) 3mal/Tag 1 g p.o. und 5-10 mg Folsäure/Tag. Therapie in 4-Wochen-Zyklen alternierend mit Spiramycin s.o. bis zur Geburt!
  - Infektion nach der 16. SSW: 4-Wochen-Zyklen mit Pyrimethamin/Sulfadiazin/Folsäure (s.o.) alternierend mit Spiramycin (s.o.).
- Bei Immunsupprimierten:
  - Pyrimethamin initial 100-200 mg p.o. (Tag 1), ab 2. Tag 50-100 mg/Tag in Kombination mit Sulfadiazin 4mal/Tag 1-2 g p.o. und Folsäure 5-15 mg/Tag für mindestens 6 Wochen.
  - Alternativ: Monotherapie mit Cotrimoxazol (z.B. Eusaprim-Infusionslösung) 4mal/Tag 2 Amp. i.v. initial (Tag 1), dann weiter 3mal/Tag 2 Amp. i.v. in Kombination mit Folsäure 15 mg/Tag p.o. über 4-6 Wochen.

Toxoplasmose, exanthematische Form   B58.8

Definition
Form der angeborenen oder erworbenen Toxoplasmose mit hohem Fieber, Beeinträchtigung des Allgemeinbefinden sowie meist flüchtigen, lividen, fleckigen, makulopapulösen, auch hämorrhagischen, rubeoliformen, teilweise schuppenden Exanthemen. Aussparung von Palmae und Plantae.

Therapie
Entsprechend der Toxoplasmose.

TPHA-Test

Definition
Abk. für Treponema pallidum Hämagglutinationstest. Nachweis von Antikörpern gegen Treponema pallidum mittels indirekter Hämagglutination (an Erythrozyten gebundene Treponemen). S.a. Syphilisserologie, s.a.u. Syphilis.

Trachom   A71.9

Synonym(e)
Ägyptische Augenkrankheit; Körnerkrankheit

Definition
Meldepflichtige, Chlamydien-bedingte chronische Konjunktivitis.

Erreger
Chlamydia trachomatis, Serotypen A, B, B, C.

Ätiologie
Schmierinfektion von Mensch zu Mensch oder über kontaminierte Gegenstände.

Klinisches Bild
Bindehautkatarrh, bis 3 mm große Körner in geschwollenem Gewebe in Lidbindehaut und Übergangsfalte. Graue, sich vom oberen Hornhautrand her vorschiebende, vorhangartige Trübung. Narbige Schrumpfung und Verkrümmung des Tarsus, Entropium cicatricum.

Diagnose
Nachweis von Prowazek-Halberstädter Einschlusskörperchen (Giemsa-Färbung, Einschlusskörperchen-Konjunktivitis), Zellkultur, Komplementbindungsreaktion, Immunfluoreszenz.

Differenzialdiagnose
Conjunctivitis vernalis, Einschlusskörperchen-Konjunktivitis.

Komplikation
Erblindung.

Externe Therapie
Antibiotikahaltige Salben wie z.B. Tetracyclin-haltige Augensalbe (z.B. Aureomycin Augensalbe) 2-stündlich in den Bindehautsack einbringen.

Interne Therapie
- Tetracyclin-HCl (z.B. Tetracyclin Wolff): 4mal/Tag 500 mg p.o. über 7 Tage. Doxycyclin (z.B. Doxy Wolff) wird aufgrund seiner besseren Resorption und Verträglichkeit bevorzugt, Dosierung 2mal/Tag 100 mg p.o. über 7 Tage.
- Alternativ (z.B. bei Tetracyclinunverträglichkeit oder Schwangerschaft) Erythromycin (z.B. Erythro-Hefa): 4mal/Tag 500 mg p.o. über 7 Tage, bei intestinaler Unverträglichkeit Reduktion auf 4mal/Tag 250 mg über 14 Tage.
- Azithromycin (z.B. Zithromax): 1 g p.o. als Einmaldosis.

Trachyonychia idiopathica — L60.3

Erstbeschreiber
Alkiewicz, 1950

Synonym(e)
idiopathic trachyonychia; twenty-nail dystrophy

Definition
Zwanzig-Nägel-Dystrophie ohne eruierbare Grunderkrankung; auch bei der Alopecia areata totalis beobachtet.

Klinisches Bild
Aufgeraute, weiß bis gelblich veränderte Nagelplatte mit schieferartiger, groblamellärer Abschilferung des Nagelkeratins, so dass eine unregelmäßige, teils verdickte, teils verdünnte Oberflächenstruktur resultiert. Häufig kombiniert mit lineären longitudinalen Nageldystrophien.

Therapie
Keine kausale Therapie bekannt. Behandlungserfolge sind unbefriedigend.

Trachyonychie — L60.8

Definition
Als Trachyonychie werden nicht präjudizierend „raue Nägel" bezeichnet, ein polyätiologisches Symptom, das sowohl erworben (z.B. durch permanente tramatische oder chemische Irritationen) als auch im Rahmen von systemischen Erkrankungen (z.B. Lichen planus oder Psoriasis vulgaris) bzw. kongenital auftreten kann.

Einteilung
- Idiopathisch (z.B. Trachyonychia idiopathica)
- Erworben:
  - chronisch eintretende äußerliche chemische Einflüsse
  - im Rahmen verschiedener Hauterkrankungen z.B. bei Lichen planus, Psoriasis vulgaris, Handekzem, Alopecia areata, Ichthyosis vulgaris, IgA-Mangel
- Kongenital:
  - Ektodermaldysplasien (z.B. hidrotische ektodermale Dysplasie)
  - 20-Nägel-Dystrophie.

Klinisches Bild
Rauigkeit der Nageloberfläche mit grauer Verfärbung der Nagelplatte und Verlust der Transparenz. Die Nägel werden brüchig, splittern am freien Rand und können longitudinale Furchungen aufweisen.

Therapie
Intensivierte Pflege der Nagelplatte z.B. mittels Nagellacken mit pflegenden Inhaltsstoffen. Ziel ihrer Anwendung sind Schutz der Nagelmatrix, Feuchteregulation und Remineralisierung. Hierbei stehen Präparate mit Harnstoff (Visurea) sowie Wirkstoffkombinationen mit Hydroxypropylchitosan, Schwefel und Schachtelhalm (Sililevo) sowie Octopirox und Hydroxypropylchitosan (Myfungar) zur Verfügung.

Transitorische akantholytische Dermatose — L11.1

Erstbeschreiber
Grover, 1970

Synonym(e)
Transiente akantholytische Dermatose; persistent acantholytic dermatosis; benigne papulöse akantholytische Dermatose; M. Grover

Definition
Wahrscheinlich keine Entität, sondern Sammelbecken unterschiedlicher benigner, selbstlimitierender Dermatosen unbekannter Ätiologie, die histologisch durch Akantholyse gekennzeichnet sind. Möglicherweise Abortivform vom M. Darier bzw. M. Hailey-Hailey.

Ätiologie
Unbekannt, kein familiäres Auftreten. Provokationen durch lokale Irritation, Sonnenlicht, Xerosis, vermehrtes Schwitzen und Hitze sind möglich.

Manifestation
Nach dem 40. Lebensjahr auftretend, v.a. bei hellhäutigen Männern.

Lokalisation
Bevorzugt Brust, Nacken, oberer Rücken.

Klinisches Bild
Das klinische Bild ist äußerst variabel. Stets besteht starker Pruritus. Beim ursprünglich von Grover beschriebenen Krankheitsbild finden sich disseminierte, urtikarielle, nicht konfluierende Papeln und Papulovesikel; Nikolski-Phänomen I und Nikolski-Phänomen II sind negativ (papulovesikulöser Typ). Möglich sind auch bullöse, einem Pemphigus vulgaris ähnelnde Formen, papulöse Formen ohne Ausbildung von Bläschen sowie papulokeratotische Formen (ähnlich der Dyskeratosis follicularis).

Histologie
Akantholyse mit subkornealer oder suprabasaler Spaltbildung, Spongiose, Dyskeratose. Unterschieden werden Darier-Typ, spongiotischer Typ, Hailey-Hailey-Typ, Pemphigus-Typ. Oft bestehen mehrere Typen in einem histologischen Schnitt nebeneinander. Monomorphes, lymphohistiozytäres Infiltrat in der papillären Dermis.

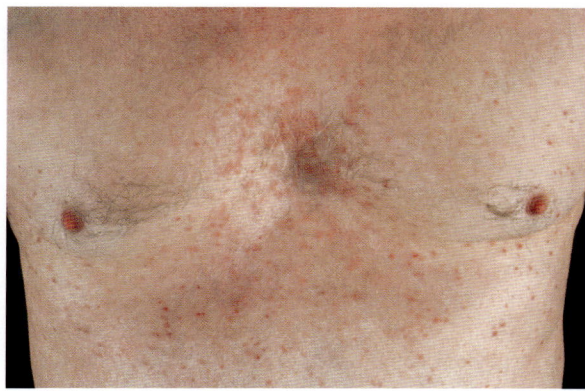

Transitorische akantholytische Dermatose. Seit 6-8 Wochen langsam progredientes mäßig juckendes, stammbetontes Exanthem bei einem 53-jährigen Mann. Rote, 2-5 mm große, flache Papeln, die am Sternum zu etwa 3 cm durchmessenden Plaques konfluiert sind.

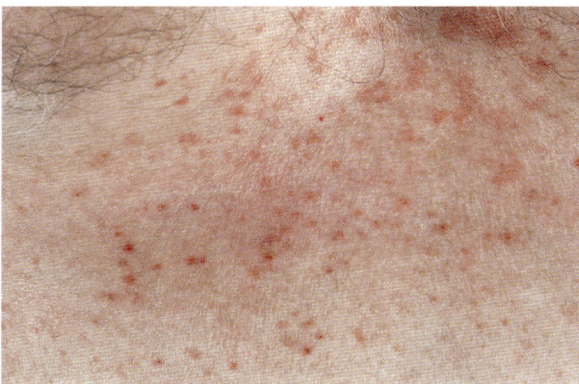

Transitorische akantholytische Dermatose. Initiale Papeln, etwa 1-2 mm groß, sattrot mit gering erodierter, vereinzelt schuppiger Oberfläche, prägen das Bild. Zudem sind ältere, aus konfluierten Papeln entstandene Plaques (rechts oben) mit geringer randständiger Schuppung sichtbar. Das Nikolski-Phänomen ist negativ.

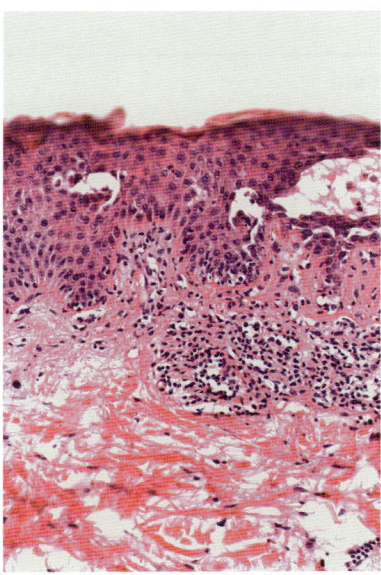

Transitorische akantholytische Dermatose. Suprabasale, akantholytische Spalt- und Blasenbildung. Einzelne dyskeratotische Zellen. Kräftiges, lymphozytäres, dermales Infiltrat.

Direkte Immunfluoreszenz
Pemphigusantikörper sind negativ.

Indirekte Immunfluoreszenz
Pemphigusantikörper sind negativ.

Differenzialdiagnose
Prurigo simplex subacuta, Skabies, Dermatitis herpetiformis, Dyskeratosis follicularis, Pemphigus vulgaris.

Externe Therapie
Glukokortikoidcremes wie 0,25% Prednicarbat (z.B. Dermatop Creme), 0,1% Mometason (z.B. Ecural Fettcreme) oder 0,1% Methylprednisolon (z.B. Advantan Creme), darüber Lotio alba. Therapieversuch insbes. bei quälendem Pruritus mit PUVA-Therapie oder UVB/UVA-Bestrahlung.

Interne Therapie
Glukokortikoide: 10-20 mg Prednisolon-Äquivalent/Tag (z.B. Urbason 8-10 mg oder Decortin Tbl. 15-20 mg). Zusätzlich Therapie mit Antihistaminika wie Desloratadin (z.B. Aerius) 5-10 mg/Tag oder Levocetirizin (z.B. Xusal) 5-10 mg/Tag. In äußerst therapieresistenten Fällen Therapieversuch mit Isotretinoin (z.B. Isotretinoin-ratiopharm; Aknenormin) 30-40 mg/Tag.

> **Cave:** Sichere Antikonzeption bei Frauen im gebärfähigen Alter ist zwingend erforderlich!

Alternativ Acitretin (Neotigason Kps.) 20-30 mg/Tag.

Prognose
Meist Spontanheilung innerhalb von Wochen bis Monaten, aber auch jahrelange Verläufe sind möglich.

Transplantation, freie

Definition
Verpflanzung von Haut oder Teilen der Haut auf einen Hautdefekt. Man unterscheidet in Vollhauttransplantate, Spalthauttransplantate und Meshgraft-Transplantate.

Traubenkraut

Synonym(e)
Ambrosia artemisiifolia; wilder Hanf

Definition
Pflanze aus der Familie der Korbblütler.

Allgemeine Information
Das einjährige Traubenkraut wird 30 bis 200 cm hoch, besitzt aufrechte behaarte Stängel, die Blätter sind kurzhaarig und fiederteilig angelegt. Die gelbgrünen Blüten sitzen in ährenartigen Trauben am Ende der Zweige.

Vorkommen
Die ursprüngliche Heimat sind Nordamerika und Mexiko. Ins östliche Mitteleuropa eingeschleppt, breitet sich das Traubenkraut seit etwa 50 Jahren auch im restlichen Europa aus. Große Bestände gibt es in Ungarn und den umgebenden Ländern.

Ätiologie
Hauptallergen ist Amb a1; Kreuzreaktivitäten bestehen innerhalb der Familie der Asteracea (z.B. mit falscher Ambrosie,

Kamille oder Beifuß). Weiterhin sind Kreuzreaktivitäten zu den Nahrungsmitteln Melone und Banane bekannt (Ragweed-Bananen-Melonen-Syndrom).

Klinisches Bild
Ambrosia-Arten gehören zu den weltweit wichtigsten Allergieauslösern. In den USA sind etwa 10% der Bevölkerung gegen Pollen verschiedener Ambrosia-Spezies sensibilisiert. Die Pflanze kann beim Menschen durch Pollenallergene (s.u. Pollen), aber auch durch Hautkontakt mit dem Blütenstand, heftige Typ I-Alllergien auslösen.

Diagnose
Diagnostik mittels RAST- oder Prick-Test.

Trematoden

Synonym(e)
Saugwürmer; Egel

Definition
Mit Saugnäpfen (z.B. an Mund oder Bauch) ausgestattete Würmer (Saugwürmer). In Zwischenwirten (Schnecken oder Fische) erfolgt die Entwicklung von Zerkarien. Häufig Befall des Menschen, sowohl extern durch Zerkarien (s.a.u. Zerkariendermatitis), aber auch systemisch durch Aufnahme von Zerkarien bzw. Metazerkarien über infizierte Nahrung (s.a.u. Bilharziose).

Trendelenburg-Versuch

Definition
Klinischer Test zur Überprüfung der Venenklappen im Bereich der Vena saphena magna und der V.v. perforantes.

Durchführung
Ausstreichen der oberflächlichen Venen am elevierten Bein. Anlegen eines Stauschlauches am Oberschenkel. Füllen sich die oberflächlichen Venen (Saphena magna) nach dem Aufstellen innerhalb 1/2 Minute von distal her, liegt eine Perforansinsuffizienz nahe; das Auffüllen der Vena saphena magna nach Lösen des Stauschlauches spricht für eine insuffiziente Mündungsklappe. S.a. Mahorner-Ochsner-Versuch, s.a. Perthes-Versuch.

Treponema carateum

Definition
Erreger der Pinta.

Treponema pallidum

Definition
Erreger der Syphilis.

Treponema pertenue

Definition
Erreger der Frambösie.

Treponematosen   A69.9

Definition
Durch Treponemen (z.B. T. pallidum, T. pertenue) hervorgerufene Erkrankungen: S.u. Syphilis, Pinta, Frambösie.

Tretinoin

Definition
Retinoid.

Indikation
Acne comedonica und Acne papulopustulosa, Keratosis actinica.

Eingeschränkte Indikation
Sonnenexposition.

Dosierung und Art der Anwendung
- 0,025-0,05% als Creme 1-2mal/Tag nach gründlicher Hautreinigung dünn auftragen.
- 0,1% als Lösung 1-2mal/Tag nach gründlicher Hautreinigung dünn auftragen.

Unerwünschte Wirkungen
Teratogenität, Erythem, Pigmentverschiebungen, Hautreizungen, Photosensibilisierung.

Wechselwirkungen
Benzoylperoxid, Erythromycin, Isotretinoin, Polydimethylsilikonharz, Resorcin, Salicylsäure, Schwefel und UV-Strahlen führen zu einer Verstärkung der Hautreizung. Benzoylperoxid und Licht inaktivieren Tretinoin.

Kontraindikation
Schwangerschaft, Stillzeit, akute Hautausschläge, Anwendung im Bereich der Augen und Schleimhäute, Rosazea.

Rezeptur(en)
R256

Präparate
Airol, Cordes VAS

Triamcinolonacetonid

Definition
Mittelstark wirksames halogenisiertes Glukokortikoid.

Indikation
Systemische Glukokortikoid-Therapie. Topisch bei Ekzemen, allergischen Reaktionen, Psoriasis vulgaris.

Eingeschränkte Indikation
Schwangerschaft.

Dosierung und Art der Anwendung
- Topisch: Creme/Salbe/Lsg./Lotion: 1-2mal/Tag dünn auf die betroffenen Hautstellen auftragen.

  > **Merke:** Anwendungsdauer max. 4 Wochen!

- Injektion: 0,5-1 ml intrafokal, intraartikulär, subläsional.

Kontraindikation
Topische Anwendung >4 Wochen.

Rezeptur(en)
R265 R262 R263 R259 R260 R261 R264

Präparate
Delphicort, Volon, Volonimat, Triamgalen, Kortikoid-ratiopharm, Polcortolon N Spray

Hinweis(e)
Zur Behandlung von Hauterkrankungen an schwierigen Lokalisationen ist der Wirkstoff als Spray verfügbar (Polcortolon N Spray).

Trichiasis H02.0

Definition
Einwärtskehrung der Wimpern, z.B. durch Entropium mit Scheuern der Wimpern auf der Kornea.

Therapie
Operativ.

Trichloressigsäure

Definition
Keratolytikum.

Indikation
Warzen. Peeling der Haut bei Falten, Hyperpigmentierungen und Narben, bes. bei Aknenarben.

> **Merke:** Anwendung nur durch den Arzt! Abdeckung der umgebenden Haut mit Pasta zinci mollis, nach dem Betupfen Neutralisation mit Natriumbicarbonat-Lsg.!

Unerwünschte Wirkungen
Verätzungen im Bereich der gesunden Haut.

Rezeptur(en)
R266 R267

Trichoadenom D23.L

Erstbeschreiber
Nikolowski, 1958

Synonym(e)
Trichom

Definition
Sehr seltener, benigner, pilärer Tumor des infundibulären Abschnitts des Haarfollikels. Zwischen Trichofollikulom und Trichoepitheliom als höher differenzierte Variante des letzteren angesiedelt. S.a.u. Adnextumoren mit Haarfollikeldifferenzierung.

Lokalisation
V.a. an Gesicht und Lidbereich lokalisiert, seltener an Oberschenkeln oder Gesäß auftretend.

Klinisches Bild
Rötlich bis hautfarbener, bis zu 15 mm Durchmesser großer, meist derber Knoten oder Plaque.

Histologie
Gut abgegrenzter, dermal gelegener Tumor aus Aggregaten epithelialer Zellen mit zystischen, hornhaltigen Zentren, die an Queranschnitte infundibulärer Haarfollikelanteile erinnern. Keine Haarschäfte.

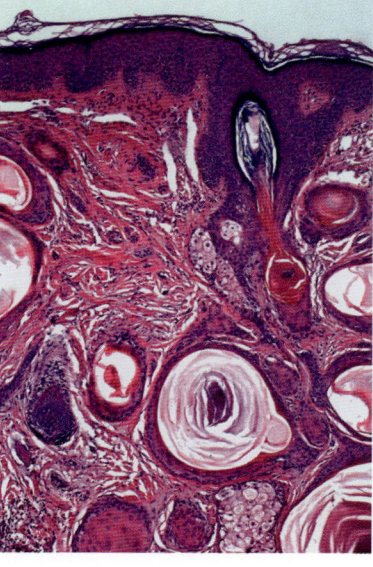

Trichoadenom. Gut abgegrenzter, dermal gelegener Tumor aus Aggregaten epithelialer Zellen mit zystischen, hornhaltigen Zentren, die an Queranschnitte infundibulärer Haarfollikelanteile erinnern. Keine Haarschäfte. Vereinzelt kleine Talgdrüsenanschnitte. Im Bild oben rechts unreifer Haarfollikel.

Differenzialdiagnose
Basalzellkarzinom, Atherom, Dermatofibrom.

Therapie
Exzision im Gesunden.

Hinweis(e)
Das verruköse Trichoadenom wird als Variante des Trichoadenoms angesehen mit klinischen und histologischen Merkmalen der Verruca seborrhoica.

Trichobacteriosis axillaris L08.8

Synonym(e)
Trichomycosis palmellina; Trichomycosis axillaris; Trichonocardiosis

Definition
Besiedelung der Achselhaare mit koryniformen Bakterien.

Erreger
Corynebacterium tenuis.

Ätiologie
Die zur normalen Flora der Haut gehörenden Korynebakterien bilden bei mangelhafter Hygiene, Hyperhidrose und feuchter Wärme dichte Kolonien um den Haarschaft.

Manifestation
Männer sind häufiger als Frauen betroffen.

Lokalisation
Achselhaare, selten Schambehaarung.

Klinisches Bild
Schwer abstreifbare, die Haare umhüllende Beläge von gelber (Trichomycosis palmellina flava), roter (Trichomycosis palmellina rubra) oder schwarzer (Trichomycosis palmellina nigra) Farbe. S.a.u. Bromhidrose.

Diagnose
Klinik, mikroskopischer oder bakteriologischer Erregernachweis.

Externe Therapie
Adäquate Körperhygiene unter Einsatz reinigender Desinfizienzien oder saurer Syndets (z.B. Sebamed flüssig, Dermowas). In hartnäckigen Fällen Rasur der Haare, Verwendung von Deodoranzien bei Hyperhidrose, häufiger Wäschewechsel, Einsatz von Naturfaser-Textilien.

Trichoblastom   D23.L

Synonym(e)
Trichogenic adnexal tumor; Trichoblastom, trichigenes; Trichoepitheliom, unreifes; Myxom, trichogenes; Fibrom, trichogenes; Fibrom, trichoblastisches

Definition
Seltener, dermal oder subkutan gelegener, benigner Tumor mit follikulärer Differenzierung.

Manifestation
In jedem Lebensalter geschlechtsunabhängig auftretend.

Lokalisation
Am Kapillitium lokalisiert; besonders häufig in einem Adenoma sebaceum auftretend.

Klinisches Bild
1-2 cm großer, meist solitärer, hautfarbener oder auch pigmentierter, fester, klinisch ansonsten uncharakteristischer Knoten. Die Diagnose ist ein histologischer Zufallsbefund.

Histologie
Kutaner oder subkutaner, durch eine Fibrosezone abgegrenzter Knoten mit verschiedenen Wachstumsmustern: Großknotig, kleinknotig, siebartig (kribriform), hirschgeweihartig (razemös), retiform (netzartig). Epithelnester aus monomorphen, basaloiden Zellen, mit rundlichen bis ovalen Kernen. Palisadenstellung der peripher gelegenen Zellen. Verdichtetes, hyalinisiertes oder muzinöses Stroma; vereinzelt kleine granulomatöse Infiltrate. Ausbildung primitiver Haarkeimstrukturen, auch Talgdrüsenläppchen. Größere Lobuli können in ihren Zentren zystische Hohlräume, mit amorphem Zelldebritus enthalten. Vereinzelt Mitosen. Trichoblastome können fokale Pigmentierungen aufweisen.

Differenzialdiagnose
Trichofollikulom, Basalzellkarzinom, Trichoepitheliom.

Therapie
Exzision im Gesunden.

Hinweis(e)
Das Panfollikulom wird als Variante des Trichoblastoms aufgefasst.

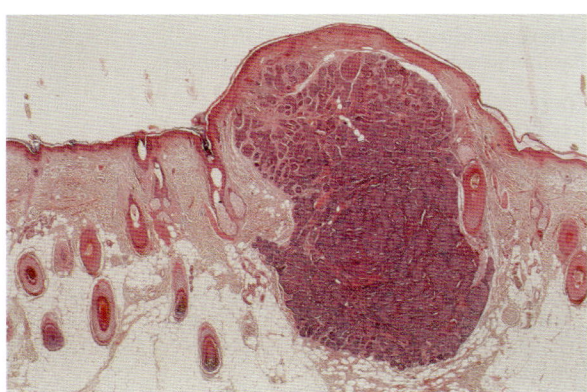

Trichoblastom. Solider, epithelialer, scharf begrenzter, Tumor aus basaloiden Zellen.

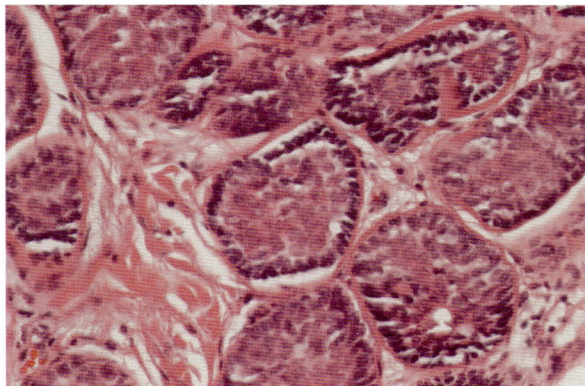

Trichoblastom. Darstellung basaloider Zellaggregate mit Palisadenstellung der peripheren Zelllage. Typische Schrumpfartefakte (Spaltbildung) um die Tumorkonvolute. Hyalinisiertes, eosinophiles Stroma.

Tricho-dento-ossäres Syndrom   Q82.4

Erstbeschreiber
Robinson, 1966; Liechtenstein, 1972

Synonym(e)
Haar-Zahn-Knochen-Syndrom; enamel hypoplasia with curly hair; taurodentism; amelogenesis imperfecta; Robinson-Miller-Worth-Syndrom; TDO syndrome; tricho-dento-osseous syndrome; taurodontism; kinky hair syndrome

Definition
Spezielle Form der ektodermalen Dysplasie mit Zahn- und Haaranomalien in Kombination mit Osteosklerose. Klinisch werden 3 Typen unterschieden, wobei sich Typ II und III von Typ I durch die Gesichtsform und radiologische Veränderungen abgrenzen.

Ätiologie
Autosomal-dominant mit variabler Expressivität vererbte Mutationen des distal-less3-Gens (DLX3) und des distal-less7-Gens (DLX7), die auf dem Chromosom 17q21.2-q22 kartiert sind.

Klinisches Bild
Veränderungen von Haaren, Zähnen, Nägeln sowie Gesichtsdysplasien und radiologisch nachweisbare Deformitäten des Skeletts. Normale Intelligenz. Je nach klinischer Symptomatik unterscheidet man 3 Typen:
- Typ I: Haardysplasien: Kleingelockte, dichte Haare im Kindesalter. Zahnanomalien: Zahnschmelzhypoplasie und Unterverkalkung, kleine Zähne, die rasch bis zur Gingiva abgenutzt werden, weite Diastemata, Taurodontie der Molaren, Zahnverfärbungen, Gingivaabszesse,

Zahnverlust im 2.-3. Lebensjahrzehnt. Nageldystrophie: Flache, verdickte, streifige Nägel, die leicht brüchig werden. Gesichtsdysplasien: Dolichozephalie (manchmal prämature Nahtsynostosen) mit Balkonstirn; Gesichtsasymmetrie. Röntgen: Osteosklerose der Schädelknochen, auch der Schädelbasis; normale Intelligenzentwicklung.

- Typ II: Haardysplasien: Kleingelocktes Haar von Geburt an, dünnes, leicht ausfallendes Haar, wenig oder fehlende Axillar- und Pubesbehaarung, wenig Gesichtshaar bei betroffenen Männern. Zahndysplasien: Zahnschmelzhypoplasie und Unterverkalkung, Abszesse, Taurodontie der Molaren, offene Zahnwurzeln der Incisivi. Nageldystrophie: Dünne, flache, brüchige Nägel. Gesichtsdysmorphien: Prognathie; prominente Stirn. Die Intelligenz ist normal.
- Typ III: Haardysplasie: Kleingelocktes Haar, Hypotrichose der Gesichtshaare bei Männern. Zahndysplasien: Kleine Zähne, weite Diastemata, Zahnschmelzhypoplasie und Unterverkalkung, Taurodontie der Molaren, Abszesse, offene Zahnhälse, Kariesneigung. Nageldysplasien: Brüchige Nägel. Gesichtsdysplasien: Prominente Stirn, viereckiges Kinn. Normale Intelligenz.

Trichodiskom   D23.L

Erstbeschreiber
Pinkus, 1974

Definition
Gutartiger, langsam wachsender, fibroepithelialer Adnextumor, der von den Haarscheiben (Hair disk) ausgeht, s.a.u. Adnextumoren mit Haarfollikeldifferenzierung. Manchmal Assoziation mit perifollikulären Fibromen und Fibropapillomen.

Vorkommen/Epidemiologie
Zusammen mit perifollikulären Fibromen und Fibrofollikulomen können multiple Trichodiskome in Assoziation mit familiären Colonpolypen beim Birt-Hogg-Dubé-Syndrom auftreten.

Lokalisation
Stamm, Gesicht, seltener Extremitäten.

Klinisches Bild
Klinisch uncharakteristischer Befund, meist mit multiplen, kleinen, 1-3 mm großen, symptomlosen, hautfarbenen Papeln. Histologischer Zufallsbefund.

Histologie
Gut abgrenzbare, nicht gekapselte, zellarme, dermale Geschwulst aus muzinösem fibrillärem Bindegewebe sowie deutlich hervortretenden kapillären Gefäßen. Nicht selten zeigen sich angeschnittene Haarfollikel im Randbereich des Tumors.

Differenzialdiagnose
Trichofollikulom, Angiomyxom.

Therapie
Nicht notwendig.

Trichoepitheliom   D23.L1

Erstbeschreiber
Ancell, 1842; Brooke, 1892; Fordyce, 1892; Spiegler, 1899

Synonym(e)
Brookesche Krankheit; Epithelioma adenoides cysticum; Trichoepithelioma papulosum multiplex; multiple familiäre Trichoepitheliome

Definition
Epithelial-mesenchymales Hamartom mit Merkmalen der Haardifferenzierung, das solitär und/oder multipel auftreten kann. S.a. Adnextumoren mit Haarfollikeldifferenzierung. Derzeit noch nicht restlos geklärt ist die Frage, inwieweit das Brooke-Spiegler-Syndrom und das Syndrom der multiplen familiären Trichoepitheliome zu einer identischen Krankheitsgruppe gehören.

Ätiologie
Autosomal-dominanter Erbgang bei multiplen Trichoepitheliomen, s.a.u. Brooke-Spiegler-Syndrom.

Manifestation
Häufig schon im Jugendalter auftretend.

Lokalisation
Vor allem am Gesicht lokalisiert, seltener am Stamm.

Klinisches Bild
Solitäre oder multiple derbe, halbkugelige, 2-5 mm große, meist glasige, hautfarbene oder rote, symmetrisch angeordne-

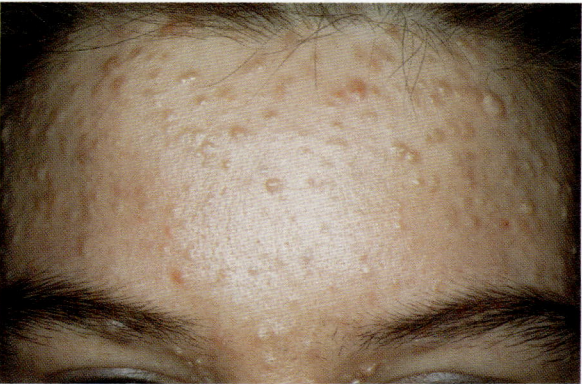

Trichoepitheliom. Diffus verteilte, kleine, hautfarbene Papeln im Stirnbereich.

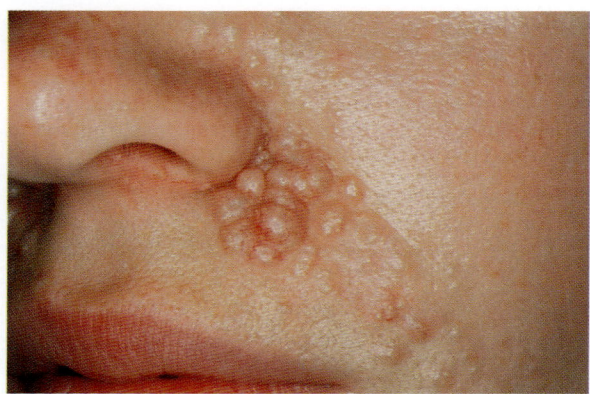

Trichoepitheliom. Aggregation prall-elastischer hautfarbener Tumoren im Bereich der Nasolabialfalte. Multiple, derbe, halbkugelige, 0,2-0,5 cm große, teils glasige, hautfarbene oder rote, symmetrisch angeordnete Knötchen.

te Knötchen, deren Oberfläche manchmal mit Teleangiektasien überzogen ist. Bei multiplem Auftreten sind Kombinationen mit Hämangiomen, Zahnzysten, Zylindromen, Spiradenomen (s.a.u. Brooke-Spiegler-Syndrom) sowie Ovarialfibromen möglich.

Histologie
Proliferation von Basalzellen, Epithel- oder Stachelzellen mit basaloiden Strängen, die gelegentlich piläre Formationen aufweisen. Von einer bindegewebigen Kapsel umgeben.

Differenzialdiagnose
Zylindrome, Syringom, Adenoma sebaceum, Basalzellkarzinom, Haarfollikel-Naevus.

Operative Therapie
Exzision von störenden Tumoren. Bei disseminierten Tumoren Therapie mit dem CO_2-Laser, Kryochirurgie, evtl. anschließend Dermabrasion oder Erbium-YAG-Laser. Rezidive sind häufig, meist nach etwa 2 Jahren auftretend.

Prognose
Günstig.

Trichoepitheliom, desmoplastisches   D23.L

Synonym(e)
Sklerosierendes epitheliales Hamartom

Definition
Dem Trichoepitheliom nahe stehender Adnextumor der Haut mit follikulärer Differenzierung, der sich vom Trichoepitheliom durch ein ausgeprägtes fibrotisches Geschwulststroma unterscheidet. Wichtig ist seine histologische Abgrenzung zum sklerodermiformen Basalzellkarzinom. S.a. Adnextumoren mit Haarfollikeldifferenzierung.

Manifestation
V.a. bei jungen Frauen auftretend.

Lokalisation
Bevorzugt im Gesicht lokalisiert.

Klinisches Bild
Asymptomatisches, eingesunkenes, 3-8 mm großes, rötlich bis gelbliches, nicht ulzerierendes, derbes Knötchen mit aufgeworfenen Rändern.

Histologie
Züge epithelialer, basaloider Zellen, Hornzysten und Verkalkungen in verdichtetem, zellarmem, fibrotischem (desmoplastischem) Bindegewebe. Deutliche Abgrenzung zum normalen Bindegewebe. Fremdkörpergranulome, rupturierte Epithelzysten sowie Verkalkungen sind nachweisbar.

Differenzialdiagnose
- Klinisch: v.a. Basalzellkarzinom.
- Histologisch: Sklerodermiformes Basalzellkarzinom, Trichoepitheliom, Syringom.

Therapie
Operative Entfernung, bei infiltrierenden Varianten mit mikroskopisch kontrollierter Chirurgie.

Trichofollikulom   D23.L

Definition
Benigner, langsam wachsender, epithelialer Tumor der Haarfollikel. S.a. Adnextumoren mit Haarfollikeldifferenzierung.

Lokalisation
V.a. Gesicht, Ohrgegend sowie seltener am Kapillitium lokalisiert.

Klinisches Bild
Bis zu 1 cm großer, meist hautfarbener, fester Tumor mit zentralem Porus, aus dem einzelne Härchen hervortreten können. Die Klinik ist uncharakteristisch. Meist histologischer Zufallsbefund.

Histologie
Ein oder mehrere, dilatierte Haarfollikel, die von kleineren Follikeln strahlenförmig umlagert werden. In den zentralen, meist dilatierten Haarfollikeln finden sich Hornmaterial oder Vellushaare. Vereinzelt auch Talgdrüsenläppchen. Kräftiges, zellreiches fibröses Stroma. Das von Kimura beschriebene „Talgdrüsenhamartom, folliculäres, zystisches" wird von verschiedenen Autoren als Variante des Trichofollikuloms angesehen.

Differenzialdiagnose
Trichoepitheliom, Basalzellkarzinom, melanozytärer Naevus.

Therapie
Exzision knapp im Gesunden.

Trichogramm

Synonym(e)
Haarwurzelstatus; trichogram

Definition
Mikroskopisches Untersuchungsverfahren zur Erfassung pathologischer Vorgänge an Haarwurzeln und -schaft.

Allgemeine Information
Das Trichogramm kann bei folgenden Indikationen eingesetzt werden:
- Zur Objektivierung und Typisierung eines verstärkten Haarausfalls (Effluvium)
- Zur Aktivitätsbestimmung und Prognosestellung bei Alopezien
- Zum Nachweis einer Trichotillomanie.

Durchführung
Frühestens 5 Tage nach der letzten Haarwäsche Epilation von 30 bis 50 Haaren an 2 Standarddepilationsstellen (okzipital und frontal). Nach Kürzung werden die Haare in möglichst paralleler Anordnung auf einem Objektträger ausgebreitet, so dass die Enden und die Haarschäfte beurteilbar sind. Im Haarwurzelstatus gelten als Normwerte: 80% Anagenhaare (inkl. dysplastische); 0-2% Katagenhaare; bis 20% Telogenhaare; bis zu 2% dystrophische Haare.

Trichoklasie   L67.83

Synonym(e)
Haarbruch

Definition
Glattes, queres oder schräges Brechen der Haare. Zuordnung zu Trichoptilosis, Trichorrhexis nodosa oder Bambus-Haar. Mischformen sind möglich. Ausschluss einer Trichothiodystrophie durch Polarisationsmikroskopie und Untersuchung des Schwefel- und Zystingehaltes von Haaren und Nägeln.

Ätiologie
Mechanische und/oder chemische Schädigung. Auch idiopathische Genese ist möglich.

Therapie
Bei exogener Verursachung Meidung der auslösenden haarkosmetischen Maßnahmen. Eingreifende haarkosmetische Maßnahmen vermeiden. Einfetten z.B. mit Olivenöl, Verwendung milder Shampoos (z.B. Ducray extra mild, Anatel).

Tricholemm

Definition
Äußere Haarscheide.

Histologie
- Plattenepithelzylinder mit außen gelegenen Basalzellen-Reihe.
- Gliederung in 3 Abschnitte:
  - Infundibulum (oberer Anteil): Epidermaler Verhornungstyp, Ausbildung eines Stratum granulosum.
  - Isthmus (mittlerer Anteil): Keratinisierung ohne zwischengeschaltetes Stratum granulosum; wird als tricholemmale Verhornung bezeichnet.
  - Tiefer, haarbulbusnaher Abschnitt: 1 bis 2 Lagen helle, glykogenreiche Basal- und Suprabasalzellen. Keine Verhornung.

Tricholemmales Karzinom   C44.L

Erstbeschreiber
Headington, 1976

Synonym(e)
malignes Tricholemmom

Definition
Seltenes, niedrig malignes, von den Haarfollikeln ausgehendes Karzinom, das histologisch Tricholemmom-Strukturen nachahmt, s.a. Haarfollikeltumor.

Manifestation
Im höheren Lebensalter auftretend.

Lokalisation
In chronisch lichtexponierten Arealen (Gesicht, Ohr, Hals) lokalisiert.

Klinisches Bild
Uncharakteristisch: Relativ rasch wachsender, 0,5-2 cm großer, erosiv-nässender oder mit Krusten belegter, exophytischer Tumor.

Histologie
Infiltrierend und destruierend wachsender Tumor von lobulärem, meist gut abzugrenzendem Aufbau aus unterschiedlich großen, hellen, optisch leeren Zellen mit chromatindichten Kernen. Erhebliche Zell- und Kernpolymorphie, atypische Mitosen. Gelegentlich abortive Haarbildung.

Differenzialdiagnose
- Klinisch: Basalzellkarzinom, Cornu cutaneum, Keratosis actinica
- Histologisch: follikuläres Porom, Tricholemmom, Talgdrüsenkarzinom.

Therapie
Operative Entfernung im Gesunden (Sicherheitsabstand etwa 3 mm).

Prognose
Günstig: Langzeitig ausschließlich lokales Wachstum, sehr selten Metastasierung in die regionalen Lymphknoten.

Tricholemmalzyste   L72.1

Synonym(e)
Atherom; Tricholemmzyste

Definition
Seltene follikuläre Epithelzyste mit tricholemmalem Verhornungsmechanismus (s. Tricholemm). S.a. Haarfollikeltumor, Epidermalzysten.

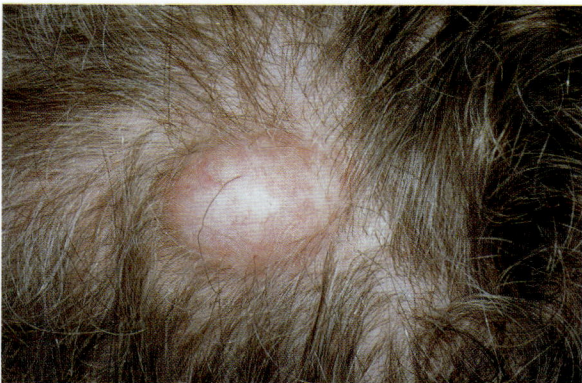

Tricholemmalzyste. Derber, auf der Unterlage verschieblicher, haarloser Tumor am Kapillitium.

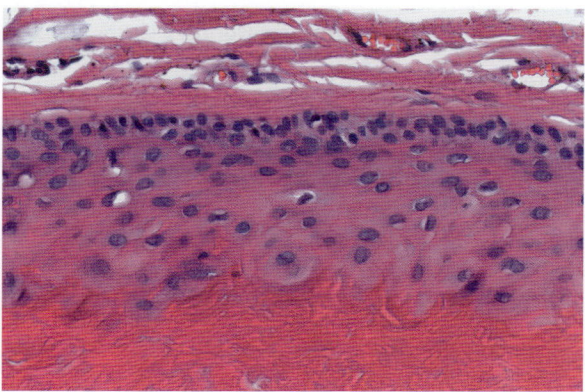

Tricholemmalzyste. Zystenwand: Geschichtetes Plattenepithel ohne Ausbildung eines Str. granulosum. Lumennahe Keratinozyten sind blass, bläschenartig und verhornen abrupt ohne sich abzuflachen. Homogen kompakter, eosinophiler, horniger Zysteninhalt.

Ätiologie
Autosomal-dominante Heredität ist in einigen Fällen beschrieben worden.

Manifestation
Frauen sind häufiger als Männer betroffen.

Lokalisation
Bei mehr als 90% der Patienten am Kapillitium lokalisiert.

Klinisches Bild
Solitäre oder multiple 0,5-5 cm große, kalottenförmig erhabene, prall-elastische, meist haarlose, runde, sehr derbe, symptomlose Knoten, ohne nachweisbaren zentralen Porus (s. Epidermalzysten).

Histologie
Zystenwand aus geschichtetem Plattenepithel, das ohne Ausbildung eines Stratum granulosum verhornt. Kennzeichnung des mehrschichtigen Wandepithels sind glasige, zylindrische Epithelzellen, deren Kerne zum Lumen langsam verdämmern. Im Gegensatz zum epidermal über ein Stratum granulosum verhornenden Plattenepithel flachen die Epithelzellen nicht ab. Die Begrenzungslinie zum Zystenlumen ist wellenförmig. Das Hornmaterial im Lumen der Zyste erscheint kompakt und ausgeprägt eosinophil. Es enthält Cholesterin, seltener Kalk.

Differenzialdiagnose
Zylindrom; proliferierende Tricholemmalzyste; Epidermalzyste.

Therapie
Therapie nur bei störender Kosmetik oder bei Beschwerden (sehr große Knoten, mechanisch störend). Exstirpation des ganzen Zystensacks und schichtweiser Verschluss.

> **Cave:** Belassene Zystenwandreste verursachen Rezidive!

Prognose
Exzision ist kurativ, keine Rezidive.

Hinweis(e)
Das Wandepithel der Tricholemmalzysten kann proliferieren, verbreitern und zu Lasten des Hornmaterials in einen soliden Tumor übergehen. S.u. proliferierende Tricholemmalzyste.

Tricholemmalzyste, proliferierende — D23.4

Erstbeschreiber
Wilson-Jones, 1966

Synonym(e)
Pilar tumor of the scalp; proliferierende Trichilemmalzyste; Riesenhaarmatrixtumor

Definition
In der Regel gutartige, von persistierenden Wandteilen geplatzter Tricholemmalzysten ausgehende Neubildungen am behaarten Kopf, die klinisch monströse Ausmaße annehmen können. Wahrscheinlich identisch mit dem proliferierenden Tricholemmaltumor.

Manifestation
Meist bei älteren Frauen (80-90% der Fälle) auftretend.

Histologie
Multiple, verschieden große Zysten mit meist pseudoepitheliomatöser Hyperplasie der Zystenwand, aber auch entdifferenzierte Zellverbände sind bei einigen Tumoren nachweisbar.

Therapie
Sichere Exzision im Gesunden mit mikroskopisch kontrollierter Chirurgie.

Prognose
Neigung zu Lokalrezidiven; infiltratives Wachstum oder Metastasierung sind möglich.

Tricholemmom — D23.L

Erstbeschreiber
French u. Headington, 1962

Definition
Gutartiger epithelialer Tumor, der von Zellen der äußeren Haarwurzelscheide seinen Ausgang nimmt. S.a. Adnextumoren mit Haardifferenzierung.

Lokalisation
Im Kopfbereich (Nase, Oberlippe, Wangen) lokalisiert.

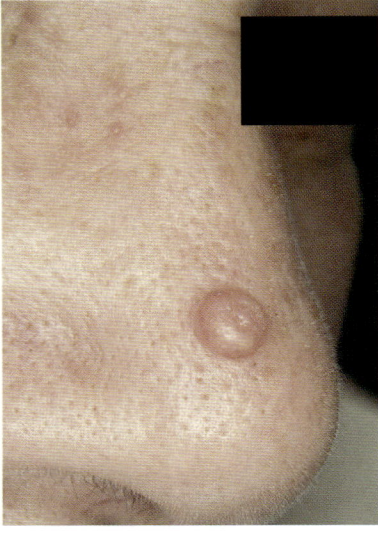

Tricholemmom. Solitärer derber, halbkugelig vorgewölbter, rötlicher Knoten an der Nasenspitze.

Klinisches Bild
Solitärer, 0,5-3 cm großer, hautfarbener, sehr fester, auf der Unterlage meist gut verschieblicher Tumor mit vorwiegend papillomatöser oder auch verruköser Oberfläche. S.a. proliferierende Tricholemmalzyste. Multiple Tricholemmome können Hinweise für ein Cowden-Syndrom sein.

Histologie
In der oberen Dermis lokalisierte, scharf abgegrenzte Tumorkonvolute, die von einer hyalinisierten, eosinophilen Membran eingescheidet sind. Tumorparenchym aus großen, glasig erscheinenden, PAS-positiven Zellen mit monomorphen Kernen. Wenige Mitosen. Im Zentrum des Tumors vereinzelt Dyskeratosen. Am Rande der Tumorstränge zeigt sich eine Palisadenstellung der Kerne.

Differenzialdiagnose
Verrucae vulgares, Basalzellkarzinom.

Therapie
Operative Entfernung im Gesunden. Bei unzureichender operativer Entfernung Gefahr des Lokalrezidivs, s.a. Tricholemmaltumor, proliferierender.

Hinweis(e)
Das desmoplastische Tricholemmom wird als histologische Variante angesehen mit einer hervortretenden Proliferation des bindegewebigen Tumorstromas.

Trichomalazie L67.84

Definition
Bei Trichotillomanie beobachtete Störung der Haarschäfte mit Aufweichung, Stauchung und Dissoziation der Haarschaftanteile.

Therapie
Eine kausale Therapie der Trichomalazie ist nicht möglich. Ggf. sind psychologische oder psychiatrische Beratungen erforderlich sowie die Therapie der Trichotillomanie. Bei kleineren Kindern radikales kurz schneiden der Haare.

Trichomatose L24.7

Synonym(e)
Pflanzenhaar-Dermatitis; Sabra-Dermatitis

Definition
Juckende, akute, pruriginöse Dermatitis durch in der Haut steckende Pflanzenhaare (z.B. von Kakteen, Linden, Primeln, Rosen).

Therapie
Entfernung der in der Haut steckenden Fremdkörper mit Pinzette, externe Therapie der Entzündungsreaktion mit Glukokortikoid-haltigen Externa, wie 0,1% Mometason-Lsg. (z.B. Ecural Lsg.) 1mal/Tag oder 0,25% Prednicarbat-Lsg. (Dermatop Lsg.) 2mal/Tag für etwa 5 Tage.

Trichomegalie-Syndrom Q87.1

Erstbeschreiber
Oliver u. McFarlane, 1965

Synonym(e)
Syndrom der langen Wimpern; long-eyelash syndrome; trichomegaly syndrome; Oliver-McFarlane syndrome

Definition
In syndromaler Ausprägung tritt die Trichomegalie als ätiologisch ungeklärtes, gelegentlich familiär gehäuftes Krankheitsbild mit abnorm kräftigem und langem Wachstum der Wimpern und Brauen, Pigmentdegeneration der Retinae, proportioniertem Minderwuchs, verzögerter körperlicher Entwicklung und fraglicher geistiger Retardierung auf. Selten Koilonychie und Hypotrichose bis Alopezie des Kopfhaares. Erworbene Trichomegalie kann als monosymptomatische Variante oder im Rahmen einer generalisierten Hypertrichose in Erscheinung treten.

Ätiologie
- Falls angeboren wird ein autosomal-rezessiver Erbgang vermutet.
- Erworbene Trichomegalie kann Folge einer immunsuppressiven Therapie mit Tacrolimus sein. Auftreten auch nach chronischen Infekten und malignen Tumorerkrankungen (paraneoplastisches Syndrom).

Klinisches Bild
- Bereits bei der Geburt sind ungewöhnlich lange und kräftige Augenwimpern und Augenbrauen vorhanden. Die Wimpern sind bis zu 4 cm lang (als Trichomegalie bezeichnet). Kongenital bestehen bilaterale diffuse Pigmentdegeneration der Retina. Zudem zeigen sich körperliche Retardierung und proportionierter Minderwuchs.
- Fakultativ auftreten können u.a. geistige Retardierung, Hypogonadismus, spärliches und dünnes Kopfhaar, im Erwachsenenalter auch Alopecia totalis, Koilonychie sowie neurologische Störungen (Ataxie, periphere Neuropathie).

Therapie
- Bei angeborener Trichomegalie: symptomatisch. Kausale Therapien sind nicht bekannt.
- Bei erworbener Trichomegalie: Ursachenforschung (Ausschluss von Tumoren und Medikamenten als Auslöser).

Trichomonadenurethritis A59.0

Definition
Beim Geschlechtsverkehr übertragene Urethritis durch Trichomonas vaginalis. S.a. Trichomonadenkolpitis.

Klinisches Bild
Seröser Fluor, Harndrang, Brennen in der Harnröhre.

Diagnose
Erregernachweis im Urethralabstrich oder Urinsediment (Dunkelfeld oder Phasenkontrastmikroskop).

Differenzialdiagnose
Gonorrhoe; Urethritis, unspezifische.

Komplikation
Erosive Balanitis, Zystitis, Pyelitis, Entzündung der Samenwege, Prostatitis.

Therapie
Entsprechend der Trichomoniasis.

Trichomoniasis A59.9

Definition
Infektion mit Trichomonas vaginalis, unterschieden werden:
- Trichomonadenkolpitis
- Trichomonaden-Granulom
- Trichomonadenurethritis.

Externe Therapie
Unterstützende Therapie mit Clotrimazol (z.B. Canesten Vaginaltabletten) und anderen Imidazolderivaten wie Miconazol (z.B. Daktar Creme), Econazol (z.B. Epi-Pevaryl Creme) oder Econazol-Vaginalzäpfchen (z.B. Gyno-Pevaryl 6 Ovula). Eine externe Therapie allein liefert jedoch keine überzeugenden Ergebnisse.

> **Merke:** Mitbehandlung des Sexualpartners oder der Partnerin, auch bei fehlendem Vorliegen von Symptomen (Ping-Pong-Effekt)!

Interne Therapie
Mittel der Wahl ist Metronidazol (z.B. Clont, Arilin) 1,5-2 g p.o. als ED (Ausheilungsrate 90%), alternativ 2mal/Tag 400 mg über 5-7 Tage (Ausheilungsrate 95%).

> **Merke:** Einnahme von Metronidazol vor den Mahlzeiten auf nüchternen Magen, da es sonst zu verzögerter Resorption und verminderten Blutspiegeln kommen kann!

Bei Therapieversagen erneute Gabe von 2mal/Tag 400 mg Metronidazol über 5-7 Tage. Bei ausbleibendem Erfolg Erhöhung der Metronidazol-Dosis auf 1mal/Tag 2 g p.o. über 3-5 Tage. Wirksam sind auch Tinidazol (z.B. Simplotan Filmtbl.) 2 g p.o. als Einzeldosis oder Nimorazol (z.B. Esclama Filmtbl.) in einer Dosierung von 2 g p.o. als Einmaldosis.

> **Cave:** In der Schwangerschaft darf Metronidazol aufgrund seiner möglichen teratogenen Wirkung nicht eingesetzt werden

Trichonodosis · L67.84

Erstbeschreiber
Michelson, 1884

Synonym(e)
Bubble hair; knotted hair

Definition
Ein- oder mehrfache Verknotungen der einzelnen Haare durch haarkosmetische Maßnahmen wie Toupieren, starkes Kämmen oder intensives Kratzen. Häufig Begleitsymptom juckender Dermatosen.

Klinisches Bild
Knotenbildung sind makroskopisch erkennbar. Erhöhte Brüchigkeit des Haares im Knotenbereich.

Therapie
Meiden induzierender, haarkosmetischer Maßnahmen. Einfetten z.B. mit Olivenöl, Verwendung milder Shampoos (wie z.B. Ducray extra mild, Anatel).

Hinweis(e)
> **Merke:** Es handelt sich um einen Zufallsbefund; keine Haarschaftanomalie!

Trichophagie · F98.42

Definition
Die zuvor ausgerupften Haare (s.a. Trichotillomanie) werden einzeln oder in Büscheln verschluckt.

Hinweis(e)
Haare sind für den Menschen unverdaulich. Sie behalten ihre Form und Länge und bleiben im Magen hängen. Mit der Zeit können sich dicke Haarknäuel bilden, sog. Trichobezoare, die sich bis in das Duodenum hineinentwickeln können.

Trichophytia blepharociliaris · B35.8

Definition
Oberflächliche oder tiefe Tinea im Bereich der Wimpern mit Übergreifen auf die Augenlider.

Therapie
Entsprechend der Tinea.

Trichophytie, tiefe generalisierte · B35.8

Erstbeschreiber
Hadida et al., 1953

Synonym(e)
Maladie dermatophytique (Hadida et Schousboe)

Definition
Sehr seltene, sich von Haut und Unterhaut, Lymphknoten und inneren Organen ausbreitende Dermatophyten-Infektion.

Ätiologie
Dermatophyteninfektion, vor allem durch Trichophyton schönleinii, T. verrucosum oder T. violaceum bei zugrunde liegender Abwehrstörung.

Klinisches Bild
Zunächst oberflächliche Tinea an Kopf oder Stamm. Nach Jahren Ausbildung subkutaner, abszedierender Knoten sowie einer Lymphadenitis. Befall von Knochen, inneren Organen und zentralem Nervensystem ist möglich.

Histologie
Granulom, Abszess.

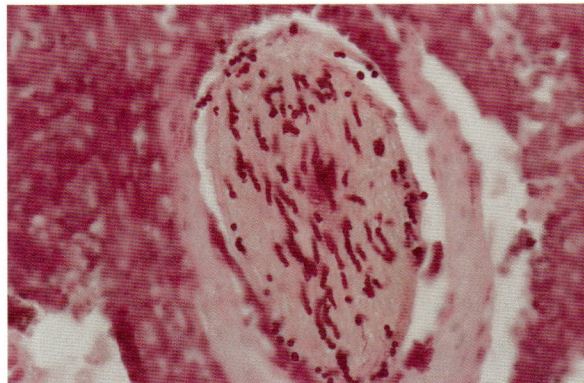

Trichophytie, tiefe generalisierte. Tiefe Trichophytie. Von Hyphen durchsetzter Haarschaft. PAS Spezialfärbung.

Therapie
Konsequente antimykotische Systemtherapie mit Imidazol-Derivaten (z.B. Itraconazol 2-3mal/Tag 100 mg p.o.).

Prognose
Häufig letal verlaufend.

Trichophyton

Definition
Gattung imperfekter Pilze aus der Gruppe der Dermatophyten. Zu den wichtigsten Vertretern aus dieser Gruppe zählen T. rubrum, T. mentagrophytes, T. soudanense, T. terrestre, T. verrucosum, T. violaceum, T. schönleinii. In der parasitären Phase nur Ausbildung von Hyphen und Arthrosporen, in der saprophytären Phase auch Bildung eines Luftmyzels sowie

von Makro- und Mikrokonidien (dünnwandig, glatt, vier bis sechs Scheidewände). Einige Trichophyten sind Farbstoffbildner. S.a. Tinea.

Trichophyton interdigitale

Erstbeschreiber
Blanchard, 1896; Priestley, 1917

Synonym(e)
Trichophyton mentagrophytes var. interdigitale; Kaufmann-Wolff-Pilz

Definition
Primär flaumige Variante von Trichophyton mentagrophytes. Anthropophiler Dermatophyt.

Vorkommen/Epidemiologie
Weltweit verbreitet, mit Schwerpunkten in Nordamerika und Europa.

Klinisches Bild
S.u. Tinea pedum, Tinea unguium, Tinea inguinalis. Meist schleichender Befall der Interdigitalräume der Füße oder der Genitocruralregion. Bei chronischen Verläufen häufig auch Übergreifen auf die Zehennägel oder unbehaarte Haut. Fingernägel, Kopfbehaarung oder Barthaare sind selten betroffen. Bei Frauen gelegentlich Bild der Tinea granulomatosa follicularis et nodularis cruris.

Mikroskopie
- Stark verzweigte Hyphen.
- Spiralhyphen: Zahlreich, typisch, insbes. in älteren Kulturen. Bei Fehlen kann die Kultur nur makroskopisch durch die Wuchsform identifiziert werden.
- Mikrokonidien: Rund (2-5 μm Ø) oder birnenförmig (Länge: 3-4 μm; Breite: 2-3 μm), akladienförmige oder botrytisförmige Anordnung, meist lateral an Myzelverzweigungen 1. und 2. Grades stehend.
- Makrokonidien: Können fehlen, wenn vorhanden meist walzenförmig oder gestaucht, dünn- und glattwandig, 3-8 Kammern, Länge: 10-50 μm; Breite: 5-10 μm.

Diagnose
Zur sicheren Unterscheidung von Trichophyton rubrum und Trichophyton interdigitale können zusätzlich Spezialnährböden (z.B. Kartoffel-Glucose-Agar oder Harnstoff-Agar) zum Nachweis der Harnstoffspaltung von Trichophyton interdigitale erforderlich sein.

Trichophyton mentagrophytes

Erstbeschreiber
Blanchard, 1896

Synonym(e)
Trichophyton mentagrophytes var. granulosum

Allgemeine Information
Zoophiler Dermatophyt.

Vorkommen/Epidemiologie
Weltweit verbreitet, mit Schwerpunkten in Nordamerika und Europa. Unterschiedliche Tierreservoire: Meerschweinchen, Kaninchen, Hamster. Der Anteil der in Mitteleuropa verbreiteten Variationen wird auf 10-20% aller Dermatophyten geschätzt.

Klinisches Bild
S.u. Tinea pedum, Tinea unguium, Tinea corporis, Tinea capitis profunda, Tinea capitis superficialis, Tinea barbae, Tinea manuum. Meist schleichender Befall der Interdigitalräume der Füße. Bei chronischen Verläufen häufig auch Übergreifen auf die Zehennägel und die unbehaarte Haut. Fingernägel, Kopfbehaarung oder Barthaare sind seltener betroffen.

Mikroskopie
- Stark verzweigte Hyphen (2-6 Septen).
- Spiralhyphen: Sehr zahlreich, häufig nur bei den stark pigmentierten oder körnigen Kulturen zu finden. Bei Fehlen kann die Kultur nur makroskopisch durch die Wuchsform identifiziert werden.
- Mikrokonidien: Akladienförmig oder botrytisförmig angeordnet, rund (2-5 μm Ø) oder birnenförmig (Länge: 3-4 μm; Breite: 2-3 μm), meist lateral an Myzelverzweigungen 1. und 2. Grades ansetzend.
- Makrokonidien: Wenn vorhanden meist walzenförmig, zigarrenförmig oder gestaucht, dünn- und glattwandig, 3-8 Kammern, Länge: 10-50 μm; Breite: 5-10 μm.
- Selten Chlamydosporen, Rakethyphen oder Knotenorgane.

Trichophyton rubrum

Erstbeschreiber
Sabouroud, 1911

Definition
Anthropophiler Dermatophyt.

Allgemeine Information
Sehr gute Adaptation an den Menschen und hohe Affinität zu Nagelkeratin. Übertragung erfolgt u.a. von Mensch zu Mensch (Patienten mit persistierenden Nagelmykosen sind ständiges Erregerreservoir), durch Wäsche, Badematten, in Saunas, Badeanstalten oder Duschräumen.

Vorkommen/Epidemiologie
Weltweit verbreitet. Mit Abstand häufigster humanpathogener Dermatophyt in Europa (70-80%). Häufigster Erreger von Nagel- und Fußmykosen. Männer sind deutlich häufiger betroffen als Frauen.

Klinisches Bild
Lokale Infektionen an Händen (insbes. Handteller und ulnare Handkante; seltener an Fingern oder Handrücken), Füßen, Nägeln (häufig mit Leukonychie einhergehend) und Leistenbeugen. S.u. Tinea, Tinea corporis, Tinea barbae, Tinea manuum, Tinea pedum, Tinea unguium, Tinea granulomatosa follicularis et nodularis cruris. Bei Befall der Arme imponieren meist scharf begrenzte, gerötete, schuppende Rundherde. Bei Manifestationen der Beine entstehen meist flächenhafte, gerötete, schuppende Plaques. Nur äußerst selten werden Infektionen am Kapillitium beobachtet, s.u. Tinea capitis superficialis. Selten und fast ausschließlich bei Männern Tinea inguinalis. Gelegentlich Verursachung systemischer Infektionen. Häufig chronisch-rezidivierende Krankheitsverläufe. In Einzelfällen Auftreten von Id-Reaktionen.

Mikroskopie
- Lange, dünne Hyphen, keine Spiralhyphen. Sehr selten Auftreten von Chlamydosporen.
- Makrokonidien: Meist wenige (können fehlen), lang und glattwandig, wurst bis zigarrenförmig, stark septiert, an den Polen abgerundet, Länge: 15-40 µm, Breite: 4-6 µm, 3-8 Kammern.
- Mikrokonidien: Einzellig, akladiumförmig, an den Hyphen versetzt angeordnet, Länge: 3-5 µm, Breite: 2-3 µm.

Diagnose
Zur sicheren Unterscheidung von Trichophyton rubrum und Trichophyton interdigitale können zusätzlich Spezialnährböden (z.B. Kartoffel-Glucose-Agar oder Harnstoff-Agar) zum Nachweis der Harnstoffspaltung von Trichophyton interdigitale erforderlich sein.

Trichophyton rubrum-Abszesse, subkutane   B35.8

Synonym(e)
Tiefe pustulöse Trichphyton-rubrum-Infektion; Trichophyton-rubrum-Granulome; Trichophyton rubrum mit Myzetombildung

Definition
Abszessbildung durch Trichophyton rubrum bei abwehrgeschwächten Patienten mit oberflächlicher Tinea.

Klinisches Bild
Nicht entzündliche, subkutane, einschmelzende Knoten.

Histologie
Abszess im unteren Korium, granulomatöse Wandstruktur, verzweigtes Myzel.

Diagnose
Negative Trichophytinreaktion. Erregerkultur aus Abszesseiter (Mykosen).

Externe Therapie
Abszessspaltung und offene Wundbehandlung mit desinfizierenden Externa z.B. Polyvidon-Jod-Salbe (z.B. Betaisodona).

Interne Therapie
Griseofulvin p.o. (z.B. Likuden) Dosierung: Erwachsene 500-1000 mg/Tag, Kinder 6-7 mg/kg KG/Tag zu fettreicher Mahlzeit über 2 Wochen. Alternativ Systemtherapie mit Itraconazol 2-3mal/Tag 200 mg p.o. oder Ketoconazol 2-3mal/Tag 200 mg p.o.

Trichophyton schönleinii

Erstbeschreiber
Schönlein, 1839; Remak, 1842

Synonym(e)
Achorion schönleinii

Definition
Anthropophiler Dermatophyt der Gattung Trichophyton.

Allgemeine Information
Kulturverhalten: Langsam wachsende Kolonien mit feuchter, tief gefurchter, bienenwabenartiger Textur, grauer bis gelblich-oranger Oberfläche und wachsähnlicher Konsistenz. Unregelmäßig gewundene, zentrale, 1-4 mm über das Kolonieniveau ragende zentrale Anhebung mit peripherer radiärer Faltung. Rückseite: Gelblich bis graue Farbe.

Vorkommen/Epidemiologie
Weltweit verbreitet, fast ausschließlich in ländlichen Gebieten mit schlechten hygienischen Verhältnissen oder Unterernährung. Gehäuft in Afrika oder Eurasien auftretend; selten in Mitteleuropa. Meist Befall einzelner Familien oder Familiengruppen.

Klinisches Bild
S.u. Favus.

Mikroskopie
- Hyphen: Zahlreich, hyalin, fingerförmig wachsend, stark verzweigt, häufig dichotome Verzweigungen („Kronleuchter", „Nagelkopf").
- Makrokonidien: Selten (können fehlen), 2-3 Kammern, glattwandig, dünnwandig bis dickwandig, zylindrische oder zigarrenförmige Gestalt.
- Mikrokonidien: Zahlreich, einzellig, meist rund oder pyriform.
- Chlamydosporen: Zahlreich, solitär oder clusterförmig angeordnet, meist 1-3 Kammern, gering entwickelte Konidiophoren.

Trichophyton soudanense

Erstbeschreiber
Joyeux, 1912

Allgemeine Information
Anthropophiler Dermatophyt.

Vorkommen/Epidemiologie
Überwiegend in Westafrika beheimatet. Durch Migranten sporadisch weltweit verbreitet. Die Inzidenz in Europa nimmt zu. Meist bei Kindern während kleinerer Epidemien auftretend.

Klinisches Bild
S.u. Tinea, Tinea corporis, Tinea pedum, Tinea capitis superficialis. Kleine, zunächst disseminierte, nicht konfluierende, diskret schuppende Herde am Kapillitium oder den Extremitäten. Im weiteren Verlauf zeigen sich große gerötete Rundherde. Endotrich wachsendes Myzel. Häufig abgebrochene Haarstümpfe.

Mikroskopie
- Hyphen: Eng, septiert, verzweigt. Charakteristischer Verzweigungsmodus mit kurzen, dornartigen Primärverzweigungen, die im spitzen, stumpfen oder rechten Winkel zur Ausgangshyphe stehen. Seitenverzweigungen wachsen meist entgegengesetzt (Cross-over Hyphen). Strahlenkranzartige Anordnung der Hyphenbündel.
- Keine Makrokonidien.
- Mikrokonidien: Häufig, akladiumförmig, solitär oder gruppiert, 1-2 Kammern.
- Häufig kettenförmig angeordnete Chlamydosporen.
- Häufig Zerfall des Myzels in Arthrosporen (Fragmente sichtbar).

Trichophyton terrestre

Erstbeschreiber
Durie u. Frey, 1957

Allgemeine Information
Geophiler Dermatophyt und Saprophyt. Pathogenität ist umstritten. Für den Menschen nahezu apathogen! Meist als Kontamination in dermatologischen Untersuchungsmaterialien der Zwischenzehenräume und Fußsohlen vorkommend. Insofern aus differenzialdiagnostischer Sicht interessant.

Vorkommen/Epidemiologie
Weltweit im Erdboden verbreitet.

Klinisches Bild
S.u. Tinea pedum.

Mikroskopie
- Kräftige, septierte Hyphen. Spiralhyphen (wird deshalb leicht mit T. mentagrophytes verwechselt!).
- Mikrokonidien: Sehr häufig und zahlreich, einzellig, lang gestreckte Form mit breiter Basis.
- Makrokonidien: Mehrzellig, glatt und dünnwandig, längliche oder zylindrische Form, an den Enden spitz zulaufend.
- Selten Chlamydosporen.

Trichophyton tonsurans

Erstbeschreiber
Malmsten, 1845

Allgemeine Information
Humanpathogener, anthropophiler Dermatophyt mit besonderer Affinität zum Haar.

Vorkommen/Epidemiologie
Weltweit verbreitet. Die Inzidenz in Europa nimmt zu (gehäuft bei schwarzen Migranten).

Manifestation
Bei Erwachsenen und Kindern gleichermaßen auftretend.

Klinisches Bild
S.u. Tinea, Tinea corporis, Tinea capitis, Tinea capitis superficialis, Tinea barbae, Tinea unguium. Meist solitäre, gerötete, entzündliche, fein schuppende Plaques am Stamm, den Extremitäten, den Nägeln oder am Kapillitium. Befall der Haare am Kopf einschließlich des Haarschaftes (Endothrixinfektion). Meist Abbrechen der Haare oberhalb des Hautniveaus. Besonders als Erreger der „Tinea corporis gladiatorum" im Kampf- und Fitnesssport verbreitet.

Mikroskopie
- Makrokonidien: Selten, plump, pleomorph, farblos, glattwandig, 2-6 Kammern.
- Mikrokonidien: Zahlreich; insbes. in der Randzone lokalisiert, vielgestaltig, überwiegend länglich bis pyriform, Länge: 3-10 µm, Breite: 1,5-5 µm, gestielte Ansätze an den Hyphen, meist botrytisförmig an den Hyphen angeordnet.
- Chlamydosporen: Sehr zahlreich; insbes. im mittleren Teil des Thallus lokalisiert, haufenförmige lockere Anordnung, selten Raketthyphen oder Spiralhyphen.

Trichophyton verrucosum

Erstbeschreiber
Bodin, 1902

Allgemeine Information
Primär zoophiler, sekundär anthropophiler, humanpathogener Dermatophyt. Insbesondere Rinder und deren Milieu (Ställe) sind mittelbare und unmittelbare Infektionsquellen.

Vorkommen/Epidemiologie
Weltweit verbreitet. Gehäuft bei Landbewohnern mit Kontakt zu Haustieren. Männer sind deutlich häufiger betroffen als Frauen.

Klinisches Bild
Bevorzugt Befall der Haarfollikel des Kapillitiums und des Bartes. S.u. Tinea barbae, Tinea capitis, Tinea capitis profunda. Seltener Befall der unbehaarten Haut, s.u. Tinea corporis.

Mikroskopie
- Lange, knorrige, endständig verdickte Hyphen.
- Arthrosporen: Zahlreich, gleichzeitig wachsend, kettenförmige Anordnung, rechtwinklige Seitenverzweigungen.
- Chlamydosporen: Zahlreich, dickwandig, meist interkalar angeordnet.
- Mikrokonidien: Selten, meist pyriform, selten rattenschwanzähnlich- oder spitz geformt, lateral an den Hyphen angeordnet, Länge: 3-5 µm, Breite: 2-3 µm.
- Makrokonidien: Selten, glatt- und dünnwandig, klein (Länge: 12-25 µm, Breite: 4-8 µm), 3-8 Kammern, endständig.

Trichophyton violaceum

Erstbeschreiber
Sabouraud u. Bodin, 1902

Allgemeine Information
Anthropophiler Dermatophyt.

Vorkommen/Epidemiologie
Weltweit verbreitet. Epidemisch im nahen Osten, Afrika, Osteuropa, Japan und Russland. Selten in Mitteleuropa auftretend (meist bei Migranten).

Klinisches Bild
S.u. Tinea corporis, Tinea capitis, Tinea capitis superficialis. Häufiger Erreger der Tinea capitis. Meist großflächiger Befall von Integument und Kapillitium. Infektion und Zerstörung der Haarpapille. Bei geschwächtem Immunstatus ist eine Invasion in das Lymphsystem möglich. Keine Spontanheilung während der Pubertät. Meist chronische Krankheitsverläufe.

Mikroskopie
- Reichlich septiertes Myzel. Endständig geschwollene oder kolbenartig aufgetriebene Hyphen mit dichotomen Verzweigungen.
- Chlamydosporen: Sehr zahlreich, dickwandig, meist terminal stehend.
- Mikrokonidien: Pyriform, meist nur auf Thiamin-Agar sichtbar.
- Makrokonidien: Selten, meist nur bei älteren Kulturen, dünnwandig, Länge: 10-25 µm, Breite: 2-8 µm, 3-8 Kammern, viele unterschiedliche Formen, meist nur auf Thiamin-Agar sichtbar.

Trichoptilosis L67.83

Synonym(e)
Haarspaltung; Trichoschisis; Trichoptilose

Definition
Längslaufende Spaltung des Haarschaftes, meist von der Spitze her.

Ätiologie
Meist vorhergehende traumatische Haarschädigung.

Therapie
Keine kausale Therapie bekannt. Eingreifende haarkosmetische Maßnahmen vermeiden. Splisshaarschnitt. Keine Verwendung von Haarspangen. Unterstützende Therapie mit fettenden Ölen, z.B. Ol. olivarum, das über Nacht auf den Haarspitzen belassen und am nächsten Morgen mit milden Shampoos entfernt wird. Zahlreiche kosmetische Präparate gegen Haarspliss sind auf dem deutschen Markt, ihre Wirksamkeit ist jedoch nicht ausreichend belegt.

Tricho-rhino-phalangeales Syndrom Q78.6

Erstbeschreiber
Klingmüller, 1956; Giedion, 1966

Synonym(e)
Tricho-rhino-phalangeale Dysplasie; Klingmüller-Langer-Giedion-Syndrom; Ale-Calo-Syndrom; multiple Exostosen; mental retardation syndrome; multiple kartilaginäre Exostosen; periphere Dysostose-Syndrom; TRPD I; TRPS I

Definition
Fehlbildungssyndrom mit schütterem Kopfhaarwuchs, phalangealen Zapfenepiphysen und typischen Gesichtsdysmorphien mit Handdysplasien, diffuser Hypotrichie mit leicht abbrechenden Haaren und Hertogheschem Zeichen. Beim Typ II liegen zusätzlich multiple kartilaginäre Exostosen vor.

Ätiologie
- Typ I: Autosomal-dominanter Erbgang mit variabler Penetranz von Deletionsmutationen des TPRS1 Gens die auf dem Genlokus 8q24.1 kartiert sind.
- Typ II: Meist spontane, seltener autosomal-dominant vererbte Deletionen des TPRS1 Gens sowie des EXT1 Gens, die auf dem Genlokus 8q24.11-q24.13 kartiert sind.

Klinisches Bild
Zapfenepiphysen an den Phalangen. Birnenförmige, in der Frontalansicht mäßig auffällige Deformierung der Nase (weiche Nasenknorpel). Hohes Philtrum, schütteres, dünnes Haar, evtl. frühzeitige Alopezie. Häufig Perthes-ähnliche, ein- oder beidseitige Hüftkopfveränderungen. Mentale Retardierung (insbes. bei Typ II).

Trichorrhexis L67.8

Definition
Brüchigkeit der Haare.

Ätiologie
Meist Folge mechanischer oder chemischer Traumata; auch als dominantes Erbleiden auftretend.

Therapie
S.u. Trichoklasie.

Trichorrhexis nodosa L67.00

Synonym(e)
Trichonodose; Haarknötchenkrankheit; Hodara Krankheit; Paxton Krankheit; Hodarsche Krankheit

Definition
Umschrieben knotig verdicktes, glanzloses, raues, aufgesplittertes, leicht abbrechendes Haar verschiedenster Ursachen.

Ätiologie
- Angeboren: Trichothiodystrophie, Argininbernsteinsäure-Syndrom.
- Erworben: Physikalische oder chemische Noxen - häufig mit Trichoptilosis kombiniert.

Diagnose
Periodische Verdickung des Haarschaftes durch borstenpinselartige Aufsplitterung des Haares.

Therapie
Ausschalten möglicher exogener Ursachen, Einfetten der Haare mit z.B. Ol. olivarum, s.a. Trichoklasie.

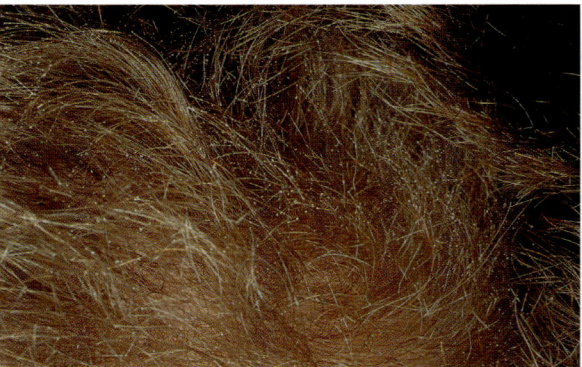

Trichorrhexis nodosa. Abgebrochene, aufgesplitterte Haare.

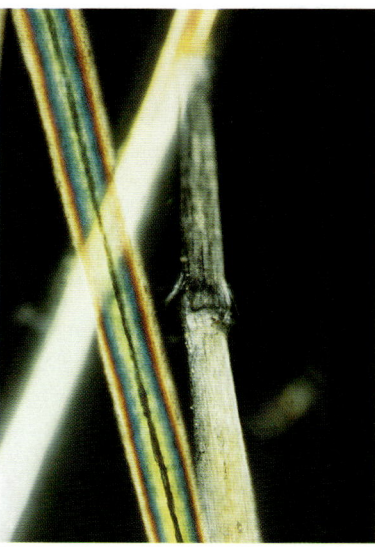

Trichorrhexis nodosa. Polarisationsmikroskopie: Knotige Verdickung mit borstenpinselartig aufgesplittertem Haarschaft.

Trichosporon cutaneum

Erstbeschreiber
de Beurmann, Gougerot u. Vaucher, 1909; Ota, 1926

Allgemeine Information
Humanpathogener Hefepilz (Sprosspilz). Als Saprophyt und Kontaminant u.a. in Wasser, am Erdboden und in Nahrungsmitteln (Obst) verbreitet. Sehr stark ausgeprägte Fähigkeit zur Assimilation gegenüber einer Vielzahl verschiedener Substrate. Gelegentlich in Kläranlagen zur Abwasseraufbereitung eingesetzt. Verbreitung erfolgt oft durch infizierte Kleidungsstücke.

Vorkommen/Epidemiologie
Weltweit verbreitet. Oft in der Nähe des Menschen oder bei tierischen Warmblütern zu finden.

Klinisches Bild
- Weiche, schleimige, leicht ablösbare, weiß-grüne bis leicht bräunliche Knoten, insbes. an den Scham- und Barthaaren, die den Haarschaft umlagern. Seltener werden Kapillitium, Augenbrauen und Wimpern befallen. Die Haare brechen leicht im Bereich der Knoten; die distalen Enden der Bruchstellen erscheinen aufgetrieben. Kein Befall des umliegenden Integuments. Typisches Bild der Trichomycosis nodularis (weiße Piedra).
- Häufig Befall von Finger- und Zehennägeln bei Mischinfektionen zusammen mit Dermatophyten. S.u. Tinea unguium.

Mikroskopie
- Myzel und Pseudomyzel: Häufig in eckige Arthrosporen und Blastosporen zerfallen, Länge: 2-8 μm; Breite: 2-4 μm.
- Blastosporen: Meist kettenförmig angeordnet, können bei älteren Kulturen fehlen.
- Hyphen und Pseudohyphen: Gut entwickelt, zahlreich, stark septiert (meist tönnchenförmige Poren im Septum).
- Einzellige, multiforme Blastokonidien.

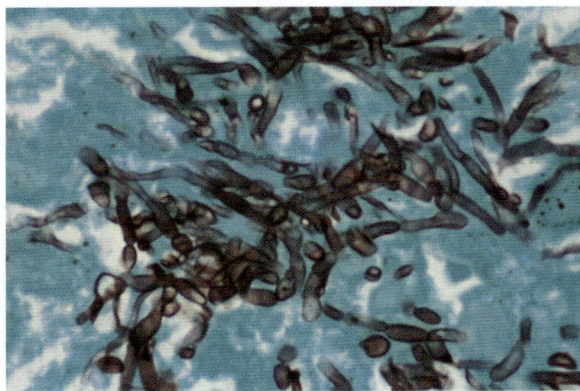

Trichosporon cutaneum. Trichosporon cutaneum; Milz; GMS-Färbung (PD Dr. Y. Koch).

Trichostasis spinulosa   L72.84

Erstbeschreiber
Galewsky, 1911; Franke, 1912; Nobl, 1913; Hare, 1953; Ladany, 1954

Synonym(e)
Keratosis spinulosa cum trichostasis; Pinselhaare; Thysanothrix; Ichthyosis thysanotrichica; Lanugo-Comedonen

Definition
Retention mehrerer gebündelter Terminalhaare in einem hyperkeratotischen Talgdrüsenfollikel.

Manifestation
Vor allem bei alten Menschen auftretend.

Lokalisation
Rücken, seitliche Thoraxanteile, Nacken, Jochbögen, Stirn, Nasenflügel sind befallen.

Klinisches Bild
Erweiterte, schwärzliche Follikelöffnungen (Pseudokomedonen) mit dunkel gefärbtem Stachel. Ausdrücken des Follikelfilamentes ist möglich.

Histologie
Dilatiertes Infundibulum, Mantel aus Korneozyten. Bündel von kurzen Lanugohaaren sowie eine zugehörige Haarwurzel.

Differenzialdiagnose
Acne comedonica.

Therapie
Behandlung ist nur aus kosmetischen Gründen notwendig. Mechanisches Ausdrücken der Follikelfilamente mit einem Komedonenquetscher sollte durch eine medizinische Kosmetikerin erfolgen. Zur Entfernung nützlich sind schnell polymerisierende Zyanoakrylatkleber (Sekundenkleber) mit deren Hilfe die oberflächlichen Lagen der Hornschicht mitsamt den zugehörigen Follikelretentionen abgezogen werden können. Unterstützende Therapie mit Vitamin A-Säure-haltigen Externa wie Isotretinoin (z.B. Isotrex Creme/Gel, 1-2mal/Tag) oder Tretinoin (z.B. Cordes VAS Creme, 1-2mal/Tag) oder Glykolsäure-haltigen Externa (z.B. Eff-alpha, Neostrata AHA Lösung/Creme jeweils 1mal/Tag). Die Erfolge sind allerdings nur mäßig. Bei hartnäckigen therapieresistenten Verläufen Versuch mit Chemical-Peeling mit Glykolsäure.

Trichostrongyliasis   B81.2

Definition
Nematodeninfektion (Fadenwurmerkrankung).

Erreger
- Trichostrongylus colubrifomris und Trichostrongylus orientalis (Nematoden).
- Die 4-8 mm langen adulten Würmer parasitieren im Dünndarm, die Eier werden mit dem Stuhl ausgeschieden, nach der Embryonierung im Freien schlüpft nach 1-2 Tage eine Larve, die innerhalb von 2-4 Tagen zur Infektionslarve reift. Diese wird oral aufgenommen und entwickelt sich im Darmtrakt ohne eine Gewebepassage zum adulten Wurm. Die Präpatenz liegt bei etwa 25 Tagen.
- Infektion durch Salate und Gemüse durch Kontamination mit larvenhaltige Fäkalien von infizierten Tieren. Gelegentlich sind auch Larvenpenetrationen durch die Haut möglich.
- Zirkulation zwischen Wiederkäuern und anderen Pflanzenfressern. Die Erreger werden beim Grasen aufgenommen.

Vorkommen/Epidemiologie
- Weltweit sind ca. 5 Millionen Menschen infiziert.
- Höchste Befallsrate im Iran (bis zu 70%).

Pathologie
Die Adulten im oberen Dünndarm verursachen eine Hyperämie und petechiale Blutungen im Bereich ihrer Anheftungsstelle an der Mukosa.

Klinisches Bild
- Meist leichter und asymptomatischer Verlauf.
- Bei hoher Parasitendichte epigastrische Schmerzen, Übelkeit, wechselnde Durchfälle, Anämie, Gallenwegsentzündungen.
- Hautbeteiligung fehlt meist. Bei Penetration von Larven in die Haut Larva migrans und ggf. Superinfektion der Eintrittsstelle, insbes. in tropischem Klima. Gelegentlich quälender unspezifischer perianaler Pruritus.

Diagnose
- Mikroskopie im Stuhl.
- Die Eiausscheidung ist oftmals gering. Anreicherungsverfahren sind hilfreich. 75-90 x 40 µm, dicke Eischale. Im Stuhl erfolgt weitere embryonale Entwicklung (mindestens 16zelliges Morulastadium).

Therapie
- Albendazol: 400 mg als Einmaldosis p.o.
- Alternativ: Mebendazol: 2mal/Tag 100 mg p.o. für 3 Tage.
- Alternativ: Levamisol und Pyantel.
- Alternativ: Thiabendazol 25 mg/kg KG (max. 3 g Gesamtdosis), aufgeteilt in 2 Dosen für 2 Tage.

Prophylaxe
Nahrungsmittelhygiene.

Trichoteiromanie   L65.9; F63.8

Erstbeschreiber
Freyschmidt-Paul, 2001

Synonym(e)
Scheueralopezie

Definition
Akzidentiell-traumatische Alopezie mit Abbrechen der Haare und unauffälligem Haarwurzelstatus, die durch Scheuern und Kratzen entsteht.

Ätiologie
- Erwachsene: Häufig liegen gesellschaftlich-soziale Konflikte, sekundärer Krankheitsgewinn, Angst- oder Zwangsstörungen zugrunde. Auch juckende Hautkrankheiten wie z.B. das atopische Ekzem können das Entstehen der Trichoteiromanie fördern.
- Kinder: U.a. Anpassungsstörungen oder Traumen (Kindesmisshandlung).
- Säuglinge: Durch einseitige Lage des Kopfes und durch Scheuern an der Unterlage.

Manifestation
Bei Säuglingen, Kindern, Jugendlichen und Erwachsenen in jedem Lebensalter auftretend.

Klinisches Bild
Flächiger Alopezieherd (selten mehrere Herde) mit leicht lichenifiziertem oder unauffälligem Haarboden. Streng begrenzt auf das artifiziell alterierte Areal. Im Gegensatz zur Trichotillomanie (trillein = griech.: rupfen) finden sich bei der Trichoteiromanie unauffällige Haarfollikel, bei stehen gebliebenen Haaren, aber pinselartig veränderte, weißliche Haarspitzen (Trichoptilosis). Die Kopfhaut kann durch die kontinuierlichen Scheuerartefakte umschrieben lichenifiziert sein. Bild wie beim Reizakanthom oder beim Lichen simplex chronicus.

Diagnose
Anamnese, Klinik, Trichogramm.

Therapie
Abklärung und Behandlung der zugrunde liegenden Ursache.

Trichotemnomanie   F63.3

Erstbeschreiber
Braun-Falco, 1968

Definition
Zwanghaftes Abschneiden der Haare in umschriebenen Arealen bei psychoneurotisch gestörten Patienten. Diese Vortäuschung einer Alopezie wird meist als Störung gedeutet, bei der die Betroffenen eine Patientenrolle einnehmen wollen.

Vorkommen/Epidemiologie
Begleiterkrankung bei Artefakten und Psychosen.

Klinisches Bild
Oft symmetrische Pseudoalopezie mit wie rasiert scheinenden Haarstoppeln normaler Dichte.

Therapie
Psychiatrische oder psychologische Beratung und ggf. Behandlung.

Trichothiodystrophie   Q84.2

Erstbeschreiber
Allen, 1971; Tay, 1971; Price, 1980 (Namensgebung)

Synonym(e)
Tay-Syndrom, BIDS-Syndrom; Sabinas brittle hair syndrome; Marinescu-Sjögren-Syndrom; Trichorrhexis-nodosa-Syndrom; Marinescu-Sjögren-Syndrom II; Pollit-Syndrom; Trichorrhexis nodosa congenita; trichothiodystrophy

Definition
Autosomal-rezessiv vererbtes Leiden mit Defekt im DNS-Exzisions-Repair-System und den wesentlichen Merkmalen der spröden Schwefel-defizienten Haare in einer komplexen Kombination variabler neuro-ektodermaler Veränderungen. Die akronyme BIDS (spröde, zystindefiziente Haare, Intelligenzschwäche, verminderte Fertilität, Minderwuchs), IBIDS (BIDS in Kombination mit Ichthyosis), PIBIDS (IBIDS in Kombination mit Photosensitivität) bezeichnen verschiedene Varianten.

Vorkommen/Epidemiologie
Sehr seltene Erkrankung. Häufigkeit: <1/100.000 Lebendgeburten. Auftreten ist bei Kaukasiern und Asiaten beschrieben.

Ätiologie
Autosomal-rezessiver Erbgang. Pathogenetisch liegt ein Defekt des DNA-Exzisions-Repair-Systems vor. Verminderter Schwefelgehalt der Haare. Die Bedeutung der Schwefeldefizienz für die neurologischen Störungen ist nicht geklärt. Es bestehen Beziehungen zum Xeroderma pigmentosum.

Klinisches Bild
Kurze spröde Haare, Trichorrhexis nodosa. Gelegentlich Nagelatrophie, Koilonychie; ichthyosiforme Hautveränderungen, erhöhte Photosensitivität, geistige Retardierung, Verschiedene kongenitale, neuroektodermale Störungen, Minderwuchs, Katarakt.

Differenzialdiagnose
Xeroderma pigmentosum.

Therapie
Keine kausale Therapie bekannt. Symptomatische, pflegende Lokaltherapie.

Prognose
Fast immer versterben die Patienten frühzeitig. Die mittlere Lebensdauer beträgt etwa 10 Jahre.

Trichotillomanie F63.30

Erstbeschreiber
Hallopeau, 1889

Synonym(e)
Haarrupf-Tic; hair pulling tic

Definition
Ausreißen der eigenen Kopf- bzw. Körperhaare im Sinne einer Selbststimulation und Autoaggression.

Vorkommen/Epidemiologie
Lebenszeitprävalenz 0,5-1,5% bei Männern bzw. bis zu 3% bei Frauen.

Ätiologie
Meist Folge von Zwangserkrankungen, larvierten Depressionen, Angststörungen, Appetenz-Aversionsstörungen oder anderen psychiatrischen Krankheitsbildern mit Impulsstörungen.

Manifestation
Meist bei Kindern zwischen 10.-15. Lebensjahr auftretend, seltener bei Kleinkindern oder Erwachsenen.

Lokalisation
Überwiegend am Kopfhaar lokalisiert, seltener an den Schamhaaren, Augenbrauen oder Wimpern.

Klinisches Bild
Umschriebene Kahlstellen (tonsurartig) im Bereich der Kopf- und/oder Körperhaare. Folliculäre Hämorrhagien. Kombination mit Trichophagie ist möglich.

Histologie
Erweiterte, mit Keratin gefüllte Follikelostien, intrafolliculäre Pigmentschollen und erhöhte Katagenrate.

Diagnose
- Trichogramm: Telogenrate ist vermindert.
- Mikroskopie: Trichoptilose mit Grünholzfrakturen und Trichorrhexis nodosa-artigen Haarabbruchstellen.

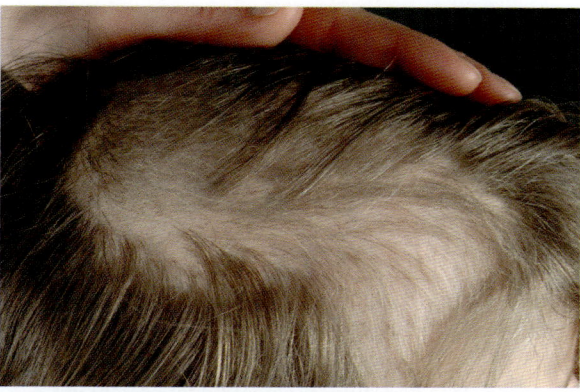

Trichotillomanie. Seit 2 Jahren in unterschiedlicher Ausdehnung auftretende, umschriebene, flächige Kahlstellen im Bereich des frontoparietalen Kopfhaares bei einem 10-jährigen Jungen, wobei durch unvollständiges, häufiges Ausreißen immer wieder einzelne Haarbüschel stehen geblieben sind. Stoppelige Kopfhaut mit z.T. abgebrochenen Haaren. Artifizielles Muster.

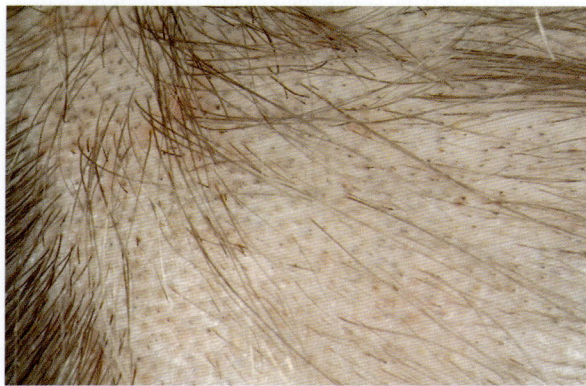

Trichotillomanie. Auch ohne Lupenvergrößerung erkennbare Haarfollikel mit fehlenden oder auch einzelnen Haarbüscheln.

Therapie
Schwierig. Bei Kindern müssen die Eltern bzw. das soziale Umfeld aufgeklärt und in die Therapie einbezogen werden. Psychologische oder psychiatrische Beratung und ggf. Therapie. Bei kleinen Kindern kann radikales Kurzschneiden der Kopfhaare den Haarrupf-Tic durchbrechen.

Triclosan

Definition
Lipophiles Chlorphenol-Derivat, das als gut verträgliches antiseptisches Dermatikum zunehmend Verwendung findet. S.a.u. Antiseptikum.

Wirkungsspektrum
Wirksam gegen grampositive und gramnegative Bakterien. Nicht wirksam gegen Pseudomonas aeruginosa.

Indikation
Pyodermien oder bakteriell überlagerte Ekzeme.

Komplikation
Triclosan penetriert die Haut, insbesondere die läsionale

Haut, so dass bei großflächiger Anwendung systemische, unerwünschte Arzneimittelreaktionen möglich sind.

Dosierung und Art der Anwendung
1-2mal/Tag dünn auftragen und sanft einreiben.

Unerwünschte Wirkungen
Ekzem, Kontaktekzem.

Inkompatibilität
Wechselwirkungen phenolischer Stoffe mit hydrophilen Cremes und Emulsionen sind grundsätzlich möglich. Als phenolischer Wirkstoff zeigt Triclosan Unverträglichkeiten mit nichtionischen Tensiden vom Polyethylenglykol- bzw. Macrogol-Typ.

 Merke: Eine derartige Inkompatibilität besteht mit Ungt. Cordes.

Rezeptur(en)
R268 R269

Präparate
Sicorten Plus Creme (Kombination mit Halometason), Rutisept extra Flüssigkeit

Hinweis(e)
- Die 2% hydrophobe Triclosan Creme (NRF 11.122) wird in der Apotheke i.A. mit Kaliumsorbat konserviert.
- Triclosan hat bei pH 5 eine optimale bakterizide Wirkung.

Trifluridin

Definition
Virustatikum.

Indikation
Herpesinfektionen des Auges.

Eingeschränkte Indikation
Schwangerschaft, Stillzeit.

Dosierung und Art der Anwendung
Alle 4 Std. in den Bindehautsack applizieren.

Unerwünschte Wirkungen
Kreuzallergie mit Idoxuridin, allergische Reaktionen, Einschränkung des Reaktionsvermögens, Augenlidödem, Augenbrennen, verzögerte Wundheilung.

Wechselwirkungen
Glukokortikoide führen zu einer verstärkten Wundheilungsverzögerung.

Kontraindikation
Überempfindlichkeit gegen den Wirkstoff, Idoxuridin-Allergie.

Präparate
Triflumann

Trimethoprim

Definition
Chemotherapeutikum.

Wirkungen
Hemmung der Folsäurebiosynthese durch Hemmung der Dihydrofolsäurereduktase.

Wirkungsspektrum
Grampositive und -negative, aerobe Bakterien, Plasmodium spp. und Pneumocystis carinii.

Indikation
Infektionen mit gramnegativen Keimen, Malaria, Pneumocystis carinii-Pneumonie.

Dosierung und Art der Anwendung
- Erwachsene/Jugendliche >12 Jahre: 2mal/Tag 150-200 mg p.o.
- Kinder <12 Jahre: 2mal/Tag 3 mg/kg KG p.o.
- Pneumocystis carinii-Pneumonie: 4-5 mg/kg KG/6 Std. in Kombination mit Sulfamethoxazol 20-25 mg/kg KG/6 Std. über 2-3 Wochen.

 Merke: Bei Langzeittherapie: Megaloblastenanämie (kann durch Gabe von Folsäure ausgeglichen werden).

Unerwünschte Wirkungen
Kutane Reaktionen bis hin zur toxischen epidermalen Nekrolyse, Angioödemen, fixen Arzneimittelreaktionen. Extrakutan: Übelkeit, Erbrechen, Diarrhoe, BB-Veränderungen.

Wechselwirkungen
Erhöhung des Phenytoinspiegels.

Kontraindikation
Schwangerschaft, Stillzeit.

Präparate
Infectotrimet, TMP-ratiopharm

Trimethylpsoralen

Definition
Photosensibilisierende Substanz, vergleichbar dem Methoxsalen (Methoxypsoralen).

Dosierung und Art der Anwendung
0,6 mg/kg KG p.o. 2 Std. vor der Bestrahlung einnehmen.

Entsprechend PUVA-Therapie.

Unerwünschte Wirkungen
Entsprechend PUVA-Therapie.

Kontraindikation
Entsprechend PUVA-Therapie.

Präparate
Tripsos (über die internationale Apotheke erhältlich); Trisoralen Gerot (über die internationale Apotheke erhältlich)

Tripperfäden

Synonym(e)
Tripperfilamente

Definition
Weißliche, aus Schleim, Epithelien, Leukozyten und Gonokokken bestehende Fäden im Morgenurin bei der Urethritis gonorrhoica anterior chronica.

Tromantadin

Definition
Virustatikum, Amantadin-Derivat.

Indikation
Herpes-simplex-Infektionen der Haut und Übergangsschleimhäute.

> **Merke:** Umstrittenes Therapieprinzip!

Eingeschränkte Indikation
Schwangerschaft, Stillzeit.

> **Merke:** Behandlung abbrechen, falls innerhalb von 2 Tagen keine Besserung eintritt!

Unerwünschte Wirkungen
Häufig allergische Reaktion, Paragruppen-Allergie (Gel).

Wechselwirkungen
Kreuzallergie mit Amantadin.

Kontraindikation
Paragruppen-Allergie (Gel).

Präparate
Viru-Merz

Trombidiose   B88.01

Synonym(e)
Erntekrätze; Heukrätze; Sendlinger Beiß; Giesinger Beiß; Herbstbeiße; Herbstkrätze; Gadnerbeiß; Trombidiosis; Erythema autumnale

Definition
Befall des Menschen durch Larven bestimmter Laufmilben (Trombidiae). S.a. Milben, Gamasidiosis, Getreidekrätze, Krämerkrätze.

Erreger
In Europa ist der häufigste Erreger Trombicula autumnalis (Chigger). Der Mensch ist für die Trombidiae ein Fehlwirt, so dass die Milben nur für Stunden auf der Haut persistieren und dann abfallen.

Manifestation
Vor allem im Spätsommer auftretend.

Lokalisation
Vor allem im Bereich eng anliegender Kleidung: Gürtelbereich, Büstenhalterbereich; Kniekehlen.

Klinisches Bild
Auftreten roter, stark juckender, linsengroßer Flecken und Quaddeln 3–4 Stunden nach Exposition. Papeln, Papulovesikel, hämorrhagische Einstichstelle entstehen nach ca. 24–48 Stunden. Die Hautveränderungen persistieren ca. 2 Wochen. Juckreiz besteht für ca. eine Woche. Residuäre Pigmentierungen können auftreten.

Diagnose
Anamnese und Klinik sind wegweisend. Der mikroskopische Milbenlarvennachweis ist schwierig.

Differenzialdiagnose
Urtikaria, Skabies, Prurigo simplex subacuta.

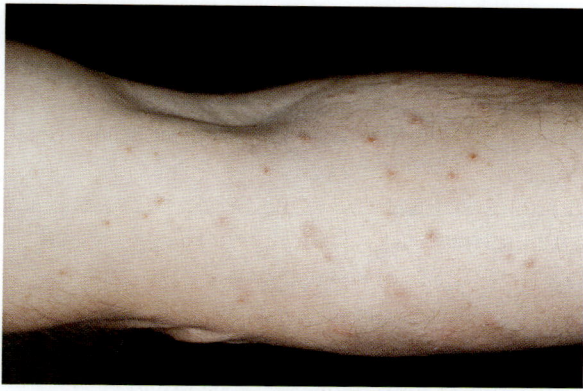

Trombidiose. Disseminierte, stark juckende Papeln und Papulovesikel am Arm, seit einem Tag bestehend.

Therapie
Die Milben selber bedürfen keiner Therapie.

Externe Therapie
Indifferente externe Therapie mit Lotio alba, ggf. mit Zusatz von 5% Polidocanol-Lotio **R200**, bei hartnäckigem Juckreiz auch Glukokortikoid-haltige Lotionen oder Cremes wie 0,05%ige Betamethason-Lotion **R030**, 0,25% Prednicarbat (z.B. Dermatop Creme), 0,1% Triamcinolon-Creme **R259**.

Interne Therapie
Bei quälendem Juckreiz kurzzeitig Antihistaminika wie Desloratadin (z.B. Aerius) 1-2 Tbl./Tag oder Levocetirizin (z.B. Xusal) 1-2 Tbl./Tag.

Trommelschlegelfinger   R68.3

Synonym(e)
Digiti hippocratici; Clubbing; Kolbenfinger

Definition
Trommelschlegelartig aufgetriebene Endphalangen der Finger infolge von Weichteilhyperplasie. Unilaterales bzw. digitales Auftreten sind möglich, s.a. Uhrglasnägel.

Ätiologie
Das Auftreten ist Folge verschiedener Grunderkrankungen, z.B. von pulmonalen Erkrankungen, malignen intrathorakalen Prozessen, kardialen Erkrankungen, Erkrankungen der Schilddrüse (z.B. Hypothyreose, EMO-Syndrom). Auch familiäres Auftreten wurde beschrieben (z.B. Melorheostose, Pachydermoperiostose, primäre).

Trompeterschwiele   K13.0

Definition
Exogen-irritative orale Leukoplakie an der Lippenschleimhaut durch chronische mechanische Irritation bei professionellen Trompetern, s.a. Glasbläserschwiele, s.a.u. Geigerknoten.

Therapie
Meiden der mechanischen Irritation.

Trophödem   Q82.01

Definition
Genetisch bedingtes Lymphödem, je nach klinischer Symptomatik unterscheidet man Lymphödem, Typ Meige und Lymphödem, Typ Nonne-Milroy.

Tropisetron

Definition
5-HT$_3$-Antagonist, Antiemetikum.

Wirkungen
Selektive, kompetitive Bindung an 5-HT$_3$-Rezeptoren u.a. im Gehirn. Dadurch kann Serotonin nicht mehr an seinen Bindungsstellen, den 5-HT$_3$-Rezeptoren, gebunden werden und seine Wirkung entfalten. So wird u.a. direkt die Entstehung von Übelkeit und Erbrechen unterbunden.

Indikation
Prophylaxe Zytostika-induzierter Übelkeit und Erbrechen.

Eingeschränkte Indikation
Schwangerschaft, Stillzeit, Kinder <2 Jahren, Hypertonie, Leberzirrhose, Niereninsuffizienz.

Schwangerschaft/Stillzeit
Nicht in Schwangerschaft oder Stillzeit anwenden (ungenügende Datenlage; es ist nicht bekannt ob der Wirkstoff in die Muttermilch übergeht).

Dosierung und Art der Anwendung
5 mg langsam i.v. oder als Kurzinfusion unmittelbar vor der Chemotherapie, danach bis zu 5 Tage 5 mg/Tag p.o. Zur peroralen Therapie können 0,2 ml Injektionslösung/kg KG (= 0,2 mg/kg KG) bis zu max. 5 ml (1 Amp. 5 mg/ml) mit Orangensaft oder Cola gemischt und getrunken werden. Zur Einnahme von 5 mg/Tag kann auch 1 Kps. p.o. eingenommen werden.

Unerwünschte Wirkungen
- Kutane UAWs: Gelegentlich allergische oder anaphylaktoide Reaktionen. Leichte exanthematische Hautveränderungen und Ödeme, insbes. gesichtsbetonte Ödeme. Lokale Reaktionen an der Infusionsstelle.
- Extrakutane UAWs: Kopfschmerzen, Schwindel, Hypertonie, Lymphadenopathie, Magen-Darm-Störungen (Obstipation oder Diarrhoen), Arthralgien.

Wechselwirkungen
Phenobarbital, Phenytoin und Rifampicin führen zu einer Erniedrigung des Tropisetron-Spiegels.

Kontraindikation
Anwendung bei Kindern, Hypersensitivitätsreaktionen gegen andere 5-HT$_3$-Antagonisten.

Präparate
Navoban

Tropismus-Testung

Definition
Diagnostisches Verfahren zur Bestimmung des Tropismus von HI-Viren, insbes. von CCR5-tropen, CXCR4-tropen und dualtropen HIV-Stämmen. Das Verfahren ist Vorraussetzung für die Anwendung von Entry-Inhibitoren, z.B. von Maraviroc.

Allgemeine Information
Momentan werden zwei Tests parallel durchgeführt: Der in den Studien mit Maraviroc eingesetzte validierte phänotypische Tropismustest „Trofile" sowie ein lokaler genotypischer Tropismustest.

Durchführung
- Für den phänotypischen Test werden benötigt: mindestens 3 ml Blutplasma (8-10 ml Vollblut in einem Plasmaröhrchen abnehmen), Viruslast >500 Kopien/ml.
  - Wenn zwischen Abnahme der Blutprobe und Eintreffen im Labor weniger als sechs Stunden liegen, ist Versand bei 4 °C („auf Eis") zu empfehlen.
  - Wenn die Zeit zwischen Abnahme der Blutprobe und Eintreffen im Labor länger als sechs Stunden beträgt: 8 ml EDTA-Blut abnehmen, zentrifugieren und mindestens 3 ml Plasma bei -20 °C einfrieren. Gefrorenes Plasma vom Labor abholen lassen.
- Für den genotypischen Test werden benötigt: 5 ml EDTA-Blut; Viruslast >500 Kopien/ml. Daher 5 ml EDTA-Blut abnehmen und bei Raumtemperatur an das Labor schicken.

Hinweis(e)
Die Durchführung von Tropismus-Testungen ist nur in wenigen spezialisierten Laboren möglich:
- Universität Köln, Dr. R. Kaiser, Fürst Pückler Str. 56, 50935 Köln, Telefon: 0221-478 7741, Fax: 0221-478 3904, E-Mail: Rolf.Kaiser@uk-koeln.de
- Universität Frankfurt, Dr. Martin Stürmer, Paul-Ehrlich-Str. 40, 60596 Frankfurt, Telefon: 069-63016454, Fax: 069-6301 6477, E-Mail: m.stuermer@em.uni-frankfurt.de
- Labor Thiele Westpfalzklinikum, Martin Däumer, 67655 Kaiserslautern, Telefon: 0631-316700, Fax: 0631-3167020, E-Mail: martin.daeumer@mpi-inf.mpg.de
- Labor Lademannbogen, Dr. Christian Noah, Lademannbogen 61, 22339 Hamburg, Telefon: 040-53805 192, Fax: 040-53805 879, E-Mail: virology@labor-lademannbogen.de
- Labor Gemeinschaftspraxis Dr. Jäger, Eva Wolf und Birgit Eckerlein, Karlsplatz 8, 80335 München, Telefon: 089-555404, Fax: 089-555400, E-Mail: info@labor.jajaprax.de
- Labor Dr. Berg, Dr. Thomas Berg, Seestr. 13, 10439 Berlin, Telefon: 030-44653595, Fax: 030-4473 8145, E-Mail: bergdoctor@t-online.de
- Praxis Drs. H. Knechten und L. Habets, Patrick Braun, Blondelstr. 9, 52062 Aachen, Telefon: 0241-4709725, Fax: 0241-40 86 52, E-Mail: PAB@pzb.de
- Labor Dres Fenner Abt. PCR, Dr. Harm Müller, Bergstr. 14, 20095 Hamburg, Telefon: 040-309550, Fax: 040-3 09 5513, E-Mail: fennerlabor@fennerlabor.de
- Labor Schönian Harzer, Dr. Oliver Harzer, Am Prime Parc 17, 65479 Raunheim, Telefon: 06142-913680, Fax: 06142-9136890, E-Mail: info@labor-schoenianharzer.de

Tsutsugamushifieber   A79.8

Synonym(e)
Kedami-Fieber; river fever; japanisches Flussfieber; Scrub typhus

Definition
Von Milben übertragene, schwere Rickettsiose, vor allem in Südostasien.

Erreger
Rickettsia tsutsugamushi.

Vorkommen/Epidemiologie
Endemisch auftretend in einigen Ländern Asiens, Südostasiens und im Südwest-Pazifik einschließlich Australiens.

Ätiologie
Befall durch R. tsutsugamuschi infizierte Larvenstadien von Trombiculid-Milben, vor allem von Leptotrombidium deliense und Leptotrombidium (Trombicula) akamushi (überwiegend in niedrigen Sträuchern lebend).

Lokalisation
Vor allem Inguinalregion, Oberschenkel, Axillen und Stamm werden befallen.

Klinisches Bild
Primärläsion (= Eschar): Hartes entzündliches Knötchen. Regionale oder generalisierte Lymphknotenschwellung. Umwandlung der Primärläsion in ein multilokuläres Bläschen, später Ulzeration mit Krustenbildung. Makulopapulöses Exanthem am 6. bis 10. Krankheitstag, ggf. Enantheme am weichen Gaumen.

Diagnose
Serologie.

Komplikation
Atypische Pneumonien mit schwerer Atemnot, Myokarditis, disseminierte intravaskuläre Koagulation.

Therapie
S.u. Rickettsiosen.

Tuberculosis cutis   A18.49

Definition
Infektion mit Mycobacterium tuberculosis im Bereich der Haut.
- Exogen: Als Folge eines Primär- oder Superinfektes.
- Endogen: Durch lymphogene bzw. hämatogene Ausbreitung.
- Folgende Tuberkuloseformen können an der Haut entstehen:
  - Tuberculosis cutis luposa
  - Tuberculosis cutis colliquativa
  - Tuberculosis cutis miliaris disseminata
  - Tuberculosis cutis verrucosa
  - Tuberculosis fungosa serpiginosa
  - Tuberculosis ulcerosa mucosae et cutis
  - Tuberculosis subcutanea et fistulosa.

Therapie
S. jeweiliges, unter Definition aufgeführtes Krankheitsbild.

Tuberculosis cutis colliquativa   A18.46

Synonym(e)
Skrophuloderm; tuberkulöse Gumma; Tuberculosis colliquativa cutanea et subcutanea

Tuberculosis cutis. Tabelle 1. Kutane Tuberkulosen

Genese	Form/Ausbreitung		Krankheitsbild
Exogen	Inokulationstuberkulose		Tuberkulöser Primärkomplex
			Tuberculosis cutis verrucosa
			Tuberculosis cutis luposa (teilweise)
Endogen	Sekundäre Tuberkulose	per continuitatem	Tuberculosis cutis miliaris disseminata
		per Autoinokulation	Tuberculosis cutis colliquativa (Scrofuloderm)
			Periorifizielle Tuberkulose
	Hämatogene Tuberkulose		Tuberculosis cutis miliaris disseminata
			Tuberculosis cutis luposa
	Tuberkulide	mikropapulös	Lichen scrophulosorum
		papulös	Papulonekrotisches Tuberkulid
		nodös	Erythema induratum (Bazin)
			Knotige Vaskulitiden (teilweise)

Definition
Subkutane, zu Einschmelzungen und Fisteln führende, postprimäre, subakute Tuberkuloseform bei normerger Reaktionslage des Organismus. Entstehung meist durch Übergreifen einer hautnahen Organtuberkulose auf Cutis und Subkutis, seltener exogen.

Erreger
Mycobacterium tuberculosis, meist Typus bovinus.

Manifestation
Heute vor allem bei älteren, resistenzgeschwächten Menschen, Immunsupprimierten oder Kindern auftretend.

Lokalisation
Häufig sind Submandibular- und Supraklavikularregion, Retroaurikulärregion sowie seitliche Halspartien betroffen.

Klinisches Bild
- Meist mehrere kugelig vorgewölbte, subkutane, von lividroter Haut bedeckte Knoten. Später Erweichung, Perforation und Fistulation bzw. Ulzeration. Abheilung unter

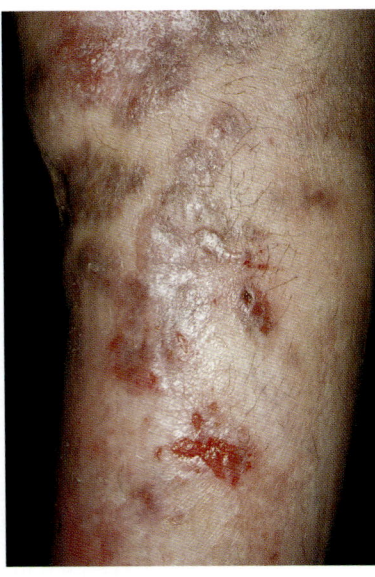

Tuberculosis cutis colliquativa. Schmerzlose, livid-rote, kutane und subkutane Knoten, die zur Ulzeration und Fistulation neigen. Diaskopisch: Apfelgelee-artiges Infiltrat.

Ausbildung trichterförmig eingezogener Narben sowie von Wulst-, Zipfel- und Brückennarben. Rezidivierende Knoteneruptionen.
- Sonderform: Tuberculosis subcutanea et fistulosa.

Histologie
Zentrale Kolliquationsnekrose, Abszess, im Randbereich tuberkuloide Granulome, verkäsende Tuberkel.

Diagnose
Tuberkulose.

Differenzialdiagnose
Gumma, Tularämie, Katzenkratzkrankheit, Sporotrichose.

Therapie
Erwachsene: Suche und Behandlung einer gleichzeitigen Organtuberkulose, s. Tuberculosis cutis luposa.

Kinder: Frühzeitige operative Ausräumung, Suche und ggf. Behandlung einer gleichzeitigen Organtuberkulose, Suche der Infektionsquelle (Milch), s.a. Tuberculosis cutis luposa.

Tuberculosis cutis lichenoides   A18.48

Erstbeschreiber
Hebra, 1860

Synonym(e)
Lichen scrophulosorum

Definition
Seltene Erkrankung mit Auftreten von lichenoiden Papeln bei tuberkulösem Primärkomplex oder sekundärer Organtuberkulose und hypererger Immunitätslage.

Ätiologie
Tuberkulid.

Manifestation
Vor allem Kinder und Jugendliche sind betroffen.

Lokalisation
Vor allem seitliche Rumpfpartien sind betroffen.

Klinisches Bild
Symmetrisch angeordnete, gruppiert stehende, follikuläre oder perifollikuläre, spitzkegelige, gelb-braune, rötliche oder hautfarbene, keratotische Papeln.

Histologie
Perifollikuläre tuberkuloide Strukturen: Langhans-Riesenzellen, kleine Nekroseherde. Keine Mykobakterien nachweisbar oder anzüchtbar.

Diagnose
Positive Tuberkulinreaktion.

Differenzialdiagnose
Id-Reaktionen anderer Genese, Lichen planus follicularis, Hyperkeratosis follicularis durch Avitaminose C.

Externe Therapie
Ggf. Lotio alba oder Glukokortikoid-Externa wie 0,25% Prednicarbat-Creme (z.B. Dermatop Creme). Gewöhnlich Rückbildung nach wenigen Wochen. Rezidive möglich.

Interne Therapie
Behandlung der Grunderkrankung mit systemischer Chemotherapie, s. unter Tuberculosis cutis luposa.

Prognose
Gewöhnlich Rückbildung nach wenigen Wochen. Rezidive sind möglich.

Tuberculosis cutis luposa   A18.42

Synonym(e)
Tuberculosis luposa cutis et mucosae; Lupus vulgaris; Fressende Flechte

Definition
Häufigste Form der Hauttuberkulose bei normerger Reaktionslage des Organismus, in der Regel nicht hoch kontagiös. Behandlungspflicht! Meldepflicht!

Erreger
Meist humane, selten bovine Typen des Mycobacterium tuberculosae.

Ätiologie
Absiedelung der Erreger hämatogen, lymphogen oder per continuitatem von einer Organtuberkulose oder auch durch exogene Inokulation. S.a. Etagen-Tuberkulose.

Lokalisation
Vor allem Gesicht, Extremitäten und Schleimhäute (Nase, Zunge und Lippen) sind befallen.

Klinisches Bild
- Initial findet sich ein meist nicht beachtetes, rötlich-bräunliches, 2-4 mm großes, etwas erhabenes, diaskopisch apfelgeleefarbenes Knötchen. Durch periphere Ausbreitung entsteht bei Nichtbehandlung eine 1-5 cm große (oder auch größere) braun-rote, symptomlose Plaque mit atrophischer Oberfläche, gekennzeichnet durch eine pergamentartige Oberhaut sowie fehlende Follikelzeichnung. Positives Sondenphänomen oder Mandrinphänomen sind möglich (nur bei Verkäsung!). Der klinische Verlauf ist von der Immunitätslage des Organismus abhängig.

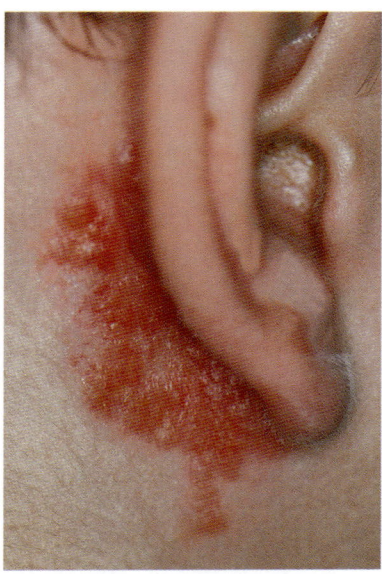

Tuberculosis cutis luposa. Bei der 30-jährigen Türkin besteht eine großflächige, unregelmäßig begrenzte, symptomlose, rötlich-bräunliche, glatte Plaque mit z.T. verruköser Oberfläche hinter dem rechten Ohr.

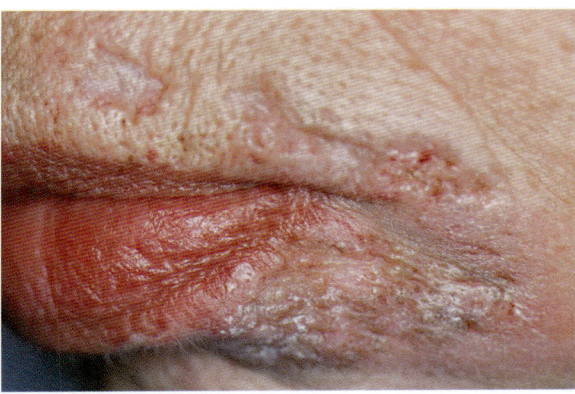

Tuberculosis cutis luposa. Partiell abgeheilter und vernarbter Herd im Bereich der Unterlippe. Verrukköse Aktivitätszonen (hier: Nachweis tuberkuloider Granulome). Seit Jahren bestehende, sehr gering zunehmende, rot-braune, raue Knoten und Plaques mit Schuppenkrusten. Abheilung unter tief reichenden Furchen und wurmstichartigen Narben. Verziehung der umgebenden Strukturen.

> **Cave:** Erneutes Aufleben der Tuberkulose bei Immunsupprimierten.

Je nach sekundärer Veränderung:
- Lupus vulgaris exfoliativus mit psoriasiformer Schuppung
- Lupus vulgaris verrucosus
- Lupus vulgaris tumidus und hypertrophicus.
- Schleimhautveränderungen: Grau-weißlich oder glasig-transparente, meist erhabene, höckrige Knoten. Bei Ulzeration Ausbildung weicher, leicht blutender, serös-eitrig bedeckter Ulzera, Verborkung.

Histologie
- Die Epidermis ist atrophisch, seltener akanthotisch. Erosionen oder Ulzerationen sind möglich. Vorhanden sind bevorzugt in der oberen Dermis lokalisierte, jedoch auch bis zur tiefen Dermis reichende, knotige Infiltrate aus Epitheloidzellen, Riesenzellen vom Langhans-Typ untermischt mit reichlich Lymphozyten, die sich im Randbereich der Granulome mantelartig verdichten können. Eine zentrale Nekrose (Verkäsungstendenz) ist möglich, bei jungen Granulomen jedoch häufig nicht vorhanden. Die Hautanhangsgebilde in den Granulomen werden zerstört.
- Mikroskopischer Nachweis von Tuberkelbazillen mit den gängigen Färbeverfahren (Ziehl-Neelsen-Färbung, Fite-Färbung) oder mittels immunhistologischer Verfahren ist nur äußerst selten möglich.

Diagnose
Klinik mit Diaskopie. Als Nachweisverfahren hat sich der Quantiferon-TB-Gold-Test etabliert. Seine Wertigkeit bei Hauttuberkulosen ist noch nicht belegt. Wichtig ist der Nachweis der Mykobakterien aus läsionalem Biopsiematerial. Zur Anzucht der Mykobakterien sollten Labors das schnellere, radiometrische Verfahren immer zusätzlich zur konventionellen Kultur durchführen. Die PCR (Polymerase chain reaction) ersetzt in keinem Fall die kulturellen Verfahren.

Differenzialdiagnose
Tubero-serpiginöses Syphilid, Sarkoidose, Tuberculosis cutis verrucosa, Lupus erythematodes chronicus discoides.

Komplikation
Carcinoma in lupo.

Therapie allgemein
Die Therapie der Tuberculosis cutis luposa richtet sich nach den derzeitigen jeweiligen Empfehlungen der CDC. Die antituberkulöse Therapie verfolgt zwei Ziele:
- Rezidivfreies Ausheilen durch sichere Sterilisation
- Prävention gegen Selektion von resistenten Stämmen.

Externe Therapie
Bei kleinen Lupusherden Exzision im Gesunden, anschließend 6 Monate tuberkulostatische Behandlung. Plastisch-chirurgische Maßnahmen bei Mutilationen nach der Abheilung.

Interne Therapie
- Da die Bakterienpopulationen unterschiedlich sensibel auf Tuberkulostatika reagieren, ist die Therapie als Dreifach- oder als Vierfachtherapie anzulegen. Hochwirksame Medikamente wie Isoniazid oder Rifampicin sollten in jeder Kombination enthalten sein.

> **Merke:** Die Monotherapie der Hauttuberkulose mit Isoniazid ist obsolet!

- Nach der Initialphase von 2 Monaten mit einer Dreifachtherapie wird für die nachfolgende Stabilisierungphase eine Behandlung mit zwei wirksamen Präparaten empfohlen. Die detaillierten Angaben zu Dosierung, Arzneimittelnebenwirkungen und erforderlichen Kontrolluntersuchungen sind zu beachten (s. jeweils unter dem generischen Namen). Wichtig: Die regelmäßige Einnahme der Medikamente sollte vor dem Frühstück erfolgen. Rifampicin beeinträchtigt durch schnelleren Abbau die Wirkung von Antikonzeptiva.
- Immunsupprimierte Patienten mit Tuberculosis cutis luposa werden stets mit einer Vierfachtherapie über 12 Monate behandelt.
- Resistenzlage: Mehrere Untersuchungen haben in Deutschland eine Resistenz für Isoniazid von 6-7% (USA 9,1%), RMP 1,5-2,4 (USA 3,9%) und EMB 1,0-1,9% (USA

Tuberculosis cutis luposa. Tabelle 1. Therapiestrategien bei Hauttuberkulose

	Wirkstoff	Dosis pro kg KG/Tag	Monat 1	2	3	4	5	6	Zusätzlich
Vierfach-therapie	Isoniazid	5 mg	x	x	x	x	x	x	30 mg Vitamin B$_6$
	Rifampicin	10 mg	x	x	x	x	x	x	
	Ethambutol	20 mg	x	x					
	Pyrazinamid	30 mg	x	x					
Dreifach-therapie	Isoniazid	5 mg	x	x	x	x	x	x	30 mg Vitamin B$_6$
	Rifampicin	10 mg	x	x	x	x	x	x	
	Ethambutol	20 mg	x	x					

Tuberculosis cutis luposa. Tabelle 2. Therapie bei resistenten Tuberkelerregern

Therapie bei INH-Resistenz	Dosis pro kg KG/Tag	Monat 1	2	3	4	5	6	7	8
Rifampicin	10 mg/kg KG	x	x	x	x	x	x	x	x
Ethambutol	20 mg/kg KG	x	x	x	x	x	x	x	x
Pyrazinamid	30 mg/kg KG	x	x						

Tuberculosis cutis luposa. Tabelle 3. Kombinationspräparate bei Hauttuberkulose

Generika	Beispielpräparate	Dosis im Beispielpräparat
Rifampicin + Isozianid	Rifinah	300/150 mg
Rifampicin + Isozianid	Iso-Eremfat 150	150/100 mg
	Iso-Eremfat 300	300/150 mg
Rifampicin + Isozianid + Pyrazinamid	Rifater	120/50/300 mg
Ethambutol + Isoniazid	Myambutol-INH-I/-II	500/100 mg
		300/100 mg
Ethambutol + Isoniazid	EMB-INH	300/60 mg

2,4%) aufgedeckt. Resistenzen betreffen somit in erster Linie Isoniazid. In diesen Fällen wird die Therapie auf 6-8 Monate verlängert.
- Als Risikofaktoren für das Auftreten resistenter Tuberkelerreger gelten:
  - Frühere tuberkulostatische Behandlung
  - Unzureichende Tabletteneinnahme
  - Aufenthalt in Gebieten mit hoher Tuberkuloseprävalenz
  - Aufenthalt in Gebieten mit hoher Resistenz (über 4% gegenüber INH)
  - Kontakt zu Personen mit resistenten Erregern.
- Folgende Präprate stehen im Handel zur Verfügung:
  - Isoniazid (z.B. Isozid Tbl., Tebesium-s-100/250 Lösung, Isozid Comp.)
  - Rifampicin (z.B. Eremfat Filmtbl., Rifa Drg.)
  - Pyrazinamid (z.B. Pyrafat Filmtbl., PZA-Hefa Tbl.)
  - Streptomycin (z.B. Strepto-Fatol- oder Strepto Hefa Injektionslösung)
  - Ethambutol (nicht für Kinder unter 10 Jahren) (z.B. Myambutol Tbl., EMB-Fatol Filmtbl.).

> **Merke:** Die große Zahl der Tbl. vermindert die Compliance der Patienten deutlich!

Der Einsatz von Kombinationspräparaten vereinfacht dem Arzt die Verabreichung und dem Patienten die Einnahme für den langen Zeitraum der Therapie.

Prognose
Chronischer Verlauf; Abheilung mit Atrophie und Narben im Verlauf von Jahren/Jahrzehnten. Rezidive in Lupusnarben. Weichteilzerstörung mit nachfolgender Mutilation. Bewegungseinschränkung der Gelenke. Bei entsprechender Chemotherapie sind 95% der Fälle innerhalb von Monaten heilbar.

Tuberculosis cutis miliaris disseminata   A19.81

Synonym(e)
Disseminierte Miliartuberkulose der Haut

Definition
Seltene Form der Tuberkulose meist bei immungeschwächten Säuglingen und Kleinkindern.

Ätiologie
Tuberkulöser Primäraffekt, bzw. allgemeine Miliartuberkulo-

se mit hämatogener Aussaat der Tuberkelbakterien bei Anergie des Organismus.

Klinisches Bild
Zahlreiche, dicht stehende, rotbraune bis rötlich-blaue, evtl. hämorrhagische Flecken und/oder Papeln.

Diagnose
S.u. Tuberkulose.

Differenzialdiagnose
Syphilis II, Arzneimittelexanthem, Abt-Letterer-Siwe-Krankheit.

Therapie
S.u. Tuberculosis cutis luposa.

Prognose
Ungünstig, abhängig von der Organbeteiligung.

Tuberculosis cutis verrucosa   A18.44

Erstbeschreiber
Paltauf u. Riehl, 1886

Synonym(e)
Schlachtertuberkulose; Verruca necrogenica; Tuberculum anatomicum; Leichentuberkel; warzige Tuberkulose der Haut; Wilksche Krankheit

Definition
Postprimäre Inokulationstuberkulose: Exogene Reinfektion oder autologe Superinfektion nach dem tuberkulösen Primärkomplex bei partieller Immunität und normergischer Reaktionslage des Organismus, besonders bei Umgang mit erregerhaltigem Material.

> **Merke:** Ggf. Berufskrankheit der Haut (Schlachter, Anatomen, Pathologen).

Ätiologie
Eindringen der Tuberkelbakterien in die Haut durch kleine Verletzungen. Häufig bei Menschen auftretend, die in der Landwirtschaft tätig sind.

Manifestation
- Schlachtertuberkel: Vor allem Bauern, Metzger, Tierärzte. Meist Typus bovinus; äußerst chronischer Verlauf.
- Leichentuberkel: Ärzte, Angestellte in pathologischen oder anatomischen Instituten. Meist Typus humanus, häufig akuter Verlauf mit tuberkulöser Lymphangitis.

Lokalisation
V.a. Hand- oder Fingerrücken sowie Fuß- oder Fersenbereich sind befallen. Häufig einseitige Manifestation.

Klinisches Bild
Meist unscharf begrenzte, runde, ovale oder polyzyklische, indolente oder leicht berührungsempfindliche, braunrote, derbe, verruköse Papeln oder Plaques, vereinzelt auch Papulopusteln oder Erosionen mit Krustenbildungen. Läsionen sind häufig von einem entzündlichen Hof umgeben. Die Hautveränderungen zeigen periphere Progredienz und zentrale narbige Rückbildung. Gehäuft sind Sekundärinfektionen sowie regionäre Lymphknotenschwellungen vorhanden.

Histologie
Unregelmäßige Akanthose und Papillomatose bei Ortho- teils

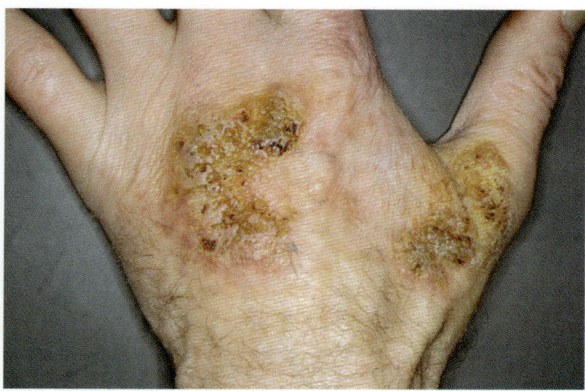

Tuberculosis cutis verrucosa. Unscharf begrenzte, mit warzenartigen Hyperkeratosen versehene, berührungsempfindliche Plaques bei einem 53 Jahre alten Tierarzt.

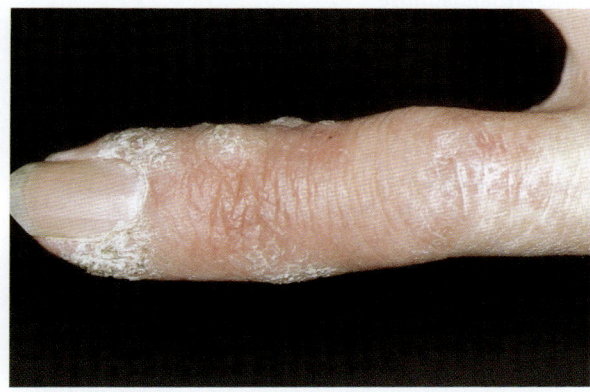

Tuberculosis cutis verrucosa. Warzenartige, leicht berührungsempfindliche Papeln und Plaques auf flächigem, rot-braunem Fleck. Die 63 Jahre alte Patientin ist in der Landwirtschaft tätig.

auch Parahyerpkeratose. Ausgeprägtes noduläres, teils auch bandförmiges Infiltrat der papillären oder oberen und mittleren Dermis. Wiederholt vorhanden sind epitheloidzellige Granulome mit zentraler Nekrose, reichlich neutrophilen Granulozyten und Kerntrümmern sowie unterschiedlich dichtem Lymphozytensaum.

Differenzialdiagnose
Verrucae vulgares, chronisch-vegetierende Pyodermie, spinozelluläres Karzinom, Bromoderm, Blastomykose, M. Bowen.

Interne Therapie
S.u. Tuberculosis cutis luposa.

Operative Therapie
Ggf. komplette Exzision kleiner Herde.

Prognose
Günstig bei adäquater Therapie. S.u. Tuberculosis cutis luposa.

Tuberculosis fungosa serpiginosa   A18.4

Erstbeschreiber
Jadassohn

Definition
Sehr seltene, chronische Hauttuberkulose bei Anergie mit pilzartig über das Hautniveau erhabenen Hauterscheinungen durch endogene oder exogene Inokulation.

Lokalisation
Vor allem Unterarme und Handrücken sind befallen.

Klinisches Bild
Papillomatöse, einschmelzende, perforierende und fistelnde Hautveränderungen. Zentrale Abheilung, periphere Progredienz.

Labor
Tuberkulinreaktion: negativ. Mikroskopisch sind Tuberkelbakterien nachweisbar.

Histologie
Tuberkuloide Granulome in entzündlichem Infiltrat.

Differenzialdiagnose
Chronisch-vegetierende Pyodermie, spinozelluläres Karzinom, Bromoderm.

Externe Therapie
Desinfizierende feuchte Umschläge, ggf. elektrochirurgische Maßnahmen.

Interne Therapie
Entsprechend der Tuberculosis cutis luposa.

Tuberculosis subcutanea et fistulosa A18.4

Definition
Heute seltene Sonderform der Tuberculosis cutis colliquativa mit ausgedehnter, zur Einschmelzung neigender Infiltration und eitrig sezernierenden Fisteln.

Lokalisation
Vor allem anogenital lokalisiert.

Histologie
Abszedierende Entzündung, tuberkuloide Strukturen.

Diagnose
S.u. Tuberkulose.

Differenzialdiagnose
Acne conglobata, Pyodermia subcutanea et fistulosa, Sporotrichose.

Therapie
Entsprechend der Tuberculosis cutis luposa.

Tuberculosis ulcerosa mucosae et cutis A18.4

Synonym(e)
Tuberkulöse Schleimhautgeschwüre; Tuberculosis cutis orificialis; Tuberculosis ulcerosa cachecticorum; ulzeröse Schleimhauttuberkulose; Abseuchungstuberkulose

Definition
Autoinokulation bei „offener" Viszeraltuberkulose in den Körperöffnungen durch ausgeschiedene Tuberkelbakterien. Die massive Autoinokulation führt zu miliaren, rasch zerfallenden, sehr kontagiösen Knötchen. Anerge Reaktionslage.

Lokalisation
Vor allem Mundhöhle, Lippen, Mundwinkel, auch Orificium urethrae, Anus sind befallen.

Klinisches Bild
Kleine, gerötete, später geschwürig zerfallende Papeln. Ausbildung weicher, schmerzhafter, oberflächlicher, eitriger, von einer ödematösen Mukosa umgebener Ulzerationen.

Labor
Die Tuberkulinreaktion ist negativ. Zahlreiche Tuberkelbakterien sind im Abstrich nachweisbar.

Histologie
Exsudative Entzündung, Nekrosen, vereinzelt tuberkuloide Granulome.

Diagnose
S.u. Tuberkulose.

Differenzialdiagnose
Syphilis miliaris ulcerosa mucosae, Aphthen, ulzerierte Karzinome.

Therapie
Entsprechend der Tuberculosis cutis luposa, s. dort.

Prognose
Insgesamt ungünstig.

Tuberkulid, papulonekrotisches A18.4

Erstbeschreiber
Darier, 1896

Synonym(e)
Tuberculosis cutis papulonecrotica; papulonecrotic tuberculid

Definition
Chronisch-rezidivierende, nekrotisierende und narbig abheilende Papeln bei hyperergischer Reaktionslage gegen Tuberkelantigene.

Ätiologie
Diskutiert wird eine Arthus-Reaktion der kleinen Gefäße.

Manifestation
Vor allem bei weiblichen Jugendlichen und jüngeren Erwachsenen auftretend.

Lokalisation
Vor allem die Streckseiten von Armen und Beinen und die Gesäßregion sind befallen.

Klinisches Bild
Bis erbsgroße, blaurote, zentral erweichende und nekrotisierende Knötchen. Ausbildung varioliformer Narben oder seichter Ulzerationen (ulzeröse Tuberkulide) nach Abstoßung des zentralen Schorfes.

Labor
Hochgradige Tuberkulin-Empfindlichkeit.

Histologie
Nekrose mit tuberkuloiden Strukturen in der Umgebung von thrombotisch verschlossenen Gefäßen.

Differenzialdiagnose
Vaskulitis, hyperergische, Pityriasis lichenoides et varioliformis acuta, Prurigo simplex subacuta.

Therapie
Tuberkulostatische Behandlung bei Nachweis einer Tuberkulose.

Prognose
Chronisch-rezidivierender Verlauf über Jahre.

Tuberkulin

Definition
Tuberkuloseprotein aus Kulturfiltraten von Mycobacterium tuberculosis. Verwendung findet Tuberkulin in der Feststellung der individuellen Tuberkulinempfindlichkeit, z.B. mit Tuberkulinreaktion und Tuberkulintest.

Tuberkulinreaktion

Definition
Allgemeine und lokale, auf einer Tuberkulinallergie beruhende Reaktionen nach Verabreichung von Tuberkulin.

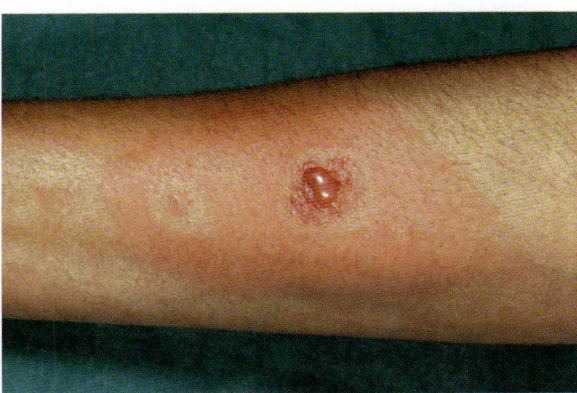

Tuberkulinreaktion. Blasige Typ IV-Reaktion auf Tuberkulin (nach 72 Stunden) im Bereich des Unterarmes.

Tuberkulintest

Definition
Hauttest zur Bestimmung der Tuberkulinempfindlichkeit. Es existieren verschiedene Möglichkeiten:
- Perkutaner Test: Applikation einer Tuberkulinsalbe (FREKA-Test, Moro-Probe).
- Intrakutan-Test: Injektion einer Tuberkulinverdünnung (Mendel-Mantoux).
- Tine-Test: Multipunkturtest durch Eindrücken eines Stempels mit Tuberkulin in die Haut. Auswertung nach 48 und 72 Stunden: Beurteilung der Reaktion vom verzögerten Typ. Positive Reaktion bei Induration beim Tine-Test oder bei der Intrakutanprobe, meist konfluierende Papeln beim Pflastertest.
- Multitest Merieux: Stempel mit 8 Allergen, u.a. Tuberkulin, zur Beurteilung der zellulären Immunität. Ablesung nach 48 Stunden.

Tuberkulose   A18.4

Erstbeschreiber
Koch, 1882

Synonym(e)
Morbus Koch

Definition
Klassische, meldepflichtige Infektionskrankheit, bei der am häufigsten Lunge, intrathorakale Lymphknoten, Bronchien und Pleura betroffen sind. Nicht selten ist eine Tuberkulose des Urogenitaltraktes, peripherer Lymphknoten, der Knochen, der Gelenke und der Haut.

Erreger
Mycobacterium (M.) tuberculosis (99%), M. bovis (Rindertuberkulose), M. africanum (s. Mykobakterien).

Ätiologie
Übertragung am häufigsten durch Tröpfcheninfektion, selten durch Hautkontakt mit infiziertem Material oder durch Nahrungsmittel.

Klinisches Bild
Die Erkrankung kann hochakut, akut, subakut, chronisch und auch symptomfrei beginnen. Unbehandelt schubweiser Verlauf. Hauterscheinungen, je nach Immunitätslage:
- Tuberculosis cutis luposa
- Tuberculosis cutis colliquativa
- Tuberculosis cutis verrucosa
- Tuberculosis fungosa serpiginosa
- Tuberculosis cutis miliaris disseminata
- Tuberculosis subcutanea et fistulosa.

Der tuberkulöse Primärkomplex der Haut als exogene Primärinfektion durch direkten Kontakt einer verletzten Hautstelle mit tuberkulösem Material und der Ausbildung eines knotigen Infiltrats mit Verkäsung und Ulkusbildung sowie regionaler Lymphadenitis ist selten.

Diagnose
Mikroskopischer oder kultureller Erregernachweis (sicher sind nur die Kultur und der Tierversuch). Als neues Nachweisverfahren hat sich der Quantiferon-TB-Gold-Test etabliert. Hierbei handelt es sich um einen hochsensitiven immunologischen Test zum Tuberkuloseescreening, bei dem die Tuberkulose-spezifischen Antigene ESAT-6 (early secretory antigen target-6), CFP-10 (culture filtrate protein 10) und TB 7.7(p4) verwandt werden. Diese kommen nur bei M. tuberculosis und M. bovis vor.

Therapie
Therapie der dermatologisch relevanten Formen s. unter Tuberculosis cutis luposa.

Hinweis(e)
Hinweise auf eine Assoziation der Tuberkulose mir der multizentrischen Retikulohistiozytose sind in der Literatur angegeben.

Siehe Tabelle 1 [Hauttuberkulosen].

Tuberkulose. Tabelle 1. Hauttuberkulosen

Reaktionslage des Organismus	Tuberkulinreaktion	Erregerquantität	Kutane Formen	Subkutane Formen
Anergie positiv	0	+++	Tuberkulöser Primärkomplex	
Anergie negativ	0	+++	Tuberculosis miliaris ulcerosa cutis et mucosae	
			Tuberculosis cutis miliaris disseminata	
			Tuberculosis fungosa serpiginosa	
Allergie (postprimäre Hauttuberkulosen)	+	+	Tuberculosis cutis luposa	Tuberculosis cutis colliquativa
			Tuberculosis cutis verrucosa	
Hyperergie „Id"-Reaktionen)	++	+/0	Lichen scrophulosorum	Erythema induratum
			Papulonekrotisches Tuberkulid	(Bazin-Krankheit)

Tuberöse Sklerose   Q85.1

Erstbeschreiber
Bourneville, 1890; Pringle, 1880

Synonym(e)
Bourneville-Pringle-Syndrom; Morbus Bourneville; Bourneville-Brissaud-Krankheit; Hirnsklerose, tuberöse; Sclerosis tuberosa; Epiloia; Neurinomatosis centralis (Orzechewski); Neurospongioblastosis diffusa; Spongioblastosis centralis circumscripta (Bielschowsky); Phakomatosis (Bourneville)

Definition
Seltenes, hereditäres, neurokutanes Missbildungssyndrom, das durch Läsionen in Haut, ZNS, Augen, Herz und Nieren gekennzeichnet ist.

Vorkommen/Epidemiologie
Weltweit verbreitet. Häufigkeit: ca. 1/10.000 Einwohner.

Ätiologie
Autosomal-dominant vererbte Mutationen der Gene TSC1 (Tuberous Sclerosis Gen 1; Genlokus 9q34) und TSC2 (Tuberous Sclerosis Gen 2; Genlokus 16p13.3), die zu Störungen der Proteine Hamartin (TSC1) bzw. Tuberin (TSC2) führen. Diskutiert wird die Störung der physiologischen Funktion beider Proteine als Wachstumsregulatoren von Nervenzellen während der Embryonalentwicklung.

Manifestation
Diskrete Hypopigmentierungen sind bereits bei Geburt vorhanden (Eschenlaubflecken). Ein Adenoma sebaceum entwickelt sich erst in der Kindheit oder Pubertät. Neurologische Symptome treten im Laufe der ersten Lebensjahre hinzu.

Klinisches Bild
- Integument: Angiofibrome im zentralen Gesichtsbereich (Adenoma sebaceum bei ca. 60% der Patienten) sowie peri- und subunguale Fibrome an Fingern und Zehen. Bereits bei Geburt imponieren höchst charakteristische „Vitiligo-artige" Depigmentierungen (98%) in regelloser Verteilung (s.u. Eschenlaubfleck). Das Vorhandensein von >5 Eschenlaubflecken ist für die tuberöse Sklerose höchst verdächtig. Darüber hinaus imponieren hautfarbene bis gelb-bräunliche, plaqueförmige, randständig punktierte, grob texturierte Hautverdichtungen, die am Stamm und hier häufig im Bereich der Lendenregion zu finden sind. Nicht selten findet man auch Café-au-lait-Flecken.
- Extrakutane Manifestationen: Epileptiforme Krampfanfälle sind für die tuberöse Sklerose typisch (96%). In den ersten 2–3 Lebensjahren treten Krampfanfälle fokal auf, später generalisiert. Meist sind intellektuelle Retardierung, multiple periventrikuläre Kalzifikationen im ZNS (98%) sowie verschiedenartige Tumoren innerer Organe vorhanden, insbesondere:
  - Angiomyolipome der Niere: 38%
  - Nierenzellkarzinome: 3%
  - Adenome und Lipomyome der Leber
  - Angeborene Angiome der Retina
  - Adenome des Pankreas
  - Milztumore
  - Riesenzellastrozytome des ZNS: 5-15%.
- Komplexe Fehlbildungen z.B. Situs viscerum inversus completus, Skelettveränderungen (Knochenzysten, Periostverdickungen der Diaphyse der langen Röhrenknochen), Wabenlunge, Lungenzysten, Nierenzysten oder Doppelniere sind beschrieben.

Therapie
Kausale Therapien sind nicht bekannt. Symptomatische Therapie wie erforderlich steht im Vordergrund. Genetische Beratung.

Operative Therapie
Koenensche Tumoren sowie Zahnfleischwucherungen werden ggf. exzidiert. Bei subungualen Koenenschen Tumoren muss zuvor der entsprechende Nagelplattenanteil entfernt werden. Für Fibroadenome und Trichoepitheliome im Gesicht kommt die Dermabrasio sowie CO_2-Laser-Therapie infrage. Da die Ergebnisse häufig unbefriedigend sind und keine Standardtherapie zu empfehlen ist, bleibt es dem behandelnden Arzt überlassen, ggf. weitere Therapiemethoden wie Elektrokauterisierung mit der spitzen Nadel, Laser, Kryochirurgie heranzuziehen.

Prognose
Progredientes Leiden mit allgemeinem Entwicklungsrückstand, zunehmenden Verhaltensstörungen und neurologischen Störungen sowie zunehmendem Schwachsinn.

Tularämide L30.2

Definition
Id-Reaktion bei Tularämie. Nach Allergisierung entstandene, sekundäre Hautveränderungen bei der Tularämie.

Klinisches Bild
Papulopustulöse, pustulöse, ulzeröse, skarlatiniforme oder nodöse Exantheme.

Therapie
S.u. Id-Reaktion.

Tularämie A21.90

Erstbeschreiber
Chapin u. Mc Coy, 1912; Wherry u. Lamb, 1914

Synonym(e)
Hasenpest; Kaninchenfieber; Nagetierseuche; Francisella tularensis-Infektion; Lemmingseuche; Lemmingfieber; Ohara's disease; deer fly fever; Hirschfliegenfieber

Definition
In Europa seltene, pestähnliche Nagetiererkrankung mit möglicher Übertragung auf den Menschen und typischem Primärkomplex. Meldepflicht! S.a. Tularämide.

Erreger
Francisella tularensis; gramnegative, kokkoide, schwer anzüchtbare Stäbchen. F. tularensis gilt als hoch kontagiöser Erreger, der bei Haut- oder Schleimhautkontakt mit infizierten Tieren oder deren Resten (z.B. Jäger), Verzehr von kontaminiertem, nicht ausreichend erhitztem Fleisch (Hasen) übertragen werden kann. Ebenfalls beschrieben ist die Übertragung durch Stechmücken (Aedes spp., Chrysops spp.) oder Zecken (Dermacentor spp.). Übertragungen sind auch durch Kontakt über kontaminierte Stäube (Fäkalien infizierter Tiere) oder kontaminiertes Wasser möglich. Erregerreservoire sind vor allem Hasen, Biber, Schildzecken (Dermacentor spp.).

Vorkommen/Epidemiologie
Selten, in Deutschland werden 1-3 Fälle/Jahr registriert. Auftreten ist insbes. bei der Landbevölkerung in Skandinavien, Russland, Japan, China, USA, Kanada beschrieben worden.

Ätiologie
Eindringen des Erregers durch kleine Hautverletzungen in die menschliche Haut, ebenso durch Zecken- und Fliegenstiche. Infektionen durch den Genuss rohen infizierten Fleisches oder Trinkwassers sowie auch durch Laborinfektionen sind möglich.

Manifestation
Überwiegend 5.-10. Lebensjahr oder bei älteren Erwachsenen nach dem 60. Lebensjahr auftretend.

Lokalisation
Vor allem die Hände sind befallen.

Klinisches Bild
- Inkubationszeit: 2–14 Tage. Allgemeinsymptomatik mit Kopf- und Muskelschmerzen kann auftreten.
- Man unterscheidet:
  - Kutan-glanduläre Tularämie (Ulzero-glanduläre Form): Primäraffekt an der Eintrittstelle, kleinknotiges, livides Infiltrat, ulzerierende Pustel. Schmerzhafte, eitrig einschmelzende, regionale Lymphknotenschwellung, Fistelbildung. Entwicklung eines typhusartigen Bildes sowie einer atypischen Pneumonie sind möglich (5. Krankheitstag). Roseolen und Splenomegalie können auftreten.
  - Muko-glanduläre Tularämie: Primäraffekt an der Mundschleimhaut in Form von Aphthen. Beteiligung regionaler Lymphknoten entsprechend der kutan-glandulären Form.
  - Okulo-glanduläre Tularämie: Konjunktivitis, Lidödeme, Beteiligung regionaler Lymphknoten. Meist Spontanheilung. Auch pulmonale (Lungeninfiltrate) und abdominale Formen werden bei entsprechenden Eintrittspforten beobachtet. Immunität nach überstandener Erkrankung besteht gegen systemische Tularämie. Erneute Hautulzerationen und Reinfektionen sind jedoch möglich.

Diagnose
Mikroskopischer oder kultureller Erregernachweis. Der Serumagglutinationstest ist positiv etwa ab der 2. Erkrankungswoche. Ein Hauttest mit Francisella tularensis-Antigen ist positiv in der 1. Erkrankungswoche.

Differenzialdiagnose
Ekthyma, Aktinomykose, Anthrax der Haut, Syphilis I, Furunkel, Sporotrichose, Pest, Malleus, Lymphogranuloma inguinale, Tuberkulose der Haut.

Komplikation
Lungenabszess, Meningitis, Mediastinitis.

Externe Therapie
Symptomatische Therapie mit feuchten Umschlägen z.B. mit Polihexanid (Serasept, Prontoderm), Kaliumpermanganat-Lsg. (hellrosa), Chinolinol (z.B. Chinosol 1:1000 oder R042) oder Lotio alba, u.U. mit Zusatz von 2% Clioquinol R050.

> **Merke:** Frühzeitige Therapie ist wichtig, da 1-5% der Erkrankten bei nicht adäquater Behandlung versterben!

Interne Therapie
- Medikament der 1. Wahl ist Streptomycin (z.B. Streptomycin Grünenthal) 2mal/Tag 0,5-1,0 g/Tag i.m. über 10 Tage, bei Bedarf auch länger, im Vollbild bis zu 25-30 mg/kg KG, darunter Normalisierung des Fiebers innerhalb der ersten 3-7 Tage, Rückgang der Hautveränderungen und der Lymphadenopathie über Wochen.
- Als Alternativantibiotika (insbes. bei Streptomycin-Resistenz) kommen Spiramycin (z.B. Selectomycin) 2-3 g/Tag p.o. über 7-14 Tage, Gentamicin (z.B. Refobacin) 3 mg/kg KG/Tag als i.m. Injektion, Tetracyclin (z.B. Tetracyclin Wolff) 3mal/Tag 500 mg p.o., Erythromycin (Erythro-Hefa) 1,5-2 g aufgeteilt in 2-3(-4) ED oder Ciprofloxacin 2mal/Tag 500 mg p.o. infrage.

Tumbu-Fliege

Synonym(e)
Cordylobia anthropiphaga

Definition
Erreger der Tumbu-Myiasis.

Tumbu-Myiasis B87.9

Definition
Parasitose durch Larven der Tumbu-Fliege (Cordylobia anthropiphaga), die sich in die Haut von Warmblütlern einbohrt (Hauptwirt = Ratte). S.a. Myiasis.

Vorkommen/Epidemiologie
Afrika.

Manifestation
Vor allem bei Kindern, Reisenden oder Migranten auftretend.

Klinisches Bild
Furunkuloide Granulome um die in der Haut steckende Larve. Nach 2 Wochen schlüpft die Larve aus und verpuppt sich außerhalb des menschlichen Organismus.

Therapie allgemein
Entfernen aller Fliegenlarven, zunächst Säuberung, dann Abtragung von Krusten und Eiterresten, nachfolgend Okklusivverband mit einer Salbe (z.B. Vaselinum alb., Paraffin, Schweinefett, Bienenwachs) über einige Std. Durch O_2-Mangel bewegen sich die Larven aus ihren Krypten. Danach erneute Säuberung und Entfernen von Fliegenlarven durch leichten Druck bzw. mit einer Nadel oder Pinzette. Bei Versagen Vereisung der betroffenen Stelle mit Chloräthylspray und Entfernung der Larven mittels Skalpell. Bei einzelnen kleinen Granulomen kann eine Entfernung mittels Stanzbiopsie erfolgen.

Externe Therapie
Nach Entfernung aller Larven externe antibiotische Therapie mit Tetracyclin-haltigen Salben (z.B. **R250**, Achromycin Salbe), Fusidinsäure (z.B. Fucidine Salbe oder Creme), 2% Clioquinol-haltigen Externa (z.B. **R049**, Linola-Sept).

Interne Therapie
Bei schwerem Befall systemische Antibiotika wie Erythromycin (z.B. Erythro-Hefa) 1,5-2 g, aufgeteilt in 2-3(-4) ED, Doxycyclin (z.B. Doxy-Wolff) 2mal/Tag 100 mg p.o. oder Flucloxacillin (z.B. Staphylex Kps.) 3mal/Tag 1 g p.o. in 3 ED.

Tumeszenz-Anästhesie

Definition
Regionalanästhesie der Haut und des Unterhautfettgewebes durch große Mengen eines Lokalanästhetikums. Auf diese Weise können große Körperareale in Lokalanästhesie operiert werden, die früher nur in Vollnarkose behandelt werden konnten.

Allgemeine Information
Als Trägersubstanz werden i.A. physiologische Kochsalzlösung oder Ringer-Lösung verwendet. Der wichtigste Effekt der Trägerlösung besteht in der Aufquellung des Gewebes. Das Lokalanästhetikum besteht aus Prilocain (bevorzugt) oder Lidocain. Bicarbonat kann als Zusatz zur Tumeszenzlösung dienen, um eine Erhöhung des Gewebe pH's zu erzielen. Hierdurch erfolgt eine bessere Penetration der Substanzen.

Tumeszenz-Anästhesie. Tabelle 1. Tumeszenz-Lösung nach Sattler

Wirkstoff*	Menge*
Prilocain (in der Lösung nach Klein wird Lidocain verwendet)	500 mg
Epinephrin	1 mg
Natriumhydrogencarbonat	500 mg
Natriumchlorid	9.000 mg

* Die aufgeführten Mengen/Wirkstoffe beziehen sich auf jeweils 1 l Lösung nach Sattler

Durchführung
Infiltration großer Volumina (2,0 bis max. 6,0 l) eines verdünnten Lokalanästhetikums. Die Einwirkzeit bis zu sicherer Anästhesie sollte eine Stunde nicht unterschreiten.

Unerwünschte Wirkungen

 Cave: Anstieg des Meth-HB. Empfehlenswert sind bei der Durchführung ein regelmäßiges Monitoring der O_2 Sättigung und des Meth-HB. Prophylaktisch ist die intravenöse Gabe von Vitamin C zu empfehlen. Bei schnellem Anstieg des Meth-HB, langsame intravenöse Gabe von Methylenblau (1-2 mg/kg KG i.v.), ggf. nach 4-6 Std. wiederholen.

Komplikation
Komplikationen treten bei etwa 1,5% der Fälle auf. Die große Menge Lokalanästhetikum kann zu schweren Herz-Kreislaufproblemen und Herzrhythmusstörungen führen.

Tumor des follikulären Infundibulums Q85.1

Erstbeschreiber
Mehregan, 1961

Synonym(e)
Infundibuloma; Isthmicoma

Definition
Seltener, gutartiger Adnextumor mit Haarfollikeldifferenzierung.

Lokalisation
V.a. an Kopf-, Hals-, Brustbereich lokalisiert.

Klinisches Bild
Klinisch uncharakteristisch. Meist solitäre, selten in Mehrzahl auftretende, hautfarbene, kleine Plaques oder Papeln, aber auch als hautfarbener bis leicht geröteter Fleck in Erscheinung tretend.

Histologie
In der papillären und oberen retikulären Dermis lokalisierter Tumor mit netzartig verzweigten Epithelsträngen, die von ba-

saloiden aber auch hellzelligen Elementen gebildet werden. Der Tumor wird von einem regelrechten Oberflächenepithel bedeckt. Vereinzelt Ausbildung knospenförmiger Haarfollikel. Breites, homogenisiertes, eosinophiles Stroma. Schüttere Rundzellinfiltrate.

Diagnose
Meist wird die Diagnose als histologischer Zufallsbefund gestellt.

Therapie
Ggf. Exzision ohne größeren Sicherheitsabstand.

Tumornekrosefaktor-alpha

Synonym(e)
TNF; TNF-α; TNF-alpha; Kachektin; Tumor necrosis factor alpha; Tumor necrosis factor ligand superfamily member 2; TNFSF2

Definition
Multifunktionales proinflammatorisches Zytokin, das in zentraler Funktion in lokale und systemische Entzündungen involviert ist. TNF ist einer der am besten untersuchten Vertreter der sog. TNF/TNFR-Superfamilie, eines Zytokinsystems, das zentrale Funktionen in der Immunantwort und in der Organogenese vor allem des Lymphsystems einnimmt. So spielt es eine zentrale Rolle in der Pathogenese der Psoriasis sowie anderer entzündlicher Prozesse (M. Crohn, Arthritiden). Es verursacht in bestimmten Tumoren hämorrhagische Nekrosen.

Allgemeine Information
TNF-α existiert biologisch in löslicher oder transmembrangebundener Form. TNF-α-Moleküle interagieren mit mindestens 2 Rezeptoren (TNFRc-1, bzw. TNFRc-2). Die Wechselwirkung von TNF-α mit seinen Rezeptoren (v.a. TNFRc-1) aktiviert Signalkaskaden, die zu Apoptose (über Caspase-8; s.u. Caspasen) und Zellaktivierung (über NF-κB) führen können (s.u. Transkriptionsfaktoren). Das Gleichgewicht der antagonistischen Wirkungen beider Signalinduktionen hängt von der zellulären Umgebung ab, in der die Stimulation durch TNF-α erfolgt. Für Entzündungen relevant ist die NF-κB vermittelte Reaktion, in deren Verlauf u.a. proinflammatorische Enzyme wie Interleukine (v.a. IL-6 und IL-8) freigesetzt werden.

Vorkommen
TNF-α wird hauptsächlich durch Makrophagen gebildet und freigesetzt, jedoch auch durch eine große Anzahl anderer Zellen wie Lymphozyten, Mastzellen, Endothelzellen, Herzmuskelzellen, Fibroblasten und von neuronalem Gewebe. Große Mengen von TNF-α werden als Antwort auf bakterielle Produkte (z.B. Lipopolysaccharide) sowie Interleukin-1β freigesetzt. Die Bildung wird über Toll-like-Rezeptoren und den MAP-Signalweg sowie NF-kappaB angeregt. Ferner hat es Effekte auf den Fettstoffwechsel, die Blutgerinnung, die Insulinresistenz sowie auf verschiedene endotheliale Funktionen.

Therapie
TNF-α bzw. seine Interaktionen mit seinen Rezeptoren sind pharmakologisch wichtige Ziele verschiedener Medikamentenklassen, die in der biologischen Immuntherapie verschiedener Erkrankungen, u.a. M. Crohn und Rheumatischer Arthritis, Psoriasis, wirksam sind. S.a. Infliximab, Etanercept.

Hinweis(e)
TNF-α wurde bereits 1975 als Faktor beschrieben, der bei bakteriellen Erkrankungen zu Tumorrückbildungen führte.

Tumornekrosefaktor-Rezeptor-assoziiertes periodisches Syndrom R21.x

Erstbeschreiber
Bouroncle u. Doan, 1957; Williamson et al., 1982

Synonym(e)
TRAPS; Familial hibernian fever

Definition
Hereditäre, entzündliche Erkrankung, charakterisiert durch rezidivierende Fieberepisoden kombiniert mit abdominalen Beschwerden, Arthralgien, Konjunktivitis und periorbitalen Ödemen sowie einem generalisierten makulopapulösem Exanthem.

Ätiologie
Autosomal-dominant vererbte Mutationen des TNFRSF1A-Gens (Genlokus: 12p13.2), das den 55 kDa TNF-Rezeptor kodiert.

Manifestation
Beginn der ersten klinischen Erscheinungen ist bereits in den ersten Lebenswochen möglich; Spätmanifestationen im Erwachsenenalter nach dem 25. Lebensjahr sind beschrieben; Frauen sind etwa doppelt so häufig betroffen wie Männer.

Lokalisation
An Stamm und Extremitäten lokalisiert.

Klinisches Bild
Stets mit Fieberschüben einhergehende, 4-21 Tage dauernde, klinische Symptomatik mit Exanthemen aus sattroten, flächigen, aber auch anulär oder serpiginös konfigurierten, nicht schuppenden, urtikariellen Plaques; kein Juckreiz. Häufig kombiniert mit schmerzhafter Konjunktivitis, Arthralgien, Brustschmerzen, Myalgien, Amyloidose.

Histologie
Superfizielle und tiefe lymphozytäre perivaskuläre Dermatitis.

Differenzialdiagnose
Familiäres Mittelmeerfieber; Hyperimmunglobulin D-Syndrome.

Therapie
Bei milden Schüben nichtsteroidale Antiphlogistika. Bei starker Entzündungssymptomatik systemische Glukokortikoide, hierunter prompte Besserung der Symptomatik. Gute Therapieerfolge (Off-Label-Use!) mit Etanercept (Enbrel) 25 mg 2mal/Woche i.v. sind beschrieben.

Tumorsuppressorgene

Definition
Bezeichnung für Gene, die für Proteine kodieren, die den Zellzyklus kontrollieren. Ihre Funktion senkt die Wahrscheinlichkeit, dass eine Zelle tumorös entartet. Gene, die für Proteine kodieren die Apoptose induzieren, werden ebenfalls zu den Tumorsuppressorgenen gezählt. Eine Mutation oder De-

letion dieser Gene erhöht die Wahrscheinlichkeit einer Tumorbildung. In diesem Sinne haben Tumorsuppressorgene eine vergleichbare Auswirkung bei Mutationen wie Proto-Onkogene.

Einteilung
- P16: inhibiert spezifisch den aus CDK4 und Cyclin-D gebildeten Komplex, der über die Phosphorylierung des Rb (Retinoblastom) - Proteins die Passage durch die G1-Phase des Zellzyklus kontrolliert. Von den am Zellzyklus beteiligten Genen ist P16 bei weitem am häufigsten in Karzinomen alteriert.
- P27: kontrolliert den Übergang von G0 zur G1-Phase des Zellzyklus; bei vermehrter Bildung verhindert es diesen. Sowohl viral infizierte Zellen als auch benachbarte Zellen (über den Weg der Kontaktinhibition) fördern über TGF-beta die Bildung von P27.
- RB-Protein (Retinoblastom-Protein): umschließt schalenartig den Transkriptionsfaktor E2F, der zur Einleitung der S-Phase notwendigerweise gebraucht wird. In Tumorzellen ist das Gen für das RB-Protein in über 60% der Fälle mutiert.
- P53-Protein: sorgt dafür, dass sich eine Zelle nur dann teilt, wenn ihr Erbgut auch intakt ist. Dies ist bei einer Tumorzelle nicht der Fall. In diesem Fall zeigt das P53-Protein seine zwei Hauptwirkungen: den Zellzyklus-Arrest bzw. bei irreparablen Schäden die Einleitung der Apoptose (s.u. Transkriptionsgene).

Allgemeine Information
- Die Funktionen von Tumorsuppressorgenen lassen sich untergliedern in:
  - Unterdrückung der Genexpression von Wachstumsfaktoren mit daraus resultierender Hemmung des Zellzyklus oder Arretierung des Zellzyklus bei DNA-Schädigung.
  - Bei irreversiblem DNA-Schaden leitet das Gen die Apoptose der Zelle ein. Einige an der Zelladhäsion beteiligte Proteine hindern Tumorzellen an Invasion und hemmen somit die Bildung von Metastasen.

Tumorsyndrome, hereditäre D48; Q87.5

Definition
Heterogene Gruppe von Erkrankungen, die sich durch eine genetisch bedingte Prädisposition von gut- oder bösartigen Neoplasien in unterschiedlichen Organen auszeichnen.

Einteilung
Die nachfolgende Aufstellung stellt eine Übersicht der wichtigsten hereditären Tumorsyndrome dar, die mit Hautveränderungen einhergehen.
- Ataxia teleangiectatica
- Birt-Hogg-Dubé-Syndrom
- Bloom-Syndrom
- NAME-Syndrom (Carney-Komplex)
- Dyskeratosis congenita
- BK-Mole-Syndrom (familiäres malignes Melanom)
- Fanconi-Anämie
- Gardner-Syndrom I
- Leiomyomyatose, hereditäre
- Muir-Torre-Syndrom
- Multiple endokrine Neoplasie Typ 1
- Multiple endokrine Neoplasie Typ 2
- Cowden-Syndrom
- Goltz-Gorlin-Syndrom
- Neurofibromatose
- Peutz-Jeghers-Syndrom
- Rothmund-Thomson-Syndrom
- Tuberöse Sklerose
- Werner-Syndrom
- Xeroderma pigmentosum
- Zylindrome, familiäre.

Ätiologie
Die überwiegende Mehrzahl der hereditären Tumorsyndrome mit kutaner Symptomatik wird autosomal dominant vererbt. Ihnen liegt meist eine Keimbahnmutation in Tumorsuppressorgenen zugrunde. Bei den insgesamt seltenen autosomal-, oder X-chromosomal-rezessiv erblichen Tumorsyndromen, liegen ätiologisch Genmutationen in Genen vor, deren Produkte wichtige Funktionen in der Kontrolle der DNA-Reparatur oder in der Zellteilung innehaben. Veränderungen dieser Gene führen zu einer verstärkten genomischen Instabilität. Beispielsweise sind beim Werner-Syndrom, Bloom-Syndrom und Rothmund-Thomson-Syndrom unterschiedliche Gene für sog. DNA-Helicasen mutiert. Diese sind essentiell für die korrekte Entwindung der DNA vor der Zellteilung und bei den DNA-Reparaturprozessen. Ihr Funktionsverlust führt zu einer vorzeitigen Alterung des Gewebes und für eine erhöhte Anfälligkeit für Tumorerkrankungen.

Tungiasis B88.10

Synonym(e)
Sandflohbefall

Definition
Entzündliche Hauterkrankung, die durch das Eindringen des begatteten weiblichen Sandflohes (Tunga penetrans) in die menschliche Haut hervorgerufen wird.

Vorkommen/Epidemiologie
Tropische Regionen Afrikas und Amerikas, subtropische Gebiete Asiens.

Lokalisation
Vorzugsweise an den Füßen (Plantae, subungual) lokalisiert, auch andere Körperpartien (beim Liegen auf der Erde) können befallen werden.

Klinisches Bild
Einige Tage nach Eindringen der Flöhe (1-100) Ausbildung von entzündlichen, bis erbsgroßen, rötlichen, prallelastischen Papeln oder Knoten. Zentral zeigt sich oft ein schwarzer Porus (= Parasit). Juckreiz, Druckschmerz. Nach Ausstoßen der Eier und des toten Flohs bleibt eine grübchenartige Vertiefung zurück. Seltener sind Krankheitsbilder mit disseminierten stark juckenden Papeln an den Auflageflächen.

Komplikation
Myonekrose, klostridiale (Gasbrand), Tetanus, Erysipel.

Therapie allgemein
Zunächst Abtöten des Sandflohs durch einen mit Äther, Terpentinöl oder Petroleum getränkten Tupfer, anschließend Entfernen des Sandflohs mittels Nadel oder feiner Pinzette. Gelegentlich ist die Exzision notwendig.

Externe Therapie
Antiseptische Therapie z.B. mit Clioquinol (z.B. Linola-Sept) 1mal/Tag abends oder Fusidinsäure (z.B. Fucidine Salbe).

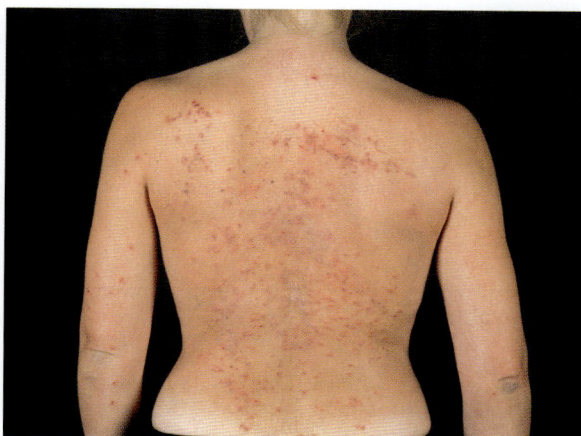

Tungiasis. Hautbefund 4 Wochen nach Badeurlaub in Südostasien bei einer 34-jährigen Frau. Erste juckende Knötchen 2-3 Tage nach Strandbesuch. Kontinuierliche Zunahme der klinischen Symptome begleitet von heftigem Juckreiz. Ausgedehnter Befund heftig juckender, disseminierter, streifiger Papeln am Rücken, beiden Schultern und den Streckseiten der Arme (zufällige Kontaktstellen mit Bodenoberfläche).

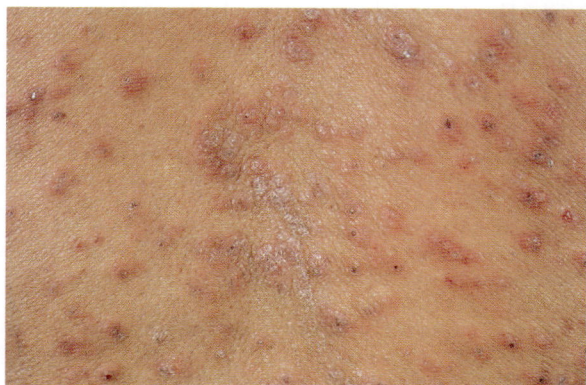

Tungiasis. Dicht stehende, 1-5 mm große, teils rundliche, meist jedoch streifige rötlich-livide Papeln (Gangstrukturen; s. rechts im Bild) die fast immer eine kleine verkrustete Erosion am Rande aufweisen (Eintrittstelle der Flöhe). Im Zentrum des Bildes sind die Effloreszenzen durch Schuppung überlagert.

Interne Therapie
Bei eitriger Sekundärinfektion systemische Antibiose nach Antibiogramm, in schweren Fällen innerlich antiparasitäre Therapie mit Tiabendazol (Mintezol) 25-50 mg/kg KG/Tag über 2-4 Tage.

Tüpfelnägel   L60.8

Synonym(e)
Onychosis punctata; Onychosis multi- et micropunctata; Fingerhutnagel

Definition
Oberflächliche feine Tüpfelung einer oder mehrerer Nägel, die idiopathisch oder symptomatisch im Gefolge von Grunderkrankungen auftreten.

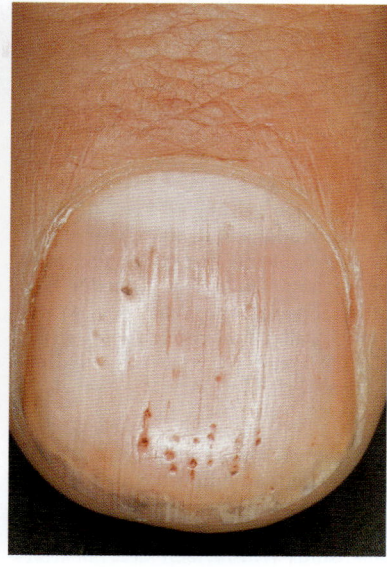

Tüpfelnägel. Umschriebene, stecknadelspitzgroße Keratindefekte bei manifester Psoriasis.

Vorkommen/Epidemiologie
Psoriasis vulgaris: Nagelmatrixpsoriasis mit zahlreichen, grübchenförmigen Einsenkungen in der Nagelplatte mehrerer Nägel (Psoriasis punctata unguium). Auch bei Alopecia areata, Ekzem-Krankheiten oder idiopathisch auftretend.

Ätiologie
Umschriebene mangelhafte Keratinisierung, wobei diese defekten Areale aus dem Nagel herausbrechen und eine Einsenkung hinterlassen.

Therapie
Nicht erforderlich. Behandlung der Grunderkrankung.

Turbantumoren   D23.L

Definition
Sehr große, den Kopf turbanartig umgebende Zylindrome.

Therapie
Exzision größerer, störender Knoten, ggf. Zusammenarbeit mit plastischer Chirurgie.

Turner-Syndrom   Q96.90

Erstbeschreiber
Morgagni, 1768; Ullrich, 1930; Turner, 1938

Synonym(e)
Ullrich-Turner-Syndrom; Morgagni-Turner-Syndrom; Seresewski-Turner-Syndrom; pterygonuchaler Infantilismus; Gonadendysgenesie; 45, X-Syndrom; X0-Syndrom; Turner's syndrome

Definition
Phänotyp der Chromosomenaberration 45, X mit den vorherrschenden Befunden Kleinwuchs und Gonadendysgenesie.

Ätiologie
- Karyotyp 45, X. Monosomie vermutlich postzygotischen Ursprungs (Mosaizismus ist relativ häufig, kein mütterli-

cher Alterseffekt). In ca. 4/5 der Fälle Verlust des väterlichen Geschlechtschromosoms (X oder Y), dabei kein Unterschied in der Verteilung zwischen Neugeborenen und hydropischen Feten. Mildere klinische Bilder sind häufig assoziiert mit Mosaik 45, X mit entweder 46, XY oder einer Zelllinie mit strukturell aberrantem X wie Ring, Deletion, isodizentrischem Chromosom, 47, XXX, 46, XY oder X mit strukturell abnormem Y.
- Pathogenetisch erklären sich zahlreiche Befunde durch verspätete und defekte Entwicklung des Lymphgefäß-Systems (periphere Lymphödeme, Pterygium als Restzustand des Halshygroms, abstehende Ohren, Aszites, Pleuraerguss). Intrauterin abgestorbene Feten mit 45, XO (geschätzt auf 90 bis 95% aller Konzeptionen mit diesem Karyotyp) zeigen im Allgemeinen massiven Hydrops, also eine generelle Lymphgefäßdysplasie.

Klinisches Bild
- Minderwuchs: Erwachsengröße ohne Therapie 1,35 bis 1,45 m. Breite Statur, Tendenz zu Adipositas.
- Gonaden: Gonadendysgenesie, primäre Amenorrhoe (99% der Patienten), Oligomenorrhoe (1%), hypergonadotroper Hypogonadismus (Ausbleiben der Pubertätszeichen).
- Gesichtsdysmorphien: Verminderte Mimik (Sphinxgesicht), antimongoloide Lidachsenstellung, Epikanthus, Ptose, Strabismus, seitlich herabhängende Oberlider, abfallende Mundwinkel, kleines Kinn, enger Gaumen, längliche, abstehende Ohren.
- Hals: Kurz, in 15% mit Pterygium colli, tiefe Haargrenze im Nacken.
- Extremitäten: Cubitus valgus, Verkürzung der vierten Metakarpalia und Metatarsalia, Häufung von Wirbelmustern auf den Fingerbeeren.
- Nierenanomalien: Hufeisennieren, einseitige Agenesie oder Verdoppelung.
- Herz: Insbesondere Aortenisthmusstenose und aberrante große Gefäße; Hypotonie.
- Intelligenz: Meist normal bei Schwäche in Raumerfassung und Mathematik, Stärke in Sprachen.
- Weiterhin: Multiple Naevi; Café-au-lait-Flecken; Schildthorax, Pectus excavatum, breiter Mamillenabstand. Innenohrschwerhörigkeit.
- Neugeborene (ca. 5%): Hand- und Fußrückenödeme, eingesunkene und hypoplastische Finger- und Zehennägel, Aszites, Pleuraerguss und andere Zeichen von Lymphgefäßdysplasie.

Differenzialdiagnose
Klippel-Feil-Phänotyp - Swyers Phänotyp - McDonough-Syndrom.

Therapie
Kausaltherapie ist nicht möglich. Symptomatische Therapieansätze mit Wachstumshormonen, ggf. in Kombination mit Androgenen und Östrogenersatztherapie zum Erhalt der Knochensubstanz sind beschrieben.

Typhus abdominalis A01.0

Synonym(e)
Bauchtyphus

Definition
Systemische Infektion mit Salmonella typhi.

Ätiologie
Orale Aufnahme der Keime, die nach Durchwandern der Darmwand über den Lymphweg in die Blutbahn gelangen.

Klinisches Bild
Hautveränderungen: Leichter Ikterus, Roseolen am Rumpf, seltener an den Extremitäten, gegen Ende der zweiten Erkrankungswoche. Grauweiß belegte Zunge mit freien, hochroten Zungenrändern und -spitze. Facies typhosa: Livid gerötetes Gesicht.

Tyroglyphidae

Definition
Auf Lebensmitteln schmarotzende Nahrungsmittelmilben. Erreger der Krämerkrätze.

Tyrosinkinaseinhibitoren

Definition
Tyrosinkinasehemmer sind Substanzen, die die durch Wachstumsfaktor-Rezeptoren gesteuerten Prozesse hemmen. Sie blockieren die Signalübertragungswege in Zellen, indem sie bei der HER1-Signalübertragung die Tyrosinkinase-Aktivität innerhalb der Zelle hemmen. Dies führt zu einer Bockade des Tumorzellwachstums.

Allgemeine Information
Bei vielen malignen Geschwülsten lassen sich eine ungewöhnlich hohe Anzahl humaner Wachstumsfaktor-Rezeptoren (EGFR1 = epidermal growth factor receptor; HER1 = human epidermal growth factor receptor) nachweisen. Bis heute sind 4 Wachstumsfaktor - Rezeptoren bekannt. Sie werden als HER1-HER4 bezeichnet. Ein wichtiger Prozess in der Tumorinduktion ist die Überproduktion der HER1-Liganden z.B TGF-alpha (transforming growth factor-alpha) und EGF (epidermal growth factor). Diese Wachstumsfaktoren werden teilweise von Tumorzellen selbst gebildet (autokrine Schleife). somit können die Zellen sich selbst zur weiteren Zellteilungen stimulieren. Eine Überexpression von HER1 findet ist bei den meisten soliden Tumoren statt. Der EGFR (Epidermal Growth Factor Receptor") sitzt, ähnlich wie der HER2-Rezeptor, auf der Zellmembran. An seinem unteren Ende ragt die Tyrosinkinase ins Zellinnere. Bindet EGF (s.u. Wachstumsfaktoren) auf der Außenseite der Zelle an seine Rezeptoren, so wird über die nunmehr aktivierte Tyrosinkinase des EGF-Rezeptors eine komplexe chemische Reaktion im Zellinneren ausgelöst, die zur Teilung einer Tumorzelle führt. Um diesen Prozeß zu unterbinden ergeben sich deshalb zwei verschiedene Ansätze:
- Man kann pharmakologisch verhindern, dass ein EGF-Molekül am EGF-Rezeptor andockt. Dies kann z.B. dadurch geschehen, dass ein Medikament, dessen Wirkstoff eine ähnliche Struktur wie das EGF-Molekül aufweist, an dessen Stelle den Rezeptor besetzt (Rezeptorblockade).
- Blockierung der Tyrosinkinase des EGF-Rezeptors im Zellinneren. Die EGF-Moleküle können die Rezeptoren zwar besetzen, die chemische Reaktion, die den Zellteilungsprozess auslöst, wird jedoch ausgelöst. Das Wirkprinzip des am weitesten entwickelten Wirkstoffs unter den EGFR-Hemmern nutzt diese Wirkmechanismen.

Bekannte Tyrosinkinasehemmer sind:
- Imatinib (Glivec): hemmende Wirkung bei der chroni-

schen myeloischen Leukämie (CML) und bei gastrointestinalen Stromatumoren.
- Erlotinib (Tarceva): hemmende Wirkung beim nichtkleinzelligen Bronchialkarzinom (Zulassung als Zweitlinientherapie seit 2005). Seit Januar 2007 ist Erlotinib (zusammen mit Gemcitabin zur Behandlung des Pankreaskarzinoms zugelassen).
- Sorafenib (Nexavar): hemmende Wirkung beim hepatozellulären Karzinom. Auch für das metastasierte maligne Melanom für die akute myeloische Leukämie und das myelodysplastische Syndrom gibt es durch präklinische Untersuchungen erfolgversprechende Ansätze.
- Gefitinib (IRESSA): EGFR-Tyrosin-Kinase-Hemmer zur Behandlung von nicht-kleinzelligem Lungenkrebs (in mehreren Ländern, u.a. in den USA zugelassen).
- Cetuximab (Erbitux): bei kolorektalen Karzinomen.
- Panitumumab (Vectibix): EGFR-exprimierendes, metastasierendes Kolonkarzinom.

Komplikation
Nebenwirkungen der Therapien: EGF spielt eine große Rolle bei physiologischen Prozessen der Haut. Unter der Therapie mit EGFR - (epidermal growth factor-Rezeptor) Antagonisten können verschiedene Veränderungen an Haut und Haaren auftreten: Die HV treten 2-20 Tage nach Beginn der Therapie ein. Hauttrockenheit, gesteigerte Lichtempfindlichkeit, Keratitis (Hornhautentzündungen), Fatigue-Syndrom, Makulopapulöse oder pustulöse Exantheme (s.u. Acne medicamentosa), diffuse Alopezie, Veränderung der Haarstruktur (drahtig, dunkler), Juckreiz und Brennen, Diffuse Erytheme (v.a. Gesicht), Teleangiektasien, Hypertrichose (Gesicht, Wimpern, Augenbrauen), Hand-Fuß-Syndrom, Atrophie der Palmoplantarhaut, Fingerrhagaden, Paronychien.

Hinweis(e)
Vitamin D3 hemmt diesen Rezeptor/Liganden Komplex; diese Wirkung führt wahrscheinlich zu dem Effekt derartiger Präparate in der Psoriasisbehandlung, da psoriatische Zellen vermehrt TGFα bilden.

Tyson-Drüsen

Synonym(e)
Glandulae praeputiales

Definition
Freie Talgdrüsen an Glans und Präputium des Penis.

Tzanck-Test

Definition
Entnahme von Gewebsmaterial einer frisch eröffneten Pemphigusblase, Ausstreichen auf einem Objektträger, May-Grünwald-Giemsa-Färbung. Mikroskopischer Nachweis von Tzanck-Zellen. Typisch, aber nicht spezifisch für Pemphigus vulgaris.

T-Zell-Leukämie/Lymphom, adulte (HTLV-I+)   C91.9

Definition
Durch Infektion mit dem humanpathogenen Retrovirus HTLV-I+ (aber auch bei HTLV-I negativen AIDS Patienten auftretend) ausgelöstes, adultes leukämisches T-Zell-Lymphom.

Vorkommen/Epidemiologie
Endemiegebiete für dieses Virus sind Südjapan, die Karibik, der Süden der USA, Südamerika und Äquatorialafrika.

Ätiologie
Die Übertragung von HTLV 1 erfolgt durch Geschlechtsverkehr, Stillen oder Blutkontakte.

Manifestation
Krankheitsbeginn zwischen dem 24. und 85. Lebensjahr.

Klinisches Bild
Beginn häufig mit Hautveränderungen; monomorphes papulöses Exanthem, Knoten und Tumoren, teils auch Bild der Mycosis fungoides oder des Sézary-Syndroms.

Histologie
Unterschiedlich dichte, das gesamte Korium und die angrenzende Subkutis durchsetzende, knotige, mittelgroß-großzellige Infiltrate.

Diagnose
Die Diagnose wird klinisch, histologisch und serologisch (HTLV-I positive Serologie) gestellt.

Therapie
S.u. kutanes T-Zell-Lymphom, s.a. Therapie der pleomorphen T-Zell-Lymphome.

Prognose
Gute Prognose, wenn Hautveränderungen im Vordergrund stehen, die mittlere Überlebenszeit beträgt dann > 20 Jahre. Bei der akuten (leukämischen) Form besteht schlechte Prognose. Die mittlere Überlebenszeit nach Diagnosestellung beträgt < 1 Jahr.

T-Zell-Rezeptor

Synonym(e)
T cell receptor; TCR

Definition
Komplex aus Proteinen, der auf der Oberfläche von T-Zellen lokalisiert ist und für die Erkennung von Antigenen, die durch Haupthistokompatibilitätskomplexe (MHC) präsentiert werden, zuständig ist (s.a. unter T-Zell-Rezeptor-Gene). Der TCR ist strukturell einem FAB-Segment des Antikörpers sehr ähnlich.

Allgemeine Information
Der T-Zell-Rezeptor kommt in zwei Versionen vor: als alpha/beta-Rezeptor und als gamma/delta-Rezeptor. Der alpha/beta-Rezeptor ist häufiger. Der T-Zell-Rezeptor besteht aus zwei Ketten (zumeist alpha/beta), die wiederum jeweils aus einer konstanten Domäne (C) und einer variablen Domäne (V) zusammengesetzt sind. Die konstante Domäne ist der Zellmembran zugewandt bzw. durchdringt sie mit zwei kurzen zytoplasmatischen Fortsätzen zur Verankerung (C-Terminus). Die α- und β-Ketten sind durch eine Disulfidbrücke verbunden. Die variable Domäne der α-Kette besitzt 3 bindungsentscheidende Bereiche (englisch: complimentarity determining regions oder CDR), die der β-Kette hingegen 4 CDRs.

Hinweis(e)
Für die Antigenbindung gilt das Schloss-Schlüssel-Prinzip, d.h. wenn die Struktur eines präsentierten Antigens zur Struktur des TCR passt, kommt es zur Bindung. Das durch die Bindung entstehende Signal wird durch die simultane Bindung an Co-Rezeptoren verstärkt. Beispiele hierfür sind der CD4- und CD8-Rezeptor (s.u. CD-Klassifikation). Der CD4-Rezeptor bindet ausschließlich MHC II, während der CD8-Rezeptor spezifisch für MHC I ist. Die Co-Rezeptoren sind nicht nur für Spezifität des TCRs zuständig sondern auch für eine feste Bindung zwischen der antigenpräsentierenden Zelle und der T-Zelle.

Uhrbanddermatitis L23.0

Definition
Durch das Band der Armbanduhr hervorgerufenes, allergisches Kontaktekzem am Handgelenk bei Chrom- und/oder Nickel-Sensibilisierung (Typ IV-Allergie).

Therapie allgemein
Aufklärung des Patienten über zu meidende chrom- und nickelhaltige Gegenstände (z.B. Modeschmuck, Jeansknöpfe), s.a. Nickelallergie.

Externe Therapie
Kurzfristig Glukokortikoid-haltige Salben wie 0,1% Methylprednisolon (z.B. Advantan Salbe) oder 0,25% Prednicarbat (z.B. Dermatop Salbe) anwenden. Bei diskreter Ausprägung reichen schwach wirksame Glukokortikoide wie 0,5% Hydrocortison-Creme **R120**. S.a. Ekzem, Kontaktekzem, allergisches.

Uhrglasnägel R68.3

Synonym(e)
Unguis hippocratici

Definition
Vergrößerter, stärker konvex gekrümmter Nagel bei pulmonal oder kardial bedingter Zyanose, s.a. Trommelschlegelfinger. Einseitiges Vorkommen bei Aortenaneurysma, Aneurysma der Arteria subclavia oder einseitiger Plexuslähmung.

Therapie
Keine spezifische Lokaltherapie möglich. Uhrglasnägel dienen als Hinweis auf internistische Erkrankungen. Behandlung der Grunderkrankung durch den Internisten oder Chirurgen.

Ulcus (der Haut) L98.4

Synonym(e)
Geschwür

Definition
Gewebsdefekt der Haut unterschiedlicher Ätiopathogenese, der so tief reicht, dass kein Oberflächen- oder Tiefenepithel zur Reepithelisierung des Defektes mehr vorhanden ist. Die Abheilung erfolgt stets unter Ausbildung einer Narbe.

Einteilung
Unterschieden wird nach Bestanddauer des Gewebedefektes und zugrundeliegenden Ursachen und Krankheitsbildern.
- Bestanddauer:
  - Akutes Ulkus (Bestanddauer <6 Wochen)
  - Chronisches Ulkus (Bestanddauer >6 Wochen).
- Zugrundeliegende Ursachen und Krankheitsbilder:
- Venös:
  - Ulcus cruris venosum
  - Atrophie blanche Ulcus
  - Blow-out Ulkus.
- Arteriell:
  - Ulcus cruris arteriosum
  - Ulcus cruris hypertonicum (Martorell)
  - Akrale Ulzera bei progressiver systemischer Sklerodermie.
- Gemischt arteriell/venös:
  - Ulcus cruris mixtum.
- Vaskulitisch/vaskulopathisch:
  - Vasculitis allergica
  - Ulkus bei Livedo racemosa
  - Polyarteriitis nodosa
  - Pyoderma gangraenosum
  - Endangiitis obliterans
  - Wegener-Granulomatose.
- Infektiös:
  - Bakteriell:
    – Aktinomykose
    – Bazilläre Angiomatose
    – Buruli-Geschwür
    – Ecthyma gangraenosum (Pseudomonas)
    – Ekthymaähnliche Diphterie
    – Ekthyma
    – Frambösie
    – Katzenkratzkrankheit
    – Lepra
    – Lymphogranuloma inguinale
    – Malleus
    – Syphilis
    – Tuberculosis cutis
    – Tularämie
    – Ulcus durum
    – Ulcus molle
    – Ulcus vulvae acutum
    – Zehntagefieber.
  - Viral:
    – Ecthyma contagiosum
    – Nekrotisierender Zoster
    – Nekrotisierender Herpes simplex
    – Ulcus bei EBV-Infektion
    – Zytomegalie-Ulkus.
  - Mykotisch:
    – Acladiose
    – Adiaspiromykose
    – Chromomykose
    – Disseminierte Aspergillose
    – Nordamerikanische Blastomykose
    – Sporotrichose.
  - Sonstige Erreger:
    – Amöbiasis (meist Abszessbildungen)

- Leishmaniose
- Drakunkulose
- Furunkuloide Myiasis.
- Lymphatisch:
  - Ulzera bei chronischen Lymphödemen.
- Pannikulitisch:
  - Histiozytäre zytophagische Pannikulitis.
- Neuropathisch:
  - Neurogenes Ulcus cruris
  - Malum perforans
  - Trophoneurotisches Nasenflügelgeschwür
  - Ulzera bei Syringomyelie
  - Acropathia ulcero-mutilans non-familiaris.
- Trophisch:
  - Dekubitus.
- Metabolisch:
  - Calcinosis cutis (Calciphylaxie)
  - Necrobiosis lipoidica.
- Hämatologisch/immunologisch:
  - Pyoderma gangraenosum.
- Traumatisch:
  - durch Zufallsverletzungen
  - Ulcus cruris traumaticum.
- Physikalisch/strahleninduziert:
  - Verbrennungen 3. Grades
  - Radiodermatitis chronica
  - Strahlenulkus
  - Strommarken.
- Mechanisch:
  - Granuloma fissuratum.
- Artifiziell:
  - Dermatozoenwahn.
- Medikamentös:
  - Embolia cutis medicamentosa
  - Toxische epidermale Nekrolyse
  - Thrombozytopenie, heparininduzierte (HIT)
  - Cumarinnekrose.
- Chemisch:
  - Verätzungen z.B. durch Gentianaviolett, Säuren, Laugen.
- Neoplastisch:
  - Ulzerierte maligne Tumoren der Haut
  - Ulzerierte benigne Tumoren der Haut.
- Immunologisch:
  - Blasen-und konsekutive Ulkusbildung bei Blasenbildenden Erkrankungen.
- Idiopathisch:
  - Sklerodermie, progressive systemische
  - Ulzerationen bei M. Behçet
  - Papulosis maligna atrophicans
  - Enteritis regionalis (M. Crohn)
  - Pernio
  - Livedovaskulopathie
  - Lichen planus ulcerosus.

Als weitere Möglichkeit gilt eine (ätiologisch nicht wertende) topographische Einteilung z.B. Skrotalulkus, Ulcus cruris u.a.

Ätiologie
Unterschieden wird nach Bestanddauer des Gewebedefektes, sowie nach zugrundeliegenden Ursachen und Krankheitsbildern (s.u. Einteilung).

Ulcus cruris L97.x0

Synonym(e)
Beingeschwür; Unterschenkelgeschwür; leg ulcer

Definition
Polyätiologischer Hautdefekt am Unterschenkel, der bis in die Dermis oder Subkutis hineinreicht. Zumindest sind das kollagene Netzwerk der retikulären Dermis, meist jedoch auch tiefere Schichten der Haut und Subkutis betroffen. Bei komplikativen Ulzera kann die Defektbildung auch Muskulatur, Faszien und knöcherne Bereiche erreichen.

Einteilung
Klassifikation nach Ätiologie:
- Gefäßerkrankungen:
  - Venös:
    - Ulcus cruris venosum
    - Ulcus cruris postthromboticum
    - Ulcus cruris, akutes phlebitisches
    - Ulcus cruris mixtum.
  - Arteriell:
    - Ulcus cruris arteriosum
    - Ulcus cruris hypertonicum
    - Endangiitis obliterans
    - Arteriovenöse Fisteln.
  - Vaskulitis (oder chronisch-entzündliche Vaskulopathien):
    - Erythema induratum Bazin
    - Lupus erythematodes
    - Systemische Sklerodermie
    - Sjögren-Syndrom
    - M. Behçet
    - Rheumatische Arthritits
    - Leukozytoklastische Vaskulitis
    - Atrophie blanche
    - Polyarteriitis nodosa
    - Ulcus bei Livedo racemosa
    - Wegener-Granulomatose.
  - Lymphatisch (Lymphödem)
- Neuropathische Erkrankungen:
  - Polyneuropathie bei Diabetes mellitus
  - Idiopathische Polyneuropathie
  - Neuropathie bei chronisch terminaler Niereninsuffizienz
  - Alkoholtoxische Polyneuropathie
  - Tabes dorsalis
  - Syringomyelie.
- Metabolische Störungen:
  - Diabetes mellitus
  - Gicht
  - Prolidase-Mangel
  - M. Gaucher.
- Hämatologische Erkrankungen:
  - Koagulopathien:
    - Phospholipid-Antikörper-Syndrom
    - Hereditäre Thrombophilien (z.B. AT III-Mangel, Protein C-Mangel, Protein S-Mangel, Faktor II-Mutation, Lupusantikoagulans)
    - Verbrauchskoagulopathie
    - Purpura fulminans.
  - Erythrozyten-Störungen (z.B. Sichelzellanämie, Thalassämie, Polycythämia vera)
  - Leukozyten-Störungen (Leukämie)
  - Dysproteinämien (Kryoglobulinämie, Plasmozytom).

- Medikamenten-induziert:
  - Hydroxyurea
  - Anagrelid (Imidazoquinazolin - bei essenzieller Thrombozythämie)
  - Marcumar
  - Nifedipin.
- Verletzungen, z.B. durch:
  - Druck, Kälte, Wärme, Radiatio
  - Dekubitus.
- Neoplasmen:
  - Spinozelluläres Karzinom
  - Basaliom
  - Malignes Melanom
  - Kaposi-Sarkom
  - Kutanes T-Zell-Lymphom
  - Kutanes B-Zell-Lymphom
  - Metastasen.
- Infektionen (Ulcus cruris infectiosum):
  - Bakteriell: Furunkel, Ekthyma, Tuberkulose, Syphilis
  - Mykosen: Subkutane Trichophyton-rubrum-Abszesse
  - Protozoen: Leishmaniose.
- Pannikulitis
- Pyoderma gangraenosum
- Necrobiosis lipoidica
- Sarkoidose
- Granulomatosen.

Lokalisation
Je nach Ätiologie gibt es bevorzugte Ulkuslokalisationen.

Diagnose
Anamnese, Klinik, Ultraschall-Doppler-Untersuchung, Duplex-Sonographie, Lichtreflexions-Rheographie, arterieller Doppler, Laborparameter (Blutzucker, Faktor XIII, Zinkspiegel), Histologie, Röntgenbild, Phlebographie, Lymphographie, Arteriographie.

Komplikation
- Typ IV-Sensibilisierung auf Lokaltherapeutika (insbesondere auf Wollwachsalkohole), Gefahr der Osteomyelitis bei tiefreichenden Defekten.
- Bei jahrelanger Persistenz eines chronischen Ulcus cruris ist eine maligne Transformation nicht ausgeschlossen (Marjolin-Ulkus). Hierbei entwickeln sich v.a. Plattenepithelkarzinome mit schlechter Prognose, seltener Basalzellkarzinome.

Therapie
S. jeweiliges, unter Ätiologie aufgeführtes Krankheitsbild.

Ulcus cruris, akutes phlebitisches   I80.8

Definition
Sehr schmerzhaftes, meist frisch aufgetretenes Ulcus cruris bei akuter Thrombophlebitis.

Klinisches Bild
Frisches, meist kleines, stark sezernierendes Ulkus in hochroter, entzündlich veränderter Umgebung. Hier sind derbe, überwärmte Stränge als Ausdruck der akuten Venenentzündung nachweisbar. Starke, auch nachts andauernde Schmerzen im ganzen Bein.

Therapie allgemein
Mobilisation: 3mal/Tag 30 Minuten nächtliche Hochlagerung der betroffenen Extremität.

> **Merke:** Bei Thrombophlebitis ist die Immobilisation des Patienten kontraindiziert!

Ulcus cruris. Tabelle 1. Häufigkeit der Ursachen des Ulcus cruris bei verschiedenen Patientenkollektiven

Ätiologie	Erkrankungen	Häufigkeit bei stationären Patienten (%)*	Häufigkeit bei nichtselektionierten Patienten (%)
Ausschließlich venöse Genese	z.B. bei CVI	17	70-80
Ausschließlich arterielle Genese	z.B. bei pAVK	1	4
Gemischt venös-arteriell			9,5
Andere Ursachen			9,5
Polyätiologisch	2fach- oder 3fach-Kombinationen verschiedener Ursachen (insgesamt)	>80	
	Venöse und arterielle Genese + Vaskulitis	17	
	Venöse und arterielle Genese + Polyneuropathie	8	
	Sonstige Kombinationsulzera (bakterielle Infekte, Pyoderma gangraenosum, Artefakte, Traumata sonstiger Art)	>50	

* Die Angaben beziehen sich auf stationäre Patienten (Sonderkollektiv mit meist therapieresistenten Problemwunden, die durch eine ambulante Therapie nicht zur Abheilung gebracht werden konnten).

Externe Therapie
Kompressionstherapie mit elastischen Kurzzugbinden (z.B. Pütter-Verband), am Oberschenkel selbstklebende Kompressionsverbände (z.B. Acrylastic, Tricoplast).

Interne Therapie
- Antiphlogistika wie Acetylsalicylsäure (z.B. ASS) 3mal/Tag 500-1000 mg p.o., Diclofenac (z.B. Voltaren) 2mal/Tag 50 mg, Indometacin (z.B. Indomet-ratiopharm Supp.) 1-2mal/Tag 1 Supp.
- Bei Bettlägerigkeit: Kompressionstherapie, Low-dose-Heparinisierung, stadiengerechte Ulkustherapie (s. unter Wundbehandlung).

Operative Therapie
Wenn möglich Stichinzision in LA, z.B. in Chloräthyl-Vereisung und Expression des Thrombus.

Ulcus cruris arteriosum   L98.4

Definition
Schmerzhaftes Unterschenkelgeschwür als Ausdruck einer fortgeschrittenen arteriellen Verschlusskrankheit (im Stadium IV nach Fontaine) oder im komplizierten Stadium IIb nach Fontaine bei fehlendem Ruheschmerz.

Ätiologie
- Arteriosklerose, Endangiitis obliterans, Angiopathie bei Diabetes mellitus, Embolie, Aneurysmen, Polyarteriitis nodosa, Hypertonie (Ulcus cruris hypertonicum).
- Risikofaktoren: u.a. Rauchen, Hypercholesterinämie, Fettstoffwechselstörungen, Hypertonus, Diabetes mellitus.

Lokalisation
An Zehen, Fußrand, Fersen lokalisiert.

Klinisches Bild
Je nach Ätiologie akute oder langsame Entwicklung eines schmerzhaften, scharf begrenzten Geschwüres.

Labor
Blutbild, Gerinnungsparameter (verminderte fibrinolytische Aktivität bei Ulzerationen)

Diagnose
- Anamnese: Familiäre Belastung, Begleiterkrankungen, Risikofaktoren wie die berufliche Belastung und sportliche Aktivitäten, Operationen oder Traumatisierungen der unteren Extremitäten und der Beckengürtelregion, Anzahl und Komplikationen von Schwangerschaften oder Thrombosen.
- Klinik, Labor
- Apparative Diagnostik: Dopplersonographische Bestimmung des Knöchel-Arm-Index, arterielle Duplex-Sonographie der relevanten Einstromgebiete; arterielle digitale Subtraktions-Angiographie; Angio-Kernspintomographie, radiologischer Ausschluss von Knochenbeteiligung.

Therapie allgemein
Behandlung der Grunderkrankung und der ursächlichen Faktoren (z.B. Einstellen des Diabetes mellitus). Ausschalten der Risikofaktoren (z.B. Rauchen, Hypertonus usw.).

Externe Therapie
S.u. Wundbehandlung.

Interne Therapie
- Begleitende Therapie mit vasoaktiven Substanzen wie Prostaglandin E1 (z.B. Prostavasin 20) 1 Amp. in 50 ml 0,9% NaCl-Lsg. über 60-120 Min. infundieren oder 2mal/Tag 40-60 µg in 50-250 ml 0,9% NaCl-Lsg. über 2 Std. i.v.
- Alternativ Pentoxifyllin (z.B. Trental) 1-2mal/Tag 100-600 mg in 100-500 ml Infusionslösung über 60 Min. i.v., Naftidrofurylhydrogenoxalat (z.B. Dusodril) 300-600 mg/Tag p.o. Zudem rheologische Maßnahmen wie Volumenersatz mit HAES.

> ⚠ Cave: HAES-induzierter Pruritus!

Ggf. Aderlass. Der HKT sollte um 35-40% liegen.

Operative Therapie
Je nach Gefäßbefund Thrombendarteriektomie (TEA) oder Bypass-Operation mit autologer Vene oder Gefäßprothese. Ultima ratio ist die Amputation. Oft auch perkutane transluminale Angioplastie (PTA) oder Laserangioplastie. S.a. Arterielle Verschlusskrankheit.

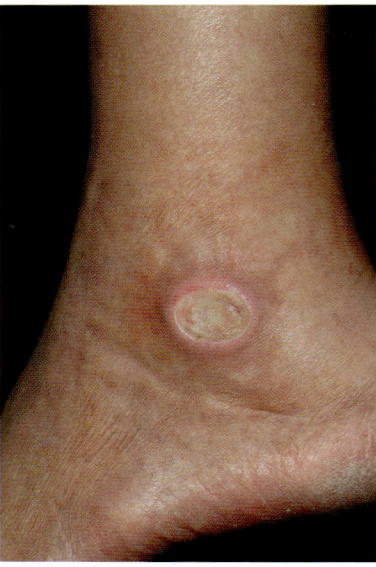

Ulcus cruris arteriosum. Chronisches, langsam progredientes, schmerzhaftes, im Bereich des linken Malleolus lateralis lokalisiertes, ca. 1,5 x 1,5 cm messendes, tiefes Ulkus. Die Wundgranulation beträgt weniger als 50 % der Wundfläche. Die periulceröse Umgebung ist gerötet und überwärmt. Der Patient leidet an einer PAVK vom Mehretagentyp und ist seit 30 Jahren starker Zigarettenraucher.

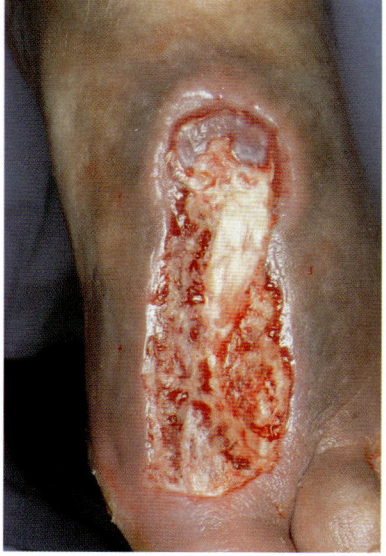

Ulcus cruris arteriosum. Scharf begrenztes, schmerzhaftes, die Sehne erfassendes Ulkus auf dem Fußrücken.

> **Merke:** Gehtraining ist im Stadium IV der AVK kontraindiziert!

Ulcus cruris hypertonicum   L98.4

Erstbeschreiber
Martorell, 1945; Hines u. Farber, 1946

Synonym(e)
Ulcus hypertonicum; Infarktulkus; ischämisches Beinulkus; Martorell's syndrome; whip-like pain syndrome; hypertensive ulcer

Definition
Umschriebene, ischämische, schmerzhafte Nekrose bei fixierter arterieller Hypertonie. Die Eigenständigkeit dieses Krankheitsbildes ist umstritten.

Manifestation
Vor allem bei Frauen auftretend.

Lokalisation
Außenseite der Unterschenkel, symmetrisch über den Knöcheln.

Therapie allgemein
Die überwiegende Mehrzahl der Patienten hat eine zugrunde liegende periphere arterielle Verschlusskrankheit. Daher sollte, um die Indikation zu einer Gefäßintervention oder Gefäßrekonstruktion zu überprüfen, der Knöchelarmindex mittels Dopplersonographie und Blutdruckmessung bestimmt und ggf. eine arterielle digitale Subtraktionsangiographie durchgeführt werden.

Externe Therapie
S.u. Ulcus cruris venosum.

Interne Therapie
Behandlung des Bluthochdrucks, Schmerztherapie.

Ulcus cruris mixtum   L97

Definition
Ulcus cruris bei Kombination einer chronischen venösen Insuffizienz mit einer chronischen arteriellen Verschlusskrankheit.

Therapie
Behandlung der Grunderkrankungen, z.B. chronische venöse Insuffizienz, arterielle Verschlusskrankheit. Stadiengerechte Ulkustherapie, s.u. Ulcus cruris arteriosum und Ulcus cruris venosum.

> **Cave:** Keine Kompressionstherapie bei Vorliegen einer arteriellen Verschlusskrankheit Stadium IIIb-IV!

Ulcus cruris neoplasticum   C44.7

Synonym(e)
Marjolin-Ulkus; Marjolin's Ulcus

Definition
Geschwürig zerfallende, maligne Geschwulst am Unterschenkel (z.B. spinozelluläres Karzinom, Basalzellkarzinom, malignes Melanom, Kaposi-Sarkom u.a.) die u.U. ein Ulcus cruris anderer Genese imitieren kann. Nicht immer kann geklärt werden ob es sich um eine Geschwulst handelt die primär auf intakter Haut entstand oder ob es sich um ein komplikatives Malignom auf dem Boden eines langzeitig vorbestehenden Ulcus cruris (>3 Jahre) handelte. Als Marjolin-Ulkus wird nach dem Erstbeschreiber ein Plattenepithelkarzinom oder Basalzellkarzinom auf dem Boden eines primär nicht-neoplastischen Ulcus cruris bezeichnet.

Vorkommen/Epidemiologie
Männer sind im Vergleich zu Frauen im Verhältnis 2,5:1,0 betroffen. Mittleres Erkrankungsalter: 75 Jahre. Ulkusleiden (meist Ulcus cruris venosum) persistieren bereits meist länger als 25 Jahre.

Klinisches Bild
Therapieresistentes Ulkus cruris mit meist überschießendem rotem Granulationsgewebe und einem erhabenen festen Randwall.

Differenzialdiagnose
S.u. Ulcus cruris.

Therapie
S.u. jeweiliger Grunderkrankung.

Ulcus cruris, neurogenes   L98.4

Synonym(e)
neuropathic ulcer; neuropathic foot ulceration

Definition
Ulcus cruris bei Lähmungen, z.B. bei Querschnittslähmung, nach Poliomyelitis, als Druckulkus.

Therapie
Stadiengerechte Behandlung des Ulkus, s. unter Wundbehandlung. Druckentlastung über Polsterung und druckfreie Lagerung, häufiges Umlagern des Patienten, orthopädisches Schuhwerk (Vorfußentlastungsschuh). Druckentlastende Maßnahmen sind als Prophylaxe beizubehalten.

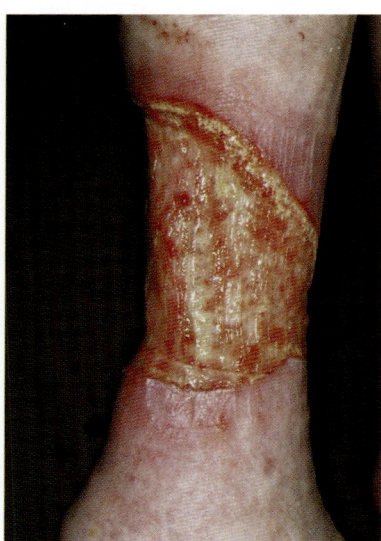

Ulcus cruris mixtum. Solitäres, chronisch dynamisches, seit 2 Jahren bestehendes, seit 6 Wochen stark progredientes, 30 x 20 cm großes, scharf begrenztes, bis zur Muskelfaszie reichendes, schmierig belegtes, gelb-rotes Ulkus. Starker Foetor (gramnegative Besiedlung). Nachweis von CVI und PAVK (Dauerschmerz, mit Besserung bei Tieflagerung der Beine).

Ulcus cruris postthromboticum   I83.03

Definition
Chronisch entzündetes Ulkus auf dem Boden eines postthrombotischen Syndroms.

Klinisches Bild
Chronisches kallöses Ulkus in entzündeter, häufig indurierter und hyperpigmentierter Umgebung. Der Ulkusrand ist ekzematisiert, nässend, der Geschwürsgrund schmierig eitrig belegt. Das subkutane Fettgewebe fehlt; die Muskulatur bildet den Ulkusgrund. Die Schmerzen im Ulkus können anhaltend stark sein und lassen erst nach mehreren Stunden Bettruhe nach.

Therapie
Stadiengerechte Behandlung des Ulkus, s. Ulcus cruris venosum.

Ulcus cruris traumaticum   L98.4

Definition
Unterschenkelgeschwür nach physikalischem oder chemischem Trauma.

Therapie
S.u. Wundbehandlung.

Ulcus cruris venosum   I83.0

Synonym(e)
Ulcus venosum; Stauungsulkus; leg ulcer

Definition
Unterschiedlich tiefer Substanzdefekt in pathologisch verändertem Gewebe des Unterschenkels infolge einer chronischen venösen Insuffizienz (CVI). Zeigt sich unter optimaler Therapie innerhalb von drei Monaten keine Heilungstendenz bzw. ist es innerhalb von 12 Monaten nicht abgeheilt, gilt es als therapieresistent. Häufigste Form des Ulcus cruris bei chronisch venöser Insuffizienz durch Varikose (Ulcus cruris varicosum) oder postthrombotisches Syndrom (Ulcus cruris postthromboticum), als Blow-out-Ulcus oder als akutes phlebitisches Ulcus cruris.

Vorkommen/Epidemiologie
Prävalenz: Ca. 3% der Bevölkerung in der 8. Dekade. Mit einem Anteil von 50-80% ist es häufigste Ursache chronischer Unterschenkelulzerationen.

Ätiologie
Durch Insuffizienz der intrafaszialen, extrafaszialen und/oder transfaszialen Venen kommt es zu einer Hypertonie des Venensystems der unteren Extremitäten, einhergehend mit einer venösen Hypervolämie. Hierdurch folgen Störungen der Mikro- und Makrozirkulation. Ursächlich für die venöse Insuffizienz ist zumeist eine Klappeninsuffizienz, seltener eine Obstruktion/Destruktion, z.B. ein Verschluss durch eine Thrombose.

Manifestation
Stark altersabhängiges Auftreten, selten vor dem 40. Lebensjahr; mit fortschreitendem Alter zunehmend.

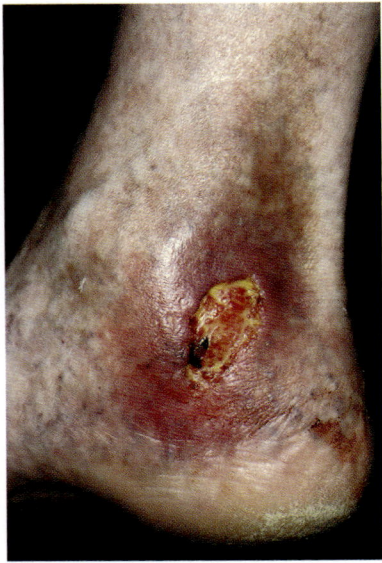

Ulcus cruris venosum. Solitäres, chronisch stationäres, retroangulär lokalisiertes (typische CVI-Position), 7,0 x 4,0 cm großes, scharf und kantig begrenztes, mäßig schmerzendes (lagerungsabhängig), rotes Ulkus. Flächige, braune Induration der Ulkusumgebung (Dermatolipofasziosklerose). Nachweisbare chronisch venöse Insuffizienz.

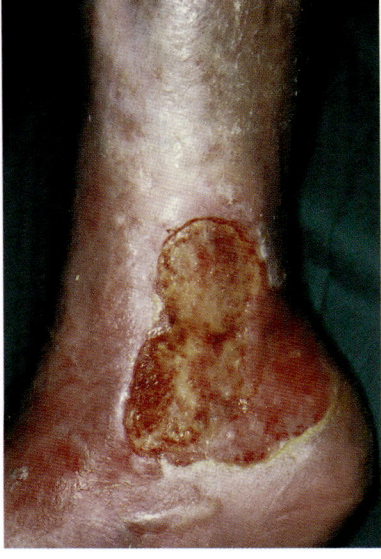

Ulcus cruris venosum. An atypischer Stelle (Knöchelregion) lokalisiertes, großflächiges, mäßig schmerzhaftes, mit frischem Granulationsgewebe belegtes Ulkus.

Diagnose
- Basisdiagnostik: Direktionale Dopplersonographie bzw. Duplex-Sonographie der Bein-Arterien (mit Messung des systolischen Knöchelarteriendruckes in Korrelation zu den Brachialarterien, ggf. mit Darstellung der Dopplersignalkurve) und Venen (epifaszial, transfaszial und subfaszial, spontane- und provozierte Signale, Valsalva-Manöver) sowie Durchführung eines funktionellen Untersuchungsverfahrens wie z.B. Lichtreflexionsrheographie/Photoplethysmographie (bei pathologischen Werten mit Tourniquet).
- Biopsie bei therapieresistenten und morphologisch ungewöhnlichen Ulzerationen (z.B. Malignom-Verdacht).
- Bei V.a. Superinfektion Abstrich und Antibiogramm.
- Erweiterte Diagnostik: Farbkodierte Duplexsonographie des Venen- und ggf. Arteriensystems; aszendierende Press-Phlebographie (evt. in DSA-Technik), ggf. in Kom-

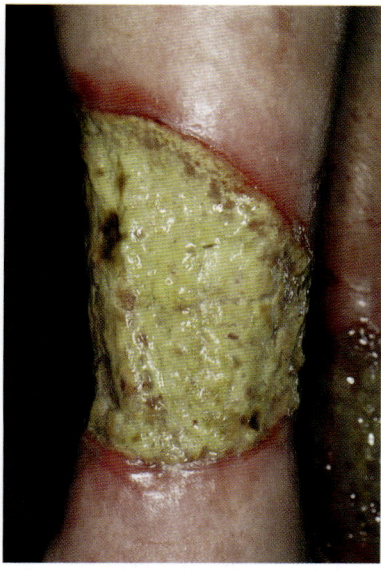

Ulcus cruris venosum. Infizierte (Pseudomonas aeroginosa), mit gelblich-grünlichen Belägen überlagerte, den Unterschenkel umfassende Ulzeration bei einer 78-jährigen Patientin mit CVI. Stark entzündete Wundränder; sehr starke Schmerzen. Schmerzlinderung bei Hochlagerung des Beines.

bination mit Phlebodynamometrie; Magnet-Resonanz-Tomographie; intrakompartimentäre Druckmessung.

Differenzialdiagnose

Die nachfolgende Auflistung bezieht sich nur auf die Differenzialdiagnose des Ulcus cruris venosum. Somit verstehen sich die Häufigkeitsangaben (sehr häufig, häufig, geringe Häufigkeit, selten, Rarität) nur für diese Differenzialdiagnose. Hinsichtlich Ulzera in anderer Lokalisation s.u. Ulkus der Haut.

- Arteriell (sehr häufig):
  - Ulcus cruris arteriosum
  - Ulcus cruris hypertonicum (Martorell).
- Gemischt arteriell/venös:
  - Ulcus cruris mixtum (sehr häufig).
- Genetisch (häufig):
  - Faktor-V-Mangel, kongenitaler.
- Vaskulitisch/vaskulopathisch (sehr häufig):
  - Vasculitis allergica
  - Ulkus bei Livedo racemosa
  - Cholesterinembolie
  - Polyarteriitis nodosa
  - Pyoderma gangraenosum
  - Endangiitis obliterans
  - Wegener-Granulomatose.
- Infektiös:
  - Bakteriell:
    - Ekthyma (häufig)
    - Ecthyma gangraenosum (Pseudomonas).
  - Mykotisch:
    - Schimmelpilzinfektionen (in dieser Lokalisation selten: z.B. disseminierte Aspergillose)
    - Nordamerikanische Blastomykose.
  - Sonstige Erreger (selten):
    - Leishmaniose
    - Drakunkulose
    - Furunkuloide Myiasis.
- Lymphatisch (häufig):
  - Ulzera bei chronischem Lymphödem.
- Pannikulitisch (selten):
  - Histiozytäre zytophagische Pannikulitis.
- Neuropathisch (Häufigkeit unterschiedlich):
  - Neurogenes Ulcus cruris
  - Malum perforans (Lokalisatiotn: Druckstellen)
  - Ulzera bei Syringomyelie
  - Acropathia ulcero-mutilans non-familiaris.
- Trophisch (geringe Häufigkeit):
  - Dekubitalulkus (z.B. bei entsprechenden Fußmanschetten).
- Metabolisch:
  - Calcinosis cutis (Calciphylaxie)
  - Necrobiosis lipoidica (mittlere Häufigkeit).
- Hämatologisch/immunologisch (wichtige DD):
  - Pyoderma gangraenosum
  - Sichelzellanämie, Thalassämie.
- Traumatisch:
  - Ulcus cruris traumaticum (selten).
- Physikalisch/strahleninduziert (anamnestisch leicht eruierbar):
  - Verbrennungen 3. Grades
  - Radiodermatitis chronica
  - Strahlenulkus
  - Strommarken.
- Artefakte (Komponente ist nicht zu unterschätzen):
  - z.B. Simulationen.
- Medikamentös:
  - Embolia cutis medicamentosa
  - Hydroxyurea, Methotrexat, Leflunomid.
- Chemisch:
  - Verätzungen z.B. durch Gentianaviolett, Säuren, Laugen (Anamnese).
- Neoplastisch (selten aber wichtige DD; s.a. Ulcus cruris neoplasticum):
  - Ulzerierte maligne Tumoren der Haut (Basalzellkarzinom, malignes Melanom, spinozelluläres Karzinom)
  - Ulzerierte benigne Tumoren der Haut.
- Idiopathisch:
  - Livedovaskulopathie (mittlere Häufigkeit).

Therapie allgemein

- Das Ulcus cruris venosum stellt die schwerste Form der CVI dar; die Reduktion der Druck- und Volumenüberlastung im Venensystem ist das Ziel der Behandlung. Die kausale Therapie sollte zur Ausschaltung pathologischer Refluxe vorrangig eingesetzt werden.
- Epifasziale Venen können auch mittels einer Sklerosierungstherapie beseitigt werden. Die Verödung von (periulzerösen) Varizen (sog. „Nährvenen") in Kombination mit einer Kompressionstherapie beschleunigt die Abheilung venöser Ulzerationen. Eine Verödung mit aufgeschäumten Sklerosierungsmitteln scheint eine weitere Verbesserung der Effektivität zu bewirken.
- Die Einschränkung der Funktionsfähigkeit der Muskel-Gelenk-Pumpen der unteren Extremitäten hat einen wesentlichen Einfluss auf die Entstehung und den Schweregrad einer CVI. Daher ist eine Verbesserung der Mobilität der Patienten essentiell.

Externe Therapie

Die Rolle der externen Therapie des venösen Ulkus wird oft überschätzt. Sie kann die Ulkusabheilung optimieren, die wesentlichen hämodynamischen Therapieansätze wie Kompressionstherapie und operative- bzw. sklerosierende Behandlung der Veneninsuffizienz jedoch nicht ersetzen (s.a. Varikose). Die externe Therapie beinhaltet Debridement, Exsudatmanagement sowie Infektbekämpfung als wesentliche Komponenten und berücksichtigt das Stadium der Wundheilung, s.a. Wundbehandlung. Frühzeitige Durchführung von Epikutantestungen auf Salbengrundlagen, Salbenergänzungsstoffe, Lokalanästhetika, Antibiotika und Desinfektionsmittel ist dringend zu empfehlen, da Patienten mit chronischen Wunden zu Kontaktsensibilisierungen neigen, wodurch es zu relevanten Wundheilungsstörungen kommt!

- Reinigung:
  - Aufweichen der Beläge: Oberflächliche Beläge können durch Bäder oder Umschläge mit Zusatz aufgeweicht werden. Resistenzentwicklungen sind hier selten zu befürchten. Bewährt haben sich auch Hydrogele (s. Gele, hydrophile), die neben Granulationsförderung dem Aufweichen von Belägen und Nekrosen dienen.
  - Mechanisches Abtragen: Fest haftende Nekrosen lassen sich zumeist nur mechanisch mit der Ringkürette, dem scharfen Löffel oder mit Pinzette und Schere abtragen. Eine örtliche Betäubung oder eine Oberflächenanästhesie mit Lidocain/Prilocain (z.B. EMLA Creme, 1/2-1 Std. vor Beginn auftragen) kann erforderlich sein.
  - Enzymatische Reinigung kann bei geringen Belägen hilfreich sein (Kollagenase, Iruxol Salbe).
- Granulation:
  - Oberflächliche Ulzera: Bei sauberen, nicht superinfizierten Ulzera haben sich Hydrokolloidfolien (z.B. Varihesive extra dünn, Tegasorb, Comfeel, Gothaderm GTH) und Hydrogele (Intrasite Gel, Geliperm, Cutinova Gel) bewährt. Für wenig sezernierende Ulzera sind auch Wundauflagen geeignet, die ein begrenztes Flüssigkeitsaufnahmevermögen haben wie Hydrogele oder Folien (z.B. Bioclusive, Cutifilm plus, Tegaderm). Synthetische Wundauflagen wie Polyurethanschaumstoffe sind eine effektive mikrobielle Barriere und bieten einen guten mechanischen wie thermischen Schutz. Der Verbandwechsel verläuft i.d.R. schmerzfrei und ohne Traumatisierung, so dass er von den Patienten gut toleriert wird.

    > **Merke:** Indifferente Feuchttherapie mit synthetischen Wundauflagen hat sich bewährt!

  - Tiefe Ulzera: Sinnvoll sind Gele. Alginate (z.B. Algosteril, Tegagel) eignen sich gut zum Tamponieren tiefer Wunden und Nischen, da sie sich mit der sezernierten Flüssigkeit der Wunde richtig entfalten. Eine mechanische Anfrischung des Ulkusgrundes fördert die Granulation.
  - Sezernierende Ulzera: Wundauflagen mit hohem Resorptionsvermögen, z.B. Polyurethanschaumstoffe oder Alginate, die sich durch Aufsaugen des Sekretes voll entfalten.
  - Pyodermisierte Ulzera: Hier eignen sich Wundauflagen mit elementarem Silber und ggf. Aktivkohle, z.B. Actisorb, Actisorb silver, Acticoat, Aquacel AG.
  - Überschießende Granulation: Überschießende Granulation behindert unter Umständen die Wundheilung. Bei ausreichender Granulation sollte deshalb die Epithelisation gefördert (s. unten) bzw. das Fortschreiten der Granulation verhindert werden (z.B. Druckverband). Ätzung ist möglich mit Silbernitrat.
- Epithelisierung: Die meisten Präparate, die zur Granulation eingesetzt werden, wie Hydrokolloidfolien, Hydrogele, Polyurethanschaumstoff, fördern gleichzeitig die Epithelisierung.
  - Bei großen Wundflächen sind Spalthauttransplantate, ggf. als Meshgraft-Transplantate, hilfreiche Alternativen, die den Abheilungsprozess um ein Vielfaches verkürzen können. Voraussetzungen sind ein sauberer Wundgrund bzw. die vorherige Shaveexision des Ulcus cruris sowie Beseitigung trophischer Störungen (z.B. venöse Stase). Des Weiteren kommt die Transplantation autologer und/oder heterologer Keratinozyten in der Granulations- und Epithelisierungsphase in Betracht. Bei großen und/oder tiefen Ulzerationen oder zu langer Wundheilung ist unter Umständen eine primäre chirurgische Wundversorgung mit Nekrektomie, Umschneidung und anschließender plastischer Defektdeckung notwendig (Vollhautlappenplastiken/Reverdin Plastiken, muskulokutane Lappenplastiken etc.).
- Behandlung der periulzerösen Umgebung:
  - Reinigung: Sorgfältige Reinigung mit Ölen, z.B. Olivenöl.
  - Abdeckung: Sinnvoll ist bisweilen die Abdeckung der Ulkusumgebung mit Zinkpaste (Pasta zinci), ggf. mit antiseptischen/antiphlogistischen Zusätzen (z.B. R014) oder reiner Vaseline zum Schutz vor Irritationen durch das Ulkussekret. Bei stark nässenden Ulzera kommen zudem spezielle Wunddressings oder Calciumalginate (s.o.) zur Anwendung.
  - Exsikkationsekzem: Iatrogen bedingte Austrocknungsekzeme, z.B. nach intensiver desinfizierender Feuchtbehandlung, werden mit indifferenten Fettsalben behandelt wie Vaselinum alb., Paraffin. subliq. oder R273, R156, R024.

    > **Merke:** Verträgliche Grundlagen bei Ulkus-Patienten konsequent beibehalten, da jedes neue Externum eine erneute Gefahr der Sensibilisierung in sich trägt! Wirkstoffe können, wenn gewünscht und soweit galenisch möglich, in die verträgliche Grundlage eingearbeitet werden! Meist kann man auf differente Wirkstoffe vollständig verzichten.

- Nässendes Ekzem:
  - Bei begleitenden, nässenden Ekzemreaktionen fettfeuchte Lokalbehandlung durchführen. Hier eignen sich Kombinationen von milden Glukokortikoiden in indifferenten fetten Grundlagen wie 0,1% Triamcinolon-Creme (z.B. Triamgalen) oder 0,25% Prednicarbat (z.B. Dermatop Salbe/Fettsalbe) und feuchten Kochsalz-Umschlägen, ggf. auch Kombinationen mit desinfizierenden Lösungen wie Polihexanid (Serasept, Prontoderm) oder Octenidin (Octenisept).

    > **Merke:** Beim Ulkus-Patienten ist die Anwendung von Stoffen mit hoher Allergisierungspotenz wie z.B. bestimmten Salbenbestandteilen (z.B. Wollwachsalkohol, Cetylstearylalkohol, Sorbinsäure) möglichst zu vermeiden!

  - Verwendet werden können antiseptische Salben wie Polyvidon-Jod-Salbe (z.B. Betaisodona Salbe/Wundvlies, Braunovidon Salbe) und auch Chinolinol (z.B. Leioderm). Salben mit antibiotischen Zusätzen sind wegen der hohen Sensibilisierungsgefahr zu vermeiden.
- Therapie bei Entzündungszeichen:
  - Die Ulkusoberfläche ist meist mit Bakterien kontaminiert. Erst bei klinischen Zeichen einer kritischen Kolonisation bzw. Infektion ist eine antibakterielle Therapie indiziert. Hier kommen Wundauflagen mit elementarem Silber, Antiseptika wie Chinolinol (z.B. R042), Polyvidon-Jod, Octenidin und Polyhexanid

sowie bei stärkeren Entzündungszeichen eine systemische Antibiose in Betracht. Bei vaskulitischer Komponente (petechiale Einblutungen) sind neben Ulkusreinigung, desinfizierender Therapie und Abklärung der Ursachen der Vaskulitis, ggf. auch systemische Glukokortikoide indiziert.

Operative Therapie
- Die Indikation zur operativen Ulkusbehandlung besteht, wenn nach Ausschöpfung aller konservativer Möglichkeiten innerhalb von 3 Monaten keine Heilungstendenz zu erkennen oder ein Ulkus nach 12 Monaten noch nicht abgeheilt ist (Leitlinie der DGP).
- Die OP-Maßnahmen beinhalten 4 therapeutische Ansätze:
  - Shave-Therapie (tangentiale Fibrosen- und Nekrektomie sowie Defektdeckung mittels Meshgraft): OP-Methode der Wahl bei langzeitig bestehendem, therapieresistentem Ulcus cruris venosum.
  - Fasziektomie: bei sehr ausgedehnten, tiefreichenden Ulzera mit Beteiligung des Sehnenapparates und bei transfaszialen Nekrosen oder bei Therapieversagern nach Shave-Therapie.
  - Operative Sanierung epifaszialer Refluxstrecken.
  - OP des tiefen Venensystems in speziellen Zentren.

Prognose
Hohe Rezidivquote. Durchschnittlich bekommen 1/3 der Patienten ein Rezidiv, 1/3 der Patienten bekommen 2-3 Rezidive und 1/3 der Patienten >4 Rezidive.

Hinweis(e)
- Die Anamnese sollte speziell zum Venenleiden und anderen Faktoren erfolgen, die die Wundheilung beeinträchtigen können wie z.B. Diabetes mellitus, Herzinsuffizienz, Polyneuropathie, Erkrankungen des rheumatischen Formenkreises), Risikofaktoren wie die berufliche Belastung und sportliche Aktivitäten, Operationen und Traumatisierungen der unteren Extremitäten und der Beckengürtelregion, Claudicatio intermittens.
- In den westlichen Ländern stellen topische Aminoglykoside, Perubalsam, Duftstoffmix, Amerchol L-101, Kolophonium und Wollwachsalkohole die häufigsten Kontaktallergene dar. Zusätzlich sollten in der Anamnese auch Applikationen und evtl. Sensibilisierungen gegenüber nicht verschreibungspflichtigen „Hausmitteln" berücksichtigt werden. Diese sollten insbesondere bei ethnischen Gruppen in Betracht gezogen werden (z.B. Tiger Balsam bei Asiaten).
- Allgemeine Verhaltensregeln des Ulkuspatienten: Häufiges Hochlagern der Beine. Auch nachts die Beine erhöht lagern (ca. 20 cm über Körperniveau). Venensport ist nach Ausschluss einer pAVK bzw. eines Ulcus mixtum zu empfehlen.

> **Merke:** „LL nicht SS": Liegen und Laufen an Stelle von Sitzen und Stehen!

> **Merke:** 2/3 aller Patienten mit Ulcus cruris venosum haben ausgeprägte Schmerzen mit ausgeprägter Minderung ihrer Lebensqualität. Hierdurch entstehen Einschränkungen ihrer Beweglichkeit. Eine dem bestehenden Schmerz angepasste Schmerztherapie mit dem Therapieziel einer zufriedenstellenden Schmerzreduktion ist zu empfehlen.

Ulcus durum   A51.2

Synonym(e)
Harter Schanker

Definition
Ulzerierter Primäraffekt der Syphilis.

Klinisches Bild
Induriertes, schüsselförmiges, schmerzloses, mit rotem Granulationsgewebe bedecktes Ulkus, das am Eintrittsort der Spirochäten in die Haut oder Schleimhaut entsteht. S.a. Ulcus phagedaenicum.

Ulcus mixtum   A57.x

Erstbeschreiber
Rollet, 1865

Synonym(e)
Gemischter Schanker; chancre mixte; Rolletsche Krankheit; Rollet's chancre; inoculated syphilis

Definition
Gleichzeitige Infektion mit Haemophilus Ducrey (s. Ulcus molle) und Treponema pallidum; charakteristisch ist eine zunehmende Verhärtung des Ulcus molle innerhalb von 3-4 Wochen. S.a. Ulcus durum, s.a. Ulcus cruris mixtum.

Interne Therapie
Erythromycin (z.B. Erythrocin) 4mal/Tag 500 mg p.o. oder Doxycyclin (z.B. Doxy Wolff) 2mal/Tag 100 mg p.o. über 3 Wochen.

Ulcus molle   A57.x0

Erstbeschreiber
Ducrey, 1889; Unna, 1892; Krefting, 1892

Synonym(e)
Weicher Schanker; Chancroéde; Chancre mou; Chancrelle; Chancroid; Soft sore; Ducrey-Unna-Krankheit

Definition
Nicht mehr meldepflichtige Geschlechtskrankheit vor allem in tropisch-subtropischen Gebieten sowie europäischen Groß- und Hafenstädten.

Erreger
Haemophilus Ducrey.

Ätiologie
Übertragung von H. ducreyi durch Geschlechtsverkehr oder Schmierinfektion nach Kontakt mit Hautveränderungen bei bereits Infizierten.

Lokalisation
Vor allem Genitalregion, auch Portio, Damm, Anus sind befallen.

Klinisches Bild
Inkubationszeit: 2–5 Tage. Rasch zerfallende Papeln, Ausbildung weicher, schmierig belegter, schmerzhafter Ulzera mit unterminierten Rändern. Meist besteht eine einseitige regionale Lymphadenitis. Die eitrige Einschmelzung der Lymph-

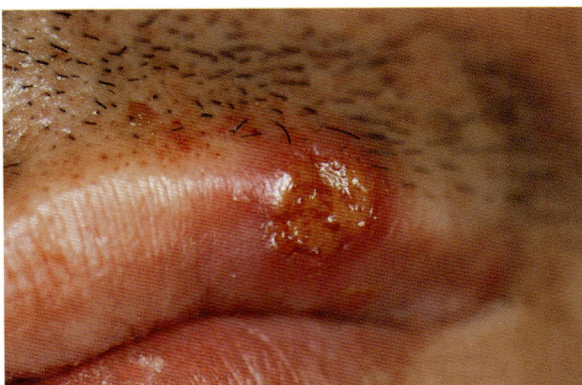

Ulcus molle. Schmerzhafte, schmierig belegte, scharf begrenzte Ulzeration im Bereich der Oberlippe mit regionärer Lymphadenitis.

knoten nach 10–20 Tagen ist möglich. Nicht selten folgen auch Fistelbildungen. Weiterverimpfung der Ulzera auf angrenzende Hautbereiche (Autoinokulation) ist möglich. Sonderformen:
- Ulcus molle folliculare
- Ulcus molle elevatum
- Ulcus molle gangraenosum
- Ulcus molle serpiginosum
- Ulcus molle, transitorisches.

Diagnose
Mikroskopischer (Gram- oder Unna-Pappenheim-Färbung: Rötliche Stäbchen in fischzugartiger Anordnung) und kultureller (GC-HgS Medium- oder Mueller-Hinton HB-Agar) Erregernachweis. Wiederholte Kontrolle der Syphilisserologie!

Differenzialdiagnose
Ulcus durum, Ulcus mixtum, Lymphogranuloma inguinale, Granuloma inguinale, Herpes genitalis.

Externe Therapie
Desinfizierende Sitzbäder oder Umschläge mit z.B. Polyvidon-Jod Lösung (z.B. Betaisodona Lösung), Kaliumpermanganat (hellrosa) oder 0,1-0,2% Polihexanid Lösung (z.B. Serasept, Prontoderm) sind erforderlich. Zudem Verbände mit desinfizierenden Salben z.B. Polyvidon-Jod Salbe (z.B. Betaisodona, Braunovidon) oder Fusidinsäure-Creme (z.B. Fucidine) mit Gazegitter anwenden. Bei fest haftenden Belägen zusätzlich enzymatische Wundreinigung (z.B. Iruxol Salbe N) durchführen, s.u. Wundbehandlung.

> **Merke:** Chirurgische Lymphknoteninzision ist meist nicht notwendig!

Interne Therapie
Systemische Antibiose.

Siehe Tabelle 1 [Antibiotische Therapie des Ulcus molle].

> **Merke:** Kontrolle und ggf. Behandlung des Sexualpartners - auch wenn dieser symptomlos ist!

Prognose
Unbehandelt chronischer Verlauf mit zahlreichen Fistulationen und Fistelnarben. Bei rechtzeitiger Therapie erfolgt die Abheilung unter Narbenbildung.

Ulcus molle folliculare A57.x

Synonym(e)
Miliärer Schanker; Follikulitis chancrenosa; miliärer Follikelschanker; follikuläres Ulcus molle

Definition
Ulcus molle, das sich aus perifollikulären Pusteln mit zentralem Haar entwickelt.

Ätiologie
Selbstinokulation.

Lokalisation
Vor allem große Schamlippen und Rima ani sind befallen.

Therapie
Entsprechend dem Ulcus molle.

Ulcus molle gangraenosum A57.x

Synonym(e)
Phagedänisches Schankroid

Definition
Seltene Form des Ulcus molle mit raschem nekrotischem Zerfall, vermutlich ausgelöst durch bakterielle Mischinfektionen.

Therapie
Entsprechend dem Ulcus molle, bei Resistenz Antibiose nach Antibiogramm.

Ulcus molle. Tabelle 1. Antibiotische Therapie des Ulcus molle

	Wirkstoff	Beispielpräparate	Dosierung
Mittel 1. Wahl	Azithromycin	Zithromax	Einmaldosis: 1000 mg p.o.
	Erythromycin	Erythrocin Filmtbl., Eryhexal Kps., Erythromycin Wolff Filmtbl.	4mal 500 mg/Tag p.o. über 7 Tage
Alternativ	Ceftriaxon	Rocephin	0,25 g i.m. als Einmaldosis
Bei gleichzeitiger HIV-Infektion	Ciprofloxacin	Ciprobay Filmtbl.	2mal 500 mg/Tag p.o. über 3-5 Tage
	Amoxicillin/ Clavulansäure	Augmentan Filmtbl.	500/125 mg/Tag p.o. über 3-5 Tage

Ulcus phagedaenicum A51.2

Definition
Nekrotischer Primäraffekt bei der Syphilis, s.a.u. Ulcus durum.

Ulcus, posterysipelomatöses A46.x

Definition
Unregelmäßiges bis handtellergroßes Geschwür nach akutem oder bei chronisch rezidivierendem Erysipel, s.a. Erysipelas recidivans.

Lokalisation
Vor allem die proximale Hälfte der Unterschenkel ist betroffen.

Therapie allgemein
Ursachenforschung, Behandlung der Grunderkrankung (z.B. Lymphödem) und Sanierung der Eintrittspforte (z.B. Tinea, Ulcus cruris, Rhagade, Bagatellverletzungen), s.a. Erysipel.

Externe Therapie
Stadiengerechte Versorgung des Ulkus, s.u. Wundbehandlung. Nach Abklingen der Infektion bei Stauungssymptomatik Kompressionstherapie bzw. bei postinflammatorischem Lymphödem manuelle oder maschinelle/intermittierende pneumatische Lymphmassage. S.u. Lymphödem.

Interne Therapie
Ausreichende antibiotische Behandlung des Erysipels und bei Bedarf (ab dem 2. Rezidiv) ggf. antibiotische Rezidivprophylaxe, s. unter Erysipelas recidivans.

Ulcus, trophisches L97.x

Definition
Allgemeine Bezeichnung für ein Geschwür, das aufgrund einer gestörten Trophik entstanden ist (Ulcus cruris venosum, Ulcus cruris arteriosum, Malum perforans, Dekubitus).

Ulcus tropicum L98.44

Synonym(e)
Tropical ulcer; Tropengeschwür; Tropical phagedena; Wüstengeschwür

Definition
Wahrscheinlich Sonderform der Ekthyma, vor allem in tropischen Regionen.

Ätiologie
Lokale Bagatellverletzung, vermutlich Infektion mit Streptokokken, Staphylokokken u.a. bei allgemeiner Mangelernährung und Schwächung der Immunabwehr. Diskutiert wird auch eine Fusoborreliose.

Manifestation
Vor allem bei Erwachsenen auftretend.

Lokalisation
Vor allem am distalen Drittel der Unterschenkel lokalisiert.

Klinisches Bild
Ausbildung einzelner oder mehrerer, rasch platzender Blasen mit nekrotischem Blasengrund. Übergreifen der Nekrose auf Subkutis, Faszien, Muskeln und Periost. Narbige Abheilung mit hyperpigmentiertem Randsaum, evtl. Kontrakturen.

Therapie allgemein
Behandlung der Grunderkrankung. Ausreichende und ausgleichende Ernährung. Laborkontrolle des Gesamteiweiß, ggf. auch von Eisen, Zink und Vitaminen.

Externe Therapie
Äußerlich desinfizierende Bäder bzw. Umschläge (z.B. Betaisodona Lsg. oder Chinolinol Lsg. R042. Zusätzlich Verbände mit Polyvidon-Jod-Salben (z.B. Betaisodona Salbe).

> **Merke:** Heilt das Ulkus unter Penicillin oder Metronidazol nicht ab, muss an eine kutane Leishmaniose oder Tuberkulose gedacht werden!

Interne Therapie
- In Abhängigkeit vom Schweregrad systemische Antibiose, z.B. mit Benzylpenicillin (z.B. Penicillin Grünenthal) 1mal/Tag 5 Mio. IE i.v. oder Penicillin V (z.B. Megacillin) 3mal/Tag 1 Mio. IE p.o.
- Alternativ: Metronidazol (z.B. Clont) 2–3mal/Tag 400 mg p.o.

Ulcus vulvae acutum N76.6

Erstbeschreiber
Lipschütz, 1913

Synonym(e)
acute vulvar ulcer; Lipschutz genital ulceration

Definition
Akut auftretende Ulzerationen im Genitalbereich jüngerer Frauen ungeklärter Ätiologie.

Ätiologie
Als Auslöser diskutiert werden Virusinfektionen, bakterielle Mischinfektionen, mangelnde Hygiene. Auch Auftreten bei Grunderkrankungen wie Morbus Behçet oder atypischen Pneumonien wurde beschrieben.

Manifestation
Vor allem bei jüngeren Frauen, auch bei Kleinkindern und Säuglingen auftretend.

Klinisches Bild
- Chronische Form: Rezidivierende, unterschiedlich große, langsam abheilende Ulzerationen, vor allem im Bereich des Introitus vaginae und der großen Labien.
- Gangränöse Form: Rasch wachsende, von Schorfen bedeckte, schmerzhafte, evtl. perforierende, narbig abheilende Ulzerationen an den kleinen Labien. Akuter Beginn, Fieber, regionale Lymphknotenschwellung.
- Miliare Form: Kleine Ulzerationen am Rand der großen Labien, am Damm und den kleinen Labien.

Differenzialdiagnose
Ulcus molle, M. Behçet, Hand-Fuß-Mund-Krankheit, Herpes simplex.

Therapie allgemein
Körperliche Schonung und Bettruhe.

Externe Therapie
Bei kleinen Ulzerationen reicht eine externe antiseptische oder antibiotische Therapie aus. Hilfreich sind Sitzbäder mit desinfizierenden Zusätzen wie Chinolinol (z.B. Chinosol 1:1000, R042), Kaliumpermanganat (hellrosa). Zudem Pinselungen mit desinfizierenden Lösungen wie Polyvidon-Jod Lösung R203 und Salbenverbände mit Polyvidon-Jod-Salbe (z.B. Braunovidon-Jod) anwenden. Bei begleitender Intertrigo sind Pinselungen mit austrocknenden wässrigen desinfizierenden Lösungen (z.B. 0,5% Methylrosaniliniumchlorid-Lösung [Gentianaviolett]) indiziert.

Interne Therapie
Bei ausgedehnten Ulzerationen und schweren klinischen Verläufen Antibiotikagabe nach Antibiogramm, ggf. auch kurzfristig in Kombination mit systemischen Glukokortikoiden wie Prednisolonäquivalent (z.B. Solu Decortin H) 40–60 mg/Tag in absteigender Dosierung.

Ulerythema acneiforme   L66.4

Definition
Form des Ulerythema ophryogenes mit im Vordergrund stehenden Komedonen.

Therapie
Entsprechend dem Ulerythema ophryogenes.

Ulerythema ophryogenes   L66.4

Erstbeschreiber
Taenzer, 1889; Unna, 1896

Synonym(e)
Keratosis pilaris rubra faciei; Keratosis pilaris rubra atrophicans faciei; Keratosis pilaris faciei; Taenzersche Krankheit; Unna-Taenzersche Krankheit

Definition
Hereditäre Verhornungsstörung mit follikulärer Hyperkeratose, Gefäßerweiterungen und konsekutiver Follikelatrophie im Gesichtsbereich (Augenbrauen). Heutzutage wird die Entität als Manifestationsform des Keratosis-pilaris-Syndroms gesehen.

Manifestation
Im Kindes- bzw. frühen Erwachsenenalter auftretend.

Lokalisation
Symmetrisch im Augenbrauenbereich, an Wangen, Haargrenze, Bartbereich lokalisiert.

Klinisches Bild
Kleine, follikulär gebundene Hyperkeratosen im Bereich der lateralen Augenbrauen, der Stirn-Haar-Grenze und im Wangenbereich. Persistierendes symmetrisches Gesichtserythem. Atrophie der Augenbrauenfollikel. Gehäuft Keratosis follicularis im Extremitätenbereich. Zusätzlich: Komedonen und Pusteln (Ulerythema acneiforme), Folliculitis sycosiformis atrophicans, Folliculitis ulerythematosa reticulata.

Histologie
Gefäßerweiterungen. Orthokeratotische Hyperkeratose in den Akroinfundibula. Ggf. perifollikuläre Sklerosierung, Follikel- und Talgdrüsenreste oder Fehlen von Talgdrüsen.

Differenzialdiagnose
Granulosis rubra nasi, Pseudopélade, Lupus erythematodes chronicus discoides, Atrophodermia vermiculata, Erythrosis interfollicularis colli, Acne vulgaris.

Komplikation
Pyogene Follikulitis.

Externe Therapie
- Da es sich um eine harmlose Erkrankung mit im Wesentlichen kosmetisch störenden Veränderungen handelt, sollten lediglich milde externe Therapieversuche zur Anwendung kommen. Zurückhaltender und nur kurzfristiger Einsatz von Glukokortikoid-haltigen Externa!
- Keratolyse: An hyperkeratotischen Stellen versuchsweise keratolytische Externa (s. Keratolytika) wie 3-10% Salicylsäure Salben/Gele/Kollodien R215 R216 R227 (nicht an Schleimhäute oder Augen kommen) oder 0,05-0,1% Vitamin A-Säure-Creme (z.B. R256, Cordes VAS Creme). Hydratation mit alpha-Hydroxycarbonsäure, Milchsäure (z.B. Episoft A) und/oder Harnstoff-Präparaten (z.B. Ureotop, Carbamid, Calmurid).

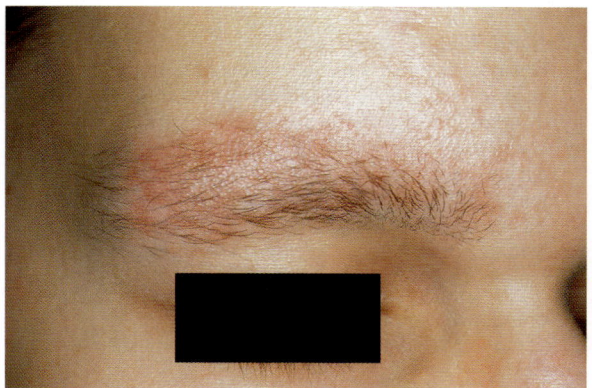

Ulerythema ophryogenes. Flächiges Erythem mit (narbiger) Rarefizierung der Augenbrauen.

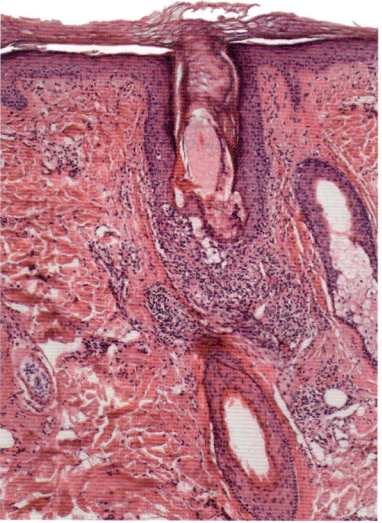

Ulerythema ophryogenes. Dilatiertes mit orthokeratotischen Hornmassen ausgefülltes Akroinfundibulum. Peribulbäres entzündliches Infiltrat mit fokaler Zerstörung der Follikelwand.

- Antientzündlich: Glukokortikoide lokal in fetthaltigen Externa wie 0,25% Prednicarbat (z.B. Dermatop Fettsalbe), 0,1% Methylprednisolon (z.B. Advantan Salbe) kombiniert mit Harnstoff- und Milchsäure-haltigen Präparaten (z.B. Remederm, R104). Alternativ: Kombinationen mit Hydrocortison und Harnstoff (z.B. Hydrodexan). Möglich sind auch Glukokortikoid-haltige intraläsionale Injektionen mit Triamcinolon (z.B. Volon A Kristallsuspension oder Triamcinolon Lichtenstein verdünnt 1:3 mit LA wie Scandicain).

  Cave: Schmerzhaft!

  Pflege: Begleitend rückfettende Ölbäder (z.B. Lipikar, Balneum Hermal, Linola Fett N).
- Haarbereich: Eintretende Alopezien sind irreversibel, deshalb frühzeitiger Therapieversuch mit z.B. intraläsional applizierten Glukokortikoiden s.o. Im Endstadium ggf. Haarersatz.

Interne Therapie
Bei schweren progredienten Verläufen mit generalisiertem Auftreten und progressiver Alopezie Therapie im Sinne des Keratosis-pilaris-Syndroms, siehe dort.

Prognose
Besserung mit zunehmendem Alter, bei Atrophie irreversible Veränderungen.

Ullmann-Syndrom   Q82.8

Definition
Nichtfamiliäre Angiomatose mit generalisierter mesodermaler Dysplasie. Vorwiegend kavernöse Angiome von Haut, Schleimhäuten, viszeralen Organen (Lungen!) und Gehirn. Fragliche Entität.

Ultraschall-Doppler-Untersuchung

Definition
Angiologische Untersuchungsmethode mit dem Ultraschall-Doppler zur Diagnostik von chronisch venöser Insuffizienz und arterieller Verschlusskrankheit. Das Untersuchungsverfahren eignet sich besonders gut zur Erfassung einer Insuffizienz der Krosse.
- Man hört beim Venengesunden durch eine diskontinuierliche atemabhängige Strömung in den Venen einen Strömungsstoß am Ende des Inspiriums. Beim Valsalva-Test ist bei suffizienten Klappen durch einen Strömungsstop kein Geräusch hörbar.
- Bei Beckenvenenthrombose: Höherfrequentes, kontinuierliches Strömungsgeräusch.
- Bei Mündungsklappeninsuffizienz: Kanonenschlag beim Valsalva-Test.
- Über insuffizienten Perforansvenen sind deutliche retrograde Strömungsgeräusche im Exspirium und beim Valsalva-Test nachweisbar. Ebenso ist eine Stammvarikosis durch eine „Doppler"-Untersuchung der Vena saphena magna zu sichern.

Undecylensäure

Definition
Antimykotikum, Desinfizienz.

Indikation
Tinea, Hyperhidrose.

Dosierung und Art der Anwendung
Creme/Salbe/Lösung: 2mal/Tag über 2-4 Wochen dünn auf die betroffenen Hautstellen auftragen. Als Händedesinfektionsmittel b.B. unverdünnt anwenden.

Rezeptur(en)

Präparate
Skinman (Kombination mit Propanol und Benzalkoniumchlorid); Estesan Cremeseife

Unguenta

Definition
Halbfeste Arzneizubereitungen zur topischen Applikation.

Einteilung
- Salben: Hydrophobe Salben oder hydrophile Salben.
- Cremes: Hydrophobe Cremes oder hydrophile Cremes.
- Gele: Hydrophobe Gele oder hydrophile Gele.
- Paste.

Unguis duplex   Q84.6

Definition
Rudimentärer überzähliger Nagel.

Therapie
Ggf. operative Entfernung des gesamten überzähligen Nagelorgans in lokaler Leitungsanästhesie.

Unguis incarnatus   L60.00

Definition
In das Paronychium eingewachsener Nagel mit Gefahr der lokalen schmerzhaften Infektion sowie konsekutiver Bildung von überschießendem Granulationsgewebe.

Ätiologie
Unsachgemäße Pediküre (Rundschneiden der Zehennägel) sowie enges Schuhwerk sind häufige Ursachen. Bei einzelnen Patienten besteht eine genuine Neigung zur Bildung eines Unguis incarnatus. Weiterhin können Assoziationen u.a. mit Diabetes mellitus, Hyperhidrose, Medikamenteneinnahme (Retinoide) bestehen.

Lokalisation
V.a. Fußnägel, insbes. Großzehennägel, sind befallen. Seltener sind Fingernägel betroffen.

Klinisches Bild
Klinisch wird ein eingewachsener Nagel ohne Entzündungszeichen von einem eingewachsenen Nagel mit Entzündungszeichen unterschieden. Bei entzündlichem Unguius incarnatus ist das Paronychium umschrieben gerötet, geschwollen und deutlich druckschmerzhaft. Meist schiebt sich das entzündliche Paronychium über die Nagelplatte. Häufig Bildung einer hochroten, nässenden und eitrigen Papel (oder Knoten) aus Granulationsgewebe. Inwieweit der bakteriellen Nagelfalzangiomatose (eruptives Auftreten von exophytischem Granulationsgewebe am Nagelfalz mehrerer Finger; Nachweis von

Strepto- und Staphylokokken) eine Eigenstellung zugeordnet werden sollte, bleibt offen (s.a. Granuloma pyogenicum).

Differenzialdiagnose
Spinozelluläres Karzinom, amelanotisches malignes Melanom.

Therapie allgemein
- Zunächst Versuch mit Tapeverband: Mit einem fest klebenden Pflasterstreifen werden die entzündeten Nagelwälle vom Nagel weggezogen. Damit kann der Fremdkörperreiz vermieden werden. Häufig prompte Schmerzreduktion.
- Alternativ: Tamponade des entzündlichen Nagelfalzes. Die Polsterung (Packing mit einem zugeschnittenen, mit einer Jodsalbe getränktem kleinen Mullstreifen) kann täglich durch den Patienten selbst gewechselt werden.
- Statt einer Tamponade kann ein angepasster kleiner Splint aus Kunststoff oder Metall in den seitlichen Nagelfalz eingebracht werden und dort belassen bleiben.
- Zunehmende Verwendungen finden individuell angepasste Nagelspangen (s.u. Nagelkorrekturspange). Die Spangenschenkel aus Federstahldraht werden unter die Nagelränder eingehängt, mittels einer Schlaufe verbunden und verdrillt. Dadurch werden die Nagelränder angehoben. Die Behandlungsdauer beträgt ca. 2-3 Monate.

Externe Therapie
Antiseptische Externa begleitend zum operativen Vorgehen oder ggf. als konservativer Therapieversuch bei nur leichter Ausprägung der Entzündung sind indiziert. Eingesetzt werden hierbei untergeschobene Watteröllchen mit Zusatz von Polyvidon-Jod Lsg. (z.B. **R203**, Braunovidon Lsg.). Zudem Fußbäder in einem lauwarmen Seifenbad oder mit desinfizierenden Zusätzen wie Chinolinol (z.B. Chinosol 1:1000 oder **R042**), Kaliumpermanganat (hellrosa). Auch locker polsternde Verbände mit Polyvidon-Jod-Salbe **R204** oder Fusidinsäure (z.B. Fucidin Salbe) sind zu empfehlen.

Interne Therapie
Bei deutlichen Entzündungszeichen mit überschießender Granulation zusätzlich Antibiose mit Flucloxacillin (z.B. Staphylex). Erwachsene: 3-4mal/Tag 500 mg p.o., Kinder >1 Jahr: 50-100 mg/kg KG/Tag i.v. oder p.o. (Trockensaft). Alternativ Ciprofloxacin (z.B. Ciprobay): Erwachsene: 2mal/Tag 0,25-0,5 g p.o., Kinder: 10-15 mg/kg KG/Tag p.o.

Operative Therapie
- Ovaläre Keilexzision des Nagelrandes und Anheben der Nagelränder sind meist erfolglos. Insbesondere bei Rezidivneigung ist die Emmert-Plastik zu empfehlen, d.h. Keiloperation in Oberst'scher Leitungsanästhesie. Procedere: Seitliche Teilresektion des Nagels bis zum Periost. Wichtig ist das komplette seitliche Erfassen der Nagelmatrix, da sonst ein Nagelsporn nachwächst. Verändertes Nagelaussehen postoperativ!

  ❶ **Cave:** Verändertes Nagelaussehen postoperativ!

- Neuere operative Therapieansätze führen über eine Ausdünnung der Nagelplatte und der eingewachsenen Nagelränder mittels einer wiederholten Abrasion zu nachweislichen, lang anhaltenden Therapieerfolgen ohne Änderung des Nagelaussehens.

Die einfache Nagelextraktion führt in der Regel mit Nachwachsen des Nagels zum Rezidiv! Das Rezidiv kann umgangen werden, wenn die fehlerhafte Pediküre oder andere fördernde Umstände (enges Schuhwerk) vermieden werden.

Prophylaxe
Korrekte Nagelpflege, d.h. den lateralen Nagelrand nicht rund und nicht zu kurz schneiden.

Unna-Politzer-Nackennaevus Q82.5

Synonym(e)
Naevus Unna; Storchenbiss

Definition
Häufig vorkommender, im Nacken gelegener Naevus flammeus medialis. Keine Rückbildungstendenz, keine assoziierten Symptome.

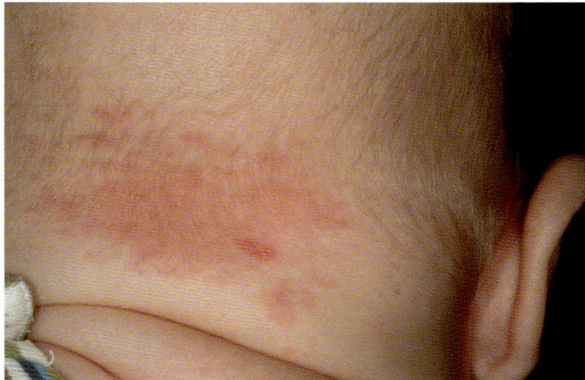

Unna-Politzer-Nackennaevus. Großflächiger, z.T. diffuser N. flammeus mit glatter Oberfläche im Nacken eines 4 Monate alten Jungen.

Klinisches Bild
Asymptomatische, hellrote oder mattrote, 0,5-10,0 cm große Flecken. Rückbildungstendenz oder assoziierte Symptome bestehen nicht.

Therapie
Nicht erforderlich. Falls kosmetisch störend, Laser-therapeutisches Vorgehen, s.u. Naevus flammeus lateralis.

Unterlippenfistel und -zyste, kongenitale Q38.0

Definition
Seltene, angeborene oder sich im frühen Erwachsenenalter manifestierende, gelegentlich vererbte, branchiogene Malformation. S.u. Zysten und Fisteln, branchiogene.

Klinisches Bild
Symmetrische, punktförmige Fistelöffnungen, meist paramedian an der Unterlippe. Die Gänge enden nach etwa 1 cm blind. Entleerung eines schleimigen Sekretes auf Druck. Der Befund ist häufig mit Velumspalte und Zahnunterzahl kombiniert.

Therapie
Exzision der Fistel.

Unterschenkelekzem, periulzeröses bzw. paratraumatisches L24.9

Definition
Toxisches Kontaktekzem infolge Mazeration der Haut durch Sekret eines Ulcus cruris venosum.

Komplikation
Kontaktsensibilisierung gegen Lokaltherapeutika (häufig Antibiotika, z.B. Chloramphenicol, Neomycin, Fucidinsäure).

Therapie allgemein
Im Mittelpunkt der Behandlung steht die Verhinderung einer weiteren Mazeration der Ulkusumgebung durch das Ulkussekret. Sekundär kommt es meist zu Kontaktallergien, die es ebenfalls zu verhindern bzw. zu behandeln gilt.

Externe Therapie
Keine Polypragmasie, da es häufig zu Sensibilisierungen kommt. Wenn möglich Epikutantestung (Salben, Salbenergänzungen, Desinfektionsmittel, Lokalanästhetika, Antibiotika) vor erneutem Therapiebeginn. Reinigung: Sorgfältige Reinigung der periulzerösen Umgebung. Entfernung von Salbenresten mit Ölen, z.B. Oleum olivarum oder Ablösen mit physiologischer Kochsalzlösung bzw. Ringer-Lösung. Reinigungsbäder bei sehr trockener Haut mit Zusatz eines Badeöls (z.B. Balneum Hermal Ölbad, Linola Fett Ölbad). Wichtig ist die Vermeidung von Irritationen der Ulkusumgebung durch das Ulkussekret, z.B. durch Abdecken der Ulkusumgebung mit Zinkpaste (Pasta zinci R295), Abdeckpaste R001 oder R002, reiner Vaseline oder einer indifferenten Fettcreme. Auch eine weiche Paste wie z.B. Pasta zinci mollis/Ungt. molle kann zur Abdeckung und zur Pflege des chronisch schuppenden Ekzems neben Salben und Fettsalben hilfreich sein.

- Pyodermisiert: Bäder mit Zusatz eines Desinfizienz wie Kaliumpermanganat (hellrosa) oder Polyvidon-Jod Lösung (z.B. R203, Betaisodona Lsg.).
- Akut, nicht nässend: Hydrophile Cremes (Typ O/W) wie Unguentum emulsificans aquosum oder Basiscreme (DAC) R024, Lotionen (z.B. Lotio alba) oder Emulsionen (Ungt. Cordes) wirken entzündungswidrig und kühlend.
- Nässend: Feuchte- und fett-feuchte Umschläge über 2-3 Tage (sonst zu starke Austrocknung). Kurzfristig Glukokortikoid-haltige Externa in einer indifferenten Grundlage z.B. 0,1% Triamcinolon-Salbe R264 oder 0,25% Prednicarbat (z.B. Dermatop Salbe/Fettsalbe) in Kombination mit feuchten Umschlägen mit z.B. 0,9% Kochsalzlösung oder Polihexanid (Prontosan, Serasept, Prontoderm). Weiterhin kommen Pinselungen mit wässrigen, desinfizierenden Lösungen zum Abtrocknen infrage.
- Trocken: Indifferent fetthaltige Externa, Vaseline alb. oder Fettsalben. In der initialen Phase des akuten Ekzems kurzfristig Externa mit Glukokortikoidzusatz z.B. 0,1% Triamcinolon-Salbe (z.B. Triamgalen) oder 0,5-1,0% Hydrocortison Creme (z.B. Hydro-Wolff, R120) oder 0,25% Prednicarbat (z.B. Dermatop Salbe/Fettsalbe). Bewährt hat sich Rückfettung durch eine kurzfristige Okklusivbehandlung durch Anlage einer Plastikfolie (z.B. Haushaltsfolie) über 8-12 Std. zu intensivieren. Nicht indiziert sind hier Puder, Schüttelmixturen und/oder feuchte Umschläge aufgrund ihrer austrocknenden Wirkung. Die Kombination einer Fettsalbe mit feuchten Umschlägen kann man auch bei krustigen und/oder squamösen chronischen Ekzemformen kurzfristig anwenden. Bei der Verwendung spezieller Rezepturen mit Heparin/Heparinoid-Zusätzen in Pasten, die sich zur Durchblutungsförderung der Ulkusränder eignen, ist immer auch Vorsicht vor einer möglichen Sensibilisierung geboten.

Unterschenkelglatze L63.8

Definition
Haarlose Fläche am Unterschenkel, meist im Bereich der Wade, ausgelöst durch scheuernde Kleidung (Strümpfe oder Hosen). Selten bei Verschluss der Beckenarterien.

Therapie
Eine Behandlung dieser in der Regel harmlosen Veränderung ist nicht notwendig. Aufklärung des Patienten.

Untersuchungsschema, dermatologisches

Definition
Algorithmus zur umfassenden klinischen Erfassung und differenzialdiagnostischen Abgrenzung von Hautveränderungen. Wir benutzen für die Diagnosefindung lediglich 5 morphologisch sehr einfach zu erfassende Befundbeschreibungen zur Definition der Leiteffloreszenz:
1. Flecken
2. Erhabenheiten
3. Vertiefungen
4. Verhärtungen
5. Auflagerungen.

- Flecken: Nicht palpable Farbveränderungen jeder Art. Die Flecken gehören zusammen mit den Erhabenheiten zu der größten „Effloreszenzengruppe". Ihre klinische Unterscheidung ist aus diagnostischen Gründen vielfach wichtig. Ein Fleck ist lediglich eine Farbveränderung in der Haut. Bei einem Fleck tastet der Untersucher keinerlei Konsistenzveränderung der Haut.
- Erhabenheiten werden unterteilt nach nicht-soliden (Prototyp: Blase) und soliden Erhabenheiten (Prototyp: Papel):
  - Bläschen, Blase, Eiterblase (Pustel)
  - Papel (umschriebene Hauterhabenheit <0,5 cm)
  - Plaque (die Plaque ist eine Bezeichnung für eine flächige Erhabenheit, z.B. die Psoriasisplaque)
  - Knoten (umschriebene in Haut oder Subkutis liegende oder über das Hautniveau herausragende Gewebeverfestigung >0,5 cm)

Unterschenkelekzem, periulzeröses bzw. paratraumatisches. Tabelle 1. Sensibilisierungen beim Ulcus cruris und/oder Unterschenkelekzem

Wirkstoffgruppen	Wirkstoffe
Salbengrundlagen	z.B. Wollwachsalkohole, Perubalsam
Desinfektions- und Konservierungsmittel	z.B. Chinolin, Isothiazole, Parabene, Sorbinsäure
Antibiotika	z.B. Neomycin, Gentamicin, Bacitracin
Lokalanästhetika	z.B. Benzocain, Pantocain
Glukokortikoide	

- Quaddel (akutes, flüchtiges, kutanes Ödem)
- Schwellung (akutes oder chronisches subkutanes Ödem mit oder ohne Gewebevermehrung).
- Vertiefungen:
  - Narbe
  - Atrophie
  - Erosion
  - Ulkus
  - Riss (Rhagade).
- Indurationen (Verhärtungen): lediglich palpatorisch zu erfassende oberflächliche oder tiefe, flächige oder knotige Gewebeverfestigung.
- Auflagerungen (Schuppung, Krusten, Füssigkeit).

Einteilung

Allgemeiner Untersuchungsbogen zur Klassifizierung einer dermatologischen Erkrankung:
- Erkrankungsdauer:
  - akut: <6 Wochen
  - chronisch: >6 Wochen.
- Dynamik:
  - chronisch aktiv: Verhalten der Gesamterkrankung (merkliches Wachstum)
  - chronisch stationär: konstante Größe über Monate bzw. Jahre (nicht merkliches Wachstum).
- Anzahl der Effloreszenzen:
  - solitär = 1
  - mehrere: <10
  - multipel: >10
- Größe der Effloreszenzen:
  - Angaben in cm
- Verteilung der Effloreszenzen:
  - lokalisiert: auf eine Körperregion begrenzt
  - generalisiert: auf mehrere Körperregionen verteilt
  - universell: gesamte Haut betroffen (z.B. Erythrodermie).
- Makromuster (Verhältnis zur Körpersilhouette):
  - streckseitig bzw. beugeseitig
  - symmetrisch bzw. asymmetrisch
  - lichtbetont
  - in seborrhoischen Zonen
  - Kontaktstellen (Prints)
  - orthostatisch betont
  - akral betont
  - intertriginös.
- Anordnung in bestimmten Strukturfeldern:
  - segmental
  - Blaschko-Muster
  - Langer'sche Spannungslinien.
- Mikromuster:
  - regellos verteilt (disseminiert)
  - gruppiert (herpetisch; Satelliten)
  - linear, streifig
  - netzförmig (retikulär).
  - Rundmuster:
    – homogene Rundmuster (Besonderheit: Randbetonung [= marginiert])
    – anuläre Rundmuster (Besonderheit: Kokardenmuster)
  - zufällige Fusionsmuster.
- Begrenzung der Gesamtläsion:
  - scharf begrenzt (wie mit einem Bleistift gezeichnet)
  - unscharf begrenzt
  - gezahnt
  - zersprenkelt (Streuphänomene)
  - zerfließend.
- Bestimmung der Leitefloreszenz:
  - Fleck
  - Erhabenheit (Papel, Plaque, Bläschen, Blase, Knoten, Schwellung)
  - Vertiefungen (Atrophie, Erosion, Ulkus)
  - Verhärtung (Induration).
- Höhenmuster der Effloreszenz (Silhouette):
  - nicht vorhanden
  - flach eleviert
  - oval erhaben
  - halbkugelig erhaben
  - spitzkegelig erhaben
  - plump erhaben
  - plump erhaben mit zentraler Nabelung.
- Konsistenz der Effloreszenz:
  - normal wie umgebende Haut
  - vermindert:
    – weich/schwammig
  - vermehrt:
    – gering konsistenzvermehrt (soeben noch tastbar)
    – deutlich (wie Leder)
    – hart (wie Holz)
    – prall (fluktuierend)
    – teigig (Befund bei Lymphödemen): pitting edema (verbleibende Eindrückbarkeit) bzw. non pitting edema (nicht verbleibende Eindrückbarkeit).
- Farbe:
  - normal hautfarben
  - rot
  - nicht-rot
    – dunkle Farben (braun, blau, schwarz)
    – helle Farben (gelb, grau, weiß).
- Oberfläche:
  - normal wie umgebende Haut
  - glatt
  - rau.
- Auflagerung:
  - keine
  - Schuppen
  - Krusten
  - Nässen
  - Hornauflagerung (Schwiele).
- Subjektive Symptome (Patientenangaben):
  - Juckreiz
  - Brennen
  - Schmerz.

Allgemeine Information

- Die Effloreszenzengruppe „Erhabenheiten" bedarf einer weiteren Untergliederung in solide und nicht-solide (flüssigkeitsgefüllte) Erhabenheiten. Zu den soliden Erhabenheiten zählen Papel, Plaque, Knoten, Quaddel und Schwellung. Zu den flüssigkeitsgefüllten Erhabenheiten gehören alle blasigen oder pustulösen Effloreszenzen. Blasen und Pusteln sind auch für den Nicht-Dermatologen einfach zu diagnostizierende Effloreszenzen, wie auch die soliden Erhabenheiten. Eine Erhabenheit ist „mehr als ein Fleck", sie ist stets tastbar.
- Der Unterschied zwischen Papel und Knoten ist per Größenskala festgelegt. Ein Knoten ist voluminöser und größer als eine Papel (>0,5 cm). Ebenso einfach ist die Unterscheidung zwischen Papel und Plaque. Eine Plaque ist nicht dicker als eine Papel, sondern nur flächenmäßig größer. Auch hierbei gilt die Richtgröße: >0,5 cm. Eine Plaque entsteht aus zusammengerückten und zu einem

Plateau verschmolzenen Papeln oder aus einer zentrifugal wachsenden Papel (Beispiel: Granuloma anulare), die ihre definierte Größe von 0,5 cm überschreitet.
- Solide Erhabenheiten:
  - Papel (umschriebene Hauterhabenheit; Größe <0,5 cm, die das Hautniveau nur gering überragt)
  - Knoten (umschriebene, halbkugelige Hauterhabenheit; Größe >0,5 cm, die das Hautniveau in der Regel deutlich überragt)
  - Plaque (flächige, plateauartige Erhabenheit der Haut; Größe >0,5 cm, die das Hautniveau nur gering überragt oder lediglich durch Palpation erfassbar ist, z.B. die Psoriasisplaque, sklerodermiformes Basalzellkarzinom)
  - Quaddel (flüchtiges kutanes Ödem; Einzeleffloreszenz persistiert <6-12 Stunden; Größe: 0,2 cm bis zu 20,0 cm im Durchmesser)
  - Subkutane Schwellung (Angioödem).
- Die Unterscheidung zwischen Papel und Urtica sowie zwischen Plaque und Urtica erscheint kompliziert. Gelingt sie nicht auf Anhieb, so muss die Dynamik der Effloreszenz erfragt oder gemessen werden. Eine Quaddel, ob groß oder klein, existiert als Einzeleffloreszenz nur etwa 6 bis maximal 12 Stunden. Durch Markierung der Effloreszenz gelingt die Unterscheidung sehr präzise. Die markierte Quaddel ist, ungleich ihrer Größe, auf jeden Fall nach 12 Stunden verschwunden.
- Die subkutane Schwellung, eine kissenartige, weiche Hautvorwölbung, ist ein klinisch einfach zu erfassendes Phänomen. Bei der ätiologischen Wertung spielt ihre Dynamik eine entscheidende Rolle. Akute Schwellungen sind entzündlich, traumatisch oder hämodynamisch induziert. Bei chronischen Schwellungen weitet sich das ätiologische Spektrum auf angeborene Dysplasien des Blut- oder Lymphgefäßsystems aus.
- Eine Vertiefung der Oberfläche kann ganz unterschiedliche Ursachen haben. Sie kann durch eine chronisch schleichende Gewebeatrophie (Haut, Subkutis oder tieferliegende Strukturen) ohne sichtbaren Defekt der Oberfläche erfolgen, durch ein akutes oder chronisches Trauma (traumatischer Gewebedefekt unterschiedlichen Ausmaßes), durch einen neoplastischen oder einen nutritiv induzierten Gewebeverlust entstehen. Der morphologische Befund „Ulkus der Haut" beschreibt einen offenen Gewebedefekt unterschiedlicher Ätiologie.
- Bei der Beurteilung von Oberflächen kann unterschieden werden nach:
  - rau (schuppig, krustig, warzig)
  - glatt (wie die umgebende Haut)
  - nässend.

Diese klinischen Kriterien sind ausreichend gut zu erfassen und haben somit eine gute Sensitivität mit einem hohen differenzialdiagnostischen Stellenwert.
- Weitere Oberflächenparameter sind:
  - höckerig
  - faltig
  - hornig, schwielig
  - hypertrichotisch (vermehrt behaart)
  - hypotrichotisch
  - genabelt.
- Einige Hauterkrankungen zeichnen sich durch eine zentral genabelte Oberflächenstruktur aus. Eine sehr praktische Bedeutung kommt diesem Phänomen bei der Differenzialdiagnose der häufig vorkommenden Talgdrüsenhyperplasien zu. Senile Talgdrüsenhyperplasien zeigen stets einen zentralen Porus. Die Nabelung ist mit unbewaffnetem Auge (besser noch auflichtmikroskopisch) bei seitlicher Beleuchtung gut nachweisbar. Bei Milien oder Basalzellkarzinomen ist dieses Phänomen niemals nachweisbar.
- Für die dermatologische Differenzialdiagnose sind verschiedene Hautmuster so spezifisch für eine Erkrankung, dass sie zusammen mit dem Effloreszenzentyp eine Diagnose definieren. Eine segmentale blasenbildende, akute Erkrankung definiert durch das Verteilungsmuster „segmental" z.B. die Diagnose „Zoster". Für die Verteilungsmuster lassen sich zwei Muster unterscheiden:
  - Makromuster (Muster im Verhältnis zu den Körperkonturen): Zu den Makromustern gehören u.a. der streckseitige oder beugeseitige Befall, der Befall der seborrhoischen Zonen, die segmentale Verteilung oder der Befall der lichtexponierten Zonen.
  - Mikromuster (Muster durch bestimmte figurale Anordnung der Einzeleffloreszenzen): Zu den Mikromustern gehören anuläre Ornamentik, lineare oder banddförmige Ornamentik, die Anordnung in den Blaschko-Linien, das Kokardenmuster u.a.).

Urethritis, allergische   N34.2

Definition
Allergisch bedingte Harnröhrenentzündung, z.B. Medikamentenallergie, als Typ IV-Reaktion auf Lokaltherapeutika.

Therapie
Meiden des auslösenden Agens. Sicherer Ausschluss einer bakteriellen Urethritis. Dann Glukokortikoid-haltige Styli (z.B. Uro-Stilloson) oder Urethral-Insertien anwenden. Zusammenarbeit mit dem Urologen.

Urethritis, bakterielle   N34.1

Synonym(e)
Harnwegsinfekt

Definition
Durch unterschiedliche Erreger, vor allem Pseudogonokokken, Mimeae, Kolibakterien (Koliurethritis), Staphylokokken (Staphylokokkenurethritis), Streptokokken (Streptokokkenurethritis), Proteus-Arten, Pseudomonas aeruginosa und Klebsiellen verursachte Harnröhrenentzündung. Sie zählt zu den unspezifischen Urethritiden.

Therapie allgemein
Zusammenarbeit mit Urologen. Möglichst 2-3 Liter Flüssigkeitsaufnahme täglich, insbesondere mild desinfizierende Tees (z.B. Mischtees aus Bärentraube, Hauhechelwurzel, Birkenblättern u.a.).

Externe Therapie
Nicht notwendig. Lokale Antibiotika, Glukokortikoid-haltige Styli oder Insertien sind nicht indiziert, sie bergen die Gefahr einer aufgepfropften traumatischen Urethritis.

Interne Therapie
- Antibiose nach Antibiogramm. Primär Behandlung mit Cotrimoxazol (z.B. Eusaprim) Dosierung: 80/400 mg.
- Alternativ: Gyrasehemmer wie Ciprofloxacin (z.B. Ciprobay) 2mal/Tag 0,25-0,5 g p.o. über 7-10 Tage, Ofloxacin

(z.B. Tavanic) 2mal/Tag 200-400 mg p.o. oder i.v. oder Norfloxacin (Barazan) 400 mg alle 12 Std. p.o. über 7-10 Tage.
- Alternativ: Doxycyclin (z.B. Doxy-Wolff) 2mal/Tag 100 mg p.o. über 1 Woche oder Azithromycin (z.B. Zitromax) 1 g p.o. als Einmaldosis.

Urethritis bei Balanitis N34.2

Definition
Unspezifische Urethritis durch Verschleppung der Keime bei vorbestehender Balanitis.

Externe Therapie
Entsprechend Balanitis.

Interne Therapie
Antibiose nach Antibiogramm.

Urethritis candidamycetica B37.42

Definition
Infektion der Harnröhre mit Candida albicans im Rahmen einer Balanitis candidamycetica oder einer vulvovaginalen Candidose.

Therapie allgemein
Sorgfältige Hygiene und Reinigung, ggf. Partnerbehandlung. Keine Syndets und/oder Waschlappen wegen Kontaminationsgefahr. Trockenlegung des Präputialraumes u.a. durch häufige Einlage von Mullstreifen/Leinenläppchen. Unterwäsche und Handtücher kochen. Möglichst 2-3 Liter Flüssigkeitsaufnahme pro Tag, insbes. mild desinfizierende Tees (z.B. Mischtees aus Bärentraube, Hauhechelwurzel, Birkenblättern u.a.).

Externe Therapie
Behandlung der Balanitis candidamycetica und der vulvovaginalen Candidose, s. jeweils dort.

Interne Therapie
Ketoconazol (z.B. Nizoral) 1mal/Tag 400 mg p.o. über 5-10 Tage. Bei Therapieresistenz: Fluconazol (z.B. Diflucan) Initialdosis 400-800 mg/Tag p.o., dann 200-400 mg/Tag p.o. oder Itraconazol (z.B. Sempera) 1-2mal/Tag 200 mg. Therapiedauer entsprechend der Klinik.

Urethritis herpetica A60.0

Definition
Herpes simplex-Infektion der Harnröhre.

Manifestation
Männer sind häufiger betroffen als Frauen.

Klinisches Bild
Glasig-schleimige Sekretion, ziehende, in Perineum, Inguinalregion und Hoden ausstrahlende Schmerzen. Herpes simplex-Eruptionen an Glans, Präputium und Vulva möglich.

Externe Therapie
Sitzbäder mit desinfizierenden Zusätzen wie Kaliumpermanganat (hellrosa) oder Chinolinol (z.B. Chinosol 1:1000 oder R042) oder zur Abtrocknung Pinselungen mit desinfizierenden Lösung wie Polyvidon-Jod Lösung (z.B. Braunovidon Lsg.). Sorgfältige Hygiene und Einlage von Mullstreifen empfiehlt sich.

Interne Therapie
- Aciclovir (z.B. Zovirax Filmtbl.) 5mal/Tag 200 mg p.o. alle 4 Std. über 5 Tage. Alternativ: Famciclovir (Famvir 250 Filmtbl.) 3mal/Tag 250 mg p.o., s.a. Herpes-simplex-Virus, Erkrankungen.
- Bei HIV-Infektion: Aciclovir 10 mg/kg KG i.v. alle 8 Stunden über 7 Tage. Bei fehlendem Ansprechen Dosiserhöhung bis auf 3mal/Tag 30 mg/kg KG i.v.
- Foscarnet als Ultima ratio: 3mal/Tag 40 mg/kg KG i.v. über 7-10 Tage (zentralvenöser Zugang erforderlich, ausreichende Hydrierung).

Urethritis, postgonorrhoische A56.0

Definition
Persistierende Urethritis nach abgeheilter Gonorrhoe, zu 2/3 durch Chlamydien bedingt.

Therapie
Behandlung der zugrunde liegenden Infektion (z.B. Chlamydien, s. unter Urogenitalinfektion mit Chlamydia trachomatis). Viel Trinken, am besten milde desinfizierende Blasentees (z.B. Mischtees aus Bärentraube, Hauhechelwurzel, Birkenblättern u.a.).

Urethritis, traumatische N34.2

Definition
Durch physikalische oder chemische Traumen verursachte Harnröhrenentzündung, z.B. nach Katheterisierung, Blasenspiegelung, Masturbation.

Therapie
Meiden des auslösenden Agens, Ausschluss und ggf. Behandlung bakterieller Infektionen nach Antibiogramm.

Externe Therapie
Symptomatische Therapie z.B. mit Chlorhexidin und Lidocain-Insertien (z.B. Instillagel) oder Glukokortikoid-haltigen Styli (z.B. Uro-Stilloson).

Urethritis, unspezifische N34.1

Synonym(e)
nicht gonorrhoische Urethritis; Urethritis nonspecifica; Urethritis nongonorrhoica; Urethritis simplex; nongonococcal urethritis; Urethrite nongonococcique; Pseudogonorrhoe; Parablenorrhagie

Definition
Nicht durch Neisseria gonorrhoeae verursachte Entzündungen (fälschlich auch als abakterielle Urethritiden bezeichnet) der Harnröhre, die wie folgt unterteilt werden können (Unterteilung nach Meyer-Rohn):
- Mikrobielle Urethritis: Bakterielle Urethritis, Mykoplasmenurethritis, Urogenitalinfektion mit Chlamydia trachomatis, Urethritis candidamycetica, Trichomonadenurethritis, Urethritis herpetica.
- Urethritis, traumatische
- Urethritis, allergische

- Urethritis durch Lokalerkrankungen der Urethra
- Urethritis als Begleiterscheinung bei Allgemeinerkrankungen
- Psychogene Urethritis.

Differenzialdiagnose
Gonorrhoe.

Therapie
S.u. Urethritis, bakterielle, s.u. Urethritis, allergische.

Urogenitalinfektion mit Chlamydia trachomatis

A56.0

Synonym(e)
Einschlusskörperchenurethritis; Urethritis Typ Waelsch

Definition
Meist beim Geschlechtsverkehr übertragene Infektion der Harnröhre mit Chlamydia trachomatis. S.a. Lymphogranuloma inguinale, s.a. postgonorrhoische Urethritis.

Vorkommen/Epidemiologie
Der Anteil an den unspezifischen Urethritiden beträgt 35-60% (weiter zunehmend).

Klinisches Bild
Inkubationszeit: 4 Tage bis 1 Monat. Glasiger bis eitriger Fluor urethralis. Schmerzen in der Harnröhre. Bei Frauen häufig keine klinischen Symptome.

Diagnose
Ausstrichpräparat (fluoreszeinmarkierte Antikörper, Färbung mit Jod oder nach Papanicolaou), kultureller Erregernachweis, Antikörpernachweis, Nukleinsäureamplifikationstest.

Therapie allgemein
Zusammenarbeit mit dem Urologen! Körperliche Schonung, Bettruhe. Beim Mann ggf. Hodenbänkchen (Hoden hochlagern!). Viel Trinken, am besten mild desinfizierende Nierentees (z.B. Mischtees aus Bärentraube, Hauhechelwurzel, Birkenblättern u.a.).

Interne Therapie
- Unkomplizierte Verlaufsform: Doxycyclin (z.B. Doxy Wolff) 2mal/Tag 100 mg p.o. oder Tetracyclin (z.B. Achromycin) 4mal/Tag 500 mg p.o. über 10-14 Tage. Bei Dysurie zusätzliche Gabe eines Analgetikums/Spasmolytikums wie Flavoxat (z.B. Spasuret) 3-4mal/Tag 200 mg p.o. Alternativ: Erythromycin (z.B. Erythrocin) 4mal/Tag 500 mg für 7-(14) Tage oder Azithromycin (z.B. Zitromax) 1mal/Tag 1 g p.o. als Einmaldosis.

  > **Merke:** Mitbehandlung des Partners!

- Komplizierte Verlaufsform: Antibiotika wie oben über mind. 14 Tage. Ggf. Glukokortikoide in niedrigen Dosen wie Prednisolon 20-40 mg/Tag unter rascher Dosisreduktion. Gabe von Antiphlogistika und/oder Analgetika/Spasmolytika wie Flavoxat (z.B. Spasuret) 3-4mal/Tag 200 mg p.o.

Urogenitalinfektion mit Ureaplasma urealyticum

N34.1

Definition
Meist beim Geschlechtsverkehr übertragene Urogenitalinfektion durch Ureaplasma urealyticum. Typisch sind der weißlich-seröse Fluor, Juckreiz und mäßiges Brennen.

Therapie
S.u. Mykoplasmenurethritis.

Urtica

Synonym(e)
Quaddel

Definition
Die Urtica oder Quaddel definiert sich als beetartige Erhabenheit der Haut deren Größe von 0,2-10 cm (oder größer) reichen kann. Ihre Farbe schwankt je nach ihrer jeweiligen Lebensphase zwischen weiß, blass- und kräftig rot. Quaddeln können von einem roten Hof (Halo) umgeben sein.

Allgemeine Information
- Eine Urtica kann (selten) isoliert auftreten. Meist jedoch tritt sie im Rahmen einer Urtikaria als regellos disseminiertes, exanthematisches Krankheitsbild in Erscheinung. Die Urtica existiert 6 bis maximal 24 Stunden, bildet sich dann komplett wieder zurück um im Rahmen der Urtikaria an einer anderen Stelle von neuem zu entstehen. Urticae können durch apositionelles Wachstum zusammenfließen wodurch große Quaddelflächen entstehen. Andererseits können sie sich durch zentrale Regression und gleichzeitig peripherer Ausdehnung zu Ringformen oder polyzyklischen Figuren entwickeln.
- Urticae können praktisch an jeder Körperstelle in Erscheinung treten. Ihre Lokalisation kann jedoch durch spezifische oder unspezifische Friktionsreize ausgelöst werden, so dass eine Urtika an der Stelle des einwirkenden Reizes entsteht. Aus diesem pathogenetischen Prinzip ergeben sich typische Verteilungsmuster, die bei guter Beobachtungsgabe diagnostisch sein können. Folgende Faktoren können auslösend wirken:
  - Druck (Druckurtikaria; urtikarieller Dermographismus)
  - Vibrationen (Vibrationsurtikaria)
  - Kälte (Kälteurtikaria)
  - Sonnenlicht (Lichturtikaria)
  - Wärme (Wärmeurtikaria)
  - Wasser (aquagene Urtikaria [insbes. an Kontaktstellen des Wassers])

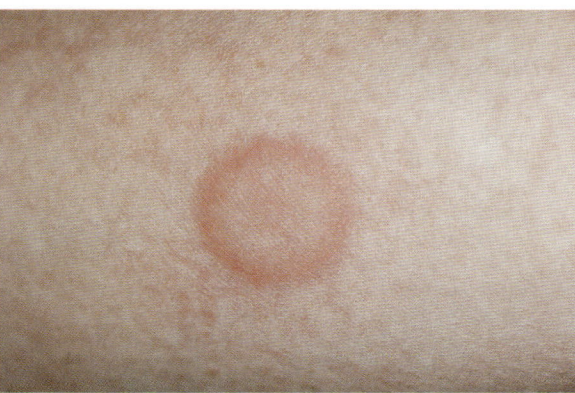

Urtica. Münzgroße Quaddel mit zentraler, ödembedingter Abblassung.

- Kontaktgifte (chemisch, pflanzlich, tierisch)
- Immunologische Kontaktauslösung (Primel, Orangen, Erdbeeren, Heu) Eiweiße (Fleisch, Fisch) Proteinallergie, Medikamente (Antibiotika, Polymyxin B).

Ätiologie
- Pathogenetisch liegt der Urtica ein Ödem der papillären Dermis zugrunde, hervorgerufen durch eine vorübergehend erhöhte Durchlässigkeit der dermalen Gefäße. Als wichtigstes diagnostisches Merkmal und Unterscheidungskriterium zu urtikariellen Papeln ist die Lebensdauer der Urtica. Die einfachste Art, die Flüchtigkeit einer Urtica festzustellen, ist die Markierung einer Effloreszenz mit einem Filzstift und deren Verlaufsbeobachtung (Markierungstest).
- Eine urtikarielle Papel (z.B. bei Urtikariavaskulitis oder bei einer Insektenstichreaktion) besteht über diesen Zeitraum hinaus. Dies ist verständlich, da ihr ein zelluläres Infiltrat zugrunde liegt.

> **Merke:** Es gibt nur ein einziges Krankheitsbild das monomorph durch dien Effloreszenzentyp Urtika gekennzeichnet ist, die Urtikaria. Somit definiert ein Urtica, im Übrigen als einzige Effloreszenz, unabhängig von der auslösenden Ursache ein Krankheitsbild. Der Nachweis des Effloreszenzentyps „Urtica" ist diagnostisch für die Urtikaria.

Histologie
Ödem in der oberen Dermis, perivaskuläres lymphozytäres Infiltrat, z.T. mit Eosinophilen; selten mit Leukozyten.

Urticaria L50.9

Erstbeschreiber
Heberden, 1767; Cullen, 1769; Plenck, 1776

Synonym(e)
Nesselsucht; Nesselausschlag

Definition
- Stark juckende, polyätiologische, kutanvaskuläre Hautreaktion, die durch das exanthematische Auftreten lokalisierter oder disseminierter, meist heftig juckender, flüchtiger Erhabenheiten (Bestanddauer <24 Std.) unterschiedlicher Größe, Konfiguration und Anordnung charakterisiert ist und residuenfrei abheilt.
- Ggf. sind urtikarielle Hautveränderungen durch nicht juckende, tief dermal und/oder subkutan lokalisierte, brennende oder schmerzende ödematöse Schwellungen der Haut/Subkutis ggf. auch der Schleimhäute begleitet (Angioödem), deren Abheilung bis zu 72 Std. andauert.

Einteilung
Klinisch unterscheidet man, je nach Dauer der Symptomatik und Ätiologie der Urtikaria:
- Urtikaria, akute (<6 Wochen):
  - Urtikaria, akut-intermittierende (in intermittierenden Schüben auftretend).
- Urtikaria, chronische (>6 Wochen; chronisch kontinuierlich oder chronisch rezidivierend):
  - Urtikaria, autoreaktive/Autoimmunurtikaria
  - Urtikaria, Infekturtikaria
  - Urtikaria, Intoleranzurtikaria
  - Sonstige
- Angioödem, Histamin-vermitteltes
- Urtikaria, physikalische (induzierbare):
  - Mechanisch:
    - Urticaria factitia
    - Druckurtikaria
    - Vibratorische Urtikaria/Angioödem.
  - Thermisch:
    - Kälteurtikaria (Kontakttyp)
    - Wärmeurtikaria
  - Elektromagnetische Wellen:
    - Lichturtikaria
    - Röntgenurtikaria
- Sonstige Formen der Urtikaria:
  - Urtikaria, cholinergische
  - Urtikaria, Anstrengungsurtikaria
  - Kontakturtikaria
    - Kontakturtikaria, nicht-allergisch (z.B. durch Brennnesseln, Milben)
    - Kontakturtikaria, allergisch (z.B. durch Latex, Tierhaare)
  - Urtikaria, aquagene.

Vorkommen/Epidemiologie
Prävalenz: in der Bevölkerung ca. 1,3%, bei dermatologischen Patienten ca. 3%. Etwa 1/4 aller Menschen leidet mindestens 1mal in ihrem Leben an einer Urtikaria.

Ätiologie
Freisetzung verschiedener Mediatoren (z.B. Histamin, Heparin, Proteasen) aus den Mastzellen und Basophilen durch eine Vielfalt von Auslösern. Man unterscheidet:
- Physikalische Urtikaria: Ca. 50% aller Urtikariaerkrankungen sind dieser Gruppe zuzuordnen.
- Immunologisch: 30–60% der akuten Urtikariaerkrankungen sowie 5–10% der chronischen Urtikariaerkrankun-

Urticaria. Tabelle 1. Auslöser der akuten und chronischen Urtikaria (modifiziert nach Zuberbier u. Henz)

Auslöser	Häufigkeit [%]
Physikalisch	ca. 50
Immunologisch (i.d.R. Typ I Allergie)	30-60
Sinusitis und Tonsillitis	15-17
Zahnentzündung	3-16
Candida im Stuhl	9
Urinveränderungen	3,5
Kryoglobuline	3
Helicobacter pylori	1-3
Erhöhte BSG	1
Erhöhter ANA-Spiegel	1
C3 + C4 erniedrigt	1
Eosinophilie	0-2
Wurmeier und Parasiten im Stuhl	0-1
Rheumafaktor (>1:10)	0

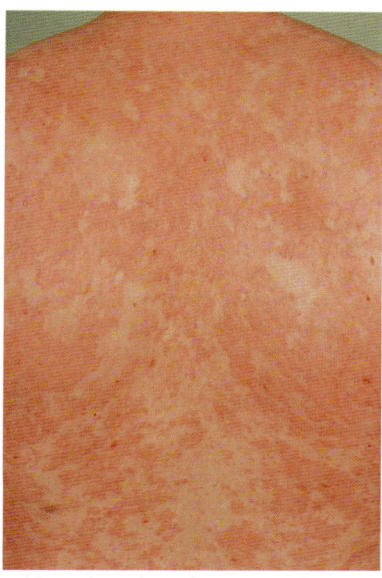

Urticaria. Akutes Krankheitsbild mit multiplen, an Stamm und Extremitäten lokalisierten, disseminierten, überwiegend großflächigen (>10 cm), flach elevierten, heftig juckenden, glatten roten Quaddeln.

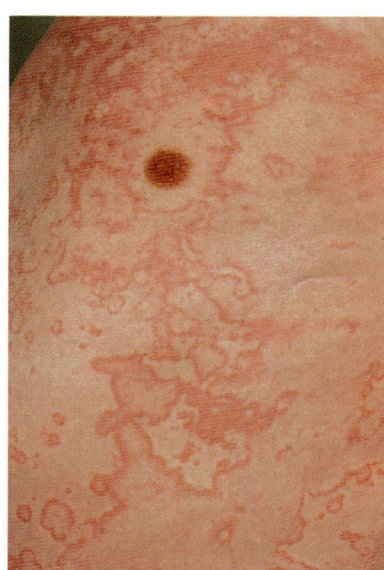

Urticaria. Chronisch rezidivierende Form mit landkartenartigem Muster.

Urticaria. Tabelle 2. Ursachen von akuter und chronischer Urtikaria

Auslöser im Allgemeinen	Spezielle Auslöser
Physikalische Reize	Physikalische Urtikaria
	Lichturtikaria
	Aquagene Urtikaria
Chemisch	Brennessel
	Insektenstich
Kontaktallergene	z.B. Latex
Nahrungsmittel/Nahrungsmitteladditiva	Nahrungsmittelallergie
	Nahrungsmittelunverträglichkeit
Medikamente	Antibiotika (Penicillin)
	Acetylsalicylsäure
	NSAR (ggf. in Kombination mit bakt. Infekten)
	Insulin
	Impfungen
Vaskulitiden	
Infektionen	
Parasiten	Würmer im Intestinaltrakt
Intestinale Candidose	
Viruserkrankungen	Hepatitis-Infektionen
	Grippe-Virus
Zahnwurzelgranulome/ HNO-Infekte	
Innere Erkrankungen	Magen-Darm-Störungen (Helicobacter-Besiedelungen)
	Polyzythämie
	Kälteglobulinämie
	Amyloidose
	Hypereosinophilie-Syndrom
	Löfflersches Syndrom
Maligne Tumoren (Paraneoplasie)	
Autoimmunerkrankungen	Autoimmun-Progesteron-Syndrom
	Lupus erythematodes
Hormone	Schwangerschaft
	Schilddrüsenerkrankungen
Psychosomatische Ursachen	
Hereditäre Ursachen	

gen sind immunologisch ausgelöst. Als Allergene kommen Arzneimittel, Nahrungsmittel, Inhalationsallergene und Kontaktallergene infrage. Es handelt sich in der Regel um eine Typ I-Allergie. S.a.u. Urtikaria vom Typ der Serumkrankheit.
- Intoleranzreaktion: Nicht allergische Genese. Kein IgE-Nachweis. Als Auslöser kommen v.a. Salicylate und Nahrungsmitteladditiva infrage.
- Chemisch: Auslösung z.B. durch Brennnesseln oder Insektenstiche.
- Hereditäre Urtikaria: sehr selten auftretend.

> **Merke:** Bis zu 70% der Fälle bleiben ätiologisch ungeklärt!

Klinisches Bild
- Erhabene, scharf begrenzte, palpable, solitäre oder konfluierende, juckende, weißliche bis rote Urtikae. Die Grö-

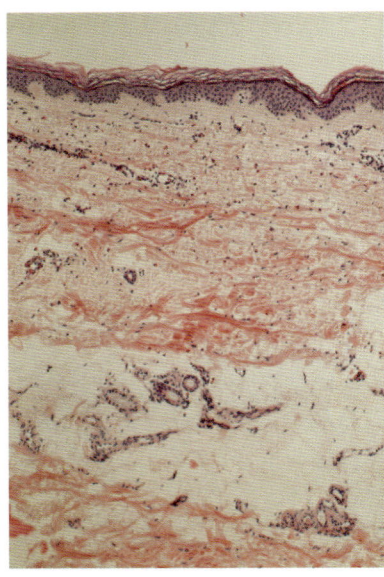

Urticaria. Ausgeprägtes Ödem der Dermis; schütteres überwiegend entzündliches Infiltrat in Dermis und Subkutis.

ße der Effloreszenzen kann sehr variabel sein, von stecknadelkopfgroß bis flächenhaft. Überwiegend entwickeln sich Urtikae innerhalb weniger Minuten nach Histaminfreisetzung. Gelegentlich ist das Orangenhautphänomen auslösbar.
- Eine Sonderform der Urtikaria stellt das Histamin-vermittelte Angioödem (s.u. Angioödem, Histamin-vermitteltes) dar. Überwiegend im Bereich des Gesichts lokalisiert, insbesondere an den Augenlidern sowie im Bereich der Lippen. Häufiges Auftreten von einseitigen und periorbitalen Ödemen. Vorsicht bei Zungen- und Glottisödemen wegen Dyspnoe. Dauer der Symptomatik meist 1-5 Tage, danach Restitutio ad integrum.

Labor
- Je nach Urtikariaform ist die Diagnostik unterschiedlich!
- Allgemein: Differenzialblutbild, Gesamt-IgE, ggf. sepzifisches IgE, CRP, BSG, Hepatitis-Serologie, Helicobacter-Diagnostik, autologer Serumtest, antinukleäre Antikörper, Schilddrüsenantikörper, Stuhl auf Parasiten (Würmer, Hefen, pathogene Keime), Urinstatus.

Histologie
Für die klinische Diagnostik der Urtikaria ist die Histologie meist ohne Belang. Auffällig ist ein ausgeprägtes, interstitielles dermales Ödem mit unterschiedlich stark erweiterten Gefäßen. Nur schütteres perivaskulär orientiertes Infiltrat aus Eosinophilen, Neutrophilen und wenigen Lymphozyten. Gelegentlich wenige perivasale Erythrozyten. Keine Leukozytoklasie (DD: Urtikariavaskulitis).

Direkte Immunfluoreszenz
Ohne diagnostischen Wert.

Diagnose
- Anamnese (Tagebuch), körperliche Untersuchung. Dermographismus, Testung auf physikalische Urtikaria, Arzneimittelkarenz.
- Auslassdiät für 10-14 Tage (z.B. Tee-Zwieback, Kartoffel-Reis; zu Beginn Abführen mit Glaubersalz).
- Testungen: Pricktest und Provokationstest (stationär), Provokationsdiät.
- Fokus-Suche: Tonsillen, NNH, Zähne (Wurzelgranulome), gynäkologische und urologische Foci.
- Sonstige Untersuchungen: Röntgen-Thorax, Oberbauch-Sonographie.

Differenzialdiagnose
- Klinische Differenzialdiagnosen:
  - Insektenstiche: akute, 0,2-0,4 cm große, meist multiple, häufig auch gruppierte, seltener einzelne, stark juckende, rote Papel(n). Bei frischen Läsionen ist stets eine zentrale Hämorrhagie nachweisbar.
  - Erythema anulare centrifugum: chronisch aktive, zentrifugal und nur mäßig schnell wachsende (nicht innerhalb von Stunden auftretend; Markierungstest), anuläre, feste (Randbereich tastet sich wie ein nasser Wollfaden) Papeln oder Plaques (keine Quaddeln!). Häufig „korneolytische" zarte Schuppung. Wenig oder fehlender Juckreiz!.
  - Erythema exsudativum multiforme: kokardenförmiger Aspekt ist meist immer nachweisbar. Keine Quaddeln sondern Plaques, auch Bläschen oder Blasen.
  - Urtikariavaskulitis: klinisch mit der Urtikaria weitgehend identisch. Keine Quaddeln, sondern Papeln, die sich nur mäßig schnell verändern (verschwinden nicht innerhalb von Stunden; Markierungstest durchführen). Histologische Klärung (s.u.).
  - Trombidiose: rote, stark juckende, 0,1-0,3 cm große Flecken und Papeln, auch Papulovesikel, hämorrhagische Einstichstellen im Zentrum.

  > **Merke:** Meist an Stellen auftretend, an denen die Kleidung anliegt. Jahreszeit: Spätsommer und Herbst!

  - Zerkariendermatitis: Juckende Papeln an den Invasionsstellen der Larven, wenige Minuten bis zu einer Stunde nach Exposition. Dauer: Etwa 1 Woche (nach Baden in stehenden Gewässern).
  - Dermatose, akute febrile neutrophile: AZ ist meist deutlich reduziert! Fieber, Leukozytose mit Neutrophilie! Papeln häufig neben Blasen oder Pusteln (Mischeffloreszenzen), keine Quaddeln!
  - Dermatitis herpetiformis: kleinherdige, streckseitig lokalisierte, rote Papeln oder Flecken, auch kleine Erosionen oder Bläschen. Immer stechender Juckreiz.
  - Granuloma anulare disseminatum: disseminierte, nicht juckende, permanente (nicht flüchtige) rote Flecken oder Plaques; Eigeninfiltrat ist nachweisbar.
  - Pemphigoid, bullöses: initial disseminierte Papeln oder Plaques. Im Vollbild typische, subepitheliale Blasenbildung, meist beugeseitig lokalisiert. Häufig Juckreiz. IF und Serologie sind diagnostisch!
  - Urticaria pigmentosa: meist disseminierte, ortstreue (negativer Markierungstest), 0,1-0,2 cm große, rote oder bräunliche Papeln und Flecken. Der Reibetest ist positiv (nach Reiben der Läsion Rötung oder Quaddelbildung). Juckreiz und Rötung nach warmen Bädern.
  - PUPPP: DD nur bei Schwangerschaft.
  - Melkersson-Rosenthal-Syndrom: umschriebene permanente Schwellung, evtl. Spannungsgefühl; Als DD nur bei V.a. Angioödem infrage kommend.
  - Urtikarielle (infektiöse) Exantheme: s.u. DD Exanthem.
- Histologische Differenzialdiagnosen:
  - Arzneimittelexanthem: Perivaskulär betontes Lymphozyteninfiltrat.

Urticaria. Tabelle 3. Empfehlungen für die Diagnostik der verschiedenen Urtikariaformen (variiert n. Zuberbier et al. 2003)

	Allgemeine Empfehlungen für die Diagnostik
Urtikaria, akute	Anamnese, körperliche Untersuchung, Dermographismus, keine Laboruntersuchungen, keine Testungen
Urtikaria, chronische	Anamnese, körperliche Untersuchung, Dermographismus, Differenzialblutbild, Gesamt-IgE, ggf. spezifisches IgE, CRP, BSG, Hepatitis-Serologie, Helicobacter-Diagnostik, Autologer Serumtest, Antinukleäre Antikörper, Schilddrüsenantikörper, Stuhl auf Parasiten (Würmer, Hefen, pathogene Keime), Urinstatus, Provokationstestungen
Physikalische Urtikaria	Anamnese, körperliche Untersuchung, Dermographismus, Differenzialblutbild, CRP, BSG
Urticaria factitia	Pseudoallergenarme Kost über 3 Wochen; Anamnese, körperliche Untersuchung, Dermographismus, Differenzialblutbild, CRP, BSG
Urticaria factitia tarda	Drucktest (0,5-1,5 kg/cm² für 10 und 20 Min.)
Kälteurtikaria	Kältetest (Eis in Plastikröhrchen, kaltes Wasser, unterschiedliche Temeperaturen um die Toleranzschwelle zu erfassen); ggf. Test mit kaltem Wind (Ventilator); Kryoproteine, Ausschluss bakterieller oder viraler Infekte
Wärmeurtikaria	Wärmetest (Unterarm in warmes Wasser, Temperatur variieren um Toleranzschelle festzustellen)
Lichturtikaria	UV-Licht und sichtbares Licht in unterschiedlicher Wellenlänge
Urtikaria, cholinergische	Anamnese, körperliche Untersuchung, Dermographismus, Anstrengung oder heißes Bad je nach Anamnese

- Virales Exanthem: Perivaskulär betontes Lymphozyteninfiltrat.
- Urtikariavaskulitis: Das histologische Entzündungsmuster ist der Urtikaria analog. Unterschiedlich permanente (nicht flüchtige) rote Flecken oder Plaques. Eigeninfiltrat ist nachweisbar.
- Urtikariavaskulitis: Das histologische Entzündungsmuster ist der Urtikaria analog. Unterschiedlich sind Zeichen der leukozytoklastischen Vaskulitis mit neutrophilen Granulozyten in den geschwollenen Wänden der Venolen. Perivaskulärer Kernstaub als Zeichen der Leukozytoklasie. Markante Erythrozytenextravasate.
- Bullöses Pemphigoid: In der Inititialphase der Blasenbildung sind die histologischen Veränderungen (dermales Ödem, Eosinophilie) sehr ähnlich und nicht sicher zu differenzieren. Verlaufsbiopsien sind notwendig. Abgrenzung durch Immunhistologie ist sicher möglich.
- Dermatitis herpetiformis: Frühe Läsionen sind reich an eosinophilen Granulozyten. Typisch sind Papillenabszesse. Abgrenzung durch Immunhistologie ist sicher möglich.
- Akute febrile neutrophile Dermatose: Das sehr markante, diffuse dermale Infiltrat aus neutrophilen Granulozyten schließt eine Urtikaria sicher aus.
- Erythema anulare centrifugum: Markantes, perivaskuläres Lymphozyteninfiltrat (schließt eine Urtikaria aus), bei 1/3 der Fälle deutliche Eosinophilie. Bei der superfiziellen Form des Erythema anulare centrifugum besteht fokale Spongiose (sicherer Ausschluss der Urtikaria).

Komplikation

Angioödem mit lebensbedrohlichen Anschwellungen der Atemwege.

Therapie

S.u. den jeweiligen klinischen Erscheinungsformen. S.u. Urtikaria, akute; s.a.u. Urtikaria, chronische; s.a.u. Urtikaria, physikalische.

Therapie allgemein

- Nicht sedierende Antihistaminika, in den empfohlenen Dosierungen, täglich oder bei Bedarf (z.B. Desloratadin, Levocetirizin, Fexofenadin). Bei Therapieresistenz kann die Dosierung deutlich erhöht werden. Entsprechend der aktuellen EACCI/GA2LEN/EDF-Leitlinien bis zur vierfach empfohlenen Dosis (z.B. 2-0-2 Tbl./Tag).
- Falls erfolglos: Sedierendes Antihistaminikum zur Nacht hinzugeben (z.B. Clemastin, Doxepin, Hydroxyzin); ggf. zusätzlich
    - H_2-Rezeptorenblocker (z.B. Ranitidin) und/oder
    - Leukotrienrezeptor-Antagonisten (z.B. Montelukast)
- Falls diese Therapie ohne Erfolg verläuft, bleibt als letzte Option der Einsatz von Ciclosporin in Kombination mit Glukokortikoiden.

Hinweis(e)

16 obligate Fragen an einen Patienten mit Urtikaria:
- Seit wann besteht Ihre Nesselsucht?
- Gab es eine spezielle Ursache?
- Litten Sie bei Auftreten der Urtikaria an einem fieberhaften Infekt?
- Wurden Medikamente, z.B. fiebersenkende Mittel, eingenommen?
- Können Sie die durchschnittliche Dauer, Ausprägung, Häufigkeit und Lokalisation der Quaddeln benennen (z.B. 1-10 Quddeln, >10 Quaddeln, >100 Quaddeln)?
- Wann und wie oft treten die Quaddeln auf?
- Haben Sie bei den Schüben weitere Beschwerden? Atemnot, Schmerzen, Gelenkschmerzen, Husten, Durchfall, laufende Nase?

- Leiden Sie unter weiteren Erkrankungen, z.B. Schilddrüsenerkrankungen, Ma-Darm-Erkrankungen?
- Gibt es weitere Familienmitglieder mit einer Urtikaria?
- Sind bei Ihnen oder weiteren Familienmitgliedern Allergien bekannt (z.B. Nahrungsmittelallergien, Heuschnupfen, Asthma)?
- Gibt es vorhersehbare Situationen in denen bei Ihnen eine Urtikaria auftritt, z.B. Wärme, Druck, Kratzen, Kälte, Wasserkontakt, Anstrengungen, Schwitzen?
- Nehmen Sie regelmäßig Medikamente ein?
- Wurden Medikamente in letzter Zeit umgestellt?
- Welche Medikamente nehmen Sie gegen Ihre Urtikaria ein und wie hilfreich sind diese?
- Welchen Beruf üben Sie aus, und sehen Sie einen Zusammenhang mit Ihrer beruflichen Tätigkeit?
- Welche Hobbies üben Sie aus und sehen Sie hier einen Zusammenhang mit Ihrer Erkrankung?

Urticaria, akute L50.8

Synonym(e)
Urticaria acuta

Definition
Nicht länger als 6 Wochen bestehende Urtikaria, die in über 90% aller Fälle 2-3 Wochen nach dem ersten Auftreten spontan abheilt.

Vorkommen/Epidemiologie
Eine akute Urtikaria (in 50% der Fälle mit Angioödem kombiniert) tritt bei 20-25% der Bevölkerung 1mal im Leben auf.

Ätiologie
Polyätiologische Genese! Ein Zusammenhang mit akuten Infekten kann häufig nachgewiesen werden. Am häufigsten sind Assoziationen mit viralen Infekten des oberen Respirationstraktes. Auch bakterielle Infekte (Sinusitiden, Harnwegsinfekte) können ursächlich sein. Nicht selten kann ein Kombinationseffekt mit Medikamenten eintreten (v.a. Antiphlogistika, nichtsteroidale insbes. Aspirin oder Antibiotika). Typ I-Allergien bei Erwachsenen <1%; bei Kindern (häufig atopisches Ekzem) sind IgE-vermittelte Nahrungsmittelallergien bis zu 15% nachweisbar. In diesen Fällen sind Erkrankungen des atopischen Formenkreises (Rhinitis allergica, allergisches Asthma bronchiale, orales Allergiesyndrom) vorbekannt. Die häufigsten ursächlichen Nahrungsmittelproteine sind Ei, Kuhmilch, Erdnuss, Baumnüsse, Soja, Weizen, Fisch, Schalentiere (s.u. Nahrungsmittelallergene).

Klinisches Bild
Akut aufgetretene, erhabene, scharf begrenzte, palpable, solitäre oder konfluierende, juckende, weißliche bis rote Quaddeln. Die Größe der Effloreszenzen kann sehr variabel sein, von stecknadelkopfgroß bis flächenhaft. Überwiegend entwickeln sich Urticae innerhalb weniger Minuten nach Histaminfreisetzung. Gelegentlich ist das Orangenhautphänomen auslösbar. Die Erkrankung heilt überwiegend innerhalb von längstens 6 Wochen, meist bereits innerhalb von 1-2 Wochen ab. Als klinische Sonderform der akuten Urtikaria stellt sich das (Histamin-induzierte) Angioödem dar, das mit akuten Schwellungen des Gesichts, v.a. der Lippen und Augenlider einhergeht.

Histologie
S.u. Urtikaria.

Therapie allgemein
Meiden/Eliminieren eines auslösenden Agens (Medikamente, Nahrungsmittelallergene) soweit möglich. Häufig sind die Ursachen nicht zu eruieren. Die Therapie ist dann auf eine symptomatische Akuttherapie auszurichten.

Externe Therapie
- Kühlende feuchte Umschläge im Gesicht (0,9% NaCl-Lösung), juckreizstillende Lotion mit Zusatz von z.B. Polidocanol 2-5% (z.B. Optiderm Lotion/Creme) (**R200**, **R196**) oder 1% Menthol **R160**. Ggf. Glukokortikoid-haltige Cremes oder Lotion wie 0,5-2% Hydrocortison-Creme oder Lotion **R123**, **R120**.
- Antihistaminika-haltige Gele (z.B. Fenistil, Tavegil, Soventol) zeigen mäßige Erfolge.

Interne Therapie
- Lokalisierte Form: Bei Juckreiz orale, nicht sedierende Antihistaminika wie Desloratadin (Aerius) 1mal/Tag 10 mg p.o. oder Levocetirizin (Xusal) 1mal/Tag 5 mg p.o.
- Generalisierte Form ohne Schleimhautbeteiligung: Im akuten Schub Antihistaminika i.v. wie Dimetinden (z.B. Fenistil) 1-2mal/Tag 1 Amp. i.v. oder Clemastin (z.B. Tavegil) 2-4 mg i.v. Später Umstellung auf orales nicht sedierendes Antihistaminikum. Glukokortikoide in mittleren Dosierungen wie Prednisolon (z.B. Solu Decortin H) initial 50-100 mg i.v., dann schrittweise Dosisreduktion je nach Klinik. Später Umstellung auf ein orales Präparat wie Methylprednisolon (z.B. Urbason) oder Prednisolon.
- Generalisierte Form mit Schleimhautbeteiligung und Angioödem: Volumensubstitution, Glukokortikoide hoch dosiert i.v. wie Prednisolon (z.B. Solu Decortin H) 250-500 mg, ggf. auch höher. Nach klinischem Befund ggf. auch wiederholte Gabe. Schrittweise Dosisreduktion nach Klinik 250-150-100-75-50-25 mg und Umstellung auf orales Präparat wie Methylprednisolon (z.B. Urbason). Antihistaminika initial z.B. Dimetinden (z.B. Fenistil) 4 mg i.v. (Umsetzen auf orale Medikation bis 6 mg/Tag, Reduktion nach Klinik) oder Clemastin (z.B. Tavegil) 2-4 mg.
- Bei Larynx-Glottisödem: Zusätzlich Adrenalin (Suprarenin 1:1000) 0,3-0,5 ml s.c., auch wiederholte Gabe möglich. In hochakuten Fällen: nach Verdünnen von 1 ml der handelsüblichen Epinephrin-Lösung (1:1000) auf 10 ml oder unter Verwendung einer Epinephrin-Fertigspritze (1:10.000) werden zunächst 0,5-1,0 ml (= 0,05-0,1 mg Epinephrin) unter Puls- und Blutdruckkontrolle langsam i.v. injiziert (0,1 mg/Min.).
- Eine Maximaldosis von 1 mg Adrenalin sollte i.d.R. nicht überschritten werden.

> **Merke:** Gefahr von Arrhythmien bis zum Kammerflimmern und myokardiale Ischämie!

- Sauerstoffgabe 4-6 l/Min. Falls erforderlich Intubation. Ultima ratio sind Koniotomie bzw. Tracheotomie.
- Insbesondere bei Atemnot und begleitender obstruktiver Atemwegserkrankung Injektion von Terbutalinsulfat (z.B. Bricanyl) 0,5-2,0 mg/Tag i.v. oder Fenoterol (z.B. Berotec Dosier Aerosol) einmal 1 Hub.
- Generalisierte Form mit Angioödem und anaphylaktischem Schock: Stadiengerechte Schocktherapie.

Urticaria, akut-intermittierende L50.8

Synonym(e)
Urticaria chronica intermittens

Definition
In wiederholten Schüben auftretende akute Urtikaria.

Therapie
S.u. Urtikaria, akute.

Urticaria, allergische L50.0

Definition
Akute Urtikaria, akut-intermittierende Urtikaria, chronisch-rezidivierende Urtikaria oder chronische Urtikaria durch eine im oberen Korium ablaufende IgE-vermittelte Immunreaktion. Meist ausgelöst durch Medikamente oder Nahrungsmittel. Auch bei Bienengiftallergie/Wespengiftallergie handelt es sich i.d.R. um Typ I-Allergien, selten um Typ III-Allergien.

Therapie
Abklärung und Meiden des Allergens, symptomatische Therapie der Hautveränderungen, s.u. Urtikaria, chronische oder Urtikaria, akute.

Urticaria, aquagene L50.8

Erstbeschreiber
Rawnsley u. Shelley, 1964

Synonym(e)
Wasserurtikaria; Wasser-Kontakturtikaria; aquagenic urticaria

Definition
Seltene Unterform der physikalischen Urtikaria, bei der das Auftreten von stecknadelkopfgroßen, geröteten, follikulären Papeln im Kontaktbereich nach Wasserkontakt typisch ist. Auftreten häufig erst nach längerem Kontakt mit Wasser (innerhalb von 2-30 Min. nach Kontakt), s.a. aquagener Pruritus.

Ätiologie
Unklar. Bildung eines Histaminliberators durch den Kontakt von Wasser und Talg wird diskutiert.

Manifestation
Meist sind Jugendliche und junge Erwachsene betroffen.

Lokalisation
Bevorzugt ist der Oberkörper betroffen, selten das Gesicht und untere Extremitäten. Nie an Palmae und Plantae (Fehlen von Talgdrüsen) auftretend. Ausschließlich Hautareale, die mit Wasser Kontakt hatten, können Hautveränderungen entwickeln.

Diagnose
Ohne Wasserkontakt bleiben die Tests negativ.

Differenzialdiagnose
Cholinergische Urtikaria, Kälteurtikaria.

Therapie allgemein
Prophylaxe ist zugleich Therapie, d.h. Meiden längerfristiger Wasserkontakte (z.B. Baden, Spülen). Alternativ: Der Versuch des Hardenings durch tgl. Duschen ist möglich, s.a. Pruritus, aquagener.

Externe Therapie
Intensive Körperpflege mit stark fettenden und rückfettenden Externa wie z.B. Linola Fett, Asche Basis Salbe oder Ungt. Cordes vor und unmittelbar nach Wasserkontakt. Bei ausgeprägtem Pruritus sind kurzfristig milde Glukokortikoid-haltige Salben oder Fettsalben, z.B. 0,25% Prednicarbat (z.B. Dermatop Salbe/Fettsalbe), 0,1% Methylprednisolon (z.B. Advantan Salbe), erlaubt.

Bestrahlungstherapie
Versuche der Kombination von PUVA-Therapie und Wasserbadbehandlungen sind beschrieben.

Interne Therapie
Schlechtes Ansprechen auf Antihistaminika. Ggf. Versuch mit Levocetirizin (z.B. Xusal) 1-2 Tbl./Tag oder Desloratadin (z.B. Aerius) 1-2 Tbl./Tag. Therapieversuche mit H_2-Blockern, Acetylsalicylsäure, Cholestyramin und Eisensubstitution sind beschrieben.

Urticaria, autoreaktive L50.8

Definition
Chronische, besonders schwer verlaufende Urtikaria durch Anwesenheit mastzellaktivierender Serumbestandteile. Der Nachweis erfolgt durch einen positiven autologen Serumtest.

Ätiologie
Die urtikariellen Hautveränderungen der Autoimmunurtikaria entstehen durch Autoantikörper-bedingte Degranulation subepidermal gelegener Mastzellen. Es kommt zur Ausschüttung von Histamin und anderen pro-inflammatorischen Mediatoren (Leukotriene, Prostaglandine, Proteasen).

Diagnose
Etwa 1/3 aller Patienten mit chronischer Urtikaria weisen einen positiven autologen Serumtest auf.
- Hauttestungen: Autologer Serumtest (intrakutane Injektion von autologem Serum; stets Positivkontrolle mit Histamin durchführen), Pricktest. Beim autologen Serumtest wird Serum aus frischem Vollblut gewonnen und 50 μl am volaren Unterarm intrakutan injiziert. Ablesung nach 30 Min. Die Testreaktion wird als positiv gewertet, wenn eine Quaddel >1,5 mm bzw. 1,5 mm >als eine referente Kochsalzquaddel ablesbar ist.
- Autoantikörpernachweisverfahren: Nachweis von Anti-IgE-AAK.
- Zellaktivierungsassays: Nachweis von Mastzellen-aktivierenden AAK durch Messung der durch FcεRI-exprimierende Zellen freigesetzten Mediatoren.

Der autologe Serumtest dient dem Nachweis einer autoreaktiven Urtikaria. Die Diagnose einer Autoimmunurtikaria wird nur dann gestellt, wenn durch einen AAK-Nachweis Anti-FcεRI-AAK und/oder Anti-IgE-AAK nachgewiesen werden können und wenn durch ein Zellaktivierungsassay gezeigt werden kann, dass diese AAK funktionell relevant sind.

Therapie
- Spezifische kausale Therapieverfahren existieren bisher nicht. Eine Eradikation von chronischen Infekten ist empfehlenswert, ebenso die Einhaltung einer Pseudoallergen-armen Diät.
- Der Therapieansatz mit DADPS (50-100 mg/Tag p.o.) bzw. Chloroquin (250 mg/Tag p.o.; Erhaltungsdosis ggf. geringer) ist neben den zuvor genannten Therapiemodalitäten Mittel der 1. Wahl.

- Intravenöse Immunglobuline (IVIG) und Plasmapherese sind wirksam, können jedoch, insbes. wegen der hohen Therapiekosten, nicht als Standardtherapie angesehen werden.
- Bei schweren Formen wurde Ciclosporin A in 2 kontrollierten klinischen Studien erfolgreich eingesetzt.

Naturheilkunde
Positive Studienerfahrungen mit Eigenbluttherapie (autologous whole blood injections) liegen vor.

Urticaria, cholinergische   L50.5

Synonym(e)
Schwitzurtikaria; Anstrengungsurtikaria

Definition
Zweithäufigste Form der Urtikaria, die nach körperlichen, seelischen oder thermischen Belastungen bei offenbar erhöhter Acetylcholin-Empfindlichkeit auftritt. Diese Urtikariaform ist nicht selten mit anderen Urtikariaarten oder auch Nahrungsmittelallergien kombiniert.

Manifestation
Frauen sind bevorzugt befallen.

Lokalisation
Meist Bild der generalisierten Urtikaria; eine gewisse Bevorzugung der Extremitäten aber auch der oberen Rumpfbereiche wird beobachtet.

Klinisches Bild
Im Gegensatz zu anderen Formen der Urtikaria zeigen sich kleinherdige, kaum 0,1-0,3 cm große, follikulär gebundene Quaddeln. Diese sind meist von einem Reflexerythem umgeben, können aber auch einen abgeblassten Halo aufweisen. Die Patienten geben meist einen kräftigen Juckreiz an.

Diagnose
S.u. Physikalische Urtikaria. Diagnostisch kommen heiße Halbkörpervollbäder (40-41 °C für 10-20 Min.), doppelseitige Armbäder (40-44 °C für 20-25 Min.), Treppensteigen und heißer Tee bis zum Schwitzen infrage. Klinisch und labortechnisch sind Nahrungsmittelallergien abzuklären.

Therapie allgemein
- Prophylaxe ist zugleich Therapie! Meidung emotionaler Stresssituationen und starker körperlicher Belastung. Keine schweißtreibenden Nahrungsmittel bzw. Genussmittel wie z.B. Alkohol, Kaffee, Tee.
- Die Refraktärphase (Erschöpfungsphase der Mastzellen) kann zur Induktion einer Toleranz genutzt werden, d.h. die Patienten können angeleitet werden, sich regelmäßig Reizen auszusetzen, die keine schwere Symptomatik hervorrufen. Leichte körperliche Arbeit im Sinne eines Hardenings. Zusammenarbeit mit Psychotherapeuten ist sinnvoll. S.a. Urtikaria, physikalische.

Externe Therapie
Symptomatisch mit juckreizstillender Lotio alba aq. ggf. mit Zusatz von 2-5% Polidocanol **R200** oder 1% Menthol-Lösung **R160**. Evtl. Glukokortikoid-haltige Cremes oder Lotionen wie 0,5-2% Hydrocortison-Creme oder Lotion **R123 R120**. Antihistaminika-haltige Gele (z.B. Fenistil, Tavegil, Soventol) helfen häufig wenig.

Bestrahlungstherapie
UVB-Bestrahlungen bringen nach Behandlungszeiträumen von 1-3 Monaten gute Therapieerfolge (Bestimmung der individuellen MED-UVB, Bestrahlung mit suberythematöser Dosis). Alternativ: PUVA-Therapie.

Interne Therapie
- Erfolge mit Desloratadin (z.B. Aerius) 5-10 mg/Tag p.o., Cetirizin (Zyrtec) 10 mg/Tag p.o. oder Levocetirizin (z.B. Xusal) 10 mg/Tag p.o. sind beschrieben. Ggf. müssen die Antihistaminika überdosiert werden (z.B. Cetirizin 20 mg/Tag p.o.).
- Bei sedierenden Antihistaminika ist das Mittel der 1. Wahl Hydroxyzin (z.B. Atarax 1-3 Tbl./Tag p.o.). Alternativ: Dimetinden (z.B. Fenistil 2mal/Tag 1 Drg. p.o.) oder Clemastin (z.B. Tavegil 2mal/Tag 1 Tbl. p.o.).
- Durchschnittlich gute Wirkung auf Juckreiz und Quaddelbildung erzielt der Mastzellstabilisator Ketotifen (z.B. Zaditen) initial 1 mg/Tag über 3-4 Tage, danach steigern auf 2mal/Tag 1 mg und später auf 2mal/Tag 2 mg p.o.
- Auch Danazol (z.B. Danadrol [über die internationale Apotheke erhältlich]) wird erfolgreich eingesetzt, 100-600 mg/Tag p.o., später 100-300 mg/Tag p.o., erhaltend oder kontinuierlich. Unter 200 mg/Tag kommt es zur kompletten Rückbildung des Juckreizes.
- Alternativ können parasympatholytisch wirksame Medikamente wie Secalealkaloide (z.B. Dihydroergotamin 2mal/Tag 2,5 mg p.o.) versucht werden.
- Alternativ oder zusätzlich Benzodiazepine wie Oxazepam (z.B. Adumbran) 25-50 mg/Tag.

Hinweis(e)
Nicht immer äußert sich das Krankheitsbild im Vollbild der Urtikaria, sondern in reduzierter Form als cholinergischer Pruritus oder in einer Extremvariante als „excercise induced anaphylaxis" (s.u. Schock, anaphylaktischer).

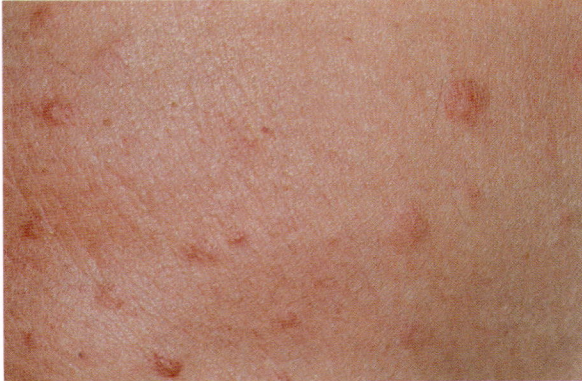

Urticaria, cholinergische. Kleine Quaddeln im Bereich des Stammes nach körperlicher Anstrengung.

Urticaria, chronische   L50.8

Synonym(e)
Urticaria chronica

Definition
Länger als 6 Wochen bestehende Urtikaria (in vielen Fällen besteht das Krankheitsbild >5 Jahre). Man unterscheidet eine chronisch-kontinuierliche Urtikaria mit täglichen Schüben

von einer chronisch-rezidivierenden Urtikaria mit schubweisem Verlauf, wobei Quaddelschübe sich mit symptomfreien Intervallen abwechseln.

Einteilung
Klassifikation der chronischen Urtikaria nach ätiologischen Kriterien:
- Urtikaria, autoreaktive
- Urtikaria, Infekturtikaria
- Urtikaria, Intoleranzurtikaria
- Sonstige (z.B. durch Parasitosen)
- Urtikaria, idiopathische.

Ätiologie
- Bis zu 70% der Erkrankungen ist idiopathisch. Positive Atopieanamnese besteht bei 23% der Patienten. Das Gesamt-IgE ist bei 60% der Fälle erhöht. Immer wieder diskutiert wird das Modell der molekularen Mimikry von Epitopen als möglichem Auslöser der chronischen Urtikaria. Das Modell stützt sich z.B. auf die vorübergehende Anwesenheit verschiedener Antikörper (z.B. Schilddrüsenautoantikörper TAK/TPO) sowie vorübergehende oder bleibende Empfänglichkeit für nicht-immunologische Hypersensitivitätsreaktionen (z.B. Pseudoallergie).
- Je nach Typ der Urtikaria kommen sehr unterschiedliche Auslöser infrage:
  - Arzneimittel oder Nahrungsmittel (nicht-IgE-vermittelt)
  - Nahrungsmittelzusatzstoffe: Farbstoffe, Benzoate, Salizylate, Sulfite, Glutamate (nicht-IgE-vermittelt); Datenlage hierzu widersprüchlich; ursächlich bei <5% der Patienten)
  - Acetylsalicylsäure: kein Zusammenhang mit Salicylathaltigen Nahrungsmitteln (nicht-IgE-vermittelt)
  - Nahrungsmittel (IgE-vermittelte allergische Reaktionen) oder Kontaminationen (z.B. Reste von Antibiotika im Fleisch u.a.): derartige Reaktionen sind eher selten (<1% bei Kindern und Erwachsenen)
  - Infekte (Helicobacter pylori, Streptokokken, Staphylokokken, Yersinien)
  - Parasiten (Lamblien, Entamöben, Wurminfektionen)
  - Autoimmunprozesse (autologer Serumtest, Schilddrüsenautoantikörper)
  - Selten: Tumoren, Hepatitis.

Klinisches Bild
Wiederholt oder ständig auftretende, erhabene, scharf begrenzte, palpable, solitäre oder konfluierende, juckende, weißliche bis rote, juckende, flache Hauterhabenheiten (Quaddeln) von unterschiedlicher Größe (0,2-10,0 cm).

Labor
RAST-Klassen, evtl. ANA, Rheumafaktoren, Schilddrüsen-Antikörper (nach Anamnese).

Histologie
S.u. Urtikaria.

Diagnose
Stufenprogramm für die Diagnostik der chronischen Urtikaria (nach Ring/Przybilla). Urtikariadiagnostik erfordert Geduld und konsequentes Abarbeiten eines klar definierten (mit dem Patienten vorbesprochenen) diagnostischen Programms. Im erscheinungsfreien Zustand kann mit den gezielten Provokationstestungen begonnen werden. Folgende Provokationsdiäten können entsprechend der Anamnese und bisherigen Untersuchungsergebnissen empfohlen werden:

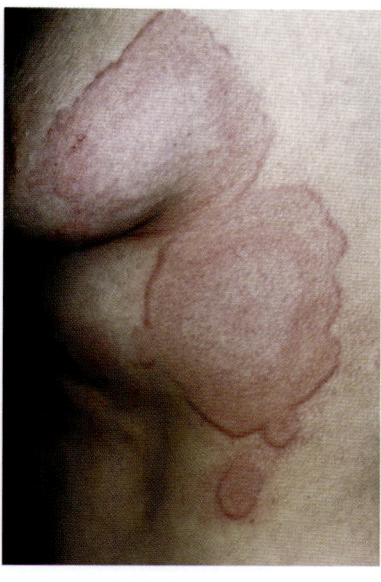

Urticaria, chronische. Innerhalb von Stunden entstandene, großflächige, stellenweise konfluierte Urticae.

- Aufbau-Diät
- Additivareiche Kost
- Salicylatreiche Kost
- Biogene Amine
- Oraler Provokationstest bei Idiosynkrasie (OPTI).
- Pseudoallergisch/Intoleranzreaktion: Etwa 20-50% der Fälle von chronischer Urtikaria werden durch nichtimmunologische d.h. als pseudoallergische Reaktionen (v.a. Acetylsalicylsäure) verursacht. Eine Antigen-Antikörper-Reaktion findet bei diesen Reaktionen nicht statt. IgE lässt sich nicht vermehrt nachweisen. RAST-Bestimmungen i.S. sind daher nicht möglich. Pseudo-allergische Reaktionen können durch verschiedene Pathomechanismen ausgelöst werden, z.B. direkte Komplementaktivierung, direkte Mediatorfreisetzung, Enzymdefekte, Jarisch-Herxheimer-Reaktion, neuro-psychogen. Als Labortest bei Verdacht auf pseudoallergische Reaktionen steht der CAST (zellulärer Antigenstimulations-Test) zur Verfügung. Provokationsdiäten mit biogenen Aminen können den Verdacht erhärten.
- Salicycylate: Acetylsalicylsäure ist der häufigste Stoff, der eine Intoleranzreaktion auslösen kann. Der Pathomechanismus ist noch nicht eindeutig geklärt. Diskutiert wird eine Hemmung der Cyclooxygenase, die zum Fehlen protektiver Prostaglandine und zu vermehrter Bildung von Lipoxygenase-Stoffwechselprodukten führt bzw. eine direkte Mediatorfreisetzung, direkte Komplementaktivierung sowie veränderte Reaktivität von Thrombozyten verursachen kann. Es bestehen ausgeprägte Kreuzreaktionen mit pharmakologisch ähnlich wirkenden Agenzien, z.B. anderen NSA, aber auch mit anderen Chemikalien wie Lebensmittelfarbstoffen (Tartrazin) und Konservierungsstoffen. Bei bekannter Intoleranzreaktion auf ASS können im Bedarfsfall Coxibe (z.B. Celecoxib) gegeben werden.

Differenzialdiagnose
Urtikariavaskulitis; urtikarielles oder makulopapulöses Arzneimittelexanthem

Urticaria, chronische. Tabelle 1. Dreistufenprogramm der Urtikariadiagnostik

Stufe	Diagnostische Maßnahmen
I	Basis-Untersuchung mit sorgfältiger Anamnese
	Befundaufnahme
	Allgemeine klinische Untersuchung und Routinelabor
	Allergologische Testverfahren
	Atopie-Screening (Katze, HST-Milbe, Gras)
	Nahrungsmittel-Standard (Prick)
	Physikalische Provokationstests (Kälte, Wärme, Druck, Anstrengung, Dermographismus, ggf. Lichttreppe)
	Ggf. Hautbiopsie mit direkter Immunfluoreszenz
	Urtikaria-Basis-Diät: Tee-Kartoffel-Reis zum Ausschluss häufiger Nahrungsmittelallergien
II	Intensivuntersuchung
	Diättagebuch
	Infektallergische Fokussuche (z.B. Gastroskopie mit Helicobacter pylori Testung, C13 Atemtest)
III	Eliminationsdiät und Provokationstestung
	Eliminationsdiät: Verdächtige Stoffe werden nacheinander weggelassen und die klinische Reaktion wird beurteilt.
	Suchdiät/Provokationsdiät: Unter Kontrolle des klinischen Befundes werden nacheinander bestimmte Nahrungsmittel zugeführt. Sichere Bewertung ist nur möglich, wenn der Patient vor Testung mind. 2 Tage erscheinungsfrei war.
	Oraler Provokationstest bei Idiosynkrasie (OPTI)

Therapie
Plasmapherese/Immunadsorbtion: Nicht zuletzt stellt die chronische Urtikaria in ihrer ausgeprägten Form, insbes. nach Versagen der übrigen Therapieansätze, eine Indikation zur Plasmapherese bzw. Immunadsorbtion dar. Die Methode scheint insbes. bei Patienten erfolgreich zu sein, bei denen der Nachweis von Autoantikörpern gegen den hoch affinen Teil des IgE (α-Kette) gelang. Diese AK verursachen über eine Bindung an den IgE-Rezeptor Degranulation und Histaminfreisetzung, z.B. an der Oberfläche von Basophilen oder Mastzellen. Darüber hinaus bietet diese Erkenntnis die Möglichkeit einer kostensparenden Reduktion der aufwendigen Diagnostik bei einem Teil der Patienten. Hinzuweisen ist gleichzeitig auf die hohen Kosten des Verfahrens!

Therapie allgemein
- Beseitigung bzw. Meiden der auslösenden Faktoren nach sorgfältiger Anamnese und Diagnostik. Dreistufenprogramm der Urtikaria. S.u. Tab. 2 [Urtikaria-Diagnostik (Vorschlag für ein stationäres Diagnostik-Programm)].
- Fokussuche: Sanierung des Herdes bzw. Behandlung der Grunderkrankung (z.B. Eradikation von Helicobacter pylori, Behandlung von Candidainfektionen, s. Candidose, enterale u.a.).
- Bei parasitärer Ursache: adäquate Therapie.
- Physikalische Urtikaria: S. dort.
- Medikamente: Ab- bzw. Umsetzen von möglicherweise ursächlichen Medikamenten (z.B. Analgetika, Antibiotika wie Penicillin, Acetylsalicylsäure, Insulin, Impfungen).
- Wenn Nahrungsmittel oder Additiva als Auslöser infrage kommen und andere Triggerfaktoren ausgeschlossen sind sollte eine standardisierte pseudoallergenarme Basisdiät über 4-6 Monate durchgeführt werden. S.u. Tab. 4 [Oligo-Allergene-Basisdiät]. 70% der Patienten werden deutlich gebessert oder erscheinungsfrei (Placebo-Effekt?). Während der Diät sollte ein Nahrungsmittel /Beschwerdeprotokoll inklusive einer Bewertung der Urtikariaschwere durchgeführt werden. Etwa 50% der Patienten verträgt nach 6-monatiger Diät wiederum Vollkost.

Externe Therapie
Blande, juckreizstillende Lokaltherapie z.B. Optiderm Lotion, Tannolact Lotio, Lotio alba, Lotio Cordes, Zinkoxidemulsion LAW, ggf. mit Zusatz von 2-5% Polidocanol (z.B. Thesit, R200 R196) oder 1% Menthol R160. Ggf. topische Glukokortikoide als Lotio (z.B. Triamgalen Lotion, R123) oder Creme (z.B. Triamgalen Creme, R121 R120). Alternativ Antihistaminikahaltige Gele (z.B. Fenistil, Tavegil, Soventol).

Bestrahlungstherapie
Der Einsatz von UVA-Bestrahlungen kann in Einzelfällen zu einer klinischen Besserung führen. Die UVB-Therapie bleibt eher der cholinergen Urtikaria und der Urticaria factitia vorbehalten.

Interne Therapie
- Antihistaminika: Orale Gabe nicht sedierender Antihistaminika (H1-Blocker) wie Loratadin (z.B. Lisino) 1mal/Tag 1 Tbl. p.o., Desloratadin (z.B. Aerius) 1mal/Tag 1 Tbl. p.o., Cetirizin (z.B. Zyrtec) 1mal/Tag 1 Tbl. p.o. oder Levocetirizin (Xusal) 1mal/Tag 1 Tbl. p.o.
- Hochdosistherapie: Bei ungenügendem Ansprechen können individuell angepasste Dosiserhöhungen (z.B. Desloratadin in ansteigender Dosierung bis zu einer 4fachen Standarddosis) eingesetzt werden. Fexofenadin (Telfast) sollte auf Grund möglicher kardiotoxischer Nebenwirkungen nicht hochdosiert werden.
- Kombinationen: Das Ansprechen auf die verschiedenen H1-Blocker ist individuell sehr unterschiedlich, daher sind die Erfolge ihrer Kombination ebenso unterschiedlich zu beurteilen. Kombiniert werden können unterschiedliche H1-Blocker in Zweifachkombinationen (z.B. Levocetericin und Fexofenadin) oder auch in Dreifachkombinationen (Levocetericin und Fexofenadin sowie Levocetericin in doppelter Standarddosierung. Erfolgreich beschrieben wurden auch Kombinationen mit H2-Rezeptorblockern wie Cimetidin (z.B. Tagamet) 400–800 mg/Tag oder Ranitidin (z.B. Sostril) 1mal/Tag 300 mg oder 2mal/Tag 150 mg p.o.
- Zur Nacht kommen sedierende Antihistaminika wie Hydroxyzin (z.B. Atarax) 1–3 Tbl./Tag infrage.
- Alternativ: Antiallergika mit antihistaminischer und PAF-blockierender Wirkung wie Rupatadin (z.B. Rupafin) 10 mg/Tag p.o.

- Alternativ: Kombinationen von H1-Blockern mit Antiphlogistika wie Indometacin (z.B. Amuno), insbes. bei chronischer Druckurtikaria, Beginn mit 25 mg/Tag, je nach Klinik Erhöhung bis auf 100 mg/Tag.
- Alternativ: Kombinationen von H1-Blockern mit einem Leukotrienantagonisten (z.B. Montelukast), insbes. bei Patienten mit begleitenden Angioödemen.
- Alternativ: Kombination eines sedierenden Antihistaminikums zur Nacht mit H2-Rezeptorenblockern (z.B. Ranitidin).
- Alternativ: Kombination eines H1-Blockers (z.B. Desloratadin 10 mg/Tag) mit Dapson (50-150 mg/Tag).
- Glukokortikoide: Bei ausgeprägtem Befund und ausgeprägten, therapieresistenten Beschwerden (Pruritus) kommen Glukokortikoide in mittleren Dosierungen meist sehr wirkungsvoll zum Einsatz. Prednisolon (z.B. Solu Decortin H) initial 40–60 mg/Tag i.v., schrittweise Dosisreduktion bis auf niedrigst mögliche Erhaltungsdosis und Umstellung auf orale Gabe.

> **Cave:** Die Erhaltungsdosis sollte unterhalb der Cushing-Schwelle liegen. Bei oraler Anwendung ist Magenschutz erforderlich.

Einige sehr therapieresistente Patienten konnten mit der Kombination eines Glukokortikoids und dem Anabolikum Stanozolol 5 mg/Tag p.o. erfolgreich behandelt werden (z.B. Winstrol Stanozolol; über die internationale Apotheke erhältlich]).
- Mastzellstabilisatoren: Bei zusätzlichen intestinalen Intoleranzreaktionen werden Erfolge mit Dinatriumcromoglicinsäure (4mal/Tag 200 mg oder 400 mg 15–30 Min. vor Exposition) beschrieben.
- Calciumantagonisten: Erfolge sind kasuistisch beschrieben mit Kalziumblockern (wirksam durch Absenken der Bereitschaft von Mastzellen ihre Mediatoren freizusetzen) wie Nifedipin (z.B. Adalat) 15–30 mg/Tag.
- Ciclosporin (2,5 mg/kg KG p.o. in 2 ED) ist ebenfalls zur Behandlung einsetzbar.
- Danazol (z.B. Danadrol [über die internationale Apotheke erhältlich]): Erfolgreiche Therapieansätze sind auch mit dem Sexualhormonhemmstoff Danazol beschrieben: 100–600 mg/Tag p.o. anfänglich, später entsprechend des klinischen Befundes schrittweise Dosisreduktion. Diese Therapiemodalität bedarf jedoch wegen nicht gesicherter Wirksamkeit und nicht unerheblicher Nebenwirkungen einer strengen Indikationsstellung.
- Kasuistisch beschrieben sind Erfolge mit einer hochdosierten, intravenösen Immunglobulintherapie (IVIG).

Naturheilkunde
Biologische Urtikaria-Therapie:
- Woche 1:
  - Nystatin Drg.: 3mal/Tag 2 Drg.
  - Ozovit Pulver: 2mal/Tag 2 Messlöffel.
- Woche 2-4:
  - Markalakt Pulver: 2mal/Tag 3 Teelöffel.
  - Amara-Tropfen Pascoe: 2mal/Tag 10 Trp.
  - Hepar-Pasc 100: 2mal/Tag 2 Tbl.
- Woche 5-12:
  - Markalakt Pulver: 2mal/Tag 3 Teelöffel.
  - Hepar-Pasc 100: 2mal/Tag 2 Tbl.
  - Amara-Mischung: 2mal/Tag 30 Trp. von der Mischung aus 25 ml Amara-Tropfen-Pascoe/20 ml Pascoepankreat Novo Tropfen/20 ml Quassia Similiaplex Tropfen.
  - MDS: 2mal/Tag 30 Trp.

Urticaria, chronische. Tabelle 2. Urtikaria-Diagnostik (Vorschlag für ein stationäres Diagnostik-Programm)

Physikalische Ursachen			
Dermographismus	erfolgt ☐	positiv ☐	negativ ☐
Kältetest/Wärmetest	erfolgt ☐	positiv ☐	negativ ☐
Autologer Serumtest	erfolgt ☐	positiv ☐	negativ ☐
Drucktest	erfolgt ☐	positiv ☐	negativ ☐
Schwitzversuch	erfolgt ☐	positiv ☐	negativ ☐
Doryl-Test (auf der Station/Allergielabor)	erfolgt ☐	positiv ☐	negativ ☐
(Lichttreppe)	erfolgt ☐	positiv ☐	negativ ☐
Labor			
BSG	erfolgt ☐	erhöht ☐	normal ☐
Leukozyten	erfolgt ☐	erhöht ☐	normal ☐
Eosinophile	erfolgt ☐	erhöht ☐	normal ☐
ASL	erfolgt ☐	erhöht ☐	normal ☐
RF	erfolgt ☐	erhöht ☐	normal ☐
ANA	erfolgt ☐	erhöht ☐	normal ☐
Komplement (C_3, C_4, CH_{50}, C_1-Esterase Inhibitor)	erfolgt ☐	erhöht ☐	vermindert ☐
Gesamt-IgE	erfolgt ☐	erhöht ☐	normal ☐
SX-1	erfolgt ☐	positiv ☐	negativ ☐
RAST (Spezifisches IgE)	erfolgt ☐	erhöht ☐	negativ ☐
CAST	erfolgt ☐	erhöht ☐	normal ☐
CD 4/8-Ratio	erfolgt ☐	pathol ☐	normal ☐
Schilddrüsenhormone (T3, T4, TSH)	erfolgt ☐	erhöht ☐	normal ☐
SD-AK (MAK, TAK, TRAK, TPO)	erfolgt ☐	erhöht ☐	normal ☐
Hepatitis-Serologie	erfolgt ☐	positiv ☐	negativ ☐
Kryoglobuline	erfolgt ☐	erhöht ☐	normal ☐
Porphyrine	erfolgt ☐	erhöht ☐	normal ☐
Yersinien-KBR	erfolgt ☐	positiv ☐	negativ ☐
Candida AK	erfolgt ☐	positiv ☐	negativ ☐

Urticaria, chronische. Tabelle 2. (Fortsetzung)

Fokales Geschehen

Abklatsch Zunge z.A. oraler Candidose	erfolgt ☐	positiv ☐	negativ ☐
Stuhl auf Hefen, Parasiten, pathogene Keime	erfolgt ☐	positiv ☐	negativ ☐
Vaginalabstrich auf Hefen	erfolgt ☐	positiv ☐	negativ ☐
Gynäkologisches Konsil	erfolgt ☐	Focus ☐	unauff. ☐
HNO-Konsil	erfolgt ☐	Focus ☐	unauff. ☐
Zahnärztliches Konsil	erfolgt ☐	Focus ☐	unauff. ☐
Urologisches Konsil	erfolgt ☐	Focus ☐	unauff. ☐
Rö-NNH	erfolgt ☐	Focus ☐	unauff. ☐
Orthopantomogramm	erfolgt ☐	Focus ☐	unauff. ☐
Rö-Thorax	erfolgt ☐	Focus ☐	unauff. ☐
Abdomen-Sonographie	erfolgt ☐	Focus ☐	unauff. ☐
Gastroskopie mit Helicobacter-Schnelltest	erfolgt ☐	Focus ☐	unauff. ☐

Hauttestungen (Allergielabor)

Nach Antihistaminika-freiem Intervall von 3-5 Tagen

Pricktest: Inhalationsallergene, Nahrungsmittel, Additiva, Medikamente	erfolgt ☐	positiv ☐	negativ ☐
Scratchtest - Nahrungsmittel, Medikamente	erfolgt ☐	positiv ☐	negativ ☐
Reibetest - Nahrungsmittel	erfolgt ☐	positiv ☐	negativ ☐
Intrakutantest (nicht bei Urticaria factitia)	erfolgt ☐	positiv ☐	negativ ☐
Multitest-Merieux	erfolgt ☐	auffällig ☐	unauff. ☐

Expositionstestungen

Farbstoffmix	erfolgt ☐	auffällig ☐	unauff. ☐
Konservierungsstoffmix	erfolgt ☐	auffällig ☐	unauff. ☐
Kaliummetabisulfit	erfolgt ☐	auffällig ☐	unauff. ☐
Indometacin	erfolgt ☐	auffällig ☐	unauff. ☐
Acetylsalicylsäure	erfolgt ☐	auffällig ☐	unauff. ☐
Placebo	erfolgt ☐	auffällig ☐	unauff. ☐
Paracetamol	erfolgt ☐	auffällig ☐	unauff. ☐
Ibuprofen	erfolgt ☐	auffällig ☐	unauff. ☐
Na-Glutamat	erfolgt ☐	auffällig ☐	unauff. ☐
p-Cumarsäure	erfolgt ☐	auffällig ☐	unauff. ☐

Provokationsdiät

Additivareiche Kost	erfolgt ☐	auffällig ☐	unauff. ☐
Salicylatreiche Kost	erfolgt ☐	auffällig ☐	unauff. ☐

Urticaria, chronische. Tabelle 3. Urtikaria-Basis-Diät (Tee-Kartoffel-Reis-Diät)

	Erlaubt	Verboten
Grundnahrungsmittel	Reiswaffeln, Reiskräcker, Weizenbrötchen (Weizenmehl Typ 405, frische Backhefe, Zucker, Jodsalz, Wasser, Maiskeimöl)	Alle übrigen Brotsorten und Getreidearten
Kartoffelgerichte	Salzkartoffeln, Bratkartoffeln, Folienkartoffeln, Kartoffelrösti, Kartoffelplätzchen, Reibekuchen, Pommes frites	Alle nicht genannten
Reisgerichte	Geschälter Reis, Naturreis, Wildreis, Reisnudeln	Alle nicht genannten
Gewürze	Jodsalz, Zucker	Keine anderen
Fett	Maiskeimöl, Becel-Diät-Margarine	Keine anderen, keine Butter
Getränke	Mineralwasser, schwarzer Tee	Keine anderen

Therapiedauer: Max. 10 Tage lang, bis zur Erscheinungsfreiheit

Urticaria, chronische. Tabelle 4. Oligo-Allergene-Basisdiät

Nahrungsmittel	Produkte
Backwaren	100%iges Roggenbrot, Wasa Roggenknäcke (grüne Packung), Hammermühle-Brote: Kastanienbrot, Hirsebrot, Pfälzer Weißbrot (glutenfrei), Maiswaffeln, Waffelbrot, Mondaminbrot (eigene Herstellung)
Fleischwaren	Lammfleisch, Putenfleisch (nur gesalzen, gebraten mit Maiskeimöl oder gekocht)
Gemüse	Kartoffeln (gekocht), Kartoffelpüree, Bratkartoffeln mit Maiskeimöl oder Pommes frites, Brokkoli, Blumenkohl, Möhren, Kohlrabi, Zucchini, Gurke ohne Schale
Reis und Nudeln	Hühnerei- und weizenfreie Nudeln, Mais- und Reisnudeln, Reis (Langkornreis oder Naturreis), Humana Apfelbrei oder Kindergrieß (milchfrei) beide auf der Basis von Mais oder Reis
Obst	Gekochte ungesüßte Birne, Apfelmark
Fette	Vitagen Margarine (von Vitaquell), Maiskeimöl (mit hohem Anteil an mehrfach ungesättigten Fettsäuren)
Süßungsmittel	Birnendicksaft, Zuckerrübensaft
Getränke	Calciumreiches Mineralwasser, Humana SL, Milupa SOM, Apfelsaft (100% naturtrüb von Dr. Koch's)
Ei-Ersatz	Ei-Ersatzpulver (z.B. Hammermühle)
Sonstiges	Nestargel (Johannisbrotkernmehl), Reiswaffeln, Cornflakes (ungesüßt), Popmais, Popreis

Diese Lebensmittel enthalten keine Kuhmilch, Hühnereier, Weizen, Nüsse, Schweinefleisch, Zitrusfrüchte.

Urticaria, chronische. Tabelle 5. Aufbau-Diät[1]

Nahrungsmittel	Produkte
Milchprodukte	Buttermilch, junger Schnittkäse
Tierische Lebensmittel	Fleisch: Bratenaufschnitt, Roastbeef, Putenfleisch
	Fisch: Seelachs, Forelle, Scholle, Dorsch
	Eier
Obst	Banane, reife süße Birne, Wassermelone
Diverses	Frische Kräuter, Kräutertees, Birnensaft, Gemüsesaft, Zuckerrübensirup (Brotbelag)

[1] Nach durchgeführter Pseudoallergenarmen Diät und erzielter Symptomfreiheit. Alle 3 Tage eines der Lebensmittel zuführen.

Urticaria, chronische. Tabelle 6. Provokations-Diät: Additivareiche Kost

Mahlzeit	Nahrungsmittel/Produkte
Frühstück	Vollkornbrot, Multivitaminmarmelade, große Mengen Kakao-Getränk (Kaba, Nesquick)
Zwischenmahlzeit	Fruchtjoghurt, Cocktailkirschen, Kaugummi (Hubba Bubba, Vivil Mash), Schokoriegel (Mars, Nuts)
Mittag	Fertigsuppe (Tüte/Knorr, Maggi), Schinkenröllchen mit Mayonnaise (konserviert), Instant Kartoffelbrei, Feinkostsalat, Bohnen, Spinat, Rote Gelatine mit Cocktailkirschen
Kaffee	Orangensaft (gefärbt), Schokoladendragees, Weingummi mit Farbstoffen, Kaugummi
Abend	Vollkornbrot/Graubrot (konserviert), Salami/Schinken, Lachsersatz, Fischhalbkonserve, Feinkostsalat, Meerrettich, 2 Gläser Weißwein oder Rotwein
Nacht	Himbeersirup-Getränk, Kaugummi, Tomatensaft (Fertigsaft), Camembert

Urticaria, chronische. Tabelle 7. Provokationsdiät - Salicylatreiche Kost: Ohne Farbstoffzusatz, ohne Fertigwürzmittel

Mahlzeit	Nahrungsmittel/Produkte
Frühstück	Brötchen/Brot nach eigener Wahl, Diät-Margarine, Frischkäse ohne Zusätze, Speisequark, Konfitüre, Nussnougatcreme, Müslibecher, Apfel, Pflaumen getrocknet, Pfefferminztee mit Zucker und Zitrone, 0,2 l Orangensaft
Mittag	Frische Gemüsesuppe (Lauch, Möhren, Sellerie, Salz, Gewürze, Kräuter, Kartoffeln), Fleisch gebraten oder gekocht (ohne Fertigsauce), Salzkartoffeln, Reis (alle Sorten), Nudeln, Rohkost oder Gemüse (Chicoree, Endivien, Paprika, Radieschen, Gurke frisch, Erbsen frisch, Grünkohl, Gewürzgurke, Zucchini, Oliven
Dessert	Rote Johannisbeere, Himbeeren mit Zucker oder Preiselbeer-, Himbeer- oder Heidelbeer-Kompott
Nachmittag	0,2 l Traubensaft, Gebäck mit Mandeln, Pfefferminztee oder Kaffee mit Dosenmilch und Zucker
Abendessen	Brot nach eigener Wahl, Diät-Margarine, Frischkäse ohne Zusätze, Pellkartoffeln, Speisequark, Konfitüre, Gewürzgurke, Möhren, Rohkost (Apfel, Zitrone, Zwiebel), 0,2 l Orangensaft oder schwarzer Johannisbeersaft

Urticaria, chronische. Tabelle 8. Provokationstag - Biogene Amine

Biogene Amine	Nahrungsmittel/Produkte
Histaminreiche Nahrungsmittel	Thunfisch, Makrele, Roh- und Dauerwürste, Tomaten, Sauerkraut, Rotwein, Käse (Emmentaler)
Tyraminreiche Nahrungsmittel	Himbeeren, Banane, Orangen, Chianti-Wein, Fisch, Käse (Camembert), Schokolade, Kakao
Serotoninreiche Nahrungsmittel	Banane, Käse (Gouda, Edamer)

Urticaria, chronische. Tabelle 9. Oraler Provokationstest bei Idiosynkrasie (OPTI)

Testtag	Testsubstanzen
Tag 1 (Farbstoffmix I-II)	Tartrazin (E 102) 25 mg; Chinolingelb (E 104) 12,5 mg; Sunset-Yellow (E 110) 12,5 mg; Azorubin (E 122) 12,5 mg; Amaranth (E123) 2,5 mg; Cochenillerot (E 124) 20 mg; Erythrosin (E127) 10 mg, außerdem möglich: Patentblau (E 131); Indigotin (E132); Brillantschwarz (E 151); Eisenoxid (E 127).
Tag 2 (Konservierungsstoffmix)	Sorbinsäure (E 200) 50 mg: Wirkt antimykotisch, keine Wirkung gegen Hefen, ist in Brot und Käse enthalten. 2,4-ungesättigte Fettsäure, kommt in der gesättigten Form als Capronsäure in der Butter natürlicherweise vor.
	Na-Benzoat (E 211) 50 mg: Benzoesäure kommt natürlicherweise in Preiselbeeren vor (in Konz. von 0,1-0,2%), wirkt antimykotisch und bakteriostatisch.
	PHB-Ester (p-OH-Benzoesäure-ethylester) (E 214) 50 mg: Ester sind stärker antimykotisch, wirken auch noch bei höherem pH, wirksam gegen Kolibakterien, Staphylokokken, Streptokokken, Salmonellen, Klebsiellen, Proteus.
Tag 3 (Kaliummetabisulfit)	Bes. zur Konservierung von Wein, hemmt ab 20 mg/l das Wachstum von Schimmelpilzen und Kahmhefe.
Tag 4 (Indometacin)	(1:1000; 1:100; 1:10; Originalpräparat)
Tag 5 (Acetylsalicylsäure)	(Pseudoallergie, zuvor CAST auf ASS). Dosisabhängige Reaktion, Beginn mit 50 mg, steigern in stündlichem Rhythmus auf 100 mg, 250 mg, 500 mg, 1000 mg.
Tag 6 (Evtl.) Placebo	
Tag 7 (Sonstige)	Z.B. Paracetamol 1:1000, 1:100, 1:10, 1:1, Ibuprofen 1:1000, 1:100, 1:10, 1:1, Na-Glutamat (E 621) 1-2-4 Kps., p-Cumarsäure 1-2-4 Kps.

Urticaria, chronische. Tabelle 10. Faustregeln zur Unterscheidung allergischer und pseudoallergischer Reaktionen (nach Ring J, Angewandte Allergologie, MMW)

Allergie	Pseudoallergie
Sensibilisierung	keine Sensibilisierung
eher selten (<5%)	eher häufig (>5%)
bekannte klinische Symptome	oft unspezifische Symptome
geringe Dosen auslösend	z.T. dosisabhängig (z.B. Infusionen: Geschwindigkeit)
Familienanamnese manchmal positiv	Familienanamnese negativ (Ausnahme: Enzymdefekt)
geringe psychische Beeinflussung	starke psychische Beeinflussung

Urticaria, chronische. Tabelle 11. Salicylatarme Kost (bei nachgewiesener ASS-Intoleranz)

Nahrungsmittel *	Beispiele
Obst	Aprikosen, Orangen, Brombeeren, Kirschen, Heidelbeeren, Stachelbeeren, Preiselbeeren, Johannisbeeren, Nektarinen, Pfirsiche, Himbeeren, Erdbeeren, Zitronen
Gemüse	Aubergine, Chicoree, Endivien, Paprika, Pepperoni, Radieschen, frische Gurke, Gewürzgurke, Zucchini
Samen	Mandeln
Getränke	Aperitifs, Bier, Cognac, Cola-Getränke, Obstsäfte aus o.g. Früchten, Himbeersirup, Pfefferminztee, Wein

* Nahrungsmittel die mehr als 0,5 g Salicylate pro 100 g enthalten.

Urticaria, chronische. Tabelle 12. Pseudoallergenarme Diät

	Erlaubt	Verboten
Grundnahrungsmittel	Brot, Brötchen ohne Konservierungsstoffe, Grieß, Hirse, Kartoffeln, Reis, Hartweizennudeln (ohne Ei), Reiswaffeln (nur Reis/Salz)	z.B. Nudelprodukte, Eiernudeln, Kuchen, Pommes frites
Fette	Butter, Pflanzenöle (Kaltpressung)	Margarine, Mayonnaise usw.
Milchprodukte	Frischmilch, frische Sahne, Quark. Naturjoghurt, ungewürzter Frischkäse, junger Gouda	Alle übrigen Milchprodukte
Tierische Nahrungsmittel	Frisches Fleisch, frisches Gehacktes	Alle verarbeiteten tierischen Nahrungsmittel, Eier, Fisch, Schalentiere
Gemüse	Salat, Möhren, Zucchini, Rosenkohl, Weißkohl, Chinakohl, Brokkoli, Spargel	Artischocken, Erbsen, Pilze, Rhabarber, Spinat, Tomaten und Tomatenprodukte, Oliven, Paprika
Obst	Kein Obst	Alle Obstsorten und Obstprodukte, auch getrocknete, z.B. Rosinen
Gewürze	Salz, Schnittlauch, Zucker, Zwiebeln	Alle übrigen Gewürze, kein Knoblauch, keine Kräuter
Süßigkeiten	Keine	Alle Süßigkeiten, Süßstoff, Kaugummi
Getränke	Milch, Mineralwasser, Kaffee, schwarzer Tee	Alle übrigen Getränke, Kräutertees, alkohol. Getränke
Brotbeläge	Honig, Quark, ungewürzter Frischkäse, junger Gouda	Alle nicht genannten Beläge

Verboten sind: Alle Nahrungsmittel, die Konservierungsstoffe, Farbstoffe und Antioxidanzien enthalten.

Urticaria, Druckurticaria L50.4

Synonym(e)
Urticaria mechanica; Urticaria factitia tarda; Urticaria factitia vom verzögerten Typ

Definition
Durch Druckmechanismen ausgelöstes polyätiologisches Krankheitsbild. Eine Druckurtikaria kann residual nach einer akuten Urtikaria auftreten, eine akute oder chronische Urtikaria begleiten oder ohne Vorläuferstadium mit einer Verzögerungsphase von 4-8 Std. (delayed pressure urticaria) nach Belastung der Haut mit Gewichten, z.B. nach Stehen, Laufen, Sitzen auf harter Unterlage, Vibration auftreten. S.a. Urticaria factitia, s.a.u. Urtikaria, physikalische.

Vorkommen/Epidemiologie
Selten, als isolierte Form bei 1% aller Urtikariaformen. Häufig assoziiert mit chronischer Urtikaria.

Ätiologie
Die Kenntnisse über Pathophyiologie der Druckurtikaria sind derzeit noch lückenhaft. Sowohl in befallenen wie auch in nicht befallenem Gewebe wurden erhöhte Konzentration an TNF-alpha gefunden. Weiterhin sind andere proinflammatorische Zytokine wie IL-3 und Il-6 beteiligt. Die Expression von Adhäsionsmolekülen in den Gefäßwänden ist erhöht. Es kommt zu Ablagerungen von ECP (eosinophilic cationic protein) und MBP (major basic protein) sowie neutrophiler Elastase im Gewebe.

Manifestation
Beginn um das 30. Lebensjahr. Lang dauernder Verlauf.

Lokalisation
An der Stelle der Krafteinwirkung.

Klinisches Bild
- 4-8 Std. nach Einwirken des traumatischen Reizes, Ausbildung einer tief liegenden Rötung und Schwellung im belasteten Areal, begleitet von schmerzhaften oder brennenden, seltener juckenden Beschwerden.
- Häufig urtikarieller Dermographismus. Die Reaktion erreicht nach Stunden ihr Maximum und hält länger als 1 Tag an. Nicht selten begleitende Allgemeinsymptome wie Abschlagenheit, Fieber, Myalgien, Arthralgien, Gelenkerguss, Kopfschmerzen, Übelkeit.

Labor
BSG-Beschleunigungen, Leukozytose (Relevanz?).

Histologie
Ödem der tiefen Dermis und Subkutis. Unterschiedlich dichtes, interstitielles und periadnexielles Infiltrat aus eosinophilen und neutrophilen Leukozyten, T-Lymphozyten und Monozyten. Nachweis von proinflammatorischen Zytokinen wie TNF-alpha, IL-3, IL-6 sowie Expression von Adhäsionsmolekülen (VCAM-1, ICAM-1) in den Gefäßwänden.

Diagnose
Drucktest (Gewichtbelastung der Haut mit 500, 1000 und 1500 g/cm^2 für 10-30 Min. Ablesung: Sofort, nach 30 Min. sowie nach 4, 6, 8 und 24 Std.).

Therapie
- Soweit möglich Meiden auslösender Mechanismen (z.B. Tragen von Einlegesohlen aus Schaumstoffen oder Siliko-

nen oder von Entlastungsschuhen). Im täglichen Leben (v.a. im Arbeitsleben) sind Triggerfaktoren häufig nicht vermeidbar. In Einzelfällen kann eine schwere Druckurtikaria zu Arbeits- und Berufsunfähigkeit führen.

- Eine wirksame Therapie besteht in der Gabe systemischer Glukokortikoide wie Prednisolon (z.B. Decortin H). Initial 50-80 mg/Tag, möglichst niedrige Erhaltungsdosis auftretend. Viele Patienten kommen mit sehr niedrigen Dosierungen (2,0-5,0 mg Prednisolon/Tag) aus. Problem: Dauertherapie!
- Therapieansatz mit DADPS (50-100 mg/Tag p.o.) sollte ggf. überlappend mit einer Glukokortikoidtherapie frühzeitig initiiert werden. Eigene Ergebnisse hierzu sind positiv.
- Antihistaminika (nicht sedierende H_1-Blocker) sind i.d.R. wenig wirksam und sollten höchstens additiv und dann hochdosiert gegeben werden.
- Positive Fallstudien mit Leukotrienantagonisten (Montelukast) existieren in der Literatur (eigene Erfahrungen sind negativ).
- Erfolgreich beschrieben wird in Einzelfällen die Therapie mit TNF-alpha-Blockern (Infliximab; Dosierungs-Schema wie bei Psoriasistherapie) sowie IVIG (**Cave:** Kosten).
- Begleitend können roborierende Maßnahmen wie wechselwarme Bäder und Saunagänge durchgeführt werden. S.a.u. Urtikaria.

Prognose
Die verzögerte Druckurtikaria ist äußerst therapieresistent.

Urticaria factitia L50.30

Synonym(e)
Dermographische Urtikaria; Hautschrift-Urtikaria

Definition
Häufigste physikalische Urtikaria mit meist linear angeordneten Quaddeln im Bereich mechanisch irritierter Hautgebiete, z.B. Scheuerstellen von Kleidung.

Vorkommen/Epidemiologie
Urticaria factitia wie auch urtikarieller Dermographismus treten häufig zusammen mit anderen Formen einer Urtikaria auf. Sie persistieren nicht selten nach Abklingen der „Begleiturtikaria" und werden dann als einziges „Krankheitssymptom" wahrgenommen.

Ätiologie
Gehäuft gesteigerte psychovegetative Erregbarkeit, Fokus oder Medikamenteneinnahme (Penicillin, Acetylsalicylsäure). Nicht selten Begleitphänomen bei Parasitosen oder Insektenstichreaktionen.

Klinisches Bild
Streifenförmige, stark juckende Quaddelbildung von unterschiedlicher Persistenz und Stärke, die von einem breiten Reflexerythem begleitet ist, das weit über das eigentliche Expositionsareal hinausgeht.

Diagnose
Provokationstest durch festes, strichförmiges Kratzen der Haut am Rücken oder am Unterarm (am besten durch Verwendung eines Holzspatels). Hierdurch werden verschiedene Reaktionen provoziert, die nach Latenzzeit, Bestanddauer und Juckreiz unterschieden werden. Den selteneren Intermedi-

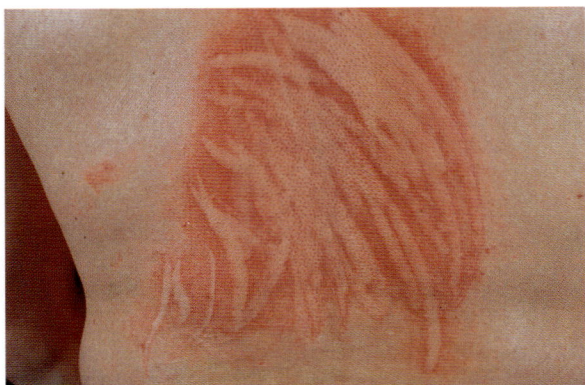

Urticaria factitia. Streifige Quaddelbildung mit Reflexerythem nach mechanischer Reizung im Bereich des Rückens.

Urticaria factitia. Tabelle 1. Latenzzeit, Bestanddauer und Stärke des Juckreizes bei Urticaria factitia und urtikariellem Dermographismus (nach Kontou-Fili et al.)

Krankheitsbild/Symptom	Latenz	Dauer	Juckreiz
UDG	2-10 Min.	10-30 Min.	–
UF	1-5 Min.	20-30 Min.	+++
UDG/UF-Intermediärtyp	30-120 Min.	3-6 Std.	–
UDG/UF-verzögerter Typ	4-6 Std.	24-48 Std.	–
Cholinergischer Dermographismus/UF	5-10 Min.	20-30 Min.	+/–

UF = Urticaria factitia; UDG = urtikarieller Dermographismus

är- und Spättypen kann eine typische Sofortreaktion vorausgehen. Beim cholinergischen urtikariellen Dermographismus treten statt einer strichartigen Quaddel zahlreiche stecknadelkopfgroße Quaddeln in streifiger Anordnung auf. Ebenfalls selten sind der familiäre und der kälteabhängige urtikarielle Dermographismus.

Differenzialdiagnose
Urticaria pigmentosa.

Therapie allgemein
In der Regel ist keine Therapie notwendig. Ggf. Meiden auslösender Faktoren (z.B. zu eng anliegende Kleidung) oder Noxen (z.B. Medikamente wie Aspirin, Lidocain, Penicillin). Abhärtende Maßnahmen (z.B. Wechseldusche, Sauna). In der Refraktärphase Induktion einer Toleranzentwicklung. Psychosomatische Beratung.

Externe Therapie
Symptomatisch mit Antihistaminika-haltigen Gelen wie Dimetinden (z.B. Fenistil Gel), Clemastin (z.B. Tavegil Gel), Bamipin (z.B. Soventol Gel). I.d.R. eher mäßiges Resultat.

Interne Therapie
- In ausgeprägten Fällen zeigt der Mastzellstabilisator Ketotifen (z.B. Zaditen) gute Wirksamkeit auf Quaddelbildung und Juckreiz. Initial 1 mg/Tag (1mal/Tag 1 Kps.) über 3-4 Tage, danach steigern auf 2mal/Tag 1 mg und später auf 2mal/Tag 2 mg p.o.
- Auch nicht sedierende Antihistaminika wie Desloratadin (Aerius) 5-10 mg/Tag, Cetirizin (Zyrtec) 10 mg/Tag, Levocetirizin (Xusal) 5-10 mg/Tag können angewendet werden.
- Ggf. Einsatz sedierender Medikamente zur Nacht: Hydroxyzin (z.B. Atarax) 25-75 mg/Tag p.o. oder Opipramol (z.B. Insidon) 50-150 mg/Tag p.o.
- Bei Therapieresistenz ist ein Versuch mit einer pseudoallergenarmen Diät (keine Konservierungsstoffe, Farbstoffe und Antioxidanzien) über 4-6 Wochen durchzuführen, s.a. Urticaria, chronische.

Urticaria factitia tarda L50.3

Definition
Urticaria factitia mit Quaddelbildung nach einer Latenz von 30-240 Minuten nach der Reizung und einer Dauer von 120-480 Min. Verzögerter urtikarieller Dermographismus. S. hierzu auch Druckurtikaria.

Urticaria, hereditäre L50.2

Definition
Seltene, dominant vererbte, sich in früher Jugend klinisch manifestierende Urticaria. Nach Illig sind derartige Urticariaformen bisher nur als familiäre Wärmekontakturtikaria bzw. als familiäre Kälteurtikaria bekannt geworden.

Therapie
S.u. Urticaria.

Urticaria, Intoleranzurticaria L50.8

Definition
Urticaria und anaphylaktoide Reaktionen durch Freisetzung oder Aktivierung von Mediatoren ohne vorausgegangene Antigen-Antikörper-Reaktion entsprechend einer Intoleranzreaktion. Meist ausgelöst durch nichtsteroidale Antiphlogistika (z.B. Acetylsalicylsäure, s.a. Analgetika-Intoleranz-Syndrom) oder Azofarbstoffe (z.B. Tartrazin, s.a. Nahrungsmittelunverträglichkeit). Pathomechanismus ist eine Hemmung der Prostaglandinsynthese.

Klinisches Bild
S.u. Urticaria.

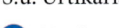 **Merke:** Die Reaktion ist mengenabhängig!

Therapie
Meiden bzw. Absetzen des auslösenden Stoffes. Ansonsten s.u. Urticaria, akute. Bei Entwicklung von systemischen Reaktionen, s.u. Schock, anaphylaktischer.

Urticaria, physikalische L50.8

Synonym(e)
induzierbare Urtikaria; physical urticaria

Definition
Durch physikalische Reize (Reibung, Druck, Kälte, Wärme, Licht) ausgelöste, in den allermeisten Fällen erworbene Urtikaria, wobei ein Kontakt- und ein Reflextyp unterschieden werden. Der Triggermechanismus ist dem Patienten meist bekannt. Die physikalische Urtikaria zeigt eine deutlich niedrigere spontane Remissionsrate als die idiopathische Urtikaria.

Einteilung
Nach Art des physikalischen Stimulus unterscheidet man mechanisch ausgelöste von thermisch- und elektromagnetisch induzierten Krankheitsbildern:
- Mechanisch:
    - Dermographismus, urtikarieller
    - Urticaria factitia
    - Urtikaria, Druckurtikaria
    - Vibratorische Urtikaria/Angioödem.
- Thermisch:
    - Kälteurtikaria
    - Wärmeurtikaria.
- Elektromagnetische Wellen:
    - Lichturtikaria
    - Röntgenurtikaria.

Vorkommen/Epidemiologie
Der Anteil der physikalischen Urtikaria an der Gesamtheit der chronischen Urtikaria kann nur geschätzt werden. Er wird mit 15-25% angegeben. Häufig sind verschiedene Urtikariaformen miteinander kombiniert, z.B. der chronisch idiopathische Typ mit einer physikalischen Urtikaria.

Klinisches Bild
Stark juckende Quaddelbildung von unterschiedlicher Persistenz und Stärke. Es zeigen sich rote Flecken (Erytheme) sowie erhabene, scharf begrenzte, palpable, solitäre oder konfluierende, juckende, weißliche bis rote Quaddeln unterschiedlicher Größe. Auch tief liegende Gewebsschwellungen sind nicht selten. Beim Kontakttyp sind die Hauterscheinungen nur am Ort der Reizeinwirkung lokalisiert. Beim Reflextyp können sie auch als Fernreaktion auftreten und gehen mit Symptomen wie Hypotonie, Tachykardie und Dysästhesien der Akren einher.

Diagnose
- Drucktest: Definierte Gewichte wirken eine bestimmte Zeit auf den Rücken oder Arm. Ablesung: Sofort, nach 20 Minuten, 1, 6 und 24 Stunden.
- Kältetest: Eiswürfel für 20 Sekunden auf die Haut (Arm) geben. Ablesung s. oben.
- Wärmetest: Ca. 45 °C warmer Gegenstand für 20 Sekunden auf die Haut (Arm) geben. Ablesung s. oben, s. Lichttreppe (s. MED).
- Cholinergische Urtikaria: Testung mit heißem Teil- oder Armbad (40 bis max. 45 °C), körperliche Belastung zur Auslösung der Urtikaria. Carbacholtest (7,5 µm i.c., Unterarmbeugeseite).

Therapie allgemein
Die Behandlung ist von der exakten Diagnose abhängig, s.a. Urtikaria, chronische. Auslösende Ursache meiden. Bei den

meisten Formen der physikalischen Urtikaria (auch cholinergische Urtikaria und Kontakturtikaria) kann die Refraktärphase (Erschöpfungsphase der Mastzellen) zur Induktion der Toleranz genutzt werden. Die Patienten können angeleitet werden, sich regelmäßigen Reizen auszusetzen, die keine schwere Symptomatik hervorrufen. Bis zur vermuteten Neusynthese von Histamin sind sie so bei erneuter Reizexposition erscheinungsfrei. Systemische Glukokortikoide sind zwar wirksam, aber aufgrund der Chronizität der Erkrankung keine Lösung. Ansonsten s.u. jeweiligem Krankheitsbild.

Urticaria pigmentosa   Q82.29

Erstbeschreiber
Nettleship, 1869; Sangster, 1878

Synonym(e)
Nettleshipsche Krankheit; Nettleship-Syndrom; Mastozytose-Syndrom; kutane Mastozytose; Braunmensch

Definition
Dermale, disseminierte, umschriebene Mastzellenanreicherung (Mastozytose) mit dunkel gefärbten Flecken der Haut und urtikarieller Erektilität nach physikalischer Irritation.

Ätiologie
Unbekannt.

Manifestation
Erstmanifestation häufig bereits in den ersten 6 Lebensmonaten, aber auch später. Ein zweiter Manifestationgipfel findet sich im mittleren Erwachsenenalter.

Lokalisation
Vor allem am Rumpf lokalisiert, selten Schleimhautbeteiligung.

Klinisches Bild
- Flache, ovale oder runde, graubräunliche Flecken unterschiedlicher Größe mit urtikarieller Reaktion, auch subepidermale Blasenbildung nach Reizung. Häufig Dermographismus elevatus. Zunächst schwache, später stärkere Pigmentierung. Langsame Rückbildung der Herde.
- Sonderformen: Urticaria pigmentosa haemorrhagica, exanthematische Urticaria pigmentosa, Urticaria pigmentosa bullosa, Urticaria pigmentosa xanthelasmoidea, Teleangiectasia macularis eruptiva perstans.

Histologie
Häufig wenig spektakuläres histologisches Bild im HE-gefärbten Präparat. Diskrete Hyperpigmentierung der ansonsten unveränderten Epidermis. Schüttere, perivaskulär akzentuierte Rundzellinfiltrate in der retikulären Dermis. Erst bei histochemischer oder immunhistochemischer Darstellung ist die Qualität des Infiltrates erkennbar.

Differenzialdiagnose
Dermatofibrom, maligne Lymphome.

Therapie
Symptomatisch, s.a. Mastozytose, diffuse der Haut.

Therapie allgemein
- Patientenaufklärung über den Charakter der Erkrankung und provozierende Faktoren. Meiden auslösender Medikamente wie nichtsteroidaler Antiphlogistika, Acetylsalicylsäure, Codein, Procain, Polymyxin B, Muskelrelaxanzien, Röntgenkontrastmittel. Keine mechanische Reizung

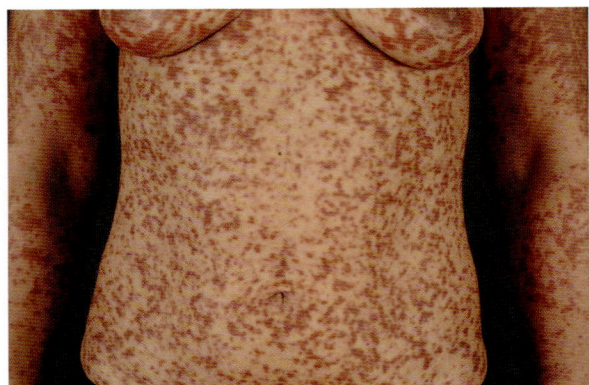

Urticaria pigmentosa. Generalisiertes, makulöses, livid-rotes bis bräunliches, teilweise konfluierendes „Exanthem-artiges" Krankheitsbild am Stamm einer 41-jährigen Frau.

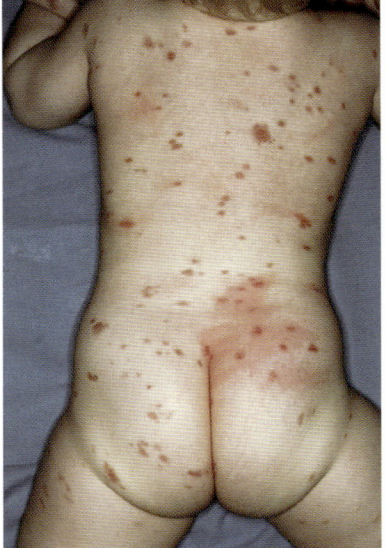

Urticaria pigmentosa. Multiple, chronisch stationäre, seit 1 Jahr bekannte, seit 3 Monaten nicht mehr zunehmende, v.a. am Stamm lokalisierte, 0,2-0,4 cm große, unscharf berandete, rote bis rot-bräunliche, glatte Flecken. Kein spontaner Juckreiz. Nach warmem Baden sind die Flecken hochrot, eleviert und juckend (Quaddelbildung). Auch nach mechanischer Reizung zeigen sich lebhafte Rötung und Quaddelbildung.

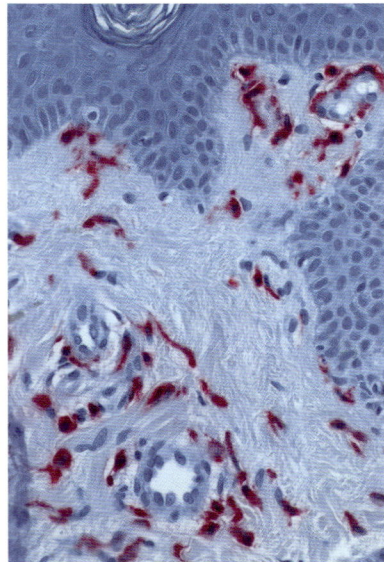

Urticaria pigmentosa. Darstellung von Mastzellen mittels Antitryptase. Kräftige Vermehrung, perivaskulär akzentuierter, ovalärer oder plump-spindeliger Tryptase-positiver Mastzellen.

Urticaria pigmentosa. Tabelle 1. Antihistaminika bei Urticaria pigmentosa

	Wirkstoff	Beispielpräparat	Alter	Dosierung/Tag	Applikation
Nicht sedierend	Cetirizin	Zyrtec	2-12 J.	½-1 MBl.	Sirup
			>12 J.	10 mg	Fimtbl.
	Levocetirizin	Xusal	>6 J.	5 mg	Filmtbl.
	Loratadin	Lisino	2-12 J.	½-1 MBl.	Sirup
			>12 J.	10 mg	Tbl.
	Desloratadin	Aerius	2-5 J.	2.5 ml (1.25 mg)	Sirup
			6-12 J.	5 ml (2.5 mg)	Sirup
			>12 J.	10 mg	Filmtbl.
	Doxylaminsuccinat	Mereprine	½-5 J.	1-2mal 1 Teel.	Sirup
			6-12 J.	2-3mal 1 Teel.	Sirup
			>12 J.	2-4mal 2 Teel.	Sirup
Sedierend	Clemastin	Tavegil	1-6 J.	2mal 1-2 Teel.	Sirup
			6-12 J.	2mal 1 EBl.	Sirup
			>12 J.	2mal 1 mg	Tbl.
	Dimetinden	Fenistil	1-8 J.	3mal 1 Teel.	Sirup

wie Reibung (Trockenrubbeln) oder plötzliche Temperaturänderungen (Sprung ins kalte Wasser). Insektenstiche vermeiden.

> ⓘ **Cave: Auslösung durch i.v. applizierte, kurzzeitig wirksame Narkotika ist möglich!**

- Diät: Empfohlen wird eine histaminarme, ggf. auch salicylatarme Diät, s.u. Urtikaria, chronische. Histaminliberatoren sollten vermieden werden.

Externe Therapie
Kühlende Lotionen ggf. mit Zusatz von Polidocanol 5% **R200**. Alternativ Antihistaminika-haltige Gele (z.B. Fenistil Gel, Tavegil Gel, Soventol Gel). Glukokortikoid-haltige Cremes wie 0,5% Hydrocortison-Creme **R120** helfen kurzfristig, sind aber keine Dauerlösung. Sie sollten deshalb in der Therapie nicht eingesetzt werden.

Bestrahlungstherapie
Eine Therapie mit UVA1-Bestrahlung in mittleren bis hohen Dosen oder PUVA-Therapie führen bei einem Teil der Patienten zur Besserung der klinischen Symptomatik.

Interne Therapie
- Antihistaminika: Kombinationen eines nicht sedierenden H_1-Antagonisten wie Levocetirizin (Xusal) 1mal/Tag 5 mg p.o. oder eines sedierenden H_1-Antagonisten wie Dimetinden (Fenistil) 3mal/Tag 1-2 mg p.o. mit einem H_2-Antagonisten wie Cimetidin (z.B. Tagamet) 400-800 mg/Tag p.o. kommen zur Anwendung. S.a.u. Mastozytose, systemische.
- Mastzellstabilisatoren: z.B. Ketotifen (z.B. Zaditen Kps./Sirup). Erwachsene: 2mal/Tag 1-2 mg p.o., Kinder über 3 Jahre: 2mal/Tag 1 Kps., Kinder von 6 Monaten bis 3 Jahren: 2mal/Tag 2,5 ml Sirup. In Einzelfällen wird Besserung unter Dinatriumcromoglicinsäure (z.B. Colimune) 4mal/Tag 100-200 mg erzielt.
- Glukokortikoide: Bei schweren, u.a. auch bullösen Formen, kommen Glukokortikoide in mittleren Dosierungen wie Prednison (z.B. Decortin) 40-60 mg/Tag infrage, schrittweise Dosisreduktion bis zur Erhaltungsdosis nach Klinik.
- Experimentelle Ansätze mit positiven Resultaten existieren für Omalizumab, einem IgE-Antikörper.

Urticaria pigmentosa adultorum   Q82.29

Erstbeschreiber
Osler, 1907; Weber, 1930

Definition
Sich im Erwachsenenalter manifestierende Form der Urticaria pigmentosa. Gehäufte Koinzidenz mit Tumoren anderer Art, s.a. Teleangiectasia macularis eruptiva perstans.

Therapie
S.u. Urticaria pigmentosa, s.a.u. Teleangiectasia macularis eruptiva perstans.

Urticaria pigmentosa bullosa   Q82.2

Definition
Seltene Form der Urticaria pigmentosa mit blasiger Reaktion im Bereich der pigmentierten Effloreszenzen auf physikali-

sche Reize. Innere Manifestationen sind möglich (Mastozytose).

Manifestation
Vor allem Säuglinge und Kleinkinder sind betroffen.

Klinisches Bild
Juckreiz, Reiben, urtikarielle Reaktion mit Blasenbildung, lange bestehende Hyperpigmentierung.

Differenzialdiagnose
Epidermolysis bullosa-Gruppe.

Therapie allgemein
Entsprechend Urticaria pigmentosa, s. dort.

Externe Therapie
Trockenpinselung mit desinfizierenden Lösungen wie Kaliumpermanganat (hellrosa) oder Chinolinol (z.B. Chinosol 1:1000 oder **R042**). Bei starkem Juckreiz kurzfristig Glukokortikoid-haltige Cremes oder Lotionen mit 0,5-1,0% Hydrocortison **R119**, **R123** oder 0,05-0,1% Betamethason **R030**.

Interne Therapie
Entsprechend Urticaria pigmentosa.

Urticaria pigmentosa haemorrhagica Q82.2

Definition
Form der Urticaria pigmentosa mit hämorrhagischen Eruptionen im Bereich der Effloreszenzen, auch auf Mundschleimhaut und Lippen.

Therapie
S.u. Urticaria pigmentosa.

Urticaria pigmentosa xanthelasmoidea Q82.2

Definition
Urticaria pigmentosa mit ausgeprägt knotigen, gelb-bräunlich tingierten Effloreszenzen.

Differenzialdiagnose
Langerhanszell-Histiozytose.

Therapie
S.u. Urticaria pigmentosa, s.a.u. Langerhanszell-Histiozytose.

Urticariavaskulitis L95.8

Erstbeschreiber
Agnello, 1971; Mc Duffie, 1973

Synonym(e)
Hypokomplementämische Vaskulitis; urticarial vasculitis

Definition
Chronisch entzündliche Erkrankung mit rezidivierendem Verlauf, die sich klinisch durch urtikarielle Papeln sowie Angioödeme kennzeichnet. Es werden 2 Formen unterschieden:
- Urtikariavaskulitis mit Hypokomplementämie
- Urtikariavaskulitis mit Normokomplementämie

Die Urtikariavaskulitis (UV) führt ihre Bezeichnung zu Unrecht, da als Primäreffloreszenz keine Quaddel, sondern eine urtikarielle Papel auftritt. Die urtikarielle Papel persistiert im Gegensatz zur Quaddel (Persistenz von Stunden) ortstreu über mehrere Tage!

Vorkommen/Epidemiologie
Inzidenz und Prävalenz sind unbekannt.

Ätiologie
Assoziationen sind u.a. beschrieben mit:
- Autoimmunerkrankungen: SLE, Sjögren-Syndrom
- Infektionen: Virale Infektionen (Hepatitis B, Epstein-Barr-Virus-Infektionen)
- Neoplasien: IgA-Myelom, IgM-Gammapathien, Kolonkarzinom
- Medikamente: Nichtsteroidale Antiphlogistika, Fluoxetin.

Manifestation
Die hypokomplementämische UV findet sich fast nur bei Frauen.

Klinisches Bild
Durch Fieberschübe begleitetes, kleinfleckiges, makulopapulöses, juckendes oder schmerzendes, an eine Urtikaria erinnerndes Exanthem. Eine purpurische Komponente ist meist nachweisbar. Häufig bestehen Arthralgien und Arthritiden, große und kleine Gelenke sind betroffen. Schubweiser Verlauf ggf. mit Abdominalbeschwerden sowie einer membranoproliferativen Glomerulonephritis. Häufig Lymphknotenschwellungen. Patienten mit hypokomplementämischer Urtikariavaskulitis neigen eher zu systemischen Beschwerdekomplexen. ANA und Zeichen des systemischen Lupus erythematodes treten bei diesen Patienten gehäuft auf.

Labor
Wegweisende Laborkonstellationen sind nicht vorhanden. Erhöhung der Akute-Phase-Proteine. Bei ca. 50% der Patienten ist Hypokomplementämie (C_3 und C_4 deutlich vermindert) nachweisbar.

Histologie
Unauffälliges Oberflächenepithel. Interstitielles Ödem in der oberen und mittleren Dermis. Ein Teil der Patienten zeigt Merkmale der Leukozytoklastischen Vaskulitis, s. dort. Bei

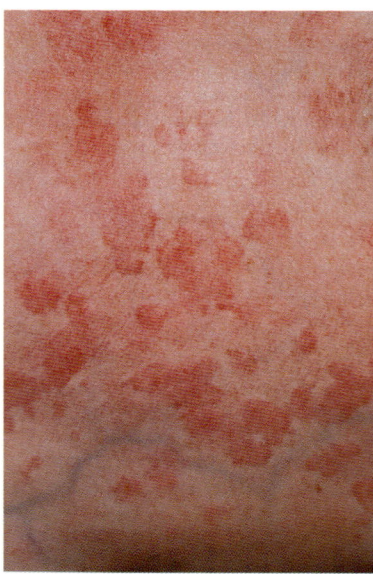

Urticariavaskulitis. 33 Jahre alte Patientin mit deutlicher Reduktion des AZ. Seit 3 Wochen bestehendes, von Fieberschüben (CRP erhöht) begleitetes makulopapulöses, juckendes Exanthem. Die klinische Abgrenzung zur Urtikaria gelingt durch Markierung einer stets mehrtägig persistierenden Effloreszenz (Markierungstest). Deutliche Begleitarthralgie.

der Mehrzahl der Patienten werden vorwiegend superfizielle und profunde, perivaskulär gelagerte Rundzellinfiltrate gefunden, denen eosinophile Granulozyten in unterschiedlicher Dichte beigemengt sind.

Direkte Immunfluoreszenz
Granuläre Immunglobulin- und Komplementablagerungen in den dermalen Gefäßwänden.

Differenzialdiagnose
- Klinische Differenzialdiagnosen:
  - Akute Urtikaria (Effloreszenzen persistieren max. 12 Std.; keine Hinweise auf leukozytoklastische Vaskulitis)
  - Sweet-Syndrom (schmerzhafte, sukkulente, papulöse oder plaqueförmige Hautveränderungen; Leukozytose mit Neutrophilie)
  - Arzneimittelexanthem (Anamnese; ansonsten ist auch dort ein urtikarielles Exanthem möglich)
  - virales Exanthem (meist sind Infektzeichen nachweisbar; häufig Allgemeinsymptomatik)
- Histologische Differenzialdiagnosen:
  - Urtikaria (keine Hinweise auf leukozytoklastische Vaskulitis)
  - Sweet-Syndrom (diffuse, neutrophile, nicht vaskulitische Dermatitis)
  - eosinophile Zellulitis (diffuse dermale infiltrate eosinophiler Granulozyten; Flammenfiguren)
  - Arthropodenstich-Reaktion (epidermale Einstichstelle mit fokaler Spongiose; keilförmiges gemischtzelliges Infiltrat mit eosinophilen Granulozyten unterschiedlicher Dichte)
  - Erythema anulare centrifugum (fokale oder fehlende Spongiose; streng perivaskuläre Infiltrathülsen mit unterschiedlicher Beimischung von eosinophilen Granulozyten).

Therapie allgemein
Zunächst symptomatische Therapie. Antihistaminika sind wenig wirkungsvoll. Kombinationen von H_1-Blockern mit H_2-Blockern können versucht werden.

Externe Therapie
Juckreiz-stillende, kühlende Lotio alba, ggf. mit Zusatz von 2-5% Polidocanol **R200**. Alternativ: 1% Menthol-Lösung **R160**. Alternativ: Antihistaminika-haltige Gele (z.B. Soventol, Fenistil, Tavegil) oder milde Glukokortikoid-haltige Lotionen **R123**.

Interne Therapie
- Glukokortikoide wirken bei der hypokomplementämischen Form der UV günstig. Beginn der Therapie in mittleren bis hohen Dosierungen wie Prednisolon (z.B. Solu Decortin H) 60-100 mg/Tag. Reduktion nach Klinik, Erhaltungsdosis möglichst unter der Cushing-Schwelle. Bei Therapieresistenz Versuch der Glukokortikoid-Ersparnis durch Kombination mit Azathioprin (z.B. Imurek) 50-100 mg/Tag p.o.
  - **Cave:** Regelmäßige Laborkontrollen.
- Alternativ Chloroquin (z.B. Resochin) initial 1-2 Tbl./Tag, Dosisreduktion nach Klinik. DADPS (z.B. Dapson Fatol) als Monotherapie 50-100 mg/Tag oder in Kombination mit Pentoxifyllin (z.B. Trental) 2-3mal/Tag 400 mg oder Colchicin (z.B. Colchicum-Dispert Drg.) 0,5-1,5 mg/Tag.
- Erfolge werden auch beschrieben mit systemischer Interferon alfa-Therapie (z.B. Roferon) 3mal/Woche 3 Mio. IE s.c.
- Ultima ratio: Methotrexat (z.B. MTX) oder Cyclophosphamid (z.B. Endoxan), ggf. in Kombination mit Glukokortikoiden (s.o.) oder der Einsatz der Plasmapherese bei komplizierenden Systemmanifestationen.
- Bei begleitenden Arthralgien bewähren sich nichtsteroidale Antiphlogistika wie Indometacin (z.B. Amuno Kps.) 2-3mal/Tag 25 mg in individueller Dosierung. Kein Einfluss auf Hauterscheinungen!

Prognose
Sehr hartnäckiger chronisch-rezidivierender Verlauf.

Urticaria vom Typ der Serumkrankheit   L50.0

Definition
Urtikaria bei der Serumkrankheit (Allergie, Typ III-Reaktion) mit Fieber, Lymphadenopathie, Arthritis, Nephritis, Angioödem.

Ätiologie
Vorliegen löslicher Antigen-Antikörper-Komplexe (Typ III-Reaktion). Auslöser: Früher Injektion von Fremdseren und Immunglobulinen. Heute: Antibiotika, Sulfonamide, Antiepileptika, Röntgenkontrastmittel, Acetylsalicylsäure.

Therapie allgemein
Beseitigung des auslösenden Agens. Antihistaminika sind zumeist wirkungslos. S.a. Urtikaria, akute.

Interne Therapie
- Erstexposition: Bei erster Exposition beträgt das erscheinungsfreie Intervall 5-7 Tage bis zum Auftreten erster Symptome. Glukokortikoide in mittlerer bis hoher Dosierung wie Prednisolon (z.B. Solu Decortin H) 60-100 mg/Tag oder Dexamethason (z.B. Fortecortin Tbl.) 12-16 mg/Tag. In Abhängigkeit von der Klinik langsame Dosisreduktion und Ausschleichen.
- Wiederholte Exposition: U.U. sofortige Reaktion mit Schock und fulminantem Verlauf. Beine des Patienten hochlagern. Großlumiger i.v.-Zugang, ggf. ZVK, rasche Volumensubstitution. Adrenalin (z.B. Suprarenin) 1:1000 mit 0,9% NaCl-Lsg. 1:10 verdünnen und 10 ml aufziehen (bei Fertigspritzen ist meist keine Verdünnung notwendig). Langsame i.v.-Injektion von 0,3-0,5 ml (-1 ml), Wiederholung nach 10 Min. Ggf. Intubation wenn nötig und möglich, sonst Koniotomie oder Tracheotomie, s.a. Schock, anaphylaktischer. Glukokortikoide hoch dosiert i.v.: Prednisolon 250-500 mg i.v., ggf. auch höhere Dosierung und nach klinischem Befund auch wiederholte Gabe. Je nach klinischem Befund schrittweise Dosisreduktion und spätere Umstellung auf orales Präparat: Methylprednisolon (z.B. Urbason) oder Prednisolon. Der Einsatz von 10 ml Kalziumgluconat 10% i.v. ist umstritten, eine gesicherte Indikation besteht nicht. Wärmentzug bei Temperatur >39 °C: Wadenwickel, Eisbeutel in die Leisten.

Use-Gebrauchstest

Definition
Epikutantestverfahren zur Abklärung einer unklaren oder fraglichen Testreaktion zur besseren Beurteilung einer klini-

schen Relevanz. Modifikation eines „Repeated open application test".

Indikation
Beurteilung der klinischen Relevanz einer Sensibilisierung gegenüber Kosmetika-Inhaltsstoffen mittels Fertigprodukten.

Durchführung
- Auftragen des Fertigproduktes 2mal/Tag für 1 Woche an einer definierten Körperstelle.
- Die gewählte Lokalisation soll der Normalanwendung entsprechen.
- Falls möglich, Negativkontrolle durchführen: idealerweise vergleichbares Produkt ohne das zu vermutende Allergen.
- Anschließend wird die Testreaktion analog den Bedingungen des Standard-Epikutantestes beurteilt.
- Angabe der klinischen Relevanz im Allergieausweis (s.u. COADEX-Index).

USP

Definition
Abkürzung für Amerikanisches Arzneibuch.

UV-Bestrahlung

Definition
Bestrahlung mit UV-Strahlen. S.u. Phototherapie und PUVA-Therapie.

Uveomeningoenzephales Syndrom   H30.8

Erstbeschreiber
Vogt, 1906; Harada, 1926; Koyanagi, 1929

Synonym(e)
Vogt-Koyanagi-Harada-Syndrom; Uveo-Enzephalitis; Harada-Syndrom; Harada-Krankheit; Vogt-Koyanagi-Syndrom; Okulokutanes-Syndrom

Definition
In Phasen verlaufende Erkrankung mit Entzündung der Uvea, der retinalen Pigmentschicht und der Meninges, manchmal kombiniert mit Enzephalitis, Hirnnervenausfällen, später Haut- und Haarveränderungen.

Ätiologie
Unbekannt. Diskutiert werden Autoimmunreaktionen.

Manifestation
V.a. bei Schwarzen, Orientalen oder Asiaten auftretend. 3.-4. Lebensdekade.

Klinisches Bild
- Hauterscheinungen (über 80% der Fälle; Wochen bis Monate nach Beginn der Erkrankung auftretend): Canities bzw. Poliosis, vor allem an Augenbrauen und Wimpern, auch Kopf-, Achsel- und Schamhaaren. Vitiligo, bizarre oder runde Haarlichtungen (Alopecia areata).
- Extrakutane Manifestationen: Doppelseitige Uveitis, Sekundärglaukom, Meningoenzephalitis.

Prognose
Verlauf über 1-4 Jahre mit Schüben und Remissionen sowie Defektheilung.

UV-Index

Synonym(e)
UVI

Definition
Der UV-Index (UVI) ist ein Maß für die Stärke der sonnenbrandwirksamen UV-Strahlung. Um die Mittagszeit („Mittagssonne") ist der UVI-Wert in der Regel am höchsten.

Allgemeine Information
- Definiert ist der UV-Index als die Erythemwirksamkeit (E_{er} = 0,2541 W/m^2 bzw. 25 mW/m^2) der Referenzsonne multipliziert mit 40 und Rundung des Ganzjahreswertes auf ganze Zahlen. Demnach entspricht ein UV-Index von 2 einer Strahlung von etwa 25 mW/m^2. Maximal kann ein UV-Index von 12 erreicht werden, der extrem starker UV-Strahlung entspricht (ca. 300 mW/m^2). Ein UVI von 12 findet sich nur in Äquatornähe und/oder in Gebieten mit reduzierter Ozonschicht (Gefahr von UVC-Strahleneinwirkung). Die tagesaktuellen UV-Indices werden bundesweit und international von Wetterdiensten angeboten.
- Der UV-Index ist international einheitlich festgelegt, somit sind die Zahlenwerte verschiedener Länder ohne Einführung von Korrekturkoeffizienten miteinander vergleichbar. UVI beschreibt den am Boden erwarteten Tagesspitzenwert der sonnenbrandwirksamen UV-Strahlung. An unbewölkten Tagen wird dieser Wert zur Mittagszeit („Mittagssonne") erreicht. Bei starker Bedeckung können deutlich geringere Werte erreicht werden. Je höher der UVI ist, desto höher ist das Sonnenbrandrisiko. Die Zeit zum Erreichen eines Sonnenbrandes ist dann gering und für verschiedene Hauttypen unterschiedlich. Per definitionem sind Schutzhinweise und Zeiten bis zum Erreichen der Sonnenbrandschwelle für Hauttyp II bei ungebräunter Haut angegeben.
- Der UVI hängt vor allem vom Sonnenstand ab; daher ändert er sich mit der Jahreszeit und der geografischen Breite. Die Ozonsituation in der Atmosphäre, Bewölkung und die Höhenlage eines Ortes spielen ebenfalls eine Rolle. Reflexionen an Sand und Schnee beeinflussen die Höhe des UVI ebenfalls.
- Nicht im UV-Index berücksichtigt sind subjektive Faktoren, z.B. die Anwendung lichtsensibilisierender Medikamente.

Siehe Tabelle 1 [UV-Indizes und Notwendigkeit von Lichtschutzmaßnahmen].

UV-Kamm

Allgemeine Information
Mobiles UV-Bestrahlungsgerät zur punktgenauen lokalen Behandlung behaarter Kopfhaut mit UV-Strahlen. Meist als lichtleitender Haarteiler (UV-„Kamm") erhältlich. Seltener als Teilkörperbestrahlungsgerät zur Heimtherapie lokaler Hautkrankheiten an schwer zugänglichen Körperpartien verwendet (z.B. Achseln, Ellbogen). Je nach Indikation und angestrebter Behandlung wird das Gerät mit UVA- oder UVB-

UV-Index. Tabelle 1. UV-Indizes und Notwendigkeit von Lichtschutzmaßnahmen

UV-Index*	UV-Belastung	Dermatitis solaris	Lichtschutzmaßnahmen**
1	schwache UV-Intensität	unwahrscheinlich	nicht erforderlich
2			
3	mittlere UV-Intensität	nach ca. 30 Minuten	sehr empfehlenswert (abhängig vom Hauttyp; Schutz durch Kleidung und Lichtschutzmittel)
4			
5			
6	hohe UV-Intensität	nach ca. 20 Minuten	erforderlich (Schutz durch Kleidung und Lichtschutzmittel)
7			
8	sehr hohe UV-Intensität	nach ca. 15 Minuten	obligatorisch (Schutz durch Kleidung und Lichtschutzmittel; meiden der Mittagssonne von 11-15 Uhr)
9			
10			
11	extrem hohe UV-Intensität	nach ca. 10 Minuten	obligatorisch (Schutz durch Kleidung und Lichtschutzmittel; meiden der Mittagssonne von 11-15 Uhr)
12			

* und **: Lichtschutzhinweise und Zeiten bis zum Erreichen der Sonnenbrandschwelle gelten für den empfindlichen Hauttyp II bei ungebräunter Haut.

Strahlern bestückt (z.B. Philips: TL/01; Dr. Hönle: Dermalight 80).

Indikation
Kopfhautmanifestationen der Psoriasis vulgaris, Psoriasis capillitii, atopisches Ekzem, Vitiligo, Alopecia areata.

UV-Strahlen

Definition
Elektromagnetische, stark ionisierende und für das menschliche Auge unsichtbare Strahlung mit Wellenlängen von ca. 30-400 nm. UV-Strahlen schließen sich an das energiereiche (violette) Ende des sichtbaren Lichts an. Ab ca. 30 nm gehen sie in den Bereich der Röntgenstrahlung über. Sie zählen neben dem sichtbarem Licht und der Infrarotstrahlung zur Gruppe der optischen Strahlung, da sie gebrochen, reflektiert, transmittiert, absorbiert und/oder gebeugt werden können.

Einteilung
Das ultraviolette Spektrum umfasst Wellenlängen von 1 nm bis 380 nm. Die Energie eines Ultraviolett-Lichtquanten liegt im Bereich von ca. 3,3 eV (380 nm) bis ca. 1000 eV (1 nm). Die Strahlung im ultravioletten Bereich wird unterteilt in:
- UVA (auch Schwarzlicht oder Blacklight; 380-315 nm; 3.10–3.87 eV)
- UVB (auch Dornostrahlung; 315–280 nm; 3.87-4.43 eV)
- UVC (280–100 nm; 4.43–6.20 eV)
- Fernes UV, Vakuumstrahlung (auch FUV, VUV; 200–10 nm; 6.20–124 eV)
- Extremes UV (auch EUV, XUV; 31–1 nm; 40-1240 eV)

Unterhalb 200 nm wird UV durch molekularen Sauerstoff (O_2) absorbiert. Dabei wird der molekulare Sauerstoff (O_2) in zwei freie Sauerstoffatome (2 O) gespalten, die jeweils mit einem weiteren Molekül Sauerstoff (O_2) zu Ozon (O_3) weiterreagieren. Derart kurzwellige Strahlung wird von Luft (Sauerstoffgehalt etwa 21%) absorbiert und kann sich folglich nur in einem Vakuum ausbreiten. Sie wird daher auch Vakuum-Ultraviolett (VUV) genannt.

Allgemeine Information
- UVA-Strahlen bewirken Direktpigmentierung, die durch Photooxidation farbloser Melaninvorstufen und durch Umschichtung der Melanosomen in der Zelle hervorgerufen wird (innerhalb von 5-10 Min.; Dauer: 3-8 Stunden). UVA2-Strahlen sind im Bereich zwischen UVB- und UVA1-Spektrum angesiedelt und verursachen Hauterscheinungen, die entweder für das UVA-Spektrum oder das UVB-Spektrum typisch sind. UVA1-Strahlen sind Bestandteil aller natürlichen bzw. künstlichen Licht- oder UV-Strahlenquellen und werden nicht von ungefärbtem Glas absorbiert. Im Gegensatz zu UVB baut die Haut durch UV-A-Strahlung keine Lichtschwiele auf und hinterlässt auch keine sichtbaren Schäden. Daher bleiben ihre Auswirkungen auch lange Zeit unbemerkt. Unumstritten ist jedoch, dass UVA-Strahlen in hohem Maße die Haut gefährden. Pathologische, bevorzugt durch UVA-Strahlen ausgelöste Reaktionen sind Lichtdermatosen insbes. die polymorphe Lichtdermatose, eine vorzeitige Hautalterung (s.a. Lichtalterung) und Faltenbildung, sowie im Verhältnis zu UVB in geringerem Maße eine erhöhte Hautkrebsgefahr (s.u. Photokarzinogenese; s.a. zur Ätiologie des malignen Melanoms).
- UVB-Strahlung bewirkt in der Haut als Akutschaden eine Dermatitis solaris, die indirekte Pigmentierung, die Photosynthese des Vitamin D), den Aufbau einer Lichtschwiele als wirksamen Lichtschutz, sowie als Spätfolge Basal-

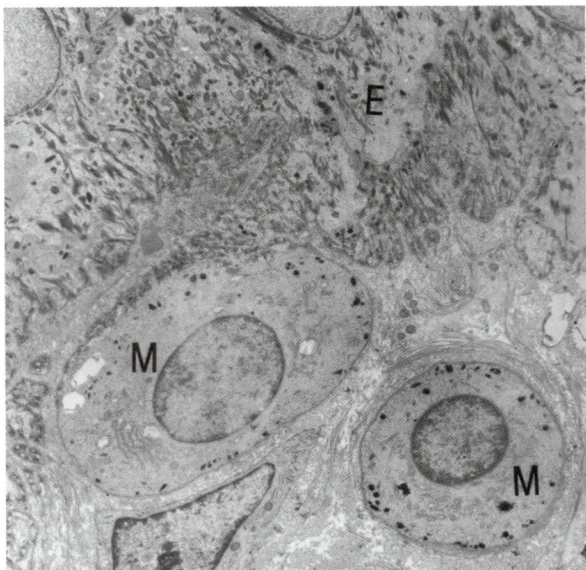

UV-Strahlen. Elektronenmikroskopie: Melanozyten (M) in der basalen Epidermis (E) und im Corium nach Bestrahlung mit langwelligen UVA Strahlen.

zellkarzinome und spinozelluläre Karzinome und deren Vorstufen. Ebenso ist UVB maßgeblich an der Photokarzinogenese beteiligt.

- UVC-Strahlen (energiereichste Strahlen des UV-Spektrums) werden vor allem durch die Ozonschicht in der Stratosphäre fast vollständig aus dem Sonnenlicht ausgefiltert (UVC Strahlen im Bereich 100-200 nm können von Sauerstoff- oder Stickstoffmolekülen bzw. im 200-300 nm Bereich von Ozon absorbiert werden). Durchdringende Reststrahlung verursacht insbes. Konjunktivitis photoelectrica und Keratokonjunktivitis photoelectrica. Vermehrtes Auftreten im Hochgebirge (Schneeblindheit) sowie bei Lichtbogenblendung. Äußerst gefährlich für Kontaktlinsenträger. UVC-Strahlen werden u.a. beim Schweißen und beim Schneidbrennen frei.

Hinweis(e)

Im Sonnenlicht, das zur Erde gelangt, sind neben sichtbarem Licht und Infrarot nur UVA und UVB enthalten. UVC wird in der Stratosphäre (Atmosphäre) durch Ozon vollständig absorbiert. Die Intensität der UV-Bestrahlung ändert sich je Jahres- und Tageszeit, der Bewölkung, der Ozonschicht und der geografischen Lage. So steigt sie alle 1000 Meter um ungefähr 20 %. Streustrahlen z.B. an der Wasseroberfläche oder im Schnee steigern die Intensität der UV-Strahlung ebenfalls. Auf Inseln ist sie wegen der schwebstoffarmen Luft besonders intensiv (s.u. Lichtschutz).

UV-Strahlen. Tabelle 1. Übersicht dermatologisch relevanter Anteile des UV-Spektrums

Bereich	Abkürzung	Wellenlänge	Eindringtiefe in die Haut	Erythemwirksamkeit	Karzinogenität
Kurzwelliges UV-Licht	UVC	100-280 nm	<50 µm (meist vollständig von der Epidermis absorbiert)	+++	+++
Mittelwelliges UV-Licht	UVB	280-320 nm	50-100 µm (Epidermis oder Stratum papillare)	++	++
Langwelliges UV-Licht	UVA	320-400 nm	0,5-5 mm (Stratum papillare oder reticulare)	+	++
	UVA2	320-340 nm	0,5-5 mm	+	++
	UVA1	340-400 nm	0,5-5 mm	+	++

V

VAC

Synonym(e)
vacuum assisted closure

Definition
Akronym für „vacuum assisted closure". VAC steht für eine nichtinvasive feuchte Wundbehandlung, die bei chronischen therapieresistenten Wunden eingesetzt wird und nachweislich die Wundheilung positiv beeinflusst. In der praktischen Anwendung wird die Wundregion mittels Unterdruck behandelt. Dadurch wird Wundsekret kontinuierlich abgesaugt und aufgenommen. Durch diese kontinuierliche Drainage kommt es zu einer Säuberung der Wunde und zur Förderung der Granulation. Vom Prinzip her wird eine feuchte Wundbehandlung ohne Exsudatstau gewährleistet. VAC ist ein geschlossenes System und wird über mehrere Tage auf der Wunde belassen. Dadurch wird die Anzahl der Verbandswechsel deutlich reduziert.

Vaginose, bakterielle   N76.81

Erstbeschreiber
Gardner, 1955

Synonym(e)
Amin-Kolpitis; bakterielle Vaginose; Gardnerella vaginalis-Infektion

Definition
Häufig vorkommende Dysbakteriose der Scheidenflora mit Überwuchern durch obligat anaerobe Bakterien und Gardnerella vaginalis.

Ätiologie
Wahrscheinlich stellt die Infektion mit Gardnerella vaginalis, einem sexuell übertragenen, gramnegativen bis gramvariablen, kurzen, unbeweglichen Stäbchen, die primäre Ursache dar. Sekundär kommt es zur Vermehrung gramnegativer Erreger.

Klinisches Bild
Vulvovaginitis und Kolpitis mit dünnflüssigem, homogenem, grau-weißlichem Fluor vaginalis. Charakteristischer, penetranter, fischartiger Geruch (hervorgerufen durch verschiedene, von den überwuchernden Anaerobiern gebildete Amine).

Diagnose
Verschiebung des Scheiden-pH-Werts nach 5,0-5,5. Im Abstrich sog. Clue-Cells: Von Bakterien bedeckte, charakteristisch getüpfelt erscheinende Vaginalepithelien. Kultureller Nachweis. Bestimmung des sog. BV-Scores durch den Gynäkologen.

Externe Therapie
Vaginale Spülungen mit desinfizierenden Zusätzen z.B. Polyvidon-Jod Lösung **R203** oder Chinolinol (z.B. Chinosol 1:1000 oder **R042**). Desinfizierende Vaginalsuppositorien (z.B. Betaisodona Vaginal-Suppositorien) oder Vaginalsuppositorien mit Antibiotikazusatz wie Metronidazol (z.B. Arilin Vaginalzäpfchen).

Interne Therapie
Metronidazol (z.B. Clont, Flagyl) 2-3mal 400 mg/Tag p.o. oder 2-3mal 500 mg/Tag i.v. über 5 Tage. Alternativ: Tinidazol (z.B. Simplotan) 2 g/Tag p.o. als Einmaldosis.

 Merke: Mitbehandlung des Geschlechtspartners, bei Männern kann Gardnerella vaginalis über Monate asymptomatisch in der Urethra persistieren.

Vakzineknoten   B08.0

Definition
Durch das Vacciniavirus (Orthopoxvirus, s.u. Pockenviren) hervorgerufene, knotige Hautveränderungen an Händen, Armen und Gesicht.

Differenzialdiagnose
Melkerknoten, Melkergranulom, Melkerschwielen.

Valaciclovir

Definition
Virustatikum, s.a. Aciclovir.

Indikation
Infektionen mit Herpes simplex Virus oder Varizellen-Zoster-Virus auch bei immunsupprimierten Patienten.

Schwangerschaft/Stillzeit
Kontraindiziert.

Dosierung und Art der Anwendung
- Erwachsene: 3mal/Tag 1000 mg p.o. über 7 Tage, Dosisreduktion bei Niereninsuffizienz.
- Kreatinin-Clearance 30-15 ml/Min.: 2mal 1000 mg/Tag. 15 ml/Min.: 1000 mg/Tag.
- Dialyse-Patienten: 1000 mg/Tag an Dialysetagen nach der Hämodialyse.

Präparate
Valtrex

Valganciclovir

Definition
Virustatikum.

Indikation
Zytomegalievirus-Retinitis bei Patienten mit HIV-Infektion (AIDS), Prophylaxe einer CMV-Erkrankung bei CMV-negativen Patienten, die ein Organtransplantat von einem CMV-positiven Spender erhalten haben.

Eingeschränkte Indikation
Niereninsuffizienz, Dialysepatienten, Leukopenie, Neutrozytopenie <500/µl, Thrombozytopenie <25.000/µl, Hb <8 g/dl.

Schwangerschaft/Stillzeit
Kontraindiziert.

Dosierung und Art der Anwendung
Initial: 2mal/Tag 900 mg p.o. für 21 Tage. Erhaltungstherapie: 1mal/Tag 900 mg. Erhaltungstherapie sowie Prophylaxe bei Organtransplantierten: 1mal/Tag 900 mg. Bei Verschlechterung der Retinitis Dosiserhöhung wie bei Initialtherapie möglich (Risiko einer Arzneimittelresistenz besteht!).

Unerwünschte Wirkungen
S.u. Ganciclovir.

Kontraindikation
Anwendung bei Patienten <18 Jahre, Überempfindlichkeit gegenüber Aciclovir und Valaciclovir i.A.

Präparate
Valcyte

Hinweis(e)
 Merke: Schädigungen des Erbgutes sind potentiell möglich. Daher sollten Männer unter Behandlung und 6 Monate nach der Therapie kein Kind zeugen. Frauen sollten während der Behandlung eine wirksame Schwangerschaftsverhütung betreiben!

Valsalva-Test

Definition
Test zur Überprüfung der Suffizienz der Venenklappen der Vena saphena magna und der ileofemoralen Verbindungen (chronisch venöse Insuffizienz).

Durchführung
Transkutane Strömungsmessung mittels eines Ultraschall-Dopplers bei kurzzeitiger Betätigung der Bauchpresse.

Vanille

Synonym(e)
Vanilla planifolia Andrews; Vacilla; vanilla bean

Definition
Immergrünes kletterndes und rankendes Orchideengewächs. Die Triebe können eine Länge von 10-35 m und mehr erreichen.

Vorkommen
V.a. in Süd- und Mittelamerika vorkommend. Häufig auf Plantagen angebaut, z.B. auf Java, Ceylon, Mauritius, Seychellen, Madagaskar und Tahiti.

Wirkungen
Vanillin wirkt schwach antiseptisch und anästhesierend.

Anwendungsgebiet/Verwendung
Als Aromastoff bzw. Gewürz vielseitig eingesetzt in Toilettenartikeln, Nahrungs- und Genussmitteln wie Tabak und Likören, aber auch in Pharmazeutika. Inhaltsstoffe: Bis 3 (4)% Vanillin. In Mexikanischer Vanille etwa 1,3-1,8%, in Bourbon-Vanille (Herkunft: Madagaskar, Reunion) bis 3%. Begleitstoffe: Vanillylalkohol, Piperonal, Protocatechualdehyd, p-Hydroxybenzaldehyd.

Unerwünschte Wirkungen
Vermutlich sind Vanillinsäure und Isovanillinsäure die wesentlichen Allergene. Sensibilisierungspotenz: Mittelstark. Sensibilisierungshäufigkeit: Gelegentlich.

Klinisches Bild
Allergische und irritative Kontaktdermatitiden, die meist berufsbedingt auftreten, finden sich im englischen Schrifttum unter „Vanillism". Gelegentlich kommt es bei Vanille-Allergikern nach Ingestion zu urtikariellen Exanthemen und Gesichtsschwellungen. Kreuzreaktivität kann auftreten gegenüber Perubalsam.

Varicellae adultorum   B01.99

Definition
Varizellen bei Erwachsenen, die oft einen schwereren Verlauf mit großen Blasen, Kopfschmerzen, Erbrechen, Gelenkschmerzen und hohem Fieber aufweisen.

Therapie
S.u. Varizellen.

Varikophlebitis   I83.1

Definition
Phlebitis einer oberflächlichen Varize, meist im Rahmen eines Krampfaderleidens, i.d.R. (in 80% der Fälle) als Thrombophlebitis.

Klinisches Bild
Entzündlich gerötete, überwärmte, erheblich druckdolente, 1-3 cm breite, ggf. verzweigte Stränge oder plattenartige Infiltrate. Ungestörtes Allgemeinbefinden, evtl. subfebrile Temperaturen.

Therapie
Je nach Schwere und Ausdehnung des Befundes.

Therapie allgemein
- Mobilisation (Patient laufen lassen) 3mal 30 Min./Tag, nächtliche Hochlagerung, keine Antikoagulation.

    > **Merke:** Bei Thrombophlebitis ist die Immobilisation des Patienten kontraindiziert!

- Wenn möglich Inzision und Expression des Thrombus. Bei bettlägerigen Patienten: Kompressionsverband, Hochlagerung des Beines und low-dose-Heparinisierung.

Externe Therapie
Topische Heparin-haltige Salben (z.B. Heparin-ratiopharm Gel/Salbe, Essaven Creme), Kompressionstherapie mit elastischen Kurzzugbinden (Pütter Verband), am Oberschenkel selbstklebende Kompressionsverbände (z.B. Acrylastic, Tricoplast).

Interne Therapie
- Antiphlogistika wie Acetylsalicylsäure (z.B. ASS 500) 3mal/Tag 500 mg p.o., Diclofenac (z.B. Voltaren) 50 mg Tbl., 2mal/Tag 1Tbl., Indometacin (z.B. Indomet-ratiopharm Supp.) 1-2mal/Tag 1 Supp.
- Bei Gefahr der aufsteigenden Thrombophlebitis der Vena saphena magna mit Lokalisation des Thrombus in Perforans- oder Krossennähe: Gefahr der tiefen Beinvenenthrombose. Daher gewichtsadaptierte therapeutische Heparinisierung mit z.B. Nadroparin (Fraxiparin) 2mal/Tag 0.1 ml/10 kg KG s.c., Kompressionstherapie (bis zur Leiste), Lokalisation und engmaschige Kontrolle des Prozesses mit Ultraschall-Doppler oder Phlebographie und Einstellung auf ein orales Antikoagulans für 6 Wochen bis 6 Monate, ggf. Notfall-Krossektomie. Wird eine Lyse-Therapie erwogen, sind i.m. Injektionen kontraindiziert.

Prognose
Günstig; Abheilung nach 6-10 Tagen.

Varikose   I83.9

Synonym(e)
Varikosis

Definition
Degenerative Erkrankung der Venenwand im oberflächlichen Venensystem der Beine, bei der sich unter dem Einfluss verschiedener Realisationsfaktoren (z.B. Orthostasebelastung) im Laufe des Lebens in unterschiedlicher Ausprägung und Schweregrad Krampfadern (Varizen) entwickeln. Klinisch finden sich spindel-, zylinder- oder sackförmig erweiterte, geschlängelte (epifasziale) Venen, wobei mehrere Windungen regelrechte Varizenknäuel und -konvolute bilden können.

Einteilung
Unterschieden werden:
- primäre Varikose (anlagebedingte Wanddegeneration)
- sekundäre Varikose (erworben), die vorwiegend im Rahmen eines postthrombotischen Syndroms (kompensatorisch) auftritt.

Vorkommen/Epidemiologie
50-80% der mitteleuropäischen Bevölkerung leiden an variösen Veränderungen unterschiedlichen Grades; 15% an einer behandlungsbedürftigen Varikose.

Ätiologie
- Die Ätiologie ist nicht in allen Einzelheiten abschließend geklärt. Infrage kommen u.a. lokale hämodynamische Faktoren sowie genetische Faktoren.
- Prädisponierende Faktoren sind u.a.: Alter, stehende Tätigkeit, Schwangerschaft, Übergewicht.

Manifestation
Frauen sind häufiger betroffen als Männer.

Lokalisation
V.a. im Bereich der Beine, im Verlauf der Vena saphena magna und parva, auftretend.

Klinisches Bild
Die Klinik ist geprägt durch unterschiedliche Krampfaderformen mit differenter klinischer Bedeutung. Als Stammvarikose wird die variköse Degeneration der V. saphena magna oder der V. saphena parva bezeichnet.

- V. saphena magna:
  - Komplette Stammvarikose: Proximaler Insuffizienzpunkt liegt in der Krosse (Mündungsklappe der V. saphena magna) selbst. Je nachdem wie weit die Klappeninsuffizienz nach distal reicht, werden 4 Stadien unterschieden: Grad 1: Distaler Insuffizienzpunkt (D.I.) liegt in der Leiste, Grad 2: D.I. am Oberschenkel, Grad 3: D.I. am Unterschenkel, Grad 4: D.I. am Fuß.
  - Inkomplette Stammvarikose: Proximaler Insuffizienzpunkt ist nicht mit der Krosse identisch. Hierbei werden je nach Insuffizienzpunkt verschiedene Typen unterschieden: Seitenasttyp, Dodd-Perforanstyp, dorsaler Typ.
- V. saphena parva:
  - Komplette Stammvarikose: Proximaler Insuffizienzpunkt liegt in der Schleusenregion der Vena saphena parva. Je nach Insuffizienzstrecke werden 3 Stadien unterschieden: Grad 1: Distaler Insuffizienzpunkt (D.I.) liegt in der Schleusenregion, Grad 2: D.I. liegt im mittleren Unterschenkel, Grad 3: D.I. liegt in der Region des Außenknöchels.

Diagnose
Anamnese, klinische Untersuchung, Dopplersonographie. Vor operativen Eingriffen in Leiste und Kniekehle Duplex-Sonographie. Mittels photopletysmographischer Verfahren z.B. der Lichtreflexions-Rheographie und der D-PPG (digitale Photoplethysmographie) lässt sich eine Einteilung in besserbare und nicht besserbare Veneninsuffizienzen vornehmen; diese gibt Auskunft über die hämodynamische Relevanz des Krampfaderleidens wenn eine Duplex-Sonographie nicht ausreichend ist.

Komplikation
Chronische venöse Insuffizienz; Varizenruptur; Thrombophlebitis; trophische Hautveränderungen; schwere Ödeme; Varizenblutungen.

Therapie
- Je nach Venenbeteiligung und Schweregrad (Stammvenen, Seitenäste) Sklerosierung oder Operation (Krossektomie, Stripping) und Kompressionstherapie.
- Stammvarikose: Die Stammvarikosis der V. saphena magna, insbes. bei Vorliegen von Mündungsinsuffizienzen, sollte eher operativ angegangen werden. Gute Erfolge bringt die Kombination der Venenexhairese der V. saphena magna bis in Kniehöhe mit der postoperativen Venenverödung der verbliebenen Varizen am Unterschenkel. Bei einer Krosseninsuffizienz der V. saphena magna mit unkomplizierter Stammvarikosis wird als neues operatives Therapieverfahren die extraluminale Valvuloplastie eingesetzt. Dabei wird ein Dacron-Ring um die Schleusenklappenebene der V. saphena magna gelegt und dadurch der Gefäßdurchmesser auf 4-5 cm reduziert und so ein suffizienter Klappenschluss erreicht. Die Krossenverödung ist daher ein nicht mehr aktuelles Therapieverfahren und gehört ohnehin nur in sehr geübte Hände. Die Stammvarikosis der V. saphena parva sollte ebenfalls eher operativ angegangen werden, kann in leichten Fällen mit nicht maximaler Erweiterung aber durchaus auch verödet werden. Wichtig ist die exakte Unterbindung der Einmündungsstellen der V. saphena magna in die V. femoralis und der V. saphena parva in die V. poplitea. Alternativ stehen neuere endovaskuläre Verfahren zur Verfü-

Varikose. Tabelle 1. Einteilung der Venen (nach Etage und Kaliber)

Epifasziales System	Subkutan	Stammvarizen der Vena saphena magna et parva, Seitenastvarizen: Arkaden und Bogenvenen
	Intradermal	Besenreiservarizen, Teleangiektasien, retikuläre Varizen
Transfasziales System	Perforansvenen	
Subfasziales System	Leitvenen: Vv. tibiales et fibulares, V. poplitea und V. femoralis	

Varikose. Tabelle 2. Therapieentscheidung

Lokalisation der Störung	Therapie
Stammvarizen	Operation oder endoluminale Lasertherapie oder Radiowellen
Seitenastvarizen	Operation oder Sklerosierung + Kompression
Retikuläre Varizen	Sklerosierung
Besenreiservarizen	Sklerosierung oder Laser
Chronische venöse Insuffizienz	Dauerkompression, Befund-adaptierte Sanierung der extra- und transfaszialen Venen durch Operation, Radiowellen, Sklerosierung oder endoluminale Lasertherapie

gung wie die endoluminale Lasertherapie, die Radiowellentherapie und die Schaumsklerosierung.

— Seitenastvarikosis/Insuffizienz der Vv. perforantes: Für insuffiziente Perforantes kleineren Kalibers ist die Sklerosierungsbehandlung ausreichend. Operativ behandelt werden können größere, lokalisierte Venenkonvolute und ausgedehnte insuffiziente Vv. perforantes (Perforantes-Diszision).

— Retikuläre Varizen/Besenreiservarizen: Klassische Indikation für die Sklerosierungstherapie. Indikation bei den

Varikose. Tabelle 3. Einteilung der primären Stammvarikosis der Vena saphena magna (nach Hach)

Grad I	Kurzer Rückfluss bis handbreit unter dem Leistenband/Krosseninsuffizienz
Grad II	Rückfluss bis in das distale Oberschenkeldrittel
Grad III	Rückfluss bis handbreit unterhalb des Kniegelenkes
Grad IV	Rückfluss bis in die Region des Innenknöchels

Varikose. Tabelle 4. Einteilung der primären Stammvarikosis der Vena saphena parva

Grad I	Insuffizienz an der Einmündungsstelle
Grad II	Reflux bis zur Unterschenkelmitte
Grad III	Reflux bis zum Außenknöchel

Varikose. Tabelle 5. Medikamentöse Unterstützung

	Medikamente/Dosierung	Bemerkungen
Venentonisierende Medikamente	Dihydroergotamin (z.B. DET MS): Erwachsene: 2mal 1 Kps./Tag p.o. oder 3mal 10-20 Trp. oder 3mal 1-2 Tbl./Tag. Alternativ z.B. Dihydergot: Erwachsene: 2mal 1 Retard Tbl./Tag oder 2mal 1 Forte Tbl./Tag oder 3mal 20 Trp./Tag.	Die Wirkung ist nicht einheitlich geklärt. Vermutlich wirksam durch Anregung der Kontraktilität der Venolen, Reduktion des Gefäßquerschnittes, Zunahme der Strömungsgeschwindigkeit, erhöhte Blutkonzentration, reflektorische Diurese, Erhöhung der Blutviskosität. Daher die Therapie immer einschleichend beginnen. Heutzutage selten verwendetes Therapieverfahren.
	alpha-Symphatikomimetika wie Norfenefrin (z.B. Novadral): Erwachsene: 2-3mal 30 Trp./Tag oder 3mal Drg./Tag. Alternativ: Etilefrin (z.B. Effortil) 3mal 10-20 Trp./Tag oder 3mal 1-2 Tbl./Tag.	V.a. bei der Kombination der CVI und des Hypotonus indiziert.
Ödemprotektive Medikamente	Saponine: Rosskastanienextrakte wie Aescin (z.B. Venostasin Retard) 2mal 1 Kps./Tag p.o. Alternativ: Venoruton 2mal 1 Kps. oder Retard Tbl./Tag.	Zumeist pflanzliche Glykoside, die über eine membranstabilisierende Wirkung und Hemmung proteolytischer Enzyme wirksam sein sollen und kapillarabdichtend sowie antiexsudativ sind (keine eindeutigen wissenschaftlichen Nachweise). Venentonika und Ödemprotektiva werden in verschiedenen Zubereitungsformen auch zur externen Therapie (Gel, Lotio, Creme) angeboten. Die Wirksamkeit über eine perkutane Resorption ist unsicher.
	Flavonoide (gelbe Schalen der Zitrusfrüchte wie Diosmin oder Rutoside): Z.B. Troxerutin 3mal 1 Kps./Tag p.o. oder Tovene 2mal 2 Tbl./Tag p.o.	
	Hesperidine: Z.B. Phlebodril 2mal 2 Kps./Tag bis 3mal 2 Kps./Tag p.o.	
	Mäusedornextrakte: Systemisch wie Phlebodril mono 2-3mal/Tag 1 Tbl. p.o. oder topisch wie Phlebodril N Creme, Venostasin N Salbe, Hoevenol Emulsion	

Besenreisern zumeist kosmetisch, in den wenigsten Fällen medizinisch. In der neueren Literatur hat sich eine Kombination aus Sklerosierungstherapie der größeren Besenreiser (>0,4 mm Durchmesser) und der gepulsten Farbstofflasertherapie (<0,4 mm Durchmesser) bewährt.
- Kompressionstherapie: Anwendung von Kompressionsstrumpf oder Kompressionsverbänden, s.u. Kompressionsstrumpf, medizinischer, s.u. Kompressionsverband, phlebologischer.

> **Merke:** Kompressionsverband: Verbessern des Zustandes und Reduktion des Ödems (kurzfristiger Einsatz).

> **Merke:** Kompressionsstrumpf: Geringe Verbesserung des Zustandes oder Halten des Zustandes (langfristiger Einsatz).

Interne Therapie
Medikamentöse Therapie: Bei der medikamentösen Therapie handelt es sich um eine unterstützende Therapieform, die die Effekte einer Kompressionstherapie verbessert und den Zeitraum bis zur definitiven Sanierung des Venensystems überbrücken kann.

Varikose, primäre   I83.9

Synonym(e)
Genuine Varikose; idiopathische Varikose

Definition
Degenerative Erkrankung der Venenwand ohne eine Vorschädigung der Venen im epifascialen Venensystem, die sich unter dem Einfluss verschiedener Realisationsfaktoren (z.B. Orthostasebelastung) im Laufe des Lebens in unterschiedlicher Ausprägung und Schweregrad zum Krampfaderleiden (s.u. Varikose) entwickelt.

Ätiologie
Allgemeine Bindegewebsschwäche, angeborene Insuffizienz bzw. Aplasie der Venenklappen, arteriovenöse Anastomosen.

Manifestation
Ab dem 20. Lebensjahr auftretend.

Klinisches Bild
S.u. Varize.

Therapie
S.u. Varikose.

Prognose
Günstig. Häufig lange kompensiert. Gefahr der chronisch venösen Insuffizienz.

Varikose, Pudenda-Varikose   I86.2

Definition
Sonderform einer medial der Adduktorenkanäle gelegenen Varikose. Diese Varikose drainiert nicht in das V.-saphena-magna- und V.-femoralis-System, sondern meist über das Foramen obturatorium und die pudendalen Venen in das kleine Becken zum Plexus ovaricus und von dort über die V. ovarica zur V. cava inferior.

Klinisches Bild
Nicht selten sind lokalisierte Krankheitsbilder ohne Leidensdruck. Bei ausgeprägten Krankheitsbildern sind Verbindungen zur V. saphena magna und V. parva möglich, auch unter dem klinischen Bild der inkompletten Stammvarikose. Gelegentlich leiden die Frauen auch unter einem „pelvic congestion syndrome", mit ausgeprägten Erweiterungen des Plexus ovaricus und einer insuffizienten V. ovarica (Analogbild zur Varikozele beim Mann).

Varikose, Seitenastvarikose   I83.9

Definition
Variköse Erweiterung von definierten Seitenästen der V. saphena magna und/oder der V. saphena parva. In erster Linie betroffen sind die V. saphena accessoria lateralis und medialis sowie die hintere und vordere Bogenvene im Verlauf der V. saphena magna. Die Seitenastvarikose ist oft mit einer Stammvarikose vergesellschaftet.

Varikose, sekundäre   I83.9

Definition
Kompensatorische Erweiterung der oberflächlichen (epifaszialen) Venen bei erhöhtem Venendruck, z.B. nach thrombotischem oder traumatischem Verschluss der tiefen Beinvenen im Sinne des postthrombotischen Syndroms.

Klinisches Bild
S.u. Varize.

Therapie
Entsprechend der chronisch venösen Insuffizienz.

Prognose
Häufig Entwicklung einer chronisch venösen Insuffizienz.

Varikose, sublinguale   I83.9

Synonym(e)
Caviar lesions of the tongue; Caviartongue; Zungenvarizen; Kaviarzunge

Definition
Venenerweiterungen unter der Zunge, die als kaviarähnliche Gebilde imponieren.

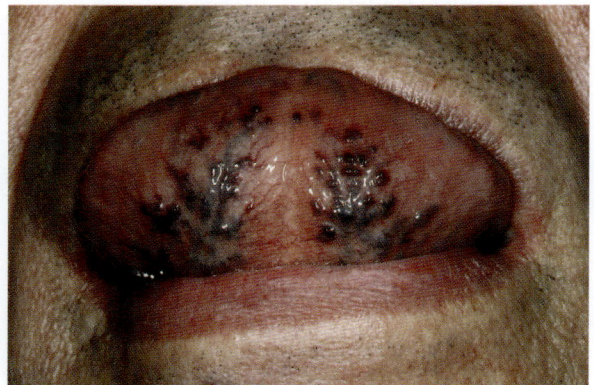

Varikose, sublinguale. Multiple, chronisch stationäre, erweiterte, teils netzartige, teils punktförmige, rot-braune Venenkonglomerate („Kaviarzunge").

Therapie
Nicht notwendig, die Veränderungen haben keinen Krankheitswert. Aufklärung des Patienten.

Varize
I83.9

Synonym(e)
Krampfader

Definition
Krankhafte, anlagebedingte oder erworbene, kurz- oder langstreckige, spindel-, zylinder- oder sackförmig erweiterte, epifasziale Venenabschnitte mit Tendenz zur Schlängelung, wobei mehrere Windungen regelrechte Varizenknäuel und -konvolute bilden können. S.a. Varikose.

Einteilung
- Je nach Lokalisation, Etage und Kaliber der betroffenen Venen unterscheidet man:
    - Stammvarizen: Vena saphena magna und parva (komplett und inkomplett)
    - Seitenastvarizen (z.B. Arkaden- und Bogenvenen)
    - Perforansvarizen
    - Pudendale Varizen
    - Retikuläre Varizen: Intrakutane Netzvenen
    - Besenreiservarizen
    - Teleangiektasien.
- Stadieneinteilung der Stammvarikosis der V. saphena magna (nach Hach):
    - Stadium I: Insuffizienz der Krosse in der Leiste.
    - Stadium II: Insuffizienz von der Krosse ausgehend bis handbreit über dem Kniegelenk.
    - Stadium III: Insuffizienz von der Krosse ausgehend bis unterhalb des Knies.
    - Stadium IV: Insuffizienz von der Krosse ausgehend bis zum medialen Knöchel.
- Die Stadieneinteilung der Stammvarikosis der V. saphena parva erfolgt ebenfalls nach Hach:
    - Stadium I: Insuffizienz der Krosse in der Kniekehle.
    - Stadium II: Insuffizienz von der Krosse ausgehend bis handbreit über dem Kniegelenk.
    - Stadium III: Insuffizienz von der Krosse ausgehend bis Mitte Unterschenkel.
    - Stadium IV: Insuffizienz von der Krosse ausgehend bis zum lateralen Knöchel.

Vorkommen/Epidemiologie
Varizen gehören zu den häufigsten Krankheitsbildern in der mitteleuropäischen Bevölkerung. Etwa 70% der deutschen Bevölkerung weisen pathologische Veränderungen des peripheren Venensystems auf, wobei Frauen deutlich häufiger als Männer betroffen sind. Insgesamt sind ca. 12 Millionen Patienten von einer Varikosis betroffen, wobei ca. 20% an einer Stammvarikose, 50% an einer Astvarikosis, zwei Drittel an retikulären und ein Drittel an Besenreisern leiden. Insgesamt bestehen bei 5% der Fälle behandlungsbedürftige Formen.

Ätiologie
Nicht in allen Einzelheiten geklärt. Meist bestehen anlagebedingte, degenerative Veränderungen der Venenwand, vor allem der Tunica media und des kollagenen Fasergerüsts. Prädisponierende Faktoren: Alter, stehende Tätigkeit, Übergewicht, chronische Obstipation, regelmäßiger Alkoholgenuss, Schwangerschaft und Mehrfachgeburten, Bewegungsarmut.

Lokalisation
V.a. im Bereich der Beine lokalisiert, im Verlauf der Vena saphena magna und parva.

Klinisches Bild
Schweregefühl im Bein (Besserung durch Gehen oder Laufen), müde Beine, Schmerzen im Bereich der Varizen (besonders im Stehen), prämenstruelle Schmerzen im Bereich der Varizen (auch über retikulären Varizen und Besenreiservarizen), Knöchelschwellungen und abendliche Knöchelödeme, Beschwerdezunahme bei Wärme, Besserung durch Beinhochlagerung, nächtliche Fuß- und Wadenkrämpfe.

Diagnose
Apparative Diagnostik mit Ultraschalldoppler-/Farbduplexsonographiegeräten und CW-Dopplerduplexsonographiegeräten. Phlebographie nur bei Problemfällen. Photoplethysmographie eignet sich zur Verlaufsbeurteilung.

Differenzialdiagnose
Im allgemeinen typisches und damit unverwechselbares klinisches Bild.
- Fettgewebshernien (Hernien der Faszie der Fußheber im lateralen Bereich der Unterschenkel)
- Piezogene Knötchen (Fersenkanten und lateralen Fußränder)
- Hämangiom, kavernöses
- Angiokeratom
- Lymphangiom.

Komplikation
Chronische venöse Insuffizienz, Varizenruptur, Thrombophlebitis. Isomorpher Reiz für z.B. Psoriasis vulgaris, Lichen planus, mikrobielles Ekzem, Lipodermatosklerose, Hyperpigmentierung, Ulcus cruris.

Varize. Tabelle 1. Venenklassifizierung nach Weiss

Typ		Durchmesser (mm)	Farbe	Lokalisation
Typ I	Teleangiektasien	0,1-1	rot	intrakutan
Typ Ia	Matting	<0,2	hellrot, flächig	
Typ II	Venektasien	1-2	violett	
Typ III	Retikuläre Varizen	2-4	blau	
Typ IV	Seitenastvarizen	3-8	blau-grün	subkutan
Typ V	Stammvarizen	>8	blau-grün	

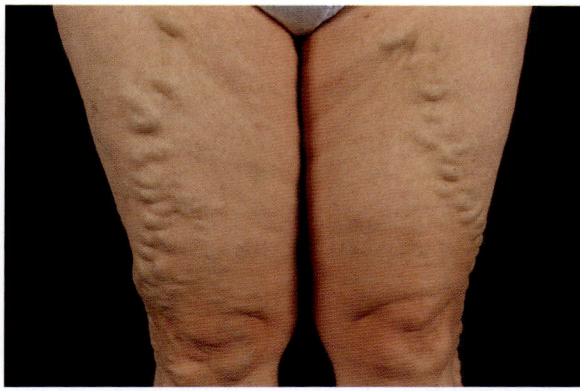

Varize. Seitenastvarikosis der V. saphena accessoria lateralis.

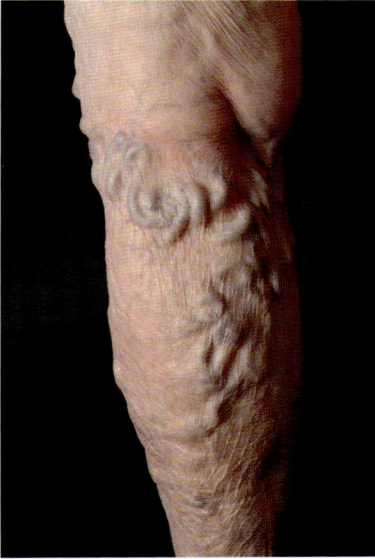

Varize. Äußerst stark ausgeprägte Seitenastvarikose am Unterschenkel einer 72-jährigen Frau. Am Unterschenkel zeigen sich weit dilatierte, geschlängelte und knotige, subkutane, leicht grünlich erscheinende Venenkonglomerate. Nebenbefundlich bestehen seit langem Schweregefühl im Bein, abendliche Knöchelödeme sowie nächtliche Wadenkrämpfe.

Therapie
Je nach Venenbeteiligung und Schweregrad (Stammvenen, Seitenäste) sind Kompressionstherapie, Sklerosierung, Schaumsklerosierung oder Operation (Krossektomie, Babcock Stripping der V. saphena magna, Kryostripping), endoluminale Lasertherapie, Radiowellentherapie (VNUS Closure) indiziert.

Therapie allgemein
Als Allgemeinmaßnahmen werden eine Gewichtsnormalisierung und regelmäßige körperliche Aktivität empfohlen. Weiterhin sollte bei vorwiegend sitzender oder stehender Tätigkeit für eine ausreichend häufige Unterbrechung dieser Körperhaltung gesorgt werden. Hydrotherapeutische Maßnahmen führen häufig zur Besserung der Beschwerden. Vielfach ist ein medizinischer Kompressionsstrumpf unverzichtbar. Diuretika können zur Beginn der Behandlung eines ausgeprägten Ödems eingesetzt werden.

Externe Therapie
S.u. Kompressionstherapie und Kompressionsverband, phlebologischer. Die konsequente Kompressionstherapie kommt als Alternative bzw. Ergänzung zu Sklerosierung und Operation, als Begleitmaßnahme unmittelbar nach Sklerosierung und Operation und als Bedarfstherapie der Varikosis wie Phlebitis und Varizenruptur zur Anwendung. Verwendet werden Kurzzugbinden, Dauerkompressionsverbände oder der medizinische Kompressionsstrumpf. Unterstützend können die Beine hochgelagert und ggf. Lymphdrainage durchgeführt werden.

Operative Therapie
Die Vorgehensweisen bestehen in der Krossektomie (Absetzen der Stammvenen an der Einmündung in das tiefe Venensystem), Stammvenenresektion, Exhairese von Seitenästen und Perforantendissektion. Als Kontraindikationen gelten akute tiefe Bein- und Beckenvenenthrombosen, hämodynamisch relevante Kollateralfunktionen von Venen, suffiziente Venensegmente für Bypassmaterial, schwere Allgemeinerkrankungen, Bettlägerigkeit, Störungen der Hämostase und Lymphödem angegeben. Die Rezidivquoten nach venenchirurgischen Maßnahmen liegen bei bis zu 40%.

Prognose
Primäre Varikose und sekundäre Varikose sowie Entwicklung einer chronischen venösen Insuffizienz können auftreten.

Varizella-Syndrom, kongenitales   P35.8

Synonym(e)
congenital varicella syndrome

Definition
Embryonale Missbildungen, besonders Hypoplasie der Gliedmaßen, zerebrale Dysfunktionen und zosteriforme Narben bei Varizellen der Mutter während der frühen Schwangerschaft. Das Risiko zu erkranken ist im 1. Trimenon am höchsten (4,9%).

Ätiologie
Diaplazentare Infektion mit Varizella-Zoster-Virus.

Externe Therapie
S.u. Varizellen.

Interne Therapie
- Bei Kontakt einer Schwangeren mit dem Varizella-Zoster-Virus: Antikörperstatus bestimmen (VZV-ELISA). Bei seronegativem Befund (IgG <1:64) Gabe des spezifischen Immunglobulins (z.B. Varitect) 1,0 ml/kg KG i.v. oder Varicellon 0,2 ml/kg KG i.m. bis zu 96 Std. nach stattgehabtem Kontakt.
- Erkrankung: Aciclovir (z.B. Zovirax) in der Schwangerschaft zeigte bei der i.v.-Gabe zur Behandlung des Herpes-simplex-Virus bislang keine Schädigung der Neugeborenen. Ausreichende Erfahrungen über eine mögliche Teratogenität liegen jedoch nicht vor, so dass Aciclovir in der Schwangerschaft zurückhaltend einzusetzen und seine Gabe durch die Schwere der Erkrankung bei der Mutter bestimmt ist.

Varizella-Zoster-Virus

Synonym(e)
VZV; HHV3

Definition
Das Varizella-Zoster-Virus ist ein DNA-Virus aus der Gruppe der humanen Herpesviren, die Krankheiten bei Menschen

und anderen Wirbeltieren verursachen können. S.u. Herpesviren, humane.

Allgemeine Information
VZV wird sehr leicht per Tröpfcheninfektion übertragen und verursacht dann als Erstmanifestation die Kinderkrankheit Windpocken, selten eine Zoster-Meningitis oder Zoster-Enzephalitis. Nach Ausheilen der Krankheit persistiert es lebenslang in sensiblen Nervenzellen. Bei Immunschwäche oder im Alter kann es in seltenen Fällen zum Zweitkrankheitsbild der Gürtelrose (Zoster) führen (s.u. Zoster).

Erreger
VZV ist membranumhüllt, enthält doppelsträngige DNA (dsDNA) und ist als Ikosaeder mit 162 Kapsomeren 150-200 nm im Durchmesser groß. Das Virus gehört zur Gattung Varicellovirus, zur Unterfamilie der Alpha-Herpes-Viridae und zur Familie der Herpesviridae. Mit den Herpes simplex-Viren ist es nahe verwandt, da es mit diesem einen großen Teil seines Genoms teilt. Einziges natürliches Reservoir ist der Mensch.

Vorkommen/Epidemiologie
Prävalenz: 400/100.000 Einwohner/Jahr.

Manifestation
Menschen zwischen dem 50.-70. Lebensjahr sind am häufigsten betroffen. Keine Geschlechtsbevorzugung.

Klinisches Bild
Erkrankungen:
- Varizellen (Windpocken), Erkrankungsgipfel zwischen dem 2. und 10. Lebensjahr.
- Reye-Syndrom: seltenes, meist bei Kindern und Jugendlichen auftretendes, akutes Syndrom, gekennzeichnet durch Enzephalopathie mit Hirnödem und feintropfiger Verfettung der Leber, das in 15-40% der Fälle mit Varizellen assoziiert ist. Wird besonders unter Einnahme von Acetylsalicylsäure beobachtet.
- Zoster als endogenes Rezidiv: Erkrankungsgipfel im höheren Lebensalter. Insgesamt erkranken etwa 15% aller Menschen im Laufe ihres Lebens.
- Varizella-Syndrom, kongenitales: Das fetale Varizellen-Syndrom tritt bei 0,7-2% aller Feten auf, deren Mütter im ersten Schwangerschaftsdrittel eine Primärinfektion durchgemacht haben.

Prophylaxe
Impfung mit Varicella zoster-Impfstoff (Varivax).

Varizellen B01.9

Synonym(e)
Windpocken; chicken pox; Wasserpocken; Schafblattern; petite vérole volante

Definition
Erstinfektion nichtimmuner Personen mit dem Varizella-Zoster-Virus.

Erreger
S.u. Varizella-Zoster-Virus.

Vorkommen/Epidemiologie
- Die Anzahl der Windpockenerkrankungen (keine Meldepflicht) wird für Deutschland auf 750.000/Jahr geschätzt. Insgesamt erkranken ca. 75% der Kinder unter 15 Jahren, darunter ca. 310.000 (41,5%) im Alter von 0 bis 5 Jahren, ca. 320.000 (42,4%) im Alter von 6 bis 12 Jahren sowie ca. 65.000 (8,8%) im Alter von 12 bis 15 Jahren. Die Inzidenz schwerer Verläufe bei hospitalisierten Kindern <16 Jahre liegt bei 0,8/100.000 Kinder.
- In der Altersgruppe der 10- bis 11-Jährigen liegt die Durchseuchungsrate bei 94%. Bei Jugendlichen und Erwachsenen bis zu 40 Jahren bestehen noch Immunitätslücken von ca. 3 bis 4%.
- Die Mortalität der Varizellen liegt nach internationalen Untersuchungen zwischen 0,03 und 0,05 je 100.000 Personenjahre. Die tatsächliche Zahl der Varizellen-bedingten Todesfälle in Deutschland liegt bei 20-40 Todesfälle/Jahr (ca. 0,03/100.000 Einwohner/Jahr).
- Diaplazentare Übertragung: Eine Übertragung des Virus über die Plazenta ist selten, kann aber in 1-2% der Fälle bei Schwangeren zu einer kongenitalen Infektion führen, sofern die Erkrankung zwischen der 5. und 24. Schwangerschaftswoche aufgetreten ist.

Ätiologie
Übertragung des Virus von einem Varizellen- oder Zoster-Patienten durch Tröpfchen- oder Schmierinfektion, insbes. durch Kontakt mit Speichel oder Flüssigkeitsinhalt der Bläschen sowie Niesen oder Husten.

Manifestation
Vor allem im Kindesalter auftretend (2/3 aller Fälle im 5. bis 9. Lebensjahr); selten bei Erwachsenen (Varicellae adultorum); sehr selten 2. Auftreten von Varizellen als Reinfektion bei Erwachsenen.

Lokalisation
Vor allem Kopfhaut, Stamm, Schleimhäute sind befallen; Hände und Füße bleiben meist frei.

Klinisches Bild
- 95% der Infektionen verlaufen klinisch manifest. Die Inkubationszeit beträgt meist 14 Tage (9-23 Tage). Nach kurzem Prodromalstadium leichtes Fieber, Juckreiz und Hauterscheinungen.
- Integument: Schubweises Aufschießen kleiner roter Flecken mit raschem Übergang in Papeln und Bläschen. Eintrübung des zunächst wasserklaren Bläscheninhalts, Ausbildung von fest haftenden Krusten, die nach 2-3 Wochen ohne Hinterlassung von Narben abfallen. Polymorphes Exanthembild durch die gleichzeitig vorhandenen verschiedenen Entwicklungsphasen der Effloreszenzen (Heubnersche Sternkarte). Nach Exkoriation und Sekundärinfektion bleiben varioliforme Narben. Hämorrhagische oder bullöse Umwandlung möglich. Schleimhäute: Gelblich bedeckte, von einem roten Saum umgebene Erosionen.
- Bei Kindern meist komplikationsloser Verlauf ohne Begleitsymptome, selten Lymphknotenschwellung.
- Bei Erwachsenen erfolgt meist schwerer Verlauf mit ausgeprägten Allgemeinsymptomen, Krankheitsgefühl, Fieber, Kopf- und Gelenkschmerzen, Lymphknotenschwellung.

Histologie
Zunächst mehrkammeriges, später einkammeriges Bläschen; ballonierende Degeneration der Basalzellen; epidermale Riesenzellen. Bläschenausstrich: Multinukleäre epitheliale Riesenzellen, Einschlusskörperchen.

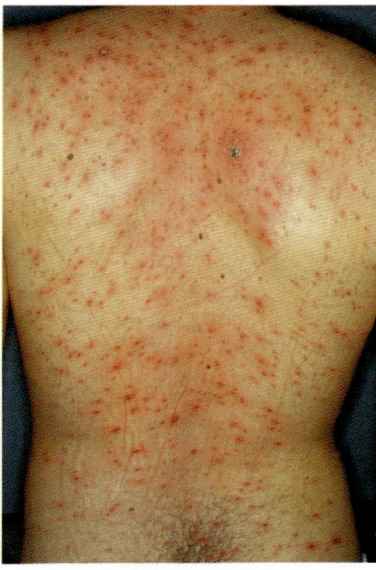

Varizellen. Generalisiertes Exanthem mit Nebeneinander von Vesikeln, Papeln, Papulopusteln im Bereich des Stammes.

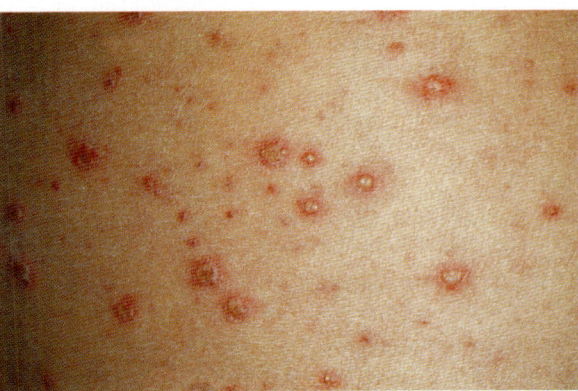

Varizellen. Nebeneinander von stecknadelkopf- bis linsengroßen, intakten und ulzerierten Bläschen, Papeln, Papulopusteln. Bild der sog. Heubnerschen Sternkarte.

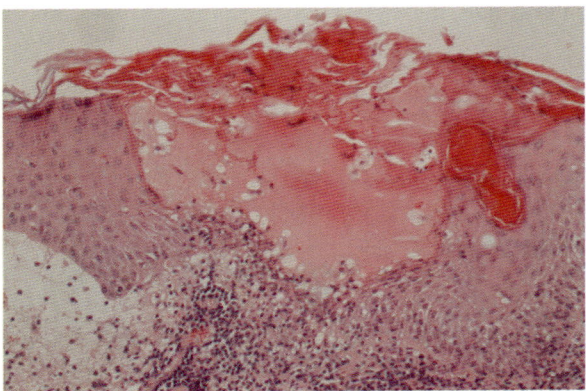

Varizellen. Intraepidermale Blasenbildung. Das Dach der Blase wird durch die orthokeratotische Hornschicht gebildet. Deutliches Ödem des Papillarkörpers (links im Bild). Kräftiges lymphozytäres Infiltrat am Blasenboden. Retikuläre Degeneration der dortigen Epithelien. Zahlreiche akantholytische Zellen.

Differenzialdiagnose
Zoster generalisatus sive varicellosus, Pyodermie, Prurigo simplex acuta infantum, Prurigo simplex subacuta.

Komplikation
- Impetiginisation, Hautgangrän, Bronchitits, Varizellenpneumonie (20-30/10.000 Erwachsene), aseptische Meningoenzephalitis, akute zerebelläre Ataxie (2-3/10.000 Kinder). Otitis media, Nephritis, Arthritis, Myokarditis, Purpura fulminans, Reye-Syndrom, bakterielle Sepsis ausgehend von der Haut (2-3/10.000 Kinder), Organbefall v.a. bei immunsupprimierten Patienten.
- Infektion während der Schwangerschaft: Kongenitales Varizella-Syndrom, neonatale Varizellen, Hydrozephalus.

Externe Therapie
- Kinder: Vornehmlich externe Behandlung.
- Allgemein: Fingernägel kürzen, ggf. Handschuhe über Nacht.
- Bläschenstadium: Lediglich lokal austrocknende Maßnahmen, z.B. Trockenpinselung mit Lotio alba oder synthetischen Gerbstoffen (z.B. Tannolact Lotio, Tannosynt), Zinksulfat-Hydrogel, Vollbäder mit Kaliumpermanganat-Zusatz (hellrosa) oder Chinolinol (z.B. Chinosol 1:1000 oder **R042**) als Badezusatz oder Abreibungen mit verdünntem Essigwasser. Bei Juckreiz 2-5% Polidocanol in Lotio alba bzw. als Gel **R197** oder Milch **R199**.
- Bei Superinfektion: Clioquinol-Creme (Linola-Sept) oder Lotio alba mit 0,5-2% Clioquinolzusatz **R050**.
- Krustenstadium: Anfänglich antiseptische Salben z.B. Clioquinol Creme **R049**, später aufweichende heilungsfördernde Salben z.B. Dexpanthenol-Salbe oder -Creme (z.B. Bepanthen).

> **Merke:** Antibiotika-haltige Externa bei großflächiger Ausbreitung eher zurückhaltend anwenden (Keimselektion! Sensibilisierungsgefahr! Systemische Nebenwirkungen!).

- Bei Schleimhautbeteiligung: Mundspülungen (z.B. Dexpanthenol Lsg. **R066**), Kamillosan Lsg., oder Tormentill-Adstringens **R255**, ggf. anästhesierende und/oder antibiotische zugesetzte Lösungen oder Mundgele oder Mundpasten (z.B. Dolo-Dobendan Lösung, Acoin Lösung, Parodontal Mundsalbe, Hexoral Lsg., Kamistad Gel).
- Bei Fieber: Bettruhe, konservativ fiebersenkende Maßnahmen (Wadenwickel, Eisbeutel in die Leisten), ggf. fiebersenkende Medikamente (z.B. Paracetamol 250 mg Supp.), auf ausreichende Flüssigkeitszufuhr achten. Keine Acetylsalicylsäure.

> **Cave:** Reye-Syndrom.

- Bei Juckreiz 2-5% Polidocanol in Lotio alba bzw. als Gel **R197** oder Milch **R199**.
- Erwachsene:
  - Bläschenstadium: Austrocknende desinfizierende Polidocanol-Zinkoxidschüttelmixtur 3-10% **R200**. Bei Superinfektion antiseptische Zusätze wie Clioquinol 2-5% oder Zinksulfat **R298**. Alternativ Idoxuridin Lösung (z.B. Zostrum) 4mal/Tag auf befallene Haut pinseln.

> **Cave:** Idoxuridin Lsg. nicht länger als 4 Tage anwenden.

Varizellen. Tabelle 1. Systemische antivirale Therapie bei Immunsupprimierten

Immun-status	Wirkstoff	Dosierung
CD4-Zellen >200/μl	Aciclovir (z.B. Zovirax)	5mal/Tag 12 mg/kg KG p.o. = 5mal/Tag 1 Tbl. Zovirax 800
	Famciclovir (Famvir)	3mal/Tag 250 mg p.o. = 3mal/Tag 1 Tbl. p.o.
	Valaciclovir (Valtrex)	3mal/Tag 1000 mg p.o. = 3mal/Tag 2 Tbl. à 500 mg p.o.
	Brivudin (Zostex) (nicht zugelassen bei immun-supprimier-ten Patienten)	1mal/Tag 125 mg p.o. über 7 Tage; ❗ **Cave:** nicht in Kombination mit 5-Fluorouracil anwenden!
CD4-Zellen >200/μl	Aciclovir (Zovirax)	3mal/Tag 10 mg/kg KG i.v. alle 8 Stunden über 10 Tage
	Foscarnet (Foscavir) Bei Aciclovir-Resistenz (nur bei intakter Nierenfunktion anwenden)	3mal/Tag 40 mg/kg KG i.v. = 3mal/Tag 2400 mg i.v., jeweils auf 100 ml Glukose 5%, auf 500 ml verdünnt über 1 Stunde infundieren, Dauer unbegrenzt.

- Krustenstadium: Anfänglich antiseptische Salben z.B. 2-5% Clioquinol Creme **R049**, später aufweichende, heilungsfördernde Salben (z.B. Dexpanthenol Salbe).

Interne Therapie
- Kinder: Antihistaminika p.o. wie Dimetinden (z.B. Fenistil Trp., 3mal/Tag 10-15 Trp. p.o.), Doxylamin (z.B. Mereprine) 1-3mal/Tag 1-2 Teel. oder Cetirizin (z.B. Zyrtec Trp./Saft, 2-3mal 1/2-1 Messl./Tag).
- Immunsupprimierte Kinder: Aciclovir (z.B. Zovirax) 500 mg/m² KO 3mal/Tag alle 8 Std. über 5 Tage i.v.
- Erwachsene: Aciclovir (z.B. Zovirax) 5 mg/kg KG als Kurzinfusion 3mal/Tag alle 8 Std. über 5-7 Tage.

> ❗ **Cave:** Blutbildkontrolle, sowie Kontrollen der Leber- und Nierenwerte sind erforderlich.

- Alternativ: Valaciclovir (Valtrex) 3mal/Tag 1000 mg p.o. über 7 Tage.
- Alternativ: Brivudin (Zostex) 1mal/Tag 125 mg/Tag p.o. über 7 Tage.
- Immunsupprimierte Erwachsene: Aciclovir (z.B. Zovirax) 3mal/Tag 15 mg/kg KG als Kurzinfusion für 5-10 Tage. Bei nachgewiesener HIV-Infektion Dosierung in Abhängigkeit von der Anzahl der CD4-positiven Zellen.

Prophylaxe
- Seit August 2004 ist die Varizellen-Schutzimpfung (aktive Immunisierung) von der STIKO (Ständige Impfkommission) für alle Kinder und Jugendlichen empfohlen. Die Impfung sollte vorzugsweise im Alter von 11-14 Monaten durchgeführt werden, kann jedoch auch jederzeit danach erfolgen. Noch ungeimpfte 9- bis 17-Jährige ohne Windpockenanamnese sollten geimpft werden, da die Erkrankung bei ihnen mit einer höheren Komplikationsrate einhergeht. Außerdem ist eine Impfung bei seronegativen Frauen mit Kinderwunsch, bei seronegativen Patienten mit einer immunsuppressiven Therapie, bei Patienten mit Leukämie, bei Patienten mit schwerem atopischen Ekzem sowie bei seronegativem Personal im Gesundheitswesen indiziert.
- Bei ungeimpften Personen mit negativer Windpockenanamnese und Kontakt zu Erkrankten ist eine postexpositionelle Impfung innerhalb von 5 Tagen nach Kontakt oder innerhalb von 3 Tagen nach Beginn des Exanthems zu erwägen.
- Eine Prophylaxe nach Kontakt mit einem Varizellen-Erkrankten mittels einer passiven Immunisierung (Varizella-Zoster-Immunglobulin) wird innerhalb von 96 Stunden nach Kontakt für Personen mit erhöhtem Risiko für Komplikationen empfohlen. Sie kann den Ausbruch einer Erkrankung verhindern oder deutlich abschwächen. Zu diesem Personenkreis zählen ungeimpfte Schwangere mit fehlender Windpocken-Anamnese, immungeschwächte Patienten mit unbekannter Immunität und Neugeborene, deren Mutter 5 Tage vor bis 2 Tage nach der Entbindung an Varizellen erkrankte.
- Aktive Immunisierung (Lebendvakzine): Varilrix 0,5 ml s.c. z.B. bei HIV-positiven Patienten ohne Varizella-AK und bei negativer Varizellen-Anamnese. AK-Kontrolle ist erforderlich und bei mehr als 200 CD4 Zellen/μl bzw. nach Absprache mit HIV-Spezialisten, nach 3 Monaten ggf. Wiederholung der Impfung bei nicht ausreichendem Impfschutz. Alternativpräparat: Varivax.

> ❗ **Cave: Kontraindikation: Schwangerschaft, massive Immunsuppression, stattgehabte VZV-Infektion.**

- Passive Immunisierung mit Varicella-Zoster-Hyperimmunglobulin (z.B. Varitect, Varicellon), bis spätestens 96 Std. nach Exposition. Varitect: Einmalig 1 ml/kg i.v. oder Varicellon: Mindestens 0,2 ml/kg KG i.m.

Varizellen, neonatale P35.8

Definition
Perinatale Infektion mit Varizellen bei erstinfizierten Müttern. Kritischer Zeitpunkt zwischen dem 7. Tag vor und dem 7. Tag nach der Geburt.

Vorkommen/Epidemiologie
Inzidenz: 1-5/10.000 Schwangerschaften.

Manifestation
Bei oder kurz nach der Geburt.

Komplikation
Pneumonie (15% der Patienten).

Therapie
- Postexpositionell: Therapie der Mutter mit Varizella-Zoster-Hyperimmunglobulin (z.B. Varitect) vor der Entbindung. Reife Neugeborene mit mütterlichen Varizellen weniger als 1 Woche vor Geburt sowie alle unreifen Neugeborenen mit Varizellen auch länger als 1 Woche bestehend, erhalten Varizella-Zoster-Immunglobulin einmalig 1 ml/kg KG i.v. Das Kind sofort nach der Geburt von der

Mutter isolieren. Bei bereits bestehenden Hautveränderungen ist die Gabe des Hyperimmunglobulins sinnlos.

> **Merke:** Nach Gabe des spezifischen Immunglobulins ist eine Lebendimpfung (Masern, Mumps, Röteln) innerhalb der nächsten 3 Monate nur abgeschwächt wirksam.

- Erkrankung: Bei Zeichen der Pneumonie, Hepatitis oder Enzephalitis sollte die Gabe von Aciclovir (z.B. Zovirax) erwogen werden. Neugeborene: 10 mg/kg KG, Infusion über 60 Min., alle 8 Std. für 10-14 Tage.

> **Cave:** Bei Niereninsuffizienz Intervalle verlängern!

Extern blande austrocknende Therapie mit Lotio alba, bei Anhalt für Pyodermie ggf. Zusatz von Clioquinol 0,5-2% oder Clioquinol-haltige Creme (Linola-Sept). Alternativ synthetische Gerbstoffe (z.B. Tannolact Lotio, Tannosynt).

Prognose
Bei Manifestation in den ersten 5 Tagen post partum besteht eine günstige Prognose (mütterliche Antikörper sowie passive Immunität sind vorhanden). Bei Manifestation zwischen 5.-10. Tag post partum besteht hohe Mortalität der Neugeborenen (30%) wegen Sepsisgefahr. In diesen Fällen ist zudem auch die Inkubationszeit verkürzt.

Prophylaxe
Varicella-Zoster-Immunglobulin (einmalig 0,2-1 ml/kg KG i.v.).

Vaselinoderm L81.8

Synonym(e)
Photodermatitis vaselinogenica

Definition
Durch Anwendung ungereinigter Vaseline hervorgerufene Photodermatitis mit schmutzigbrauner Hyperpigmentierung, follikulären Keratosen und Lichenifikation im Sinne einer Melanodermatitis toxica.

Therapie allgemein
Absetzen der betreffenden Salbenpräparate.

Externe Therapie
Behandlung des akuten Stadiums kurzfristig mit Glukokortikoid-haltigen Externa in Creme Grundlage z.B. 0,5-2% Hydrocortison Creme R120. Im postentzündlichen Stadium Tretinoin 0,05-0,1% (z.B. Cordes VAS Creme) 1mal/Tag auftragen. Unter dieser Lokaltherapie sind Lichtschutzmittel im Bereich der Applikationsstelle erforderlich.

Vaselinum

Definition
Gemisch gereinigter, vorwiegend gesättigter, fester und flüssiger Kohlenwasserstoffe. Wasserfreie, nicht mit Wasser mischbare, nicht einziehende (Fettfilm!), nicht abwaschbare Salbengrundlage. Zu unterscheiden sind:
- Vaselinum album: Weißes Vaselin.
- Vaselinum flavum: Gelbes Vaselin.

Indikation
Hyperkeratosen und Ekzeme, Abweichen von Krusten, Pflege trockener Lippen.

> **Merke:** Grundlage der Wahl bei Patienten mit multiplen Sensibilisierungen!

Unerwünschte Wirkungen
Evtl. juckreizfördernd.

Kontraindikation
Akut entzündliche Dermatosen.

> **Cave:** V.a. in der heißen Jahreszeit nicht anwenden!

Vaskulitis L95.8

Synonym(e)
Vasculitis

Definition
Durch einen charakteristischen, in Phasen ablaufenden Entzündungsprozess in den Wänden verschiedener Blutgefäßtypen hervorgerufene Gefäßentzündung, die zu verschiedenartigen, klinisch und/oder histopathologisch definierten Krankheitsbildern (klinisch-pathologische Entitäten) führt.

Einteilung
Die Klassifikationen der Vaskulitiden ist unbefriedigend, da die Ätiologie und Pathogenese dieser heterogenen Erkrankungsgruppe noch wenig verstanden wird. Nachfolgend werden verschiedene gebräuchliche Einteilungssysteme nicht präjudizierend nebeneinandergestellt. Die Einteilung, die den dermatologischen Entitäten am ehesten gerecht wird, ist diejenige von Sunderkötter et al.
- Die grundsätzliche Einteilung nach „primären" und „sekundären" Vaskulitiden ist nicht immer reproduzierbar, zumal weite Überschneidungsbereiche zwischen beiden existieren:
  - Primäre Vaskulitis: Auslösende Ursache bleibt unbekannt. Pathogenetisch liegt eine immunologische „Überempfindlichkeitsreaktion" zugrunde. Autoantikörper gegen neutrophile Granulozyten und/oder Endothelzellen (ANCA/AECA) sowie immunhistologische Untersuchungen sind für die Abklärung notwendig.
  - Sekundäre Vaskulitis: Vaskulitis im Rahmen von Grunderkrankungen (z.B. Infektionen, Kollagenosen, Auslösung durch Medikamente).
- Klassifikation nach immunologischen Ursachen: man unterscheidet:
  - ANCA-assoziierte Vaskulitis
  - Immunkomplexvaskulitis
  - Pauciimmune Vaskulitis
  - T-Zell-vermittelte granulomatöse Vaskulitis.
- Klassifikation nach Gefäßgröße und Art der Entzündung: Diese Klassifikation unterteilt die Vaskulitiden nach objektivierbaren histopathologischen Kriterien, die einerseits die Größe der Gefäße (klein, mittelgroß und groß) und die Art und Zusammensetzung des Infiltrates berücksichtigen (z.B. das bedeutsame Kriterium der Leukozytoklasie). „Kleine Gefäße" (small vessel) sind Kapillaren, Arteriolen und Venolen; „mittelgroße Gefäße" bezieht sich auf mittlere arterielle und venöse Gefäße und „große Gefäße" auf die Aorta und ihre direkten Abgänge bzw. deren Verzweigungen (z.B. A. temporalis). Auch bei dieser primär histomorphologischen Einteilung gibt es Unschärfen und Überschneidungen, insbes. bei synonymer Benutzung von klinischen und histologischen Entitäten. Z.B. liegen der leukozytoklastischen Vaskulitis

(LcV) mehrere klinische Entitäten zugrunde. Das Gemeinsame dieser Gruppe ist das ausschließlich histologisch nachweisbare pathologische Substrat, nämlich die Vaskulitis mit dem Zerfall neutrophiler Leukozyten, der Leukozytoklasie. Somit ist auch diese Einteilung aus klinischer Sicht letztlich nicht befriedigend.
- Histopathologische und immunologische Einteilung und Zuordnung der klinischen Entitäten (in Anlehnung an Sundkötter). Hierbei hat sich gezeigt, dass dem Auftreten von IgA-haltigen Immunkomplexen (Nachweis durch DIF) eine wesentliche prognostische (eher ungünstigere Prognose) und therapeutische Bedeutung zukommt.
- Vaskulitis kleiner Gefäße (Cutaneous small vessel vasculitis, CSVV):
- Immunkomplexvaskulitiden:
- LcV, überwiegend mit perivaskulären IgA-Ablagerungen:
  - Purpura Schönlein-Henoch
  - Infantiles, akutes, hämorrhagisches Ödem (Alter <2 Jahre)
- LcV, überwiegend mit perivaskulären IgG/IgM-Ablagerungen:
- LcV (non-IgA-assoziierte) - ohne systemische Beteiligung
  - LcV (non-IgA-assoziierte) - mit systemischer Beteiligung.
    - Urtikariavaskulitis:
      – Normokomplementämische Urtikariavaskulitis
      – Hypokomplementämische Urtikariavaskulitis.
      – Serumkrankheit
      – Vaskulitis bei essentieller Kryoglobulinämie
      – Sonstige (Sonderformen):
      – Granuloma eosinophilicum faciei
      – Erythema elevatum et diutinum
      – Septische Vaskulitis
      – Purpura fulminans
      – LcV mit Eosinophilie (Entität fraglich)
      – LcV bei Kollagenosen (SLE, Sklerodermie).
- Vaskulitis mittelgroßer Gefäße:
  - Systemische (ANCA-positive) Vaskulitiden:
    – Wegener Granulomatose
    – Churg-Strauss-Syndrom.
  - Polyarteriitis nodosa (PAN)-Gruppe:
    – Polyarteriitis nodosa, kutane
    – Polyarteriitis nodosa, systemische
    – Polyarteriitis nodosa, mikroskopische.
  - Sonstige:
    – Nodularvaskulitis (Erythema induratum)
    – Kawasaki-Syndrom.
- Vaskulitis großer Gefäße:
  - Arteriitis temporalis
  - Takayasu-Arteriitis.

Diagnose
S.u. dem jeweiligen Krankheitsbild.

Therapie
Je nach Krankheitsbild. S.u. Tab. 3 [Therapiestrategien bei Vaskulitis (nach Fiorentino)].

Hinweis(e)
Auch die Phlebitiden als Gefäßwandentzündungen größerer Stamm- und Extremitätenvenen sind „Vaskulitiden". Sie gehören aber nicht zu den hier aufgeführten Vaskulitiden im engeren Sinne. Dies gilt auch für die Endangiitis obliterans, die als eigenständiges vaskulitisches Krankheitsbild mit obligater Verschlusssymptomatik eher zu den arteriellen Ver-

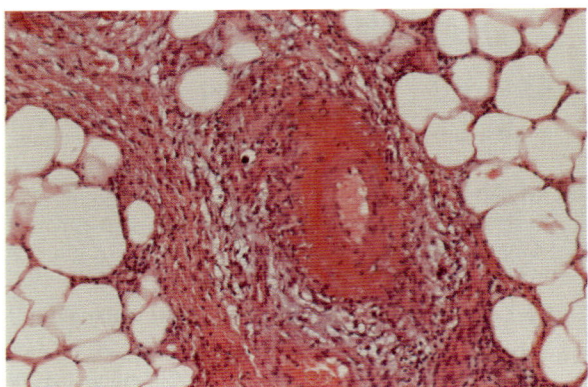

Vaskulitis. Nekrotisierende Vaskulitis. Kompletter Verschluss eines mittleren Gefäßes. Homogen verquollene, eosinophile Gefäßwand. Mäßig dichte perivaskuläre Infiltrathülse.

schlusskrankheiten gerechnet wird. In vielen Einteilungen wird zusätzlich der Begriff „Vaskulopathie" gebraucht, ein Allgemeinbegriff für primär nicht entzündliche Gefäßerkrankungen, die mit einem partiellen oder kompletten Verschluss eines Gefäßes einhergehen (z.B. Livedo racemosa). Da Vaskulitiden des Hautorgans häufig mit fokalen Einblutungen einhergehen, findet sich in der bisherigen Literatur die deskriptive Bezeichnung „Purpura" (z.B. Purpura Schönlein-Henoch, anaphylaktoide Purpura, u.a.) als klinische Diagnose für eine zugrunde liegende „hämorrhagische leukozytoklastische Vaskulitis". Die Bezeichnung „Purpura" beinhaltet eine

Vaskulitis. Tabelle 1. Auslöser sekundärer Vaskulitiden

Medikamente	ASS, Allopurinol, Thiazide, Sulfonamide, Gold, nicht-steroidale Antiphlogistika, Phenothiazine, Pyrazolone, Ketoconazol, Tetracycline, Penicilline, Methimazol, Propylthiouracil
Bakterielle und virale Infekte	Streptokokken, Staphylokokken, Neisseria meningitidis und gonorrhoeae, Escherichia coli, Mykoplasmen, Mycobacterium tuberculosis, Hepatitis-B-Virus, Herpesviren, Influenza-Virus, Zytomegalie-Virus
Pilzinfektionen	Candida albicans
Protozoen	Trypanosomen, Plasmodium malariae
Wurminfektion	Helminthen
Autoantigene	Rheumatische Arthritis, Lupus erythematodes visceralis, Sjögren-Syndrom
Malignome	Lymphome, Mammakarzinom, Haarzelleukämie, selten solide Tumoren
Nahrungsmittel und Nahrungsmitteladditiva (selten)	Tartrazin (E 102)
Idiopathisch	Ungeklärte Genese (bei ca. 50% der Patienten)

Vaskulitis. Tabelle 2. Klinische Einteilung der primären Vaskulitiden (Chapel Hill Consensus Conference)

Gefäßtyp	Erkrankung	Definition
Groß	Arteriitis temporalis	Granulomatöse Arteriitis der Aorta und ihrer größeren Äste, v.a. der extrakraniellen Karotisäste. Patienten > 40 Jahre. Häufig mit Polymyalgia rheumatica einhergehend.
Mittelgroß	Panarteriitis nodosa	Nekrotisierende Entzündung der mittelgroßen oder auch kleinen Arterien. Keine Glomerulonephritis. Vaskulitis der Arteriolen, Venolen und Kapillaren.
Mittelgroß	Mukokutanes Lymphknoten-Syndrom (Kawasaki-Syndrom)	Arteriitis der mittelgroßen und kleinen Arterien. Häufig mit mukokutanen Lymphknotenvergrößerungen einhergehend. Koronararterien sind häufig betroffen. V.a. im Kindesalter auftretend.
Klein	Wegener Granulomatose	Granulomatöse Entzündungen des Respirationstraktes mit nekrotisierender Vaskulitis.
Klein	Churg-Strauss-Syndrom	Eosinophilenreiche, granulomatöse Entzündung des Respirationstraktes und nekrotisierende Vaskulitis.
Klein	Polyangiitis	Nekrotisierende Vaskulitis kleiner Gefäße ohne Immundepots in situ. Meist mit nekrotisierender Glomerulonephritis und pulmonaler Kapillariitis einhergehend.
Klein	Purpura rheumatica	Vaskulitis der kleinen Gefäße mit v.a. IgA-haltigen Immundepots (Haut, Gastrointestinaltrakt und Nieren-Glomeruli).
	Vaskulitis/Vasculitis allergica superficialis	
Klein	Kryoglobulinämische Vaskulitis	Vaskulitis der kleinen Gefäße mit Kryoglobulindepots in situ und Kryoglobulin im Serum. V.a. Haut und Glomerula sind befallen.

Vaskulitis. Tabelle 3. Therapiestrategien bei Vaskulitis (nach Fiorentino)

Erkrankung	First-line Therapie	Evidenzlevel	Second-line Therapie	Evidenzlevel	Third-line Therapie	Evidenzlevel
Kutane Vaskulitis kleiner Gefäße	NSAR	D	Antimalariamittel	D	Eliminationsdiät	D
			Colchicin	C		
					AZA	D
					IVIG	E
	ASA	D				
					CyA	E
			Dapson	D		
					MTX	E
	H$_1$/H$_2$-Blocker	D				
					CYC	E
			CS	C		
					PEX	E
Vaskulitis bei Kryoglobulinämie (HCV-negativ)	CS	D	Colchicin	C	IVIG	E
					Chlorambucil	E
			CYC	D	Melphalan	E
	Eliminationsdiät	A	PEX (renal)	D	AZA	E
			IFN alfa	E	CyA	E

Vaskulitis. Tabelle 3. (Fortsetzung)

Erkrankung	First-line Therapie	Evidenzlevel	Second-line Therapie	Evidenzlevel	Third-line Therapie	Evidenzlevel
Vaskulitis bei Kryoglobulinämie (HCV-positiv)	leitliniengerechte HCV-Therapie; Monotherapie ist obsolet	A	Ribavirin +/- IFN alfa	C	Colchicin	C
			CYC +/- CS +/- PEX	D		
Urtikariavaskulitis	H₁/H₂-Blocker	D	AZA	D	CyA (HUVS)	E
	Indometacin	D				
	Dapson (+/- Pentoxifyllin)	C	Colchicin	C		
	Antimalariamittel	D				
	CS (HUVS) (+/-cytotoxic agent)	D				
Purpura Schönlein Henoch	Schonung, Bettruhe		CS (verhindert GN)	A	Faktor XIII	B
			CS + AZA (Behandlung von GN)	C	PEX (reat RPGN)	C
			CS + CYC (Behandlung von RPGN)	D	Ranitidin	C
			CS	C	IVIG	E
			Dapson	D		
Panarteriitis nodosa (HBV-negativ)	PEX + Vidarabine (+ CS)	B	CS + PEX	B	IVIG	E
	PEX + IFN alfa-2b (+ CS)	C	CS + PEX + CYC	B		
Panarteriitis nodosa	CYC + CS (FFS >2)	B	AZA +/-CS (MPA/CSS)	D	Nierentransplantation (MPA)	E
Churg-Strauss Syndrom	CS (FFS <2)	B	IVIG (MPA/CSS)	C		
			IFN alfa	E		
Panarteriitis nodosa cutanea bengina	NSAIDs	D	CS	C	Sulfapyridin (bei IBD)	E
	ASA	D	IVIG	E	Pentoxifyllin	
	Penicillin (bei Streptokokkeninfekt)	D	MTX	E		

Vaskulitis. Tabelle 3. (Fortsetzung)

Erkrankung	First-line Therapie	Evidenzlevel	Second-line Therapie	Evidenzlevel	Third-line Therapie	Evidenzlevel
Wegener Granulomatose (unbehandelt)	CYC + CS (FFS >2)	B	PEX (renal)	B	MYC	C
			TMP-SMX (nur nasal)	C		
	MTX + CS	B			IVIG	D
			AZA (limitierte Form)	C		
Wegener Granulomatose (Verlauf)	AZA + CS	A	CYC + CS	B	MYC	C
					CyA	D
	MTX +/- CS	B	TMP-SMX	A	Leflunomid	C
Wegener Granulomatose (Rezidiv)	CYC + CS	C	IVIG	B	ATG	D
					Anti-CD4/CD52	D
					Anti-CD20	E
					CyA	D
					MYC	C
					IFN alfa	
					Thalidomid	
					Etoposid	
					15-Desoxyspergualin	D
Kollagenose	CS (milde Form)	C	CYC + CS	D	Dapson	E
			CYC + CS + PGE1	E	Minocyclin	E
			MTX + CS	D	Iloprost	D
			AZA + CS	D	Penicillamin	D
			PEX (renal)	D		

Evidenzlevel:
A: Doppel-blinde, randomisierte, kontrollierte Studie;
B: Klinische Studie mit >20 Patienten (ohne Kontrollgruppe);
C: Klinische Studie mit <20 Patienten, Fallberichte (>20 Patienten), retrospektive Datenanalyse;
D: Fallberichte mit >5 Patienten;
E: Fallberichte mit <5 Patienten

Abkürzungen: NSAR = nichtsteroidale Antirheumatika; ASA = Aspirin; AZA = Azathioprin; CS = Cortikosteroide; Cya = Ciclosporin A; CYC = Cyclophosphamid; FFS = five factor score; HBV = Hepatitis B-Virus; HCV = Hepatitis C-Virus; HUVS = hypokomplementäres Urtikaria-Vaskulitis Syndrom; IFN alfa = Interferon alfa; IVIG = intravenöse Immunglobuline; MTX = Methotrexat; PEX = Plasma exchange; TMP-SMX = Trimethoprim-Sulfamethoxazol; ATG = Antithymozyten-Globulin

Vaskulitis. Tabelle 4. Algorithmus zur diagnostischen Abklärung bei Vaskulitis (modifiziert nach Fiorentino)

Klinische Fragestellung bzw. Symptomatik	ja/nein	Verdachtsdiagnose bzw. Parameter	ja/nein	Verdachtsdiagnose bzw. Parameter	ja/nein	Verdachtsdiagnose bzw. Parameter	ja/nein	Verdachtsdiagnose bzw. Parameter
Leukozytoklastische Vaskulitis?	ja	Vaskulitis-ähnliche Erkrankungen (z.B. Vaskulopathie)	ja	Histologie, Immunhistologie				
	nein							
Anzeichen für Sepsis?	ja	Septische Vaskulitis						
	nein							
Kryoglobuline?	ja	Vaskulitis bei Kryoglobulinämie						
	nein							
Vaskuläres IgA?	ja	Purpura Schönlein Henoch						
	nein							
Urtikaria?	ja	niedriges C_3/C_4?	ja	Anti-C_{1q}?	ja	Systemischer Lupus erythematodes?	ja	Vaskulitis bei Kollagenose
			nein		nein		nein	
	nein	Normokomplementäre Urtikariavaskulitis		Hypokomplementäre Urtikariavaskulitis		Hypokomplementäres Urtikariavaskulitis-Syndrom		
Kollagenose?	ja							
	nein							
Maligne Erkrankung?	ja	Vaskulitis bei maligner Erkrankung						
	nein							
Systembeteiligung?	ja	ANCA?	ja	Granulomatöse Entzündung?	ja	Asthma und/oder Eosinophilie?	ja	Churg-Strauss-Syndrom
			nein	Mikroskopische Polyangiitis		Wegener Granulomatose		
	nein	Anzeichen für Panarteriitis nodosa?	ja	Histologie		Panarteriitis nodosa		
			nein					
		Nicht-klassifizierte Vaskulitis						
Livedo/subkutane Knoten/akrales Gangrän?	ja	Panarteriitis nodosa cutanea bengina	ja	Histologie		Panarteriitis nodosa cutanea bengina		
	nein							
Kutane Vaskulitis kleiner Gefäße (Vasculitis allergica superficialis)								

durch die Historie vorgegebene Unschärfe, die wir hier nicht korrigieren werden.

Vaskulitis bei essentieller Kryoglobulinämie D89.1

Erstbeschreiber
Wintrobe u. Buell, 1933

Synonym(e)
Purpura cryoglobulinaemica; Kryopurpura; cryoglobulinaemic vasculitis

Definition
Multiorganerkrankung durch vaskulitische Entzündungen im Rahmen der essentiellen Kryoglobulinämie. Im Vordergrund der Beschwerdesymptomatik stehen Haut- und Gelenkaffektionen.

Einteilung
S.a.u. Kryoglobulinämie. Nach vorherrschenden immunologischen Veränderungen wird unterteilt in:
- Typ I: Monoklonales Immunglobulin (meist IgM).
- Typ II: Gemischte essentielle Kryoglobulinämie mit monoklonalem IgM-Rheumafaktor und polyklonalem IgM. Dieser Typ ist Grundlage der essentiellen kryoglobulinämischen Vaskulitis (Chapel Hill Consensus Conference).
- Typ III: Polyklonales IgG + Polyklonales IgA oder IgM.

Vorkommen/Epidemiologie
Die höchste Prävalenz von Kryoglobulinämien ist bei hoher Durchseuchung mit Hepatitis C und B sowie bei Co-Infektionen mit HIV zu erwarten. 2-5% der HCV-Infizierten entwickeln eine Vaskulitis und etwa 10% Kryoglobuline.

Klinisches Bild
Neben einer kleinfleckigen oder großflächigen Purpura mit hämorrhagischen Flecken, urtikariellen, rot-lividen Papeln und Plaques, finden sich hämorrhagische Blasen sowie unterschiedlich große Nekrosen. Aufgrund der Hyperviskosität kann es zu ubiquitären Mikrozirkulationsstörungen aber auch zu Makrogefäßstörungen in Form des Raynaud-Syndroms sowie von Digitalarterienverschlüssen mit digitalen Kuppennekrosen kommen. Weiterer Organbefall:
- Gelenke: Polyarthralgien.
- Niere: Progrediente Glomerulonephritis, die innerhalb von Stunden bis Tagen zum akuten Nierenversagen führen kann.
- Peripheres Nervensystem: Vaskulitis der Vasa nervorum mit Mononeuritis multiplex oder symmetrischer axonaler Polyneuropathie.
- Seltener: Manifestationen an GI-Trakt, Augen (Zentralarterienverschluss), Herz (Myokardinfarkt, Perikarditis) und Lunge (Pleuritis).

Diagnose
- Kryoglobulinnachweis: Blutentnahme (10 ml Nativ- und 10 ml Zitratblut) und Gewinnung von Serum und Plasma bei 37 °C; Abkühlen der Proben im 0 °C Wasserbad über 24, 48, 72 Std.)
- Hauthistologie (nur frische Läsion!) mit Nachweis der leukozytoklastischen Vaskulitis.

Therapie
- Behandlung der Grunderkrankung. Bei milder Klinik symptomatische Therapie mit NSAR. Bei chronischen HCV-Infekten: leitliniengerechte HCV-Therapie.
- Patienten ohne chronische virale Infekte können bei schwerer klinischer Symptomatik und Therapieresistenz, leukozytenadaptiert immunsuppressiv behandelt werden, z.B. mit Prednisolon (Decortin H) 0,25-0,5 mg/kg KG/Tag in Kombination mit Cyclophosphamid (z.B. Endoxan) 1-2 mg/kg KG/Tag (Fauci Schema). Alternativ: Melphalan (z.B. Alkeran) und Prednisolon-Stoßtherapie wie bei Plasmozytom oder Dauertherapie mit Chlorambucil (z.B. Leukeran) 2-5 mg/Tag p.o.
- Bei rascher Verschlechterung der Funktion der lebenswichtigen Organe (Niere) und dem Auftreten eines Hyperviskositäts-Syndroms sowie bei progredienten Paresen ist eine Plasmapherese in Verbindung mit einer immunsuppressiven Therapie angezeigt.

Vaskulitis, Hepatitis C-assoziierte D69; D89.1

Definition
Vaskulitis, die einer Infektion mit dem Hepatitis C-Virus folgt.

Klinisches Bild
Arthralgien, septische Fieberschübe, neurologische Symptomatik, Glomerulonephritis, evtl. erysipelartige Hautveränderungen.

Labor
Erhöhung von BSG und CRP, Nachweis von zirkulierenden Immunkomplexen. Häufig Anstieg der Kryoglobuline.

Histologie
Mit hyalinen Thromben einhergehende Vaskulitis der kleinen Gefäße des oberen Koriums.

Therapie
Niedrig dosiert Steroide, Zytostatika und leitliniengerechte HCV-Therapie.

Vaskulitis, leukozytoklastische (non-IgA-assoziierte) D69.0; M31.0

Erstbeschreiber
Heberden, 1802; Schönlein, 1832; Henoch, 1868

Synonym(e)
Hyperergische Vaskulitis; Arteriitis allergica cutis; Arteriolitis hyperergica cutis; Immunkomplexvaskulitis; leukozytoklastische Vaskulitis; nekrotisierende Vaskulitis; Vasculitis allergica; Purpura rheumatica, anaphylaktoide Purpura

Definition
Entzündung kleiner Gefäße (small vessel vasculitis), die durch Ablagerung von zirkulierenden Immunkomplexen oder Bakterienendotoxinen in Gefäßwänden mit nachfolgender Komplementaktivierung ausgelöst wird und sich histologisch als leukozytäre Vaskulitis postkapillärer Venolen mit fibrinoider Verquellung der Gefäßwand und/oder Thromben in den Lumina darstellt (die Synonyme beschreiben meist nur Teilaspekte).

Einteilung
Es scheint sich abzuzeichnen, dass eine Einteilung sinnvoll ist in:
- LcV mit systemischer Beteiligung
- LcV ohne systemische Beteiligung (kutane LcV).

Beide Formen haben eine analoge Ätiologie.

Vorkommen/Epidemiologie
Inzidenzen und Prävalenzen sind unbekannt.

Ätiologie
Zirkulierende Immunkomplexe können bei einem Großteil der Patienten nachgewiesen werden. Sie sind von großer ätiopathologischer Bedeutung.
- Auslösung durch:
  - Medikamente (z.B. Allopurinol, Thiazide, Sulfonamide, Gold, nicht-steroidale Antiphlogistika, Ketoconazol, Tetracycline, Penicilline)
  - Bakterielle und virale Infekte (z.B. Streptokokken, Staphylokokken, N. meningitidis, N. gonorrhoeae, Escherichia coli, Mykopolasmen, M. tuberculosis, Hepatitis-B-Virus, Herpesviren, Influenza-Virus, Zytomegalie Virus)
  - Pilzinfektionen (Candida albicans)
  - Protozoen (Trypanosomen, Plasmodium malariae)
  - Helminthen
  - Zusammenwirken von Infekt und Medikamenten
  - Autoantigene (z.B. bei primär chronischer Polyarthritis, rheumatoide Arthritis), systemischem Lupus erythematodes) (Die LcV bei Kollagenosen wird von einigen Autoren als Sonderform geführt!)
  - Malignome (z.B. Lymphome, Haarzellenleukämie, selten solide Tumore)
  - Nahrungsmittel und Nahrungsmitteladditiva (Nahrungsmittelunverträglichkeit)
  - Idiopathisch/ungeklärt (bis zu 50%).

Manifestation
Auftreten sowohl im Erwachsenenalter (durchschnittlich 39.-49. Lebensjahr) wie auch im Kindesalter. Frauen sind 2-3mal häufiger betroffen als Männer.

Klinisches Bild
- Das klinische Bild entspricht einer akuten chronisch-entzündlichen Systemerkrankung mit differierenden Organbeteiligungen. Klinisch-dermatologisches Leitsymptom der „Small vessel vasculitis vom leukozytoklastischen Typ" ist eine „Purpura". Das klinische Bild ist u.a. abhängig von Entwicklungsstadium, Akuität der Erkrankung und dem Ausmaß der Organmanifestation (monoorganisch oder polyorganisch bei etwa 50% der Patienten).
- Zu Beginn bestehen oft vage Allgemeinsymptome mit Fieber, uncharakteristischen rheumatischen Beschwerden mit (Poly)Arthralgien, Arthritiden oder Myalgien, seltener Myositiden. Das charakteristische klinisch-dermatologische Bild der leukozytoklastischen Vaskulitis ist die Purpura mit Läsionen zwischen 1 mm und mehreren Zentimetern. Je nach Akuität und dem Entwicklungsstadium der Vaskulitis imponiert die Purpura durch hämorrhagische Flecken oder Papeln (palpable Purpura), begleitet durch Juckreiz, Schmerz oder Brennen. In weiteren Entwicklungsstadien können sich Bläschen oder Blasen, hämorrhagische Plaques und sekundäre Pusteln, Erosionen oder Ulzera bilden.

Labor
Akut-Phase-Reaktionen (hohe BSG, CRP, Leuko- und Thrombozytose) gehen mit der Akuität der Vaskulitis parallel. Zirkulierende Immunkomplexe (erniedrigtes Komplement: CH50, C_3, C_{ed}, C_4), ggf. pathologisches Urinsediment, Blut im Stuhl. Als Aktivitätsparameter gelten das lösliche sIl-2 und das Faktor VIII-assoziierte Antigen (Ausmaß der Endothelschädigung). Labortechnisch gibt es keinen diagnostisch beweisenden Parameter. Ergänzend sind immunologische und molekularbiologische Techniken zum Ausschluss einer Hepatitis C/B einzusetzen. Autoantikörper wie ANCA und ANA sind sowohl Aktivitäts- als auch Diagnose-assoziiert.

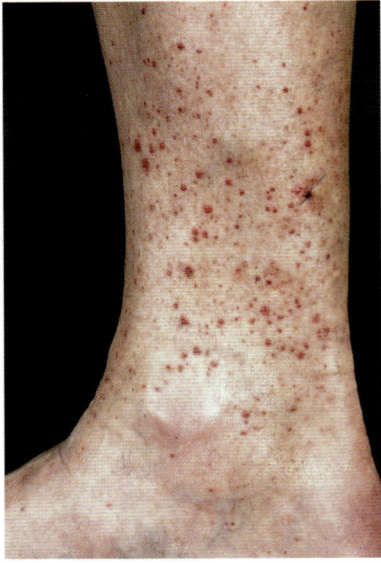

Vaskulitis, leukozytoklastische (non-IgA-assoziierte). Multiple, akute, seit 1 Woche bestehende, symmetrische, an beiden Unterschenkeln lokalisierte, regellos verteilte, 0,1-0,2 cm große, scharf begrenzte, symptomlose, rote, glatte Flecken (nicht komprimierbar). Auftreten nach grippalem Infekt und Einnahme eines nichtsteroidalen Antiphlogistikums.

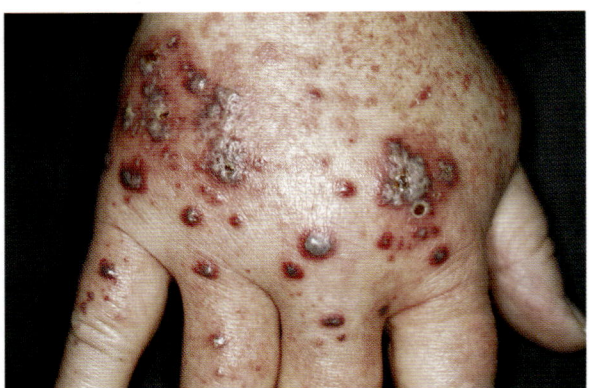

Vaskulitis, leukozytoklastische (non-IgA-assoziierte). Multiple, petechiale Einblutungen und hämorrhagisch gefüllte Blasen im Bereich der Handrücken und Fingerstreckseiten. Weiterhin besteht schweres Krankheitsgefühl.

Histologie
In frühen Phasen Ödem der papillären Dermis. Spärliches, superfizielles, intramural und hülsenförmig perivaskulär orientiertes, entzündliches Infiltrat aus Lymphozyten, Histiozyten und apoptotisch zerfallenden neutrophilen Leukozyten (Leukozytoklasie, Kernstaub) sowie in unterschiedlichem Umfang auch eosinophile Leukozyten. Endothelzellen erscheinen epitheloid aufgequollen in das Lumen hervorspringend. Fibrin findet sich in der Gefäßwand postkapillärer Venolen. Gleichzeitg bestehen unterschiedlich dichte, perivaskuläre akzentuierte Erythrozytenextravasate. Die Exsudation kann bis zur subepidermalen Blasenbildung oder ggf. auch Pustelbildung führen. Der Verschluss von Gefäßen ergibt kli-

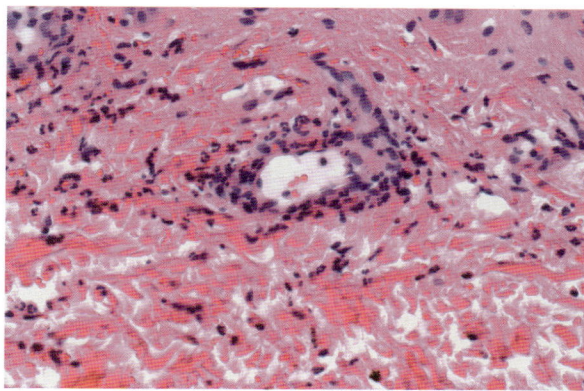

Vaskulitis, leukozytoklastische (non-IgA-assoziierte). In frühen Phasen Ödem der papillären Dermis. Spärliches, superfizielles, perivaskulär orientiertes, entzündliches Infiltrat aus Lymphozyten, Histiozyten, Neutrophilen und zahlreichen Kerntrümmern (Leukozytoklasie, Kernstaub). Diskrete Erythrozytenextravasate.

nisch einen grauen Farbton im Zentrum der Läsion und kann je nach Ausdehnung zur Gewebenekrose führen, erkennbar an Spongiose und verblassenden Keratinozyten. Es scheint eine Korrelation zwischen Gewebseosinophilie und medikamentöser Auslösung der Vaskulitis zu bestehen.

Direkte Immunfluoreszenz
Perivaskuläre IgG- und/oder IgM-Ablagerungen (im Gegensatz zur Purpura Schönlein-Henoch bei der perivaskuläre IgA-Ablagerungen auftreten).

Diagnose
Organdiagnostik: Ausschluss einer Nierenbeteiligung (sorgfältige Analyse des Urinstatus); Sonogramm mit Bestimmung der Organgröße; Beachtung neurologischer Symptome (ggf. kranielles Kernspintomogramm); HNO-Konsil und ophthalmologisches Konsil.

Differenzialdiagnose
- Klinisch, je nach klinischem Erscheinungsbild: Papulonekrotisches Tuberkulid, Pityriasis lichenoides et varioliformis acuta; Erythema exsudativum multiforme; Purpura pigmentosa; Purpura jaune d'ocre.
- Histologisch: Erythema exsudativum multiforme; Septische Vaskulitis; Urtikaria; Livedo racemosa.

Therapie
Bei allen schweren leukozytoklastischen Vaskulitiden, die keinen selbstlimitierenden Verlauf zeigen:
- Überwiegender oder ausschließlicher Befall der Haut: Glukokortikoide (Prednison, 60-100 mg/Tag) als Monotherapie, bei Therapieresistenz in Kombination mit Azathioprin (100-150 mg/Tag), Reduktion nach Klinik auf niedrigst mögliche Erhaltungsdosis.
- Alternativ bei Therapieresistenz hoch dosierte IVIG-Therapie (z.B. Intratect) 0,5-1,0 g/kg KG alle 28 Tage i.v.
- Systembeteiligung: Glukokortikoide (Prednison 60-150 mg/Tag), evtl. in Kombination mit Cyclophosphamid (100 mg/Tag), evtl. Cyclophosphamid als Stoßtherapie (1 g als Kurzinfusion + 3 l Flüssigkeit/Tag + Mesna (Uromitexan) 200 mg i.v. oder oral. Insgesamt 3 Zyklen in 2-4 Wochen Abstand).
- Bei schwerem Verlauf ergänzend Plasmapherese.

Externe Therapie
Symptomatisch.

Prognose
I.A. günstig. Die Prognose ist abhängig von der Akuität und dem Ausmaß der Innenorganbeteiligungen. In größeren Statistiken wurde über Todesfälle bei 2-3% der Patienten berichtet. Chronisch-rezidivierender Verlauf kann auf eine Kryoglobulinämie oder einen persistierenden Infekt (z.B. Hepatitis C) hinweisen.

Hinweis(e)
Zur Unterscheidung von der Purpura Schönlein-Henoch (PSH) dienen:
- Fehlende Ablagerungen von IgA
- Alter >20 Jahre
- Auftreten von eosinophilen Leukozyten im Infiltrat
- Geringere Beteiligung des Intestinaltraktes.

Vaskulitis, septische   I77.6

Definition
Seltene Hauterscheinungen bei vorwiegend durch Meningokokken, Gonokokken und Pseudomonas aeroginosa ausgelöster Sepsis, entweder durch hämatogene Erregeraussaat oder infektallergische bzw. toxische (Bakterientoxine) Genese. Meist Auftreten bei abwehrgeschwächten Patienten.

Erreger
Gonokokken, Meningokokken, Streptokokken im Rahmen einer Endokarditis lenta, Pseudomonaden.

Ätiologie
Durch Bakterienzerfallsprodukte (Endotoxine, Superantigene) oder durch frei gesetzte Mediatoren kommt es zu einer fatalen Gefäßwandschädigung mit unphysiologischer Aktivierung des Gerinnungssystems (disseminierte intravasale Gerinnung; Verbrauchskoagulopathie).

Manifestation
Bei jungen Erwachsenen beiderlei Geschlechts auftretend.

Lokalisation
Vorwiegend akral lokalisierte Läsionen.

Klinisches Bild
- Meist mit lebensbedrohlichen, schweren Allgemeinsymptomen (hohes Fieber, Somnolenz, Blutdruckabfall, Tachykardie) einhergehende, innerhalb weniger Stunden aufschießende, akral lokalisierte, weitgestreute, 1-2 mm große Pusteln mit erythematösem Randsaum. Ebenfalls auftreten können auch stecknadelkopfgroße Petechien und flächige Blutungen, die in kürzester Zeit exulzerieren und sich zu unregelmäßig konfigurierten Ulzera umwandeln.
- Einzelheiten s.u. Purpura fulminans, Waterhouse-Friderichsen-Syndrom, Verbrauchskoagulopathie, Sepsis, Hautveränderungen.

Labor
Routinediagnostik: Thrombozyten, Fibrinogen, Prothrombin, Fibrinogenspaltprodukte, Quick (PTZ) und PTT.

Histologie
Auffällig sind hyaline Thromben im Lumen postkapillärer Venolen. Perivaskuläres Ödem; Erythrozytenextravasate. Mäßig dichtes, superfizielles, perivaskulär gelagertes, entzündli-

ches Infiltrat aus neutrophilen Granulozyten, Lymphozyten, seltener Plasmazellen. Die Epidermis kann eine beginnende Nekrose zeigen. Selten lassen sich Bakterienhaufen in den Gefäßlumina nachweisen. Die Exsudation kann so stark ausfallen, dass es zu einer subepidermalen Blasenbildung kommt.

Differenzialdiagnose
Leukozytoklastische Vaskulitis; Vaskulitis bei essentieller Kryoglobulinämie; disseminierte intravasale Koagulopathie (s.u. Koagulopathien).

Therapie
Sofortige intensivmedizinische Maßnahmen: Therapie des septischen Schocks und der Verbrauchskoagulopathie.

Prognose
Sehr ernst. Tödlicher Verlauf innerhalb von Stunden ist möglich (Multiorganversagen). Chronisch rezidivierende Verläufe, bei denen die beschriebenen schweren Allgemeinsymptome fehlen, sind beschrieben.

Hinweis(e)
Bei sich foudroyant entwickelnder großflächiger Purpura mit schnell verschlechtertem AZ muss an eine Sepsis gedacht werden.

Vaskulopathie

Definition
Allgemeinbegriff für ätiologisch unterschiedliche Gefäßerkrankungen. Zunehmend häufiger findet er im Schrifttum Verwendung für primär nicht entzündliche Gefäßerkrankungen, die mit einem partiellen oder kompletten Verschluss eines Gefäßes einhergehen (z.B. Livedo racemosa; s.a.u. Livedovaskulopathie). Mit dieser Definition grenzt sich die Begrifflichkeit von dem Begriff „Vaskulitis" als einer entzündlichen Erkrankung ab, die primär oder im Rahmen einer Grunderkrankung das Gefäßsystem betrifft.

Einteilung
- Vaskulopathien kleiner Gefäße:
  - Verbrauchskoagulopathie:
    – Purpura fulminans
    – Waterhouse-Friderichsen-Syndrom
    – Cumarinnekrose; Thrombozytopenie, heparininduzierte
    – Phospholipid-Antikörper-Syndrom
    – Thrombotisch-thrombozytopenische Purpura
    – Paroxysmale nächtliche Hämoglobinämie
  - Akroangiodermatitis
  - Livedovaskulopathie
  - Lymphödem
  - Reaktive Angioendotheliomatose.
- Vaskulopathien mittelgroßer Gefäße:
  - Livedo racemosa (Livedovaskulitis)
  - Calciphylaxie
  - Arterio-/Arteriolosklerose
  - Cholesterinembolie
  - Embolia cutis medicamentosa.

Vasokonstriktionstest

Definition
Auf dem vasokonstriktorischen Effekt der externen Glukokortikoide beruhender Test: Die nach 4-6 Stunden eintretende Vasokonstriktion führt zu einer visuell oder photometrisch erfassbaren Hautabblassung. Da die vasokonstriktorische Aktivität von Glukokortikoiden parallel zur antiphlogistischen Gesamtwirkung verläuft, stellt dieser Test eine wichtige Screeningmethode für die Stärke der Kortikoide dar.

VBC-Schema

Definition
Chemotherapieprotokoll.

Indikation
Metastasierendes malignes Melanom, Merkelzell-Karzinom.

Durchführung
Therapiezyklus mit:
- Vinblastin 6 mg/m^2 KO/Tag i.v., Tag 1+2.
- Bleomycin 15 mg/m^2 KO/Tag i.v., Tag 1-5.
- Cisplatin 50 mg/m^2 KO/Tag i.v., Tag 5.

VDRL

Definition
Test zum Nachweis von Antikörpern gegen Treponemen aufgrund der Kreuzreaktion mit Phospholipiden (Kardiolipin) (s. Phospholipid-Antikörper). Bei Vorhandensein der Antikörper kommt es zur Präzipitation (Flockungsreaktion) von Kardiolipin. Der Befund ist nicht streng Syphilis-spezifisch. Falsch positive Ergebnisse sind bei Autoimmunkrankheiten, akuten oder chronischen Infektionen, Kollagenosen, Neoplasmen anzutreffen. Verwendung: Die Quantifizierung (Titrierung) des VDRL ist ein guter Parameter für die Therapiebedürftigkeit einer Syphilis, s.a. Syphilisserologie.

Vegetationen

Definition
Gewebswucherungen; im dermatologischen Sprachgebrauch werden hierunter papillomatöse Wucherungen unterschiedlicher Genese verstanden, z.B. Condylomata acuminata.

Vellushaar

Erstbeschreiber
Gossage, 1908

Definition
Kleine zarte, wenig pigmentierte und marklose Körperhaare, v.a. bei Kindern auftretend, geringer ausgeprägt bei Erwachsenen. Vellushaare ersetzen ab dem 7.-8. Intrauterinmonat die nicht pigmentierten, marklosen Lanugohaare. Die Umwandlung der Vellushaare in das pigmentierte und markhaltige Terminalhaar erfolgt an Kapillitium, den Augenbrauen und Wimpern in den ersten Lebensjahren. Die sonstigen Hautpartien sind bis zur Pubertät weiterhin vellusbehaart. Postpubertär kommt es zusätzlich in den androgenabhängigen Körperpartien (Axillen, Pubes- und Bartregion) zur Terminalhaarbildung.

Vellushaar-Zysten, eruptive   L72.82

Erstbeschreiber
Esterly, 1977

Definition
Wahrscheinlich autosomal-dominant vererbtes Syndrom eruptiv auftretender Adnextumoren mit Haarfollikeldifferenzierung. Eruptive Vellushaar-Zysten können in Assoziation mit Steatocystoma multiplex sowie bei der Pachyonychia congenita auftreten.

Ätiologie
Wahrscheinlich autosomal-dominant vererbte und spontane Mutationen des Gens KRT17, das auf dem Genlokus 17q1-2-q21 kartiert ist und zu konsekutiven Störungen des Keratins 17 führt, insbes. in Nagelbett, Haarfollikeln und in Talgdrüsen. S.a.u. Steatocystoma multiplex (bei diesem Syndrom ist die KRT17 Mutation nachgewiesen - einige Autoren vermuten Identität beider Erkrankungen).

Manifestation
Auftreten i.d.R. bereits im Kindesalter.

Lokalisation
Insbes. am Rumpf, v.a. im Brustbereich, lokalisiert. Auch im Gesicht (Wangen u. Nase) und an den Extremitäten auftretend.

Klinisches Bild
Disseminierte, sehr selten solitäre, asymptomatische, 0,1 bis 1,0 cm große, hautfarbene Papeln.

Histologie
Kleine mit Plattenepithel ausgekleidete Zysten, die sowohl trichilemmal wie auch epidermal verhornen können. Im Zystenlumen locker geschichtetes Hornmaterial sowie zahlreiche Anschnitte von kleinen Haaren. An der Zystenbasis können Reste eines Follikels gefunden werden.

Therapie
Chirurgische Intervention bringt oft kosmetisch unbefriedigende Ergebnisse. Versuche mit Diathermie oder CO_2 Laser-Behandlung.

Venendruckpunkte

Definition
Schmerzhafte Palpationsstellen an Unterschenkel und Oberschenkel als wichtige, häufig diagnostisch wegweisende Zeichen auf eine frische Beinvenenthrombose.

Klinisches Bild
90% aller Phlebothrombosen kommen an der unteren Extremität vor. Symptomatisch zeigen sich Parästhesien, Krämpfe, Spontanschmerz (Wade, Ferse), flüchtige Initialödeme (Fußrücken, Waden, Schenkelbeuge, Oberschenkelinnenseite), gelegentlich leichte Kniegelenksergüsse sowie Druckschmerzen als objektive Frühzeichen.

Venendrucktest

Definition
Test zur Diagnostik von Phlebothrombosen, an definierten Stellen wird die Druckschmerzhaftigkeit geprüft.

Venendrucktest. Tabelle 1. Druckschmerzpunkte (untere Extremität)

Bezeichnung	Lokalisation
Meyer-Druckpunkte	Innenseite Tibiakante
Ducuing-Wadenschmerz	Wadenmuskulatur
Krieg-Schwarz-Druckschmerz	3-4 Querfinger unterhalb der Kniekehle
Oberschenkel-Druckschmerz	Adduktorenschlitz, Vorderseite Oberschenkel
Bisgaard-Zeichen	Regio calcaneomalleolaris
Payr-Zeichen	Fußsohle
Homan-Zeichen	Wade
Moses-Zeichen	Wade

Venen, extrafasziale

Definition
Außerhalb der Muskelfaszien gelegene, oberflächliche, unpaarige Extremitätenvenen, die ein Vielfaches des arteriellen Blutvolumens aufnehmen können. Sie spielen für das gesamte Niederdrucksystem eine wichtige funktionelle Rolle.

Veneninsuffizienz, extrafasziale   I87.9

Definition
Zunächst auf extrafasziale Venen beschränkte chronische venöse Insuffizienz mit Ausbildung von Varizen bzw. nach deren Dekompensation.

Therapie
Entsprechend der auf extrafasziale Venen beschränkten chronischen venösen Insuffizienz. S.u. Venöse Insuffizienz, chronische.

Venenmittel

Definition
Arzneimittel zur Behandlung von Varizen.

Einteilung
- Topische: Aescin, topische Heparine, topische Heparinoide.
- Systemische: Systemische Cumarine, Aescin, Hesperidin, Calciumdobesilat, Diosmin, Hydroxyethylrutosid, Rutosid, Troxerutin, Rotes Weinlaub-Extrakt, Mäusedornwurzelextrakt.

Venen, transfasziale

Synonym(e)
Perforansvenen; Venae communicantes; Venae perforantes

Definition
Die Muskelfaszie „perforierende" Extremitätenvenen, die ex-

trafasziale Venen und intrafasziale Venen miteinander verbinden. Am Unterschenkel können bis zu 80 transfasziale Venen auftreten. Konstant nachweisbar und funktionell von besonderer Bedeutung sind Cockett-Venen (oberhalb der Fußsohle), die Boydschen Perforansvenen (unterhalb des Kniegelenkes), Dodd-Venen und Hunter-Venen (am Oberschenkel oberhalb des Kniegelenkes).

Venenverschlussplethysmographie

Definition
Methode zur Bestimmung der druckabhängigen venösen Kapazität und des maximalen Abstromvolumens des Beins (Abflussplethysmographie) bei verschiedenen Staudruckstufen. Die Messung erfolgt meist über Dehnungsstreifen (Strain-gauge-Plethysmographie). Als Messstelle dienen Wade und Knöchel bzw. der größte Unterarmumfang und das Handgelenk. Weitere plethysmographische Methoden:
- Wasserplethysmographie (Volumenmessungen über Wasserverdrängung)
- Impedanzplethysmographie (Messung von Spannungsunterschieden)
- Videoplethysmographie (wenig gebräuchlich; hohe Spezifität, Sensitivität und Treffsicherheit bei akuten ileofemoralen Venenthrombosen; hierbei sind das Blutvolumen der Wade und die Entleerungsgeschwindigkeit vermindert).

Venerophobie   F45.2

Definition
Neurotische Furcht an einer Geschlechtskrankheit zu leiden, z.B. an Syphilis.

Therapie
Aufklärung des Patienten. Ggf. Diagnostik in Form einer Serologie zum sicheren Ausschluss einer solchen und Beruhigung des Patienten. Auch psychologische bzw. psychiatrische Mitbetreuung.

Venöse Insuffizienz, chronische   I87.2

Definition
Chronische Rückflussstörung des venösen Blutes mit konsekutiver Ödembildung im Knöchelbereich. Die Folgen sind chronische, mit zunehmender Persistenz irreversible Veränderungen der Venen, der Haut und des subkutanen Fettgewebes.

Einteilung
- Einteilung des klinischen Schweregrades nach der CEAP-Klassifikation:
  - C = Klinische Zeichen („clinical signs")
  - E = Ätiologische („Etiology") Klassifikation (kongenital, primär, sekundär)
  - A = Anatomische Verteilung (oberflächlich, tief, Perforansvene, allein oder Kombination)
  - P = Pathophysiologische Dysfunktion (Reflux oder Obstruktion, allein oder Kombination).
- Die klinischen Symptome (s.o. CEAP Klassifikation, „C" = „clinical signs") werden wie folgt klassifiziert:
  - 0 = Keine sichtbaren oder palpablen Zeichen einer venösen Erkrankung
  - 1 = Besenreiser und/oder retikuläre Varizen, keine sichtbaren oder palpablen Zeichen einer CVI
  - 2 = Variköse Venen
  - 3 = Ödem
  - 4 = Venös bedingte Hautveränderungen (Hyperpigmentierung, Ekzem, Lipodermatosklerose, Atrophie blanche)
  - 5 = Abgeheilte Ulzera
  - 6 = Aktive Ulzera.

Vorkommen/Epidemiologie
Prävalenz: bei 25-50% der Bevölkerung.

Ätiologie
Mechanische Behinderung des venösen Rückstroms (tiefe Venenthrombose), Klappeninsuffizienzen des tiefen Venensystems, der Vv. perforantes oder des oberflächlichen Venensystems sowie die Insuffizienz der zusätzlichen Pumpmechanismen (Hautpumpe, Gelenkpumpen, Muskelpumpen, abdomino-thorakale Zweiphasenpumpe). S.u. intrafasziale Veneninsuffizienz und extrafasziale Veneninsuffizienz, transfasziale Venen, primäre Varikose und sekundäre Varikose.

Manifestation
Frauen sind häufiger betroffen als Männer. Durchschnittsalter bei Entwicklung des klinischen Vollbildes: 40 bis 50 Jahre.

Klinisches Bild
Subjektiv Schweregefühl sowie ziehende oder dumpfe Schmerzen in den Beinen mit Knöchel- und Unterschenkelödemen, besonders beim Stehen oder langem Gehen; durch Liegen gemildert. Lokale Druckempfindlichkeit trophisch gestörter Partien. Nächtliche Wadenkrämpfe.

Diagnose
Anamnese, Inspektion, Palpation, venöses Standarduntersuchungsprogramm (Perthes-Versuch, Trendelenburg-Versuch, Mahorner-Ochsner-Versuch, Valsalva-Test). Funktionsteste: Ultraschall-Doppler-Untersuchung, Lichtreflexions-Rheographie, plethysmographische Verfahren (Venenverschlussplethysmographie), Phlebographie, Phlebodynamometrie.

Therapie
- Stadium (CEAP C2 bis C6): Im Mittelpunkt steht die konsequente Kompressionstherapie mit elastischen Kurzzugbinden (Pütter-Technik) bis zur Entstauung und zur Erhaltung. Hier sind Kompressionsstrümpfe der Klasse II indiziert, bei Stadium C3 bis C6 der CVI auch Kompressionsstrümpfe der Klasse III. Ausschluss einer tiefen Beinvenenthrombose (Ultraschall-Doppler-Untersuchung, Phlebographie). Beim postthrombotischen Syndrom ist eine lebenslange Kompression notwendig. Bei Klappeninsuffizienzen und nachgewiesenen Veneninsuffizienzen Einleitung einer Venenverödung oder Venenoperation entsprechend dem Ausmaß und der Lokalisation. Gezielte krankengymnastische Übungstherapie verbessert häufig die bei der CVI begleitend bestehende Immobilität. Neuere Untersuchungen zeigen vielversprechende Ergebnisse mit konservativer Verbesserung der venösen Funktion.
- Stadium (CEAP C4): Beim Auftreten von Hautveränderungen symptomatisch pflegende, rückfettende, abschuppende Therapie, zusätzlich antiekzematöse externe Therapie, s.u. Ekzem.
- Stadium (CEAP C5 und C6): Die Kompressionstherapie kann u.U. im Zentrum des Ulcus durch angepasste Schaum-

stoffauflagen verstärkt werden. Nach durchgeführter Diagnostik ggf. periulzeröse Sklerosierung. Darüber hinaus ergibt sich insbes. bei chronischen Stauungszuständen und therapieresistenten Ulzera die Indikation zur Ulkusausschneidung (Shave-Exzision) und Anschleifen der Dellung. Des Weiteren phasengerechte Ulkustherapie, s.a. Wundbehandlung.

- Reinigung: Abtragen von Salbenresten mit Ölen (z.B. Oleum olivarum) nach desinfizierenden Fußbädern mit z.B. Kaliumpermanganat (hellrosa). Krusten und Nekrosen werden chirurgisch entfernt. Möglich ist zudem die Abdeckung der Ulkusumgebung mit z.B. Zinkpasten oder Zinksalben R276 R001 zum Schutz vor dem Aufweichen.
- Antiseptische Lokaltherapie: Umschläge mit Octenidin (z.B. Octenisept) oder Polihexanid (Serasept, Prontoderm) verhindern eine sekundäre Keimbesiedlung. Lokale Antibiotika machen aufgrund der Keimselektion und der hohen Sensibilisierungsgefahr wenig Sinn. Eine interne antibiotische Therapie sollte bei fortgeleiteten Infektionen entsprechend dem Antibiogramm durchgeführt werden. Farbstoffhaltige Lösungen zur Trockenpinselung sollten nicht angewandt werden.
- Epithelialisierung: Hydrokolloidverbände dienen u.a. auch dem Schutz des neu gebildeten Epithels. Alternativ: Einfache Fettgazeverbände (z.B. Jelonet, Oleo-Tuell).
- Bei fehlender Epithelialisierung kommen Spalthauttransplantate oder Meshgraft-Transplantate zum Einsatz. Keratinozyten-Transplantationen haben sich in der routinemäßigen Ulkustherapie noch zu bewähren. Überschießendes Granulationsgewebe kann die Epithelialisierung behindern: Daher vorsichtiges chirurgisches Abtragen, Schaumstoff-Kompression und Ätzungen mit Silbernitrat.

Venöse Insuffizienz, chronische. Tabelle 1. Klinischer Verlauf in Schweregraden (modifiziert nach Widmer*) und Clinical sign („C") Klassifikation der CEAP

CEAP Klassifikation	Schweregrad nach Widmer*	Klinisches Bild
C$_2$ und C$_3$	I	Corona phlebectatica, evtl. Beinödem
C$_4$	II	Auftreten von Hautveränderungen wie Stauungsekzemen (Ekzem, Stauungsekzem), Siderosklerose, Pachydermie, Hypodermitis, Hyperkeratose, Dermatosklerose, Atrophie blanche, Hyperpigmentierungen, Purpura jaune d'ocre.
C$_5$ und C$_6$	III	Ulcus cruris venosum

* Die Klassifikation nach Widmer ist durch die CEAP-Klassifikation weitgehend überholt.

Venöse Insuffizienz und Schwangerschaft I87.2

Definition
Durch Schwangerschaft ausgelöste venöse Insuffizienz.

Vorkommen/Epidemiologie
Laut Studien bilden sich bei 50 bis 70% aller Schwangeren Varizen aus, die in 25 bis 30% der Fälle dauerhaft bestehen bleiben.

Ätiologie
Diskutiert werden:
- Hormonelle Umstellung (Gestagene führen zu einer Ruhigstellung und Auflockerung der glatten Muskulatur, auch der venösen Blutgefäße).
- Anstieg des Blutvolumens in der Schwangerschaft um etwa 20%. Die mit der Schwangerschaft einhergehenden Belastungen treffen häufig auf ein bereits geschädigtes Venensystem.
- Alter der Erstgebärenden: Die Prävalenz einer vorbestehenden Varikosis ist bei Frauen im Alter von 35 Jahren mit ca. 40% bereits doppelt so hoch wie mit Anfang des 20. Lebensjahrs.

Therapie
- Medizinische Kompressionsstrümpfe. Verordnung bzw. Empfehlung zum Tragen von medizinischen Kompressionsstrümpfen möglichst bereits bei Feststellung der Schwangerschaft. Eine entsprechende Versorgung ist zudem bei Frauen über 30 Jahren erforderlich.
- Verordnungsfähigkeit von Kompressionsstrümpfen bei Schwangeren ist gegeben bei vorbestehendem Krampfaderleiden, Beginn der Schwangerschaftsvarikosis und/oder Ödemen, Thrombose und/oder Gerinnungsstörung in der Anamnese, peri- und postnataler Thromboseprophylaxe.

> **Merke:** Kompressionsstrümpfe sind medizinische Hilfsmittel und unterliegen keinem Budget. Schwangere Frauen sind von sonst üblichen Zuzahlungen zu verordneten Hilfsmitteln befreit!

Verätzung T30.4

Definition
Hautschädigung durch Kontakt mit chemischen Noxen, z.B. Säuren oder Alkalien. Säuren verursachen eine Koagulationsnekrose, makroskopisch zeigt sich harter Schorf, Alkalien führen zur Kolliquationsnekrose, makroskopisch imponiert die schmierige Auflösung der Haut, s.a. Vogelauge.

Klinisches Bild
- Bei oberflächlichen Verätzungen zeigen sich flächige, auf die Kontaminationsstelle und deren Umgebung begrenzte rote Flecken, ggf. auch Erosionen.
- Bei tiefer gehenden Schädigungen imponieren unscharf begrenzte Erosionen oder Ulzerationen auf roter, entzündlich veränderter Umgebung. Die Erosionen oder Ulzerationen können krustenbedeckt („Ätzschorf") oder nekrotisch verändert sein. Ätzschorfe durch Säuren sind pergamentartig, scharf begrenzt, mit wenig Begleitentzündung und entzündlich verändertem Infiltrat. Läsionen durch Laugen oder Alkalien zeigen einen weicheren Schorf, sind unscharf begrenzt und werden häufiger von

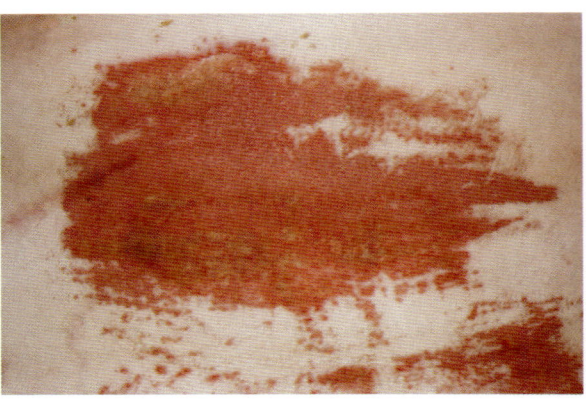

Verätzung. Scharf begrenzte, z.T. schmierig belegte Erosion am Bauch eines 43 Jahre alten Patienten mit Z.n. Laugenkontakt. Es zeigen sich streifige und flächige, sehr schmerzhafte Plaques und Flecken. Die untere Plaque ist flächenhaft erodiert und nässt. Das bizarre Muster weist auf einen exogenen Mechanismus hin.

randständigen Ödemen und Verfärbungen (verschiedene Hämoglobinabbaustufen) begleitet. Es finden sich zum Teil Abrinnspuren. Häufig neigen Verätzungen zu sekundären Infektionen und narbigen Abheilungen. Die Narben neigen zu Hypertrophien oder keloidartigen Wucherungen, Ulzerationen und seltener auch zur malignen Entartung.

Externe Therapie
Beseitigung des Schadstoffes, Abspülen mit reichlich fließend Wasser über 20-30 Min., anschließende Wundbehandlung wie bei Verbrennungen. Bei Verätzung mit Flusssäure s.u. Flusssäureverätzung. Später Exzision. Ansonsten Glukokortikoid-haltige Salben, Heparin- oder Heparinoid-haltige Salben zur Keloid-Prophylaxe.

Interne Therapie
Glukokortikoide wie Prednisolon (z.B. Solu Decortin H) je nach Ausmaß und Grad der Verätzung 50-250 mg/Tag unter schrittweiser Dosisreduktion. Bei Superinfektion ggf. Antibiose nach Antibiogramm (wiederholte Abstriche im Verlauf).

Verbrauchskoagulopathie D65

Erstbeschreiber
Dupuy, 1834

Synonym(e)
Disseminierte vasale Gerinnung; DIC; disseminated intravascular coagulation; disseminated coagulopathy

Definition
Erworbene, akute intravasale Gerinnung unterschiedlicher Genese mit Ausbildung zahlreicher Mikrothromben, Verbrauch aller gerinnungsaktiven Substanzen (Thrombozyten, Fibrinogen, Gerinnungsfaktoren) und konsekutiver Blutungsneigung.

Ätiologie
Z.B. Schock, Sepsis (Waterhouse-Friderichsen-Syndrom), Postsplenektomie-Syndrom.

Klinisches Bild
Hautveränderungen (bei 70% der Patienten): Variables Bild von akraler Zyanose über kleinfleckige Purpura bis zu flächenhaften Blutungen mit hämorrhagischen Blasen und Nekrosen.

Labor
BSG-Erhöhung, Anämie, Erniedrigung von Thrombozyten, Quick, Fibrinogen und Gerinnungsfaktoren (Faktor V, VIII, XI).

Therapie
Behandlung der Grundkrankheit, Heparinisierung nach Thrombinzeit, Substitution von Gerinnungsfaktoren. Bei Heparinallergie s.a.u. Lepirudin, s.a. Hirudin.

Verbrennung T30.0

Synonym(e)
Combustio; Ambustio

Definition
Durch direkte Flammeneinwirkung, durch explodierende Gase, heiße Metalle oder Flüssigkeiten (Wasser, Öle) bedingte toxische Schädigung von Haut und Schleimhaut. S.a.u. Dermatitis solaris.

Klinisches Bild
Abhängig von Dauer und Intensität der einwirkenden Schädigung unterscheidet man Verbrennungen 1. bis 4. Grades:
- Verbrennung 1. Grades (Combustio erythematosa): Schädigung der oberen Epidermisschichten mit Erythem, Ödem, brennenden Schmerzen.
- Verbrennung 2. Grades (Combustio bullosa): Erythem mit nachfolgender subepidermaler Blasenbildung, Erosion durch Einreißen der Blasendecke und Verkrustung. Schmerzhaft.
- Verbrennung 3. Grades (Combustio necroticans): Zerstörung von Epidermis, Dermis, Hautanhangsgebilden und ggf. tieferen Schichten (Muskulatur, Faszien, Fettgewebe und Knochen). Analgesie, Nekrosen. Abstoßung der Nekrosen führt zur Ulkusbildung.
- Verbrennung 4. Grades (Verkohlung): Zerstörung aller Hautschichten und tieferer Strukturen. Analgesie, Nekrosen.

Therapie
- Verbrennung 1. Grades: Abspülen mit fließendem kaltem Wasser. Kalte, feuchte Umschläge mind. 10 Minuten oder so lange der Patient noch Schmerzen empfindet. Glukokortikoide als Lotio oder Creme **R030 R120** oder Lotio alba, ggf. Wundgaze und leichter Verband (z.B. Oleo-Tuell, Jelonet). Spontanheilung abwarten.
- Verbrennung 2. Grades: Bei geschlossener Haut: Initial kühlende feuchte Umschläge oder Kühlen unter fließendem Wasser (mind. 10 Minuten), Glukokortikoide als Lotion, Creme oder Schaum zur Ödemprophylaxe (z.B. Dermatop, **R030 R120**). Bei Erosionen: Desinfektion mit Polyvidon-Jod Lösung (z.B. Betaisodona Lsg.), Entfernung von Haaren und Hautfetzen, Blasen werden steril eröffnet. Wundgaze (z.B. Oleo-Tuell, Jelonet) und sterile Verbände oder Gazegitter mit antibiotischem Zusatz (z.B. Bactigras) anwenden. Lagerung des Patienten auf Metalline Folie.

> **Cave:** Sekundäre bakterielle Besiedlung. Fortlaufende Abstrich-Kontrollen (v.a. auf gramnegative Keime).

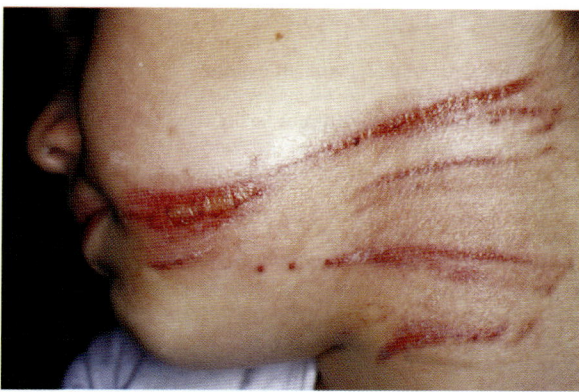

Verbrennung. Streifenförmige Verbrennungen 2. Grades durch Elektrozaunkontakt bei einem 8-jährigen Jungen.

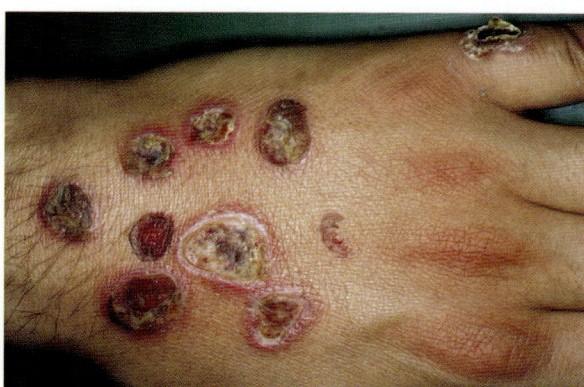

Verbrennung. Punktförmige Verbrennungen 3. Grades durch das Ausdrücken glühender Zigarettenenden am Handrücken bei einem 17-jährigen Jugendlichen (als Mutprobe!).

- Auftragen antibakterieller Externa (z.B. Betaisodona Salbe) ggf. in Kombination mit einer einfachen sterilen Wundgaze oder allein. Alternativ: steriler Verband mit Sulfadiazin-Silber (z.B. Flammazine). Wundflächen mit sterilen Verbänden versehen, spontane Abheilung kann abgewartet werden. Bei Verbrennungsfläche von mehr als 10-15% stationäre Aufnahme des Patienten. Zum Transport Abdecken der Wunden mit Metalline Folie oder Alu-Folie. Neben Wundbehandlung Volumensubstitution (Erwachsene 4 ml Ringerlaktat/kg KG/% der verbrannten KO/24 Std., davon 50% in der ersten 8 Std., Kinder 8 ml Ringerlaktat/kg KG/% der verbrannten KO/24 Std.), Flüssigkeitsbilanzierung, Schmerzbehandlung.
- Verbrennung 3. Grades: Lokale Therapie wie bei zweitgradiger Verbrennung, geschlossene Wundbehandlung mit Antibiotika-haltigem Gazegitter (z.B. Bactigras) und sterilen Verbänden. Systemische Antibiose nach Antibiogramm wie erforderlich. Auf ausgeprägte Ödembildung nach Verbrennungsverletzungen achten.

> **Cave:** Es besteht Gefahr eines Ödems des Tractus respiratorius

Ansonsten chirurgische Intervention: Initial Nekrektomie, Débridement, tangentiale Exzision nach Janzekovic, später Transplantation z.B. Spalthauttransplantate, Meshgraft-Transplantate, Allo- oder Xenotransplantate. Intensivmedizinische Betreuung, ggf. durch ein Verbrennungszentrum. Außerdem: Schmerzbekämpfung, Volumen-Elektrolyt-Substitution, parenterale Ernährung, Tetanusprophylaxe. S.a.u. Verbrennungsschock.
Glukokortikoide intern sind umstritten und eher zurückhaltend anzuwenden.

Verbrennung. Tabelle 1. Ausmaß der Verbrennung: Neunerregel nach Wallace

Körperteil	0-1 Jahr	Kind	Erwachsener
Kopf	20%	16%	9% (1mal 9)
Rumpf	30%	32%	36% (4mal 9)
Arme	18%	18%	18% (2mal 9)
Hand	1%	1%	1% (nur 1mal)
Genitalregion	1%	1%	1% (nur 1mal)
Oberschenkel	15%	16%	18% (2mal 9)
Unterschenkel + Fuß	15%	16%	18% (2mal 9)

Therapie allgemein
Einlieferung in die Klinik ist bei folgenden Patienten notwendig:
- Verbrennungen ab 2. Grades an Gesicht, Händen/Füßen oder Genito-Anal-Region
- Verbrennungen 2. bis 3. Grades von >10-15% der KO, bei Kindern 5-10% KO
- Verbrennungen 3. Grades oder ausgedehnte Verbrennungen 2. Grades
- Bei zu erwartenden Komplikationen, insbes. seitens der Atemwege (sitzender Transport!)
- Verbrennungen durch elektrischen Strom
- Verletzungen durch Chemikalien.

Prognose
- Verbrennung 1. Grades: Nach wenigen Tagen Abheilung unter Abschuppung.
- 2. Grades: Restitutio ad integrum nach 2-4 Wochen.
- 3. Grades: Narbige Abheilung. Tendenz zur Keloid-Bildung.

Verbrennungsschock   R57.1

Definition
Schock infolge von Verbrennungen. Man unterscheidet:
- Primärer Verbrennungsschock: Schock unmittelbar nach der Verbrennung.
- Sekundärer Verbrennungsschock: Hypovolämischer Schock durch Flüssigkeitsverlust nach außen über die Wundfläche, nach innen in Ödeme im und fern vom Verbrennungsgebiet infolge freigesetzter vasoaktiver Mediatoren. Gefahr des sekundären Verbrennungsschocks bei einer Verbrennung von mehr als 10-20% der KO beim Erwachsenen und mehr als 5-10% der KO beim Kind.

Therapie
Intensivbehandlung, Volumensubstitution mit Elektrolyt-,

Kalorien- und Flüssigkeitsbilanzierung, Thermoregulation, Zuführen des Patienten an ein Verbrennungszentrum oder eine fachspezifische Abteilung (z.B. Bergmannsheil Bochum, BG Unfallklinik Ludwigshafen). Zusammenarbeit mit Internisten und Verbrennungschirurgen.

Externe Therapie
S.u. Verbrennung.

Verbrühung T30.0

Definition
Hautschädigung durch direkte Einwirkung heißer Flüssigkeiten.

Therapie
S.u. Verbrennung.

Vergiftung T65.9

Synonym(e)
Intoxikation

Definition
Summe der Funktionsstörungen durch intestinal oder kutan absorbierte Giftstoffe. Die Exposition und der zeitliche Verlauf der Symptome können akut (akzidentell und suizidal), subakut oder chronisch (Arzneimittelnebenwirkung, Berufserkrankung) sein. Die Zahl der Gifte ist unbegrenzt, z.B. Brandgase, Chlor, DDT, E 605, Phosphor, Putzmittel im Haushalt, Digitalis, Antihistaminika, Psychopharmaka, Schlaf- und Schmerzmittel, Opiate, Mottenkugeln, Muskatnuss, Nikotin. Die Symptomatik ist je nach Gift z.T. unterschiedlich und kann zentralnervöse, intestinale, pulmonale und kardiale Störungen aufweisen.

Therapie
Aufrechterhaltung der Vitalfunktionen, Maßnahmen zur Verhütung weiterer Resorption (Entgiftung), sowie zur Beschleunigung der Giftausscheidung. Gabe spezifischer Antidots.
Zusammenarbeit mit dem Internisten ist erforderlich.

Vergreisungssyndrome R54

Definition
Mit vorzeitiger und beschleunigter Alterung einhergehende Syndrome. Hierzu zählen: Acrogeria Gottron, Progeria infantilis, Progeria adultorum, Metagerie.

Therapie
Kausale Therapie ist nicht möglich, ggf. symptomatische Therapie.

Vergiftung. Tabelle 1. Entgiftung und Beschleunigung der Giftelimination

	Maßnahmen	Anwendung/Durchführung
Verhütung weiterer Resorption bei Aufnahme per os	Kochsalz-Emesis	Bei bewusstseinsklaren Patienten 1-2 Glas einer Kochsalzlösung (1-2 Esslöffel/Glas).
		Alternativ: Apomorphin oder Magenspülung
	Apomorphin-Emesis	Bei bewusstseinsklaren Patienten 0,1-0,15 mg/kg KG s.c. Zusätzlich 10 mg Norfenefrin i.m. zur Kreislaufstabilisierung
	Ipecacuanha-Emesis	Bei bewusstseinsklaren Kindern unter 6 Jahren (kein Kochsalz- oder Apomorphin Erbrechen).
		Kinder <1 ½ Jahre: 10 ml Sirup
		Kinder <1 1/2-4 Jahre: 15 ml Sirup
		Kinder >4 Jahre: 20 ml Sirup, anschließend 200 ml Wasser
	Magenspülung	Bei bewusstseinsgetrübten Patienten in Halbseitenlage oder Kopftieflage mit 10-30 Litern, ggf. auch mit 30-60 Litern Wasser, und anschl. 30-40 g Aktivkohle spülen
Beschleunigung der Elimination	Forcierte Diurese	12 Liter Elektrolytlösung infundieren und innerhalb von 24 Std. ausscheiden. Gefahr der Niereninsuffizienz, Nierenparameter kontrollieren!
	Hyperventilation	Insufflation von CO_2 (bei Vergiftung mit Kohlenwasserstoffen)
	Unterbrechung des enterohepatischen Kreislaufs	Instillation von Aktivkohle oder Cholestyramin im Duodenum (3mal 4 g/24 Std.)
	Hämoperfusion	Extrakorporale Giftelimination
	Hämodialyse	Elimination nur nierengängiger Giftstoffe
	Weitere Verfahren	Plasmaseparation, Ultrafiltration, Peritonealdialyse, Blutaustauschtransfusion

Vergiftung. Tabelle 2. Spezifische Antidots oder spezifische Behandlung

Toxine/Ursache der Vergiftung	Antidota
Schwermetalle (Arsen, Quecksilber, Gold, z.T. organisches Quecksilber)	Chelatbildner (Dimercaprol, D-Penicillamin)
Blausäure	Methämoglobinbildner (Amylnitrit, Natriumnitrit, Dimethylaminophenol)
	Kobaltverbindungen zur CN-Bindung (Co-EDTA, Hydroxocobalamin, Natriumthiosulfat)
Organophosphate	Atropin
	Oxime als Reaktivatoren (Toxogonin, PAM)
Morphin und Derivate	Morphinantagonisten (Levallorphan, Naloxon)
Methämoglobinbildner	Thionin, Methylenblau
Dicumarol und Derivate	Vitamin K
Fluoride	Calciumsalze
Methanol	Ethanol
Schlangen- und Spinnenbisse	Spezifische Antiseren
Kohlenmonoxid	Keine Analeptika!, reine Sauerstoff-Gabe oder Carbogen.
Blei	D-Penicillamin oder CaNa2-EDTA. Dimercaprol ist kontraindiziert!
Thallium	Kolloidales Eisen (III)-hexacyanoferrat (II), sonst frühzeitig symptomatisch. Dimercaprol kontraindiziert!
Beryllium	Salicylsäure und Aurintricarbonsäure als Chelatbildner
Carbaminsäure (Carbamate)	Atropin in hohen Dosen
Lösemittel	Nicht Erbrechen induzieren! Flüssiges Paraffin (5 ml/kg KG), Laxanziengabe. Kein Rizinusöl - Öle beschleunigen die Resorption!

Verkohlung T30.3

Definition
Verbrennung 4. Grades.

Vermillonektomie

Definition
Streifenförmige Exzision der Lippenhaut.

Vermiottes carcinomateuses D48.9

Definition
Wie Komedonen exprimierbare, grauweiße, punktförmige Gebilde im ulzerierten spinozellulären Karzinom.

Histologie
Zusammengeballte Tumorzellen.

Therapie
Entsprechend dem spinozellulären Karzinom.

Vernix caseosa

Synonym(e)
Fruchtschmiere; Käseschmiere

Definition
Zähe, graugelbe Masse aus Talgdrüsensekret, Epithelzellen, Vellushaaren und Cholesterin, die die Haut des Neugeborenen vor allem an Rücken und Ohren überzieht.

Verruca (Viruswarze) B07

Erstbeschreiber
Ciuffo, 1907 (Beschreibung der viralen Genese)

Synonym(e)
Warze

Definition
Benignes, virusbedingtes Papillom.

Erreger
Menschliches Papillomavirus (human papilloma virus = HPV), s. Humane Papillomaviren. Man unterscheidet z.Zt. mehr als 120 Virustypen.

Ätiologie
Übertragung des Warzenvirus von Mensch zu Mensch, auch Autoinokulation.

Klinisches Bild
Inkubationszeit 1-8 Monate. Man unterscheidet:
- Condylomata acuminata
- Schleimhautwarzen
- Verrucae planae juveniles
- Verrucae plantares
- Verrucae vulgares
- Epidermodysplasia verruciformis
- Bowenoide Papulose
- Fokale epitheliale Hyperplasie.

S.a. Verrucae filiformes, Mosaik-Warze, Verrucae digitatae, Condylomata plana, Molluscum contagiosum.

Therapie allgemein
- Spontane Abheilung nach unterschiedlich langem Verlauf ist möglich. Aufklärung des Patienten, auch über die hohe Rezidivhäufigkeit, ist erforderlich.

- Allgemeine Maßnahmen zur Milieusanierung: Gefäßtraining und Verbesserung der akralen Perfusion (bei Akrozyanose), Rauchverbot, roborierende Maßnahmen (z.B. Kneipp'sche Maßnahmen), Beseitigung einer Hyperhidrose und/oder bakterieller oder mykotischer Begleitinfektionen.

Externe Therapie

Die verschiedenen Warzenmittel eignen sich insbes. für umschriebene vulgäre Warzen als initialer Therapieversuch und/oder in Kombination mit operativen Verfahren, aber auch bei Rezidivwarzen nach Operation.

- 0,5% 5-Fluorouracil-Lösung. und 10% Salicylsäure (z.B. Verrumal Lösung.): 2-3mal/Tag über ca. 6 Wochen auf betroffene Stellen auftragen. Wichtig: Lackfilm vor jedem neuerlichen Auftragen entfernen. Ebenso sollte die Hornschicht vor dem Auftragen des Therapeutikums mit einer Kürette bis zum Auftreten einer Punktblutung sorgfältig abradiert werden (diese Prozedur kann von dem Patienten selbst durchgeführt werden). Nach erfolgreicher Therapie noch 1 Woche weiter behandeln. Als Nebenwirkung tritt leichtes Brennen ein. Die Kombination aus 5-Fluorouracil und Salicylsäure stellt bei sachgerechter Durchführung (Compliance!) nachgewiesenermaßen eine effektive und nützliche Therapie dar (Evidenzlevel I).
- Alternativ: Imiquimod (Aldara 5%): 3-5mal/Woche nach vorsichtiger scharfer Kürettage (kann auch nach vorheriger Anleitung von den Patienten selbst oder deren Angehörigen durchgeführt werden) der Warze Imiquimod dünn auftragen und verbinden. Mit dieser Prozedur können hohe Erfolgsquoten erzielt werden!
- Alternativ: Podophyllin/Podophyllotoxin: Rezepturen verschiedener Warzentinkturen (z.B. Condylox Lösung) oder Warzensalben (Wartec-Creme).
- Alternativ: Eisessig-Salpetersäure-Milchsäure-Lösung. (Solco Derman): 1mal/Woche Pinselung des betroffenen Areals. Diese Therapie gehört nicht in die Hände von Patienten. Nebenwirkungen sind Brennen und Rötung.
- Alternativ: Salicylsäure-Pflaster (z.B. Guttaplast): Über 6-12 Std. unter Okklusion einwirken lassen, die aufgeweichte Haut im Fußbad oder vorsichtig mit dem scharfen Löffel oder einer Ringkürette abtragen. Konsequente Wiederholung der Prozedur über Wochen bis Monate.
- Alternativ: Cantharidin (z.B. Canthacur-PS = Kombinationspräparat mit Cantharidin, Podophyllin und Salicylsäure; nur über die internationale Apotheke erhältlich): Auftragen der Lösung, nach dem Antrocknen Verband mit topischen Glukokortikoiden unter Okklusion (Folie). Bildung einer schmerzhaften Blase, die in örtlicher Betäubung vorsichtig kürettiert wird. Bei periungualem Befall Nagel über der Warze wegschneiden.
- Alternativ: Bleomycin: Bleomycin in 0,9% NaCl-Lösung. von 0,1-1,0 IE/ml verdünnen und intraläsional injizieren. Nur bei hartnäckigen Warzen anwenden.

> ⚠ **Cave:** Vorsicht bei Anwendung an den Akren: Nicht bei Gefäßerkrankungen anwenden, da passagere Gefäßspasmen auftreten können.

- Alternativ: Einmalige subläsionale Injektion von 4,5 MU Interferon alfa-2a
- WIRA: Wassergefilterte Infrarottherapie: 3mal/Woche über mehrere Wochen in Kombination mit Abtragen des verhornten Anteils der Warze nach Anwendung keratolytischer Externa (z.B. Guttaplast).
- Dithranol/Salicylsäure: Dithranol/Salicylsäure-haltige Cremes z.B. Warzensalbe InfectoPharm (NRF 11.31.), 1mal/Tag auf die betroffenen Areale auftragen.

> ⚠ **Cave:** Irreversible Gelbverfärbung von Wäsche und Sanitäranlagen bei Kontakt mit dem enthaltenen Dithranol.

Interne Therapie

Immunmodulation. Begleitend bei ausgedehnten Befunden und nach durchgeführter operativer Therapie oder bei Rezidiv-Verrucae oder zur Prophylaxe.

> ⚠ **Cave:** U.U. kostenintensive Therapie!

- Thuja (Lebensbaum) Extrakt: Mono- oder Kombinationstherapie für die interne und/oder externe Therapie (Thuja Lsg. oder Thuja Drg.). Thuja Lösung mehrmals tgl. auf befallenes Areal pinseln bis zur Abheilung. Thuja Drg. beginnend mit 3mal 1 Drg./Tag p.o. und langsamer Steigerung bis auf 6 Drg./Tag bis zur Abheilung.
- Interferone: Interferon alfa-2a bei mehr als 2 Rezidiven (Roferon A), 3-10 Mio. IE/Tag 3mal/Woche s.c. über 6 Wochen. Interferon beta (z.B. Fiblaferon) intraläsional oder systemisch mit 3 14-tägigen Behandlungszyklen, in 4-wöchigen Abständen. 3mal/Woche 1-3 Mio. IE Interferon beta i.v., Gesamtdosis von max. 81 Mio. IE.
- Inosin (z.B. Isoprinosine) 6-8 Tbl./Tag p.o.
- Levamisol: In einer kontrollierten Doppel-Blindstudie ließ sich der Erfolg einer Behandlung mit Levamisol (z.B. Ergamisol) dokumentieren. Levamisol wurde über 5 Monate jeweils an 3 aufeinander folgenden Tagen alle 14 Tage in einer Dosierung von 5 mg/kg KG/Tag verabreicht.

Operative Therapie

- Bewährt hat sich die sog. Rotationstherapie: Im Wechsel Kurette, Vereisung, Laser, säurehaltige Tinkturen (Duofilm, Verrumal, Verrucid) und immunstimulierende Maßnahmen.
- Kürettage: Entfernung des superfiziellen Anteils der Verrucae, möglichst ohne Verletzung des Papillarkörpers. Tiefe Exzisionen sind heute aufgrund der hohen Rezidivrate von circa 80% obsolet. Prinzipiell ist eine Entfernung in mehreren Sitzungen ohne örtliche Betäubung bzw. mit Chloraethylvereisung oder nach Anwendung einer anästhesierenden Creme unter Okklusion (z.B. EMLA Creme) indiziert.
- Keratolyse und/oder Kürettage (vulgäre Warzen): Aufweichen der Warze mit Salicylsäure-haltigen Pflastern (Guttaplast), fixieren über 24-48 Std., danach vorsichtiges Abtragen nach Vereisung mit Chloraethyl-Spray, entweder mit dem scharfen Löffel oder der Ringkurette. Blutstillung durch Kauterisation (hat den positiven Nebeneffekt auch die Warzen in der Nachbarschaft zu inaktivieren), Betupfen mit Eisen III-Chlorid Lösung (10% Liqu. Ferrisesquichlorat) oder Policresulen-Lösung (Albothyl Lsg.). Vorsichtiges Abtragen, damit eine Abheilung ohne Narbenbildung erfolgt. Anschließend Auftragen von Podophyllotoxin-Lösung (Condylox Lsg.), Milchsäure-, Essigsäure und/oder salicylsäurehaltige Tinkturen (Verrucid), ggf. Ätzung mit Silbernitrat (Höllenstift).
- Laser: Entfernung der Warzen mittels CO_2- oder Erbium-Laser bei gleichzeitiger Blutstillung, ebenfalls Inaktivierung der Viren in der Nachbarschaft. Sehr erfolgreich ist der Einsatz des gepulsten Farbstoff-Lasers nach Abtragen der Hornschicht.
- Kryochirurgie: Kryochirurgische Entfernung mittels flüssigem Stickstoff (geschlossen mit einem Stempel oder of-

fen als Sprayverfahren nach vorhergehender Abdeckung der Umgebung durch Moulage, besonders an den Fingern). Erzeugen einer subepidermalen Blasenbildung die nach 7-14 Tagen eintrocknet und sekundär verheilt.

> **Cave:** Schmerzhaftigkeit.

– Wundbehandlung bei sekundär heilenden Defekten mit antibakteriellen Salben: Polyvidon-Jod-Salbe (z.B. Braunovidon Salbe, **R204**) oder antibiotikahaltige Salben (z.B. Fucidine Salbe) und Fettgaze (z.B. Oleo-Tuell, Jelonet) als lockeren Verband. Alternativ austrocknende, desinfizierende Lösungen oder mit Lösung getränkte Kompressen anwenden, z.B. Methylrosaniliniumchlorid-Lösung (Gentianaviolett) **R165** (ggf. Kompressen 3stündlich mit Gentianaviolett anfeuchten). Fußbäder mit Desinfizienzien wie Chinolinol (z.B. Chinosol 1:1000 oder **R042**) oder Polyvidon-Jod Lösung (z.B. Betaisodona Lösung, **R203**) zur Ablösung der Verbände ab dem 2.-3. postoperativen Tag tgl. durchführen.

> **Cave:** Gutes Abtrocknen vor Anlage eines neuen Verbandes ist erforderlich.

Verrucae digitatae B07

Definition
Form der Verrucae vulgares am Kapillitium mit faden- oder fingerförmigen Ausläufern.

Therapie
S.u. Verruca (Viruswarze).

Verrucae filiformes B07

Synonym(e)
Pinselwarzen; filiforme Warzen

Definition
Form der Verrucae vulgares mit langem, fadenförmigem Stiel.

Therapie
S.u. Verruca (Viruswarzen).

Verrucae perionychiales B07

Synonym(e)
Paronychiale Warzen

Definition
Im Perinychium (Nagel) lokalisierte Verrucae vulgares.

Therapie
S.u. Verruca (Viruswarzen).

Verrucae planae juveniles B07

Synonym(e)
Plane juvenile Warzen

Definition
Vor allem bei Kindern und Jugendlichen vorkommende, selbstlimitierte, Infektionskrankheit durch humane Papillomviren.

Erreger
Humane Papillomviren der Typen 3, 10, 28, 29, 49.

Ätiologie
Infektion durch humane Papillomaviren.

Manifestation
V.a. bei Kindern und Jugendlichen auftretend.

Lokalisation
Vor allem an Stirn, Schläfen, Wangen, perioral, Hand- und Fingerrücken auftretend, selten an den Schleimhäuten lokalisiert.

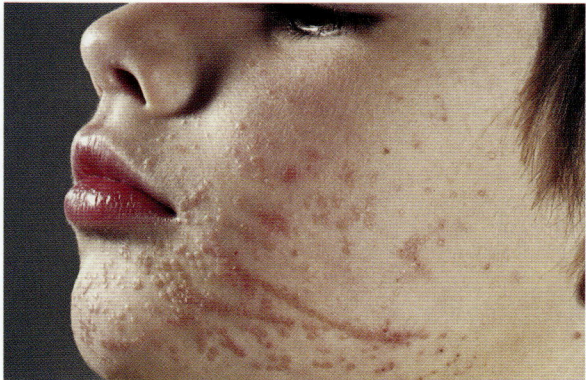

Verrucae planae juveniles. Leicht rötliche, teils auch hautfarbene, dicht und stellenweise linear angeordnete kleine Papeln mit verruköser Oberfläche im Gesicht einer 6-jährigen Patientin. Autoinokulation durch Kratzen.

Klinisches Bild
Flach erhabene, rundliche oder polygonale, rötlich-gelbe, feste Papeln mit stumpfer Oberfläche und lokalisierter aber auch disseminierter, manchmal strichförmiger Anordnung entlang von Kratzeffekten.

Histologie
Akanthose, geflechtartige Hyperkeratose, Parakeratose, ballonierte Epithelien.

Differenzialdiagnose
Lichen planus, Lichen nitidus, Verruca seborrhoica, Milien.

Therapie allgemein
Hohe spontane Heilungsrate, daher zurückhaltender Einsatz der verschiedenen, insbes. operativen Therapiemöglichkeiten.

Externe Therapie
Keratolyse mit Vitamin A-Säure-haltiger Salbe (z.B. Cordes VAS, Isotrex) 1-2mal/Tag auftragen, bei Brennen und Rötung der Gesichtshaut auf 1mal/Tag reduzieren.

> **Cave:** Nicht in der Schwangerschaft oder Stillzeit anwenden.

Evtl. Kombination mit UV-Bestrahlung.

> **Cave:** Herabgesetzte mittlere Erythemdosis.

Weitere Keratolyse z.B. mit 1-5% Salicylsäure. Erfolge mit 5% Imiquimod Creme (z.B. Aldara) 3-4mal/Woche über Nacht aufgetragen (Therapiedauer: 3-4 Wochen) sind beschrieben

(Off-Label-Use!). In Einzelfällen ebenso erfolgreich ist der Einsatz der Photodynamischen Therapie.

Operative Therapie
Vorsichtiges Abschaben mit dem scharfen Löffel.

 Cave: Nur oberflächliche Kürettage damit keine Narbenbildung erfolgt.

Kryochirurgie, Elektrokoagulation oder Abtragung mit Hilfe des gepulsten Farbstoff-Lasers oder Erbium-YAG-Laser sind ebenfalls möglich.

Prognose
Nach monate- bis jahrelangem Verlauf narbenlose Abheilung.

Verrucae plantares B07

Synonym(e)
Dornwarzen; Fußsohlenwarzen; Verrucae vulgares; Plantarwarzen

Definition
Verrucae vulgares im Bereich der Fußsohle mit endophytischer Entwicklung zur Tiefe, da exophytisches Wachstum infolge der ständigen Druckbelastung nicht möglich ist.

Erreger
Humane Papillomviren der Typen 1, 2, 4, 63. S.a.u. Papillomaviren, humane.

Klinisches Bild
Solitäre, meist jedoch mehrzählige, auch zu 4-7 cm großen, flächenhaften Beeten aggregierte, kraterförmige, 2-5 mm große Hornläsionen mit lippenförmigem Randsaum durch aufgeworfenes normales Epithel. Weißlich schuppende, bei größeren Beeten auch grau-gelbe bis grau-braune Oberfläche, Schmerzen bei Belastung. Initiale Veränderungen erkennt man bei Lupenvergrößerung an der Unterbrechung des normalen Leistenreliefs. Häufig zeigen sich in den Läsionen stecknadelkopfgroße Punktblutungen. S.a. Mosaik-Warze.

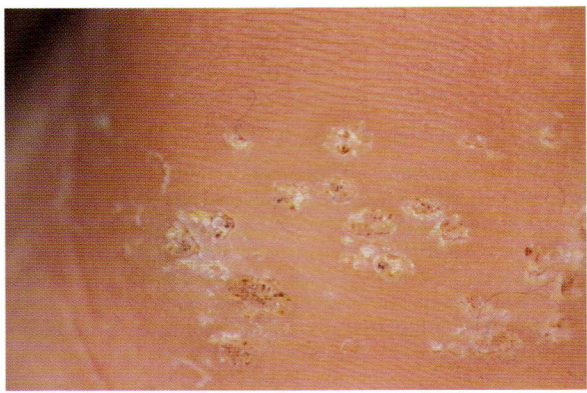

Verrucae plantares. Fußsohle bei einer 13 Jahre alten Leistungsschwimmerin. Schmerzhaftigkeit beim Laufen. Läsionen seit etwa 3 Jahren zunehmend. Befund: Aggregation, zahlreicher, bis zu 2-4 mm großer, deutlich indurierter Hornkrater mit etwas aufgeworfenem seitlichen Hornwall (s. linken Bildabschnitt). Raue Oberfläche mit weißlicher Schuppung. In einzelnen Läsionen etwa stecknadelkopfgroße, dunkle Punktblutungen; s. Bildabschnitt links unten.

Histologie
Entspricht im Prinzip der Verruca vulgaris. Histomorphologisch zeigt sich das Bild einer invaginierten Verruca vulgaris. Typisch sind reichlich auftretende Koilozyten als Zeichen der HPV-induzierten Schädigung der Keratinozyten.

Differenzialdiagnose
Clavus, Arsenkeratosen.

Therapie
S.u. Verruca (Viruswarze).

Prognose
Hartnäckigkeit und Rezidive sind zu erwarten.

Verrucae seborrhoicae L82

Synonym(e)
Verruca seborrhoica senilis; seborrhoische Alterswarze; seborrhoische Warze; seborrhoische Keratose; Verruca senilis; benigne Akanthokeratose; Basalzellpapillom

Definition
Häufige, in Ein- oder Mehrzahl auftretende, gutartige, verrukös-papillomatöse, epidermale Neoplasien, die mit zunehmendem Lebensalter vermehrt auftreten.

Einteilung
6 unterschiedliche Typen können feingeweblich unterschieden werden, wobei die einzelnen Typen sich häufig histologisch überlappen (s.u. Histologie):
- Hyperkeratotischer Typ
- Akanthotischer Typ
- Retikulärer/adenoider Typ
- Klonaler Typ
- Irritierter Typ
- Melanoakanthom.

Vorkommen/Epidemiologie
Es gibt wenige statistisch relevante, epidemiologische Daten bzgl. Prävalenz, Geschlechtsverteilung (Männer/Frauen gleich

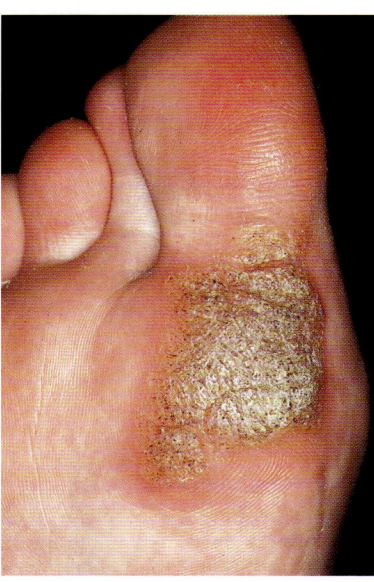

Verrucae plantares. Seit mehreren Jahren bestehendes flächiges Warzenbeet.

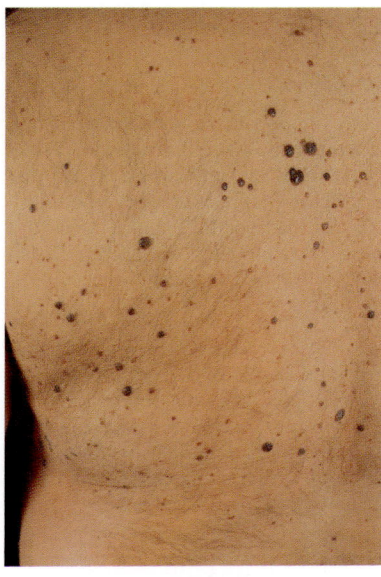

Verrucae seborrhoicae. Multiple unterschiedlich große, braunschwarze, aufgesetzt wirkende Tumoren im Bereich des Stammes.

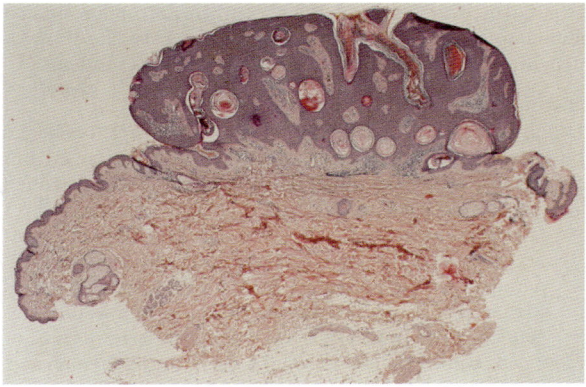

Verrucae seborrhoicae. Akanthotischer Typ. Breitbasiger, exophytischer Tumor, kein infiltrierendes Wachstum; erscheint wie „aufgesetzt". Zahlreiche, nahezu ideal runde Pseudohornzysten. Geringe Oberflächenverhornung. An der Basis zeigt sich unterschiedlich dichtes, entzündliches Infiltrat.

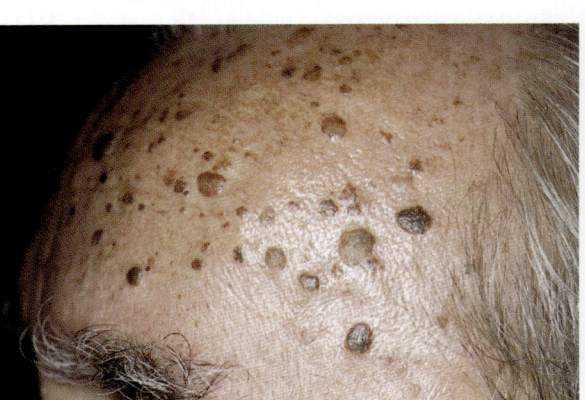

Verrucae seborrhoicae. Weiche, erhabene, grau-braune bis schwarze Papeln und Plaques mit zerklüfteter, warziger Oberfläche, durchsetzt von schwarzen Hornpfröpfen. Variable Größe, von wenigen mm bis ca. 1,2 cm im Durchmesser. Disseminiertes Auftreten.

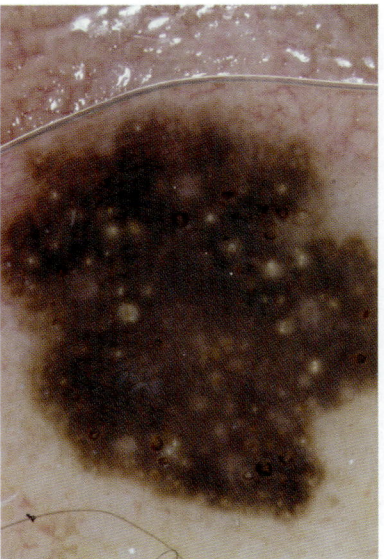

Verrucae seborrhoicae. Auflichtmikroskopie: Seit mehreren Jahren im oberen Brustbereich manifeste, exophytisch wachsende Verruca seborrhoica bei einer 51-jährigen Patientin. Unscharf begrenzter, tief brauner Tumor. Zahlreiche Pseudohornzysten, dargestellt als unterschiedlich große, runde, hellbraune Spots. Oben rechts: Teleangiektasien. In der Umgebung unregelmäßiges Pigmentnetz mit Teleangiektasien als Ausdruck einer ausgeprägten solaren Belastung.

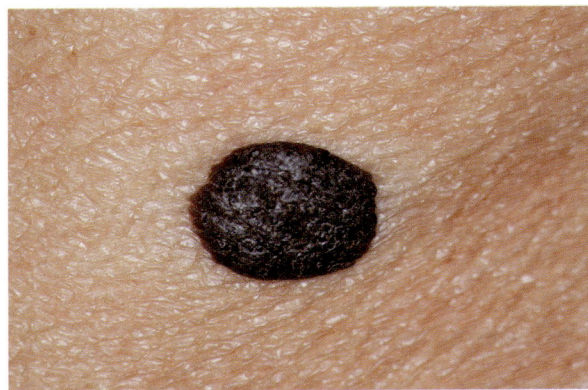

Verrucae seborrhoicae. Kalottenförmig aufgesetzter, schwarzbrauner Tumor mit unregelmäßiger Oberflächenfelderung.

verteilt?), Rasse (kaukasische Bevölkerung vermehrt betroffen?) oder geographischer Verteilung.

Ätiologie
Familiäre Prädisposition ist anzunehmen. Möglicher autosomal-dominanter Vererbungsmodus.

Manifestation
Vor allem im höheren Lebensalter auftretend. Bei Individuen <30 Jahre sind VS selten anzutreffen.

Lokalisation
Vor allem Brust, Rücken, auch Gesicht, Halsbereich, Streckseiten von Händen und Unterarmen sind befallen. Handflächen und Fußsohlen sind stets ausgespart.

Klinisches Bild
Scharf begrenzte, isolierte oder auch disseminierte, rundliche bis ovale, wenige Millimeter bis mehrere Zentimeter große, weiche, erhabene, grau-braune oder auch schwarze, breit auf der Unterfläche aufsitzende Gebilde mit zerklüfteter, warziger

Oberfläche, durchsetzt von schwarzen Hornpfröpfen, die sich auflichtmikroskopisch sehr gut darstellen. Gestielte VS werden vor allem in den intertriginösen Räumen gefunden.

Histologie
Exophytisch wachsende intraepidermale Proliferation ausgereifter spindelzelliger oder basaloider Plattenepithelien mit Hornzysten und Pseudohornzysten sowie unterschiedlich ausgeprägter Hyperkeratose.

- Hyperkeratotischer Typ: Sägezahnartiges Oberflächenrelief mit distinkter Papillomatose. Voluminöse Orthohyperkeratose sowie nur fokal auch Parahyperkeratose sind vorhanden. Mäßig ausgeprägte Akanthose mit überwiegendem Auftreten spindelzellig differenzierter Keratinozyten. Fehlende oder nur mäßige Hyperpigmentierung. Keine Horn- oder Pseudohornzysten.
- Akanthotischer Typ (häufigster histologischer Typus): Mächtige homogene oder netzige Akanthose bei mäßiger oder geringer Hyperkeratose und Papillomatose. Zahlreiche Horn- und Pseudohornzysten. Überwiegend basaloid differenziertes Tumorparenchym mit deutlicher Hyperpigmentierung insbes. der dermoepidermalen Junktionszone. In der Dermis besteht häufig ein schütteres lymphohistiozytäres Infiltrat.
- Adenoid/retikulärer Typ: Der retikuläre Typ wird auch als adenoider Typ bezeichnet, obwohl keine drüsige Genese besteht. Das histologische Bild entsteht durch eine netzige Akanthose bei mäßiger oder geringer Hyperkeratose und Papillomatose. Die miteinander vernetzten Epithelstränge sind 2-3 reihig. Kaum Horn- und Pseudohornzysten. Überwiegend basaloid differenzierte Tumorzellen. Deutliche Hyperpigmentierung des Tumorparenchyms mit Akzentuierung der dermoepidermalen Junktionszone. In der Dermis zeigt sich häufig schütteres lympho-histiozytäres Infiltrat.
- Klonaler Typ: Kräftige, unregelmäßige Akanthose und Papillomatose bei Orthohyperkeratose. Innerhalb des spindelzellig differenzierten Tumorparenchyms treten deutlich abgesetzte Nester mit basaloiden oder auch blasseren größeren Nestern auf (s.a. Borst-Jadassohn-Phänomen).
- Irritierter Typ: Proliferation von spindelzellig differenzierten, eosinophilen Plattenepithelien, teils in zwiebelschalenartiger oder wirbeliger Anordnung. Basaloide Formationen fehlen meist vollständig. Vereinzelt bestehen auch Dyskeratosen. Selten Akantholyse.
- Melanoakanthom: Bild des akanthotischen Typs der Verruca seborrhoica mit homogener Proliferation reifzelliger, überwiegend basaloider Epithelzellen. Geringe oder fehlende Hyperkeratose. Zahlreiche, über alle Lagen des Tumors verteilte Melanozyten. Dichtes Lager von Melanophagen in der Dermis. Geringes schütteres Entzündungsinfiltrat.

Differenzialdiagnose
Malignes Melanom, melanozytärer Naevus, pigmentiertes Basalzellkarzinom, Verrucae planae juveniles, pigmentierter Morbus Bowen, Angiokeratom.

Therapie

 Merke: Bei Verdacht auf Leser-Trélat-Syndrom: Umfassende Tumorsuche.

In kosmetisch störenden Fällen oder zum Ausschluss anderer Pigmenttumoren Abtragung mit dem scharfen Löffel, mit der elektrischen Schlinge oder mittels Erbium-Yag oder CO_2-Laser.

 Cave: Keine Histologie bei blinden Verfahren möglich.

Anschließende Wundbehandlung z.B. mit antiseptischen Salben wie Polyvidon-Jod-Salbe (z.B. **R204**, Braunovidon Salbe) oder antibiotikahaltigen Salben, (z.B. Fucidine Salbe) und Fettgaze (z.B. Oleo-Tuell, Jelonet) und lockerem Verband. Alternativ austrocknende desinfizierende Externa wie 0,5% Methylrosaniliniumchlorid-Lösung oder Eosin-Lösung (**R080**, **R081**) 1-2mal/Tag pinseln.

Hinweis(e)
Als klinische Sonderform ist die Stukkokeratose anzusehen. Histologisch findet sich hierbei der hyperkeratotische Typ. Das eruptive Auftreten multipler Verrucae seborrhoicae ist als paraneoplastisches Syndrom (Leser-Trélat-Syndrom) bekannt und bedarf einer intensiven Tumorsuche. Familiäres Auftreten multipler Verrucae seborrhoicae insbes. bei Farbigen wird als Dermatosis papulosa nigra bezeichnet.

Verrucae seborrhoicae, klonaler Typ — D23.L

Synonym(e)
Epitheliom, intraepitheliales; Epitheliom, intraepitheliales vom Typ Borst; Epitheliom, intraepitheliales vom Typ Jadassohn; Borst-Jadassohn-Epitheliom

Definition
Histologische Variante der Verruca seborrhoica mit wirbelförmig angeordneten epithelialen Zellen in der Epidermis. Früher geläufig als intraepitheliales Epitheliom vom Typ Borst oder als intraepitheliales Epitheliom vom Typ Jadassohn. S.u. Verruca seborrhoica.

Therapie
Histologischer Zufallsbefund. Keine weitere Therapie notwendig. S.u. Verruca seborrhoica.

Verrucae, seborrhoicae, Verruca-plana-artige — L82

Definition
Flache, pigmentierte Sonderform der Verruca seborrhoica.

Differenzialdiagnose
Lentigo solaris.

Therapie
Operative Entfernung nur bei kosmetisch störenden Verrucae oder zum Ausschluss anderer Pigmenttumoren. Kürettage, Abtragung mittels CO_2-Laser oder Elektrokoagulation. Flächenhafte Abtragung mittels Kryochirurgie im Sprayverfahren.

Verrucae subunguales — B07

Synonym(e)
Subunguale Warzen

Definition
Verrucae vulgares mit Sitz unter der Nagelplatte. Klinisch schmerzhafte, tumorartige Wucherungen.

Therapie
S.u. Verruca (Viruswarzen).

Verrucae vulgares B07

Erstbeschreiber
Ciuffo, 1907 (Beschreibung der viralen Genese)

Synonym(e)
Vulgäre Warzen

Definition
Benigne, infektiöse, rückbildungsfähige, umschriebene Epithelhyperplasie durch Papillomaviren.

Erreger
Humanes Papillomavirus (DNA-Virus; s.u. Papillomaviren, humane).

Einteilung
Abhängig von der Lokalisation unterscheidet man:
- Warzen auf verhornendem Epithel:
  - Verrucae filiformes
  - Mosaik-Warze
  - Verrucae plantares.
- Warzen auf Schleimhaut:
  - Condylomata plana
  - Condylomata acuminata
  - Condylomata gigantea
  - Schleimhautwarzen
  - Hyperplasie, fokale epitheliale (M. Heck)
  - Bowenoide Papulose.
- Klinische Sonderformen:
  - Warzen, paronychiale
  - Verrucae subunguales
  - Epidermodysplasia verruciformis.

Vorkommen/Epidemiologie
Häufigste virusbedingte Warzenform. Übertragung von Mensch zu Mensch oder durch Autoinokulation. Inkubationszeit bis zu 20 Monaten.

Manifestation
Vor allem bei Kindern, Jugendlichen, jungen Erwachsenen auftretend, häufig bei Akroasphyxie. Prädisponierende Faktoren sind Hyperhidrose, Immunsuppression oder Atopie.

Lokalisation
Vor allem an Händen und Füßen lokalisiert (schlechte Durchblutungssituation). Befall des gesamten Integuments ist möglich.

Klinisches Bild
Solitäre aber auch zu Beeten aggregierte, halbkugelige, 2-8 mm große, derbe, meist hautfarbene oder graugelbliche Papeln oder Knoten mit zerklüfteter, verruköser Oberfläche. Ausbildung von Tochterwarzen in der Umgebung durch Autoinokulation ist möglich. Die klinische Morphologie ist durch den Standort der Warzen wesentlich beeinflusst, z.B. treten Warzen im Bereich der Nase häufig als gestielte oder

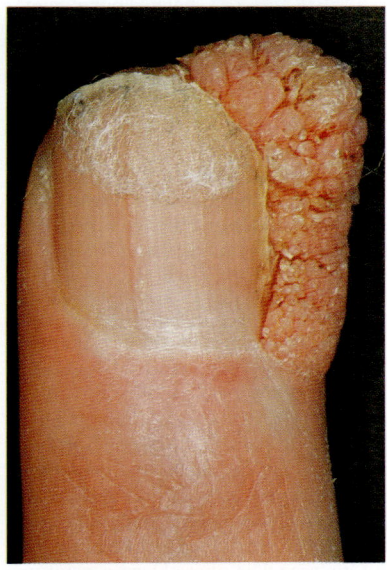

Verrucae vulgares. Exophytisch wachsendes Warzenbeet mit subungualer Infiltration an der Fingerspitze.

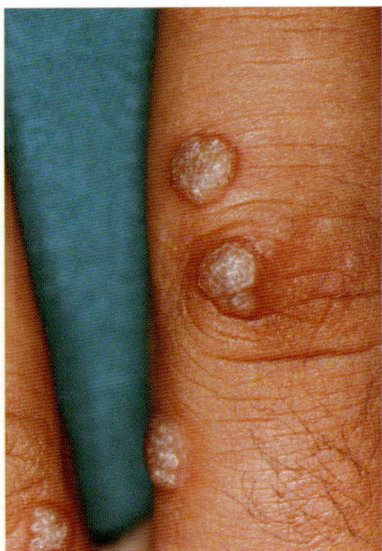

Verrucae vulgares. Bis zu 0,6 cm große, hautfarbene bis weißliche, chronische, raue Papeln und Knoten mit verruköser Oberfläche im Bereich der Fingerstreckseiten. Autoinokulation!

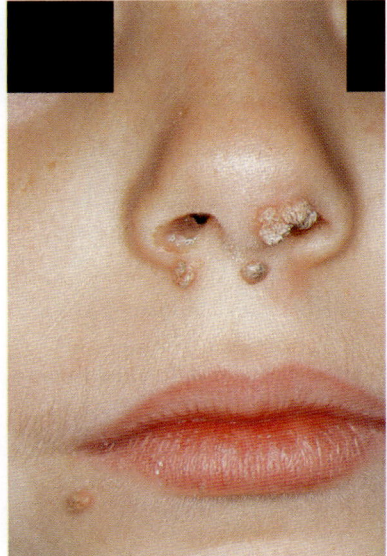

Verrucae vulgares. Multiple, deutlich über das Hautniveau erhabene, verruköse Tumoren im Bereich der Nasenöffnungen und an der Unterlippe.

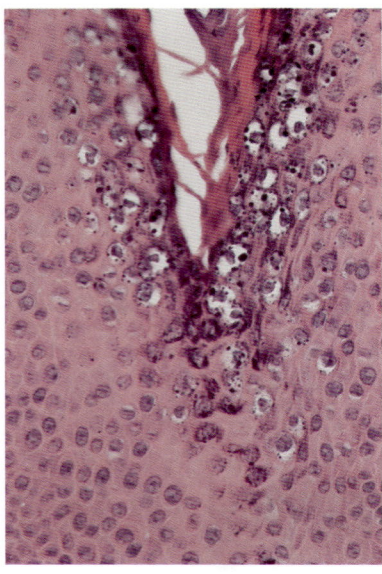

Verrucae vulgares. Ansammlung von Koilozyten mit charakteristischer, perinukleärer Halobildung, pyknotischen Kernen sowie basophilen Granula, als Ausdruck der HPV-induzierten Schädigung der Keratinozyten. Das tiefere Epithel zeigt keine zytopathologischen Besonderheiten.

fadenförmige Läsionen auf. Periungual (und subungual) lokalisierte Warzen führen häufig zu Onychodystrophien. Sie können hier zu tumorösen Vegetationen führen. Diese Lokalisation ist therapeutisch als besonders problematisch zu werten. Im Schleimhautbereich (Lippe) imponieren Warzen als flache, leukoplakische Beete.

Histologie
Scharf begrenzte epitheliale Tumoren mit kräftiger Akanthose und deutlich hervortretender Hypergranulose, sägezahnartiger Papillomatose, mächtiger Hyperkeratose, die von parakeratotischen Abschnitten durchzogen ist. Diagnostisch wegweisend sind sog. Koilozyten (HPV-infizierte Keratinozyten mit optisch leerem Halo um den Kern und basophilen Einschlusskörperchen), die gruppiert in den oberen Partien des Epithels auftreten. In den Epitheltälern zeigt sich meist eine, breite, sehr auffällige Hypergranulose mit verplumpten, tief basophil gefärbten Granulae. Die obere Dermis zeigt unterschiedlich dichtes lympho-histiozytäres Infiltrat.

Differenzialdiagnose
Verrucae planae juveniles, Verruca seborrhoica, Keratosis actinica, Arsenkeratosen, malignes Melanom, Keratoakanthom, spinozelluläres Karzinom, Lichen planus verrucosus, Clavi syphilitici, Tuberculosis cutis verrucosa, Keratoma dissipatum naeviforme palmare et plantare.

Therapie
S.u. Verruca (Viruswarzen).

Prognose
Nach Wochen bis Jahren narbenlose Abheilung. Spontanheilung in ca. 25% der Fälle.

 Cave: Narbenbildung durch operative Therapie ist möglich.

Verrucosis polyneuropathica der Füße   E14.4; E14.6

Erstbeschreiber
Gerbig u. Hunziker, 1995

Synonym(e)
VSLDN; verrucous skin lesions of the feet in diabetic polyneuropathy

Definition
Verruköse, gutartige Epidermisproliferation der Füße, meist bei Patienten mit Diabetes mellitus und Polyneuropathie, aber auch bei Patienten mit Polyneuropathien anderer Genese (z.B. bei alkoholtoxischer Polyneuropathie) auftretend.

Ätiologie
Ungeklärt. Diskutiert werden chronische Druck- oder Scherkräfte bei bestehender Neuropathie und Angiopathie. Analoge Krankheitsbilder werden auch bei alkoholischer Polyneuropathie beobachtet.

Manifestation
V.a. im höheren Lebensalter auftretend.

Lokalisation
V.a. an Zehen und Fußrücken lokalisiert.

Klinisches Bild
Insbesondere an Druckstellen finden sich gut umschriebene, 2-5 cm große, hautfarbene bis braun-schwärzliche, warzenartige, verruköse Plaques mit hyperkeratotischen Auflagerungen. Nässen ist möglich, v.a. bei Lokalinfekten. Vereinzelt führen rezidivierende Pyodermien zu einer nicht beherrschbaren Lokalinfektion, so dass Teilamputationen notwendig werden.

Histologie
Pseudoepitheliomatöse Epidermishyperplasie mit ausgeprägter Hypergranulose sowie vereinzelten vakuolisierten Keratinozyten. Fokale Papillomatose. Ortho- und Parahyperkeratose. Dermis mit schütteren Rundzellinfiltraten. Meist kräftige Fibrose.

Differenzialdiagnose
Karzinom, verruköses; Papillomatosis cutis carcinoides.

Therapie allgemein
Subtile Einstellung des Diabetes mellitus. Abklärung anderer Ursachen einer Polyneuropathie und deren Therapie. Druckentlastung. Ablative Maßnahmen mittels scharfer Kurette oder Skalpell, ggf. nach Anwendung von keratolytischen Externa wie Salicylsäure-haltigen Pflastern (Guttaplast).

Verticilliose   B48.7

Definition
Durch den Schimmelpilz Verticillium cinnabarinum hervorgerufene Infektionskrankheit mit kutanen, meist fistelnden Granulomen.

Histologie
Epitheloidzelliges Granulationsgewebe mit zentraler Nekrose.

Therapie
Kleinere Läsionen können extern mit Azol-Derivaten wie Clotrimazol (z.B. Canesten, Mycofug, R056) in Creme-Form angegangen werden. In fortgeschrittenen chronischen Fällen ggf. chirurgische Entfernung einzelner Granulome.

Interne Therapie
Itraconazol (z.B. Sempera) 2mal/Tag 200 mg p.o. Alternativ: Amphotericin B initial 0,1 mg/kg KG, Steigerung auf 1,0 mg/kg KG möglich.

Vibex   D69.2

Definition
Streifenförmige Einblutung (Purpura) in die Haut.

Therapie
S.u. Purpura.

Vierfingerfurche   Q82.8

Synonym(e)
Affenfurche; Simian Crease

Definition
Durchgehende, vom radial- bis zum ulnarseitigen Rand der Hand reichende Hohlhandlinie als Verschmelzung der Fünf- und der Dreifingerfurche. Häufig bei Down-Syndrom.

VIN   N90.0; N90.1

Synonym(e)
Vulväre intraepitheliale Neoplasie

Definition
Vulväre Intraepitheliale Neoplasien (VIN) sind beginnende Precursor-Läsionen für Plattenepithelkarzinome im Bereich der Vulva. S.a. spinozelluläres Karzinom, s.a.u. Vulvakarzinom.

Einteilung
- Klassifikation in Anlehnung an histologische Kriterien (ISSVD). Unterschieden werden:
  - Squamöser Typ (vulväre intraepitheliale Neoplasie)
  - Nicht-squamöser Typ.
- Der squamöse Typ (VIN) wird in 3 Schweregrade unterteilt:
  - VIN I: Leichte intraepitheliale Neoplasie
  - VIN II: Mittelschwere intraepitheliale Neoplasie
  - VIN III: Schwere intraepitheliale Neoplasie:
    – differenziert
    – undifferenziert.
- Unter dem nicht-squamösen Typ werden pathogenetisch unterschiedliche Krankheitsbilder subsumiert, z.B.:
  - Extramammärer Morbus Paget
  - Melanoma in situ der Vulva.

In dieser Klassifikation finden Begriffe wie M. Bowen, Erythroplasie Queyrat und bowenoide Papulose keine Verwendung mehr, sie werden dem Stadium VIN III zugeordnet. S.a. AIN (Anale intraepitheliale Neoplasie).

Vorkommen/Epidemiologie
Ätiologisch lassen sich zwei Patientengruppen unterscheiden:
- Überwiegend ältere Patienten >60 Jahre, bei denen sich ein differenzierter Typ VIN III oder ein Vulvakarzinom entwickelt.
- Patienten <50 Jahre mit undifferenziertem Typ VIN III (basaloider oder kondylomatöser Typ) oder Vulvakarzinom. Häufiger Nachweis von HPV-DNA!

Ätiologie
Häufige Assoziation zu HPV-Erkrankungen. Die Häufigkeit von HPV-DNA nimmt mit steigendem Schweregrad der VIN

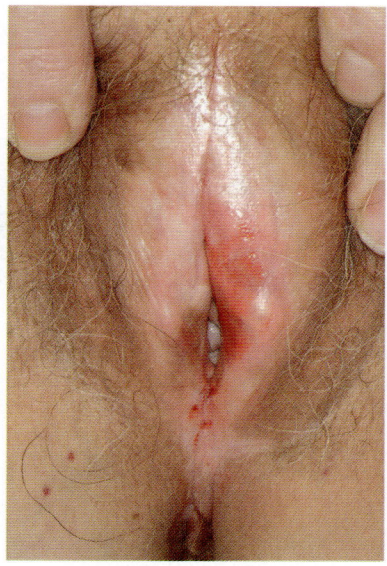

VIN. Seit 2 Jahren bestehende, teilweise erosiv veränderte, erythematöse Plaque bei einer 78-jährigen Patientin. Zirkumferent befindet sich eine Leukoplakie, die Anatomie ist erhalten. 1-4 mm große Rhagaden zeigen sich im Bereich der hinteren Zirkumferenz.

zu. Der Nachweis von HPV gelingt je nach Methode in 50-90% der Fälle. Am häufigsten findet sich HPV-DNA vom Typ 16.

Klinisches Bild
- Initial klagen Patienten über keine oder über unspezifische Symptome wie Juckreiz, Schmerzen und Wundgefühl. Dies führt nicht selten zur Selbstbehandlung und Verschleppung der Erkrankung.
- Lokalbefund: Sehr variabel mit scharf begrenzter Leukoplakie, daneben auch scharf gegen die normale Haut oder Schleimhaut abgesetzte, rötlich-bräunliche oder sattrote, gelegentlich auch braun-schwarze, mäßig indurierte Plaques mit oder ohne Schuppung. Nicht selten finden sich flächige Erosionen oder Mazerationen.
- Seltener ist der rein erythematöse Typ (ältere Nomenklatur: Erythroplasie Queyrat) mit nässender, samtartiger Oberfläche. Diese nicht verhornende Variante der VIN III entsteht meist am nicht verhornenden Plattenepithel des Introitus vaginae und an den Innenseiten der kleinen Labien.
- Indurierte Ulzerationen können Hinweis auf infiltrierendes Wachstum sein. Ein besonderes diagnostisches und therapeutisches Problem stellen die multifokal an der Vulva auftretenden Läsionen dar. Sie neigen häufiger zu Rezidiven als die unifokalen Varianten.

Histologie
Verlust der normalen Hautschichtung. Häufig nukleäre Polymorphismen, Hyperchromatinisierung und Koilozytosen. Kaum entzündliche Infiltrate. Die Basalmembran ist intakt.

Siehe Tabelle 1 [Stadien der VIN].

VIN III wird nach histologischen Kriterien weiterhin unterteilt:
- Basaloider Typ
- Kondylomatöser Typ (warty Type)
- Differenzierter Typ.

Diagnose
- Klinik, Biopsie
- HPV-Nachweis aus Biopsie

VIN. Tabelle 1. Stadien der VIN

Stadium	Dysplasie/Grading	Histologische Beschreibung
VIN I	Leichte Dysplasie	kleine zelluläre Atypien, häufig Koilozyten mit vergrößerten irregulären Kernen und Halo; Beschränkung auf unteres Epitheldrittel
VIN II	Mittelschwere Dysplasie	Ersatz des unteren und mittleren vulvären Epithels durch schmale basaloide Zellen mit erhöhtem Kern-Plasmaverhältnis.
VIN III	Schwere Dysplasie/ Carcinoma in situ	Ersatz von >75% des vulvären Epithels durch schmale basaloide Zellen mit erhöhtem Kern-Plasmaverhältnis

- Papanicolaou-Abstriche: Das durch Papanicolaou-Abstriche gewonnene Material bzw. das darauf beruhende Grading korreliert relativ schlecht mit histologisch gesicherten Läsionen.

> **Merke:** Suspekte Areale müssen biopsiert werden!

Komplikation
Rezidivneigung (besonders bei VIN III und multifokalem Auftreten), Übergang in ein invasives Vulvakarzinom.

Therapie
- Ausgedehnte Läsionen/High-grade VIN III: Exzision mit primärem Verschluss, ggf. Spalthauttransplantate.
- Kleine Läsionen: Kauterisation, Erbium-YAG-Laser oder CO_2-Laser-Ablation, Kryochirurgie, Podophyllotoxin. Je weniger radikal die Therapie ist, desto höher ist das Rezidivrisiko.
- Topische Therapie mit Imiquimod, wobei hier komplette Eradikationen des zugrundeliegenden HPV-Typs beobachtet wurden.

Prophylaxe
HPV-Vakzinierung ist zu empfehlen. Hierfür zugelassen sind die Impfstoffe Cervarix und Gardasil. S.a.u. HPV-Vaccine.

Vinblastin

Definition
Zytostatikum, Vinkaalkaloid.

Wirkungen
Hemmung der intrazellulären Tubulinsynthese. Arretierung der Zellen in der Metaphase der Mitose. Störung der DNA- und RNA-Synthese. Induktion von Apoptose.

Indikation
M. Hodgkin, Mycosis fungoides, Hoden-Karzinom, malignes Melanom, Kaposi-Sarkom.

> **Merke:** Während der Therapie und bis zu 6 Monaten danach ist eine effektive Kontrazeption durchzuführen.

Dosierung und Art der Anwendung
3,7 mg/m² KO/Tag i.v. alle 1-2 Wochen oder in Polychemotherapien 6-8 mg/m² KO/Tag für 1-2 Tage alle 3-4 Wochen.

Unerwünschte Wirkungen
BB-Veränderungen, gastrointestinale Störungen, Subileus, Leber- oder Nierenschäden, Hyperurikämie, Alopezie (s. Alopecia medicamentosa), Dermatitis, Stomatitis, Erythrodermie, neurotoxische Störungen, Störungen der Spermiogenese und Ovulation. Sehr selten Atemnot oder Atmungsstörungen.

Wechselwirkungen
Bei Gabe myelotoxischer Substanzen wird die Knochenmarkstoxizität erhöht, die blutzuckersenkende Wirkung oraler Antidiabetika wird verstärkt.

Kontraindikation
Schwangerschaft, Stillzeit, akute Infektionen, schwere Knochenmarksdepression.

Präparate
Vinblastin 10 Hexal

Vincristin

Definition
Zytostatikum, Vinkaalkaloid (s.a. Vinblastin).

Indikation
Leukämie, M. Hodgkin (s. Lymphogranulomatose, maligne), Non-Hodgkin-Lymphome, metastasierendes malignes Melanom, AIDS-assoziiertes Kaposi-Sarkom, Bronchial-Karzinom.

Schwangerschaft/Stillzeit
Kontraindiziert in der Schwangerschaft (im Tierversuch embryo- bzw. fetotoxisch). Kontraindiziert in der Stillzeit (nicht bekannt, ob die Substanz in die Muttermilch übergeht).

Dosierung und Art der Anwendung
1,4 mg/m² KO i.v. 1mal/Woche.

Unerwünschte Wirkungen
BB-Veränderungen, gastrointestinale Störungen, Subileus, Leber- oder Nierenschäden, Hyperurikämie, Alopezie (s. Alopecia medicamentosa), Dermatitis, Stomatitis, Erythrodermie, neurotoxische Störungen, Störungen der Spermiogenese und Ovulation.

Präparate
Vincristinsulfat Hexal, Vincristin Bristol

Vindesin

Definition
Zytostatikum, Vinkaalkaloid (s.a. Vinblastin).

Indikation
Lymphatische Leukämien, maligne Lymphome, malignes Melanom.

Dosierung und Art der Anwendung
3 mg/m² KO i.v. 1-2mal/Woche.

Unerwünschte Wirkungen
BB-Veränderungen, gastrointestinale Störungen, Subileus, Leber- oder Nierenschäden, Hyperurikämie, Alopezie (s. Alopecia medicamentosa), Dermatitis, Stomatitis, Erythrodermie, neurotoxische Störungen, Störungen der Spermiogenese und Ovulation.

Präparate
Eldisine

Virilisierung E25.0

Synonym(e)
Virilismus; Vermännlichung; virilization; masculinization

Definition
Ausbildung männlicher sekundärer Geschlechtsmerkmale (männlicher Behaarungstyp, tiefe Stimme, Klitorishypertrophie) bei Frauen mit obligat vermehrter Androgenbildung (z.B. PCO-Syndrom, Ovarialtumor, NNR-Tumor, exogene Androgenzufuhr).

Ätiologie
Endogene oder exogene Androgen-Zufuhr.

Therapie
- Kausale Therapie, wenn möglich. Tumorsuche und ggf. -sanierung. Exogene Zufuhr von Hormon-haltigen Substanzen stoppen. Ansonsten antiandrogene Therapie mit Cyproteronacetat (z.B. Androcur) 2 mg/Tag in Kombination mit Ethinylestradiol 0,05 mg/Tag (z.B. Diane). Alternativ Cyproteronacetat 2 mg/Tag in Kombination mit Ethinylestradiol 0,035 mg über 21 Tage, dann 7 Tage Pause, alternierend über Monate bis Jahre. Bei schwereren Störungen Cyproteronacetat 25-200 mg/Tag für 10 Tage, 18 Tage Pause, in Kombination mit Ethinylestradiol (Progynon) 0,04 mg/Tag, 21 Tage Therapie, dann 7 Tage Pause.
- Hoch dosierte parenterale Therapie (bei Versagen der oralen Therapie): 300 mg Cyproteronacetat (Androcur Depot) i.m. zwischen dem 3. und 7. Zyklustag kombiniert mit 40 µg/Tag Ethinylestradiol beginnend am Tag der CPA-Injektion, über 20 Tage.

Virusexantheme B09

Definition
Durch Viren direkt (infektiöse Exantheme) oder indirekt (parainfektiöse Exantheme) induzierte, generalisierte Ausschläge unterschiedlicher klinischer Symptomatik und Morphologie. Die Klinik der infektiösen Virusexantheme ist Ausdruck eines definierten Erregers (z.B. Varizellen, Masern u.a.). Die Klinik parainfektiöser Virusexantheme (z.B. Gianotti-Crosti-Syndrom; unilaterales laterothorakales Exanthem; postherpetisches Erythema exsudativum multiforme) kann durch unterschiedliche Erreger hervorgerufen werden. Die klinischen Erscheinungen sind sehr unterschiedlicher Art. Sie können i.A. durch unterschiedliche Erreger ausgelöst werden. Beispielsweise sind beim Gianotti-Crosti-Syndrom 13 unterschiedliche Virusarten bekannt.

Erreger
Die häufigsten Erreger viraler Exantheme sind:
- Adenoviren (rubeoliforme Exantheme)
- Coxsackie-A-Viren (Herpangina; Hand-Fuß-Mund-Krankheit; generalisiertes vesikulöses Exanthem; AGEP)
- ECHO-Viren (Makulopapulöse Exantheme, Erythema infectiosum-artige Exantheme)
- Epstein-Barr-Viren (infektiöse Mononukleose, unilaterales laterothorakales Syndrom?)
- Hepatitis B- und Hepatitis C-Viren (unspezifische Exantheme, Gianotti-Crosti-Syndrom; Handschuh-Socken-Syndrom)
- HHV-6-Viren (Exanthema subitum)
- HHV-7-Viren (Exanthema subitum, Pityriasis rosea?)
- Herpes-simplex-Viren
- HIV/AIDS
- Masernviren
- Mumpsvirus (makulopapulöse Exantheme)
- Parainfluenzaviren (unspezifische Exantheme; Gianotti-Crosti-Syndrom)
- Parvovirus B19 (Ringelröteln = Erythema infectiosum; Handschuh-Socken-Syndrom)
- Röteln
- Rotaviren (makulopapulöse Exantheme)
- RS-Viren (Respiratory-Syncytial-Virus-Erkrankungen; unspezifische Exantheme)
- Varizella zoster (Varizellen, Zoster).

Einteilung
Die vorliegende tabellarische Auflistung enthält nur die häufigsten Virusexantheme sowie einige generalisierte Erkrankungen, die differenzialdiagnostisch wichtig sind.
- Neugeborenenperiode:
  - Herpes-simplex-Infektionen
  - Varizellen
  - Röteln
  - Zytomegalievirusinfektionen
  - DD: Erythema toxicum neonatorum (häufigstes nicht infektiöses Exanthem des Neugeborenen).
- Säuglings- und Kleinkindesalter:
  - Exanthema subitum (Dreitagefieber)
  - Gianotti-Crosti-Syndrom
  - Hand-Fuß-Mund-Krankheit
  - Unilaterales laterothorakales Syndrom
  - Zytomegalie (v.a. bei Immunsuppression)
  - Exantheme bei Hepatitis B und Hepatitis C-Infektion.
- Vorschul- und Schulalter:
  - Varizellen
  - Erythema infectiosum (Ringelröteln)
  - Infektiöse Mononukleose
  - Herpangina
  - Masern
  - Röteln
  - Handschuh-Socken-Syndrom
  - Postherpetisches Erythema exsudativum multiforme
  - Zytomegalie (v.a. bei Immunsuppression).
  - DD: Exantheme bei bakteriellen Infektionen:
    – Scharlach.
  - DD: Generalisierte Hauterkrankungen mit multiplen Effloreszenzen:
    – Molluscum contagiosum
    – Kawasaki-Syndrom
    – Pityriasis rosea
    – Mikrosporie
    – Skabies.

Virusurethritis
N34.2; N37.0

Definition
Durch Viren ausgelöste Urethritis, meist Urethritis herpetica.

Vitamin A-Hypervitaminose
E67

Definition
Erkrankungsbild bei akuter oder chronischer Überdosierung von Vitamin A. Normaler Vitamin A Tagesbedarf: 5.000 IE/Tag.

Klinisches Bild
Akut: Nausea, Kopfschmerz, nachfolgend Hautschuppung. Chronisch: Gewichtsverlust, Anorexie, Lethargie, trockene, irritable Haut (Xerosis), Schleimhautrhagaden, diffuses telogenes Effluvium.

Labor
Transaminasen und alkalische Phosphatase sind erhöht.

Differenzialdiagnose
Seborrhoisches Ekzem; Pellagra; Ekzem, Kontaktekzem.

Therapie
Absetzen der Vitamin A-Zufuhr, auch der externen oder internen Therapie mit Vitamin A-Säure Präparaten.

Externe Therapie
Blande fettende Therapie ggf. mit Zusatz von Harnstoff (z.B. Nubral Creme, Basodexan Creme, Excipial U-Lipolotio, R102, R104).

Vitamin B12-Mangel
E53.9

Synonym(e)
Perniziosa; Perniziöse Anämie

Definition
Mangel an Vitamin B_{12} infolge eines erniedrigten oder fehlenden Angebotes, auch bei gestörter Verwertung (Mangel an Intrinsic-Faktor) oder bei iatrogener Anwendung von Antagonisten. Gehäuft in Kombination mit Folsäuremangel auftretende Erkrankung.

Vitamin D-Hypervitaminose
E67.3

Definition
Mit einer Erhöhung des Serumkalziumspiegels einhergehende, übermäßige Zufuhr von Vitamin D.

Ätiologie
Meist durch medikamentöse Zufuhr und gleichzeitige kalziumreiche Ernährung ausgelöst.

Klinisches Bild
Kopfschmerz, Müdigkeit, Hypertonie, Polyurie, Calcinosis metastatica.

Therapie
Vitamin D-Substitution absetzen. Kalziumarme Kost (keine Milchprodukte!). Behandlung der Hyperkalzämie. Forcierte Diurese mit 2-3 l physiologischer (0,9%) NaCl-Lösung, ggf. mit Zusatz von Furosemid und ggf. Kalium. Systemische Gabe von Glukokortikoiden, Clodronsäure (z.B. Bonefos) und ggf. Hämodialyse sind weitere Therapiemöglichkeiten. Zusammenarbeit mit dem Internisten.

Vitamin D-Mangel
E55.9

Definition
Durch Malassimilationssyndrome oder seltener durch stark verringerte UV-Licht-Exposition bzw. fehlende alimentäre Vitamin-D-Zufuhr auftretender Vitamin-Mangel mit im Vordergrund stehender Hypokalzämie und Hypophosphatämie.

Therapie
- Behandlung des Grundleidens. Bei Vitamin D-Stoffwechselstörungen Substitution des stoffwechselaktiven Metaboliten, z.B. 1,25 (OH)2-D3 wie Cholecalciferol (z.B. Vigantoletten, Dekristol). Dosierung je nach Schweregrad des vorliegenden Krankheitsbildes unterschiedlich.
- Prophylaxe bei erkennbarem Risiko einer Vitamin D-Mangel-Erkrankung: 500-1000 IE Vitamin D/Tag p.o. Prophylaxe bei Malabsorption: 3000-5000 IE Vitamin D/Tag p.o. oder 50.000-100.000 IE Vitamin D als ED in individuellen Abständen (i.d.R. alle drei Monate).
- Therapie der Rachitis und Osteomalazie: 1000-5000 IE Vitamin D/Tag p.o. über 1 Jahr, zur Einleitung können einmalig 200.000 IE Vitamin D verabreicht werden.
- Unterstützende Therapie bei der Osteoporose: 1000-3000 IE Vitamin D/Tag p.o. Therapiesteuerung durch Überwachung des Serumkalziums und der Kalziumausscheidung im Urin.

  Cave: Hyperkalzämie.

- Säuglinge: Empfohlene Rachitis-Prophylaxe ab dem 5. Lebenstag beginnend mit einer 2-jährigen Substitutionsbehandlung mit 500 IE/Tag Vitamin D (z.B. Vigantol Öl) p.o.

Vitamin D3-Analoga

Definition
Topisch wirksame, synthetische Derivate von Vitamin D. Die pharmakologische Wirkung in der Haut erfolgt über rezeptorvermittelte (Vitamin D_3-Kernrezeptor) Transkriptions- und Translationsmodulation, zellmembranständige Vitamin D_3-Rezeptoren sowie die Regulation des Kalziumstoffwechsels in Keratinozyten bzw. Fibroblasten. S.u. Calcipotriol, Tacalcitol, Calcitriol.

Wirkungen
- Hemmung der Zellproliferation von Keratinozyten.
- Stimulation der Differenzierung von Keratinozyten zu kornifizierten Zellen und Verdickung der Epidermis.
- Immunmodulation durch Inhibition der Zytokinproduktion von Keratinozyten oder Lymphozyten.

Vitamin E-Mangel
E56.0

Definition
Durch zumeist bei gestörter intestinaler Fettresorption bzw. Störungen der Gallen- und Pankreassekretion auftretender Vitamin-Mangel mit den klinischen Zeichen einer Muskelschwäche, Kreatinurie und Labilität der Erythrozyten. Beson-

ders erhöhter Bedarf an Vitamin E liegt in der Schwangerschaft, Stillzeit und ggf. auch bei Frühgeborenen vor.

Therapie
Alpha-Tocopherol (z.B. Puncto Kps.) 400-800 IE/Tag p.o.

> **Merke:** Die empfohlene tgl. Vitamin E-Zufuhr in der Schwangerschaft und Stillzeit beträgt 15-30 mg (= 23-45 IE)/Tag. Säuglinge und Kleinkinder: 5 mg/Tag. Erwachsene: 15 mg (= 23 IE)/Tag.

Hinweis(e)
Natürliches Vorkommen: In Pflanzenölen, Eiern, Muttermilch, Butter, Leber, Getreideprodukten (Weizenkeime), Gemüse.

Vitamin K-Mangel   E56.1

Definition
Durch alimentären oder medikamentösen Vitamin K-Mangel kommt es zu Hämorrhagien mit Petechien, Ekchymosen, Sugillationen und Hämatomen. Vitamin K-Mangel entsteht z.B. bei Therapie mit Marcumar, Cephalosporinen, bei Alkoholismus, Malabsorption, Cholestase, parenteraler Ernährung und ist bei Neugeborenen vorhanden.

Therapie
- Auslösende Ursache wenn möglich meiden. Medikament absetzen. Substitution mit Phytomenadion (Konakion MM) 10 mg p.o. oder i.v.
- Bei akuten Vitamin K-Mangel-Blutungen Substitution von Frischplasma.
- Neugeborenen-Substitution: Bei der gesetzlichen Untersuchung (U1, U2 und U3) jeweils 2 mg Konakion p.o.

Therapie allgemein
- Die genaue Vitamin K-Menge/Tag ist nicht bekannt, 27 µg/Tag verhindern die klinischen Symptome eines Vitamin K-Mangels.
- Vorkommen: Vitamin K1: Blattgemüse (Spinat, Kohl, Blumenkohl), Schweineleber. Vitamin K2: Durch Kolonbakterien gebildet.

Vitamin K2: Durch Kolon bakterien gebildet.

Vitiligo   L80

Synonym(e)
Weißfleckenkrankheit

Definition
Häufigste Störung des Pigmentsystems, charakterisiert durch eine erworbene, umschriebene, häufig symmetrisch lokalisierte, aber auch generalisierte Depigmentierung der Haut als Folge des Fehlens von Melanozyten und/oder einer gestörten Melanogenese mit hoher Neigung zur Progredienz.

Einteilung
Nach klinischer Verteilung und Lokalisation unterscheidet man:
- Vitiligo vulgaris (generalisierte Vitiligo): Bei 78% der Patienten
- Fokale Vitiligo: 14% der Patienten
- Segmentale Vitiligo: 5% der Patienten
- Akrofaziale Vitiligo: 2% der Patienten
- Vitiligo der Schleimhaut: 0,5% der Patienten
- Vitiligo universalis: 0,5% der Patienten

Vorkommen/Epidemiologie
Prävalenz (weltweit): 0,1-4% der Bevölkerung. Gehäuft bei Angehörigen der schwarzen Rasse.

Ätiologie
- Unbekannt. Diskutiert werden eine immunologische oder autoimmunologische Pathogenese. Erbliche Disposition der Erkrankung besteht bei bis zu 35% der Patienten.
- Auslöser: Sonnenbrand, psychischer Stress, Thyreotoxikose.
- Häufige Assoziation mit Perniziöser Anämie, Hashimoto Thyreoiditis, M. Addison, Alopecia areata, Lupus erythematodes, Autoantikörpern gegen Parietalzellen des Magens und der Nebennierenrinde, malignem Melanom, Pemphigus vulgaris, Diabetes mellitus.

Manifestation
Meist zwischen dem 10.-20. Lebensjahr auftretend. Keine Geschlechtsbevorzugung.

Lokalisation
Vor allem Gesicht, Halsregion, Hände, Axillarregion, Mamillen, Nabel oder Genito-Anal-Region sind befallen. Im Bereich des Kapillitiums: Poliose.

Klinisches Bild
Unterschiedlich große, scharf begrenzte, verschieden konfigurierte, pigmentfreie Herde sowie häufig hyperpigmentierter Rand (Pigmentflucht in die Peripherie). Zunahme an Zahl und Größe sowie Konfluenz einzelner Herde. Haare sind im entsprechenden Bereich ggf. weiß. Nach Verteilung der Herde werden generalisierte, lokalisierte und universelle Vitiligo unterschieden, s.a. Uveomeningoenzephales Syndrom.

Histologie
Keine oder Tyrosinase-negative Melanozyten. Melaninfreie Basalzellen.

Differenzialdiagnose
Naevus anaemicus, Piebaldismus, zirkumskripte Sklerodermie, Lichen sclerosus et atrophicus, Naevus depigmentosus, Leukoderm.

Therapie
Suche und Behandlung einer evtl. bestehenden Grunderkrankung. Stadiengerechte Therapie.

Externe Therapie
- Immunsuppressiv: Versuche der externen und internen Behandlung mit Glukokortikoiden. Positive therapeutische Effekte mit halogenierten oder auch fluorierten Glukokortikoiden (lokal appliziert) wie Betamethasonvalerat (z.B. Betnesol V Creme), Clobetasolpropionat (z.B. Dermoxin Creme, R054) sowie Hydrocortison in Cremes oder Salben R120. Erfolge wurden auch mit intraläsionalen Injektionen von Triamcinolonacetonid (z.B. Volon A 10-40 mg) in verschiedenen Studien beschrieben. Orale Gaben eines Prednisolon-Äquivalents (z.B. Decortin H) 20-40 mg/Tag p.o. erzielten in verschiedenen Studien gute Repigmentierungsergebnisse. Aufgrund der Nebenwirkungen ist eine langfristige Therapie sehr umstritten.
- Pimecrolimus: Ein Therapieversuch mit topischen Calcineurininhibitoren (z.B. Elidel, Douglan) kann unternommen werden (Off-Label-Use; strengste Indikationsstellung wegen unklarer Langzeitnebenwirkungen!). Die Höhe der Ansprechrate ist mit Ergebnissen der Gluko-

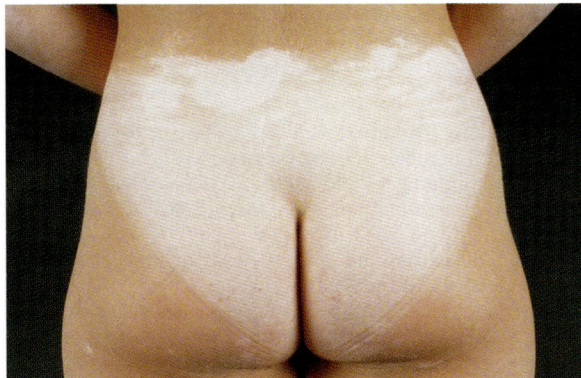

Vitiligo. Großflächige Depigmentierung im Bereich des Gesäßes, hier als Negativabdruck der Bikinihose.

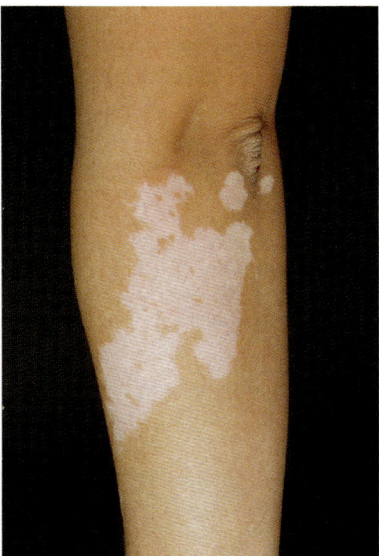

Vitiligo. Scharf begrenzte, landkartenartige, weiße Flecken im Bereich des Unterarmes.

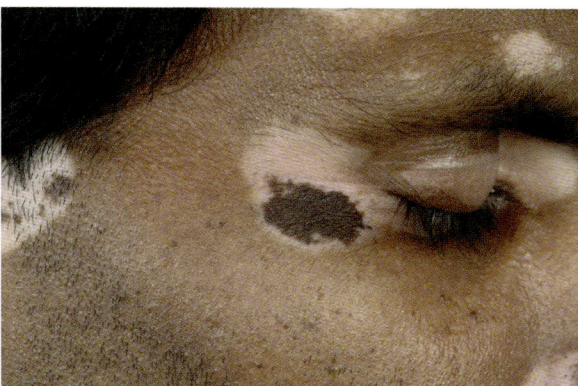

Vitiligo. Repigmentierung. Nach intensiver Phototherapie aufgetretene braune Flecken innerhalb der Vitiligoherde eines indischen Patienten.

kortikoidtherapie vergleichbar. Einige Autoren negieren die Effekte einer Monotherapie mit Calcineurininhibitoren.
- Tacrolimus: Gute Ergebnisse wurden in mehreren Pilotstudien mit topischem Tacrolimus (1–2mal/Tag) und Eximer-Laser-Therapie (2mal/Woche) erzielt.
- Abdeckung-Camouflage: Kosmetische Abdeckung der depigmentierten Areale (z.B. Dermacolor). Verwendete Farbstoffe: Eosin, Rhodanin, Naphto Grün B, Sudanblau, Chrom-3-oxid, Wismutoxid, Titandioxid, verschiedene Eisensalze sowie unterschiedliche Naturfarbstoffe, z.B. Betacaroten, Canthaxanthin, Karminrot, Chlorophyll etc. R025.

> **Merke:** Wichtig ist die exakte Nachahmung der Hautfarbe der gesunden Areale!

- Künstliche Bräunung: Bei Hauttyp II-III können mit sog. „Selbstbräunern" gute Ergebnisse erzielt werden. Infrage kommen u.a. DHA (Dihydroxyaceton) als Selbstbräuner (z.B. Delial Maxi-braun) oder Farbstoffe (Tartrazin in Vitadye Creme). Der Effekt tritt 2-3 Std. nach der Applikation auf. Verstärkte Effekte können an Knien und Händen auftreten, da der Bräunungseffekt von der Dicke des Stratum corneums abhängig ist (z.B. Vitadye).

> **Cave:** Alle 2-3 Tage erneutes Auftragen, Fleckenbildung ist nicht selten.

- Bleichmittel: Bei ausgeprägter Vitiligo kann die verbliebene pigmentierte Haut gebleicht werden. Wirkstoffe sind Hydrochinon 5%, Hydrocortison 1% und Tretinoin 0,1% (z.B. Pigmanorm Creme Widmer). Weniger potent ist Azelainsäure (z.B. Skinoren).

> **Cave:** Die Depigmentierung ist irreversibel und setzt nach mehreren Monaten ein. NW: Unregelmäßige Bleicheffekte, Fleckenbildungen können auftreten.

- Kombinierte Therapie: S.u. Tab. 1 [Stadiengerechte Therapie der Vitiligo].

Bestrahlungstherapie
- UV-Bestrahlung mit Schmalspektrum-UVB, UVB 311 nm, ggf. fokal begrenzt. Repigmentierung bei bis zu 75% der Patienten.
- PUVA-Therapie: Photochemotherapie mit Psoralenen. Repigmentierung in bis zu 60% der Fälle. Insbes. an Gesicht und Hals bei dunklen Hauttypen wirkungsvolles Verfahren. Systemische Durchführung i.d.R. mit Methoxsalen (0,3–0,6 mg/kg KG p.o.). Möglich ist aber auch die systemische Anwendung von 5-Methoxypsoralen (z.B. 5-MOP, Geralen) 0,6–1,2 mg/kg KG p.o. oder Trimethylpsoralen (TMP, Trisoralen) 0,6 mg/kg KG p.o., jeweils 2 Stunden vor der Bestrahlung einnehmen. Alternativ Durchführung einer PUVA-Bad-Therapie oder Creme-PUVA-Therapie. Durchführung NW, KI s.u. PUVA-Therapie. Behandlung ca. 2–3mal/Woche über 1–3 Jahre. Tritt nach ca. 3 Monaten (12–20 Bestrahlungen) keine Repigmentierung auf, kann ein erneuter Wechsel des Photosensibilisators versucht werden. Ansonsten Abbruch der Therapie nach 4–6 Monaten. Wichtig: Während der Behandlung und 12 Stunden danach muss bei systemischer PUVA-Therapie eine UVA-Licht-undurchlässige Brille getragen werden (z.B. Clarlet der Fa. Zeiss).
- PAUVA: Photochemotherapie mit L-Phenylalanin. 50–100 mg/kg KG 30–60 Min. vor der Bestrahlung einnehmen und anschließend mit UVA-Licht bestrahlen. Durch-

Vitiligo. Tabelle 1. Stadiengerechte Therapie der Vitiligo

Behandlung I. Wahl	UVB 311 nm, Therapiedauer etwa 1 Jahr, Ansprechrate: 75%.
Behandlung II. Wahl	PUVA systemisch, über 2-3 Monate, bei beginnender follikulärer Repigmentierung fortsetzen über bis zu 2 Jahre. Erhaltung: Behandlung 1mal/7-14 Tage. Bei fehlender Repigmentierung Wechsel des Chemotherapeutikums.
Behandlung III. Wahl	PAUVA oder KUVA. Externe Anwendung von Khellin/oder Phenylalanin und UVA-Bestrahlungen. Bei fehlender Repigmentierung nach 3-4 Monaten Abbruch der Behandlung.
Alternative	Externe Anwendung von Glukokortikoiden, im Initialstadium ggf. kurzfristige systemische Therapie mit Glukokortikoiden.
Alternative (experimentelles Verfahren)	Orale Anwendung eines Extraktes der Farnpflanze „Polypodium leucotomos": 3mal/Tag 250 mg p.o. sowie Schmalband UVB-Bestrahlungen (Phillipps TL-01/Initialdosis zwischen 210 und 360 mJ/cm^2).
Lokalisierte Vitiligoherde	Calcineurinantagonisten, z.B. Pimecrolimus (Elidel, Douglan); Glukokortikoide lokal (Creme oder intraläsionale Volon A Injektion). Alternativ PUVA lokal (sehr phototoxisch), KUVA bzw. PAUVA lokal.
Generalisierte Vitiligo	Depigmentierung mit Bleichmitteln (Pigmanorm Widmer).
Begleitmaßnahmen	Camouflage (Dermacolor), Selbstbräuner (Vitadye), Lichtschutz.
Begleitmedikation	Vitamin B- und C-Präparate und Folsäure. Wirksamkeit umstritten.

Vitiligo. Tabelle 2. Anwendung der Photochemotherapie mit oralen Chromophoren und L-Phenylalanin

Chromophor	Dosierung [mg/kg KG]	Wartezeit	Erythem	Repopulation	UVA-Dosis
Methoxsalen (8-MOP)	0,3–0,6	1 Std.	++	+	60-70% der MED
5-MOP	0,6–1,2	2 Std.	++	+	60-70% der MED
TMP	0,6	2 Std.	+	+	60-70% der MED
Khellin	1,0–2,0	2-3 Std.	–	+	60-70% der MED
Phenylalanin	50-100	1 Std.		+	60-70% der MED

schnittliche Bestrahlungsfrequenz 3mal/Woche mit 60–70% der individuellen MED-UVA. Behandlungsdauer 2 Jahre und mehr. NW und KI s.u. PUVA-Therapie. L-Phenylalanin ist nicht offiziell als Photochemotherapeutikum zugelassen (Off-Label-Use!)

– KUVA-Therapie: Photochemotherapie mit Khellin. 1,0–2,0 mg/kg KG p.o. 2–3 Std. vor Beginn der UVA-Bestrahlung einnehmen. Repigmentierung in 30–40% der Fälle. Bei Ansprechen der Therapie innerhalb der ersten 6 Monate Behandlung über den Zeitraum von etwa 2 Jahren fortführen, ansonsten absetzen. Nicht einsetzen bei akral betonter Vitiligo. NW und KI s.u. PUVA-Therapie. Khellin ist nicht offiziell als Photochemotherapeutikum zugelassen (Off-Label-Use)!

Interne Therapie
β-Karotin, insbes. bei akral betonter Vitiligo (z.B. Carotaben: initial 3-5mal 25 mg/Tag p.o. nach ca. 5 Wochen Reduktion auf 1-2mal/Tag 25 mg p.o.).

> **Cave:** Leber- und/oder Nierenfunktionsstörungen sind möglich!

Substitution von Vitamin C, B und Folsäure werden von einigen Autoren empfohlen, sind aber in ihrer Wirksamkeit zweifelhaft.

Prognose
Häufig schubweise Progression, selten vollkommene Spontanrückbildung. Das gemeinsame Auftreten von Vitiligo und malignem Melanom scheint eine prognostisch günstige Konstellation darzustellen.

Naturheilkunde
Erste Untersuchungen sprechen für eine Rückbildung der Vitiligo unter Ginkgoextrakt, 120 mg/Tag p.o. über 6 Monate. Analoge Ergebnisse werden vom Einsatz von Polypodium leucotomos berichtet.

Vogelauge
T26.6

Definition
Blase mit schwarzem Ätzschorf an der Oberfläche und darunterliegendem rundem Ulkus nach Verätzung mit Kalk oder Zement.

Therapie
Unter sterilen Bedingungen Eröffnen des Blasendaches und

nachfolgende stadiengerechte Wundbehandlung. Tetanus-Prophylaxe! Zusammenarbeit mit Chirurgen, s.a. Verätzung.

Vogel-Ei-Syndrom T78.1

Synonym(e)
bird-egg-syndrome; egg-egg-syndrome

Definition
Kreuzreaktionen zwischen Eiallergenen und anderen Allergenen des Huhnes. Klinisch entwickeln sich meist respiratorische Beschwerden (Rhinitis; Asthma) bei Kontakt mit unterschiedlichen Vögeln (Huhn, Papagei, Wellensittich u.a.) sowie Urtikaria, Angioödem, Durchfall oder Erbrechen nach Eigenuss. Am Vogel-Ei-Syndrom erkranken in erster Linie weibliche Erwachsene. Die Antikörper binden an ein 70 kDa-Allergen des Eigelbs sowie an verschiedene Fraktionen des Vogelfeder-Extraktes (alpha-Livetin).

Vogelgesicht Q75.8

Definition
Vorgealtertes Gesicht bei der Akrogerie, s.a. Acrogeria Gottron oder Progerie mit atrophischer, gefältelter, leicht lädierbarer Epidermis und dünner, unelastischer Dermis. Auftreten z.B. bei Progeria adultorum oder progressiver systemischer Sklerodermie.

Therapie
Nicht möglich.

Voigtsche Linien

Definition
Grenzen der Innervationszonen einzelner Hautnerven ohne klinische Bedeutung.

Vollhauttransplantate

Definition
Sämtliche Hautschichten umfassende, freie oder gestielte Transplantate zur Deckung eines Hautdefektes. Zumeist bei sehr großen/tiefen Hautdefekten, bei fehlender Granulationstendenz oder bei Defektwunden an den Händen indiziert. Gestielte Lappenplastiken werden v.a. zur Deckung von periostentblößtem Knochen, freiliegenden Sehnen und/oder Gelenken verwendet. S.a.u. Spalthauttransplantation, s.a.u. Meshgraft-Transplantate.

Durchführung
Das Transplantat sollte mit leichter Spannung und gleichmäßigem Druck auf der Defektstelle fixiert werden. Ruhigstellung über 5 Tage. Verbände können bei unkomplizierter Heilung bis 10 Tage belassen werden. Vorteil gegenüber Spalthaut-Transplantaten: Geringe Schrumpfungsneigung und hohe Belastbarkeit. Nachteil: die Größe des Transplantates ist durch die Entnahmestelle limitiert, diese sollte primär verschlossen werden.

Unerwünschte Wirkungen
Heilungs- und Funktionsstörungen an der Entnahmestelle, Pigmentverschiebungen des Vollhauttransplantates, Anastomoseninsuffizienz.

Vollhauttransplantation

Definition
Operatives Therapieverfahren für die Defektdeckung durch Einbringen von freien Vollhauttransplantaten.

Allgemeine Information
- Wenn Nahlappen nicht verfügbar oder unangemessen sind, sollte die zweite Wahl für eine Defektdeckung nach Möglichkeit eine Vollhauttransplantation sein. Das Vollhauttransplantat besitzt eine ähnliche Güte wie ein lokaler Lappen. Die Schrumpfungstendenz ist gering. Für die Auswahl der Donorstelle ist zu berücksichtigen, dass die entnommene Vollhaut die Eigenschaften ihrer Entnahmestelle, z.B. Behaarung, beibehält. Vollhauttransplantate benötigen in erster Linie ein gut durchblutetes Empfängerbett. Bloßer Knochen bzw. Knorpel ohne Perichondrium nehmen Vollhaut nicht an. Eine gute intraoperative Hämostase ist eminent wichtig, da ein Hämatom das Transplantat leicht vom Bett trennen kann. Blutstillung durch den Elektrokauter kann nekrotisches Gewebe hinterlassen und nachteilige Entzündungsreaktionen auslösen. Um ein gut vaskularisiertes Wundareal zu schaffen, müssen gefäßreiche anatomische Basisstrukturen wie Periost und Perichondrium erhalten bleiben.
- Die Exzision des Spenderlappens erfolgt meistens spindelförmig mit anschließendem primären Wundverschluss. Danach befreit man die Lappenunterseite sorgfältig von dem subkutanen Fettgewebe.
- Spenderregionen:
  - Retroaurikularbereich: Die Rückseite der Ohrmuschel und die benachbarte unbehaarte Region über dem Mastoid sind als Donorregionen für den Gesichtsbereich geeignet.
  - Präaurikularzone (s.u. Vollhauttransplantat, präaurikuläres): Die oft im Überschuss vorhandene Haut vor dem Tragus eignet sich besonders gut zur Deckung des Wundbettes in Bereichen knorpel- oder knochengestützter Gewebe, z.B. Nase und Ohr, aber auch am inneren Lidwinkel.
  - Oberlid: Beim Erwachsenen findet sich häufig ein Hautüberschuss in der Oberlidregion, der zur Defektdeckung im Lidbereich verwertbar ist.
  - Supraklavikular- und Halsregion: Die Haut ist der des Retroaurikularbereiches ähnlich.
  - Gelenkbeugenhaut: Sie ist für Transplantate im Gesicht ähnlich geeignet wie die Supraklavikularhaut, als Nachteil gilt eine vermehrte Hypertrophieneigung.
  - Oberschenkel- und Bauchregion: Wegen der relativ dicken Dermisschichten sind diese Bereiche besonders für Transplantationen an Handtellern und Fußsohlen zu empfehlen.
  - Für die Wangen- und Perioralregion sind Vollhauttransplantate wenig geeignet. Überbrückt z.B. ein Transplantat Bereiche stärkerer mimischer Beanspruchung und eine durch Muskelbewegung kaum aktivierte Hautzone, so ist mit Nekrosen, Transplantatschrumpfungen und Gewebehypertrophien zu rechnen.
- Sofern alternative Methoden einer Defektdeckung nicht realisierbar sind, können ausgedehnte Trans-

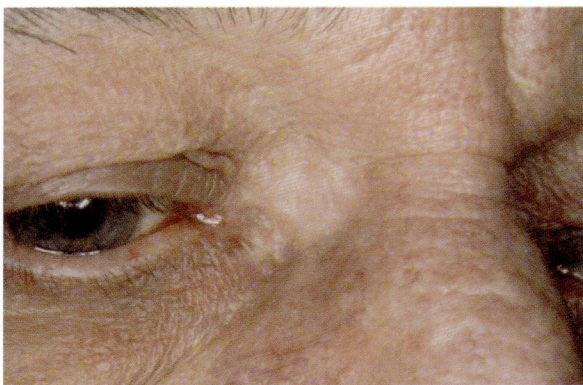

Vollhauttransplantation. Erosiver, schüsselförmig eingesunkener Tumor mit zentraler hämorrhagischer Kruste und Randwallbildung im Bereich des inneren Lidwinkels. Die Gewebeprobe zur Histologie ergab ein solides Basalzellkarzinom.

Vollhauttransplantation. Hautzustand 1,5 Jahre nach präaurikulärer Vollhauttransplantation. Vom inneren Augenwinkel über den Orbitarand und den Ductus nasolacrimalis können Basalzellkarzinome zur Augen- und Nasenhöhle sowie über die Siebbeinzellen zur Schädelbasis vordringen. Vor einer Defektdeckung nach Tumorexzision darf auf eine mikroskopisch kontrollierte Chirurgie des Exzidates, am besten in Form einer 3-D-Histologie, nicht verzichtet werden.

plantate für den Gesichtsbereich spindelförmig von zervikal, supraklavikulär oder von der Oberarminnenseite entnommen werden. Für andere Empfängerareale bevorzugt man bis zu etwa 150 cm² große Vollhautlappen aus der Leiste oder der Abdominalzone. Je nach Größenerfordernis lassen sich auch Maschenlappen mittels Stichperforation oder Meshgraft-Dermatom herstellen.

Voriconazol

Definition
Antimykotikum (Triazol).

Wirkungen
Hemmung der fungalen Cytochrom-P450-abhängigen Ergosterol Synthese.

Indikation
Disseminierte Aspergillose, Fluconazol-resistente Candida-Sepsis oder schwere invasive Candida-Infektionen (einschl. C. krusei), schwere Infektionen durch Scedosporium spp. oder Fusarium spp.

> **Merke:** Reservenantimykotikum, in erster Linie für immunsupprimierte Patienten mit progressiven oder lebensbedrohlichen Infektionen.

Schwangerschaft/Stillzeit
Kontraindiziert in der Schwangerschaft (Reproduktionstoxizität im Tierversuch). Bei Anwendung in der Stillzeit ist Abstillen erforderlich (ungenügende Datenlage).

Dosierung und Art der Anwendung
- Perorale Applikation:
  - Erwachsene und Kinder >12 Jahre: Initial am 1. Behandlungstag 400 mg p.o. Bei Patienten mit <40 kg KG 200 mg p.o. alle 12 Std. Erhaltungsdosis ab 2. Behandlungstag: 2mal/Tag 200 mg p.o. (Patienten >40 kg KG) bzw. 2mal/Tag 100 mg p.o. (Patienten <40 kg KG).
  - Kinder 2-12 Jahre: Initial 2mal/Tag 6 mg/kg KG p.o. Erhaltungsdosis ab Tag 2: 2mal/Tag 4 mg/kg KG p.o.
- Intravenös:
  - Erwachsene und Kinder >12 Jahre: 2mal/Tag (alle 12 Std.) 6 mg/kg KG. Erhaltungsdosis ab Tag 2: 2mal/Tag 4 mg/kg KG i.v.
  - Kinder 2-12 Jahre: Initial 2mal/Tag 6 mg/kg KG i.v. (alle 12 Std.), Erhaltungsdosis ab Tag 2: 2mal/Tag 4 mg/kg KG i.v.

> **Merke:** Infusionslösung nicht als Bolus injizieren! Infusionsgeschwindigkeit: max. 3 mg/kg KG pro Stunde für die Dauer von 1-2 Std.

Unerwünschte Wirkungen
Sehr häufig erhöhte Transaminasenwerte, Exantheme, Sehstörungen, Fieber, Kopfschmerzen, gastrointestinale Symptome (Bauchschmerzen, Übelkeit, Erbrechen, Diarrhoe), Sehstörungen in den ersten 1-2 Std. nach der Anwendung. Häufig: Schüttelfrost, Grippesymptome.

Wechselwirkungen
Wirkspiegelerhöhung (ggf. Dosisreduktion der Komedikation bei Nebenwirkungen erforderlich!) von Ciclosporin, Tacrolimus, Omeprazol. Wechselwirkungen auch bei Therapie mit Antikoagulanzien (Kontrolle der PTT!), Sulfonylharnstoffen, Benzodiazepinen (Midazolam), Prednisolon, Rifabutin, HIV-Protease-Hemmern, nichtnukleosidalen (Efavirenz, Nevirapin) Reverse Transkriptase Inhibitoren.

Kontraindikation
Systemische Komedikation mit CYP3A4-Induktoren/Substraten wie Terfenadin, Astemizol, Ergotamin oder Dihydroergotamin; Rifampicin, Carbamazepin, Phenobarbital und Sirolimus. Kinder <2 Jahre (keine ausreichende Erfahrungen, ungenügende Datenlage).

Präparate
Vfend

Hinweis(e)

> **Merke:** Fahrtauglichkeit und Fähigkeit zum Bedienen von Maschinen kann während der Behandlung beeinträchtigt sein.

> **Cave:** Wirksame Verhütung bei Frauen im gebärfähigen Alter ist erforderlich (teratogenes Potential im Tierversuch)!

Vorinostat

Synonym(e)
Suberoylanilide hydroxamic acid inhibitor

Definition
Oraler Histon-Deacetylase-Inhibitor, der im Oktober 2006 von der US-amerikanischen Food and Drug Administration zur Therapie bei Patienten mit therapierefraktären, fortgeschrittenen kutanen T-Zell-Lymphomen zugelassen wurde.

Wirkungen
Die Wirkung beruht auf einer Hemmung der Histon-Deacetylase; s. ebenfalls u. Histone). In-vitro Studien haben gezeigt, dass Vorinostat die Histon-Deacetylase (HDAC) bereits in niedrigen Konzentrationen (nanomolar) hemmt. Es wird angenommen, dass manche Krebszellen ein Übermaß an Histon-Deacetylasen haben und somit weitere zelluläre Prozesse, die u.a. die Apoptose regulieren, unterdrücken. Vorinostat inhibiert die Wirkung dieser HDAC. Die Aktivität der Krebszellen soll dadurch vermindert werden, der exakte Mechanismus ist derzeit nicht vollständig charakterisiert.

Indikation
Kutanes T-Zell-Lymphom (Off-Label-Use).

Schwangerschaft/Stillzeit
Keine Anwendung während der Schwangerschaft und Stillzeit aufgrund fehlender Datenlage.

Dosierung und Art der Anwendung
1mal/Tag 400 mg/Tag p.o. (zusammen mit einer Mahlzeit).

Unerwünschte Wirkungen
Beschrieben sind gastrointestinale (z.B. Durchfall, Magenbeschwerden), hämatologische (z.B. Anämien, Thrombozytopenie), Thrombembolien (z.B. pulmonaler Embolus), kardiale (z.B. QT-Verlängerungen) Ereignisse, Fieber, Anorexie, Geschmacksstörungen und Hyperglykämien.

Wechselwirkungen
- Verlängerung von Prothrombinzeit und INR bei gleichzeitiger Gabe mit Cumarinen.
- Schwere Thrombozytopenien und gastrointestinale Blutungen bei gleichzeitiger Gabe mit anderen Histon-Deacetylase-Inhibitoren (z.B. Valproinsäure).

Kontraindikation
Keine ausreichende Datenlage bei Kindern und Patienten mit Leber- und Nierenerkrankungen.

Präparate
Zolinza (Merck)

Patienteninformation
Auf ausreichende Trinkmenge (mind. 2 Liter/Tag) achten!

Vorratsmilben

Definition
Zur Subklasse Acari (Milbe) gehörende Überfamilie der Tyroglyphoidea (Vorratsmilben). Hierzu gehören: Hausmilbe, Pflaumenmilbe, Feigenmilbe, Käsemilbe u.a.

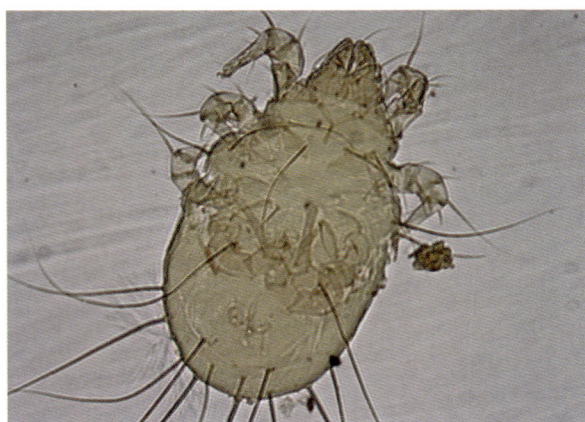

Vorratsmilben. Vorratsmilbe. Die Weibchen besitzen eine Kralle an jedem Fußende. Am Hinterende befinden sich lange Schlepphaare.

Allgemeine Information
Größe: 300-700 μm, grauweiße Färbung, fast durchsichtig. Vorratsmilben besitzen schneidend-kauende Mundwerkzeuge und werden auf und in verschiedenen, v.a. pflanzlichen Materialien gefunden.

Vorkommen/Epidemiologie
Viele Arten der Tyroglyphoidea sind in allen Teilen der Welt vertreten. Vorkommen v.a. auf Mehl- und Milchprodukten, Dörrfrüchten, Blumenzwiebeln, Heu, Stroh.

Klinisches Bild

> **Merke:** Geringe medizinische Bedeutung!

Auslösung allergischer Reaktionen vom Soforttyp wie Asthma bronchiale, Rhinitis allergica und Konjunktivitis allergica (s. Allergie). Auslösung von Kontaktekzemen und Akrodermatitiden. Eine Akarodermatitis beschrieb Castellani mit dem „Kopraekzem" bereits 1912. Andere historische Bezeichnungen: Käsedermatitis, Dörrfruchtdermatitis.

Diagnose
Pricktest und Intrakutantest, RAST, Atopie-Patch-Test.

Therapie
Wohnungssanierung, s.u. Hausstaubmilbenallergie.

Vox leprosa B92

Definition
Typische heisere Stimme durch Beteiligung des Larynx im Verlauf der Lepra lepromatosa, ggf. totale Aphonie.

Therapie
S.u. Lepra.

Vulvaatrophie, primäre N90.5

Definition
Progrediente Atrophie der Labia majora und minora mit Ste-

nosierung des Introitus vaginae und nachfolgender, zum Teil maligne entarteter Leukoplakia vulvae der Schleimhaut. Wahrscheinlich Variante des Lichen sclerosus et atrophicus. S.a.u. Vulvaatrophie, senile.

Manifestation
V.a. in der Menopause, aber auch bei jüngeren Frauen und Mädchen, auftretend.

Differenzialdiagnose
Senile Vulvaatrophie.

Therapie allgemein
Ausschluss von Grunderkrankungen wie z.B. Diabetes mellitus, Candidose, Trichomonaden-Infektion, Wurminfektionen.

Externe Therapie
- Anwendung von Östrogen-Progesteron-haltigen Cremes (z.B. Linoladiol N, Oestro-Gynaedron M). Bei Juckreiz zusätzlich Sitzbäder mit Kamillosan oder synthetischer Gerbsäure (z.B. Tannolact). Kurzfristige Anwendung niedrig konzentrierter topischer Glukokortikoide wird empfohlen, ist aber aufgrund der Chronizität des Krankheitsbildes und unter Berücksichtigung der auftretenden Steroidatrophie bei längerem Einsatz kontrovers zu beurteilen R120 R030 R029.
- Gute Erfolge sind mit intraläsionalen Glukortikoidinjektionen wie mit Triamcinolonacetonid (z.B. Volon A 1:1 verdünnt mit dem Lokalanästhetikum Scandicain) hinsichtlich des Juckreizes zu erzielen.

> **Cave:** Schmerzhaftes Verfahren! U.U. Injektionen in Narkose oder in Kombination mit Kryochirurgie (offenes Sprayverfahren) durchführen.

- Pflegende Externa wie Dexpanthenol-Creme R065 oder Östrogen-haltige hydrophile Cremes und eine penible Intimpflege (Bidet-Benutzung nach Toilettenbesuch, Abtupfen mit feuchtem Tuch, anschließend ölgetränkte Hygienetücher) sind dringend zu empfehlen. Vor Sport oder längeren Märschen Auftragen einer hydrophilen oder auch hydrophoben Salbe, z.B. Vaselinum album.
- Regelmäßige Befundkontrollen und Ausschluss maligner Entartung (PE, sonst chirurgische Zuweisung). Bei Stenosierung plastisch-chirurgische Zuweisung (Vulvaplastik). Bei leukoplakischer Betonung wird ebenfalls der operativen Therapie der Vorzug gegeben, z.B. Kryochirurgie (offenes Sprayverfahren) kommt hier zur Anwendung. Gynäkologische Mitbetreuung.

Interne Therapie
Einige Autoren berichten über gute Erfolge mit interner Anwendung von Vitamin E (z.B. Evion, Ephynal) 100 mg/Tag p.o. über Monate oder Vitamin A (z.B. Retinol) 100.000 IE/Tag. Versucht werden kann auch eine orale östrogenhaltige Therapie (z.B. Ovestin) 3 mg/Tag. Zusammenarbeit mit dem Gynäkologen.

Vulvaatrophie, senile N90.5

Synonym(e)
Senile Genitalatrophie

Definition
Heute wenig gebräuchliche Bezeichnung für die langsam progrediente Atrophie ohne Sklerose oder Leukoplakie-Entwicklung des äußeren weiblichen Genitales nach der Menopause im Sinne einer verstärkten physiologischen Rückbildung.

Externe Therapie
- Fettende, Östrogen-haltige Salben (z.B. Linoladiol H, Ovestin). Ergänzend fettende und aufweichende blande Lokaltherapie mit z.B. Dexpanthenol-Salbe oder Linola Milch. Anwendung ist ggf. auch im Wechsel möglich.
- Bei starkem Juckreiz fettende Glukokortikoide ggf. mit Teer-Zusatz (z.B. Jellin, Ichthocortin Fett).
- Des Weiteren gilt wie bei der primären Vulvaatrophie: Regelmäßige Kontrollen zum Ausschluss maligner Entartungen bzw. Leukoplakieentwicklung, ggf. Biopsie. Zusammenarbeit mit dem Gynäkologen.

Vulvakarzinom C51.9

Definition
Spinozelluläres Karzinom im Bereich der großen und kleinen Labien, häufig entstehend auf vorbestehendem Lichen sclerosus et atrophicus oder M. Bowen. S.a.u. VIN.

Einteilung
Das „in situ" Stadium des Vulvakarzinoms wird in erweiterten Klassifikationen als VIN (vulväre intraepitheliale Neoplasie) analog zu anderen intraepithelialen Neoplasien bezeichnet. S.a. AIN (anale intraepitheliale Neoplasie) und CIN (zervikale intraepitheliale Neoplasie).

Siehe Tabelle 1 [Klinische Stadieneinteilung des Vulvakarzinoms (FIGO-Klassifikation)].

Vorkommen/Epidemiologie
- Der Anteil an den Tumoren des weiblichen Genitaltraktes beträgt 3-5%.
- Inzidenz: 1,5 pro 100.000 Frauen; mit zunehmendem Alter von 0,4/100.000/Jahr bei 30-jährigen Frauen auf 20/100.000/Jahr bei über 70-jährigen Frauen ansteigend.
- Häufigkeitsgipfel von VIN besteht bei Frauen in der 3.-4. Dekade.

Ätiologie
- Infektionen mit humanen Papillomaviren sind in den

Vulvakarzinom. Tabelle 1. Klinische Stadieneinteilung des Vulvakarzinoms (FIGO-Klassifikation)

Stadium	Befund
I	Tumordurchmesser <2 cm; auf Vulva oder Damm begrenzt
Ia	Stromainvasion <1,0 mm
Ib	Stromainvasion <1,0 mm
II	Tumordurchmesser >2,0 cm; auf Vulva und Damm begrenzt, keine LK-Metastasen
III	Tumor jeglicher Größe mit Ausdehnung auf die distale Urethra, Vagina oder den Anus und/oder LK-Metastasen
IV	Tumorinvasion in Nachbarorgane, bilaterale inguino-femorale LK-Metastasen, Fernmetastasen

meisten Fällen verantwortlich, insbes. Infektionen mit den Hochrisiko-Typen HPV 16, 18, 31 oder 33.
- Als Risikofaktoren gelten:
  - Analkarzinom oder Condylomata acuminata in der Anamnese
  - Immunsuppression
  - HIV-Infektion
  - Nikotinabusus.

Diagnose
- Prätherapeutische Diagnostik:
  - Inspektion der Vulva auf Veränderungen der Farbe und des Oberflächenreliefs
  - Vulvoskopie nach Einwirkung von 3%iger Essigsäure zur Festlegung repräsentativer Biopsieareale
  - Toluidinblau-Probe (Collins-Test): 1%ige Toluidinblaulösung, dann 2%ige Essigsäure
  - Zytologischer Abstrich und Anfärbung nach Papanicolaou
  - Stanzbiopsie oder Exzisionsbiopsie (bei zirkumskripten, auf VIN verdächtigen Herden)
  - Lymphknotensonographie bzw. Szintigraphie
  - Lymphknotenbiopsie.

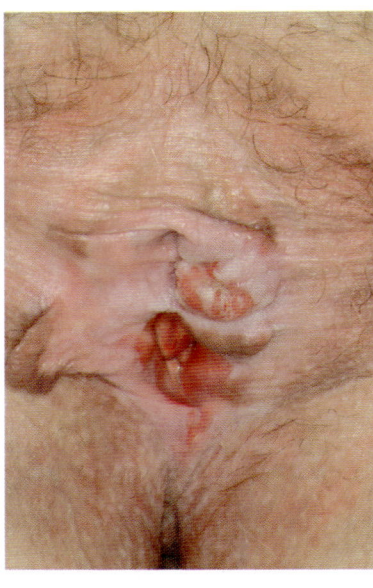

Vulvakarzinom. Histologisch gesichertes Vulvakarzinom auf dem Boden eines langjährig bestehenden genitalen Lichen sclerosus.

Vulvakarzinom. Tabelle 2. Metastasierungstendenz des Vulvakarzinoms

Eindringtiefe des Vulvakarzinoms	Karzinome mit Lymphknotenmetastasen
<1,0 mm	keine Metastasierung
1,1–3,0 mm	8%
3,1–5,0 mm	27%
>5,0 mm	34%

- Prätherapeutisches Staging bei Vulvakarzinom:
  Das Staging erfolgt entsprechend den Empfehlungen der FIGO. Maßgeblich sind die Operationsbefunde und das Ergebnis der histopathologischen Untersuchung der Operationspräparate sowie der Lymphknoten.
- Stadium I–IV:
  - Gynäkologische Untersuchung:
    - Inspektion: Gesamte Vulva, Urethra, Introitus, Vagina, Portio, Damm, Anus
    - Palpation: Gesamte Vulva, Vagina, inneres Genitale, Anus, Rektum, Beckenwand, Leisten einschließlich der Schenkelgruben Dokumentation aller Veränderungen
    - Bildgebende Verfahren (u.a. Vaginalsonographie, Lymphknotensonographie)
- Stadium I und II:
  - Im Einzelfall nützlich:
    - Röntgen-Thorax
    - Lebersonographie
- Stadium III:
  - obligat:
    - Röntgen-Thorax
    - Lebersonographie
    - Zystoskopie
    - Rektoskopie
  - im Einzelfall nützlich:
    - Vaginalsonographie
    - Rektale Sonographie
    - Weitere bildgebende oder endoskopische Verfahren nur bei gezielter Indikation
- Stadium IV:
  - Individuell an klinische Situation adaptiert (therapeutische Konsequenz)

Therapie
Primäre operative Vorgehensweise durch den Gynäkologen. Organerhaltendes Vorgehen ist anzustreben und sollte in hierauf spezialisierten gynäkologischen Zentren durchgeführt werden.

Prophylaxe
In einer Multicenterstudie konnte durch eine quadrivalente HPV-Vaccine (Gardasil) bei jungen Frauen im Alter von 16-23 Jahren ein deutlicher Rückgang HPV 6-, 11-, 16- und 18-induzierter Infektionen erzielt werden. Präkanzeröse Dysplasien bzw. genitale Warzen wurden nicht beobachtet.

Vulvitis, allergische   N76.2

Definition
Allergisches Kontaktekzem im Vulvabereich z.B. nach Gebrauch von Intimspray, Kondomen oder Medikamenten.

Therapie allgemein
Meidung des auslösenden Agens.

Externe Therapie
Ggf. kurzfristig Glukokortikoid-haltige Cremes oder Schäume (z.B. Ecural Fettcreme, Alfason Cresa oder Dermatop Creme, Lösung). Sitzbäder mit z.B. Kamillosan oder Tannolact, ggf. Badeölzusatz (z.B. Balneum Hermal, Linola Fett N), Seifen und Syndets meiden. S.u. Ekzem, Kontaktekzem, allergisches.

Vulvitis chronica circumscripta plasmacellularis

N76.3

Synonym(e)
Vulvitis chronica plasmacellularis (Zoon)

Definition
Der Balanoposthitis chronica circumscripta plasmacellularis entsprechende Entzündung der Vulva.

Klinisches Bild
Umschriebene, braun-rote Läsionen im Gebiet zwischen kleinen und großen Labien.

Diagnose
Histologie (wie Balanoposthitis chronica circumscripta plasmacellularis).

Differenzialdiagnose
Erythroplasie, M. Bowen.

Therapie allgemein
Auslösende Ursache (meist chronische Entzündung, Traumen, mechanische Irritation) meiden. Optimierung der hygienischen Maßnahmen und Trockenhalten. Ausschluss von Begleiterkrankungen, z.B. Candida, Trichomonaden, Wurminfektionen.

Externe Therapie
Therapieversuch mit fettenden Glukokortikoid-haltigen Externa. Nur kurzfristige Anwendung.

> **Cave:** Steroidnebenwirkungen beachten.

Sitzbäder mit Zusatz von Kaliumpermanganat (hellrosa) oder synthetischer Gerbsäure (z.B. Tannolact, Tannosynt).

Operative Therapie
Bei Therapieresistenz kommen Behandlungsmöglichkeiten mit dem CO_2 Laser oder mit Hilfe der Kryochirurgie infrage.

Vulvitis gangraenosa

L98.4; N76.6

Synonym(e)
Vulvitis ulcerosa

Definition
Der Balanitis gangraenosa entsprechendes Krankheitsbild im Bereich der Vulva. Meist bakteriell bedingte, schwere Infektion, zumeist bei gestörter Abwehrlage durch gramnegative Keime oder Anaerobier.

Externe Therapie
Desinfizierende Sitzbäder mit Polyvidon-Jod-Lösung (Betaisodona Lösung, R203) oder Kaliumpermanganat (hellrosa). Ggf. chirurgische Intervention mit Nekrektomie.

Interne Therapie
Hoch dosierte antibiotische Therapie nach Antibiogramm. Bei unbekanntem Erreger Antibiotika wie Imipenem/Cilastatin, Gentamicin, Amoxicillin oder Metronidazol:
- Imipenem/Cilastatin (z.B. Zienam): 3-4mal/Tag 0,5-1,0 g i.v.
- Gentamicin (z.B. Refobacin): 3-5 mg/kg KG/Tag i.m. oder i.v. (30-60minütige Kurzinfusionen) verteilt auf 1-3 Tagesdosen.
- Amoxicillin (z.B. Amoxypen, Augmentan): 3-4mal/Tag 750 mg p.o. bzw. 4mal/Tag 1(-2) g i.v.
- Metronidazol (z.B. Clont, Flagyl): 2-3mal/Tag 400 mg p.o. bzw. 2-3mal/Tag 500 mg i.v.

Vulvitis gangraenosa. Tabelle 1. Entzündliche Erkrankungen der Vulva

Epidemiologie/Ätiologie	Symptomatik/Krankheitsbilder	Therapie
Staphylococcus aureus	Follikulitis/Furunkel/Karbunkel: Schmerzhafte Knoten, Fluktuation.	Lokal desinfizierende Maßnahmen (Sitzbäder mit Polyvidon-Jod-Lsg.), topische antibiotikahaltige Therapie mit Nebacetin/Bacitracin oder Fusidinsäure (Fucidine Salbe), zur Abszessreifung Ichtholan Spezial Salbe oder Ichthoseptal, ggf. Stichinzision und Drainage, Wundspülungen, interne antibiotische Therapie nach Antibiogramm.
Staphylokokken, Streptokokken	Bartholinitis: Schmerzhafte Schwellung.	Lokal desinfizierende Maßnahmen (Sitzbäder mit Polyvidon-Jod-Lsg.), topische antibiotikahaltige Therapie mit Nebacetin/Bacitracin oder Fusidinsäure (Fucidine Salbe), zur Abszessreifung Ichtholan Spezial Salbe oder Ichthoseptal, ggf. Stichinzision und Drainage, Wundspülungen, interne antibiotische Therapie nach Antibiogramm.
Corynebacterium minutissimum	Erythrasma: Rot-bräunlich schuppende Herde der Leiste und Vulva, wenig Beschwerden.	Topische antibiotikahaltige Behandlung mit erythromycinhaltigen Salben (z.B. Aknemycin Salbe).
Bacterium crassus	Ulcus vulvae acutum: Schmerzhafte, rasch wachsende Ulzerationen v.a. bei jüngeren Frauen.	Topische Präparate sind zumeist ausreichend, z.B. Fucidine Salbe, Nebacetin/Bacitracin Salbe/Creme. Zusätzlich desinfizierende Sitzbäder (Betaisodona-Lsg., Kamillosan-Lsg.). Bei ausgedehnten Formen: Interne antibiotische Therapie nach Antibiogramm, Bettruhe, antiphlogistische und analgetische Therapie. In sehr schweren Fällen: Kurzfristig systemische Glukokortikoide.

Vulvitis, leukoplakische N90.4

Definition
Einzelne, begrenzte Leukoplakia vulvae ohne Tendenz zur Schrumpfung der Vulva.

Therapie
Oberflächliche Abtragung mittels Kürettage, CO_2-Laser, Elektrokaustik. Kryochirurgie kommt gerade bei flächenhafter Ausdehnung zur Anwendung. Alternativ lokale Anwendung von 5-Fluorouracil-Creme (z.B. Efudix Creme) 1mal/Tag über 3-5 Tage. Regelmäßige Befundkontrollen.

Vulvodynie R20.8

Synonym(e)
Dysesthetic vulvodynia; vulväre Dysästhesie

Definition
Meist chronisch persistierendes oder intermittierend auftretendes Krankheitsbild, das sich durch lokalisierte oder diffus auftretende, die gesamte Vulva betreffende Missempfindungen oder brennende Schmerzen der Vulva kennzeichnet.

Ätiologie
Ursachen sind unbekannt. Es wird von einer multifaktoriellen Genese ausgegangen. Dermatologische Vulvaerkrankungen müssen ausgeschlossen werden. Nach Ausschluss einer organischen Grunderkrankung muss eine somatoforme Störung Betracht gezogen werden.
- Diskutiert werden folgende Ursachen:
  - Trauma oder Irritationen
  - Lokale hyperergische Reaktionen auf bakterielle oder mykotische Erreger
  - Allergische oder irritative Reaktionen auf Deodoranzien und/oder Seifen
  - Hohe Spiegel von Oxalsäure im Urin
  - Muskelspasmen im Beckenboden.

Manifestation
Überwiegend bei älteren Frauen in der Peri- oder Postmenopause auftretend.

Klinisches Bild
Normaler klinischer Situs. Missempfindungen können über längere Zeit persistieren oder auch immer wieder durch äußere Einflüsse (Berührungen, längere mechanische Irritation z.B. durch Fahrradfahren) intermittierend auftreten. Sie manifestieren sich umschrieben, aber auch diffus über die Vulva verteilt. In vielen Fällen treten die Beschwerden spontan auf, beispielsweise bei Berührung der Vestibulardrüsenausführungsgänge.

Diagnose
Ausschluss der unter Differenzialdiagnose aufgeführten dermatologischen Erkrankungen, ggf. mittels Stanzbiopsie.

Differenzialdiagnose
Vulväre Dermatosen die analoge Beschwerden hervorrufen können:
- Lichen sclerosus et atrophicus
- Lichen simplex chronicus (Vidal)
- Psoriasis vulgaris
- Lichen planus
- Irritatives oder allergisches Kontaktekzem
- Steroidentzugssyndrom
- Bakterielle Vaginose.

Therapie
- Ausschluss von lokal reizenden Substanzen.
- Bei akuten Reizungen der Vulva nach mechanischen Belastungen (Reiten, Fahrradfahren) Linderung der Beschwerden durch Kühlung mit kaltem Wasser- oder Cool-Packs.
- Bei zyklisch auftretenden Beschwerden (zyklische Vulvovaginitis) werden trotz häufig negativem Pilznachweis gute Erfolge mit einer oralen Langzeitbehandlung mit Fluconazol (z.B. Diflucan) erzielt. Fluconazol 150 mg/Tag p.o als Eintagestherapie 1mal/Woche über 2 Monate. Alternativ: Fluconazol 150 mg/Tag p.o. als Eintagestherapie jede 2. Woche für 2 Monate.

Therapie allgemein
- Behandlung einer häufig vorhandenen depressiven Stimmungslage der Patientin.
- Eruierung anderer Faktoren die mit dem erstmaligen Auftreten der Symptomatik in Verbindung gebracht werden (Partnerwechsel, traumatische Entbindung, Z.n. destruierender Lokaltherapie). Bei diesen Fällen ist eine begleitende psychosomatische Betreuung indiziert.

Externe Therapie
Lauwarme oder kalte Sitzbäder, ggf. mit einem antiphlogistischen Zusatz (z.B. Tannolact).

Prognose
Wichtig ist es den Patientinnen zu vermitteln, dass ein Fortschritt nur in kleinen Schritten zu erreichen ist. Eine deutliche Besserung ist erfahrungsgemäß erst nach Monaten oder Jahren zu erreichen.

Prophylaxe
- Unterwäsche mit Baumwolle benutzen
- Keine engen Hosen tragen
- Haut nicht lange nassen Badeanzügen aussetzen
- Keine Weichspüler für Unterwäschen benutzen
- Keine Shampoos, Seifen oder Deodoranzien an der Vulva benutzen
- Meiden von Tätigkeiten die zu mechanischer Irritation der Vulva führen kann (Reiten, Fahrradfahren, Dauerlauf)
- Meiden von Schwimmbädern mit stark gechlortem Wasser
- Zur Prophylaxe bei Dyspareunie: Auftragen eines topischen Lokalanästhetikums (z.B. Lidocain-Gel 5%).

Hinweis(e)
> **Merke:** Gewarnt wird vor einer probatorischen Lokalbehandlung mit antimykotischen Salben, da hierdurch die Beschwerden eher noch verstärkt werden!

Vulvovaginitis adultorum N76.0

Definition
Akute oder chronische Entzündung von Vulva und Vagina unterschiedlichster Ursache bei der erwachsenen Frau.

Ätiologie
- Infektion, v.a. Candidose, Gonorrhoe, Trichomoniasis, Syphilis

- endokrine Störung (Diabetes mellitus)
- allergisches Kontaktekzem
- Fremdkörper.

Klinisches Bild
Rötung, Schwellung und Sekretion der Vaginalschleimhaut mit konsekutiv entzündlich geröteten Labien und Introitus vaginae. Starker Pruritus, s.a. Vulvitis gangraenosa, Syphilis, Candidose, Gonorrhoe, Trichomoniasis.

Therapie

Vulvovaginitis adultorum. Tabelle 1. Therapie der Vulvovaginitis

Krankheit	Medikament der Wahl	Therapie in der Schwangerschaft
Bakterielle Vaginose	Metronidazol (z.B. Clont) 2mal/Tag 0,4 g p.o. über 7 Tage	Amoxicillin (z.B. Amoxypen) 3mal/Tag 0,5 g p.o. über 7 Tage
Candidiasis	Clotrimazol (z.B. Canifug) lokal für 3-6 Tage	Nystatin (z.B. Nystatin Creme Lederle) lokal
Trichomoniasis	Metronidazol (z.B. Clont) oder Tinidazol (z.B. Simplotan) einmalig 2 g p.o. als ED	Natamycin (z.B. Pimafucin) lokal (strenge Indikationsstellung im 1. Trimenon)

Vulvovaginitis candidamycetica   B37.3

Definition
Akute oder chronische Entzündung der Vulva durch pathogene Hefen.

Therapie
S.u. Candidose, vulvovaginale.

Vulvovaginitis diabetica   B37.3

Definition
Chronische, stark juckende Vulvovaginitis bei Diabetikerinnen, häufig durch Candidose.

Klinisches Bild
Entzündlich geschwollene, lichenifizierte, düsterrot bis blaurot verfärbte Vulva, häufig kompliziert durch bakterielle Infektionen wie Follikulitis und Furunkel.

Therapie allgemein
Einstellung des Diabetes, Zusammenarbeit mit dem Internisten, Behandlung der Candidose oder der bakteriellen Infektion (s. jeweils dort). Keine blinde antimykotische oder antibiotische Lokaltherapie - vor Therapie immer Kultur bzw. Abstrich anlegen.

Externe Therapie
Lokaltherapeutisch zurückhaltend mit Salben oder Cremes agieren. Besser sind austrocknende Externa, z.B. Lotio alba oder antiseptische Lösungen wie Kaliumpermanganat (hellrosa).

Vulvovaginitis gonorrhoica adultorum   A54.0

Definition
V.a. bei Greisinnen und Graviden vorkommende Infektion der Vulva und Vagina mit Neisseria gonorrhoeae. Die Scheide der geschlechtsreifen Frau ist durch Plattenepithel, den Selbstreinigungsmechanismus und den sauren pH-Wert weitgehend vor einer Gonokokkeninfektion geschützt.

Klinisches Bild
Entsprechend der Vulvovaginitis gonorrhoica infantum.

Therapie
S.u. Gonorrhoe.

Vulvovaginitis gonorrhoica infantum   A54.0

Definition
Infektion der kindlichen Vulva und Vagina mit Neisseria gonorrhoeae.

Ätiologie
Übertragung der Gonokokken vor allem durch infizierte Gegenstände (Wäsche, Waschlappen, Handtuch, Toilette usw.).

Klinisches Bild
Gerötete, geschwollene, schmerzende Vulva, eitriger Ausfluss, häufig Beteiligung der Urethralmündung und der Urethra, auch des Mastdarms. Nach mehreren Wochen Abklingen der Symptome und Übergang in eine symptomarme Vulvovaginitis.

Therapie
S.u. Gonorrhoe.

Vulvovaginitis herpetica   A60

Definition
Primärinfektion durch Herpes simplex-Viren im Vulvabereich.

Manifestation
Vor allem bei Kindern auftretend.

Klinisches Bild
Inkubationszeit: 2-7 Tage. Akute Erkrankung mit Fieber und Störung des Allgemeinbefindens. Zunächst klare, dann eingetrübte, teilweise gruppiert stehende, später ulzerierende und verkrustete Bläschen im Bereich der entzündlich geschwollenen Vulva. Starker Juckreiz. Beteiligung der proximalen Vagina und der Portio sind möglich. Ausbildung großflächiger Erosionen nach Platzen der Blasendecke.

Differenzialdiagnose
Primärstadium der Syphilis, Ulcus molle, Ulcus vulvae acutum.

Komplikation
Sekundärinfektion mit Candidaspezies oder Bakterien.

Externe Therapie
Desinfizierende Sitzbäder mit z.B. Polyvidon-Jod Lösung (z.B. Betaisodona Lsg., R203) oder Kaliumpermanganat Lösung (hellrosa). In der Entstehungsphase können auch Glukokortikoide z.B. als Schaum oder Creme kurzfristig ver-

wandt werden, ggf. mit antiseptischem Zusatz. Sie verkürzen die Dauer der Erkrankung (z.B. Hydrocortison 0,5-2% Creme R120). Des Weiteren eignen sich austrocknende Farbstoffpinselungen z.B. mit wässriger Eosin-Lösung (R080, R081) oder Methylrosaniliniumchlorid-Lösung oder desinfizierende Vaginalsuppositorien (z.B. Betaisodona Vaginal-Gel, Betaisodona Vaginal-Suppositorien).

> **Cave:** Bakterielle oder mykotische Superinfektionen.

Interne Therapie
In schweren Fällen systemische Therapie mit Aciclovir (Zovirax 200) 5mal/Tag 1 Tbl. alle 4 Std. über 5 Tage. Eine orale Therapie ist zumeist ausreichend. Bei Patienten mit erhöhtem Infektionsrisiko oder Immundefekten ist eine höher dosierte orale Therapie mit z.B. Zovirax 400 4mal/Tag 1 Tbl. alle 6 Stunden oder Zovirax 800 5mal/Tag 1 Tbl. alle 4 Stunden erforderlich. Ggf. kann eine intravenöse Therapie mit Aciclovir erwogen werden (Zovirax 5 mg/kg KG 3mal/Tag alle 8 Stunden über 5 Tage).

Prognose
Narbenlose Abheilung nach 3-4 Wochen.

Vulvovaginitis herpetica recidivans — A60

Definition
Rezidivierende Infektion durch Herpes simplex-Viren im Vulva- und Vaginalbereich.

Therapie
S.u. Herpes simplex recidivans und Vulvovaginitis herpetica. Bei anhaltenden Herpes Rezidiven 6-12mal/Jahr:

- Verlängerte orale Aciclovir-Therapie: 4mal/Tag 200 mg Aciclovir (z.B. Zovirax) p.o. über 6-12 Monate. Bei erneutem Rezidiv: Dosiserhöhung auf 5mal/Tag 200 mg p.o. Dosisreduktionen auf 400 mg/Tag oder 200 mg/Tag können im weiteren Verlauf versucht werden. Kinder über 2 Jahre erhalten die Erwachsenendosierung, Kinder unter 2 Jahren die Hälfte der Erwachsendosis. Bei Therapieresistenz Foscarnet (z.B. Foscavir) 40 mg/kg KG alle 8 Stunden als 1stündige Infusion über 7-10 Tage je nach Klinik.
- Immunstimulation mit Eigenblutbehandlungen: Entnahme von venösem Eigenblut mit sofortiger, tief intramuskulärer Injektion in aufsteigender Menge (anfänglich 2 ml/Woche, wöchentliche Steigerung um 2 ml auf 10 ml. Injektion alle 14 Tage über 3 Monate).
- Inosin (z.B. Delimmun) 6-8mal 1 Tbl./Tag p.o.

Externe Therapie
Entsprechend der Vulvovaginitis herpetica. Insbesondere bei rezidivierenden Infektionen ist durch die externe Anwendung von Interferon alfa in einigen Fällen Erfolg zu verzeichnen.

Vulvovaginitis infantum — N76.0

Definition
Entzündung von Vulva und Vagina bei Kindern.

Ätiologie
Infektion, z.B. durch Bakterien (vor allem Gonokokken, Oxyuren, Candidaspezies, Fremdkörper).

Klinisches Bild
S.u. Vulvovaginitis adultorum.

Therapie
S.u. Vulvovaginitis adultorum. Diagnostik und entsprechende Therapie der Grunderkrankung.

V-Y-Plastik

Erstbeschreiber
Dieffenbach, 1845

Synonym(e)
V-Y-Entlastungsplastik; V-Y-plasty; ein- oder beidseitige V-Y-Plastik

Definition
Nahlappenplastik zur Wundrandentspannung bei V-förmigem Defekt mit nachfolgendem Y-förmigen Verschluss bzw. uni- oder bilaterale V-förmiger Schnittführung zur Wundrandentspannung bei Verschluss eines größeren ellipsenförmigen Defektes.

Allgemeine Information
- Nach der einfachen Methode einer V-Y-Plastik werden V- oder pfeilförmige Primärdefekte nach Unterminierung der umgebenden Haut Y-förmig verschlossen. Bei problematischem Primärverschluss einer größeren spindel- oder ellipsenförmigen Exzision kann man zur Wundrandentspannung ober- und/oder unterhalb des Defektes sekundäre V-förmige Entlastungsinzisionen vornehmen. Nach dem Anlegen der Entlastungsschnitte wird die Haut ausgehend vom Primärdefekt bis zum V-förmigen Einschnitt stumpf unterminiert. Im Anschluss an die Subkutannaht folgt die Hautnaht und zum Schluss das Y-förmige Vernähen der Entlastungsschnitte.
- Indikationen: Beseitigung von Narbensträngen, Defekte in der Umgebung von Körperöffnungen (Mund, Augen, weibliches Genitale), Columella-Rekonstruktion aus der Oberlippe, Verlängerung des Lippen- oder Zungenbändchens, Frenulumplastik, größere Tumorexzisionen am Unterarm.

Walnuss

Synonym(e)
Juglans regia

Definition
Die Walnuss gehört wie die Pflaume oder Kirsche zu den Steinfrüchten. Die harte Schale umhüllt zwei unregelmäßig geformte Nusshälften, die von einem kleinen Häutchen geschützt sind. Diese enthalten Antioxidanzien und verhindern Ranzigwerden.

Allgemeine Information
Sensibilisierungen gegen Walnuss sind eher selten. Früher galt sie wie die Haselnuss als potentes Nahrungsmittelallergen, gegen das sich v.a. Patienten mit Birkenpollen - Pollinose (s.u. Baumpollen) sensibilisieren. Da in der Walnuss keine Bet-v-1-ähnlichen Allergene gefunden werden, trifft dies nicht zu.

Hinweis(e)
Walnussöl wird für Ölfarben, aber auch zum Kochen verwendet.

Wammen I89.0

Synonym(e)
Lappenelephantiasis; Elephantiasis neuromatosis

Definition
Wammenartig herabhängende Tumormassen insbes. bei der peripheren Neurofibromatose.

Therapie
Plastisch-chirurgische Korrekturen nur bei kosmetisch störender Wammenbildung bzw. bei funktionell drohenden Ausfällen. Strenge Indikationsstellung!

Cave: Gefahr intraoperativ verstärkter Blutung!

Präoperative Vorbereitung, insbesondere mit bildgebender Diagnostik (Sonographie, Duplex, Angiographie/DSA), da u.U. Fehlbildungen in der Gefäßentwicklung vorliegen können.

Wangenohr Q17.4

Synonym(e)
Melotus

Definition
Dislokation der Ohrmuschel in Richtung der Wange; häufig in Kombination mit Missbildungen der Ohrmuschel.

Therapie
Plastisch-chirurgischer Eingriff, HNO-ärztliche Betreuung.

Wangensaumlinie K13.7

Synonym(e)
Linea interdentalis; Linea alba buccalis

Definition
Nahezu regelmäßig vorkommende, völlig harmloser, streifige Linie an der Wangenschleimhaut, die sich in Höhe der Okklusionsebene der Zähne vom Eckzahn bis zum letzten Molarzahn hinzieht. Bei stärkere Ausprägung ist sie tastbar. Unter psychischem Stress kann sich eine betonte, wie „aufgequollene" Saumlinie zeigen. Übergänge zur Morsicatio buccarum können bestehen.

Wangenteleangiektasien, familiäre I78.0

Definition
Familiäre, dicht stehende Teleangiektasien an beiden Wangen; Nase und Ohren bleiben frei.

Manifestation
Frühe Kindheit.

Therapie
Unter Laser-Behandlung (Argon-, gepulster Farbstoff-Laser) zeigen sich gute Erfolge. Bei geringerer Ausdehnung kann auch Stichelung mit Diathermienadel versucht werden. In Ausnahmefällen Sklerosierung mit Polidocanol (z.B. Aethoxysklerol). Ggf. kosmetische Abdeckung der befallenen Areale (z.B. Dermacolor).

Cave: Konsequenter Lichtschutz (z.B. Anthelios, Eucerin Sun).

S.u. Lichtschutzmittel.

Wangenulkus, neurotisches K27.7

Definition
Chronische Ulzeration der Wangenschleimhaut in Höhe des Zahnschlusses. Hervorgerufen durch Einsaugen und Kauen der Wangenschleimhaut. S.a. Morsicatio buccarum.

Differenzialdiagnose
Prothesenulkus, Karzinom.

Therapie
Aufklärung des Patienten, ggf. psychotherapeutische Betreuung. Antiseptische und adstringierende Mundspülungen R255 R045. Bei ausbleibender Abheilung ggf. auch Exzision. Immer Gewebeprobe zum Ausschluss eines Karzinoms, Lichen planus mucosae oder Prothesenulkus entnehmen.

Wanzen

Synonym(e)
Heteroptera; bugs; punaises

Definition
Zu den Hexapoden (Insekten) zugehörige Parasiten. Nur die Arten der Familie Cimicidae haben sich als hämatogene Ektoparasiten von Vögeln und Säugern sowie des Menschen spezialisiert. Diese Familie ist mit 22 Genera und 74 Arten weltweit vertreten. Cimex lectularis (gemeine Bettwanze) ist ein ausschließlich auf den Menschen spezialisierter Parasit.

Allgemeine Information
Bettwanzen sind nachtaktive Tiere und befallen ihren Wirt im Schlaf. Tagsüber verweilen sie in Ritzen und Spalten von Schlafräumen. Auf der menschlichen Haut sucht der Parasit eine geeignete Stelle für den Stich und verweilt für den Saugakt i.A. 3-5 Min. an der Einstichstelle. Die Taubenwanze parasitiert Hühner und Tauben. Fledermäuse werden von der Fledermauswanze befallen. Alle diese Arten können auch die Menschen stechen.

Klinisches Bild
Wanzen verursachen beim Menschen direkte und indirekte Krankheitssymptome:
- Lokale Stichreaktionen (s.u. Cimikose).
- Übertragung von diversen Krankheitserregern wie Coxiella burnetii und möglicherweise Hepatitis B-Viren.
- Als Ursache allergisch-asthmatischer Beschwerden bei intensivem Kontakt, z.B. bei Sammlern und Züchtern.

Wärmeerythem

Definition
Regulatorische Wärmeabgabe durch Weitstellung der Hautgefäße bei exogener Wärmezufuhr.

Wärmeurtikaria L50.2

Synonym(e)
Urticaria e calore

Definition
Extrem seltene Form (etwa 40 beschriebene Fälle in der Literatur) einer physikalischen Urtikaria durch Wärmeeinwirkung.

Einteilung
Man unterscheidet:
- Wärmekontakturtikaria (Soforttyp, durch direkte Wärmeeinwirkung ausgelöst)
- Wärmereflexurtikaria (Fernreaktion, s.a. Wiedererwärmungsurtikaria)
- Wärmeurtikaria, familiärer Typ.

Ätiologie
Ungeklärt, wahrscheinlich erhöhte Empfindlichkeit der Mastzellen gegen Wärme. Selten hereditäre Wärmekontakturtikaria (familiäre Wärmekontakturtikaria).

Klinisches Bild
Nach passiver Erwärmung der Haut oder der Schleimhäute (typisch sind heiße Bäder, heißes Föhnen oder heiße Getränke; Temperaturen i.A. >38 °C) treten rasch juckende urtikarielle Läsionen an den Kontaktstellen auf. Symptome persistieren nur kurz.

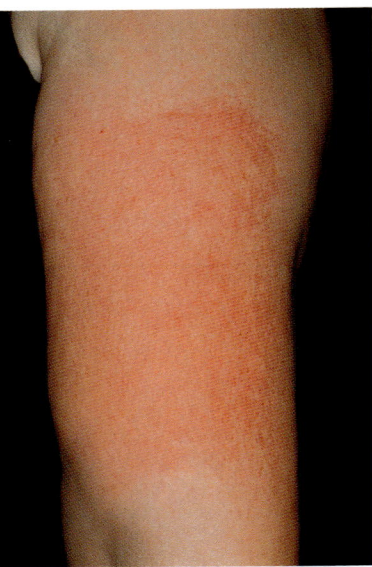

Wärmeurtikaria. Flächige Urtika nach Wärmeexposition am Oberarm.

Diagnose
Wärmetest: Exposition der Unterarmhaut mit einem mit warmem (38-44 °C) Wasser gefüllten Reagenzglas. Urtikae nach 5-10 Minuten beim Soforttyp, nach Stunden beim Spättyp (hereditäre Form).

Therapie allgemein
Meidung von Wärme, Anstrengung, emotionalem Stress und Schwitzen (Übergänge in cholinergische Urtikaria). Im akuten Schub Behandlung wie die akute Urtikaria. S.a. physikalische Urtikaria.

Externe Therapie
- Blande, juckreizstillende Lokaltherapie z.B. mit Lotio zinci, Lotio Cordes, Zinkoxidemulsion LAW. Ggf. Lotionen/Lsg./Cremes mit Zusatz von 2-5% Polidocanol (Thesit, **R196**, **R200**) oder 1% Menthol (**R157**, **R160**).
- Alternativ: Kurzfristig Anwendung topischer Glukokortikoide als Lotio (z.B. Triamgalen Lotion, **R123**) oder Creme (z.B. Triamgalen Creme, **R121**).
- Alternativ: Versuch mit Capsaicin-haltiger Salbe (z.B. Dolenon, Capsamol).

Interne Therapie
- Antihistaminika meist wirkungsvoll: Levocetirizin (z.B. Xusal) 1 Tbl./Tag, Desloratadin (z.B. Aerius) 1 Tbl./Tag, ebenso Fexofenadinhydrochlorid (z.B. Telfast) oder Mizolastin (z.B. Zolim). Sedierende Antihistaminika: Clemastin (z.B. Tavegil) 2mal/Tag 1 Tbl. oder Dimetinden (z.B. Fenistil) 2mal/Tag 1 Tbl., Hydroxyzin (z.B. Atarax) 1-3 Tbl./Tag.
- Alternativ: Indometacin (z.B. Indomet-ratiopharm) 50-150 mg/Tag, Opipramol (z.B. Insidon) 50-100 mg/Tag p.o. oder versuchsweise DADPS 50 mg/Tag.

> **Cave:** Vor Therapiebeginn Bestimmung der Glukose-6-Phosphat-Dehydrogenase.

Warner-Wilsen-Jones-Syndrom D48.1

Definition
Eruptive Angiomatose mit spontaner Rückbildung.

Manifestation
Säuglinge.

Therapie
Zuwarten, da spontane Rückbildung.

Warzen, paronychiale B07

Definition
Verrucae vulgares im Paronychium (s. Nagel).

Therapie
S.u. Verruca (Viruswarzen).

Wäscherkrätze B35.6

Synonym(e)
Dhobie itch

Definition
Allergisches Kontaktekzem, das bei Wäscherinnen im südostasiatischen Raum durch Benutzung von „Bhilawario", einer Wäschetinte, auftritt.

Therapie
Meidung des auslösenden Agens, Epikutantest, antiekzematöse Lokaltherapie, s.u. allergisches Kontaktekzem.

Wassergehalt der Haut

Definition
Der Wassergehalt der menschlichen Haut beträgt im Neugeborenenalter 75-81%, im Erwachsenenalter 69-70%, im höheren Alter ca. 74%, wobei sich der Hauptanteil davon im Korium befindet.

Wasser-in-Öl-Emulgatoren

Definition
Emulgatoren, die z.B. in hydrophoben Cremes oder wasseraufnehmenden Salben verwendet werden. Infrage kommen insbes. amphiphile Verbindungen mit mäßig hydrophilen OH- und ausgeprägt lipophilen Gruppen (Kohlenwasserstoffketten oder Steringerüst) wie z.B.:
- Wollwachs (Adeps lanae), Wollwachsalkohole (Alcoholes lanae).
- Hydrophile Verbindungen (Phospholipide, z.B. Lecithin, Ampholytseifen) oder lipophile nichtionische Verbindungen (Sorbitanfettsäureester, z.B. Spans), Cholesterol, Glycerolmonostearat oder Cetylstearylalkohol.

Wassermann-Komplement-Bindungs-Reaktion

Synonym(e)
WAR

Definition
Nach Wassermann benannte Komplementbindungsreaktion zur Erfassung von Syphilis-Antikörpern. Die Methode ist heute weitgehend verlassen. S.a. Syphilisserologie.

Waterhouse-Friderichsen-Syndrom E35.1

Erstbeschreiber
Marchand, 1880; Waterhouse, 1911; Friedrichsen, 1917

Synonym(e)
Fulminante oder perakute Meningokokkensepsis; Nebennierenrindenapoplex; akute Nebennierenrindeninsuffizienz; fulminating purpuric meningococcemia; Friderichsen-Waterhouse-Syndrom; Waterhouse-Friderichsen-Krankheit; adrenal apoplexy; adrenal hemorrhage syndrome; fulminating purpuric meningococcemia; meningococcic adrenal syndrome

Definition
Perakut verlaufende Meningokokkensepsis mit Mikrozirkulationsstörungen, disseminierter intravasaler Koagulation und Schock (Nebenniereninsuffizienz durch hämorrhagische Infarkte) sowie Haut- und Nebennierenblutungen.

Ätiologie
Meningokokkensepsis (Neisseria meningitidis), auch Pneumokokken- oder Staphylokokkensepsis, Endotoxinfreisetzung mit konsekutiver Verbrauchskoagulopathie, Mikrothrombosen.

Klinisches Bild
Perakuter Krankheitsbeginn, Übelkeit, Fieber, Kopfschmerzen, Schock, symmetrische Purpura (Purpura fulminans), Ekchymosen und Sugillationen, Bewusstseinsstörung bis zu Koma und Krampfanfällen. Intravitale Leichenflecken.

Diagnose
Häufig Nachweis von Meningokokken im Liquor ohne Pleozytose.

Therapie
Intensivmedizinische Betreuung. Stadiengerechte Schock-Behandlung. Antibiotika bei Meningokokkensepsis, z.B. Benzylpenicillin als Antibiotikum der Wahl, Heparin i.v. in der Frühphase (Thrombozyten >50.000/µl). Später AT III-Konzentrate oder/und frisch gefrorenes Plasma (FFP).

Prognose
Letalität 15-20%.

Watson-Schwartz-Test

Definition
Test zum Nachweis von Porphobilinogen im Urin, erhöht z.B. bei Porphyria variegata.

Weber-Syndrom Q87.25

Erstbeschreiber
Weber, 1907

Definition
Kongenitale Angiodysplasie mit Riesenwuchs und arteriove-

nösen Fisteln, teilweise auch Naevus flammeus lateralis einer Extremität. Wird von einigen Autoren teilweise als Variante des Klippel-Trénaunay-Syndroms aufgefasst.

Manifestation
Ab Geburt.

Lokalisation
Meist eine Extremität.

Klinisches Bild
Proportionierte Hypertrophie. Tumorförmige Gefäßhyperplasien mit Dilatation von Venen und Arterien. Aktive arteriovenöse Fisteln führen zu lokaler Gewebshypertrophie, peripheren ischämischen Schäden, kardiopulmonaler Belastung mit schließlicher Herzinsuffizienz. Gelegentlich Bild des Naevus flammeus lateralis.

Diagnose
Arteriovenöse Fistel, außerdem Herzinsuffizienz abklären.

Differenzialdiagnose
Klippel-Trénaunay-Syndrom, Servelle-Martorell-Syndrom, Cobb-Syndrom.

Therapie
Operative Versorgung der arteriovenösen Fisteln durch Kontrastdarstellung und gefäßchirurgischem Eingriff mit Verschluss der Shuntstellen. Regelmäßige Überwachung des Herzens. Von dermatologischer Seite Behandlung des Naevus flammeus mit Laser-Therapie (gepulster Farbstoff-Laser, Argon-Laser).

Prognose
Abhängig von frühzeitiger chirurgischer Therapie.

Wegener-Granulomatose M31.3

Erstbeschreiber
McBride, 1897; Klinger, 1931; Wegener, 1936

Synonym(e)
maligne granulomatöse Angiitis; Wegener-Klinger-Churg-Strauss-Syndrom; rhinogene Granulomatose; Wegener's granulomatosis

Definition
Seltene, nekrotisierende Systemvaskulitis mit Granulomen im Nasen-, Mund- und Rachenraum und den Atemwegen, nekrotisierender Vaskulitis und Glomerulonephritis.

Vorkommen/Epidemiologie
Inzidenz: 0,5-3/100.000 Einwohner/Jahr. Prävalenz: 5/100.000 Einwohner/Jahr. Panethnisch, überwiegend bei Angehörigen der weißen Rasse.

Ätiologie
Diskutiert werden leukozytoklastische Vaskulitis und Leukozytenfunktionsstörungen. Hinweise auf Autoimmunerkrankung durch Nachweis von Antikörpern gegen zytoplasmatische Strukturen in neutrophilen Granulozyten und Monozyten (ANCAs) sind beschrieben. Die Assoziation mit HLA-B8 und HLA-DR2 weist auf die Bedeutung genetischer Faktoren hin. Pathogenetisch wird diskutiert, dass es durch Zytokine (Interleukin-1, Tumor-Nekrose-Faktor α) im Rahmen eines Infektes zur Aktivierung von Endothelzellen und Granulozyten kommt, mit der Folge erhöhter Adhäsion von Entzündungszellen an Gefäßwandendothelien. Von Granulozyten und Monozyten synthetisierte und freigesetzte, gewebstoxische Mediatoren (Proteasen, Sauerstoffradikale) führen dann zur nekrotisierenden Veränderung an den Gefäßen. Die Rolle der ANCAs beim Aktivierungsprozess der Granulozyten ist noch nicht vollständig geklärt, es gibt aber Hinweise, dass die Antikörper die Bildung von Sauerstoffradikalen erhöhen können.

Manifestation
In jedem Lebensalter möglich, meist 40.-50. Lebensjahr; keine Geschlechtsbevorzugung.

Klinisches Bild
- Klassische Trias aus HNO-Beteiligung, Lungenmanifestation und Nierenbeteiligung!
- Initial meist Entwicklung von schmerzhaften oder schmerzlosen, oralen oder nasalen bzw. paranasalen Ulzera mit eitriger oder blutiger Rhinitis. Beteiligung der Lungen mit Hämoptoe. Nierenbeteiligung in Form einer Immunkomplex-negativen, häufig nekrotisierenden, extrakapillär proliferativen Glomerulonephritis (rapid progressive Glomerulonephritis) mit dem klinischen Bild eines rasch progredienten Funktionsverlustes. Meist in-

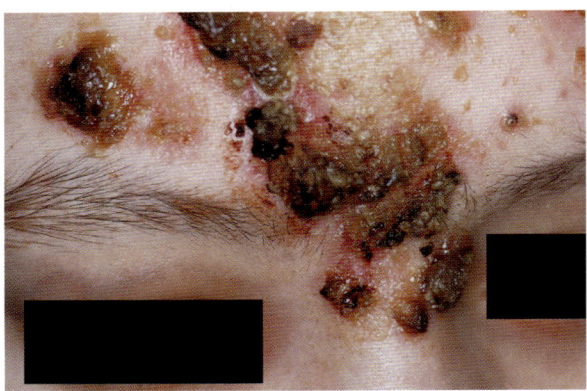

Wegener-Granulomatose. Flächige Ulzerationen mit schmierig-krustigen Auflagerungen im Bereich der Stirn und Nasenwurzel.

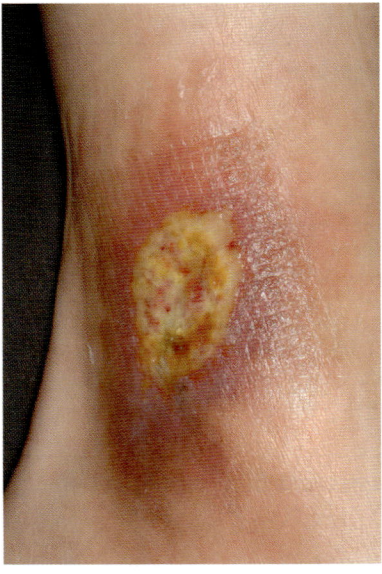

Wegener-Granulomatose. Ca. 5,0 x 5,0 cm großes, am linken Innenknöchel lokalisiertes, bis in die Subkutis reichendes Ulkus bei einer 23-jährigen Frau. In der Ulkusumgebung besteht ein etwa 2,5 cm messender erythematöser Randsaum. Der Rand des Ulkus ist bizarr konfiguriert. Das Ulkus ist extrem dolent und gelblich-fibrinös belegt.

terstitielle Entzündungszeichen in der Niere nachweisbar. Mitbeteiligungen von Augen (klinisch: „Rotes Auge"-Episkleritis oder Skleritis), Speicheldrüsen, Pleura, Herz, Genitaltrakt, Milz, Gastrointestinaltrakt, Haut (schmierig belegte Ulzerationen), Gelenken (polyartikuläre Arthralgien) und zentralem Nervensystem sind in unterschiedlicher Häufigkeit beschrieben. Klinische Zeichen können neben Rhinitis, Otitis, Schwerhörigkeit, Kieferschmerzen (Gingivitis), Uveitis, Retinitis, Orchitis, Arthralgien auch neurologische Symptome wie z.B. Mononeuritis multiplex sein.

- Zweiphasiger Verlauf: Zunächst Monate bis Jahre dauerndes, laviertes Stadium ohne oder mit milden Systemzeichen. Dann unvermittelter Übergang in ein meist foudroyantes generalisiertes Stadium mit schweren Systemzeichen und Multiorganbefall. Haut- und Schleimhautveränderungen (in 40-50% der Fälle): Ulzeröse oder granulomatöse Veränderungen an Lippen, Zunge, Wangenschleimhaut, Gaumen, Rachen, ggf. Perforationen. Vesikulöse, papulonekrotische, auch urtikarielle, ulzerierende Hautveränderungen, vor allem über den Streckseiten großer Gelenke, im Terminalstadium auch generalisiert.

Labor
Leukozytose (10.000-20.000 Leukozyten/µl) (manchmal Eosinophilie), meist exzessive Erhöhung von BSG und C-reaktivem Protein, Anämie und Hypergammaglobulinämie; Nachweis zirkulierender Immunkomplexe (c-ANCA).

Histologie
Nekrotisierende Vaskulitis der kleinen und mittleren Hautgefäße, Granulome, Nekrosen.

Indirekte Immunfluoreszenz
ANCA (antineutrophile zytoplasmatische Autoantikörper) in 90% der Fälle, hochspezifisch, Korrelation mit Krankheitsakuität.

Diagnose
Diagnoseweisend ist mit hoher Sensitivität und Spezifität der Nachweis anti-neutrophiler zytoplasmatischer Antikörper (ANCA) im Serum gegen unterschiedliche Antigene, am häufigsten gegen die Serin-Protease-3-PR3 im ELISA. ANA-negativ. Gewinnung von Biopsien aus Haut oder Schleimhaut.

Differenzialdiagnose
Leukozytoklastische Vaskulitis.

Komplikation
Hämorrhagische Zystitis (erhöhtes Risiko für Entstehung eines Blasenkarzinoms) bei Therapie mit Cyclophosphamid.

Interne Therapie
- Frühphase/granulomatöse Phase/abortive Form: Therapie mit Cotrimoxazol (z.B. Eusaprim forte): 2mal/Tag 160 mg/800 mg p.o.
- Akute Phase (Standardtherapie): Cyclophosphamid (z.B. Endoxan) und Prednisolon (z.B. Decortin H) nach dem FAUCI Schema: Cyclophosphamid 2-(4) mg/kg KG/Tag und Prednisolon 0,5-1 mg/kg KG/Tag. Reduktion von Prednisolon innerhalb von 3-6 Monaten unter die Cushing-Schwelle (7,5 mg/Tag). Nach Remission (cANCA-Titer) Bolustherapie mit 15-20 mg Cyclophosphamid/Tag alle 3-4 Wochen.

> **Cave:** Magenschutz bei oraler Glukokortikoidgabe!

Blasenschutz bei Cyclophosphamidtherapie mit Uromitexan (z.B. Mesna), großzügige tägliche Trinkmenge (Bilanzierung!), Antikonzeption, langfristig Kontrollen der Harnblase, da Gefahr der Entwicklung eines Harnblasenkarzinoms besteht. Alternativ: Ciclosporin A (Sandimmun): 7-10 mg/kg KG/Tag. Kontrolle der Nierenwerte und des Blutdrucks. Methotrexat (z.B. MTX) 15-25 mg/Woche i.m.

> **Cave:** Regelmäßige Kreatinin- und Urin-pH Wert-Kontrollen.

- Chronische Phase: Azathioprin (z.B. Imurek) 100-150 mg/Tag p.o. in Kombination mit Glukokortikoiden wie Prednisolon (z.B. Decortin H) 1 mg/kg KG/Tag. Prednisolon im weiteren Verlauf unter die Cushing-Schwelle reduzieren. Azathioprin erst nach Remission schrittweise auf Erhaltungsdosis von z.B. 50 mg/Tag senken. Alternativ Methotrexat (z.B. MTX) s.o.
- Hoch-akuter Verlauf: Plasmapherese in Kombination mit der o.g. immunsuppressiven Therapie.
- Therapieversuche mit Applikation von hoch dosierten Immunglobulinen (IVIG) mit 30 g/Tag über 5 Tage i.v. oder Infliximab zeigen bei therapierefraktären Patienten in der neueren Literatur Erfolg versprechende Ergebnisse.

Prognose
Unbehandelt zeigt die WG eine Mortalität von 80% innerhalb von 2 Jahren. Rezidive bei 50-70% aller Patienten in einem Zeitraum von 10-15 Jahren.

Wegerich

Definition
In Mitteleuropa auf Wiesen und Wegrändern weit verbreitete bis zu 50 cm hohe Pflanze von großer allergologischer Bedeutung.

Allgemeine Information
Standort: halbfeucht, grasig, bis 2000 m Höhe. Wegerichpollen sind häufige Allergieauslöser. Blühzeit: Mai bis Oktober. Pollengröße: 29 und 40 µm. Kreuzallergien gibt es nach bisherigen Erkenntnissen nicht. Der Wegerich gehört zu den „altbewährten" Heilpflanzen.

Naturheilkunde
Als Arznei werden sowohl Blätter als auch Wurzeln des Wegerichs genutzt. Folgende Wirkungen sind bekannt: Schleimhautanregend, schleimlösend, auswurffördernd, blutgerinnungsfördernd, entzündungshemmend, antibakteriell.

Weichstrahltechnik

Definition
Röntgentherapieverfahren mit Betriebsspannungen zwischen 10 und 40 kV. Dieses Verfahren ist zur Oberflächentherapie von Hauttumoren besonders geeignet (siehe unter den einzelnen Diagnosen).

Weichteilszintigraphie

Definition
Nuklearmedizinisches Verfahren zur Darstellung entzündlicher und hyperämischer Prozesse. Durchführung mit 99m-Technetium-Pertechnat.

Weichteiltumoren   D48.1

Synonym(e)
soft tissue tumour

Definition
Geschwülste des Stützgewebes und der peripheren Nerven, soweit sie nicht vom Skelett, vom lymphoretikulären Gewebe oder von speziellen Organen ausgehen. Ursprungsgewebe: Bindegewebe, Muskulatur, Fett- und Nervengewebe, Gefäße.

Einteilung
Die Klassifikation beruht auf dem Histogenese-Prinzip.
- Fibröse und fibrohistiozytäre Tumoren:
  - Fibrom
  - Fibromatosen
  - Dermatofibrom (Histiozytom)
  - Bindegewebsnaevus
  - Pseudosarkom
  - Fibroxanthom, atypisches
  - Dermatofibrosarcoma protuberans
  - Histiozytom, malignes fibröses
  - Fibrosarkom.
- Gefäßtumoren:
  - Naevus teleangiectaticus
  - Naevus flammeus
  - Naevus araneus
  - Hämangiom
  - Angiokeratom
  - Hämangiom, arteriovenöses
  - Angiodysplasien
  - Kaposi-Sarkom
  - Stewart-Treves-Syndrom.
- Sehnen- und Sehnenscheidentumoren:
  - Ganglion
  - Synovialom
  - Sehnenscheidenfibrom
  - Riesenzellsynovialom, benignes.
- Fettgewebstumoren:
  - Lipom
  - Hibernom
  - Liposarkom.
- Myogene Tumoren:
  - Leiomyom
  - Angioleiomyom
  - Myositis ossificans
  - Naevus musculi arrector pili
  - Leiomyosarkom
  - Rhabdomyosarkom.
- Neurogene Tumoren:
  - Neurom
  - Neurofibrom
  - Neurinom
  - Gliom, peripheres
  - Neurofibrosarkom.
- Tumoren unbekannter Genese:
  - Granularzelltumor.

Weide

Synonym(e)
Salix

Definition
Laubgehölze aus der Familie der Weidengewächse (Salicaceae) von denen etwa 450 Arten existieren. Bäume werden bis zu 30 m hoch. Die Blätter der Weiden sind rund oder schmal bis lanzettförmig. Baumweiden erreichen selten ein Alter >80 Jahre.

Allgemeine Information
Blütezeit von März bis Juni. Die Blüten sind insektenbestäubt. Allergologisch spielen Weidenpollen (s.u. Baumpollen) keine wesentliche Rolle.

Vorkommen
Nördliche gemäßigte Zonen bis zur Arktis. Weiden bevorzugen feuchte Böden.

Naturheilkunde
Die Rinde der Weiden kann getrocknet und als Tee aufgebrüht werden. Sie enthält Gerbstoffe, Phenolglykoside, Salicin und acylierte Salicinderivate. V.a. Salicin wird im Körper zu Salicylsäure metabolisiert. Salicylsäure wirkt fiebersenkend, schmerzlindernd und antirheumatisch (s.a. Intoleranzreaktion) und in entsprechenden Konzentrationen bei lokaler Applikation in angepassten Grundlagen antiseptisch und keratolytisch (s. verschiedene Rezepturen unter Salicylsäure).

Weil-Felix-Reaktion

Definition
Serologisches Nachweissystem zur Detektion von Antikörpern gegen Rickettsia prowazekii (Erreger des Fleckfiebers) aufgrund einer spezifischen Kreuzreaktion zwischen Rickettsia prowazekii und dem Proteusstamm OX19.

Weil, M.   A27.0

Erstbeschreiber
Landouzy, 1883; Mathieu, 1886; Weil, 1886

Synonym(e)
Leptospirose; Leptospirosis icterohaemorrhagica; Schweinehirtenkrankheit

Definition
Akute, fieberhafte, in Phasen verlaufende Leptospirose. Meldepflicht bei nachgewiesener Erkrankung! S.a.u. Infektionsschutzgesetz.

Erreger
Verschiedene Leptospiren. Alle pathogenen Leptospiren werden unter dem Namen Leptospira interrogans mit verschiedenen Subtypen zusammengefasst (2000 Serotypen, 23 Serovare). Schwere Verlaufsformen der Leptospirose werden meist durch Leptospira icterohaemorrhagica ausgelöst.

Vorkommen/Epidemiologie
Weltweit, in Europa vor allem in Mittel- und Osteuropa verbreitet. Inzidenz (Bundesrepublik Deutschland): 20-50 Erkrankungen/Jahr (höhere Dunkelziffer ist anzunehmen).

Ätiologie
Überträger der Leptospiren sind Ratten, Mäuse, Hunde, Schweine, Pferde und Rinder. Inokulation überwiegend über vorgeschädigte Haut. Übertragungen sind auch durch kontaminierte Früchte, Erdboden (Urin infizierter Tiere) oder Kontakt zu kontaminierten Gewässern (Tauchen, Schwimmen, Kanusport) beschrieben.

Klinisches Bild
- Inkubationszeit 7-14 Tage. Dann plötzliches Auftreten von Kopf- und Gliederschmerzen (häufig Wadenschmerzen, Myalgien), Konjunktivitis, Meningismus und flüchtigen Exanthemen. Stark ausgeprägtes Krankheitsgefühl, Fieber und Schläfrigkeit für 5-10 Tage. Nach kurzfristiger Entfieberung Organmanifestationen mit erneutem Fieberanstieg, Leptospirurie (>90% der Patienten), Ikterus, hämorrhagische Diathese, Anämie, Innenorganbeteiligung, Meningitis.
- Deutlich häufiger als die schwer ausgeprägte Symptomatik wurden anikterische, meist gutartige Krankheitsverläufe beschrieben. Hierbei steht häufig eine seröse Meningitis (30-40% der Patienten) im Vordergrund. Die Patienten entfiebern bei unkomplizierten Verläufen nach 7-10 Tagen.
- Unbehandelt kann die Krankheitssymptomatik 3-4 Wochen anhalten, die Rekonvaleszenz dauert aber häufig mehrere Monate.

Labor
Bei mehr als 80% der Patienten besteht Leptospirurie! Erregernachweis in Blut und Liquor (1. Woche), im Urin (2. Woche); IgM-Antikörper-Nachweis (möglich etwa ab dem 10. Krankheitstag, z.B. mit ELISA) oder IgG-Antikörper-Nachweis (≥ vierfacher Titeranstieg in zwei Proben).

Komplikation
Hepatorenales Versagen, ARDS, Herzrhythmusstörungen.

Interne Therapie
- Schwere Fälle: Frühzeitige antibiotische Therapie mit Penicillin G in hoher Dosierung (Beginn innerhalb der ersten 48 Std.). Danach Manifestation der Leptospiren in den inneren Organen ohne Therapiezugänglichkeit. Penicillin G/Benzylpenicillin: 10-20 Mio. IE/Tag i.v. über 7-14 Tage.

  > **❗ Cave:** Gefahr der Herxheimer-Reaktion.

  Prophylaxe der Herxheimer-Reaktion mit Prednisolon 40-60 mg/Tag über 10-14 Tage, ausschleichend dosieren.
- Leichtere Fälle: Tetracycline (z.B. Achromycin) (wirken nur bakteriostatisch): Erwachsene 3-4mal/Tag 0,5-1,0 g p.o.

  > **❗ Cave:** Bereits bestehender Leber- oder Nierenschaden gilt als Kontraindikation.
- Bei Organmanifestationen Versuch mit Hämodialyse.

Prognose
Letalität 10-40% (v.a. bei älteren Menschen), typspezifische Immunität nach durchgemachter Infektion.

Prophylaxe
Aktive Impfung mit abgetöteten Erregern bei Personen in Endemiegebieten. Bei kurzzeitigen Aufenthalten in Endemiegebieten Chemoprophylaxe mit Doxycyclin (z.B. Supracyclin) 2mal/Tag 100 mg p.o.

Weinlaub, rotes

Synonym(e)
Vitis viniferia folium

Definition
Venenmittel.

Wirkungen
In der Naturheilkunde als durchblutungsfördernd, entzündungshemmend und vitalisierend bekannt.

Indikation
Varizen, chronische Veneninsuffizienz, Beinödeme.

Dosierung und Art der Anwendung
Peroral: 1mal/Tag 180-360 mg p.o. vor dem Frühstück. Creme: 1-2mal/Tag dünn auf die Haut auftragen und einmassieren.

Präparate
Antistax

Hinweis(e)
Medizinisch wirksam in Extrakt aus rotem Weinlaub ist ein Wirkstoffgemisch aus verschiedenen Flavon-Glykosiden und Flavon-Glucuroniden (z.B. Quercetin-Glucuronid, Isoquercitrin).

Weißnägel L62.8

Definition
Weißliche bis milchglasfarbene Nägel bei Leberinsuffizienz, s.a. Halb- und Halbnägel.

Therapie
Diagnostik und Behandlung der Grunderkrankung.

Weizen

Synonym(e)
wheat

Definition
Als Weizen werden zahlreiche (>1000) Arten von Süßgräsern (Poaceae) in der Gattung Triticum L. bezeichnet.

Allgemeine Information
- Weizen wächst ca. 0,5-1 m hoch. Pollenallergien sind selten, da u.a. nur geringer Pollenflug (Weizen bestäuben ihre Blüten meist selbst). Weizen liefert das Mehl für Weißbrot, Brötchen, Kekse, Biskuit und Kuchen, Spaghetti und andere Nudelsorten. Aus Brauweizen wird Weizenbier hergestellt.
- Nahrungsmittelallergien werden durch die unterschiedlichen Proteinfraktionen wie Weizen-Albumin, Globulin und Gluten (Klebereiweiß) hervorgerufen.

Hinweis(e)
Die beste Therapiemethode bei einer nutritiven Sensibilisierung auf Weizenproteine ist die Karenz. Diese bedingt eine erhebliche Umstellung der Ernährungsgewohnheiten. Sie sollte nur nach eindeutiger Diagnosestellung empfohlen und durchgeführt werden. Grundsätzlich sollten alle Speisen gemieden werden, die Weizen in irgendeiner Form enthalten.

> **Cave:** Speiseöle: Hierbei sind nicht selten Weizenkeimöle mitverarbeitet.

Besteht die Allergie nur gegen das Weizeneiweiß, kann Weizen durch andere Getreidemehle gut ersetzt werden. Kreuzreaktionen müssen beachtet werden.

Werberecht der Ärzte

Allgemeine Information

Der Arzt darf auf seine fachliche Qualifikation und Tätigkeitsschwerpunkte hinweisen. § 27 Abs. 4 der Musterberufsordnung sagt dazu ganz allgemein: Der Arzt kann nach der Weiterbildungsordnung erworbene Bezeichnungen, nach sonstigen öffentlichen rechtlichen Vorschriften erworbene Qualifikationen, Tätigkeitsschwerpunkte und organisatorische Hinweise ankündigen. Die Angaben zu diesen Qualifikationen sind nur dann zulässig, wenn der Arzt die umfassenden Tätigkeiten nicht nur gelegentlich ausübt. Andere Qualifikationen und Tätigkeitsschwerpunkte dürfen (nur) angekündigt werden, wenn diese Angaben nicht mit den nach geregeltem Weiterbildungsrecht erworbenen Qualifikationen verwechselt werden können.

- Zeitungsanzeigen: Es ist zulässig, in einer kostenlos verteilten Stadtteilzeitung eine Anzeige zur Praxis mit einer Mitteilung, bei der die Adresse und Sprechstundenzeiten der Praxis aufgeführt sind, zu schalten. Es bedarf also keines bestimmten Anlasses, die Öffentlichkeit über die Praxistätigkeit zu unterrichten (Beschluss BVERFG vom 18.02.2002, AZ: 1 BVR 1644/01).
- Neue Untersuchungs- und Behandlungsmethoden: Berufswidrig sind neben irreführenden Angaben auch solche, die geeignet erscheinen, das Schutzgut der Volksgesundheit zu beeinträchtigen. Aus einer sachlich zutreffenden und dem Laien verständlichen Information über neue Untersuchungs- und Behandlungsmethoden entsteht aus verfassungsrechtlicher Sicht ein Allgemeininteresse (Beschluss BVERFG vom 04.07.2000, AZ: 1 BVR 547/99).
- Bezeichnung als Spezialist: Der Arzt darf sich in einer Informationsschrift selbst als Spezialist für eine bestimmte Untersuchungs- oder Behandlungsmethode bezeichnen. Das Bundesverfassungsgericht hat dazu in einem Beschluss vom 08.01.2002 hervorgehoben, dass die Bezeichnung eines bestimmten Arztes als Wirbelsäulen- und Kniespezialist grundsätzlich eine interessensgerechte und sachangemessene Information darstellt. Ein Arzt, der besondere Erfahrungen auf einem Teilgebiet hat, hat ein berechtigtes Interesse, das Publikum darüber zu informieren. Auf der anderen Seite haben auch die Patienten ein legitimes Interesse daran zu erfahren, welche Ärzte über solche vertieften Erfahrungen auf dem Gebiet der Medizin verfügen (Beschluss BVERFG vom 08.01.2002, AZ: 1 BVR 1147/01).
- Hinweis auf Spezialisierung und besondere Erfahrungen: Verboten ist nur berufswidrige Werbung. Erlaubt ist hingegen ein nicht irreführender Hinweis auf eine tatsächliche Spezialisierung, die möglicherweise nicht, aber notwendig auf einer Fortbildung beruht. Wer in dieser Form wirbt, muss allerdings auch über besondere Erfahrungen verfügen. Die Selbstdarstellung auf dem Praxisschild muss überprüfbar bleiben (Beschluss Bundesverfassungsgericht vom 23.07.2001, AZ: 1 BVR 873/00).
- Ärzteverzeichnis: Es ist einem Arzt nicht zu verbieten, einen Arztsuchservice einzurichten.
- Werbung durch eine Klinik: Eine im Internet vorgenommene Werbung einer Klinik für ihre Dienstleistung ist dann berufs- und wettbewerblich nicht zu beanstanden, wenn dies sachorientiert und nicht marktschreierisch erfolgt (Beschluss BVERFG vom 17.07.2003, AZ: 1 BVR 2115/02).

Wermer-Syndrom D44.8

Erstbeschreiber
Wermer, 1954

Synonym(e)
multiple endokrine Adenomatose Typ I; multiple endokrine Neoplasie Typ 1; MEN Typ I; endokrine Polyadenomatose; Syndrom der polyglandulären Adenome; familiäre Polyadenomatose; multiple endocrine adenomatosis

Definition
Zu den multiplen endokrinen Neoplasien gehörendes Krankheitsbild mit Kombination peptischer Ulzera, hyperplastischer oder tumoröser Veränderungen des endokrinen Pankreas (Gastrinom, Glukagonom, VIPom), der Nebenschilddrüse (meist adenomatöse Hyperplasie), des Hypophysenvorderlappens (meist Cushing-Syndrom) und evtl. der Schilddrüse (follikuläres oder papilläres Karzinom).

Vorkommen/Epidemiologie
Panethnisch. Prävalenz: 0.5-1/100.000 Einwohner/Jahr.

Ätiologie
Autosomal-dominant vererbt. Mutation des Gens MEN1, das auf dem Genlokus 11q13 kartiert ist, mit konsekutivem Verlust eines Autosoms im Tumor mit Hemizygotie.

Manifestation
Auftreten erster Symptome in der Pubertät oder im Erwachsenenalter (20.-50. Lebensjahr). Frauen sind etwa doppelt so häufig betroffen wie Männer.

Klinisches Bild
- Zollinger-Ellison-Syndrom mit Diarrhoe. Vermehrte Gastrinsekretion, Magenulzera (bei 60% der Patienten Gastrinome), hypertrophische Gastropathie Ménétrier.
- Primärer Hyperparathyreoidismus: Parathormon vermehrt (bei 90-97% der Patienten).
- Hyperinsulinismus (20% Insulinome) bzw. Pankreasneoplasien (in 30-80% der Fälle).
- Hypophysentumore (15-50%).
- Struma adenomatosa, multiple Lipome (auch Liposarkome) im Bereich der Subkutis (nicht obligat).
- Angiofibrome, Bronchialadenome (nicht obligat), Colonpolyposis (nicht obligat, selten).

Prognose
Eingeschränkte Lebenserwartung (Exitus letalis in 50% der Patienten etwa um das 50. Lebensjahr).

Wespengiftallergie T63.4

Synonym(e)
Wespengiftallergie/Bienengiftallergie

Definition
Allergische Reaktion vom Soforttyp (Typ I-Allergie) auf Wespengift. Hauptantigen ist die Phospholipase A.

Therapie
S.u. Insektengiftallergie.

Wespenstich T63.4

Definition
Stich einer Wespe mit nachfolgender entzündlicher Lokalreaktion.

Klinisches Bild
Umschriebene, schmerzhafte, ödematöse Schwellung und Rötung, gelegentlich kleine Blutung aus der zentralen Einstichstelle. Stachel teilweise noch vorhanden. Bei Stichen in Zungen-, Gaumen- und Rachenregion evtl. Erstickungsgefahr durch Schwellung der Zunge und Glottisödem. Selten schwere Allgemeinsymptome. S.a. Wespengiftallergie.

Therapie
Stachel mit Splitterpinzette entfernen.

> **Merke:** Je rascher der Stachel entfernt wird, desto geringer die lokale Reaktion!

Externe Therapie
Eispackungen oder feuchte, kühlende Umschläge, ggf. mit Zusatz von Chinolinol (z.B. Chinosol 1:1000 oder R042). Antihistaminika-haltige Gele (z.B. Fenistil Gel, Tavegil Gel), bei fehlendem Ansprechen Glukokortikoid-haltige Cremes, z.B. 0,25% Prednicarbat (z.B. Dermatop Creme).

Interne Therapie
- Bei lokaler Reaktion und starkem Juckreiz Gabe eines Antihistaminikums wie Levocetirizin (z.B. Xusal) 1mal/Tag 1 Tbl. p.o. oder Desloratadin (z.B. Aerius) 1mal/Tag 1 Tbl. p.o.
- Sedierende Antihistaminika ggf. zur Nacht: Clemastin (z.B. Tavegil) 2mal/Tag 1 Tbl. p.o. oder Dimetinden (z.B. Fenistil) 2mal/Tag 1 Tbl. p.o. Bei systemischen Reaktionen s.u. Schock, anaphylaktischer. Bei Allergie s.u. Insektengiftallergie.

Western Blot

Synonym(e)
Immunoblot

Allgemeine Information
Hochspezifisches Verfahren der Proteinbiochemie zum Nachweis von Proteinen, z.B. in einer Blut- oder Gewebeprobe. Grundlage sind die elektrostatischen Eigenschaften von Proteinen, die elektrophoretisch in einem Polyacrylmid-Gel entlang eines Spannungsgradienten aufgetrennt werden und je nach Molekulargewicht unterschiedlich weit wandern (Auftrennung). Ähnlich schwere Proteine wandern ähnlich weit und lagern sich als Proteinbanden ab. Anschließend werden die Proteinbanden auf eine stabile Folie (Polyvinyliden-Fluorid-Membran oder Nitrozellulosemembran) übertragen („geblottet"; englisch: „blotting" = beflecken). Das Blot kann nun mit Antikörpern inkubiert werden, die gegen die auf dem Blot befindlichen Proteine gerichtet sind. Je nach angestrebter Darstellung der Proteine im Blot per Kolorimetrie, Chemilumineszenz, Fluoreszenz oder radioaktivem Nachweis, tragen die verwendeten Antikörper Enzyme, Farbstoffe oder radioaktiv markierte Moleküle, die dann sichtbar gemacht werden können.

Hinweis(e)
Die Bezeichnung des Blot-Verfahrens kommt vom englischen „blot" (Klecks, Fleck) und dem „blotting paper" (= Löschpapier). Der Name Western-Blot hat übrigens nichts mit der Himmelsrichtung zu tun. Das Verfahren des Western-Blots ähnelt einem anderen Analyseverfahren, das ein Molekulargenetiker namens Southern zum DNA-Nachweis erfunden hat, dem Southern-Blot. Dieser Ähnlichkeit Rechnung tragend hat man die Methode Western-Blot genannt.

WHIM-Syndrom L98.8

Synonym(e)
WHIM syndrome

Definition
Akronym für Warzen, Hypogammaglobulinämie, Infektionen und Myelokathexis (OMIM 193670). Das Krankheitsbild ist gekennzeichnet durch eine periphere Neutropenie mit hyperzellulärem Knochenmark, übersegmentierten, vakuolisierten Granulozyten (sog. Myelokathexis) sowie einer Erniedrigung der Immunglobulinspiegel (Hypogammaglobulinämie).

Ätiologie
Mutationen im Gen des Chemokinrezeptors CXCR4. Der Ligand dieses Rezeptors ist das für die Granulopoiese wichtige Chemokin SDF-1 (stromal cell-derived factor-1).

Klinisches Bild
Gehäufte Infektionen, insbesondere im Genitalbereich durch Befall mit humanen Papillomaviren (Warzen, Condylomata acuminata, Dysplasie der Zervixschleimhaut).

Whipple, M. K90.8

Erstbeschreiber
Whipple, 1907

Synonym(e)
Whipple-Krankheit; intestinale Lipodysthrophie

Definition
Bakteriell induzierte, chronisch-rezidivierende Infektionserkrankung des Dünndarms und meist auch weiterer Organe, die durch das Bakterium Tropheryma whippelii hervorgerufen wird.

Erreger
Tropheryma whipplei (stäbchenförmiges Bakterium), Spezies der Aktinobakterien, Ordnung Aktinomyzeten. Die Erreger persistieren sowohl intra- als auch extrazellulär. Keine Übertragung von Mensch zu Mensch. Der Infektionsweg ist unklar.

Vorkommen/Epidemiologie
Weltweites Vorkommen; gehäuft in ländlichen Gebieten. In Deutschland selten: ca. 20-50 Fälle/Jahr.

Ätiologie
Assoziation mit HLA B7-Antigen in 25-30% der Fälle. Familiäre Häufung und Clusterbildungen sind beschrieben.

Pathologie

- Ein Defekt der zellulären Abwehr (T-Lymphozyten und Monozyten-Makrophagenfunktion) scheint Hauptursache in der Pathogenese darzustellen, allerdings ist die vollständige Pathogenese bisher nicht genau geklärt.
- Es erfolgt die Phagozytose der Erreger durch Makrophagen im oberen Dünndarmabschnitt; die Makrophagen verursachen einen Lymphstau. Daraus entsteht häufig eine Blockade der Nährstoffaufnahme im Dünndarm mit Malabsorptionssyndrom.

Manifestation

V.a. 40.-55. Lebensjahr auftretend. Männer sind 8mal häufiger als Frauen betroffen.

Klinisches Bild

- Im Vordergrund steht die intestinale Symptomatik, die oftmals erst nach vielen Jahren ihre maximale Ausprägung erreicht. Typischerweise zeigen sich Diarrhoen, Gewichtsverlust, abdominelle Schmerzen, Malabsorptionssyndrom; seltener nichtvirale Hepatitiden bzw. Ikterus. In der Dünndarmendoskopie imponiert die Lymphstauung durch eine Schleimhautschwellung mit weißlichen Tüpfelungen (Schneegestöber).
- Die Allgemeinsymptomatik ist unspezifisch: Fieber, Nachtschweiß, Gelenkbeschwerden (oftmals lange vor gastrointestinalen Symptomen), Myalgien. Lymphadenopathie.
- Integument: Purpura (30% der Fälle); bei Leberbeteiligung Ikterus. Selten eosinophile Vaskulitis. Gelegentlich stark juckende oder brennende Erytheme; auch Blasen, Bläschen, Quaddeln, Papeln, Pusteln. Das Bild kann an eine Dermatitis herpetiformis erinnern.
- Herz: Symptomatik ähnlich Herzinsuffizienz und Angina pectoris. Endokard, Myokard, Perikard, Klappen, Koronararterien können befallen sein.
- Knochenveränderungen, Arthralgien (Leitsymptom!).
- Neurologie/Psychiatrie (ca. 10% der Fälle): Kopfschmerz, Konzentrationsstörungen, Hirnnervenausfälle, Epilepsien, Depressionen, Demenz, Kopfschmerz, Parkinsonismus, Apathie, Tinnitus, Ophthalmoplegie, Dysarthrien.
- Lunge: Husten, Atemnot, Pleuritis, Pleuraerguss.

Labor

- Eisenmangelanämie.
- Leukozytose.
- BSG- und CRP-Wert-Erhöhung.
- Eiweißmangel (Albumin).
- Vitamin B12- und Folsäuremangel.
- Kalzium-, Kalium- und Phosphatmangel.

Histologie

- Darm: Verquollene Darmzotten, atrophisches Epithel, weite Lymphgefäße, in der Mukosa Speicherzellen mit Lipidtropfen und anfärbbaren Bakterien im Zytoplasma. In der PAS-Färbung des Darmpräparates zeigen sich PAS-positive SPC-Zellen (siccle particles containing cells).
- Leber: granulomatöse Hepatitis.

Diagnose

- Histologie: Dünndarmbiopsien.
- PCR (Liquor, Stuhl, Gewebe): DNA-Nachweis von Tropheryma whipplei.
- Endoskopie.
- Bildgebende Verfahren.

Differenzialdiagnose

Erkrankungen des rheumatischen Formenkreises; Lyme-Borreliose; M. Reiter; Sarkoidose; Tumorerkrankungen; neuropsychiatrische Erkrankungen.

Komplikation

Starke Rezidivneigung (vom Gehirn ausgehend).

Interne Therapie

- Initialtherapie (Akuttherapie):
  - Penicillin G 1,2 Mio. I.E./Tag i.v. in Kombination mit Streptomycin 1 g/Tag i.m. für 1-2 Wochen. Bei Endokardbeteiligung bis zu 6 Wochen Therapiedauer.
  - Alternativ: Ceftriaxon 2mal/Tag 2 g i.v. in Kombination mit Streptomycin 1 g/Tag i.m. Bei Endokardbeteiligung bis zu 6 Wochen Therapiedauer.
  - Alternativ: Trimethoprim/Sulfamethoxazol 3mal/Tag 160 mg/800 p.o.
- Erhaltungstherapie (für 1-2 Jahre):
  - Trimethoprim/Sulfamethoxazol 2mal/Tag 160 mg/800 p.o.
  - Alternativ: Cefixim: 1mal/Tag 200-400 mg p.o.

Prognose

Unbehandelt tödlicher Verlauf.

Nachsorge

Klinische, laborchemische, bildgebende und endoskopische Kontrollen für 10 Jahre.

Wickhamsche Zeichnung L43.8

Synonym(e)

Wickham-Phänomen; Weyl-Wickhamsche Streifen

Definition

Weißliche Netzzeichnung auf den Papeln der Primäreffloreszenz des Lichen planus. Die Netzzeichnung ist insbes. bei Schleimhautbefall zu sehen. Die Zeichnung ist an freier Haut nach Benetzung der Papeln mit Olivenöl gut darstellbar. Die Ursache für dieses ungewöhnliche Phänomen war lange umstritten. Heute gilt die fokale Verbreiterung des Stratum granulosum und die hierdurch hervorgerufene Reflektierung als Ursache.

Histologie

Herdförmige Hypergranulose.

Therapie

Siehe unter Therapie des Lichen planus und Lichen planus mucosae. Die Wickhamsche Zeichnung ohne weitere, z.B. erosive Schleimhautveränderungen, bedarf keiner Therapie. Lediglich eine Gewebeprobe zum Ausschluss einer Präkanzerose oder oralen Leukoplakie sollten erfolgen. Regelmäßige fachärztliche Befundkontrollen sind zu empfehlen.

Wiesenlieschgras

Synonym(e)

Phleum pratense

Definition

Gräsersorte, die Nord- und Zentraleuropa eine weite Verbreitung findet. Wiesenlieschgras hat eine bedeutende allergologische Relevanz.

Allgemeine Information
Die Hauptallergene (einschließlich des Phl p 1) gehören zu den β-Expansinen, die u.a. bei Reifungsvorgängen in Früchten eine Rolle spielen, indem sie die pflanzliche Zellwand erweichen können. Es gab durch experimentelle Daten Hinweise darauf, dass es sich bei den β-Expansinen möglicherweise um neuartige Cysteinproteasen handeln könnte. Dabei wird vermutet, dass die proteolytische Aktivität des Phl p 1, ähnlich wie es für Der p 1 (s.u. Hausstaubmilbe) gezeigt wurde, für die Sensibilisierung und Manifestation der Allergie bedeutungsvoll sind.

Wildermuthsches Ohr Q17.8

Definition
Prominenz der Anthelix über die vom Helix und Tragus gebildete Ebene.

Therapie
Nicht erforderlich.

Wildervanck-Syndrom Q75.4

Definition
Kombination von Labyrinthtaubheit, Abduzenslähmung, halbseitiger Gesichtshypoplasie und Aurikularanhängen. S.a.u. Aurikularanhang.

Therapie
Symptomatisch.

Willebrand v.-Jürgens-Krankheit D68.0

Erstbeschreiber
Minot, 1928; von Willebrand, 1926; Jürgens, 1933

Definition
Autosomal-dominant vererbte hämorrhagische Diathese mit verlängerter Blutungszeit und fehlendem von-Willebrand-Faktor.

Manifestation
Die Hämorrhagien treten besonders im Frühjahr und Herbst auf.

Klinisches Bild
Haut- und Schleimhautblutungen, Petechien, Ekchymosen, Hyper- und Polymenorrhoe, selten Gelenkblutungen. Schwere Blutungen bei Traumata oder Operationen.

Labor
Verlängerung der Blutungszeit, Höhe des Ristocetin-Co-Faktors kleiner als 80%. Faktor VIII 25-15%; charakteristische temporäre Schwankungen.

Differenzialdiagnose
Idiopathische thrombozytopenische Purpura, Thrombozytopenien, Antikoagulanzientherapie.

Interne Therapie
- Desmopressin (Minirin) 0,4 μg/kg KG/Tag i.v. Kontrolle von Blutungszeit und des Faktors VIII: RCoF Anstieg.
- In schweren Fällen Faktor VIII Substitution: RCoF- haltiges Konzentrat (z.B. Haemate HS) 20-40 IE/kg KG.

Prognose
Günstig. Besserung der Blutungsneigung nach dem 20. Lebensjahr.

Winchester-Syndrom Q87.5

Synonym(e)
Karpo-tarsale Osteolyse Typ Winchester

Definition
Sehr seltene, hereditäre Skelettdysplasie mit progredienter multifokaler Osteolyse, charakterisiert durch Kleinwuchs, umschriebene Hypertrichose, Hyperpigmentierungen über den Fingergrundgelenken, Gelenkdestruktionen, Hautverdickungen, Hypertrophie von Lippen und Gingiva.

Ätiologie
Autosomal-rezessiver Erbgang.

Therapie
Symptomatische Behandlung, kausale Therapie nicht bekannt, genetische Beratung.

Windeldermatitis L22

Synonym(e)
Erythema papulosum posterosivum; Dermatitis pseudosyphilitica papulosa; Dermatitis ammoniacalis; Erythema glutaeale; Dermatitis glutaealis infantum; posterosives Syphiloid

Definition
Primär irritative Hautentzündung im Windelbereich.

Vorkommen/Epidemiologie
Eine der häufigsten Hauterkrankungen des Säuglingsalters. 7-35% aller Säuglinge erkranken zu irgendeinem Zeitpunkt ein- oder mehrmals an einer Windeldermatitis. Nur 35% der Kinder entwickeln bis zum 20. Lebensmonat keine Windeldermatitis.

Ätiologie
Entsteht bei ansonsten gesunden Kindern durch die kumulative Wirkung verschiedener irritativer Faktoren, die in dem okkludierten Windelbereich angreifen können:
- Verlängerte Kontaktzeit von Stuhl und Urin
- Durchfallerkrankungen
- Nahrungsumstellungen auf Fruchtsäure-haltige Nahrungsmittel (Apfelsaft, Orangensäfte u.a.)
- Wahrscheinlich auch Schädigungen der Haut durch Trypsin und Lipase im Stuhl (Aktivität der Enzyme steigt mit zunehmender Alkalisierung). Stuhl von gestillten Kindern ist saurer als von mit Kuhmilch ernährten und wird durch Ammoniak alkalisiert.
- Reibungen und Okklusion sind Voraussetzung für die Dermatitis (Mazeration der Hornschicht, feuchtwarmes Milieu).
- Häufig sekundäre Besiedlung durch Candida albicans.

Manifestation
Auftreten v.a. 9.-12. Lebensmonat.

Lokalisation
Windelbereich, Genitale, perianal. Evtl. Ausbreitung auf die Innenseite der Oberschenkel, Rücken, Unterbauch (Orte mit vermehrter Reibung). Freibleiben der Inguinalfalten. Nach

Durchfallerkrankungen und/oder antibiotischer Systemtherapie perianaler Befall.

Klinisches Bild
Unscharf begrenzte, flächige Rötung mit Blasen, Erosionen, Schuppung, derben, vegetierenden Papeln, schuppigen, fleckigen Erosionen sowie nässenden Flächen. Bei sehr ausgeprägtem Befall Ausbildung von flächigen Ulzera (Jaquet-Ulzera). Bei Superinfektion durch Candia-Spezies werden die Eryheme durch aufgeworfene Schuppensäume, die mit stippchenartigen Pusteln durchsetzt sind, begrenzt. Häufig kleinere, disseminierte, schuppende Erytheme in der gesunden Umgebung (Satellitenläsionen).

Differenzialdiagnose
Candidose, seborrhoisches Ekzem, atopisches Ekzem, Streptokokkendermatitis, perianale

Komplikation
Bakterielle oder mykotische Sekundärinfektion.

Therapie
- In der warmen Jahreszeit Kleinkinder stundenweise auch einmal ohne Windeln belassen. Hierunter heilen Windeldermatitiden am schnellsten ab!
- Reinigung: Lediglich mit klarem Wasser oder Öltüchern (falls die kommerziellen Reinigungstücher nicht toleriert werden, am einfachsten Papiertücher mit Olivenöl benetzen und damit den Bereich zart reinigen). Alternativ Sitzbäder mit Kleiebad (z.B. Töpfer Kleiebad), ggf. Anwendung von synthetischen Gerbstoffen (z.B. Tannolact, Tannosynt).
- Gutes Abtrocknen der Region, warmes Trockenföhnen.
- Pflegende und schützende, hydrophile Zinksalben: Hierbei eignen sich am besten hydrophile anionische Creme-Zinkpasten (O/W-Cremes), z.B. **R190 R193**.

  > **Merke:** Nur hydrophile Grundlagen sind in der Lage Flüssigkeiten in genügenden Mengen zu absorbieren, daher keine lipophilen Salbengrundlagen anwenden.

- Häufiges Windelwechseln (alle 3-4 Std.). Unbedingt moderne Windeln mit Gelkissen nutzen.

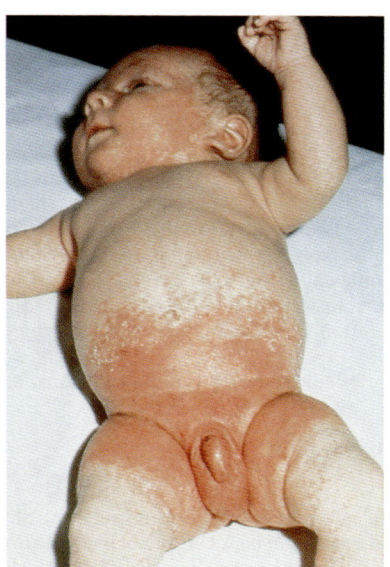

Windeldermatitis. Flächige Dermatitis im Windelbereich. Die Satellitenpusteln im Randbereich deuten auf eine sekundäre Candidose.

- Ausschluss mykotischer oder bakterieller Sekundärbesiedlung bzw. Candidose (mikrobiologischer Abstrich, Abklatsch auf Sprosspilze lokal und der Mundhöhle, ggf. Stuhl auf Sprosspilze untersuchen, ebenfalls bei der Mutter).
- Bei sekundärer Candidose: Antimykotische Externa (z.B. Multilind Paste, Candio Hermal Softpaste, **R172 R186**) 2-5mal/Tag dünn auftragen). Bei schweren erosiv-nässenden Zuständen evtl. kurzfristig kombinierte Therapie mit Hydrocortison in weichen Pasten (z.B. Candio Hermal Plus Paste) 2-3mal/Tag dünn auftragen. S.a.u. Granuloma glutaeale infantum.
- In einer doppelblinden, placebokontrollierten Studie wurde die Wirksamkeit von 0,25% Miconazolnitrat in einer zinkhaltigen Grundlage nachgewiesen.

  > **Merke:** Kontraindiziert sind aufgrund der hohen Resorptionsgefahr fluorierte Glukokortikoide! Aufgrund der großflächigen Entzündung kann die Resorption von Lokaltherapeutika bis auf das 20fache erhöht sein!

- Bei enteraler Candidose: Behandlung der Mundhöhle und Sanierung des Darmes mit einer Nystatin-haltigen Suspension oder Tropfen (z.B. Moronal Suspension, Nystatin Lederle Tropfen.). Candidose der Mundschleimhaut: 4-6mal/Tag 0,5-1,0 ml nach den Mahlzeiten in den Mund träufeln.
- Alternativ Amphotericin B-Suspension:
  - KG <1500 g: 4mal/Tag 0,2 ml p.o.
  - KG >1500 g: 4mal/Tag 0,4 ml p.o.
- Darmsoor: 4mal/Tag 1,0-2,0 ml der Nystatin-Suspension p.o. vor den Mahlzeiten über 2 Wochen. Des Weiteren Dragees oder Tabletten (z.B. Mykundex mono Drg.) über 7-14 Tage. Untersuchung und Mitbehandlung insbes. der Mutter notwendig.

  > **Merke:** Moronal Suspension wird aufgrund der hohen Osmolarität nicht bei Frühgeborenen angewandt!

Therapie allgemein
Im Englischen werden die Therapiemaßnahmen unter dem Akronym „ABCDE" zusammmengefasst. Dabei steht:
- A = air - Beseitigung der Okklusion. Kinder, die keine Windeln tragen, bekommen keine Windeldermatitis.
- B = barriers - Regeneration der Hautbarriere.
- C = Cleansings - Verkürzung der Intervalle zwischen dem Windelwechseln (Wechselintervalle alle 3-4 Stunden).
- D = Diapers - Moderne Windeln mit Gelkissen transportieren die ausgeschiedene Flüssigkeit von der Haut weg. Sie sorgen für ein Ausmaß an Trockenheit, das durch Stoffwindeln nicht erreicht werden kann.
- E = Education - Aufklärung der Eltern über die pathogenetischen Zusammenhänge.

Prophylaxe
Lipophile Pasten sind immer dann indiziert, wenn der Schutz einer weitgehend intakten Haut gegenüber aggressiven Körperflüssigkeiten oder Externa geboten ist! Anwendung erfolgt z.B. bei Windelwechsel:
- Lipophile Pasten (Pasta zinci **R191** bei Windelwechsel im Bereich der Windelregion dünn auftragen (lipophile Pasten haben einen wasserabweisenden Effekt). Reinigung mit Olivenöl.
- Alternativ: Lipophile Pasten/Cremes mit einem Zusatz von Olivenöl (**R189, R192**).

Windmühlenplastik

Definition
Modifizierte Schwenklappenplastik, die sich besonders für Operationen am behaarten Kopf bei Patienten mit breiten Exzisionen bewährt hat.

WIRA

Definition
Wassergefilterte Infrarot-A-Strahlung.

Allgemeine Information
Derzeit noch experimentelles Verfahren für die schmerzlose Therapie von Warzen. Bestrahlungsgerät: Z.B. Hydrosun-Strahler.

Wirkungen
Lokale Hyperthermie; Steigerung der Ferritin-Konzentration in Fibroblastenkulturen. Ferritin spielt eine Rolle in der Immunabwehr der Haut. Anstieg der ATP-Synthese. Erhöhung des Sauerstoffpartialdrucks.

Indikation
Verrucae vulgares

Durchführung
2-3 Sitzungen pro Woche: Abstand 25-30 cm von dem zu behandelnden Areal.

Kontraindikation
Akute Entzündung, Lichtdermatosen (Porphyrie, Lupus erythematodes), Einnahme photosensibilisierender oder -toxischer Medikamente, akute Phlebothrombose, Varikosis, Lymphödem, Infekte, Betablocker.

Wirkstoffe, dermatologische

Definition
In magistralen Rezepturen oder Fertigpräparaten zur externen Therapie eingesetzte Substanzen.

Einteilung
- Übersicht der in magistralen Rezepturen oder Fertigpräparaten zur externen Therapie eingesetzten kationischen Wirkstoffe und ihre Zuordnung zu Wirkstoffklassen:
    - Antibiotika:
        – Chlortetracyclin-HCl
        – Clindamycindihydrogenphosphat
        – Framycetinsulfat
        – Gentamicinsulfat
        – Neomycinsulfat
        – Oxytetracyclin-HCl
        – Tetracyclin-HCl
    - Antimykotika:
        – Econazolnitrat
        – Isoconazolnitrat
        – Miconazolnitrat
        – Naftifin-HCl
        – Oxiconazolnitrat
    - Antiseptika:
        – Benzalkoniumchlorid
        – Chlorhexidindigluconat
        – Dequaliniumchlorid
        – Ethacridinlactat
        – Hydroxychinolinsulfat
        – Methylrosaniliniumchlorid
    - Antihistaminika:
        – Bamipin-HCl
        – Brompheniraminhydrogenmaleat
        – Chlorphenoxamin-HCl
        – Dimetindenmaleat
        – Diphenhydramin-HCl
        – Doxepin-HCl
        – Pheniraminhydrogenmaleat
    - Lokalanästhetika:
        – Lidocain-HCl
        – Mepivacain-HCl
        – Prilocain-HCl
        – Tetracain-HCl
        – Oxybuprocain-HCl
    - Sonstige:
        – Aluminiumchlorid-Hexahydrat
        – Diltiazem-HCl.
- Übersicht der in magistralen Rezepturen oder Fertigpräparaten zur externen Therapie eingesetzten grenzflächenaktiven Wirkstoffe:
    - Antihistaminika:
        – Benzalkoniumchlorid
        – Steinkohlenteerlösung und -spiritus
        – Ichthyol/Leukichthol
    - Lokalanästhetika:
        – Lidocain
        – Procain
        – Tetracain
        – Polidocanol
        – Alkoholische Lösungen
- Übersicht der in magistralen Rezepturen oder Fertigpräparaten zur externen Therapie eingesetzten anionischen Wirkstoffe:
    - Acetylsalicylsäure
    - Ammoniumbituminosulfonat
    - Anthrarobin
    - Basisches Bismutgallat
    - Chlorocresol (negative Nutzen-Risikobewertung durch die Kommission B7 des ehemaligen BGA!)
    - Chlorquinaldol
    - Ciclopiroxolamin
    - Clioquinol
    - Diclofenac-Na
    - Dithranol
    - Eosin-Na
    - Estradiol
    - Estriol
    - 5-Fluorouracil
    - Glykolsäure
    - Heparin-Na
    - Hexachlorophen (negative Nutzen-Risikobewertung durch die Kommission B7 des ehemaligen BGA!)
    - Hyaluronsäure
    - Hydrochinon
    - Kaliumcanrenoat
    - Steinkohlenteerlösung und -spiritus
    - Merbromin-Na
    - 2-Naphthol (negative Nutzen-Risikobewertung durch die Kommission B7 des ehemaligen BGA!)
    - Phenolum liquefactum (negative Nutzen-Risikobewertung durch die Kommission B7 des ehemaligen BGA!)

- Polyvidon-Jod
- Resorcin (negative Nutzen-Risikobewertung durch die Kommission B7 des ehemaligen BGA!)
- Salicylsäure
- Tannin
- Thymol
- Tioxolon
- Tribromphenolbismut (negative Nutzen-Risikobewertung durch die Kommission B7 des ehemaligen BGA!)
- Triclosan

- Übersicht der in magistralen Rezepturen oder Fertigpräparaten zur externen Therapie eingesetzten phenolischen und phenolhaltigen Wirkstoffe:
  - Anthrarobin
  - Chlorocresol (negative Nutzen-Risikobewertung durch die Kommission B7 des ehemaligen BGA!)
  - 2-Naphthol (negative Nutzen-Risikobewertung durch die Kommission B7 des ehemaligen BGA!)
  - Phenolum liquefactum (negative Nutzen-Risikobewertung durch die Kommission B7 des ehemaligen BGA!)
  - Pix betulina
  - Pix lithanthracis
  - Resorcin (negative Nutzen-Risikobewertung durch die Kommission B7 des ehemaligen BGA!)
  - Salicylsäure
  - Tannin
  - Triclosan.

Wirkstoffe, dermatologische. Tabelle 1. Übersicht der in magistralen Rezepturen oder Fertigpräparaten zur externen Therapie eingesetzten Wirkstoffe und ihre Maximalkonzentrationen

Wirkstoffe	Maximalkonzentration	Bemerkungen
Aciclovir	5%	
Alclometason-17,21-dipropionat	0,5%	
Acriflaviniumchlorid	2%	obsolet!
Allantoin	0,2-3%	
Allethrin I	0,6%	
Aluminiumacetat, basisches	1,5-10%	
Aluminiumchlorid-Hexahydrat	10-25%	
Amcinonid	0,1%	
Ammoniumbituminosulfonat (Ichthyol)	10-50%	
Amorolfin-hydrochlorid	0,25-5%	
Amphotericin B	3%	
Anthrarobin	3%	Probleme mit der pharmazeutischen Stabilität der Substanz!
Azelainsäure	15-20%	
Azulen	0,2%	nicht mehr in Dermatika eingesetzt!
Bacitracin	500 IE/g	
Bamipin-HCl	2%	
Benzalkoniumchlorid	0,5%	
Benzoesäure	6%	obsolet!
Benzocain	5-10%	
Benzoylperoxid	3-10%	
Benzylalkohol	2-5%	
Benzylbenzoat	10-25%	
Betamethason-17-valerat	0,15	
Betamethason-17,21-dipropionat	0,1	
Betamethason-17-benzoat	0,025%	in Deutschland nicht mehr verwendet!
Bifonazol	1%	
Brillantgrün	0,5%	unklare Nutzen-Risiko-Bewertung; mit Schwermetallen verunreinigt!
Bufexamac	5%	
Calcipotriol	0,005%	
Calciumchlorid	5%	
Capsaicin	1%	(0,05% laut NRF)
Cetylpyridiniumchlorid x 2 H2O	1,0%	
Cetylpyridiniumchlorid x 6 H2O	2,0%	
Chloramin T	0,25-10%	
Chloramphenicol	2%	

Wirkstoffe, dermatologische. Tabelle 1. (Fortsetzung)

Wirkstoffe	Maximalkonzentration	Bemerkungen
Chlorhexidindigluconat	1%	
Chlorocresol	0,2-1,5%	obsolet!
Chlorphenoxamin-HCl	1,5%	
Chlorquinaldol	3%	in Deutschland nicht in Dermatika verwendet!
Chlortetracyclin-HCl	3%	
Chrysarobin	5%	obsolet!
Ciclopiroxolamin	1%	
Ciclosporin	2%	
Clemastin-fumarat	0,04%	
Clindamycin-2-dihydrogenphosphat	1,2%	
Clioquinol	3%	
Clobetasol-17-propionat	0,05%	
Clobetasonbutyrat	0,05%	
Clocortolon-21-acetat	0,03-0,1%	in Deutschland nicht mehr verwendet!
Clocortolon-21-hexanoat (= Clocortolon-21-caproat)	0,03-0,1%	in Deutschland nicht mehr verwendet!
Clocortolon-21-pivalat	0,03-0,1%	in Deutschland nicht mehr in Dermatika verwendet!
Clotrimazol	1%	
Croconazol-HCl	1%	
Crotamiton	5-10%	
Dequaliniumchlorid	0,4%	
Dequaliniumsalicylat	1%	in Deutschland nicht verwendet!
Desoximetason	0,25%	
Dexamethason	0,1%	
Dexpanthenol	5%	
Dextranomer	64%	in Deutschland nicht verwendet!
Diflorason-17,21-acetat	0,05%	

Wirkstoffe, dermatologische. Tabelle 1. (Fortsetzung)

Wirkstoffe	Maximalkonzentration	Bemerkungen
Diflucortolon-21-valerat	0,1-0,3%	
Dimeticon	10%	
Dimetindenmaleat	0,1%	
Diphenhydramin-HCl	2%	
Dithranol	0,1-3,0%	
Econazol	1%	nicht in Dermatika verwendet!
Econazolnitrat	1%	
Erythromycin	4%	
Estradiol	0,1%	(0,015% laut NRF)
Estriol	0,1%	
Ethacridinlactat	1%	
Eucalyptol	10%	
Fenticonazolnitrat	2%	
Flumetason-21-pivalat	0,02%	
Fluocinolinacetonid	0,025%	
Fluocortolon-21-hexanoat (= Fluocortolon-21-caproat)	0,25%	
Fluorouracil	5%	
Flupredniden-21-acetat	0,1%	
Fluticasonpropionat	0,05%	
Fomocain-HCl	4%	
Foscarnet-Natrium	2%	
Framycetinsulfat	2%	
Fusidinsäure	2%	
Gentamicinsulfat	0,2%	Reserveantibiotikum!
Griseofulvin	5%	
Halometason	0,05%	
Harnstoff	10-40%	
Hexachlorophen	1-3%	
Hydrargyrum sulf. rubr.	10%	obsolet! negative Bewertung von Quecksilberverbindungen!

Wirkstoffe, dermatologische. Tabelle 1. (Fortsetzung)

Wirkstoffe	Maximalkonzentration	Bemerkungen
Hydrocortison	1%	
Hydrocortisonaceponat	0,127%	
Hydrocortison-17-butyrat	0,1%	
Hydrocortison-21-acetat	1%	
Hydrocortisonbuteprat	0,1%	
Hydrocortison-21-butyrat	0,1%	
Hydroxychinolinsulfat	1%	
Idoxuridin	0,2%	
Isoconazol	1%	nicht in Dermatika verwendet!
Isoconazolnitrat	1%	
Isotretinoin	0,1%	
Kaliumiodid	35%	
Ketoconazol	2%	
Lidocain-HCl	5%	
Liq. alum. acet.	10-20%	
Liquor carbonis detergens	10%	(20% laut NRF)
Meclocyclin-5-sulfosalicylat	1,5%	
Menthol	0,1-10%	
Merbromin	2%	in Deutschland nicht mehr in Dermatika verwendet!
Methylprednisolon	0,25%	
Methylprednisolonaceponat	0,1%	
Methylsalicylat	4-50%	
Metronidazol	2%	(3% laut NRF)
Miconazolnitrat	2%	
Milchsäure	5%	
Miltefosin	6%	
Mometason-17-(2-fuorat)	0,1%	

Wirkstoffe, dermatologische. Tabelle 1. (Fortsetzung)

Wirkstoffe	Maximalkonzentration	Bemerkungen
Mupirocin-Calcium	2,15%	
Naftifin-HCl	1%	
Natamycin	2%	
Natriumbituminosulfonat	10%	
Natriumchlorid	10%	
Neomycinsulfat	0,5%	
Nicotinsäurebenzylester	0,3-10%	
Nitrofurazon	0,2%	
Nystatin	100.000 IE/g	
Omoconazolnitrat	1%	in Deutschland ist kein Dermatikum mit diesem Wirkstoff mehr auf dem Markt!
Oxiconazolnitrat	1,15%	
Oxytetracyclin-HCl	3%	
Perubalsam	10%	allergen! obsolet!
Pheniraminhydrogenmaleat	1,25%	in Deutschland nicht mehr in Dermatika verwendet!
Phenolum liquefactum	1%	bedenklich! darf nicht mehr auf Haut oder Mundschleimhaut angewendet werden!
Piperonylbutoxid	3%	
Pix betulinae	5%	
Pix juniperi	5%	
Pix lithanthracis	10%	
Polidocanol	8%	
Polymyxin B	0,2%	
Polyvidon-Jod	10%	
Prednicarbat	0,25%	
Prednisolon	0,25-0,5%	
Prednisolonacetat	0,5%	
Procain-HCl	2%	
Pyrogallol	2%	

Wirkstoffe, dermatologische. Tabelle 1. (Fortsetzung)

Wirkstoffe	Maximalkonzentration	Bemerkungen
Quinisocain	0,5%	
Resorcin	5%	negative Nutzen-Risiko-Bewertung! soll nicht mehr verordnet werden!
Salicylsäure	10%	
Schwefel	10%	
Selendisulfid	2,5%	
Sertaconazolnitrat	2%	
Silbernitrat	10%	
Sorbinsäure	0,1%	
Sulfadiazin-Silber	1%	
Sulfisomidin	5%	negative Nutzen-Risiko-Bewertung wegen Sensibilisierung!
Tannin	20%	
Terbinafin-HCl	1%	
Testosteronpropionat	2%	
Tetracain-HCl	0,5%	
Tetracyclin-HCl	3%	
Thymol	2%	
Tiabendazol	10%	
Tioconazol	1%	
Tobramycin	0,3%	
Tolciclat	1%	
Tolnaftat	1%	
Tretinoin	0,1%	
Triamcinolonacetonid	0,1%	
Trifluridin	2%	
Tromantadin-HCl	1%	
Tyrothricin	0,1%	
Undecylensäure	2%	
Vidarabin	3%	
Zinkoxid	25%	
Zinkundecylenat	10%	

Wirkstoffe, dermatologische. Tabelle 2. Übersicht über Stabilitätsoptima von dermatologischen Wirkstoffen

Wirkstoff	Stabilitätsoptimum (pH-Wert)	Bemerkungen
Aluminiumchlorid-hexahydrat	2,3-3,5	
Betamethasondipropionat	4	lichtempfindlich
Betamethason-17-valerat	3,5	zuerst Isomerisierung, dann Hydrolyse des Esters
Chloramphenicol	7,4	in Borat-Puffer
	2-7	nur 30 Tage stabil bei Raumtemperatur
Chlorhexidindigluconat	5-8	Wirkungsoptimum: pH 8
Clindamycin-dihydrogenphosphat	3,5-6,5	
Clioquinol (z.B. Vioform)	schwach sauer	licht- und feuchtigkeitsempfindlich
Clobetasol-17-propionat	4-6	Hydrolyse
Clotrimazol	7-8	Hydrolyse bei pH <5
Dexamethason	3,5	Seitenketten bei alkalischem pH; oxidationsempfindlich
Dexpanthenol	3-7	
Dithranol (z.B. Cignolin)	schwach sauer	oxidationsempfindlich: Oxidationsschutz mit Salicylsäure erforderlich
Erythromycin	8,5	Zersetzung bei sauren pH-Werten innerhalb weniger Stunden
Ethacridin-lactat (z.B. Rivanol)		lichtempfindlich
Gentamicinsulfat	2-14	in Pufferlösungen; Wirkungsoptimum bei pH 7,8
Harnstoff	6,2	Lactat-Puffer aus dem NRF zufügen
Hexachlorophen *	5-6	bakterizid; bakteriostatisch bei pH 8
Hydrocortison	6-7	photoinstabil in Gegenwart von Metallionen, Sauerstoff und Licht

Wirkstoffe, dermatologische. Tabelle 2. (Fortsetzung)

Wirkstoff	Stabilitätsoptimum (pH-Wert)	Bemerkungen
Hydrocortisonacetat	4,5	photoinstabil in Gegenwart von Metallionen, Sauerstoff und Licht; Hydrolyse des Esters
Metronidazol	5	
Nystatin	5-7	lichtempfindlich; wässrige Lösung für 1 Woche im Kühlschrank haltbar
Oxytetracyclin-HCl	2	Wirkungsoptimum: pH 5,5-6,5
Prednisolon	6-7	physikalisch instabil: Kristallbildung in wasserreichen Medien; photoinstabil: UV-Licht (Ring A)
Prednisolonacetat	4,5	Hydrolyse des Esters
Resorcin *		instabil bei Licht- und Lufteinwirkung; Stabilisatoren in Salben sind z.B. Ascorbinsäure und α-Tocopherol
Tetracain-HCl	3-4-6	
Tetracyclin-HCl		Wirkungsoptimum: pH 6,1-6,6; in wasserhaltigen Vehikeln 7 Tage im Kühlschrank haltbar
Tretinoin	5	instabil bei Licht- und Lufteinwirkung; Antioxidanzienzusatz erforderlich; Kristallinität
Triamcinolonacetonid	7	Ketal-Rest der Verbindung ist durch Säuren spaltbar
Triclosan	5	wirksam im Bereich pH 4-8; bakterizid wirksam bei pH 5 (Wirkungsoptimum!); bakteriostatisch wirksam bei pH 8
Vitamin A-palmitat	4-6	stabiler als das Acetat

* Negative Nutzen-Risiko-Bewertung durch die Kommission B7 des ehemaligen BGA

Wirkstoffe, dermatologische, allergierelevante

Definition

Dermatologische Externa können Wirkstoffe mit allergener Potenz enthalten. Für diese Wirkstoffe sind mitunter verschiedene Synonyma im Umlauf.

Wirkstoffe, dermatologische, allergierelevante. Tabelle 1. Synonyme allergierelevanter Substanzen in dermatologischen Externa

Absol EHM (RoC)	Parsol MCX
4-Aminobenzoesäure	Paraaminobenzoesäure
Benzophenone-3 (INCI)	Eusolex 4360 (UVA)
Benzylidenbornanon	Eusolex 6300 (UVB)
Benzylparahydroxybenzoat	Bestandteil Parabenmix
Biopure	Germall 115
Butylparahydroxybenzoat	Bestandteil Parabenmix
Butyl Methoxydibenzoylmethane (INCI)	Parsol 1789
Chimasorb 90	Eusolex 4360 (UVA)
5-Chlor-2-methyl-3-(2H)-isothiazolinon	Euxyl K 100
Cyasorb UV 9	Eusolex 4360 (UVA)
1,2-dibromo-2,4-dicyanobutan	Bestandteil Euxyl K 400
4-(Dimethylamino)benzoesäure, 2-ethylhexylester	Eusolex 6007 (UVB)
Escalol 507	Eusolex 6007 (UVB)
2-Ethylhexyl-4-dimethylaminobenzoat	Eusolex 6007 (UVB)
2-Ethylhexyl-4-methoxycinnamat	Parsol MCX
Ethylparahydroxybenzoat	Bestandteil Parabenmix
Euxyl K 200	Germall 115
Euxyl K 400	Phenoxyethanol + Methyldibromoglutaronitrile
Formaldehydharz	p-tert-Butylphenol
Formalin	Formaldehyd
Formol	Formaldehyd
2-Hydroxy-4-methoxybenzophenon	Eusolex 4360 (UVA)
Imidazolidinyl Urea	Germall 115
Isobutylparahydroxybenzoat	Bestandteil Parabenmix
Isopropyl Dibenzoylmethane (INCI)	Eusolex 8020 (UVA)
1-(-4-Isopropylphenyl)-3-phenyl-1,3-propandion	Eusolex 8020 (UVA)

Wirkstoffe, dermatologische, allergierelevante. Tabelle 1. (Fortsetzung)

4-Isopropyl-dibenzoyl-methan	Eusolex 8020 (UVA)
Kathon CG	Euxyl K 100
KKM 702	Euxyl K 702
Lanolin Oil (INCI)	Wollwachs/ Wollfett
Lanolin Wax (INCI)	Wollwachs/ Wollfett
Methylbenzylidene Camphor (INCI)	Eusolex 6300 (UVB)
3-(4-Methylbenzyliden)-bornanon-2-on	Eusolex 6300 (UVB)
3-(4-Methylbenzyliden)-campher	Eusolex 6300 (UVB)
Methylchloroisothiazolinone (INCI)	Euxyl K 100
Methyldibromoglutaronitrile (INCI)	Bestandteil Euxyl K 400
Methylparahydroxybenzoat	Bestandteil Parabenmix
Neoheliopan AV	Parsol MCX
Neoheliopan BB	Eusolex 4360 (UVA)
Novantisol	Eusolex 232 (UVB)
Octyl Dimethyl PABA (INCI)	Eusolex 6007 (UVB)
Octyldimethyl-p-aminobenzoat	Eusolex 6007 (UVB)
Octyl Methoxycinnamate (INCI)	Parsol MCX
Oxybenzon	Eusolex 4360 (UVA)
PABA (INCI)	Paraaminobenzoesäure
Padimate O	Eusolex 6007 (UVB)
Phenoxyethanol	Bestandteil Euxyl K 400
Phenylbenzimidazole sulfonic acid (INCI)	Eusolex 232 (UVB)
2-Phenylbenzimidazol-5-Sulfonsäure	Eusolex 232 (UVB)
p-Methoxyzimtsäureoctylester	Parsol MCX
Quaternium 15	Dowicil 200
Sorbic Acid (INCI)	Sorbinsäure
4-tert-Butyl-4-methoxy-dibenzoylmethan	Parsol 1789
Uvinul M 40	Eusolex 4360 (UVA)

Wirkstoffe, photoinstabile

Definition
Wirk- oder Hilfsstoffe in Magistralrezepturen oder Fertigarzneimitteln, die sich unter Einfluss von UV-Strahlen verändern und deshalb für Wirkstoffverluste, Qualitäts- und Wirkungsminderung sowie für die Entstehung von phototoxischen Abbauprodukten verantwortlich sein können.

Einteilung

Wirkstoffe, photoinstabile. Tabelle 1. Übersicht über photoinstabile Wirk- und Hilfsstoffe, die in externen Magistral- und Fertigarzneimitteln verwendet werden

Acriflaviniumchlorid	Ethacridinlactat	Amphotericin B
Anthrarobin	Ascorbinsäure	Bacitracin
Benzocain	Basisches Bismutgallat	Benzylalkohol
Benzylbenzoat	Betamethasondipropionat	Betamethason-17-valerat
Propolis	Butylhydroxytoluol	Butylhydroxyanisol
8-Chinolinolsulfat	Chloramin	Chloramphenicol
Chlorhexidinacetat	Chlorocresol	Chlorquinaldol
Chlortetracyclin	Ciclopirox	Clioquinol
Clobetasol-17-propionat	Cremophore	Dexamethason
Dexpanthenol	Dithranol	Erythromycin
Estradiol	Estradiolbenzoat	Ethacridinlactat
ungesättigte Fette	Fluocinolonacetonid	5-Fluorouracil
Fuchsin	Gentianaviolett	Hexachlorophen
Hydrochinon	Hydrocortison	Hydrocortisonacetat
Kaliumhydroxychinolinsulfat	Ketoconazol	Lidocain-HCl
Macrogolsorbitanfettsäureester	Methoxsalen	2-Naphthol
Neomycinsulfat	Nystatin	Oxytetracyclin
Phenol	Phenylathylalkohol	Podophyllin
Polyacrylsaures Natrium	Prednisolon	Prednisolon-21-acetat
Prednison	Progesteron	Resorcin
Salicylsäure	Sesamöl	Silbernitrat
Sorbinnitrat	Sulfonamide	Tannin
Testosteronpropionat	Tetracain-HCl	Tetracyclin-HCl
Tocopherolacetat	Tretinoin	Triethanolamin
Triamcinolonacetonid	Wollwachs	

Allgemeine Information
Die Photoinstabilität von Wirkstoffen stellt ein nicht zu vernachlässigendes Stabilitätsproblem in Magistral- und Fertigarzneimitteln dar. Grundsätzlich kann zwischen primärer und sekundärer Photozersetzung von Wirk- und Hilfsstoffen unterschieden werden:
- Bei primären Photoreaktionen absorbieren Wirkstoffmoleküle Energie in Form von Photonen. Die angeregten energiereichen Moleküle können die aufgenommene Energie u.a. durch Fluoreszenz, Wärmestrahlung, Energieübertragung oder in Form von chemischer Energie durch eine chemische Reaktion abgeben und somit Einfluss auf die Stabilität einer Rezeptur nehmen.
- Bei sekundären oder photosensibilisierten Photozersetzungen absorbieren Nicht-Wirkstoffmoleküle, zum Beispiel Hilfsstoffe oder Syntheseverunreinigungen Energie und übertragen diese auf Arzneistoffmoleküle, die sich daraufhin zersetzen.

Wiskott-Aldrich-Syndrom   D82.0

Erstbeschreiber
Wiskott, 1937; Aldrich, 1954

Synonym(e)
Aldrich-Syndrom; familiäre Thrombozytopenie mit Ekzem und Infektanfälligkeit; eczema-thrombo-cytopenia-immunodeficiency syndrome

Definition
Seltene, hereditäre Kombination von Thrombozytopenie mit konsekutiven multiplen Blutungen, Ekzem und T-zellulärem Immundefekt (Infektanfälligkeit). S.a.u. Immundefekte, T-zelluläre, primäre.

Vorkommen/Epidemiologie
Inzidenz: ca. 2-4/1.000.000 Geburten.

Ätiologie
X-chromosomal-rezessiv vererbt. Mutation des Gens WAS, das auf dem Genlokus Xp11.23-p11.22 kartiert ist mit konsekutiver Störung des WAS-Proteins (WASp).

Manifestation
Männliche Neugeborene in den ersten Lebensmonaten.

Klinisches Bild
- Im Neugeborenenalter Petechien, Melänae und Diarrhoe. Im Alter von wenigen Monaten ekzematöse Hautveränderungen und rezidivierende purulente Infektionen (Abszesse, Pneumonien, Otitis media) und auch Infektionen mit Herpes-Viren (Herpes-simplex-, Varizella-Zoster-Virus). Vor allem an Kopf und Extremitäten lokalisierte, dem atopischen Ekzem entsprechende Hautveränderungen. Hautreaktionen vom Spättyp und Chemotaxis der neutrophilen Granulozyten sind vermindert.
- Im späteren Lebensalter gehäuft Auftreten von malignen Erkrankungen, insbesondere von lymphoretikulären Tumoren.

Labor
Schwere Thrombozytopenie sowie strukturelle und funktionelle Anomalien der Thrombozyten. Häufig Eosinophilie. Immunglobuline im Serum normal oder erhöht, IgA und IgE häufig erhöht, IgM erniedrigt. Kein Nachweis von Isohämagglutininen; fehlende oder verminderte Antikörperbildung gegen Polysaccharid-Antigene. Auftreten von Paraproteinen und autoimmunhämolytischen Anämien möglich.

Therapie
- Zusammenarbeit mit den Pädiatern und Internisten. Blutungszeit bestimmen. Kausale Therapie nicht möglich, Splenektomie. Chemotherapeutika nur zur symptomatischen Behandlung. Pränatale und Carrier-Diagnostik ist erforderlich.
- Therapie der Wahl: Knochenmarktransplantation von HLA-identischem Spender. Möglich ist auch haploidentische Knochenmarktransplantation (mit schlechteren Ergebnissen).

Prognose
Ungünstig. Mittlere Überlebensrate etwa 6 Jahre, häufigste Todesursache Infektion (ca. 60%), gefolgt von Blutungen (ca. 30%) und malignen Tumoren (5%). Häufig Exitus letalis vor dem 10. Lebensjahr.

Witkop-Syndrom   Q89.9

Erstbeschreiber
Witkop, 1975

Synonym(e)
Zahn-Nagel-Syndrom; Dysplasia of nails with hypodontia; tooth and nail syndrome; TNS

Definition
Seltene, autosomal dominante ektodermale Dysplasie, die durch Defekte der Finger- und Zehennägel (Onychorrhexis, Koilonychie) sowie Hypodontie mit normaler Haarstruktur und normaler Schweißdrüsenfunktion gekennzeichnet ist.

Ätiologie
Beschrieben sind heterozygote Stop-Mutationen in der Homeodomäne des MSX1-Gens.

Therapie
Symptomatisch.

Wolfsmilchgewächs

Synonym(e)
Codiaeum variegatum; Croton-Wunderstrauch

Definition
Bis 1 m hoch wachsende Pflanze mit rot, gelb und grün gefärbten, gemusterten Blättern, die auch in ihrer Form variieren können, aus der Familie der Euphorbiaceae (Wolfsmilchgewächse). Die Pflanze führt einen milchig-trüben Saft.

Vorkommen
Ursprünglich aus Südostasien (Indonesien, Polynesien, Malaysischer Archipel) stammend, vor etwa 180 Jahren nach Europa eingeführt. Heute in vielen tropischen Gärten auf der ganzen Welt angepflanzt und in vielen Haushalten als eine der beliebtesten Zimmertopfpflanzen, nicht nur in Europa, sondern auch in den USA verbreitet. Mehr als 100 Sorten sind im Handel, von denen einige sogar so bekannte Bezeichnungen wie „Zar Alexander III" oder „Baron de Rothschild" tragen.

Anwendungsgebiet/Verwendung
Verwendung findet der Milchsaft, roh oder abgekocht, als Ab-

führmittel, Abortivum, schweißtreibendes- und Hustenmittel.

Unerwünschte Wirkungen
- Giftige Pflanzenteile: Milchsaft, Rinde, Wurzeln. Der Milchsaft der meisten Euphorbiaceen ist primär hautreizend. Verantwortlich zeichnen die in dieser Familie weit verbreiteten Terpene und Phorbolester, deren Irritationspotenz besonders stark ausgeprägt ist. Darüber hinaus haben sie einen nachgewiesenen kokarzinogenen Effekt.
- Sensibilisierungspotenz: Mittelstark. Sensibilisierungshäufigkeit: Selten.

Wollwachsalkohole

Synonym(e)
Lanolin alcohol; wool wax alcohols, Alcoholes lanae

Definition
Gemisch von Stearinen (mindestens 30% Cholesterol) mit aliphatischen Alkoholen des Wollwachses.

Anwendungsgebiet/Verwendung
- Zusatz zu lipophilen Grundstoffen (z.B. Vaselin, Paraffin) in Konzentration von 3-6% als W/O-Emulgator.
- Weitere Verwendung u.a. in Möbelpolituren, wassermischbaren Kühlschmierstoffen in der Metallindustrie, Leder und Pelzen, Korrosionsschutzmitteln für Metalle, Papier- und Druckertinte, Textilveredelungsmitteln sowie als Schmiermittel zum Aufziehen von Autoreifen.

Inkompatibilität
Methylcellulose, Traganth, Phenole, Teerprodukte, hydrophile Tenside und grenzflächenaktive Arzneistoffe.

> **Merke:** Pestizidbelastung und allergene Potenz sind vorhanden.

Hinweis(e)
- Lanolin kommt in der Standardreihe des Epikutantestes vor (s.a. Amerchol L101). „Hohe" Sensibilisierungsraten finden sich bei Patienten mit Ulcus cruris. Schwach positive Sensibilisierungen im Epikutantest können auch irritativer Genese sein. Bei starken Testreaktionen sollte auch an ein „Angry back" gedacht werden. Die klinische Relevanz einer Sensibilisierung wird häufig kontrovers diskutiert und sollte mittels eines „Repeated open application test" (ROAT) bzw. eines „Use-Gebrauchstest" evaluiert werden.
- Die Sensibilisierungspotenz von Wollwachsalkoholen ist schwach! Die Auswirkung einer Allergie ist geringgradig (auch bei kombiniertem Vorliegen von Sensibilisierungen gegenüber Wollwachsalkoholen und Cetylstearyialkahol). Insbesondere einfach positive Reaktionen sollten zumeist nicht Ausdruck einer allergischen sondern einer irritativen Reaktion sein.
- Sensibilisierungen gegenüber Wollwachsalkoholen finden sich signifikant häufiger bei älteren Patienten bzw. Patienten mit chronischer Veneninsuffizienz bzw. Stauungsekzem. Als „Lanolin-Paradoxon" wird beschrieben, dass Patienten mit allergischem Kontaktekzem bei Ulcus cruris häufig weiterhin ohne Probleme wollwachsalkoholhaltige Kosmetika an anderen Körperarealen verwenden können.
- Da möglicherweise nicht alle Lanolinsensibilisierten mittels kommerziell angebotener Wollwachsalkohol-Testzubereitungen erfasst werden, wird empfohlen, bei entsprechendem Verdacht zusätzlich auch Amerchol L-101 (besteht aus Lanolinalkohol und Paraffin) zu testen.
- Berufliche Sensibilisierungen sind insbesondere im medizinischen Bereich denkbar, speziell bei Tätigkeiten, bei denen direkte Exposition gegenüber verschiedenen Externa zur Pflege und Behandlung von Patienten besteht, wie z.B. in der Altenpflege oder bei Masseuren. Expositionsmöglichkeiten sind ferner denkbar im hauswirtschaftlichen Bereich, in der Textil- und Lederindustrie, in der Papier- und Druckindustrie sowie bei Metallarbeitern mit Umgang mit Kühlschmierstoffen.
- Die berufliche Exposition gegenüber Wollwachsalkoholen und Cetylstearylalkohol bei Tätigkeiten, die regelmäßig mit einem beruflichen Kontakt mit verschiedenen Externa einhergehen (z.B. in der ambulanten Pflege und bei Masseuren) entspricht allgemeinem berufsdermatologischem Erfahrungswissen; meistens ist durch Einsatz geeigneter persönlicher Schutzmaßnahmen und/oder Ersatzstoffprüfung der direkte Hautkontakt meidbar. Dem gegenüber ist im Einzelfall für die weiteren möglicherweise betroffenen Berufsfelder (hauswirtschaftlicher Bereich, Metallindustrie mit Kühlschmierstoffexposition, Textil- und Lederindustrie etc.) die Exposition durch eine Arbeitsplatzanalyse zu verifizieren.
- Zu prüfen ist ferner, inwieweit Sensibilisierungen gegenüber Wollwachsalkoholen und Cetylstearylalkohol mittelbar berufsbedingt durch die Anwendung von Hautschutz-Externa bzw. Anwendung von Hautpflegemitteln oder Extema zur Therapie berufsbedingter Hauterkrankungen erworben worden sein könnten.

Wolmansche Krankheit   E75.5

Synonym(e)
Primäre familiäre Xanthomatose mit Beteiligung der Nebennieren

Definition
Generalisierte Xanthomatose mit intrazellulärer Lipidspeicherung ohne Hyperlipoproteinämie.

Ätiologie
Autosomal-rezessiver Erbgang. Mangel an saurer Lipase mit Abbaustörung der Triglyzeride und Cholesterinester.

Manifestation
Säuglingsalter.

Klinisches Bild
Erbrechen, Hepatosplenomegalie, Ikterus, Gedeihstörungen. Röntgenologisch Verkalkung der Nebennieren feststellbar.

Labor
Verminderung bzw. Fehlen der Alpha-Lipoproteine.

Therapie
Kausal nicht möglich, Symptomatisch. Zusammenarbeit mit dem Pädiater. Exitus letalis meist im 1. Lebensjahr.

Prognose
Tod meist im 1. Lebensjahr.

Wood-Licht

Erstbeschreiber
Robert William Wood (amerikanischer Physiker), 1919

Definition
Ultraviolettes Licht (Wellenlänge: 340 bis 450 nm; Maximum bei 365 nm), das von einer mit einem speziellen Filter (Wood-Filter) versehenen UV-Lampe stammt. Aufgrund der Fluoreszenz werden bestimmte Dermatomykosen in einem dunklen Raum mit Wood-Licht bestrahlt. Hierbei kommt es zu einem fluoreszierenden Aufleuchten. Salben und Cremes können ebenfalls fluoreszieren, daher sorgfältige Reinigung der zu untersuchenden Hautstellen vor der Untersuchung. Diagnostische Hinweise bei:
- Erythrasma (Rot-Fluoreszenz)
- Mikrosporie (schwach grünliche Fluoreszenz)
- Favus (giftgrüne Fluoreszenz)
- Trichobacteriosis axillaris (orange Fluoreszenz)
- Pityriasis versicolor (gelb-ockerfarbene Fluoreszenz)
- Eschenlaubflecken (M. Pringle) (blauweiße Fluoreszenz gegenüber der normalen Haut)
- Vitiligo (blauweiße-hellweiße Fluoreszenz depigmentierter Areale)
- Skabies (grauweiße Milbengänge).

Alle anderen Infektionen mit Dermatophyten sowie Candidosen fluoreszieren nicht!

Woronoff-Ring   L81.5

Synonym(e)
Leucoderma psoriaticum

Definition
Haloartige Weißfärbung um Psoriasis vulgaris-Herde durch vorübergehende Vasokonstriktion nach Dithranol-Therapie, UV-Bestrahlung oder lokaler Steroidtherapie.

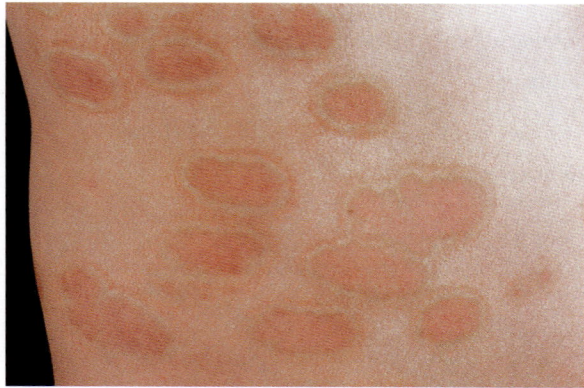

Woronoff-Ring. Anuläre Abblassungen um anbehandelte psoriatische Plaques.

Wuchereria bancrofti

Definition
Filarienart. Erreger der lymphatischen Filariose.

Wundbehandlung

Definition
Vorläufige oder endgültige Behandlung eines sekundär heilenden Gewebedefektes. Einteilung nach der Tiefenausdehnung des Gewebedefektes:
- Erosion: Oberflächlicher intraepidermaler Gewebedefekt
- Exkoriation: Gewebedefekt mit Verletzung des Papillarkörpers
- Ulkus: Tiefer Gewebedefekt mit Ausdehnung mindestens ins Korium.

Durchführung
- Erosion: Einmalig desinfizierende Lösung wie Polyvidon-Jod-Lösung (z.B. Betaisodona Lösung).
- Exkoriation: Wie Erosion, ggf. Reinigung und sterile Abdeckung. Bei Anzeichen einer Entzündung, insbesondere mit fortgeleiteten Entzündungszeichen Abstrich und Antibiose nach Antibiogramm.
- Ulkus: Bei chronischen Wunden sind Wundreinigung, Debridement und Exsudationskontrolle die drei entscheidenden Faktoren. Das ältere Konzept einer phasen- oder stadiengerechten Therapie wird heute zunehmend verlassen, da Reinigungsphase, Granulationsphase und Epithelisierung oft in den unterschiedlichen Wundarealen parallel ablaufen.
- Wundreinigung: Reinigung verschmutzter, infizierter, nekrotischer und auch vorbehandelter Wunden: Oberflächliche Beläge können durch Bäder mit Zusatz von Chinolinol (z.B. Chinosol, R042), Kamille, Kaliumpermanganat gelöst werden oder auch mit Ringerlösung. Desinfizienzen mit guter Wirksamkeit und geringerer Gewebetoxizität sind Polihexanid (Serasept, Prontoderm, Prontosan) und Octenidin (z.B. Octenisept).

> **Merke:** Viele ältere Wunddesinfizienzien, insbesondere Farbstoffe wie Gentianaviolett-Lösung aber auch Wasserstoffperoxid, beeinträchtigen bei nur geringer desinfizierender Wirkung die Wundheilung. Daher für die Wundbehandlung nicht anwenden!

- Salbenreste in der Ulkusumgebung werden z.B. mit Olivenöl (Oleum olivarum) entfernt. Fest haftende Nekrosen lassen sich zumeist nur mechanisch mit einer Ringkürette, dem scharfen Löffel oder mit Pinzette und Schere bzw. Skalpell abtragen, bei sehr schmerzempfindlichen Patienten kann eine örtliche Betäubung oder eine Oberflächenanästhesie z.B. mit EMLA Creme erforderlich sein. Ggf. kommen enzymatische Wundreinigungen z.B. mit Clostridiopeptidase (z.B. Iruxol N Salbe) infrage. Bewährt haben sich auch Hydrogele, die neben dem Aufweichen von Belägen und Nekrosen in der Granulationsphase zur Heilungsförderung eingesetzt werden können, z.B. NuGel.
    - Periulzeröse Umgebung: Die Wundumgebung ist in der Regel mitzubehandeln. Sorgfältige Reinigung ebenfalls mit Ölen, z.B. Olivenöl (Oleum olivarum). Bei begleitenden Ekzemreaktionen (z.B. kontaktallergischer Genese) initial Therapie mit topischen Glukokortikoiden in Vaselinegrundlagen, z.B. 0,25% Prednicarbat (z.B. Dermatop Fettsalbe), später blande Pflege mit weitgehend indifferenten Grundlagen (z.B. Vaselinum album) oder zuvor Epikutan-getesteten Präparaten. Bei stark sezernierenden Wunden bietet sich die Abdeckung der Wundumgebung vor Irritationen mit

z.B. Zinkpaste (Pasta zinci DAB) oder reinem Vaselinum an, zudem kommen spezielle Wunddressings, z.B. Calciumalginate zur Anwendung. Darüber hinaus sollten auch vorliegende, z.B. iatrogen bedingte Austrocknungsekzeme nach intensiver Feuchtbehandlung, mit indifferenten Fettsalben behandelt werden.
- Exsudatkontrolle: Eine Vielzahl an Präparaten steht hier zur Verfügung.
  - Oberflächliche Ulzera: Bei sauberen, nicht sezernierenden und superinfizierten Ulzera haben sich die Hydrokolloidfolien (z.B. NuDerm) bewährt. Für wenig sezernierende Ulzera sind auch Wundauflagen geeignet, die ein begrenztes Flüssigkeitsaufnahmevermögen haben, wie Hydrogele oder Folien (z.B. Bioclusive, Cutifilm plus, Tegaderm). Synthetische Wundauflagen sind eine effektive mikrobielle Barriere und bieten einen guten mechanischen wie thermischen Schutz. Der Verbandwechsel verläuft i.d.R. schmerzfrei und ohne Traumatisierung, so dass er von den Patienten gut toleriert wird.
  - Tiefe Ulzera: Gele (z.B. Intrasite Gel, Varihesive Hydrogel) oder Alginate (z.B. Trionic) eignen sich gut zum Füllen tiefer Wunden und Nischen, da sie sich mit der sezernierten Flüssigkeit der Wunde entfalten und dort ein feuchtes Wundmilieu schaffen.
  - Sezernierende Ulzera: Wundauflagen mit hohem Resorptionsvermögen wie Schaumverbände (Allevyn, Cutinova Foam) oder Alginate. Eine gute Alternative hierzu stellt die VAC-Therapie dar, eine feuchte Wundbehandlung unter kontinuierlichem Vakuum.
  - Keimreduktion: Gute antiseptische Wirkung entfalten Wundauflagen mit elementarem Silber (z.B. Actisorb, Acticoat, Aquacel Ag). Aktivkohle dient bei stark sezernierenden Wunden auch der Geruchsverminderung. Alternativ können Cadexomer-Jod, Polyvidon-Jod, Octenidin oder Polihexanid eingesetzt werden.
- Epithelisierung:
  - Konservativ: Zumeist fördern die Präparate nicht nur die Granulation, sondern zugleich die Epithelisierung. Zum Einsatz kommen Hydrokolloid Folienverbände, Hyaluronsäurekompressen (Hyalofill F), Kunststoffauflagen/Schaumstoffkompressen wie (z.B. Mepilex, Cutinova) und Fettgaze (z.B. Oleo-Tuell oder Jelonet).
  - Operativ: Bei ausbleibender Epithelisierung kann alternativ auch eine Spalthauttransplantation oder Meshgraft-Plastik infrage kommen. Voraussetzungen sind sauberer Wundgrund, Beseitigung einer venösen Stase bei venösem Ulkus, ggf. Shaveexzision des sklerotischen Ulkusgrundes. Des Weiteren kommt die Transplantation autologer und/oder heterologer Keratinozyten infrage. Bei großen und/oder tiefen Wunddefekten oder zu langer Wundheilung ist unter Umständen eine primäre chirurgische

Wundbehandlung. Tabelle 1. Klinik und Therapie von Wunden

Schnittwunde	Glatte Wundränder (Sonderform Operationswunden)	Primäre chirurgische Wundversorgung
Platzwunde	Riss-Quetschwunde meist über Knochen mit Gewebebrücken	Desinfektion, Wundrandexzision, Versuch einer Wundrandadaptation
Risswunde	Zerfetzte Wundränder, Infektionsgefahr	Desinfektion, Exzision der Wundränder, Drainage, primäre Wundnaht, Antibiose
Ablederung (Decollement)	Schichtweise Ablösung der Haut	Versuch der Replantation, sonst plastisch-chirurgische Deckung
Bisswunde	Stich/Quetschwunde	Prinzipiell nicht primär nähen, (Ausnahme Kindergesicht), Infektionsgefahr, Wundausschneidung, offene antiseptische Wundbehandlung, Ruhigstellung, Tollwutgefahr klären, Tetanusimpfung, ggf. Antibiose (z.B. Tetracyclin)
Kratzwunde/ Schürfwunde	Oberflächlicher epidermaler Defekt	Desinfizierende Maßnahmen (Polyvidon-Jod-Salben-Verband)
Stichwunde	Verletzung tiefer liegender Strukturen überprüfen, Röntgen, Fremdkörper?, Infektionsgefahr	Keine Naht, desinfizierende Maßnahmen, offene Wundbehandlung (Polyvidon-Jod)
Schusswunde	Durchschuss/Steckschuss, Röntgenkontrolle mit umliegendem Weichteilgewebe	Reinigung, Desinfektion, offene desinfizierende Wundbehandlung
Brandwunden	s.u. Verbrennung	
Chemische Wunden	s.u. Verätzungen (Koagulationsnekrose und Laugenkolliquationsnekrose)	
Thermische Wunden	Nach Wärmeexposition	s.u. Verbrennung bzw. nach Kälteexposition s.u. Erfrierung
Radioaktive Wunden	Röntgenfibrose, Röntgenkeratose, Röntgenulkus, Röntgenkarzinom	

Wundversorgung mit Nekrektomie, Umschneidung und anschließender plastischer Defektdeckung notwendig (Vollhautlappenplastiken/Reverdin Plastiken, muskulokutane Lappenplastiken etc.).

- Zink: Die Kontrolle des Zinkspiegels empfiehlt sich bei lang dauernden Heilungsprozessen. Ggf. Zinksubstitution mit Zink-Sulfat (z.B. Zinkit 20) einmal 1 Drg./Tag p.o. unter einmal wöchentlicher Kontrolle des Serum-Zinkspiegels (normal 80-120 µg/dl) und der Zink-Ausscheidung im 24-Std.-Urin (normal 200-500 µg/24 Std.).
- Wachstumsfaktoren: Die lokale Applikation verschiedener Wachstumsfaktoren bleibt bislang experimentellen Untersuchungen vorbehalten, zeigt aber dort heilungsfördernde Effekte.
- Antibiose: Bei klinischen Anzeichen einer Entzündung (Rötung, Überwärmung, Schwellung des Wundgrundes, vermehrte Exsudation, Schmerz) insbes. mit fortgeleiteten Entzündungszeichen, Abstrich und Antibiose nach Antibiogramm.

Unerwünschte Wirkungen

Patienten mit chronischen Wunden erwerben häufig auch klinisch relevante Kontaktsensibilisierungen. Die häufigsten Kontaktallergene sind Perubalsam, Amerchol L-101, Duftstoffmix, Wollwachsalkohole und Kolophonium.

Wundbehandlung. Tabelle 2. Förderung der Wundheilung

Allgemein	Lokal
Behandlung von Stoffwechselstörungen	Mechanische Wundreinigung (Debridement, Wundspülung etc.)
Behandlung von Herz-Kreislauf-Erkrankungen	Evtl. enzymatische Wundreinigung (z.B. Iruxol N Salbe)
Ausgleich von Mangelzuständen	Applikation von Wundheilungsfaktoren (TGF)
Absetzen/Dosisreduktion von Medikamenten, die die Wundheilung stören	Keimreduktion
Verhinderung von Allgemeininfektionen	Wundheilungsfördernde Maßnahmen (Verbände, Kompression, Salben, Gele, Wundreinigung und Wundpflege)
Behandlung von arteriellen und/oder venösen Gefäßerkrankungen	Infektionsprophylaxe und -bekämpfung (Keimreduktion)
Behandlung von Stauungsödemen	Bei venöser Stauung: Kompressionsstrümpfe, Dauerverbände (z.B. Vierlagenverbände). Nur zeitweilig Kompressionsverbände mit Kurzzugbinden (z.B. Pütterverband).

Wundbehandlung. Tabelle 3. Möglichkeiten der Wundbehandlung mit interaktiven/bioaktiven Wundverbänden

Materialien	Inhalte	Beispiele	Bemerkungen
Biologische Hautersatzpräparate	Homologe, Heterologe	Keratinozyten-Transplantate, Spalthaut, Vollhaut	Förderung der Epithelisierung
Temporärer Hautersatz	Schaumstoffe	Epigard, Vacuseal, Syspurderm	Förderung der Epithelisierung
Organische Materialien	Kollagen	Suprasorb C Kollagen-Wundverband	In allen Phasen wundheilungsfördernd
Vlies Stoff	Cellulose	Vliwazell	Absorbierend und wundreinigend
Schaumstoffe, Hydropolymere	Polyurethane, Silikone	Epigard, Cutinova plus, Tielle, Allevyn, Mepilex, Mepilex Ag	Granulations- und epithelisierungsfördernd, Aufnahme von Exsudat, Detritus und Bakterien. Sekretaufnahme erfolgt durch Kapillarwirkung. Förderung der Granulation durch mechanischen Reiz. Großporige Schaumstoffe werden zur Wundreinigung angewendet. Kleinporige Schaumstoffe haften wenig und leicht zu wechseln. Häufig sind Polyurethane mit Silikon kombiniert, enthalten Aktivkohle und tragen silberhaltige Zusätze. Manche Produkte enthalten zudem Vliesstoff und/oder Zellstoff. Relativ kostenintensives Therapieverfahren.
Kunststoffe/Folien	Polyurethan, Polyäthylene, Polyacrylate, Polyamide	Selbstklebende Folien, z.B. Tegaderm, Bioclusive Select, Opsite Flexigrid, Opraflex,	
Mepore	Abdeckmaterial bei nichtinfizierten Epitheldefekten.		

Wundbehandlung. Tabelle 3. Möglichkeiten der Wundbehandlung mit interaktiven/bioaktiven Wundverbänden

Materialien	Inhalte	Beispiele	Bemerkungen
Kunststoffe mit elementarem Silber (z.B. nanokristallines Silber)	sandwichartiger Aufbau aus äußeren, silberbeschichteten und nicht verklebenden Netzen aus Polyethylen sowie feuchtigkeitsspeichernden Kernkunststoffen	Acticoat 7	Effektives Verbandsprinzip wegen der außergewöhnlich guten Wirkstruktur des nanokristallinen Silbers und Feuchtekernen. Anwendung bei superinfizierten bzw. infektionsgefährdeten Wunden. Wechsel des Verbandes 1-2mal/Woche.
Hydrokolloide, Hydrogele	Elastomer + quellfähiges Hydrokolloid	Varihesive Hydrogel, Comfeel, Geliperm, Nu-Gel, Cellosorb adhesive, Cellosorb non adhesive	Hydrokolloide: Bei nicht infizierten Wunden in allen Phasen der Wundheilung einsetzbar. Schaffung eines feuchten Wundmilieus durch semipermeablen Verschluss. Vorteil: das Verbandsmaterial ist selbst feucht. Saugfähigkeit ist bedingt durch Quellstoffe (Gelatine, Zellulose, Superabsorber, etc.) aber limitiert. Daher bedarf es ggf. häufiger Wechsel bei stark sezernierenden Wunden. Kostenintensiveres Verfahren als z.B. Alginate. Die Indikation liegt insbes. bei Wunden mit mittlerer Flüssigkeitssekretion, am ehesten in der Proliferations- bzw. Granulationsphase.
			Hydrogele: gute Saugfähigkeit; Aufnahme von Wundsekret; bereits als Kompresse feucht (initiale Versorgung der Wunde mit Feuchtigkeit); auch zum Ablösen initial trockener Nekrosen (durch Anfeuchteffekt des Gels). Preislich mit Hydrokolloiden vergleichbar.
			Folien: vorrangig zur Herstellung eines okklusiven Milieus geeignet. Unter Folien können Alginate, Polyurethanschäume, Salben, Kompressen oder Salbenkompressen angewendet werden. Folien sind nicht saugfähig, können aber wegen der durchsichtigen Oberfläche auch ohne Verbandswechsel gut inspiziert werden. Das Indikationsgebiet bei der Wundheilung liegt insbes. in der Epithelialisierungsphase oder als Hilfsstoff bei der Verwendung von Alginaten, Hydrokolloiden oder Polyurethanschäumen. Geringe Therapiekosten.
Alginate	Alginsäure (Braunalge)	Algosteril, Trionic, Comfeel Alginat	Gute Saugfähigkeit, Aufnahme von Exsudat, Detritus und Bakterien; Einsatz bei stark sezernierenden und tiefen Wunden (gute Tamponierfähigkeit). Alginate können belassen werden, solange die Faserstruktur erkennbar ist (i.A. 3-5 Tage), daher handelt es sich um Therapieverfahren mit einem relativ günstigen Preis-Leistungsverhältnis. Alginate können auch mit Folien abgedeckt werden.
Aktivkohle	Aktivkohle	Vliwaktiv Aktivkohle-Wundverband	Bei exsudativen/kontaminierten/infizierten oder infektionsgefährdeten Wunden zur physikalischen Wundreinigung sowie zur Geruchsneutralisierung. Zur Aufnahme des Wundsekrets ist ggf. Sekundärverband notwendig (z.B. Hydrokolloid, Schaumstoff, Kompresse und Mullbinde). Wirkprinzip: selbst bei starker Keimbelastung werden Bakterien durch den Aktivkohleanteil auf der Verbandoberfläche zuverlässig gebunden. Eine bakterizide Wirkung besteht aber nicht.
Aktivkohle mit elementarem Silber	Aktivkohle/elementares Silber	Actisorb silver 220	Bei exsudativen/kontaminierten/infizierten oder infektionsgefährdeten Wunden zur physikalischen Wundreinigung sowie zur Geruchsneutralisierung. Durch die Anwendung von elementarem Silber wird eine breite bakterizide Wirkung erreicht. Zur Aufnahme des Wundsekrets ist ggf. Sekundärverband notwendig (z.B. Hydrokolloid, Schaumstoff, Kompresse und Mullbinde). Wirkprinzip: selbst bei starker Keimbelastung werden Bakterien durch den Aktivkohleanteil auf der Verbandoberfläche zuverlässig gebunden und im bzw. auf dem Wundverband durch den Silberanteil abgetötet.
Fettgaze	Paraffin-/oder Vaselinegaze	Oleo-Tuell, Jelonet	Bei trockenen und wenig feuchten Wunden, fördert die Epithelisierung, verhindert Festkleben des Verbandes.
Gazegitter mit Antiseptika oder Antibiotika	z.B. Polyvidon-Jod, Fusidinsäure, Chlorhexidin	Betaisodona Gaze, Inadine, Fucidine Gaze, Bactigras, Sofra-Tuell	Bei trockenen und wenig feuchten Wunden bei V.a. mikrobielle Besiedlung; fördert die Epithelisierung, verhindert Festkleben des Verbandes.

Wundbehandlung. Tabelle 4. Funktion verschiedener Wunddressings

Wunde	Funktion	Wundauflage/Behandlung
Schwarze, trockene Nekrose	Debridement	Kürettage, Abtragung mit Skalpell und Schere
Feuchte Nekrose (belegte Wunden)	Debridement	Chirurgisches Debridement
		Schaumstoffwundauflagen
		Alginate
		Aktivkohle
Granulierende Wunde mit leichter bis mäßiger Sekretion	Sekretabsorption, Thermoisolation, antimikrobielle Barriere	Vlies-Stoffe
		Hydrokolloide, Hydrogele
		Alginate
		Aktivkohle
		Kollagen
		Schaumstoff
Granulierende Wunde mit starker Sekretion	Sekretabsorption, Temperaturisolation, antimikrobielle Barriere, geruchsabsorbierend	Vlies-Stoffe
		Alginate
		Aktivkohle
		modifizierte Stärke
		Schaumstoff
Epithelisierende Wunde	Feuchtigkeitsretention, keine Adhäsion, Temperaturisolation	Fettgaze
		Hydrogele
		Folienverbände
		Hydrokolloidfolien dünn

Wundbehandlung. Tabelle 5. Antibiotikatherapie von Wundinfektionen

Erreger	Antibiotika der Wahl	Antibiotika der Reserve
Staphylokokken	Penicillinasefestes Penicillin, Cefazolin	Clindamycin, Fusidinsäure, Vancomycin, Teicoplanin, Linezolid
Streptokokken	Penicillin G, Penicillin V	Cephalosporine, Erythromycin, Teicoplanin
Enterokokken	Ampicilline	Erythromycin, Tetracycline, Mezlocillin, Gyrase-Hemmer, Linezolid
Pseudomonas aeruginosa	Ceftazidim + Tobramycin, Ciprofloxacin	Gentamicin, Amikacin, Piperacillin, Imipenem
Proteus vulgaris	Cefoxitin, Gentamicin, Cefotaxim, Ceftazidim	Mezlocillin, Gyrase-Hemmer, Piperacillin, Imipenem
Klebsiella	Cefoxitin, Gentamicin, Cefotaxim	Gyrase-Hemmer, Mezlocillin, Piperacillin, Imipenem
E. coli	Ampicilline, Cephalosporine	Gentamicin, Cotrimoxazol, Mexlocillin
Pasteurella multocida	Penicillin G	Tetracycline
Bacteroides fragilis	Clindamycin, Metronidazol	Cefoxitin, Imipenem
Clostridium perfringens	Penicillin G	Tetracycline, Cephalosporine, Metronidazol

Wunde   T14.0; T14.9

Synonym(e)
Vulnus

Definition
Gewebsdurchtrennung des Deckgewebes der Haut oder innerer Oberflächen auch durch äußere traumatische Einwirkung.

Therapie
S.u. Wundbehandlung.

Wundscharlach   A38

Definition
Scharlach durch Eindringen von Streptokokken über Hautwunden, v.a. bei Verbrennungswunden. Erreger sind β-hämolysierende Streptokokken der Gruppe A, seltener der Gruppe C.

Externe Therapie
Desinfizierende Salbentherapie, z.B. Verbände mit antiseptischen Salben wie Polyvidon-Jod-Salbe (Betaisodona). S.a. Wundbehandlung.

Interne Therapie
Systemische Antibiose mit Penicillin G als Mittel der 1. Wahl.
- Bei leichten Infektionen: Orales Penicillin V (z.B. Isocillin). Erwachsene: 4mal/Tag 400.000–800.000 IE p.o., Kinder >1 Jahr: 40.000–80.000 IE/kg KG/Tag verteilt auf 3-4 ED.
- Bei schweren Infektionen: Benzylpenicillin (z.B. Penicil-

lin G): 4mal/Tag 600.000-1,2 Mio. IE Penicillin G i.v. alle 4-6 Std. über 10 Tage. Bei weniger empfindlicheren Keimen: 6mal/Tag 4 Mio./IE Penicillin G i.v.

> **Cave:** Bei Niereninsuffizienz nicht mehr als 10 Mio. IE/Tag bzw. 50% der üblichen Tagesdosis.

- Kinder >1 Jahr: 50.000-250.000 IE Penicillin G/kg KG/Tag i.m. oder i.v. verteilt auf 4-6 ED (alle 6-8 Std.). Säuglinge >1 Woche: 75.000 IE/kg KG/Tag i.m. oder i.v. verteilt auf 3 ED. Säuglinge <1 Woche: 50.000-250.000 IE/kg KG i.m. oder i.v. verteilt auf 2 ED.
- Alternativ: Erythromycin (Erythrocin): Erwachsene 3-4mal 250-500 mg/Tag p.o., oder i.v. Kinder >1 Jahr: 20-50 mg/kg KG/Tag p.o., oder i.v., verteilt auf 2-4 ED.
- Alternativ: Tetracycline (z.B. Achromycin): Erwachsene 3-4mal/Tag 0,5-1,0 g p.o. Kinder >1 Jahr: 25-50 mg/kg KG/Tag p.o., verteilt auf 4 ED.

> **Cave:** Nicht anwenden bei Niereninsuffizienz.

Kinder <7 Jahre: nur bei vitaler Bedrohung!
- Cephalosporine wie Cefaclor (z.B. Panoral Saft): Erwachsene 3mal/Tag 0,5 g p.o., Kinder 20-(40) mg/kg KG/Tag p.o. verteilt auf 3 ED, Neugeborene 30-(50) mg/kg KG/Tag verteilt auf 3 ED.

Wurminfektionen B83.8

Synonym(e)
helminthism; helminthiasis

Definition
Infektionen durch Würmer sind ein weltweites medizinisches Problem, das v.a. die Länder der Dritten Welt betrifft. Mit zunehmendem Tourismus spielen sie jedoch auch wiederum verstärkt in europäischen Ländern eine Rolle und gewinnen insofern an differenzialdiagnostischer Bedeutung.

Wurminfektionen. Tabelle 1. Wichtige Erreger von Wurminfektionen

	Helminthen im Verdauungstrakt	Lebensdauer/ Lokalisation	Besonderheiten/ Nachweis im Stuhl bzw. Stuhlsuspension/ Infektionsweg in Endemiegebieten
Nematoden (Rund- oder Fadenwürmer, 90% der Diagnosen)	Ascaris lumbricoides (Spulwurm)	Monate/Dünndarm	Wurm makroskopisch zu erkennen (10-40 cm). Eier erst 9 Wochen nach Infektion zu finden, flottieren in Suspension. Infektion häufig durch Verzehr ungekochter Blattpflanzen in Endemiegebieten!
	Trichuris trichiura (Peitschenwurm)	mehrere Jahre/ Kolon	Eier flottieren in Suspension. Infektion häufig durch Verzehr ungekochter Blattpflanzen in Endemiegebieten!
	Enterobius vermicularis (Madenwurm) = Oxyuren	Wochen/(Re-Infektion!) Ileozökum	Wurm makroskopisch zu erkennen (10 mm). Eier mit Klebefilm-Test am Anus nachweisbar, flottieren in Suspension.
	Ancylostoma duodenale (Hakenwurm)	mehrere Jahre/ Dünndarm	Nach 8 Wochen auf Eier kontrollieren. Infektionsweg: Haut-Boden-Kontakt (warme, feuchte Böden).
	Strongyloides stercolaris (Zwergfadenwurm)	Dünndarm	Keine Kortikoide anwenden! Infektionsweg: Haut-Boden-Kontakt (warme, feuchte Böden).
Zestoden (Bandwürmer, 9% der Diagnosen)	Taenia saginata (Rinder(finnen)-bandwurm)	mehrere Jahre/ Dünndarm	Wurm makroskopisch zu erkennen.
	Hymenolepis nana (Zwergbandwurm)	Tage (Re-Infektion!)/Ileum	Infektion durch Aufnahme von Eiern mit verunreinigter Nahrung oder als Schmierinfektion bei mangelhaften hygienischen Verhältnissen. Eier sind mikroskopisch nachweisbar.
	Diphyllobothrium latum (Fischbandwurm)	mehrere Jahre/ Dünndarm	Wurm makroskopisch zu erkennen.
Trematoden (Saugwürmer oder Egel, 1% der Diagnosen)	Schistosoma mansoni, Schistosoma haematobium (Pärchenegel)	Jahrzehnte/ Mesenterialgefäße	Infektion bei Baden in Süßwasser.
	Clonorchis sinensis (chin. Leberegel)	Jahrzehnte/ Gallenwege	Infektion durch Verzehr von rohem Fisch.
	Fasciola hepatica (großer Leberegel)	Jahrzehnte/ Gallenwege	Infektion durch kontaminiertes Trinkwasser oder Nahrungsmittel (z.B. Fallobst).
	Heterophyes heterophyes (Zwergdarmegel)	Jahrzehnte/ Dünndarm	Infektion durch Verzehr von rohem Fisch.

Einteilung

Grundsätzlich lassen sich aus dermatologischer Sicht 2 pathogenetisch unterschiedliche Konstellationen definieren:
- Unspezifische, reaktive Hautzeichen (Dermadrome) auf einen internen Wurmbefall:
  - Chronisch rezidivierende Urtikaria (u.a. ausgelöst durch Oxyuriasis, Askariasis, Strongyloidose, Schistosomiasis, Trichinose, Echinokokkose)
  - Angioödem (u.a. ausgelöst durch Oxyuriasis, Askariasis, Strongyloidose, Schistosomiasis, Trichinose, Echinokokkose)
  - Periorbitale Ödeme (z.B. Trichinose)
  - Eosinophile Hautveränderungen
  - Dermatomyositis-artige Phänomene bei Trichinose oder Zystizerkose
  - Dicrocoeliasis (an der Haut: Ikterus)
  - Mansonelliasis (allergische Reaktionen mit Pruritus, makulopapulösen Exanthem, Urtikaria, subkutane Ödeme, Lymphknotenschwellungen).
- Spezifische Hautzeichen durch Invasion der Würmer in die Haut:
  - Hauterscheinungen durch externe Hautinvasion:
    - Larva migrans (u.a. Larven verschiedener Rundwürmer)
    - Larva currens (Sonderform der Larva migrans durch Strongyloides spp.)
    - Ankylostomiasis (häufig; durch Ancylostoma duodenale [Hakenwurm der alten Welt] oder Ancylostoma braziliense und Necator americanus [Hakenwurm der neuen Welt] hervorgerufen; klinisch: Dermatitis an der Eindringstelle der Larven. Häufig Ekzematisierung und Superinfektion der Läsionen)
    - Zerkariendermatitis (Larven von meist vogelpathogenen Trematoden als Erreger der harmlosen in Europa und Nordamerika auftretenden Swimmer's itch = Badehosendermatitis)
    - Zerkariendermatitis durch Larven von Schistosoma-Arten als Erreger der Bilharziose.
  - Hauterscheinungen durch „sekundäre interne" Hautinvasion aus einem wurmbefallenen anderen Organ (z.B. Eingeweidetrakt oder Blase):
    - Analpruritus und Pruritus vulvae (Oxyuren s.u. Oxyuriasis)
    - Drakunkulose (Nematodeninfektion mit dem Medinawurm)
    - Zystizerkose (seltene Absiedelungen des Schweinebandwurms in der Haut mit Bildung von entzündlichen Knoten)
    - Filariosen (Infektionen mit Gewebsnematoden (Fadenwürmer), die in der Haut parasitieren
    - Echinokokkose (Seltene Absiedlung des Hundebandwurms in der Haut mit Bildung bis zu faustgroßen Zysten)
    - Bilharziose (sekundärer Hautbefall: meist Genital- und Perigenitalregion mit indolenten, weichen Knoten und Fisteln).

Klinisches Bild

- Unspezifische (häufig allergische) Hautzeichen auf einen internen Wurmbefall.
- Spezifische Hautzeichen durch Invasion der Würmer in die Haut
  - Hauterscheinungen durch externe Hautinvasion
  - Hauterscheinungen durch „interne" Hautinvasion aus einem wurmbefallenen anderen Organ (z.B. Eingeweidetrakt)

Wurminfektionen. Tabelle 2. Therapie von Wurmerkrankungen (modifiziert nach Simon/Stille)

Wurmart	Antihelminthika	Bemerkungen	Alternativen
Ascaris	Pyrantel (z.B. Helmex) 10 mg/kg KG als Einmaldosis (max. 1 g)	NW: Diarrhoe, Übelkeit, Erbrechen, nicht in der Schwangerschaft	Mebendazol (z.B. Vermox forte)
Enterobius	Pyrantel 10 mg/kg KG/Tag (max. 1 g), Wiederholung nach 1 Woche	Häufig Rezidive, Familie mitbehandeln	Mebendazol, Pyrvinium (z.B. Molevac)
Trichuris (Peitschenwurm)	Mebendazol Erw. und Kinder: 2mal/Tag 100 mg über 3 Tage	NW: Diarrhoe, Bauchschmerzen, nicht in der Gravidität	Albendazol (z.B. Eskazole), Ivermectin (z.B. Mectizan)
Trichinella	Mebendazol Erw. und Kinder: 3mal/Tag 300 mg über 3 Tage, dann 3mal/Tag 500 mg über 10 Tage	Herxheimer Reaktion. Glukokortikoid Porphylaxe z.B. Prednisolon 40-60 mg/Tag	Ivermectin
Hakenwurm (Ankylostoma duodenale)	Pyrantel (z.B. Helmex) einmal 10 mg/kg KG/Tag (max. 1 g)	Gastrointestinale Störung, Fieber, Exanthem. Pyrantel nicht bei Leberfunktionsstörungen anwenden!	Mebendazol, Bephenium (Alcopar), Ivermectin
Larva migrans	10% Tiabendazol (z.B. Mintezol). Suspension lokal auftragen		
Toxocara	Diethylcarbamazepin (z.B. Hetrazan) 0,5 mg/kg KG/Tag über 3 Tage, dann lgs. steigern auf 3 mg/kg KG/Tag über 21 Tage	Nur bei schweren Erkrankungen und ungünstiger Lokalisation (z.B. Auge), ggf. zusätzlich Prednisolon in mittleren Dosierungen (z.B. bei Hypoxie durch Lungenbeteiligung)	Tiabendazol

Wurminfektionen. Tabelle 2. (Fortsetzung)

Wurmart	Antihelminthika	Bemerkungen	Alternativen
Strongyloides (Zwergfadenwurm)	Tiabendazol 2mal/Tag 25 mg für 3 Tage (max. 3 g/Tag)	Auch asymptomatische Formen behandeln	Mebendazol, Albendazol
Filarien	Diäthylcarbamazepin 3mal 2 mg/kg KG/Tag über 3 Wochen	Allergie durch Lysis der Parasiten (Fieber, Urtikaria), evtl. Glukokortikoide intern.	Ivermectin
Dracunculus (Medina-Wurm)	Metronidazol (z.B. Clont) 2mal/Tag 5 mg/kg KG/Tag für 10-20 Tage oder 2mal/Tag 25 mg/kg KG/Tag	Wenn möglich, Extraktion des Wurmes	Tiabendazol
Taenia saginata, Taenia solium	Niclosamid (z.B. Yomesan) einmal 2 g; Kinder 2-8 Jahre: 1 g; Kinder <2 Jahre: 0,5 g	Kein Abführen, Abgang des Wurmkopfes notwendig	Praziquantel
Zystizerken (Finnen von Taenia solium)	Praziquantel: 17 mg/kg KG/Tag in 3 ED über 14 Tage	Leibschmerzen, Kopfschmerzen, Benommenheit, Urtikaria	
Fischbandwurm (Diphyllobothrium latum)	Niclosamid 1mal 2 g, Kinder: s. oben	Evtl. Vitamin B12, kein Abführen, Abgang des Wurmkopfes notwendig	
Hymenolepsis nana (Zwergbandwurm)	Praziquantel (z.B. Cesol) einmal 25 mg/kg KG	Leib- und Kopfschmerzen, Benommenheit, Urtikaria	Niclosamid
Echinococcus (Hundebandwurm)	Mebendazol Tag 1-3: 2mal/Tag 500 mg p.o., Tag 4-6: 3mal/Tag 500 mg p.o., anschließend 3mal/Tag 1000-1500 mg p.o. über 4-6 Wochen bei zystischer E., bei alveolärer E. bis zu 2 Jahren. Ggf. Kombination mit Praziquantel	Parasitolyse mit Zystenruptur möglich, oft keine komplette Elimination	Operation, Albendazol
Bilharzia (Schistosoma mansoni)	Praziquantel einmal 40 mg/kg KG	Leib- und Kopfschmerzen, Benommenheit, Urtikaria	Oxamniquin (z.B. Mansil)
Paragonimus (Lungenegel)	Praziquantel 3mal/Tag 25 mg/Kg KG über 2 Tage	Leib- und Kopfschmerzen, Benommenheit, Urtikaria	Bithionol (z.B. Actamer)
Clonorchis (chinesischer Leberegel)	Praziquantel 3mal/Tag 25 mg/kg KG, Einmaldosis	Leib- und Kopfschmerzen, Benommenheit, Urtikaria	
Fasciola hepatica	Bithionol (z.B. Bitin) 40 mg/kg KG jeden 2. Tag, insgesamt 10-15 Dosen	Übelkeit, Erbrechen, Durchfall, Photosensibilisierung, Kardiotoxizität	

Wurminfektionen. Tabelle 3. Wirkungsspektrum der verschiedenen Chemotherapeutika (modifiziert nach Forth)

Parasiten	Tiabendazol (z.B. Mintezol)	Pyrantel (z.B. Helmex)	Mebendazol (z.B. Vermox)	Ivermectin (z.B. Mectizan)	Pyrivinium (z.B. Molevac)	Bephenium (z.B. Alcopar)
Ascaris	++	+++	+++	+++	++	++
Enterobius	++	+++	+++	+++	+++	0
Trichuris	++	++	+++	+++	0	0
Hakenwurm	+++	+++	+++	+++	0	++
Strongyloides	+++	+	++	+++	0	+
Trichinella	0	0	++	+++	0	0
Larva migrans	+++	?	?	+++	0	0

+++ gut wirksam, ++ mäßig wirksam, + gering wirksam, 0 = unwirksam

Xanthelasma H02.6

Definition
Plane, im Bereich der Ober- und Unterlider lokalisierte Xanthome.

Ätiologie
Meist idiopathisch, seltener Symptom einer Hyperlipoproteinämie Typ III und Hyperlipoproteinämie Typ II, selten familiär.

Klinisches Bild
0,1-2,0 cm große, weiß-gelbe, flache, selten knotige, weiche, ovale, aber auch streifenförmige Flecken oder Plaques, Papeln oder Knoten mit glatter Oberfläche.

Histologie
Ansammlung von Schaumzellen (Einlagerung von Lipiden) im oberen und mittleren Korium, seltener Touton-Riesenzellen. Im HE-Schnitt Lipide nicht angefärbt (Vakuolen); Darstellung mittels Sudanfärbung.

Therapie
Kontrolle von Cholesterin/LDL (Hypercholesterinämie Typ II und III. n. Fredrickson) und der Triglyzeride. Behandlung der Stoffwechselstörung, wenn vorhanden. Als Alternativmethode ist bei isolierten Xanthelasmen das einmalige Betupfen mit Trichloressigsäure R267 beschrieben (Koagulationsnekrose).

Operative Therapie
— Entfernung durch Elektrokauterisation, ggf. in örtlicher Betäubung. Praktisches Vorgehen: Lid durch Helferin fixieren und anspannen. Mit der stabil geführten Kauternadel etwa 1 mm tief in das Xanthelasma einstechen und einen kurzen Stromimpuls mittlerer Intensität setzen. Durch den Strom erfolgen fokale Zerstörung der fettspeichernden Makrophagen, Austritt von freiem Fett in das Gewebe sowie Induktion eines Granulationsgewebes mit Abbau der geschädigten oder zerstörten fettspeichernden Zellen. Strommarken im Abstand von 2-3 mm setzen!

> **Cave:** Durch Belassen von Brücken intakter Hautzwischenräume werden flächenhafte Nekrosen vermieden. Gutes kosmetisches Endresultat.

— Nach dem Eingriff weitgehend trockene Wundbehandlung, ggf. desinfizierende Externa z.B. Polyvidon-Jod-Salbe (z.B. Betaisodona). Die Kauter-induzierte Entzündungsreaktion klingt nach 3-4 Wochen ab, Kauternarben sind nach Abheilung nahezu nicht sichtbar. Falls Residuen noch vorhanden, erneute Kauterisation. Prinzip: Besser mehrfach vorsichtig Kautern, als einmalig eine großflächige Nekrose setzen!

— Statt Kauterisation ist auch Einsatz von Lasern (z.B. Erbium-YAG-Laser) möglich. Hierbei wird mit dem Setzen energiedefinierter Lasermarken in Abständen von 2-3 mm ein analoges Prinzip wie bei der Kauterchirurgie verfolgt (Energie: 600-700 mJ/cm², Fokus-Haut-Abstand = 1,5-2,0 cm, Durchmesser des Laserstrahls: 1,0-1,5 mm).

— Bei Abtragung mittels Kürettage verfolgt man das Ziel, die Xanthelasmen flach abzukürettieren. Das Verfahren erfordert lange persönliche Erfahrung und großes taktiles Geschick (nur mit Helferin möglich, die das Lid straff gespannt fixiert).

— Kleinere Xanthelasmen können auch schmalspindelig exzidiert werden. Die Narbenverhältnisse im Lidbereich sind bei guter Operationstechnik i.A. sehr befriedigend.

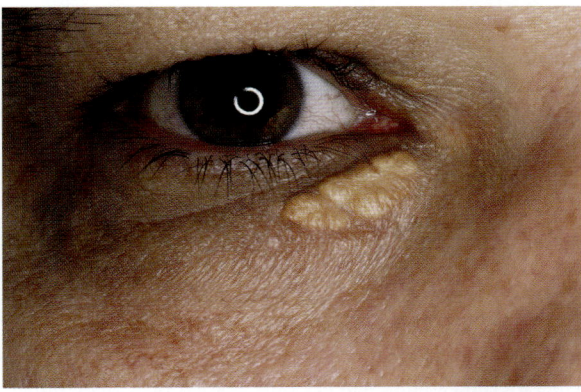

Xanthelasma. 63 Jahre alter Patient mit bekannter Hyperlipidämie. Die bestehende Hautläsion entwickelte sich allmählich innerhalb der vergangenen zwei Jahre. 1,5 x 0,6 cm große, weiche, gelbe, gefelderte Erhabenheiten mit glatter Oberfläche. Keine subjektiven Symptome.

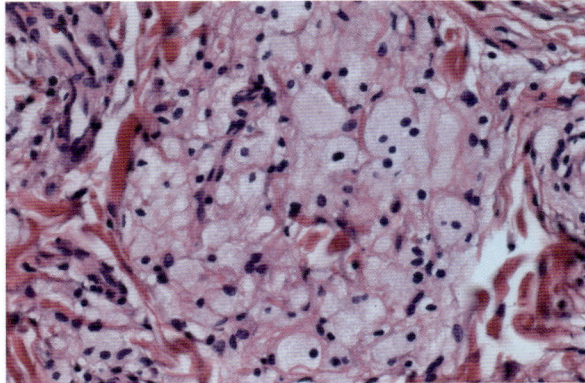

Xanthelasma. Konglomerat von Schaumzellen mit großen, optisch leeren Vakuolen sowie chromatindichten, meist zentral gelegenen Zellkernen.

Prognose
Keine spontane Rückbildung, Arteriosklerose und Folgeerscheinungen bei Hyperlipoproteinämie.

Therapie
Exzision einzelner Läsionen, ggf. CO_2-Laser-Therapie.

Xanthelasma cysticum   E78.2 + Xanthelasmen

Definition
Zystische Sonderform eines Xanthelasma.

Xanthelasma palpebrarum   H02.6

Erstbeschreiber
Rayer, 1835; Addison u. Gull, 1850

Synonym(e)
Lidxanthelasma

Definition
Im Bereich der Lider vorkommende Xanthelasmen ohne Fettstoffwechselstörung.

Lokalisation
Vor allem Oberlider, besonders am inneren Augenwinkel, häufig symmetrisch.

Klinisches Bild
Entsprechend dem Xanthelasma; s.a. Xanthelasma cysticum.

Histologie
Xanthom.

Differenzialdiagnose
Hidradenom, Milien.

Therapie
Entsprechend dem Xanthelasma.

Xanthogranulom, adultes (sensu strictu)   D76.3

Erstbeschreiber
Gartmann u. Tritsch, 1963

Definition
Sehr seltene, benigne, an Haut und Schleimhaut auftretende granulomatöse Erkrankung aus dem Formenkreis der Non-Langerhanszell-Histiozytosen.

Lokalisation
Gesicht, Hals, Unterarme; selten im Genitalbereich.

Klinisches Bild
Einzelne oder oligoläsionale hautfarbene, gelbe oder gelb-rote, symptomlose Papeln oder Knoten mit glatter Oberfläche. Keine Spontanregression; keine Assoziation mit Systemerkrankungen.

Histologie
- Epidermis abgeflacht, kein Epidermotropismus. Dichte Infiltrate in der papillären und retikulären Dermis, bestehend aus Histiozyten, Schaumzellen und Riesenzellen vom Touton-Typ. Fokale lymphohistiozytäre Infiltrate sowie neutrophile und eosinophile Granulozyten. Häufig (30-40% der Fälle) Infiltration tieferer Gewebe wie Faszien und Muskulatur.
- Immunhistologie: Stabilin-1(MS-1 HMWP)-positive und CD163-positive Histiozyten; S100- und CD1a negativ.

Xanthogranulom, juveniles (sensu strictu)   D76.3

Erstbeschreiber
Adamson, 1905; Mc Donagh, 1909

Synonym(e)
Naevoxanthoendotheliom; Naevoxanthom; juveniles Xanthogranulom; Xanthoma juvenile; juveniles Riesenzellgranulom; Xanthelasma naeviforme

Definition
Nicht seltene, benigne, überwiegend integumental, seltener systemisch auftretende, granulomatöse Erkrankung unklarer Ätiologie.

Vorkommen/Epidemiologie
- Häufigste Erkrankung innerhalb der Gruppe der juvenilen Non-Langerhanszell-Histiozytosen. Assoziationen zur peripheren Neurofibromatose (NF Typ I) oder juvenilen, chronischen myeloischen Leukämie sind beschrieben.
- Bei 40-70% der Patienten treten Hautveränderungen bereits im 1. Lebensjahr auf.

Ätiologie
Diskutiert werden Assoziationen zur Neurofibromatose Typ I oder juvenilen chronischen myeloischen Leukämie.

Manifestation
Überwiegend Beginn innerhalb des ersten Lebensjahres. Auftreten bei 5-17% der Fälle bereits bei Geburt.

Lokalisation
Meist Kopf und Stamm, seltener Extremitätenstreckseiten, Mundschleimhaut, Augen (Iris). Selten Befall innerer Organe (Leber, Lunge, Milz, Perikard, Knochen).

Klinisches Bild
Überwiegend solitär, seltener multilokulär oder disseminiert auftretende, weiche, elastische, zunächst rote, im weiteren Verlauf gelbe Papeln oder Knoten (meist 1-3 cm Ø) mit glatter Oberfläche.

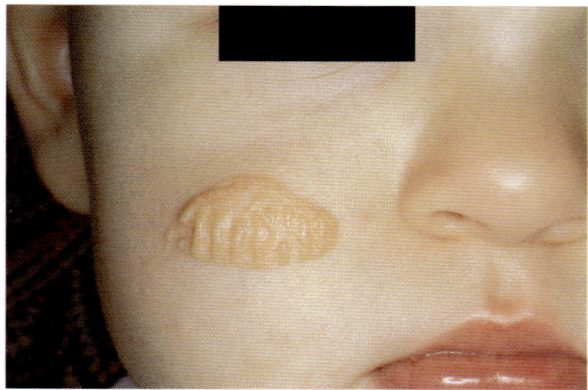

Xanthogranulom, juveniles (sensu strictu). Solitärer, weich elastischer, gelblicher, 1 x 3 cm großer Knoten mit glatter Oberfläche an der rechten Wange eines Kleinkindes.

Histologie
- Epidermis abgeflacht, kein Epidermotropismus. Dichte Infiltrate in der papillären und retikulären Dermis, bestehend aus Histiozyten, Schaumzellen und Riesenzellen vom Touton-Typ. Fokale lymphohistiozytäre Infiltrate sowie neutrophile und eosinophile Granulozyten. Infiltration tieferer Gewebe wie Faszien und Muskulatur häufig (30-40% der Fälle).
- Immunhistologie: Stabilin-1(MS-1 HMWP), CD68 positive mehrkernige Zellen und CD163 positive Histiozyten (S100, CD1a negativ).

Differenzialdiagnose
Tuberöse Xanthome, Urticaria pigmentosa xanthelasmoidea, Langerhanszell-Histiozytose;

Komplikation
Bei gleichzeitigem Vorliegen einer Neurofibromatosis generalisata Typ I ist das Risiko, an einer juvenilen chronische Leukämie zu erkranken, 20-30fach erhöht.

Therapie
- Spontane Rückbildung zwischen dem 1. und 6. Lebensjahr möglich (40% d. Fälle). Abheilung unter Restpigmentierung, am Kapillitium ggf. mit Alopezie.
- Ggf. Exzision einzelner Knoten, insbesondere bei störender Lokalisation (z.B. Auge).
- Alternativ: Behandlung mit CO_2-Laser.
- Bei rascher Progression Glukokortikoide systemisch, z.B. Prednisolon (z.B. Solu Decortin H) 10 mg/Tag p.o., insbesondere bei Augenbeteiligung zur Verhinderung eines Glaukoms oder Visusverlustes.

Prognose
Spontanrückbildung zwischen dem 1. und 6. Lebensjahr. Restpigmentierung. Bei Augenbeteiligung Gefahr des Erblindens.

Xanthogranulom, nekrobiotisches mit Paraproteinämie D76.3

Erstbeschreiber
Kossard u. Winkelmann, 1980

Synonym(e)
Necrobiotic xanthogranuloma; Necrobiotic xanthogranuloma with paraproteinemia

Definition
Den Non-Langerhanszell-Histiozytosen zuzuordnende, normolipämische, infiltrierend und destruierend wachsende, disseminierte granulomatöse Neubildung, die mit einer monoklonalen Gammopathie (vom IgG-Typ) kombiniert ist.

Vorkommen/Epidemiologie
Sehr seltene Erkrankung. Weltweit sind etwa 100 Fälle beschrieben.

Ätiologie
Ungeklärt. Diskutiert werden hämatologische Neoplasien (z.B. Plasmozytom) in 50% der Fälle, z.T. Assoziation mit multiplem Myelom oder anderen Neoplasien, Lymphoproliferationen, entzündlichen Prozessen oder Hyperlipidämie.

Manifestation
Durchschnittserkrankungsalter: 6. Lebensdekade. Der jüngste Patient über den berichtet wurde, war 17 Jahre alt. Männer und Frauen sind gleich häufig betroffen.

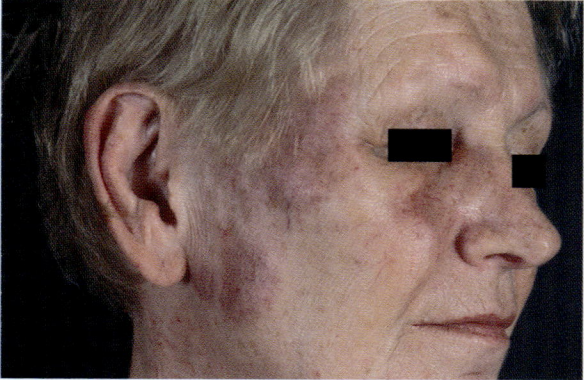

Xanthogranulom, nekrobiotisches mit Paraproteinämie. Bei der 62-jährigen Patientin zeigen sich mehrere, deutlich infiltrierte, mit gelbbraun nodulären Anteilen durchsetzte Plaques im Bereich der Periorbitalregion.

Lokalisation
Gesicht (periorbital), Stamm und Extremitäten.

Klinisches Bild
- Meist generalisierte, langsam über Monate bis Jahre wachsende, 0,3-20 cm große, rötlich-bräunliche, teils auch livide, einzelne oder gruppierte Plaques bzw. Knoten (selten) mit atrophischer Oberfläche. Konsistenz derbelastisch. Ulzeration möglich.
- Häufig Augenbeteiligung, z.B. Konjunktivitis, Uveitis, Iritis oder Proptose. Vereinzelt führt die Erkrankung zur Erblindung.

Labor
BSG deutlich beschleunigt. Häufig monoklonale Gammopathie vom IgG-Typ, Kryoglobulinämie, Leukopenie, Neutropenie oder Hypokomplementämie.

Histologie
Destruierende granulomatöse Gewebereaktion, die die gesamte Dermis, ggf. auch das subkutane Fettgewebe und darunter gelegene Organe erfasst. Histiozyten, Lymphozyten,

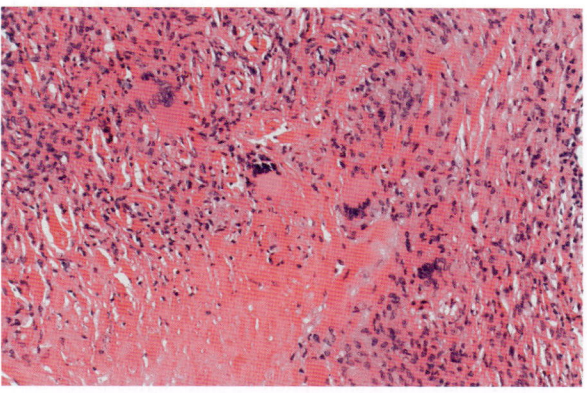

Xanthogranulom, nekrobiotisches mit Paraproteinämie. Infiltrat aus Histiozyten, Lymphozyten, Riesenzellen vom Fremdkörper- und Touton-Typ; großflächige im linken unteren Bilddrittel lokalisierte Nekrobiosezone ähnlich der Necrobiosis lipoidica.

Riesenzellen vom Fremdkörper- und Touton-Typ; Nekrobiosezonen ähnlich der Necrobiosis lipoidica. Cholesterinablagerungen innerhalb der Granulome. Wie bei allen Non-Langerhanszell-Histiozytosen keine Expression von CD1a, und S100B. Keine Birbeck-Granula.

Differenzialdiagnose
Necrobiosis lipoidica, kutanes B-Zell-Lymphom, Non-Langerhanszell-Histiozytosen wie:
- papulöse Xanthomatose
- plane Xanthome
- multizentrische Retikulohistiozytose
- Xanthoma disseminatum
- juveniles Xanthogranulom.

Komplikation
Angioneurotisches Ödem; ophthalmologische Komplikationen (Konjunktivitis, Skleritis, Keratitis); Komplikationen durch die Gammopathien.

Therapie
- Eine wirksame Kausaltherapie ist nicht bekannt. Kontrollierte Studien liegen nicht vor.
- Einzelne störende Granulome können exzidiert werden. Intraläsionale Injektionen von Triamcinolonacetonid (z.B. Volon A) wurde ohne großen Erfolg versucht. Häufig Rezidive.
- Eine Reduktion der Hautläsionen konnte in Einzelfällen durch eine systemische Chemotherapie mit Chlorambucil (z.B. Leukeran) 2-6 mg/Tag in Kombination mit Glukokortikoiden z.B. Prednisolon (Decortin H) 20-40 mg/Tag erzielt werden. Wirkungsvoll auch bezüglich der Paraproteinämie.
- Alternativ: Therapieversuch mit DADPS, (z.B. Dapson-Fatol) initial 100-150 mg/Tag. Dosisreduktion nach Klinik auf 50 mg/Tag. Ggf. Auslassversuch. Sporadische Therapieerfolge mit Plasmapherese, insbesondere zur Senkung hoher Paraproteinspiegel.
- Kontrovers diskutiert werden Therapieergebnisse nach Anwendung von Melphalan, Thalidomid oder Radiotherapie, insbesondere bei lokalisierten Hautveränderungen mit Augensymptomatik.

Prognose
Langsame aber kontinuierliche Progression der Hautveränderungen.

Xanthogranulome, adulte — D76.3

Definition
Klassifikation für eine Gruppe kutaner Non-Langerhanszell-Histiozytosen bei Erwachsenen (s.u. Xanthom).

Einteilung
- Oligoläsionale Formen:
  - Adultes Xanthogranulom (sensu strictu)
  - Papulöse Xanthome.
- Disseminierte Formen:
  - Disseminierte adulte Xanthogranulome
  - Generalisierte eruptive Histiozytome
  - Xanthoma disseminatum
  - Multizentrische Retikulohistiozytose
  - Lipogranulomatosis Erdheim-Chester.

Xanthogranulome, disseminierte adulte — D76.3

Definition
Disseminierte Form kutaner Non-Langerhanszell-Histiozytosen. Umfasst folgende Subtypen: generalisierte eruptive Histiozytome, Xanthoma disseminatum, multizentrische Retikulohistiozytose, Lipogranulomatosis Erdheim-Chester.

Xanthogranulome, juvenile — D76.3

Definition
Klassifikation für eine Gruppe solitärer, oligoläsionaler oder disseminierter kutaner Non-Langerhanszell-Histiozytosen bei Kleinkindern und Säuglingen.

Einteilung
Klinische Formen:
- Juveniles Xanthogranulom (sensu strictu)
- Benigne zephalische Histiozytose
- Generalisierte eruptive Histiozytome der Kindheit.

Xanthom — E75.5

Definition
Durch lokale Einlagerung von Serumlipoproteinen in Makrophagen entstandene, makulöse, papulöse oder knotige, gelbe, braune, rote oder braun-rote Neubildungen, z.T. bei zugrunde liegender Erhöhung der Serumlipoproteine, teils jedoch auch normolipämisch auftretend. Es bestehen enge pathogenetische Beziehungen bzw. Überschneidungen zu/mit den Non-Langerhanszell-Histiozytosen (s.a. Xanthogranulom).

Einteilung
Die Klassifikation erfolgt nach klinischen und laborchemischen Kriterien. Klinisch unterscheidet man plane Xanthome, z.B. Xanthelasma und eruptive Xanthome, sowie Sehnenxanthome und tuberöse Xanthome. Laborchemisch unterscheidet man:
- Hyperlipämisch (Hyperlipoproteinämie Typ I-V):
  - Eruptive Xanthome
  - Xanthoma palmare striatum
  - Xanthoma tendinosum et articulare
  - Plane Xanthome
  - Tuberöse Xanthome
  - Alagille-Syndrom
- Normolipämisch:
  - Xanthelasma palpebrarum
  - Xanthoma disseminatum
  - Xanthoma, papular
  - Xanthogranuloma juvenile
  - generalisierte plane Xanthomatose
  - Normolipämische papulöse Xanthomatose
  - Normolipämische kutane Xanthomatose
  - Nekrobiotisches Xanthogranulom
  - Wolmansche Krankheit.
- Sekundäre Xanthomatisation bei Tumoren und Dermatosen:
  - Dermatofibrom
  - Non-Langerhanszell-Histiozytosen
  - Langerhanszell-Histiozytosen
  - Multizentrische Retikulohistiozytose

- Mycosis fungoides
- Plasmozytom (s. Lymphom, kutanes B-Zell-Lymphom)
- Lymphom der Haut
- Leukämie.

Histologie
Vorherrschend fettspeichernde Makrophagen (Schaumzellen) und evtl. Fremdkörperriesenzellen und Toutonsche Riesenzellen. Später Fibrosierung, Cholesteringranulome.

Therapie
S. unter den aufgeführten Dermatosen.

Xanthoma disseminatum

E78.2 + Xanthoma disseminatum

Erstbeschreiber
von Gräfe, 1867; Montgomery, 1938

Definition
Sehr seltene, mit disseminierten Xanthomen der Haut und ggf. der Schleimhäute einhergehende Systemerkrankung ohne primäre Hyperlipidämie. Möglicherweise Abortivform der Langerhanszell-Histiozytose. Assoziation mit Diabetes insipidus möglich (Montgomery-Syndrom).

Einteilung
Bekannt sind 3 typische Verlaufsformen:
- Selbstlimitierende Form, mit Spontaremission nach Jahren
- Persistierende Form
- Progressive Form mit systemischem Befall.

Manifestation
Auftreten im frühen Kindesalter oder später, auch im Erwachsenenalter. Bevorzugung junger männlicher Patienten; Männer sind 2-3mal so häufig betroffen wie Frauen. 50% der Patienten erkranken vor dem 25. Lebensjahr, 36% der Erkrankten sind Kinder.

Lokalisation
Vor allem intertriginöse Bereiche, Gelenkbeugen; Schleimhautbefall bei etwa 40-60% der Patienten (Mundhöhle, Pharynx und obere Luftwege, Kornea und Konjunktiven).

Klinisches Bild
Disseminierte, umschriebene oder flächenhafte, orangefarbene bis braunrote, ggf. konfluierende Papeln. Diabetes insipidus tritt etwa bei 40% der Patienten auf, selten ist ein Panhypopituitarismus (Ursache: meningeale Läsionen der Hypophysengrube). Im Gesicht vorwiegend ein Befall um die Augen. Schleimhautbefall bei 30-40% der Patienten.

Histologie
- Entzündliches Granulom: Leukozyten, Eosinophile, Lymphozyten, Makrophagen, Einlagerung von Lipiden, Touton-Riesenzellen.
- Stabilin-1, HAM56, HHF35, KP1, KiM1P, Faktor XIIIa, Vimentin positive Histiozyten, CD1a und S100 negativ.

Differenzialdiagnose
Juveniles Xanthogranulom, generalisierte, plane Xanthomatose.

Komplikation
Alle Organe und Organsysteme können durch die Erkrankungen mitbetroffen sein (Befall der Hypophyse, Atemwegsobstruktionen, Befall der Kornea!).

Therapie
- Spontane Regression möglich. Ausschluss Diabetes insipidus (ADH Bestimmung, Urinosmolalität, Tumorausschluss der Hypophyse/Hypothalamus), ggf. Therapie des Diabetes insipidus: Desmopressin (z.B. Minirin) 2mal/Tag intranasal. Zusammenarbeit mit dem Internisten.
- Exzision störender Xanthome, v.a. im Augenbereich oder bei Verlegung der Atemwege chirurgische Intervention. Abtragung kann alternativ auch elektrokaustisch, mit dem CO_2-Laser oder mit Hilfe der Kryochirurgie erfolgen.
- Glukokortikoide scheinen keinen positiven Effekt zu haben. In Einzelfällen wurde über gute Effekte bei Therapie mit Cyclophosphamid 50-100 mg/Tag p.o. berichtet.

Prognose
Spontane Regression möglich.

Xanthoma palmare papulosum

E78.2 + Xanthome Haut

Definition
Papulöse Umwandlung des Xanthoma palmare striatum.

Therapie allgemein
Kontrolle der Blutfettwerte (pathognomonisch bei Dysbetalipoproteinämie). Behandlung der Lipidstoffwechselstörung.

Externe Therapie
Kosmetisch störende Xanthome operativ entfernen. Entfernung mittels Laser-Behandlung (CO_2-Laser), Elektrokaustik, Kryochirurgie oder durch einmaliges Betupfen mit Trichloressigsäure-Lösung (z.B. Solco Derman).

Xanthoma palmare striatum

E78.2 + Xanthome Haut

Definition
Gelbliche Verfärbung der Handlinien (Xanthochromia palmaris) und der Fingerbeugefalten, s.a. Xanthoma palmare papulosum.

Vorkommen/Epidemiologie
Hyperlipoproteinämie Typ III und Hyperlipoproteinämie Typ IV.

Therapie
Entsprechend dem Xanthoma palmare papulosum.

Xanthoma, papular

E75.5

Erstbeschreiber
Winkelmann, 1981

Definition
Sehr seltene, ganz überwiegend erworbene, normolipämische, kutane Non-Langerhanszell-Histiozytose ohne jegliche Systembeteiligung.

Ätiologie
S.u. Non-Langerhanszell-Histiozytosen. Assoziation mit Angiokeratoma Fordyce wurde beschrieben.

Manifestation
Männer sind etwa 4mal häufiger als Frauen betroffen.

Lokalisation
Rumpf, Extremitäten, seltener Gesicht (Nasenregion).

Klinisches Bild
Meist solitäre 1-12 mm große, seltener in Mehrzahl auftretende, rot bis rot-braune, feste, symptomlose Papeln mit glatter, glänzender Oberfläche. So weit die bisherige spärliche Datenlage diese Aussage zulässt, werden drei Verlaufsformen unterschieden:
- Selbstheilende Form
- Persistierende Form
- Progressive Form (identisch mit der progressiven nodulären Histiozytose?).

Histologie
- Dichtes, dermales, nicht epidermotropes Infiltrat unter einer regulären Epidermis mit zahlreichen xanthomatisierten Makrophagen (Schaumzellen), gemischt mit zahlreichen mehrkernigen Riesenzellen vom Touton-Typ.
- Immunhistologie: Histiozyten pos. für KiM1p, neg. für Faktor VIII, S100 und CD1a.

Differenzialdiagnose
Dermatofibrom, Naevus Spitz, Klarzellenakanthom

Xanthoma planum diffusum
E78.2 + Xanthoma planum diffusum

Synonym(e)
Sehnenxanthome und Gelenkxanthome

Definition
Im Bereich von Sehnen und Gelenken lokalisierte Xanthome vor allem bei essentieller Hypercholesterinämie, s.a. Xanthomatose, generalisierte, plane.

Lokalisation
Sehnenxanthome: Vor allem Fingerstreckseiten in Höhe der Fingergrundgelenke, Patellarsehnenansatz, über der Achillessehne. Gelenkxanthome: Vor allem Fingergelenke.

Differenzialdiagnose
Ausschluss Gichttophi bei Hyperurikämie oder Rheumaknoten beim Rheumatismus nododsum.

Therapie allgemein
Pathognomonisch für familiäre Hypercholesterinämie (LDL-Erhöhung), Behandlung der Stoffwechselstörung.

Operative Therapie
Plastisch-operative Eingriffe bei Xanthomen die Bewegungsabläufe stören.

Xanthoma tendinosum et articulare
E75.5

Synonym(e)
Sehnenxanthome; Gelenkxanthome

Definition
Im Bereich von Sehnen und Gelenken lokalisierte Xanthome, vor allem bei essentieller Hypercholesterinämie.

Lokalisation
Sehnenxanthome: Vor allem Fingerstreckseiten in Höhe der Fingergrundgelenke, Patellarsehnenansatz, über der Achillessehne. Gelenkxanthome: Vor allem Fingergelenke.

Xanthomatisation

Definition
Histologischer Begriff, der das Auftreten von Schaumzellen und Touton-Riesenzellen, gelegentlich auch gelblicher xanthomatöser Infiltration kennzeichnet. Auftreten z.B. bei Xanthogranuloma juvenile, Langerhanszell-Histiozytose, Mycosis fungoides, eosinophilem Granulom. S.a.u. Xanthom.

Xanthomatose
E78.27

Definition
Oberbegriff für verschiedene Erkrankungen, die durch das Auftreten zahlreicher, meist symmetrisch angeordneter Xanthome mit und ohne Hyperlipoproteinämie gekennzeichnet sind. S.u. Xanthom.

Xanthomatose, generalisierte, plane
E78.2 + Xanthomatose

Synonym(e)
Generalisiertes Xanthelasma; Xanthoma planum diffusum; diffuse plane normolipämische Xanthome; Xanthelasma corporis; Normolipemic plane xanthoma

Definition
Generalisierte Xanthomatose, jedoch per Definition ohne Störung des Fettstoffwechsels.

Lokalisation
Nacken, Handlinien, Axillen, Leistenbeugen.

Klinisches Bild
2-15 mm große, gelbe bis gelb-bräunliche, gelegentlich auch

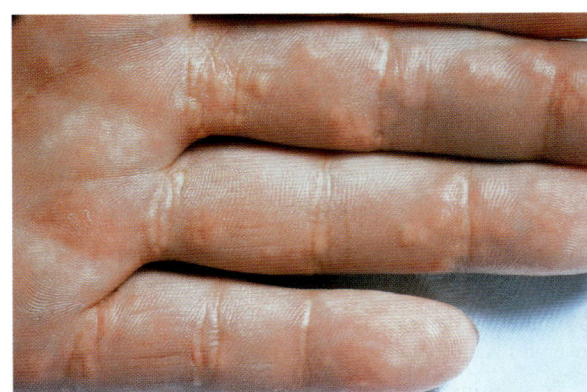

Xanthomatose, generalisierte, plane. Aussaat gelblicher Knötchen im Bereich der Beugeseiten der Finger und der Handfläche.

purpurische, flache Papeln, die zur Konfluenz neigen. Bei 40% der Patienten finden sich Assoziationen mit plasmozytischen Immunozytomen. Selten sind chronische oder akute myeloische Leukämien oder Lymphome assoziiert. Häufig Xanthelasmen der Lider. Kein Befall der Schleimhäute.

Histologie
Schaumzellen im oberen und mittleren Korium; Elektronenmikroskopie: In einzelnen, nicht lipidisierten Histiozyten Nachweis von Langerhans-Granula.

Therapie allgemein
Kontrolle Blutbild, Blutsenkung und ggf. Knochenmarkbiopsie, Nachweis monoklonaler Immunglobuline, Nachweis osteolytischer Herde im Knochen, Behandlung der vorhandenen Grunderkrankung in Zusammenarbeit mit Internisten.

Operative Therapie
Operative Intervention aufgrund der Ausdehnung der Xanthome meist nicht möglich. S.u. Xanthelasma.

Prognose
Progressives Krankheitsbild; nur selten Spontanremissionen.

Xanthomatose, normolipämische, subkutane
E78.2 + Xanthomatose

Definition
Seltene normolipämische Xanthomatose mit Befall der Extremitäten und des Stamms aber auch der Organe des oberen Respirationstraktes. Läsionen traten nach Beginn einer Insulin-Therapie auf.

Labor
Diabetes mellitus.

Histologie
Lipidisiertes Granulationsgewebe mit zahlreichen Schaumzellen.

Therapie
Chirurgische Entfernung bei kosmetisch störenden Xanthomen, s.u. Xanthelasma.

Xanthomatose, papulöse, normolipämische   E78.29

Definition
Generalisierte Xanthomatose mit bis kleinerbsgroßen Xanthomen ohne Hinweise auf eine Hyperlipidämie.

Manifestation
Ausschließlich bei Erwachsenen.

Lokalisation
Gesicht, Stamm, seltener Schleimhautbefall.

Klinisches Bild
2-15 mm große, gelbliche, rundliche, makulopapulöse Effloreszenzen.

Histologie
- Ansammlung fettspeichernder Schaumzellen im oberen und mittleren Korium; Beimischungen von Lymphozyten, eosinophilen Leukozyten und Riesenzellen.
- Elektronenmikroskopie: Nachweis regelmäßig strukturierter „laminated bodies".

Differenzialdiagnose
multizentrische Retikulohistiozytose, generalisierte eruptive Histiozytome, Xanthoma disseminatum, juveniles Xanthogranulom.

Therapie
Spontane Abheilung möglich. Ggf. Exzision oder Kürettage, Abtragung mit dem CO_2 Laser oder mit Hilfe der Kryochirurgie, s.u. Xanthelasma.

Prognose
Variabler Verlauf mit Tendenz zur spontanen Abheilung.

Xanthomatose, zerebrotendinöse   E75.5

Erstbeschreiber
Van Bogaert, Epstein u. Scherer, 1937

Synonym(e)
van-Bogaert-Scherer-Epstein-Syndrom

Definition
Seltene familiäre Cholesterol-Speicherkrankheit, klinisch charakterisiert durch frühzeitig auftretende Sehnenxanthome und fortschreitende neurologische Störungen.

Ätiologie
Autosomal-rezessiver Erbgang. Relativ häufiges Vorkommen bei jüdischen sephardischen Familien marokkanischen Ursprungs. Bekannt sind zwei Mutationen im C27-Hydroxylase-Gen (CYP27 und CTX), das sich am distalen Ende des langen Arms auf Chromosom 2 befindet (2q33-qter). Das Gen kodiert die mitochondriale Cytochrom P 450 der Subfamilie 27 sowie die Sterol-27-Hydroxylase. Der Enzymdefekt führt zu einer Störung der Gallensäuresynthese und Akkumulation von Cholestanol. Der Vitamin D-Stoffwechsel kann ebenfalls durch den Enzymdefekt gestört sein.

Klinisches Bild
Multiple Sehnenxanthome bereits in der Kindheit. Normale Plasmacholesterin-Konzentration. Erhöhung der Plasmacholestanol-Konzentration. Frühzeitige Katarakt. Demenz. Pyramidenbahnzeichen. Zerebellare Ataxie. Bulbärparalyse. Frühzeitige Atherosklerose. Evtl. Osteoporose.

Differenzialdiagnose
Abgrenzung gegenüber anderen Erkrankungen mit frühzeitig auftretenden Sehnenxanthomen durch Bestimmung des Plasma-Cholesterins und gegebenenfalls der LDL-Rezeptoren an Monozyten (familiäre Hypercholesterinämie), durch Bestimmung des Apo-E-Phänotyps (familiäre Hyperlipoproteinämie Typ III) sowie durch Bestimmung von Pflanzensterolen im Serum (Sitosterolämie mit Xanthomatose).

Therapie
Frühzeitige therapeutische Anwendung von Chenodesoxycholsäure kann die Entwicklung neurologischer Symptome verhindern.

Xanthome, eruptive   E78.22

Synonym(e)
eruptive xanthomas

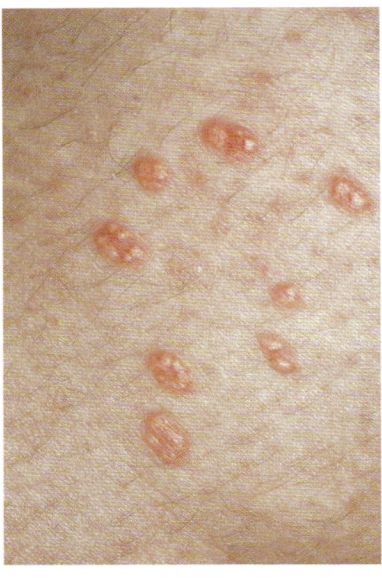

Xanthome, eruptive. Chronisch stationäres oder chronisch aktives Krankheitsbild mit multiplen, an Stamm und Extremitäten lokalisierten, disseminierten, 0,1-0,3 cm großen, flach erhabenen, an der Oberfläche etwas gefelderten, symptomlosen, scharf begrenzten, festen, glatten, gelbroten Papeln.

Definition
Rasch in großer Anzahl, disseminiert über den Körper auftretende, papulöse, gelbe Xanthome mit entzündlichem Hof.

Ätiologie
Assoziationen mit Hyperlipoproteinämie Typ IV oder Hyperlipoproteinämie Typ V nach Fredrickson, Diabetes, chronischem Alkoholkonsum, Nierenerkrankungen, Pankreatitis, Medikamenten und Schwangerschaft sind beschrieben.

Lokalisation
Vor allem Glutaealregion, Extremitätenstreckseiten.

Therapie
Kosmetisch störende Xanthome können operativ entfernt werden, auch mittels Laser, Kürettage oder Abtragung mit der Elektroschlinge. Ggf. Betupfen mit Trichloressigsäure (z.B. Solco Derman; **R266**).

Therapie allgemein
Erkennung und Behandlung der Stoffwechselstörung.

Interne Therapie
Bei Nachweis einer Fettstoffwechselstörung diätetische Maßnahmen und Einstellung auf Lipidsenker wie Acipimox (z.B. Olbemox) 3mal 250 mg/Tag p.o. oder Simvastatin (BeL Simvastatin) initial 5-10 mg p.o. (wöchentliche Dosissteigerung auf bis zu 40 mg p.o.).

Xanthome, plane — E28.28

Definition
Fleckförmige, leicht erhabene, bis handtellergroße, weiche Infiltrate (Xanthom). Manifestation als Xanthelasmen ohne Fettstoffwechselstörungen (s. Xanthomatose, generalisierte, plane) und bei Hypercholesterinämie.

Differenzialdiagnose
Xanthelasma.

Therapie
Behandlung der Grunderkrankung und ggf. operative Entfernung. S.a.u. Xanthelasma, s.a.u. Xanthome, eruptive.

Xanthome, tuberöse — E78.30

Synonym(e)
Fibroma lipoidicum sive lipomatodes; Xanthoma tuberosum

Definition
Halbkugelige oder flache, gelblich-rötliche bis -bläuliche, derbe Platten, Knötchen oder Knoten (Xanthom) mit langsamer Wachstumstendenz und geringer Regression.

Vorkommen/Epidemiologie
Typisch bei Hyperlipoproteinämie Typ IV.

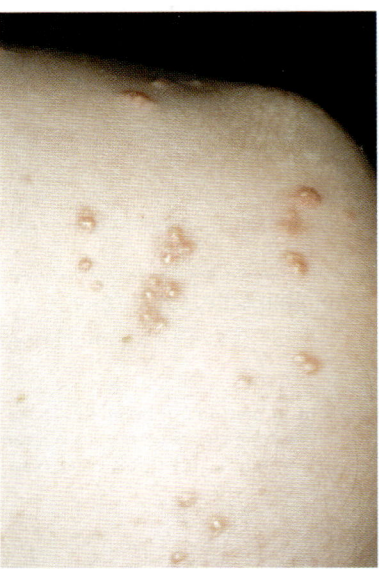

Xanthome, tuberöse. Weiche, gelbliche, papulöse und knotige, tuberöse Xanthome an der Schulter bei Hyperlipoproteinämie Typ IV.

Therapie allgemein
Behandlung der Grunderkrankung. Zusammenarbeit mit dem Internisten.

Externe Therapie
Operative Entfernung kosmetisch störender Xanthome, s. Xanthelasma, s. Xanthome, eruptive.

Xanthome, verruciforme — D23.L83

Definition
Xanthom mit papillomatöser, verruciformer Oberfläche.

Lokalisation
Mundschleimhaut, anogenital, selten auch andere Stellen.

Therapie
Operative Entfernung, auch mittels Elektrokaustik, CO_2-Laser, Kürettage oder Kryochirurgie.

Xeroderma pigmentosum — Q82.1

Erstbeschreiber
Kaposi, 1882

Synonym(e)
Atrophodermia pigmentosa (Crocker); Lichtschrumpfhaut; Lioderma essentialis congenita (Auspitz)

Definition
Seltene, hereditäre, abnorme Reaktion der Haut auf UV-Strahlen mit vorverlagerter Entwicklung von Altershaut und Ausbildung maligner Hauttumoren infolge von Störungen der DNA-Reparatur.

Einteilung
Man unterscheidet je nach Defekt des Exzisionsrepairmechanismus 8 Typen: Typ A-V.
- Typ A = de Sanctis-Cacchione-Syndrom)
- Typ V = pigmentierte Xerodermoid.

Xeroderma pigmentosum. Tabelle 1. Klinische Manifestationen bei den einzelnen Typen (XP-A - XP-V) des Xeroderma pigmentosum (XP) (variiert nach Herouy et al.)

Typen	Dermatologische Symptome	Dermatologische Tumoren	Neurologische Symptome	Okuläre Symptome
XP-A	+++	SK	++	++
XP-B	+++	SK/B	+	++
XP-C	+	SK/B	+	–
XP-D	++	MM	++	+
XP-E	+	B	–	–
XP-F	++	SK/B	+	–
XP-G	++	SK/B	+	–
XP-V	+	B	–	–

KS = Karzinom, spinozelluläres; B = Basalzellkarzinom; MM = malignes Melanom; + = leicht; ++ = mittelstark; +++ = schwer

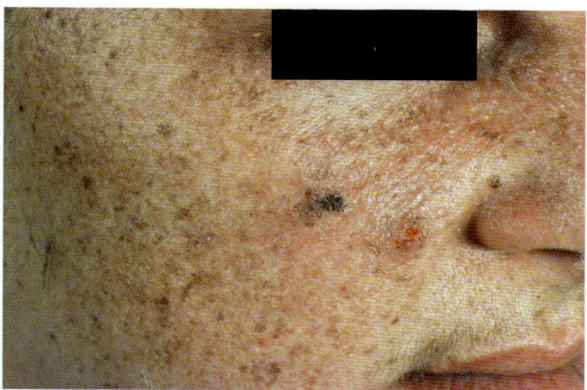

Xeroderma pigmentosum. Fleckig-schmutzige Pigmentierungen sonnenbelichteter Areale an der Wange. Nebenbefundlich: Lentigo maligna neben einem ulzerierten Basalzellkarzinom bei einem 28-jährigen Mann.

Vorkommen/Epidemiologie
Inzidenz in Europa und Nordamerika ca. 1/250.000 Einwohner/Jahr, in Japan ca. 1/40.000 Einwohner/Jahr.

Ätiologie
- Autosomal-rezessiv vererbte Störung des Nukleotid-Exzisionsreparatursystems. Die Gendefekte sind auf verschiedene Chromosome verteilt. (XP-A: 9q22; XP-B: 2q21, XP-C: 3p25; XP-D: 19q13; XP-E: 11; XP-F: 19q13; XP-G: 13q32; XP-V: 6p12-21). Die einzelnen Genabschnitte kodieren Reparaturproteine, die an verschiedenen Teilschritten des Nukleotidexzisionsreparatursystems beteiligt sind.

Xeroderma pigmentosum. Tabelle 2. Betroffene Reparatursysteme bei Xeroderma pigmentosum und ihre ursprüngliche Funktion (variiert n. Herouy et al.)

Reparaturproteine	Funktion
XP-A, XP-C, XP-E	DNS-Schadenserkennung
XP-B, XP-D	Helicase, lokale Entspiralisierung der DNS
XP-G, XP-F	Einschneiden der DNS
XP-V	Polymerase

Manifestation
Früheste Kindheit: 6. bis 18. Lebensmonat, bei Typ E erst 6. bis 9. Lebensjahr. Keine Geschlechterbevorzugung, Manifestation maligner Tumore im 2. bis 20. Lebensjahr.

Klinisches Bild
Erytheme und Ödeme bei der ersten Sonnenbelichtung. Blasige Umwandlung, Abheilung unter Schuppung. Ausbildung hellbrauner bis schwarzer, ephelidenähnlicher oder lentiginöser melanotischer Flecken, Poikilodermie, Hautatrophie mit Lidektropionierung und Mikrostomie, Keratosis actinica. Befall von Augenlidern, Konjunktiven, Kornea und Iris. Entwicklung von spinozellulären Karzinomen (v.a. Typ A, B, C, F, G), malignen Melanomen (v.a. Typ D), Basalzellkarzinomen (v.a. Typ E, V) und Sarkomen. Mutilationen. In 80% Augenbeteiligung (Dyschromie und Malignome), in 15% Beteiligung des Nervensystems (v.a. Typ A, Hyper- und Areflexie). Typisch gehäufte Kariesentwicklung, seltener Entwicklung von Leukämien.

Labor
Nachweis des Fehlens einer Endonuklease in Fibroblastenkultur (auch pränatal).

Histologie
Lichtgeschädigte Zellen im Epithel, vermehrte Melanineinlagerung im Stratum basale. Pigmentinkontinenz mit intra- und extrazellulärer Pigmentanreicherung im oberen Korium.

Differenzialdiagnose
Progeria-like syndrome (Cockayne-Syndrom); Trichothiodystrophie (Trichorrhexis-Syndrom)

Therapie allgemein
Lebenslange, absolute Vermeidung von UV-Strahlen durch Verlagerung des Tag-Nacht-Rhythmus. Kompletter physikalischer und chemischer Lichtschutz (Kleidung, Lichtschutzpräparate). Hautbefundkontrollen in 3-6-monatigen Abständen. Fachärztliche Überwachung der Patienten. Genetische Beratung!

Externe Therapie
Anwendung von 5-Fluorouracil-Creme (Efudix Creme).

Interne Therapie
Prophylaktische Erfolge werden mit peroraler Gabe von Retinoiden beschrieben: Acitretin (z.B. Neotigason) oder Isotretinoin (z.B. Isotretinoin-ratiopharm; Aknenormin) 0,5-2 mg/kg KG/Tag.

> **Cave:** Aufgrund hoher Dosierung häufig frühzeitig Unverträglichkeiten (siehe KI bzw. NW unter Acitretin bzw. Isotretinoin).

Operative Therapie
Rechtzeitige operative Entfernung bereits entstandener Malignome mittels Exzision, Kürettage, Kryochirurgie.

Prognose
Das Risiko, Hauttumoren zu entwickeln, ist um 1000fach erhöht!

Xerodermie   L85.3

Definition
Schwächste Form der Ichthyosis simplex mit abnorm trockener, kaum sichtbar schuppender Haut.

Therapie allgemein
Sparsame Anwendung von Seifen und Syndets.

Externe Therapie
Rückfettende Ölbäder oder Duschöle (z.B. Linola Fett Ölbad, Balneum Hermal Ölbad, Eucerin Duschöl). Rückfettende blande Lokaltherapie zumeist mit Zusatz von 3-5% Harnstoff (z.B. Nubral 4 Creme, Excipial U-Lipolotion, R102).

Xerodermoid, pigmentiertes   Q82.1

Synonym(e)
Xeroderma-pigmentosum-Variante; Melanosis lenticularis progressiva; Lichtschrumpfhaut; Xeroderma pigmentosum tardivum

Definition
Autosomal-rezessiv vererbte Form des Xeroderma pigmentosum mit später Erstmanifestation (postpubertär), Malignomentwicklung sowie vergleichsweise günstiger Prognose.

Ätiologie
Gestörte Postreplikationsreparatur.

Therapie
Entsprechend dem Xeroderma pigmentosum. Genetische Beratung.

Xerosis conjunctivae et corneae   H11.1

Synonym(e)
Xerophthalmie

Definition
Austrocknung der Bindehaut und der Hornhaut des Auges.

Therapie allgemein
Schirmer Test, Ausschluss von Sjögren-Syndrom und chronischer Polyarthritis (rheumatoide Arthritis). Augenärztliche Betreuung.

Externe Therapie
Symptomatisch mit künstlicher Tränenflüssigkeit (z.B. Liquifilm, Oculotect).

Xerostomie   K11.7

Synonym(e)
Asiali; Aptyalism

Definition
Mundtrockenheit durch Versiegen der Speichelsekretion. Der Terminus „Xerostomie und Hyposalivation" oder „Oligosialie" wird meist als subjektiv empfundene Mundschleimhauttrockenheit in Kombination mit einer starken Reduktion des Ruhespeichelflusses (Gesamtruhespeichelfließrate: <0.1 ml/Min., stimulierte Gesamtspeichelfließrate: <0.5 ml/Min.) definiert.

Einteilung
Man unterscheidet:
- Normaler (physiologischer) Speichelfluss: etwa 2,0 ml/Min. bei Stimulation (z.B. beim Kauen von Nahrung); etwa 0,3-0,4 ml/Min. im Ruhezustand (Speichelmenge).
- Eingeschränkter Speichelfluss (Oligosialie): Werte zwischen 0.5 und 2,0 ml/Min. bei Stimulation (z.B. beim Kauen von Nahrung); etwa 0,3 ml/Min. im Ruhezustand.
- Xerostomie: Werte unter 0,5 bzw. 0,2 ml/Min.

Vorkommen/Epidemiologie
Häufigkeit von 0.15%-3.8% unter der nordamerikanischen Bevölkerung.

Ätiologie
- Als Ursachen kommen grundsätzlich in Betracht:
  - Medikamente (häufigste Ursache; z.B. Vitamin A-Säure)
  - Radiologische Therapie in der orofazialen Region
  - Speicheldrüsenerkrankungen und -operationen
  - Erkrankungen mit Speicheldrüsenbeteiligung
  - Erkrankungen mit direkter oder indirekter Beeinflussung der Innervation und des Metabolismus der Speicheldrüsen
  - Flüssigkeitsverlust durch verminderte Kautätigkeit
  - Altersregression (physiologisch).
- Die medikamentös induzierte Xerostomie ist in den Industrienationen und bei der Alterspopulation jenseits der vierten Lebensdekade die häufigste Form der Xerostomie. Häufig entfalten Anticholinergika (über periphere Rezeptorblockade) und trizyklische Antidepressiva (über zentrale Rezeptorblockade) die stärkste xerogene Wirkung. Periphere Anticholinergika (z.B. Atropin) wirken über eine kompetitive Hemmung des Acetylcholinrezeptors der Drüsenzellmembran und verhindern damit die Signalübertragung des Transmitters. Die zentralen Anticholinergika sind schrankengängig und hemmen vermutlich das medulläre Speichelzentrum.
- Weitere Medikamente die eine Xerostomie hervorrufen können:
  - Antihistaminika
  - Antiparkinsonmittel
  - Antihypertonika
  - Diuretika
  - Benzodiazepine
  - Sedativa
  - Hypnotika

- Antihypertonika
- Zytostatika.
- Spezifische Erkrankungen der Speicheldrüsen (beispielsweise maligne Tumoren) können zu irreparablen Schäden des Drüsengewebes führen. Nach Infektionen wie einer viralen Parotitis, kann sich als Spätfolge eine parenchymatöse Fibrosierung entwickeln. Verengungen oder Obstruktionen der Ausführungsgänge können dauerhaft sein (wie bei einer narbigen Stenose) oder temporär auftreten (wie bei Speichelsteinen) und entwickeln sich auf der Grundlage von operativen Eingriffen, chronischen Infektionen, Traumata und Tumoren oder sind bei den seltenen kongenitalen Missbildungen bereits pränatal angelegt.
- Weitere Erkrankungen die eine Xerostomie hervorrufen können:
  - Sjögren-Syndrom mit generalisierter Dysfunktion der exokrinen Drüsen.
  - Chronische Nephropathien
  - Nebennierenschädigungen
  - Diabetes insipidus mit Polyurie
  - Diabetes mellitus mit osmotischer Diurese durch Glukosurie)
  - Erkrankungen mit zentralnervösen Störungen der Drüseninnervation bei Depressionen, Psychosen und vegetativen Dysregulationen
  - Größere und anhaltende Flüssigkeitsverluste (wie durch Blutverluste, bei chronischer Diarrhöe, bei Erkrankungen mit Störungen des Wasserhaushaltes
  - Verminderte Kautätigkeit bei schmerzhaften Mundschleimhaut- oder Zahnerkrankungen sowie insuffizientem Zahnersatz.
- Entsprechend den oben beschriebenen extraoralen Symptomen können folgende extraorale Befunde in Begleitung einer Xerostomie erhoben werden:
  - Rhinitis mit Parosmie
  - Xerophthalmie (Eintrocknung von Horn- und Bindehaut)
  - Keratokonjunktivitis
  - Pharyngitis
  - Laryngitis und Bronchitis
  - Refluxösophagitis
  - Dyspepsie.

Manifestation
Vorwiegend bei der älteren Bevölkerung auftretend und bei ca. der Hälfte der Patienten persistierend, die unter einer Erkrankung des rheumatischen und autoimmunologischen (v.a. systemische Sklerodermie) Formenkreises leiden. Frauen sind besonders nach dem Klimakterium betroffen.

Klinisches Bild
- Die beiden oralen Kardinalsymptome der Speichelflussminderung sind ein Mundtrockenheits- oder Rauigkeitsgefühl (Zunge klebt am Gaumen) und ein verstärktes Durstgefühl. Weiterhin geht dieser Zustand mit brennenden und stechenden Dysästhesien (Zunge wie rohes Fleisch), Schluck- und Sprachschwierigkeiten sowie Geschmacksstörungen (es schmeckt alles pappig) einher. Bei beeinträchtigtem Speichelfluss sind Kauen, Schlucken und Sprechen erschwert. Auch das Risiko für orale Infektionen nimmt zu, insbesondere für Candida-Befall.
- Häufig auftretende subjektive Symptome der Xerostomie:
  - Kaubeschwerden (beim Verzehr von trockener Nahrung)
  - Schluckbeschwerden (beim Leerschlucken)
  - Geschmacksstörungen
  - Sprechstörungen (durch Adhäsion der Schleimhäute)
  - Kaubeschwerden (beim Verzehr von trockener Nahrung)
  - Schmerzhafte Stellen im Mund und Taubheitsgefühl
  - Zungenbrennen oder Mundbrennen
  - Mundgeruch
  - Zahnfleisch- oder Zungenbluten
  - Prothesenunverträglichkeit.
- Häufige extraorale Symptome der Xerostomie:
  - Trockenheit der Nasenschleimhaut mit Schorfbildung und Nasenbluten
  - Geruchsstörungen
  - Augentrockenheit mit Augenbrennen
  - Trockenheitsgefühl im Hals mit Heiserkeit und chronischem Husten
  - Hauttrockenheit
  - Verdauungsstörungen mit Sodbrennen, Verstopfungen, Appetitlosigkeit, Brechreiz und Durchfall
  - Miktionsbeschwerden mit verstärktem Harndrang.
- Objektive Symptome: Bei ausgeprägter Xerostomie ist der fehlende Glanz bzw. die stumpfe, trockene Oberfläche der oralen Schleimhäute sehr auffällig. Hierbei fehlt nicht nur der typische Flüssigkeitssee auf dem Mundboden. Die oralen Schleimhäute haben in diesem Fall sogar die Wirkung einer Fingergleitbremse. Häufig hat der Speichel auch eine zähflüssige und klebrige Konsistenz. Weiterhin Veränderungen der Schleimhautoberfläche mit Veränderungen der Zungenpapillen, Rissbildungen bzw. Fissurierungen der Epitheldecke (wie rissige Lippen oder Zunge), erosive und gelegentlich sogar ulzerierende Mukosadefekte. Häufig entwickeln sich ein Foetor ex ore sowie Störungen des ökologischen Gleichgewichts im Biotop der Mundhöhle mit sekundären bakteriellen, viralen und mykotischen (meist Candidosen) Schleimhautinfektionen.
- Die geschwächte Schutzfunktion betrifft auch die Pufferkapazität und die Remineralisationsfähigkeit, führt zu Störung des Zahnhartgewebes (progredienter kariösen Befall) mit breitflächiger Demineralisationen der Glattflächen. Die Zähne verlieren zunächst ihren Glanz und es treten opake (milchige, kreidige) Farbveränderungen auf. Der Schmelz verliert seine biomechanischen Eigenschaften und wird spröde, wodurch eine schnelle Abrasion des okklusalen Reliefs und der Inzisalkanten eintritt. Schließlich kommt es ohne ein adäquates therapeutisches Konzept zu einer völligen Zerstörung der Zähne.

Externe Therapie
Die Behandlung ist schwierig, aber unbedingt erforderlich, da ein Zuwenig an Speichel zu schweren Schäden an den Zähnen führen kann. Sie erfolgt symptomatisch mit vermehrter Flüssigkeitszufuhr (Mineralwasser, Tee), Speichelstimulation durch Kaugummi, saure Getränke, Präparate auf Zitronenbasis (**Cave: Zahnerosionen bei bezahnten Patienten wegen des verringerten ph-Wertes!**) oder medikamentös durch Substitution von künstlichem Speichel (R236 bzw. Mundspülungen mit 10-20% Glyzerinwasser).

Hinweis(e)
Die großen Speicheldrüsen des erwachsenen Menschen produzieren zusammen etwa 1,0-1,5 l Speichel, wobei etwa 77% durch die Gll. submandibulares und 25% durch die Gll. parotides und Gll. sublinguales produziert werden. Der Grundbe-

darf wird durch eine kontinuierliche Ruhesekretion gedeckt. Die Speichelproduktion unterliegt einem zirkadianem Rhythmus und geht mit zunehmendem Alter zurück.

X-ray-nails L60.8

Definition
Typische Nagelveränderungen in Form weißlicher, parallel verlaufender Bänder nach Störungen der Nagelmatrix durch Röntgenstrahlen.

Therapie
Nicht möglich.

Yellow-nail-Syndrom L60.5

Erstbeschreiber
Samman u. White, 1964

Synonym(e)
Syndrom der gelben Nägel; Skleronychiesyndrom

Definition
Klinische Trias von gelben Nägeln, primärem Lymphödem und Pleuraerguss.

Ätiologie
- Gehäuft bei Immunstörungen und Malignomen. Selten auch als Medikamentennebenwirkung (Penicillamin).
- Pathogenetisch liegt den Nagelveränderungen und dem Lymphödem eine angeborene Hypoplasie der peripheren Lymphgefäße zugrunde.

Klinisches Bild
- Integument: Verdickte, im gesamten Nagelbereich gelb verfärbte, langsam oder gar nicht wachsende Nägel, Skleronychie mit peripher einsetzender Onycholyse.
- Extrakutane Begleitsymptome: Bronchitis, Bronchiektasen, α-1-Antitrypsin-Mangel, Lymphgefäßveränderungen mit konsekutiven Lymphödemen (Extremitäten, Genitalien, Gesicht, Stimmbänder).

Labor
Bestimmung von α-1-Antitrypsin.

Therapie allgemein
Spontanremission möglich, Behandlung der Grunderkrankung.

Externe Therapie
5% Vitamin E in einem Nagelbalsam (z.B. Onyx) R278.

Zecken

Synonym(e)
Ixodidae; Argasidae

Allgemeine Information
Zecken übertragen aufgrund ihrer Lebensweise häufig Krankheitserreger zwischen den Wirten, ohne jedoch selbst erkrankt zu sein. Es handelt sich dabei um mehr Arten von Krankheitserregern als bei jeder anderen parasitischen Tiergruppe. Bedrohung von Menschen besteht durch Übertragung der Krankheitserreger für:
- Borreliosen
- Frühsommermeningoenzephalitis (FSME)
- Rickettsiosen
- Tularämie (Dermacentor-Arten)
- Babesiose (Ixodes-Arten; Malaria-ähnliche Erkrankung).

Ein Zeckenstich ist ein Vorgang, der beachtet werden sollte. Wichtigste Überträger in Mitteleuropa sind die Arten der Gattung Ixodes mit der häufigsten einheimischen Art, dem sog. „Gemeinen Holzbock" (Ixodes ricinus), daneben auch die Gattungen Rhipicephalus, Dermacentor, Haemaphysalis, Amblyomma und aus der Familie der Lederzecken die Gattungen Argas und Ornithodorus.

Erreger
- Zecken (Ixodidae) sind eine Überfamilie innerhalb der Milben (Acari) mit lederartiger Haut, die zur Klasse der Spinnentiere gehören. Zecken gehören zu den größten Milbenarten. Die meisten Arten sind Ektoparasiten (sie dringen nicht in das Wirtsinnere ein). Als Wirte dienen Vögel, Reptilien und Säugetiere. Weltweit gibt es etwa 650 Zeckenarten.
- Ixodidae legen Eier an verschiedenen geschützten Stellen wie z.B. den Unterseiten von Grashalmen ab. Hieraus schlüpfen sechsbeinige Larven. Diese suchen sich nach wenigen Tagen einen Zwischenwirt (Nagetier), saugen sich dort fest und nehmen innerhalb von zwei bis drei Tagen Blut auf. Nach dem Saugen lassen sie sich abfallen, häuten sich nach einigen Monaten am Ende ihrer Entwicklung zur ersten achtbeinigen, rund 1,5 bis 2 Millimeter großen Nymphe. Diese sucht sich wiederum einen weiteren Zwischenwirt (Katze). Anschließend treten sie bis zum nächsten Frühjahr in ein Ruhestadium ein. Erst nach dieser Pause suchen sie sich einen weiteren Wirt. Danach findet eine weitere Häutung zur zweiten Nymphe (Lederzecke) oder zum adulten Tier (Schildzecke) statt. Die adulte Zecke befällt danach den Endwirt (Mensch, Rind). Anschließend erfolgt die Begattung des Weibchens. Dieses legt kurz darauf bis zu 3.000 Eier ab. Die männlichen Zecken sterben nach der Begattung, die Weibchen erst nach der Eiablage.
- Die Zecke ritzt mit ihren paarigen Mundwerkzeugen (sog. Cheliceren) die Haut ein und schiebt das Hypostom (Stechapparat) in die Wunde. Dieser ist symmetrisch mit Widerhaken besetzt. Damit bohren sie sich jedoch nur oberflächlich in die Haut ein und „lecken" dann das austretende Blut auf. Der Vorgang wird umgangssprachlich als „Zeckenbiss" bezeichnet, korrekt ist jedoch „Zeckenstich".

Therapie
- Eine festsitzende Zecke sollte so rasch wie möglich nach ihrer Entdeckung entfernt werden. Die Zecke wird am besten mit einer feinen Pinzette oder einer Zeckenzange möglichst dicht an der Haut gefasst (nicht am Leib, da dadurch Krankheitserreger in die Wunde hineingequetscht werden können) und langsam aus der Haut herausgezogen. Gründliche Entfernung von Zeckenresten (meist das sog. Hypostom der Zecke). Die Einstichstelle anschließend gründlich desinfizieren. Von der Benutzung von Öl oder Nagellack zur Entfernung wird abgeraten, weil nicht gesichert ist, dass diese Prozeduren das Eindringen von Keimen nicht beschleunigen. Im Gegenteil, es ist anzunehmen, dass aggressive Agenzien die Zecke veranlassen Sekrete und somit mögliche Erreger beschleunigt abzugeben.
- Bei kleineren Zecken: Häufig sind kleine Zecken nicht sicher mit einer Zeckenzange zu fassen. Hier empfiehlt sich z.B. fachgerechte Entfernung mit einem Skalpell. Die stumpfe Seite der Klinge liegt auf der Haut des Patienten auf, die Zecke wird herausgehebelt.
- Grundsätzlich können Zecken auch mittels Stanzbiopsie in Lokalanästhesie entfernt werden. Das Verfahren empfiehlt sich, wenn durch den Befallenen bereits an der Zecke anderweitig manipuliert wurde. Eine Gefahr von Quetschungen der Zecke oder Verbleiben von Zeckenresten in der Haut besteht nicht.

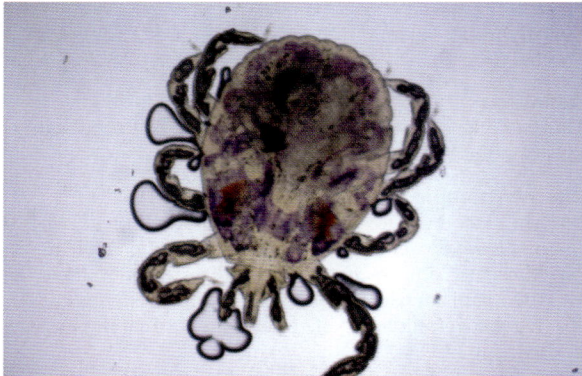

Zecken. Schildzecken Nymphe. In diesem Stadium ist es schon zu einer Weiterentwicklung gekommen, es liegen jetzt 8 Beine vor. Bei den Schildzecken ist nur ein Nymphenstadium bekannt.

Prophylaxe
- Tragen fester Schuhe.
- Tragen heller Kleidung, um Zecken besser zu erkennen.
- Wandern auf Wegen statt im Gelände.
- Überstülpen der Socken über die Hosenbeine.
- Untersuchung insbes. von Kindern nach Spaziergängen oder Wanderungen in der freien Natur.
- Einreiben der Unterschenkel, der Handgelenke und des Halses mit Insektenschutzmitteln z.B. Zanzarin Bio-Lotion oder Nexa Lotte Hautschutz-Milch (die Wirkung hält bis zu 6 Stunden an).
- Knoblauch: In Studien konnte die Einnahme von Knoblauchkapseln die Zeckenstichrate in Endemiegebieten um ca. 30% senken. Alternativ: Anwendung von Knoblauchspray.

Hinweis(e)
Lederzecken leben oft in der Nähe ihrer Wirte und bevorzugen eher trockene dunkle Unterschlupfe. Besonders gut geeignete Bedingungen bieten Waldränder und Waldlichtungen mit hochgewachsenen Gräsern, Feuchtwiesen und Bachränder mit gleichartigem Bewuchs und weiterhin Laub- oder Mischwald mit grasigen oder krautigen Unterwuchs. Ihre Aktivitäten entfalten sie normalerweise von März bis Oktober. Ihre Lebenszeit beträgt zwischen zwei und fünf Jahren. Zecken können einen Vollwaschgang der Kleidung überleben, sodass ein Zeckenstich auch lange Zeit nach einem Waldspaziergang auftreten kann.

Zeckengranulom L92.9

Synonym(e)
Zeckenstichgranulom

Definition
Fremdkörperreaktion bei Verbleiben von Teilen der Zecke in der Haut durch unsachgemäßes Entfernen derselben.

Therapie
Exzision, Kontrolle der Borrelienserologie und des Hautbefundes. Bei Anzeichen einer Entzündung (s. Zeckenstich) oder in der frühen Phase einer Borrelieninfektion (z.B. Erythema chronicum migrans) interne Antibiose (s.a. Lyme-Borreliose).

Zeckenstich X29.9

Definition
Stich durch Ixodes ricinus, wodurch es zum Übertragen von Krankheitserregern kommen kann.

Lokalisation
Vor allem Nacken, Beugen, Skrotum.

Klinisches Bild
Geringer Juckreiz an der Einstichstelle, braunroter bis schwarzer runder Zeckenkörper.

Komplikation
Zeckengranulom, Lyme-Borreliose, Lymphadenosis cutis benigna, Erythema chronicum migrans, Acrodermatitis chronica atrophicans, Zeckenstichfieber, Frühsommermeningoenzephalitis.

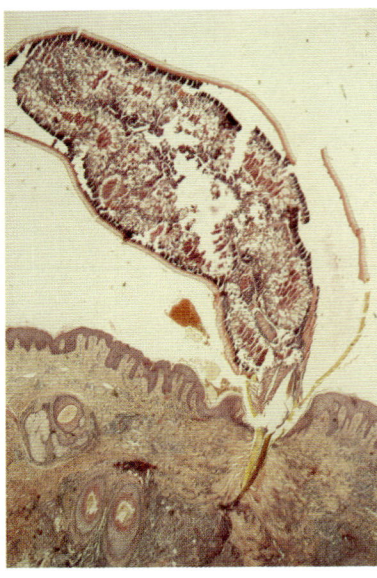

Zeckenstich. Zecke beim Saugakt.

Therapie
- Herausziehen der Zecke mit Splitterpinzette möglichst nahe an der Haut, d.h. am Zeckenkopf fassen, keine Manipulation des Zeckenkörpers! Ggf. Entfernung per Stanzbiopsie. Kontrolle der Borrelienserologie (14 Tage und 6 Wochen nach Zeckenstich).
- In FSME-Virus-Endemiegebieten: Ggf. Behandlung von Komplikationen. Bei Entzündung des Zeckenstiches: Systemische Antibiose (Indikation großzügig stellen), des Weiteren externe antiseptische Therapie mit Polyvidon-Jod-Salbe (z.B. Betaisodona). S.a. Borreliosen, Lyme-Borreliose, Zeckenstichfieber, Frühsommermeningoenzephalitis.

Hinweis(e)
Zecken können einen Vollwaschgang der Kleidung überleben, sodass ein Zeckenstich auch lange Zeit nach einem Waldspaziergang auftreten kann. S.u. Zecken.

Zeckenstichfieber A79.8

Synonym(e)
Spotted fever

Definition
Durch Zecken übertragene Rickettsiose, z.B. Rocky Mountains spotted fever. Meldepflicht.

Interne Therapie
- Antibiose mit Doxycyclin (z.B. Supracyclin): 1. Tag 200 mg/Tag p.o., weiter mit 100 mg/Tag p.o. über 14 Tage.
- Alternativ: Ofloxacin (Tavanic): Erwachsene: 2mal/Tag 100 mg bis maximal 200 mg/Tag, Kinder: 7,5 mg/kg KG/Tag p.o. verteilt auf 2 ED oder 5 mg/kg KG/Tag i.v., verteilt auf 2 ED.
- Alternativ: Ciprofloxacin (Ciprobay): 2mal/Tag 125-500 mg p.o. oder 2mal/Tag 100-400 mg i.v., (3mal 200 mg/Tag i.v.) über 16 Tage, Kinder: 10 mg/kg KG/Tag i.v., verteilt auf 2 ED oder 15 mg/kg KG p.o., verteilt auf 2 ED.

Prophylaxe
Prophylaxe: Aktive Immunisierung - Impfstoff erhältlich! Auftragen von Repellents (z.B. Icaridin, Zanzarin).

Zeckenstich-Lymphozytom A69.2

Definition
Entwicklung einer Lymphadenosis cutis benigna nach Zeckenstich durch Infektion mit Borrelia burgdorferi. Stanzbiopsie zum Ausschluss eines B-Zell-Lymphoms.

Diagnose
Borrelien-Serologie.

Therapie
Entsprechend der Lyme-Borreliose.

Zehntagefieber A79.8

Synonym(e)
Natalfieber; Pretorialfieber; südafrikanisches Fleckfieber

Definition
Durch R. africae verursachte Rickettsiose. Übertragung der Erreger erfolgt durch Amblyomma-Zecken (Schildzecken).

Vorkommen/Epidemiologie
Südafrika.

Klinisches Bild
10-tägige Fieberperiode. An der Einstichstelle ist gelegentlich ein bis zu erbsgroßes, ulzeriertes Knötchen nachweisbar, das mit schwarzen Krusten (Tache noir) bedeckt sein kann. Auftreten von regionärer Lymphadenitis, makulopapulösem Exanthem und Nackensteifigkeit.

Therapie
Entsprechend dem endemischen Fleckfieber.

Zellulite L03.9

Synonym(e)
Dermopanniculosis deformans; cellulite

Definition
Bezeichnung im Volksmund für eine konstitutionell bedingte, umschriebene Vermehrung und Veränderung des subkutanen Fettgewebes im Oberschenkel- und Glutaealbereich. Beim Zusammenschieben der Haut im betroffenen Bereich lässt sich das sogenannte Matratzenphänomen und Orangenhautphänomen auslösen. Im amerikanischen Kosmetikbereich wird sie als „that lumpy-bumpy skin of the thighs that 90% of the women have and all hate" beschrieben.

Einteilung
4 Stadien werden je nach Schweregrad unterschieden:
- Stadium 1: Nur beim tangentialen Zusammenschieben der Haut erscheint ein „Peau-d'orange"-Aspekt.
- Stadium 2: Bei Muskelanspannung wird insbes. am Gesäß eine wellige Hautoberfläche sichtbar.
- Stadium 3: Auch in Ruhe und im Liegen ist eine wellige Hautoberfläche sichtbar.
- Stadium 4: Auch in Ruhe und im Liegen weist die Haut eine höckerige Hautoberfläche auf.

Ätiologie
Durch eine besondere anatomische Beschaffenheit des weiblichen Fettgewebes hervorgerufen. Das Phänomen hat keinerlei krankhafte Basis. Angeschuldigte „Störungen der Mikrozirkulation", „endokrine metabolische Anomalien", „Stoffwechselträgheit" gehören in den Bereich der Legenden.

Manifestation
Fast ausschließlich bei Frauen. Auch bei adipösen männlichen Kindern. Bei Kastraten kann das Phänomen ebenfalls beobachtet werden.

Therapie allgemein
Gewichtsreduktion, körperliche Bewegung, roborierende Maßnahmen und Massagen.

Externe Therapie
Versuch der externen Anwendung koffeinhaltiger (2%) hydrophiler Lotionen oder Cremes, z.B. Crealite.

Hinweis(e)
Die meisten propagierten Therapien sind wirkungslos. Insofern sollte sich jeder ernstzunehmende Arzt vor der Propagierung von wissenschaftlich nicht belegten Therapiemodalitäten ausnehmen.

Zellulitis, eosinophile L98.3

Erstbeschreiber
Miescher, 1945; Wells, 1971

Synonym(e)
Wells-Syndrom; rezidivierende granulomatöse Dermatitis mit Eosinophilie

Definition
Seltene, chronisch-rezidivierende Systemerkrankung unklarer Genese, deren Hautbefall mit rezidivierenden, juckenden oder brennenden, erythematösen, urtikariellen Plaques klinisches Leitsymptom ist. Eosinophile Infiltrate innerer Organe (eosinophile Pneumonie, Pleuritis, Perikarditis) sind möglich.

Ätiologie
Ungeklärt, diskutiert werden Insektenstiche, Arzneimittel oder hämatologische Systemerkrankungen wie Leukämien oder Lymphome als Auslöser. Pathogenetisch liegt eine Gewebsreaktion auf die Freisetzung von „eosinophil major basic protein" (MBP) unter Mitwirkung von Leukotrienen zugrunde. Gelegentlich Assoziation mit hämatologischen Erkrankungen. Es wird diskutiert, ob es sich um eine selbständige Erkrankung oder nur um eine Gewebsreaktion auf verschiedene Triggermechanismen handelt.

Klinisches Bild
Biphasischer Krankheitsverlauf. Akuter Beginn.
- Frühphase: Erst unspezifischer Pruritus und Brennen, innerhalb weniger Tage umschriebene, meist großflächige Erytheme, dolente Ödeme und teigige bis derbe Plaques.
- Spätphase: Granulomatöse Dermatitis mit Eosinophilie. Über Wochen anhaltende Erytheme, derbe Infiltrate mit Ausbildung von Atrophie, livid-grauen, morphea-artigen Indurationen, stark juckenden Prurigo-artigen Papeln. Schubweiser Verlauf, so dass mehrere Stadien nebeneinander bestehen können. Assoziierte Symptome: Fazialislähmung möglich.

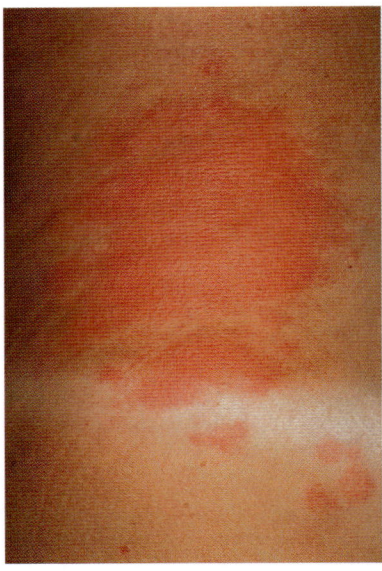

Zellulitis, eosinophile. Frühphase mit münz- bis handtellergroßen, urtikariellen Erythemen.

Labor
Eosinophilie (Blut, Knochenmark), Leukozytose, Thrombozytose möglich.

Histologie
Fokal dichte, perivaskulär und interstitiell gelagerte Infiltrate, nahezu ausschließlich bestehend aus eosinophilen und (wenigen) neutrophilen Granulozyten, die auch um Adnexen gelagert sein können. Fokale, polygonal begrenzte, eosinophile Flammenfiguren (flame figures) in der Dermis.

> **Merke:** „Flame figures" entstehen durch einen Überzug kollagener Fasern mit Eosinophilengranula. Zirkumskripte Kollagen-Nekrosen, Eosinophilozytoklasie, granulomatöse Reaktion.

Diagnose
Das frühe klinische Stadium imitiert eine bakterielle Infektion (Erysipel oder Phlegmone). Histologischer Befund ist maßgebend.

Differenzialdiagnose
Erysipel, zirkumskripte Sklerodermie, Dermatitis herpetiformis, Urtikariavaskulitis, Urtikaria.

Externe Therapie
Blande Therapie mit Lotio alba. Ggf. Glukokortikoid-haltige Lotionen (z.B. Hydrogalen, Betnesol V, R030).

Bestrahlungstherapie
Evtl. Therapieversuch mit PUVA-Therapie.

Interne Therapie
- Glukokortikoide wie Prednisolon (z.B. Decortin H) initial 100 mg/Tag, langsame Dosisreduktion in Abhängigkeit vom Hautbefund, passagere Erhaltungsdosis mit 5 mg/Tag p.o. (Dosierung unterhalb der Cushing-Schwelle). Zusätzlich Magenschutz mit z.B. Riopan Gel 3mal/Tag 1 Btl.
- Bei rezidivierendem Verlauf hat sich die Kombination von systemischen Glukokortikoiden mit DADPS (z.B. Dapson Fatol) bewährt, Beginn mit 100 mg/Tag DADPS p.o. Rasche Dosisreduktion innerhalb der nächsten Wochen dem Hautbefund entsprechend auf eine Erhaltungsdosis von 50 mg/Tag p.o.

Prognose
Unbehandelt kommt es nach mehreren Wochen bis Monaten zur Spontanremission. Chronisch rezidivierender Verlauf möglich.

Zementekzem L23.5

Definition
Allergisches Kontaktekzem durch Typ IV-Sensibilisierung auf Chromat- und Kobaltsalze nach monate- oder jahrelanger Exposition der Haut mit zementhaltigen Substanzen. Bei Arbeitsabhängigkeit Anzeige als Berufskrankheit der Haut.

Lokalisation
Hände.

Klinisches Bild
Ekzematöse Hautveränderungen mit Lichenifikation, Rötung, Schuppung, Erosionen, Rhagaden.

Diagnose
Epikutantest.

Therapie allgemein
Meidung des sensibilisierenden Agens.

Externe Therapie
Antiekzematöse Maßnahmen, s. Berufsdermatosen, s. Ekzem, Kontaktekzem, allergisches.

Zentromer-Antikörper

Definition
Autoantikörper gegen das Kinetochor-Antigen.

Vorkommen
Bei systemischer Sklerodermie, bei CREST-Syndrom in 70 bis 80% der Patienten.

Zerkarien

Definition
Larvenstadium der 3. Generation von Trematoden.

Zerkariendermatitis B65.3

Synonym(e)
Badedermatitis; swimmer's itch; Cercariendermatitis; Schistosomendermatitis; Schwimmbadkrätze; Weiherhippel; Badekrätze

Definition
Befall der menschlichen Epidermis mit Zerkarien.

Erreger
Trichobilharzia ocellata und Trichobilharzia szidati.

Vorkommen/Epidemiologie
Mitteleuropäische Gewässer mit Vorkommen von Süßwasserschnecken der Gattung Limnaea und Radix.

Ätiologie
Baden in Zerkarien-verseuchten Gewässern, Eindringen der Zerkarien in die menschliche Haut, in der sie bald absterben. Der Mensch ist Fehlwirt; befallen werden vor allem Wasservögel, Zwischenwirte sind Wasserschnecken.

Lokalisation
Stamm und Extremitäten, an Stellen, die von der Badebekleidung nicht bedeckt wurden.

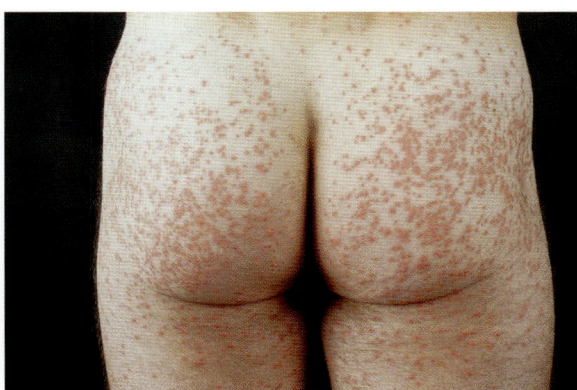

Zerkariendermatitis. Disseminierte urtikarielle, stark juckende Papeln im Bereich der Glutäen und Oberschenkel, mehrere Stunden nach Baden im Baggersee.

Klinisches Bild
Juckende Papeln und Quaddeln an den Invasionsstellen, wenige Minuten bis zu einer Stunde nach Exposition. Dauer: Etwa 1 Woche. Generalisation nach Sensibilisierung bei wiederholter Exposition.

Therapie
Keine spezifische Therapie verfügbar. Durch kräftiges Frottieren (Massieren) kann versucht werden, die Zerkarien mechanisch aus den oberen Schichten der Epidermis zu entfernen.

Externe Therapie
Blande austrocknende Therapie mit z.B. Lotio alba, bei Juckreiz Zusatz von 2-5% Polidocanol **R200**. Alternativ kurzfristige Anwendung topischer Glukokortikoide wie Hydrocortison (Hydro-Wolff, Hydrogalen **R121, R123**).

Interne Therapie
Passagere Einstellung auf orale Antihistaminika: Levocetirizin (z.B. Xusal) 1 Tbl./Tag oder Desloratadin (z.B. Aerius) 1 Tbl./Tag. Ggf. sedierende Antihistaminika: Clemastin (z.B. Tavegil) 2mal/Tag 1 Tbl. p.o. oder Dimetinden (z.B. Fenistil) 2mal/Tag 1 Tbl. p.o.

Zerviko-dermo-reno-genitale Dysplasie   R23.8

Definition
X-chromosomal erbliche Krankheit mit melanozytären Naevi, Spontankeloiden, Kryptorchismus (s. Maldescensus testis), muskulärem Schiefhals, Plagiozephalie, Nierenparenchymschwund mit Hypertonie.

Therapie
Symptomatisch. Befundkontrolle der Naevi.

Zidovudin

Definition
Virustatikum (AZT).

Wirkungen
Nukleosidanalogon. Kompetitive Hemmung der reversen Transkriptase von HIV bei HIV-Infektion.

Indikation
Kombinationstherapie der HIV-Infektion.

Schwangerschaft/Stillzeit
Bei Einnahme des Medikamentes nicht stillen!

Dosierung und Art der Anwendung
- Perorale Applikation (Kps./Filmtbl./Lsg.): Erwachsene: 500-600 mg/Tag aufgeteilt in 2-3 ED. Kinder >3 Monate - 12 Jahre: 360-480 mg/m² KO/Tag aufgeteilt in 3-4 ED.
- I.v. Applikation: Erwachsene (70 kg): 1 bzw. 2 mg/kg KG alle 4 Std., Kinder: 80-160 mg/m² KO alle 6 Std. i.v.
- Säuglinge >3 Monate: 12 mg/kg KG/Tag.
- Säuglinge <3 Monate: 8 mg/kg KG/Tag.

> **Merke:** Männer sollten während einer AZT-Behandlung und bis zu 6 Monate (z.B. im Rahmen einer Postexpositionsprophylaxe) danach keine Kinder zeugen!

Unerwünschte Wirkungen
- Kutane UAWs: Erythrodermie, makulopapulöse Exantheme, Urtikaria, Nagelpigmentierungen.
- Außerdem: Anämie, Neutropenie, Leukopenie, gastrointestinale Beschwerden, Fieber, Kopfschmerzen, Einschränkung des Reaktionsvermögens, Parästhesien, bei langfristiger Anwendung proximale Myopathien.

> **Merke:** Potenzierung der Nebenwirkungen bei gleichzeitiger Gabe von Cotrimoxazol und Pyrimethamin. Bei gleichzeitiger Gabe von Ganciclovir tritt fast immer eine Myelosuppression ein, die durch Gabe von G-CSF korrigiert werden kann!

Kontraindikation
Zytostatische Behandlung eines Lymphoms oder Kaposi-Sarkoms, schwere Leber- und Nierenfunktionsstörung.

Präparate
Retrovir

Hinweis(e)
Der Wirkspiegel im Liquor beträgt ca. 50% des Plasmaspiegels.

Zieve-Syndrom   K70.0

Erstbeschreiber
Zieve, 1958

Definition
Alkoholinduzierter Ikterus mit Pankreatitis, Hyperlipidämie (Triglyzeride und Cholesterin) und hämolytischer Anämie.

Ätiologie
- Auftreten bei chronischem Alkoholkonsum und konsekutiver Leberinsuffizienz.
- Bilirubin bindet mit erhöhter Affinität an Elastin; Ikterus manifestiert sich zuerst an den Skleren (vermehrter Elastingehalt).

Klinisches Bild
- Ikterus unterschiedlicher Ausprägung.
- In der hämolytischen Phase kaum Hautveränderungen.
- Im weiteren Verlauf der Erkrankung Auftreten von nicht juckenden (nahezu asymptomatischen), schuppenden, zentrifugal wachsenden, zirzinären Erythemen (wahrscheinlich identisch mit Erythema necroticans migrans).

Therapie
Therapie der Grunderkrankung, Rückbildung der Hautveränderung bei längerer Alkoholkarenz!

Zimmerlindenekzem   L23.8

Definition
Allergisches Kontaktekzem durch Kontakt mit den Blättern der Zimmerlinde (Sparmannia africana).

Therapie allgemein
Epikutantestung, Meidung des auslösenden Agens.

Externe Therapie
Initial Glukokortikoid-haltige Externa 0,25% Prednicarbat (z.B. Dermatop Salbe), 0,1% Methylprednisolon (z.B. Advantan) später blande pflegende Therapie. S.a. allergisches Kontaktekzem.

Interne Therapie
Orale Antihistaminika: Levocetirizin (z.B. Xusal) 1 Tbl./Tag oder Desloratadin (z.B. Aerius) 1 Tbl./Tag. Ggf. sedierende Antihistaminika: Clemastin (z.B. Tavegil) 2mal/Tag 1 Tbl. p.o. oder Dimetinden (z.B. Fenistil) 2mal/Tag 1 Tbl. p.o.

Zimt

Vorkommen
Ceylon, Süd-West-Indien. Auf Ceylon und in anderen tropischen Gebieten (Südindien, Jamaica, Antillen, Südamerika) in sog. Zimtgärten kultiviert.

Anwendungsgebiet/Verwendung
Zimt ist eines der ältesten Gewürze der Welt. Es wird bereits in der Bibel erwähnt. Offizinell sind die geschälte Droge (Cortex cinnamoni zeylanici), das Zimtöl aus den Blättern bzw. der Rinde sowie Zimtpulver. Zimtöl und Zimtaldehyd finden Verwendung als Gewürz für Süßspeisen, Back- und Süßwaren, Obstkonserven, in der Likörherstellung, in Cola-Getränken, in der Parfüm- und Kosmetikherstellung und bei Toilettenartikeln sowie in der präparativen organischen Chemie. In der Medizin als Stomatikum zur Appetitanregung, meist in Kombination mit anderen Stoffen. Die Stoffliste verzeichnet mehr als 50 Präparate.

Unerwünschte Wirkungen
Neben dem Hauptallergen Zimtaldehyd kommen noch Thymol, Eugenol und Linalool als weitere, aber geringer ins Gewicht fallende Sensibilisatoren infrage. Sensibilisierungspotenz: Mittelstark. Sensibilisierungshäufigkeit: Häufig.

Klinisches Bild
Auch die Zimtkassie bzw. das aus ihr gewonnene Cassiaöl sind als Ursache von allergischen Kontaktdermatitiden in Erscheinung getreten. Kreuzreaktionen werden vor allem bei Perubalsamallergikern beobachtet, sind aber auch auf Zimtalkohol und vereinzelt auf Holzteere zu erwarten. Liegt neben dem Allergen eine zweite Verbindung im Gemisch oder in der Lösung vor, so kann es zum sog. Quencheffekt kommen. Dabei wird die allergene Wirkung des Sensibilisators (z.B. Zimtaldehyd, Citral) durch den zweiten Stoff (z.B. Eugenol, Limonen) aufgehoben oder reduziert.

Zink

Definition
Bläulich-weißliches Metall, das in der Dermatologie eine Rolle bei Zinkmangel-Dermatosen und als Therapeutikum (s. Zinkpaste, abwaschbare) spielt.

Allgemeine Information
- Zink übernimmt im Körper katalytische, strukturelle und regulatorische Funktionen.
- Es existieren 2 Gruppen von Carrierproteinen, die den transmembranösen Zinktransport regulieren: ZnT und Zip. ZnT Transporter reduzieren den intrazellulären Zinkspiegel, indem sie für die direkte Ausscheidung oder die Aufnahme in intrazelluläre Vesikel zuständig sind. Zip Transporter bewirken das Einströmen des Zinks aus dem zuvor genannten Reservoir in die Zellen. In Abhängigkeit des Zinkangebots sind diese Zinktransporter unterschiedlich stark exprimiert.
- Die Resorption erfolgt im Jejunum. Der Zinkgehalt im Serum liegt bei 70 µg/dL, Werte <40 µg/dL weisen auf einen Zinkmangel hin. Starke Schwankungen sind bekannt, z.T. abhängig von der Nahrungsaufnahme.
- Die Inzidenz des vererbten Zinkmangels weltweit beträgt 1/500.000 Einwohner.
- Zink-Quellen in der Nahrung stammen zu 33% aus Fleisch und Fleischwaren, 25% aus Milch, Milchprodukten und Eiern, 20% aus Getreideprodukten und 20% aus sonstigen Quellen.
- Ein diätetischer Zinkmangel ist eine Rarität, betrifft Entwicklungsländer und strenge Vegetarier.
- Bei der Acrodermatitis enteropathica wird die kongenitale, autosomal-rezessiv vererbte, primäre Zinkabsorptionsstörung (Genlokus 8q24.3) diskutiert, verursacht durch Fehlen eines Zinkbindungs-Faktors (Soluble Carrier SLC39A4) im Dünndarm, der in der Muttermilch, aber nicht in Kuhmilch vorhanden ist und zum Absinken der Zinkabsorption auf 2-3% des Normalwertes führt.

Zinkleim

Definition
Beim Erkalten erstarrender Leim, bestehend aus Zinkoxid, Glycerol, Wasser sowie dem Gelbildner Gelatine.

Rezeptur(en)

Präparate
Varicex Zinkleimverbände

Zinkleimverband

Definition
Starrer, über Knochenvorsprüngen gepolsterter Verband. Ein Zinkleimverband kann mit fertigen, feuchten Zinkleimbinden (10 cm bis 10 m) oder mit Mullbinden, die mit Zinkleim

bestrichen werden (sog. gestrichener Zinkleimverband), angelegt werden. Die Zinkleimtechnik ist ein wichtiger Teil des Kompressionsverbandes nach Fischer zur Therapie des postthrombotischen Syndroms. Anwendung auch bei artifiziell überlagerten Dermatosen zur Meidung von Kratzartefakten.

Zinkmangel-Dermatosen E60

Definition
Durch Zinkmangel unterschiedlicher Ursache hervorgerufene, charakteristische, ekzematöse, psoriasiforme, häufig mikrobiell überlagerte Hautveränderungen an Akren und Körperöffnungen, auch Beteiligung der Hautanhangsgebilde (Haare, Nägel).

Ätiologie
- Hereditärer Enzymdefekt: Acrodermatitis enteropathica
- Zinkverlust bei Diarrhoe, Fistelsekretion (z.B. Colitis ulcerosa)
- Malabsorption (z.B. Enteritis regionalis, Zoeliakie, M. Wilson, Pankreatitis)
- Verbrennung
- Malnutrition (z.B. Alkoholismus, vegetarische Ernährung)
- Erhöhter Verbrauch/Ausscheidung (z.B. Wachstum, Schwangerschaft, Stillzeit, atopisches Ekzem, Diabetes mellitus, Leberzirrhose, Infektionen, Diuretika)
- HIV-Infektion.

Lokalisation
Akren, zentrofazial, Anogenitalbereich, bei der chronischen Form außerdem Knie, Ellenbogen.

Klinisches Bild
- Akut: Schubweise verlaufendes papulovesikulöses, scharf begrenztes Ekzem. Periorale und perianale Erosionen, Skrotalekzeme. Flache Blasen in den Beugefalten der Finger und Palmae. Verzögerte Wundheilung.
- Chronische Zinkmangeldermatitis: Ekzematöse bis psoriasiforme Hautveränderungen, evtl. generalisiertes Exsikkationsekzem, akneiforme Follikulitiden, diffuse Alopezie, Nageldystrophie, Beau-Reilsche Querfurchen der Nägel. Weitere Störungen: Wachstumshemmung, Infektanfälligkeit, gastrointestinale Störungen, Photophobie, psychische Störungen. S.a. Acrodermatitis enteropathica.

Diagnose
Erniedrigung von Serumzinkspiegel und alkalischer Phosphatase.

Differenzialdiagnose
Seborrhoisches Ekzem, Psoriasis vulgaris.

Therapie
- Alimentäre Zufuhr: Zink-Quellen in der Nahrung stammen zu 33% aus Fleisch und Fleischwaren, 25% aus Milch, Milchprodukten und Eiern, 20% aus Getreideprodukten und 20% aus sonstigen Quellen.

  > **Merke:** Ein hoher Calciumgehalt und fettarme Ernährung verschlechtern die Zink-Ausnutzung.

- Medikamentöse Substitution: Zumeist orale, in schweren Fällen parenterale Gabe löslicher Zinkverbindungen wie Zinksulfat, -acetat, -lactat unter Kontrolle des Serumzinkspiegels. Substitution z.B. mit Unizink 20-40 mg/Tag i.v. oder 1-2 Tbl./Tag p.o. Außerdem Eiweißsubstitution

(Zink wird im Serum an Albumin gebunden transportiert). Kontrolle Serumeiweiß: Gewünschter Plasmaeiweißanstieg (g/l) mal Plasmavolumen (l/kg KG) mal 2 = Menge der benötigten Eiweißsubstitution (Albumin 5-20%).

Zinkpasten

Definition
Hoch konzentrierte Suspensionen von plastischer Verformbarkeit, die einen großen Anteil an feinen, unlöslichen Pulvern (20-50%) enthalten, die in einem flüssigen (z.B. Glycerol 85%) oder salbenartigen (z.B. Vaseline) Vehikel homogen dispergiert sind.

Indikation
- Harte Pasten: Feststoffanteil 50% und mehr, wirken austrocknend, sekretbindend und abdeckend. Sie sind indiziert bei subakuten bis chron. Hauterkrankungen und bei seborrhoischer Haut.
- Weiche Pasten: Niedrigerer Feststoffanteil. Es überwiegen die Eigenschaften der Grundlage (meist wasserfrei, lipophil, auch Absorptionsgrundlagen, seltener Emulsionssalben oder Hydrogele), d.h. sie wirken fettend und abdeckend. Sie werden v.a. zur Therapie bei trockener Haut und nicht nässenden, abheilenden Dermatosen eingesetzt.

Rezeptur(en)
R001 R025 R287 R295 R191 R286 R189 R192 R187 R002 R093

Zinksulfat

Definition
Adstringens, Therapeutikum bei Zinkmangel.

Indikation
Schleimhauterkrankungen, insbes. am Auge, Herpes simplex und Zoster.

Dosierung und Art der Anwendung
- Herpeserkrankungen: 1-4mal/Tag auf die betroffenen Bezirke auftragen.
- Zinksubstitution: 10-20 mg/Tag p.o.

Unerwünschte Wirkungen
Paragruppen-Allergie bei Fertigpräparaten (Gel) beachten!

Kontraindikation
Paragruppen-Allergie (Gel).

Rezeptur(en)
R298

Präparate
Virudermin Gel, Lipactin Gel (Kombinationspräparat mit Heparin-Na), Zink-ratiopharm 25 mg Brausetabletten

Zinnoberfleck R68.8

Definition
Bei der Akrozyanose vorkommende arterielle Hyperämie nach Auslösen des Irisblendenphänomens.

Zipperlein   M10.9

Definition
Volkstümliche Bezeichnung für Gicht und Rheumatismus.

Ziprkowski-Margolis-Syndrom   E70.3

Synonym(e)
Albinism deafness syndrome; ADFN; Margolis-Syndrom

Definition
Sehr seltenes, wahrscheinlich X-chromosomal-rezessiv vererbtes Syndrom mit Taubstummheit, Piebaldismus-ähnlicher Hypomelanose von Haut und Haaren, durchscheinender Iris. Bei Geburt ist die Haut meist völlig depigmentiert, später treten an Rumpf und Extremitäten rund-ovale, hyperpigmentierte Flecken auf.

Therapie
Symptomatisch. Textiler und physikalisch/chemischer Lichtschutz (LSF >30, z.B. Anthelios, s.a. Lichtschutzmittel). Regelmäßige Kontrollen der Haut zum Ausschluss von malignen Tumoren. Genetische Beratung, s.a. Piebaldismus.

Zirkumzision

Synonym(e)
Beschneidung; Circumcision

Definition
Zirkuläre Umschneidung beider Vorhautblätter mit anschließender Naht, z.B. nach Dieffenbach, z.B. bei Phimose, Lichen sclerosus et atrophicus, rezidivierenden Entzündungen, Rhagaden, Fissuren, Smegmaretention, Paraphimose. I.A. problemloser Eingriff mit zumeist komplikationsloser Wundheilung. Ambulante Durchführung möglich. Verschiedene Narkosetechniken möglich, auch örtliche Betäubung.

Komplikation
Nachblutung, Schwellung, Infektion und Glansnekrose <1%.

Zirkumzisionstuberkulose   A18.1

Definition
Heute extrem seltener tuberkulöser Primärkomplex im Bereich der Zirkumzisionswunde nach Ablutschen der Wunde durch einen an Tuberkulose erkrankten Beschneider.

Zitronenhaut   Q82.8

Erstbeschreiber
Milian, 1921

Synonym(e)
Peau citréine

Definition
Klinische Variante des Elastoma diffusum.

Therapie
Lichtschutz, keine weitere Therapie notwendig.

Zoeliakie   K90.0

Erstbeschreiber
Gee, 1888; Herter, 1908; Heubner, 1909; Thaysen, 1929

Synonym(e)
Einheimische Sprue, glutensensitive oder gluteninduzierte Enteropathie, Glutenunverträglichkeit, Heubner-Herter-Krankheit

Definition
Chronische, z.T. genetisch determinierte Erkrankung der Dünndarmschleimhaut mit lebenslang persistierender Unverträglichkeit gegen ein in vielen Getreidesorten vorkommenden Inhaltsstoff (Gliadin) des Klebereiweißes Gluten. Nichttherapierte Zöliakie erhöht v.a. die Gefahr von Non-Hodgkin-Lymphomen.

Vorkommen/Epidemiologie
Die Häufigkeit der Erkrankung schwankt in verschiedenen Ländern teilweise erheblich. In Deutschland und Dänemark werden Prävalenzen von 1:500 angegeben, in den USA und Großbritannien von 1:110, im weltweiten Durchschnitt ungefähr 1:270.

Ätiologie
Glutene führen bei Zoeliakie zu einer komplexen Reaktion der Darmschleimhaut und des Immunsystems. Enterozyten des Dünndarmes produzieren vermehrt verschiedene HLA-Klassen (HLA I, HLA DR und HLA DQ). Bestimmte Abschnitte des Klebereiweiß (Gliadinpeptide) binden an den vermehrt gebildeten HLA-DQ2-Antigenen. Es kommt zur Bildung verschiedener Antikörper. Neben Antikörpern gegen das Klebereiweiß selbst (Gliadin-Antikörper) treten auch AK gegen die Gewebstransglutaminase auf. Der Entzündungsvorgang führt zur Apoptose der Enterozyten und zur Zottenatrophie. Die Folge sind Verminderung der Resorptionsfläche und Resorptionsstörungen. Assoziation mit HLA DQ besteht in >90% der Patienten

Manifestation
Vor dem 6. Lebensmonat erkranken nur wenige Kinder an Zöliakie. Erste Symptome treten meist 3-6 Monate nach dem Beginn der glutenhaltigen Ernährung z.B. mit Grießbrei, Vollkornbrei etc. auf.

Klinisches Bild
Geistige oder körperliche Entwicklungsstörungen während der Kindheit, Anämie, blasse Gesichtsfarbe, Blähbauch, übel riechende gelbliche, vermehrte Stühle, Ödeme. Bei Erwachsenen Osteoporose oder Osteomalazie (ca. 30% der Fälle).

Diagnose
Anamnese, Dünndarmbiopsie (eindeutige Histologie); Serologie (IIF): IgA-AK gegen Endomysium, Jejunum und Retikulin. Gliadin-AK (IgA- und IgG-Ak in den ersten 2 Lebensjahren). Nachweis von IgA-Ak gegen die Gewebstransglutaminase (hohe Spezifität und Sensitivität).10 % der Pat haben gleichzeitig einen IgA-Mangel (Gefahr einer falsch negativen Befundung einer IgA-vermittelten Antikörperkonstellation).

Komplikation
Als Autoimmunerkrankung ist die Zöliakie mit anderen Erkrankungen vergesellschaft so mit einem Diabetes mellitus Typ 1 (etwa 5-10% der Patienten), einer Hashimoto-Thyreoiditis sowie einer Dermatitis herpetiformis Duhring.

Therapie
Lebenslange glutenfreie Diät, d.h. Cerealiengehalt <50 mg/100 g Getreideprodukte (Trockengewicht), Grenzwert 10 mg/100 g. Ggf. Eisen-, Vitamin B_{12}-, Folsäure- und Vitamin D-Substitution.
- Eisensubstitution: Hb-Defizit in g/l mal 25 = Gesamtbedarf an Eisen in mg.
  - Oral: (Ferro sanol duodenal) 2(-3)mal/Tag 50 mg, später 2(-3)mal/Tag 100 mg p.o., möglichst auf leeren Magen. Kleinkinder 5 mg/kg KG/Tag p.o., verteilt auf 3 ED über 3 Monate.
  - Selten intravenös (z.B. Ferrlecit): Erwachsene 3,2-5,0 ml/Tag langsam i.v.
  - Kontrolle: Retikulozyten, Hb-Anstieg erst später. Bis 3 Monate nach Normalisierung des Blutbildes noch weiter geben.
  - **Cave:** Keine gleichzeitige Gabe mit Tetracyclinen, Antazida, Colestyramin, Penicillamin.
  - Als Nebenwirkungen treten u.a. Übelkeit, Verstopfung, Durchfall und Schwarzfärbung des Stuhls auf.
- Vitamin B12-Substitution (Neurotrat B 12): Induktion mit 1000-2000 µg/Woche i.m., i.v., oder s.c. Retikulozyten nach 5-8 Tagen ansteigend. Erhaltungsdosis: 100-300 µg/ alle 2 Monate.
- Folsäuresubstitution (Folsäure-Hevert): Erwachsene: 5-15 mg/Tag p.o. Kinder: 5-10 mg/Tag p.o. über 4 Wochen oder 0,2 mg/Tag parenteral über 4 Wochen.
- Vitamin D-Substitution: Vitamin D3 (z.B. Dekristol, Vigantoletten) 5000-10.000 IE/Tag p.o. über 6 Wochen, später 2000-50.000 IE/Tag über mehrere Monate. Unbedingt Calciumzufuhr: 1 g Calcium/Tag (4mal/Tag 250 mg p.o.).

Prophylaxe
Bei Kindern und Jugendlichen während des Wachstums Substitution mit Vitamin D_3 400 IE/Tag p.o. oder UV-Bestrahlung.

Diät/Lebensgewohnheiten
- Erlaubte Lebensmittel:
  - Kartoffeln, Reis, Mais, Hirse, alle Stärkesorten, auch Weizenstärke, Buchweizen, Quinoa, Sojabohnen, Teff (Hirseart), Kastanie, Kochbanane.
- Nicht erlaubte Lebensmittel:
  - Weizen, Hafer, Gerste, Roggen sowie alle aus diesen Getreiden hergestellten Back-/Teigwaren, Brote, Mehle oder Flocken.
  - Verstecktes Gluten in Saucen, Suppen, Frühstücksgetränken, Süßigkeiten, Kaugummi, und Fertigprodukten wie z.B. Kuchenmischungen.

Hinweis(e)
Weitere Informationen: Deutsche Zoeliakie Gesellschaft.

Zoonosen A28.8

Definition
Sämtliche Krankheiten und/oder sämtliche Infektionen, die auf natürlichem Weg zwischen Tier und Mensch (vom Tier zum Menschen = Zooanthroponose und vom Menschen zum Tier = Anthropozoonose) übertragbar sind. Etwa 200 Krankheiten sind bekannt. Eine Zoonose ist eine Infektionskrankheit, die sowohl Menschen als auch Tiere betreffen kann. Ausgenommen sind Erreger, die in der Umwelt vorkommen und über Kontamination von Lebensmitteln zum Menschen gelangen. Bei der „direkten (Ortho-) Zoonose" erfolgt die Infektion durch direkten Kontakt oder durch einen mechanischen Vektor von einem Vertebraten auf den anderen (z.B. Skabies-Übertragung von Mensch zu Mensch). Unter Epizoonosen werden Hauterkrankungen verstanden, die durch tierische Parasiten (Ektoparasiten) hervorgerufen werden, z.B. Erkrankungen durch Läuse oder Milben.

Erreger
Die eigentlichen Zoonoseerreger sind Erreger, die sich nicht nur auf einen Wirt beschränken, sondern bei mehreren Wirten einschließlich des Menschen eine Infektion (mit und ohne klinisch manifeste Erkrankung) hervorrufen können.

Einteilung
- Dermatologisch relevante virale Zoonosen:
- Colorado-Tick-Fieber (durch Dermatocentor andersoni [Schildzecke] übertragen)
- Lassa-Fieber (s.u. Fieber, hämorrhagisches)
- Picornaviren:
  - Maul- und Klauenseuche, echte
- DNA-Viren:
  - Herpes simplex-Erkrankungen
- Poxviren:
- Orthopoxviren:
  - Kamelpocken
  - Kuhpocken
- Molluscipoxvirus:
  - Molluscum contagiosum
- Parapocken-Viren:
  - Ecthyma contagiosum (Orf)
  - Melkerknoten (Pseudo-Kuhpocken)
- Dermatologisch relevante bakterielle Zoonosen:
  - Bartonellosen:
    - Katzenkratzkrankheit
    - Übrige Bartonella-Infektionen
  - Borreliosen:
    - Lyme-Borreliose
    - Rückfallfieber
  - Bruzellosen
  - Chlamydiosen:
    - Psittakose/Ornithose
    - andere durch Chlamydien verursachte Zoonosen
  - Leptospirose
  - Listeriose
  - Malleus (Rotz)
  - Melioidose (Pseudorotz)
  - Milzbrand (Anthrax der Haut)
  - Mykobakteriosen:
    - Infektionen mit Mycobacterium (M. tuberculosis-Komplex s.u. Tuberculosis cutis)
    - Mykobakteriosen, atypische (z.B. Schwimmbadgranulom)
  - Pest
  - Rattenbisskrankheit
  - Rickettsiosen:
    - Amerikanisches Zeckenstichfieber (Rocky Mountain Spotted Fever)
    - Mittelmeerfieber (Fièvre boutonneuse) und andere „Spotted Fever"-Erkrankungen
    - Epidemisches Fleckfieber
    - Murines Fleckfieber
    - Rickettsienpocken
    - Tsutsugamushi-Fieber

- Bartonellose:
  - Q-Fieber
  - Verruga peruana (Oroya-Fieber)
- Erysipeloid
- Staphylokokken-Infektionen (Impetigo contagiosa)
- Streptokokken-Infektionen (Impetigo contagiosa)
- Dermatologisch relevante mykotische Zoonosen:
  - Dermatomykosen (Trichophyton-Arten, Mikrosporie)
  - Systemmykosen:
    - Sporotrichose
    - Kryptokokkose (Taubenkot)
    - Histoplasmose (Taubenkot)
- Dermatologisch relevante durch Protozoen verursachte Erkrankungen:
  - Chagas-Krankheit (Südamerikanische Trypanosomose)
  - Leishmaniosen:
    - Viszerale Leishmaniose (Kala-Azar)
    - Kutane Leishmaniosen der Alten Welt
    - Amerikanische Haut- und Schleimhautleishmaniosen (Espundia und verwandte Formen)
  - Toxoplasmose
- Dermatologisch relevante durch Trematoden hervorgerufene Erkrankungen:
  - Zerkariendermatitis
  - Andere Trematodeninfektionen
  - Drakunkulose (Drakontiasis, Medinawurm-Infektion)
  - Filariose (Filariasis)
  - Larva migrans (Hautmaulwurf, Creeping Eruption)
  - Strongyloidose (Strongyloidiasis)
  - Trichinose
- Dermatologisch relevante durch Arthropoden verursachte Erkrankungen:
  - Insektenstich (Mücken, Fliegen, Bienen, Wespen u.a.)
  - Myiasis (Larva migrans)
  - Erkrankungen durch Flöhe (Flohstich)
  - Tungiasis
  - Erkrankungen durch Milben
  - Erkrankungen durch Wanzen (Heteroptera: Bettwanzen, Raubwanzen)
  - Erkrankungen durch Zecken:
    - Zeckenstich

Vorkommen/Epidemiologie
Die Inzidenz und Prävalenz der meisten Zoonosen ist schwer einzuschätzen. Viele Zoonosen bleiben undiagnostiziert. Für die meisten Zoonosen besteht weiterhin keine Anzeigepflicht. Allgemein gilt: je häufiger und je direkter ein Kontakt mit Tieren besteht, desto größer auch die Chance sich mit einer Zoonose zu infizieren (z.B. bei bestimmten Berufsgruppen wie Veterinäre oder Landwirte).

Ätiologie
Zoonoseerreger sind Bakterien, Viren, Parasiten oder andere biologische Einheiten, die eine Zoonose hervorrufen können.

Prophylaxe
Jeder Mensch, der mit Tieren oder ihren Produkten in Berührung kommt, kann einer Infektion ausgesetzt werden. Grundsätzlich gilt, dass Infektionen von Tiere auf Menschen durch die gleichen Methoden vermieden werden, wie auch bei zwischenmenschlichen Infektionen. Bei der Tierhaltung ist Hygiene (saubere Ställe und Gehege, Reinigen der Hände, Desinfektion (etwa Kochen und Bügeln) von Textilien) die wichtigste Maßnahme.

Hinweis(e)
Zoonosen stellen ein ständiges Risiko für den Menschen dar. Neben lebenden Tieren können insbesondere Lebensmittel Träger von Zoonoseerregern sein. Zoonoseerreger, die in Europa bereits erfolgreich bekämpft wurden, können jederzeit wieder eingeschleppt werden (wie z.B. die Brucellose). Gefahr des Auftretens neuer Zoonosen besteht durch globale Verbreitung von Zoonoseerregern, die ursprünglich auf bestimmte Regionen beschränkt waren. Ursachen für das Wiederauftreten und Neuauftreten von Zoonosen sind vielfältig:
- Weltweiter Tourismus und Tierhandel
- Vordringen des Menschen in neue geographische und ökologische Gebiete
- Einführen und Verbreiten exotischer und anderer Tierarten in die menschliche Bevölkerung
- Änderung der Tierhaltung und Tierfütterung
- Veränderungen der Verzehrgewohnheiten und Herstellung bzw. Zubereitung von Lebensmitteln
- Hygienebedingungen mit engem Kontakt zwischen Mensch und Tier
- Genetische Veränderung von Erregern.

Zoster
B02.9

Synonym(e)
Herpes zoster; Gürtelrose; Zona; Shingles; Ignis sacer

Definition
Neurotrope Viruskrankheit mit Varizella-Zoster-Virus (HHV-3; s.u. Herpesviren, humane). Entzündung einzelner oder mehrerer Spinalganglien bzw. Kopfganglien mit Hautveränderungen im zugehörigen Innervationsgebiet.

Vorkommen/Epidemiologie
Inzidenz bei 0-14 Jahre alten Personen: 0,45/1000 Einwohner/Jahr. Bei Personen >75 Jahre: 4,2-4,5/1000 Einwohner/Jahr.

Ätiologie
Reinfektion mit dem Varizellen-Zoster-Virus bei Teilimmunität infolge stattgehabter humoraler Immunisation oder Reaktivierung des im Körper vorhandenen Virus durch Resistenzminderung; als Triggerfaktoren kennt man chemische, physikalische oder aktinische Reize, Stress, Malignome, immunsuppressive Therapie und HIV-Infektion.

Manifestation
Vor allem im höheren Lebensalter und bei immunsupprimierten Patienten auftretend. Selten sind Zosterinfektionen im Neugeborenenalter.

Lokalisation
Meist einseitig (Zoster segmentalis), manchmal doppelseitig (Zoster duplex) im Bereich eines oder mehrerer Nervensegmente. Am häufigsten im Versorgungsgebiet T3, L3 und des ersten Trigeminusastes.

Klinisches Bild
- Inkubationszeit 7-18 Tage. Uncharakteristisches Prodromalstadium mit gering erhöhter Temperatur. Selten Zosterfieber. Brennen und stechende, einschießende Schmerzen können schon vor den Hauterscheinungen auftreten.

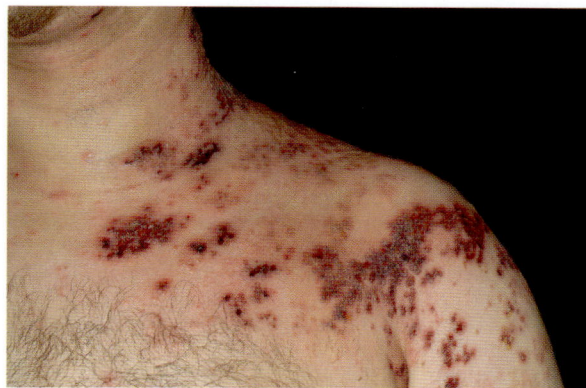

Zoster. Übersichtsaufnahme: Seit 6 Tagen bestehende, ausgedehnte, teils herpetiform angeordnete, sich hämorrhagisch-nekrotisierend umwandelnde Bläschen mit beginnender Superinfektion am linken lateralen Hals, der linken Schulter sowie dem oberen Stamm eines 22-jährigen Mannes. Aktuell sind deutliche druckschmerzhafte LK-Schwellungen linksseitig supraklavikulär, axillär und zervikal palpabel, zudem bestehen schweres Krankheitsgefühl, Temperaturerhöhung und Schmerzhaftigkeit. Nebenbefundlich besteht ein atopisches Ekzem seit Geburt.

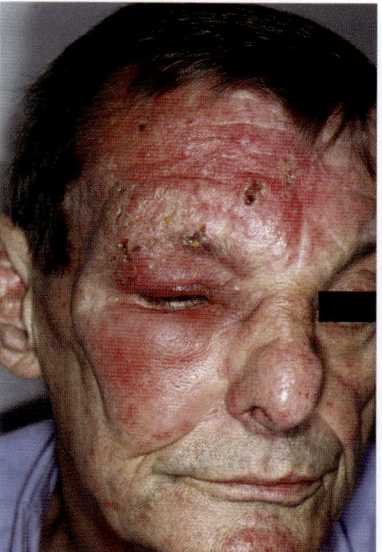

Zoster. Seit 3 Tagen zunehmende, rechtsseitige Kopfschmerzen mit begleitendem Krankheitsgefühl. Seit 1 Tag Rötung und Schwellung der Haut mit stechendem, einschießendem Schmerz. Flächenhaftes Erythem und Schwellung. Die Haut ist bei Berührung hoch empfindlich. Kein Fieber. Keine Leukozytose.

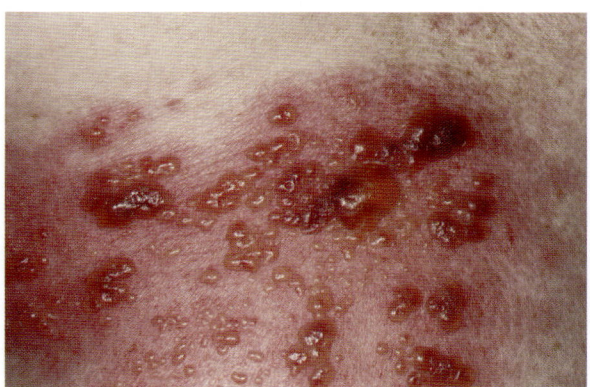

Zoster. 68 Jahre alte Patientin mit blasenbildender Erkrankung. Seit drei Tagen traten Schmerzen, Erythembildung und anschließend Ausbildung von Bläschen auf. Kleinste, teils isolierte, teils gruppierte, stellenweise zu größeren Aggregaten zusammengeflossene Bläschen auf erythematöser Haut. Im Bild oben rechts sind zwei größere, zum Teil hämorrhagische Blasen sichtbar.

Aufschießen gruppiert stehender Papeln auf erythematösem Untergrund mit rascher Umwandlung in zunächst klare, später eingetrübte Bläschen, Pusteln und Krustenbildung. Selten haemorrhagisch-nekrotischer Zoster. Narbenbildung vor allem bei nekrotisierendem Zoster.
- Relativ häufig, bes. mit zunehmendem Alter, Entwicklung einer Zosterneuralgie.
- Sonderformen: Zoster multiplex unilateralis, Zoster ophthalmicus, Zoster im Trigeminusbereich, Zoster oticus, Zoster generalisatus sive varicellosus.

Histologie
Intraepidermale Bläschen, ballonierende Degeneration, multinukleäre Riesenzellbildung, eosinophile Kerneinschlüsse.

Differenzialdiagnose
Erysipel; Herpes simplex

Komplikation
- Bei immunkompetenten Patienten selten beobachtetes (2%), bei Immunsupprimierten häufiges (7-26%) Auftreten von Zosterenzephalitis, Zostermeningitis, Zostermyelitis, Zoster-Embryopathie, akuter oder chronischer Zosterneuralgie.
- Seltener sind isotope Reaktionen (= Auftreten einer zweiten Hauterkrankung an gleicher Stelle nach Abheilung der primären Hautveränderungen) wie akneiforme Reaktionen, Lichen planus, zirkumskripte Sklerodermie, Granuloma anulare, tuberkuloide und sarkoidale Infiltrate, granulomatöse Vaskulitiden und Lymphome.

Therapie allgemein
Therapieziele umfassen die Reduktion von Komplikationen (z.B. Disseminierung), die Eindämmung der akuten sowie die Verhinderung chronifizierter, zosterassoziierter Schmerzen. Frühzeitiger Einsatz von Virustatika (v.a. bei Patienten >50 Jahre, bei Immunsuppression, bei Zoster im Kopfbereich) innerhalb von 72 Stunden nach Auftreten der ersten Hautveränderungen.

Externe Therapie
Bei unkompliziertem Verlauf und/oder begleitend zur systemischen antiviralen Therapie:
- Feuchte Umschläge, antiseptische, austrocknende, gerbende Therapie mit Eichenrindenextrakt (Tannosynt; Tannolact) oder mit 2-3% Clioquinol in Lotio alba **R050** (nicht im Gesicht), dort Clioquinol Creme (z.B. Linola-Sept, **R049**).

> **Merke:** Clioquinol nicht am behaarten Kopf, färbt graue Haare gelb!

- Ggf. Cremes mit antibiotischem Zusatz v.a. bei Sekundärinfektion **R084**. Nach Abtrocknen der Bläschen aufweichende Salben wie Dexpanthenol (z.B. Bepanthen).
- Externa mit virustatischem Zusatz: 5% Idoxuridin Lösung/Salbe (z.B. Zostrum, Virunguent) 4mal/Tag dünn auf die erkrankten Hautstellen auftragen.

Interne Therapie
- Bei leichteren Verläufen: Aciclovir (z.B. Zovirax) 5mal/Tag 800 mg p.o. über 7-10 Tage.
- Alternativ Valaciclovir (Valtrex): 3mal/Tag 1000 mg p.o. über 7 Tage. Valaciclovir hat mit rund 65% eine deutlich höhere Bioverfügbarkeit als Aciclovir.
- Alternativ Famciclovir (Famvir): 3mal/Tag 250 mg p.o. über 5-6 Tage. Famciclovir hat eine Bioverfügbarkeit von 77%.
- Alternativ Brivudin (Zostex): 1mal/Tag 125 mg p.o. Brivudin zeigt gegenüber dem Aciclovir eine deutlich bessere antivirale Aktivität. Compliance-Vorteil durch tägliche Einmaldosis.
- Bei schwerem Verlauf: Aciclovir (z.B. Zovirax) 5-7,5 mg/kg KG alle 8 Std. über 5-7 Tage i.v.
- Bei Patienten mit Immundefekten: s.u. Tab. 1 [Behandlung der Varizella-Zoster-Infektion bei HIV-Patienten].
- Bei den seltenen Neugeborenen-Infektionen wird Aciclovir p.o. (40-80 mg/kg KG/Tag) oder i.v. (30 mg/kg KG/Tag) verabreicht.
- Superinfektion: Antibiotische Abdeckung nur bei Verdacht auf Sekundärinfektionen bei schweren Verlaufsformen oder älteren, infektgefährdeten oder immunsupprimierten Patienten. Wahl des Antibiotikums nach Antibiogramm.

- Schmerzmedikation des akuten Zoster-Schmerzes: Stufenweise Medikation in Zusammenarbeit mit dem Schmerztherapeuten.
  - Grad 1 der WHO-Schmerzskala: Beginnend mit nichtsteroidalen Antiphlogistika wie Paracetamol (z.B. Ben-u-ron) 3-4mal/Tag 500 mg oder Indometacin (z.B. Amuno) 50-150 mg/Tag p.o. oder Ibuprofen (z.B. Ibuprofen-ratiopharm) 2mal/Tag 800 mg p.o. Alternativ: Naproxen (z.B. Proxen) 2mal/Tag 500 mg oder Acetylsalicylsäure (z.B. ASS) 3-4mal/Tag 0,5-1,0 g oder Metamizol (z.B. Novalgin) 1-4mal/Tag 500-1000 mg p.o.
  - Grad 2 der WHO-Schmerzskala: Niedrig-potente Opioide wie Tramadol 1mal/Tag 200-600 mg oder Tilidin plus Naloxon 1mal/Tag 300-600 mg. Ggf. Kombinationen von schwach potenten Opioiden mit sog. „Koanalgetika" wie Amitriptylin 1mal/Tag 20-50 mg p.o., Gabapentin 1mal/Tag 900-2400 mg, Clonazepam 1mal/Tag 1,0-3,0 mg oder Nervenblockaden.
  - Grad 3 der WHO-Schmerzskala: Hochpotente Opioide, individuell in Kombination mit Koanalgetika. Morphin initial 1-2mal/Tag 5,0-20 mg oder Buprenorphin 1mal/Tag 0,8-4,0 mg oder Sympathikusblockade.
  - Glukokortikoide: In der initialen Phase der Virämie umstritten, nach Abklingen des Bläschenstadiums rasche Besserung der Entzündung und Minderung der Schmerzzustände. Initial zunächst hohe, dann abfallende Dosierung, z.B. 20-60 mg Prednisolonäquivalent/Tag p.o.
- Postzosterische Neuralgien: S.u. Zosterneuralgie.
- Varizella-Zoster-Kontakt in der Schwangerschaft: AK-Status bestimmen (VZV-ELISA). IgG <1:64 seronegativ. Gabe von Varizella-Zoster-Immunglobulin (Varitect) 0,2-0,4 ml/kg KG innerhalb 24-72 Std. und 72-96 Std. nach Kontakt.

Prognose
Abheilung nach 2 bis 3 Wochen unter Hinterlassung einer meist lebenslangen Immunität.

Prophylaxe
Abzuwarten bleiben die Ergebnisse der neuen Vakzine „Zostavax", deren Einsatz sowohl die Krankheitslast als auch die Inzidenz der postherapeutischen Neuralgie deutlich reduziert.

Naturheilkunde
Bewährt hat sich die Akupunkturbehandlung zur Beherrschung der einschießenden Schmerzen.

Zoster. Tabelle 1. Behandlung der Varizella-Zoster-Infektion bei HIV-Patienten

Indikation	Medikament	Dosierung/Applikation
CD 4 >200/μl - nur ein Dermatom betroffen	Aciclovir (z.B. Zovirax)	5mal/Tag 12 mg/kg KG p.o. = 5mal/Tag 1 Tbl. zu 800 mg p.o.
	Famciclovir (Famvir)	3mal/Tag 250 mg p.o.
	Valaciclovir (Valtrex)	3mal/Tag 1000 mg p.o.
	Brivudin (Helpin)	4mal/Tag 125 mg p.o. über 7 Tage.
CD 4 <200/μl und/oder mehrere Dermatome betroffen oder disseminierter Befall oder Trigeminusbefall	Aciclovir	3mal/Tag 10 mg/kg KG i.v. = 3-4mal/Tag 500 mg i.v. in 500 ml NaCl-Lsg. über 10 Tage.
Bei Aciclovir-Resistenz	Foscarnet (Foscavir) Nur bei intakter Nierenfunktion anwenden, Kontrolle der Nierenparameter!	3mal/Tag 40 mg/kg KG i.v. = 3mal/Tag 2400 mg i.v., jeweils 100 ml in Glukose-Lsg. 5% oder NaCl-Lsg. auf 500 ml verdünnt über 1 Stunde infundieren. Therapiedauer: Bis zum Abklingen der Beschwerden.

Zoster duplex B02.8

Definition
Seltener, doppelseitiger Zoster.

Therapie
Zoster.

Zoster-Embryopathie B02.8

Definition
Theoretisch mögliche Komplikation bei an Zoster erkrankten Schwangeren im Sinne eines kongenitalen Varizella-Syn-

droms, das aber sehr selten ist, da es beim immunkompetenten Patienten mit Zoster wegen der Teilimmunität normalerweise nicht zu einer Generalisation des Varizella-Zoster-Virus kommt und so eine diaplazentare Übertragung nicht möglich ist.

Therapie
Entsprechend dem kongenitalen Varizella-Syndrom.

Zoster gangraenosus B02.8

Definition
Nekrotisierende Umwandlung des Zoster haemorrhagicus.

Therapie
Entsprechend dem Zoster, schwerer Verlauf.

Prognose
Abheilung unter Ausbildung von Narben.

Zoster generalisatus B02.7

Definition
Zoster mit einer Aussaat von mindestens 25 Bläschen über das ursprünglich befallene Segment hinaus.

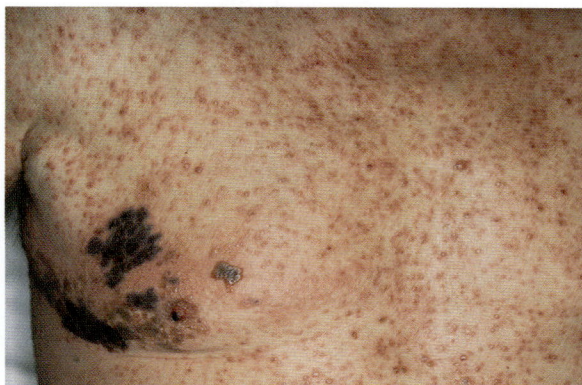

Zoster generalisatus. Umschriebene, hämorrhagische Bläschen im Bereich der rechten Mamma mit generalisierter Aussaat klarer, z.T. genabelter Bläschen.

Zoster generalisatus sive varicellosus B02.7

Definition
Über das gesamte Integument generalisierter Zoster unter dem klinischen Bild der Varizellen.

Vorkommen/Epidemiologie
Abwehrschwäche, vor allem bei malignen Lymphomen, maligner Lymphogranulomatose, Leukämie, Karzinomen, AIDS.

Differenzialdiagnose
Varizellen.

Therapie
Entsprechend dem Zoster.

Zoster, glossopharyngealer B02.8

Definition
Zoster des N. glossopharyngeus mit Schmerzen in Ohr und Pharynx sowie vesikulo-ulzerösen Läsionen am weichen Gaumen und Bläschen am Ohr.

Therapie
Entsprechend Zoster.

Zoster haemorrhagicus B02.8

Definition
Einbluten in die Bläschen bei schwerem Verlauf des Zoster.

Komplikation
Zoster gangraenosus.

Therapie
Entsprechend dem Zoster.

Zoster, haemorrhagisch-nekrotischer B02.8

Definition
Schwerer haemorrhagischer, nekrotisierender Verlauf bei Zoster. S.a. Zoster haemorrhagicus, Zoster gangraenosus.

Therapie
Entsprechend Zoster, schwerer Verlauf.

Zoster im Trigeminusbereich B02.8

Definition
Manifestation des Zosters im Bereich der Trigeminusäste.
- 1. Trigeminusast: Zoster ophthalmicus.
- 2. und 3. Trigeminusast: Neben den Hautveränderungen im Gesichtsbereich herpetiform angeordnete, aphthoide Erosionen und Ulzerationen der Mundschleimhaut, der Zunge und des Gaumens.

Therapie
Entsprechend dem Zoster.

Externe Therapie
Mundspülungen mit Kamillosan Lsg. oder Dexpanthenol Lsg. R066, ggf. mit anästhesierendem Zusatz (z.B. Dolo-Dobendan Lösung, Acoin Lösung oder Parodontal Mundsalbe).

Zoster linguae B02.8

Definition
Zoster im Bereich der Zunge bei Befall des 3. Trigeminusastes. S.a. Zoster im Trigeminusbereich.

Therapie
S.u. Zoster.

Zoster mucosae B02.8

Definition
Schleimhautbefall des Zosters, z.B. bei Zoster im Trigeminusbereich.

Therapie
S.u. Zoster.

Zoster multiplex unilateralis — B02.8

Definition
Auftreten eines Zosters an mehreren nebeneinander oder entfernt liegenden Segmenten einer Körperhälfte.

Therapie
Entsprechend Zoster.

Zosternegativ — B02.8

Definition
Charakteristisches Zosterresiduum mit gruppiert stehenden Narben nach abgeheiltem Zoster (v.a. nach Zoster gangraenosus).

Therapie
Nicht notwendig. Ggf. Contractubex Salbe oder Kelofibrase Gel bei hypertrophen Narben, s.a. Keloid.

Zosterneuralgie — B02.8

Synonym(e)
Zosterschmerz; postherpetic neuralgia

Definition
Im Rahmen eines Herpes zoster und häufig über den Zeitraum der Hautveränderungen hinausgehende, oft unerträgliche, segmentale Schmerzen mit typischem, einschießendem Charakter.

Manifestation
Bei 9-14% aller Zoster-Patienten sowie bei 50% der Patienten mit Zoster über 60 Jahre auftretend.

Histologie
Entzündliche Nekrose des Spinalganglions, der motorischen und sensorischen Rückenmarksanteile, begleitet von Neuritis und Myelitis.

Therapie
- Kausale Therapie des Herpes zoster!
- Leichte bis mäßige Schmerzen: Paracetamol (z.B. Ben-u-ron Tbl./Supp.) 4-6mal/Tag 500-1000 mg p.o.
- Starke Schmerzen, Postzoster-Neuralgie: Carbamazepin (z.B. Tegretal Tbl.) initial 2mal/Tag 100-200 mg p.o., Steigerung alle 5 Tage um 200 mg, bei Dosis >800 mg/Tag, Verteilung auf 4 ED; Erhaltungsdosis 800-1600 mg/Tag.

  > **Cave:** Kontrolle von Carbamazepin-Wirkspiegeln im Serum (Normwert: 4-12 mg/l), BB, Transaminasen, Kreatinin alle 5 Tage. Bei Überdosierung extrapyramidal-motorische Störungen.

  Alternativ: Gabapentin (= Antikonvulsivum; z.B. Gabapentin STADA) initial 1mal/Tag 300 mg, Steigerung auf 3mal/Tag 300 mg p.o.; weitere Dosiserhöhung wenn erforderlich, bei intakter Nierenfunktion (Kontrolle der Nierenparameter!), um jeweils 300 mg/Tag bis zu einer Höchstdosis von 3600 mg/Tag in 3 ED.
- Ischämieschmerz: Zunächst bei Belastung, später ggf. auch in Ruhe auftretender Schmerz infolge mangelnder Durchblutung mit krampfartigen Schmerzen bei Belastung; rasche Besserung bei Entlastung (z.B. Stehenbleiben).
- Brennender Ruheschmerz: Einsatz von Nichtopioiden wie Tramadol (z.B. Tramal) 2-3mal/Tag 100-300 mg p.o. oder Antidepressiva wie Amitriptylin (z.B. Saroten) in aufsteigender Dosierung mit 10 mg/Tag (Woche 1), 25 mg/Tag (Woche 2), 50 mg/Tag (Woche 3), danach weiter nach Wirkung und Nebenwirkung.
- Akute Postzoster-Neuralgie oder Erkrankungsdauer >3 Monate: Amitriptylin (z.B. Saroten) oder Nortriptylin (z.B. Nortrilen) in aufsteigender Dosierung mit 10 mg/Tag abends (Woche 1), 3mal/Tag 10 mg oder 25 mg/Tag abends (Woche 2), 3mal/Tag 25 mg oder 50 mg/Tag abends (Woche 3 und 4), ab Woche 5 Dosierung nach Wirkung und Nebenwirkung. Alternativ: Doxepin (z.B. Aponal) 3mal/Tag 10-50 mg, Imipramin (z.B. Tofranil) 3mal/Tag 10-50 mg. Die zusätzliche Gabe von 40-80 mg Prednisolon (p.o oder i.v.) hat günstige Wirkung auf den Akutschmerz, jedoch keine auf die Entwicklung chronischer Schmerzen.
- Bei neuralgiformen Schmerzen: Carbamazepin (z.B. Tegretal) in ansteigender Dosierung, Beginn mit 1-2mal/Tag 200 mg, Steigerung alle 5 Tage um 200 mg. Über 800 mg Verteilung auf 3-4 ED, Erhaltungsdosis 800-1600 mg/Tag, angestrebter Serumspiegel 5-10 g/l.
  - Alternativ: Baclofen (z.B. Lioresal) 3mal/Tag 5-10 mg, Steigerung alle 3 Tage um 5-10 mg, Erhaltungsdosis 60 mg/Tag in 3-6 ED.
  - Bei unzureichender Wirkung: Ibuprofen retard 3mal/Tag 800 mg. Alternativ: Metamizol (z.B. Novalgin) 4000 mg/Tag, Acetylsalicylsäure 4000 mg/Tag, Paracetamol 4000 mg/Tag. Ultima ratio: Morphintest und entsprechende Einstellung.
- Sympathikusblockaden:
  - Ganglion cervicale superius (Befall des 1.-2. Trigeminusastes): 0,03 mg Buprenorphin auf 2 ml 0,9% NaCl-Lsg.; 10 Blockaden jeden 2. Tag.
  - Stellatum Blockade (Befall des 3. Trigeminusastes-Th4): 5-10 ml eines Lokalanästhetikums wie 0,5% Bupivacain oder 0,03 mg Buprenorphin auf 5 ml 0,9% NaCl-Lsg.; 10 Blockaden jeden 2. Tag.
  - Epiduralkatheter (Befall Th5-L5): 5-10 ml 0,25% Bupivacain, max. 2 Wochen.
- Alternativen: Plexus Katheter, Paravertebralblockade, Grenzstrangblockade.
- Begleittherapie: Akupunktur, Kryo-Analgesie, Schmerzbewältigungstraining, Hypnose.

Externe Therapie
Begleitend: Anwendung einer Capsaicin-Salbe (z.B. Dolenon, Capsamol).

Prognose
Durchschnittliche Dauer 6 Monate, bei 5-10% bis zu 10 Jahre. Zusammenarbeit mit den Anästhesisten.

Zoster ophthalmicus — B02.3

Definition
Im Innervationsgebiet des 1. Trigeminusastes lokalisierter Zoster, Befall des Ganglion ciliare. Häufig haemorrhagisch-

nekrotischer Verlauf im Bereich der Stirn und des Kapillitiums. Gefahr der Beteiligung von Konjunktiva und Kornea.

Komplikation

> **Merke:** Bei Bläschen im Bereich des Nasen-Augen-Dreiecks (Befall des Ramus nasociliaris des N. ophthalmicus) sind ophthalmologische Komplikationen zu erwarten. S.a. Hutchinson-Zeichen II (Zosterbläschen an der Nasenspitze, hierbei 75% Augenbeteiligung).

Therapie
- Entsprechend dem Zoster, augenärztliche Vorstellung des Patienten, antivirale, ggf. antibiotische Lokaltherapie (Zovirax Augensalbe, Refobacin Augensalbe), Lichtschutz.
- Schmerztherapie: Sympathikusblockade (Bei Befall des 1. und 2. Trigeminusastes Blockade des Ganglion cervicale superius), s.a. Zosterneuralgie.

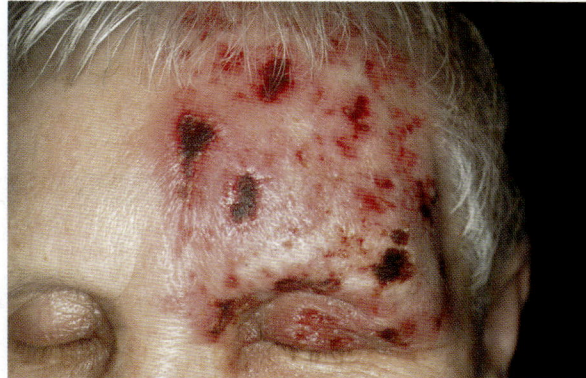

Zoster ophthalmicus. Bei der 80-jährigen Patientin ist es nach anfänglichen einseitigen Cephalgien und Dysästhesien zu Bläschen gekommen. Anschließend traten hämorrhagische Krusten und Nekrosen im Bereich des Trigeminus I auf.

Zoster oticus B02.21

Synonym(e)
Ramsey-Hunt-Syndrom

Definition
Auftreten eines Zosters an Ohrmuschel und Umgebung, am inneren Ohr mit Akustikus- und Fazialislähmung sowie Schwindelgefühl.

Therapie
Entsprechend Zoster. HNO-Ärztliche Vorstellung.

Prognose
Gefahr des Hörverlustes.

Zoster palati B02.8

Definition
Zoster des Gaumens bei Befall des 2. Trigeminusastes.

Therapie
S.u. Zoster im Trigeminusbereich.

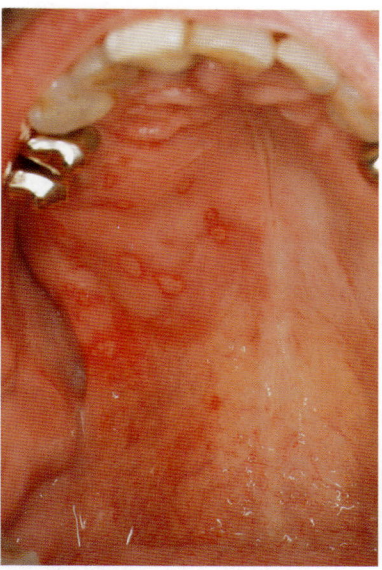

Zoster palati. Zoster palati, gruppierte „aphthöse" erheblich schmerzende Läsionen.

Z-Plastik

Erstbeschreiber
Limberg, 1929

Synonym(e)
Z-plasty

Definition
Austausch von dreieckigen Hautläppchen gegeneinander zur Verlängerung der zentralen Exzisionsachse oder zur Richtungsänderung eines ungünstigen Narbenverlaufs.

Allgemeine Information
- Beiderseits der langen Wundachse werden Schnitte im Winkel von 30-60° angelegt, wobei die seitlichen Schenkel gleich lang sind wie der mittlere axiale Schnitt. Die dreieckigen Hautbezirke werden unterminiert und gegeneinander ausgetauscht vernäht. Bei 60°-Winkeln entspricht die Verlängerung 75%, bei 30°-Winkeln 25%. Je länger der mittlere Schenkel des Z-Schnittes ist, umso länger müssen die seitlichen Inzisionen sein. Steht nicht genügend Haut zur Verfügung, kann die Z-Plastik auch serienweise isoliert oder kontinuierlich erfolgen.
- Indikationen: Ungünstiger Narbenverlauf, z.B. entgegen den Hautentspannungslinien oder der Faltenrichtung, Narbenstränge oder -wülste, Narbenkontrakturen.

Zuavenbein I89.0

Definition
Beinform beim Lymphödem mit Vertiefung der natürlichen Hautfalten und pumphosenartigen Überhängen ödematöser Hautwülste im Bereich der Fesselgegend. Zuave = Bezeichnung für eine Pumphose.

Therapie
S.u. Lymphödem.

Zungenbelag

Definition
Aus Mikroorganismen, Speiseresten, abgeschilferten Hornzellen und fadenförmigen Zungenpapillen bestehender Belag der Zunge.

Therapie

Zungenbelag. Tabelle 1. Ätiologie und Therapie des Zungenbelages

Zungenbelag	Ätiologie	Therapie
Grauweißlich	Detritusmassen infolge von Verlängerung der Hornfortsätze der Papillae filiformes	Sorgfältige Mundpflege und -hygiene (z.B. Bürsten mit weicher Zahnbürste), Vitamin C-Lutschtabletten
Weiß	Candidose der Mundschleimhaut, bei Milchtrinkern harmlos	S.u. Candidose der Mundschleimhaut
Grau	Z.B. bei Anazidität, Ulcus ventriculi, Organtuberkulosen	Kausale Therapie, Behandlung der zugrunde liegenden Systemerkrankung
Schwarz	Chemische Reize (Rauchen, scharfe Mundwässer etc.), pigmentbildende Bakterien, Pilze, Nikotinsäureamidmangel	S.u. Haarzunge, schwarze
Graugelblich	Z.B. bei Intoxikationen	Ggf. Entgiftung

Zungengrundstruma Q89.2

Synonym(e)
Struma lingua

Definition
Tumoröse Vorwölbung im hinteren Zungendrittel. Exzision ist nur indiziert, wenn in regulärer Lokalisation ausreichend hormonaktives Schilddrüsengewebe vorhanden ist.

Zungensyphilis, tuberöse A51.3

Definition
Knotige Zungenveränderungen im Rahmen der Syphilis III. S.a.u. Glossitis gummosa, Glossitis interstitialis profunda und Glossitis interstitialis superficialis.

Klinisches Bild
Bis linsengroße, einschmelzende Tubera. Ausbildung eines umschriebenen glatten, reliefarmen, atrophischen Herdes auf der Zungenoberfläche. Konfluenz verschiedener Herde sowie leukoplakische Umwandlung möglich.

Differenzialdiagnose
Lichen planus, orale Leukoplakie

Therapie
Entsprechend der Syphilis acquisita.

Zwanzig-Nägel-Dystrophie L60.3

Erstbeschreiber
Alkiewicz, 1950

Synonym(e)
20-Nägel-Dystrophie; Trachyonychie

Definition
Dystrophie häufig aller Nägel mit rauer, schuppender Nageloberfläche (s.a.u. Trachyonychie) bei unterschiedlichen Grunderkrankungen (z.B. Psoriasis vulgaris, atopisches Ekzem, Lichen planus, Alopecia areata, Zwanzig-Nägel-Dystrophie der Kindheit oder idiopathisch.

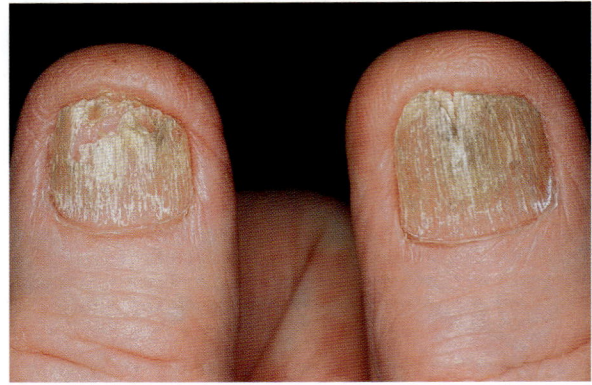

Zwanzig-Nägel-Dystrophie. Befall sämtlicher Nägel (20-Nägel-Syndrom); aufgeraute, verdünnte Nagelplatte mit schieferartiger Abschilferung bei Alopecia areata totalis.

Histologie
Spongiose der Nagelmatrix und des Nagelbettes, stellenweise schlotförmige Parakeratose der Nägel.

Therapie
Behandlung der Grundkrankheit, ggf. kurzfristig Glukokortikoide unter Okklusion (z.B. Glukokortikoid-Tinkturen wie Betamethason in alkoholisch-wässriger Lsg.). Ansonsten verstärkte Pflege der Nagelplatte.

Hinweis(e)
Das beschriebene Krankheitsbild ist wahrscheinlich identisch mit der von Alkiewicz im Jahre 1950 beschriebenen Trachyonychia idiopathica.

Zwanzig-Nägel-Dystrophie der Kindheit L60.3

Definition
Bei Kindern auftretende Trachyonychia idiopathica aller Finger- und Zehennägel, die mit zunehmendem Lebensalter eine

Tendenz zur Spontanrückbildung besitzt, ohne Anhalt für ätiologische Grunderkrankungen. Die Entität ist umstritten.

Histologie
Spongiotische Dermatitis der Nagelmatrix.

Therapie
S.u. Zwanzig-Nägel-Dystrophie.

Zwiebelfinger L24.7

Definition
Trockenes, hyperkeratotisches Ekzem, Kontaktekzem nach Berührung von Tulpen-, Hyazinthen oder Küchenzwiebeln.

Therapie
S.a. Ekzem, Kontaktekzem, allergisches.

Therapie allgemein
Allergenkarenz.

Externe Therapie
- Antiekzematöse Lokaltherapie mit Glukokortikoid-haltigen Externa, z.B. 0,25% Prednicarbat (z.B. Dermatop Salbe oder Fettsalbe) oder 0,1% Methylprednisolon (z.B. Advantan) oder in Kombination mit Harnstoff (z.B. Hydrodexan).
- Später blande Pflege z.B. mit Harnstoff-haltigen Externa (z.B. Nubral 4 Creme, Basodexan Creme, Linola Urea Creme).

Interne Therapie
Bei Juckreiz Anwendung eines oralen Antihistaminikums: Levocetirizin (z.B. Xusal) 1 Tbl./Tag oder Desloratadin (z.B. Aerius) 1 Tbl./Tag, Cetirizin (z.B. Zyrtec) 1 Tbl./Tag.

Zwillingsflecken

Definition
Besondere Form eines kutanen Mosaiks. Zwillingsflecken (oder Didymosis; von didymos = Zwilling) lassen sich als das gepaarte Auftreten mutierter Areale definieren. Diese unterscheiden sich sowohl untereinander als auch von dem umgebenden heterozygoten Gewebe.

Klinisches Bild
Beispiele für Zwillingsflecken sind:
- Kombiniertes Auftreten eines Naevus teleangiectaticus und anaemicus
- Pigmentär-vaskuläre Phakomatose (Phakomatosis pigmentovascularis) (Ota)
- Phakomatosis pigmentokeratotica.

Zyanose R23.0

Synonym(e)
Cyanosis

Definition
Bläulich-livide, kühle Haut infolge einer mangelnden Sauerstoffsättigung des Blutes. S.a.u. Akrozyanose, braune Zyanose, gelbe Zyanose, grün-schwarze Zyanose, schwarze Zyanose, periphere Zyanose und zentrale Zyanose.

Therapie
Behandlung des Grundleidens. Zusammenarbeit mit dem Internisten.

Zyanose, braune R23.8

Definition
Bräunliche Zyanose bei Methämoglobinämie (Eisen in III-wertiger Form). Ausgelöst durch Therapie mit Sulfonen/Sulfonamiden (DADPS) oder Nitriten (Nitrat-haltige Herzmedikamente!), bei G6PD-Mangel, durch Nitrosegase, Bittermandelprodukte, Hämoglobinopathien. Im Labor imponiert braune Blutfarbe, die beim Schütteln nicht verschwindet. Met-Hb-Bestimmung ist positiv. Heinz-Innenkörper finden sich in den Erythrozyten.

Therapie
Gabe von Vitamin C: 500-1000 mg Einmaldosis, ggf. Wiederholung. Alternativ: Gabe von Methylenblau 2%, 10 ml i.v., ggf. 1-2mal wiederholen. Auslösende Medikamente absetzen, Überwachung des Patienten.

> **Cave: Hämolyse!**

Hb-Kontrolle, ggf. Substitution von Erythrozyten-Konzentraten.

Zyanose, gelbe R23.0

Definition
Zyanose mit gleichzeitig bestehendem Ikterus, z.B. bei dekompensiertem Mitralklappenfehler mit konsekutiver Leberstauung.

Therapie
Behandlung der Grunderkrankung.

Zyanose, grün-schwarze R23.0

Definition
Grün-schwärzliche Zyanose bei Sulfhämoglobinämie.

Therapie
Behandlung der Grunderkrankung.

Zyanose, schwarze R23.0

Definition
Stärkste Ausprägung der Zyanose, z.B. bei Pulmonalisstenose.

Therapie
Behandlung der Grunderkrankung.

Zyanose, zentrale R23.0

Definition
Pulmonal oder kardial bedingte Zyanose mit kompensatorischer Polyglobulie.

Diagnose
Reiben des Ohrläppchens bis zum Auftreten des Kapillarpul-

ses: Bei der zentralen Zyanose persistiert die blaue Verfärbung. Zyanotische Zunge; Trommelschlegelfinger.

Therapie
Behandlung der Grunderkrankung.

Zylindrokarzinom   C44.8

Definition
Sehr seltene, karzinomatöse Entartung eines meist vorbestehenden Zylindroms.

Manifestation
Oft in Zusammenhang mit einem Brooke-Spiegler-Syndrom auftretend.

Lokalisation
Vor allem Kapillitium, Hals, Nacken, Gesicht, selten Rumpf und Extremitäten.

Klinisches Bild
Meist auf dem Boden einer Zylindromatose (Brooke-Spiegler-Syndrom), selten bei solitärem Tumor auftretend. Einzelne der vorbestehenden Zylindrome, die als ungewöhnlich große (3-5 cm), pralle, protuberierende, fleischfarbene Knoten imponieren, zeigen rasches Spontanwachstum mit Ulzeration. Neigung zum Einwachsen in tiefe, ortsständige Strukturen (z.B. unter Knochen).

Histologie
Das distinkte Bild des gutartigen Zylindroms meist noch nachweisbar. Es zeigen sich unscharf begrenzte, asymmetrische, rundliche oder längliche basaloide Zellkomplexe, die die gesamte Dermis sowie die angrenzenden Partien der Subkutis ausfüllen. Die Zellnester bestehend aus polymorphen basaloiden Elementen mit zahlreichen Mitosen. Typisch sind umschriebene Massennekrosen (s. hierzu u. Porom).

Therapie
Exzision mit Sicherheitsabstand (s.u. spinozelluläres Karzinom).

Zylindrom   D23.4

Erstbeschreiber
Ancell, 1842; Spiegler, 1899

Synonym(e)
Spiegler-Tumoren; Endothelioma cutis; Naevus epithelioma-cylindromatosus

Definition
Solitär auftretende oder als familiäre multiple Zylindromatose vererbte Tumorerkrankung mit benignen, ekkrin (und apokrin) differenzierten Adnextumoren im Kopfbereich, die ihren Ursprung von wenig differenzierten, pilo-glandulären Strukturen der Hautanhangsgebilde nehmen.

Ätiologie
Die familiäre Zylindromatose ist eine autosomal-dominant vererbte Mutation des Gens CYLD1, das auf dem Genlokus 16q12-13 kartiert ist, mit konsekutiver Störung des Zytoskelettal-assoziierten Proteins Glycin.

Manifestation
Überwiegend in der Kindheit aber auch bei Jugendlichen und Erwachsenen auftretend.

Lokalisation
Vor allem Kapillitium, Hals, Nacken, Gesicht, selten Rumpf und Extremitäten.

Klinisches Bild
- Solitäre oder mehrzählige, 0,5 bis 2,0 cm große, hautfarbene oder hellrote, pralle, protuberierende Geschwülste mit glatter, glänzender Oberfläche. Selten Tendenz zur Ulzeration der Oberfläche.
- Von den solitären Zylindromen ist das Brooke-Spiegler-Syndrom abzugrenzen. Hierbei treten multiple Zylindrome ggf. in Kombination mit anderen Adnextumoren auf. Die Zylindrome imponieren hierbei als ungewöhnlich große (3-5 cm), pralle, protuberierende, fleischfarbene, ganz überwiegend am Kopf lokalisierte Tumoren (sog. Turbantumoren), die flächenhaft das gesamte Kapillitium überwuchern können. Ulzerationen sind möglich. Klinisch wichtig: Tumoren der Speicheldrüsen und ggf. der Nieren können ebenfalls vorhanden sein.

Histologie
Scharf umschriebene, rundliche oder längliche basaloide

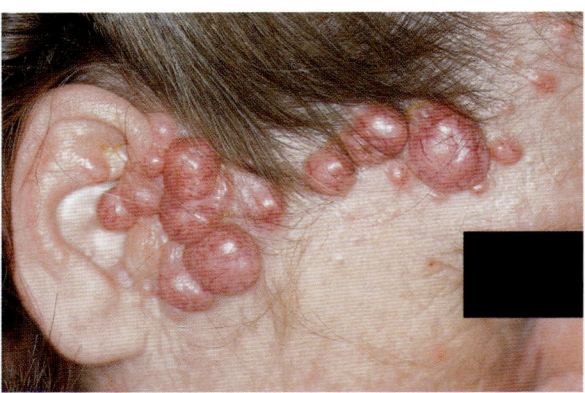

Zylindrom. 72 Jahre alte Patientin mit familiären, multiplen Zylindromen (Brooke-Spiegler-Syndrom). Unterschiedlich große, von Teleangiekatasien durchzogene, aggregierte Papeln und glatte Knoten im Bereich der Schläfe.

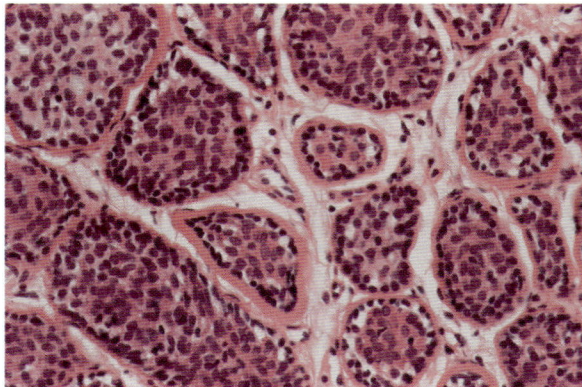

Zylindrom. Scharf umschriebene, basaloide Zellkomplexe, die von einer breiten eosinophilen (PAS-positiven) Hyalinmembran umzogen sind. Die Nester bestehen aus randständigen basaloiden Zellen mit chromatindichten Kernen. Typisch sind die dunklen Zelllinien am Rande der Nester in Palisadenstellung und zentral gelegene, größere Zellen mit hellern, etwas unregelmäßigen Kernen.

Zellkomplexe, die die gesamte Dermis sowie die angrenzenden Partien der Subkutis ausfüllen. Die Zellnester sind von einer breiten PAS-positiven Hyalinmembran umzogen. Tropfenförmiges, hyalinisiertes Material auch zwischen den Epithelnestern. Die Zellnester bestehen aus randständigen, basaloiden Elementen in Palisadenstellung und zentralen größeren Zellen mit helleren, etwas unregelmäßigen Kernen. Tubuläre Strukturen möglich.

Differenzialdiagnose
Atherom, Neurofibromatose, knotiges Basalzellkarzinom.

Therapie
Ggf. Exzision, größere Exzisionen erfordern plastisch-chirurgische Versorgung.

Prognose
Selten maligne Entartung.

Zystadenolymphom D11.0

Erstbeschreiber
Warthin, 1929

Synonym(e)
Cystadenoma lymphomatosum papilliferum; Warthin-Tumor

Definition
Benignes Adenom der Parotis, das sekundär die darüberliegende Haut involvieren kann. Ulkusbildung.

Zyste L72.0

Synonym(e)
Cyste

Definition
Ein- oder mehrkammeriger Hohlraum, mit oder ohne Epithelauskleidung, der mit flüssigem, gallertartigem oder festem Inhalt gefüllt ist.

Einteilung
Die vorliegende Einteilung ist eine Klassifikation auf der Basis histologischer Kriterien. Man unterscheidet grundsätzlich zwischen Epithel- und Non-Epithelzysten (Pseudozysten). Epithelzysten lassen sich ihrem Wandaufbau entsprechend unterteilen in:
- Zysten mit verhornendem Plattenepithel der Zystenwand:
  - Epidermalzyste
  - Proliferierende Epidermalzyste
  - Tricholemmalzyste
  - Proliferierende Tricholemmalzyste
  - Komedo
  - Milien
  - Dilated pore
  - Vellushaar-Zysten, eruptive
  - Steatozystom
  - Dermoidzyste
  - Pilonidalsinus
  - Fistel, odontogene.
- Zysten mit nicht verhorndendem Epithel der Zystenwand:
  - Hidrozystom, ekkrines

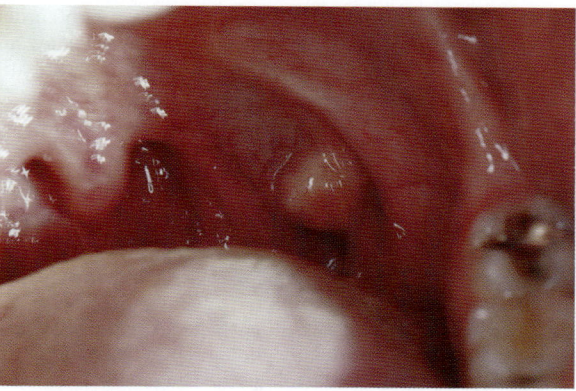

Zyste. Chronisch stationärer, 1,0 cm großer, schmerzloser, praller Knoten der Pharynxschleimhaut im Bereich des Arcus palatoglossus. Zufallsbefund bei einer 55-jährigen Frau (lymphoepitheliale Zyste).

- Hidrozystom, apokrines
- Syringocystadenoma papilliferum
- Zystadenolymphom
- Talgdrüsenhamartom, follikuläres, zystisches
- Basalzellkarzinom, zystisches.
- Talgdrüsenzysten:
  - Steatocystoma simplex
  - Steatocystoma multiplex
  - Talgdrüsenfollikulom.
- Branchiogene Zysten und Fisteln:
  - Halsfistel und -zyste, laterale
  - Halsfistel und -zyste, mediane)
  - Nasenfistel und -zyste, kongenitale
  - Ohrfistel und -zyste, kongenitale
  - Unterlippenfistel und -zyste, kongenitale.
- Sonstige zystische embryonale Malformationen:
  - Zyste, bronchogene
  - Omphalomesenterische Gangzyste
  - Raphezysten, mediane
  - Zyste, zilienbesetzte, der Vulva
  - Zyste, zilienbesetzte, der unteren Extremität.

Non-Epithelzysten (Pseudozysten) können wie folgt unterteilt werden:
- Zysten an Sehnen oder Gelenken:
  - Ganglion
  - Dorsalzyste
  - Hygroma cysticum.
- Sonstige Zysten:
  - Schleimgranulom (Mukozele)
  - Pseudozyste der Aurikula
  - Zyste, metaplastische, synoviale.

Hinweis(e)
- Die Diagnose Zyste ist eine primär nicht klassifizierende, klinische Diagnose. Der Kliniker bezeichnet als „Zyste" einen mit Flüssigkeit gefüllten Hohlraum der Haut oder Schleimhaut und berücksichtigt weder Genese noch Ätiologie, sondern lediglich das klinische Bild.
- Ein traumatisch bedingtes Schleimhautgranulom imponiert als Zyste und wird insofern klinisch als „Schleimzyste" diagnostiziert werden. Ebenso die mukoide Dorsalzyste, ätiologisch eine traumatische Zyste, histologisch eine Pseudozyste (ein nicht durch Epithel ausgekleideter Hohlraum).

- Eine Trichilemmalzyste, klinisch ein derber Knoten der Kopfhaut, wird man klinisch-morphologisch kaum als Zyste ansprechen, obgleich die histologische Interpretation -Trichilemmalzyste - so lautet.
- Zystische Tumoren (z.B. ein zystisches Basalzellkarzinom) wird man klinisch durchaus als „Zyste" ansprechen. Die histologische Diagnose jedoch lautet Neoplasie und ist durchaus kein Widerspruch.
- Das Lymphangiom imponiert kininisch als Zyste. Die histologische Diagnose lautet jedoch nicht „vaskuläre Zyste" sondern Lymphangiom. Analoges wäre zu dem sog. Lippenangiom zu sagen. Klinisch eine blutgefüllte Zyste, die histologische Diagnose jedoch lautet Angiom. Insofern unterliegt der klinisch-morphologischen Diagnose „Zyste" keine einheitliche histologische Diagnose.
- Aus rein histologischer Sicht ist der Begriff „Zyste" schärfer definiert und untergliedert. Insofern sind alle Klassifikationsversuche von „Zysten", die Klinik, Histologie und ggf. Ätiologie vereinen, für den klinischen Gebrauch wenig brauchbar.
- Zysten sind häufige kutane Läsionen, die aus verschiedenen Gründen zum Arztbesuch führen, z.B. bei kosmetischen Störungen, mechanischen Störungen, Wachstum, entzündlichen Reaktionen. Die definitive Diagnose erfolgt im Allgemeinen nach der histologischen Untersuchung.

Zyste, bronchogene   J98.4

Definition
Seltene, solitäre, angeborene, embryonale Fehlbildung des tracheo-bronchialen Baumes oder der Kiemenbogenfurche.

Manifestation
In der Kindheit; Mädchen sind häufiger betroffen als Jungen.

Lokalisation
Über dem Manubrium sterni, prästernal, am Hals oder über einem Schulterblatt.

Klinisches Bild
Selten sezernierender, rot-brauner, 0,5-1,0 cm großer Knoten mit glatter Oberfläche. Klinisch als Malformation nicht zu erkennen. Lediglich die Lokalisation der Läsion (z.B. oberhalb des Manubrium sterni) und das kongenitale Auftreten lässt eine Verdachtsdiagnose zu. Ansonsten histologische Zufallsdiagnose.

Histologie
Zystisches Gebilde in der Dermis und/oder Subkutis, das von einem hochprismatischen Flimmerepithel, seltener Plattenepithel ausgekleidet ist. In der Zystenwand Nachweis glatter Muskulatur, Schleimdrüsen und selten Knorpel.

Operative Therapie
Therapie nicht notwendig.

Zyste, echte   L72.0

Definition
Zyste mit epithelialer Wandauskleidung. Man unterscheidet Zysten mit Plattenepithel- und solche mit Drüsenepithelwänden.

Zyste, metaplastische, synoviale   L72.0

Synonym(e)
Cutaneous metaplastic synovial cyst

Definition
Seltener, zystischer, meist posttraumatisch auftretender, fester, subkutaner Knoten.

Ätiologie
Überwiegend posttraumatisch; selten bei Bindegewebserkrankungen ohne vorausgehendes Trauma!

Klinisches Bild
Solitärer, seltener multipel auftretender, fester, hautfarbener, subkutaner Knoten. Im Allgemeinen in Bereichen auftretend, die traumatisch belastet waren, entweder durch vorausgegangene Operation oder durch Zufallstraumata.

Histologie
Intradermale (nicht epithelial ausgekleidete) Pseudozyste. Villöse Strukturen die in das Lumen protuberieren, ahmen hyperplastische Synovia nach. Umgebendes Bindegewebe mit gemischtzelligem, entzündlichem Infiltrat und Merkmalen der Narbe.

Therapie
Exzision ist kurativ.

Hinweis(e)
Offenbar treten metaplastische synoviale Zysten ohne traumatische Vorschädigung auch im Zusammenhang mit bindewebigen Malformationen wie dem Ehlers-Danlos-Syndrom auf.

Zysten und Fisteln, branchiogene   Q18.0

Synonym(e)
Branchial cleft cyst; Fistel, branchiogene

Definition
Durch Entwicklungstörungen im Kiemenbogenapparat entstehende, symmetrisch oder asymmetrisch auftretende (branchiogene) Fisteln, Zysten oder Sinuus. Diese können bereits bei Geburt präsent sein oder erst im frühen Erwachsenenalter entstehen. In seltenen Fällen treten sie als autosomal-dominant vererbte Erkrankung, ggf. kombiniert mit anderen branchiogenen Missbildungen, in Erscheinung. Branchiogene Malformationen führen zu Zysten und Sinuus, die einerseits an bestimmten Stellen durch die Haut nach außen, andererseits intern in den Pharynx drainiert werden. An der Haut erscheinen sie als rot-braune, glattflächige oder verruköse Papeln oder Plaques, aber auch als nässende, granulomatöse Entzündungen.

Einteilung
Einteilung nach der Lokalisation:
- Nasenfistel und -zyste, kongenitale
- Halsfistel und -zyste, laterale
- Halsfistel und -zyste, mediane
- Unterlippenfistel und -zyste, kongenitale
- Ohrfistel und -zyste, kongenitale

Lokalisation
Halsmitte, präaurikulär oder entlang des vorderen Randes des M. Sternocleidomastoideus.

Klinisches Bild
Äußere Fistelöffnung unterschiedlicher Größe ist sichtbar, der Fistelgang nur zu einem geringen Anteil. Oftmals Sekretion aus der äußeren Fistelöffnung. Bei Verklebung der Öffnung oder bei Persistieren von nur einem Teil des Ganges: Schleimgefüllte, pralle, unter der Haut zu tastende Zysten.

Diagnose
Radiologische Fisteldarstellung oder Anfärbung mit Methylenblaulösung möglich.

Komplikation
In seltenen Fällen karzinomatöse Entartung der epithelialen Zystenkomponenten.

Therapie
Exzision durch erfahrene HNO-Ärzte.

Zyste, zilienbesetzte, der unteren Extremität L72.0

Synonym(e)
Cutaneous ciliated cyst

Definition
Seltener, asymptomatischer, hautfarbener Knoten, der typischerweise an den Unterschenkeln bei jungen Frauen auftritt.

Ätiologie
Der Ursprung ist ungeklärt. Diskutiert werden atypisch lokalisierte bzw. versprengte Reste des Müller-Gangs (embryonaler Geschlechtsgang, der zu Beginn des 2. Embryonalmonats aus einer Einsenkung des Zölomepihtels entsteht und sich beim weiblichen Geschlecht zu Fimbrien und Tuben entwickelt). Epithelzysten aus versprengten Müller-Gängen entwickeln sich vorwiegend in Uterus und Vagina, seltener extragenital.

Manifestation
Fast ausschließlich bei Frauen; ganz vereinzelt auch Publikationen über Auftreten bei Männern.

Lokalisation
Typischerweise an den Unterschenkeln.

Klinisches Bild
1-3 cm im Durchmesser großer, dermaler, symptomloser, zystischer Knoten. Bei Ruptur Entleerung eines meist klaren Sekretes. Die Diagnose wird meist als ein histologischer Zufallsbefund gestellt.

Histologie
Dermal gelegene, unilokuläre oder gekammerte Zyste, deren Wand von einem mehrreihigen, prismatischen Flimmerepithel bedeckt ist. Häufig Ausbildung von „papillary projections" in das Drüsenlumen.

Therapie
Exzision ist kurativ.

Hinweis(e)
Es besteht wahrscheinlich eine nahe ätiologische Verwandtschaft zu der zilienbesetzten Zyste der Vulva. Es erscheint sinnvoll, beide unter der Bezeichnung „Müller Zysten" mit Zusatz der Lokalisation zusammenzufassen.

Zyste, zilienbesetzte, der Vulva N89.8; N85.8

Synonym(e)
Ciliated cyst of the vulva

Definition
Häufiger, zilienbesetzter, asymptomatischer Knoten, der typischerweise an den großen Labien bei jungen Frauen auftritt.

Ätiologie
Zystische Entwicklung von atypisch lokalisierten Resten des Müller-Ganges (embryonaler Geschlechtsgang, der zu Beginn des 2. Embryonalmonats aus einer Einsenkung des Zölomepihtels entsteht und sich beim weiblichen Geschlecht zu Fimbrien und Tuben entwickelt). Epithelzysten aus versprengten Müller-Gängen entwickeln sich vorwiegend in Uterus und Vagina, seltener extragenital.

Lokalisation
Vulva, große Labien

Klinisches Bild
1,0-3,0 cm großer, symptomloser, zystischer Knoten. Bei Ruptur Entleerung eines meist klaren Sekretes. Die Diagnose wird überwiegend als histologischer Zufallsbefund gestellt.

Histologie
Dermal gelegene, unilokuläre oder gekammerte Zyste, deren Wand von einem prismatischen Flimmerepithel bedeckt ist. Schmale „papillary projections" in das Drüsenlumen sind nachweisbar.

Therapie
Exzision ist kurativ.

Hinweis(e)
Es besteht wahrscheinlich eine nahe ätiologische Verwandtschaft zu der zilienbesetzten Zyste der unteren Extremität. Es erscheint sinnvoll, beide unter der Bezeichnung „Müller Epithelzysten" mit Zusatz der Lokalisation zusammenzufassen, zumal derartige Zysten häufige gynäkologische Diagnosen darstellen!

Zystizerkose B69.8

Erstbeschreiber
Tyson, 1683; Hartmann, 1685; Malpighi, 1698; Goeze, 1784; Küchenmeister, 1855

Synonym(e)
Cysticercosis; Finnenkrankheit

Definition
Durch Finnen (vor allem des Schweinebandwurmes) hervorgerufene Erkrankung.

Erreger
Taenia solium, Taenia saginata

Ätiologie
Orale Aufnahme der Eier von Taenia solium, selten Taenia saginata. Auch Autoinfektion durch Regurgitation mit Ausschwemmung der Eier in den Magen. Schwein oder Rind stellen das natürliche Erregerreservoir dar, der Mensch fungiert als Zwischenwirt. Die Finnen durchdringen die Darmwand und disseminieren in verschiedene Organe, vor allem in die

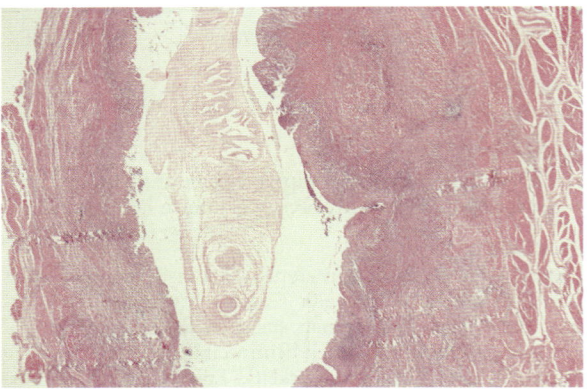
Zystizerkose. Finne in kleiner Blase. HE-Färbung.

Muskulatur, aber auch in Augen, ZNS, Cutis und Subkutis. S.a. Echinokokkose.

Klinisches Bild
Flüchtige, allergische Phänomene. Hautveränderungen: Indolente, erbs- bis haselnussgroße, rundlich-ovale, glatte, konsistente, gut bewegliche, kutane und subkutane Knoten, vor allem an der oberen Körperhälfte.

Diagnose
- Röntgen: Verkalkte Finnen nach 3-5 Jahren
- Liquorpunktion und Computertomographie bei V.a. ZNS-Beteiligung
- ELISA (70-80% Sensitivität) oder EITB (Enzyme-Linked Immunoelektrotransfer-Blot; Sensitivität 90-95%)
- Histologie (Finnennachweis)

Interne Therapie
- Praziquantel (z.B. Cesol) 50 mg/Tag p.o. in 3 ED über 14 Tage mit viel Flüssigkeit.
- Alternativ: Albendazol (z.B. Eskazole) 15 mg/kg KG/Tag p.o. über 28 Tage.
- Ggf. Abfangen der Begleitsymptome durch zusätzliche Gabe von Glukokortikoiden wie Prednison (z.B. Decortin) 40 mg/Tag unter schrittweiser Dosisreduktion.
- Bei neurologischer Beteiligung oder Augenbefall frühzeitige Konsultation entsprechender Disziplinen.

Prophylaxe
Verzicht auf Verzehr von rohem Fleisch.

Zytokeratine

Definition
Dominierende Zytoskelett-Proteine epithelialer Zellen, die den wichtigsten Teil des Zytoskeletts repräsentieren. Zytokeratine sind zytoplasmatisch lokalisiert. Sie haben eine hohe diagnostische Bedeutung in der Bestimmung der Histogenese von Tumoren.

Allgemeine Information
Etwa 20 verschiedene Zytokeratine (ZK) sind bekannt. Sie werden anhand ihrer chemischen Eigenschaften in saure (TYP A) oder neutral-basische Zytokeratine (Typ B) oder entsprechend ihres Molekulargewichtes in hoch- und niedrigmolekulare Zytokeratine eingeteilt. Es gibt eine Reihe von Antikörpern mit einer Spezifität für einzelne Zytokeratine, mehrere Zytokeratine oder Zytokeratingruppen. Im Zytoskelett bildet jeweils ein Typ A-ZK einen Komplex mit einem Typ B-ZK, so dass Epithelien immer mindestens 2 oder mehr ZK exprimieren. Als Marker für Panzytokeratin bieten sich Antikörper wie KL-1 oder MNF-116, aber auch das Gemisch aus zwei Antikörpern gegen saure und basische Zytokeratine AE1/AE3 an.

Histologie
Antikörper gegen einzelne Zytokeratine helfen, bei positivem Ausfall der immunhistologischen Reaktion, bei der Abklärung der Histogenese eines Tumors (epithelialer Ursprung). Auch der fehlende Nachweis von Zytokeratinen in Tumoren (z.B. im malignen Melanom oder in melanozytären Naevi) und manchmal auch das Färbemuster können auf eine bestimmte Histogenese hinweisen (z.B. punktförmiges Muster bei Merkelzellkarzinomen). Eine Expression von Zytokeratinen liegt auch in bestimmten Sarkomen vor und hat im Zusammenhang mit der konventionellen Histologie und weiteren Immunfärbungen einen hohen diagnostischen Stellenwert. Melanommetastasen können in ca. 10% der Fälle eine aberrante Zytokeratinbildung aufweisen. Dieser Befund kann auch in glattmuskulären Tumoren, Rhabdomyosarkomen, Schwannomen und in anaplastisch-großzelligen Lymphomen auftreten.

Zytokine

Einteilung
Man unterscheidet im Wesentlichen vier Hauptgruppen von Zytokinen:
- Interferone (IFN)
- Interleukine (IL)
- Koloniestimulierende Faktoren (CSF)
- Tumornekrosefaktoren (TNF), s.u. Tumornekrosefaktor-α.

Allgemeine Information
Zytokine sind kleine Proteine, die häufig durch Glykosylierung und intramolekulare Disulfidbrücken stabilisiert sind. Sie werden von verschiedenen Zelltypen gebildet und haben als Botenstoffe (Transmitter) autokrine, parakrine oder holokrine Signalwirkung. Zytokine vermitteln und regulieren u.a. Interaktionen verschiedener Zellen, die überwiegend zum Immunsystem und zur Hämatopoese gehören. Zytokine wirken in nano- bis picomolaren Konzentrationen und werden anders als Hormone nicht in Drüsen als vorgefertigtes Protein gespeichert, sondern bei Stimulation schnell neu synthetisiert und sezerniert. Sie werden von den verschiedensten Zellarten produziert, insbesondere aber von Lymphozyten, Monozyten und Makrophagen. Die Wirkung kann stimulierend, inhibierend, synergistisch oder antagonistisch sein. Sie wirken nur in bestimmten Phasen des Zellzyklus. Häufig werden durch Zytokine andere Zytokine freigesetzt. Durch Kaskaden aufeinander folgender Zytokinreaktionen wird eine Wirkungsverstärkung erreicht. Voraussetzung für die Wirkung von Zytokinen ist ihre Bindung an spezifische Rezeptoren auf der jeweiligen Zielzelle.

Zytomegalie   B25.8

Definition
Infektion mit dem Zytomegalie-Virus. Krankheitserscheinungen vor allem durch diaplazentare Infektion mit Manifes-

tation im Neugeborenenalter; häufigste pränatale Infektionskrankheit. Auch im Rahmen von AIDS-Erkrankungen.

Klinisches Bild
Hautveränderungen: Ikterus, punktförmige oder flächenhafte Hautblutungen, makulopapulöse Exantheme, Erythrodermie, Zytomegalie - Ulkus.

Differenzialdiagnose
Syphilis connata, Toxoplasmose, Listeriose.

Therapie
- Ganciclovir (Cymeven): 2mal/Tag 5 mg/kg KG i.v. (Infusion über 1 Std.) alle 12 Std. über 14 Tage. Erhaltungstherapie: 5mal/Woche 6 mg/kg KG i.v. Bei Augenbefall sind auch okuläre Gancicloviriumplantate in Erwägung zu ziehen. Ihre Wirksamkeit hält 6-8 Monate (dann müssen die Implantate erneuert werden) und beschränkt sich jeweils nur auf das durch Implantat geschützte Auge.

  > **Cave:** Kein Schutz vor Organbefall durch Implantate, daher perorale Cymeven-Therapie weiterführen!

- Alternativ: Foscarnet (Foscavir): 3mal/Tag (alle 8 Std.) 60 mg/kg KG i.v. (Infusion über 1 Std.) für 2-3 Wochen. Erhaltungstherapie: 7mal/Woche 90-120 mg/kg KG i.v. (Infusion über 1 Std.).

  > **Cave:** Keine Kombination mit Pentamidindiisethionat!

- Alternativ Valganciclovir (Valcyte): Initial: 2mal/Tag 900 mg p.o. für 21 Tage. Erhaltungstherapie: 1mal/Tag 900 mg.
- Alternativ Cidofovir (Vistide): Anwendung aufgrund des Nebenwirkungsprofiles erst dann in Erwägung zu ziehen, wenn Resistenzen gegen Ganciclovir, Valganciclovir und Foscarnet bestehen. Initial 1mal/Woche 5 mg/kg KG i.v. für 2 Wochen. Erhaltungsdosis ab Woche 3: 1mal/14 Tage 5 mg/kg KG i.v.
- Spezifische Immunglobuline: CMV-Hyperimmunglobulin (Cytotect): 2 ml/kg KG alle 14 Tage i.v. Intravitreale Gabe: 200 µg alle 3 Tage über 3 Wochen bis zur Vernarbung.
- Konnatale Infektion: 1% aller Neugeborenen, davon 5-10% symptomatisch. Ganciclovir (Cymeven) 6 mg/kg KG i.v. alle 12 Std. über 6 Wochen. Effiziente Vakzine sind nicht verfügbar.

  > **Cave:** Ganciclovir ist knochenmarktoxisch, deshalb ist Zusammenarbeit mit speziellen Zentren zu empfehlen.

Zytomegalie-Ulkus   B25.9

Definition
Torpide verlaufende, ulzeröse, lokale Zytomegalie-Virus Infektion (s.u. Zytomegalie), die bei immunsupprimierten Patienten auftritt.

Ätiologie
CMV-Infektion, ungeklärt ist das Zustandekommen; diskutiert werden disseminierte wie auch lokale Infektionen.

Lokalisation
V.a. an Genitalregion, Perianalregion, selten an den unteren Extremitäten.

Klinisches Bild
Bei immunsupprimierten Patienten (v.a. HIV-Infizierte) auftretendes, großflächiges (2,0-20 cm im Durchmesser) und tiefreichendes, in Subkutis und Muskulatur penetrierendes, scharf begrenztes, schmerzhaftes Ulkus.

Differenzialdiagnose
Bakterielle Ulzera, Fournier-Gangrän (Gangraena acuta genitalium)

Interne Therapie
Erfolge wurden mit dem Präparat Valganciclovir beschrieben, ebenso mit Foscarnet und Ganciclovir.

Zytomegalie-Virus

Synonym(e)
CMV

Definition
Erreger der Zytomegalie.

Erreger
HHV-5. Genom aus dsDNA. Das nackte Virion ist 100 nm groß, mit Hülle misst das Virus bis 200 nm. Inkubationszeit: 2-10 Wochen für Primärinfektionen. S.u. Herpesviren, humane.

Vorkommen/Epidemiologie
Hohe Durchseuchungsrate (60-90%) der Bevölkerung. Das Virus besitzt die Fähigkeit im Körper latent zu persistieren. Übertragung der CMV erfolgt meist als Tröpfcheninfektion, aber auch als Schmierinfektion und beim Stillen (häufigste Pränatalinfektion).

Klinisches Bild
- Extrakutane Manifestationen: Die Erstinfektion verläuft in 99% ohne oder nur mit geringen Krankheitssymptomen. Das Leitsymptom ist dabei hohes, manchmal wochenlang anhaltendes Fieber mit typischerweise erhöhten Leberwerten im Labor. Lebensbedrohende Komplikationen wie eine Myocarditis, Thrombozytopenie oder Pneumonie sind beim Immunkompetenten selten. Schwere Verläufe beobachtet man regelmäßig bei immunsupprimierten Patienten. Bei HIV-Infizierten mit niedriger CD4+ Zellzahl zeigt sich häufig eine CMV-Retinitis mit akuter Erblindungsgefahr. Nach Knochenmarkstransplantationen häufig CMV-Pneumonie.
- Integument: Hautveränderungen (s.u. Zytomegalie): Ikterus, punktförmige oder flächenhafte Hautblutungen, makulopapulöse (Mononukleose-artige Exantheme, Erythrodermie, Zytomegalie-Ulkus).

Diagnose
KBR + ELISA; Virusnukleinsäurenachweis (PCR); Virusisolierung (Zellkultur).

Therapie
Ganciclovir bei CMV-induzierter Pneumonie, Enzephalitis, Retinitis (v.a. bei AIDS-Patienten); Alternative: Foscarnet.

Prophylaxe
Zur Prophylaxe, auch von Rezidiven, passive Immunisierung mit Hyperimmunglobulin bei immunsupprimierten Patienten.

Zytostatika

Definition
Substanzen aus verschiedenen Wirkstoffklassen, die eine antineoplastische Wirkung besitzen.

Hinweis(e)
Hinsichtlich der Nebenwirkungen s.u. Common toxicity criteria.

Zytostatika. Tabelle 1. Übersicht dermatologisch wichtiger Zytostatika

Obergruppe	Untergruppe	Wirkstoff
Antimetaboliten	Folsäureantagonisten	Methrotrexat
	Purinantagonisten und -analoga	Pentostatin
	Pyrimidinantagonisten und -analoga	5-Fuorouracil
	Ribonukleotidreduktase-Inhibitoren	Hydroxycarbamid
	Prodrugs mit methylierender Wirkung auf die DNA	Dacarbazin
		Temozolomid
Antibiotika	Anthracycline	Daunorubin
		Doxorubicin
Alkylanzien	Oxaphosphorine	Melphalan
		Cyclophosphamid
		Thiotepa
	Nitroseharnstoffe	BCNU
		CCNU
		Fotemustin
	Platinkomplexe	Cisplatin
Mitosehemmstoffe	Vinkaalkaloide	Vincristin
		Vinblastin
		Vindesin
Hormone	Antiöstrogene	Tamoxifen
Weitere Substanzen		Miltefosin

Zytostatika, supportive Therapie

Definition
Therapeutische Maßnahmen die Nebenwirkungen einer differenten Tumortherapie vermeiden, mildern oder behandeln.

Allgemeine Information
Die dermatologischen Tumorerkrankungen werden mit verschiedenen therapeutischen Möglichkeiten, oft auch multimodalen Verfahren behandelt. Diese krankheitsspezifische Behandlungsmodalitäten sollten stets durch eine symptomorientierte Supportivtherapie unterstützt oder ergänzt werden. Ohne Supportivtherapie sind Chemotherapie, intensive Chemotherapie, Strahlentherapie oder Immuntherapie häufig nicht möglich.

Durchführung
- Antiemetische Therapie:
  - Chemotherapieinduzierte Übelkeit (akut:1-3 Std. nach Applikation der Chemotherapeutika; verzögert: 26-24 Std. nach Applikation der Chemotherapeutika) und Erbrechen gehören zu den häufigsten und am meisten gefürchteten Nebenwirkungen in der antitumoralen Therapie. Ausgelöst v.a. durch Cisplatin, Carboplatin, Doxorubicin und Antrazykline. Durch korrekte Anwendung von Antiemetika können 70-80% dieser Nebenwirkungen vermieden werden. Unterschieden werden:
  - Antizipatorische (oder psychische) Emesis: Therapie: Dopaminrezeptorantagonisten wie Metoclopramid (z.B. MCP-Ratiopharm 10-20 mg p.o. alle 6-8 Std. in höherer Dosierung 2 mg/kg KG alle 2 Std.), Benzodiazepine (z.B. Lorazepam 1-2 mg p.o. alle 12 Std.) oder Neuroleptika (z.B. Haloperidol 1-2 mg p.o. alle 8-12 Std.).
  - Chemotherapeutische Emesis: Therapie: 5-HT$_3$-Antagonisten wie Ondansetron (z.B. Zofran 8 mg i.v.) oder Dolasetron (z.B. Anemet 100 mg i.v. etwa 30 Min. vor der Chemotherapie), Glukokortikoide (z.B. Dexamethason 20 mg i.v.), Neurokinin-1-Antagonisten wie Aprepitant (z.B. Emend 125 mg p.o. 1 Std. vor Applikation der Chemotherapeutika).

  > **Merke:** Eine präventive antiemetische Therapie ist effektiver als eine Behandlung bei eingetretener Nausea oder Emesis.

- Therapie und Prophylaxe der Myelodepression (s.u. Common Toxicity Criteria):
  - Anämie: Zielgerichtete Abklärung der Ursache. Prinzipiell ist eine Indikation für die Applikation von Erythropoese-stimulierenden Substanzen bei einem HB von <10 g/dl gegeben mit dem Ziel, Werte zwischen 10 und 13 g/dl zu erreichen. Initiale Dosierung von Erythropoetin alfa (z.B. Erypo FS) 40.000 IE s.c. 1mal/Woche. Alternativ: Darbepoetin alfa (Aranesp) 2,25 µg/kg KG 1mal/Woche s.c. oder 500 µg s.c. alle 3 Wochen.
  - Neutropenie: Zielgerichtete Abklärung der Ursache. Eine Neutropenie WHO-Grad IV mit Leukozytenzahl <1000/ul (s.u. Common Toxicity Criteria) sollte unter Abwägung weiterer Risikofaktoren (Alter >65 Jahre, hohes Risiko einer febrilen neutrophilen Leukopenie) mit G-CSF wie Filgrastim (z.B. Neupogen 5 ug/kg KG/Tag s.c.) behandelt werden. Eine Neutropenie WHO-

Grad IV in Kombination mit Fieber und Zeichen einer Infektion bedarf einer zusätzlichen hochdosierten antibiotischen Therapie.
- Thrombopenie: Derzeit ist die Applikation von Thrombozytenkonzentraten die einzige Möglichkeit der Behandlung. Die Indikation ist bei einer Thrombopenie <10.000-20.000/μl mit oder ohne Blutung gegeben, bei einer Thrombopenie <10.000-20.000/μl wenn weitere Risikofaktoren wie Hirnmetasen vorhanden sind, bei einer Thrombopenie zwischen 20.000-50.000/μl mit starken Blutungen oder bei geplantem chirurgischem Eingriff.
- Cancer related fatique (CRF):
    - Dosiertes körperliches Training, Glukokortikoide in geringer Dosierung (z.B. Prednisolon 5,0-10,0 mg/Tag p.o.). Für Amphetamine oder Antidepressiva gibt es derzeit keine Therapieempfehlungen, sie können jedoch im Einzelfall versucht werden.
- Schmerztherapie: s.u. Schmerztherapie, medikamentöse.

Hinweis(e)
- Am häufigsten werden supportive Maßnahmen in der palliativen Versorgung Tumorkranker benötigt. In der Terminalphase sind sie oft die einzigen und daher wichtigsten Behandlungen der Patienten.
- Dementsprechend kann die supportive onkologische Therapie in verschiedene Aufgabenbereiche gegliedert werden:
    - Antiemetische Therapie bei Chemotherapie und Strahlentherapie
    - Prophylaxe und Therapie der Knochenmarksinsuffizienz (z.B. mit Wachstumsfaktoren der Granulopoese oder Erythropoese)
    - Prophylaxe und Therapie von Erschöpfung und Müdigkeit (Fatigue)
    - Schmerztherapie
    - Ernährung
    - Haut- und Schleimhautpflege (Zytoprotektion) bei Strahlen oder Chemotherapie
    - Psychosoziale Betreuung
    - Rehabilitation.

Rezepturen

001 Abdeckpaste (Ulzera)

Rp.

Zinkoxid		
Talkum	aa	15,0
Triglyceroldiisostearat DAC		10,0
Vaselinum album	ad	100,0

Wasseraufnehmende, hydrophobe Paste vom W/O-Typ. Dünn im Randbereich des Ulkus auftragen; Reinigung mit Olivenöl.

Aufbrauchfrist: 4 Wochen

002 Abdeckpaste (Ulzera-Ichthyol)

Rp.

Ichthyol		5,0/15,0
Zinkoxid		
Talkum	aa	15,0
Triglyceroldiisostearat DAC		10,0
Vaselinum album	ad	100,0

Wasseraufnehmende, hydrophobe Paste vom W/O-Typ. Dünn im Randbereich des Ulkus auftragen; Reinigung mit Olivenöl.

Aufbrauchfrist: 4 Wochen

003 Acetylcystein-Creme (W/O), wasserarme

Rp.

Acetylcystein		10,0
Aqua dest.		20,0
Ungt. Cordes	ad	100,0

Wasserarme, lipophile Acetylcystein-Creme vom W/O-Typ zur äußerlichen Anwendung. Initial 3mal/Tag, später 1-2mal/Tag auf die erkrankten Hautstellen auftragen.

Aufbrauchfrist: Tube: 4 Wochen

004 Aluminiumchlorid-Hexahydrat-Gel 15/20% (NRF 11.24.)

Rp.

Aluminiumchlorid-Hexahydrat		20,0
Hydroxyethylcellulose 400		5,0
Aqua purif.	ad	100,0

Nichtionisches, hydrophiles Gel (Hydro-Gel) zur äußerlichen Anwendung. 1–2mal/Tag dünn in die Achselhöhlen auftragen. Bei Hyperhidrosis anfangs 1mal/Tag (abends) auf die betroffene Körperstelle auftragen, im Bereich der Achselhöhlen nur jeden 2. Tag. Später nach Bedarf anwenden.

Aufbrauchfrist: 6 Monate

005 Aluminiumchlorid-Hexahydrat-Lösung, 2-Propanolhaltige 15/20% (NRF 11.1.)

Rp.

Aluminiumchlorid-Hexahydrat		15,0/20,0
Aqua purif.		15,0/20,0
2-Propanol	ad	100,0

Lösung 2mal/Tag in den Achselhöhlen auftragen. Soll die Lösung mit einem Deo-Roller aufgetragen werden, empfiehlt sich der Zusatz von 2–2,5% Hydroxyethylcellulose oder Hydroxypropylcellulose.

Aufbrauchfrist: 6 Monate

006 Aluminiumchlorid-Hexahydrat-Lösung, Viskose, Hydrophile 15/20% (NRF 11.132.)

Rp.

Aluminiumchlorid Hexahydrat		15,0/20,0
Hydroxyethylcellulose 400		2,0/2,0
Aqua purif.	ad	100,0

Nichtionisches, hydrophiles Gel (Hydro-Gel) zur äußerlichen Anwendung mittels Deo-Roller. Anfangs über 1–2 Wochen jeden 2. Tag 1mal/Tag (abends vor dem Schlafengehen) dünn auf die betroffenen Körperstellen (z.B. Achselhöhlen) auftragen. Anschließend 1mal/Woche anwenden.

Aufbrauchfrist: Glasflasche: 6 Monate

007 5-Aminolävulinsäure-Creme 20%

Rp.

5-Aminolävulinsäure	1,0
Nichtionische Hydrophile Creme DAB	100,0

Vor der Durchführung einer Photodynamischen Therapie auftragen. Einwirkzeit 4 Stunden, anschließend die Photodynamische Therapie durchführen.

Aufbrauchfrist: 1 Woche (Kühlschrank)

008 Ammoniumbituminosulfonat 100%

Rp.

Ammoniumbituminosulfonat	20,0

100% Ammoniumbituminosulfonat zur äußerlichen Anwendung. Bei Abszessen 1mal/Tag dick auf erkrankte Hautstelle auftragen und verbinden. Reinigung mit Olivenöl.

Aufbrauchfrist: 3–5 Jahre

009 Ammoniumbituminosulfonat-Creme 5% (W/O)

Rp.

Ammoniumbituminosulfonat		5,0
Eucerinum W/O-Grundlage	ad	100,0

Lipophile 5% Ammoniumbituminosulfonat-Creme (W/O-Creme) zur äußerlichen Anwendung. Bei Rosazea oder perioraler Dermatitis 1–2 mal/Tag auf die erkrankten Hautstellen auftragen. Reinigung mit Olivenöl. Enthält Wollwachs!

Aufbrauchfrist: 6 Wochen

010 Ammoniumbituminosulfonat-Creme 5/10/20 oder 50% (NRF 11.12.) (W/O)

Rp.

Ammoniumbituminosulfat		5,0/10,0/20,0/50,0
Ungt. alc. lan.		85,5/81,0/72,0/45,0
Aqua purif.	ad	100,0

Hydrophobe 10- oder 20% Ammoniumbituminosulfonat-Creme (W/O-Creme) zur äußerlichen Anwendung. Bei oberflächlichen entzündlichen Erkrankungen 1–2mal/Tag auf die betroffenen Hautstellen auftragen. Reinigung mit Olivenöl. 50% Ammoniumbituminosulfonat-Salbe zur äußerlichen Anwendung. Bei Furunkeln, Schweiß- oder Talgdrüsenabszessen in 1–2tägigem Abstand messerrückendick auf die betroffenen Hautstellen auftragen und mit Mull abdecken. Reinigung mit Olivenöl. Enthält Wollwachsalkohole!

Aufbrauchfrist: Tube: 12 Monate; Spenderdose: 6 Monate

011 Ammoniumbituminosulfonat-Creme, Zinkhaltige 5% (W/O)

Rp.

Ammoniumbituminosulfonat		5,0
Zinkoxid		10,0
Glycerol		5,0
Eucerinum W/O-Grundlage	ad	100,0

Hydrophobe 5% Ammoniumbituminosulfonat-Creme vom Typ W/O-Creme zur äußerlichen Anwendung. Bei perioraler Dermatitis 1–2 mal/Tag auf die erkrankten Hautstellen auftragen. Reinigung mit Olivenöl.

Aufbrauchfrist: 6 Wochen

012 Ammoniumbituminosulfonat-Lotio 2%

Rp.

Ammoniumbituminosulfonat		2,0
Lotio Cordes	ad	100,0

2% Ammoniumbituminosulfonat-Lotio vom O/W-Typ zur äußerlichen Anwendung. Bei juckenden Exanthemen mehrmals/Tag auf die erkrankten Hautstellen auftragen. Reinigung mit Olivenöl.

Aufbrauchfrist: 8 Wochen

013 Ammoniumbituminosulfonat-Paste 2% (W/O)

Rp.

Ammoniumbituminosulfonat		2,0
Pasta zinci mollis		
Ungt. molle DAC	aa ad	100,0

Lipophile 2% Ammoniumbituminosulfonat-Paste vom Typ W/O zur äußerlichen Anwendung. Bei Rosazea oder perioraler Dermatitis 2mal/Tag dünn auf die betroffenen Hautstellen auftragen. Reinigung mit Olivenöl. Enthält Wollwachs!

Aufbrauchfrist: Tube: 4 Wochen

014 Ammoniumbituminosulfonat-Paste (Schieferöl) 5–15% (W/O)

Rp.

Ammoniumbituminosulfonat		5,0–15,0
Zinkoxid		
Talkum	aa	15,0
Triglyceroldiisostearat DAC		10,0
Vaselinum album	ad	100,0

Wasseraufnehmende 5–15% Schieferöl-Paste vom W/O-Typ. Dünn im Randbereich des Ulkus auftragen. Reinigung mit Olivenöl.

Aufbrauchfrist: 8 Wochen

015 Ammoniumbituminosulfonat-Paste, hautfarbene 2% (W/O)

Rp.

Rotes Eisenoxid		0,6
Gelbes Eisenoxid		2,1
Schwarzes Eisenoxid		0,3
Ammoniumbituminosulfonat, hell		2,0
Pasta zinci mollis		
Ungt. molle DAC	aa ad	100,0

Hydrophobe 2%ige Ammoniumbituminosulfonat-Creme vom W/O-Typ zur äußerlichen Anwendung. Bei Rosazea oder perioraler Dermatitis 2mal/Tag dünn mit einem Wattetupfer auf die befallenen Stellen auftragen. Reinigung mit Olivenöl. Enthält Wollwachs!

Aufbrauchfrist: Tube: 4 Wochen

016 Ammoniumbituminosulfonat-Salbe 50% (O/W)

Rp.

Ammoniumbituminosulfonat		50,0
Ungt. Cordes	ad	100,0

Wasseraufnehmende 50% Ammoniumbituminosulfonat-Salbe vom Typ O/W zur äußerlichen Anwendung. Bei abszedierenden Entzündungen mehrmals/Tag auf die betroffenen Hautstellen auftragen. Reinigung mit Olivenöl.

Aufbrauchfrist: 8 Wochen

017 Ammoniumbituminosulfonat-Zink-Creme 2% (W/O)

Rp.

Ammoniumbituminosulfonat		2,0
Zinkoxid		2,5
Emulgierendes hydrophobes Basisgel DAC		
Ung. cerei DAB 6	aa ad	100,0

Hydrophobe 2% Ammoniumbituminosulfonat-Zink-Creme zur äußerlichen Anwendung. Bei streuendem mikrobiellen Ekzem abends dünn auf die befallenen Hautpartien auftragen. Reinigung mit Olivenöl.

Aufbrauchfrist: Tube: 4 Wochen

018 Ammoniumbituminosulfonat-Zinkoxidschüttelmixtur 2,5/5 oder 10% (NRF 11.2.)

Rp.

Ammoniumbituminosulfonat		2,5/5,0/10,0
Bentonit		1,0/1,5/2,0
Zinkoxid		20,0/20,0/20,0
Talkum		20,0/20,0/20,0
Glycerol 85%		30,0/30,0/30,0
Aqua purif.	ad	100,0

2,5% Ammoniumbituminosulfonat-Zinkoxidschüttelmixtur zur äußerlichen Anwendung. Bei entzündlichen Hauterkrankungen 2–3mal/Tag auf die betroffene Körperstelle mit einem Pinsel oder Spatel auftragen. Vor Gebrauch schütteln! Reinigung mit Olivenöl.

Aufbrauchfrist: 6 Monate

019 Ammoniumbituminosulfonat-Zinkoxidschüttelmixtur, Ethanolhaltige 2,5%, 5% und 10% (NRF 11.4.)

Rp.

Ammoniumbituminosulfonat		2,5/5,0/10,0
Zinkoxid		20,0
Talkum		20,0
Glycerol 85%		30,0
Ethanol 90%		20,0
Aqua purif.	ad	100,00

Alkoholisch-wässrige Ammoniumbituminosulfonat-Zinkoxidschüttelmixtur zur äußerlichen Anwendung. Bei entzündlichen Hauterkrankungen 2–3mal/Tag auf die erkrankte Körperstelle mit einem Pinsel oder Spatel auftragen. Vor Gebrauch schütteln! Reinigung mit Olivenöl. Enthält Alkohol und brennt auf offenen Stellen!

Aufbrauchfrist: 6 Monate

020 Ammoniumbituminosulfonat-Zink-Paste (O/W)

Rp.

Ammoniumbituminosulfonat		2,0
Zinkoxid		5,0
Emulgierender Cetylstearylalkohol, Typ A		9,0
Ungt. cerei DAB	ad	100,0

Wasseraufnehmende Ammoniumbituminosulfonat-Wismut-Creme-Paste vom O/W-Typ zur äußerlichen Anwendung. Bei Rosazea oder perioraler Dermatitis nach gründlicher Gesichtsreinigung 2mal/Tag dünn auftragen.

Aufbrauchfrist: 8 Wochen

020a Atopiker Creme (Ichthyol-Gesellschaft)

Rp.

Acidum sorbicum		0,1
Glycerinum		10,0
Aqua purif.		30,0
Ungt. Cordes	ad	100,0

2 bis 3mal täglich zur blanden Pflege bei Atopischem Ekzem anwenden.

Aufbrauchfrist: 6 Wochen

021 Augensalbe, einfache (DAC)

Rp.

Paraffinum subliquid.		40,0
Vaselinum album	ad	100,0

Einfache Augensalbe zur äußerlichen Anwendung. Als hydrophobe (lipophile) Salbengrundlage vom Typ Kohlenwasserstoff-Gel, für Suspensionsaugensalben oder bei Bindehautreizungen. Zur Nacht einen 3 mm langen Streifen in jeden Bindehautsack applizieren.

Aufbrauchfrist: Tube: 1 Monat

022 Augensalbe, emulgierende (NRF 15.20.)

Rp.

Cholesterol	1,0
Vaselinum album	56,5
Paraffinum subliquid.	42,5

Wasseraufnehmende Augensalbe vom Typ W/O. Bei Bedarf einen etwa 1 cm langen Salbenstrang in den Bindehautsack einbringen.

Aufbrauchfrist: Tube: 4 Wochen

023 Augensalbe, emulgierende (Pharm. Helv. VII)

Rp.

Adeps lanae	10,0
Paraffinum liquid.	35,0
Vaselinum album	ad 100,0

Wasseraufnehmende Augensalbe vom Typ W/O, zur äußerlichen Anwendung. Mehrmals/Tag auftragen. Bei Bindehautreizungen mehrmals/Tag in den Bindehautsack applizieren. Nach dem Öffnen nur 4 Wochen verwendbar. In Abhängigkeit von der gewünschten Konsistenz kann das Verhältnis Vaselin/Paraffin geändert werden. Enthält Wollwachs!

Aufbrauchfrist: Tube: 1 Monat

024 Basiscreme DAC

Rp.

Glycerolmonostearat 60	4,0
Cetylalkohol	6,0
Mittelkettige Triglyceride	7,5
Vaselinum album	25,5
Macrogol-20-glycerol-monostearat	7,0
Propylenglykol	10,0
Aqua purif.	ad 100,0

Wirkstofffreie ambiphile Creme zur äußerlichen Anwendung. 1–2mal/Tag dünn auf die betroffenen Stellen auftragen.

Aufbrauchfrist: Tube: 12 Monate

025 Basisgel, Emulgierendes, Hydrophobes (DAC)

Rp.

Triglycerindiisostearat	10,0
Isopropylpalmitat	8,0
Hydrophobes Basisgel	ad 100,0

Wirkstofffreie, wollwachsfreie, wasseraufnehmende Salbe vom W/O-Typ; Ersatz für Wollwachsalkoholsalbe und Eucerin anhydricum. Mit Wasser entsteht die Hydrophobe Basiscreme DAC (NRF 11.104).

Aufbrauchfrist: 6 Monate

026 Basisgel, Hydrophobes (DAC)

Rp.

Paraffinum subliquid.	95,0
Polyethylen (MR 21.000)	ad 100,0

Sehr gut streichfähiges (temperaturunabhängig!), dem Vaselin ähnliches, hydrophobes Gel vom Typ Oleo-Gel zur äußerlichen Anwendung. Die Haftfähigkeit auf Schleimhäuten kann durch Zusatz hydrophiler Gelbildner (Bentonit, Methylcellulose, Hydroxyethylcellulose, Stärke, Carboxymethylcellulose oder Alginat) verbessert werden (siehe auch Hypromellose-Haftpaste 40% (NRF 7.8.))!

Aufbrauchfrist: Tube: 3 Jahre

027 Benzylbenzoat-Emulsion 10 oder 25 % (NRF 11.64.)

Rp.

Benzylbenzoat	10,0/25,0
Emulgierender Cetylstearylalkohol (Typ A)	2,0
Gereinigtes Wasser	ad 100,0

Hydrophile, anionische Emulsion (O/W-Lotion) zur äußerlichen Anwendung. Bei Skabies 1mal/Tag auftragen, über 3 Tage anwenden, danach abduschen. Die 10 %ige Emulsion wird vorzugsweise bei Kleinkindern eingesetzt. Vor Gebrauch zu schütteln!

Aufbrauchfrist: 6 Monate

028 Betamethasonvalerat-Creme 0,05–0,1% (W/O)

Rp.

Betamethason-17-valerat	0,05–0,1
Sol. acid. citric. 0,5%	2,5
Sol. natr. citric. 0,5%	2,5
Eucerinum cum aqua	ad 100,0

Lipophile Betamethason-Creme (W/O-Creme) (Kortisonhaltig) zur äußerlichen Anwendung. 2mal/Tag dünn auftragen. Bemerkung: Statt Eucerinum cum aqua kann Eucerinum W/O-Grundlage benutzt werden.

Aufbrauchfrist: Tube: 4 Wochen (Eucerinum cum aqua); 12 Monate (Eucerinum W/O-Grundlage)

029 Betamethasonvalerat-Creme, Hydrophile 0,025/0,05 oder 0,1% (NRF 11.37.)

Rp.

Betamethason-17-valerat	0,005/0,01/0,02
Mittelkettige Triglyzeride	0,1
Citronensäure 0,5%-/Natriumcitrat 0,5%-Lsg.	1,0
Basiscreme DAC	ad 20,0

Ambiphile, nichtionische Betamethason-Creme (Kortisonhaltig). Erst 2mal/Tag, dann 1mal/Tag auf die erkrankten Hautstellen auftragen und einmassieren.

Aufbrauchfrist: Tube: 12 Monate

030 Betamethasonvalerat-Emulsion, Hydrophile 0,025/0,05 oder 0,1% (NRF 11.47.)

Rp.

Betamethason-17-valerat		0,025/0,05/0,1
Sorbitanmonostearat		2,0
Macrogol-8-stearat		2,0
Mittelkettige Triglyzeride		5,0
Glycerol 85%		5,0
Kaliumsorbat		0,14
Citronensäure, wasserfrei		0,07
Aqua purif.	ad	100,0

Hydrophile, nichtionische Betamethasonvalerat-Lotio vom Typ O/W (Kortisonhaltig) zur äußerlichen Anwendung. Initial 2mal/Tag, dann 1mal/Tag dünn auf die erkrankten Hautstellen auftragen.

Aufbrauchfrist: 6 Monate

031 Betamethasonvalerat-Haftpaste 0,1% (NRF 7.11.)

Rp.

Betamethasonvalerat		0,1
Hypromellose 2000		40,0
Hydrophobes Basisgel DAC	ad	100,0

Betamethason-Haftpaste (Kortisonhaltig) 2mal/Tag mit einer weichen Zahnbürste auf die befallenen Stellen dünn auftragen.

Aufbrauchfrist: 4 Wochen

032 Betamethasonvalerat-Mundhaftpaste

Rp.

Betamethasonvalerat		0,1
Stomahesive Adhesivpaste	ad	100,0

Betamethason-Haftpaste (Kortisonhaltig) 2mal/Tag mit einer weichen Zahnbürste auf die befallenen Stellen dünn auftragen.

Aufbrauchfrist: 4 Wochen

033 Borretschsamenöl-Creme (nach Altmeyer) I

Rp.

Borretschsamenöl		5,0
Nachtkerzensamenöl		5,0
BHT		0,05
Triclosan		1,0
Ungt. emulsif. aq.	ad	100,0

Anionische, hydrophile Creme (O/W-Creme). Bei atopischem Ekzem 2–3mal/Tag auf die betroffenen Areale auftragen. Statt Ungt. emulsif. aq. kann auch Basiscreme DAC (ambiphile Creme) als Grundlage verwendet werden. Die Rezeptur wird dadurch stabiler und haltbarer.

Aufbrauchfrist: Tube: 6 Monate

034 Borretschsamenöl-Creme (nach Altmeyer) II

Rp.

Borretschsamenöl		5,0
Nachtkerzensamenöl		5,0
BHT		0,05
Triclosan		1,0
Physiogel Creme	ad	100,0

Creme vom DMS-Typ. Bei atopischem Ekzem 2–3mal/Tag auf die betroffenen Areale auftragen.

Aufbrauchfrist: 3 Monate

035 Campheröl 20% (DAC)

Rp.

Campher		20,0
Mittelkettige Triglyzeride	ad	100,0

Campherlösung zur äußerlichen Anwendung. Bei Juckreiz mehrmals/Tag auf die betroffenen Hautstellen auftragen. Brennt auf offenen Stellen!

Aufbrauchfrist: 6 Monate

036 Capsaicin-Creme, Hydrophile 0,025/0,05 oder 0,1% (NRF 11.125.)

Rp.

Ethanolische Capsaicin-Stammlsg. 1%		2,5/5,0/10,0
Basiscreme DAC		50,0/50,0/50,0
Propylenglycol		10,0/10,0/10,0
Gereinigtes Wasser	ad	100,0

Capsaicinhaltige, hydrophile, nichtionische Creme (O/W-Creme) zur äußerlichen Anwendung, kühlend, nicht fettend, abwaschbar. Mehrmals/Tag auftragen. Nicht auf Schleimhäute bringen.

Aufbrauchfrist: Tube/Spenderdose: 6 Monate

037 Capsaicin-Schüttelmixtur 0,01%

Rp.

Extr. Capsici aether.		0,2
Zinkoxid-Emulsionsschüttelmixtur 18% (NRF 11.49.)	ad	20,0

0,01% Capsaicin-Schüttelmixtur zur Anwendung bei Pruritus. 1mal/Tag auf die betroffenen Stellen mit einem Pinsel auftragen. Ablösen mit Wasser. Zusatz: "Da cum penicillo" (Mitverordnung des Pinsels auf dem Rezept). Kontakt mit Schleimhäuten und Augen vermeiden! Capsaicin brennt auf offenen Stellen!

Aufbrauchfrist: 6 Monate

038 Carbomer-Gel, 2-Propanolhaltiges (DAB)

Rp.

Polyacrylsäure		0,5
Natriumhydroxid-Lsg. 5%		1,0
2-Propanol		25,0
Aqua purif.	ad	100,0

Wirkstofffreies, hydrophiles, anionisches Gel (Hydro-Gel) zur äußerlichen Anwendung. Die Konservierung ist alternativ mit 96% Ethanol möglich!

Aufbrauchfrist: Tube: 12 Monate; in Spenderdose: 6 Monate

039 Carbomer-Gel, Wasserhaltiges (DAB)

Rp.

Carbomer 50.000		0,5
Natriumhydroxid-Lsg. 5%		3,0
Aqua purif.	ad	100,0

Wirkstofffreies, hydrophiles, anionisches Gel (Hydro-Gel) zur äußerlichen Anwendung. Die Konservierung ist alternativ mit 0,1% Sorbinsäure und 0,1% Kaliumsorbat oder 0,07% Methyl-4-hydroxybenzoat und 0,03% Propyl-4-hydroxybenzoat möglich!

Aufbrauchfrist: 6 Monate

040 Carmellose-Natrium-Gel (DAB)

Rp.

Carmellose-Natrium 600		5,0
Glycerol 85%		10,0
Aqua purif.	ad	100,0

Wirkstofffreies, anionisches, filmbildendes Gel (Hydro-Gel) zur äußerlichen Anwendung. Die Konservierung ist alternativ mit 0,1% Sorbinsäure und 0,1% Kaliumsorbat, Methyl-4-hydroxybenzoat 0,06% und Propyl-4-hydroxybenzoat 0,04% möglich.

Aufbrauchfrist: Tube: 12 Monate

041 Chinidinhydrochlorid-Sklerosierungslösung 20% (m/V) (NRF 5.4.)

Rp.

| Chinidin-HCl, wasserfrei | | 19,07/19,12 |
| Natriummonohydrogenphosphat-Dodecahydrat-Lsg. 1% | ad | 100,0 |

Zur Sklerotherapie nach Blond bei Hämorrhoiden I° und II°. Bei der ersten Sitzung tropfenweise Injektion von 0,2–0,3 ml in 3–5 Einzelinjektionen submukös in die vergrößerten Hämorrhoidalpolster. Bei weiteren Behandlungen in 1–4wöchigen Abständen jeweils bis zu 1 ml auf möglichst viele Einzelinjektionen verteilt anwenden.

Aufbrauchfrist: 3 Tage bei Temperaturen unter 8 °C

042 Chinolinolsulfat-Monohydrat-Lösung 0,1% (NRF 11.127.)

Rp.

| Chinolinolsulfat-Monohydrat | | 0,1 |
| Gereinigtes Wasser | ad | 100,0 |

Zur äußerlichen Anwendung. Bei oberflächlichen Infektionen 2–3mal/Tag feuchte Umschläge an den betroffenen Hautgebieten auflegen. Färbt Haut, Wäsche und andere Gegenstände gelb.

Aufbrauchfrist: 1 Jahr

043 Chlorhexidindigluconat-Zahngel (NFA)

Rp.

Chlorhexidindigluconat-Lsg. 20%		0,2
Hydroxyethylcellulose		0,6
Aqua purif.	ad	20,0

Nichtionisches, hydrophiles Chlorhexidindigluconat-Zahngel (Hydro-Gel) zur äußerlichen Anwendung. Bei akuten Entzündungen des Zahnfleisches und der Mundhöhle sowie lokalen Verletzungen in der Mundhöhle 2mal/Tag nach dem Zähneputzen auftragen.

Aufbrauchfrist: Tube: 1 Jahr

044 Chlorhexidin-Lösung 0,2%

Rp.

| Chlorhexidindigluconat-Lsg. 20% | | 1,0 |
| Aqua purif. | ad | 100,0 |

Chlorhexidin-Lösung zur äußerlichen Anwendung. Für feuchte Umschläge. 2mal/Tag eine mit etwa 5–10 ml getränkte Kompresse auf die Wunde auflegen.

Aufbrauchfrist: 1 Jahr

045 Chlorhexidin-Mundspüllösung 0,1 oder 0,2% (NRF 7.2.)

Rp.

Chlorhexidindigluconat-Lsg. 20%		0,533/1,065
Sorbitol-Lsg. 70%, nicht kristallisierend		36,0/36,0
Pfefferminz-Farbmittel-Konzentrat „Blau" (NRF S.21.)		0,2/0,2
Gereinigtes Wasser	ad	100,0/100,0

Bei Entzündungen im Mund- und Rachenraum, vor und nach operativen Eingriffen im Mund- und Rachenraum, zur Mundhygiene. 1–2mal/Tag nach dem Essen mit 1 Eßlöffel der unverdünnten Lösung im Mund spülen oder im Rachen gurgeln. Ein Verschlucken der Lösung und Nachspülen mit Wasser ist zu vermeiden.

Aufbrauchfrist: 6 Monate

046 Ciclosporin A-Haftpaste 2,5%

Rp.

Ciclosporin A		0,25
Hypromellose-Haftpaste 40% (NRF 7.8.)	ad	10,0

2,5% Ciclosporin Haftpaste vom Typ Oleo-Gel zur äußerlichen Anwendung. Balanitis psoriatica: 1mal/Tag im Präputialraum auftragen. Bei Lichen planus mucosae, Pemphigus vulgaris oder vernarbendem Schleimhautpemphigoid morgens und abends nach dem Zähneputzen dünn auf die betroffenen Schleimhautareale auftragen.

Aufbrauchfrist: Tube: 4 Wochen

047 Ciclosporin A-Lösung 1–2% (nach Altmeyer)

Rp.

Ciclosporin		0,5–1,0
Miglyol 812	ad	50,0

Ciclosporin-Lösung zur äußerlichen Anwendung. Mischen, steril abfüllen, Aliquots zu 5 ml in braune Flaschen abfüllen. Bei Lidekzem: 1–2mal/Tag dünn auf die betroffenen Hautareale auftragen.

Aufbrauchfrist: Tube: 1 Woche

048 Citronensäure-Glycerol 0,5/1 oder 2% (NRF 7.4.)

Rp.

Citronensäure, wasserfrei		0,5/1,0/2,0
Glycerol 85%		84,9
Orangenflüssigaroma		0,01
Aqua purif.	ad	100,0

0,5–2%ige Citronensäure-Glycerol-Lösung. Für Mundspülungen vor dem Gebrauch zu gleichen Teilen mit frisch abgekochtem und wieder erkaltetem Wasser mischen. Bei Bedarf mehrmals/Tag den Mund mit der verdünnten Lösung spülen. Bei bewußtlosen oder intensivpflichtigen Patienten bei Bedarf einen frischen Tupfer in die Lsg. eintauchen, durch den Mund führen und verwerfen.

Aufbrauchfrist: 6 Monate

049 Clioquinol-Creme 0,5–2% (O/W)

Rp.

Clioquinol		0,5–2,0
Ungt. emulsif. aq.	ad	100,0

0,5–2% anionische, hydrophile Clioquinol-Creme (O/W-Creme) zur äußerlichen Anwendung. 1–2mal/Tag dünn auf die befallenen Hautbezirke auftragen. Als Grundlage können auch Basiscreme DAC (ambiphile Creme) oder Eucerin. cum aqua (W/O-Creme) verwendet werden.

Aufbrauchfrist: Tube: 1 Jahr

050 Clioquinol-Lotio 0,5–5%

Rp.

Clioquinol		0,5–5,0
Lotio Cordes	ad	100,0

0,5% Clioquinol-Lotio zur äußerlichen Anwendung. Mit einem Wattebausch/Pinsel dünn 1–2mal/Tag auf die befallenen Hautbezirke auftragen. Reinigung mit Wasser. Vor Gebrauch schütteln. Die Lotio färbt Haut und Kleidung bräunlich!

Aufbrauchfrist: 6 Monate

051 Clioquinol 2%-Hydrocortison 0,5%-Creme (W/O)

Rp.

Hydrocortisonacetat		0,5
Clioquinol		2,0
Eucerin. cum aqua	ad	100,0

Lipophile Clioquinol-Hydrocortison-Creme (W/O-Creme) zur äußerlichen Anwendung. 2mal/Tag dünn auf die erkrankten Hautstellen auftragen. Enthält Wollwachs!

Aufbrauchfrist: Tube: 4 Wochen

052 Clioquinol 2%-Hydrocortison 1%-Creme (O/W)

Rp.

Hydrocortisonacetat		1,0
Clioquinol		2,0
Ungt. emulsif. aq.	ad	100,0

Anionische, hydrophile Clioquinol-Hydrocortison-Creme (O/W-Creme) 1–2mal/Tag dünn auf die erkrankten Hautstellen auftragen.

Aufbrauchfrist: Tube: 4 Wochen

053 Clioquinol-Titanoxidpaste, weiche

Rp.

Clioquinol		2,0
Titandioxid		30,0
Dickfl. Paraffin		40,0
Weißes Vaselin		20,0
Gebleichtes Wachs	ad	100,0

Hydrophobe, 2%ige Clioquinol-Paste (2-Phasen-Paste) vom Kohlenwasserstoff-Gel-Typ. 1mal/Tag dünn auf die betroffenen Hautstellen auftragen.

Aufbrauchfrist: Tube: 1–3 Jahre

054 Clobetasolpropionat-Creme, Hydrophile 0,05% (NRF 11.76.)

Rp.

Clobetasolpropionat		0,05
Mittelkettige Triglyceride		0,5
Citronensäure 0,5%-Lsg.		
Natriumcitrat 0,5%-Lsg.	aa	2,5
Basiscreme DAC	ad	100,0

Ambiphile 0,05% Clobetasol-Creme (Kortisonhaltig). 1–2mal/Tag dünn auf erkrankte Hautstelle auftragen und einmassieren. Nicht im Augenbereich anwenden. Nicht länger als 2–3 Wochen anwenden.

Aufbrauchfrist: Tube: 3 Wochen

055 Clotrimazol-Lösung, Hydrophile 1% (NRF 11.40.)

Rp.

Clotrimazol		1,0
Macrogol 400	ad	100,0

1% Clotrimazol-Lösung 2–3mal/Tag dünn auf die erkrankten Hautstellen auftragen.

Aufbrauchfrist: Glasflasche: 6 Monate

056 Clotrimazol-Salbe, Hydrophile 2% (NRF 11.50.)

Rp.

Clotrimazol		2,0
Macrogol 300		55,0
Macrogol 1500	ad	100,0

Hydrophile 2% Clotrimazol-Salbe vom Typ PEG (Macrogol) zur äußerlichen Anwendung. 1–2mal/Tag auf die erkrankten Hautstellen auftragen.

Aufbrauchfrist: 2 Jahre

057 Clotrimazol-Tinktur 2%

Rp.

Clotrimazol		2,0
Solutio Cordes	ad	100,0

Äußerlich 2–3mal/Woche anzuwenden. Augenkontakt vermeiden.

Aufbrauchfrist: 1 Jahr

058 Clotrimazol-Zinksalbe 1% (W/O)

Rp.

Clotrimazol		1,0
Zinkoxid		10,0
Wollwachsalkoholsalbe	ad	100,0

Wasseraufnehmende 1% Clotrimazol-Zinksalbe vom W/O-Typ. 2mal/Tag auf die befallenen Stellen auftragen.

Aufbrauchfrist: Kruke: 6 Monate

059 Dequaliniumchloridhaltige Ohrentropfen 0,02%

Rp.

Dequalinium-Chlorid		0,002
Glycerol, wasserfrei		
Ethanol 90%	aa ad	10,0

Dequalinium-Tropfen anfänglich alle 1–2 Std. in das erkrankte Ohr tröpfeln.

Aufbrauchfrist: 4 Wochen

060 Dequaliniumchloridhaltige Ohrentropfen 0,2%

Rp.

Dequalinium-Hydrochlorid		0,02
Glycerol, wasserfrei	ad	10,0

Dequalinium-Tropfen anfänglich alle 1–2 Std. in das erkrankte Ohr tröpfeln.

Aufbrauchfrist: 4 Wochen

061 Dequaliniumchloridhaltiges Soor-Gel (NFA)

Rp.

Dequaliniumchlorid		0,002
Hydroxyethylcellulose		0,6
Aqua dest.	ad	20,0

Hydrophiles, nichtionisches Soor-Gel (Hydro-Gel) zur äußerlichen Anwendung. Bei Mundsoor, Stomatitis aphthosa und anderen Mund- und Racheninfektionen das Gel 3–4mal/Tag dünn auf die betroffenen Stellen auftragen.

Aufbrauchfrist: Tube: 1 Jahr

062 Desinfektionsspiritus (NRF 11.27.)

Rp.

Isopropanol		45,0
Propylalkohol		30,0
Isopropylmyristat		0,5
Glycerol 85%		2,0
Wasserstoffperoxid-Lsg. 30%		1,0
Aqua purif.	ad	100,0

Desinfektionsspiritus zur äußerlichen Anwendung. Zur hygienischen Händedesinfektion 3 ml Spiritus auf die Hände verteilen und 30 Sek. verreiben. Zur chirurgischen Händedesinfektion 2mal je 5 ml 2 Min. lang verreiben. Enthält Alkohol und brennt auf offenen Stellen. Nicht mit Augen oder Schleimhäuten in Kontakt bringen!

Aufbrauchfrist: 6 Monate

063 Dexamethason-Carmellose-Gel 0,1%

Rp.

Dexamethason		0,1
Carmellose-Natrium 600 DAB		5,0
Glycerol 85%		10,0
Aqua purif.	ad	100,0

Dexamethasonhaltiges (Kortisonhaltiges), anionisches, filmbildendes Gel (Hydro-Gel) zur äußerlichen Anwendung. Die Konservierung ist alternativ mit 0,1% Sorbinsäure und 0,1% Kaliumsorbat, Methyl-4-hydroxybenzoat 0,06% und Propyl-4-hydroxybenzoat 0,04% möglich.

Aufbrauchfrist: Aluminium-Tube: 12 Monate

064 Dexpanthenol-Creme, Hydrophile 5% (NRF 11.28.)

Rp.

Dexpanthenol		5,0
Citronensäure, wasserfrei		0,03
Aqua dest.		5,0
Basiscreme DAC	ad	100,0

Ambiphile bis hydrophile Creme (O/W-Creme) zur äußerlichen Anwendung. 1–3mal/Tag auf die erkrankte Körperstelle auftragen.

Aufbrauchfrist: Tube: 12 Monate; Spenderdose: 6 Monate

065 Dexpanthenol-Creme, Hydrophobe 5% (NRF 11.29.)

Rp.

Dexpanthenol		5,0
Aqua purif.		30,0
Mittelkettige Triglyzeride		7,0
Wollwachsalkohol-Salbe	ad	100,0

Hydrophobe Creme (W/O-Creme) zur Heilungsförderung bei Haut- und Schleimhautdefekten. 1–3mal/Tag auf die erkankte Körperstelle auftragen. Enthält Wollwachsalkohole!

Aufbrauchfrist: Tube/Spenderdose: 4 Wochen

066 Dexpanthenol-Lösung 5% (NRF 7.3.)

Rp.

Dexpanthenol		5,0
Citronensäure, wasserfrei		0,1
Natriumbenzoat		0,15
Aqua purif.	ad	100,0

Zur Heilungsförderung bei Haut- und Schleimhautdefekten. 1–3mal/Tag auf die erkrankte Körperstelle auftragen. Bei Erkrankungen im Hals-Nasen-Rachen-Raum 20 Trp. der Lösung in die Nase tropfen oder als Aerosol inhalieren. Für Mundspülungen und feuchte Verbände die Lösung vor dem Gebrauch zu gleichen Teilen mit frisch abgekochtem und wieder erkaltetem Wasser mischen. 1–2mal/Tag nach dem Essen im Mund spülen oder im Rachen gurgeln. Ein Verschlucken der Lösung und Nachspülen mit Wasser ist zu vermeiden.

Aufbrauchfrist: Glasflasche: 6 Monate

067 Dimeticon-Creme, Hydrophile 10% (NRF 11.34.)

Rp.

Dimeticon 350		10,0
Basiscreme DAC	ad	100,0

Ambiphile, wirkstofffreie Creme zur äußerlichen Anwendung. 1–2mal/Tag auf die betroffenen Hautstellen auftragen.

Aufbrauchfrist: Tube: 12 Monate; Spenderdose: 6 Monate

068 Diphenylcyclopropenon-Lösung 2%

Rp.

Diphenylcyclopropenon		2,0
Aceton	ad	100,0

2% Diphenylcyclopropenon-Lsg. zur äußerlichen Anwendung durch den Arzt bei Alopecia areata. Lsg. vorsichtig aufpinseln, nach 5 Min. abwaschen, Wdh. 2–3mal/Woche, langsame Steigerung der Zeit, bis zur Erzeugung eines Erythems, dann Fortsetzung mit gleichbleibender Zeit. Diphenylcyclopropenon ist kein zugelassenes Arzneimittel (Orphan-drug), die Anwendungen sind nur von einem mit dieser Therapie ausreichend vertrauten Arzt vorzunehmen.

Aufbrauchfrist: Tube: 6 Monate

069 Dithranolhaltige Ingram-Paste

Rp.

Dithranol		0,1–0,5
Salicylsäure		2,0
Amyl. Tritic.		19,0
Zinkoxid		19,0
Paraffinum solid.		12,0
Paraffinum subliquid.	ad	100,0

Hydrophobe, dithranolhaltige Ingram-Paste vom Typ Kohlenwasserstoff-Gel zur äußerlichen Anwendung. Paste 1mal/Tag dünn auf die befallenen Stellen auftragen, anschließend sofortiges Händewaschen. Vorsicht ist geboten bei Anwendungen im Gesicht und im intertriginösen Bereich. Dithranol wirkt stark hautreizend, strikt zu vermeiden ist der Kontakt mit Augen und Schleimhäuten. Dithranol verfärbt Wäsche und kunststoffhaltige Badearmaturen!

Aufbrauchfrist: Tube: 1 Monat

070 Dithranolhaltige Ingram-Salbe, abwaschbare

Rp.

Dithranol		0,1–0,5
Cetylstearylalkohol		21,5
Emulgierender Cetylstearylalkohol, Typ A		2,5
Paraffinum subliquid.	ad	100,00

Wasseraufnehmende abwaschbare Ingram-Salbe vom O/W-Typ zur äußerlichen Anwendung. Salbe 1mal/Tag dünn auf die befallenen Stellen auftragen, anschließend sofortiges Händewaschen. Vorsicht ist geboten bei Anwendungen im Gesicht und im intertriginösen Bereich. Dithranol wirkt stark hautreizend, strikt zu vermeiden ist der Kontakt mit Augen und Schleimhäuten. Dithranol verfärbt Wäsche und kunststoffhaltige Badearmaturen!

Aufbrauchfrist: Tube: 1 Monat

071 Dithranol-Lack I

Rp.

Salicylsäure		5,0
Dithranol		0,5
Elastisches Collodium	ad	100,0

Dithranol-Lack zur äußerlichen Anwendung. Lack 1mal/Tag dünn auf die befallenen Stellen auftragen. Vorsicht ist geboten bei Anwendungen im Gesicht und im intertriginösen Bereich. Nicht am Kopf anwenden! Dithranol wirkt stark hautreizend, strikt zu vermeiden ist der Kontakt mit Augen und Schleimhäuten! Dithranol verfärbt Wäsche und kunststoffhaltige Badearmaturen!

Aufbrauchfrist: 1 Monat

072 Dithranol-Lack II

Rp.

Dithranol		0,1–5,0
Toluol		33,3
Traumaticin	ad	100,0

Dithranol-Lack zur äußerlichen Anwendung. Lack 1mal/Tag dünn auf die befallenen Stellen auftragen. Vorsicht ist geboten bei Anwendungen im Gesicht und im intertriginösen Bereich. Nicht am Kopf anwenden! Dithranol wirkt stark hautreizend, strikt zu vermeiden ist der Kontakt mit Augen und Schleimhäuten. Dithranol verfärbt Wäsche und kunststoffhaltige Badearmaturen!

Aufbrauchfrist: 1 Monat

073 Dithranol-Macrogol-Salbe 0,25/0,5/1 oder 2% (NRF 11.53.)

Rp.

Dithranol		0,25 – 2,0
Salicylsäure		3,0
Propylenglycol		
Macrogol 400		
Macrogol 1500		
Macrogol 4000	aa ad	100,0

Abwaschbare Dithranol-Salbe vom Typ PEG bzw. Macrogol zur äußerlichen Anwendung. Salbe 1mal/Tag dünn auf die betroffenen Hautstellen auftragen (sofortiges Händewaschen) und nach 5–30 Min. abwaschen. Vorsicht ist geboten bei Anwendungen im Gesicht und im intertriginösen Bereich. Dithranol wirkt stark hautreizend, strikt zu vermeiden ist der Kontakt mit Augen und Schleimhäuten. Dithranol verfärbt Wäsche und kunststoffhaltige Badearmaturen!

Aufbrauchfrist: 4 Monate

074 Dithranol-Salbe, abwaschbare 0,05/0,1/0,25/0,5/1 oder 2% ohne oder mit Salicylsäure 2% (NRF 11.52.)

Rp.

Dithranol		0,05–2,0
Salicylsäure-Verreibung 50% DAC		0,5/4,0
Salbengrundlage, abwaschbare	ad	100,0

Abwaschbare, wasseraufnehmende Dithranol-Salbe vom O/W-Typ zur äußerlichen Anwendung. Salbe 1mal/Tag dünn auf die befallenen Stellen auftragen (anschließend sofortiges Händewaschen), nach 3–5 Min. abwaschen. Vorsicht ist geboten bei Anwendungen im Gesicht und im intertriginösen Bereich. Dithranol wirkt stark hautreizend, strikt zu vermeiden ist der Kontakt mit Augen und Schleimhäuten. Dithranol verfärbt Wäsche und kunststoffhaltige Badearmaturen!

Aufbrauchfrist: 4 Wochen

075 Dithranol-Salicylsäure-Steinkohlenteer-Lösung

Rp.

Dithranol		0,1/0,5
Salicylsäure		2,0/5,0
Liq. carb. deterg.		10,0
Isopropanol 70%	ad	100,0

Dithranol-Salicylsäure-Steinkohlenteer-Lösung zur äußerlichen Anwendung. Bei Psoriasis capitis 1mal/Tag in aufsteigender Dosierung anwenden. Enthält Alkohol und brennt auf offenen Stellen. Enthält Dithranol und kann bei blondem oder grauem Haar zu einer Verfärbung führen. Dithranol wirkt stark hautreizend, strikt zu vermeiden ist der Kontakt mit Augen und Schleimhäuten. Dithranol verfärbt Wäsche und kunststoffhaltige Badearmaturen!

Aufbrauchfrist: 1 Monat

076 Dithranol-Vaselin 0,05/0,1/0,25/0,5/1 oder 2% ohne oder mit Salicylsäure 2% (NRF 11.51.)

Rp.

Dithranol		0,05/0,1/0,25/0,5/1,0/2,0
Salicylsäure		-/2,0
Paraffinum subliquid.		2,0
Vaselinum album	ad	100,0

Hydrophobe Dithranol-Salbe 0,05–2% vom Typ Kohlenwasserstoff-Gel, zur äußerlichen Anwendung. Salbe 1mal/Tag dünn auf die befallenen Stellen auftragen, anschließend sofortiges Händewaschen. Vorsicht ist geboten bei Anwendungen im Gesicht und im intertriginösen Bereich. Dithranol wirkt stark hautreizend, strikt zu vermeiden ist der Kontakt mit Augen und Schleimhäuten. Dithranol verfärbt Wäsche und kunststoffhaltige Badearmaturen!

Aufbrauchfrist: Tube oder Spenderdose: 1 Monat

077 Dithranol-Zinkpaste (modifiziert nach Farber)

Rp.

Dithranol		0,1–1,0
Salicylsäure		0,5
Past. zinc. DAB	ad	100,0

Lipophile Dithranol-Zinkpaste vom Typ Kohlenwasserstoff-Gel (2-Phasen-Paste) zur äußerlichen Anwendung, insbesondere in intertriginösen Bereichen. Salbe 1mal/Tag dünn auf die befallenen Stellen auftragen, anschließend sofortiges Händewaschen. Vorsicht ist geboten bei Anwendungen im Gesicht. Mit Olivenöl abwaschbar. Dithranol wirkt stark hautreizend, strikt zu vermeiden ist der Kontakt mit Augen und Schleimhäuten! Dithranol verfärbt Wäsche und kunststoffhaltige Badearmaturen! Lichtschutz!

Aufbrauchfrist: 1 Monat

078 Dithranol-Zinkpaste, Weiche 0,05/0,1/0,25/0,5/1 oder 2% (NRF 11.56.)

Rp.

Dithranol		0,05–2,0
Salicylsäure-Verreibung 50% DAC		1,0
Zinkoxid		30,0
Hydrophobes Basisgel DAC	ad	100,00

Weiche, hydrophobe, 2-Phasen-Dithranol-Zinkpaste vom Typ Oleo-Gel, zur äußerlichen Anwendung insbesondere in intertriginösen Bereichen. Salbe 1mal/Tag dünn auf die befallenen Stellen auftragen, anschließend sofortiges Händewaschen. Vorsicht ist geboten bei Anwendungen im Gesicht. Mit Olivenöl abwaschbar. Dithranol wirkt stark hautreizend, strikt zu vermeiden ist der Kontakt mit Augen und Schleimhäuten. Dithranol verfärbt Wäsche und kunststoffhaltige Badearmaturen!

Aufbrauchfrist: 4 Wochen

079 DMSO-Lösung 50% (zur externen Therapie)

Rp.

| DMSO (Dimethylsulfoxid) | 50,0 |
| Aqua dest. | 50,0 |

50% DMSO-Lösung zur lokalen Anwendung; 1mal/Tag auftragen.

Aufbrauchfrist: 1 Jahr

080 Eosin-Dinatrium-Lösung, Ethanolhaltige 0,5/1/2% (NRF 11.94.)

Rp.

Eosin-Dinatrium		0,5/1,0/2,0
Ethanol 96%		20,0/20,0/20,0
Wasserfreie Zitronensäure		0,02/0,04/0,08
Gereinigtes Wasser	ad	100,0

Antiseptikum zur äußerlichen Anwendung bei Wundinfektionen. 2mal/Tag auf die betroffenen Hautareale auftragen. Färbt Haut, Wäsche und andere Gegenstände gelb-orange.

Aufbrauchfrist: 6 Monate

081 Eosin-Dinatrium-Lösung, Wässrige 0,5/1/2% (NRF 11.95.)

Rp.

Eosin-Dinatrium		0,5/1,0/2,0
Wasserfreie Zitronensäure		0,01/0,0175/0,025
Gereinigtes Wasser	ad	100,0

Antiseptikum zur äußerlichen Anwendung bei Wundinfektionen. 2mal/Tag auf die betroffenen Hautareale auftragen. Färbt Haut, Wäsche und andere Gegenstände gelb-orange.

Aufbrauchfrist: 6 Monate

082 Erdnussöl-Fettsalbe

Rp.

| Erdnussöl, gehärtet | | 95,0 |
| Triglyzeride, mittelkettige | ad | 100,0 |

Hydrophobe Erdnussölfettsalbe zur äußerlichen Anwendung. Bei Windeldermatitis, zur Dekubitusprophylaxe oder bei Ekzemen mehrmals/Tag dünn im Bereich der betroffenen Hautareale auftragen.

Aufbrauchfrist: Tube: 6 Monate

083 Erythromycin-Creme, Getönte 2–4%

Rp.

Erythromycin		2,0–4,0
Tween 20-Lsg. 10%		6,0
Trometamol		q.sat. pH 8,5
Excipial Pigmentcreme	ad	100,0

2–4% getönte hydrophile Erythromycin-Paste (Creme-Paste, 3-Phasen-Paste) zur äußerlichen Anwendung. Bei Acne vulgaris morgens dünn auf die zuvor gereinigte Haut auftragen.

Aufbrauchfrist: 4 Wochen

084 Erythromycin-Creme, Hydrophile 0,5/1/2 oder 4% (NRF 11.77.)

Rp.

Erythromycin	0,55/1,1/2,2/4,4
Propylenglycol	10,0
Citronensäure, wasserfrei	0,015/0,04/0,06/0,07
Basiscreme DAC	50,0
Aqua purif. ad	100,0

Hydrophile 0,5–4% Erythromycin-Creme (O/W-Creme), zur äußerlichen Anwendung, wenn keine austrocknende Eigenwirkung der Grundlage erwünscht ist. 1–2mal/Tag dünn auf die zuvor gereinigte Haut auftragen.

Aufbrauchfrist: Tube/Spenderdose: 6 Monate bei Erythromycingehalt > 1%; 3 Monate bei Erythromycingehalt ≤ 1%

085 Erythromycin-Emulsion 2%

Rp.

Erythromycin	2,0
Tween 20-Lsg. 10%	1,0
Linola Creme ad	100,0

Hydrophile 2% Erythromycin-Creme (O/W-Creme) zur äußerlichen Anwendung. 1–2mal/Tag dünn auf die zuvor gereinigte Haut auftragen. Es kann zur Austrocknung, Rötung, Brennen und Juckreiz kommen. Dann sofortiges Absetzen der Creme und Wiedervorstellung beim Arzt.

Aufbrauchfrist: 8 Wochen

086 Erythromycin-Lösung, Ethanolhaltige 0,5/1/2 oder 4% (NRF 11.78.)

Rp.

Erythromycin	0,55/1,1/2,2/4,4
Citronensäure, wasserfrei	0,038/0,076/0,154/0,3
Ethanol 96%	45,0
Aqua purif. ad	100,0

Alkoholisch wässrige 0,5–4% Erythromycin-Lsg. zur äußerlichen Anwendung. Bei Acne vulgaris, wenn eine austrocknende Wirkung der Grundlage erwünscht ist. 1–2mal/Tag mit einem Wattetupfer dünn auf die zuvor gereinigte Haut auftragen. Enthält Alkohol und brennt auf offenen Stellen!

Aufbrauchfrist: 3 Monate

087 Estradiol-Tinktur 0,0015–0,025%

Rp.

17-α-Estradiol	0,0015–0,025
Ethanol 70% ad	100,0

17-α-Estradiol-Tinktur 0,0015–0,025% zur äußerlichen Anwendung. Bei androgenetischer Alopezie der Frau 2–3mal/Woche mittels Pipette auftragen und mind. 5 Min. in die Kopfhaut einmassieren. Enthält Alkohol und brennt auf offenen Stellen!

Aufbrauchfrist: 6 Monate

088 Estradiol-Tinktur 0,015%

Rp.

β-Estradiolbenzoat	0,015
Isopropanol 70%	10,0
Sol. Cordes ad	100,0

Estradiol-Tinktur 2–3mal/Woche mittels Pipette auftragen und in die Kopfhaut einmassieren. Augen- und Schleimhautkontakt vermeiden. Galenische Stabilität: 2 Monate

Aufbrauchfrist: 2 Monate

089 Ethacridinlactat-Monohydrat-Lösung 0,05/0,1/0,5 oder 1% (NRF 11.61.)

Rp.

Ethacridinlactat-Monohydrat	0,05/0,1/0,5/1,0
Aqua ad inject. ad	100,0

Ethacridinlactat-Lösung zur äußerlichen Anwendung. Bis 0,1% für Teilbäder und Umschläge bei Wundinfektionen. Als Haut- und Schleimhaut-Antiseptikum in höher konzentrierter Lösung 2mal/Tag auf die betroffene Schleimhaut- oder Hautstelle auftragen. Färbt Haut, Wäsche und andere Gegenstände gelb. Erhöht die Empfindlichkeit gegenüber UV-Licht!

Aufbrauchfrist: 1 Woche

090 Ethacridinlactat-Monohydrat-Lösung, Ethanolhaltige 0,05 oder 0,1% (NRF 11.8.)

Rp.

Ethacridinlactat-Monohydrat	0,05/0,1
Ethanol 90%	20,0
Aqua purif. ad	100,0

Ethanolhaltige Ethacridinlactat-Lösung zur äußerlichen Anwendung. Bei oberflächlichen Infektionen 2mal/Tag auf die betroffenen Hautstellen auftragen. Färbt Haut, Wäsche und andere Gegenstände gelb. Erhöht die Empfindlichkeit gegenüber UV-Licht!

Aufbrauchfrist: 6 Monate

091 Ethacridinlactat-Monohydrat-Lösung 0,25% mit Lidocain 0,5% (NRF 7.7.)

Rp.

Ethacridinlactat-Monohydrat	0,25
Lidocain	0,5
Essigsäure 1%	15,0
Wasserfreies Glycerol ad	100,0

Bei Gingivitis oder schmerzhaften, entzündlichen Erkrankungen der Mundschleimhaut die Lösung 2–3mal/Tag nach dem Zähneputzen auftragen.

Aufbrauchfrist: 6 Monate

092 Ethacridinlactat-Monohydrat-Zinkpaste

Rp.

Ethacridinlactat-Monohydrat		1,0
Ol. oliv.		35,0
Pasta zinci	ad	100,0

Hydrophobe, weiche Zinkpaste vom Typ Kohlenwasserstoff-Gel, 2-Phasen-Paste, mit Ethacridinlactat zur äußerlichen Anwendung. Bei oberflächlichen Hautinfektionen 2mal/Tag dünn auf die betroffenen Hautstellen auftragen, Reinigung mit Olivenöl. Färbt Haut, Wäsche und andere Gegenstände gelb. Erhöht die Empfindlichkeit gegenüber UV-Licht!

Aufbrauchfrist: 3 Jahre

093 Ethacridinlactat-Monohydrat-Zinkpaste 1% (NRF 11.7.)

Rp.

Ethacridinlactat-Monohydrat-Stammlösung 10% (NRF S.11.)		10,0
Dickflüssiges Paraffin		10,0
Zinkpaste DAB	ad	100,0

Als Hautantiseptikum 2mal/Tag auf die betroffene Hautstelle auftragen. Färbt Haut, Wäsche und andere Gegenstände gelb. Erhöht die Empfindlichkeit gegenüber UV-Licht!

Aufbrauchfrist: Tube/Spenderdose: 4 Wochen

094 Ethacridinlactat-Salbe 1% mit Salicylsäure 3% (NRF 11.63.)

Rp.

Ethacridinlactat-Stammverreibung 10% (NRF S.11.)		10,0
Salicylsäure-Verreibung 50% DAC		6,0
Vaselinum album	ad	100,0

Hydrophobe, salicylsäurehaltige Ethacridinlactat-Salbe vom Typ Kohlenwasserstoff-Gel, zur äußerlichen Anwendung. 1–2mal/Tag dünn auf befallene Hautstellen auftragen. Bei Impetigo contagiosa oder oberflächlichen Pyodermien 3–5 Tage 1–3mal/Tag auf die erkrankten Hautstellen auftragen, dann mit Ethacridinlactat-Zinkpaste 1% (NRF 11.7.) weiterbehandeln. Nicht in Kontakt mit Augen und Schleimhäuten bringen. Färbt Haut, Wäsche und andere Gegenstände gelb. Erhöht die Empfindlichkeit gegenüber UV-Licht!

Aufbrauchfrist: 3 Jahre

095 Ethacridinlactat-Zinkpaste 1% (NRF 11.7.)

Rp.

Ethacridinlactat-Stammverreibung 10% (NRF S.11.)		10,0
Paraffinum subliquid.		10,0
Pasta zinci DAB	ad	100,0

Hydrophobe Ethacridinlactat-Zinkpaste vom Typ Kohlenwasserstoff-Gel, 2-Phasen-Paste, zur äußerlichen Anwendung. Bei oberflächlichen Hautinfektionen, insbes. zur Nachbehandlung der Impetigo contagiosa 2–3mal/Tag auf die betroffenen Körperstellen auftragen, Reinigung mit Olivenöl. Färbt Haut, Wäsche und andere Gegenstände gelb. Erhöht die Empfindlichkeit gegenüber UV-Licht!

Aufbrauchfrist: Tube/Spenderdose: 4 Wochen

096 Gentamicin-Creme 0,1%

Rp.

Gentamicinsulfat		0,1
Aqua purif.		30,0
Basis Cordes RK	ad	100,0

Ambiphile 0,1% Gentamicin-Creme 1–2mal/Tag auf Mullstreifen in den betroffenen Gehörgang einlegen.

Aufbrauchfrist: 8 Wochen

097 Hamamelisextrakt-Hämorrhoidensalbe I (W/O)

Rp.

Hamamelisextrakt		
Bismut. subgallic.	aa	10,0
Ethyl-4-aminobenzoat		10,0
Eucerin. anhydric.	ad	100,0

Wasseraufnehmende Hämorrhoidensalbe vom Typ W/O, mit Hamamelisextrakt zur symptomatischen Behandlung von Hämorrhoiden. 1–3mal/Tag im Analbereich dünn auftragen. Reinigung mit Olivenöl. Enthält Wollwachs!

Aufbrauchfrist: Tube: 4 Wochen

098 Hamamelisextrakt-Hämorrhoidensalbe II (W/O)

Rp.

Hamamelisextrakt		
Bismut. subgallic.	aa	10,0
Ethyl. paraaminobenzoic.		5,0
Eucerin. anhydric.	ad	100,0

Wasseraufnehmende Hämorrhoidensalbe vom Typ W/O, mit Hamamelisextrakt zur symptomatischen Behandlung von Hämorrhoiden. 1–3mal/Tag im Analbereich dünn auftragen. Reinigung mit Olivenöl.

Aufbrauchfrist: Tube: 4 Wochen

099 Hamamelisextrakt/Tannin-Hämorrhoidensalbe (W/O)

Rp.

Hamamelisextrakt		3,0/6,0
Tanninsäure		1,0/2,0
Ungt. alc. Lanae	ad	100,0

Wasseraufnehmende Hämorrhoidensalbe vom Typ W/O, mit Hamamelisextrakt und Tannin, zur symptomatischen Behandlung von Hämorrhoiden. 1–3mal/Tag im Analbereich dünn auftragen. Reinigung mit Olivenöl.

Aufbrauchfrist: 6 Monate

100 Harnstoff-Cetomacrogolsalbe 10% (NRF 11.73.)

Rp.

Urea pura		10,0
Aqua purif.		20,0
Macrogol-20.Cetylstearylether		4,2
Cetylstearylalkohol		16,8
Paraffinum subliquid.		17,5
Vaselinum album	ad	100,0

Harnstoff-Cetomacrogolsalbe (wasserarme O/W-Creme) zur äußerlichen Anwendung. Bei trockener Haut ein- bis mehrmals/Tag auf die betroffenen Hautstellen auftragen.

Aufbrauchfrist: Tube: 1 Jahr; Spenderdose: 6 Monate

101 Harnstoff-Creme 2–10% (O/W)

Rp.

Urea pura		2,0–10,0
Acid. lact.		1,0
Natr. lact. 50%		4,0
Ungt. emulsif. aq.	ad	100,0

Hydrophile, anionische 5/10% Harnstoff-Creme (O/W-Creme) zur äußerlichen Anwendung. Nach Bedarf auf betroffene Hautareale auftragen. Konservierung erforderlich. Als Grundlage können wahlweise auch Excipial U Lipolotio (W/O-Lotion), Cold Cream Natural RP (Quasi-W/O-Creme) oder Excipial Mandelölsalbe (hydrophobe Salbe/Lipogel) verwendet werden.

Aufbrauchfrist: 6 Monate

102 Harnstoff-Creme, Hydrophile 5 oder 10% (NRF 11.71.)

Rp.

Urea pura		5,0/10,0
Milchsäure 90%		1,0
Natriumlactat-Lsg. 50%		4,0
Wasserhaltige Hydrophile Salbe DAB (vorkonserviert mit 0,05% Sorbinsäure und 0,07% Kaliumsorbat)	ad	100,0

Anionische, hydrophile Harnstoff-Creme (O/W-Creme) 1–3mal/Tag auf die betroffenen Hautstellen auftragen.

Aufbrauchfrist: Tube: 1 Jahr; Spenderdose: 6 Monate

103 Harnstoff-Creme, Hydrophobe 5/10% mit Milchsäure (W/O) (NRF 11.129.)

Rp.

Urea pura		5,0/10,0
Milchsäure		1,0
Natriumlactat 50%-Lsg.		4,0
Hydrophobe Basiscreme DAC (NRF 11.104)	ad	100,0

Hydrophobe Harnstoff-Creme (W/O-Creme) zur Behandlung trockener Haut. 1mal/Tag oder mehrmals/Tag auf die betroffenen Areale auftragen.

Aufbrauchfrist: Tube: 1 Jahr; Spenderdose: 6 Monate

104 Harnstoff-Emulsion, Hydrophile 5 oder 10% (NRF 11.72.)

Rp.

Urea pura		5,0/10,0
Milchsäure		1,0
Natriumlactat-Lsg.		4,0
Hydrophile Hautemulsionsgrundlage (NRF S.25.)	ad	100,0

Hydrophile, nichtionische O/W-Lotion zur Behandlung trockener Haut. 1–3mal/Tag auf die betroffenen Hautstellen auftragen.

Aufbrauchfrist: Kunststoffflasche: 6 Monate

105 Harnstoff 10%/Kochsalz 3%-Salbe (W/O)

Rp.

Urea pura		10,0
Natriumchlorid		3,0
Acid. lact.		1,0
Natr. lact. 50%		4,0
Aqua purif.		40,0
Ungt. alc. lan.	ad	100,0

Lipophile Harnstoff 10%/Kochsalz 3%-Creme (W/O-Creme). 2mal/Tag auftragen. Begrenzte Haltbarkeit. Enthält Wollwachs! Als Grundlage kann auch Eucerinum anhydricum verwendet werden.

Aufbrauchfrist: 6 Monate

106 Harnstoff 10%/Kochsalz 5%-Salbe (W/O)

Rp.

Urea pura		10,0
Natriumchlorid		5,0
Acid. lact.		0,5
Natr. lact. 50%		2,0
Aqua purif.		20,0
Eucerinum anhydricum	ad	50,0

Hydrophobe Harnstoff-10%/Kochsalz-5%-Creme (W/O-Creme). Mehrmals/Tag dünn auf die betroffenen Hautstellen auftragen.

Aufbrauchfrist: 6 Monate

107 Harnstoff 10%/Kochsalz 10%-Salbe (NFA) (O/W)

Rp.

Urea pura		10,0
Acid. lact.		1,0
Natr. lact. 50%		4,0
Natriumchlorid		10,0
Ungt. emulsif. aq.	ad	100,0

Hydrophile, anionische O/W-Creme. Bei trockener und hyperkeratotisch veränderter Haut, Ichthyosis vulgaris sowie Ekzemen mehrmals/Tag ggf. unter Okklusion auftragen. Als Grundlage kann auch Ungt. alcohol. lan. aq. (W/O-Creme) verwendet werden.

Aufbrauchfrist: 6 Monate

108 Harnstoff 10%/Milchsäure 5%-Creme (NFA) (O/W)

Rp.

Urea pura		10,0
Acid. lact.		1,0
Natr. lact. 50%		4,0
Ungt. emulsif. aq.	ad	100,0

Hydrophile, anionische Harnstoff-Milchsäure-Creme (O/W-Creme) mehrmals/Tag auftragen. Konservierung erforderlich.

Aufbrauchfrist: 6 Monate

109 Harnstoff-Paste (nach Farber)

Rp.

Urea pura		40,0
Adeps lanae		20,0
Vaselinum album		35,0
Cera alba	ad	100,0

Wollwachshaltige, wasseraufnehmende Nagelaufweichpaste vom Typ W/O, 2-Phasen-Paste. Über 1–2 Wochen täglich auftragen; nach 24 Stunden Abbaden von Salbenresten und Abschaben der erweichten Nagelsubstanz. Anschließend unter einem Okklusivverband erneut dick auf den erkrankten Nagel auftragen. Um Hautschäden zu vermeiden, sind der gesunde Nagelwall und die Umgebung des Nagels mit Zinkpaste abzudecken.

Aufbrauchfrist: Tube: 3 Jahre

110 Harnstoff-Paste 40% (NRF 11.30.)

Rp.

Urea pura		40,0
Vaselinum album		40,0
Wollwachs	ad	40,0

Wasseraufnehmende Nagelaufweichpaste vom Typ W/O, 2-Phasen-Paste, über 1–2 Wochen tgl. auftragen, nach 24 Stunden Abbaden von Salbenresten und Abschaben der erweichten Nagelsubstanz. Anschließend unter einem Okklusivverband erneut dick auf den erkrankten Nagel auftragen. Um Hautschäden zu vermeiden, sind der gesunde Nagelwall und die Umgebung des Nagels mit Zinkpaste abzudecken.

Aufbrauchfrist: 3 Jahre

111 Harnstoff-Paste, Clioquinolhaltige

Rp.

Urea pura		40,0
Vaselinum album		35,0
Cera alba		5,0
Clioquinol		1,0
Adeps lanae	ad	100,0

Clioquinolhaltige, wasseraufnehmende Nagelaufweichpaste vom Typ W/O, 2-Phasen-Paste, zur äußerlichen Anwendung. Bei onychomykotisch verdickten Nägeln umgebende Haut vorher mit Zinkpaste oder Vaselin abdecken. Salbe dick auftragen, mit Pflastern oder Alu-Folie 1 Woche unter Okklusion anwenden. Enthält Wollwachs!

112 Harnstoff-Paste 40% mit Clotrimazol 1% (NRF 11.57.)

Rp.

Harnstoff		40,0
Clotrimazol		1,0
Vasel. alb.		40,0
Adeps lanae	ad	100,0

Wasseraufnehmende Nagelaufweichpaste vom Typ W/O (2-Phasen-Paste). Über 1–2 Wochen täglich unter einem Okklusivverband dick auf den erkrankten Nagel auftragen, nach 24 Stunden Abbaden der Salbenreste und Abschaben der erweichten Nagelsubstanz. Um Hautschäden zu vermeiden, sind der gesunde Nagelwall und die Umgebung des Nagels mit Zinkpaste abzudecken.

Aufbrauchfrist: 2 Jahre

113 Harnstoff-Wollwachsalkoholsalbe, Wasserhaltige 5 oder 10% (NRF 11.74.)

Rp.

Urea pura		5,0/10,0
Milchsäure 90%		1,0
Natriumlactat-Lsg. 50%		4,0
Kaliumsorbat		0,14
Ungt. alcohol. lan. DAB		50,0
Aqua purif.	ad	100,0

Hydrophobe 5- oder 10% Harnstoffcreme (W/O-Creme) zur äußerlichen Anwendung. Bei trockener Haut ein- bis mehrmals/Tag auf die betroffenen Hautstellen auftragen. Enthält Wollwachsalkohole!

Aufbrauchfrist: Tube/Spenderdose: 6 Monate

114 Hautemulsionsgrundlage, Hydrophile (NRF S.25.) (Kopfhautlotion)

Rp.

Sorbitanmonostearat	2,0
Macrogol-8-stearat	2,0
Mittelkettige Triglyzeride	5,0
Glycerol 85%	5,0
Kaliumsorbat	0,14
Citronensäure, wasserfrei	0,07
Aqua purif. ad	100,0

Nichtionische, fettarme O/W-Lotion zur Behandlung der Kopfhaut (Fettgehalt 5%). 2mal/Woche in die Kopfhaut zart einmassieren; über Nacht belassen; am nächsten Morgen auswaschen.

Aufbrauchfrist: Tube: 1 Jahr

115 Hautschutz-Creme (O/W)

Rp.

Cera alba	5,0
Glycerol 85%	7,0
Emulgierender Cetylstearylalkohol, Typ A	10,0
Paraffinum liquid.	16,0
Sorbinsäure	0,05
Kaliumsorbat	0,07
Aqua purif. ad	100,0

Hydrophile, anionische Hautschutz-Creme (O/W-Creme) zur äußerlichen Anwendung. Zum Schutz der Hände bei feuchten Tätigkeiten mehrmals/Tag dünn auftragen.

Aufbrauchfrist: Tube: 12 Monate

116 Hautschutzcreme, fettarme (O/W)

Rp.

Emulgierender Cetylstearylalkohol, Typ A	12,5
Paraffinum liquid.	6,0
Glycerol 85%	5,0
Sorbit-Lsg. 70% (nicht kristallisierend)	5,0
Aqua Nip-Nip 0,1% ad	100,0
Ol. Rosae	q.s.

Fettarme, hydrophile, anionische Hautschutz-Creme (O/W-Creme) zur äußerlichen Anwendung. Zum Schutz der Hände bei feuchten Tätigkeiten mehrmals/Tag dünn auftragen.

Aufbrauchfrist: Tube: 12 Monate

117 Hautschutzcreme, fettarme (W/O)

Rp.

Cetylstearylalkohol	0,2
Ungt. alc. lan.	45,0
Aqua purif. ad	100,0
Parfüm	q.s.

Fettende, lipophile Hautschutz-Creme (W/O-Creme) zur äußerlichen Anwendung. Zum Schutz der Hände bei feuchten Tätigkeiten mehrmals/Tag dünn auftragen. Enthält Wollwachsalkohole!

Aufbrauchfrist: Tube: 4 Wochen (= unkonserviert)

118 Hydrochinon-Salbe

Rp.

Hydrochinon	5,0
BHT	0,05
Tretinoin mikronisiert	0,05-01
Hydrocortison	0,5
Ungt. emulsif. ad	100,0

Wasseraufnehmende, hydrophile Salbe vom O/W-Typ (O/W-Absorptionssalbe). 1mal/Tag auf die veränderte Haut auftragen.

Aufbrauchfrist: 4 Wochen

119 Hydrocortisonacetat-Creme, Hydrophile 0,025/0,5 oder 1% (NRF 11.15.)

Rp.

Hydrocortisonacetat (mikrofein)	0,025/0,5/1,0
Nichtionische hydrophile Creme DAB ad	100,0

Hydrophile, nichtionische 0,5 oder 1% Hydrocortisonacetat-Creme (O/W-Creme) zur äußerlichen Anwendung. Initial 1–3mal/Tag, später 1mal/Tag dünn auf die erkrankten Hautstellen auftragen. Anwendungsdauer max. 8 Wochen!

Aufbrauchfrist: Tube: 12 Monate

120 Hydrocortison-Creme 0,5–2,0% (W/O)

Rp.

Hydrocortison	0,5–1,0
Eucerin. cum aqua ad	100,0

Lipophile 0,5–1,0% Hydrocortison-Creme (W/O-Creme) zur äußerlichen Anwendung. 2mal/Tag dünn auf die erkrankten Hautstellen auftragen. Als Grundlage können auch (abhängig von Akuität und Hautbeschaffenheit) Eucerin. anhydric. (W/O-Absorptionssalbe), Eucerin. O/W- (O/W-Creme) oder Eucerin W/O-Grundlage (W/O-Creme), Ungt. emulsif. aq. (O/W-Creme), Basiscreme DAC (ambiphile Creme), Ungt. alc. lan. aq (W/O-Creme), oder Vaselinum album (hydrophobe Salbe, Kohlenwasserstoffgel) verwendet werden. Anwendungsdauer max. 8 Wochen.

Aufbrauchfrist: 4 Wochen

121 Hydrocortison-Creme, Hydrophile 0,025/0,5 oder 1% (NRF 11.36.)

Rp.

Hydrocortison		0,025/0,5/1,0
Basiscreme DAC	ad	100,0

Ambiphile, nichtionische 0,5–1% Hydrocortison-Creme. Anfangs 2mal/Tag dünn auf die erkrankten Hautstellen auftragen, später nur noch 1mal/Tag auftragen. Anwendungsdauer max. 8 Wochen!

Aufbrauchfrist: Tube: 12 Monate; Spenderdose: 6 Monate

122 Hydrocortison-Creme, Wasserarme (nach Gloor) (W/O)

Rp.

Hydrocortison		1,0
Aqua purif.		25,0
Ungt. Cordes	ad	100,0

Lipophile, wasserarme Hydrocortison-Creme (W/O-Creme) zur äußerlichen Anwendung. Bei Ekzemen initial 2mal/Tag, später 1mal/Tag dünn auf die erkrankten Hautstellen auftragen. Anwendungsdauer max. 8 Wochen!

Aufbrauchfrist: Tube: 4 Wochen

123 Hydrocortison-Emulsion, Hydrophile 0,5–1%

Rp.

Hydrocortison		0,5–1,0
Sorbitanmonostearat		2,0
Macrogol-8-stearat		2,0
Mittelkettige Triglyzeride		5,0
Glycerol. 85%		5,0
Kaliumsorbat		0,14
Citronensäure, wasserfrei		0,07
Aqua purif.	ad	100,0

Hydrophile, nichtionische Hydrocortison-Lotion vom Typ O/W zur äußerlichen Anwendung. 2mal/Tag dünn auf erkrankte Hautstellen auftragen.

Aufbrauchfrist: 6 Monate

124 Hydrocortison-Gel 0,5% (DAB)

Rp.

Hydrocortison		0,5
Carmellose-Natrium-Gel DAB		5,0
Glycerol 85%		10,0
Aqua purif.	ad	100,0

Hydrophiles, hydrocortisonhaltiges, anionisches, filmbildendes Gel (Hydrogel) zur äußerlichen Anwendung. Die Konservierung ist alternativ mit 0,1% Sorbinsäure und 0,1% Kaliumsorbat, Methyl-4-hydroxybenzoat 0,06% und Propyl-4-hydroxybenzoat 0,04% möglich.

Aufbrauchfrist: Tube: 1 Jahr

125 Hydrocortison-Salbe (nach Fanconi)

Rp.

Hydrocortison		0,5–1,0
Cera alba		10,0
Paraffinum subliquid.		10,0
Ol. amygdal.		76,0
Zinkoxid	ad	100,0

Hydrophobe, 0,5–1% Hydrocortison-Ekzemsalbe vom Typ Lipo-Gel, zur äußerlichen Anwendung. Bei Kindern mit atopischem oder seborrhoischem Ekzem initial 2mal/Tag, später 1mal/Tag dünn auf die erkrankten Hautstellen auftragen. Anwendungsdauer max. 8 Wochen!

Aufbrauchfrist: 6 Monate

126 Hydrocortison-Salbe 1%

Rp.

Hydrocortison		1,0
Paraffinum subliquid.		30,0
Vaselinum album	ad	100,0

Hydrophobe 1% Hydrocortison-Salbe vom Typ Kohlenwasserstoffgel 1–2mal/Tag dünn auf die betroffenen Hautstellen auftragen.

Aufbrauchfrist: Kruke: 6 Monate

127 Hydrocortison-Zinkcreme 0,5% (O/W)

Rp.

Hydrocortisonacetat		0,5
Ungt. emulsif.		30,0
Zinkoxid		10,0
Aqua purif.	ad	100,0

Hydrophile, anionische 0,5% Hydrocortisonacetat-Zink-Creme zur äußerlichen Anwendung. Bei Ekzemen, auch im Genitalbereich, initial 2mal/Tag, später 1mal/Tag dünn auf die erkrankten Hautstellen auftragen, mit Wasser reinigen. Anwendungsdauer max. 8 Wochen! Zink wirkt katalytisch auf die Zersetzung von Glukokortikoiden.

Aufbrauchfrist: 4 Monate

128 Hydroxyethylcellulose-Gel (DAB)

Rp.

Hydroxyethylcellulose 30000		2,5
Glycerol 85%		10,0
Aqua purif.	ad	100,0

Wirkstofffreies, filmbildendes, nichtionisches, hydrophiles Gel (Hydro-Gel) zur äußerlichen Anwendung. Die Konservierung ist alternativ mit 0,1% Sorbinsäure und 0,1% Kaliumsorbat oder 0,1% Methyl-4-hydroxybenzoat und 0,04% Propyl-4-hydroxybenzoat möglich!

Aufbrauchfrist: Tube: 1 Jahr

129 Hypromellose-Haftpaste 40% (NRF 7.8.)

Rp.

Hypromellose 2000	40,0
Hydrophobes Basisgel DAC	ad 100,0

Als Protektivum für Schleimhaut und Haut, auch als Haftpastengrundlage zur Einarbeitung zusätzlicher Arzneistoffe.

Aufbrauchfrist: Tube: 3 Jahre; Spenderdose: 3 Monate

130 Ichthyol 100%

Rp.

Ichthyol pur	100,0

100% Ichthyol zur äußerlichen Anwendung. Als Dauerverband mit bestimmter Verbandstechnik auf betroffene Areale auftragen.

Aufbrauchfrist: 4 Jahre

131 Ichthyol-Creme, hautfarbene 2% (W/O)

Rp.

Rotes Eisenoxid	0,6
Gelbes Eisenoxid	1,0
Ichthyol pur	2,0
Ungt. molle	ad 100,0

Lipophile, wasserarme, hautfarbene Ichthyol-Creme (W/O-Creme). Auf die befallenen Areale mit einem Wattetupfer dünn auftragen. Reinigung mit Olivenöl. 4 Wochen haltbar. Enthält Wollwachs!

Aufbrauchfrist: 12 Wochen

132 Ichthyol-Mischpaste 0,5–2,0%

Rp.

Ichthyol	0,5–2,0
Ungt. molle	
Pasta zinci mollis	aa ad 100,0

Hydrophobe Creme-Paste vom W/O-Typ (3-Phasen-Paste) mit 0,5–2% Ichthyol. 1–2mal/Tag dünn auf die befallene Haut auftragen. Enthält Wollwachs!

Aufbrauchfrist: 12 Wochen

133 Ichthyol-Salbe 50%

Rp.

Ichthyol	50,0
Ungt. Cordes	ad 100,0

Wasseraufnehmende, nichtionische 50% Ichthyol-Salbe vom O/W-Typ zur äußerlichen Anwendung. Als Dauerverband mit bestimmter Verbandstechnik auf betroffene Areale auftragen.

Aufbrauchfrist: 12 Wochen

134 Ichthyol-Zinkpaste 1–2,5%

Rp.

Ichthyol pur	1,0–2,5
Pasta zinci mollis	ad 100,0

Hydrophobe 1–2,5% Ichthyol-Paste vom Typ Kohlenwasserstoff-Gel. Über Nacht auf die betroffenen Hautstellen auftragen.

Aufbrauchfrist: 12 Wochen

135 Isopropanol-Lösung 10–30%

Rp.

Isopropanol	10,0–30,0
Aqua purif.	ad 100,0

Isopropanol-Lösung zur äußerlichen Anwendung. Für feuchte Umschläge 2mal/Tag eine mit etwa 5–10 ml getränkte Kompresse auf die Wunde auflegen. Enthält Alkohol und brennt auf offenen Stellen!

Aufbrauchfrist: 2 Jahre

136 Jod-Lösung, Ethanolhaltige (DAB)

Rp.

Jod	2,5
Kaliumiodid	2,5
Aqua purif.	28,5
Ethanol 90%	ad 100,0

Alkoholische Jod-Lsg. zur äußerlichen Anwendung. Zur Desinfektion oberflächlicher Hautinfektionen 1–3mal/Tag auf die betroffenen Stellen auftragen. Enthält Alkohol und brennt auf offenen Stellen!

Aufbrauchfrist: 6 Monate

137 Jod-Lösung, Wässrige (ÖAB)

Rp.

Jod	1,0
Kaliumjodid	2,0
Aqua purif.	ad 100,0

Wässrige Jod-Lsg. zur äußerlichen Anwendung. Bei Infektionen im Bereich der Schleimhäute mehrmals/Tag auftragen.

Aufbrauchfrist: 6 Monate

138 Jod-Lösung, Wässrige 2% (Ph. Helv.)

Rp.

Jod	2,0
Kaliumjodid	4,0
Aqua purif.	ad 100,0

Wässrige Jod-Lsg. zur äußerlichen Anwendung. Bei Infektionen im Bereich der Schleimhäute mehrmals/Tag auftragen.

Aufbrauchfrist: 6 Monate

139 Jod-Lösung, Wässrige 5% (Ph. Helv.)

Rp.

Jod		5,0
Kaliumjodid		10,0
Aqua purif.	ad	100,0

Wässrige Jod-Lsg. zur äußerlichen Anwendung. Bei Infektionen im Bereich der Schleimhäute mehrmals/Tag auftragen.

Aufbrauchfrist: 6 Monate

140 Jodtinktur

Rp.

Jodtinktur DAB	100,0

Zur äußerlichen Verwendung 1–2mal/Tag dünn auf die erkrankten Hautstellen auftragen.

Aufbrauchfrist: 6 Monate

141 Kaliumjodid-Paste (KW)

Rp.

Kaliumjodid		50,0
Vaselinum album	ad	100,0

Hydrophobe Kaliumjodidhaltige Nagelaufweichpaste vom Kohlenwasserstoff-Gel-Typ (KW), 2-Phasen-Paste, zur äußerlichen Anwendung. Bei onychomykotisch verdickten Nägeln umgebende Haut vorher mit Zinkpaste oder Vaselin abdecken. Salbe dick auftragen, mit Pflastern oder Alu-Folie 1 Woche unter Okklusion anwenden.

Aufbrauchfrist: Tube: 3 Jahre

142 Kaliumjodid-Paste (W/O)

Rp.

Kaliumjodid		10,0
Eucerin anhydric.	ad	20,0

Wasseraufnehmende, lipophile Paste vom W/O-Typ (2-Phasen-Paste) zum Einweichen und Entfernen verdickter Nägel. Unter Okklusion mit Pflaster oder Alufolie anwenden. Umgebung mit Zinkpaste abdecken.

Aufbrauchfrist: Tube: 3 Jahre

143 Khellin-Gelatinekapseln

Rp.

Khellin	0,05/0,10
ad caps. gelat.	

50/100 mg Gelatinekapseln zur innerlichen Anwendung bei KUVA-Therapie. Ca. 1 Std. vor UVA-Bestrahlung einnehmen. Unter der Therapie ist die Empfindlichkeit gegenüber UV-Bestrahlung deutlich erhöht!

Aufbrauchfrist: 1 Jahr

144 Kleieextrakt

500–1000 g Weizenkleie in einem Leinensäckchen mit 5 l Wasser 30–40 Min. aufkochen. Das Leinensäckchen auspressen, den Sud einer Badewannenfüllung zusetzen, evtl. 1 Eßlöffel Olivenöl zusetzen. Zum sofortigen Verbrauch bestimmt!

Aufbrauchfrist: keine!

145 Kleopatra Bad

Für eine Badewannenfüllung werden 1(–2) Tassen Milch und 1(–2) Eßlöffel Olivenöl gut gemischt und ins Badewasser gegeben.

146 Kochsalz-Creme 10% (W/O)

Rp.

Natriumchlorid		10,0
Aqua purif. q.s. ad solut.		
Hydrophobe Basiscreme DAC (NRF 11.104.)		30,0
Ol. arachid. hydrogenat.	ad	100,0

Hydrophobe 10%-Kochsalzcreme (W/O-Creme) zur äußerlichen Anwendung. Mehrmals/Tag dünn auftragen.

Aufbrauchfrist: 1 Jahr

147 Kochsalzlösung, Physiologische (konserviert)

Rp.

Natriumchlorid		0,9
Benzalkoniumchlorid		0,01
Aqua purificat.	ad	100,0

Physiologische Kochsalzlösung zur äußerlichen Anwendung. Für feuchte Umschläge 2mal/Tag eine mit etwa 5–10 ml getränkte Kompresse auf die Wunde auflegen.

Aufbrauchfrist: 6 Monate

148 Kopftinktur, hyperämisierende (Sol. Cordes)

Rp.

Ol. ricin.		0,2
Glycerol		2,0
Tinct. Capsici		5,0
Crino Cordes N Lsg.	ad	100,0

Hyperämisierende Kopftinktur zur äußerlichen Anwendung. Bei Alopecia areata 1mal/Tag auf die befallenen Areale auftragen und über mind. 5 Min. einmassieren. Augen- und Schleimhautkontakt vermeiden.

Aufbrauchfrist: 6 Monate

149 Kühlsalbe (DAB) (Ungt. leniens)

Rp.

Cer. flav.		7,0
Cetylpalmitat		8,0
Ol. Arachid.		60,0
Aqua purif.	ad	100,0

Konservierungsstofffreie, lipophile, kühlende Creme (Quasi-W/O-Creme) zur äußerlichen Anwendung. 1–2mal/Tag auf die betroffenen Hautstellen auftragen.

Aufbrauchfrist: 4 Wochen

150 Lanolin (DAB)

Rp.

Paraffinum subliquid.		15,0
Aqua purif.		20,0
Adeps lanae	ad	65,0

Wirkstofffreie, hydrophobe Creme (W/O-Creme) zur äußerlichen Anwendung. 1–2mal/Tag auf die betroffenen Hautstellen auftragen. Enthält Wollwachs!

Aufbrauchfrist: 4 Wochen

151 Lidocainhydrochlorid-Zahnfleischgel (NFA)

Rp.

Lidocain-HCl		0,4
Benzalkoniumchlorid		0,02
Hydroxyethylcellulose		0,6
Aqua purif.	ad	20,0

Hydrophiles, nichtionisches Lidocain-HCl-Zahnfleischgel (Hydro-Gel) zur äußerlichen Anwendung. Bei Gingivitis oder schmerzhaften, entzündlichen Erkrankungen der Mundschleimhaut das Gel 2mal/Tag nach dem Zähneputzen auftragen.

Aufbrauchfrist: 6 Monate

152 Liquor carbonis detergens-Creme 2–5%

Rp.

| Liquor carbonis detergens | | 2,0–5,0 |
| Ungt. emulsif. aq. | ad | 100,0 |

Hydrophile, anionische 2–5% Liquor carbonis detergens-Creme (O/W-Creme) 1–2mal/Tag auf die erkrankten Hautstellen auftragen.

Aufbrauchfrist: 4 Wochen (therapeutische Gründe)

153 Liquor carbonis detergens-Creme, Hydrophile 5/10 oder 20% (NRF 11.86.)

Rp.

| Steinkohlenteer-Lsg. DAC | | 5,0/10,0/20,0 |
| Wasserhaltige Hydrophile Salbe DAB | ad | 100,0 |

Hydrophile, anionische 10% Liquor carbonis detergens-Creme (O/W-Creme). 1–2mal/Tag auf die betroffenen Hautstellen auftragen.

Aufbrauchfrist: 6 Monate

154 Liquor carbonis detergens-Emulsion 2% (O/W)

Rp.

| Liquor carbonis detergens | | 2,0 |
| Sebexol Creme Emulsion | ad | 100,0 |

Hydrophile 2% Liquor carbonis detergens-Emulsion (O/W-Lotion) zur äußerlichen Anwendung bei entzündlich irritierter Kopfhaut. 1mal/Tag anwenden.

Aufbrauchfrist: 6 Monate

155 Liquor carbonis detergens/Salicylsäure-Kopfsalbe

Rp.

| Liquor carbonis detergens | | 5,0–10,0 |
| Lygal-Kopfsalbe | ad | 100,0 |

Wasseraufnehmende Liquor carbonis detergens-Salicylsäure-Salbe vom Typ O/W zur äußerlichen Anwendung. 2–3mal/Woche auf die Kopfherde auftragen und über Nacht einwirken lassen. Mit Wasser auswaschbar.

Aufbrauchfrist: 4 Wochen

156 Mandelölsalbe, Weiße (FH)

Rp.

Zinkoxid		5,0
Cera alba		10,0
Paraffinum durum		5,0
Paraffinum perliquid.		5,0
Ol. Amygdal.	ad	100,0

Hydrophobe, weiße Mandelölsalbe vom Typ Lipo-Gel zur äußerlichen Anwendung. Bei Windeldermatitis, zur Dekubitusprophylaxe oder bei Ekzemen mehrmals/Tag dünn im Bereich der betroffenen Hautareale auftragen.

Aufbrauchfrist: nach Anbruch: 6 Monate

157 Menthol-Creme 1%

Rp.

| Menthol | | 1,0 |
| Basiscreme DAC | ad | 100,0 |

Ambiphile 1% Menthol-Creme 2–3mal/Tag auf die juckenden Hautstellen auftragen.

Aufbrauchfrist: Tube: 6 Monate

158 Menthol-Creme 5%

Rp.

Menthol	5,0
Polysorbat 60	5,0
Cetylstearylalkohol	10,0
Glycerol 85%	10,0
Sorbinsäure	0,05
Kaliumsorbat	0,07
Vaselinum album	25,0
Aqua purif.	ad 100,0

Mentholhaltige, hydrophile nichtionische Creme (O/W-Creme) zur äußerlichen Anwendung, kühlend, nicht fettend, abwaschbar. Basis: Nichtionische, hydrophile Creme DAB. Hinweis: Kann durch Zusatz von Wasser je nach Bedarf zu einer Milch verdünnt werden. Eine Konservierung ist mit Sorbinsäure 0,1% oder Methyl-4-hydroxybenzoat 0,06% und Propyl-4-hydroxybenzoat 0,04% möglich.

Aufbrauchfrist: Tube: 12 Monate

159 Mentholhaltige Kopftinktur

Rp.

Menthol	0,5
Crino Cordes Lsg.	ad 100,0

Äußerlich 2–3mal/Woche anzuwenden, vor Gebrauch schütteln, Augenkontakt vermeiden.

Aufbrauchfrist: 6 Monate

160 Menthol-Lösung 1%

Rp.

Menthol	1,0
Isopropanol 70%	ad 100,0

Menthol-Lösung 2–3mal/Tag auf die juckenden Hautstellen auftragen. Enthält Alkohol und brennt auf offenen Stellen!

Aufbrauchfrist: 2 Jahre

161 Methoxsalen-Badekonzentrat 0,5% (m/V) (NRF 11.83.)

Rp.

Methoxsalen (kristallin)	0,62
Ethanol 96%	ad 100,0

Lösung zur Anwendung bei PUVA-Bad-Behandlung durch den Arzt. 0,5% Methoxsalen-Lösung zur äußerlichen Anwendung. 150 Liter 50 °C heißes Badewasser einlaufen lassen, 15 ml der 0,5% Methoxsalen-Lösung abpipettieren und lösen (Methoxsalen-Konzentration von 0,5 mg/l Badewasser). Bei 37 °C Wassertemperatur 20 Min. baden (Kopf und Hände werden nicht mit gebadet). Nach dem Bad Haut abtupfen und sofortige UVA-Bestrahlung durchführen.

Aufbrauchfrist: Glasflasche: 6 Monate

162 Methoxsalen-Creme

Rp.

Methoxsalen 0,006% Cordes RK		10,0
Aqua purif.		30,0
Basis Cordes RK	ad	100,0

Ambiphile PUVA-Creme, nur zur Anwendung bei der topischen PUVA-Creme-Behandlung durch den Arzt. Eine Stunde vor der Bestrahlung auf die betroffenen Areale auftragen.

Aufbrauchfrist: 8 Wochen

163 Methoxsalen-Creme (W/O)

Rp.

Methoxsalen 0,006% Cordes RK		10,0
Basis Cordes RK	ad	100,0

Hydrophobe PUVA-Creme (W/O-Creme). Nur zur Anwendung bei der topischen PUVA-Creme-Behandlung durch den Arzt. Eine Stunde vor der Bestrahlung auf die betroffenen Areale auftragen.

Aufbrauchfrist: 8 Wochen

164 Methoxsalen-Creme, Hydrophile 0,0006% (NRF 11.96.)

Rp.

Ethanolische Methoxsalen-Verdünnung 0,01% (m/m)		6,0
Basiscreme DAC	ad	47,0
Propylenglycol		9,4
Aqua dest.	ad	100,0

Hydrophile, nichtionische Methoxsalen-Creme (O/W-Creme), nur zur Anwendung bei der topischen PUVA-Creme-Behandlung durch den Arzt. Eine Stunde vor der Bestrahlung auf die betroffenen Areale auftragen.

Aufbrauchfrist: Tube: 12 Monate; in Spenderdose: 6 Monate

165 Methylrosaniliniumchlorid-Lösung, Wässrige 0,1/0,5% (NRF 11.69.)

Rp.

Methylrosaniliniumchlorid		0,1/0,5
Aqua dest.	ad	100,0

Antimikrobielle Lösung zur kurzfristigen lokalen Anwendung auf der Haut. 1–2mal/Tag auf die betroffene Körperstelle auftragen. Die Lösung färbt Haut und Gegenstände (Kleidung) bei Kontakt violett!

Aufbrauchfrist: Glasflasche: 6 Monate

166 Metronidazol-Creme, getönte 1–2%

Rp.

Metronidazol, mikronisiert		1,0–2,0
Excipial Pigmentcreme	ad	100,0

1–2% getönte, hydrophile Metronidazol-Creme-Paste vom Typ O/W (3-Phasen-Paste) zur äußerlichen Anwendung. Bei Rosazea oder Demodex-Follikulitis morgens auf die erkrankten Hautstellen auftragen.

Aufbrauchfrist: 6 Wochen

167 Metronidazol-Creme, Hydrophile 1/2% (NRF 11.91.)

Rp.

Metronidazol, mikrofein gepulvert		2,0
Nichtionisches Wasserhaltiges Liniment DAC (NRF 11.92.)	ad	100,0

Hydrophile, nichtionische 2% Metronidazol-Creme (O/W-Creme) zur äußerlichen Anwendung. 1–2mal/Tag auf die betroffenen Hautstellen auftragen. Statt nichtionischem wasserhaltigem Liniment DAC kann auch Basiscreme DAC (ambiphile Creme) als Grundlage verwendet werden.

Aufbrauchfrist: Tube: 6 Monate

168 Metronidazol-Gel 2%

Rp.

Metronidazol mikron.		2,0
Hydroxyethylcellulose-Gel DAB	ad	100,0

Hydrophiles 2% Metronidazol-Gel (Hydro-Gel) zur äußerlichen Anwendung. 1–2mal/Tag dünn auf die betroffenen Hautstellen auftragen. Bei Rosazea oder Demodex-Follikulitis 2–3mal/Tag auf die erkrankten Hautstellen auftragen. Als Alternativen sind Hydrophiles Metronidazol-Gel 0,75% (NRF 11.65.) oder geeignete Metronidazol-Fertigpräparate (z.B. Metrogel) einsetzbar.

Aufbrauchfrist: Tube: 12 Monate

169 Metronidazol-Gel, Hydrophiles 0,75% (NRF 11.65.)

Rp.

Metronidazol		0,75
Propylenglycol		5,0
Natriumedetat		0,1
Trometamol		0,25
Carbomer 50.000		0,5
Kaliumsorbat		0,1
Aqua purif.	ad	100,00

Hydrophiles, anionisches 0,75% Metronidazol-Gel (Hydro-Gel). 2–3mal/Tag auf die erkrankten Hautstellen auftragen.

Aufbrauchfrist: konserviert: 1 Jahr; nicht konserviert: 1 Woche

170 Metronidazol-Gesichtsfluid 1–2% (O/W)

Rp.

Metronidazol mikron.		1,0–2,0
Hydroderm Gesichts-Fluid	ad	100,0

Hydrophiles 1–2% Metronidazol-Gesichtsfluid (O/W-Emulsion) zur äußerlichen Anwendung. Bei Rosazea oder Demodex-Follikulitis 2–3mal/Tag auf die erkrankten Hautstellen auftragen. 1%-Zubereitung im Kühlschrank, 2%-Zubereitung bei Raumtemperatur lagern!

Aufbrauchfrist: 6 Wochen

171 Metronidazol-Lösung 1%

Rp.

Metronidazol		1,0
Crino Cordes Lsg.	ad	100,0

1% Metronidazol-Lösung zur äußerlichen Anwendung. Bei Rosazea 2mal/Tag dünn im Bereich der betroffenen Hautstellen auftragen. Vor Gebrauch schütteln!

Aufbrauchfrist: 6 Monate

172 Miconazolnitrat-Creme, hydrophile 2% (NRF 11.79.)

Rp.

Miconazolnitrat		2,0
Mittelkettige Triglyceride.		4,0
Basiscreme DAC	ad	100,0

Anionische, hydrophile 2% Miconazol-Creme (O/W-Creme) zur äußerlichen Anwendung bei Schleimhaut- und Hautmykosen, wenn eine schwach austrocknende Eigenwirkung der Grundlage erwünscht ist. 1–3mal/Tag auf die erkrankten Hautstellen auftragen.

Aufbrauchfrist: Tube: 12 Monate; in Spenderdose: 6 Monate

173 Miconazolnitrat-Lösung, Ethanolhaltige 1% (NRF 11.80.)

Rp.

Miconazolnitrat		1,0
Propylenglycol		20,0
Macrogol-Glycerolhydroxystearat		12,0
Milchsäure 90%		2,0
Ethanol 96%		40,0
Aqua purif.	ad	100,0

Alkoholisch-wässrige 1% Miconazol-Lösung zur äußerlichen Anwendung bei Hautmykosen, wenn eine austrocknende Eigenwirkung der Grundlage erwünscht ist. 1–3mal/Tag auf die erkrankten Hautstellen auftragen. Nicht im Augenbereich anwenden.

Aufbrauchfrist: 6 Monate

174 Minoxidil-Haarspiritus 2% oder 5% (NRF 11.121.)

Rp.

Minoxidil		2,0/5,0
Isopropylpalmitat		1,0
Macrogol-40-glycerolhydroxystearat		2,5
Propylenglycol		7,5/15,0
Ethanol 70%	ad	100,0

Minoxidil-Spiritus zur äußerlichen Anwendung. Bei androgenetischer Alopezie 2mal/Tag auf die Kopfhaut auftragen. Anwendungsdauer mind. 6 Monate. Enthält Alkohol und brennt auf offenen Stellen!

Aufbrauchfrist: Glasflasche: 6 Monate bei Temperaturen über 15 °C

175 Mundschleimhaut-Gel, adstringierendes (NFA)

Rp.

Rhabarberextrakt		1,0
Salicylsäure		0,2
Ethanol		6,0
Carmellose-Na		1,6
Aqua purif.	ad	20,0

Anionisches, hydrophiles, adstringierendes Mundschleimhaut-Gel (Hydro-Gel) zur äußerlichen Anwendung. Bei Entzündungen des Zahnfleisches und der Mundschleimhaut, Aphthen, Zahnungsbeschwerden, Druckstellen von Zahnprothesen mehrmals/Tag dünn auftragen. Enthält Alkohol und brennt auf offenen Stellen!

Aufbrauchfrist: Tube: 6 Monate

176 Nachtcreme (O/W)

Rp.

Emulgierender Cetylstearylalkohol, Typ A		12,0
Cetiol		16,0
Paraffinum liquid.		16,0
Glycerol 85%		8,0
Aqua purif.	ad	100,0

Hydrophile anionische Nachtcreme (O/W-Creme) zur äußerlichen Anwendung. Fettgehalt 32%. Bei trockener Haut nach gründlicher Reinigung des Körpers, Creme abends dünn auftragen. Konservierung erforderlich!

Aufbrauchfrist: Tube: 1 Jahr (konserviert)

177 Nachtkerzensamenöl-Harnstoff-Emulsion (W/O)

Rp.

Nachtkerzenöl		30,0
BHT		0,1
Excipial U Lipolotio	ad	200,0

Lipophile 15% Nachtkerzenöl-Harnstoff-Emulsion (W/O-Lotion) zur äußerlichen Anwendung. Nach Bedarf auf betroffene Hautareale auftragen.

Aufbrauchfrist: 6 Wochen

178 Natriumcarbonat-Monohydrat-Ohrentropfen 2,6% (NRF 16.1.)

Rp.

Natriumcarbonat Monohydrat		0,26
Glycerol 85%		6,4
Aqua purif.	ad	10,0

Natriumcarbonat-Monohydrat-Ohrentropfen zur äußerlichen Anwendung. Zum Aufweichen harter, fest sitzender Ceruminalpfropfen 5 Trp. der leicht erwärmten Lösung in den Gehörgang einträufeln und nach dem Verschließen mit Watte mind. 30 Min. lang einwirken lassen. Den erweichten Ohrenschmalzpfropfen dann mit körperwarmem Wasser ausspülen.

Aufbrauchfrist: Pipettenflasche: 6 Monate

179 Natriumchlorid-Inhalationslösung 0,9 oder 5% (NRF 8.6.)

Rp.

Natriumchlorid		0,09/0,5
Aqua ad inject.	ad	10,0

Natriumchlorid-Inhalationslösung zur Verwendung im Inhalator bei trockenen Nasen- und Rachenschleimhäuten. Mit Inhalationsgerät entsprechend Gebrauchsanleitung als Aerosol inhalieren.

Aufbrauchfrist: keine! Nur zum sofortigen Verbrauch nach Anbruch der jeweiligen Packung bestimmt!

180 Natriumchlorid-Nasenspray 0,9% oder 1,5% (NRF 8.2.)

Rp.

Natriumchlorid		0,09/0,15
Edetathaltige Benzalkoniumchlorid-Stammlsg. 0,1% (NRF S.18.)		1,0
Natriummonohydrogenphosphat Dodecahydrat		0,025
Aqua purif.	ad	10,0

Natriumchlorid-Nasenspray zur äußerlichen Anwendung. Zur Abschwellung der Nasenschleimhaut bei Schnupfen oder zur Erleichterung des Sekretflusses bei Entzündungen der Nasennebenhöhlen, insbes. bei Säuglingen. 2–3mal/Tag 1 Sprühstoß bzw. 1–3 Trp. in jedes Nasenloch einbringen.

Aufbrauchfrist: Pipettenglas/Nasensprayflasche aus Kunststoff: 2 Wochen; Pumpzerstäuberflasche: 6 Monate

181 Natriumchlorid-Nasenspray und -Nasentropfen, Viskose 0,9 oder 1,5% (NRF 8.3.)

Rp.

Natriumchlorid		0,09/0,15
Hydroxyethylcellulose 400		0,05
Edetathaltige Benzalkoniumchlorid-Stammlsg. 0,1%		1,0
Natriummonohydrogenphosphat-Dodecahydrat		0,025
Aqua purif.	ad	10,0

Viskose-Natriumchlorid-Nasenspray und -Nasentropfen. Bei Rhinitis sicca 2–3mal/Tag 1 Sprühstoß bzw. 1–3 Trp. in jedes Nasenloch einbringen.

Aufbrauchfrist: Pipettenglas/Nasensprayflasche aus Kunststoff: 2 Wochen. Als Spray mit Zerstäuberpumpe: 6 Monate

182 Natrium-Thiosulfat-Lösung 10%

Rp.

Natriumthiosulfat		10,0
Propylenglycol		18,0
Aqua dest.	ad	100,0

10% Natriumthiosulfat-Lösung zur äußerlichen Anwendung. Bei Trichobacteriosis palmellina und anderen bakteriellen Superinfektionen im Bereich der Achselhöhlen 1–2mal/Tag auftragen. Nicht mit Augen oder Schleimhäuten in Kontakt bringen!

Aufbrauchfrist: 1 Jahr

183 Nichtionische hydrophile Creme (DAB)

Rp.

Polysorbat 60		5,0
Cetylstearylalkohol		10,0
Glycerol 85%		10,0
Vaselinum album		25,0
Aqua purif.	ad	100,0

Wirkstofffreie, hydrophile, nichtionische Creme (O/W-Creme) zur äußerlichen Anwendung. Bei wenig entzündlichen Formen des atopischen Ekzems. 1–2mal/Tag dünn auf die betroffenen Hautstellen auftragen. Kann durch Zusatz von Wasser je nach Bedarf zu einer Milch verdünnt werden. Eine Konservierung sollte mit Sorbinsäure 0,05%, Kaliumsorbat 0,07%, EDTA 0,05% erfolgen.

Aufbrauchfrist: Tube: 12 Monate

184 Nystatin-Dequaliniumchlorid-Creme

Rp.

Nystatin		5,0 Mio. IE
Dequaliniumchlorid		0,2
Wasserfreie Citronensäure		0,1
Basiscreme DAC		25,0
Propylenglycol		5,0
Aqua dest.	ad	50,0

2-3mal/Tag anwenden. Diese Rezeptur ist kombinierbar mit Prednisolonacetat.

Aufbrauchfrist: 3 Monate bei Temperaturen unter 8 °C

185 Nystatin-Haftgel

Rp.

Nystatin		2 Mio. IE
Hydroxyethylcellulose		0,6
Aqua purif.	ad	20,0

Hydrophiles, nichtionisches Nystatin-Haftgel (Hydro-Gel) zur äußerlichen Anwendung. Bei Mundsoor, insbes. im Wangenbereich, das Gel 3mal/Tag nach dem Essen dünn auf die betroffenen Bezirke auftragen.

Aufbrauchfrist: Nur 7 Tage im Kühlschrank haltbar!

186 Nystatin-Paste

Rp.

Nystatin		10 Mio. IE
Zinkoxid		20,0
Hydrophobes Basisgel DAC	ad	100,0

Hydrophobe Nystatin-Paste vom Typ Oleo-Gel. 2mal/Tag dünn auftragen. Reinigung mit Olivenöl.

Aufbrauchfrist: 6 Monate

187 Pasta zinci, abwaschbare

Rp.

Zinkoxid		
Talkum	aa	10,0
Ungt. Cordes	ad	100,0

Wirkstofffreie, wasseraufnehmende, abwaschbare Zinkpaste vom O/W-Typ zur äußerlichen Anwendung. Zur Abdeckung störender Hautveränderungen bei seborrhoischer Haut oder als Lichtschutzpaste. Auf die abzudeckende Hautstelle und deren Umgebung 1mal/Tag dünn auftragen. Reinigung mit Olivenöl.

Aufbrauchfrist: 8 Wochen

188 Pasta zinci cum oleo jecoris aselli (ÖAB)

Rp.

| Ol. Jec. As. | | 20,0 |
| Pasta zinci | ad | 100,0 |

Wirkstofffreie, hydrophobe Paste vom Typ Kohlenwasserstoff-Gel zur äußerlichen Anwendung. Zum Hautschutz und zur Sekretbindung bei akuten und subakuten Dermatosen 1mal/Tag auf die betroffenen Hautstellen auftragen und mit Mull abdecken. Reinigung mit Olivenöl.

Aufbrauchfrist: 3 Monate

189 Pasta zinci mollis (Oleum olivarum)

Rp.

| Ol. oliv. | | 30,0 |
| Pasta zinci DAB | ad | 100,0 |

Wirkstofffreie, hydrophobe, weiche Zinkpaste vom Typ Kohlenwasserstoff-Gel zur äußerlichen Anwendung. Zur Abdeckung störender Hautveränderungen bei seborrhoischer Haut oder als Lichtschutzpaste. Auf die abzudeckende Hautstelle und deren Umgebung 1mal/Tag dünn auftragen. Reinigung mit Olivenöl.

Aufbrauchfrist: 5 Jahre

190 Pasta zinci mollis (mit Oleum olivarum, nach Altmeyer)

Rp.

Zinkoxid		5,0
Ol. oliv.		5,0
Ungt. emulsif. aq.	ad	100,0

Hydrophile, anionische Creme-Zinkpaste vom Typ O/W-Creme (3-Phasen-Paste). Bei Windeldermatitis 2mal/Tag auf die betroffenen Hautareale auftragen. Konservierung erforderlich!

Aufbrauchfrist: 6 Monate

191 Pasta zinci mollis (DAB) (NRF 11.21.)

Rp.

Zinkoxid		30,0
Paraffinum subliquid.		40,0
Vaselinum album		20,0
Cera alba	ad	100,0

Wirkstofffreie, hydrophobe Paste vom Typ Kohlenwasserstoff-Gel zur äußerlichen Anwendung. Zum Hautschutz und zur Sekretbindung bei akuten und subakuten Dermatosen 1mal/Tag auf die betroffenen Hautstellen auftragen und mit Mull abdecken. Reinigung mit Olivenöl.

Aufbrauchfrist: Tube/Spenderdose: 3 Jahre

192 Pasta zinci mollis, milde

Rp.

Zinkoxid		
Talkum	aa	15,0
Ol. oliv.		13,0
Ungt. molle DAC	ad	100,0

Wirkstofffreie, hydrophobe, milde und weiche Zinkcremepaste vom Typ W/O (3-Phasen-Paste) zur äußerlichen Anwendung. Zur Abdeckung störender Hautveränderungen bei seborrhoischer Haut oder als Lichtschutzpaste. Auf die abzudeckende Hautstelle und deren Umgebung 1mal/Tag dünn auftragen. Reinigung mit Olivenöl. Enthält Wollwachs!

Aufbrauchfrist: Tube: 4 Wochen

193 Pasta zinci mollis, milde (mit Oleum olivarum, nach Altmeyer)

Rp.

Zinkoxid		5,0
Ol. oliv.		10,0
Ungt. emulsif. aq.	ad	100,0

Hydrophile, anionische Creme-Zinkpaste vom Typ O/W-Creme (3-Phasen-Paste). Zum Schutz einer weitgehend intakten Haut gegenüber aggressiven Körperflüssigkeiten oder Externa. Windeldermatitis: Jeweils bei Windel-Wechsel auf die betroffenen Hautareale auftragen.

Aufbrauchfrist: Tube: 6 Monate

194 Permethrin-Creme 2,5/5%

Rp.

| Permethrin 25% [Rk Infectopharm] | | 10/20 |
| Ungt. emulsif. aq. DAB | ad | 100,0 |

Hydrophile, anionische Creme zur äußerlichen Anwendung. Bei Skabies 1malig für 8–12 Std. auftragen, dann abduschen. Ggf. nach 14 Tagen wiederholen.

Aufbrauchfrist: Tube: 1 Jahr

195 Phenol-Erdnussöl-Injektionslösung (NRF 5.3.)

Rp.

| Phenol | | 5,0 |
| Raffiniertes Erdnussöl | ad | 100,0 |

Zur Sklerotherapie. Bei Kontakt mit den Konjunktiven ist starke Reizwirkung möglich.

Aufbrauchfrist: Injektionsflasche: 3 Tage

196 Polidocanol-Creme 2–5%

Rp.

Polidocanol	2–5,0
Ungt. emulsif. aq. ad	100,0

Juckreizstillende, hydrophile, anionische Creme (O/W-Creme) zur äußerlichen Anwendung. Bei juckenden Dermatitiden und Analpruritus zur Lokalanästhesie und gleichzeitigen Kühlung, Entquellung und Trocknung, insbes. bei Seborrhoe. 2–3mal/Tag auf die befallenen Stellen auftragen. Ungt. emulsif. aq. kann durch andere fettreichere, ambiphile Cremes (z.B. Basiscreme DAC) ersetzt werden!

Aufbrauchfrist: Tube: 1 Jahr (konserviert)

197 Polidocanol-Gel, Hydrophiles 5% (NRF 11.117.)

Rp.

Polidocanol 600	5,0
Propylenglycol	20,0
Carbomer 50 000	0,5
Trometamol	0,3
Aqua purif. ad	100,0

Hydrophiles, anionisches 5% Polidocanolhaltiges Gel (Hydro-Gel) zur äußerlichen Anwendung. 1–2mal/Tag dünn auf die befallenen Areale auftragen. Nicht in Kontakt mit den Augen bringen!

Aufbrauchfrist: Tube: 12 Monate; Spenderdose: 6 Monate

198 Polidocanolhaltige Kopftinktur

Rp.

Polidocanol	1,0
Crino Cordes Lsg. ad	100,0

Äußerlich 2–3mal/Woche anzuwenden, vor Gebrauch schütteln, Augenkontakt vermeiden.

Aufbrauchfrist: 6 Monate

199 Polidocanol-Milch (NFA)

Rp.

Polidocanol	5,0
Ungt. emulsif. nonion. aq.	40,0
Propylenglycol	11,0
Aqua purif. ad	100,0

Juckreizstillende, hydrophile, nichtionische Milch (O/W-Lotion) zur äußerlichen Anwendung. Bei juckenden Dermatitiden und Analpruritus zur Lokalanästhesie und gleichzeitigen Kühlung, Entquellung und Trocknung, insbes. bei Seborrhoe. 2–3mal/Tag auf die befallenen Stellen auftragen.

Aufbrauchfrist: Tube: 1 Jahr

200 Polidocanol-Zinkoxidschüttelmixtur 3/5 oder 10% (NRF 11.66.) [weiß/hautfarben]

Rp.

Polidocanol	3,0/5,0/10,0
Eisenoxid-Stammverreibung, mittel	-/0,8
Zinkoxid	20,0
Talkum	20,0
Glycerol 85%	30,0
Aqua purif. ad	100,0

Bei juckenden Dermatitiden und Pruritus zur Lokalanästhesie und gleichzeitigen Kühlung, Entquellung und Trocknung, insbes. bei Seborrhoe 2–3mal/Tag auf die befallenen Stellen mit einem Pinsel auftragen. Vor Gebrauch schütteln! Reinigung mit Olivenöl. Zusatz: "Da cum penicillo" (Mitverordnung des Pinsels auf dem Rezept).

Aufbrauchfrist: 6 Monate

201 Polihexanid-Gel, Hydrophiles 0,04/0,01% (NRF 11.131.)

Rp.

Polihexanid-Lösungskonzentrat 20% (m/V)	0,2/0,5
Hydroxyethylcellulose 400	5,0
Wasser für Injektionszwecke ad	100,0

Bei Infektionen der Haut 2–3mal/Tag auftragen.

Aufbrauchfrist: Glasflasche/Einzeldosisbehältnis: keine

202 Povidon-Jod-Augentropfen 1,25/2,5 oder 5% (NRF 15.13.)

Rp.

Povidon-Jod	0,125/0,25/0,5
Natriumchlorid	0,08/0,07/0,05
Natriummonohydrogenphosphat-Dodecahydrat	0,025/0,05/0,1
Aqua ad inject. ad	10,0

Povidon-Jod-AT zur äußerlichen Anwendung. Bei Keratoconjunctivitis epidemica 1–2 Trp. stdl. in den Bindehautsack des betroffenen Auges, zweistdl. in den Bindehautsack des nicht betroffenen Auges einträufeln.

Aufbrauchfrist: 2 Wochen

203 Povidon-Jod-Lösung 10% (NRF 11.16.)

Rp.

Povidon-Jod	10,0
Natriummonohydrogenphosphat-Dodecahydrat	3,2
Citronensäure, wasserfrei	0,8
Aqua purif. ad	100,0

Zur Haut- und Schleimhautdesinfektion, bei Hautverletzungen und Verbrennungen. 1–3mal/Tag auf die betroffenen Stellen auftupfen und vor dem Verbinden abtrocknen lassen. Färbt Haut und Gegenstände (Kleidung) braun!

Aufbrauchfrist: Glasflasche/Kunststoffflasche: 6 Monate

204 Povidon-Jod-Salbe 10%, Hydrophile, Weiche (NRF 11.17.)

Rp.

Povidon-Jod	10,0
Macrogol 400	60,0
Macrogol 4000	25,0
Aqua purif. ad	100,0

Hydrophile Povidon-Jod-Salbe vom PEG-Typ (Macrogol-Salbe) zur Behandlung der Haut- und Schleimhaut. Bei Verbrennungen und oberflächlichen Wunden mehrmals/Tag auf die betroffenen Hautstellen auftragen. Färbt Haut und Gegenstände (Kleidung) braun!

Aufbrauchfrist: Tube: 3 Jahre; Spenderdose: 6 Monate

205 Povidon-Jod-Zucker-Salbe (NRF 11.42.)

Rp.

Povidon-Jod	2,6
Glycerol 85%	10,0
Macrogol 4000	4,0
Glucosesirup ad	100,0

Povidon-Jod-Zucker-Salbe zur äußerlichen Anwendung. 1–4mal/Tag in dicker Schicht auf die Wunde oder das Ulkus auftragen und mit einem Verband abdecken. Färbt Haut und Gegenstände (Kleidung) braun!

Aufbrauchfrist: 12 Monate

206 Prednisolonacetat-Creme, Hydrophile 0,25/0,5% (NRF 11.35.)

Rp.

Prednisolonacetat (mikrofein)	0,25/0,5
Mittelkettige Triglyceride	1,0/2,0
Basiscreme DAC ad	100,0

Ambiphile, nichtionische 0,5% Prednisolonacetat-Creme zur äußerlichen Anwendung. Bei entzündlichen Dermatosen 2–3mal/Tag dünn auf die erkrankten Hautstellen auftragen. Enthält Kortison!

Aufbrauchfrist: Tube: 12 Monate; Spenderdose: 6 Monate

207 Progesteron-Salbe 1%

Rp.

Progesteron	1,0
Neribas Fettsalbe ad	100,0

Hydrophobe 1% Progesteron-Salbe vom Kohlenwasserstoff-Gel-Typ zur äußerlichen Anwendung.

Aufbrauchfrist: 6 Wochen

208 Propylnicotinat-Salbe 0,1%

Rp.

Propylisonicotinat		0,1
Nichtionische hydrophile Creme DAB	ad	100,0

Propylnicotinathaltige, nichtionische, hydrophile, kühlende, nicht fettende, abwaschbare Creme (O/W-Creme) zur äußerlichen Anwendung. Mehrmals/Tag auftragen. Nicht auf Schleimhäute bringen.

Aufbrauchfrist: Tube: 1 Jahr (konserviert)

209 Ratanhia-Kamille-Salbei-Gurgelmittel, adstringierendes

Rp.

Tinct. Ratanhiae		10,0
Tinct. Chamomillae		20,0
Tinct. Salviae	ad	50,0

Adstringierendes Gurgelmittel zur äußerlichen Anwendung. Bei Stomatitis 1–3mal/Tag die betroffenen Stellen einpinseln oder 1–3mal/Tag mit einer Verdünnung von 10–20 Trp. auf ein Glas Wasser gurgeln.

Aufbrauchfrist: 6 Monate

210 Ratanhia-Myrrhe-Adstringens (NRF 7.1.)

Rp.

Ratanhia-Tinktur	10,0
Myrrhentinktur	10,0

Ratanhia-Myrrhe-Adstringens zur äußerlichen Anwendung. Bei Stomatitis 1–3mal/Tag die betroffenen Stellen einpinseln oder 2–3mal/Tag mit einer Verdünnung von 10–20 Trp. auf ein Glas Wasser gurgeln.

Aufbrauchfrist: Glasflasche: 6 Monate bei Temperaturen über 15 °C

211 Rosazeapaste (nach Braun-Falco)

Rp.

Ichthyol		1,0
Zinkoxid		
Bismutum subgall.	aa	1,5
Ungt. leniens		
Ungt. cerei	aa	30,0

Bismutum-/Ichthyolhaltige, lipophile Rosazeacremepaste (Quasi-W/O-Creme-Paste). Über Nacht auf die betroffenen Hautstellen auftragen.

Aufbrauchfrist: Tube: 4 Wochen

212 Salbe, Hydrophile (DAB) (Ungt. emulsif.)

Rp.

Emulgierender Cetylstearylalkohol, Typ A		30,0
Paraffinum subliquid.		35,0
Vaselinum album	ad	100,0

Wirkstofffreie, wasseraufnehmende Salbe vom Typ O/W zur äußerlichen Anwendung. Im Bereich der betroffenen Hautareale ein- bis mehrmals/Tag dünn auftragen. Wird i.d.R. nicht als eigenständige Grundlage verwendet. Nach Einarbeitung von Wasser entsteht Ungt. emulsif. aq. (anionische, hydrophile Creme vom Typ O/W).

Aufbrauchfrist: mindestens 1 Jahr

213 Salbengrundlage, Abwaschbare (NRF S.31.)

Rp.

Natriumdodecylsulfat-Verreibung 50%	10,0
Sorbitanmonostearat	20,0
Weißes Vaselin	20,0
Paraffinum subliquid.	50,0

Wasseraufnehmende, hydrophile, abwaschbare Salbengrundlage vom O/W-Typ. Anwendung zur Anfertigung von Magistralrezepturen.

Aufbrauchfrist: 3 Jahre

214 Salicylsäure-Aknespiritus 5 oder 10% (NRF 11.23.)

Rp.

Acid. salicyl.		5,0/10,0
Propylenglycol		10,0
Isopropylalkohol		40,0
Aqua purif.	ad	100,0

Keratolytikum. 1–3mal/Tag nach dem Waschen mit einem Wattetupfer auf die erkrankten Hautstellen auftragen.

Aufbrauchfrist: 6 Monate

215 Salicylsäure-Collodium, Milchsäurehaltiges 10% (NRF 11.18.)

Rp.

Salicylsäure		10,0
Milchsäure		11,1
Elastisches Collodium		78,9
Ether (nach Bedarf)	ad	100,0

Salicylsäurecollodium zur äußerlichen Anwendung als Schälmittel bei Hyperkeratosen. Bis zu 2mal/Tag 1–2 Trp. auf die verhornten Stellen auftragen, nach einigen Tagen gelockerte Haut vorsichtig entfernen.

Aufbrauchfrist: Glasflasche: 6 Monate

216 Salicylsäure-Gel, Ethanolhaltiges 6% (NRF 11.54.)

Rp.

Acid. salicyl.		6,0
Ethanol 96%		2,0
Hypromellose 2000		4,0
Natriumdihydrogenphosphat-Dihydrat		0,1
Propylenglycol		60,0
Aqua purif.	ad	100,0

Nichtionisches, hydrophiles Gel (Hydro-Gel), Keratolytikum bei hyperkeratotischen Hautveränderungen, insbes. bei Ichthyosis. 1–3mal/Tag auf die erkrankten Hautstellen auftragen. Okklusionsverbände anlegen. Kontakt mit Augen, Schleimhäuten und geschädigter Haut vermeiden. Enthält Alkohol und brennt auf offenen Stellen!

Aufbrauchfrist: Tube: 1 Jahr; Spenderdose: 6 Monate

217 Salicylsäure-Haarwasser 2%

Rp.

Salicylsäure		2,0
Octyldodecanol		q.s.
Parfum		q.s.
Isopropanol 70%	ad	100,0

2% Salicylsäure-Haarwasser zur äußerlichen Anwendung. Beim seborrhoischen Kopfekzem oder Psoriasis capitis 3–5mal/Woche auf die Kopfhaut auftragen und einmassieren. Enthält Alkohol und brennt auf offenen Stellen!

Aufbrauchfrist: 6 Monate

218 Salicylsäure-Hautspiritus, Fettender 1/2/3 oder 5% (NRF 11.45.)

Rp.

Salicylsäure		1,0/,2,0/,3,0/,5,0
Octyldodecanol		18,81/18,62/18,43/18,05
2-Propanol		69,3/68,6/67,9/66,5
Aqua purif.	ad	100,0/100,0/100,0/100,0

1-, 2-, 3- oder 5% Salicylsäure-Spiritus zur äußerlichen Anwendung. Bei Psoriasis vulgaris oder Seborrhoe 1–3mal/Tag auf die erkrankten Hautstellen auftragen. Enthält Alkohol und brennt auf offenen Stellen. Nicht in Kontakt mit Augen und Schleimhäuten bringen!

Aufbrauchfrist: 6 Monate

219 Salicylsäure-Kopföl 10% (NFA)

Rp.

Salicylsäure		10,0
Ethanol 96%		10,0
Macrogol-8-stearat		10,0
Isopropylmyristat		35,0
Erdnussöl	ad	100,0

Abwaschbares 10% Salicylsäure-Kopföl zur äußerlichen Anwendung. Bei Psoriasis capitis 1–3mal/Tag auf die erkrankten Hautstellen auftragen. Enthält Alkohol und brennt auf offenen Stellen. Nicht in Kontakt mit Augen und Schleimhäuten bringen! Kann mit warmem Wasser ausgewaschen werden.

Aufbrauchfrist: 6 Monate

220 Salicylsäure-Kopfsalbe 3–5%

Rp.

Salicylsäure		3,0–5,0
Kerasal Basissalbe	ad	100,0

Wasseraufnehmende 3% Salicylsäure-Salbe vom Typ O/W zur äußerlichen Anwendung. Bei Psoriasis capitis abends auf den Kopf auftragen, einmassieren. Am nächsten Morgen mit Shampoo auswaschen.

Aufbrauchfrist: 6 Monate

221 Salicylsäure-Kopfsalbe 10%

Rp.

Acid. salicyl.		7,0
Lygal Kopfsalbe	ad	100,0

Wasseraufnehmende 10% Salicylsäure-Salbe vom Typ O/W zur Anwendung am Kopf. Über Nacht einwirken lassen und am Morgen auswaschen.

Aufbrauchfrist: 1 Jahr

222 Salicylsäure-Öl 2/5 oder 10% (NRF 11.44.)

Rp.

Salicylsäure		2,0/5,0/10,0
Raffiniertes Rizinusöl		--/--/60,0
Paraffinum subliquid.		73,0/--/--
Octyldodecanol	ad	100,0

2-, 5- oder 10% Salicylsäure-Öl zur äußerlichen Anwendung. Bei Psoriasis vulgaris 1–3mal/Tag auf die erkrankten Hautstellen auftragen. Nicht in Kontakt mit Augen und Schleimhäuten bringen!

Aufbrauchfrist: 6 Monate

223 Salicylsäure-Öl 2/5 oder 10% mit Triamcinolonacetonid 0,1% (NRF 11.134.)

Rp.

Salicylsäure		2,0/5,0/10,0
Triamcinolonacetonid		0,1/0,1/0,1
2-Propanol		9,9/9,9/9,9
Raffiniertes Rizinusöl		--/--/50,0
Octyldodecanol	ad	100,0

Glukokortikoidhaltiges Salicylsäure-Öl zur äußerlichen Anwendung. Als Keratolytikum bei entzündlichen Dermatosen, insbes. bei sehr ausgeprägter Kopfschuppung (z.B. bei Psoriasis vulgaris) 1–3mal/Tag auf die erkrankten Hautstellen auftragen. Morgens mit Shampoo auswaschen. Nicht in Kontakt mit Augen und Schleimhäuten bringen!

Aufbrauchfrist: Kunststoffflasche: 6 Monate (bei Lagerung > 8 °C)

224 Salicylsäure-Öl 3–5% (nach Heidelberg)

Rp.

Salicylsäure		3,0/5,0
Ol. ricin.		25,0
Ol. oliv.	ad	100,0

3–5% Salicylsäure-Öl zur äußerlichen Anwendung. Bei Psoriasis capitis zum Lösen der Kopfschuppen über Nacht auf die behaarte Kopfhaut auftragen, morgens mit Shampoo auswaschen.

Aufbrauchfrist: 6 Monate

225 Salicylsäure-Öl, abwaschbares 2/5 oder 10% (NRF 11.85.)

Rp.

Salicylsäure		2,0/5,0/10,0
Mulsifan CPA		10,0/10,0/15,0
Octyldodecanol	ad	100,0

Salicylsäure-Öl zur äußerlichen Anwendung. Bei Psoriasis capitis zum Lösen der Kopfschuppen über Nacht auf die behaarte Kopfhaut auftragen, morgens mit Shampoo auswaschen.

Aufbrauchfrist: 6 Monate

226 Salicylsäure-Salbe (W/O)

Rp.

Acid. salicyl.		3,0
Paraffinum subliquid.		10,0
Glycerol 85%		
Eucerin anhydric.	aa	20,0
Vaselinum album	ad	100,0

Wasseraufnehmende 3% Salicylsäure Salbe vom W/O-Typ. 1–2mal/Tag auf die betroffenen Hautstellen auftragen. Enthält Wollwachsalkohole!

Aufbrauchfrist: 6 Wochen

227 Salicylsäure-Salbe (W/O)

Rp.

Acid. salicyl.		3,0
Paraffinum liquid.		3,0
Glycerol. 85%		
Ungt. alc. lanae	aa	20,0
Vaselinum album	ad	100,0

Wasseraufnehmende Salicylsäure-Salbe vom W/O-Typ zur Behandlung ichthyotischer Hautzustände. Enthält Wollwachsalkohole!

Aufbrauchfrist: 6 Wochen

228 Salicylsäure-Salbe 1/2/3/5/10 oder 20% (NRF 11.43.)

Rp.

Salicylsäureverreibung 50% DAC		2,0/,4,0/,6,0/10,0/20,0/40,0
Vaselinum album	ad	100,0

Hydrophobe Salicylsäure-Salbe vom Kohlenwasserstoff-Gel-Typ. 1–3mal/Tag auf die erkrankten Hautstellen auftragen. Nicht länger als eine Woche anwenden. Nicht in Kontakt mit Augen und Schleimhäuten bringen. Statt Vaselinum album kann auch Basiscreme DAC (ambiphile Creme) verwendet werden.

Aufbrauchfrist: Tube: mit Vaselinum album: 3 Jahre; mit Basiscreme DAC: 1 Jahr

229 Salicylsäure-Teer-Clobetasol-Salbe

Rp.

Clobetasolpropionat		0,05
Acid. salicyl.		3,0
Pix lithantracis		10,0
Vaselinum album	ad	100,0

Hydrophobe 0,05% Clobetasol-Salicylsäure-Teer-Salbe vom Kohlenwasserstoff-Gel-Typ (Kortisonhaltig) zur äußerlichen Anwendung. 1mal/Tag auf die betroffenen Hautstellen auftragen. Nicht länger als 3 Wochen anwenden!

Aufbrauchfrist: 4 Wochen

230 Salicylsäure-Tinktur 2%

Rp.

Salicylsäure		2,0
Isopropylalkohol 70%	ad	100,0

Alkoholische 2% Salicylsäure-Lösung zur äußerlichen Anwendung. Bei Psoriasis vulgaris 1–3mal/Tag auf die befallenen Herde auftragen und vorsichtig die Schuppen lösen.

Aufbrauchfrist: 6 Monate

231 Schwarzsalbe, perubalsamfreie

Rp.

Argent. nitric.		1,0
Aqua dest.		2,0
Zinkoxid		10,0
Eucerin anhydric.	ad	100,0

Hypoallergene, wasseraufnehmende Schwarzsalbe vom W/O-Typ zur äußerlichen Anwendung. Zur Granulationsförderung beim Ulcus cruris 1mal/Tag auf das Ulkus auftragen, mit einem Mullverband abdecken. Reinigung mit Olivenöl. Enthält Wollwachsalkohole!

Aufbrauchfrist: Tube: 4 Wochen

232 Schwefel-Creme 2,5–10%

Rp.

Gefällter Schwefel		2,5–10
Wasserhaltige hydrophile Salbe DAB	ad	100,0

Hydrophile, anionische Creme zur äußerlichen Anwendung. Bei Skabies 2mal/Tag nach einem Seifenbad auf das gesamte Integument außer Gesicht und behaarte Kopfhaut auftragen und für 3–7 Tage anwenden.

Aufbrauchfrist: Tube: 1 Jahr

233 Scopolamin-Creme 0,01% (W/O)

Rp.

Scopolamin Augentropfen 0,25%		1,2
Eucerin anhydric.	ad	30,0

Hydrophobe 0,01% Scopolamin-Creme (W/O-Creme). 2mal/Tag auf die erkrankten Hautstellen auftragen.

Aufbrauchfrist: Tube: 4 Wochen

234 Silbereiweiß-Nasentropfen 2/5% (NRF 8.5.)

Rp.

Silbereiweiß		0,5
Glycerol 85%		2,5/1,5
Aqua purif.	ad	10,0

Silbereiweiß-Nasentropfen zur Behandlung von Reizungen der Nasenschleimhaut. 2–3mal/Tag 1–2 Trp. in jedes Nasenloch einträufeln.

Aufbrauchfrist: Pipettenglas: 2 Wochen

235 Sklerosierungslösung, Procainhaltige

Rp.

Chinin. bihydrochlor.		20,0
Procain-HCl		2,0
Tinct. catech.		2,0
Aqua purif.	ad	100,0

Sterilisa! Zur Sklerotherapie nach Blond bei Hämorrhoiden I°; und II°;. Bei der ersten Sitzung tropfenweise Injektion von 0,2–0,3 ml in 3–5 Einzelinjektionen submukös in die vergrößerten Hämorrhoidalpolster. Bei weiteren Behandlungen in 1–4wöchigen Abständen jeweils bis zu 1 ml auf möglichst viele Einzelinjektionen verteilt anwenden.

Aufbrauchfrist: Injektionsflasche: 3 Tage bei Temperaturen unter 8 °C

236 Speichel, Künstlicher (NRF 7.5.)

Rp.

Kaliumchlorid		0,12
Natriumchlorid		0,085
Natriummonohydrogenphosphat-Dodecahydrat		0,25
Calciumchlorid-Dihydrat		0,015
Magnesiumchlorid-Hexahydrat		0,005
Sorbinsäure		0,1
Carmellose-Natrium 400		0,5
Sorbitol-Lsg. 70% (nicht kristallisierend)		4,3
Orangenflüssigaroma		1,0
Aqua purif.	ad	100,0

Mit Orangenaroma aromatisierter, künstlicher Speichel. In Sprayflasche abfüllen und bei Bedarf die Mund- oder Rachenschleimhaut mit der Lösung besprühen.

Aufbrauchfrist: Glasflasche: 6 Monate

237 Steinkohlenteer-Creme 10% (W/O)

Rp.

Pix lith.		10,0
Cold Cream RP	ad	100,0

Lipophile 10% Steinkohlenteer-Creme (Quasi-W/O-Creme) zur äußerlichen Anwendung. Bei chronischen Hand- und Fußekzemen 1mal/Tag dünn auf die betroffenen Hautstellen auftragen und mit einem Verband abdecken. Keine Anwendung im Genitalbereich oder bei Kindern! Das Präparat ist phototoxisch, die Patienten müssen über die Phototoxizität aufgeklärt werden!

Aufbrauchfrist: 4 Wochen

238 Steinkohlenteerlösung (DAC) (Liquor carbonis detergens)

Rp.

Gepulverte Seifenrinde		3,0
Ethanol 70%		15,0
Pix lithanthracis	ad	20,0

Liquor carbonis detergens zur Verwendung in magistralen Rezepturen. 7–8 Tage unter häufigem Schütteln stehen lassen und nachfolgend Filtration der überstehenden Flüssigkeit. Anwendungsdauer: maximal 4 Wochen. Das Präparat ist phototoxisch, die Patienten müssen über die Phototoxizität aufgeklärt werden!

Aufbrauchfrist: 2,5 Jahre

239 Steinkohlenteer-Salbe, Hydrophobe 2/5/10/20% (NRF 11.46.)

Rp.

Steinkohlenteer		2,0/5,0/10,0/20,0
Gehärtetes Erdnussöl		88,0/85,0/85,0/75,0
Mittelkettige Triglyzeride		5,0/5,0/--/--
Polysorbat 60	ad	100,0

Wasseraufnehmende, hydrophile Steinkohlenteer-Salbe vom O/W-Typ zur äußerlichen Anwendung. Bei atopischem Ekzem 2–5%ige Salbe 1mal/Tag dünn auf die betroffenen Hautstellen auftragen. Bei Psoriasis vulgaris 5–10%ige Salbe 1mal/Tag dünn auf die betroffenen Hautstellen dünn auftragen. Beim chron. Hand- oder Fußekzem bis max. 50%ige Salbe 1mal/Tag messerrückendick auf die betroffenen Hautstellen auftragen und mit einem Verband abdecken. Keine Anwendung im Genitalbereich oder bei Kindern! Das Präparat ist phototoxisch, die Patienten müssen über die Phototoxizität aufgeklärt werden!

Aufbrauchfrist: 6 Monate

240 Steinkohlenteer-Zinköl 2–5%

Rp.

Pix lithantracis		2,0–5,0
Zinköl (NRF 11.20.)	ad	100,0

Lipophiles 2–5% Steinkohlenteer-Zinköl („flüssige Paste") zur äußerlichen Anwendung. 1mal/Tag auf die betroffenen Hautstellen auftragen. Behandelte Stellen nicht der Sonne aussetzen.

Aufbrauchfrist: 6 Monate

241 Steinkohlenteer-Zink-Paste 1%

Rp.

Pix lith.		1,0
Tween 20		10,0
Past. zinc. DAB	ad	100,0

Abwaschbare, wasseraufnehmende, hydrophile 1% Steinkohlenteer-Zink-Paste vom O/W-Typ (2-Phasen-Paste) zur äußerlichen Anwendung. Bei atopischem Ekzem 1mal/Tag dünn auf die betroffenen Hautstellen auftragen. Keine Anwendung im Genitalbereich oder bei Kindern! Das Präparat ist phototoxisch, die Patienten müssen über die Phototoxizität aufgeklärt werden!

Aufbrauchfrist: 4 Wochen

242 Steinkohlenteer-Zink-Paste, weiche 3%

Rp.

Pix lith.		3,0
Past. zinc. moll. DAB	ad	100,0

Weiche, hydrophobe Steinkohlenteer-Zink-Paste vom Typ

Kohlenwasserstoff-Gel zur äußerlichen Anwendung. Bei atopischem Ekzem 1mal/Tag dünn auf die betroffenen Hautstellen auftragen. Keine Anwendung im Genitalbereich oder bei Kindern! Das Präparat ist phototoxisch, die Patienten müssen über die Phototoxizität aufgeklärt werden!

Aufbrauchfrist: 4 Wochen

243 Tagescreme (O/W)

Rp.

Emulgierender Cetylstearylalkohol, Typ A		17,0
Cetiol		3,0
Cetylpalmitat		3,0
Aqua purif.	ad	100,0

Hydrophile Tagescreme (O/W-Creme) zur äußerlichen Anwendung. Bei trockener Haut 1–2mal/Tag dünn auftragen. Konservierung erforderlich!

Aufbrauchfrist: Bei Raumtemperatur (= unkonserviert): Tube: 1 Woche. Bei Lagerung im Kühlschrank (= unkonserviert): Tube: 2 Wochen. Konserviert: Tube: 12 Monate

244 Tannin-Gerbsäure-Lösung

Rp.

Tanninsäure		5,0
Aqua purif.	ad	100,0

Gerbsäure-Lösung zur äußerlichen Anwendung. Für feuchte Umschläge 1:10 verdünnen und eine mit etwa 5–10 ml getränkte Kompresse auf die Wunde auflegen.

Aufbrauchfrist: 1 Woche

245 Tannin-Puder 1%

Rp.

Tanninsäure		1,0
Zinkoxid		5,0
Talkum	aa ad	100,0

Tannin-Puder zur äußerlichen Anwendung. Bei Intertrigo mehrmals/Tag auf die betroffenen Stellen aufstreuen.

Aufbrauchfrist: 3 Jahre

246 Tannin-Puder 5%

Rp.

Tanninsäure		5,0
Zinkoxid	aa	5,0
Talkum	ad	100,0

Tannin-Zink-Puder zur äußerlichen Anwendung. Bei nässenden Dermatosen mehrmals/Tag aufstreuen.

Aufbrauchfrist: 3 Jahre

247 Tannin-Schüttelmixtur 3–5%

Rp.

Tannin		3,0–5,0
Titandioxid		20,0
Talkum		20,0
Glycerol 85%		30,0
Aqua dest.	ad	100,0

3–5% Tannin-Schüttelmixtur, auf die befallenen Areale dünn auftragen. Vor Gebrauch schütteln.

Aufbrauchfrist: 6 Monate

248 Testosteronpropionat-Creme, Hydrophile 2% (NRF 25.4.)

Rp.

Testosteronpropionat		2,0
Basiscreme DAC		49,0
Propylenglycol		9,8
Aqua purif.	ad	100,0

Nichtionische, hydrophile O/W-Creme. 2mal/Tag dünn auf die betroffenen Areale auftragen. Bei gleichzeitiger Anwendung der Creme und Kondomen kann es zu einer Verminderung der Reißfestigkeit und damit zur Beeinträchtigung der Sicherheit von Kondomen kommen.

Aufbrauchfrist: Tube/Spenderdose: 3 Monate

249 Testosteronpropionat-Salbe 2%

Rp.

Testosteron-propionat		2,0
Neribas Fettsalbe	ad	100,0

Hydrophobe 2% Testosteron-propionat-Salbe vom Typ Kohlenwasserstoff-Gel zur äußerlichen Anwendung. 1mal/Tag dünn auf erkrankte Hautstellen auftragen. Bei Lichen sclerosus des Mannes 2mal/Tag dünn im Bereich von Präputium und Glans auftragen.

Aufbrauchfrist: 6 Wochen

250 Tetracyclin-Salbe 1%

Rp.

Tetracyclin HCl		1,0
Paraffinum subliquid.		10,0
Vaselinum album	ad	100,0

Hydrophobe 1% Tetracyclin-Salbe vom Typ Kohlenwasserstoff-Gel zur äußerlichen Anwendung. Mehrmals/Tag auf die betroffenen Hautstellen dünn auftragen. Bei Akne oder Rosazea papulopustulosa 2mal/Tag dünn auf die betroffenen Hautstellen auftragen. Anwendungsdauer max. 12 Wochen!

Aufbrauchfrist: 3 Monate (Kühlschrank)

251 Tetracyclin-Schüttelmixtur

Rp.

Chlortetracyclin-HCl		0,5
Titandioxid		10,0
Talcum		10,0
Glycerol 85%		15,0
Gereinigtes Wasser	ad	50,0

Mehrmals/Tag auf die betroffenen Hautstellen dünn auftragen. Bei Akne oder Rosazea papulopustulosa 2mal/Tag dünn auf die betroffenen Hautstellen auftragen. Anwendungsdauer: max. 12 Wochen!

Aufbrauchfrist: 7 Tage bei 8 °C

252 Tiabendazol 10%-Betamethason 0,1%-Creme (O/W)

Rp.

Tiabendazol		10,0
Betamethason-17-valerat		0,1
Sol. acid. citric. 0,5%		2,5
Sol. natr. citric. 0,5%		2,5
Ungt. emulsif. aq.	ad	100,0

Hydrophile, anionische 10% Tiabendazol-0,1% Betamethason-Creme (O/W-Creme, Kortisonhaltig). Zur äußerlichen Anwendung. 2mal/Tag dick aufstreichen, Mullabdeckung, ggf. Okklusionsverbände (bis zu 4 Std/Tag). Bei Larva migrans 2mal/Tag über 1 Woche dick auf die befallenen Stellen sowie die unmittelbare Umgebung (1–2 cm) auftragen und mit Mullkompresse abdecken. Konservierung erforderlich!

Aufbrauchfrist: Tube: 1 Jahr (konserviert)

253 Tiabendazol 2% in DMSO-Lösung

Rp.

Tiabendazol		2,0
Aqua purif.		10,0
DMSO	ad	100,0

2% Tiabendazol in DMSO-Lsg. zur äußerlichen Anwendung. Bei Larva migrans 4–5mal/Tag über eine Woche auf die befallenen Stellen sowie die unmittelbare Umgebung (1–2 cm) auftragen und mit Mullkompresse abdecken.

Aufbrauchfrist: 1 Woche

254 Tiabendazol-Salbe 10%

Rp.

Tiabendazol		10,0
Paraffinum liquid.		10,0
Vaselinum alb.	ad	100,0

Hydrophobe 10% Tiabendazol-Salbe vom Typ Kohlenwasserstoff-Gel zur äußerlichen Anwendung. 4–5mal/Tag auf die befallenen Stellen dünn auftragen. Behandlungsdauer: 1 Woche.

Aufbrauchfrist: 6 Monate

255 Tormentill-Myrrhe-Adstringens (NRF 7.1.)

Rp.

Tormentilltinktur	10,0
Myrrhentinktur	10,0

Tormentill-Adstringens zur äußerlichen Anwendung. Bei Stomatitis 1–3mal/Tag die betroffenen Stellen einpinseln oder 2–3mal/Tag mit einer Verdünnung von 10–20 Trp. auf ein Glas Wasser gurgeln.

Aufbrauchfrist: 6 Monate bei Temperaturen über 15 °C

256 Tretinoin-Creme, Hydrophile 0,025/0,05 oder 0,1% (NRF 11.100.)

Rp.

Tretinoin		0,025/0,05/0,1
Butylhydroxytoluol-Stammlsg. 2%		2,0/2,0/2,0
Basiscreme DAC	ad	100,0

Ambiphile, nichtionische 0,05% Vitamin A-Säure-Creme. 2mal/Tag dünn auf die betroffenen Hautstellen auftragen. Nicht in Kontakt mit Augen oder Schleimhäuten bringen. Stabilisierung mit bis zu 0,002 Butylhydroxytoluol. Die Creme enthält Tretinoin und ist bei schwangeren Frauen kontraindiziert!

Aufbrauchfrist: Tube: 3 Monate bei Temperaturen unter 8 °C

257 Tretinoin-Gel, Hydrophiles 0,025/0,05 oder 0,1% (NRF 11.124.)

Rp.

Tretinoin-Stammlsg. 0,333% m/V		6,0/12,0/24,0
Carbomer 50.000		0,5
Trometamol		0,3
Propylenglycol		20,0
Gereinigtes Wasser	ad	100,0

Hydrophiles Tretinoin-Gel (Hydro-Gel) zur äußerlichen Anwendung. Bei Lichen planus oder oraler Haarleukoplakie das Gel mehrmals/Tag auf die befallenen Bezirke mit einer mittelharten Zahnbürste auftragen. Das Gel enthält Tretinoin und ist bei schwangeren Frauen kontraindiziert!

Aufbrauchfrist: Tube: 3 Monate bei Temperaturen unter 8 °C

258 Tretinoin-Haftpaste 0,05 oder 0,1% (NRF 7.9.)

Rp.

Tretinoin		0,01/0,02
Butylhydroxytoluol-Stammlsg. 2%		0,1/0,1
Hypromellose-Haftpaste 40% (NRF 7.8.)	ad	20,0

0,05–0,1% Tretinoin-Haftpaste zur äußerlichen Anwendung. Bei Lichen planus mucosae oder oraler Haarleukoplakie Haftpaste mehrmals/Tag auf die befallenen Bezirke mit Wattestäbchen auftragen. Zuvor die Applikationsstelle mit einem Wattestäbchen trocken tupfen. Die Haftpaste enthält Tretinoin und ist bei schwangeren Frauen kontraindiziert!

Aufbrauchfrist: Tube: 4 Wochen

259 Triamcinolonacetonid-Creme, Hydrophile 0,025/0,05/0,1% (NRF 11.38.)

Rp.

Triamcinolonacetonid		0,025/0,05/0,1
Mittelkettige Triglyzeride		0,5
Basiscreme DAC	ad	100,0

Ambiphile, nichtionische, 0,1% Triamcinolonacetonid-Creme (Kortisonhaltig). Initial 2mal/Tag, dann 1mal/Tag dünn auf die betroffenen Hautstellen auftragen. Anwendungsdauer max. 4 Wochen!

Aufbrauchfrist: Tube: 12 Monate

260 Triamcinolonacetonid-Creme, wasserarme (nach Gloor) (W/O)

Rp.

Triamcinolonacetonid		0,1
Aqua purif.		25,0
Ungt. Cordes	ad	100,0

Wasserarme, lipophile Triamcinolonacetonid-Creme (W/O-Creme) zur äußerlichen Anwendung. Bei atopischem Ekzem oder anderen Ekzemen initial 2mal/Tag, dann 1mal/Tag dünn auf die betroffenen Hautstellen auftragen. Kortisonhaltig! Anwendungsdauer max. 4 Wochen!

Aufbrauchfrist: Tube: 4 Wochen

261 Triamcinolonacetonid-Haarspiritus 0,2% (nach ICHTHYOL-Gesellschaft)

Rp.

Triamcinolonacetonid		0,2
Benzyl. nicotinc.		1,0
Crino Cordes Lsg.	ad	100,0

0,2% Triamcinolonacetonid-Haarspiritus zur äußerlichen Anwendung. Bei Ekzemen im Bereich der Kopfhaut 1mal/Tag auf die Kopfhaut auftragen und eintrocknen lassen. Die Anwendung sollte einen Zeitraum von 4 Wochen nicht überschreiten. Kortisonhaltig!

Aufbrauchfrist: 8 Wochen

262 Triamcinolonacetonid-Hautspiritus 0,1/0,2% mit Salicylsäure 2% (NRF 11.39.)

Rp.

Triamcinolonacetonid		0,1/0,2
Salicylsäure		2,0/2,0
Ethanol 70%	ad	100,0

Hautspiritus, kortisonhaltig. 1–2mal/Tag auf die befallenen Stellen auftragen und eintrocknen lassen.

Aufbrauchfrist: Glasflasche/Kunststoffflasche: 6 Monate

263 Triamcinolonacetonid-Kopftinktur 0,05%

Rp.

Triamcinolonacetonid		0,05
Crino Cordes Lsg.	ad	100,0

Alkoholische Kopftinktur (Kortisonhaltig). Äußerlich 2–3mal/Woche anzuwenden, vor Gebrauch schütteln, Augenkontakt vermeiden.

Aufbrauchfrist: 6 Monate

264 Triamcinolonacetonid-Salbe 0,1%

Rp.

Triamcinolonacetonid		0,02
Vaselinum album	ad	20,0

Hydrophobe 0,1% Triamcinolon-Salbe vom Typ Kohlenwasserstoff-Gel (Kortisonhaltig). Erst 2mal/Tag, dann 1mal/Tag dünn auf die betroffenen Hautstellen auftragen.

Aufbrauchfrist: 6 Monate

265 Triamcinolonacetonid-Tinktur 0,1%

Rp.

Triamcinolonacetonid		0,1
Isopropanol 70%	ad	100,0

0,1% Triamcinolon-Tinktur (Kortisonhaltig) zur äußerlichen Anwendung. Erst 2mal/Tag, dann 1mal/Tag dünn auf die betroffenen Hautstellen auftragen und eintrocknen lassen. Der Inhalt ist flüchtig und brennbar!

Aufbrauchfrist: 6 Monate

266 Trichloressigsäure-Lösung 10/20/35/50% (NRF 11.133.)

Rp.

Trichloressigsäure		10,0/20,0/35,0/50,0
Gereinigtes Wasser	ad	100,0

Zur äußerlichen Anwendung bei Condylomata acuminata. Einmalig auf die Condylomata auftragen. Nur von sehr erfahrenen Ärzten anzuwenden!

Aufbrauchfrist: 4 Wochen

267 Trichloressigsäure-Lösung 30%

Rp.

Trichloressigsäure		30,0
Aqua dest.	ad	100,0

Zum Betupfen von Xanthelasmen. Nur von sehr erfahrenen Ärzten anzuwenden!

Aufbrauchfrist: 4 Wochen

268 Triclosan-Creme, Hydrophile 1/2% (NRF 11.135.)

Rp.

Triclosan		1,0/2,0
Anionische hydrophile Creme SR DAC	ad	100,0

Zur äußerlichen Anwendung. Bei atopischem Ekzem 2–3mal/Tag auf die betroffenen Hautareale auftragen.

Aufbrauchfrist: Tube: 1 Jahr; Spenderdose: 6 Monate

269 Triclosan-Lotion 2% (W/O)

Rp.

Triclosan		2,0
Excipial U Lipolotio	ad	100,0

Lipophile 2% Triclosan-Emulsion (W/O-Lotion) zur äußerlichen Anwendung. Bei atopischem Ekzem 2–3mal/Tag auf die betroffenen Hautareale auftragen. Alternativ kann Lipoderm Lotion (Moisturizer-frei) als Grundlage verwendet werden!

Aufbrauchfrist: 6 Wochen

270 Triclosan-Nachtkerzensamenöl-Emulsion (W/O)

Rp.

Arlacel 481		1,0
Arlacel 989		5,0
Nachtkerzenöl		20,0
Glycerol		10,0
Triclosan		3,0
BHT		0,05
Aqua purif.	ad	100,0

Lipophile Triclosan-Nachtkerzenöl-Emulsion (W/O-Lotion) zur äußerlichen Anwendung. Bei atopischem Ekzem nach Bedarf auf die betroffenen Hautareale auftragen. Ein Zusatz von Ammoniumbituminosulfonat ist bis 4% möglich!

Aufbrauchfrist: 6 Monate

271 Ungt. alcoholum lanae (DAB)

Rp.

Cetylstearylalkohol		0,5
Alcoholes lanae		6,0
Vaselinum album	ad	100,0

Wirkstofffreie, wasseraufnehmende Salbe vom Typ W/O zur äußerlichen Anwendung. Im Bereich der betroffenen Hautareale ein- bis mehrmals/Tag dünn auftragen. Enthält Wollwachsalkohole! Hohes Absorptionsvermögen für Wasser (10 g Salbe können mit 20 ml Wasser zu einer salbenartigen W/O-Emulsion (W/O-Creme) verarbeitet werden). Alternativ können bis zu 12 Teile des Vaselins durch Paraffinum subliquidum ersetzt werden!

Aufbrauchfrist: 3 Jahre

272 Ungt. alcoholum lanae aq. (DAB)

Rp.

Ungt. alc. lan.		50,0
Aqua purif.	ad	100,0

Wirkstofffreie, hydrophobe Creme (W/O-Creme) zur äußerlichen Anwendung. 1–2mal/Tag auf die betroffenen Hautstellen auftragen. Enthält Wollwachsalkohole!

Aufbrauchfrist: Tube: 4 Wochen (unkonserviert)

273 Ungt. cereum (DAB 6)

Rp.

Ol. Arachid.		70,0
Cer. flav.	ad	100,0

Hydrophobe Wachssalbe vom Typ Lipo-Gel zur äußerlichen Anwendung. Mehrmals/Tag dünn im Bereich der betroffenen Hautareale auftragen.

Aufbrauchfrist: 3 Jahre

274 Ungt. cetylicum (Ph. Helv.) (W/O)

Rp.

Cetylalkohol		4,0
Adeps lanae		10,0
Vaselinum album	ad	100,0

Wasseraufnehmende, wirkstofffreie Salbe vom Typ W/O zur äußerlichen Anwendung. Im Bereich der betroffenen Hautareale ein- bis mehrmals/Tag dünn auftragen. Enthält Wollwachs!

Aufbrauchfrist: 3 Jahre

275 Ungt. molle (weiche Salbe) (DAC)

Rp.

Dickflüssiges Paraffin	7,5
Gereinigtes Wasser	10,0
Adeps lanae	32,5
Vaselinum flav.	50,0

Konservierungsstofffreie, hydrophobe Creme (W/O-Creme). Zur äußerlichen Anwendung. 1–2mal/Tag auf die betroffenen Hautstellen auftragen. Enthält Wollwachs!

Aufbrauchfrist: Tube: 4 Wochen

276 Ungt. zinci (DAB)

Rp.

Zinkoxid		10,0
Ungt. alc. lanae	ad	100,0

Wasseraufnehmende, wirkstofffreie Salbe vom Typ W/O mit schwach adstringierender, antiseptischer Wirkung und hautschützenden Eigenschaften zur äußerlichen Anwendung. Im Bereich der betroffenen Hautareale ein- bis mehrmals/Tag auftragen. Enthält Wollwachsalkohole!

Aufbrauchfrist: 3 Jahre

277 Vaginalgel pH 5 (NRF 25.3.)

Rp.

Milchsäure		0,1
Natriumlactat-Lsg. 50%		2,0
Hydroxyethylcellulose 400		5,0
Sorbitol-Lsg. 70% (nicht kristallisierend)		5,0
Natriumbenzoat		0,12
Aqua purif.	ad	100,0

Hydrophiles, nichtionisches Gleitgel (Hydro-Gel) bei Lubricatio deficiens. Bei Bedarf oder vor dem Geschlechtsverkehr dünn im Scheideneingang auftragen.

Aufbrauchfrist: Tube: 12 Monate

278 Vitamin E-Lösung 5%

Rp.

Tocopherolacetat		5,0
Nagelbalsam (Preval Onyx)	ad	100,0

1–2mal/Tag dünn auf die befallenen Nägel auftragen und einmassieren.

Aufbrauchfrist: 6 Monate

279 Wasserhaltige hydrophile Salbe (DAB)

Rp.

Ungt. emulsif.		30,0
Aqua purif.	ad	100,0

Wirkstofffreie, hydrophile, anionische Creme (O/W-Creme) zur äußerlichen Anwendung. Bei wenig entzündlichen Formen des atopischen Ekzems. 1–2mal/Tag dünn auf die betroffenen Hautstellen auftragen. Eine Konservierung sollte mit Sorbinsäure 0,1% oder Methyl-4-hydroxybenzoat 0,06% und Propyl-4-hydroxybenzoat 0,04% (möglich) erfolgen! Besser: Sorbinsäure 0,05%, Kaliumsorbat 0,07%, EDTA 0,05%.

Aufbrauchfrist: Tube: 12 Monate (= konserviert); Spenderdose: 6 Monate (= konserviert)

280 Wasserstoffperoxid-Lösung 2%

Rp.

2% Wasserstoffperoxid-Lsg.	100,0

Die Wasserstoffperoxid-Lösung 2mal/Tag auf die befallenen Stellen auftragen, 1 Min. einwirken lassen, abtupfen. Stabilisiert mit Phosphorsäure.

Aufbrauchfrist: 6 Monate

281 Wasserstoffperoxid-Lösung 10%

Rp.

Wasserstoffperoxid-Lsg. 10%	100,0

10% Wasserstoffperoxid-Lösung zum Bleichen von Haaren. Stabilisiert mit Phosphorsäure.

Aufbrauchfrist: 6 Monate

282 Wollwachsalkoholsalbe, Wasserhaltige pH 5 (NRF 11.32.)

Rp.

Citronensäure, wasserfrei		0,7
Ammoniak-Lsg. 10%		1,2
Mittelkettige Triglyzeride		5,0
Ungt. alc. lan.		40,0
Kaliumsorbat		0,1
Aqua purif.	ad	100,0

Hydrophobe, wirkstofffreie Creme (W/O-Creme) zur äußerlichen Anwendung. 1–2mal/Tag auf die betroffenen Hautstellen auftragen. Enthält Wollwachsalkohole!

Aufbrauchfrist: Tube: 4 Wochen (= unkonserviert) bzw. 12 Monate (= konserviert); Spenderdose: 6 Monate (= konserviert)

283 Wundsalbe (NRF 11.33.)

Rp.

Zinkoxid		20,0
Amyl. Trit.		10,0
Mittelkettige Triglyzeride		10,0
Ölsäure		0,1
Adeps lanae		30,0
Vaselinum album	ad	100,0

Wasseraufnehmende, wirkstofffreie Paste vom W/O-Typ zur äußerlichen Anwendung. Mehrmals/Tag in dicker Schicht auf die erkrankten oder gereizten Körperstellen auftragen. Enthält Wollwachs!

Aufbrauchfrist: 3 Jahre

284 Zinkchlorid-Sklerosierungslösung, Ethanolhaltige (NRF 5.5.)

Rp.

Calciumchlorid-Dihydrat	13,3
Zinkchlorid, wasserfrei	0,7
Glycerol, wasserfrei	8,5
Mepivacain-HCl	3,0
Ethanol 96%	50,0
Aqua ad inject.	ad 100,0

Zur Sklerotherapie nach Blond bei Hämorrhoiden I° und II°. Bei der ersten Sitzung tropfenweise Injektion von 0,2–0,3 ml in 3–5 Einzelinjektionen submukös in die vergrößerten Hämorrhoidalpolster. Bei weiteren Behandlungen in 1–4wöchigen Abständen jeweils bis zu 1 ml auf möglichst viele Einzelinjektionen verteilt anwenden.

Aufbrauchfrist: 3 Tage bei Temperaturen unter 8 °C

285 Zinkhaltige Hämorrhoidensalbe

Rp.

Pasta zinci mollis		
Ungt. leniens	aa ad	100,0

Zinkhaltige, lipophile Hämorrhoidencreme vom Typ Quasi-W/O-Creme, zur symptomatischen Behandlung von Hämorrhoiden, insbes. bei gleichzeitigem Analekzem. 1–3mal/Tag im Analbereich dünn auftragen. Reinigung mit Olivenöl.

Aufbrauchfrist: Tube: 4 Wochen

286 Zinkhaltige Mischpaste

Rp.

Pasta zinci mollis		
Ungt. molle	aa ad	100,0

Lipophile, wirkstofffreie Creme-Paste vom Typ W/O zur äußerlichen Anwendung. Zum Hautschutz und zur Sekretbindung bei akuten und subakuten Dermatosen 1mal/Tag auf die betroffenen Hautstellen auftragen. Reinigung mit Olivenöl. Enthält Wollwachs!

Aufbrauchfrist: Tube: 4 Wochen (= unkonserviert)

287 Zinköl (NRF 11.20.)

Rp.

Zinkoxid		50,0
Ol. oliv.	ad	100,0

Flüssige, lipophile Zinkoxid-Paste zur äußerlichen Anwendung. Mildes Adstringens und Exsikkans. Bis zu 3mal/Tag auf die erkrankte Körperstelle auftragen.

Aufbrauchfrist: 6 Monate

288 Zinkoxid-Emulsionsschüttelmixtur 18% (NRF 11.49.)

Rp.

Emulgierender Cetylstearylalkohol, Typ A		3,0
Zinkoxid		18,0
Talkum		18,0
Glycerol 85%		18,0
Ethanol 70%		18,0
Aqua purif.	ad	100,0

Emulgator-stabilisierte, halbfeste Zinkoxidschüttelmixtur (hydrophile Creme-Paste) zur äußerlichen Anwendung. Bei oberflächlicher Follikulitis oder subakuten Ekzemen zur Kühlung, Entquellung und Trocknung, insbes. bei Seborrhoe, 2–3mal/Tag auf die erkrankte Körperstelle mit einem Pinsel auftragen. Reinigung mit Olivenöl.

Aufbrauchfrist: Tube: 1 Jahr; Spenderdose: 6 Monate

289 Zinkoxid-Paste 50% mit Bismutgallat 10% (NRF 11.112.)

Rp.

Zinkoxid		50,0
Leinöl		20,0
Basisches Wismutgallat		10,0
Weißes Vaselin	ad	100,0

Lipophile Paste vom Typ Kohlenwasserstoff-Gel zur äußerlichen Anwendung. Auf die abzudeckende Hautstelle und deren Umgebung 1mal/Tag dünn auftragen. Reinigung mit Olivenöl.

Aufbrauchfrist: Glasflasche/Kunststoffdose: 3 Monate

290 Zinkoxidpaste mit Dequaliniumchlorid, Weiche

Rp.

Dequaliniumchlorid		0,1
Past. zinc. mollis DAB	ad	100,0

Hydrophobe Dequaliniumchlorid-Zinkoxidpaste vom Kohlenwasserstoff-Gel-Typ zur äußerlichen Anwendung. Desinfizienz zur Hautbehandlung. 2–3mal/Tag auf die betroffenen Körperstellen auftragen.

Aufbrauchfrist: 3 Jahre

291 Zinkoxidschüttelmixtur (DAC) oder Zinkoxidschüttelmixtur, hautfarben (NRF 11.22.)

Rp.

Eisenoxid-Stammverreibung, mittel		–/0,8
Zinkoxid		20,0
Talkum		20,0
Glycerol 85%		30,0
Aqua purif.	ad	100,0

Zinkoxidschüttelmixtur zur äußerlichen Anwendung. Bei subakuten Ekzemen zur Kühlung, Entquellung und Trocknung, insbes. bei Seborrhoe, 2–3mal/Tag auf die erkrankte Körperstelle mit einem Pinsel auftragen. Vor Gebrauch schütteln! Reinigung mit Olivenöl.

Aufbrauchfrist: Glasflasche/Kunststoffflasche: 6 Monate

292 Zinkoxidschüttelmixtur, Ethanolische, weiß oder hautfarben (NRF 11.3.)

Rp.

Eisenoxid-Stammverreibung, mittel (NRF S.10.)	-/0,8
Zinkoxid	20,0
Talkum	20,0
Glycerol 85%	20,0
Ethanol 90%	20,0
Aqua purif.	ad 100,0

Alkoholisch-wässrige Zinkoxidschüttelmixtur zur äußerlichen Awendung. Bei subakuten Ekzemen zur Kühlung, Entquellung und Trocknung, insbes. bei Seborrhoe, 2–3mal/Tag auf die erkrankte Körperstelle mit einem Pinsel auftragen. Vor Gebrauch schütteln! Reinigung mit Olivenöl. Zusatz: "Da cum penicillo" (Mitverordnung des Pinsels auf dem Rezept).

Aufbrauchfrist: 6 Monate

293 Zinkoxidschüttelmixtur mit Steinkohlenteerlösung, Ethanolhaltige 5% oder 10% (NRF 11.5.)

Rp.

Liq. carb. deterg.	5,0/10,0
Zinkoxid	20,0
Talkum	20,0
Glycerol 85%	20,0
Ethanol 90%	20,0
Aqua purif.	ad 100,0

Ethanolhaltige Lotio mit Steinkohlenteerlösung zur äußerlichen Anwendung. 2–3mal/Tag auf die erkrankte Körperstelle mit einem Pinsel oder Spatel auftragen.Vor Gebrauch schütteln! Enthält Alkohol und brennt auf offenen Stellen!

Aufbrauchfrist: 4 Wochen (therapeutische Gründe)

294 Zinkoxid-Talkum-Puder 50% weiß oder hautfarben (NRF 11.60.)

Rp.

Zinkoxid	25,0
Rotes Eisenoxid	-/0,3
Gelbes Eisenoxid	-/1,05
Schwarzes Eisenoxid	-/0,15
Talkum	ad 50,0

Zinkpuder zur äußerlichen Anwendung. Bei subakuten Dermatitiden zur Kühlung, Entquellung und Trocknung, insbesondere zur Nachbehandlung bei antimikrobieller oder antimykotischer Therapie. Mehrmals/Tag auf die betroffenen Hautstellen aufstreuen.

Aufbrauchfrist: 3 Jahre

295 Zinkpaste (DAB)

Rp.

Zinkoxid	25,0
Amyl. Tritic.	25,0
Vaselinum album	ad 100,0

Hydrophobe, wirkstofffreie Paste vom Typ Kohlenwasserstoff-Gel (2-Phasen-Paste) zur äußerlichen Anwendung. Zum Hautschutz und zur Sekretbindung bei akuten und subakuten Dermatosen 1mal/Tag auf die betroffenen Hautstellen auftragen und mit Mull abdecken. Reinigung mit Olivenöl.

Aufbrauchfrist: 3 Jahre

296 Zinksalbe (DAB)

Rp.

Zinkoxid	10,0
Wollwachsalkoholsalbe	ad 100,0

Wasseraufnehmende Zinkoxid-Salbe vom Typ W/O. 2mal/Tag auf die befallenen Stellen auftragen. Enthält Wollwachsalkohole!

Aufbrauchfrist: 4 Wochen

297 Zinksulfat-Augentropfen 0,25% (NRF 15.9.)

Rp.

Zinksulfat Heptahydrat	0,025
Borsäure	0,178
Thiomersal-Stammlsg. 0,02%	1,0
Aqua ad inject.	ad 10,0

Zinksulfat-AT zur äußerlichen Anwendung. Als Adstringens bei Konjunktivitis bis zu 3mal/Tag 1 Trp. in den Bindehautsack einträufeln.

Aufbrauchfrist: 4 Wochen

298 Zinksulfatgel 0,1%

Rp.

Zinksulfat	0,1
Alc. benzyl.	1,0
Glycerol 85%	10,0
Hydroxyethylcellulose	2,5
Aqua purif.	ad 100,0

Hydrophiles, nichtionisches Zinksulfat-Hydrogel 1–2mal/Tag dünn auf die betroffenen Hautstellen auftragen.

Aufbrauchfrist: Tube: 12 Monate; Spenderdose: 6 Monate

Rezepturen – Verweisliste

A
Abwaschbare Salbengrundlage: → *Salbengrundlage, Abwaschbare (NRF 5.31.)*
Adstringierendes Gurgelmittel: → *Ratanhia-Kamille-Salbei-Gurgelmittel, Adstringierendes*
Adstringierendes Mundschleimhaut-Gel: → *Mundschleimhaut-Gel, Adstringierendes (NFA)*
Aknespiritus, Salicylsäurehaltiger: → *Salicylsäure-Aknespiritus 5 oder 10% (NRF 11.23.)*

B
Betamethason/Tiabendazol-Creme: → *Tiabendazol 10%-Betamethason 0,1%-Creme (O/W)*
Bismutgallathaltige Zinkoxid-Paste 50%: → *Zinkoxid-Paste 50% mit Bismutgallat 10% (NRF 11.112.)*

C
Clioquinolhaltige Harnstoff-Paste: → *Harnstoff-Paste, Clioquinolhaltige*
Clobetasol-Salicylsäure-Teer-Salbe: → *Salicylsäure-Teer-Clobetasol-Salbe*
Clotrimazol/Harnstoff-Paste: → *Harnstoff-Paste 40% mit Clotrimazol 1% (NRF 11.57.)*
Creme, Nichtionische hydrophile: → *Nichtionische hydrophile Creme (DAB)*

D
Dequaliniumchloridhaltige Zinkoxidpaste: → *Zinkoxidpaste mit Dequaliniumchlorid, Weiche*
Dequaliniumchlorid/Nystatin-Creme: → *Nystatin-Dequaliniumchlorid-Creme*

E
Einfache Augensalbe (DAC): → *Augensalbe, Einfache (DAC)*
Ekzemsalbe, Hydrocortisonhaltige (nach Fanconi): → *Hydrocortisonhaltige Ekzemsalbe (nach Fanconi)*
Emulgierende Augensalbe (NRF 15.20.): → *Augensalbe, Emulgierende (NRF 15.20.)*
Emulgierende Augensalbe (Pharm. Helv. VII): → *Augensalbe, Emulgierende (Pharm. Helv. VII)*
Emulsionsschüttelmixtur mit Zinkoxid: → *Zinkoxid-Emulsionsschüttelmixtur 18% (NRF 11.49.)*
Erdnussöl-Phenol-Injektionslösung: → *Phenol-Erdnussöl-Injektionslösung (NRF 5.3.)*
Ethanolhaltige Ammoniumbituminosulfonat-Zinkoxidschüttelmixtur: → *Ammoniumbituminosulfonat-Zinkoxidschüttelmixtur, Ethanolhaltige 2,5%, 5% und 10% (NRF 11.4.)*
Ethanolhaltige Erythromycin-Lösung: → *Erythromycin-Lösung, Ethanolhaltige 0,5/1/2 oder 4% (NRF 11.78.)*
Ethanolhaltige Ethacridinlactat-Monohydrat-Lösung 0,05 oder 0,1% (NRF 11.8.): → *Ethacridinlactat-Monohydrat-Lösung, Ethanolhaltige 0,05 oder 0,1% (NRF 11.8.)*
Ethanolhaltige Jod-Lösung: → *Jod-Lösung, Ethanolhaltige (DAB)*
Ethanolhaltige Miconazolnitrat-Lösung 1% (NRF 11.80.): → *Miconazolnitrat-Lösung, Ethanolhaltige 1% (NRF 11.80.)*
Ethanolhaltige Zinkchlorid-Sklerosierungslösung: → *Zinkchlorid-Sklerosierungslösung, Ethanolhaltige (NRF 5.5.)*
Ethanolhaltige Zinkoxidschüttelmixtur mit Steinkohlenteerlösung: → *Zinkoxidschüttelmixtur mit Steinkohlenteerlösung, Ethanolhaltige 5% oder 10% (NRF 11.5.)*
Ethanolhaltiges Salicylsäure-Gel 6%: → *Salicylsäure-Gel, Ethanolhaltiges 6% (NRF 11.54.)*
Ethanolische Zinkoxidschüttelmixtur weiß oder hautfarben: → *Zinkoxidschüttelmixtur, Ethanolische, weiß oder hautfarben (NRF 11.3.)*

F
Fettarme Hautschutzcreme: → *Hautschutzcreme, fettarme (O/W)*
Fettarme Hautschutzcreme: → *Hautschutzcreme, fettarme (W/O)*
Fettender Salicylsäure-Hautspiritus 1/2/3 oder 5%: → *Salicylsäure-Hautspiritus, Fettender 1/2/3 oder 5% (NRF 11.45.)*
Fettsalbe, Erdnussölhaltige: → *Erdnussöl-Fettsalbe*

G
Gerbsäure-Lösung, Tanninhaltige: → *Tannin-Gerbsäure-Lösung*
Getönte Erythromycin-Creme 2–4%: → *Erythromycin-Creme, Getönte 2–4%*
Gurgelmittel, Adstringierendes: → *Ratanhia-Kamille-Salbei-Gurgelmittel, Adstringierendes*

H
Haarwasser, Salicylsäurehaltiges: → *Salicylsäurehaltiges Haarwasser 2%*
Hämorrhoidensalbe, Hamamelisextrakthaltige (W/O): → *Hamamelisextrakt-Hämorrhoidensalbe I (W/O)*
Hämorrhoidensalbe, Hamamelisextrakthaltige: → *Hamamelisextrakt-Hämorrhoidensalbe II (O/W)*
Hämorrhoidensalbe, Zinkhaltige: → *Zinkhaltige Hämorrhoidensalbe*
Harnstoff/Nachtkerzensamenöl-Emulsion: → *Nachtkerzensamenöl-Harnstoff-Emulsion (W/O)*
Hydrocortison 0,5%-Clioquinol 2%-Creme (W/O): → *Clioquinol 2%-Hydrocortison 0,5%-Creme (W/O)*
Hydrocortison 1%-Clioquinol 2%-Creme (O/W): → *Clioquinol 2%-Hydrocortison 1%-Creme (O/W)*
Hydrophile Betamethasonvalerat-Creme: → *0,025/0,05 oder 0,1% Betamethasonvalerat-Creme, Hydrophile (NRF 11.37.)*
Hydrophile Betamethasonvalerat-Emulsion: → *Hydrophile Betamethasonvalerat-Emulsion 0,025/0,05 oder 0,1% (NRF 11.47.)*
Hydrophile Capsaicin-Creme: → *Capsaicin-Creme, Hydrophile 0,025/0,05 oder 0,1% (NRF 11.125.)*
Hydrophile Clobetasolpropionat-Creme: → *Hydrophile Clobetasolpropionat-Creme 0,05% (NRF 11.76.)*
Hydrophile Salbe (DAB) (Ungt. emulsif.): → *Salbe, Hydrophile (DAB) (Ungt. emulsif.)*

Hydrophile, Wasserhaltige Salbe (DAB): → *Wasserhaltige hydrophile Salbe (DAB)*
Hydrophobes Basisgel (DAC): → *Basisgel, Hydrophobes (DAC)*
Hyperämisierende Kopftinktur: → *Kopftinktur, hyperämisierende (Sol. Cordes)*

I
Ichthyol-Abdeckpaste (Ulzera-Ichthyol): → *Abdeckpaste (Ulzera-Ichthyol)*
Ingram-Paste: → *Dithranolhaltige Ingram-Paste*
Ingram-Paste, Dithranolhaltige: → *Dithranolhaltige Ingram-Paste*
Ingram-Salbe, Dithranolhaltige, Abwaschbare: → *Dithranolhaltige Ingram-Salbe, Abwaschbare*
Ingram-Salbe: → *Dithranolhaltige Ingram-Salbe, Abwaschbare*

J
Jod-Zucker-Povidon-Salbe (NRF 11.42.): → *Povidon-Jod-Zucker-Salbe (NRF 11.42.)*

K
Kamille-Ratanhia-Salbei-Gurgelmittel, Adstringierendes: → *Ratanhia-Kamille-Salbei-Gurgelmittel, Adstringierendes*
Kochsalz/Harnstoff-Salbe: → *Harnstoff 10%/Kochsalz 3%-Salbe (W/O)*
Kochsalz/Harnstoff-Salbe: → *Harnstoff 10%/Kochsalz 5%-Salbe (W/O)*
Kochsalz/Harnstoff-Salbe: → *Harnstoff 10%/Kochsalz 10%-Salbe (NFA) (O/W)*
Kopfhautlotion: → *Hautemulsionsgrundlage, Hydrophile (NRF S.25.) (Kopfhautlotion)*
Kopfsalbe, LCD/Salicylsäurehaltige: → *Liquor carbonis detergens/Salicylsäure-Kopfsalbe*
Kopfsalbe, Liquor carbonis detergens/Salicylsäurehaltige: → *Liquor carbonis detergens/Salicylsäure-Kopfsalbe*
Kopfsalbe, Salicylsäurehaltige: → *Salicylsäure-Kopfsalbe, 3–5%*
Kopfsalbe, Salicylsäurehaltige: → *Salicylsäure-Kopfsalbe, 10%*
Kopftinktur, Mentholhaltige: → *Mentholhaltige Kopftinktur*
Kopftinktur, Polidocanolhaltige: → *Polidocanolhaltige Kopftinktur*
Kopftinktur, Triamcinolonacetonidhaltige: → *Triamcinolonacetonidhaltige Kopftinktur 0,05%*
Künstlicher Speichel: → *Speichel, Künstlicher (NRF 7.5.)*

L
LCD-Creme: → *Liquor carbonis detergens-Creme 2–5%*
LCD-Creme, Hydrophile: → *Liquor carbonis detergens-Creme, Hydrophile 5/10 oder 20% (NRF 11.86.)*
LCD-Emulsion: → *Liquor carbonis detergens-Emulsion 2% (O/W)*
LCD/Salicylsäurehaltige Kopfsalbe: → *Liquor carbonis detergens/Salicylsäure-Kopfsalbe*
Lidocain/Ethacridinlact-Lösung: → *Ethacridinlactat-Monohydrat-Lösung 0,25% mit Lidocain 0,5% (NRF 7.7.)*
Lidocainhaltige Ethacridinlactat-Lösung: → *Ethacridinlactat-Monohydrat-Lösung 0,25% mit Lidocain 0,5% (NRF 7.7.)*
Lidocainhaltige Zahnfleischlösung: → *Ethacridinlactat-Monohydrat-Lösung 0,25% mit Lidocain 0,5% (NRF 7.7.)*
Lidocain-Zahnfleischgel: → *Lidocainhydrochlorid-Zahnfleischgel (NFA)*
Liquor carbonis detergens: → *Steinkohlenteerlösung (Liquor carbonis detergens) (DAC)*

M
Milchsäure/Harnstoff-Creme: → *Harnstoff 10%/Milchsäure 5%-Creme (NFA) (O/W)*
Milchsäure/Harnstoff-Creme, Hydrophile: → *Harnstoff-Creme, Hydrophile 5 oder 10% (NRF 11.71.)*
Milchsäure/Harnstoff-Creme, Lipophile: → *Harnstoff-Creme 5%/10%, Hydrophobe (W/O) (NRF 11.129.)*
Mischpaste, Zinkhaltige: → *Zinkhaltige Mischpaste*
Mundhaftpaste, Betamethasonvalerathaltige: → *Betamethasonvalerat-Mundhaftpaste*
Mundgel, Betamethasonvalerathaltiges: → *Betamethasonvalerat-Mundhaftpaste*

N
Nachtkerzensamenöl/Triclosan-Emulsion: → *Triclosan-Nachtkerzensamenöl-Emulsion (W/O)*

O
Ohrentropfen, Dequaliniumhaltige: → *Dequaliniumhaltige Ohrentropfen*
Ohrentropfen, Natriumcarbonat-Monohydrathaltige: → *Natriumcarbonat-Monohydrat-Ohrentropfen 2,6% (NRF 16.1.)*

P
PDT-Creme: → *5-Aminolävulinsäure-Creme 20%*
Perubalsamfreie Schwarzsalbe: → *Schwarzsalbe, perubalsamfreie*
Photodynamische-Therapie-Creme: → *5-Aminolävulinsäure-Creme 20%*
Photosensibilisierende-Creme für PDT: → *5-Aminolävulinsäure-Creme 20%*
Photosensibilisierende-Creme für Photodynamische Therapie: → *5-Aminolävulinsäure-Creme 20%*
Pix lithantracis-Creme: → *Steinkohlenteer-Creme 10% (W/O)*
Procainhaltige Sklerosierungslösung: → *Sklerosierungslösung, Procainhaltige*
Psoralen-Badekonzentrat: → *Methoxsalen-Badekonzentrat 0,5% (m/V) (NRF 11.83.)*
Psoralen-Creme: → *Methoxsalen-Creme*
Psoralen-Creme: → *Methoxsalen-Creme (W/O)*
PUVA-Badekonzentrat: → *Methoxsalen-Badekonzentrat 0,5% (m/V) (NRF 11.83.)*
PUVA-Creme: → *Methoxsalen-Creme*
PUVA-Creme: → *Methoxsalen-Creme, Hydrophile 0,0006% (NRF 11.96.)*
PUVA-Creme (W/O): → *Methoxsalen-Creme (W/O)*
Pyoktanin-Lösung: → *Methylrosaniliniumchlorid-Lösung, Wässrige 0,1 oder 0,5% (NRF 11.69.)*

S
Salbei-Kamille-Ratanhia-Gurgelmittel, Adstringierendes: → *Ratanhia-Kamille-Salbei-Gurgelmittel, Adstringierendes*
Salicylsäure-Dithranol-Steinkohlenteer-Lösung: → *Dithranol-Salicylsäure-Steinkohlenteer-Lösung*
Salicylsäure/Liquor carbonis detergenshaltige Kopfsalbe: → *Liquor carbonis detergens/Salicylsäure-Kopfsalbe*
Salicylsäure/Milchsäurehaltiges Collodium: → *Salicylsäure-Collodium, Milchsäurehaltiges 10% (NRF 11.18.)*
Salicylsäure-Triamcinolonacetonid-Hautspiritus: → *Triamcinolonacetonid-Hautspiritus 0,1/0,2% mit Salicylsäure 2% (NRF 11.39.)*
Schieferöl: → *Ammoniumbituminosulfonat 100%*
Schieferöl-Creme: → *Ammoniumbituminosulfat-Creme, Hydrophobe 5/10/20 oder 50% (NRF 11.12.) (W/O)*
Schieferöl-Creme: → *Ammoniumbituminosulfonat-Creme 5% (W/O)*
Schieferöl-Creme, Zinkhaltige 5% (W/O): → *Ammoniumbituminosulfonat-Creme, Zinkhaltige 5% (W/O)*

Schieferöl-Lotio: → *Ammoniumbituminosulfonat-Lotio 2%*
Schieferöl-Paste: → *Ammoniumbituminosulfonat-Paste 2% (W/O)*
Schieferöl-Paste, hautfarbene: → *Ammoniumbituminosulfonat-Paste, hautfarbene 2% (W/O)*
Schieferöl-Salbe: → *Ammoniumbituminosulfonat-Salbe 50% (O/W)*
Schieferöl-Zink-Creme: → *Ammoniumbituminosulfonat-Zink-Creme 2% (W/O)*
Schüttelmixtur, Tanninhaltige: → *Tannin-Schüttelmixtur 3–5%*
Soor-Gel, Dequaliniumchloridhaltiges: → *Dequaliniumchloridhaltiges Soor-Gel (NFA)*
Steinkohlenteer-Creme: → *Liquor carbonis detergens-Creme 2–5%*
Steinkohlenteer-Creme, Hydrophile: → *Liquor carbonis detergens-Creme, Hydrophile 5/10 oder 20% (NRF 11.86.)*
Steinkohlenteer-Dithranol-Salicylsäure-Lösung: → *Dithranol-Salicylsäure-Steinkohlenteer-Lösung*
Steinkohlenteer-Emulsion: → *Liquor carbonis detergens-Emulsion 2% (O/W)*
Steinkohlenteer-Salicylsäure-Dithranol-Lösung: → *Dithranol-Salicylsäure-Steinkohlenteer-Lösung*
Steinkohlenteer-Zinkoxidschüttelmixtur, Ethanolhaltige: → *Zinkoxidschüttelmixtur mit Steinkohlenteerlösung, Ethanolhaltige 5% oder 10% (NRF 11.5.)*

T
Talkum mit Zinkoxid: → *Zinkoxid-Talkum-Puder 50% weiß oder hautfarben (NRF 11.60.)*
TCA-Lösung: → *Trichloressigsäure-Lösung 30%*
Tannin/Hamamelisextrakt-Hämorrhoidensalbe: → *Hamamelisextrakt/Tannin-Hämorrhoidensalbe (W/O)*
Teer-Salicylsäure-Clobetasol-Salbe: → *Salicylsäure-Teer-Clobetasol-Salbe*
Titanoxidpaste, Clioquinolhaltige, weiche: → *Clioquinol-Titanoxidpaste, weiche*
Tocopherolacetat-Lösung 5%: → *Vitamin E-Lösung 5%*
Tumenol-Paste (Schieferöl): → *Ammoniumbituminosulfonat-Paste (Schieferöl) 5–15% (W/O)*

U
Ungt. emulsif.: → *Salbe, Hydrophile (DAB) (Ungt. emulsif.)*
Ungt. leniens: → *Kühlsalbe (DAB) (Ungt. leniens)*

Unguentum emulsificans: → *Salbe, Hydrophile (DAB) (Ungt. emulsif.)*
Unguentum leniens: → *Kühlsalbe (DAB) (Ungt. leniens)*

V
Viskose Natriumchlorid-Nasentropfen: → *Natriumchlorid-Nasenspray und Nasentropfen, Viskose 0,9- oder 1,5% (NRF 8.3.)*

W
Wasserhaltige Harnstoff-Wollwachsalkoholsalbe: → *Harnstoff-Wollwachsalkoholsalbe, Wasserhaltige 5 oder 10% (NRF 11.74.)*
Wasserarme Hydrocortison-Creme (nach Gloor) (W/O): → *Hydrocortison-Creme, Wasserarme (nach Gloor) (W/O)*
Wasserhaltige Wollwachsalkoholsalbe: → *Wollwachsalkoholsalbe, Wasserhaltige pH 5 (NRF 11.32.)*
Wasserhaltiges Carbomer-Gel (DAB): → *Carbomer-Gel, Wasserhaltiges (DAB)*
Weiche Dithranol-Zinkpaste: → *Dithranol-Zinkpaste, Weiche 0,05/0,1/0,25/0,5/1 oder 2% (NRF 11.56)*
Wollwachsalkohol/Harnstoff-Salbe, Wasserhaltige: → *Harnstoff-Wollwachsalkoholsalbe, Wasserhaltige 5 oder 10% (NRF 11.74.)*

Z
Zahnfleischgel, Lidocainhaltiges: → *Lidocainhydrochlorid-Zahnfleischgel (NFA)*
Zahnfleischgel, Lidocainhydrochloridhaltiges: → *Lidocainhydrochlorid-Zahnfleischgel (NFA)*
Zinkhaltige Wundsalbe: → *Wundsalbe (NRF 11.33.)*
Zink/Hydrocortison-Creme: → *Hydrocortison-Zinkcreme 0,5% (O/W)*
Zink/Ichthyol-Paste 1–2,5%: → *Ichthyol-Zinkpaste 1–2,5%*
Zinoxidschüttelmixtur, Ammoniumbituminosulfonathaltige 2,5/5 oder 10% (NRF 11.2.): → *Ammoniumbituminosulfonat-Zinkoxidschüttelmixtur 2,5/5 oder 10% (NRF 11.2.)*
Zinkpaste, Dithranolhaltige: → *Dithranol-Zinkpaste, Weiche 0,05/0,1/0,25/0,5/1 oder 2% (NRF 11.56)*
Zink-Schieferöl-Creme: → *Ammoniumbituminosulfonat-Zink-Creme 2% (W/O)*
Zucker-Jod-Povidon-Salbe (NRF 11.42.): → *Povidon-Jod-Zucker-Salbe (NRF 11.42.)*

Synonymverzeichnis

20-Nägel-Dystrophie: → Zwanzig-Nägel-Dystrophie
20th century disease: → Öko-Syndrom
3TC: → Lamivudin
5-FU: → 5-Fluorouracil
8-Methoxypsoralen: → Methoxsalen
8-Methoxypsoralen-Stammlösung: → Methoxsalen
8-MOP: → Methoxsalen

A

Abdeckpaste (Ulzera-Ichthyol): → R002
Abdeckpaste, hydrophobe hautfarbene gelblich (NRF 11.58.): → R025
Abdeckpaste, hydrophobe hautfarbene gelblich (NRF 11.58.): → Zinkpasten
Abdeckpaste, hydrophobe hautfarbene mittelbraun (NRF 11.58.): → R025
Abdeckpaste, hydrophobe hautfarbene mittelbraun (NRF 11.58.): → Zinkpasten
Abdeckpaste, hydrophobe hautfarbene rötlich (NRF 11.58.): → R025
Abdeckpaste, hydrophobe hautfarbene rötlich (NRF 11.58.): → Zinkpasten
Aberrierte Brust: → Mamma, akzessorische
Aberrierte Brustwarze: → Mamille, akzessorische
Ablagerungsdermatosen, endogene: → Ablagerungsdermatosen
Ablagerungsdermatosen, exogene: → Ablagerungsdermatosen
Abnutzungsdermatose: → Ekzem, Kontaktekzem, toxisches
Abrikossoff-Tumor: → Granularzelltumor
Abcès tubereux de l'aiselle: → Hidradenitis suppurativa
Abschnürungen, amniotische: → Peromelie
Abschürfung: → Exkoriation
Absence defects of limbs: → Adams-Oliver-Syndrom
Abseuchungstuberkulose: → Tuberculosis ulcerosa mucosae et cutis
Absorptionsgrundlagen: → Salben, wasseraufnehmende
Abszess der Bartholinischen Drüsen: → Bartholinitis
Abszess der Schweißdrüsen: → Hidradenitis suppurativa
Abszess, perianaler: → Abszess, periproktitischer
Abszess, pilonidaler: → Pilonidalsinus
Abtropfungsnaevus: → Junktionsnaevus
Abwaschbare Dithranol-Salbe 0,05/0,1/0,25/0,5/1 oder 2% ohne oder mit Salicylsäure 2% (NRF 11.52.): → Dithranol
Abwaschbare Dithranol-Salbe 0,05/0,1/0,25/0,5/1 oder 2% ohne oder mit Salicylsäure 2% (NRF 11.52.): → R074
Abwaschbares Salicylsäure-Öl 2/5 oder 10% (NRF 11.85.): → R225
Abwaschbares Salicylsäure-Öl 2/5 oder 10% (NRF 11.85.): → Salicylsäure
Acantholysis: → Akantholyse
Acanthoma: → Akanthom
Acanthoma Degos: → Klarzellenakanthom
Acanthoma fissuratum: → Granuloma fissuratum
Acanthoma, pale cell: → Klarzellenakanthom
Acanthome à cellule claire: → Klarzellenakanthom
Acanthosis: → Akanthose
Acanthosis circumporalis pruriens: → Fox-Fordycesche Krankheit
Acanthosis nigricans juvenilis: → Acanthosis nigricans benigna

Acanthosis nigricans, Adipositas-assoziierte: → Pseudoacanthosis nigricans
Acariasis: → Skabies
Acarophobia: → Skabiophobie
Acatalasia: → Akatalasämie
Achenbach-Syndrom: → Fingerhämatom, paroxysmales
Achilie: → Acheilie
Achillea millefolium: → Schafgarbe, gewöhnliche
Achorion Schönleinii: → Trichophyton schönleinii
Achromotrichie: → Canities
Achselhöhlenabszess: → Hidradenitis suppurativa
Achselhöhlenabszess, apokriner: → Hidradenitis suppurativa
Ackerman-Tumor: → Karzinom, verruköses
ACLE: → Lupus erythematodes, akut-kutaner
Acne decalvans: → Folliculitis decalvans
Acne décalvante: → Folliculitis decalvans
Acne detergicans: → Acne venenata
Acne infantilis: → Acne infantum
Acne keloidalis nuchae: → Folliculitis sclerotisans nuchae
Acné nécrotique miliaire: → Acne necrotica
Acne necrotisans: → Acne necrotica
Acne neonatorum: → Pityrosporumfollikulitis des Säuglings
Acne occupationalis: → Acne, Berufs-Akne
Acne picea: → Acne, Teer-Akne
Acne pilaris: → Acne necrotica
Acne rosacea: → Rosazea
Acne rosacea demode: → Demodikose
Acne sclerotisans nuchae: → Folliculitis sclerotisans nuchae
Acne tropicalis: → Acne, tropische
Acne urticata: → Prurigo simplex subacuta
Acne varioliformis: → Acne necrotica
Acquired Immune Deficiency Syndrom: → AIDS
Acquired port-wine stain: → Naevus flammeus, posttraumatischer
Acral acanthotic anomaly: → Acanthosis nigricans, akrale
Acral lentiginous melanoma: → Melanom, malignes, akrolentiginöses
Acremoniose: → Cephalosporiose
Acroasphyxia: → Akrozyanose
Acrochordon: → Fibroma molle
Acrocyanosis: → Akrozyanose
Acrodermatitis perstans: → Acrodermatitis continua suppurativa
Acrodermatitis psoriasiformis, paraneoplastische: → Akrokeratose, paraneoplastische
Acrodermatitis urticaroides: → Getreidekrätze
Acrokeratoelastoidosis marginalis: → Akrokeratoelastoidose
Acrokeratoelastosis der Hände: → Akrokeratoelastoidose
Acrokeratosis neoplastica: → Akrokeratose, paraneoplastische
Acroosteopathia ulcero-mutilans familiaris: → Acropathia ulcero-mutilans familiaris
Acropathia ulcero-mutilans acquisita: → Acropathia ulcero-mutilans non-familiaris
Acropathia ulcero-mutilans et deformans pseudosyringomyelitica: → Acropathia ulcero-mutilans non-familiaris

Acropathia ulcero-mutilans et deformans pseudo-syringomyelitica: → *Acropathia ulcero-mutilans non-familiaris*
Acropustulosis infantilis: → *Akropustulose, infantile*
Acrosclerosis: → *Sklerodaktylie*
Actinic purpura: → *Purpura senilis*
Actinic reticuloid: → *Retikuloid, aktinisches*
Actinocheilitis: → *Cheilitis exfoliativa*
Acute irritant contact dermatitis: → *Ekzem, Kontaktekzem, toxisches*
ad capsulam gelatinosam: → *ad caps. gelat.*
ad chartam ceratam: → *ad chart. cer.*
ad manus medici: → *ad man. med.*
ad usum externum: → *ad us. ext.*
Adalin-Purpura: → *Purpura pigmentosa progressiva*
Adalin-Purpura und ekzematidartige Purpura: → *Purpura pigmentosa progressiva*
Additiva, Nahrungsmitteladditiva: → *Nahrungsmittelallergie*
Additiva, Nahrungsmitteladditiva: → *Nahrungsmittelunverträglichkeit*
Adefovirdipivoxil: → *Adefovir*
Adenocarcinoma apocrinocellulare epidermotropicum: → *Paget, M., extramammärer*
Adenocarcinoma sebaceum: → *Talgdrüsenkarzinom*
Adenolipomatose, symmetrische: → *Lipomatose, benigne symmetrische*
Adenom der Mamille, papilläres: → *Mamillenadenom*
Adenom der Mamille, papilläres, proliferierendes: → *Mamillenadenom*
Adenom der Vulva, tubuläres: → *Hidradenoma papilliferum*
Adenoma sebaceum senile: → *Talgdrüsenhyperplasie, senile*
Adenoma seboparum: → *Talgdrüsenadenom*
Adenomatose der Brustwarze: → *Mamillenadenom*
Adenomatose der Mamille: → *Mamillenadenom*
Adenomatose der Mamille, erosive: → *Mamillenadenom*
Adenomatose, akrosyringeale: → *Syringofibroadenom*
Adenomatosis oris: → *Cheilitis glandularis*
Adenomatosis, hereditäre: → *Gardner-Syndrom I*
Aderlass, weißer: → *Cantharidenpflaster*
Adernegelinfektion: → *Bilharziose*
Adiponecrosis subcutanea neonatorum: → *Fettgewebsnekrose, subkutane des Neugeborenen*
Adiposalgie: → *Lipomatosis dolorosa*
Adipositas dolorosa: → *Lipomatosis dolorosa*
Adipositas, zonale: → *Lipödem*
Adipositas, zonale: → *Lipödemsyndrom, schmerzhaftes*
Adiposo-hypogenitales-Syndrom: → *Laurence-Moon-Bardet-Biedl-Syndrom*
Adrenal apoplexy: → *Waterhouse-Friderichsen-Syndrom*
Adrenal hemorrhage syndrome: → *Waterhouse-Friderichsen-Syndrom*
Adstringens Tormentillae (NRF 7.1.): → *R255*
Adstringens Tormentillae (NRF 7.1.): → *Stomatologika*
Adstringierendes Mundschleimhaut-Gel (NFA): → *R175*
Adstringierendes Mundschleimhaut-Gel (NFA): → *Stomatologika*
AEC-Syndrom: → *Hay-Wells-Syndrom*
Aedes: → *Mücken*
Aeroallergenpatchtest: → *Atopie-Patch-Test*
Affenfurche: → *Vierfingerfurche*
Afterriss: → *Analfissur*
AGEP: → *Pustulosis acuta generalisata*
AGS: → *Adrenogenitales Syndrom, kongenitales*
Ägyptische Augenkrankheit: → *Trachom*
Ahornsirupharn-Syndrom: → *Ahornsirup-Krankheit*
AIDS-Vollbild: → *AIDS*

AIK: → *Kompression, pneumatische intermittierende*
Akanthokeratolyse: → *Degeneration, granulöse*
Akanthokeratose, benigne: → *Verrucae seborrhoicae*
Akanthopapilläre Schicht: → *Stratum spinosum*
Akanthopapillome, infektiöse: → *Akanthome, infektiöse*
Akarophobie: → *Skabiphobie*
Akladiose: → *Acladiosis*
Akne: → *Acne*
Akne, Halogen-Akne: → *Acne, Brom-Akne*
Akne, Halogen-Akne: → *Acne, Chlor-Akne*
Akne, Komedonen-Akne: → *Acne comedonica*
Akne, Kontakt-Akne: → *Acne venenata*
Akne, Kosmetik-Akne: → *Acne venenata*
Akne-Prurigo: → *Acne, Mallorca-Akne*
Aknespiritus, Salicylsäure-haltiger 5 oder 10% (NRF 11.23.): → *R214*
Aknespiritus, Salicylsäure-haltiger 5 oder 10% (NRF 11.23.): → *Salicylsäure*
Akroangiodermatitis, kaposiforme: → *Akroangiodermatitis*
Akroangioneurosis Stölzner: → *Acroerythrosis indolens Bechterew*
Akroangiothrombose: → *Moschcowitz-Syndrom*
Akroasphyxie: → *Akrozyanose*
Akrochondrohyperplasie: → *Marfan-Syndrom*
Akrodermatitis, infantile papulöse: → *Acrodermatitis papulosa eruptiva infantilis*
Akrodystrophie, primär neuropathische: → *Acropathia ulcero-mutilans familiaris*
Akrodystrophie, primäre neuropathische: → *Acropathia ulcero-mutilans familiaris*
Akroelephantiasis: → *Marie-Bamberger-Syndrom*
Akrogerie Gottron, familiäre: → *Acrogeria Gottron*
Akrokeratoelastoidosis marginalis der Hände: → *Akrokeratoelastoidose*
Akrokeratoelastosis verruciformis: → *Akrokeratoelastoidose*
Akromelalgie: → *Erythromelalgie*
Akroosteolyse, familiäre: → *Acropathia ulcero-mutilans familiaris*
Akropachydermie mit Pachydermoperiostose: → *Pachydermoperiostose, primäre*
Akropachydermie mit Pachydermoperiostose, hypertrophischer Haut und langen Röhrenknochen: → *Pachydermoperiostose, primäre*
Akropathie, nicht familiäre pseudosyringomyelitische ulzero-mutilierende: → *Acropathia ulcero-mutilans non-familiaris*
Akropathie, nicht familiäre Syringomylie-artige ulzero-mutilierende: → *Acropathia ulcero-mutilans non-familiaris*
Akrospirom: → *Porom, ekkrines*
Akrotrichom: → *Keratose, invertierte follikuläre*
Akrozephalosyndaktylie: → *Apert-Syndrom*
Aktinische Erythrodermie: → *Retikuloid, aktinisches*
Aktinisches Retikuloid: → *Retikuloid, aktinisches*
Aktinoretikulose: → *Retikuloid, aktinisches*
Albinism: → *Albinismus*
Albinismus I: → *Albinismus, Tyrosinase-negativer okulokutaner*
Albinismus II: → *Albinismus, Tyrosinase-positiver okulokutaner*
Albinismus partialis: → *Albinismus circumscriptus*
Albinismus, partieller: → *Albinismus circumscriptus*
Albinismus, universell kompletter: → *Albinismus*
Albinismus-Taubheit: → *Tietz-Syndrom*
Albright-Bantam-Syndrom: → *Osteodystrophia hereditaria*
Albright-McCune-Sternberg-Syndrom: → *Albright-Syndrom*
Albright-Osteodystrophie, hereditäre: → *Osteodystrophia hereditaria*
Alcoholes adipis lanae: → *Wollwachsalkohole*
Aldrich-Syndrom: → *Wiskott-Aldrich-Syndrom*
Ale-Calo-Syndrom: → *Tricho-rhino-phalangeales Syndrom*
Aleppobeule: → *Leishmaniose, kutane*

Alibert-Bazin'sche-Krankheit: → *Lymphom, kutanes T-Zell-Lymphom*
Alibert-Mentagra-Krankheit: → *Folliculitis simplex barbae*
Alkaptonurische Ochronose: → *Alkaptonurie*
Alkoholische Jod-Lösung (DAB): → *Jod*
Alkoholische Jod-Lösung (DAB): → *R136*
Allan Dent-disease: → *Argininbernsteinsäure-Syndrom*
Allen-Spitz-Naevus: → *Naevus Spitz*
Allergic granulomatosis: → *Churg-Strauss-Syndrom*
Allium sativum L: → *Knoblauch*
ALM: → *Melanom, malignes, akrolentiginöses*
Almeida-Krankheit: → *Blastomykose, südamerikanische*
Alopecia areata atrophicans: → *Pseudopélade*
Alopecia areata maligna: → *Alopecia areata universalis*
Alopecia atrophicans: → *Pseudopélade*
Alopecia cicatricans: → *Alopezie, vernarbende*
Alopecia circumscripta seu orbicularis: → *Pseudopélade*
Alopecia congenita: → *Atrichia congenita circumscripta*
Alopecia congenita triangularis: → *Atrichia congenita circumscripta*
Alopecia liminaris frontalis: → *Alopecia marginalis*
Alopecia mucinosa: → *Mucinosis follicularis*
Alopecia oleosa: → *Alopecia androgenetica bei der Frau*
Alopecia oleosa: → *Alopecia androgenetica beim Mann*
Alopecia seborrhoica: → *Alopecia androgenetica bei der Frau*
Alopecia seborrhoica: → *Alopecia androgenetica beim Mann*
Alopecia specifica: → *Alopecia areolaris syphilitica*
Alopecia syphilitica: → *Alopecia areolaris syphilitica*
Alopecia traumatica: → *Alopezie, vernarbende*
Alopecia triangularis congenitalis: → *Atrichia congenita circumscripta*
Alopecia triangularis temporalis congenitalis: → *Atrichia congenita circumscripta*
Alopecia universalis congenita: → *Alopecia congenita totalis*
Alopezie, anagen-dystrophische: → *Alopezie vom Frühtyp*
Alopezie, androgenetische: → *Alopecia androgenetica bei der Frau*
Alopezie, androgenetische: → *Alopecia androgenetica beim Mann*
Alopezie, exogene diffuse: → *Alopecia exogenica diffusa*
Alopezie, Favus-Alopezie: → *Favus*
Alopezie, luische: → *Alopecia specifica diffusa*
Alopezie, Pinkus: → *Mucinosis follicularis*
Alopezie, Scheueralopezie: → *Trichoteiromanie*
Alopezie, telogene: → *Alopezie vom Spättyp*
Alternaria-Mykose: → *Alternariose, kutane*
Altersamyloidose: → *Amyloidose, systemische*
Altersfleck: → *Lentigo solaris*
Altershaut: → *Atrophie, senile*
Alterspemphigus: → *Pemphigoid, bullöses*
Alterspigmentierung: → *Lentigo solaris*
Alterswarze, seborrhoische: → *Verrucae seborrhoicae*
Alterswarzen: → *Verrucae seborrhoicae*
Aluminiumchlorid-Hexahydrat-Gel 20% (NRF 11.24.): → *Aluminiumchlorid-Hexahydrat*
Aluminiumchlorid-Hexahydrat-Gel 20% (NRF 11.24.): → *R004*
Aluminiumchlorid-Hexahydrat-Lösung 20%, Isopropylalkohol-haltige (NRF 11.1.): → *Aluminiumchlorid-Hexahydrat*
Aluminiumchlorid-Hexahydrat-Lösung 20%, Isopropylalkohol-haltige (NRF 11.1.): → *R005*
Aluminiumchlorid-Hexahydrat-Lösung, viskose, hydrophile 15/20% (NRF 11.132.): → *R006*
Alveolarfortsatztumor: → *Epulis*
Amazonas-Blastomykose: → *Blastomykose vom Typ Jorge-Lobo*
Ambustio: → *Verbrennung*
Amelogenesis imperfecta: → *Tricho-dento-ossäres Syndrom*

Amethopterin: → *Methotrexat*
AMG: → *Arzneimittelgesetz*
Amin-Kolpitis: → *Vaginose, bakterielle*
Aminolävulinsäure-Creme 20%: → *R007*
Amish Albinism: → *Albinismus, okulokutaner, gelbe Mutante*
Ammoidin: → *Methoxsalen*
Ammonium sulfoichthyolicum: → *Ammoniumbituminosulfonat, dunkel*
Ammoniumbituminosulfonat-Creme 10/20 oder 50% (NRF 11.12.): → *R010*
Ammoniumbituminosulfonat-Creme 10/20 oder 50% (NRF 11.12.): → *Schieferöl*
Ammoniumsulfobitol-Zinkoxidschüttelmixtur 2,5% (NRF 11.2.): → *R018*
Ammoniumsulfobitol-Zinkoxidschüttelmixtur 2,5% (NRF 11.2.): → *Schieferöl*
Ampicillin/Sulbactam: → *Sulbactam/Ampicillin*
Amputationsneurom: → *Neurom, traumatisches*
AMS: → *Ablepharon-Makrostomie-Syndrom*
Amyloidose, bipolare: → *Amyloidose, biphasische*
Amyloidose, idiopathische systemische: → *Amyloidose, systemische*
Amyloidose, knotige kutane: → *Amyloidosis cutis nodularis atrophicans*
Amyloidose, lokalisierte: → *Amyloidose, kutane*
Amyloidose, papulöse: → *Lichen amyloidosus*
Amyloidose, perikollagene: → *Amyloidose, systemische*
Amyloidose, periretikuläre: → *Amyloidose, systemische*
Amyloidose, sekundäre systemische: → *Amyloidose, systemische*
Ana partes aequales: → *aa*
Ana partes aequales ad: → *aa ad*
Anagenhaar, loses: → *Haare, Phänomen der leicht ausziehbaren*
Analabszess: → *Abszess, periproktitischer*
Analekzem: → *Ekzem, Analekzem*
Analphalipoproteinämie: → *Tangier-Krankheit*
Analphalipoproteinämie, familiäre: → *Tangier-Krankheit*
Anämie, aplastische: → *Panmyelopathie*
Anämie, familiäre, infantile, perniziosaähnliche: → *Fanconi-Anämie*
Anaphylaktischer Schock: → *Schock, anaphylaktischer*
Anaplasie: → *Atypie*
Anaplastic large cell lymphoma: → *Lymphom, kutanes T-Zell-Lymphom, großzelliges, anaplastisches*
Andrews Bakterid: → *Bakterid Andrews, pustulöses*
Andrews-Syndrom: → *Bakterid Andrews, pustulöses*
Anetodermia: → *Anetodermie*
Anetodermia erythematosa: → *Anetodermie*
Angiitis: → *Vaskulitis*
Angiitis, allergische, granulomatöse: → *Churg-Strauss-Syndrom*
Angiitis, maligne, granulomatöse: → *Wegener-Granulomatose*
Angina cruris: → *Claudicatio intermittens*
Angina tonsillae linguae heterotopicae: → *Tonsillae linguae heterotopicae symmetricae*
Angina ulcero-membranacea: → *Angina, Plaut-Vincenti*
Angiodermatitis, disseminierte pruriginöse: → *Purpura pigmentosa progressiva*
Angioendotheliom: → *Angiosarkom der Kopf- und Gesichtshaut*
Angioendotheliom, malignes: → *Angiosarkom*
Angioendotheliomatose, entzündliche: → *Angioendotheliomatose, reaktive*
Angioendotheliomatose, maligne: → *Lymphom, kutanes B-Zell-Lymphom, intravaskuläres, großzelliges*
Angioendotheliomatose, maligne: → *Lymphom, kutanes T-Zell-Lymphom, intravaskuläres*
Angioendotheliomatosis proliferans: → *Angioendotheliomatose*
Angioendotheliomatosis proliferans systematisata: → *Lymphom, kutanes B-Zell-Lymphom, intravaskuläres, großzelliges*

Angioendotheliomatosis proliferans systematisata: → *Lymphom, kutanes T-Zell-Lymphom, intravaskuläres*
Angiofollicular lymphnode hyperplasia: → *Castleman-Lymphom*
Angiohämophilie: → *Willebrand v.-Jürgens-Krankheit*
Angioid Streaks: → *Pseudoxanthoma elasticum*
Angiokeratoma acroasphycticum digitorum: → *Angiokeratoma Mibelli*
Angiokeratoma corporis naeviforme: → *Angiokeratoma circumscriptum*
Angiokeratoma Fordyce: → *Angiokeratoma scroti et vulvae*
Angiokeratoma naeviforme: → *Angiokeratoma circumscriptum*
Angiokeratoma universale: → *Angiokeratoma corporis diffusum*
Angiolipoma microthromboticum: → *Angiolipomatosis, familiäre*
Angiom, eruptives: → *Granuloma teleangiectaticum*
Angiom, kutaneo-zerebrales: → *Sturge-Weber-Krabbe-Syndrom*
Angiom, proliferierendes: → *Granuloma teleangiectaticum*
Angioma racemosum: → *Hämangiom, arteriovenöses*
Angioma stellatum: → *Naevus araneus*
Angiomatose, kutaneo-meningo-spinale: → *Cobb-Syndrom*
Angiomatose, metamere: → *Cobb-Syndrom*
Angiomatosis cerebelli et retinae: → *Hippel-Lindau-Syndrom*
Angiomatosis encephalo-cutanea: → *Sturge-Weber-Krabbe-Syndrom*
Angiomatosis encephalo-oculo-cutanea: → *Sturge-Weber-Krabbe-Syndrom*
Angiomatosis encephalotrigeminalis: → *Sturge-Weber-Krabbe-Syndrom*
Angiomatosis oculo-cutanea: → *Sturge-Weber-Krabbe-Syndrom*
Angiomatosis, enzephalotrigeminale: → *Sturge-Weber-Krabbe-Syndrom*
Angiomyolipom: → *Lipom*
Angiomyom: → *Angioleiomyom*
Angiomyxolipoma: → *Angiomyxolipom*
Angiomyxom, kutanes: → *Myxom, kutanes*
Angioödem, erworbenes, ACE-Hemmer-induziertes: → *Angioödem, erworbenes, Renin-Angiotensin-Aldosteronsystemblocker-induziertes*
Angioplasie, papulöse: → *Hyperplasie, angiolymphoide mit Eosinophilie*
Angioretikulomatose: → *Kaposi-Sarkom*
Angiosarkom bei chronischer Lymphstauung: → *Lymphangiosarkom*
Angulus infectiosus candidomyceticus: → *Perlèche*
Angulus infectiosus oris: → *Perlèche*
Anhidrose-Syndrom: → *Anhidrose, familiäre*
Anhidrosis: → *Anhidrose*
Anhidrosis congenita: → *Dysplasie, anhidrotische ektodermale*
Anhidrosis hypotrichotica: → *Dysplasie, anhidrotische ektodermale*
Anhidrosis, tropical: → *Anhidrosis, „thermogenic"*
Anhidrotische ektodermale Dysplasie: → *Dysplasie, anhidrotische ektodermale*
Animal-type melanoma: → *Melanom, malignes, animal-type*
Anionische Harnstoff-Creme 5 oder 10% (NRF 11.71.): → *Harnstoff*
Anionische Harnstoff-Creme 5 oder 10% (NRF 11.71.): → *R102*
Anionische Miconazolnitrat-Creme 2% (NRF 11.81.): → *Miconazol*
Anionische Miconazolnitrat-Creme 2% (NRF 11.81.): → *R172*
Anonychosis: → *Anonychie*
Anopheles: → *Mücken*
Anorektaler Symptomenkomplex: → *Lymphogranuloma inguinale*
Anstrengungsurtikaria: → *Urticaria, cholinergische*
Anterior-Chest-Wall-Syndrom: → *Arthroosteitis, pustulöse*
Anthemis cotula: → *Hundskamille, stinkende*
Antihelminthika: → *Anthelminthika*
Antikardiolipin-Syndrom: → *Phospholipid-Antikörper-Syndrom*
Antiphospholipid-Syndrom: → *Phospholipid-Antikörper-Syndrom*

ANUG: → *Gingivitis, akute, nekrotisierende, ulzeröse*
Anxietas tibiarum: → *Restless-legs-Syndrom*
Aortenaneurysma, syphilitisches: → *Syphilis acquisita*
Aortenbogenarteriitis: → *Arteriitis temporalis*
Aortenbogensyndrom: → *Arteriitis temporalis*
Aortitis syphilitica: → *Syphilis acquisita*
APEC: → *Exanthem, unilaterales, laterothorakales im Kindesalter*
Apert-Cushing-Syndrom: → *Cushing-Syndrom*
Apert-Gallais-Syndrom: → *Cushing-Syndrom*
Apex auriculae: → *Darwin-Ohr*
Apfelsinenhautphänomen: → *Orangenhautphänomen*
Aphthen, chronisch rezidivierende: → *Aphthen, habituelle*
Aphthen, infektiöse: → *Gingivostomatitis herpetica*
Aphthen-Seuche: → *Maul- und Klauenseuche, echte*
Aphthen, tropische: → *Sprue, tropische*
Aphthoid, vagantes: → *Aphthoid Pospischill-Feyrter*
Aphthoide Polypathie: → *Aphthoid Pospischill-Feyrter*
Aphthose Touraine: → *Behçet, M.*
Aphthose, bipolare: → *Behçet, M.*
Aphthose, große: → *Behçet, M.*
Aphthose, maligne: → *Behçet, M.*
Aphthosis Behçet: → *Behçet, M.*
Aphthosis epizootica: → *Maul- und Klauenseuche, echte*
Aphthosis, rezidivierende benigne: → *Aphthen, habituelle*
Aphthous fever: → *Maul- und Klauenseuche, echte*
Aplasia cutis: → *Aplasia cutis congenita*
Aplasia cutis circumscripta: → *Aplasia cutis congenita*
Aplasia cutis congenita with terminal transverse defects of limbs: → *Adams-Oliver-Syndrom*
Aplasia cutis localisata congenita: → *Aplasia cutis congenita*
Aplasia cutis totalis: → *Aplasia cutis congenita*
Aplasia moniliformis: → *Monilethrix-Syndrom*
Aplasia pilorum intermittens: → *Monilethrix-Syndrom*
Aplasia pilorum moniliformis: → *Monilethrix-Syndrom*
Apocrine cystadenoma of the penis: → *Raphezysten, mediane*
Apocrinitis sudoripara pruriens: → *Fox-Fordycesche Krankheit*
Aponeurosis fibrosa plantaris: → *Plantarfibromatose*
Apoplexia cutanea Freund: → *Polyarteriitis nodosa, kutane*
Apparative intermittierende Kompression: → *Kompression, pneumatische intermittierende*
Aptyalismus: → *Xerostomie*
ARC: → *AIDS-Related-Complex*
Arcus lipoides: → *Arcus senilis corneae*
Area Celsi: → *Alopecia areata*
Argentaffinoma: → *Karzinoidsyndrom*
Argentaffinoma syndrome: → *Karzinoidsyndrom*
Argininbernsteinsäure-Schwachsinn: → *Argininbernsteinsäure-Syndrom*
Argininosuccino-Azidurie: → *Argininbernsteinsäure-Syndrom*
Argininsuccinaturie: → *Argininbernsteinsäure-Syndrom*
Argyll-Robertsonsche Pupillenstarre: → *Pupillenstarre, reflektorische*
Argyrose: → *Argyrie*
Arndt-Gottron-Syndrom: → *Skleromyxödem*
Arndt-Zeichen: → *Glossitis Möller-Hunter*
Arnica chamissionis: → *Arnika*
Arnica montana: → *Arnika*
Arningsche Lösung, abwaschbare: → *Desinfizienzien*
Arningsche Lösung, modifizierte, verdünnte: → *Desinfizienzien*
Arsendermatitis: → *Salvarsandermatitis*
Arsenhaut: → *Arsenintoxikation*
Arsenwarzen: → *Arsenkeratosen*
Artemisia vulgaris: → *Beifuß*

Arteriitis allergica cutis: → *Vaskulitis, leukozytoklastische*
Arteriitis brachiocephalica: → *Arteriitis temporalis*
Arteriitis cranialis: → *Arteriitis temporalis*
Arteriitis, eosinophile: → *Arteriitis temporalis*
Arteriitis, Riesenzell-Arteriitis: → *Arteriitis temporalis*
Arteriolitis allergica cutis: → *Vaskulitis, leukozytoklastische*
Arthritis psoriatica: → *Arthritis, psoriatische*
Arthritis urica: → *Gicht*
Arthritis, atypische infantile rheumatoide: → *Still-Syndrom*
Arthritis, chronische, juvenile, seronegative: → *Still-Syndrom*
Arthritis, chronische, systemische, juvenile: → *Still-Syndrom*
Arthritis, familiäre granulomatöse: → *Dermatoarthritis, familiäre histiozytäre*
Arthritis, rheumatoide: → *Polyarthritis, chronische (rheumatoide Arthritis)*
Arthrochalasis multiplex congenita: → *Ehlers-Danlos-Syndrom*
Arthrokonidie: → *Arthrospore*
Arthroosteitis, juxtasternale: → *Arthroosteitis, pustulöse*
Arthroosteoonychodysplasie: → *Nagel-Patella-Syndrom*
Arthropathia psoriatica: → *Arthritis, psoriatische*
Arthropodenreaktion: → *Arthropoden*
Arzneiexanthem, akneiformes: → *Acne medicamentosa*
Arzneiexanthem, akneiformes: → *Exanthem, akneiformes*
Arzneimittelexanthem, fixes, toxisches: → *Arzneimittelreaktion, fixe*
ASA-Mangel: → *Argininbernsteinsäure-Syndrom*
A-Scan: → *Sonographie, 20 MHz-Sonographie*
Ascaris lumbricoides: → *Askaridiasis*
Aschoff-Knötchen: → *Knötchen, rheumatische*
Ascorbic acid deficiency: → *Moeller-Barlow-Cheadlesche-Krankheit*
Ashy dermatosis: → *Erythema dyschromicum perstans*
Asialie: → *Xerostomie*
Askanazy-Syndrom: → *Polychondritis recidivans et atrophicans*
Asphyxia reticularis multiplex: → *Livedo racemosa*
ASS: → *Acetylsalicylsäure*
Asteatosis cutis: → *Ekzem, Exsikkationsekzem*
Asthmaekzem: → *Ekzem, atopisches*
Asymmetrical periflexural exanthem: → *Exanthem, unilaterales, laterothorakales im Kindesalter*
Asymmetrical periflexural exanthema of childhood: → *Exanthem, unilaterales, laterothorakales im Kindesalter*
Athletenfuß: → *Tinea pedum*
Atopic dermatitis: → *Ekzem, atopisches*
Atopic winter feet: → *Dermatitis hiemalis*
Atopisches Ekzem: → *Ekzem, atopisches*
Atrichia with papular lesions: → *Atrichia congenita diffusa*
Atrichia with papular lesions and vitamin D-dependent rickets type IIA: → *Atrichia congenita diffusa mit Vitamin D-abhängiger Rachitis*
Atrichie maculeuse: → *Atrichia congenita circumscripta*
Atrophia alba: → *Atrophie blanche*
Atrophia cutis congenita circumscripta: → *Naevus atrophicus*
Atrophia cutis reticularis cum pigmentatione, dystrophia unguium et leukoplakia oris: → *Dyskeratosis congenita*
Atrophia maculosa: → *Maculae atrophicae*
Atrophia maculosa cutis: → *Anetodermie*
Atrophia maculosa varioliformis cutis: → *Atrophodermia vermiculata*
Atrophia striata: → *Striae cutis distensae*
Atrophia vulvae: → *Kraurosis vulvae*
Atrophic parapsoriasis: → *Parakeratosis variegata*
Atrophie blanche, idiopathische: → *Livedovaskulopathie*
Atrophie, halbgesichtsseitige: → *Hemiatrophia faciei progressiva*
Atrophie, narbige: → *Narbe, atrophische*

Atrophie, neurogene: → *Hautatrophie, neurogene*
Atrophie, senile der Vulva: → *Vulvaatrophie, senile*
Atrophie, weiße: → *Atrophie blanche*
Atrophisierende Erkrankung mit Büschelhaaren: → *Perifolliculitis capitis abscedens et suffodiens*
Atrophodermia pigmentosa: → *Xeroderma pigmentosum*
Atrophodermia reticulata symmetrica faciei: → *Atrophodermia vermiculata*
Atrophodermie erythemateuse en plaques: → *Anetodermie*
Atrophodermie, naeviforme, systematisierte: → *Goltz-Gorlin-Syndrom*
Atrophodermie, systematisierte naeviforme: → *Goltz-Gorlin-Syndrom*
Audry-Syndrom: → *Cutis verticis gyrata*
Augenkrankheit, ägyptische: → *Trachom*
Augenmuskelschwund, infantiler: → *Möbius-Syndrom*
Augensalbe, einfache (AB-DDR): → *Ophthalmika*
Augensalbe, einfache (AB-DDR): → *R022*
Augensalbe, einfache DAC: → *Ophthalmika*
Augensalbe, einfache DAC: → *R021*
Augensalbe, emulgierende (Pharm. Helv.): → *Ophthalmika*
Augensalbe, emulgierende (Pharm. Helv.): → *R023*
Augentropfen, Polyvidon-Jod 1,25%-haltige (NRF 15.13.): → *Ophthalmika*
Augentropfen, Polyvidon-Jod 1,25%-haltige (NRF 15.13.): → *R202*
Augentropfen, Zinksulfat 0,25%-haltige (NRF 15.9.): → *Ophthalmika*
Augentropfen, Zinksulfat 0,25%-haltige (NRF 15.9.): → *R297*
Aussatz: → *Lepra*
Ausschlag: → *Exanthem*
Austrocknungsekzem: → *Ekzem, Exsikkationsekzem*
Autoerythrocyte sensitization: → *Ekchymosen-Syndrom, schmerzhaftes*
Autoerythrocytic Purpura: → *Ekchymosen-Syndrom, schmerzhaftes*
Autoimmune hemolytic anemia-thrombocytopenic purpura syndrome, idiopathic: → *Evans-Syndrom*
Automutilation: → *Artefakte*
Automutilationssyndrom: → *Lesch-Nyhan-Syndrom*
Autophagie: → *Lesch-Nyhan-Syndrom*
Avitaminose C: → *Moeller-Barlow-Cheadlesche-Krankheit*
AVK: → *Arterielle Verschlusskrankheit*
Axilläre Granulome: → *Deodorantgranulome*
Azidothymidin: → *Zidovudin*
AZT: → *Zidovudin*
Azul: → *Pinta*

B

Baader, Dermatostomatitis: → *Erythema exsudativum multiforme*
Bäckerdermatitis: → *Bäckerekzem*
Bäckerkrätze: → *Bäckerekzem*
Badedermatitis: → *Zerkariendermatitis*
Badekonjunktivitis: → *Einschlusskörperchen-Konjunktivitis*
Badekrätze: → *Zerkariendermatitis*
Baelz-Krankheit: → *Cheilitis glandularis purulenta superficialis*
Baelzsche Krankheit: → *Cheilitis glandularis purulenta superficialis*
Baerensprungsche Krankheit: → *Erythrasma*
Bäfverstedt-Syndrom: → *Lymphadenosis cutis benigna*
Bagdadbeule: → *Leishmaniose, kutane*
Bahia-Ulkus: → *Leishmaniose, südamerikanische*
Bailey-Syndrom: → *De Bailey-Syndrom*
Bakterid Andrews: → *Bakterid Andrews, pustulöses*
Bakterid, akutes generalisiertes pustulöses: → *Pustulosis acuta generalisata*

Bakteride: → Id-Reaktion
Bakterienbesiedlung der Haut, physiologische: → Hautflora, normale
Bakterien-Rattenbisskrankheit: → Rattenbisskrankheit
Balanitis chronica circumscripta plasmacellularis: → Balanoposthitis chronica circumscripta plasmacellularis
Balanitis circinata: → Balanitis parakeratotica circinata
Balanitis gangraenosa phagedaenica: → Balanitis gangraenosa
Balanitis nodularis Zoon: → Balanoposthitis chronica circumscripta plasmacellularis
Balanitis plasmacellularis: → Balanoposthitis chronica circumscripta plasmacellularis
Balanitis syphilitica: → Syphilis acquisita
Balanitis ulcerosa: → Balanitis gangraenosa
Balanitis vulgaris: → Balanitis simplex
Balanolith: → Präputialstein
Balanoposthitis: → Balanitis
Balanoposthitis candidamycetica: → Balanitis candidamycetica
Balanoposthitis diabetica: → Balanitis diabetica
Balanoposthitis erosiva circinata: → Balanitis erosiva circinata
Balanoposthitis gangraenosa: → Balanitis gangraenosa
Balanoposthitis necroticans: → Balanitis necroticans
Balanoposthitis nigricans: → Balanitis nigricans
Balanoposthitis parakeratotica circinata: → Balanitis parakeratotica circinata
Balanoposthitis simplex: → Balanitis simplex
Balanoposthitis specifica: → Balanitis specifica
Balanoposthitis symptomatica: → Balanitis symptomatica
Balanoposthitis xerotica obliterans: → Balanitis xerotica obliterans
Balggeschwulst: → Atherom
Balggeschwür: → Atherom
Balkanfieber: → Q-Fieber
Ballonzellen: → Degeneration, ballonierende der Epidermis
Ballonzellnaevus: → Blasenzellnaevus
Ballooncell nevus: → Blasenzellnaevus
Balneophotochemotherapie: → PUVA-Therapie
Balsamum peruvianum: → Perubalsam
Bamberger-Syndrom: → Marie-Bamberger-Syndrom
Bamboo hair: → Bambus-Haare
Bannistersche Krankheit: → Angioödem, erworbenes
Barbituratblasen: → Koma-Blasen
Barbituratintoxikation: → Vergiftung
Bardet-Biedl-Syndrom: → Laurence-Moon-Bardet-Biedl-Syndrom
Barraquer-Simons-Syndrom: → Lipodystrophie, progressive partielle
Bartflechte: → Eichenmoos
Barthélemysche Krankheit: → Acnitis
Bartholinische Drüsen: → Bartholinitis
Bartholinischer Abszess: → Bartholinitis
Bartpilzflechte: → Folliculitis barbae candidamycetica
Bart-Syndrom: → Epidermolysis bullosa und kongenitales lokalisiertes Fehlen der Haut
Bart-Trichophytie: → Tinea barbae
Basal cell carcinoma: → Basalzellkarzinom
Basaliom: → Basalzellkarzinom
Basaliomatose: → Basalzellkarzinomatose
Basalmembranantikörper: → Pemphigoid-Antikörper
Basalmembranzone: → Basalmembran
Basalzellepitheliom: → Basalzellkarzinom
Basalzellkarzinom, erythematoides: → Basalzellkarzinom, superfizielles
Basalzellkarzinom, fibroepitheliales: → Fibroepitheliom, prämalignes
Basalzellkarzinom, ulzerierendes: → Basalzellkarzinom

Basalzellkarzinoma terebrans: → Basalzellkarzinom, destruierendes
Basalzellkarzinomsyndrom, naevoides: → Gorlin-Goltz-Syndrom
Basalzellkrebs: → Basalzellkarzinom
Basalzellpapillom: → Verrucae seborrhoicae
Basalzellschicht: → Stratum basale
Basiscreme DAC: → Cremes, ambiphile
Basiscreme DAC: → R024
Basophil adenoma: → Cushing-Syndrom
Basophilenleukämie: → Myelosis cutis circumscripta basophilica
Bateman's Purpura: → Purpura senilis
Bath-time itch: → Pruritus, aquagener
Bauchdeckendesmoid: → Desmoidtumor
Bauchglatze: → Abdominalglatze
Bauchtyphus: → Typhus abdominalis
Bauchwandvarizen: → Caput medusae
Baumpollen: → Pollen, Baumpollen
Bauru: → Leishmaniose, südamerikanische
Bay leaf: → Lorbeer, echter
Bazex-Syndrom: → Akrokeratose, paraneoplastische
Bazin-Syndrom: → Erythema induratum
Beaded hairs: → Monilethrix-Syndrom
Beals-Hecht-Syndrom: → Arachnodaktylie, kongenitale kontrakturelle
Bean-Syndrom: → Blue-Rubber-Bleb-Nevus-Syndrom
Beare-Syndrom: → Pili torti
Bébé Michelin: → Michelinreifen-Baby-Syndrom
Beckenhörner-Syndrom: → Nagel-Patella-Syndrom
Becker-Melanose: → Becker-Naevus
Bednar-Tumor: → Dermatofibrosarcoma protuberans
Bedsoniae: → Chlamydien
Bedsores: → Dekubitus
Begleitamyloidose: → Amyloidose, systemische
Begleitbalanitis: → Balanitis symptomatica
Behçet-Aphthen: → Behçet, M.
Behçet-Syndrom: → Behçet, M.
Beifuß, gewöhnlicher: → Beifuß
Beigel's disease: → Piedra
Beigelsche Krankheit: → Piedra, weiße
Beingeschwür: → Ulcus cruris
Beinulkus, ischämisches: → Ulcus cruris hypertonicum
Bejel: → Syphilis, endemische
Belegte Zunge: → Zungenbelag
Benediktendistel: → Benediktenkraut
Benign inoculative lymphoreticulosis: → Katzenkratzkrankheit
Bensaude-Syndrom: → Lipomatose, benigne symmetrische
Benzylpenicillin-Benzathin: → Benzylpenicillin-Benzathin
Benzylpenicillin-Procain: → Procain-Benzylpenicillin
Berardinelli-Seip-Syndrom: → Lipodystrophie, generalisierte
Bergamottöl: → Dermatitis, Berloque-Dermatitis
Berg-Wohlverleih: → Arnika
Bernard-Soulier-Syndrom: → Thrombopathie, makrozytäre
Berry-Syndrom: → Dysostosis mandibulofacialis
Berufsakne: → Acne, Berufs-Akne
Beschneidung: → Zirkumzision
Besnier Prurigo: → Ekzem, atopisches
Besnier, M.: → Ekzem, atopisches
Besnier-Boeck-Schaumann, M.: → Sarkoidose
Besnier-Flechte: → Pityriasis rubra pilaris
Betamethason-Creme 0,05-0,1%: → Betamethasonvalerat
Betamethason-Creme 0,05-0,1%: → R028
Betamethason-V-Creme, hydrophile 0,05- oder 0,1% (NRF 11.37.): → Betamethasonvalerat

Betamethason-V-Creme, hydrophile 0,05- oder 0,1% (NRF 11.37.): → R029
Betknoten: → Betknie
Betknoten: → Schwiele
Bettwanzenstiche: → Cimikose
Betula alba: → Birke
Betula pendula: → Birke
Betula verrucosa: → Birke
Beugenekzem: → Ekzem, atopisches
Beulenmyiasis: → Myiasis, furunkuloide
Beutelhals: → Lipom
Billroth-von-Winiwarter-Erkrankung: → Endangiitis obliterans
Bindegewebserkrankung, gemischte: → Mixed connective tissue disease
Bindegewebskrankheiten: → Kollagenosen
Bing-Horton-Syndrom: → Erythroprosopalgie
Bioallethrin: → Allethrin I
Biogene Amine: → Amine, biogene
Birkenholzteer: → Pix betulina
Birkenpollen-Nuss-Kernobst-Syndrom: → Nahrungsmittelallergie
Biskra-Beule: → Leishmaniose, kutane
Bitterdistel: → Benediktenkraut
Bizzozerosche Knoten: → Desmosomen
BK-Naevus-Syndrom: → BK-Mole-Syndrom
Blasensucht: → Pemphigus
Blastomycosis nigra: → Chromomykose
Blastomycosis rhinosporidiotica: → Rhinosporidiose
Blatter: → Papel
Blaues-Gummibläschen-Naevus-Syndrom: → Blue-Rubber-Bleb-Naevus-Syndrom
Bleomycin-Hyperpigmentierungen: → Melanodermia factitia
Blepharitis sicca: → Blepharitis erythematosa
Blessel thistle: → Benediktenkraut
Bloch-Sulzberger-Krankheit: → Incontinentia pigmenti, Typ Bloch-Sulzberger
Bloch-Sulzberger-Syndrom: → Incontinentia pigmenti, Typ Bloch-Sulzberger
Bloom-Torre-Machacek-Syndrom: → Bloom-Syndrom
Blue nevus: → Blauer Naevus
Bluefarb-Stewart-Syndrom: → Stewart-Bluefarb-Syndrom
Blum-Syndrom: → Dermatite lichénoide purpurique et pigmentée
Bluterguß: → Hämatom
Blutgefäßnaevi: → Angiokeratoma circumscriptum
Blutgefäßnaevi: → Gefäßnaevi
Blutgefäßnaevi: → Naevus anaemicus
Blutgefäßnaevi: → Naevus flammeus
Blutschwamm: → Hämangiom des Säuglings
Blutvergiftung: → Lymphangitis acuta
BMS: → Biomechanische Stimulation
Boeck, M.: → Sarkoidose
Boeck, M., akuter: → Löfgren-Syndrom
Boecksches Sarkoid: → Sarkoidose
Bohnenkrätze: → Trombidiose
Bombensyphilid: → Syphilid, korymbiformes
Borderline Lepra: → Lepra, dimorphe
Borkenkrätze: → Scabies norvegica
Borrelia burgdorferi: → Borrelien
Borrelia vincenti: → Angina, Plaut-Vincenti
Borstenhaare: → Terminalhaar
Bosh yaws: → Leishmaniose, südamerikanische
Boshyawa: → Leishmaniose, südamerikanische
Botryomykom: → Botryomycosis
Bouba: → Frambösie
Bourneville-Brissaud-Krankheit: → Tuberöse Sklerose

Bourneville-Pringle-Syndrom: → Tuberöse Sklerose
Branchial cleft cyst: → Zysten und Fisteln, branchiogene
Branchialfistel: → Zysten und Fisteln, branchiogene
Branchiogene Fistel: → Zysten und Fisteln, branchiogene
Branchiogener Knorpelnaevus: → Aurikularanhang
Brand: → Gangrän
Brandt-Syndrom: → Acrodermatitis enteropathica
Brasilianische Blastomykose: → Blastomykose, südamerikanische
Brasilianische Leishmaniasis: → Leishmaniose, südamerikanische
Brasilianischer Pemphigus: → Pemphigus foliaceus, brasilianischer
Braunes Lipom: → Hibernom
Braunmensch: → Urticaria pigmentosa
Breiskysche Krankheit: → Kraurosis vulvae
Breiskysche Krankheit: → Lichen sclerosus et atrophicus
Brenztraubensäure-Oligophrenie: → Phenylketonurie
Brindilles de balai de bouleau: → Besenreiservarizen
Broad beta disease: → Hyperlipoproteinämie Typ III
Broad thumb-hallux syndrome: → Rubinstein-Taybi-Syndrom
Broad thumb-mental syndrome: → Rubinstein-Taybi-Syndrom
Brocq, M.: → Parapsoriasis en plaques
Brocq, M., im engeren Sinne: → Parapsoriasis en plaques, benigne kleinherdige Form
Brocq-Pautrier-Syndrom: → Angiolupoid
Brocqsche Krankheit: → Parapsoriasis en plaques
Bromakne: → Acne, Brom-Akne
Bromoderma tuberosum: → Bromoderm
Bromoderma vegetans: → Bromoderm
Bronzediabetes: → Hämochromatose
Bronzehautkrankheit: → Addison, M.
Bronzeikterus: → Bronze-Baby-Syndrom
Brookesche Krankheit: → Trichoepitheliom
Brucellosen: → Bruzellosen
Bruce-Septikämie: → Bruzellosen
Brushfield-Wyatt-Syndrom: → Sturge-Weber-Krabbe-Syndrom
Brust, aberrierte: → Mamma, akzessorische
Brust-Abszess: → Mastitis
Brustwarzenkarzinom: → Mamillenkarzinom
Bruxismus: → Morsicatio buccarum
BtM: → Betäubungsmittel
Bubas: → Leishmaniose, südamerikanische
Bubo, intraabdomineller: → Lymphogranuloma inguinale
Bubo, klimatischer: → Lymphogranuloma inguinale
Buchenteer: → Pix fagi
Buckley-Syndrom: → Hyper-IgE-Syndrom
Buerger-Syndrom: → Endangiitis obliterans
Büffelhöcker: → Lipomatose, benigne symmetrische
Bugs: → Wanzen
Bulla: → Blase
Bulla rodens: → Bulla repens
Bulldognase: → Sattelnase
Bull-dog-scalp-Syndrom: → Cutis verticis gyrata
Bullöse Krankheit des Kindesalters: → Dermatose, benigne chronische bullöse bei Kindern
Bündelhaare: → Büschelhaare
Bündelhaare: → Naevoides Bündelhaar
Bureau-Barrière-Syndrom: → Acropathia ulcero-mutilans non-familiaris
Bürger-Grütz-Syndrom: → Hyperchylomikronämie, familiäre
Burkitt-Lymphom: → Lymphom, afrikanisches Burkitt-Lymphom
Burkitt-Tumor: → Lymphom, afrikanisches Burkitt-Lymphom
Buruli-Ulkus: → Buruli-Geschwür
Buschke-Hitzemelanose: → Hyperpigmentierung, kalorische
Buschke-Loewenstein-Tumor: → Condylomata gigantea
Buschke-Sklerödem: → Scleroedema adultorum

Bush-Dermatitis: → *Airborne Contact Dermatitis*
Busse-Buschke-Krankheit: → *Kryptokokkose*
Butterfly itch: → *Schmetterlingsdermatitis*
B-Zell-Lymphom: → *Lymphom, kutanes B-Zell-Lymphom*

C

Calabar: → *Loiasis*
Calcinosis cutis metabolica circumscripta: → *Calcinosis circumscripta*
Calcinosis interstitialis: → *Calcinosis metabolica universalis*
Calcinosis lipogranulomatosa progrediens: → *Calcinosis metabolica universalis*
Calciumfolinat: → *Folinsäure*
Calculus cutaneus: → *Kalkknötchen, kutanes*
Calendula: → *Ringelblume*
Calendula officinalis: → *Ringelblume*
California-Krankheit: → *Coccidioidomycose*
Callositas: → *Schwiele*
Callus: → *Schwiele*
Calvities hippocratica: → *Alopecia androgenetica bei der Frau*
Calvities hippocratica: → *Alopecia androgenetica beim Mann*
Calymnatobacterium granulomatosis: → *Donovania granulomatosis*
Campherlösung, ölige DAC: → *Campheröl*
Campherlösung, ölige DAC: → *R035*
Cancer aquaticus: → *Noma*
Cancerosis: → *Carcinosis cutis*
Candidabalanitis: → *Balanitis candidamycetica*
Candidafolliculitis: → *Folliculitis barbae candidamycetica*
Candidaintertrigo: → *Candidose, intertriginöse*
Candidakolpitis: → *Candidose, vulvovaginale*
Candidamykose: → *Candidose*
Candidamykose, interdigitale: → *Candidose*
Candidasis: → *Candidose*
Candidavulvovaginitis: → *Candidose, vulvovaginale*
Candidiasis: → *Candidose*
Candidiasis, chronische mukokutane: → *Candidose, chronisch-mukokutane*
Candidid: → *Candidamykid*
Candidose der Vulva: → *Candidose, vulvovaginale*
Candidose, disseminierte: → *Candida-Sepsis*
Candidosis: → *Candidose*
Canker rash: → *Scharlach*
Capillaritis alba: → *Atrophie blanche*
Capillaritis haemorrhagica maculosa: → *Purpura pigmentosa progressiva*
Capute-Rimoin-Konigsmark-Esterly-Richardson-Syndrom: → *LEOPARD-Syndrom*
Carate: → *Pinta*
Carbamazepin-Hypersensitivitäts-Syndrom: → *Antikonvulsiva-Hypersensitivitäts-Syndrom*
Carbamazepin-Phenytoin-Hypersensitivitäts-Syndrom: → *Antikonvulsiva-Hypersensitivitäts-Syndrom*
Carbamid-Purpura: → *Purpura pigmentosa progressiva*
Carboxymethylcellulosegel (DAB): → *Gele, hydrophile*
Carboxymethylcellulosegel (DAB): → *R040*
Carbromal-Ausschlag: → *Purpura pigmentosa progressiva*
Carcinoid-cardiac-syndrome: → *Karzinoidsyndrom*
Carcinoma: → *Karzinom*
Carcinoma asbolicum: → *Schornsteinfegerkrebs*
Carcinoma en cuirasse: → *Cancer en cuirasse*
Carcinoma erysipelatoides: → *Erysipelas carcinomatosum*
Carcinoma like condyloma: → *Condylomata gigantea*
Carcinoma linguae: → *Karzinom, Zungenkarzinom*
Carcinoma medullare: → *Karzinom*
Carcinoma scirrhosum: → *Karzinom*

Carcinoma sebaceum: → *Karzinom, Talgdrüsenkarzinom*
Carcinoma simplex: → *Karzinom*
Carcinoma spinocellulare: → *Karzinom, spinozelluläres*
Carcinoma spinocellulare der (Unter-) Lippe: → *Karzinom, Lippenkarzinom*
Carcinoma verrucosum: → *Karzinom, verruköses*
Cardiolipinantikörper: → *Phospholipid-Antikörper*
Carney-Syndrom: → *NAME-Syndrom*
Carotinosis: → *Aurantiasis cutis*
Carrión-Krankheit: → *Bartonellosen*
Castleman-Tumor, hyalinisierender plasmazellulärer: → *Castleman-Lymphom*
Cat scratch disease: → *Katzenkratzkrankheit*
Cat scratch disease or fever: → *Katzenkratzkrankheit*
Catalase deficiency: → *Akatalasämie*
Caterpillar dermatitis: → *Raupendermatitis*
Cativa: → *Pinta*
Cavernitis fibrosa: → *Induratio penis plastica*
Caviar lesions of the tongue: → *Varikose, sublinguale*
Caviartongue: → *Varikose, sublinguale*
Cazenavesche Krankheit: → *Pemphigus foliaceus*
CDLE: → *Lupus erythematodes chronicus discoides*
CDLG: → *Congenital deficiency of leukocyte-adherence glykoproteins*
Cellulitis: → *Erysipel*
Cellulitis sclerosiformis extensiva benigna: → *Scleroedema adultorum*
Celsussches Kerion: → *Tinea capitis profunda*
Cephalo-thorakale Lipodystrophie: → *Lipodystrophie, progressive partielle*
Ceramid-Trihexosidase-Mangel: → *Angiokeratoma corporis diffusum*
Ceramid-Trihexosidose: → *Angiokeratoma corporis diffusum*
Cercariendermatitis: → *Zerkariendermatitis*
Certoparin-Na: → *Heparine, systemische*
Ceruminaladenom, pleomorphes: → *Adenom, ceruminöses*
Ceruminom: → *Adenom, ceruminöses*
Cervarix: → *HPV-Vaccine*
Cetomacrogol-Harnstoffsalbe 10% (NRF 11.73.): → *Harnstoff*
Cetomacrogol-Harnstoffsalbe 10% (NRF 11.73.): → *R100*
Chalasodermia: → *Ehlers-Danlos-Syndrom*
Chalazodermie: → *Cutis laxa*
Chamaemelum nobile: → *Kamille, römische*
Chamisso-Wohlverleih: → *Arnika*
Champion-Cregan-Klein-Syndrom: → *Fèvre-Languepin-Syndrom*
Chancre mixte: → *Ulcus mixtum*
Chancre mou: → *Ulcus molle*
Chancrelle: → *Ulcus molle*
Chancroéde: → *Ulcus molle*
Chancroid: → *Ulcus molle*
Chancrum oris: → *Noma*
Charcott-Syndrom: → *Claudicatio intermittens*
Cheilitis actinica acuta: → *Cheilitis actinica*
Cheilitis actinica chronica: → *Cheilitis actinica*
Cheilitis angularis: → *Perlèche*
Cheilitis exfoliativa actinica: → *Cheilitis exfoliativa*
Cheilitis granularis: → *Cheilitis glandularis simplex*
Cheilitis photoactinica: → *Cheilitis actinica*
Cheilitis sicca: → *Cheilitis simplex*
Cheilitis superficialis suppurativa: → *Cheilitis glandularis purulenta superficialis*
Cheilitis vulgaris: → *Cheilitis simplex*
Cheilitis, allergische: → *Cheilitis allergica*
Chemical Peels: → *Chemical-Peeling*

Cherry-angioma: → *Angiom, seniles*
Cheveux cadáverises: → *Haare, kadaverisierte*
Cheveux incoiffables: → *Pili canaliculi*
Cheyletiellainfektion: → *Cheyletiellosis*
Chicago disease: → *Blastomykose, nordamerikanische*
Chicken pox: → *Varizellen*
Chiclero Ulcer: → *Leishmaniose, kutane*
Chiclero Ulkus: → *Leishmaniose, südamerikanische*
Chignon disease: → *Piedra*
Chignon fungus: → *Piedra*
China-Restaurant-Syndrom: → *China-Gewürz-Syndrom*
Chinese headache: → *China-Gewürz-Syndrom*
Chinesische Flechte: → *Tinea imbricata*
Chinidinhydrochlorid-Injektionslösung 20% mit und ohne Mepivacainhydrochlorid 2% (NRF 5.4.): → *Hämorrhoidenmittel*
Chinidinhydrochlorid-Injektionslösung 20% mit und ohne Mepivacainhydrochlorid 2% (NRF 5.4.): → *R041*
Chinolinolsulfat-Monohydrat-Lösung 0,1% (NRF 11.127.): → *R042*
Chinolone: → *Gyrasehemmer*
Chirurgie, mikroskopisch kontrollierte: → *Mikroskopisch kontrollierte Chirurgie*
Chlamydiae: → *Chlamydien*
Chloasma cachecticorum: → *Chloasma*
Chloasma climacterium: → *Chloasma*
Chloasma cosmeticum: → *Chloasma*
Chloasma cosmeticum: → *Melanosis perioralis et peribuccalis*
Chloasma gravidarum: → *Chloasma*
Chloasma hormonale: → *Chloasma*
Chloasma medicamentosum: → *Chloasma*
Chloasma traumaticum: → *Chloasma*
Chloraethyl: → *Chlorethan*
Chlorakne: → *Acne, Chlor-Akne*
Chlorethyl: → *Chlorethan*
Chlorhexidindigluconat-Zahngel (NFA): → *R043*
Chlorhexidindigluconat-Zahngel (NFA): → *Stomatologika*
Chlorhexidin-Gurgellösung (NRF 7.2.): → *R045*
Chlorhexidin-Gurgellösung (NRF 7.2.): → *Stomatologika*
Chlorhexidin-Lösung: → *Lösungen*
Chlorhexidin-Lösung: → *R044*
Chlorose, ägyptische: → *Ankylostomiasis*
Chlorquinaldolnekrose: → *Balanitis necroticans*
Cholestasis: → *Aagenaes-Syndrom*
Cholestasis-lymphedema-syndrome: → *Aagenaes-Syndrom*
Cholesterol-Embolisations-Syndrom: → *Cholesterinembolie*
Cholesterosis cutis: → *Cholesterodermie*
Chondroblastom: → *Chondrom*
Chondrodysplasia (foetalis) calcarea: → *Chondrodysplasia calcificans congenita*
Chondrodysplasia ectodermica: → *Chondroektodermale Dysplasie*
Chondrodysplasia punctata, Rhizomeler Typ: → *Chondrodysplasia punctata*
Chondrodysplasia triodermica: → *Chondroektodermale Dysplasie*
Chondrodysplasie-Hämangiom-Syndrom: → *Maffucci-Syndrom*
Chondrodystrophia calcificans congenita: → *Chondrodysplasia calcificans congenita*
Chondrodystrophia punctata: → *Chondrodysplasia calcificans congenita*
Chondroid syringoma: → *Mischtumor der Haut*
Chondromalazie, systematisierte: → *Polychondritis recidivans et atrophicans*
Christian-Weber-Krankheit: → *Panniculitis nodularis nonsuppurativa febrilis et recidivans*
Christ-Siemens-Syndrom: → *Dysplasie, anhidrotische ektodermale*

Christ-Siemens-Touraine-Syndrom: → *Dysplasie, anhidrotische ektodermale*
Chromatophorennaevus, familiärer: → *Incontinentia pigmenti, Typ Franceschetti-Jadassohn*
Chromhidrose, echte: → *Chromhidrose, apokrine*
Chromhidrose, falsche: → *Pseudochromhidrose*
Chromhidrose, intrinsische: → *Chromhidrose, apokrine*
Chromhidrose, lokalisierte: → *Chromhidrose, apokrine*
Chromoblastomykose: → *Chromomykose*
Chromosomenmutation: → *Chromosomenaberration*
Chronic bullous dermatosis of childhood: → *Dermatose, benigne chronische bullöse bei Kindern*
Chronic non hereditary blistering disease in children: → *Dermatose, benigne chronische bullöse bei Kindern*
Chronic recurrent acantholysis: → *Pemphigus chronicus benignus familiaris*
Chronic superficial dermatitis: → *Parapsoriasis en plaques*
Chronische arterielle Verschlusskrankheit: → *Arterielle Verschlusskrankheit, chronische*
Chronische venöse Insuffizienz: → *Venöse Insuffizienz, chronische*
Chronisch-vegetierende Pyodermie: → *Pyoderma vegetans*
Chrysanthemum indicum: → *Chrysantheme*
Chrysosis: → *Chrysiasis*
Cicatricial pemphigoid: → *Pemphigoid, vernarbendes*
Cicatrix: → *Narbe*
Ciclosporin A-Haftpaste 2,5%: → *R046*
Ciclosporin A-Haftpaste 2,5%: → *Stomatologika*
Ciliated cyst of the vulva: → *Zyste, zilienbesetzte, der Vulva*
Cimex: → *Acanthia*
Cimex lectularius: → *Bettwanze*
Cimicosis: → *Cimikose*
Circumcision: → *Zirkumzision*
Circumscribed acral hypokeratosis: → *Hypokeratose, zirkumskripte akrale*
Circumscribed hypertrichosis: → *Haarfollikel, ektope*
Circumscribed pilary dysembryoplasis of the palms: → *Haarfollikel, ektope*
Cirrhose pigmentaire diabétique: → *Hämochromatose*
Citronensäure-Glycerol 0,5/1 oder 2% (NRF 7.4.): → *R048*
Citronensäure-Glycerol 0,5/1 oder 2% (NRF 7.4.): → *Stomatologika*
Civatte-Krankheit: → *Melanose, Riehl-Melanose*
CL: → *Lymphom, kutanes*
Cladonia stellaris: → *Silbermoos*
Cladosporiosis epidemica: → *Tinea nigra palmaris et plantaris*
Clark-Naevus: → *Naevus, melanozytärer, dysplastischer*
Clavulansäure/Amoxicillin: → *Clavulansäure*
Clear cell acanthoma: → *Klarzellenakanthom*
Clear cell hidradenoma: → *Klarzellenhidradenom*
Clinical ecology-Syndrom: → *Öko-Syndrom*
Clinical ecology syndrome: → *Öko-Syndrom*
Clioquinol-Creme 0,5-2%: → *Clioquinol*
Clioquinol-Creme 0,5-2%: → *R049*
Clioquinol-Harnstoffsalbe: → *R111*
Clioquinol-Hydrocortison 0,5%-Creme: → *Clioquinol*
Clioquinol-Hydrocortison 0,5%-Creme: → *R051*
Clioquinol-Hydrocortison 1%-Creme: → *Clioquinol*
Clioquinol-Hydrocortison 1%-Creme: → *R052*
Clioquinol-Lotio 0,5%: → *Clioquinol*
Clioquinol-Lotio 0,5%: → *R050*
Clioquinol-Zinkpaste, weiche: → *Clioquinol*
Clioquinol-Zinkpaste, weiche: → *R053*
Clobetasolpropionat-Creme 0,05%, hydrophile (NRF 11.76.): → *Clobetasolpropionat*
Clobetasolpropionat-Creme 0,05%, hydrophile (NRF 11.76.): → *R054*

Clotrimazol-Lösung 1% (NRF 11.40.): → *Clotrimazol*
Clotrimazol-Lösung 1% (NRF 11.40.): → *R055*
Clotrimazol-Salbe, hydrophile 2% (NRF 11.50.): → *Clotrimazol*
Clotrimazol-Salbe, hydrophile 2% (NRF 11.50.): → *R056*
Clotrimazol-Tinktur 2%: → *Clotrimazol*
Clotrimazol-Tinktur 2%: → *R057*
Clotrimazol-Zinksalbe 1%: → *Clotrimazol*
Clotrimazol-Zinksalbe 1%: → *R058*
Clouston-Syndrom: → *Dysplasie, hidrotische ektodermale*
Clove: → *Gewürznelke*
Clubbing: → *Trommelschlegelfinger*
CMV: → *Herpesviren, humane*
CMV: → *Zytomegalie-Virus*
Cnicus benedictus: → *Benediktenkraut*
Coach class syndrome: → *Reisethrombose*
Cockayne-Syndrom: → *Progeria-like syndrome*
Cockayne-Touraine-Syndrom: → *Epidermolysis bullosa dystrophica*
Codiaeum variegatum: → *Wolfsmilchgewächs*
Cold Cream: → *Cremes, hydrophobe*
Cold sore: → *Herpes simplex recidivans*
Cole-Engmann-Syndrom: → *Dyskeratosis congenita*
Cole-Rauschkolb-Toomey-Syndrom: → *Dyskeratosis congenita*
Colitis granulomatosa: → *Enteritis regionalis, Hautveränderungen*
Collagenoma perforans verruciformis: → *Kollagenose, reaktive perforierende*
Colorado-Zeckenfieber: → *Colorado-Tick-Fieber*
Combustio: → *Verbrennung*
Comèl-Netherton-Syndrom: → *Netherton-Syndrom*
Comèl-Syndrom: → *Ichthyosis linearis circumflexa*
Common ivy: → *Efeu*
Condyloma acuminatum giganteum: → *Condylomata gigantea*
Condylomata syphilitica: → *Condylomata lata*
Congelatio: → *Erfrierung*
Congenital development malformation: → *Poikilodermie, kongenitale mit warzigen Hyperkeratosen*
Congenital erythropoetic porphyria: → *Porphyria erythropoetica congenita*
Congenital facial diplegia syndrome: → *Möbius-Syndrom*
Congenital hemidysplasia with Ichthyosiform Erythroderma and Limb Defects: → *CHILD-Syndrom*
Congenital ichthyosiform erythroderma: → *Peeling Skin Syndrom*
Congenital multicentric fibromatoses: → *Myofibromatose, infantile*
Congenital unilateral ichthyosiform erythroderma with ipsilateral hypoplasia of upper and lower limbs: → *CHILD-Syndrom*
Congenital cutaneous candidiasis: → *Candidose, kongentiale kutane*
Conradi-Hünermann-Syndrom: → *Chondrodysplasia calcificans congenita*
Contagious pustular dermatitis: → *Ecthyma contagiosum*
Continuing Medical Education: → *CME*
Copra itch: → *Krämerkrätze*
Corona phlebectatica paraplantaris: → *Corona phlebectatica*
Corticosteroidpurpura: → *Steroidpurpura*
Cortisol: → *Hydrocortison*
Coryza syphilitica: → *Koryza*
Costa Rica-Blastomykose: → *Blastomykose, südamerikanische*
Coup de sabre: → *Sklerodermie, zirkumskripte*
Cow pox: → *Kuhpocken*
Cowden, M.: → *Cowden-Syndrom*
COX-2 selektive Inhibitoren: → *Coxibe*
COX-2-Hemmer: → *Coxibe*
Cranio-carpo-tarsal-dysplasia: → *Dysplasie, kranio-karpo-tarsale*
Craniopathia metabolica: → *Morgagni-Steward-Morel-Syndrom*
Craniopathia neuroendocrinica: → *Morgagni-Steward-Morel-Syndrom*

Crasse de Vieillard: → *Keratosis actinica*
Creeping disease: → *Larva migrans*
Creeping eruption: → *Larva migrans*
Creeping Myiasis: → *Larva migrans*
Creme, ambiphile DAC: → *Cremes, ambiphile*
Creme, ambiphile DAC: → *R024*
Creme, hydrophile nichtionische (DAB): → *Cremes, hydrophile*
Creme, hydrophile nichtionische (DAB): → *R183*
Cremor basalis DAC: → *Cremes, ambiphile*
Cremor basalis DAC: → *R024*
Crispatura tendinuum: → *Dupuytrensche Kontraktur*
Critical Incident Reporting System: → *CIRS*
Crohn-Krankheit: → *Enteritis regionalis, Hautveränderungen*
Cromoglicinsäure: → *Dinatriumcromoglicinsäure*
Crooke-Apert-Gallais-Syndrom: → *Cushing-Syndrom*
Crosse: → *Krosse*
Crossektomie: → *Krossektomie*
Cross-McKusick-Breen-Syndrom: → *Cross-Syndrom*
Crosti-Syndrom: → *Crosti-Retikulohistiozytose*
Croton-Wunderstrauch: → *Wolfsmilchgewächs*
Crowe-Zeichen: → *Axillary freckling*
Crow-Fukase-Syndrom: → *POEMS-Syndrom*
CRP: → *C-reaktives Protein*
Crusta: → *Kruste*
Cryptococcosis: → *Kryptokokkose*
CTC: → *Common Toxicity Criteria*
CTCL: → *Lymphom, kutanes T-Zell-Lymphom*
Cullen-Gangrän: → *Gangrän, postoperative progressive*
Curette: → *Kürette*
Curly hair ankyloblepharon nail dysplasia syndrome: → *CHANDS-Syndrom*
Current Melanosis and Hypertrichosis in distribution of nevus unius lateris: → *Becker-Naevus*
Curschmann-Steinert-Syndrom: → *Dystrophia myotonica*
Cushing disease with atrial myxoma and pigmentation, mucocutaneous lentigines, cardiomucocutaneous myxomas and multiple blue nevi: → *NAME-Syndrom*
Cushing-Krankheit: → *Cushing-Syndrom*
Cushing-Purpura: → *Cushing-Syndrom*
Cushing-Purpura: → *Steroidpurpura*
Cushing's basophilism: → *Cushing-Syndrom*
Cutaneous ciliated cyst: → *Zyste, zilienbesetzte, der unteren Extremität*
Cutaneous leukocytoclastic vasculitis: → *Vaskulitis, leukozytoklastische*
Cutaneous lupus erythematosus: → *Lupus erythematodes, kutaner*
Cutaneous lymphoma: → *Lymphom, kutanes*
Cutaneous metaplastic synovial cyst: → *Zyste, metaplastische, synoviale*
Cutaneous mucinosis of infancy: → *Muzinose, kutane, infantile*
Cutaneous mucinous carcinoma: → *Adenokarzinom, primär muzinöses*
Cutaneous small vessel vasculitis: → *Vaskulitis, leukozytoklastische*
Cutaneous tag: → *Fibroma molle*
Cutaneous T-cell-lymphoma: → *Lymphom, kutanes T-Zell-Lymphom*
Cute: → *Pinta*
Cutis capitis gyrata: → *Cutis verticis gyrata*
Cutis gyrata Unna: → *Cutis verticis gyrata*
Cutis marmorata: → *Livedo reticularis*
Cutis teleangiectatica congenita: → *Cutis marmorata teleangiectatica congenita*
Cutis verticis plicata: → *Cutis verticis gyrata*
CVI: → *Venöse Insuffizienz, chronische*

Cyanosis: → *Akrozyanose*
Cyanosis: → *Zyanose*
Cyanosis follicularis crurum: → *Perniosis follicularis*
Cynara scolymus: → *Artischocke*
Cystadenoma lymphomatosum papilliferum: → *Zystadenolymphom*
Cyste: → *Zyste*
Cysticercosis: → *Zystizerkose*

D

D4T: → *Stavudin*
Da-Costa-Syndrom: → *Erythrokeratodermia figurata variabilis*
Daffodil: → *Narzisse, gelbe*
Dalteparin-Natrium: → *Heparine, systemische*
Danaparoid-Natrium: → *Danaparoid*
Danbolt-Closs-Syndrom: → *Acrodermatitis enteropathica*
Dandy fever: → *Dengue-Fieber*
Dapson: → *DADPS*
Darier, M.: → *Dyskeratosis follicularis*
Darier, M., isolierter: → *Dyskeratom, warziges*
Darier-Groenblad-Strandberg-Syndrom: → *Pseudoxanthoma elasticum*
Darier-Krankheit: → *Dyskeratosis follicularis*
Dark Dot Disease: → *Dowling-Degos, M.*
Darlingsche Krankheit: → *Histoplasmose*
Darmpolyposis mit Melanoplakie: → *Peutz-Jeghers-Syndrom*
Darmriss: → *Analfissur*
Dartre volante: → *Pityriasis simplex faciei*
Dartre furfuracées arrondies (Alibert): → *Tinea corporis*
Darwin-Höcker: → *Darwin-Ohr*
Darwinsches Spitzohr: → *Darwin-Ohr*
Dasselbeule: → *Myiasis, furunkuloide*
Dasselfliege: → *Dermatobia hominis*
Dattelbeule: → *Leishmaniose, kutane*
DDI: → *Didanosin*
De Beurmann-Gougerotsche Krankheit: → *Sporotrichose*
De Morgan spot: → *Angiom, seniles*
Deacon-Falcone-Harris-test: → *FTA-Test*
DEC: → *Diethylcarbamazin*
Decahydrat-Natriumcarbonat-Ohrentropfen 6% (NRF 16.1.): → *Otologika*
Decahydrat-Natriumcarbonat-Ohrentropfen 6% (NRF 16.1.): → *R178*
Deer fly fever: → *Tularämie*
Defluvium: → *Effluvium*
Degeneration der Haut, kolloide: → *Kolloidmilium*
Degeneration, fibrinogene: → *Degeneration, fibrinoide*
Degos, M.: → *Erythème desquamative en plaque congénital et familial*
Degos-Delort-Tricot-Syndrom: → *Papulosis maligna atrophicans*
Dehli-Beule: → *Leishmaniose, kutane*
Dekubitalalopezie: → *Alopecia decubitalis*
Dekubitalulkus: → *Dekubitus*
De-la-Peyronie-Krankheit: → *Induratio penis plastica*
Delbancosches Syndrom: → *Kraurosis penis spontanea progressiva*
Dellwarze: → *Molluscum contagiosum*
Deltoideo-akromiale Melanozytose: → *Naevus fuscocoeruleus deltoideoacromialis*
Dematiaceae: → *Schwärzepilze*
Demodex-Follikulitis: → *Demodikose*
Demodicidose: → *Demodikose*
Dendranthema indicum: → *Chrysantheme*
Dendranthema morifolium: → *Chrysantheme*
Dentaler Sinus: → *Fistel, odontogene*
Dentinogenesis hypoplastica hereditaria: → *Capdepont, M.*
Deodorantiengranulome: → *Deodorantgranulome*

Dequaliniumchlorid-Nystatin-Creme: → *R184*
Dercum-Krankheit: → *Lipomatosis dolorosa*
Dermal duct tumor: → *Porom, ekkrines*
Dermashaving: → *Shave-Exzision*
Dermatide du tobogan: → *Dermatitis papulosa juvenilis*
Dermatite bulleuse mucosynéchiante: → *Pemphigoid, vernarbendes*
Dermatite polymorphe douloureuse: → *Dermatitis herpetiformis*
Dermatitis ammoniacalis: → *Windeldermatitis*
Dermatitis atrophicans chronica progressiva: → *Acrodermatitis chronica atrophicans*
Dermatitis atrophicans diffusa progressiva idiopathica Oppenheim: → *Acrodermatitis chronica atrophicans*
Dermatitis atrophicans lipoides diabetica: → *Necrobiosis lipoidica*
Dermatitis atrophicans maculosa: → *Anetodermie*
Dermatitis atrophicans reticularis Glück: → *Poikilodermia vascularis atrophicans*
Dermatitis autogenetica: → *Münchhausen-Syndrom*
Dermatitis autogenica: → *Münchhausen-Syndrom*
Dermatitis congelationis: → *Erfrierung*
Dermatitis contusiformis: → *Erythema nodosum*
Dermatitis exfoliativa neonatorum: → *Lyell-Syndrom, staphylogenes*
Dermatitis exfoliativa neonatorum staphylogenes: → *Lyell-Syndrom, staphylogenes*
Dermatitis factitia: → *Artefakte*
Dermatitis gangraenosa infantum: → *Ecthyma gangraenosum*
Dermatitis glutealis infantum: → *Windeldermatitis*
Dermatitis hämostatica: → *Stauungsekzem*
Dermatitis herpetiformis senilis: → *Pemphigoid, bullöses*
Dermatitis herpetiformis, akantholytische: → *Pemphigus herpetiformis*
Dermatitis hidrotica: → *Miliaria*
Dermatitis hypostatica: → *Stauungsekzem*
Dermatitis intertriginosa: → *Intertrigo*
Dermatitis irritans: → *Ekzem, Kontaktekzem, toxisches*
Dermatitis Leiner: → *Erythrodermia desquamativa*
Dermatitis lichenoides pruriens: → *Ekzem, atopisches*
Dermatitis lichenoides purpurica et pigmentosa: → *Dermatite lichénoide purpurique et pigmentée*
Dermatitis linearis: → *Lichen striatus*
Dermatitis maculosa atrophicans: → *Anetodermie*
Dermatitis malleosa: → *Malleus*
Dermatitis nummularis: → *Ekzem, mikrobielles*
Dermatitis papillaris capillitii: → *Folliculitis sclerotisans nuchae*
Dermatitis pemphigoides mucocutanea chronica: → *Pemphigoid, vernarbendes*
Dermatitis plantaris sicca: → *Dermatitis hiemalis*
Dermatitis pratensis: → *Dermatitis bullosa pratensis*
Dermatitis pseudosyphilitica papulosa: → *Windeldermatitis*
Dermatitis pustularis: → *Acrodermatitis continua suppurativa*
Dermatitis repens: → *Acrodermatitis continua suppurativa*
Dermatitis seborrhoides: → *Ekzem, seborrhoisches*
Dermatitis toxica: → *Ekzem, Kontaktekzem, toxisches*
Dermatitis ulcerosa: → *Pyoderma gangraenosum*
Dermatitis vegetans: → *Acrodermatitis continua suppurativa*
Dermatitis verrucosa: → *Chromomykose*
Dermatitis, airborne contact dermatitis: → *Airborne Contact Dermatitis*
Dermatitis, akute generalisierte exanthematische pustulöse: → *Pustulosis acuta generalisata*
Dermatitis, atopische: → *Ekzem, atopisches*
Dermatitis, chronische superfizielle: → *Parapsoriasis en plaques*
Dermatitis, degenerative: → *Ekzem, Kontaktekzem, toxisches*
Dermatitis, dysseborrhoische: → *Ekzem, seborrhoisches*
Dermatitis, Exsikkationsdermatitis: → *Ekzem, Exsikkationsekzem*

Dermatitis, granulomatöse mit Eosinophilie: → *Zellulitis, eosinophile*
Dermatitis, granulomatöse, rezidivierende mit Eosinophilie: → *Zellulitis, eosinophile*
Dermatitis, infektiöse ekzematoide: → *Acrodermatitis continua suppurativa*
Dermatitis, Kontaktdermatitis: → *Ekzem, Kontaktekzem*
Dermatitis, Lackdermatitis: → *Lackdermatitis*
Dermatitis, livedoartige: → *Embolia cutis medicamentosa*
Dermatitis, Mah-Jongg: → *Lackdermatitis*
Dermatitis, ockerfarbige: → *Purpura jaune d'ocre*
Dermatitis, periorale: → *Dermatitis perioralis*
Dermatitis, photoallergische: → *Ekzem, photoallergisches*
Dermatitis, Phyto-Photodermatitis: → *Dermatitis bullosa pratensis*
Dermatitis, Quallendermatitis: → *Dermatitis medusica*
Dermatitis, Raupenhaardermatitis: → *Raupendermatitis*
Dermatitis, Rhusdermatitis: → *Rhusdermatitis*
Dermatitis, rosazeaartige: → *Dermatitis perioralis*
Dermatitis, seborrhoische: → *Ekzem, seborrhoisches*
Dermatitis, Stauungsdermatitis: → *Stauungsekzem*
Dermatoarthritis, familial histiocytic: → *Dermatoarthritis, familiäre histiozytäre*
Dermatobiasis: → *Myiasis, furunkuloide*
Dermatochalasis: → *Cutis laxa*
Dermatofibrom, pseudosarkomatöses: → *Fasciitis nodularis pseudosarcomatosa*
Dermatofibroma lenticulare: → *Dermatofibrom*
Dermatofibrosis lenticularis disseminata mit Osteopoikilie: → *Buschke-Ollendorf-Syndrom*
Dermatoliposklerose: → *Lipodermatosklerose*
Dermatolysis: → *Ehlers-Danlos-Syndrom*
Dermatomegalie: → *Cutis laxa*
Dermatomukomyositis: → *Dermatomyositis*
Dermatomycosis favosa: → *Favus*
Dermatopathia photoelectrica: → *Lichtdermatose, polymorphe*
Dermatopathia photogenica: → *Hidroa vacciniformia*
Dermatophyteninfektion: → *Tinea*
Dermatophytose: → *Tinea*
Dermatophytosis: → *Tinea*
Dermatosclerosis: → *Dermatosklerose*
Dermatose des Kopfes, erosive pustulöse: → *Dermatitis, erosive pustulöse des Kapillitiums*
Dermatose pigmentaire réticulée: → *Incontinentia pigmenti, Typ Franceschetti-Jadassohn*
Dermatose, akantholytische, transiente: → *Transitorische akantholytische Dermatose*
Dermatose, benigne papulöse akantholytische: → *Transitorische akantholytische Dermatose*
Dermatose, exsudative diskoide lichenoide: → *Dermatitis, exsudative diskoide lichenoide*
Dermatose, exsudative diskoide lichenoide, chronische: → *Dermatitis, exsudative diskoide lichenoide*
Dermatose, familiäre rosazea-artige mit intraepidermalen Epitheliomen, keratotischen Plaques und Narben: → *Haber-Syndrom*
Dermatose, neurogene: → *Ekzem, atopisches*
Dermatose, peridigitale: → *Dermatitis hiemalis*
Dermatose, progressive pigmentöse: → *Purpura pigmentosa progressiva*
Dermatose, subkorneale pustulöse: → *Pemphigus, IgA-Pemphigus*
Dermatose, transitorische akantholytische: → *Transitorische akantholytische Dermatose*
Dermatosen durch Selbstschädigung: → *Artefakte*
Dermatosen, bullöse: → *Dermatosen, blasenbildende*
Dermatosis cenicienta: → *Erythema dyschromicum perstans*
Dermatosis juvenilis plantaris: → *Dermatitis hiemalis*
Dermatosis palmoplantaris juvenilis: → *Dermatitis hiemalis*
Dermatosis pigmentaria progressiva: → *Purpura pigmentosa progressiva*
Dermatoskopie: → *Auflichtmikroskopie*
Dermatosparaxis: → *Ehlers-Danlos-Syndrom*
Dermatostomatitis Baader: → *Erythema exsudativum multiforme*
Dermite ocre des membres inférieurs: → *Angiodermite purpurique et pigmentée*
Dermite ocre Favre-Chaix: → *Purpura jaune d'ocre*
Dermographismus, cholinergischer: → *Urticaria factitia*
Dermographismus, roter: → *Dermographismus ruber*
Dermographismus, schwarzer: → *Dermographismus niger*
Dermographismus, weißer: → *Dermographismus albus*
Dermoid: → *Dermoidzyste*
Dermolytic bullous dermatosis (recessive): → *Epidermolysis bullosa dystrophica, Hallopeau-Siemens*
Dermopanniculosis deformans: → *Zellulite*
Desensibilisierung: → *Immuntherapie, spezifische*
Desert Rheumatism: → *Coccidioidomycose*
Desert-fever: → *Coccidioidomycose*
Desinfektionsspiritus (NRF 11.27.): → *Desinfizienzien*
Desinfektionsspiritus (NRF 11.27.): → *R062*
Desmoid: → *Desmoidtumor*
Desmoid fibromatosis: → *Fibromatose, digitale infantile*
Desmoplastic melanoma: → *Melanom, malignes, desmoplastisches*
Desmoplastic squamous cell carcinoma: → *Karzinom, spinozelluläres, desmoplastisches*
Desodorantiengranulome: → *Deodorantgranulome*
Desquamation, lamelläre bei Neugeborenen: → *Ichthyosis lamellosa*
Deutscher Arzneimittel-Codex: → *Arzneibuch*
Devergiesche Krankheit: → *Pityriasis rubra pilaris*
Dexamethason-Carboxymethylcellulose-Gel 0,1%: → *Dexamethason*
Dexamethason-Carboxymethylcellulose-Gel 0,1%: → *R063*
Dexpanthenol-Creme 5% (NRF 11.28.): → *Cremes, ambiphile*
Dexpanthenol-Creme 5% (NRF 11.28.): → *R064*
Dexpanthenol-Lösung (NRF 7.3.): → *R066*
Dexpanthenol-Lösung (NRF 7.3.): → *Stomatologika*
Dhobie itch: → *Wäscherkrätze*
Diabetes bärtiger Frauen: → *Achard-Thiers-Syndrom*
Diabetes mellitus, lipatrophischer: → *Lipodystrophie, generalisierte*
Diabetische Blasenbildung: → *Bullosis diabeticorum*
Dialyse, Hautveränderungen: → *Niereninsuffizienz, Hautveränderungen*
Diaminodiphenylsulfon: → *DADPS*
Diamond-Gardner-Syndrom: → *Ekchymosen-Syndrom, schmerzhaftes*
Diapneusis buccalis: → *Proptosis buccalis*
Diathese, hämorrhagische: → *Hämorrhagische Diathese*
DIC: → *Verbrauchskoagulopathie*
Dideoxyinosin: → *Didanosin*
Didymosis: → *Zwillingsflecken*
Digital fibrous swellings in children: → *Fibromatose, digitale infantile*
Digital mucous cyst: → *Dorsalzyste, mukoide*
Digitale mukoide Zysten: → *Dorsalzyste, mukoide*
Digitalfibrom, rezidivierendes: → *Fibromatose, digitale infantile*
Digitalfibromatose, rezidivierende des Kindesalters: → *Fibromatose, digitale infantile*
Digiti hippocratici: → *Trommelschlegelfinger*
Dimeticon-Creme (NRF 11.34.): → *Cremes, ambiphile*
Dimeticon-Creme (NRF 11.34.): → *R067*
Diphenylcyclopropenon-Lösung 2%: → *Haartherapeutika*
Diphenylcyclopropenon-Lösung 2%: → *R068*
Direktpigmentierung: → *Sofortpigmentierung*

Discoid lupus erythematosus: → *Lupus erythematodes chronicus discoides*
Disseminate and recurrent infundibulo-folliculitis: → *Infundibulum-Follikulitis, disseminiert-rezidivierende*
Disseminated follicular lupus: → *Lupus miliaris disseminatus faciei*
Disseminated superficial actinic porokeratosis: → *Porokeratosis superficialis disseminata actinica*
Distensio cutis: → *Striae cutis distensae*
Dithranol-Lack I: → *Dithranol*
Dithranol-Lack I: → *R071*
Dithranol-Lack II: → *Dithranol*
Dithranol-Lack II: → *R072*
Dithranol-Macrogol-Salbe 0,25/0,5/1 oder 2% (NRF 11.53.): → *Dithranol*
Dithranol-Macrogol-Salbe 0,25/0,5/1 oder 2% (NRF 11.53.): → *R073*
Dithranol-Salbe 0,05/0,1/0,25/0,5/1 oder 2% ohne oder mit Salicylsäure 2% (NRF 11.51.): → *Dithranol*
Dithranol-Salbe 0,05/0,1/0,25/0,5/1 oder 2% ohne oder mit Salicylsäure 2% (NRF 11.51.): → *R076*
Dithranol-Salicylsäure-Steinkohlenteer-Lösung: → *Haartherapeutika*
Dithranol-Salicylsäure-Steinkohlenteer-Lösung: → *R075*
Dithranol-Zinkpaste (modifiziert nach Farber): → *Dithranol*
Dithranol-Zinkpaste (modifiziert nach Farber): → *R077*
Divry-van-Bogaert-Syndrom: → *Angiomatose, diffuse kortikomeningeale*
DLE: → *Lupus erythematodes chronicus discoides*
DLQI: → *Lebensqualität*
DMM: → *Melanom, malignes, desmoplastisches*
DMSO: → *Dimethylsulfoxid*
DMSO-Lösung 50%: → *Dimethylsulfoxid*
DMSO-Lösung 50%: → *R079*
DNCG: → *Dinatriumcromoglicinsäure*
Dolichostenomelie: → *Marfan-Syndrom*
Dollarscheinhaut: → *Geldscheinhaut*
Donovaniosis: → *Granuloma inguinale*
Donovansches Bakterium: → *Donovania granulomatosis*
Dornwarzen: → *Verrucae plantares*
Dorsalzyste, mukoide der Finger: → *Dorsalzyste, mukoide*
Dowling-Syndrom: → *Poikilodermie, kongenitale mit warzigen Hyperkeratosen*
DPCP-Lösung 2%: → *Haartherapeutika*
DPCP-Lösung 2%: → *R068*
Dracunculose: → *Drakunkulose*
Drakontiasis: → *Drakunkulose*
Dreitagefieber: → *Exanthema subitum*
DRESS: → *HSS*
Druckalopezie: → *Alopecia decubitalis*
Druckalopezie: → *Alopecia mechanica*
Druckbedingte Handkantenknötchen und Fersenknötchen: → *Piezogene Knötchen*
Druckgeschwür: → *Dekubitus*
Drug eruptions: → *Arzneimittelreaktion, unerwünschte*
Drug induced lichen planus: → *Arzneimittelexanthem, lichenoides*
Drüsenfieber: → *Mononukleose, infektiöse*
DTIC: → *Dacarbazin*
Ducrey-Unna-Krankheit: → *Ulcus molle*
Duhringsche Krankheit: → *Dermatitis herpetiformis*
Dum-dum-Fieber: → *Leishmaniose, viszerale*
Durand-Nicolas-Favre-Krankheit: → *Lymphogranuloma inguinale*
Durchflusszytometrie: → *Flowzytometrie*
Dusodril: → *Naftidrofurylhydrogenoxalat*
Dye-Laser: → *Laser*
Dyschondroplasia hämangiomatosa: → *Maffucci-Syndrom*
Dyschondroplasie: → *Olliersches Syndrom*

Dyschromatose: → *Dyschromie*
Dyschromatosis symmetrica hereditaria: → *Akropigmentation, symmetrische*
Dyschromatosis universalis hereditaria: → *Melanosis diffusa congenita*
Dyschromia: → *Dyschromie*
Dyschromodermie: → *Dyschromie*
Dyshidrose-Syndrom: → *Dyshidrose*
Dyshidrosis: → *Dyshidrose*
Dyskeratoid dermatosis: → *Pemphigus chronicus benignus familiaris*
Dyskeratoma lymphadenoides: → *Dyskeratom, warziges*
Dyskeratoma verrucosum: → *Dyskeratom, warziges*
Dyskeratose, kongenitale: → *Dyskeratosis congenita*
Dyskeratosis: → *Dyskeratose*
Dyskeratosis bullosa: → *Pemphigus chronicus benignus familiaris*
Dyskeratosis bullosa hereditaria: → *Pemphigus chronicus benignus familiaris*
Dyskeratosis follicularis isolata: → *Dyskeratom, warziges*
Dyskeratosis follicularis vegetans: → *Dyskeratosis follicularis*
Dyskeratosis intrafollicularis localisata: → *Dyskeratom, warziges*
Dyskeratosis maligna: → *Bowen, M.*
Dyskeratosis segregans: → *Dyskeratom, warziges*
Dyslipoidosis cutanea: → *Necrobiosis lipoidica*
Dysmorphia mandibulo-oculo-facialis: → *Dyskephaliesyndrom von François*
Dysostose-Syndrom, peripheres: → *Tricho-rhino-phalangeales Syndrom*
Dysostosis craniofacialis hereditaria: → *Crouzon-Syndrom*
Dysphagie, sideropenische: → *Plummer-Vinson-Syndrom*
Dysplasia linguofacialis: → *Oro-fazio-digitales Syndrom*
Dysplasie, ektodermale, geschlechtsgebundene Form: → *Dysplasie, anhidrotische ektodermale*
Dysplasie, ektodermale, kongenitale: → *Dysplasie, anhidrotische ektodermale*
Dysplasie, hereditäre mesenchymale: → *Osteogenesis imperfecta*
Dysplasie, hereditäre mukoepitheliale: → *Candidose, chronisch-mukokutane*
Dysplasie, hypohidrotische ektodermale: → *Dysplasie, anhidrotische ektodermale*
Dysplasie, kongenitale ektodermale: → *Dysplasie, ektodermale*
Dysplasie, kongenitale ektodermale und mesodermale: → *Goltz-Gorlin-Syndrom*
Dysplasie, okulo-aurikulo-vertebrale: → *Goldenhar-Syndrom*
Dysplasie, osteo-oculo-dermale: → *Goltz-Gorlin-Syndrom*
Dysplasie, tricho-rhino-phalangeale: → *Tricho-rhino-phalangeales Syndrom*
Dysplastischer Naevus: → *Naevus, melanozytärer, dysplastischer*
Dysplastisches Naevussyndrom: → *BK-Mole-Syndrom*
Dysporia entero-bronchopancreatica congenita familiaris: → *Fibrose, zystische*
Dystrophia brevicollis congenita Nielsen: → *Nielsen-Syndrom*
Dystrophia mesodermalis: → *Ehlers-Danlos-Syndrom*
Dystrophia mesodermalis congenita: → *Ehlers-Danlos-Syndrom*
Dystrophia mesodermalis congenita: → *Marfan-Syndrom*
Dystrophia mesodermalis congenita, Typus Marfan: → *Marfan-Syndrom*
Dystrophia myotonica Curschmann-Steinert: → *Myotonia atrophicans*
Dystrophia papillaris pigmentosa: → *Acanthosis nigricans*
Dystrophia unguium mediana canaliformis: → *Onychodystrophia mediana canaliformis*
Dystrophie, kongenitale, periostale: → *Osteogenesis imperfecta*
Dystrophie, zwanzig Nägel Dystrophie: → *Zwanzig-Nägel-Dystrophie*

E

Easter lily: → *Narzisse, gelbe*
Ebbi-Shwartzman-Phänomen: → *Shwartzman-Reaktion*
EbM: → *Evidenz-basierte Medizin*
EBV: → *Epstein-Barr-Virus*
EBV: → *Herpesviren, humane*
Eccema: → *Ekzem*
Eccema flexuarum: → *Ekzem, atopisches*
Eccema solare: → *Lichtdermatose, polymorphe*
Eccematid-like purpura: → *Purpura pigmentosa progressiva*
Eccrine angiomatous hamartoma: → *Hamartom, ekkrines, angiomatöses*
Eccrine pilar angiomatous nevus: → *Hamartom, ekkrines*
Ecthyma cachectoricum: → *Ecthyma gangraenosum*
Ecthyma contagiosum Orf: → *Ecthyma contagiosum*
Ecthyma gangraenosum terebrans: → *Ecthyma gangraenosum*
Ecthyma infectiosum: → *Ecthyma contagiosum*
Ecthyma simplex streptogenes: → *Ekthyma*
Ecthyma terebrans: → *Ecthyma gangraenosum*
Ectodermal dysplasia: → *Dysplasie, ektodermale*
Ectopic hair follicles: → *Haarfollikel, ektope*
Ectronychia syndrome: → *Anonychie-Ektrodaktylie-Syndrom*
Eczema-thrombo-cytopenia-immunodeficiency syndrome: → *Wiskott-Aldrich-Syndrom*
Eczematid-like purpura: → *Purpura pigmentosa progressiva*
Edelkamille: → *Kamille, römische*
Effluvium, androgenetisches: → *Alopecia androgenetica bei der Frau*
Effluvium, androgenetisches: → *Alopecia androgenetica beim Mann*
Egel: → *Trematoden*
Eigenhaartransplantation: → *Haartransplantation*
Einfache Augensalbe DAC: → *Ophthalmika*
Einfache Augensalbe DAC: → *R021*
Einschlussblenorrhoe der Neugeborenen: → *Einschlusskörperchen-Konjunktivitis*
Einschlusskörperchenurethritis: → *Urogenitalinfektion mit Chlamydia trachomatis*
Eisendrahtphlebitis: → *Mondor-Krankheit*
Eisenmangeldysphagie: → *Plummer-Vinson-Syndrom*
Eisenspeicherkrankheit: → *Hämochromatose*
Eiterbläschen: → *Pustel*
Eiterflechte: → *Acrodermatitis continua suppurativa*
Eiweißmangelsyndrom: → *Kwashiorkor*
Ekelbläschen: → *Herpes simplex recidivans*
Eko-Syndrom: → *Öko-Syndrom*
Ektodermaldysplasie: → *Dysplasie, ektodermale*
Ektopische Talgdrüsen: → *Talgdrüsen, ektopische*
Ekzem, corneales: → *Keratitis bei atopischem Ekzem*
Ekzem der Fingerkuppen: → *Dermatitis hiemalis*
Ekzem, dyshidrosiformes: → *Ekzem, dyshidrotisches*
Ekzem, endogenes: → *Ekzem, atopisches*
Ekzem, konstitutionelles: → *Ekzem, atopisches*
Ekzem, Kontaktekzem vom Soforttyp: → *Protein-Kontaktdermatitis*
Ekzem, kumulativ-toxisches Kontaktekzem: → *Ekzem, Kontaktekzem, toxisches*
Ekzem, Lippenekzem: → *Cheilitis simplex*
Ekzem, nummuläres: → *Ekzem, mikrobielles*
Ekzem, peridigitales bei Kindern: → *Dermatitis hiemalis*
Ekzem, periorales: → *Cheilitis simplex*
Ekzem, phototoxisches: → *Dermatitis, phototoxische*
Ekzem, Säuglingsekzem konstitutionelles: → *Eccema infantum*
Ekzem, Schwielenekzem: → *Ekzem, hyperkeratotisch-rhagadiformes Hand- und Fußekzem*
Ekzem, Stauungsekzem: → *Stauungsekzem*
Ekzem, toxisch degeneratives: → *Ekzem, Kontaktekzem, toxisches*
Ekzem, traumiteratives: → *Ekzem, Kontaktekzem, toxisches*
Ekzem, tylotisches: → *Ekzem, hyperkeratotisch-rhagadiformes Hand- und Fußekzem*
Ekzemsalbe, Hydrocortison-haltige (nach Fanconi): → *Hydrocortison*
Ekzemsalbe, Hydrocortison-haltige (nach Fanconi): → *R125*
Élastéidose cutanée nodulaire à kystes et à comédons Favre-Racouchot: → *Elastoidosis cutanea nodularis et cystica*
Elastofibroma dorsi: → *Elastofibrom*
Elastoidose cutanée nodulaire à kystes et à comédons: → *Elastoidosis cutanea nodularis et cystica*
Elastoidosis cutanea nodularis: → *Elastoidosis cutanea nodularis et cystica*
Elastolyse, erworbene: → *Anetodermie*
Elastolyse, generalisierte: → *Cutis laxa*
Elastolysis generalisata: → *Cutis laxa*
Elastom, juveniles: → *Elastoma juvenile*
Elastom, perforierendes: → *Elastosis perforans serpiginosa*
Elastoma intrapapillare perforans verruciforme: → *Elastosis perforans serpiginosa*
Elastorrhexis generalisata und systemica: → *Ehlers-Danlos-Syndrom*
Elastorrhexis, systematische: → *Pseudoxanthoma elasticum*
Élastose perforante serpigineuse de Lutz-Miescher: → *Elastosis perforans serpiginosa*
Elastose, aktinische: → *Elastosis actinica*
Elastose, noduläre mit Zysten und Komedonen: → *Elastoidosis cutanea nodularis et cystica*
Elastose, senile: → *Elastosis actinica*
Elastosis colloidalis conglomerata: → *Kolloidmilium*
Elastosis perforans: → *Elastosis perforans serpiginosa*
Elastosis senilis: → *Elastosis actinica*
Elastosis solaris: → *Elastosis actinica*
Elastotic nodules ot the ear: → *Elastotischer Ohrknoten*
Elektrokauterisation: → *Elektrokoagulation*
Elephantiasis Arabum: → *Filariose, lymphatische*
Elephantiasis congenita hereditaria: → *Lymphödem, primäres*
Elephantiasis crurum papillaris et verrucosa: → *Papillomatosis cutis lymphostatica*
Elephantiasis filarica: → *Filariose, lymphatische*
Elephantiasis genitalium: → *Lymphogranuloma inguinale*
Elephantiasis genitoanorectalis ulcerosa: → *Lymphogranuloma inguinale*
Elephantiasis gingivae: → *Fibromatosis gingivae*
Elephantiasis meterysipelatosa: → *Elephantiasis inflammatoria*
Elephantiasis neuromatosis: → *Wammen*
Elephantiasis nostras verrucosa: → *Papillomatosis cutis lymphostatica*
Elephantiasis penis: → *Elephantiasis genitoanorectalis*
Elephantiasis pyodermatica: → *Elephantiasis inflammatoria*
Elephantiasis scroti: → *Elephantiasis genitoanorectalis*
Elephantiasis simplex: → *Elephantiasis nostras*
Elephantiasis streptogenes Unna: → *Elephantiasis inflammatoria*
Elephantiasis tropica: → *Filariose, lymphatische*
Elephantiasis venera: → *Elephantiasis genitoanorectalis*
Elephantiasis venerea: → *Elephantiasis genitoanorectalis*
Elephantiasis vulvae: → *Elephantiasis genitoanorectalis*
Elephantiasis, einheimische: → *Elephantiasis nostras*
Elephantiasis, Postmastektomie-Elephantiasis: → *Elephantiasis chirurgica*
Ellis-van-Crefeld-Syndrom: → *Chondroektodermale Dysplasie*
ELM: → *Auflichtmikroskopie*
ELT: → *Lasertherapie, endoluminale*
EMB: → *Ethambutol*

Emulgierende Augensalbe (NRF 15.20.): → *Ophthalmika*
Emulgierende Augensalbe (NRF 15.20.): → *R022*
Emulgierende Augensalbe (Pharm. Helv. VII): → *Ophthalmika*
Emulgierende Augensalbe (Pharm. Helv. VII): → *R023*
Emulsionsgele: → *Gele, hydrophile*
Emulsionssalben: → *Unguenta*
Emulsions-Zinkoxidschüttelmixtur (NRF 11.49.): → *R288*
Emulsions-Zinkoxidschüttelmixtur (NRF 11.49.): → *Schüttelmixturen*
Enamel hypoplasia with curly hair: → *Tricho-dento-ossäres Syndrom*
Encephalocraniocutaneous lipomatosis: → *Haberland-Syndrom*
Encephalo-cutane Angiomatose: → *Sturge-Weber-Krabbe-Syndrom*
Encephalo-oculo-cutane Angiomatose: → *Sturge-Weber-Krabbe-Syndrom*
Enchondromatose Ollier: → *Olliersches Syndrom*
Endarteriitis: → *Endangiitis obliterans*
Endocrine adenomatosis, multiple: → *Wermer-Syndrom*
Endothelioma cutis: → *Zylindrom*
Endovascular papillary angioendothelioma: → *Hämangioendotheliom, Typ Dabska*
Enoxaparin-Natrium: → *Heparine, systemische*
Enterobiasis vermicularis: → *Oxyuriasis*
Enzyme linked immuno sorbent assay: → *ELISA*
Enzympräparate: → *Enzymtherapie*
Eosin-Dinatrium-Lösung, ethanolhaltige 0,5/1/2% (NRF 11.94.): → *R080*
Eosin-Dinatrium-Lösung, wässrige 0,5/1/2% (NRF 11.95.): → *R081*
Eosinophile Fasziitis: → *Fasziitis, eosinophile*
Eosinophile Pustulose: → *Pustulose, sterile eosinophile*
Eosinophiles Infiltrat der Haut: → *Zellulitis, eosinophile*
Eosinophilic pustular folliculitis: → *Pustulose, sterile eosinophile*
Eosinophilie-Myalgie-Syndrom, L-Tryptophan-bedingtes: → *Eosinophiles-Myalgie-Syndrom*
Ephidrosis: → *Hyperhidrose*
Epidemic roseola: → *Röteln*
Epidemische purpurisch-lichenoide Dermatitis: → *Purpura pigmentosa progressiva*
Epidermal nevus syndrome Solomon: → *Schimmelpenning-Feuerstein-Mims-Syndrom*
Epidermiszysten: → *Epidermalzysten*
Epidermiszysten, traumatische: → *Epidermalzysten*
Epidermoid: → *Dermoidzyste*
Epidermoidzysten: → *Epidermalzysten*
Epidermolysis bullosa simplex with mottled pigmentation: → *Epidermolysis bullosa simplex mit fleckiger Hyperpigmentierung*
Epidermolytic hyperkeratosis: → *Erythrodermia congenitalis ichthyosiformis bullosa*
Epidermophytia inguinalis: → *Tinea inguinalis*
Epidermophytia manus: → *Tinea manuum*
Epidermophytia pedis: → *Tinea pedum*
Epidermophytie: → *Mykosen*
Epidermophytie: → *Tinea*
Epidermotropismus: → *Epidermotropie*
Epikutantest, belichteter: → *Photopatchtest*
Epikutantest, repeated open application test: → *Repeated open application test*
Epikutantestreaktion, falsch positive: → *Angry back*
Epilumineszenzmikroskopie: → *Auflichtmikroskopie*
Epitheliom, intraepitheliales vom Typ Borst: → *Verrucae seborrhoicae*
Epitheliom, intraepitheliales vom Typ Jadassohn: → *Verrucae seborrhoicae*
Epitheliom, metatypisches vom „type mixte": → *Basalzellkarzinom*
Epitheliom, metatypisches „type intermediare": → *Basalzellkarzinom*
Epitheliom, nacktpapilläres: → *Erythroplasie*
Epitheliom, verkalktes: → *Pilomatrixom*

Epithelioma basocellulare: → *Basalzellkarzinom*
Epithelioma contagiosum: → *Molluscum contagiosum*
Epithelioma cuniculatum: → *Carcinoma cuniculatum*
Epithelioma molluscum: → *Molluscum contagiosum*
Epithelioma spinocellulare: → *Karzinom, spinozelluläres*
Epithéliome papillaire nu du prépuce: → *Erythroplasie*
Epitheliome, benigne, infektiöse: → *Akanthome, infektiöse*
Epitheliome, multiple selbstheilende der Haut: → *Keratoakanthom*
Epitheliome, Rumpfhautepitheliome: → *Basalzellkarzinom, superfizielles*
Epitheloide Zyste, proliferierende: → *Tricholemmalzyste, proliferierende*
Epitheloidzellige Lymphogranulomatose: → *Lennert-Lymphom*
Epitheloidzellnaevus: → *Naevus Spitz*
Epithelzysten, traumatische: → *Epidermalzysten*
Epizoonosenwahn: → *Dermatozoenwahn*
Epizootie: → *Epizoonosen*
Epizootien: → *Epizoonosen*
EPO: → *Erythropoetin*
Eppinger-Sternchen: → *Naevus araneus*
Epulis gigantocellularis: → *Riesenzellepulis*
Erbgrind: → *Favus*
Erdheim-Chester-Erkrankung: → *Lipogranulomatosis Erdheim-Chester*
Erdnussöl-Fettsalbe: → *R082*
Erdnussöl-Fettsalbe: → *Salben, hydrophobe*
Ergrauen: → *Canities*
Erkrankungshäufigkeit: → *Morbidität*
Erntekrätze: → *Trombidiose*
Erosio: → *Erosion*
Erosio interdigitalis blastomycetica: → *Erosio interdigitalis candidamycetica*
Erosive pustular dermatosis of the leg: → *Dermatose, erosive, pustulöse des Unterschenkels*
Erukismus: → *Raupendermatitis*
Eruption Kaposi, varizelliforme: → *Eccema herpeticatum*
Eruptive lingual papillitis: → *Papillitis, eruptive, linguale*
Erysipel, bullöses: → *Erysipel*
Erysipel, gangränöses: → *Erysipel*
Erysipel, phlegmonöses: → *Erysipel*
Erysipelas gangraenosum genitalium: → *Gangraena acuta genitalium*
Erythem, kongenitales teleangiektatisches: → *Bloom-Syndrom*
Erythema anulare centrifugum Degos: → *Psoriasis, Erythema anulare centrifugum-artige*
Erythema anulare familiale: → *Erythema gyratum perstans*
Erythema arciformis et palpabile migrans: → *Erythema migrans arciforme et palpabile*
Erythema arthriticum epidemicum: → *Rattenbisskrankheit*
Erythema autumnale: → *Trombidiose*
Erythema contusiforme: → *Erythema nodosum*
Erythema e pudore: → *Erythrophobie*
Erythema exsudativum multiforme, postherpetisches: → *Erythema exsudativum multiforme*
Erythema faciale perstans: → *Erythema perstans faciei*
Erythema figuratum perstans: → *Erythema elevatum et diutinum*
Erythema glutaeale: → *Windeldermatitis*
Erythema marginatum rheumaticum: → *Erythema anulare rheumaticum*
Erythema microgyratum persistens: → *Erythema elevatum et diutinum*
Erythema migrans: → *Erysipeloid*
Erythema migrans: → *Erythema chronicum migrans*
Erythema multiforme: → *Erythema exsudativum multiforme*

Erythema multiforme associated with phenytoin and cranial radiation therapy: → *EMPACT*
Erythema neonatorum allergicum: → *Erythema neonatorum*
Erythema nodosum leprosum: → *Leprareaktion*
Erythema palmare et plantare hereditarium: → *Erythema palmoplantare hereditarium*
Erythema palmo-plantare: → *Erythema palmoplantare hereditarium*
Erythema papulosum posterosivum: → *Windeldermatitis*
Erythema rheumaticum: → *Erythema anulare rheumaticum*
Erythema solaris: → *Dermatitis solaris*
Erythema teleangiectaticum congenitale: → *Bloom-Syndrom*
Erythema toxicum neonatorum: → *Erythema neonatorum*
Erythema-migrans-Krankheit: → *Lyme-Borreliose*
Erythematodes: → *Lupus erythematodes*
Erythermalgie: → *Erythromelalgie*
Erythralgie: → *Erythromelalgie*
Erythro- et Keratodermia figurata variabilis: → *Erythrokeratodermia progressiva symmetrica*
Erythroderma squamosum: → *Parapsoriasis en plaques*
Erythrodermie bei Mycosis fungoides: → *Homme rouge*
Erythrodermie ichtyosiforme congénitale bulleuse: → *Erythrodermia congenitalis ichthyosiformis bullosa*
Erythrodermie mycosique: → *Homme rouge*
Erythrodermie pityriasique en plaques disséminées: → *Parapsoriasis en plaques*
Erythrodermie, Alterserythrodermie: → *Erythrodermie, seborrhoische*
Erythrokeratoderma congenitum progressivum symmetricum: → *Erythrokeratodermia progressiva symmetrica*
Erythrokeratoderma en cocardes: → *Erythème desquamative en plaque congénital et familial*
Erythrokeratodermia verrucosa progressiva: → *Erythrokeratodermia progressiva symmetrica*
Erythrokeratodermie Rille-Comel: → *Ichthyosis linearis circumflexa*
Erythrokeratodermie, kongenitale: → *Erythème desquamative en plaque congénital et familial*
Erythromycin-Creme 0,5/1/2 oder 4% (NRF 11.77.): → *Erythromycin*
Erythromycin-Creme 0,5/1/2 oder 4% (NRF 11.77.): → *R084*
Erythromycin-Creme, getönte 2-4%: → *Erythromycin*
Erythromycin-Creme, getönte 2-4%: → *R083*
Erythromycin-Emulsion 2%: → *Erythromycin*
Erythromycin-Emulsion 2%: → *R085*
Erythromycin-Lösung 0,5/1/2 oder 4% (NRF 11.78.): → *Erythromycin*
Erythromycin-Lösung 0,5/1/2 oder 4% (NRF 11.78.): → *R086*
Erythrose péribuccale pigmentaire Brocq: → *Melanosis perioralis et peribuccalis*
Erythrosis pigmentata faciei: → *Melanosis perioralis et peribuccalis*
Erythrozytenautosensibilisierung: → *Ekchymosen-Syndrom, schmerzhaftes*
Espundia: → *Leishmaniose, südamerikanische*
Espundia, mukokutane Form: → *Leishmaniose, südamerikanische*
Esthiomène: → *Lymphogranuloma inguinale*
Estradiol-Tinktur 0,015%: → *R088*
Estradiol-Tinktur 0,1%: → *Haartherapeutika*
Estradiol-Tinktur 0,1%: → *R087*
Estrogene: → *Östrogene*
État pseudopéladique: → *Pseudopéladezustand*
Ethacridinlactat-haltige weiche Zinkpaste: → *Ethacridinlactat*
Ethacridinlactat-haltige weiche Zinkpaste: → *R092*
Ethacridinlactat-Monohydrat-Lösung 0,25% mit Lidocain 0,5% (NRF 7.7.): → *R091*
Ethacridinlactat-Monohydrat-Zinkpaste 1% (NRF 11.7.): → *R093*
Ethacridinlactat-Salbe 1% mit Salicylsäure 3% (NRF 11.63.): → *Ethacridinlactat*
Ethacridinlactat-Salbe 1% mit Salicylsäure 3% (NRF 11.63.): → *R094*
Ethacridinlactat-Stammlösung, sterile 0,05-, 0,1-, 0,5- oder 1% (NRF 11.61.): → *Ethacridinlactat*
Ethacridinlactat-Stammlösung, sterile 0,05-, 0,1-, 0,5- oder 1% (NRF 11.61.): → *R089*
Ethacridinlactat-Zinkpaste 1% (NRF 11.7.): → *R093*
Ethanolhaltige Ammoniumsulfobitol-Zinkoxidschüttelmixtur 2,5% (NRF 11.4.): → *R019*
Ethanolhaltige Ammoniumsulfobitol-Zinkoxidschüttelmixtur 2,5% (NRF 11.4.): → *Schieferöl*
Ethanolhaltige Ethacrinlactat-Lösung 0,05 oder 0,1% (NRF 11.8.): → *Ethacridinlactat*
Ethanolhaltige Ethacrinlactat-Lösung 0,05 oder 0,1% (NRF 11.8.): → *R090*
Ethanolhaltige Miconazolnitrat-Lösung 1% (NRF 11.80.): → *Miconazol*
Ethanolhaltige Miconazolnitrat-Lösung 1% (NRF 11.80.): → *R173*
Ethanolhaltige Zinkchlorid-Sklerosierungslösung (NRF 5.5.): → *Hämorrhoidenmittel*
Ethanolhaltige Zinkchlorid-Sklerosierungslösung (NRF 5.5.): → *R284*
Ethanolhaltige Zinkoxidschüttelmixtur mit Steinkohlenteerlösung 5-10% (NRF 11.5.): → *Liquor carbonis detergens*
Ethanolhaltige Zinkoxidschüttelmixtur mit Steinkohlenteerlösung 5-10% (NRF 11.5.): → *R293*
Ethanolhaltige Zinkoxidschüttelmixtur, weiß oder hautfarben (NRF 11.3.): → *R292*
Ethanolhaltige Zinkoxidschüttelmixtur, weiß oder hautfarben (NRF 11.3.): → *Schüttelmixturen*
Ethanolhaltiges Salicylsäure-Gel 6% (NRF 11.54.): → *R216*
Ethanolhaltiges Salicylsäure-Gel 6% (NRF 11.54.): → *Salicylsäure*
Ethylchlorid: → *Chlorethan*
Evans-Fisher-Syndrom: → *Evans-Syndrom*
Evernia prunastri: → *Eichenmoos*
Evidence-based Medicine: → *Evidenz-basierte Medizin*
Evidenzstufen: → *Evidenzlevel*
Exanthem, Arzneimittelexanthem: → *Arzneimittelexanthem*
Exanthem, asymmetrisches, periflexurales: → *Exanthem, unilaterales laterothorakales im Kindesalter*
Exanthem, lichenoides: → *Arzneimittelexanthem, lichenoides*
Exanthem, syphilitisches: → *Syphilis acquisita*
Exanthema bullosum neonatorum: → *Pemphigoid, staphylogenes des Neugeborenen*
Excited skin syndrome: → *Angry back*
Excoriatio: → *Exkoriation*
Exfoliatio areata dolorosa: → *Exfoliatio areata linguae*
Exfoliatio linguae et mucosae oris: → *Exfoliatio areata linguae*
Exfoliatio manuum areata: → *Dyshidrosis lamellosa sicca*
Exfoliatio oleosa neonatorum: → *Ichthyosis lamellosa*
Exfoliatio physiologica: → *Desquamatio neonatorum*
Exfoliativa areata dolorosa: → *Exfoliatio areata linguae*
Exfoliativa linguae et mucosa oris: → *Exfoliatio areata linguae*
Exfoliativa manuum areata: → *Dyshidrosis lamellosa sicca*
Exophthalmus-Myxoedema-circumscriptum-praetibiale-Osteoarthropathia-hypertrophicans-Syndrom: → *EMO-Syndrom*
Exostose, mandibuläre: → *Torus mandibularis*
Exostosen, multiple: → *Tricho-rhino-phalangeales Syndrom*
Exostosen, multiple kartilaginäre: → *Tricho-rhino-phalangeales Syndrom*
Exozytose: → *Epidermotropie*
Exsikkationsdermatitis: → *Ekzem, Exsikkationsekzem*
Exsikkationsekzem: → *Ekzem, Exsikkationsekzem*
Exsikkationsekzematid: → *Ekzem, Exsikkationsekzem*

Exsudative diskoide lichenoide Dermatitis: → *Dermatitis, exsudative diskoide lichenoide*
Extractable Nuclear Antigens: → *ENA*
Extremitätengangrän, symmetrische: → *Raynaud-Syndrom*
Eyelid Dermatitis: → *Ekzem, Lidekzem*

F

Fabry, M.: → *Angiokeratoma corporis diffusum*
Fabry-Krankheit: → *Angiokeratoma corporis diffusum*
FACE: → *Facial Afro-Caribbean childhood eruption*
Facial-digital-genital-syndrome: → *Aarskog-Syndrom*
Facialisparese, angeborene: → *Möbius-Syndrom*
Facies leonina: → *Facies leontina*
FACS: → *Flowzytometrie*
Fadenpilze: → *Dermatophyten*
Fadenpilzerkrankung: → *Tinea*
Faktor-V-Mangel, kongenitaler: → *Parahämophilie*
Faltenhals: → *Pterygium colli*
Faltenzunge: → *Lingua plicata*
Familial atypical multiple mole melanoma: → *BK-Mole-Syndrom*
Familial cold autoinflammatory syndrome: → *Kälteurtikaria, familiäre*
Familial Mediterranean fever: → *Mittelmeerfieber, familiäres*
FAMM-Syndrom: → *BK-Mole-Syndrom*
Fanconi-Panmyelopathie: → *Fanconi-Anämie*
Fanconi-Panzytopenie: → *Fanconi-Anämie*
Fanconi-Syndrom: → *Fanconi-Anämie*
Farber-Krankheit: → *Lipogranulomatose, disseminierte*
Farbschweiß: → *Chromhidrose*
Farmyard pox: → *Ecthyma contagiosum*
Fasciitis palmaris: → *Dupuytrensche Kontraktur*
Fasziitis, diffuse mit Eosinophilie: → *Fasziitis, eosinophile*
Fasziitis, noduläre: → *Fasciitis nodularis pseudosarcomatosa*
Faulecken: → *Perlèche*
Faunenschwanznävus: → *Faun-tail-Naevus*
Favre-Chaix-Syndrom: → *Purpura jaune d'ocre*
Favre-Racouchotsche-Krankheit: → *Elastoidosis cutanea nodularis et cystica*
FCAS: → *Kälteurtikaria, familiäre*
FDH-Syndrom: → *Goltz-Gorlin-Syndrom*
Febris mediterranea: → *Bruzellosen*
Febris recurrens: → *Rückfallfieber*
Febris undulans bovina: → *Bang, M.*
Fede-Riga-Geschwür: → *Aphthen, Fede-Riga'sche*
Fegler-Syndrom: → *Naevus flammeus, posttraumatischer*
Fehlbildungen, amniotische: → *Peromelie*
Feigwarzen: → *Condylomata acuminata*
Feldacker-Hines-Kierland-Syndrom: → *Livedovaskulopathie*
Felsengebirgsfieber, amerikanisches: → *Rickettsiosen*
Felsengebirgsfieber, amerikanisches: → *Rocky mountains spotted fever*
Fersenknötchen, druckbedingte: → *Piezogene Knötchen*
Fettbein: → *Lipödem*
Fettbein: → *Lipödemsyndrom, schmerzhaftes*
Fettender Salicylsäure-Hautspiritus 1/2/3 oder 5% (NRF 11.45.): → *R218*
Fettender Salicylsäure-Hautspiritus 1/2/3 oder 5% (NRF 11.45.): → *Salicylsäure*
Fettgewebsabsaugung: → *Liposuction*
Fettgewebsentzündung: → *Pannikulitis*
Fettgewebsgeschwulst: → *Lipom*
Fettgewebsnekrose, disseminierte: → *Pannikulitis, pankreatische*
Fettgewebsnekrose, pankreatische: → *Pannikulitis, pankreatische*
Fetthals: → *Madelung-Fetthals*
Fettimplantation, autologe: → *Lipoaugmentation*

Fettkropf: → *Madelung-Fetthals*
Fettnekrose, subkutane des Neugeborenen: → *Adiponecrosis subcutanea neonatorum*
Fettsklerem des Neugeborenen: → *Sclerema adiposum neonatorum*
Fettsklerose, symmetrische: → *Adiponecrosis subcutanea neonatorum*
Fettsyndrom, schmerzhaftes: → *Lipödemsyndrom, schmerzhaftes*
Feuchtwarzen: → *Condylomata acuminata*
Feuermal: → *Naevus flammeus*
Feverfew: → *Mutterkraut*
Fibrodysplasia elastica generalisata: → *Ehlers-Danlos-Syndrom*
Fibroepithelialer Tumor: → *Fibroepitheliom, prämaligne*
Fibrofollikulome, multiple: → *Birt-Hogg-Dubé-Syndrom*
Fibrohämangiom: → *Fibroma cavernosum*
Fibrokeratom, erworbenes akrales: → *Fibrokeratom, erworbenes, digitales*
Fibrom, aponeurotisches: → *Palmoplantarfibromatose, juvenile*
Fibrom, filiformes: → *Fibroma filiforme*
Fibrom, hartes: → *Dermatofibrom*
Fibrom, infantiles, digitales: → *Fibromatose, digitale infantile*
Fibrom, juveniles aponeurotisches: → *Palmoplantarfibromatose, juvenile*
Fibrom, trichoblastisches: → *Trichoblastom*
Fibrom, trichogenes: → *Trichoblastom*
Fibrom, weiches: → *Fibroma molle*
Fibroma areolare: → *Myxofibrom*
Fibroma durum: → *Dermatofibrom*
Fibroma gingivale: → *Fibroma symmetricum gingivale*
Fibroma lipoidicum sive lipomatodes: → *Xanthome, tuberöse*
Fibroma molluscum: → *Myxofibrom*
Fibroma mucinosum: → *Myxofibrom*
Fibroma myxomatodes: → *Myxofibrom*
Fibroma of the tendon sheat: → *Sehnenscheidenfibrom*
Fibroma sarcomatodes: → *Fibrosarkom*
Fibroma teleangiectaticum: → *Fibroma cavernosum*
Fibromatose, aggressive: → *Desmoidtumor*
Fibromatose, pseudosarkomatöse: → *Fasciitis nodularis pseudosarcomatosa*
Fibromatosis: → *Fibromatosen*
Fibromatosis hyalinica multiplex juvenilis: → *Fibromatose, hyaline juvenile*
Fibromyxom: → *Myxofibrom*
Fibromyxosarkom: → *Fibrosarkom*
Fibropapillom: → *Fibroma molle*
Fibrosarkom, paradoxes: → *Fibroxanthom, atypisches*
Fibrose: → *Sklerose*
Fibrosis nodularis nasi: → *Nasenpapel, fibröse*
Fibrosis subepidermalis nodularis: → *Dermatofibrom*
Fibrous hamartoma of infancy: → *Myofibromatose, infantile*
Fibroxanthom, malignes: → *Histiozytom, malignes fibröses*
Fibroxanthosarkom: → *Histiozytom, malignes fibröses*
Fieber, rheumatisches: → *Rheumatisches Fieber*
Field daisy: → *Margerite*
Fiessinger-Leroy-Reiter-Krankheit: → *Reiter-Syndrom*
Fifth digit syndrome: → *Coffin-Siris-Syndrom*
Filamente: → *Myzel*
Filariasis: → *Filariose*
Filariasis, lymphatische: → *Filariose, lymphatische*
Filzlausbefall: → *Pediculosis pubis*
Finger, akzessorischer: → *Polydaktylie, rudimentäre*
Finger, rudimentärer: → *Polydaktylie, rudimentäre*
Fingerapoplexie: → *Fingerhämatom, paroxysmales*
Fingerblase, eitrige: → *Bulla repens*
Fingerhutnagel: → *Tüpfelnägel*

Fingerrudiment: → *Polydaktylie, rudimentäre*
Fingerumlauf: → *Paronychie*
Fingerzyste, mukoide: → *Dorsalzyste, mukoide*
Finnenkrankheit: → *Zystizerkose*
Fischhändlerrotlauf: → *Erysipeloid*
Fischrose: → *Erysipeloid*
Fischtankgranulom: → *Schwimmbadgranulom*
Fistula auris congenita: → *Ohrfistel und -zyste, kongenitale*
Fistula coccygealis: → *Pilonidalsinus*
Fistula colli congenita lateralis: → *Halsfistel und -zyste, laterale*
Fitz-Hugh-Curtis-Syndrom: → *Perihepatitis gonorrhoica*
Fixed drug eruption: → *Arzneimittelreaktion, fixe*
Flavinikterus: → *Ikterus*
Flechte, fliegende: → *Pityriasis simplex faciei*
Flechte, orientalische: → *Tinea imbricata*
Flechte, tropische: → *Miliaria rubra und Miliaria profunda*
Flechtengrind: → *Favus*
Fleckfieber, klassisches: → *Fleckfieber, epidemisches*
Fleckfieber, murines: → *Fleckfieber, endemisches*
Fleckfieber, südafrikanisches: → *Zehntagefieber*
Flecktyphus: → *Fleckfieber, epidemisches*
Flegel, M.: → *Hyperkeratosis lenticularis perstans*
Flegel's disease: → *Hyperkeratosis lenticularis perstans*
Fleisch, wildes: → *Caro luxurians*
Fleisch, wucherndes: → *Caro luxurians*
Fleischer-Pemphigus: → *Lyell-Syndrom, staphylogenes*
Fliegenkraut: → *Beifuß*
Fliegenmadenkrankheit: → *Myiasis*
Fliegenstich: → *Insektenstich*
Flohfleckfieber: → *Fleckfieber, endemisches*
Flügelfell: → *Pterygium*
Flughaut: → *Pterygium*
Fluorescence activated cell sorting: → *Flowzytometrie*
Fluoreszenz-Treponema-Antikörper-Test: → *FTA-Test*
Flussblindheit: → *Onchozerkose*
Flussfieber, japanisches: → *Tsutsugamushifieber*
Flüssigkeitsretentionssyndrom: → *Ödem, idiopathisches*
FMF: → *Mittelmeerfieber, familiäres*
Foam sclerotherapy: → *Sklerosierung, Schaumsklerosierung*
Focal acral hyperkeratosis: → *Akrokeratoelastoidose*
Fogo Selvagem: → *Pemphigus foliaceus, brasilianischer*
Fokale dermale Hypoplasie: → *Goltz-Gorlin-Syndrom*
Fokalinfektion: → *Fokus*
Folded skin with scarring: → *Michelinreifen-Baby-Syndrom*
Folliculite dépilante des parties glabres: → *Folliculitis sycosiformis atrophicans*
Folliculite pilo-sebacée chronique: → *Folliculitis sclerotisans nuchae*
Folliculitis: → *Follikulitis*
Folliculitis atrophicans reticulata: → *Atrophodermia vermiculata*
Folliculitis barbae: → *Folliculitis simplex barbae*
Folliculitis decalvans faciei: → *Folliculitis sycosiformis atrophicans*
Folliculitis depilans: → *Folliculitis decalvans*
Folliculitis et Perifolliculitis capitis abscedens et suffodiens: → *Perifolliculitis capitis abscedens et suffodiens*
Folliculitis keloidalis: → *Folliculitis sclerotisans nuchae*
Folliculitis nuchae sclerotisans: → *Folliculitis sclerotisans nuchae*
Folliculitis perforans: → *Follikulitis, perforierende*
Folliculitis picea: → *Acne, Teer-Akne*
Folliculitis pustulosa: → *Ostiofollikulitis*
Folliculitis scorbutica hämorrhagica: → *Hyperkeratosis follicularis durch Avitaminose C*
Folliculitis staphylogenes superficialis: → *Ostiofollikulitis*
Folliculitis varioliformis necroticans: → *Acne necrotica*
Folliculitis varioliformis sive necroticans: → *Acne necrotica*

Folliculosebaceous cystic hamartoma: → *Talgdrüsenhamartom, follikuläres, zystisches*
Follikeldegeneration, verschleimende: → *Mucinosis follicularis*
Follikelentzündung: → *Follikulitis*
Follikelkeratosen: → *Keratosis follicularis*
Follikelkoniosen: → *Follikelanthrakose*
Follikelschanker, miliärer: → *Ulcus molle folliculare*
Follikelzysten: → *Epidermalzysten*
Follikulitis chancrenosa: → *Ulcus molle folliculare*
Follikulitis der Bartgegend: → *Folliculitis simplex barbae*
Follikulitis keloidalis: → *Folliculitis sclerotisans nuchae*
Follikulitis, ausstoßende: → *Haarzylinder*
Follikulitis, eosinophile pustulöse: → *Pustulose, sterile eosinophile*
Follikulitis, profunde dekalvitierende: → *Perifolliculitis capitis abscedens et suffodiens*
Fölling-Krankheit: → *Phenylketonurie*
Fondaparinux-Natrium: → *Fondaparinux*
Fonsecas-Krankheit: → *Chromomykose*
Foot and mouth disease: → *Maul- und Klauenseuche, echte*
Fordyce Zustand: → *Talgdrüsen, ektopische*
Forest yaws: → *Leishmaniose, südamerikanische*
Fournier-Gangrän: → *Gangraena acuta genitalium*
Fourth phacomatosis: → *Sturge-Weber-Krabbe-Syndrom*
Foxsche Impetigo: → *Impetigo contagiosa*
Fragilitas ossium: → *Osteogenesis imperfecta*
Franceschetti-Jadassohn-Syndrom: → *Incontinentia pigmenti, Typ Franceschetti-Jadassohn*
Franceschetti-Syndrom: → *Dysostosis mandibulofacialis*
Franceschetti-Zwahlen-Klein-Syndrom: → *Dysostosis mandibulofacialis*
Franceschetti-Zwahlen-Syndrom: → *Dysostosis mandibulofacialis*
Francisella tularensis-Infektion: → *Tularämie*
Françoissche Krankheit: → *Dystrophia dermo-chondro-cornealis familiaris*
François-Syndrom: → *Dystrophia dermo-chondro-cornealis familiaris*
Franzosenkrankheit: → *Syphilis acquisita*
Freeman-Sheldon-Syndrom: → *Dysplasie, kranio-karpo-tarsale*
Fremdkörpereinsprengung: → *Tätowierung*
Freysches Syndrom: → *Aurikulotemporales Syndrom*
Frey-Syndrom: → *Aurikulotemporales Syndrom*
Frey-Syndrom: → *Hyperhidrose, gustatorische*
frictional lichenoid eruption: → *Dermatitis papulosa juvenilis*
Friderichsen-Waterhouse-Syndrom: → *Waterhouse-Friderichsen-Syndrom*
Fröhlich, M.: → *Dystrophia adiposogenitalis*
Frons quadratum: → *Caput quadratum*
Fröschleingeschwulst: → *Ranula*
Frostbeulen: → *Pernio*
Fruchtschmiere: → *Vernix caseosa*
Frühjahrsakne: → *Acne, Mallorca-Akne*
Frühjahrskatarrh: → *Conjunctivitis vernalis*
Frühjahrskonjunktivitis: → *Conjunctivitis vernalis*
Frühjahrslichtdermatose: → *Frühlingsperniosis*
Frühlingseruption, jugendliche: → *Frühlingsperniosis*
Frullania spp: → *Sackmoos*
Frullania tamarisci L: → *Sackmoos*
FSME-Immunglobulin: → *Immunglobuline, spezifische*
Fuchsinkörperchen: → *Russel-Körperchen*
Fuchs-Syndrom: → *Erythema exsudativum multiforme*
Fucosidosis: → *Fukosidose*
Fulminating purpuric meningococcemia: → *Waterhouse-Friderichsen-Syndrom*
Fünftagefieber: → *Febris quintana*

Fünfte Krankheit: → Erythema infectiosum
Fungus indiano: → Myzetom
Fusospirochätose: → Angina, Plaut-Vincenti
Fußekzem, tylotisches: → Ekzem, hyperkeratotisch-rhagadiformes Hand- und Fußekzem
Fußinfekt, gemischter: → Fußinfekt, gramnegativer
Fußinfekt, mazerativer: → Fußinfekt, gramnegativer
Fußmykose: → Tinea pedum
Fußpilzerkrankung: → Tinea pedum
Fußsohlenfaszienkontraktur: → Plantarfibromatose
Fußsohlenwarzen: → Verrucae plantares

G

Gadnerbeiß: → Trombidiose
Gafsabeule: → Leishmaniose, kutane
Gale des épiciers: → Krämerkrätze
Gallenmaske: → Chloasma hepaticum
Gamasidiose: → Gamasidiosis
Gamma-Hexachlorcyclohexan: → Lindan
Ganglion cyst: → Ganglion
Ganglioneuroblastom: → Ganglioneurom
Gangliozytom: → Ganglioneurom
Gangraena multiplex cachecticorum: → Ecthyma gangraenosum
Gangraena senilis: → Gangraena arteriosclerotica
Gangrän, infektiöse des Mundes: → Noma
Gangtumor, dermaler: → Poroepitheliom, ekkrines
Gänsehaut: → Cutis anserina
Gardasil: → HPV-Vaccine
Gardner-Diamond-Syndrom: → Ekchymosen-Syndrom, schmerzhaftes
Garten-Ringelblume: → Ringelblume
Gasgangrän: → Gasbrand
Gasödem: → Gasbrand
Gasödemerkrankung: → Gasbrand
GCP: → Good Clinical Practice
Gefäßproßgeschwulst: → Gemmangiom
Geheimratsecken des Mannes: → Alopecia androgenetica beim Mann
Gehörgangsekzem: → Otitis externa
Gelenkxanthome: → Xanthoma tendinosum et articulare
General acquired sudomotor denervation: → Anhidrose, familiäre
Generalized folded skin with underlying lipomatous nevus: → Michelinreifen-Baby-Syndrom
Genitalatrophie, senile: → Vulvaatrophie, senile
Genitalatrophien: → Kraurosis vulvae
Genitalgangrän, akute ulzeröse: → Gangraena acuta genitalium
Genitalpruritus: → Pruritus vulvae
Genitoanalsyndrom: → Anogenitales Syndrom
Génodermatose à érythèmes circinés variables: → Bazex-Dupré-Reilhac-Syndrom
Genodermatosis erythematosquamosa circinata et variabilis: → Erythème desquamative en plaque congénital et familial
Gentamicin-Creme 0,1%: → Gentamicin
Gentamicin-Creme 0,1%: → R096
Geranium: → Geranie
Gerbsäure-Lösung: → Lösungen
Gerbsäure-Lösung: → R244
Gerbstoff, synthetischer: → Tannin
German measles: → Röteln
Gerontonychie: → Altersnagel
Gerontoxon: → Arcus senilis corneae
Gerstenkorn: → Hordeolum
Gerstenkrätze: → Getreidekrätze
Geschlechtskrankheit, vierte: → Lymphogranuloma inguinale

Gesichtslähmung, kongenitale: → Möbius-Syndrom
Gesichtsmaske, konstitutionelle: → Erythema perstans faciei
Getreidepollen: → Pollen, Gräserpollen und Getreidepollen
Gewebswassersucht: → Ödem
Gewerbeakne: → Acne, Berufs-Akne
Gianotti-Crosti-Syndrom: → Acrodermatitis papulosa eruptiva infantilis
Giant Condylomata Acuminata of Buschke and Loewenstein: → Condylomata gigantea
Giant lymphnode hyperplasia: → Castleman-Lymphom
Giant malignant condyloma: → Condylomata gigantea
Giant-cell arteritis: → Arteriitis temporalis
Giantmelanosome: → Riesenmelanosom
Giardiasis: → Lambliasis
Gibertsche Krankheit: → Pityriasis rosea
Gichtknoten: → Gichttophi
Giesinger Beiß: → Trombidiose
Gilbert-Syndrom: → Behçet, M.
Gilchristsche Krankheit: → Blastomykose, nordamerikanische
Gilford-Syndrom: → Progeria infantilis
Gingivahyperplasie, fibröse: → Gingivitis hyperplastica
Glanders: → Malleus
Glandula sudorifera: → Schweißdrüse
Glandulae praeputiales: → Tyson-Drüsen
Glandulae sebaceae: → Talgdrüsen
Glanzmann-Naegeli-Syndrom: → Thrombasthenie
Glanzmann-Thrombasthenie: → Thrombasthenie
Glanzschicht: → Stratum lucidum
Glasknochenkrankheit: → Osteogenesis imperfecta
Glaswollhaare: → Pili canaliculi
Glatzenbildung: → Alopezie
Glatzenbildung, männliche: → Alopecia androgenetica beim Mann
Glatzenbildung, weibliche: → Alopecia androgenetica bei der Frau
Gliederfüßler: → Arthropoden
Gliedmaßeneinschnürung: → Peromelie
Gliom, nasales: → Gliom, peripheres
Glomangiom: → Glomustumor
Glomangiomyom: → Glomustumor
Glomangiosarkom: → Glomustumor
Glossitis areata exsudativa: → Exfoliatio areata linguae
Glossitis dissecans: → Lingua plicata
Glossitis exfoliativa marginata: → Exfoliatio areata linguae
Glossitis geographica: → Exfoliatio areata linguae
Glossitis interstitialis superficialis et profunda: → Glossitis
Glossitis mediana rhombica: → Glossitis rhombica mediana
Glossitis migrans: → Exfoliatio areata linguae
Glossitis profunda: → Glossitis
Glossitis superficialis: → Glossitis
Glossitis, Huntersche: → Glossitis Möller-Hunter
Glukagonomsyndrom: → Erythema necroticans migrans
Glukokortikosteroid-Lipodystrophie: → Lipoatrophie, lokalisierte nach Glukokortikosteroid-Injektionen
Glukozerebrosidose: → Gaucher, M.
Gold-Ausschlag: → Chrysiasis
Goldblume: → Ringelblume
Goltz-Peterson-Gorlin-Ravits-Syndrom: → Goltz-Gorlin-Syndrom
Goltz-Syndrom: → Goltz-Gorlin-Syndrom
Gonokokken: → Neisseria gonorrhoeae
Gonokokken-Konjunktivitis: → Gonorrhoe
Gopalan-Syndrom: → Burning-feet-Syndrom
Gorhams disease: → Servelle-Martorell-Syndrom
Gottron-Syndrom I: → Acrogeria Gottron
Gottron-Syndrom II: → Erythrokeratodermia progressiva symmetrica

Gougerot Dermatitis: → *Dermatite lichénoide purpurique et pigmentée*
Gougerot- Hailey-Hailey-Krankheit: → *Pemphigus chronicus benignus familiaris*
Gougerot-Blum-Syndrom: → *Dermatite lichénoide purpurique et pigmentée*
Gougerot-Carteaud-Syndrom: → *Papillomatosis confluens et reticularis*
Gougerot-Krankheit: → *Purpura Schönlein-Henoch*
Gougerotsches Trisymptom: → *Purpura Schönlein-Henoch*
Gougerot-Symptom: → *Vaskulitis, leukozytoklastische*
Gowers, M.: → *Panatrophia localisata*
Graham-Little-Syndrom: → *Lasseur-Graham-Little-Syndrom*
Grangraena emphysematosa: → *Gasbrand*
Granular parakeratosis: → *Parakeratose, granuläre*
Granularzellmyoblastom: → *Granularzelltumor*
Granulom der Mundschleimhaut: → *Schleimgranulom*
Granulom des Gesichts, eosinophiles: → *Granuloma eosinophilicum faciei*
Granulom, eosinophiles des Gesichtes: → *Granuloma eosinophilicum faciei*
Granulom, kokzidioidales: → *Coccidioidomycose*
Granuloma anulare generalisatum: → *Granuloma anulare disseminatum*
Granuloma candidamyceticum: → *Candidose*
Granuloma coccidioides: → *Coccidioidomycose*
Granuloma eosinophilicum faciale: → *Granuloma eosinophilicum faciei*
Granuloma faciale: → *Granuloma eosinophilicum faciei*
Granuloma fungoides: → *Mycosis fungoides*
Granuloma multiforme: → *Granuloma anulare multiforme*
Granuloma nitidum: → *Lichen nitidus*
Granuloma paracoccidioides: → *Blastomykose, südamerikanische*
Granuloma pediculatum: → *Granuloma teleangiectaticum*
Granuloma pudendum chronicum: → *Granuloma inguinale*
Granuloma rhinosporidiosoque: → *Rhinosporidiose*
Granuloma venereum: → *Granuloma inguinale*
Granuloma, malignant of the nose: → *Granuloma gangraenescens nasi*
Granulomatose, allergische: → *Churg-Strauss-Syndrom*
Granulomatose, rhinogene: → *Wegener-Granulomatose*
Granulomatosis infantiseptica: → *Listeriose des Neugeborenen*
Granulomatosis pseudosclerodermiformis symmetrica chronica: → *Granulomatosis disciformis chronica et progressiva*
Granulomatosis tuberculoides pseudosclerodermiformis: → *Granulomatosis disciformis chronica et progressiva*
Granulome der Axilla: → *Deodorantgranulome*
Gräser- und Getreidepollenallergie: → *Pollinose*
Gräserpollen: → *Pollen, Gräserpollen und Getreidepollen*
Grazax: → *Immuntherapie, spezifische, orale, Tablettentherapie*
Great toe nail dystrophy: → *Großzehennageldystrophie der Kindheit*
Greisenbogen: → *Arcus senilis corneae*
Greither-Syndrom: → *Keratosis extremitatum hereditaria transgrediens et progrediens*
Grenznaevus: → *Junktionsnaevus*
Grocer's itch: → *Krämerkrätze*
Grönblad-Strandberg-Syndrom: → *Pseudoxanthoma elasticum*
Großgesicht, halbseitiges: → *Hemihypertrophia faciei et colli*
Grover, M.: → *Transitorische akantholytische Dermatose*
Grubysche Krankheit: → *Mikrosporie*
Gruppenhaarbildung: → *Büschelhaare*
Grützbeutel: → *Atherom*
Gugo: → *Tinea imbricata*

Guilford-Syndrom: → *Dysplasie, anhidrotische ektodermale*
Guineawurm: → *Dracunculus medinensis*
Guineawurminfektion: → *Drakunkulose*
Gumma, tuberkulöse: → *Tuberculosis cutis colliquativa*
Gummihaut: → *Cutis hyperelastica*
Gummikrätze: → *Kautschukdermatitis*
Gummistrümpfe: → *Kompressionsstrumpf, medizinischer*
Günther, M.: → *Porphyria erythropoetica congenita*
Gurgelmittel, adstringierendes: → *R209*
Gurgelmittel, adstringierendes: → *Stomatologika*
Gürtelrose: → *Zoster*

H

Haarausfall: → *Effluvium*
Haarausfall, kreisrunder: → *Alopecia areata*
Haarbalgmilbe: → *Demodex folliculorum*
Haarbruch: → *Trichoklasie*
Haare, Syndrom der unkämmbaren: → *Pili canaliculi*
Haare, unkämmbare: → *Pili canaliculi*
Haaresser: → *Haarzylinder*
Haarfollikelentzündung: → *Follikulitis*
Haarknötchenkrankheit: → *Trichorrhexis nodosa*
Haarnestfistel: → *Pilonidalsinus*
Haarnestgrübchen: → *Pilonidalsinus*
Haarrupf-Tic: → *Trichotillomanie*
Haarspaltung: → *Trichoptilosis*
Haarwasser, Salicylsäure-haltiges 2%: → *R217*
Haarwasser, Salicylsäure-haltiges 2%: → *Salicylsäure*
Haar-Zahn-Knochen-Syndrom: → *Tricho-dento-ossäres Syndrom*
Haarzunge, weiße: → *Haarleukoplakie, orale*
Haemangiectasia circumscriptum superficialis: → *Angiokeratom*
Haemangiectasia hypertrophicans: → *Klippel-Trénaunay-Syndrom*
Haemangiom, seniles: → *Angiom, seniles*
Haemangioma senile: → *Angiom, seniles*
HAES: → *Hydroxyäthylstärke*
Haftcreme, Tretinoin-haltige 0,05–0,1%: → *R258*
Haftcreme, Tretinoin-haltige 0,05–0,1%: → *Stomatologika*
Hagelkorn: → *Chalazion*
HAHH-Syndrom: → *Schimmelpenning-Feuerstein-Mims-Syndrom*
Hailey-Hailey, M.: → *Pemphigus chronicus benignus familiaris*
Hair casts: → *Haarzylinder*
Hair pulling tic: → *Trichotillomanie*
Hakenwurmkrankheit: → *Ankylostomiasis*
Half and half nail: → *Halb- und Halbnägel*
Hallermann-Streiff-Syndrom: → *Dyskephaliesyndrom von François*
Hallermann-Syndrom: → *Dyskephaliesyndrom von François*
Hallopeau-Leredde-Syndrom: → *Acrodermatitis continua suppurativa*
Hallopeau-Siemens-Syndrom: → *Epidermolysis bullosa dystrophica, Hallopeau-Siemens*
Halluzinose, chronische taktile: → *Dermatozoenwahn*
Halo-Dermatitis um Naevuszellnaevi: → *Naevus, melanozytärer, Halo-Naevus*
Halo-Dermatitis um Naevuszellnaevi: → *Naevus, melanozytärer, Meyerson-Naevus*
Halo-Ekzeme um Naevuszellnaevi: → *Naevus, melanozytärer, Halo-Naevus*
Halo-Ekzeme um Naevuszellnaevi: → *Naevus, melanozytärer, Meyerson-Naevus*
Halogen-Akne: → *Acne, Brom-Akne*
Halogen-Akne: → *Acne, Chlor-Akne*
Halogenoderm: → *Bromoderm*
Halo-Naevus: → *Naevus, melanozytärer, Halo-Naevus*
Halo-Naevus: → *Naevus, melanozytärer, Meyerson-Naevus*

Hämangioendotheliom der Kopfhaut, malignes: → *Angiosarkom der Kopf- und Gesichtshaut*
Hämangioendotheliom, malignes: → *Angiosarkom der Kopf- und Gesichtshaut*
Hämangiom, epitheloides: → *Angiolymphoide Hyperplasie mit Eosinophilie*
Hämangiom, kutanes: → *Gefäßtumoren, kutane*
Hämangiom, seniles: → *Angiom, seniles*
Hämangiom, sinusoidales: → *Hämangiom, kavernöses*
Hämangiom, sklerosierendes: → *Dermatofibrom*
Hämangiom, tardives: → *Angiom, seniles*
Hämangioma planum: → *Naevus flammeus*
Hämangioma racemosum: → *Hämangiom, arteriovenöses*
Hämangioma senile: → *Angiom, seniles*
Hämangioma simplex: → *Naevus flammeus*
Hämangiomatose, osteolytische: → *Servelle-Martorell-Syndrom*
Hämangiosarkom der Kopf- und Gesichtshaut: → *Angiosarkom der Kopf- und Gesichtshaut*
Hamartom, ektoneurodermales: → *Sturge-Weber-Krabbe-Syndrom*
Hamartom, epitheliales, sklerosierendes: → *Trichoepitheliom, desmoplastisches*
Hamartom, fibröses der Kindheit: → *Myofibromatose, infantile*
Hamartome, multiple: → *Cowden-Syndrom*
Hamartome-Syndrom: → *Cowden-Syndrom*
Hämhidrosis: → *Hämhidrose*
Hämidrosis: → *Hämhidrose*
Hämorrhagische Diathese der Neugeborenen: → *Morbus haemorrhagicus neonatorum*
Hämorrhoidalvenenthrombose, akute: → *Analvenenthrombose, akute*
Hämorrhoiden-Salbe mit Hamamelisextrakt I: → *Hämorrhoidenmittel*
Hämorrhoiden-Salbe mit Hamamelisextrakt I: → *R097*
Hämorrhoiden-Salbe mit Hamamelisextrakt II: → *Hämorrhoidenmittel*
Hämorrhoiden-Salbe mit Hamamelisextrakt II: → *R098*
Hämorrhoidensalbe mit Hamamelisextrakt und Tannin: → *Hämorrhoidenmittel*
Hämorrhoidensalbe mit Hamamelisextrakt und Tannin: → *R099*
Hämorrhoiden-Salbe mit Zink: → *Hämorrhoidenmittel*
Hämorrhoiden-Salbe mit Zink: → *R285*
Hand- und Fußekzem, hyperkeratotisch-rhagadiformes: → *Ekzem, hyperkeratotisch-rhagadiformes Hand- und Fußekzem*
Handekzem, kumulativ-toxisches: → *Ekzem, Kontaktekzem, toxisches*
Hand-foot-mouth-disease: → *Hand-Fuß-Mund-Krankheit*
Hand-Foot-Syndrom: → *Hand-Fuß-Syndrom*
Hand-Fuß-Mund-Exanthem: → *Hand-Fuß-Mund-Krankheit*
Handhämatom, paroxysmales: → *Fingerhämatom, paroxysmales*
Handkantenknötchen, druckbedingte: → *Piezogene Knötchen*
Hängelider: → *Blepharochalasis*
Hansen, M.: → *Lepra*
Hansen-Krankheit: → *Lepra*
Hansenosis: → *Lepra*
Harada-Krankheit: → *Uveomeningoenzephales Syndrom*
Harada-Syndrom: → *Uveomeningoenzephales Syndrom*
Harlequin color change: → *Harlekinverfärbung*
Harnstoff 10%/Kochsalz 10%-Salbe (NFA): → *Harnstoff*
Harnstoff 10%/Kochsalz 10%-Salbe (NFA): → *R107*
Harnstoff 10%/Kochsalz 3%-Salbe: → *Harnstoff*
Harnstoff 10%/Kochsalz 3%-Salbe: → *R105*
Harnstoff 10%/Kochsalz 5%-Salbe: → *Harnstoff*
Harnstoff 10%/Kochsalz 5%-Salbe: → *R106*
Harnstoff 10%/Milchsäure 5%-Creme (NFA): → *Harnstoff*
Harnstoff 10%/Milchsäure 5%-Creme (NFA): → *R108*

Harnstoff-Cetomacrogolsalbe 10% (NRF 11.73.): → *Harnstoff*
Harnstoff-Cetomacrogolsalbe 10% (NRF 11.73.): → *R100*
Harnstoff-Creme 2-10%: → *Harnstoff*
Harnstoff-Creme 2-10%: → *R101*
Harnstoff-Creme, anionische 5- oder 10% (NRF 11.71.): → *Harnstoff*
Harnstoff-Creme, anionische 5- oder 10% (NRF 11.71.): → *R102*
Harnstoff-Emulsion, hydrophile 5- oder 10% (NRF 11.72.): → *Harnstoff*
Harnstoff-Emulsion, hydrophile 5- oder 10% (NRF 11.72.): → *R104*
Harnstoff-Glukose-Puder (NRF 11.48.): → *Puder*
Harnstoff-Glukose-Puder (NRF 11.48.): → *R103*
Harnstoff-Paste 40% (NRF 11.30.): → *Harnstoff*
Harnstoff-Paste 40% (NRF 11.30.): → *R110*
Harnstoff-Paste, Clotrimazol-haltige (NRF 11.57.): → *R112*
Harnstoff-Salbe (nach Farber): → *Harnstoff*
Harnstoff-Salbe (nach Farber): → *R109*
Harnstoffsalbe, Clioquinol-haltige: → *R111*
Harnstoff-Wollwachsalkohol-Salbe, Wasserhaltige 5- oder 10% (NRF 11.74.): → *Harnstoff*
Harnstoff-Wollwachsalkohol-Salbe, Wasserhaltige 5- oder 10% (NRF 11.74.): → *R113*
Harnwegsinfekt: → *Urethritis, bakterielle*
Hartheukrankheit: → *Hyperizismus*
Hartnup-Krankheit: → *Hartnup-Syndrom*
Haselnussallergie: → *Haselnuss*
Haselnussallergie: → *Nahrungsmittelallergie*
Hasenpest: → *Tularämie*
Hautamyloidose: → *Amyloidose, kutane*
Hautamyloidose, biphasische: → *Amyloidose, biphasische*
Hautamyloidose, blasenbildende: → *Amyloidose, blasenbildende*
Hautamyloidose, interskapuläre: → *Amyloidose, makulöse*
Hautamyloidose, knotige: → *Amyloidosis cutis nodularis atrophicans*
Hautamyloidose, makulöse: → *Amyloidose, makulöse*
Hautatrophie: → *Atrophie*
Hautatrophie, senile: → *Atrophie, senile*
Haut-Auge-Hirn-Herz-Syndrom: → *Schimmelpenning-Feuerstein-Mims-Syndrom*
Hautdiphtherie: → *Diphtherie der Haut*
Hautelastoidosis, knotige mit Zysten und Komedonen: → *Elastoidosis cutanea nodularis et cystica*
Hautemulsionsgrundlage, hydrophile (NRF S.25.): → *R114*
Hautentspannungslinien: → *Hautspannungslinien*
Hautfalten, multiple, ringförmige: → *Michelinreifen-Baby-Syndrom*
Hautgangrän: → *Gangrän*
Hautgangrän, hysterische: → *Artefakte*
Hautgangrän, postoperative progressive: → *Gangrän, postoperative progressive*
Hautgrieß: → *Milien*
Hauthorn: → *Cornu cutaneum*
Hautjucken: → *Pruritus*
Hautkarzinom: → *Karzinom, spinozelluläres*
Hautkrebs, metastatischer: → *Hautmetastase*
Hautkrebs, schwarzer: → *Melanom, malignes*
Hautkrebs, sekundärer: → *Hautmetastase*
Hautleishmanid, post-Kala-Azar: → *Post-Kala-Azar-Dermatose*
Hautleishmaniose: → *Leishmaniose, kutane*
Hautmaulwurf: → *Larva migrans*
Hautnekrosen, umschriebene, nach intramuskulärer Injektion: → *Embolia cutis medicamentosa*
Hautödem, akutes umschriebenes: → *Angioödem*
Hautödem, umschriebenes: → *Angioödem*
Hautrisse: → *Striae cutis distensae*
Hautrotz: → *Malleus*
Hautschrift: → *Dermographismus*

Hautschrift-Urtikaria: → *Urticaria factitia*
Hautschutz-Creme, fettarme: → *Hautschutzpräparate*
Hautschutz-Creme, fettarme: → *R116*
Hautschutz-Creme, fettende: → *Hautschutzpräparate*
Hautschutz-Creme, fettende: → *R117*
Hautschutz-Salbe III: → *Hautschutzpräparate*
Hautschutz-Salbe III: → *R115*
Hautsteinchen: → *Kalkknötchen, kutanes*
Hautsteine: → *Calcinosis circumscripta*
Hauttuberkulose: → *Tuberculosis cutis*
Hautveränderungen, symptomatische ichthyosiforme: → *Ichthyosis acquisita*
Hautwolf: → *Intertrigo*
Hautzystizerkose: → *Zystizerkose*
Haverhill fever: → *Rattenbisskrankheit*
Haverhill-Fieber: → *Rattenbisskrankheit*
Haxthausen-Hyperkeratose: → *Keratodermia climacterica*
Haxthausen's disease: → *Keratodermia climacterica*
HDL-Mangel, familiärer: → *Tangier-Krankheit*
Heberden-Knoten: → *Heberdensche Arthrose*
Hecht-Jarvinen-Syndrom: → *Fèvre-Languepin-Syndrom*
Heck, M.: → *Hyperplasie, fokale epitheliale*
HED: → *Dysplasie, anhidrotische ektodermale*
Hedera helix: → *Efeu*
Heinrich-Fischer-Syndrom: → *Fischer-Syndrom*
Heiße Greisenfüße: → *Burning-feet-Syndrom*
Helianthus annuus: → *Sonnenblume*
Hellzellenakanthom: → *Klarzellenakanthom*
Hellzellenmyoepitheliom: → *Klarzellhidradenom*
Hematoxilin bodies: → *Hämatoxilinkörperchen*
Hemichondrodystrophie: → *Olliersches Syndrom*
hemorrhagic fever: → *Fieber, hämorrhagisches*
Hemorrhagie douloureuse du doigt: → *Fingerhämatom, paroxysmales*
Hennastrauch: → *Färberstrauch*
Henochsche Krankheit: → *Purpura abdominalis*
Henoch-Schönlein Purpura: → *Purpura Schönlein-Henoch*
Heparin-Calcium, niedermolekulares: → *Heparine, systemische*
Heparinnekrose: → *Thrombozytopenie, heparininduzierte*
Heparinoide, systemische: → *Danaparoid*
Hepatitis epidemica: → *Hepatitis, akute Virushepatitis*
Hepatitis, infektiöse: → *Hepatitis, akute Virushepatitis*
Hepatitis, lupoide: → *Hepatitis, chronische*
Herbstbeiße: → *Trombidiose*
Herbstkrätze: → *Trombidiose*
Herdinfektion: → *Fokus*
Hereditäre polymorphe Lichtdermatos: → *Prurigo, aktinische*
Hereditäre Thrombopathie: → *Willebrand v.-Jürgens-Krankheit*
Hereditary acromelalgia: → *Restless-legs-Syndrom*
Hereditary localized pruritus: → *Notalgia paresthetica*
Hereditary mucoepithelial dysplasia: → *Candidose, chronisch-mukokutane*
Hereditary of Norwegian type: → *Aagenaes-Syndrom*
Hereditary white nails: → *Leukonychie, hereditäre subtotale*
Heredopathia atactica polyneuritiformis: → *Refsum-Syndrom*
Herpes zoster: → *Zoster*
Herpetic pharyngitis: → *Herpangina*
Herxheimer, M.: → *Acrodermatitis chronica atrophicans*
Herzberg-Potjan-Gebauer-Syndrom: → *Hypertrichosis lanuginosa acquisita*
HES: → *Hypereosinophilie-Syndrom*
HESA: → *Hyper-IgE-Syndrom*
Heteroptera: → *Wanzen*
Heubnersche Krankheit: → *Endarteriitis syphilitica*

Heufieber: → *Rhinitis allergica*
Heukrätze: → *Trombidiose*
Heuschnupfen: → *Rhinitis allergica*
Hexachlorcyclohexan: → *Lindan*
Hexetidinum: → *Hexetidin*
HGPRT-Mangel: → *Lesch-Nyhan-Syndrom*
HHV: → *Herpesviren, humane*
HID: → *Hystrix-like-Ichthyosis-Taubheit-Syndrom*
Hidradenom der Vulva: → *Hidradenoma papilliferum*
Hidradenom, chondroides: → *Mischtumor der Haut*
Hidradenoma eruptivum: → *Fox-Fordycesche Krankheit*
Hidradenoma solidum: → *Hidradenom, noduläres*
Hidradenoma verrucosum fistulovegetans: → *Syringocystadenoma papilliferum*
Hidradenome, eruptive: → *Syringome, disseminierte*
Hidroa aestivale: → *Hidroa vacciniformia*
Hidroa aestivalia: → *Hidroa vacciniformia*
Hidroa febrilis: → *Herpes simplex recidivans*
Hidroa herpetiformis: → *Dermatitis herpetiformis*
Hidroa mitis et gravis: → *Dermatitis herpetiformis*
Hidroa pruriginosa: → *Dermatitis herpetiformis*
Hidroa vacciniformis: → *Hidroa vacciniformia*
Hidroa vernalis: → *Frühlingsperniosis*
Hidroa vesiculosa: → *Erythema exsudativum multiforme*
Hidroacanthoma simplex maligna: → *Porokarzinom*
Hidrocystoma: → *Hidrozystom*
Hidrosadenitis: → *Hidradenitis suppurativa*
Hidrosadenitis multiplex, disseminierte: → *Periporitis des Säuglings*
Hidrotisch-ektodermale Dysplasie: → *Dysplasie, hidrotische ektodermale*
High resolution Anoscopy: → *Anoskopie, hochauflösende*
Himbeerseuche: → *Frambösie*
Himbeerzunge: → *Scharlachzunge*
Hinken, intermittierendes: → *Claudicatio intermittens*
Hiob-Syndrom: → *Hyper-IgE-Syndrom*
Hip Stone: → *Kalzinose, tumorartige*
Hirnsklerose, tuberöse: → *Tuberöse Sklerose*
Hirn-Trigeminus-Angiomatose-Syndrom: → *Sturge-Weber-Krabbe-Syndrom*
Hirschfliegenfieber: → *Tularämie*
Histamin-Antagonisten: → *Antihistaminika*
Histaminkopfschmerz: → *Erythroprosopalgie*
Histamin-Rezeptorantagonisten: → *Antihistaminika*
Histamin-Rezeptorenblocker: → *Antihistaminika*
Histiocytic hemangioma: → *Angiolymphoide Hyperplasie mit Eosinophilie*
Histiocytosis giganto-cellularis: → *Retikulohistiozytose, multizentrische*
Histiocytosis X, akute disseminierte juvenile Form: → *Abt-Letterer-Siwe-Krankheit*
Histiocytosis-X-Gruppe: → *Histiozytosen, Langerhanszell-Histiozytosen*
Histiozytom: → *Dermatofibrom*
Histiozytose X: → *Histiozytosen, Langerhanszell-Histiozytosen*
Histiozytose, benigne: → *Histiozytosen*
Histiozytose, maligne: → *Histiozytosen, Langerhanszell-Histiozytosen*
Histiozytose, noduläre kutane, reaktive: → *Histiozytose, progressive noduläre*
Histiozytosis X: → *Histiozytosen, Langerhanszell-Histiozytosen*
HIT: → *Thrombozytopenie, heparininduzierte*
Hitzeblattern: → *Miliaria*
Hitzemelanose, Buschke: → *Hyperpigmentierung, kalorische*
Hitzepickel: → *Miliaria*

HJMD: → Hypotrichosis congenita mit juveniler Makuladegeneration
Hobnail hemangioendothelioma: → Hämangioendotheliom, retiformes
Hobnail hemangioendothelioma: → Hämangioendotheliom, Typ Dabska
Hobnail hemangioma: → Hämangiom, targetoides, hämosiderotisches
Hodara Krankheit: → Trichorrhexis nodosa
Hodarsche Krankheit: → Trichorrhexis nodosa
Hodgkin, M.: → Lymphogranulomatose, maligne
Hodgkin-Sarkom: → Lymphogranulomatose, maligne
Hodgson-Hellier-Syndrom: → Dermatitis caused by shirts
Hoffmann-Habermannsche Pigmentanomalie: → Melanodermatitis toxica
Holländer-Simons-Syndrom: → Lipodystrophie, progressive partielle
Holzbock: → Ixodes ricinus
Holzspanphänomen: → Hobelspanphänomen
Holzteer: → Pix pinaceae
Homme orange: → Homme rouge
Hopf-Keratose: → Akrokeratosis verruciformis
Hopf-Syndrom: → Akrokeratosis verruciformis
Hornhautschwiele: → Schwiele
Hornschicht: → Stratum corneum
Hornschichtabrisstest: → Abriss-Epikutantest
Hornstein-Knickenberg-Syndrom: → Fibromatosis cutis, perifollikuläre, mit Kolonpolypen
Horton-Magath-Brown-Syndrom: → Arteriitis temporalis
Horton-Neuralgie: → Erythroprosopalgie
Horton-Syndrom: → Arteriitis temporalis
Howel-Evans-Syndrom: → Keratosis palmoplantaris mit Ösophaguskarzinom
HPV: → Papillomaviren, humane
HRQL: → Lebensqualität
HSV: → Herpes-simplex-Virus
Hühnerauge: → Clavus
Hühnerei: → Hühnereiweißallergie
Hundefloh: → Ctenocephalides canis
Hundemenschen: → Hypertrichosis lanuginosa congenita
Hundskrankheit: → Pappataci-Fieber
Huntersche Glossitis: → Glossitis Möller-Hunter
Hurler, M.: → Pfaundler-Hurler-Krankheit
Hutchinson-Gilford-Syndrom: → Progeria infantilis
Hutchinson's melanotic freckle: → Lentigo maligna
Hutchinson-Weber-Peutz-Syndrom: → Peutz-Jeghers-Syndrom
Hutfilzdermatitis: → Hutbanddermatitis
Hyaline Kugeln: → Russel-Körperchen
Hyalinose, systematisierte: → Fibromatose, hyaline juvenile
Hyalom: → Kolloidmilium
Hydroa aestivale: → Lichtdermatose, polymorphe
Hydroa vacciniforme: → Hidroa vacciniformia
Hydrocortison 0,5% in Carboxymethylcellulosegel (DAB): → Hydrocortison
Hydrocortison 0,5% in Carboxymethylcellulosegel (DAB): → R124
Hydrocortison-17-butyrat: → Hydrocortisonbutyrat
Hydrocortisonacetat-Creme, hydrophile 0,5 oder 1% (NRF 11.15.): → Hydrocortisonacetat
Hydrocortisonacetat-Creme, hydrophile 0,5 oder 1% (NRF 11.15.): → R119
Hydrocortison-Creme 0,5-2%: → Hydrocortison
Hydrocortison-Creme 0,5-2%: → R120
Hydrocortison-Creme, hydrophile 0,5 oder 1% (NRF 11.36.): → Hydrocortison
Hydrocortison-Creme, hydrophile 0,5 oder 1% (NRF 11.36.): → R121
Hydrocortison-Lotio 0,5-1% (Basislotio der NRF 11.47.): → Hydrocortison
Hydrocortison-Lotio 0,5-1% (Basislotio der NRF 11.47.): → R123
Hydrocortison-Salbe 1% (Paraffin-Vaselinum): → Hydrocortison
Hydrocortison-Salbe 1% (Paraffin-Vaselinum): → R126
Hydrocortison-Salbe, wasserarme (nach Gloor): → Hydrocortison
Hydrocortison-Salbe, wasserarme (nach Gloor): → R122
Hydrocortison-Zinksalbe 0,5%: → Hydrocortisonacetat
Hydrocortison-Zinksalbe 0,5%: → R127
Hydrocystome noire: → Hidrozystom, ekkrines
Hydrogele: → Gele, hydrophile
Hydrophile Betamethasonvalerat-Creme 0,05 oder 0,1% (NRF 11.37.): → Betamethasonvalerat
Hydrophile Betamethasonvalerat-Creme 0,05 oder 0,1% (NRF 11.37.): → R029
Hydrophile Betamethasonvalerat-Emulsion 0,05 oder 0,1% (NRF 11.47.): → Betamethasonvalerat
Hydrophile Betamethasonvalerat-Emulsion 0,05 oder 0,1% (NRF 11.47.): → R030
Hydrophile Clotrimazol-Salbe 2% (NRF 11.50.): → Clotrimazol
Hydrophile Clotrimazol-Salbe 2% (NRF 11.50.): → R056
Hydrophile Harnstoff-Creme 5/10% (NRF 11.71.): → R101
Hydrophile Harnstoff-Emulsion 5 oder 10% (NRF 11.72.): → Harnstoff
Hydrophile Harnstoff-Emulsion 5 oder 10% (NRF 11.72.): → R104
Hydrophile Hydrocortisonacetat-Creme 0,5 oder 1% (NRF 11.15.): → Hydrocortisonacetat
Hydrophile Hydrocortisonacetat-Creme 0,5 oder 1% (NRF 11.15.): → R119
Hydrophile Hydrocortison-Creme 0,5 oder 1% (NRF 11.36.): → Hydrocortison
Hydrophile Hydrocortison-Creme 0,5 oder 1% (NRF 11.36.): → R121
Hydrophile Metronidazol-Creme 2% (NRF 11.91.): → Metronidazol
Hydrophile Metronidazol-Creme 2% (NRF 11.91.): → R167
Hydrophile Prednisolon-Creme 0,5% (NRF 11.35.): → Prednisolon
Hydrophile Prednisolon-Creme 0,5% (NRF 11.35.): → R206
Hydrophile Testosteronpropionat-Creme 2% (NRF 25.4.): → R248
Hydrophile Testosteronpropionat-Creme 2% (NRF 25.4.): → Testosteronpropionat
Hydrophile Tretinoin-Creme 0,05% (NRF 11.100.): → R256
Hydrophile Tretinoin-Creme 0,05% (NRF 11.100.): → Tretinoin
Hydrophile Triamcinolonacetonid-Creme 0,1% (NRF 11.38.): → R259
Hydrophile Triamcinolonacetonid-Creme 0,1% (NRF 11.38.): → Triamcinolonacetonid
Hydrophiles Metronidazol-Gel 0,75% (NRF 11.65.): → Metronidazol
Hydrophiles Metronidazol-Gel 0,75% (NRF 11.65.): → R169
Hydrophiles Polidocanol-Gel 5% (NRF 11.117.): → Gele, hydrophile
Hydrophiles Polidocanol-Gel 5% (NRF 11.117.): → R197
Hydrophobe Dexpanthenol-Creme 5% (NRF 11.29.): → Cremes, hydrophobe
Hydrophobe Dexpanthenol-Creme 5% (NRF 11.29.): → R065
Hydrophobe hautfarbene Abdeckpaste gelblich/mittel oder rötlich (NRF 11.58.): → R025
Hydrophobe hautfarbene Abdeckpaste gelblich/mittel oder rötlich (NRF 11.58.): → Zinkpasten
Hydroxyethylcellulose-Gel (DAB): → Gele, hydrophile
Hydroxyethylcellulose-Gel (DAB): → R128
Hydroxyurea: → Hydroxycarbamid
Hydrozystom: → Hidrozystom, ekkrines
Hygroma colli cysticum: → Hygroma cysticum
Hyperadrenocorticism: → Cushing-Syndrom
Hyperbetalipoproteinämie: → Hypercholesterinämie, essentielle
Hypercholesterinämie, familiäre: → Hypercholesterinämie, essentielle

Hyperchondroplasie: → Marfan-Syndrom
Hyperchylomikronämie und Hyperpraebetalipoproteinämie:
    → Hyperlipoproteinämie Typ V
Hyperhidrosis, gustatory: → Aurikulotemporales Syndrom
Hyperidrosis: → Hyperhidrose
Hyper-IgE-Dermatitis: → Dermatitis, hypereosinophile
Hyperimmunglobulin: → Immunglobuline, spezifische
Hyperimmunglobulin-E-Staphylokokken-Abszess-Syndrom: → Hyper-IgE-Syndrom
Hyperkarotinämie: → Aurantiasis cutis
Hyperkeratosis concentrica: → Porokeratosis Mibelli
Hyperkeratosis figurata centrifugata atrophicans: → Porokeratosis Mibelli
Hyperkeratosis follicularis durch Avitaminose A: → Phrynoderm
Hyperkeratosis follicularis metabolica: → Phrynoderm
Hyperkeratosis haemorrhagica: → Black heel
Hyperkeratosis ichthyosiformis congenita: → Ichthyosis congenita
Hyperkeratosis Kyrle: → Hyperkeratosis follicularis et parafollicularis in cutem penetrans
Hyperkeratosis monstruosa: → Ichthyosis hystrix
Hyperkeratosis palmaris et plantaris: → Keratosis palmoplantaris
Hyperkeratosis palmoplantaris with periodontosis: → Papillon-Lefèvre-Syndrom
Hyperkeratosis penetrans: → Hyperkeratosis follicularis et parafollicularis in cutem penetrans
Hyperkeratotischer Naevus: → Naevus verrucosus
Hyperkortisolismus: → Cushing-Syndrom
Hyperkortizismus: → Cushing-Syndrom
Hyperlipämie, endogene: → Hyperlipoproteinämie Typ IV
Hyperlipidämie, Fett- und kohlenhydratinduzierte:
    → Hyperlipoproteinämie Typ V
Hyperlipidämie, kohlenhydratinduzierte: → Hyperlipoproteinämie Typ IV
Hyperlipoproteinämie mit breiter Betabande:
    → Hyperlipoproteinämie Typ III
Hyperlipoproteinämie Typ I: → Hyperchylomikronämie, familiäre
Hyperlipoproteinämie Typ II: → Hypercholesterinämie, essentielle
Hyperostose frontale interne: → Morgagni-Steward-Morel-Syndrom
Hyperostose, sterno-kosto-klavikuläre: → Arthroosteitis, pustulöse
Hyperostose-Syndrom, akquiriertes (AHS): → Arthroosteitis, pustulöse
Hyperostosis frontalis interna: → Morgagni-Steward-Morel-Syndrom
Hyperostosis generalisata mit Pachydermie:
    → Pachydermoperiostose, primäre
Hyperparakeratose: → Parahyperkeratose
Hyperpigmentierung durch Medikamente: → Hyperpigmentierung, diffuse
Hyperpigmentierung, entzündliche: → Hyperpigmentierung, postinflammatorische
Hyperpigmentierung, flagellatartige: → Melanodermia factitia
Hyperpigmentierung, zirkumskripte: → Hyperpigmentierung, umschriebene
Hyperpituitarismus, basophiler: → Cushing-Syndrom
Hyperplasia multilocularis mucosae oris Heck: → Hyperplasie, fokale epitheliale
Hyperpräbetalipoproteinämie: → Hyperlipoproteinämie Typ IV
Hypersensitivitätsangiitis Churg und Strauss: → Churg-Strauss-Syndrom
Hyperthelie: → Mamille, akzessorische
Hypertrichose, medikamentöse: → Hypertrichose, erworbene zirkumskripte

Hypertrichose, symptomatische: → Hypertrichose, erworbene generalisierte
Hypertrichose-Paraneoplasie-Syndrom: → Hypertrichosis lanuginosa acquisita
Hypertrichosis lanuginosa et terminalis acquisita: → Hypertrichose, erworbene generalisierte
Hypertriglyzeridämie, endogene: → Hyperlipoproteinämie Typ IV
Hypertriglyzeridämie, Fettinduzierte: → Hyperchylomikronämie, familiäre
Hypertriglyzeridämie, gemischte, endogen-exogene:
    → Hyperlipoproteinämie Typ V
Hypertrophic hemangioma: → Hämangiom, büschelartiges
Hyperurikämie-Syndrom: → Lesch-Nyhan-Syndrom
Hyphen: → Myzel
Hyphen-web varicosities: → Besenreiservarizen
Hypocortisolismus, primärer: → Addison, M.
Hypodermis: → Subkutis
Hypodermitis nodularis subacuta saltans: → Erythema induratum
Hypodermitis sclerodermiformis: → Lipodermatosklerose
Hypohidrosis: → Hypohidrose
Hypohidrotische ektodermale Dysplasie: → Dysplasie, anhidrotische ektodermale
Hypokalzämie, konstitutionelle chronische: → Osteodystrophia hereditaria
Hypomelanose, idiopathische fleckförmige: → Hypomelanosis guttata idiopathica
Hypomelanosis Ito: → Incontinentia pigmenti achromians
Hypomelanosis of Ito: → Incontinentia pigmenti achromians
Hypoplasia cutis congenita: → Goltz-Gorlin-Syndrom
Hypoplasie, fokale dermale: → Goltz-Gorlin-Syndrom
Hypoproakzelerinämie: → Parahämophilie
Hyposensibilisierung: → Immuntherapie, spezifische
Hyposensibilisierung, orale: → Immuntherapie, spezifische, orale
Hypotrichose, totale familiäre: → Hypotrichosis congenita hereditaria generalisata
Hypotrichosis with juvenile macular dystrophy: → Hypotrichosis congenita mit juveniler Makuladegeneration
Hypoxanthin-Guanin-Phospho-Ribosyl-Transferase-Mangel: → Lesch-Nyhan-Syndrom
Hypromellose-Haftpaste 40% (NRF 7.8.): → R129

I

Ichthyol-Mischpaste 0,5-2,0%: → R132
Ichthyol-Mischpaste 0,5-2,0%: → Schieferöl
Ichthyol-Salbe 100%: → R130
Ichthyol-Salbe 100%: → Schieferöl
Ichthyol-Salbe 50%: → R133
Ichthyol-Salbe 50%: → Schieferöl
Ichthyol-Salbe, hautfarbene 2%: → R131
Ichthyol-Salbe, hautfarbene 2%: → Schieferöl
Ichthyol-Zinkpaste 1-2,5%: → R134
Ichthyol-Zinkpaste 1-2,5%: → Schieferöl
Ichthyose, erworbene: → Ichthyosis acquisita
Ichthyosis congenita mit Oligophrenie und spastischer Di/Tetraplegie:
    → Sjögren-Larsson-Syndrom
Ichthyosis der Hände und Füße: → Keratosis palmoplantaris diffusa circumscripta
Ichthyosis hystrix gravior, Typ Rheydt: → Hystrix-like-Ichthyosis-Taubheit-Syndrom
Ichthyosis hystrix gravior, Typ Rheydt: → Keratitis-Ichthyosis-Taubheit-Syndrom
Ichthyosis linearis circumflexa (Rille-Comel) and trichorrhexis invaginata:
    → Netherton-Syndrom
Ichthyosis, lamelläre: → Ichthyosis lamellosa

Ichthyosis-Salbe, Kochsalz-haltige: → *Keratolytika*
Ichthyosis-Salbe, Kochsalz-haltige: → *R146*
Idiopathic cutaneous pseudoepitheliomatous hyperplasia: → *Keratoakanthom*
Idiopathic hypereosinophilic syndrome: → *Hypereosinophilie-Syndrom*
Idiopathic lenticular mucocutaneous pigmentation: → *Laugier-Hunziker-Syndrom*
Idiopathic nodular panniculitis: → *Panniculitis nodularis nonsuppurativa febrilis et recidivans*
Idiotie, mongoloide: → *Down-Syndrom*
Iduronidasemangel: → *Pfaundler-Hurler-Krankheit*
IfSG: → *Infektionsschutzgesetz*
Ig-Gammaglobulinantikörper: → *Immunglobuline*
Ignis sacer: → *Zoster*
Iktus: → *Insektenstich*
Ilaga: → *Leishmaniose, kutane*
Ilaga brava: → *Leishmaniose, südamerikanische*
ILC: → *Ichthyosis linearis circumflexa*
Ileitis terminalis: → *Enteritis regionalis, Hautveränderungen*
IMID: → *Immune-mediated inflammatory diseases*
Immediate pigment darkening: → *Sofortpigmentierung*
Immunkomplexvaskulitis: → *Vaskulitis, leukozytoklastische*
Immunmangelsyndrom, erworbenes: → *AIDS*
Immuntherapie, sublinguale: → *SLIT*
Impetigo Bockhart: → *Ostiofollikulitis*
Impetigo circinata: → *Erythema necroticans migrans*
Impetigo contagiosa staphylogenes: → *Impetigo contagiosa, großblasige*
Impetigo contagiosa streptogenes: → *Impetigo contagiosa, kleinblasige*
Impetigo figurata: → *Tinea corporis*
Impetigo follicularis Bockhart: → *Ostiofollikulitis*
Impetigo herpetiformis Hebra-Kaposi: → *Impetigo herpetiformis*
Impetigo parasitaria Kaposi: → *Impetigo contagiosa*
Impetigo staphylogenes: → *Impetigo contagiosa, großblasige*
Impetigo vulgaris Unna: → *Impetigo contagiosa*
Impetigo, bullöse: → *Impetigo contagiosa, großblasige*
Incenko-Cushing-Krankheit: → *Cushing-Syndrom*
Incident light microscopy: → *Auflichtmikroskopie*
Indeterminate leprosy: → *Lepra indeterminata*
Indirekte Pigmentierung: → *Spätpigmentierung*
Indische Flechte: → *Tinea imbricata*
Industrie-Akne: → *Acne, Berufs-Akne*
INF: → *Interferon*
INF α-2a: → *Interferon alfa-2a*
INF α-2b: → *Interferon alfa-2b*
INF β: → *Interferon beta*
INF γ: → *Interferon gamma*
Infantile kaposiform hemangioendothelioma: → *Hämangioendotheliom, Kaposi-formes*
Infantile Myofibromatosis: → *Myofibromatose, infantile*
infantile Scurvy: → *Moeller-Barlow-Cheadlesche-Krankheit*
Infarktulkus: → *Ulcus cruris hypertonicum*
Inflammatio cutis racemosa: → *Livedo racemosa*
Inflammatory linear verrucous epidermal nevus: → *ILVEN*
Influenza: → *Grippe*
Informationsverbund Dermatologischer Kliniken: → *IVDK*
Infundibuloma: → *Tumor des follikulären Infundibulums*
Ingram-Paste: → *Dithranol*
Ingram-Paste: → *R069*
Ingram-Paste, abwaschbare: → *Dithranol*
Ingram-Paste, abwaschbare: → *R070*
INH: → *Isoniazid*

Ink-spot-Lentigo: → *Lentigo, retikuläre*
Inokulationslymphoretikulose, benigne: → *Katzenkratzkrankheit*
Insektenabwehrmittel: → *Repellents*
Insektenvertreibungsmittel: → *Repellents*
Insulin-Lipoatrophie: → *Lipoatrophie, lokalisierte nach Insulin-Injektionen*
Interferon alfa-2a, pegyliertes: → *Peginterferon alfa-2a*
Interferon alfa-2b, pegyliertes: → *Peginterferon alfa-2b*
Intermittend hipping: → *Claudicatio intermittens*
International Nomenclature of Cosmetic Ingredients: → *INCI-Kennzeichnung*
Interstitial granulomatous drug reaction: → *Interstitial granulomatous dermatitis with plaques*
Intertriginöses Ekzem: → *Ekzem, intertriginöses*
Intertrigo candidamycetica: → *Candidose, intertriginöse*
Intestinal bypass syndrome: → *Bowel Bypass Syndrom*
Intoxikation: → *Vergiftung*
Intradermaltest: → *Intrakutantest*
Intravascular papillary endothelial hyperplasia: → *Hyperplasie, intravasale, papilläre, endotheliale*
Inverted follicular keratosis: → *Porom, follikuläres*
Iodi solutio aquosa 2 per centum (Ph. Helv.): → *Jod*
Iodi solutio aquosa 2 per centum (Ph. Helv.): → *R138*
Iodi solutio aquosa 5 per centum (Ph. Helv.): → *Jod*
Iodi solutio aquosa 5 per centum (Ph. Helv.): → *R139*
Iodi solutio ethanolica (DAB): → *Jod*
Iodi solutio ethanolica (DAB): → *R136*
IOMID-Syndrom: → *CINCA-Syndrom*
IPD: → *Sofortpigmentierung*
IPL: → *Blitzlampen*
IPPD: → *N-Isopropyl-N'-phenyl-p-phenylendiamin*
Iridoneurodermite axillaire Audry: → *Fox-Fordycesche Krankheit*
Irritationssyndrom: → *Aurikulotemporales Syndrom*
Iso-Kikuchi-Syndrom: → *Onychodysplasie, kongenitale der Zeigefinger*
Isopropanol-Lösung: → *Lösungen*
Isopropanol-Lösung: → *R135*
Isopropylalkoholhaltige Aluminiumchlorid-Hexahydrat-Lösung 20% (NRF 11.1.): → *Aluminiumchlorid-Hexahydrat*
Isopropylalkoholhaltige Aluminiumchlorid-Hexahydrat-Lösung 20% (NRF 11.1.): → *R005*
Isopropylhaltiges Polyacrylatgel (DAB): → *Gele, hydrophile*
Isopropylhaltiges Polyacrylatgel (DAB): → *R038*
Isthmicoma: → *Tumor des follikulären Infundibulums*
Isthmus-catagen-cyst: → *Tricholemmalzyste*
Itching purpura: → *Purpura pigmentosa progressiva*
Ito-Syndrom: → *Incontinentia pigmenti achromians*
IUV: → *Implantatunverträglichkeit*
Ixodinae: → *Zecken*

J

Jacquetsches Syndrom: → *Dysplasie, anhidrotische ektodermale*
Jadassohn-Lewandowsky-Syndrom: → *Pachyonychia congenita*
Jahresbeule: → *Leishmaniose, kutane*
Jarisch-Herxheimer Reaktion: → *Herxheimer-Reaktion*
Jeepfahrerkrankheit: → *Pilonidalsinus*
Jerichobeule: → *Leishmaniose, kutane*
Jessner-Cole-Syndrom: → *Goltz-Gorlin-Syndrom*
Job-Syndrom: → *Hyper-IgE-Syndrom*
Job's-syndrome: → *Hyper-IgE-Syndrom*
Jockey itch: → *Tinea inguinalis*
Jodjodkali-Lösung (ÖAB): → *Jod*
Jodjodkali-Lösung (ÖAB): → *R214*
Jod-Lösung, alkoholische (DAB): → *Jod*

Jod-Lösung, alkoholische (DAB): → *R136*
Jod-Lösung, wässrige (ÖAB): → *Jod*
Jod-Lösung, wässrige (ÖAB): → *R137*
Jod-Lösung, wässrige 2% (Ph. Helv.): → *Jod*
Jod-Lösung, wässrige 2% (Ph. Helv.): → *R138*
Jod-Lösung, wässrige 5% (Ph. Helv.): → *Jod*
Jod-Lösung, wässrige 5% (Ph. Helv.): → *R139*
Jododerm: → *Jododerma tuberosum*
Jodtinktur: → *Jod*
Jodtinktur: → *R140*
Jod-Tinktur (DAB): → *Jod*
Jod-Tinktur (DAB): → *R140*
Jogger nipple: → *Mamillenekzem*
Juckblattersucht: → *Prurigo*
Juckreiz: → *Pruritus*
Junctional bullous epidermatosis: → *Epidermolysis bullosa junctionalis, Herlitz*
Juvenil spring eruptions of the ears: → *Frühlingsperniosis*
Juvenile aponeurotic fibroma: → *Fibromatose, digitale infantile*
Juvenile plantar dermatosis: → *Dermatitis hiemalis*

K

Kahler, M.: → *Lymphom, kutanes B-Zell-Lymphom*
Kakhidrosis: → *Bromhidrose*
Kala-Azar: → *Leishmaniose, viszerale*
Kalabarbeule: → *Loiasis*
Kalabarschwellung: → *Loiasis*
Kalischer-Syndrom: → *Sturge-Weber-Krabbe-Syndrom*
Kaliumjodid-Salbe (Eucerinum): → *R142*
Kaliumjodid-Salbe (Vaselinum): → *R141*
Kälteagglutininkrankheit: → *Kryoglobulinämie*
Kältehämagglutinine: → *Kälteagglutinine*
Kälteanästhesie: → *Chlorethan*
Kälte-Kontakturtikaria: → *Kälteurtikaria*
Kälte-Reflexurtikaria: → *Kälteurtikaria*
Kaltkaustik: → *Elektrokoagulation*
Kalzinose: → *Calcinosis*
Kalziphylaxie: → *Calciphylaxie, kutane*
Kamerunschwellung: → *Loiasis*
Kandidamykose: → *Candidose*
Kandidose: → *Candidose*
Kaninchenfieber: → *Tularämie*
Kanzerose: → *Carcinosis cutis*
Kaposi varicelliform eruption: → *Eccema herpeticatum*
Kaposi, M.: → *Kaposi-Sarkom*
Kaposi-Bureau-Barrière-Grupper-Syndrom: → *Keratosis lichenoides chronica*
Kaposi-like infantile hemangioendothelioma: → *Hämangioendotheliom, Kaposi-formes*
Karbamidpurpura: → *Purpura pigmentosa progressiva*
Kardio-kutanes Syndrom: → *LEOPARD-Syndrom*
Karotingelbsucht: → *Aurantiasis cutis*
Karotinose: → *Aurantiasis cutis*
Karotinose und Hyperkarotinämie: → *Aurantiasis cutis*
Karpo-tarsale Osteolyse Typ Winchester: → *Winchester-Syndrom*
Karzinoidsyndrom, malignes: → *Karzinoidsyndrom*
Karzinom der Haut, neuroendokrines: → *Merkelzell-Karzinom*
Karzinom, ekkrines epidermotropes: → *Porokarzinom*
Karzinom, epidermotropes, ekkrines: → *Porokarzinom*
Karzinom, metastatisches: → *Hautmetastase*
Karzinom, muzinöses, ekkrines: → *Adenokarzinom, primär muzinöses*
Karzinom, präinvasives: → *Carcinoma in situ*
Karzinom, trabekuläres: → *Merkelzell-Karzinom*

Karzinom, verruköses der Genitalregion: → *Condylomata gigantea*
Karzinomatose der Haut: → *Carcinosis cutis*
Karzinose: → *Carcinosis cutis*
Käseschmiere: → *Vernix caseosa*
Kastsches Syndrom: → *Maffucci-Syndrom*
Katzenkratzfieber: → *Katzenkratzkrankheit*
Katzenkratzlymphadenitis: → *Katzenkratzkrankheit*
Kaufmann-Wolf-Pilz: → *Trichophyton interdigitale*
Kaustik: → *Kauterisation*
Kautschukallergie: → *Kautschukdermatitis*
Kaviarzunge: → *Varikose, sublinguale*
Kawasaki-Fieber: → *Kawasaki-Syndrom*
KBR: → *Komplementbindungsreaktion*
Kedami-Fieber: → *Tsutsugamushifieber*
Keimschicht: → *Stratum basale*
Kelly-Patersonsches Syndrom: → *Plummer-Vinson-Syndrom*
Keloid fibromatosis: → *Fibromatose, digitale infantile*
Keloidakne: → *Acne, Keloid-Akne*
Keloidblastomykose: → *Lobomykose*
Keloidmorphea: → *Sklerodermie, zirkumskripte*
Keratoakanthome, eruptive, Typ Ferguson-Smith: → *Keratoakanthome, familiäre*
Keratoakanthome, eruptive, Typ Grzybowski: → *Keratoakanthome, multiple eruptive*
Keratoatrophodermia hereditaria chronica et progressiva: → *Porokeratosis Mibelli*
Keratoatrophodermie: → *Porokeratosis Mibelli*
Keratoderma climacterium: → *Keratodermia climacterica*
Keratodermia blenorrhagica: → *Keratoderma blenorrhagicum*
Keratodermia excentrica: → *Porokeratosis Mibelli*
Keratodermia figurata variabilis: → *Erythrokeratodermia figurata variabilis*
Keratodermia palmoplantare: → *Keratosis palmoplantaris*
Keratodermia palmoplantaris diffusa Papillon: → *Papillon-Lefèvre-Syndrom*
Keratodermia palmoplantaris progressiva: → *Keratosis extremitatum hereditaria transgrediens et progrediens*
Keratodermia pustulosa bei M. Reiter: → *Keratoderma blenorrhagicum*
Keratodermia symmetrica progressiva: → *Erythrokeratodermia progressiva symmetrica*
Keratodermia type Papillon-Lefèvre: → *Papillon-Lefèvre-Syndrom*
Keratoelastoidosis marginalis manuum: → *Akrokeratoelastoidose*
Keratoelastoidosis marginalis of the hands: → *Akrokeratoelastoidose*
Keratoelastoidosis verrucosa: → *Stukkokeratosis*
Keratohyalinschicht: → *Stratum granulosum*
Keratolysen, grübchenförmige: → *Keratoma sulcatum*
Keratolysis, pitted: → *Keratoma sulcatum*
Keratoma giganteum: → *Cornu cutaneum*
Keratoma hereditarium mutilans: → *Keratosis palmoplantaris mutilans*
Keratoma palmare et plantare hereditarium: → *Keratosis palmoplantaris*
Keratoma palmare et plantare hereditarium dissipatum: → *Keratosis palmoplantaris papulosa seu maculosa*
Keratoma palmare et plantare hereditarium transgrediens: → *Keratosis palmoplantaris transgrediens*
Keratoma plantaris sulcatum: → *Keratoma sulcatum*
Keratoma senile: → *Keratosis actinica*
Keratomycosis nigricans palmaris: → *Tinea nigra palmaris et plantaris*
Keratose lichenoide striee: → *Keratosis lichenoides chronica*
Keratose, aktinische: → *Keratosis actinica*
Keratose, lichen-planus-artige: → *Keratose, benigne lichenoide*

Keratose, palmoplantare: → *Keratosis palmoplantaris*
Keratose, seborrhoische: → *Verrucae seborrhoicae*
Keratosis congenita multiplex: → *Pachyonychia congenita*
Keratosis disseminata circumscripta: → *Pachyonychia congenita*
Keratosis extremitatum hereditaria progrediens: → *Keratosis extremitatum hereditaria transgrediens et progrediens*
Keratosis follicularis congenita: → *Keratosis follicularis akneiformis, Typ Siemens*
Keratosis follicularis contagiosa: → *Pityriasis amiantacea*
Keratosis follicularis hereditaria Gertler: → *Keratosis follicularis akneiformis, Typ Siemens*
Keratosis follicularis inversa: → *Keratose, invertierte follikuläre*
Keratosis follicularis serpiginosa: → *Elastosis perforans serpiginosa*
Keratosis multiformis: → *Keratosis follicularis akneiformis, Typ Siemens*
Keratosis multiformis idiopathica Siemens: → *Keratosis follicularis akneiformis, Typ Siemens*
Keratosis palmoplantaris areata: → *Keratosis palmoplantaris varians*
Keratosis palmoplantaris diffusa non circumscripta: → *Papillon-Lefèvre-Syndrom*
Keratosis palmoplantaris maculosa: → *Keratosis palmoplantaris papulosa seu maculosa*
Keratosis palmoplantaris mit Paradontose: → *Papillon-Lefèvre-Syndrom*
Keratosis palmoplantaris mit Parodontose, Typus Papillon Lefèvre: → *Papillon-Lefèvre-Syndrom*
Keratosis palmoplantaris mit Periodontose: → *Papillon-Lefèvre-Syndrom*
Keratosis palmoplantaris transgrediens, Typ Greither: → *Keratosis extremitatum hereditaria transgrediens et progrediens*
Keratosis pilaris: → *Keratosis follicularis*
Keratosis pilaris decalvans: → *Keratosis follicularis spinulosa decalvans*
Keratosis pilaris faciei: → *Ulerythema ophryogenes*
Keratosis pilaris rubra faciei: → *Ulerythema ophryogenes*
Keratosis pilaris rubra atrophicans faciei: → *Ulerythema ophryogenes*
Keratosis rubra congenita: → *Erythrodermia congenitalis ichthyosiformis bullosa*
Keratosis rubra congenita Rille: → *Erythrodermia congenitalis ichthyosiformis bullosa*
Keratosis rubra figurata: → *Ichthyosis linearis circumflexa*
Keratosis senilis: → *Keratosis actinica*
Keratosis solaris: → *Keratosis actinica*
Keratosis spinulosa cum trichostasi: → *Trichostasis spinulosa*
Keratosis suprafollicularis: → *Keratosis follicularis*
Keratosis vegetans: → *Dyskeratosis follicularis*
Kernschwund, infantiler: → *Möbius-Syndrom*
Kerzenspanphänomen: → *Kerzenfleckphänomen*
Keuchhusten: → *Pertussis*
Keuchhustengeschwür: → *Aphthen, Fede-Riga'sche*
Khellin-Gelatinekapseln: → *Khellin*
Khellin-Gelatinekapseln: → *R143*
KID-Syndrom: → *Keratitis-Ichthyosis-Taubheit-Syndrom*
Kiebitzeinaevus: → *Naevus spilus*
Kienböck-Atrophie: → *Sudeck-Syndrom*
Kienböck-Knochenatrophie: → *Sudeck-Syndrom*
Kienböck-Meisel-Krankheit: → *Sudeck-Syndrom*
Kimura-Syndrom: → *Kimura, Morbus*
Kinky hair syndrome: → *Tricho-dento-ossäres Syndrom*
Kissing ulcer: → *Abklatschgeschwür*
Klarzellenmyoepitheliom: → *Klarzellenhidradenom*
Klarzellensyringom: → *Syringome*
Klavikularzeichen: → *Higoumenakis Zeichen*

Klavus: → *Clavus*
Kleber: → *Gluten*
Klebereiweiß: → *Gluten*
Kleiderlausbefall: → *Pediculosis corporis*
Kleieextrakt: → *Körperpflegemittel*
Kleieextrakt: → *R144*
Kleinsporenflechte: → *Mikrosporie*
Klein-Syndrom: → *Klein-Waardenburg-Syndrom*
Kleinwuchs, sexogener: → *Rössle-Syndrom*
Kleopatra Bad: → *Körperpflegemittel*
Kleopatra Bad: → *R145*
Klingmüller-Langer-Giedion-Syndrom: → *Tricho-rhino-phalangeales Syndrom*
Knöchelpolster, echte: → *Fingerknöchelpolster, echte*
Knochenatrophie, akute: → *Sudeck-Syndrom*
Knochenszintigraphie: → *Skelettszintigraphie*
Knollennase: → *Rhinophym*
Knorpelnaevus, branchiogener: → *Aurikularanhang*
Knorpelsarkom: → *Chondrosarkom*
Knötchen: → *Papel*
Knötchen, piezogene: → *Piezogene Knötchen*
Knötchenflechte: → *Lichen planus*
Knotenfilariose: → *Onchozerkose*
Knotenrose: → *Erythema nodosum*
Knuckle Pads: → *Fingerknöchelpolster, echte*
Knuckle-Pads-Syndrom: → *Bart-Pumphrey-Syndrom*
Koch, M.: → *Tuberkulose*
Kochsalz-Harnstoff-Salbe: → *Harnstoff*
Kochsalz-Harnstoff-Salbe: → *R107*
Kochsalzlösung, physiologische: → *Lösungen*
Kochsalzlösung, physiologische: → *R147*
Kochsalz-Salbe 10%: → *Keratolytika*
Kochsalz-Salbe 10%: → *R146*
Kohlendioxid-Laser: → *Laser*
Kohlenwasserstoffgele: → *Salben, hydrophobe*
Köhlmeier-Degos-Syndrom: → *Papulosis maligna atrophicans*
Kokardenerythem: → *Erythema exsudativum multiforme*
Kokzidioidomykose: → *Coccidioidomycose*
Kokzygealfistel: → *Pilonidalsinus*
Kolbenfinger: → *Trommelschlegelfinger*
Kolbenhaar: → *Telogenhaar*
Kolchizin: → *Colchicin*
Kollagendegeneration, basophile: → *Elastosis actinica*
Kollagenom, disseminiertes noduläres: → *Kollagenom, eruptives*
Kollagenose, familiäre, reaktive, perforierende: → *Kollagenose, reaktive perforierende*
Kölnisch Wasser-Dermatitis: → *Dermatitis, Berloque-Dermatitis*
Kombinationsnaevus: → *Combined Naevus*
Komedonenakne: → *Acne vulgaris*
Komedonennaevus: → *Naevus comedonicus*
Komedonennaevus der Handflächen: → *Hamartom, ekkrines*
Kommahaare: → *Ausrufezeichenhaare*
Kompartiment-Syndrom: → *Kompartmentsyndrom, chronisches venöses*
Kompartment-Sequenz: → *Kompartmentsyndrom, chronisches venöses*
Kondylome, breite: → *Condylomata lata*
Kondylome, spitze: → *Condylomata acuminata*
Konjunktivitis, allergische: → *Conjunctivitis allergica*
Kontaktakne: → *Acne venenata*
Kontaktallergiezeit: → *KAZ*
Kontaktdermatitis: → *Ekzem, Kontaktekzem*
Kontaktdermatitis, photoallergische: → *Ekzem, photoallergisches*
Kontaktekzem vom Soforttyp: → *Protein-Kontaktdermatitis*

Kontaktekzematogene: → *Kontaktallergene*
Kontakturtikaria-Syndrom: → *Allergiesyndrom, orales*
Kopfgrind: → *Favus*
Kopfhautlotion, hydrophile: → *R114*
Kopflaus: → *Pediculus capitis*
Kopflausbefall: → *Pediculosis capitis*
Kopfsalbe, LCD-salicylsäurehaltige: → *Liquor carbonis detergens*
Kopfsalbe, LCD-salicylsäurehaltige: → *R155*
Kopfsalbe, salicylsäurehaltige 10%: → *R221*
Kopfsalbe, salicylsäurehaltige 10%: → *Salicylsäure*
Kopfsalbe, salicylsäurehaltige 3-5%: → *R220*
Kopfsalbe, salicylsäurehaltige 3-5%: → *Salicylsäure*
Kopfschuppung: → *Pityriasis simplex capillitii*
Kopftinktur, hyperämisierende (Sol. Cordes): → *Haartherapeutika*
Kopftinktur, hyperämisierende (Sol. Cordes): → *R148*
Kopftinktur, mentholhaltige: → *Menthol*
Kopftinktur, mentholhaltige: → *R159*
Kopftinktur, polidocanolhaltige: → *Polidocanol*
Kopftinktur, polidocanolhaltige: → *R198*
Kopftinktur, triamcinolonacetonidhaltige 0,5%: → *R263*
Kopftinktur, triamcinolonacetonidhaltige 0,5%: → *Triamcinolonacetonid*
Kopits-Matolsky-Syndrom: → *Fèvre-Languepin-Syndrom*
Koproporphyrie, erythropoetische: → *Coprophorphyria congenita erythropoetica*
Korium: → *Dermis*
Körnerkrankheit: → *Trachom*
Körnerschicht: → *Stratum granulosum*
Körperdysmorphe Störungen: → *Störungen, somatoforme*
Kortikoderm: → *Steroidhaut*
Kortisonpurpura: → *Steroidpurpura*
Kosmetikakne: → *Acne venenata*
Krabbe-Syndrom: → *Sturge-Weber-Krabbe-Syndrom*
Krabbe-Syndrom III: → *Sturge-Weber-Krabbe-Syndrom*
Kragen, spanischer: → *Paraphimose*
Krallenhand: → *Sklerodermie, systemische*
Krallennagel: → *Onychogrypose*
Krallnagel: → *Onychogrypose*
Kramer-Syndrom: → *Cross-Syndrom*
Krampfader: → *Varize*
Krätze: → *Skabies*
Krätzmilbe: → *Sarcoptes scabiei*
Kraushaar-Syndrom: → *Kinky hair disease*
Kräuterpollen: → *Pollen, Kräuterpollen*
Krebsekzem: → *Paget, M. der Brustwarze*
Kretinismus, hypoparathyreotischer: → *Osteodystrophia hereditaria*
Kreuzallergie: → *Kreuzreaktion*
Kreuzbeinfistel: → *Pilonidalsinus*
Kriechkrankheit: → *Larva migrans*
Kriegsmelanose: → *Melanose, Riehl-Melanose*
Krompecher-Karzinom: → *Basalzellkarzinom*
Krötenhaut: → *Phrynoderm*
Krummnagel: → *Onychogrypose*
Kryopurpura: → *Vaskulitis bei essentieller Kryoglobulinämie*
Kryptokokkusmykose: → *Kryptokokkose*
Kühlsalbe (DAB): → *Cremes, hydrophobe*
Kühlsalbe (DAB): → *R149*
Kunstbräune: → *Tanorexie*
Künstlicher Speichel (NRF 7.5.): → *R236*
Künstlicher Speichel (NRF 7.5.): → *Stomatologika*
Kupferfinne: → *Rosazea*
Kussmaul-Meier-Syndrom: → *Polyarteriitis nodosa*
Kutaneointestinales Syndrom, tödliches: → *Papulosis maligna atrophicans*

Kutaneo-muko-uveales Syndrom: → *Behçet, M.*
Kveim-Nickerson-Reaktion: → *Kveim-Test*
Kyrle-Syndrom: → *Hyperkeratosis follicularis et parafollicularis in cutem penetrans*

L

Lack, antimykotischer, Clotrimazol-haltiger: → *Nagellacke, onychomykotische*
Lackkrätze: → *Lackdermatitis*
Lactase-Mangelsyndrom: → *Lactose-Intoleranz*
Lahorebeule: → *Leishmaniose, kutane*
Laktose-Intoleranz: → *Lactose-Intoleranz*
LAMB-Syndrom: → *NAME-Syndrom*
Lamelläre Ichthyosis: → *Ichthyosis lamellosa*
Landkartenzunge: → *Exfoliatio areata linguae*
Lane's disease: → *Erythema palmoplantare hereditarium*
Langerhanszell-Histiozytosen: → *Histiozytosen, Langerhanszell-Histiozytosen*
Lanolin (DAB): → *Cremes, hydrophobe*
Lanolin (DAB): → *R150*
Lanolin (ÖAB): → *Cremes, hydrophobe*
Lanolin (Ph. Helv.): → *Cremes, hydrophobe*
Lanolin-Salbe, Kochsalz-haltige: → *Cremes, hydrophobe*
Lanugo-Comedonen: → *Trichostasis spinulosa*
Lanugo-Hypertrichose, erworbene: → *Hypertrichosis lanuginosa acquisita*
Läppchentest: → *Epikutantest*
Lappenelephantiasis: → *Wammen*
Large atypical mole syndrome: → *BK-Mole-Syndrom*
Laugier-Hunziker-Baran-Syndrom: → *Laugier-Hunziker-Syndrom*
Launois-Bensaude-Syndrom: → *Lipomatose, benigne symmetrische*
Laurence-Moon-Biedl-Syndrom: → *Laurence-Moon-Bardet-Biedl-Syndrom*
Laurus nobilis: → *Lorbeer, echter*
Läusebefall: → *Pediculosis*
Läuseekzem: → *Pediculosis capitis*
Läusefleckfieber: → *Fleckfieber, epidemisches*
Läuserückfallfieber: → *Rückfallfieber, epidemisches*
Lavandula angustifolia Miller: → *Lavendel, echter*
Lavendelöl: → *Lavendel, echter*
Lawsonia inermis: → *Färberstrauch*
Laxité articulaire congénitale multiple: → *Ehlers-Danlos-Syndrom*
Lazarine Lepra: → *Lepromatose, diffuse*
LCD-Creme 2-5%: → *Liquor carbonis detergens*
LCD-Creme 2-5%: → *R152*
LCD-Creme 5/10 oder 20% (NRF 11.86.): → *Liquor carbonis detergens*
LCD-Creme 5/10 oder 20% (NRF 11.86.): → *R153*
LCD-Emulsion 2%: → *Liquor carbonis detergens*
LCD-Emulsion 2%: → *R154*
LE: → *Lupus erythematodes*
Lebenszufriedenheit: → *Lebensqualität*
Leberatrophie, gelbe: → *Hepatitis, nekrotisierende*
Leberhände: → *Erythema palmare et plantare symptomaticum*
Leberzunge: → *Lackzunge*
Leckekzem: → *Cheilitis simplex*
Ledderhose, M.: → *Plantarfibromatose*
Lederzecken: → *Argasiden*
Leichenfinger: → *Digitus mortuus*
Leichentuberkel: → *Tuberculosis cutis verrucosa*
Leinersche Dermatitis: → *Erythrodermia desquamativa*
Leinersche Erythrodermie: → *Erythrodermia desquamativa*
Leiomyom, vaskuläres: → *Angioleiomyom*
Leishmania brasiliensis pifanoi: → *Leishmania leproidea*
Leishmaniasis: → *Leishmaniose*

Leishmaniasis brasiliensis: → *Leishmaniose, südamerikanische*
Leishmaniasis cutis diffusa: → *Leishmaniasis tegumentaria diffusa*
Leishmaniasis furunculosa: → *Leishmaniose, viszerale*
Leishmaniasis interna: → *Leishmaniose, viszerale*
Leishmaniasis, leproide: → *Leishmaniasis tegumentaria diffusa*
Leishmaniose, dermale, Post-Kala-Azar: → *Post-Kala-Azar-Dermatose*
Leishmaniose, mukokutane: → *Leishmaniose, südamerikanische*
Leishmaniose, Post-Kala-Azar: → *Post-Kala-Azar-Dermatose*
Leishmanoid, dermales: → *Post-Kala-Azar-Dermatose*
Leishmanoid, dermales, Post-Kala-Azar: → *Post-Kala-Azar-Dermatose*
Leishmanoide, Post-Kala-Azar-dermale: → *Post-Kala-Azar-Dermatose*
Leistendermographismus: → *Dermographismus elevatus*
Leitungswasser-Iontophorese: → *Iontophorese*
Lemmingfieber: → *Tularämie*
Lemmingseuche: → *Tularämie*
Lentiginose, periorifiziale: → *Peutz-Jeghers-Syndrom*
Lentiginose, progressive kardiomyopathische: → *LEOPARD-Syndrom*
Lentiginose, zentrofaziale: → *Lentiginosis centrofacialis*
Lentiginosis-profusa-Syndrom: → *LEOPARD-Syndrom*
Lentiginosis-Syndrom: → *LEOPARD-Syndrom*
Lentigo benigna: → *Lentigo simplex*
Lentigo juvenilis: → *Lentigo simplex*
Lentigo senilis: → *Lentigo solaris*
Lentigo-maligna-Melanom: → *Melanom, malignes, Lentigo-maligna-Melanom*
Lentigopolypose: → *Peutz-Jeghers-Syndrom*
Leo-Buerger-Krankheit: → *Endangiitis obliterans*
Lepidopterimsus: → *Schmetterlingsdermatitis*
Lepra, Borderline-Lepra: → *Lepra, dimorphe*
Lepra Graecorum: → *Psoriasis vulgaris*
Lepra in reaction: → *Leprareaktion*
Lepraknoten: → *Leprom*
Lepra, Lazarine-Lepra: → *Lepromatose, diffuse*
Lepra, lepromatöse: → *Lepra lepromatosa*
Lepra maculoanaesthetica: → *Lepra tuberculoides*
Lepra, tuberkuloide: → *Lepra tuberculoides*
Lepra tuberosa: → *Lepra lepromatosa*
Lepra, unbestimmte: → *Lepra indeterminata*
Leptospirose: → *Weil, M.*
Leptospirosis icterohaemorrhagica: → *Weil, M.*
Leriche-Krankheit: → *Sudeck-Syndrom*
Leschke-Syndrom: → *Dystrophia pigmentosa*
Lethal midline granuloma of the face: → *Granuloma gangraenescens nasi*
Lethal midline granuloma of the face: → *Lymphom, kutanes NK/T-Zell-Lymphom;*
Letterer-Siwe, M.: → *Abt-Letterer-Siwe-Krankheit*
Letterer-Siwe-Krankheit: → *Abt-Letterer-Siwe-Krankheit*
Leucanthemum vulgare: → *Margerite*
Leucoderma centrifugum acquisitum: → *Naevus, melanozytärer, Halo-Naevus*
Leucoderma lenticulare disseminatum: → *Hypomelanosis guttata idiopathica*
Leucoderma psoriaticum spurium: → *Pseudoleucoderma psoriaticum*
Leuconychia: → *Leukonychie*
Leukokeratosis fumosa palati: → *Leukokeratosis nicotinica palati*
Leukokeratosis linguae: → *Pachyonychia congenita*
Leukophlegmasie: → *Phlegmasia alba dolens*
Leukoplakie, gefleckte: → *Leukoplakie, gesprenkelte*

Leuzinose: → *Ahornsirup-Krankheit*
Lewandowsky-Lutz-Syndrom: → *Epidermodysplasia verruciformis*
Lichen acuminatus: → *Lichen planus follicularis*
Lichen albus: → *Lichen sclerosus et atrophicus*
Lichen anulatus: → *Pityriasis rosea*
Lichen atrophique: → *Lichen planus atrophicans*
Lichen chronicus simplex: → *Lichen simplex chronicus*
Lichen chronicus Vidal: → *Lichen simplex chronicus*
Lichen corneus disseminatus: → *Prurigo nodularis*
Lichen fibromucinoidosus: → *Lichen myxoedematosus*
Lichen obtusus corneus: → *Prurigo nodularis*
Lichen pilaris: → *Keratosis follicularis*
Lichen plan péripilaire: → *Lichen planus follicularis*
Lichen plan sclèreux: → *Lichen planus atrophicans*
Lichen planus acuminatus: → *Lichen planus follicularis*
Lichen planus generalisatus: → *Lichen planus exanthematicus*
Lichen planus hypertrophicus: → *Lichen planus verrucosus*
Lichen planus striatus: → *Lichen planus linearis*
Lichen planus subtropicus: → *Lichen planus actinicus*
Lichen planus tropicalis: → *Lichen planus actinicus*
Lichen planus vesiculosus: → *Lichen planus bullosus*
Lichen planus, solitärer: → *Keratose, lichenoide aktinische*
Lichen planus-like keratosis: → *Keratose, benigne lichenoide*
Lichen purpuricus: → *Lichen aureus*
Lichen ruber planus: → *Lichen planus*
Lichen sclerosus: → *Lichen sclerosus et atrophicus*
Lichen scorbuticus: → *Hyperkeratosis follicularis durch Avitaminose C*
Lichen scrophulosorum: → *Tuberculosis cutis lichenoides*
Lichen simplex acutus: → *Prurigo simplex acuta infantum*
Lichen tropicalis: → *Lichen planus actinicus*
Lichen urticatus: → *Prurigo simplex acuta infantum*
Lichen variegatus: → *Parakeratosis variegata*
Lichen verrucosus et reticularis: → *Keratosis lichenoides chronica*
Lichen Vidal: → *Lichen simplex chronicus*
Lichen Vidal urticatus: → *Prurigo simplex subacuta*
Lichenificatio maculopapulosa: → *Prurigo nodularis*
Lichenificatio nodularis: → *Prurigo nodularis*
Lichénification géante Pautrier: → *Lichen giganteus*
Lichénifications circonscrits nodulaires chroniques: → *Prurigo nodularis*
Lichénisation: → *Lichenifikation*
Lichenoid drug eruptions: → *Arzneimittelexanthem, lichenoides*
Lichenoid trikeratosis: → *Keratosis lichenoides chronica*
Lichen-planus-artige Keratose: → *Keratose, lichenoide aktinische*
Lichen-ruber-planus-artige Eruptionen: → *Arzneimittelexanthem, lichenoides*
Lichen-sclérodermie: → *Sclérolichen*
Lichtausschlag, polymorpher: → *Lichtdermatose, polymorphe*
Lichtdermatose, lupus-erythematodes-artige: → *Lichtdermatose, polymorphe*
Lichtdermatose, protoporphyrinämische: → *Protoporphyria erythropoetica*
Lichtexanthem, polymorphes: → *Lichtdermatose, polymorphe*
Lichtschrumpfhaut: → *Xeroderma pigmentosum*
Lichttreppe: → *MED*
Lidekzem: → *Ekzem, Lidekzem*
Lidocainhydrochlorid-Zahnfleischgel (NFA): → *R151*
Lidocainhydrochlorid-Zahnfleischgel (NFA): → *Stomatologika*
Lidödem: → *Lidschwellung*
Lidsäcke: → *Blepharochalasis*
Lidspaltenfleck: → *Pinguecula*
Lidxanthelasma: → *Xanthelasma palpebrarum*
Liebermann-Cole-Syndrom: → *Goltz-Gorlin-Syndrom*

Light sensitive eruption: → *Lichtdermatose, polymorphe*
Light sensitive seborrhoide: → *Dermatitis perioralis*
Lila-Krankheit: → *Dermatomyositis*
Lila-Krankheit, weißfleckige: → *Dermatomyositis*
Linea alba buccalis: → *Wangensaumlinie*
Linea interdentalis: → *Wangensaumlinie*
Linear connective tissue naevus of the proteoglycan type: → *Naevus mucinosus*
Linear focal elastosis: → *Elastose, lineare fokale*
Linear IgA disease: → *Dermatose, IgA-lineare*
Linear verrucous epidermal naevus: → *Schimmelpenning-Feuerstein-Mims-Syndrom*
Lingua Brocq-Pautrier: → *Glossitis rhombica mediana*
Lingua dissecans: → *Lingua plicata*
Lingua geographica: → *Exfoliatio areata linguae*
Lingua nigra pilosa: → *Haarzunge, schwarze*
Lingua scrotalis: → *Lingua plicata*
Lingua villosa nigra: → *Haarzunge, schwarze*
Linguofaziale Dysplasie: → *Oro-fazio-digitales Syndrom*
Linsenmal: → *Lentigo simplex*
Lioderma: → *Glanzhaut*
Lioderma essentialis congenita: → *Xeroderma pigmentosum*
Lipalgie: → *Lipomatosis dolorosa*
Lipatrophie: → *Lipodystrophie*
Lipidose: → *Lipödem*
Lipidose: → *Lipödemsyndrom, schmerzhaftes*
Lipidose, generalisierte: → *Gangliosidose, GM1- Gangliosidose*
Lipidreaktion: → *Late Phase Reaction*
Lipocalcinogranulomatose: → *Calcinosis metabolica universalis*
Lipocalcinosis progrediens: → *Calcinosis metabolica universalis*
Lipödemsyndrom, schmerzhaftes der Unterschenkel: → *Lipödemsyndrom, schmerzhaftes*
Lipodystrophia generalisata congenita: → *Lipodystrophie, generalisierte*
Lipodystrophia progressiva: → *Lipodystrophie, progressive partielle*
Lipodystrophia semicircularis: → *Lipoatrophia semicircularis*
Lipodystrophie, cephalo-thorakale: → *Lipodystrophie, progressive partielle*
Lipodystrophie, kongenital-progrediente: → *Lipodystrophie, generalisierte*
Lipodystrophie, partielle: → *Lipodystrophie, progressive partielle*
Lipodystrophiesyndrom, generalisiertes: → *Lipodystrophie, generalisierte*
Lipogele: → *Salben, hydrophobe*
Lipogranulomatose, familiäre: → *Lipogranulomatose, disseminierte*
Lipogranulomatose, generalisierte: → *Panniculitis nodularis nonsuppurativa febrilis et recidivans*
Lipoid dermato-arthritis: → *Retikulohistiozytose, multizentrische*
Lipoiddermatoarthritis: → *Retikulohistiozytose, multizentrische*
Lipoidhistiozytose vom Kerasintyp: → *Gaucher, M.*
Lipoidkalkgicht: → *Calcinosis metabolica universalis*
Lipoidproteinose: → *Hyalinosis cutis et mucosae*
Lipoidproteinose Urbach-Wiethe: → *Hyalinosis cutis et mucosae*
Lipoid-Rheumatismus: → *Retikulohistiozytose, multizentrische*
Lipom, braunes: → *Hibernom*
Lipom, chondroides: → *Lipom*
Lipom, pleomorphes: → *Lipom*
Lipom, sklerotisches: → *Lipom*
Lipoma teleangiectodes: → *Angiolipom*
Lipomatose, diffuse symmetrische: → *Lipomatose, benigne symmetrische*
Lipomatose, diffuse symmetrische mit Bevorzugung des Halsbereichs (Madelung-Fetthals): → *Lipomatose, benigne symmetrische*

Lipomatose, generalisierte symmetrische: → *Lipomatose, benigne symmetrische*
Lipomatose, multiple symmetrische: → *Lipomatose, benigne symmetrische*
Lipomatose, umschriebene, symmetrische: → *Lipomatose, benigne symmetrische*
Lipomatose, zervikale: → *Madelung-Fetthals*
Lipomatosis simplex indolens: → *Lipomatose, benigne symmetrische*
Lipomatosis symmetrica: → *Lipomatose, benigne symmetrische*
Lipomelanotische Retikulose: → *Lymphadenopathie, dermatopathische*
Lippenangiom: → *Angiom, seniles der Lippen*
Lippenekzem: → *Cheilitis simplex*
Lippenfisteln: → *Unterlippenfisteln, kongenitale*
Liq. carb. deterg. (nach DAC): → *Liquor carbonis detergens*
Liq. carb. deterg. (nach DAC): → *R238*
Lisch-Knötchen: → *Irishamartom*
Lithanthracis picis liquor: → *Liquor carbonis detergens*
Lithanthracis pix: → *Pix lithanthracis*
Livedo anularis: → *Livedo reticularis*
Livedo racemosa apoplectica: → *Sneddon-Syndrom*
Livedo racemosa generalisata mit zerebrovaskulären Störungen: → *Sneddon-Syndrom*
Livedo reticularis and cerebrovascular lesions: → *Sneddon-Syndrom*
Livedo reticularis congenitalis: → *Cutis marmorata teleangiectatica congenita*
Livedo reticularis mit Sommerulzerationen: → *Livedovaskulopathie*
Livedo with nodules: → *Polyarteriitis nodosa, kutane*
Livedovaskulitis: → *Livedovaskulopathie*
Loa-Loa: → *Loiasis*
Löffelnagel: → *Koilonychie*
Logen-Syndrom: → *Kompartmentsyndrom, chronisches venöses*
Lohuizen-Syndrom, Van: → *Cutis marmorata teleangiectatica congenita*
Loiase: → *Loiasis*
Loose Anagen-hair of childhood: → *Haare, Phänomen der leicht ausziehbaren*
Loose Anagen-syndrome: → *Haare, Phänomen der leicht ausziehbaren*
Lorbeerbaum: → *Lorbeer, echter*
Lösung, Lugolsche (ÖAB): → *Jod*
Lösung, Lugolsche (ÖAB): → *R137*
Lösung, Lugolsche 2% (Ph. Helv.): → *Jod*
Lösung, Lugolsche 2% (Ph. Helv.): → *R138*
Lösung, Lugolsche 5% (Ph. Helv.): → *Jod*
Lösung, Lugolsche 5% (Ph. Helv.): → *R139*
Lota: → *Pinta*
Lotio: → *R288*
Lotio: → *Schüttelmixturen*
Lotio alba aquosa hautfarben (NRF 11.22.): → *R291*
Lotio alba aquosa hautfarben (NRF 11.22.): → *Schüttelmixturen*
Lotio alba aquosa weiß DAC: → *R291*
Lotio alba aquosa weiß DAC: → *Schüttelmixturen*
Lotio alba spirituosa, weiß oder hautfarben (NRF 11.3.): → *R292*
Lotio alba spirituosa, weiß oder hautfarben (NRF 11.3.): → *Schüttelmixturen*
Lotio zinci, weiche: → *Schüttelmixturen*
Lotiones: → *Schüttelmixturen*
Louis-Bar-Syndrom: → *Ataxia teleangiectatica*
Louseborne relapsing fever: → *Rückfallfieber, epidemisches*
Löwengesicht: → *Facies leontina*
LQ: → *Lebensqualität*
LSF: → *Lichtschutzfaktor*

LTT: → *Lymphozytentransformations-Test*
Lues: → *Syphilis*
Lues connata: → *Syphilis connata*
Lues latens seropositiva: → *Syphilis, frühlatente*
Lues miliaris ulcerosa mucosae: → *Syphilis miliaris ulcerosa mucosae*
Lues tertiaria praecox: → *Syphilis tertiaria praecox*
Lues, erworbene: → *Syphilis acquisita*
Luische Alopezie: → *Alopecia areolaris syphilitica*
Lumbosakralnaevus: → *Bindegewebsnaevus, lumbosakraler*
Lungenspitzen-Syndrom: → *Pancoast-Tumor*
Lupoide Rosazea: → *Rosazea, lupoide*
Lupus: → *Lupus erythematodes*
Lupus: → *Lupus miliaris disseminatus faciei*
Lupus: → *Lupus pernio*
Lupus: → *Tuberculosis cutis luposa*
Lupus erythematodes hypertrophicus: → *Lupus erythematodes hypertrophicus et profundus*
Lupus erythematodes und Erythema-multiforme-artiges-Syndrom: → *Rowell's Syndrom*
Lupus erythematodes visceralis: → *Lupus erythematodes, systemischer*
Lupus erythematodes, anulär-gyrierter: → *Lupus erythematodes, subakuter kutaner*
Lupus erythematodes, medikamenteninduzierter: → *Lupus erythematodes, subakut-kutaner*
Lupus erythematodes, medikamenteninduzierter: → *Lupus erythematodes, systemischer*
Lupus erythematodes-ähnliches Syndrom: → *Pseudo-SLE-Syndrom*
Lupus erythematodes-Pannikulitis: → *Lupus erythematodes profundus*
Lupus erythematodes-visceralis-artiges Syndrom: → *Pseudo-SLE-Syndrom*
Lupus erythematosus: → *Lupus erythematodes*
Lupus vulgaris: → *Tuberculosis cutis luposa*
Lupus vulgaris verrucosus: → *Lupus erythematodes verrucosus*
Lupuskarzinom: → *Carcinoma in lupo*
Lupus-Pannikulitis: → *Lupus erythematodes profundus*
Lutzner-Zellen: → *Sézary-Zellen*
Lutz-Splendore-Almeida-Krankheit: → *Blastomykose, südamerikanische*
Lyell-Syndrom: → *Lyell-Syndrom, staphylogenes*
Lyell-Syndrom: → *Toxische epidermale Nekrolyse*
Lyell-Syndrom, medikamentöses: → *Toxische epidermale Nekrolyse*
Lyme-Krankheit: → *Lyme-Borreliose*
Lymphadenitis, dermatopathische: → *Lymphadenopathie, dermatopathische*
Lymphadenopathie-Syndrom, akutes febriles mukokutanes: → *Kawasaki-Syndrom*
Lymphangiectasis penis: → *Kranzfurchen-Lymphangitis, nichtvenerische*
Lymphangiektasie, vorübergehende des Penis: → *Kranzfurchen-Lymphangitis, nichtvenerische*
Lymphangioma circumscriptum cutis: → *Lymphangioma circumscriptum*
Lymphangioma circumscriptum cysticum: → *Lymphangioma circumscriptum*
Lymphangioma cysticum: → *Lymphangioma cavernosum*
Lymphangioma simplex: → *Lymphangioma circumscriptum*
Lymphangiosarkom der Kopfhaut: → *Angiosarkom der Kopf- und Gesichtshaut*
Lymphangitis des Penis, nichtvenerische sklerosierende: → *Kranzfurchen-Lymphangitis, nichtvenerische*

Lymphangitis des Sulcus coronarius, nichtvenerische, plastische: → *Kranzfurchen-Lymphangitis, nichtvenerische*
Lymphangitis, indurierte zirkuläre: → *Kranzfurchen-Lymphangitis, nichtvenerische*
Lymphedema praecox, familial: → *Lymphödem, Typ Meige*
Lymphedema, late-onset: → *Lymphödem, Typ Meige*
Lymphknotenhyperplasie: → *Castleman-Lymphom*
Lymphoepitheloidzellige Proliferation, atypische: → *Lennert-Lymphom*
Lymphogranulom, pigmentiertes mit generalisierter Hauterscheinung: → *Lymphadenopathie, dermatopathische*
Lymphogranuloma papulosum disseminatum: → *Lymphogranulomatose, maligne*
Lymphogranuloma venereum: → *Lymphogranuloma inguinale*
Lymphogranulomatose, benigne: → *Sarkoidose*
Lymphogranulomatosis benigna: → *Sarkoidose*
Lymphogranulomatosis inguinalis: → *Lymphogranuloma inguinale*
Lymphogranulomatosis maligna: → *Lymphogranulomatose, maligne*
Lymphogranulomatosis X: → *Lymphom, kutanes T-Zell-Lymphom, angioimmunoblastisches*
Lymphohistiozytose, familiäre erythrophagozytische: → *Lymphohistiozytose, familiäre hämophagozytische*
Lymphom, follikuläres: → *Lymphom, kutanes B-Zell-Lymphom, Keimzentrumslymphom*
Lymphom, kutanes B-Zell-Lymphom, monozytoides: → *Lymphom, kutanes B-Zell-Lymphom, Marginalzonenlymphom*
Lymphom, kutanes B-Zell-Lymphom, niedrig-malignes, extranodales vom MALT-Typ: → *Lymphom, kutanes B-Zell-Lymphom, Marginalzonenlymphom*
Lymphom, lymphoepitheloides: → *Lennert-Lymphom*
Lymphom, zentroblastisch-zentrozytisches: → *Lymphom, kutanes B-Zell-Lymphom, Keimzentrumslymphom*
Lymphomatosis inguinalis suppurativa subacuta: → *Lymphogranuloma inguinale*
Lymphopathia venerea: → *Lymphogranuloma inguinale*
Lymphoplasie, benigne der Haut: → *Lymphadenosis cutis benigna*
Lymphostatic verrucosa: → *Papillomatosis cutis lymphostatica*
Lymphozele: → *Kranzfurchen-Lymphangitis, nichtvenerische*
Lymphozytäre Infiltration der Haut: → *Lymphocytic infiltration of the skin*
Lymphozytom: → *Lymphadenosis cutis benigna*

M

Macula: → *Fleck*
Maculae distensae: → *Striae cutis distensae*
Macular atrophy: → *Anetodermie*
Madelung-Krankheit: → *Lipomatose, benigne symmetrische*
Madenfraß: → *Myiasis*
Madurafuß: → *Myzetom*
Maduramykose: → *Myzetom*
Maffucci-Kast-Syndrom: → *Maffucci-Syndrom*
Maguire: → *Arnika*
Mah-Jongg-Dermatitis: → *Lackdermatitis*
Majocchische Krankheit: → *Purpura anularis teleangiectodes*
Makroangiopathie, diabetische: → *Arterielle Verschlusskrankheit*
Makrodontie mit dermatologischem Syndrom: → *Angiome trigémine osteohypertrophique*
Makrophotographie, intravitale: → *Auflichtmikroskopie*
Makrulie: → *Gingivahyperplasie*
Makrulie: → *Gingivitis hyperplastica*
Mal: → *Naevus*
Mal de Meleda: → *Keratosis palmoplantaris transgrediens*
Mal de Mljet: → *Keratosis palmoplantaris transgrediens*

Mal de Pinto: → *Pinta*
Mal perforant: → *Malum perforans*
Maladie de Duhring: → *Dermatitis herpetiformis*
Maladie de Meige: → *Lymphödem, Typ Meige*
Maladie de Pautrier-Woringer: → *Lymphadenopathie, dermatopathische*
Maladie de Porak et Durante: → *Osteogenesis imperfecta*
Maladie de v. Bechterew-Stoelzner: → *Erythema palmoplantare hereditarium*
Maladie des griffes de chat: → *Katzenkratzkrankheit*
Maladie tri(penta)-symptomatique Gougerot: → *Purpura Schönlein-Henoch*
Malasseziafollikulitis: → *Pityrosporumfollikulitis*
Male pattern alopecia: → *Alopecia androgenetica beim Mann*
Malignant down: → *Hypertrichosis lanuginosa acquisita*
Malignant granuloma of the nose: → *Granuloma gangraenescens nasi*
Malignant lymphoma with small non cleaved follicle center cells: → *Lymphom, lymphoblastisches*
Maligner Mischtumor der Haut: → *Syringom, malignes, chrondroides*
Malignes fibröses Histiozytom: → *Histiozytom, malignes fibröses*
Malignes Melanom auf dem Boden einer Melanosis circumscripta praecancerosa: → *Melanom, malignes, Lentigo-maligna-Melanom*
Mali-Syndrom: → *Akroangiodermatitis*
Malleoidose: → *Melioidose*
Mallorca-Akne: → *Acne, Mallorca-Akne*
Maltafieber: → *Bruzellosen*
Mamillenkeratosen: → *Keratosis areolae mammae naeviformis*
Mandelölsalbe, weiße (FH): → *R156*
Mandelölsalbe, weiße (FH): → *Salben, hydrophobe*
Mandrinphänomen: → *Sondenphänomen*
Manifestationswahrscheinlichkeit: → *Penetranz*
Mantleoma: → *Mantelom*
MAP: → *MAP-Kinasen*
Marfan-Achard-Syndrom: → *Marfan-Syndrom*
Marginalzonenlymphom: → *Lymphom, kutanes B-Zell-Lymphom, Marginalzonenlymphom*
Marie-Unna-Syndrom: → *Hypotrichosis congenita hereditaria generalisata*
Marigold: → *Ringelblume*
Marjolin-Ulkus: → *Ulcus cruris*
Marschgangrän: → *Tibialis-anterior-Syndrom*
Martin-Albright-Syndrom: → *Osteodystrophia hereditaria*
Martorell-Fabré-Syndrom: → *Arteriitis temporalis*
Martorell-Ulkus: → *Ulcus cruris hypertonicum*
Masque biliaire: → *Chloasma hepaticum*
Mast cell disease: → *Mastozytose*
Mastdarmentzündung: → *Proktitis*
Mastozytose, kutane: → *Urticaria pigmentosa*
Mastzellennaevus: → *Mastozytom, isoliertes*
Mastzellenretikulose: → *Mastzellenleukämie*
Maul- und Klauenseuche, falsche: → *Hand-Fuß-Mund-Krankheit*
McCune-Albright-Syndrom: → *Albright-Syndrom*
MCS: → *Sensitivität, multiple, chemische*
MCTD: → *Mixed connective tissue disease*
MEA Typ I: → *Wermer-Syndrom*
Measles: → *Masern*
Medaillon: → *Heraldic plaque*
Median raphe cyst: → *Raphezysten, mediane*
Median rhomboid glossitis: → *Glossitis rhombica mediana*
Medinawurm: → *Drakunkulose*
Medinawurminfektion: → *Drakunkulose*

Megalerythem: → *Erythema infectiosum*
Megalerythema epidemicum: → *Erythema infectiosum*
Megalerythema infectiosum: → *Erythema infectiosum*
Mehlnährschaden: → *Kwashiorkor*
Mehlstrichphänomen: → *Hobelspanphänomen*
Meige-Nonne-Milroy-Syndrom: → *Lymphödem, primäres*
Meige's disease: → *Lymphödem, Typ Meige*
Meige-Syndrom: → *Lymphödem, Typ Meige*
Meladinine: → *Methoxsalen*
Mélanoblastose neurocutanée: → *Melanosis neurocutanea*
Melanoblastose-Syndrom, neurokutanes: → *Melanosis neurocutanea*
Melanoblastosis Bloch-Sulzberger: → *Incontinentia pigmenti, Typ Bloch-Sulzberger*
Melanodermia reticularis calorica: → *Hyperpigmentierung, kalorische*
Melanodermie-Porphyrie: → *Porphyria cutanea tarda*
Melanodermitis toxica: → *Melanodermatitis toxica*
Melanoleukodermie, kongenitale generalisierte: → *Berlin-Syndrom*
Melanom, benignes, juveniles: → *Naevus Spitz*
Melanom, malignes, Melanophagen-Typ: → *Melanom, malignes, animal-type*
Melanoma: → *Melanom, malignes*
Melanoma with small nevus-like cells: → *Melanom, malignes, naevoides*
Melanophorennaevus: → *Incontinentia pigmenti, Typ Franceschetti-Jadassohn*
Melanoplakie mit Darmpolypen: → *Peutz-Jeghers-Syndrom*
Melanoplakie mit Darmpolyposis: → *Peutz-Jeghers-Syndrom*
Melanose, Arsenmelanose: → *Arsenmelanose*
Melanose der Schleimhaut: → *Lentigo der Schleimhaut*
Melanose, diffuse neurokutane: → *Melanosis diffusa congenita*
Melanose, neurokutane: → *Melanosis neurocutanea*
Melanose, prämaligne: → *Lentigo maligna*
Melanosis: → *Melanose*
Melanosis circumscripta Dubreuilh: → *Lentigo maligna*
Melanosis circumscripta praeblastomatosa: → *Lentigo maligna*
Melanosis lenticularis progressiva: → *Xerodermoid, pigmentiertes*
Melanosis toxica lichenoides: → *Melanose, Riehl-Melanose*
Melanotischer Fleck der Schleimhaut: → *Lentigo der Schleimhaut*
Melanozytennaevus: → *Naevus, melanozytärer*
Melanozytose, deltoideo-akromiale: → *Naevus fuscocoeruleus deltoideoacromialis*
Melanozytose, okulodermale: → *Naevus fuscocoeruleus ophthalmomaxillaris*
Melasma: → *Chloasma*
Meleda, Krankheit von Meleda: → *Keratosis palmoplantaris transgrediens*
Meleney-Geschwür: → *Pyoderma gangraenosum*
Melioidosis: → *Melioidose*
Melkergranulationsknoten: → *Melkergranulom*
Melonychie: → *Melanonychie*
Melotus: → *Wangenohr*
MEN Typ I: → *Wermer-Syndrom*
Mendes da Costa-Syndrom: → *Erythrokeratodermia figurata variabilis*
Meningococcic adrenal syndrome: → *Waterhouse-Friderichsen-Syndrom*
Meningokokkensepsis, fulminante: → *Waterhouse-Friderichsen-Syndrom*
Meningokokkensepsis, fulminante oder perakute: → *Waterhouse-Friderichsen-Syndrom*
Menkes-Stahlhaar-Krankheit: → *Kinky hair disease*
Menkes-Syndrom: → *Kinky hair disease*

Mental retardation syndrome: → *Tricho-rhino-phalangeales Syndrom*
Menthol-Creme 1%: → *Menthol*
Menthol-Creme 1%: → *R157*
Menthol-Creme 5%: → *Menthol*
Menthol-Creme 5%: → *R158*
Menthol-Lösung 1%: → *Menthol*
Menthol-Lösung 1%: → *R160*
Mercurialismus: → *Mercurosis*
Merkeliom: → *Merkelzell-Karzinom*
Merkelzell-Tumor: → *Merkelzell-Karzinom*
Mesodermalmelanosis of the face and sclera: → *Naevus fuscocoeruleus ophthalmomaxillaris*
Metallimplantatallergie: → *Implantatunverträglichkeit*
Metalues: → *Meta-Syphilis*
Metastase, umbilikale: → *Nabelmetastase*
Methylrosaniliniumchlorid: → *Gentianaviolett*
Metronidazol-Creme, getönte 1-2%: → *Metronidazol*
Metronidazol-Creme, getönte 1-2%: → *R166*
Metronidazol-Gel 2%: → *Metronidazol*
Metronidazol-Gel 2%: → *R168*
Metronidazol-Gel, hydrophiles 0,75% (NRF 11.65.): → *Metronidazol*
Metronidazol-Gel, hydrophiles 0,75% (NRF 11.65.): → *R169*
Metronidazol-Gesichtsfluid 1-2%: → *Metronidazol*
Metronidazol-Gesichtsfluid 1-2%: → *R170*
Metronidazol-Lösung 1%: → *Metronidazol*
Metronidazol-Lösung 1%: → *R171*
Metzgerpemphigus: → *Lyell-Syndrom, staphylogenes*
Meyenburg-Altherr-Uehlinger-Syndrom: → *Polychondritis recidivans et atrophicans*
MGUS: → *Paraproteinämie, Hautveränderungen*
Mibellische Krankheit: → *Angiokeratoma Mibelli*
Michelin-tire-baby-Syndrom: → *Michelinreifen-Baby-Syndrom*
Miconazolnitrat-Creme, anionische 2% (NRF 11.81.): → *Miconazol*
Miconazolnitrat-Creme, anionische 2% (NRF 11.81.): → *R172*
Miconazolnitrat-Lösung, Ethanol-haltige 1% (NRF 11.80.): → *Miconazol*
Miconazolnitrat-Lösung, Ethanol-haltige 1% (NRF 11.80.): → *R173*
Microcystic adnexal carcinoma: → *Adnexkarzinom, mikrozystisches*
Micronodular basal cell carcinoma: → *Basalzellkarzinom, sklerodermiformes*
Micronodular tuberculoid: → *Rosazea, lupoide*
Microscopic polyarteritis nodosa: → *Polyarteriitis nodosa, mikroskopische*
Microskopic polyangiitis: → *Polyarteriitis nodosa, mikroskopische*
Microsporon furfur: → *Malassezia furfur*
Microsporon minutissimum: → *Corynebacterium minutissimum*
Microsporosis nigra: → *Tinea nigra palmaris et plantaris*
Mid-dermal elastolysis: → *Elastolyse, mediodermale*
Midline lethal granuloma: → *Granuloma gangraenescens nasi*
Miescher-Burckhardt-Syndrom: → *Kutaneo-ossales Syndrom*
Miescher-Granulomatosis: → *Granulomatosis disciformis chronica et progressiva*
Mikroangiopathie, diabetische: → *Arterielle Verschlusskrankheit*
Mikroangiopathie, thrombotische: → *Moschcowitz-Syndrom*
Mikrobid: → *Id-Reaktion*
Mikrobide: → *Id-Reaktion*
Mikrobielle Flora der Haut: → *Hautflora, normale*
Mikulicz-Typ der habituellen Aphthen: → *Aphthen, habituelle*
Milchbein: → *Phlegmasia alba dolens*
Milchgangsadenom: → *Mamillenadenom*
Milchkaffeeflecken: → *Café-au-lait-Flecken*
Milchsäure-haltiges Salicylsäure-Collodium 10% (NRF 11.18.): → *Keratolytika*
Milchsäure-haltiges Salicylsäure-Collodium 10% (NRF 11.18.): → *R215*

Milchschorf: → *Eccema infantum*
Milchzucker-Unverträglichkeit: → *Laktose-Intoleranz*
Miliaria, apokrine: → *Fox-Fordycesche Krankheit*
Miliarlupoid, benignes: → *Sarkoidose*
Miliartuberkulose, disseminierte der Haut: → *Tuberculosis cutis miliaris disseminata*
Milroys disease: → *Lymphödem, Typ Nonne-Milroy*
Milzbrand: → *Anthrax der Haut*
Minderwuchs, sexogener: → *Rössle-Syndrom*
Minoxidil-Haarspiritus 2/5% (NRF 11.121.): → *Minoxidil*
Minoxidil-Haarspiritus 2/5% (NRF 11.121.): → *R174*
Mischemulsionssalben: → *Cremes, ambiphile*
Mischkollagenose: → *Mixed connective tissue disease*
Mischpaste: → *R286*
Mischpaste: → *Zinkpasten*
Mischtumor, maligner der Haut: → *Syringom, malignes, chrondroides*
Mitchell-Gerhardt-Syndrom: → *Erythromelalgie*
Mitesser: → *Komedo*
Mittlere Phototoxizitätsdosis: → *MPD*
Mixed porphyria: → *Porphyria variegata*
MKS: → *Kompressionsstrumpf, medizinischer*
Mljet-Krankheit: → *Keratosis palmoplantaris transgrediens*
MMP: → *Matrix-Metalloproteinasen*
Moebius-Kernaplasie: → *Möbius-Syndrom*
Mohs Surgery: → *Mohs Technik*
Möller-Hunter-Glossitis: → *Glossitis Möller-Hunter*
Molluscum sebaceum: → *Keratoakanthom*
Molluscum sebaceum und pseudocarcinomatosum: → *Keratoakanthom*
Mondgesicht: → *Facies lunata*
Mondor-Phlebitis: → *Mondor-Krankheit*
Mondor-Syndrom: → *Mondor-Krankheit*
Monilethrix: → *Monilethrix-Syndrom*
Moniletrichie: → *Monilethrix-Syndrom*
Mononucleosis infectiosa: → *Mononukleose, infektiöse*
Monozytenangina: → *Mononukleose, infektiöse*
Moos-Fuß: → *Chromomykose*
Morbilli: → *Masern*
Morbilli bullosi: → *Masernpemphigoid*
Morbilli vesiculosi: → *Masernpemphigoid*
Morbus Anderson-Fabry: → *Angiokeratoma corporis diffusum*
Morbus Besnier-Boeck-Schaumann: → *Sarkoidose*
Morbus Boeck: → *Sarkoidose*
Morbus Bourneville: → *Tuberöse Sklerose*
Morbus Crohn: → *Enteritis regionalis, Hautveränderungen*
Morbus Cushing: → *Cushing-Syndrom*
Morbus Duhring Brocq: → *Dermatitis herpetiformis*
Morbus Durand-Nicolas-Favre: → *Lymphogranuloma inguinale*
Morbus Fabry: → *Angiokeratoma corporis diffusum*
Morbus Flegel: → *Hyperkeratosis lenticularis perstans*
Morbus Fröhlich: → *Dystrophia adiposogenitalis*
Morbus Gilbert-Meulengracht: → *Icterus intermittens juvenilis Meulengracht*
Morbus Gowers: → *Panatrophia localisata*
Morbus Günther: → *Porphyria erythropoetica congenita*
Morbus Hansen: → *Lepra*
Morbus Heck: → *Hyperplasie, fokale epitheliale*
Morbus Herxheimer: → *Acrodermatitis chronica atrophicans*
Morbus Hodgkin: → *Lymphogranulomatose, maligne*
Morbus Horton: → *Arteriitis temporalis*
Morbus Kawasaki: → *Kawasaki-Syndrom*
Morbus Kimura: → *Hyperplasie, angiolymphoide mit Eosinophilie*

Morbus Kyrle: → *Hyperkeratosis follicularis et parafollicularis in cutem penetrans*
Morbus Langdon-Down: → *Down-Syndrom*
Morbus Liebow: → *Lymphomatoide Granulomatose*
Morbus Lutz-Miescher: → *Elastosis perforans serpiginosa*
Morbus Neisser: → *Gonorrhoe*
Morbus Osler: → *Teleangiectasia hereditaria haemorrhagica*
Morbus Paltauf-Steinberg: → *Lymphogranulomatose, maligne*
Morbus Pautrier-Woringer: → *Lymphadenopathie, dermatopathische*
Morbus Peyronie: → *Induratio penis plastica*
Morbus rheumaticus: → *Rheumatisches Fieber*
Morbus Ritter von Rittershain: → *Lyell-Syndrom, staphylogenes*
Morbus Schamberg: → *Purpura pigmentosa progressiva*
Morbus Schaudinn: → *Syphilis*
Morbus Unna-Thost: → *Keratosis palmoplantaris diffusa circumscripta*
Morbus Waldenström: → *Lymphom, kutanes B-Zell-Lymphom, M. Waldenström*
Morbus Werlhof: → *Purpura, idiopathische thrombozytopenische*
Morbus Winiwarter-Buerger: → *Endangiitis obliterans*
Morbus Woringer-Kolopp: → *Retikulose, pagetoide*
Morel-(Moore)-Syndrom: → *Morgagni-Steward-Morel-Syndrom*
Morgagni-Syndrom: → *Morgagni-Steward-Morel-Syndrom*
Morgagni-Trias: → *Achard-Thiers-Syndrom*
Morgagni-Turner-Syndrom: → *Turner-Syndrom*
Morgan-Fleck: → *Angiom, seniles*
Morphea. → *Sklerodermie, zirkumskripte*
Morquio-Brailsford-Krankheit: → *Morquio, M.*
Morquio-Krankheit: → *Morquio, M.*
Morquio-Syndrom: → *Morquio, M.*
Morular cell: → *Russel-Körperchen*
Moschcowitz-Singer-Symmers-Syndrom: → *Moschcowitz-Syndrom*
Mossy foot: → *Chromomykose*
Mucha-Habermann-Syndrom: → *Pityriasis lichenoides et varioliformis acuta*
Mucinosis erythematosa reticularis: → *REM-Syndrom*
Mucinosis papulosa seu lichenoides: → *Lichen myxoedematosus*
Mucinous naevus: → *Naevus mucinosus*
Mucophanerosis intrafollicularis et seboglandularis: → *Mucinosis follicularis*
Mucopolysaccharidose Typ I-H: → *Pfaundler-Hurler-Krankheit*
Mucopolysaccharidose Typ I-S: → *Scheie-Krankheit*
Mucopolysaccharidose Typ I-S/H: → *Pfaundler-Hurler-Krankheit*
Mucopolysaccharidose Typ I-S/H: → *Scheie-Krankheit*
Mucopolysaccharidpolysulfat: → *Heparinoide, topische*
Mucosal melanoma: → *Melanom, malignes, Schleimhautmelanom*
Mukoepitheliales Dysplasie-Syndrom: → *Candidose, chronisch-mukokutane*
Mukoide Dorsalzyste der Finger: → *Dorsalzyste, mukoide*
Mukoide Fingerzysten: → *Dorsalzyste, mukoide*
Mukokutane Candidose: → *Candidose*
Mukokutanes Lymphknotensyndrom: → *Kawasaki-Syndrom*
Mukormykosen: → *Mucormykose*
Mukormykosen: → *Phykomykosen*
Mukozele: → *Schleimgranulom*
Müller-Epithelzysten: → *Zyste, zilienbesetzte, der Vulva*
Müller-Krankheit: → *Siderosis cutis*
Multinucleate cell angiohistiocytoma: → *Angiohistiozytom mit Riesenzellen*
Multiple benign circumferential skin creases of the limbs: → *Michelinreifen-Baby-Syndrom*
Multiple chemical sensitives syndrome: → *Öko-Syndrom*
Multiple endokrine Adenomatose Typ I: → *Wermer-Syndrom*
Multiple endokrine Neoplasie Typ 1: → *Wermer-Syndrom*
Multiple-Hamartome-Syndrom: → *Cowden-Syndrom*
Multiple-Lentigines-Syndrom: → *LEOPARD-Syndrom*
Mumps: → *Parotitis epidemica*
Münchhausen-Neurose: → *Münchhausen-Syndrom*
Mund- und Genital-Ulcera mit Chondritis: → *Magic-Syndrom*
Mundgel, Betamethason-haltiges 0,1%: → *R031*
Mundgel, Betamethason-haltiges 0,1%: → *Stomatologika*
Mundgel, Glukokortikoidhaltiges: → *R032*
Mundgel, Glukokortikoidhaltiges: → *Stomatologika*
Mundgel, Vitamin A-Säure-haltiges 0,05%: → *R258*
Mundgel, Vitamin A-Säure-haltiges 0,05%: → *Stomatologika*
Mundgel, Vitamin A-Säure-haltiges 0,1%: → *Stomatologika*
Mundgeruch, übler: → *Halitosis*
Mundschleimhaut-Gel, adstringierendes (NFA): → *R175*
Mundschleimhaut-Gel, adstringierendes (NFA): → *Stomatologika*
Mundsoor: → *Candidose der Mundschleimhaut*
Mündungsklappeninsuffizienz: → *Krosseninsuffizienz*
Mundwinkelcheilitis: → *Perlèche*
Mundwinkelrhagaden: → *Perlèche*
Murray-Syndrom: → *Fibromatose, hyaline juvenile*
Mutterkorn: → *Secalealkaloid*
Mutterkrautallergie: → *Airborn Contact Dermatitis*
Muzinose, fokale kutane: → *Myxom, kutanes*
Muzinose, retikuläre erythematöse: → *REM-Syndrom*
MWD: → *MUD*
Myalgia epidemica: → *Bornholm Krankheit*
Myalgie-Syndrom, eosinophiles: → *Eosinophiles-Myalgie-Syndrom*
Myasthenia paroxysmalis angiosclerotica: → *Claudicatio intermittens*
Mycetoma: → *Myzetom*
Mycobacteria other than tubercle bacilli (MOTT): → *Mykobakteriosen, atypische*
Myeloblastenmyom: → *Granularzelltumor*
Myfungar-Nagellack: → *Nagellacke, medizinische*
Mykidreaktion: → *Id-Reaktion*
Mykidreaktion: → *Mykid*
Mykosen, dermale: → *Mykosen, tiefe*
Mykosen, subkutane: → *Mykosen, tiefe*
Myoblastenmyom: → *Granularzelltumor*
myofibroblastic sarcoma: → *Sarkom, myofibroblastisches*
Myofibroblastose, infantile: → *Fibromatose, kongenitale, generalisierte*
Myofibrom, infantiles: → *Myofibromatose, infantile*
Myome der Tunica dartos: → *Genitalleiomyom*
Myo-Phleboangiom: → *Angioleiomyom*
Myrmecia: → *Einschlusswarzen*
Myxadenitis labialis: → *Cheilitis glandularis purulenta superficialis*
Myxoderma tuberosum praetibiale: → *Myxoedema circumscriptum symmetricum praetibiale*
Myxodermia circumscripta symmetrica praetibiale: → *Myxoedema circumscriptum symmetricum praetibiale*
Myxodermia papulosa: → *Lichen myxoedematosus*
Myxodermie bei Hypothyreose, zirkumskripte: → *Myxoedem, zirkumskriptes*
Myxodermie, diffuse bei Hypothyreose: → *Myxoedem, diffuses*
Myxodermien: → *Muzinose(n)*
Myxodermien: → *Myxoedem, diffuses*
Myxoedem, echtes: → *Myxoedem, diffuses*
Myxoedem, prätibiales: → *Myxoedema circumscriptum symmetricum praetibiale*
Myxoedem, zirkumskriptes prätibiales: → *Myxoedema circumscriptum symmetricum praetibiale*

Myxoedema circumscriptum tuberosum praetibiale symmetricum: → *Myxoedema tuberosum praetibiale*
Myxoedema nodosum: → *Myxoedema tuberosum praetibiale*
Myxoederma circumscriptum thyreotoxicum: → *Myxoedema circumscriptum symmetricum praetibiale*
Myxom, trichogenes: → *Trichoblastom*
Myxoma-adrenocortical dysplasia syndrome: → *NAME-Syndrom*
Myxoma, spotty pigmentation and endocrine overactivity: → *NAME-Syndrom*
Myxomatosis nodularis cutanea: → *Dorsalzyste, mukoide*
Myxosarkom: → *Fibrosarkom*
Myzelfäden: → *Myzel*

N

Nabelstein: → *Nabelkonkrementbildung*
Nachtcreme: → *Körperpflegemittel*
Nachtcreme: → *R176*
Nachtkerzensamenöl-Harnstoff-Emulsion: → *Nachtkerzenöl*
Nachtkerzensamenöl-Harnstoff-Emulsion: → *R177*
Nachtkerzensamenöl-Triclosan-Emulsion: → *Nachtkerzenöl*
Nachtkerzensamenöl-Triclosan-Emulsion: → *R270*
Nackenkeloid: → *Folliculitis sclerotisans nuchae*
Nadelholzteer: → *Pix pinaceae*
Nadelstichverletzungen: → *HIV-Infektion, Postexpositionsprophylaxe*
Naegeli-Bloch-Jadassohn-Syndrom: → *Incontinentia pigmenti, Typ Franceschetti-Jadassohn*
Naegeli-Bloch-Sulzberger-Syndrom: → *Incontinentia pigmenti, Typ Franceschetti-Jadassohn*
Naegeli-Syndrom: → *Incontinentia pigmenti, Typ Franceschetti-Jadassohn*
Naevoides Teleangiektasie-Syndrom: → *Teleangiektasie-Syndrom, naevoides*
Naevokarzinome: → *Melanom, malignes*
Naevoxanthoendotheliom: → *Xanthogranulom, juveniles (sensu strictu)*
Naevoxanthom: → *Xanthogranulom, juveniles (sensu strictu)*
Naevozytennaevus: → *Naevus, melanozytärer*
Naevus achromians: → *Naevus depigmentosus*
Naevus achromicus: → *Naevus depigmentosus*
Naevus albus: → *Naevus depigmentosus*
Naevus aplasticus, hereditärer symmetrischer: → *Dysplasie, angeborene ektodermale des Gesichtes*
Naevus arachnoides: → *Naevus araneus*
Naevus bleu: → *Blauer Naevus*
Naevus bleu, maligner: → *Blauer Naevus, maligner*
Naevus caeruleus: → *Blauer Naevus*
Naevus cartilagineus: → *Aurikularanhang*
Naevus cerebriformis: → *Cutis verticis gyrata*
Naevus coeruleus: → *Blauer Naevus*
Naevus collagenicus lumbosacralis: → *Bindegewebsnaevus, lumbosakraler*
Naevus comedo-follicularis: → *Naevus comedonicus*
Naevus durus: → *Naevus verrucosus*
Naevus eccrinus: → *Hamartom, ekkrines*
Naevus epidermicus-Syndrom: → *Schimmelpenning-Feuerstein-Mims-Syndrom*
Naevus epithelioma-cylindromatosus: → *Zylindrom*
Naevus epitheliomatosus sebaceus: → *Naevus sebaceus*
Naevus flammeus fissurale: → *Naevus flammeus medialis*
Naevus flammeus symmetricus: → *Naevus flammeus medialis*
Naevus flammeus, asymmetrischer lateraler: → *Naevus flammeus lateralis*
Naevus follicularis keratosus: → *Naevus comedonicus*

Naevus fuscocoeruleus acromiodeltoideus: → *Naevus fuscocoeruleus deltoideoacromialis*
Naevus hyperaemicus: → *Naevus flammeus*
Naevus Ito: → *Naevus fuscocoeruleus deltoideoacromialis*
Naevus keratoatrophicans: → *Porokeratosis Mibelli*
Naevus lipomatodes: → *Naevus lipomatosus*
Naevus naevocellularis: → *Naevus, melanozytärer*
Naevus Ota: → *Naevus fuscocoeruleus ophthalmomaxillaris*
Naevus papillomatosus verrucosus der Mamille: → *Keratosis areolae mammae naeviformis*
Naevus pigmentosus: → *Naevus, melanozytärer*
Naevus pigmentosus systematicus: → *Incontinentia pigmenti, Typ Bloch-Sulzberger*
Naevus pigmentosus tardus: → *Becker-Naevus*
Naevus pilo-follicularis: → *Haarfollikel-Naevus*
Naevus sebaceus Jadassohn: → *Schimmelpenning-Feuerstein-Mims-Syndrom*
Naevus sebaceus senilis: → *Talgdrüsenhyperplasie, senile*
Naevus seborrhoicus et sudoriferus: → *Hamartom, ekkrines*
Naevus sudoriferus: → *Hamartom, ekkrines*
Naevus syringoadenomatosus papilliferus: → *Syringocystadenoma papilliferum*
Naevus syringocystadenomatosus papilliferus: → *Syringocystadenoma papilliferum*
Naevus Unna: → *Unna-Politzer-Nackennaevus*
Naevus varicosus osteohypertrophicus: → *Klippel-Trénaunay-Syndrom*
Naevus vinosus: → *Naevus flammeus*
Naevus Yamamoto, hellblauer: → *Naevus Yamamoto*
Naevus, akrosyringealer: → *Hamartom, ekkrines*
Naevus, Allen-Spitz: → *Naevus Spitz*
Naevus, Becker-Naevus: → *Becker-Naevus*
Naevus, blauer: → *Blauer Naevus*
Naevus, entzündlicher linearer verruköser epidermaler: → *ILVEN*
Naevus, epidermaler, harter: → *Naevus verrucosus*
Naevus, funktioneller: → *Naevus anaemicus*
Naevus, Haarfollikelnaevus: → *Haarfollikel-Naevus*
Naevus, harter: → *Naevus verrucosus*
Naevus, hellblauer, Yamamoto: → *Naevus Yamamoto*
Naevus, hyperkeratotischer: → *Naevus verrucosus*
Naevus, hypomelanotischer: → *Naevus depigmentosus*
Naevus, junktionaler: → *Naevus, melanozytärer*
Naevus, linearer, ekkriner mit Komedonen: → *Hamartom, ekkrines*
Naevus, Pflastersteinnaevus: → *Bindegewebsnaevus, lumbosakraler*
Naevus, pharmakologischer: → *Naevus anaemicus*
Naevus, pigmentierter, behaarter, epidermaler: → *Becker-Naevus*
Naevus, weicher epidermaler: → *Naevus, papillomatöser, weicher epidermaler*
Naevussyndrom, hereditäres, dysplastisches: → *BK-Mole-Syndrom*
Naevuszellnaevus: → *Naevus, melanozytärer*
Naevuszellnaevussyndrom, hereditäres dysplastisches: → *BK-Mole-Syndrom*
Nagelatrophie: → *Onychoatrophie*
Nagelbänder: → *Meessche Querbänder*
Nägelbeißen: → *Onychophagie*
Nagelfalzangiomatose: → *Granuloma pyogenicum*
Nagelfalzangiomatose: → *Unguis incarnatus*
Nagelfalzentzündung: → *Paronychie*
Nagelfurchen: → *Beau-Reilsche Querfurchen der Nägel*
Nagelhämatom: → *Hämatom, Nagelhämatom*
Nagelkauen: → *Onychophagie*
Nagelmatrixteilresektion: → *Emmert-Plastik*
Nagelmykose: → *Tinea unguium*

Nagelpigmentierung, streifenförmige: ➡ *Melanonychia striata longitudinalis*
Nagelpsoriasis: ➡ *Psoriasis vulgaris*
Nagelspalte: ➡ *Onychodystrophia mediana canaliformis*
Nagelspange: ➡ *Nagelkorrekturspange*
Nageltrichophytie: ➡ *Tinea unguium*
Nagelverdickung: ➡ *Pachyonychie*
Nagelverfärbungen: ➡ *Chromonychie*
Nagelwallentzündung, eitrige: ➡ *Paronychie*
Nagende Flechte: ➡ *Lupus erythematodes chronicus discoides*
Nagetierseuche: ➡ *Tularämie*
Nahrungsmitteladditiva: ➡ *Nahrungsmittelallergie*
Nail en raquette: ➡ *Brachyonychie*
Nail-patella-elbow-syndrome: ➡ *Nagel-Patella-Syndrom*
Nail-patella-syndrome: ➡ *Nagel-Patella-Syndrom*
Nanisme progéroide: ➡ *Progeria-like syndrome*
Nanisme sénile: ➡ *Progeria infantilis*
Narbenkeloid: ➡ *Keloid*
Narbenneurom: ➡ *Neurom, traumatisches*
Narbenwucherung: ➡ *Keloid*
Narcissus pseudonarcissus: ➡ *Narzisse, gelbe*
Nasengliom: ➡ *Gliom, peripheres*
Nasenrotz: ➡ *Malleus*
Natalfieber: ➡ *Zehntagefieber*
Natriumcarbonat-Decahydrat-Ohrentropfen 6% (NRF 16.1.): ➡ *Otologika*
Natriumcarbonat-Decahydrat-Ohrentropfen 6% (NRF 16.1.): ➡ *R178*
Natriumchlorid-Harnstoff-Salbe (NRF 11.75.): ➡ *Harnstoff*
Natriumchlorid-Harnstoff-Salbe (NRF 11.75.): ➡ *R107*
Natriumchlorid-Inhalationslösung 0,9% oder 5% (NRF 8.6.): ➡ *R179*
Natriumchlorid-Inhalationslösung 0,9% oder 5% (NRF 8.6.): ➡ *Rhinologika*
Natriumchlorid-Nasenspray 0,9% oder 1,5% (NRF 8.2.): ➡ *R180*
Natriumchlorid-Nasenspray 0,9% oder 1,5% (NRF 8.2.): ➡ *Rhinologika*
Natriumchlorid-Nasentropfen 1,2% (NFA): ➡ *Rhinologika*
Natriumchlorid-Nasentropfen, viskose 0,9% oder 1,5% (NRF 8.3.): ➡ *R181*
Natriumchlorid-Nasentropfen, viskose 0,9% oder 1,5% (NRF 8.3.): ➡ *Rhinologika*
Natrium-Thiosulfat-Lösung 10%: ➡ *Desinfizienzien*
Natrium-Thiosulfat-Lösung 10%: ➡ *R182*
Nazarro-Syndrom: ➡ *Keratose, disseminierte, polymorphe*
Nebennierenrindenapoplex: ➡ *Waterhouse-Friderichsen-Syndrom*
Nebennierenrindeninsuffizienz, akute: ➡ *Waterhouse-Friderichsen-Syndrom*
Necrobiosis lipoidica diabeticorum: ➡ *Necrobiosis lipoidica*
Necrobiosis maculosa Miescher: ➡ *Necrobiosis lipoidica maculosa disseminata*
Necrobiotic xanthogranuloma: ➡ *Xanthogranulom, nekrobiotisches mit Paraproteinämie*
Necrobiotic xanthogranuloma with paraproteinemia: ➡ *Xanthogranulom, nekrobiotisches mit Paraproteinämie*
Necrolytic migratory erythema: ➡ *Erythema necroticans migrans*
Necrosis lipoidica diabeticorum: ➡ *Necrobiosis lipoidica*
Negativkontrastfärbung: ➡ *Negative Staining*
Neisser, M.: ➡ *Gonorrhoe*
Nekam's disease: ➡ *Keratosis lichenoides chronica*
Nekrobiose: ➡ *Necrobiosis*
Nekrolyse, toxische epidermale: ➡ *Toxische epidermale Nekrolyse*
Nekrose, post partum-Nekrose: ➡ *Sheehan-Syndrom*
Neomycinsulfat: ➡ *Neomycin*
Neonatal Malazessia furfur pustulosis: ➡ *Pityrosporumfollikulitis des Säuglings*
Neoplasie: ➡ *Neoplasma*

nephrogenic fibrosing dermopathy: ➡ *Fibrose, nephrogene systemische*
Nephrogenic systemic fibrosis: ➡ *Fibrose, nephrogene systemische*
Nervenblockade: ➡ *Leitungsanästhesie*
Nesselausschlag: ➡ *Urticaria*
Nesselsucht: ➡ *Urticaria*
Nettleshipsche Krankheit: ➡ *Urticaria pigmentosa*
Nettleship-Syndrom: ➡ *Urticaria pigmentosa*
Neugeborenen-Listeriose: ➡ *Listeriose des Neugeborenen*
Neumann-Krankheit: ➡ *Pemphigus vegetans, Typ Neumann*
Neurilemmom: ➡ *Schwannom*
Neurinom: ➡ *Schwannom*
Neuroangiomatosis encephalofacialis: ➡ *Sturge-Weber-Krabbe-Syndrom*
Neuro-Behçet: ➡ *Behçet, M.*
Neuroborreliose: ➡ *Lyme-Borreliose*
Neurodermisierung: ➡ *Lichenifikation*
Neurodermitis atopica: ➡ *Ekzem, atopisches*
Neurodermitis circumscripta: ➡ *Lichen simplex chronicus*
Neurodermitis constitutionalis: ➡ *Ekzem, atopisches*
Neurodermitis diffusa: ➡ *Ekzem, atopisches*
Neurodermitis disseminata: ➡ *Ekzem, atopisches*
Neurodermitis nodosa: ➡ *Prurigo nodularis*
Neuroektodermales Syndrom: ➡ *Schimmelpenning-Feuerstein-Mims-Syndrom*
Neurofibromatose Typ I: ➡ *Neurofibromatose, periphere*
Neurofibromatose Typ IV: ➡ *Neurofibromatose, segmentale*
Neurofibromatose Typ V: ➡ *Neurofibromatose, segmentale*
Neurofibromatose Typ VIII: ➡ *Neurofibromatose-Noonan-Syndrom*
Neurokutane Melanose: ➡ *Melanosis neurocutanea*
Neurolues: ➡ *Syphilis acquisita*
Neurom, Rankenneurom: ➡ *Neurofibrom, plexiformes (eingekapseltes)*
Neuroma gangliocellulare: ➡ *Ganglioneurom*
Neuronaevus, blauer: ➡ *Blauer Naevus*
Neuropathie, kongenitale sensorische: ➡ *Acropathia ulcero-mutilans familiaris*
Neuro-Retino-Angiomatose-Syndrom: ➡ *Bonnet-Dechaume-Blanc-Syndrom*
Neurospongioblastosis diffusa: ➡ *Tuberöse Sklerose*
Neurosyphilis: ➡ *Syphilis acquisita*
Neurotic excoriations: ➡ *Exkoriation, neurotische*
Neurotische Exkoriationen: ➡ *Artefakte*
Neutrophile rheumatoide Dermatitis: ➡ *Dermatitis, rheumatoide, neutrophile*
Neutrophilic eccrine hidradenitis: ➡ *Hidradenitis, neutrophile, ekkrine*
Nevoid melanoma: ➡ *Melanom, malignes, naevoides*
Névus bleu: ➡ *Blauer Naevus*
NF: ➡ *Neurofibromatose*
NICH: ➡ *Hämangiom des Säuglings, nicht-involutierendes*
Nicolas-Durand-Favre-Erkrankung: ➡ *Lymphogranuloma inguinale*
Nicolau-Syndrom: ➡ *Embolia cutis medicamentosa*
Nicotine Stomatitis: ➡ *Stomatitis nicotinica*
Niednägel: ➡ *Neidnägel*
Nifedipin: ➡ *Calciumantagonisten*
Nikolski-Phänomen: ➡ *Nikolski-Phänomen I*
Nikolski-Phänomen: ➡ *Nikolski-Phänomen II*
Nilbeule: ➡ *Leishmaniose, kutane*
Njovera: ➡ *Frambösie*
Nodöse Eryheme: ➡ *Erytheme, nodöse*
Nodular fasciitis: ➡ *Fasciitis nodularis pseudosarcomatosa*
Nodular melanoma: ➡ *Melanom, malignes, noduläres*
Nodular subepidermal fibrosis: ➡ *Dermatofibrom*

Noduläre Fasziitis: → *Fasciitis nodularis pseudosarcomatosa*
Nodularvaskulitis: → *Erythema induratum*
Noduli rheumatici: → *Knötchen, rheumatische*
Nodulus cutaneus: → *Dermatofibrom*
Nodus: → *Knoten*
NOMID-Syndrom: → *CINCA-Syndrom*
Nongonococcal urethritis: → *Urethritis, unspezifische*
Non-Hodgkin-Lymphom: → *Lymphom, kutanes*
Non-Langerhanszell-Histiozytose, noduläre: → *Histiozytose, progressive noduläre*
Non-Langerhanszell-Histiozytosen: → *Histiozytosen, Non-Langerhanszell-Histiozytosen*
Non-venereal sclerosing lymphangitis of the penis: → *Kranzfurchen-Lymphangitis, nichtvenerische*
Nordamerikanische Blastomykose: → *Blastomykose, nordamerikanische*
Norepinephrin: → *Noradrenalin*
Norwegische Skabies: → *Scabies norvegica*
Notfallbehandlung: → *Schock, anaphylaktischer*
NRF: → *Neues Rezeptur-Formularium*
NSAID: → *Antiphlogistika, nichtsteroidale*
NSAR: → *Antiphlogistika, nichtsteroidale*
NTED: → *Neonatal toxic-shock-like exanthematous disease*
Nummular eczema: → *Ekzem, mikrobielles*
Nummulär mikrobielles Ekzem: → *Ekzem, mikrobielles*
Nummuläres Ekzem: → *Ekzem, mikrobielles*
Nussknackersyndrom: → *Beckenvenensyndrom, weibliches*
Nystatin-Dequaliniumchlorid-Creme: → *R184*
Nystatin-Haftgel: → *R185*
Nystatin-Haftgel: → *Stomatologika*
Nystatin-Paste: → *Nystatin*
Nystatin-Paste: → *R186*

O

OAS: → *Allergiesyndrom, orales*
Oberflächenkarzinom: → *Carcinoma in situ*
Oberflächlich spreitendes Melanom: → *Melanom, malignes, superfiziell spreitendes*
Oberhaut: → *Epidermis*
Oblatenschuppe: → *Kollodiumschuppe*
OCA: → *Albinismus, okulokutaner*
Ochronose, alkaptonurische: → *Alkaptonurie*
Ochronosis: → *Ochronose*
Ockerfarbenkrankheit: → *Ochronose*
Ockerpurpura: → *Purpura jaune d'ocre*
Octenidinhydrochlorid: → *Octenidin*
Oculentum simplex DAC: → *Ophthalmika*
Oculentum simplex DAC: → *R021*
Oculo-cerebral syndrome with hypopigmentation: → *Cross-Syndrom*
Oculocutaneous albinism: → *Albinismus, okulokutaner*
Oculo-dento-digital dysplasia: → *Dysplasie, ektodermale*
Ödem, angioneurotisches: → *Angioödem*
Ödem, hereditäres Angioödem: → *Angioödem, hereditäres*
Ödem, malignes: → *Gasbrand*
Ödem, zyklisches idiopathisches: → *Ödem, idiopathisches*
Odontogene Gesichtsfistel: → *Fistel, odontogene*
Oedema: → *Ödem*
Oedema cutis circumscriptum acutum: → *Angioödem*
OFD-Syndrom Typ I: → *Oro-fazio-digitales Syndrom*
Ofuji-Syndrom: → *Pustulose, sterile eosinophile*
Ohara's disease: → *Tularämie*
Ohrentropfen, Dequalinium-haltige 0,02%: → *Otologika*
Ohrentropfen, Dequalinium-haltige 0,02%: → *R059*
Ohrentropfen, Dequalinium-haltige 0,2%: → *Otologika*
Ohrentropfen, Dequalinium-haltige 0,2%: → *R060*
Ohrentropfen, Natriumcarbonat-Decahydrat 6%-haltige (NRF 16.1.): → *Otologika*
Ohrentropfen, Natriumcarbonat-Decahydrat 6%-haltige (NRF 16.1.): → *R178*
Ohrfeigenkrankheit: → *Erythema infectiosum*
Ohrfurunkel: → *Gehörgangsfurunkel*
Ohrhypertrichie: → *Hypertrichose, angeborene zirkumskripte*
Ohrknötchen, schmerzhaftes: → *Chondrodermatitis nodularis chronica helicis*
Ohrmuschelkarzinom: → *Karzinom, spinozelluläres*
Ohrmuschelzyste, traumatische: → *Pseudozyste der Aurikula*
Oidiomykose: → *Candidose*
Oid-oid-disease: → *Dermatitis, exsudative diskoide lichenoide*
Oidomycosis: → *Candidose*
Oidose: → *Candidose*
Ökologie-Syndrom, klinisches: → *Öko-Syndrom*
Okulo-aurikulovertebrale Dysplasie: → *Goldenhar-Syndrom*
Okulodermale Melanozytose: → *Naevus fuscocoeruleus ophthalmomaxillaris*
Okulokutanes Syndrom: → *Uveomeningoenzephales Syndrom*
Ölakne: → *Acne, Öl-Akne*
O'Leary-Montgomery-Brunsting-Syndrom: → *Livedovaskulopathie*
Oleogele: → *Gele, hydrophobe*
Oleogranulom: → *Oleom*
Oleosklerom: → *Oleom*
Oleum fagi empyreumaticum: → *Pix fagi*
Oleum Rusci: → *Pix betulina*
Ölfollikulitis: → *Acne, Öl-Akne*
Ölgranulom: → *Oleom*
Ölige Campherlösung DAC: → *Campheröl*
Ölige Campherlösung DAC: → *R035*
Oligophrenia phenylpyruvica: → *Phenylketonurie*
Oligophrenie-Ichthyose-Syndrom: → *Sjögren-Larsson-Syndrom*
Öl-in-Wasser-Emulsionen: → *Lotionen*
Öl-in-Wasser-Emulsionssalben: → *Cremes, hydrophile*
Ollier, M.: → *Olliersches Syndrom*
Ollier-Klippel-Trenaunay-Symptomenkomplex: → *Klippel-Trénaunay-Syndrom*
Omphalith: → *Nabelkonkrementbildung*
Omphalomesenteric duct cyst: → *Omphalomesenterische Gangzyste*
Onchocercaknoten: → *Onchozerkose*
Onchocerciasis: → *Onchozerkose*
Onycharthrose hereditaire: → *Nagel-Patella-Syndrom*
Onychauxis: → *Pachyonychie*
Onychie: → *Onychia*
Onychitis: → *Onychia*
Onychodystrophie, kongenitale, ischämische: → *Onychodysplasie, kongenitale der Zeigefinger*
Onycholyse, partielle: → *Onycholysis semilunaris*
Onycholysis partialis: → *Onycholysis semilunaris*
Onycholysis semilunaris purulenta: → *Panaritium*
Onychomadesis: → *Onycholysis totalis*
Onychomadose: → *Onycholysis totalis*
Onychomykose: → *Tinea unguium*
Onychopathie, azotämische: → *Halb- und Halbnägel*
Onychosis multi- et micropunctata: → *Tüpfelnägel*
Onychosis punctata: → *Tüpfelnägel*
Ophthalmoblenorrhoe: → *Gonoblenorrhoe*
Oppenheim-Urbach-Syndrom: → *Necrobiosis lipoidica*
Oral hairy leukoplakia: → *Haarleukoplakie, orale*
Oral submucous fibrosis: → *Fibrose, orale submuköse*
Orf: → *Ecthyma contagiosum*

Orientbeule: → *Leishmaniose, kutane*
Ornithonyssus bacoti: → *Rattenmilbe, tropische*
Oro-facial-digital syndromes: → *Dysplasie, ektodermale*
Oro-okulo-genitales Syndrom: → *Ariboflavinose*
Oropharyngeale Gonorrhoe: → *Gonorrhoe*
Oropharyngeale Gonorrhoe: → *Gonorrhoe, oropharyngeale*
Orphan Drugs: → *Orphan-Arzneimittel*
Orthonyxie-Nagelkorrekturspange: → *Nagelkorrekturspange*
Orthonyxie-Nagelspange: → *Nagelkorrekturspange*
Osler, M.: → *Teleangiectasia hereditaria haemorrhagica*
Osmihidrosis: → *Bromhidrose*
Ossifikation, intersterno-kosto-klavikuläre: → *Arthroosteitis, pustulöse*
Osteoangiohypertrophie-Syndrom: → *Klippel-Trénaunay-Syndrom*
Osteo-Arthro-Onycho-Dysplasie: → *Nagel-Patella-Syndrom*
Osteoarthropathia hypertrophica: → *Marie-Bamberger-Syndrom*
Ostéoarthropathie hypertrophiante: → *Marie-Bamberger-Syndrom*
Osteoarthropathie, idiopathische hypertrophische: → *Pachydermoperiostose, primäre*
Osteoarthropathie, psoriatische: → *Arthritis, psoriatische*
Osteoarthrosis deformans alcaptonurica: → *Alkaptonurie*
Osteodystrophia fibrosa unilateralis: → *Jaffé-Lichtenstein-Uehlinger-Syndrom*
Osteofibrom, nicht ossifizierendes juveniles: → *Jaffé-Lichtenstein-Uehlinger-Syndrom*
Osteom: → *Osteoma cutis*
Osteome der Haut, echte: → *Osteoma cutis*
Osteo-Onycho-Dysostosis: → *Nagel-Patella-Syndrom*
Osteoonychodysplasia hereditaria: → *Nagel-Patella-Syndrom*
Osteoporose, fetale: → *Osteogenesis imperfecta*
Osterglocke: → *Narzisse, gelbe*
Osterreicher-Syndrom: → *Nagel-Patella-Syndrom*
Ostiofolliculitis Bockhart: → *Ostiofolliculitis*
Ostiumnaevus, porokeratotischer, ekkriner: → *Hamartom, ekkrines*
Ota-Naevus: → *Naevus fuscocoeruleus ophthalmomaxillaris*
Otitis externa acuta circumscripta: → *Gehörgangsfurunkel*
Otoblennorrhoe: → *Blenorrhoe*
Owrensche Krankheit: → *Parahämophilie*

P

Pachionyxie: → *Pachyonychie*
Pachyakrie: → *Akromegalie*
Pachydermia vegetans: → *Papillomatosis cutis lymphostatica*
Pachydermia verticis gyrata: → *Cutis verticis gyrata*
Pachydermie occipitale verticellée: → *Cutis verticis gyrata*
Pachydermie Perin, faltenartige: → *Cutis verticis gyrata*
Pachydermie plicaturée: → *Cutis verticis gyrata*
Pachydermie, faltenartige: → *Cutis verticis gyrata*
Pachydermoperiostose, familiäre: → *Pachydermoperiostose, primäre*
Pachydermoperiostose, familiäre, idiopathische Trommelschlegelfinger und Periostosis: → *Pachydermoperiostose, primäre*
Pachydermoperiostose, sekundäre: → *Pachydermoperiostose, symptomatische*
Pachyonychia ichthyosiformis: → *Pachyonychia congenita*
Pachyonychie-Syndrom: → *Pachyonychia congenita*
Paget carcinoma: → *Paget, M., extramammärer*
Paget, M.: → *Paget, M. der Brustwarze*
Paget, M.: → *Paget, M., extramammärer*
Paget, Morbus: → *Paget, M. der Brustwarze*
Paget, Morbus: → *Paget, M., extramammärer*
Pagetoide Retikulose: → *Retikulose, pagetoide*
Paget's disease of the nipple: → *Paget, M. der Brustwarze*

Painful Bruising Syndrom Sharp: → *Ekchymosen-Syndrom, schmerzhaftes*
Painful fat syndrom: → *Lipödemsyndrom, schmerzhaftes*
Painful piezogenic pedal papules: → *Piezogene Knötchen*
Pale cell acanthoma: → *Klarzellenakanthom*
Palisading granuloma: → *Palisadengranulom*
Palmarerythem: → *Erythema palmare et plantare symptomaticum*
Palmarfibromatose: → *Dupuytrensche Kontraktur*
Palmar melanoma: → *Melanom, malignes akrolentiginöses*
Palmar-Syndrom: → *Erythema palmoplantare hereditarium*
Palmoplantarkeratose: → *Keratosis palmoplantaris*
Palmoplantarkeratose, epidermolytische: → *Keratosis palmoplantaris cum degeneratione granulosa*
Palmoplantarkeratose, Typ Norbotten: → *Keratosis palmoplantaris diffusa circumscripta*
Palpable migratory arciform erythema: → *Erythema migrans arciforme et palpabile*
PAN: → *Polyarteriitis nodosa*
Panaritium paraunguale: → *Paronychie*
Panaritium subunguale: → *Paronychie*
Panarteriitis nodosa: → *Polyarteriitis nodosa*
Panatrophia cutis localisata: → *Panatrophia localisata*
Panatrophy of Gowers: → *Panatrophia localisata*
Panchondritis: → *Polychondritis recidivans et atrophicans*
Pancoast-Syndrom: → *Pancoast-Tumor*
Panfollikulom: → *Trichoblastom*
Pangerie: → *Progeria adultorum*
Panmyelopathie, konstitutionelle familiäre: → *Fanconi-Anämie*
Panmyelophthise: → *Panmyelopathie*
Panniculitis, post-Steroid-Panniculitis: → *Pannikulitis, poststeroidale*
Pannikulitis, idiopathische lobuläre: → *Panniculitis nodularis nonsuppurativa febrilis et recidivans*
Pannikulitis, Lupus erythematodes-Pannikulitis: → *Lupus erythematodes profundus*
Pannikulitis, rezidivierende fieberhafte nichteitrige: → *Panniculitis nodularis nonsuppurativa febrilis et recidivans*
Panzerkrebs: → *Cancer en cuirasse*
Panzytopenie: → *Panmyelopathie*
Papageienkrankheit: → *Ornithose*
Papeln und Plaques, pruritische urtikarielle in der Schwangerschaft: → *PUPPP*
Papeln, bowenoide: → *Bowenoide Papulose*
Papeln, multiple bowenoide am Penis: → *Bowenoide Papulose*
Papeln, multiple bowenoide der Vulva: → *Bowenoide Papulose*
Papillae coronae glandis: → *Hirsuties papillaris penis*
Papillary intralymphatic angioendothelioma: → *Hämangioendotheliom, Typ Dabska*
Papillom, intraduktales benignes: → *Mamillenadenom*
Papillomatose confluente et réticulée: → *Papillomatosis confluens et reticularis*
Papillomatose, floride subareoläre: → *Mamillenadenom*
Papillomatose, konfluierende retikuläre: → *Papillomatosis confluens et reticularis*
Papillomatosis: → *Papillomatose*
Papillomatosis mucosae carcinoides: → *Papillomatose, floride orale*
Papillomatosis penis: → *Hirsuties papillaris penis*
Papillon-Lage-Psaume-Syndrom: → *Oro-fazio-digitales Syndrom*
Papula: → *Papel*
Papulae obtusae: → *Prurigo nodularis*
Papular angioplasia: → *Angiolymphoide Hyperplasie mit Eosinophilie*
Papular dermatitis of pregnancy (PDP): → *Dermatitis, papulöse in der Schwangerschaft*

Papular eruptions of infants: → *Acrodermatitis papulosa eruptiva infantilis*
Papular mucinosis: → *Skleromyxödem*
Papular-purpuric gloves and socks syndrome: → *Handschuh-Socken-Syndrom*
Paraamyloidose: → *Amyloidose, systemische*
Parablenorrhagie: → *Urethritis, unspezifische*
Paracoccidioides brasiliensis: → *Blastomykose, südamerikanische*
Paracoccidioidomycose: → *Blastomykose, südamerikanische*
Paraffin-Kohlenwasserstoff-Gel (Plastibase): → *Gele, hydrophobe*
Paraffin-Kohlenwasserstoff-Gel (Plastibase): → *R026*
Parakeratosis anularis: → *Porokeratose*
Parakeratosis centrifugata atrophicans: → *Porokeratosis Mibelli*
Parakeratosis Mibelli: → *Porokeratosis Mibelli*
Parakokzidioidomykose: → *Blastomykose, südamerikanische*
Paralichen (Brocq): → *Parakeratosis variegata*
Paralysis progressiva: → *Paralyse, progressive*
Paramyeloblastenleukämie: → *Lymphom, lymphoblastisches*
Paramyloidose: → *Amyloidose, systemische*
Paraneoplasie, fünfte, obligate kutane: → *Erythema necroticans migrans*
Parangi: → *Frambösie*
Paraovine: → *Ecthyma contagiosum*
Parapoxvirus-Infektion: → *Ecthyma contagiosum*
Paraproktitis: → *Periproktitis*
Parapsoriasis digitiformis: → *Parapsoriasis en plaques, benigne kleinherdige Form*
Parapsoriasis en gouttes: → *Pityriasis lichenoides*
Parapsoriasis variegata: → *Parakeratosis variegata*
Parapsoriasis, poikilodermatische: → *Parakeratosis variegata*
Parasitenwahn: → *Dermatozoenwahn*
Parasitophobie: → *Dermatozoenwahn*
Paratrachom: → *Einschlusskörperchen-Konjunktivitis*
Parodontal Mundsalbe: → *Lidocain*
Paroxysmales Fingerhämatom: → *Fingerhämatom, paroxysmales*
Parru: → *Frambösie*
Pasini-Pierini-Syndrom: → *Epidermolysis bullosa dystrophica albopapuloida*
Pasini-Syndrom: → *Epidermolysis bullosa dystrophica albopapuloida*
Pasta: → *Paste*
Pasta zinci (DAB): → *R295*
Pasta zinci (DAB): → *Zinkpasten*
Pasta zinci, abwaschbare: → *R187*
Pasta zinci, abwaschbare: → *Zinkpasten*
Pasta zinci cum oleo jecoris aselli (ÖAB): → *R188*
Pasta zinci mollis (DAB): → *R191*
Pasta zinci mollis (DAB): → *Zinkpasten*
Pasta zinci mollis (NRF 11.21.): → *R191*
Pasta zinci mollis (NRF 11.21.): → *Zinkpasten*
Pasta zinci mollis (Oleum olivarum): → *R189*
Pasta zinci mollis (Oleum olivarum): → *Zinkpasten*
Pasta zinci mollis, milde: → *R192*
Pasta zinci mollis, milde: → *Zinkpasten*
Patchtest: → *Epikutantest*
Paterson-Kelly-Syndrom: → *Plummer-Vinson-Syndrom*
Pathomimicry: → *Münchhausen-Syndrom*
Pathomimie: → *Artefakte*
Pattern baldness: → *Alopecia androgenetica beim Mann*
Pautrier-Woringer-Melano-Retikulose: → *Lymphadenopathie, dermatopathische*
Paxton Krankheit: → *Trichorrhexis nodosa*
PCM: → *Plaque-like form of cutaneous mucinosis*
PCP: → *Polyarthritis, chronische (rheumatoide Arthritis)*

PCR: → *Polymerase-Kettenreaktion*
PDP: → *Dermatitis, papulöse in der Schwangerschaft*
PEA: → *N-Palmitoylethanolamin*
Pearly penile papules: → *Hirsuties papillaris penis*
Peau d'orange: → *Orangenhautphänomen*
Peau lisse: → *Glanzhaut*
Pech: → *Pix*
Pech-Akne: → *Acne, Pech-Akne*
Pechwarzen: → *Teerkeratosen*
Peculiar spotty pigmentation: → *Notalgia paresthetica*
Pedrosos-Krankheit: → *Chromomykose*
Peeling: → *Chemical-Peeling*
Pélade: → *Alopecia areata*
Peladehaare: → *Ausrufezeichenhaare*
Pelargonium hortorum: → *Geranie*
Peliosis rheumatica: → *Purpura Schönlein-Henoch*
Pellagra sine Pellagra: → *Ariboflavinose*
Pellagra, hereditäre: → *Hartnup-Syndrom*
Pellagra, sekundäre: → *Pellagra, symptomatische*
Pellagra-cerebellar-ataxia-renal-aminoaciduria syndrome: → *Hartnup-Syndrom*
Peloispondylitis ossificans: → *Bechterew-v.-Strümpell-Marie-Krankheit*
Pemphigoéde séborrhéique: → *Pemphigus erythematosus*
Pemphigoid der Säuglinge: → *Lyell-Syndrom, staphylogenes*
Pemphigoid vegetans: → *Pemphigoid, bullöses vegetierendes*
Pemphigoid, disseminiertes vernarbendes: → *Pemphigoid, vernarbendes disseminiertes*
Pemphigoid, Schleimhautpemphigoid, benignes: → *Pemphigoid, vernarbendes*
Pemphigus acutus febrilis gravis: → *Lyell-Syndrom, staphylogenes*
Pemphigus acutus neonatorum: → *Pemphigoid, staphylogenes des Neugeborenen*
Pemphigus brasiliensis: → *Pemphigus foliaceus, brasilianischer*
Pemphigus chronicus: → *Pemphigus chronicus benignus familiaris*
Pemphigus conjunctivae: → *Pemphigoid, vernarbendes*
Pemphigus contagiosus: → *Pemphigoid, staphylogenes des Neugeborenen*
Pemphigus familiaris chronicus benignus: → *Pemphigus chronicus benignus familiaris*
Pemphigus, familiärer gutartiger: → *Pemphigus chronicus benignus familiaris*
Pemphigus febrilis: → *Lyell-Syndrom, staphylogenes*
Pemphigus Gougerot-Hailey-Hailey: → *Pemphigus chronicus benignus familiaris*
Pemphigus mit subepidermaler Blasenbildung: → *Pemphigoid, bullöses*
Pemphigus oculare: → *Pemphigoid, vernarbendes*
Pemphigus, okulärer: → *Pemphigoid, vernarbendes*
Pemphigus seborrhoicus: → *Pemphigus erythematosus*
Penicillium marneffei: → *Penicillium marneffei Mykose*
Penile intraepitheliale Neoplasie: → *PIN*
Penisimplantat: → *Penisknötchen, artifizielles*
Penisknochen: → *Induratio penis plastica*
Penispapeln, pigmentierte: → *Bowenoide Papulose*
Penispapillome, hirsutoide: → *Hirsuties papillaris penis*
PEODDN: → *Porokeratotischer ekkriner Ostiumnaevus*
PEP: → *HIV-Infektion, Postexpositionsprophylaxe*
PEP-Syndrom: → *POEMS-Syndrom*
Perforansvenen: → *Venen, transfasziale*
Perforating elastosis: → *Elastosis perforans serpiginosa*
Perforating folliculitis: → *Follikulitis, perforierende*
Perforating serpiginous elastosis: → *Elastosis perforans serpiginosa*
Periadenitis mucosae necrotica recurrens: → *Aphthen, habituelle*

Periarteriitis nodosa: → *Polyarteriitis nodosa*
Periarteriitis nodosa cutanea: → *Polyarteriitis nodosa, mikroskopische*
Peribukkale Pigmentierung: → *Melanosis perioralis et peribuccalis*
Perichondritis, generalisierte chondrolytische: → *Polychondritis recidivans et atrophicans*
Perihepatitis acuta gonorrhoica: → *Perihepatitis gonorrhoica*
Perionychitis exfoliativa: → *Neidnägel*
Periorale Dermatitis: → *Dermatitis perioralis*
Periproktitischer Abszess: → *Abszess, periproktitischer*
Perjodsäure-Schiffreaktion: → *PAS-Reaktion*
PERNA-Krankheit: → *Acne, Chlor-Akne*
Perniciosa: → *Vitamin B12-Mangel*
Pernio follicularis: → *Perniosis follicularis*
Perniosis: → *Pernio*
Perniosis, Frühjahrsperniosis: → *Frühlingsperniosis*
Perniosis, Herbstperniosis: → *Herbstperniosis*
Perniziosa: → *Vitamin B12-Mangel*
Perniziöse Anämie: → *Vitamin B12-Mangel*
Persistent acantholytic dermatosis: → *Transitorische akantholytische Dermatose*
Persistent light reaction: → *Lichtreaktion, persistierende*
Perthes-Test: → *Perthes-Versuch*
Peru-Warze: → *Bartonellosen*
Pes dolorus: → *Restless-legs-Syndrom*
Petechien, kalkaneale: → *Black heel*
Petges-Cléjat-Syndrom: → *Poikilodermatomyositis*
Petite vérole volante: → *Varizellen*
Petroleumakne: → *Acne, Erdöl-Akne*
Peutz-Touraine-Jeghers-Syndrom: → *Peutz-Jeghers-Syndrom*
Pfeifer-Weber-Christian-Syndrom: → *Panniculitis nodularis nonsuppurativa febrilis et recidivans*
Pfeiffer-Drüsenfieber: → *Mononukleose, infektiöse*
Pfeiffersche Krankheit: → *Mononukleose, infektiöse*
Pflanzenhaar-Dermatitis: → *Trichomatose*
Pflastersteinnaevus: → *Bindegewebsnaevus, lumbosakraler*
Pflastertest: → *Epikutantest*
Pfundnase: → *Rhinophym*
Phagedänisches Schankroid: → *Ulcus molle gangraenosum*
Phakomatosen: → *neurokutane Syndrome*
Phakomatosis pigmentovascularis: → *Pigmentär-vaskuläre Phakomatose*
Phänomen der leicht ausziehbaren Haare: → *Haare, Phänomen der leicht ausziehbaren*
Pharyngitis vesicularis: → *Herpangina*
Pharyngitis, ulzerative: → *Herpangina*
Phase 2-Reaktion: → *Late Phase Reaction*
Phenol-Injektionslösung 5%, ölige (NRF 5.3.): → *Hämorrhoidenmittel*
Phenol-Injektionslösung 5%, ölige (NRF 5.3.): → *R195*
Phenoxymethylpenicillin: → *Penicillin V*
Phenprocoumon: → *Cumarine, systemische*
Phlebectasia congenita: → *Cutis marmorata teleangiectatica congenita*
Phlebectasia congenita generalisata: → *Cutis marmorata teleangiectatica congenita*
Phlebektasie, angeborene, generalisierte: → *Cutis marmorata teleangiectatica congenita*
Phlébite en cordon de la paroi thoracique: → *Mondor-Krankheit*
Phlébite en fil de fer: → *Mondor-Krankheit*
Phlebitis migrans: → *Thrombophlebitis migrans*
Phlebitis nodularis: → *Erythema induratum*
Phlebitis saltans: → *Thrombophlebitis migrans*
Phlebotomusfieber: → *Pappataci-Fieber*
Phlegmasia rubra dolens Saegesser: → *Phlegmasia coerulea dolens*

Photochemotherapie: → *Photodynamische Therapie*
Photochemotherapie: → *PUVA-Therapie*
Photodermatitis phytogenica: → *Dermatitis bullosa pratensis*
Photodermatosen: → *Lichtdermatosen*
Photoepilation: → *Epilation*
Photokontaktallergie: → *Ekzem, photoallergisches*
Photokontaktdermatitis: → *Dermatitis, phototoxische*
Phototoxische Dermatitis: → *Dermatitis, phototoxische*
Phototoxisches Ekzem: → *Dermatitis, phototoxische*
Phototoxizitätsdosis, mittlere: → *MPD*
Phthiriase: → *Pediculosis pubis*
Phthiriasis: → *Pediculosis pubis*
Phykomyzetom: → *Myzetom*
Phytansäurethesaurismose: → *Refsum-Syndrom*
Phytoalspecie genannt: → *Mikrosporie*
Phytophotodermatitis: → *Dermatitis bullosa pratensis*
Phytophotodermatose: → *Dermatitis bullosa pratensis*
PI: → *Protease-Inhibitoren*
Pian: → *Frambösie*
Pianome: → *Frambösie*
Piccardi-Lassueur-(Graham)-Little-Syndrom: → *Lasseur-Graham-Little-Syndrom*
Pick-Herxheimer-Krankheit: → *Acrodermatitis chronica atrophicans*
Piedra alba: → *Piedra, weiße*
Piedra nigra: → *Piedra, schwarze*
Piedra nostras: → *Piedra*
Pierre-Marie-Syndrom: → *Akromegalie*
Piezogenic papules of the feet: → *Piezogene Knötchen*
Pigmentatio reticularis e calore: → *Hyperpigmentierung, kalorische*
Pigmentation melanique lenticulaire essentielle de la muqueuse jugale et des lèvres: → *Laugier-Hunziker-Syndrom*
Pigmentdermatose Siemens-Bloch: → *Incontinentia pigmenti, Typ Bloch-Sulzberger*
Pigmentdermatose, retikuläre: → *Incontinentia pigmenti, Typ Franceschetti-Jadassohn*
Pigmentdystrophie, kongenitale: → *Dystrophia pigmentosa*
Pigmentfleckenpolypose: → *Peutz-Jeghers-Syndrom*
Pigmentierte Penis- bzw. Vulvapapeln: → *Bowenoide Papulose*
Pigmentiertes Xerodermoid: → *Xerodermoid, pigmentiertes*
Pigmentierung, verzögerte: → *Spätpigmentierung*
Pigmentpurpura, progressive: → *Purpura pigmentosa progressiva*
Pigmentsarkom Kaposi, idiopathisches multiples: → *Kaposi-Sarkom*
Pigmenttypen: → *Hauttypen*
Pilar tumor of the scalp: → *Tricholemmalzyste, proliferierende*
Pili incarnati: → *Pseudofolliculitis barbae*
Pili multigemini: → *Haarschaftanomalien*
Pili recurvati: → *Pseudofolliculitis barbae*
Pili recurvati: → *Rollhaare*
Pili torti mit Kupfermangel: → *Kinky hair disease*
Pili trianguli et canaliculi: → *Pili canaliculi*
Pilomatricoma: → *Pilomatrixom*
Pilonidalfistel: → *Pilonidalsinus*
Pilonidalzyste: → *Pilonidalsinus*
Pilus: → *Haar*
Pilzgrind: → *Favus*
Pinkus-Alopezie: → *Mucinosis follicularis*
Pinkus-Krankheit: → *Lichen nitidus*
Pinkus-Tumor: → *Fibroepitheliom, prämalignes*
Pinselhaare: → *Trichostasis spinulosa*
Pinselwarzen: → *Verrucae filiformes*
Piquite: → *Pinta*
Pitted keratolysis: → *Keratoma sulcatum*
Pityriasis alba corporis: → *Pityriasis simplex corporis*

Pityriasis alba faciei: → *Pityriasis simplex faciei*
Pityriasis capitis: → *Pityriasis simplex capillitii*
Pityriasis circinata: → *Pityriasis rotunda*
Pityriasis folliculorum: → *Demodikose*
Pityriasis maculata circinata: → *Pityriasis rosea*
Pityriasis marginé et circiné de Vidal: → *Pityriasis rosea*
Pityriasis nigra: → *Tinea nigra palmaris et plantaris*
Pityriasis sicca: → *Pityriasis simplex*
Pityriasis sicca faciei: → *Pityriasis simplex faciei*
Pityriasis versicolor achromians: → *Pityriasis versicolor alba*
Pityrosporon orbiculare: → *Pityrosporum*
Pityrosporon ovale: → *Pityrosporum*
Pix Betulae: → *Pix betulina*
Pix liquida: → *Pix pinaceae*
Plane juvenile Warzen: → *Verrucae planae juveniles*
Plantar pitting: → *Keratoma sulcatum*
Plantar melanoma: → *Melanom, malignes, akrolentiginöses*
Plantarerytheme: → *Erythema palmare et plantare symptomaticum*
Plantarwarzen: → *Verrucae plantares*
Plaqueartige Form der kutanen Mucinosis: → *Plaque-like form of cutaneous mucinosis*
Plasmazellgranulom: → *Pseudotumor, kutaner inflammatorischer*
Plastibase: → *Gele, hydrophobe*
Plastibase: → *R026*
Plattenepithelkarzinom der Haut, verhornendes: → *Karzinom, spinozelluläres*
Plattenepithelkarzinom, adenoides: → *Karzinom, spinozelluläres, akantholytisches*
Plattenepithelkarzinom, nicht verhornendes: → *Karzinom, spinozelluläres*
Plattenepithelkarzinom, verhornendes: → *Karzinom, spinozelluläres*
Plattenepithelkrebs, verhornender: → *Karzinom, spinozelluläres*
PLD: → *Lichtdermatose, polymorphe*
PLEVA: → *Pityriasis lichenoides et varioliformis acuta*
PLUH: → *Pityriasis lichenoides et varioliformis*
Plumber's itch: → *Larva migrans*
PMLE: → *Lichtdermatose, polymorphe*
Poikilodermia reticularis Civatte: → *Melanose, Riehl-Melanose*
Poikilodermia réticulée pigmentaire du visage et du cou: → *Melanose, Riehl-Melanose*
Poikilodermie Bloch-Sulzberger: → *Incontinentia pigmenti, Typ Bloch-Sulzberger*
Poikilodermie réticulée pigmentaire Civatte: → *Melanose, Riehl-Melanose*
Poikilodermie, kongenitale: → *Poikilodermie*
Poikilodermien, erworbene: → *Poikilodermie*
Poikilodermien, kongenitale: → *Poikilodermie*
Poison ivy: → *Giftefeu*
Poison oak: → *Giftefeu*
Poison sumac: → *Giftefeu*
Polidocanol-600-Zinkoxidschüttelmixtur 3/5 oder 10% (NRF 11.66.): → *Polidocanol*
Polidocanol-600-Zinkoxidschüttelmixtur 3/5 oder 10% (NRF 11.66.): → *R200*
Polidocanol-Creme 2-5%: → *Polidocanol*
Polidocanol-Creme 2-5%: → *R196*
Polidocanol-Milch (NFA): → *Polidocanol*
Polidocanol-Milch (NFA): → *R199*
Poliernagel: → *Glanznagel*
Poliosis: → *Poliose*
Poliosis circumscripta: → *Poliose*
Pollenallergie: → *Pollinose*
Pollenflugkalender: → *Pollen*

Polyacrylatgel, Isopropyl-haltiges (DAB): → *Gele, hydrophile*
Polyacrylatgel, Isopropyl-haltiges (DAB): → *R038*
Polyacrylatgel, Wasserhaltiges (DAB): → *Gele, hydrophile*
Polyacrylatgel, Wasserhaltiges (DAB): → *R039*
Polyadenomatose, familiäre: → *Wermer-Syndrom*
Polyarthritis, chronische des Erwachsenenalters: → *Polyarthritis, chronische (rheumatoide Arthritis)*
Polyarthritis, progredient-chronische: → *Polyarthritis, chronische (rheumatoide Arthritis)*
Polychondritis chronica atrophicans: → *Polychondritis recidivans et atrophicans*
Polychondritis, rezidivierende: → *Polychondritis recidivans et atrophicans*
Polydysplasia ectodermica Typ Cole-Rauschkolb-Toomey: → *Dyskeratosis congenita*
Polydysplasie ectodermique: → *Dysplasie, anhidrotische ektodermale*
Polykeratose Touraine: → *Keratosis follicularis akneiformis, Typ Siemens*
Polykeratose, angeborene: → *Keratosis follicularis akneiformis, Typ Siemens*
Polykeratosis congenita: → *Pachyonychia congenita*
Polymastie: → *Mamma, akzessorische*
Polymorphic eruption of pregnancy: → *PUPPP*
Polymorphic light eruption: → *Lichtdermatose, polymorphe*
Polymyositis: → *Dermatomyositis*
Polypose, diffuse gastrointestinale mit ektodermalen Veränderungen: → *Cronkhite-Canada-Syndrom*
Polypose, Pigmentfleckenpolypose: → *Peutz-Jeghers-Syndrom*
Polyposis intestinalis et Ephelides inversae: → *Peutz-Jeghers-Syndrom*
Polyposis, skin pigmentation, alopecia, and fingernail changes: → *Cronkhite-Canada-Syndrom*
Polythelie: → *Mamille, akzessorische*
Polyvidon-Jod-Augentropfen 1,25% (NRF 15.13.): → *Ophthalmika*
Polyvidon-Jod-Augentropfen 1,25% (NRF 15.13.): → *R202*
Polyvidon-Jod-Lösung (NRF 11.16.): → *Polyvidon-Jod*
Polyvidon-Jod-Lösung (NRF 11.16.): → *R203*
Polyvidon-Jod-Salbe 10% (NRF 11.17.): → *Polyvidon-Jod*
Polyvidon-Jod-Salbe 10% (NRF 11.17.): → *R204*
Polyvidon-Jod-Zucker-Salbe (NRF 11.42.): → *Polyvidon-Jod*
Polyvidon-Jod-Zucker-Salbe (NRF 11.42.): → *R205*
Polyvidonum-Jodum: → *Polyvidon-Jod*
Polyvinylpyrrolidon-Jod: → *Polyvidon-Jod*
Polyvinylpyrrolidonum-Jodum: → *Polyvidon-Jod*
Pompholyx: → *Dyshidrose*
Poradenitis inguinalis: → *Lymphogranuloma inguinale*
Poroakanthom: → *Porom, ekkrines*
Porokeratosis: → *Porokeratose*
Porokeratosis disseminata: → *Porokeratosis superficialis disseminata actinica*
Porokeratosis Mibelli zosteriformis: → *Porokeratosis linearis unilateralis*
Porokeratosis naeviformis: → *Porokeratosis linearis unilateralis*
Porokeratosis striata: → *Keratosis lichenoides chronica*
Porokeratosis zosteriformis: → *Porokeratosis linearis unilateralis*
Porokeratosis, disseminierte superfizielle aktinische: → *Porokeratosis superficialis disseminata actinica*
Porokeratotic eccrine and ostial dermal duct naevus: → *Porokeratotischer ekkriner Ostiumnaevus*
Porom, dysplastisches: → *Porokarzinom*
Porom, malignes ekkrines: → *Porokarzinom*
Porome folliculaire: → *Keratose, invertierte folliculäre*
Porospermosis cutanea: → *Dyskeratosis follicularis*

Porospermosis follicularis vegetans: → *Dyskeratosis follicularis*
Porphyria bullosa congenita tarda: → *Porphyria cutanea tarda*
Porphyria bullosa et erosiva: → *Porphyria cutanea tarda*
Porphyria congenita Günther: → *Porphyria erythropoetica congenita*
Porphyria cutanea tarda, symptomatische: → *Porphyria cutanea tarda*
Porphyria cutanea tarda, toxische: → *Porphyria cutanea tarda*
Porphyria hepatica acuta: → *Porphyria acuta intermittens*
Porphyria hepatica acuta, schwedischer Typ: → *Porphyria acuta intermittens*
Porphyria hepatica chronica: → *Porphyria cutanea tarda*
Porphyria hepatica mixta: → *Porphyria variegata*
Porphyria mixed: → *Porphyria variegata*
Porphyrie, akute intermittierende: → *Porphyria acuta intermittens*
Porphyrie, chronische hepatische: → *Porphyria cutanea tarda*
Porphyrie, gemischte: → *Porphyria variegata*
Porphyrie, hepatische, gemischte: → *Porphyria variegata*
Porphyrie, kongenitale, erythropoetische: → *Porphyria erythropoetica congenita*
Porphyrie, südafrikanische, genetische: → *Porphyria variegata*
Porphyriesyndrom, chronisches: → *Porphyria cutanea tarda*
Porphyrindermatose, aktinisch-traumatisch-bullöse: → *Porphyria cutanea tarda*
Portweinfleck: → *Naevus flammeus*
Postdysenterisches Syndrom: → *Reiter-Syndrom*
Postexpositionsprophylaxe: → *HIV-Infektion, Postexpositionsprophylaxe*
Postherpetisches Erythema exsudativum multiforme: → *Erythema exsudativum multiforme*
Postholith: → *Präputialstein*
Postmastektomie-Elephantiasis: → *Elephantiasis chirurgica*
Postmastektomie-Lymphangiosarkom: → *Lymphangiosarkom*
Postskabiöse Granulome: → *Papeln, persistierende postskabiöse*
Poststeroidpannikulitis: → *Pannikulitis, poststeroidale*
Postzosterische Neuralgien: → *Zosterneuralgie*
Poux: → *Läuse*
PPD: → *p-Phenylendiamin*
PPFA: → *Alopezie, postmenopausale, frontale, fibrosierende*
PPG (Photoplethysmographie): → *Lichtreflexions-Rheographie*
PPT: → *Psoriasis-Plaque-Test*
Praemalignant fibroepithelial tumor of the skin: → *Fibroepitheliom, prämalignes*
Präkanzerose, melanotische: → *Lentigo maligna*
Präkanzerose, obligate: → *Carcinoma in situ*
Prätibial pigmented patches: → *Pigmentflecken, praetibiale*
Prednisolon-Creme 0,5%, hydrophile (NRF 11.35.): → *Prednisolon*
Prednisolon-Creme 0,5%, hydrophile (NRF 11.35.): → *R206*
Pregnancy tumor: → *Granuloma teleangiectaticum*
Pressure sores: → *Dekubitus*
Pretoriafieber: → *Zehntagefieber*
Prickly heat: → *Miliaria rubra und Miliaria profunda*
Primär chronische Polyarthritis: → *Polyarthritis, chronische (rheumatoide Arthritis)*
Primär knotiges Melanom: → *Melanom, malignes, noduläres*
Primärkomplex, syphilitischer: → *Syphilis acquisita*
Primärkomplex, tuberkulöser der Haut: → *Tuberculosis cutis*
Primärplaque: → *Pityriasis rosea*
Primel: → *Becherprimel*
Primrose: → *Becherprimel*
Primula obconica: → *Becherprimel*
Primulaceae: → *Becherprimel*
Pringle-Tumor: → *Adenoma sebaceum*
Prisoner's camp foot: → *Restless-legs-Syndrom*

Profichetsches Syndrom: → *Calcinosis circumscripta*
Progeria Hutchinson-Gilford: → *Progeria infantilis*
Progesteron-Salbe 1%: → *Progesteron*
Progesteron-Salbe 1%: → *R207*
Programmierter Zelltod: → *Apoptose*
Progressive capillary hemangioma: → *Hämangiom, büschelartiges*
Progressive cardiomyopathic lentiginosis: → *LEOPARD-Syndrom*
Progressive Paralyse: → *Paralyse, progressive*
Progressive selective anhidrosis: → *Anhidrose, familiäre*
Proliferation, lymphoepitheloidzellige: → *Lennert-Lymphom*
Proliferierende Trichilemmalzyste: → *Tricholemmalzyste, proliferierende*
Proptosis labialis: → *Proptosis buccalis*
Propylnicotinat-Salbe 0,1%: → *R208*
Prostatitis, follikuläre pseudoabszessbildende: → *Prostatitis gonorrhoica*
Prostatitis, interstitielle: → *Prostatitis gonorrhoica*
Prostatitis, katarrhalische: → *Prostatitis gonorrhoica*
Prostatitis, parenchymatöse: → *Prostatitis gonorrhoica*
Protein contact dermatitis: → *Protein-Kontaktdermatitis*
Protein-energy malnutrition: → *Kwashiorkor*
Proto-Koproporphyrie: → *Porphyria variegata*
Protokoproporphyrie, hereditäre: → *Porphyria variegata*
Protoporphyrie, erythrohepatische: → *Protoporphyria erythropoetica*
Protoporphyrie, erythropoetische: → *Protoporphyria erythropoetica*
Prurigo acuta des Kindes: → *Prurigo simplex acuta infantum*
Prurigo aestivalis: → *Lichtdermatose, polymorphe*
Prurigo Besnier: → *Ekzem, atopisches*
Prurigo gravidarum: → *Pruritus gravidarum*
Prurigo hiemalis: → *Dermatitis hiemalis*
Prurigo multiforme Lutz: → *Prurigo chronica multiformis*
Prurigo simplex acuta Brocq: → *Prurigo simplex acuta infantum*
Prurigo simplex acuta et subacuta adultorum: → *Prurigo simplex subacuta*
Prurigo simplex chronica: → *Prurigo*
Prurigo, noduläre: → *Prurigo nodularis*
Prurigo, Sommerprurigo: → *Lichtdermatose, polymorphe*
Prurigo, Sommerprurigo: → *Prurigo, aktinische*
Pruritic urticarial papules and plaques of pregnancy: → *PUPPP*
Pruritic vulvar squamous papillomatosis: → *Hirsuties papillaris vulvae*
Pruritus nach Hydroxyäthylstärke-Infusionen: → *Pruritus nach HAES-Infusionen*
Pruritus, Analpruritus: → *Analpruritus*
Pruritus, cholinergischer: → *Urticaria, cholinergische*
Pruritus, primärer: → *Pruritus sine materia*
Pruritus, sekundärer: → *Pruritus cum materia*
Pseudoabszess der Bartholonischen Drüsen: → *Bartholinischer Pseudoabszess*
Pseudoachromia parasitica: → *Pityriasis versicolor alba*
Pseudoainhum-artige Dermatose: → *Keratosis palmoplantaris mutilans*
Pseudo-Ainhum-Syndrom: → *Keratosis palmoplantaris mutilans*
Pseudoallergie: → *Intoleranzreaktion*
Pseudoallergische Reaktion: → *Intoleranzreaktion*
Pseudoangiosarkomatose: → *Pseudo-Kaposi-Sarkom*
Pseudobotryomykom: → *Granuloma teleangiectaticum*
Pseudocicatrices stellaires spontanées: → *Pseudonarben, depigmentierte*
Pseudocondylomata of the vulva: → *Hirsuties papillaris vulvae*
Pseudoepitheliomatöse Hyperplasie: → *Hyperplasie, pseudoepitheliomatöse*
Pseudoerysipel: → *Erysipeloid*

Pseudogonorrhoe: → *Urethritis, unspezifische*
Pseudohämophilie: → *Willebrand v.-Jürgens-Krankheit*
Pseudo-Hurler-Syndrom: → *Fukosidose*
Pseudohypoparathyreoidismus, familiärer: → *Osteodystrophia hereditaria*
Pseudoichthyosen: → *Ichthyosen*
Pseudokeloid, blastomyzetisches: → *Blastomykose vom Typ Jorge-Lobo*
Pseudo-LE-Syndrom: → *Pseudo-SLE-Syndrom*
Pseudomelanom: → *Naevus, melanozytärer, rezidivierender*
Pseudomilium colloidale: → *Kolloidmilium*
Pseudomonas-Immunglobulin: → *Immunglobuline, spezifische*
Pseudomykose: → *Dermatitis hiemalis*
Pseudopili anulati: → *Pili pseudo-anulati*
Pseudopterygium: → *Narbenpterygium*
Pseudoringelhaare: → *Pili pseudoanulati*
Pseudorotz: → *Melioidose*
Pseudosarcoma Kaposi: → *Akroangiodermatitis*
Pseudosarcomatous dermatofibroma: → *Fasciitis nodularis pseudosarcomatosa*
Pseudosarkom, teleangiektatisches: → *Kaposi-Sarkom*
Pseudosarkomatöses Dermatofibrom: → *Fasciitis nodularis pseudosarcomatosa*
Pseudoxanthoma elasticum mit Angioidstreifen: → *Pseudoxanthoma elasticum*
Pseudozyste, kutane, muzinöse: → *Dorsalzyste, mukoide*
Psittakose: → *Ornithose*
Psoralen: → *Methoxsalen*
Psoriasis dyshidrotica: → *Psoriasis palmaris et plantaris*
Psoriasis erythrodermica: → *Erythrodermia psoriatica*
Psoriasis palmoplantaris: → *Psoriasis palmaris et plantaris*
Psoriasis pustulosa vom Typ Königsbeck-Barber: → *Psoriasis pustulosa palmaris et plantaris*
Psoriasis pustulosa vom Typ Zumbusch: → *Psoriasis pustulosa generalisata*
Psoriasis vulgaris, akut-eruptive Form: → *Psoriasis vulgaris, eruptiv-exanthematische*
Psoriasisarthritis: → *Arthritis, psoriatische*
Psoriatische Erythrodermie: → *Erythrodermia psoriatica*
PSS: → *Sklerodermie, systemische*
PTBS: → *Belastungsstörung, posttraumatische*
Pterygium-Syndrom: → *Bonnevie-Ullrich-Syndrom*
Pterygium-Syndrom: → *Pterygium der Haut*
Pterygium-Syndrom der Kniekehle: → *Fèvre-Languepin-Syndrom*
Pubertätsstreifen: → *Striae cutis distensae*
Pulicosa: → *Flohstich*
Pulikose: → *Flohstich*
Pulpite digitale kératosique craquelée récidivante: → *Dermatitis hiemalis*
Pulpite sèche: → *Dermatitis hiemalis*
Pulseless disease: → *Arteriitis temporalis*
Pulvereinsprengungen: → *Schmutztätowierung*
Pulveres adspergendi: → *Puder*
Pulvertätowierungen: → *Tätowierung*
Punaises: → *Wanzen*
Punch-Biopsie: → *Stanz-Biopsie*
Punch-Elevation: → *Punch-Graft-Elevation*
Pupillenstarre, tabische, reflektorische: → *Pupillenstarre, reflektorische*
PureLan: → *Lanolin*
Purinstoffwechselstörungen: → *Gicht*
PURPLE: → *Livedovaskulopathie*
Purpura bei C-Avitaminose: → *Skorbut*
Purpura bei M. Cushing: → *Cushing-Syndrom*

Purpura cryoglobulinaemica: → *Vaskulitis bei essentieller Kryoglobulinämie*
Purpura follicularis anulata: → *Purpura anularis teleangiectodes*
Purpura Henoch: → *Purpura fulminans*
Purpura macroglobulinaemica: → *Purpura bei Makroglobulinämie*
Purpura Majocchi: → *Purpura anularis teleangiectodes*
Purpura Moschcowitz: → *Moschcowitz-Syndrom*
Purpura orthostatica: → *Purpura jaune d'ocre*
Purpura porphyrica: → *Purpura pigmentosa progressiva*
Purpura pulicosa: → *Pulicosis*
Purpura rheumatica: → *Purpura Schönlein-Henoch*
Purpura Schamberg: → *Purpura pigmentosa progressiva*
Purpura thrombotica: → *Moschcowitz-Syndrom*
Purpura thrombotica thrombocytopenica: → *Moschcowitz-Syndrom*
Purpura, Adalin-Purpura: → *Purpura pigmentosa progressiva*
Purpura, autoerythrocytic Purpura: → *Ekchymosen-Syndrom, schmerzhaftes*
Purpura, autoerythrozytäre: → *Ekchymosen-Syndrom, schmerzhaftes*
Purpura, Cushing-Purpura: → *Steroidpurpura*
Purpura, ekzematidartige: → *Purpura pigmentosa progressiva*
Purpura, familiäre hereditäre: → *Purpura simplex, hereditäre familiäre*
Purpura, lichenoide: → *Dermatite lichénoide purpurique et pigmentée*
Purpura, psychogene: → *Ekchymosen-Syndrom, schmerzhaftes*
Purpura, Steroidpurpura: → *Steroidpurpura*
Purpura, thrombotisch-thrombozytopenische: → *Moschcowitz-Syndrom*
Purú-purú: → *Pinta*
Pustula: → *Pustel*
Pustula maligna: → *Anthrax der Haut*
Pustular drug rush: → *Pustulosis acuta generalisata*
Pustularbakterid Andrews: → *Bakterid Andrews, pustulöses*
Pustulose, akute generalisierte: → *Pustulosis acuta generalisata*
Pustulose, neonatale zephale: → *Pityrosporumfollikulitis des Säuglings*
Pustulosen: → *Dermatosen, pustelbildende*
Pustulöses Bakterid Andrews: → *Bakterid Andrews, pustulöses*
Pustulosis subcornealis: → *Pustulose, subkorneale*
Puzzling posterior pigmented pruritic patches: → *Notalgia paresthetica*
PVP-Jod: → *Polyvidon-Jod*
Pyemotes ventricosus: → *Pediculoides ventricosus*
Pynamin: → *Allethrin I*
Pyo-(Rhino-Blepharo-)Stomatitis vegetans: → *Pyostomatitis vegetans*
Pyoderma fistulans significa: → *Perifolliculitis capitis abscedens et suffodiens*
Pyoderma vegetans: → *Pemphigus vegetans, Typ Hallopeau*
Pyodermia chancriformis: → *Pyodermie, schankriforme*
Pyodermia chronica papillaris et exulcerans: → *Pyodermia vegetans*
Pyodermia chronica ulcerosa serpiginosa: → *Pyoderma gangraenosum*
Pyodermia fistulans significa: → *Acne inversa*
Pyodermia superficialis vesiculosa: → *Impetigo contagiosa, kleinblasige*
Pyodermia ulcerosa serpiginosa: → *Pyoderma gangraenosum*
Pyodermia vegetans et ulcerans gangraenosa: → *Pyoderma gangraenosum*
Pyodermie, chronisch vegetierende: → *Pyodermia vegetans*
Pyodermisation: → *Impetiginisation*
Pyodermite végétante: → *Pemphigus vegetans, Typ Hallopeau*
Pyodermites végétantes et verruqueuses: → *Pyodermia vegetans*
Pyogenic granuloma: → *Granuloma pyogenicum*

Pyoktanin: → *Methylviolett*
Pyosis Mansoni: → *Impetigo contagiosa, großblasige*
Pyrethrumextrakt: → *Pyrethrine*

Q

QoLIAD: → *Quality of life index for atopic dermatitis*
Quaddel: → *Urtica*
Quadranten-Syndrom: → *Klippel-Trénaunay-Syndrom*
Quallen-Dermatitis: → *Dermatitis medusica*
Queryfever: → *Q-Fieber*
Queyrat-Syndrom: → *Erythroplasie*
Quincke-Ödem: → *Angioödem*
Quincke-Ödem, erworbenes: → *Angioödem, erworbenes*
Quincke-Ödem, hereditäres: → *Angioödem, hereditäres*
Quincke-Ödem, idiopathisches: → *Angioödem*
Quincke-Ödem, sporadisches: → *Angioödem*
Quinquaudsche Krankheit: → *Folliculitis decalvans*
Quiriqua: → *Pinta*

R

Rackettnägel: → *Brachyonychie*
Radioderm: → *Radiodermatitis chronica*
Radiodermie: → *Radiodermatitis chronica*
Radiumcarcinom: → *Röntgenkarzinom*
Radiumdermatitis: → *Radiodermatitis*
Radiumulkus: → *Röntgenulkus*
Ragweed: → *Traubenkraut*
Ramsey-Hunt-Syndrom: → *Zoster oticus*
Randabdeckung bei Ulzera: → *R001*
Randabdeckung bei Ulzera: → *Zinkpasten*
Rankenangiom: → *Hämangiom, arteriovenöses*
Ranviersche Knoten: → *Desmosomen*
Ratanhia-Myrrhe-Adstringens (NRF 7.1.): → *R210*
Rattenbissnekrose: → *Fingerkuppennekrose*
Rattenfleckfieber: → *Fleckfieber, endemisches*
Rattenmastzellendegranulationstest: → *Basophilendegranulationstest*
Rauchen, Hautveränderungen: → *Tabakkonsum, Hautveränderungen*
Raucherleukokeratose: → *Leukokeratosis nicotinica palati*
Raynaudsche Krankheit: → *Raynaud, M.*
Raynaud-Symptomenkomplex: → *Raynaud-Syndrom*
Reactive perforating collagenosis: → *Kollagenose, reaktive perforierende*
Reaktion, anaphylaktische: → *Schock, anaphylaktischer*
Reaktion, Jarisch-Herxheimer: → *Herxheimer-Reaktion*
Reaktion, pseudoallergische: → *Intoleranzreaktion*
Reaktion, unerwünschte Arzneireaktionen: → *Arzneimittelreaktion, unerwünschte*
Reaktion, zytotoxische: → *Allergie*
Recklinghausen-Krankheit, halbseitige: → *Jaffé-Lichtenstein-Uehlinger-Syndrom*
Recklinghausen, M.: → *Neurofibromatose*
Recurrent benign aphthosis: → *Aphthen, habituelle*
Recurrent bullous eruption of the hands and the feet: → *Epidermolysis bullosa manuum et pedum aestivalis*
Recurrent cholestasis of pregnancy: → *Pruritus gravidarum*
Recurrent herpetiform dermatitis repens: → *Pemphigus chronicus benignus familiaris*
Recurrent juvenile eczema: → *Dermatitis hiemalis*
Recurrent melanocytic nevus: → *Naevus, melanozytärer, rezidivierender*
Red liver palms: → *Erythema diffusum hepaticum*

Red liver palms: → *Erythema palmare et plantare symptomaticum*
Red palms: → *Erythema palmoplantare hereditarium*
Red-child-Syndrom: → *Red-Man-Syndrom*
Red-Neck-Syndrom: → *Red-Man-Syndrom*
Reflex bone atrophy: → *Sudeck-Syndrom*
Reflex sympathetic dystrophy: → *Sudeck-Syndrom*
Regionalanästhesie: → *Lokalanästhesie*
REHA: → *Rehabilitation, dermatologische*
Reißnagelphänomen: → *Tapeziernagelphänomen*
Reiter-Balanitis: → *Balanitis parakeratotica circinata*
Reiter-Balanitis: → *Reiter-Syndrom*
Reiter-Krankheit: → *Reiter-Syndrom*
Reitersche Erkrankung: → *Reiter-Syndrom*
Reizbläschen: → *Herpes simplex recidivans*
Reizeffekt, isomorpher: → *Köbner-Phänomen*
Rektalgonorrhoe: → *Gonorrhoe*
Relapsing Polychondritis: → *Polychondritis recidivans et atrophicans*
Relaxed skin tension lines: → *Hautspannungslinien*
Rendu-Osler-Syndrom: → *Teleangiectasia hereditaria haemorrhagica*
Rendu-Osler-Weber-Krankheit: → *Teleangiectasia hereditaria haemorrhagica*
Rentierflechte: → *Silbermoos*
Resistogramm: → *Antibiogramm*
Resorcinol: → *Resorcin*
Resorcinolum: → *Resorcin*
Restless legs syndrome: → *Restless-legs-Syndrom*
Rete Malpighii: → *Stratum spinosum*
Retentionszyste: → *Epidermalzysten*
Retentionszyste der Bartholinischen Drüse: → *Bartholinische Retentionszyste*
Retentionszysten: → *Epidermalzysten*
Reticulate Pigmented Anomaly of the Flexures: → *Dowling-Degos, M.*
Reticulated black solar lentigo: → *Lentigo, retikuläre*
Reticulohistiocytosis cutanea hyperplastica benigna cum melanodermia: → *Sézary-Syndrom*
Reticulohistiocytosis cutanea hyperplastica maligna cum melanodermia: → *Sézary-Syndrom*
Reticulohistiocytosis disseminata: → *Retikulohistiozytose, multizentrische*
Reticulose lipo-mélanique: → *Lymphadenopathie, dermatopathische*
Retiform parapsoriasis: → *Parakeratosis variegata*
Retikuläre erythematöse Muzinose: → *REM-Syndrom*
Retikuloendotheliose, akute: → *Abt-Letterer-Siwe-Krankheit*
Retikulohistiozytome, multiple: → *Retikulohistiozytose, multizentrische*
Retikulohistiozytose der Haut und Synovia, multizentrische: → *Retikulohistiozytose, multizentrische*
Retikulohistiozytose, benigne: → *Retikulohistiozytose, multizentrische*
Retikulohistiozytose, kongenitale, selbstheilende: → *Retikulohistiozytose der Haut mit benignem Verlauf*
Retikulose von Crosti: → *Crosti-Retikulohistiozytose*
Retikulose, aleukämische: → *Abt-Letterer-Siwe-Krankheit*
Retikulose, epidermotrope: → *Retikulose, pagetoide*
Retikulose, familiäre histiozytische: → *Lymphohistiozytose, familiäre hämophagozytische*
Retikulozytose: → *Pseudolymphome der Haut*
Reubold-Flecken: → *Koplik-Flecken*
Reubold-Kopliksche-Flecken: → *Koplik-Flecken*
Reviparin-Natrium: → *Heparine, systemische*

Reye-Sheehan-Syndrom: → *Sheehan-Syndrom*
Rezeptur, magistrale: → *Rezeptur, dermatologische*
Rezessive Ichthyosis vulgaris: → *Ichthyosis, X-chromosomal-rezessive*
Rheumatische Granulome: → *Knötchen, rheumatische*
Rheumatische Sehnenknötchen: → *Knötchen, rheumatische*
Rheumatismus des Knorpelsystems: → *Polychondritis recidivans et atrophicans*
Rheumatoid nodules: → *Rheumaknoten*
Rheumatoide Arthritis: → *Polyarthritis, chronische (rheumatoide Arthritis)*
Rheumatoide Arthritis, atypische infantile: → *Still-Syndrom*
Rheumatoide neutrophile Dermatitis: → *Dermatitis, rheumatoide, neutrophile*
Rhinitis atrophicans cum foetore: → *Ozaena*
Rhinitis syphilitica: → *Koryza*
Rhinolordose: → *Sattelnase*
Rhinophyma hypertrophicum: → *Rhinophym*
Rhus spp.: → *Giftefeu*
RIA: → *Radioimmunoassay*
Riboflavinmangel: → *Ariboflavinose*
RICH: → *Hämangiom des Säuglings, schnell-involutierendes*
Richner-Hanhart-Syndrom: → *Keratosis palmoplantaris circumscripta seu areata*
Rickets hemorrhagic: → *Moeller-Barlow-Cheadlesche-Krankheit*
Riehl-Syndrom: → *Melanose, Riehl-Melanose*
Riesenhaarmatrixtumor: → *Tricholemmalzyste, proliferierende*
Riesenkondylome: → *Condylomata gigantea*
Riesenpore: → *Dilated pore*
Riesenurtikaria Milton: → *Angioödem*
Riesenwuchs, angiektatischer: → *Klippel-Trénaunay-Syndrom*
Riesenzellarteriitis: → *Arteriitis temporalis*
Riesenzellfibroangiom: → *Riesenzellsynovialom, benignes*
Riesenzellgranulom, juveniles: → *Xanthogranulom, juveniles (sensu strictu)*
Riesenzellhistiozytose: → *Retikulohistiozytose, multizentrische*
Riesenzellsarkom der Sehnenscheide: → *Riesenzellsynovialom, benignes*
Riesenzelltumor, xanthomatöser: → *Riesenzellsynovialom, benignes*
Ringelhaare: → *Pili anulati*
Ringelröteln: → *Erythema infectiosum*
Ringworm of the body: → *Tinea corporis*
Ringworm of the groin: → *Tinea inguinalis*
Ritter von Rittershain, M.: → *Lyell-Syndrom, staphylogenes*
River fever: → *Tsutsugamushifieber*
ROAT: → *Repeated open application test*
Robinson-Miller-Worth-Syndrom: → *Tricho-dento-ossäres Syndrom*
Roentgen-absorbed dose: → *Rad*
Roentgen-equivalent man: → *Rem*
Roessle-Urbach-Wiethe-Syndrom: → *Hyalinosis cutis et mucosae*
Rolletsche Krankheit: → *Ulcus mixtum*
Rollhaarzysten: → *Rollhaare*
Roman Chamomile: → *Kamille, römische*
Romberg-Syndrom: → *Hemiatrophia faciei progressiva*
Romberg-Throphoneurose: → *Hemiatrophia faciei progressiva*
Römische Hundskamille: → *Kamille, römische*
Röntgen-Akne: → *Acne, Röntgen-Akne*
Röntgenatrophie: → *Radiodermatitis chronica*
Röntgendermatitis, akute: → *Radiodermatitis acuta*
Röntgendermatitis, chronische: → *Radiodermatitis chronica*
Röntgenhaut: → *Radiodermatitis chronica*
Röntgen-Lupus-Karzinom: → *Carcinoma in lupo*
Röntgenoderm: → *Radiodermatitis chronica*
Rosacea erythematosa: → *Rosazea*

Rosacea granulomatosa: → *Rosazea, lupoide*
Rosacea perioralis: → *Dermatitis perioralis*
Rosazea, periorale: → *Dermatitis perioralis*
Rosazeaartige Dermatitis: → *Dermatitis perioralis*
Rosazeapaste (nach Braun-Falco): → *R211*
Rosazeapaste (nach Braun-Falco): → *Schieferöl*
Röschenflechte: → *Pityriasis rosea*
Rose: → *Erysipel*
Rose rash of infants: → *Exanthema subitum*
Rosenbachsche Krankheit: → *Erysipeloid*
Roseola anulata: → *Pityriasis rosea*
Roseola infantum: → *Exanthema subitum*
Roséole en retour: → *Rezidivexantheme, syphilitische*
Rosolia: → *Masern*
Rosskastanie: → *Kastanie*
Roßkastanienextrakt: → *Aescin*
Rotdickschenkel: → *Erythrocyanosis crurum puellarum*
Röteln-Immunglobulin: → *Immunglobuline, spezifische*
Roter Hund: → *Miliaria rubra und Miliaria profunda*
Rotfinne: → *Rosazea*
Rothmann-Makaisches-Syndrom: → *Lipogranulomatosis subcutanea*
Rotlauf: → *Erysipeloid*
Rotz: → *Malleus*
Rougéole: → *Masern*
RSTL: → *Hautspannungslinien*
Rt-PA: → *Fibrinolytika*
Rubella: → *Röteln*
Rubeola: → *Röteln*
Rubéole: → *Röteln*
Rubeosis faciei: → *Erythema perstans faciei*
Rubeosis faciei perstans vasomotorica: → *Erythema perstans faciei*
Rubinfleck: → *Angiom, seniles*
Rubinstein-Syndrom: → *Rubinstein-Taybi-Syndrom*
Rückenmarksschwindsucht: → *Tabes dorsalis*
Rückfallfieber, europäisches: → *Rückfallfieber, endemisches*
Ruiter-Pompen-Weyers Syndrom: → *Angiokeratoma corporis diffusum*
Rumpfhautbasalzellkarzinom: → *Basalzellkarzinom, superfizielles*
Rumpfhautepitheliom: → *Basalzellkarzinom, superfizielles*
Rundzellerythematose: → *REM-Syndrom*
Rush-Dermatitis: → *Airborn Contact Dermatitis*
Rußwarze: → *Rußkeratose*
Ruta graveolens L.: → *Gartenraute*

S

Sabra-Dermatitis: → *Trichomatose*
Sahlischer Gefäßbogen: → *Sahlischer Venenkranz*
Sakraldermoid: → *Pilonidalsinus*
Salazosulfapyridin: → *Sulfasalazin*
Salbe, Wasserhaltige hydrophile (DAB): → *Cremes, hydrophile*
Salbe, Wasserhaltige hydrophile (DAB): → *R279*
Salbe, weiche (DAB): → *Cremes, hydrophobe*
Salbe, weiche (DAB): → *R275*
Salbengrundlage, abwaschbare (NRF S.31.): → *R213*
Salicylsäure-Dithranol-Steinkohlenteer-Lösung: → *Haartherapeutika*
Salicylsäure-Dithranol-Steinkohlenteer-Lösung: → *R075*
Salicylsäure-Gel 6%, Ethanol-haltiges (NRF 11.54.): → *R216*
Salicylsäure-Gel 6%, Ethanol-haltiges (NRF 11.54.): → *Salicylsäure*
Salicylsäure-Hautspiritus, fettender 1-5% (NRF 11.45.): → *R218*
Salicylsäure-Hautspiritus, fettender 1-5% (NRF 11.45.): → *Salicylsäure*
Salicylsäure-Kopföl 10% (NFA): → *R219*
Salicylsäure-Kopföl 10% (NFA): → *Salicylsäure*
Salicylsäure-Öl 2/5 oder 10% (NRF 11.44.): → *R222*

Salicylsäure-Öl 2/5 oder 10% (NRF 11.44.): → Salicylsäure
Salicylsäure-Öl 2/5 oder 10% mit Triamcinolonacetonid 0,1% (NRF 11.134.): → R223
Salicylsäure-Öl 3-5% (nach Heidelberg): → R224
Salicylsäure-Öl 3-5% (nach Heidelberg): → Salicylsäure
Salicylsäure-Salbe (Ungt. alc. lan.): → R227
Salicylsäure-Salbe (Ungt. alc. lan.): → Salicylsäure
Salicylsäure-Salbe 1/2/3/5 oder 20% (NRF 11.43.): → R228
Salicylsäure-Salbe 1/2/3/5 oder 20% (NRF 11.43.): → Salicylsäure
Salicylsäure-Spiritus 5 oder 10% (NRF 11.23.): → R214
Salicylsäure-Spiritus 5 oder 10% (NRF 11.23.): → Salicylsäure
Salicylsäure-Tinktur 2%: → R230
Salicylsäure-Tinktur 2%: → Salicylsäure
Salicyl-Teer-Clobetasol-Salbe: → Clobetasolpropionat
Salicyl-Teer-Clobetasol-Salbe: → R229
San Joaquin Valley Fever: → Coccidioidomycose
Sanarelli-Shwartzman-Reaktion: → Shwartzman-Reaktion
Sandbox dermatitis: → Dermatitis papulosa juvenilis
Sandflohbefall: → Tungiasis
Sandfly-Fever: → Pappataci-Fieber
Sankt-Antonius-Feuer: → Ergotismus
Saphenektomie nach Babcock: → Babcock Stripping der V. saphena magna
Sarampion: → Masern
Sarcoma idiopathicum Kaposi: → Kaposi-Sarkom
Sarcoma idiopathicum multiplex haemorrhagicum: → Kaposi-Sarkom
Sarkoid, Boecksches: → Sarkoidose
Sarkoid, multiples: → Lymphadenosis cutis benigna
Sarkom, anaplastisches: → Fibrosarkom
Sarkom, angioblastisches der Kopfschwarte: → Angiosarkom der Kopf- und Gesichtshaut
Sarkom, Angiosarkom: → Angiosarkom
Sarkom, fibroblastisches: → Fibrosarkom
Sartengeschwür: → Leishmaniose, kutane
Satyrschwanz: → Hypertrichosis dorsolumbalis
Saubouraud-Syndrom: → Monilethrix-Syndrom
Saugekzem: → Lippenleckekzem
Sauggeschwür: → Aphthen, Bednar'sche
Säuglingsekzem, konstitutionelles: → Eccema infantum
Säuglingsglatze: → Alopecia decubitalis
Säuglingshämangiom: → Hämangiom des Säuglings
Säuglingsskorbut: → Moeller-Barlow-Cheadlesche-Krankheit
Saugwürmer: → Trematoden
Säulenbein: → Lipödem
Säulenbein: → Lipödemsyndrom, schmerzhaftes
Sauriasis: → Ichthyosis hystrix
Scabies crustosa: → Scabies norvegica
Scalp and skull: → Adams-Oliver-Syndrom
Scalp defects with ectrodactyly: → Adams-Oliver-Syndrom
Scaly Ringworm: → Tinea imbricata
Scarlatina: → Scharlach
Scarlatina fulminans: → Scharlach, toxischer
Scarlatina miliaris: → Miliaria scarlatinosa
Scarlet fever: → Scharlach
Scarring pemphigoid: → Pemphigoid, vernarbendes
Schafblattern: → Varizellen
Schafpocken, atypische: → Ecthyma contagiosum
Schälbehandlung: → Chemical-Peeling
Schälbehandlung: → Dermabrasio
Schälblattern: → Pemphigoid, staphylogenes des Neugeborenen
Schamberg, M.: → Purpura pigmentosa progressiva
Schamberg-Syndrom: → Purpura pigmentosa progressiva
Schanker, gemischter: → Ulcus mixtum
Schanker, harter: → Ulcus durum

Schanker, miliärer: → Ulcus molle folliculare
Schaufensterkrankheit: → Claudicatio intermittens
Schaumsklerosierung: → Sklerosierung, Schaumsklerosierung
Schaumzelltumor: → Granularzelltumor
Scheibenrose: → Erythema exsudativum multiforme
Schieferöl-Creme W/O 5%: → R009
Schieferöl-Creme W/O 5%: → Schieferöl
Schieferöl-Lotio 2%: → R012
Schieferöl-Lotio 2%: → Schieferöl
Schieferöl-Paste 2%: → R013
Schieferöl-Paste 2%: → Schieferöl
Schieferöl-Paste, hautfarbene 2%: → R015
Schieferöl-Paste, hautfarbene 2%: → Schieferöl
Schieferöl-Salbe 10/20 oder 50% (NRF 11.12.): → R010
Schieferöl-Salbe 10/20 oder 50% (NRF 11.12.): → Schieferöl
Schieferöl-Salbe 100% (Schwarze Zugsalbe): → R008
Schieferöl-Salbe 100% (Schwarze Zugsalbe): → Schieferöl
Schieferöl-Salbe 50%: → R016
Schieferöl-Salbe 50%: → Schieferöl
Schieferöl-Wismut-Paste: → Keratolytika
Schieferöl-Wismut-Paste: → R020
Schieferöl-Zinkoxidschüttelmixtur, Ethanol-haltige 2,5% (NRF 11.4.): → R019
Schieferöl-Zinkoxidschüttelmixtur, Ethanol-haltige 2,5% (NRF 11.4.): → Schieferöl
Schieferöl-Zink-Salbe 2%: → R017
Schieferöl-Zink-Salbe 2%: → Schieferöl
Schiefhals, muskulärer: → Fibromatosis colli
Schienbeinsyndrom, vorderes: → Tibialis-anterior-Syndrom
Schimpo-Syndrom: → POEMS-Syndrom
Schistosomendermatitis: → Zerkariendermatitis
Schistosomiasis: → Bilharziose
Schistosomose: → Bilharziose
Schlachtertuberkel: → Tuberculosis cutis verrucosa
Schlachtertuberkulose: → Tuberculosis cutis verrucosa
Schlaffhaut: → Cutis laxa
Schleimhauterysipel: → Erysipel
Schleimhautgeschwüre, tuberkulöse: → Tuberculosis ulcerosa mucosae et cutis
Schleimhautgranulom: → Schleimgranulom
Schleimhautmelanom: → Melanom, malignes, Schleimhautmelanom
Schleimhautnaevus, weißer: → Naevus spongiosus albus mucosae
Schleimhautpemphigoid, benignes: → Pemphigoid, vernarbendes
Schleimhautpemphigoid, vernarbendes: → Pemphigoid, vernarbendes
Schleimhautpemphigus, benigner: → Pemphigoid, vernarbendes
Schleimhautplaques: → Plaques muqueuses
Schleimhautschwiele: → Leukoplakie, orale
Schleimhauttuberkulose, ulzeröse: → Tuberculosis cutis luposa
Schleimhautwarzen, disseminierte: → Papillomatose, orale
Schleimretentionszyste, traumatische: → Schleimgranulom
Schleimspeichelgranulom: → Schleimgranulom
Schleimzyste, traumatische: → Schleimgranulom
Schmetterlingsflechte: → Lupus erythematodes
Schmierölakne: → Acne, Öl-Akne
Schneeblindheit: → Keratokonjunktivitis photoelectrica
Schönlein-Henoch Purpura: → Purpura Schönlein-Henoch
Schuppenflechte: → Psoriasis vulgaris
Schuppenröschen: → Pityriasis rosea
Schüttelmixtur, Capsaicin-haltige 0,01%: → Capsaicin
Schüttelmixtur, Capsaicin-haltige 0,01%: → R037
Schüttelmixtur, Clioquinol-haltige 0,5-2%: → Clioquinol
Schüttelmixtur, Clioquinol-haltige 0,5-2%: → R050

Schwachsinn, trisomaler, dysmorpher: → *Down-Syndrom*
Schwammtaucherkrankheit: → *Dermatitis, Nesseltierlarven-Dermatitis*
Schwangerschaftsdermatose, polymorphe: → *PUPPP*
Schwangerschaftsstreifen: → *Striae cutis distensae*
Schwann-Syndrom: → *Keratosis palmaris et plantaris cum surditate congenita et leuconychia totalis unguium*
Schwarzes Fieber: → *Leishmaniose, viszerale*
Schwarzpulvereinsprengung: → *Schmutztätowierung*
Schwarzsalbe, Perubalsam-freie: → *R231*
Schwarzwucherhaut: → *Acanthosis nigricans*
Schweinerotlauf: → *Erysipeloid*
Schweinerotlaufinfektion des Menschen: → *Erysipeloid*
Schweiß, gefärbter: → *Chromhidrose*
Schweißbläschen: → *Miliaria*
Schweißdrüsenabszess: → *Hidradenitis suppurativa*
Schweißdrüsenabszess, apokriner: → *Hidradenitis suppurativa*
Schweißdrüsenabszesse der Säuglinge, multiple: → *Periporitis des Säuglings*
Schweißdrüsenabszesse, ekkrine: → *Periporitis des Säuglings*
Schweißdrüsengangkarzinom, sklerosierendes: → *Adnexkarzinom, mikrozystisches*
Schweißdrüsenhyperplasie, ekkrine: → *Hamartom, ekkrines*
Schweißdrüsenkarzinom mit syringoiden Merkmalen: → *Adnexkarzinom, mikrozystisches*
Schweißdrüsennaevus, ekkriner: → *Hamartom, ekkrines*
Schweißdrüsenretentionszyste: → *Hidrozystom, ekkrines*
Schweißfrieseln: → *Miliaria*
Schweissmengenmessung: → *Gravimetrie*
Schwimmbadkrätze: → *Zerkariendermatitis*
Schwimmbadwarzen: → *Molluscum contagiosum*
Schwimmhaut: → *Pterygium*
Schwitzbläschen: → *Miliaria*
Schwitzen, gustatorisches: → *Hyperhidrose, gustatorische*
Schwitznäschen: → *Granulosis rubra nasi*
Schwitzurtikaria: → *Urticaria, cholinergische*
SCID: → *Immundefekte*
SCLE: → *Lupus erythematodes, subakuter kutaner*
Scleradenitis multiplex: → *Polyskleradenitis*
Scleroderma: → *Sklerodermie*
Scleroderma amyloidosum: → *Amyloidose, systemische*
Sclerodermia circumscripta: → *Sklerodermie, zirkumskripte*
Sclérodermie oedémateuse: → *Scleroedema adultorum*
Scleroedema Buschke: → *Scleroedema adultorum*
Sclerosing panniculitis: → *Dermatoliposklerose*
Sclerosing periphlebitis of the chestwall: → *Mondor-Krankheit*
Sclerosis fibrosa penis: → *Induratio penis plastica*
Sclerosis tuberosa: → *Tuberöse Sklerose*
Scorbut, infantiler: → *Moeller-Barlow-Cheadlesche-Krankheit*
Scorbutid: → *Hyperkeratosis follicularis durch Avitaminose C*
Scrophuloderma: → *Tuberculosis cutis colliquativa*
Scutula: → *Favus*
Seabather's eruption: → *Dermatitis medusica*
Seabather's eruption: → *Dermatitis, Nesseltierlarven-Dermatitis*
Seabright-Bantam-Syndrom: → *Osteodystrophia hereditaria*
Sebaceoma: → *Talgdrüsenepitheliom*
Sebaceous adenoma: → *Talgdrüsenadenom*
Sebaceous carcinoma: → *Talgdrüsenkarzinom*
Sebaceous epithelioma: → *Talgdrüsenepitheliom*
Sebazeom: → *Talgdrüsenepitheliom*
Sebocystomatosis Günther: → *Steatocystoma multiplex*
Seborrhea: → *Seborrhoe*
Seborrheic keratosis: → *Verrucae seborrhoicae*
Seborrhoische Dermatitis: → *Ekzem, seborrhoisches*

Seborrhoische Erythrodermie: → *Erythrodermie, seborrhoische*
Seborrhoisches Ekzem: → *Ekzem, seborrhoisches*
Sebozystom: → *Steatocystom*
Secale cornutum: → *Secalealkaloid*
Sechste Krankheit: → *Exanthema subitum*
Seebersche Krankheit: → *Rhinosporidiose*
Seemannshaut: → *Landmannshaut*
Sehnenknötchen, rheumatische: → *Knötchen, rheumatische*
Sehnenxanthom: → *Xanthoma tendinosum et articulare*
Sehnenxanthome: → *Xanthoma tendinosum et articulare*
Sehnenxanthome und Gelenkxanthome: → *Xanthoma planum diffusum*
Sekundärmykose: → *Mykosen, sekundäre*
Self inflicted skin injuries: → *Artefakte*
Sendlinger Beiß: → *Trombidiose*
Senear-Usher-Syndrom: → *Pemphigus erythematosus*
Senile freckle: → *Lentigo solaris*
Seresewski-Turner-Syndrom: → *Turner-Syndrom*
Seroma of the auricle: → *Pseudozyste der Aurikula*
Sexually transmitted diseases: → *STD*
Sézary-Baccaredda-Syndrom: → *Sézary-Syndrom*
Shagreen-Fleck: → *Bindegewebsnaevus, lumbosakraler*
Sharp-Syndrom: → *Mixed connective tissue disease*
Shingles: → *Zoster*
Shulman-Syndrom: → *Fasziitis, eosinophile*
Siderophilie: → *Hämochromatose*
Siderose: → *Hämochromatose*
Siemens-Syndrom I: → *Keratosis follicularis spinulosa decalvans*
Siemens-Syndrom II: → *Keratosis follicularis akneiformis, Typ Siemens*
Signe de herse: → *Eggen-Zeichen*
Silbereiweiß-Nasentropfen 5% (NRF 8.5.): → *R234*
Silbereiweiß-Nasentropfen 5% (NRF 8.5.): → *Rhinologika*
Silikonöl: → *Dimeticon*
Sililevo-Nagellack: → *Nagellacke, medizinische*
Silver birch: → *Birke*
Simian Crease: → *Vierfingerfurche*
Simmonds Kachexie: → *Sheehan-Syndrom*
Simmonds Krankheit: → *Sheehan-Syndrom*
Sinus pilonidalis: → *Pilonidalsinus*
Siskrabeule: → *Leishmaniose, kutane*
Sister Joseph's Nodule: → *Nabelmetastase*
SIT: → *Immuntherapie, spezifische*
SIT: → *Immuntherapie, spezifische, orale*
Skabies: → *Scabies*
Skarifikationstest: → *Scratchtest*
Skin-eye-brain syndrome: → *Schimmelpenning-Feuerstein-Mims-Syndrom*
Sklerema: → *Sclerema adiposum neonatorum*
Skleröedem Buschke: → *Scleroedema adultorum*
Sklerodermie, diffuse: → *Sklerodermie, systemische*
Sklerodermie, disseminierte zirkumskripte: → *Sklerodermie, zirkumskripte*
Sklerodermie, erythematöse zirkumskripte: → *Atrophodermia idiopathica et progressiva*
Sklerodermie, herdförmige zirkumskripte: → *Sklerodermie, zirkumskripte*
Sklerodermie, kleinfleckige zirkumskripte: → *Sklerodermie, zirkumskripte*
Sklerodermie, lineare oder bandförmige zirkumskripte: → *Sklerodermie, zirkumskripte*
Sklerodermie, lokalisierte: → *Sklerodermie, zirkumskripte*
Sklerodermie, noduläre zirkumskripte: → *Sklerodermie, zirkumskripte*

Sklerodermie, progressive systemische: → Sklerodermie, systemische
Sklerodermie, unilaterale zirkumskripte: → Sklerodermie, zirkumskripte
Skleroglosson: → Frenulumsklerose
Skleronychiesyndrom: → Yellow-nail-Syndrom
Skleropoikilodermie: → Sklerodermie, systemische
Sklerose, systemische: → Sklerodermie, systemische
Sklerosierungslösung, Novocain-haltige: → Hämorrhoidenmittel
Sklerosierungslösung, Novocain-haltige: → R235
Skombroid-Syndrom: → Scombroid-Vergiftung
Skorbut, infantiler: → Moeller-Barlow-Cheadlesche-Krankheit
Skorbut, rachitischer: → Moeller-Barlow-Cheadlesche-Krankheit
Skrophuloderm: → Tuberculosis cutis colliquativa
Skrotalzysten: → Epidermalzysten am Skrotum
Slapped-Cheek-Disease: → Erythema infectiosum
SLE: → Lupus erythematodes, systemischer
SLND: → Sentinel Lymph Node Dissection
Small cell carcinoma: → Karzinom, spinozelluläres, kleinzelliges
Small cell melanoma: → Melanom, malignes, naevoides
SM-Antikörper: → Smith-Antikörper
Smegmolith: → Präputialstein
Smoker's gum: → Leukokeratosis nicotinica palati
Smoker's palate: → Stomatitis nicotinica
Sneddon-Wilkinson-Syndrom: → Pustulose, subkorneale
Soft sore: → Ulcus molle
Soja: → Sojabohne
Solomon-Syndrom: → Schimmelpenning-Feuerstein-Mims-Syndrom
Soltmann-Skleroedem: → Sclerema oedematosum neonatorum
Solutio iodi aquosa (ÖAB): → Jod
Solutio iodi aquosa (ÖAB): → R137
Solutio iodi aquosa 2 per centum (Ph. Helv.): → Jod
Solutio iodi aquosa 2 per centum (Ph. Helv.): → R138
Solutio iodi aquosa 5 per centum (Ph. Helv.): → Jod
Solutio iodi aquosa 5 per centum (Ph. Helv.): → R139
Solutio iodi spirituosa (DAB): → Jod
Solutio iodi spirituosa (DAB): → R136
Solutio Lugoli (ÖAB): → Jod
Solutio Lugoli (ÖAB): → R137
Solutiones: → Lösungen
somatoforme Störungen: → Störungen, somatoforme
Sommerakne: → Acne, Mallorca-Akne
Sommerfieber: → Pappataci-Fieber
Sommerpityriasis der Ellenbogen und Knie: → Dermatitis papulosa juvenilis
Sommerprurigo: → Lichtdermatose, polymorphe
Sommerprurigo Hutchinson: → Hidroa vacciniformia
Sommersprossen: → Epheliden
Sommerurtikaria: → Lichturtikaria
Sonnenbrand: → Dermatitis solaris
Sonnenbräune: → Spätpigmentierung
Sonnenschutzmittel: → Lichtschutzmittel
Sonnenurtikaria: → Lichturtikaria
Soor: → Candidose
Soor, vaginaler: → Candidose, vulvovaginale
Soorbalanitis: → Balanitis candidamycetica
Soorbalanoposthitis: → Balanitis candidamycetica
Soor-Gel (NFA): → R061
Soor-Gel (NFA): → Stomatologika
Soorkolpitis: → Candidose, vulvovaginale
Spanischer Kragen: → Paraphimose
Spätreaktion: → Late Phase Reaction
Spätreaktion der IgE-induzierten allergischen Entzündung: → Late Phase Reaction

Speckled lentiginous nevus: → Naevus spilus
Speckled leukoplakia: → Leukoplakie, gesprenkelte
Speichel, künstlicher (NRF 7.5.): → R236
Speichel, künstlicher (NRF 7.5.): → Stomatologika
Spermatocystitis gonorrhoica: → Gonorrhoe
Sphingomyelinlipoidose: → Niemann-Pick-Krankheit
Sphingomyelinose: → Niemann-Pick-Krankheit
Sphingosin: → Sphingolipide
Sphinx-Gesicht: → Maskengesicht
Spider Naevi, unilaterale: → Teleangiektasie-Syndrom, naevoides
Spider-Naevus: → Naevus araneus
Spiegler-Tumoren: → Zylindrom
Spinaliom: → Karzinom, spinozelluläres
Spinalzellkarzinom: → Karzinom, spinozelluläres
Spindelhaare: → Monilethrix-Syndrom
Spindelzellkarzinom: → Karzinom, spinozelluläres
Spindelzellnaevus: → Naevus Spitz
Spindelzellsarkom: → Fibrosarkom
Spindle cell hemangioendothelioma: → Hämangiom, Spindelzellhämangiom
Spindle cell hemangioma: → Hämangiom, Spindelzellhämangiom
Spinnenangiom: → Naevus araneus
Spinnengewebsleukoplakie: → Lichen planus mucosae
Spinnengewebsnaevus: → Naevus araneus
Spinnennaevus: → Naevus araneus
Spinozelluläres Karzinom: → Karzinom, spinozelluläres
Spiradenom, ekkrines: → Spiradenom
Spirochaeta pallida: → Treponema pallidum
Spirsäure: → Salicylsäure
Spitz nevus: → Naevus Spitz
Spitz-Naevus: → Naevus Spitz
Spitzoid melanoma: → Melanom, malignes, naevoides
Spitz-Tumor: → Naevus Spitz
Splenomegalia tropica: → Leishmaniose, viszerale
Spondarthritis hyperostotica pustulo-psoriatica: → Arthroosteitis, pustulöse
Spondylarthritis ankylopoetica: → Bechterew-v.-Strümpell-Marie-Krankheit
Spondylitis ankylosans: → Bechterew-v.-Strümpell-Marie-Krankheit
Spontanpannikulitis Rothmann-Makai: → Lipogranulomatosis subcutanea
Spoon nail: → Koilonychie
Sportlerfuß: → Tinea pedum
Spotted fever: → Zeckenstichfieber
Sprue, einheimische: → Zoeliakie
Sqamous cell carcinoma: → Karzinom, spinozelluläres
Squama: → Schuppe
SRS-A: → Leukotriene
SSM: → Melanom, malignes, superfiziell spreitendes
Stachelflechte: → Pityriasis rubra pilaris
Stachelschweinmenschen: → Ichthyosis hystrix gravior, Typ Lambert
Stachelzellkarzinom: → Karzinom, spinozelluläres
Stachelzellkarzinom, selbstheilendes: → Keratoakanthom
Stachelzellkrebs: → Karzinom, spinozelluläres
Stachelzellschicht: → Stratum spinosum
Stainton-Syndrom: → Capdepont, M.
Stammzellenleukämie: → Lymphom, lymphoblastisches
Stanton's disease: → Melioidose
Stanz-Elevation: → Punch-Graft-Elevation
Staphylococcal scalded skin syndrome: → Lyell-Syndrom, staphylogenes
Staphylococcus: → Staphylokokken

Staphylodermia Bockhart: → *Ostiofollikulitis*
Staphylodermia bullosa: → *Impetigo contagiosa, großblasige*
Staphylodermia follicularis et perifollicularis profunda: → *Furunkel*
Staphylodermia follicularis profunda: → *Furunkel*
Staphylodermia follicularis profunda necroticans: → *Furunkel*
Staphylodermia sudoripara suppurativa: → *Periporitis des Säuglings*
Staphylodermia superficialis bullosa: → *Lyell-Syndrom, staphylogenes*
Staphylodermia superficialis bullosa manuum: → *Bulla repens*
Staphylodermia superficialis bullosa neonatorum et infantum: → *Lyell-Syndrom, staphylogenes*
Staphylodermia superficialis circinata: → *Erythema necroticans migrans*
Staphylodermia superficialis diffusa exfoliativa: → *Lyell-Syndrom, staphylogenes*
Staphylodermia suppurativa disseminata: → *Periporitis des Säuglings*
Staphylogenes Lyell-Syndrom: → *Lyell-Syndrom, staphylogenes*
Staphylogenes Pemphigoid der Neugeborenen: → *Pemphigoid, staphylogenes der Neugeborenen*
Stasisblutung: → *Purpura jaune d'ocre*
Status Bonnevie-Ullrich: → *Bonnevie-Ullrich-Syndrom*
Status protrusus cutis: → *Matratzenphänomen*
Status seborrhoicus: → *Seborrhoe*
Stauungsblutung: → *Purpura jaune d'ocre*
Stauungsdermatose: → *Stauungsekzem*
Stauungspapillomatose: → *Papillomatosis cutis lymphostatica*
Stauungsulkus: → *Ulcus cruris venosum*
Steatocystoma: → *Steatocystom*
Steatome: → *Steatocystoma multiplex*
Steely-hair-syndrome: → *Kinky hair disease*
Steinert-Syndrom: → *Dystrophia myotonica*
Steinkohlenteer: → *Pix lithanthracis*
Steinkohlenteer-Creme 10%: → *Pix lithanthracis*
Steinkohlenteer-Creme 10%: → *R237*
Steinkohlenteer-Dithranol-Salicylsäure-Lösung: → *Haartherapeutika*
Steinkohlenteer-Dithranol-Salicylsäure-Lösung: → *R075*
Steinkohlenteer-Lösung: → *Liquor carbonis detergens*
Steinkohlenteer-Salbe 2/5/10/20% (NRF 11.46.): → *Pix lithanthracis*
Steinkohlenteer-Salbe 2/5/10/20% (NRF 11.46.): → *R239*
Steinkohlenteer-Zinköl 2-5%: → *Pix lithanthracis*
Steinkohlenteer-Zinköl 2-5%: → *R240*
Steinkohlenteer-Zink-Paste 1%: → *Pix lithanthracis*
Steinkohlenteer-Zink-Paste 1%: → *R241*
Steinkohlenteer-Zink-Paste, weiche 3%: → *Pix lithanthracis*
Steinkohlenteer-Zink-Paste, weiche 3%: → *R242*
Steinpocken: → *Ecthyma contagiosum*
Steißbeinfistel: → *Pilonidalsinus*
Steißbeinzyste: → *Pilonidalsinus*
Sterile eosinophile Pustulose: → *Pustulose, sterile eosinophile*
Sterile Ethacridinlactat-Stammlösung 0,05/0,1/0,5 oder 1% (NRF 11.61.): → *Ethacridinlactat*
Sterile Ethacridinlactat-Stammlösung 0,05/0,1/0,5 oder 1% (NRF 11.61.): → *R089*
Sternchenangiom: → *Naevus araneus*
Steroid sulfatase deficiency: → *Ichthyosis, X-chromosomal rezessive*
Steroidakne: → *Acne, Steroid-Akne*
Steroidatrophie: → *Striae cutis distensae*
Stewardessen-Krankheit: → *Dermatitis perioralis*
Stewart-(Greeg-)Morel-Syndrom: → *Morgagni-Steward-Morel-Syndrom*
Stewart-Trèves-Syndrom: → *Lymphangiosarkom*
Stibogluconat-Natrium: → *Natriumantimongluconat*

Stickersche Krankheit: → *Erythema infectiosum*
Stielknollen: → *Granuloma teleangiectaticum*
Stielwarze: → *Fibroma pendulans*
Stielwarze: → *Verrucae filiformes*
Still-Chauffard-Raymond-Syndrom: → *Felty-Syndrom*
Stinknase: → *Ozaena*
Stinkschweiß: → *Bromhidrose*
Stomatitis aphthosa: → *Gingivostomatitis herpetica*
Stomatitis candidamycetica: → *Candidose der Mundschleimhaut*
Stomatitis gangraenosa: → *Noma*
Stomatitis pustulosa contagiosa: → *Ecthyma contagiosum*
Storchenbiss: → *Naevus flammeus*
Störungen, körperdysmorphe: → *Störungen, somatoforme*
Stout's tumor: → *Hämangioperizytom*
Strahlenfibrose: → *Röntgenfibrose, kutane*
Strahlenpilzkrankheit: → *Aktinomykose*
Strahlentherapie: → *Radiatio*
Stratum germinativum: → *Stratum basale*
Streptococcal sore throat with rash: → *Scharlach*
Streptodermia cutanea lymphatica: → *Erysipel*
Streptodermia superficialis bullosa manuum: → *Bulla repens*
Streptokinase: → *Fibrinolytika*
Streptokokkengangrän: → *Fasziitis, nekrotisierende*
Striae adolescentium: → *Striae cutis distensae*
Striae atrophicae: → *Striae cutis distensae*
Striae cutis atrophicae: → *Striae cutis distensae*
Striae distensae: → *Striae cutis distensae*
Striae gravidarum: → *Striae cutis distensae*
Striae pubertalis: → *Striae cutis distensae*
Stripping: → *Babcock-Stripping der V. saphena magna*
Strophulus adultorum: → *Prurigo simplex subacuta*
Strophulus infantum: → *Prurigo simplex acuta infantum*
Struma lingua: → *Zungengrundstruma*
STSS: → *Streptococcal toxic shock syndrome*
Stuccokeratosis: → *Stukkokeratosis*
Stukkokeratose: → *Stukkokeratosis*
Sturge-Krankheit: → *Sturge-Weber-Krabbe-Syndrom*
Sturge-Weber-Dimitri-Syndrom: → *Sturge-Weber-Krabbe-Syndrom*
Subcorneal pustular dermatitis: → *Pemphigus, IgA-Pemphigus*
Subcutaneous fat necrosis of the newborn: → *Adiponecrosis subcutanea neonatorum*
Subcutaneous panniculitis-like T-cell lymphoma: → *Lymphom, kutanes T-Zell-Lymphom, pannikulitisartiges*
Subcutaneous pseudosarcomatous fibromatosis: → *Fasciitis nodularis pseudosarcomatosa*
Subcutis: → *Subkutis*
Subkorneale Pustulose: → *Pustulose, subkorneale*
Subkutane Trichophyton rubrum Abszesse: → *Trichophyton rubrum-Abszesse, subkutane*
Sucking lice: → *Läuse*
Sudamina: → *Miliaria cristallina*
Sudeck atrophy: → *Sudeck-Syndrom*
Sudeck-Dystrophie: → *Sudeck-Syndrom*
Sudeck-Kienböck-Syndrom: → *Sudeck-Syndrom*
Sudeck-Knochenatrophie: → *Sudeck-Syndrom*
Sudeck-Krankheit: → *Sudeck-Syndrom*
Sudeck-Leriche-Syndrom: → *Sudeck-Syndrom*
Sudeck-Porose: → *Sudeck-Syndrom*
Sudorrhoe: → *Hyperhidrose*
Suffusionen: → *Ekchymosen*
Sukzessivschanker: → *Abklatschschanker*
Sulfapyrimidin: → *Sulfadiazin*
Sulkus-Tumor: → *Pancoast-Tumor*

Sulzberger-Garbe-Syndrom: → *Dermatitis, exsudative diskoide lichenoide*
Summer eruption: → *Lichtdermatose, polymorphe*
Sunflower: → *Sonnenblume*
Superficial spreading melanoma: → *Melanom, malignes, superfiziell spreitendes*
Superfiziell spreitendes malignes Melanom: → *Melanom, malignes, superfiziell spreitendes*
Surface microscopy: → *Auflichtmikroskopie*
Sutton-Typ der habituellen Aphthen: → *Aphthen, habituelle*
Sweet bay: → *Lorbeer, echter*
Sweet-Syndrom: → *Dermatose, akute febrile neutrophile*
Swimmer's itch: → *Zerkariendermatitis*
Sycosis barbae parasitaria: → *Tinea barbae*
Sycosis nuchae sclerotisans: → *Folliculitis sclerotisans nuchae*
Sycosis parasitaria: → *Tinea barbae*
Sycosis simplex: → *Folliculitis simplex barbae*
Sycosis, lupoide: → *Folliculitis sycosiformis atrophicans*
Syndrom der blauen Flecken: → *Ekchymosen-Syndrom, schmerzhaftes*
Syndrom der brennenden Füße: → *Burning-feet-Syndrom*
Syndrom der gelben Nägel: → *Yellow-nail-syndrom*
Syndrom der polyglandulären Adenome: → *Wermer-Syndrom*
Syndrom der roten Palmae: → *Erythema palmoplantare hereditarium*
Syndrom der umgekehrten Isthmusstenose: → *Arteriitis temporalis*
Syndrom der unkämmbaren Haare: → *Pili canaliculi*
Syndrom der unruhigen Beine: → *Restless-legs-Syndrom*
Syndrom der verbrühten Haut: → *Toxische epidermale Nekrolyse*
Syndrom des linearen Naevus sebaceus: → *Schimmelpenning-Feuerstein-Mims-Syndrom*
Syndrom des Nervus auriculotemporalis: → *Aurikulotemporales Syndrom*
Syndrom des pfeifenden Mundes: → *Dysplasie, kranio-karpo-tarsale*
Syndrom des vorderen Tibia-Abschnittes: → *Tibialis-anterior-Syndrom*
Syndroma digitocutaneum minimum: → *Dermatitis hiemalis*
Syndrome livédoide-paralytique: → *Embolia cutis medicamentosa*
Syndrome muco-oculo-épithélial: → *Pemphigoid, vernarbendes*
Syndrome of unilateral ectromelia, psoriasis, and central nervous system anomalies: → *CHILD-Syndrom*
Synovialzyste: → *Ganglion*
Syphilid, anuläres: → *Syphilid, zirzinäres*
Syphilid, lentikuläres: → *Syphilid, papulöses*
Syphilid, lichenoides: → *Syphilid, papulöses*
Syphilid, makulöses: → *Roseola syphilitica*
Syphilid, miliares: → *Syphilid, papulöses*
Syphilid, psoriasiformes: → *Syphilid, papulosquamöses*
Syphilid, subkutanes bei der Syphilis III: → *Gumma*
Syphilis, angeborene: → *Syphilis connata*
Syphilis congenita: → *Syphilis connata*
Syphilis seropositiva: → *Syphilis latens seropositiva*
Syphiloid, posterosives: → *Windeldermatitis*
Syringektasie: → *Hidrozystom, ekkrines*
Syringektasien: → *Hidrozystom, ekkrines*
Syringoacanthom, malignes: → *Porokarzinom*
Syringofibroadenomatose, ekkrine: → *Syringofibroadenom*
Syringom, chondroides: → *Mischtumor der Haut*
Syringom, malignes: → *Adnexkarzinom, mikrozystisches*
Syringome, eruptive: → *Syringome, disseminierte*
Syringomyelie-artige ulzeromutilierende Akropathie, nicht familiäre: → *Acropathia ulcero-mutilans non-familiaris*

Syringotropic cutaneous T-cell-lymphoma: → *Mycosis fungoides, follikulotrope*
Syringozystadenom, ekkrines: → *Hidradenom, zystisches ekkrines*
Systemerythematodes: → *Lupus erythematodes, systemischer*
Systemsklerose: → *Sklerodermie, systemische*
Syzygium aromaticum: → *Gewürznelke*

T

Tachau-Bäckchen: → *Eccema symmetricum faciale*
Tâche mère: → *Heraldic plaque*
Tâche noire: → *Rickettsiosen*
Tâches bleues: → *Maculae coeruleae*
Tâches claires: → *Nappes claires*
Taenzersche Krankheit: → *Ulerythema ophryogenes*
Tagescreme: → *Körperpflegemittel*
Tagescreme: → *R243*
Takahara-Krankheit: → *Akatalasämie*
Takatsuti-Syndrom: → *POEMS-Syndrom*
Takayasu-Krankheit: → *Takayasu-Arteriitis*
Takayasu-Ohnishi-Syndrom: → *Takayasu-Arteriitis*
Takayasu's arteritis: → *Takayasu-Arteriitis*
Takayasu-Syndrom: → *Takayasu-Arteriitis*
Talfieber: → *Coccidioidomycose*
Talg: → *Sebum*
Talgdrüsen, freie: → *Talgdrüsen, ektopische*
Talgdrüsen, heterotope: → *Talgdrüsen, ektopische*
Talgdrüsenadenokarzinom: → *Talgdrüsenkarzinom*
Talgdrüsenfollikulom: → *Talgdrüsenhamartom, follikuläres, zystisches*
Talgdrüsenhyperplasie, zirkumskripte, senile: → *Talgdrüsenhyperplasie, senile*
Talgdrüsennaevus: → *Naevus sebaceus*
Talgdrüsennaevus, seniler: → *Talgdrüsenhyperplasie, senile*
Talgretentionszyste, retroaurikuläre: → *Komedonenbildung, retroaurikuläre*
Talgretentionszysten: → *Epidermalzysten*
Talgzysten: → *Steatocystoma multiplex*
Tamana: → *Tinea imbricata*
Tamponkrankheit: → *Schock-Syndrom, toxisches*
Tanacetum parthenium: → *Mutterkraut*
Tanacetum vulgare: → *Rainfarn*
Tancho-Knötchen: → *Penisknötchen, artifizielles*
Tancho-Knoten: → *Penisknötchen, artifizielles*
Tannin-Lotio 3-5%: → *R247*
Tannin-Lotio 3-5%: → *Tannin*
Tannin-Puder: → *R245*
Tannin-Puder: → *R246*
Tannin-Puder: → *Tannin*
Tannin-Puder 1%: → *R245*
Tapirlippe: → *Tapirschnauze*
Tapirmund: → *Tapirschnauze*
Tastkörperchenneurinom: → *Perineuriom*
Taubenmilbenurtikaria: → *Taubenmilbenkrätze*
Taurodontism: → *Tricho-dento-ossäres Syndrom*
Taylorsche Krankheit: → *Acrodermatitis chronica atrophicans*
TCA: → *Trichloressigsäure*
TDO syndrome: → *Tricho-dento-ossäres Syndrom*
Tea tree: → *Teebaum*
Teer: → *Pix*
Teerwarzen: → *Teerkeratosen*
Tela subcutanea: → *Subkutis*
Teleangiectasia arborescens: → *Besenreiservarizen*
Teleangiectasia eruptiva perstans: → *Teleangiectasia macularis eruptiva perstans*

Teleangiectasia follicularis anulata: → *Purpura anularis teleangiectodes*
Teleangiectasia papulosa disseminata: → *Angiom, seniles*
Teleangiektasie, cerebello-okulokutane: → *Ataxia teleangiectatica*
Teleangiektasie, familiäre hämorrhagische: → *Teleangiectasia hereditaria haemorrhagica*
Teleangiektasie, unilaterale: → *Teleangiektasie-Syndrom, naevoides*
Teleangiektasie-Ataxie-Syndrom: → *Ataxia teleangiectatica*
Teleangiektasien, kongenitale mit Dysostose: → *Goltz-Gorlin-Syndrom*
Teleangiektasien, naevoide, unilaterale: → *Teleangiektasie-Syndrom, naevoides*
Temporal arteritis: → *Arteriitis temporalis*
TEN: → *Toxische epidermale Nekrolyse*
Tendosynovitis, noduläre: → *Riesenzellsynovialom, benignes*
Tennisschlägernägel: → *Brachyonychie*
Teratoma benignum: → *Dermoidzyste*
Testosteron-Salbe 2%: → *R249*
Testosteron-Salbe 2%: → *Testosteronpropionat*
Tetracyclin-Salbe 1%: → *R250*
Tetracyclin-Salbe 1%: → *Tetracyclin*
Tetracyclin-Schüttelmixtur: → *R251*
Teutschländer-Syndrom: → *Calcinosis metabolica universalis*
Textilpurpura: → *Dermatitis caused by shirts*
Thallus: → *Myzel*
Thesaurismosen: → *Lipidablagerungserkrankungen, systematisierte*
Thesaurismosis hereditaria lipoidica: → *Angiokeratoma corporis diffusum*
Thévenard-Syndrom: → *Acropathia ulcero-mutilans familiaris*
Thiabendazol: → *Tiabendazol*
Thiaminmangel: → *Beri-Beri*
Thomson-Komplex: → *Dysostosis mandibulofacialis*
Thomson-Syndrom, Typus verrucosus: → *Poikilodermie, kongenitale mit warzigen Hyperkeratosen*
Thrombangitis cutanea-intestinalis disseminata: → *Papulosis maligna atrophicans*
Thrombangitis obliterans: → *Endangiitis obliterans*
Thrombasthenie, familiäre hämorrhagische: → *Thrombasthenie*
Thrombasthenie, hereditäre: → *Thrombasthenie*
Thrombocytopenia associated with »giant« hemangioma: → *Kasabach-Merritt-Syndrom*
Thrombopathie: → *Thrombozytopathie*
Thrombopenie, idiopathische: → *Thrombopenie, essentielle*
Thrombopenie-Hämangiom-Syndrom: → *Kasabach-Merritt-Syndrom*
Thrombophlebitis profunda: → *Phlebothrombose*
Thrombophlebitis saltans: → *Thrombophlebitis migrans*
Thrombophlebitis, tiefe: → *Phlebothrombose*
Thrombozytopenie: → *Thrombopenie*
Thrombozytopenie, essentielle: → *Purpura, idiopathische thrombozytopenische*
Thrombozytopenie, familiäre mit Ekzem und Infektanfälligkeit: → *Wiskott-Aldrich-Syndrom*
Thrombozytopenie-Hämangiom-Syndrom: → *Kasabach-Merritt-Syndrom*
Thymic aplasia: → *Nezelof-Syndrom*
Thysanothrix: → *Trichostasis spinulosa*
Tiabendazol 10%-Betamethason 0,1%-Salbe: → *R252*
Tiabendazol 10%-Betamethason 0,1%-Salbe: → *Tiabendazol*
Tiabendazol 2% in DMSO-Lösung: → *R253*
Tiabendazol 2% in DMSO-Lösung: → *Tiabendazol*
Tiabendazol-Salbe 10%: → *R254*
Tiabendazol-Salbe 10%: → *Tiabendazol*
Tickborne relapsing fever: → *Rückfallfieber, endemisches*
Tierfellnaevus: → *Naevus pigmentosus et pilosus*
Tierhalterpocken: → *Ecthyma contagiosum*
Tierräude: → *Räude*
Tina: → *Pinta*
Tinctura iodi (DAB): → *Jod*
Tinctura iodi (DAB): → *R136*
Tinea amiantacea: → *Pityriasis amiantacea*
Tinea circinata tropicalis: → *Tinea imbricata*
Tinea cruris: → *Tinea granulomatosa follicularis et nodularis cruris*
Tinea nigra: → *Tinea nigra palmaris et plantaris*
Tinta: → *Pinta*
Tinzaparin-Natrium: → *Heparine, systemische*
TLE: → *Lupus erythematodes tumidus*
T-lymphocyte deficiency: → *Nezelof-Syndrom*
TNF-alpha: → *Tumornekrosefaktor alpha*
Tokelau: → *Tinea imbricata*
Toluropsis neoformans: → *Cryptococcus neoformans*
Tonnenzähne: → *Hutchinson-Zähne*
Tophi uratici: → *Gichttophi*
Tophi, luische: → *Exostosen, syphilitische*
Tormentill-Adstringens (NRF 7.1.): → *R255*
Tormentill-Adstringens (NRF 7.1.): → *Stomatologika*
Torre-Muir-Syndrom: → *Muir-Torre-Syndrom*
Torre-Syndrom: → *Muir-Torre-Syndrom*
Torulose: → *Kryptokokkose*
Total-Allergy-Syndrom: → *Öko-Syndrom*
Toter Finger: → *Digitus mortuus*
Touraine-Solente-Golé-Syndrom: → *Pachydermoperiostose, primäre*
Toxic epidermal necrolysis: → *Toxische epidermale Nekrolyse*
Toxic oil syndrome: → *Toxisches-Öl-Syndrom*
Toxicodendron spp.: → *Giftefeu*
Toxic shock syndrome: → *Schock-Syndrom, toxisches*
Toxinschock-Syndrom: → *Schock-Syndrom, toxisches*
Toxisches Pustuloderm: → *Pustuloderm, toxisches*
Trachoma-Einschluss-Konjunktivitis: → *Einschlusskörperchen-Konjunktivitis*
Traktionsalopezie: → *Alopecia marginalis*
Transitorische neonatale pustulöse Melanose: → *Melanose, transitorische neonatale pustulöse*
TRAPS: → *Tumornekrosefaktor-Rezeptor-assoziiertes periodisches Syndrom*
Traubenkokken: → *Staphylokokken*
Traumatische Schleimdrüsenzyste: → *Schleimgranulom*
Traumatische Schleimretentionszyste: → *Schleimgranulom*
Traumatische Schleimzyste: → *Schleimgranulom*
Traveller's Thrombosis: → *Reisethrombose*
Treacher-Collins-Syndrom: → *Dysostosis mandibulofacialis*
Trench mouth: → *Stomatitis Plaut-Vincenti*
Tretinoin-Gel 0,05%: → *R257*
Tretinoin-Gel 0,05%: → *Stomatologika*
Triamcinolonacetonid-Haarspiritus 0,2% (nach ICHTHYOL): → *R261*
Triamcinolonacetonid-Haarspiritus 0,2% (nach ICHTHYOL): → *Triamcinolonacetonid*
Triamcinolonacetonid-Hautspiritus 0,2% mit Salicylsäure 2% (NRF 11.39.): → *R262*
Triamcinolonacetonid-Hautspiritus 0,2% mit Salicylsäure 2% (NRF 11.39.): → *Triamcinolonacetonid*
Triamcinolonacetonid-Salbe 0,1%: → *R264*
Triamcinolonacetonid-Salbe 0,1%: → *Triamcinolonacetonid*
Triamcinolonacetonid-Salbe, wasserarme (nach Gloor): → *R260*

Triamcinolonacetonid-Salbe, wasserarme (nach Gloor):
→ *Triamcinolonacetonid*
Triamcinolonacetonid-Tinktur 0,1%: → *R265*
Triamcinolonacetonid-Tinktur 0,1%: → *Triamcinolonacetonid*
Trichloressigsäure 30%: → *R267*
Trichloressigsäure 30%: → *Trichloressigsäure*
Trichloressigsäure-Lösung 10/20/35/50% (NRF 11.133.): → *R266*
Trichoadenom, verruköses: → *Trichoadenom*
Trichoblastom, adamantinoides: → *Lymphadenom, kutanes*
Trichoblastom, trichigenes: → *Trichoblastom*
Trichoblastom, trichoblastisches: → *Trichoblastom*
Tricho-dento-osseous syndrome: → *Tricho-dento-ossäres Syndrom*
Trichodiskome und Acrochorda: → *Birt-Hogg-Dubé-Syndrom*
Trichoepitheliom, unreifes: → *Trichoblastom*
Trichoepithelioma papulosum multiplex: → *Trichoepitheliom*
Trichoepitheliome, multiple, familiäre: → *Trichoepitheliom*
Trichokinesis: → *Pili torti*
Tricholemmaltumor, proliferierender: → *Tricholemmzyste, proliferierende*
Tricholemmom, desmoplastisches: → *Tricholemmom*
Tricholemmom, malignes: → *Tricholemmales Karzinom*
Tricholemmzyste: → *Tricholemmzyste*
Trichom: → *Trichoadenom*
Trichomycosis axillaris: → *Trichobacteriosis axillaris*
Trichomycosis nodosa: → *Piedra, weiße*
Trichomycosis nodosa nigra: → *Piedra, schwarze*
Trichomycosis nodularis oder nodosa: → *Piedra*
Trichomycosis palmellina: → *Trichobacteriosis axillaris*
Trichomycosis palmellina flava: → *Trichobacteriosis axillaris*
Trichomycosis palmellina nigra: → *Trichobacteriosis axillaris*
Trichomycosis palmellina rubra: → *Trichobacteriosis axillaris*
Trichonocardiosis: → *Trichobacteriosis axillaris*
Trichonodose: → *Trichorrhexis nodosa*
Tricho-odonto-onycho-dyshidrotic syndromes: → *Dysplasie, ektodermale*
Trichophythie: → *Tinea*
Trichophytia barbae: → *Tinea barbae*
Trichophytia barbae profunda: → *Tinea barbae*
Trichophytia capillitii: → *Tinea capitis superficialis*
Trichophytia corporis profunda: → *Tinea corporis profunda*
Trichophytia corporis superficialis: → *Tinea corporis*
Trichophytia corporis superficialis imbricata: → *Tinea imbricata*
Trichophytia profunda: → *Tinea*
Trichophytia profunda: → *Tinea capitis profunda*
Trichophytia profunda: → *Tinea corporis profunda*
Trichophytia profunda barbae: → *Tinea barbae*
Trichophytia superficialis: → *Tinea capitis superficialis*
Trichophytie der unbehaarten Haut: → *Tinea corporis*
Trichophytie der Unterschenkel, chronische follikuläre: → *Tinea granulomatosa follicularis et nodularis cruris*
Trichophytie, chronische follikuläre der Unterschenkel: → *Tinea*
Trichophytie, chronische follikuläre der Unterschenkel: → *Tinea granulomatosa follicularis et nodularis cruris*
Trichophyton mentagrophytes var. granulosum: → *Trichophyton mentagrophytes*
Trichophyton mentagrophytes var. interdigitale: → *Trichophyton interdigitale*
Trichophyton rubrum mit Myzetombildung: → *Trichophyton rubrum-Abszesse, subkutane*
Trichophyton rubrum Granulome: → *Trichophyton rubrum-Abszesse, subkutane*
Trichophyton rubrum-Infektion, tiefe pustulöse: → *Trichophyton rubrum-Abszesse, subkutane*
Trichophyton rubrum-Syndrom: → *Dermatophytosensyndrom*

Trichopoliodystrophie: → *Kinky hair disease*
Trichoptilose: → *Trichoptilosis*
Trichorrhexis invaginata: → *Bambus-Haare*
Trichorrhexis syndrome: → *Netherton-Syndrom*
Trichoschisis: → *Trichoptilosis*
Trichosporia tropica: → *Piedra*
Trichosporie: → *Piedra*
Trichosporose: → *Piedra, weiße*
Trichostasis lanuginosa Pinkus: → *Hypertrichosis lanuginosa congenita*
Trichotortosis: → *Pili torti*
Triclosan-Creme 2%: → *R268*
Triclosan-Creme 2%: → *R269*
Triclosan-Creme 2%: → *Triclosan*
Triclosan-Creme, hydrophile 1/2% (NRF 11.135.): → *R268*
Trigeminus-Syndrom, neurotrophes: → *Nasenflügelgeschwür, trophoneurotisches*
Triglyzeridämie, kohlenhydratinduzierte: → *Hyperlipoproteinämie Typ IV*
Trikeratose, lichenoide: → *Keratosis lichenoides chronica*
Trimethoprim-Sulfamethoxazol: → *Cotrimoxazol*
Trimethylhesperidinchalkon: → *Hesperidin*
Trioxsalen: → *Trimethylpsoralen*
Trioxysalen: → *Trimethylpsoralen*
Tripper: → *Gonorrhoe*
Tripperfilamente: → *Tripperfäden*
Tripperrheumatismus: → *Monarthritis gonorrhoica*
Trisomie 21: → *Down-Syndrom*
Trisymptom Gougerot: → *Purpura Schönlein-Henoch*
Trisymptomenkomplex: → *Behçet, M.*
Troisier-Hanot-Chauffard-Syndrom: → *Hämochromatose*
Trombidiosis: → *Trombidiose*
Trommelschlegelfinger, idiopathische und Periostosis: → *Pachydermoperiostose, primäre*
Tropenakne: → *Acne, tropische*
Tropengeschwür: → *Ulcus tropicum*
Trophallergie: → *Nahrungsmittelallergie*
Trophödem, chronisches hereditäres: → *Lymphödem, primäres*
Trophödem, Typ Meige: → *Lymphödem, Typ Meige*
Trophödem, Typ Nonne-Milroy: → *Lymphödem, Typ Nonne-Milroy*
Trophoedème chronique héréditaire: → *Lymphödem, primäres*
Tropical Anhidrosis: → *Anhidrosis, „thermogenic"*
Tropical Anhidrotic Asthenia: → *Anhidrosis, „thermogenic"*
Tropical phagedena: → *Ulcus tropicum*
Tropical ulcer: → *Ulcus tropicum*
Trugkrätze: → *Pseudoskabies*
Trugräude: → *Pseudoskabies*
TSS: → *Schock-Syndrom, toxisches*
Tuberculosis colliquativa cutanea et subcutanea: → *Tuberculosis cutis colliquativa*
Tuberculosis cutis indurativa: → *Erythema induratum*
Tuberculosis cutis luposa et mucosae: → *Tuberculosis cutis luposa*
Tuberculosis cutis miliaris disseminata faciei: → *Lupus miliaris disseminatus faciei*
Tuberculosis cutis orificialis: → *Tuberculosis ulcerosa mucosae et cutis*
Tuberculosis cutis papulonecrotica: → *Tuberkulid, papulonekrotisches*
Tuberculosis indurativa cutanea et subcutanea: → *Erythema induratum*
Tuberculosis lupoides miliaris disseminata faciei: → *Lupus miliaris disseminatus faciei*
Tuberculosis luposa cutis et mucosae: → *Tuberculosis cutis luposa*
Tuberculosis primaria cutis: → *Tuberculosis cutis*

Tuberculosis ulcerosa cachecticorum: → *Tuberculosis ulcerosa mucosae et cutis*
Tuberculosis verrucosa cutis: → *Tuberculosis cutis verrucosa*
Tuberculum anatomicum: → *Tuberculosis cutis verrucosa*
Tuberculum auriculae: → *Darwin-Ohr*
Tuberkel, Leichentuberkel: → *Tuberculosis cutis verrucosa*
Tuberkulid, mikropapuläres: → *Rosazea, lupoide*
Tuberkulid, nodöses: → *Erythema nodosum*
Tuberkulid, rosazeaartiges: → *Rosazea, lupoide*
Tuberkulid, rosazeaartiges von Lewandowsky: → *Rosazea, lupoide*
Tuberkulide, lichenoide: → *Tuberculosis cutis lichenoides*
Tuberkulide, ulzeröse: → *Tuberkulid, papulonekrotisches*
Tuberkuloide Lepra: → *Lepra tuberculoides*
Tuberkulose der Haut, warzige: → *Tuberculosis cutis verrucosa*
Tuberkulose, Abseuchungstuberkulose: → *Tuberculosis ulcerosa mucosae et cutis*
Tuberkulose, Miliartuberkulose, disseminierte der Haut: → *Tuberculosis cutis miliaris disseminata*
Tuberkulose-Lymphom: → *Lymphadenitis tuberculosa*
Tuberosis cutis pruriginosa: → *Prurigo nodularis*
Tuberosklerose: → *Tuberöse Sklerose*
Tufted angioma: → *Hämangiom, büschelartiges*
Tulipa gesnerana: → *Gartentulpe*
Tulpe: → *Gartentulpe*
Tumenol-Ammonium: → *Ammonium, tumenolsulfonsaures*
Tumenol-Paste 5-15%: → *Ammonium, tumenolsulfonsaures*
Tumenol-Paste 5-15%: → *R014*
Tumor: → *Knoten*
Tumor, arteriovenöser, akraler: → *Hämangiom, arteriovenöses*
Tumoral Calcinosis: → *Kalzinose, tumorartige*
Tunnel-Anämie: → *Ankylostomiasis*
Türkensäbel-Tibia: → *Säbelscheidenform der Tibia*
Turmnagel: → *Röhrennagel*
Turner-Kieser-Syndrom: → *Nagel-Patella-Syndrom*
Twenty nail dystrophy: → *Zwanzig-Nägel-Dystrophie*
Twisted hair: → *Pili torti*
Tyloma: → *Schwiele*
Tylosis: → *Schwiele*
Tylositas: → *Schwiele*
Tylositates articuli: → *Fingerknöchelpolster, echte*
Typ I-Allergie: → *Allergie*
Typ II-Allergie: → *Allergie*
Typ III-Allergie: → *Allergie*
Typ IV-Allergie: → *Allergie*
Typhus exanthematicus: → *Fleckfieber, endemisches*
Typus rusticanus: → *Erythema perstans faciei*
Tyrosinämie Typ II: → *Keratosis palmoplantaris circumscripta seu areata*
Tyrosinämie, okulokutane: → *Keratosis palmoplantaris circumscripta seu areata*
Tzanck-Zelle: → *Pemphiguszelle*
T-Zell-Erythrodermie: → *Sézary-Syndrom*
T-Zell-Lymphom: → *Lymphom, kutanes T-Zell-Lymphom*
T-Zell-Lymphom, kutanes: → *Lymphom, kutanes T-Zell-Lymphom*
T-Zell-Pseudolymphom: → *Lymphomatoide Papulose*

U

UAW: → *unerwünschte Arzneimittelreaktion*
Überbein: → *Ganglion*
Übergangsnaevus: → *Junktionsnaevus*
Überlappungssyndrom: → *Mixed connective tissue disease*
Uehlinger-Syndrom: → *Pachydermoperiostose, primäre*
Ulcerating granulom of the pudenda: → *Granuloma inguinale*
Ulcus acutum: → *Ulcus vulvae acutum*

Ulcus gangraenosum: → *Gangraena acuta genitalium*
Ulcus hypertonicum: → *Ulcus cruris hypertonicum*
Ulcus lymphogranulomatosus: → *Lymphogranulomatose, maligne*
Ulcus molle, follikuläres: → *Ulcus molle folliculare*
Ulcus terebrans: → *Basalzellkarzinom, destruierendes*
Ulcus trophoneuroticum: → *Malum perforans*
Ulcus varicosum: → *Ulcus cruris venosum*
Ulcus venosum: → *Ulcus cruris venosum*
ULE: → *Exanthem, unilaterales, laterothorakales im Kindesalter*
Ulerythema sycosiforme: → *Folliculitis sycosiformis atrophicans*
Ulkus, neurotrophisches bei neurotrophischem Trigeminus-Syndrom: → *Nasenflügelgeschwür, trophoneurotisches*
Ullrich-Bonnevie-Syndrom: → *Bonnevie-Ullrich-Syndrom*
Ullrich-Fremerey-Dohna-Syndrom: → *Dyskephaliesyndrom von François*
Ullrich-Turner-Syndrom: → *Turner-Syndrom*
Ulnastreifen: → *Acrodermatitis chronica atrophicans*
Ultraschalldiagnostik, 20 MHz: → *Sonographie, 20 MHz-Sonographie*
Ulzera, anästhetische: → *Malum perforans*
Ulzera, phagedänische: → *Pyoderma gangraenosum*
Ulzeration der Bauchwand, progressive gangränöse: → *Gangrän, postoperative progressive*
Ulzerationen, neurotrophische: → *Malum perforans*
Ulzerationen, perforierende: → *Malum perforans*
Umlauf: → *Paronychie*
Underwoodsche Krankheit: → *Sclerema neonatorum*
Ungezieferwahn: → *Dermatozoenwahn*
Ungt. alcoholum lanae (DAB): → *R271*
Ungt. alcoholum lanae (DAB): → *Salben, wasseraufnehmende*
Ungt. alcoholum lanae aq. (DAB): → *Cremes, hydrophobe*
Ungt. alcoholum lanae aq. (DAB): → *R272*
Ungt. alcoholum lanae aquosum pH 5 (NRF 11.32.): → *Cremes, hydrophobe*
Ungt. alcoholum lanae aquosum pH 5 (NRF 11.32.): → *R282*
Ungt. cereum (DAB): → *R273*
Ungt. cereum (DAB): → *Salben, hydrophobe*
Ungt. cetylicum (Ph. Helv.): → *R274*
Ungt. cetylicum (Ph. Helv.): → *Salben, wasseraufnehmende*
Ungt. Dexpanthenoli (NRF 11.29.): → *Cremes, hydrophobe*
Ungt. Dexpanthenoli (NRF 11.29.): → *R065*
Ungt. emulsificans (DAB): → *R212*
Ungt. emulsificans (DAB): → *Salben, wasseraufnehmende*
Ungt. emulsificans aquosum (DAB): → *Cremes, hydrophile*
Ungt. emulsificans aquosum (DAB): → *R279*
Ungt. emulsificans nonionicum aquosum (DAB): → *Cremes, hydrophile*
Ungt. emulsificans nonionicum aquosum (DAB): → *R183*
Ungt. leniens (DAB): → *Cremes, hydrophobe*
Ungt. leniens (DAB): → *R149*
Ungt. molle (DAB): → *Cremes, hydrophobe*
Ungt. molle (DAB): → *R275*
Ungt. ophthalmicum simplex (DAC): → *Ophthalmika*
Ungt. ophthalmicum simplex (DAC): → *R021*
Ungt. zinci (DAB): → *R276*
Ungt. zinci (DAB): → *Salben, wasseraufnehmende*
Unguis: → *Nagel*
Unguis hippocratici: → *Uhrglasnägel*
Unguis in turriculo: → *Röhrennagel*
Unilateral dermatomal superficial teleangiectasia: → *Teleangiektasie-Syndrom, naevoides*
Unna's hypotrichosis: → *Hypotrichosis congenita hereditaria generalisata*
Unnasche kongenitale Hypotrichose: → *Hypotrichosis congenita hereditaria generalisata*

Unna-Syndrom: → *Hypotrichosis congenita hereditaria generalisata*
Unna-Taenzersche Krankheit: → *Ulerythema ophryogenes*
Unterernährungssyndrom, malignes: → *Kwashiorkor*
Unterhaut: → *Subkutis*
Unterschenkelgeschwür: → *Ulcus cruris*
Urbach-Syndrom: → *Necrobiosis lipoidica*
Urbach-Wiethe-Syndrom: → *Hyalinosis cutis et mucosae*
Urea pura: → *Harnstoff*
Uréthrite nongonococcique: → *Urethritis, unspezifische*
Urethritis, abakterielle: → *Urethritis, unspezifische*
Urethritis bei Mimiainfektion: → *Urethritis, bakterielle*
Urethritis durch Chlamydien: → *Urogenitalinfektion mit Chlamydia trachomatis*
Urethritis gonorrhoica anterior acuta: → *Gonorrhoe*
Urethritis gonorrhoica anterior chronica: → *Gonorrhoe, chronische*
Urethritis gonorrhoica posterior: → *Gonorrhoe*
Urethritis, Koliurethritis: → *Urethritis, bakterielle*
Urethritis, mikrobielle: → *Urethritis, unspezifische*
Urethritis, nicht-gonorrhoische: → *Urethritis, unspezifische*
Urethritis nongonorrhoica: → *Urethritis, unspezifische*
Urethritis nonspecifica: → *Urethritis, unspezifische*
Urethritis simplex: → *Urethritis, unspezifische*
Urethritis, spezifische: → *Gonorrhoe*
Urethritis, Staphylokokkenurethritis: → *Urethritis, bakterielle*
Urethritis, Streptokokkenurethritis: → *Urethritis, bakterielle*
Urethritis, Trichomonadenurethritis: → *Trichomonadenurethritis*
Urethritis, Typ Waelsch: → *Urogenitalinfektion mit Chlamydia trachomatis*
Urethro-okulo-synoviales Syndrom: → *Reiter-Syndrom*
Urokinase: → *Fibrinolytika*
Urticaire par effort: → *Urticaria, cholinergische*
Urticaria acuta: → *Urticaria, akute*
Urticaria chronica: → *Urticaria, chronische*
Urticaria chronica infantum: → *Prurigo simplex acuta infantum*
Urticaria chronica intermittens: → *Urticaria, akut-intermittierende*
Urticaria cryoglobulinaemica: → *Kryourtikaria*
Urticaria, deafness and amyloidosis: → *Muckle-Wells-Syndrom*
Urticaria e calore: → *Wärmeurtikaria*
Urticaria e frigore: → *Kälteurtikaria*
Urticaria gigantea: → *Angioödem*
Urticaria mechanica: → *Urticaria, Druckurtikaria*
Urticaria papulosa chronica: → *Prurigo simplex subacuta*
Urticaria papulosa infantum: → *Prurigo simplex acuta infantum*
Urticaria perstans: → *Prurigo simplex subacuta*
Urticaria perstans chronica papulosa: → *Prurigo nodularis*
Urticaria perstans verrucosa: → *Prurigo nodularis*
Urticaria photogenica: → *Lichturtikaria*
Urticaria pigmentosa pemphigoides: → *Urticaria pigmentosa bullosa*
Urticaria solaris: → *Lichturtikaria*
Urtikaria, Anstrengungsurtikaria: → *Urticaria, cholinergische*
Urtikaria, Autoimmunurtikaria: → *Urticaria, autoreaktive*
Urtikaria, dermographische: → *Urticaria factitia*
Urtikaria, Kälteurtikaria: → *Kälteurtikaria*
Urtikaria, Kontakturtikaria: → *Kontakturtikaria*
Urtikaria, Lichturtikaria: → *Lichturtikaria*
Urtikaria, photoallergische: → *Lichturtikaria*
Urtikaria, Röntgenurtikaria: → *Röntgenurtikaria*
Urtikaria, Schwitzurtikaria: → *Urticaria, cholinergische*
Urtikaria, Wärmeurtikaria: → *Wärmeurtikaria*
Urtikaria-Taubheits-Syndrom: → *Muckle-Wells-Syndrom*
Uta: → *Leishmaniose, kutane*
Uta (kutane Form): → *Leishmaniose, südamerikanische*

UVA-Strahlen: → *UV-Strahlen*
UVB-Strahlen: → *UV-Strahlen*
UVC-Strahlen: → *UV-Strahlen*

V

V.-Mikulicz-Krankheit: → *Mikulicz-Syndrom*
Vacilla: → *Vanille*
vacuum assisted closure: → *VAC*
Vagabundenhaut: → *Cutis vagantium*
Vagantin: → *Methantheliniumbromid*
Vaginalgel pH 5 (NRF 25.3.): → *R277*
Valley fever: → *Coccidioidomycose*
Van-Bogaert-Scherer-Epstein-Syndrom: → *Xanthomatose, zerebrotendinöse*
Van-Buren-Krankheit: → *Induratio penis plastica*
Vancomycin-induziertes Exanthem: → *Red-Man-Syndrom*
Van-der-Hoeve-Trias: → *Osteogenesis imperfecta*
Van-der-Hoeve-Waardenburg-Klein-Syndrom: → *Klein-Waardenburg-Syndrom*
Vanilla planifolia Andrews: → *Vanille*
Van-Lohuizen-Syndrom: → *Cutis marmorata teleangiectatica congenita*
Varicella gangraenosa: → *Ecthyma gangraenosum*
Varikose, genuine: → *Varikose, primäre*
Varikose, idiopathische: → *Varikose, primäre*
Varikosis: → *Varikose*
Various cutaneous pigmented lesions, myxoid neurofibromata and atrial myxoma: → *NAME-Syndrom*
Varixfoaming: → *Sklerosierung, Schaumsklerosierung*
Vasale Gerinnung, disseminierte: → *Verbrauchskoagulopathie*
Vascular malformation: → *Angiodysplasie*
Vascular myxolipoma: → *Angiomyxolipom*
Vasculitis: → *Vaskulitis*
Vasculitis allergica: → *Vaskulitis, leukozytoklastische*
Vasculitis allergica-hämorrhagischer Typ: → *Purpura Schönlein-Henoch*
Vasculitis nodularis: → *Erythema induratum*
Vasculitis racemosa: → *Livedo racemosa*
Vaselin: → *Vaselinum*
Vaskulitis, hyperergische: → *Vaskulitis, leukozytoklastische*
Vaskulitis, hypokomplementämische: → *Urticariavaskulitis*
Vaskulitis, nekrotisierende: → *Vaskulitis, leukozytoklastische*
Vaskulitis, noduläre: → *Erythema induratum*
Vaskulitis, segmentale hyalinisierende: → *Livedovaskulopathie*
Vaskulitis, urtikarielle: → *Urticariavaskulitis*
Veld sores: → *Ulcus tropicum*
Vellushaar-Hamartom, angeborenes: → *Haarscheidenakanthom*
Venae communicantes: → *Venen, transfasziale*
Venae perforantes: → *Venen, transfasziale*
Venektasie: → *Phlebektasie*
Venenentzündung: → *Phlebitis*
Veneninsuffizienz, chronische der Beine: → *Venöse Insuffizienz, chronische*
Venensperre, nicht-thrombotische: → *Claudicatio intermittens venosa*
Venenstein: → *Phlebolith*
Venenstern: → *Krosse*
Venenthrombose, oberflächliche: → *Thrombophlebitis, oberflächliche*
Venenthrombose, tiefe: → *Phlebothrombose*
Venous lake: → *Angiom, seniles der Lippen*
Venous lake: → *Phlebektasie*
Vergreisungssyndrom: → *Progerie*
Verkalktes Epitheliom: → *Pilomatrixom*

Verlausung: → *Pediculosis*
Vermännlichung: → *Virilisierung*
Verruca necrogenica: → *Tuberculosis cutis verrucosa*
Verruca seborrhoica senilis: → *Verrucae seborrhoicae*
Verruca senilis: → *Verrucae seborrhoicae*
Verrucae dorsi manus et pedis: → *Stukkokeratosis*
Verrucae necrogenicae: → *Tuberculosis cutis verrucosa*
Verrucae senilis: → *Verrucae seborrhoicae*
Verrucosis generalisata: → *Epidermodysplasia verruciformis*
Verrucosis seborrhoica: → *Dowling-Degos, M.*
Verrucous skin lesions on the feet in diabetic neuropathy: → *Verrucosis polyneuropathica der Füße*
Verschlusskrankheiten, arterielle: → *Arterielle Verschlusskrankheit*
Verzweigtkettendekarboxylasemangel-Syndrom: → *Ahornsirup-Krankheit*
Vesicula: → *Bläschen*
Vestibular papillae: → *Hirsuties papillaris vulvae*
Vibrissenfollikulitis: → *Folliculitis introitus nasi*
Vidalsche Krankheit: → *Lichen simplex chronicus*
Vinylchloridkrankheit: → *Polyvinylchlorid-Krankheit*
Virilismus: → *Virilisierung*
Virusakanthome: → *Akanthome, infektiöse*
Viruspapillome: → *Akanthome, infektiöse*
Viruswarzen vom Schleimhauttyp: → *Condylomata acuminata*
Viskose Natriumchlorid-Nasentropfen 0,9% oder 1,5% (NRF 8.3.): → *R181*
Viskose Natriumchlorid-Nasentropfen 0,9% oder 1,5% (NRF 8.3.): → *Rhinologika*
Visurea-Nagellack: → *Nagellacke, medizinische*
Viszerale Leishmaniose: → *Leishmaniose, viszerale*
Viszerale Mykosen: → *Mykosen*
Viszerokutane Hämangiomatose: → *Blue-Rubber-Bleb-Naevus-Syndrom*
Vitamin A-Mangel: → *Phrynoderm*
Vitamin A-Säure: → *Tretinoin*
Vitamin B1-Mangel: → *Beri-Beri*
Vitamin B2-Mangel: → *Ariboflavinose*
Vitamin C deficiency: → *Moeller-Barlow-Cheadlesche-Krankheit*
Vitamin C deficiency: → *Skorbut*
Vitamin C-Mangel: → *Moeller-Barlow-Cheadlesche-Krankheit*
Vitamin C-Mangel: → *Skorbut*
Vitamin E-Lösung 5%: → *Lösungen*
Vitamin E-Lösung 5%: → *R278*
Vitelline cyst: → *Omphalomesenterische Gangzyste*
Vitiligo capitis: → *Poliose*
Vitiligo, generalisierte: → *Vitiligo*
Vitiligo, lokalisierte: → *Vitiligo*
Vitiligo, universelle: → *Vitiligo*
Vitis viniferia folium: → *Weinlaub, rotes*
Vogelmilben-Krätze: → *Gamasidiosis*
Vogt-Koyanagi-Harada-Syndrom: → *Uveomeningoenzephales Syndrom*
Vogt-Koyanagi-Syndrom: → *Uveomeningoenzephales Syndrom*
Vohwinkel-Syndrom: → *Keratosis palmoplantaris mutilans*
Volkmann-Cheilitis: → *Cheilitis glandularis*
Volkmann-Krankheit: → *Cheilitis glandularis*
Vorfußekzem: → *Dermatitis hiemalis*
Vorhautstein: → *Präputialstein*
Vorhautverengung: → *Phimose*
Vrolik-Syndrom: → *Osteogenesis imperfecta*
VSLDN: → *Verrucosis polyneuropathica der Füße*
Vulnus: → *Wunde*
Vulvapapeln, pigmentierte bowenoide: → *Bowenoide Papulose*
Vulväre intraepitheliale Neoplasie: → *VIN*

Vulvitis pellagrosa: → *Ariboflavinose*
Vulvitis plasmacellularis: → *Vulvitis chronica circumscripta plasmacellularis*
Vulvitis ulcerosa: → *Vulvitis gangraenosa*

W

Waardenburg-Klein-Syndrom: → *Klein-Waardenburg-Syndrom*
Waardenburg-Syndrom Typ III: → *Klein-Waardenburg-Syndrom*
Wacholderteer: → *Pix juniperi*
Wachssalbe (DAB): → *R273*
Wachssalbe (DAB): → *Salben, hydrophobe*
Wagner(-Unverricht)-Syndrom: → *Dermatomyositis*
Waldenström-Krankheit: → *Lymphom, kutanes B-Zell-Lymphom, M. Waldenström*
Waldzecke: → *Ixodes ricinus*
Wanderplaques: → *Exfoliatio areata linguae*
Wangenbrand: → *Noma*
Wanzen, tropische: → *Raubwanzen*
WAR: → *Wassermann-Komplement-Bindungs-Reaktion*
Warfarin: → *Cumarine, systemische*
Wärmekontakturtikaria: → *Wärmeurtikaria*
Wärmekontakturtikaria, familiäre: → *Wärmeurtikaria*
Wärmekontakturtikaria, retikuläre: → *Hyperpigmentierung, kalorische*
Wärmepigmentierung, retikuläre: → *Hyperpigmentierung, kalorische*
Wärmereflexurtikaria: → *Wärmeurtikaria*
Warnvenen: → *Phlebothrombose*
Warthin-Tumor: → *Zystadenolymphom*
Warty hyperkeratosis: → *Papillomatosis cutis lymphostatica*
Warze: → *Verruca (Viruswarze)*
Warze, seborrhoische: → *Verrucae seborrhoicae*
Warzen, Dellwarzen: → *Molluscum contagiosum*
Warzen, Dornwarzen: → *Verrucae plantares*
Warzen, Feigwarzen: → *Condylomata acuminata*
Warzen, filiforme: → *Verrucae filiformes*
Warzen, Fußsohlenwarzen: → *Verrucae plantares*
Warzen, genitale: → *Condylomata acuminata*
Warzen, plane juvenile: → *Verrucae planae juveniles*
Warzen, Plantarwarzen: → *Verrucae plantares*
Warzen, Schleimhautwarzen: → *Schleimhautwarzen*
Warzen, subunguale: → *Verrucae subunguales*
Warzen, vulgäre: → *Verrucae vulgares*
Warzenbirke: → *Birke*
Warziges Dyskeratom: → *Dyskeratom, warziges*
Wasserhaltige Harnstoff-Wollwachsalkoholsalbe 5 oder 10% (NRF 11.74.): → *Harnstoff*
Wasserhaltige Harnstoff-Wollwachsalkoholsalbe 5 oder 10% (NRF 11.74.): → *R113*
Wasserhaltiges Polyacrylatgel (DAB): → *Gele, hydrophile*
Wasserhaltiges Polyacrylatgel (DAB): → *R039*
Wasser-in-Öl-Emulsionssalben: → *Cremes, hydrophobe*
Wasser-Kontakturtikaria: → *Urticaria, aquagene*
Wasserkrebs: → *Noma*
Wasserpocken: → *Varizellen*
Wasserstoffperoxid-Lösung 10%: → *Lösungen*
Wasserstoffperoxid-Lösung 10%: → *R281*
Wasserstoffperoxid-Lösung 2%: → *Lösungen*
Wasserstoffperoxid-Lösung 2%: → *R280*
Wasserurtikaria: → *Urticaria, aquagene*
Wässrige Jod-Lösung (ÖAB): → *Jod*
Wässrige Jod-Lösung (ÖAB): → *R137*
Wässrige Jod-Lösung 2% (Ph. Helv.): → *Jod*
Wässrige Jod-Lösung 2% (Ph. Helv.): → *R138*

Wässrige Jod-Lösung 5% (Ph. Helv.): → *Jod*
Wässrige Jod-Lösung 5% (Ph. Helv.): → *R139*
Wasting syndrome: → *AIDS Related Complex*
Water dermatitis: → *Larva migrans*
Waterhouse-Friderichsen-Krankheit: → *Waterhouse-Friderichsen-Syndrom*
Watson-Alagille-Syndrom: → *Alagille-Syndrom*
Wattkrankheit: → *Schlickkrankheit*
Weber-Christian-Syndrom: → *Panniculitis nodularis nonsuppurativa febrilis et recidivans*
Weber-Dimitri-Syndrom: → *Sturge-Weber-Krabbe-Syndrom*
Wegener-Klinger-Churg-Strauss-Syndrom: → *Wegener-Granulomatose*
Weicher Schanker: → *Ulcus molle*
Weichselzopf: → *Pediculosis capitis*
Weichteilsarkome: → *Weichteiltumoren*
Weichteiltumor Enzinger: → *Sarkom, epitheloides*
Weiherhippel: → *Zerkariendermatitis*
Weiner-Gardner-Syndrom: → *Gardner-Syndrom I*
Weir-Mitchellsche-Krankheit: → *Erythromelalgie*
Weißbirke: → *Birke*
Weiße Mandelölsalbe (FH): → *R156*
Weiße Mandelölsalbe (FH): → *Salben, hydrophobe*
Weißfleckenkrankheit: → *Vitiligo*
Weißfleckung, angeborene: → *Piebaldismus*
Weißwerden der Haare: → *Canities*
Wells-Kerr-Ichthyosis: → *Ichthyosis, X-chromosomal rezessive*
Wells-Syndrom: → *Zellulitis, eosinophile*
Werlhof, M.: → *Purpura, idiopathische thrombozytopenische*
Werner-Syndrom: → *Progeria adultorum*
Weyl-Wickhamsche-Streifen: → *Wickhamsche Zeichnung*
Whirlpool-Dermatitis: → *Pseudomonas-Follikulitis*
White clot syndrome: → *Thrombozytopenie, heparininduzierte*
White folded gingivostomatosis: → *Naevus spongiosus albus mucosae*
White sponge nevus: → *Naevus spongiosus albus mucosae*
White spot disease: → *Lichen sclerosus et atrophicus*
Whitmore-Krankheit: → *Melioidose*
Wickham-Phänomen: → *Wickhamsche Zeichnung*
Wiesengräserdermatitis: → *Dermatitis bullosa pratensis*
Wildes Fleisch: → *Caro luxurians*
Wilksche Krankheit: → *Tuberculosis cutis verrucosa*
Wimpern, Syndrom der langen: → *Trichomegaliesyndrom*
Windelpsoriasis: → *Napkinpsoriasis*
Windpocken: → *Varizellen*
Winiwarter-Bürger, M.: → *Endangiitis obliterans*
Winiwarter-Buerger-Erkrankung: → *Endangiitis obliterans*
Winklersche Krankheit: → *Chondrodermatitis nodularis chronica helicis*
Winterbauer-Syndrom: → *CRST-Syndrom*
Winterfeet: → *Dermatitis hiemalis*
Winterjucken: → *Pruritus hiemalis*
Wismut-Schieferöl-Paste: → *Keratolytika*
Wismut-Schieferöl-Paste: → *R020*
Witkop-Sallmann-Syndrom: → *Dyskeratose, hereditäre, benigne intraepitheliale*
Wittmaack-Ekbom-Syndrom: → *Restless-legs-Syndrom*
Wohlstandspellagra: → *Pellagra, symptomatische*
Wolhynienfieber: → *Febris quintana*
Wolhynisches Fieber: → *Febris quintana*
Wollhaar: → *Kräuselhaar*
Wollhaarnaevus: → *Kräuselhaarnaevus*
Wollwachs: → *Lanolin*
Wollwachs, wasserhaltiges (ÖAB): → *Cremes, hydrophobe*

Wollwachsalkoholsalbe (DAB): → *R271*
Wollwachsalkoholsalbe (DAB): → *Salben, wasseraufnehmende*
Wollwachsalkoholsalbe, Wasserhaltige (DAB): → *Cremes, hydrophobe*
Wollwachsalkoholsalbe, Wasserhaltige (DAB): → *R272*
Wollwachsalkoholsalbe, Wasserhaltige pH 5 (NRF 11.32.): → *Cremes, hydrophobe*
Wollwachsalkoholsalbe, Wasserhaltige pH 5 (NRF 11.32.): → *R282*
Woringer-Kolopp, M.: → *Retikulose, pagetoide*
Wucherndes Fleisch: → *Caro luxurians*
Wulstnarbe: → *Keloid*
Wund- und Heilsalbe (NRF 11.33.): → *R283*
Wund- und Heilsalbe (NRF 11.33.): → *Salben, wasseraufnehmende*
Wundmyiasis: → *Myiasis externa*
Wundrose: → *Erysipel*
Würmer: → *Helminthen*
Wurmkrankheit der Bergleute: → *Ankylostomiasis*
Wüstengeschwür: → *Ulcus tropicum*
Wüstenrheumatismus: → *Coccidioidomycose*
Wyburn-Mason-Syndrom: → *Bonnet-Dechaume-Blanc-Syndrom*

X

X45-Syndrom: → *Turner-Syndrom*
Xanthelasma corporis: → *Xanthomatose, generalisierte, plane*
Xanthelasma naeviforme: → *Xanthogranulom, juveniles (sensu strictu)*
Xanthelasma, generalisiertes: → *Xanthomatose, generalisierte, plane*
Xanthelasmoidea: → *Mastozytom, isoliertes*
Xanthochromie: → *Aurantiasis cutis*
Xanthoerythrodermia perstans: → *Parapsoriasis en plaques*
Xanthofibrom, pseudosarkomatöses: → *Fibroxanthom, atypisches*
Xanthoma juvenile: → *Xanthogranulom, juveniles (sensu strictu)*
Xanthoma tuberosum: → *Xanthome, tuberöse*
Xanthomatose, familiäre idiopathische hypercholesterinämische: → *Hypercholesterinämie, essentielle*
Xanthomatose, idiopathische hyperlipidämische: → *Hyperchylomikronämie, familiäre*
Xanthomatose, primäre familiäre mit Beteiligung der Nebennieren: → *Wolmansche Krankheit*
Xanthomatosen: → *Xanthomatose*
Xanthome: → *Xanthom*
Xanthome, diffuse, plane, normolipämische: → *Xanthomatose, generalisierte, plane*
Xanthosis: → *Aurantiasis cutis*
Xeroderma pigmentosum tardivum: → *Xerodermoid, pigmentiertes*
Xeroderma pigmentosum-Variante: → *Xerodermoid, pigmentiertes*
Xerodermia: → *Ichthyosis, X-chromosomal rezessive*
Xerophthalmie: → *Xerosis conjunctivae et corneae*
Xerosis: → *Ekzem, Exsikkationsekzem*
Xerosis cutis: → *Sebostase*
Xerotisches Ekzem: → *Ekzem, Exsikkationsekzem*
X0-Syndrom: → *Turner-Syndrom*
XXY47-Syndrom: → *Klinefelter-Syndrom*

Y

Yaws: → *Frambösie*

Z

Zahnfistel: → *Fistel, odontogene*
Zahnfleischgeschwulst: → *Epulis*
Zahnfleischgranulom: → *Epulis*
Zahnfleischhypertrophie: → *Gingivahyperplasie*
Zaraath (bibl.): → *Lepra*
Zeckenbissfieber der neuen Welt: → *Rocky Mountains spotted fever*

Zeckenbissgranulom: → Zeckengranulom
Zecken-Borreliose: → Lyme-Borreliose
Zeckenenzephalitis: → Frühsommermeningoenzephalitis
Zeckenrückfallfieber: → Rückfallfieber, endemisches
Zehen-Fingergelenkpolster-Syndrom: → Bart-Pumphrey-Syndrom
Zellschläuche: → Myzel
Zellulitis: → Zellulite
Zerebrosidlipoidose: → Gaucher, M.
Ziegenpeter: → Parotitis epidemica
Zilienabszess: → Hordeolum
Zinkchlorid-Sklerosierungslösung, Ethanol-haltige (NRF 5.5.):
    → Hämorrhoidenmittel
Zinkchlorid-Sklerosierungslösung, Ethanol-haltige (NRF 5.5.): → R284
Zinkmangel-Syndrom: → Acrodermatitis enteropathica
Zinköl (NRF 11.20.): → R287
Zinköl (NRF 11.20.): → Zinkpasten
Zinkoxidpaste mit Dequaliniumchlorid (NRF 11.6.): → Desinfizienzien
Zinkoxidpaste mit Dequaliniumchlorid (NRF 11.6.): → R290
Zinkoxidschüttelmixtur DAC: → R292
Zinkoxidschüttelmixtur DAC: → Schüttelmixturen
Zinkoxidschüttelmixtur, DAC oder hautfarben (NRF 11.22.): → R291
Zinkoxidschüttelmixtur, DAC oder hautfarben (NRF 11.22.):
    → Schüttelmixturen
Zinkoxidschüttelmixtur, Ethanol-haltige mit Steinkohlenteerlösung 5-10% (NRF 11.5.): → Liquor carbonis detergens
Zinkoxidschüttelmixtur, Ethanol-haltige mit Steinkohlenteerlösung 5-10% (NRF 11.5.): → R293
Zinkoxidschüttelmixtur, Ethanol-haltige, weiß oder hautfarben (NRF 11.3.): → R291
Zinkoxidschüttelmixtur, Ethanol-haltige, weiß oder hautfarben (NRF 11.3.): → Schüttelmixturen
Zinkoxid-Talkum-Puder 50% weiß oder hautfarben (NRF 11.60.):
    → Puder
Zinkoxid-Talkum-Puder 50% weiß oder hautfarben (NRF 11.60.): → R294
Zinkpaste (DAB): → R295
Zinkpaste (DAB): → Zinkpasten
Zinkpaste, abwaschbare: → R187
Zinkpaste, abwaschbare: → Zinkpasten
Zinkpaste, Ethacridinlactat-haltige 1% (NRF 11.7.): → R093
Zinkpaste, milde und weiche: → R192
Zinkpaste, milde und weiche: → Zinkpasten
Zinkpaste, weiche: → R189
Zinkpaste, weiche: → Zinkpasten
Zinkpaste, weiche, Ethacridinlactat-haltige: → Ethacridinlactat
Zinkpaste, weiche, Ethacridinlactat-haltige: → R092
Zinksalbe: → R296
Zinksalbe: → Salben, wasseraufnehmende
Zinksalbe (DAB): → R276
Zinksalbe (DAB): → Salben, wasseraufnehmende
Zinksulfat-Augentropfen 0,25% (NRF 15.9.): → Ophthalmika
Zinksulfat-Augentropfen 0,25% (NRF 15.9.): → R297
Zinksulfat-Hydrogel: → Gele, hydrophobe
Zinksulfat-Hydrogel: → R298
Zinsser-Cole-Engman-Syndrom: → Dyskeratosis congenita
Zirkoniumgranulome: → Deodorantgranulome
Zoon-Balanitis: → Balanoposthitis chronica circumscripta plasmacellularis
Zosterschmerz: → Zosterneuralgie
Zugalopezie: → Alopecia marginalis
Zugsalbe, schwarze: → R008
Zugsalbe, schwarze: → Schieferöl
Zungenbrennen: → Glossodynie
Zungenmandeln, heterotope: → Tonsillae linguae heterotopicae symmetricae
Zungenschmerzen: → Glossodynie
Zungentonsillen, heterotope: → Tonsillae linguae heterotopicae symmetricae
Zungenvarizen: → Varikose, sublinguale
Zweigläserprobe: → Gonorrhoe
Zwergwuchs, greisenhafter: → Progeria infantilis
Zwergwuchs, sexogener: → Rössle-Syndrom
Zygomykosen: → Phykomykosen
Zymonematose: → Blastomykose, nordamerikanische
Zystadenom, apokrines: → Hidrozystom, apokrines
Zystadenom, papilläres, intraduktales: → Mamillenadenom
Zyste, epidermale: → Epidermalzysten
Zyste, infundibuläre: → Epidermalzysten
Zyste, mukoide digitale: → Dorsalzyste, mukoide
Zyste, piläre: → Tricholemmalzyste
Zyste, Pseudozyste: → Pseudozyste
Zyste, thymische: → Halsfistel und -zyste, laterale
Zyste, trichilemmale: → Tricholemmalzyste
Zytomykose, retikuloendotheliale: → Histoplasmose